主编　赵维良　谢　恬　陈碧莲

植物化学成分名称英汉对照

科学出版社
北京

内 容 简 介

《植物化学成分名称英汉对照》共收载化学成分名称英汉对照词条约56 700条。内容主要为植物化学成分名称，也酌情收载有机化学、分析化学、生物化学（含动物化学成分）、无机化学和化学对照品等名称。其中约3000英文词条以往无中文名称，本书对这些成分英文名称进行拆分分析，结合参考文献，得到第一次提取该成分的原植物拉丁学名，再根据拉丁学名的中文名称和化学成分大类的词尾，第一次翻译得中文名称；对个别无法得到原植物拉丁学名的，则用意译或音译方法得中文名称。对中文相同但英文不同，或英文相同但中文不同的混淆现象进行系统规范的整理归纳，使中英文名称与化学成分之间建立了科学的对应关系。

本书适用于作为植物化学、有机化学、分析化学、药物化学、生物化学、中药鉴定分析等专业的研究生，以及从事这些领域研究、教育、生产和检验等有关人员参考阅读的工具书。

Brief Introduction

The book "Names of Phytochemical Composition in English and Chinese" consists of a total of about 56,700 name entries of chemical constituents in English and Chinese. Its content is mainly about the names of phytochemical components, and other names of organic chemistry, analytical chemistry, biochemistry (including animal chemical components), inorganic chemistry and chemical reference substances are also included as appropriate. Among them, about 3000 English entries did not have Chinese names previously, and they were translated to Chinese here for the first time. During the translation, the English names were categorized and analyzed according to their Latin scientific names of the plant origin where the components were extracted initially. Finally the translation was completed based on the Chinese meanings of the Latin scientific names and suffixes of the component categories. For those plants having unavailable Latin scientific names, their Chinese names were obtained by free translation or transliteration. For the phenomena of names confusion, i.e. the same Chinese names with different English names, or the same English names with different Chinese names, this book standardized the rules for translation, so that a scientific correspondence between names (Chinese and English) and chemical components was established.

This is a suitable reference book for postgraduates majoring in phytochemistry, organic chemistry, analytical chemistry, medicinal chemistry, biochemistry, identification and analysis of Traditional Chinese Medicine, as well as for relevant personnel engaging in research, education, production and inspection in the field.

图书在版编目（CIP）数据

植物化学成分名称英汉对照 = Names of Phytochemical Composition in English and Chinese / 赵维良，谢恬，陈碧莲主编 . —北京：科学出版社，2022.8

ISBN 978-7-03-072796-1

Ⅰ. ①植… Ⅱ. ①赵… ②谢… ③陈… Ⅲ. ①药用植物－中药化学成分－名称－汉、英 Ⅳ. ① R284

中国版本图书馆 CIP 数据核字（2022）第 138080 号

责任编辑：刘　亚 / 责任校对：申晓焕
责任印制：肖　兴 / 封面设计：黄华斌

科 学 出 版 社

北京东黄城根北街 16 号
邮政编码：100717
http://www.sciencep.com

北京汇瑞嘉合文化发展有限公司 印刷
科学出版社发行　各地新华书店经销

*

2022 年 8 月第　一　版　开本：889×1194　1/16
2022 年 8 月第一次印刷　印张：64 1/4
字数：2 456 000

定价：498.00 元

（如有印装质量问题，我社负责调换）

主编简介

赵维良（1959—），籍贯浙江诸暨，1979—1986年就读并毕业于浙江医科大学药学系（现浙江大学药学院），获学士和硕士学位。历任浙江省药品检验所、浙江省食品药品检验所副所长、浙江省食品药品检验研究院副院长，主任中药师（二级）。杭州师范大学讲座教授。国家药典委员会第八届至第十一届委员、国家药品审评专家库专家、国家保健食品审评专家、国家药品监督管理局中成药质量评价重点实验室（浙江）第一任主任、浙江中医药大学硕士生导师、《中草药》《中国现代应用药学》和《中国药业》杂志编委。主持及参与完成国家科技部、国家药监局、国家药典委和香港卫生署等部门科研课题20余项，以第一完成人获省部级科学技术进步奖二等奖2项，另获三等奖1项。发表学术论文80余篇。主持或参与起草修订国家和省中药质量标准80余项。获授权国家发明专利和实用新型专利5项。主编《中国法定药用植物》《药材标准植物基源集》《法定药用植物志》（华东篇第一册至第六册）等著作，作为副主任委员组织和参与编写《浙江省中药炮制规范》（2005年版、2015年版）及《浙江省医疗机构制剂规范》（2005年版），参与编写《中药志》《现代实用本草》《中华人民共和国药典》（2005年版、2010年版、2015年版、2020年版）及《中华人民共和国药典一部注释》等10余部中药著作及标准。

谢恬（1962—），籍贯浙江金华，毕业于成都中医药大学中药学专业，获医学博士学位。现任杭州师范大学药学院院长、中西医整合肿瘤防治中心主任、浙江省榄香烯类抗癌中药研究重点实验室和浙江省中药资源开发与利用工程研究中心及协同创新中心主任、浙江省高等学校药学和中药学类专业教学指导委员会副主任委员，教授（二级）。国务院特殊津贴专家、岐黄学者、浙江省特级专家、国家一流药学专业及国家中医药管理局重点学科治未病与健康管理学科带头人。中国中西医结合学会常务理事及中药学专委会副主任、中国抗癌协会中西医整合肿瘤专业委员会创始主任委员等。主持国家自然科学基金重点项目、国家重大新药创制科技专项等国家级和省市级科研项目20余项，以第一完成人获国家科技进步奖二等奖2项，教育部高校优秀科研成果一等奖2项、中国发明专利金奖及优秀奖各1项，荣获吴阶平医药创新奖、何梁何利科技创新奖等。在*PNAS*、*Argew Chem Int Ed*和*Sci Transl Med*等杂志发表学术论文160余篇。获授权国内外发明专利50余项。主编《榄香烯脂质体抗肿瘤基础与临床研究——分子配伍研发抗癌新药理论与实践》《医林翰墨》《魏长春临床经验集》和《中华仙草——灵芝》等著作，作为主审出版《类药性：概念、结构设计与方法》《药物研发基本原理》和《成功药物研发》等译著，作为副主编组织和参与编写《系统中药学》和《法定药用植物志》（华东篇第5册、第6册）等10余部教材和著作。

陈碧莲（1972—），籍贯浙江诸暨，1989—1993年就读并毕业于中国药科大学，获学士学位。浙江省食品药品检验研究院副院长，主任中药师。国家药典委员会委员、国家药品监督管理局中成药质量评价重点实验室（浙江）第二任主任、浙江中医药大学硕士生导师、《中国现代应用药学》杂志常务编委、浙江省药学会药物分析专业委员会主任委员、中国中药协会中药质量与安全专业委员会副主任委员。主持及参与国家、省自然科学基金以及国家、省重点研发计划等项目20余项，参与国家药品医疗器械审评审批制度改革专项、创新驱动助力工程等多项政府助力项目，获授权国家发明专利3项，省科技进步奖三等奖1项。主持或参与起草修订国家和省中药质量标准50余项，参与省标准创新贡献奖2项。参与《法定药用植物志》（华东篇）、《中华人民共和国药典一部注释》和《常用中药超高效液相色谱分析》等著作编写。

编　委　会

序　一

植物的某些化学成分对人体具有治疗保健作用，其研究和应用已有漫长的历史，不仅成为新药研究的重要源泉，也对化学（特别是植物化学及有机化学）和相关科学的发展起到了重大推动作用。屠呦呦教授因青蒿素的研究成果而获诺贝尔生理学或医学奖后，植物化学成分的研究更加受到世界范围学者的重视。据统计，目前已发现的植物化学成分的总数达 20 余万种，但因美国 SciFinder 网页为英文网站，且植物化学的研究论文多以英文发表，故其大部分名称亦为英文。目前仅有少部分的植物化学成分有中文名称，与植物化学成分名称相关的著作亦仅寥寥数种，主要有：《中药大辞典》（1979 年）附编收载化学成分中英名称对照约 5 000 词条；《植物药活性成分大辞典》（2011 年）收载化学成分共 8 719 词条，有成分名称英汉对照的内容；《中药原植物化学成分手册》（2004 年）收载中药原植物化学成分 10 458 词条，亦包含成分名称的英汉对照内容；《中华本草》（十）（1999 年）索引收载化学成分中英名称对照和化学成分英中名称对照各约 15 000 词条；《汉英・英汉中草药化学成分词汇》（2006 年）收载汉英和英汉中草药化学成分名称各 25 000 词条。这些著作收载的化学成分种类基本上相互重复，故有中文名称的植物化学成分与数量庞大的植物化学成分总数相比显得相当稀少；其余化学成分中尽管还有一部分具有中英文名称，但均零散分布于中文的植物化学成分研究文献和相关的著作中，如《现代中草药成分化学》《中国药用植物志》《法定药用植物志》（华东篇）等，故查找极其困难而费时。

由于植物化学成分名称中英文对照数量少，近年来亦无系统整理归纳的公开数据库或著作推出，从事植物化学成分研究的科技工作者在发表中文论文或出版中文著作时，往往难以查到某一成分的中文名称，尤其是中文通用名，通常就径直采用英文名称或者自行翻译一个中文通用名，而中文通用名不像化学名具有规范的命名原则，由此造成了一种成分有多个中文通用名或一个成分的中文通用名与其他成分的通用名重合的情况。随着植物化学成分数量的持续增长，植物化学成分名称（尤其是通用名）的混淆情况越来越多。

该书编者在编著《法定药用植物志》（华东篇第一册至第六册）的过程中，查阅了数以万计的植物化学中英文参考文献和一些植物化学名称汉英对照相关的书籍，经过五年的不懈努力，积累了大量植物化学成分名称的中英文资料，中文名称包含通用名和化学名。对仅有英文名称的成分，该书作了有凭有据的翻译，如成分 uncinosides A、B，系首次从卷柏科植物翠云草 *Selaginella uncinata*（Desv.）Spring 中分离得到的黄酮苷类成分，其词干 uncin- 来自翠云草拉丁学名的种加词 uncinata，词尾 -oside 意思为"苷"，故把该两成分翻译为翠云草苷 A、B，并经查实原先无其他成分采用过翠云草苷这一名称后方予确定。另外，对一种成分具有多个中文名或一个成分的中文名称与其他成分的名称重合的问题，也进行了系统的归纳整理，结果得到植物化学成分名称英汉对照近 56 700 词条，编著成《植物化学成分名称英汉对照》一书。

赵维良主任中药师、谢恬教授等团队成员花费了大量的心血，收集的植物化学成分词条数量相对庞大，翻译、归纳和整理工作科学规范。该书对植物化学成分名称的规范化作出了重要的贡献，对化学、药学、中药学工作者具有很好的参考价值，故乐为之序！

中国科学院院士
上海中医药大学原校长
中国科学院上海药物研究所研究员
陈凯先
2021 年 11 月

序　二

植物的化学成分种类繁多、数量庞大，成分总数已达20余万种，且仍在呈持续快速增长。虽然化学成分的名称有命名原则作为依据，但尚有命名原则未能穷尽的细节问题，况且大部分有机化合物结构复杂，实际需要以通用名来表达，而通用名的命名仍缺少规范的命名原则，故不同的化学文献和著作常对同一化学成分使用不同的名称，有时又见不同的化学成分采用相同的名称，以此造成了名称的混淆。另外很多化学成分，常以外文发表，故缺少中文名称，以至于不少中文的化学文献，对于某一化学成分，因无法找到中文名称，只能以英文表示，且随着新植物化学成分数量的日益增加，其仅有英文名称，而无中文名称的情况越来越多。故《植物化学成分名称英汉对照》一书的编著显得十分必要。

该书作者在编著《法定药用植物志》（华东篇第一册至第六册）的过程中，查阅了数以万计的植物化学参考文献和许多植物化学名称英汉对照的书籍，经过五年的辛勤努力，收集、整理、归纳和翻译了五万余种化学成分名称的英汉词条。对于文献中无中文名称的词条，根据该化学成分名称命名时所依据的植物拉丁学名，对词根和词尾进行拆分分析，作出了贴切的翻译，对于无法确定命名所依据的植物拉丁学名的，则根据词根和词尾的词意进行意译，无法确定词意的，则进行音译。另对一种成分具多个名称的，首先根据化学成分的结构，确证这些名称为相同的化学成分，尔后根据使用频率的高低，确定一个名称作为正名，其余的作为副名。对于不同化学成分间中英文名称交叉的，查阅原始的化学成分结构鉴定的文献和 SciFinder 网页，予以归纳整理或订正，避免了化学成分名词中英文的混淆。

该书收集的植物化学成分词条数量比以往同类书籍有大幅的增加，归纳、整理和翻译工作细致精准。该书的出版，对于植物化学成分名称的规范具有重要意义，也给植物化学工作者的使用和查阅带来极大的方便，故乐之为序！

中国科学院院士
中国科学院昆明植物研究所研究员　孙汉董

2021年11月

前　言

植物的化学日益受到全球范围医药工作者的重视。植物的化学成分种类繁多、数量庞大，成分总数已达 20 余万种，其均有英文名称，而其中约 80% 的成分缺少中文名称，随着新成分的日益增多，植物化学成分仅有英文名称，而无中文名称的将越来越多。且植物化学成分中英文名称均零散的分布于植物化学成分的研究文献和植物化学成分相关的著作中，查找也极其困难而费时。

植物化学成分多因结构复杂，实际使用时，需要用通用名来表达，而通用名由于缺少规范的命名原则，尤其是中文通用名，在不同的论文或著作中，常出现不同的成分采用相同的名称，即一个成分的中文通用名与其他成分的通用名相重复，由此造成了名称的混淆，尚未见著作或文献对其进行过系统而规范的整理。如文献报道的夹竹桃的化学成分有 neriumogenin B 欧洲夹竹桃苷元 B、oleandrin 欧洲夹竹桃苷、oleandrigenin 夹竹桃苷元、neriagenin 夹竹桃苷元，上述 4 个英文名称为各不相同的成分，但其中文通用名在各成分间相互交叉。据考证，英文名称 oleandrin 和 oleandrigenin 来源于植物欧洲夹竹桃拉丁学名 *Nerium oleander* Linn. 的种加词 oleander，而名称 neriumogenin 和 neriagenin 来源于植物欧洲夹竹桃和夹竹桃 *Nerium indicum* Mill. 共同所属的夹竹桃属拉丁学名 *Nerium* Linn.，根据相应英文名称所来源的植物中文名，认为 oleandrin 欧洲夹竹桃苷和 neriagenin 夹竹桃苷元的名称是合适的，应把 oleandrigenin 夹竹桃苷元中文名称调整为 oleandrigenin 欧洲夹竹桃苷元，把 neriumogenin B 欧洲夹竹桃苷元 B 中文名称改为夹竹桃欧苷元 B，经如此整理，可避免成分中英文名称的混淆，并与该成分的植物来源相对应。

另在文献和著作中见到不同的中文通用名，但其英文通用名相同，经考证研究，发现其为同一成分，即一种成分具有多个中文通用名和一个英文通用名。如决明醌、美决明子素和钝叶决明素的英文名称均为 obtusifolin。对于这些情况，需首先根据成分的结构，确证这些名称为相同的成分，尔后根据英文名称所来源的植物拉丁学名，或使用频率或外文的词意，确定一个名称作为正名，其余的作为副名；该英文名称来源于植物钝叶决明的拉丁学名 *Cassia obtusifolia* Linn.，而 obtusifolin 的词尾 -in 常用于化学成分“素”，故本书把决明醌、美决明子素和钝叶决明素三个名称归于同一词条中，“钝叶决明素”作为正名，而把“美决明子素”和“决明醌”作副名。有时需根据使用频率来确定正名和副名，如 apigenin 的中文名有芹菜素、芹黄素和芹菜苷元三个，其中芹菜素使用频率最高，故以其为正名，芹黄素和芹菜苷元为副名。

此外常见数个不同的中文通用名和英文通用名，实为同一成分，本书把这些中文通用名和英文通用名全部归属于同一词条。如 sophoretin 槲皮黄苷，quercetin 槲皮素，quercetol 槲皮黄素，meletin 栎精，有时文献和著作对这几个中文名称和英文名称之间尚有相互交叉，但这 4 个名称，均代表 3, 5, 7, 3′, 4′- 五羟基黄酮同一成分，故把上述名称全部归属于同一词条中。

对于无中文名称的英文词条，需查找该成分名称命名时所依据的植物拉丁学名，再根据该拉丁学名的中文名称，对词根和词尾进行拆分分析，做出有依有据的贴切翻译，如成分 axillactones A，B，系从植物爬岩红 *Veronicastrum axillare*（Sieb. et Zucc.）Yamazaki 分离而得的内酯类成分，词根 axil- 来自该植物的种加词 axillare，词尾 -lactone 为"内酯（交酯）"之意，故把该两成分翻译为爬岩红内酯 A、B；又如成分 uncinosides A，B，该两成分系首次从卷柏科植物翠云草 *Selaginella uncinata* 分离得到的黄酮苷类成分，其词根 uncin- 来自翠云草拉丁学名的种加词 uncinata，词尾 -oside 意思为"苷"，故把该两成分翻译为翠云草苷 A、B。对于无法确定命名所依据的植物拉丁学名的，则根据词根和词尾的词意进行意译，无法确定词意的，则进行音译。新翻译的中文名称尚需核实有无其他化学成分曾采用过该名称，如上述爬岩红内酯和翠云草苷经核实以往未曾采用过，再予以确定。

另外本书订正了一些文献和著作中的英文拼写错误和中文错别字。如 desacetyl vinblatine amide 长春酰胺（去乙酰长春花碱酰胺）正确的英文名应为 desacetyl vinblastine amide；butyliden phthalide 正丁烯基酞内酯正确的英文名应为 *n*-butylidene phthalide；secbytylethyl disulfide 仲丁乙基二硫化物正确的英文名应为 secbutyl ethyl disulfide；tangertin 红橘素正确的英文名应为 tangeritin，其与 tangeretin，ponkanetin 和 5, 6, 7, 8, 4′-pentamethoxyflavone 为同一成分，另尚有橘皮素、福橘素、红橘素、5, 6, 7, 8, 4′- 五甲氧基黄酮等中文别名；rutinoside 芦丁苷正确的中文名应为芸香糖苷；长叶薄荷醇（胡薄荷酮、唇萼薄荷醇、蒲勒醇）pulegol 的中文名之一胡薄荷酮，正确的应为胡薄荷醇；kaempferol 山奈酚，该成分正确的中文名应为山柰酚等等，如此订正不下数百条。

此外，首次对化学成分通用名的命名方法进行研究总结。关于植物化学成分化学名称的命名，有比较明确而规范的原则，且书籍文献记述颇多，但其通用名的命名，至今仍无明确的规则和方法，且未见有著作和文献涉及。根据目前已经命名的植物化学成分通用名类型，结合与植物化学成分通用名命名的相关植物拉丁学名及其异名的情况，总结出基本的命名类型。具体见本书"植物化学成分英文通用名命名方法概述"。

本书编委在编著《法定药用植物志》（华东篇第一册至第六册）的过程中，查阅了数以万计的植物化学中英文参考文献和一些植物化学名称英汉对照相关的书籍，经过五年的不懈努力，积累了大量的植物化学成分名称的中英文资料，中文名称包含通用名和化学名。并查阅原始的化学成分结构鉴定的文献和 SciFinder 网页，对这些名称进行科学系统的整理、归纳和翻译，结果得到植物化学成分名称英汉对照词条约 56 700 条，编著成《植物化学成分名称英汉对照》一书。

本书编者们花费了大量的心血，收集的植物化学成分词条数量相对庞大，翻译、归纳和整理工作既科学规范，又细致精准。本书的出版，希望能给植物化学工作者的使用和查阅带来方便，对植物化学成分名称的规范起到添砖加瓦的作用。

赵维良

2021 年 11 月

编写说明

一、收载原则

1. 本书收载化学成分名称英汉对照词条共约 56 700 条，主要为植物化学成分名称，也酌情收载有机化学、分析化学、生物化学（含动物化学成分）、无机化学和化学对照品等相关成分的名称，还收载一些化学基团名称。以通用名为主，也酌情收载一些尚无通用名的化学名称，但大于五个单元组成的化学名称一般不予收载。

2. SciFinder 未收载，但文献著作有报道或使用，或作为系统名习惯使用，或有该成分的结构研究，且名称不与其他词条相混淆的，本书仍予收载，如 hypericumxanthones A，B 元宝草新屾酮 A、B，ilexpubside A 具毛冬青苷 A，saurusine B 三白脂 B，glucoperiplocymarin 杠柳葡苷和 carbane 碳烷（甲烷）等。

3. SciFinder 未收载，文献著作中也有使用，但应用不普遍的英文名称，不作为单独词条收载，仅置括号内附于该名称所代表成分被 SciFinder 收载的词条后，如 piperitenoxide 辣薄荷烯酮氧化物，curassavicin 马利筋苷，saccharobiose 蔗糖和 melissane 三十烷（蜂花烷）等。

4. SciFinder 未收载，虽然文献或著作有应用，但属不规范英文名称，如 methyl thioalcohol 甲硫醇，*m*-camphogen *m*- 伞花烃，sedoheptose 景天庚酮糖和 taraxasterin 蒲公英甾醇等，本书不予收载，仅分别收载其正规名称 methyl mercaptan（methanethiol）、*m*-cymene、sedoheptulose 和 taraxasterol 等。

5. 一种成分有两个或两个以上英文名称的，这些名称分别单独作为词条收载，一个名称置前，其余名称加括号置后。

二、排列次序

1. 总体按英文字母排列。

2. 表示位置、构型等其后带短杠的英文字母和缩写、希文字母、数字、符号、数字与字母的组合开头的内容，如：（–）-，（+）-，（±）-，α-，β-，γ-，δ-，ε-，ζ-，τ-，ψ-，ω-，Δ-，1-，2-，3-，4-，1α-，2β-，3β-，4α-，1′-，2′-，3′-，4′-，D-，L-，DL-，*N*-，*S*-，*O*-，（*Z*）-，（*E*）-，（*R*）-，（*S*）-，*m*-，*o*-，*p*-，*anti*-，*cis*-，*ent*-，*eso*-，*sec*-，*seco*-，*syn*-，*threo*-，*trans*- 等均不计入排序内容。

三、省略形式

1. 烯基、炔基等基团位于中间时，均省略“e”，分别用“-en-”、“-yn-”表示，位于结尾位置时，不省略“e”，分别用“-ene”、“-yne”表示。

2. 连字符为首尾及中间内容的省略形式，如 allanxanthone A～C 兰藤黄屾酮 A～C，为“allanxanthone

A 阿兰藤黄屾酮 A、allanxanthone B 阿兰藤黄屾酮 B 和 allanxanthone C 阿兰藤黄屾酮 C”的省略形式。

3. 正名和副名带有表示系列成分的字母或罗马数字时，仅最后标示字母，表示正名和副名同时带有这些字母，如 ajugarins Ⅰ，Ⅱ 筋骨草灵（筋骨草酯素、筋骨草素二萜）Ⅰ、Ⅱ，中文为筋骨草灵 Ⅰ、Ⅱ（筋骨草酯素 Ⅰ、Ⅱ，筋骨草素二萜 Ⅰ、Ⅱ）的省略形式。

四、其他说明

1. 苷类成分在每个糖（链）的结尾，均用“苷 -side”表示，故“苷 -side”的出现频率与糖（链）数相同，如“槲皮素 -3-*O*- 葡萄糖苷 -3′-*O*- 二葡萄糖苷 quercetin-3-*O*-glucoside-3′-*O*-diglucoside”，说明该成分苷元的二个位置与糖连接。

2. 对某些基团的中文名称不强调完全统一，基本遵照原文献著作的用法，如 acetyl 译作“乙酰基”或“乙酰”，D-acetyl ephalotaxine 译作 D- 乙酰基三尖杉碱，deacetyl vindorosine 译作去乙酰文朵尼定碱等；hydroxy 译作“羟基”或“羟”，如 D-dihydroxytropane 译作 D- 二羟基托品烷，dehydroxythalifaroline 译作去羟大叶唐松草灵碱等。

3. 副名主要附于核心词（指除去表示构型等的前缀、侧链基团或其他连接单元后的主体结构名称词）后，当副名在核心词以外的其他词条中出现时，不强调与正名统一，如 lariciresinol 落叶松脂素，中文有副名落叶松树脂醇、落叶松脂醇和落叶松脂酚，在其他与 lariciresinol 相关的词条中，如原文献使用副名落叶松树脂醇、落叶松脂醇或落叶松脂酚，本书从其原文献，不统一为落叶松脂素；又如苜蓿素，有中文副名小麦黄素、麦黄酮等，也同法处理。英文名称也照此办理。

4. 化学名称中有不同类型括号时，先小括号，再中括号，后大括号，但名称中的螺、桥和并环等结构，则按化学命名规定使用中括号。

5. 副名的括号前空一格，同一名称中的括号前不空格。

6. -lactone 和 -olide 均译为内酯，“交酯”统一为“内酯”。

植物化学成分英文通用名命名方法概述

植物化学成分名称的化学命名，有比较明确而规范的原则，且书籍文献记述较多，但其通用名的命名，至今仍无明确的规则，且未见有著作和文献涉及。植物化学成分的英文通用名称，与植物拉丁学名的属名、种加词或变种加词（或变形加词）相关，一般与定名人无关。根据现在已经命名的植物化学成分通用名类型，结合与植物化学成分通用名命名相关的植物拉丁学名及其异名的情况，总结出下列基本的命名类型。

1. 以该成分第一次分离得到植物的拉丁学名的属名或属名的前几个字母为词根（通常取一个完整的音节，下同），加化学成分种类的词尾组成。如 cynaratriol 菜蓟三醇和 cynarolide 菜蓟内酯均由植物菜蓟的拉丁学名 *Cynara scolymus* Linn. 的属名 cynara（或去 a），分别加词尾 -triol 及 -olide 组成；xanthiazinone 苍耳内酰硫氮二酮由植物苍耳 *Xanthium strumarium* Linn. 的属名 xanthium 的前二个音节加词尾 -azinone 组成。

或以完整植物属名的拉丁学名，加化学成分种类名命名。如 glaucium base 海罂粟属碱（海罂粟酮碱），artemisia alcohol 蒿属醇（牡蒿醇）和 erythrina base 刺桐属碱等。

2. 以该成分第一次分离得到的植物拉丁学名的种加词的前几个字母为词根，加化学成分种类的词尾组成。如 contorine 苍山乌头碱（苍山乌头灵）由植物苍山乌头 *Aconitum contortum* Finet et Gagnep 的种加词 contortum 的前二个音节，加词尾 -ine 组成；katsumadains A，B 草蔻达因 A、B 由植物草豆蔻 *Alpinia katsumadai* Hayata 的种加词 katsumadai 加词尾 -（i）n 组成。偶尔也取种加词后面完整音节的字母为词根组成，如草豆蔻素 A ～ C sumadains A ～ C。

3. 以该成分第一次分离得到的植物拉丁学名的变种加词或变型加词的前几个字母为词根，加化学成分种类的词尾组成。如 hypoglaucins A ～ G 粉背薯蓣苷（粉背皂苷）A ～ G 系由植物粉背薯蓣 *Dioscorea collettii* Hook. f. var. *hypoglauca*（Palibin）Pei et C. T. Ting 的变种加词 hypoglauca 的前三个音节加词尾 -in 组成；又如 articulatin 问荆色苷由植物问荆 *Equisetum arvense* Linn. f. *arcticum*（Ruprecht）M. Broun 的变形加词 arcticum 前 3 个音节，加词尾 -latin 组成。

4. 以该成分第一次分离得到的植物拉丁学名的属名和种加词的前几个字母的组合为词根，加化学成分种类的词尾组成。如 sarcaglabetone 草珊瑚酮由植物草珊瑚的拉丁学名 *Sarcandra glabra*（Thunb.）Nakai 的属名 sarcandra 和种加词 glabra 的前二音节之组合，加词尾 -tone 组成；plantamajoside 大车前苷由植物大车前的拉丁学名 *Plantago major* Linn. 的属名 plantago 和种加词 major 的前二音节之组合，加词尾 -side 组成。

偶尔也有属名加种加词中间字母的完整音节为词根组成的。如 A ～ E cleomiscosins A ～ E 黄花草素（臭矢菜素、黄花菜木脂素）由植物黄花草（黄花菜、臭矢菜）的拉丁学名 *Cleome viscosa* Linn. 的属名 cleome，加种加词 viscosa 去 v 和 a 后之组合，加词尾 -in 组成；erythristemine 黑刺桐碱由植物黑刺桐的拉

丁学名 *Erythrina lysistemon* Hutch. 的属名 erythrina 前三音节，加种加词 lysistemon 的中间音节，再加词尾 -ine 组成。

5. 以该成分第一次分离得到的植物拉丁学名的异名为基础，再以上述第 1 至第 4 法之一组成。如 sibiriolides A，B 苍耳内酯（苍耳倍半内酯）A、B，由植物苍耳 *Xanthium strumarium* Linn. 拉丁学名的异名 *Xanthium sibiricum* Patrin ex Widder 为基础，采用上述第 2 法组成；又如 cernuoside 黄花酢浆草苷（垂酢浆草苷、朝鲜白头翁苷），由植物黄花酢浆草 *Oxalis pes-caprae* Linn. 的拉丁异名 *Oxalis cernua* Thunb 为基础，采用上述第 2 法组成；cacalohastin 山尖子素和 cacalolide 山尖菜内酯，均由植物山尖子（山尖菜）*Parasenecio hastatus*（Linn.）H. Koyama 拉丁学名的异名 *Cacalia hastata*（Linn.）H. Koyama var. *pubescens* Ledeb. 为基础组成，采用上述第 4 法组成；再如 angelikoreanol 大齿当归醇（朝鲜白芷酮醇）系以植物大齿山芹（大齿当归、朝鲜独活）的拉丁学名异名 *Angelica koreana* Maxim. 为基础命名。

值得一提的是，一般植物化学名称以某一植物拉丁学名正名为基础命名。因为拉丁学名正名和拉丁学名的异名为一个相对概念，某一国家或某一植物学著作以甲为拉丁学名正名，乙为拉丁学名的异名，而另一国家或另一植物学著作却以乙为拉丁学名正名，甲为拉丁学名的异名。

6. 新分离得到的成分与原已命名的成分结构相似，来源植物相同，此种情形下，新成分的英文名称以原成分的名称为基础，加或改变个别字母而得；同时分离得到的系列成分也常采用这一方法。如 erythrinins A ～ G 刺桐素（刺桐叶碱）A ～ G、erythratine 刺桐亨、erythraline 刺酮灵碱（刺桐灵）和 erythrartine 刺桐阿亭碱，均从植物刺桐 *Erythrina variegata* Linn. 分离得到，这些名称均以拉丁属名 erythrina 为基础，改变个别字母，再加相应的词尾组成。

7. 以该成分第一次分离得到的植物或药材中文名的中文拼音（或近似形式）为词根，加化学成分种类的词尾组成，或整个成分名全部以中文拼音组成。如 tanshinones A ～ C 丹参酮 A ～ C 和 danshensu 丹参素，均来源于药材丹参，基原植物为丹参 *Salvia miltiorrhiza* Bunge；又如 qinghaosu 青蒿素，分离自药材青蒿，基原植物为黄花蒿 *Artemisia annua* Linn.；又如 chuanliansu（toosendanin）川楝素，分离自植物川楝 *Melia toosendan* Sieb. et Zucc.；再如 fuziline 附子灵（附子碱、附子宁碱）系从药材附子分离而得，基原植物为乌头 *Aconitum carmichaeli* Debx.。

须注意与中文名自英文名音译而得的情况相区别。如 bersaldegenin 布沙迪苷元、awobanin 阿伏巴苷（对香豆酰飞燕草苷）和多巴胺 dopamine 等。

8. 以该成分第一次分离得到的植物英文名为基础，加化学成分种类的词尾组成。如 α-neoclovene α-新丁子香烯、clovene 丁子香烯和 clovene 丁香三环烯等，均来源于植物丁香的英文名 clove。

9. 以该成分第一次分离得到的植物的其他外来语如德语、法语和日语等名称为词根，加化学成分种类的词尾组成，或整个成分名全部以其他外来语命名。如 kievitone 菜豆二氢异黄酮（奇维酮），kajichigoside F_1 刺梨苷 F_1，kitzuta saponin K_6 凯特塔皂苷 K_6，kayaflavone 榧黄素，kayadiol 日本榧树二醇和 kumatakenin 熊竹山姜素（熊竹素、华良姜素）等。

10. 从植物和其内生菌的结合体分离的成分，一般以植物和其内生菌共同命名。如 huoshanmycins A ～ C 霍山石斛链霉素 A ～ C，系从霍山石斛 *Dendrobium huoshanense* C. Z. Tang et S. J. Cheng 的一链霉菌属

Streptomyces 内生菌中分离而得，故以前者的种加词和后者的属名组合命名。

11. 以通用名和化学名的组合命名。在母核已有通用名，其余结构也不复杂的情况，常采用这一方式，通常在原已命名的成分基础上，加前后缀等组成。如 isopimpinellin（isopimpinelline）异茴芹内酯（异茴芹香豆素、异虎耳草素、异茴芹素），diligustilide 波特藁本二聚肽，triligustilides A，B 波特藁本三聚肽 A、B，cryptotanshinone 隐丹参酮和 bersaldegenin-3-acetate 布沙迪苷元 -3- 乙酸酯等。

12. 同类型的系列成分，除采用上述第 6 法外，也常采用在成分名称后加英文字母 A ～ Z 或罗马数字 Ⅰ～Ⅹ的方法，如系列成分较多，或成分结构非常相似时，可在英文字母或罗马数字下再以英文字母或阿拉伯数字用下标表示。如 sarmenosides Ⅴ～Ⅶ 垂盆草黄酮苷Ⅴ～Ⅶ，budmunchiamines A ～ K，L_1 ～ L_5 布木柴胺 A ～ K、L_1 ～ L_5，theasaponins A_1 ～ A_3，E_2，F_1 ～ F_3 茶皂苷（茶叶茶素）A_1 ～ A_3、E_2、F_1 ～ F_3 和 tanshinones Ⅰ～Ⅵ，$Ⅱ_A$，$Ⅱ_B$ 丹参酮Ⅰ～Ⅵ、$Ⅱ_A$、$Ⅱ_B$ 等。

或通过添加药用部位命名。如西洋参皂苷 quinguenoside 和西洋参叶皂苷 quinquefoloside 等。

13. 根据该成分第一次分离得到的植物拉丁学名结合活性或治疗作用命名。如 mallotoxin 粗糠柴毒素（粗糠柴毒碱），pipercide（retrofractamide B）胡椒杀虫碱（假荜茇酰胺 B），kinetin 激动素（动力精）和 herniarin 治疝草素（脱肠草素）。

14. 把苷的名称去词尾，再加 -genin，或苷的名称直接加词尾作为苷元的名称。如 dioscin 薯蓣皂苷和 diosgenin 薯蓣皂苷元，山萆薢皂苷 tokoronin 和山萆薢皂苷元（托克皂苷元）tokorogenin 等。

综合上述命名方法，对于分离自植物原变种的成分命名，建议采用上述第 4 法，同类型的系列成分，建议采用上述第 12 法，对于分离自植物变种或变型的成分命名，建议采用上述第 3 法和第 4 法相结合，在母核已有通用名的情况下，可采用上述第 11 法，采用这些建议的方法命名，可有效避免化学成分名称之间的混淆。因植物化学成分通用名的命名尚无规范的命名原则，故可能尚存在其他的命名方式。

参考书籍

赵维良 . 2018. 法定药用植物志 · 华东篇（第一册）. 北京：科学出版社

赵维良 . 2018. 法定药用植物志 · 华东篇（第二册）. 北京：科学出版社

赵维良 . 2019. 法定药用植物志 · 华东篇（第三册）. 北京：科学出版社

赵维良 . 2020. 法定药用植物志 · 华东篇（第四册）. 北京：科学出版社

赵维良 . 2020. 法定药用植物志 · 华东篇（第五册）. 北京：科学出版社

赵维良 . 2021. 法定药用植物志 · 华东篇（第六册）. 北京：科学出版社

江苏新医学院 . 1979. 中药大辞典 · 附编 . 上海：上海科学技术出版社

国家中医药管理局《中华本草》编委会 . 1999. 中华本草 · 第 10 卷索引 . 上海：上海科学技术出版社

苏子仁，赖小平 . 2006. 中英中草药化学成分词汇 . 北京：中国中医药出版社

周家驹，谢桂荣，严新建 . 2004. 中药原植物化学成分手册 . 北京：化学工业出版社

汤立达 . 2011. 植物药活性成分大辞典（上册、中册、下册）. 北京：人民卫生出版社

艾铁民，韦发南 . 2016. 中国药用植物志 · 第三卷 . 北京：北京大学医学出版社

艾铁民，陆玲娣 . 2015. 中国药用植物志 · 第四卷 . 北京：北京大学医学出版社

艾铁民，朱相云 . 2016. 中国药用植物志 · 第五卷 . 北京：北京大学医学出版社

艾铁民，李世晋 . 2018. 中国药用植物志 · 第七卷 . 北京：北京大学医学出版社

艾铁民，秦路平 . 2017. 中国药用植物志 · 第九卷 . 北京：北京大学医学出版社

艾铁民，陈艺林 . 2014. 中国药用植物志 · 第十卷 . 北京：北京大学医学出版社

艾铁民，张树仁 . 2014. 中国药用植物志 · 第十一卷 . 北京：北京大学医学出版社

艾铁民，戴伦凯 . 2013. 中国药用植物志 · 第十二卷 . 北京：北京大学医学出版社

吴寿金，赵泰，秦永祺 . 2002. 现代中草药成分化学 . 北京：中国医药科技出版社

张礼和 . 2018. 有机化合物命名原则 . 北京：科学出版社

abacopterins A ～ J　新月蕨素 A ～ J

abamagenin [(25*R*)-spirost-5-en-23(or24)-dichloromethyl-1β, 3β-diol]　阿巴马皂苷元 [(25*R*)- 螺甾 -5- 烯 -23 (或 24)- 二氯甲基 -1β, 3β- 二醇]

abbeokutone　阿贝苦酮

abieforrestin　松香紫萼香茶菜亭

abiesolidic acid　冷杉内酯酸

abiet-13, 8′-diene　松香 -13, 8′- 二烯

abiet-8(14)-en-7α, 12α, 13β, 18-tetraol　松香 -8(14)- 烯 -7α, 12α, 13β, 18- 四醇

abiet-8(14)-en-7α, 13β, 15, 18-tetraol　松香 -8(14)- 烯 -7α, 13β, 15, 18- 四醇

abiet-8, 11, 13, 15-tetraen-18-oic acid　松香 -8, 11, 13, 15- 四烯 -18- 酸

abiet-8, 11, 13, 15-tetraen-18-ol　松香 -8, 11, 13, 15- 四烯 -18- 醇

abiet-8, 11, 13-trien-7-one　松香 -8, 11, 13- 三烯 -7- 酮

abiet-8, 11, 13-trien-7α, 15, 18-triol　松香 -8, 11, 13- 三烯 -7α, 15, 18- 三醇

abiet-8, 11, 13-triene　松香 -8, 11, 13- 三烯

abiet-8, 12-dien-11, 14-dione　松香 -8, 12- 二烯 -11, 14- 二酮

(–)-abieta-7, 13(14)-dien-18-oic acid　(–)- 松香 -7, 13(14)- 二烯 -18- 酸

8, 12-abietadienoic acid　8, 12- 枞二烯酸

ent-abietane　对映 - 松香烷

abietane　松香烷

8, 11, 13, 15-abietatetetraen-18-oic acid　8, 11, 13, 15- 松香烷四烯 -18- 酸

8, 11, 13-abietatrien-18-oic acid　8, 11, 13- 松香三烯 -18- 酸

7, 13, 15-abietatrienoic acid　7, 13, 15- 枞三烯酸

abietdiene　松香二烯

abietic acid (sylvic acid)　松香酸 (枞酸)

abietic anhydride　松香酸酐

abietin (coniferin, coniferoside, laricin)　松香亭烯 (臭冷杉苷、松柏苷)

abietinal　枞醛

abiettetraen-11, 12-dione　松香四烯 -11, 12- 二酮

abiettrien-3β-ol　松香三烯 -3β- 醇

abiettriene　松香三烯

abietyl alcohol (abietinol)　枞醇 (松香醇)

abietylamine　松香胺

abraline　相思子灵

abranin　相思子苷

abrasine　相思子素 (相思子新碱)

abrectorin　相思子黄酮

abric acid　红豆酸

abricin　相思子甾醇

abridin　相思子甾酮

abrine　相思子碱

abrins Ⅰ～Ⅲ　相思子毒蛋白 (相思豆毒素) Ⅰ～Ⅲ

abrisapogenols A ～ J　相思子皂醇 A ～ J

abrisaponin 1　相思子皂苷 1

abrol　相思子醇

abromine　昂天莲碱

abrotanine (abrotine)　青蒿碱 (香蒿碱)

abrotine (abrotanine)　青蒿碱 (香蒿碱)

abruquinones A ～ F　相思子醌 A ～ F

abrusgenic acid　相思子原酸

abrusine-2″-*O*-apioside　相思子素 -2″-*O*- 芹糖苷

abruslactone A　相思子内酯 A

abrusosides A ～ D　相思子三萜苷 A ～ D

abrussic acid　相思子酸

(+)-abscisic acid　(+)- 落叶酸

(*S*)-(+)-abscisic acid　(*S*)-(+)- 落叶酸

abscisic acid　落叶酸 (脱落酸、止权酸)

(+)-(6*S*, 7*E*, 9*Z*)-abscisic acid ester　(+)-(6*S*, 7*E*, 9*Z*)- 落叶酸酯

abscisic acid-1′-*O*-β-D-glucopyranoside　落叶酸 -1′-*O*-β-D- 吡喃葡萄糖苷

abscisic acid-β-D-glucopyranosyl ester　落叶酸 -β-D- 吡喃葡萄糖酯

absindiol　苦艾萜二醇

absinthic acid　苦艾酸

absinthin　洋艾素 (苦艾苷)

absinthol　苦艾醇

absintholide　洋艾种双内酯 (中亚苦双内酯)

abutasterone　阿布藤甾酮

abutilosides A ～ U　苘麻叶茄甾苷 A ～ U

abyssinin　阿拜星尼

abyssinoflavanones Ⅳ , Ⅵ　阿比西尼亚刺桐黄烷酮 Ⅳ、Ⅵ

abyssinones Ⅰ～Ⅴ 阿比西尼亚刺桐酮（埃塞俄比亚刺桐查耳酮）Ⅰ～Ⅴ

acacetin (linarigenin, buddleoflauonol) 刺槐素（刺槐宁、金合欢素、刺黄素）

acacetin sulfate 刺槐素硫酸盐

acacetin-6-*C*-neohesperidoside 刺槐素-6-*C*-新橙皮糖苷

acacetin-7-(2″-acetyl glucoside) 刺槐素-7-(2″-乙酰葡萄糖苷)

acacetin-7-glucurono-(1→2)-glucuronide 刺槐素-7-双葡萄糖醛酸苷

acacetin-7-methyl ether 刺槐素-7-甲醚

acacetin-7-*O*-(6″-*O*-α-L-rhamnopyranosyl)-β-sophoroside 刺槐素-7-*O*-(6″-*O*-α-L-吡喃鼠李糖基)-β-槐糖苷

acacetin-7-*O*-(6-*O*-malonyl glucoside) 刺槐素-7-*O*-(6-*O*-丙二酰葡萄糖苷)

acacetin-7-*O*-[4‴-*O*-acetyl-β-D-apiofuransyl-(1→3)]-β-D-xylopyranoside 刺槐素-7-*O*-[4‴-*O*-乙酰基-β-D-呋喃芹糖基-(1→3)]-β-D-吡喃木糖苷

acacetin-7-*O*-[6‴-*O*-acetyl-β-D-galactopyranosyl-(1→2)]-β-D-glucopyranoside 刺槐素-7-*O*-[6‴-*O*-乙酰基-β-D-吡喃半乳糖基-(1→2)]-β-D-吡喃葡萄糖苷

acacetin-7-*O*-[6‴-*O*-acetyl-β-D-galactopyranosyl-(1→3)]-β-D-xylopyranoside 刺槐素-7-*O*-[6‴-*O*-乙酰基-β-D-吡喃半乳糖基-(1→3)]-β-D-吡喃木糖苷

acacetin-7-*O*-[β-D-glucuronopyranosyl-(1→2)-*O*-β-D-glucuronopyranoside] 刺槐素-7-*O*-[β-D-吡喃葡萄糖醛酸基-(1→2)-*O*-β-D-吡喃葡萄糖醛酸苷]

acacetin-7-*O*-diglucuronide 刺槐素-7-*O*-二葡萄糖醛酸苷

acacetin-7-*O*-neohesperidose 刺槐素-7-*O*-新橙皮糖

acacetin-7-*O*-rutinoside 刺槐素-7-*O*-芸香糖苷

acacetin-7-*O*-α-L-rhamnopyranosyl-(1→6)-β-D-glucopyranoside 刺槐素-7-*O*-α-L-鼠李糖吡喃糖基-(1→6)-β-D-吡喃葡萄糖苷

acacetin-7-*O*-α-L-rhamnoside 刺槐素-7-*O*-α-L-鼠李糖苷

acacetin-7-*O*-β-6″-(*E*)-crotonyl glucopyranoside 刺槐素-7-*O*-β-6″-(*E*)-丁烯酰基吡喃葡萄糖苷

acacetin-7-*O*-β-D-(3″-acetyl)glucopyranoside 刺槐素-7-*O*-β-D-(3″-乙酰基)吡喃葡萄糖苷

acacetin-7-*O*-β-D-apiofuranosyl-(1‴→6″)-*O*-β-D-glucopyranoside 刺槐素-7-*O*-β-D-呋喃芹糖基-(1‴→6″)-*O*-β-D-吡喃葡萄糖苷

acacetin-7-*O*-β-D-apiosyl-(1→2)-β-D-glucoside 刺槐素-7-*O*-β-D-芹糖基-(1→2)-β-D-葡萄糖苷

acacetin-7-*O*-β-D-galactopyranoside 刺槐素-7-*O*-β-D-吡喃半乳糖苷

acacetin-7-*O*-β-D-glucopyranoside 刺槐素-7-*O*-β-D-吡喃葡萄糖苷

acacetin-7-*O*-β-D-glucoside 刺槐素-7-*O*-β-D-葡萄糖苷

acacetin-7-*O*-β-D-glucuronide 刺槐素-7-*O*-β-D-葡萄糖醛酸苷

acacetin-7-*O*-β-D-glucuronopyranoside 刺槐素-7-*O*-β-D-吡喃葡萄糖醛酸苷

acacetin-7-*O*-β-D-glucuronosyl-(1→2)-β-D-glucuronide 刺槐素-7-*O*-β-D-葡萄糖醛酸基-(1→2)-β-D-葡萄糖醛酸苷

acacetin-7-*O*-β-D-rutinoside 刺槐素-7-*O*-β-D-芸香糖苷

acacetin-7-rhamnoside 刺槐素-7-鼠李糖苷

acacetin-7-rhamnosidoglucoside 刺槐素-7-鼠李糖葡萄糖苷

acacetin-8-*C*-neohesperidoside 刺槐素-8-*C*-新橙皮糖苷

acacic acid 金合欢酸

acacic acid lactone 金合欢酸内酯

acacigenin B 金合欢皂苷元 B

acaciin (linarin, buddleoside) 刺槐苷（蒙花苷、醉鱼草苷）

acacinins A～E 金合欢宁 A～E

acaciosides B, C 金合欢苷 B、C

acalyphidin M_1 铁苋菜定 M_1

acalyphin 印度铁苋菜苷

acalyphine 铁苋碱

acamelin 黑木金合欢素

acancifoliuside 老鼠簕新苷

acanjaposides A～C 日本五加苷 A～C

acankoreagenin 细柱五加素

acankoreosides A～D 朝鲜五加苷 A～D

acanthacerebrosides A, B 长棘脑苷 A、B

acanthaclycoside C 长棘糖苷 C

acanthaminoside 垂花老鼠簕苷

acanthaminoside isomer 垂花老鼠簕苷异构体

acanthiamolide 刺苞菊胺内酯

acanthifoline 老鼠簕碱

acanthocarpan 刺叶锦鸡儿素

acanthodine 去氢飞廉定（脱氢飞廉定）

acanthoglabrolide 光刺苞菊内酯

acanthoic acid 五加酸

acanthoidine　刺飞廉碱
acanthoine (ruscopeine)　脱氢飞廉碱 (刺飞廉因)
acantholide　刺苞菊羟内酯
acanthopanax cerebrosides A ～ C　细柱五加脑苷 A ～ C
acanthopanax saponin CP_3　刺五加皂苷 CP_3
acanthopanaxgric acid　细柱五加酸
acanthopanaxosides A ～ C　五加萜苷 A ～ C
acanthopanolides A, B　五加内酯 A 、B
acanthopanx cerebrosides A ～ C　五加脑苷 A ～ C
acanthosessiligenins Ⅰ, Ⅱ　无梗五加苷元Ⅰ 、Ⅱ
acanthosessilin A　无梗五加素 A
acanthosessiliosides A ～ F　无梗五加苷 A ～ F
acanthosides A ～ D, K_1 ～ K_3　五加苷 A ～ D、K_1 ～ K_3
acanthospermal A　刺苞菊醛 A
acanthospermolide　刺苞菊内酯
acanthostral　刺苞菊果醛
acanthotoxin　刺花椒毒素
acantrifoic acids A ～ D　三叶五加酸 (白簕酸) A ～ D
acantrifosides A ～ F　三叶五加苷 (白簕苷) A ～ F
acasianes A, B　金合欢萜 A 、B
acaulide　无茎菌内酯
aceanthrylene　苊蒽
acedoxin (β-acetyl digitoxin)　β- 乙酰洋地黄毒苷
acefylline (7-theophyllineacetic acid)　茶碱乙酸 (乙酰茶碱、7- 茶碱乙酸)
acenaphthylene　苊
acephenanthrylene　苊菲
acerains Ⅰ , Ⅱ　见霜黄素Ⅰ 、Ⅱ
acerbosides A, B　枳椇子萜苷 A、B
aceric acid　槭汁酸
acerifolins A, B　云南土沉香素 A、B
acerin　槭素
acerinol　金龟草二醇
acerinol glycoside　金龟草二醇苷
acerionol　金龟草酮醇
aceriphyllic acid A　槭叶草酸 A
aceritannin　茶条槭甲素 (槭树单宁)
acernikol　毛果槭醇
acerocin　槭皂苷元
acerogenic acid　槭萜酸

acerogenins A ～ K　毛果槭素 A ～ K
acerosides Ⅰ ～ Ⅳ　槭苷Ⅰ ～Ⅳ
acerosin　针依瓦菊素
acerosin-5-*O*-glucopyranoside monoacetate　针依瓦菊素 -5-*O*- 吡喃葡萄糖苷单乙酸酯
acerotin　异槭皂苷元
acertannin A　槭属鞣质 (槭树丹宁) A
acetal　乙缩醛
acetaldehyde (ethanal, ethyl aldehyde)　乙醛
acetamide　乙酰胺
2-acetamido-2-deoxy-D-galactopyranose　2- 乙酰胺基 -2- 脱氧 -D- 吡喃半乳糖
2-acetamido-2-deoxy-D-glucose　2- 乙酰胺基 -2- 脱氧 -D- 葡萄糖
9-acetamido-3, 4-dihydropyrido[3, 4-*b*]indole　9- 乙酰胺基 -3, 4- 二氢吡啶并 [3, 4-*b*] 吲哚
1-acetamidoacridine　1- 乙酰胺基吖啶
(1, 2-*trans*)-*N*3-(4-acetamidobutyl)-1-(3, 4-dihydroxyphenyl)-7-hydroxy-*N*2-(4-hydroxyphenethyl)-6, 8-dimethoxy-1, 2-dihydronaphthalene-2, 3-dicarboxamide　(1, 2- 反式)-*N*3-(4- 乙酰胺丁基)-1-(3, 4- 二羟苯基)-7- 羟基 -*N*2-(4- 羟基苯乙基)-6, 8- 二甲氧基 -1, 2- 二氢萘 -2, 3- 二甲酰胺
3-acetamidocumarin　3- 乙酰胺基香豆素
trans-4-acetamidocyclohexanol　反式 -4- 乙酰氨基环己醇
acetamidoeugenol　醋胺丁香酚
2-*C*-acetamino-2, 3, 4, 6-tetra-*O*-acetyl-α-D-mannopyranose　2-*C*- 乙酰氨基 -2, 3, 4, 6- 四 -*O*- 乙酰基 -α-D- 吡喃甘露糖
3-acetamino-2-piperidone　3- 乙酰氨基 -2- 哌啶酮
3-acetamino-5-methyl isooxazole　3- 乙酰氨基 -5- 甲基异噁唑
acetanilide　乙酰苯胺
acetic acid　乙酸
acetic anhydride　乙酸酐
acetic chloroacetic anhydride　乙酸氯乙酸酐
acetic cyanic anhydride　乙酸氰酸酐
acetic ether (ethyl acetate, vinyl acetate)　乙酸乙酯
acetic propionic anhydride　乙丙酸酐
acetic propionic thioanhydride　乙酸丙酸硫代酸酐
acetic thioacetic anhydride　乙酸丙硫代酸酸酐
acetic thiopropionic thioanhydride　乙酸丙硫代酸硫代酸酐

acetoacetic acid　乙酰乙酸
acetoanisole　乙醚茴香醚 (乙醚茴芹醚)
4-acetocatechol (3, 4-dihydroxyacetophenone)　4- 乙酰邻苯二酚 (3, 4- 二羟基苯乙酮、青心酮)
acetocinnamone　乙酰肉桂酮
8α-acetocryptomeridiol　8α- 乙酰柳杉二醇
acetocumarin　乙酰香豆素
acetogenin　乙酰精宁
acetohydroxamic acid　乙羟氨酸
acetohydroximic acid　乙羟亚氨酸 (乙羟氨亚基替酸)
acetoin (3-hydroxy-2-butanone)　乙偶姻 (3- 羟基 -2- 丁酮、3- 羟基丁酮)
acetone (propanone)　丙酮
acetone azine　丙酮双腙
acetone dimethyl hydrazone　丙酮二甲基腙
acetone-2, 4-dimethyl semicarbazone　丙酮 -2, 4- 二甲基缩氨基脲
acetonitrile　乙腈
acetonyl chelerythrine　丙氧亚基白屈菜红碱
6-acetonyl corynoline　6- 丙氧亚基紫堇醇灵碱
8-acetonyl dihydroavicine　8- 丙氧亚基二氢簕欓碱
(±)-8-acetonyl dihydrochelerythrine　(±)-8- 丙氧亚基二氢白屈菜红碱 (丙酮基二氢白屈菜红碱)
6-acetonyl dihydrochelerythrine　6- 乙酰甲基二氢白屈菜红碱 (6- 丙酮基二氢白屈菜红碱)
8-acetonyl dihydrochelerythrine　8- 丙氧亚基二氢白屈菜红碱
acetonyl dihydrochelerythrine　丙氧亚基二氢白屈菜红碱
11-acetonyl dihydronitidine　11- 丙氧亚基二氢光叶花椒碱
6-acetonyl dihydronitidine　6- 乙酰甲基二氢两面针碱
6-acetonyl dihydrosanguinarine　6- 丙氧亚基二氢血根碱
acetonyl dihydrosanguinarine　丙氧亚基二氢血根碱
acetonyl geraniin A (phyllanthusiin D)　丙酮基牻牛儿素 (叶下珠素 D)
acetonyl muramine　丙氧亚基隐掌叶防已碱
acetonyl reframidine　丙氧亚基斑点亚洲罂粟米定碱
acetonyl thymol-8, 9-diyl ketal　丙氧亚基麝香草酚 -8, 9- 二缩酮
4-acetonyl-3, 5-dimethoxy-*p*-quinol　4- 丙氧亚基 -3, 5- 二甲氧基对苯二酚
6-acetonyl-*N*-methyl dihydrodecarine　6- 乙酰甲基 -*N*- 甲基二氢德卡林碱
acetophenone (phenyl ethanone)　乙酰苯 (苯乙酮)
acetophenone ethyl ester　乙酰苯乙酯
acetoranillon　乙酰香卓酮
acetosellin　酸小尾孢霉素
acetosyringenin　乙酰丁香配基
acetosyringone　乙酰丁香酮
acetosyringone glucoside　乙酰丁香酮葡萄糖苷
acetovanillones (apocynins, apocynines) A ～ D　乙酰香草酮 (加拿大麻素、夹竹桃麻素、香荚兰乙酮、罗布麻宁、茶叶花宁) A ～ D
acetovanilone　乙酰香兰酮
acetoveratrone　乙酰藜芦酮
(6*R*)-[(4*R*)-acetoxy-(2*S*)-hydroxy-8-phenyl octyl]-5, 6-dihydro-2*H*-pyran-2-one　(6*R*)-[(4*R*)- 乙酰氧基 -(2*S*)- 羟基 -8- 苯辛基]-5, 6- 二氢 -2*H*- 吡喃 -2- 酮
(3′*S*)-acetoxy-(4′*R*)-angeloyloxy-3′, 4′-dihydroxanthyletin　(3′*S*)- 乙酰氧基 -(4′*R*)- 当归酰氧基 -3′, 4′- 二氢花椒内酯
(6*R*)-[(2*S*)-acetoxy-(4*R*)-hydroxy-8-phenyl octyl]-5, 6-dihydro-2*H*-pyran-2-one　(6*R*)-[(2*S*)- 乙酰氧基 -(4*R*)- 羟基 -8- 苯辛基]-5, 6- 二氢 -2*H*- 吡喃 -2- 酮
(–)-(3′*S*)-acetoxy-(4′*S*)-angeloyloxy-3′, 4′-dihydroseselin　(–)-(3′*S*)- 乙酰氧基 -(4′*S*)- 当归酰氧基 -3′, 4′- 二氢邪蒿素
3-acetoxy-(*E*)-γ-bisabolene　3- 乙酰氧基 -(*E*)-γ- 红没药烯
(+)-4-[(2*S*, 4*R*, 6*S*)-4-(acetoxy)-tetrahydro-6-pentyl-2*H*-pyran-2-yl]benzene-1, 2-diol　(+)-4-[(2*S*, 4*R*, 6*S*)-4-(乙酰氧基)- 四氢 -6- 戊基 -2*H*- 吡喃 -2- 基] 苯 -1, 2- 二酚
5-acetoxy-[6]-gingerol　5- 乙酰氧基 -[6]- 姜辣醇
8α-acetoxy-1, 10α-epoxy-2-oxoguai-3, 11(13)-dien-12, 6α-olide　8α- 乙酰氧基 -1, 10α- 环氧 -2- 氧亚基愈创木 -3, 11(13)- 二烯 -12, 6α- 内酯
(5*S*)-5-acetoxy-1, 7-bis(4-hydroxy-3-methoxyphenyl) hept-3-one　(5*S*)-5- 乙酰氧基 -1, 7- 二 (4- 羟基 -3- 甲氧苯基) 庚 -3- 酮
11-acetoxy-1, 8-dihydroxyguaia-4-en-3-one　11- 乙酰氧基 -1, 8- 二羟基愈创木 -4- 烯 -3- 酮
(1*R*, 2*E*, 4*R*, 5*R*, 7*E*, 10*S*, 11*S*, 12*R*)-5-acetoxy-10, 18-dihydroxy-2, 7-dolabelladiene　(1*R*, 2*E*, 4*R*, 5*R*, 7*E*, 10*S*, 11*S*, 12*R*)-5- 乙酰氧基 -10, 18- 二羟基 -2, 7- 多拉贝拉二烯
(1*R*, 2*E*, 4*R*, 7*E*, 10*S*, 11*S*, 12*R*)-18-acetoxy-10-hydroxy-2, 7-dolabelladiene　(1*R*, 2*E*, 4*R*, 7*E*, 10*S*, 11*S*, 12*R*)-18- 乙酰氧基 -10- 羟基 -2, 7- 多拉贝拉二烯

3β-acetoxy-11-en-olean-28, 13-olide 3β- 乙酰氧基 -11- 烯 -28, 13- 齐墩果 -28, 13- 内酯
3α-acetoxy-11-oxo-12-ursen-24-oic acid 3α- 乙酰氧基 -11- 氧亚基 -12- 乌苏烯 -24- 酸
6-acetoxy-11α-hydroxy-7-oxo-14β, 15β-epoxymeliacin-1, 5-dien-3-*O*-α-L-rhamnopyranoside 6- 乙酰氧基 -11α- 羟基 -7- 氧亚基 -14β, 15β- 环氧苦楝子新素 -1, 5- 二烯 -3-*O*-α-L- 吡喃鼠李糖苷
15-acetoxy-11β*H*-germacr-1(10)*E*, (4*E*)-dien-12, 6α-olide 15- 乙酰氧基 -11β*H*- 大牻牛儿 -1(10)*E*, (4*E*)- 二烯 -12, 6α- 内酯
ent-8, 9-seco-7α-acetoxy-11β-hydroxykaur-(14), 16-dien-9, 15-dione 对映 -8, 9- 开环 -7α- 乙酰氧基 -11β- 羟基贝壳杉 -(14), 16- 二烯 -9, 15- 二酮
5-acetoxy-12-hydroxy-3-methoxybibenzyl-6-carboxylic acid 5- 乙酰氧基 -12- 羟基 -3- 甲氧基双苄 -6- 甲酸
5-acetoxy-12-hydroxyfarnesol 5- 乙酰氧基 -12- 羟基金合欢醇
16-acetoxy-12-*O*-acetyl horminone 16- 乙酰氧基 -12-*O*- 乙酰荷茗草酮
19-acetoxy-12-oxo-10, 11-dihydrogeranyl nerol 19- 乙酰氧基 -12- 氧亚基 -10, 11- 二氢牻牛儿基橙花醇
14-acetoxy-12-senecioyloxytetradec-(2*E*, 8*E*, 10*E*)-trien-4, 6-diyn-1-ol 14- 乙酰氧基 -12- 千里酰氧基十四碳 -(2*E*, 8*E*, 10*E*)- 三烯 -4, 6- 二炔 -1- 醇
14-acetoxy-12-senecioyloxytetradec-(2*E*, 8*Z*, 10*E*)-trien-4, 6-diyn-1-ol 14- 乙酰氧基 -12- 千里酰氧基十四碳 -(2*E*, 8*Z*, 10*E*)- 三烯 -4, 6- 二炔 -1- 醇
14-acetoxy-12-α-methyl butyryltetradec-(2*E*, 8*E*, 10*E*)-trien-4, 6-diyn-1-ol 14- 乙酰氧基 -12-α- 甲丁基十四碳 -(2*E*, 8*E*, 10*E*)- 三烯 -4, 6- 二炔 -1- 醇
14-acetoxy-12-β-methyl butyryltetradec-(2*E*, 8*E*, 10*E*)-trien-4, 6-diyn-1-ol 14- 乙酰氧基 -12-β- 甲基丁基十四碳 -(2*E*, 8*E*, 10*E*)- 三烯 -4, 6- 二炔 -1- 醇
(13*E*)-15-acetoxy-13-labden-8-ol (13*E*)-15- 乙酰氧基 -13- 半日花烯 -8- 醇
6α-acetoxy-14, 15β-dihydroxyklaineanone 6α- 乙酰氧基 -14, 15β- 二羟基克莱因酮
8β-acetoxy-14-oxo-11β, 13-dihydroacanthospermolide 8β- 乙酰氧基 -14- 氧亚基 -11β, 13- 二氢刺苞菊内酯
(+)-7β-acetoxy-15, 16-epoxy-3, 13(16), 14-clerod-trien-18-oic acid (+)-7β- 乙酰氧基 -15, 16- 环氧 -3, 13(16), 14- 克罗三烯 -18- 酸
2-acetoxy-15-bromo-7, 16-dihydroxy-3-palmitoxy-neoparguera-4(19), 9(11)-diene 2- 乙酰氧基 -15- 溴 -7, 16- 二羟基 -3- 棕榈酰氧基新帕尔瓜 -4(19), 9(11)- 二烯

19-acetoxy-15-hydroperoxy-12-oxo-13, (14*E*)-dehydro-10, 11, 14, 15-tetrahydrogeranyl nerol 19- 乙酰氧基 -15- 氢过氧 -12- 氧亚基 -13, (14*E*)- 脱氢 -10, 11, 14, 15- 四氢牻牛儿基橙花醇
19-acetoxy-15-hydroxy-12-oxo-13, (14*E*)-dehydro-10, 11, 14, 15-tetrahydrogeranyl nerol 19- 乙酰氧基 -15- 羟基 -12- 氧亚基 -13, (14*E*)- 脱氧 -10, 11, 14, 15- 四氢牻牛儿基橙花醇
14-acetoxy-15-hydroxygelsenicine 14- 乙酰氧基 -15- 羟基钩吻素己
28-acetoxy-15α-hydroxymansumbinone 28- 乙酰氧基 -15α- 羟基曼萨二酮
2β-acetoxy-16-[Δ-(β-D-glucopyranosyloxy)-γ-methyl]-valeroxy-3α, 4β-dihydroxy-5β-pregn-20-one 2β- 乙酰氧基 -16-[Δ-(β-D- 吡喃葡萄糖氧基)-γ- 甲基]- 戊酰氧基 -3α, 4β- 二羟基 -5β- 孕甾 -20- 酮
ent-18-acetoxy-16-hydroxy-8(14)-pimar-15-one 对映 -18- 乙酰氧基 -16- 羟基 -8(14)- 海松 -15- 酮
ent-17-acetoxy-16β-methoxykaur-3-one 对映 -17- 乙酰氧基 -16β- 甲氧基贝壳杉 -3- 酮
23ξ-acetoxy-17-deoxy-7, 8-dihydroholothurinogenin 23ξ- 乙酰氧基 -17- 脱氧 -7, 8- 二氢海参苷元
ent-16β*H*, 17-acetoxy-18-isobutyryloxykaur-19-oic acid 对映 -16β*H*, 17- 乙酰氧基 -18- 异丁酰氧代贝壳杉 -19- 酸
(2*R*, 19*R*)-2-acetoxy-19-hydroxy-3-oxours-12-en-28-carboxylic acid methyl ester (2*R*, 19*R*)-2- 乙酰氧基 -19- 羟基 -3- 氧亚基熊果 -12- 烯 -28- 甲酸甲酯
5-(4-acetoxy-1-butynyl)-2, 2′-bithiophene 5-(4- 乙酰氧基 -1- 丁炔基)-2, 2′- 联噻吩
1-acetoxy-11-carbomethoxy-3, 7, 15-trimethylhexadec-(2*E*, 6*E*, 10*E*, 14)-tetraene 1- 乙酰氧基 -11- 甲氧羰基 -3, 7, 15- 三甲基十六碳 -(2*E*, 6*E*, 10*E*, 14)- 四烯
5-(2-acetoxy-1-hydroxy-propyl)-pyridine-2-carboxylic acid methyl ester 5-(2- 乙酰氧基 -1- 羟基丙基)- 吡啶 -2- 甲酸甲酯
3-acetoxy-1-nonene 3- 乙酰氧基 -1- 壬烯
13-acetoxy-1-oxo-4α-hydroxyeudesman-2(11)-dien-12, 6α-olide 13- 乙酰氧基 -1- 氧亚基 -4α- 羟基桉叶 -2(11)- 二烯 -12, 6α- 内酯
2-acetoxy-1-phenyl ethanone 2- 乙酰氧基 -1- 苯乙酮
(24*E*)-22ξ-acetoxy-1α, 3β-dihydroxyergost-5, 24-dien-26-*O*-glycoside ester (24*E*)-22ξ- 乙酰氧基 -1α, 3β- 二羟基麦角甾 -5, 24- 二烯 -26- 酸糖酯
(24*E*)-22ξ-acetoxy-1α, 3β-dihydroxyergost-5, 24-dien-26-oic acid (24*E*)-22ξ- 乙酰氧基 -1α, 3β- 二羟基麦角甾 -5, 24- 二烯 -26- 酸

(24*E*)-22ξ-acetoxy-1α, 3β-dihydroxyergost-5, 24-dien-26-oic acid glycoside ester 2　(24*E*)-22ξ- 乙酰氧基 -1α, 3β- 二羟基麦角甾 -5, 24- 二烯 -26- 酸糖酯 2

7β-acetoxy-1α, 5α, 12α-trihydroxycass-13(15)-en-16, 12-olide-17β-carboxylic acid methyl ester　7β- 乙酸基 -1α, 5α, 12α- 三羟基卡山烷 -13(15)- 烯 -16, 12- 内酯 -17β- 酸甲酯

9α-acetoxy-1β, 6α-dibenzoyloxy-β-dihydroagarofuran　9α- 乙酰氧基 -1β, 6α- 二苯甲酰氧基 -β- 二氢沉香呋喃

2β-acetoxy-1β, 8-diangeloyloxy-3β, 4β-epoxy-10, 11-dihydroxybisabol-7(14)-ene　2β- 乙酰氧基 -1β, 8- 二当归酰氧基 -3β, 4β- 环氧 -10, 11- 二羟基红没药 -7(14)- 烯

2β-acetoxy-1β, 8-diangeloyloxy-3β, 4β-epoxy-10-hydroxy-11-methoxybisabol-7(14)-ene　2β- 乙酰氧基 -1β, 8- 二当归酰氧基 -3β, 4β- 环氧 -10- 羟基 -11- 甲氧基红没药 -7(14)- 烯

8β-acetoxy-1β, 9β-dibenzoyloxy-6α-hydroxy-β-dihydroagarofuran　8β- 乙酰氧基 -1β, 9β- 二苯甲酰氧基 -6α- 羟基 -β- 二氧沉香呋喃

5α-acetoxy-1β-benzoyl-8α-cinnamoyl-4α-hydroxy-dihydroagarofuran　5α- 乙酰氧基 -1β- 苯酰基 -8α- 肉桂酰基 -4α- 羟基二氢沉香呋喃

9β-acetoxy-1β-hydroperoxy-3β, 4β-dihydroxygermacr-5, 10(14)-diene　9β- 乙酰氧基 -1β- 氢过氧 -3β, 4β- 二羟基大牻牛儿 -5, 10(14)- 二烯

1-acetoxy-2-(3′-hydroxy)-pentanoic acid glyceride　1- 乙酰氧基 -2-(3′- 羟基) 戊酸甘油酯

(3a*S*, 4*S*, 5*S*, 6*Z*, 10*Z*, 11a*R*)-5-acetoxy-2, 3, 3a, 4, 5, 8, 9, 11a-octahydro-6, 10-bis(hydroxymethyl)-3-methylene-2-oxo-cyclodeca[*b*]furan-4-yl ester　(3a*S*, 4*S*, 5*S*, 6*Z*, 10*Z*, 11a*R*)-5- 乙酰氧基 -2, 3, 3a, 4, 5, 8, 9, 11a- 八氢 -6, 10- 二 (羟甲基)-3- 亚甲基 -2- 氧亚基 - 环癸 [*b*] 呋喃 -4- 酯

(3a*S*, 4*S*, 5*S*, 6*Z*, 11a*R*)-5-acetoxy-2, 3, 3a, 4, 5, 8, 9, 11a-octahydro-6, 10-bis(hydroxymethyl)-3-methylene-2-oxocyclodeca[*b*]furan-4-yl-2-methylbut-2-enoic acid ester　(3a*S*, 4*S*, 5*S*, 6*Z*, 11a*R*)-5- 乙酰氧基 -2, 3, 3a, 4, 5, 8, 9, 11a- 八氢 -6, 10- 二羟甲基 -3- 亚甲基 -2- 氧代环癸 [*b*] 呋喃 -4- 基 -2- 甲基丁烯 -2- 酸酯

(2α, 3β, 4α)-23-acetoxy-2, 3-dihydroxyolean-12-en-28-oic acid-*O*-β-D-glucopyranoside ester　(2α, 3β, 4α)-23- 乙酰氧基 -2, 3- 二羟基齐墩果 -12- 烯 -28- 酸 -*O*-β-D- 吡喃葡萄糖酯苷

(–)-2α-acetoxy-2′, 7-dideacetoxy-1-hydroxy-11(15 → 1)-*abeo*-austrospicatine　(–)-2α- 乙酰氧基 -2′, 7- 二去乙酰氧基 -1- 羟基 -11(15 → 1)- 迁穗花澳紫杉碱

(+)-2α-acetoxy-2′, 7-dideacetoxy-1-hydroxyaustrospicatine　(+)-2α- 乙酰氧基 -2′, 7- 二去乙酰氧基 -1- 羟基澳大利亚穗状红豆杉碱 [(+)-2α- 乙酰氧基 -2′, 7- 二去乙酰氧基 -1- 羟基穗花澳紫杉碱]

2α-acetoxy-2′, 7-dideacetoxyaustrospicatine　2α- 乙酰氧基 -2′, 7- 二去乙酰氧基穗花澳紫杉碱

(1*R*, 2*E*, 4*R*, 7*E*, 11*S*, 12*R*)-18-acetoxy-2, 7-dolabelladiene　(1*R*, 2*E*, 4*R*, 7*E*, 11*S*, 12*R*)-18- 乙酰氧基 -2, 7- 多拉贝拉二烯

3β-acetoxy-20, 25-epoxy-24α-hydroxydammarane　3β- 乙酰氧基 -20, 25- 环氧 -24α- 羟基达玛烷

3-acetoxy-20-deoxyeupatoriopicrin　3- 乙酰氧基 -20- 脱氧泽兰苦素

25-acetoxy-20-hydroxyecdysone-3-*O*-β-D-glucopyranoside　25- 乙酰氧基 -20- 羟基蜕皮激素 -3-*O*-β-D- 吡喃葡萄糖苷

3β-acetoxy-20-oxo-21-nordammar-23-oic acid　3β- 乙酰氧基 -20- 氧亚基 -21- 去甲达玛 -23- 酸

3β-acetoxy-20-taraxasten-22-one　3β- 乙酰氧基 -20- 蒲公英萜烯 -22- 酮

3β-acetoxy-20α-hydroxyurs-28-oic acid　3β- 乙酰氧基 -20α- 羟基熊果 -28- 酸

4β-acetoxy-22-methoxy-5β-furost-2β, 3α, 26-trihydroxy-26-*O*-β-D-glucopyranoside　4β- 乙酰氧基 -22- 甲氧基 -5β- 呋甾 -2β, 3α, 26- 三羟基 -26-*O*-β-D- 吡喃葡萄糖苷

3β-acetoxy-25-methoxydammar-23-en-20β-ol　3β- 乙酰氧基 -25- 甲氧基达玛 -23- 烯 -20β- 醇

3β-acetoxy-27-(benzoyloxy)olean-12-en-28-oic acid methyl ester　3β- 乙酰氧基 -27-(苯甲酰氧基) 齐墩果 -12- 烯 -28- 酸甲酯

3β-acetoxy-27-(*p*-hydroxybenzoyloxy)lup-20(29)-en-28-oic acid methyl ester　3β- 乙酰氧基 -27-(对羟基苯甲酰氧基) 羽扇豆 -20(29)- 烯 -28- 酸甲酯

3β-acetoxy-27-[(4-hydroxybenzoyl)oxy]olean-12-en-28-oic acid methyl ester　3β- 乙酰氧基 -27-[(4- 羟基苯甲酰) 氧基] 齐墩果 -12- 烯 -28- 酸甲酯

3β-acetoxy-27-[(*E*)-cinnamoyloxy]lup-20(29)-en-28-oic acid methyl ester　3β- 乙酰氧基 -27-[(*E*)- 肉桂酰基] 羽扇豆 -20(29)- 烯 -28- 酸甲酯

4-acetoxy-2-butanone　4- 乙酰氧基 -2- 丁酮

2α-acetoxy-2′-deacetyl-1-hydroxyaustrospicatine　2α- 乙酰氧基 -2′- 去乙酰基 -1- 羟基穗花澳紫杉碱

1α-acetoxy-2-hydroxy-3α-(2-methyl butanoyloxy)-isoalantolactone　1α- 乙酰氧基 -2- 羟基 -3α-(2- 甲基丁酰氧基) 异土木香内酯

1α-acetoxy-2α, 3α-epoxyisoalantolactone 1α- 乙酰氧基 -2α, 3α- 环氧异土木香内酯

5α-acetoxy-2α, 3β-diangeloyloxy-12, 8-dihydroxy-10, 11-epoxybisabol-7(14)-en-4-one 5α- 乙酰氧基 -2α, 3β- 二当归酰氧基 -12, 8- 二羟基 -10, 11- 环氧红没药 -7(14)- 烯 -4- 酮

1α-acetoxy-2α-hydroxy-9β-cinnamoyloxy-β-dihydroagarofuran 1α- 乙酰氧基 -2α- 羟基 -9β- 肉桂酰氧基 -β- 二氢沉香呋喃

8β-acetoxy-2α-hydroxycostunolide 8β- 乙酰氧基 -2α- 羟基木香烯内酯

(+)-25-acetoxy-2β, 16α, 20-trihydroxycucurbita-5, 23-dien-3, 11, 22-trione (+)-25- 乙酰氧基 -2β, 16α, 20- 三羟基葫芦 -5, 23- 二烯 -3, 11, 22- 三酮

1β-acetoxy-2β, 8β, 9α-tribenzoyloxy-4α, 6α-dihydroxy-β-dihydroagarofuran 1β- 乙酰氧基 -2β, 8β, 9α- 三苯甲酰氧基 -4α, 6α- 二羟基 -β- 二氢沉香呋喃

1β-acetoxy-2β-benzoxy-9α-β-phenyl oxacyclobutanoyloxy-β-dihydroagarofuran 1β- 乙酰氧基 -2β- 苯甲酰氧基 -9α-β- 苯基氧杂环丁酰氧基 -β- 二氢沉香呋喃

1β-acetoxy-2β-butanoyloxy-9α-β-phenyoxacyclobutanoyloxy-β-dihydroagarofuran 1β- 乙酰氧基 -2β- 正丁酰氧基 -9α-β- 苯氧环丁酰氧基 -β- 二氢沉香呋喃

2α-acetoxy-2′β-deacetyl austrospicatine 2α- 乙酰氧基 -2′β- 去乙酰基穗花澳紫杉碱

2α-acetoxy-2′β-deacetyl-1-hydroxyaustrospicatine 2α- 乙酰氧基 -2′β- 去乙酰基 -1- 羟基穗花澳紫杉碱

25-acetoxy-2β-D-glucopyranosyloxy-3, 16-dihydroxy-9-methyl-19-norlanost-5, 23-dien-22-one 25- 乙酰氧基 -2β-D- 吡喃葡萄糖氧基 -3, 16- 二羟基 -9- 甲基 -19- 去甲羊毛甾 -5, 23- 二烯 -22- 酮

25-acetoxy-2β-glucopyranosyloxy-3, 16, 20-trihydroxy-9-methyl-19-norlanost-5, 23-dien-22-one 25- 乙酰氧基 -2β- 吡喃葡萄糖氧基 -3, 16, 20- 三羟基 -9- 甲基 -19- 去甲羊毛甾 -5, 23- 二烯 -22- 酮

25-acetoxy-2β-glucopyranosyloxy-3, 16, 20-trihydroxy-9-methyl-19-norlanost-5-en-22-one 25- 乙酰氧基 -2β- 吡喃葡萄糖氧基 -3, 16, 20- 三羟基 -9- 甲基 -19- 去甲羊毛甾 -5- 烯 -22- 酮

25-acetoxy-2β-glucosyloxy-3, 16, 20-trihydroxy-9-methyl-19-norlanost-5, 23-dien-22-one 25- 乙酰氧基 -2β- 葡萄糖氧基 -3, 16, 20- 三羟基 -9- 甲基 -19- 去甲羊毛甾 -5, 23- 二烯 -22- 酮

1α-acetoxy-3-(2-methyl-butanoyloxy)pinnatifidin 1α- 乙酰氧基 -3-(2- 甲基丁酰氧基) 羽状堆心菊素

12-acetoxy-3, 30-diisobutyryl phragmalin 12- 乙酰氧基 -3, 30- 二异丁酰内雄楝林素

4-acetoxy-3, 5-dimethoxybenzoic acid (syringic acid acetate) 4- 乙酰氧基 -3, 5- 二甲氧基苯甲酸 (丁香酸乙酸酯)

12β-acetoxy-3, 7, 11, 15, 23-pentaoxo-5α-lanost-8-en-26-oic acid ethyl ester 12β- 乙酰氧基 -3, 7, 11, 15, 23- 五氧亚基 -5α- 羊毛脂 -8- 烯 -26- 酸乙酯

(2*S*, 3*S*, 4*S*, 5*E*, 7*R*, 11*E*, 13*S*, 14*R*, 15*R*)-14-acetoxy-3-benzoxy-7, 15-dihydroxyjatropha-5, 11-dien-9-one (2*S*, 3*S*, 4*S*, 5*E*, 7*R*, 11*E*, 13*S*, 14*R*, 15*R*)-14- 乙酰氧基 -3- 苯甲酰基 -7, 15- 二羟基假白榄 -5, 11- 二烯 -9- 酮

2-acetoxy-3-deacetoxycaesaldekarine 2- 乙酰氧基 -3- 去乙酰氧基大云实灵

(3*R*, 5*S*)-5-acetoxy-3-hydroxy-1-(4-hydroxy-3-methoxyphenyl)decane (3*R*, 5*S*)-5- 乙酰氧基 -3- 羟基 -1-(4- 羟基 -3- 甲氧苯基) 癸烷

5-(2-acetoxy-3-hydroxy-3-methylbutoxy)psoralen 5-(2- 乙酰氧基 -3- 羟基 -3- 甲基丁氧基) 补骨脂素

2-acetoxy-3-hydroxylabd-8(17), (12*E*), 14-triene 2- 乙酰氧基 -3- 羟基半日花 -8(17), (12*E*), 14- 三烯

1-acetoxy-3-hydroxypropan-2-(3′-hydroxy)-octadecanoate 1- 乙酰氧基 -3- 羟基丙烷 -2-(3′- 羟基)- 十八酸酯

12-acetoxy-3-isobutyryl-30-propanoyl phragmalin 12- 乙酰氧基 -3- 异丁酰基 -30- 丙酰内雄楝林素

22β-acetoxy-3α, 15α-dihydroxylanost-7, 9(11), 24-trien-26-oic acid 22β- 乙酰氧基 -3α, 15α- 二羟基羊毛甾 -7, 9(11), 24- 三烯 -26- 酸

1α-acetoxy-3α-hydroxy-2α-(2-methyl butanoyloxy)-isoalantolactone 1α- 乙酰氧基 -3α- 羟基 -2α-(2- 甲基丁酰氧基) 异土木香内酯

1α-acetoxy-3α-propanoyloxyvilasinin 1α- 乙酰氧基 -3α- 丙酰氧基印度苦楝树宁 (1α- 乙酰氧基 -3α- 丙酰氧基维拉辛素)

22β-acetoxy-3β, 15α-dihydroxylanost-7, 9(11), 24-trien-26-oic acid 22β- 乙酰氧基 -3β, 15α- 二羟基羊毛甾 -7, 9(11), 24- 三烯 -26- 酸

12β-acetoxy-3β, 15β-dihydroxy-7, 11, 23-trioxolanost-8-en-26-oic acid 12β- 乙酰氧基 -3β, 15β- 二羟基 -7, 11, 23- 三氧亚基羊毛脂 -8- 烯 -26- 酸

28-acetoxy-3β, 16β, 22α, 23-tetrahydroxyolean-12-en-21β-(2*S*)-2-methyl butanoate 28- 乙酰氧基 -3β, 16β, 22α, 23- 四羟基齐墩果 -12- 烯 -21β-(2*S*)-2- 甲基丁酸酯

22ξ-acetoxy-3β, 23ξ-dihydroxy-24(28)*Z*-ethylidenelanost-8-ene 22ξ- 乙酰氧基 -3β, 23ξ- 二羟基 -24(28)*Z*- 亚乙基 -8- 羊毛甾烯

22ξ-acetoxy-3β, 23ξ-dihydroxy-24-methylenelanost-8-ene 22ξ- 乙酰氧基 -3β, 23ξ- 二羟基 -24- 亚甲基 -8- 羊毛甾烯

2β-acetoxy-3β, 25-dihydroxy-7, 11, 15-trioxolanost-8-en-26-oic acid 2β- 乙酰氧基 -3β, 25- 二羟基 -7, 11, 15- 三氧亚基羊毛脂 -8- 烯 -26- 酸

12β-acetoxy-3β, 7β-dihydroxy-11, 15, 23-trioxo-5α-lanost-8, 20-dien-26-oic acid 12β- 乙酰氧基 -3β, 7β- 二羟基 -11, 15, 23- 三氧亚基 -5α- 羊毛脂 -8, 20- 二烯 -26- 酸

12β-acetoxy-3β, 7β-dihydroxy-11, 15, 23-trioxolanost-8, 16-dien-26-oic acid 12β- 乙酰氧基 -3β, 7β- 二羟基 -11, 15, 23- 三氧亚基羊毛脂 -8, 16- 二烯 -26- 酸

12β-acetoxy-3β-[(2, 6-dideoxy-3-*O*-methyl-β-D-arabinohexopyranosyl)oxy]-14β, 17α-dihydroxypregn-5-en-20-one 12β- 乙酰氧基 -3β-[(2, 6- 二脱氧 -3-*O*- 甲基 -β-D- 吡喃阿拉伯己糖) 氧基]-14β, 17α- 二羟基孕甾 -5- 烯 -20- 酮

6β-acetoxy-3β-angeloyloxy-8β, 10β-dihydroxyeremophilenolide 6β- 乙酰氧基 -3β- 当归酰氧基 -8β, 10β- 二羟基荒漠木烯内酯

12β-acetoxy-3β-hydroxy-7, 11, 15, 23-tetraoxolanost-8, (20*E*)-dien-26-oic acid 12β- 乙酰氧基 -3β- 羟基 -7, 11, 15, 23- 四氧亚基羊毛脂 -8, (20*E*)- 二烯 -26- 酸

2α-acetoxy-3β-hydroxyalantolactone 2α- 乙酰氧基 -3β- 羟基土木香内酯

cis-3-acetoxy-4′, 5, 7-trihydroxyflavanone 顺式 -3- 乙酰氧基 -4′, 5, 7- 三羟基黄烷酮

17-acetoxy-4-deoxyphorbol-12, 13-bis(isobutanoate) 17- 乙酰氧基 -4- 脱氧巴豆醇 -12, 13- 双异丁酸酯

(+)-(3*S*, 4*S*, 5*R*, 8*S*)-(*E*)-8-acetoxy-4-hydroxy-3-isovaleroyloxy-2-(hex-2, 4-diynyl)-1, 6-dioxaspiro[4.5] decane (+)-(3*S*, 4*S*, 5*R*, 8*S*)-(*E*)-8- 乙酰氧基 -4- 羟基 -3- 异戊酰氧基 -2-(己 -2, 4- 二炔基)-1, 6- 二氧杂螺 [4.5] 癸烷

5-(3-acetoxy-4-isovaleroyloxybut-1-ynyl)-2, 2′-bithiophene 5-(3- 乙酰氧基 -4- 异戊酰氧基丁 -1- 炔基)-2, 2′- 联噻吩

(20*S*)-acetoxy-4-pregnen-3, 16-dione (20*S*)- 乙酰氧基 -4- 孕烯 -3, 16- 二酮

(3′*R*, 4′*R*)-3′-acetoxy-4′-senecioyloxy-3′, 4′-dihydroseselin (3′*R*, 4′*R*)-3′- 乙酰氧基 -4′- 千里光酰氧基 -3′, 4′- 二氢邪蒿素

2α-acetoxy-4α, 6α-dihydroxy-1β, 5α*H*-guai-9(10), 11(13)-dien-12, 8α-olide 2α- 乙酰氧基 -4α, 6α- 二羟基 -1β, 5α*H*- 愈创 -9(10), 11(13)- 二烯 -12, 8α- 内酯

1β-acetoxy-4α, 9α-dihydroxy-6β-isobutyroxyprostatolide 1β- 乙酰氧基 -4α, 9α- 二羟基 -6β- 异丁酰氧基卤地菊内酯

1β-acetoxy-4α, 9α-dihydroxy-6β-methacryloxyprostatolide 1β- 乙酰氧基 -4α, 9α- 二羟基 -6β- 异丁烯酰氧基卤地菊内酯

2β-acetoxy-4α-chloro-1β, 8-diangeloyloxy-3β, 10, 11-trihydroxybisabol-7(14)-ene 2β- 乙酰氧基 -4α- 氯 -1β, 8- 二当归酰氧基 -3β, 10, 11- 三羟基没药 -7(14)- 烯

2β-acetoxy-4α-chloro-1β, 8-diangeloyloxy-3β, 10-dihydroxy-11-methoxybisabol-7(14)-ene 2β- 乙酰氧基 -4α- 氯 -1β, 8- 二当归酰氧基 -3β, 10- 二羟基 -11- 甲氧基红没药 -7(14)- 烯

2β-acetoxy-4α-chloro-1β, 8-diangeloyloxy-3β-hydroxy-10, 11-isopropoxybisabol-7(14)-ene 2β- 乙酰氧基 -4α- 氯 -1β, 8- 二当归酰氧基 -3β- 羟基 -10, 11- 二氧基异丙氧基红药 -7(14)- 烯

2α-acetoxy-4α-hydroxy-1β-guai-11(13), 10(14)-dien-12, 8α-olide 2α- 乙酰氧基 -4α- 羟基 -1β- 愈创 -11(13), 10(14)- 二烯 -12, 8α- 内酯

5β-acetoxy-4β, 10-diangeloyloxy-2β, 3β, 8, 11-tetrahydroxybisabol-7(14)-ene 5β- 乙酰氧基 -4β, 10- 二当归酰氧基 -2β, 3β, 8, 11- 四羟基红没药 -7(14)- 烯

5β-acetoxy-4β, 10-diangeloyloxy-3β-isobutyryloxy-2β, 8, 11-trihydroxybisabol-7(14)-ene 5β- 乙酰氧基 -4β, 10- 二当归酰氧基 -3β- 异丁酰氧基 -2β, 8, 11- 三羟基红没药 -7(14)- 烯

5β-acetoxy-4β, 11-diangeloyloxy-8, 10-dihydroxy-2β, 3β-epoxybisabol-7(14)-ene 5β- 乙酰氧基 -4β, 11- 二当归酰氧基 -8, 10- 二羟基 -2β, 3β- 环氧红没药 -7(14)- 烯

5β-acetoxy-4β, 8-diangeloyloxy-2β, 3β-epoxy-10-hydroxy-11-isopropoxybisabol-7(14)-ene 5β- 乙酰氧基 -4β, 8- 二当归酰氧基 -2β, 3β- 环氧 -10- 羟基 -11- 异丙氧基红没药 -7(14)- 烯

2α-acetoxy-4β-hydroxy-1α*H*, 10α*H*-pseudoguai-11(13)-en-12, 8β-olide 2α- 乙酰氧基 -4β- 羟基 -1α*H*, 10α*H*- 伪愈创 -11(13)- 烯 -12, 8β- 内酯

18-acetoxy-5, 6-deoxy-5-withenolide D 18- 乙酰氧基 -5, 6- 脱氧 -5- 醉茄烯内酯 D

1β-acetoxy-5-deacetyl baccatin Ⅰ 1β- 乙酰氧基 -5- 去乙酰基浆果赤霉素 Ⅰ

6β-acetoxy-5-epilimonin 6β- 乙酰氧基 -5- 表柠檬苦素

(3*R*, 5*S*)-3-acetoxy-5-hydroxy-1-(4-hydroxy-3-methoxyphenyl)decane (3*R*, 5*S*)-3- 乙酰氧基 -5- 羟基 -1-(4- 羟基 -3- 甲氧苯基) 癸烷

(3*R*, 5*S*)-3-acetoxy-5-hydroxy-1, 7-bis(4-hydroxy-3-methoxyphenyl)-heptane (3*R*, 5*S*)-3- 乙酰氧基 -5- 羟基 -1, 7- 二 (4- 羟基 -3- 甲氧苯基) 庚烷

12-acetoxy-5-hydroxynerolidol 12- 乙酰氧基 -5- 羟基橙花叔醇

2-acetoxy-5-methoxy-6-methyl-3-[(*Z*)-10′-pentadecenyl]-1, 4-benzoquinone 2- 乙酰氧基 -5- 甲氧基 -6- 甲基 -3-[(*Z*)-10′- 十五烯基]-1, 4- 苯醌

2-acetoxy-5-methoxy-6-methyl-3-tridecyl-1, 4-benzoquinone 2- 乙酰氧基 -5- 甲氧基 -6- 甲基 -3- 十三烷基 -1, 4- 苯醌

3α-acetoxy-5α-lanost-8, 24-dien-21-oic acid ester-β-D-glucoside 3α- 乙酰氧基 -5α- 羊毛脂 -8, 24- 二烯 -21- 酸酯 -β-D- 葡萄糖苷

1-acetoxy-6-hydroxy-2-methyl anthraquinone-3-*O*-α-rhamnosyl-(1 → 4)-α-glucoside 1- 乙酰氧基 -6- 羟基 -2- 甲基蒽醌 -3-*O*-α- 鼠李糖基 -(1 → 4)-α- 葡萄糖苷

3-acetoxy-6-hydroxytropane 3- 乙酰氧基 -6- 羟基托品烷

1(10)*E*, (4*Z*)-9α-acetoxy-6α, 14, 15-trihydroxy-8β-tigloyloxy-germacr-1(10), 4, 11(13)-trien-12-oic acid-12, 6-lactone 1(10)*E*, (4*Z*)-9α- 乙酰氧基 -6α, 14, 15- 三羟基 -8β- 惕各酰氧基大牻牛儿 -1(10), 4, 11(13)- 三烯 -12- 酸 -12, 6- 内酯

1α-acetoxy-6β, 9β-dibenzoyloxy-β-dihydroagarofuran 1α- 乙酰氧基 -6β, 9β- 二苯甲酰氧基 -β- 二氢沉香呋喃

3-acetoxy-7, 8-cyclolanost-11-ol 3- 乙酰氧基 -7, 8- 环氧羊毛甾 -11- 醇

(4*E*)-6-acetoxy-7-benzoyloxy-2, 4-heptadien-4-olide (4*E*)-6- 乙酰氧基 -7- 苯甲酰氧基 -2, 4- 庚二烯 -4- 内酯

(4*Z*)-6-acetoxy-7-benzoyloxy-2, 4-heptadien-4-olide (4*Z*)-6- 乙酰氧基 -7- 苯甲酰氧基 -2, 4- 庚二烯 -4- 内酯

(−)-(3*R*, 5*S*, 7*R*, 8*R*, 9*R*, 10*S*, 13*R*, 15*R*)-3-acetoxy-7-hydroxy-15-ethoxy-9, 13:15, 16-diepoxylabd-6-one (−)-(3*R*, 5*S*, 7*R*, 8*R*, 9*R*, 10*S*, 13*R*, 15*R*)-3- 乙酰氧基 -7- 羟基 -15- 乙氧基 -9, 13:15, 16- 二环氧半日花 -6- 酮

(−)-(3*R*, 5*S*, 7*R*, 8*R*, 9*R*, 10*S*, 13*S*, 15*S*)-3-acetoxy-7-hydroxy-15-methoxy-9, 13:15, 16-diepoxylabd-6-one (−)-(3*R*, 5*S*, 7*R*, 8*R*, 9*R*, 10*S*, 13*S*, 15*S*)-3- 乙酰氧基 -7- 羟基 -15- 甲氧基 -9, 13:15, 16- 二环氧半日花 -6- 酮

15-acetoxy-7-labden-17-acid 15- 乙酰氧基 -7- 半日花烯 -17- 酸

16-acetoxy-7-*O*-acetyl horminone 16- 乙酰氧基 -7-*O*- 乙酰基荷茗草酮 (16- 乙酰氧基 -7-*O*- 乙酰基浩米酮)

6-acetoxy-7-oxo-14β, 15β-epoxymeliacin-1, 5-dien-3-*O*-β-D-xylopyranoside 6- 乙酰氧基 -7- 氧亚基 -14β, 15β- 环氧苦楝子新素 -1, 5- 二烯 -3-*O*-β-D- 吡喃木糖苷

(8*R*)-2′-acetoxy-7-phenyl-9-propanol (8*R*)-2′- 乙酰氧基 -7- 苯基 -9- 丙醇

16-acetoxy-7α, 12-dihydroxy-8, 12-abietadien-11, 14-dione 16- 乙酰氧基 -7α, 12- 二羟基 -8, 12- 松香二烯 -11, 14- 二酮

ent-18-acetoxy-7α, 14β-dihydroxykaur-16-en-15-one 对映 -18- 乙酰氧基 -7α, 14β- 二羟基贝壳杉 -16- 烯 -15- 酮

ent-1β-acetoxy-7α, 14β-dihydroxykaur-16-en-15-one 对映 -1β- 乙酰氧基 -7α, 14β- 二羟基贝壳杉 -16- 烯 -15- 酮

16-acetoxy-7α-ethoxyroyleanone 16- 乙酰氧基 -7α- 乙氧基罗列酮 (16- 乙酰氧基 -7α- 乙氧基罗氏旋覆花酮)

6β-acetoxy-7α-hydroxy-3-oxo-26, 27-dinorapotirucalla-1, 14, 20(22)-trien-25-oic acid 6β- 乙酰氧基 -7α- 羟基 -3- 氧亚基 -26, 27- 二失碳变构甘遂 -1, 14, 20(22)- 三烯 -25- 酸

ent-18-acetoxy-7α-hydroxykaur-16-en-5-one 对映 -18- 乙酰氧基 -7α- 羟基贝壳杉 -16- 烯 -5- 酮

16-acetoxy-7α-hydroxyroyleanone 16- 乙酰氧基 -7α- 羟基罗氏旋覆花酮 (16- 乙酰氧基 -7α- 羟基总状土木香醌)

16-acetoxy-7α-methoxyroyleanone 16- 乙酰氧基 -7α- 甲氧基总状土木香醌 (长叶香茶菜甲素)

14-acetoxy-7β-angeloyloxynotonipetranone 14- 乙酰氧基 -7β- 当归酰氧基石生诺顿菊酮

12β-acetoxy-7β-hydroxy-3, 11, 15, 23-tetraoxo-5α-lanost-8, 20-dien-26-oic acid 12β- 乙酰氧基 -7β- 羟基 -3, 11, 15, 23- 四氧亚基 -5α- 羊毛脂 -8, 20- 二烯 -26- 酸

3β-acetoxy-7β-methoxycucurbita-5, (23*E*)-dien-25-ol 3β- 乙酰氧基 -7β- 甲氧基葫芦 -5, (23*E*)- 二烯 -25- 醇

14-acetoxy-7β-senecioyloxynotonipetranone 14- 乙酰氧基 -7β- 千里光酰氧基石生诺顿菊酮

ent-18-acetoxy-8(14)-pimar-(15*S*), 16-diol 对映 -18- 乙酰氧基 -8(14)- 海松 -(15*S*), 16- 二醇

9-acetoxy-8, 10-dehydrothymol-3-*O*-tiglate 9- 乙酰氧基 -8, 10- 脱氢麝香草酚 -3-*O*- 巴豆酸酯

9-acetoxy-8, 10-epoxy-6-hydroxythymol-3-*O*-angelate 9- 乙酰氧基 -8, 10- 环氧 -6- 羟基麝香草酚 -3-*O*- 当归酸酯

9-acetoxy-8, 10-epoxythymol-3-*O*-tiglate 9- 乙酰氧基 -8, 10- 环氧麝香草酚 -3-*O*- 巴豆酸酯

(9*R*, 10*R*)-9-acetoxy-8, 8-dimethyl-9, 10-dihydro-2*H*, 8*H*-benzo[1, 2-*b*:3, 4-*b*′]dipyran-2-one-10-ester (9*R*, 10*R*)-9- 乙酰氧基 -8, 8- 二甲基 -9, 10- 二氢 -2*H*, 8*H*- 苯并 [1, 2-*b*:3, 4-*b*′] 二吡喃 -2- 酮 -10- 酯

10-acetoxy-8, 9-dihydroxythymol 10- 乙酰氧基 -8, 9- 二羟基麝香草酚

10-acetoxy-8, 9-epoxythymol isobutanoate 10- 乙酰氧基 - 8, 9- 环氧麝香草酚异丁酸酯

(1*R*, 3*R*, 4*R*, 5*S*, 6*S*)-1-acetoxy-8-angeloyloxy-3, 4-epoxy-5-hydroxybisabola-7(14), 10-dien-2-one (1*R*, 3*R*, 4*R*, 5*S*, 6*S*)-1- 乙酰氧基 -8- 当归酰氧基 -3, 4- 环氧 -5- 羟基没药 -7(14), 10- 二烯 -2- 酮

7-acetoxy-8-hydroxy-9-isobutyryloxythymol 7- 乙酰氧基 -8- 羟基 -9- 异丁酰氧基麝香草酚

(1*S*, 7*R*, 8*S*, 10*S*)-11-acetoxy-8-hydroxyguaia-4-en-3-one-8-*O*-β-D-glucopyranoside (1*S*, 7*R*, 8*S*, 10*S*)-11- 乙酰氧基 -8- 羟基愈创木 -4- 烯 -3- 酮 -8-*O*-β-D- 吡喃葡萄糖苷

11-acetoxy-8-isobutyrylguaia-4-en-3-one 11- 乙酰氧基 - 8- 异丁酰基愈创木 -4- 烯 -3- 酮

11-acetoxy-8-propionylguaia-4-en-3-one 11- 乙酰氧基 - 8- 丙酰基愈创木 -4- 烯 -3- 酮

1α-acetoxy-8α, 9β-dihydroxy-2-oxoeudesm-3, 7(11)-dien-8, 12-olide 1α- 乙酰氧基 -8α, 9β- 二羟基 -2- 氧亚基桉叶 -3, 7(11)- 二烯 -8, 12- 内酯

1β-acetoxy-8α-benzoyloxy-9α, 13-di(β-nicotinoyloxy)-β-dihydroagarofuran 1β- 乙酰氧基 -8α- 苯甲酰氧基 - 9β, 13- 二 (β- 烟酰氧基)-β- 二氢沉香呋喃

1α-acetoxy-8α-hydroxy-2-oxoeuesm-3, 7(11)-dien-8, 12-olide 1α- 乙酰氧基 -8α- 羟基 -2- 氧亚基桉叶 -3, 7(11)- 二烯 -8, 12- 内酯

3β-acetoxy-8β-(4′-hydroxytigloyloxy)-14-hydroxycostunolide 3β- 乙酰氧基 -8β-(4′- 羟基惕各酰氧基)-14- 羟基木香烃内酯

1β-acetoxy-8β, 9α-dibenzoyloxy-2β-(furan-β-carbonyloxy)-4α, 6α-dihydroxy-β-dihydroagarofuran 1β- 乙酰氧基 - 8β, 9α- 二苯甲酰氧基 -2β-(呋喃 -β- 甲酰氧基)-4α, 6α- 二羟基 -β- 二氢沉香呋喃

α-acetoxy-8β-methoxy-10β*H*-eremophil-7(11)-en-8α, 12-olide α- 乙酰氧基 -8β- 甲氧基 -10β*H*- 雅槛蓝 - 7(11)- 烯 -8α, 12- 内酯

(–)-acetoxy-9, 10-dimethyl-1, 5-octacosanolide (–)- 乙酰氧基 -9, 10- 二甲基 -1, 5- 二十八内酯

6-acetoxy-9, 13:15, 16-diepoxy-15-methoxylabdane 6- 乙酰氧基 -9, 13:15, 16- 二环氧 -15- 甲氧基半日花烷

7β-acetoxy-9-acetyl spicataxine 7β- 乙酰氧基 -9- 乙酰基穗状红豆杉碱

6-acetoxy-9-hydroxy-13(14)-labd-16, 15-olide 6- 乙酰氧基 -9- 羟基 -13(14)- 半日花 -16, 15- 内酯

6-acetoxy-9-hydroxy-13(14)-labden-16, 15-olide 6- 乙酰氧基 -9- 羟基 -13(14)- 半日花烯 -16, 15- 内酯

rel-(5*S*, 6*R*, 8*R*, 9*R*, 10*S*)-6-acetoxy-9-hydroxy-13(14)-labden-16, 15-olide 相对 -(5*S*, 6*R*, 8*R*, 9*R*, 10*S*)-6-乙酰氧基 -9- 羟基 -13(14)- 半日花烯 -16, 15- 内酯

1β-acetoxy-9α-cinnamoyloxy-β-dihydroagarofuran 1β-乙酰氧基 -9α- 肉桂酰氧基 -β- 二氢沉香呋喃

1β-acetoxy-9α-β-phenyl oxacyclobutanoyloxy-β-dihydroagarofuran 1β- 乙酰氧基 -9α-β- 苯基氧杂环丁酰氧基 -β- 二氢沉香呋喃

1β-acetoxy-9β-benzoxy-4α, 6α-dihydroxy-8α, 15-diisobutanoyloxy-2β-(α-methyl)-butanoyloxy-β-dihydroagarofuran 1β- 乙酰氧基 -9β- 苯甲酰氧基 - 4α, 6α- 二羟基 -8α, 15- 二异丁酰氧基 -2β-(α- 甲基)-丁酰氧基 -β- 二氢沉香呋喃

2-acetoxyacorenone 2- 乙酰氧基菖蒲螺烯酮

2-acetoxyacoronene 2- 乙酰氧基菖蒲螺酮烯

(16*R*)-17-acetoxyakuammilan-16-carboxylic acid methyl ester (16*R*)-17- 乙酰氧基阿枯米 -16- 甲酸甲酯

3-acetoxyaleuritic acid 3- 乙酰氧基油桐酸 (3- 乙酰氧基石栗胶虫酸)

acetoxyaleuritolate 乙酰氧基石栗萜酸酯

ω-acetoxyaloe-emodin ω- 乙酰氧基芦荟大黄素

8β-acetoxyanhydroverlotorin 8β- 乙酰氧基脱水南艾蒿素

8α-acetoxyarglabin 8α- 乙酰氧亮绿蒿素

8-acetoxyartabsine 8- 乙酰氧基洋艾内酯

3β-acetoxyatractylenolides Ⅰ～Ⅲ 3β- 乙酰氧基苍术内酯Ⅰ～Ⅲ

3β-acetoxyatractylone 3β- 乙酰氧基苍术酮

acetoxyaurapten 乙酰氧基橙皮油内酯

2α-acetoxyaustrospicatine 2α- 乙酰氧基穗花澳紫杉碱

12α-acetoxyazadironolide 12α- 乙酰氧基印苦楝酮内酯

1-acetoxybaccatin 1- 乙酰氧基浆果赤霉素

1β-acetoxybaccatin Ⅰ 1β- 乙酰氧基浆果赤霉素Ⅰ

7-acetoxybonducellpin C 7- 乙酰氧基刺果苏木素 C

2α-acetoxybrervifoliol 2α- 乙酰氧基短叶老鹳草素

13-acetoxybrevifoliol 13- 乙酰氧基短叶老鹳草素醇

2-acetoxycaesaldekarin E 2- 乙酰氧基大云实灵 E

12-acetoxycalanolide A 12- 乙酰氧基绵毛胡桐内酯 A

8-acetoxycarvotanacetone 8- 乙酰氧基莳萝艾菊酮

D-8-acetoxycarvotanacetone D-8- 乙酰氧基香芹艾菊酮

(1′*S*)-acetoxychavicol acetate　(1′*S*)- 乙酰氧基胡椒酚乙酸酯
1′-acetoxychavicol acetate　1′- 乙酰氧基胡椒酚乙酸酯 (1′- 乙酰氧基萎叶酚乙酸酯)
2α-acetoxy-*cis*-clerod-3, (13*Z*), 8(17)-trien-15-oic acid　2α- 乙酰氧基 - 顺式 - 克罗 -3, (13*Z*), 8(17)- 三烯 -15- 酸
(+)-19-acetoxy-*cis*-clerod-3-en-15-oic acid　(+)-19- 乙酰氧基顺式 - 克罗 -3- 烯 -15- 酸
7-acetoxycleistanth-13, 15-dien-18-oic acid　7- 乙酰氧基闭花木 -13, 15- 二烯 -18- 酸
12β-acetoxycleocarpone　12*β*- 乙酰氧基短果白花菜酮
12α-acetoxycoccinic acid　12α- 乙酰氧基黑老虎酸
12β-acetoxycoccinic acid　12β- 乙酰氧基黑老虎酸
1-acetoxycoleosol　1- 乙酰氧基鞘蕊花索醇
(–)-acetoxycollinin　(–)- 乙酰氧基丘生巨盘木素
15-acetoxycostunolide　15- 乙酰氧基木香烯内酯
6-acetoxycyperene　6- 乙酰氧基莎草烯
3β-acetoxydammarendiol　3β- 乙酰氧基达玛烯二醇
1β-acetoxydebneyol-12-*O*-tetraacetyl-β-D-glucopyranoside　1β- 乙酰氧基德贝利烟草醇 -12-*O*- 四乙酰基 -β-D- 吡喃葡萄糖苷
3-acetoxy-dideoxyeupatoriopicrin　3- 乙酰氧基二脱氧泽兰苦素
7α-acetoxydihydronomilin　7α- 乙酰氧基二氢柠檬林素
cis-3-acetoxydolabell-4, 8, 18-trien-16-al　顺式 -3- 乙酰氧基多拉贝拉 -4, 8, 18- 三烯 -16- 醛
acetoxyedulinine　乙酰氧基香肉果宁碱
1α-acetoxy-ent-junenol　1α- 乙酰氧基 - 对映 - 刺柏烯醇
1′-acetoxyeugenol acetate　1′- 乙酰氧基丁香酚乙酸酯
12α-acetoxyfraxinellone　12α- 乙酰氧基秦皮酮 (12α- 乙酰氧基白鲜酮、12α- 乙酰氧基梣酮)
6α-acetoxyfraxinellone　6α- 乙酰氧基白鲜酮
9-acetoxyfukinanolide　9- 乙酰氧基蜂斗菜次螺内酯
15-acetoxyganolucidic acid E　15- 乙酰氧基丹芝酸 E
14-acetoxygelsedilam　14- 乙酰氧基钩吻迪奈碱
14-acetoxygelselegine　14- 乙酰氧基钩吻精碱
14-acetoxygelsenicine　14- 乙酰氧基钩吻素己
15-acetoxygermacr-1(10)*E*, (4*E*), 11(13)-trien-12, 6α-olide　15- 乙酰氧基大牻牛儿 -1(10)*E*, (4*E*), 11(13)- 三烯 -12, 6α- 内酯
1β, 7α, 10α(*H*)-11-acetoxyguaia-4-en-3-one　1β, 7α, 10α(*H*)-11- 乙酰氧基愈创木 -4- 烯 -3- 酮
2α-acetoxyhardwickiic acid　2α- 乙酰氧基哈氏豆属酸
12β-acetoxyharrisonin　12β- 乙酰氧基牛筋果素
7-acetoxyhinokinin　7- 乙酰氧基扁柏脂素
3α-acetoxyhop-22(29)-ene　3α- 乙酰氧基 -22(29)- 何帕烯
16-acetoxyhorminone　16- 乙酰氧基荷茗草醌 (乙酰氧基浩米酮)
16α-acetoxyhyoscyamilactol　16α- 乙酰天仙子内醚醇
8β-acetoxyhysterone C　8β- 乙酰氧基银胶菊酮 C
5-acetoxyisogoniothalaminoxide　5- 乙酰氧基异哥纳香明氧化物
7β-acetoxyisopimar-8(14), 15-dien-1-one　7β- 乙酰氧基异海松 -8(14), 15- 二烯 -1- 酮
α-acetoxyisovaleryl alkannin　α- 乙酰氧基异戊酰基紫草醌
β-acetoxyisovaleryl alkannin　β- 乙酰氧基异戊酰紫草醌
β-acetoxyisovaleryl shikonin　β- 乙酰氧基异戊酰紫草素
5-acetoxyisovaleryl shikonin　5- 乙酰氧基异戊酰紫草素
ent-3β-acetoxykaur-15-en-16β, 17-diol　对映 -3β- 乙酰氧基贝壳杉 -15- 烯 -16β, 17- 二醇
ent-3β-acetoxykaur-16β, 17-diol　对映 -3β- 乙酰氧基贝壳杉 -16β, 17- 二醇
ent-8, 9-seco-7α-acetoxykaur-8(14), 16-dien-9, 15-dione　对映 -8, 9- 开环 -7α- 乙酰氧基贝壳杉 -8(14), 16- 二烯 -9, 15- 二酮
8-acetoxykess-2-ol　8- 乙酰氧基阔叶缬草 -2- 醇
2-acetoxykess-8-ol　2- 乙酰氧基阔叶缬草 -8- 醇
22β-acetoxylantic acid　22β- 乙酰马缨丹异酸
10-acetoxyligustroside　10- 乙酰氧基女贞苷
10-acetoxymajoroside　10- 乙酰氧基大车前洛苷
12α-acetoxymeliatoxin B_2　12α- 乙酰氧基楝毒素 B_2
5-(acetoxymethyl)-2-furaldehyde　5- 乙酰氧基甲酯 -2- 糠醛
3-acetoxymethyl-2, 2, 4-trimethyl cyclohexanol　3- 乙酰氧甲基 -2, 2, 4- 三甲基环己醇
1-acetoxymethyl-5, 8-dihydroxynaphtho[2, 3-*c*]furan-4, 9-dione　1- 乙酰氧甲基 -5, 8- 二羟基萘并 [2, 3-*c*] 呋喃 -4, 9- 二酮
1-acetoxymethyl-8-hydroxynaphtho[2, 3-*c*]furan-4, 9-dione　1- 乙酰氧甲基 -8- 羟基萘并 [2, 3-*c*] 呋喃 -4, 9- 二酮
3α-acetoxymultiflora-5(6), 7, 9(11)-trien-29-benzoate　3α- 乙酰氧基多花白树 -5(6), 7, 9(11)- 三烯 -29- 苯甲酸酯
3α-acetoxymultiflora-7, 9(11)-dien-29-benzoate　3α- 乙酰氧基多花白树 -7, 9(11)- 二烯 -29- 苯甲酸酯

acetoxymyrioside 乙酰氧基狐尾藻苷 (乙酰多叶棘豆黄酮苷)
10-acetoxyneryl acetate 10- 乙酰氧基橙花醇乙酸酯
3β-acetoxynorerythrosuamine 3β- 乙酰氧基去甲格木明
3β-acetoxyolean-12-en-27-oic acid 3β- 乙酰氧基齐墩果 -12- 烯 -27- 酸
3β-acetoxyolean-12-en-28-oic acid 3β- 乙酰氧基齐墩果 -12- 烯 -28- 酸
3-acetoxyoleanolic acid 3- 乙酰氧基齐墩果酸
3α-acetoxyoleanolic acid 3α- 乙酰氧基齐墩果酸
acetoxyoleanolic acid 乙酰氧基齐墩果酸
acetoxyoxokadsurane 乙酰氧基氧代南五味子烷
1-acetoxypentane 1- 乙酸戊酯
(5*S*, 6*S*, 7*R*)-2-[2-(2-acetoxyphenyl)ethyl]-5α, 6β, 7α-triacetoxy-5, 6, 7, 8-tetrahydrochromone (5*S*, 6*S*, 7*R*)-2-[2-(2- 乙酰氧苯基) 乙基]-5α, 6β, 7α- 三乙酰氧基 -5, 6, 7, 8- 四氢色原酮
(+)-acetoxypinoresinol (+)- 乙酰氧基松脂素
1-acetoxypinoresinol 1- 乙酰氧基松脂酚
(+)-(4*S*)-7-acetoxypiperitone (+)-(4*S*)-7- 乙酰氧基胡椒酮
acetoxyptelefoliarine 乙酰氧基榆橘灵
2β-acetoxypterodontic acid 2β- 乙酰氧基翼齿六棱菊酸
8-acetoxyroridins A ～ H 8- 乙酰氧基杆孢霉素 A ～ H
7α-acetoxyroyleanone 7α- 乙酰氧基罗氏旋覆花酮
2α-acetoxysandraracopimar-dien-1α-ol 2α- 乙酰氧基山达海松二烯 -1α- 醇
α-acetoxysandraracopimar-dien-1α-ol α- 乙酰氧基山达海松二烯 -1α- 醇
acetoxyschinifolin 乙酰氧青椒内酯
(23*S*)-23-acetoxysoladulcidine (23*S*)-23- 乙酰氧基欧白英定
2*α*-acetoxysugiol 2*α*- 乙酰氧基柳杉酚
6β-acetoxysundiversifolide 6β- 乙酰氧基向日葵肿柄菊内酯
(7*S*, 11*S*)-(+)-12-acetoxysydonic acid (7*S*, 11*S*)-(+)-12- 乙酰氧基赛氏曲霉酸
10-acetoxytaxine B 10- 乙酰氧基紫杉碱 B
9-acetoxytaxine B 9- 乙酰氧基紫杉碱 B
(3*S*, 4*E*, 6*E*, 12*E*)-1-acetoxytetradec-4, 6, 12-trien-8, 10-diyn-3, 14-diol (3*S*, 4*E*, 6*E*, 12*E*)-1- 乙酰氧基十四碳 -4, 6, 12- 三烯 -8, 10- 二炔 -3, 14- 二醇
(6*E*, 12*E*)-3-acetoxytetradec-6, 12-dien-8, 10-diyn-1-ol (6*E*, 12*E*)-3- 乙酰氧基十四碳 -6, 12- 二烯 -8, 10- 二炔 -1- 醇
(6*E*, 12*E*)-1-acetoxytetradec-6, 12-dien-8, 10-diyn-3-ol (6*E*, 12*E*)-1- 乙酰氧基十四碳 -6, 12- 二烯 -8, 10- 二炔 -3- 醇
2-acetoxytetradecane 2- 乙酰氧基十四烷
6α-acetoxyteuscordin 6α- 乙酰氧基蒜味香科科素
9-acetoxythymol 9- 乙酰氧基麝香草酚
9-acetoxythymol-3-*O*-tiglate 9- 乙酰氧基麝香草酚 -3-*O*- 巴豆酸酯
14-acetoxytithifolin epoxyangelate 14- 乙酰氧基替替佛灵环氧当归酸酯
6α-acetoxytomentosin 6α- 乙酰氧基绒毛银胶菊素
acetoxytoonacilin 乙酰氧缘毛椿素 (乙酰缅甸椿酯)
2-acetoxytridecane 2- 十三醇乙酸酯
3-acetoxytropane 3- 乙酰氧基托品烷
3-(3′-acetoxytropoyloxy)tropane 3-(3′- 乙酰氧基托品酰氧基) 托品烷
3β-acetoxyurs-11-en-28, 13-olide 3β- 乙酰氧基熊果 -11-烯 -28, 13- 内酯
3β-acetoxyurs-12-en-28-oic acid 3β- 乙酰氧基熊果 -12-烯 -28- 酸
3β-acetoxyursolic acid 3β- 乙酰氧基熊果酸
acetoxyvalepotriate 乙酰氧基缬草三酯
acetoxyvalerenic acid 乙酰氧基缬草萜烯酸
3-*O*-acetoxyverticinone 3-*O*- 乙酰贝母碱酮
6α-acetoxyvouacapane 6α- 乙酰氧基柯桠树烷
7β-acetoxywithanolide D 7β- 乙酰氧基醉茄内酯 D
18-acetoxywithanolide*s* A ～ D 18- 乙酰氧基睡茄内酯 A ～ D
8α-acetoxyzaluzanins A ～ D 8α- 乙酰氧基中美菊素 A ～ D
β-acetoxy-α, β-dimethybutyryl shikonin β- 乙酰氧基 -α, β- 二甲基丁酰紫草素
acetoxy-α-betulenol 乙酰氧基 -α- 桦木烯醇
7-acetoxy-ε-caesalpin 7- 乙酸基 -ε- 云实素
acetyl (benzoyl)-2-naphthyl azane 乙酰基 (苯甲酰基)-2- 萘基氮烷
acetyl (benzoyl)amine 乙酰 (苯甲酰) 胺
acetyl (propionyl)sulfane 乙酰基丙酰基硫烷
7-*O*-acetyl abeliosides A, B 7-*O*- 乙酰六道木醚萜苷 A、B

acetyl acetone　乙酰丙酮

3-acetyl aconitine (flaconitine)　3- 乙酰乌头碱 (伏毛乌头碱)

acetyl acrifoline　乙酰尖叶石松碱

2′-*O*-acetyl actein　2′-*O*- 乙酰类叶升麻素

3′-*O*-acetyl actein　3′-*O*- 乙酰类叶升麻素

acetyl acteol-3-*O*-L-arabinopyranoside　乙酰类叶升麻醇 -3-*O*-L- 吡喃阿拉伯糖苷

2′-acetyl acteoside　2′- 乙酰基毛蕊花糖苷

2-acetyl acteoside　2- 乙酰基毛蕊花糖苷 (2- 乙酰基类叶升麻苷)

17-*O*-acetyl acuminolide　17-*O*- 乙酰基长尖紫玉盘内酯

acetyl ajmaline　乙酰西萝芙木碱 (乙酰萝芙木碱)

acetyl aleuritolic acid　乙酰石栗萜酸

3-acetyl aleuritolic acid　3- 乙酰石栗萜酸 (乙酰紫桐油酸)

O-acetyl altholactone　*O*- 乙酰基奥尔索内酯

11-acetyl amarolide　11- 乙酰臭椿苦内酯

acetyl amarolide　乙酰臭椿苦内酯

11-*O*-acetyl ambelline　11-*O*- 乙酰基安贝灵

2-(acetyl amino)acetamide　2-(乙酰氨基) 乙酰胺

1-(acetyl amino)acridine　1-(乙酰氨基) 吖啶

2-(acetyl amino)benzoic acid　2-(乙酰氨基) 苯甲酸

α-acetyl aminophenyl propyl-α-benzoyl aminophenyl propionate　α- 乙酰氨苯丙基 -α- 苯甲酰氨基苯丙酸酯

β-acetyl amyranol　β- 乙酰基香树脂醇

acetyl andromedol (andromedotoxin, grayanotoxin Ⅰ, rhodotoxin)　乙酰梫木醇毒 (梫木毒素、木藜芦毒素Ⅰ、杜鹃毒素)

2′-acetyl angelicin　2′- 乙酰白芷素 (2′- 乙酰当归素)

4‴-acetyl angroside C　4‴- 乙酰安格洛苷 C

19-*O*-acetyl anhydroandrographolide　19-*O*- 乙酰脱水穿心莲内酯

acetyl annulatophenonoside　乙酰环状金丝桃苯酮苷

N-acetyl anonaine　*N*- 乙酰番荔枝碱

O-acetyl anthriscinol　*O*- 乙酰基峨参醇

1″-acetyl aporpinones A, B　1″- 乙酰胶孔酮 A、B

6-*O*-acetyl arbutin　6-*O*- 乙酰基熊果苷 (6-*O*- 乙酰熊果酚苷)

8-acetyl arteminolide　8- 乙酰蒿内酯

23-*O*-acetyl asiaticoside B　23-*O*- 乙酰积雪草苷 B

(–)-*N*-acetyl asimilobine　(–)-*N*- 乙酰巴婆碱

N-acetyl asimilobine　*N*- 乙酰巴婆碱

6′-acetyl asperuloside　6′- 乙酰基车叶草苷

2″-acetyl astragalin　2″- 乙酰基黄芪苷

acetyl astragaloside Ⅰ　乙酰黄芪皂苷Ⅰ

(1*Z*)-acetyl atractylodinol　(1*Z*)- 乙酰基苍术素醇

acetyl atractylodinol　乙酰基苍术素醇 (乙酰基苍术呋喃烃醇)

(5*R*, 7*R*, 10*S*)-6″-*O*-acetyl atractyloside Ⅰ　(5*R*, 7*R*, 10*S*)-6″-*O*- 乙酰苍术苷Ⅰ

(5*R*, 7*R*, 10*S*)-6′-*O*-acetyl atractyloside Ⅰ　(5*R*, 7*R*, 10*S*)-6′-*O*- 乙酰苍术苷Ⅰ

6-*O*-acetyl austroinulin　6-*O*- 乙酰旋覆澳泽兰素

7-*O*-acetyl austroinulin　7-*O*- 乙酰旋覆澳泽兰素

12-*O*-acetyl azedarachins A, B　12-*O*- 乙酰基楝树素 A、B

1β-acetyl baccatin Ⅳ　1β- 乙酰基浆果赤霉素Ⅳ

(–)-*O*-acetyl baptifoline　(–)-*O*- 乙酰贯叶赝靛碱

13-*O*-acetyl baptifoline　13-*O*- 乙酰基野靛叶素 (13-*O*- 乙酰贯叶赝靛碱)

O-acetyl baptifoline　*O*- 乙酰基赝靛叶碱

7-acetyl barbaline　7- 乙酰巴比翠雀林碱

6-*O*-acetyl barbatin *C* [(11*E*)-6α-acetoxy-7β, 8β-dihydroxy-*ent*-clerod-3, 11, 13-trien-15, 16-olide]　6-*O*- 乙酰半枝莲亭素 *C* [(11*E*)-6α- 乙酰氧基 -7β, 8β- 二羟基 - 对映 - 克罗 -3, 11, 13- 三烯 -15, 16- 内酯]

acetyl barlerin　乙酰假杜鹃素

N-acetyl benzamide　*N*- 乙酰苯甲酰胺

4-acetyl benzoic acid　4- 乙酰基苯甲酸

3-*O*-acetyl betulinic acid　3-*O*- 乙酰白桦脂酸

acetyl binankadsurin A　乙酰日本南味子木脂素 A

13-acetyl brevifoliol　13- 乙酰基短叶老鹳草素醇

1-*O*-acetyl britannilactone　1-*O*- 乙酰大花旋覆花内酯

acetyl browniine　乙酰布鲁宁碱

acetyl bullatantriol　乙酰泡叶番荔枝三醇

acetyl bupleurotoxin　乙酰柴胡毒素

O-acetyl camptothecine　*O*- 乙酰基喜树碱

acetyl caranine (bellamarine, lycorine)　乙酰孤挺花宁碱 (孤挺花碱、石蒜碱)

1-acetyl carboline　1- 乙酰基咔啉

acetyl carnitine　乙酰肉毒碱

acetyl catalpol　乙酰梓醇

(+)-acetyl cephalotaxine (+)- 乙酰基三尖杉碱
acetyl cephalotaxine 乙酰三尖杉碱 (乙酰粗榧碱)
L-acetyl cephalotaxine L- 乙酰基三尖杉碱
acetyl chloride 乙酰氯
acetyl cholic acid 乙酰胆酸
acetyl choline 乙酰胆碱
acetyl choline bromide 溴化乙酰胆碱
acetyl choline chloride 氯化乙酰胆碱
acetyl choline hydrochloride 乙酰胆碱盐酸盐
acetyl cholinesterase (AchE) 乙酰胆碱酯酶
acetyl cimifugoside 乙酰升麻苷 (乙酰基升麻环氧烯醇苷)
21-*O*-acetyl cimigenol 21-*O*- 乙酰升麻醇 (21-*O*- 乙酰升麻环氧醇)
25-*O*-acetyl cimigenol 25-*O*- 乙酰升麻环氧醇
21-*O*-acetyl cimigenoside 21-*O*- 乙酰升麻醇苷 (21-*O*-乙酰升麻环氧醇苷、21-*O*- 乙酰升麻环氧木糖苷)
25-*O*-acetyl cimigenoside 25-*O*- 乙酰升麻醇苷 (25-*O*-乙酰升麻环氧醇苷)
acetyl CoA 乙酰辅酶 A
N-acetyl colchamine *N*- 乙酰秋水仙胺
O-acetyl columbianetin O- 乙酰基哥伦比亚苷元 (*O*-乙酰基哥伦比亚狭缝芹亭)
acetyl corymine 乙酰紫堇明
acetyl corynoline 乙酰紫堇醇灵碱 (乙酰紫堇灵)
3-acetyl coumarin 3- 乙酰香豆素
22-acetyl cyasterone 22- 乙酰基杯苋甾酮
2-acetyl cyclohexanone 2- 乙酰基环己酮
N-acetyl cycloprotobuxine D *N*- 乙酰环原黄杨星 D
O-acetyl cypholophine *O*- 乙酰基疣冠麻碱
acetyl daidzein 乙酰大豆黄素
6″-*O*-acetyl daidzin 6″-*O*- 乙酰基大豆苷
6″-acetyl daidzin 6″- 乙酰基大豆苷
6″-*O*-acetyl daidzin 6″-*O*- 乙酰黄豆苷
16-*O*-acetyl darutigenol 16-*O*- 乙酰基豨莶精醇
16-*O*-acetyl darutoside 16-*O*- 乙酰基豨莶苷
6′-acetyl deacetyl asperuloside 6′- 乙酰去乙酰车叶草苷
acetyl debenzoyl alopecurine 乙酰去苯酰苦石松任
N-acetyl dehydroanonaine *N*- 乙酰基脱氢番荔枝碱
3-*O*-acetyl dehydroeburiconic acid 3-*O*- 乙酰脱氢齿孔酸
acetyl delcosine 乙酰翠雀胺 (乙酰基硬飞燕草次碱)
14-acetyl delcosine 14- 乙酰琉璃飞燕草碱
14-acetyl delectine 14- 乙酰网果翠雀亭
acetyl delgrandine 乙酰翠雀花定
1-*O*-acetyl demethyl rocaglamide 1-*O*- 乙酰去甲罗米仔兰酰胺
6-*O*-acetyl demethylene delcorine 6-*O*- 乙酰去亚甲基伞花翠雀碱
acetyl diaboline 乙酰达包灵
acetyl dictyolal 乙酰网地藻醛
C-1-*O*-acetyl didemethyl rocaglamide *C*-1-*O*- 乙酰基二去甲罗米仔兰酰胺
6′-*O*-acetyl diderroside 6′-*O*- 乙酰基迪氏乌檀苷
acetyl diginatin 乙酰双羟基洋地黄毒苷
β-acetyl digitoxin (acedoxin) β- 乙酰洋地黄毒苷
α-acetyl digitoxin (acylanid, acetyl digitoxin-α, α-digitoxin monoacetate) α- 乙酰洋地黄毒苷 (乙酰洋地黄毒苷 -α)
acetyl digitoxin-α (acylanid, α-digitoxin monoacetate, α-acetyl digitoxin) 乙酰洋地黄毒苷 -α (α- 乙酰洋地黄毒苷)
α-acetyl digoxin α- 乙酰基地毒苷
8-acetyl dihydrochelerythrine 8- 乙酰基二氢白屈菜红碱
(19*R*)-acetyl dihydrogelsevirine (19*R*)- 乙酰基二氢 -1-甲氧基钩吻碱
O-acetyl dihydrolycopodine *O*- 乙酰基二氢石松碱
acetyl dihydrolycopodine (lycopodium alkaloid-L2) 乙酰二氢石松碱 (石松生物碱 -L2)
2′-acetyl dihydropenstemide 2′- 乙酰二氢吊钟柳次苷
8-acetyl dolaconine 8- 乙酰嘟拉乌头原碱
N-acetyl dopamine *N*- 乙酰多巴胺
acetyl eburicoic acid 乙酰齿孔酸
β-acetyl echinatine β- 乙酰刺凌德草碱
17-*O*-acetyl echitamine 17-*O*- 乙酰基鸡骨常山碱
8-acetyl egelolide 8- 乙酰基埃格尔内酯
3″-*O*-acetyl embinin 3″-*O*- 乙酰基恩比宁
4‴-*O*-acetyl embinin 4‴-*O*- 乙酰基恩比宁
6″-*O*-acetyl embinin 6″-*O*- 乙酰基恩比宁
2-acetyl emodin 2- 乙酰基大黄素
15-acetyl enanderianin N 15- 乙酰紫毛香茶菜素 N
D-acetyl ephalotaxine D- 乙酰基三尖杉碱
24-*O*-acetyl epiabutasterone 24-*O*- 乙酰基表阿布藤甾酮
acetyl epipicropodophyllotoxin 乙酰基表苦鬼臼毒素

acetyl epipodophyllotoxin　乙酰基表鬼臼毒素

3-acetyl eriocasin C　3- 乙酰毛萼香茶菜辛 C

1-acetyl erivanin [1α-acetoxy-3α-hydroxy-5α, 6β, 7α, 11β*H*-eudesm-4(15)-en-12, 6-olide]　1- 乙酰基香蒿内酯 [1α- 乙酰氧基 -3α- 羟基 -5α, 6β, 7α, 11β*H*- 桉叶 -4(15)- 烯 -12, 6- 内酯]

acetyl eugenol　乙酰丁香酚

acetyl eupachlorin　乙酰泽兰氯内酯

2-*O*-acetyl euscaphic acid　2-*O*- 乙酰基蔷薇酸

8-acetyl excelsine　8- 乙酰紫花高乌头辛

8-*O*-acetyl excelsine　8-*O*- 乙酰紫花高乌头辛

acetyl exidonin　乙酰鄂西香茶菜宁

16-*O*-acetyl fagonone　16-*O*- 乙酰基法蒺藜酮

acetyl fawcettine　乙酰佛石松碱

N-acetyl flavaconitine　*N*- 乙酰伏毛铁棒锤碱

6-acetyl forskolin　6- 乙酰毛喉鞘蕊花素

2′-acetyl forsythoside B　2′- 乙酰基连翘酯苷 B

acetyl forsythosides A, B　乙酰连翘酯苷 A、B

acetyl fraxinol　乙酰白蜡树酚

2-acetyl furan　2- 乙酰呋喃

8α-acetyl furanodiene　8α- 乙酰基呋喃二烯 (8α- 乙酰基莪术呋喃二烯)

6-acetyl furanofukinol　6- 乙酰基呋喃蜂斗菜醇

acetyl gaertneroside　乙酰拟九节苷

N-acetyl galactosamine　*N*- 乙酰半乳糖胺

N-acetyl galactosaminitol　*N*- 乙酰半乳糖氨醇

3-acetyl gardenolic acid A　3- 乙酰栀子花甲酸

acetyl geissoschizol　乙酰缝籽木醇

10-*O*-acetyl geniposide　10-*O*- 乙酰京尼平苷 (10-*O*- 乙酰基都桷子苷)

6′-*O*-acetyl geniposide　6′-*O*- 乙酰京尼平苷

10-*O*-acetyl geniposidic acid　10-*O*- 乙酰基京尼平苷酸

6″-acetyl genistin　6″- 乙酰基染料木苷

6″-*O*-acetyl genistin　6″-*O*- 乙酰基染料木苷

6″-*O*-acetyl genistin　6″-*O*- 乙酰染料木苷

acetyl genistin　乙酰染料木苷

6-acetyl gingerol　6- 乙酰姜辣醇

acetyl gitaloxin　乙酰吉他洛苷

16-acetyl gitoxigenin　16- 乙酰基羟基洋地黄毒苷元

acetyl gitoxins a, b　乙酰羟基洋地黄毒苷 a、b

3′-*O*-acetyl glucoevatromonoside　3′-*O*- 乙酰葡萄糖暗紫卫茅单糖苷

acetyl glucogitoroside　乙酰葡萄糖吉托苷

N-acetyl glucosamine　*N*- 乙酰葡萄糖胺

N-acetyl glutamic acid　*N*- 乙酰谷氨酸

2-*N*-acetyl glycinamide　2-*N*- 乙酰基甘氨酸酰胺

6″-*O*-acetyl glycitin　6″-*O*- 乙酰黄豆黄苷

acetyl glycitin　乙酰黄豆黄素苷

8-acetyl goniofufurone　8- 乙酰基哥纳香双呋酮

5-acetyl goniopypyrone　5- 乙酰基哥纳香吡喃酮

7-acetyl goniopypyrone　7- 乙酰基哥纳香吡喃酮

8-acetyl goniotriol　8- 乙酰基哥纳香三醇

11-*O*-acetyl haemanthamine　11-*O*- 乙酰网球花胺 (11-*O*- 乙酰基赫门塔明碱)

(–)-3′-acetyl hamaudol　(–)-3′- 乙酰亥茅酚

(3′*S*)-(–)-*O*-acetyl hamaudol　(3′*S*)-(–)-*O*- 乙酰基亥茅酚

3′-*O*-acetyl hamaudol　3′-*O*- 乙酰基亥茅酚

acetyl haplophyllidine　乙酰大叶芸香利定

8-acetyl harpagide　8- 乙酰基哈巴苷 (8- 乙酰钩果草吉苷)

8-*O*-acetyl harpagide　8-*O*- 乙酰哈巴苷 (8-*O*- 乙酰基钩果草吉苷)

acetyl harpagide　乙酰哈巴苷 (乙酰钩果草吉苷)

6′-*O*-acetyl harpagoside　6′-*O*- 乙酰哈巴酯苷

23-*O*-acetyl hederagenin-3-*O*-β-D-xylopyranosyl-(1→3)-α-L-rhamnopyranosyl-(1 → 2)-α-L-arabinopyranoside　23-*O*- 乙酰常春藤皂苷元 -3-*O*-β-D- 吡喃木糖基 -(1 → 3)-α-L- 吡喃鼠李糖基 -(1 → 2)-α-L- 吡喃阿拉伯糖苷

acetyl helenalin (angustibalin, helenalinacetate)　乙酰堆心菊素 (狭叶巴都菊素)

acetyl henningsoline　乙酰核扫灵

2′-*O*-acetyl henryoside　2′-*O*- 乙酰巴东荚蒾苷

8-acetyl heterophyllisine　8- 乙酰基异叶乌头非素

β-*N*-acetyl hexosaminidase　β-*N*- 乙酰基己糖胺酶

7-*O*-acetyl horminone　7-*O*- 乙酰荷茗草酮

24-acetyl hydroshengmanol xyloside　24- 乙酰基水合升麻新醇木糖苷

24-*O*-acetyl hydroshengmanol xyloside　24-*O*- 氢化乙酰升麻新醇木糖苷

6″-acetyl hyperin　6″- 乙酰金丝桃苷

6″-*O*-acetyl hyperoside　6″-*O*- 乙酰金丝桃苷

6″-acetyl hyperoside　6″- 乙酰氧基金丝桃苷

acetyl icariin　乙酰淫羊藿苷

acetyl indicine　乙酰大尾摇碱

20-*O*-acetyl ingenol　20-*O*- 乙酰巨大戟烯醇
12-*O*-acetyl ingenol-3, 8-dibenzoate　12-*O*- 乙酰巨大戟醇 -3, 8- 二苯甲酸酯
20-*O*-acetyl ingenol-3-*O*-(2″*E*, 4″*Z*)-decadienoate　20-*O*- 乙酰巨大戟烯醇 -3-*O*-(2″*E*, 4″*Z*)- 癸二烯酸酯
acetyl isocorynoline　乙酰异紫堇醇灵碱
acetyl isocupressic acid　乙酰异柏酸
16-*O*-acetyl isoiridogermanal　16-*O*- 乙酰基异德国鸢尾醛
13-*O*-acetyl isolstitialin A　13-*O*- 乙酰矢车菊素 A
14-acetyl isotalatizidine　14- 乙酰基异塔拉定 (乱飞燕草碱)
O-acetyl jervine　*O*- 乙酰基介藜芦胺
acetyl jujuboside B　乙酰酸枣皂苷 B
1-*O*-acetyl khayanolide A　1-*O*- 乙酰非洲楝内酯 A
16-acetyl kirenol　16- 乙酰基奇任醇
6-acetyl kirenol　6- 乙酰基奇任醇
acetyl komaroidine　乙酰柯氏白刺定碱
7-*O*-acetyl laciniatosides Ⅳ, Ⅴ　7-*O*- 乙酰条裂续断苷 Ⅳ、Ⅴ
7-acetyl lamiide (ipolamiidoside)　7- 乙酰基野芝麻新苷 (野芝麻新酯苷)
9-acetyl lanicepside B　9- 乙酰绵头雪兔子苷 B
acetyl leptinidine　乙酰莱普替尼定
acetyl leptocarpin　乙酰薄果菊素
acetyl linarin　乙酰蒙花苷
acetyl linaroside　乙酰柳穿鱼酯苷
6-acetyl lindenanolides B_1, B_2　6- 乙酰乌药萜内酯 B_1、B_2
6α-acetyl lindenanolides B_1, B_2　6α- 乙酰乌药萜内酯 B_1、B_2
acetyl lithosenine　乙酰紫草宁碱
acetyl lobscurinol　乙酰玉柏石松醇碱
O-acetyl lofoline　*O*- 乙酰基洛叶素
7-*O*-acetyl loganic acid　7-*O*- 乙酰马钱子酸 (7-*O*- 乙酰马钱酸)
1-*O*-acetyl loloanolides A, B　1-*O*- 乙酰凋缨菊内酯 A、B
12-acetyl luciculine　12- 乙酰光泽乌头灵
1-acetyl luciculine　1- 乙酰光泽乌头灵
12-acetyl lucidusculine　12- 乙酰光泽乌头碱
3α-acetyl lup-20(29)-en-23, 28-dioic acid　3α- 乙酰基羽扇豆 -20(29)- 烯 -23, 28- 二酸
acetyl lycoclavine　乙酰石松文
acetyl lycofawcine　乙酰石松佛辛
acetyl lycoposerramine M　乙酰蛇足石松碱 M
1-*O*-acetyl lycorine　1-*O*- 乙酰石蒜碱
2-*O*-acetyl lycorine　2-*O*- 乙酰石蒜碱
L-acetyl lycorine　1- 乙酰石蒜碱
acetyl lyfoline　乙酰利佛灵碱
23-*O*-acetyl madecassoside　23-*O*- 乙酰羟基积雪草苷
6″-acetyl maritimein　6″- 乙酰海金鸡菊苷
2″-*O*-acetyl martinoside　2″-*O*- 乙酰马蒂罗苷
3″-*O*-acetyl martinoside　3″-*O*- 乙酰马蒂罗苷
2″, 3″-*O*-acetyl martynoside　2″, 3″-*O*- 乙酰角胡麻苷
2″-acetyl martynoside　2″- 乙酰角胡麻苷
3″-acetyl martynoside　3″- 乙酰角胡麻苷
acetyl martynosides A, B　乙酰角胡麻苷 A、B
3″-*O*-acetyl martyonside　3″-*O*- 乙酰地黄苷
15-acetyl megathyrin B　15- 乙酰大锥香茶菜素 B
acetyl melodorinol　乙酰瓜馥木酚
N-acetyl mescaline　*N*- 乙酰墨斯卡灵
3-*O*-acetyl mesembryanthemoidigenic acid　3-*O*- 乙酰基松叶菊萜酸
acetyl methoxyhenningsoline　乙酰甲氧基亨宁扫灵
C-1-*O*-acetyl methyl rocaglate　*C*-1-*O*- 乙酰基甲基罗米仔兰酯
10-acetyl methyl-(+)-3-decene　10- 乙酰甲基 -(+)-3- 癸烯
17-*O*-acetyl microlepin　17-*O*- 乙酰鳞盖蕨苷
6′-*O*-acetyl microlepin　6′-*O*- 乙酰鳞盖蕨苷
8-*O*-acetyl mioporoside　8-*O*- 乙酰基米欧坡罗苷
6-*O*-acetyl mioporoside　6-*O*- 乙酰苦槛蓝苷
acetyl mioporoside　乙酰米欧坡罗苷 (乙酰苦槛蓝苷)
10-acetyl monomelittoside　10- 乙酰假蜜蜂花单苷
10-*O*-acetyl monotropein　10-*O*- 乙酰基水晶兰苷
O-acetyl montanine　*O*- 乙酰基山小星蒜碱
8-*O*-acetyl multiplolide A　8-*O*- 乙酰多枝炭角菌内酯 A
8-*O*-acetyl mussaendoside methyl ester　8-*O*- 乙酰基玉叶金花苷甲酯
acetyl myrtenol　乙酰桃金娘烯醇
acetyl napelline　乙酰欧乌头碱
6′-acetyl neoandrographolide　6′- 乙酰基新穿心莲内酯
16-*O*-acetyl neogitostin　16-*O*- 乙酰基新吉托司廷
14-acetyl neoline　14- 乙酰新乌宁碱 (14- 乙酰新欧乌林碱)

14-*O*-acetyl neoline　14-*O*- 乙酰新欧乌林碱
14′-acetyl neoline (bullatine C)　14′- 乙酰基新欧乌林碱 (雪上一枝蒿丙素)
acetyl nerbowdine　乙酰尼波定
N-acetyl neuraminic acid　*N*- 乙酰神经氨酸 (*N*- 乙酰神经氨糖酸)
N-acetyl neuraminyl-α-(2 → 6)-*N*-acetyl galactosamine　*N*- 乙酰基神经氨基 -α-(2 → 6)-*N*- 乙酰基半乳糖胺
acetyl nitrene　乙酰基氮宾
N-acetyl nornuciferine　*N*- 乙酰基去甲荷叶碱 (*N*- 乙酰基原荷叶碱)
1-*O*-acetyl norpluviine　1-*O*- 乙酰去甲雨石蒜碱
3-acetyl ocotillol　3- 乙酰基奥寇梯木醇
3-acetyl oleanolic acid　3- 乙酰基齐墩果酸
3-*O*-acetyl oleanolic acid　3-*O*- 乙酰基齐墩果酸
3β-*O*-acetyl oleanolic acid　3β-*O*- 乙酰基齐墩果酸
acetyl oleanolic acid　乙酰齐墩果酸
3-*O*-acetyl oleanolic aldehyde　3-*O*- 乙酰基齐墩果醛
acetyl ornithine　乙酰鸟氨酸
16-*O*-acetyl pachymic acid　16-*O*- 乙酰基茯苓酸
O-acetyl pachymic acid　*O*- 乙酰茯苓酸
16-*O*-acetyl pachymic acid methyl ester　16-*O*- 乙酰茯苓酸甲酯
O-acetyl pachymic acid-25-ol　*O*- 乙酰基茯苓酸 -25- 醇
6′-*O*-acetyl paeoniflorin　6′-*O*- 乙酰芍药苷
acetyl paeoniflorin　乙酰芍药苷
acetyl panaxydol　乙酰人参环氧炔醇
10-acetyl patrinoside　10- 乙酰败酱苷
2′-acetyl patrinoside　2′- 乙酰败酱苷
acetyl pectolinarin　乙酰柳穿鱼苷
12-*O*-acetyl pergularin-3-*O*-β-cymaropyranosyl-(1 → 4)-β-cymaropyranosyl-(1→4)-β-cymaropyranoside　12-*O*-乙酰萝藦素 -3-*O*-β- 吡喃加拿大麻糖基 -(1 → 4)-β- 吡喃加拿大麻糖基 -(1 → 4)-β- 吡喃加拿大麻糖苷
acetyl perisesaccharide C　乙酰杠柳寡糖 C
acetyl peroxide　过氧化乙酰
acetyl peruvoside　单乙酰黄花夹竹桃次苷甲
3-acetyl phenanthrene　3- 乙酰菲
9-acetyl phenanthrene　9- 乙酰菲
4-acetyl phenol　4- 乙酰基苯酚
m-acetyl phenol　间乙酰基苯酚

p-acetyl phenol (*p*-hydroxyacetophenone)　对羟基苯乙酮
2-acetyl phenyl-3, 4, 5-trimethoxybenzoate　2- 乙酰苯基 -3, 4, 5- 三甲氧基苯甲酸酯
12-*O*-acetyl phorbol-13-decanoate　12-*O*- 乙酰巴豆醇 -13- 癸酸酯
12-*O*-acetyl phorbol-13-isobutanoate　12-*O*- 乙酰佛波醇 -13- 异丁酸酯
13-*O*-acetyl phorbol-20-[(9*Z*, 12*Z*)-octadecadienoate]　13-*O*- 乙酰巴豆醇 -20-[(9*Z*, 12*Z*)- 十八碳二烯酸酯]
13-*O*-acetyl phorbol-4-deoxy-4β-phorbol-20-linoleate　13-*O*- 乙酰巴豆醇 -4- 脱氧 -4β- 佛波醇 -20- 亚油酸酯
13-*O*-acetyl phorbol-4-deoxy-4β-phorbol-20-oleate　13-*O*- 乙酰巴豆醇 -4- 脱氧 -4β- 佛波醇 -20- 油酸酯
2-acetyl physcion　2- 乙酰大黄素甲醚
6-acetyl picropolin　6- 乙酰苦酮素
2″-*O*-acetyl platycodin D　2″-*O*- 乙酰桔梗皂苷 D
2″-acetyl platycodin D (platycodin A)　2″- 乙酰基桔梗皂苷 D (桔梗皂苷 A)
3″-*O*-acetyl platycodin D (platycodin C)　3″-*O*- 乙酰桔梗皂苷 D (桔梗皂苷 C)
2″-*O*-acetyl platycodin D_2　2″-*O*- 乙酰桔梗皂苷 D_2
3″-*O*-acetyl platycodins D, D_2　3″-*O*- 乙酰桔梗皂苷 D、D_2
2′-acetyl poliumoside　2′- 乙酰灰香科科苷
2′-*O*-acetyl poliumoside　2′-*O*- 乙酰基金石蚕苷
2″-*O*-acetyl polygalacin D_2　2″-*O*- 乙酰远志皂苷 D_2
3″-*O*-acetyl polygalacin D_2　3″-*O*- 乙酰基远志皂苷 D_2
2″-*O*-acetyl polygalacins A ～ D　2″-*O*- 乙酰基远志皂苷 A ～ D
3″-*O*-acetyl polygalacins D, D_2　3″-*O*- 乙酰远志皂苷 D、D_2
3-acetyl pomolic acid　3- 乙酰坡模酸 (3- 乙酰坡模醇酸、3- 乙酰果渣酸)
3-*O*-acetyl pomolic acid　3-*O*- 乙酰坡模酸 (3-*O*- 乙酰坡模醇酸、3-*O*- 乙酰果渣酸)
3β-*O*-acetyl pomolic acid　3β-*O*- 乙酰坡模酸 (3β-*O*- 乙酰坡模醇酸、3β-*O*- 乙酰果渣酸)
(2*R*)-6″-*O*-acetyl prunin　(2*R*)-6″-*O*- 乙酰基洋李苷
(2*S*)-6″-*O*-acetyl prunin　(2*S*)-6″-*O*- 乙酰基洋李苷
6′-*O*-acetyl pseudolaric acid B-*O*-β-D-glucopyranoside　6′-*O*- 乙酰基土荆皮乙酸 -*O*-β-D- 吡喃葡萄糖苷
2-*O*-acetyl pseudolycorine　2-*O*- 乙酰假石蒜碱
12-*O*-acetyl pseurata B　12-*O*- 乙酰川藏香茶菜萜素 B

7-*O*-acetyl pseurata C　7-*O*- 乙酰川藏香茶菜萜素 C

acetyl pterosins A ～ C　乙酰蕨素 A ～ C

2-acetyl pyrrole　2- 乙酰基吡咯

α-acetyl pyrrole　α- 乙酰基吡咯

2″-*O*-acetyl quercitrin　2″-*O*- 乙酰槲皮苷

acetyl quinol　奎乙酰苯

12-*O*-acetyl ramanone-3-*O*-β-oleandropyranosyl-(1→4)-β-cymaropyranosyl-(1 → 4)-β-cymaropyranoside　12-*O*- 乙酰热马酮 -3-*O*-β- 吡喃欧洲夹竹桃糖基 -(1 → 4)-β- 吡喃加拿大麻糖基 -(1 → 4)-β- 吡喃加拿大麻糖苷

20-*O*-acetyl resiniferonol-9, 13, 14-ortho-phenyl acetate　20-*O*- 乙酰瑞香树脂酮醇 -9, 13, 14- 原苯乙酸酯

acetyl rhodalgin　乙酰喜冷红景天素

6-*O*-acetyl rhodomollein　6-*O*- 乙酰羊踯躅叶素

acetyl ribalinine　乙酰里德巴福木宁

3′-acetyl rinderine　3′- 乙酰翅果草碱

7-acetyl rinderine　7- 乙酰翅果草碱 (7- 乙酰基凌德草碱)

1-*O*-acetyl rocaglamide　1-*O*- 乙酰罗米仔兰酰胺

O-acetyl rocaglamide　*O*- 乙酰基罗米仔兰酰胺

1-*O*-acetyl rocaglaol　1-*O*- 乙酰罗米仔兰醇

2″-*O*-acetyl rutin　2″-*O*- 乙酰基芦丁

2″-*O*-acetyl saikosaponin A　2″-*O*- 乙酰柴胡皂苷 A

3″-*O*-acetyl saikosaponin A　3″-*O*- 乙酰柴胡皂苷 A

3′-*O*-acetyl saikosaponin A　3′-*O*- 乙酰基柴胡皂苷 A

6′-*O*-acetyl saikosaponin A　6′-*O*- 乙酰基柴胡皂苷 A

4″-*O*-acetyl saikosaponin d　4″-*O*- 乙酰柴胡皂苷 d

2″-*O*-acetyl saikosaponins a, b_2　2″-*O*- 乙酰柴胡皂苷 a、b_2

23-*O*-acetyl saikosaponins A, B_2　23-*O*- 乙酰柴胡皂苷 A、B_2

2″-*O*-acetyl saikosaponins A ～ D　2″-*O*- 乙酰基柴胡皂苷 A ～ D

3″-*O*-acetyl saikosaponins A ～ D　3″-*O*- 乙酰基柴胡皂苷 A ～ D

6″-*O*-acetyl saikosaponins A ～ D　6″-*O*- 乙酰基柴胡皂苷 A ～ D

6″-*O*-acetyl saikosaponins a ～ d, b_1 ～ b_3　6″-*O*- 乙酰柴胡皂苷 a ～ d、b_1 ～ b_3

acetyl salicylic acid　乙酰水杨酸

6′-acetyl salidroside　6′- 乙酰红景天苷

8, 15-acetyl salonitenolide　8, 15- 乙酰基萨洛尼烯内酯

O-acetyl samandarine　*O*- 乙酰基蝾螈碱

17-acetyl sarpagine　17- 乙酰基萨杷晋碱

10-acetyl scandoside　10- 乙酰基鸡屎藤次苷

6-*O*-acetyl scandoside　6-*O*- 乙酰鸡屎藤次苷

acetyl scandoside methyl ester　乙酰鸡屎藤次苷甲酯

6″-*O*-acetyl scoparoside　6″-*O*- 乙酰基金雀花苷

6-*O*-acetyl scutehenanine A　6-*O*- 乙酰河南半枝莲碱 A

acetyl senkirkine　乙酰肾形千里光碱

N-acetyl sepaconitine　*N*- 乙酰基北方乌头亭

6-*O*-acetyl shanzhiside methyl ester　6-*O*- 乙酰基山栀苷甲酯

8-*O*-acetyl shanzhiside methyl ester (barlerin)　8-*O*- 乙酰山栀苷甲酯 (假杜鹃素)

acetyl shengmanol xyloside　乙酰升麻新醇木糖苷

23-*O*-acetyl shengmanol-3-*O*-α-L-arabinopyranoside　23-*O*- 乙酰基升麻新醇 -3-*O*-α-L- 吡喃阿拉伯糖苷

acetyl shikonin　乙酰紫草素

DL-acetyl shikonin　DL- 乙酰紫草素

4′-*O*-acetyl sinapyl angelate　4′-*O*- 乙酰芥子基当归酸酯

O-acetyl sinkikine　*O*- 乙酰基森奇京

6α-acetyl sodoponin　6α- 乙酰基细叶香茶菜甲素

acetyl soyasaponin Ⅰ　乙酰大豆皂苷 Ⅰ

acetyl soyasaponins A_1 ～ A_6　乙酰大豆皂苷 A_1 ～ A_6

(–)-3-*O*-acetyl spectaline　(–)-3-*O*- 乙酰绮丽决明碱

acetyl stachyflin　乙酰葡萄穗霉灵

2′-*O*-acetyl strictosamide　2′-*O*- 乙酰基异长春花苷内酰胺

6-*O*-acetyl stritosamide　6-*O*- 乙酰纹孢酰胺

3-acetyl strophanthidin　3- 乙酰毒毛旋花子苷元

2-*O*-acetyl suavissimoside F_1　2-*O*- 乙酰悬钩子皂苷 F_1

acetyl sventenic acid　乙酰斯文替毒马草酸

3′-acetyl sweroside　3′- 乙酰獐牙菜苷

6′-*O*-acetyl sweroside　6′-*O*- 乙酰基獐牙菜苷

2′-*O*-acetyl swertiamarin　2′-*O*- 乙酰基当药苦苷

acetyl swertiamarin　乙酰当药苦苷

6-*O*-acetyl swietenolide　6-*O*- 乙酰基桃花心木内酯

acetyl syneilesine　乙酰兔儿伞碱

1-acetyl tagitinin A　1- 乙酰万寿肿柄菊素 A

acetyl tagitinin E　乙酰万寿肿柄菊素 E

14-acetyl talatisamine　14- 乙酰塔拉胺

acetyl tannic acid　乙酰鞣酸

7-*O*-acetyl taxine A　7-*O*- 乙酰基紫杉碱 A

N-acetyl tetrahydroanabasine　*N*- 乙酰四氢假木贼碱

19-acetyl teuspinin　19- 乙酰基多刺石蚕素 (19- 乙酰基棘刺香科科素)

acetyl teuspinin　乙酰多刺石蚕素 (乙酰基棘刺香科科素)

acetyl thymol (thymyl acetate, thymol acetate)　乙酸麝香草酚酯

21-*O*-acetyl toosendantriol　21-*O*- 乙酰川楝三醇

2-acetyl tormentic acid　2- 乙酰基委陵菜酸

3′-acetyl trachelanthamine　3′- 乙酰颈花胺

30-acetyl trichagmalin F　30- 乙酰鹧鸪花内雄楝林素 F

15-acetyl trichagmalins C ～ E　15- 乙酰鹧鸪花内雄楝林素 C ～ E

acetyl trichilenone　乙酰鹧鸪花烯酮

12-acetyl trichilin Ⅰ　12- 乙酰鹧鸪花素 Ⅰ

12-*O*-acetyl trichilin B　12-*O*- 乙酰基垂齐林 B (12-*O*-乙酰鹧鸪花素 B)

1-acetyl trichilin H　1- 乙酰鹧鸪花素 H

1-*O*-acetyl trichilin H　1-*O*- 乙酰鹧鸪花素 H

3-acetyl trichilin H　3- 乙酰鹧鸪花素 H

1-acetyl trichilinin　1- 乙酰鹧鸪花宁

acetyl trifloculosidelactone　乙酰三被小丛卷毛内酯

N-acetyl tryptamine　*N*- 乙酰色胺

N-acetyl tyramine　*N*- 乙酰酪胺

acetyl umbelliferone　乙酰伞形花内酯

6-acetyl umbrophine　6- 乙酰草地乌头芬碱

acetyl ursolic acid　乙酰乌索酸

O-acetyl vallesamine　*O*- 乙酰基瓦萨胺

3-*O*-acetyl verticine　3-*O*- 乙酰贝母碱

14-*O*-acetyl virescenine　14-*O*- 乙酰绿翠雀宁碱

acetyl vismione D　乙酰维斯米亚酮 D

3α-*O*-acetyl vitedoin A　3α-*O*- 乙酰黄荆种素 A

2″-*O*-acetyl vitexin　2″-*O*- 乙酰基牡荆素

6″-*O*-acetyl vitexin　6″-*O*- 乙酰基牡荆素

25-*O*-acetyl vulgaroside　24-*O*- 乙酰榅桲萜

13-*O*-acetyl wallifoliol　13-*O*- 乙酰基西藏红豆杉醇

27-*O*-acetyl withaferin A　27-*O*- 乙酰基醉茄素 A

O-acetyl yamataimine　*O*- 乙酰基雅塔蟹甲草碱

O-acetyl yamataimine *N*-oxide　*O*- 乙酰雅塔蟹甲草碱 *N*- 氧化物

3-acetyl-(–)-epicatechin-7-*O*-(6-isobutanoyloxyl)-β-glucopyranoside　3- 乙酰基 -(–)- 表儿茶素 -7-*O*-(6- 异丁酰氧基)-β- 吡喃葡萄糖苷

3-acetyl-(–)-epicatechin-7-*O*-[6-(2-methyl butanoyloxy)]-β-glucopyranoside　3- 乙酰基 -(–)- 表儿茶素 -7-*O*-[6-(2-甲基丁酰氧基)]-β- 吡喃葡萄糖苷

3-acetyl-(–)-epicatechin-7-*O*-β-glucopyranoside　3- 乙酰基 -(–)- 表儿茶素 -7-*O*-β- 吡喃葡萄糖苷

3β-acetyl-(20*S*, 24*R*)-dammar-25-en-24-hydroperoxy-20-ol　3β- 乙酰基 -(20*S*, 24*R*)- 达玛 -25- 烯 -24- 氢过氧基 -20- 醇

3-*O*-(2-*O*-acetyl-(3β, 16β, 20*R*)-pregn-5-en-3, 16, 20-triol　3-*O*-(2-*O*- 乙酰基 -(3β, 16β, 20*R*)- 孕甾 -5- 烯 -3, 16, 20- 三醇

1-*O*-acetyl-(4*R*, 6*S*)-britannilactone　1-*O*- 乙酰基 -(4*R*, 6*S*)- 大花旋覆花内酯

acetyl(benzoyl)-2-naphthyl amine　乙酰 (苯甲酰) 萘 -2- 胺

acetyl(benzoyl)azane　乙酰基 (苯甲酰基) 氮烷

1-acetyl-(*E*)-2-en-dec-4, 6-diyne　1- 乙酰基 -(*E*)-2- 烯 -4, 6- 癸二炔

acetyl(thiopropionyl)sulfane　乙酰基 (丙硫代酰基) 硫烷

3-*O*-(4-*O*-acetyl)-α-L-arabinopyranosyl hederagenin-28-*O*-β-D-glucopyranosyl-(1 → 6)-β-D-glucopyranoside　3-*O*-(4-*O*- 乙酰基)-α-L- 吡喃阿拉伯糖常春藤皂苷元 -28-*O*-β-D- 吡喃葡萄糖基 -(1 → 6)-β-D- 吡喃葡萄糖苷

6-acetyl-1, 10-epoxyeuryopsin　6- 乙酰基 -1, 10- 环氧茼蒿萜素

1-acetyl-1, 2, 3, 4-tetrahydroquinoline　1- 乙酰基 -1, 2, 3, 4- 四氢喹啉

2-acetyl-1, 3, 6, 8-tetrahydroxy-9, 10-anthracenedione　2- 乙酰基 -1, 3, 6, 8- 四羟基 -9, 10- 蒽醌

2′-acetyl-1, 3-*O*-diferuloyl sucrose　2′- 乙酰基 -1, 3-*O*-二阿魏酰基蔗糖

2-acetyl-1, 8-dihydroxy-6-methoxy-3-methyl anthraquinone　2- 乙酰基 -1, 8- 二羟基 -6- 甲氧基 -3- 甲基蒽醌

6-acetyl-1, 9-dideoxyforskolin　6- 乙酰基 -1, 9- 二脱氧毛喉鞘蕊花素

1-acetyl-10-deacetyl baccatin Ⅲ　1- 乙酰基 -10- 去乙酰浆果赤霉素

7-acetyl-10-deacetyl taxol　7- 乙酰基 -10- 去乙酰紫杉醇

9α-acetyl-10β-deacetyl spicataxine　9α- 乙酰基 -10β- 去乙酰基穗状紫杉碱

9α-acetyl-10β-deacetyl spicatine　9α- 乙酰基 -10β- 去乙酰基穗状红豆杉亭

3-*O*-acetyl-11-hydroxy-β-boswellic acid 3α-*O*- 乙酰基 -11α- 羟基 -β- 乳香酸

3-acetyl-11-keto-β-boswellic acid 3- 乙酰基 -11- 甲酮基 -β- 乳香酸

20-*O*-acetyl-12-*O*-cinnamoyl-3-*O*-β-D-digitoxopyranosyl-8, 14-secosarcostin-8, 14-dione 20-*O*- 乙酰基 -12-*O*- 桂皮酰基 -3-*O*-β-D- 吡喃洋地黄毒糖基 -8, 14- 开环肉珊瑚苷元 -8, 14- 二酮

14-acetyl-12-senecioyl-(2*E*, 8*Z*, 10*E*)-atractylentriol 14- 乙酰基 -12- 千里光酰基 -(2*E*, 8*Z*, 10*E*)- 白术三醇

25-*O*-acetyl-12β-hydroxycimigenol 25-*O*- 乙酰基 -12β- 羟基升麻醇

23-*O*-acetyl-12β-hydroxysolasodine 23-*O*- 乙酰基 -12β- 羟基澳洲茄胺

12-acetyl-13, 21-dihydroeurycomanone 12- 乙酰基 -13, 21- 二氢宽树冠木酮

15-acetyl-13α(21)-epoxyeurycomanone 15- 乙酰基 -13α (21)- 环氧宽树冠木酮

7-*O*-acetyl-14, 15-deoxyhavanensin 7-*O*- 乙酰基 -14, 15- 脱氧哈湾鹧鸪花素

8-acetyl-14-benzoyl chasmanine 8- 乙酰 -14- 苯甲酰展花乌头宁 (8- 乙酰 -14- 苯甲酰查斯曼宁)

5, 8-acetyl-14-benzoyl neoline 5, 8- 乙酰基 -14- 苯甲酰新欧乌林碱

19-*O*-acetyl-14-deoxy-11, 12-didehydroandrographolide 19-*O*- 乙酰基 -14- 脱氧 -11, 12- 二脱氢穿心莲内酯

15β-acetyl-14-hydroxyklaineanone 15*β*- 乙酰基 -14- 羟基克莱因烯酮

6-*O*-acetyl-14-methoxydelphinifoline 6-*O*- 乙酰基 -14- 甲氧基翠雀叶乌头碱

8-acetyl-15-hydroxyneoline 8- 乙酰 -15- 羟基新欧乌林碱

3-*O*-acetyl-16α-hydroxydehydrotrametenolic acid 3-*O*- 乙酰基 -16α- 羟基松苓新酸 (3-*O*- 乙酰基 -16α- 羟基脱氢栓菌醇酸)

3β-*O*-acetyl-16α-hydroxydehydrotrametenolic acid 3β-*O*- 乙酰基 -16α- 羟基脱氢栓菌醇酸

3-*O*-acetyl-16α-hydroxytrametenolic acid 3-*O*- 乙酰基 -16α- 羟基栓菌醇酸 (3-*O*- 乙酰基 -16α- 羟基氢化松苓酸)

3β-*O*-acetyl-16α-hydroxytrametenolic acid 3β-*O*- 乙酰基 -16α- 羟基栓菌酸

ent-17α-acetyl-16β-hydroxykaur-3-one 对映 -17α- 乙酰基 -16β- 羟基贝壳杉 -3- 酮

1-acetyl-17-methoxyaspidospermidine 1- 乙酰基 -17- 甲氧基白坚木定烷

6-acetyl-1-deoxyforskolin 6- 乙酰基 -1- 脱氧毛喉鞘蕊花素

(2*S*)-2-*O*-acetyl-1-*O*-hexadecanoyl-3-*O*-(9*Z*)-octadec-9-enoyl glycerol (2*S*)-2-*O*- 乙酰基 -1-*O*- 十六酰基 -3-*O*-(9*Z*)- 十八碳 -9- 烯酰基甘油

(2*S*)-2-*O*-acetyl-1-*O*-oleoyl-3-*O*-palmitoyl glycerol (2*S*)-2-*O*- 乙酰基 -1-*O*- 油酰基 -3-*O*- 棕榈酰甘油

2-acetyl-1-pyrroline 2- 乙酰基 -1- 吡咯啉

11-*O*-acetyl-1β, 2β-epoxyambelline 11-*O*- 乙酰基 -1β, 2β- 环氧安贝灵

5α-acetyl-1β, 8α-bis-cinnamoyl-4α-hydroxydihydroagarofuran 5α- 乙酰基 -1β, 8α- 双桂皮酰基 -4α- 羟基二氢沉香呋喃

5-acetyl-2, 2′-bithiophene 5- 乙酰基 -2, 2′- 联噻吩

6-acetyl-2, 2-dimethyl chroman-4-one 6- 乙酰基 -2, 2- 二甲基色原烷 -4- 酮

6-acetyl-2, 2-dimethyl-7-hydroxychromene 6- 乙酰基 -2, 2- 二甲基 -7- 羟基色烯

(5*S*)-3α-acetyl-2, 3, 5-trimethyl-7α-hydroxy-5-(4, 8, 12-trimethyl tridecanyl)-1, 3α, 5, 6, 7, 7α-hexahydro-4-oxainden-1-one (5*S*)-3α- 乙酰基 -2, 3, 5- 三甲基 -7α- 羟基 -5-(4, 8, 12- 三甲基十三烷基)-1, 3α, 5, 6, 7, 7α- 六氢 -4- 氧杂茚 -1- 酮

3α-acetyl-2, 3, 5-trimethyl-7α-hydroxy-5-(4, 8, 12-trimethyl tridecanyl)-1, 3α, 5, 6, 7, 7α-hexahydro-4-oxainden-1-one 3α- 乙酰基 -2, 3, 5- 三甲基 -7α- 羟基 -5-(4, 8, 12- 三甲基十三烷基)-1, 3α, 5, 6, 7, 7α- 六氢 -4- 氧杂茚 -1- 酮

3-*O*-acetyl-2, 4-di-*O*-benzoyl-6-*O*-benzyl-α-D-glucopyranosyl bromide 3-*O*- 乙酰基 -2, 4- 二 -*O*- 苯甲酰基 -6-*O*- 苄基 -1- 溴 -α-D- 吡喃葡萄糖

6-[2-(5-acetyl-2, 7-dimethyl-8-oxo-bicyclo[4.2.0]oct-1, 3, 5-trien-7)-2-oxo-ethyl]-3, 9-dimethyl naphtho[1, 8-*bc*]pyran-7, 8-dione 6-[2-(5- 乙酰基 -2, 7- 二甲基 -8- 氧亚基二环 [4.2.0] 辛 -1, 3, 5- 三烯 -7)-2- 氧亚乙基]-3, 9- 二甲基萘并 [1, 8-*bc*] 吡喃 -7, 8- 二酮

3α-*O*-acetyl-20(29)-lupen-2α-ol 3α-*O*- 乙酰基 -20(29)- 羽扇豆烯 -2α- 醇

6-*O*-acetyl-20, 24-epoxydammar-3β, 25-diol 6-*O*- 乙酰基 -20, 24- 环氧达玛 -3β, 25- 二醇

3β-acetyl-20, 25-epoxydammar-24α-ol 3β- 乙酰基 -20, 25- 环氧达玛 -24α- 醇

3-acetyl-20-hydroxy-28-carboxylupeol 3- 乙酰基 -20- 羟基 -28- 羧基羽扇豆醇

2-*O*-acetyl-20-hydroxyecdysone 2-*O*- 乙酰基 -20- 羟基蜕皮激素

3-*O*-acetyl-20-hydroxyecdysone 3-*O*- 乙酰基 -20- 羟基蜕皮激素

3-*O*-acetyl-20-hydroxyecdysone-2-*O*-β-D-galactopyranoside 3-*O*- 乙酰基 -20- 羟基蜕皮激素 -2-*O*-β-D- 吡喃半乳糖苷

3-*O*-acetyl-20-hydroxyecdysone-2-*O*-β-D-glucopyranoside 3-*O*- 乙酰基 -20- 羟基蜕皮激素 -2-*O*-β-D- 吡喃葡萄糖苷

12β-*O*-acetyl-20-*O*-cinnamoyl tomentogenin 12β-*O*- 乙酰基 -20-*O*- 桂皮酰牛奶藤苷元

3β-acetyl-20*S*, 25-epoxydammar-24α-ol 3β- 乙酰基 -20*S*, 25- 环氧达玛 -24α- 醇

(20*R*, 25*R*)-12β-*O*-acetyl-20β-hydroxyisoverazine (20*R*, 25*R*)-12β-*O*- 乙酰基 -20β- 羟基异藜芦嗪

(20*R*, 25*R*)-12β-*O*-acetyl-20β-hydroxyisoverazine-3-*O*-β-D-glucopyranoside (20*R*, 25*R*)-12β-*O*- 乙酰基 -20β- 羟基异藜芦嗪 -3-*O*-β-D- 吡喃葡萄糖苷

22-acetyl-21-(2-acetoxy-2-methyl butanoyl)-R1-barrigenol 22- 乙酰基 -21-(2- 乙酸基 -2- 甲丁酰基)-R1- 巴里精醇

16-*O*-acetyl-21-*O*-(3′, 4′-di-*O*-angeloyl)-β-D-fucopyranosyl protoaescigenin 16-*O*- 乙酰基 -21-*O*-(3′, 4′- 二 -*O*- 当归酰基)-β-D- 吡喃岩藻糖基原七叶树苷元

3′-*O*-acetyl-23-epi-26-deoxyactein 3′-*O*- 乙酰基 -23- 表 -26- 脱氧类叶升麻素

24-*O*-acetyl-25-*O*-cinnamoyl vulgaroside 24-*O*- 乙酰基 -25-*O*- 桂皮酰榅桲萜

2′-*O*-acetyl-27-deoxyactein 2′-*O*- 乙酰基 -27- 脱氧类叶升麻素

3-acetyl-2-butanone 3- 乙酰基 -2- 丁酮

1-acetyl-2-deacetyl trichilin H 1- 乙酰基 -2- 去乙酰基鹧鸪花素 H

12-*O*-acetyl-2-epiingenol-3, 8-dibenzoate 12-*O*- 乙酰基 -2- 表巨大戟醇 -3, 8- 二苯甲酸酯

4-(2-acetyl-2-ethyl diazanyl)benzoic acid 4-(2- 乙酰基 -2- 乙基乙氮烷基) 苯甲酸

4-(2-acetyl-2-ethyl hydrazino)benzoic acid 4-(2- 乙酰基 -2- 乙基肼基) 苯甲酸

6-acetyl-2-hexanone 6- 乙酰基 -2- 己酮

6-acetyl-2-hydroxymethyl-2-methyl chroman-4-one 6- 乙酰基 -2- 羟甲基 -2- 甲基色烷 -4- 酮

1-acetyl-2-methyl-5-(2-vinyl oxiran-2-yl)pentan ester 1- 乙酰基 -2- 甲基 -5-(2- 乙烯基环氧乙烷 -2- 基) 戊酯

3-*O*-acetyl-2-*O*-feruloyl-α-L-rhamnoside 3-*O*- 乙酰基 -2-*O*- 阿魏酰基 -α-L- 鼠李糖苷

3-*O*-acetyl-2-*O*-*p*-hydroxycinnamoyl-α-L-rhamnoside 3-*O*- 乙酰基 -2-*O*- 对羟基肉桂酰基 -α-L- 鼠李糖苷

2-acetyl-3-(*p*-coumaroyl)mesotartaric acid 2- 乙酰基 -3-(对香豆酰基)- 内消旋酒石酸

3-acetyl-3, 5, 4′-trihydroxy-7-methoxyflavone 3- 乙酰基 -3, 5, 4′- 三羟基 -7- 甲氧基黄酮

2-acetyl-3, 5-dihydroxy-1-geranoxy-6-methyl-4-(2-methyl)-butyryl-benzene 2- 乙酰基 -3, 5- 二羟基 -1- 香叶醇基 -6- 甲基 -4-(2- 甲基) 丁酰苯

O-acetyl-3, 6-di-*O*-β-D-xylopyranoastragaloside *O*- 乙酰基 -3, 6- 二 -*O*-β-D- 吡喃木糖基黄芪皂苷

β-D-(1-*O*-acetyl-3, 6-*O*-diferuloyl)fructofuranosyl-α-D-2′, 3′, 6′-*O*-triacetyl glucopyranoside β-D-(1-*O*- 乙酰基 -3, 6-*O*- 二阿魏酰基) 呋喃果糖基 -α-D-2′, 3′, 6′-*O*- 三乙酰基吡喃葡萄糖苷

β-D-(1-*O*-acetyl-3, 6-*O*-diferuloyl)fructofuranosyl-α-D-2′, 4′, 6′-*O*-diacetyl glucopyranoside β-D-(1-*O*- 乙酰基 -3, 6-*O*- 二阿魏酰基) 呋喃果糖基 -α-D-2′, 4′, 6′-*O*- 二乙酰基吡喃葡萄糖苷

β-D-(1-*O*-acetyl-3, 6-*O*-diferuloyl)fructofuranosyl-α-D-2′, 4′, 6′-*O*-triacetyl glucopyranoside β-D-(1-*O*- 乙酰基 -3, 6-*O*- 二阿魏酰基) 呋喃果糖基 -α-D-2′, 4′, 6′-*O*- 三乙酰基吡喃葡萄糖苷

β-D-(1-*O*-acetyl-3, 6-*O*-diferuloyl)fructofuranosyl-α-D-2′, 6′-*O*-diacetyl glucopyranoside β-D-(1-*O*- 乙酰基 -3, 6-*O*- 二阿魏酰基) 呋喃果糖基 -α-D-2′, 6′-*O*- 二乙酰基吡喃葡萄糖苷

D-(1-*O*-acetyl-3, 6-*O*-diferuloyl)fructofuranosyl-α-D-2′, 6′-*O*-diacetyl glucopyranoside D-(1-*O*- 乙酰基 -3, 6-*O*- 二阿魏酰基) 呋喃果糖基 -α-D-2′, 6′-*O*- 二乙酰基吡喃葡萄糖苷

β-D-(1-*O*-acetyl-3, 6-*O*-diferuloyl)fructofuranosyl-α-D-4′, 6′-*O*-diacetyl glucopyranoside β-D-(1-*O*- 乙酰基 -3, 6-*O*- 二阿魏酰基) 呋喃果糖基 -α-D-4′, 6′-*O*- 二乙酰基吡喃葡萄糖苷

β-D-(1-*O*-acetyl-3, 6-*O*-*trans*-diferuloyl)fructofuranosyl-α-D-2′-*O*-acetyl glucopyranoside β-D-(1-*O*- 乙酰基 -3, 6-*O*- 反式 - 二阿魏酰基) 呋喃果糖基 -α-D-2′-*O*- 乙酰吡喃葡萄糖苷

(+)-*cis*-4′-acetyl-3′-angeloyl khellactone (+)- 顺式 -4′- 乙酰基 -3′- 当归酰阿米芹内酯

4′-acetyl-3′-cinnamoyl-2′-*p*-methoxycinnamoyl-6-*O*-rhamoyl catalpol 4′- 乙酰基 -3′- 桂皮酰基 -2′- 对甲氧基桂皮酰基 -6-*O*- 鼠李糖基梓醇

1-acetyl-3-deacetyl trichilin H 1- 乙酰基 -3- 去乙酰基鹧鸪花素 H

2-acetyl-3-methyl pyrazine 2- 乙酰 -3- 甲基吡嗪

2-acetyl-3-methyl-8-methoxy-1, 4-naphthoquinone-6-*O*-β-D-glucopyranoside 2- 乙酰基 -3- 甲基 -8- 甲氧基 -1, 4- 萘醌 -6-*O*-β-D- 吡喃葡萄糖苷

4-*O*-acetyl-3-*O*-(3′-acetoxy-2′-hydroxy-2′-methyl butyryl) cuauhtemone 4-*O*- 乙酰基 -3-*O*-(3′- 乙酰氧基 -2′- 羟基 -2′- 甲丁酰基) 甜香阔苞菊萜烯酮

6′-*O*-acetyl-3′-*O*-[3-(β-D-glucopyranosyloxy)-2-hydroxybenzoyl] sweroside 6′-*O*- 乙酰基 -3′-*O*-[3-(β-D- 吡喃葡萄糖氧基)-2- 羟基苯甲酰] 獐牙菜苷

21-*O*-(4-*O*-acetyl-3-*O*-angeloyl)-β-D-fucopyranosyl theasapogenol B 21-*O*-(4-*O*- 乙酰基 -3-*O*- 当归酰基)-β-D- 吡喃岩藻糖基茶皂醇 B

21-*O*-(4-*O*-acetyl-3-*O*-angeloyl)-β-D-fucopyranosyl-22-*O*-acetyl protoaescigenin 21-*O*-(4-*O*- 乙酰基 -3-*O*- 当归酰基)-β-D- 吡喃岩藻糖基 -22-*O*- 乙酰基原七叶树苷元

12-*O*-acetyl-3-*O*-benzoyl-2-epiingenol-8-tiglate 12-*O*- 乙酰基 -3-*O*- 苯甲酰基 -2- 表巨大戟醇 -8- 巴豆酸酯

12-*O*-acetyl-3-*O*-benzoylingenol-8-tiglate 12-*O*- 乙酰基 -3-*O*- 苯甲酰巨大戟醇 -8- 巴豆酸酯

β-D-(1-*O*-acetyl-3-*O*-*cis*-feruloyl)fructofuranosyl-α-D-2′, 3′, 6′-*O*-triacetyl glucopyranoside β-D-(1-*O*- 乙酰基 -3-*O*- 顺式 - 阿魏酰基) 呋喃果糖基 -α-D-2′, 3′, 6′-*O*- 三乙酰基吡喃葡萄糖苷

β-D-(1-*O*-acetyl-3-*O*-*cis*-feruloyl-6-*O*-*trans*-feruloyl)fructofuranosyl-α-D-2′, 4′, 6′-*O*-triacetyl glucopyranoside β-D-(1-*O*- 乙酰基 -3-*O*- 顺式 - 阿魏酰基 -6-*O*- 反式 - 阿魏酰基) 呋喃果糖基 -α-D-2′, 4′, 6′-*O*- 三乙酰基吡喃葡萄糖苷

2″-*O*-acetyl-3′-*O*-methyl rutin 2″-*O*- 乙酰基 -3′-*O*- 甲基芦丁

β-D-(1-*O*-acetyl-3-*O*-*trans*-feruloyl)fructofuranosyl-α-D-2′, 3′, 6′-*O*-triacetyl glucopyranoside β-D-(1-*O*- 乙酰基 -3-*O*- 反式 - 阿魏酰基) 呋喃果糖基 -α-D-2′, 3′, 6′-*O*- 三乙酰基吡喃葡萄糖苷

(+)-*trans*-4′-acetyl-3′-tigloyl khellactone (+)- 反式 -4′- 乙酰基 -3′- 惕各酰阿米芹内酯

1-acetyl-3-tigloyl-11-methoxymeliacarpinin 1- 乙酰基 -3- 惕各酰基 -11- 甲氧基楝卡品宁 (1- 乙酰基 -3- 惕各酰基 -11- 甲氧基楝果宁)

23-*O*-acetyl-3β, 12β, (23*S*, 24*R*)-tetrahydroxy-(20*S*), 25-epoxydammar-3-*O*-[β-D-xylopyranosyl-(1 → 2)]-β-D-glucopyranoside 23-*O*- 乙酰基 -3β, 12β, (23*S*, 24*R*)- 四羟基 -(20*S*), 25- 环氧达玛 -3-*O*-[β-D- 吡喃木糖基 -(1 → 2)]-β-D- 吡喃葡萄糖苷

23-*O*-acetyl-3β, 12β, (23*S*, 24*R*)-tetrahydroxy-(20*S*), 25-epoxydammar-3-*O*-[β-D-xylopyranosyl-(1 → 2)]-β-D-xylopyranoside 23-*O*- 乙酰基 -3β, 12β, (23*S*, 24*R*)- 四羟基 -(20*S*), 25- 环氧达玛 -3-*O*-[β-D- 吡喃木糖基 -(1 → 2)]-β-D- 吡喃木糖苷

8-acetyl-4′, 7-dimethoxy-6-methyl flavone 8- 乙酰 -4′, 7- 二甲氧基 -6- 甲基黄酮

3-acetyl-4-caffeoyl quinic acid 3- 乙酰基 -4- 咖啡酰氧基奎宁酸

C-1-*O*-acetyl-4′-demethoxy-3′, 4′-methylenedioxymethyl rocaglate *C*-1-*O*- 乙酰基 -4′- 去甲氧基 -3′, 4′- 亚甲基二氧甲基罗米仔兰酯

2-*O*-acetyl-4-epipulchellin 2-*O*- 乙酰基 -4- 表天人菊素

1-acetyl-4-isopropenyl cyclopentene 1- 乙酰基 -4- 异丙烯基环戊烯

1-acetyl-4-isopropylidene cyclopentene 1- 乙酰基 -4- 异丙亚乙基环戊烯

1-acetyl-4-methoxy-β-carboline 1- 乙酰基 -4- 甲氧基 -β- 咔啉

6-α-acetyl-4-oxobedfordiaic acid 6-α- 乙酰基 -4- 氧亚基百福酸

6-α-acetyl-4-oxobedfordiaic acid methyl ester 6-α- 乙酰基 -4- 氧亚基百福酸甲酯

(–)-*trans*-3′-acetyl-4′-senecioyl khellactone (–)- 反式 -3′- 乙酰基 -4′- 千里光酰阿米芹内酯

trans-3′-acetyl-4′-senecioyl khellactone 反式 -3′- 乙酰基 -4′- 千里光酰阿米芹内酯

(±)-*cis*-3′-acetyl-4′-tigloyl khellactone (±)- 顺式 -3′- 乙酰基 -4′- 惕各酰阿米芹内酯

12-*O*-acetyl-4α-deoxyphorbol-13-(2-methyl)butanoate 12-*O*- 乙酰基 -4α- 脱氧佛波醇 -13-(2- 甲基) 丁酸酯

2-acetyl-5-(prop-1-ynyl)thiophen-3-*O*-β-D-glucopyranoside 2- 乙酰 -5-(1- 炔丙基) 噻吩 -3-*O*-β-D- 吡喃葡萄糖苷

12-*O*-acetyl-5, 6-didehydro-6, 7-dihydro-7-hydroxy (phorbol-13)-2-methyl butanoate 12-*O*- 乙酰基 -5, 6- 二脱氢 -6, 7- 二氢 -7- 羟基 (佛波醇 -13)-2- 甲基丁酸酯

12-*O*-acetyl-5, 6-didehydro-7-oxo(phorbol-13)-2-methyl butanoate 12-*O*- 乙酰基 -5, 6- 二脱氢 -7- 氧亚基 (佛波醇 -13)-2- 甲基丁酸酯

12-*O*-acetyl-5, 6-didehydro-7-oxo(phorbol-13)-2-methyl propanoate 12-*O*- 乙酰基 -5, 6- 二脱氢 -7- 氧亚基 (佛波醇 -13)-2- 甲基丙酸酯

8-*O*-acetyl-5, 6-dihydro-5, 6-epoxymultiplolide A 8-*O*- 乙酰基 -5, 6- 二氢 -5, 6- 环氧多枝炭角菌内酯 A

3-acetyl-5-caffeoyl quinic acid 3- 乙酰基 -5- 咖啡酰氧基奎宁酸

3-acetyl-5-carbomethoxy-2*H*-3, 4, 5, 6-tetrahydro-1, 2, 3, 5, 6-oxatetrazine 3- 乙酰基 -5- 甲氧羰基 -2*H*-3, 4, 5, 6- 四氢 -1, 2, 3, 5, 6- 噁四嗪

3-acetyl-5-carbomethoxy-2*H*-3, 4, 5, 6-tetrahydro-1-oxa-2, 3, 5, 6-tetrazine 3- 乙酰基 -5- 甲氧羰基 -2*H*-3, 4, 5, 6- 四氢 -1- 氧杂 -2, 3, 5, 6- 四嗪

2-*O*-acetyl-5-methoxyrapanone 2-*O*- 乙酰基 -5- 甲氧基密花树醌

N-acetyl-5-methoxytryptamine (melatonin, melatonine) *N*- 乙酰基 -5- 甲氧基色胺 (褪黑激素、褪黑素、美拉通宁)

2-acetyl-5-methyl furan 2- 乙酰基 -5- 甲基呋喃

4-*O*-acetyl-5-*O*-benzoyl-3β-hydroxy-20-deoxyingenol 4-*O*- 乙酰基 -5-*O*- 苯甲酰基 -3β- 羟基 -20- 脱氧巨大戟烯醇

2-*O*-acetyl-5-*O*-cinnamoyl taxicin Ⅰ 2-*O*- 乙酰基 -5-*O*- 桂皮酰基大西辛Ⅰ

3-acetyl-5β, 8α-dibenzyl-14-propanoyl myrsinoltype diterpene 3- 乙酰基 -5β, 8α- 双苄基 -14- 丙酰基曼西醇类二萜

8-acetyl-6, 7-dimethoxycoumarin 8- 乙酰 -6, 7- 二甲氧基香豆素

5-acetyl-6-hydroxy-2-isopropenyl benzofuran 5- 乙酰基 -6- 羟基 -2- 异丙烯基苯并呋喃

(2*R*, 3*S*)-5-acetyl-6-hydroxy-2-isopropenyl-3-ethoxybenzodihydrofuran (2*R*, 3*S*)-5- 乙酰基 -6- 羟基 -2- 异丙烯基 -3- 乙氧基苯并二氢呋喃

3-acetyl-6-hydroxy-4-methyl-2, 3-dihydrobenzofuran 3- 乙酰基 -6- 羟基 -4- 甲基 -2, 3- 二氢苯并呋喃

7-acetyl-6-hydroxy-5, 8-dimethoxy-2, 2-dimethyl-2*H*-1-benzopyran 7- 乙酰基 -6- 羟基 -5, 8- 二甲氧基 -2, 2- 二甲基 -2*H*-1- 苯并吡喃

8-acetyl-6-hydroxy-7-methoxycoumarin 8- 乙酰 -6- 羟基 -7- 甲氧基香豆素

N-acetyl-6-methoxybenzoxazolinone *N*- 乙酰基 -6- 甲氧基苯并噁唑啉酮

β-D-(1-*O*-acetyl-6-*O*-feruloyl)fructofuranosyl-α-D-2′, 4′, 6′-*O*-triacetyl glucopyranoside β-D-(1-*O*- 乙酰基 -6-*O*- 阿魏酰基) 呋喃果糖基 -α-D-2′, 4′, 6′-*O*- 三乙酰基吡喃葡萄糖苷

6α-*O*-acetyl-7-deacetyl nimocinol 6α-*O*- 乙酰基 -7- 去乙酰基尼莫西诺

5-acetyl-7-hydroxy-2-methyl benzopyran-γ-one 5- 乙酰基 -7- 羟基 -2- 甲基苯并吡喃 -γ- 酮

8-acetyl-7-hydroxy-5, 6-dimethoxy-2, 2-dimethyl-2*H*-1-benzopyran 8- 乙酰 -7- 羟基 -5, 6- 二甲氧基 -2, 2- 二甲基 -2*H*-1- 苯并吡喃

6-acetyl-7-hydroxy-5-methoxy-2, 2-dimethyl-2*H*-chromene 6- 乙酰基 -7- 羟基 -5- 甲氧基 -2, 2- 二甲基 -2*H*- 色烯

8-acetyl-7-hydroxycoumarin 8- 乙酰 -7- 羟基香豆素

1-acetyl-7-hydroxy-β-carboline 1- 乙酰基 -7- 羟基 -β- 咔啉

8-acetyl-7-methoxycoumarin 8- 乙酰 -7- 甲氧基香豆素

12-*O*-acetyl-7-*O*-benzoylingenol-3, 8-ditiglate 12-*O*- 乙酰基 -7-*O*- 苯甲酰巨大戟醇 -3, 8- 二巴豆酸酯

3-acetyl-7-phenyl acetyl-19-acetoxyingenol 3- 乙酰基 -7- 苯乙酰 -19- 乙酰氧巨大戟萜醇

6′-*O*-acetyl-7β-*O*-ethyl morroniside 6′-*O*- 乙酰基 -7β-*O*- 乙基莫罗忍冬苷

7α-*O*-acetyl-8, 17β-epoxyscoparic acid A 7α-*O*- 乙酰基 -8, 17β- 环氧野甘草属酸 A

7-*O*-acetyl-8-epiloganic acid 7-*O*- 乙酰基 -8- 表马钱子酸 (7-*O*- 乙酰基 -8- 表马钱子苷酸)

11-*O*-acetyl-8-epitorilolone-8-*O*-β-D-glucopyranoside 11-*O*- 乙酰基 -8- 表窃衣醇酮 -8-*O*-*β*-D- 吡喃葡萄糖苷

14-*O*-acetyl-8-ethoxysachaconitine 14-*O*- 乙酰 -8- 乙氧基萨柯乌头碱

6-acetyl-8-hydroxy-5, 7-dimethoxy-2, 2-dimethyl-2*H*-1-benzopyran 6- 乙酰基 -8- 羟基 -5, 7- 二甲氧基 -2, 2- 二甲基 -2*H*-1- 苯并吡喃

12-*O*-acetyl-8-*O*-benzoyl ingenol-3-tiglate 12-*O*- 乙酰基 -8-*O*- 苯甲酰巨大戟醇 -3- 巴豆酸酯

12-*O*-acetyl-8-*O*-tigloyl ingenol 12-*O*- 乙酰基 -8-*O*- 惕各酰巨大戟醇

11-*O*-acetyl-8-torilolone-8-*O*-β-D-glucopyranoside 11-*O*- 乙酰基 -8- 窃衣醇酮 -8-*O*-β-D- 吡喃葡萄糖苷

2-acetyl-8β-(4, 5-dihydroxytigloyloxy)preeupatundin 2- 乙酰基 -8β-(4, 5- 二羟基惕各酰氧基) 前圆叶泽兰内酯

13-acetyl-9-deacetyl-9-benzoyl-10-debenzoyl-taxchinin A 13- 乙酰 -9- 去乙酰 -9- 苯甲酰 -10- 去苯甲酰紫杉云亭 A

acetylated cyanidin-3, 5-diglucoside 乙酰化矢车菊素 -3, 5- 二葡萄糖苷

acetylated pelargonidin-3, 5-diglucoside 乙酰化花葵素 -3, 5- 二葡萄糖苷

5α-acetyl-5α-decinnamoyl taxagifine 5α- 乙酰基 -5α- 去桂皮酰欧紫杉吉吩

13-acetyl-13-decinnamoyl-taxchinin B　13- 乙酰 -13- 去桂皮酰紫杉云亭 B
N-acetyl-D-galactosamine　*N*- 乙酰基 -D- 半乳糖胺
N-acetyl-D-glucosamine　*N*- 乙酰基 -D- 葡萄糖胺
3-acetyl-3-epimesembryanthemoidigenic acid　3- 乙酰基 -3- 表松叶菊萜酸
1-acetyl-1-ethyl-2-methyl-2-propionyl diazane　1- 乙酰基 -1- 乙基 -2- 甲基 -2- 丙酰基乙氮烷
N-acetyl-L-aspartic acid　*N*- 乙酰基 -L- 天冬氨酸
N-acetyl-L-tryptophan　*N*- 乙酰 -L- 色氨酸
1-acetyl-1-methyl diazane　1- 乙酰基 -1- 甲基乙氮烷
N-acetyl-*N*-(2-naphthyl)benzamide　*N*- 乙酰基 -*N*-(2- 萘基) 苯甲酰胺
N-acetyl-*N*-(3-chloropropanoyl)benzamide　*N*- 乙酰基 -*N*-(3- 氯丙酰基) 苯甲酰胺
O-acetyl-*N*-(*N*-benzoyl-L-phenyl alanyl)phenyl alantol　*O*- 乙酰基 -*N*-(*N*- 苯甲酰 -L- 苯丙氨酰基) 苯基阿兰醇
22-*O*-acetyl-N_b-demethyl echitamine　22-*O*- 乙酰基 -N_b- 去甲鸡骨常山碱
O-acetyl-*N*-benzoyl cyclobuxoline　*O*- 乙酰基 -*N*- 苯甲酰环黄杨灵
N-acetyl-*N*-depropionyl aspidoalbine　*N*- 乙酰基 -*N*- 去丙酰白坚木宾
N-acetyl-*N*-depropionyl limaspermine　*N*- 乙酰基 -*N*- 去丙酰离佩明
4-(*N'*-acetyl-*N'*-ethyl hydrazino)benzoic acid　4-(*N'*- 乙酰基 -*N'*- 乙基肼基) 苯甲酸
N-acetyl-*N*-hydroxy-2-carbamic acid methyl ester　*N*- 乙酰基 -*N*- 羟基 -2- 氨基甲酸甲酯
3-(*N*-acetyl-*N*-methyl amino)-20-amino-pregnane　3-(*N*- 乙酰基 -*N*- 甲氨基)-20- 氨基孕甾烷
O-acetyl-*N*-methyl cassythine　*O*- 乙酰基 -*N*- 甲基无根藤碱
O-acetyl-*N*-methyl hydroxyamine　*O*- 乙酰基 -*N*- 甲基羟胺
3'''-acetyl-*O*-betonyoside D　3'''- 乙酰基 -*O*- 药水苏醇苷 D
24-*O*-acetyl-*O*-cinnamoyl vulgaroside　24-*O*- 乙酰基 -*O*- 桂皮酰榅桲萜
4'''-acetyl-*O*-isoverbascoside　4'''- 乙酰基 -*O*- 异毛蕊花糖苷
4'''-acetyl-*O*-verbascoside　4'''- 乙酰基 -*O*- 毛蕊花糖苷
6''-acetyl-*O*-verbascoside　6''- 乙酰基 -*O*- 毛蕊花糖苷
12-acetyloxyhuratoxin (subtoxin A)　12- 乙酰氧基赫雷毒素 (苏巴毒素 A)
14-acetylumbrosins A, B　14- 乙酰基耐阴香茶菜素 (14- 乙酰阴生香茶菜素) A、B
3-acetylursolic acid　3- 乙酰基熊果酸
3-*O*-acetylursolic acid　3-*O*- 乙酰熊果酸
3β-*O*-acetylursolic acid　3β-*O*- 乙酰熊果酸
acetylursolic acid　乙酰熊果酸
N-acetyl-α-aspartyl glutamic acid　*N*- 乙酰基 -α- 天冬酰胺基谷氨酸
3-acetyl-α-boswellic acid　3- 乙酰基 -α- 乳香酸
O-acetyl-α-boswellic acid　*O*- 乙酰基 -α- 乳香酸 (*O*- 乙酰基 -α- 乳香脂酸)
3-*O*-[2'''-*O*-acetyl-α-L-arabinopyranosyl-(1 → 6)-β-D-galactopyranosyl]kaempferol　3-*O*-[2'''-*O*- 乙酰基 -α-L- 吡喃阿拉伯糖基 -(1 → 6)-β-D- 吡喃半乳糖基] 山柰酚
5-acetyl-α-terthiophene　5- 乙酰基 -α- 三噻吩
3-acetyl-β-amyrin　3- 乙酰基 -β- 香树脂醇
3-acetyl-β-boswellic acid　3 - 乙酰基 -β- 乳香酸
O-acetyl-β-boswellic acid　*O*- 乙酰基 -β- 乳香酸 (*O*- 乙酰基 -β- 乳香脂酸)
1-acetyl-β-carboline　1- 乙酰基 -β- 咔啉
(*Z*)-6-*O*-(6''-acetyl-β-D-glucopyranosyl)-6, 7, 3', 4'-tetrahydroxyaurone　(*Z*)-6-*O*-(6''- 乙酰基 -β-D- 吡喃葡萄糖基)-6, 7, 3', 4'- 四羟基橙酮
(*Z*)-6-*O*-(6-*O*-acetyl-β-D-glucopyranosyl)-6, 7, 3', 4'-tetrahydroxyaurone　(*Z*)-6-*O*-(6-*O*- 乙酰基 -β-D- 吡喃葡萄糖基)-6, 7, 3', 4'- 四羟基橙酮
6-*O*-(6''-acetyl-β-D-glucopyranosyl)-6, 7, 3', 4'-tetrahydroxyaurone　6-*O*-(6''- 乙酰基 -β-D- 吡喃葡萄糖基)-6, 7, 3', 4'- 四羟基橙酮
6-*O*-(6''-acetyl-β-D-glucopyranosyl)-7, 3', 4'-trihydroxyaurone　6-*O*-(6''- 乙酰基 -β-D- 吡喃葡萄糖基)-7, 3', 4'- 三羟基橙酮
3-*O*-(2-*O*-acetyl-β-D-glucopyranosyl)oleanolic acid　3-*O*-(2-*O*- 乙酰基 -β-D- 吡喃葡萄糖基) 齐墩果酸
3-*O*-(6-*O*-acetyl-β-D-glucopyranosyl)oleanolic acid　3-*O*-(6-*O*- 乙酰基 -β-D- 吡喃葡萄糖基) 齐墩果酸
3-*O*-(2-*O*-acetyl-β-D-glucopyranosyl)oleanolic acid-28-*O*-(β-D-glucopyranosyl)ester　3-*O*-(2-*O*- 乙酰基 -β-D- 吡喃葡萄糖基) 齐墩果酸 -28-*O*-(β-D- 吡喃葡萄糖基) 酯
3-*O*-(6-*O*-acetyl-β-D-glucopyranosyl)oleanolic acid-28-*O*-(β-D-glucopyranosyl)ester　3-*O*-(6-*O*- 乙酰基 -β-D- 吡喃葡萄糖基) 齐墩果酸 -28-*O*-(β-D- 吡喃葡萄糖基) 酯

3-*O*-(2-*O*-acetyl-β-D-glucopyranosyl)oleanolic acid-28-*O*-β-D-glucopyranoside 3-*O*-(2-*O*- 乙酰基 -β-D- 吡喃葡萄糖基) 齐墩果酸 -28-*O*-β-D- 吡喃葡萄糖苷

3-*O*-(6-*O*-acetyl-β-D-glucopyranosyl)oleanolic acid-28-*O*-β-D-glucopyranoside 3-*O*-(6-*O*- 乙酰基 -β-D- 吡喃葡萄糖基) 齐墩果酸 -28-*O*-β-D- 吡喃葡萄糖苷

11-*O*-(6′-*O*-acetyl-β-D-glucopyranosyl)stearic acid 11-*O*-(6′-*O*- 乙酰基 -β-D- 吡喃葡萄糖基) 硬脂酸

(*Z*)-6-*O*-acetyl-β-D-glucopyranosyl-6, 7, 3′, 4″-tetrahydroxyaurone (*Z*)-6-*O*- 乙酰基 -β-D- 吡喃葡萄糖基 -6, 7, 3′, 4″- 四羟基橙酮

2-*O*-acetyl-β-D-oleandronic-Δ-lactone 2-*O*- 乙酰基 -β-D- 欧夹竹桃酸 -Δ- 内酯

acevaltrate (acevaltratum) 乙酰缬草三酯 (缬草醚酯)

acevaltratum (acevaltrate) 缬草醚酯 (乙酰缬草三酯)

achacin 玛瑙螺肽

achatin Ⅰ 玛瑙螺四肽 Ⅰ

achatina cardioexcitatory peptide-1 玛瑙螺心力激发肽 -1

achiceine 蓍因碱

achilleanone 蓍酮

achilleic acid (equisetic acid, *cis*-aconitic acid, citridic acid, aconitic acid) 蓍草酸 (乌头酸、问荆酸、丙烯三羧酸、顺式 - 乌头酸)

achillein (achilleine) 洋蓍草素 (蓍草碱)

achilleol A 蓍醇 A

achilletin 蓍草素

achillicin 蓍草辛 (蓍草薁内酯)

achillifolin 环氧千叶蓍内酯

achillin 蓍素 (蓍草灵、蓍草苦素)

achillinoside 高山芪黄苷

achimilic acid 蓍酸

achyranthan 牛膝多糖

achyranthes saponins A ～ D 倒扣草皂苷 A ～ D

achyranthesterone A 牛膝甾酮 A

achyranthine 倒扣草碱

achyranthoside C butyl dimethyl ester 牛膝皂苷 C 丁基二甲酯

achyranthoside C dimethyl ester 牛膝皂苷 C 二甲酯

achyranthoside E butyl dimethyl ester 牛膝皂苷 E 丁基二甲酯

achyranthoside E dimethyl ester 牛膝皂苷 E 二甲酯

achyranthosides A ～ E, Ⅰ～Ⅳ 牛膝皂苷 A ～ E、Ⅰ～Ⅳ

achyrofuran 斜壳呋喃

aciculatin 竹节草素

acid fuchsine (acid magenta, acid rubine, acid roseine) 酸性品红

acid magenta (acid fuchsine, acid rubine, acid roseine) 酸性品红

acid phosphatase 酸性磷酸酶

acid red 酸性红

acid roseine (acid fuchsine, acid rubine, acid magenta) 酸性品红

acid rubine (acid fuchsine, acid magenta, acid roseine) 酸性品红

acidic heteroglycans AC, BC 酸性杂多聚糖 AC、BC

acidic polysaccharide 酸性多糖

acidic ricin 酸性蓖麻毒蛋白

acidol (trimethyl glycine hydrochloride, acinorm, betaine hydrochloride) 盐酸甜菜碱 (三甲基甘氨酸盐酸盐)

acidumonate 西南五月茶酯

acinorm (acidol, trimethyl glycine hydrochloride, betaine hydrochloride) 盐酸甜菜碱 (三甲基甘氨酸盐酸盐)

acinosolic acid 商陆酸

acinospesigenin 商陆素

acinospesigenins A ～ C 商陆素 A ～ C

aciphyllal 尖叶草醛

aciphyllic acid 针叶春黄菊酸

acnistins A ～ E 阿克尼茄素 A ～ E

acobretine 短距乌头碱

acocantherin (ouabain, G-strophanthin, gratibain, astrobain) 苦羊角拗苷 (哇巴因、G- 毒毛旋花子次苷、苦毒毛旋花子苷)

acocanthin 假虎刺苷

acofamines A, B 多根乌头明 A、B

acoforesticine 丽江乌头辛碱

acoforestine 丽江乌头亭 (丽江乌头亭碱)

acoforestinine 丽江乌头宁 (丽江乌头宁碱)

acoforine 丽江乌头任碱

acofriose 鼠李糖 -3- 甲醚

acolamone 菖蒲酮 (菖蒲新酮、白菖新酮)

acomonine (delsoline) 山地乌头宁 (翠雀固灵、飞燕草林碱)

aconicarchamines A, B 附子萜碱 A、B

aconicarmisulfonine A 乌头硫萜碱 A

aconicatisulfonines A, B 附子硫萜碱 A、B

aconifine (10-hydroxyaconitine) 乌头芬碱 (10- 羟基乌头碱)
aconine 乌头原碱
aconiside 大翅蓟苷
aconitamide 乌头酰胺
aconitans A ～ D 乌头多糖 A ～ D
trans-aconitate-1-ethyl ester 反式 - 乌头酸 -1- 乙酯
trans-aconitate-5-ethyl ester 反式 - 乌头酸 -5- 乙酯
trans-aconitate-6-ethyl ester 反式 - 乌头酸 -6- 乙酯
cis-aconitic acid 顺式 - 乌头酸
trans-aconitic acid 反式 - 乌头酸
cis-aconitic acid (aconitic acid, equisetic acid, citridic acid, achilleic acid) 顺式 - 乌头酸 (问荆酸、丙烯三羧酸、乌头酸、蓍草酸)
aconitic acid (equisetic acid, *cis*-aconitic acid, citridic acid, achilleic acid) 乌头酸 (问荆酸、丙烯三羧酸、顺式 - 乌头酸、蓍草酸)
cis-aconitic anhydride ethyl ester 顺式 - 乌头酸酐乙酯
aconitine 乌头碱
aconosine 乌头诺辛 (阿克诺辛、鼻萼乌头辛碱)
acophine 多根乌头芬碱
(–)-acor-4-en-3-one (–)- 菖蒲 -4- 烯 -3- 酮
acora-3(4), 7(8)-diene 3(4), 7(8)- 菖蒲二烯
acora-3(4), 8(15)-diene 3(4), 8(15)- 菖蒲二烯
acoradiene 菖蒲二烯
α-acoradiene α- 菖蒲二烯
β-acoradiene β- 菖蒲二烯
γ-acoradiene γ- 菖蒲二烯
Δ-acoradiene Δ- 菖蒲二烯
acoradin 菖蒲定 (菖蒲二聚素)
acorafuran 菖蒲呋喃
acoragermacrone 菖蒲大牻牛儿酮 (水菖蒲吉玛酮)
acoraminols A ～ D 石菖蒲阿米醇 A ～ D
ent-acoraminols A ～ D 对映 - 石菖蒲阿米醇 A ～ D
acoramone 菖蒲螺新酮
acorenol 菖蒲烯醇 (菖蒲螺烯醇)
α-acorenol α- 菖蒲烯醇
β-acorenol β- 菖蒲烯醇
1, 4-*cis*-1, 7-*trans*-acorenone 1, 4- 顺式 -1, 7- 反式 - 菖蒲螺烯酮
acorenone 菖蒲螺烯酮 (菖蒲螺环烯酮)
acoridine 黄花乌头定
acorin 菖蒲苷
acorine 黄花乌头灵
acorone 菖蒲螺酮
acoronene 菖蒲螺酮烯
acortatarins A, B 石菖蒲螺环碱 A、B
(–)-acortatarone A (–)- 石菖蒲醚酮 A
(+)-acortatarone A (+)- 石菖蒲醚酮 A
acorusins A ～ E 石菖蒲杂素 A ～ E
acorusnol 菖蒲醇
acosepticine 北方乌头替辛
acoseptridine 北方乌头春定
acoseptridinine 北方乌头定宁
acoseptrine 北方乌头灵
acovenosigenin A-3-*O*-α-L-rhamnopyranoside 毒尖药木苷元 A-3-*O*-α-L- 吡喃鼠李糖苷
acovenosigenin A-3-*O*-β-D-digitoxoside 毒尖药木苷元 A-3-*O*-β-D- 洋地黄毒糖苷
acremonin A 枝顶孢霉素 A
acremonin A-glucoside 顶枝孢霉素 A- 葡萄糖苷
acremoxanthone D 顶枝孢呫酮 D
acridarsine 砷杂蒽
acridine {dibenzo[*b, e*]pyridine} 吖啶 { 二苯并 [*b, e*] 吡啶 }
acridophosphine 磷吖啶
acrifoline 尖叶石松碱
acrifolinol 尖叶石松醇碱
acrignine A 吖啶木脂宁碱 A
acrimarine F 吖啶香豆素碱 F
acrofoliones A, B 三小叶山油柑酮 A、B
acromelic acids A ～ C 黑顶杯伞酸 A ～ C
acronidine 山油柑定
acronine (acronycine) 阿克罗宁 (降真香碱、山油柑碱)
acronycidine 山油柑西定
acronycine (acronine) 山油柑碱 (降真香碱、阿克罗宁)
acronyculatins A ～ G 山油柑亭 A ～ G
acronylin 降真香素
acronyllidine 山油柑立定
acrophylline 山油柑灵
acroptilin (chlorohyssopifolin C) 顶羽菊内酯

acroptin 顶羽菊萜
acrorepiolide 顶羽菊萜内酯
acrovestenol 毛叶山油柑烯醇
acrovestone 毛叶山油柑酮 (降真香双素、包山油柑酚)
acrylamide (acrylic amide, propenamide) 丙烯酰胺
acrylic acid (propenoic acid) 丙烯酸
acrylic amide (acrylamide, propenamide) 丙烯酰胺
acryloyl (acryl) 丙烯酰基
acryloyl choline 丙烯酰胆碱
acsinatidine 阿克替定
acsinatine 紫花高乌头纳亭 (阿克亭)
acsine 紫花高乌头碱 (阿克素)
acsinidine 阿克定
actein 类叶升麻素
acteinol 类叶升麻素醇
acteol 类叶升麻醇
acteoside (verbascoside, kusaginin) 毛蕊花糖苷 (毛蕊花苷、洋丁香酚苷、类叶升麻苷)
acteoside isomer 毛蕊花糖苷异构体
actephilol A 喜光花酚 A
2-acteyl lycorine (aulamine) 2- 乙酰基石蒜碱 (奥拉明)
actifolin 长叶黄肉楠素
actin 肌动蛋白
actinidia chinensis polysaccharide 猕猴桃多糖复合物
actinidialactone 猕猴桃内酯
actinidine 猕猴桃碱
actinidins A, B 猕猴桃脑苷脂 A、B
actinidioionoside 猕猴桃紫罗苷 (葛枣猕猴桃苷)
actinidiol 猕猴桃醇
actinidiolide 猕猴桃醇酸内酯 (猕猴桃素)
actinidione 猕猴桃藤山柳二酮
10-actinidol 10- 猕猴桃醇
α-actinin α- 放线素
actinocongestin 海葵素
actinodaphnine 黄肉楠碱 (樟碱)
(–)-actinodaphnine (–)- 黄肉楠碱
actinoerythrin 海葵赤素
actinolides A, B 黄肉楠内酯 A、B
actinophyllic acid 辐射叶鸡骨常山酸
actinosides C ～ F 猕猴桃苷 C ～ F
actinostemmosides A ～ H 合子草苷 A ～ H
activation hormone 致活激素
actomyosin 肌动球蛋白
AC-trimer 槟榔三聚体
acuamicine 阿库阿米辛
acuamine 阿库阿明
(–)-aculeatin (–)- 刺飞龙掌血素
aculeatin hydrate 刺飞龙掌血素水合物
aculeatins A ～ C 刺飞龙掌血素 (皮刺豆蔻素) A ～ C
aculeatisides A, B 喀西茄苷 A、B
aculeoside A 假叶树苷 A
acuminatasides A ～ D 淡红忍冬苷 A ～ D
(+)-acuminatin (+)- 粗毛淫羊藿素
acuminatin 粗毛淫羊藿素
(–)-acuminatoside (–)- 粗毛淫羊藿苷
acuminatoside 粗毛淫羊藿苷
acuminolide 长尖紫玉盘内酯
acutifolidine 尖叶唐松草定碱
acutifoline 锐叶花椒碱
acutifoliside 尖叶丝石竹苷
acutilol A acetate 尖裂网地藻醇 A 乙酸酯
acutilols A, B 尖裂网地藻醇 A、B
acutine 尖叶芸香亭
acutiphycin 尖头颤藻素
acutissimalignan B 麻栎木脂素 B
acutissimin A 麻栎素 A
acutosides A ～ I 广东丝瓜苷 (粤丝瓜苷) A ～ I
acutudaurine 风龙北豆根灵
acutumidine 青藤定
N-acutumidine *N*- 去甲尖防己碱
acutumidine 风龙米定碱
acutumine 尖防己碱 (风龙明碱)
acutuminine 去羟尖防己碱 (风龙米宁)
acutumoside 风龙苷
acyl iridoid 脂酰基环烯醚萜苷
N-acyl phosphatidyl ethanolamine *N*- 脂酰基磷脂酰乙醇胺
1-*O*-acyl-3-*O*-(β-D-galactopyranosyl)-*sn*-glycerol 1-*O*- 酰基 -3-*O*-(β-D- 吡喃半乳糖基)-*sn*- 甘油
acylanid (acetyl digitoxin-α, α-digitoxin monoacetate, α-acetyl digitoxin) 乙酰洋地黄毒苷 -α

acylated betacyanin 酰化甜菜色苷
acylated sterol glucoside 酰化甾醇葡萄糖苷
adamantane 金刚烷
3-(1-adamantyl)penta-2, 4-dione 3-(1- 金刚烷基)-2, 4- 戊二酮
adaptinol 土木香素
ademetionine 腺苷蛋氨酸
adenanthins A ～ F 腺花素 (腺花香茶菜素) A ～ F
adenine (pedatisectine B, 6-aminopurine) 腺嘌呤 (掌叶半夏碱 B、6- 氨基嘌呤)
adenine nucleoside (adenosine, embran, lacarnol) 腺嘌呤核苷 (腺苷)
D-adenocarpine D- 腺荚豆碱
DL-adenocarpine (orensine) DL- 腺荚豆碱
adenoculolide 和尚菜内酯
adenoculone 和尚菜酮
adenolins A, B 腺叶香茶菜甲素、乙素
adenophorine 沙参碱
adenophorine-1-*O*-β-D-glucopyranoside 沙参碱 -1-*O*-β-D- 吡喃葡萄糖苷
β-adenosine β- 腺苷
adenosine (adenine nucleoside, embran, lacarnol) 腺苷 (腺嘌呤核苷)
adenosine 2′, 3′, 5′-triacetate 腺苷 2′, 3′, 5′- 三乙酸酯
adenosine cyclophosphate 环磷腺苷
adenosine dialdehyde (ADA) 腺苷二醛
adenosine diphosphate (ADP) 二磷酸腺苷
5′-adenosine monophosphate 5′- 磷酸腺苷
adenosine monophosphate (adenylic acid, AMP) 腺苷一磷酸 (腺苷酸)
adenosine triphosphatase 三磷酸腺苷酶
adenosine triphosphate (ATP) 三磷酸腺苷
adenosine-5′-(trihydrogen 2-thiodiphosphate) 腺苷 -5′-(2- 硫代二磷酸三氢酯)
adenosine-5′-monophosphate 腺苷 -5′- 单磷酸
5′-adenosinetriphosphorate (ATP) 腺苷 5′- 三磷酸 (5′- 三磷酸腺苷)
adenostemmoic acids A ～ G 下田菊酸 A ～ G
adenostemmosides A ～ G 下田菊苷 A ～ G
adenostins A, B 蟹甲草素 A、B
adenostylide 蟹甲草内酯
S-adenosyl-L-methionine S- 腺苷 -L- 蛋氨酸
3′-adenylic acid 3′- 腺苷酸
5′-adenylic acid 5′- 腺苷酸
adenylic acid (adenosine monophosphate, AMP) 腺苷酸 (腺苷一磷酸)
adhatodine 鸭嘴花定碱
adhavasinone 大驳骨酮碱 (鸭嘴花西酮碱)
adhumulone 伴葎草酮
adian-5-en-3α-ol 铁线蕨 -5- 烯 -3α- 醇
adian-5-en-ozonide 5- 铁线蕨烯 - 臭氧化物
adianene 铁线蕨烯
adianenone 亚迪酮
adianthifoliosides A, B 钱线蕨叶合欢苷 A、B
adiantifoline 铁线蕨叶唐松草碱 (铁线蕨叶碱)
adiantone 铁线蕨酮
adifoline 水团花叶素
adinaic acid 水团花酸
adinoside A 水团花苷 A
adipedatol 掌叶铁线蕨醇
adipic acid (1, 6-hexanedioic acid) 肥酸 (1, 6- 己二酸)
adipteronine A 二翅宁碱 A
adjurrtine α- 藤荷苞牡丹明
adlumidine 山缘草定碱 (藤荷包牡丹定碱、紫罂粟次碱)
(–)-adlumidine (capnoidine) (–)- 山缘草定碱 (咖诺定)
adlumine 紫罂粟碱 (α- 藤荷包牡丹明、山缘草碱)
adlupulone 伴蛇麻酮
adonifoline 阿多尼弗林碱
adonilide 侧金盏花内酯
(3*S*)-adonirubin (3*S*)- 侧金盏花红素
adonitol 侧金盏花醇 (福寿草醇)
adonitoxigenin 福寿草毒苷元
adonitoxin 福寿草毒苷 (侧金盏花毒苷)
adonivernite 茳草素木糖苷 (春侧金盏花苷)
adonixanthin 侧金盏花黄质
adonose (ribulose, araboketose, arabinulose) 核酮糖
adouetines X ～ Z 蛇婆子碱 X ～ Z
adoxosidic acid 五福花苷酸
adoxosidic acid-10-*p*-hydroxyphenyl acetate 五福花苷酸 -10- 对羟基苯乙酸酯
adrenalex (cortisone, cortone) 皮质酮 (可的松)
L-adrenaline L- 肾上腺素

adrenaline (epinephrine)　肾上腺素

adrenocorticotropin (Hcc)　促肾上腺皮质激素

aduncin　钩状石斛素

adustin　黑刺菌素

adynerigenin　欧夹竹桃苷元乙

adynerigenin-odorotrioside　欧夹竹桃苷元乙奥多诺三糖苷

Δ^{16}-adynerigenin-odorotrioside　Δ^{16}- 欧夹竹桃苷元乙奥多诺三糖苷

Δ^{16}-adynerigenin-β-D-gentiobiosyl-β-D-sarmentoside　Δ^{16}- 欧夹竹桃苷元乙 -β-D- 龙胆二糖基 -β-D- 沙门苷

Δ^{16}-adynerigenin-β-D-neribioside　Δ^{16}- 欧夹竹桃苷元乙 -β-D- 夹竹桃二糖苷

Δ^{16}-adynerigenin-β-D-neritrioside　Δ^{16}- 欧夹竹桃苷元乙 -β-D- 夹竹桃三糖苷

Δ^{16}-adynerigenin-β-D-odorobioside　Δ^{16}- 欧夹竹桃苷元乙 -β-D- 奥多诺二糖苷

adynerigenin-β-neritrioside　欧夹竹桃苷元乙 -β- 夹竹桃三糖苷

adynerin (adynerigenin-3-*O*-β-D-diginoside)　欧夹竹桃苷乙 (欧夹竹桃苷元乙 -3-*O*-β-D- 脱氧毛地黄糖苷)

adynerin gentiobioside　欧夹竹桃苷乙龙胆二糖苷

adzukisaponins Ⅱ , Ⅴ　红豆皂苷 Ⅱ、Ⅴ

aegele base　肖木苹果属碱

aegelenine (halfordinol)　木桔碱 (哈佛地亚酚、哈氏芸香酚)

aegeline　木桔酰胺 (肖木苹果灵)

aegelinol　木桔醇

aegicerin　桐花树素

(7*S*, 8*R*)-aegineoside　(7*S*, 8*R*)- 野菰苷

aeginetic acid　野菰酸

aeginetic acid-5-*O*-β-D-quinovoside　野菰酸 -5-*O*-β-D- 鸡纳糖苷

aeginetolide　野菰内酯

aeginetoyl ajugol-5″-*O*-β-D-quinovoside　野菰内酯基筋骨草醇 -5″-*O*-β-D- 鸡纳糖苷

aeglemarmelosine　木桔辛碱

aequinoctin　赤道李素

aerugidiol　莪术二醇

aeruginosamide　铜锈微囊藻酰胺

aeruginosins 98A, 98B, 102A, 102B, 103A, 205A, 205B, 298A　铜锈微囊藻素 98A、98B、102A、102B、103A、205A、205B、298A

aescigenin (escigenin)　七叶树皂苷元 (七叶树苷元)

aescin (escin)　七叶皂苷 (七叶素)

aescinic acid　七叶酸

aescuflavoside A　七叶树黄酮苷 A

aesculetin (esculetin, 6, 7-dihydroxycoumarin)　秦皮乙素 (七叶树内酯、七叶亭 、七叶内酯、马栗树皮素、6, 7- 二羟基香豆素)

aesculetin dimethyl ether (scoparone, 6, 7-dimethoxycoumarin)　七叶树内酯二甲醚 (七叶亭二甲醚、二甲基七叶苷元、滨蒿内酯、6, 7- 二甲氧基香豆素、蒿属香豆精、马栗树皮素二甲醚)

aesculetin-6-*O*-β-D-apiofuranosyl-(1 → 6)-*O*-β-D-glucopyranoside　七叶树内酯 -6-*O*-β-D- 呋喃芹糖基 -(1 → 6)-*O*-β-D- 吡喃葡萄糖苷

aesculin (esculin)　七叶苷 (马栗树皮苷、秦皮甲素、七叶灵)

aesculinic acid　七叶灵酸

aesculiosides A ～ H　七叶苷 A ～ H

aesculiside A　中华七叶树皂苷 A

aesculusosides A ～ F　七叶树皂苷 A ～ F

aethiopinone　非洲鼠尾草酮

aferoside A　阿弗苷 A

29-affeoyloxyfriedelin　29- 咖啡酰氧基无羁萜 (29- 咖啡酰氧基木栓酮)

affinine (spilanthol)　千日菊醇 (金纽扣醇)

affinisine　近山马茶碱

affinosides A ～ R　鳝藤苷 A ～ R

aflatoxins B_1, B_2, G_1, G_2　黄曲霉毒素 B_1、B_2、G_1、G_2

β-aflatrem　β- 黄曲霉碱

aflavarin　黄曲霉阿素

aflavazole　黄曲霉唑

aframodial　非砂仁二醛

afromontoside　非洲山地龙血树苷

afrormosin (afrormosine, 7-hydroxy-4′, 6-dimethoxyisoflavone)　非洲红豆素 (阿夫罗摩辛、阿佛洛莫生、7- 羟基 -4′, 6- 二甲氧基异黄酮)

afrormosin diglucosides　非洲红豆素二葡萄糖苷

afrormosin-7-*O*-β-D-glucopyranoside　非洲红豆素 -7-*O*-β-D- 吡喃葡萄糖苷

afrormosin-7-*O*-β-D-glucopyranoside-6″-*O*-malonate　非洲红豆素 -7-*O*-β-D- 吡喃葡萄糖苷 -6″-*O*- 丙二酸酯

afrormosin-7-*O*-β-D-glucoside-6″-*O*-malonate　非洲红豆素 -7-*O*-β-D- 葡萄糖苷 -6″-*O*- 丙二酸酯

afrosides A, B 阿佛罗苷 A、B
(–)-afzelechin (–)- 阿夫儿茶素
(+)-(2*R*, 3*S*)-afzelechin (+)-(2*R*, 3*S*)- 阿夫儿茶素
(+)-afzelechin (+)- 阿夫儿茶素 [(+)- 阿福豆素、(+)- 缅茄儿茶素]
afzelechin 阿夫儿茶素 (缅茄儿茶素、阿夫儿茶精、阿福豆素)
afzelechin-(4α → 8)-afzelechin 4α → 8- 双阿夫儿茶素
(+)-afzelechin-(4α → 8)-(+)-afzelechin (+)- 阿夫儿茶素 -(4α → 8)-(+)- 缅茄儿茶素
(–)-(2*R*, 3*S*)-afzelechin-(4α-8)-(2*R*, 3*R*)-epiafzelechin (–)-(2*R*, 3*S*)- 阿夫儿茶素 -(4α-8)-(2*R*, 3*R*)- 表阿夫儿茶素
(–)-(2*R*, 3*S*)-afzelechin-(4α-8)-(2*R*, 3*S*)-afzelechin (–)-(2*R*, 3*S*)- 阿夫儿茶素 -(4α-8)-(2*R*, 3*S*)- 阿夫儿茶素
afzelechin-3-*O*-L-α-rhamnopyranoside 阿夫儿茶素 -3-*O*-L-α- 吡喃鼠李糖苷
(+)-afzelechin-3-*O*-β-allopyranoside (+)- 阿夫儿茶素 -3-*O*-β- 吡喃阿洛糖苷
(+)-afzelechin-5-*O*-β-D-glucopyranoside (+)- 阿夫儿茶素 -5-*O*-β-D- 吡喃葡萄糖苷
(+)-afzelechin-6-C-β-glucopyranoside (+)- 阿夫儿茶素 -6-*C*-β- 吡喃葡萄糖苷
(–)-afzelechin-7-*O*-β-D-glucopyranoside (–)- 阿夫儿茶素 -7-*O*-β-D- 吡喃葡萄糖苷
afzelin (kaempferol-3-L-rhamnoside, kaempferin) 阿福豆苷 (山柰酚 -3- 鼠李糖苷、缅茄苷)
afzelin-2″-*O*-gallate 阿福豆苷 -2″-*O*- 没食子酸酯
afzelin-3″-*O*-gallate 阿福豆苷 -3″-*O*- 没食子酸酯
agallochaexcoerins A ～ F 海漆灵素 A ～ F
agallochins A ～ O 海漆素 A ～ O
agamanone 龙舌兰黄烷酮
agamenosides A ～ J 龙舌兰诺苷 A ～ J
agapanthussaponins A ～ D 百子莲皂苷 A ～ D
agardhipeptin A 阿氏颤藻肽 A
agaric acid (agaricic acid) 松蕈酸 (落叶松蕈酸)
agaricic acid (agaric acid) 落叶松蕈酸 (松蕈酸)
agarin (agarine, pantherine) 毒蕈醇 (伞菌碱、蝇蕈素)
agaritine 蘑菇氨酸
agarobiose dimethyl acetal 琼脂二糖二甲基缩醛
α-agarofuran α- 沉香呋喃
β-agarofuran β- 沉香呋喃
agarol 沉香醇
agarol Ⅱ 沉香醇Ⅱ (沉香新醇)
agaropectin 琼脂胶
agarose 琼脂糖
agarose-6-sulfate 琼脂糖 -6- 硫酸酯
agarospirane 沉香螺旋烷
agarospirol 沉香螺旋醇 (沉香螺醇)
agarotetrol 沉香四醇
agarythrine 红落叶松蕈碱
agastachin 藿香素 (藿香精)
agastachoside 藿香苷
agastanol 藿香诺酚
agastaquinone 藿香醌
agastenol 藿香烯醇 (藿香烯酚)
agastinol 藿香醇
agastol 藿香酚
agasyllin 阿加芹素
agathic acid 玛瑙酸 (贝壳杉萘甲酸)
agathic acid-19-monomethyl ester 贝壳杉萘甲酸 -19- 单甲酯
agathisflavone 贝壳杉双黄酮 (贝壳杉双芹素)
agathodienediol 贝壳杉二醇
agatholic acid 贝壳杉醇酸
agavogenin 龙舌兰皂苷元
agavose 龙舌兰糖
agavosides A ～ H 龙舌兰苷 A ～ H
ageconyflavones A ～ C 胜红蓟黄酮 A ～ C
agecorynin C (5, 6, 7, 8, 2′, 4′, 5′-heptamethoxyflavone) 伞房花序藿香蓟素 C (5, 6, 7, 8, 2′, 4′, 5′- 七甲氧基黄酮)
agehoustins A ～ G 熊耳草素 A ～ G
ageratochromene (precocene Ⅱ, 6, 7-dimethoxy-2, 2-dimethyl chromene) 胜红蓟色烯 (早熟素Ⅱ、6, 7- 二甲氧基 -2, 2- 二甲基色烯)
ageratone 藿香酮
agidol 阿基德醇
agkistrodotoxin 蝮蛇神经毒素
aglacins A, B 米仔兰素 A、B
aglafolin 椭圆叶米仔兰醇
aglaidin 米仔兰啶
aglaiformosanin 台湾米仔兰素
aglaiol 米仔兰醇

aglaiondiol　米仔兰酮二醇

aglaione　米仔兰酮

aglaitriol　米仔兰三醇

aglaroxins A ～ E　罗克斯米仔兰素 (山椤素) A ～ E

aglaxiflorin D　疏花米仔兰素 D

agmatine　胍基丁胺 (鲱精胺)

agnuside　穗花牡荆苷 (淡紫花牡荆苷、阿格奴苷)

agnusoside　穗花牡荆梢苷

agonodepside A　阿戈那缩酚酸 A

agrandol　阿格兰酚

(*R*)-(–)-agrimols A, B　(*R*)-(–)- 龙牙草酚 A、B

agrimols A ～ G　仙鹤草酚 (龙牙草酚) A ～ G

agrimonic acids A, B　仙鹤草酸 A、B

agrimoniin　仙鹤草素 (龙牙草鞣素)

agrimonin　龙芽草素

agrimonolide　仙鹤草内酯

agrimonolide-6-*O*-glucoside　仙鹤草内酯 -6-*O*- 葡萄糖苷

agrimonolide-6-*O*-β-D-glucopyranoside　仙鹤草内酯 -6-*O*-β-D- 吡喃葡萄糖苷

agroastragalosides Ⅰ～Ⅴ　农杆菌黄芪苷Ⅰ～Ⅴ

agroclavine　曲麦角碱 (田麦角碱)

6, 7-secoagroclavine　6, 7- 开环田麦角碱

(6*S*)-agroclavine *N*-oxide　(6*S*)- 曲麦角碱 *N*- 氧化物

agrocybin　田头菇素

agropyrene　冰草烯

agroskerin　翦股颖克灵

agrostemma-sapontoxin　麦仙翁毒苷

aguerins A, B　阿古林 A、B

aiapin　阿牙品

ailanindole　臭椿吲哚

ailanquassins A, B　臭椿苦木素 A、B

ailantcanthinosides A, B　臭椿铁屎米碱苷 A、B

ailanthamide　椿叶花椒酰胺

ailanthic acid　苦樗酸

ailanthin　樗苦素

ailanthinone　臭椿苦酮 (臭椿酯酮)

ailanthiodine　椿叶花椒定碱 (樗叶花椒碱)

ailanthoidiol　椿叶花椒二醇

ailanthoidol　樗叶花椒醇

ailanthol　臭椿索醇

ailantholide　臭椿内酯 (凤眼草内酯)

ailanthone　臭椿酮 (苦樗酮)

ailanthterpenone　臭椿萜酮

ailanthterpenone [(20*R*)-24, 25-trihydroxydammar-3-one]　臭椿萜酮 [(20*R*)-24, 25- 三羟基达玛 -3- 酮]

ailanthusterols A, B　臭椿甾醇 A、B

ailantinols A ～ H　臭椿醇 A ～ H

ainsliaolide A　兔儿风内酯 A

ainsliasides A, B　兔儿风属苷 A、B

ainsliatriolides A ～ C, A_1, A_2, B_1, B_2　杏香兔耳风素 (杏香兔耳风三聚酯) A ～ C、A_1、A_2、B_1、B_2

ainslioside　兔儿风内酯苷

aiphanol　急怒棕榈酚

aizoonoside　费菜苷

ajabicine　洋翠雀辛

ajacine　洋翠雀碱 (阿加新)

ajacinine　飞燕草宁

ajacinoidine　飞燕草诺定

ajaconine　洋翠雀康宁 (阿加康宁)

ajacusine　洋翠雀枯生碱

ajadelphine　洋翠雀芬

ajadelphinine　洋翠雀芬宁

ajadine　洋翠雀定碱

ajadinine　洋翠雀定宁

ajanoside　灌木亚菊苷

(17*R*, 21*R*)-ajmalan-17, 21-diol　(17*R*, 21*R*)- 阿马林 -17, 21- 二醇

ajmalicidine　萝芙木西定碱

ajmalicine (Δ-yohimbine, raubasine)　阿吗碱 (四氢蛇根碱、阿马里新、Δ- 育亨宾)

ajmalicine hydroghloride　盐酸阿吗碱

ajmalicine oxindole A (7-isomitraphylline)　阿吗碱氧化吲哚 A (7- 异帽柱叶碱)

ajmalidine　阿吗定

ajmalimine　萝芙木明碱

ajmaline (rauwolfine, raugalline)　西萝芙木碱 (萝芙木碱、萝加灵碱、阿义马林、阿吗灵、萝芙碱)

ajmalinimine　萝芙木尼明碱

ajmalinine　萝芙木宁碱

ajoene　大蒜烯 (阿焦烯)

cis-ajoene　顺式 - 大蒜烯 (阿焦烯)
trans-ajoene　反式 - 大蒜烯
ajothiolane　阿藿硫戊烷
ajubractins A ～ E　九味一枝蒿素 A ～ E
ajudecumins A ～ D　金疮小草明素 A ～ D
ajuforrestins A, B　止痢蒿素 A、B
ajugaciliatins A ～ J　筋骨草素 A ～ J
ajugacumbins A ～ N　金疮小草素 A ～ N
ajugadecumbenins A, B　金疮小草宁素 A、B
ajugalactone　筋骨草内酯
ajugalides B ～ D　筋骨草新内酯 B ～ D
ajugamacrins A ～ E　大籽筋骨草素 A ～ E
ajugamarin chlorohydrins A, A_1, A_2　筋骨草马灵氯化物 A、A_1、A_2
ajugamarins A_1, A_2, B_1 ～ B_3, C_1, D_1, F_4, G_1, H_1　筋骨草马灵 (筋骨草玛灵) A_1、A_2、B_1 ～ B_3、C_1、D_1、F_4、G_1、H_1
ajuganane　筋骨草酚烷
ajuganipponins A, B　紫背金盘素 A、B
ajugapantin A　散瘀草素 (山苦草素) A
ajugapitin　地松筋骨草素
ajugapyrin A　锥塔筋骨草素 A
ajugarins Ⅰ, Ⅱ　筋骨草灵 (筋骨草酯素、筋骨草素二萜) Ⅰ、Ⅱ
ajugasalicigenin　柳叶筋骨草素
ajugasaliciosides A ～ F　柳叶筋骨草苷 A ～ F
ajugasides A, B　筋骨草新苷 A
ajugasterone C-20, 22-acetonide　筋骨草甾酮 C-20, 22- 缩丙酮
ajugasterones A ～ D　筋骨草甾酮 A ～ D
ajugatakasins A, B　筋骨草塔卡素 A、B
ajugols A, B　筋骨草醇 A、B
ajugose　筋骨草糖
ajugoside　筋骨草苷
akebiasaponin PE　木通皂苷 PE
akebonoic acid　木通萜酸
akebosides D, Stb, sth, stj, F, PE, Ⅹ, Ⅻ　木通糖苷 D、Stb、sth、stj、F、PE、Ⅹ、Ⅻ
akemisaponins A ～ K　三叶木通皂苷 A ～ K
akequintosides A ～ D　木通托苷 A ～ D
akichenol　山地阿魏烯醇
akiferidinin　山地阿魏定宁
akihalin　阿契哈内酯
akiradine　吉林乌头拉定
akiramidine　吉林乌头米定
akiramine　吉林乌头胺
akirane　吉林乌头烷
akiranine　吉林乌头瑞宁
akirine　吉林乌头灵
akitschenin　山地阿魏宁素 (秋田阿魏素)
aknadicine　桐叶千金藤地辛碱 (阿可那宁碱)
aknadilactam　台湾千金藤内酰胺
akolactones A, B　屏东木姜子内酯 A、B
akuammenine　阿枯门宁
akuammicine methochloride　甲氯化阿枯米辛
(19*Z*)-akuammidine　(19*Z*)- 阿枯米定碱
akuammidine (rhazine)　阿枯米定碱 (阿枯米定、热嗪碱、热嗪)
akuammidine *N*-oxide　阿枯米定碱 *N*- 氧化物
akuammigine　阿枯米京碱 (阿枯米精)
(4*R*)-akuammigine *N*-oxide　(4*R*)- 阿枯米京碱 *N*- 氧化物
(4*S*)-akuammigine *N*-oxide　(4*S*)- 阿枯米京碱 *N*- 氧化物
akuammiline　阿枯米灵碱 (阿枯米林)
akuammiline *N*(4)-oxide　阿枯米灵碱 *N*(4)- 氧化物
akuammine (vincamajoridine)　阿枯明 (长春利啶)
akundarol　牛角瓜甾醇
alamarckine　八角枫京
alanchinin　八角枫宁苷
alangamide　八角枫酰胺
alangicine　八角枫辛
alangifolioside　瓜木叶苷
alangilignosides C, D　八角枫木脂苷 C、D
alangimarckine　八角枫马京
alangimarine　印八角枫林碱
alanginine　八角枫宁
alangionosides A ～ L　八角枫香堇苷 (八角枫苷) A ～ L
alangiplatanoside　三裂瓜木苷
alangisesquin A　日本八角枫倍半萜素 A
alangitanifoliside A　瓜木苷 A
alangium base　八角枫属碱

alanine　丙氨酸

α-alanine　α- 丙氨酸

β-alanine　β- 丙氨酸

D-alanine　D- 丙氨酸

DL-alanine　DL- 丙氨酸

L-alanine　L- 丙氨酸

alanopine　阿拉诺品

alant starch (inulin, alantin, dahlin)　菊淀粉 (菊粉、菊糖)

alantin (alant starch, inulin, dahlin)　菊粉 (菊糖、菊淀粉)

alantol　土木香醇

alantolactone (helenine)　土木香内酯 (土木香脑)

alantolic acid　土木香酸

alantopicrin　土木香苦素

L-alanyl-L-isoleucine　L- 丙氨酰 -L- 异亮氨酸

L-alanyl-L-isoleucine anhydride　L- 丙氨酰 -L- 异亮氨酸酐

L-alanyl-L-leucine anhydride　L- 丙氨酰 -L- 亮氨酸酐

L-alanyl-L-valine　L- 丙氨酰 -L- 缬氨酸

alarone　翅荚决明蒽酮

alaschaniosides A ～ D　阿拉善马先蒿苷 (阿拉善尼木脂) A ～ D

alatamide　翅柄多子橘酰胺

alatamine　鬼箭羽碱

alatanins A ～ C　参薯素 A ～ C

alaternin　意大利鼠李蒽醌 (意大利鼠李素)

alaternin-1-*O*-β-D-glucopyranoside　意大利鼠李蒽醌 -1-*O*-β-D- 吡喃葡萄糖苷

alaternin-2-*O*-β-D-glucopyranoside　意大利鼠李蒽醌 -2-*O*-β-D- 吡喃葡萄糖苷

alatinone　翅荚决明酮

alatolide　久苓草内酯

alatoside　翼叶山牵牛苷

albaconol　云南地花菌醇

albafuran A　桑呋喃素 A

albanins A ～ G　桑黄素 A ～ G

albanols A, B　白桑酚 (阿尔本酚) A、B

albasapogenin (gypsophilasapogenin, githagenin, gypsogenin, astrantiagenin D)　丝石竹皂苷元 (棉根皂苷元)

albaspidins AB, AP, BA, BB, iBiB, PA, PB, PP　白绵马素 AB、AP、BA、BB、iBiB、PA、PB、PP

albertidine　牡丹草碱

albesoside A　小舌紫菀苷 A

albibrissinosides A, B　合欢诺苷 A、B

albicanal　折叶苔醛

albiflorin　芍药内酯苷 (白芍苷、臭节草素、岩椒草素)

albiflorin-1　岩椒草素甲

albigenic acid　阔叶合欢萜酸

albigenin　大叶合欢皂苷元 (合欢苷元)

albine　白羽扇豆宾

albiproflavone　黄豆树黄酮 (白格黄酮)

albitocin　合欢催产素

albiziasaponin A　合欢属皂苷 A_1 ～ A_4、B_1、C_1、J_1 ～ J_{35}、Ⅰ～Ⅲ

albiziatrioside A　合欢三苷 A

albizosides A ～ E　合欢酯苷 A ～ E

albizziine　合欢氨酸

L-albizzine　L- 合欢氨酸 (L- 脲基丙氨酸)

alboctalol　白桑八醇

albocycline　白环菌素

albomaculine　白斑网球花碱

albopetasin　白蜂斗菜素当归酸酯

albopilosin A　白柔毛香茶菜素 A

alborine　阿包碱

alborionitine　白紫马头亭

alboside Ⅳ　雪浆果苷 Ⅳ

albosides A, B　白柳苷 A、B

alboviolaconitines A ～ D　白紫乌头碱 (两色乌碱) A ～ D

albovionitine　两色乌头碱

albumin　白蛋白 (清蛋白)

albuminoid　硬蛋白 (硬朊)

albumose　朊 (膘)

alcesefoliside　粗叶悬钩子苷

alchorneine　山麻杆碱

alchornidine　山麻杆定

alchornine　山麻杆宁

alchornoic acid　山麻杆酸

alcohol　醇

alcoholic glycoside　醇苷

aldehyde 醛

1α-aldehyde-2β-(3-butanone)-3α-methyl-6β-(2-propanoic acid)cyclohexane 1α- 醛基 -2β-(3- 丁酮)-3α- 甲基 -6β-(2- 丙酸) 环己烷

1α-aldehyde-2β-(3-butanone)-3α-methyl-6β-(2-propenoic acid)cyclohexane 1α- 醛基 -2β-(3- 丁酮)-3α- 甲基 -6β-(2- 丙烯酸) 环己烷

aldehydic acid 醛酸

6-aldehydo-7-*O*-methyl isoophiopogonanones A, B 6- 醛基 -7-*O*- 甲基异麦冬黄烷酮 A、B

(1*R*)-aldehydo-D-glucose dimethyl monothioacetal pentaacetate (1*R*)- 醛基 -D- 葡萄糖二甲基单硫缩醛五乙酸酯

6-aldehydoisoophiopogonanones A, B 6- 醛基异麦冬黄烷酮 A、B

6-aldehydoisoophiopogone 6- 醛基异麦冬高异黄酮

6-aldehydoisoophiopogonones A, B 6- 醛基异麦冬黄酮 A、B

aldohypaconitine 醛次乌头碱

aldol 醛醇

aldopentose 戊醛糖

aldose 醛糖

(*E*)-aldosecologanin (*E*)- 醛醇开环马钱素

(*Z*)-aldosecologanin (*Z*)- 醛醇开环马钱素

aldosecologanin 醛醇断马钱素

aldosterone 醛甾酮

aldotripiperidine 醛三哌啶

alectosarmentin 长匐茎树发素

alepol (sodium gynocardate, sodium hydnocarpate) 次大风子酸钠

aleprestic acid 阿立普里斯酸

alepric acid 阿立普酸

aleprolic acid (cyclopentene carboxylic acid) 阿立普诺酸 (环戊烯甲酸)

aleprylic acid 阿立普里酸

alepterolic acid 粉背蕨酸

aleuritic acid 油桐酸 (石栗胶虫酸)

aleuritin 石栗亭

aleuritolic acid 木油树酸 (油桐三萜酸、石栗萜酸、紫桐油酸)

alexine 阿莱克辛碱 (补豆碱、阿来新宁碱)

alfalone 紫苜蓿酮

algin 褐藻胶

alginate 褐藻酸盐 (海藻酸盐)

alginic acid 褐藻酸 (藻胶酸、海藻酸、藻酸)

alginic acid ammonium salt 藻酸铵盐

alginic acid sodium salt 藻酸钠盐

alginidine 藻蛋白尼定

alginine 藻蛋白碱

alianthaltone A 臭椿甾酮 A

alianthusaltinin A 臭椿替宁 A

alienanin B 槲栎宁 B

aliphatic alcohol 脂族醇

aliphitolic acid 阿立菲妥酸

alipinene acetate 山姜素醇乙酯

alismaines A, B 东方泽泻脂素 A、B

alismaketone A-23-acetate 泽泻烯酮 A-23- 乙酸酯

alismaketone B-23-acetate 泽泻烯酮 B-23- 乙酸酯

alismaketone C-23-acetate 泽泻烯酮 C-23- 乙酸酯

alismalactone-23-acetate 泽泻内酯 -23- 乙酸酯

alismanins A, I 东方泽泻素 A、I

alismanoid A 东方泽泻萜 A

alismanols A ～ P 东方泽泻醇 A ～ P

alismans PII, PIIIF 泽泻多糖 PII 、PIIIF

alismol 泽泻薁醇

alismorientol A 泽泻倍半萜醇 A

(–)-alismoxide (–)- 泽泻薁醇氧化物 (环氧泽泻烯)

alismoxide 泽泻薁醇氧化物 (环氧泽泻烯)

alisol A monoacetate 泽泻醇 A 单乙酸酯

alisol A-24-acetate 泽泻醇 A-24- 乙酸酯

alisol B acetate 泽泻乙酯 B

alisol B monoacetate 泽泻醇 B 单乙酸酯

alisol B-23-acetate 泽泻醇 B-23- 乙酸酯

alisol B-23-monoacetate 泽泻醇 B-23- 单乙酸酯

alisol C-23-acetate 泽泻醇 C-23- 乙酸酯

alisol E-23-acetate 泽泻醇 E-23- 乙酸酯

alisol E-24-acetate 泽泻醇 E-24- 乙酸酯

alisol F-24-acetate 泽泻醇 F-24- 乙酯酯

alisol H-23-acetate 泽泻醇 H-23- 乙酸酯

alisol I-23-acetate 泽泻醇 I-23- 乙酸酯

alisol J-23-acetate 泽泻醇 J-23- 乙酸酯

alisol K-23-acetate 泽泻醇 K-23- 乙酸酯

alisol L-23-acetate 泽泻醇 L-23- 乙酸酯

alisol M-23-acetate 泽泻醇 M-23- 乙酸酯	allantoin (glyoxyldiureide) 尿囊素
alisol N-23-acetate 泽泻醇 N-23- 乙酸酯	allanxanthones A ～ C 阿兰藤黄屾酮 A ～ C
alisol Q-23-acetate 泽泻醇 Q-23- 乙酸酯	allergen 变应素
alisol S-23-acetate 泽泻醇 S-23- 乙酸酯	alliarinoside 具叶柄葱芥苷
alisolide 泽泻内酯	allibiside 合欢苷
alisols A ～ I, O 泽泻醇 A ～ I、O	allicin 大蒜素
alizaric acid 茜酸	allicinol 蒜醇
alizarin (1, 2-dihydroxyanthraquinone) 茜草素 (茜素、1, 2- 二氢苯蒽醌)	alligatoren 鳄醇
alizarin-2-methyl ether 茜草素 -2- 甲醚	alliin (S-allyl-L-cysteinsulfoxide) 蒜氨酸 (S- 烯丙基 -L- 半胱氨酸亚砜)
alizarin-1-methyl ether 茜草素 -1- 甲醚	alliinase 蒜氨酸酶 (蒜酶)
alizarin-3-methyl iminodiacetic acid 茜草素 -3- 甲基亚氨基二乙酸	allimacronoids A ～ D 薤白阿魏酸酯素 A ～ D
alk-1-enyl diglyceride 烷 -1- 烯基二脂酸甘油酯	allimacrosides A ～ F 薤白甾苷 A ～ F
alkamine 藜芦碱胺	allin 蒜苷
alkamine X 阿卡明 X	alliside 阿氏桂竹香苷
alkanna red (anchusa acid, anchusin) 紫草红 (安乌酸、欧紫草素、紫朱草素)	allithiamin 蒜硫胺
alkannan 紫草烷	allitol 蒜糖醇
(–)-alkannin (–)- 紫草醌 [(–)- 阿卡宁]	D-allitol D- 阿洛醇 (D- 阿洛糖醇)
alkannin 紫草醌 (阿卡宁)	allitridin (diallyl trisulfide) 大蒜新素 (二烯丙基三硫醚)
alkannin angelate 紫草醌当归酸酯	allium sulfoxides A_1 ～ A_3 葱亚砜 A_1 ～ A_3
alkannin β 紫草醌 β (阿卡宁 β)	alliumoside A 薤葱头苷 A
alkekengilins A, B 酸浆林素 A、B	allivicin 茖葱素
1-alkenes 1- 链烯类	allixin 大蒜吡喃酮
alkesterols A, B 毛酸浆烯甾醇 A、B	alloalantolactone 别土木香内酯
2-alkyl chromone derivatives 2- 烷基色原酮衍生物	alloaromadendr-4β, 10α-diol 别香橙 -4β, 10α- 二醇
alkyl ester 烷基酯	(+)-alloaromadendrane-4α, 10β-diol (+)- 别香树 -4α, 10β- 二醇
alkyl ferulate 阿魏酸烷酯	alloaromadendrene 别香橙烯 (别香树烯)
2-alkyl normuscone 2- 烷基去甲麝香酮	4-alloaromadendrol-4-*O*-(2′-acetoxy-β-D-fucopyranoside) 4- 别香树醇 -4-*O*-(2′- 乙酰氧基 -β-D- 吡喃岩藻糖苷)
alkyl *p*-hydroxycinnamate 对羟基桂皮酸烷基酯	4-alloaromadendrol-4-*O*-[2′-(2″-methyl propanoyl)-β-D-fucopyranoside] 4- 别香树醇 -4-*O*-[2′-(2″- 甲丙酰基)-β-D- 吡喃岩藻糖苷]
alkyl resorcinols A ～ C 烷基间苯二酚 A ～ C	4-alloaromadendrol-4-*O*-[2′-(2″-methyl-2″-crotonoyl)-β-D-fucopyranoside] 4- 别香树醇 -4-*O*-[2′-(2″- 甲基 -2″- 丁烯酰基)-β-D- 吡喃岩藻糖苷]
alkyl thiophene 烷基噻吩	4-alloaromadendrol-4-*O*-[2′-(5″-methyl butyryl)-β-D-fucopyranoside] 4- 别香树醇 -4-*O*-[2′-(5″- 甲丁酰基)-β-D- 吡喃岩藻糖苷]
24α-alkyl-Δ^7-sterol 24α- 烷基 -Δ^7- 甾醇	4-alloaromadendrol-4-*O*-[2′-(6″-methyl pentenoyl)-β-D-fucopyranoside] 4- 别香树醇 -4-*O*-[2′-(6″- 甲戊烯酰基)-β-D- 吡喃岩藻糖苷]
24β-alkyl-Δ^7-sterol 24β- 烷基 -Δ^7- 甾醇	
allamandicin 黄蝉花辛	
allamandin 黄蝉花定	
allamcin 黄蝉素	
allamdin 黄蝉花素	
allantoic acid 尿囊酸	

alloathyriol 别蹄盖蕨酚
allobetonicoside 别药水苏苷
allochenodeoxycholic acid 别鹅脱氧胆酸
allocholesterol 别胆甾醇
allocholic acid 别胆酸
α-allocryptopine (α-fagarine) α-别隐品碱 (α-崖椒碱、α-花椒碱)
allodigitalin 别洋地黄苷
alloeremophilone 别荒漠木烯酮
alloetianic acid 别甾基甲酸
allogambogic acid 别藤黄酸
allogibberic acid 别赤霉低酸
D-allo-hexose D-阿洛已糖
alloimperatorin 别欧前胡素 (别欧前胡内酯、别欧芹属素乙)
alloimperatorin methyl ether 别欧前胡素甲醚 (别欧前胡内酯甲醚)
alloisoimperatorin 别异欧前胡素 (别异欧前胡内酯)
alloisoleucic acid 别异闪白酸
alloisoleucine 别异亮氨酸
α-allokainic acid α-别红藻氨酸 (α-别海人草酸)
allolicoisoflavone A 别甘草异黄酮 A
allolithocholic acid 别石胆酸
allomatatabiol 别木天蓼醇
(+)-allomatrine (+)-别苦参碱
allomatrine 别苦参碱
allomicrophyllone 别小叶厚壳树醌
allomuscarine 别蕈毒碱
alloneogitostin 别新吉托司廷
allocimene 别罗勒烯
allopatuletin 别孔雀草素 (别万寿菊素)
allophanic acid 脲基甲酸
allophycocyanin 别藻青素
allopregenolone 别孕烯醇酮
allopside 异垂盆草苷
allopyranose 吡喃阿洛糖
23-*O*-β-allopyranosyl cucurbit-5, 24-dien-7α, 3β, (22*S*, 23*S*)-tetrahydroxy-3-*O*-β-allopyranoside 23-*O*-β-吡喃阿洛糖基葫芦-5, 24-二烯-7α, 3β, (22*S*, 23*S*)-四羟基-3-*O*-β-吡喃阿洛糖苷
3-*O*-β-D-allopyranosyl-7β, 25-dihydroxycucurbita-5, (23E)-dien-19-al 3-*O*-β-D-吡喃阿洛糖基-7β, 25-二羟基葫芦-5, (23E)-二烯-19-醛
allose 阿洛糖 (阿罗糖)
β-D-allose β-D-阿洛糖
D-allose D-阿洛糖
allosecurinine 别一叶萩碱
L-allosedamine L-别景天胺
allosyl 阿洛糖基
allothiobinupharidine 别硫双萍蓬定
allothreonine 别苏氨酸
allovirosecurinine 别维一叶萩碱
alloxane 四氧嘧啶
alloxanthoxyletin 别美花椒内酯
alloyohimbine 别育亨宾
allurinochrome 性诱色素
allyl 1-propenyl thiosulfinate 1-烯丙基硫代亚磺酸烯丙酯 (1-丙烯基硫代亚磺酸烯丙酯)
allyl acetate 烯丙乙酸酯
(7*R*, 9*R*, 11*S*)-*N*-allyl aloperine (7*R*, 9*R*, 11*S*)-*N*-烯丙基苦豆碱
allyl aloperine 烯丙苦豆碱
p-allyl anisole (estragole, methyl chavicol) 对烯丙基茴香醚 (草蒿脑、爱草脑、甲基胡椒酚)
allyl benzene 烯丙基苯
4-allyl catechol 4-烯丙基儿茶酚
allyl catechol 烯丙基儿茶酚
allyl catechol diacetate 烯丙基儿茶酚二乙酸酯
allyl catechol methylene ether (shikimol, safrole) 烯丙基儿茶酚亚甲醚 (黄樟醚、黄樟素、黄樟脑、黄樟油素)
allyl cinnamate 肉桂酸烯丙酯
(*E*)-allyl disulfanyl propenal (*E*)-丙烯醛基烯丙基二硫化物
2-allyl disulfide (2-propenyl disulfide) 2-烯丙基二硫化物 (2-丙烯基二硫化物)
allyl glucosinolate 葡萄糖异硫氰酸烯丙酯
4-allyl guaiacol (eugenic acid, eugenol, caryophyllic acid) 4-烯丙基愈创木酚 (丁香油酚、丁香酚、丁子香酚、丁香油酸)
N-allyl isonitrarine *N*-烯丙基异白刺灵碱

allyl isothiocyanate 异硫氰酸烯丙酯
S-allyl mercapto-L-cystein S- 烯丙基硫基 -L- 半胱氨酸
allyl methyl pentasulfide 烯丙基甲基五硫醚
allyl methyl tetrasulfide 烯丙基甲基四硫醚
allyl methyl thiosulfinate 甲基硫代亚磺酸烯丙酯
allyl methyl trisulfide 烯丙基甲基三硫醚
allyl monosulfide 烯丙基单硫化物 (烯丙基单硫醚)
allyl pentadecyl oxalate 草酸烯丙基十五醇酯
allyl phenol 烯丙基苯酚
p-allyl phenol 对烯丙基苯酚
allyl phenoxyacetate 苯氧乙酸烯丙酯
allyl propyl disulfide 烯丙基丙基二硫化物
allyl propyl trisulfide 烯丙基丙基三硫醚
allyl pyrocatechol 烯丙基焦儿茶酚
allyl tetramethoxybenzene 烯丙基四甲氧基苯
allyl thiocyanate 硫氰酸烯丙酯
3-allyl thiopropionic acid 3- 烯丙基硫基丙酸
o-allyl toluene 邻烯丙基甲苯
allyl undecylenate 十一烯酸烯丙酯
4-allyl veratrole (methyl eugenol) 4- 烯丙基藜芦醚 (甲基丁香油酚、甲基丁香酚、丁香油酚甲醚)
5-allyl-1, 2, 3-trimethoxybenzene (elemicin) 5- 烯丙基 -1, 2, 3- 三甲氧基苯 (榄香脂素、榄香素)
4-allyl-1, 2-benzenediol-1-*O*-α-L-rhamnopyranosyl-(1 → 6)-*O*-β-D-glucopyranoside 4- 烯丙基 -1, 2- 苯二酚 -1-*O*-[α-L- 吡喃鼠李糖基 -(1 → 6)]-β-D- 吡喃葡萄糖苷
(2*R*, 3*R*, 3*aS*)-5-allyl-2-(3, 4-dimethoxyphenyl)-3a-methoxy-3-methyl-3, 3a dihydrobenzofuran-6(2*H*)-one (2*R*, 3*R*, 3*aS*)-5- 烯丙基 -2-(3, 4- 二甲氧苯基)-3a- 甲氧基 -3- 甲基 -3, 3a 二氢苯并呋喃 -6(2*H*)- 酮
1-allyl-2-(3-methylbut-2-enyloxy)-4, 5-methylene dioxybenzene 1- 烯丙基 -2-(3- 甲基丁基 -2- 烯氧基)-4, 5- 亚甲二氧基苯
1-allyl-2, 4, 5-trimethoxybenzene 1- 烯丙基 -2, 4, 5- 三甲氧基苯
1-allyl-2, 4-dimethoxybenzene 1- 烯丙基 -2, 4- 二甲氧基苯
1-allyl-2, 6-dimethoxy-3, 4-methylenedioxybenzene 1- 烯丙基 -2, 6- 二甲氧基 -3, 4- 亚甲二氧基苯
4-allyl-2, 6-dimethoxyphenyl glucoside 4- 烯丙基 -2, 6- 二甲氧基苯酚葡萄糖苷
4-allyl-2, 6-dimethoxyphenyl-1-*O*-β-D-glucopyranoside 4- 烯丙基 -2, 6- 二甲氧基苯酚 -1-*O*-*β*-D- 吡喃葡萄糖苷
4-allyl-2, 6-dimethoxyphenyl-3-methyl butanoate 4- 烯丙基 -2, 6- 二甲氧基苯酚 3- 甲基丁酯
4-allyl-2-hydroxyphenyl-1-*O*-β-D-apiosyl-(1 → 6)-β-D-glucopyranoside 4- 烯丙基 -2- 羟基苯酚 -1-*O*-β-D- 芹糖基 -(1 → 6)-β-D- 吡喃葡萄糖苷
3-allyl-2-methoxyphenol 3- 烯丙基 -2- 甲氧基苯酚
5-allyl-2-methoxyphenol 5- 烯丙基 -2- 甲氧基苯酚
4-allyl-2-methoxyphenyl-1-*O*-β-D-glucopyranoside 4- 烯丙基 -2- 甲氧基苯酚 -1-*O*-β-D- 吡喃葡萄糖苷
4-allyl-2-methoxyphenyl-2-methyl butanoate 4- 烯丙基 -2- 甲氧基苯酚 2- 甲基丁酯
1-allyl-3, 5-dimethoxy-4-(3-methylbut-2-enyloxy) benzene 1- 烯丙基 -3, 5- 二甲氧基 -4-(3- 甲基丁基 -2- 烯氧基) 苯
4-allyl-3, 5-dimethoxyphenol 4- 烯丙基 -3, 5- 二甲氧基苯酚
1-allyl-3-methyl trisulfide 1- 烯丙基 -3- 甲基三硫化物
5-allyl-4-methoxy-3-methyl-2-(3, 4, 5-trimethoxyphenyl)-3, 3α-dihydrobenzofuran-6(2*H*)-one 5- 烯丙基 -4- 甲氧基 -3- 甲基 -2-(3, 4, 5- 三甲氧苯基)-3, 3α- 苯并二氢呋喃 -6(2*H*)- 酮
1-allyl-5-(3-methylbut-2-enyl)-6-methoxy-2, 3-methylene dioxybenzene (illicabonin C) 1- 烯丙基 -5-(3- 甲基丁基 -2- 烯基)-6- 甲氧基 -2, 3- 亚甲二氧基苯 (台湾八角素)
3-allyl-6-methoxyphenol 3- 烯丙基 -6- 甲氧基苯酚
(*S*)-allyl-L-cysteine (*S*)- 烯丙基 -L- 半胱氨酸
S-allyl-L-cysteine sulfoxide S- 烯丙基 -L- 半胱氨酸亚砜
allysine 醛赖氨酸
almazoles A ～ D 阿尔马唑 A ～ D
almlabid 7- 去甲 -6- 羟基山栀苷甲酯
almond acid 杏仁酸
(+)-almuheptolidea (+)- 奥尔木庚内酯 A
almunequin 阿莫奈群
alnulin (taraxerol, skimmiol, tiliadin) 桤木林素 (蒲公英赛醇、蒲公英萜醇、茵芋醇)
alnusdiol 赤杨二醇 (桤木二醇)
alnusenol 桤木烯醇
alnusenone (glutinone, D:B-friedoolean-5-en-3-one) 赤杨烯酮 (粘霉酮、欧洲桤木酮、黏胶贾森菊酮、D:B- 弗瑞德齐墩果 -5- 烯 -3- 酮)
alnusiin 桤木鞣素 (桤木素)
alnusone 赤杨酮
alnusonol 赤杨醇

alnusoxide　赤杨酮环氧化物	alphitolic acid　麦珠子酸 (朦胧木酸、阿尔伯糖醇酸)
alnustone　桤木酮	alphitonin　高朦胧木素
alocasins A ～ E　海芋素 A ～ E	alphonsine　阿芳碱
aloearbonaside (aloenin)　芦荟宁	alpinenone　山姜烯酮
aloe-emodin (rhabarberone)　芦荟大黄素 (芦荟泻素)	alpinetin　山姜素 (山姜苷)
aloe-emodin bianthrone　芦荟大黄素双蒽酮	alpinigenine　高山罂粟精宁
aloe-emodin diglucoside　芦荟大黄素二葡萄糖苷	alpinine　高山罂粟宁
aloe-emodin-3-hydroxymethyl-*O*-β-D-glucopyranoside　芦荟大黄素 -3- 羟甲基 -*O*-β-D- 葡萄糖苷	alpiniol　山姜萜醇
aloe-emodin-8-*O*-β-D-glucoside　芦荟大黄素 -8-*O*-β-D-葡萄糖苷	alpinnanins A ～ C　柱穗山姜素 A ～ C
aloe-emodin-ω-*O*-β-D-glucopyranoside　芦荟大黄素 -ω-*O*-β-D- 吡喃葡萄糖苷	alpinoids A ～ E　高良姜烷 A ～ E
aloeferan　芦荟多糖	alpinolide　山姜内酯
aloenin (aloearbonaside)　芦荟宁	alpinolide peroxide　山姜内酯过氧化物
aloenin A　芦荟宁 A	alpinone　山姜酮 (山姜素酮)
aloeresins (aloesins) A ～ G　芦荟树脂 (芦荟新苷、芦荟苦素) A ～ G	alpinoside　高山地榆苷
aloeresitannol　芦荟树脂鞣酚	alpinumisoflavone　高山金莲花素 (高山毒豆异黄酮、高山金莲异黄酮)
aloesaponins Ⅰ, Ⅱ　芦荟皂苷 Ⅰ、Ⅱ	alpinumisoflavone-4′-methyl ether　高山金莲花素 -4′-甲醚
aloesaponol Ⅲ -8-methyl ether　芦荟皂醇 Ⅲ -8- 甲醚	alquinone　翅荚决明醌
aloesins (aloeresins) A ～ G　芦荟苦素 (芦荟新苷、芦荟树脂) A ～ G	alschomine　灯台树明碱
aloesone　芦荟松	alsinoideschromone　土丁桂色原酮
aloetic acid　芦荟酸	alstonamine　鸭脚木明碱
alohimachlol　别喜马拉雅杉醇	alstonia base　鸭脚木属碱
aloifols Ⅰ, Ⅱ　纹瓣兰酚 Ⅰ、Ⅱ	alstonidine　鸭脚木定
aloinose　芦荟糖	alstonilidine　鸭脚木立定
aloins (barbaloins) A, B　芦荟大黄素苷 (芦荟苷、芦荟素) A、B	alstoniline　鸭脚木灵 (阿斯木碱)
alolycopine　苦石松碱	alstonine　鸭脚木碱
alomacrorrhizas A, B　海芋酰胺 A、B	alstonisidine　鸭脚木西定
alopecuquinone　莎草苯醌	alstophylline　鸭脚木非灵
alopecuridine　苦石松定	alstovenine　印度鸭脚树碱
alopecurin A　苦豆素 A	altaicalarins A ～ D　阿尔泰橐吾素 A ～ D
alopecurine　苦石松任	alteichin (alterperylenol)　链格孢苝醇
alopecuroides A　苦豆子苷 A	altenuene　细链格孢烯
alopecurones A ～ G　苦豆根酮 A ～ G	altenusin　细链格孢素
aloperine　苦豆碱	alternanthins A, B　莲子草素 (空心莲子草素) A、B
aloveroside A　库拉索芦荟苷 A	alternarian acid　链格孢酸
alphitol　麦珠子酚	alternarienonic acid　链格孢烯酮酸
	alternariol　交链孢霉酚 (格链孢醇、交链格孢酚)
	alternariol methyl ether　格链孢醇甲醚
	alternariol-4-methyl ether　交链格孢酚 -4- 甲醚

alternethanoxins A ～ E　交链草素 A ～ E	amarogentine　苦杏苷
alternosides Ⅰ～ⅩⅨ　大叶匙羹藤苷 (匙羹藤苷) Ⅰ～ⅩⅨ	amaroid　苦杏素
alterperylenol (alteichin)　链格孢花醇	amarolide　臭椿苦内酯
alterporriol C isomer　葱紫轮斑交链孢霉酚 C 异构体	amarolide-11-acetate　臭椿苦内酯 -11- 乙酸酯
altersetin　交链孢霉素	amaron　苦杏碱
altersolanol G　链孢霉酚 G	amaronols A, B　苦杏碱醇 A 、B
altholactone　奥尔索内酯	amaropanin　脱氧龙胆苦酯苷
altissimacoumarins A ～ G　臭椿香豆素 A ～ G	amarorine (11-hydroxycanthin-6-one)　苏苦木碱 (阿卖随宁碱、11- 羟基铁屎米 -6- 酮)
altissimanins A ～ E　臭椿宁 A ～ E	amaroswerin　苦当药酯苷
altissinols A, B　臭椿新醇 A、B	amaryllidine　朱顶兰定
altotibetins A ～ D　青藏大戟素 A ～ D	amaryllisine　朱顶兰素
D-altrofuranoheptulose-3　D- 阿卓呋喃庚酮糖 -3	amasterol　苋菜甾醇
altroheptulopyranose　阿卓庚酮吡喃糖	amataine (grandifoline, subsessiline)　阿美特宁碱
D-altrose　D- 阿卓糖	amazoquinone　亚马逊美登木醌
aluma　铝杂	ambaline　安巴灵
alumane　铝烷	ambalinine　安巴立宁
aluminium acetotartrate　乙酸酒石酸铝	ambelline　安贝灵
aluminium silicate hydrate　水化硅铝酸	amber acid (succinic acid, butanedioic acid)　琥珀酸 (丁二酸)
aluminum potassium sulfate　硫酸铝钾	amberboin　珀菊内酯
alunusnin A　恺木宁 A	ambergris　龙涎香
alvanidine　奥万定	ambewelamide A　安贝卫拉酰胺 A
alvanine　奥万宁	ambigols A, B　可疑飞氏藻酚 A、B
alysifolinone　庭荠叶香科酮	ambiguine　飞燕草因碱
alyssonoside　庭芥欧夏至草苷	ambinine　白元胡碱
amabiline　倒提壶灵 (倒提壶碱)	ambolic acid　阿波醇酸
amalogenins A, B　毛车藤素 A、B	ambonic acid　阿波酮酸
amandin　杏仁球蛋白	(8*R*, 13*E*)-ambra-13, 18(25)-dien-8-ol　(8*R*, 13*E*)- 龙涎香 -13, 18(25)- 二烯 -8- 醇
α-amanitin　α- 鹅膏菌素	ambraaldehyde　龙涎香醛
amanitine　鹅膏亭	ambradiolic acid　阿姆布二醇酸
amaralin　苦堆心菊素	ambrane　龙涎香烷
amaranth　苋菜红 (苋紫)	ambrein　龙涎香醇
amaranthin　苋菜红素 (苋菜红苷)	ambreinolide　龙涎香精内酯
amaranthine　千日红碱	ambrettolide　黄葵内酯
amarantholidols A, B　苋菜内酯醇 A、B	α-ambrinol　α- 龙涎香八氢萘醇
amaranthoside　苋脂苷	ambronal　枫香酮醛
amarasterone　紫苋甾酮	ambronic acid (moronic acid)　阿姆布酮酸 (模绕酮酸、摩拉豆酮酸)
amarasterones A, B　紫苋甾酮 A、B	ambroside　土荆芥苷
amarbeline　苦杏贝灵	
amarogentin　龙胆苦酯苷 (苦龙胆酯苷、苦龙苷)	

ambrosin 豚草素

amebacilin (fumagillin) 薰曲菌林素

amellin 阿迈灵

amentoflavone 穗花杉双黄酮 (阿曼托黄酮)

amentoflavone-4′, 4‴-7, 7″-tetramethyl ether 穗花杉双黄酮 -4′, 4‴-7, 7″- 四甲醚

amentoflavone-4, 4‴-di-*O*-β-D-glucopyranoside 穗花杉双黄酮 -4, 4‴- 二 -*O*-β-D- 吡喃葡萄糖苷

amentoflavone-7, 4′, 4‴-tri-*O*-β-D-glucopyranoside 穗花杉双黄酮 -7, 4′, 4‴- 三 -*O*-β-D- 吡喃葡萄糖苷

amentoflavone-7, 4′-dimethyl ether (ginkgetin) 穗花杉双黄酮 -7, 4′- 二甲基醚、银杏双黄酮 (白果双黄酮、银杏黄素、银杏素)

amentoflavone-7, 4‴-di-*O*-β-D-glucopyranoside 穗花杉双黄酮 -7, 4‴- 二 -*O*-β-D- 吡喃葡萄糖苷

americanin A 美商陆素 (洋商陆素) A

americanoic acid A methyl ester 美商陆酸 A 甲酯

americanol A 美商陆酚 (美洲商陆醇) A

amethinol A 香茶菜醇 A

amethystoidin A 香茶菜甲素 (香茶菜定 A)

amethystonal 香茶菜萜醛

amethystonoic acid 香茶菜萜酸

amianthine 亚眠莲碱

amianthium base 亚眠莲属碱

amic acid 酰胺酸

amide 酰胺

amidepsines A ～ E 缩酚酸酰胺 A ～ E

amino acid 氨基酸

amino sugar 氨基糖

1-[amino(^{14}C)methyl] cyclopentanol 1-[氨基 (^{14}C) 甲基] 环戊醇

2′-amino-1′-(1, 3-benzodioxol-5-yl)-1′, 3′-propanediol 2′- 氨基 -1′-(1, 3- 苯二氧基 -5- 基)-1′, 3′- 丙二醇

(2*S*, 3*S*, 4*R*)-2-amino-1, 3, 4-octadecanetriol (2*S*, 3*S*, 4*R*)-2- 氨基 -1, 3, 4- 十八碳三醇

7-amino-1, 4-dimethyl pyrimido[4, 5-*c*]pyridazine-3, 5-(1*H*, 2*H*)-dione 7- 氨基 -1, 4- 二甲基嘧啶基 [4, 5-*c*] 哒嗪 -3, 5-(1*H*, 2*H*)- 二酮

(2ξ, 3ξ, 4ξ, 14ξ)-3-amino-14-chloro-2-hydroxy-4-methyl hexadecanoic acid (2ξ, 3ξ, 4ξ, 14ξ)-3- 氨基 -14- 氯 -2- 羟基 -4- 甲基十六酸

2-amino-1-*N*-phenyl acetamide 2- 氨基 -1-*N*- 苯基乙酰胺

10-amino-2, 4-dimethoxyphenanthrene-1-carboxylic acid lactam 10- 氨基 -2, 4- 二甲氧基菲 -1- 甲酸内酰胺

3-amino-2-benzyl propanoic acid 3- 氨基 -2- 苯丙酸

1-[(2S)-2-amino-2-carboxyethyl]-4ξ-hydroxycyclohex-1-carboxylic acid 1-[(2*S*)-2- 氨基 -2- 羧基乙基]-4ξ- 羟基环己 -1- 甲酸

3-amino-2-cyclohexen-1-one 3- 氨基 -2- 环己烯 -1- 酮

2-amino-2-deoxy-D-glucopyranose 2- 氨基 -2- 脱氧 -D- 吡喃葡萄糖

3-amino-2-hydroxypentanedioic acid 3- 氨基 -2- 羟基戊二酸

(2*S*)-2-amino-3-(3, 5-dihydroxyphenyl)acetic acid (2*S*)-2- 氨基 -3-(3, 5- 二羟苯基) 乙酸

(2*R*, 3*R*)-2-amino-3-(3-chlorophenyl)-3-hydroxypropanoic acid (2*R*, 3*R*)-2- 氨基 -3-(3- 氯苯基)-3- 羟基丙酸

2-amino-3-(methyl amino)-propanoic acid 2- 氨基 -3- 甲氨基丙酸

2-amino-3-carboxy-1, 4-naphthoquinone 2- 氨基 -3- 羧基 -1, 4- 萘醌

1-amino-3-chloropropan-2-one 1- 氨基 -3- 氯丙 -2- 酮

2-amino-3-cyclopropyl butanoic acid 2- 氨基 -3- 环丙基丁酸

4-amino-3-methoxyphenol 4- 氨基 -3- 甲氧基苯酚

5-amino-3-methyl pyrazole 3- 甲基 -5- 氨基吡唑

(*S*)-2-amino-3-methylbut-1-ol (*S*)-2- 氨基 -3- 甲基丁 -1- 醇

2-amino-3-phenyl propionic acid 2- 氨基 -3- 苯基丙酸

5α-*O*-(3′-amino-3′-phenyl propionyl)nicotaxine 5α-*O*-(3′- 氨基 -3′- 苯基丙酰基) 烟酸紫杉碱

1β-amino-3β, 4β, 5α-trihydroxycycloheptane 1β- 氨基 -3β, 4β, 5α- 三羟基环庚烷

(4-amino-4-carboxy)butanamido (4- 氨基 -4- 羧基) 丁酰胺基

N′-(4-amino-4-carboxybutyl)carbamimidoyl amino *N*′-(4- 氨基 -4- 羧基丁基) 甲咪基氨基

4-amino-4-carboxychroman-2-one 4- 氨基 -4- 羧基苯并二氢吡喃 -2- 酮

2-amino-4-hydroxy-6-(L-*erythro*-1, 2-dihydroxypropyl) pteridine 2- 氨基 -4- 羟基 -6-(L- 赤 -1, 2- 二羟基丙基) 蝶啶

2-amino-4-hydroxy-6-heptynoic acid 2- 氨基 -4- 羟基 -6- 庚炔酸

2-amino-4-hydroxymethyl hex-5-ynoic acid 2- 氨基 -4- 羟甲基己 -5- 炔酸

2-amino-4-methyl pentanal　2- 氨基 -4- 甲基戊醛

2-amino-4-methyl pentanoic acid　2- 氨基 -4- 甲基戊酸

2-amino-4-methylhex-5-ynoic acid　2- 氨基 -4- 甲基己 -5- 炔酸

2-amino-5-(2-chloro-4-hydroxybutyl)-6-methylnon-1, 9-diol　2- 氨基 -5-(2- 氯 -4- 羟基丁基)-6- 甲基壬 -1, 9- 二醇

(5-amino-5-carboxypentyl)amino　(5- 氨基 -5- 羧基戊基) 氨基

2-amino-5-chloro-4-pentenoic acid　2- 氨基 -5- 氯 -4- 戊烯酸

1-*C*-(5-amino-5-deoxy-β-D-galactopyranosyl)butane　1-*C*-(5- 氨基 -5- 脱氧 -β-D- 吡喃半乳糖基) 丁烷

amino-5-phosphonovaleric acid　氨基 -5- 磷酰基缬草酸

6[1]-amino-6[1]-deoxycyclomaltohexaose　6[1]- 氨基 -6[1]- 脱氧环麦芽六糖

2-amino-6-hydroxypteridine　2- 氨基 -6- 羟基蝶啶

6-amino-9-[1-(3, 4-dihydroxyphenyl)ethyl]-9*H*-purine　6- 氨基 -9-[1-(3, 4- 二羟苯基) 乙基]-9*H*- 嘌呤

2-aminoacetamide　2- 氨基乙酰胺

2-aminoadipic acid　2- 氨基己二酸

aminoadipic acid　氨基己二酸 (氨基肥酸)

α-aminoadipic acid　α- 氨基己二酸

L-α-aminoadipic acid　L-α- 氨基己二酸

p-aminobenzaldehyde　对氨基苯甲醛

2-aminobenzoic acid　2- 氨基苯甲酸

4-aminobenzoic acid　4- 氨基苯甲酸

p-aminobenzoic acid　对氨基苯甲酸

aminobenzoic acid (anthranilic acid)　邻氨基苯甲酸 (氨茴酸)

3α-*p*-aminobenzoyl multiflora-7:9(11)-dien-29-benzoate　3α- 对苯甲酰基多花白树 -7:9(11)- 二烯 -29- 苯甲酸酯

β-aminobutanoic acid　β- 氨基丁酸

α-aminobutanoic acid (2-aminobutanoic acid)　α- 氨基丁酸 (2- 氨基丁酸)

γ-aminobutanoic acid (piperidic acid)　γ- 氨基丁酸

2-aminobutanoic acid (α-aminobutanoic acid)　2- 氨基丁酸 (α- 氨基丁酸)

aminobutyl canavalmine　氨丁基刀豆四胺

N-(4-aminobutyl)-3-(3-hydroxy-4-methoxyphenyl)-(*E*)-acrylamide　*N*-(4- 氨基正丁基)-3-(3- 羟基 -4- 甲氧苯基)-(*E*)- 丙烯酰胺

N-(4-aminobutyl)-3-(3-hydroxy-4-methoxyphenyl)-(*Z*)-acrylamide　*N*-(4- 氨基正丁基)-3-(3- 羟基 -4- 甲氧苯基)-(*Z*)- 丙烯酰胺

4-aminobutyrolactone　4- 氨基丁内酯

3-aminocarbonyl propanoic acid　3- 氨基羰基丙酸

2-(aminocarbonyl)-3-bromobenzoic acid　2-(氨基羰基)-3- 溴苯甲酸

3-aminocoumarin　3- 氨基香豆素

4-aminocyclohex-2-en-1-ol　4- 氨基环己 -2- 烯 -1- 醇

trans-4-aminocyclohexanol　反式 -4- 氨基环己醇

1-aminocycloprop-1-carboxylic acid　1- 氨基环丙 -1- 甲酸

(2*S*, 3*R*)-2-aminoeicos-1, 3-diol　(2*S*, 3*R*)-2- 氨基二十碳 -1, 3- 二醇

α-aminoethanesulfiaic acid　α- 氨基乙基亚磺酸

2-{2-[1-(2-aminoethoxy)ethoxy]ethoxy}propanenitrile　2-{2-[1-(2- 氨基乙氧基) 乙氧基] 乙氧基 } 丙腈

(2*R*)-3-{[(2-aminoethoxy)hydroxyphosphoryl]oxy}propane-1, 2-diyl dihexadecanoate　(2*R*)-3-{[(2- 氨基乙氧基) 羟基磷酰基] 氧基 } 丙 -1, 2- 二基二 (十六酸) 酯

2-aminoethyl phosphate　2- 氨基乙基磷酸酯

2-aminoethyl phosphonic acid　2- 氨基乙基膦酸

2-aminoethyl tetradecanoate　2- 氨基乙基十四酸酯

2-aminofluorene　2- 氨基芴

aminoglucose　氨基葡萄糖

2-aminoglucose (glucosamine)　2- 氨基葡萄糖 (葡萄糖胺)

α-aminohexanoic acid (norleucine)　α- 氨基己酸 (去甲亮氨酸、正亮氨酸)

2-aminoimidazole　2- 氨基咪唑

α-aminoisobutanoic acid　α- 氨基异丁酸

6-aminoisoquinoline　6- 氨基异喹啉

3-amino-L-alanine　3- 氨基 -L- 丙氨酸

3-amino-L-proline　3- 氨基 -L- 脯氨酸

1-(aminomethyl)cyclopentan-1-[^{18}O]ol　1-(氨基甲基) 环戊 -1-[^{18}O] 醇

2-(aminomethyl)prop-1, 3-diamine　2-(氨基甲基) 丙 -1, 3- 二胺

[2-(aminomethyl)propan-1, 3-diyl]diamine　[2-(氨基甲基) 丙 -1, 3- 叉基] 二胺

D-α-amino-*n*-butanoic acid　D-α- 氨基正丁酸

7-amino-*N*-methyl butanoic acid　7- 氨基 -*N*- 甲基丁酸

(2*S*, 3*R*)-2-aminooctadec-1, 3-diol　(2*S*, 3*R*)-2- 氨基十八碳 -1, 3- 二醇

(2*S*, 3*S*)-2-aminooctadec-1, 3-diol　(2*S*, 3*S*)-2- 氨基十八碳 -1, 3- 二醇

(2*S*, 3*R*, 4*E*)-2-aminooctadec-4-en-1, 3-diol　(2*S*, 3*R*, 4*E*)-2- 氨基十八碳 -4- 烯 -1, 3- 二醇

(2*S*, 3*R*, 4*Z*)-2-aminooctadec-4-en-1, 3-diol　(2*S*, 3*R*, 4*Z*)-2- 氨基十八碳 -4- 烯 -1, 3- 二醇

m-aminophenol　间氨基苯酚

o-aminophenol　邻氨基苯酚

p-aminophenol　对氨基苯酚 (对氨基酚)

p-aminophenol-α-D-glucoside　对氨基苯酚葡萄糖苷

p-aminophenyl alanine　对氨基苯丙氨酸

aminophylline hydrate　氨茶碱

aminophysalin A　氨基酸浆苦素 A

2-aminopimelic acid　2- 氨基庚二酸

L-aminopropionic acid　L- 氨基丙酸

β-aminopropionitrile　β- 氨基丙腈

aminopropyl canavalmine　氨丙基刀豆四胺

aminopropyl homospermidine　氨丙基高精脒

N-(3-aminopropyl)aminoethanol　*N*-(3- 氨基丙基) 氨基乙醇

N-(3-aminopropyl)aminopropanol　*N*-(3- 氨基丙基) 氨基丙醇

2-(6-aminopurin-9-yl)-5-hydroxymethyl tetrahydrofuran-3, 4-diol　2-(6- 氨基嘌呤 -9- 基)-5- 羟甲基四氢呋喃 -3, 4- 二醇

6-aminopurine (adenine, pedatisectine B)　6- 氨基嘌呤 (腺嘌呤、掌叶半夏碱 B)

3-aminopyrazol　3- 氨基吡唑

α-aminosuccinamic acid (asparamide, asparagine, aspartic acid β-amide)　α- 氨基琥珀酰胺酸 (天冬酰胺、门冬酰胺、天门冬酰胺、天门冬氨酸 β- 酰胺)

L-γ-aminoxy-α-aminobutyric acid　L-γ- 氨氧基 -α- 氨基丁酸

aminozide　二甲基琥珀酰肼

γ-amino-α-methylene butanoic acid　γ- 氨基 -α- 亚甲基丁酸

α-amino-β-(1-imidazolyl)propanoic acid　α- 氨基 -β-(1- 咪唑基) 丙酸

α-amino-β-(pyrazolyl-*N*)propionic acid　α- 氨基 -β-(吡唑 -*N*) 丙酸

(2*S*)-2-amino-*β*-alanine　(2*S*)-2- 氨基 -β- 丙氨酸

(*S*)-α-amino-β-cyanopropanoic acid (L-β-cyanoalanine, β-cyano-L-alanine)　(*S*)-α- 氨基 -β- 氰基丙酸 (L-β- 氰丙氨酸、β- 氰基 -L- 丙氨酸)

L-α-amino-β-oxalyl aminopropionic acid　L-α- 氨基 -β- 草酰氨基丙酸

α-amino-γ-hydroxyglutarate　α- 氨基 -γ- 羟基戊二酸酯

L-α-amino-γ-oxalyl aminobutanoic acid　L-α- 氨基 -γ- 草酰氨基丁酸

L-α-amino-Δ-hydroxyvaleric acid　L-α- 氨基 -Δ- 羟基缬草酸

amlaic acid (phyllaemblic acid)　余甘子酸

ammidin (marmelosin, imperatorin)　白茅苷 (欧前胡素、欧前胡内酯、欧芹属素乙)

ammiol　阿米醇

ammirin　阿米芹灵素

ammocalline　阿模楷灵碱

(+)-ammodendrine　(+)- 沙豆树碱

DL-ammodendrine　DL- 沙树碱

D-ammodendrine (isoammodendrine, sphaerocarpine)　D- 沙树碱 (异沙树碱、异沙豆树碱)

ammodendrine (spherocarpine)　沙树碱 (沙豆树碱、沙槐碱)

ammoidin (methoxsalen, 8-methoxypsoralen, xanthotoxin)　花椒毒内酯 (黄原毒、氧化补骨脂素、8- 甲氧补骨脂素、花椒毒素)

ammonia (azane)　氨 (氮烷)

ammonium chloride　氯化铵

ammonium glycyrrhizinate (monoammonium glycyrrhizinate)　甘草酸铵 (甘草酸单铵盐)

ammonium magnesium phosphate　磷酸镁铵

ammonium oxalate　草酸铵

ammonium potassium heptanedioate　庚二酸铵钾

ammonium potassium lithospermate B　紫草酸 B 铵钾盐

ammonium puberaconitine　牛扁亭碱铵

ammonium ureate　尿酸铵

(±)-ammopiptanine A　(±)- 沙冬青素 A

ammopiptanines A, B　沙冬青素 A、B

ammopiptanoside A　沙冬青苷 A

ammoresinol　氨草树脂醇

secoammoresinol (dshamirone)　沙生阿魏酮

ammorosine　阿模绕生碱

ammothamnidin	沙枝豆定 (阿莫萨姆尼定)
ammothamnine (oxymatrine)	氧化苦参碱
amoenins A ～ E, A_3	滇黄芩宁苷 A ～ E、A_3
amomumoside	豆蔻苷
amooranin	阿麻拉树素
amoorastatin	崖摩抑素 (大叶山楝抑素)
amoorastatone	崖摩抑酮
amoorinin	崖摩宁
amoorinin-3-*O*-α-L-rhamnopyranosyl-(1 → 6)-β-D-glucopyranoside	崖摩宁 -3-*O*-α-L- 吡喃鼠李糖基 -(1 → 6)-β-D- 吡喃葡萄糖苷
amoradicin	紫穗槐地辛
amoradin	紫穗槐定
amorfrutins A, B	紫穗槐果素 (紫穗槐素) A、B
amorilin	紫穗槐灵
amorinin	紫穗槐宁
amorisin	紫穗槐辛
amoritin	紫穗槐亭
amorphaquinone	紫穗槐醌
amorphastibol	紫穗槐芪酚
α-amorphene	α- 紫穗槐烯 (α- 阿莫福烯)
amorphigenin	紫穗槐醇苷元 (紫穗槐苷元)
amorphigenin-β-D-glucoside	紫穗槐苷元 -β-D- 葡萄糖苷
amorphigenol	水化紫穗槐醇
amorphin (amorphine)	紫穗槐醇苷 (紫穗槐苷)
amorphispironone	紫穗槐螺酮
amorphol	水化紫穗槐醇苷 (水化紫槐醇苷)
amoxanthin A	缩砂蔤素 A
amoxanthoside A	缩砂密二萜苷 A
cis-ampelopsin E	顺式 - 蛇葡萄素 E
(–)-ampelopsin F	(–)- 蛇葡萄素 F
ampelopsins (ampeloptins) A ～ H	蛇葡萄素 (福建茶素、白蔹素) A ～ H
ampelopsisionoside	蛇葡萄紫罗兰酮糖苷
ampelopsisrhamnoside	蛇葡萄鼠李糖苷
ampeloptins (ampelopsins) A ～ H	福建茶素 (蛇葡萄素、白蔹素) A ～ H
ampeloside Bs_1	大头蒜苷 Bs_1
ampelozigenin	藤枣苷元
amphibines (discarines) A ～ H	安木非宾碱 (水陆枣碱) A ～ H
amphicoside	毛子草苷
amphidinin A	前沟藻素 A
amphidinolides B_1 ～ B_3, G ～ X	前沟藻内酯 B_1 ～ B_3、G ～ X
amplexine-1-*O*-β-D-glucopyranoside	抱茎闭花马钱素 -1-*O*-β-D- 吡喃葡萄糖苷
ampullosporins A ～ D	细颈瘤孢菌素 A ～ D
amritoside	番石榴鞣花苷
amsonia base	水甘草属碱
amsonic acid	水甘草酸
amsosinine	水甘草碱 (水甘草宁)
amurenlactone A	黄檗内酯 A
amurenosides A, B	黑龙江野豌豆苷 A、B
(–)-amurensine	(–)- 黑水罂粟辛
amurensine	黑水罂粟辛 (黑龙江罂粟素)
(–)-amurensinine	(–)- 黑水罂粟西宁
amurensinine	黑水罂粟西宁 (黑水罂粟碱甲醚)
(–)-amurensinine *N*-oxides A, B	(–)- 黑水罂粟西宁 *N*- 氧化物 A、B
amurensinine *N*-oxides A, B	黑水罂粟西宁 *N*- 氧化物 A、B
amurensins A ～ M	去氢黄柏苷 (脱氢黄柏苷) A ～ M
amurensiosides A ～ K	福寿草苷 A ～ K
amurine	黑龙江罂粟碱 (黑水罂粟菲酮碱)
amurinine	二氢黑水罂粟菲酮碱
amurinol Ⅰ (nudaurine)	黑水罂粟菲酚碱Ⅰ (黄金罂粟碱)
amuroline	黑水罂粟灵 (黑水罂粟螺酚碱)
(+)-amuronine	(+)- 黑水罂粟宁
amuronine	黑龙江罂粟宁 (黑水罂粟宁)
amygdalactone	扁桃内酯
amygdalase	苦杏仁苷酶
amygdalic acid (mandelic acid)	扁桃酸 (苦杏仁酸)
amygdalin	扁桃苷 (苦杏仁苷)
amyl acetate (*n*-amyl acetate)	乙酸戊酯 (乙酸正戊酯)
n-amyl acetate (amyl acetate)	乙酸正戊酯 (乙酸戊酯)
n-amyl alcohol	正戊醇
amyl alcohol (pentanol)	戊醇
amyl butanoate	丁酸戊酯
amyl cinnamaldehyde	戊基肉桂醛
n-amyl ethyl ketone	正戊基乙基甲酮

amyl formate　甲酸戊酯

amylopectine　支链淀粉

2-*n*-amyl quinoline (2-*n*-pentyl quinoline)　2- 正戊基喹啉

n-amyl vinyl carbinol　正戊乙烯基甲醇

amyl vinyl carbinol (3-octenol)　蘑菇醇 (3- 辛烯醇)

5-amyl-2(5*H*)furanone　5- 戊基 -2(5*H*) 呋喃酮

n-amyl-2-furyl ketone　正戊基 -2- 呋喃酮

amylase　淀粉酶

α-amylase　α- 淀粉酶

1, 5-amylene diamine (1, 5-pentanediamine, cadaverine)　1, 5- 戊二胺 (尸胺)

amylin　胰淀素

amyloid　淀粉样蛋白

amylose　直链淀粉

β-amyrandiol　β- 香树脂二醇

β-amyranol (β-amyrin)　β- 香树脂醇 (β- 香树素)

amyrenol (amyranol, amyrin)　香树脂醇 (香树素、香树精)

α-amyrenol (α-amyrin)　α- 香树脂醇 (α- 香树素、α- 香树精)

Δ-amyrenol (Δ-amyrin)　Δ- 香树脂醇 (Δ- 香树素)

α-amyrenone　α- 香树脂酮

β-amyrenone (β-amyrone, olean-12-en-3-one)　β- 香树脂酮 (β- 白檀酮、齐墩果 -12- 烯 -3- 酮)

Δ-amyrenone (Δ-amyrone)　Δ- 香树脂酮 (Δ- 白檀酮)

α-amyrenonol　α- 香树脂酮醇

β-amyrenonol (3β-hydroxyolean-12-en-11-one)　β- 香树脂酮醇 (3β- 羟基 -12- 齐墩果烯 -11- 酮)

$\Delta^{6,7}$-amyrin (amyranol)　$\Delta^{6,7}$- 香树素 ($\Delta^{6,7}$- 香树脂醇)

amyrin (amyrenol, amyranol)　香树素 (香树脂醇、香树精)

β-amyrin (β-amyranol)　β- 香树素 (β- 香树脂醇、β- 香树精)

Δ-amyrin (Δ-amyrenol)　Δ- 香树素 (Δ- 香树脂醇)

11-*O*-α-amyrin acetate　11-*O*-α- 香树脂醇乙酸酯

amyrin acetate　香树脂醇乙酸酯

α-amyrin acetate　α- 香树脂醇乙酸酯

β-amyrin acetate　β- 香树脂醇乙酸酯

Δ-amyrin acetate　Δ- 香树脂醇乙酸酯

28α-homo-β-amyrin acetate　28α- 高 -β- 香树脂醇乙酸酯

α-amyrin caproate　α- 香树脂醇己酸酯

α-amyrin caprylate　α- 香树脂醇正辛酸酯

α-amyrin cinnamate　α- 香树脂醇桂皮酸酯

β-amyrin cinnamate　β- 香树脂醇桂皮酸酯

α-amyrin formate　α- 香树脂醇甲酸酯

β-amyrin hexyl ether　β- 香树脂醇己醚

α-amyrin laurate　α- 香树脂醇月桂酸酯

β-amyrin laurate　β- 香树脂醇月桂酸酯

α-amyrin linoleate　α- 香树脂醇亚油酸酯

β-amyrin linoleate　β- 香树脂醇亚油酸酯

α-amyrin margarate　α- 香树脂醇十七酸盐

α-amyrin methyl ether　α- 香树脂醇甲醚

β-amyrin methyl ether　β- 香树脂醇甲醚

α-amyrin myristate　α- 香树脂醇豆蔻酸酯

β-amyrin myristate　β- 香树脂醇豆蔻酸酯

α-amyrin palmitate　α- 香树脂醇棕榈酸酯

β-amyrin palmitate　β- 香树脂醇棕榈酸酯

α-amyrin propionate　α- 香树脂醇丙酸酯

α-amyrin stearate　α- 香树脂醇硬脂酸酯

β-amyrin-3-*O*-α-L-rhamanopyranosyl-*O*-β-D-glucoside　β- 香树脂醇 -3-*O*-α-L- 吡喃鼠李糖基 -*O*-β-D- 葡萄糖苷

α-amyrin-3-*O*-β-D-glucopyranoside　α- 香树脂醇 -3-*O*-β-D- 吡喃葡萄糖苷

β-amyrin-3-*O*-β-D-glucopyranoside　β- 香树脂醇 -3-*O*-β-D- 吡喃葡萄糖苷

β-amyrin-*n*-nonyl ether　β- 香树脂醇正壬基醚

β-amyrinsterol　β- 香树脂甾醇

amyrolin (seselin, seseline)　邪蒿灵 (邪蒿素、邪蒿内酯)

β-amyrone (β-amyrenone, olean-12-en-3-one)　β- 白檀酮 (β- 香树脂酮、齐墩果 -12- 烯 -3- 酮)

Δ-amyrone (Δ-amyrenone)　Δ- 白檀酮 (Δ- 香树脂酮)

anabaenopeptins A ～ J　鱼腥藻肽 A ～ J

anabasamine　假木贼胺

anabaseine　假木贼因

(–)-anabasine　(–)- 假木贼碱 [(–)- 新烟碱、(–)- 毒藜碱]

(±)-anabasine　(±)- 假木贼碱 [(±)- 新烟碱、(±)- 毒藜碱]

DL-anabasine　DL- 假木贼碱 (DL- 新烟碱、DL- 毒藜碱)

anabasine (neonicotine)　假木贼碱 (毒藜碱、八角枫碱、新烟碱)

anabasis base　假木贼属碱

(–)-anabellamide　(–)- 伞形香青酰胺

anabellamide　伞形香青酰胺

anabsin　中亚苦蒿辛

anabsinthin　安洋艾素

anacardic acid (6-pentadecyl salicylic acid, rhusinic acid)　腰果酸 (漆树酸、6- 十五烷基水杨酸)

anacardol　腰果酚

anacrotine (crotalaburnine)　三尖叶猪屎豆碱 (野百合宁、阿那绕亭、金链花猪屎豆碱)

anacycline　回环豆碱

(–)-anaferine　(–)- 爱那非宁碱

anaferine　催眠睡茄灵

anagalligenin B　海绿苷元 B

anagalligenone B　海绿苷元酮 (海绿酮苷元) B

anagalligenone-3-*O*-[β-D-glucopyranosyl-(1 → 4)-α-L-arabinopyranoside]　海绿苷元酮 -3-*O*-[β-D- 吡喃葡萄糖基 -(1 → 4)-α-L- 吡喃阿拉伯糖苷]

anagalligenone-3-*O*-[β-D-xylopyranosyl-(1 → 2)-β-D-glucopyranosyl-(1 → 4)-α-L-arabinopyranoside]　海绿苷元酮 -3-*O*-[β-D- 吡喃木糖基 -(1 → 2)-β-D- 吡喃葡萄糖基 -(1 → 4)-α-L- 吡喃阿拉伯糖苷]

anagalligenone-3-*O*-α-L-arabinopyranoside　海绿苷元酮 -3-*O*-α-L- 吡喃阿拉伯糖苷

anagalline　海绿灵

anagallisins A ～ E　海绿素 (海绿星苷) A ～ E

anagallosides A ～ C　海绿苷 A ～ C

(–)-anagyrine　(–)- 臭豆碱

anagyrine (monolupine, rhombinin)　安那吉碱 (臭豆碱、安纳基林)

anahygrine　睡茄古豆碱

analgin　安乃近

ananasate　菠萝酸酯

ananixanthone　阿纳尼合蕊木酮 (阿纳尼酮)

ananosmoside A (pumilaside A)　中泰南五味子苷 (薜荔苷) A

anaphalisol　香青醇

anaphaloside　香青苷

anaprel　立血胺

DL-anatabine　DL- 新烟草碱

L-anatabine　L- 新烟草碱

anatabine　新烟草碱 (假木贼烟草碱、脱氢毒藜碱)

anatalline　新烟草灵

anchietine　堇根碱

anchoic acid (1, 9-nonanedioic acid, azelaic acid, 1, 7-heptanedicarbonylic acid, lepargylic acid)　壬二酸 (1, 9- 壬二酸、杜鹃花酸、1, 7- 庚二甲酸)

anchusa acid (alkanna red, anchusin)　安刍酸 (紫草红、欧紫草素、紫朱草素)

anchusin (anchusa acid, alkanna red)　紫朱草素 (安刍酸、欧紫草素、紫草红)

anchusoside 2　牛舌草苷 2

ancistrobertsonines A ～ D　罗氏钩枝藤碱 A ～ D

ancistrocladine　钩枝藤碱 (钩枝藤定)

ancistrocongolines A ～ D　刚果河钩枝藤碱 A ～ D

ancistroealaines A, B　埃阿拉钩枝藤碱 A、B

ancistrogriffines A, C　格里菲钩枝藤碱 A、C

ancistrogriffithine A　格里菲思钩枝藤亭碱 A

ancistroheynine A　海尼钩枝藤碱 A

ancistrolikokines A ～ D　利科科钩枝藤碱 A ～ D

ancistrotanzanines A ～ C　坦桑钩枝藤碱 A ～ C

ancistrotectoriline A　钩枝藤灵 A

andafocoumarins A ～ J　杭白芷香豆素 A ～ J

andalasin A　安达拉素 A

andamanicin　安达曼胡椒素

andinermals A ～ C　无刺安迪拉木醛 A ～ C

andinermol　无刺柯桠豆醇

andirol A　柯桠豆醇 A

andrachcinidine　雀舌木尼啶

andrachnine　雀儿舌头宁

andrastins A ～ C　雄甾素 A ～ C

androcymbine　爱妥宾碱

androgenic gland hormone　雄性腺激素

androgenic hormones Ⅰ, Ⅱ　雄性激素Ⅰ、Ⅱ

andrograpanin　锥花穿心莲素 (穿心莲素、穿心莲潘林内酯、新穿心莲内酯苷元)

andrograpanin acetate　锥花穿心莲素乙酸酯

andrographan　穿心莲烷

andrographatoside　穿心莲萜苷

andrographidines A ～ G　穿心莲黄酮苷 (穿心莲定) A ～ G

andrographidoids A ～ E　穿心莲醚萜 A ～ E

andrographin F　穿心莲黄酮 F

andrographis pectin　穿心莲果胶

andrographiside (andrographoside, andrographolide-19-β-D-glucoside) 穿心莲内酯苷 (穿心莲苷、穿心莲内酯 -19-β-D- 葡萄糖苷)
andrographolactone 穿心莲佛内酯
andrographolic acid 穿心莲酸
andrographolide 穿心莲内酯 (穿心莲乙素)
andrographolide-19-β-D-glucoside (andrographoside, andrographiside) 穿心莲内酯 -19-β-D- 葡萄糖苷 (穿心莲苷、穿心莲内酯苷)
andrographolide-3-*O*-β-D-glucopyranoside 穿心莲内酯 -3-*O*-β-D- 吡喃葡萄糖苷
andrographon 穿心莲酮
andrographoside (andrographiside, andrographolide-19-β-D-glucoside) 穿心莲苷 (穿心莲内酯苷、穿心莲内酯 -19-β-D- 葡萄糖苷)
andrographosterin 穿心莲甾醇
andromedoside 梫木苷
andromedotoxin (grayanotoxin Ⅰ, acetyl andromedol, rhodotoxin) 梫木毒素 (木藜芦毒素Ⅰ、乙酰梫木醇毒、杜鹃毒素)
andropaniculoside A 穿心莲酮苷 A
andropaniculosin A 穿心莲黄酮素 A
andropanolide B 穿心莲酯素 B
andropanoside (14-deoxyandrographiside) 穿心莲诺苷 (14- 脱氧穿心莲苷、14- 脱氧穿心莲内酯苷)
androsacin 点地梅素
androseptoside 点地梅苷 (北点地梅苷)
androseptoside A methyl ester 北点地梅苷 A 甲酯
androseptosides A ～ L 北点地梅苷 A ～ L
androsin 草夹竹桃苷 (盾叶夹竹桃苷、美国茶叶花素)
androst-1, 4-dien-3, 17-dione 雄甾 -1, 4- 二烯 -3, 17- 二酮
5α-androst-3, 17-dione 5α- 雄甾 -3, 17- 二酮
5β-androst-3, 17-dione 5β- 雄甾 -3, 17- 二酮
5β-androst-3α, 17β-diol 5β- 雄甾 -3α, 17β- 二醇
5α-androst-3β, 17α-diol 5α- 雄甾 -3β, 17α- 二醇
androst-4, 6-dien-3, 17-dione 雄甾 -4, 6- 二烯 -3, 17- 二酮
androst-4-en-3, 17-dione 雄甾 -4- 烯 -3, 17- 二酮
androst-4-one-3, 17-dione 雄甾 -4- 酮 -3, 17- 二酮
10(5 → 6)*abeo*-6α-androstane 10(5 → 6) 迁 -6α- 雄甾烷
androstane 雄甾烷
2, 3-secoandrostane 2, 3- 开环雄甾烷
5(6)-androsten-17-one-3β-*O*-β-D-glucopyranoside 5(6)-雄甾烯 -17- 酮 -3β-*O*-β-D- 吡喃葡萄糖苷
androstene 雄甾烯 (雄烯)
androstenedione 雄烯二酮
androsterone 雄甾酮
aneglycosides A ～ C 知母苷 A ～ C
anemarans A ～ D 知母多糖 (知母低聚糖) A ～ D
anemarchalconyn 知母查耳酮炔
anemarcoumarin A 知母香豆素 A
anemarnosides A, B 知母呋甾苷 A、B
anemarrhena A, B 知母甾体苷 A、B
anemarrhenasaponins Ⅰ～Ⅳ, A_2 知母甾苷 Ⅰ～Ⅳ, A_2
anemarsaponins A ～ E, B Ⅲ 知母新皂苷 A ～ E、B Ⅲ
anemodeanin A 多被银莲花素 A
anemone camphor 银莲花脑
anemone flaccida saponin Ⅰ 鹅掌草皂苷 Ⅰ
anemonerivulariside A 草玉梅苷 A
anemonic acid 银莲花酸
anemonin (anemonine, pulsatilla camphor) 白头翁素 (白头翁脑)
anemonolide 银莲花内酯
anemosapogenin (23-hydroxybetulinic acid) 白头翁皂酸元 (23- 羟基白桦酸、23- 羟基白桦脂酸)
anemosides A_3, B, B_4 银莲花苷 A_3、B、B_4
anethine 莳萝素
cis-anethole 顺式 - 茴香脑
trans-anethole 反式 - 茴香脑
anethole (anise camphor, *p*-propenyl anisole) 茴香脑 (大茴香脑、对丙烯基茴香醚)
erythro-anethole glycol 赤式 - 茴香脑乙二醇
threo-anethole glycol 苏式 - 茴香脑乙二醇
(+)-angchibangkine (+)- 安次邦克碱
angdahuricaols A ～ C 白芷醇 A ～ C
angedahuricosides A, B 兴安白芷苷 A、B
angelafolone 酸模叶蓼当归酰氧查耳酮
angelan 当归胶多糖
β-angelialactone β- 欧白芷内酯
angelic acid 当归酸
angelic anhydride 当归酸酐
angelic ketone 当归酮

angelica lactone　当归内酯
α-angelica lactone　α- 当归内酯
angelica pectin A　东当归果胶 A
angelicain　当归因
angelical　当归醛 (白芷醛)
angelicastigmine　当归斯的明
angelicide　新当归内酯
angelicin (isopsoralen)　白芷素 (异补骨脂素、当归素)
angelicoidenol　归叶棱子芹醇
(–)-angelicoidenol-2-*O*-β-D-apiofuranosyl-(1 → 6)-*O*-β-D-glucopyranoside　(–)- 归叶棱子芹醇 -2-*O*-β-D- 呋喃芹糖基 -(1 → 6)-*O*-β-D- 吡喃葡萄糖苷
(+)-angelicoidenol-2-*O*-β-D-apiofuranosyl-(1 → 6)-β-D-glucopyranoside　(+)- 归叶棱子芹醇 -2-*O*-β-D- 呋喃芹糖基 -(1 → 6)-β-D- 吡喃葡萄糖苷
(1*R*, 2*S*, 4*S*, 5*R*)-angelicoidenol-2-*O*-β-D-glucopyranoside (1*R*, 2*S*, 4*S*, 5*R*)- 归叶棱子芹醇 -2-*O*-β-D- 吡喃葡萄糖苷
angelicoidenol-2-*O*-β-D-glucopyranoside　归叶棱子芹醇 -2-*O*-β-D- 吡喃葡萄糖苷
(–)-angelicoidenol-2-*O*-β-D-glucopyranoside　(–)- 归叶棱子芹醇 -2-*O*-β-D- 吡喃葡萄糖苷
(+)-angelicoidenol-2-*O*-β-D-glucopyranoside　(+)- 归叶棱子芹醇 -2-*O*-β-D- 吡喃葡萄糖苷
angelicoin B　归叶棱子芹黄素 B
angelicolide　当归双螺内酯
angelicone　白芷内酯
angelicotoxin　白芷毒素
angelikoreanol　朝鲜白芷酮醇 (大齿当归醇)
angeliticin A　拐芹色原酮 (拐芹替辛) A
angelitriol　当归三醇
angelols A ～ L　当归醇 A ～ L
8-angeloxyartabsine　8- 当归酰氧基洋艾内酯
8α-angeloxyleucodin　8α- 当归酰氧基白叶蒿定
angeloyl ajadin　当归酰亚菊素
9β-*O*-angeloyl akichenol　9β-*O*- 当归酰山地阿魏烯醇
22-*O*-angeloyl barrigenol A_1　22-*O*- 当归酸酯玉蕊精醇 A_1
22α-*O*-angeloyl barrigenol A_1　22α-*O*- 当归酰基玉蕊精醇 A_1
21-*O*-angeloyl barringtogenol C　21-*O*- 当归酰玉蕊皂醇 (21-*O*- 当归酰玉蕊皂苷元) C
angeloyl binankadsurin A　当归酰日本南五味子木脂素 A
8-angeloyl chrysanolide H　8- 当归酰除虫菊内酯 H
angeloyl cumambrin B　当归酰豚草素 B
10-angeloyl desacetyl isoapressin　10- 当归酰基脱乙酰基异凹陷蓍萜
β-angeloyl echinatine　β- 当归酰刺凌德草碱
8-angeloyl egelolide　8- 当归酰基埃格尔内酯
angeloyl ferutinianin　当归酰中亚阿魏宁
6-angeloyl furanofukinol　6- 当归酰基呋喃蜂斗菜醇
15-angeloyl germine　15- 当归酰白藜芦胺
3-angeloyl germine　3- 当归酰白藜芦胺 (3- 当归酰基计明胺)
(*R*)-(+)-angeloyl gomisin M1　(*R*)-(+)- 当归酰基北五味子素 M1 [(*R*)-(+)- 当归酰基戈米辛 M1]
angeloyl gomisins H ～ R, K_3　当归酰北五味子素 (当归酰戈米辛) H ～ R、K_3
angeloyl grandifloric acid　当归酰大花和尚菊酸
3′-*O*-angeloyl hamaudol　3′-*O*- 当归酰亥茅酚
7-angeloyl heliotridine　7- 当归酰基天芥菜定
O-angeloyl heliotridine　*O*- 当归酰基天芥菜定
O-7-angeloyl heliotridine *N*-oxide　*O*-7- 当归酰基天芥菜定 *N*- 氧化物
O-7-angeloyl heliotridine trachelanthinic acid ester　*O*-7- 当归酰基天芥菜定颈花酸酯
O-7-angeloyl heliotridine viridiflorinic acid ester　*O*-7- 当归酰基天芥菜定绿花倒提壶酸酯
3-*O*-angeloyl ingenol　3-*O*- 当归酰巨大戟萜醇
angeloyl isogomisin O　当归酰异北五味子素 (当归酰异戈米辛) O
6-angeloyl jaeschkeanadiol　6- 当归酰中亚阿魏二醇
22β-*O*-angeloyl lantanolic acid　22β-*O*- 当归酰基马缨丹酸
22β-*O*-angeloyl oleanolic acid　22β-*O*- 当归酰基齐墩果酸
6-*O*-angeloyl plenolin　6-*O*- 当归酰多梗贝氏菊素
angeloyl podophyllotoxin　当归酰基鬼臼毒素
O-7-angeloyl retronecine　*O*-7- 当归酰基倒千里光裂碱
angeloyl shikonin　当归酰基紫草素
β-angeloyl supinine　β- 当归酰仰卧天芥菜碱
22-*O*-angeloyl theasapogenols A ～ E　22-*O*- 当归酸酯茶皂醇 A ～ E
β-angeloyl trachelanthamine　β- 当归酰颈花胺
7-*O*-angeloyl turneforcidine　7-*O*- 当归酰砂引草定

angeloyl zygadenic acid lactone 当归酰棋盘花酸内酯

3-angeloyl zygadenine 3- 当归酰基棋盘花碱

angeloyl zygadenine 当归酰棋盘花碱

(3′*S*)-angeloyl-(4′*S*)-isovaleryl-cis-khellactone (3′*S*)- 当归酰氧基 -(4′*S*)- 异戊酰基 - 顺式 - 阿米芹内酯

21-*O*-(3, 4-di-*O*-angeloyl)-β-D-fucopyranosyl theasapogenol A, B 21-*O*-(3, 4- 二 -*O*- 当归酰)-β-D- 吡喃岩藻糖基茶皂醇 A、B

21β-*O*-angeloyl-22α-*O*-(2-methyl butyryl)barringtogenol C 21β-*O*- 当归酰基 -22α-*O*-(2- 甲基丁酰基) 玉蕊皂苷元 C

21β-*O*-angeloyl-22α-*O*-(2-methyl butyryl)-R1-barrigenol 21β-*O*- 当归酰基 -22α-*O*-(2- 甲基丁酰基)-R1- 玉蕊精醇

21β-angeloyl-22α-*O*-(2-methyl butyryl)theasapogenol E 21β- 当归酰基 -22α-*O*-(2- 甲基丁酰基) 茶皂醇 E

3′-angeloyl-4′-hydroxy-*trans*-khellactone 3′- 当归酰基 -4′- 羟基 - 反式 - 阿米芹内酯

(+)-*cis*-(3′*S*, 4′*S*)-3′-angeloyl-4′-tigloyl khellactone (+)- 顺式 -(3′*S*, 4′*S*)-3′- 当归酰基 -4′- 惕各酰阿米芹内酯

9-*O*-angeloyl-8, 10-dehydrothymol 9-*O*- 当归酰基 -8, 10- 脱氢麝香草酚

8-angeloyl-8′-hydroxychrysanolide D 8- 当归酰基 -8′- 羟基除虫菊内酯 D

8-*O*-angeloyl-9-*O*-acetyl anthemolide B 8-*O*- 当归酰基 -9-*O*- 乙酰春黄菊脑内酯 B

(3′*S*)-angeloyloxy-(4′*S*)-isovalevyloxy-3′, 4′-dihydroseselin (3′*S*)- 当归酰氧基 -(4′*S*)- 异戊酰氧基 -3′, 4′- 二氢邪蒿素

6-angeloyloxy-1, 10-epoxyeuryopsin 6- 当归酰氧基 -1, 10- 环氧茼蒿萜素

(1*S*, 5*S*, 6*R*, 7*R*, 8*S*, 10*S*)-5-angeloyloxy-1, 8-dihydroxy-2-oxoxantha-3, 11-dien-6, 12-olide (1*S*, 5*S*, 6*R*, 7*R*, 8*S*, 10*S*)-5- 当归酰氧基 -1, 8- 二羟基 -2- 氧亚基苍耳 -3, 11- 二烯 -6, 12- 内酯

9-(9-angeloyloxy-10-senecioyloxy-9, 10-dihydroxanthyletin) 9-(9- 当归酰氧基 -10- 千里光酰氧基 -9, 10- 二氢花椒内酯)

7β-angeloyloxy-14-hydroxy-notonipetranone 7β- 当归酰氧基 -14- 羟基 - 石生诺顿菊酮

3α-angeloyloxy-17-hydroxy-*ent*-kaur-15-en-19-oic acid 3α- 当归酰氧基 -17- 羟基 - 对映 - 贝壳杉 -15- 烯 -19- 酸

(1*S*, 5*S*, 6*R*, 7*S*, 10*S*)-5-angeloyloxy-1-hydroxy-2-oxoxantha-3, 11-dien-6, 12-olide (1*S*, 5*S*, 6*R*, 7*S*, 10*S*)-5- 当归酰氧基 -1- 羟基 -2- 氧亚基苍耳 -3, 11- 二烯 -6, 12- 内酯

6β-angeloyloxy-3β, 8α-dihydroxyeremophil-7(11)-en-12, 8β-olide 6β- 当归酰氧基 -3β, 8α- 二羟基佛术 -7(11)- 烯 -12, 8β- 内酯

6β-angeloyloxy-3β, 8β-dihydroxyeremophil-7(11)-en-12, 8α-olide 6β- 当归酰氧基 -3β, 8β- 二羟基佛术 -7(11)- 烯 -12, 8α- 内酯

(4*R*, 5*R*, 6*S*, 8*R*, 9*R*)-5-angeloyloxy-4, 8-dihydroxy-9-(2-methyl propanoyloxy)-3-oxogermacran-6, 12-olide (4*R*, 5*R*, 6*S*, 8*R*, 9*R*)-5- 当归酰氧基 -4, 8- 二羟基 -9-(2- 甲丙酰氧基)-3- 氧亚基大牻牛儿 -6, 12- 内酯

(2*R*, 4*S*, 5*R*, 6*S*, 8*R*, 9*S*, 2″*S*)-8-angeloyloxy-4, 9-dihydroxy-2, 9-epoxy-5-(2-methyl butanoyloxy)germacran-6, 12-olide (2*R*, 4*S*, 5*R*, 6*S*, 8*R*, 9*S*, 2″*S*)-8- 当归酰氧基 -4, 9- 二羟基 -2, 9- 环氧 -5-(2- 甲基丁酰氧基) 大牻牛儿 -6, 12- 内酯

(2*S*, 4*S*, 5*R*, 6*S*, 8*R*, 9*R*, 2″*R*)-8-angeloyloxy-4, 9-dihydroxy-2, 9-epoxy-5-(2-methyl butanoyloxy)germacran-6, 12-olide (2*S*, 4*S*, 5*R*, 6*S*, 8*R*, 9*R*, 2″*R*)-8- 当归酰氧基 -4, 9- 二羟基 -2, 9- 环氧 -5-(2- 甲丁酰氧基) 大牻牛儿 -6, 12- 内酯

(2*S*, 4*S*, 5*R*, 6*S*, 8*R*, 9*R*, 2″*S*)-8-angeloyloxy-4, 9-dihydroxy-2, 9-epoxy-5-(2-methyl butanoyloxy)germacran-6, 12-olide (2*S*, 4*S*, 5*R*, 6*S*, 8*R*, 9*R*, 2″*S*)-8- 当归酰氧基 -4, 9- 二羟基 -2, 9- 环氧 -5-(2- 甲丁酰氧基) 大牻牛儿 -6, 12- 内酯

(2*R*, 4*S*, 5*R*, 6*S*, 8*R*, 9*S*)-8-angeloyloxy-4, 9-dihydroxy-2, 9-epoxy-5-(2-methyl propanoyloxy)germacran-6, 12-olide (2*R*, 4*S*, 5*R*, 6*S*, 8*R*, 9*S*)-8- 当归酰氧基 -4, 9- 二羟基 -2, 9- 环氧 -5-(2- 甲基丙酰氧基) 大牻牛儿 -6, 12- 内酯

(2*S*, 4*S*, 5*R*, 6*S*, 8*R*, 9*R*)-8-angeloyloxy-4, 9-dihydroxy-2, 9-epoxy-5-(2-methyl propanoyloxy)germacran-6, 12-olide (2*S*, 4*S*, 5*R*, 6*S*, 8*R*, 9*R*)-8- 当归酰氧基 -4, 9- 二羟基 -2, 9- 环氧 -5-(2- 甲丙酰氧基) 大牻牛儿 -6, 12- 内酯

(2*S*, 4*S*, 5*R*, 6*S*, 8*R*, 9*R*)-8-angeloyloxy-4, 9-dihydroxy-2, 9-epoxy-5-(3-methyl butyryloxy)germacran-6, 12-olide (2*S*, 4*S*, 5*R*, 6*S*, 8*R*, 9*R*)-8- 当归酰氧基 -4, 9- 二羟基 -2, 9- 环氧 -5-(3- 甲丁酰氧基) 大牻牛儿 -6, 12- 内酯

(+)-3′-angeloyloxy-4′-keto-3′, 4′-dihydroseselin (+)-3′- 当归酰氧基 -4′- 甲酮基 -3′, 4′- 二氢邪蒿素

(3″*R*)-angeloyloxy-4″-keto-3″, 4″-dihydroseselin (praeruptorin Ⅰ b) (3″*R*)- 当归酰氧基 -4″- 甲酮基 -3″, 4″- 二氢邪蒿素 (白花前胡素 Ⅰ b)

8β-angeloyloxy-4β, 6, 15-trihydroxy-14-oxoguaia-9, 11(13)-dien-12-oic acid-12, 6-lactone 8β- 当归酰氧基 -4β, 6, 15- 三羟基 -14- 氧亚基愈创木 -9, 11(13)- 二烯 -12- 酸 -12, 6- 内酯

1(10)*E*-4β, 8β-angeloyloxy-6, 14, 15-trihydroxygermacr-1(10), 11(13)-dien-12-oic acid-12, 6-lactone 1(10)*E*-4β, 8β- 当归酰氧基 -6, 14, 15- 三羟基大牻牛儿 -1(10), 11(13)- 二烯 -12- 酸 -12, 6- 内酯

A

1(10)*E*, (4*E*, 8*Z*), 8-angeloyloxy-6, 15-dihydroxy-14-oxogermacr-1(10), 4, 8, 11(13)-tetraen-12-oic acid-12, 6-lactone 1(10)*E*, (4*E*, 8*Z*), 8- 当归酰氧基 -6, 15- 二羟基 -14- 氧亚基大牻牛儿 -1(10), 4, 8, 11(13)- 四烯 -12- 酸 -12, 6- 内酯

1α-angeloyloxy-6β-hydroxy-8β-methoxy-10β*H*-eremophil-7(11)-en-8α, 12-olide 1α- 当归酰氧基 -6β- 羟基 -8β- 甲氧基 -10β*H*- 雅槛蓝 -7(11)- 烯 -8α, 12- 内酯

6-angeloyloxy-7-methoxy-2, 2-dimethyl chromene 6- 当归酰氧基 -7- 甲氧基 -2, 2- 二甲基色烯

1α-angeloyloxy-7β-(4-methyl senecioyloxy)oplopa-3(14)*Z*, 8(10)-dien-2-one 1α- 当归酰氧基 -7β-(4- 甲基千里光酰氧基) 日本刺参萜 -3(14)*Z*, 8(10)- 二烯 -2- 酮

(8*S*, 9*R*)-9-angeloyloxy-8, 9-dihydrooroselol (8*S*, 9*R*)-9- 当归酰氧基 -8, 9- 二氢山芹醇 [(8*S*, 9*R*)-9- 当归酰氧基 -8, 9- 二氢欧罗塞醇]

3-angeloyloxy-8-acetoxy-10(14)-oplopen-4-one 3- 当归酰氧基 -8- 乙酰氧 -10(14)- 刺参烯 -4- 酮

3β-angeloyloxy-8-epi-eremophilenolide 3β- 当归酰氧基 -8- 表佛术烯内酯

3-angeloyloxy-8-epoxyangeloyloxy-10(14)-oplopen-4-one 3- 当归酰氧基 -8- 环氧当归酰氧基 -10(14)- 刺参烯 -4- 酮

6β-angeloyloxy-8β, 10β-dihydroxy-3-oxo-eremophilenolide 6β- 当归酰氧基 -8β, 10β- 二羟基 -3- 氧亚基荒漠木烯内酯

3β-angeloyloxy-8β-hydroxy-9β-senecioyloxyeremophilenolide 3β- 当归酰氧基 -8β- 羟基 -9β- 千里光酰氧基佛术烯内酯

1(10)*E*, (4*Z*)-8β-angeloyloxy-9, 13-diethoxy-6, 15-dihydroxy-14-oxogermacr-1(10), 4-dien-12-oic acid-12, 6-lactone 1(10)*E*, (4*Z*)-8β- 当归酰氧基 -9, 13- 二乙氧基 -6, 15- 二羟基 -14- 氧亚基大牻牛儿 -1(10), 4- 二烯 -12- 酸 -12, 6- 内酯

3β-angeloyloxy-9-en-8-epieremophilenolide 3β- 当归酰氧基 -9- 烯 -8- 表佛术烯内酯

1(10)*E*, (4*Z*)-8β-angeloyloxy-9-ethoxy-6, 15-dihydroxy-13-methoxy-14-oxogermacr-1(10), 4-dien-12-oic acid-12, 6-lactone 1(10)*E*, (4*Z*)-8β- 当归酰氧基 -9- 乙氧基 -6, 15- 二羟基 -13- 甲氧基 -14- 氧亚基大牻牛儿 -1(10), 4- 二烯 -12- 酸 -12, 6- 内酯

1(10)*E*, (4*Z*)-8β-angeloyloxy-9-ethoxy-6, 15-dihydroxy-14-oxogermacr-1(10), 4, 11(13)-trien-12-oic acid-12, 6-lactone 1(10)*E*, (4*Z*)-8β- 当归酰氧基 -9- 乙氧基 -6, 15- 二羟基 -14- 氧亚基大牻牛儿 -1(10), 4, 11(13)- 三烯 -12- 酸 -12, 6- 内酯

ent-15β-angeloyloxy-9α-hydroxykaur-16-en-19-oic acid 对映 -15β- 当归酰氧基 -9α- 羟基贝壳杉 -16- 烯 -19- 酸

1(10)*E*, (4*Z*)-8β-angeloyloxy-9α-methoxy-6α, 15-dihydroxy-14-oxogermacr-1(10), 4, 11(13)-trien-12-oic acid-12, 6-lactone 1(10)*E*, (4*Z*)-8β- 当归酰氧基 -9α- 甲氧基 -6α, 15- 二羟基 -14- 氧亚基大牻牛儿 -1(10), 4, 11(13)- 三烯 -12- 酸 -12, 6- 内酯

3α-angeloyloxy-9β-hydroxy-*ent*-kaur-16-en-19-oic acid 3α- 当归酰氧基 -9β- 羟基 - 对映 - 贝壳杉 -16- 烯 -19- 酸

8α-angeloyloxycostunolide 8α- 当归酰基氧代广木香内酯

8β-angeloyloxycumambranolide 8β- 当归酰氧基枯马布内酯

3β-angeloyloxyeremophil-7, 11-dien-14β, 6α-olide 3β- 当归酰氧基佛术 -7, 11- 二烯 -14β, 6α- 内酯

3′-angeloyloxykhellactone 3′- 当归酰氧基阿米芹内酯 (3′- 当归酰氧化凯林内酯)

22β-angeloyloxylantanolic acid 22β- 当归酰氧基马缨丹酸

(*Z*)-2-angeloyloxymethyl-2-butenoic acid (*Z*)-2- 当归酰氧甲基 -2- 丁烯酸

O-[(*Z*)-2-angeloyloxymethyl-2-butenoyl]-3-methoxy-4, 5-methylenedioxycinnamyl alcohol *O*-[(*Z*)-2- 当归酰氧甲基 -2- 丁酰氧基]-3- 甲氧基 -4, 5- 亚甲二氧基桂皮醇

7β-angeloyloxyoplopa-3(14)*Z*, 8(10)-dien-2-one 7β- 当归酰氧基日本刺参萜 -3(14)*Z*, 8(10)- 二烯 -2- 酮

9α-angeloyloxypinoresinol 9α- 当归酰氧松脂素 (9α- 当归酰氧松脂酚)

9-angeloyloxythymol 9- 当归酰氧基麝香草酚

21-*O*-angeloyl-*R*1-barrigenol 21-*O*- 当归酰 -*R*1 玉蕊精醇

22-angeloyl-R1-barrigenol 21- 当归酰 -R1- 玉蕊精醇

6α-angeloyoxy-1-oxo-2, 3-dihydrosalviarin 6α- 当归酰氧基 -1- 氧亚基 -2, 3- 二氢西洋红素

21-angeloyprotoaescigenin 21- 当归酰原七叶树苷元

8α-angelyloxy-3β, 4β-dihydroxy-5α*H*, 6β*H*, 7α*H*, 11α*H*-guai-1(10)-en-12, 6-olide 8α- 当归酰氧基 -3β, 4β- 二羟基 -5α*H*, 6β*H*, 7α*H*, 11α*H*- 愈创木 -1(10)- 烯 -12, 6- 内酯

angenomalin 川白芷素

angeolide 当归烯内酯 (当归二内酯)

angiotensins Ⅰ, Ⅱ 血管紧张肽 Ⅰ、Ⅱ

angolensin C 安哥拉紫檀素

angoline 安哥拉花椒灵碱 (安哥灵)
angolinine 安哥宁
angophorol 安告佛醇
angorosides A ～ C 安卡拉玄参苷 (安哥拉苷 A、安哥劳苷、安格洛苷) A ～ C
angroside C 安格洛苷 C
anguillosporal 鳗孢酚
anguivioside 曲刺茄苷 (安吉茄苷)
angularine 棱角千里光碱
angulatamine 苦皮藤胺碱
angulatinoids Ⅱ , Ⅲ 苦皮种素 Ⅱ 、Ⅲ
angulatins A ～ P 苦皮素 (苦皮藤亭) A ～ P
angulatueoids G, H 苦皮藤苷 G、H
angustamine 紫文殊兰胺
angustanoic acids A ～ G 大屿八角酸 A ～ G
angustiamarin 狭叶獐牙菜苦苷
angustibalin (acetyl helenalin, helenalinacetate) 狭叶巴都菊素 (乙酰堆心菊灵)
angustidine 安枯斯特定碱
angustifolimine 狭叶虎皮楠胺
angustifolin 狭叶芸香素 (狭叶香茶菜素)
angustifolin-7-methyl ether 狭叶芸香素 -7- 甲醚
angustifoline 狭叶羽扇豆碱
angustilobine B acid (de-*O*-methyl angustilobine B) 狭叶鸭脚树洛平碱 B 酸 (去 -*O*- 甲基狭叶鸭脚树洛平碱 B)
6, 7-secoangustilobines A, B 6, 7- 开环狭叶鸭脚树洛平碱 A、B
angustimine 狭叶虎皮楠明
angustine 狭花马钱碱
angustioside 狭叶獐牙菜苷
angustoline 牛眼马钱托林碱 (牛眼马钱林碱、牛狭花马钱碱)
angustones A, B 狭叶羽扇豆酮 A、B
angustureine 安古树碱
anhalamine 无盐掌胺
anhalidine 无盐掌立定
anhalinine 无盐掌里宁
anhalonidine 无盐掌定
anhalonine 老头掌碱
anhalotine 无盐掌亭

anhuienosides C ～ F 安徽银莲花苷 C ～ F
anhweiaconitine 安徽乌头碱
1, 2-anhydridoniveusin A (1, 2-anhydroniveusin A) 1, 2- 脱水白色向日葵素 A
4, 9-anhydrotetrodotoxin 4, 9- 脱水河豚毒素
anhydrotetrodotoxin 脱水河豚毒素
4, 9-anhydrotetrodotoxin-6, 11-diether 4, 9- 脱水河豚毒素 -6, 11- 乙二醚
3, 6-anhydro-2, 4, 5-tri-*O*-methyl-D-glucose 3, 6- 脱水 -2, 4, 5- 三 -*O*- 甲基 -D- 葡萄糖
1, 2-anhydro-4, 5-dihydroniveusin A 1, 2- 脱水 -4, 5- 二氢雪叶向日葵素 A
25-anhydroalisol A-11-acetate 25- 脱水泽泻醇 A-11- 乙酸酯
25-anhydroalisol A-24-acetate 25- 脱水泽泻醇 A-24- 乙酸酯
25-anhydroalisols A ～ F 25- 去水泽泻醇 A ～ F
anhydroalkannin 脱水紫草醌 (脱水阿卡宁)
anhydrobarakol 脱水铁刀木醇
anhydrobelachinal 脱水射干呋喃醛
anhydrobyakangelicin (isobyakangelicol) 脱水比克白芷素 (脱水白当归素、异白当归脑)
anhydrocannabisativine 脱水大麻碱
anhydrocinnzeylanine 脱水乙酰锡兰肉桂素
anhydrocinnzeylanol 脱水桂二萜醇 (脱水锡兰肉桂醇)
anhydrodehydroivalbin 脱水脱氢依瓦菊素
3, 6-anhydro-D-galactose 3, 6- 去水 -D- 半乳糖
2, 3-anhydro-D-gulonic acid 2, 3- 脱水 -D- 古洛糖酸
anhydrodihydrolycopodine 脱水二氢石松碱
5-anhydro-D-sorbitol 5- 脱水 -D- 山梨糖醇
1, 4-anhydroerythritol 1, 4- 脱水赤藓醇
anhydroevoxine 脱水吴茱萸素
anhydrofarinosin 英西林内酯
3, 6-anhydrogalactose 3, 6- 脱水半乳糖
anhydrogalactose 去水半乳糖
anhydroglycinol 一氢里西酚
anhydrogrossmizin 脱水银叶蒿素
anhydroharringtonine 脱水三尖杉酯碱
anhydrohirundigenin 脱水催吐白前苷元 (脱水何拉得苷元)
anhydrohirundigenin monothevetoside 脱水催吐白前苷元单黄花夹竹桃糖苷

anhydrohirundigenin-3-*O*-β-D-canaropyranoside	脱水催吐白前苷元 -3-*O*-β-D- 吡喃加那利毛地黄糖苷
anhydroicaritin	脱水淫羊藿黄素 (脱水淫羊藿素)
anhydroicaritin-3-*O*-α-L-rhamnopyranosyl-(1 → 2)-α-L-rhamnopyranoside	脱水淫羊藿素 -3-*O*-α-L- 吡喃鼠李糖基 -(1 → 2)-α-L- 吡喃鼠李糖苷
anhydroicaritin-3-*O*-α-L-rhamnoside	脱水淫羊藿素 -3-*O*-α-L- 鼠李糖苷
anhydroignavinol	脱水惰醇
anhydroisohypoignavinol	脱水异次惰醇
anhydro-L-galactose dimethyl acetal	去水 -L- 半乳糖二甲基缩醛
3, 6-anhydro-L-galactose dimethyl acetal	3, 6- 脱水 -L- 半乳糖二甲基缩醛
anhydrolycodoline	脱水石松刀灵
anhydromethyl pseudolycorine	脱水甲基假石蒜碱
1, 2-anhydroniveusin A	1, 2- 脱水雪叶向日葵素 A
anhydronotoptol	脱水羌活酚 (脱水异羌活醇)
anhydronotoptoloxide	脱水异羌活醇氧化物 (环氧脱水羌活酚)
L-anhydronupharamine	L- 脱水萍蓬草胺
anhydroperforine	脱水大叶芸香碱
anhydrophlegmacin-9, 10-quinones A_2, B_2	脱水马尾杉辛 -9, 10- 醌 A_2、B_2
anhydrosafflor yellow B	脱水红花黄色素 B
anhydrosarmentogenin	脱水沙门苷元
anhydrosophoradiol-3-acetate	脱水槐花二醇 -3- 乙酸酯
15(28)-anhydrothyrsiferyl diacetate	15(28)- 脱水聚伞凹顶藻二乙酸酯
15-anhydrothyrsiferyl diacetate	15- 脱水聚伞凹顶藻二乙酸酯
anhydrous citric acid	无水柠檬酸
anhydrous ephedrine	脱水麻黄碱
anhydrovinblastine	脱水长春碱
anhydrovobasindiol	九节木叶山马茶碱
2, 7-anhydro-β-D-altroheptulopyranose	2, 7- 脱水 -β-D- 阿卓庚酮吡喃糖
1, 6-anhydro-β-D-glucopyranose	1, 6- 脱水 -β-D- 吡喃葡萄糖
1, 6-anhydro-β-D-glucose	1, 6- 脱水 -β-D- 葡萄糖
anibine	蔷薇木碱
anicequol	阿尼塞库醇
anigorufone	红花袋鼠爪酮
anilic acid	酰苯胺酸
anilide	酰替苯胺
aniline	苯胺
anisalacetone	亚茴香基丙酮
2-anisaldehyde	2- 茴香醛
3-anisaldehyde	3- 茴香醛
p-anisaldehyde (anisic aldehyde, 4-methoxybenzaldehyde)	对茴香醛 (茴香醛、茴芹醛、4- 甲氧基苯甲醛)
anisatin	莽草毒素 (日本莽草素、莽草素、莽草亭、毒八角亭)
anise camphor (anethole, *p*-propenyl anisole)	大茴香脑 (茴香脑、对丙烯基茴香醚)
anisic acid	茴香酸 (茴芹酸)
p-anisic acid	对茴香酸
o-anisic acid (*o*-methoxybenzoic acid)	邻茴香酸 (邻甲氧基苯甲酸)
anisic alcohol (anisyl alcohol)	茴香醇 (茴芹醇)
anisic aldehyde (*p*-anisaldehyde, 4-methoxybenzaldehyde)	茴香醛 (对茴香醛、茴芹醛、4- 甲氧基苯甲醛)
anisidine	茴香胺
anisketone	茴芹酮
anislactone	莽草内酯
anisocoumarins B ～ J	细叶黄皮香豆素 B ～ J
DL-anisodamine	DL- 山莨菪碱
anisodamine (6β-hydroxyhyoscyamine)	山莨菪碱 (6β- 羟基天仙子胺)
anisodamine hydrobromide	氢溴酸山莨菪碱
anisodine	樟柳碱
anisodine hydrobromide	氢溴酸樟柳碱
anisofolins A, B	广防风叶素 A、B
anisolactone	八角黄皮内酯
anisole (phenyl methyl ether, methoxybenzene)	茴香醚 (茴芹醚、苯甲醚、甲氧基苯)
anisomelic acid	广防风酸 (防风草酸)
anisomelin	广防风素
anisotine	安尼索碱 (异唇爵床碱)
anisovatodside	广防风托苷
14-*O*-anisoyl neoline	14-*O*- 茴香酰新欧乌林碱
anisucumarins A, B	细叶黄皮香豆任 A、B
anisumarin	细叶黄皮任

anisyl acetone	茴香丙酮
anisyl alcohol (anisic alcohol)	茴香醇 (茴芹醇)
anisyl methyl ketone	茴香基甲基酮
ankaflavin	红曲黄素
ankoline	安可灵
ankorine	印度八角枫灵 (安可任)
annapawine	安杷文
annobraine	圆滑番荔枝碱
annocatalin	刺果番荔枝灵
annocherimolin	阿诺毛叶番荔枝素
annocherines A, B	毛叶番荔枝素 A、B
annofoline	杉蔓叶碱
annoglabasins A, B	圆滑番荔枝新素 A、B
annoglacins A, B	圆滑番荔枝素 A、B
annoglaucin	粉绿色番荔枝素
annoglaxin	圆滑番荔枝灵
annoionol A	刺果番荔枝醇 A
annojahnin	佳尼番荔枝素
annomolin	阿诺番荔枝素
annomonicin	山番荔枝素
annomontacin	山番荔枝辛
cis-annomontacin	顺式 - 山番荔枝辛
cis-annomuricin	顺式 - 刺番荔枝素
annomuricins A ～ D	刺番荔枝素 A ～ D
annonacin	番荔枝辛
cis-annonacin	顺式 - 番荔枝辛
annonacinone	番荔枝新酮
annonaine (anonaine)	番荔枝碱
annonareticin	牛心番荔枝素
annonastatin	番荔枝斯坦定
annonin	番荔枝宁 (番荔枝素)
annopentocins A ～ C	番荔枝五醇 A ～ C
annopodine	杉蔓波定碱
annoreticuin	刺果番荔枝库素
annoreticuin-9-one	刺果番荔枝库素 -9- 酮
annotine	石松亭碱 (经年石松碱)
annotinine	杉蔓宁碱 (杉蔓石松碱、杉蔓石松宁、经年石松宁)
annuadiepoxide	黄花蒿双环氧化物
annuionones D, E	向日葵酮 D、E
annuithrin	向日葵环氧内酯
annularins A ～ F	环纹菌素 A ～ F
annulatin (myricetin-3-*O*-methyl ether)	阿吉木素 (杨梅树皮素 -3-*O*- 甲醚、杨梅素 -3-*O*- 甲醚)
annulatophenonoside	环状金丝桃苯酮苷
1*H*-[9]annulene	1*H*-[9] 轮烯
annulene	轮烯 (十二轮烯)
annulide	黄花蒿内酯
annuloline	安纽洛灵
annuolides A ～ H	向日葵内酯 A ～ H
annurcoic acid	阿奴卡苹果酸
anoectochine	金线连碱 (开唇兰碱)
anofinic acid	鳝藤酸
anolignans A ～ C	榆绿木脂素 A ～ C
anolobine	番荔枝叶碱
anomalamide	刘寄奴酰胺
(–)-anomalin	(–)- 川白芷内酯
anomanolides A ～ F	龙珠醇内酯 A ～ F
(–)-anonaine	(–)- 番荔枝碱
anonaine (annonaine)	番荔枝碱
anopterine	阿诺碱
A-norandrostane	A- 去甲雄甾烷
anpubesol	毛当归醇
ansamitocin P_O (maytansinol)	袢环丝裂菌素 (美登醇)
ansaspirolide	当归萨螺内酯
anserine	鹅肌肽
anserinones A, B	四孢多尾孢酮 A、B
ansuinins A ～ E	甘遂宁 A ～ E
anthemane	春黄菊烷
anthemene	春黄菊烯
anthemis glycosides A, B	春黄菊苷 A、B
anthemol	春黄菊脑
anthemolide B	春黄菊脑内酯 B
antheraxanthin	花药黄素 (花药黄质)
antheridiogen	成精子囊素
anthinin	隐苍耳内酯
anthocephalus base	团花属碱
anthocyanin	花色素苷
anthocyanogen	花青素原
anthopleurins A ～ C	黄海葵强心肽 A ～ C

anthopogochromane　烈香杜鹃色烷	
anthopogochromenes A ～ C　烈香杜鹃色烯 A ～ C	
anthopogochromenic acid　烈香杜鹃烯酸	
anthopogocyclolic acid　烈香杜鹃环酸	
anthorine　雪上一枝蒿碱 (一枝蒿碱)	
ψ-anthorine　假一枝蒿碱	
anthothecol　桃花心木醇	
(anthracen-2-yl)[(7-phenyl diazenyl)naphthalene-2-yl] diazene　(蒽 -2- 基)[(7- 苯乙氮烯基) 萘 -2- 基] 乙氮烯	
anthracene　蒽	
1, 2, 10-anthracenetriol (leucoalizarin, anthrarobin, dihydroxyanthranol)　1, 2, 10- 蒽三酚 (白茜素、去氧茜素、二羟基蒽酚)	
anthragallol　蒽棓酚 (三羟基蒽醌)	
anthragallol-1, 2, 3-trimethyl ether　蒽棓酚 -1, 2, 3- 三甲醚	
anthragallol-1, 2-dimethyl ether　蒽棓酚 -1, 2- 二甲醚	
anthragallol-1, 3-dimethyl ether　蒽棓酚 -1, 3- 二甲醚	
anthragallol-2, 3-dimethyl ether　蒽棓酚 -2, 3- 二甲醚	
anthraglucorhein　大黄苷	
anthraglycoside B (emodin-8-*O*-β-D-glucoside)　蒽苷 B (大黄素 -8-*O*-β-D- 葡萄糖苷)	
anthraglycosides A, B　蒽苷 A、B	
anthrahydroquinone　蒽二酚	
anthrakunthone　蒽醌酮	
anthralin (cignolin, dithranol, batidrol)　蒽林 (西格诺林、地蒽酚、蒽三酚)	
anthranilic acid (aminobenzoic acid)　氨茴酸 (邻氨基苯甲酸)	
anthranol　蒽酚	
1, 4-anthraquinone　1, 4- 蒽醌	
anthraquinone　蒽醌	
anthraquinone clycoside　蒽醌苷	
anthraquinone-1, 6-dihydroxy-2-methyl-8-*O*-α-D-glucopyranosyl-(1′→6)-α-L-xylopyranoside　蒽醌 -1, 6- 二羟基 -2- 甲基 -8-*O*-α-D- 吡喃葡萄糖基 -(1′→6)-α-L- 吡喃木糖苷	
anthraquinone-2-carboxylic acid　蒽醌 -2- 甲酸	
anthrarobin (1, 2, 10-anthracenetriol, leucoalizarin, dihydroxyanthranol)　二羟基蒽酚 (1, 2, 10- 蒽三酚 , 白茜素 , 去氧茜素)	
anthrarufin (1, 5-dihydroxyanthraquinone)　蒽绛酚 (1, 5- 二羟基蒽醌)	
anthrasesamones A ～ F　蒽胡麻酮 A ～ F	
1, 8, 9-anthratriol　1, 8, 9- 蒽三酚	
anthraxin　荩草素	
anthricin (deoxypodophyllotoxin, silicicolin)　峨参辛 (脱氧鬼臼脂素、脱氧鬼臼毒素、峨参内酯)	
anthriscifolcines A ～ G　还亮草碱 A ～ G	
anthriscifoldines A ～ C　还亮草定 A ～ C	
anthriscifolmines A ～ J　还亮草明 A ～ J	
anthriscinol [3-methoxy-4, 5-methylenedioxyphenyl-2-(*E*)-propen-1-ol]　峨参醇 [峨参树脂醇、3- 甲氧基 -4, 5- 亚甲二氧苯基 -2-(*E*)- 丙烯 -1- 醇]	
anthriscinol ethyl ether　峨参醇乙醚	
anthriscinol methyl ether　峨参醇甲醚	
9-anthrol　9- 蒽酚	
anthrone (carbothrone, anthranone)　蒽酮	
anti A-hemagglutinin　抗 A 血凝素	
anti A-phytohemagglutinin　抗 A- 植物血凝素	
anti N-phytohemagglutinin　抗 N- 植物血凝素	
antialloside　见血封喉阿洛糖苷	
antiangor (carbocromen, cardiocap)　乙胺香豆素	
antiargenin　弩箭子苷元	
antiarigenin　见血封喉苷元	
antiarigenin-3-*O*-β-D-antiaroside　α- 弩箭子苷	
antiarin　见血封喉苷 (箭努子苷)	
α-antiarin　α- 见血封喉苷 (α- 箭努子苷)	
β-antiarin　β- 见血封喉苷	
antiarojavoside　见血封喉爪哇糖苷	
antiarol (3, 4, 5-trimethoxyphenol)　见血封喉酚 (3, 4, 5- 三甲氧基苯酚)	
antiarolaldehyde (trimethoxysalicyl aldehyde)　见血封喉醛 (三甲氧基水杨醛)	
antiarose　弩箭子糖	
antibacterial peptide　种子含抗菌肽	
anticoagulants A_1, A_2　阻凝剂 A_1、A_2	
anticopalol　反可巴醇	
antidesmanins A ～ C　五月茶素 A ～ C	
antidiuretic hormone　抗利尿激素	
antifungal protein　抗真菌活性蛋白	

antiisorhynchophylline *N*-oxide 抗异钩藤碱 *N*- 氧化物	apetalic acid 无瓣红厚壳酸
antillatoxin B 安替拉毒素 B	apetalumosides B_1 ～ B_7, C, D 独行菜苷 B_1 ～ B_7、C、D
antimellin 蒲桃皮苷	apetatolide 无花瓣红厚壳内酯
antimutagenic 抗诱变剂	aphagrandinoids A ～ D 大叶山楝萜 A ～ D
antiogoside 见血封喉脱氧阿洛苷	aphagranins A ～ G 大叶山楝宁 A ～ G
antioside 血封喉糖苷	aphanagranins A ～ D 大叶山楝拉宁 A ～ D
α-antioside (19-deoxy-α-antiarin) α- 血封喉糖苷 (血封喉古洛糖苷、19- 脱氧 -α- 见血封喉苷)	aphanalides A ～ M 山楝内酯 A ～ M
β-antioside (19-deoxy-β-antiarin) β- 血封喉糖苷 (血封喉鼠李糖苷、19- 去氧 -β- 见血封喉苷)	aphanamgrandins A ～ K 大叶山楝定 A ～ K
antiquols A, B 火殃勒醇 (金刚纂醇) A、B	aphanamgrandiols A 大叶山楝二醇 A
antiquorins (antiquorines) A, B 火殃勒灵 A、B	aphanamixin 山楝辛
antirhine 毛茶碱	aphanamixinin 山楝苦素 (山楝辛宁)
antirrhinin (sambucin, cyanidin-3-*O*-rutinoside) 接骨木苷 (花青素 -3-*O*- 芸香糖苷)	aphanamixoids A ～ P 山楝萜 A ～ P
antirrhinoside 金鱼草诺苷 (龙头花苷)	aphanamixol 山楝属醇
antirrinoside 金鱼草醚萜苷	(+)-aphanamol (+)- 山楝醇
antisqualene 反角鲨烯	aphanamol Ⅰ 山楝醇 Ⅰ
antithrombin 抗血栓素	aphanamolides A ～ D 山楝莫内酯 A ～ D
antofine 安托芬	aphananin 山楝宁
(–)-(10β, 13aα)-antofine *N*-oxide (–)-(10β, 13aα)- 安托芬 *N*- 氧化物	aphanaperoxides A ～ H 山楝过氧化物 A ～ H
(–)-(10β, 13aα)-secoantofine *N*-oxide (–)-(10β, 13aα)- 开环安托芬 *N*- 氧化物	aphanastatin 山楝抑素
antoside 安妥苷 (安托苷、解毒萝藦苷)	aphapolynins A ～ I 山楝宁苦素 A ～ I
antoxopyrimidine 抗毒嘧啶	aphidicolin 头孢霉芽菌素
(+)-anwulignan (+)- 安五脂素	aphrodine (yohimbine, corynine, quebrachine, hydroergotocin) 育亨宾
anwulignan 安五脂素	aphyllidine 无叶假木贼定 (无叶毒藜碱、脱氢毒藜素)
DL-anwulignan DL- 安五脂素	L-aphyllidine L- 无叶假木贼定
anwuweionic acid 安五酮酸	aphylline 毒藜素
anwuweizic acid 安五酸	apicidin 制蚜菌素 (顶复制素)
anziaic acid 绵腹衣酸	apicin 青蒿黄酮
(+)-aoifuranone (+)- 双叶细辛呋喃酮	4-*O*-β-D-apifuranosyl-(1 → 2)-β-D-glucopyranosyl-2-hydroxy-6-methoxyacetophenone 4-*O*-β-D- 吡喃芹糖基 -(1 → 2)-β-D- 吡喃葡萄糖基 -2- 羟基 -6- 甲氧基苯乙酮
aokumanol 光叶山姜醇	apigenidin-5-*O*-glucoside 芹菜定 -5-*O*- 葡萄糖苷
AOL lectin AOL 凝集素	apigenin (5, 7, 4′-trihydroxyflavone) 芹菜素 (芹黄素、芹菜苷元、5, 7, 4′- 三羟基黄酮)
aonena-3, 21-diene 3, 21- 奥内那二烯	apigenin bioside 芹菜素二糖苷
apabioside 大麻糖苷	apigenin-3, 8-di-*C*-glucoside 芹菜素 -3, 8- 二 -*C*- 葡萄糖苷
apaensin 阿坝当归素	apigenin-3′-ethoxy-7-*O*-glucoside 芹菜素 -3′- 乙氧基 -7-*O*- 葡萄糖苷
apateline 无瓣瑞香楠碱	apigenin-3-*O*-methyl ether 芹菜素 -3-*O*- 甲醚
apenone 附体肉桂酮	
aperessin 凹陷蓍萜	

apigenin-4, 5, 7-trimethyl ether 芹菜素 -4, 5, 7- 三甲醚

apigenin-4, 7-dimethyl ether 芹菜素 -4′, 7- 二甲醚

apigenin-4′-*O*-glucuronide 芹菜素 -4′-*O*- 葡萄糖醛酸苷

apigenin-4′-*O*-α-L-rhamnopyranoside 芹菜素 -4′-*O*-α-L- 吡喃鼠李糖苷

apigenin-4′-*O*-α-rhamnopyranoside 芹菜素 -4′-*O*-α- 吡喃鼠李糖苷

apigenin-4-*O*-β-D-glucopyranoside 芹菜素 -4-*O*-β-D- 吡喃葡萄糖苷

apigenin-4′-*O*-β-D-glucoside 芹菜素 -4′-*O*-β-D- 葡萄糖苷

apigenin-4′-*O*-β-D-glucuronopyranoside 芹菜素 -4′-*O*-β-D- 吡喃葡萄糖醛酸苷

apigenin-4′-*O*-β-D-xylofuranosyl-(1 → 4)-*O*-β-D-glucopyranoside 芹菜素 -4′-*O*-β-D- 呋喃木糖基 -(1 → 4)-*O*-β-D- 吡喃葡萄糖苷

apigenin-5-*O*-glucoside 芹菜素 -5-*O*- 葡萄糖苷

apigenin-5-*O*-neohesperidoside 芹菜素 -5-*O*- 新橙皮糖苷

apigenin-5-*O*-β-D-galactopyranoside 芹菜素 -5-*O*-β-D- 吡喃半乳糖苷

apigenin-5-*O*-β-D-glucopyranoside 芹菜素 -5-*O*-β-D- 吡喃葡萄糖苷

apigenin-5-rhamnoside 芹菜素 -5- 鼠李糖苷

apigenin-6, 8-di-*C*-hexoside 芹菜素 -6, 8- 二 -*C*- 己糖苷

apigenin-6, 8-di-*C*-α-L-arabinopyranoside 芹菜素 -6, 8- 二 -*C*-α-L- 吡喃阿拉伯糖苷

apigenin-6, 8-di-*C*-α-L-arabinoside 芹菜素 -6, 8- 二 -*C*-α-L- 阿拉伯糖苷

apigenin-6, 8-di-*C*-β-D-galactoside 芹菜素 -6, 8- 二 -*C*-β-D- 半乳糖苷

apigenin-6, 8-di-*C*-β-D-glucopyranoside 芹菜素 -6, 8- 二 -*C*-β-D- 吡喃葡萄糖苷

apigenin-6, 8-di-*C*-β-D-glucoside (vicenin-2) 芹菜素 -6, 8- 二 -*C*-β-D- 葡萄糖苷 (新西兰牡荆苷 -2、维采宁 -2)

apigenin-6-*C*-(2″-*O*-β-D-glucopyranosyl)-α-L-arabinopyranoside 芹菜素 -6-*C*-(2″-*O*-β-D- 吡喃葡萄糖基)-α-L- 吡喃阿拉伯糖苷

apigenin-6-*C*-(2″-*O*-α-rhamnopyranosyl)-β-fucopyranoside 芹菜素 -6-*C*-(2″-*O*-α- 吡喃鼠李糖基)-β- 吡喃岩藻糖苷

apigenin-6-*C*-(6″-*O*-*trans*-caffeoyl)-β-D-glucopyranoside 芹菜素 -6-*C*-(6″-*O*- 反式 - 咖啡酰基)-β-D- 吡喃葡萄糖苷

apigenin-6-*C*-(α-arabinopyranoside)-8-*C*-[(2-*O*-α-rhamnopyranosyl)-β-galactopyranoside] 芹菜素 -6-*C*-(α- 吡喃阿拉伯糖苷)-8-*C*-[(2-*O*-α- 吡喃鼠李糖基)-β- 吡喃半乳糖苷]

apigenin-6-*C*-(α-arabinopyranoside)-8-*C*-[(2-*O*-α-rhamnopyranosyl)-β-glucopyranoside] 芹菜素 -6-*C*-(α- 吡喃阿拉伯糖苷)-8-*C*-[(2-*O*-α- 吡喃鼠李糖基)-β- 吡喃葡萄糖苷]

apigenin-6-*C*-(β-xylopyranoside)-8-*C*-[(2-*O*-α-rhamnopyranosyl)-β-glucopyranoside] 芹菜素 -6-*C*-(β- 吡喃木糖苷)-8-*C*-[(2-*O*-α- 吡喃鼠李糖基)-β- 吡喃葡萄糖苷]

apigenin-6-*C*-[(2-*O*-α-rhamnopyranosyl)-β-glucopyranoside]-8-*C*-α-arabinopyranoside 芹菜素 -6-*C*-[(2-*O*-α- 吡喃鼠李糖基)-β- 吡喃葡萄糖苷]-8-*C*-α- 吡喃阿拉伯糖苷

apigenin-6-*C*-[(6-*O*-*p*-hydroxybenzoyl)-β-D-glucopyranosyl-(1 → 2)]-β-D-glucopyranoside 芹菜素 -6-*C*-[(6-*O*- 对羟基苯甲酰)-β-D- 吡喃葡萄糖基 -(1 → 2)]-β-D- 吡喃葡萄糖苷

apigenin-6-*C*-arabinoside-8-*C*-galactoside 芹菜素 -6-*C*- 阿拉伯糖苷 -8-*C*- 半乳糖苷

apigenin-6-*C*-arabinoside-8-*C*-glucoside 芹菜素 -6-*C*- 阿拉伯糖苷 -8-*C*- 葡萄糖苷

apigenin-6-*C*-galactoside-8-*C*-arabinoside 芹菜素 -6-*C*- 半乳糖苷 -8-*C*- 阿拉伯糖苷

apigenin-6-*C*-glucopyranoside 芹菜素 -6-*C*- 吡喃葡萄糖苷

apigenin-6-*C*-glucopyranoside-8-*C*-arabinopyranoside 芹菜素 -6-*C*- 吡喃葡萄糖苷 -8-*C*- 吡喃阿拉伯糖苷

apigenin-6-*C*-glucoside (isovitexin, homovitexin, saponaretin) 芹菜素 -6-*C*- 葡萄糖苷 (异牡荆素、异牡荆苷、异牡荆黄素、高杜荆碱、肥皂草素、皂草黄素)

apigenin-6-*C*-glucoside-8-*C*-glucoside 芹菜素 -6-*C*- 葡萄糖苷 -8-*C*- 葡萄糖苷

apigenin-6-*C*-pentoside-8-*C*-(2″-*O*-quinoyl)glucoside 芹菜素 -6-*C*- 戊糖苷 -8-*C*-(2″-*O*- 奎宁酰) 葡萄糖苷

apigenin-6-*C*-xyloside (cerarvensin) 芹菜素 -6-*C*- 木糖苷 (卷耳素)

apigenin-6-*C*-α-L-arabinopyranoside-8-*C*-β-D-galactopyranoside 芹菜素 -6-*C*-α-L- 吡喃阿拉伯糖苷 -8-*C*-β-D- 吡喃半乳糖苷

apigenin-6-*C*-α-L-arabinopyranoside-8-*C*-β-D-xylopyranoside 芹菜素 -6-*C*-α-L- 吡喃阿拉伯糖苷 -8-*C*-β-D- 吡喃木糖苷

apigenin-6-*C*-α-L-arabinopyranoside-8-*C*-β-L-arabinopyranoside 芹菜素 -6-*C*-α-L- 吡喃阿拉伯糖苷 -8-*C*-β-L- 吡喃阿拉伯糖苷

apigenin-6-*C*-α-L-arabinopyranosyl-(1 → 4)-α-L-rhamnopyranoside 芹菜素 -6-*C*-α-L- 吡喃阿拉伯糖基 -(1 → 4)-α-L- 吡喃鼠李糖苷	apigenin-6-*C*-β-L-arabinopyranoside-8-*C*-β-D-glucopyranoside 芹菜素 -6-*C*-β-L- 吡喃阿拉伯糖苷 -8-*C*-β-D- 吡喃葡萄糖苷
apigenin-6-*C*-α-L-arabinoside-8-*C*-β-D-glucopyranoside 芹菜素 -6-*C*-α-L- 阿拉伯糖苷 -8-*C*-β-D- 吡喃葡萄糖苷	apigenin-6-*O*-β-D-rutinoside 芹菜素 -6-*O*-β-D- 芸香糖苷
apigenin-6-*C*-α-L-rhamnoside 芹菜素 -6-*C*-α-L- 鼠李糖苷	apigenin-6-α-L-rhamnopyranosyl-(1 → 4)-α-L-arabinopyranoside 芹菜素 -6-α-L- 吡喃鼠李糖基 -(1 → 4)-α-L- 吡喃阿拉伯糖苷
apigenin-6-*C*-β-boivinopyranoside-7-*O*-β-D-glucopyranoside 芹菜素 -6-*C*-β- 波依文糖苷 -7-*O*-β-D- 吡喃葡萄糖苷	apigenin-7-(2′-α-L-rhamnosyl)rutinoside 芹菜素 -7-(2′-α-L- 鼠李糖基) 芸香糖苷
apigenin-6-*C*-β-D-galactopyranoside-8-*C*-α-L-arabinopyranoside 芹菜素 -6-*C*-β-D- 吡喃半乳糖苷 -8-*C*-α-L- 吡喃阿拉伯糖苷	apigenin-7-(*p*-coumaryl rutinoside) 芹菜素 -7-(对 - 香豆酰基芸香糖苷)
apigenin-6-*C*-β-D-galactopyranoside-8-*C*-β-L-arabinopyranoside 芹菜素 -6-*C*-β-D- 吡喃半乳糖苷 -8-*C*-β-L- 吡喃阿拉伯糖苷	apigenin-7, 4′-diglucopyranoside-6-*C*-glucopyranoside 芹菜素 -7, 4′- 二吡喃葡萄糖苷 -6-*C*- 吡喃葡萄糖苷
apigenin-6-*C*-β-D-glucopyranoside 芹菜素 -6-*C*-β-D- 吡喃葡萄糖苷	apigenin-7, 4′-dimethyl ether 芹菜素 -7, 4′- 二甲醚
apigenin-6-*C*-β-D-glucopyranoside-4′-*O*-α-L-rhamnoside 芹菜素 -6-*C*-β-D- 吡喃葡萄糖苷 -4′-*O*-α-L- 吡喃鼠李糖苷	apigenin-7, 4′-di-*O*-β-D-glucopyranoside 芹菜素 -7, 4′- 二 -*O*-β-D- 吡喃葡萄糖苷
apigenin-6-*C*-β-D-glucopyranoside-8-*C*-α-L-arabinoside 芹菜素 -6-*C*-β-D- 吡喃葡萄糖苷 -8-*C*-α-L- 阿拉伯糖苷	apigenin-7-galactopyranoside (thalictiin) 芹菜素 -7- 吡喃半乳糖苷 (唐松草黄酮苷、唐松草素)
apigenin-6-*C*-β-D-glucopyranoside-8-*C*-β-D-galactopyranoside 芹菜素 -6-*C*-β-D- 吡喃葡萄糖苷 -8-*C*-β-D- 吡喃半乳糖苷	apigenin-7-galacturonic acid methyl ester 芹菜素 -7- 半乳糖醛酸甲酯
apigenin-6-*C*-β-D-glucopyranoside-8-*C*-β-D-glucopyranoside 芹菜素 -6-*C*-β-D- 吡喃葡萄糖苷 -8-*C*-β-D- 吡喃葡萄糖苷	apigenin-7-galacturonide 芹菜素 -7- 半乳糖醛酸苷
apigenin-6-*C*-β-D-glucopyranoside-8-*C*-β-D-xylopyranoside 芹菜素 -6-*C*-β-D- 吡喃葡萄糖苷 -8-*C*-β-D- 吡喃木糖苷	apigenin-7-glucuronide methyl ester 芹菜素 -7- 葡萄糖醛酸苷甲酯
apigenin-6-*C*-β-D-glucoside-8-*C*-α-L-arabinfuranoside 芹菜素 -6-*C*-β-D- 葡萄糖苷 -8-*C*-α-L- 呋喃阿拉伯糖苷	apigenin-7-methyl ether (genkwanin, 5, 4′-dihydroxy-7-methoxyflavone) 芹菜素 -7- 甲醚 (芫花素、5, 4′- 二羟基 -7- 甲氧基黄酮)
apigenin-6-*C*-β-D-glucoside-8-*C*-α-L-arabinoside 芹菜素 -6-*C*-β-D- 葡萄糖苷 -8-*C*-α-L- 阿拉伯糖苷	apigenin-7-neohesperidoside 芹菜素 -7- 新橙皮糖苷
apigenin-6-*C*-β-D-glucoside-8-*C*-β-D-galactoside 芹菜素 -6-*C*-β-D- 葡萄糖苷 -8-*C*-β-D- 半乳糖苷	apigenin-7-*O*-(2″-galloyl glucosyl)-8-*C*-pentoside-6-*C*-glucoside 芹菜素 -7-*O*-(2″- 没食子酰基葡萄糖苷)-8-*C*- 戊糖苷 -6-*C*- 葡萄糖苷
apigenin-6-*C*-β-D-xylopyranoside-8-*C*-α-L-arabinopyranoside 芹菜素 -6-*C*-β-D- 吡喃木糖苷 -8-*C*-α-L- 吡喃阿拉伯糖苷	apigenin-7-*O*-(2″-*O*-galloyl pentoside)-6, 8-di-*C*-glucoside 芹菜素 -7-*O*-(2″-*O*- 没食子酰基戊糖苷)-6, 8-*C*- 二葡萄糖苷
apigenin-6-*C*-β-D-xylopyranoside-8-*C*-β-D-glucopyranoside 芹菜素 -6-*C*-β-D- 吡喃木糖苷 -8-*C*-β-D- 吡喃葡萄糖	apigenin-7-*O*-(2^G-rhamnosyl)gentiobioside 芹菜素 -7-*O*-(2^G- 鼠李糖基) 龙胆二糖苷
apigenin-6-*C*-β-fucopyranoside 芹菜素 -6-*C*-β- 吡喃岩藻糖苷	apigenin-7-*O*-(6″-galloyl glucoside)-6-*C*-pentoside-8-*C*-glucoside 芹菜素 -7-*O*-(6″-*O*- 没食子酰基葡萄糖苷)-6-*C*- 戊糖苷 -8-*C*- 葡萄糖苷
	apigenin-7-*O*-(6″-methyl ester)glucuronide 芹菜素 -7-*O*-(6″- 甲酯) 葡萄糖醛酸苷
	apigenin-7-*O*-(6″-*O*-*p*-hydroxybenzyl)-β-D-glucoside 芹菜素 -7-*O*-(6″-*O*- 对羟基苄基)-β-D- 葡萄糖苷
	apigenin-7-*O*-(6″-*O*-acetyl)-β-D-glucopyranoside 芹菜素 -7-*O*-(6″-*O*- 乙酰基)-β-D- 吡喃葡萄糖苷

apigenin-7-*O*-(6″-*O*-galloyl)-β-D-glucoside 芹菜素 -7-*O*-(6″-*O*- 没食子酰基)-β-D- 葡萄糖苷

apigenin-7-*O*-(6″-*O*-*p*-coumaroyl glucoside) 芹菜素 -7-*O*-(6″-*O*- 对香豆酰葡萄糖苷)

apigenin-7-*O*-(galloyl diglucoside)-6-*C*-acetyl glucosyl pentoside 芹菜素 -7-*O*- 没食子酰基二葡萄糖苷 -6-*C*- 乙酰葡萄糖戊糖苷

apigenin-7-*O*-(rhamnosyl glucoside)-6-*C*-pentoside-8-*C*-galloyl glucoside 芹菜素 -7-*O*- 鼠李糖葡萄糖苷 -6-*C*- 戊糖苷 -8-*C*- 没食子酰基葡萄糖苷

apigenin-7-*O*-[2″-*O*-(5‴-*O*-feruloyl)-β-D-apiofuranosyl]-β-D-glucopyranoside 芹菜素 -7-*O*-[2″-*O*-(5‴-*O*- 阿魏酰基)-β-D- 呋喃芹糖基]-β-D- 吡喃葡萄糖苷

apigenin-7-*O*-[3″, 6″-di-(*E*)-*p*-coumaroyl]-β-D-galactopyranoside 芹菜素 -7-*O*-[3″, 6″- 二 -(*E*)- 对香豆酰基]-β-D- 吡喃半乳糖苷

apigenin-7-*O*-[6″-(*E*)-*p*-coumaroyl]-β-D-galactopyranoside 芹菜素 -7-*O*-[6″-(*E*)- 对香豆酰基)-β-D- 吡喃半乳糖苷

apigenin-7-*O*-[6‴-*O*-acetyl-β-D-galactopyranosyl-(1 → 3)]-β-D-xylopyranoside 芹菜素 -7-*O*-[6‴-*O*- 乙酰基 -β-D- 吡喃半乳糖基 -(1 → 3)]-β-D- 吡喃木糖苷

apigenin-7-*O*-[glucosyl-(1 → 2)-glucoside]-6, 8-di-*C*-glucoside isomer 芹菜素 -7-*O*-[葡萄糖基 -(1 → 2)-葡萄糖苷]-6, 8-*C*- 二葡萄糖苷异构体

apigenin-7-*O*-[glucosyl-(1 → 6)-glucoside]-6, 8-di-*C*-glucoside 芹菜素 -7-*O*-[葡萄糖基 -(1 → 6)- 葡萄糖苷]-6, 8-*C*- 二葡萄糖苷

apigenin-7-*O*-[β-D-glucuronopyranosyl-(1 → 2)-*O*-β-D-glucuronopyranoside] 芹菜素 -7-*O*-[β-D- 吡喃葡萄糖醛酸基 -(1 → 2)-*O*-β-D- 吡喃葡萄糖醛酸苷]

apigenin-7-*O*-acetyl-β-D-glucoside 芹菜素 -7-*O*- 乙酰基 -β-D- 葡萄糖苷

apigenin-7-*O*-apiofuranosyl-(1 → 2)-glucopyranoside 芹菜素 -7-*O*- 呋喃芹糖基 -(1 → 2)- 吡喃葡萄糖苷

apigenin-7-*O*-caffeoyl glucoside 芹菜素 -7-*O*- 咖啡酰葡萄糖苷

apigenin-7-*O*-diglucoside-6-*C*-galloyl pentoside-5-*O*-glucoside 芹菜素 -7-*O*- 二葡萄糖苷 -6-*C*- 没食子酰基戊糖苷 -5-*O*- 葡萄糖苷

apigenin-7-*O*-diglucuronide 芹菜素 -7-*O*- 二葡萄糖醛酸苷

apigenin-7-*O*-dirhamnoside 芹菜素 -7-*O*- 二鼠李糖苷

apigenin-7-*O*-galactoside 芹菜素 -7-*O*- 半乳糖苷

apigenin-7-*O*-galacturonide 芹菜素 -7-*O*- 半乳糖醛酸苷

apigenin-7-*O*-gentiobioside 芹菜素 -7-*O*- 龙胆二糖苷

apigenin-7-*O*-glucopyranoside 芹菜素 -7-*O*- 吡喃葡萄糖苷

apigenin-7-*O*-glucoside (cosmosiin, apigetrin) 芹菜素 -7-*O*-葡萄糖苷 (大波斯菊苷、秋英苷、芹黄素葡糖苷)

apigenin-7-*O*-glucoside-6-*C*-galloyl pentoside-8-*C*-glucosyl-glucoside 芹菜素 -7-*O*- 葡萄糖苷 -6-*C*- 没食子酰基戊糖苷 -8-*C*- 葡萄糖葡萄糖苷

apigenin-7-*O*-glucuronide (breviscapine a) 灯盏花甲素 (芹菜素 -7-*O*- 葡萄糖醛酸苷)

apigenin-7-*O*-hexoside-6, 8-*C*-diglucoside isomer 芹菜素 -7-*O*- 己糖苷 -6, 8-*C*- 二葡萄糖苷异构体

apigenin-7-*O*-methyl ether 芹菜素 -7-*O*- 甲醚

apigenin-7-*O*-neohesperidoside 芹菜素 -7-*O*- 新橙皮糖苷

apigenin-7-*O*-rutinoside 芹菜素 -7-*O*- 芸香糖苷

apigenin-7-*O*-α-L-2, 3-di-*O*-acetyl rhamnopyranosyl-(1→6)-β-D-glucopyranoside 芹菜素 -7-*O*-α-L-2, 3- 二 -*O*- 乙酰吡喃鼠李糖基 -(1 → 6)-β-D- 吡喃葡萄糖苷

apigenin-7-*O*-α-L-3-*O*-acetyl rhamnopyranosyl-(1 → 6)-β-D-glucopyranoside 芹菜素 -7-*O*-α-L-3-*O*- 乙酰吡喃鼠李糖基 -(1 → 6)-β-D- 吡喃葡萄糖苷

apigenin-7-*O*-α-L-rhamnopyranoside 芹菜素 -7-*O*-α-L-吡喃鼠李糖苷

apigenin-7-*O*-α-L-rhamnopyranosyl-(1 → 2)-β-D-glucopyranoside 芹菜素 -7-*O*-α-L- 吡喃鼠李糖基 -(1 → 2)-β-D- 吡喃葡萄糖苷

apigenin-7-*O*-α-L-rhamnopyranosyl-(1 → 6)-β-D-glucopyranoside 芹菜素 -7-*O*-α-L- 吡喃鼠李糖基 -(1 → 6)-β-D- 吡喃葡萄糖苷

apigenin-7-*O*-α-L-rhamnosyl-(1 → 4)-6″-*O*-acetyl-β-D-glucoside 芹菜素 -7-*O*-α-L- 鼠李糖基 -(1 → 4)-6″-*O*- 乙酰基 -β-D- 葡萄糖苷

apigenin-7-*O*-α-rhamnopyranoside 芹菜素 -7-*O*-α- 吡喃鼠李糖苷

apigenin-7-*O*-α-rhamnoside 芹菜素 -7-*O*-α- 鼠李糖苷

apigenin-7-*O*-β-D-(3″-*trans*-*p*-cinnamoyloxy)glucoside 芹菜素 -7-*O*-β-D-(3″- 反式 - 对羟基肉桂酰氧基) 葡萄糖苷

apigenin-7-*O*-β-D-(6″-acetyl)glucopyranoside 芹菜素 -7-*O*-β-D-(6″- 乙酰基) 吡喃葡萄糖苷

apigenin-7-*O*-β-D-(6″-*cis*-*p*-coumaroyl)glucoside 芹菜素 -7-*O*-β-D-(6″- 顺式 - 对香豆酰基) 葡萄糖苷

apigenin-7-*O*-β-D-(6″-*O*-malonyl)glucopyranoside 芹菜素 -7-*O*-β-D-(6″-*O*- 丙二酰基) 吡喃葡萄糖苷

apigenin-7-*O*-β-D-(6-*O*-malonyl)-glucopyranoside 芹菜素 -7-*O*-β-D-(6-*O*- 丙二酰基) 吡喃葡萄糖苷

apigenin-7-*O*-β-D-(6″-*p*-coumaroyl)glucoside 芹菜素 -7-*O*-β-D-(6″- 对香豆酰基) 葡萄糖苷

apigenin-7-*O*-β-D-(6′-*p*-hydroxy-cinnamoyloxy) mannoside 芹菜素 -7-*O*-β-D-(6′- 对羟基肉桂酰氧基) 甘露糖苷

apigenin-7-*O*-β-D-allopyranoside 芹菜素 -7-*O*-β-D- 吡喃阿洛糖苷

apigenin-7-*O*-β-D-apiofuranosyl-(1 → 2)-β-D-glucopyranoside 芹菜素 -7-*O*-β-D- 呋喃芹糖基 -(1 → 2)-β-D- 吡喃葡萄糖苷

apigenin-7-*O*-β-D-galactopyranoside 芹菜素 -7-*O*-β-D- 吡喃半乳糖苷

apigenin-7-*O*-β-D-galactopyranosyl-(1 → 4)-*O*-β-D-mannopyranoside 芹菜素 -7-*O*-β-D- 吡喃半乳糖基 -(1 → 4)-*O*-β-D- 吡喃甘露糖苷

apigenin-7-*O*-β-D-galactoside 芹菜素 -7-*O*-β-D- 半乳糖苷

apigenin-7-*O*-β-D-glucopyranoside 芹菜素 -7-*O*-β-D 吡喃葡萄糖苷

apigenin-7-*O*-β-D-glucopyranoside-4′-*O*-α-L-rhamnopyranoside 芹菜素 -7-*O*-β-D- 吡喃葡萄糖苷 -4′-*O*-α-L- 吡喃鼠李糖苷

apigenin-7-*O*-β-D-glucopyranosyl methyl ester 芹菜素 -7-*O*-β-D- 吡喃葡萄糖甲酯

apigenin-7-*O*-β-D-glucorhamnoside 芹菜素 -7-*O*-β-D- 葡萄鼠李糖苷

apigenin-7-*O*-β-D-glucoside 芹菜素 -7-*O*-β-D- 葡萄糖苷

apigenin-7-*O*-β-D-glucoside-6″-*O*-malonate 芹菜素 -7-*O*-β-D-6″-*O*- 马来酰葡萄糖苷

apigenin-7-*O*-β-D-glucuronide 芹菜素 -7-*O*-β-D- 葡萄糖醛酸苷

apigenin-7-*O*-β-D-glucuronide butyl ester 芹菜素 -7-*O*-β-D- 葡萄糖醛酸苷丁酯

apigenin-7-*O*-β-D-glucuronide ethyl ester 芹菜素 -7-*O*-β-D- 葡萄糖醛酸苷乙酯

apigenin-7-*O*-β-D-glucuronide methyl ester 芹菜素 -7-*O*-β-D- 葡萄糖醛酸苷甲酯

apigenin-7-*O*-β-D-glucuronide-6″-methyl ester 芹菜素 -7-*O*-β-D- 葡萄糖醛酸苷 -6″- 甲酯

apigenin-7-*O*-β-D-glucuronopyranoside 芹菜素 -7-*O*-β-D- 吡喃葡萄糖醛酸苷

apigenin-7-*O*-β-D-glucuronopyranoside butyl ester 芹菜素 -7-*O*-β-D- 吡喃葡萄糖醛酸苷丁酯

apigenin-7-*O*-β-D-glucuronopyranoside methyl ester 芹菜素 -7-*O*-β-D- 吡喃葡萄糖醛酸苷甲酯

apigenin-7-*O*-β-D-glycoside 芹菜素 -7-*O*-β-D- 糖苷

apigenin-7-*O*-β-D-rutinoside 芹菜素 -7-*O*-β-D- 芸香糖苷

apigenin-7-*O*-β-glucoside acetate 芹菜素 -7-*O*-β- 葡萄糖苷乙酸酯

apigenin-7-*O*-β-neohesperidoside 芹菜素 -7-*O*-β- 新橙皮糖苷

apigenin-7-sulfate 芹菜素 -7- 硫酸酯

apigenin-7-β-D-glucopyranoside 芹菜素 -7-β-D- 吡喃葡萄糖苷

apigenin-7-β-D-glucoside 芹菜素 -7-β-D- 葡萄糖苷

apigenin-7-β-D-glucuronide 芹菜素 -7-β-D- 葡萄糖醛酸苷

apigenin-8-*C*-(2″-*O*-β-D-glucopyranosyl)-α-L-arabinopyranoside 芹菜素 -8-*C*-(2″-*O*-β-D- 吡喃葡萄糖基)-α-L- 吡喃阿拉伯糖苷

apigenin-8-*C*-(6″-*O*-quinoyl)-6-*C*-glucoside 芹菜素 -8-*C*-(6″-*O*- 奎宁酰)-6-*C*- 葡萄糖苷

apigenin-8-*C*-[α-L-rhamnopyranosyl-(1 → 4)]-α-D-glucopyranoside 芹菜素 -8-*C*-[α-L- 吡喃鼠李糖基 -(1 → 4)]-α-D- 吡喃葡萄糖苷

apigenin-8-*C*-diglucoside 芹菜素 -8-*C*- 双葡萄糖苷

apigenin-8-*C*-glucoside 芹菜素 -8-*C*- 葡萄糖苷

apigenin-8-*C*-neohesperidoside 芹菜素 -8-*C*- 新橙皮糖苷

apigenin-8-*C*-xyloside-6-*C*-glucoside 芹菜素 -8-*C*- 木糖苷 -6-*C*- 葡萄糖苷

apigenin-8-*C*-α-L-arabinofuranoside 芹菜素 -8-*C*-α-L- 呋喃阿拉伯糖苷

apigenin-8-*C*-α-L-arabinopyranoside 芹菜素 -8-*C*-α-L- 吡喃阿拉伯糖苷

apigenin-8-*C*-α-L-arabinopyranosyl-(1 → 4)-α-L-rhamnopyranoside 芹菜素 -8-*C*-α-L- 吡喃阿拉伯糖 -(1 → 4)-α-L- 吡喃鼠李糖苷

apigenin-8-*C*-β-D-(2″-*O*-α-L-rhamnosyl)glucopyranoside 芹菜素 -8-*C*-β-D-(2″-*O*-α-L- 鼠李糖基) 吡喃葡萄糖苷

apigenin-8-*C*-β-D-galactopyranoside 芹菜素 -8-*C*-β-D- 吡喃半乳糖苷

apigenin-8-*C*-β-D-glucopyranoside 芹菜素 -8-*C*-β-D- 吡喃葡萄糖苷

apigenin-8-α-L-rhamnopyranosyl-(1 → 4)-α-L-arabinopyranoside 芹菜素 -8-α-L- 吡喃鼠李糖基 -(1 → 4)-α-L- 吡喃阿拉伯糖苷

apigenin-*C*-glycoside 芹菜素 -*C*- 糖苷

apigeninidin (5, 7, 4′-trihydroxyflavylium) 芹素花青定 (5, 7, 4′- 三羟基花色鲜)

apigeninidin chloride　氯化芹素花青定

apigenin-*O*-(6″-*O*-*p*-coumaroyl)-β-D-glucopyranoside　芹菜素 -*O*-(6″-*O*- 对香豆酰基)-β-D- 吡喃葡萄糖苷

apigenin-*O*-hexoside　芹菜素 -*O*- 己糖苷

apigenintrioside　芹菜素三糖苷

apigenin-X″-*O*-rhamnoside-6-*C*-glucoside　芹菜素 -X″-*O*- 鼠李糖苷 -6-*C*- 葡萄糖苷

apigenin-β-D-(6″-*O*-acetyl)glucoside　芹菜素 -β-D-(6″-*O*- 乙酰基) 葡萄糖苷

apigetrin (cosmosiin, apigenin-7-*O*-glucoside)　芹黄素葡糖苷 (大波斯菊苷、秋英苷、芹菜素 -7-*O*- 葡萄糖苷)

apigravin　旱芹素

apiin　芹菜苷

apimaysin　芹菜玉米黄酮苷

apiofuranose　呋喃芹糖

6′-β-D-apiofuranosyl cistanoside C　6′-β-D- 呋喃芹糖基肉苁蓉苷 C

6′-*O*-apiofuranosyl dendranthemoside A　6′-*O*- 呋喃芹糖基菊苷 (6′-*O*- 呋喃芹糖基菊属苷) A

6′-*O*-β-D-apiofuranosyl dianthoside　6′-*O*-β-D- 呋喃芹糖基石竹苷

6-*O*-β-D-apiofuranosyl mussaenosidic acid　6-*O*-β-D- 呋喃芹糖基玉叶金花苷酸 (6-*O*-β-D- 呋喃芹糖基驱虫金合欢苷酸)

19-*O*-[β-D-apiofuranosyl-(1 → 2)-β-D-glucopyranosyl]-3, 14-dideoxyandrographolide　19-*O*-[β-D- 呋喃芹糖基 -(1 → 2)-β-D- 吡喃葡萄糖基]-3, 14- 二脱氧穿心莲内酯

tert-*O*-β-D-apiofuranosyl-(1 → 6)-*O*-β-D-glucopyranosyl byakangelicin　叔 -*O*-β-D- 呋喃芹糖基 -(1 → 6)-*O*-β-D- 吡喃葡萄糖基比克白芷素

6-[(α-apiofuranosyl-(1 → 6)-*O*-β-D-glucopyranosyl)oxy] rubrofusarin　6-[(α- 呋喃芹糖基 -(1 → 6)-*O*-β-D- 吡喃葡萄糖基) 氧基] 红镰玫素

β-D-apiofuranosyl-(1 → 6)-*O*-β-D-glucopyranosyloxy-5-*O*-methyl visamminol　β-D- 呋喃芹糖基 -(1 → 6)-*O*-β-D- 吡喃葡萄糖酰氧基 -5-*O*- 甲基阿米芹诺醇

sec-*O*-β-D-apiofuranosyl-(1 → 6)-*O*-β-D-glucopyranosyloxypeucedanin hydrate　仲 -*O*-β-D- 呋喃芹糖基 -(1 → 6)-*O*-β-D- 吡喃葡萄糖基水合氧化前胡素

tert-*O*-β-D-apiofuranosyl-(1 → 6)-*O*-β-D-glucopyranosyloxypeucedanin hydrate　叔 -*O*-β-D- 呋喃芹糖基 -(1 → 6)-*O*-β-D- 吡喃葡萄糖基氧化前胡素水合物

4-[β-D-apiofuranosyl-(1 → 6)-β-D-glucopyranosyloxy]-3-methoxypropiophenone　4-[β-D- 呋喃芹糖基 -(1 → 6)-β-D- 吡喃葡萄糖氧基]-3- 甲氧基苯丙酮

6-*O*-D-apiofuranosyl-1, 6, 8-trihydroxy-3-methyl anthraquinone　6-*O*-D- 呋喃芹糖基 -1, 6, 8- 三羟基 -3- 甲基蒽醌

apioglycyrrhizin　甘次酸芹葡醛酸苷

apiol (apiole, apioline, parsley camphor)　洋芹醚 (芹菜脑、洋芹脑、石芹脑、石菜脑、欧芹脑)

apiolaldehyde　芹菜脑醛

apiole (apiol, apioline, parsley camphor)　芹菜脑 (洋芹醚、洋芹脑、石芹脑、石菜脑、欧芹脑)

apiolealdehyde　芹菜醛

apiolic acid　芹菜脑酸

apioline (apiole, apiol, parsley camphor)　洋芹脑 (芹菜脑、洋芹醚、石芹脑、石菜脑、欧芹脑)

apione　芹菜酮

apionic acid　芹菜酮酸

apionol　芹菜脑酚

apiopaeonoside [paeonol-β-D-apiofuranosyl (1 → 6)-β-D-glucopyranoside]　牡丹皮新苷 (丹皮酚新苷、芹糖丹皮苷、丹皮酚 -β-D- 呋喃芹糖 -(1 → 6)-β-D- 吡喃葡萄糖苷)

apiose　芹糖 (芹菜糖、洋芫荽糖)

D-apiose　D- 芹糖

apioside　芹糖苷

apiosporamide　梨孢假壳酰胺

apiosyl skimmin　芹糖基茵芋苷 (洋芫荽茵芋苷、阿彼斯基姆素)

1-*O*-[β-D-apiosyl-(1 → 6)-β-D-glucopyranosyl]-3-*O*-methyl phloroglucinol　1-*O*-[β-D- 芹糖基 -(1 → 6)-β-D- 吡喃葡萄糖基]-3-*O*- 甲基间苯三酚

6″-*O*-apiosyl-5-*O*-methyl visammioside　6″-*O*- 芹糖基 -5-*O*- 甲基维斯阿米醇苷

apiumetin　芹菜亭 (芹菜香豆素)

apiumoside　芹菜香豆素苷 (芹莫苷)

aplaminone　海兔胺酮

aplotaxene　单紫杉烯 (云木香烯)

aplydilactone　海兔双内酯

aplykurodins A, B　黑斑海兔定 A、B

aplyronines A ～ C　海兔罗灵碱 A ～ C

aplysepine　海兔赛品碱

aplysiadiol　海兔二醇

aplysianins A ～ P　海兔宁 A ～ P

aplysin-20　海兔素 -20

aplysterol　乙基降麦角甾烯醇

β-apo-8′-carotenal β- 阿朴 -8′- 胡萝卜醛

apoalpinone 阿朴良姜酮

apoaranotin 脱氧珠囊壳素

apoatropine (atropamine, atropyltropeine) 离阿托品 (去水阿托品、阿朴阿托品)

apocamphoraldehyde (oxocamphor, apoxocamphor, camphenal) 樟脑醛

apocannoside 阿坡加拿糖苷

apocrotonosine 阿朴巴豆素

apocynamarin (cymarigenin) 夹竹桃麻苦素 (磁麻配基)

apocynin-4-*O*-β-D-(6′-*O*-syringyl)glucopyranoside 罗布麻宁 -4-*O*-β-D-(6′-*O*- 丁香酚基) 吡喃葡萄糖苷

apocynin-4-*O*-β-D-xylopyranoside 罗布麻宁 -4-*O*-β-D-吡喃木糖苷

apocynins (apocynines, acetovanillones) A ～ D 罗布麻宁 (加拿大麻素、夹竹桃麻素、香荚兰乙酮、乙酰香草酮、茶叶花宁) A ～ D

apocynol A 罗布麻醇 (罗布麻酚) A

apoglaziovine 阿朴格氏樟桂碱

apohaemanthamine 阿朴网球花胺

apohyoscine (aposcopolamine) 离天仙子碱 (离东莨菪碱、阿朴东莨菪碱、阿朴天仙子碱)

apolic acid 聚乙烯磺酸

apollinin 阿波罗灰毛豆素

aponorscopolamine 离去甲东莨菪碱

apopicropodophyllin 去水鬼臼苦素

β-apopicropodophyllin β- 脱水鬼臼苦素

aporheidine 阿朴雷定

aporheine 阿朴雷因

aporphine alkaloid 阿朴啡生物碱

aporpinones A, B 胶孔酮 A、B

aposcopolamine (apohyoscine) 阿朴东莨菪碱 (离天仙子碱、离东莨菪碱、阿朴天仙子碱)

apoterin (raubasinine, rescinnamine, reserpinine) 利血胺 (利血敏、利血平宁、瑞辛那胺、利辛胺)

3-apotropoyloxy-6, 7-epoxytropane 3- 原托品酰氧基 -6, 7- 环氧托品烷

3α-apotropoyloxytropane 3α- 原托品酰氧基托品烷

3β-apotropoyloxytropane 3β- 原托品酰氧基托品烷

apotutin 阿朴羟基马桑毒素 (原马桑素)

apovincamine 阿朴长春胺

10′-apo-β-caroten-10′-al 10′- 阿朴 -β- 胡萝卜素 -10′- 醛

appariclne 阿巴新 (白坚木辛碱)

appenolides A ～ C 附属柄孢壳内酯 A ～ C

applanatins A ～ E 树舌灵芝亭 A ～ E

applanatumin A 树舌灵芝萜 A

applanatumols A ～ Z 树舌灵芝醇 A ～ Z

applanlactones A ～ C 树舌灵芝内酯 A ～ C

applanoic acids B ～ D 树舌灵芝酮酸 B ～ D

applanones A ～ E 树舌灵芝酮 A ～ E

applanoxidic acid G methyl ester 树舌环氧酸 G 甲酯

applanoxidic acids A ～ H 树舌环氧酸 A ～ H

apsyrubrin A 九节醚萜素

apterin 芨芨芹苷 (芨芹苷)

aptosimone 小号花木脂酮 (阿婆套司酮)

aquamycin (cellocidin) 水霉素

aquaticine 水千里光碱

aquaticol 北水苦荬醇

aquaticosides A ～ C 北水苦荬苷 A ～ C

aquifoliunines E- Ⅰ , E- Ⅱ 刺叶美登木碱 E- Ⅰ、E- Ⅱ

aquiledine 耧斗菜定

aquilegifolin 唐松草三萜苷

(+)-aquilegiolide (+)- 耧斗菜内酯

aquilegiosides A ～ F 耧斗菜苷 A ～ F

aquillochin 沉香木脂素 (沉香木质素)

araban 阿拉伯聚糖

arabellin 阿拉贝林

arabic acid 阿拉伯酸 (阿拉伯杂多糖酸)

arabidopsides A, B 鼠耳芥苷 A、B

arabinan 阿聚糖

α-L-arabinan α-L- 呋喃阿拉伯聚糖

arabinic acid 阿糖酸

D-arabinitol (D-arabitol, D-arabino-pentitol, D-lyxitol) D- 阿拉伯糖醇 (D- 阿拉伯醇、D- 阿拉伯戊糖醇、D- 来苏醇)

arabinitol (DL-arabitol, arabite) 阿拉伯糖醇 (DL- 阿拉伯醇、阿糖醇)

1-D-arabinitol monolinoleate 1-D- 阿拉伯糖醇单亚油酸

D-arabino-2-hexulose (D-fructose) D- 阿拉伯己 -2- 酮糖 (D- 果糖)

arabino-2-hexulose (fructose, fruit sugar) 阿拉伯 -2-己酮糖 (果糖)

arabino-3, 6-galactan 阿拉伯 -3, 6- 半乳聚糖
arabinocytosine 阿糖胞嘧啶
arabinofuranose 呋喃阿拉伯糖
β-L-arabinofuranose β-L- 呋喃阿拉伯糖
3-*O*-[α-L-arabinofuranosyl-(1 → 4)-6′-*O*-butyl-β-D-glucuronopyranosyl]oleanolic acid-28-*O*-β-D-glucopyranosyl ester 3-*O*-[α-L- 阿拉伯呋喃糖基 -(1 → 4)-6′-*O*- 丁基 -β-D- 吡喃葡萄糖醛酸基] 齐墩果酸 -28-*O*-β-D- 吡喃葡萄糖酯
3-*O*-[α-L-arabinofuranosyl-(1 → 4)-6′-*O*-methyl-β-D-glucuronopyranosyl]oleanolic acid-28-*O*-β-D-glucopyranosyl ester 3-*O*-[α-L- 阿拉伯呋喃糖基 -(1 → 4)-6′-*O*- 甲基 -β-D- 吡喃葡萄糖醛酸基] 齐墩果酸 -28-*O*-β-D- 吡喃葡萄糖酯
3-*O*-[α-L-arabinofuranosyl-(1 → 4)-β-D-glucuronopyranosyl]oleanolic acid 3-*O*-[α-L- 阿拉伯呋喃糖基 -(1 → 4)-β-D- 吡喃葡萄糖醛酸基] 齐墩果酸
1-β-D-arabinofuranosyluracil 1-β-D- 呋喃阿拉伯糖基尿嘧啶
arabinogalactan 阿糖配半乳聚糖
arabinogalactan sulfate 硫酸阿拉伯半乳聚糖
arabinoglucan 阿糖配葡聚糖
arabinoglucogalactan 阿拉伯葡萄半乳聚糖
α-D-arabinohex-2-ulopyranosonic acid α-D- 阿拉伯己 -2- 吡喃酮糖酸
arabinonic acid 阿拉伯糖酸
D-arabino-pentitol (D-arabitol, D-arabinitol, D-lyxitol) D- 阿拉伯戊糖醇 (D- 阿拉伯醇、D- 阿拉伯糖醇、D- 来苏醇)
arabinopyranose 吡喃阿拉伯糖
L-arabinopyranose L- 吡喃阿拉伯糖
6″-arabinopyranosyl genistein glucoside 6″- 阿拉伯糖基染料木素葡萄糖苷
3-*O*-α-L-arabinopyranosyl hederagenin-28-*O*-[β-D-glucopyranosyl-(1 → 6)-β-D-glucopyranosyl]ester 3-*O*-α-L- 吡喃阿拉伯糖基常春藤皂苷元 -28-*O*-β-D- 吡喃葡萄糖基 -(1 → 6)-β-D- 吡喃葡萄糖酯
3β-*O*-α-L-arabinopyranosyl olean-12-en-28-oic acid-6-*O*-β-D-glucopyranosyl-β-D-glucopyranosyl ester 3β-*O*-α-L- 吡喃阿拉伯糖基齐墩果 -12- 烯 -28- 酸 -6-*O*-β-D- 吡喃葡萄糖基 -β-D- 吡喃葡萄糖酯
3-*O*-α-L-arabinopyranosyl oleanolic acid-28-*O*-β-D-glucopyranosyl-(1 → 6)-β-D-glucopyranoside 3-*O*-α-L- 吡喃阿拉伯糖基齐墩果酸 -28-*O*-β-D- 吡喃葡萄糖基 -(1 → 6)-β-D- 吡喃葡萄糖苷
(20*R*)-3-*O*-α-L-arabinopyranosyl pregn-5-en-3β, 20-diol (20*R*)-3-*O*-α-L- 吡喃阿拉伯糖孕甾 -5- 烯 -3β, 20- 二醇
(20*R*)-*O*-(3)-α-L-arabinopyranosyl pregn-5-en-3β, 20-diol (20*R*)-*O*-(3)-α-L- 吡喃阿拉伯糖孕甾 -5- 烯 -3β, 20- 二醇
3-*O*-[α-L-arabinopyranosyl-(1 → 2)]-6-*O*-methyl-β-D-glucuronopyranosyl asiatic acid methyl ester 3-*O*-[α-L- 吡喃阿拉伯糖基 -(1 → 2)]-6-*O*- 甲基 -β-D- 吡喃葡萄糖醛酸基] 积雪草酸甲酯
3-*O*-α-L-arabinopyranosyl-(1 → 3)-β-D-glucuropyranosyl oleanolic acid-28-*O*-β-D-glucopyranoside 3-*O*-α-L- 吡喃阿拉伯糖基 -(1 → 3)-β-D- 吡喃葡萄糖醛酸基齐墩果酸 -28-*O*-β-D- 吡喃葡萄糖苷
1-*O*-[α-L-arabinopyranosyl-(1 → 6)]-β-D-glucopyranosyl methyl salicylate 1-*O*-[α-L- 阿拉伯吡喃糖基 -(1 → 6)]-β-D- 吡喃葡萄糖基水杨酸甲酯
(2E, 6S)-8-[α-L-arabinopyranosyl-(1″ → 6′)-β-D-glucopyranosyloxy]-2, 6-dimethyloct-2-enol-1, 2″-lactone (2*E*, 6*S*)-8-[α-L- 吡喃阿拉伯糖基 -(1″ → 6′)-β-D- 吡喃葡萄糖氧基]-2, 6- 二甲基辛 -2- 烯醇 -1, 2″- 内酯
3-*O*-α-L-arabinopyranosyl-(1 → 6)-β-D-trihydroxyolean-12-en-28-oic acid 3-*O*-α-L- 吡喃阿拉伯糖基 -(1 → 6)-β-D- 三羟基齐墩果 -12- 烯 -28- 酸
3-*O*-[α-L-arabinopyranosyl-(1 → 2)]-6-*O*-methyl-β-D-glucuronopyranosyl methyl maslinate 3-*O*-[α-L- 吡喃阿拉伯糖基 -(1 → 2)]-6-*O*- 甲基 -β-D- 吡喃葡萄糖醛酸基] 山楂酸甲酯
3-*O*-[α-L-arabinopyranosyl-(1 → 3)-β-D-glucuronopyranosyl]oleanolic acid-β-D-glucopyranosyl-(1 → 28) ester 3-*O*-[α-L- 吡喃阿拉伯糖基 -(1 → 3)-β-D- 吡喃葡萄糖醛酸基] 齐墩果酸 -β-D- 吡喃葡萄糖基 -(1 → 28) 酯
3-*O*-(α-L-arabinopyranosyl)-23-hydroxyursolic acid 3-*O*-(α-L- 吡喃阿拉伯糖基)-23- 羟基熊果酸
16β-[(α-L-arabinopyranosyl)oxy]-3β-[(β-D-glucopyranosyl)oxy]-17α-hydroxycholest-5-en-22-one 16β-[(α-L- 吡喃阿拉伯糖) 氧基]-3β-[(β-D- 吡喃葡萄糖) 氧基]-17α- 羟基胆甾 -5- 烯 -22- 酮
3-*O*-[α-L-arabinopyranosyl]-2α, 3β, 6β, 23α-tetrahydroxyurs-12-en-28-oic acid 3-*O*-[α-L- 吡喃阿拉伯糖基]-2α, 3β, 6β, 23α- 四羟基熊果 -12- 烯 -28- 酸
3-*O*-α-L-arabinopyranosyl-19α-hydroxyurs-12-en-28-oic acid 3-*O*-α-L- 吡喃阿拉伯糖基 -19α- 羟基熊果 -12- 烯 -28- 酸
3-*O*-α-L-arabinopyranosyl-2α, 3β, 6β, 23α-tetrahydroxyurs-12-en-28-oic acid 3-*O*-α-L- 吡喃阿拉伯糖基 -2α, 3β, 6β, 23α- 四羟基熊果 -12- 烯 -28- 酸

(2*E*, 6*S*)-6-α-L-arabinopyranosyloxy-2, 6-dimethyl-2, 7-octadienoic acid (2*E*, 6*S*)-6-α-L- 吡喃阿拉伯糖氧基 -2, 6- 二甲基 -2, 7- 辛二烯酸

(6*S*)-2-*trans*-6-α-L-arabinopyranosyloxy-2, 6-dimethyl-2, 7-octadienoic acid (6*S*)-2- 反式 -6-α-L- 吡喃阿拉伯糖氧基 -2, 6- 二甲基 -2, 7- 辛二烯酸

6-*O*-α-L-arabinopyranosyl-β-D-glucopyranose 6-*O*-α-L- 吡喃阿拉伯糖基 -β-D- 吡喃葡萄糖

3β-*O*-α-L-arabinopyransyl siaresinolic acid-28-*O*-β-D-glucopyranosyl ester 3β-*O*-α-L- 吡喃阿拉伯糖基泰国树脂酸 -28-*O*-β-D- 吡喃葡萄糖酯

arabinose 阿拉伯糖

D-(–)-arabinose D-(–)- 阿拉伯糖

D-arabinose D- 阿拉伯糖

DL-arabinose DL- 阿拉伯糖

L-(+)-arabinose L-(+)- 阿拉伯糖

arabinose ester hexahydroxydiphenic acid 番石榴鞣素

3-*O*-(3′-*O*-arabinosyl)glucuronyl oleanolic acid-28-*O*-β-D-glucopyranoside 3-*O*-(3′-*O*- 阿拉伯糖基) 葡萄糖醛酸基齐墩果酸 -28-*O*-β-D- 吡喃葡萄糖苷

arabinothalictoside 阿拉伯唐松草苷

arabinoxylan 阿糖配木聚糖

arabinulose (adonose, araboketose, ribulose) 核酮糖

arabite (DL-arabitol, arabinitol) 阿糖醇 (DL- 阿拉伯醇、阿拉伯糖醇)

arabitol 阿拉伯醇

D-(+)-arabitol D-(+)- 阿拉伯醇

L-(–)-arabitol L-(–)- 阿拉伯醇

DL-arabitol (arabinitol, arabite) DL- 阿拉伯醇 (阿拉伯糖醇、阿糖醇)

D-arabitol (D-arabino-pentitol, D-arabinitol, D-lyxitol) D- 阿拉伯醇 (D- 阿拉伯戊糖醇、D- 阿拉伯糖醇、D- 来苏醇)

araboketose (adonose, ribulose, arabinulose) 核酮糖

arabsin 中亚苦蒿素

arachic acid (eicosanoic acid, arachidic acid) 花生酸 (二十酸、花生油酸)

arachic alcohol 花生醇

11-arachidic acid (11-eicosanoic acid) 11- 花生酸 (11- 二十酸)

arachidic acid (eicosanoic acid, arachic acid) 花生酸 (二十酸、花生油酸)

arachidonic acid (all-*cis*-5, 8, 11, 14-eicosatetraenoic acid) 花生四烯酸 (全顺式 -5, 8, 11, 14- 二十碳四烯酸)

arachidoside 花生苷

arachine 花生碱

arachiside A 落花生苷 A

arachniodesins A, B 复叶耳蕨素 A、B

aralia cerebroside 木菠萝脑苷酯 (楤木脑苷酯)

araliadiol 食用土当归二醇

araliasaponins Ⅰ～ⅩⅥ 楤木新皂苷 (美杷木皂草苷) Ⅰ～ⅩⅥ

aralidioside 假茱萸苷

aralionine A, B 楤木鼠李宁碱 (阿拉里宁碱) A、B

(–)-araliopsine (–)- 阿瑞罗甫碱

araliopsine 阿瑞罗甫碱

araloside A methyl ester 楤木皂苷 A 甲酯

aralosides A ～ J 楤木皂苷 (楤木洛苷) A ～ J

araneosol 黄绿香青酚

aranochloros A ～ B 囊菌氯 A ～ B

araquine 落花生碱

ararobinol 柯桠二蒽酮

arasapogenin 五加皂苷元

arasaponin 五加皂苷

araspidin BB 复叶绵马素 BB

araticulin 厚花番荔枝灵

arborans A, B 大芦荟聚糖 A、B

arborescin 树蒿素

arborescosidic acid 乔木状车前酸

arboreumine 乔木胡椒胺

arborine (glycosine) 山柑子碱 (乔木山小橘灵)

arborinine 山小柑碱 (山柑子宁、乔木山小橘瑞宁)

arborinol 山柑子萜醇 (乔木萜醇、乔木山小橘醇、山柑子醇)

arborinol methyl ether 山柑子萜醇甲醚

arborinone 山小萜酮 (山柑子酮、乔木山小橘酮、乔木萜酮)

(+)-arborone (+)- 云南石梓酮

arbusculin A 矮艾素 A

arbutin (arbutoside, ursin, uvasol, hydroquinone glucose) 熊果苷 (熊果酚苷、氢醌葡萄糖)

arbutoside (arbutin, ursin, uvasol, hydroquinone glucose) 熊果酚苷 (熊果苷、氢醌葡萄糖)

arcaine 蚶碱

arcaine sulfate 硫酸魁蛤素

arcapillin 茵陈蒿黄酮 (茵陈黄酮)

archangelicin 欧白芷素 (阿奇白芷内酯、圆当归素)

archangelin 古当归内酯

archangelolide 圆归酯素

archin (emodin, rheum emodin, frangula emodin, frangulic acid) 大黄素 (朱砂莲甲素、欧鼠李酸)

arctic acids A ～ C 牛蒡酸 A ～ C

arctigenin 牛蒡子苷元 (牛蒡苷元、牛蒡子素、阿克替脂素)

arctigenin-4-*O*-α-D-galactopyranosyl-(1 → 6)-*O*-β-D-glucopyranoside 牛蒡子苷元 -4-*O*-α-D- 吡喃半乳糖基 -(1 → 6)-*O*-β-D- 吡喃葡萄糖苷

arctigenin-4-*O*-β-D-apiofuranosyl-(1 → 6)-*O*-β-D-glucopyranoside 牛蒡子苷元 -4-*O*-β-D- 呋喃芹糖基 -(1 → 6)-*O*-β-D- 吡喃葡萄糖苷

arctigenin-4-*O*-β-D-gentiobioside 牛蒡子苷元 -4-*O*-β-D- 龙胆二糖苷

arctigenin-4′-*O*-β-gentiobioside 牛蒡子苷元 -4′-*O*-β-龙胆二糖苷

arctignans A ～ H 牛蒡木脂素 A ～ H

arctiiapolignan A 牛蒡阿朴木脂素 A

arctiidilactone 牛蒡二内酯

(–)-arctiin (–)- 牛蒡苷

arctiin 牛蒡苷 (牛蒡子苷)

arctiiphenolglycoside A 牛蒡酚苷 A

arctiisesquineolignans A, B 牛蒡倍半新木脂素 A、B

arctinal 牛蒡醛 (牛蒡子醛)

arctinols A, B 牛蒡子醇 A、B

arctinone A acetate 牛蒡酮 A 乙酸酯

arctinone acetate 牛蒡子酮乙酸酯

arctinones A, B 牛蒡酮 (牛蒡子酮) A、B

arctiol 牛蒡醇

arctiolide 牛蒡苦素

arctose 牛蒡糖

arcurcumen-15-ol 芳姜黄烯 -15- 醇

(–)-arcurcumene (–)- 芳姜黄烯

arcurcumene 芳姜黄烯 (郁金烯)

ardicrenin 朱砂根素

ardimerin 紫金牛双内酯

ardimerin digallate 紫金牛双内酯二没食子酸酯

ardipusillosides A ～ V 九节龙皂苷 A ～ V

ardisenone 菲律宾紫金牛酮

ardisiacrispins A ～ C 百两金皂苷 (百两金素) A ～ C

ardisianol 紫金牛酯酚

ardisianone 紫金牛酮 (罗伞树酮、紫金牛酯醌)

ardisianone B {5-hydroxy-2-methoxy-6-[(*Z*)-8′-tridecenyl]-1, 4-benzoquinone} 紫金牛酮 B {5- 羟基 -2- 甲氧基 -6-[(*Z*)-8′- 十三烯基]-1, 4- 苯醌 }

ardisianosides A ～ K 紫金牛阿苷 A ～ K

ardisiaquinones A ～ L 紫金牛醌 A ～ L

ardisic acid 紫金牛酸

ardisicrenosides A ～ Q 朱砂根苷 (朱砂根皂苷) A ～ Q

ardisimamillosides A ～ H 虎舌红皂苷 (虎舌红苷) A ～ H

ardisimamiloside E 红毛紫钟苷 E

ardisin 紫金牛素

ardisinols Ⅰ, Ⅱ 紫金牛酚 Ⅰ、Ⅱ

ardisiogenin 紫金牛苷元

Ardisiosides A、B 紫金牛苷 A、B

ardisiphenol D (2-methoxy-4-hydroxy-6-tridecyl phenyl acetate) 紫金牛脂酚 D (2- 甲氧基 -4- 羟基 -6- 十三烷基乙酸苯酯)

ardisiphenols A ～ F 紫金牛脂酚 A ～ F

ardisirenosides A, B 朱砂根新苷 A、B

areca alkaloid 槟榔生物碱

areca red 槟榔红色素

arecaidine 槟榔啶

arecaidine (arecaine) 槟榔次碱 (槟榔因)

arecaidine hydrochloride 槟榔次碱盐酸盐

arecaine (arecaidine) 槟榔因 (槟榔次碱)

arecatannins A, B 槟榔鞣质 A、B

arecin 槟榔素

arecolidine 槟榔副碱 (槟榔里定)

arecoline 槟榔碱

arecoline hydrobromide 氢溴酸槟榔碱 (溴化氢槟榔碱)

arenaine 对叶车前因

arenarines A ～ D 蚤缀碱 A ～ D

arenarins A ～ C 砂曲霉素 A ～ C

arenarioside 沙生列当苷 (阿若那瑞苯丙苷)

arenicochrome 海蚯蚓素

arenobufagin 沙蟾蜍毒精 (沙蟾毒精、阿瑞那蟾毒精)

arenobufagin-3-hemisuberate 沙蟾毒精 -3- 辛二酸半酯

3-arenobufagyl suberic acid　3- 沙蟾毒精辛二酸酯
arenol　高沙生蜡菊赞酚
arenophthalides A ～ C　沙生蜡菊苯酞 A ～ C
argadin　阿尔加定
argemone base　蓟罂粟属碱
(–)-argemonine　(–)- 蓟罂粟宁碱
argemonine　蓟罂粟碱
argentatins A ～ H　银白米仔兰素 A ～ H
argenteanols C ～ E　银白米仔兰醇 C ～ E
argenteanones A ～ E　银白米仔兰酮 A ～ E
argentine　阿艮亭
argentinine　阿根廷马兜铃碱
argentone　灰白银胶菊酮
argifin　精氨芬
arginase　精氨酸酶
L-arginine　L- 精氨酸
arginine (Arg)　精氨酸
arginine glucoside　精氨酸葡萄糖苷
DL-arginine monohydrochloride　单盐酸 DL- 精氨酸
L-arginine monohydrochloride　单盐酸 L- 精氨酸
8-arginine oxytocine　8- 精氨酸催产素
arginine phosphoric acid　精氨酸磷酸
N^{ω}-arginino　N^{ω}- 精氨酸基
argininyl fructosyl glucose　精氨酸双糖苷
arglabin　亮绿蒿素
argophyllins A, B　绢毛向日葵素 A、B
argutalactone　两头毛内酯
argutanes A, B　两头毛萜碱 A、B
argutin　锐齿阔苞菊酯
argutines A, C　毛子草碱甲～丙 (两头毛碱 A ～ C)
argutone　毛子草酮 (两头毛酮)
argutosins A ～ D　两头毛素 A ～ D
argyol　阿盖草醇
argyrine　七叶树碱
argyrolobine　银豆碱
α-arheol　α- 白檀油烯醇
arianacin　阿里纳新
aribine (harmane, locuturine, harman, passiflorin, 1-methyl-β-carboline)　哈尔满 (哈尔满碱、骆驼蓬满碱、牛角花碱、1- 甲基 -β- 咔啉)
aricine　马蹄叶碱
aridanin　阿日丹素
arillanins A ～ F　黄花远志素 A ～ F
arillatanosides A ～ D　黄花远志诺苷 A ～ D
arillatoses A ～ F　荷花山桂花糖 A ～ F
arillosides A ～ F　黄花远志苷 A ～ F
arisanlactone A　绿叶五味子内酯 A
arisanschinins I, J　绿叶五味子素 I、J
ariscucurbins A ～ C　瓜叶马兜铃宾 A ～ C
ariskanins A ～ E　港口马兜铃素 A ～ E
aristidinic acid　马兜定酸
aristin　马兜铃素
aristinic acid　马兜亭酸
aristo red　马兜铃红
aristofolins A ～ D　瓜叶马兜铃素 A ～ D
(–)-aristol-9-en-8-one (aristolone)　(–)- 马兜铃 -9- 烯 -8- 酮 (马兜铃酮、土木香酮、土青木香酮)
aristolactam *N*-(6′-*trans*-*p*-coumaroyl)-β-D-glucopyranoside　马兜铃内酰胺 N-(6′- 反式 - 对香豆酰基)-β-D- 吡喃葡萄糖苷
aristolactams (aristololactams)　Ⅰ，Ⅱ，Ⅲ a, AⅡ，AⅢ a, BⅡ，BⅢ　马兜铃内酰胺 Ⅰ、Ⅱ、Ⅲ a、AⅡ、AⅢ a、BⅡ、BⅢ
aristolamides Ⅰ，Ⅱ　马兜铃酰胺 (木通马兜铃酰胺) Ⅰ、Ⅱ
aristolan-9β-ol　9β- 马兜铃烷醇
aristolane　土青木香烷
1(10)-aristolen-13-al　1(10)- 马兜铃烯 -13- 醛
9-aristolen-1-α-ol　9- 马兜铃烯 -1-α- 醇
9-aristolen-1α-ol (nardostachnol)　9- 马兜铃烯醇 (甘松醇)
1(10)-aristolen-2-one　1(10)- 马兜铃烯 -2- 酮
1(10)-aristolen-9β-ol　1(10)- 马兜铃烯 -9β- 醇
1(10)-aristolenal　1(10)- 马兜铃烯醛
(–)-aristolene　(–)- 马兜铃烯
1(10)-aristolene　1(10)- 马兜铃烯
9-aristolene　9- 马兜铃烯
aristolene　马兜铃烯 (土青木香烯)
aristolenol　土青木香烯醇 (马兜铃烯醇)
aristolenone　土青木香烯酮 (土青木香烯酮)
aristolic acid　去硝基马兜铃酸

aristolide A　马兜铃内酯 A

aristolin　马兜铃灵

aristolindiquinone　马兜铃对醌

aristoline　马兜铃林碱

aristoliukines A ～ C　大叶马兜铃萘碱 A ～ C

aristolochene　裂马兜铃烯

aristolochia base　马兜铃属碱

aristolochic acid Ⅳ methyl ether　马兜铃酸Ⅳ甲醚

aristolochic acid Ⅳ methyl ether methyl ester　马兜铃酸Ⅳ甲醚甲酯

aristolochic acid A methyl ester　马兜铃酸 A 甲酯

aristolochic acid *C*-6-methyl ether　马兜铃酸 *C*-6- 甲醚

aristolochic acid D methyl ester　马兜铃酸 D 甲酯

aristolochic acid D methyl ether　马兜铃酸 D 甲醚

aristolochic acid D methyl ether lactam　马兜铃酸 D 甲醚内酰胺

aristolochic acid D-6-methyl ether　马兜铃酸 D-6- 甲醚

aristolochic acids (tardolyts) A ～ D, Ⅰ～Ⅳ, Ⅲ a, Ⅶ a　马兜铃酸 A ～ D、Ⅰ～Ⅳ、Ⅲ a、Ⅶ a

aristolochine　马兜铃碱

aristolochinic acid　马兜铃碱酸

$\Delta^{1(10)8}$-aristolodien-2-one　$\Delta^{1(10)8}$- 青木香二烯酮 -2

1, 9-aristolodiene　1, 9- 马兜铃二烯

aristolodione　马兜铃二酮

aristololactams (aristolactams) Ⅰ, Ⅱ, Ⅲ a, A Ⅱ, A Ⅲ a, B Ⅱ, B Ⅲ　马兜铃内酰胺 Ⅰ、Ⅱ、Ⅲ a、A Ⅱ、A Ⅲ a、B Ⅱ、B Ⅲ

aristolone [(–)-aristol-9-en-8-one]　马兜铃酮 [土木香酮、土青木香酮、(–)- 马兜铃 -9- 烯 -8- 酮]

aristolophenanlactone Ⅰ　马兜铃菲内酯 Ⅰ

aristoloside　马兜铃苷

aristoloterpenate Ⅰ　马兜铃酸萜酯 Ⅰ

aristomollins A ～ F　寻骨风萜素 A ～ F

aristophenone A　马兜铃苯酚酮 A

aristophyllides A ～ D　西马兜铃酯 (异叶马兜铃碱) A ～ D

aristophylls A ～ D　马兜铃叶绿素 A ～ D

aristopyridinone A　马兜铃吡啶酮 A

aristoyunnolins A ～ J　云南马兜铃林素 A ～ J

arisugacins A ～ D　阿里苏青霉素 A ～ D

aritasone　土荆芥酮

arjugenin　阿江榄仁素 (阿江榄仁苷元)

arjunetin　阿江榄仁亭

arjunglucosides Ⅰ, Ⅱ　阿江榄仁树葡萄糖苷 (阿琼苷) Ⅰ、Ⅱ

arjunglycoside Ⅰ　阿江榄仁苷 Ⅰ

arjunic acid　阿江榄仁尼酸

arjunic acid 28-*O*-glucoside ester　阿江榄仁尼酸 -28-*O*- 葡萄糖酯苷

arjunin　阿江榄仁树素

arjunoglucosides Ⅰ, Ⅱ　阿江榄仁糖苷 Ⅰ、Ⅱ

arjunolic acid　阿江榄仁酸

arjunolic acid-28-*O*-glucopyranoside　阿江榄仁酸 -28-*O*- 吡喃葡萄糖苷

armandiside　小木通苷

armaoside　刺齿马先蒿苷

armatamide　竹叶花椒酰胺

armatoside　虎刺楤木苷

armatumin　竹叶花椒脂素

armatunine　竹叶花椒根脂素

armatuside　红柄木犀苷

armefolin　墨西哥萜素

armepavine　杏黄罂粟碱 (亚美罂粟碱)

L-armepavine　L- 杏黄罂粟碱

armexifolin (1-epiludovicin C)　狭叶墨西哥蒿素 (1- 表陆得威蒿内酯 C)

armillarilin　蜜环菌辛素

armillarinin　蜜环菌壬素

armillaripin　密环菌癸素

armillarisins A ～ C　亮菌甲素～丙素 (假蜜环菌素 A ～ C)

arnebifuranone　软紫草呋喃萜酮

arnebin　假紫草素

arnebinol　软紫草萜醇 (新疆紫草酚)

arnebinone　软紫草萜酮 (新疆紫草酮)

arnenins Ⅰ, Ⅱ　阿呐宁 Ⅰ、Ⅱ

arnicolides A ～ G　山金车内酯 A ～ G

arnidiol　山金车二醇 (阿里二醇、山金车甾醇)

arnocoumarin　阿诺香豆素 (阿诺花椒香豆素)

arnottianamide　阿诺花椒酰胺 (阿尔洛花椒酰胺)

arnottianin　阿诺花椒素

arnottin Ⅰ　阿诺花椒亭 Ⅰ

arohynapenes A ～ D　阿罗海纳普烯 A ～ D

arolisic acid B (bergenit, vakerin, bergenin, cuscutin)　岩白菜素 (岩白菜内酯、岩白菜宁、矮茶素、鬼灯檠素、虎耳草素)

aromadendr-4α, 10α-diol　香橙 -4α, 10α- 二醇

aromadendr-4α, 8α, 10α-triol　香橙 -4α, 8α, 10α- 三醇

aromadendr-4β, 10α-diol　香橙 -4β, 10α- 二醇

aromadendr-4β, 10β-diol　香橙 -4β, 10β- 二醇

(1β*H*, 5α*H*)-aromadendrane-4α, 10β-diol　(1β*H*, 5α*H*)-香橙烷 -4α, 10β- 二醇

4α, 10α-aromadendranediol　4α, 10α- 香橙烷二醇

4α, 10β-aromadendranediol　4α, 10β- 香橙烷二醇

4β, 10α-aromadendranediol　4β, 10α- 香橙烷二醇

(+)-aromadendrene　(+)- 香橙烯

aromadendrene　香橙烯 (香树烯、香木兰烯、香素烯、芳萜烯)

α-aromadendrene　α- 香橙烯

β-aromadendrene　β- 香橙烯 (β- 香木兰烯)

aromadendrene oxide　香木兰烯氧化物

aromadendrin (aromadendrine, dihydrokaempferol)　香橙素 (二氢山柰酚)

aromadendrin dimethyl ether　香橙素二甲醚

(–)-aromadendrin-3-*O*-β-D-glucopyranoside　(–)- 香橙素 -3-*O*-β-D- 吡喃葡萄糖苷

aromadendrin-4′-*O*-β-D-glucopyranoside　香橙素 -4′-*O*-β-D- 吡喃葡萄糖苷

aromadendrin-5, 7-dimethyl ether　香橙素 -5, 7- 二甲醚

aromadendrin-7-monomethyl ether　香橙素 -7- 甲醚

aromadendrin-7-*O*-β-D-glucopyranoside (sinensin)　香橙素 -7-*O*-β-D- 吡喃葡萄糖苷 (报春黄苷、藏报春素、藏报春苷)

(+)-aromadendrine　(+)- 香橙素

aromadendrine (aromadendrin, dihydrokaempferol)　香橙素 (二氢山柰酚)

aromadendrol　香橙醇 (香树醇)

aromadendrone　香橙酮

aromaline　阿罗马灵

aromaphysalins A, B　芳香酸浆苦素 A、B

aromatic acid　芳香酸

aromaticanes A ～ J　毛郁金素 (毛郁金酚) A ～ J

aromaticin　芳香堆心菊素

aromatinin A　丁香鞣宁 A

aromicin　芳香木瓣树辛

aromin　芳香木瓣树素 (阿罗明)

aromin A　阿罗明 A

aromoline　芳香花桂林碱 (阿罗莫灵碱、阿罗莫灵)

aromonacolin A　芳莫那可林 A

arrilanin G　阿瑞兰素 G

arrivacins A, B　阿里瓦素 A、B

arsane (arsine)　砷烷

λ^5-arsane (arsorane)　λ^5- 砷烷 (砷烷)

arsanin　阿萨宁

arsanthrene　二砷杂蒽

arsanthridine　砷杂菲

arscotin　苏格兰蒿素

arsenic　砷

arsenic disulfide　二硫化砷

arsenic trioxide (arsenouse oxide)　三氧化二砷 (亚砷酸酐、氧化亚砷、砒霜)

arsenic trisulfide (arsenous sulfide)　三硫化二砷

arsenious acid anhydride　亚砷酸酐

arsenous sulfide (arsenic trisulfide)　三硫化二砷

arsenouse oxide (arsenic trioxide)　氧化亚砷 (砒霜、亚砷酸酐、三氧化二砷)

arsindole　砷杂茚

arsindoline　砷杂萘

arsindolizine　砷吲哚嗪

arsinolizine　砷喹嗪

arsorane (λ^5-arsane)　砷烷 (λ^5- 砷烷)

artabin　苦艾宾内酯

artabonatines A, B　鹰爪花亭 A、B

artabotrine　莺爪花碱

artabotrinine　鹰爪宁

(*R*)-artabotriol　(*R*)- 鹰爪三醇

artabotrycinol　鹰爪木脂醇

artabotrysides A, B　鹰爪苷 A、B

artabsin　洋艾内酯

(–)-artabsin　(–)- 洋艾内酯 [(–)- 苦艾内酯、(–)- 阿他布新]

artacinatine　鹰爪花碱

artamenone　鹰爪花烯酮

artanin　蒿宁

artanoate 奇蒿萜内酯
artanoiridoid 刘寄奴醚萜
artanolide 苦艾萜内酯
artanomadimers A ～ F 奇蒿内酯二聚体 A ～ F
artanomalides A ～ D 珍珠蒿内酯 A ～ D
artanomaloides A, C 刘寄奴内酯 A、C
artarine 椒根碱
arteannoides A ～ E 青蒿萜苷 A ～ E
arteannuic acid (artemisic acid, artemisinic acid, qinghao acid) 青蒿酸
arteannuins A ～ G (artemisinins A ～ G, qinghaosus Ⅰ～Ⅶ) 青蒿素 (黄花蒿素) A ～ G [青蒿素 (黄花蒿素) Ⅰ～Ⅶ]
arteanoflavone 奇蒿黄酮
arteanomalactone 奇蒿内酯
artecalin 加利福尼亚蒿内酯
artecanin (chrysartemin B) 加拿蒿素 (蒿属种萜、清艾菊素 B)
arteether 蒿乙醚
arteglasin A 道氏艾素 A
artekeiskeanols A ～ D 庵蔄醇 A ～ D
artelastocarpin 弹性木波罗素
artelin 三齿蒿香豆素 (白蒿香豆素)
arteludovicinolide A 银蒿内酯 A
artemanomalides A, B 奇蒿愈创木内酯 A、B
artemdubolides A ～ H 无毛牛尾蒿内酯 A ～ H
artemether 蒿甲醚
artemetin (artemisetin, 5-hydroxy-3, 6, 7, 3′, 4′-pentamethoxyflavone) 蒿黄素 (艾黄素、六棱菊亭、蒿亭、5- 羟基 -3, 6, 7, 3′, 4′- 五甲氧基黄酮)
artemicapins A ～ D 茵陈蒿素 (青蒿香豆素) A ～ D
artemidin 龙蒿定
artemidiol 龙蒿二醇
arteminin 青蒿米宁
arteminin (5-hydroxy-6, 8-dimethoxycoumarin) 青蒿米宁 (5- 羟基 -6, 8- 二甲氧基香豆素)
arteminolides A ～ D 蒿内酯 (蒿属内酯) A ～ D
arteminones 1, 2 阴地蒿酮 1、2
arteminorin A 垫型蒿素 A
artemiseole 青蒿脑
artemisetin (artemetin, 5-hydroxy-3, 6, 7, 3′, 4′-pentamethoxyflavone) 艾黄素 (蒿黄素、六棱菊亭、蒿亭、5- 羟基 -3, 6, 7, 3′, 4′- 五甲氧基黄酮)
artemisia alcohol 蒿属醇 (牡蒿醇、蛔蒿醇)
artemisia alcohol acetate 蛔蒿醇乙酸酯
L-β-artemisia alcohol acetate L-β- 蒿属醇乙酸酯
artemisia ketone 蒿属酮 (黄花蒿酮、青蒿酮)
artemisia triene 黏蒿三烯
artemisiannuside A 黄花蒿苷 A
artemisians A, B 艾蒿聚内酯 A、B
artemisic acid (qinghao acid, artemisinic acid, arteannuic acid) 青蒿酸
artemisidin A 蒿西定 A
artemisidiols A ～ C 牡蒿萜二醇 A ～ C
artemisilactone 青蒿内酯
artemisin 蒿素 (苦艾素)
artemisinic acid (artemisic acid, qinghao acid, arteannuic acid) 青蒿酸
artemisinins A ～ G (arteannuins A ～ G, qinghaosus Ⅰ～Ⅶ) 青蒿素 (黄花蒿素) A ～ G [青蒿素 (黄花蒿素) Ⅰ～Ⅶ]
artemisinol 青蒿醇
artemisinone 异蒿酮
artemisitene 青蒿烯
artemisolide 艾蒿醇内酯
artemisterol 蒿甾醇
artemofriginosides A, B 冷蒿倍半萜苷 A、B
artemolin 蒿萜内酯 (南艾蒿烯内酯)
artemyriantholides A ～ D 多花蒿内酯 A ～ D
arteniose 蒿淀粉
artenolide 洋艾双内酯
artepillins A ～ C 茵陈蒿灵 A ～ C
artesiversin 大籽蒿素
arthrinone 节菱孢酮
arthromerin B 节肢蕨素 B
articulatin 问荆色苷
artobiloxanthone 木菠萝叫酮 (木波罗叫酮)
artocarpanone 木菠萝二氢黄酮 (木波罗二氢黄酮 、桂木二氢黄素)
artocarpesin 木菠萝素 (木波罗素、桂木生黄素)

artocarpetin 波罗蜜亭 (降桂木生黄亭、次桂木黄素)

artocarpin 波罗蜜素 (桂木黄素)

artocarpols A ～ I 木菠萝醇 (木波罗醇) A ～ I

artochamin C 矮木波罗素 C

artogomezianol 泰国木波罗酚

artoindonesianins A ～ Z 印尼木波罗素 A ～ Z

artomandin 科曼多菠萝蜜素

artonin E 木菠萝宁 (木波罗宁) E

artselaenins Ⅰ～Ⅲ , A ～ C 短茎马先蒿素 Ⅰ～Ⅲ、A ～ C

artselaerosides A, B 短茎马先蒿苷 A、B

artselenin 蒌蒿素

artselenoid 蒌蒿内酯

artumerone 芳姜黄酮

aruanetin 酸橙黄素

arucadiol 银白鼠尾草二醇

arudonine 阿伦多茄碱

arugosins A ～ H 皱曲霉素 A ～ H

arundacine 芦竹达嗪

arundafine 芦竹达吩

arundamine 芦竹胺

arundanine 芦竹达宁

arundaphine 芦竹达啡

arundavine 芦竹达素

arundigramin 竹叶兰明醌

arundin 竹叶兰亭

arundinan 竹叶兰烷

arundinaol 竹叶兰醇

arundine 芦竹啶

arundinin 芦竹啶宁

arundinosides A ～ Q 竹叶兰酚苷 A ～ Q

arundiquinone 竹叶兰醌

arundoin 芦竹素

arurasperone D 欧南斯皮酮 D

arvelexin 金盏勒碱

arvenin Ⅰ (cucurbitacin B-2-*O*-glucoside) 海绿甾苷 Ⅰ (琉璃繁缕苷 Ⅰ、葫芦素 B-2-*O*- 葡萄糖苷)

arvenins Ⅰ～Ⅳ 海绿甾苷 (海绿宁) Ⅰ～Ⅳ

arvenoside A 小金盏花皂苷 A

arvensin 小花远志苷

arvensosides A, B 金盏草三萜苷 A、B

arvosides A, B 金盏草倍半萜苷 A、B

arzanol 沙生蜡菊赞酚

arzingiberone 芳姜酮

asaraldehyde 细辛脑醛

asarensinotannol 阿魏树脂鞣醇

asaricin (sarisan) 细辛醚

asarine 阿萨任

(–)-asarinin (–)- 细辛素 [(–)- 细辛脂素]

(+)-asarinin (+)- 细辛素

asarinin 细辛素 (细辛脂素)

L-asarinin L- 细辛素

asarite 粗细辛脑

asarol 细辛醇

meso-asarolignan A 内消旋 - 细辛木脂素 A

(±)-asarolignan D (±)- 细辛木脂素 D

(–)-asarolignans B, C (–)- 细辛木脂素 B、C

(+)-asarolignans B ～ G (+)- 细辛木脂素 B ～ G

asaronaldehyde (asarylaldehyde, gazarin, 2, 4, 5-trimethoxybenzaldehyde) 细辛醛 (2, 4, 5- 三甲氧基苯甲醛)

(*Z*)-asarone (*Z*)- 细辛脑

asarone 细辛脑

α-asarone α- 细辛脑

β-asarone β- 细辛脑

cis-asarone 顺式 - 细辛脑

cis-β-asarone 顺式 -β- 细辛脑

trans-asarone 反式 - 细辛脑

γ-asarone (2, 4, 5-trimethoxyallyl benzene, sekishone) γ- 细辛脑 (2, 4, 5- 三甲氧基烯丙基苯、石菖醚)

asaronic acid 细辛酸

asarumins A ～ D 杜衡素 A ～ D

asarylaldehyde (asaronaldehyde, gazarin, 2, 4, 5-trimethoxybenzaldehyde) 细辛醛 (2, 4, 5- 三甲氧基苯甲醛)

asatone (asaryl ketone) 细辛酮

ascaridol (ascaridole, ascarisin) 驱蛔脑 (蛔虫素、土荆芥油素、驱蛔素)

ascaridole (ascaridol, ascarisin) 驱蛔素 (蛔虫素、土荆芥油素、驱蛔脑)

ascarisin (ascaridol, ascaridole) 土荆芥油素 (蛔虫素、驱蛔素、驱蛔脑)

aschantin 刚果胡椒素(刚果荜澄茄脂素)
asclepin 马利筋属苷
asclepogenin 阿斯科勒苷元
17α-ascleposide 17α-马利筋碱苷
ascleposide E 马利筋碱苷 E
ascolipids A ～ D 阿斯卡脂质 A ～ D
ascorbalamic acid 阿斯考马拉酸
L-(+)-ascorbic acid L-(+)-抗坏血酸
L-ascorbic acid L-抗坏血酸
L-ascorbic acid (3-oxo-L-gulofuranolactone) L-抗坏血酸(3-亚氧基-L-古洛呋喃内酯)
L-ascorbic acid (vitamin C) 抗坏血酸(维生素 C)
ascorbic acid oxidase 抗坏血酸氧化酶
L-ascorbic acid sodium salt L-抗坏血酸钠盐
L-(+)-ascorbic acid-2, 6-dihexadecanoate L-(+)-抗坏血酸-2, 6-二棕榈酸酯
L-ascorbic acid-2, 6-dihexadecanoate L-抗坏血酸-2, 6-二棕榈酸酯
ascorbic acid-2-*O*-β-D-glucopyranoside 抗坏血酸-2-*O*-β-D-吡喃葡萄糖苷
ascorcin 七叶酚
ascosalipyrrolidinone A 海蓬子壳二孢吡咯酮 A
ascosalitoxin 豌豆壳二孢毒素
ascurogenin 马利筋苷元
asebogenin (asebogenol, asebotol) 马醉木苷元
asebogenol (asebogenin, asebotol) 马醉木苷元
aseboquercitrin 马醉木槲皮苷
asebotin 马醉木素
asebotoxins Ⅰ～Ⅸ 马醉木毒素(日本马醉木毒素)Ⅰ～Ⅸ
aselacins A ～ C 阿塞拉素 A ～ C
asernestiosides A ～ C 梭果黄芪苷 A ～ C
ashio base 芦尾碱
ashwagandhanolide 催眠睡茄双内酯
asiatic acid 积雪草酸(亚细亚酸、亚洲积雪草酸)
asiaticin 积雪草替辛(积雪草素)
asiaticodiglycoside 积雪草二糖苷
asiaticosides A ～ G 积雪草苷(亚洲积雪草苷)A ～ G
asiaticumines A, B 文殊兰明碱 A、B
asiatisides A ～ D 白背枫苷 A ～ D
asiatoates A, B 白背枫酸酯 A、B
asimicilone 泡泡西酮
asimicin 泡泡树新素(巴婆双呋内酯)
asimilobin 泡泡素
asimilobine 巴婆碱(阿西米洛宾、三裂泡泡碱)
asimin 泡泡明
asiminacin 泡泡纳辛
asiminine 万寿果碱
asiminocin 泡泡诺辛
asitrilobins A, B 泡泡印素 A、B
asitrocin 泡泡曲素
(2, 4)-*cis*-asitrocinone (2, 4)-顺式-泡泡曲素酮
(2, 4)-*trans*-asitrocinone (2, 4)-反式-泡泡曲素酮
aspacochinosides L ～ P 天门冬呋甾苷 L ～ P
aspacochiosides A ～ P 天门冬皂苷 A ～ P
aspafilioside A [sarsasapogenin-3-*O*-β-D-xylopyranosyl-(1 → 4)-β-D-glucopyranoside] 羊齿天门冬苷 A [洋菝葜皂苷元-3-*O*-β-D-吡喃木糖基-(1 → 4)-β-D-吡喃葡萄糖苷]
aspafilioside B [sarsasapogenin-3-*O*-β-D-xylopyranosyl-(1 → 4)-α-L-arabinopyranosyl-(1 → 6)-β-glucopyranoside] 羊齿天门冬苷 B [洋菝葜皂苷元-3-*O*-β-D-吡喃木糖基-(1 → 4)-α-L-吡喃阿拉伯糖基-(1 → 6)-β-D-吡喃葡萄糖苷]
aspafilioside C [(25*S*)-5β-furost-3β, 22, 26-trihydroxy-3-*O*-β-D-xylopyranosyl-(1 → 4)-α-L-arabinopyranosyl-(1 → 6)-β-D-glucopyranoside-26-*O*-β-glucopyranoside] 羊齿天门冬苷 C [(25*S*)-5β-呋甾-3β, 22, 26-三羟基-3-*O*-β-D-吡喃木糖基-(1 → 4)-α-L-吡喃阿拉伯糖基-(1 → 6)-β-D-吡喃葡萄糖苷-26-*O*-β-吡喃葡萄糖苷]
aspafiliosides A ～ F 羊齿天门冬苷(小百部苷)A ～ F
aspafilisine 羊齿天门冬素
asparacoside 天门冬柯苷(天门冬苷)
asparacosins A, B 天门冬苷元(天门冬柯素)A、B
asparagamine A 天冬碱 A
asparagic acid (aspartic acid) 天冬氨酸(天门冬氨酸、门冬氨酸、天门冬酸)
β-asparagine β-天冬酰胺(β-天门冬酰胺、β-门冬酰胺)
D-asparagine D-天冬酰胺
DL-asparagine DL-天冬酰胺
L-asparagine L-天冬酰胺(L-天门冬酰胺、L-门冬酰胺)
asparagine (asparamide, aspartic acid β-amide, α-aminosuccinamic acid) 天冬酰胺(门冬酰胺、天门冬酰胺、天门冬氨酸β-酰胺、α-氨基琥珀酰胺酸)

asparagoside A 石刁柏苷 A	asperin 穗菝葜甾苷
asparagosin 芦笋多糖	asperosaponin Ⅵ 川续断皂苷 Ⅵ
asparagus polysaccharides A ～ D 天门冬多糖 (天冬多糖) A ～ D	asperosaponins (dipsacus saponins, dipsacosides) A ～ K 川续断皂苷 (续断皂苷、天蓝续断苷) A ～ K
asparagusic acid *anti-S*-oxide methyl ester 天门冬酸 *anti-S*- 氧化物甲酯	asperparaline A 曲霉麻痹碱 A
asparagusic acid *syn-S*-oxide methyl ester 天门冬酸 *syn-S*- 氧化物甲酯	asperphenamate (auranamide) 曲霉芬氨酯 (金酰胺)
asparagusin A 羊齿天门冬素 A	asperpyrone A 黑曲霉吡喃酮 A
asparamide (asparagine, aspartic acid β-amide, α-aminosuccinamic acid) 天冬酰胺 (门冬酰胺、天门冬酰胺、天门冬氨酸 β- 酰胺、α- 氨基琥珀酰胺酸)	asperterpenes A, B 土曲霉萜素 A、B
asparanins A ～ D, B_1 ～ B_9 天冬宁 A ～ D、B_1 ～ B_9	asperuloside 车叶草苷
asparasaponins Ⅰ, Ⅱ 石刁柏皂苷 Ⅰ、Ⅱ	asperuloside tetraacetate 四乙酰车叶草苷
asparasides A ～ D, B_1, B_2 天冬苷 A ～ D、B_1、B_2	asperulosidic acid 车叶草酸 (车叶草苷酸)
asparenydiol 天门冬烯炔二酚	asperulosidic acid methyl ester (daphylloside) 车叶草酸甲酯 (车叶草苷酸甲酯、交让木苷)
asparenyn 天门冬烯炔 (石刁柏素)	asperumine 阿茄明
asparenyol 天门冬烯炔酚 (石刁柏素醇)	asphonin 黄花水仙苷
asparinin A 石刁柏宁素	aspidin 绵马素 (三叉蕨素)
asparoffins A ～ D 石刁柏酚素 A ～ D	aspidinin 三叉蕨宁
D-aspartic acid D- 天冬氨酸	aspidinol 绵马酚 (绵马二酚)
DL-aspartic acid DL- 天冬氨酸	aspidins (polystichins) AB, BB 绵马素 (三叉蕨素) AB、BB
L-aspartic acid L- 天冬氨酸	aspidistrin 蜘蛛抱蛋苷
aspartic acid (asparagic acid) 天门冬氨酸 (门冬氨酸、天冬氨酸、天门冬酸)	aspidistrogenin A 蜘蛛抱蛋苷元 A
aspartic acid β-amide (asparamide, asparagine, α-aminosuccinamic acid) 天门冬氨酸 β- 酰胺 (天冬酰胺、门冬酰胺、天门冬酰胺、α- 氨基琥珀酰胺酸)	aspidoalbidine 白坚木必定
aspartocin 天冬菌素	aspidoalbine 白坚木宾
aspartyl 天冬氨酰	aspidocarpine 白坚木卡品
aspecioside 美丽马利筋苷	aspidocuspaine 白坚木杷因
asperaldin 曲霉定	aspidodasycarpine 粗毛果白坚木碱
asperazine 曲霉阿素	aspidofendlerine 白坚木勒任
asperchalasines A ～ E 曲霉查腊素 A ～ E	aspidofiline 白坚木飞灵
aspercyclide A 曲霉环化物 A	aspidofractine 白坚木瑞亭
asperflavipine A 黄柄曲霉素 A	aspidofractinine 白坚木替宁
aspergillic acid 曲霉酸	(3*R*)-aspidofractinine-3-carboxylic acid methyl ester (3*R*)- 白坚木替宁 -3- 甲酸甲酯
aspergillin PZ 曲霉素 PZ	aspidolimidine 白坚木立米定
aspergillitine 曲霉碱	aspidolimidinol 白坚木狄醇
aspergillomarasmine 麹霉明	aspidolimine 白坚木立明
asperglaucide 灰绿曲霉酰胺	aspidosamine 白坚木胺
asperilin 糙叶依瓦菊灵	aspidoside A 白坚木苷 A
	aspidosine hydrobromide 白坚木碱 -17- 醇单氢溴酸盐
	aspidosperma base 白坚木属碱
	aspidospermanine 白坚木宁

aspidospermatidine　白坚木替定
aspidospermatine　白坚木亭
aspidospermicine　白坚木米辛
aspidospermidine　白坚木米定
aspidospermine　白坚木碱
aspidosycarpine　白坚木西卡品
aspidovargasine　白坚木加森
aspidsaponins A ～ D　蜘蛛抱蛋皂苷 A ～ D
A-spinasterol　A- 菠菜甾醇
aspochalamins C, D　棕曲拉明 C、D
aspochalasins A ～ Z　棕曲拉素 A ～ Z
asprellanosides A ～ E　秤星树皂苷 A ～ E
asprellic acids A ～ C　秤星树酸甲～丙 (秤星树酸 A ～ C)
asprellols A ～ C　秤星树醇 A ～ C
aspterric acid　阿斯脱力酸
assafoetidin　阿魏种素
assamene　普洱茶烯
assamicadine　大猪屎豆碱
assamicins Ⅰ , Ⅱ　长柄七叶树素 Ⅰ 、Ⅱ
assamsaponins A ～ I　普洱茶皂苷 (阿萨姆皂苷) A ～ I
astacene　蝲蛄素
astatane　砹烷
astataricusol A　紫菀萜醇 A
astataricusones A ～ D　紫菀库萜酮 A ～ D
(3*R*, 3″*R*)-astaxanthin　(3*R*, 3″*R*)- 虾黄质
(3*S*, 3′*S*)-astaxanthin　(3*S*, 3′*S*)- 虾黄质
astaxanthin　虾青素 (虾黄质、虾黄素)
astaxanthin diester　虾黄质二酯
astaxanthin ester　虾黄质酯 (虾青素酯)
asterageratoidesoside A　三脉紫菀皂苷 A
asteratoidesoside A　山白菊皂苷 A
asterbatanosides A ～ K　巴塘紫菀皂苷 A ～ K
astercyclopeptide　紫菀环肽
asteriasterol　海星甾醇
asterinaganglioside A　海燕神经节苷酯 A
asterinins A, B　紫菀宁碱 A、B
asterins A ～ J　紫菀寡肽林素 (紫菀寡环肽素) A ～ J
asterlingulatosides A ～ D　舌叶紫菀苷 A ～ D
astern-1(3*R*)-1(10), 14-dien-13-*O*-α-L-2′-acetyl rhamnopyranoside　紫菀 -1(3*R*)-1(10), 14- 二烯 -13-*O*-α-L-2′- 乙酰基吡喃鼠李糖苷
asternins A ～ F　紫菀寡肽宁素 A ～ F
asterolide　紫菀内酯
asterosaponins P1 ～ P4　海燕皂苷 (海盘车皂苷) P1 ～ P4
asterprosapogenin　紫菀次皂苷
asterredione　土曲霉二酮
asterriquinone monoacetate　土曲霉醌单乙酸酯
asterriquinones CT_1 ～ CT_5, SU5228, SU5500, SU5501, SU5503　土曲霉醌 CT_1 ～ CT_5、SU5228、SU5500、SU5501、SU5503
astersaponins A ～ G, Ha ～ Hc　紫菀皂苷 A ～ G、Ha ～ Hc
astershionones A ～ F　紫菀欣烷酮 A ～ F
astertarones A, B　紫菀萜酮 A、B
asteryunnanosides A ～ I　云南紫菀皂苷 A ～ I
astilbic acid　落新妇酸
astilbin　落新妇苷
astins A ～ P　紫菀氯环五肽 (紫菀寡肽素、紫菀五肽) A ～ P
astrachrysoside A　金翼黄芪苷 A
astragal　黄芪醛
astragalin (astragaloside) A　黄芪甲苷 (黄芪皂苷 A)
astragalin (kaempferol-3-*O*-β-D-glucoside)　黄芪苷 (紫云英苷、山柰酚 -3-*O*-β-D- 葡萄糖苷)
astragalin-6″-*O*-gallate　黄芪苷 -6″-*O*- 没食子酸酯
astragaloside (astragalin) A　黄芪皂苷 A (黄芪甲苷)
astragaloside Ⅷ methyl ester　黄芪皂苷Ⅷ甲酯
astragalosides Ⅰ～Ⅷ　黄芪皂苷 Ⅰ～Ⅷ
(3*R*)-astragaluquinone　(3*R*)- 黄芪醌
astragaluquinone　黄芪醌
astragalus base　黄芪属碱
astragalus saponin A　黄芪皂苷甲
astragenol　黄芪皂醇
astraglans Ⅰ～Ⅲ　黄芪多糖 Ⅰ～Ⅲ
astramembrangenin　膜荚黄芪苷元
astramembrannins Ⅰ , Ⅱ　膜荚黄芪苷 Ⅰ 、Ⅱ
astramembranosides A, B　膜荚黄芪诺苷 A、B
astrantiagenin D (gypsophilasapogenin, githagenin, albasapogenin, gypsogenin)　丝石竹皂苷元 (棉根皂苷元)
astrapterocarpan　黄芪紫檀烷苷
astrasieversianins Ⅰ～ⅩⅥ　绵毛黄芪皂苷 Ⅰ～ⅩⅥ
astrasikokioside Ⅰ　四国黄芪苷 Ⅰ
astraverrucins Ⅰ～Ⅶ　疣状黄芪素 Ⅰ～Ⅶ

astringenin (3, 3′, 4, 5′-tetrahydroxystilbene, piceatannol) 白皮杉醇 (3, 5, 3′, 4′- 四羟基芪、3, 3′, 4, 5′- 四羟基二苯乙烯、云杉芪酚、云杉鞣酚)	atomaric acid 散生微点雀尾藻酸
astringin 白皮杉醇葡萄糖苷	atractans A ～ C 苍术聚糖 A ～ C
astrobain (ouabain, acocantherin, gratibain, G-strophanthin) 苦羊角拗苷 (哇巴因、苦毒毛旋花子苷、G- 毒毛旋花子次苷)	atracthioenynesides A, B 苍术噻吩苷 A、B
astrojanoside A 特洛伊黄芪苷 A	atractydin 苍术烃
astroside 澳紫云英苷	atractylene 苍术烯
asysgangoside 宽叶十万错苷	atractylenolactam 白术内酰胺
asystasioside E 十万错苷 E	atractylenolide Ⅲ (codonolactone) 苍术内酯 Ⅲ (党参内酯)
atalafoline A, B 酒饼簕碱 A、B	atractylenolides Ⅳ～Ⅶ 苍术内酯 (白术内酯) Ⅳ～Ⅶ
atalantin 酒饼簕素	atractylenolides (atractylolides) Ⅰ, Ⅱ 苍术内酯 (白术内酯) Ⅰ、Ⅱ
atalantoflavone 酒饼簕黄酮	atractylenolidone 苍术内酯酮
atalantolide 酒饼簕内酯	atractylenother 白术醚
atalaphyllidine 单叶酒饼簕定	atractylentrid 白术三醇
atalaphylline 单叶酒饼簕碱	atractylic acid 苍术酸
atalaphyllinine 单叶酒饼簕宁	atractylin 苍术糖苷
atanine Ⅰ 阿塔崖椒宁 (阿塔宁 Ⅰ)	atractylmacrols A ～ E 白术萜醇 A ～ E
athamantin 阿塔曼素	atractylochromene 苍术色烯
athanadregeolide 阿塔钠德雷格内酯	atractylodemaynes A ～ G 白术炔素 A ～ G
atherol (sitofibrate, longerol) 祛脂豆甾酯	(1*Z*)-atractylodin (1*Z*)- 苍术素
atheroline 芒籽香碱 (阿塞洛林)	atractylodin 苍术素 (苍术呋喃烃)
atherospermidine 芒籽定	(1*Z*)-atractylodinol (1*Z*)- 苍术素醇
atherosperminine 芒籽宁	atractylodinol 苍术素醇 (苍术二酮、苍术呋喃醇、苍术呋喃烃醇)
atherosperminine *N*-oxide 芒籽宁 *N*- 氧化物	atractylol 苍术醇
athyriol 蹄盖蕨酚 (蹄盖蕨屾酮、阿赛里奥)	atractylolides (atractylenolides) Ⅰ, Ⅱ 白术内酯 (苍术内酯) Ⅰ、Ⅱ
atidine 阿替定	atractylone 苍术酮
ent-atis-16-en-3, 14-dione 对映 - 阿替 -16- 烯 -3, 14- 二酮	atractyloside A-14-*O*-β-D-fructofuranoside 苍术苷 A-14-*O*-β-D- 呋喃果糖苷
ent-atis-16α-ol 对映 - 阿替 -16α- 醇	atractyloside dipotassium salt 苍术苷二钾盐
ent-atis-3β, 16α, 17-triol 对映 - 阿替 -3β, 16α, 17- 三醇	(2*R*, 3*R*, 5*R*, 7*R*, 10*S*)-atractyloside G-2-*O*-β-D-glucopyranoside (2*R*, 3*R*, 5*R*, 7*R*, 10*S*)- 苍术苷 G-2-*O*-β-D- 吡喃葡萄糖苷
(5β, 8α, 9β, 10α, 12α)-atisan-16-ol (5β, 8α, 9β, 10α, 12α)- 阿替 -16- 醇	atractyloside sodium salt 苍术苷钠盐
atisan-16β-ol 阿替生 -16β- 醇 (阿替烷 -16β- 醇)	*cis*-atractyloside Ⅰ 顺式 - 苍术苷 Ⅰ
atisine 阿替生 (阿替新)	atractylosides A ～ I 苍术苷 (苍术糖苷) A ～ I
atisine hydrochloride 盐酸阿替生	atractyloxide 苍术醚
atisiniumchloride (guanfu base H) 氯化阿替新 (关附素 H)	atractyloyne 北苍术炔
atisirene 阿替西烯	atracyligenin-2-*O*-β-D-glucopyranoside 欧苍术二萜苷元 -2-*O*-β-D- 吡喃葡萄糖苷
(+)-α-atlantone (+)-α- 大西洋雪松酮	

atranol	苔黑醛
atraric acid	阿彻瑞克酸
atratoglaucoside A	白薇白前苷 A
atratosides A ～ D	直立白薇新苷 (白薇托苷) A ～ D
atropamine (apoatropine, atropyltropeine)	去水阿托品 (离阿托品、阿朴阿托品)
atropine	阿托品
atropine sulfate	硫酸阿托品
atropine sulfate monohydrate	硫酸阿托品一水物
atroposides A ～ H	颠茄苷 A ～ H
atropyltropeine (atropamine, apoatropine)	阿朴阿托品 (去水阿托品、离阿托品)
atrotosterone C	黑毛桩菇甾酮 C
atroviridin	深绿藤黄素
atrovirinone	墨绿色藤黄酮
atrovirisidone	墨绿色藤黄西酮
attenuatumiones A ～ F	赶山鞭酮 A ～ F
atyloside	蔓草虫豆苷
aucubigenin	桃叶珊瑚苷元
aucubigenin-1-*O*-β-gentionbioside	桃叶珊瑚苷元 -1-*O*-β- 龙胆二糖苷
aucubigenin-1-β-isomaltoside	桃叶珊瑚苷元 -1-β- 异麦芽糖苷
aucubin (rhimanthin, aucuboside)	桃叶珊瑚素 (桃叶珊瑚苷、珊瑚木苷)
aucuboside (rhimanthin, aucubin)	桃叶珊瑚苷 (桃叶珊瑚苷、珊瑚木苷)
aucuparin	欧花楸素
augustic acid	昂天莲酸 (昂天莲三萜酸)
augustine	奥古斯碱
aulacocarpin A	沟果非洲砂仁素 A
aulacocarpinolide	沟果非洲砂仁内酯
aulamine (2-acteyl lycorine)	奥拉明 (2- 乙酰基石蒜碱)
auranamide (asperphenamate)	金酰胺 (曲霉芬氨酯)
aurantiacone	金橙黄球果
aurantiamarin	苦橙苷
aurantiamide	金色酰胺醇 (橙黄胡椒酰胺)
(–)-aurantiamide acetate	(–)- 橙黄胡椒酰胺乙酸酯
(2*S*, 1″*S*)-aurantiamide acetate	(2*S*, 1″*S*)- 橙黄胡椒酰胺乙酸酯
aurantiamide acetate	橙黄胡椒酰胺乙酸酯 (金色酰胺醇酯、金色酰胺醇乙酸酯)
aurantiamide acetates (lyciumamides) A ～ C	枸杞酰胺 (橙黄胡椒酰胺乙酸酯) A ～ C
aurantigenin	酸橙皂苷元
aurantiin (naringin)	柚苷 (柚皮苷、异橙皮苷)
aurantio-obtusin	橙黄决明素 (橙钝叶决明辛)
aurantio-obtusin-6-*O*-β-D-glucopyranoside	橙黄决明素 -6-*O*-β-D- 吡喃葡萄糖苷
aurapten (auraptene, 7-geranyloxycoumarin)	橙皮油内酯 (葡萄柚内酯、橙皮油素、7- 香叶草氧基香豆素)
auraptenol	酸橙素烯醇 (酸橙内酯烯醇、橙皮油烯醇)
aurasperone	欧南斯皮酮
aureine (senecionine, 12-hydroxysenecionane-11, 16-dione)	美狗舌草碱 (千里碱、千里光宁、千里光碱、千里光宁碱、12- 羟基 - 千里光烷 -11, 16- 二酮)
aurentiacin A	金色长蒴苣苔素 A
aureol	绿豆酚
aureole	奥利异黄酮
aureusidin (4, 6, 3′, 4′-tetrahydroxyaurone)	金鱼草素 (噢哢斯定、4, 6, 3′, 4′- 四羟基噢哢)
aureusidin-6-glucoside	金鱼草素 -6- 葡萄糖苷
aureusidin-6-*O*-glucuronide	金鱼草素 -6-*O*- 葡萄糖醛酸苷
aureusin	金鱼草苷
auricularic acid	耳草酸 (水珍珠菜酸)
auricularine	耳草碱
auriculasin	耳形鸡血藤素
auriculatin	耳形鸡血藤黄素
auriculatone	耳叶紫菀酮
auriculatosides A ～ C	耳叶紫菀苷 A ～ C
auriculatusaponins A ～ F	耳叶紫菀皂苷 A ～ F
auriculin	耳形鸡血藤甲黄素
auriculine	耳形羊耳兰碱
auriculosides A, B, Ⅰ～ⅩⅧ	耳状相思树苷 (白前牛皮消苷) A、B、Ⅰ～ⅩⅧ
auritoxins Ⅰ, Ⅱ	木耳毒素 (奥斯林宁碱) Ⅰ、Ⅱ
aurone	橙酮 (噢哢)
aurotensine (DL-scoulerine)	金黄紫堇碱 (斯氏紫堇碱)
auroxanthins A, B	堇金黄素 (堇金黄质、金黄质、金黄素、异堇黄质) A、B
austrafurans A ～ C	鸡桑呋喃 A ～ C
australic acid	南方灵芝酸
australine	南菟丝子苷 (澳大利亚栗籽豆碱)

australisides A, B　南方菟丝苷 A、B
australisin　铁苋菜素
australisines A ～ C　鸡桑碱 A ～ C
austrapine　澳斯特贝林内酯
austrobailignan-7　澳白木脂素 -7
austroconitines A, B　南乌碱甲、乙
austroinulin　旋覆澳泽兰素
austrolactone　南方灵芝内酯
austrospicatine　穗花澳紫杉碱 (澳大利亚穗状红豆杉碱)
austrotaxine　澳洲红豆杉碱
autumnolide　秋堆心菊内酯
auxin　茁长素
avadharidine　阿娃乌头碱
avenacins A_1, B_2　燕麦根皂苷 (燕麦碱) A_1、B_2
avenacosides A, B　燕麦苷 (燕麦甾苷) A、B
avenalumin Ⅰ　燕麦鲁明 Ⅰ
5-avenasterol　5- 燕麦甾烯醇
7-avenasterol　7- 燕麦甾烯醇
avenasterol [stigmast-7, 24(28)*Z*-dienol]　燕麦甾醇 [燕麦甾烯醇、豆甾 -7, 24(28)Z- 二烯醇]
avicennamine　簕欓花椒胺 (阿维森纳碱)
avicennin　簕欓内酯
avicennol　簕欓内酯醇
avicennol methyl ether　簕欓花椒醇甲酯
cis-avicennol methyl ether　顺式 - 簕欓花椒醇甲醚
(*Z*)-avicennone　(*Z*)- 簕欓花椒酮
avicennone　簕欓花椒酮
avicenol B　白海榄雌素 B
avicenone　白海榄雌酮
avicequinone C　白海榄雌醌 C
avicine　簕欓碱 (簕欓花椒碱)
avicularin (avicularoside, quercetin-3-α-L-arabofuranoside)　萹蓄苷 (广寄生苷、槲皮素 -3-α-L- 阿拉伯糖苷)
avicularin-2″-(4‴-*O*-*n*-pentanoyl)gallate　萹蓄苷 -2″-(4‴-*O*-*n*- 戊酰基) 没食子酸
avicularoside (avicularin, quercetin-3-α-L-arabofuranoside)　广寄生苷 (萹蓄苷、槲皮素 -3-α-L- 阿拉伯糖苷)
aviculin　萹蓄素 (萹蓄脂素)
aviprin (oxypeucedanin hydrate, hydroxypeucedadin hydrate, prangol)　水合氧化前胡素 (水合氧化前胡内酯)
(+)-aviprins Ⅰ, Ⅱ　(+)- 水合氧化前胡素 Ⅰ、Ⅱ
avrainvillamide　阿夫雷恩酰胺
awabukinol　日本珊瑚树醇
awadcharidine　东乌头定
awadcharine　东乌头灵
awobanin (*p*-coumaroyl delphin)　阿伏巴苷 (对香豆酰飞燕草苷)
(2*R*, 3*S*)-(–)-axifolin-3′-glucoside　(2*R*, 3*S*)-(–)- 花旗松素 -3′- 葡萄糖苷
axillacetals A, B　爬岩红缩醛 A、B
axillactones A, B　爬岩红内酯 A、B
axillaridine A　矮陀陀酰胺碱 A
axillarin (methoxypatuletin, 5, 7, 3′, 4′-tetrahydroxy-3, 6-dimethoxyflavone)　腋生依瓦菊林素 (甲氧基万寿菊素、5, 7, 3′, 4′- 四羟基 -3, 6- 二甲氧基黄酮)
axillarines A ～ F　矮陀陀碱 A ～ F
axillaroside　小穗蒿苷
axillasides A ～ C　爬岩红苷 A ～ C
ayamenins A ～ E　鸢尾宁 A ～ E
ayanin　阿亚黄素
ayapanin　阿牙潘泽兰素
ayapin　阿牙潘泽兰内酯 (阿牙泽兰品)
azabicyclononanone　氮杂环壬酮
1-azacyclohept-1, 3, 5-triene　1- 氮杂环庚 -1, 3, 5- 三烯
azadirachtins (nimbins) D ～ I　印苦楝子素 (印楝子素、印苦楝素、印楝素) D ～ I
azadirachtol　印度楝醇
azadiradione　印度楝二酮 (印苦楝二酮)
azadirolic acid　印楝三萜酸
azadirone　印苦楝酮
azafrin　杜鹃红素 (糙叶埃氏草素)
azaleatin　杜鹃黄素
azaleatin-3-galactoside　杜鹃黄素 -3- 半乳糖苷
azaleatin-3-rhamnoside　杜鹃黄素 -3- 鼠李糖苷
azaleatin-3β-glucoside　杜鹃黄素 -3β- 葡萄糖苷
azalein　杜鹃黄苷
azane (ammonia)　氮烷 (氨)
4, 4′-azanediyl dibenzonitrile　4, 4′- 氨叉基二苯腈
azanetriyl　氨爪基
azaridine　楝碱
8-azaspiro[4.5]dec-2-ene　8- 氮杂螺 [4.5] 癸 -2- 烯

9-*O*-6-azaspiro[4.5]decane　9-*O*-6- 氮杂螺 [4.5] 癸烷
6-azauridine　6- 氮杂尿苷
8-azaxanthine　8- 氮杂黄嘌呤
azcarpine　阿兹卡品
azecins 1, 3　楝树辛 1、3
azedarachic acid　苦楝苦酸
azedarachins A ～ C　苦楝素 (楝树素) A ～ C
azedaralide　楝树内酯
azedararide　苦楝降内酯
azedarine　苦楝根碱
azelaic acid (anchoic acid, 1, 9-nonanedioic acid, 1, 7-heptanedicarbonylic acid, lepargylic acid)　杜鹃花酸 (壬二酸、1, 9- 壬二酸、1, 7- 庚二甲酸)
azelaric acid　安则拉酸
2*H*-azepine　2*H*- 氮杂环庚熳 (氮杂草)
azepine　氮杂草
L-azetidine-2-carboxylic acid　L- 吖丁啶 -2- 甲酸 (L-氮杂环丁烷 -2- 甲酸 、L- 铃兰氨酸)
azide　叠氮
azidobenzene　叠氮苯
3-azidonaphthalene-2-sulfonic acid　3- 叠氮萘 -2- 磺酸
azimine　刺茉莉明
2, 2′-azino-bis(3-ethyl benzothiazoline-6-sulphonic acid)　2, 2′- 连氮基双 (3- 乙基苯并噻唑啉 -6- 磺酸)
4, 4′-azinodi(cyclohexane-1-carboxylic acid)　4, 4′- 双腙二 (环己烷 -1- 甲酸)
aziridine　氮杂环丙烷 (氮丙啶)
1*H*-azirine　氮杂环丙烯 (氮杂环丙熳)
azobechalcone A　阿佐贝查耳酮 A
azocine　氮杂环辛四烯 (吖辛因、氮杂环辛熳)
azolitmin　石蕊素
azorellanol　亚速木烷醇
azralidoside　节果决明内酯苷
aztequine　阿台奎
azukisaponin Ⅱ methyl ester　赤豆皂苷 Ⅱ 甲酯
azukisaponin Ⅴ carboxylate　赤豆皂苷 Ⅴ 甲酸酯
azukisaponins Ⅰ ～ Ⅴ　赤豆皂苷 Ⅰ ～ Ⅴ
azulene (cyclopentacycloheptene)　薁 (甘菊环、甘菊蓝、甘菊环烃、茂并芳庚)
azulene lactone　薁内酯
[μ-(1, 2, 3, 3a, 8a-η:4, 5, 6-η)-azulene]-pentacarbonyl diiron　[μ-(1, 2, 3, 3a, 8a-η:4, 5, 6-η)- 薁]- 五羰基二铁
azulene-3a(1*H*)-carboxylic acid　薁 -3a(1*H*)- 甲酸
5-azuleneacetic acid　5- 薁乙酸
azuleno[6, 5-*b*]furan-2-butenoic acid　四甘菊环烃 [6, 5-*b*] 呋喃 -2- 丁烯酸
azuleno[6, 5-*b*]pyridine　薁并 [6, 5-*b*] 吡啶
azure　天青
azuresin　天青树脂
bacancosin　巴加可马钱碱
baccatin Ⅲ -13-cinnamate　浆果赤霉素 Ⅲ -13- 桂皮酸酯
baccatins Ⅰ ～ Ⅶ　浆果赤霉素 (巴苦亭、巴卡亭、浆果乌桕素) Ⅰ ～ Ⅶ
bacchara-12, 21-diene　旱地菊 -12, 21- 二烯
baccharin　燕茜素
(+)-backuchiol　(+)- 补骨脂酚
bacogenins A_1 ～ A_4　假马齿苋柯苷元 (白花猪母菜苷元) A_1 ～ A_4
bacopasaponins A ～ G　假马齿苋皂苷 A ～ G
bacopasides A ～ C, N_1, N_2　假马齿苋苷 A ～ C、N_1、N_2
bacopasides Ⅰ ～ Ⅹ　假马齿苋苷 Ⅰ ～ Ⅹ
bacosides A, B, A_1 ～ A_3　假马齿苋柯苷 (白花猪母菜苷) A、B、A_1 ～ A_3
bacosine　假马齿苋素
bacosterol　假马齿苋甾醇
bacosterol-3-*O*-β-D-glucopyranoside　假马齿苋甾醇 -3-*O*-β-D- 吡喃葡萄糖苷
bactacine (xibornol, nanbacine)　异龙脑二甲酚
badounoids A, B　巴豆萜 A、B
badrakemin　巴德拉阿魏素 (巴德拉克明)
badrakemin acetate　巴德拉阿魏素乙酸酯
badrakemone　巴德拉阿魏酮
baecheol　岗松醇
baeckeins A ～ I　岗松素 A ～ I
baeomycesic acid　羊角衣酸
baicalein (noroxylin)　黄芩素 (黄芩配质、黄芩黄素、黄芩苷元)
baicalein glucuronide　黄芩素葡萄糖醛酸苷
baicalein-5, 6, 7-trimethyl ether　黄芩素 -5, 6, 7- 三甲醚

B

baicalein-6-glucuronide 黄芩素 -6- 葡萄糖苷	balanitins 4 ～ 7 榆果素 4 ～ 7
baicalein-6-methyl ether-7-*O*-β-galactopyranuronoside 黄芩素 -6- 甲醚 -7-*O*-β- 吡喃半乳糖醛苷	balanitisins A, B 橡果木皂苷 A、B
baicalein-6-*O*-glucoside 黄芩素 -6-*O*- 葡萄糖苷	(–)-balanophonin (–)- 蛇菰宁 [(–)- 蛇菰脂醛素]
baicalein-6-*O*-β-D-glucoside-7-methyl ether 黄芩素 -6-*O*-β-D- 葡萄糖苷 -7- 甲醚	(+)-balanophonin (+)- 蛇菰宁 [(+)- 蛇菰脂醛素]
baicalein-7-*O*-glucuronide methyl ester 黄芩素 -7-*O*- 葡萄糖醛酸苷甲酯	(7*S*, 8*R*)-balanophonin-4-*O*-β-D-glucopyranoside (7*S*, 8*R*)- 蛇菰宁 -4-*O*-β-D- 吡喃葡萄糖苷
baicalein-7-*O*-α-L-rhamnoside 黄芩素 -7-*O*-α-L- 鼠李糖苷	balanophonins A, B 蛇菰宁 (蛇菰脂醛素) A、B
baicalein-7-*O*-β-D-glucopyranoside 黄芩素 -7-*O*-β-D- 吡喃葡萄糖苷	balansenates Ⅰ, Ⅱ 禾串树烃酯Ⅰ、Ⅱ
baicalidine 贝加尔宁 (贝加尔唐松草里定)	balasubramide 印度黄皮酰胺
baicalin 黄芩苷	balchanin 巴尔恰宁
baicalin methyl ester 黄芩苷甲酯	balchranin (santamarine, santamarin) 珊塔玛内酯素 (裂叶苣荬菜内酯、短舌匹菊素)
baicaline 贝加尔灵 (贝加尔唐松草碱)	baldrinal 缬草醛
L-baikiain L- 蓓豆氨酸 (L- 蓓豆碱)	baleabuxidine 巴黄杨定
baikiaine 蓓豆碱	baleabuxine 巴黄杨星
baileyin 白莱菊素 (多梗白菜氏菊内酯)	baletol 树干蕈素
baileyolin 白菜菊灵	(+)-balfourodine (+)- 巴福木碱 [(+)- 巴福定]
baimantuoluolines A ～ K 白曼陀罗灵 A ～ K	D-balfourodine (hydroxylunacrine) D- 巴福定 (羟基月芸任)
baimantuoluosides A ～ H 白曼陀罗苷 A ～ H	balfourodinium chloride 巴福木季铵碱盐酸盐
baimaside (quercetin-3-*O*-sophoroside) 白麻苷 (槲皮素 -3-*O*- 槐糖苷)	balfourodinum 贝尔夫季铵碱
baimonidine 贝母尼定碱 (贝母尼丁)	baliospermin 微籽素 (斑籽素)
baimuxinal 白木香醛	ballatenolide A 箭叶水苏烯内酯 A
baimuxinfuranic acid 白木香呋喃酸	ballotetroside 巴洛草四糖苷 (夏至草四苷)
baimuxinic acid 白木香酸	balsam 香脂
baimuxinol 白木香醇	balsam canada 加拿大香脂
baisanqisaponins A ～ C 聚炔竹节参苷 A ～ C	balsam peru 秘鲁香脂
baishouwu benzophenone 白首乌二苯甲酮	balsaminasterol 凤仙甾醇
baishouwu bibenzophenone 白首乌双二苯甲酮	α-balsaminasterol α- 香酯甾醇
baiyecrystal B 百叶晶 B	balsaminones A ～ E 凤仙花酮 A ～ E
baiyumines A, B 白柚明碱 A、B	balsaminsides A ～ D 凤仙花苷 A ～ D
baiyunoside 白云参苷	balsamitril 凤仙花腈
bakankosine 巴考素	balsamitril-3-*O*-β-D-glucoside 凤仙花腈 -3-*O*-β-D- 葡萄糖苷
bakayanolide 楝巴卡亚内酯	bambulignan A 簕竹木脂素 A
bakkenolides A ～ H 蜂斗菜内酯 A ～ H	bancroftione 母丁香酚
bakuchalcone 补骨脂呋喃查耳酮	banegasine 巴内加素
bakuchicin 补骨脂可素 (补骨脂呋喃香豆素)	bannamurpanisin 版纳九里香素
bakuchiol 补骨脂酚	bannaxanthone Ⅰ 版纳藤黄屾酮Ⅰ
	bannucine 巴奴次碱

baogongteng A (2β-hydroxy-6β-acetoxynortropane) 包公藤甲素 (2β- 羟基 -6β- 乙酰氧基去甲莨菪烷)

baogongteng C (2β, 6β-dihydroxynortropane) 包公藤丙素 (2β, 6β- 二羟基去甲莨菪烷)

baohuosides Ⅰ～Ⅶ 宝藿苷Ⅰ～Ⅶ

baohuosu 宝藿素

baphicacanthins A, B 板蓝根碱 A、B

(–)-baptifoline (–)- 贯叶赝靛碱

baptifoline 贯叶赝靛碱 (穿叶赝靛碱、鹰靛叶碱、野靛叶素)

baptigenin 赝靛素 (野靛素、赝靛苷元)

φ-baptigenin φ- 赝靛素

ψ-baptigenin ψ- 赝靛素

baptitoxine (cytisine, sophorine, ulexine) 金雀花碱 (金雀儿碱、野靛碱、金链花碱)

barbacarpan 猪屎巴卡素 (须毛猪屎豆紫檀烷)

barbaline 巴比翠雀林碱

barbaloins (aloins) A, B 芦荟苷 (芦荟大黄素苷、芦荟素) A、B

barbamide 巴尔巴酰胺

barbatellarines A～F 半枝莲灵素 A～F

barbatic acid 巴尔巴地衣酸

barbatines A～D 半枝莲碱 (半枝莲亭碱) A～D

barbatinic acid 坝巴酸

barbatins A～G 半枝莲亭素 A～G

barbatumol A 枯里珍五月茶酚 A

barbatusin 髯毛锦紫苏素

barbigerone 巴比格酮

barbinervic acid 马尾柴酸 (髭脉桤叶树酸)

barbituric acid 巴比妥酸 (丙二酰脲)

barbourgenin 巴尔波皂苷元

barceloneic acid A 巴塞洛内酸 A

barium acetate 乙酸钡

barlerin (8-*O*-acetyl shanzhiside methyl ester) 假杜鹃素 (8-*O*- 乙酰山栀苷甲酯)

barlerinoside 假杜鹃苷

barosma 地臭酚

barpisoflavone A (2-hydroxyisoprunetin) 巴比异黄酮 A (2- 羟基异樱黄素)

*R*1-barrigenol *R*1- 玉蕊精醇

barrigenol A_1-22-angelate 玉蕊精醇 A_1-22- 当归酸酯

barrigenol A_1-28-angelate 玉蕊精醇 A_1-28- 当归酸酯

barrigenols A_1, R_1 玉蕊精醇 (巴里精醇) A_1、R_1

barringtogenic acid 玉蕊皂酸

barringtogenol C (theasapogenol B) 玉蕊皂醇 C (茶皂醇 B、玉蕊皂苷元 C)

barringtogenol C-21, 22-*O*-diangeloate 玉蕊皂醇 C-21, 22-*O*- 二当归酸酯

barrinic acid-28-β-D-glucosyl ester 玉蕊酸 -28-β-D- 葡萄糖酯

bartogenic acid 玉蕊精酸

bartsioside 巴茨草苷 (巴尔蒂苷)

basic ricin 碱性蓖麻毒蛋白

basilimoside 罗勒苷

basilol 罗勒洛醇

basseol 椴树醇

bassia saponin 雾冰草皂苷

bassianin 白僵菌黄色素

bassianolide 白僵菌环四肽

bassiasin I 僵蚕丝氨酸蛋白酶

bassiatin 白僵菌亭

bassic acid 雾冰草酸

bassorin 西黄芪胶粘素

bastatasine hydrochloride 盐酸山药碱

bataconine 细叶黄乌头宁

batatasins Ⅰ～Ⅴ 山药素Ⅰ～Ⅴ

batatifolin 巴达薇甘菊素

batatinosides Ⅰ～Ⅳ 番薯素苷Ⅰ～Ⅳ

batatoside Ⅳ 番薯糖苷Ⅳ

batidrol (anthralin, cignolin, dithranol) 蒽三酚 (蒽林、西格诺林、地蒽酚)

batrachotoxin 箭毒蛙碱

(+)-batyl alcohol (+)- 鲨肝醇

batyl alcohol 鲨肝醇

bauer-7-en-3β, 16α-diol 鲍尔 -7- 烯 -3β, 16α- 二醇

bauerenol 降香萜烯醇 (降香醇、鲍尔烯醇、鲍尔山油柑烯醇)

bauerenone 鲍尔山油柑烯酮

bauerenyl acetate 降香萜烯醇乙酸酯 (鲍尔山油柑烯醇乙酸酯)

bauhibenzofurin A 羊蹄甲苯并呋喃素 A

bauhiniaside A 羊蹄甲苷 A

bauhiniasin 羊蹄甲素	beauverin 白僵菌肽素
bauhiniastatin D 羊蹄甲抑素 D	beauveriolides Ⅰ～Ⅲ 白僵菌内酯 Ⅰ～Ⅲ
bauhinin 羊蹄甲宁 (龙藤苷)	beauverolides A～I, Ba～Ka 白僵菌环缩醇酸肽 A～I、Ba～Ka
bauhinols A～E 羊蹄甲酚 A～E	beauvetetraones A～C 僵蚕四酮 A～C
bauhinoxepins A, B 羊蹄甲噁庚 (羊蹄甲赛品) A、B	beauwalloside 瓦氏清明花苷
bauhispirorin A 羊蹄甲螺环素 A	D-bebeerine (chondodendrine) D- 箭毒碱 (粒枝碱)
baurenyl acetate 蒲公英酮	(±)-bebeerine [hayatine, (±)-curine] (±) 箭毒碱 [海牙亭碱、(±) 箭毒素]
bavachalcone (broussochalcone B) 补骨脂查耳酮 (补骨脂酮、破故纸酮、构树查耳酮 B)	beculinic acid 桦树酸
bavachalcones A, B 补骨脂查耳酮 (补骨脂酮、破故纸酮) A、B	(+)-beechenol (+)- 胡椒木醇
bavachin (corylifolin) 补骨脂二氢黄酮 (补骨脂辛、补骨脂甲素、补骨脂黄酮)	beesiosides Ⅰ～Ⅳ 铁破锣皂苷 Ⅰ～Ⅳ
bavachinin 补骨脂二氢黄酮甲醚 (补骨脂辛宁、甲基补骨脂黄酮)	beesiosides O, P 铁破锣皂苷 O、P
bavachinin A 甲基补骨脂黄酮 A	beeswax 蜂蜡
bavachromanol 补骨脂色酚酮	befaine 莙荙碱
bavachromene 补骨脂色烯素 (补骨色烯素、补骨脂色烯查耳酮)	begoniifolides A～C 卵叶银莲花苷 A～C
bavacoumestans A, B 补骨脂香豆雌烷 A、B	begonin 秋海棠皂苷
bavadin 补骨脂异黄酮苷	*n*-behenic acid 正山萮酸
bayin 栗豆树素	behenic acid (docosanoic acid) 山嵛酸 (二十二酸、辣木子油酸)
bayogenin 栗子豆苷元 (澳洲栗苷元、栗豆树苷元、贝萼皂苷元)	beilupeimine 白炉贝素 (白炉贝母碱)
bayogenin-28-*O*-α-L-rhamnopyranosyl-(1 → 4)-β-D-glucopyranosyl-(1 → 6)-β-D-glucopyranosyl ester 栗子豆苷元 -28-*O*-α-L- 吡喃鼠李糖基 -(1 → 4)-β-D- 吡喃葡萄糖基 -(1 → 6)-β-D- 吡喃葡萄糖酯	beishulenolide A 白术烯内酯 A
bayogenin-3-glucoside 栗子豆苷元 -3- 葡萄糖苷	beiwusines A, B 北乌生 A、B
bayogenin-3-*O*-[β-D-galactopyranosyl-(1 → 2)-β-D-glucuronopyranoside]-28-*O*-β-D-glucopyranoside 栗豆树苷元 -3-*O*-[β-D- 吡喃半乳糖基 -(1 → 2)-β-D- 吡喃葡萄糖醛酸苷]-28-*O*-β-D- 吡喃葡萄糖苷	beiwutine 北乌碱 (北草乌碱)
bayogenin-3-*O*-cellobioside 栗子豆苷元 -3-*O*- 纤维二糖苷	belachinal 射干呋喃醛
bayogenin-3-*O*-α-L-arabinopyranoside 栗豆树苷元 -3-*O*-α-L- 吡喃阿拉伯糖苷	belallosides A、B 射干酚苷 A、B
bayogenin-3-*O*-β-D-glucopyranoside 栗豆树苷元 -3-*O*-β-D- 吡喃葡萄糖苷	belamcandal 射干醛
bazzanenol 鞭苔醇	belamcandaphenols (belamcandols) A, B 射干苯酚 (射干酚) A、B
beaumontoside 清明花毒苷 (清明花苷)	belamcandaquinone 射干醌
beauvericin 白僵菌素	belamcandin 射干定
beauverilides A, B 白僵菌环三肽 A、B	belamcandols (belamcandaphenols) A, B 射干酚 (射干苯酚) A、B
	belamcandones A～D 射干酮 A～D
	belamcanidin 射干异黄酮 (射干宁定)
	belamcanosides A, B 射干蔗苷 A、B
	belamchinanes A～D 射干三萜素 A～D
	belamchinenin A 射干三萜宁素 A
	belamphenone 射干苯酮
	belladine 孤挺花定
	belladonin hydrogen sulfate 颠茄碱硫酸氢盐

belladonna alkaloid　颠茄生物碱

α-belladonnine　α- 颠茄次碱 (α- 颠茄宁)

β-belladonnine　β- 颠茄次碱 (β- 颠茄宁)

bellafolin　颠茄叶素

bellamarine (lycorine, acetyl caranine)　孤挺花碱 (石蒜碱、乙酰孤挺花宁碱)

bellaradine　吉柯叶碱

bellericagenins A, B　毗黎勒苷元 A、B

bellericasides A, B　毗黎勒苷 A、B

bellidiastroside C_2　雏菊紫菀苷 C_2

bellidifolin (bellidifolium, 1, 5, 8-trihydroxy-3-methoxyxanthone)　雏菊叶龙胆酮 (雏菊叶龙胆素、1, 5, 8- 三羟基 -3- 甲氧基屾酮)

bellidifolium (bellidifolin, 1, 5, 8-trihydroxy-3-methoxyxanthone)　二裂雏菊亭酮 (雏菊叶龙胆酮、雏菊叶龙胆素、1, 5, 8- 三羟基 -3- 甲氧基屾酮)

bellidioside A　雏菊双糖链苷 A

bellisosides A ～ F　雏菊属苷 A ～ F

bellissaponin BS_2 (virgaureasaponin Ⅰ)　一枝黄花皂苷 BS_2 (毛果一枝黄花皂苷 Ⅰ)

bellissaponins BS_1 ～ BS_9, BA_1, BA_2　一枝黄花皂苷 (雏菊属皂苷) BS_1 ～ BS_9、BA_1、BA_2

4-ben-3-butenyl-2-one　4- 苯基 -3- 丁烯基 -2- 酮

benesudon　贝内苏酮

benulin (3β, 25-epoxy-3α-hydroxylup-20(29)-en-28-oic acid)　阿里达橄榄萜苷 [3β, 25- 环氧 -3α- 羟基 -20(29)- 羽扇豆烯 -28- 酸]

benz[g]isoquinolin-5, 10-dione　苯基 [*g*] 异喹啉 -5, 10- 二酮

benzaconine (isaconitine, picraconitine)　苯乌头原碱 (苦乌头碱)

p-benzaldehyde　对苯甲醛

benzaldehyde (benzoic aldehyde)　安息香醛 (苯甲醛)

benzaldehyde oxime　苯甲醛肟

benzamide　苯甲酰胺

1, 2-benzendicarboxylic acid-bis(2-methyl heptyl ester)　1, 2- 苯二甲酸 - 二 (2- 甲基庚酯)

benzene　苯

benzene hexachloride　六六六 (六氯化苯)

benzene propanoic acid (phenyl propionic acid, benzene propionic acid)　苯丙酸

benzene propionic acid (phenyl propionic acid, benzene propanoic acid)　苯丙酸

benzene-1, 2-diol　邻二羟基苯

benzene-1, 3, 5-triacetic acid　苯 -1, 3, 5- 三乙酸

benzene-1, 4-diamine　苯 -1, 4- 二胺

benzene-1, 4-diol　对二羟基苯

benzeneacetic acid (phenyl acetic acid)　苯乙酸

benzeneacetic acid-α, 3, 4-tris (trimethyl silyl-oxy)trimethyl silyl ester　苯乙酸 -α, 3, 4- 三 (三甲基硅氧基) 三甲基硅酯

benzenecarbothialdehyde　苯甲硫醛

benzenediazonium chloride　氯化苯重氮盐

1, 2-benzenedicarboxylic acid (*o*-phthalic acid, phthalic acid, 1, 2-phthalic acid)　1, 2- 苯二甲酸 (酞酸、邻苯二甲酸、1, 2- 二甲酸苯)

1, 2-benzenedicarboxylic acid bis(2-ethyl) hexyl ester　邻苯二甲酸双 (2- 乙基) 己醇酯

1, 2-benzenedicarboxylic acid diisooctyl ester　1, 2- 苯二甲酸二异辛酯

1, 2-benzenedicarboxylic acid mono(2-ethyl hexyl)ester　1, 2- 苯二甲酸单 (2- 乙己基) 酯

1, 2-benzenedicarboxylic acid-1-butyl 2-cyclohexyl ester　邻苯二甲酸 -1- 丁基脂 2- 环己基酯

o-benzenediol (1, 2-benzenediol)　邻苯二酚 (1, 2- 苯二酚)

p-benzenediol (1, 4-benzenediol, *p*-hydrophenol, hydroquinone, *p*-dihydroquinone, p-dihydroxybenzene)　对苯二酚 (1, 4- 苯二酚、对羟基苯酚、氢醌、对二氢醌)

1, 4-benzenediol (*p*-benzenediol, *p*-hydrophenol, hydroquinone, *p*-dihydroquinone, *p*-dihydroxybenzene)　1, 4- 苯二酚 (对苯二酚、对羟基苯酚、氢醌、对二氢醌)

m-benzenediol (resorcinol)　间苯二酚 (雷琐酚、树脂台黑酚)

benzenehexol　苯六酚

benzenemethanol (phenyl methanol, benzyl alcohol)　苯甲醇 (苄醇)

benzenepropanenitrile (β-phenyl propionitrile)　苯丙腈

benzeneseleninyl chloride　苯亚硒酰氯

benzeneselenonic acid　苯硒酸

benzenesulfinic ethanesulfonic anhydride　苯亚磺酸乙磺酸酐

benzenesulfinyl chloride　苯亚磺酰氯

benzenesulfonamide　苯磺酰胺

benzenesulfonic acid　苯磺酸

benzenesulfonic anhydride　苯磺酸酐

benzenesulfonyl cyanide　苯磺酰基氰化物

benzenethiol　苯硫酚

1, 2, 4-benzenetriol　1, 2, 4- 苯三酚

1, 3, 5-benzenetriol (phloroglucin, phloroglucinol)　1, 3, 5- 苯三酚 (间苯三酚、根皮酚)

[1, 3]benzeno　[1, 3] 苯桥

9, 10-[1, 2]benzenoanthracene　9, 10-[1, 2] 苯桥蒽

[1, 4]benzenomethano　[1, 4] 苯甲叉基

benzidine　联苯胺

benzilic acid　二苯乙醇酸

benzo(1, 2:5, 4)bithiophene　苯并 (1, 2:5, 4) 联噻吩

benzo-(α)-pyrene　苯并芘

benzo[1″, 2″:3, 4;4″, 5″:3′, 4′]dicyclobuta[1, 2-*b*:1′, 2′-*c*′]-difuran　苯并 [1″, 2″:3, 4;4″, 5″:3′, 4′] 双环丁熳并 [1, 2-*b*:1′, 2′-*c*′] 二呋喃

benzo[1″, 2″:3, 4;4″, 5′:3′, 4′]dicyclobuta[1, 2-*d*:1′, 2′-*d*] bisazepine　苯并 [1″, 2″:3, 4;4″, 5′:3′, 4′] 双环丁熳并 [1, 2-*d*:1′, 2′-*d*] 双氮杂环庚熳 { 苯并 [1″, 2″:3, 4;4″, 5′:3′, 4′] 双环丁二烯并 [1, 2-*d*:1′, 2′-*d*] 双氮杂环庚熳 }

benzo[1, 2-*d*:4, 5-*d*]bisazepine　苯并 [1, 2-*d*:4, 5-*d*] 双氮杂环庚熳

$8\Delta^2$-benzo[9]annulene　$8\Delta^2$- 苯并 [9] 轮烯

benzo[*b*]naphtho[2, 3-*d*]furan　苯并 [*b*] 萘并 [2, 3-*d*] 呋喃

benzo[b]pyrazine (quinoxaline)　苯并 [*b*] 吡嗪 (喹喔啉、喹噁啉)

benzo[c]pyridazine (cinnoline)　苯并 [*c*] 哒嗪 (曾嗪)

benzo[*c*]quinoline (phenanthridine)　苯并 [*c*] 喹啉 (菲啶)

2-{benzo[*d*][1, 3]dioxol-5-yl}prop-1, 3-diol　2-{ 苯并 [*d*] [1, 3] 二噁茂 -5- 基 }- 丙 -1, 3- 二醇

1*H*-benzo[*d*]imidazole　1*H*- 苯并 [*d*] 咪唑

benzo[*d*]thiazol-2(3*H*)-one　苯并 [*d*] 噻唑 -2(3*H*)- 酮

benzo[*e*]pyrene　苯并 [*e*] 芘

benzoaric acid (gallogen, ellagic acid, elagostasine)　并没食子酸 (鞣花酸、胡颓子酸)

benzoate　苯甲酸酯

3-benzoate-phorbol　3- 巴豆醇苯甲酸酯

1*H*-benzocycloheptene　1*H*- 苯并环庚烯

5-benzocyclooctenol　5- 苯并环辛烯醇 (5- 苯并辛因醇)

2*H*-1, 4-benzodiazepin-2-one　2*H*-1, 4- 苯二氮 -2- 酮

(*E*, *E*, *E*)-13-(1, 3-benzodioxol)-*N*-(2-methyl propyl)-2, 4, 12-tridecatrienamide　(*E*, *E*, *E*)-13-(1, 3- 二氧苯基)-*N*-(2- 甲丙基)-2, 4, 12- 十三碳三烯酰胺

1, 3-benzodioxole　1, 3- 苯并二氧杂茂

1, 3-benzodioxole-5-(2, 4, 8-trien-isobutyl nonanoate)　1, 3- 苯并间二氧杂环戊烯 -5-(2, 4, 8- 三烯壬酸异丁酯)

1, 3-benzodioxole-5-(2, 4, 8-trien-methyl nonanoate)　1, 3- 苯并间二氧杂环戊烯 -5-(2, 4, 8- 三烯壬酸甲酯)

1, 3-benzodioxole-5-propanol　1, 3- 苯并间二氧杂环戊烯 -5- 丙醇

$1\lambda^{4,5}$-benzodithiepine　$1\lambda^{4,5}$- 苯并二噻庚环

5, 6-benzoflavone　5, 6- 苯并黄酮

7, 8-benzoflavone　7, 8- 苯并黄酮

benzofuran　苯并呋喃

1-benzofuran-2-amine　1- 苯并呋喃 -2- 胺

1-benzofuran-2-azane　1- 苯并呋喃 -2- 氮烷

benzofuranone　苯并呋喃酮

benzohydrazide　苯甲酰肼

benzoic acid　苯甲酸 (安息香酸)

benzoic aldehyde (benzaldehyde)　苯甲醛 (安息香醛)

benzoic thioacetic anhydride　苯甲酸硫代乙酸酐

benzoic thioanhydride　苯甲酸硫代酸酐

benzoin ethyl ether　安息香乙醚

benzoinated lard　安息香豚脂

benzomalvins A ～ C　苯并锦葵色素苷 A ～ C

benzonitrile　苄腈

benzonitrile oxide　苯甲腈氧化物

benzophenanthridine　苯菲啶

benzophenone　二苯甲酮 (二苯酮)

2-benzopyran (isochromene)　2- 苯并吡喃 (异色烯)

2*H*-1-benzopyran-2-one (coumarin, tonka bean camphor, cis-*O*-coumarinic acid lactone, 1, 2-benzopyrone)　2*H*-1- 苯并呋喃 -2- 酮 (香豆素、香豆精、零陵香豆樟脑、顺式 -*O*- 苦马酸内酯、1, 2- 苯并哌喃酮)

1*H*-benzopyrazole (1*H*-indazole)　1*H*- 苯并吡唑 (1*H*- 吲唑)

3, 4-benzopyrene　3, 4- 苯并芘

5, 6-benzopyrimidine (quinazoline)　5, 6- 苯并嘧啶 (喹唑啉)

1, 2-benzopyrone (tonka bean camphor, *cis*-*O*-coumarinic acid lactone, coumarin, 2*H*-1-benzopyran-2-one)　1, 2- 苯并哌喃酮 (零陵香豆樟脑、顺式 -*O*- 苦马酸内酯、香豆素 , 2*H*-1- 苯并呋喃 -2- 酮)

2, 3-benzopyrrole (indole)　2, 3- 苯并吡咯 (吲哚)

1, 4-benzoquinone　1, 4- 苯醌

benzoquinone　苯醌

1-benzoselenopyran　1- 苯并硒吡喃
benzosimuline　苯并野花椒碱
benzothiazole　苯并噻唑
2-benzothiazolol　2- 羟基苯并噻唑
benzouracil　2, 4- 喹唑啉二酮
2*H*-1, 4-benzoxazin-3-one　2*H*-1, 4- 苯并噁嗪 -3- 酮
benzoxazolin-2(3*H*)-one　苯并噁唑啉 -2(3*H*)- 酮
benzoxazoline-2-one　2- 苯并噁唑酮
2-(3)-benzoxazolinone　2-(3)- 苯并噁唑啉酮
2(3*H*)-benzoxazolinone　2(3*H*)- 苯并噁唑啉酮
2-benzoxazolinone　2- 苯并噁唑啉酮
benzoxazolinone　苯并唑噁啉酮
12-benzoxydaphnetoxin　12- 苯甲酸基瑞香毒素
benzoyl aconine　苯甲酰基乌头原碱
10-*O*-benzoyl adoxosidic acid　10-*O*- 苯甲酰五福花苷酸
(+)-(20*S*)-3-(benzoyl amino)-20-(dimethyl amino)-5α-pregn-2-en-4β-ol　(+)-(20*S*)-3-(苯甲酰氨基)-20-(二甲基氨基)-5α- 孕甾 -2- 烯 -4β- 醇
(+)-(20*S*)-3-(benzoyl amino)-20-(dimethyl amino)-5α-pregn-2-en-4β-ol acetate　(+)-(20*S*)-3-(苯甲酰氨基)-20-(二甲基氨基)-5α- 孕甾 -2- 烯 -4β- 醇乙酸酯
N-benzoyl baleabuxidine F　*N*- 苯甲酰巴黄杨定 F
benzoyl binankadsurin A　苯甲酰日本南五味子木脂素 A
10-benzoyl browniine　10- 苯甲酰布朗翠雀碱
N-benzoyl buxahyrcanine　*N*- 苯甲酰基希尔卡尼亚黄杨碱
benzoyl cyanide　苯甲酰基氰化物
N-benzoyl cyclobuxidine F　*N*- 苯甲酰环黄杨定 F
N-benzoyl cyclobuxine F　*N*- 苯甲酰环黄杨星 F
N-benzoyl cyclobuxoline F　*N*- 苯甲酰环黄杨灵 F
N-benzoyl cyclomicrophylline F　*N*- 苯甲酰环小叶黄杨非灵 F
N-benzoyl cycloprotobuxolines A ～ F　*N*- 苯甲酰环原黄杨灵 A ～ F
6′-*O*-benzoyl daucosterol　6′-*O*- 苯甲酰基胡萝卜苷
10-*O*-benzoyl deacetyl asperulosidic acid methyl ester　10-*O*- 苯甲酰基去乙酰基车叶草苷酸甲酯
benzoyl deoxyaconine　苯甲酰基脱氧乌头原碱
benzoyl ecgonine　苯甲酰芽子碱
8-benzoyl esulatin A　8- 苯甲酰基猫眼草素
6-*O*-benzoyl gomisin　6-*O*- 苯甲酰北五味子素 (6-*O*- 苯甲酰戈米辛)
benzoyl gomisins H ～ U　苯甲酰北五味子素 (苯甲酰戈米辛) H ～ U
3″-*O*-benzoyl henryoside　3″-*O*- 苯甲酰巴东荚蒾苷
benzoyl heteratisine　苯酰异叶乌头碱 (苯甲酰异叶乌头替素)
benzoyl hypaconine　苯甲酰次乌头原碱
benzoyl hypaconitine　苯甲酰基次乌头碱
10-benzoyl iliensine　10- 苯甲酰伊犁翠雀碱
14-benzoyl iliensine　14- 苯甲酰基伊犁翠雀碱
20-*O*-benzoyl ingenol　20-*O*- 苯甲酰巨大戟烯醇
benzoyl isogomisin O　苯甲酰异北五味子素 (苯甲酰异戈米辛) O
12-*O*-benzoyl isolineolone　12-*O*- 苯甲酰异厚果酮
benzoyl isolineolone　苯甲酰异厚果酮
1-benzoyl karasamine　1- 苯甲酰多根乌头萨明
2′-*O*-benzoyl kingiside　2′-*O*- 苯甲酰金银花苷
21β-benzoyl longispinogenin-3-*O*-β-D-glucuronopyranoside　21β- 苯甲酰基长刺皂苷元 -3-*O*-β-D- 吡喃葡萄糖醛酸苷
2′-benzoyl mangiferin　2′- 苯甲酰芒果苷
benzoyl mesaconine　苯甲酰新乌头原碱
benzoyl mesaconitine　苯甲酰中乌头碱
14-benzoyl neoline　14- 苯甲酰基新欧乌林碱
1-benzoyl nimbolinins A ～ C　1- 苯甲酰印楝波灵素 (1- 苯甲酰印楝波力宁) A ～ C
benzoyl oxokadsurane　苯甲酰氧代南五味子烷
8-*O*-benzoyl paeonidanin　8-*O*- 苯甲酰欧牡丹苷
4′-*O*-benzoyl paeoniflorin　4′-*O*- 苯甲酰芍药苷
benzoyl paeoniflorin　苯甲酰芍药苷
N-benzoyl phenyl alanine-2-benzoyl amino-3-phenyl propyl ester　*N*- 苯甲酰苯丙氨酸 -2- 苯甲酰氨基 -3-苯丙酯
N-benzoyl phenyl alanyl-*N*-benzoyl phenyl alaninate　*N*-苯甲酰苯基丙氨酰 -*N*- 苯甲酰苯基丙氨酸酯
benzoyl phenyl aninol　苯甲酰基苯基氨醇
6-*O*-benzoyl phlorigidosides A, B　6-*O*- 苯甲酰基坚硬糙苏苷 A、B
12-*O*-benzoyl phorbol-13-(2-methyl)butanoate　12-*O*-苯甲酰佛波醇 -13-(2- 甲基) 丁酸酯
benzoyl pterosins A, B　苯甲酰蕨素 A、B
benzoyl ramanone　苯甲酰热马酮
benzoyl salireposide　苯甲酰基柳匍匐苷

12-*O*-benzoyl sarcostin-3-*O*-β-D-oleandropyranosyl-(1 → 4)-β-D-oleandropyranosyl-(1 → 4)-β-D-digitoxopyranoside　12-*O*- 苯甲酰肉珊瑚苷元 -3-*O*-β-D- 吡喃欧洲夹竹桃糖基 -(1 → 4)-β-D- 吡喃欧洲夹竹桃糖基 -(1 → 4)-β-D- 吡喃洋地黄毒糖苷

3-benzoyl siaresinolic acid　3- 苯甲酰泰国树脂酸

21β-*O*-benzoyl sitakisogenin-3-*O*-β-D-glucopyranosyl-(1 → 3)-β-D-glucuronopyranoside　21β-*O*- 苯甲酰基冲绳黑鳗藤苷元 -3-*O*-β-D- 吡喃葡萄糖基 -(1 → 3)-β-D- 吡喃葡萄糖醛酸苷

21β-benzoyl sitakisogenin-3-*O*-β-D-glucopyranosyl-(1 → 3)-β-D-glucopyranoside　21β- 苯甲酰基斯塔克素 -3-*O*-β-D- 吡喃葡萄糖基 -(1 → 3)-β-D- 吡喃葡萄糖苷

21β-benzoyl sitakisogenin-3-*O*-β-D-glucuronopyranoside　21β- 苯甲酰基斯塔克素 -3-*O*-β-D- 吡喃葡萄糖醛酸苷

7-benzoyl toosendanin　7- 苯甲酰基川楝素

benzoyl tropeine　苯甲酰托品因

N-benzoyl tyramine　*N*- 苯甲酰酪胺

benzoyl wurdin　苯甲酰多花芍药素

11α-*O*-benzoyl-12β-*O*-acetyl tenacigenin B　11α-*O*- 苯甲酰基 -12β-*O*- 乙酰通关藤苷元 B

20-*O*-benzoyl-13-*O*-dodecanoyl ingenol　20-*O*- 苯甲酰基 -13-*O*- 十二酰巨大戟烯醇

12-*O*-benzoyl-14-*O*-(2*E*, 4*E*)-decadienoyl-5β, 12β-dihydroxyresiniferonol-6α, 7α-oxide　12-*O*- 苯甲酰 -14-*O*-(2*E*, 4*E*)- 癸二烯酰 -5β, 12β- 二羟基瑞香树脂酮醇 -6α, 7α- 环氧化物

20-*O*-benzoyl-17-benzoyloxy-13-octanoyloxyingenol　20-*O*- 苯甲酰基 -17- 苯甲酰氧基 -13- 辛酰氧基巨大戟烯醇

10-*O*-benzoyl-1-*O*-(6-*O*-α-L-arabinopyranosyl)-β-D-glucopyranosyl geniposidic acid　10-*O*- 苯甲酰基 -1-*O*-(6-*O*-α-L- 吡喃阿拉伯糖基)-β-D- 吡喃葡萄糖基京尼平苷酸

5-*O*-benzoyl-20-deoxyingenol　5-*O*- 苯甲酰基 -20- 脱氧巨大戟烯醇

1-benzoyl-3-phenyl propyne　1- 苯甲酰基 -3- 苯基丙炔

6β-benzoyl-3α-(*Z*)-(3, 4, 5-trimethoxycinnamoyloxy) tropane　6β- 苯甲酰基 -3α-(*Z*)-(3, 4, 5- 三甲氧基肉桂酰氧基) 托品烷

5-*O*-benzoyl-3β-hydroxy-20-deoxyingenol　5-*O*- 苯甲酰基 -3β- 羟基 -20- 脱氧巨大戟烯醇

5α-benzoyl-4α-hydroxy-1β, 8α-dinicotinoyl-dihydro-agarofuran　5α- 苯甲酰基 -4α- 羟基 -1β, 8α- 二烟酰二氢沉香呋喃

6''''-*O*-benzoyl-6''' -*O*-β-D-glucopyranosyl paeoniflorin (suffruyabioside B)　6''''-*O*- 苯甲酰基 -6'''-*O*-β-D- 吡喃葡萄糖基芍药苷 (牡丹二糖苷 B)

6β-benzoyl-7β-hydroxyvouacapen-5α-ol　6β- 苯甲酰基 -7β- 羟基柯桠树烯 -5α- 醇

14-*O*-benzoyl-8-ethoxybikhaconine　14-*O*- 苯甲酰基 -8- 乙氧基印度乌头原碱

14-*O*-benzoyl-8-methoxybikhaconine　14-*O*- 苯甲酰基 -8- 甲氧基印度乌头原碱

14-benzoyl-8-*O*-methyl-aconine Ⅰ　14- 苯甲酰基 -8-*O*- 甲基乌头胺 Ⅰ

9-*O*-benzoyl-9-de-*O*-acetyl-11(15 → 1)-*abeo*-baccatin Ⅵ　9-*O*- 苯甲酰基 -9- 脱氧乙酰基 -11(15 → 1) 迁浆果赤霉素 Ⅵ

1β-*O*-benzoyl-D-glucopyranoside　1β-*O*- 苯甲酰基 -D-吡喃葡萄糖苷

O-benzoyl-L-(+)-pseudoephedrine　*O*- 苯甲酰基 -L-(+)- 伪麻黄碱

N^{Δ}-benzoyl-L-ornithine　N^{Δ}- 苯甲酰基 -L- 乌氨酸

N-benzoyl-L-phenyl alaninol　*N*- 苯甲酰基 -L- 苯基氨基丙醇

N-(*N*-benzoyl-L-phenyl alanyl)-*O*-actyl-L-phenyl alaninol　*N*-(*N*- 苯甲酰基 -L- 苯丙氨酰基)-*O*- 乙酰基 -L- 苯丙氨醇

N^{Δ}-benzoyl-L-γ-hydroxyornithine　N^{Δ}- 苯甲酰基 -L-γ-羟基乌氨酸

N-benzoyl-*O*-acetyl buxalongifoline　*N*- 苯甲酰基 -*O*-乙酰基长叶黄杨碱

N-benzoyl-*O*-acetyl cycloxobuxoline F　*N*- 苯甲酰基 -*O*- 乙酰环氧黄杨灵 F

17-benzoyloxy-13-octanoyloxyingenol　17- 苯甲酰氧基 -13- 辛酰氧基巨大戟烯醇

9β-benzoyloxy-1α, 8β, 13-triacetoxy-β-dihydroagarofuran　9β- 苯甲酰氧基 -1α, 8β, 13- 三乙酰氧基 -β- 二氢沉香呋喃

16-benzoyloxy-20-deoxyingenol-5-benzoate　16- 苯甲酰氧基 -20- 脱氧巨大戟烯醇 -5- 苯甲酸酯

17-benzoyloxy-20-*O*-(2, 3-dimethyl butanoyl)-13-(2, 3-dimethyl butanoyloxy)ingenol　17- 苯甲酰氧基 -20-*O*-(2, 3- 二甲丁酰基)-13-(2, 3- 二甲丁酰氧基) 巨大戟烯醇

17-benzoyloxy-20-*O*-(2, 3-dimethyl butanoyl)-13-octanoyloxyingenol　17- 苯甲酰氧基 -20-*O*-(2, 3- 二甲丁酰基)-13- 辛酰氧基巨大戟烯醇

19-benzoyloxy-20-*O*-(2, 3-dimethyl butanoyl)-13-octanoyloxyingenol　19- 苯甲酰氧基 -20-*O*-(2, 3- 二甲基丁酰基)-13- 辛酰氧基巨大戟烯醇

17-benzoyloxy-3-*O*-(2, 3-dimethyl butanoyl)-13-(2, 3-dimethyl butanoyloxy)-20-deoxyingenol　17- 苯甲酰氧基 -3-*O*-(2, 3- 二甲丁酰基)-13-(2, 3- 二甲丁酰氧基)-20- 脱氧巨大戟烯醇
17-benzoyloxy-3-*O*-(2, 3-dimethyl butanoyl)-13-(2, 3-dimethyl butanoyloxy)ingenol　17- 苯甲酰氧基 -3-*O*-(2, 3- 二甲丁酰基)-13-(2, 3- 二甲丁酰氧基) 巨大戟烯醇
17-benzoyloxy-3-*O*-(2, 3-dimethyl butanoyl)-13-octanoyloxyingenol　17- 苯甲酰氧基 -3-*O*-(2, 3- 二甲丁酰基)-13- 辛酰氧基巨大戟烯醇
17-benzoyloxy-3-*O*-(2, 3-dimethyl butanoyl)-20-deoxyingenol　17- 苯甲酰氧基 -3-*O*-(2, 3- 二甲丁酰基)-20- 脱氧巨大戟烯醇
1α-benzoyloxy-3α-acetoxy-7α-hydroxy-12α-ethoxynimbolinin　1α- 苯甲酰氧基 -3α- 乙酰氧基 -7α- 羟基 -12α- 乙氧基印楝波力宁 (1α- 苯甲酰氧基 -3α- 乙酰氧基 -7α- 羟基 -12α- 乙氧基印楝波灵素)
1α-benzoyloxy-3α-acetoxy-7α-hydroxy-12β-ethoxynimbolinin　1α- 苯甲酰氧基 -3α- 乙酰氧基 -7α- 羟基 -12β- 乙氧基印楝波力宁 (1α- 苯甲酰氧基 -3α- 乙酰氧基 -7α- 羟基 -12β- 乙氧基印楝波灵素)
7-benzoyloxy-4-hydroxy-1-methoxy-(2*E*, 4*Z*)-heptadien-1, 6-dione　7- 苯甲酰氧基 -4- 羟基 -1- 甲氧基 -(2*E*, 4*Z*)- 庚二烯 -1, 6- 二酮
2α-benzoyloxy-5α-cinnamoyloxy-1β, 13α-dihydroxy-4(20), 11-taxdiene　2α- 苯甲酰氧基 -5α- 桂皮酰氧基 -1β, 13α- 二羟基 -4(20), 11- 紫杉二烯
(4*E*)-7-benzoyloxy-6-hydroxy-2, 4-heptadien-4-olide　(4*E*)-7- 苯甲酰氧基 -6- 羟基 -2, 4- 庚二烯 -4- 内酯
(4*Z*)-7-benzoyloxy-6-hydroxy-2, 4-heptadien-4-olide　(4*Z*)-7- 苯甲酰氧基 -6- 羟基 -2, 4- 庚二烯 -4- 内酯
7-benzoyloxy-6-oxo-2, (4*Z*)-heptadien-1, 4-olide　7- 苯甲酰氧基 -6- 氧亚基 -2, (4*Z*)- 庚二烯 -1, 4- 内酯
(4*Z*)-6-benzoyloxy-7-hydroxy-2, 4-heptadien-4-olide　(4*Z*)-6- 苯甲酰氧基 -7- 羟基 -2, 4- 庚二烯 -4- 内酯
2α-benzoyloxy-9α, 10β, 13α-triacetoxy-1β, 5α-dihydroxy-4(20), 11-taxdiene　2α- 苯甲酰氧基 -9α, 10β, 13α- 三乙酰氧基 -1β, 5α- 二羟基 -4(20), 11- 紫杉二烯
2α-benzoyloxy-9α, 10β-diacetoxy-1β, 5α, 13α-trihydroxy-4(20), 11-taxdiene　2α- 苯甲酰氧基 -9α, 10β- 二乙酰氧基 -1β, 5α, 13α- 三羟基 -4(20), 11- 紫杉二烯
(1*R*, 4*R*, 5*R*)-5-benzoyloxybornan-2-one　(1*R*, 4*R*, 5*R*)-5- 苯甲酰氧基莰烷 -2- 酮
12-benzoyloxydaphnetoxin (genkwadaphnin)　12- 苯甲酰氧基瑞香毒素 (芫花灵、芫花瑞香宁)

benzoyloxypaeoniflorin　苯甲酰基氧基芍药苷
3-benzoyloxypropanoic acid　3- 苯甲酰氧基丙酸
N-(*N*′-benzoyl-S-phenyl alanyl)-*S*-benzoyl-*S*-phenyl alaninol　*N*-(*N*′- 苯甲酰基 -*S*- 苯丙氨酰基)-*S*- 苯丙氨醇
N-(*N*′-benzoyl-S-phenyl alanyl)-*S*-benzoyl-*S*-phenyl alanyl acetic acid ester　*N*-(*N*′- 苯甲酰基 -*S*- 苯丙氨酰基)-*S*- 苯丙氨醇乙酸酯
6-*O*-benzoyl-α-D-glucose　6-*O*- 苯甲酰基 -α-D- 葡萄糖
β-benzoyl-α-methoxypropionic acid methyl ester　β- 苯甲酰基 -α- 甲氧基丙酸甲酯
2-*O*-benzoyl-β-D-glucose　2-*O*- 苯甲酰基 -β-D- 葡萄糖
1-*O*-benzoyl-β-D-glucoside　1-*O*- 苯甲酰 -β-D- 葡萄糖苷
benzyl　苄基
benzyl(trimethyl)ammonium hydroxide　氢氧化苄基 (三甲基) 铵
benzyl 2, 6-dihydroxybenzoate (verimol K)　2, 6- 二羟基苯甲酸苯甲酯 (八角醇酯 K)
benzyl 2, 6-dimethoxybenzoate　2, 6- 二甲氧基苯甲酸苄酯
benzyl 2-hydroxy-6-methoxybenzoate　2- 羟基 -6- 甲氧基苯甲酸苄酯
benzyl acetate　苄乙酯
benzyl acetone　苄基丙酮
6-benzyl adenine　6- 苄基腺嘌呤
benzyl adenine　苄基腺嘌呤
benzyl alcohol (benzenemethanol, phenyl methanol)　苄醇 (苯甲醇)
benzyl amine　苯甲胺 (辣木碱)
6-benzyl aminopurine　6- 苄胺嘌呤
benzyl azide　苄基叠氮
benzyl benzoate　苯甲酸苄酯
o-benzyl benzoic acid　邻苄基苯甲酸
benzyl butyl phthalate　邻苯二甲酸丁苄酯
benzyl cinnamate　桂皮酸苄酯 (肉桂酸苄酯)
benzyl cyanide (phenyl acetonitrile)　苯乙腈 (苄基氰化物)
benzyl D-2-methyl butanoate　D-2- 甲基丁酸苄酯
benzyl ether (dibenzyl ether)　苄醚 (二苄醚、双苄醚)
benzyl ethyl diketone　苄基乙基二酮
benzyl formate　甲酸苄酯 (甲酸苯甲酯)
benzyl glucoside　苄基葡萄糖苷

benzyl glucosinolate　葡萄糖异硫氰酸苄酯 (苄基芥子油苷)
N-benzyl heptadecanamide　*N*- 苄基十七酰胺
N-benzyl hexadecanamide　*N*- 苄基十六烷酰胺
benzyl hydridophenyl gold　苯基苄基氢化金
benzyl isothiocyanate (benzyl mustard oil, tromalyt)　异硫氰酸苄酯 (苄基芥子油)
benzyl isovalerate　异戊酸苄酯
benzyl mercaptane　苄硫醇
3-benzyl methyl butanoate　3- 甲基丁酸苄酯
benzyl methyl succinate　苄甲基琥珀酸酯
benzyl methylamine　苄甲胺
benzyl mustard oil (benzyl isothiocyanate, tromalyt)　苄基芥子油 (异硫氰酸苄酯)
benzyl nitrile　苯甲基腈
2-benzyl octanal　2- 苯甲基辛醛
N-benzyl pentadecanamide　*N*- 苄基十五酰胺
N-benzyl phthalimide　*N*- 苄基酞酰亚胺
benzyl propionate　丙酸苄酯
benzyl salicylate　水杨酸苄酯
N-benzyl stearamide　*N*- 苄基硬脂酰胺 (*N*- 苄基十八烷酰胺)
benzyl sulfur-diphenylurea　苄硫基二苯脲
benzyl thiocyanate (tropeolin)　硫氰酸苄酯 (金莲橙)
benzyl thioglycoside　苄基硫苷
2-benzyl xanthopurpurin (2-benzyl-1, 3-dihydroxyanthraquinone)　2- 苄基黄紫茜素 (1, 3- 二羟基蒽醌 -2- 苄酯)
N-benzyl-(9*Z*, 12*Z*, 15*Z*)-octadecatrienamide　*N*- 苄基 -(9*Z*, 12*Z*, 15*Z*)- 十八三烯酰胺
1-*O*-benzyl-[5-*O*-benzoyl-β-D-apiofuranosyl-(1 → 2)]-β-D-glucopyranoside　1-*O*- 苄基 -[5-*O*- 苯甲酰基 -β-D- 呋喃芹糖基 -(1 → 2)-β-D- 吡喃葡萄糖苷
2-benzyl-1, 3-dihydroxyanthraquinone (2-benzyl xanthopurpurin)　1, 3- 二羟基蒽醌 -2- 苄酯 (2- 苄基黄紫茜素)
benzyl-1-*O*-β-D-glucopyranoside　苄基 -1-*O*-β-D- 吡喃葡萄糖苷
2-benzyl-2, 3′, 4′, 6-tetrahydroxybenzo[*b*]furan-3(2*H*)-one　2- 苄基 -2, 3′, 4′, 6- 四羟基苯并 [*b*] 呋喃 -3(2*H*)- 酮
5-benzyl-2, 3-bis(4-methoxyphenyl)-1, 4-dimethyl piperazine　5- 苄基 -2, 3- 二 (4- 甲氧苯基)-1, 4- 二甲基哌嗪
benzyl-2, 6-dihydroxybenzoate-6-*O*-α-L-rhamnopyranosyl-(1 → 3)-β-D-glucopyranoside　苄基 -2, 6- 二羟基苯甲酸酯 -6-*O*-α-L- 吡喃鼠李糖基 -(1 → 3)-β-D- 吡喃葡萄糖苷
benzyl-2-*O*-β-D-glucopyranoside-2, 6-dihydroxybenzoate　苄基 -2-*O*-β-D- 吡喃葡萄糖苷 -2, 6- 二羟基苯甲酸酯
(4*S*)-4-benzyl-3, 4-dihydro-3-oxo-1H-pyrrolo[2, 1-c][1, 4] oxazine-6-carbaldehyde　(4*S*)-4- 苄基 -3, 4- 二氢 -3- 氧亚基 -1*H*- 吡咯并 [2, 1-*c*][1, 4] 噁嗪 -6- 甲醛
benzyl-5-*O*-(4-hydroxybenzoyl)-β-D-apiofuranosyl-(1 → 2)-β-D-glucopyranoside　苄基 -5-*O*-(4- 羟基苯甲酰基)-β-D- 呋喃芹糖基 -(1 → 2)-β-D- 吡喃葡萄糖苷
benzyl-6′-*O*-galloyl-β-D-glucopyranoside　苄基 -6′-*O*- 没食子酰基 -β-D- 葡萄糖苷
benzyl-7-*O*-α-L-rhamnopyranosyl-(1 → 6)-β-D-glucopyranoside　苄基 -7-*O*-α-L- 吡喃鼠李糖基 -(1 → 6)-β-D- 吡喃葡萄糖苷
benzyl-7-*O*-β-D-apiofuranosyl-(1 → 6)-β-D-glucopyranoside　苄基 -7-*O*-β-D- 呋喃芹糖基 -(1 → 6)-β-D- 吡喃葡萄糖苷
benzyl-7-*O*-β-D-glucoside　苄基 -7-*O*-β-D- 葡萄糖苷
5′-benzyl-8β, 12′α-dihydroxy-2′β-methyl ergotaman-17, 3′, 6′-trione　5′- 苄基 -8β, 12′α- 二羟基 -2′β- 甲基麦角胺 -17, 3′, 6′- 三酮
benzyl-D-glucopyranoside　苄基 -D- 吡喃葡萄糖苷
benzylidenemalonaldehyde　苯亚甲基丙二醛
(*S*)-benzyl-L-cysteine　(*S*)- 苄基 -L- 半胱氨酸
benzyl-*O*-(2′-*O*-β-D-xylopyranosyl-3′-*O*-β-D-glucopyranosyl)-β-D-glucopyranoside　苄基 -*O*-(2′-*O*-β-D- 吡喃木糖基 -3′-*O*-β-D- 吡喃葡萄糖基)-β-D- 吡喃葡萄糖苷
2-benzyl-*O*-α-arabinofuranosyl-(1 → 6)-*O*-β-D-glucopyranoside　2- 苯甲基 -*O*-α- 阿拉伯呋喃糖基 -(1 → 6)-*O*-β-D- 吡喃葡萄糖苷
benzyl-*O*-α-L-arabinopyranosyl-(1 → 6)-β-D-glucopyranoside　苄基 -*O*-α-L- 吡喃阿拉伯糖基 -(1 → 6)-β-D- 吡喃葡萄糖苷
benzyl-*O*-α-L-rhamnopyranosyl-(1 → 6)-β-D-glucopyranoside　苄基 -*O*-α-L- 吡喃鼠李糖基 -(1 → 6)-β-D- 吡喃葡萄糖苷
benzyl-*O*-β-D-apiofuranosyl-(1 → 2)-β-D-glucopyranoside　苄基 -*O*-β-D- 呋喃芹糖基 -(1 → 2)-β-D- 吡喃葡萄糖苷
benzyl-*O*-β-D-glucopyranoside　苄基 -*O*-β-D- 吡喃葡萄糖苷
benzyl-*O*-β-D-glucopyranosyl-(1 → 2)-*O*-β-D-glucopyranoside　苄基 -*O*-β-D- 吡喃葡萄糖基 -(1 → 2)-*O*-β-D- 吡喃葡萄糖苷

2-benzyl-*O*-β-D-xylopyranosyl-(1 → 6)-*O*-β-D-glucopyranoside 2-苯甲基-*O*-β-D-吡喃木糖基-(1 → 6)-*O*-β-D-吡喃葡萄糖苷

benzyl-*O*-β-D-xylopyranoxyl-(1 → 6)-β-D-glucopyranoside 苄基-*O*-β-D-吡喃木糖基-(1 → 6)-β-D-吡喃葡萄糖苷

1′-*O*-benzyl-α-L-rhamnopyranosyl-(1″ → 6′)-β-D-glucopyranoside 1′-*O*-苄基-α-L-吡喃鼠李糖基-(1″ → 6′)-β-D-吡喃葡萄糖苷

benzyl-α-L-rhamonopyranosyl-(1 → 6)-β-D-glucopyranoside 苄基-α-L-吡喃鼠李糖基-(1 → 6)-β-D-吡喃葡萄糖苷

benzyl-β-D-apiofuranosyl-(1 → 6)-β-D-glucopyranoside 苄基-β-D-呋喃芹糖基-(1 → 6)-β-D-吡喃葡萄糖苷

benzyl-β-D-glucopyranoside-2-sulfate 苄基-β-D-吡喃葡萄糖苷-2-磺酸酯

benzyl-β-D-glucopyranosyl-(1 → 2)-[β-D-xylopyranosyl-(1 → 6)]-β-D-glucopyranoside 苄基-β-D-吡喃葡萄糖基-(1 → 2)-[β-D-吡喃木糖基-(1 → 6)]-β-D-吡喃葡萄糖苷

benzyl-β-D-xylopyranosyl-(1 → 6)-β-D-glucopyranoside 苄基-β-D-吡喃木糖基-(1 → 6)-β-D-吡喃葡萄糖苷

benzyl-β-D-xylopyranosyl-(1″ → 6′)-β-D-glucopyranoside 苄基-β-D-吡喃木糖基-(1″ → 6′)-β-D-吡喃葡萄糖苷

benzyl-β-primeveroside 苄基-β-樱草糖苷

benzyne (1, 2-didehydrobenzene) 苯炔 (1, 2-双脱氢苯)

berbamine 小檗胺

berbamine hydrochloride 盐酸小檗胺

berbamunine 大叶小檗碱

berberal 小檗醛

berberastine 小檗亭

berberenine 小檗瑞宁

berbericine 小檗辛

berbericinine (palmatine, fibrauretin) 小檗辛宁 (掌叶防己碱、巴马亭、巴马汀、黄藤素)

berberilic acid 小檗二酸

berberine 小檗碱 (黄连素)

berberine chloride 氯化小檗碱 (氯化黄连素)

berberine hydrochloride 盐酸小檗碱 (盐酸黄连素)

berberine sulfate 硫酸小檗碱

berberine tannate 鞣酸黄连素

berberis base 小檗属碱

berberrubine 小檗红碱

berbine 小檗因

berchemiasides A, B 多花勾儿茶苷 A、B

berchemol 勾儿茶醇

berchemol-4′-*O*-β-D-glucopyranoside 勾儿茶醇-4′-*O*-β-D-吡喃葡萄糖苷

berchemolide 勾儿茶苷 (勾儿茶内酯、勾儿茶精)

bergamol (linaloyl acetate) 芳樟醇乙酸酯

bergamotene 香柠檬烯 (甜柑油烯、佛手柑油烯、香柑油烯)

α-bergamotene α-香柠檬烯 (α-甜柑油烯、α-佛手柑油烯、α-香柑油烯)

β-bergamotene β-香柠檬烯 (β-佛手柑油烯、β-香柑油烯)

α-*trans*-bergamotene α-反式-香柑油烯

trans-α-bergamotene 反式-α-香柠檬烯 (反式-α-佛手柑油烯)

bergamotenol 香柠烯醇 (香柑油醇)

9(10)*Z*, α-*trans*-bergamotenol 9(10)*Z*, α-反香柑油醇

α-bergamotenyl acetate α-香柠烯醇乙酸酯

α-bergamotol α-香柠醇

trans-(*Z*)-α-bergamotol 反式-(*Z*)-α-香柠檬醇

trans-α-bergamotol 反式-α-香柠檬醇

bergamottin (bergaptin) 香柠檬素 (香柠檬亭、佛手柑素、香柑素、佛手素、佛手柑亭)

α-bergapten α-佛手柑内酯 (α-香柠檬内酯)

bergapten (bergaptene, bergaptol methyl ether, heraclin, majudin) 佛手柑内酯 (香柠檬内酯、佛手内酯、佛手醇甲醚)

bergaptene (bergapten, bergaptol methyl ether, heraclin, majudin) 佛手柑内酯 (香柠檬内酯、佛手内酯、佛手醇甲醚、佛手柑莰烯、佛手烯)

bergaptin (bergamottin) 佛手素 (佛手柑亭、佛手柑素、香柑素、香柠檬亭、香柠檬素)

bergaptol 佛手酚 (佛手醇)

bergaptol methyl ether (bergaptene, bergapten, heraclin, majudin) 佛手醇甲醚 (佛手柑内酯、佛手内酯、香柠檬内酯)

bergaptol-5-*O*-β-D-gentiobioside 佛手酚-5-*O*-β-D-龙胆二糖苷

bergaptol-*O*-β-D-glucopyranoside 佛手酚-*O*-β-D-吡喃葡萄糖苷

bergenin (bergenit, vakerin, arolisic acid B, cuscutin) 岩白菜素 (岩白菜内酯、岩白菜宁、矮茶素、鬼灯檠素、虎耳草素)

bergenin monohydrate	岩白菜素单水合物
bergenit (bergenin, vakerin, arolisic acid B, cuscutin)	岩白菜素(岩白菜内酯、岩白菜宁、矮茶素、鬼灯檠素、虎耳草素)
(*Z*)-*trans*-α-bergmotene	(*Z*)-反式-α-香柠檬烯
bergofungins A ～ D	贝尔格真菌精 A ～ D
berkheyaradulene	粗糙鬼针草烯
berlambine (hydroxyberberine)	小檗浸碱(羟基小檗碱)
berlandin	伯兰菊素
bernardioside A (polygalacic acid-3-*O*-β-D-glucopyranoside)	伯氏雏菊苷 A (远志酸-3-*O*-β-D-吡喃葡萄糖苷)
bernardioside B_2	伯氏雏菊苷 B_2
berneuxia saponins A ～ C	岩筋菜素皂苷(岩匙皂苷)A ～ C
berneuxin	岩筋菜素(岩匙素)
bersaldegenin-1, 3, 5-orthoacetate	布沙迪苷元-1, 3, 5-原乙酸酯
bersaldegenin-3-acetate	布沙迪苷元-3-乙酸酯
berscillogenin	布斯苷元
bersenogenin	异布斯苷元
berulide	波鲁酯
bessisterol (α-spinasterin, α-spinasterol, stigmast-7, 22-dien-3β-ol)	α-菠菜甾醇(α-菠甾醇、7, 22-豆甾二烯-3β-醇)
besysaponin C_{12}	林地雏菊皂苷 C_{12}
betacyanin	甜菜花青素
betacyanine	色素甜菜花青素
betagarin	甜菜二氢黄酮
betaine (lycine, glycocoll betaine, oxyneurine, glycine betaine)	甜菜碱(甘氨酸甜菜碱、三甲铵乙内盐、氧化神经碱)
betaine aspartate	天冬氨酸甜菜碱
betaine hydrochloride (trimethyl glycine hydrochloride, acidol, acinorm)	盐酸甜菜碱(三甲基甘氨酸盐酸盐)
betalanic acid	甜菜醛氨酸
betanidin	甜菜素(甜菜紫定)
betanidin-5-*O*-β-D-glucoside	甜菜素-5-*O*-β-D-葡萄糖苷
betanidin-6-*O*-β-D-glucoside	甜菜素-6-*O*-β-D-葡萄糖苷
betanidin-6-*O*-β-sophoroside	甜菜素-6-*O*-β-槐糖苷
betanin (phytolaccanin)	甜菜苷(甜菜紫宁)
betanin sulfate	甜菜苷硫酸酯
betavulgarosides Ⅰ ～ Ⅹ	甜菜皂苷 Ⅰ ～ Ⅹ
betaxanthin	甜菜黄素(甜菜黄质)
bethogenin	延龄草螺苷元
betolide	药水苏托内酯
betonicine	水苏素(北通水苏碱)
betonicolide	药水苏内酯
betonicosides A ～ D	药水苏苷 A ～ D
betonyosides A ～ F	药水苏醇苷(药水苏苯乙醇苷、欧水苏苯乙醇苷)A ～ F
betulafolienediolone	桦木烯二酚酮
betulafolienetetraol	桦叶烯四醇
betulafolienpentaol	桦叶烯五醇
betulafolientriol	桦叶烯三醇
betulalbusides A, B	白桦萜苷 A、B
betulene	香桦烯
α-betulenol	α-桦木烯醇
betuletol	桦木酚
betulifol A	桦木脂酚 A
betulin (betulinol, trochol)	桦木脑(白桦脂醇、桦木醇、白桦醇)
betulin diacetate	白桦醇二乙酸
betulin-3-acetate	白桦醇-3-乙酸酯
betulin-3-*O*-palmitate	白桦醇-3-*O*-棕榈酸酯
betulinaldehyde	白桦脂醛
betulinic acid (betulic acid)	白桦脂酸(白桦酸、桦木酸)
betulinic acid glucoside	白桦酸葡萄糖苷
betulinic acid-3-*O*-sulfate	白桦脂酸-3-*O*-硫酸酯
betulinic acid-3-*O*-α-L-arabinopyranoside	白桦脂酸-3-*O*-α-L-吡喃阿拉伯糖苷
betulinic acid-3-*O*-β-D-xylopyranosyl-(1 → 3)-α-L-rhamnopyranosyl-(1 → 2)-α-L-arabinopyranoside	白桦脂酸-3-*O*-β-D-吡喃木糖基-(1 → 3)-α-L-吡喃鼠李糖基-(1 → 2)-α-L-吡喃阿拉伯糖苷
betulinol (betulin, trochol)	白桦脂醇(桦木醇、白桦醇、桦木脑)
betulol	香桦烯醇
α-betulol	α-香桦烯醇
β-betulol	β-香桦烯醇
betulone	白桦酮
betulonic acid (liquidambronic acid, liquidambaric acid)	白桦脂酮酸(路路通酮酸、桦木酮酸、白桦酮酸、路路通酸)

betuloside 白桦苷
bexenone 黄杨协酮
ent-beyer-15-en-18-*O*-oxalate 对映 - 贝叶 -15- 烯 -18-*O*- 草酸酯
(+)-beyer-15-en-3α, 17, 19-triol (+)- 贝叶 -15- 烯 -3α, 17, 19- 三醇
beyerol 贝叶醇
bharangifuran 巴兰奇呋喃
bharangin 巴兰精
bharanginin 巴兰精宁
bhogatin 大叶杜茎山醌
5, 5′-bi(6, 7-dihydroxycoumarin) 5, 5′- 双 (6, 7- 二羟基香豆素)
bi(amino carboxymethyl)sulfone 二 (氨基甲羧氧乙基) 砜
1, 1′-bi(cyclopropane) 1, 1′- 二 (环丙烷)
1, 1′-bi(cyclopropyl) 1, 1′- 二 (环丙基)
bianfugecine 蝙蝠葛辛
bianfugedine 蝙蝠葛定
bianfugenine 蝙蝠葛宁
bianthrones A_1, J 二蒽酮 A_1、J
3, 8″-biapigenin 3, 8″- 联芹菜素 (3, 8″- 双芹菜苷元)
8, 8″-biapigenin 8, 8″- 双芹菜素 (8, 8″- 双芹菜苷配基)
Ⅰ 3, Ⅱ 8-biapigenin Ⅰ 3, Ⅱ 8- 双芹菜素
biatractylenolide (biatractylolide) 双苍术内酯 (双白术内酯)
biatractylolide (biatractylenolide) 双苍术内酯 (双白术内酯)
bibenzene 二联苯
bicolorin 二色水仙碱
bicornin 乌菱素 (乌菱鞣质)
bicucine 必枯辛
bicuculline 比枯枯灵碱 (毕枯枯灵)
bicucullinine 比枯枯灵宁
(η4-bicyclo[2.2.1]hept-2, 5-dien)tricarbonyl iron (η4- 双环 [2.2.1] 庚 -2, 5- 二烯) 三羰基铁
bicyclo[2.2.1]hept-2-ol 二环 [2.2.1] 庚 -2- 醇
bicyclo[2.2.1]hept-2-one 二环 [2.2.1] 庚 -2- 酮
bicyclo[2.2.1]hept-5-en-2-one 二环 [2.2.1] 庚 -5- 烯 -2- 酮
bicyclo[2.2.1]heptane 双环 [2.2.1] 庚烷
bicyclo[2.2.2]oct-5-en-2-ol 双环 [2.2.2] 辛 -5- 烯 -2- 醇
bicyclo[3.1.1]-6, 6-dimethyl-3-methylene heptane 二环 [3.1.1]-6, 6- 二甲基 -3- 亚甲基庚烷
bicyclo[3.1.2]octane 双环 [3.1.2] 辛烷
bicyclo[3.2.0]hept-2-one 二环 [3.2.0] 庚 -2- 酮
bicyclo[3.2.1]oct-2-ene 二环 [3.2.1] 辛 -2- 烯
bicyclo[3.2.1]octane 双环 [3.2.1] 辛烷
bicyclo[4.2.0]oct-1, 3, 5-triene 二环 [4.2.0] 辛 -1, 3, 5- 三烯
bicyclo[4.2.0]oct-3-ol 双环 [4.2.0] 辛 -3- 醇
bicyclo[4.2.0]oct-6-ene 二环 [4.2.0] 辛 -6- 烯
bicyclo[4.3.0]-7-methylene-2, 4, 4-trimethyl-2-vinyl nonane 双环 [4.3.0]-7- 亚甲基 -2, 4, 4- 三甲基 -2- 乙烯基壬烷
bicyclo[4.3.2]undecane 双环 [4.3.2] 十一烷
bicyclo[4.4.1]undec-1, 3, 5, 7, 9-pentene 双环 [4.4.1] 十一碳 -1, 3, 5, 7, 9- 五烯
bicyclo[6.5.1]tetradec-1(13)-ene 双环 [6.5.1] 十四碳 -1(13)- 烯
bicyclo[7.2.0]undec-4-en-4, 11, 11-trimethyl-8-methylene 8- 亚甲基 -4, 11, 11- 三甲基双环 [7.2.0]4- 十一烯
bicyclo[8.5.3]octadecaphane 双环 [8.5.3] 十八蕃
bicyclo[8.6.0]hexadecaphane 双环 [8.6.0] 十六蕃
bicycloelemene 双环榄香烯
bicyclogermacren-13-al 双环大牻牛儿烯 -13- 醛
bicyclogermacrene 双环大牻牛儿烯 (双环大香叶烯、双环大根老鹳草烯、双环吉玛烯)
1, 1′-bicyclohexyl 1, 1′- 联二环己烷
bicyclomahanimbicine 双环马汉九里香星碱
bicyclomahanimbiline 双环马汉九里香林碱
bicyclomahanimbine 双环马汉九里香碱
bicyclosesquiphellandrene 双环倍半水芹烯
bidebilines A ～ D 双柔弱暗罗 A ～ D
bidenlignasides A, B 鬼针草木脂素苷 A、B
bidenosides A ～ G 鬼针草苷 (婆婆针炔苷) A ～ G
bidenphytins A, B 鬼针草植素 A、B
bidensmenthosides A, B 鬼针草薄荷苷 A、B
bidensyneosides A ～ C, A_1, A_2 小花鬼针草炔苷 A ～ C、A_1、A_2
bidentatin 二齿香科素
6, 6′-bieckol 6, 6′- 双昆布酚 (6, 6′- 双鹅掌菜酚)
8, 8′-bieckol 8, 8′- 双昆布酚 (8, 8′- 双鹅掌菜酚)

biepiasterolide 双表紫菀内酯
biexcisusins A ～ E 二聚尾叶香茶菜辛 A ～ E
bifinosides A ～ C 羽叶三七皂苷 A ～ C
bifloride A 拜佛苷 A
biflorin 全能花素 (双花母草素、全能花苷)
biflorine 二花耳草碱 (双花耳草素)
biflorone 二花耳草酮
(12, 13*E*)-biformen (12, 13*E*)- 异叶烯
biformyl (ethanedial, glyoxal) 乙二醛 (草酸醛)
bifurcane 双叉藻萜
bifurcanol 双叉藻醇
bigarcinenones A, B 双藤黄烯酮 A、B
bigelovin 锦菊素 (毕氏堆心菊素)
6, 6″-bigenkwanin 6, 6″- 双芫花素
bignonoside 美国梓苷
biguaiascorzolides A, B 鸭葱二聚内酯 A、B
biguanide 双胍
bigutol 别古太酚
5, 4′-bihydroxybibenzyl-3-*O*-β-D-glucoside 5, 4′- 二羟基联苄 -3-*O*-β-D- 葡萄糖苷
(*Z*)-1, 1′-biindenyliden (*Z*)-1, 1′- 联吲哚烯
3, 3′-biisofraxidin 3, 3′- 双异秦皮啶
bijaponicaxanthones A ～ C 双地耳草屾酮 A ～ C
bikhaconine 白乌头原碱 (印度乌头原碱)
bikhaconitine 白乌头碱 (印度乌头碱)
bikoeniquinone A 双调料九里香醌 A
(7′*S*, 8′*S*)-bilagrewin (7′*S*, 8′*S*)- 双棱扁担杆素
bilatriene 胆汁三烯
bile acid 胆汁酸
bile pigment 胆汁色素
bilinderachalcone 乌药双查耳酮
bilineurine (choline) 胆碱
bilirubin 胆红素
bilirubin diglucuronide 胆红素二葡萄糖醛酸苷
bilirubin-IXβ 胆红素 -IXβ
bilirubinoid 类胆红素
biliverdin IXα 胆绿素 IXα
bilobalide 白果内酯
bilobanol 银杏醇
bilobanone 银杏酮
bilobetin 白果素 (白果黄素)
bilobol (trifurcatol A_2 , cardol monoene) 银杏酚 (三叉哈克木酚、银杏二酚)
bimollfoliagein A 双羊踯躅叶素 A
binankadsurin A 日本南五味子木脂素 A
1, 2′-binaphthalene 1, 2′- 二联萘
1, 1′-binaphthalene (1, 1′-binaphthyl) 1, 1′- 二联萘
(1, 2′-binaphthalene)-2-sulfonic acid (1, 2′- 联 萘)-2-磺酸
(1, 1′-binaphthalene)-3, 3′, 4, 4′-tetramine (1, 1′- 联萘)-3, 3′, 4, 4′- 四胺
(1, 1′-binaphthalene-3, 3′, 4, 4′-tetrayl)tetrakis(azane) (1, 1′- 联萘 -3, 3′, 4, 4′- 四基) 四氮烷
(1, 1′-binaphthalene-3, 3′, 4, 4′-tetrayl)tetramine (1, 1′-联萘 -3, 3′, 4, 4′- 四基) 四胺
1, 1′-binaphthyl (1, 1′-binaphthalene) 1, 1′- 二联萘
3, 8″-binaringenin 3, 8″- 双柚皮素
3, 8″-binaringenin-7″-*O*-β-D-glucoside 3, 8″- 双柚皮素 -7″-*O*-β-D- 葡萄糖苷
biochanin A-7-*O*-glucopyranoside-6″-*O*-malonate 鹰嘴豆素 A-7-*O*- 吡喃葡萄糖苷 -6″-*O*- 丙二酸酯
biochanin A-7-*O*-β-D-glucopyranoside 鹰嘴豆芽素 A-7-*O*-β-D- 吡喃葡萄糖苷
biochanin A-7-*O*-β-D-glucoside 鹰嘴豆芽素 A-7-*O*-β-D- 葡萄糖苷
biochanin A-7-*O*-β-D-glucoside-6″-*O*-acetate 鹰嘴豆芽素 A-7-*O*-β-D- 葡萄糖苷 -6″-*O*- 乙酸酯
biochanin A-7-*O*-β-D-glucoside-6″-*O*-malonate 鹰嘴豆芽素 A-7-*O*-β-D- 葡萄糖苷 -6″ -*O*- 丙二酸酯
biochanin B (neochanin, formononetin, 7-hydroxy-4′-methoxyisoflavone) 鹰嘴豆芽素 B (芒柄花黄素、刺芒柄花素、芒柄花素)
biochanins A ～ C 鹰嘴豆芽素 (鹰嘴豆素) A ～ C
biondianoside A 秦岭藤苷 A
biondinin A 望春玉兰脂素 A
biondnoid Ⅰ 望春花黄酮醇苷 Ⅰ
biopterine 生物蝶呤
bioquercetin {quercetin-3-*O*-[α-L-rhamnopyranosyl-(1 → 6)]-β-D-galactofuranoside} 生物槲皮素 { 槲皮素 -3-*O*-[α-L- 吡喃鼠李糖基 -(1 → 6)]-β-D- 呋喃半乳糖苷 }
bioresmethrin 除虫菊酯
biorobin 山柰刺槐二糖苷

biotin (vitamin H, coenzyme R) 生物素 (维生素 H、辅酶 R)

biotol 侧柏萜醇

α-biotol α- 侧柏萜醇

biphenyl 联苯

biphenyl dicarbocylic acid butyloctyl ester 联苯二甲酸丁醇辛醇酯

biphenyl-2, 2′-diyl dilithium 联苯 -2, 2′- 叉基二锂

biphenyl-2, 4, 4′, 6-tetraol 联苯 -2, 4, 4′, 6- 四酚

biphenylene 二联苯叉基

bipindogenin-3-*O*-6′-deoxy-β-D-guloside 毕平多苷元 -3-*O*-6′- 脱氧 -β-D- 古洛糖苷

bipindogenin-3-*O*-α-L-rhamnoside 毕平多苷元 -3-*O*-L- 鼠李糖苷

bipindogenin-3-*O*-α-L-rhamnoside-6′-deoxy-β-D-alloside 毕平多苷元 -3-*O*-α-L- 鼠李糖苷 -6′- 脱氧 -β-D- 阿洛糖苷

bipindogenin-3-*O*-β-D-allopyranoside 毕平多苷元 -3-*O*-β-D- 吡喃阿洛糖苷

bipindogenin-3-*O*-β-D-alloside 毕平多苷元 -3-*O*-β-D- 阿洛糖苷

bipindogenin-3-*O*-β-D-xylopyranosyl-(1 → 4)-β-D-allopyranoside 毕平多苷元 -3-*O*-β-D- 吡喃木糖基 -(1 → 4)-β-D- 吡喃阿洛糖苷

bipindogulomethyloside 毕平多苷元 -6- 脱氧古洛糖苷

bipindoside 毕平多苷 (比皮德苷)

bipinnata polyacetyloside B 鬼针聚炔苷 B

bipinnatifidusosides F_1, F_2 羽叶三七苷 F_1、F_2

biplanispines A ～ C 竹叶椒素 A ～ C

3, 3′-biplumbagin 3, 3′- 双白花丹素 (3, 3′- 双矶松素)

biplumbagin 双矶松素 (双白花丹素)

2, 2′-bipyridine 2, 2′- 二联吡啶

birhodomolleins A ～ C 双羊踯躅素 A ～ C

biridoside 醉鱼草环烯醚萜苷 (毕日多苷)

2, 4-bis(1, 1-dibutyl)phenol 2, 4- 二 (1, 1- 二丁基) 苯酚

2, 4-bis(1, 1-dimethlethyl)phenol 2, 4- 二 (1, 1- 二甲乙基) 苯酚

2, 6-bis(1, 1-dimethyl ethyl)-2, 5-cyclohexadien-1, 4-dione 2, 6- 双 (1, 1- 二甲乙基)-2, 5- 环己二烯 -1, 4- 二酮

2, 6-bis(1, 1-dimethyl ethyl)-4-methyl phenol 2, 6- 双叔丁基 -4- 甲基苯酚 [2, 6- 双 (1, 1- 二甲乙基)-4- 甲基苯酚]

2, 5-bis(1, 1-dimethyl ethyl)phenol 2, 5- 二叔丁基酚

2, 6-bis(1, 1-dimethyl)-4-methyl phenol 2, 6- 双 (1, 1- 二甲基)-4- 甲基苯酚

p-bis(1, 2-dibromoethyl)benzene 对双 (1, 2- 二溴乙基) 苯

4, 4′-bis(1, 3, 8-trihydroxy-2-methoxy)anthraxquinone 4, 4′- 双 (1, 3, 8- 三羟基 -2- 甲氧基) 蒽醌

2, 2′-bis(1, 8-dihydroxy-3-methyl)anthraquinone 2, 2′- 双 (1, 8- 二羟基 -3- 甲基) 蒽醌

bis(1-butyl-2-methyl propyl) 1, 2-benzenedicarboxylate 1, 2- 苯二甲酸二 (1- 丁基 -2- 异丁基) 酯

N, *N*′-bis(1-methyl)-1, 4-phenylenediamine *N*, *N*′- 二 (1- 甲基)-1, 4- 苯二胺

2, 4-bis(1-methyl-1-phenyl ethyl)phenol 2, 4- 二 (1- 甲基 -1- 苯乙基) 苯酚

2, 4-bis(1-phenyl ethyl)phenol 2, 4- 二 (1- 苯乙基) 苯酚

bis(2, 3-diglyceryl) nonanedioate 壬二酸 2, 3- 二甘油酯

bis(2, 5-dimethyl hexyl)ester 二 (2, 5- 二甲基己基) 酯

1, 1-bis(2, 6-dihydroxy-3-acetyl-4-methoxyphenyl) methane 1, 1- 双 (2, 6- 二羟基 -3- 乙酰基 -4- 甲氧苯基) 甲烷

bis(2-butyl hexyl)phthalate 二 (2- 丁基己基) 邻苯二甲酸酯

bis(2-chloroethyl)amine 二 (2- 氯乙基) 胺

bis(2-chloroethyl)azane 二 (2- 氯乙基) 氮烷

bis(2-ethyl butyl)phthalate 二 (2- 乙基丁基) 邻苯二甲酸酯

bis(2-ethyl heptyl)phthalate 邻苯二甲酸二 (2- 乙庚基) 酯

bis(2-ethyl)hexyl phthalate 邻苯二甲酸二 (2- 乙基) 己酯

bis(2-hydroxyethoxy)acetic acid 二 (2- 羟基乙氧基) 乙酸

N, *N*-bis(2-hydroxyethyl)dodecanamide *N*, *N*- 二 (2- 羟乙基) 十二酰胺

bis(2-isobutyl)hexanedioate 己二酸二异丁酯

bis(2-isobutyl)phthalate 邻苯二甲酸二异丁酯

bis(2-isopropyl)phthalate 邻苯二甲酸二异丙基酯

bis(2-methyl propyl) 1.2-benzene dicarboxylate 1, 2- 苯二羧酸双 (2- 甲丙基) 酯

bis(2-methyl propyl)-1, 2-benzenedicarboxylate 二 (2- 甲丙基)-1, 2- 苯二酸酯

2, 4-bis(2-phenyl propan-2-yl)phenol 2, 4- 二 (2- 苯基丙烷 -2- 基) 苯酚

3, 5-bis(3′, 3′-dimethyl allyl)coumaric acid acetate 3, 5-双 (3′, 3′- 二甲烯丙基) 香豆酸乙酸酯

meso-2, 3-bis(3, 4, 5-trimethoxybenzyl)-1, 4-butanediol 内消旋 -2, 3- 二 (3, 4, 5- 三甲氧基苯甲基)-1, 4- 丁二醇

3, 3′-bis(3, 4-dihydro-4-hydroxy-6, 8-dimethoxy-2*H*-1-benzopyran) 3, 3′- 双 (3, 4- 二氢 -4- 羟基 -6, 8- 二甲氧基 -2*H*-1- 苯并吡喃)

3, 3′-bis(3, 4-dihydro-4-hydroxy-6-methoxy)-2*H*-1-benzopyran 3, 3′- 双 (3, 4- 二氢 -4- 羟基 -6- 甲氧基)-2*H*-1- 苯并吡喃

(3*R*)-1, 7-bis(3, 4-dihydroxyphenyl)-3-(β-D-glucopyranosyl) hept-3-ol (3*R*)-1, 7- 双 (3, 4- 二羟基苯)-3-(β-D- 吡喃葡萄糖) 庚 -3- 醇

1, 7-bis(3, 4-dihydroxyphenyl)hept-(4*E*, 6*E*)-dien-3-one 1, 7- 二 (3, 4- 二羟苯基) 庚 -(4*E*, 6*E*)- 二烯 -3- 酮

(3*R*)-1, 7-bis(3, 4-dihydroxyphenyl)hept-3-ol (3*R*)-1, 7-双 (3, 4- 二羟基苯) 庚 -3- 醇

bis(3, 4-dihydroxyphenyl)methane 二 (3, 4- 二羟苯基) 甲烷

(5*R*)-1, 7-bis(3, 4-dimethoxyphenyl)-3-methoxy-1-hepten-5-ol (5*R*)-1, 7- 双 (3, 4- 二甲氧苯基)-3- 甲氧基 -1- 庚烯 -5- 醇

{3, 4-*trans*-4-[bis(3, 4-dimethoxyphenyl)methyl]-2-oxotetrahydrafuran-3-yl}methyl-*O*-β-glucopyranoside {3, 4- 反式 -4-[双 (3, 4- 二甲氧苯基) 甲基]-2- 氧亚基四氢呋喃 -3- 基 } 甲基 -*O*-β- 吡喃葡萄糖苷

(7*S*, 7′*R*)-bis(3, 4-methylenedioxyphenyl)-*rel*-(8*R*, 8′*R*)-dimethyl tetrahydrofuran (7*S*, 7′*R*)- 双 (3, 4- 亚甲二氧苯基)- 相对 -(8*R*, 8′*R*)- 二甲基四氢呋喃

2, 6-bis(3-methoxy-4-hydroxyphenyl)-3, 7-dioxabicyclo [3.3.0]oct-8-one 2, 6- 双 (3- 甲氧基 -4- 羟苯基)-3, 7- 二氧二环 [3.3.0] 辛 -8- 酮

3, 5-bis(3-methyl-2-butenyl)-4-methoxybenzoic acid 3, 5- 双 (3- 甲基 -2- 丁烯基)-4- 甲氧基苯甲酸

3, 5-bis(3-methyl-2-butenyl)-4-*O*-(α-L-arabinopyranosyl) benzoic acid methyl ester 3, 5- 二 (3- 甲基 -2- 丁烯基)-4-*O*-(α-L- 吡喃阿拉伯糖基) 苯甲酸甲酯

3, 5-bis(3-methyl-2-butenyl)-4-*O*-(β-D-glucopyranosyl) benzamide 3, 5- 二 (3- 甲基 -2- 丁烯基)-4-*O*-(β-D-吡喃葡萄糖基) 苯甲酰胺

3, 5-bis(3-methyl-2-butenyl)-4-*O*-(β-D-glucopyranosyl) benzoic acid methyl ester 3, 5- 二 (3- 甲基 -2- 丁烯基)-4-*O*-(β-D- 吡喃葡萄糖基) 苯甲酸甲酯

3, 5-bis(3-methyl-2-butenyl)-4-*O*-[β-D-glucopyranosyl-(1 → 4)-β-D-glucopyranosyl]benzoic acid 3, 5- 二 (3-甲基 -2- 丁烯基)-4-*O*-[β-D- 吡喃葡萄糖基 -(1 → 4)-β-D- 吡喃葡萄糖基] 苯甲酸

5, 5′-bis(3-methylbut-2-en-1-yl)biphenyl-2, 2′-diol 5, 5′- 双 (3- 甲基丁 -2- 烯 -1- 基) 二苯基 -2, 2′- 二醇

α, α′-bis(3β-angeloyloxyfuranoeremophilane) α, α′- 双 (3β- 当归酰氧基呋喃佛术烷)

bis(4, 5-dihydrothiophen-2-yl)dimethyl germane 二 (4, 5- 二氢噻吩 -2- 基) 二甲基甲锗烷

2, 3-bis-(4, 7-dihydroxy-3-methoxybenzyl)but-1, 4-diol 2, 3- 二 -(4, 7- 二羟基 -3- 甲氧苄基) 丁 -1, 4- 二醇

bis(4-chlorocyclohexyl-1-carbothioyl)sulfane 二 (4- 氯环己基 -1- 甲硫酰基) 硫烷

bis(4-dimethyl aminophenyl)methanone 二 (4- 二甲基氨苯基) 甲酮

3, 4-bis(4-hydroxy-3-methoxybenzyl)tetrahydrofuran 3, 4- 双 (4- 羟基 -3- 甲氧基苄基) 四氢呋喃

1, 5-bis(4-hydroxy-3-methoxy-phenyl)-(1*E*, 4*E*)-1, 4-pentadien-3-one 1, 5- 双 (4- 羟基 -3- 甲氧苯基)-(1*E*, 4*E*)-1, 4- 戊二烯 -3- 酮

1, 2-bis(4-hydroxy-3-methoxyphenyl)-1, 3-propanediol 1, 2- 双 (4- 羟基 -3- 甲氧苯基)-1, 3- 丙二醇

erythro-1, 2-bis-(4-hydroxy-3-methoxyphenyl)-1, 3-propanediol 赤式 -1, 2- 双 -(4- 羟基 -3- 甲氧苯基)-1, 3- 丙二醇

threo-1, 2-bis-(4-hydroxy-3-methoxyphenyl)-1, 3-propanediol 苏式 -1, 2- 双 -(4- 羟基 -3- 甲氧苯基)-1, 3- 丙二醇

(3*R*, 5*R*)-1, 7-bis(4-hydroxy-3-methoxyphenyl)-3, 5-heptanediol (3*R*, 5*R*)-1, 7- 双 (4- 羟基 -3- 甲氧苯基)-3, 5- 庚二醇

4, 8-*exo*-bis(4-hydroxy-3-methoxyphenyl)-3, 7-dioxabicyclo[3.3.0]oct-2-one 4, 8- 外 - 双 (4- 羟基 -3- 甲氧苯基)-3, 7- 二噁二环 [3.3.0] 辛 -2- 酮

exo-endo-2, 6-bis(4′-hydroxy-3′-methoxyphenyl)-3, 7-dioxabicyclo[3.3.0]octane 外 - 内 -2, 6- 二 (4′- 羟基 -3′- 甲氧苯基)-3, 7- 二氧二环 [3.3.0] 辛烷

erythro-2, 3-bis(4-hydroxy-3-methoxyphenyl)-3-ethoxypropan-1-ol 赤式 -2, 3- 双 (4- 羟基 -3- 甲氧苯基)-3- 乙氧基丙烷 -1- 醇

threo-2, 3-bis(4-hydroxy-3-methoxyphenyl)-3-ethoxypropan-1-ol 苏式 -2, 3- 双 (4- 羟基 -3- 甲氧苯基)-3- 乙氧基丙醇

erythro-2, 3-bis-(4-hydroxy-3-methoxy-phenyl)-3-ethoxypropan-1-ol　赤式 -2, 3- 二 -(4- 羟基 -3- 甲氧苯基)-3- 乙氧基 -1- 丙醇

erythro-2, 3-bis(4-hydroxy-3-methoxyphenyl)-3-methoxypropanol　赤式 -2, 3- 双 (4- 羟基 -3- 甲氧苯基)-3- 甲氧基丙醇

threo-2, 3-bis(4-hydroxy-3-methoxyphenyl)-3-methoxypropanol　苏式 -2, 3- 双 (4- 羟基 -3- 甲氧苯基)-3- 甲氧基丙醇

2, 3-bis-(4-hydroxy-3-methoxyphenyl)-3-methoxypropanol　2, 3- 二 -(4- 羟基 -3- 甲氧苯基)-3- 甲氧基丙醇

thero-2, 3-bis-(4-hydroxy-3-methoxyphenyl)-3-methoxypropanol　苏式 -2, 3- 二 -(4- 羟基 -3- 甲氧苯基)-3- 甲氧基丙醇

1, 7-bis(4-hydroxy-3-methoxyphenyl)hept-4-en-3-one　1, 7- 二 (4- 羟基 -3- 甲氧苯基) 庚 -4- 烯 -3- 酮

(3*S*, 4*R*)-4-[bis(4-hydroxy-3-methoxyphenyl)methyl]-2-oxotetrahydrofuran-3-yl]methyl-β-D-glucopyranoside　(3*S*, 4*R*)-4-[双 (4- 羟基 -3- 甲氧苯基) 甲基]-2- 氧亚基四氢呋喃基] 甲基 -β-D- 吡喃葡萄糖苷

{(3*S*, 4*R*)-4-[bis(4-hydroxy-3-methoxyphenyl)methyl]-2-oxotetrahydrofuran-3-yl}methyl-β-D-glucopyranoside　{(3*S*, 4*R*)-4-[双 (4- 羟基 -3- 甲氧苯基) 甲基]-2- 氧亚基四氢呋喃基 } 甲基 -β-D- 吡喃葡萄糖苷

erythro-2, 3-bis(4-hydroxy-3-methoxypheyl)-3-methoxypropanol　赤式 -2, 3- 二 (4- 羟基 -3- 甲氧苯基)-3- 甲氧基丙醇

bis(4-hydroxybenzyl)ether　二 (4- 羟苄基) 醚

2, 4-bis(4-hydroxybenzyl)phenol　2, 4- 二 -(4- 羟苄基) 苯酚

bis(4-hydroxybenzyl)sulfide　二 (4- 羟苄基) 硫化物

(1*E*, 4*E*, 6*E*)-1, 7-bis(4-hydroxyphenyl)-1, 4, 6-heptatrien-3-one　(1*E*, 4*E*, 6*E*)-1, 7- 双 (4- 羟苯基)-1, 4, 6- 庚三烯 -3- 酮

(*Z*)-1, 3-bis(4-hydroxyphenyl)-1, 4-pentadiene　(*Z*)-1, 3- 双 (4- 羟苯基)-1, 4- 戊二烯

(1*S*, 3*S*, 5*R*, 6*E*)-1, 7-bis(4-hydroxyphenyl)-1, 5-epoxy-3-hydroxyhept-6-one　(1*S*, 3*S*, 5*R*, 6*E*)-1, 7- 二 (4- 羟苯基)-1, 5- 环氧 -3- 羟基庚烷 -6- 酮

(1*S*, 3*R*, 5*S*)-1, 7-bis(4-hydroxyphenyl)-1, 5-epoxy-3-hydroxyheptane　(1*S*, 3*R*, 5*S*)-1, 7- 二 (4- 羟苯基)-1, 5- 环氧 -3- 羟基庚烷

(1*S*, 3*S*, 5*S*)-1, 7-bis(4-hydroxyphenyl)-1, 5-epoxy-3-hydroxyheptane　(1*S*, 3*S*, 5*S*)-1, 7- 二 (4- 羟苯基)-1, 5- 环氧 -3- 羟基庚烷

1, 7-bis(4-hydroxyphenyl)-1-hepten-3, 5-dione　1, 7- 双 (4- 羟苯基)-1- 庚烯 -3, 5- 二酮

(4*E*)-1, 5-bis(4-hydroxyphenyl)-2-(hydroxymethyl)-4-penten-1-ol　(4*E*)-1, 5- 双 (4- 羟苯基)-2-(羟甲基)-4- 戊烯 -1- 醇

(4*E*)-1, 5-bis(4-hydroxyphenyl)-2-(methoxymethyl)-4-penten-1-ol　(4*E*)-1, 5- 双 (4- 羟苯基)-2-(甲氧甲基)-4- 戊烯 -1- 醇

1, 7-bis(4-hydroxyphenyl)-3, 5-heptanediol (hannokinol)　1, 7- 双 (4- 羟苯基)-3, 5- 庚二醇 (旱诺凯醇)

1, 7-bis(4-hydroxyphenyl)-3-hepten-5-one　1, 7- 双 (4- 羟苯基)-3- 庚烯 -5- 酮

1, 7-bis(4-hydroxyphenyl)-3-hydroxy-1, 3-heptadien-5-one　1, 7- 双 (4- 羟苯基)-3- 羟基 -1, 3- 庚二烯 -5- 酮

(4*E*, 6*E*)-1, 7-bis(4-hydroxyphenyl)-4, 6-heptadien-3-one　(4*E*, 6*E*)-1, 7- 双 (4- 羟苯基)-4, 6- 庚二烯 -3- 酮

1, 7-bis(4-hydroxyphenyl)-5-hydroxy-3-heptanone (hannokinin)　1, 7- 双 (4- 羟苯基)-5- 羟基 -3- 庚酮 (旱诺凯酮)

1, 7-bis(4-hydroxyphenyl)hept-(4*E*, 6*E*)-dien-3-one　1, 7- 双 (4- 羟苯基) 庚 -(4*E*, 6*E*)- 二烯 -3- 酮

bis(4-hydroxyphenyl)methane　二 (4- 羟苄基甲烷)

3-bis-(4-methoxy-2-oxopyran-6-yl)-*cis*-2, *trans*-4-diphenyl cyclobutane　3- 双 -(4- 甲氧基 -2- 氧亚基吡喃 -6- 基)- 顺式 -2, 反式 -4- 二苯基环丁烷

(*E*)-1, 2-bis(4-methoxyphenyl)ethane　(*E*)-1, 2- 双 (4- 甲氧苯基) 乙烷

1, 4-bis(4-β-D-glucopyranosyloxybenzyl)-(2*R*)-2-benzyl malate　1, 4- 二 (4-β-D- 吡喃葡萄糖氧基苄基)-(2*R*)-2- 苄基苹果酸酯

bis(5-formyl furfuryl)ether　二 (5- 甲酞基糠基) 醚

3, 3′-bis(6-methoxychroman)　3, 3′- 双 (6- 甲氧基色原烷)

bis(8-epicatechinyl)methane　二 (8- 表儿茶素) 甲烷

3α, 6β-bis(angeloyloxy)-furanoeremophil-15-carboxylic acid　3α, 6β- 双 (当归酰氧基) 呋喃艾里莫芬 -15- 甲酸

1β, 9β-bis(benzoyloxy)-2β, 6α, 12-triacetoxy-8β-(β-nicotinoyloxy)-β-dihydroagarofuran　1β, 9β- 双 (苯甲酰氧基)-2β, 6α, 12- 三乙酰氧基 -8β-(β- 烟酰氧基)-β- 二氢沉香呋喃

N, *N*-bis(carboxymethyl)glycine　*N*, *N*- 二 (羧基甲基) 甘氨酸

8, 8′-bis-(dihydroconiferyl)-diferuloylate　8, 8′- 双二氢松柏基双阿魏酸盐 (8, 8′- 双二氢松柏二阿魏酸酯)

1, 1-bis(ethylthio)pentane (pentanal diethyl dithioacetal) 1, 1- 双乙硫基戊烷 (戊醛二乙硫缩醛)

1, 2-bis(hexadecanoyl)-*sn*-glycerol-3-phosphocholine 1, 2- 二 (十六酰基)-*sn*- 甘油 -3- 磷酰胆碱

1, 2-bis(hexadecanoyl)-*sn*-glycerol-3-phosphoethanolamine 1, 2- 二 (十六酰基)-*sn*- 甘油 -3- 磷酰氨基乙醇

2-*O*-{[(2*R*)-2, 3-bis(hexadecanoyloxy)propoxy]hydroxyphosphoryl}-myoinositol 2-*O*-{[(2*R*)-2, 3- 二 (十六碳酰氧基) 丙氧基] 羟基磷酰基 }- 肌肉肌醇

(2*R*, 5*R*)-bis(hydroxymethyl)-(3*R*, 4*R*)-dihydroxypyrrolidine (2*R*, 5*R*)- 双 (羟甲基)-(3*R*, 4*R*)- 二羟基吡咯烷

3, 3′-bis(indolyl methyl)dimethyl ammonium hydroxide 3, 3′- 双 (吲哚基甲基) 二甲铵氢氧化物

N, *N*-bis(methyl carbamyl)methyl amine *N*, *N*- 二 (甲氨甲酰基) 甲胺

2, 2-bis(methyl thio)propane 2, 2- 双 (甲硫基) 丙烷

3, 4:3′, 4′-bis(methylene-dioxy)-9′-hydroxylignane-9-methyl-*O*-β-D-glucopyranoside 3, 4:3′, 4′- 二 (亚甲二氧基)-9′- 羟基木脂素 -9- 甲基 -*O*-β-D- 吡喃葡萄糖苷

4, 4″-bis(*N*-*p*-coumaroyl)serotonin 4, 4″- 双 (*N*- 对香豆酰基) 血清素

4, 4″-bis(*N*-*p*-feruloyl)serotonin 4, 4″- 双 (*N*- 对阿魏酰基) 血清素

1, 2-bis(octadecanoyl)-*sn*-glycerol-3-phospho-L-serine 1, 2- 二 (十八酰基)-*sn*- 甘油 -3- 磷酰 -L- 丝氨酸

{[(2*R*)-2, 3-bis(octadecanoyloxy)propoxy]hydroxyphosphoryl }-L-serine {[(2*R*)-2, 3- 二 (十八碳酰氧基) 丙氧基] 羟基磷酰基 }-L- 丝氨酸

2, 7-bis(phenyl diazenyl)naphthalene-1, 8-diol 2, 7- 二 (苯基乙氮烯基) 萘 -1, 8- 二酚

2, 6-bis(*p*-hydroxybenzyl)-3, 3′-dihydroxy-5-methoxybibenzyl 2, 6- 二 (对羟苄基)-3, 3′- 二羟基 -5- 甲氧基联苄

2, 6-bis(*p*-hydroxybenzyl)-3′, 5-dimethoxy-3-hydroxybibenzyl 2, 6- 双 (对羟苄基)-3′, 5- 二甲氧基 -3- 羟基联苄

1, 6-bis(*p*-hydroxybenzyl)-4-methoxy-9, 10-dihydrophenanthrene-2, 7-diol 1, 6- 双 (对羟苄基)-4- 甲氧基 -9, 10- 二氢菲 -2, 7- 二醇

1, 8-bis(*p*-hydroxybenzyl)-4-methoxyphenanthrene-2, 7-diol 1, 8- 双 (对羟苄基)-4- 甲氧基菲 -2, 7- 二醇

2, 6-bis(*p*-hydroxybenzyl)-5, 3′-dimethoxybibenzyl-3-ol 2, 6- 二对羟苄基 -5, 3′- 二甲氧基联苄 -3- 醇

2′, 6′-bis(*p*-hydroxybenzyl)-5-methoxybibenzyl-3, 3′-diol 2′, 6′- 二对羟苄基 -5- 甲氧基联苄 -3, 3′- 二醇

bis(plumbyl methyl)plumbane 二 (甲铅烷基甲基) 甲铅烷

3, 4-*trans*-*erythro*-3, 5-bis(tripolyphosphate)-4-pentanolide 3, 4- 反式 - 赤式 -3, 5- 双 (三聚磷酸酯)-4- 戊酸内酯

3β, 6α-(20*S*)-6, 20-bis(β-D-glucopyranosyloxy)-3-hydroxydammar-24-en-12-one 3β, 6α-(20*S*)-6, 20- 二 (β-D- 吡喃葡萄糖氧基)-3- 羟基达玛 -24- 烯 -12- 酮

3, 7-bis(β-D-glucopyranosyloxy)-5-hydroxy-2-(4-hydroxyphenyl)-4*H*-1-benzopyran-4-one 3, 7- 二 (β-D- 吡喃葡萄糖氧基)-5- 羟基 -2-(4- 羟苯基)-4*H*-1- 苯并吡喃 -4- 酮

N, *N*′-bis(γ-glutamyl)cystine *N*, *N*′- 二 (γ- 谷氨酰基) 胱氨酸

(+)-2, 3-bis[(4-hydroxy-3, 5-dimethoxyphenyl)methyl]-1, 4-butanediol (+)-2, 3- 二 [(4- 羟基 -3, 5- 二甲氧苯基) 甲基]-1, 4- 丁二醇

2, 3-bis[(4-hydroxy-3, 5-dimethoxyphenyl)-methyl]-1, 4-butanediol dihydrodehydrodiconiferyl alcohol 2, 3- 二 [(4- 羟基 -3, 5- 二甲氧苯基)- 甲基]-1, 4- 丁二醇 二氢脱氢二松柏醇

bis[(methyl sulfonyl)methyl]disulfide 二甲基磺酰甲基二硫化物

1, 3-bis[2-(3, 4-dihydroxyphenyl)-1-carboxy]ethoxycarbonyl-2-(3, 4-dihydroxyphenyl)-7, 8-dihydroxy-1, 2-dihydronaphthalene 1, 3- 双 [2-(3, 4- 二羟苯基)-1- 羧基] 乙氧基羰基 -2-(3, 4- 二羟苯基)-7, 8- 二羟基 -1, 2- 二氢萘

1, 3-bis[2-(3, 4-dihydroxyphenyl)-1-methoxycarbonyl]ethoxycarbonyl-2-(3, 4-dihydroxyphenyl)-7, 8-dihydroxy-1, 2-dihydronaphthalene 1, 3- 双 [2-(3, 4- 二羟苯基)-1- 甲氧基羰基] 乙氧基羰基 -2-(3, 4- 二羟苯基)-7, 8- 二羟基 -1, 2- 二氢萘

bis[4-(β-D-glucopyranosyloxy)benzyl](*S*)-2-butyl malate 二 [4-(β-D- 吡喃葡萄糖氧基) 苄基](*S*)-2- 仲丁基苹果酸酯

bis[4-(β-D-glucopyranosyloxy)benzyl]2-isopropyl malate 2- 异丙基苹果酸二 [4-(β-D- 吡喃葡萄糖氧基) 苄基] 酯

bis[4-β-D-glucopyranosyloxy)benzyl]2-sec-butyl malate 2- 仲丁基苹果酸二 [4-(β-D- 吡喃葡萄糖氧基) 苄基] 酯

bis[5-formyl furfuryl]ether 双 [5- 甲酰基糠基] 醚

2, 4-bis-1, 1-dimethlethyl phenol 2, 4- 二 -1, 1- 二甲乙基苯酚

bis-2-propenyl pentasulfide　双 -2- 烯丙基五硫醚
bis-2-propenyl tetrasulfide　双 -2- 烯丙基四硫醚
bis-2-propenyl thiosulfonate　双 -2- 烯丙基硫代磺酸酯
bis-2-propenyl trisulfide　双 -2- 烯丙基三硫醚
bis-7-hydroxygirinimbines A, B　二 -7- 羟基吉九里香碱 A、B
bis-7-methoxygirinimbine A　二 -7- 甲氧基吉九里香碱 A
1, 2-*O*-(bis-9, 12, 15-octadecatrienoyl)-3-*O*-[α-D-galactopyranosyl-(1 → 6)-*O*-β-D-galactopyranosyl]glycerol　1, 2-*O*-(二 -9, 12, 15- 十八碳三烯酰基)-3-*O*-[α-D- 吡喃半乳糖基 -(1 → 6)-*O*-β-D- 吡喃半乳糖基] 甘油
3, 4-secobisabol-10-en-3-one-1, 4-olide　3, 4- 开环甜没药醇 -10- 烯 -3- 酮 -1, 4- 内酯
(1*S*, 10*S*)-bisabol-2, 4(14), 7(11)-trien-8-one　(1*S*, 10*S*)- 没药 -2, 4(14), 7(11)- 三烯 -8- 酮
bisabolactone　没药烷吉内酯
bisabolane　没药烷
bisabolangelone　没药当归酮 (没药烷基酮、林白芷醇酮)
bisabolen-1, 4-endoperoxide　红没药烯 -1, 4- 环内桥接过氧化物
bisabolene　红没药烯 (甜没药烯、没药烯)
α-bisabolene　α- 红没药烯 (α- 没药烯、α- 甜没药烯)
β2-bisabolene　β2- 红没药烯
β-bisabolene　β- 红没药烯 (β- 没药烯、β- 甜没药烯)
γ-bisabolene　γ- 红没药烯
cis-α-bisabolene　顺式 -α- 红没药烯
bisabolene epoxide　环氧化红没药烯
bisabolenols A ～ E　没药烯醇 A ～ E
bisabolol　红没药醇 (甜没药醇、没药醇、甜没药萜醇)
α-bisabolol　α- 红没药醇 (α- 没药醇、α- 甜没药萜醇)
β-bisabolol　β- 红没药醇 (β- 没药醇、β- 甜没药萜醇)
α-bisabolol epoxide　α- 红没药醇环氧化物
bisabolol oxides A ～ C　红没药醇氧化物 (甜没药醇氧化物) A ～ C
2-bisabolonoxide　2- 氧化甜没药萜酮
1, 3, 5, 10-bisaboltetraene　1, 3, 5, 10- 红没药四烯
bisaborosaols A ～ F, B_1, B_2, C_1, C_2, E_1, E_2　玫瑰没药萜醇 A ～ F、B_1、B_2、C_1、C_2、E_1、E_2
bisabosquals A ～ D　红没药角鲨醛 A ～ D
1α, 5α-bisacetoxy-8-angeloyloxy-3β, 4β-epoxybisabol-7(14), 10-dien-2-one　1α, 5α- 双乙酰氧基 -8- 当归酰氧基 -3β, 4β- 环氧没药 -7(14), 10- 二烯 -2- 酮

9, 9′-bisacetyl neoolivil　9, 9′- 双乙酰基新橄榄树脂素
9, 9′-bisacetyl neoolivil-4-*O*-β-D-glucoside　9, 9′- 双乙酰基新橄榄树脂素 -4-*O*-β-D- 葡萄糖苷
bisacurol　甜没药姜黄醇
bisacurone epoxide　甜没药姜黄酮环氧化物
bisacurones A ～ C　甜没药姜黄酮 A ～ C
bisaesculetin　双七叶树内酯 (双七叶内酯)
bisaknadinine　双桐叶千金藤地宁碱
bisandrographolide ether　双穿心莲内酯醚
bisandrographolides A ～ D　双穿心莲内酯 A ～ D
2(3)-8(9)-bisanhydrolactarorufin A (13-hydroxyactara-2, 6, 8-trien-5-oic acid γ-lactone)　2(3)-8(9)- 双脱水淡红乳菇素 A (13- 羟基乳菇 -2, 6, 8- 三烯 -5- 酸 -γ- 内酯)
bisasaricin　二聚细辛醚
(12′*S*)-bisbakuchiol C　(12′*S*)- 双补骨脂酚 C
bisbakuchiols A, B　双补骨脂酚 A、B
biscarbalexin A　双山小橘咔唑抗素 A
bischofanin　秋枫素
biscopoletin　二聚东莨菪内酯
7β, 9α-bisdeacetyl austrospicatine　7β, 9α- 双去乙酰穗花澳紫杉碱
bisdehydroneostemonine　双脱氢新百部碱
bisdehydroprotostemonine　双脱氢原百部碱
bisdehydrostemoninine　二脱氢百部新碱
bisdemethoxycurcumin　双去甲氧基姜黄素
(+)-3, 3′-bisdemethyl pinoresinol　(+)-3, 3′- 二去甲松脂素
3, 3′-bisdemethyl pinoresinol　3, 3′- 二去甲松脂素
3′-bisdemethyl pinoresinol　3′- 二去甲松脂素 (3′- 二去甲松脂酚)
7, 14-bisdesacyl notonipetrone　7, 14- 二去酰石生诺顿菊酮
bisdesmosidic saponins 1 ～ 6　双糖链皂苷 1 ～ 6
8, 8′-bisdihydrosyringeninglucoside　8, 8′- 双二氢丁香苷元葡萄糖苷
6″, 8′-bisdiosquinone　6″, 8′- 双三色柿醌
1, 3-bis-di-*p*-hydroxyphenyl-4-penten-1-one　1, 3- 双 - 二对羟苯基 -4- 戊烯 -1- 酮
bis-ethyl hexyl phthalate　邻苯二甲酸二乙基己酯
bisgerayafoline　双香叶调料九里香碱
3, 3′-bis-hydroxyanigorufone　3, 3′- 二 - 羟基红花袋鼠爪酮
bisisodiospyrin　双异柿属素

bisjaponins A, B　双日本香茶菜素 A、B

8, 8″-biskoenigine　8, 8″- 双柯氏九里香碱

(2*S*)-2, 3-bis-linolenoyl glycerol-6-*O*-(α-D-galactopyranosyl)-β-D-galactopyranoside　(2*S*)-2, 3- 二 - 亚麻酰基甘油 -6-*O*-(α-D- 吡喃半乳糖基)-β-D- 吡喃半乳糖苷

bisma　铋杂

2, 2′-bismethylene[6-(1, 1-dimethyl ethyl)-4-methyl] phenol　2, 2′- 二亚甲基 [6-(1, 1- 二甲乙基)-4- 甲基] 苯酚

bismorphines A, B　双吗啡 (二聚吗啡) A、B

bismurrangatin　双长叶九里香亭

bismurrayafolines A ～ E　双豆叶九里香碱 A ～ E

bismurrayaquinone A　双九里香醌 A

bismuth tannate　鞣酸铋

bismuthane (bismuthine)　铋烷

bismuthine (bismuthane)　铋烷

15, 16-bisnor-13-oxo-8(17)-labden-19-oic acid　15, 16- 双去甲 -13- 氧亚基半日花 -8(17)- 烯 -19- 酸

15, 16-bisnor-13-oxolabd-8(17), (11*E*)-dien-19-oic acid　15, 16- 双去甲 -13- 氧亚基半日花 -8(17), (11*E*)- 二烯 -19- 酸

26, 27-bisnor-8, 14-dioxy-α-onocerin　26, 27- 双去甲 -8, 14- 二氧基 -α- 芒柄花萜醇

15, 16-bisnor-8, 17-epoxy-13-oxolabd-(11*E*)-en-19-oic acid　15, 16- 双去甲 -8, 17- 环氧 -13- 氧亚基半日花 -(11*E*)- 烯 -19- 酸

bisnorargemonine　二去甲蓟罂粟碱

bisnorhelipyrone　二聚去甲蜡菊吡喃酮

15, 16-bisnorlabd-8(17), 11-dien-13-one　15, 16- 双去甲半日花 -8(17), 11- 二烯 -13- 酮

(+)-14, 15-bisnorlabd-8-en-7, 13-dione　(+)-14, 15- 二去甲半日花 -8- 烯 -7, 13- 二酮

2, 3-bis-*O*-digalloyl-1, 4, 6-tri-*O*-galloyl-β-D-glucoside　2, 3- 二 -*O*- 没食子酰基 -1, 4, 6- 三 -*O*- 没食子酰基 -β-D- 葡萄糖苷

7, 8-bis-*O*-isopropylidene dihydroeugenol　7, 8- 双 -*O*- 异亚丙基二氢丁香酚

bisosthenone B　双欧前胡烯酮 B

(–)-bisparthenolidine　(–)- 双小白菊内酯碱

bisprioterones A ～ C　双红根草酮 A ～ C

bispseurata F　双川藏香茶菜萜素 F

bispyrayafoline　双吡喃豆叶九里香碱

bispyrrolo[1, 2-*a*:1′, 2′-*d*]-hexahydropyrazine-2, 5-dione (L-prolyl-L-proline anhydride)　双吡咯并 [1, 2-*a*:1′, 2′-*d*] 六氢吡嗪 -2, 5- 二酮 (L- 脯氨酰 -L- 脯氨酸酐)

bisteuvisones A, B　二聚血见愁酮 A、B

bisvindoline　双长春多灵

2, 2′-bithiophene　α- 二联噻吩 (α- 联噻吩)

2, 2′-bithiophene-5-carboxylic acid　2, 2′- 联噻吩 -5- 甲酸

bitter principles　苦味素

biuret　双脲 (缩二脲)

bixin　红木素 (胭脂树橙、胭脂树素、果泥粉)

biyoulactones A ～ E　金丝海棠内酯 A ～ E

biyouxanthones A ～ D　金丝海棠屾酮 A ～ D

biyouyanagins A, B　金丝海棠精 (美洋右柳素) A、B

biyouyanagiol　金丝桃螺醇

blacknidine　黑高翠雀定

blacknine　黑夜翠雀碱

blancoic acid　兰屿红厚壳酸

blandachromenes Ⅰ～Ⅲ　石蝉草色烯Ⅰ～Ⅲ

bleformins A ～ J　小白芨明 A ～ J

blepharocalyxins A ～ E　云南草蔻素 A ～ E

blespirol　白及菲螺醇

blestrianols A ～ C　白及联菲醇 (白芨酚、白及醇) A ～ C

blestriarenes A ～ C　白及联菲 (白及素、白芨烯) A ～ C

blestrins A ～ D　白及双菲醚 A ～ D

blestritins A ～ C　白芨亭 A ～ C

bletilla mannan　白及甘露聚糖

bletillanols A, B　白芨黄烷醇 A、B

bletillin A　黄花白芨素 A

bletilloside A　白芨丙素苷 A

bletilols A ～ C　白及苄醚 A ～ C

bletimalates A, B　白芨苹果酸酯 A、B

bletlols A ～ C　白及二氢菲并吡喃酚 A ～ C

blinin　苦蒿素

blinoside A-15-*O*-[(3″*R*)-hydroxy]octadecanoate　熊胆草苷 A-15-*O*-[(3″*R*)- 羟基] 十八酸酯

blinosides A, B　熊胆草苷 A、B

blumeaenes A ～ J　艾纳香烯 A ～ J

blumealactones A ～ C　艾纳香内酯 A ～ C

blumeatin (5, 3′, 5′-trihydroxy-7-methoxy-dihydroflavone) 艾纳香素 (5, 3′, 5′- 三羟基 -7- 甲氧基二氢黄酮)

blumeaxanthene 艾纳香氧杂蒽

blumenol A (vomifoliol) 布卢门醇 A (布卢竹柏醇 A、催吐萝芙木醇、吐叶醇、催吐萝芙叶醇)

blumenol B-9-*O*-α-L-rhamnopyranosyl-(1 → 6)-β-D-glucopyranoside 布卢门醇 B-9-*O*-α-L- 吡喃鼠李糖基 -(1 → 6)-β-D- 吡喃葡萄糖苷

blumenol B-9-*O*-β-D-apiofuranosyl-(1 → 6)-β-D-glucopyranoside 布卢门醇 B-9-*O*-β-D- 呋喃芹糖基 -(1 → 6)-β-D- 吡喃葡萄糖苷

blumenol C-9-*O*-α-L-rhamnopyranosyl-(1 → 6)-β-D-glucopyranoside 布卢门醇 C-9-*O*-α-L- 吡喃鼠李糖基 -(1 → 6)-β-D- 吡喃葡萄糖苷

blumenol C-9-*O*-β-D-apiofuranosyl-(1 → 6)-β-D-glucopyranoside 布卢门醇 C-9-*O*-β-D- 呋喃芹糖基 -(1 → 6)-β-D- 吡喃葡萄糖苷

blumenol C-9-*O*-β-D-glucopyranoside 布卢门醇 C-9-*O*-β-D- 吡喃葡萄糖苷

blumenol C-glucoside 布卢门醇 C- 葡萄糖苷

blumenol C-*O*-α-L-rhamnopyranosyl-(1 → 6)-β-D-glucopyranoside 布卢门醇 C-*O*-α-L- 吡喃鼠李糖基 -(1 → 6)-β-D- 吡喃葡萄糖苷

blumenol C-*O*-β-D-apiofuranosyl-(1 → 6)-β-D-glucopyranoside 布卢门醇 C-*O*-β-D- 呋喃芹糖基 -(1 → 6)-β-D- 吡喃葡萄糖苷

blumenols A ～ C 布卢门醇 (布卢竹柏醇) A ～ C

blumeosides A ～ D 艾纳香苷 A ～ D

(±)-bocconarborines A, B (±)- 博落回波尔碱 A、B

bocconine (chelirubine) 博落回碱 (白屈菜玉红碱、白屈菜如宾碱、白屈菜宾)

bocconoline 博落回醇碱

bodamine 包达胺

bodinieric acids A ～ I 紫珠酸 A ～ I

bodinin 短序鹅掌柴宁

bodinitins A ～ D 短序鹅掌柴亭 A ～ D

bodinone 短序鹅掌柴酮

bodinone glycoside 短序鹅掌柴酮糖苷

bodinosides A ～ C 东紫苏奥苷 A ～ C

bodirins A, B 短序鹅掌柴灵 A、B

boehmenan 赤麻木脂素 (苦麻脂素)

boehmerin 赤麻苷

boehmerine 苎叶蒟灵

boehmeryl acetate 赤麻醇乙酸酯

boeravinone 黄细心酮

boerhavine 黄细心文

(*Z*)-bogorin (*Z*)- 茂物碱

boivinopyranose 吡喃波伊文糖 (吡喃波依文糖)

(+)-boldine (+)- 波尔定

boldine 波尔定碱 (波尔定、包尔定)

boldine dimethyl ether (glaucine) 波尔定碱二甲基醚 (海罂粟碱)

boldine hydrochloride 盐酸波尔定碱

bolegrevilol 厚环乳牛肝菌酚

bolesatine 魔牛肝菌毒蛋白

boletine 牛肝菌亭

boletunones A, B 牛肝菌酮 A、B

bolucarpans A ～ D 紫藤檀素 A ～ D

bolusanthins Ⅱ～Ⅳ 伯鲁斯花素 Ⅱ～Ⅳ

bolusanthols A, B 树紫藤醇 A、B

bombardolide D 蚪孢壳内酯 D

(*E*, *Z*)-bombardolides A ～ C (*E*, *Z*)- 蚪孢壳内酯 A ～ C

bombesin 铃蟾素 (蛙皮素)

bombesin-like substance 铃蟾素样物质

bombinin 铃蟾皮宁 (铃蟾抗菌肽)

bombinin-like peptides 1 ～ 3 铃蟾皮宁样多肽 1 ～ 3

bombiprenone 蚕戊烯酮

bonanniones A, B 博南尼酮 A、B

bonaroside 香丝草苷

bondenolide 刺果苏木烯内酯

bonducellin 鹰叶刺素 (刺果苏木林素、大托叶云实素)

bonducellpins A ～ E 刺果苏木素 A ～ E

bone collagen (ossein) 骨胶原

boninic acid 包宁树花酸

bonushenricosides A, B 英国汞草苷 A、B

bonvalol 川黔翠雀醇

bonvalone 川黔翠雀酮

bonvalotidine A acetone solvate 川黔翠雀定 A 丙酮化合物

bonvalotidines A ～ C 川黔翠雀定 A ～ C

bonvalotine 川黔翠雀亭

bora 硼杂

boran trifluoride diethyl etherate 三氟化硼二乙醚

borane　硼烷
boranthrene　硼杂蒽
borapetols A, B　小瘤青牛胆醇 A、B
borapetosides A ～ F　小瘤青牛胆苷 A ～ F
borassosides A ～ E　博拉丝苷 A ～ E
borax　硼砂
boric acid　硼酸
borjatriol　博杰三醇
(2*R*, 6*S*)-born-2, 6-dihydroxy-2-*O*-β-D-apiofuranosyl-(1 → 6)-β-D-glucopyranoside　(2*R*, 6*S*)-樟-2, 6-二羟基-2-*O*-β-D-呋喃芹糖基-(1 → 6)-β-D-吡喃葡萄糖苷
(2*R*)-born-2, 9-dihydroxy-2-*O*-β-D-apiofuranosyl-(1 → 6)-β-D-glucopyranoside　(2*R*)-樟-2, 9-二羟基-2-*O*-β-D-呋喃芹糖基-(1 → 6)-β-D-吡喃葡萄糖苷
(+)-bornan-2-one　(+)-莰烷-2-酮
bornan-2-one (camphor)　莰酮 (樟脑、莰烷-2-酮)
endo-2-bornanol (camphol linderol, borneol, endo-2-camphanol)　内-2-龙脑烷醇 (莰乌药醇、龙脑、内-2-莰烷醇)
(+)-2-bornanone　(+)-2-莰酮
bornene　龙脑烯
(–)-borneol　(–)-龙脑
(+)-borneol　(+)-龙脑
L-borneol　L-龙脑 (L-莰醇)
borneol (camphol linderol, endo-2-bornanol, endo-2-camphanol)　龙脑 (莰乌药醇、内-2-龙脑烷醇、内-2-莰烷醇)
borneol ester　龙脑酯 (冰片酯)
borneol pentanoate　戊酸龙脑酯
borneol-2-*O*-α-L-arabinofuranosyl-(1 → 6)-β-D-glucopyranoside　龙脑-2-*O*-α-L-呋喃阿拉伯糖基-(1 → 6)-β-D-吡喃葡萄糖苷
borneol-2-*O*-β-D-apiofuranosyl-(1 → 6)-β-D-glucopyranoside　龙脑-2-*O*-β-D-呋喃芹糖基-(1 → 6)-β-D-吡喃葡萄糖苷
borneol-2-*O*-β-D-glucopyranoside　龙脑-2-*O*-β-D-吡喃葡萄糖苷
borneol-6-*O*-β-D-xylopyranosyl-β-D-glucopyranoside　龙脑-6-*O*-β-D-吡喃木糖基-β-D-吡喃葡萄糖苷
L-borneol-7-*O*-[β-D-apiofuranosyl-(1 → 6)]-β-D-glucopyranoside　L-龙脑-7-*O*-[β-D-呋喃芹糖基-(1 → 6)]-β-D-吡喃葡萄糖苷
borneol-7-*O*-α-L-arabinofuranosyl-(1 → 6)-β-D-glucopyranoside　龙脑-7-*O*-α-L-呋喃阿拉伯糖基-(1 → 6)-β-D-吡喃葡萄糖苷
L-borneol-*O*-β-D-apiofuranosyl-(1 → 6)-β-D-glucopyranoside　L-龙脑-*O*-β-D-呋喃芹糖基-(1 → 6)-β-D-吡喃葡萄糖苷
L-borneol-*O*-β-D-glucopyranoside　L-龙脑-*O*-β-D-吡喃葡萄糖苷
D-(–)-bornesitol　D-(–)-白坚皮醇 [D-(–)-甲基肌醇]
L-(+)-bornesitol　L-(+)-白坚皮醇 [L-(+)-甲基肌醇]
bornesitol (1-*O*-methyl-D-*myo*-inositol)　白坚皮醇 (婆罗胶树醇、1-*O*-甲基-D-肌-肌醇)
bornyl 2-methoxy-4-hydroxycinnamate　2-甲氧基-4-羟基桂皮酸龙脑酯
(–)-bornyl acetate　(–)-龙脑乙酸酯 [(–)-乙酸龙脑酯]
bornyl acetate　龙脑乙酸酯 (乙酸龙脑酯)
γ-bornyl acetate　γ-龙脑乙酸酯
bornyl amine　龙脑基胺
bornyl cinnamate　桂皮酸龙脑酯
L-bornyl ferulate　阿魏酸 L-龙脑酯
bornyl formate　甲酸龙脑酯
bornyl isovalerate (bornyval)　异戊酸龙脑酯
bornyl magnolol　龙脑厚朴酚 (冰片基厚朴酚)
(+)-bornyl piperate　(+)-龙脑胡椒酯
bornyl propionate　丙酸龙脑酯
bornylene　冰片烯
bornyval (bornyl isovalerate)　异戊酸龙脑酯
boropinic acid　羽状波罗尼亚木酸
boropinols A, B　波罗皮醇 A、B
borrecapine　头状丰花草碱
borreline　丰花草碱
borreriagenin　巴戟醚萜
borreverine　轮生丰花草碱
boschnaloside　草苁蓉醛苷
boschnaside A　草苁蓉苷 (草苁蓉那苷) A
boschniakine　草苁蓉醛碱
boschniakinic acid　肉苁蓉酸
boschnialactone　草苁蓉内酯
(+)-boscialin　(+)-博氏木林素
boscialin　柳叶波氏木素 (博氏木林素、博萨林素、柳叶EK花素)
boscialin-4′-*O*-β-D-glucopyranoside　柳叶波氏木素-4′-*O*-β-D-吡喃葡萄糖苷
boscialin-4-*O*-β-D-glucopyranoside　柳叶波氏木素-4-*O*-β-D-吡喃葡萄糖苷
α(β)-boswellic acid　α(β)-乳香酸 [α(β)-乳香脂酸]

α-boswellic acid　α- 乳香酸 (α- 乳香脂酸)

β-boswellic acid　β- 乳香酸 (β- 乳香脂酸)

botcinin D　灰葡萄孢菌素 D

bothrioclinin　沟斜菊素 (博斯里克利宁素)

botulin　白桦酯醇

bourbonene　波旁烯 (波旁老鹳草烯)

β-bourbonene　β- 波旁烯 (β- 波旁老鹳草烯)

bourjotinolones A, B　布约巨盘木醇酮 A、B

boussingoside A_1　落葵薯苷 A_1

bowdensine　鲍登尼润碱 (鲍登素)

bowdichione　鲍迪木醌 (鲍迪豆醌)

brachyaconitines A ～ D　短柄乌头碱 A ～ D

brachyamide B　短穗胡椒胺 B

brachychromone　短枝菊色原酮

brachycoumarin　短枝菊香豆素

brachyosides A ～ C　短翅黄芪苷 A ～ C

brachystamides A ～ E　短穗胡椒酰胺 (苯并二氧戊烷酰胺) A ～ E

brachystemoside A　短瓣花苷 A

bractamine　苞叶胺

bractatin　大苞藤黄素

bractavine　苞叶文

bracteanolides A, B　大苞水竹叶内酯 A、B

bracteatin　蜡菊素

bracteatin-6-*O*-glucoside　蜡菊素 -6-*O*- 葡萄糖苷

bracteine　苞叶碱

bracteoline　苞叶灵

bracteonin A　九味一枝蒿宁 A

bracteoside (isokaempferide-7-*O*-glucuronide)　长苞醛酸苷 (异山柰素 -7-*O*- 葡萄糖醛酸苷)

bracteosins A ～ C　九味一枝蒿辛 A ～ C

bractic acid　九味一枝蒿酸

bractins A, B　九味一枝蒿亭 A、B

bradykinin　缓激肽

bradykininase　缓激肽酶

brahmic acid (madecassic acid, 6β-hydroxyasiatic acid)　玻热米酸 (积雪草咪酸、6β- 羟基积雪草酸)

brahminoside　积雪草诺苷 (玻热米苷)

brahmoside　积雪草莫苷 (玻热模苷)

brain natriuretic peptides　脑利钠肽 (脑钠肽、脑钠素)

brainosides A, B　苏铁蕨苷 A、B

brandioside　江藤苷 (来江藤苷)

brasilein　巴西苏木红素 (巴西木色素)

brasiliensic acid　巴西红厚壳酸

brasilin (brazilin)　巴西苏木素 (巴西灵)

brasilinecine　布西内辛

brasilixanthone　巴西胡桐酮 (巴西酮)

brasimarins A ～ C　巴西胡桐素 A ～ C

brasixanthones A ～ F　巴西红厚壳呫酮 A ～ F

brassicasterol [(3β, 22*E*)-ergost-5, 22-dienol]　菜子甾醇 [(3β, 22*E*)- 麦角甾 -5, 22- 二烯醇]

brassilexin　芸苔抗毒素

brassinolide　芸苔素内酯 (油菜素内酯)

brassinone (2, 3, 22, 23-tetrahydroxycholest-6-one)　芸苔属酮 (2, 3, 22, 23- 四羟基胆甾 -6- 酮)

braylin　布雷巨盘木素 (布拉易林)

brazilide A　巴西苏木内酯 A

brazilin (brasilin)　巴西苏木素 (巴西灵)

brazilin derivatives　巴西苏木素衍生物

bredemeyeroside B　布莱德美耶苷 B

brediatins A, B　野海棠亭 A、B

brefeldin A　布雷青霉菌素 (布雷菲德菌素) A

brein　榄香树脂醇

brevicarine　短苔草碱

brevicepsine　短矢车菊碱

brevicolline　短颈苔碱 (短苔草灵)

brevicompanines A, B　短密青霉碱 A、B

brevifolin　短叶苏木酚 (短叶绢蒿素)

brevifolin carboxylate　短叶苏木酚酸酯

brevifolin carboxylic acid-10-monopotassium sulphate　短叶苏木酚甲酸 -10- 硫酸氢钾

brevifolincarboxylic acid　短叶苏木酚酸

brevifoliol　短叶老鹳草素醇 (短叶醇)

brevilagin　短叶苏木鞣质

brevilin A　短叶老鹳草素 A

breviones A ～ E　短密青霉酮 A ～ E

brevioxime　短密青霉肟

breviscapine　灯盏花素

breviscapine a (apigenin-7-*O*-glucuronide)　灯盏花甲素 （芹菜素 -7-*O* 葡萄糖醛酸苷 ）

breviscapins A ～ C 短葶仙茅素 A ～ C

breynceanothanolic acid 黑面神美洲茶酸

breyniaionosides A ～ E 黑面神香堇苷 A ～ E

breynins A ～ G 黑面神素 A ～ G

breyniosides A, B 黑面神苷 A、B

bridelone 土蜜树酮

bridelonine 土蜜树碱

brisbagenin [(25*R*)-5α-spirost-1β, 3β-diol] 布里斯苷元 [波锐斯巴皂苷元、(25*R*)-5α- 螺甾 -1β, 3β- 二醇]

brisbagenin-1-*O*-[*O*-α-L-rhamnopyranosyl-(1 → 3)-4-*O*-acetyl-α-L-arabinopyranoside] 布里斯苷元 -1-*O*-[*O*-α-L- 吡喃鼠李糖基 -(1 → 3)-4-*O*- 乙酰基 -α-L- 吡喃阿拉伯糖苷]

britanin (britannin) 大花旋覆花素 (欧亚旋覆花内酯)

britanlins A ～ G 欧亚旋覆花素 A ～ G

britannilide 环醚大花旋覆花内酯

brodiosides A, B 布罗草苷 A、B

bromane (hydrogen bromide) 溴烷 (溴化氢)

bromcresol green 溴甲酚绿

bromcresol purple 溴甲酚紫

bromelin 菠萝蛋白酶

(*S*p)-4-bromo[2.2]paracyclophane (*S*p)-4- 溴 [2.2] 对环芳烷

(4*R*p, 12*S*p)-4-bromo[2.2]paracyclophane-12-carboxylic acid (4*R*p, 12*S*p)-4- 溴 [2.2] 对环芳烷 -12- 甲酸

(1*S*, 2*S*, 4*R*, 5*S*)-2-bromo-1-(*E*)-bromovinyl-4, 5-dichloro-1, 5-dimethyl cyclohexane (1*S*, 2*S*, 4*R*, 5*S*)-2- 溴 -1-(*E*)- 溴乙烯基 -4, 5- 二氯 -1, 5- 二甲基环己烷

(*S*p)-12-bromo-1, 4(1, 4)-dibenzenacyclohexaphane (*S*p)-12- 溴 -1, 4(1, 4)- 二苯杂环己蕃

(1^1*S*p)-1^2-bromo-1, 4(1, 4)-dibenzenacyclohexaphane (1^1*S*p)-1^2- 溴 -1, 4(1, 4)- 二苯杂环己蕃

(1^1*S*p, 4^4*R*p)-4^3-bromo-1, 4(1, 4)-dibenzenacyclohexaphane-12-carboxylic acid (1^1*S*p, 4^4*R*p)-4^3- 溴 -1, 4 (1, 4)- 二苯杂环己蕃 -12- 甲酸

(8*R*)-8-bromo-10-epi-β-snyderol (8*R*)-8- 溴代 -10- 表 -β- 斯奈德醇

rel-(1*R*, 3*R*)-1-bromo-1-chloro-3-ethyl-3-methyl cyclohexane 相对 -(1*R*, 3*R*)-1- 溴 -1- 氯 -3- 乙基 -3- 甲基环己烷

1-*r*-bromo-1-chloro-3-*t*-ethyl-3-*c*-methyl cyclohexane 1-*r*- 溴 -1- 氯 -3-*t*- 乙基 -3-*c*- 甲基环己烷

(*R*)-1-bromo-1-chloro-*trans*-3-ethyl-3-methyl cyclohexane (*R*)-1- 溴 -1- 氯 - 反式 -3- 乙基 -3- 甲基环己烷

6-bromo-1*H*-indole-3-carbaldehyde 6- 溴 -1*H*- 吲哚 -3- 甲醛

4-bromo-2-(2-chloroethyl)but-1-ol 4- 溴 -2-(2- 氯乙基) 丁 -1- 醇

15-bromo-2, 16, 19-triacetoxy-7-hydroxy-9(11)-parguerene 15- 溴 -2, 16, 19- 三乙酰氧基 -7- 羟基 -9(11)- 帕尔瓜烯

3-bromo-2-carboxamidobenzoic acid 3- 溴 -2- 甲酰胺基苯甲酸

(2*R*)-2-bromo-2-chloro-2-deoxy-α-D-glucopyranose (2*R*)-2- 溴 -2- 氯 -2- 脱氧 -α-D- 吡喃葡萄糖

1-bromo-2-chloroethane 1- 溴 -2- 氯乙烷

1-bromo-2-chloroochtoda-3(8), 5-dien-4-one 1- 溴 -2- 氯奥赫托达 -3(8), 5- 二烯 -4- 酮

5-bromo-2′-deoxyuridine 5- 溴 -2′- 脱氧尿苷

rel-(1*R*, 3*R*, 5*R*)-1-bromo-3-chloro-5-nitrocyclohexane 相对 -(1*R*, 3*R*, 5*R*)-1- 溴 -3- 氯 -5- 硝基环己烷

rel-(1*S*, 3*S*, 5*S*)-1-bromo-3-chloro-5-nitrocyclohexane 相对 -(1*S*, 3*S*, 5*S*)-1- 溴 -3- 氯 -5- 硝基环己烷

(1*R*, 3*S*)-1-bromo-3-chlorocyclohexane (1*R*, 3*S*)-1- 溴 -3- 氯代环己烷

(1*S*, 3*R*)-1-bromo-3-chlorocyclohexane (1*S*, 3*R*)-1- 溴 -3- 氯代环己烷

2-bromo-3-iodoacrylic acid 2- 溴 -3- 碘代丙烯酸

(4*R*, 5*S*)-5-bromo-4-chloro-2, 4-dimethyl-(*E*)-chlorovinyl cyclohexene (4*R*, 5*S*)-5- 溴 -4- 氯 -2, 4- 二甲基 -(*E*)- 氯乙烯基环己烯

4-*t*-bromo-4-methyl cyclohexane-1-*r*-amine 4-*t*- 溴 -4- 甲基环己 -1-*r*- 胺

5-bromo-4-oxo-4, 5, 6, 7-tetrahydrobenzofuran 5- 溴 -4- 氧亚基 -4, 5, 6, 7- 四氢苯并呋喃

7-bromo-5, 6-dihydroazulen-2-carboxylic acid 7- 溴 -5, 6- 二氢薁 -2- 甲酸

1-bromo-7-bromomethyl-1, 8-dichlorooctane 1- 溴 -7- 溴甲基 -1, 8- 二氯辛烷

(2-*endo*, 7-*anti*)-2-bromo-7-fluorobicyclo[2.2.1]heptane (2- 内 , 7- 反)-2- 溴 -7- 氟双环 [2.2.1] 庚烷

(2-*exo*, 7-*syn*)-2-bromo-7-fluorobicyclo[2.2.1]heptane (2- 外 , 7- 顺)-2- 溴 -7- 氟双环 [2.2.1] 庚烷

(3-*endo*, 7-*syn*)-3-bromo-7-methyl bicyclo[2.2.1]hept-2-one (3- 内 , 7- 顺)-3- 溴 -7- 甲基双环 [2.2.1] 庚 -2- 酮

(–)-10α-bromo-9β-hydroxy-α-chamigrene (–)-10α- 溴 -9β- 羟基 -α- 花柏烯

4-bromobenzoic acid 4- 溴苯甲酸

4-bromobenzoic aldehyde 4- 溴苯甲醛

3-bromocamphor 3- 溴樟脑

2-bromocinnamic acid　2- 溴代桂皮酸

3-bromocinnamic acid　3- 溴代桂皮酸

bromocyclopropane　溴代环丙烷

2-bromododecane　2- 溴代十二烷

1-(1-bromoethyl)-4-(1, 2-dibromoethyl)benzene　1-(1-溴乙基)-4-(1, 2- 二溴乙基) 苯

2-(2-bromoethyl)-4-chlorobut-1-ol　2-(2- 溴乙基)-4- 氯丁 -1- 醇

bromoform　溴仿

3-bromo-3-iodoacrylic acid　3- 溴 -3- 碘代丙烯酸

DL-6′-bromolaudanosin　DL-6′- 溴代劳丹素

8-bromo-l-en-chamigrene　8- 溴 -1- 烯 - 花柏烯

bromomethane (methyl bromide)　溴甲烷

6-bromomethyl-4, 5-dichloro-3aH-inden-7-yl　6- 溴甲基 -4, 5- 二氯 -3*aH*- 茚 -7- 基

(−)-(3*E*)-bromomethylidene-10β-bromo-β-chamigrene　(−)-(3*E*)- 溴代亚甲基 -10β- 溴 -β- 花柏烯

(+)-3-(*Z*)-bromomethylidene-10β-bromo-β-chamigrene　(+)-3-(*Z*)- 溴代亚甲基 -10β- 溴 -β- 花柏烯

5-bromoochrephilone　5- 溴赭亲酮

N-(4′-bromophenyl)-2, 2-diphenyl acetanilide　*N*-(4′- 溴苯基)-2, 2- 二苯基乙酰苯胺

3-bromophthalamic acid　3- 溴邻苯甲酰氨甲酸

3-bromoplumbagin　3- 溴白花丹素

3-bromopyridine　3- 溴吡啶

1-bromopyrrolidine-2, 5-dione　1- 溴四氢吡咯 -2, 5- 二酮

bromo-sesquiterpene　溴化倍半萜

bromosphaerone　溴球果藻酮

N-bromosuccinimide　*N*- 溴代琥珀酰亚胺

bromothymol blue　溴麝酚蓝

1-bromotriacontane　1- 溴三十烷

bromphenol blue　溴甲蓝

brosimacutin G　尖叶饱食桑素 G

brosimine B　饱食桑木酮 B

brosimone Ⅰ　摩尼树酮 Ⅰ

brosiparin　帕拉饱食桑素

brosotamide　溴甲酚酰胺

broussin　构树素 (楮树素)

broussoaurone A　构树噢哢 A

broussochalcone A　构树查耳酮 A

broussochalcone B (bavachalcone)　构树查耳酮 B (补骨脂查耳酮、补骨脂酮、破故纸酮)

broussoflavan A　构树黄烷 A

broussoflavonols A ～ G　构树黄酮醇 A ～ G

broussonetines A ～ Q　构树碱 A ～ Q

broussonetinines A, B　构树宁碱 (小构树亭碱) A、B

broussonetones A ～ C　构树酮 A ～ C

broussonins A ～ C　构树宁 (沙纸宁) A ～ C

broussonols A ～ D　构树酚 A ～ D

browniine　布朗翠雀碱 (布氏翠雀花碱 、布朗翠雀碱、布鲁宁碱)

brownioside　百合皂苷 (野百合苷)

brucamarine　鸦胆子碱

bruceacanthinoside　鸦胆子碱苷

bruceajavaninone A　鸦胆子尼酮 A

bruceajavanins A ～ C　鸦胆子宁 A ～ C

bruceajavanone A-7-acetate　鸦胆子酮 A-7- 乙酸酯

bruceajavanones A ～ C　鸦胆子酮 A ～ C

bruceaketolic acid　鸦胆子酮酸

brucealin　鸦胆灵

bruceanic acid A methyl ester　抗痢鸦胆子酸 A 甲酯

bruceanic acid E methyl ester　抗痢鸦胆子酸 E 甲酯

bruceanic acids (bruceolic acids) A ～ F　抗痢鸦胆子酸 A ～ F

bruceanols A ～ H　鸦胆子醇 A ～ H

bruceantarin　鸦胆它宁 (抗痢鸦胆子灵、埃鸦胆子芳苦素、鸦胆他林)

bruceantin　鸦胆亭

bruceantinol A　鸦胆亭醇 A

bruceantinoside　抗痢鸦胆子苷

bruceene　鸦胆子苦烯

bruceins (bruceines) A ～ M　鸦胆子素 (鸦胆子苦素) A ～ M

brucenol　鸦胆子酚

bruceolide (yadanziolide)　鸦胆子内酯

bruceollines A ～ O　柔毛鸦胆子碱 A ～ O

bruceoside (yatanoside)　鸦胆子苦苷 (鸭胆子苷)

bruceosides A ～ F　鸦胆子苦苷 (鸭胆子苷、鸦胆子糖苷) A ～ F

brucine (2, 3-dimethoxystrychnine)　马钱子碱 (布鲁生、2, 3- 甲氧基番木鳖碱)

brucine *N*-oxide　马钱子碱 *N*- 氧化物

brucojavans 1 ～ 3　鸦胆子萜烷 1 ～ 3

brugnanin　木榄脂宁
bruguierins A ～ C　木榄素 A ～ C
bruguierol　木榄醇
bruguiesulfurol　木榄硫醇
bruguine　木榄精
brugunin A　木榄脂素 A
brujavanones A ～ N　鸦胆子新酮 A ～ N
brumollisols A ～ C　柔毛鸦胆子醇 A ～ C
brunfelsine　鸳鸯茉莉碱
brunonine　囊距翠雀碱
brunsdonnine　布当宁
brunsvigine　布维精
brusatol　鸦胆子苦醇
bryoamaride　泻根苦苷
bryodulcosigenin　泻根甜苷元 (异株泻根甜素、泻根苷元)
bryonicine　芘秧辛
bryonidin　泻根素
bryoniosides A ～ G　泻根苷 A ～ G
bryonolic acid　泻根醇酸
bryonolol　泻根醇
bryononic acid　泻根酮酸
bryophyllins A, B　落地生根毒素 A、B
bryophyllol　落地生根甾醇
bryostatins 1 ～ 19　草苔虫内酯 1 ～ 19
bubbialidine　布比林仙定
buchanaxanthone　1, 6- 二羟基 -5- 甲氧基𠮿酮
buchaninoside　布昌假橄榄苷
bucharaine　布卡儿芸香草酰胺
bucidarasins A ～ C　牛角状布希达素 A ～ C
buddamine　醉鱼草胺碱
buddledins A ～ D　醉鱼草素 (醉鱼素、醉鱼草定) A ～ D
buddledones A, B　球花醉鱼草酮 A、B
buddlejasaponins Ⅳ, Ⅳ a, Ⅳ b　醉鱼草皂苷 Ⅳ、Ⅳ a、Ⅳ b
buddlejol　醉鱼草甾醇
buddlejone　醉鱼草酮
buddlenoids A, B　革叶醉鱼草苷 A、B
buddlenols A ～ F　醉鱼草醇 A ～ F
erythro-buddlenols B, C　赤式 - 醉鱼草醇 B、C
buddleoflauonol (acacetin, linarigenin)　刺黄素 (刺槐素、金合欢素、刺槐宁)
buddleoflavonoloside　醉鱼草黄酮醇糖苷
buddleoglucoside　醉鱼草葡苷
buddleoside (linarin, acaciin)　醉鱼草苷 (蒙花苷、刺槐苷)
buddlin　醉鱼草林
buddlindeterpenes A ～ C　醉鱼草萜 A ～ C
budlein　巴德来因 (巴德来金眼菊素、芽菜素)
budlein A isobutanoate　巴德来因 A 异丁酸酯
budlein A methyl acrylate　巴德来因 A 甲基丙烯酸酯
budlein A tiglate　巴德来因 A 巴豆酸酯 (巴德来金眼菊素 A 巴豆酸酯)
budlein A_2 methyl butanoate　巴德来因 A_2 甲基丁酸酯 (巴德来金眼菊素 A_2 甲基丁酸酯)
budlein A isobutanoate　巴德来因 A 异丁酸酯 (巴德来金眼菊素 A 异丁酸酯)
budlein A methyl acrylate　巴德来因 A 丙烯酸甲酯 (巴德来金眼菊素 A 丙烯酸甲酯)
budleins A ～ B　巴德来因 (巴德来金眼菊素) A、B
budmunchiamines A ～ K, L_1 ～ L_5　布木柴胺 A ～ K、L_1 ～ L_5
budrugaine　布茹干
budrugainine　布该宁
buergerinins A ～ G　北玄参素 A ～ G
buergerisides A_1, B_1, B_2, C_1　北玄参苷 A_1、B_1、B_2、C_1
bufadienolide　蟾蜍二烯内酯
bufagin　蟾蜍精
bufalin　蟾酥灵 (蟾毒灵)
bufalin-3-hydrogen suberate　蟾酥灵 -3- 酸性辛二酸酯
bufalin-3-suberyl arginate　蟾酥灵 -3- 辛二酸精氨本酯酸
bufalin-3-sulfate　蟾酥灵 -3- 硫酸酯
bufarenogin　异沙蟾蜍精
bufochrome　蟾蜍色素
bufodihydroxycholanic acid　蟾蜍二羟基胆烷酸
bufogenin (resibufogenin, recibufogenin)　蟾蜍毒苷元 (脂蟾毒配基、蟾毒配基、残余蟾蜍配基)
bufogin　蟾蜍素
bufolin　蟾蜍苷元
5β-bufolsulfate　5β- 硫酸蟾蜍醇

3-bufolyl suberic acid　3- 蟾毒灵辛二酸酯	*cis*-bullatanocinone　顺式 - 泡状番荔枝素酮
bufonic acid　蟾蜍胆酸	*trans*-bullatanocinone　反式 - 泡状番荔枝素酮
bufotalidin (hellebrigenin, gellebrigenin)　蟾蜍它里定 (华蟾蜍素、蟾毒它里定、铁筷子苷元、嚏根草苷元)	bullatantriol　泡叶番荔枝三醇
bufotalin　蟾毒它灵 (蟾蜍它灵)	bullatetrocin　泡四醇
bufotalin-3-succinoyl arginine ester　蟾毒它灵 -3- 丁二酰精氨酸酯	bullatin　布拉素
bufotalinin　蟾蜍它里宁 (蟾毒它灵宁)	bullatine　雪上一枝蒿素 (一枝蒿素)
bufotalis　蟾蜍毒苷	bullatine C (14′-acetyl neoline)　雪上一枝蒿丙素 (14′-乙酰基新欧乌林碱)
bufotalon　蟾蜍它酮	bullatine G (songorine, zongorine, napellonine)　一枝蒿庚素 (宋果灵、准噶尔乌头碱、华北乌头碱)
3-bufotalyl suberic acid　3- 蟾毒它灵辛二酸酯	bullatines A ～ G　雪上一枝蒿甲素～庚素 (一枝蒿甲素～庚素)
bufotenidine　蟾蜍季铵 (蟾蜍特尼定)	bulleyanin　苍山香茶菜素
bufotenine (bufotenin)　蟾酥碱 (蟾蜍色胺)	bulnesene　布藜烯
bufotenine *N*-oxide　蟾酥碱 *N*- 氧化物	α-bulnesene　α- 布藜烯
bufothionine　蟾蜍硫堇	bulnesol　布藜醇
bufotoxin　蟾酥毒	bungarotoxin (BGT)　环蛇毒素 (银环蛇毒素)
bugbanosides A ～ F　单穗升麻皂苷 A ～ F	α-bungarotoxin (α-BGT)　α- 环蛇毒素 (α- 银环蛇毒素)
bujeine　布耶水仙碱	β-bungarotoxin (β-BGT)　β- 环蛇毒素 (β- 银环蛇毒素)
bukittinggine　浆果乌桕碱	β1-bungarotoxin (β1-BGT)　β1- 环蛇毒素 (β1- 银环蛇毒素)
bulbinelonesides A, B　多花小球根草单苷 A、B	γ-bungarotoxin (γ-BGT)　γ- 环蛇毒素 (γ- 银环蛇毒素)
bulbocapnine　球紫堇碱 (空褐鳞碱、山延胡索宁碱)	bungarus fasciatus toxins A, B　金环蛇毒素 A、B
(+)-bulbocapnine-β-*N*-oxide　(+)- 球紫堇碱 -β-*N*- 氧化物 [(+)- 山延胡索宁碱 -β-*N*- 氧化物]	bungeanic acid　丝棉木酸
bulbocodins C, D　独蒜兰定 C、D	bungeanine　地丁紫堇碱
bulbocodioidins A ～ D　独蒜兰菲醌 A ～ D	bungein A　臭牡丹素 A
bulbocol　独蒜兰酚	bungeisides A ～ D　戟叶牛皮消苷 A ～ D
bulbodione　山延胡索醌碱	bungeolic acid　新塔花酸
bulbophyllanthrin　石豆兰菲素	bungesterol　臭牡丹甾醇
bulbophyllanthrone　石豆兰菲醌	bunginoside A　臭牡丹根苷 A
bulbophyllinoside　石豆兰苷	bungnates A, B　臭牡丹二萜酯 A、B
bulbophylols A, B　石豆兰酚甲 (石豆兰酚乙)	bungones A, B　臭牡丹酮 A、B
bulbophythrins A, B　石豆兰菲灵 A、B	buntanbismine　文旦双碱
bulgarsenine　侧茎橐吾碱	buntanine　文旦宁碱
bullacin　泡番荔枝素	buntanmine A　文旦明碱 A
bullanin　布拉宁	buntansins A ～ C　文旦辛素 A ～ C
bullatacin　泡番荔枝辛 (布拉它辛)	buphanamine　布蕃明
bullatacinone　泡番荔枝辛酮 (泡番荔枝酮、布拉它辛酮)	buphanidrine (distichine)　布蕃君 (非洲箭毒草林碱)
bullatalicin　泡番荔枝里素	buphanine　布蕃宁
bullatanocin (squamostatin C)　泡状番荔枝素 (多鳞番荔枝斯坦定 C)	buphanisine　布蕃星碱 (非洲箭毒草辛碱)
	buplerol　柴胡酚

bupleuonol	柴胡酮醇
bupleurogenin b	柴胡属苷元 b
bupleurosides Ⅰ～XⅢ	柴胡苷Ⅰ～XⅢ
bupleurotoxin	柴胡毒素
bupleurumol	柴胡醇
bupleurynol	柴胡炔醇
(+)-burchellin	(+)- 布氏玫香木素
burchellin	布氏玫香木素 (布尔乞灵)
burdock polysaccharide	牛蒡多糖
burmannaline	布满灵
burmannine	布满宁
burnt sugar (caramel)	焦糖
burrodin	驴豚草内酯素
(+)-bursanine	(+)- 布尔萨唐松草碱
bursehernin	裂榄脂素 (裂榄宁)
burselignan	裂榄木脂素
burselignan-9-*O*-α-L-arabinopyranoside	裂榄木脂素 -9-*O*-α-L- 吡喃阿拉伯糖苷
(+)-(8*S*, 7′*S*, 8′*S*)-burselignan-9′-*O*-α-L-rhamnoside	(+)-(8*S*, 7′*S*, 8′*S*)- 囊素 -9′-*O*-α-L- 鼠李糖苷
(+)-(8*S*, 7′*S*, 8′*S*)-burselignan-9′-*O*-β-D-glucopyranoside	(+)-(8*S*, 7′*S*, 8′*S*)- 囊素 -9′-*O*-β-D- 吡喃葡萄糖苷
burseran	裂榄素
burttinols A ～ D	布替刺桐醇 A ～ D
busaliol	柳叶柴胡醇
4, 5-but[1, 3]dienodibenzo[*a*, *d*][8]annulene	4, 5- 丁 [1, 3] 二烯桥二苯并 [*a*, *d*][8] 轮烯
4a, 9a-but[2]enoanthrance	4a, 9a- 丁 [2] 烯桥蒽
but-1, 2, 4-tricarbaldehyde	丁 -1, 2, 4- 三甲醛
but-1, 3-diol	丁 -1, 3- 二醇
2-(but-1, 3-diynyl)-5-(4-chloro-3-hydroxybut-1-ynyl) thiophene	2-(丁 -1, 3- 二炔基)-5-(4- 氯 -3- 羟丁炔 -1- 基) 噻吩
2-(but-1, 3-diynyl)-5-(but-3-en-1-ynyl) thiophene	2-(丁 -1, 3- 二炔基)-5-(丁 -3- 烯 -1- 炔基) 噻吩
but-1, 4-sultam	丁 -1, 4- 磺内酰胺
(4*R*, 5*S*, 6*E*, 8*Z*)-4-[(*E*)-but-1-enyl]-5-hydroxypentdec-6, 8-dienoic acid ethyl ester	(4*R*, 5*S*, 6*E*, 8*Z*)-4-[(*E*)- 丁 -1- 烯基]-5- 羟基十五碳 -6, 8- 二烯酸乙酯
but-2, 3-dihydroxy-2-*O*-(6-*O*-caffeoyl)-β-D-glucopyranoside	丁 -2, 3- 二羟基 -2-*O*-(6-*O*- 咖啡酰基)-β-D- 吡喃葡萄糖苷
but-2, 3-dihydroxy-2-*O*-β-D-glucopyranoside	丁 -2, 3- 二羟基 -2-*O*-β-D- 吡喃葡萄糖苷
but-2, 3-dihydroxy-3-*O*-monoglucoside	丁 -2, 3- 二羟基 -3-*O*- 单葡萄糖苷
cis-but-2-ene	顺式 - 丁 -2- 烯
trans-but-2-ene	反式 - 丁 -2- 烯
(20*S*)-6-*O*-[(*E*)-but-2-enoyl-(1 → 6)-β-D-glucopyranosyl] dammar-24-en-3β, 6α, 12β, 20-tetraol	(20*S*)-6-*O*-[(*E*)- 丁基 -2- 烯酰基 -(1 → 6)-β-D- 吡喃葡萄糖基] 达玛 -24- 烯 -3β, 6α, 12β, 20- 四醇
6-(but-2′-enylidene)-1, 5, 5-trimethyl cyclohex-1-ene	6-(2′- 亚丁烯基)-1, 5, 5- 三甲基环己 -1- 烯
6-(but-2-enylidene)-1, 5, 5-trimethyl cyclohex-1-ene	6-(2- 亚丁烯基)-1, 5, 5- 三甲基环己 -1- 烯
but-2-one	丁 -2- 酮
but-2-one selenosemicabazone	丁 -2- 酮硒代缩氨基脲
but-2-sulfinic acid	丁 -2- 亚磺酸
but-2-thione	丁 -2- 硫酮
5-(but-3-en-1-ynyl)-2, 2′-bithiophene	5-(丁 -3- 烯 -1- 炔)-2, 2′- 联噻吩
but-3-enyl glucosinolate	丁 -3- 烯基芥子油苷
5-(but-3-yn-1, 2-dihydroxy)-5′-hydroxymethyl-2, 2′-bithiophene	5-(丁 -3- 炔 -1, 2- 二羟基)-5′- 羟甲基 -2, 2′- 二噻吩
but-4-lactam	丁 -4- 内酰胺
but-4-lactim	丁 -4- 内亚氨酸
but-4-lactone	丁 -4- 内酯
butan-2-one-3-*O*-β-rutinoside	2- 丁酮 -3-*O*-β- 芸香糖苷
12-(butan-2-yl)-15-butyl triacontane	12-(丁 -2- 基)-15- 丁基三十烷
1-(butan-2-ylidene)selenosemicarbazide	1-(丁 -2- 亚基) 硒代氨基脲
butanal (butylaldehyde)	丁醛
butanal diethyl monothioacetal	丁醛二乙基单硫缩醛
butanal ethyl hemiacetal	丁醛乙基半缩醛
(2*R*, 3*R*)-2, 3-butandiol	(2*R*, 3*R*)- 丁二醇
(2-^{14}C)butane	(2-^{14}C) 丁烷
(2-^{14}C, 3-$^{2}H_1$)butane	(2-^{14}C, 3-$^{2}H_1$) 丁烷
(3-^{14}C, 2, 2-$^{2}H_2$)butane	(3-^{14}C, 2, 2-$^{2}H_2$) 丁烷
butane	丁烷
butanedioic acid (amber acid, succinic acid)	丁二酸 (琥珀酸)

butanedioic acid bis(2-methyl propyl) ester　丁二酸二异丁酯

1, 3-butanediol　1, 3- 丁二醇

1, 4-butanediol　1, 4- 丁二醇

2, 3-butanediol　2, 3- 丁二醇

2, 3-butanediol diacetate　2, 3- 丁二醇二乙酸酯

4-butanediol monoacrylate　4- 丁二醇丙烯酸酯

butanedioyl isocyanate isocyanide　丁二酰 (异氰酸酯) 异氰化物

1, 2, 4-butanetriol triacetate　1, 2, 4- 丁三醇三乙酸酯

butanimidic acid　丁亚氨酸 (丁氨亚基替酸)

butanoic acid (butyric acid)　丁酸

2-butanol　2- 丁醇

butanol (butyl alcohol)　丁醇

1-butanol (n-butanol)　1- 丁醇 (正丁醇)

sec-butanol (*sec*-butyl alcohol)　仲丁醇

2-butanol 3-methyl acetate　2- 丁醇 3- 甲基乙酯

1, 4-butanolide　1, 4- 丁内酯

n-butanol-*O*-β-D-fructopyranoside　正丁醇 -*O*-β-D- 吡喃果糖苷

n-butanol-β-D-fructoside　β-D- 果糖正丁醇苷

(19*R*)-*n*-butanoxy-5β, 19-epoxycucurbita-6, 23-dien-3β, 25-dihydroxy-3-*O*-β-glucopyranoside　(19*R*)- 正丁氧基 -5β, 19- 环氧葫芦 -6, 23- 二烯 -3β, 25- 二羟基 -3-*O*-β- 吡喃葡萄糖苷

1, 2, 3, 4-butantetraol (erythritol, *meso*-erythritol, erythrit)　1, 2, 3, 4- 丁四醇 (赤藓醇、内 - 赤藓醇、赤藓糖醇、赤藻糖醇)

butein (2′4′3, 4-tetrahydroxychalone)　紫铆花素 (紫铆酮、紫铆因、紫铆查耳酮、2′4′3, 4- 四羟基查耳酮)

butein-4′, 4-*O*-di-[2-*O*-(β-glucopyranosyl)-β-glucopyranoside]　紫铆花素 -4′, 4-*O*- 二 -[2-*O*-(β- 吡喃葡萄糖基)-β- 吡喃葡萄糖苷]

butein-4′-[6-*O*-(3-hydroxy-3-methyl glutaryl)-β-glucopyranoside]-4-*O*-β-glucopyranoside　紫铆花素 -4′-[6-*O*-(3- 羟基 -3- 甲基戊二酰)-β- 吡喃葡萄糖苷]-4-*O*-β- 吡喃葡萄糖苷

butein-4′-*O*-[2-*O*-(β-glucopyranosyl)-β-glucopyranoside]-4-*O*-β-glucopyranoside　紫铆花素 -4′-*O*-[2-*O*-(β- 吡喃葡萄糖基)-β- 吡喃葡萄糖苷]-4-*O*-β- 吡喃葡萄糖苷

butein-7-*O*-β-D-glucopyranoside　紫铆花素 -7-*O*-β-D- 吡喃葡萄糖苷

2-buten-1, 2, 4-tricarboxylic acid　2- 丁烯 -1, 2, 4- 三甲酸

5-(1-buten-1-yl)-2, 2′-bithiophene　5-(1- 丁烯基)-2, 2′- 联噻吩

5-(3-buten-1-ynyl)-2, 2′-bithienyl　5-(3- 丁烯 -1- 炔基)-2, 2′- 二噻吩基

5-(3-buten-1-ynyl)-2, 2′-bithienyl-5′-methyl acetate　5-(3- 丁烯 -1- 炔基)-2, 2′- 二噻吩基 -5′- 甲基乙酸酯

5-(3-buten-1-ynyl)-2, 2′-bithiophene　5-(3- 丁烯 -1- 炔基)-2, 2′- 联噻吩

2-(3-buten-1-ynyl)-5-(1, 3-pentadiynyl)thiophene　2-(3- 丁烯 -1- 炔基)-5-(1, 3- 戊二炔基) 噻吩

5-(3-buten-1-ynyl)-5′-ethoxymethyl-2, 2′-bithiophene　5-(3- 丁烯 -1- 炔基)-5′- 乙氧甲基 -2, 2′- 二联噻吩

5-(3-buten-1-ynyl)bithiophene　5-(3- 丁烯 -1- 炔基) 联噻吩

3-buten-2-ol　3- 丁烯 -2- 醇

3-buten-2-one　3- 丁烯 -2- 酮

2-butene diacid　2- 丁烯二酸

trans-butenedioic acid (fumaric acid, *trans*-butene diacid)　反式 - 丁烯二酸 (延胡索酸 , 富马酸)

cis-butenedioic acid (maleic acid)　顺式 - 丁烯二酸 (马来酸)

3-butenenitrile　3- 丁烯腈

butenolides 1, 2　丁烯内酯 1、2

2-butenyl benzene　2- 丁烯基苯

3-butenyl glucosinolate (gluconapin)　3- 丁烯基芥子油苷 (葡萄糖芜菁芥素、葡萄糖甘蓝型油菜素)

2-butenyl isothiocyanate　异硫氰酸 -2- 丁烯酯

3-butenyl isothiocyanate　异硫氰酸 -3- 丁烯酯

butesuperins A, B　艳紫铆素 A、B

buthotoxin　全蝎毒素

buthyl malic acid　苹果酸丁酯

butin　紫铆素 (紫铆亭)

butin-7-*O*-β-D-glucopyranoside　紫铆素 -7-*O*-β-D- 吡喃葡萄糖苷

butin-7-*O*-β-D-glucoside　紫铆素 -7-*O*-β-D- 葡萄糖苷

sec-butoxy　仲丁氧基

tert-butoxy　叔丁氧基

5β-butoxy-4α-hydroxy-3-methylene-α-pyrrolidinone　5β- 丁氧基 -4-α- 羟基 -3- 亚甲基 -α- 吡咯烷酮

6β-*n*-butoxy-7, 8-dehydropenstemonoside　6β- 正丁氧基 -7, 8- 脱氢钓钟柳诺苷

2-(butoxycarbonyl methyl)-3-butoxycarbonyl-2-hydroxy-3-propanolide　2-(丁氧基羰基甲基)-3-丁氧基羰基-2-羟基-3-丙内酯
2′-butoxyethyl coniferin　2′-丁氧乙基松柏苷
2-butoxyethyl linoleate　2-丁氧基亚油酸乙酯
6α-butoxygeniposide　6α-丁氧基京尼平苷
6β-butoxygeniposide　6β-丁氧基京尼平苷
5-butoxymethyl furaldehyde (5-butoxymethyl furfural)　5-丁氧甲基呋喃甲醛(5-丁氧甲基糠醛)
5-butoxymethyl furfural (5-butoxymethyl furaldehyde)　5-丁氧甲基糠醛(5-丁氧甲基呋喃甲醛)
1-butoxypentane　1-丁氧基戊烷
4-butoxyphenyl methanol　4-丁氧基苯甲醇
butoxysuccinic acid　丁氧基琥珀酸
butrin (isobutrin)　紫铆苷(紫矿春、异紫铆苷)
butropine　布托品
butyl (ethyl)methyl amine　丁基(乙基)甲基胺
butyl (ethyl)methyl azane　丁基(乙基)甲基氮烷
n-butyl 1-*O*-(*E*)-caffeoyl-3-*O*-(*Z*)-*p*-coumaroyl quinate　1-*O*-(*E*)-咖啡酰基-3-*O*-(*Z*)-对肉桂酰基奎宁酸正丁酯
n-butyl 1-*O*-(*E*)-caffeoyl-5-*O*-(*Z*)-caffeoyl quinate　1-*O*-(*E*)-咖啡酰基-5-*O*-(*Z*)-咖啡酰基奎宁酸正丁酯
n-butyl 1-*O*-α-L-rhamnopyranoside　1-*O*-α-L-鼠李糖正丁苷
n-butyl 2-ethyl butyl phthalate　2-乙丁基邻苯二甲酸正丁酯
butyl 2-methyl butanoate　2-甲基丁酸丁酯
butyl 2-pyrrolidone-5-carboxylate　2-吡咯烷酮-5-甲酸丁酯
butyl 3, 4, 5-trimethoxybenzoate　3, 4, 5-三甲氧基苯甲酸丁酯
butyl 3, 4, α-trihydroxyphenyl propionate　3, 4, α-三羟基苯丙酸丁酯
butyl 3, 4-dicaffeoyl quinate　3, 4-二咖啡酰基奎宁酸丁酯
n-butyl 3, 4-dihydroxybenzoate　3, 4-二羟基苯甲酸正丁酯
n-butyl 3, 4-dihydroxyphenyl lactate　3, 4-二羟基乳酸正丁酯
butyl 3, 4-di-*O*-caffeoyl quinate　3, 4-二-*O*-咖啡酰奎宁酸丁酯
n-butyl 3-*O*-(*E*)-caffeoyl quinate　3-*O*-(*E*)-咖啡酰基奎宁酸正丁酯
n-butyl 3-*O*-(*E*)-*p*-coumaroyl quinate　3-*O*-(*E*)-对香豆酰基奎宁酸正丁酯
butyl 3-*O*-caffeoyl quinate　3-*O*-咖啡酰奎宁酸丁酯
n-butyl 3-*O*-feruloyl quinate　3-*O*-阿魏酰基奎宁酸正丁酯
butyl 3-*O*-galloyl quinate　3-*O*-没食子酰基奎宁酸丁酯
butyl 4, 5-di-*O*-caffeoyl quinate　4, 5-二-*O*-咖啡酰基奎宁酸丁酯
n-butyl 4-hydroxybenzoate　4-羟基苯甲酸正丁酯
butyl 4-*O*-feruloyl quinate　4-*O*-阿魏酰奎宁酸丁酯
butyl 5-*O*-caffeoyl quinate　5-*O*-咖啡酰基奎宁酸丁酯
butyl 5-*O*-feruloyl quinate　5-*O*-阿魏酰奎宁酸丁酯
butyl 5-*O*-*p*-coumaroyl quinate　5-*O*-对香豆酰奎宁酸丁酯
butyl 5′-β-D-glucopyranosyloxyjasmonate　5′-β-D-吡喃葡萄糖氧基茉莉酮酸丁酯
butyl 9, 12-octadecadienoate　9, 12-二烯十八酸丁酯
1-butyl acetate　1-丁基乙酸酯
butyl acetate　乙酸丁酯
sec-butyl acetate　乙酸仲丁酯
butyl acrylate　丙烯酸丁酯
n-butyl alcohol　正丁醇
butyl alcohol (butanol)　丁醇
sec-butyl alcohol (*sec*-butanol)　仲丁醇
n-butyl aldehyde　正丁醛
n-butyl allophanate　脲基甲酸正丁酯
9′-butyl americanol A　9′-丁基美商陆酚 A
n-butyl angelate　当归酸正丁酯
butyl benzene　丁基苯
α-butyl benzenemethanol　α-丁基苯甲醇
butyl benzyl alcohol　丁基苯甲醇
butyl butanoate　丁酸丁酯
butyl caffeate　咖啡酸丁酯
n-butyl caffeate　咖啡酸正丁酯
butyl cinnamate　桂皮酸丁酯
butyl coniferin　丁基松柏苷
butyl cyclohexane　丁基环己烷
butyl cyclohexyl phthalate　丁基环己基邻苯二甲酸酯
3-*O*-(6′-butyl ester-β-D-glucuronopyranosyl)oleanolic acid-28-*O*-β-D-glucopyranoside　3-*O*-(6′-丁酯-β-D-吡喃葡萄糖醛酸基)齐墩果酸-28-*O*-β-D-吡喃葡萄糖苷

sec-butyl ethyl disulfide 仲丁乙基二硫化物

butyl ethyl sulfoxide 丁基乙基亚砜

butyl ethylene ether 丁基乙烯基醚

n-butyl ferulate 阿魏酸正丁酯

butyl formate 甲酸丁酯

butyl gallate 没食子酸丁酯

n-butyl gallate 没食子酸正丁酯

butyl ganoderate H 灵芝酸 H 丁酯

8α-butyl gardenosides A, B 8α- 丁基山栀子苷 A、B

n-butyl glucosinolate 正丁基芥子油苷

2-butyl hex-1-en-1-one 2- 丁基己 -1- 烯 -1- 酮

butyl hexadecanoate 十六酸正丁酯

butyl hexanoate 己酸丁酯

tert-butyl hydroxyanisole (butylated hydroxyanisole) 对叔丁基茴香醚 (叔丁对羟基茴香醚)

butyl hydroxytoluene 丁基羟甲苯 (丁羟基甲苯)

butyl isobutyl phthalate 邻苯二甲酸丁基异丁酯

n-butyl isobutyl phthalate 邻苯二甲酸正丁异丁酯

butyl isohexyl oxalate 草酸丁基异己酯

3-*n*-butyl isonishindaside 3- 正丁基异黄荆醚萜苷

butyl isothiocyanate 异硫氰酸丁酯

n-butyl isothiocyanate 异硫氰酸正丁酯

sec-butyl isothiocyanate 异硫氰酸仲丁酯

n-butyl isovalerate 异戊酸正丁酯

(2*R*)-butyl itaconic acid (2*R*)- 丁基亚甲基丁二酸

butyl lithium 丁基锂

n-butyl lucidenate A 赤芝酸 A 正丁基酯

n-butyl lucidenate N 赤芝酸 N 正丁基酯

butyl malonate 丙二酸丁酯

S-*n*-butyl methane thiosulfinate *S*- 正丁基甲烷硫代亚磺酸酯

2-butyl methyl disulfide 仲丁基甲基二硫醚

2-butyl methyl trisulfide 仲丁基甲基三硫醚

7-*O*-butyl morroniside 7-*O*- 丁基莫罗忍冬苷

(7*R*)-*n*-butyl morroniside (7*R*)- 正丁基莫罗忍冬苷

butyl myristate 十四酸丁基酯

n-butyl neochlorogenate 新绿原酸正丁酯

3-*n*-butyl nishindaside 3- 正丁基黄荆醚萜苷

(+)-(1*R*, 2*S*)-1-*O*-butyl nyasicoside (+)-(1*R*, 2*S*)-1-*O*- 丁基尼亚小金梅草苷

(–)-(1*R*, 2*S*)-1-*O*-butyl nyasicoside (–)-(1*R*, 2*S*)-1-*O*- 丁基尼亚小金梅草苷

butyl octadec-9, 12-dienoate 十八碳 -9, 12- 二烯酸丁酯

butyl octyl phthalate 邻苯二甲酸丁辛酯

butyl paederosidate 鸡屎藤苷酸丁酯

9-*O*-butyl paeonidanin 9-*O*- 丁基芍药单宁

butyl paraben (butyl *p*-hydroxybenzoate) 对羟基苯甲酸丁酯

butyl pentanoate 戊酸丁酯

2-butyl phenol 2- 丁基苯酚

3-butyl phenol 3- 丁基苯酚

butyl phthalate 邻苯二甲酸丁酯

3-butyl phthalide 3- 丁基苯酞

butyl phthalide 丁基苯酞

3-*n*-butyl phthalide 芹菜甲素 (3- 正丁基苯酞)

n-butyl phthalide 正丁基苯酞

butyl *p*-hydroxybenzoate (butyl paraben) 对羟基苯甲酸丁酯

n-butyl plamitate 棕榈酸正丁酯

butyl plumbagate 白花丹酸丁酯

sec-butyl propenyl disulfide 仲丁基丙烯基二硫化物

butyl propionate 丙酸丁酯

butyl quercetin-3-*O*-β-D-glucuronate 槲皮素 -3-*O*-β-D-葡萄糖醛酸正丁酯

butyl quinate 奎宁酸丁酯

butyl rosmarinate 迷迭香酸丁酯

cis-butyl rosmarinate 顺式 - 迷迭香酸丁酯

7-*O*-butyl secologanic acid 7-*O*- 丁基开环马钱子酸

n-butyl stearate 硬脂酸正丁酯

butyl tetradecanoate 十四酸丁酯

butyl tetradecyl phthalate 邻苯二甲酸丁基十四酯

n-butyl tetrahydrophthalide 正丁基四氢化苯酞

n-butyl tricosyl amide 正丁基二十三碳酰胺

n-butyl β-D-fructopyranoside β-D- 吡喃果糖正丁苷

6-*C*-butyl-(2*R*, 5*R*)-bis(hydroxymethyl)-(3*R*, 4*R*)-dihydroxypyrrolidine 6-*C*- 丁基 -(2*R*, 5*R*)- 双 (羟甲基)-(3*R*, 4*R*)- 二羟基吡咯烷

3-*O*-(6′-butyl)-β-D-glucopyranosyl oleanolic acid-28-*O*-β-D-glucopyranoside 3-*O*-(6′- 丁基)-β-D- 吡喃葡萄糖基齐墩果酸 -28-*O*-β-D- 吡喃葡萄糖苷

butyl-1, 2-phenyl bicyclo dicarboxylic acid 丁基 -1, 2-苯基双环二甲酸

6-*n*-butyl-1, 4-cycloheptadiene　6- 正丁基 -1, 4- 环庚二烯

7-butyl-15-enyl-6, 8-dihydroxy-(3*R*)-pent-11-enyl isochroman-1-one　7- 丁基 -15- 烯基 -6, 8- 二羟基 -(3*R*)- 戊 -11- 烯基异色原烷 -1- 酮

(*R*)-2-butyl-1-propenyl disulfide　(*R*)- 仲丁基 -1- 丙烯基二硫醚

1-butyl-2-ethyl cyclobutane　1- 丁基 -2- 乙基环丁烷

butyl-2-ethyl hexyl phthalate　邻苯二甲酸丁基 -2- 乙基己基酯

2-butyl-2-octenal　2- 丁基 -2- 辛烯醛

3-*n*-butyl-3, 6, 7-trihydroxy-4, 5, 6, 7-tetrahydrophthalide　3- 正丁基 -3, 6, 7- 三羟基 -4, 5, 6, 7- 四氢苯酞

3-*n*-butyl-3-hydroxy-4, 5, 6, 7-tetrahydro-6, 7-dihydroxyphthalide　3- 正丁基 -3- 羟基 -4, 5, 6, 7- 四氢 -6, 7- 二羟基苯酞

2-butyl-3-methyl pyrazine　2- 丁基 -3- 甲基吡嗪

2-butyl-3-methyl thioallyl disulfide　2- 丁基 -3- 甲硫烯丙基二硫醚

(5-butyl-3-oxo-2, 3-dihydrofuran-2-yl)acetic acid　(5- 丁基 -3- 氧亚基 -2, 3- 二氢呋喃 -2- 基) 乙酸

2-(5-butyl-3-oxo-2, 3-dihydrofuran-2-yl)acetic acid　2-(5- 丁基 -3- 氧亚基 -2, 3- 二氢呋喃) 乙酸

3-butyl-4, 5, 6, 7-tetrahydro-3α, 6β, 7β-trihydroxy-1(3*H*)-isobenzofuranone　3- 丁基 -4, 5, 6, 7- 四氢 -3α, 6β, 7β- 三羟基 -1(3*H*)- 异苯并呋喃酮

(3*S*)-3-butyl-4, 5-dihydrophthalide　(3*S*)-3- 丁基 -4, 5- 二氢苯酞

3-butyl-4, 5-dihydrophthalide　3- 丁基 -4, 5- 二氢苯酞

2-butyl-4-hexyl octahydro-1*H*-indene　2- 丁基 -4- 己基八氢 -1*H*- 茚

(3*S*)-3-butyl-4-hydroxyphthalide (chuangxinol)　(3*S*)-3- 丁基 -4- 羟基苯酞 (川芎醇、川芎酚)

7-butyl-6, 8-dihydroxy-(3*R*)-pent-11-enyl isochroman-1-one　7- 丁基 -6, 8- 二羟基 -(3*R*)- 戊 -11- 烯基异色原烷 -1- 酮

7-butyl-6, 8-dihydroxy-(3*R*)-pentyl isochroman-1-one　7- 丁基 -6, 8- 二羟基 -(3*R*)- 戊基异色原烷 -1- 酮

3-butyl-7-hydroxyphthalide　3- 丁基 -7- 羟基苯酞

butylaldehyde (butanal)　丁醛

butylated hydroxyanisole (tert-butyl hydroxyanisole)　叔丁对羟基茴香醚 (对叔丁基茴香醚)

butyl-D-ribuloside　丁基 -D- 核酮糖苷

9-*n*-butyl-guaiacyl glycerol　9- 正丁基愈创木基丙三醇

(*E*)-(6*R*, 7*S*)-3-butyliden-4, 5-dihydro-6, 7-dihydroxyphthalide　(*E*)-(6*R*, 7*S*)-3- 亚丁基 -4, 5- 二氢 -6, 7- 二羟基苯酞

3-butyliden-4, 5-dihydrophthalide　3- 亚丁基 -4, 5- 二氢苯酞 (3- 亚丁基 -4, 5- 二氢酞内酯)

3-butyliden-7-hydroxyphthalide　3- 亚丁基 -7- 羟基苯酞 (川芎内酯酚)

(*Z*)-*n*-butyliden-7-hydroxyphthalide　(*Z*)- 正亚丁基 -7- 羟基苯酞

butylidene cyclohexane　亚丁基环己烷

14(27)-butylidene phthalide　14(27)- 亚丁基苯酞

3-butylidene phthalide　3- 亚丁基苯酞 (3- 亚丁基酞内酯)

butylidene phthalide　亚丁基苯酞

n-butylidene phthalide　正亚丁基苯酞 (正亚丁基酞内酯)

3-butylidenephthalide　3- 丁烯基苯酞

9-*n*-butyl-isoguaiacyl glycerol　9- 正丁基异愈创木基丙三醇

(*S*)-butyl-L-cysteine　(*S*)- 丁基 -L- 半胱氨酸

1-butyloxy-4, 5, 7-trihydroxy-6-hydroxymethyl-2-oxabicyclo[4.1.0]heptane (officinalisin)　1- 丁氧基 -4, 5, 7- 三羟基 -6- 羟甲基 -2- 氧杂双环 [4.1.0] 庚烷 (巴戟天素)

9-*O*-butyloxypaeonidanin　9-*O*- 丁基氧化芍药单宁

4-*O*-butyloxypaeoniflorin　4-*O*- 丁基氧基芍药苷

sec-butyl-*trans*-1-butenyl disulfide　仲丁基 - 反式 -1- 丁烯基二硫化物

sec-butyl-*trans*-2-butenyl disulfide　仲丁基 - 反式 -2- 丁烯基二硫化物

n-butyl-α-D-fructofuranoside　α-D- 呋喃果糖正丁苷

n-butyl-α-D-fructopyranoside　α-D- 吡喃果糖正丁苷

butyl-α-D-glucopyranoside　α-D- 吡喃葡萄糖丁苷

butyl-β-D-fructofuranoside　β-D- 呋喃果糖丁苷

n-butyl-β-D-fructofuranoside　β-*D*- 呋喃果糖正丁苷

1-*n*-butyl-β-D-fructopyranoside　1- 正丁基 -β-D- 吡喃果糖苷

3-*O*-(6′-*O*-butyl-β-D-glucuronopyranosyl)oleanolic acid-28-*O*-β-D-glucopyranosyl ester　3-*O*-(6′-*O*- 丁基 -β-D- 吡喃葡萄糖醛酸基) 齐墩果酸 -28-*O*-β-D- 吡喃葡萄糖酯

2-(butyn-2-ylidene)-Δ^3-dihydrofuran[5-spiro-2′]tetrahydrofuran　2-(2- 亚丁炔基)-Δ^3- 二氢呋喃 [5- 螺 -2′] 四氢呋喃

butyric acid (butanoic acid)　丁酸

γ-butyrobetaine　γ- 丁酰甜菜碱

butyrolactone　丁内酯

γ-butyrolactone　γ- 丁内酯

butyrospermol　丁酰鲸鱼醇

butyrospermyl acetate　丁酰鲸鱼醇乙酸酯

butyryl cyanide　丁酰氰化物

butyryl mallotochromanol　丁酰基梧桐色原醇

butyryl mallotochromene　丁酰野梧桐色烯

butyryl mallotojaponin　丁酰基野梧桐素

butyryl mallotolerin　丁酰基梧桐素

butyryl shikonin　丁酰紫草素

3β-*n*-butyryloxy-1-oxomeliac-8(14)-enic acid methyl ester　3β- 正丁酰氧基 -1- 氧亚基楝 -8(14)- 烯酸甲酯

(–)-buxakashmiramine　(–)- 黄杨喀什米尔胺

buxalphine　黄杨芬

buxaltine H　黄杨尔亭 H

buxamines E, F　黄杨碱 (黄杨明、黄杨胺碱) E、F

buxaminol E　黄杨米醇 (黄杨醇碱、黄杨胺醇碱) E

buxandonine　黄杨刀宁

buxandrine　黄杨君

buxanidone　黄杨尼酮

buxanine　黄杨撒宁

buxarine　黄杨撒任

buxasamarine　黄杨萨马碱

buxatine　黄杨撒亭

buxazidine B　黄杨兹定 B

buxazine　黄杨增

buxbodines A ～ E　雀舌黄杨碱 A ～ E

buxdeltine　黄杨德亭

buxene　黄杨烯

buxenine G　黄杨协宁 G

buxepidine　黄杨匹定

buxeridine　黄杨日定

buxetine　黄杨亭

buxidine　黄杨定

buxifoliadines A ～ H　酒饼簕定 A ～ H

buxitrienine C　黄杨三宁 C

buxmicrophylline A　黄杨木定 A

buxocyclamine A　黄杨环胺 A

buxoxybenzamine　黄杨苯甲酰胺

buxpiine (cyclomicrobuxeine)　环小叶黄杨碱

buxpine　黄杨品 (黄杨匹碱)

buxpsine　黄杨森

buxtauine M　黄杨酮碱 (黄杨叨碱) M

buxus base　黄杨属碱

byakangelicin　白当归素 (比克白芷素)

byakangelicin ethoxide　比克白芷素乙醚

byakangelicin hydrate　白当归素水合物 (水合白当归素)

byakangelicol　白当归脑 (白当归醇、比克白芷内酯)

byzantionosides A, B　绵毛水苏苷 (拜占庭水苏香堇苷、绵毛水苏香堇苷) A、B

C_{10}-epichlorophyll　C_{10}- 表叶绿素

C_{17}-obtusilactone dimer　C_{17}- 三桠乌药内酯二聚体

C_{19}-obtusilactone dimer　C_{19}- 三桠乌药内酯二聚体

C_8 fungal polyacetylenes　C_8 真菌聚乙炔

(–)-caaverine　(–)- 鹅掌楸宁碱

caaverine (1-hydroxy-2-methoxynoraporphine)　山矾碱 (鹅掌楸宁碱、1- 羟基 -2- 甲氧基去甲阿朴啡)

cabenoside D　黑卡贝卡苷 D

caboxine A　卡博西碱 A

cabralealactone　拟西洋杉内酯 (南美楝内酯)

cabralealactone-3-acetate　拟西洋杉内酯 -3- 乙酸酯

cabralealactone-3-acetate-24-methyl ether　拟西洋杉内酯 -3- 乙酸酯 -24- 甲醚

cabreuvin　卡布留文

cabudine　卡布定

cacalohastin　山尖子素

cacalol　蟹甲草洛酚

cacalolide　山尖菜内酯

cacalone　蟹甲草酮

cacalonol　蟹甲草酚

cachinesides Ⅰ～Ⅴ　凌霄苷 Ⅰ～Ⅴ

cachinol　凌霄醇

cacticin (isorhamnetin-3-*O*-galactoside)　仙人掌乳苷 (异鼠李素 -3-*O*- 半乳糖苷)

cactin　仙人掌素

cadabicine　无叶木碱

cadabicine-26-*O*-β-D-glucoside hydroghloride　盐酸无叶木碱 -26-*O*-β-D- 葡萄糖苷

cadabine (stachydrine)　水苏碱

(–)-cadala-1, 4, 9-triene　(–)- 卡达烷 -1, 4, 9- 三烯

cadala-1, 4-diene　卡达二烯 -1, 4

1, 4-cadaladiene　1, 4- 卡达二烯	Δ-cadinol　Δ- 杜松醇
cadalen-15-oic acid　卡达烯 -15- 酸	τ-cadinol　τ- 杜松醇
1, 3, 8-cadalene　1, 3, 8- 卡达三烯	T-cadinol　T- 杜松醇
1, 8-cadalene　1, 8- 卡达烯 (1, 8- 杜松萘)	cadintriene　杜松三烯
cadalene (cadalin, 4-isopropyl-1, 6-dimethyl naphthalene)　杜松萘 (卡达烯、4- 异丙基 -1, 6- 二甲萘)	cadiyenol　积雪草炔醇
cadalin (cadalene, 4-isopropyl-1, 6-dimethyl naphthalene)　卡达烯 (杜松萘、4- 异丙基 -1, 6- 二甲萘)	caeruleosides A ～ C　蓝果忍冬苷 A ～ C
cadambagenic acid　团花酸	caeruleotoxin　蓝环蛇毒素
cadambine　团花碱 (卡丹宾、卡丹宾碱)	caerulin　雨蛙肽
cadaverine (1, 5-amylene diamine, 1, 5-pentanediamine)　尸胺 (1, 5- 戊二胺)	caeruline　蓝翠雀素 (蓝翠雀灵)
cadensins A ～ G　密花卡瑞藤黄素 A ～ G	caesaldecan　十瓣云实素
5, 10(15)-cadien-4-ol　5, 10(15)- 荜澄茄二烯 -4- 醇	caesaldecape C　云实子萜 C
cadin-1(10), 4-diene　杜松 -1(10), 4- 二烯	caesaldekarins A ～ L　大云实灵 A ～ L
cadin-1(10), 6, 8-triene　杜松 -1(10), 6, 8- 三烯	caesaljapins A ～ C　日本云实素 A ～ C
cadin-1, 3, 5-triene　杜松 -1, 3, 5- 三烯	caesalmins A ～ G　喙荚云实素 (南蛇勒素) A ～ G
cadin-1, 4-diene　杜松 -1, 4- 二烯	caesalpin　云实素 (云实品)
cadin-3, 9-diene　杜松 -3, 9- 二烯	α-caesalpin　α- 云实素
(–)-cadin-4, 10(15)-dien-11-oic acid　(–)- 杜松 -4, 10(15)- 二烯 -11- 酸	ε-caesalpin　ε- 云实素
cadin-4, 10(15)-dien-3-one　杜松 -4, 10(15)- 二烯 -3- 酮	caesalpinianone　云实酮
cadin-9, 11(12)-diene　杜松 -9, 11(12)- 二烯	caesalpinilinn　云实尼灵
cadinane　杜松烷	caesalpinines A ～ C　云实碱 A ～ C
(–)-β-cadinene　(–)-β- 杜松烯	caesalpinins A ～ P, MA ～ MQ　云实宁 A ～ P、MA ～ MQ
2-cadinene　2- 杜松烯	caesalpinistas A, B　华南云实萜素 A、B
cadinene　杜松烯 (杜松萜烯)	caesalpinolide A　云实内酯 A
α-cadinene　α- 杜松烯	caesanines A ～ D　苏木宁碱 A ～ D
β1-cadinene　β1- 杜松烯	caespitol (cespitol)　簇凹顶藻醇
β-cadinene　β- 杜松烯	cafesterol (cafestol)　咖啡醇
γ-cadinene　γ- 杜松烯	cafestol (cafesterol)　咖啡醇
Δ-cadinene　Δ- 杜松烯	caffearine (trigonelline, gynesine, *N*-methyl nicotinic acid betaine)　胡芦巴碱 (*N*- 甲基烟酸甜菜碱盐)
ε-cadinene　ε- 杜松烯	(*E*)-caffeic acid　(*E*)- 咖啡酸
τ-cadinene　τ- 杜松烯	*cis*-caffeic acid　顺式 - 咖啡酸
D-cadinene　D- 杜松烯	*trans*-caffeic acid　反式 - 咖啡酸
L-cadinene　L- 杜松烯	caffeic acid (3, 4-dihydroxycinnamic acid)　咖啡酸 (3, 4- 二羟基桂皮酸)
cadinenol　杜松烯醇	caffeic acid anhydride　脱水咖啡酸
cadinol　杜松醇	caffeic acid dimethyl ether　咖啡酸二甲醚
α-cadinol　α- 杜松醇	caffeic acid phenethyl ester (phenethyl caffeate)　咖啡酸苯乙酯
γ-cadinol　γ- 杜松醇	caffeic acid sugar esters A, B　咖啡酸糖酯 A、B

caffeic acid-3, 4-diglucoside 咖啡酸 -3, 4- 二葡萄糖苷

caffeic acid-3-methyl ether [(*E*)-ferulic acid, 3-*O*-methyl caffeic acid] 咖啡酸 -3- 甲基醚 [(*E*)- 阿魏酸、3-*O*-甲基咖啡酸]

caffeic acid-3-*O*-glucoside 咖啡酸 -3-*O*- 葡萄糖苷

caffeic acid-3-*O*-β-D-glucopyranoside 咖啡酸 -3-*O*-β-D- 吡喃葡萄糖苷

trans-caffeic acid-3-*O*-β-D-glucopyranoside 反式 - 咖啡酸 -3-*O*-β-D- 吡喃葡萄糖苷

(*E*)-caffeic acid-4-*O*-β-D-glucopyranoside (*E*)- 咖啡酸 -4-*O*-β-D- 吡喃葡萄糖苷

caffeic acid-4-*O*-β-D-glucopyranoside 咖啡酸 -4-*O*-β-D- 吡喃葡萄糖苷

caffeic acid-4-*O*-β-D-glucoside 咖啡酸 -4-*O*-β-D- 葡萄糖苷

caffeic acid-β-D-glucosyl ester 咖啡酸 -β-D- 葡萄糖酯

caffeic acid-β-D-gluside 咖啡酸 -β-D- 糖精

caffeic amide-4-*O*-β-D-glucopyranoside 咖啡酰胺 -4-*O*-β-D- 吡喃葡萄糖苷

caffeine (coffeinum, guaranine) 咖啡因 (咖啡碱)

trans-caffeoyl 反式 - 咖啡酰基

6′-*O*-caffeoyl acteoside 6′-*O*- 咖啡酰毛蕊花糖苷

2-*O*-caffeoyl arbutin 2-*O*- 咖啡酰基熊果苷

6′-*O*-caffeoyl arbutin 6′-*O*- 咖啡酰基熊果苷

6-*O*-*trans*-caffeoyl asystasioside E 6-*O*- 反式 - 咖啡酰基十万错苷 E

caffeoyl calleryanin 咖啡酰基鹿梨苷

caffeoyl cyanin 咖啡酰基矢车菊色素苷

27-*O*-*trans*-caffeoyl cylicodiscic acid 27-*O*- 反式 - 咖啡酰圆盘豆酸

10-*O*-caffeoyl deacetyl daphylloside 10-*O*- 咖啡酰去乙酰交让木苷

6-*O*-*trans*-caffeoyl decinnamoyl globularimin 6-*O*- 反式 - 咖啡酰基去桂皮酰球花明苷

caffeoyl diferuloyl quinic acid 咖啡酰二阿魏酰奎宁酸

6′-*O*-caffeoyl erigeroside 多舌飞蓬苷 (6′-*O*- 咖啡酰飞蓬苷)

1-caffeoyl galactose-6-sulphate 1- 咖啡酰半乳糖 -6-硫酯酯

2′-*O*-*trans*-caffeoyl gardoside 2′-*O*- 反式 - 咖啡酰栀子酮苷

6-*O*-*trans*-caffeoyl gluconic acid 6-*O*- 反式 - 咖啡酰葡萄糖酸

caffeoyl glucose 咖啡酰葡萄糖

1-*O*-caffeoyl glucoside 1-*O*- 咖啡酰基葡萄糖苷

4-*O*-caffeoyl glucoside 4-*O*- 咖啡酰基葡萄糖苷

caffeoyl glucoside 咖啡酰葡萄糖苷

1-*O*-caffeoyl glyceride 1-*O*- 咖啡酰基甘油酯

caffeoyl glycerol 咖啡酰甘油

caffeoyl glycolic acid methyl ester 咖啡酰羟基乙酸甲酯

6″-*O*-caffeoyl harpagide 6″-*O*- 咖啡酰哈巴苷 (6″-*O*-咖啡酰钩果草吉苷、6″-*O*- 咖啡酰哈帕苷)

caffeoyl hexaric acid 咖啡酰基己糖二酸

caffeoyl hexoses Ⅰ, Ⅱ 咖啡酰己糖Ⅰ、Ⅱ

caffeoyl hexoside 咖啡酰己糖苷

L-*O*-caffeoyl homoserine L-*O*- 咖啡酰高丝氨酸

2-*O*-caffeoyl isocitric acid 2-*O*- 咖啡酰异柠檬酸

(+)-9′-*O*-caffeoyl lariciresinol ester (+)-9′-*O*- 咖啡酰基落叶松脂素酯

4′-caffeoyl luteolin-6-glucopyranoside 4′- 咖啡酰基木犀草素 -6- 吡喃葡萄糖苷

(–)-(*E*)-caffeoyl malic acid (–)-(*E*)- 咖啡酰基苹果酸

caffeoyl malic acid 咖啡酰基苹果酸

caffeoyl malonyl cyanin 咖啡酰基丙二酰基矢车菊色素苷

2-caffeoyl methyl-3-hydroxy-1-buten-4-*O*-β-D-glucopyranoside 2- 咖啡酰甲基 -3- 羟基 -1- 丁烯 -4-*O*-β-D- 吡喃葡萄糖苷

N-*trans*-caffeoyl octopamine *N*- 反式 - 咖啡酰章胺 (*N*- 反式 - 咖啡酰去甲辛弗林)

6-*O*-caffeoyl phlinoside A 6-*O*- 咖啡酰狭叶糙苏苷 A

13-*O*-caffeoyl plumieride 13-*O*- 咖啡酰鸡蛋花苷

caffeoyl plumieride 咖啡酰鸡蛋花苷

N-caffeoyl putrescine *N*- 咖啡酰氧基腐胺

(–)-5-caffeoyl quinic acid (–)-5- 咖啡酰基奎宁酸

1-caffeoyl quinic acid 1- 咖啡酰奎宁酸

1-*O*-caffeoyl quinic acid 1-*O*- 咖啡酰基奎宁酸

3-*O*-(*E*)-caffeoyl quinic acid 3-*O*-(*E*)- 咖啡酰基奎宁酸

4-caffeoyl quinic acid 4- 咖啡酰奎宁酸

5-caffeoyl quinic acid 5- 咖啡酰基奎宁酸

caffeoyl quinic acid 咖啡酰奎宁酸

cis-3-*O*-caffeoyl quinic acid 顺式 -3-*O*- 咖啡酰奎宁酸

cis-4-*O*-caffeoyl quinic acid 顺式 -4-*O*- 咖啡酰奎宁酸

cis-5-*O*-caffeoyl quinic acid 顺式 -5-*O*- 咖啡酰奎宁酸

5-*cis*-caffeoyl quinic acid　5- 顺式 - 咖啡酰奎宁酸

trans-3-*O*-caffeoyl quinic acid　反式 -3-*O*- 咖啡酰基奎宁酸

trans-4-*O*-caffeoyl quinic acid　反式 -4-*O*- 咖啡酰基奎宁酸

trans-5-*O*-caffeoyl quinic acid　反式 -5-*O*- 咖啡酰基奎宁酸

3-caffeoyl quinic acid (chlorogenic acid, caffeotamic acid)　3- 咖啡酰奎宁酸 (绿原酸、咖啡鞣酸、咖啡单宁酸)

4-*O*-caffeoyl quinic acid (cryptochlorogenic acid)　4-*O*- 咖啡酰奎宁酸 (隐绿原酸)

3-*O*-caffeoyl quinic acid (heriguard)　3-*O*- 咖啡酰基奎宁酸 (3-*O*- 咖啡酰奎宁酸)

5-*O*-caffeoyl quinic acid (neochlorogenic acid)　5-*O*- 咖啡酰基奎宁酸 (新绿原酸)

3-*O*-caffeoyl quinic acid methyl ester　3-*O*- 咖啡酰奎尼酸甲酯

10-*O*-caffeoyl scandoside methyl ester　10-*O*- 咖啡酰鸡屎藤次苷甲酯

3-*O*-caffeoyl shikimic acid　3-*O*- 咖啡酰基莽草酸

5-*O*-caffeoyl shikimic acid　5-*O*- 咖啡酰基莽草酸

caffeoyl shikimic acid　咖啡酰莽草酸

5-*trans*-caffeoyl shikimic acid　5- 反式 - 咖啡酰莽草酸

O-caffeoyl shikimic acid I　*O*- 咖啡酰莽草酸 I

caffeoyl tartaric acid　咖啡酰酒石酸

caffeoyl tartaric acid dimethyl ester　咖啡酰酒石酸二甲酯

caffeoyl tartaric acid monomethyl ester　咖啡酰酒石酸单甲酯

caffeoyl tartronic acid　咖啡酰亚酒石酸 (咖啡酰丙醇二酸)

caffeoyl tartronic acid dimethyl ester　咖啡酰羟基丙二酸二甲酯

caffeoyl tartronic acid monomethyl ester　咖啡酰羟基丙二酸单甲酯

cis-*N*-caffeoyl tyramine　顺式 -*N*- 咖啡酰酪胺

N-*cis*-caffeoyl tyramine　*N*- 顺式 - 咖啡酰酪胺

N-*trans*-caffeoyl tyramine　*N*- 反式 - 咖啡酰酪胺

N-*trans*-*p*-caffeoyl tyramine　*N*- 反式 - 对咖啡酰酪胺

trans-*N*-caffeoyl tyramine　反式 -*N*- 咖啡酰酪胺

2-(2′-*O*-*trans*-caffeoyl)-*C*-β-D-glucopyranosyl-1, 3, 6, 7-tetrahydroxyxanthone　2-(2′-*O*- 反式 - 咖啡酰基)-*C*-β-D- 吡喃葡萄糖基 -1, 3, 6, 7- 四羟基屾酮

6′-*O*-(*trans*-caffeoyl)deacetyl asperulosidic acid methyl ester　6′-*O*-(反式 - 咖啡酰基) 去乙酰车叶草酸甲酯

10-*O*-(*trans*-caffeoyl)geniposidic acid　10-*O*-(反式 - 咖啡酰基) 京尼平苷酸

2-*O*-(*trans*-caffeoyl)glucaric acid　2-*O*-(反式 - 咖啡酰基) 葡萄糖二酸

2-*O*-(*trans*-caffeoyl)glyceric acid　2-*O*-(反式 - 咖啡酰基) 甘油酸

6-*O*-α-L-(2″-*O*-caffeoyl)rhamnopyranosyl catalpol　6-*O*-α-L-(2″-*O*- 咖啡酰基) 吡喃鼠李糖基梓醇

6-*O*-α-L-(3″-*O*-caffeoyl)rhamnopyranosyl catalpol　6-*O*-α-L-(3″-*O*- 咖啡酰基) 吡喃鼠李糖基梓醇

6-*O*-[α-L-(4″-caffeoyl)rhamnopyranosyl]catalpol　6-*O*-[α-L-(4″- 咖啡酰基) 吡喃鼠李糖基] 梓醇

6-*O*-[α-L-(2″-*trans*-caffeoyl)rhamnopyranosyl]catalpol　6-*O*-[α-L-(2″- 反式 - 咖啡酰基) 吡喃鼠李糖基] 梓醇

6-*O*-[α-L-(3″-*trans*-caffeoyl)rhamnopyranosyl]catalpol　6-*O*-[α-L-(3″- 反式 - 咖啡酰基) 吡喃鼠李糖基] 梓醇

3-*O*-[(*trans*)-caffeoyl]glucaric acid　3-*O*-[(反式)- 咖啡酰基] 葡糖二酸

6′-*O*-[(*E*)-caffeoyl]rengyosides A, B　6′-*O*-[(*E*)- 咖啡酰基] 任骨苷 A、B

3′-*O*-[8″-(*Z*)-caffeoyl]rosmarinic acid　3′-*O*-[8″-(*Z*)- 咖啡酰基] 迷迭香酸

rel-(1*S*, 2*S*, 3*S*, 4*R*, 6*R*)-6′-*O*-caffeoyl-1, 6-epoxy-menthane-2, 3-dihydroxy-3-*O*-β-D-glucopyranoside　相对 -(1*S*, 2*S*, 3*S*, 4*R*, 6*R*)-6′-*O*- 咖啡酰基 -1, 6- 环氧薄荷 -2, 3- 二羟基 -3-*O*-β-D- 吡喃葡萄糖苷

2(3*S*)-12-*O*-caffeoyl-12-hydroxylauric acid glyceride　2(3*S*)-12-*O*- 咖啡酰 -12- 羟基月桂酸甘油酯

(3*E*, 23*E*)-3-caffeoyl-23-coumaroyl hederagenin　(3*E*, 23*E*)-3- 咖啡酰基 -23- 香豆酰常春藤皂苷元

2-*O*-caffeoyl-2-*C*-methyl-D-erythronic acid　2-*O*- 咖啡酰基 -2-*C*- 甲基 -D- 赤酮酸

2-*O*-caffeoyl-2-*C*-methyl-D-erythronic acid methyl ester　2-*O*- 咖啡酰基 -2-*C*- 甲基 -D- 赤酮酸甲酯

3-*O*-caffeoyl-2-methyl-D-erythrono-1, 4-lactone　3-*O*- 咖啡酰基 -2- 甲基 -D- 赤藓糖酸 -1, 4- 内酯

5-*O*-caffeoyl-3-*O*-sinapoyl quinic acid methyl ester　5-*O*- 咖啡酰基 -3-*O*- 芥子酰奎宁酸甲酯

5-*O*-caffeoyl-4-methyl quinic acid　5-*O*- 咖啡酰基 -4- 甲基奎宁酸

3-*O*-caffeoyl-4-*O*-sinapoyl quinic acid　3-*O*- 咖啡酰基 -4-*O*- 芥子酰奎宁酸

5-*O*-caffeoyl-4-*O*-sinapoyl quinic acid　5-*O*- 咖啡酰基 -4-*O*- 芥子酰奎宁酸

3-*O*-caffeoyl-4-*O*-sinapoyl quinic acid methyl ester　3-*O*- 咖啡酰基 -4-*O*- 芥子酰奎宁酸甲酯

5-*O*-caffeoyl-4-*O*-sinapoyl quinic acid methyl ester　5-*O*- 咖啡酰基 -4-*O*- 芥子酰奎宁酸甲酯

3-*O*-caffeoyl-5-*O*-sinapoyl quinic acid methyl ester　3-*O*- 咖啡酰基 -5-*O*- 芥子酰奎宁酸甲酯

1′-*O*-caffeoyl-6′-*O*-galloyl-β-D-glucopyranoside　1′-*O*- 咖啡酰基 -6′-*O*- 没食子酰基 -β-D- 吡喃葡萄糖苷

10-*O*-*trans*-caffeoyl-6α-hydroxygeniposide　10-*O*- 反式 - 咖啡酰基 -6α- 羟基京尼平苷

6′-*O*-caffeoyl-8-acetyl harpagide　6′-*O*- 咖啡酰 -8- 乙酰哈巴苷 (6′-*O*- 咖啡酰 -8- 乙酰钩果草吉苷、6′-*O*- 咖啡酰基 -8- 乙酰哈帕俄苷)

2′-*O*-(*E*)-caffeoyl-8α-hydroxy-11α, 13-dihydro-3β-*O*-β-D-glucozaluzanin C　2′-*O*-(*E*)- 咖啡酰基 -8α- 羟基 -11α, 13- 二氢 -3β-*O*-β-D- 葡萄糖基中美菊素 C

6-*O*-caffeoyl-D-glucopyranose　6-*O*- 咖啡酰 -D- 吡喃葡萄糖

6-*O*-caffeoyl-D-glucose　6-*O*- 咖啡酰基 -D- 葡萄糖

3-caffeoyl-D-quinic acid　3- 咖啡酰基 -D- 奎宁酸

4-*O*-caffeoyl-D-quinic acid　4-*O*- 咖啡酰 -D- 奎宁酸

4-*O*-caffeoyl-L-threonic acid　4-*O*- 咖啡酰基 -L- 苏糖酸

O-caffeoyl-*O*-*p*-(*E*)-coumaroyl-β-D-glucopyranoside　*O*- 咖啡酰基 -*O*-*p*-(*E*)- 香豆酰基 -β-D- 吡喃葡萄糖苷

9-caffeoyloxy hexadecanol　9- 咖啡酰氧基十六醇

3β-[(*E*)-caffeoyloxy]-D:C-friedoolean-7, 9(11)-dien-29-oic acid　3β-[(*E*)- 咖啡酰氧基]-D:C- 无羁齐墩果 -7, 9(11)- 二烯 -29- 酸

cis-3β-caffeoyloxy-2α-hydroxyurs-12-en-28-oic acid　顺式 -3β- 咖啡酰基氧 -2α- 羟基熊果 -12- 烯 -28- 酸

trans-3β-caffeoyloxy-2α-hydroxyurs-12-en-28-oic acid　反式 -3β- 咖啡酰氧基 -2α- 羟基熊果 -12- 烯 -28- 酸

6′-*O*-caffeoyl-*p*-hydroxyacetophenone-4-*O*-β-D-glucopyranoside　6′-*O*- 咖啡酰基对羟基苯乙酮 -4-*O*-β-D- 吡喃葡萄糖苷

3-*O*-caffeoyl-α-glucopyranose　3-*O*- 咖啡酰基 -α- 葡萄糖酯

6-*O*-caffeoyl-α-glucose　6-*O*- 咖啡酰基 -α- 葡萄糖

1-*O*-caffeoyl-β-D-apiofuranosyl-(1 → 6)-β-D-glucopyranoside　1-*O*- 咖啡酰基 -β-D- 芹糖呋喃糖基 -(1 → 6)-β-D- 吡喃葡萄糖苷

6-*O*-caffeoyl-β-D-fructofuranosyl-(2 → 1)-α-D-glucopyranoside　6-*O*- 咖啡酰 -β-D- 呋喃果糖基 -(2 → 1)-α-D- 吡喃葡萄糖苷

1-*O*-(*E*)-caffeoyl-β-D-gentiobiose　1-*O*-(*E*)- 咖啡酰基 -β-D- 龙胆二糖

1-*O*-(*E*)-caffeoyl-β-D-glucopyranoside　1-*O*-(*E*)- 咖啡酰基 -β-D- 吡喃葡萄糖苷

1-*O*-caffeoyl-β-D-glucopyranoside　1-*O*- 咖啡酰基 -β-D- 吡喃葡萄糖苷

rel-(1*S*, 2*S*, 3*S*, 4*R*, 6*R*)-3-*O*-(6-*O*-caffeoyl-β-D-glucopyranosyl)-1, 6-epoxymenth-2, 3-diol　相对 -(1*S*, 2*S*, 3*S*, 4*R*, 6*R*)-3-*O*-(6-*O*- 咖啡酰基 -β-D- 吡喃葡萄糖基)-1, 6- 环氧薄荷 -2, 3- 二醇

1-*O*-caffeoyl-β-*D*-glucose　1-*O*- 咖啡酰基 -β-D- 葡萄糖

caffeoyl-β-D-glucoside ester　咖啡酰基 -β-D- 葡萄糖酯苷

3-*O*-caffeoyl-β-glucopyranose　3-*O*- 咖啡酰基 -β- 葡萄糖酯

6-*O*-caffeoyl-β-glucose　6-*O*- 咖啡酰基 -β- 葡萄糖

trans-caftaric acid　反式 - 咖啡酰酒石酸 (反式 - 单咖啡酰酒石酸)

cagayanin　台湾肉豆蔻脂素

cajaflavanone　木豆黄烷酮

cajanin　木豆异黄酮 (木豆素)

cajanine (cajaninstilbene acid)　木豆芪酸

cajaninol　木豆醇

cajaninstilbene acid (cajanine)　木豆芪酸

cajanol　木豆酚 (木豆异黄烷酮醇)

cajanolactone A　木豆内酯 A

cajeputol (1, 8-cineole, eucalyptol, cineole)　桉油醇 (1, 8- 桉叶素、桉树脑、桉叶素、桉油精)

cajinin　卡亚宁

calabacine　葫芦辛

calabatine　葫芦亭

calabaxanthone　卡拉巴红厚壳吅酮 (咖拉巴吅酮)

calabricosides A, B　卡拉布里恶臭草苷 A、B

calacone　白菖酮

calacorene　白菖考烯 (去二氢菖蒲烯)

α-calacorene　α- 白菖考烯 (α- 二去氢菖蒲烯)

γ-calacorene　γ- 白菖考烯 (γ- 二去氢菖蒲烯)

calactin　卡拉亭

calad-1, 4, 9-triene　卡拉达三烯

calafatimine　黄杨小檗明碱

calaliukiuenoside　琉球虾脊兰苷

calamendiol 菖蒲烯二醇 (菖蒲二醇、水菖蒲二醇)

calamene 菖蒲烯

(–)-calamenene (–)- 脱氢白菖蒲烯

calamenene 脱氢白菖蒲烯

(1*S*)-*cis*-calamenene (1*S*)- 顺式 - 脱氢白菖蒲烯

calamenone 菖蒲醇酮

calamensesquiterpenone 水菖蒲倍半萜

calamensesquiterpinenol 菖蒲倍半萜醇

calamine 炉甘石

calamistrins A ～ G 刺果紫玉盘素 A ～ G

calamonic acid 菖蒲酸

calamus 菖蒲萜烯

calamusenone 菖蒲烯酮

(1*R*, 4*R*, 10*S*)-calamusin Ⅰ (1*R*, 4*R*, 10*S*)- 白藤素 Ⅰ

(1*S*, 4*S*, 10*R*)-calamusin Ⅰ (1*S*, 4*S*, 10*R*)- 白藤素 Ⅰ

calamusins A ～ I 白藤素 A ～ I

calanolides A ～ C, E_2 绵毛胡桐内酯 (绵毛红厚壳内酯) A ～ C, E_2

calanthoside 虾脊兰苷

calaphenanthrenol 虾脊兰菲酚

calarene 白菖烯

calarenol 白菖烯醇

calaustralin 南方红厚壳素 (澳红厚壳素)

calaxin 卡拉西内酯

calcamenene 白菖蒲烯

calceolarioside B (3, 4-dihydroxyphenethyl alcohol-6-*O*-caffeoyl-β-D-glucoside) 木通苯乙醇苷 (荷苞花苷 B、克莱瑞苷 B、3, 4- 二羟基苯乙醇 -6-*O*- 咖啡酰基 -β-D- 葡萄糖苷)

calceolariosides A ～ E 木通苯乙醇苷 (蒲包花苷、荷苞花苷、蒲包花酯苷、克莱瑞苷) A ～ E

calcicolin 灰岩香茶菜素

calcifediol 骨化二醇

calciferol 钙化醇

calcium 2-oxoglutarate 酮戊二酸钙

calcium acetate 乙酸钙

calcium aspartate 天冬氨酸钙

calcium borate (calcium pyroborate) 硼酸钙

calcium bornyl sulfate 硫酸龙脑钙

calcium borogluconate (calcium diborogluconate) 硼葡萄糖酸钙

calcium camphorsulfonate 樟磺酸钙

calcium carbonate 碳酸钙

calcium carboxymethyl cellulose (carmellose calcium) 羧甲纤维素钙

calcium citrate 柠檬酸钙

calcium diacetate 二乙酸钙

calcium diborogluconate (calcium borogluconate) 硼葡萄糖酸钙

calcium fluoride 氟化钙

calcium gluconate 葡萄糖酸钙

calcium hydrogen phosphate 磷酸氢钙

calcium hydroxide 氢氧化钙

calcium lactate 乳酸钙

calcium lysinate 赖氨酸钙

calcium malate 苹果酸钙

calcium maleate 马来酸钙

calcium manganate 锰酸钙

calcium oxalate 草酸钙

calcium pantothenate 泛酸钙

calcium phosphate 磷酸钙

calcium pyroborate (calcium borate) 硼酸钙

calcium rosmarinate 迷迭香酸钙盐

calcium saccharin 糖精钙

calcium sorbate 山梨酸钙

calcium sulfate 硫酸钙 (石膏)

calcium tartrate 酒石酸钙

calcium urate 尿酸钙

calcoside D 驴蹄草苷 D

caldaphnidines G ～ R 牛耳枫定碱 G ～ R

calebassine B 葫芦箭毒素 B

calebassinine 葫芦碱

calebin-A 卡勒宾 -A

(±)-caledol (±)- 喀里多尼亚胡桐醇

caledonixanthones C ～ F 喀里多尼亚胡桐屾酮 C ～ F

calendasaponins A ～ D 金盏花皂苷 A ～ D

calendin 金盏菊花素

calendoflaside 金盏菊黄酮双鼠李糖苷

calendoflavobioside Ⅲ 去甲金盏菊黄酮苷 Ⅲ

calendoflavoside (isorhamnetin-3-*O*-neohesperidoside) 金盏菊黄酮苷 (异鼠李素 -3-*O*- 鼠李糖苷)

calenduladiol 金盏菊二醇	calophymembranols A ～ C 薄叶红厚壳酚 A ～ C
calendulадiol-3β-*O*-palmitate 棕榈酸金盏菊二醇酯	calophymembransides A, B 薄叶红厚壳酚苷 A、B
calendulaglycoside *C*-6′-*O*-7-butyl ester 金盏菊糖苷 *C*-6′-*O*-7- 丁酯	calophynic acids (inophylloidic acids) A_1 ～ A_3, B_1, B_2 红厚壳尼酸 (红厚壳酸、红厚壳酮酸、琼崖海棠酮酸) A_1 ～ A_3、B_1、B_2
calendulaglycosides A ～ C 金盏花糖苷 A ～ C	calopiptin 腺齿木脂素
calendulosides A ～ H 金盏花苷 A ～ H	calopogonium isoflavone A 毛蔓豆异黄酮 A
calerene 水菖蒲烯	calopolyanic acid 滇南红厚壳酸
calistegin B_2 凯利斯碱 B_2	calopolyanolides A ～ D 滇南红厚壳内酯 A ～ D
calleryanin 鹿梨苷	calotropagenin 牛角瓜苷元 (卡罗托苷元)
callianthaside A 美花鹿蹄草萜苷 A	calotropin 牛角瓜苷 (卡罗托苷)
callianthones A, B 美花鹿蹄草酮 A、B	calotropoleanyl ester 热原油酸酯
callicarpone 紫珠酮素 (紫珠草酮)	caloxanthones A ～ I 胡桐叫酮 (红厚壳叫酮) A ～ I
callicarposide A 广东紫珠苷 A	calpurnine (oroboidine, 13-hydroxylupanine-2-pyrrole-carboxylate) 狭翼荚豆碱 (2- 吡咯甲酸 -13- 羟基羽扇烷宁酯)
callichiline 丽边木碱	calsalpins J ～ P 苏木苦素 J ～ P
callicladol 美枝凹顶藻醇	calthaxanthin 驴蹄草黄素
calligonidine 沙拐枣定	caltholide 驴蹄草内酯
calligonine 小拐枣宁碱	calucanthoside 伞形花内酯苷 (夏蜡梅苷)
calligonum bases 6, 7 沙拐枣属碱 6、7	calvacin 马勃菌素
callipenes A ～ C 广东紫珠烯萜 A ～ C	calvain 马勃粘蛋白
callistephin 翠菊苷	calvasterols A, B 马勃甾醇 A、B
callistephin chloride 氯化翠菊苷	calvasterone 马勃甾酮
calliterpenone 大叶紫珠萜酮	calvatic acid (calvatinic acid) 马勃菌酸 (马勃酸)
calliterpenone monoacetate 大叶紫珠萜酮单乙酸酯	calvatinic acid (calvatic acid) 马勃菌酸 (马勃酸)
callose 愈创木葡聚糖	calycanthidine 蜡梅定
callosin 禾叶兰素	(+)-calycanthine (+)- 蜡梅碱 [(+)- 洋蜡梅碱、(+)- 夏蜡梅碱]
calocin 卡罗星苷	calycanthine 腊梅碱
calocinin 卡罗星宁苷	D-calycanthine D- 蜡梅碱
calocoumarins A ～ C 红厚壳香豆素 A ～ C	calycicine A 牛耳枫辛碱 A
calodendrolide 美木芸香内酯	calycine 楷勒碱 (牛耳枫新碱)
caloflavans A, B 喀麦隆黄烷 A、B	calycinine 卡来克碱
calomel (mercurous chloride) 甘汞 (氯化亚汞)	calycinoxanthones A ～ D 萼状金丝桃叫酮 (显萼金丝桃叫酮) A ～ D
calonyctin A 月光花素 A	calycinumines A, B 牛耳枫明碱 A、B
calonysterone 月光花甾酮 (卡诺甾酮)	calyciphyllines A ～ P 牛耳枫林碱 A ～ P
calonysterone-β-sitosterol 月光花甾酮 -β- 谷甾醇	calycopteretin 卡来可酮
calophyllic acid 红厚壳脂酸	calycopterin 萼翅藤素
calophyllin B [guanandin, 6-(3, 3-dimethyl allyl)-1, 5-dihydroxyxanthone] 红厚壳素 B [巴西红厚壳定、6-(3, 3- 二甲烯丙基)-1, 5- 二羟基叫酮]	calycopterone 萼翅藤酮
calophyllolide 红厚壳烯酮内酯	
calophyllumins A ～ C 红厚壳咕酮 A ～ C	

calycosin 毛蕊异黄酮
calycosin-7-*O*-β-D-glucopyranoside 毛蕊异黄酮 -7-*O*-β-D- 吡喃葡萄糖苷
calycosin-7-*O*-β-D-glucoside 毛蕊异黄酮 -7-*O*-β-D- 葡萄糖苷 (毛蕊异黄酮苷、毛蕊异黄酮葡萄糖苷)
calycosin-7-*O*-β-D-glucoside-6″-*O*-malonate 毛蕊异黄酮 -7-*O*-β-D- 葡萄糖苷 -6″-*O*- 丙二酸酯
calycosin-*O*-hexoside 毛蕊异黄酮 -*O*- 己糖苷
calycotamine 萼卷豆胺
D-calycotomine D- 萼卷豆碱
DL-calycotomine DL- 萼卷豆碱
calydaphninone 牛耳枫酮
calyflorenones A ～ C 多花萼翅藤酮 A ～ C
calyptoside 桉酚苷
calystegines A_3 ～ A_7, B_1 ～ B_4, C_1, C_2, N_1 打碗花碱 A_3 ～ A_7、B_1 ～ B_4、C_1、C_2、N_1
calyxanthone 毛果翼核果屾酮
calyxins A ～ L 草蔻素 A ～ L
camaldulenic acid 脱氢山楂酸
camaldulensic acid 钝盖赤桉酸
camaldulenside 桉叶苷 (赤桉苷)
camaldulin 赤桉素
camangeloyl acid 马缨丹酰酸
camaracinic acid 马樱尼酸
camaradienone 马缨丹烯酮
camaranoic acid 马缨丹诺酸
camaric acid 卡马拉酸
camaridin 马缨丹啶
camarilic acid 马缨利酸
camarinic acid 马缨丹利尼酸 (乙酰马缨丹酸)
camarinin 卡马拉酮素
camarolic acid 卡马罗酸
camaroside 马缨丹黄酮苷
camaryolic acid 马缨丹氧酸
cambodianol 柬埔寨龙血树醇
cambogin 柬埔寨藤黄素
camboginol 柬埔寨藤黄醇
camelinin 亚麻荠素
camellendionol 山茶二酮醇
camellenodiol 山茶酮二醇
camellia sapogenol 山茶皂醇
camelliagenins A ～ E 山茶皂苷元 A ～ E
camellianins A, B 山茶黄酮苷 A、B
camellianoside 山茶诺苷
camelliasaponins (tsubakisaponins) Aa, B_1, B_2, C_1, C_2 山茶皂苷 Aa、B_1、B_2、C_1、C_2
camelliasides A ～ C 山茶苷 A ～ C
camelliatannins A ～ H 红山茶鞣质 (山茶单宁) A ～ H
camellidins Ⅰ, Ⅱ 山茶定 Ⅰ、Ⅱ
camelliins A, B 山茶鞣质 A、B
camellins A ～ C 山茶糖苷 A ～ C
camellioferin A 油茶素 A
camelliosides A ～ F 山茶萜苷 A ～ F
camelliquercetisides A ～ D 茶树槲皮苷 A ～ D
camellisins A ～ C 山茶萜素 (茶树素) A ～ C
cammaconine 卡马乌头原碱
(–)-camoensidine (–)- 卡氏豆定碱
camoensine 卡氏豆碱
camolol (kamolol) 羽脉阿魏醇
camolone (kamolone) 羽脉阿魏酮
campanuloside 风铃草苷
campenoside Ⅰ 凌霄诺苷 (紫葳苷) Ⅰ
campesenin (rutarin) 芸香扔 (芸香素、芸香呋喃香豆醇葡萄糖苷)
campest-5-en-3β-hydroxy-7-one 菜油甾 -5- 烯 -3β- 羟基 -7- 酮
(3β, 5α, 22*E*, 24*S*)-campest-7, 22-dien-3-*O*-β-D-glucopyranoside (3β, 5α, 22*E*, 24*S*)- 菜油烷甾 -7, 22- 二烯 -3-*O*-β-D- 吡喃葡萄糖苷
campestanol 菜油烷甾醇
4-campesten-3-one 4- 菜油甾烯 -3- 酮
7-campestenol 7- 菜油甾烯醇
campesterol 菜油甾醇 (芸苔甾醇)
Δ^7-campesterol (7-ergostenol) Δ^7- 菜油甾醇 (7- 麦角甾烯醇)
campesterol-3-*O*-β-D-(6-*O*-oleyl)glucopyranoside 菜油甾醇 -3-*O*-β-D-(6-*O*- 油酸) 吡喃葡萄糖苷
campesterol-3-*O*-β-D-(6-*O*-palmityl)glucopyranoside 菜油甾醇 -3-*O*-β-D-(6-*O*- 棕榈酰基) 吡喃葡萄糖苷
campesterol-3-*O*-β-D-glucopyranoside 菜油甾醇 -3-*O*-β-D- 吡喃葡萄糖苷
campesteryl ferulate 菜油甾醇阿魏酸酯
campesteryl glucoside 菜油甾醇葡萄糖苷

campesteryl palmitate　菜油甾醇棕榈酸酯
campesteryl-3-*O*-β-D-glucoside　菜油甾醇-3-*O*-β-D-葡萄糖苷
campesteryl-*O*-β-D-glucoside-6′-palmitate　菜油甾醇-*O*-β-D-葡萄糖苷-6′-棕榈酸酯
campestrine　野千里光碱
camphamedrine (camphotone, cardenyl)　樟磺麻黄碱
camphane　樟烷
endo-2-camphanol (camphol linderol, endo-2-bornanol, borneol)　内-2-莰烷醇(莰乌药醇、内-2-龙脑烷醇、龙脑)
camphenal (oxocamphor, apoxocamphor, apocamphor-aldehyde)　樟脑醛
(+)-camphene　(+)-莰烯
1, 4-camphene　1, 4-樟烯
camphene　樟烯(莰烯)
α-camphene　α-樟烯
camphene hydrate　水合樟烯
camphenilone　莰尼酮
(2*S*, 3*R*, 6*R*, 7*S*)-campheren-10-en-2-ol　(2*S*, 3*R*, 6*R*, 7*S*)-樟树-10-烯-2-醇
campherenol　樟烯醇
campherenone　樟烯酮
camphol linderol (borneol, endo-2-bornanol, endo-2-camphanol)　莰乌药醇(龙脑、内-2-龙脑烷醇、内-2-莰烷醇)
γ-campholene aldehyde　γ-龙脑烯醛
(+)-campholenol-10-*O*-β-D-apiofuranosyl-(1 → 6)-β-D-glucopyranoside　(+)-龙脑烯醇-10-*O*-β-D-呋喃芹糖基-(1 → 6)-β-D-吡喃葡萄糖苷
(+)-campholenol-10-*O*-β-D-glucopyranoside　(+)-龙脑烯醇-10-*O*-β-D-吡喃葡萄糖苷
(–)-camphor　(–)-樟脑
(+)-camphor　(+)-樟脑
(1*S*)-(–)-camphor　(1*S*)-(–)-樟脑
D-camphor　D-樟脑
DL-camphor　DL-樟脑
L-camphor　L-樟脑
camphor (bornan-2-one)　樟脑(莰酮、莰烷-2-酮)
camphor sulfonate　樟磺酸盐
α-camphorene　α-樟脑烯
camphorene　樟脑烯
γ-camphorene　γ-樟脑烯
camphoric acid　樟脑酸
D-(+)-camphoric acid　D-(+)-樟脑酸
camphoric anhydride　樟脑酸酐
camphorin　克木毒蛋白
camphoronic acid　分解樟脑酸
camphorsulfonic acid　樟磺酸
camphotone (camphamedrine, cardenyl)　樟磺麻黄碱
campneosides Ⅰ, Ⅱ　紫葳新苷(凌霄花苷)Ⅰ、Ⅱ
campsiketalin　凌霄缩酮素
campsinol　凌霄西醇
campsione　凌霄酮
campsiside　凌霄西苷
camptacumanine　喜树宁碱(喜树曼因碱)
camptacumothine　喜树矛因碱
camptacumotine　喜树亭碱
camptobisin　过山蕨素
camptothecine (camptothecin)　喜树碱
camptothins A, B　喜树鞣质(旱莲木素)A、B
camsibriside A　过山蕨苷 A
canadensene　加拿大紫杉烷
L-canadine　L-加拿大白毛茛碱(L-氢化小檗碱、L-坎那定)
(–)-canadine　(–)-加拿大白毛茛碱
canadine (tetrahydroberberine, xanthopuccine)　加拿大白毛茛碱(氢化小檗碱、四氢小檗碱、白毛茛定、坎那定)
canadine methochloride　甲氯化加拿大白毛茛碱(甲氯化坎那定)
(–)-β-canadine methohydroxide　(–)-β-加拿大白毛茛碱甲羟化物[(–)-β-白毛茛定甲羟化物]
canaline　刀豆酸(副刀豆氨酸)
L-canaline　L-副刀豆氨酸
cananodine　依兰定碱
canarigenin-3-*O*-α-L-rhamnopyranosyl-(1 → 5)-*O*-β-D-xylofuranoside　加那利苷元-3-*O*-α-L-吡喃鼠李糖基-(1 → 5)-*O*-β-D-呋喃木糖苷
canarionic acid　橘黄色素
canarone　橄榄酮
canaropyranose　吡喃加那利毛地黄糖
canatoxin　刀豆毒素

canavalia gibberellins Ⅰ, Ⅱ　刀豆赤霉素Ⅰ、Ⅱ
canavalia gladiata agglutinin　刀豆凝集素
canavalin　刀豆素
canavalioside　刀豆萜苷
canavalmine　刀豆四胺 (刀豆胺)
L-canavanine　L- 刀豆氨酸
canavanine　刀豆宁碱 (刀豆氨酸)
L-canavanine sulfate　L- 硫酸刀豆氨酸
candelabrone　灯架鼠尾草次酮
candelabrone-12-methyl ether　灯架鼠尾草次酮 -12- 甲醚
candelabroquinone　灯架鼠尾草次醌
candenatenin A　弯枝黄檀宁 A
candesalvolactone　灯架鼠尾草内酯
candesalvone B　灯架鼠尾草酮 B
candesalvone B methyl ester　灯架鼠尾草酮 B 甲酯
candesalvoquinone　灯架鼠尾草醌
candibirins A ～ H　白亮独活二聚素 A ～ H
candicanin　白亮独活素
candicanoside A　夏风信子苷 A
candicine　白栝楼碱 (麦芽毒素、白毛花柱碱、坎狄辛)
N-candicine　*N*- 坎狄辛
candicine chloride　氯化白栝楼碱
candicopimaric acid　白亮独活海松酸
candidalactone　白色包叶木内酯
candidamides A, B　葱兰酰胺 A、B
candidone　短萼灰毛豆酮
candidoside A　单条草苷甲
candimine　卡定明碱
candinols A ～ C　白亮独活酚 A ～ C
candinosides A ～ D　白亮独活苷 A ～ D
canditetrarins A, B　白亮独活四聚素 A、B
canditririns A ～ E　白亮独活三聚素 A ～ E
candletoxin A　坎得毒素 A
candol B　白毒马草醇 B
caneine　刀豆碱
canellal　白桂皮醛
canembine　坎内宾
canescein　灰毛糖芥强心苷
canesceol　灰毛糖芥醇

cangoronine　坎高罗宁酸
cangorosins A, B　坎高罗新 A、B
canin　加拿蒿宁 (卡宁)
caniojane　大齿麻疯树烷
cannabichromene　大麻环萜酚 (大麻色烯、大麻色原烯)
cannabichromenic acid　大麻色烯酸 (大麻色酸)
cannabichromeorcin　大麻色烯苔黑素
cannabichromeorcinic acid　大麻色烯苔黑酸
cannabichromevarinic acid　次大麻色酚酸
cannabicitran　大麻二吡喃环烷
cannabicoumaronone　大麻香豆酮
cannabicyclol　大麻环酚
cannabidigerovarinic acid　次大麻萜二酚酸
cannabidihydrophenanthrene　美人蕉对二氢菲
cannabidiol　大麻二酚
cannabidiolic acid　大麻二酚酸 (大麻二醇酸)
cannabidivarin　次大麻二酚
cannabidivarinic acid　次大麻二酚酸
trans-cannabifolactone A　反式 - 麻叶千里光内酯 A
cannabifolins A ～ F　牡荆三萜 (牡荆叶素) A ～ F
cannabigerol　大麻萜酚
cannabigerolic acid　大麻萜酚酸
cannabiglendol　大麻环醚萜酚
cannabilignin　牡荆叶脂素
cannabine　大麻碱
cannabinodiol　大麻联苯二酚
cannabinol　大麻酚
cannabinolic acid　大麻酚酸
cannabinone　大麻酮
cannabiorcichromenic acid　大麻苔黑色烯酸
cannabiorcicyclolic acid　大麻苔黑环酸
cannabiscetin (myricetin, 3, 5, 7, 3′, 4′, 5′-hexahydroxyflavone)　杨梅黄酮 (杨梅树皮素、杨梅素、杨梅黄素、3, 5, 7, 3′, 4′, 5′- 六羟基黄酮)
cannabiscitrin　大麻槿素 (大麻苷)
cis-cannabisin E　顺式 - 大麻素 E
cannabisins A ～ G　大麻素 (大麻酰胺) A ～ G
cannabispirenone　大麻螺烯酮
β-cannabispirol　β- 大麻螺醇
cannabispirol acetate　大麻螺醇乙酸酯

C

cannabispirone 大麻螺酮

cannabitriol 二羟基大麻酚

cannabivarichromene 次大麻色烯

cannabivarin 次大麻酚

cannaclerodanolide 大麻叶佩兰克罗内酯

cannigenin [(25*R*)-5α-spirost-1β, 3α-ol] 勘尼皂苷元 [(25*R*)-5α- 螺甾 -1β, 3α- 醇]

canniprene 大麻异戊烯

cannogenin 坎纳苷元

cannogenin α-L-thevetoside (encordin, peruvoside) 坎纳苷元 α-L- 黄花夹竹桃糖苷 (黄夹次苷甲、黄花夹竹桃次苷甲)

cannogenin-α-L-rhamnoside 坎纳苷元 -α-L- 鼠李糖苷

cannogenol-3-*O*-6′-deoxy-β-D-alloside-α-L-rhamnoside 坎纳醇 -3-*O*-6′- 脱氧 -β-D- 阿洛糖苷 -α-L- 鼠李糖苷

cannogenol-3-*O*-6′-deoxy-β-D-alloside-β-D-glucoside 坎纳醇 -3-*O*-6′- 脱氧 -β-D- 阿洛糖苷 -β-D- 葡萄糖苷

cannogenol-3-*O*-α-L-rhamnoside 坎纳醇 -3-*O*-α-L- 鼠李糖苷

cannogenol-3-*O*-β-D-allomethyloside 坎纳醇 -3-*O*-β-D- 甲基阿洛糖苷

cannogenol-3-*O*-β-D-galactopyranosyl-(1 → 4)-*O*-α-L-rhamnopyranoside 坎纳醇 -3-*O*-β-D- 吡喃半乳糖基 -(1 → 4)-*O*-α-L- 吡喃鼠李糖苷

canophyllal 海棠果醛

canophyllic acid 海棠果酸

canophyllol 海棠果醇

cantalasaponin-1 马盖麻皂苷 -1

cantharidin 斑蝥素

canthaxanthin 角黄素 (裸藻酮、鸡油菌黄质)

canthin-16-one-14-butanoic acid 铁屎米 -16- 酮 -14- 丁酸

canthin-6-one (canthinone) 铁屎米 -6- 酮 (铁屎米酮)

canthin-6-one-1-*O*-[2-β-D-apiofuranosyl-6-*O*-(3-hydroxy-3-methyl glutaroyl)]-β-D-glucopyranoside 铁屎米 -6- 酮 -1-*O*-[2-β-D- 芹糖基 -6-*O*-(3- 羟基 -3- 甲基戊二酰)]-β-D- 吡喃葡萄糖苷

canthin-6-one-1-*O*-[6-*O*-(3-hydroxy-3-methyl glutaroyl)]-β-D-glucopyranoside 铁屎米 -6- 酮 -1-*O*-[6-*O*-(3- 羟基 -3- 甲基戊二酰)]-β-D- 吡喃葡萄糖苷

canthin-6-one-1-*O*-β-D-apiofuranosyl-(1 → 2)-β-D-glucopyranoside 铁屎米 -6- 酮 -1-*O*-β-D- 芹糖基 -(1 → 2)-β-D- 吡喃葡萄糖苷

canthinone (canthin-6-one) 铁屎米酮 (铁屎米 -6- 酮)

canthiumine 鱼骨木碱

canthosides A ～ D 鱼骨木苷 A ～ D

cantleyine 茶茱萸碱 (香茶茱萸碱、坎特莱因碱)

cantleyoside 茶茱萸苷

cantonienol 粤蛇葡萄醇

cantoniensistriol 广东相思子三醇

canusesnols A ～ J 辣椒倍半萜醇 A ～ J

canvincine 卡文辛

caohuosides A ～ E 朝藿苷 A ～ E

capauridine 咖坡定 (咖坡定碱、金紫堇定)

capaurimine 咖坡明碱 (金紫堇明碱)

capaurine 金紫堇碱 (咖坡林、咖坡任碱)

(–)-capaurine (–)- 金紫堇碱

1-capaurine 1- 金紫堇碱

L-capaurine L- 金紫堇碱

capaurine methyl ether 金紫堇碱甲醚

capensolactone 1 好望角中柱楝内酯 1

capillanol 茵陈炔醇

capillaridins A ～ H 茵陈定 A ～ H

capillarin 茵陈素

capillarisin 茵陈色原酮

capillarol 茵陈酚

capillartemisins A, B 茵陈蒿酸 (茵陈香豆酸) A、B

capillene 茵陈二烯

capillin 茵陈二炔酮

capilliplactone 香草内酯

capillipnin 细梗香草素 (香草素)

capilliposides A ～ M, Ⅰ, Ⅱ 细梗香草皂苷 (细梗香草苷) A ～ M、Ⅰ、Ⅱ

capillone 茵陈烯酮

capitasterone 头花杯苋甾酮 (头花蒽草甾酮)

capitatin Ⅰ 头花杜鹃素Ⅰ

(–)-capnoidine (–)- 咖诺定

capnoidine [(–)-adlumidine] 咖诺定 [(–)- 山缘草定碱]

capnolactone 烟叶芹内酯

cappaprenols 12 ～ 14 山柑异戊烯醇 12 ～ 14

capparidisine 老鼠瓜辛

capparilosides A, B 老鼠瓜苷 A、B

capparis base 山柑属碱

capraldehyde (decanal, caprinic aldehyde, decyl aldehyde) 癸醛

caprariolides A, B 山羊草内酯 A、B

caprarioside 羊玄参苷

n-capric acid 正癸酸

capric acid (decanoic acid, decylic acid) 羊腊酸 (癸酸)

caprinic aldehyde (decanal, capraldehyde, decyl aldehyde) 癸醛

n-caproic acid 正己酸

caproic acid (hexanoic acid, hexoic acid, hexylic acid) 羊油酸 (己酸)

caprolactam 己内酰胺

caprylic acid (octylic acid, octanoic acid) 羊脂酸 (辛酸)

capsaicine (capsaicin, styptysat) 辣椒碱 (辣椒素)

capsaicin-β-D-glucopyranoside 辣椒素 -β-D- 吡喃葡萄糖苷

capsanthin 辣椒红素 (辣椒红、辣椒质)

capsanthin dilaurate 辣椒红素双月桂酸酯

capsanthin dimyristate 辣椒红素二肉豆蔻酸酯

capsanthin dipalmitate 辣椒红素二棕榈酸酯

(3*R*, 3′*S*, 5′*R*)-capsanthin ester (3*R*, 3′*S*, 5′*R*)- 辣椒红酯

capsanthin laurate 辣椒红素月桂酸酯

capsanthin laurate myristate 辣椒红素月桂酸酯肉豆蔻酸酯

capsanthin laurate palmitate 辣椒红素月桂酸酯棕榈酸酯

capsanthin myristate 辣椒红素肉豆蔻酸酯

capsanthin myristate palmitate 辣椒红素肉豆蔻酸酯棕榈酸酯

capsanthin palmitate 辣椒红素棕榈酸酯

capsanthin-3, 6-epoxide 辣椒红素 -3, 6- 环氧化物

capsanthin-5, 6-epoxide 辣椒红素 -5, 6- 环氧化物

capsanthone 辣椒酮

capsanthone-3, 6-epoxide 辣椒酮 -3, 6- 环氧化物

capsianosides Ⅱ, Ⅲ 辣椒萜苷 Ⅱ、Ⅲ

capsianosides A ～ H 辣椒萜苷 A ～ H

capsiansides C ～ I 菜椒苷 C ～ I

capsiate 辣椒素酯

capsicastrine 珊瑚豆碱 (野海椒苷)

capsicoside V methyl ester 辣椒苷 V 甲酯

capsicosides A_1 ～ A_3, B_1 ～ B_3, C_1 ～ C_3, E_1, E 辣椒苷 A_1 ～ A_3、B_1 ～ B_3、C_1 ～ C_3、E_1、E

capsicosins D_1, E_1 辣椒新苷 D_1、E_1

capsicuoside A 辣椒黄酮苷 A

capsidiol 辣椒二醇 (椒二醇)

capsimine 珊瑚豆胺

capsimine-3-*O*-β-D-glucoside 珊瑚豆胺 -3-*O*-β-D- 葡萄糖苷

capsin 园果黄麻苷

capsorubin 辣椒玉红素

(3*S*, 5*R*, 3′*S*, 5′*R*)-capsorubin ester (3*S*, 5*R*, 3′*S*, 5′*R*)- 辣椒玉红素酯

apo-12′-capsorubinal 离 -12′- 辣椒玉红素醛

apo-8′capsorubinal 离 -8′- 辣椒玉红素醛

capsugenin 园果黄麻苷元

capsugenin-30-*O*-β-glucopyranoside 园果黄麻苷元 -30-*O*-β- 吡喃葡萄糖苷

capsular polysaccharide 荚膜多糖

capsularin 黄麻苷

capsularogenin 黄麻醇苷元

capsularol A 黄麻醇苷 A

capsularone 黄麻酮 (圆果黄麻酮)

captopril 卡托普利 (巯甲丙脯氨酸)

(±)-car-3-en-2, 5-dione (±)-3- 蒈烯 -2, 5- 二酮

(1*S*, 6*R*)-car-3-ene (1*S*, 6*R*)- 蒈 -3- 烯

(*S*)-(+)-car-3-ene (*S*)-(+)- 蒈 -3- 烯

carabrane 天名精烷

carabrol 天名精内酯醇

carabrol-4-*O*-linoleate 天名精内酯醇 -4-*O*- 亚油酸酯

carabrol-4-*O*-palmitate 天名精内酯醇 -4-*O*- 棕榈酸酯

carabrolactones A, B 天名精内酯 A、B

carabrone 天名精酮 (天名精内酯酮、卡拉布酮)

caracasandiamide 卡氏冠须菊二酰胺

caracurines Ⅰ ～ Ⅴ 箭头毒 (箭头碱) Ⅰ ～ Ⅴ

caradrin (talusin, proscillaridin A, coratol, urgilan) 海葱次苷甲 (原海葱苷 A、海葱原苷 A)

caraganaphenol A 锦鸡儿苯酚 A

caraganside A 锦鸡儿苷 A

caragaphenol A 狭叶锦鸡儿苯酚 A

caragasinins A, B 锦鸡儿宁 A、B

carajurin 紫葳素	
carambola flavone 杨桃黄酮	
carambolasides E ～ L 阳桃苷 E ～ L	
caramel (burnt sugar) 焦糖	
carane 蒈烷 (长松针烷)	
2-caraneol 2- 蒈醇	
3-caraneol 3- 蒈醇	
caranine 孤挺花宁碱	
carapanaubine 卡拉帕洛宾碱	
carapanaubine N_b-oxide 卡拉帕洛宾碱 N_b- 氧化物	
caraphenols A ～ C 锦鸡儿酚 A ～ C	
cararosin A 红花锦鸡儿素 A	
cararosinol A 锦鸡儿醇 A	
carasinaurone 锦鸡儿橙酮	
carasinols A ～ D 锦鸡儿西酚 A ～ D	
carasiphenols A ～ D 锦鸡儿新酚 A ～ D	
carbadiazone 均二氨亚基脲	
carbadiimide 碳二亚胺	
carbalexins A ～ C 山小橘咔唑抗素 A ～ C	
carbamic acid 氨基甲酸	
(2*E*)-3-(carbamoyl amino)-2-aminoprop-2-enoic acid (2*E*)-3-(氨基羰基氨基)-2- 氨基丙 -2- 烯酸	
2-carbamoyl benzoic acid 2- 甲酰基苯甲酸	
2-carbamoyl-3-hydroxy-1, 4-naphthoquinone 2- 氨基甲酰基 -3- 羟基 -1, 4- 萘醌	
2-carbamoyl-3-methoxy-1, 4-naphthoquinone 2- 氨基甲酰基 -3- 甲氧基 -1, 4- 萘醌	
1-carbamoyl-β-carboline 1- 胺甲酰基 -β- 咔啉	
carbane (methane) 碳烷 (甲烷)	
4β*H*-4-carbayohimbane 4β*H*-4- 碳杂育亨烷	
4a*H*-carbazole 4a*H*- 咔唑	
9*H*-carbazole 9*H*- 咔唑 (9*H*- 咔巴啉)	
carbazole 咔唑	
carbazole alkaloid 咔唑生物碱	
carbazomarine A 假黄皮香豆素咔唑碱 A	
carbazone 氨基氨亚基脲	
5-carbethoxyvinyl-7-methoxy-2-(3, 4-methylenedioxyphenyl)benzofuran 5- 乙氧甲酰乙烯基 -7- 甲氧基 -2-(3, 4- 亚甲二氧苯基) 苯并呋喃	
1-carbobytoxy-β-carboline 1- 丁氧羰基 -β- 咔啉	
carbocromen (antiangor, cardiocap) 乙胺香豆素	
carbodithioic acid 二硫代甲酸	
4-carboethoxy-6-hydroxy-2-quinolone 4- 羰乙氧基 -6- 羟基 -2- 喹诺酮	
1-carboethoxy-β-carboline 1- 羰乙氧基 -β- 咔啉	
carbofuran 卡巴呋喃	
carbohydrate bradykinin 糖舒缓激肽	
carbohydrazonic acid 腙甲酸 (腙基替甲酸)	
carbohydroxamic acid 羟氨甲酸 (羟氨基替甲酸)	
carbohydroximic acid 羟亚氨甲酸 (羟氨亚基替甲酸)	
(4bβ)-(1α, 4aα)-carbolactone-(2β, 7)-dihydroxy-1β-methyl-8-methylene-gibb-3-en-10β-carboxylic acid (4bβ)-(1α, 4aα)- 碳内酯 -(2β, 7)- 二羟基 -1β- 甲基 -8- 亚甲基赤霉 -3- 烯 -10β- 甲酸	
β-carbolin-1-(4, 8-dimethoxy)-β-carbolin-1-ethyl ketone β- 咔啉 -1-(4, 8- 二甲氧基)- β- 咔啉 -1- 乙基酮	
β-carbolin-1-carboxylic acid β- 咔啉 -1- 甲酸	
carbolin-1-carboxylic acid amide 咔啉 -1- 甲酸酰胺	
carbolin-1-carboxylic acid methyl ester 咔啉 -1- 甲酸甲酯	
β-carbolin-1-propionic acid β- 咔啉 -1- 丙酸	
3-(β-carbolin-1-yl) propionic acid methyl ester 3-(β- 咔啉 -1- 炔基) 丙酸甲酯	
1-(β-carbolin-1-yl)-3-(4, 8-dimethoxy-β-carbolin-1-yl) propan-1-one 1-(β-1- 咔啉基)-3-(4, 8- 二甲氧基 -β-1- 咔啉基)-1- 丙酮	
1-(β-carbolin-1-yl)-4-(4, 8-dimethoxy-β-carbolin-1-yl)-2-methoxybut-1-one 1-(β-1- 咔啉基)-4-(4, 8- 二甲氧基 -β-1- 咔啉基)-2- 甲氧基 -1- 丁酮	
4-(9*H*-β-carbolin-1-yl)-4-oxobut-2-enoic acid methyl ester 4-(9*H*-β- 咔啉 -1- 基)-4- 氧亚基 - 丁 -2- 烯酸甲酯	
[5-(9*H*-β-carbolin-1-yl)furan-2-yl]methanol [5-(9*H*-β- 咔啉 -1- 基) 呋喃 -2- 基] 甲醇	
(2*R*, 5*S*)-5-(9*H*-β-carbolin-1-yl)pent-1, 2, 5-triol (2*R*, 5*S*)-5-(9*H*-β- 咔啉 -1- 基) 戊 -1, 2, 5- 三醇	
(2*S*, 5*R*)-5-(9*H*-β-carbolin-1-yl)pent-1, 2, 5-triol (2*S*, 5*R*)-5-(9*H*-β- 咔啉 -1- 基) 戊 -1, 2, 5- 三醇	
β-carbolin-1-yl-3-(4, 8-dimethoxy-β-carbolin-1-yl)-1-methoxypropyl ketone β- 咔啉 -1- 基 -3-(4, 8- 二甲氧基 -β- 咔啉 -1- 基)-1- 甲氧丙基酮	
β-carbolin-3-propionic acid β- 咔啉 -3- 丙酸	
9*H*-β-carboline (9*H*-pyrido[3, 4-*b*]indole) 9*H*-β- 咔啉 (9*H*- 吡啶并 [3, 4-*b*] 吲哚)	
β-carboline {pyrido[3, 4-*b*]indole} β- 咔啉 {β- 咔巴啉、吡啶并 [3, 4-*b*] 吲哚 }	

carboline alkaloid　咔啉生物碱

N-carbomethoxy-11, 12-dimethoxykopsinaline　*N*-甲氧羰基-11, 12-二甲氧基柯蒲木那林碱

N-carbomethoxy-11-hydroxy-12-methoxykopsinaline　*N*-甲氧羰基-11-羟基-12-甲氧基柯蒲木那林碱

N-carbomethoxy-11-methoxy-12-hydroxykopsinaline　*N*-甲酯基-11-甲氧基-12-羟基柯蒲木那林碱

3-carbomethoxy-1-hydroxyanthraquinone　3-甲氧羰基-1-羟基蒽醌

3-carbomethoxy-2-(3-hydroxy)-isopentyl-1, 4-naphthohydroquinone-1-*O*-β-D-glucoside　3-甲氧羰基-2-(3′-羟基)异戊基-1, 4-萘氢醌-1-*O*-β-D-葡萄糖苷

4′-carbomethoxy-2′-hydroxyphenyl ferulate　4′-甲氧羰基-2′-羟苯基阿魏酸酯

2-carbomethoxy-3-prenyl-1, 4-naphthohydroquinone-di-*O*-β-D-glucoside　2-甲氧羰基-3-异戊烯基-1, 4-萘氢醌-二-*O*-β-D-葡萄糖苷

1-carbomethoxy-4-(1, 5-dimethyl-3-oxohexyl)-1-cyclohexene　1-甲氧羰基-4-(1, 5-二甲基-3-氧亚基己基)-1-环己烯

1-carbomethoxy-4-hydroxy-β-carboline　1-甲氧羰基-4-羟基-β-咔啉

6-carbomethoxyphthalide　6-甲氧羰基苯酞 {6-甲氧羰基-2-苯并[*c*]呋喃酮}

1-carbomethoxy-β-carboline　1-甲氧羰基-β-咔啉

L-carbomethoxy-β-carboline (methyl β-carbolin-L-carboxylate, kumujian B)　L-甲氧羰基-β-咔啉(苦木碱乙)

carbon disulfide　二硫化碳

carbon monoxide　一氧化碳

carbon monoxide borane　一氧化碳硼烷

carbonic acid ethyl-2-propenyl ester　羧酸乙基-2-丙烯酯

carbonitrile　甲腈

carbonohydrazide　均二氨基脲

2-carbonohydrazidoyl acetic acid　2-甲酰肼基乙酸

7-carbonyl guaiacyl glycerol　7-羰基愈创木酚基甘油

carbonyl halide　羧甲酰卤

2-carbonyl scutebarbatine A　2-羰基半枝莲新碱A

carbonyl sulfide　硫化羰

7-carbonyl-12-hydroxydehydroabietane　7-羰基-12-羟基脱氢松香烷

ent-2-carbonyl-16α-hydroxykaur-17-β-D-glucoside　对映-2-羰基-16α-羟基贝壳杉-17-β-D-葡萄糖苷

(19*R*)-carbonyl-25-dimethoxy-5β-5, 19-epoxycucrbita-6, 23-dien-3-hydroxy-3-*O*-β-D-glucopyranoside　(19*R*)-羰基-25-二甲氧基-5β-5, 19-环氧葫芦-6, 23-二烯-3-羟基-3-*O*-β-D-吡喃葡萄糖苷

6-*O*-(2-carbonyl-3-methyl butanoyl)scutehenanine A　6-*O*-(2-羰基-3-甲基丁酰基)河南半枝莲碱A

7-carbonyl-8, 11, 13-abietatetrien-18-oic acid　7-羰基-8, 11, 13-松香烷三烯-18-酸

carbothioic *O*-acid　硫代甲-*O*-酸

carbothioic *S*-acid　硫代甲-*S*-酸

carbothrone (anthrone, anthranone)　蒽酮

5-carboxaldehyde-5′-(3-buten-1-ynyl)-2, 2′-bithiophene　5-醛基-5′-(3-丁烯-1-炔基)-2, 2′-二联噻吩

carboxamide　甲酰胺

3-carboxamidopropanoic acid　3-甲酰胺基丙酸

carboximidic acid　亚氨甲酸(氨亚基替甲酸)

2-carboxy-1, 2, 3, 4-tetrahydro-β-carboline　2-羧基-1, 2, 3, 4-四氢-β-咔啉

4β-carboxy-19-nortotarol　4β-羧基-19-去甲陶塔酚

3-carboxy-1-methyl pyridinium chloride　3-羧基-1-甲基吡啶氯化盐

(*E*)-3-{3-[1-carboxy-2-(3, 4-dihydroxyphenyl) ethoxycarbonyl]-7-hydroxy-2-(3, 4-dihydroxyphenyl) benzofuran-5-yl }propenoic acid　(*E*)-3-{3-[1-羧基-2-(3, 4-二羟苯基)乙氧基羰基]-7-羟基-2-(3, 4-二羟苯基)苯并呋喃-5-基}丙烯酸

(*E*)-3-[3-[1-carboxy-2-(3, 4-dihydroxyphenyl) ethoxycarbonyl]-7-hydroxy-2-(3, 4-dihydroxyphenyl) benzofuran-5-yl]propenoic acid]　(*E*)-3-[3-[1-羧基-2-(3, 4-二羟基苯)羰乙氧基]-7-羟基-2-(3, 4-二羟苯基)苯并呋喃-5-基]丙烯酸

1-carboxy-2, 8-dihydroxy-6-methyl-7-methoxynaphthalene carbolactone　1-羧基-2, 8-二羟基-6-甲基-7-甲氧基萘碳酰内酯

17-carboxy-28-norolean-12-en-3β-2-*O*-β-D-glucopyranosyl-6-butyl ester　17-羧基-28-去甲齐墩果-12-烯-3β-2-*O*-β-D-吡喃葡萄糖基-6-丁酯

5-carboxy-2-chlorophenyl　5-羧基-2-氯苯基

5-carboxy-2′-deoxyuridine　5-羧基-2′-脱氧尿苷

7-carboxy-2-hydroxy-1-methyl-5-vinyl phenanthrene　7-羧基-2-羟基-1-甲基-5-乙烯基菲

7-carboxy-2-hydroxy-1-methyl-5-vinyl-9, 10-dihydrophenanthrene 7- 羰基 -2- 羟基 -1- 甲基 -5- 乙烯基 -9, 10- 二氢菲

8-carboxy-2-hydroxy-1-methyl-5-vinyl-9, 10-dihydrophenanthrene 8- 羧基 -2- 羟基 -1- 甲基 -5- 乙烯基 -9, 10- 二氢菲

1-carboxy-3-methyl canthin-2, 6-dione 1- 羧基 -3- 甲基铁屎米 -2, 6- 二酮

(2*S*)-carboxy-4, 5-dihydroxypiperidine (2S)- 羧基 -4, 5- 二羟基哌啶

3-carboxy-4-hydroxyphenoxy glucoside 3- 羧基 -4- 羟基苯氧基葡萄糖苷

5-carboxy-7-glucosyloxy-2-methyl benzopyran-γ-one 5- 羧基 -7- 葡萄糖氧基 -2- 甲基苯并吡喃 -γ- 酮

5-carboxy-7-hydroxy-2-methyl benzopyran-γ-one 5- 羧基 -7- 羟基 -2- 甲基苯并吡喃 -γ- 酮

8-carboxy-7-hydroxycoumarin 8- 羧基 -7- 羟基香豆素

19-carboxy-8(17)-13(16)-14-labdtriene 19- 羧基 -8(17)-13(16)-14- 半日花三烯

20-carboxy-8(18), 14(17), 15-labdtriene 20- 羧基 -8(18), 14(17), 15- 半日花三烯

(2*S*)-8-carboxy-9-hydroxy-2-(2-hydroxypropan-2-yl)-1, 2-dihydroanthra[2, 1-*b*]furan-6, 11-dione (2*S*)-8- 羧基 -9- 羟基 -2-(2- 羟基丙 -2- 基)-1, 2- 二氢蒽 [2, 1-*b*] 呋喃 -6, 11- 二酮

3α-carboxyacetoxy-24-methyl-23-oxolanost-8-en-26-oic acid 3α- 羧基乙酰氧基 -24- 甲基 -23- 氧亚基羊毛脂 -8- 烯 -26- 酸

3α-carboxyacetoxy-24-methylene-23-oxolanost-8-en-26-oic acid 3α- 羧基乙酰氧基 -24- 亚甲基 -23- 氧亚基羊毛脂 -8- 烯 -26- 酸

carboxyatractyloside (gummiferin) 羧基苍术苷 (胶苍术苷)

3-carboxyesculetin 七叶内酯 -3- 甲酸 (马栗树皮素 -3- 甲酸)

(*S*)-(2-carboxyethyl)-L-cysteine (*S*)-(2- 羧乙基)-L- 半胱氨酸

3-carboxyethyl-3-hydroxyglutaric acid 1, 5-dimethyl ester 3- 羧乙基 -3- 羟基戊二酸 1, 5- 二甲酯

6-carboxyethyl-7-methoxy-5-hydroxybenzofuran-5-*O*-β-D-glucopyranoside 6- 羧乙基 -7- 甲氧基 -5- 羟基苯并呋喃 -5-*O*-β-D- 吡喃葡萄糖苷

7-carboxyevodiamine 7- 羧基吴茱萸碱

carboxyferrocene 羧基二茂铁

19-*O*-β-D-carboxyglucopyranosyl-12-*O*-β-D-glucopyranosyl-11, 16-dihydroxyabieta-8, 11, 13-triene 19-*O*-β-D- 羧基吡喃葡萄糖基 -12-*O*-β-D- 吡喃葡萄糖基 -11, 16- 二羟基松香 -8, 11, 13- 三烯

3-carboxyharman 3- 羧哈尔满

(2′*E*, 4′*E*)-6-(1′-carboxyhexa-2′, 4′-dien)-9-hydroxydrim-7-en-11, 12-olide (2′*E*, 4′*E*)-6-(1′- 羧基己 -2′, 4′- 二烯)-9- 羟基辛辣木 -7- 烯 -11, 12- 内酯

3-carboxyindole 3- 羧基吲哚

5-carboxyl bithiophene 5- 羧基双噻吩

(19*Z*)-18-carboxyl gardneramine (19*Z*)-18- 羰基蓬莱葛胺

5-carboxyl mellein 5- 羰基蜂蜜曲菌素

16-carboxyl totarol 16- 羧基陶塔酚

5-(1-carboxyl vinyloxy)-2-hydroxybenzoic acid 5-(1- 羰乙烯氧基)-2- 羟基苯甲酸

4-carboxylaucubin acid 4- 羧基桃叶珊瑚苷酸

10-carboxylic acid loganin 10- 甲酸马钱素

carboxylic anhydride 甲酸酐

(*E*)-3-[4-(carboxymethoxy)-3-methoxyphenyl]acrylic acid (*E*)-3-[4-(羧基甲氧基)-3- 甲氧苯基] 丙烯酸

carboxymethyl 羧甲基

carboxymethyl cellulose (carmellose) 羧甲纤维素

6-carboxymethyl dihydrochelerythrine 6- 羧甲基二氢白屈菜红碱

3-carboxymethyl heptanedioic acid 3- 羧甲基庚二酸

4β-carboxymethyl-(–)-epiafzelechin 4β- 羧甲基 -(–)- 表阿夫儿茶素

4β-carboxymethyl-(–)-epiafzelechin methyl ester 4β- 羧甲基 -(–)- 表阿夫儿茶素甲酯

4β-carboxymethyl-(–)-epicatechin 4β- 羧甲基 -(–)- 表儿茶素

4β-carboxymethyl-(–)-epicatechin methyl ester 4β- 羧甲基 -(–)- 表儿茶素甲酯

4α-carboxymethyl-(+)-catechin methyl ester 4α- 羧甲基 -(+)- 儿茶素甲酯

3-[(carboxymethyl)amino]-5-hydroxy-*N*-(2-hydroxyethyl)-5-hydroxymethyl-2-methoxy-2-cyclohexen-1-imine 3-[(羧甲基) 氨基]-5- 羟基 -*N*-(2- 羟乙基)-5- 羟甲基 -2- 甲氧基 -2- 环己烯 -1- 亚胺

2-carboxymethyl-3-phenyl-2, 3-epoxy-1, 4-naphthoquinone 2- 羧甲基 -3- 苯基 -2, 3- 环氧 -1, 4- 萘醌

2-carboxymethyl-3-prenyl-2, 3-epoxy-1, 4-naphthoquinone　2- 羧甲基 -3- 异戊烯基 -2, 3- 环氧 -1, 4- 萘醌

9-*O*-(3-carboxymethyl-4-*p*-formyl styryl)hydroxybutanoic acid　9-*O*-(3- 羧甲基 -4- 对甲酰苯乙烯基) 羟丁酸

(2′*E*, 4′*E*, 6′*E*)-6-(1′-carboxyoct-2′, 4′, 6′-trien)-11, 12-epoxy-9-hydroxydrim-7-ene　(2′*E*, 4′*E*, 6′*E*)-6-(1′- 羧基辛 -2′, 4′, 6′- 三烯)-11, 12- 环氧 -9- 羟基辛辣木 -7- 烯

(2′*E*, 4′*E*, 6′*E*)-6-(1′-carboxyoct-2′, 4′, 6′-trien)-9-hydroxydrim-7-en-11, 12-olide　(2′*E*, 4′*E*, 6′*E*)-6-(1′- 羧基辛 -2′, 4′, 6′- 三烯)-9- 羟基辛辣木 -7- 烯 -11, 12- 内酯

4-carboxyphenyl 1-thio-α-D-ribofuranoside [4-(α-D-ribofuranosyl thio)benzoic acid]　4- 羟苯基 1- 硫 -α-D- 呋喃核糖苷 [4-(α-D- 呋喃核糖基硫) 苯甲酸]

p-carboxyphenyl azoxycyanide　对羰基苯基偶氮氰化物

3′-carboxyphenyl glycine　3′- 羧苯基甘氨酸

3-(3-carboxyphenyl)alanine　3-(3- 羧苯基) 丙氨酸

6-(4-carboxyphenyl)fluorine-2-carboxylic aicd　6-(4- 羧苯基) 芴 -2- 甲酸

6-carboxypterin　6- 羧基蝶呤

5-carboxypyranocyanidin-3-*O*-(6″-*O*-malonyl-β-glucopyranoside)　5- 羧基吡喃花色素 -3-*O*-(6″-*O*- 丙二酰基 -β- 吡喃葡萄糖苷)

5-carboxypyranocyanidin-3-*O*-β-glucopyranoside　5- 羧基吡喃花色素 -3-*O*-β- 吡喃葡萄糖苷

5α-carboxystrictosidine　5α- 羧基直夹竹桃定

3-carboxy-α-lonol　3- 羧基 -α- 紫罗兰醇

carcinocorpin　圆尾鲎凝集素

carcrisines A, B　丝毛飞廉碱 A、B

cardamonin (2′, 4′-dihydroxy-6′-methoxychalcone)　小豆蔻查耳酮 (小豆蔻明、豆蔻明、2′, 4′- 二羟基 -6′- 甲氧基查耳酮)

cardanol　卡尔德酚

cardanomin　豆蔻素

cardenobufotoxin　强心甾蟾酥毒

cardenolide　卡烯内酯

cardenolide heterosides　强心甾酯杂糖苷类

cardenolide N-1　强心甾烯内酯 N-1

cardenyl (camphotone, camphamedrine)　樟磺麻黄碱

cardiac glycoside　强心苷

cardigin (digitalin, digitophyllin, digitoxin, carditoxin)　洋地黄毒苷 (毛地黄毒苷、洋地黄苷)

cardinatoriloside　杜松窃衣苷

cardine (visnadin, carduben, provismine, vibeline, visnamine)　阿米芹定 (氢吡豆素、齿阿米定、阿密茴定)

cardiobutanolide　心丁醇内酯

cardiocap (carbocromen, antiangor)　乙胺香豆素

cardiochrysine　心金叶树素

cardiolipin　心磷脂

cardiopetalidine　心瓣翠雀定

cardiospermin　倒地铃素 (倒地玲苷)

cardiospermin-5-(4-hydroxy)-*trans*-cinnamate　倒地铃素 -5-(4- 羟基)- 反式 - 桂皮酸酯

cardiotoxin　心脏毒素

carditoxin (digitalin, digitophyllin, cardigin, digitoxin)　洋地黄毒苷 (毛地黄毒苷、洋地黄苷)

(2*R*, 5*S*)-*cis*-cardivarolides A ～ C　(2*R*, 5*S*)- 顺式 - 金挖耳内酯 A ～ C

(2*R*, 5*S*)-cardivarolides A ～ D　(2*R*, 5*S*)- 金挖耳内酯 A ～ D

cardivins A ～ D　金挖耳素 A ～ D

cardol monoene (trifurcatol A_2 , bilobol)　三叉哈克木酚 (银杏酚、银杏二酚)

cardopatine　蓝丝菊素 (卡多帕亭)

carduben (cardine, visnadin, provismine, vibeline, visnamine)　阿米芹定 (阿密茴定、氢吡豆素、齿阿米定)

(*E*)-2-caren-4-ol　(*E*)-2- 蒈烯 -4- 醇

(*E*)-3(10)-caren-4-ol　(*E*)-3(10)- 蒈烯 -4- 醇

3-caren-9, 10-dicarboxylic acid　3- 蒈烯 -9, 10- 二甲酸

(+)-2-carene　(+)-2- 蒈烯

(+)-3-carene　(+)-3- 蒈烯 (长松针烯)

(+)-4-carene　(+)-4- 蒈烯

2-carene　2- 蒈烯

3-carene　3- 蒈烯 (Δ-3- 蒈烯、长松针烯)

4-carene　4- 蒈烯

α-carene　α- 蒈烯

β-carene　β- 蒈烯

ξ-3-carene　ξ-3- 蒈烯

(1*S*)-*cis*-2-carene　(1*S*)- 顺式 -2- 蒈烯

caribine 水鬼蕉宾碱

carinatine (*O*-dimethyl galanthine) 韭莲碱 (韭菜莲碱、*O*- 二甲基雪花莲碱)

carinatumin B 大叶马尾千根草碱 B

carindone 刺黄果酮

(–)-carinol (–)- 刺黄果醇

cariocal 毛喉鞘蕊花醛 (卡里欧醛)

carissone (11-hydroxyeduesma-4-en-3-one) 假虎刺酮 (11- 羟基埃杜斯马 -4- 烯 -3- 酮)

carlinaoxide 刺苞术醚

carlinoside 刺苞菊苷 (卡尔林碳苷)

carmellose (carboxymethyl cellulose) 羧甲纤维素

carmellose calcium (calcium carboxymethyl cellulose) 羧甲纤维素钙

carmellose sodium (sodium carboxymethyl cellulose) 羧甲纤维素钠

carmichaeline (karakoline, karacoline) 乌头林碱 (卡米车灵、多根乌头碱)

carmichaeline A 乌头林碱 A

carmichasines A ～ D 乌头萜碱 A ～ D

carmine 胭脂红

carminic acid 胭脂红酸

carnaubic acid 巴西棕榈酸

carnavaline 卡瓦灵

(–)-carnegine (–)- 卡内精

carnegine (pectenine) 卡内精 (海扇碱)

carnitine 肉毒碱

L-carnitine L- 肉碱

DL-carnitine hydrochloride DL- 盐酸肉碱

carnosic acid 肉质鼠尾草酸 (鼠尾草酸)

carnosiflosides Ⅰ ～ Ⅵ 肉质雪胆皂苷 Ⅰ ～ Ⅵ

carnosine 肌肽

carnosol (picrosalvin) 肉质鼠尾草酚 (鼠尾草苦内酯)

caroguaianolides A ～ E 天名精愈创木内酯 A ～ E

carolenalin 北卡堆心菊素

carolenalin-4-*O*-β-D-glucoside 北卡堆心菊素 -4-*O*-β-D- 葡萄糖苷

carolenalol 北卡堆心菊醇

carolenalone 北卡堆心菊酮

carolenin 北卡堆心菊宁

carolenin-3-*O*-tigloyl carolenalin 北卡堆心菊宁 -3-*O*- 惕各酰北卡堆心菊素

erythro-carolignan E 赤式 - 轻木卡罗木脂素 E

threo-carolignans E ～ M 苏式 - 轻木卡罗木脂素 E ～ M

carolinianine 卡洛碱

caroliniasides A ～ C 野老鹳草苷 A ～ C

carolins A ～ C 卡洛灵 A ～ C

carone 长松针酮

carosidine 卡绕西定

carosine 卡绕素 (卡洛辛碱)

carota-1, 4-dienal 胡萝卜 -1, 4- 二烯醛

carota-1, 4-diene 胡萝卜 -1, 4- 二烯

carota-1, 4-dienoic acid 胡萝卜 -1, 4- 二烯酸

carota-1, 4-β-oxide 胡萝卜 -1, 4-β- 氧化物

secocarotanal 开环玫瑰醛

carotarosal A 玫瑰醛 A

carotatoxin (falcarinol, panaxynol) 人参醇 (镰叶芹醇、人参炔醇)

(3*R*, 4*R*, 3′*R*)-β, β-caroten-3, 4, 3′-triol (3*R*, 4*R*, 3′*R*)-β, β- 胡萝卜素 -3, 4, 3′- 三醇

(3S, 4R, 3′R, 6′R)-β, ε-caroten-3, 4, 3′-triol (3*S*, 4*R*, 3′*R*, 6′*R*)-β, ε- 胡萝卜素 -3, 4, 3′- 三醇

(+)-β, ε-caroten-3α, 3′α-diol (+)-β, ε- 胡萝卜素 -3α, 3′α- 二醇

β, β-caroten-3β-ol β, β- 胡萝卜素 -3β- 醇

α-caroten-5, 6-epoxide α- 胡萝卜素 -5, 6- 环氧化物

β-caroten-5, 6-epoxide β- 胡萝卜素 -5, 6- 环氧化物

α-caroten-5, 8-epoxide α- 胡萝卜素 -5, 8- 环氧化物

all-*trans*-β-carotene 全反式 -β- 胡萝卜素

13β-carotene 13β- 胡萝卜素

carotene 胡萝卜素

α-carotene α- 胡萝卜素

β, β-carotene β, β- 胡萝卜素

γ-carotene γ- 胡萝卜素

Δ-carotene Δ- 胡萝卜素

ε-carotene ε- 胡萝卜素

ζ-carotene ζ- 胡萝卜素

η-carotene η- 胡萝卜素

ξ-carotene ξ- 胡萝卜素

ψ, ψ-carotene ψ, ψ- 胡萝卜素

C

13′-*cis*-β-carotene　13′- 顺式 -β- 胡萝卜素

13-*cis*-β-carotene　13- 顺式 -β- 胡萝卜素

9′-*cis*-β-carotene　9′- 顺式 -β- 胡萝卜素

9-*cis*-β-carotene　9- 顺式 -β- 胡萝卜素

β, ε-carotene　β, ε- 胡萝卜素

β, φ-carotene　β, φ- 胡萝卜素

β-carotene (solatene)　β- 胡萝卜素

β-carotene oxide (mutatochrome)　β- 胡萝卜素氧化物 (柠黄质)

(3*R*, 3′*R*)-β, β-carotene-3, 3′-diol [(3*R*, 3′*R*)-3, 3-dihydroxy-β-carotene, zeaxanthin]　(3*R*, 3′*R*)-β, β- 胡萝卜素 -3, 3′- 二醇 [(3*R*, 3′*R*)-3, 3- 二羟基 -β- 胡萝卜素、玉蜀黍黄素、玉蜀黍黄质、玉米黄质]

carotenoids　类胡萝卜素

carotenoids-lutein　类胡萝卜素叶黄素

carotol　胡萝卜醇

carpacin　异黄樟脑甲醚

carpaine　番木瓜碱

carpalasionin　毛果延命草奥宁

carpasemine　番木瓜胺

carpelastofuran　波罗蜜呋喃

carpelipines A, B　高原天名精内酯 A、B

carperemophilanes A, B　天名精佛术烷 A、B

carpescernolides A, B　烟管头草倍半萜内酯 A、B

carpesia lactone　天名精塞内酯

carpesialactone　鹤虱内酯

carpesides A, B　烟管头草脂苷 A、B

carpesilipskyin　高原天名精香豆素

carpesiolin　天名精素

carpesiumaleimides A ～ C　天名精亚胺 A ～ C

carpesterol　黄果茄甾醇 (黄果茄甾碱)

carpidine [carpiline, (+)-isopilosine]　毛果芸香新碱 [(+)- 异毛果芸香素]

carpiline [carpidine, (+)-isopilosine]　毛果芸香新碱 [(+)- 异毛果芸香素]

carpinusin　鹅耳枥鞣质

carposide　番木瓜苷

carrageenan　角叉胶 (角叉菜胶)

β-carrageenan　β- 角叉菜胶

γ-carrageenan　γ- 角叉菜胶

ε-carrageenan　ε- 角叉菜胶

κ-carrageenan　κ- 角叉菜胶

μ-carrageenan　μ- 角叉菜胶

ν-carrageenan　ν- 角叉菜胶

κ-carrageenan　κ- 角叉菜胶

carthamidin　红花素

carthamidin-7-*O*-β-D-glucuronide　红花素 -7-*O*-β-D- 葡萄糖醛酸苷

carthamin　红花苷

carthamoidine　卡矛定

carthamone　醌式红花苷

carthamosides A_1, A_2, B_4 ～ B_8　红花莫苷 A_1、A_2、B_4 ～ B_8

carthamosterone　拟红花甾酮

(±)-carthatins A ～ F　(±)- 红花亭 A ～ F

carthorquinosides A, B　红花醌查苷 A、B

cartilagineol　软骨藻醇

cartorimine　红花倍半萜素

cartormin　红花托明苷 (红花明)

carubinose (mannose, D-mannose, seminose)　卡如宾糖 (D- 甘露糖、甘露糖)

caruifolins A ～ D　卡鲁叶蒿素 A ～ D

7β-caruilignans A ～ C　7β- 青蒿木脂素 A ～ C

carumbelloside Ⅱ (3β, 14β-dihydroxypregn-5-en-20-one-3-*O*-β-D-glucopyranoside)　葛缕子花苷 Ⅱ (3β, 14β- 二羟基孕甾 -5- 烯 -20- 酮 -3-*O*-β-D- 吡喃葡萄糖苷)

carvacrol (isothymol, 2-*p*-cymenol, 2-hydroxy-*p*-cymene)　香芹酚 (香荆芥酚、异百里香酚、异麝酚、异麝香草酚、2- 对伞花酚、2- 羟基对伞花烃)

carvacrone　香荆芥酮

carvacryl acetate　香荆芥酚乙酸酯

carvacryl methyl ether　香荆芥酚甲醚

carvenone　香苇烯酮

carveol　香芹醇 (香苇醇、葛缕醇、葛缕子醇)

cis-carveol　顺式 - 香芹醇 (顺式 - 香苇醇)

trans-carveol　反式 - 香芹醇 (反式 - 葛缕醇、反式 - 香苇醇)

(4*R*, 6*R*)-carveol-β-D-glucoside　(4*R*, 6*R*)- 香芹醇 -β-D- 葡萄糖苷

(4*R*, 6*S*)-carveol-β-D-glucoside　(4*R*, 6*S*)- 香芹醇 -β-D- 葡萄糖苷

carveyl acetate　香芹醇乙酸酯 (香苇醇乙酸酯、葛缕醇乙酸酯)

carveyl-6β-glucopyranoside　香芹醇 -6β- 吡喃葡萄糖苷

carvilignans A ～ D　青蒿木脂素 A ～ D

4-carvomenthenol　4- 松油醇

3-carvomenthenone (piperitone)　洋薄荷酮 (辣薄荷酮、胡椒酮)

carvomenthol　葛缕薄荷醇 (香芹薄荷醇)

carvomenthone　莳萝薄荷酮

carvone　香芹酮 (葛缕酮、葛缕子酮)

α-carvone　α- 香芹酮 (α- 葛缕酮)

Δ-carvone　Δ- 香芹酮

cis-carvone　顺式 - 香芹酮

carvotanacetone　莳萝艾菊酮 (香芹艾菊酮)

carvyl acetate　葛缕醇乙酸酯

cis-L-carvyl acetate　顺式 -L- 葛缕醇乙酸酯

caryachine　华厚壳桂碱

DL-caryachine　DL- 卡牙呈

L-caryachine　L- 卡牙呈

caryatin　山核桃亭 (山核桃黄素)

caryocanolide　兰香草内酯

caryocanosides A, B　兰香草醚萜苷 A、B

caryocarosides II-1 ～ 24, III-22, III-23　柔毛金腰皂苷 Ⅱ -1 ～ 24, Ⅲ -22, 23

(9β)-caryol-1, 9-diol　(9β)- 石竹 -1, 9- 二醇

caryol-1, 9β-diol　石竹 -1, 9β- 二醇

caryolandiol　石竹二醇

(1β, 9β)-caryolane-1, 9-diol　(1β, 9β)- 石竹烷 -1, 9- 二醇

caryolane-1, 9-diol　石竹烷 -1, 9- 二醇

caryolanemagnolol　石竹厚朴酚

caryophyll-3(12), 6-dien-4-ol　3(12), 6- 丁香二烯 -4- 醇

(8*S*, 9*R*)-caryophylla-3, 7(15)-diene　(8*S*, 9*R*)- 石竹 -3, 7(15)- 二烯

caryophyllane　石竹烷 (丁香烷)

(*E*)-caryophyllene　(*E*)- 石竹烯

(*R*)-α-caryophyllene　(*R*)-α- 石竹烯

1-caryophyllene　1- 石竹烯

β-caryophyllene　β- 石竹烯 (β- 丁香烯)

γ-caryophyllene　γ- 石竹烯 (γ- 丁香烯)

cis-caryophyllene　顺式 - 石竹烯

L-caryophyllene　L- 石竹烯

(–)-*trans*-caryophyllene　(–)- 反式 - 石竹烯

trans-caryophyllene　反式 - 石竹烯 (反式 - 丁香烯)

trans-β-caryophyllene　反式 -β- 石竹烯

α-caryophyllene (humulene)　α- 石竹烯 (α- 丁香烯、葎草烯、蛇麻烯)

caryophyllene alcohol　丁香烯醇 (石竹烯醇)

α-caryophyllene alcohol　α- 石竹烯醇

caryophyllene epoxide　石竹烯环氧化物 (环氧石竹烯、丁香烯环氧化物)

β-caryophyllene epoxide　β- 石竹烯环氧化物

caryophyllene ketone　石竹烯酮

(–)-caryophyllene oxide　(–)- 石竹烯氧化物

caryophyllene oxide　石竹烯氧化物

β-caryophyllene oxide　β- 石竹烯氧化物

trans-caryophyllene oxide　反式 - 石竹烯氧化物

caryophyllenols Ⅰ, Ⅱ　石竹烯醇 (丁香烯醇) Ⅰ、Ⅱ

caryophyllic acid (eugenic acid, 4-allyl guaiacol, eugenol)　丁香酚 (丁香油酚、4- 烯丙基愈创木酚、丁子香酚、丁香油酸)

caryophyllin (oleanolic acid)　香石竹素 (齐墩果酸、土当归酸)

caryopincaolides A ～ M　兰香草品内酯 A ～ M

caryopterisoids A ～ C　类兰香草二萜 A ～ C

caryopteroside　兰香草醇苷

caryoptin　莸酯素

caryoptoside A　莸苷 A

cascarillin A　卡藜林 (西印度苦香碱) A

cascarinoid A　银叶巴豆萜碱 A

cascaroside A　美鼠李苷 (药鼠李素苷) A

caseadine　咖西定

caseamembrols A, B　膜质脚骨脆醇 A、B

caseamine　咖西胺

caseanine [(–)-tetrahydropalmatine, (–)-corydalis B, hyndarine]　(–)- 延胡索乙素 [(–)- 四氢掌叶防己碱、(–)- 四氢巴马亭]

casearborins A ～ E　乔木状脚骨脆素 A ～ E

casearinols A, B　脚骨脆醇 A、B

casearinones A, B　脚骨脆酮 A、B

casearins A ～ T　脚骨脆素 A ～ T

casearlucins A ～ K　光亮脚骨脆素 A ～ K

casearvestrins A ～ C　野生脚骨脆素 A ～ C

casegravol　异味决明内酯醇 (烈味脚骨脆醇)

casein 酪蛋白 (干酪素)
casimirine 香肉果灵碱 (咖锡任)
casimiroedine 香肉果定碱 (咖锡定)
casimiroidine 香肉果伊定碱
casimiroine 香肉果碱 (咖锡碱)
casimiroitine 咖锡亭
cassa-13(14), 15-dien-3, 12-dione 卡山 -13(14), 15- 二烯 -3, 12- 二酮
cassaidine 咖萨定
cassaine 咖萨因
cassamedine 咖萨美定 (无根藤米丁)
cassameridine 无根藤米里丁
cassamine 咖萨胺
cassava starch (manihot starch, topioca starch) 木薯淀粉
cassemidine 咖瑟米定
cassialactone 决明子内酯
cassiamine 山扁豆双醌
cassiamins A ~ C 铁刀木素 A ~ C
cassiaoccidentalins A ~ C 西方林决明 (望江南素) A ~ C
cassiarines A, B 铁刀木灵碱 A、B
cassiaside C (toralactone-9-β-gentiobioside) 决明子苷 C (决明种内酯 -9-β- 龙胆二糖苷)
cassiasides A ~ C, B_2, C_1, C_2 决明子苷 A ~ C、B_2、C_1、C_2
cassic acid 山扁豆酸
cassigarols E ~ G 加雷决明酚 E ~ G
cassiglucin 密叶决明苷
cassilvsidin 决明皮素
cassilysin 决明皮溶素
cassine (chaksine) 山扁豆碱 (察克素)
cassinine 卡新宁碱
cassioside 肉桂苷
cassipoureamide A 卡西波红树胺 A
cassipourol 卡西波红树醇
cassitoroside 小决明苷
cassumunarins A ~ C 卡萨蒙纳姜素 A ~ C
cassumunins A ~ C 卡萨蒙纳姜宁 A ~ C
cassyfiline 无根藤灵
cassyformin 无根藤脂素
(+)-cassyformine (+)- 无根藤酚胺
cassythic acid 无根藤酸
(–)-cassythicine (–)- 无根藤辛
(+)-cassythicine (+)- 无根藤辛
cassythicine 无根藤辛
cassythidine 无根藤定碱
cassythine 无根藤碱
castalagin 栗木鞣花素 (栗鞣精)
castamollissin [3, 4, 5-trihydroxybenzaldehyde-3-*O*-(6′-*O*-gallic acid)-β-D-glucopyranoside] 板栗醛苷 [3, 4, 5- 三羟基苯甲醛 -3-*O*-(6′-*O*- 没食子酸)-β-D- 吡喃葡萄糖苷]
castanins A ~ H 栗宁 (栗木鞣质、栗色鼠尾草素) A ~ H
castanolide 栗色鼠尾草内酯
castanols A ~ C 栗色鼠尾草醇 A ~ C
castanopsol 印度锥醇 (锥醇)
castanosides A ~ F 栗苷 A ~ F
castanospermine 粟籽豆碱 (卡斯坦斯明碱、栗籽豆精胺)
castaprenol-12 欧洲七叶树聚戊烯醇 -12
castasterone 栗木甾酮 (栗甾酮)
castelanone 堡树酮
casticin (vitexcarpin, vitexicarpin) 紫花牡荆素 (蔓荆子黄素、牡荆子黄酮)
castillenes D, E 卡斯蒂约烯 D、E
castillicetin 积雪草黄素
castilliferol 积雪草黄醇
castoramine 海狸胺 (海狸碱)
casuarictin 木麻黄鞣亭 (直木麻黄素)
casuariin 木麻黄鞣质
casuarinin 木麻黄鞣宁
casuarinines A ~ J 藤石松碱 A ~ J
casurin 木麻黄素
catalpafurxin 梓呋新
catalpalactone 梓内酯酮 (梓木内酯)
catalpalenone 梓烯酲
catalpin 梓素
catalpinoside (catalpol) 梓果次苷 (梓醇、脱对羟基苯甲酸梓苷)
catalpol (catalpinoside) 梓醇 (梓果次苷、脱对羟基苯甲酸梓苷)

catalpolgenin　梓醇苷元

catalponol　梓木酮醇

catalponone　梓酮

catalposide　梓苷 (梓实苷、梓果苷)

(–)-catechin　(–)- 儿茶素

(+)-(2R, 3S)-catechin　(+)-(2R, 3S)- 儿茶素

(+)-catechin　(+)- 儿茶素 [(+)- 儿茶精]

D-(+)-catechin　D-(+)- 儿茶素

DL-catechin　DL- 儿茶素

D-catechin (D-catechol)　D- 儿茶素 (D- 儿茶精)

catechin gallate　没食子酸儿茶素酯

catechin gallate (CG)　儿茶素没食子酸酯

(+)-catechin hydrate　(+)- 儿茶素水合物

(+)-catechin pentaacetate　(+)- 儿茶素五乙酸酯

catechin-(4α → 6)-catechin-(4α → 6)epicatechin　儿茶素 -(4α → 6)- 儿茶素 -(4α → 6) 表儿茶素

catechin-(4α → 6)-epicatechin　儿茶素 -(4α → 6)- 表儿茶素

catechin-(4α → 6)-epicatechin-(4β → 8)epicatechin　儿茶素 -(4α → 6)- 表儿茶素 -(4β → 8) 表儿茶素

catechin-(4α → 6)-epicatechin-(4β → 8)-epicatechin-(4β → 8)-epicatechin　儿茶素 -(4α → 6)- 表儿茶素 -(4β → 8)- 表儿茶素 -(4β → 8)- 表儿茶素

catechin-(4α → 8′)-(–)-epicatechin　儿茶素 -(4α → 8′)-(–)- 表儿茶素

catechin-(4α → 8)-catechin　儿茶素 -(4α → 8)- 儿茶素

catechin-[5, 6-e]-4α-(3, 4-dihydroxyphenyl)dihydro-2(3H)-pyranone　儿茶素 -[5, 6-e]-4α-(3, 4- 二羟苯基) 二氢 -2(3H)- 吡喃酮

catechin-[5, 6-e]-4β-(3, 4-dihydroxyphenyl)dihydro-2(3H)-pyranone　儿茶素 -[5, 6-e]-4β-(3, 4- 二羟苯基) 二氢 -2(3H)- 吡喃酮

catechin-[7, 8-bc]-4α-(3, 4-dihydroxyphenyl)dihydro-2(3H)-pyranone　儿茶素 -[7, 8-bc]-4α-(3, 4- 二羟苯基) 二氢 -2(3H)- 吡喃酮

catechin-[7, 8-bc]-4β-(3, 4-dihydroxyphenyl) dihydropyran-2(3H)-one　儿茶素 -[7, 8-bc]-4β-(3, 4- 二羟苯基) 二氢吡喃 -2(3H)- 酮

catechin-[8, 7-e]-4α-(3, 4-dihydroxyphenyl)dihydro-2(3H)-pyranone　儿茶素 -[8, 7-e]-4α-(3, 4- 二羟苯基) 二氢 -2(3H)- 吡喃酮

catechin-[8, 7-e]-4β-(3, 4-dihydroxyphenyl)dihydro-2(3H)-pyranone　儿茶素 -[8, 7-e]-4β-(3, 4- 二羟苯基) 二氢 -2(3H)- 吡喃酮

catechin-3′, 4′-di-O-β-D-glucopyranoside　儿茶素 -3′, 4′- 二 -O-β-D- 吡喃葡萄糖苷

catechin-3-O-acetate-(4α → 8)-catechin 3-O-acetate-3′-O-β-D-glucopyranoside　儿茶素 -3-O- 乙酸酯 -(4α → 8)- 儿茶素 -3-O- 乙酸酯 -3′-O-β-D- 吡喃葡萄糖苷

catechin-3-O-β-D-allopyranoside　儿茶素 -3-O-β-D- 吡喃阿洛糖苷

catechin-3′-O-β-D-glucopyranoside　儿茶素 -3′-O-β-D- 吡喃葡萄糖苷

(+)-catechin-3-O-β-D-glucopyranoside　(+)- 儿茶素 -3-O-β-D- 吡喃葡萄糖苷

catechin-3β-hydroxy-[(1R)-3, 4-dihydroxyphenyl] pyranone　儿茶素 -3β- 羟基 -[(1R)-3, 4- 二羟苯基] 吡喃酮

catechin-3β-hydroxy-[(1S)-3, 4-dihydroxyphenyl]pyranone　儿茶素 -3β- 羟基 -[(1S)-3, 4- 二羟苯基] 吡喃酮

catechin-4′-O-β-D-glucopyranoside　儿茶素 -4′-O-β-D- 吡喃葡萄糖苷

catechin-5, 3′-di-O-β-D-glucopyranoside　儿茶素 -5, 3′- 二 -O-β-D- 吡喃葡萄糖苷

catechin-5, 4′-di-O-β-D-glucopyranoside　儿茶素 -5, 4′- 二 -O-β-D- 吡喃葡萄糖苷

(+)-catechin-5-O-glucoside　(+)- 儿茶素 -5-O-β-D- 葡萄糖苷

catechin-5-O-β-D-(2″-O-feruloyl-6″-O-p-coumaroyl) glucopyranoside　儿茶素 -5-O-β-D-(2″-O- 阿魏酰基 -6″-O- 对香豆酰基) 吡喃葡萄糖苷

(+)-catechin-5-O-β-D-(2′-O-galloyl)glucopyranoside　(+)- 儿茶素 -5-O-β-D-(2′-O- 没食子酰基) 吡喃葡萄糖苷

(+)-catechin-5-O-β-D-glucopyranoside　(+)- 儿茶素 -5-O-β-D- 吡喃葡萄糖苷

catechin-5-O-β-D-glucopyranoside　儿茶素 -5-O-β-D- 吡喃葡萄糖苷

catechin-6-C-β-D-glucopyranoside　儿茶素 -6-C-β-D- 吡喃葡萄糖苷

catechin-7, 3′-di-O-β-D-glucopyranoside　儿茶素 -7, 3′- 二 -O-β-D- 吡喃葡萄糖苷

catechin-7-O-apiofuranoside　儿茶素 -7-O- 呋喃芹糖苷

catechin-7-O-α-L-arabinofuranoside　儿茶素 -7-O-α-L- 呋喃阿拉伯糖苷

catechin-7-O-β-D-apioside　儿茶素 -7-O-β-D- 芹糖苷

(+)-catechin-7-O-β-D-glucopyranoside　(+)- 儿茶素 -7-O-β-D- 吡喃葡萄糖苷

catechin-7-O-β-D-glucopyranoside　儿茶素 -7-O-β-D- 吡喃葡萄糖苷

catechin-7-*O*-β-D-xyloside　儿茶素 -7-*O*-β-D- 木糖苷	
catechin-8-*C*-β-D-glucopyranoside　儿茶素 -8-*C*-β-D- 吡喃葡萄糖苷	
catechinic acid (catechuic acid)　儿茶酸	
D-catechol (D-catechin)　D- 儿茶精 (D- 儿茶素)	
catechol (pyrocatechol, pyrocatechin, 1, 2-dihydroxybenzene)　儿茶酚 (焦儿茶酚、1, 2- 二羟基苯、邻苯二酚)	
catechol-(–)-epicatechol　儿茶酚 -(–)- 表儿茶酚	
catechol-(+)-catechol　儿茶酚 -(+)- 儿茶酚	
catecholamine　儿茶酚胺 (儿茶胺)	
catechuic acid (catechinic acid)　儿茶酸	
catechutannic acid　儿茶鞣酸	
catechutannin　儿茶鞣质	
catenarin　链蠕孢素	
catergen　白矢车菊苷元	
cathafiline　无根藤宁	
cathaformine　无根藤胺	
cathafurans A ～ D　华桑呋喃 A ～ D	
cathalanceine　长春瑟因	
catharanthamine　泻花明碱	
catharanthine　长春质碱	
catharanthine hemitartrate　酒石酸长春质碱	
catharanthine sulfate　硫酸长春质碱	
catharicine　长春日辛 (卡擦里辛碱)	
catharine　卡擦任碱	
catharoseumine　长春花明碱	
catharosine (deacetyl vindorosine)　长春绕素 (去乙酰文朵尼定碱)	
catharticin　泻鼠李苷	
cathayanons A ～ E　华桑酮 A ～ E	
catheduline E_2　阿拉伯茶碱 E_2	
cathidine　阿拉伯茶定	
cathindine sulfate　硫酸长春因定 (卡擦定碱硫酸盐、硫酸卡生定碱)	
D-cathine (D-norpseudoephedrine)　D- 阿茶碱 (D- 去甲伪麻黄碱)	
cathinine　阿拉伯茶宁	
D-cathinone　D- 阿拉伯茶氨	
cathocin (cathomycin, novobiocin)　新生霉素 (卡卓霉素)	
cathomycin (cathocin, novobiocin)　卡卓霉素 (新生霉素)	
cathorosine　凯瑟罗新碱	
cathovaline　喀则瓦碱	
caucalol　窃衣萜醇	
caucalol diacetate　窃衣萜醇二乙酸酯	
caudaside A　虎眼万年青苷 A	
caudatin　牛皮消素 (牛皮清素、告达亭、假防己素)	
caudatin-2, 6-dideoxy-3-*O*-methyl-β-D-cymaropyranoside　牛皮消素 -2, 6- 二脱氧 -3-*O*- 甲基 -β-D- 吡喃加拿大麻糖苷	
caudatin-3-*O*-α-L-diginopyranosyl-(1 → 4)-β-D-cymaropyranoside　牛皮消素 -3-*O*-α-L- 吡喃脱氧毛地黄糖基 -(1 → 4)-β-D- 吡喃加拿大麻糖苷	
caudatin-3-*O*-β-D-cymaropyranosyl-(1 → 4)-α-L-diginopyranosyl-(1 → 4)-β-D-cymaropyranoside　牛皮消素 -3-*O*-β-D- 吡喃加拿大麻糖基 -(1 → 4)-α-L- 吡喃脱氧毛地黄糖基 -(1 → 4)-β-D- 吡喃加拿大麻糖苷	
caudatin-3-*O*-β-D-cymaropyranosyl-(1 → 4)-β-D-cymaropyranoside　牛皮消素 -3-*O*-β-D- 吡喃加拿大麻糖基 -(1 → 4)-β-D- 吡喃加拿大麻糖苷	
caudatin-3-*O*-β-D-digitoxopyranoside　牛皮消素 -3-*O*-β-D- 吡喃洋地黄毒糖苷	
caudatin-3-*O*-β-D-glucopyranosyl-(1 → 4)-α-L-diginopyranosyl-(1 → 4)-β-D-cymaropyranoside　牛皮消素 -3-*O*-β-D- 吡喃葡萄糖基 -(1 → 4)-α-L- 吡喃脱氧毛地黄糖基 -(1 → 4)-β-D- 吡喃加拿大麻糖苷	
caudatin-3-*O*-β-D-oleandropyranosyl-(1 → 4)-β-D-digitoxopyranosyl-(1 → 4)-β-D-cymaropyranoside　牛皮消素 -3-*O*-β-D- 吡喃欧洲夹竹桃糖基 -(1 → 4)-β-D- 吡喃洋地黄毒糖基 -(1 → 4)-β-D- 吡喃加拿大麻糖苷	
caudatin-3-*O*-β-D-oleandropyranosyl-(1 → 4)-β-D-oleandropyranosyl-(1 → 4)-β-D-cymaropyranoside　牛皮消素 -3-*O*-β-D- 吡喃欧洲夹竹桃糖基 -(1 → 4)-β-D- 吡喃欧洲夹竹桃糖基 -(1 → 4)-β-D- 吡喃加拿大麻糖苷	
caudicifolin　夹竹桃叶大戟素	
caudoside　考多苷	
φ-caudoside　φ- 考多苷	
caudostroside　考多异苷	
φ-caudostroside　φ- 考多异苷	
cauferidin (kauferidin)　宽叶阿魏定	
cauferin (kauferin)　宽叶阿魏素	
cauferin-4′-*O*-β-D-glucopyranosyl-(1 → 6)-*O*-β-D-glucopyranoside　宽叶阿魏素 -4′-*O*-β-D- 吡喃葡萄糖基 -(1 → 6)-*O*-β-D- 吡喃葡萄糖苷	
cauferinin　宽叶阿魏宁	

cauferoside　圆锥茎阿魏苷

caulerpin　蕨藻红素

cauleslactone　双叶细辛内酯

caulesol　双叶细辛醇

caulesyl acetate　双叶细辛醇乙酸酯

cauliflorins A, B　干花豆素 A、B

caulophine　红毛七碱

caulophyllines (*N*-methyl cytisines) A ～ E　葳严仙碱 (*N*- 甲基金雀花碱) A ～ E

caulophyllogenin　葳严仙皂苷元

caulophyllogenin-3-*O*-α-L-arabinopyranoside　葳严仙皂苷元 -3-*O*-α-L- 吡喃阿拉伯糖苷

caulophyllogenin-3β-*O*-β-D-glucopyranoside　葳严仙苷元 -3β-*O*-β-D- 吡喃葡萄糖苷

caulosides A ～ G　葳严仙皂苷 (红毛七皂苷) A ～ G

caverine　咖维任

cavidilinine　岩黄连灵碱

cavidine　卡文定碱 (卡维丁)

cavincidine　卡文西定碱 (咖文定碱、咖文西定)

cavincidine sulfate　硫酸卡文西定碱

cavincine　咖文辛碱 (咖文辛、卡文辛碱)

cavincine sulfate　硫酸卡文辛碱

cavinton (vinpocetine)　长春西汀

cavipetins A ～ E　小牛肝菌素 A ～ E

caviunin　巴西黑黄檀素

caviunin-7-*O*-[β-D-apiofuranosyl-(1 → 6)-β-D-glucopyranoside]　巴西黑黄檀素 -7-*O*-[β-D- 呋喃芹糖基 -(1 → 6)-β-D- 吡喃葡萄糖苷]

caviunin-7-*O*-β-D-gentiobioside　巴西黑黄檀素 -7-*O*-β-D- 龙胆二糖苷

caviunin-7-*O*-β-D-glucopyranoside　巴西黑黄檀素 -7-*O*-β-D- 吡喃葡萄糖苷

caylobolide A　恰伊洛沃内酯 A

cayratinin (delphinidin-3-*p*-coumaroyl sophoroside-5-monoglucoside)　乌蔹色苷 (飞燕草素 -3- 对香豆酰槐糖苷 -5- 单葡萄糖苷)

ceanothamine A (frangulanine)　美洲茶胺 A (伏冉宁)

ceanothenic acid　美洲茶烯酸

ceanothetric acid　美洲茶三酸

ceanothic acid　美洲茶酸

ceanothic acid-28-β-D-glucosyl ester　美洲茶酸 -28-β-D- 葡萄糖酯

ceanothine　美洲茶碱

cearoin (2, 5-dihydroxy-4-methoxybenzophenone)　赛州黄檀素 (2, 5- 二羟基 -4- 甲氧基二苯甲酮)

cecropiacic acid　号角树酸

cedgeworoside C　结香苷

cedilanid (deslanoside, desacetyl lanatoside C)　西地兰 (去乙酰毛花苷 C)

cedr-3-en-15-ol　柏木 -3- 烯 -15- 醇

cedr-3α-ol　柏木 -3α- 醇

cedr-3β, 12-diol　柏木 -3β, 12- 二醇

cedr-8β-ol　柏木 -8β- 醇

cedrane　柏木烷 (香松烷)

8, 14-cedranediol　8, 14- 柏木烷二醇

8, 14-cedranolide　8, 14- 柏木内酯

9-cedranone (cedran-9-one)　9- 柏木酮

8, 14-cedranoxide　8, 14- 环氧柏木烷

cedranoxide　环氧柏木烷

cedrecoumarin A　拟洋椿香豆素 A

cedrediprenone　拟洋椿二异戊烯酮

cedrelone　洋椿苦素

cedrelopsin　拟洋椿素

(–)-α-cedrene　(–)-α- 雪松烯

(–)-β-cedrene　(–)-β- 雪松烯 [(–)-β- 柏木烯]

(+)-β-cedrene　(+)-β- 雪松烯 [(+)-β- 柏木烯]

α-cedrene　α- 雪松烯

β-cedrene　β- 雪松烯 (β- 柏木烯)

cedrene (himachalene)　雪松烯 (柏木烯、喜马拉雅雪松烯、喜马雪松烯)

α-cedrene epoxide　α- 雪松烯环氧化物

cedrin　苦香木苦素

(–)-cedrol　(–)- 雪松醇

(+)-cedrol　(+)- 雪松醇 [(+)- 柏木醇]

(+)-α-cedrol　(+)-α- 雪松醇 [(+)-α- 柏木醇]

α-cedrol　α- 雪松醇 (α- 柏木脑、α- 柏木醇)

β-cedrol　β- 雪松醇 (β- 柏木醇)

cedrol (himachalol)　雪松醇 (喜马拉雅杉醇、雪松脑、柏木醇)

cedrol propyl ether　丙基柏木醚

cedrolic acid　柏木酸

cedronolactones A ～ E　苦香木内酯 A ～ E

cedrusin　雪松脂素
cedrusin-4-*O*-β-D-glucopyranoside　雪松脂素 -4-*O*-β-D- 吡喃葡萄糖苷
cedrusin-9-*O*-β-D-glucopyranoside　雪松脂素 -9-*O*-β-D- 吡喃葡萄糖苷
celabenzine　南蛇藤苄酰胺 (苯代南蛇碱)
celacinnine　南蛇藤桂皮酰胺
celafolins B-2, C-1, D-2　冠叶南蛇藤素 B-2、C-1、D-2
celafurine　南蛇藤 -β- 呋喃甲酰胺
celallocinnine　南蛇藤别桂皮酰胺碱
celangulatins (celangulins) Ⅰ～XIX　苦皮藤素 Ⅰ～XIX
celangulins (celangulatins) Ⅰ～XIX　苦皮藤素 Ⅰ～XIX
celapanigine　二乙酰基苯甲酰基烟酰基二氢沉香呋喃四醇
celapanine　滇南蛇藤碱 (二乙酰基糠酰基烟酰基二氢沉香呋喃四醇)
celaphanol A　冠叶南蛇藤酚 A
celasdins A, B　青江藤素 A、B
celastrine A　南蛇藤碱 A
celastroidine A　真翅子藤素 A
celastrol (tripterine)　南蛇藤醇 (南蛇藤素、雷公藤红素)
celaxanthin　南蛇藤黄质 (南蛇藤黄素)
celebixanthone　西里伯黄牛木呲酮
celebixanthone methyl ether　西里伯黄牛木呲酮甲醚
celebroside　塞乐布苷
celereoin　洋芹素
celereoin-6-*C*-arabinosyl-glucoside　洋芹素 -6-*C*- 阿拉伯糖基葡萄糖苷
celereoin-7, 4′-dimethyl ether　洋芹素 -7, 4′- 二甲醚
celereoin-7-*O*-β-D-glucoside　洋芹素 -7-*O*-β-D- 葡萄糖苷
celereoside　洋芹素苷
celerin　芹灵素
celerioside E　旱芹苷 E
celeroside　洋芹苷
celliamine　塞里胺
cellobiose (cellose)　纤维二糖 (纤维素二糖)
cellobiosyl sterol　吡哆甾醇
5′-*O*-(β-cellobiosyl)pyridoxine　5′-*O*-(β- 纤维二糖基) 吡哆醇
cellocidin (aquamycin)　水霉素
β-cellose　β- 纤维素
γ-cellose　γ- 纤维素
cellose (cellobiose)　纤维二糖 (纤维素二糖)
cellulase　纤维素酶
cellulose　纤维素
α-cellulose　α- 纤维素
celogentins A ～ J　青葙素 A ～ J
celosianin　鸡冠花素
celosiaol　青葙子油脂
celosins A ～ J　青葙苷 A ～ J
celsiogenins A, B　毛蕊花皂苷元 A、B
celtine　朴亭
(1*R*, 2*R*, 3*Z*, 7*E*, 11*E*)-cembr-3, 7, 11-trien-18-oic acid　(1*R*, 2*R*, 3*Z*, 7*E*, 11*E*)- 烟草 -3, 7, 11- 三烯 -18- 酸
(–)-(1*S*, 3*E*, 7*E*, 11*E*)-cembr-3, 7, 11-trien-1-ol (serratol)　(–)-(1*S*, 3*E*, 7*E*, 11*E*)- 烟草 -3, 7, 11- 三烯 -1- 醇 (齿叶乳香萜醇)
cembrane　西松烷
cembrene　烟草烯 (松柏烯、瑟模环烯)
3, 7, 11, 15-cembr-tetraen-6-ol　3, 7, 11, 15- 烟草四烯 -6- 醇
(1*S*, 2*E*, 4*S*, 7*E*, 10*E*, 12*S*)-2, 7, 10-cembr-trien-4, 12-diol　(1*S*, 2*E*, 4*S*, 7*E*, 10*E*, 12*S*)-2, 7, 10- 烟草三烯 -4, 12- 二醇
(1*S*, 2*E*, 4*S*, 6*R*, 7*E*, 11*S*)-2, 7, 12(20)-cembr-trien-4, 6, 11-triol　(1*S*, 2*E*, 4*S*, 6*R*, 7*E*, 11*S*)-2, 7, 12(20)- 烟草三烯 -4, 6, 11- 三醇
cembrtrien-4, 6-diol　烟草三烯 -4, 6- 二醇
(1*S*, 2*E*, 4*S*, 6*E*, 8*S*, 11*S*)-2, 6, 12(20)-cembr-trien-4, 8, 11-triol　(1*S*, 2*E*, 4*S*, 6*E*, 8*S*, 11*S*)-2, 6, 12(20)- 烟草三烯 -4, 8, 11- 三醇
(12*R*)-(1*S*, 2*E*, 4*R*, 6*E*, 8*S*, 10*E*)-2, 6, 10-cembr-trien-4, 8, 12-triol　(12*R*)-(1*S*, 2*E*, 4*R*, 6*E*, 8*S*, 10*E*)-2, 6, 10- 烟草三烯 -4, 8, 12- 三醇
(12*R*)-(1*S*, 2*E*, 4*S*, 6*E*, 8*S*, 10*E*)-2, 6, 10-cembr-trien-4, 8, 12-triol　(12*R*)-(1*S*, 2*E*, 4*S*, 6*E*, 8*S*, 10*E*)-2, 6, 10- 烟草三烯 -4, 8, 12- 三醇
(12*S*)-(1*S*, 2*E*, 4*S*, 6*E*, 8*S*, 10*E*)-2, 6, 10-cembr-trien-4, 8, 12-triol　(12*S*)-(1*S*, 2*E*, 4*S*, 6*E*, 8*S*, 10*E*)-2, 6, 10- 烟草三烯 -4, 8, 12- 三醇
(1*S*, 2*E*, 4*R*, 6*E*, 8*S*, 10*E*, 12*S*)-2, 6, 10-cembr-trien-4, 8, 12-triol　(1*S*, 2*E*, 4*R*, 6*E*, 8*S*, 10*E*, 12*S*)-2, 6, 10- 烟草三烯 -4, 8, 12- 三醇
centaur X　矢车菊属烃 X

centaurea base　矢车菊属碱

centaureidin　矢车菊黄素 (矢车菊黄酮素、矢车菊定)

centaurepensin (chlorohyssopifolin A)　匍匐矢车菊素 (夏至矢车菊内酯)

centaurin　百金花内酯

erythro-centaurin　红百金花内酯

centcyamine　矢车菊碱

cis-centcyamine　顺式 - 矢车菊碱

centellasapogenol A　积雪草皂醇 A

centellasaponins A ～ K　积雪草皂苷 A ～ K

centellicin　积雪草乙素 (积雪草辛)

centellin　积雪草甲素

centellose　积雪草糖

centellosides A ～ E　积雪草洛苷

centipedaic acid　石胡荽酸

centipedaphenol　鹅不食草酚

(–)-centrolobine　(–)- 心裂宾

(–)-centrolobol　(–)- 刺片豆醇

ceparosides A, B　洋葱苷 A、B

cephaeline (dihydropsychotrine, demethyl emetine)　吐根酚碱 (九节因、二氢九节碱、去甲吐根碱)

cephaeline hydrochloride　吐根酚碱盐酸盐

cephaeline methyl ether (emetine)　吐根酚碱甲醚 (吐根碱、依米丁)

cephaibols A ～ E　头孢枝顶孢霉醇 A ～ E

cephakicine　金线吊乌龟卡辛碱

cephalandoles A ～ C　头蕊兰吲哚碱 A ～ C

cephalezomines A ～ M　三尖杉佐碱 A ～ M

cephalin　脑磷脂

α-cephalin　α- 脑磷脂

cephalocyclidin A　三尖杉环素 A

cephalofortuneine　福建三尖杉碱

cephalomannine (taxol B)　三尖杉宁碱 (紫杉醇 B)

cephalonine-2-*O*-β-D-glucopyranoside　三尖杉碱 -2-*O*-β-D- 吡喃葡萄糖苷

cephalotaxidine　三尖杉定碱

cephalotaxinamide　三尖杉酰胺 (粗榧酰胺碱)

cephalotaxine　三尖杉碱 (粗榧碱)

cephalotaxine-α-*N*-oxide　三尖杉碱 -α-*N*- 氧化物

cephalotaxine-β-*N*-oxide　三尖杉碱 -β-*N*- 氧化物

cephalotaxinone　三尖杉酮碱

cephalotoxin　章鱼毒素

cephamonine　金线吊乌龟莫宁碱

cephamorphinanine　金线吊乌龟吗啡宁碱

cephamuline　金线吊乌龟木林碱

cepharadiones A, B　头花千金藤二酮 (金线吊乌龟二酮碱) A、B

cepharamine　头花千金藤胺 (金线吊乌龟胺、顶花防己胺)

cepharanoline　头花千金藤醇灵碱 (金线吊乌龟诺林碱)

cepharanones A, B　头花千金藤酮 A、B

secocepharanthine　开环头花千金藤碱 (开环金线吊乌龟碱)

(+)-cepharanthine　(+)- 金线吊乌龟碱

cepharanthine　头花千金藤碱 (金线吊乌龟碱、西法安生、千金藤素、豆花藤碱)

cepharanthine-2α-N-oxide　头花千金藤碱 -2α-*N*- 氧化物

cepharanthine-2′α-N-oxide　头花千金藤碱 -2′α-N- 氧化物

cepharanthine-2β-N-oxide　头花千金藤碱 -2β-*N*- 氧化物

cepharanthine-2′β-N-oxide　头花千金藤碱 -2′β-*N*- 氧化物

cepharatines A ～ D　金线吊乌龟亭碱 A ～ D

cepharodione A　赛法洛二酮甲

cephasamine　金线吊乌龟萨胺

cephasugine　金线吊乌龟苏精

cephatonine　金线吊乌龟酮宁碱

cephatonine-2-*O*-β-D-glucopyranoside　金线吊乌龟酮宁碱 -2-*O*-β-D- 吡喃葡萄糖苷

cephrol (citronellol)　香茅醇

(2*S*, 3*R*)-ceplignan　(2*S*, 3*R*)- 肥牛树木脂素

ceplignan　肥牛木素

(2*R*, 3*S*)-ceplignan　(2*R*, 3*S*)- 肥牛树木脂素

ceplignan-4-*O*-β-D-glucoside　肥牛木素 -4-*O*-β-D- 葡萄糖苷

ceposides A ～ C　洋葱皂苷 A ～ C

ceramide　神经酰胺 (脑酰胺)

ceramide 2-aminoethyl phosphonate　神经酰胺 2- 氨乙基膦酸酯

ceramide aminoethyl phosphoric acid　脑酰胺基氨乙基磷酸

ceramide dihexoside　脑酰胺二己糖苷

cerarvensin (apigenin-6-*C*-xyloside)　卷耳素 (芹菜素 -6-*C*- 木糖苷)

cerarvensin-7-*O*-β-D-glucopyranoside　卷耳素 -7-*O*-β-D- 吡喃葡萄糖苷

cerarvensin-8-*C*-glucoside　卷耳素 -8-*C*- 葡萄糖苷

cerate　蜡膏

ceratiolin　角木素

cis, *cis*-ceratospongamide　顺式 , 顺式 - 角网藻酰胺

trans, *trans*-ceratospongamide　反式 , 反式 - 角网藻酰胺

cerberin (monoacetyl neriifolin)　海杧果毒素 (单乙酰黄花夹竹桃次苷乙、单乙酰黄夹次苷乙)

cerberoside　海杧果苷 (异黄花夹竹桃苷乙)

cerbinal　栀子醛

cercidin　连香树定

cercidinins A, B　连香树鞣质 (连香树宁) A、B

cercosporin　尾孢菌素

cerebrolisin　脑活素

cerebrosides A ～ D, AS-1-1 ～ AS-1-5, B1-b, 1 ～ 5　脑苷酯 (脑苷) A ～ D、AS-1-1 ～ AS-1-5、B1-b、1 ～ 5

(22*Z*, 24*S*)-cerevisterol　(22*Z*, 24*S*)- 啤酒甾醇

cerevisterol (3β, 5α, 6β-trihydroxyergost-7, 22-diene)　啤酒甾醇 (塞勒维甾醇、酒酵母甾醇、3β, 5α, 6β- 三羟基麦角甾 -7, 22- 二烯)

ceridin　连香素

ceriopsins A ～ G　角果木素 A ～ G

cernoside　垂石松黄酮苷

cernuasides A ～ D　朝鲜白头翁新苷 A ～ D

cernuine　垂石松碱 (铺地蜈蚣碱)

cernuole　柳叶鬼针草酚

cernuosides A ～ C　黄花酢浆草苷 (垂酢浆草苷、朝鲜白头翁苷) A ～ C

cernuumolides A ～ J　烟管头草内酯 A ～ J

cerolein　虫蜡素

cerotic acid (hexacosanoic acid)　蜡酸 (二十六酸)

1-cerotoyl glyceride　1-*O*- 二十六烷酰基甘油酯

cerulenin　浅蓝菌素

ceruloplasmin　血浆铜蓝蛋白

cervonic acid (docosahexaenoic acid)　色浮尼可酸 (二十二碳六烯酸)

ceryl alcohol (hexacosanol)　蜡醇 (二十六醇)

ceryl cerotate　蜡酸二十六酯 (蜡酸蜡醇酯)

ceryl gallate　没食子酸蜡醇酯 (没食子酸二十六酯)

ceryl lignocerate　木蜡酸蜡醇酯 (木蜡酸二十六醇酯)

ceryl montanate　褐煤酸蜡酯 (褐煤酸二十六醇酯)

ceryl palmitate　棕榈酸二十六酯 (蜡基棕榈酸酯)

cespitol (caespitol)　簇凹顶藻醇

cesternosides A, B　夜香树酚苷 A、B

cetanol (cetyl alcohol, 1-hexadecanol)　鲸蜡醇 (1- 十六烷醇)

cetin　鲸蜡

cetomacrogol　聚乙二醇单鲸蜡醚

cetraric acid　冰岛衣酸

cetyl alcohol (cetanol, 1-hexadecanol)　鲸蜡醇 (1- 十六烷醇)

cetyl salicylate　水杨酸十六酯

cetyl trimethyl ammonium chloride　氯化十六烷基三甲基铵

cetylic acid (palmitic acid , hexadecanoic acid)　软脂酸 (棕榈酸、十六酸)

cevacine　瑟瓦辛

cevadilline　瑟瓦狄灵

cevagenine　瑟瓦宁

(25*S*)-cevane-3α, 6β, 20β-triol　(25*S*)- 西藜芦 -3α, 6β, 20β- 三醇

cevine　瑟文

chabamide　假荜茇果酰胺

chaboside　查包苷

chaconine　卡茄碱 (查茄碱)

α-chaconine　α- 卡茄碱 (α- 查茄碱)

β1-chaconine [solanidine-3-*O*-α-L-rhamnopyranosyl-(1 → 2)-β-D-glucopyranoside]　β1- 卡茄碱 [β1- 查茄碱、茄啶 -3-*O*-α-L- 吡喃鼠李糖基 -(1 → 2)-β-D- 吡喃葡萄糖苷]

chacotriose　马铃薯三糖 (查考茄三糖、卡茄三糖)

chaemaejasmenin derivate　狼毒素甲基衍生物

chaenomic acids A ～ E　木瓜酸 A ～ E

chaenomisides A ～ F　木瓜脂苷 A ～ F

chaenomone　木瓜酮

chaerophylline　香叶芹碱

chaetochalasin A　毛壳松弛素 A

chaetoglobosin O　毛壳球素 O

chaetomanone　毛壳菌酮

chaetoquadrins A ～ H　四棱角毛壳菌素 A ～ H

chafurosides A, B　乌龙茶呋苷 A、B

chaihunaphthone　柴胡萘酮

chaihuxinosides A, B　柴胡新苷 A、B

chairamidine　切尔米定

chairamine　切尔明

chakramine　察克明

chaksine (cassine)　察克素 (山扁豆碱)

chakyunglupulin A　花叶假杜鹃脂素 A

chalcanthite　蓝矾 (五水硫酸铜)

chalchupines A, B　察枯品 A、B

chalcomoracin　查耳桑拉素

chalconaringenin (2, ′4′, 6, 4-tetrahydroxychalcone)　柑橘查耳酮 (2, ′4′, 6, 4- 四羟基查耳酮)

chalcone　查耳酮

chalcononaringenin-2′, 4′-di-*O*-β-D-glucopyranoside　查耳酮柑橘苷元 -2′, 4′- 二 -*O*-β-D- 吡喃葡萄糖苷

chalcononaringenin-2′-glucoside (isosalipurposide)　异杞柳苷 (查耳酮柑橘苷元 -2′- 葡萄糖苷)

chalcononaringenin-2′-*O*-β-D-glucopyranoside　查耳酮柑橘苷元 -2′-*O*-β-D- 吡喃葡萄糖苷

chalepensin (xylotenin)　缕状芸香内酯 (芸香香豆素、缎木素)

chalepin　缕瓣芸香品

chalepin acetate (rutamarin)　缕瓣芸香品乙酸酯 (芸香苦素、芸香马扔、芸香呋喃香豆醇乙酸酯)

chamaechromone　狼毒色原酮

chamaecydin　扁柏定

chamaejasmins A ～ C　狼毒素 A ～ C

chamaejasmoside　狼毒苷 (瑞香狼毒苷)

chamaemeloside　果香菊苷

chamaeneric acid　柳兰酸

chamanetin　矮紫玉盘素

chamazulene (dimethulene)　菊薁 (兰香油薁、母菊薁)

chamazulenogen　兰香油精 (母菊精)

(6*R*)-chamigra-2, 7(14)-diene　(6*R*)- 花柏 -2, 7(14)- 二烯

chamigrenal　花柏醛 (扁柏螺烯醛)

chamigrene　花柏烯 (扁柏螺烯、恰米烯)

α-chamigrene　α- 花柏烯 (α- 扁柏螺烯、α- 恰米烯)

β-chamigrene　β- 花柏烯 (β- 恰米烯、β- 扁柏螺烯)

β-chamigrenic acid　β- 花柏烯酸

chamigrenol　花柏醇

chamissarin　卡米森豚草素

chamissonin diacetate　卡米松醇二乙酸酯

champaca camphor (guaiol, champacol, guaiac alcohol)　愈创醇 (愈创木醇、黄兰醇)

champacol (champaca camphor, guaiol, guaiac alcohol)　黄兰醇 (愈创醇、愈创木醇)

chandrine　禅君碱

chanerol　柳兰聚酚

changnanic acid　长南酸

changyediyuines Ⅰ～Ⅲ　长叶地榆苷 Ⅰ～Ⅲ

channaine　禅那因

chanoclavine (secaclavine)　裸麦角碱

chantriolides A, B　蒟蒻薯内酯 A、B

chaparramarin　查帕拉马林

chaparrin　卡斯苦木素 (查帕苦树素)

(–)-chaparrinone　(–)- 卡斯苦木酮 [(–)- 卡帕里酮]

chaparrinone　卡斯苦木酮 (卡帕里酮)

chaparrolide　卡斯苦木内酯

chapecoderins B, C　沙佩科特素 B、C

chapelieric acid　蔡帕里红厚壳酸

chaplupyrrolidones A, B　假蒟吡咯酮 A、B

charantadiol A　苦瓜二醇 A

charantagenin E　苦瓜苷元 E

charantal　苦瓜醛

charantin　苦瓜混苷

charantins A, B　苦瓜亭 A、B

charantosides Ⅰ～Ⅷ　苦瓜苷 Ⅰ～Ⅷ

charantosides A ～ G　苦瓜苷 A ～ G

charminarone　查米纳酮

chartreusin (lambdamycin)　教酒菌素 (莱姆勃霉素)

chasmaconine　展花乌头宁碱

chasmaconitine　展花乌头碱

chasmanine　展花乌头宁 (查斯曼宁、查斯曼宁碱)

chasmanthin　非洲防己内酯

chasmanthinine　展花乌头替宁

chatiaoqisu B　茶条碱乙素

chatinine　鬃草宁碱

chaulmoogric acid　大风子油酸

chaulmosulfone　大风子砜

chavibetol　蒌叶酚

chavibetol acetate　蒌叶酚乙酸酯
chavicine　胡椒脂碱
chavicol　胡椒酚 (佳味酚、蒌叶酚)
chavicol acetate　胡椒酚乙酸酯
chebulagic acid　诃子精酸 (诃黎勒酸、诃子鞣酸、诃黎勒鞣花酸)
chebulanin　诃子宁
chebulic acid　诃子次酸
chebulin　诃子素
chebulinic acid　诃子酸 (诃尼酸、诃子尼酸、诃子林鞣酸)
chebulosides Ⅰ, Ⅱ　诃子苷Ⅰ、Ⅱ
2, 4-chebulyl-β-D-glucopyranoside　2, 4- 诃子素 -β-D- 吡喃葡萄糖苷
chebupentol　诃子五醇 (诃五醇)
cheilanthenediol　粉背蕨烯二醇
cheilanthenetriol　粉背蕨烯三醇
cheilanthifoline　碎叶紫堇碱
cheiranthosides Ⅰ～Ⅺ　小花糖芥苷Ⅰ～Ⅺ
cheirinine　桂竹香宁
cheiroline　桂竹香灵 (粪菜菔子素)
cheiroside A　墙花苷 A
cheirotoxin　墙花毒苷
chelamidine　白屈菜定
chelamine　白屈菜明碱 (白屈菜明)
chelerythridimerine　白屈菜红默碱
chelerythrine (toddaline)　白屈菜红碱 (白屈菜赤碱)
chelerythrine chloride　氯化白屈菜赤碱 (盐酸白屈菜红碱)
chelerythrine methanolate　白屈菜红碱甲醇化物
chelerythrine-φ-cyanide　白屈菜红碱 -φ- 氰化物
chelerythrine-ψ-cyanide　白屈菜红碱 -ψ- 氰化物
chelidamine　白屈菜胺
chelidimerine　白屈菜默碱
chelidonic acid　白屈菜酸
(+)-chelidonine　(+)- 白屈菜碱
D-chelidonine　D- 白屈菜碱
L-chelidonine　L- 白屈菜碱
chelidonine (stylophorine)　白屈菜碱
(+)-chelidonine hydrochloride　(+)- 盐酸白屈菜碱
chelidoniol　白屈菜醇
cheliensisamine　景洪哥纳香胺
cheliensisine　景洪哥纳香碱
cheliensisins A ～ C　景洪哥纳香甲素～丙素
chelilanthifoline　车里叶灵
chelilutine　白屈菜黄碱
chelirubine (bocconine)　白屈菜玉红碱 (博落回碱、白屈菜如宾碱、白屈菜宾)
(+)-chellespontine　(+)- 飞燕亭碱
chenodeoxycholic acid　鹅去氧胆酸 (鹅脱氧胆酸)
chenodiol　鹅二醇
chenopodine　藜碱
chenopodium base　藜属碱
chenopodiumamines A ～ D　土荆芥碱 A ～ D
chenopodiumoside A　藜属苷 A
chenopodoside　藜属皂苷
cherianoine　毛叶番荔枝碱
cherimolacyclopeptide D　毛叶番荔枝环肽 D
cherimolins-1, -2　毛叶番荔枝宁 -1、-2
cherylline　车瑞灵
chesnatin　栗瘿鞣质亭
chestanin　栗瘿鞣质
chestnutlignansoide　栗木脂苷
chetoseminudins A, B　半裸毛壳素 A、B
chettaphanins Ⅰ, Ⅱ　白大凤素Ⅰ、Ⅱ
(–)-chicanin　(–)- 五味子脂宁素
(–)-chicanine　(–)- 襄五脂素
chicanine　襄五脂素
chichipegenin　墨西哥仙人掌皂苷元
chiisanogenin　智异山五加苷元
chiisanoside　智异山五加苷
chikusaikosides Ⅰ, Ⅱ　竹柴胡苷 (大叶柴胡皂苷) Ⅰ、Ⅱ
chikusetsu prosapogenin　竹节参次皂苷
chikusetsusaponin Ⅳ methyl ester　竹节人参皂苷Ⅳ甲酯
chikusetsusaponin Ⅳ a butyl ester　竹节人参皂苷Ⅳ a 丁酯
chikusetsusaponin Ⅳ a ethyl ester　竹节人参皂苷Ⅳ a 乙酯
chikusetsusaponin Ⅳ a methyl ester　竹节人参皂苷Ⅳ a 甲酯
chikusetsusaponin Ⅴ ethyl ester　竹节人参皂苷Ⅴ乙酯
chikusetsusaponin Ⅴ methyl ester　竹节人参皂苷Ⅴ甲酯

chikusetsusaponins Ⅰ～Ⅶ, Ⅰb, Ⅳa 竹节人参皂苷(竹节参皂苷、竹节参苷、竹节皂苷)Ⅰ～Ⅶ、Ⅰb、Ⅳa

chikusetsusaponins FT_1 ～ FT_4, FK_1 ～ FK_7, LN_4, L_{9a}, L_{9bc}, L_5, L_{10}, LM_1 ～ LM_6 竹节人参皂苷(竹节参皂苷、竹节参苷、竹节皂苷) FT_1 ～ FT_4、FK_1 ～ FK_7、LN_4、L_{9a}、L_{9bc}、L_5、L_{10}、LM_1 ～ LM_6

chilenine 智利小檗碱

chimanines A ～ D 奇曼碱 A ～ D

chimaphilin 梅笠草素(梅笠草灵、伞形梅笠草素、梅笠草醌)

(–)-chimonanthine (–)-山蜡梅碱

chimyl alcohol 鲛肝醇

chinamine 呈那明

chinencisides A, B 中华青荚叶苷 A、B

chinenols A ～ C 中华青荚叶醇 A ～ C

chinenosides Ⅰ～Ⅵ 薤头苷Ⅰ～Ⅵ

chinensin 金不换素(华南远志素)

chinensinaphthol 金不换萘酚

chinensinaphthol methyl ether 金不换萘酚甲醚

chinesins Ⅰ, Ⅱ 金丝桃萜素(金丝桃宁)Ⅰ、Ⅱ

chingchengenamides A, B 青城细辛酰胺(青城酰胺)A、B

chinoic acid 醌酸

chinonin 知母宁

chinonin (mangiferin) 杧果苷(芒果苷)

chinpeimine 青贝母碱(青贝碱)

chionosides A, H 雪赫柏苷 A、H

chipericumins A ～ D 金丝海棠素 A ～ D

chirat-16-en-3-one 印度獐牙菜-16-烯-3-酮

chirat-17(22)-en-3-one 印度獐牙菜-17(22)-烯-3-酮

chiratenol 印度獐牙菜烯醇(当药烯醇)

chiratenone 印度獐牙菜烯酮

chiratone 沙拉酮

chiricanine A 基里卡矛果豆素(奇里卡那尖荚豆素)A

chiritoside C 唇柱苣苔苷 C

D-(+)-*chiro*-inositol D-(+)-手性肌醇

L-*chiro*-inositol L-手性肌醇

chisulactone 齐苏内酯

chitin 甲壳质(几丁质、壳多糖)

chitinase 甲壳酶

chitobiose 壳二糖

chitosan 脱乙酰壳多糖(脱乙酰几丁质)

chitosenine 多花蓬莱葛碱

chitranone 白雪花酮

chizhiol A 赤芝酚 A

chlidanthine 千花碱

chloculol 氯化千里香醇

chlojaponilactones A ～ E 银粟兰内酯 A ～ E

chlomultins A ～ D 多穗金粟兰素 A ～ D

chlorabietols A ～ C 金粟兰冷杉醇 A ～ C

chloracoumarin 金粟兰香豆素

chloraeudolide 金粟兰桉内酯

chlorafortulide 丝穗金粟兰内酯

chloraholides A ～ F 全缘金粟兰内酯 A ～ F

chlorajapolides A ～ I 日本金粟兰内酯 A ～ I

chlorajaponilides A ～ E 日本金粟兰尼内酯 A ～ E

chlorajaponol 日本金粟兰醇

chlorajaposide 日本金粟兰苷

chloramphenicol (chloromycetin) 氯霉素

chloramultilides A ～ D 多穗金粟兰萜酯 A ～ D

chloramultiol B 多穗金粟兰醇 B

chloranerectuslactone Ⅴ 鱼子兰新内酯 Ⅴ

chloranoside A 金粟兰苷 A

chlorantene D 金粟兰烯 D

chloranthalactones A ～ F 金粟兰内酯 A ～ F

chloranthalic acid 金粟兰酸

chloranthaols A ～ C 宽叶金粟兰素 A ～ C(金粟兰甲～丙素)

chloranthatone 金粟兰酮

chloranthiolides A ～ F 鱼子兰内酯 A ～ F

chloranthones A ～ D 鱼子兰酮 A ～ D

chlorasessilifols A, B 四川金粟兰二聚萜醇 A、B

chlorellin 绿藻素

(1*R*, 2*S*, 4*S*, 5*R*)-5-chloro-(2*E*)-chlorovinyl-1, 4-dibromo-1, 5-dimethyl cyclohexane (1*R*, 2*S*, 4*S*, 5*R*)-5-氯-(2*E*)-氯乙烯基-1, 4-二溴-1, 5-二甲基环己烷

3-chloro-(*R*)-β-hydroxy-D-tyrosine 3-氯-(*R*)-β-羟基-D-酪氨酸

(*R*)-1, *trans*-5-chloro, *cis*-3-cyclohexane-1, 3-dicarboxylic acid (*R*)-1, 反式-5-氯, 顺式-3-环己烷-1, 3-二甲酸

threo-3-chloro-1-(4-hydroxy-3-methoxyphenyl)prop-1, 2-diol　苏式 -3- 氯 -1-(4- 羟基 -3- 甲氧苯基) 丙 -1, 2- 二醇

1-chloro-1, 2, 2, 2-tetrafluoroethane　1- 氯 -1, 2, 2, 2- 四氟乙烷

7-chloro-1, 2, 3-trihydroxy-6-methoxyxanthone　7- 氯 -1, 2, 3- 三羟基 -6- 甲氧基屾酮

2-chloro-1, 4-benzoquinone　2- 氯 -1, 4- 苯醌

3-[(1ξ, 11ξ)-11-chloro-1-methyl tridecyl]-2-hydroxy-β-alanine　3-[(1ξ, 11ξ)-11- 氯 -1- 甲基十三烷基]-2- 羟基 -β- 丙氨酸

5-chloro-2-(oct-2, 4, 6-tri-ynylidene)-5, 6-dihydro-2*H*-pyran　5- 氯 -2-(辛 -2, 4, 6- 亚三炔基)-5, 6- 二氢 -2*H*- 吡喃

(2*R*)-12-chloro-2, 3-dihydroillicinone E　(2*R*)-12- 氯 -2, 3- 二氢八角酮 E

4-chloro-2, 4′-iminodibenzoic acid　4- 氯 -2, 4′- 氨叉基二苯甲酸

25-chloro-24-hydroxytirucall-7-en-3-one　25- 氯 -24- 羟基甘遂 -7- 烯 -3- 酮

1-chloro-2-ethoxyethane　1- 氯 -2- 乙氧基乙烷

6-(3-chloro-2-hydroxy-3-methyl butyl)-5, 7-dimethoxycoumarin　6-(3- 氯 -2- 羟基 -3- 甲丁基)-5, 7- 二甲氧基香豆素

1-[(4-chloro-2-methyl phenyl)diazenyl]naphthalen-2-amine　1-[(4- 氯 -2- 甲基苯 -1- 基) 乙氮烯基] 萘 -2- 胺

1-(1-chloro-2-naphthyl)-2-phenyl diazene-2-oxide　1-(1- 氯 -2- 萘基)-2- 苯基乙氮烯 -2- 氧化物

12α-chloro-2α, 3β, 13β, 23-tetrahydroxyolean-28-oic acid-13-lactone　12α- 氯 -2α, 3β, 13β, 23- 四羟基齐墩果 -28- 酸 -13- 内酯

4-chloro-3, 5-dimethoxy benzoic acid methyl ester　4- 氯 -3, 5- 二甲氧基苯甲酸甲酯

4-chloro-3, 5-dimethoxybenzoic acid　4- 氯 -3, 5- 二甲氧基苯甲酸

4-chloro-3, 5-dimethoxybenzoic acid-*O*-arabitol ester　4- 氯 -3, 5- 二甲氧基苯甲酸 -*O*- 阿拉伯糖醇酯

10-(6-chloro-3-ethyl-2-oxabicyclo[2.2.1]hept-7-yl)dec-6, 9-dienoic acid　10-(6- 氯 -3- 乙基 -2- 氧杂二环 [2.2.1] 庚 -7- 基)- 癸 -6, 9- 二烯酸

2-chloro-3-hydroxybibenzyl　2- 氯 -3- 羟基联苄

2-(4-chloro-3-hydroxybut-1-ynyl)-5-(pent-1, 3-diynyl) thiophene　2-(4- 氯 -3- 羟基 -1- 丁炔)-5-(戊 -1, 3- 二炔基) 噻吩

3-chloro-3-methyl pentane　3- 氯 -3- 甲基戊烷

(19*R*)-chloro-3-oxotabersonine　(19*R*)- 氯化 -3- 氧亚基柳叶水甘草碱

(19*S*)-chloro-3-oxotabersonine　(19*S*)- 氯化 -3- 氧亚基柳叶水甘草碱

(2*E*, 4*E*, 5*Z*)-5-chloro-4-(sulfomethylidene)hept-2, 5-dienoic acid　(2*E*, 4*E*, 5*Z*)-5- 氯 -4-(磺酸基亚甲基) 庚 -2, 5- 二烯酸

8-chloro-5-(1-chloro-3-hydroxypropyl)oct-1, 7-diol　8- 氯 -5-(1- 氯 -3- 羟基丙基) 辛 -1, 7- 二醇

3-chloro-5-(3-hydroxybutyl)-4, 6-dimethyl non-2, 8-diol　3- 氯 -5-(3- 羟基丁基)-4, 6- 二甲基壬 -2, 8- 二醇

4-chloro-5-hydroxy-3-methyl-phenol-1-*O*-α-L-rhamnopyranosyl-(1 → 6)-β-D-glucopyranoside　4- 氯 -5- 羟基 -3- 甲基苯酚 -1-*O*-α-L- 吡喃鼠李糖基 -(1 → 6)-β-D- 吡喃葡萄糖苷

6α-chloro-5β-hydroxywithaferin A　6α- 氯 -5β- 羟基醉茄素 A

chloroacetic anhydride　氯乙酸酐

chloroacetic-4-nitrobenzenesulfonic anhydride　氯乙 (酸)-4- 硝基苯磺酸酐

2-chloroadenosine　2- 氯腺苷

6-chloroapigenin　6- 氯芹菜素

6-chloroapigenin-7-*O*-β-D-glucopyranoside　6- 氯芹菜素 -7-*O*-β-D- 吡喃葡萄糖苷

2-chlorobenzal chloride　邻氯二氯苄

chlorobutanol　氯丁醇

N-4′-chlorobutyl butyramide　*N*-4′- 氯丁基丁酰胺

3-(4-chlorobutyl)pent-1, 4-diol　3-(4- 氯丁基) 戊 -1, 4- 二醇

chlorocarbonyl acetic acid　氯羰基乙酸

6-chlorocatechin　6- 氯儿茶素

8-chlorochimaphilin　8- 氯梅笠草醌

chlorocholine chloride　氯化胆碱氯化物

chlorochrymorin　氯菊素

4-chlorocyclohex-1-carbothioicthioanhydride　4- 氯环己 -1- 硫代甲酸硫代酸酐

5-*t*-chlorocyclohex-1-*r*, 3-*c*-dicarboxylic acid　5-*t*- 氯环己 -1-*r*, 3-*c*- 二甲酸

2-chlorocyclohex-2, 5-dien-1, 4-dione　2- 氯环己 -2, 5- 二烯 -1, 4- 二酮

trans-2-chlorocyclohexan-1-ol　反式 -2- 氯环己 -1- 醇

chlorocyclohexane　氯代环己烷 (环己基氯)

trans-2-chlorocyclopentane carboxylic acid　反式 -2- 氯环戊烷甲酸
26-chloro-26-deoxycryptogenin　26- 氯 -26- 脱氧隐配质
chlorodihydridomethyltin (methyltin chloride dihydride, dihydridomethyltin chloride, chloromethyl stannane)　氯甲基甲锡烷 (氯化甲基二氢化锡)
chlorodiphenyl antimony (diphenyl antimony chloride, chlorodiphenyl stibine)　氯二苯基甲锑烷 (氯化二苯基锑)
chlorodiphenyl stibine (diphenyl antimony chloride, chlorodiphenyl antimony)　氯二苯基甲锑烷 (氯化二苯基锑)
1-chlorodocosane　1- 氯二十二烷
2-chloroethanesulfinic anhydride　2- 氯乙亚磺酸酐
(2-chloroethyl) propyl azane　(2- 氯乙基) 丙基氮烷
6-(1-chloroethyl)-5-(2-chloroethyl)-1*H*-indole　6-(1- 氯乙基)-5-(2- 氯乙基)-1*H*- 吲哚
N-(2-chloroethyl)propyl amine　*N*-(2- 氯乙基) 丙胺
(2-chloroethyl)propyl amine　(2- 氯乙基) 丙基胺
chloroethyne　氯乙炔
(^{12}C)chloroform　(^{12}C) 氯仿
chloroform (trichloromethane)　氯仿 (三氯甲烷)
(3*Z*)-chlorofucin　(3*Z*)- 氯代呋新
chlorogenic acid (caffeotamic acid, 3-caffeoyl quinic acid)　绿原酸 (咖啡单宁酸、咖啡鞣酸、3- 咖啡酰奎宁酸)
chlorogenic acid *n*-butyl ester　绿原酸正丁酯
chlorogenin　绿莲皂苷元 (绿皂苷元、绿配基)
chlorogenine　绿原碱
8-chlorogoniodiol　8- 氯哥纳香二醇
(3*R*, 9*R*, 10*R*)-10-chloroheptadec-1-en-4, 6-diyn-3, 9-diol　(3*R*, 9*R*, 10*R*)-10- 氯十七碳 -1- 烯 -4, 6- 二炔 -3, 9- 二醇
(2*E*, 4*Z*)-5-chlorohex-2, 4-dienoic acid　(2*E*, 4*Z*)-5- 氯己 -2, 4- 二烯酸
2-chlorohexane　2- 氯己烷
secochlorohydrin ajugamarin　开环氯代筋骨草马灵
chlorohyssopifolin A (centaurepensin)　夏至矢车菊内酯 (匍匐矢车菊素)
chlorohyssopifolin C (acroptilin)　顶羽菊内酯
chloromalosides A ～ E　大叶吊兰苷 A ～ E
chloromethane　氯甲烷
chloromethyl stannane (methyltin chloride dihydride, dihydridomethyltin chloride, chlorodihydridomethyltin)　氯甲基甲锡烷 (氯化甲基二氢化锡)
2′-*N*-chloromethyl tetrandrine　2′-*N*- 氯甲基汉防己碱
2-(chloromethyl)-4-(4-nitrophenyl)thiazole　2-(氯甲基)-4-(4- 硝基苯基) 噻唑
3-chloromethyl-4-iodo-1, 1-dimethylpent-3-enyl　3- 氯甲基 -4- 碘 -1, 1- 二甲基戊 -3- 烯基
4-chloromethyl-5-iodo-2-methyl hex-4-en-2-yl　4- 氯甲基 -5- 碘 -2- 甲基己 -4- 烯 -2- 基
N-chloromethylungiminorine　*N*- 氯化甲基优吉敏碱
chloromycetin (chloramphenicol)　氯霉素
2-chloro-*N*-(2-chloroethyl)ethanamine　2- 氯 -*N*-(2- 氯乙基) 乙烷胺
1-chlorononadecane　1- 氯十九烷
1-chlorooctadecane　1- 氯十八烷
chloropanaxydiol　氯人参炔二醇
chlorophenothane　滴滴涕
2-chlorophenyl-2, 4-dichlorophenyl diazene oxide　2- 氯苯基 -2, 4- 二氯苯基乙氮烯氧化物
chlorophorin　高黄绿桑
chlorophyllides a, b　脱植基叶绿素 (叶绿酸酯) a、b
chlorophyllin　叶绿酸
chlorophyllprotein　叶绿素蛋白
chlorophylls a, b　叶绿素 a、b
3-chloroplumbagin　3- 氯白花丹素 (3- 氯矶松素)
2-chloropyrazine　2- 氯吡嗪
chlororepdiolide　氯匍匐矢车菊二内酯
chlorosacroratin　万年蒿氯内酯
chlorosesamone　氯化胡麻酮
(19*R*)-chlorotabersonine　(19*R*)- 氯化柳叶水甘草碱
(19*S*)-chlorotabersonine　(19*S*)- 氯化柳叶水甘草碱
chlorothymol　氯麝香草酚 (氯麝酚)
1-chloroundecane　1- 氯十一烷
chloroxylonine (β-fagarine, skimmianine, 7, 8-dimethoxydictamnine)　缎木碱 (β- 花椒碱、茵芋碱、7, 8- 二甲氧基白鲜碱)
5-chloro-α-terthiophene　5- 氯 -α- 三噻吩
4-chloro-β-sitosterone　4- 氯 -β- 谷甾酮
chlortetracycline　氯四环
chlospicates A ～ E　金粟兰倍半萜 A ～ E
chloticol　氯化小叶九里香内酯醇
chlovalicin　氯卵假散囊菌素
choerospondin (naringenin-4′-β-D-glucoside)　南酸枣苷 (柚皮素 -4′-β-D- 葡萄糖苷)

cholamine 胆胺
5β-cholanic acid 5β- 胆烷酸
cholanic acid 胆烷酸
cholanoic acid 胆甾酸
cholecystokinin 胆囊收缩素
(22*S*)-cholest-1β, 3β, 16β, 22-tetrahydroxy-1-*O*-α-L-rhamnopyranosyl-(1→2)-β-D-glucopyranoside-16-*O*-β-D-glucopyranoside (22*S*)- 胆甾 -1β, 3β, 16β, 22- 四羟基 -1-*O*-α-L- 吡喃鼠李糖基 -(1→2)-β-D- 吡喃葡萄糖苷 -16-*O*-β-D- 吡喃葡萄糖苷
(22*S*)-cholest-1β, 3β, 16β, 22-tetrahydroxy-1-*O*-β-D-glucopyranoside-16-*O*-β-D-glucopyranoside (22*S*)- 胆甾 -1β, 3β, 16β, 22- 四羟基 -1-*O*-β-D- 吡喃葡萄糖苷 -16-*O*-β-D- 吡喃葡萄糖苷
cholest-3-one 胆甾 -3- 酮
5*α*-cholest-3β, 6α-diol diacetate 5*α*- 胆甾 -3β, 6α- 二醇二乙酸酯
(5α)-cholest-3-β-ol (5α)- 胆甾 -3-β- 醇
cholest-4-en-3-one 胆甾 -4- 烯 -3- 酮
cholest-5(6)-en-3β, 26-dihydroxy-16, 22-dione 胆甾 -5(6)- 烯 -3β, 26- 二羟基 -16, 22- 二酮
cholest-5, 22-dien-3β-ol 胆甾 -5, 22- 二烯 -3β- 醇
(1β, 3β, 16β, 22*S*)-cholest-5-en-1, 3, 16, 22-tetrahydroxy-1, 16-di(β-D-glucopyranoside) (1β, 3β, 16β, 22*S*)- 胆甾 -5- 烯 -1, 3, 16, 22- 四羟基 -1, 16- 二 (β-D- 吡喃葡萄糖苷)
(22*S*)-cholest-5-en-1β, 3β, 16β, 22-tetrahydroxy-1, 16-di-*O*-β-D-glucopyranoside (22*S*)- 胆甾 -5- 烯 -1β, 3β, 16β, 22- 四羟基 -1, 16- 二 -*O*-β-D- 吡喃葡萄糖苷
(22*S*)-cholest-5-en-1β, 3β, 16β, 22-tetrahydroxy-16-*O*-β-D-glucopyranoside (22*S*)- 胆甾 -5- 烯 -1β, 3β, 16β, 22- 四羟基 -16-*O*-β-D- 吡喃葡萄糖苷
(22*S*)-cholest-5-en-1β, 3β, 16β, 22-tetrahydroxy-1-*O*-α-L-rhamnopyranoside-16-*O*-β-D-glucopyranoside (22*S*)- 胆甾 -5- 烯 -1β, 3β, 16β, 22- 四羟基 -1-*O*-α-L- 吡喃鼠李糖苷 -16-*O*-β-D- 吡喃葡萄糖苷
cholest-5-en-2, 3, 21-triol 胆甾 -5- 烯 -2, 3, 21- 三醇
cholest-5-en-3-one 胆甾 -5- 烯 -3- 酮
(22*S*)-cholest-5-en-3β, 11α, 16β, 22-tetrahydroxy-16-*O*-α-L-rhamnopyranoside (22*S*)- 胆甾 -5- 烯 -3β, 11α, 16β, 22- 四羟基 -16-*O*-α-L- 吡喃鼠李糖苷
24(ξ)-cholest-5-en-3β, 26-diol 24(ξ)- 胆甾 -5- 烯 -3β, 26- 二醇
13, 14-secocholest-5-en-3β, 27-diol-27-methanoate-3β-hexadec-11′, 13′, 15′-trien-1′-oate 13, 14- 开环胆甾 -5- 烯 -3β, 27- 二醇 -27- 甲酸酯 -3β- 十六碳 -11′, 13′, 15′- 三烯 -1′- 酸酯
cholest-5-en-3β, 7α-diol 胆甾 -5- 烯 -3β, 7α- 二醇
cholest-5-en-3β-hydroxy-7-one 胆甾 -5- 烯 -3β- 羟基 -7- 酮
cholest-5-en-3β-ol 胆甾 -5- 烯 -3β- 醇
cholest-5-enol 胆甾 -5- 烯醇
5α-cholest-7-en-22ξ-ol 3-palmitate 5α- 胆甾 -7- 烯 -22ξ- 醇 3- 棕榈酸酯
13, 14-secocholest-7-en-3, 6α, 27-triol-3, 27-dioct-5, 7-dienoate 13, 14- 开环胆甾 -7- 烯 -3, 6α, 27- 三醇 -3, 27- 二辛 -5, 7- 二烯酸酯
5α-cholest-7-en-3β, 22ξ-diol 5α- 胆甾 -7- 烯 -3β, 22ξ- 二醇
5α-cholest-7-en-3β-ol 5α- 胆甾 -7- 烯 -3β- 醇
cholest-7-en-3β-ol 胆甾 -7- 烯 -3β- 醇
cholest-7-en-6-one 胆甾 -7- 烯 -6- 酮
cholest-7-enol (lathosterol) 胆甾 -7- 烯醇 (羊毛索甾醇)
cholest-8(14)-enol 胆甾 -8(14)- 烯醇
cholesta-5, 7-dien-3β-ol (7, 8-didehydrocholesterol) 胆甾 -5, 7- 二烯 -3β- 醇 (7, 8- 双脱氢胆甾醇)
5α-cholestane 5α- 胆甾烷
cholestanol 胆甾烷醇
cholestenol 胆甾烯醇
Δ^7-cholestenol Δ^7- 胆甾烯醇
cholesterdiol 胆甾二醇
cholesterol 胆甾醇 (胆固醇)
cholesterol acetate 胆甾醇乙酸酯
cholesterol benzoate 胆甾醇苯甲酸酯
cholesterol chloride 胆甾醇氯酯
cholesterol ferulate 胆甾醇阿魏酸酯
cholesterol galactoside 胆甾醇半乳糖苷
cholesterol mannoside 胆甾醇甘露糖苷
cholesterol myristate 胆甾醇肉豆蔻酸酯
cholesterol oleate 胆甾醇油酸酯
cholesterol palmitate 胆甾醇棕榈酸酯
cholesterol stearate 胆甾醇硬脂酸酯
cholic acid 胆酸
cholic acid sodium salt 胆酸钠盐
choline (bilineurine) 胆碱
choline ascorbate 胆碱抗坏血酸盐
choline chloride 氯化胆碱
cholinesterase 胆碱酯酶

D-chondocurarine　D- 谷树箭毒碱	chromolaenide　色兰尼内酯
chondocurine　谷树箭毒素	chromolaevanedione　开环愈创木烷二酮
chondodendrine (D-bebeerine)　粒枝碱 (D- 箭毒碱)	chromone　色原酮 (色酮)
chondriamides A ～ C　软骨藻酰胺 A ～ C	chromoprotein　色蛋白
chondrillasterol　鸡肝海绵甾醇 (粉苞苣甾醇)	chromosaponin Ⅰ　发色皂苷 Ⅰ
chondrillasterol glucopyranoside　鸡肝海绵甾醇吡喃葡萄糖苷	chrycentrine　黄花荷包牡丹碱
chondrillasterone　粉苞苣甾酮	chrysanolides A ～ I　除虫菊内酯 A ～ I
chondrocurine　南美木防己箭毒碱	chrysanthanyl acetate　菊醇乙酸酯
chondrofoline　谷树叶碱	chrysanthelignanosides A, B　菊花脂苷 A、B
chondroitin　软骨素	chrysanthellins A, B　菊花皂苷 A, B
chondroitin sulfate　硫酸软骨素	chrysanthemal　菊醛
chondroitin sulfates A ～ C　硫酸软骨素 A ～ C	chrysanthemaxanthin　菊黄质
chondroprotein　鸡胚软骨蛋白 (软骨蛋白)	chrysanthemdiol A　菊花萜二醇 A
chonemorphine　鹿角藤碱	chrysanthemic acid (chrysanthemumic acid, chrysanthemum monocarboxylic acid)　降虫菊酸
chonglouoside (paris saponin) Ⅶ　重楼苷 (重楼皂苷) Ⅶ	chrysanthemin (cyanidin-3-*O*-glucoside)　矢车菊苷 (矢车菊素 -3-*O*- 葡萄糖苷)
chonglouosides H, SL-1 ～ SL-20　重楼苷 H、SL-1 ～ SL-20	chrysanthemol (chrysanthemyl alcohol)　野菊花醇 (菊醇)
chongrenosides A ～ G　崇仁菝葜苷 A ～ G	(1*S*)-chrysanthemolactone　(1*S*)- 菊酸内酯
chopeine　朝佩因	chrysanthemolide　菊叶千里光内酯
choriomamonotropin　绒毛膜促乳素	chrysanthemulides A ～ J　野菊内酯 A ～ J
chorionic gonadotropin　绒毛膜促性腺激素	chrysanthemum dicarboxylic acid　除虫菊二甲酸
chorionic thyrotropin　绒毛膜促甲状腺激素	chrysanthemum indicum polysaccharides　菊花多糖
choushenflavonoids A, B　党参黄酮 A、B	chrysanthemum monocarboxylic acid (chrysanthemumic acid, chrysanthemic acid)　降虫菊酸
choushenosides A ～ C　党参黄酮苷 A ～ C	chrysanthemumic acid (chrysanthemic acid, chrysanthemum monocarboxylic acid)　降虫菊酸
choushenpilosulynes A ～ C　党参聚炔 A ～ C	chrysanthemumins C, D　野菊花素 C、D
chrestifolines A ～ D　豆叶九里香科林碱 A ～ D	chrysanthemumols I ～ K　野菊花莫醇 I ～ K
chrobisiamone A　铁刀木二色原酮 A	chrysanthemyl alcohol (chrysanthemol)　菊醇 (野菊花醇)
chromane　色原烷 (色烷、色满)	chrysanthenol　菊烯醇
chromanic acid　色烷酸	*cis*-chrysanthenol-6-*O*-β-D-glucopyranoside　顺式 - 菊烯醇 -6-*O*-β-D- 吡喃葡萄糖苷
chromanol　色原醇 (色满醇)	(–)-*trans*-chrysanthenol-6-*O*-β-D-glucopyranoside　(–)- 反式 - 菊烯醇 -6-*O*-β-D- 吡喃葡萄糖苷
chromanone　色满酮 (色烷酮、色原酮)	(–)-*cis*-chrysanthenol-*O*-β-D-glucopyranoside　(–)- 顺式 - 菊烯醇 -*O*-β-D- 吡喃葡萄糖苷
chromatophorotropin　白色素细胞素	chrysanthenone　菊油环酮
chromen-2-one　色原 -2- 酮	(*E*)-chrysanthenyl acetate　(*E*)- 菊花烯乙酸酯
2*H*-chromene　2*H*- 色烯	chrysanthenyl acetate　菊油乙酸酯
chromene　色烯 (色原烯)	*cis*-chrysanthenyl acetate　顺式 - 菊油环酮乙酸酯
chromene (1-benzopyran)　色烯	
chromene glucoside　色烯苷	
chromeno[2, 3-*c*]pyrrole　色烯并 [2, 3-*c*] 吡咯	
chromenol　色烯醇	

trans-chrysanthenyl acetate　反式 - 菊烯乙酸酯

chrysantherol　野菊花洛醇

chrysanthetriol　野菊花三醇

chrysanthguaianolactones A ～ F　菊花愈创木内酯 A ～ F

chrysanthin (pyrethrosin)　除虫菊新

chrysanthones A ～ C　菊壳二孢酮 A ～ C

chrysantone　白菊酮

chrysarobin (chrysophanic acid-9-anthrone, chrysophanol anthrone)　柯桠素 (脱氧大黄酚、大黄根酸 -9- 蒽酮、大黄酚蒽酮)

chrysaron　土大黄素

chrysartemin B (artecanin)　清艾菊素 B (加拿蒿素、蒿属种萜)

chrysartemins A, B　菊蒿内酯 (清艾菊素) A、B

chrysatropic acid　颠茄酸

chrysazin (dantron, 1, 8-dihydroxyanthraquinone)　柯嗪 (二羟基蒽二酮、1, 8- 二羟基蒽醌)

chrysene　䓛 (苣)

chrysene-1-ol　䓛 -1- 酚 (苣 -1- 酚)

chrysene-5, 6-dione　䓛 -5, 6- 酮 (苣 -5, 6- 酮)

chrysene-5, 6-quinone　䓛 -5, 6- 醌 (苣 -5, 6- 醌)

chrysergonic acid　金黄麦角酸

chrysin　白杨素 (白杨黄素、柯因)

chrysin dimethyl ether　白杨素二甲醚

chrysin-6, 8-di-*C*-β-D-glucoside　白杨素 -6, 8- 二 -*C*-β-D- 葡萄糖苷

chrysin-6-*C*-α-L-arabinoside-8-*C*-β-D-glucoside　白杨素 -6-*C*-α-L- 阿拉伯糖苷 -8-*C*-β-D- 葡萄糖苷

chrysin-6-*C*-β-D-glucoside-8-*C*-α-L-arabinoside　白杨素 -6-*C*-β-D- 葡萄糖苷 -8-*C*-α-L- 阿拉伯糖苷

chrysin-7-*O*-rutinoside　白杨素 -7-*O*- 芸香糖苷

chrysin-7-*O*-β-D-galactopyranuronoside　白杨素 -7-*O*-β-D- 吡喃半乳糖醛酸苷

chrysin-7-*O*-β-D-gentiobioside　白杨素 -7-*O*-β-D- 龙胆二糖苷

chrysin-7-*O*-β-D-glucopyranoside　白杨素 -7-*O*-β-D- 吡喃葡萄糖苷

chrysin-7-*O*-β-D-glucuronide　白杨素 -7-*O*-β-D- 葡萄糖醛酸苷

chrysin-7-*O*-β-D-glucuronopyranoside　白杨素 -7-*O*-β-D- 吡喃葡萄糖醛酸苷

chrysindins A ～ D　野菊炔 A ～ D

chrysinoneside A　华野菊苷 A

chrysodin　黄瘤孢定

chrysoeriol　金圣草素 (金圣草酚、金圣草黄素、柯伊利素)

chrysoeriol-4′-*O*-β-D-glucopyranoside　金圣草素 -4′-*O*-β-D- 吡喃葡萄糖苷

chrysoeriol-4′-*O*-β-D-glucoside　金圣草素 -4′-*O*-β-D-葡萄糖苷

chrysoeriol-5-methyl ether　金圣草素 -5- 甲醚

chrysoeriol-6-*anti*-α-D-glucopyranoside　金圣草素 -6-*anti*-α-D- 吡喃葡萄糖苷

chrysoeriol-6-*C*-β-boivinopyranoside　金圣草素 -6-*C*-β- 吡喃波依文糖苷

chrysoeriol-6-*C*-β-boivinopyranoside-7-*O*-β-glucopyranoside　金圣草素 -6-*C*-β- 吡喃波依文糖苷 -7-*O*-β- 吡喃葡萄糖苷

chrysoeriol-6-*C*-β-D-boivinopyranoside　金圣草素 -6-*C*-β-D- 吡喃波伊文糖苷

chrysoeriol-6-*C*-β-D-boivinopyranoside-4′-*O*-β-D-glucopyranoside　金圣草素 -6-*C*-β-D- 吡喃波伊文糖苷 -4′-*O*-β-D- 吡喃葡萄糖苷

chrysoeriol-6-*C*-β-D-boivinopyranoside-7-*O*-β-D-glucopyranoside　金圣草素 -6-*C*-β-D- 吡喃波伊文糖苷 -7-*O*-β-D- 吡喃葡萄糖苷

chrysoeriol-6-*syn*-α-D-glucopyranoside　金圣草素 -6-*syn*-α-D- 吡喃葡萄糖苷

chrysoeriol-7-apioglucoside　金圣草素 -7- 芹糖葡萄糖苷

chrysoeriol-7-diglucuronide　金圣草素 -7- 双葡萄糖醛酸苷

chrysoeriol-7-glucoside disulfate　金圣草素 -7- 葡萄糖苷二硫酸酯

chrysoeriol-7-glucoside sulfate　金圣草素 -7- 葡萄糖苷硫酸酯

chrysoeriol-7-*O*-(2″-*O*-β-D-glucopyranosyl-6‴-*O*-acetyl-β-D-glucopyranoside　金圣草素 -7-*O*-(2″-*O*-β-D- 吡喃葡萄糖基 -6‴-*O*- 乙酰基 -β-D- 吡喃葡萄糖苷

chrysoeriol-7-*O*-(6″-*O*-*p*-coumaroyl)-β-D-glucopyranoside　金圣草素 -7-*O*-(6″-*O*- 对香豆酰基)-β-D- 吡喃葡萄糖苷

chrysoeriol-7-*O*-[2″-*O*-(5‴-*O*-caffeoyl)-β-D-apiofuranosyl]-β-D-glucopyranoside　金圣草素 -7-*O*-[2″-*O*-(5‴-*O*- 咖啡酰基)-β-D- 呋喃芹糖基]-β-D- 吡喃葡萄糖苷

chrysoeriol-7-*O*-[2″-*O*-(5‴-*O*-feruloyl)-β-D-apiofuranosyl]-β-D-glucopyranoside　金圣草素 -7-*O*-[2″-*O*-(5‴-*O*- 阿魏酰基)-β-D- 呋喃芹糖基]-β-D- 吡喃葡萄糖苷

chrysoeriol-7-*O*-[6″(*E*)-*p*-coumaroyl]-β-D-glucopyranoside　金圣草素 -7-*O*-[6″(*E*)- 对香豆酰基 -β-D- 吡喃葡萄糖苷

chrysoeriol-7-*O*-[β-D-glucuronopyranosyl-(1 → 2)-*O*-β-D-glucuronopyranoside] 金圣草素 -7-*O*-[β-D- 吡喃葡萄糖醛酸基 -(1 → 2)-*O*-β-D- 吡喃葡萄糖醛酸苷]

chrysoeriol-7-*O*-apiosyl glucoside 金圣草素 -7-*O*- 芹糖基葡萄糖苷

chrysoeriol-7-*O*-α-L-rhamnopyranosyl-(1 → 2)-β-D-glucopyranoside 金圣草素 -7-*O*-α-L- 吡喃鼠李糖基 -(1 → 2)-β-D- 吡喃葡萄糖苷

chrysoeriol-7-*O*-β-D-glucopyranoside 金圣草素 -7-*O*-β-D- 吡喃葡萄糖苷

chrysoeriol-7-*O*-β-D-glucoside 金圣草素 -7-*O*-β-D- 葡萄糖苷

chrysoeriol-7-*O*-β-D-glucuronic acid-6″-methyl ester 金圣草素 -7-*O*-β-D- 葡萄糖醛酸 -6″- 甲酯

chrysoeriol-7-*O*-β-D-glucuronide 金圣草素 -7-*O*-β-D- 葡萄糖醛酸苷

chrysoeriol-7-*O*-β-D-glucuronide methyl ester 金圣草素 -7-*O*-β-D- 葡萄醛酸苷甲酯

chrysoeriol-7-*O*-β-D-glucuronopyranoside-4′-*O*-β-D-glucuronopyranoside 金圣草素 -7-*O*-β-D- 吡喃葡萄糖醛酸苷 -4′-*O*-β-D- 吡喃葡萄糖醛酸苷

chrysoeriol-7-*O*-β-D-neohesperidoside 金圣草素 -7-*O*-β-D- 新橙皮糖苷

chrysoeriol-7-*O*-β-D-rutinoside 金圣草素 -7-*O*-β-D- 芸香糖苷

chrysoeriol-7-rutinoside 金圣草素 -7- 芸香糖苷

chrysoeriol-7-sophoroside 金圣草素 -7- 槐糖苷

chrysoeriol-7-sulphate 金圣草素 -7- 硫酸酯

chrysoeriol-7-triglucuronide 金圣草素 -7- 三葡萄糖醛酸苷

chrysograyanin 猫眼草苷

chrysol 白菊醇

chrysontemin 菊花黄苷

chrysoobtusin 金黄决明素 (黄决明素)

chrysoobtusin glucoside 金决明醌苷

chrysoobtusin-2-*O*-β-D-glucopyranoside 黄决明素 -2-*O*-β-D- 吡喃葡萄糖苷

chrysoobtusin-2-*O*-β-D-glucoside 黄决明素 -2-*O*-β-D-葡萄糖苷

chrysophanein 大黄酚苷

chrysophanic acid (chrysophanol, 1, 8-dihydroxy-3-methyl anthraquinone) 大黄根酸 (大黄酚、1, 8- 二羟基 -3- 甲基蒽醌)

chrysophanic acid-9-anthrone (chrysarobin, chrysophanol anthrone) 大黄根酸 -9- 蒽酮 (柯桠素 、脱氧大黄酚、大黄酚蒽酮)

chrysophanol (chrysophanic acid, 1, 8-dihydroxy-3-methyl anthraquinone) 大黄酚 (大黄根酸、1, 8- 二羟基 -3- 甲基蒽醌)

chrysophanol anthrone (chrysophanic acid-9-anthrone, chrysarobin) 大黄酚蒽酮 (大黄根酸 -9- 蒽酮、柯桠素、脱氧大黄酚)

chrysophanol glucoside 大黄酚葡萄糖苷

chrysophanol-10, 10′-bianthrone 大黄酚 -10, 10′- 二蒽酮

chrysophanol-1-*O*-glucoside 大黄酚 -1-*O*- 葡萄糖苷

chrysophanol-1-*O*-β-D-glucopyranosyl-(1 → 6)-β-D-glucopyranoside 大黄酚 -1-*O*-β-D- 吡喃葡萄糖基 -(1 → 6)-β-D- 吡喃葡萄糖苷

chrysophanol-1-*O*-β-D-glucoside 大黄酚 -1-*O*-β-D- 葡萄糖苷

chrysophanol-1-*O*-β-gentiobioside 大黄酚 -1-*O*-β- 龙胆二糖苷

10-(chrysophanol-7′)-10-hydroxychrysophanol-9-anthrone 10-(大黄酚 -7′)-10- 羟基大黄酚 -9- 蒽酮

chrysophanol-8-*O*-β-D-(6′-*O*-galloyl)glucopyranoside 大黄酚 -8-*O*-β-D-(6′-*O*- 没食子酰基) 吡喃葡萄糖苷

chrysophanol-8-*O*-β-D-glucopyranoside 大黄酚 -8-*O*-β-D- 吡喃葡萄糖苷

chrysophanol-8-*O*-β-D-glucoside 大黄酚 -8-*O*-β-D- 葡萄糖苷

chrysophanol-9-anthrone 大黄酚 -9- 蒽酮

chrysophanol-β-D-tetraglucoside 大黄酚 -β-D- 四葡萄糖苷

chrysosplenetin (polycladin, chrysosplenol B, quercetagetin-3, 6, 7, 3′-tetramethyl ether) 金腰素 (猫眼草黄素、金腰酚、猫眼草醇 B、猫眼草酚 B、槲皮万寿菊素 -3, 6, 7, 3′- 四甲醚)

chrysosplenetins A, B 金腰素 (猫眼草黄素) A、B

chrysosplenol B (chrysosplenetin, polycladin, quercetagetin-3, 6, 7, 3′-tetramethyl ether) 猫眼草酚 B (金腰酚、金腰素、猫眼草黄素、猫眼草醇 B、槲皮万寿菊素 -3, 6, 7, 3′- 四甲醚)

chrysosplenols A ～ D 猫眼草酚 (猫眼草醇) A ～ D

chrysosplenosides A ～ D 金腰苷 A ～ D

chrysothol 橡胶草醇

chrysotobibenzyl 鼓槌联苄

chrysotoxene 鼓槌菲	ciliaphylline 西立非灵
chrysotoxine 鼓槌石斛素	ciliaric acid 睫毛向日葵酸
chrysotricine 黄毛耳草碱 (地蜈蚣草碱)	ciliatosides A, B 缘毛爵床苷 A、B
tritium (chuan) 氚	cilicicones A, B 西里西亚百里香酮 A、B
chuanbeinone 川贝酮碱	cilinaphthalides A, B 缘毛爵床萘内酯 A、B
chuanfunine 川附宁	cilistol V 节花茄醇 V
chuangxinol [(3*S*)-3-butyl-4-hydroxyphthalide] 川芎醇 [川芎酚、(3*S*)-3- 丁基 -4- 羟基苯酞]	cimarin 马缨丹素
chuanliansu (toosendanin) 川楝素	cimiacerosides A, B 小升麻苷 A、B
chuanxiongdiolides A, B, R_1, R_2 川芎二内酯 A、B、R_1、R_2	cimicidanol-3-*O*-α-L-arabinoside 升麻酮醇 -3-*O*-α-L-阿拉伯糖苷
chuanxiongzine (ligustrazine, 2, 3, 5, 6-tetramethyl pyrazine) 川芎嗪 (四甲基吡嗪)	cimicidine 臭单枝夹竹桃碱
chubularisins A ～ R 麻楝素 A ～ R	cimicifoetisides A, B 西麻次苷 A、B
chukrasins A ～ F 麻楝拉辛 A ～ F	cimicifol 升麻次醇
chukrasones A, B 麻楝素酮 A、B	cimicifuga glycoside (prim-*O*-glucosyl cimifugin) 升麻素苷 (伯 -*O*- 葡萄糖升麻素)
chuktabrins A ～ K 麻楝伯灵 A ～ K	cimicifugadine 升麻定
chuktabularins A ～ X 麻楝拉灵 A ～ X	cimicifugamide 升麻酰胺
chukvelutilides A ～ H 毛麻楝内酯 A ～ H	cimicifugenol 升麻二烯醇
chukvelutins A ～ F 毛麻楝素 A ～ F	cimicifugic acids A ～ N 升麻酸 A ～ N
chushizisins A ～ I 构树脂素 (楮实子素) A ～ I	cimicifugine 升麻碱
cibarian 食用黄芪素 (1, 6- 食用黄芪酯苷)	cimicifugoside (cimifugoside) 升麻苷 (升麻环氧烯醇苷)
cibaric acid 鸡油菌酸	cimicilen 北升麻萜
cibotibaromeside 金毛狗脊苷	cimicine 臭单枝夹竹桃辛
cicerarietinuoside A 鹰嘴豆苷 A	cimidahurine 北升麻瑞 (北升麻灵、兴安升麻灵)
cicerose 鹰嘴糖	cimidahurinine 北升麻宁 (兴安升麻宁)
cichoralexin 菊苣抗毒素	cimidahusides C, D 兴安升麻苷 C、D
L-cichoric acid L- 菊苣酸	cimifetidanols A, B 升麻诺醇 A、B
cichoric acid (dicaffeoyl tartaric acid) 菊苣酸 (二咖啡酰酒石酸)	cimifetidanosides A ～ H 升麻诺醇苷 A ～ H
cichoridiol 菊苣二醇	cimifosides A ～ D 升麻佛苷 A ～ D
cichoriin (6, 7-dihydroxycoumarin-7-glucoside) 菊苣苷 (野萬苣苷、6, 7- 二羟基香豆素 -7- 葡萄糖苷)	cimifugin (cimitin) 升麻素 (升麻精)
cichoriosides B, C 菊苣萜苷 B、C	cimifugin-4′-*O*-β-D-glucopyranoside 升麻素 -4′-*O*-β-D- 吡喃葡萄糖苷
cichosterol 菊苣甾醇	cimifugoside (cimicifugoside) 升麻苷 (升麻环氧烯醇苷)
cichotyboside 菊苣替苷	cimigenol 升麻醇 (升麻环氧醇)
cicutol 毒芹醇	cimigenol xyloside 升麻醇木糖苷
cicutoxin 毒芹素	cimigenol-3-one 升麻醇 -3- 酮
cignolin (anthralin, dithranol, batidrol) 西格诺林 (蒽林、地蒽酚、蒽三酚)	cimigenol-3-*O*-α-L-arabinoside 升麻醇 -3-*O*-α-L- 阿拉伯糖苷
ciguatoxin 西加毒素	cimigenol-3-*O*-β-D-xyloside 升麻醇 -3-*O*-β-D- 木糖苷
	cimigenoside (cimigoside) 升麻醇苷 (升麻环氧木糖苷、升麻环氧醇苷)

cimigenyl xyloside　升麻环氧醇木糖苷

cimigol (15, 24-diisocimigenol)　双异升环氧醇 (15, 24- 双异升麻环氧醇)

cimigoside (cimigenoside)　升麻醇苷 (升麻环氧木糖苷、升麻环氧醇苷)

cimiracemates A ～ D　升麻消旋体 A ～ D

cimiracemosides A ～ P　总状升麻苷 A ～ P

cimisides A ～ F　升麻密苷 A ～ F

cimisterol A　升麻甾醇 A

cimitin (cimifugin)　升麻精 (升麻素)

cinamodiol　楝二醇

cinaroside (galuteolin, luteoloside, cymaroside, glucoluteolin, luteolin-7-*O*-β-D-glucoside)　木犀草苷 (香蓝苷、加拿大麻糖苷、木犀草素 -7-*O*-β-D- 葡萄糖苷)

cinchamidine (hydrocinchonidine)　金鸡米丁 (氢化金鸡尼定)

cincholic acid　金鸡纳酸 (金鸡勒酸)

cinchona base　金鸡纳属碱

cinchona red　金鸡勒红

cinchonain Ⅰd-7-*O*-β-glucopyranoside　金鸡纳素Ⅰd-7-*O*-β- 吡喃葡萄糖苷

cinchonains Ⅰa ～Ⅰd, Ⅱa, Ⅱb, A-2, B-2, B-5, C-1　金鸡纳素 (金鸡勒鞣质、辛可耐因、鸡纳树宁素)Ⅰa ～Ⅰd、Ⅱa、Ⅱb、A-2、B-2、B-5、C-1

cinchonamine　金鸡尼勒胺 (辛可那明、金鸡纳明、金鸡勒胺)

cinchonaminone　金鸡勒米酮

cinchonic acid　金鸡纳酸 (喹啉 -4- 羧酸)

cinchonicine (cinchotoxine)　金鸡尼辛 (金鸡纳毒素)

cinchonicinol　金鸡尼西醇

cinchonidine (cinchonine)　辛可尼定 (金鸡尼丁、金鸡纳宁、金鸡宁)

cinchonifine (dihydrocinchonine, cinchotine, pseudocinchonine, hydrocinchonine)　二氢金鸡纳宁 (二氢金鸡宁、金鸡亭、假辛可宁、氢化辛可宁)

DL-cinchonine　DL- 金鸡纳宁

cinchonine (cinchonidine)　金鸡纳宁 (金鸡宁、金鸡尼丁、辛可尼定)

cinchonine hydrochloride　盐酸金鸡纳宁

cinchoninone　金鸡尼酮

cinchophyllamine (3β, 17β-cinchophylline)　莱氏金鸡勒胺 (金鸡纳非胺、3β, 17β- 莱氏金鸡勒碱)

cinchophylline　莱氏金鸡勒碱 (金鸡纳非灵)

3β, 17β-cinchophylline (cinchophyllamine)　3β, 17β- 莱氏金鸡勒碱 (莱氏金鸡勒胺、金鸡纳非胺)

3α, 17α-cinchophylline (isocinchophyllamine)　3α, 17α- 莱氏金鸡勒碱 (异莱氏金鸡勒胺、异金鸡纳非胺)

cinchotannic acid　金鸡勒鞣酸

cinchotine (dihydrocinchonine, hydrocinchonine, pseudocinchonine, cinchonifine)　金鸡亭 (二氢金鸡宁、氢化辛可宁、假辛可宁、二氢金鸡纳宁)

cinchotoxine (cinchonicine)　金鸡纳毒素 (金鸡尼辛)

cineeromen　桂吗香豆素

α-*trans*-cinene　α- 反式 - 柠檬烯

cinene (limonene, dipentene)　苧烯 (柠檬烯、二戊烯、1, 8- 萜二烯)

1, 8-cineol　1, 8- 桉油酚

1, 4-cineole　1, 4- 桉叶素

cineole (eucalyptol, 1, 8-cineole, cajeputol)　桉叶素 (桉树脑、1, 8- 桉叶素、桉油醇、桉油精)

1, 8-cineole (eucalyptol, cajeputol, cineole)　1, 8- 桉叶素 (桉树脑、桉油醇、桉叶素、桉油精)

1, 8-cineole-(+)-*C*-β-ocimene　1, 8- 桉叶素 -(+)-*C*-β- 罗勒烯

(1*S*, 2*S*, 4*R*)-1, 8-*trans*-cineole-2-*O*-(6-*O*-α-L-rhamnosyl)-β-D-glucopyranoside　(1*S*, 2*S*, 4*R*)-1, 8- 反式 - 桉叶素 -2-*O*-(6-*O*-α-L- 鼠李糖基)-β-D- 吡喃葡萄糖苷

trans-1, 8-cineole-3, 6-dihydroxy-3-*O*-β-D-glucopyranoside　反式 -1, 8- 桉叶素 -3, 6- 二羟基 -3-*O*-β-D- 吡喃葡萄糖苷

1, 8-cineole-*p*-cymene　1, 8- 桉叶素对伞花烃

cinerins Ⅰ, Ⅱ　灰菊素 (瓜菊酯) Ⅰ、Ⅱ

(*Z*)-cinerone　(*Z*)- 瓜菊酮

cinnabarin　朱砂莲苷

cinnabarine　朱红菌素

cinnabarinic acid　朱红菌酸

cinnacassoside A　肉桂木脂苷 A

cinnamal (cinnamaldehyde, cinnamic aldehyde)　肉桂醛 (桂皮醛)

trans-cinnamaldehyde　反式 - 桂皮醛 (反式 - 肉桂醛)

cinnamaldehyde (cinnamic aldehyde, cinnamal)　桂皮醛 (肉桂醛)

cinnamaldehyde oxime　肉桂醛肟

cinnaman AX　桂皮多糖 (肉桂多糖) AX

cinnamephedrine　桂麻黄碱

(*E*)-cinnamic acid　(*E*)- 桂皮酸 [(*E*)- 肉桂酸]

cinnamic acid　桂皮酸 (肉桂酸)

trans-cinnamic acid　反式 - 桂皮酸 (反式 - 肉桂酸)

trans-cinnamic acid-4-*O*-β-D-glucopyranoside　反式 - 桂皮酸 -4-*O*-β-D- 吡喃葡萄糖苷

cinnamic alcohol　桂皮醇 (肉桂醇)

cinnamic aldehyde (cinnamaldehyde, cinnamal)　桂皮醛 (肉桂醛)

9, 2′-*trans*-cinnamic aldehyde cyclicglycerol-1, 3-acetal　9, 2′- 反式桂皮醛环甘油 -1, 3- 缩醛

cinnamodial (ugandensidial)　新那莫二醛

cinnamomin　辛纳毒蛋白

cinnamophilin　菲律宾樟素

cinnamoside　桂皮苷

cinnamoyl (*E*)-2-hydroxy-phenyl propionate　(*E*)-2- 羟基苯丙酸肉桂酯

3′-*O*-*trans*-cinnamoyl astilbin　3′-*O*- 反式 - 肉桂酰落新妇苷

13-cinnamoyl baccatin Ⅰ～Ⅲ　13- 肉桂酰浆果赤霉素Ⅰ～Ⅲ

4α-cinnamoyl carotol　4α- 桂皮酰胡萝卜醇

6″-*O*-*trans*-cinnamoyl genipingentiobioside　6″-*O*- 反式 - 肉桂酰京尼平龙胆二糖苷

6′-*O*-*trans*-cinnamoyl genipingentiobioside　6′-*O*- 反式 - 桂皮酰京尼平龙胆二糖苷

6″-*O*-*trans*-*p*-cinnamoyl genipingentiobioside　6″-*O*- 反式 - 对 - 肉桂酰基京尼平龙胆二糖苷

2-cinnamoyl glucose　2- 桂皮酰葡萄糖

O-*trans*-cinnamoyl glutinol　*O*- 反式 - 桂皮酰欧洲桤木醇

6′-*O*-cinnamoyl harpagide　6′-*O*- 桂皮酰哈巴苷 (6′-*O*- 桂皮酰钩果草苷、6′-*O*- 桂皮酰钩果草吉苷)

N-cinnamoyl histamine　*N*- 肉桂酰基组胺

(+)-9′-*O*-*p*-cinnamoyl lariciresinol ester　(+)-9′-*O*- 对羟基反式 - 桂皮酰基落叶松脂素酯

1-cinnamoyl melianolone　1- 肉桂酰苦楝子醇酮 (1- 肉桂酰楝醇酮)

8-cinnamoyl myoporoside　8- 桂皮酰苦槛蓝苷

14-*O*-cinnamoyl neoline　14-*O*- 桂皮酰新欧乌林碱

8-*O*-cinnamoyl neoline　8-*O*- 桂皮酰新欧乌林碱

7-cinnamoyl patrinoside　7- 桂皮酰败酱苷

6-*O*-*trans*-cinnamoyl phlorigidosides A, B　6-*O*- 反式 - 桂皮酰坚硬糙苏苷 A、B

5-cinnamoyl phototaxicin Ⅱ　5- 桂皮酰趋光辛Ⅱ

20-*O*-cinnamoyl sarcostin　20-*O*- 桂皮酰肉珊瑚苷元

cinnamoyl scandoside methyl ester　桂皮酰鸡屎藤次苷甲酯

6′-*O*-*trans*-cinnamoyl secologanoside　6′-*O*- 反式 - 肉桂酰四乙酰开环番木鳖苷

3-cinnamoyl sumaresinolic acid　3- 桂皮酰苏门树脂酸酯

O-cinnamoyl taxicin Ⅰ　*O*- 桂皮酰基大西辛Ⅰ

O-cinnamoyl taxicin Ⅰ triacetate　*O*- 桂皮酰基大西辛Ⅰ三乙酸酯

7-cinnamoyl toosendanin　7- 肉桂酰基川楝素

1-*O*-cinnamoyl trichilinin　1-*O*- 桂皮酰鹧鸪花宁

1-cinnamoyl trichilinin　1- 肉桂酰鹧鸪花宁

cinnamoyl tyramine　桂皮酰对酪胺

N-*trans*-cinnamoyl tyramine　*N*- 反式 - 肉桂酰酪胺

trans-cinnamoyl tyramine　反式 - 桂皮酰酪胺

25-*O*-cinnamoyl vulgaroside　25-*O*- 桂皮酰榅桲萜

5α-(cinnamoyl)oxy-7β-hydroxy-9α, 10β, 13α-triacetoxytaxa-4(20), 11-diene　5α-(桂皮酰基) 氧 -7β- 羟基 -9α, 10β, 13α- 三乙酰氧基紫杉 -4(20), 11- 二烯

2-*O*-cinnamoyl-1, 6-di-*O*-galloyl-β-D-glucose　2-*O*- 桂皮酰基 -1, 6- 二 -*O*- 没食子酰基 -β-D- 葡萄糖

5-cinnamoyl-10-acetyl taxicins Ⅰ, Ⅱ　5- 桂皮酰 -10- 乙酰大西辛Ⅰ、Ⅱ

2-*O*-cinnamoyl-1-*O*-galloyl-β-D-glucose　2-*O*- 桂皮酰基 -1-*O*- 没食子酰基 -β-D- 葡萄糖

cinnamoyl-1-α-L-rhamnoside　肉桂酰基 -1-α-L- 鼠李糖苷

8-cinnamoyl-2, 2-dimethyl-7-hydroxy-5-methoxychromene　8- 肉桂酰基 -2, 2- 二甲基 -7- 羟基 -5- 甲氧基色烯

4α-cinnamoyl-2, 3-dehydrocarotol　4α- 桂皮酰 -2, 3- 脱氢胡萝卜醇

12-*O*-cinnamoyl-20-*O*-ikemaoyl sarcostin　12-*O*- 桂皮酰 -20-*O*- 牛皮消酰肉珊瑚苷元

12-*O*-cinnamoyl-20-*O*-tigloyl sarcostin　12-*O*- 桂皮酰 -20-*O*- 惕各酰肉珊瑚苷元

1-cinnamoyl-3, 11-dihydroxymeliacarpinin　1- 肉桂酰 -3, 11- 二羟基苦楝子鹅耳枥 (1- 肉桂酰 -3, 11- 二羟基楝卡品宁)

(5a*R*, 6*R*, 9*R*, 9a*R*)-4-cinnamoyl-3, 6-dihydroxy-1-methoxy-6-methyl-9-(1-methyl ethyl)-5a, 6, 7, 8, 9a-hexahydrodibenzofuran　(5a*R*, 6*R*, 9*R*, 9a*R*)-4- 桂皮酰基 -3, 6- 二羟基 -1- 甲氧基 -6- 甲基 -9-(1- 甲乙基)-5a, 6, 7, 8, 9a- 六氢二苯并呋喃

1-cinnamoyl-3-acetyl-11-hydroxymeliacarpinin 1- 肉桂酰 -3- 乙酰 -11- 羟基苦楝子鹅耳枥素

1-cinnamoyl-3-acetyl-11-methoxymeliacarpinin 1- 桂皮酰 -3- 乙酰 -11- 甲氧基楝果宁 (1- 肉桂酰 -3- 乙酰 -11- 甲氧基鹅耳枥楝素)

1-cinnamoyl-3-hydroxy-11-methoxymeliacarpinin 1- 肉桂酰 -3- 羟基 -11- 甲氧基楝果宁 (1- 肉桂酰 -3- 羟基 -11- 甲氧基鹅耳枥楝素)

1-cinnamoyl-3-methacrylyl-11-hydroxymeliacarpinin 1- 肉桂酰 -3- 异丁烯酰基 -11- 羟基苦楝子鹅耳枥素

8-cinnamoyl-5, 7-dihydroxy-2, 2, 6-trimethyl chromene 8- 肉桂酰基 -5, 7- 二羟基 -2, 2, 6- 三甲基色烯

(+)-9′-*O*-*p*-cinnamoyl-7-hydroxylariciresinol ester (+)-9′-*O*- 对羟基反式 - 桂皮酰基 -7- 羟基落叶松脂素酯

6β-cinnamoyl-7β-hydroxyvouacapen-5α-ol 6β- 桂皮酰基 -7β- 羟基柯椏树烯 -5α- 醇

6′-*O*-cinnamoyl-8-epikingisidic acid 6′-*O*- 肉桂酰基 -8- 表金吉苷酸

6-*O*-*cis*-cinnamoyl-8-epikingisidic acid 6-*O*- 顺式 - 肉桂酰基 -8- 表金吉苷酸

6-*O*-*trans*-cinnamoyl-8-epikingisidic acid 6-*O*- 反式 - 肉桂酰基 -8- 表金吉苷酸

5-cinnamoyl-9, 10-diacetyl taxicin Ⅰ 5- 桂皮酰 -9, 10- 二乙酰大西辛 Ⅰ

5-cinnamoyl-9-*O*-acetyl phototaxicin Ⅰ 5- 桂皮酰 -9-*O*- 乙酰趋光辛 Ⅰ

1-*O*-cinnamoyl-1-*O*-debenzoyl ohchinal 1-*O*- 桂皮酰基 -1-*O*- 去苯甲酰日楝醛

1β-*O*-cinnamoyl-D-glucopyranoside 1β-*O*- 桂皮酰基 -D- 吡喃葡萄糖苷

2-*O*-cinnamoyl-glucogallin 2-*O*- 桂皮酰基没食子酰葡萄糖

6′-*O*-*trans*-cinnamoyl-iso-8-epikingisidic acid 6′-*O*- 反式 - 肉桂酰异 -8- 表金吉苷酸

5α-cinnamoyloxy-10β-hydroxy-2α, 9α, 13α-triacetoxy-taxa-4(20), 11-diene 5α- 桂皮酰氧基 -10β- 羟基 -2α, 9α, 13α- 三乙酰氧基紫杉 -4(20), 11- 二烯

3α-cinnamoyloxy-15β, 16β-epoxy-17-hydroxy-*ent*-kaur-19-oic acid 3α- 肉桂酰氧基 -15β, 16β- 环氧 -17- 羟基 - 对映 - 贝壳杉 -19- 酸

3α-cinnamoyloxy-17-hydroxy-*ent*-kaur-15-en-19-oic acid 3α- 肉桂酰氧基 -17- 羟基 - 对映 - 贝壳杉 -15- 烯 -19- 酸

4α-cinnamoyloxy-2, 3-dehydrocarotol 4α- 桂皮酰氧基 -2, 3- 脱氢胡萝卜醇

5α-cinnamoyloxy-2α, 13α-dihydroxy-9α, 10β-diacetoxy-4(20), 11-taxadiene 5α- 桂皮酰氧基 -2α, 13α- 二羟基 -9α, 10β- 二乙酰氧基 -4(20), 11- 紫杉二烯

5α-cinnamoyloxy-9α, 10β, 15α-triacetoxytaxa-4(20), 11-diene 5α- 桂皮酰氧基 -9α, 10β, 13α- 三乙酰氧基紫杉 -4(20), 11- 二烯

3α-cinnamoyloxy-9β-hydroxy-*ent*-kaur-16-en-19-oic acid 3α- 肉桂酰氧基 -9β- 羟基 - 对映 - 贝壳杉 -16- 烯 -19- 酸

4α-cinnamoyloxydehydrocarotol 4α- 桂皮酰氧基胡萝卜醇

3α-cinnamoyloxy-*ent*-kaur-16-en-19-oic acid 3α- 桂皮酰氧基 - 对映 - 贝壳 -16- 烯 -19- 酸

10-cinnamoyloxyoleoside 10- 肉桂酰氧基油酸苷

12β-*O*-cinnamoylutendin 12β-*O*- 桂皮酰去羟基肉珊瑚苷元

2-(6-*O*-cinnamoyl-β-D-glucopyranosyloxy)-3, 16, 20, 25-tetrahydroxy-9-methyl-19-norlanost-5-en-22-one 2-(6-*O*- 桂皮酰基 -β-D- 吡喃葡萄糖氧基)-3, 16, 20, 25- 四羟基 -9- 甲基 -19- 去甲羊毛甾 -5- 烯 -22- 酮

cinnamoyl-β-D-glucoside 桂皮酰基 -β-D- 葡萄糖苷

2-*O*-cinnamoyl-β-glucose 2-*O*- 桂皮酰基 -β- 葡萄糖

cinnamtannins A_2 ～ A_4, B_1, B_2, D_1, D_2, Ⅰ 桂皮鞣质 A_2 ～ A_4、B_1、B_2、D_1、D_2、Ⅰ

cinnamyl 桂皮基 (肉桂基)

(*E*)-cinnamyl acetate (*E*)- 桂皮醇乙酸酯

cinnamyl acetate 桂皮醇乙酸酯 (肉桂醇乙酸酯)

cinnamyl alcohol 桂皮醇 (肉桂醇)

trans-cinnamyl alcohol 反式 - 肉桂醇

cinnamyl benzoate 苯甲酸桂皮酯

cinnamyl cinnamate 桂皮酸桂皮酯

cinnamyl cinnamate (styracin) 桂皮酸桂皮醇酯 (苏合香素)

cinnamyl isovalerate 异戊酸桂皮酯

4′-cinnamyl mussatioside 4′- 肉桂基明萨替苷

cinnamyl propionate 丙酸桂皮酯

10-cinnarnoyloxyoleoside-7-methyl ester (jasminoside) 10- 肉桂酰氧基油酸苷 -7- 甲酯 (素馨属苷)

cinncassiol A-19-*O*-β-D-glucoside 肉桂新醇 A-19-*O*-β-D- 葡萄糖苷

cinncassiol B-19-*O*-β-D-glucoside 肉桂新醇 B-19-*O*-β-D- 葡萄糖苷

cinncassiol C_1-19-*O*-β-D-glucoside 肉桂新醇 C_1-19-*O*-β-D- 葡萄糖苷

cinncassiol D_2-19-*O*-β-D-glucoside 肉桂新醇 D_2-19-*O*-β-D- 葡萄糖苷
cinncassiol D_4-19-*O*-β-D-glucoside 肉桂新醇 D_4-2-*O*-β-D- 葡萄糖苷
cinncassiols A ～ E, C_1 ～ C_3, D_1 ～ D_4 肉桂新醇 A ～ E、C_1 ～ C_3、D_1 ～ D_4
cinnoline {benzo[*c*]pyridazine} 曾嗪 { 苯并 [*c*] 哒嗪 }
cinnzeylanine 锡兰肉桂素
cinnzeylanol 锡兰肉桂醇 (桂二萜醇)
cinobufagin 华蟾毒精 (华蟾蜍毒基)
cinobufagin-3-hydrogen suberate 华蟾毒精 -3- 氢辛二酸酯
cinobufaginol 华蟾毒精醇 (华蟾蜍毒醇)
cinobufotalin 华蟾毒它灵 (华蟾蜍毒它灵)
cinobufotenine 华蟾蜍色胺
cinobufotoxin 华蟾蜍毒 (华蟾蜍毒素)
cinobufoxin 华蟾毒
cipacinoid A 灰毛浆楝苦素 A
cipadesin 灰毛浆果楝
cipadessalide 浆果楝内酯
cipadonoids A ～ G 灰毛浆果楝萜 A ～ G
cipaferens A ～ D 浆果楝烯 A ～ D
cipatrijugins A ～ F 浆果老虎楝素 A ～ F
circanol 二氢麦角碱
circiliol 线蓟素
circinamide 卷曲鱼腥藻酰胺
circinasines A ～ G 拳距瓜叶乌头碱 A ～ G
circisumaldehyde 鸡脚刺醛
cireneol G 线叶蓟酚 G
cirensenosides A ～ V 刺人参苷 A ～ V
cirisumoside 鸡脚刺苷
cirmtin (hesperidin, hesperetin-7-*O*-rutinoside, hesperetin-7-rhamnoglucoside) 橘皮苷 (陈皮苷、橙皮苷、橙皮素 -7-*O*- 芸香糖苷、橙皮素 -7-*O*- 鼠李葡萄糖苷)
cirrhopetalanthin 卷瓣兰菲
cirrhopetalanthridin 卷瓣兰菲定
cirrhopetalanthrin 卷瓣兰蒽
cirrhopetalidin 卷瓣兰联苄定
cirrhopetalidinin 卷瓣兰联苄定灵
cirrhopetalin 卷瓣兰菲灵
cirrhopetalinin 卷瓣兰联苄灵

cirsilinein 线叶蓟
cirsilineol 线叶蓟尼酚 (甲基条叶蓟素、3- 甲氧基蓟黄素、中国蓟醇)
cirsilineol-4′-*O*-β-D-glucopyranoside 线叶蓟尼酚 -4′-*O*-β-D- 吡喃葡萄糖苷
cirsilineol-4′-*O*-β-D-glucoside 线叶蓟尼酚 -4′-*O*-β-D-葡萄糖苷
cirsiliol 条叶蓟素 (去甲线叶蓟尼酚、去甲中国蓟醇)
3′-cirsiliol-4′-glucoside 3′- 去甲中国蓟醇 -4′- 葡萄糖苷
cirsiliol-4′-monoglucoside 去甲线叶蓟尼酚 -4′- 葡萄糖苷
cirsiliol-4′-*O*-β-D-glucopyranoside 去甲线叶蓟尼酚 -4′-*O*-β-D- 吡喃葡萄糖苷
cirsimarin (cirsitakaoside) 蓟素 (滨蓟黄苷)
cirsimaritin 蓟黄素 (滨蓟黄素)
cirsimartin 滨蓟素
cirsitakaoside (cirsimarin) 滨蓟黄苷 (蓟素)
cirsiumaldehyde 滇大蓟醛 (两面刺呋喃醛)
ciryneols A ～ E 蓟炔醇 A ～ E
ciryneone F 蓟炔酮 F
(2, 4-*cis*)-28-hydroxybullatacinone 2, 4- 顺式 -28- 羟基泡番荔枝酮
cissacapine 好望角锡生藤碱
cissamine (cyclanoline) 锡生藤酚灵 (锡生藤醇灵、轮环藤酚碱)
cissamine chloride 氯化锡生藤酚灵
cissampareine (methyl warifteine) 锡生藤碱 (甲基斯目锡生藤碱、锡生藤新碱、锡生新藤碱)
cissampeline 锡生藤灵
cissogenin 西索苷元
cistachlorin 肉苁蓉氯素
cistanin 肉苁蓉宁 (苁蓉素)
trans-cistanoside D 反式 - 肉苁蓉苷 D
cistanosides A ～ H 肉苁蓉苷 (苁蓉苷) A ～ H
cistansinensides A, B 沙苁蓉苷 A、B
cistansinensoses A_1, A_2 沙苁蓉低聚糖 A_1、A_2
cistantubuloses A_1, A_2 管花肉苁蓉糖 A_1、A_2
cistocardin 大花蒺藜强心苷
citbismines A ～ F 葡萄柚双碱 A ～ F
(*S*)-citflavanone (*S*)- 橘酮
citflavanone 柑橘黄烷酮

citracridones Ⅰ～Ⅲ　橙吖啶酮Ⅰ～Ⅲ
cis-citral　顺式 - 柠檬醛 (顺式 - 橙花醛)
(*E*)-citral　(*E*)- 柠檬醛
(*Z*)-citral　(*Z*)- 柠檬醛
citral　柠檬醛
trans-citral　反式 - 柠檬醛 (反式 - 橙花醛)
α-citral　α- 柠檬醛
β-citral (neral, citral-b)　β- 柠檬醛 (橙花醛、柠檬醛 -b)
citral-b (β-citral, neral)　柠檬醛 -b (β- 柠檬醛、橙花醛)
citramine　西特拉明 (柑橘明)
citraurin　橙色素
α-citraurin　α- 橙色素
β-citraurin　β- 橙色素
citreopyrones A ～ C　黄绿青霉吡喃酮 A ～ C
citreorosein (ω-hydroxyemodin)　ω- 羟基大黄素
citric acid (2-hydroxy-1, 2, 3-propanetricarballylic acid)　枸橼酸 (柠檬酸、2- 羟基 -1, 2, 3- 丙三甲酸)
citric acid hydrate　水合柠檬酸
citric acid monohydrate　一水枸橼酸
citric acid symmetrical dimethyl ester　枸橼酸二甲酯
citric acid symmetrical monomethyl ester　枸橼酸单甲酯
citric acid symmetrical trimethyl ester　枸橼酸三甲酯
L-citric acid-6-ethyl ester　L- 柠檬酸 -6- 乙酯
citridic acid (equisetic acid, *cis*-aconitic acid, aconitic acid, achilleic acid)　乌头酸 (问荆酸、丙烯三羧酸、顺式 - 乌头酸、蓍草酸)
citrifolinin A　海巴戟素 A
citrifolinoside　海滨木巴戟苷
citrinin　橘霉素
citriodorin　柠檬桉灵
citriodorol　柠檬桉醇
citriolide A　柑橘内酯 A
citriosides A ～ C　柠檬桉苷 A ～ C
citromalic acid　柠苹酸
citromitin　米橘素 (四季橘素)
citronellal　香茅醛
D-citronellal　D- 香茅醛
D-citronellol　D- 香茅醇
L-citronellol　L- 香茅醇
citronellol (cephrol)　香茅醇
α-citronellol (rhodinol)　α- 香茅醇 (罗丁醇)
citronellol-1-*O*-α-L-arabinofuranosyl-(1 → 6)-β-D-glucopyranoside　香茅醇 -1-*O*-α-L- 呋喃阿拉伯糖基 -(1 → 6)-β-D- 吡喃葡萄糖苷
citronellyl acetate　香茅乙酸酯
α-citronellyl acetate　α- 香茅醇乙酸酯
DL-citronellyl acetate　DL- 香茅醇乙酸酯
citronellyl butanoate　丁酸香茅酯
citronellyl formate　甲酸香茅酯
1-citronellyl glucoside　1- 香茅醇葡萄糖苷
citronellyl isovalerate　异戊酸香茅酯
citronellyl propionate　丙酸香茅酯
citropone C　柑橘酮 C
citropten (limettin, 5, 7-dimethoxycoumarin)　梨莓素 (柠檬内酯、柠檬油素、5, 7- 二甲氧基香豆素)
citrosides A, B　柑橘苷 A、B
citrostadienol [4α-methyl stigmast-7, 24(24′)-(*Z*)-dienol]　柠黄醇 [4α- 甲基豆甾 -7, 24(24′)-(*Z*)- 二烯醇]
citrulline　瓜氨酸
L-citrulline　L- 瓜氨酸
citrulline dihydrate　二水合瓜氨酸
citrus limonene　柑橘柠檬烯
citrusamine　柑橘胺
citruscridone　柑橘吖啶酮
citrusinines Ⅰ , Ⅱ　甜橙碱Ⅰ、Ⅱ
citrusinol　柑橘西诺
citrusins Ⅰ～Ⅳ , A ～ D　枸橼苦素 (柑属环肽、柑属苷、甜橙脂苷) Ⅰ～Ⅳ , A ～ D
citrusol　柑橘醇
citrusosides A ～ D　柠檬苷 A ～ D
citrusunshitin A　柑橘亭黄酮 A
β-citryl-L-glutamic acid　β- 枸橼酰基 -L- 谷氨酸
civetone (9-cycloheptadecen-1-one)　灵猫香酮 (香猫酮、9- 环十七烯 -1- 酮)
ciwujianosides A_1 ～ A_4, B, C_1 ～ C_4, D_1 ～ D_3, E　刺五加叶苷 A_1 ～ A_4、B、C_1 ～ C_4、D_1 ～ D_3、E
ciwujiatone　刺五加酮
cladimarins A, B　假黄皮双香豆素 A、B
cladobotrins Ⅰ～Ⅲ　葡孢素 Ⅰ～Ⅲ
cladocalol　棒萼桉醇
cladosporides A ～ D　芽枝霉内酯 (芽枝霉地) A ～ D

cladosporin 8-*O*-methyl ether　枝孢菌素 8-*O*- 甲醚	clauszolines A ～ M　黄皮唑灵 A ～ M
cladrastin　香槐素	clavaric acid　珊瑚菌酸
cladrastin diglucoside　香槐素二葡萄糖苷	clavariopsins A, B　冠芒孢霉素 A、B
cladrin (6-demethoxycladrastin)　香槐灵 (6- 去甲氧基香槐素)	clavatine (flabelliformine)　棒石松碱 (扇石松碱)
cladrin diglucosides　香槐灵二葡萄糖苷	clavatoic acid　克拉瓦酸
cladrin glucoside　香槐灵葡萄糖苷	clavatol　棒石松醇
claucavatins A, B　假黄皮瓦亭素 A、B	clavatoxin　棒石松毒
clauexcavatins A, B　假黄皮亭素 A、B	clavatustide C　棒曲霉肽 C
claulansines A ～ C　黄皮辛碱 A ～ C	clavicepsin　麦角苷
claulansitin　黄皮斯碱	clavilactones A ～ D　棒柄杯伞内酯 A ～ D
clausamides Ⅰ, Ⅱ　黄皮新酰胺 Ⅰ、Ⅱ	clavine　棒麦角碱
clausamines A ～ D　黄皮胺 A ～ D	clavolonine　棒石松宁碱 (石松宁碱)
clausantalene　黄皮桉香烯	clavorubin　棒麦角玉红碱
clausarin　黄皮灵素	clavoxanthin　棒麦角黄素
trans-clausarinol　反式 - 黄皮香豆醇	clavulactone　群柱内酯
clauseindole　黄皮吲哚	cleidbrevoids A ～ C　棒柄花萜素 A ～ C
clausenaexcavin　假黄皮文	cleistanone　闭花木酮
clausenain B　黄皮素 B	cleistanthin　闭花木苷 (地菲林葡萄糖苷)
clausenal　1, 8- 二甲氧基 -3- 甲酰咔唑	cleistanthol　闭花木醇
clausenalansimins A, B　黄皮西明	clemahexapetosides A, B　棉团铁线莲苷
clausenamide　黄皮内酰胺 (黄皮酰胺)	clemaphenol A　和铁线莲酚 A
clausenamine A　黄皮明碱 A	clemastanins A, B　铁线莲脂素 A、B
clausenaquinone A　假黄皮喹诺酮碱 A	clemastanosides A ～ D　直铁线莲苷 A ～ D
clausenarin　黄皮纳灵	clemastine　氯马斯汀
clausenatine A　假黄皮亭纳亭碱 A	clematangosides A ～ D　甘青铁线莲皂苷 A ～ D
clausenidin　黄皮尼定 (山黄皮素)	clemateol　铁线莲醇
clausenidin methyl ether　黄皮尼定甲醚	clematernosides A ～ K　三叶铁线莲苷 (西藏铁线莲皂苷) A ～ K
clausenidinaric acid　黄皮尼定酸	clematichinenol　威灵仙酚
clausenin　山黄皮宁	clematichinenosides A-J, AR, AR_2　威灵仙皂苷 (威灵仙苷) A-J、AR、AR_2
clausenine　黄皮宁	clematiganoside A　扬子铁线莲苷 A
clausenol　黄皮酚	clematine　铁线莲亭
clausenolide　黄皮诺内酯	clematis prosapogenin Cp7a　威灵仙次皂苷
clausenolide-1-ethyl ether　黄皮诺内酯 -1- 乙醚	clematiunicinosides A ～ H　柱果铁线莲苷 A ～ H
clausevatines A ～ G　假黄皮瓦亭碱 A ～ G	clematochinenosides A ～ J　威灵仙新苷 (灵仙新苷) A ～ J
clausindin　印度黄皮素	clematomandshurica saponins A ～ K　东北铁线莲皂苷 A ～ K
clausines A ～ Z　黄皮碱 A ～ Z	clematosides A ～ S　铁线莲苷 A ～ S
clauslactones A ～ T　黄皮内酯 A ～ T	
(3*R*)-claussequinone　(3*R*)- 环裂豆醌 [(3*R*)- 克氏环裂豆醌]	

clemiscosin A	黄花菜木脂素 A
clemoarmanosides A, B	小木通苷 A、B
clemochinenosides A, B	铁线莲内酯苷 A、B
clemomandshuricosides A ~ C	东北铁线莲酚苷 A ~ C
clemomanshurinanes A, B	东北铁线莲脂素 A、B
clemontanosides A ~ F	绣球藤皂苷 A ~ F
cleogynol	白花菜醇
cleomaldic acid	黄花菜醛酸
cleomeprenols 9 ~ 12	白花菜聚戊烯醇 9 ~ 12
cleomin	醉蝶花素
cleomiscosin A-4′-*O*-β-D-glucopyranoside	臭矢菜素 A-4′-*O*-β-D- 吡喃葡萄糖苷
cleomiscosins A ~ E	黄花草素 (臭矢菜素、黄花菜木脂素) A ~ E
cleosandrin	醉蝶花桑特灵
cleospinols A ~ D	醉蝶花醇 A ~ D
clepogenin	科勒坡苷元
(–)-clerobungin A	(–)- 臭牡丹环己素 A
(+)-clerobungin A	(+)- 臭牡丹环己素 A
clerod-14-en-3α, 4β, 13ξ-triol	克罗 -14- 烯 -3α, 4β, 13ξ- 三醇
cis-cleroda-15, 16-dihydroxy-3, (13*Z*)-dien-18-*O*-[β-D-galactopyranosyl]peracetyl ester	顺式 - 海州常山 -15, 16- 二羟基 -3, (13Z)- 二烯 -18-*O*-[β-D- 吡喃半乳糖基] 过乙酸酯
cis-cleroda-3, 13(14)-dien-15, 16-olide-18-*O*-[β-D-galactopyranosyl]peracetyl ester	顺式 - 海州常山 -3, 13(14)- 二烯 -15, 16- 内酯 -18-*O*-[β-D- 吡喃半乳糖基] 过乙酸酯
clerodendiods A, B	大青香豆素 A、B
clerodendranoic acid	肾茶酸
clerodendranthusides A ~ C	肾茶苷 A ~ C
clerodendrins A ~ I	海常素 (赪桐素、海州常山苦素、海常黄苷、海州常山黄酮苷) A ~ I
clerodendronins A, B	臭梧桐素 A、B
clerodendroside A	海州常山苷 (臭梧桐苷) A
clerodenone A	臭牡丹苷 A
clerodenoside A	赪桐苷 A
clerodermic acid	海州常山二萜酸
clerodin	赪桐定
clerodinins A ~ D	赪桐定宁 A ~ D
clerodol	赪桐烯醇
clerodolone	赪桐二醇烯酮
clerodone	赪桐酮
cleroindicins A ~ F	长管假茉莉素 A ~ F
clerosterol	赪桐甾醇
clerosterol galactoside	赪桐甾醇半乳糖苷
clerosterol-3-*O*-β-D-glucoside	赪酮甾醇 -3-*O*-β-D- 葡萄糖苷
clerosterol-3β-*O*-β-D-glucopyranoside	赪桐甾醇 -3β-*O*-β-D- 吡喃葡萄糖苷
clerspides A, B	猫须草苷 A、B
clethric acid	山柳酸
clethric acid-28-*O*-β-D-glucopyranosyl ester	山柳酸 -28-*O*-β-D- 吡喃葡萄糖酯
clethroidosides A ~ H	矮桃苷 A ~ H
cleyeratannins A ~ C	红淡比鞣质 A ~ C
clinodiside A	风轮菜皂苷 (断血流皂苷) A
clinopodic acids A ~ Q	风轮菜酸 A ~ Q
clinopodisides A ~ H, Ⅰ ~ ⅩⅦ	风轮菜苷 A ~ H、Ⅰ ~ ⅩⅦ
clinoposaponins A ~ H	瘦风轮皂苷 A ~ H
clinoposides A ~ H	风轮皂苷 A ~ H
clinopoursaponins A ~ D	风轮菜熊果皂苷 A ~ D
clintoniosides A ~ C	七筋菇苷 A ~ C
clionasterol-3-*O*-β-D-glucopyranoside	穿贝海绵甾醇 -3-*O*-β-D- 吡喃葡萄糖苷
clitocybin A	杯伞素 A
clitoriacetal	蝶豆缩醛
clitorin	蝶豆苷
clivatine	君子兰亭
clivetoric acid	橄榄陶酸
cliviaaline	君子兰阿林碱
cliviahaksine	君子兰哈克碱
cliviamartine	君子兰玛亭
clivianine	君子兰碱
cliviasin (cliviasine, nobilisitine A)	君子兰辛 (垂笑君子兰亭 A)
cliviasindhine	君子兰西定
cliviasine (cliviasin, nobilisitine A)	君子兰辛 (垂笑君子兰亭 A)
clividine	君子兰定碱
clivimine	君子兰明

C

clivisyaline　君子兰西亚碱
clivonidine　君子兰尼定
clivonine　君子兰宁
clivorine　克沃任 (山岗橐吾碱)
clofenpyride (clofinil, nicofibrate)　祛脂烟酯
clofinil (nicofibrate, clofenpyride)　祛脂烟酯
cis-clovamide　顺式 - 红车轴草酰胺
trans-clovamide　反式 - 红车轴草酰胺
clovan-2β, 9α-diol　丁香三环烷 -2β, 9α- 二醇
clovandiol　石竹烷二醇
clovane　丁香三环烷 (丁香萜烷)
(–)-clovane-2, 9-diol　(–)- 丁香三环烷 -2, 9- 二醇
(–)-clovane-2β, 9α-diol　(–)- 丁香三环烷 -2β, 9α- 二醇
(2β, 9α)-clovane-2β, 9α-diol　(2β, 9α)- 丁香三环烷 -2β, 9α- 二醇
8-(–)-clovane-2β, 9α-diol　8-(–)- 丁香三环烷 -2β, 9α- 二醇
clovanediol　丁香三环烷二醇
clovanemagnolol　丁香厚朴酚
cloven-2β, 9α-diol　丁香三环烯 -2β, 9α- 二醇
clovene　丁香三环烯 (丁子香烯)
cloversaponins Ⅰ～Ⅴ　车轴草皂苷 (白车轴草皂苷) Ⅰ～Ⅴ
clovin　白花草木犀素 (克洛万)
clupanodonic acid　鰶鱼酸
clusianone　猪胶树酮
clusin　克氏胡椒脂素
clusiparalicolines A～C　帕来利考拉猪胶树素 A～C
cluytyl ferulate (octacosyl ferulate)　阿魏酸二十八醇酯 (阿魏酸二十八酯)
clycohyodeoxycholic acid　甘氨猪脱氧胆酸
cmethyl melitrate A　蜜蜂花三酸 A 甲酯
cneorin-NP36　赛奥林 -NP36 (尼奥木素 -NP36)
cnicin　蓟苦素 (洋飞廉苦素)
cnidiadin　蛇床定
cnidicin　蛇床辛
cnidilide (cnidiumlactone)　川芎内酯 (蛇床内酯)
cnidilin (8-methoxyisoimperatorin, isophellopterin)　蛇床克尼狄林 (8- 甲氧基异欧前胡内酯、异珊瑚菜素)
cnidimarin　蛇床双豆素
cnidimine (edultin)　蛇床明素 (食用当归素)
cnidimols A～F　蛇床酮醇 (蛇床酚) A～F
cnidimonal　蛇床醛
(±)-cnidimonins A～C　(±)- 蛇床双香素 A～C
cnidimosides A, B　蛇床酮醇苷 (蛇床酚苷) A、B
cnidiols A～C　蛇床醇 A～C
cnidiosides A～C　蛇床苷 A～C
O-cniforin　*O*- 台湾蛇床子素
cniforin A (3′-isobutyryloxy-*O*-acetyl columbianetin)　台湾蛇床子素 A (台湾蛇床素 A 、3′- 异丁酰氧基 -*O*- 乙酰哥伦比亚苷元)
cniforin B　台湾蛇床子素 B (台湾蛇床素 B)
coagulin Q　凝固睡茄素 Q
cobalt　钴
cocaine (methyl benzoyl ecgonine)　可卡因 (柯卡因、古柯碱、甲基苯甲酰芽子碱)
cocamine (α-truxilline)　椰油胺 (α- 绰苷古柯碱)
erythro-coccamide A　红分果爿酰胺 A
coccinic acid　黑老虎酸 (胭脂虫酸)
cocclafine　衡州乌药芬碱
coccoline　樟叶木防己灵
coccudienone　衡州乌药艾酮
cocculanoline　木防己灵
cocculidine　衡州乌药定
cocculin (picrotoxin)　印防己毒 (木防己苦毒素)
cocculine　衡州乌药灵
cocculinine　木防己宁碱
cocculitine　衡州乌药亭
cocculitinine　衡州乌药替宁
cocculolidine　衡州乌药里定碱 (木防己叶碱、木防己里定碱、木防己里定)
(+)-coccuorbiculatine A、B　(+)- 木防己亭 A, B
coccutrine　衡州乌药新碱 (木防己春碱)
coccuvanine　衡州乌药维宁
coccuvine　衡州乌药文
cochinchinenin　剑叶血竭素 (剑叶龙血素)
cochinchinin　木鳖子素
cochinchinones A～L　黄牛茶酮 A～L
cochinchinoxanthone　黄牛茶新酮
cochineal　胭脂虫
cochinensoxanthone　黄芽木酮
cochinins A, B　木鳖子蛋白 A、B

cochinolide　天料木内酯

cochinxanthones A ～ D　黄牛茶屾酮 A ～ D

cochlearia base　辣根属碱

cochlearine　辣根碱

cochlearoids A ～ E　背柄芝萜 A ～ E

coclamine　衡州乌药胺

coclanoline　衡州乌药醇灵

coclauril　蝙蝠葛氰苷元

(+)-(1*R*)-coclaurine　(+)-(1*R*)- 乌药碱 [(+)-(1*R*)- 衡州乌药碱]

(+)-coclaurine　(+)- 衡洲乌药碱

DL-coclaurine　DL- 乌药碱 (DL- 衡州乌药碱)

coclaurine　乌药碱 (衡洲乌药碱)

D-coclaurine (sanjoinine K)　D- 乌药碱 (乌药碱、D- 衡州乌药碱、衡州乌药碱、酸枣仁碱 K)

coclifoline　衡州乌药弗林

coclobine　木防己宾碱

cocoberine　可可贝碱

cocositol (scyllitol, scylloinositol)　青蟹肌醇 (鲨肌醇)

cocsarmine　蔓生木防已碱 (可萨明)

(+)-cocsoline　(+)- 垂木防已灵

cocsuline [(+)-efirine, (+)-trigilletine]　(+)- 垂木防已碱

codamine　可旦民碱

codaphniphylline　共交让木碱

codeine (methyl morphine, codicept, morphine-3-methyl ether)　可待因 (甲基吗啡、吗啡 -3- 甲醚)

β-codeine (neopine)　β- 可待因 (内欧品、尼奥品)

codeine phosphate　磷酸可待因

codicept (methyl morphine, codeine, morphine-3-methyl ether)　可待因 (甲基吗啡、吗啡 -3- 甲醚)

codisterol　刺松藻甾醇

codonolactone (atractylenolide Ⅲ)　党参内酯 (苍术内酯 Ⅲ)

codonolasides Ⅰ～Ⅲ　轮叶党参苷Ⅰ～Ⅲ

codonopilodiynosides A ～ M　党参二炔苷 A ～ M

codonopiloenynenosides A, B　党参烯炔苷 A、B

codonopiloside A　党参酚碱苷 A

codonopsesquilosides A ～ C　党参倍半萜苷 A ～ C

codonopsine　党参碱

codonopsinine　党参次碱

codonopsinols A ～ C　党参酚碱 A ～ C

codonopyrrolidium B　党参吡咯烷鎓 B

codonosides A ～ C　羊乳皂苷 (羊乳党参皂苷) A ～ C

codopiloic acid　党参酸

codopiloic saponins B ～ D　党参皂苷 B ～ D

codotubulosines A, B　管花党参碱 A、B

coelobillardierine　比氏穴果木碱

coelobillardin　穴果木萜苷

coelogin　贝母兰素

coeloginin　贝母兰宁素

coelonin (2, 7-dihydroxy-4-methoxy-9, 10-dihydrophenanthrene)　贝母兰宁 (2, 7- 二羟基 -4- 甲氧基 -9, 10- 二氢菲)

coelovirin A　长苞凹舌兰素甲

coenzyme Q_{10}　辅酶 Q_{10}

coenzyme R (biotin, vitamin H)　辅酶 R (生物素、维生素 H)

coenzymes Ⅰ, Ⅱ　辅酶Ⅰ、Ⅱ

coetsin　细锥甲素

coetsoidins A ～ G　细锥香茶菜定 (假细锥香茶菜素) A ～ G

coffeinum (caffeine, guaranine)　咖啡碱 (咖啡因)

coflodiol　金盏花萜二醇

cognac oil (ethyl heptanoate)　庚酸乙酯

cohumulone　类葎草酮

coixans A ～ C　薏苡聚糖 (薏苡多糖) A ～ C

coixenolide　薏苡仁酯

coixide A　薏米新木脂素 A

coixlachryside A　薏米木脂苷 A

coixlactam　薏苡内酰胺

coixol (6-methoxybenzoxazolinone)　薏苡素 (6- 甲氧基苯并噁唑啉酮)

coixspirolactams A ～ C　薏苡螺内酰胺 A ～ C

coladonin (koladonin)　柯拉多宁

colcemid (demecolcine, colchamine, omaine)　秋水仙胺

colchamine (demecolcine, colcemid, omaine)　秋水仙胺

colchiceine (demethyl colchicine)　秋水仙裂碱 (去甲秋水仙碱、10- 去甲秋水仙碱)

colchicine　秋水仙碱 (秋水仙素)

colchicineamide　秋水仙酰胺

colchicoside　秋水仙苷

colchicum base　秋水仙属碱

coldephnine　关附宁
colenemal　穴丝芥醛
colensanone　柯伦氏泪柏酮
colensenone　柯伦氏泪柏烯酮
coleol　鞘蕊花醇
coleon U-11-acetate　鞘蕊花酮 U-11- 乙酸酯
coleonolic acid　鞘蕊花酸
coleonols A ～ F　鞘蕊花诺醇 (锦紫苏醇) A ～ F
coleonone　鞘蕊花诺酮
coleons A ～ U　鞘蕊花酮 A ～ U
coleosol　鞘蕊花索醇
colladonin　克拉顿芹素
collagen (collagenous protein)　胶原 (胶原蛋白)
collagenous protein (collagen)　胶原蛋白 (胶原)
colletotric acid　刺盘孢酸
collettinsides Ⅰ～Ⅳ　叉蕊皂苷Ⅰ～Ⅳ
collinin　丘生巨盘木素 (考利宁)
collinsogenin　二蕊紫苏苷元
collinsonidin　二蕊紫苏定
colocasin　芋头蛋白
colocasinol A　野芋醇 (芋醇) A
colocynthin　药西瓜苦苷
colophony (resin)　松脂 (树脂)
colossolactones A ～ G　巨大灵芝内酯 A ～ G
colpol　囊藻酚
colquhounoids A ～ C　火把花萜 A ～ C
coltramyl　硫代秋水仙碱苷
colubrin　蛇藤素 (蛇藤皂苷)
α-colubrine　α- 可鲁勃林
β-colubrine　β- 可鲁勃林
colubrinic acid　蛇藤酸
colubrinol　蛇藤醇 (蛇藤醇碱)
colubrinoside　蛇藤苷
columbamine　非洲防己胺 (非洲防己碱)
columbaridione　哥伦鼠尾草二酮
columbianaclin　当归酸酯
columbianadin　哥伦比亚内酯 (二氢欧山芹醇当归酸酯、二异欧山芹素、哥伦比亚狭缝芹定)
columbiananine　二氢山芹醇苷
(*R*)-(–)-columbianetin　(*R*)-(–)- 哥伦比亚苷元 [(*R*)-(–)-二氢欧山芹素、R(–)- 哥伦比亚狭缝芹亭]
columbianetin　哥伦比亚苷元 (哥伦比亚狭缝芹亭、二氢欧山芹素)
columbianetin acetate　哥伦比亚苷元乙酸酯 (二氢欧山芹素乙酸酯)
columbianetin propionate　哥伦比亚苷元丙酸酯
columbianetin-*O*-β-D-glucopyranoside　哥伦比亚苷元-*O*-β-D- 吡喃葡萄糖苷
columbianetin-β-D-glucoside　哥伦比亚苷元 -β-D- 葡萄糖苷
columbianin　哥伦比亚苷 (哥伦比亚狭缝芹素)
columbianine　哥伦比亚乌头碱
columbianoside　哥伦比亚狭缝芹苷
columbidine　哥伦比亚乌头定
columbin　非洲防己苦素 (防己内酯、古伦宾、咖伦宾、非洲防己素)
colupulone　类蛇麻酮
colutehydroquinone　鱼鳔槐氢醌
coluteol　鱼鳔槐酚
colutequinones A, B　鱼鳔槐醌 A、B
colysanoxide　氧杂线蕨萜
comanthoside B　绵穗苏苷 B
comaruman　沼委陵菜多糖
combreglucoside　风车子葡萄糖苷
combrequinones A ～ C　风车子醌 A ～ C
combretastatins A_1 ～ A_6, B_1 ～ B_4, C_1, D_1, D_2　风车子素 A_1 ～ A_6、B_1 ～ B_4、C_1、D_1、D_2
combretastin A_1-2′-β-D-glucoside　风车子素 A_1-2′-β-D-葡萄糖苷
combretin　风车子碱
combretol　风车子属醇
commelinin　鸭跖兰素
commersonine　克默森茄碱
commiferin　没药萜醇
commiphoric acid　没药酸
α-commiphoric acid　α- 没药酸
β-commiphoric acid　β- 没药酸
γ-commiphoric acid　γ- 没药酸
commiphorinic acid　没药尼酸

commisterone　蓝耳草甾酮
communesins A ～ D　科曼碱 A ～ D
cis-communic acid　顺式 - 欧洲刺柏酸
communic acid　欧洲刺柏酸 (半日花三烯酸、湿地松酸、可母尼酸)
trans-communic acid　反式 - 可母尼酸
communic acid methyl ester　半日花三烯酸甲酯
communol　半日花三烯醇
trans-communol　反式 - 可母尼醇
comnostins A ～ E　地木耳亭 A ～ E
comosimine　可莫西明碱
compactinervine　可杷内文
comphene　莰烯
complanadine A　地刷子石松碱 A
complanatin　沙苑子胍酸
complanatine (lycopodium base)　扁平石松碱
complanatoside A　沙苑子酮苷 A
complanatuside　沙苑子苷
complanatuside 6″-malonate　沙苑子苷 6″- 丙二酸酯
complete protein　完全蛋白
comptonine　康普顿碱
conaconitine　七星草乌碱
conalbumin　伴清蛋白
conamine　锥丝胺 (康丝胺)
conandroside　苦苣苔苷
conarrhimine　康丝瑞明
concanavalin A　伴刀豆球蛋白 (洋刀豆血球凝集素) A
concanavaline　刀豆球蛋白
conchairamidine　康切米定
conchairamine　康切胺
conchasin A　孔乔斯银胶菊素 A
conchinamin (conquinamine, epiquinamine)　康奎明 (康硅胺、康奎胺、表奎胺)
conchiolin　贝壳硬蛋白
conchosin　密生胶菊素
concinnoside A　藤金合欢诺苷 A
concuressine　锥丝新 (锥丝新碱、康瑞素)
concusconine　康枯康宁
condelphine　易混翠雀花碱
condensamine　密叶马钱胺
condensed gallic acid　缩没食子酸
condensed tannin　缩合鞣质
condoline　康刀灵
condurangin　南美牛奶藤苦苷
condurangoglycosides A_0, C_0　南美牛奶皮苷 (南美牛奶藤苷) A_0、C_0
conduritol A　牛奶菜醇 (牛弥菜醇) A
condylocarpine　康狄卡品
conessidine　锥丝定
conessimine　锥丝明 (康丝明)
conessine (neriine, wrightine, roquessine)　锥丝碱 (抗痢夹竹桃碱、地麻素、康丝碱、倒吊笔碱)
conferdione　圆锥茎阿魏二酮
conferin　圆锥茎阿魏素
conferol　圆锥茎阿魏醇 (宽叶阿魏醇)
conferol acetate　圆锥茎阿魏醇乙酸酯
conferone　圆锥茎阿魏酮 (宽叶阿魏酮)
conferoside　圆锥茎阿魏酮苷
confertifolin　密叶辛木素
confertin (anhydrocumanin)　密花豚草素
confluentin　地花菌素
confusameline　山刈碱
confusarin　毛兰菲
confusine　康夫素
congmujingnosides A ～ G　楤木茎苷 A ～ G
congmunosides Ⅳ～ XV　辽东楤木皂苷Ⅳ～ XV
congmuyaglycosides Ⅰ, Ⅱ　楤木芽糖苷 (刺龙芽糖苷) Ⅰ、Ⅱ
conhydrine　毒参羟碱 (羟基毒芹碱)
ψ-conhydrine (pseudoconhydrine, 5-hydroxy-2-propyl piperidine)　ψ- 毒参羟碱 (伪毒参羟碱、假羟基毒芹碱、5- 羟基 -2- 丙基哌啶)
conhydrinone　毒参酮碱
conicaoside　肿柄雪莲木脂素苷 (松巢苷)
coniceine　毒芹瑟碱 (脱氢毒芹碱、毒参亚胺碱)
γ-coniceine　γ- 脱氢毒芹碱
conicine (coniine)　毒芹碱 (毒参碱)
α-conidendrin　α- 铁杉脂素
coniferaldehyde (coniferyl aldehyde, ferulaldehyde)　松柏醛 (阿魏醛)

coniferaldehyde glucoside　松柏醛葡萄糖苷
coniferin (abietin, coniferoside, laricin)　松柏苷 (松香亭烯、臭冷杉苷)
coniferol (coniferyl alcohol, 4-hydroxyisoeugenol)　松柏醇 (四羟基异丁香酚)
coniferoside (abietin, coniferin, laricin)　臭冷杉苷 (松香亭烯、松柏苷)
trans-coniferyl alcohol　反式 - 松柏醇
coniferyl alcohol (coniferol, 4-hydroxyisoeugenol)　松柏醇 (四羟基异丁香酚)
coniferyl alcohol-4-*O*-[6-*O*-(4-*O*-β-D-glucopyranosyl) vanilloyl]-β-D-glucopyranoside　松柏醇 -4-*O*-[6-*O*-(4-*O*-β-D- 吡喃葡萄糖基) 香草酰基]-β-D- 吡喃葡萄糖苷
trans-coniferyl aldehyde　反式 - 松柏醛
coniferyl aldehyde (ferulaldehyde, coniferaldehyde)　松柏醛 (阿魏醛)
coniferyl aldehyde-4-*O*-β-D-glucopyranoside　松柏醛 -4-*O*-β-D- 吡喃葡萄糖苷
coniferyl benzoate　松柏醇苯甲酸酯
coniferyl cinnamate (lubanyl cinnamate)　桂皮酸松柏醇酯 (松柏醇桂皮酸酯)
trans-coniferyl diacetate　反式 - 松柏醇二乙酸酯
coniferyl diangelate　松柏醇二当归酸酯
coniferyl ferulate　阿魏酸松柏酯 (松柏醇阿魏酸酯)
coniferyl-9-*O*-[β-D-apiofuranosyl-(1 → 6)]-*O*-β-D-glucopyranoside　松柏醇 -9-*O*-[β-D- 呋喃芹糖基 (1 → 6)]-*O*-β-D- 吡喃葡萄糖苷
L-coniine　L- 毒芹碱
coniine (conicine)　毒芹碱 (毒参碱)
(+)-coniine [(*S*)-2-propyl piperidine]　(+)- 毒芹碱 [(*S*)-2- 正丙基哌啶]
DL-coniine hydrochloride　DL- 盐酸毒芹碱
conimine　锥丝亚胺
coniochaetones A, B　粉毛菌酮 A、B
conioidines A, B　圆锥匍匐草碱 A、B
coniselin　山芎酯
conkurchine　锥丝枯碱
conkurchinine　康丝枯宁
conmaculatine　毒参亭碱
connigelline　康黑种草碱
(+)-conocarpan　(+)- 锥果藤烷
conocurvone　内屈考诺酮
conoduramine　榴花胺
conodurine　榴花灵碱 (榴花灵)
conoflorine　狗牙花任碱 (榴花任)
conolline　沙树灵
conopharyngine　榴花碱
conquinamine (conchinamin, epiquinamine)　康奎胺 (康硅胺、康奎明、表奎胺)
DL-conquinine　DL- 联奎宁
consolicine　硬飞燕草辛
consolidine　硬飞燕草定
consoline　硬飞燕草碱
consperine　斑花黄堇碱
constrictosine　缢缩马兜铃碱
continentalic acid　长白楤木酸
contorine　苍山乌头碱 (苍山乌头灵)
contortine　苍山乌头亭
contortumine　苍山乌头明
convallamarin　铃兰苦苷 (欧铃兰皂苷)
convallamarogenin　铃兰苦苷元 (欧铃兰皂苷元)
convallamarogenin-1-*O*-α-L-rhamnopyranosyl-(1→2)-β-D-fucopyranoside-3-*O*-α-L-rhamnopyranoside　铃兰苦苷元 -1-*O*-α-L- 吡喃鼠李糖基 -(1 → 2)-β-D- 吡喃岩藻糖苷 -3-*O*-α-L- 吡喃鼠李糖苷
convallamarogenin-1-*O*-α-L-rhamnopyranosyl-(1→2)-β-D-xylopyranoside-3-*O*-α-L-rhamnopyranoside　铃兰苦苷元 -1-*O*-α-L- 吡喃鼠李糖基 -(1 → 2)-β-D- 吡喃木糖苷 -3-*O*-α-L- 吡喃鼠李糖苷
convallaria cardiacglyciside　铃兰强心苷
convallarin　铃兰苷
convallasaponins A ～ D　铃兰皂苷 A ～ D
convallaton (strophanthidin-α-L-rhamnoside, convallatoxin)　铃兰毒苷 (毒毛旋花子苷元 -α-L- 鼠李糖苷)
convallatoxin (strophanthidin-α-L-rhamnoside, convallaton)　铃兰毒苷 (毒毛旋花子苷元 -α-L- 鼠李糖苷)
convallatoxol (perconval)　铃兰毒醇 (铃兰毒醇苷、铃兰醇苷)
convalloside　铃兰毒原苷 (铃兰糖苷)
convicine　伴巢菜碱苷 (伴野豌豆碱)
convolvamine hydrochloride　盐酸旋花胺
convolvicine　旋花素
convolvine　旋花碱
(11*S*)-convolvulinolic acid　(11*S*)- 旋花醇酸
convolvulus base　旋花属碱

conyrin 康尼碱

conyzagenins A, B 白酒草皂苷元 A、B

conyzalactone 白酒草内酯

conyzapyranones A, B 白酒草吡喃酮 A、B

conyzasaponins A ～ Q 白酒草皂苷 A ～ Q

conyzoflavone 小蓬草黄酮

conyzolide 小蓬草萜内酯

conyzorigun 藿香蓟酮

copadiene 古巴二烯 (王古王巴二烯)

α-copaen-11-ol α- 古巴烯 -11- 醇 (α- 胡椒烯 -11- 醇)

cis-α-copaen-8-ol 顺式 -α- 古巴烯 -8- 醇 (顺式 -α- 胡椒烯 -8- 醇)

α-copaene α- 古巴烯 (α- 胡椒烯、α- 可巴烯、α- 钴钯烯)

β-copaene β- 古巴烯 (β- 胡椒烯、β- 可巴烯、β- 钴钯烯)

copalliferol A, B 柯帕利酚 (考巴里三聚芪酚) A、B

copane 胡椒烷

copper abietate 松香酸铜

coprine 墨盖蘑菇氨酸

coprochenodeoxycholic acid 粪鹅脱氧胆酸

coprocholic acid 粪甾烷酸

coproic acid 半己酸

coprostenol 粪烯醇

copterosides A, B 梯翅蓬苷 A、B

coptine 黄连亭

coptisine 黄连碱

coptisine chloride 盐酸黄连碱 (氯化黄连碱、黄连碱氯化物)

coptisine sulfate 硫酸黄连碱

corallinan 珊瑚藻多糖

coralox 香豆素磷脂

(–)-coralyne chloride (–)- 氯化柯喃炔

coramine 可瑞明

coratol (talusin, caradrin, proscillaridin A, urgilan) 海葱次苷甲 (原海葱苷 A、海葱原苷 A)

corbisterol (7-dehydrostigmasterol, Δ^7-stigmasterol) 蚬甾醇 (7- 脱氢豆甾醇、Δ^7- 豆甾醇)

corchioside A 地衣酚糖苷 (仙茅参苷) A

corchoionols A ～ C 黄麻香堇醇 A ～ C

corchoionosides A ～ C 黄麻香堇苷 (黄麻诺苷、紫堇苷、黄麻紫罗苷) A ～ C

corchorifatty acids A ～ E 黄麻脂肪酸 (长蒴黄麻酸) A ～ E

corchoritin 黄麻苦素

corchorol 黄麻醇

corchorosides (olitorisides) A, B 黄麻属苷 (长蒴黄麻苷) A、B

corchorosol (olitorin) A 黄麻属醇苷 (长蒴黄麻素) A

corchorusins A ～ D 黄麻星苷 A ～ D

corchosides A ～ C 黄麻毒苷 A ～ C

cordacin 荷莲豆素

cordarine 蕺菜碱

cordatanine 荷莲豆碱

cordatin 心形阿帕里氏树素

cordatolides A, B 心形胡桐内酯 (假泽兰内酯) A、B

cordiaketals A, B 破布木缩酮 A、B

cordialins A, B 破布木灵 A、B

cordianal A 破布木醛 A

cordianols B ～ G 破布木醇 B ～ G

cordiaquinones A ～ K 破布木醌 A ～ K

cordifoline 考狄叶素

cordifolioidynes A ～ C 心叶山梗菜炔苷 (心叶党参炔苷) A ～ C

2-cordifoliol 2- 心叶门采丽酚

cordifolioside A (tinosinen) 堇叶苷 A (中华青牛胆烯)

cordrastine 带泻碱

cordycepeptide 虫草环肽

cordycepeptide A 虫草环肽 A

cordycepic acid (mannitol, mannite, manna sugar, manicol, diosmol, mannidex, osmosal, resectisol, osmitrol) 虫草酸 (甘露糖醇、甘露醇)

cordycepin 虫草素

cordyceps cicadae polysaccharide A-1、B-2 金蝉花多糖 CPA-1、CPB-2

cordyceps polysaccharide 虫草多糖

cordylagenin 朱蕉皂苷元 (剑叶铁树苷元)

cordylanes A ～ C 朱香烷 A ～ C

cordypyridones A ～ D 虫草吡啶酮 A ～ D

cordytropolone 虫草环庚三烯酚酮

coreajaponin B 日本薯蓣呋甾苷 B

coreanoside F_1 插田泡苷 F_1

corelborin (hellebrin) 嚏根草苷 (铁筷子素)

corepoxylone 科环氧酮

coreximine 缢毛荷包牡丹碱 (异种荷包牡丹碱、考雷明)

coriaheptocins A, B 革质番荔枝七醇 A、B

corialactones A ～ D 马桑内酯 A ～ D

coriamyrtin 马桑毒素 (马桑毒内酯、马桑米亭)

coriander lactone 芫荽内酯

coriandrin 芫荽素 (芫荽异香豆素)

coriandrinol (eleutheroside A, strumaroside, β-sitosteryl-3-*O*-β-D-glucopyranoside, daucosterol, daucosterin, sitogluside) 芫荽甾醇苷 (胡萝卜苷、刺五加苷 A、苍耳苷、β- 谷甾醇 -3-*O*-β-D- 吡喃葡萄糖苷)

coriandrinonediol 芫荽萜酮二醇 (芫荽三萜酮二醇、芫荽酮二醇)

coriandrol (D-linalool) 芫荽醇 (D- 芳樟醇、D- 里哪醇、伽罗木醇)

coriandrones A ～ E 芫荽异香豆酮 (芫荽酮) A ～ E

corianlactone 马桑安内酯

coriantone 马桑安酮

coriariins A ～ F 马桑鞣素 (马桑鞣灵) A ～ F

coriatin 马桑亭

corifine 黄花乌头芬

corilagin 柯里拉京 (鞣云实精、鞣云实素、诃子次鞣素、马桑云实鞣精)

coriolan 云芝多糖

coriolic acid [(–)-13-hydroxyoctadec-9, 11-dienoic acid] 硬革酸 [(–)-13- 羟基十八碳 -9, 11- 二烯酸]

coriose 马桑糖

corledine 对叶延胡索碱

(+)-corlumidine (+)- 紫堇明定

corlumidine 紫堇米定碱 (紫堇明定、考卢米定)

corlumine 考芦明

corn sugar 玉米葡萄糖

corniculatin A 酢浆草素 A

corniculatusin 百脉根素

corniculatusin-3, 7-di-*O*-β-D-glucopyranoside 百脉根素 -3, 7- 二 -*O*-β-D- 吡喃葡萄糖苷

corniculatusin-3-*O*-β-D-galactoside 百脉根素 -3-*O*-β-D- 半乳糖苷

cornigerine 角秋水仙碱

cornin (verbenalin, verbenaloside) 山茱萸素 (山茱萸苷、麽木苷、马鞭草苷、马鞭草灵)

cornoside 山茱萸诺苷 (梾木苷)

cornucadinosides A ～ E 山茱萸杜松苷 A ～ E

cornudentanone 腺齿紫金牛醌

cornulactic acid acetate 单刺蓬酸乙酸酯

cornusfurosides A ～ O 山茱萸呋喃苷 A ～ O

cornusides Ⅰ～Ⅳ 山茱萸新苷 (山茱萸裂苷) Ⅰ～Ⅳ

cornusiins A ～ G 山茱萸单宁 (梾木鞣质、梾木素) A ～ G

cornusphenosides A ～ D 山茱萸苯乙醇苷 A ～ D

cornustannin 2 (tellimagrandin Ⅱ) 山茱萸鞣质 2 [丁香鞣质、新哨纳草素Ⅱ、新哨纳草鞣素Ⅱ、拟唢呐草素Ⅱ、特利马素Ⅱ]

cornutaglycolipides A, B 苦丁茶糖脂素 A、B

cornutasides A ～ D 苦丁茶苷 A ～ D

cornutins A ～ D 大叶马鞭草素 A ～ D

corocalene 考绕咖烯

α-corocalene α- 二脱氢荜澄茄烯

coroglaucigenin 灰叶小冠花苷元 (克罗苷元)

coroglaucigenin-3-*O*-α-L-rhamnopyranoside 灰叶小冠花苷元 -3-*O*-α-L- 吡喃鼠李糖苷

coroglaucigenin-3-*O*-β-D-glucopyranosyl-(1 → 4)-α-L-rhamnopyranoside 灰叶小冠花苷元 -3-*O*-β-D- 吡喃葡萄糖基 -(1 → 4)-α-L- 吡喃鼠李糖苷

corollin 小冠花素

coroloside 黄麻双糖苷

coromandelin 黄檀异黄酮苷

coronadiene 姜花二烯

coronalactosides Ⅰ, Ⅱ 姜花素内酯苷Ⅰ、Ⅱ

coronarian [2, 6-di-*O*-(3-nitropropanoyl)-α-D-glucopyranose] 小冠花酯 [2, 6- 二 -*O*-(3- 硝丙酰基)-α-D- 吡喃葡萄糖]

coronaridine 冠狗牙花定碱 (冠狗牙花定、狗牙花定)

coronaridine hydroxyindolenine 冠狗牙花定碱羟基伪吲哚

coronarin D ethyl ether 姜花素 D 乙醚

coronarin D methyl ether 姜花素 D 甲醚

coronarine 狗牙花碱

coronarins A ～ F 姜花素 A ～ F

coronatasterone 伪泥胡菜甾酮

coronene 蔻

coronopilin 冠裸穗豚草素

corosin methyl ester 黄麻素甲酯

corosolic acid (2α-hydroxyursolic acid, 2α, 3β-dihydroxyurs-12-en-28-oic acid) 黄麻酸 (科罗索酸、可乐苏酸、2α- 羟基熊果酸、2α, 3β- 二羟基熊果 -12- 烯 -28- 酸)	
corossolin 科罗索林	
corossoline 科罗索素	
cis-corossolone 顺式 - 科罗索龙	
corossolone 科罗索龙	
corotoxigenin 小冠花毒苷元 (克罗毒苷元)	
corotoxigenin-3-*O*-α-L-rhamnopyranoside 小冠花毒苷元 -3-*O*-α-L- 吡喃鼠李糖苷	
corotoxigenin-3-*O*-β-D-glucopyranosyl-(1 → 4)-α-L-rhamnopyranoside 小冠花毒苷元 -3-*O*-β-D- 吡喃葡萄糖基 -(1 → 4)-α-L- 吡喃鼠李糖苷	
(–)-corpaine (–)- 帕氏紫堇碱	
corpaverine 柯杷碱	
correolide 科雷内酯	
cortamidine oxide 丝膜菌脒氧化物	
corticoid 类皮质激素	
corticosterone 皮质甾酮	
cortisol (hydrocortisone) 皮质醇 (氢化可的松)	
cortisone (adrenalex, cortone) 可的松 (皮质酮)	
cortone (cortisone, adrenalex) 皮质酮 (可的松)	
coruscine 灿烂尼润碱	
(+)-corybulbine (+)- 紫堇鳞茎碱	
(±)-corybulbine (±)- 山延胡索宾碱	
corybulbine 紫堇球碱 (紫堇鳞茎碱、山延胡索宾碱)	
corycavamine 紫堇胺	
D-corycavidine D- 紫堇维定	
DL-corycavidine DL- 紫堇维定	
corycavine 紫堇文碱	
corycidine 紫堇西定	
corydaine 紫堇因	
corydaldine 延胡索碱甲 (紫堇达定)	
corydaline 紫堇碱 (延胡索甲素、延胡索碱)	
(+)-corydaline (D-corydaline) D- 延胡索碱 [D- 紫堇碱、(+) 延胡索碱、(+) 紫堇碱]	
D-corydaline [(+)-corydaline] (+)- 延胡索碱 [(+)- 紫堇碱、D- 延胡索碱、D- 紫堇碱]	
(–)-corydalis B [caseanine, (–)-tetrahydropalmatine, hyndarine] (–)- 延胡索乙素 [(–)- 四氢掌叶防已碱、(–)- 四氢巴马亭]	
corydalis base 紫堇属碱	
corydalis L 延胡索丑素	
corydalisol 紫堇属醇	
corydalispirone 紫堇螺酮	
(–)-corydalmine (–)- 紫堇单酚碱	
corydalmine 紫堇单酚碱 (延胡索胺碱、紫堇达明、紫堇达明碱)	
(–)-*cis*-corydalmine *N*-oxide (–)- 顺式 - 紫堇达明碱 *N*- 氧化物	
(–)-*trans*-corydalmine *N*-oxide (–)- 反式 - 紫堇达明碱 *N*- 氧化物	
corydamine 刻叶紫堇胺	
corydamine hydrochloride 刻叶紫堇胺盐酸盐	
corydecumbine 夏天无宾碱	
corydicine 紫堇辛	
corydine 紫堇定 (紫堇啡碱、紫堇定碱)	
corydinine (protopine, fumarine, macleyine) 紫堇宁 (原阿片碱、原鸦片碱、前鸦片碱 、普鲁托品、富马碱、蓝堇碱)	
corydione 紫堇二酮 (紫堇醌碱)	
coryincine 刻叶紫堇碱	
corylidin 补骨脂里定 (双羟异补骨脂定)	
corylifolin (bavachin) 补骨脂甲素 (补骨脂二氢黄酮、补骨脂辛、补骨脂黄酮)	
corylifolinin (isobavachalcone) 补骨脂乙素 (异补骨脂查耳酮、异补骨脂酮、异破故纸酮)	
corylifols A ～ E 补骨脂黎酚 (补骨弗醇) A ～ E	
corylifonol 补骨脂苯并呋喃酚 (补骨脂酮酚)	
corylin 补骨脂宁 (补骨脂林素)	
corylinal 补骨脂醛 (补骨脂异黄酮醛)	
α-corymbolol α- 伞花莎草醇	
β-corymbolol β- 伞花莎草醇	
corymboside 伞花刺苞菊苷	
corymbosin (5-hydroxy-7, 3′, 4′, 5′-tetramethoxyflavone) 伞花耳草素 (柯日波素、5- 羟基 -7, 3′, 4′, 5′- 四甲氧基黄酮)	
corymbulosins A ～ C 小伞房花素 A ～ C	
corymine 紫堇明	
corynantheidine 柯楠碱	
corynantheine 柯楠因碱 (柯楠因)	
corynantheol 柯楠醇	
corynanthine (rauhimbine) 柯楠次碱 (柯楠醇碱)	

corynanthine hydrochloride　盐酸柯楠次碱
corynecandin　棒盘孢素
coryneine　棍掌碱
coryneine chloride (*N*, *N*, *N*-trimethyl dopamine hydrochloride)　棍掌碱氯化物 (*N*, *N*, *N*- 三甲基多巴胺盐酸盐、氯化甲基多巴胺)
corynine (aphrodine, yohimbine, quebrachine, hydroergotocin)　育亨宾
corynolamine (6-hydroxymethyl corynoline)　羟甲紫堇醇灵碱 (6- 羟甲基紫堇醇灵碱)
(+)-corynoline　(+)- 紫堇灵
corynoline　紫堇醇灵碱 (紫堇灵)
corynoline-11-*O*-sulfate　紫堇醇灵碱 -11-*O*- 硫酸酯
corynoloxine　紫堇洛星碱
corynoxeine　脱氢钩藤碱 (去氢钩藤碱、柯楠赛因碱)
(4*S*)-corynoxeine *N*-oxide　(4*S*)- 柯楠赛因碱 *N*- 氧化物 [(4*S*)- 脱氢钩藤碱 *N*- 氧化物]
(–)-corynoxidine　(–)- 珠果黄堇碱
corynoxine　柯楠诺辛碱 (柯诺辛碱、柯诺辛)
corynoxines A, B　柯楠诺辛碱 (柯诺辛碱、柯诺辛) A、B
corypalline　黄堇碱 (紫堇杷灵碱、紫堇杷灵)
(–)-corypalmine　(–)- 紫堇根碱
(+)-corypalmine　(+)- 紫堇根碱
corypalmine　紫堇根碱 (紫堇杷明碱、延胡索单酚碱)
D-corypalmine　D- 紫堇杷明
L-corypalmine　L- 紫堇杷明碱
coryphenanthrine　延胡菲碱
coryphidine　黄花乌头芬定
corysamine　刻叶紫堇明碱 (紫堇萨明、紫堇萨明碱)
(±)-corysolidine　(±)- 山延胡索定碱
corytenchine　黄紫堇钦碱
corytenchirine　甲基黄紫堇钦碱 (甲基黄堇钦碱)
corytensine　黄紫堇星碱
corytuberine　紫堇块茎碱
coryunnine (glauvine)　黄花海罂粟碱
cosbene　蓖麻烯
cosmene　波斯菊萜
cosmosiin (apigetrin, apigenin-7-*O*-glucoside)　大波斯菊苷 (秋英苷、芹黄素葡糖苷、芹菜素 -7-*O*- 葡萄糖苷)
costaclavine　肋麦角碱
costatolide　中脉胡桐内酯
costene　木香烯
costic acid　木香酸
(+)-β-costol　(+)-β- 广木香醇
costol　木香醇
α-costol　α- 木香醇
1(10)-costunolide　1(10)- 木香烯内酯
costunolide　木香烯内酯 (广木香内酯、木香烃内酯)
costunolide diepoxide　二环氧木香烯内酯
costuslactone　木香内酯
cotarnine　可他宁
cotarnone　可他酮
cotinine　可铁林
cotinine fumarate　富马酸可铁宁
cotom　柯托苷
cotoneastoleanolic acid　栒子齐墩果酸
cotoneastursolic acid　栒子熊果酸
α-cotonefuran　α- 栒子呋喃
γ-cotonefuran　γ- 栒子呋喃
Δ-cotonefuran　Δ- 栒子呋喃
ε-cotonefuran　ε- 栒子呋喃
β-cotonefuran　β- 栒子呋喃
cottonseedic acid　棉子油酸
cotylenin F　苦提来宁 F
coulteropine　考绕品
coumaperine　类对香豆酰哌啶
N-{2-[3′-(2-*p*-coumaramide ethyl)-5, 5′-dihydroxy-4, 4′-bi-1*H*-indol-3-yl]ethyl}ferulamide　*N*-{2-[3′-(2- 对香豆酸酰胺乙基)-5, 5′- 二羟基 -4, 4′- 二 -1*H*- 吲哚 -3- 基] 乙基 } 阿魏酸酰胺
cis-*p*-coumaric acid　顺式 - 对香豆酸
2-coumaric acid　2- 香豆酸
3-coumaric acid　3- 香豆酸
coumaric acid　香豆酸
m-coumaric acid　间香豆酸
(*Z*)-*p*-coumaric acid　(*Z*)- 对香豆酸
trans-2-coumaric acid　反式 -2- 香豆酸
trans-coumaric acid　反式 - 香豆酸
trans-*p*-coumaric acid　反式 - 对香豆酸

o-coumaric acid (*o*-hydroxycinnamic acid, coumarinic acid)　邻香豆酸 (邻羟基桂皮酸、苦马酸)

p-coumaric acid (*p*-hydroxycinnamic acid)　对香豆酸 (对羟基桂皮酸、对羟基肉桂酸、对羟基苯丙烯酸)

(*E*)-*p*-coumaric acid [(*E*)-*p*-hydroxycinnamic acid]　(*E*)-对香豆酸 [(*E*)- 对羟基桂皮酸]

p-coumaric acid glucosides Ⅰ～Ⅲ　对香豆酸葡萄糖苷 Ⅰ～Ⅲ

cis-*p*-coumaric acid-4-[apiosyl-(1 → 2)-glucoside]　顺式 - 对香豆酸 -4-[芹糖基 -(1 → 2)- 葡萄糖苷]

trans-*p*-coumaric acid-4-[apiosyl-(1 → 2)-glucoside]　反式 - 对香豆酸 -4-[芹糖基 -(1 → 2)- 葡萄糖苷]

p-coumaric acid-4-*O*-(2″, 3″-*O*-diacetyl-6″-*O*-*p*-coumaroyl-β-D-glucopyranoside)　对香豆酸 -4-*O*-(2″, 3″-*O*- 二乙酰基 -6″-*O*- 对香豆酰基 -β-D- 吡喃葡萄糖苷)

p-coumaric acid-4-*O*-(2″, 4″-*O*-diacetyl-6″-*O*-*p*-coumaroyl-β-glucopyranoside)　对香豆酸 -4-*O*-(2″, 4″-*O*- 二乙酰基 -6″-*O*- 对香豆酰基 -β- 吡喃葡萄糖苷)

p-coumaric acid-4-*O*-(2″-*O*-acetyl-6″-*O*-*p*-coumaroyl-β-D-glucopyranoside)　对香豆酸 -4-*O*-(2″-*O*- 乙酰基 -6″-*O*- 对香豆酰基 -β-D- 吡喃葡萄糖苷)

p-coumaric acid-4-*O*-(2-*O*-acetyl-6-*O*-*p*-coumaroyl-β-D-glucopyranoside)　对香豆酸 -4-*O*-(2-*O*- 乙酰基 -6-*O*- 对香豆酰基 -β-D- 吡喃葡萄糖苷)

cis-*p*-coumaric acid-4-*O*-(2′-*O*-β-D-apiofuranosyl)-β-D-glucopyranoside　顺式 - 对香豆酸 -4-*O*-(2′-*O*-β-D- 呋喃芹糖基)-β-D- 吡喃葡萄糖苷

trans-*p*-coumaric acid-4-*O*-(2′-*O*-β-D-apiofuranosyl)-β-D-glucopyranoside　反式 - 对香豆酸 -4-*O*-(2′-*O*-β-D- 呋喃芹糖基)-β-D- 吡喃葡萄糖苷

p-coumaric acid-4-*O*-(6″-*O*-*p*-coumaroyl-β-D-glucopyranoside)　对香豆酸 -4-*O*-(6″-*O*- 对香豆酰基 -β-D-吡喃葡萄糖苷)

p-coumaric acid-4-*O*-(6-*O*-*p*-coumaroyl-β-D-glucopyranoside)　对香豆酸 -4-*O*-(6-*O*- 对香豆酰基 -β-D-吡喃葡萄糖苷)

cis-*p*-coumaric acid-4-*O*-(6′-*O*-*p*-hydroxybenzoyl-β-D-glucopyranoside)　顺式 - 对香豆酸 -4-*O*-(6′-*O*- 对羟基苯甲酰基 -β-D- 吡喃葡萄糖苷)

p-coumaric acid-4-*O*-(6″-*O*-*p*-sementoncoacyl-β-D-glucopyranoside)　对香豆酸 -4-*O*-(6″-*O*- 对沙门酰基 -β-D- 吡喃葡萄糖苷)

p-coumaric acid-4-*O*-α-L-rhamnoside　对香豆酸 -4-*O*-α-L- 鼠李糖苷

cis-*p*-coumaric acid-4-*O*-β-D-glucopyranoside　顺式 - 对香豆酸 -4-*O*-β-D- 吡喃葡萄糖苷

p-coumaric acid-4-*O*-β-D-glucopyranoside　对香豆酸 -4-*O*-β-D- 吡喃葡萄糖苷

trans-*p*-coumaric acid-4-*O*-β-D-glucopyranoside　反式 - 对香豆酸 -4-*O*-β-D- 吡喃葡萄糖苷

cis-*p*-coumaric acid-4-*O*-β-D-glucoside　顺式 - 对香豆酸 -4-*O*-β-D- 葡萄糖苷

trans-*p*-coumaric acid-4-*O*-β-D-glucoside　反式 - 对香豆酸 -4-*O*-β-D- 葡萄糖苷

o-coumaric acid-β-D-glucoside　邻香豆酸 -β-D- 葡萄糖苷

p-coumaric acid-β-D-glucoside　对香豆酸 -β-D- 葡萄糖苷

o-coumaric acid-β-D-glucoside (melilotoside)　邻香豆酸葡萄糖苷 (草木犀苷)

o-coumaric aldehyde　邻香豆醛

coumarin (tonka bean camphor, *cis*-*O*-coumarinic acid lactone, 1, 2-benzopyrone, 2*H*-1-benzopyran-2-one)　香豆素 (香豆精、零陵香豆樟脑、顺式 -*O*- 苦马酸内酯、1, 2- 苯并哌喃酮、2*H*-1- 苯并呋喃 -2- 酮)

coumarin-7-*O*-β-D-glucopyranoside　香豆素 -7-*O*-β-D-吡喃葡萄糖苷

coumarin-7-*O*-β-D-glucoside　香豆素 -7-*O*-β-D- 葡萄糖苷

p-*trans*-coumarinic acid　对羟基反式 - 邻香豆酸

coumarinic acid (*o*-hydroxycinnamic acid, *o*-coumaric acid)　苦马酸 (邻羟基桂皮酸、邻香豆酸)

cis-*O*-coumarinic acid lactone (coumarin, tonka bean camphor, 1, 2-benzopyrone, 2*H*-1-benzopyran-2-one)　顺式 -*O*- 苦马酸内酯 (香豆素、香豆精、零陵香豆樟脑、1, 2- 苯并哌喃酮、2*H*-1- 苯并呋喃 -2- 酮)

coumarinic acid-β-D-glucoside　苦马酸 -β-D- 葡萄糖苷

coumarone　香豆酮

coumaroyl　香豆酰基

trans-*p*-coumaroyl　反式 - 对香豆酰基

3-*O*-*trans*-*p*-coumaroyl (*E*)-maslinate　3-*O*- 反式 - 对香豆酰 (*E*)- 马斯里酸酯

3-*O*-*p*-coumaroyl (*E*)-tormentate　(*E*)- 委陵菜酸 -3-*O*-对香豆酯

3-*O*-*cis*-*p*-coumaroyl (*Z*)-maslinate　3-*O*- 顺式 - 对香豆酰 (*Z*)- 马斯里酸酯

3-*O*-*p*-coumaroyl (*Z*)-tormentate　(*Z*)- 委陵菜酸 -3-*O*-对香豆酯

6-*O*-*p*-coumaroyl ajugol　6-*O*- 对香豆酰基筋骨草醇

p-coumaroyl aloenin　对香豆酰芦荟宁

2″-*O*-*p*-coumaroyl aloesin　2″-*O*- 对香豆酰基芦荟苦素

6″-*O*-*p*-coumaroyl aloesin　6″-*O*- 对香豆酰芦荟苦素

6′-*O*-coumaroyl antirrinoside　6′-*O*- 香豆酰金鱼草苷

2″-*p*-coumaroyl astragalin　2″- 对香豆酰基黄芪苷

2′-*O*-(*E*)-*p*-coumaroyl asystasioside　2′-*O*-(*E*)- 对香豆酰十万错苷

10-*p*-coumaroyl aucubin　10- 对香豆酰桃叶珊瑚苷

5-*p*-coumaroyl aucubin　5- 对香豆酰基桃叶珊瑚苷

(3*Z*)-*p*-coumaroyl betulin　(3*Z*)- 对香豆酰基白桦脂醇

3-(*E*)-*p*-coumaroyl betulin　3-(*E*)- 对香豆酰基白桦脂醇

7-*O*-(*E*)-*p*-coumaroyl cachineside Ⅰ　7-*O*-(*E*)- 对香豆酰凌霄苷 Ⅰ

7-*O*-(*Z*)-*p*-coumaroyl cachineside Ⅴ　7-*O*-(*Z*)- 对香豆酰凌霄苷 Ⅴ

2‴-*O*-(*Z*)-*p*-coumaroyl caryocanosides A, B　2‴-*O*-(*Z*)-对香豆酰毛果芸香苷 A、B

2-*O*-(*E*)-*p*-coumaroyl caryocanosides A, B　2-*O*-(*E*)- 对香豆酰毛果芸香苷 A、B

6-*O*-*cis*-*p*-coumaroyl catalpol　6-*O*- 顺式 - 对香豆酰梓醇

cis-*p*-coumaroyl corosolic acid　顺式 - 对香豆酰黄麻酸 (顺式 - 对香豆酰科罗索酸)

p-coumaroyl delphin (awobanin)　对香豆酰飞燕草苷 (阿伏巴苷)

p-coumaroyl delphinidin-3, 5-diglucoside　对香豆酰飞燕草素 -3, 5- 二葡萄糖苷

O-*p*-coumaroyl dryocrassol　*O*- 对香豆酰东北贯众醇

coumaroyl feruloyl ethane　香豆酰阿魏酰乙烷

p-coumaroyl galloyl glucosyl delphinidin　对香豆酰没食子酰基葡萄糖基飞燕草素

2′-*O*-*trans*-coumaroyl gardoside　2′-*O*- 反式 - 香豆酰栀子酮苷

2′-*O*-*trans*-*p*-coumaroyl gardoside　2′-*O*- 反式 - 对香豆酰栀子酮苷

6″-*O*-*trans*-*p*-coumaroyl genipingenitiobioside　6″-*O*-反式 - 对香豆酰基京尼平龙胆二糖苷

6″-*O*-*cis*-*p*-coumaroyl genipingentiobioside　6″-*O*- 顺式 - 对香豆酰基京尼平龙胆二糖苷

6″-*O*-*p*-coumaroyl genipingentiobioside　6″-*O*- 对香豆酰基京尼平龙胆二糖苷

6″-*p*-coumaroyl genipingentiobioside　6″- 对香豆酰基都桷子素龙胆二糖苷

6′-*O*-*trans*-*p*-coumaroyl genipingentiobioside　6′-*O*- 反式 - 对香豆酰京尼平龙胆二糖苷

6α-*O*-*p*-*trans*-coumaroyl geniposide　6α-*O*- 反式 - 对香豆酰京尼平苷

6′-*O*-*trans*-coumaroyl geniposide　6′-*O*- 反式 - 香豆酰京尼平苷

6′-*O*-*trans*-*p*-coumaroyl geniposide　6′-*O*- 反式 - 对香豆酰京尼平苷

10-*O*-(*E*)-*p*-coumaroyl geniposidic acid　10-*O*-(*E*)- 对香豆酰京尼平苷酸

6′-*O*-*trans*-coumaroyl geniposidic acid　6′-*O*- 反式 - 香豆酰京尼平苷酸

1-*p*-coumaroyl glucose-2-sulphate　1- 对香豆酰葡萄糖 -2- 硫酸酯

1-*p*-coumaroyl glucose-6-sulphate　1- 对香豆酰葡萄糖 -6- 硫酸酯

coumaroyl glucoside　香豆酰葡萄糖苷

L-*O*-*p*-coumaroyl glucoside　L-*O*- 对香豆酰葡萄糖苷

o-coumaroyl glucoside　邻香豆酰基葡萄糖苷

4-*O*-*p*-coumaroyl glucoside　4-*O*- 对香豆酰基葡萄糖苷

(2*S*)-1-*O*-*p*-coumaroyl glyceride　(2*S*)-1-*O*- 对香豆酰基甘油酯

1-*O*-*p*-coumaroyl glyceride　1-*O*- 对香豆酰基甘油酯

2-*O*-*p*-coumaroyl glycerol　2-*O*- 对香豆酰基甘油

6′-*O*-*p*-coumaroyl harpagide　6′-*O*- 对香豆酰哈巴苷 (6′-*O*- 对香豆酰 -8-*O*- 乙酰钩果草苷、6′-*O*- 对香豆酰钩果草吉苷)

(23*E*)-coumaroyl hederagenin　(23*E*)- 香豆酰常春藤皂苷元

(23*Z*)-coumaroyl hederagenin　(23*Z*)- 香豆酰常春藤皂苷元

(3*Z*)-coumaroyl hederagenin　(3*Z*)- 香豆酰常春藤皂苷元

coumaroyl isooxymyrioside　香豆酰异多叶棘豆黄酮苷 (香豆酰异狐尾藻苷)

2′-*O*-*trans*-*p*-coumaroyl loganic acid　2′-*O*- 反式 - 对香豆酰马钱子酸

3-*O*-*p*-coumaroyl maslinate　3-*O*- 对香豆酰马斯里酸酯

3-*O*-*cis*-*p*-coumaroyl maslinic acid　3-*O*- 顺式 - 对香豆酰马斯里酸

3β-*O*-*cis*-*p*-coumaroyl maslinic acid　3β-*O*- 顺式 - 对香豆酰马斯里酸

2-*O*-*trans*-coumaroyl maslinic acid　2-*O*- 反式 - 香豆酰马斯里酸

3-*O*-*trans*-*p*-coumaroyl maslinic acid　3-*O*- 反式 - 对香豆酰马斯里酸

3β-*O*-*trans*-*p*-coumaroyl maslinic acid　3β-*O*- 反式 - 对香豆酰马斯里酸

10-*O*-*cis*-*p*-coumaroyl monotropein　10-*O*- 顺式 - 对羟基桂皮酰水晶兰苷

4′-*O*-*trans*-*p*-coumaroyl mussaenoside　4′-*O*- 反式 - 对香豆酰基玉叶金花苷酸甲酯

2′-*O*-*trans*-*p*-coumaroyl mussaenosidic acid　2′-*O*- 反式 - 对香豆酰玉叶金花苷酸 (2′-*O*- 反式 - 对香豆酰驱虫金合欢苷酸)

(2′*E*)-*p*-coumaroyl myricitrin　(2′*E*)- 对香豆酰基杨梅苷

3″-(*E*)-*p*-coumaroyl myricitrin　3″-(*E*)- 对香豆酰基杨梅苷

6″-*O*-*trans*-*p*-coumaroyl nepitrin　6″-*O*- 反式 - 对香豆酰荆芥苷

N-*trans*-*p*-coumaroyl noradrenaline　*N*- 反式 - 对香豆酰基去甲肾上腺素

N-*cis*-*p*-coumaroyl octopamine　*N*- 顺式 - 对香豆酰章胺 (*N*- 顺式 - 对香豆酰去甲辛弗林)

N-*p*-coumaroyl octopamine　*N*- 对香豆酰基章胺 (*N*- 对香豆酰基去甲辛弗林)

N-*trans*-*p*-coumaroyl octopamine　*N*- 反式 - 对香豆酰基章胺 (*N*- 反式 - 对香豆酰基去甲辛弗林)

3-*O*-(*E*)-coumaroyl oleanolic acid　3-*O*-(*E*)- 香豆酰基齐墩果酸

3-*O*-(*Z*)-coumaroyl oleanolic acid　3-*O*-(*Z*)- 香豆酰基齐墩果酸

7-*p*-coumaroyl patrinoside　7- 对香豆酰败酱苷

2′-*O*-coumaroyl plantarenaloside　2′-*O*- 香豆酰对叶车前苷

cis-3-*O*-*p*-coumaroyl quinic acid　顺式 -3-*O*- 对香豆酰奎宁酸

cis-5-*O*-*p*-coumaroyl quinic acid　顺式 -5-*O*- 对香豆酰奎宁酸

3-*O*-coumaroyl quinic acid　3-*O*- 香豆酰奎宁酸

4-*O*-coumaroyl quinic acid　4-*O*- 香豆酰奎宁酸

5-*O*-coumaroyl quinic acid　5-*O*- 香豆酰奎宁酸

5-*p*-*cis*-coumaroyl quinic acid　5- 对 - 顺式 - 香豆酰奎宁酸

3-*O*-(*E*)-*p*-coumaroyl quinic acid　3-*O*-(*E*)- 对香豆酰基奎宁酸

3-*p*-coumaroyl quinic acid　3- 对香豆酰基奎宁酸

4-*O*-*p*-coumaroyl quinic acid　4-*O*- 对香豆酰基奎宁酸

p-coumaroyl quinic acid　对香豆酰奎宁酸

5-*p*-*trans*-coumaroyl quinic acid　5- 对 - 反式 - 香豆酰基奎宁酸

trans-3-*O*-*p*-coumaroyl quinic acid　反式 -3-*O*- 对香豆酰奎宁酸

trans-4-*O*-*p*-coumaroyl quinic acid　反式 -4-*O*- 对香豆酰奎宁酸

trans-5-*O*-*p*-coumaroyl quinic acid　反式 -5-*O*- 对香豆酰基奎宁酸

3-*O*-*trans*-*p*-coumaroyl rotundic acid　3-*O*- 反式 - 对香豆酰救必应酸

10-*O*-*trans*-*p*-coumaroyl scandoside　10-*O*- 反式 - 对羟基桂皮酰鸡屎藤次苷

(*E*)-6-*O*-*p*-coumaroyl scandoside methyl ester　(*E*)-6-*O*- 对香豆酰鸡屎藤次苷甲酯

(*Z*)-6-*O*-*p*-coumaroyl scandoside methyl ester　(*Z*)-6-*O*- 对香豆酰鸡屎藤次苷甲酯

6-*O*-*p*-coumaroyl scandoside methyl ester　6-*O*- 对香豆酰鸡屎藤次苷甲酯

10-*O*-*trans*-*p*-coumaroyl scandoside methyl ester　10-*O*- 反式 - 对香豆酰鸡屎藤次苷甲酯

2′-*O*-*trans*-coumaroyl shanzhiside　2′-*O*- 反式 - 香豆酰山栀苷

6′-*O*-*trans*-coumaroyl shanzhiside　6′-*O*- 反式 - 香豆酰山栀苷

6-*O*-*trans*-*p*-coumaroyl shanzhiside methyl ester　6-*O*- 反式 - 对香豆酰基山栀苷甲酯

3-*O*-*p*-coumaroyl shikimic acid　3-*O*- 对香豆酰莽草酸

6‴-*p*-coumaroyl spinosin　6‴- 对香豆酰斯皮诺素

6‴-*trans*-*p*-coumaroyl tangshenoside Ⅰ　6‴- 反式 - 对香豆酰党参苷Ⅰ

6‴-*cis*-*p*-coumaroyl tangshenoside Ⅰ　6‴- 顺式 - 对香豆酰党参苷Ⅰ

23-*cis*-*p*-coumaroyl tormentic acid　23- 顺式 - 对香豆素酰委陵菜酸

3-*O*-*cis*-*p*-coumaroyl tormentic acid　3-*O*- 顺式 - 对香豆酰委陵菜酸

3β-*O*-*cis*-*p*-coumaroyl tormentic acid　3β-*O*- 顺式 - 对香豆酰委陵菜酸

23-*p*-coumaroyl tormentic acid　23- 对香豆酰委陵菜酸

3-*O*-*trans*-*p*-coumaroyl tormentic acid　3-*O*- 反式 - 对香豆酰基委陵菜酸

3β-*O*-*trans*-*p*-coumaroyl tormentic acid　3β-*O*- 反式 - 对香豆酰委陵菜酸

cis-*N*-coumaroyl tyramine　顺式 -*N*- 香豆酰酪胺

cis-*N*-*p*-coumaroyl tyramine　顺式 -*N*- 对香豆酰酪胺
N-(*E*)-coumaroyl tyramine　*N*-(*E*)- 香豆酰酪胺
N-*cis*-coumaroyl tyramine　*N*- 顺式 - 香豆酰酪胺
N-*cis*-*p*-coumaroyl tyramine　*N*- 顺式 - 对香豆酰酪胺
N-*trans*-coumaroyl tyramine　*N*- 反式 - 香豆酰酪胺
N-*trans*-*p*-coumaroyl tyramine　*N*- 反式 - 对香豆酰基酪胺
trans-*N*-*p*-coumaroyl tyramine　反式 -*N*- 对香豆酰酪胺
N-*p*-coumaroyl tyramine (paprazine)　*N*- 对香豆酰基酪胺 (帕拉嗪)
2″-*p*-coumaroyl vitexin-7-glucoside　2″- 对香豆酰牡荆素 -7- 葡萄糖苷
3β-*O*-(*cis*-*p*-coumaroyl)-2α-hydroxyoleanolic acid　3β-*O*-(顺式 - 对香豆酰)-2α- 羟基齐墩果酸
3β-*O*-(*trans*-*p*-coumaroyl)-2α-hydroxyoleanolic acid　3β-*O*-(反式 - 对香豆酰基)-2α- 羟基齐墩果酸
2-(2′-*O*-*trans*-coumaroyl)-*C*-β-D-glucopyranosyl-1, 3, 6, 7-tetrahydroxyxanthone　2-(2′-*O*- 反式 - 香豆酰基)-*C*-β-D- 吡喃葡萄糖基 -1, 3, 6, 7- 四羟基𠮿酮
6″-*O*-(*p*-coumaroyl)harpagide　6″-*O*- 对香豆酰哈巴苷 (6″-*O*- 对香豆酰 -8-*O*- 乙酰钩果草苷、6″-*O*- 对香豆酰钩果草吉苷)
8-*O*-(*p*-coumaroyl)harpagide　8-*O*- 对香豆酰哈巴苷 (8-*O*- 对香豆酰钩果草吉苷)
(–)-*N*-(*p*-coumaroyl)octopamine　(–)-*N*- 对香豆酰章胺 [(–)-*N*- 对香豆酰章鱼胺]
6″-*O*-(*trans*-*p*-coumaroyl)procumbide　6″-*O*-(反式 - 对香豆酰基) 平卧钩果草别苷
6-*O*-α-L-(4″-*O*-*cis*-*p*-coumaroyl)rhamnopyranosyl catalpol　6-*O*-α-L-(4″-*O*- 顺式 - 对香豆酰基) 吡喃鼠李糖基梓醇
6-*O*-α-L-(4″-*O*-*trans*-*p*-coumaroyl)rhamnopyranosyl catalpol　6-*O*-α-L-(4″-*O*- 反式 - 对香豆酰基) 吡喃鼠李糖基梓醇
6-*O*-α-L-(2″-*O*-*trans*-*p*-coumaroyl)rhamnopyranosyl catalpol (saccatoside)　6-*O*-α-L-(2″-*O*- 反式 - 对香豆酰基) 吡喃鼠李糖基梓醇 (囊状毛蕊花苷)
6-*O*-[α-L-(4″-*O*-*trans*-*p*-coumaroyl)rhamnopyranosyl] catalpol　6-*O*-[α-L-(4″-*O*- 反式 - 对香豆酰基) 吡喃鼠李糖基] 梓醇
4-[*N*-(*p*-coumaroyl)serotonin-4″-yl]-*N*-feruloylserotonin　4-[*N*-(对香豆酰基)-5- 羟色胺 -4″- 基]-*N*- 阿魏酰基血清素
N-(*p*-coumaroyl)tryptamine　*N*-(对香豆酰基) 色胺
N-(*p*-*cis*-coumaroyl)tyramine　*N*-(对顺式 - 香豆酰基) 酪胺
N-(*p*-*trans*-coumaroyl)tyramine　*N*-(对反式 - 香豆酰基) 酪胺
1-(*p*-coumaroyl)-α-L-rhamnopyranoside　1-(对香豆酰)-α-L- 鼠李吡喃糖苷
4″-*O*-[(*E*)-*p*-coumaroyl]genipingentiobioside　4″-*O*-[(*E*)- 对香豆酰基] 京尼平龙胆二糖苷
6″-*O*-[(*E*)-*p*-coumaroyl]genipingentiobioside　6″-*O*-[(*E*)- 对香豆酰] 京尼平龙胆二糖苷
[6-*O*-(*E*)-*p*-coumaroyl]-β-D-fructofuranosyl-(2→1)-α-D-glucopyranoside　[6-*O*-(*E*)- 对香豆酰基]-β-D- 呋喃果糖基 -(2 → 1)-α-D- 吡喃葡萄糖苷
1-*O*-[(*E*)-*p*-coumaroyl]-β-D-glucopyranose　1-*O*-[(*E*)- 对香豆酰基]-β-D- 吡喃葡萄糖苷
trans-*p*-coumaroyl-10-hydroxyoleoside　反式 - 对 - 香豆酰基 -10- 羟基油酸苷
2-*O*-*p*-coumaroyl-1-*O*-galloyl-β-D-glucose　2-*O*- 对香豆酰基 -1-*O*- 没食子酰基 -β-D- 葡萄糖
6-*O*-*trans*-*p*-coumaroyl-1β-*O*-methyl ovatofuranic acid methyl ester　6-*O*- 反式 - 对香豆酰基 -1β-*O*- 甲基梓树呋喃酸甲酯
6-*O*-*cis*-*p*-coumaroyl-1β-*O*-methyl ovatofuranic acid methyl ester　6-*O*- 顺式 - 对香豆酰基 -1β-*O*- 甲基梓树呋喃酸甲酯
1-*O*-*p*-coumaroyl-2-*O*-feruloyl glycerol　1-*O*- 对香豆酰基 -2-*O*- 阿魏酰甘油
23-*O*-(*Z*)-*p*-coumaroyl-2α, 3α, 19α-trihydroxyurs-12-en-28-oic acid　23-*O*-(*Z*)- 对香豆酰基 -2α, 3α, 19α- 三羟基熊果 -12- 烯 -28- 酸
23-*O*-(*E*)-*p*-coumaroyl-2α, 3α-dihydroxyurs-12-en-28-oic acid　23-*O*-(*E*)- 对香豆酰基 -2α, 3α- 二羟基熊果 -12- 烯 -28- 酸
23-*O*-(*E*)-*p*-coumaroyl-2α, 3β-dihydroxyurs-12-en-28-oic acid　23-*O*-(*E*)- 对香豆酰基 -2α, 3β- 二羟基熊果 -12- 烯 -28- 酸
6-*O*-*cis*-*p*-coumaroyl-3α-*O*-methyl-7-deoxyrehmaglutin A　6-*O*- 顺式 - 对香豆酰基 -3α-*O*- 甲基 -7- 脱氧地黄素 A
6-*O*-*trans*-*p*-coumaroyl-3α-*O*-methyl-7-deoxyrehmaglutin A　6-*O*- 反式 - 对香豆酰基 -3α-*O*- 甲基 -7- 脱氧地黄素 A
6-*O*-*cis*-*p*-coumaroyl-3β-*O*-methyl-7-deoxyrehmaglutin A　6-*O*- 顺式 - 对香豆酰基 -3β-*O*- 甲基 -7- 脱氧地黄素 A

6-*O*-*trans*-*p*-coumaroyl-3β-*O*-methyl-7-deoxyrehmaglutin A　6-*O*- 反式 - 对香豆酰基 -3β-*O*- 甲基 -7- 脱氧地黄素 A
1′-*O*-coumaroyl-6′-*O*-galloyl-β-D-glucopyranoside　1′-*O*- 香豆酰基 -6′-*O*- 没食子酰基 -β-D- 吡喃葡萄糖苷
10-*O*-*cis*-*p*-coumaroyl-6α-hydroxydihydromonotropein　10-*O*- 顺式 - 对羟基桂皮酰 -6α- 羟基二氢水晶兰苷
10-*O*-*trans*-*p*-coumaroyl-6α-hydroxy-dihydromonotropein　10-*O*- 反式 - 对羟基桂皮酰 -6α- 羟基二氢水晶兰苷
6-*O*-*cis*-*p*-coumaroyl-7-deoxyrehmaglutin A　6-*O*- 顺式 - 对香豆酰基 -7- 脱氧地黄素 A
6-*O*-*trans*-*p*-coumaroyl-7-deoxyrehmaglutin A　6-*O*- 反式 - 对香豆酰基 -7- 脱氧地黄素 A
6′-*O*-coumaroyl-8-acetyl harpagide　6′-*O*- 香豆酰基 -8- 乙酰哈巴苷 (6′-*O*- 香豆酰基 -8- 乙酰哈帕俄苷)
6′-*O*-*p*-coumaroyl-8-*O*-acetyl harpagide　6′-*O*- 对香豆酰 -8-*O*- 乙酰哈巴苷 (6′-*O*- 对香豆酰 -8-*O*- 乙酰哈帕苷、6′-*O*- 对香豆酰 -8-*O*- 乙酰钩果草苷)
3β-*O*-(*E*)-coumaroyl-D:C-friedoolean-7, 9(11)-dien-29-oic acid　3β-*O*-(*E*)- 香豆酰基 -D:C- 异齐墩果 -7, 9(11)- 二烯 -29- 酸
3β-*O*-(*E*)-coumaroyl-D:C-friedoolean-7, 9(11)-dien-29-ol　3β-*O*-(*E*)- 香豆酰基 -D:C- 异齐墩果 -7, 9(11)- 二烯 -29- 醇
6-*O*-*p*-coumaroyl-D-glucopyranose　6-*O*- 对香豆酰基 -D- 吡喃葡萄糖
2′-*p*-coumaroyl-dihydropenstemide　2′- 反式 - 对香豆酰二氢吊钟柳次苷
N-*p*-coumaroyl-*N*′-feruloyl putrescine　*N*- 对香豆酰基 -N′- 阿魏酰腐胺
3β-*O*-*cis*-*p*-coumaroyloxy-2α-hydroxyurs-12-en-28-oic acid　3β-*O*- 顺式 - 对香豆酰氧基 -2α- 羟基熊果 -12- 烯 -28- 酸
3β-*O*-*trans*-*p*-coumaroyloxy-2α-hydroxyurs-12-en-28-oic acid　3β-*O*- 反式 - 对香豆酰氧基 -2α- 羟基熊果 -12- 烯 -28- 酸
27-*O*-(*E*)-coumaroylursolic acid　27-*O*-(*E*)- 香豆酰基熊果酸
27-*O*-(*Z*)-coumaroylursolic acid　27-*O*-(*Z*)- 香豆酰基熊果酸
3-*O*-(*E*)-coumaroylursolic acid　3-*O*-(*E*)- 香豆酰基熊果酸
3-*O*-(*Z*)-coumaroylursolic acid　3-*O*-(*Z*)- 香豆酰基熊果酸
6-*O*-*p*-coumaroyl-α-glucose　6-*O*- 对香豆酰基 -α- 葡萄糖
1-*p*-coumaroyl-α-L-rhamnopyranoside　1- 对香豆酰基 -α-L- 吡喃鼠李糖苷
3-*O*-[5‴-*O*-*p*-coumaroyl-β-D-apiofuranosyl-(1‴→2″)-β-D-glucopyranosyl]rhamnocitrin　3-*O*-[5‴-*O*- 对香豆酰基 -β-D- 呋喃芹糖基 -(1‴ → 2″)-β-D- 吡喃葡萄糖基] 鼠李柠檬素
6-*O*-(*E*)-*p*-coumaroyl-β-D-fructofuranosyl-(2 → 1)-α-D-glucopyranoside　6-*O*-(*E*)- 对香豆酰基 -β-D- 呋喃果糖基 -(2 → 1)-α-D- 吡喃葡萄糖苷
1-*O*-*trans*-*p*-coumaroyl-β-D-glucopyranose　1-*O*- 反式 - 对香豆酰 -β-D- 吡喃葡萄糖
1-*O*-coumaroyl-β-D-glucopyranoside　1-*O*- 香豆酰基 -β-D- 吡喃葡萄糖苷
1-*O*-*p*-coumaroyl-β-D-glucopyranoside　1-*O*- 对香豆酰基 -β-D- 吡喃葡萄糖苷
(*E*)-6-*O*-(6-*O*-*p*-coumaroyl-β-D-glucopyranosyl)-6, 7, 3′, 4′-tetrahydroxyaurone　(*E*)-6-*O*-(6-*O*- 对香豆酰基 -β-D- 吡喃葡萄糖基)-6, 7, 3′, 4′- 四羟基橙酮
(*Z*)-6-*O*-(6-*O*-*p*-coumaroyl-β-D-glucopyranosyl)-6, 7, 3′, 4′-tetrahydroxyaurone　(*Z*)-6-*O*-(6-*O*- 对香豆酰基 -β-D- 吡喃葡萄糖基)-6, 7, 3′, 4′- 四羟基橙酮
(*Z*)-6-*O*-(6-*p*-coumaroyl-β-D-glucopyranosyl)-6, 7, 3′, 4′-tetrahydroxyaurone　(*Z*)-6-*O*-(6- 对香豆酰基 -β-D- 吡喃葡萄糖基)-6, 7, 3′, 4′- 四羟基橙酮
(*E*)-4-*O*-(6″-*p*-coumaroyl-β-D-glucopyranosyl)-*p*-coumaric acid　(*E*)-4-*O*-(6″- 对香豆酰基 -β-D- 吡喃葡萄糖基) 对香豆酸
1-*O*-*p*-coumaroyl-β-D-glucoside　1-*O*- 对香豆酰基 -β-D- 葡萄糖苷
6-*O*-*p*-coumaroyl-β-glucose　6-*O*- 对香豆酰基 -β- 葡萄糖
(*E*)-*p*-coumaryl alcohol　(*E*)- 对香豆醇
trans-*p*-coumaryl alcohol　反式 - 对香豆醇
p-coumaryl alcohol benzoate　对香豆醇苯甲酸酯
p-coumaryl alcohol glucoside　对香豆醇葡萄糖苷
p-coumaryl alcohol vanillate　对香豆醇香草酸酯
(*E*)-*p*-coumaryl alcohol γ-*O*-methyl ether　(*E*)- 对香豆醇 γ-*O*- 甲醚
trans-*p*-coumaryl aldehyde (*trans*-*p*-hydroxycinnamaldehyde)　反式 - 对香豆醛 (反式 - 对羟基桂皮醛)
(*E*)-*p*-coumaryl arachidate　(*E*)- 对香豆醇花生酸酯
(*Z*)-*p*-coumaryl arachidate　(*Z*)- 对香豆醇花生酸酯
2″-*p*-coumaryl astragalin　2″- 对羟基肉桂酰氧基黄芪苷
(*E*)-*p*-coumaryl behenate　(*E*)- 对香豆醇山嵛酸酯

(*Z*)-*p*-coumaryl behenate　(*Z*)- 对香豆醇山嵛酸酯
trans-*p*-coumaryl diacetate　反式 - 对香豆醇二乙酸酯
(*Z*)-*p*-coumaryl lignocerate　(*Z*)- 对香豆醇木蜡酸酯
(*E*)-*p*-coumaryl linoleate　(*E*)- 对香豆醇亚油酸酯
(*Z*)-*p*-coumaryl linoleate　(*Z*)- 对香豆醇亚油酸酯
(*E*)-*p*-coumaryl linolenate　(*E*)- 对香豆醇亚麻酸酯
11-*O*-*p*-coumaryl nepecticin　11-*O*- 对香豆酰荆芥替辛
(*E*)-*p*-coumaryl oleate　(*E*)- 对香豆醇油酸酯
(*Z*)-*p*-coumaryl oleate　(*Z*)- 对香豆醇油酸酯
(*E*)-*p*-coumaryl stearate　(*E*)- 对香豆醇硬脂酸酯
(*Z*)-*p*-coumaryl stearate　(*Z*)- 对香豆醇硬脂酸酯
3-*O*-*cis*-coumaryl tormentic acid　3-*O*- 顺式 - 香豆酰委陵菜酸
coumermycin (notomycin) A_1　香豆霉素 (脊霉素) A_1
coumestan　香豆烷 (香豆醚)
coumestrol　香豆雌酚 (考迈斯托醇、拟雌内酯)
coumetarol　双香豆素醚
coumingaine　考明干
coumingidine　考明定 (蔻岷定)
coumingine　考明碱 (蔻岷精)
coumurrayin　千里香素 (月橘香豆素)
coumurrin　千里香灵 (水合橙皮内酯甲酸酯)
couroupitine A (tryptanthrine, tryptanthrin)　色胺酮
coussaric acid　苦辛木酸
cowabenzophenones A, B　云树苯酮 A、B
cowadepsidone　云树缩酚酸环醚
cowagarcinones A ～ E　云南山竹子酮 A ～ E
cowanin　云树宁 (云南山竹子素)
cowanol　云树醇 (云南山竹子醇)
cowanone　云树烯酮
cowaxanthones A ～ F　云树叫酮 (云南山竹子叫酮) A ～ F
coyrhumiolde　元胡内酯
crabbogenin　克拉波皂苷元
cracochinchinone E　黄芽木酮 E
cracrosons A ～ C　鸡骨香碱 A ～ C
craniformin　头状秃马勃素
cranioside A　簇序草苷 A
crassicaudine　粗茎乌头定
crassicaulidine　粗茎乌头里定
crassicauline A　粗茎乌头碱甲 (草乌甲素)
crassicaulisine　粗茎乌头里辛
crassicausine　粗茎乌头辛
crassicautine　粗茎乌头亭
crassifolins A ～ P　鸡骨香素 A ～ P
crassifolioside　肉叶车前苷
crassifolius acid　鸡骨香酸
crassifolius ester　鸡骨香酯
crassifoliusin A　鸡骨香新素 A
crassins A ～ H　鸡骨素 A ～ H
crassirhizomoside A　绵马贯众苷 A
crassoside　镰叶车前苷
crataegioside　牛叠肚苷
crataegolic acid (maslinic acid, 2α-hydroxyoleanolic acid)　山楂酸 (马斯里酸、2α- 羟基齐墩果酸)
crataequinones A, B　山楂醌 A、B
cratoxyarborenones A ～ F　黄牛木树酮 A ～ F
cratoxylone　黄牛木酮
cratoxylumxanthones A ～ D　黄牛木新叫酮 A ～ D
cratoxyxanthone　黄牛木叫酮
creatine　肌酸
creatine phosphate (creatine phosphoric acid, phosphocreatine)　磷酸肌酸
creatinine　肌酐 (肌酸酐)
crebanine　头序千金藤宁 (克班宁、克列班宁)
(–)-crebanine　(–)- 头序千金藤宁
crebanine nitrate　克列班宁硝酸盐
crebanine *N*-oxide　头序千金藤宁 *N*- 氧化物 (克列班宁 *N*- 氧化物)
crellisins A, B　车前状垂头菊素 A、B
cremanthodioside　垂头菊苷
cremaphenanthrenes A ～ P　杜鹃兰菲 A ～ P
cremastosines Ⅰ, Ⅱ　杜鹃兰素Ⅰ、Ⅱ
cremastrine　杜鹃兰碱
crenatidine　圆齿爱舍苦木定
crenatine　圆齿爱舍苦木亭
crenatoside　圆齿列当苷
crenulatin　大花红天素 (大花红景天素)
crenuloside　大花红景天苷
crepidamine　玫瑰石斛胺

crepidiaside B (jacquinelin glucoside) 假还阳参苷 B (雅昆苦苣菜素葡萄糖苷)

crepidiasides A, B 假还阳参苷 A、B

crepidine 玫瑰石斛定碱

crepisides A ～ I 还阳参属苷 A ～ I

crescentins Ⅰ～Ⅴ 葫芦树素

crescentosides A ～ C 葫芦树苷 A ～ C

cresol 甲基苯酚 (甲苯酚、苯甲酚)

m-cresol 间甲苯酚

o-cresol 邻甲基苯酚

p-cresol (*p*-methyl phenol) 对甲基苯酚 (对甲酚、对甲苯酚)

m-cresyl acetate 间甲苯乙酸酯

m-cresyl ether 间甲苯乙醚

cretanin 克列鞣质

creticosides A ～ E 大叶凤尾蕨苷 A ～ E

crinafolidine 西南文殊兰醛碱

crinafoline 西南文殊兰碱

crinamidine 文殊兰脒

crinamine 文殊兰胺

crinasiadine 文殊兰定碱

crinasiatine 文殊兰亭碱

crinatusins A_1, A_2 长毛杯盏素 A_1、A_2

crinine 文殊兰碱

D-crinine D- 文殊兰碱

crinitol 长毛囊链藻醇

crinosine 文殊兰素

crinosterol [(3β, 22*E*, 24*S*)-ergost-5, 22-dienol] 螨甾醇 [(3β, 22*E*, 24*S*)- 麦角甾 -5, 22- 二烯醇]

crinsine 文殊兰星碱

crinumaquine 文殊兰奎碱

crispane 欧芹烷

crispanone 欧芹酮

crispatine 克粑亭

crispine 皱叶尼润碱

crispines A ～ E 皱叶尼润碱 A ～ E

crispins A, B 皱叶醉鱼草素 A、B

crispulidine 克里翠雀碱

cristacarpin 鸡冠刺桐紫檀素 (刺桐酚素)

cristanines A, B 鸡冠刺桐宁碱 A、B

cristatin A 鸡冠鳞花草碱 A

crithmumdiol 海茴香二醇

criwelline 威文殊兰碱

croalbidine 响铃豆碱

croblongifolin 圆叶巴豆素

crocatone 番红水芹酮 (深黄水芹酮)

crocaudatol 卵叶巴豆醇 (毛叶巴豆醇)

croceocurine 藏花箭毒素

crocetin 藏红花酸 (西红花酸、番红花酸)

α-crocetin α- 藏红花酸

β-crocetin β- 藏红花酸

γ-crocetin γ- 藏红花酸

trans-crocetin 反式 - 藏红花酸

crocetin diethyl ester 西红花酸单乙酯

crocetin dimethyl ester 藏红花酸二甲酯

crocetin monomethyl ester 藏红花酸单甲酯

trans-crocetin-1-al-1-*O*-β-gentiobiosyl ester 反式 - 藏红花酸 -1- 醛 -1-*O*-β- 龙胆二糖酯

13-*cis*-crocetin-8′-*O*-β-D-gentiobioside 13- 顺式 - 西红花酸 -8′-*O*-β-D- 龙胆二糖苷

all-*trans*-crocetin-di(β-D-glucosyl) ester 全反式 - 藏红花酸 - 二 (β-D- 葡萄糖基) 酯

all-*trans*-crocetin-di(β-gentiobiosyl) ester 全反式 - 藏红花酸 - 二 (β- 龙胆二糖基) 酯

13-*cis*-crocetin-di(β-gentiobiosyl) ester 13- 顺式 - 藏红花酸 - 二 (β- 龙胆二糖基) 酯苷

all-*trans*-crocetin-mono(β-D-glucosyl) ester 全反式 - 藏红花酸 - 单 (β-D- 葡萄糖基) 酯

all-*trans*-crocetin-mono(β-gentiobiosyl) ester 全反式 - 藏红花酸 - 单 (β- 龙胆二糖基) 酯

crocetin-β-D-glucosyl-β-gentiobiosyl ester 藏花花酸 -β-D- 葡萄糖基 -β- 龙胆二糖酯

all-*trans*-crocetin-β-gentiobiosyl-β-D-glucosyl ester 全反式 - 藏红花酸 -β- 龙胆二糖基 -β-D- 葡萄糖酯

13-*cis*-crocetin-β-gentiobiosyl-β-D-glucosyl ester 13- 顺式 - 藏红花酸 -β- 龙胆二糖基 -β-D- 葡萄糖酯

cis-crocetin-β-triglucosyl-β-gentiobiosyl ester 顺式 - 藏红花酸 -β- 三葡萄糖基 -β- 龙胆二糖酯

trans-crocetin-β-triglucosyl-β-gentiobiosyl ester 反式 - 藏红花酸 -β- 三葡萄糖基 -β- 龙胆二糖酯

α-crocin α- 番红花素

crocin glucoside 藏红花素葡萄糖苷

13-*cis*-crocin-1　13- 顺式 - 西红花苷 -1
crocins 1 ～ 4, Ⅰ, Ⅱ　西红花苷 (藏红花素、番红花素) 1 ～ 4、Ⅰ、Ⅱ
crocosmiosides A ～ I　雄黄兰皂苷 A ～ I
crocrassins A ～ L　鸡骨香斯素 (藏红花亭、番红花亭) A ～ L
crocusatins H ～ L　鸢尾番红花素 H ～ L
crokonoids A ～ C　越南巴豆萜 A ～ C
cronupapine　克罗纳帕品
croomine　异葶金刚大碱 (金刚大碱)
croomionidine　异葶金刚大定
crosatosides A, B　番红花新苷甲、乙
crossogumerin A　高梅缨瓣素 A
crossostephin　芙蓉菊属素
crotadihydrofuran A　响铃豆素 A
crotafurans A ～ E　猪屎豆呋喃 A ～ E
crotalaburnine (anacrotine)　野百合宁 (三尖叶猪屎豆碱、阿那绕亭、金链花猪屎豆碱)
crotalaria base　野百合属碱
crotalariosides A, B　西南远志苷 A、B
crotaline (monocrotaline)　野百合碱 (单猪屎豆碱、农吉利甲素)
crotastriatine　猪屎青碱
(+)-crotepoxide　(+)- 长穗巴豆环氧素 [(+)- 巴豆环氧化物、(+)- 长穗巴豆素]
crotepoxide　长穗巴豆环氧素 (巴豆环氧化物、长穗巴豆素)
crotins Ⅰ, Ⅱ　巴豆毒素Ⅰ、Ⅱ
crotmadine　马都拉猪屎豆定
crotmarine　马都拉猪屎豆林
crotocaudin　毛叶巴豆萜
crotocaudin　卵叶巴豆定
crotocorylifuran　榛叶巴豆呋喃
croton base　巴豆属碱
crotonamide　巴豆酰胺
crotonate　巴豆盐酸
crotoncaudatin　卵叶巴豆素
crotonic acid　巴豆油酸
crotonine　巴豆碱
crotonionosides A ～ G　巴豆香堇苷 A ～ G
crotonolides A ～ J　海南巴豆内酯 A ～ J
crotonoside　巴豆苷
crotonosine　巴豆素
crotonpyrones A ～ C　巴豆吡喃酮 A ～ C
crotonyl isothiocyanate　异硫氰酸巴豆醇酯
crotosparine　稀叶巴豆碱
crotoxin　眼镜蛇神经毒
crotozambefurans A ～ C　巴豆扎贝呋喃 A ～ C
crotyl mercaptan　丁烯基硫醇
crovatin　列瓦巴豆亭
croverin　维氏巴豆素
croweacin　科绕魏素
crude protein　粗蛋白
cruentine　瓜叶菊碱
erythro-cruorine　无脊血红蛋白
crusgallin (sawamilletin)　稗草素
crustacyanin　甲壳青
crustecdysone　甲壳甾酮
crykonisine　黄果厚壳桂素
cryonisine　厚壳桂素
cryptaustoline　厚壳桂碱
cryptoacetalide　丹参隐螺内酯
cryptocapsin　隐辣椒素
cryptocarpine　厚壳桂品
cryptocarya base　厚壳桂属碱
cryptocaryalactone　厚壳桂内酯
cryptocaryanones A, B　厚壳桂酮 A、B
cryptocaryone　厚壳桂酮
cryptochlorogenic acid (4-*O*-caffeoyl quinic acid)　隐绿原酸 (4-*O*- 咖啡酰奎宁酸)
cryptochlorophaeic acid　隐绿石蕊酸
β-cryptochrome　β- 隐色素
cryptodorine　芳香厚壳桂碱
cryptofauronol　隐日缬草酮醇 (隐缬草酮醇)
cryptoflavin (cryptoxanthin)　隐黄素 (隐黄质)
cryptogenin (kryptogenin)　隐配质 (延龄草苷元、克里托皂苷元)
cryptoheptine　白叶藤庚碱
cryptojaponol　柳杉树脂酚
cryptolepine　白叶藤碱
cryptolepisin　白叶藤苷

cryptolline　厚壳桂灵

cryptomeridiol　柳杉二醇

cryptomeridiol-11-*O*-β-D-xylopyranosyl-(1 → 6)-β-D-glucopyranoside　柳杉二醇 -11-*O*-β-D- 吡喃木糖基 -(1 → 6)-β-D- 吡喃葡萄糖苷

cryptomeridiol-11-α-L-rhamnoside　柳杉二醇 -11-α-L-鼠李糖苷

cryptomerins A, B　柳杉双黄酮 A、B

cryptomerion　柳杉酮

cryptomerione　日本柳杉己烯酮

cryptone　隐品酮 (隐酮)

cryptopalmatine (muramine)　隐品巴马亭 (隐掌叶防己碱、黑水罂粟胺、蓟罂粟胺)

cryptophycins 1 ～ 4, 46, 175, 176　隐藻素 1 ～ 4、46、175、176

cryptopimaric acid (isodextropimaric acid, sandaracopimaricacid)　柏脂海松酸 (异右旋海松酸、隐海松酸、山达海松酸)

cryptopine　隐品碱

cryptopleurine　小穗苎麻素

cryptoporic acids A ～ H　松橄榄酸 A ～ H

cryptoquinone　柳杉醌

(+)-cryptosporin　(+)- 隐孢菌素

cryptostrobin　隐北美乔松素

cryptostropin　异球松甲素

cryptotanshinone　隐丹参酮

all-*trans*-β-cryptoxanthin　全反式 -β- 隐黄质

9′-*cis*-β-cryptoxanthin　9′- 顺式 -β- 隐黄质

9-*cis*-β-cryptoxanthin　9- 顺式 -β- 隐黄质

cis-β-cryptoxanthin　顺式 -β- 隐黄质

α-cryptoxanthin　α- 隐黄质

cryptoxanthin (cryptoflavin)　隐黄质 (隐黄素)

β-cryptoxanthin (cryptoxanthol)　β- 隐黄质 (隐黄醇)

cryptoxanthin ester　隐黄质酯

β-cryptoxanthin laurate　β- 隐黄质月桂酸酯

cryptoxanthin monoepoxide　隐黄质单环氧化物

β-cryptoxanthin monopalmitate　β- 隐黄质单棕榈酸酯

β-cryptoxanthin myristate　β- 隐黄质肉豆蔻酸酯

β-cryptoxanthin palmitate　β- 隐黄质棕榈酸酯

cryptoxanthin-5, 6, 5′, 6′-diepoxide　隐黄质 -5, 6, 5′, 6′-二环氧化物

cryptoxanthin-5, 6-epoxide　隐黄质 -5, 6- 环氧化物

cryptoxanthol (β-cryptoxanthin)　隐黄醇 (β- 隐黄质)

β-crystallin　β- 晶状体蛋白

γ-crystallin　γ- 晶状体蛋白

α-crystallins A, B　α- 晶状体蛋白 A、B

crystamidine　鸡冠刺桐嘧啶

crystoserpine (reserpine, eskaserp)　利血平

cubane　立方烷

cubebamine A　山鸡椒胺甲

(–)-cubeban-4α-ol　(–)- 荜澄茄 -4α- 醇

cubebanol　荜澄茄醇

cubebaol　山鸡椒醇

cubeben camphor　荜澄茄脑

cubebene　荜澄茄油烯 (荜澄茄烯)

α-cubebene　α- 荜澄茄油烯 (α- 荜澄茄烯)

β-cubebene　β- 荜澄茄油烯 (β- 毕澄茄烯)

cubebenol　毕澄茄烯醇

cubebic acid　荜澄茄酸

cubebin　荜澄茄素 (荜澄茄脂素、荜澄茄苦素)

cubebinin　荜澄茄脂素灵

cubebininolide　荜澄茄脂素灵内酯

cubebinolide　荜澄茄内酯

cubebinone　荜澄茄脂酮

cubenene　荜澄茄油宁烯

cubenol　荜澄茄油烯醇 (库贝醇)

cucapitoside　大叶仙茅菲苷

cuchiloside　库希洛苷

cuchinposas-A ～ C, H$_2$, H$_3$, H$_6$　菟丝子多糖 -A ～ C、H$_2$、H$_3$、H$_6$

cucoline (kukoline, sinomenine)　华月碱 (青藤碱)

cucubalactone　狗筋蔓内酯

cucubaldiol　狗筋蔓二醇

cucubalol　狗筋蔓醇

cucumber alcohol　黄瓜醇

cucumegastigmanes Ⅰ , Ⅱ　黄瓜大柱香波龙烷 Ⅰ 、Ⅱ

cucumerins A, B　黄瓜灵素 A、B

cucumins A ～ C　棕褐大囊菌素 A ～ C

cucupine　可可莫平

cucurbalsaminol A　胶苦瓜醇 A

cucurbic acid　西葫芦酸

(23*E*)-cucurbit-5, 23, 25-trien-3, 7-dione (23*E*)- 葫芦 -5, 23, 25- 三烯 -3, 7- 二酮
(23*E*)-cucurbit-5, 23, 25-trien-3β, 7β-diol (23*E*)- 葫芦 -5, 23, 25- 三烯 -3β, 7β- 二醇
(23*E*)-cucurbit-5, 23-dien-3β, 7β, 19, 25-tetrahydroxy-7-*O*-β-D-glucopyranoside (23*E*)- 葫芦 -5, 23- 二烯 -3β, 7β, 19, 25- 四羟基 -7-*O*-β-D- 吡喃葡萄糖苷
cucurbita moschata pectin 南瓜果胶
cucurbita-1(10), 5, 22, 24-tetraen-3α-ol 葫芦 -1(10), 5, 22, 24- 四烯 -3α- 醇
cucurbita-5(10), 6, (23*E*)-trien-3β, 25-diol 葫芦 -5(10), 6, (23*E*)- 三烯 -3β, 25- 二醇
cucurbita-5, (23*E*)-dien-3β, 7β, 25-triol 葫芦 -5, (23*E*)- 二烯 -3β, 7β, 25- 三醇
cucurbita-5, 24-dien-3, 7, 23-trione 葫芦 -5, 24- 二烯 -3, 7, 23- 三酮
10α-cucurbita-5, 24-dien-3β-ol 10α- 葫芦萜 -5, 24- 二烯 -3β- 醇
cucurbita-5, 24-dienol 葫芦 -5, 24- 二烯醇
cucurbita-6, 24-dien-3β, 23-dihydroxy-19, 5β-olide 葫芦 -6, 24- 二烯 -3β, 23- 二羟基 -19, 5β- 内酯
cucurbitachrome 南瓜色素
cucurbitacin Ⅱ a (dihydrocucurbitacin F-25-acetate) 葫芦素 Ⅱ a (二氢葫芦素 F-25- 乙酸酯 , 雪胆甲素Ⅱ a)
cucurbitacin A-2-*O*-β-D-glucopyranoside 葫芦素 A-2-*O*-β-D- 吡喃葡萄糖苷
cucurbitacin B-2-*O*-glucoside (arvenin Ⅰ) 葫芦素 B-2-*O*- 葡萄糖苷 (琉璃繁缕苷Ⅰ、海绿甾苷Ⅰ)
cucurbitacin B-2-*O*-β-D-glucopyranoside 葫芦素 B-2-*O*-β-D- 吡喃葡萄糖苷
cucurbitacin B-2-sulfate 葫芦素 B-2- 硫酸盐
cucurbitacin E (α-elaterin) 葫芦素 E (α- 喷瓜素)
cucurbitacin E-2-*O*-β-D-glucoside 葫芦素 E-2-*O*-β-D- 葡萄糖苷
cucurbitacin F-25-acetate 葫芦素 F-25- 乙酸酯
cucurbitacin G-2-*O*-β-D-glucopyranoside 葫芦素 G-2-*O*-β-D- 吡喃葡萄糖苷
cucurbitacin J-2-*O*-β-D-glucopyranoside 葫芦素 J-2-*O*-β-D- 吡喃葡萄糖苷
cucurbitacin K-2-*O*-β-D-glucopyranoside 葫芦素 K-2-*O*-β-D- 吡喃葡萄糖苷
cucurbitacin L (23, 24-dihydrocucurbitacin Ⅰ) 葫芦素 L
cucurbitacin O-2-*O*-β-D-glucoside 葫芦素 O-2-*O*-β-D- 葡萄糖苷
cucurbitacins Ⅰ, Ⅰ a, $Ⅱ_b$ 葫芦素 (葫芦苦素) Ⅰ、Ⅰ a、$Ⅱ_b$
cucurbitacins A ～ U 葫芦素 (葫芦苦素) A ～ U
10α-cucurbitadienol 10α- 葫芦二烯醇
cucurbitaxanthins A, B 南瓜黄质 A、B
cucurbitene 南瓜烯
cucurbitine 南瓜子氨酸
cucurbitol 南瓜子醇
cucurbitosides A ～ M 南瓜苷 A ～ M
cucurbocitrin 西瓜子皂苷
cudrabibenzyl A 二苯甲基柘树苷 A
cudrachromone A 柘树色原酮 A
cudracuspiphenone A 柘树酰苯 A
cudradihydrochalcone A 柘树二氢查耳酮 A
(2*R*)-cudraflavanone H (2*R*)- 柘树黄烷酮 H
(2*S*)-cudraflavanone H (2*S*)- 柘树黄烷酮 H
cudraflavanones A ～ G 柘树黄烷酮 (柘树二氢黄酮) A ～ G
cudraflavones A ～ H 柘树黄酮 A ～ H
cudraisoflavones A ～ T 柘树异黄酮 A ～ T
cudranin 柘树素
cudranone 柘树酮
cudraphenols A ～ C 柘树酚 A ～ C
cudraphenones A ～ E 构棘苯酮 A ～ E
cudratrixanthones P ～ W 柘树环酮 P ～ W
cudraxanthones A ～ S 柘树屾酮 A ～ S
cuhuoside 粗藿苷
(–)-culantraramine (–)- 库兰花椒胺
(–)-culantraramine *N*-oxide (–)- 库兰花椒胺 *N*- 氧化物
(–)-culantraraminol (–)- 库兰花椒胺醇
(–)-culantraraminol *N*-oxide (–)- 库兰花椒胺醇 *N*- 氧化物
cularicine 枯拉辛 (苦来西碱)
cularidine 枯拉定
cularimine 枯拉明
cularine 枯拉灵
erythro-culine 刺桐枯林碱
erythro-culinol 刺桐醇碱
cultithalminine 高原唐松草米宁碱
cumaldehyde (*p*-isopropyl benzaldehyde, cuminaldehyde, cuminal, 4-isopropyl benzaldehyde) 孜然芹醛 (对异丙基苯甲醛、枯醛、枯茗醛)

cumalic acid　阔马酸
cumambrin A　豚草素 A
cumene (1-methyl ethyl benzene, isopropyl benzene)　枯烯 (1- 甲乙基苯、异丙苯)
m-cumenol　间枯烯醇
cumic acid　枯酸 (枯茗酸)
cumic alcohol　枯醇
cuminal (cumaldehyde, cuminaldehyde, *p*-isopropyl benzaldehyde, 4-isopropyl benzaldehyde)　枯茗醛 (枯醛、对异丙基苯甲醛、孜然芹醛)
cuminaldehyde (cumaldehyde, cuminal, *p*-isopropyl benzaldehyde, 4-isopropyl benzaldehyde)　孜然芹醛 (枯醛、枯茗醛、对异丙基苯甲醛)
cumingianosides K ～ Q　兰屿樫木苷 K ～ Q
cuminic acid　孜然芹酸
cuminol (cuminyl alcohol)　枯茗醇 (孜然芹醇)
cuminyl acetate　孜然芹醇乙酸酯
cuminyl alcohol (cuminol)　枯茗醇 (孜然芹醇)
cumulatin　堆花石斛素
cumulene　枯牧烯
cuneatasides A ～ F　大血藤苷 (截叶铁扫帚苷、紫罗兰酮苷) A ～ F
cuparane　花侧柏烷
(+)-cuparene　(+)- 花侧柏烯
cuparene　花侧柏烯 (柏芳烃)
α-cuparene　α- 柏芳烃
cuparenol　花侧柏醇 (花侧柏萜醇、叩巴萜醇)
α-cuparenol　α- 花侧柏醇
β-cuparenol　β- 花侧柏醇
γ-cuparenol　γ- 花侧柏醇
Δ-cuparenol　Δ- 花侧柏醇
cuparenone　花侧柏酮 (叩巴萜酮、花侧柏萜酮)
α-cuparenone　α- 花侧柏酮
β-cuparenone　β- 花侧柏酮 (β- 侧柏萜酮)
cupreine (hydroxycinchonine)　铜色树碱 (羟基金鸡纳宁)
cuprenene　叩卜任烯
α(γ)-cuprenene　α(γ)- 二氢花侧柏烯
α-cuprenene　α- 叩卜任烯
Δ(ε)-cuprenene　Δ(ε)- 二氢花侧柏烯
cupressoside A　柏木苷 A
cupressuflavone　柏木双黄桐

cupressuflavone monomethyl ether　柏木双黄酮单甲醚
cupresulflavone trimethyl　三甲柏黄素
cupric oxide　氧化铜
cupric sulfate　硫酸铜
cur-2(16), 19-dien-17-oic acid methyl ester　考尔 -2(16), 19- 二烯 -17- 酸甲酯
curacins A ～ D　库拉素 A ～ D
curalethaline　枯杂灵
curare base D　箭毒属碱 D
C-curarine　*C*- 箭毒碱
curarine　箭毒碱
erythro-curarine-1　赤箭毒碱 -1
curassavicin　马利筋苷
curassavogenin　枯热洒苷元
curcapital　大叶仙茅菲醛
curcarabranols A, B　姜黄鹤虱醇 A、B
curcodione　温郁金克二酮
curcolide　温郁金克内酯
curcolone　姜黄醇酮
curcolonol　姜黄诺醇 (莪术酮醇)
curcudiol　姜黄二醇
curcujinones A, B　郁金酮 A、B
curculigenins A ～ C　仙茅皂苷元 A ～ C
curculigines A ～ N　仙茅素 A ～ N
curculigol　仙茅萜醇
curculigosaponins A ～ M　仙茅皂苷 A ～ M
curculigoside　仙茅苷
curculigosides A ～ I　仙茅苷 A ～ I
curcumadiol　姜黄奥二醇
curcumadione　姜黄奥二酮
curcumadionol　温郁金二酮醇
curcumalactone　温郁金螺内酯
curcumanolides A, B　莪术倍半萜内酯 A、B
curcumaromins A ～ C　毛郁金明素 A ～ C
curcumene　姜黄烯
α-curcumene　α- 姜黄烯
β-curcumene　β- 姜黄烯
γ-curcumene　γ- 姜黄烯
curcumenether　姜黄烯醚
curcumenol　莪术烯醇

curcumenolactones A, B 姜黄内酯 A、B

curcumenone 莪术双环烯酮

curcumin (turmeric yellow, diferuloyl methane) 姜黄素 (姜黄色素、酸性黄、阿魏酰基甲烷)

curcumin P 姜黄素 P

curcuminols A ~ G 温郁金醇 A ~ G

curcumol 莪术醇

curcumolide 温郁金莫内酯

curcurbitacins Ⅱa, Ⅱb (hemslecins A, B) 葫芦素 Ⅱa、Ⅱb (雪胆素甲、乙)

curcusones A ~ J 库尔库斯麻疯树酮 (麻疯树萜酮) A ~ J

curcuzedoalide 莪术牻烯内酯

curdione 莪术二酮 (姜黄二酮、莪二酮)

curdionolides A ~ C 温郁金倍半萜内酯 A ~ C

(±)-curine [hayatine, (±)-bebeerine] (±) 箭毒素 [海牙亭碱、(±) 箭毒碱]

curlignan 仙茅木酚素

curlone 姜黄新酮

L-currine L- 贝比碱

curtachalasins A ~ E 白鳞炭角素 A ~ E

curtisians A ~ Q 波纹桩菇素 A ~ Q

curviflorusides A ~ F 火焰花苷 A ~ F

curvularin 弯孢霉菌素

(1*R*, 4*R*, 5*S*, 7*S*)-curwenyujinone (1*R*, 4*R*, 5*S*, 7*S*)- 温郁金酮

curzerene 莪术呋喃烯 (莪术烯)

curzerenone 莪术酮 (蓬莪术烯酮、莪术呋喃烯酮)

cusacyanin (plantacyanin) 黄瓜蓝素

cuscamidine 古柯米定

cuscamine 古柯明

cuscohygrine 红古豆碱

cusconidine 枯斯考尼丁 (古柯尼定)

cusconine 古柯宁

cusculine 库苏林

cuscutamine 菟丝子胺

cuscutaresinols A ~ C 菟丝子木脂醇 A ~ C

cuscutic acids A ~ D, A_1 ~ A_3 菟丝子酸 A ~ D、A_1 ~ A_3

cuscutic resinoside A 菟丝子树脂苷 A

cuscutin (bergenit, vakerin, arolisic acid B, bergenin) 虎耳草素 (岩白菜内酯、岩白菜素、岩白菜宁、矮茶素、鬼灯檠素)

cuscutosides A ~ D 菟丝子苷 A ~ D

cusianosides A, B 板蓝苷 A、B

cuspanine 库柏宁

cuspareine 枯杷任

cusparine 枯杷碱 (西花椒碱、库柏碱、克斯巴林)

cuspidaline 枯达灵

cuspidatol 东北红豆杉醇

cuspidiol 花椒簕醇

cuspinin 尖叶锥糅素

cussonosides A, B 库森木苷 A、B

cussosaponins A ~ C 库松木皂苷 A ~ C

cyananin 矢车菊宁 (矢车菊宁苷)

cyanate 氰酸酯

cyanide 氰化物

cyanidenon (luteolin, luteoline) 矢车菊素酮 (木犀草素、藤黄菌素、毛地黄黄酮、犀草素)

cyanidin (cyanidol, 3, 5, 7, 3′, 4′-pentahydroxyflavylium) 矢车菊素 (矢车菊酚、3, 5, 7, 3′, 4′- 五羟基花色锌)

cyanidin chloride 氯化矢车菊素 (氯化花青定)

cyanidin diglycoside 矢车菊素双糖苷

cyanidin monoglycoside 矢车菊素单糖苷

cyanidin-3-(2″-xylosyl glucoside)-5-glucoside 矢车菊素 -3-(2″- 木糖基葡萄糖苷)-5- 葡萄糖苷

cyanidin-3-(6″-malonyl glucoside) 矢车菊素 -3-(6″- 丙二酰葡萄糖苷)

cyanidin-3, 3′, 7-triglucoside 矢车菊素 -3, 3′, 7′- 三葡萄糖苷

cyanidin-3, 5-diglucoside 矢车菊素 -3, 5- 二葡萄糖苷

cyanidin-3, 5-*O*-diglucopyranoside 矢车菊素 -3, 5-*O*- 二吡喃葡萄糖苷

cyanidin-3″, 6″-dimalonyl glucoside 矢车菊素 -3″, 6″- 二丙二酰葡萄糖苷

cyanidin-3-[3″-(*O*-β-D-glucopyranosyl)-6″-(*O*-α-L-rhamnopyranosyl)-*O*-β-D-glucopyranoside] 矢车菊素 -3-[3″-(*O*-β-D- 吡喃葡萄糖基)-6″-(*O*-α-L- 吡喃鼠李糖基)-*O*-β-D- 吡喃葡萄糖苷]

cyanidin-3-acetyl glucoside 矢车菊素 -3- 乙酰基葡萄糖苷

cyanidin-3-acyl glucosyl rutinoside 矢车菊素 -3- 乙酰基葡萄糖芸香糖苷

cyanidin-3-arabinoside 矢车菊素 -3- 阿拉伯糖苷

cyanidin-3-galactoside (idaein) 矢车菊素 -3- 半乳糖苷 (越橘花青苷)

cyanidin-3-galactoside-5-glucoside 矢车菊素 -3- 半乳糖苷 -5- 葡萄糖苷

cyanidin-3-glucoside 矢车菊素 -3- 葡萄糖苷

cyanidin-3″-malonyl glucoside 矢车菊素 -3″- 丙二酰葡萄糖苷

cyanidin-3-*O*-(2-*O*-β-D-glucopyranosyl-6-*O*-*trans*-caffeoyl-β-D-glucopyranoside) 矢车菊素 -3-*O*-(2-*O*-β-D- 吡喃葡萄糖基 -6-*O*- 反式 - 咖啡酰基 -β-D- 吡喃葡萄糖苷)

cyanidin-3-*O*-(4″-*O*-sinapoyl)gentiobioside 矢车菊素 -3-*O*-(4″-*O*- 芥子酰基) 龙胆二糖苷

cyanidin-3-*O*-(6′-malonyl)-β-D-glucopyranoside 矢车菊素 -3-*O*-(6′- 丙二酰基)-β-D- 吡喃葡萄糖苷

cyanidin-3-*O*-(6″-*O*-α-rhamnopyranosyl-β-D-glucopyranoside) 矢车菊素 -3-*O*-(6″-*O*-α- 吡喃鼠李糖基 -β-D- 吡喃葡萄糖苷)

cyanidin-3-*O*-[2-*O*-(6-*O*-*trans*-caffeoyl-β-D-glucopyranosyl)-β-D-glucopyranoside] 矢车菊素 -3-*O*-[2-*O*-(6-*O*- 反式 - 咖啡酰基 -β-D- 吡喃葡萄糖基)-β-D- 吡喃葡萄糖苷]

cyanidin-3-*O*-[6″-*O*-(2‴-*O*-acetyl-α-rhamnopyranosyl)-β-D-glucopyranoside] 矢车菊素 -3-*O*-[6″-*O*-(2‴-*O*- 乙酰基 -α- 吡喃鼠李糖基)-β-D- 吡喃葡萄糖苷]

cyanidin-3-*O*-[tri-(glucopyranosyl caffeoyl)sophoroside] 矢车菊素 -3-*O*-[三 -(吡喃葡萄糖基咖啡酰基) 槐糖苷]

cyanidin-3-*O*-[β-D-xylopyranosyl-(1 → 2)]-β-D-galactopyranoside 矢车菊素 -3-*O*-[β-D- 吡喃木糖基)-(1→2)-]-β-D- 吡喃半乳糖苷

cyanidin-3-*O*-6″-*O*-α-rhamnopyranosyl-β-D-glucopyranoside 矢车菊素 -3-*O*-6″-*O*-α- 吡喃鼠李糖基 -β-D- 吡喃葡萄糖苷

cyanidin-3-*O*-dicaffeoyl sophoroside 矢车菊素 -3-*O*- 二咖啡酰槐糖苷

cyanidin-3-*O*-galactoside (idein) 花青素 -3-*O*- 半乳糖苷 (依啶苷)

cyanidin-3-*O*-gentiobioside 矢车菊素 -3-*O*- 龙胆二糖苷

cyanidin-3-*O*-glucoside (chrysanthemin) 矢车菊素 -3-*O*- 葡萄糖苷 (矢车菊苷)

cyanidin-3-*O*-*p*-coumaroyl rutinoside-5-*O*-glucoside 矢车菊素 -3-*O*- 对香豆酰芸香糖苷 -5-*O*- 葡萄糖苷

cyanidin-3-*O*-rutinoside 矢车菊素 -3-*O*- 芸香糖苷

cyanidin-3-*O*-rutinoside (antirrhinin, sambucin) 花青素 -3-*O*- 芸香糖苷 (接骨木苷)

cyanidin-3-*O*-rutinoside-5-glucoside 矢车菊素 -3-*O*- 芸香糖苷 -5- 葡萄糖苷

cyanidin-3-*O*-sambubioside 矢车菊素 -3-*O*- 桑布双糖苷

cyanidin-3-*O*-sophoroside 矢车菊素 -3-*O*- 槐糖苷

cyanidin-3-*O*-α-arabinoside 矢车菊素 -3-*O*-α- 阿拉伯糖苷

cyanidin-3-*O*-β-(6″-*O*-oxalyl)glucoside 矢车菊素 -3-*O*-β-(6″-*O*- 草酰基) 葡萄糖苷

cyanidin-3-*O*-β-D-(6-*p*-coumaroyl)glucoside (hyacinthin) 矢车菊素 -3-*O*-β-D-(6- 对香豆酰基) 葡萄糖苷 (风信子苷)

cyanidin-3-*O*-β-D-arabinopyranoside 矢车菊素 -3-*O*-β-D- 吡喃阿拉伯糖苷

cyanidin-3-*O*-β-D-galactopyranoside 矢车菊素 -3-*O*-β-D- 吡喃半乳糖苷

cyanidin-3-*O*-β-D-galactoside 矢车菊素 -3-*O*-β-D- 半乳糖苷

cyanidin-3-*O*-β-D-glucopyranoside 矢车菊素 -3-*O*-β-D- 吡喃葡萄糖苷

cyanidin-3-*O*-β-D-xylopyranosyl-(1 → 2)-β-D-galactopyranoside 矢车菊素 -3-*O*-β-D- 吡喃木糖基 -(1→2)-β-D- 吡喃半乳糖苷

cyanidin-3-*O*-β-galactopyranoside 矢车菊素 -3-*O*-β- 吡喃半乳糖苷

cyanidin-3-*O*-β-galactoside 矢车菊素 -3-*O*-β- 半乳糖苷

cyanidin-3-*O*-β-rutinoside-7-*O*-β-glucoside 矢车菊素 -3-*O*-β- 芸香糖苷 -7-*O*-β- 葡萄糖苷

cyanidin-3-*p*-coumaroyl glucoside 矢车菊素 -3- 对香豆酰基葡萄糖苷

cyanidin-3-*p*-coumaroyl xylglucoside 矢车菊素 -3- 对香豆酰基木糖基葡萄糖苷

cyanidin-3-rhamnoglucoside 矢车菊素 -3- 鼠李葡萄糖苷

cyanidin-3-rhamnoside 矢车菊素 -3- 鼠李糖苷

cyanidin-3-rhamnosyl glucoside 矢车菊素 -3- 鼠李糖葡萄糖苷

cyanidin-3-rutinoside 矢车菊素 -3- 芸香糖苷

cyanidin-3-rutinoside-5-glucoside 矢车菊素 -3- 芸香糖苷 -5- 葡萄糖苷

cyanidin-3-sambubioside 矢车菊素 -3- 桑布双糖苷 (矢车菊素 -3- 接骨木二糖苷)

cyanidin-3-sophoroside 矢车菊素 -3- 槐糖苷

cyanidin-3-sophoroside-5-glucoside 矢车菊素 -3- 槐糖苷 -5- 葡萄糖苷

cyanidin-3-xyloside 矢车菊素 -3- 木糖苷

cyanidin-3-xylosyl galactoside 矢车菊素 -3- 木糖基半乳糖苷

cyanidin-3-xylosyl glucoside 矢车菊素 -3- 木糖基葡萄糖苷

cyanidin-4′-*O*-β-D-glucopyranoside 矢车菊素 -4′-*O*-β-D- 吡喃葡萄糖苷

cyanidin-4′-*O*-β-glucoside 矢车菊素 -4′-*O*-β- 葡萄糖苷

cyanidin-7-arabinoside 矢车菊素 -7- 阿拉伯糖苷

cyanidin-acyl glucoside 矢车菊素酰基葡萄糖苷

cyaniding-3, 4′-di-*O*-β-glucopyranoside 矢车菊素 -3, 4′- 二 -*O*-β- 吡喃葡萄糖苷

cyanidin-galactoside 矢车菊素半乳糖苷

cyanidol (cyanidin, 3, 5, 7, 3′, 4′-pentahydroxyflavylium) 矢车菊酚 (矢车菊素、3, 5, 7, 3′, 4′- 五羟基花色锌)

cyanidol rhamnoside 矢车菊酚鼠李糖苷

cyanin 花青苷 (矢车菊色素苷)

cyanin chloride 氯化花青苷

2-[cyano(3-indolyl)methylene]-3-indolone 2-[氰基 (3- 吲哚) 亚甲基]-3- 吲哚酮

5-cyano-2-furoic acid (5-cyanofuran-2-carboxylic acid) 5- 氰基呋喃 -2- 甲酸

1-cyano-2-hydroxymethyl prop-2-en-1-ol 1- 腈基 -2- 羟甲丙基 -2- 烯 -1- 醇

1-cyano-2-hydroxymethyl prop-1-en-3-ol 1- 腈基 -2- 羟甲丙基 -1- 烯 -3- 醇

6-cyano-7-nitroquinoxaline-2, 3-dione 6- 氰基 -7- 硝基喹喔啉 -2, 3- 二酮

L-β-cyanoalanine [β-cyano-L-alanine, (*S*)-α-amino-β-cyanopropanoic acid] L-β- 氰丙氨酸 [β- 氰基 -L- 丙氨酸、(*S*)-α- 氨基 -β- 氰基丙酸]

cyanoauriculosides A ～ H 牛皮消甾苷 A ～ H

2-(cyanocarbonyl)-5-methyl benzoyl chloride 2-(氰基羰基)-5- 甲基苯甲酰氯

(3*S*)-3-cyanocoronaridine (3*S*)-3- 氰基冠狗牙花定碱

6-cyanodihydrochelerythrine 6- 氰基二氢白屈菜红碱

6-cyanodihydrochelilutine 6- 氰基二氢白屈菜黄碱

cyanodivaricatin 展枝倒提壶碱

cyanogenetic glycoside 氰醇苷

cyanogenic glucoside 氰苷

(3*S*)-3-cyanoisovoacangine (3*S*)-3- 氰基异伏康京碱

β-cyano-L-alanine [L-β-cyanoalanine, (*S*)-α-amino-β-cyanopropanoic acid] β- 氰基 -L- 丙氨酸 [L-β- 氰丙氨酸、(*S*)-α- 氨基 -β- 氰基丙酸]

cyanomaclurin 蓝桑橙素

3-(cyanomethyl)hexanedinitrile 3-(氰基甲基) 己二腈

(+)-(*R*)-3-cyanomethyl-3-hydroxyoxindole (+)-(*R*)-3- 氰甲基 -3- 羟基氧化吲哚

4-[(4-cyanophenyl)amino]benzonitrile 4-[(4- 氰基苯基) 氨基] 苯腈

(*S*)-α-cyano-*p*-hydroxybenzyl glucopyranoside (*S*)-α- 氰基对羟苄基吡喃葡萄糖苷

N-cyanosecopseudobrucine *N*- 氰基断伪马钱子碱

N-cyanosecopseudostrychnine *N*- 氰基断伪番木鳖碱

cyanosterones A, B 蛛丝毛蓝耳草甾酮 (露水草甾酮) A、B

(3*S*)-3-cyanovoacangine (3*S*)-3- 氰基伏康京碱

cyasterone 杯苋甾酮

cyathadonic acid 鸟巢菌酮酸

cyathic acid 鸟巢菌酸

cyathin A_3 夏森酮素 A_3

cyathisterol 杯形秃马勃甾醇

cyathisterone 紫色马勃甾酮

cybisterone 龙虱甾酮

cycasin 苏铁苷

cyclacoumin 库姆仙客来苷

cyclamin 仙客来苷 (西克拉明皂苷)

cyclaminorin 仙客来诺苷 (仙客来诺灵)

cyclamiretin A-3-*O*-β-D-glucopyranosyl-(1 → 4)-α-L-arabinopyranoside 仙客来亭 A-3-*O*-β-D- 吡喃葡萄糖基 -(1 → 4)-α-L- 吡喃阿拉伯糖苷

cyclamiretin A-3-α-L-arabinopyranoside 仙客来亭 A-3-α-L- 吡喃阿拉伯糖苷

cyclamiretin A-3β-*O*-α-L-rhamnopyranosyl-(1 → 2)-β-D-glucopyranosyl-(1 → 4)-α-L-arabinopyranoside 仙客来亭 A-3β-*O*-α-L- 吡喃鼠李糖基 -(1 → 2)-β-D- 吡喃葡萄糖基 -(1 → 4)-α-L- 吡喃阿拉伯糖苷

cyclamiretin A-3β-*O*-β-D-glucopyranosyl-(1 → 2)-α-L-arabinopyranoside 仙客来亭 A-3β-*O*-β-D- 吡喃葡萄糖基 -(1 → 2)-α-L- 吡喃阿拉伯糖苷

cyclamiretin A-3β-*O*-β-D-xylopyranosyl-(1 → 2)-β-D-glucopyranosyl-(1 → 4)-α-L-arabinopyranoside 仙客来亭 A-3β-*O*-β-D- 吡喃木糖基 -(1 → 2)-β-D- 吡喃葡萄糖基 -(1 → 4)-α-L- 吡喃阿拉伯糖苷

cyclamiretin D-3-*O*-α-L-arabinopyranoside 仙客来亭 D-3-*O*-α-L- 吡喃阿拉伯糖苷

cyclamiretin D-3-*O*-β-D-glucopyranosyl-(1 → 2)-α-L-arabipynoranoside 仙客来亭 D-3-*O*-β-D- 吡喃葡萄糖基 -(1 → 2)-α-L- 吡喃阿拉伯糖苷

cyclamiretins A ～ D　仙客来亭 (仙客来苷元、西克拉旺皂苷元、西克拉敏) A ～ D

α-cyclanoline　α- 轮环藤酚碱

(*S*)-*trans*-cyclanoline　(*S*)- 反式 - 轮环藤酚碱

cyclanoline (cissamine)　轮环藤酚碱 (锡生藤酚灵、锡生藤醇灵)

cyclea bases A ～ D　轮环藤属碱 A ～ D

(+)-cycleabarbatine　(+)- 毛叶轮环藤碱

cycleaneonine　轮环藤新碱

cycleanine (methyl isochondodendrine)　轮环藤碱 (轮环藤宁碱、轮环藤宁、甲基异粒枝碱)

cycleanorine　轮环藤诺林碱 (轮环藤诺灵)

(+)-cycleanorine　(+)- 轮环藤诺灵

(–)-cycleapeltine　(–)- 盾状轮环藤碱

cyclic adenosine 3′, 5′-monophosphate　3′, 5′- 环磷酸腺苷

cyclic guanosine 3′, 5′-monophosphate　3′, 5′- 环磷酸鸟苷

cyclic nucleotide　环核苷

cyclic peptide　环肽

cyclic succinic anhydride　环丁二酸酐

cyclichexapeptides　环己肽类

cyclo(alaine-alaine)　环 (丙氨酸 - 丙氨酸) 二肽

cyclo(alaine-proline)　环 (丙氨酸 - 脯氨酸) 二肽

cyclo(alaine-valine)　环 (丙氨酸 - 缬氨酸) 二肽

cyclo(D-proline-L-valine)　环 (D- 脯氨酸 -L- 缬氨酸) 二肽

cyclo(D-serineine-L-tyrosine)　环 (D- 丝氨酸 -L- 酪氨酸) 二肽

cyclo(isoleucine-alaine)　环 (异亮氨酸 - 丙氨酸) 二肽

cyclo(isoleucine-valine)　环 (异亮氨酸 - 缬氨酸) 二肽

cyclo(L-alaine-L-proline)　环 (L- 丙氨酸 -L- 脯氨酸) 二肽

cyclo(leucine-alaine)　环 (亮氨酸 - 丙氨酸) 二肽

cyclo(leucine-isoleucine)　环 (亮氨酸 - 异亮氨酸) 二肽

cyclo(leucine-serine)　环 (亮氨酸 - 丝氨酸) 二肽

cyclo(leucine-threonine)　环 (亮氨酸 - 苏氨酸) 二肽

cyclo(leucine-tyrosine)　环 (亮氨酸 - 酪氨酸) 二肽

cyclo(leucine-valine)　环 (亮氨酸 - 缬氨酸) 二肽

cyclo(L-isoleucine-L-isoleucine)　环 (L- 异亮氨酸 -L- 异亮氨酸) 二肽

cyclo(L-isoleucine-L-valine)　环 (L- 异亮氨酸 - 缬氨酸)

cyclo(L-serine-L-tyrosine)　环 (L- 丝氨酸 -L- 酪氨酸) 二肽

cyclo(phenyl alanine -isoleucine)　环 (苯丙氨酸 - 异亮氨酸) 二肽

cyclo(phenyl alanine-alaine)　环 (苯丙氨酸 - 丙氨酸) 二肽

cyclo(phenyl alanine-leucine)　环 (苯丙氨酸 - 亮氨酸) 二肽

cyclo(phenyl alanine-serine)　环 (苯丙氨酸 - 丝氨酸) 二肽

cyclo(phenyl alanine-tyrosine)　环 (苯丙氨酸 - 酪氨酸) 二肽

cyclo(phenyl alanine-valine)　环 (苯丙氨酸 - 缬氨酸) 二肽

cyclo(proline-serine)　环 (脯氨酸 - 丝氨酸) 二肽

cyclo(proline-tyrosine)　环 (脯氨酸 - 酪氨酸) 二肽

cyclo(*S*-proline-*S*-isoleucine)　环 (*S*- 脯氨酸 -*S*- 异亮氨酸) 二肽

cyclo(tyrosine-alaine)　环 (酪氨酸 - 丙氨酸) 二肽

cyclo(tyrosine-leucine)　环 (酪氨酸 - 亮氨酸) 二肽

cyclo(valine-alaine)　环 (缬氨酸 - 丙氨酸) 二肽

cyclo(valine-proline)　环 (缬氨酸 - 脯氨酸) 二肽

cyclo[(*S*)-proline-(*R*)-leucine]　环 [(*S*)- 脯氨酸 -(*R*)- 亮氨酸] 二肽

cyclo[(*S*)-proline-(*R*)-phenyl alanine]　环 [(*S*)- 脯氨酸 -(*R*)- 苯丙氨酸] 二肽

9, 19-cyclo-24-lanosten-3β-ol (cycloartenol)　9, 19- 环 -24- 羊毛甾烯 -3β- 醇 (环木菠萝烯醇、阿庭烯醇、环阿屯醇)

9, 19-cyclo-24-lanosten-3β-ol (cycloartenol)　9β, 19- 环 -24- 羊毛甾烯 -3β- 醇 (环木菠萝烯醇、阿庭烯醇、环阿屯醇)

9β, 19-cyclo-24-methyl cholan-5, 22-dien-3β-*O*-[β-D-glucopyranosyl-(1 → 6)-α-L-rhamnopyranoside]　9β, 19- 环 -24- 甲基胆烷 -5, 22- 二烯 -3β-*O*-[β-D- 吡喃葡萄糖基 -(1 → 6)-α-L- 吡喃鼠李糖苷]

9β, 25-cyclo-3β-*O*-(β-D-glucopyranosyl)echynocystic acid　9β, 25- 环 -3β-*O*-(β-D- 吡喃葡萄糖基) 刺囊酸

9, 19-cyclo-5β, 9β-androstane　9, 19- 环 -5β, 9β- 雄甾烷

cycloalliin　环蒜氨酸

cycloaltilisins 6, 7　丰满木波罗素 6、7

cycloaraloside A　环楤木洛苷 A

cycloart-(23*E*)-en-3β, 25-diol　环木菠萝 -(23*E*)- 烯 -3β, 25- 二醇

cycloart-(23*Z*)-en-3β, 25-diol　环木菠萝 -(23*Z*)- 烯 -3β, 25- 二醇

cycloart-22(23)-en-3β-ol　环木菠萝 -22(23)- 烯 -3β- 醇

(23*E*)-cycloart-23, 25-dien-3β-ol　(23*E*)- 环木菠萝 -23, 25- 二烯 -3β- 醇

(23*Z*)-9, 19-cycloart-23-en-3α, 25-diol　(23*Z*)-9, 19- 环木菠萝 -23- 烯 -3α, 25- 二醇

(23*Z*)-cycloart-23-en-3*β*, 25-diol　(23*Z*)- 环木菠萝 -23- 烯 -3β, 25- 二醇

14(23*Z*)-cycloart-23-en-3β, 25-diol　14(23*Z*)- 环木菠萝 -23- 烯 -3β, 25- 二醇

9, 19-cycloart-23-en-3β, 25-diol　9, 19- 环木菠萝 -23- 烯 -3β, 25- 二醇

cycloart-23-en-3β, 25-diol-3-acetate　环木菠萝 -23- 烯 -3β, 25- 二醇 -3- 乙酯

cycloart-24(30)-en-3β-ol　环木菠萝 -24(30)- 烯 -3β- 醇

cycloart-24-en-3-one　环木菠萝 -24- 烯 -3- 酮

cycloart-24-en-3β, (23*R*), 28-triol 3-sulfate　环木菠萝 -24- 烯 -3β, (23*R*), 28- 三醇 3- 磺酸盐

(3β, 24*S*)-cycloart-25-en-3, 24-diol　(3β, 24*S*)- 环木菠萝 -25- 烯 -3, 24- 二醇

cycloart-25-en-3, 24-dione　环木菠萝 -25- 烯 -3, 24- 二酮

9, 19-cycloart-25-en-3β, (24R)-diol　9, 19- 环木菠萝 -25- 烯 -3β, (24R)- 二醇

(24*R*)-9, 19-cycloart-25-en-3β, 24-diol　(24*R*)-9, 19- 环木菠萝 -25- 烯 -3β, 24- 二醇

(24*R*)-cycloart-25-en-3β, 24-diol　(24*R*)- 环木菠萝 -25- 烯 -3β, 24- 二醇

(24*S*)-9, 19-cycloart-25-en-3β, 24-diol　(24*S*)-9, 19- 环木菠萝 -25- 烯 -3β, 24- 二醇

(24*S*)-cycloart-25-en-3β, 24-diol　(24*S*)- 环木菠萝 -25- 烯 -3β, 24- 二醇

9, 19-cycloart-25-en-3β, 24ξ-diol　9, 19- 环木菠萝 -25- 烯 -3β, 24ξ- 二醇

cycloart-25-en-3β, 24ξ-diol　环木菠萝 -25- 烯 -3β, 24ξ- 二醇

cycloart-3, 24-dione　环木菠萝 -3, 24- 二酮

(24*R*)-cycloart-3α, 24*R*, 25-triol　(24*R*)- 环木菠萝 -3α, 24*R*, 25- 三醇

(24*S*)-cycloart-3β, 16β, 24, 25, 30-pentahydroxy-3-*O*-(2-*O*-β-D-xylosyl)-β-D-xyloside　(24*S*)- 环木菠萝 -3β, 16β, 24, 25, 30- 五羟基 -3-*O*-(2-*O*-β-D- 木糖基)-β-D- 木糖苷

(24*R*)-cycloart-3β, 24, 25-triol　(24*R*)- 环木菠萝 -3β, 24, 25- 三醇

(24*S*)-cycloart-3β, 24, 25-triol　(24*S*)- 环木菠萝 -3β, 24, 25- 三醇

3, 4-seco-cycloart-4(28), 24-dien-29-hydroxy-23-oxo-3-oic acid methyl ester　3, 4- 开环环阿屯 -4(28), 24- 二烯 -29- 羟基 -23- 氧亚基 -3- 甲酯

cycloartanol　环木菠萝烷醇 (环木菠萝醇)

cycloartanol acetate　环木菠萝烷醇乙酸酯 (环木菠萝醇乙酸酯)

cycloartanol ferulate　环木菠萝烷醇阿魏酸酯 (环木菠萝醇阿魏酸酯)

cycloartanone　环木菠萝酮

cycloartenol (9, 19-cyclo-24-lanosten-3β-ol)　环木菠萝烯醇 (阿庭烯醇、环阿屯醇、9, 19- 环 -24- 羊毛甾烯 -3β- 醇)

cycloartenone　环木菠萝烯酮

cycloartenyl acetate　环木菠萝烯醇乙酸酯

cycloartenyl ferulate　环木菠萝烯醇阿魏酸酯

cycloartenyl palmitate　棕榈酸环木菠萝烯醇酯

cycloartocarpesin　环木菠萝素 (环桂木生黄素)

cycloartocarpin A　环波罗蜜素 A

cycloastragenol　环黄芪醇 (三萜环黄芪醇)

cycloaudenyl palmitate　环奥丹尼烯棕榈酸酯

cyclobakuchiol C　环补骨脂酚 C

cyclobalanol　青冈醇

cyclobalanone (cyclobalan-3-one, 24, 24-dimethyl-9, 19-cyclolanost-25-en-3-one)　青冈酮 (环巴拉 -3- 酮，24, 24- 二甲基 -9, 19- 环羊毛脂 -25- 烯 -3- 酮)

cyclobalanyl acetate　环巴拉甾醇乙酸酯

cyclobrachycoumarin　环短枝菊香豆素

cyclobrachycoumarin-3′-epimer　环短枝菊香豆素 -3′- 表异构体

cyclobrahmic acid　环积雪草咪酸 (环玻热米酸)

cyclobranol (24-methyl-9, 19-cyclolanost-24-en-3β-ol)　环米糠醇 (24- 甲基 -9, 19- 环羊毛甾 -24- 烯 -3β- 醇)

cyclobrassinin　环芸苔宁

cyclobrassinin sulfoxide　环芸苔宁亚砜

cyclobrassinine　环芸苔宁碱

1, 3-cyclobutadiene　1, 3- 环丁二烯

cyclobutyl cyclobutanecarboxylate　环丁羧酸环丁酯

cyclobutyl-2-methyl pent-1, 4-dien-3-yl sulfide　环丁基 (2- 甲基戊 -1, 4- 二烯 -3- 基) 硫醚

(+)-cyclobuxamidine　(+)- 环黄杨胺定

cyclobuxamines A, B　环黄杨明 A、B

cyclobuxine D　环黄杨星 D

cyclobuxomicreine 环黄杨米仞

cyclobuxophylline 环杨非灵

cyclobuxophyllinine 环黄杨非立

cyclobuxosuffrine 环黄杨苏任

cyclobuxoviridine 环黄杨维定

cyclobuxoxazine 环黄杨肖嗪

cyclobuxoxine 环黄杨肖星

cyclocaducinol 环早落叶大戟醇

cyclocanthosides A ～ G 环鱼骨木苷 (环胶黄芪苷) A ～ G

cyclocaric acids A, B 青钱柳酸 A、B

cyclocarioside Ⅰ 青钱柳苷 Ⅰ

cycloccidentalic acids A ～ C 环望江南酸 A ～ C

cycloccidentalisides Ⅰ～Ⅵ 环望江南皂苷 Ⅰ～Ⅵ

cyclocephalosides Ⅰ, Ⅱ 环小头黄芪苷 Ⅰ、Ⅱ

cyclocitral 环柠檬醛

α-cyclocitral α- 环柠檬醛

β-cyclocitral β- 环柠檬醛

cycloclausenamide 环黄皮内酰胺 (环黄皮酰胺)

7-cyclocolorenone 7- 环色假林仙烯酮

cyclocolorenone 环色假林仙烯酮

(–)-cyclocolorenone (–)- 环色假林仙烯酮

1, 16-cyclocoryn-19-en-17-oic acid methyl ester 1, 16- 环柯南 -19- 烯 -17- 酸甲酯

α-cyclocostunolide α- 环广木香内酯

β-cyclocostunolide β- 环广木香内酯 (β- 环木香烯内酯)

γ-cyclocostunolide γ- 环木香烯内酯

cyclocoulterone 环库尔特酮

5*H*-cyclodeca[*de*]indeno[1, 2, 3-*hi*]hexacene 5*H*- 环癸熳并 [*de*] 茚并 [1, 2, 3-*hi*] 并六苯

1, 6-cyclodecadiene 1, 6- 环癸二烯

cyclodecane 环癸烷

cyclodecanon-1, 6-diene 环癸酮 -1, 6- 二烯

cyclodecene 环癸烯

β-cyclodextrin β- 环糊精

γ-cyclodextrin γ- 环糊精

α-cyclodextrin (cyclomaltohexaose, α-CD) α- 环糊精 (环麦芽六糖)

cyclododec-1, 3, 5, 7, 9, 11-hexaene 环十二碳 -1, 3, 5, 7, 9, 11- 六烯

(1*Z*, 3*E*)-cyclododec-1, 3-diene (1*Z*, 3*E*)- 环十二碳 -1, 3- 二烯

cyclododecane 环十二烷

cyclododecanone 环十二酮

cyclododecene 环十二烯

cyclododecine 环十二熳 (环十二碳熳)

cycloepiatalantin 环桥酒饼簕素

cycloethuliacoumarin 环都丽菊香豆素

cycloeucalanol 环桉烷醇

cycloeucalenol 环桉烯醇 (环桉树醇、环优卡里醇)

cycloeucalenone 环桉烯酮

cycloeucalenyl acetate 环桉烯醇乙酸酯

5α, 7α*H*-6, 8-cycloeudesm-1β, 4β-diol 5α, 7α*H*-6, 8- 环桉叶 -1β, 4β- 二醇

cycloeudesmol 环桉叶醇

21, 24-cycloeupha-7-en-3β, 16β, 21α, 25-tetraol 21, 24- 环大戟 -7- 烯 -3β, 16β, 21α, 25- 四醇

cyclofenchene 环葑烯

cyclofoetosides A, B 环香唐松草苷 (环腺毛唐松草苷) A、B

cyclofontumienol acetate 环方土米烯醇乙酸酯

cyclogaleginoside B 环山羊豆苷 B

cyclohept-1, 3-diene 环庚 -1, 3- 二烯

cycloheptadecadien-11-one 环十七碳二烯 -11- 酮

cycloheptadecadien-5-one 环十七碳二烯 -5- 酮

cycloheptadecanone 环十七酮

9-cycloheptadecen-1-one (civetone) 9- 环十七烯 -1- 酮 (香猫酮、灵猫香酮)

6-cycloheptadecenone 6- 环十七烯酮

cycloheptane 环庚烷

cycloheptaphane 环七蕃

3-cyclohepten-1-acetic acid 3- 环庚烯 -1- 乙酸

2, 4, 6-cycloheptenone-2-amine 2, 4, 6- 环庚烯酮 -2- 胺

cycloheptyl-1, 3, 5-triene 环庚 -1, 3, 5- 三烯

4-cycloheptyl-4′-cyclohexyl biphenyl 4- 环庚基 -4′- 环己基二联苯基

1-cycloheptyl-1-methyl-1-ethanol 1- 环庚基 -1- 甲基 -1- 乙醇

cycloheterophyllin 异叶波罗蜜环黄酮素

cyclohex-1, 4-dione-1-ethyl-1, 4, 4-trimethyl diketal (1-ethoxy-1, 4, 4-trimethoxycyclohexane) 环己 -1, 4- 二酮 -1- 乙基 -1, 4, 4- 三甲基二缩酮 (1- 乙氧基 -1, 4, 4- 三甲氧基环己烷)

cyclohex-2-en-1-ol 环己 -2- 烯 -1- 醇

cyclohexadecane 环十六烷

cyclohexadecanone 环十六酮

5-cyclohexadecen-1-one 5- 环十六烯 -1- 酮

2, 5-cyclohexadien-1, 4-dione 2, 5- 环己二烯 -1, 4- 二酮

cyclohexagermane 环己锗烷

cyclohexane 环己烷

cyclohexane carbaldehyde 环己烷甲醛

cyclohexane carbohydrazonic acid 环己烷腙甲酸 (环己烷腙基替甲酸)

cyclohexane carbothioyl chloride 环己烷硫代甲酰氯

cyclohexane carboximidoyl chloride 环己烷甲亚氨酰氯 (环己烷甲氨亚基替酰氯)

cyclohexane methanol 环己烷甲醇

cyclohexane-1, 2, 3, 4-tetracarboxylic acid 3, 4-anhydride 环己烷 -1, 2, 3, 4- 四甲酸 -3, 4- 酐

cyclohexane-1, 2-dicarboximide 环己烷 -1, 2- 二甲酰亚胺

cyclohexanecarbodithioic acid 环己烷二硫代甲酸

cyclohexanecarbohydrazide 环己烷甲酰肼

cyclohexanecarbonitrile 环己烷甲腈

8-[(cyclohexanecarbonyl)amino]dibenzofuran-3-carboxylic acid 8-[(环己烷羰基) 氨基] 二苯并呋喃 -3- 甲酸

cyclohexanecarboselenothioic *Se*-acid 环己烷硒硫代甲 -*Se*- 酸

cyclohexanecarboxamide 环己烷甲酰胺

8-(cyclohexanecarboxamido)dibenzofuran-3-carboxylic acid 8-(环己烷甲酰胺基) 二苯并呋喃 -3- 甲酸

cyclohexanecarboxanilide 环己烷甲酰苯胺

cyclohexanecarboxylic acid 环己烷甲酸

cyclohexanecarboxylic anhydride 环己甲酸酐

cyclohexanediol benzoate 环己二醇苯甲酸酯

1, 2-cyclohexanedione 1, 2- 环己二酮

cyclohexanehexol (myoinositol, *meso*-inositol, inositol) 环己六醇 (肌醇、肌肉肌醇、内消旋 - 肌醇、中肌醇)

cyclohexanehexol monomethyl-ether 环己六醇单甲醚

cyclohexanemonoperoxy-1, 4-dicarboxylic acid 环己烷单过氧 -1, 4- 二甲酸

1, 2, 3, 4, 5-cyclohexanepentol (quercitol) 1, 2, 3, 4, 5-环己五醇 (栎醇、槲皮醇)

cyclohexaneperoxycarboxylic acid 环己烷过氧甲酸

cyclohexanol 环己醇

cyclohexanol 1-methyl-4-(1-isopropenyl)acetate 1- 甲基 -4-(异丙烯基) 乙酸环己醇酯

cyclohexanol benzoate 环己醇苯甲酸酯

cyclohexanondientriterpenic acid 茯苓环酮双烯三萜酸

cyclohexanone 环己酮

cyclohexanone ethylene ketal {1, 4-dioxaspiro[4.5]decane} 环己酮乙叉基缩酮 {1, 4- 二氧杂螺 [4.5] 癸烷 }

cyclohexanone isopropylidenehydrazone 环己酮异丙亚基腙

cyclohexanone methyl hemiketal 环己酮甲基半缩酮

cyclohexanone propan-2-ylidenehydrazone 环己酮丙 -2- 亚基腙

cyclohexanone semicarbazone 环己酮缩氨基脲

cyclohexanone *S*-ethyl selenothiohemiketal 环己酮 *S*-乙基硒硫半缩酮

8-(2′-cyclohexanone)-7, 8-dihydrochelerythrine 8-(2′-环己酮)-7, 8- 二氢白屈菜红碱

2-cyclohexen-1-ol 2- 环己烯 -1- 醇

3-cyclohexen-1-ol 3- 环己烯 -1- 醇

2-cyclohexen-1-one 2- 环己烯 -1- 酮

cyclohexene 环己烯

2-cyclohexenyl acetic acid 2- 环己烯基乙酸

1-cyclohexenyl methyl ketone 1- 环己烯基甲基酮

4-(3-cyclohexenyl-1)-3-butenone 4-(3- 环己烯基 -1)-3-丁烯酮

cyclohexyl amine 环己胺

cyclohexyl arsane 环己基砷烷 (环己基胂)

cyclohexyl benzene 环己基苯

2-cyclohexyl decane 2- 环己烷基癸烷

α-cyclohexyl decane α- 环己基癸烷

2-cyclohexyl dodecane 2- 环己烷基十二烷

3-cyclohexyl dodecane 3- 环己烷基十二烷

27-cyclohexyl heptacos-7-ol 27- 环己基二十七碳 -7- 醇

13-cyclohexyl hexoacosane 13- 环己基二十六烷

cyclohexyl isocyanate 异氰酸环己酯

cyclohexyl methyl tetradecyl sulfurous acid ester 亚硫酸环己烷甲基十四酯

2-(*p*-cyclohexyl phenoxy)ethanol 2-(对环己基苯氧基)乙醇
cyclohexyl $\Delta^{5,6}$-3-(2′-methyl pentanoyl)ursolate $\Delta^{5,6}$-3-(2′-甲基戊酰氧基)熊果酸环己酯
3-[cyclohexyl(methyl)amino]phenol 3-[环己基(甲基)氨基]苯酚
cyclohexylidenemethanone 环己亚基甲酮
cyclohomonervilol 环高苄兰醇
cyclohomonervilol-(*E*)-*p*-hydroxycinnamene 环高苄兰醇-(*E*)-对羟基肉桂烯
cyclohopandiol 环何帕二醇
(+)-cycloisoallicin (+)-环异大蒜素
cycloisobrachycoumarin 环异短枝菊香豆素
cycloisobrachycoumarinone epoxide 环异短萼斑鸠菊香豆酮环氧化物
cyclokessyl acetate 环阔叶缬草醇乙酸酯
cyclokievitone 环状菜豆二氢异黄酮(环奇维酮)
cyclokirilodiol 环栝楼二醇
cyclokoreanine B 环朝鲜黄杨碱 B
cyclokuraridin 环苦参素
9, 19-cyclolanost-24-en-3, 23-dione 9, 19-环羊毛脂-24-烯-3, 23-二酮
9, 19-cyclolanost-24-en-3-ol 9, 19-环羊毛脂-24-烯-3-醇
9, 10-cyclolanost-25-en-3β-ol acetate 9, 10-环羊毛甾-25-烯-3β-醇乙酸酯
cyclolanostane derivatives 环水龙骨甾烷衍生物
cyclolaudenol 环鸦片甾烯醇(环劳顿醇、环鸦片烯醇)
cyclolaudenone 环鸦片甾烯酮(环鸦片烯酮、环劳顿酮)
cyclolaudenyl acetate 环鸦片甾烯醇乙酸酯
cycloleonurinin 环益母草瑞宁
cycloleonuripeptides A ～ H 环益母多肽 A ～ H
cycloleurosine 环长春罗新
cyclolinopeptides A ～ I 环亚麻肽 A ～ I
cyclolitchtocotrienol A 环荔枝生育三烯酚 A
cyclomahanimbine 环马汉九里香碱
cyclomalayanine B 环马牙宁 B
cyclomaltohexaose (α-cyclodextrin, α-CD) 环麦芽六糖(α-环糊精)
cyclomargenol 环水龙骨甾烯醇(环麻根醇)
cyclomargenone 环水龙骨甾烯酮
cyclomargenyl acetate 环水龙骨甾烯醇乙酸酯
cyclomegistine 环极大叶肉蜜茱萸碱
cyclomethoxazine B 环美沙嗪 B
cyclomicrobuxeine (buxpiine) 环小叶黄杨碱
cyclomicrobuxine 环小叶黄杨星
cyclomicrobuxinine 环小叶黄杨宁
cyclomicrophyllidine A 环小叶黄杨非定 A
cyclomicrophylline 环小叶黄杨非灵
cyclomicrosine 环小叶黄杨素
cyclomikuranine 环米冉宁
cyclomorusin (cyclomulberrochromene) 环桑皮素(环桑根素、环桑根皮素、环桑色烯、环桑皮色烯素)
cyclomulberrin 环桑素
cyclomulberrochromene (cyclomorusin) 环桑色烯(环桑皮色烯素、环桑皮素、环桑根素、环桑根皮素)
cyclomusalenol 环大蕉烯醇
cyclomusalenone 环大蕉烯酮
cyclomyl taylyl-3-caffeate 环小萼苔醇-3-咖啡酸酯
cycloneolitsol [(3β)-24, 24-dimethyl-9, 19-cyclolanost-25-en-3-ol] 环新木姜子醇[新木姜子烷醇、(3β)-24, 24-二甲基-9, 19-环羊毛甾-25-烯-3-醇]
cycloneosamandaridine 环新蝾螈定
cycloneosamandione 环新蝾螈二酮
9-cyclononadecenone 9-环十九烯酮
1*H*-cyclononine 1*H*-环壬熳
cyclooocatane 环辛烷
(1*E*, *R*p)-cyclooct-1-ene (1*E*, *R*p)-环辛-1-烯
(1*E*, *S*p)-cyclooct-1-ene (1*E*, *S*p)-环辛-1-烯
3(1, 10)-cyclooctadecana-1, 5(1, 3)-dicyclohexanacyclooctaphane 3(1, 10)-环十八烷杂-1, 5(1, 3)-二环己烷杂环八蕃
cyclooctanone 环辛酮
cyclooctasilane 环辛硅烷
cyclooctenone 环辛烯酮
(+)-cycloolivil (+)-环橄榄树脂素
cycloolivil 环橄榄树脂素
(+)-cycloolivil-4′-*O*-β-D-glucopyranoside (+)-环橄榄树脂素-4′-*O*-β-D-吡喃葡萄糖苷
(+)-cycloolivil-6-*O*-β-D-glucopyranoside (+)-环橄榄树脂素-6-*O*-β-D-吡喃葡萄糖苷
cycloolivil-6-*O*-β-D-glucopyranoside 环橄榄树脂素-6-*O*-β-D-吡喃葡萄糖苷

C

cyclopamine 环贝母碱 (环巴胺、环杷明)
cyclopenine 环佩宁
cyclopenol 环佩醇
8*H*-cyclopenta[3, 4]naphtho[1, 2-*d*][1, 3]oxazole 8*H*-环戊熳并 [3, 4] 萘并 [1, 2-*d*][1, 3] 噁唑
cyclopenta[*cd*]pentalene 环戊熳并 [*cd*] 并戊轮
cyclopenta[*h*]indeno[2, 1-*f*]naphtho[2, 3-*a*]azulene 环戊熳并 [*h*] 茚并 [2, 1-*f*] 萘并 [2, 3-*a*] 薁
cyclopentaazane 环戊氮烷
cyclopentacycloheptene (azulene) 甘菊环烃 (薁、甘菊环、甘菊蓝、茂并芳庚)
cyclopentadecane 环十五烷
cyclopentadecanol 环十五醇
cyclopentadecanone 环十五酮
5-*cis*-cyclopentadecen-1-one 5- 顺式 - 环十五烯 -1- 酮
cyclopentadiene 环戊二烯
cyclopentane 环戊烷
cyclopentaneacetic acid 环戊乙酸
1, 3-cyclopentanedione 1, 3- 环戊二酮
cyclopentanyl undecanoate 环戊醇十一酸酯
15-(2-cyclopenten-1-yl)-8-pentadecenoic acid 15-(2-环戊烯 -1- 基)-8- 十五烯酸
13-(2-cyclopenten-1-yl)-9-tridecenoic acid 13-(2- 环戊烯 -1- 基)-9- 十三烯酸
15-(2-cyclopenten-1-yl)pentadecanoic acid 15-(2- 环戊烯 -1- 基) 十五酸
cyclopentene 龙脑烯醛
cyclopentene carboxylic acid (aleprolic acid) 环戊烯甲酸 (阿立普诺酸)
cyclopentenyl fatty acid 环戊烯基脂肪酸
cyclopentenyl glycine 环戊烯基甘氨酸
13-(2-cyclopentenyl)-4-tridecenoic acid 13-(2- 环戊烯基)-4- 十三烯酸
2-(2′-cyclopentenyl)glycine 2-(2′- 环戊烯基) 甘氨酸
N-cyclopentyl diacetamide *N*- 环戊基二乙酰胺
2-cyclopentyl ethanol 2- 环戊烷乙醇
cyclopentyl stearic acid 环戊基硬脂酸
cyclopentyl-*cis*-4-hexadecenoic acid 环戊基顺式 -4-十六烯酸
N-cyclopentylidene methyl amine *N*- 环亚戊基甲胺
22-cyclopentyloxy-22-deisopenty-3β-hydroxyfuranstanol 22- 环戊烷氧基 -22- 去异戊基 -3β- 羟基呋喃甾烷醇
cyclopentyloxy-22-deisopentyl-5-en-3β-hydroxyfuranstanol 环戊烷氧基 -22- 去异戊基 -5- 烯 -3β- 羟基呋喃甾烷醇
$\Delta^{5,22}$-cyclopentyloxy-22-deisopentyl-3β-hydroxyfuranstanol $\Delta^{5,22}$- 环戊烷氧基 -22- 去异戊基 -3β- 羟基呋喃甾烷醇
cyclopetanone Se-ethyl *S*-methyl selenothioketal [1-(ethyl selanyl)-1-(methyl sulfanyl)cyclopentane] 环戊酮 Se-乙基 *S*- 甲基硒硫缩酮 [1-(乙硒基)-1-(甲硫基) 环戊烷]
cyclopholidone 环石仙桃萜酮
cyclopholidonol 环石仙桃萜醇
cyclopiazonic acid 环匹阿尼酸
cyclopiloselloidone 环毛大丁草酮
cyclopodmenyl acetate [(3β)-25-ethyl-24, 24-dimethyl-9, 19-cyclo-27-norlanost-25-en-3-ol acetate] 欧亚水龙骨甾醇酯 [(3β)-25- 乙基 -24, 24- 二甲基 -9, 19- 环 -27- 降羊毛甾 -25- 烯 -3- 醇乙酸酯]
cycloposine 山藜芦眼毒素
1*H*-cycloprop[*e*]azulen-7-ol 1*H*- 环丙基 [*e*] 薁 -7- 醇
1*H*-cyclopropane naphthalene 1*H*- 环丙烷萘
cyclopropa[*de*]anthracene 环丙熳并 [*de*] 蒽
cyclopropane 环丙烷
cyclopropane cuparenol 环丙烷花侧柏醇
cyclopropane octadecanoic acid 环丙烷十八酸
cyclopropyl ketone 环丙基甲酮
cyclopropylidenecyclohexane 环丙亚基环己烷
cycloprotobuxamines A ～ C 环原黄杨碱 A ～ C
cycloprotobuxinamine 环原黄杨酰胺
cycloprotobuxine C 环原黄杨星 C
cyclopyrethrosin 环除虫菊新
β-cyclopyrethrosin β- 环除虫菊新
cyclorivulobirins A ～ C 环心叶棱子芹二聚素 A ～ C
cyclorolfeibuxine C 环费黄杨星 C
cyclorolfeine 环费黄杨芬
cyclorolfoxazine 环费黄杨嗪
cycloroylenol 环霸王鞭萜烯醇
cyclosan (cyclowerol, hypericin) 金丝桃蒽醌 (金丝桃属素、金丝桃素、海棠素)
(+)-cyclosativene (+)- 环苜蓿烯
cyclosativene 环小麦长蠕孢烯 (环麦根腐烯)
cycloseverinolide 环东风橘内酯
cycloseychellene 环赛车烯
cycloshizukaol A 环银线草醇 A

cycloshizukaol A-9-*O*-β-glucopyranoside 环银线草醇 A-9-*O*-β- 吡喃葡萄糖苷	cylindrols A, A_1 ～ A_4, B, B_1 柱孢酚 A、A_1 ～ A_4、B、B_1
cyclosophoside A 环槐叶决明苷 (环槐叶决明皂苷) A	cymarigenin (apocynamarin) 磁麻配基 (夹竹桃麻苦素)
cyclosporins A ～ C 环孢霉素 (环孢菌素) A ～ C	cymarin (K-strophanthin-α) 加拿大麻苷 (罗布麻苷、磁麻灵、磁麻苷、K- 毒毛旋花子次苷 -α)
cyclostachine A 环毛穗胡椒碱 A	cymarol 加拿大麻醇苷
cyclosuffrobuxine 环苏黄杨星	cymaropyranose 吡喃加拿大麻糖 (吡喃磁麻糖)
cyclosuffrobuxinine 环苏黄杨宁	cymarose 加拿大麻糖
cyclotetraazoxane 环四氮氧烷	D-cymarose D- 加拿大麻糖
cyclotetracosane 环二十四烷	cymaroside (galuteolin, cinaroside, luteoloside, glucoluteolin, luteolin-7-*O*-β-D-glucoside) 加拿大麻糖苷 (木犀草苷、香蓝苷、木犀草素 -7-*O*-β-D- 葡萄糖苷)
cyclotetradec-1-one 环十四 -1- 酮 (环十四酮)	cymarylic acid 加拿大麻酸
cyclotetradecane 环十四烷	cymbidine A 兰碱 A
5-*cis*-cyclotetradecen-1-one 5- 顺式 - 环十四烯 -1- 酮	cymbinodin A 兰定 A
cyclotetragermoxane 环四锗氧烷	cymbinodin A acetate 兰定 A 乙酸酯
cyclotetraglutamipeptide 环四谷氨肽	cymbopogne 香茅素
cyclotirucanenol (24β-methyl-9β, 19-cyclolanost-20-en-3β-ol) 环绿玉树烯醇 (24β- 甲基 -9β, 19- 环羊毛甾 -20- 烯 -3β- 醇)	cymbopogonol 香茅甾醇
cyclotriboraphosphane 环三硼磷烷	*p*-cymen-7-ol 对孜然芹烃 -7- 醇
cyclotropine 环托品碱	*p*-cymen-7-*O*-β-D-glucopyranoside 对伞花烃 -7-*O*-β-D- 吡喃葡萄糖苷
cyclotryprostatins A ～ D 环曲普鲁斯太汀 A ～ D	*m*-cymen-8-ol 间孜然芹烃 -8- 醇
cyclounifolioside B 环单小叶黄芪苷 B	*p*-cymen-8-ol 对孜然芹烃 -8- 醇
cyclovinblastines A, B 环长春碱 A、B	*p*-cymen-8-ol methyl ether 对孜然芹烃 -8- 醇甲醚
cycloviolacins VY_1, Y_1 ～ Y_5 环状紫菌素 VY_1、Y_1 ～ Y_5	*p*-cymen-9-ol 对孜然芹烃 -9- 醇
cycloviolaxanthin 环堇黄质	*m*-cymene 间孜然芹烃 (间聚伞花素、间伞花烃)
(+)-cyclovirobuxine F (+)- 环维黄杨碱 F	α-cymene α- 孜然芹烯
cyclovirobuxines A ～ D 环维黄杨碱 (环常绿黄杨碱、环维黄杨星) A ～ D	β-cymene β- 孜然芹烃
cyclowerol (hypericin, cyclosan) 金丝桃蒽醌 (金丝桃属素、金丝桃素、海棠素)	cymene (cymol, isopropyl toluene) 聚伞花素 (伞花烃、孜然芹烃、伞形花素、异丙基甲苯)
cyclozonarone 环带状网翼藻酮	*p*-cymene (dolcymene, *p*-cymol, *p*-isopropyl toluene) 对孜然芹烃 (对伞花烃、对聚伞花素、对伞形花素、对异丙基甲苯、百里香素)
cydonioside A 榅桲苷 A	*o*-cymene (*o*-isopropyl toluene) 邻孜然芹烃 (邻聚伞花素、*o*- 异丙基甲苯)
cygnine 西格宁	*p*-cymenene 对伞花烯
cylicodiscic acid [3β, 27-dihydroxylup-20(29)-en-28-oic acid] 棋子豆盘酸 [圆盘豆酸、3β, 27- 二羟基羽扇豆 -20(29)- 烯 -28- 酸]	*o*-cymenl 邻伞花烯
cylindol A 印度白茅酚 A	2-*p*-cymenol (isothymol, carvacrol, 2-hydroxy-*p*-cymene) 2- 对伞花酚 (异百里香酚、异麝酚、香荆芥酚、异麝香草酚、香芹酚、2- 羟基对伞花烃)
cylindols A, B 白茅醇 A、B	3-*p*-cymenol (thymol, 6-isoproppyl-*m*-cresol) 3- 对伞花酚 (百里酚、百里香酚、麝香草脑、麝香草酚、6- 异丙基间甲酚)
cylindrene 白茅萜烯	*p*-cymen-α-ol 对孜然芹烃 -α- 醇
cylindrictones A ～ F 水红木酮 A ～ F	
cylindrin 白茅素	
cylindrocarpine 西灵卡品	
cylindrocarpol 光亮柱孢酚	

cymobarbatol 髯毛波纹藻酚

cymol (cymene, isopropyl toluene) 聚伞花素 (伞花烃、孜然芹烃、伞形花素、异丙基甲苯)

p-cymol (dolcymene, *p*-cymene, *p*-isopropyl toluene) 对聚伞花素 (对伞花烃、对孜然芹烃、对伞形花素、对异丙基甲苯、百里香素)

cymosic acid 小果蔷薇酸

cynabungolide 戟叶牛皮消内酯

cynabungone 戟叶牛皮消酮

cynabungosides A ～ C 戟叶牛皮消甾苷 A ～ C

cynabunone B [2, 6, 2′-trihydroxy-3-acetyl-4′-(2″, 6″-dihydroxy-3″-acetyl)phenyl-6′-methyl benzophenone] 白首乌乙素 [2, 6, 2′- 三羟基 -3- 乙酰基 -4′-(2″, 6″- 二羟基 -3″- 乙酰基) 苯基 -6′- 甲基二苯酮]

cynaforroside A 大理白前苷 A

cynanauriculosides (cynanosides) Ⅰ, Ⅱ 白首乌新苷 (鹅绒藤苷) Ⅰ、Ⅱ

cynanauriculosides A ～ E 白首乌新苷 A ～ E

cynanbungeigenins A ～ D 戟叶牛皮消苷元 A ～ D

cynanchogenin 牛皮消苷元

cynanchol 白薇素

cynanchone A 白首乌新酮 (白前酮) A

cynanchoside 毛猫爪藤苷

cynandiones A ～ E 白首乌酮 (白前二酮、牛皮消二酮) A ～ E

cynanester A 鹅绒藤酯 A

cynanosides (cynanauriculosides) Ⅰ, Ⅱ 鹅绒藤苷 (白首乌新苷) Ⅰ、Ⅱ

cynanricuoside 牛皮消苷

cynansides A, B 鹅绒藤南苷 A、B

cynantetrone 白首乌四酮 (前胡四酮)

cynanversicosides A ～ G 蔓生白薇苷 (变色白前苷) A ～ G

cynapanosides A ～ I 徐长卿苷 A ～ I

cynarasaponin A methyl ester 菜蓟皂苷 A 甲酯

cynarasaponin H methyl ester 菜蓟皂苷 H 甲酯

cynarasaponins A ～ K 菜蓟皂苷 (刺菜蓟皂苷) A ～ K

cynarascolosides A ～ C 洋蓟萜苷 A ～ C

cynaratriol 菜蓟三醇

cynarin (cinarine, dicaffeoyl quinic acid) 洋蓟素 (朝蓟素、洋蓟酸、朝鲜蓟酸、二咖啡酰奎宁酸)

cynarinine 刺苞菜蓟宁

cynarolide 菜蓟内酯

cynaropicrin 洋蓟苦素 (菜蓟苦素)

cynaroside 菜蓟苷

cynarotrioside 洋蓟三糖苷

cynascyroside D 潮风草苷 D

cynastauosides A ～ C 柳叶白前甾苷 A ～ C

cynatratosides A ～ F 直立白薇苷 (白薇苷) A ～ F

cynatrosides A ～ C 白薇皂苷 A ～ C

cynauricosides A ～ I 牛皮消孕苷 A ～ I

cynauricuosides A ～ C 白首乌苷 (牛皮消苷) A ～ C

cynaustine 琉璃草亭

cynaustraline 澳洲倒提壶碱 (琉璃草灵)

cyngal 药用倒提壶没食子酸生物碱

cynoctonine 西妥宁

cynoglossine 琉璃草碱

cynoglossophine 倒提壶芬碱

cynoglossum base 琉璃草属碱

cynoterpene 锁阳萜

cynsaccatols I ～ W 牛皮消甾醇 I ～ W

cynthiaxanthin 梳黄质

cypellocarpins A ～ C 山灰桉素 (灰树胶素) A ～ C

cypellogins A, B 山灰桉精 A、B

cyper-11-en-3, 4-dione 香附 -11- 烯 -3, 4- 二酮

(–)-cypera-2, 4(15)-diene (–)- 莎草 -2, 4(15)- 二烯

cyperaflavoside 香附子黄酮苷

cyperalin A 香附子素 A

cyperaquinone 莎草醌

cyperene 莎草烯

cyperenoic acid 莎草酸

cyperenoic acid-9-*O*-β-D-glucopyranoside 莎草酸 -9-*O*-β-D- 吡喃葡萄糖苷

cyperenol 莎草酚

cyperenone 香附烯酮

cypermethrin 氯氰菊酯

cyperol 香附醇

cyperolone 香附醇酮

α-cyperone α- 香附酮 (α- 莎草酮)

β-cyperone β- 香附酮 (β- 莎草酮)

cyperotundone 香附薁酮

cyperusols A_1, C, D 长莎草醇 (甜莎草醇) A_1、C、D

(±)-(*E*)-cyperusphenol A　(±)-(*E*)- 莎草酚 A
meso-cyperusphenol A　内消旋 - 莎草酚 A
cyphomycin　丝玢霉素
cyphostemmins A, B　凸花冠素 A、B
cyprinol　鲤胆醇 (鲤胆甾醇、鲤醇)
5α-cyprinol sulfate　5α- 鲤胆甾醇硫酸酯
cypripedin　杓蓝素
cypripediquinone A　杓兰醌 A
cyprotuosides A ～ D　香附子三萜苷 A ～ D
cyrtomin　贯众苷
cyrtominetin　贯众素
cyrtoperin　冷蕨苷
cyrtophylin　大青苷 (山大青苷)
cyrtophyllones A, B　大青酮 A、B
cyrtopterin　次贯众苷 (贯众任苷)
cystathionine　胱硫醚
cysteic acid　磺酸基丙氨酸
cysteine　半胱氨酸
L-cysteine　L- 半胱氨酸
L-cysteine hydrochloride　L- 盐酸半胱氨酸
L-cysteine hydrochloride monohydrate　L- 半胱氨酸盐酸盐一水物
cystine　胱氨酸
L-cystine　L- 胱氨酸
cystine-rich polyphenolic protein　富胱氨酸多酚蛋白质
cystinol　胱氨醇
cystodytin　囊尾蚴素
cystoseirol monoacetate　囊链藻醇单乙酸酯
cytidine　胞苷 (胞嘧啶核苷)
5′-cytidylic acid　5′- 胞苷酸
cytidylic acids A, B　胞啶酸 A、B
(–)-cytisine　(–)- 金雀花碱
cytisine (baptitoxine, sophorine, ulexine)　金雀花碱 (金雀儿碱、野靛碱、金链花碱)
cytisoside　金雀儿黄素
cytisus base　金雀花属碱
cytochalasins A ～ Z, Z_3, Z_5, Z_6　细胞松弛素 A ～ Z、Z_3、Z_5、Z_6
cytochrome C　细胞色素 C
cytochrome P450　细胞色素 P450
cytocyanin　细胞花青素
cytokinin　细胞激肽素 (促细胞分裂素、细胞分裂激素)
cytonic acids A, B　胞丝霉酸 A、B
cytopiloyne (2-*O*-β-D-glucopyranosyloxy-1-hydroxytridec-5, 7, 9, 11-tetrayne)　鬼针草聚炔苷 (2-*O*-β-D- 吡喃葡萄糖氧基 -1- 羟基十三碳 -5, 7, 9, 11- 四炔)
cytosine　胞嘧啶
cytoskyrin A　壳囊孢素 A
cytospaz (daturine, duboisine, hyoscyamine)　莨菪碱 (天仙子胺)
cytosporic acid　壳囊孢酸
cytosporones A ～ E　壳囊孢酮 A ～ E
cytotoxin　细胞毒素
czekanoside A　切坎乌头苷 A
D, L-3-methoxy-*N*-methyl morphinane　D, L-3- 甲氧基 -*N*- 甲基吗啡烷
dacryhainansterone　海南陆均松甾酮
dacrymenone　花耳烯酮
dactylicapnosine　紫金龙辛碱
dactylicapnosinine　紫金龙宁碱
dactylidine　紫金龙定碱
dactyline　紫金龙灵碱
dactylorhins A ～ E　肿根素 A ～ E
daechu alkaloid A　无刺枣碱 A
daechucyclopeptide Ⅰ　无刺枣环肽 Ⅰ
daechuine S_3　无刺枣因 S_3
daemine　呆明碱
dahlin (alant starch, alantin, inulin)　菊糖 (菊粉、菊淀粉)
dahurianol　兴安白芷醇
dahuribiethrins H ～ J　白芷双豆素 H ～ J
(±)-dahuribiscoumarin　(±)- 杭白芷双香豆素
dahurinol A　兴安升麻醇 A
dahurins A, B　兴安白芷素 (杭白芷素) A、B
daidzein (daizeol, 7, 4′-dihydroxyisoflavone)　大豆苷元 (大豆黄素、大豆素、黄豆苷元、7, 4′- 二羟基异黄酮)
daidzein-4′, 7-diglucoside　大豆苷元 -4′, 7- 二葡萄糖苷
daidzein-6″-*O*-acetate　大豆苷元 -6″-*O*- 乙酸酯
daidzein-6″-*O*-malonate　大豆苷元 -6″-*O*- 丙二酸酯
daidzein-7-(6-*O*-malonyl)glucoside　大豆苷元 -7-(6-*O*-丙二酰基) 葡萄糖苷

D

daidzein-7, 4′-*O*-glucoside　大豆苷元 -7, 4′-*O*- 葡萄糖苷	β-damascone　β- 突厥蔷薇酮 (β- 突厥酮)
daidzein-7-*O*-β-D-(6″-*O*-acetyl glucopyranoside)　大豆苷元 -7-*O*-β-D-(6″-*O*- 乙酰吡喃葡萄糖苷)	dambonitol　橡胶肌醇
daidzein-7-*O*-β-D-xylosyl-(1 → 6)-β-D-glucopyranoside　大豆苷元 -7-*O*-β-D- 木糖基 -(1 → 6)-β-D- 吡喃葡萄糖苷	dammar-12β, 20β-diol-24-en-3-one　达玛 -12β, 20β- 二羟基 -24- 烯 -3- 酮
daidzein-8-*C*-apiosyl-(1 → 6)-glucoside　大豆苷元 -8-*C*- 芹糖基 -(1 → 6)- 葡萄糖苷	dammar-13(17), 21-diene　达玛 -13(17), 21- 二烯
daidzein-8-*C*-glucoside (puerarin)　黄豆苷元 -8-*C*- 葡萄糖苷 (葛根素、葛根黄素)	(20*R*)-dammar-13(17), 24-dien-3-one　(20*R*)- 达玛 -13(17), 24- 二烯 -3- 酮
daidzin　大豆苷 (黄豆苷)	(20*S*)-dammar-13(17), 24-dien-3-one　(20*S*)- 达玛 -13(17), 24- 二烯 -3- 酮
daigremontianin　戴氏伽蓝菜素	dammar-18(28), 21-diene　达玛 -18(28), 21- 二烯
trans-daisy acetate　反式 - 乙酸菊稀酯	dammar-20(22), 24-dien-3β-ol　达玛 -20(22), 24- 二烯 -3β- 醇
daizeol (daidzein, 7, 4′-dihydroxyisoflavone)　大豆黄素 (大豆苷元、大豆素、黄豆苷元、7, 4′- 二羟基异黄酮)	dammar-20(22)-en-3β, 12β, 25-trihydroxy-6-*O*-β-D-glucopyranoside　达玛 -20(22)- 烯 -3β, 12β, 25- 三羟基 -6-*O*-β-D- 吡喃葡萄糖苷
dalberatins A ～ E　黄檀亭 A ～ E	dammar-20(22)-en-3β, 12β, 26-triol　达玛 -20(22)- 烯 -3β, 12β, 26- 三醇
dalbergenone　黄檀酮	dammar-20, 24-dien-3β-ol acetate　达玛 -20, 24- 二烯 -3β- 醇乙酸酯
dalbergichromene　黄檀色烯	(20*S*)-dammar-23-en-3β, 20, 25, 26-tetraol　(20*S*)- 达玛 -23- 烯 -3β, 20, 25, 26- 四醇
dalbergin　黄檀素	(20*S*)-dammar-23-en-3β, 20, 25-triol　(20*S*)- 达玛 -23- 烯 -3β, 20, 25- 三醇
dalbergioidin　类黄檀素	dammar-23-en-3β, 25-diol　达玛 -23- 烯 -3β, 25- 二醇
(*R*)-(+)-dalbergiphenol　(*R*)-(+)- 黄檀酚	dammar-24(25)-en-3β, 6α, 12β, (20*S*)-tetrahydroxy-20-*O*-β-D-glucopyranoside　达玛 -24(25)- 烯 -3β, 6α, 12β, (20*S*)- 四羟基 -20-*O*-β-D- 吡喃葡萄糖苷
(*R*)-dalbergiphenol　(*R*)- 黄檀苯酚	(20*S*)-dammar-24-en-3β, 20-diol　(20*S*)- 达玛 -24- 烯 -3β, 20- 二醇
dalbergiphenol　黄檀酚	25-dammar-24-en-3β, 20-diol　25- 达玛 -24- 烯 -3β, 20- 二醇
dalbinol　阔叶黄檀醇	dammar-24-en-3β, 20-diol　达玛 -24- 烯 -3β, 20- 二醇
daleformis　蕨状戴尔豆素	(20*S*)-dammar-24-en-3β, 20-diol-3-acetate　(20*S*)- 达玛 -24- 烯 -3β, 20- 二醇 -3- 乙酸酯
dalenin　大林素	dammar-24-en-3β-acetoxy-(20*S*)-ol　达玛 -24- 烯 -3β- 乙酰氧基 -(20*S*)- 醇
dalpanitin　圆锥黄檀亭	(20*S*, 24*R*)-dammar-25-en-24-hydroperoxy-3β, 20-diol　(20*S*, 24*R*)- 达玛 -25- 烯 -24- 氢过氧基 -3β, 20- 二醇
dalpanol　圆锥黄檀醇 (达潘醇)	(20*R*)-dammar-25-en-3β, 20, 21, 24ξ-tetraol　(20*R*)- 达玛 -25- 烯 -3β, 20, 21, 24ξ- 四醇
dalpanol-*O*-glucoside　圆锥黄檀醇 -*O*- 葡萄糖苷	dammar-25-en-3β, 20, 24-triol (fouquierol)　达玛 -25- 烯 -3β, 20, 24- 三醇 (墨西哥刺木醇、刺树醇)
dalparvin A　小花黄檀素 A	dammar-25-en-3β, 20ζ, 24ζ-triol　达玛 -25- 烯 -3β, 20ζ, 24ζ- 三醇
dalrubone　戴尔豆酮	
dalsissooside　印度黄檀异黄苷	
dalsympathetin　共感黄檀素	
dalversinol A　无柄变色戴尔豆酚 A	
damascenine　大马士革宁	
β-damascenone　β- 突厥蔷薇烯酮 (β- 大马酮)	
(*E*)-β-damascenone　(*E*)-β- 突厥蔷薇烯酮	
damascenone　突厥蔷薇烯酮 (大马酮)	
trans-β-damascenone　反式 -β- 突厥蔷薇烯酮	
damascone　突厥蔷薇酮 (突厥酮)	

(20*R*)-dammar-3β, 12β, 20, 25-tetraol　(20*R*)- 达玛 -3β, 12β, 20, 25- 四醇

(20*R*)-dammar-3β, 6α, 12β, 20, 25-pentahydroxy-6-*O*-α-L-rhamnopyranosyl-(1 → 2)-*O*-β-D-glucopyranoside　(20*R*)- 达玛 -3β, 6α, 12β, 20, 25- 五羟基 -6-*O*-α-L- 吡喃鼠李糖基 -(1 → 2)-*O*-β-D- 吡喃葡萄糖苷

(20*R*)-dammar-3β, 6α, 12β, 20, 25-pentaol　(20*R*)- 达玛 -3β, 6α, 12β, 20, 25- 五醇

(24*E*)-3, 4-secodammar-4(28), 20, 24-trien-3, 26-dioic acid　赤杨萜烯酸 B [(24*E*)-3, 4- 开环达玛 -4(28)20, 24- 三烯 -3, 26- 二酸]

(24*E*)-3, 4-secodammar-4(28), 20, 24-trien-3, 26-dioic acid-3-methyl ester　赤杨萜烯酸 A [(24*E*)-3, 4- 开环达玛 -4(28), 20, 24- 三烯 -3, 26- 二酸 -3- 甲酯]

dammaradienol　达玛二烯醇

dammaradienol acetate　达玛二烯醇乙酸酯

dammarane　达玛烷

dammarenediol　达玛烯二醇

dammarenediol Ⅱ　达玛烯二醇 Ⅱ

dammarenediol-3-*O*-palmitate　达玛烯二醇 -3-*O*- 棕榈酸酯

dammarenolic acid　达玛脂酸

damnacanthal　虎刺醛 (虎刺素)

damnacanthol　虎刺醇

damnacanthol-ω-ethyl ether　虎刺醇 -ω- 乙醚

damnidin　虎刺尼定

damsin　二氢豚草素

damsinic acid　二氢豚草酸

daniellol　丹尼苏木醇

danmelittoside　单密力特苷

danshenols A, B　丹参醇 A、B

danshenspiroketallactones Ⅰ, Ⅱ　丹参螺缩酮内酯 (丹参螺酮内酯) Ⅰ、Ⅱ

danshensu [salvianic acid A, D-(+)-β-(3, 4-dihydroxyphenyl)lactic acid]　丹参素 [丹参酸 A、D-(+)-β-(3, 4- 二羟苯基) 乳酸]

danshensu methyl ester (methyl 3, 4, α-trihydroxyphenyl propionate, methyl 3, 4-dihydroxyphenyl lactate)　丹参素甲酯 (3, 4, α- 三羟基苯丙酸甲酯 、3, 4- 二羟基苯基乳酸甲酯)

danshenxinkuns A ～ D　丹参新醌甲～丁

dantron (chrysazin, 1, 8-dihydroxyanthraquinone)　二羟基蒽二酮 (柯嗪、1, 8- 二羟基蒽醌)

daodeuterium　氘

daphangustifolines A, B　狭叶虎皮楠碱 A、B

daphcalycic acid　牛耳枫酸

19-daphcalycinosidines A ～ C　19- 牛耳枫苷碱 A ～ C

daphcalycinosidines A ～ F　牛耳枫苷碱 A ～ F

daphene　瑞香芬

daphgraciline　纤维虎皮楠林碱

daphgracine　纤细虎皮楠碱

daphhimalenines A, B　西藏虎皮楠碱 A、B

daphlongamine E　长序虎皮楠胺 E

daphmacrine　长柄交让木克林碱 (交让木灵)

daphmacrine hydrobromide　长柄交让木克林碱氢溴酸盐

daphmacromines A ～ O　交让木明 A ～ O

daphmacropodine　长柄交让木坡定碱

daphmacropodosidines A, B　交让木西定 A、B

daphmanidins A, B　泰吉斯曼虎皮楠素 A、B

daphnan-23-oic acid methyl ester　虎皮楠 -23- 酸甲酯

(+)-daphnandrine　(+)- 花桂碱 [(+)- 小花桂雄碱]

daphnandrine (*O*-methyl daphnoline)　瑞香楠君 [花桂碱、(+)- 小花桂雄碱、*O*- 甲基瑞香醇灵]

daphnane　瑞香烷

daphnarcine　瑞香水仙碱

daphne factors P_1, P_2　瑞香因子 P_1、P_2

daphneflavan Ⅰ　瑞香黄烷甲

daphnegiraldifin　黄瑞香丙素

daphneligin　油瑞香素 (瑞香木脂因)

daphnenone　瑞香烯酮

daphneolone　瑞香醇酮

daphneomine　虎皮楠明碱

daphneside　瑞香新苷

daphneticin　瑞香新素 (瑞香替西)

daphnetin (7, 8-dihydroxycoumarin)　瑞香素 (7, 8- 二羟基香豆素、瑞香内酯、祖师麻甲素、白瑞香素)

daphnetin-7-methyl ether　瑞香素 -7- 甲醚

daphnetin-8-methyl ether　瑞香素 -8- 甲醚

daphnetin-8-*O*-glucoside　瑞香素 -8-*O*- 葡萄糖苷

daphnetin-8-β-D-glucopyranoside　瑞香素 -8-β-D- 吡喃葡萄糖苷

daphnetoxin　瑞香毒素

daphnezomic acid　虎皮楠唑酸

daphnezomines A ～ U　虎皮楠唑胺 (虎皮楠佐碱) A ～ U

daphniacetal A　虎皮楠缩醛 A

daphnicadine　牛耳枫碱乙 (交让卡定)

daphnicaline　牛耳枫碱甲 (牛耳枫卡林碱)

daphnicamine　牛耳枫碱丙 (牛耳枫胺)

daphnicyclidines A ～ L　虎皮楠环定 A ～ L

daphnicyclidins A ～ K　虎皮楠环素 A ～ K

daphniglaucins A ～ D　粉绿虎皮楠素 A ～ D

daphnigraciline　纤维虎皮楠灵碱

daphnigracine　纤细虎皮楠辛碱

daphnilactone A　交让木内酯 A

daphnilongeranins A ～ D　长序虎皮楠宁碱 A ～ D

daphnilongeridine　长序虎皮楠定碱

daphnimacrine　艾让尼马碱

daphnimacropine　交让木品碱

daphnimacropodines A ～ D　交让木定碱 A ～ D

daphnin (7, 8-dihydroxycoumarin-7-β-D-glucoside)　瑞香苷 (白瑞香苷、7, 8- 二羟基香豆素 -7-β-D- 葡萄糖苷)

daphnioldhamine A　虎皮楠哈明碱 A

daphnioldhanins A ～ K　虎皮楠宁碱 A ～ K

daphnipaxianines A ～ D　脉叶虎皮楠宁碱 A ～ D

daphnipaxinin　脉叶虎皮楠宁素

daphniphyllamine (daphniphylline)　虎皮楠胺 (交让木碱)

secodaphniphylline　开环交让木碱

daphniphylline (daphniphyllamine)　交让木碱 (虎皮楠胺)

daphniphyllum base　交让木属碱

daphniteijsmine　泰氏虎皮楠胺

daphniyunnines A ～ E　大叶虎皮楠宁碱 A ～ E

daphnodorin G-3″-methyl ether　毛瑞香素 G-3″- 甲醚

daphnodorin H-3″-methyl ether　毛瑞香素 H-3″- 甲醚

daphnodorins A ～ K, D_1, D_2　毛瑞香素 (瑞香黄烷素) A ～ K、D_1、D_2

daphnogitin　瑞香汀素

daphnoldines A, B　虎皮楠定碱 A、B

daphnolin　瑞香林苷

daphnoline (trilobamine)　瑞香醇灵 (木防已胺)

daphnoretin　西瑞香素 (双白瑞香素)

daphnoretin-7-*O*-β-D-glucopyranoside　西瑞香素 -7-*O*-β-D- 吡喃葡萄糖苷

daphnoretin-7-*O*-β-D-glucoside　西瑞香素 -7-*O*-β-D- 葡萄糖苷

daphnorin　瑞香灵苷 (瑞香诺灵)

dapholdhamines A ～ D　虎皮楠明碱 A ～ D

daphylloside (asperulosidic acid methyl ester)　交让木苷 (车叶草酸甲酯、车叶草苷酸甲酯)

dapsone　氨苯砜

darendosides A, B　裙带菜苷 (达伦代苷) A、B

darlucins A, B　锈寄生菌素 A、B

darutigenol　豨莶精醇

darutin bitter　豨莶苦味质

darutoside　豨莶苷

dasycarine　白鲜灵碱

dasycarpamin　白鲜明碱

dasycarpidol　厚果醇

dasycarpine　厚果红豆树碱

dasycarpol　白鲜苦醇

dasycarpus acid　白鲜酸

dasycarpusenester A　白鲜烯酯 A

dasycarpusester B　白鲜酯 B

dasycarpuside A　白鲜醇苷 A

dasyl actones A, B　白鲜萜内酯 A、B

dasyscyphins A ～ C　白毛丁菌素 A ～ C

datiscetin　橡精

datiscoside　达提期可苷

datumelin　洋金花林素

datumetelins A ～ G　白曼陀罗林素 A ～ G

datumetine　白曼陀罗碱

datura base　曼陀罗属碱

daturabietatriene　曼陀罗冷杉三烯

daturadiol　曼陀罗萜二醇

daturafolisides 1 ～ 6　洋金花叶苷 1 ～ 6

daturafolisides A ～ U　洋金花叶苷 A ～ U

daturafolisins A ～ C　洋金花叶素 A ～ C

daturalactone　曼陀罗内酯 (曼陀罗甾内酯)

daturalicin　曼陀罗利辛

daturametelamides A, B　洋金花酰胺 A、B

daturametelins A ～ J　白曼陀罗素 A ～ J

daturametelosides B ～ N　洋金花苷 B ～ N

daturaolone　曼陀罗醇酮 (曼陀罗萜醇酮)

daturataturins A, B　罗陀罗苷 A、B

daturilin　曼陀罗灵

daturilinol　曼陀罗灵醇

daturine (hyoscyamine, duboisine, cytospaz)　莨菪碱 (天仙子胺)

daucenal　胡萝卜烯醛

daucene　胡萝卜烯

daucic acid　胡萝卜酸

daucine　胡萝卜碱

daucoidins A, B　羽苞藁本素 A、B

daucol　胡萝卜脑

daucosterin (eleutheroside A, strumaroside, β-sitosteryl-3-*O*-β-D-glucopyranoside, daucosterol, sitogluside, coriandrinol)　胡萝卜苷 (刺五加苷 A、苍耳苷、β-谷甾醇 -3-*O*-β-D- 吡喃葡萄糖苷、芫荽甾醇苷)

daucosterol (eleutheroside A, strumaroside, β-sitosteryl-3-*O*-β-D-glucopyranoside, daucosterin, sitogluside, coriandrinol)　胡萝卜苷 (刺五加苷 A、苍耳苷、β-谷甾醇 -3-*O*-β-D- 吡喃葡萄糖苷、芫荽甾醇苷)

daucosterol palmitate　胡萝卜苷棕榈酸酯

daucosterol-6′-malate　胡萝卜苷 -6′- 苹果酸酯

daucosterol-6′-*O*-eicosanoate　胡萝卜苷 -6′-*O*- 二十酸酯

daucucarotol　野胡萝卜醇

daucusin　胡萝卜苦苷

daurichromenes A ～ D　兴安杜鹃色烯 A ～ D

daurichromenic acid　兴安杜鹃色烯酸 (腺果色烯酸)

dauricicoline　蝙蝠葛新苛林碱

dauriciline (guattegaumerine)　蝙蝠葛林碱 (蝙蝠葛新林碱)

dauricine　蝙蝠葛碱 (山豆根碱)

6′-dauricinoline　6′- 去甲山豆根碱

dauricinoline A　蝙蝠葛新诺林碱 (去甲山豆根碱、山豆根异醇灵碱) A

dauricoline　6, 6′- 二去甲山豆根碱

dauricoside　北豆根苷 (蝙蝠葛兴安苷)

dauricumidine　蝙蝠葛定碱

daurinoline　蝙蝠葛诺林碱 (蝙蝠葛醇灵碱)

daurioxoisoporphines A, B　蝙蝠葛氧亚基异阿朴啡碱 A、B

dauriporphine　蝙蝠葛宁碱 (北豆根朴啡碱)

dauriporphinoline　蝙蝠葛宁酚碱 (蝙蝠葛朴啡灵、北豆根波芬诺灵碱)

daurisoline　蝙蝠葛苏林碱 (北豆根苏林碱)

davallialactone　骨碎补内酯

davallic acid　骨碎补酸

davallin　骨碎补素

davalliosides A, B　骨碎补苷 A、B

davanone　骨碎补酮

davidianones A, C　黑榆酮 A、C

davidigenin　川西荚蒾苷元

davidigenin-2′-*O*-(2″-*O*-4‴-hydroxybenzoyl)-β-D-glucopyranoside　川西荚蒾苷元 -2′-*O*-(2″-*O*- 对羟基苯甲酰基)-β-D- 吡喃葡萄糖苷

davidigenin-2′-*O*-(6″-*O*-syringoyl)-β-D-glucopyranoside　川西荚蒾苷元 -2′-*O*-(6″-*O*- 丁香酰基)-β-D- 吡喃葡萄糖苷

davidiols A ～ D　白刺花酚 A ～ D

davidiosides A ～ C　川西荚蒾苷 (珙桐苷、珙桐酯苷) A ～ C

davidisines A, B　谷地翠雀辛 A、B

davuriciins D_1, D_2, M_1, T_1　刺玫果素 D_1、D_2、M_1、T_1

davuricosides C ～ O　黄连花苷 C ～ O

dawoensin A　道孚香茶菜甲素

(–)-de-4′, 4″-*O*-dimethyl epimagnolin A　(–)- 去 -4′, 4″-*O*- 二甲基表木兰脂素 A

2-deacetoxy-10-acetyl taxine B　2- 去乙酰氧基 -10- 乙酰基紫杉碱 B

13-deacetoxy-13, 15-epoxy-11(15 → 1)-*abeo*-13-epi-baccatin Ⅵ　13- 去乙酰氧基 -13, 15- 环氧 -11(15 → 1)- 迁 -13- 表浆果赤霉素 Ⅵ

12-deacetoxy-15α-hydroxy-23-epi-26-deoxyactein　12- 去乙酰氧基 -15α- 羟基 -23- 表 -26- 脱氧类叶升麻素

1-deacetoxy-1-oxocaesalmin C　1- 去乙酰氧基 -1- 氧亚基喙荚云实素 C

12-deacetoxy-23-epi-26-deoxyactein　12- 去乙酰氧基 -23- 表 -26- 脱氧类叶升麻素

2-deacetoxy-5-decinnamoyl taxinine J　2- 去乙酰氧基 -5- 去桂皮酰基紫杉素 J

3-deacetoxy-6-acetoxycaesaldekarin E　3- 去乙酰氧基 -6- 乙酰氧基大云实灵 E

2-deacetoxy-7, 9-dideacetyl taxinine J　2- 去乙酰氧基 -7, 9- 二去乙酰基紫杉素 J

6-deacetoxy-7-deacetyl chisocheton　6- 去乙酰氧基 -7- 去乙酰基溪桫素

10-deacetoxy-7-xylosyl taxol　10- 去乙酰氧基 -7- 木糖基紫杉醇	deacetyl aspidospermine　去乙酰白坚木碱
2-deacetoxy-9-acetoxytaxines A, B　2- 去乙酰氧基 -9- 乙酰氧基紫杉碱 A、B	2′β-deacetyl austrospicatine　2′β- 去乙酰澳大利亚穗状红豆杉碱
3-deacetoxy-9-acetoxytaxines A, B　3- 去乙酰氧基 -9- 乙酰氧基紫杉碱 A、B	7β-deacetyl austrospicatine　7β- 去乙酰澳大利亚穗状红豆杉碱
3-deacetoxy-acetoxycaesaldekarin E　3- 去乙酰氧基乙酰氧基大云实灵 E	2′-deacetyl austrotaxine　2′- 去乙酰澳洲红豆杉碱
2′β-deacetoxyaustrospicatine　2′β- 去乙酰氧基澳大利亚穗状红豆杉碱	deacetyl azadirachtin　去乙酰印苦楝素
10-deacetoxybaccatin Ⅲ　10- 去乙酰氧基巴卡亭Ⅲ	5α-deacetyl baccatin　5α- 去乙酰浆果赤霉素
deacetoxycucurbitacin B-2-*O*-glucoside　去乙酰氧基葫芦素 B-2-*O*- 葡萄糖苷	7, 9-deacetyl baccatin Ⅳ　7, 9- 去乙酰浆果赤霉素 Ⅳ
17-deacetoxycyclovinblastine　17- 去乙酰氧基环长春碱	11-deacetyl baccatin Ⅵ　11- 去乙酰浆果赤霉素 Ⅵ
4-deacetoxycyclovinblastine　4- 去乙酰氧基环长春碱	7, 9, 10-deacetyl baccatin Ⅵ　7, 9, 10- 去乙酰浆果赤霉素 Ⅵ
2-deacetoxydecinnamoyl taxinine J　2- 去乙酰氧基去肉桂酰紫杉素 J (2- 去乙酰氧基去肉桂酰紫杉宁 J)	9-deacetyl baccatin Ⅵ　9- 去乙酰浆果赤霉素Ⅵ
2-deacetoxydeoxyparguerol　2- 去乙酰氧基脱氧帕尔瓜醇	10-deacetyl baccatins Ⅰ～Ⅵ　10- 去乙酰浆果赤霉素 (10- 去乙酰巴卡亭) Ⅰ～Ⅵ
deacetoxyhiyodorilactone B　去乙酰氧基山兰内酯 B	28-deacetyl belamcandal　28- 去乙酰基射干醛
deacetoxymatricarin　去乙酰氧基母菊酮素	deacetyl bowdensine　去乙酰鲍登素
2α-deacetoxytaxinine J　2α- 脱乙酰氧基紫杉素 (2α- 脱乙酰氧基紫杉宁) J	7-deacetyl bruceajavanins A, B　7- 去乙酰鸦胆子宁 A、B
2-deacetoxytaxinines A～J　2- 去乙酰氧基紫杉素 (2- 去乙酰氧基红豆杉素) A～J	deacetyl bufotalin　去乙酰蟾蜍它灵
12-deacetoxytoonacilin　12- 去乙酰氧基红椿林素	1-deacetyl caesalmins A～C　1- 去乙酰喙荚云实素 A～C
17-deacetoxyvinamidine　17- 去乙酰氧基长春米定	13-deacetyl canadensene　13- 去乙酰加拿大紫杉烷
deacetoxyvinblastine　去乙酰氧基长春碱	7-deacetyl canadensene　7- 去乙酰加拿大紫杉烷
6-*O*-deacetyl ajugamarin　6-*O*- 去乙酰筋骨草马灵	deacetyl cinobufagin (desacetyl cinobufagin)　去乙酰华蟾蜍精
6-deacetyl ajugarin　6- 去乙酰筋骨草灵	deacetyl cinobufotalin (desacetyl cinobufotalin)　去乙酰华蟾毒它灵
deacetyl ajugarin Ⅳ　去乙酰筋骨草灵 Ⅳ	3-deacetyl cipadonoid D　3- 去乙酰基灰毛浆果楝萜 D
24-deacetyl alisol O　24- 去乙酰基泽泻醇 O	19-deacetyl conyzalactone　19- 去乙酰白酒草内酯
deacetyl ambiguine　去乙酰多态飞燕草次碱 (去乙酰飞燕草因碱)	25-deacetyl cucurbitacin A　25- 去乙酰葫芦素 A
14-deacetyl ambiguine　14- 去乙酰飞燕草因碱	deacetyl daphylloside　去乙酰交让木苷
deacetyl asperuloside　去乙酰车叶草苷	2-deacetyl decinnamoyl taxinine E　2- 去乙酰去桂皮酰紫杉素 E
10-deacetyl asperulosidic acid　10- 去乙酰车叶草酸	3-deacetyl decinnamoyl taxinine E　3- 去乙酰基去桂皮酰紫杉素 E
deacetyl asperulosidic acid　去乙酰车叶草苷酸	deacetyl dehydromatricarin　去乙酰脱氢母菊内酯酮
6α-deacetyl asperulosidic acid methyl ester　6α- 去乙酰车叶草苷酸甲酯	deacetyl dehydrotomentidin　去乙酰脱氢茸毛牛奶藤素
6β-deacetyl asperulosidic acid methyl ester　6β- 去乙酰车叶草苷酸甲酯	deacetyl desformoakuammiline　去乙酰去甲酰基阿枯米灵碱
deacetyl aspidospermatine　去乙酰白坚木亭	deacetyl doronine　去乙酰多榔菊碱
	deacetyl eupaserrin　去乙酰锯齿泽兰内酯
	deacetyl eupasimplicins A, B　去乙酰华泽兰素 A、B

deacetyl fawcettine　去乙酰佛石松碱

N-deacetyl finaconitine　*N*- 去乙酰赣皖乌头碱 (*N*- 去乙酰赣乌碱)

deacetyl forskolin　去乙酰毛喉鞘蕊花素

deacetyl fruticolone　去乙酰氧基灌木香料酮

deacetyl ganoderic acid F　脱乙酰灵芝酸 F

12-deacetyl ganoderic acid H　12- 去乙酰基灵芝酸 H

deacetyl heterophylloidine　去乙酰异叶乌头定碱

deacetyl hookerioside　去乙酰胡克车前苷

deacetyl impecyloside　去乙酰白茅呋喃苷

deacetyl inuchinenolide B　去乙酰旋覆花内酯 B

deacetyl inulicin　去乙酰旋覆花次内酯

19-*O*-deacetyl jodrellin A　19-*O*- 去乙酰乔德黄芩素 A

7-deacetyl khivorin　7- 去乙酰基艾弗非洲楝素

deacetyl lappaconitine　去乙酰刺乌头碱

N-deacetyl lappaconitine　*N*- 去乙酰刺乌头碱

deacetyl lyofolic acid　去乙酰緑木酸

deacetyl lyoniatoxin (lyoniol B)　去乙酰南烛毒素 (南烛醇 B)

deacetyl marsformoside　去乙酰台湾牛奶菜孕甾苷

deacetyl martynoside　去乙酰角胡麻苷

deacetyl metaplexigenin　去乙酰萝藦苷元

15-*O*-deacetyl nimbolidin B　15-*O*- 去乙酰印楝波力定 B

1-deacetyl nimbolinins A, B　1- 去乙酰印楝波灵素 (1- 去乙酰印楝波力宁) A、B

deacetyl nomilin　去乙酰柠檬林素 (去乙酰闹米林)

deacetyl nomilin glucoside　去乙酰柠檬林素葡萄糖苷

deacetyl nomilin-17-β-D-glucopyranoside　去乙酰柠檬林素 -17-β-D- 吡喃葡萄糖苷

deacetyl nomilinic acid　去乙酰柠檬林酸 (去乙酰闹米林酸)

deacetyl nomilinic acid glucoside　去乙酰柠檬林酸葡萄糖苷

deacetyl nomilinic acid-17-β-D-glucopyranoside　去乙酰柠檬林酸 -17-β-D- 吡喃葡萄糖苷

1-*O*-deacetyl ohchinolides A, B　1-*O*- 去乙酰日楝内酯 A、B

deacetyl oleandrin C　去乙酰欧洲夹竹桃苷丙

deacetyl ophiopojaponin A　去乙酰麦冬皂苷 A

2-*O*-deacetyl orthosiphol J　2-*O*- 去乙酰基鸡脚参醇 J

7-*O*-deacetyl orthosiphols A, B　7-*O*- 去乙酰基鸡脚参醇 A、B

deacetyl ovatifolin　去乙酰卵南美菊素 (去乙酰卵叶柄花菊素、去乙酰柄花菊素)

deacetyl pachysamine A　去乙酰富贵草胺 A

O-deacetyl pachysandrine A, B　*O*- 去乙酰粉蕊黄杨碱 A、B

deacetyl peganetin　去乙酰骆驼蓬苷

deacetyl picracin　去乙酰胡黄连素

deacetyl picraline　去乙酰匹克拉林碱

deacetyl picraline-3, 4, 5-trimethoxybenzoate　去乙酰匹克拉林碱 -3, 4, 5- 三甲氧基苯甲酸酯

deacetyl protoveratrines A, B　去乙酰原藜芦碱 A、B

deacetyl pseudolaric acid A　去乙酰土荆皮甲酸

deacetyl pseudolaric acid C　去乙酰土荆皮丙酸

(+)-5″-deacetyl purpurin　(+)-5″- 去乙酰灰叶因

deacetyl pyrifolidine　去乙酰吡呋定

N-deacetyl ranaconitine　*N*- 去乙酰毛茛叶乌头碱 (去乙酰冉乌头碱)

3-deacetyl salannin　3- 去乙酰基印楝沙兰林

deacetyl salvianonol　去乙酰鼠尾草酮酚

deacetyl sarmentamide B　去乙酰假蒟酰胺 B

15-deacetyl sergeolide　15- 去乙酰基假咖啡苦皮树内酯

6-deacetyl severinolide　6- 去乙酰东风橘内酯

deacetyl strychnospermine　去乙酰番木鳖明

2-deacetyl taxachitriene A　2- 去乙酰中国紫杉三烯甲素

5-deacetyl taxachitriene B　5- 去乙酰中国紫杉三烯乙素

7-deacetyl taxayuntin D　7- 去乙酰基紫杉云亭 D

2-deacetyl taxines A, B　2- 去乙酰紫杉碱 A、B

10-deacetyl taxinines A, B　10- 去乙酰紫杉素 A、B

10-deacetyl taxols A ～ C　10- 去乙酰紫杉醇 (10- 去乙酰紫杉酚) A ～ C

10-deacetyl taxuyunnanine A　10- 去乙酰云南紫杉宁 A

deacetyl tetraneurin A　去乙酰四脉银胶菊素 A

1-deacetyl tinosineside A　1- 去乙酰中华青牛胆苷 A

deacetyl tomentosin　去乙酰牛奶藤素

12-deacetyl trichilin Ⅰ　12- 去乙酰基鹧鸪花素 Ⅰ

3-deacetyl trichilin H　3- 去乙酰基鹧鸪花素 H

12-*O*-deacetyl trichilin H　12-*O*- 去乙酰鹧鸪花素 H

2, 3-deacetyl trifloroside　2, 3- 脱乙酰三花龙胆苷

2-deacetyl trifloroside　2- 脱乙酰三花龙胆苷

3-deacetyl trifloroside　3- 脱乙酰三花龙胆苷

D

deacetyl tulirinol (tatridin A) 去乙酰北美鹅掌楸醇 (三齿蒿素 A、三齿蒿定 A、塔揣定 A)
deacetyl turraeanthin 去乙酰杜楝酯
14-deacetyl tussfarfarin [7β-(3-ethyl-*cis*-crotonoyloxy)-14-hydroxynotonipetranone] 14- 去乙酰基款冬花素 [7β-(3- 乙基顺式 - 巴豆酰氧基)-14- 羟基石生诺顿菊酮]
deacetyl uvaricin 去乙酰紫玉盘素
deacetyl viguiestenin 去乙酰狭裂金眼菊素
deacetyl vinblastine 去乙酰文拉亭
deacetyl vincaleukoblastine 去乙酰长春碱
deacetyl vindoline 去乙酰长春刀灵
deacetyl vismione H 去乙酰普梭草酮 H
deacetyl vitexilactone 去乙酰牡荆内酯
1-deacetyl wilfordine 1- 去乙酰基雷公藤碱
deacetyl xanthinin (xanthatin) 去乙酰苍耳素 (苍耳亭)
22-deacetyl yanuthone A 22- 去乙酰基亚努萨酮 A
8-deacetyl yunaconitine 8- 去乙酰滇乌碱
10-deacetyl yunnanaxane 10- 去乙酰云南红豆杉紫杉烷
3-deacetyl-11(15 → 1)-*abeo*-baccatin Ⅵ 3- 去乙酰基 -11(15 → 1)- 迁浆果赤霉素Ⅵ
deacetyl-11β, 13-dihydroovatifolin 去乙酰基 -11β, 13- 二氢卵南美菊素 (去乙酰基 -11β, 13- 二氢卵叶柄花菊素)
deacetyl-11β, 13-dihydroovatifolin-8-one 去乙酰基 -11β, 13- 二氢卵南美菊素 -8- 酮 (去乙酰基 -11β, 13- 二氢卵叶柄花菊素 -8- 酮)
deacetyl-11β, 13-dihydroovatifolin-8-*O*-tiglate 去乙酰基 -11β, 13- 二氢卵南美菊素 -8-*O*- 巴豆酸酯 (去乙酰基 -11β, 13- 二氢卵叶柄花菊素 -8-*O*- 巴豆酸酯)
2-deacetyl-11β, 13-dihydroxyxanthinin 2- 去乙酰基 -11β, 13- 二羟基黄质宁
3-deacetyl-12-*O*-methyl volkensin 3- 去乙酰基 -12-*O*- 甲基沃氏藤黄辛
15-*O*-deacetyl-15-*O*-methyl nimbolidin B 15-*O*- 去乙酰基 -15-*O*- 甲基印楝波力定 B
7-deacetyl-17β-hydroxyazadiradione 7- 去乙酰 -17β- 羟基印度楝二酮
deacetyl-19, 20-epoxycytochalasin Q 去乙酰基 -19, 20- 环氧细胞松弛素 Q
1-deacetyl-1-benzoyl evonine 1- 脱乙酰 -1- 苯甲酰卫矛羰碱
5-*O*-deacetyl-15-*O*-methyl nimbolidin A 5-*O*- 去乙酰基 -15-*O*- 甲基印楝波力定 A

1-*O*-deacetyl-1-*O*-benzoyl ohchinolide B 1-*O*- 去乙酰基 -1-*O*- 苯甲酰日楝内酯 B
1-*O*-deacetyl-1-*O*-tigloyl ohchinolides A, B 1-*O*- 去乙酰基 -1-*O*- 惕各酰日楝内酯 A、B
deacetyl-1α, 4β-dihydroxybishopsolicepolide 去乙酰基 -1α, 4β- 二羟基比梢菊内酯
deacetyl-2, 3-dihydroxypropyl pseudolarate A 去乙酰基 -2, 3- 二羟基土荆皮甲酸丙酯
deacetyl-2, 3-dihydroxypropyl pseudolarate B 去乙酰基 -2, 3- 二羟基土荆皮乙酸乙酯
7-deacetyl-21α-methoxydihydrobruceajavanin B 7- 去乙酰基 -21α- 甲氧基二氢鸦胆子宁 B
3-deacetyl-28-oxosalannin 3- 去乙酰基 -28- 氧亚基印楝沙兰林
2-deacetyl-2α-benzoyl-5, 13-diacetyl taxchinin A 2- 去乙酰 -2α- 苯甲酰 -5, 13- 二乙酰紫杉云亭 A
3-deacetyl-4′-demethyl salannin 3- 去乙酰基 -4′- 去甲印楝沙兰林
3-deacetyl-4′-demethyl-28-oxosalannin 3- 去乙酰基 -4′- 去甲 -28- 氧亚基印楝沙兰林
2α-deacetyl-5α-decinnamoyl taxagifine 2α- 去乙酰 -5α- 去桂皮酰欧紫杉吉吩
deacetyl-6-ethoxyasperulosidic acid methyl ester 去乙酰基 -6- 乙氧基车叶草苷酸甲酯
7-deacetyl-7-benzoyl taxayuntin C 7- 去乙酰基 -7- 苯甲酰紫杉云亭 C
7-deacetyl-7-benzoyl taxchinin Ⅰ 7- 去乙酰 -7- 苯甲酰红豆杉宁 Ⅰ
10-deacetyl-7-xylosyl paclitaxel 10- 去乙酰 -7- 木糖基紫杉醇
9-deacetyl-9-benzoyl-10-debenzoyl brevifoliol 9- 去乙酰 -9- 苯甲酰基 -10- 去苯甲酰基去短叶老鹳草素醇
9-deacetyl-9-benzoyl-10-debenzoyl taxchinin A 9- 去乙酰 -9- 苯甲酰基 -10- 去苯甲酰基紫杉奎宁 A
14-deacetyleurylene 14- 去乙酰基宽树冠木烯
10-deacetyl-10-oxo-7-epicephalomannine 10- 去乙酰 -10- 氧亚基 -7- 表三尖杉宁碱
10-deacetyl-10-oxo-7-epitaxol 10- 去乙酰 -10- 氧亚基 -7- 表紫杉醇
10-deacetyl-10-oxo-7-epitaxuyunnanine A 10- 去乙酰 -10- 氧亚基 -7- 表云南紫杉宁 A
10-deacetyl-10-oxobaccatin Ⅴ 10- 去乙酰 -10- 氧亚基浆果赤霉素 Ⅴ
10β-deactyl spicatine 10β- 去乙酰穗状红豆杉亭
deacyl brownioside 去酰百合皂苷 (去酰野百合苷)

deacyl cyanaropicrin 去酰蓟苦素

deacyl cynanchogenin 去酰牛皮消苷元

deacyl cynaropicrin 去酰洋蓟苦素 (去酰基菜蓟苦素)

deacyl escin Ⅰ 去酰七叶素Ⅰ

deacyl isomartynoside 去酰异角胡麻苷

deacyl janerin 去酰伽氏矢车菊素

deacyl jegosaponin 去酰野茉莉皂苷

deacyl metaplexigenin 去酰萝摩苷元

deacyl senegasaponins B, C 去酰美远志皂苷 B、C

deacyl-*trans*-*p*-coumarate 去酰基 - 反式 - 对香豆酸酯

deaminoacyl taxine A 去胺酰基紫杉碱 A

deangeloyl gomisins B ～ F 去当归酰北五味子素 (去当归酰戈米辛) B ～ F

deangeloyl oxytorilin 去当归酰氧基窃衣素

deapioplatycodin D, D_3 去芹糖基桔梗皂苷 (去芹菜糖桔梗皂苷) D、D_3

deapioplatyconic acid A lactone 去芹糖基桔梗苷酸 A 内酯

deapioplatycoside E 去芹糖基桔梗糖苷 E

9-deargininebradykinin 9- 去精氨酸缓激肽

debenzoyl alopecurine 脱苯基苦石松任

14-debenzoyl franchetine 14- 去苯甲酰大渡乌碱

8-debenzoyl paeonidanin 8- 去苯甲酰欧牡丹苷

8-debenzoyl paeoniflorin 赤芍药苷

11-*O*-debenzoyl tashironin 11-*O*- 去苯甲酰东亚八角素 (11-*O*- 去苯甲酰田代八角素)

2-debenzoyl-14β-benzoyloxy-10-deacetyl baccatin Ⅰ ～ Ⅲ 2- 去苯甲酰基 -14β- 苯甲酰氧基 -10- 去乙酰基浆果赤霉素 Ⅰ～Ⅲ

2-debenzoyl-2-nicotinoyl wilforine 2- 去苯甲酰基 -2- 烟酰基雷公藤次碱

2-debenzoyl-2-tigloyl taxol 2- 去苯甲酰基 -2- 惕各酰紫杉酚

2-debenzoyl-2-tigloyl-10-deacetyl baccatin Ⅰ ～ Ⅲ 2- 去苯甲酰基 -2- 惕各酰基 -10- 去乙酰基浆果赤霉素 Ⅰ～Ⅲ

10-debenzoyl-2α-acetoxybrevifoliol 10- 去苯甲酰基 -2α- 乙酰氧基短叶老鹳草素醇

19-debenzoyl-19-acetyl taxinine M 19- 去苯甲酰基 -19- 乙酰基紫杉素 M

N-debenzoyl-*N*-(2-methyl butanoyl)taxol *N*- 去苯甲酰基 -*N*-(2- 甲基丁酰基) 紫杉醇 [*N*- 去苯甲酰基 -*N*-(2- 甲基丁酰基) 紫杉酚]

N-debenzoyl-*N*-butanoyl-10-deacetyl paclitaxel *N*- 去苯甲酰基 -*N*- 丁酰基 -10- 去酰紫杉醇

N-debenzoyl-*N*-cinnamoyl paclitaxel *N*- 去苯甲酰基 -*N*- 肉桂酰紫杉醇

N-debenzoyl-*N*-cinnamoyl taxol *N*- 去苯甲酰基 -*N*- 肉桂酰紫杉酚

N-debenzoyl-*N*-propanoyl-10-deacetyl paclitaxel *N*- 去苯甲酰基 -*N*- 丙酰基 -10- 去乙酰基紫杉醇

7-debenzoyloxy-10-deacetyl-brevifoliols Ⅰ, Ⅱ 7- 去苯甲酰氧基 -10- 去乙酰基短叶老鹳草素醇Ⅰ、Ⅱ

debilic acid 青木香酸

debilitriol 笔管草三醇

debilone 青木香酮

debilosides A ～ C 笔管草苷 A ～ C

debneyol 德布尼烟草醇

12-*O*-*n*-dec-2, 4, 6-tricenoyl phorbol-13-acetate 12-*O*-*n*- 癸 -2, 4, 6- 三烯酰基大戟二萜醇 -13- 乙酸酯

dec-2, 4-dienal 癸 -2, 4- 二烯醛

(2*Z*, 8*E*)-dec-2, 8-dien-4, 6-diyn-1, 10-dihydroxy-1-*O*-β-D-glucopyranoside (2*Z*, 8*E*)- 癸 -2, 8- 二烯 -4, 6- 二炔 -1, 10- 二羟基 -1-*O*-β-D- 吡喃葡萄糖苷

(*E*)-dec-2-en-4, 6-diyn-1, 10-dihydroxy-1-*O*-β-D-apiofuranosyl-(1 → 6)-β-D-glucopyranoside (*E*)- 癸 -2- 烯 -4, 6- 二炔 -1, 10- 二羟基 -1-*O*-β-D- 呋喃芹糖基 -(1 → 6)-β-D- 吡喃葡萄糖苷

(*E*)-dec-2-en-4, 6-diyn-1, 10-dihydroxy-1-*O*-β-D-glucopyranoside (*E*)- 癸 -2- 烯 -4, 6- 二炔 -1, 10- 二羟基 -1-*O*-β-D- 吡喃葡萄糖苷

dec-4, 6-diyn-1-yl 3-methyl butanoate 3- 甲基丁酸 4, 6- 癸二炔醇酯

dec-9-en-4, 6-diyn-1, 8-dihydroxy-1-*O*-β-D-glucopyranoside 十碳 -9- 烯 -4, 6- 二炔 -1, 8- 二羟基 -1-*O*-β-D- 吡喃葡萄糖苷

decacene 并十苯

(2*E*, 8*E*)-2, 8-decadien-4, 6-diyn-1, 10-dihydroxy-1-*O*-β-D-apiofuranosyl-(1 → 6)-β-D-glucopyranoside (2*E*, 8*E*)-2, 8- 十碳二烯 -4, 6- 二炔 -1, 10- 二羟基 -1-*O*-β-D- 呋喃芹糖基 -(1 → 6)-β-D- 吡喃葡萄糖苷

(2*E*, 8*E*)-2, 8-decadien-4, 6-diyn-1, 10-dihydroxy-1-*O*-β-D-glucopyranoside (2*E*, 8*E*)-2, 8- 十碳二烯 -4, 6- 二炔 -1, 10- 二羟基 -1-*O*-β-D- 吡喃葡萄糖苷

(2*E*, 8*Z*)-2, 8-decadien-4, 6-diyn-1, 10-dihydroxy-1-*O*-β-D-glucopyranoside (2*E*, 8*Z*)-2, 8- 十碳二烯 -4, 6- 二炔 -1, 10- 二羟基 -1-*O*-β-D- 吡喃葡萄糖苷

trans-2-*cis*-8-decadien-4, 6-diyn-1-ol isovalerate 反式 -2-顺式 -8- 癸二烯 -4, 6- 二炔 -1- 醇异戊酸酯

(*E*, *Z*)-2, 8-decadien-4, 6-diyn-1-ol-3-methyl butanoate (*E*, *Z*)-2, 8- 癸二烯 -4, 6- 二炔 -1- 醇 -3- 甲基丁酸酯

2, 4-decadienal 2, 4- 癸二烯醛

trans, *trans*-2, 4-decadienal 反式 , 反式 -2, 4- 癸二烯醛

trans-2, 4-decadienal 反式 -2, 4- 癸二烯醛

2, 4-decadienoic acid-*p*-hydroxyphenethyl amide 2, 4-癸二烯酸对羟基苯乙酰胺

2, 4-decadienoic acid-*p*-methoxyphenethyl amide 2, 4-癸二烯酸对甲氧基苯乙酰胺

2, 4-decadienoyl isobutyl amide 2, 4- 癸二烯酰异丁胺

3-*O*-[(2*E*, 4*E*)-decadienoyl]-20-deoxyingenol 3-*O*-[(2*E*, 4*E*)- 癸二烯酰基]-20- 脱氧巨大戟萜醇

3-*O*-[(2*E*, 4*Z*)-decadienoyl]-20-deoxyingenol 3-*O*-[(2*E*, 4*Z*)- 癸二烯酰基]-20- 脱氧巨大戟萜醇

3-*O*-[(2*E*, 4*E*)-decadienoyl]-20-*O*-acetyl ingenol 3-*O*-[(2*E*, 4*E*)- 癸二烯酰基]-20-*O*- 乙酰巨大戟烯醇

3-*O*-[(2*E*, 4*Z*)-decadienoyl]-20-*O*-acetyl ingenol 3-*O*-[(2*E*, 4*Z*)- 癸二烯酰基]-20-*O*- 乙酰巨大戟烯醇

5-*O*-[(2′*E*, 4′*E*)-decadienoyl]-20-*O*-acetyl ingenol 5-*O*-[(2′*E*, 4′*E*)- 癸二烯酰基]-20-*O*- 乙酰巨大戟烯醇

3-*O*-[(2*E*, 4*Z*)-decadienoyl]-5-*O*-acetyl ingenol 3-*O*-[(2*E*, 4*Z*)- 癸二烯酰基]-5-*O*- 乙酰巨大戟烯醇

20-*O*-[(2*E*, 4*Z*)-decadienoyl]ingenol 20-*O*-[(2*E*, 4*Z*)- 癸二烯酰基] 巨大戟烯醇

3-*O*-[(2*E*, 4*E*)-decadienoyl]ingenol 3-*O*-[(2*E*, 4*E*)- 癸二烯酰基] 巨大戟烯醇

5-*O*-[(2*E*, 4*E*)-decadienoyl]ingenol 5-*O*-[(2*E*, 4*Z*)- 癸二烯酰基] 巨大戟烯醇

21-*O*-[(2′*E*, 4′*E*)-decadienoyl]-ingenol 21-*O*-[(2′*E*, 4′*E*)- 癸二烯酰基]- 巨大戟烯醇

3-*O*-[(2*E*, 4*Z*)-decadienoyl]ingenol (euphorbia factor E_1) 3-*O*-[(2*E*, 4*Z*)- 癸二烯酰基] 巨大戟萜醇 (大戟因子 E_1)

1-[(2*E*, 4*E*)-2, 4-decadienoyl]pyrrolidine 1-[(2*E*, 4*E*)-2, 4- 癸二烯酰基] 吡咯烷 {1-[癸 -(2*E*, 4*E*)- 二烯酰] 四氢吡咯 }

4, 6-decadiyn-1-ol isovalerate 4, 6- 癸二炔 -1- 醇异戊酸酯

decaffeoyl acteoside 去咖啡酰毛蕊花糖苷

decaffeoyl crenatoside 去咖啡酰圆齿列当苷

decahelicene 十螺旋烃

decahydro-1, 4a-dimethyl-7-(1-methyl ethylidene)-[1*S*(1α, 4aβ, 8aα)]-naphthalenol 十氢 -1, 4a- 二甲基 -7- 异丙亚基 -[(1*S*)-(1α, 4aβ, 8aα)] 萘酚

decahydro-1, 5, 5, 8-tetramethyl-1, 2, 4-methenoazulene 十氢 -1, 5, 5, 8- 四甲基 -1, 2, 4- 亚甲基薁

decahydro-1, 6-methylene-4-(1-methyl ethyl)naphthalene 十氢 -1, 6- 亚甲基 -4- 异丙基萘

decahydro-1-undecyl naphthalene 十氢 -1- 十一烷基 -樟脑

(2*E*)-rel-(–)-2-{(1′*R*, 2′*R*, 4′a*S*, 8′a*S*)-decahydro-2′, 5′, 5′, 8′a-tetramethyl spiro[furan-2(3H), 1′(2′H)-naphthalen]-5-ylidene}-acetaldehyde (2*E*)- 相 对 -(–)-2-{(1′*R*, 2′*R*, 4′a*S*, 8′a*S*)- 脱氢 -2′, 5′, 5′, 8′a- 四甲基螺 [呋喃 -2(3*H*), 1′(2′*H*)- 萘烯]-5- 亚基 }- 乙醛

[(1*S*)-(1α, 3αβ, 4α, 8αβ)]-decahydro-4, 8, 8-trimethyl-9-methylene-1, 4-methanoazulene [(1*S*)-(1α, 3αβ, 4α, 8αβ)]- 十氢 -4, 8, 8- 三甲基 -9- 亚甲基 -1, 4- 亚甲基薁

decahydro-4, 8, 8-trimethyl-9-methylene-1, 4-methanoazulene 十氢 -4, 8, 8- 三甲基 -9- 亚甲基 -1, 4- 亚甲基薁

(1a*R*, 4*S*, 4a*S*, 7*R*, 7a*S*, 7b*R*)-decahydro-4-methoxy-1, 1, 4, 7-tetramethyl-1*H*-cycloprop[*e*]azulen-7-ol (1a*R*, 4*S*, 4a*S*, 7*R*, 7a*S*, 7b*R*)- 十氢 -4- 甲氧基 -1, 1, 4, 7- 四甲基 -1*H*- 环丙 [*e*] 甘菊环烃 -7- 醇

decahydro-4α-methyl-1-naphthalene 十氢 -4α- 甲基 -1- 萘

2, 3, 3a, 4, 5, 8, 9, 10, 11, 11a-decahydro-6, 10-bis (hydroxymethyl)-3-methylene-2-oxocyclodeca[*b*]-furan-4-yl-2-methyl acrylic acid ester 2, 3, 3a, 4, 5, 8, 9, 10, 11, 11a- 十氢 -6, 10- 二 (羟甲基)-3- 亚甲基 -2- 氧化环癸 [*b*] 呋喃 -4- 基 -2- 甲基丙烯酸酯

2, 3, 3a, 4, 5, 8, 9, 10, 11, 11a-decahydro-6, 10-bis (hydroxymethyl)-3-methylene-2-oxocyclodeca[*b*]furan-4-yl-2-methylbut-2-enoic acid ester 2, 3, 3a, 4, 5, 8, 9, 10, 11, 11a- 十氢 -6, 10- 二 (羟甲基)-3- 亚甲基 -2- 氧化环癸 [*b*] 呋喃 -4- 基 -2- 甲基 -2- 丁烯酸酯

[(1*S*)-(4aβ)]-decahydro-6β-hydroxy-2α, 5, 5, 8aα-tetramethyl-1α-naphthalenecarboxylic acid methyl ester [(1*S*)-(4aβ)]- 十氢 -6β- 羟基 -2α, 5, 5, 8aα- 四甲基 -1α-萘羧酸甲酯

[(2*R*)-(2α, 4aβ, 8α, 8aα)]-decahydro-8a-hydroxy-α, α, 4a, 8-tetramethyl-2-naphthalene methanol [(2*R*)-(2α, 4aβ, 8α, 8aα)]- 十氢 -8a- 羟基 -α, α, 4a, 8- 四甲基 -2-萘甲醇

cis-decahydronaphthalene 顺式 - 十氢萘

trans-decahydronaphthalene 反式 - 十氢萘

decahydro-α, α, 4α-trimethyl-8-methylene-2-naphthalene methanol 十氢 -α, α, 4α- 三甲基 -8- 亚甲基 -2- 萘甲醇

decaisneanaside 台湾楤木苷

decaisosides A ～ F 猫儿屎苷 A ～ F

γ-decalactone (γ-decanolactone)　γ- 癸内酯
Δ-decalactone (Δ-decanolactone)　Δ- 癸内酯
decamethyl cyclohexasiloxane　十甲基环己硅氧烷
decamine　十齿水柳胺 (十齿草明碱、德洒明碱)
decamine *N*-oxide　十齿水柳胺 *N*- 氧化物
decanal (capraldehyde, caprinic aldehyde, decyl aldehyde)　癸醛
n-decanal (*n*-decyl aldehyde)　正癸醛
decandrins A ～ G　十雄角果木素 A ～ G
decane　癸烷
n-decane　正癸烷
decanedioic acid (sebacic acid)　癸二酸
1, 2-decanediol　1, 2- 癸二醇
decanedioyl　癸二酰基
decanoate (caprate, decylate)　癸酸盐
decanoic acid (decylic acid, capric acid)　癸酸 (羊腊酸)
1-decanol　1- 癸醇
3-decanol　3- 癸醇
decanol (decyl alcohol)　癸醇
n-decanol (*n*-decyl alcohol)　正癸醇
γ-decanolactone (γ-decalactone)　γ- 癸内酯
Δ-decanolactone (Δ-decalactone)　Δ- 癸内酯
2-decanone　2- 癸酮
3-decanone　3- 癸酮
5-decanone　5- 癸酮
decanoyl acetaldehyde (houttuynin)　癸酰乙醛 (鱼腥草素)
20-*O*-decanoyl ingenol　20-*O*- 癸酰巨大戟烯醇
12-*O*-decanoyl phorbol-13-(2-methyl butanoate)　12-*O*- 癸酰巴豆醇 -13-(2- 甲基丁酸酯)
3-*O*-decanoyl-16-*O*-acetyl isoiridogermanal　3-*O*- 癸酰基 -16-*O*- 乙酰异德国鸢尾道醛
decapetaloside (10-hydroxyiridodial glucoside)　十瓣闪星花苷 (10- 羟基环烯醚萜二醛葡萄糖苷)
decaphene　十芬
16′-decarbomethoxy-19, 20-dihydroconoduramine　16′- 去羰甲氧基 -19, 20- 二氢榴花胺
decarbomethoxyisokopsine　去羰甲氧基异蕊木素
decarbomethoxykopsine　去羰甲氧基蕊木素
decarbomethoxynauclechine　去羰甲氧基乌檀碱
decarbousnic acid　去羧松萝酸
17-decarboxybetanidin-5-*O*-β-glucuronosyl glucoside　17- 脱羧甜菜素 -5-*O*-β- 葡萄糖醛酸基葡萄糖苷
2-decarboxybetanidin-6-*O*-(6′-*O*-feruloyl)-β-glucoside　2- 脱羧基甜菜 -6-*O*-(6′-*O*- 阿魏酰)-β- 葡萄糖苷
17-decarboxybetanin　17- 脱羧甜菜苷
2-decarboxybetanin　2- 脱羧甜菜苷
17-decarboxyisobetanidin-5-*O*-β-glucuronosyl glucoside　17- 脱羧异甜菜素 -5-*O*-β- 葡萄糖醛酸基葡萄糖苷
17-decarboxyisobetanin　17- 脱羧异甜菜苷
2-decarboxyisobetanin　2- 脱羧异甜菜苷
decarine　德卡林碱 (地卡瑞碱)
2, 4, 6, 8-decatetraenoic acid piperideide　2, 4, 6, 8- 癸四烯酸去二氢哌啶
2, 4, 7-decatrienal　2, 4, 7- 癸三烯醛
(*E*, *E*, *E*)-2, 4, 6-decatrienoic acid piperideide　(*E*, *E*, *E*)-2, 4, 6- 癸三烯酸去二氢哌啶
decaturins A, B　迪凯特青霉碱 A、B
3-decen-2-one　3- 癸烯 -2- 酮
(2*E*)-2-decen-4, 6-diyn-(9*Z*, 12*Z*)-octadecadienoic acid ester　(2*E*)-2- 癸烯 -4, 6- 二炔 -(9*Z*, 12*Z*)- 十八碳二烯酸酯
(8*E*)-decen-4, 6-diyn-1, 10-diol　(8*E*)- 癸烯 -4, 6- 二炔 -1, 10- 二醇
(2*E*, 8*R*)-decen-4, 6-diyn-1, 8-dihydroxy-8-β-D-apiofuranosyl-(1 → 6)-β-D-glucopyranoside　(2*E*, 8*R*)- 癸烯 -4, 6- 二炔 -1, 8- 二羟基 -8-β-D- 呋喃芹糖基 -(1 → 6)-β-D- 吡喃葡萄糖苷
cis-8-decen-4, 6-diyn-1-ol isovalerate　顺式 -8- 癸烯 -4, 6- 二炔 -1- 醇异戊酸酯
(8*E*)-decen-4, 6-diyn-1-*O*-β-D-glucopyranoside　(8*E*)- 癸烯 -4, 6- 二炔 -1-*O*-β-D- 吡喃葡萄糖苷
(8*Z*)-decen-4, 6-diyn-1-*O*-β-D-glucopyranoside　(8*Z*)- 癸烯 -4, 6- 二炔 -1-*O*-β-D- 吡喃葡萄糖苷
(*Z*)-8-decen-4, 6-diyn-1-yl 3-methyl butanoate　3- 甲基丁酸 (*Z*)-8- 癸烯 -4, 6- 二炔 -1- 醇酯
(3*R*, 8*E*)-8-decen-4, 6-diyn-3, 10-dihydroxy-1-*O*-β-D-glucopyranoside　(3*R*, 8*E*)-8- 癸烯 -4, 6- 二炔 -3, 10- 二羟基 -1-*O*-β-D- 吡喃葡萄糖苷
decen-4-oic acid　癸烯 -4- 酸
2, 4-decenal　2, 4- 癸烯醛
2-decenal　2- 癸烯醛
trans-2-decenal　反式 -2- 癸烯醛
1-decene　1- 癸烯

4-decene　4- 癸烯
decene　癸烯
cis-4-decenoic acid　顺式 -4- 癸烯酸
(*E*)-decenol　(*E*)- 癸烯醇
3-decenol　3- 癸烯醇
decenyl phenanthrene　癸烯基菲
dechloroacutumidine　去氯青藤定 (去氯风龙米定碱)
dechloroacutumine　去氯风龙明碱
decinine　十齿草次碱 (十齿水柳宁、德西宁、德新宁碱)
decinnamol taxinine J　去桂皮烯基紫杉素 J
1-decinnamoyl nimbolinins A ～ C　1- 去肉桂酰印楝波灵素 A ～ C
5α-decinnamoyl taxagifine　5α- 去桂皮酰基欧紫杉吉吩
decinnamoyl taxagifine　去桂皮酰欧紫杉吉吩
decinnamoyl taxinine B-11, 12-oxide　去桂皮酰基紫杉素 B-11, 12- 氧化物
decinnamoyl taxinine E　去桂皮酰基紫杉素 E
1-decinnamoyl-1-(20-methyl acryloyl)nimbolinins A ～ C　1- 去肉桂酰 -1-(20- 甲基丙烯酰基) 印楝波灵素 A ～ C
5-decinnamoyl-11-acetyl-19-hydroxytaxagifine　5- 去桂皮酰基 -11- 乙酰基 -19- 羟基欧紫杉吉吩
1-decinnamoyl-1-benzoyl ohchinin　1- 去肉桂酰 -1- 苯甲酰日楝宁
1-decinnamoyl-1-benzoyl ohchininolide　1- 去肉桂酰 -1- 苯甲酰日楝宁内酯
1-decinnamoyl-1-benzoyl-28-oxoohchinin　1- 去肉桂酰 -1- 苯甲酰基 -28- 氧亚基日楝宁
decinnamoyl-1-hydroxytaxinine J　去桂皮酰基 -1- 羟基紫杉素 J
1-*O*-decinnamoyl-1-*O*-benzoyl ohchinin acetate　1-*O*- 去桂皮酰基 -1-*O*- 苯甲酰日楝宁乙酸酯
1-*O*-decinnamoyl-1-*O*-benzoyl ohchininolide　1-*O*- 去桂皮酰基 -1-*O*- 苯甲酰日楝宁内酯
1-*O*-decinnamoyl-1-*O*-benzoyl-23-hydroxyohchininolide　1-*O*- 去桂皮酰基 -1-*O*- 苯甲酰基 -23- 羟基日楝宁内酯
1-*O*-decinnamoyl-1-*O*-benzoyl-28-oxoohchinin　1-*O*- 去桂皮酰基 -1-*O*- 苯甲酰基 -28- 氧亚基日楝宁
13-decinnamoyl-9-deacetyl taxchinins A, B　13- 去桂皮酰基 -9- 去乙酰基紫杉云亭 A、B
decipinin A　迷惑丙孢壳素 A
decodine　十齿水柳碱 (十齿草碱、德考定碱)

decogenin-3-*O*-L-oleandroside　迪可苷元 -3-*O*-L- 欧洲夹竹桃糖苷
decorosides A, B　大白杜鹃苷 A、B
decorticasine　脱皮腺萎豆碱
decortinol　松藻醇
decortinone　松藻酮
decoside　迪可苷
decosyl *trans*-ferulate　反式 - 阿魏酸二十二醇酯
decoyl vanillyl amide　辛酰香草酰胺
decumbenine　夏无碱
decumbenines A ～ C　夏无碱甲～丙
decumbensine　夏无新碱
decumbesides A ～ D　白毛夏枯草苷 (金疮小草苷) A ～ D
decumbesterone A　金疮小草甾酮 A
decurosides Ⅰ～Ⅵ　紫花前胡种苷 (鸭脚前胡苷) Ⅰ～Ⅵ
decurrenal　下延胡椒醛
decurrensides A ～ E　一枝黄花芳苷 A ～ E
decursidate　紫花前胡酯
decursidin　紫花前胡次素 (紫花前胡定)
cis-decursidinol　顺式 - 紫花前胡定醇
(–)-*trans*-decursidinol　(–)- 反式 - 紫花前胡定醇
(+)-*trans*-decursidinol　(+)- 反式 - 紫花前胡定醇 [(+)- 反式 - 日本前胡二醇]
trans-decursidinol　反式 - 紫花前胡定醇
decursin　紫花前胡素
decursin A ～ F, Ⅰ, C- Ⅰ～C- Ⅴ　紫花前胡素 A ～ F、Ⅰ、C- Ⅰ～C- Ⅴ
(+)-(3′*S*)-decursinol　(+)-(3′*S*)- 日本前胡醇
decursinol　紫花前胡醇 (日本前胡醇)
decursinol angelate　紫花前胡醇当归酸酯
decursitins A ～ F　紫花前胡亭 A ～ F
decursivine　爬树龙碱
decussatin　对叶当药呫酮
decussine　对生马钱碱
n-decyl 1-palmitate　1- 棕榈酸正癸醇酯
decyl acetate　乙酸癸酯
n-decyl acetate　乙酸正癸酯
decyl alcohol (decanol)　癸醇
n-decyl alcohol (*n*-decanol)　正癸醇

decyl aldehyde (decanal, caprinic aldehyde, capraldehyde) 癸醛

n-decyl aldehyde (*n*-decanal) 正癸醛

decyl anthracene-9-carboxylate 蒽 -9- 甲酸癸酯

o-decyl hydroxyamine 邻癸基羟胺

10-decyl nonadecane-1, 19-diol 10- 癸基十九烷 -1, 19- 二醇

decyl oleate 癸基油酸酯

decyl stearate 硬脂酸癸酯

4-decyl-(*E*)-pentadienal 4- 癸基 -(*E*)- 戊二烯醛

3-decyl-3-octyl docosan-1-ol 3- 辛烷基 -3- 癸烷基 -1- 二十二醇

decylic acid (decanoic acid, capric acid) 癸酸 (羊腊酸)

8-decyloxy-3-phenyl-2, 4, 7-trioxabicyclo[4.4.0]dec-9-ene 3- 苯基 -8- 癸氧基 -2, 4, 7- 三氧杂二环 [4.4.0]-9- 癸烯

2-deethoxy-2-hydroxyphantomolin 2- 去乙氧基 -2- 羟基白花地胆草林素

2-deethoxy-2-methoxyphantomolin 2- 去乙氧基 -2- 甲氧基白花地胆草林素

2-deethoxy-2β-methoxyphantomolin 2- 去乙氧基 -2β- 甲氧基柔毛地胆素

deethyl oxodeltaline 脱乙基氧代翠雀它灵

17-defurano-17-oxoohchinin 17- 去呋喃 -17- 氧亚基日楝宁

defuscin 景东厚唇兰素

degalactotigonin 去半乳糖基替告皂苷

degalloyl punicacortein A 去没食子酰基石榴皮素 A

deglucoanagallosides A, B 去葡萄糖海绿苷 A、B

deglucocheirotoxin 去葡萄糖墙花毒苷

deglucodigitonin 去葡萄糖洋地黄皂苷

deglucoerycordin 去葡萄糖芥卡诺醇苷

deglucohellebrin 去葡萄糖铁筷子素

deglucomusennin 去葡萄糖驱虫合欢树脂

deglucoruscin 去葡萄糖假叶树素

28-deglucosyl achyranthoside D methyl ester 28- 去葡萄糖牛膝皂苷 D 甲酯

deglucosyl araloside A 去葡萄糖基楤木皂苷 (去葡萄糖基楤木洛苷) A

28-deglucosyl chikusetsusaponin Ⅳ 28- 去葡萄糖基竹节参皂苷 Ⅳ

28-deglucosyl chikusetsusaponin Ⅳ a butyl ester 28- 去葡萄糖基竹节参皂苷 Ⅳ a 丁酯

deglucosyl scabraside 脱葡萄糖基龙胆苷

deglucosyl trifloroside 脱葡萄糖基三花龙胆苷

deguelin 鱼藤素

dehassiline 莲桂林碱

dehydro-[10]-gingerdione {[10]-dehydrogingerdione} 脱氢 -[10]- 姜辣二酮 {[10]- 脱氢姜二酮、脱氢 -[10]- 姜二酮 }

dehydro-[12]-gingerdione 脱氢 -[12]- 姜辣二酮

dehydro-[14]-gingerdione 脱氢 -[14]- 姜辣二酮

dehydro-[16]-gingerdione 脱氢 -[16]- 姜辣二酮

dehydro-[4]-gingerdione 脱氢 -[4]- 姜辣二酮

dehydro-[8]-gingerdione 脱氢 -[8]- 姜辣二酮

dehydro-1, 8-cineol 脱氢 -1, 8- 桉叶素

2, 3-dehydro-1, 8-cineole 2, 3- 脱氢 -1, 8- 桉叶素

(+)-2, 3-dehydro-10-oxo-α-isosparteine (+)-2, 3- 脱氢 -10- 氧亚基 -α- 异鹰爪豆碱

12(20)-dehydro-11α-hydroperoxy-4α, 6α-dihydroxy-4β-methyl-2, 7-cembr-diene 12(20)- 脱氢 -11α- 氢过氧基 -4α, 6α- 二羟基 -4β- 甲基 -2, 7- 烟草二烯

12(20)-dehydro-11α-hydroperoxy-4β, 6α-dihydroxy-4α-methyl-2, 7-cembr-diene 12(20)- 脱氢 -11α- 氢过氧基 -4β, 6α- 二羟基 -4α- 甲基 -2, 7- 烟草二烯

3-dehydro-15-deoxyeucosterol 3- 脱氢 -15- 脱氧尤可甾醇 (3- 脱氢 -15- 脱氧凤梨百合甾醇)

2, 3-dehydro-16-hydroxynagilactone F 2, 3- 脱氢 -16- 羟基竹柏内酯 F

15-dehydro-17-hydroxycyrtophyllone A 15- 脱氢 -17- 羟基大青酮 A

7, 8-dehydro-19β-hydroxyschizozygine 7, 8- 脱氢 -19β- 羟基裂弓木碱

20(29)-dehydro-30-norarjunolic acid 20(29)- 脱氢 -30- 去甲阿江榄仁酸

6, 7-dehydro-3-apotropoyloxytropane 6, 7- 脱氢 -3- 原托品酰氧基托品烷

6, 7-dehydro-3-tigloyloxytropane 6, 7- 脱氢 -3- 惕各酰氧基托品烷

17, 4′-dehydro-3α-cinchophylline 17, 4′- 脱氢 -3α- 莱氏金鸡勒碱

25-dehydro-3β, 24ξ-dihydroxycycloartane (25-dehydrocycloart-3β, 24ξ-diol) 25- 脱氢 -3β, 24ξ- 二羟基环木菠萝烷 (25- 脱氢环木菠萝 -3β, 24ξ- 二醇)

23-dehydro-3β, 25-dihydroxycycloartane 23- 脱氢 -3β, 25- 二羟基环木菠萝烷

13, 18-dehydro-6α-senecioyloxychaparrin 13, 18- 脱氢 -6α- 异戊烯酰基氧代卡帕里素

6, 7-dehydro-8-acetyl harpagide　6, 7- 脱氢 -8- 乙酰哈巴苷 (6, 7- 脱氢 -8- 乙酰钩果草苷)

7, 8-dehydro-8α-hydroxyisolongifolene　7, 8- 脱氢 -8α- 羟基 - 异长叶烯

8, 11, 13-dehydroabietane　8, 11, 13- 脱氢松香烷

7-dehydroabietanone　7- 脱氢松香酮

dehydroabietic acid　脱氢松香酸 (去氢松香酸、脱氢枞酸)

dehydroabietic acid methyl ester　脱氢松香酸甲酯

dehydroabietinol　脱氢枞醇

dehydroacosanine　脱氢萨彦乌头宁

dehydroacteoside　脱氢类叶升麻糖苷

Δ^{16}-dehydroadynerigenin-β-D-diginoside　Δ^{16}- 脱氢欧夹竹桃苷元乙 -β-D- 脱氧毛地黄糖苷

Δ^{16}-dehydroadynerigenin-β-D-digitaloside　Δ^{16}- 脱氢欧夹竹桃苷元乙 -β-D- 毛地黄糖苷

Δ^{16}-dehydroadynerigenin-β-D-glucosyl-β-D-digitaloside　Δ^{16}- 脱氢欧夹竹桃苷元乙 -β-D- 葡萄糖基 -β-D- 毛地黄糖苷

16-dehydroadynerin　16- 脱氢欧夹竹桃苷乙

Δ^{16}-dehydroadynerin gentiobioside　Δ^{16}- 脱氢欧夹竹桃苷乙龙胆二糖苷

dehydroagastol　脱氢藿香酚

14-dehydroagrostistachin　14- 脱氢蒴般颖素

dehydroailanthinone　脱氢臭椿苦酮

14, 15-dehydroajugareptansin　14, 15- 脱氢匍匐筋骨草素

dehydroalbine　脱氢白羽扇豆宾

11-dehydroaloperine　11- 脱氢苦豆碱

2, 3-dehydroamentoflavone　2, 3- 脱氢穗花杉双黄酮

7, 8-dehydroamorphigenin　7, 8- 脱氢紫穗槐醇苷元

dehydroanacycline　脱氢回环豆碱

14-dehydroandrographolide (14-deoxy-11, 12-dehydroandrographolide)　14- 脱氢穿心莲内酯 (14- 脱氧 -11, 12- 脱氢穿心莲内酯)

dehydroandrographolide succinate　脱水穿心莲内酯琥珀酸半酯

dehydroangustifoline　脱氢狭叶羽扇豆碱

dehydroanonaine　脱氢番荔枝碱

dehydroanthrasesamones A, B　脱氢蒽胡麻酮 A、B

(+)-1, 2-dehydroapateline　(+)-1, 2- 脱氢无瓣瑞香楠碱 [(+)-1, 2- 脱氢艾帕特啉碱]

dehydroaromadendrene　脱氢香橙烯

6, 7-dehydroartemisinic acid　6, 7- 脱氢青蒿酸

dehydroartemisinic acid　脱氢青蒿酸

dehydroascorbic acid　脱氢抗坏血酸

D-1, 2-dehydroaspidospermidine　D-1, 2- 脱氢白坚木米定

L-1, 2-dehydroaspidospermidine　L-1, 2- 脱氢白坚木米定

7-dehydroavenasterol　7- 脱氢燕麦甾醇

dehydrobaimuxinol　脱氢白木香醇

dehydrobidensyneoside B　脱氢鬼针草炔苷 B

dehydrobilirubin　脱氢胆红素

7, 8-dehydroboschnialactone　7, 8- 脱氢草苁蓉内酯

7-dehydrobrefeldin A　7- 脱氢布雷青霉菌素 A

14-dehydrobrowniine　14- 脱氢布朗翠雀碱

dehydrobrowniine　脱氢布朗翠雀碱

dehydrobruceantinol　脱氢鸦胆亭醇

dehydrobruceines A, B　脱氢鸦胆子苦素 A、B

dehydrobrusatol　脱氢鸦胆子苦醇

dehydrobryogenin glycoside　脱氢泻根苷

dehydrobufotenine　脱氢蟾蜍色胺

dehydrocacalohastin (*O*-methyl cacalodienol)　脱氢山尖子素 (*O*- 甲基山尖菜二烯醇)

14(17)-dehydrocaesalmin F　14(17)- 脱氢喙荚云实素 F

22-dehydrocampesterol　22- 脱氢菜油甾醇

dehydrocamphor　脱氢樟脑

dehydrocapaines Ⅰ, Ⅱ　脱氢番木瓜碱Ⅰ、Ⅱ

dehydrocapaurinine　脱氢金紫堇宁

dehydrocarissone　脱氢假虎刺酮

11, 13-dehydrocarolenalin　11, 13- 脱氢北卡堆心菊素

dehydrocavidine　脱氢卡文定碱 (脱氢卡维丁)

(–)-1, 3, 4-dehydrocepharanthine　(–)-1, 3, 4- 脱氢金线吊乌龟碱

(+)-1, 3, 4-dehydrocepharanthine-2′β-*N*-oxide　(+)-1, 3, 4- 脱氢金线吊乌龟碱 -2′β-*N*- 氧化物

7, 8-dehydrocerberin　7, 8- 脱氢海杧果毒素

6-dehydrocerevisterol　6- 脱氢酒酵母甾醇

dehydrocevagenine　脱氢瑟瓦宁

dehydrocheilanthifoline　脱氢碎叶紫堇碱

dehydrochoismic acid　脱氢分支酸

22-dehydrocholesterol　22- 脱氢胆甾醇

7-dehydrocholesterol　7- 脱氢胆甾醇

dehydrocholesterol 脱氢胆甾醇
dehydrocholic acid 脱氢胆酸
dehydrocholic acid sodium salt 脱氢胆酸钠盐
25(27)-dehydrochondrillasterol 25(27)-脱氢粉苞苣甾醇
25-dehydrochondrillasterol 25-脱氢粉苞苣甾醇
22-dehydroclerosterol 22-脱氢赪桐甾醇
22-dehydroclerosterol-3-*O*-β-D-glucopyranoside 22-脱氢赪桐甾醇-3-*O*-β-D-吡喃葡萄糖苷
22-dehydroclerosterol-3-*O*-β-D-glucoside 22-脱氢赪桐甾醇-3-*O*-β-D-葡萄糖苷
22-dehydroclerosterol-3β-*O*-β-D-(6′-*O*-margaroyl)glucopyranoside 22-脱氢赪酮甾醇-3β-*O*-β-D-(6′-*O*-十七酰基)吡喃葡萄糖苷
dehydroconiferyl alcohol 脱氢松柏醇
dehydrocorreolide 脱氢科雷内酯
11-dehydrocorticosterone 11-脱氢皮质甾酮
dehydrocorticosterone 脱氢皮质甾酮
dehydrocorybulbine 脱氢紫堇鳞茎碱
dehydrocorydaline 脱氢延胡索甲素(脱氢紫堇碱)
dehydrocorydaline nitrate 硝酸脱氢紫堇碱(去氢紫堇碱硝酸盐)
dehydrocorydalis base 脱氢紫堇属碱
dehydrocorydalmine 脱氢紫堇达明碱(脱氢延胡索胺碱)
18, 19-dehydrocorynoxinic acid 18, 19-脱氢柯楠诺辛碱酸
dehydrocostus lactone 脱氢木香内酯(去氢木香内酯)
dehydrocrebanine 脱氢头序千金藤宁(脱氢克列班宁)
dehydrocrenatidine 脱氢圆齿爱舍苦木定
dehydrocrenatine 脱氢圆齿爱舍苦木亭
11(13)-dehydrocriolin 11(13)-脱氢提琴叶牵牛花内酯
cis-dehydrocrotonin 顺式-脱氢巴豆宁
dehydrocurdione 脱氢莪术二酮
22-dehydrocyasterone 22-脱氢杯苋甾酮
23-dehydrocycloart-3β, 25-diol 23-脱氢环木菠萝-3β, 25-二醇
dehydrocycloguanandin 脱氢环巴西红厚壳定(脱氢环形泡安定)
15-dehydrocyrtophyllone A 15-脱氢大青酮 A
dehydrodanshenol A 脱氢丹参醇 A
dehydrodaphnigraciline 脱氢纤细虎皮楠灵碱
11, 12-dehydrodaucenal 11, 12-脱氢胡萝卜烯醛
11, 12-dehydrodaucenoic acid 11, 12-脱氢胡萝卜烯酸
6α, 12α-dehydrodeguelin 6α, 12α-脱氢鱼藤素
dehydrodeguelin 脱氢鱼藤素
6-dehydrodelcorine 6-脱氢伞花翠雀碱
14-dehydrodelcosine 14-脱氢琉璃飞燕草碱
dehydrodelcosine (shimoburo base Ⅱ) 脱氢翠雀胺(西母碱Ⅱ)
3-dehydrodeoxyandrographolide 3-脱氢脱氧穿心莲内酯
1, 2, 3, 4-dehydrodeoxypodophyllotoxin 1, 2, 3, 4-脱氢脱氧鬼臼毒素
dehydrodicatechin A 脱氢双儿茶素 A
dehydrodicentrine 脱氢荷包牡丹碱
dehydrodiconiferyl alcohol 脱氢二松柏醇
dehydrodiconiferyl alcohol dibenzoate 脱氢二松柏醇二苯甲酸酯
(7*R*, 8*S*)-dehydrodiconiferyl alcohol-4, 9-di-*O*-β-D-glucopyranoside (7*R*, 8*S*)-脱氢二松柏醇-4, 9-二-*O*-β-D-吡喃葡萄糖苷
(7*R*, 8*S*)-dehydrodiconiferyl alcohol-4, 9-di-*O*-β-D-glucoside (7*R*, 8*S*)-脱氢二松柏醇-4, 9-二-*O*-β-D-葡萄糖苷
dehydrodiconiferyl alcohol-4′, γ-di-*O*-β-D-glucopyranoside 脱氢二松柏醇-4′, γ-二-*O*-β-D-吡喃葡萄糖苷
(7*S*, 8*R*)-dehydrodiconiferyl alcohol-4-*O*-β-D-glucopyranoside (7*S*, 8*R*)-脱氢二松柏醇-4-*O*-β-D-吡喃葡萄糖苷
dehydrodiconiferyl alcohol-4-*O*-β-D-glucopyranoside 脱氢二松柏醇-4-*O*-β-D-吡喃葡萄糖苷
secodehydrodiconiferyl alcohol-4-*O*-β-D-glucopyranoside 开环脱氢双松柏醇-4-*O*-β-D-吡喃葡萄糖苷
(7*R*, 8*S*)-dehydrodiconiferyl alcohol-4-*O*-β-D-glucopyranoside-9-*O*-β-D-glucopyranoside (7*R*, 8*S*)-脱氢二松柏醇-4-*O*-β-D-吡喃葡萄糖苷-9-*O*-β-D-吡喃葡萄糖苷
dehydrodiconiferyl alcohol-4-β-D-glucoside 脱氢二松柏醇-4-β-D-葡萄糖苷
(7*S*, 8*R*)-dehydrodiconiferyl alcohol-9′-*O*-β-D-glucopyranoside (7*S*, 8*R*)-脱氢二松柏醇-9′-*O*-β-D-吡喃葡萄糖苷
dehydrodiconiferyl alcohol-9′-*O*-β-D-glucopyranoside 脱氢二松柏醇-9′-*O*-β-D-吡喃葡萄糖苷
dehydrodiconiferyl alcohol-9-*O*-β-D-glucopyranoside 脱氢二松柏醇-9-*O*-β-D-吡喃葡萄糖苷

dehydrodiconiferyl alcohol-γ′-*O*-β-D-glucopyranoside 脱氢二松柏醇 -γ′-*O*-β-D- 吡喃葡萄糖苷

dehydrodiconiferyl alcohol-γ-β-D-glucoside 脱氢二松柏醇 -γ-β-D- 葡萄糖苷

dehydrodiepicatechin A 脱氢二表儿茶素 A

dehydrodieugenol 脱氢双丁香酚

m-dehydrodigallic acid 间脱氢二没食子酸

dehydrodihydrocostus lactone 脱氢二氢木香内酯

(+)-*trans*-dehydrodiisoeugenol [(+)-licarin A] (+)- 反式脱氢二异丁香酚 [(+)- 反式脱氢二异丁香油酚、芒卡樟素 A、(+)- 斜蕊樟素 A、(+)- 利卡灵 A]

dehydrodiscretamine 脱氢离生木瓣树胺 (脱氢稀疏木瓣树胺)

dehydroeburic acid (dehydroeburiconic acid) 脱氢齿孔酸 (脱氢齿孔酮酸)

dehydroeburicoic acid monoacetate 去氢齿孔酸乙酰酯

dehydroeburiconic acid (dehydroeburic acid) 脱氢齿孔酮酸 (脱氢齿孔酸)

3-dehydroecdysone 3- 脱氢蜕皮激素

dehydroeffusal 脱氢灯心草醛

dehydroeffusol 脱氢灯心草二酚 (脱氢厄弗酚)

dehydroeldelidine 脱氢高翠雀里定

dehydroelscholtzione 脱氢香薷酮

β-dehydroelscholtzione β- 脱氢香薷酮

dehydroepiandrosterone 脱氢表雄甾酮

14, 15-dehydroepivincadine 14, 15- 脱氢表长春蔓定

9(11)-dehydroergosterol 9(11)- 脱氢麦角甾醇

dehydroergosterol 脱氢麦角甾醇

9, 11-dehydroergosterol peroxide 9, 11- 脱氢麦角甾醇过氧化物

dehydroerythratine 脱氢刺桐亭

5, 6-dehydroeurycomalactone 5, 6- 脱氢宽树冠木内酯

dehydroevodiamine 脱氢吴茱萸碱 (去氢吴茱萸碱)

dehydroevodiamine hydrochloride 脱氢吴茱萸碱盐酸盐 (去氢吴茱萸碱盐酸盐)

13, 18-dehydroexcelsin 13, 18- 脱氢高大臭椿素

(3*S*, 8*S*)-16, 17-dehydrofalcarindiol (3*S*, 8*S*)-16, 17- 脱氢镰叶芹二醇

dehydrofalcarindiol 脱氢镰叶芹二醇 (脱氢福尔卡烯炔二醇)

dehydrofalcarindiol-8-acetate 脱氢镰叶芹二醇 -8- 乙酸酯

dehydrofalcarinol 脱氢镰叶芹醇

dehydrofalcarinone 脱氢镰叶芹酮

dehydrofarinosin (encelin) 脱氢粉状菊内酯 (扁果菊素)

dehydroferruginol 脱氢铁锈醇 (脱氢锈色罗汉松酚、脱氢弥罗松酚)

Δ^6-dehydroferruginol Δ^6- 脱氢铁锈醇 (Δ^6- 脱氢锈色罗汉松酚、Δ^6- 脱氢弥罗松酚)

dehydroflourensic acid 脱氢弗劳菊酸

dehydrofukinone 脱氢蜂菜酮

25(27)-dehydrofungisterol 25(27)- 脱氢真菌甾醇

dehydrofusarinic acid 脱氢萎蔫酸

dehydrogeijerin 脱氢吉枝素

1, 2-dehydrogeissoschizoline 1, 2- 脱氢缝籽碱

dehydrogenbase isoenzyme 脱氢同功酶

10-dehydrogeniposide 10- 脱氢京尼平苷

dehydrogeranyl geraniol 脱氢牻牛儿基牻牛儿醇

[1]-dehydrogingerdione [1]- 脱氢姜辣二酮 {[1]- 脱氢姜二酮 }

dehydrogingerdione 脱氢姜辣二酮

[10]-dehydrogingerdione {dehydro-[10]-gingerdione} [10]- 脱氢姜辣二酮 { 脱氢 -[10]- 姜二酮 }

[6]-dehydrogingerdione {dehydro-[6]-gingerdione} [6]- 脱氢姜二酮 { 脱氢 -[6]- 姜辣二酮 }

$\Delta^{13(18)}$-dehydroglaucarubinone $\Delta^{13(18)}$- 脱氢乐园树酮

$\Delta^{13(18)}$-dehydroglaucarubolone $\Delta^{13(18)}$- 脱氢乐园树醇酮

dehydroglaucine 脱氢海罂粟碱

dehydroglyasperins C, D 去氢粗毛甘草素 C、D

dehydrogoniothalamin 脱氢哥纳香素

dehydroguggulsterone M 脱氢阿曼苏丹甾酮 M

10-dehydrohecogenin 10- 脱氢海柯皂苷元

9-dehydrohecogenin 9- 脱氢海柯皂苷元

dehydrohetisine (hetisinone) 脱氢核替生 (脱氢异叶乌头素、核替生酮)

(7*R*)-3, 4-dehydrohinesolone-11-*O*-β-D-apiofuranosyl-(1→6)-β-D-glucopyranoside (7*R*)-3, 4- 脱氢茅术酮 -11-*O*-β-D- 呋喃芹糖基 -(1 → 6)-β-D- 吡喃葡萄糖苷

(7*R*)-3, 4-dehydrohinesolone-11-*O*-β-D-glucopyranoside (7*R*)-3, 4- 脱氢茅术酮 -11-*O*-β-D- 吡喃葡萄糖苷

dehydrohuangshanine 脱氢黄刹灵

3, 4-dehydrohydrastinine 3, 4- 脱氢白毛茛宁

6, 7-dehydrohyoscyamine 6, 7- 脱氢天仙子胺

10-dehydroiliensine 10- 脱氢伊犁翠雀碱

14-dehydroiliensine 14- 脱氢伊犁翠雀碱

dehydroindicolactone (wampetin) 脱氢印黄皮内酯 (黄皮呋喃香豆素、黄皮亭)

dehydroiridiol 脱氢臭蚁二醇

dehydroiridodial 脱氢虹臭蚁二醛

dehydroiridodial-β-D-gentiobioside 脱氢虹臭蚁二醛 -β-D- 龙胆二糖苷

dehydroiridodiol 脱氢虹臭蚁二醇

dehydroiridomyrmecin 脱氢虹臭蚁素 (脱氢阿根廷蚁素)

3, 4-dehydroiripine 3, 4- 脱氢紫罗烯

dehydroisoboldine 脱氢异波尔定碱

dehydroisoderricin 脱氢异鱼藤钦素 (脱氢异鱼籐烯)

dehydroisolaureline 脱氢异月桂碱

4, 5, 9, 10-dehydroisolongifolene 4, 5, 9, 10- 脱氢异长叶烯

4, 5-dehydroisolongifolene 4, 5- 脱氢异长叶烯

dehydroiso-α-lapachone 脱氢异 -α- 拉杷醌

11(13)-dehydroivaxillin 11(13)- 脱氢依生依瓦菊素 [11(13)- 脱氢腋生豚草素]

dehydrojinkoheremol 脱氢沉香雅槛蓝醇

dehydrojuncuenins A ～ E 脱氢灯芯草宁素 A ～ E

dehydrojuncusol 脱氢灯心草新酚

dehydrojuvabione 脱氢保幼酮

5-dehydrokarounidiol 5- 脱氢栝楼二醇 (5- 脱氢栝楼萜二醇、5- 脱氢栝楼仁二醇)

5, 6-dehydrokawain 5, 6- 脱氢卡瓦胡椒素

dehydrokawain 脱氢卡瓦胡椒素

2, 3-dehydrokievitone 2, 3- 脱氢奇维酮

11-dehydroklaineanone 11- 脱氢克莱苦木酮

dehydrokoumidine 脱氢钩吻素戊

19-dehydrokouminol 19- 脱氢钩吻醇碱

11, 13-dehydrolanuginolide 11, 13- 二氢毛含笑内酯

dehydroleucodin (lidbeckialactone, mesatlantin E) 脱氢白叶蒿定 (脱氧鲁考定)

dehydrolindestrenolide 脱氢钓樟揣内酯 (脱氢香樟内酯)

dehydrolirinidine 脱氢北美鹅掌楸尼定碱

7-dehydrologanin 7- 脱氢马钱素

dehydrologanin 脱氢马钱素

(+)-dehydroloiolide (+)- 脱氢黑麦草内酯

2-dehydroloiolide 2- 脱氢黑麦草内酯

dehydroloiolide 脱氢黑麦草内酯 (脱氢地芰普内酯)

9, 10-dehydrolongifolene 9, 10- 脱氢长叶烯

α, β-dehydrolovastatin α, β- 脱氢洛伐他汀

20(21)-dehydrolucidenic acid A 20(21)- 脱氢赤芝酸 A

20(21)-dehydrolucidenic acid N 20(21)- 脱氢赤芝酸 N

(–)-5, 6-dehydrolupanine (–)-5, 6- 脱氢羽扇烷宁

5, 6-dehydrolupanine 5, 6- 脱氢羽扇烷宁

dehydrolupinifolinol 脱氢羽扇豆叶灰毛豆醇

dehydrolycopecurine 脱氢石松佩碱

3, 4-dehydrolycopen-16-al 3, 4- 脱氢 -16- 番茄醛

(+)-5, 6-dehydrolycorine (+)-5, 6- 脱氢石蒜碱

(24)28-dehydromakisterone A (24)28- 脱氢罗汉松甾酮 A

dehydromarmeline 脱氢木橘林碱

2′, 3′-dehydromarmesin 2′, 3′- 脱氢木橘辛素

1′, 2′-dehydromarmesinin 1′, 2′- 脱氢木橘苷 (1′, 2′- 脱氢印度榅桲苷)

dehydromatricaria ester 脱氢母菊酯

trans-dehydromatricaria ester 反式 - 脱氢母菊酯

dehydromatricarin 脱氢母菊内酯酮

(–)-7, 11-dehydromatrine (–)-7, 11- 脱氢苦参碱

(+)-7, 11-dehydromatrine (+)-7, 11- 脱氢苦参碱

7, 11-dehydromatrine 7, 11- 脱氢苦参碱

12-dehydromatrine (lehmannine) 12- 脱氢苦参碱 (拉马宁碱、莱曼沙枝豆碱、莱曼碱)

dehydromelitensin 脱氢美力腾素

dehydromelitensin-8-(4′-hydroxymethacrylate) 脱氢美力腾素 -8-(4′- 羟甲基丙烯酸酯)

6α, 7-dehydromethoxyadiantifoline 6α, 7- 脱氢峨眉唐松草碱 (6α, 7- 脱氢甲氧基铁线蕨叶唐松草碱)

dehydromethoxyadiantifoline 脱氢峨眉唐松草碱

12, 13-dehydromicromeric acid 12, 13- 脱氢姜味草酸

1-dehydromiltirone 1- 脱氢丹参新酮

dehydromiltirone 脱氢丹参新酮

6, 7-dehydromoluccanic acid 6, 7- 脱氢石栗酸

dehydromonacolin-MV_2 脱氢莫那可林 -MV_2

dehydromorroniaglycone 脱氢莫诺苷元

dehydromorroniside 脱氢莫罗忍冬苷 (脱氢莫诺苷)

dehydromyodesmone 脱氢野苦槛蓝酮

14-dehydro-N_a-demethyl saracodine 14- 脱氢 -N_a- 去甲野扇花定

5, 14-dehydro-N_a-demethyl saracodine 5, 14- 脱氢 -N_a- 去甲野扇花定
2, 3-dehydronagilactone A 2, 3- 脱氢竹柏内酯 A
dehydronantenine 脱氢南天宁碱
dehydronapelline 脱氢欧乌头碱
2, 3-dehydroneomajucin 2, 3- 脱氢新大八角素
dehydroneotenone 脱氢新劳塔豆酮
5, 9-dehydronepetalactone 5, 9- 脱氢假荆芥内酯
dehydrongaione 脱氢苦槛酮
dehydronuciferine 脱氢荷叶碱 (去氢荷叶碱)
dehydroocoteine 脱氢绿心樟碱
dehydroodorin 脱氢臭葱素
cis-dehydroosthol 顺式 - 脱氢欧芹酚甲醚
dehydroosthol 脱氢欧芹酚甲醚
cis-dehydroosthole 顺式 - 脱氢欧前胡醚
trans-dehydroosthole 反式 - 脱氢欧前胡醚 (反式 - 脱氢蛇床子素)
dehydrooxoperezinone 脱氢氧代佩惹增酮
7, 9(11)-dehydropachymic acid 7, 9(11)- 脱氢茯苓酸
dehydropachymic acid 脱氢茯苓酸
7, 9(11)-dehydropachymic acid methyl ester 7, 9(11)-脱氢茯苓酸甲酯
8, 9-dehydropellitorine 8, 9- 脱氢墙草碱
7, 8-dehydropenstemoside 7, 8- 脱氢钓钟柳苷
dehydroperilloxin 脱氢紫苏素 (脱氢紫苏氧杂辛)
dehydropipernonaline 脱氢荜茇纳灵 (荜茇壬三烯哌啶)
dehydropodophyllotoxin 脱氢鬼臼毒素
25, 26-dehydroponasterone A 25, 26- 脱氢坡那甾酮 A
25(27)-dehydroporiferasterol 25(27)- 脱氢多孔甾醇
25-dehydroporiferasterol 25- 脱氢多孔甾醇
7-dehydroporiferasterol 7- 脱氢多孔甾醇
16-dehydropregnenolone 16- 脱氢孕烯醇酮 (16- 妊娠双烯醇酮)
16-dehydropregnenolone-3-*O*-α-L-rhamnopyranosyl-(1→2)-β-D-glucuronopyranoside 16-脱氢孕烯醇酮-3-*O*-α-L- 吡喃鼠李糖基 -(1 → 2)-β-D- 吡喃葡萄糖醛酸苷
dehydroprotostemonine 脱氢原百部碱
dehydroradiosumin 脱氢辐射织线藻素
19, 20-dehydroreserpiline 19, 20- 脱氢利血平灵
dehydroroemerine 脱氢斑点亚洲罂粟碱 (脱氢绕袂碱、脱氢疆罂粟碱、脱氢莲碱)
dehydrorotenone 脱氢鱼藤酮
dehydroroyleanone 脱氢总状土木香醌
6, 7-dehydroroyleanone 6, 7- 脱氢罗氏旋覆花酮
dehydrosafynol 脱氢红花炔醇
2, 3-dehydrosalvipisone 2, 3- 脱氢红根草酮
16-dehydrosarcorine 16- 脱氢野扇花素
2, 3-dehydrosarsalignone 2, 3- 脱氢柳叶野扇花酮
dehydrosaussurea lactone 脱氢风毛菊内酯 (脱氢云木香内酯)
dehydroschoberine 脱氢大白刺碱
dehydroscopolamine 脱水东莨菪碱
dehydroshikimic acid 脱氢莽草酸
dehydroshizukanolide 脱氢银线草内酯
10-dehydroshogaol 10- 脱氢生姜酚
6-dehydroshogaol 6- 脱氢生姜酚
8-dehydroshogaol 8- 脱氢生姜酚
2, 3-dehydrosilybin 2, 3- 脱氢水飞蓟素
dehydrosilybin 脱氢水飞蓟素
2, 3-dehydrosilychristin 2, 3- 脱氢次水飞蓟素
2, 3-dehydrosilymarin 2, 3- 脱氢水飞蓟马林
dehydrosinomenine 脱氢青藤碱
(–)-7′-dehydrosismbrifolin (–)-7′- 脱氢苍耳子花素
(+)-7′-dehydrosismbrifolin (+)-7′- 脱氢苍耳子花素
7-dehydrositosterol 7- 脱氢谷甾醇
Δ^5-dehydroskytanthine Δ^5- 脱氢多花藤碱
2, 3-dehydrosomnifericin 2, 3- 脱氢催眠睡茄辛
1-dehydrosongorine 1- 脱氢准噶尔乌头碱
(–)-7, 8-dehydrosophoramine (–)-7, 8- 脱氢槐胺碱
Δ^7-dehydrosophoramine Δ^7- 脱氢槐胺碱
13, 14-dehydrosophoridine 13, 14- 脱氢槐定碱
dehydrosoyasaponin Ⅰ 脱氢大豆皂苷 Ⅰ
12, 13-dehydrosparteine 12, 13- 脱氢鹰爪豆碱
dehydrostephanine 脱氢千金藤碱
dehydrostesakine 脱氢台湾千金藤碱
25, 26-dehydrostigmasterol 25, 26- 脱氢豆甾醇
7-dehydrostigmasterol (Δ^7-stigmasterol, corbisterol) 7-脱氢豆甾醇 (Δ^7- 豆甾醇、蚬甾醇)
(*S*)-(+)-11-dehydrosydonic acid (*S*)-(+)-11- 脱氢赛氏曲霉酸
Δ^1-dehydrotanshinone Δ^1- 脱氢丹参酮
1-dehydrotanshinone Ⅱ A 1- 脱氢丹参酮 Ⅱ A

dehydrotectol 脱氢柚木酚 (脱氢柚木属醇)

(+)-1, 2-dehydrotelobine (+)-1, 2- 脱氢台洛宾碱

dehydroterchebin methyl ester 脱氢原诃子酸甲酯

2, 3-dehydroteucrin E 2, 3- 脱氢香科科灵 E

15, 16-dehydroteuvincenone G 15, 16- 脱氢拓闻烯酮 G

dehydrothalicarpine 脱氢唐松草卡品

dehydrothalicmine 脱氢亚欧唐松草碱

dehydrothalicsimidine 脱氢箭头唐松草米定碱

dehydrothalictrifoline 脱氢岩黄连碱 (脱氢石生黄堇林碱、脱氢唐松叶碱)

dehydrothalifaberine 脱氢大叶唐松草碱

3, 4-dehydrotheaspirone 3, 4- 脱氢茶螺酮

8, 9-dehydrothymol-3-*O*-(2-methyl propionate) 8, 9- 脱氢麝香草酚 -3-*O*-(2- 甲基丙酸酯)

8, 9-dehydrothymol-3-*O*-tiglate 8, 9- 脱氢麝香草酚 -3-*O*- 巴豆酸酯

(2*R*, 4′*R*, 8′*R*)-3, 4-Δ-dehydrotocopherol (2*R*, 4′*R*, 8′*R*)-3, 4-Δ- 脱氢生育酚

(2*S*, 4′*R*, 8′*R*)-3, 4-Δ-dehydrotocopherol (2*S*, 4′*R*, 8′*R*)-3, 4-Δ- 脱氢生育酚

dehydrotomentosin 脱氢牛奶藤素

dehydrotomentosin-3-*O*-β-D-cymaropyranoside 脱氢牛奶藤素 -3-*O*-β-D- 吡喃加拿大麻糖苷

5, 6-dehydrotoosendansterol A 5, 6- 脱氢川楝子甾醇 A

dehydrotrametenolic acid 脱氢栓菌醇酸 (松苓新酸)

dehydrotrametenonic acid 脱氢栓菌酮酸

dehydrotremetone 荨麻叶泽兰酮

dehydrotrewiasine 脱氢滑桃树辛

8-*O*-4/8-*O*-4-dehydrotriferulic acid 8-*O*-4/8-*O*-4- 脱氢阿魏酸三聚体

1-dehydrotrillenogenin 1- 脱氢延龄草烯苷元

6, 7-dehydrotropine 6, 7- 脱氢托品碱

dehydrotumulosic acid 脱氢土莫酸 (去氢土莫酸)

dehydroturmerone 脱氢姜黄酮

dehydroulmudiol 脱氢榆双醇

19-dehydrouraolic acid 19- 脱氢熊果酸

dehydrouvaol 脱氢熊果醇

dehydroverbascoside 脱氢毛蕊花糖苷

3-dehydroverticine 3- 去氢浙贝母碱

17, 18-dehydroviguiepinin 17, 18- 脱氢羽裂维氏菊内酯

(–)-dehydrovomifoliol (–)- 脱氢催吐萝芙木醇

(+)-dehydrovomifoliol (+)- 脱氢催吐萝芙木醇 [(+)- 脱氢吐叶醇]

(6*S*)-dehydrovomifoliol (6*S*)- 脱氢催吐萝芙木醇

(*S*)-(+)-dehydrovomifoliol (*S*)-(+)- 脱氢催吐萝芙木醇 [(*S*)-(+)- 脱氢吐叶醇]

dehydrovomifoliol 脱氢催吐萝芙木醇

dehydrovomifoliol-*O*-β-D-glucopyranoside 脱氢催吐萝芙木醇 -*O*-β-D- 吡喃葡萄糖苷

dehydroxy-15-*O*-methyl cimigenol 去羟基 -15-*O*- 甲基升麻醇

3-dehydroxy-2-epicaniojane 3- 去羟基 -2- 表大齿麻疯树烷

1β-dehydroxy-4α-deacetyl baccatin Ⅳ 1β- 去羟基 -4α- 去乙酰浆果赤霉素Ⅳ

2-dehydroxy-5-*O*-methyl embelin 2- 去羟基 -5-*O*- 甲基酸藤子酚

(*R*)-dehydroxyabscisic alcohol-β-D-apiofuranosyl-(1″ → 6′)-β-D-glucopyranoside (*R*)- 去羟基脱落醇 -β-D- 呋喃芹糖基 -(1″ → 6′)-β-D- 吡喃葡萄糖苷

4-dehydroxyajadin 4- 去羟亚菊素

1-dehydroxybaccatins Ⅰ～Ⅵ 1- 去羟浆果赤霉素 (1- 去羟基巴卡亭) Ⅰ～Ⅵ

1β-dehydroxybaccatins Ⅳ, Ⅵ 1β- 去羟浆果赤霉素Ⅳ、Ⅵ

5-dehydroxybavachinone A 5- 去羟基补骨脂黄酮 A

7-dehydroxycaesaldekarin Ⅰ 7- 去羟基大云实灵 Ⅰ

3′-dehydroxyeupalitin-3-*O*-β-D-glucoside 3′- 去羟基女贞泽兰素 -3-*O*-β-D- 葡萄糖苷

14-dehydroxygelsefuranidine 14- 去羟基钩吻呋喃定

18-dehydroxygeniculatines A～D 18- 去羟基膝瓣乌头碱 A～D

[6]-dehydroxygingerol [6]- 脱氢姜辣素

13-dehydroxyindaconitine 13- 去羟基印乌碱

5-dehydroxyisorhamnetin (geraldol) 5- 去羟异鼠李素 (杰拉尔顿三叶草酚)

3, 5-dehydroxyisorhamnetin (geraldone) 3, 5- 去羟异鼠李素 (杰拉尔顿三叶草酮)

5-dehydroxykaempferol 5- 去羟基山柰酚

5-dehydroxykaempferol-3-rhamnopyranoside 5- 去羟基山柰酚 -3- 吡喃鼠李糖苷

dehydroxymacropodumine A 去羟基交让木明胺 A

4-dehydroxy-*N*-(4, 5-methylenedioxy-2-nitrobenzylidene) tyramine 4- 去羟基 -*N*-(4, 5- 亚甲二氧基 -2- 硝基苯亚甲基) 酪胺

3″-dehydroxynyasicoside　3″- 去羟基尼亚小金梅草苷
6-dehydroxyongilactone　6- 去羟基长叶宽树冠木内酯
5-dehydroxyquercetin-3-rhamnopyranoside　5- 去羟基槲皮素 -3- 吡喃鼠李糖苷
3′-dehydroxyrosmarinic acid-3-*O*-glucoside　3′- 去羟基迷迭香酸 -3-*O*- 葡萄糖苷
3′-dehydroxyrosmarinic acid-3-*O*-β-D-glucopyranoside　3′- 去羟基迷迭香酸 -3-*O*-β-D- 吡喃葡萄糖苷
5-dehydroxyshikonin　5- 去羟基紫草素
(6*R*)-dehydroxysipandinolide　(6*R*)- 去羟基斯盘菝内酯
dehydroxythalifaroline　去羟大叶唐松草灵碱
2″-dehydroxytrifloroside　2″- 去羟基三花龙胆苷
9′-dehydroxyvladinol F　9′- 去羟基川木香醇 F
19-dehydroyohimbine　19- 脱氢育亨宾
dehydro-α-curcumene　脱氢 -α- 姜黄烯
1, 2-dehydro-α-cyperene　1, 2- 脱氢 -α- 莎草烯
(–)-1, 2-dehydro-α-cyperone　(–)-1, 2- 脱氢 -α- 香附酮 [(–)-1, 2- 脱氢 -α- 莎草酮]
6α, 12α-dehydro-α-isotephrosin　6α, 12α- 脱氢 -α- 异灰叶素
dehydro-α-lapachone　脱氢 -α- 风铃木醌 (脱氢 -α- 拉杷醌)
6α, 12α-dehydro-α-toxicarol　6α, 12α- 脱氢 -α- 毒灰酚
dehydro-β-ionol　脱氢 -β- 紫罗兰醇
dehydro-γ-sanshool [(2*E*, 4*E*, 8*Z*, 10*E*, 12*E*)-1′-isopropenyl-*N*-(2′-isobutenyl)-2, 4, 8, 10, 12-tetradecapentaenamide]　脱氢 -γ- 山椒素 [(2*E*, 4*E*, 8*Z*, 10*E*, 12*E*)-1′- 异丙烯基 -*N*-(2′- 异丁烯基)-2, 4, 8, 10, 12- 十四碳五烯酰胺]
deidaclin　环戊烯腈苷
deisobutyryl bakkenolide H　脱异丁酰基蜂斗菜苦内酯 H
delafrine　棱砂贝母芬碱
delafrinone　棱砂贝母芬酮碱
delajacine　洋翠雀欣
delajacirine　洋翠雀灵
delajadine　洋翠雀加定
delamide　翠雀酰胺
delartine (methyl lycaconitine, delsemidine)　甲基牛扁亭 (甲基狼毒乌头亭)
delavaconine　紫草乌头原碱
delavaconitines A ～ E　紫草乌头碱甲～戊
delavaines A, B　地不容碱 (滇川翠雀碱) A、B
delavayines A ～ C　红波罗花碱 A ～ C
delavayol　红波罗花醇
delavine　棱砂贝母碱
delavinone　棱砂贝母酮碱
delbine　翠雀宾
delbiterine　三出翠雀灵
delbonine　翠雀波宁 (川黔翠雀宁碱)
delbotine　翠雀波亭 (川黔翠雀亭碱)
delboxine　翠雀波星 (川黔翠雀新碱)
delbruine　囊翠碱甲
delbruline　囊距翠雀灵
delbrunine　囊距翠雀宁
delbruninol　囊距翠雀醇
delbrusine　囊距翠雀星
delcaroline　加罗林翠雀碱
delcorine　伞花翠雀碱 (光飞燕草碱)
delcorinine　伞花翠雀宁碱
delcosine (delphamine)　硬飞燕草次碱 (琉璃飞燕草碱、德靠辛、翠雀胺、翠花胺)
delectine　网果翠雀亭 (翠雀花亭)
delectinine　翠雀花宁 (网果翠雀宁)
delelatine　翠雀拉亭
deletatsine　德尔塔生
delfissinol　半裂翠雀醇
delflexine　婉蜒翠雀碱
delfrenine　福氏翠雀宁
delgramine　翠雀花明 (大花飞燕草明)
delgrandine　翠雀花定
delorine　翠雀任
delphamine (delcosine)　翠雀胺 (翠花胺、硬飞燕草次碱、琉璃飞燕草碱、德靠辛)
delphatine　翠雀亭
delpheline　翠雀灵
delphicrispuline　克里翠雀普碱
delphidenine　翠雀宁
delphin (delphinidin diglucoside)　飞燕草苷 (飞燕草素二葡萄糖苷)
delphinic acid (3-methyl butanoic acid, isovalerianic acid, delphinic acid)　飞燕草酸 (异戊酸、3- 甲基丁酸、异缬草酸)
delphinidin (delphinidol)　飞燕草素 (花翠素、翠雀色素、翠雀花素)

delphinidin chloride　氯化飞燕草素 (氯化翠雀啶)

delphinidin diglucoside (delphin)　飞燕草素二葡萄糖苷 (飞燕草苷)

delphinidin triglucoside　飞燕草素三葡萄糖苷

delphinidin-3, 5-diglucoside　飞燕草素 -3, 5- 二葡萄糖苷

delphinidin-3, 5-di-*O*-(6-*O*-malonyl-β-D-glucoside)　飞燕草素 -3, 5- 二 -*O*-(6-*O*- 丙二酰基 -β-D- 葡萄糖苷)

delphinidin-3, 5-*O*-diglucopyranoside　飞燕草素 -3, 5-*O*- 二吡喃葡萄糖苷

delphinidin-3-[4-(*p*-coumaroyl)rhamnosyl-(1 → 6)-glucoside]-5-glucoside　飞燕草素 -3-[4-(对香豆酰基) 鼠李糖基 -(1 → 6)- 葡萄糖苷]-5- 葡萄糖苷

delphinidin-3-arabinoside　飞燕草素 -3- 阿拉伯糖苷

delphinidin-3-caffeoyl rutinoside-5-glucoside　飞燕草素 -3- 咖啡酰基芸香糖苷 -5- 葡萄糖苷

delphinidin-3-di-caffeoyl rutinoside-5-glucoside　飞燕草素 -3- 双咖啡酰基芸香糖苷 -5- 葡萄糖苷

delphinidin-3-diglucoside　飞燕草素 -3- 二葡萄糖苷

delphinidin-3-gentiobioside　飞燕草素 -3- 龙胆二糖苷

[6‴-(delphinidin-3-gentiobiosyl)](6″-apigenin-7-glucosyl) malonate　[6‴-(飞燕草素 -3- 龙胆二糖基)](6″- 芹菜素 -7- 葡萄糖基) 丙二酸酯

delphinidin-3-glucoside　飞燕草素 -3- 葡萄糖苷

delphinidin-3′-*O*-(2″-*O*-galloyl-6″-*O*-acetyl-β-galactopyranoside)　飞燕草素 -3′-*O*-(2″-*O*- 没食子酰基 -6″-*O*- 乙酰基 -β- 吡喃半乳糖苷)

delphinidin-3′-*O*-(2″-*O*-galloyl-β-galactopyranoside)　飞燕草素 -3′-*O*-(2″-*O*- 没食子酰基 -β- 吡喃半乳糖苷)

delphinidin-3-*O*-(6′-malonyl)-β-D-glucopyranoside　飞燕草素 -3-*O*-(6′- 丙二酰基)-β-D- 吡喃葡萄糖苷

delphinidin-3-*O*-(6-*O*-malonyl-β-D-glucoside)-5-*O*-β-D-glucoside　飞燕草素 -3-*O*-(6-*O*- 丙二酰基 -β-D- 葡萄糖苷)-5-*O*-β-D- 葡萄糖苷

delphinidin-3-*O*-(6″-*O*-α-rhamnopyranosyl-β-glucopyranoside)　飞燕草素 -3-*O*-(6″-*O*-α- 吡喃鼠李糖基 -β- 吡喃葡萄糖苷)

delphinidin-3-*O*-(β-D-glucopyranoside)-5-*O*-(6-*O*-malonyl)-(β-D-glucopyranoside)　飞燕草素 -3-*O*-(β-D- 吡喃葡萄糖苷)-5-*O*-(6-*O*- 丙二酰基)-(β-D- 吡喃葡萄糖苷)

delphinidin-3-*O*-glucoside　飞燕草素 -3-*O*- 葡萄糖苷

delphinidin-3-*O*-glucoside chloride　氯化飞燕草素 -3-*O*- 葡萄糖苷

delphinidin-3-*O*-*p*-coumaroyl rutinoside-5-*O*-glucoside　飞燕草素 -3-*O*- 对香豆酰基芸香糖苷 -5-*O*- 葡萄糖苷

delphinidin-3-*O*-rhamnoside-5-*O*-glucoside　飞燕草素 -3-*O*- 鼠李糖苷 -5-*O*- 葡萄糖苷

delphinidin-3-*O*-rutinoside　飞燕草素 -3-*O*- 芸香糖苷

delphinidin-3-*O*-sambubioside　飞燕草素 -3-*O*- 桑布双糖苷

delphinidin-3-*O*-β-D-[6-(*E*)-*p*-coumaryl]galactopyranoside　飞燕草素 -3-*O*-β-D-[6-(*E*)- 对香豆酰基] 吡喃半乳糖苷

delphinidin-3-*O*-β-D-galactopyranoside　飞燕草素 -3-*O*-β-D- 吡喃半乳糖苷

delphinidin-3-*O*-β-D-glucopyranoside　飞燕草素 -3-*O*-β-D- 吡喃葡萄糖苷

delphinidin-3-*p*-coumaric acid-glucoside　飞燕草素 -3- 对香豆酸葡萄糖苷

delphinidin-3-*p*-coumaroyl sophoroside-5-monoglucoside (cayratinin)　飞燕草素 -3- 对香豆酰槐糖苷 -5- 单葡萄糖苷 (乌蔹色苷)

delphinidin-3-rutinoside　飞燕草素 -3- 芸香糖苷

delphinidin-3-sophoroside-5-monoglucoside　飞燕草素 -3- 槐糖苷 -5- 单葡萄糖苷

delphinidin-3-xyloglucoside　飞燕草素 -3- 木糖葡萄糖苷

delphinidol (delphinidin)　飞燕草素 (花翠素、翠雀色素、翠雀花素)

delphinine　翠雀碱

delphinium base　翠雀花属碱

delphinoidine　翠雀定

delphisine　翠雀素

delphoccamine　翠雀卡胺

delphoccine　翠雀辛

delphonine　翠雀芳宁

delporphine　翠雀朴啡碱

delpyrine　翠雀尖任

delsemidine (delartine, methyl lycaconitine)　甲基牛扁亭 (甲基狼毒乌头亭)

delsemines A, B　翠雀色明胺 (翠雀色明碱、半须翠雀明) A、B

delsine (royline, lycoctonine)　狼毒乌头碱 (牛扁次碱)

delsoline (acomonine)　翠雀固灵 (飞燕草林碱、山地乌头宁)

delsonine　翠雀固宁

deltaline　翠雀它灵 (德尔塔林)

deltamethrin　溴氰菊酯

deltamine (eldelidine)　翠雀它胺 (翠雀它明、高翠雀里定)

deltatsine　翠雀它星
deltofolin　三角叶薯蓣叶苷
deltoin　石防风素 (德尔妥因)
deltonin　三角叶薯蓣皂苷 (三角叶薯蓣皂苷宁、三角叶薯蓣苷)
deltoside　三角薯蓣皂苷 (三角叶薯蓣混苷、三角叶薯蓣双链苷)
delvestidine　浅裂翠雀定
demecolceine (*N*-methyl deacetyl colchiceine)　脱羰秋水仙裂碱 (*N*- 甲基脱乙酰基秋水仙裂碱)
demecolcine (colchamine, colcemid, omaine)　秋水仙胺
3-demedeaccolchicine　3- 脱甲基去乙酰秋水仙碱
demerarine　德美任
13-demethoxy-(11*S*, 12*R*)-dihydroprotostemonine　13-二甲氧基 -(11*S*, 12*R*)- 二氢原百部碱
5-demethoxy-10-dehydroxymethyl-5-acetoxy-10-methyl pubetalin　5- 去甲氧基 -10- 去羟甲基 -5- 乙酰氧基 -10- 甲基东方豨莶塔灵 (5- 去甲氧基 -10- 去羟甲基 -5- 乙酰氧基 -10- 甲基腺梗豨莶塔灵)
6-demethoxy-10-hydroxy-11-methoxy-6, 7-methylendioxy-rocaglamide　6- 去甲氧基 -10- 羟基 -11- 甲氧基 -6, 7- 亚甲基二氧基罗米仔兰酰胺
8-demethoxy-10-*O*-methyl hostasine　8- 去甲氧基 -10-*O*- 甲基玉簪碱
N-demethoxy-11-methoxygelsemamide　*N*- 去甲氧基 -11- 甲氧基钩吻内酰胺
(19*E*)-9-demethoxy-16-dehydroxychitosenine-17-*O*-β-D-glucopyranoside　(19*E*)-9- 去甲氧基 -16- 去羟基多花蓬莱葛碱 -17-*O*-β-D- 吡喃葡萄糖苷
6-demethoxy-4′-*O*-methyl capillarisin　6- 去甲氧基 -4′-*O*- 甲基茵陈色原酮
6-demethoxy-7-methyl capillarisin　6- 去甲氧基 -7- 甲基茵陈色原酮
demethoxyageratochromene　去甲氧基胜红蓟色烯
demethoxyaniflorine　去甲氧基无柄异唇爵床碱
demethoxyaschantin　去甲氧基刚果荜澄茄脂素
demethoxyaspidospermine　去甲氧基白坚木碱
demethoxybergenin　去甲氧基岩白菜素
(7′*S*, 8′*S*)-5-demethoxybilagrewin　(7′*S*, 8′*S*)-5- 去甲氧基双棱扁担杆素
5′-demethoxybuddlenol E　5′- 去甲氧基醉鱼草醇 E
5′-demethoxycadensin G　5′- 去甲氧基密花卡瑞藤黄素 G
6-demethoxycapillarisin　6- 去甲氧基茵陈色原酮
16-demethoxycarbonyl tetrahydrosecamine　16- 去甲氧基羰基四氢赛卡明
demethoxycentaureidin　去甲氧基矢车菊黄酮素 (去甲氧基矢车菊定)
demethoxycentaureidin-7-*O*-rutinoside　去甲氧基矢车菊黄酮素 -7-*O*- 芸香糖苷
8-demethoxycephatonene　8- 去甲氧基金线吊乌龟酮宁
demethoxycurcumin (*p*-hydroxycinnamoyl feruloyl methane)　去甲氧基姜黄素 (对羟基桂皮酰阿魏酰基甲烷)
7-demethoxydihydrochelerythrine　7- 去甲氧基二氢白屈菜红碱
demethoxyencecalin　去甲氧基加州脆枝菊素
(+)-5′-demethoxyepiexcelsin　(+)-5′- 去甲氧基表巴西果蛋白 [(+)-5′- 去甲氧基表高大胡椒素]
5′-demethoxyepiexcelsin　5′- 去甲氧基表高大胡椒素
demethoxyfumitremorgin C　去甲氧烟曲霉素 C
18-demethoxygardfloramine　18- 去甲氧基多花蓬莱葛胺
demethoxygardmultine　去甲氧基多花蓬莱葛亭碱
18-demethoxygardneramine　18- 去甲氧基蓬莱葛胺 (18- 去甲氧基蓬莱葛属胺)
(19*E*)-18-demethoxygardneramine-N^4-oxide　(19*E*)-18-去甲氧基蓬莱葛胺 -N^4- 氧化物
11-demethoxygelsemicine　11- 去甲氧基钩吻素乙
demethoxyhaleniaside (1-*O*-primeverosyl-2, 3, 5-trimethoxyxanthone)　去甲氧基花锚苷 (1-*O*- 樱草糖基 -2, 3, 5- 三甲氧基屾酮)
8-demethoxyhostasine　8- 去甲氧基玉簪碱
N-demethoxyhumantenine　*N*- 去甲氧基胡蔓藤碱乙
demethoxyiboluteine　去甲氧基伊菠叶黄素
5-demethoxyisodahuribirin A　5- 去甲氧基异白芷豆素 (5- 去甲氧基异白芷双香豆素) A
demethoxykanugin　去甲氧基水黄皮精素 (去甲氧基小黄皮精)
9-demethoxy-l4-one-19-en-3, 4, 5, 6-dehydromitragynine　9- 去甲氧基 -l4- 酮 -19- 烯 -3, 4, 5, 6- 脱氢帽柱木碱
demethoxymatleucinol　去甲氧基杜鹃花素
demethoxymatteucinol (5, 7-dihydroxy-6, 8-dimethyl flavanone)　去甲氧基荚果蕨酚 (5, 7- 二羟基 -6, 8-二甲基黄烷酮)
11-demethoxymyrtoidine　11- 去甲氧基番樱桃马钱碱

6″-demethoxyneocalycopterone　6″- 去甲氧基新萼翅藤酮
5-demethoxyniranthin　5- 去甲氧基珠子草素
demethoxypalosine　去甲氧基杷洛素
demethoxypurpeline　去甲氧基浦佩灵碱
N-demethoxyrankinidine　*N*- 去甲氧基兰金断肠草碱 (*N*- 去甲氧基兰金氏断肠草碱)
11-demethoxyreserpine (deserpidine)　11- 去甲氧利血平 (蛇根平定)
8-demethoxyrunanine　8- 去甲氧基汝南碱
5′-demethoxysakuraresinol　5′- 去甲氧基樱花树脂醇
15-demethoxyscupolin Ⅰ　15- 去甲氧基多齿黄芩素Ⅰ
2, 3-demethoxysecoisolintetralin acetate　2, 3- 去甲氧基开环异木脂四氢萘乙酸酯
demethoxysudachitin　去甲氧基苏打基亭 (去甲氧基酢橘亭)
6-demethoxytangeretin　6- 去甲氧基橘皮素
7-demethoxytylophorine　7- 去甲氧基娃儿藤碱
demethoxyyangonin　去甲氧基麻醉椒素 (去甲氧基卡瓦胡椒内酯)
5′-demethoxy-β-peltatin-5-*O*-β-D-glucopyranoside　5′- 去甲氧基 -β- 盾叶鬼臼素 -5-*O*-β-D- 吡喃葡萄糖苷
4-*O*-demethyl abrectorin-7-*O*-α-L-rhamnosyl-3′-*O*-β-D-xylopyranoside　4-*O*- 去甲相思子黄酮 -7-*O*-α-L- 鼠李糖基 -3′-*O*-β-D- 吡喃木糖苷
N-demethyl acronycine　*N*- 去甲降真香碱
demethyl acrovestone　去甲降真香双素 (去甲毛叶山油柑酮)
2-*O*-demethyl acutumine　2-*O*- 去甲风龙明碱
demethyl agrimonolide 6-*O*-β-D-glucopyranoside　去甲仙鹤草内酯 -6-*O*-β-D- 吡喃葡萄糖苷
3-*O*-demethyl amorphigenin　3-*O*- 去甲紫穗槐醇苷元
5-*O*-demethyl antofine　5-*O*- 去甲安托芬
5′-demethyl aquillochin　5′- 去甲沉香木脂素
demethyl aristofolins A ～ E　去甲瓜叶马兜铃素 A ～ E
7-demethyl artemetin　7- 去甲蒿黄素
O-demethyl aspidocarpine　*O*- 去甲白坚木卡品
demethyl aspidospermine　去甲白坚木碱
1-demethyl aurantio-obtusin　1- 去甲橙黄决明素
1-demethyl aurantio-obtusin-2-*O*-β-D-glucopyranoside　1- 去甲橙黄决明素 -2-*O*-β-D- 吡喃葡萄糖苷
demethyl auraptenol　去甲酸橙内酯烯醇 (去甲酸橙素烯醇)
4-*O*-demethyl barbatic acid　4-*O*- 去甲巴尔巴酸
demethyl batatasin Ⅳ　去甲山药素Ⅳ
demethyl bellidifolin　去甲雏菊叶龙胆酮
17-*O*-demethyl bonducellpin C　17-*O*- 去甲刺果苏木素 C
O-demethyl buchenavianine　*O*- 去甲布橙子碱
demethyl caesaldekarin C　去甲大云实灵 C
demethyl calabaxanthone　去甲卡拉巴红厚壳屾酮 (去甲咖拉巴屾酮)
4-demethyl calycopterone　4- 去甲萼翅藤酮
6-demethyl capillarisin　6- 去甲茵陈色原酮
demethyl cephaeline　去甲吐根酚碱
demethyl cephalotaxine　去甲三尖杉碱
demethyl cephalotaxinone　去甲三尖杉酮碱
N-demethyl chelerythrine　*N*- 去甲白屈菜红碱
4′-demethyl chinensinaphthol methyl ether　4′- 去甲金不换萘酚甲醚
1-demethyl chrysoobtusin　1- 去甲黄决明素
5-*O*-demethyl citromitin　5-*O*- 去甲米橘素 (5-*O*- 去甲四季橘素)
9-demethyl clitoriacetal　9- 去甲蝶豆缩醛
(±)-demethyl coclaurine　(±)- 去甲乌药碱
demethyl coclaurine (norcoclaurine, higenamine)　去甲乌药碱 (去甲衡州乌药碱、和乌胺)
demethyl coclaurine hydrochloride　去甲乌药碱盐酸盐 (去甲衡州乌药碱盐酸盐)
3-demethyl colchicine　3- 脱甲基秋水仙碱 (3- 去甲秋水仙碱)
demethyl colchicine (colchiceine)　去甲秋水仙碱 (秋水仙裂碱、10- 去甲秋水仙碱)
4′-*O*-demethyl crotaramin　4′-*O*- 去甲猪屎豆酮
demethyl cryptojaponol　去甲柳杉树脂酚
7-*O*-demethyl cudratrixanthone C　7-*O*- 去甲柘树环屾酮 C
demethyl cyperaquinone　去甲莎草醌
N-demethyl dasycarpidone　*N*- 去甲毛厚果酮
(*R*, *R*), *N*-demethyl dauricine　(*R*, *R*), *N*- 去甲基蝙蝠葛碱
6-*O*-demethyl dauriporphine　6-*O*- 去甲北豆根朴啡碱
8-demethyl dehydrocrebanine　8- 去甲脱氢头序千金藤宁 (8- 去甲脱氢克班宁)

D

(7*R*, 8*S*)-3′-demethyl dehydrodiconiferyl alcohol-3′-*O*-β-D-glucopyranoside (7*R*, 8*S*)-3′- 去甲脱氢二松柏醇 -3′-*O*-β-D- 吡喃葡萄糖苷
(7*R*, 8*S*)-3′-demethyl dehydrodiconiferyl alcohol-3′-*O*-β-glucopyranoside (7*R*, 8*S*)-3′- 去甲脱氢二松柏醇 -3′-*O*-β- 吡喃葡萄糖苷
4′-*O*-demethyl dehydropodophyllotoxin 4′-*O*- 去甲脱氢鬼臼毒素
N-demethyl dehydrouleine *N*- 去甲脱氢乌勒因
demethyl delavaines A, B 去甲梭砂贝母碱 A、B
6-demethyl delsoline 6- 去甲翠雀固灵
O-demethyl deoxyharringtonine *O*- 去甲脱氧三尖杉酯碱
4′-demethyl deoxypodophyllotoxin 4′- 去甲脱氧鬼臼毒素
demethyl deoxypodophyllotoxin (4′-demethyl-9-deoxypodophyllotoxin) 去甲脱氧鬼臼毒素 (4′- 脱甲基 -9- 脱氧鬼臼脂素)
demethyl deoxypodophyllotoxin glucoside 去甲脱氧鬼臼毒素苷
O-(17)-demethyl dihydrocorynantheine *O*-(17)- 去甲基二氢柯楠因碱
O-demethyl dihydrocorynantheine *O*- 脱甲基二氢柯楠因碱
N-demethyl dihydrogalanthamine *N*- 去甲二氢加兰他敏
O-demethyl dihydrogalanthamine (*O*-demethyl lycoramine) *O*- 去甲基二氢雪花莲胺碱 (*O*- 去甲石蒜胺)
5′-*O*-demethyl dioncophylline A 5′-*O*- 去甲地奥考非林碱 A
demethyl dysosanthra quinone 去甲八角莲蒽醌
N_b-demethyl echitamine *N*-oxide N_b- 去甲基鸡骨常山碱 *N*- 氧化物
demethyl emetine (dihydropsychotrine, cephaeline) 去甲吐根碱 (九节因、二氢九节碱、吐根酚碱)
3′-*O*-demethyl epipinoresinol 3′-*O*- 去甲表松脂素
4′-demethyl epipodophyllotoxin 4′- 去甲表鬼臼毒素
8-demethyl eucalyptin 8- 去甲桉树素
4′-demethyl eupatin (3, 5, 3′, 4′-tetrahydroxy-6, 7-dimethoxyflavone, eupatolitin) 4′- 去甲泽兰黄醇素 (泽兰利亭、3, 5, 3′, 4′- 四羟基 -6, 7- 二甲氧基黄酮)
8-demethyl farrerol 8- 去甲杜鹃素
demethyl flavasperone gentiobioside 去甲黄曲霉酮龙胆二糖苷
4-*O*-demethyl forsythenin 4-*O*- 去甲连翘烯素
demethyl furopinnarin [5-hydroxy-8-(3′, 3′-dimethyl allyl) psoralen] 8-(3′, 3′- 二甲烯丙基)-5- 去甲香柑内酯 [(5- 羟基 -8-(3′, 3′- 二甲烯丙基) 补骨脂素]
O-demethyl galantamine *O*- 去甲基加兰他敏
N-demethyl galanthamine *N*- 去甲加兰他敏
18-demethyl gardneramine 18- 去甲蓬莱葛胺 (18- 去甲蓬莱葛属胺)
9′-demethyl garugamblin Ⅰ 9′- 去甲多花白头树素 Ⅰ
demethyl ginkgetin 去甲银杏双黄酮
O-demethyl haemanthamine *O*- 去甲基网球花胺
8-*O*-demethyl homolycorine 8-*O*- 去甲高石蒜碱
9-demethyl homolycorine 9- 去甲高石蒜碱
9-*O*-demethyl homolycorine 9-*O*- 去甲高石蒜碱
demethyl homolycorine 去甲高石蒜碱 (脱甲高石蒜碱)
O-demethyl homolycorine *O*- 去甲基高石蒜碱
demethyl homopterocarpin (medicarpin) 去甲高紫檀素 (美迪紫檀素、苜蓿紫檀素)
N-demethyl huperzinine *N*- 去甲蛇足石杉碱
1-demethyl hypaconitine 1- 去甲次乌头碱
demethyl incisterol A_3 去甲内甾醇 A_3
demethyl iristectorigenins A, B 去甲鸢尾黄酮新苷元 A、B
(–)-7′-demethyl isocephaeline (–)-7′- 去甲异吐根酚碱
4′-demethyl isoeupatilin 4′- 去甲异泽兰林素
O-demethyl isoharringtonine *O*- 去甲异三尖杉酯碱
demethyl isoophiopogonone B 去甲异麦冬黄酮 B
4′-demethyl isopicropodophyllone 4′- 去甲异鬼臼苦酮
15-demethyl isoplumieride 15- 去甲异鸡蛋花苷
demethyl kamebacetal A 去甲龟叶香茶菜缩醛 A
2-*O*-demethyl kielcorin 2-*O*- 去甲革叶基尔藤黄素
demethyl lobechinenoid glucoside 去甲半边莲木脂素碱葡萄糖苷
N-demethyl lunidonine *N*- 去甲月芸香酮碱
O-demethyl lycoramine (*O*-demethyl dihydrogalanthamine) *O*- 去甲石蒜胺 (*O*- 去甲基二氢雪花莲胺碱)
O-demethyl lycoramine *N*-oxide *O*- 去甲基石蒜胺 *N*- 氧化物
3″-*O*-demethyl manassantins A, B 3″-*O*- 去甲蜥尾草亭 A、B
4-*O*-demethyl manassantins A, B 4-*O*- 去甲蜥尾草亭 (4-*O*- 去甲马纳萨亭) A、B
(+)-8-demethyl maritidine (+)-8- 去甲滨海全能花定

8-*O*-demethyl maritidine　8-*O*- 去甲滨海全能花定
6-*O*-demethyl menisporphine　6-*O*- 去甲蝙蝠葛波酚碱 (6-*O*- 去甲蝙蝠葛朴啡碱)
demethyl moracin Ⅰ　去甲桑辛素Ⅰ
12-demethyl multicaulin　12- 去甲多茎鼠尾草素
2-demethyl multiorthoquinone　2- 去甲多茎鼠尾草邻醌
O-demethyl murrayanine　*O*- 去甲九里香碱
demethyl mussaenoside　去甲玉叶金花苷酸甲酯
demethyl neodrupacine　去甲新桥氧三尖杉碱
6-*O*-demethyl neoline　6-*O*- 去甲新欧乌林碱
N-demethyl nicaustrine　*N*- 去甲基尼克澳洲红豆碱
3′-demethyl nobiletin　3′- 去甲川陈皮素
5-*O*-demethyl nobiletin　5-*O*- 去甲川陈皮素
demethyl nobiletin　去甲蜜橘黄素
5-demethyl nobiletin (5-desmethyl nobiletin)　5- 去甲川陈皮素
N-demethyl noracronycine　*N*- 去甲去甲降真香碱
1-demethyl obtusin　1- 去甲钝叶决明辛 (1- 去甲决明素)
O-demethyl palosine　*O*- 去甲杷洛素
5-*O*-demethyl paxanthonin　5-*O*- 去甲金丝梅屾酮素
demethyl paxanthonin　去甲金丝梅屾酮宁
demethyl phytolaccagenin　去甲美商陆苷元
demethyl piperadione {2-hydroxy-1-methoxy-4*H*-dibenzo [*de*, *g*]quinoline-4, 5-(6*H*)-dione}　去甲荜茇二酮 {2- 羟基 -1- 甲氧基 -4*H*- 二苯并 [*de*, *g*] 喹啉 -4, 5-(6*H*)- 二酮)
3′-demethyl podophyllotoxin　3′- 去甲鬼臼脂素
4′-demethyl podophyllotoxin　4′- 去甲鬼臼毒素
4′-demethyl podophyllotoxone　4′- 去甲鬼臼毒酮
demethyl praecansone B　去甲早期灰毛豆酮 B
demethyl pseudolaric acid B　去甲土荆皮乙酸
demethyl pseudolaric acid B (pseudolaric acid C_2)　去甲基土荆皮酸 B (土荆皮酸 C_2、土荆皮丙二酸)
demethyl psychetrine　去甲叶根碱
demethyl psychotrine　去甲九节碱
demethyl racemosol　去甲总状花羊蹄甲酚
11-demethyl rhoifoline B　11- 去甲漆叶花椒碱 B
N-demethyl ricine　*N*- 去甲蓖麻毒蛋白
demethyl rocaglamide　去甲洛克米兰酰胺 (去甲罗米仔兰酰胺)
demethyl salvicanol　去甲加那利鼠尾草酚
demethyl secologanol　去甲开环马钱醇
8-demethyl sideroxylin　8- 去甲铁木桉素
5-demethyl sinensetin (5-hydroxy-3′, 4′, 6, 7-tetramethoxyflavone)　5- 去甲甜橙素 (5- 羟基 -3′, 4′, 6, 7- 四甲氧基黄酮)
N-demethyl skytanthine　*N*- 去甲多花藤碱
demethyl sonodione　去甲莲叶桐二酮
demethyl speciogynine　去甲斯佩吉宁
7-demethyl suberosin　7- 去甲软木花椒素
demethyl suberosin　去甲软木花椒素 (去甲栓质花椒素)
3-*O*-demethyl swertipunicoside　3-*O*- 去甲紫药双屾酮苷
demethyl syringin　去甲紫丁香苷
5-demethyl tangeretin　5- 去甲橘皮素
demethyl tenuicausine　去甲薄叶山橙碱
O-demethyl tenuipine　*O*- 去甲细柄瑞香楠碱
demethyl tetrandrine (hanfangichin B, fangchinoline)　去甲汉防已碱 (汉防已乙素、防已诺林碱)
N-demethyl thalidasine　*N*- 去甲厚果唐松草次碱
N-demethyl thalidezine　*N*- 去甲芬氏唐松草碱
6′-demethyl thalifaboramine　6′- 去甲大叶唐松草胺
(–)-2-demethyl thalimonine　(–)-2- 去甲箭头唐松草莫宁
(–)-9-demethyl thalimonine　(–)-9- 去甲箭头唐松草莫宁
5-*O*-demethyl thalistyline　5-*O*- 去甲柱唐松草碱
N-demethyl thalistyline　*N*- 去甲柱唐松草碱
N-demethyl thalrugosidine　*N*- 去甲皱唐松草定碱 (*N*- 去甲皱叶唐松草定碱)
3‴-*O*-demethyl toddalin A　3‴-*O*- 去甲飞龙掌血香豆素 A
demethyl torosaflavones A ～ D　去甲珠节决明黄酮 A ～ D
(–)-4′-demethyl traxillagenin　(–)-4′- 去甲紫花络石苷元
4-demethyl traxillagenin　4- 去甲紫花络石苷元
demethyl trewiasine　去甲滑桃树辛
N, *N*-demethyl tryptamine　*N*, *N*- 脱甲基色胺
demethyl tubulosine　去甲土布洛素
N-demethyl uleine　*N*- 去甲乌勒因
demethyl vertaline　脱甲基尉它灵
demethyl vestitol　去甲绒叶军刀豆酚
6-demethyl vignafuran　6- 去甲豇豆呋喃
demethyl wedelolactone　去甲蟛蜞菊内酯

demethyl wedelolactone-7-β-D-glucoside 去甲蟛蜞菊内酯 -7- 葡萄糖苷

demethyl xanthohumol 去甲黄腐酚

demethyl zeylasteral 去甲泽拉木醛

3′-*O*-demethyl-1-epipreussomerin C 3′-*O*- 去甲 -1- 表光黑壳素 C

N-4-demethyl-21-dehydrokoumine *N*-4- 去甲基 -21- 脱氢钩吻素子

9-*O*-demethyl-2α-hydroxyhomolycorine 9-*O*- 去甲 -2α- 羟基高石蒜碱

4′-demethyl-3, 9-dihydropunctatin 4′- 去甲 -3, 9- 二氢斑点凤梨百合黄素

16-*O*-17-demethyl-3β, 24-dihydroxyoleanolic acid-12-en-3-*O*-β-D-glucuronoside 16-*O*-17- 去 甲 -3β, 24- 二羟基齐墩果酸 -12- 烯 -3-*O*-β-D- 葡萄糖醛酸苷

(7′*S*, 8′*S*)-5-*O*-demethyl-4′-*O*-methyl bilagrewin (7′*S*, 8′*S*)-5-*O*- 去甲 -4′-*O*- 甲基双棱扁担杆素

6-*O*-demethyl-5-deoxyanhydrofusarubin 6-*O*- 去甲 -5- 脱氧脱水镰孢红素

7-demethyl-6-methoxy-5, 6-dihydrochelerythrine 7- 去甲 -6- 甲氧基 -5, 6- 二氢白屈菜红碱

(*E*)-4′-demethyl-6-methyleucomin (*E*)-4′- 去甲 -6- 甲基凤梨百合素

7-demethyl-7-isopentenyl isoaculeatin 7- 去甲 -7- 异戊烯基异刺飞龙掌血素

8-demethyl-7-ketologanin 8- 去甲 -7- 甲酮基马钱素

9-*O*-demethyl-7-*O*-methyl lycorenine 9-*O*- 去 甲 -7-*O*- 甲基石蒜宁碱

5′-*O*-demethyl-8-*O*-methyl-7-epidioncophylline A 5′-*O*- 去甲 -8-*O*- 甲基 -7- 表地奥考非林碱 A

N-demethyl-9, 10-dihydrooxysanguinarine *N*- 去甲基 -9, 10- 二氢氧化血根碱

(7*R*, 8)-3′-demethyl-9′-butoxydehydrodiconiferyl alcohol-3′-*O*-β-D-glucopyranoside (7*R*, 8)-3′- 去甲 -9′- 丁氧基脱氢二松柏醇 -3′-*O*-β-D- 吡喃葡萄糖苷

(7*R*, 8)-3′-demethyl-9′-butoxydehydrodiconiferyl alcohol-3′-*O*-β-glucopyranoside (7*R*, 8)-3′- 去甲 -9′- 丁氧基脱氢二松柏醇 -3′-*O*-β- 吡喃葡萄糖苷

4′-demethyl-9-deoxy-podophyllotoxin (demethyl deoxy-podophyllotoxin) 4′- 脱甲基 -9- 脱氧鬼臼脂素 (去甲脱氧鬼臼毒素)

demethylene delcorine 去亚甲基伞花翠雀碱

demethyleneberberine 去亚甲基小檗碱

demethylicaritin 去甲淫羊藿素

demethylmaritidine 去甲海边全能花定碱

22-*O*-demethyl-22-*O*-β-D-glucopyranosyl isocorynoxeine 22-*O*- 去甲 -22-*O*-β-D- 吡喃葡萄糖基异柯楠赛因碱

N-demethyl-β-obscurine *N*- 去甲基 -β- 玉柏碱

demissdine 垂茄定

demissine 垂茄碱

demoitin 硫酸皮素

denbinobin 石斛醌 (金钗石斛菲醌)

denbufylline 登布茶碱

denchrysans A, B 束花石斛芴酮 A、B

denchrysides A, B 束花石斛苷 A、B

dencichine (β-*N*-oxalylamino-L-alanine) 三七素 (田七氨酸、β-*N*- 草酰氨基 -L- 丙氨酸)

dendramine (6-hydroxydendrobine) 石斛胺 (6- 羟基石斛碱、石斛氨碱)

dendranthemenol 野菊炔醇

dendranthemosides A, B 菊苷 (菊属苷、盐菊苷) A、B

dendrazawaynes A, B 紫花野菊炔 A、B

dendrine 石斛酯碱 (石斛因碱)

dendroamide A 树状真枝藻酰胺 A

dendroarboreol B 美洲树参炔醇 B

dendroban-12-one 石斛 -12- 酮

dendrobane A 石斛烷 A

dendrobine 石斛碱

dendrobine methosalt 石斛碱甲基盐

dendrobine *N*-oxide 石斛碱 *N*- 氧化物

dendrobium base 石斛属碱

dendrocandins A ～ U 铁皮石斛素 A ～ U

dendrochrysanene 束花石斛烯

dendrochrysine 束花石斛碱

dendrocrepine 玫瑰石斛碱

dendroflorin 密花石斛素 (密花石斛芴三酚)

dendrolasin 黑蚁素

dendromonilisides A ～ C 细茎石斛苷 A ～ C

dendronobiline A 金钗石斛碱 A

dendronobilosides A ～ E 金钗石斛苷 A ～ E

dendronophenols A, B 石斛诺酚 A、B

dendrophenol 石斛酚

dendrosides A ～ G 石斛苷 A ～ G

dendroxine 石斛醚碱 (石斛星碱、石斛星)

denfigenin 流苏石斛甾素

dengibsin 曲轴石斛素 (密花石斛芴二酚)

dengibsinin 曲轴石斛宁

dennstoside A 碗蕨苷 A

denopterin 二甲叶酸

densiflorols A, B 密花石斛酚 A、B

densifloroside 密花石斛苷

densispicnins A ～ D 密穗马先蒿素 A ～ D

densispicoside 密穗马先蒿苷

dentalactone 小苦荬内酯

dentatins A ～ C 小苦荬内酯苷 (齿叶黄皮素) A ～ C

denthyrsinin 球花石斛菲

denticin 球花报春辛

denticulaflavonol 中平树黄酮醇

denticulatin 球花报春素

denticulatol 羊蹄醌

denudanolides A, B 玉兰内酯 A、B

denudatidine 裸翠雀定

denudatine 裸翠雀亭 (无毛翟雀亭、光翠雀碱)

(–)-denudatins A, B (–)- 白玉兰亭 A、B

denudatins A, B 玉兰脂素 (白玉兰亭) A、B

denudatone 玉兰脂酮

deodarin-4′-glucoside 雪松素 -4′- 葡萄糖苷

(3*R*)-de-*O*-methyllasiodiplodin (3*R*)- 去 -*O*- 甲基毛狄泼老素

11-deoxoglycyrrhizin 11- 脱氧甘草甜素 (11- 脱氧甘草酸)

14-deoxy-(12*R*)-sulfoandrographolide 14- 脱氧 -(12*R*)- 磺酸基穿心莲内酯

14-deoxy-(12*S*)-hydroxyandrographolide 14- 脱氧 -(12*S*)- 羟基穿心莲内酯

1-deoxy-1-[2′-oxo-1′-pyrrolidinyl]-2-*n*-butyl-α-fructofuranoside 1- 脱氧 -1-[2′- 氧亚基 -1′- 吡咯烷基]-2- 正丁基 -α- 呋喃果糖苷

14-deoxy-11, 12-dehydroandrographolide (14-dehydroandrographolide) 14- 脱氧 -11, 12- 脱氢穿心莲内酯 (14- 脱氢穿心莲内酯)

14-deoxy-11, 12-didehydroandrographiside 14- 脱氧 -11, 12- 二脱氢穿心莲内酯苷

14-deoxy-11, 12-didehydroandrographolide 14- 脱氧 -11, 12- 二脱氢穿心莲内酯

14-deoxy-11, 12-dihydroandrographiside 14- 脱氧 -11, 12- 二氢穿心莲内酯苷

14-deoxy-11, 12-dihydroandrographolide 14- 脱氧 -11, 12- 二氢穿心莲内酯

14-deoxy-11-hydroxyandrographolide 14- 脱氧 -11- 羟基穿心莲内酯

14-deoxy-11-oxoandrographolide 14- 脱氧 -11- 亚氧基穿心莲内酯

14, 15-deoxy-11-oxohavanensin-3, 12-diol diacetate 14, 15- 脱氧 -11- 氧亚基哈湾鹧鸪花素 -3, 12- 二醇二乙酸酯

14-deoxy-12-hydroxyandrographolide 14- 脱氧 -12- 羟基穿心莲内酯

14-deoxy-12-methoxyandrographolide 14- 脱氧 -12- 甲氧基穿心莲内酯

8-deoxy-13-dehydroserratinine 8- 脱氧 -13- 脱氢千层塔宁碱

13-deoxy-13α-acetoxy-1-deoxynortaxines A, B 13- 脱氧 -13α- 乙酰氧基 -1- 脱氧紫杉非碱 A、B

13-deoxy-13α-acetoxy-1-deoxytaxines A, B 13- 脱氧 -13α- 乙酰氧基 -1- 脱氧紫杉碱 A、B

14-deoxy-13α-methyl tylohirsutinidine 14- 脱氧 -13α- 甲基硬毛娃儿藤定碱

11-deoxy-13β, 17β-epoxyalisol A 11- 脱氧 -13β, 17β- 环氧泽泻醇 A

11-deoxy-13β, 17β-epoxyalisol B-23-acetate 11- 脱氧 -13β, 17β- 环氧泽泻醇 B-23- 乙酸酯

14-deoxy-14, 15-dehydroandrographolide 14- 脱氧 -14, 15- 脱氢穿心莲内酯

8-deoxy-14-dehydroaconosine 8- 脱氧 -14- 脱氢乌头诺辛

14-deoxy-15-isopropylidene-11, 12-didehydroandrographolide 14- 脱氧 -15- 异亚丙基 -11, 12- 二脱氢穿心莲内酯

14-deoxy-15-methoxyandrographolide 14- 脱氧 -15- 甲氧基穿心莲内酯

12-deoxy-16-hydroxyphorbol-13-palmitate 12- 脱氧 -16- 羟基巴豆醇 -13- 棕榈酸酯

14-deoxy-17-hydroxyandrographolide 14- 脱氧 -17- 羟基穿心莲内酯

6-deoxy-1-hydroxyneoanisatin 6- 脱氧 -1- 羟基新莽草素

2′-deoxy-1-methyl guanosine 2′- 脱氧 -1- 甲基鸟苷 (2′- 脱氧 -1- 甲基鸟嘌呤核苷)

(–)-*N*-(1′-deoxy-1′-β-D-fructopyranosyl)-(*S*)-allyl-L-cysteine sulfoxide (–)-*N*-(1′- 脱氧 -1′-β-D- 吡喃果糖基)-(*S*)- 烯丙基 -L- 半胱氨酸亚砜
(2′E)-2′-deoxy-2′-(fluoromethylidene)cytidine (2′*E*)-2′- 脱氧 -2′-(氟亚甲基) 胞苷
1-deoxy-2, 3-dehydronagilactone A 1- 脱氧 -2, 3- 脱氢竹柏内酯 A
2-deoxy-20-hydroxyecdysone-3-*O*-β-D-glucopyranoside 2- 脱氧 -20- 羟基蜕皮激素 -3-*O*-β-D- 吡喃葡萄糖苷
15-deoxy-22-hydroxyeucosterol 15- 脱氧 -22- 羟基尤可甾醇
25-deoxy-24(28)-dehydromakisterone A 25- 脱氧 -24(28)- 脱氢罗汉松甾酮 A
11-deoxy-25-anhydroalisol E 11- 脱氧 -25- 脱水泽泻醇 E
2-deoxy-2-acetoxy-9-oxoageraphorone 2- 脱氧 -2- 乙酰氧基 -9- 氧代紫茎泽兰酮
2′-deoxy-2′-fluoro-5-iodo-5′-*O*-methyl cytidine 2′- 脱氧 -2′- 氟 -5- 碘 -5′-*O*- 甲基胞苷 (2′- 脱氧 -2′- 氟 -5- 碘 -5′-*O*- 甲基胞嘧啶核苷)
2-deoxy-2-methyl amino-L-glucopyranose 2- 脱氧 -2- 甲氨基 -*L*- 吡喃葡萄糖
2-deoxy-2-ribopyranolactone 2- 脱氧 -2- 吡喃核糖内酯
3-deoxy-2α-hydroxynagilactone E 3- 脱氧 -2α- 羟基竹柏内酯 E
1-deoxy-2α-hydroxynagilactones A, E 1- 脱氧 -2α- 羟基竹柏内酯 A、E
1-deoxy-2β, 3β-epoxynagilactone A 1- 脱氧 -2β, 3β- 环氧竹柏内酯 A
2-deoxy-2β-methoxytessaric acid 2- 脱氧 -2β- 甲氧基特萨菊酸
5-deoxy-3, 4-anhydrofusarubin 5- 脱氧 -3, 4- 脱水镰孢红素
6-deoxy-3, 4-anhydrofusarubin 6- 脱氧 -3, 4- 脱水镰孢红素
15-deoxy-30-hydroxyeucosterol 15- 脱氧 -30- 羟基尤可甾醇
2-deoxy-3-epicrustecdysone 2- 脱氧 -3- 表甲壳甾酮
3-deoxy-3-fluoro-D-glucose 3- 脱氧 -3- 氟 -D- 葡萄糖
1-deoxy-3-methacrylyl-11-methoxymeliacarpinin 1- 脱氧 -3- 甲基丙烯酰基 -11- 甲氧基楝果宁 (1- 脱氧 -3- 甲基丙烯酰基 -11- 甲氧基楝卡品宁)
3-*O*-[6-deoxy-3-*O*-methyl-β-allopyranosyl-(1 → 4)-β-digitoxopyranosyl]-11α, 12β-di-*O*-benzoyl-17α-marsdenin 3-*O*-[6- 脱氧 -3-*O*- 甲基 -β- 吡喃阿洛糖基 -(1 → 4)-β- 吡喃洋地黄毒糖基]-11α, 12β- 二 -*O*- 苯甲酰基 -17α- 牛奶菜宁
3-*O*-[6-deoxy-3-*O*-methyl-β-allopyranosyl-(1 → 4)-β-digitoxopyranosyl]-11α, 12β-di-*O*-benzoyl-5, 6-dihydrogen -17β-marsdenin 3-*O*-[6- 脱氧 -3-*O*- 甲基 -β- 吡喃阿洛糖基 -(1 → 4)-β- 吡喃洋地黄毒糖基]-11α, 12β- 二 -*O*- 苯甲酰基 -5, 6- 二氢 -17β- 牛奶菜宁
3-*O*-[6-deoxy-3-*O*-methyl-β-allopyranosyl-(1 → 4)-β-digitoxopyranosyl]-11α-*O*-benzoyl-12β-*O*-tigloyl-17α-marsdenin 3-*O*-[6- 脱氧 -3-*O*- 甲基 -β- 吡喃阿洛糖基 -(1 → 4)-β- 吡喃洋地黄毒糖基]-11α-*O*- 苯甲酰基 -12β-*O*- 惕各酰基 -17α- 牛奶菜宁
3-*O*-[6-deoxy-3-*O*-methyl-β-allopyranosyl-(1 → 4)-β-digitoxopyranosyl]-11α-*O*-benzoyl-12β-*O*-tigloyl-17β-marsdenin 3-*O*-[6- 脱氧 -3-*O*- 甲基 -β- 吡喃阿洛糖基 -(1 → 4)-β- 吡喃洋地黄毒糖基]-11α-*O*- 苯甲酰基 -12β-*O*- 惕各酰基 -17β- 牛奶菜宁
3-*O*-[6-deoxy-3-*O*-methyl-β-allopyranosyl-(1 → 4)-β-oleandropyranosyl]-11α, 12β-di-*O*-benzoyl-17β-marsdenin 3-*O*-[6- 脱氧 -3-*O*- 甲基 -β- 吡喃阿洛糖基 -(1 → 4)-β- 吡喃欧洲夹竹桃糖基]-11α, 12β- 二 -*O*- 苯甲酰基 -17β- 牛奶菜宁
3-*O*-[6-deoxy-3-*O*-methyl-β-allopyranosyl-(1 → 4)-β-oleandropyranosyl]-11α, 12β-di-*O*-tigloyl-17β-cissogenin 3-*O*-[6- 脱氧 -3-*O*- 甲基 -β- 吡喃阿洛糖基 -(1 → 4)-β- 吡喃欧洲夹竹桃糖基]-11α, 12β- 二 -*O*- 惕各酰基 -17β- 西索苷元
3-*O*-[6-deoxy-3-*O*-methyl-β-allopyranosyl-(1 → 4)-β-oleandropyranosyl]-11α-*O*-tigloyl-12β-*O*-benzoyl-17β-marsdenin 3-*O*-[6- 脱氧 -3-*O*- 甲基 -β- 吡喃阿洛糖基 -(1 → 4)-β- 吡喃欧洲夹竹桃糖基]-11α-*O*- 惕各酰基 -12β-*O*- 苯甲酰基 -17β- 牛奶菜宁
3-*O*-[6-deoxy-3-*O*-methyl-β-allopyranosyl-(1 → 4)-β-oleandropyranosyl]-11α-*O*-tigloyl-12β-*O*-benzoyl-17β-tenacigenin B 3-*O*-[6- 脱氧 -3-*O*- 甲基 -β- 吡喃阿洛糖基 -(1 → 4)-β- 吡喃欧洲夹竹桃糖基]-11α-*O*- 惕各酰基 -12β-*O*- 苯甲酰基 -17β- 通关藤苷元 B
3-*O*-[6-deoxy-3-*O*-methyl-β-allopyranosyl-(1 → 4)-β-oleandropyranosyl]-5, 6-dihydrogen-11α, 12β-di-*O*-benzoyl-17β-marsdenin 3-*O*-[6- 脱氧 -3-*O*- 甲基 -β- 吡喃阿洛糖基 -(1 → 4)-β- 吡喃欧洲夹竹桃糖基]-5, 6- 二氢 -11α, 12β- 二 -*O*- 苯甲酰基 -17β- 牛奶菜宁

3-*O*-[6-deoxy-3-*O*-methyl-β-allopyranosyl-(1 → 4)-β-oleandropyranosyl]-5, 6-dihydrogen-11α, 12β-di-*O*-tigloyl-17β-marsdenin 3-*O*-[6- 脱氧 -3-*O*- 甲基 -β- 吡喃阿洛糖基 -(1 → 4)-β- 吡喃欧洲夹竹桃糖基]-5, 6- 二氢 -11α, 12β- 二 -*O*- 惕各酰基 -17β- 牛奶菜宁

14-deoxy-3-*O*-propionyl-5, 15-di-*O*-acetyl-7-*O*-benzoyl myrsinol-14β-nicotinate 14- 脱氧 -3-*O*- 丙酰基 -5, 15- 二 -*O*- 乙酰基 -7-*O*- 苯甲酰铁仔酚 -14β- 烟酸酯

14-deoxy-3-*O*-propionyl-5, 15-di-*O*-acetyl-7-*O*-nicotinoyl myrsinol-14β-nicotinate 14- 脱氧 -3-*O*- 丙酰基 -5, 15- 二 -*O*- 乙酰基 -7-*O*- 烟酰铁仔酚 -14β- 烟酸酯

15-deoxy-3-*O*-propionyl-5, 15-di-*O*-acetyl-7-*O*-nicotinoyl myrsinol-14β-acetate 14- 脱氧 -3-*O*- 丙酰基 -5, 15- 二 -*O*- 乙酰基 -7-*O*- 烟酰铁仔酚 -14β- 乙酸酯

1-deoxy-3-tigloyl-11-methoxymeliacarpinin 1- 脱氧 -3- 惕各酰基 -11- 甲氧基楝果宁

8-deoxy-3α, 4α-epoxyrupicolins A, B 8- 脱氧 -3α, 4α- 环氧罗匹考林 A、B

13-deoxy-3α-acetoxytaxines A, B 13- 脱氧 -3α- 乙酰氧基紫杉碱 A、B

1-deoxy-4, 4a-dihydro-5, 6-didehydro-8-epiivangustin 1- 脱氧 -4, 4a- 二氢 -5, 6- 二脱氢 -8- 表狭叶依瓦菊素

2-deoxy-4-epipulchellin 2- 脱氧 -4- 表天人菊素

4-deoxy-4α-phorbol 4- 脱氧 -4α- 巴豆醇

12-deoxy-4β-hydroxyphorbol-13-dodecanoate-20-acetate 12- 脱氧 -4β- 羟基巴豆醇 -(13- 十二酸 -20- 乙酸) 二酯

12-deoxy-4β-hydroxyphorbol-13-octadecanoate-20-acetate 12- 脱氧 -4β- 羟基巴豆醇 -(13- 十八酸 -20- 乙酸) 二酯

12-deoxy-4β-hydroxyphorbol-13-phenyl acetate-20-acetate 12- 脱氧 -4β- 羟基巴豆醇 -(13- 苯乙酸 -20- 乙酸) 二酯

(2*S*)-3-[5-deoxy-5-(dimethyl arsinoyl)-β-D-ribofuranosyloxy]-2-hydroxypropyl hydrogen sulfate (2*S*)-3-[5- 脱氧 -5-(二甲基胂氧基)-β-D- 呋喃核糖氧基]-2- 羟基丙基硫酸氢酯

5-deoxy-5-hydroperoxytelekin 5- 脱氧 -5- 氢过氧特勒菊素

5′-deoxy-5′-methyl aminoadenosine 5′- 脱氧 -5′- 甲基氨基腺苷

5′-deoxy-5′-methyl sulphinyl adenosine 5′- 脱氧 -5′- 甲基亚磺酰腺苷

2′-deoxy-5′-*O*-acetyl guanosine 3′-trihydrogen diphosphate 2′- 脱氧 -5′-*O*- 乙酰鸟苷 3′- 二磷酸三氢酯

12-deoxy-5β-hydroxyphorbol-13-myristate 12- 脱氧 -5β- 羟基巴豆醇 -13- 肉豆蔻酸酯

20-deoxy-5ξ-hydroxyphorbol 20- 脱氧 -5ξ- 羟基巴豆醇

2-deoxy-6-epiparthemollin 2- 脱氧 -6- 表柔毛银胶菊内酯

11-deoxy-6-oxo-5α, 6-dihydrojervine 11- 脱氧 -6- 氧亚基 -5α, 6- 二氢芥芬胺

3-deoxy-7α-perhydroxy-12β-methyl isotelekin 3- 脱氧 - 7α- 过羟基 -12β- 甲基异特勒菊素

6-deoxy-8-acetyl harpagide 6- 脱氧 -8- 乙酰钩哈巴苷 (6- 脱氧 -8- 乙酰钩果草吉苷)

3-deoxy-8-deacetyl yunaconitine 3- 去羟基 -8- 去乙酰滇乌碱

1-deoxy-8-epiivangustin 1- 脱氧 -8- 表狭叶依瓦菊素

6-deoxy-8-isoferuloyl harpagide 6- 脱氧 -8- 异阿魏酰哈巴苷 (6- 脱氢 -8- 异阿魏酰钩果草吉苷)

6α-deoxy-8-oxytazettine (macronine) 6α- 脱氧 -8- 氧多花水仙碱 (大花文殊兰碱)

9-deoxy-9α-hydroxytaxol 9- 脱氧 -9α- 羟基紫杉酚

26-deoxyacetyl acteol 26- 脱氧乙酰类叶升麻醇

27-deoxyacetyl acteol 27- 脱氧乙酰类叶升麻醇

3-deoxyaconitine 3- 脱氧乌头碱

deoxyaconitine 脱氧乌头碱

26-deoxyactein 26- 脱氧类叶升麻素

27-deoxyactein 27- 脱氧类叶升麻素

26-deoxyacteinol 26- 脱氧类叶升麻素醇

1-deoxyadenophorine 1- 脱氧沙参碱

5-deoxyadenophorine 5- 脱氧沙参碱

5-deoxyadenophorine-1-*O*-β-D-glucopyranoside 5- 脱氧沙参碱 -1-*O*-β-D- 吡喃葡萄糖苷

2′-deoxyadenosine 2′- 脱氧腺苷 (2′- 脱氧腺嘌呤核苷)

deoxyadenosine 脱氧腺苷

11-deoxyalisol B-23-acetate 11- 脱氧泽泻醇 B-23- 乙酸酯

11-deoxyalisol C-23-acetate 11- 脱氧泽泻醇 C-23- 乙酸酯

11-deoxyalisols A ～ C 11- 脱氧泽泻醇 A ～ C

6-(11′-deoxyalkannin)alkannin acetate 6-(11′- 脱氧紫草醌) 紫草醌乙酸酯

deoxyamplexicogenin A 脱氧合掌消苷元 A

deoxyamplexicogenin A-3-*O*-yl-4-*O*-(4-*O*-α-L-cymaropyranosyl-β-D-digitoxopyranosyl)-β-D-canaropyranoside 脱氧合掌消苷元 A-3-*O*- 基 -4-*O*-(4-*O*-α-L- 吡喃加拿大麻糖基 -β-D- 吡喃洋地黄毒糖基)-β-D- 吡喃加那利毛地黄糖苷

deoxyandrographiside 脱氧穿心莲苷
14-deoxyandrographiside (andropanoside) 14-脱氧穿心莲内酯苷 (14-脱氧穿心莲苷、穿心莲诺苷)
deoxyandrographolide 脱氧穿心莲内酯 (穿心莲甲素)
deoxyandrographolide-19-β-D-glucoside 脱氧穿心莲内酯-19-β-D-葡萄糖苷
3-deoxyandrographoside 3-脱氧穿心莲内酯苷
5-deoxyantirrhinoside 5-脱氧龙头花苷
5-deoxyantirrhinoside 5-脱氧金鱼草诺苷
deoxyartemisinin (hydroarteannuin) 脱氧青蒿素 (氢化青蒿素)
4-deoxyasimicin (isodesacetyl uvaricin) 4-脱氧巴婆双呋内酯 (异去乙酰紫玉盘素)
16-deoxybarringtogenol C 16-脱氧玉蕊皂醇 C
3-deoxybidensyneosides A, B 3-脱氧小花鬼针草炔苷 A、B
2-deoxybrassinolide 2-脱氧芸苔素内酯
16-deoxybuxidienine C 16-脱氧黄杨定宁 C
deoxycaesaldekarin C 脱氧大云实灵 C
deoxycalyciphylline B 脱氧牛耳枫林碱 B
deoxycalyxin A 脱氧草蔻素 A
20-deoxycamptothecin 20-脱氧喜树碱
deoxycamptothecine 脱氧喜树碱
deoxycapillartemisin 脱氧茵陈香豆酸
3′-deoxycapsanthin 3′-脱氧辣椒红素
7-deoxycephalofortuneine 7-脱氧福建三尖杉碱
deoxycernuine 脱氧垂石松碱
2-deoxychamaedroxide 2-脱氧粉花香科科醚
deoxycholic acid 脱氧胆酸 (去氧胆酸)
deoxycholic scid sodium salt 脱氧胆酸钠盐
3′, 5′-deoxychrysoeriol 3′, 5′-脱氧金圣草素
26-deoxycimicifugoside 26-脱氧升麻苷
3-deoxycimigenol 3-脱氧升麻醇
15-deoxy-*cis*, *cis*-artemisifolin 15-脱氧-顺式,顺式-蒿叶内酯
11-deoxyclitoriacetal 11-脱氧蝶豆缩醛
6-deoxyclitoriacetal 6-脱氧蝶豆缩醛
14-deoxycoleon U 14-脱氧鞘蕊花酮 U
deoxycordifoline 狄氏乌檀苷酯
deoxycordifolinic acid 狄氏乌檀苷酸
17-deoxycorticosteroid 17-脱氧皮质类固醇
11-deoxycorticosterone 11-脱氧皮质甾酮
deoxycorticosterone 脱氧皮质甾酮
deoxycortone glucoside 脱氧皮质酮葡萄糖苷
deoxycortone pivalate (deoxycortone trimethyl acetate) 新戊酸脱氧皮质酮酯 (三甲基乙酸脱氧皮质酮酯)
deoxycortone trimethyl acetate (deoxycortone pivalate) 三甲基乙酸脱氧皮质酮酯 (新戊酸脱氧皮质酮酯)
12-deoxycrotonolide H 12-脱氧海南巴豆内酯 H
2-deoxycrustecdysone-3-*O*-β-glucopyranoside 2-脱氧甲壳甾酮-3-*O*-β-吡喃葡萄糖苷
11-deoxycucurbitacin Ⅰ 11-脱氧葫芦素 Ⅰ
2-deoxycucurbitacin D 2-脱氧葫芦素 D
22-deoxycucurbitacins A ～ D 22-脱氧葫芦素 A ～ D
2-deoxycurstecdysone 2-脱氧甲壳甾酮
2′-deoxycytidine 2′-脱氧胞苷 (2′-脱氧胞嘧啶核苷)
deoxydehydrocyclopiloselloidone 脱氧脱氢环毛大丁草酮
deoxydehydronupharidine 脱氧脱氢萍蓬定
deoxydelsoline 脱氧琉璃飞燕草林碱
2-deoxy-D-galactose 2-脱氧-D-半乳糖
2-deoxy-D-glucose 2-脱氧-D-葡萄糖
deoxydicentrine 脱氧荷包牡丹碱
3, 4-deoxy-3, 4-dihydromultiplolide A 3, 4-脱氧-3, 4-二氢多枝炭角菌内酯 A
deoxydihydroqinghaosu 脱氧双氢青蒿素
5′-deoxy-5′-dimethyl arsinyl adenosine 5′-脱氧-5′-二甲基胂基腺苷
6-deoxy-DL-mannose (rhamnose) 6-脱氧-DL-甘露糖 (鼠李糖)
1-deoxy-D-lyxitol 1-脱氧-D-来苏醇
6-deoxy-D-mannose 6-脱氧-D-甘露糖
2-deoxy-D-ribitol 2-脱氧-D-核糖醇
2-deoxy-D-ribono-1, 4-lactone 2-脱氧-D-核糖酸-1, 4-内酯
2-deoxy-D-ribose 2-脱氧-D-核糖
6-deoxydunnianin 6-脱氧红花八角素 (6-脱氧红八角素、6-脱氧樟木钻素)
22-deoxyecdysterone (taxisterone) 22-脱氧蜕皮甾酮 (紫杉甾酮)
deoxyelephantopin 脱氧地胆草内酯 (脱氧地胆草素)
deoxyephedrine 脱氧麻黄碱
deoxyerythrolaccin 脱氧虫胶红素

10-deoxyeucommiol 10- 脱氧杜仲醇

1-deoxyeucommiol 1- 脱氧杜仲醇

15-deoxyeucosterol 15- 脱氧尤可甾醇 (15- 脱氧凤梨百合甾醇)

15-deoxyeucosterol hexasaccharide 15- 脱氧尤可甾醇聚己糖苷

6-deoxyfagomine 6- 脱氧荞麦碱

deoxyfaveline 脱氧荨麻刺素

1-deoxyforskolin 1- 脱氧毛喉鞘蕊花素

2, 6-deoxyfructosazine 2, 6- 脱氧果糖嗪

15-deoxyfuerstione 15- 脱氧富艾斯替酮

deoxygambogenin 脱氧藤黄精宁

deoxygartanin 脱氧莽吉柿素

8-deoxygartanin (8-desoxygartanin) 8- 脱氧莽吉柿素

10-deoxygeniposidic acid 10- 脱氧京尼平苷酸

deoxyglabrolide 脱氧光果甘草内酯

5-deoxyglyasperin F 5- 脱氧基粗毛甘草素 F

11-deoxyglycyrrhetinic acid 11- 脱氧甘草亭酸

deoxygomisin A 脱氧戈米辛 A

2′-deoxyguanosine 2′- 脱氧鸟苷

deoxyguanosine 脱氧鸟苷

2′-deoxyguanyl-(3′ → 5′)-2′-deoxyuridinyl-(3′ → 5′)-2′-deoxyguanosine 2′- 脱氧鸟苷酰基 -(3′ → 5′)-2′- 脱氧尿苷酰基 -(3′ → 5′)-2′- 脱氧鸟苷

deoxyguanylic acid 脱氧鸟苷酸

6-deoxyharpagide 6- 脱氧哈巴苷 (6- 脱氧哈帕苷)

deoxyharringtonic acid 脱氧粗榧酸

deoxyharringtonine 脱氧三尖杉酯碱 (脱氧哈林通碱)

14, 15-deoxyhavanensin-1, 7-diol diacetate 14, 15- 脱氧哈湾鹧鸪花素 -1, 7- 二醇二乙酸酯

deoxyhemigossypol 脱氧半棉酚

1-deoxyhypnophilin 1- 脱氧海普菲利素

20-deoxyingenol 20- 脱氧巨大戟萜醇

20-deoxyingenol-3-angelate 20- 脱氧巨大戟萜醇 -3- 当归酸酯

20-deoxyingenol-3-benzoate 20- 脱氧巨大戟萜醇 -3- 苯甲酸酯

20-deoxyingenol-5-benzoate 20- 脱氧巨大戟萜醇 -5- 苯甲酸酯

2′-deoxyinosine 2′- 脱氧肌苷 (2′- 脱氧次黄苷)

deoxyiripallidal 脱氧香根鸢尾醛

deoxyisoartemisinin (epideoxyarteannuin) B 脱氧异青蒿素 (表脱氧青蒿素) B

deoxyisocalyciphylline B 脱氧异牛耳枫林碱 B

11-deoxyisochiisanoside 11- 脱氧异智异山五加苷

22-deoxyisocucurbitacins A ～ D 22- 脱氧异葫芦素 A ～ D

12-deoxyisodomedin 12- 脱氧中间香茶菜素

12-deoxyisodomedin acetonide 12- 脱氧中间香茶菜素丙酮化物

6-deoxyisojacareubin 6- 脱氧异巴西红厚壳素

1-deoxyivangustin 1- 脱氧狭叶依瓦菊素

6-deoxyjacareubin 6- 脱氧巴西红厚壳素

19-deoxyjanerin 19- 脱氧伽氏矢车菊素

9′-deoxyjasminigenin 9′- 脱氧迎春花苷元

11-deoxyjervine 11- 脱氧芥芬胺 (脱氧杰尔文)

5-deoxykaempferol 5- 脱氧山柰酚

5-deoxykaladasterone 5- 脱氧番薯甾酮

deoxylacarol 脱氧裂叶蒿酚

14-deoxylactucin 14- 脱氧莴苣苦素

8-deoxylactucin 8- 脱氧山莴苣素

8-deoxylactucin-15-oxalate 8- 脱氧山莴苣素 -15- 草酸酯

15-deoxylactucin-8-sulfate 15- 脱氧莴苣苦内酯 -8- 硫酸酯

5-deoxylamiol 5- 脱氧野芝麻醇

8-deoxylamiol 8- 脱氧野芝麻醇

5-deoxylamioside 5- 脱氧野芝麻苷

6-deoxylamioside 6- 脱氧野芝麻苷

deoxylapachol 脱氧拉帕醇 (脱氧风铃木醇)

deoxylappaconitine 脱氧刺乌头碱

4′-deoxyleurosidine 4′- 脱氧异长春碱

4′-deoxyleurosidine-*N*′b-oxide 4′- 脱氧异长春碱 -*N*′b- 氧化物

6-deoxy-L-mannopyranose (L-rhamnopyranose) 6- 脱氧 -L- 吡喃甘露糖 (L- 吡喃鼠李糖)

6-deoxy-L-mannose 6- 脱氧 -L- 甘露糖

deoxyloganin 脱氧马钱素 (脱氧马钱子苷)

20(21)-deoxylucidenic acid N 20(21)- 脱氧赤芝酸 N

25-deoxymakisterone A 25- 脱氧罗汉松甾酮 A

1-deoxymannojirimycin 1- 脱氧曼野尻霉素

deoxymannojirimycin 脱氧甲基捷新碱

2′-deoxymeranzin hydrate 2′- 脱氧橙皮内酯水合物
deoxymikanolide 脱氧薇甘菊内酯
deoxymiroestrol 脱氧葛雌醇
deoxymorellin 脱氧藤黄宁 (脱氧桑藤黄素)
D-1-deoxymucoinositol D-1- 脱氧黏肌醇
5-deoxymyricetin 5- 脱氧杨梅素 (5- 脱氧杨梅黄酮)
1-deoxynagilactone A 1- 脱氧竹柏内酯 A
3-deoxynagilactone C 3- 脱氧竹柏内酯 C
deoxynarchinol A 脱氧甘松香醇 A
7-deoxynarciclesine 7- 脱氧假水仙碱
deoxyneocryptotanshinone 脱氧新隐丹参酮
3, 5-deoxyneotigogenin 3, 5- 脱氧新替告皂苷元
$\Delta^{3,5}$-deoxyneotigogenin $\Delta^{3,5}$- 脱氧新替告皂苷元
28-deoxynimbolide 28- 脱氧印苦楝内酯
1-deoxynojirimycin 1- 脱氧野尻霉素
1-deoxynojirimycin-2-*O*-α-D-galactopyranoside 1- 脱氧野尻霉素 -2-*O*-α-D- 吡喃半乳糖苷
deoxynucleic acid 脱氧核糖核酸
deoxynucleotide 脱氧核苷酸
deoxynupharidine 脱氧萍蓬草碱 (脱氧萍蓬定)
deoxyobacunone 脱氧黄柏酮
deoxyoleanolic acid 脱氧齐墩果酸
15-deoxyoxalicines A, B 15- 脱氧草酸青霉碱 A、B
20-deoxy-20-oxophorbol-12-tiglate-13-(2-methyl)butanoate 20- 脱氧 -20- 氧亚基佛波醇 -12- 巴豆酸酯 -13-(2- 甲基) 丁酸酯
23-deoxypaeonenolide A 23- 脱氧川赤芍烯内酯 A
deoxyparguerol 脱氧帕尔瓜醇
deoxyparguerol-16-acetate 脱氧帕尔瓜醇 -16- 乙酸酯
deoxyparguerol-7-acetate 脱氧帕尔瓜醇 -7- 乙酸酯
deoxypeganidine 脱氧骆驼蓬定碱 (脱氧鸭嘴花次碱)
deoxypeganine (deoxyvasicine) 脱氧骆驼蓬碱 (脱氧骆驼蓬宁碱、脱氧鸭嘴花碱)
deoxyperaksine 脱氧霹雳萝芙辛碱
deoxyphorbol 脱氧巴豆醇
12-deoxyphorbol 13α-pentadecanoate 12- 脱氧巴豆醇 13α- 十五酸酯
12-deoxyphorbol-13-(9, 10-methylene)undecanoate 12- 脱氧巴豆醇 -13-(9, 10- 亚甲基) 十一酸酯
12-deoxyphorbol-13, 20-diacetate 12- 脱氧巴豆醇 -13, 20- 二乙酸酯
12-deoxyphorbol-13-dodecdienoate-20-acetate 12- 脱氧大戟二萜醇 -13- 十二碳二烯酸酯 -20- 乙酸酯
12-deoxyphorbol-13-hexadecanoate 12- 脱氧 -13- 棕榈酸佛波酯
12-deoxyphorbol-13-isobutanoate-20-acetate 12- 脱氧巴豆醇 -(13- 异丁酸 -20- 乙酸) 二酯
12-deoxyphorbol-13-*O*-phenyl acetate-16-*O*-α-methyl butanoate-20-acetate 12- 脱氧巴豆醇 -(13-*O*- 苯乙酸 -16-*O*-α- 甲基丁酸 -20- 乙酸) 三酯
12-deoxyphorbol-13-palmitate 12- 脱氧巴豆醇 -13- 棕榈酸酯
4-deoxyphsalolactone 4- 脱氧酸浆内酯
deoxypicropodophyllin 脱氧鬼臼苦素
deoxypicropodophyllotoxin 脱氧苦鬼臼毒素
13-deoxyplumieride 13- 脱氧鸡蛋花苷
(–)-deoxypodophyllotoxin (–)- 脱氧鬼臼毒素
deoxypodophyllotoxin (anthricin, silicicolin) 脱氧鬼臼毒素 (脱氧鬼臼脂素、峨参辛、峨参内酯)
(–)-deoxypodorhizone (–)- 脱氧鬼臼根酮
deoxypodorhizone 脱氧鬼臼根酮
deoxypreussomerins A, B 脱氧光黑壳素 A、B
6-deoxypseudoanisatin 6- 脱氧伪莽草毒素 (6- 脱氧伪日本莽草素)
3′, 4′-deoxypsorospermin-3′, 4′, 5′-triol 3′, 4′- 脱氧普梭草 -3′, 4′, 5′- 三醇
deoxypumiloside 脱氧短小蛇根草苷
5-deoxyquercetin (fisetin) 5- 脱氧槲皮素 (非瑟素、漆树黄酮、漆黄素酮、漆黄素、非瑟酮)
deoxyrhamnetin 脱氧鼠李素
deoxyrhaponticin 脱氧食用大黄苷 (脱氧土大黄苷)
deoxyrhaponticin-6″-*O*-gallate 脱氧食用大黄苷 -6″-*O*- 没食子酸酯
deoxyribonucleic acid 脱氧核糖核酸 (双链)
12, 13-deoxyroridin E 12, 13- 脱氧杆孢霉素 E
12-deoxyroyleanone 12- 脱氧罗尔旋覆花醌
deoxysantalin 脱氧檀香色素 (脱氧紫檀红)
3-deoxysappanchalcone (2′-methoxy-3, 4, 4′-trihydroxychalcone) 3- 脱氧苏木查耳酮 (2′- 甲氧基 -3, 4, 4′- 三羟基查耳酮)
3′-deoxysappanol 3′- 脱氧苏木酚
3′-deoxysappanone B 3′- 脱氧苏木酮 B
3-deoxysappanone B [3-(3′, 4′-dihydroxybenzyl)-7-hydroxychroman-4-one] 3- 脱氧苏木酮 B [3-(3′, 4′- 二羟苄基)-7- 羟基色原烷 -4- 酮]

deoxyschisandrin (wuweizisu A, schisandrin A, schizandrin A, deoxyschizandrin) 脱氧五味子素 (五味子甲素、五味子素 A)

deoxyschizandrin (wuweizisu A, schisandrin A, schizandrin A, deoxyschisandrin) 脱氧五味子素 (五味子甲素、五味子素 A)

8-deoxyserratinidine 8- 脱氧千层塔尼定碱

8-deoxyserratinine 8- 脱氧千层塔宁碱

deoxyshikonin 脱氧紫草素 (去氧紫草素、脱氧紫根素)

5-deoxystansioside 5- 脱氧直立黄钟花苷

deoxytalose 脱氧塔洛糖

5-deoxyteuhircoside 5- 脱氧赫卡尼亚香科科苷

deoxythiobinupharidine 脱氧硫双萍蓬定

2′-deoxythymidine 2′- 脱氧胸苷

deoxythymidine 脱氧胸苷

$\Delta^{3,5}$-deoxytigogenin $\Delta^{3,5}$- 脱氧替告皂苷元

7-deoxy-*trans*-dihydrolycoricidinol (7-deoxy-*trans*-dihydronarciclasine) 7- 脱氧 - 反式 - 二氢石蒜西定醇 (7- 脱氧反式 - 二氢水仙环素)

7-deoxy-*trans*-dihydronarciclasine (7-deoxy-*trans*-dihydrolycoricidinol) 7- 脱氧 - 反式 - 二氢水仙环素 (7- 脱氧反式 - 二氢石蒜西定醇)

7-deoxy-*trans*-dihydronarciclesine 7- 脱氧 - 反式 - 二氢假水仙碱

deoxytrillenosides A, B 脱氧延龄草烯苷 (脱氧白花延龄草烯醇苷) A、B

deoxytubulosine 脱氧土布洛素

2′-deoxyuridine 2′- 脱氧尿苷

2-deoxyuridine 2- 脱氧尿苷

deoxyuridine 脱氧尿苷

19-deoxyuscharin 19- 脱氧乌斯卡任

deoxyvasicine (deoxypeganine) 脱氧鸭嘴花碱 (脱氧骆驼蓬碱、脱氧骆驼蓬宁碱)

deoxyvasicinone 脱氧鸭嘴花碱酮 (脱氧鸭嘴花酮碱)

20′-deoxyvinblastine oxide 20′- 脱氧长春碱氧化物

12-deoxywithastramonolide 12- 脱氧睡茄曼陀罗内酯 (12- 脱氧魏察曼陀罗内酯)

N-(1-deoxy-α-D-fructosyl-1-yl)-L-tryptophan *N*-(1- 脱氧 -α-D- 果糖 -1- 基)-L- 色氨酸

6-deoxy-α-D-glucopyranose 6- 脱氧 -α-D- 吡喃葡萄糖

6-deoxy-α-L-galactopyranose (α-L-fucopyranose) 6- 脱氧 -α-L- 吡喃半乳糖 (α-L- 吡喃岩藻糖)

6-deoxy-β-D-glucopyranose 6- 脱氧 -β-D- 吡喃葡萄糖

α-deoxy-β-ecdysone α- 脱氢 -β- 蜕皮激素

14-deoxy-ε-caesalpin 14- 脱氧 -ε- 云实素

depcitrus A 柑橘缩酚 A

N-dephenyl ethyl isohericerin *N*- 去苯基乙基异猴头菌碱

2-deprenyl rheediaxanthone B 2- 去异戊烯基瑞地亚木叫酮 B

depressine 平龙胆萜苷

depside 缩酚酸

depsidone 螺缩酚酮

depsipeptide 缩酚酸肽 (缩氨酸)

derhamnosyl isoacteoside 去鼠李糖异毛蕊花糖苷

dermantan 皮肤素

dermatan sulfate 硫酸皮肤素

dermatolactone 皮盘菌内酯

derrichalcone 鱼藤查耳酮

derriflavanones A, B 鱼藤黄烷酮 A、B

derriobtusones A, B 钝角鱼藤酮 A、B

derriscandenosides A ~ E 攀援鱼藤酮苷 A ~ E

derriscanosides A, B 攀援鱼藤苷甲、乙

derrisisoflavones A ~ G 鱼藤异黄酮 A ~ G

derrispisatin 鱼藤毒鱼亭

derrone-4′-*O*-methyl ether 鱼藤吡喃并异黄酮 -4′- 甲醚 (大鱼藤树酮 -4′-*O*- 甲醚)

des-4′-*O*-methyleudesmin 去 -4′-*O*- 甲基桉脂素

17-desacetoxyleurosine 17- 去乙酰氧基环氧长春碱

17-desacetoxyvinblastine 17- 去乙酰氧基长春花碱

4-desacetoxyvinblastine 4- 去乙酰氧基长春碱

17-desacetoxyvinblastine oxide 17- 去乙酰氧基长春碱氧化物

desacetyl lanatoside C (deslanoside, cedilanid) 去乙酰毛花苷 C (西地兰)

desacetyl lanatosides D 去乙酰毛花洋地黄苷 (去乙酰毛花强心苷、去乙酰毛花苷) D

desacetyl matricarin 去乙酰母菊内酯酮 (去乙酰母菊酮素)

10-desacetyl paclitaxel 10- 去乙酰紫杉醇

desacetyl vinblastine amide 长春酰胺 (去乙酰长春花碱酰胺)

desapidinol 异鳞毛蕨醇

desaspidin 去甲绵马素

desaspidin BB 低绵马素 BB

desaspidinol 低三叉蕨酚 (去甲绵马酚)	
descurainins A, B 播娘蒿素 A、B	
descurainolides A, B 南葶苈内酯 A、B	
descurainosides A, B 南葶苈苷 A、B	
deserpideine 德瑟匹因	
deserpidine (11-demethoxyreserpine) 蛇根平定 (11- 去甲氧利血平)	
desfurano-6α-hydroxyazadiradione 去呋喃 -6α- 羟基印度楝二酮	
desgalactotigonin 去半乳糖惕告皂苷	
desglucocheiroloxin 去葡萄糖桂竹香毒苷	
desglucohellebrin 铁筷子苷	
desglucolanatigonin Ⅱ 去葡毛花洋地黄苷元 Ⅱ	
desglucosyriosides (eriocarpins) A ～ C 毛果鱼藤素 (鱼藤三萜素、软毛马利筋素) A ～ C	
deslanatoside 去甲毛花强心苷	
deslanoside (desacetyl lanatoside C, cedilanid) 西地兰 (去乙酰毛花苷 C)	
desmanthin 1 (gallomyricitrin) 合欢草素 1 (没食子杨梅苷)	
desmanthin 2 合欢草素 2	
desmocarpin 山蚂蟥紫檀素	
desmodianones A, B 山蚂蝗烷酮 A、B	
desmodilactone 广金钱草内酯	
desmodimine 广金钱草碱	
desmodin 山蚂蟥素	
desmodol 清酒缸酚	
desmosdumotins A ～ C 毛叶假鹰爪素 A ～ C	
desmosflavone 假鹰爪黄酮	
desmosterol 链甾醇	
desmoxyphyllin A 锐叶山蚂蝗黄酮 A (山蚂蝗素 A)	
des-*N*-methyl acronycine 去 -*N*- 甲基山油柑碱 (去 -*N*- 甲基降真香碱)	
des-*N*-methyl avicine 去 -*N*- 甲基簕欓碱	
des-*N*-methyl chelerythrine 去 -*N*- 甲基白屈菜红碱	
des-*N*-methyl morphine 去 -*N*- 甲基吗啡	
des-*N*-methyl noracronycine 去 -*N*- 甲基去甲降真香碱	
des-*N*-methyl-α-obscurine 去 -*N*- 甲基 -α- 玉柏碱	
des-*N*-methyl-β-obscurine 去 -*N*- 甲基 -β- 玉柏碱	
des-*O*-ethyl salvonitin 去 -*O*- 乙基红根草素	
5′-des-*O*-methyl harringtonine 5′- 脱 -*O*- 甲基三尖杉酯碱	
5′-des-*O*-methyl homoharringtonine 5′- 脱 -*O*- 甲基高三尖杉酯碱	
des-*O*-methyl icariin 去 -*O*- 甲基淫羊藿苷	
des-*O*-methyl lasiodiplodin 去 -*O*- 甲基毛色二孢素	
des-*O*-methyl racemosol 去 -*O*- 甲基总状花羊蹄甲酚	
8-desoxygartanin (8-deoxygartanin) 8- 脱氧莽吉柿素	
desoxylimonin 脱氧柠檬苦素	
desoxyrhaponticin 脱氧土大黄苷 (去氧土大黄苷)	
des-*p*-hydroxybenzoyl catalposide 去对羟基苯甲酰梓苷	
des-*p*-hydroxybenzoyl kisasagenol B 去对羟基苯甲酰梓实烯醇 B	
des-*p*-hydroxybenzoyl-3-deoxycatalpin 去对羟基苯甲酰基 -3- 脱氧梓素	
desrhamnosyl isoacteoside [2-(3, 4-dihydroxyphenyl) ethyl-6-*O*-caffeoyl-β-D-glucopyranoside] 去鼠李糖异洋丁香酚苷 [2-(3, 4- 二羟基苯) 乙基 -6-*O*- 咖啡酰基 -β-D- 吡喃葡萄糖苷]	
desrhamnoverbascosaponin 脱脂草皂苷	
3′-desulfateatractyloside 3′- 去磺酸基欧苍术二萜苷	
cis-desulfoglucotropaeolin 顺式 - 脱硫金莲葡萄糖硫苷	
trans-desulfoglucotropaeolin 反式 - 脱硫金莲葡萄糖硫苷	
detetrahydroconidendrin 去四氢铁杉脂素 (去四氢铁杉内酯)	
1-detigloyl ohchinolal 1- 去惕各酰基奇诺醛 (1- 去惕各酰基奇诺醛)	
1-*O*-detigloyl-1-*O*-benzoyl ohchinolal 1-*O*- 去惕各酰基 -1-*O*- 苯甲酰日楝醇醛	
1-*O*-detigloyl-1-*O*-cinnamoyl ohchinolal 1-*O*- 去惕各酰基 -1-*O*- 桂皮酰日楝醇醛	
deuteride 氘化物	
3-deuteriomethyl-5-methyl-2, 3-dihydrobenzofuran 3- 氘代甲基 -5- 甲基 -2, 3- 二氢苯并呋喃	
deuteron 氘核	
deutziogenin 溲疏苷元	
α-deutziogenin α- 溲疏苷元	
β-deutziogenin β- 溲疏苷元	
deutziol 溲疏醇	
deutzioside 溲疏苷	
dextranase 右旋糖酐酶 (葡聚糖酶)	
dextrans 4, 8, 15, 35, 60, 200 右旋糖酐 4、8、15、35、60、200	
dextrans T40, T70, T250, T500 右旋糖酐 T40、T70、T250、T500	

dextrin 糊精

(+)-dextrobursehernin [(8*S*, 8′*S*)-3, 4-dimethoxy-3′, 4′-methylenedioxylignan-9, 9′-olide] (+)-裂榄莲叶桐素 [(8*S*, 8′*S*)-3, 4-二甲氧基-3′, 4′-亚甲基二氧木脂素-9, 9′-内酯]

dhasingreoside 芳香白珠苷

dhurrin 蜀黍苷 (蜀黍腈苷)

dhurrin-6′-glucoside 蜀黍苷-6′-葡萄糖苷

dhurrin-6-glucoside 蜀黍苷-6-葡萄糖苷

5, 8-di(2, 3-dihydroxy-3-methyl butoxy)psoralen 5, 8-二(2, 3-二羟基-3-甲基丁氧基)补骨脂素

1, 2-di(2-furyl)-2-hydroxyethan-1-one 1, 2-二(呋喃-2-基)-2-羟基乙-1-酮

di(2-methoxypropyl)phthalate 邻苯二甲酸二(2-甲氧丙基)酯

2, 2′-di-(2-phenyl ethyl)-8, 6′-dihydroxy-5, 5′-bichromone 2, 2′-二-(2-苯基乙基)-8, 6′-二羟基-5, 5′-二色原酮

di(2-propyl amyl)phthalate 邻苯二甲酸二(2-丙基戊基)酯

di(2-propyl pentyl)phthalate 二(2-丙基苯基)邻苯二甲酸酯

6, 8-di(3, 3-dimethyl allyl)genistein [(*S*)-flemiphilippinin D, kushenol *E*] 6, 8-双-(3, 3-二甲烯丙基)染料木素 [(*S*)-蔓性千斤拔素 D、苦参酚 *E*、苦参新醇 *E*]

(2*R*, 3*R*)-2, 3-di-(3, 4-methylenedioxybenzyl) butyrolactone (2*R*, 3*R*)-2, 3-二-(3, 4-亚甲基二氧苄基)丁内酯

di(3, 5, 5-trimethyl hexyl)ether 二(3, 5, 5-三甲基己基)醚

5, 8-di(3-methyl-2, 3-dihydroxybutyloxypsoralen 5, 8-二(3-甲基-2, 3-二羟基氧代丁基补骨脂素

5, 8-di(3-methyl-2, 3-dihydroxybutyloxypsoralen) 5, 8-二(3-甲基-2, 3-二羟基丁氧基补骨脂素)

6, 8-di-(3-methyl-2-butenyl)genistein 6, 8-二-(3-甲基-2-丁烯基)染料木素

(+)-(1*R*, 2*S*, 5*R*, 6*S*)-2, 6-di-(4′-hydroxyphenyl)-3, 7-dioxabicyclo[3.3.0]octane (+)-(1*R*, 2*S*, 5*R*, 6*S*)-2, 6-二-(4′-羟苯基)-3, 7-二氧杂双环 [3.3.0] 辛烷

1α, 7β-di(4-methyl senecioyloxy)oplopa-3(14)Z, 8(10)-dien-2-one 1α, 7β-二(4-甲基千里光酰氧基)日本刺参萜-3(14)Z, 8(10)-二烯-2-酮

di(benzyl trithio)methane 二(苄基三硫代)甲烷

di-(*E*)-caffeoyl-*meso*-tartaric acid monomethyl ester 二-(*E*)-咖啡酰基内消旋酒石酸单甲酯

1, 5-di(furyl)pentane-1, 5-dione 1, 5-二(呋喃-2-基)戊-1, 5-二酮

1, 2-di(octadec-9, 12-dienoyl)-3-(octadec-9-enoyl) glyceride 1, 2-二(十八碳-9, 12-二烯酰基)-3-(十八碳-9-烯酰)甘油酯

di(*p*-hydroxybenzyl)disulfide 二(对羟苄基)二硫醚

di(*p*-hydroxy-*cis*-styryl)methane 二(对羟基顺式-苯乙烯基)甲烷

1, 2-di(propan-2-ylidene)hydrazine 1, 2-二(丙-2-亚基)肼

2, 6-di(tertbutyl)-1, 4-benzoquinone 2, 6-二(叔丁基)-1, 4-苯醌

2, 6-di(tertbutyl)benzoquinone 2, 6-二(叔丁基)苯醌

di-2-butyl disulfide 二仲丁基二硫醚

di-2-butyl tetrasulfide 二仲丁基四硫醚

di-2-butyl trisulfide 二仲丁基三硫醚

di-2-ethyl hexyl phthalate 二-2-乙基己基邻苯二甲酸酯

di-2-furoyl amine 二呋喃-2-甲酰胺

di-2-furoyl azane 二呋喃-2-甲酰基氮烷

4, 4′-di-2-propenyl-3, 2′, 6′-trimethoxy-1, 1′-diphenyl ether 4, 4′-双-2-丙烯基-3, 2′, 6′-三甲氧基-1, 1′-联苯醚

diabietinolic acid 二松香醇酸

diaboline 戴氏马钱碱

diacetonamine 二丙酮胺

diacetone alcohol 二丙酮醇

(3*R*, 5*S*)-3, 5-diacetoxy-[6]-gingerdiol (3*R*, 5*S*)-3, 5-二乙酰氧基-[6]-姜二醇

(3*R*, 5*S*)-3, 5-diacetoxy-1-(3, 4-dimethoxyphenyl)decane (3*R*, 5*S*)-3, 5-二乙酰氧基-1-(3, 4-二甲氧苯基)癸烷

(3*R*, 5*S*)-3, 5-diacetoxy-1-(4-hydroxy-3, 5-dimethoxyphenyl)-7-(4-hydroxy-3-methoxyphenyl)heptane (3*R*, 5*S*)-3, 5-二乙酰氧基-1-(4-羟基-3, 5-二甲氧苯基)-7-(4-羟基-3-甲氧苯基)庚烷

(3*R*, 5*S*)-3, 5-diacetoxy-1-(4-hydroxy-3-methoxyphenyl) decane (3*R*, 5*S*)-3, 5-二乙酰氧基-1-(4-羟基-3-甲氧苯基)癸烷

3, 5-diacetoxy-1-(4-hydroxy-3, 5-dimethoxyphenyl)-7-(4-hydroxy-3-methoxyphenyl)heptane 3, 5-二乙酰氧基-1-(4-羟基-3, 5-二甲氧苯基)-7-(4-羟基-3-甲氧苯基)庚烷

12, 13-diacetoxy-1, 4, 6, 11-eudesmanetetol 12, 13-二乙酰氧基-1, 4, 6, 11-桉叶烷醇

(3*S*, 5*S*)-3, 5-diacetoxy-1, 7-bis(3, 4-dihydroxyphenyl) heptane (3*S*, 5*S*)-3, 5- 二乙酰氧基 -1, 7- 二 (3, 4- 二羟苯基) 庚烷

(3*R*, 5*S*)-3, 5-diacetoxy-1, 7-bis(4-hydroxy-3-methoxyphenyl) heptane (3*R*, 5*S*)-3, 5- 二乙酰氧基 -1, 7- 二 (4- 羟基 -3- 甲氧苯基) 庚烷

(3*S*, 5*S*)-3, 5-diacetoxy-1, 7-bis(4-hydroxy-3-methoxyphenyl) heptane (3*S*, 5*S*)-3, 5- 二乙酰氧基 -1, 7- 二 (4- 羟基 -3- 甲氧苯基) 庚烷

meso-3, 5-diacetoxy-1, 7-bis(4-hydroxy-3-methoxyphenyl) heptane 内消旋 -3, 5- 二乙酰氧基 -1, 7- 二 (4- 羟基 -3- 甲氧苯基) 庚烷

3, 5-diacetoxy-1, 7-bis-(4-hydroxy-3-methoxyphenyl) heptane 3, 5- 二乙酰氧基 -1, 7- 双 -(4- 羟基 -3- 甲氧苯基) 庚烷

7α, 12α-diacetoxy-11β-hydroxyneotecleanin 7α, 12α- 二乙酰氧基 -11β- 羟基新飞龙掌血素

6α, 7α-diacetoxy-13-hydroxy-8(9), 14-labd-dien 6α, 7α- 二乙酰氧基 -13- 羟基 -8(9), 14- 半日花二烯

(12*S*, 2″*S*)-6α, 19-diacetoxy-18-chloro-4α-hydroxy-12-(2-methyl butanoyloxy)-neoclerod-13-en-15, 16-olide (12*S*, 2″*S*)-6α, 19- 二乙酰氧基 -18- 氯化 -4α- 羟基 -12-(2- 甲基丁酰氧基) 新克罗 -13- 烯 -15, 16- 内酯

(12*S*)-6α, 19-diacetoxy-18-chloro-4α-hydroxy-12-tigloyloxy-neoclerod-13-en-15, 16-olide (12*S*)-6α, 19- 二乙酰氧基 -18- 氯 -4α- 羟基 -12- 惕各酰氧基新克罗 -13- 烯 -15, 16- 内酯

6α, 12-diacetoxy-1β, 2β, 9α-tri(β-furancarbonyloxy)-4α-hydroxy-β-dihydroagarofuran 6α, 12- 二乙酰氧基 -1β, 2β, 9α- 三 (β- 呋喃羰氧基)-4α- 羟基 -β- 二氢沉香呋喃

3β, 13-diacetoxy-1β, 4α-dihydroxyeudesm-7(11)-en-12, 6α-olide 3β, 13- 二乙酰氧基 -1β, 4α- 二羟基桉叶 -7(11)- 烯 -12, 6α- 内酯

6α, 12-diacetoxy-1β, 9α-di(β-furancarbonyloxy)-4α-hydroxy-2β-2-methyl butanoyloxy-β-dihydroagarofuran 6α, 12- 二乙酰氧基 -1β, 9α- 二 (β- 呋喃羰氧基)-4α- 羟基 -2β-2- 甲基 - 丁酰氧基 -β- 二氢沉香呋喃

(–)-(3*S*, 4*S*, 5*R*)-(*E*)-3, 4-diacetoxy-2-(hexa-2, 4-diynyl)-1, 6-dioxaspiro[4.5]decane (–)-(3*S*, 4*S*, 5*R*)-(*E*)-3, 4- 二乙酰氧基 -2-(己 -2, 4- 二炔基)-1, 6- 二氧杂螺 [4.5] 癸烷

3-(2′, 3′-diacetoxy-2′-methyl butyryl)cuauhtemone 3-(2′, 3′- 二乙酰氧基 -2′- 甲基丁酰基) 甜香阔苞菊萜烯酮

15, 19-diacetoxy-2α, 7α-dihydroxylabd-8(17), (13*Z*)-diene 15, 19- 二乙酰氧基 -2α, 7α- 二羟基半日花 -8(17), (13*Z*)- 二烯

4α, 7β-diacetoxy-2α, 9α-dibenzoyloxy-5β, 20-epoxy-10β, 13α, 15-trihydroxy-11(15 → 1)-*abeo*-taxene 4α, 7β- 二乙酰氧基 -2α, 9α- 二苯甲酰氧基 -5β, 20- 环氧 -10β, 13α, 15- 三羟基 -11(15 → 1)- 迁紫杉烯

6α, 12-diacetoxy-2β, 9α-di(β-furancarbonyloxy)-4α-hydroxy-1β-2-methyl butanoyloxy-β-dihydroagarofuran 6α, 12- 二乙酰氧基 -2β, 9α- 二 (β- 呋喃羰氧基)-4α- 羟基 -1β-2- 甲基 - 丁酰氧基 -β- 二氢沉香呋喃

6, 8-diacetoxy-3, 5-dimethyl isocoumarin 6, 8- 二乙酰氧基 -3, 5- 二甲基异香豆素

(2*R*, 3*S*, 4*R*, 5*R*, 6*S*, 9*R*, 10*R*, 11*S*, 13*S*, 16*R*)-6, 19-diacetoxy-3-[(2*R*)-2-acetoxy-2-methyl butyryloxy]-4, 18:11, 16:15, 16-triepoxy-15α-methoxy-7-clerod-en-2-ol (2*R*, 3*S*, 4*R*, 5*R*, 6*S*, 9*R*, 10*R*, 11*S*, 13*S*, 16*R*)-6, 19- 二乙酰氧基 -3-[(2*R*)-2- 乙酰氧基 -2- 甲基丁酰氧基]-4, 18:11, 16:15, 16- 三环氧 -15α- 甲氧基 -7- 克罗烯 -2- 醇

(2*R*, 3*S*, 4*R*, 5*R*, 6*S*, 9*R*, 10*R*, 11*S*, 13*S*, 16*R*)-6, 19-diacetoxy-3-[(2*R*)-2-acetoxy-2-methyl butyryloxy]-4, 18:11, 16:15, 16-triepoxy-15β-methoxy-7-cleroden-2-ol (2*R*, 3*S*, 4*R*, 5*R*, 6*S*, 9*R*, 10*R*, 11*S*, 13*S*, 16*R*)-6, 19- 二乙酰氧基 -3-[(2*R*)-2- 乙酰氧基 -2- 甲基丁酰氧基]-4, 18:11, 16:15, 16- 三环氧 -15β- 甲氧基 -7- 克罗烯 -2- 醇

(2*R*, 3*S*, 4*R*, 5*R*, 9*S*, 11*S*, 15*R*)-5, 15-diacetoxy-3-benzoyloxy-14-oxolathyra-6(17), (12*E*)-diene (2*R*, 3*S*, 4*R*, 5*R*, 9*S*, 11*S*, 15*R*)-5, 15- 二乙酰氧基 -3- 苯甲酰氧基 -14- 氧亚基假白榄基 -6(17), (11*E*)- 二烯

14α, 15β-diacetoxy-3α, 7β-dibenzoyl-9-oxo-2β, 13α-jatropha-(5*E*, 11*E*)-diene 14α, 15β- 二乙酰氧基 -3α, 7β- 二苯甲酰基 -9- 氧亚基 -2β, 13α- 麻风树 -(5*E*, 11*E*)- 二烯

(12*S*)-18, 19-diacetoxy-4α, 6α, 12-trihydroxy-1β-tigloyloxy-neoclerod-13-en-15, 16-olide (12*S*)-18, 19- 二乙酰氧基 -4α, 6α, 12- 三羟基 -1β- 惕各酰氧基新克罗 -13- 烯 -15, 16- 内酯

1β, 2β-diacetoxy-4α, 6α-dihydroxy-8α-isobutanoyloxy-9β-benzoyloxy-15-(α-methyl)butanoyloxy-β-dihydroagarofuran 1β, 2β- 二乙酰氧基 -4α, 6α- 二羟基 -8α- 异丁酰氧基 -9β- 苯甲酰氧基 -15-(α- 甲基) 丁酰氧基 -β- 二氢沉香呋喃

6α, 19-diacetoxy-4α-hydroxy-1β-tigloyloxy-neoclerod-12-en-15-oic acid methyl ester-16-aldehyde 6α, 19- 二乙酰氧基 -4α- 羟基 -1β- 惕各酰氧基新克罗 -12- 烯 -15- 酸甲酯 -16- 醛

1β, 9α-diacetoxy-4α-hydroxy-6β-isobutyoxyprostatolide 1β, 9α- 二乙酰氧基 -4α- 羟基 -6β- 异丁酰氧基卤地菊内酯

1β, 9α-diacetoxy-4α-hydroxy-6β-methacryloxyprostatolide　1β, 9α- 二乙酰氧基 -4α- 羟基 -6β- 异丁烯酰氧基卤地菊内酯

1α, 7β-diacetoxy-5α, 12α-dihydroxycass-13(15)-en-16, 12-olide-17β-carboxylic acid methyl ester　1α, 7β- 二乙酸基 -5α, 12α- 二羟基卡山 -13(15)- 烯 -16, 12- 内酯 -17β- 酸甲酯

7β, 9α-diacetoxy-5α, 13α, 14β-trihydroxy-10-oxotax-4(20), 11-diene　7β, 9α- 二乙酰氧基 -5α, 13α, 14β- 三羟基 -10- 氧亚基紫杉 -4(20), 11- 二烯

(3*E*, 7*E*)-2α, 10β-diacetoxy-5α, 13α, 20-trihydroxy-3, 8-secotaxa-3, 7, 11-trien-9-one　(3*E*, 7*E*)-2α, 10β- 二乙酰氧基 -5α, 13α, 20- 三羟基 -3, 8- 开环紫杉 -3, 7, 11- 三烯 -9- 酮

9α, 10β-diacetoxy-5α, 13α-dihydroxy-4(20), 11-taxdiene　9α, 10β- 二乙酰氧基 -5α, 13α- 二羟基 -4(20), 11- 紫杉二烯

1β, 2β-diacetoxy-6α-benzoyloxy-9α-cinnamoyloxy-β-dihydroagarofuran　1β, 2β- 二乙酰氧基 -6α- 苯甲酰氧基 -9α- 肉桂酰氧基 -β- 二氢沉香呋喃

3, 5-diacetoxy-7-(3, 4-dihydroxyphenyl)-1-(4-hydroxy-3-methoxyphenyl)heptane　3, 5- 二乙酰氧基 -7-(3, 4- 二羟苯基)-1-(4- 羟基 -3- 甲氧苯基) 庚烷

1, 6-diacetoxy-7-deacetoxyforskolin　1, 6- 二乙酰基 -7- 去乙酰毛喉鞘蕊花素

6, 11-diacetoxy-7-oxo-14β, 15β-epoxymeliacin-1, 5-dien-3-*O*-β-glucopyranoside　6, 11- 二乙酰氧基 -7- 氧亚基 -14β, 15β- 环氧苦楝子新素 -1, 5- 二烯 -3-*O*-β- 吡喃葡萄糖苷

5, 7-diacetoxy-8-methyl coumarin　5, 7- 二乙酰氧基 -8- 甲基香豆素

1β, 15-diacetoxy-8α-hydroxy-9β-benzoyloxy-β-dihydroagarofuran　1β, 15- 二乙酰氧基 -8α- 羟基 -9β- 苯甲酰氧基 -β- 二氢沉香呋喃

1β, 15-diacetoxy-8β, 9β-dibenzoyloxy-β-dihydroagarofuran　1β, 15- 二乙酰氧基 -8β, 9β- 二苯甲酰氧基 -β- 二氢沉香呋喃

1α, 2α-diacetoxy-8β-isobutanoyloxy-9α-benzoyloxy-13-(α-methyl)butanoyloxy-4β, 6β-dihydroxy-β-dihydroagarofuran　1α, 2α- 二乙酰氧基 -8β- 异丁酰氧基 -9α- 苯甲酰氧基 -13-(α- 甲基) 丁酰氧基 -4β, 6β- 二羟基 -β- 二氢沉香呋喃

1α, 2α-diacetoxy-8β-isobutanoyloxy-9α-benzoyloxy-13-isovaleryloxy-4β, 6β-dihydroxy-β-dihydroagarofuran　1α, 2α- 二乙酰氧基 -8β- 异丁酰氧基 -9α- 苯甲酰氧基 -13- 异戊酰氧基 -4β, 6β- 二羟基 -β- 二氢沉香呋喃

1, 6-diacetoxy-9-deoxyforskolin　1, 6- 二乙酰基 -9- 脱氧毛喉鞘蕊花素

1β, 8α-diacetoxy-9α-(β-nicotinoyloxy)-12-benzoyloxy-β-dihydroagarofuran　1β, 8α- 二乙酰氧基 -9α-(β- 烟酰氧基)-12- 苯甲酰氧基 -β- 二氢沉香呋喃

1β, 2β-diacetoxy-9α-cinnamoyloxy-β-dihydroagarofuran　1β, 2β- 二乙酰氧基 -9α- 肉桂酰氧基 -β- 二氢沉香呋喃

1β, 2β-diacetoxy-9α-β-phenyl oxacyclobutanoyloxy-β-dihydroagarofuran　1β, 2β- 二乙酰氧基 -9α-β- 苯氧杂环丁酰氧基 -β- 二氢沉香呋喃

1β, 8β-diacetoxy-9β-(β-nicotinoyloxy)-12-benzoyloxy-β-dihydroagarofuran　1β, 8β- 二乙酰氧基 -9β-(β- 烟酰氧基)-12- 苯甲酰氧基 -β- 二氢沉香呋喃

1β, 8α-diacetoxy-9β-benzoyloxy-12-(β-nicotinoyloxy)-β-dihydroagarofuran　1β, 8α- 二乙酰氧基 -9β- 苯甲酰氧基 -12-(β- 烟酰氧基)-β- 二氢沉香呋喃

1α, 6β-diacetoxy-9β-benzoyloxy-β-dihydroagarofuran　1α, 6β- 二乙酰氧基 -9β- 苯甲酰氧基 -β- 二氢沉香呋喃

1β, 2β-diacetoxy-9β-cinnamoyloxy-2β-hexanoyloxy-β-dihydroagarofuran　1β, 2β- 二乙酰氧基 -9β- 肉桂酰氧基 -2β- 己酰氧基 -β- 二氢沉香呋喃

1α, 2α-diacetoxy-9β-cinnamoyloxy-β-dihydroagarofuran　1α, 2α- 二乙酰氧基 -9β- 肉桂酰氧基 -β- 二氢沉香呋喃

5-(3, 4-diacetoxybut-1-ynyl)-2, 2′-bithiophene　5-(3, 4- 二乙酰氧基丁炔 -1)-2, 2′- 联噻吩

2-(3, 4-diacetoxybut-1-ynyl)-5-(prop-1-ynyl)thiophene　2-(3, 4- 二乙酰氧基丁 -1- 炔基)-5-(丙 -1- 基) 噻吩

ent-8, 9-seco-7α, 11β-diacetoxykaur-8(14), 16-dien-9, 15-dione　对映 -8, 9- 开环 -7α, 11β- 双乙酰氧基贝壳杉 -8(14), 16- 二烯 -9, 15- 二酮

11β, 12α-diacetoxyneotecleanin　11β, 12α- 二乙酰氧基新飞龙掌血素

2β, 3α-diacetoxyolean-5, 12-dien-28-oic acid　2β, 3α- 二乙酰氧基齐墩果 -5, 12- 二烯 -28- 酸

1, 3-diacetoxytetradec-4, 6-dien-8, 10, 12-triyne　1, 3- 二乙酰氧基十四碳 -4, 6- 二烯 -8, 10, 12- 三炔

diacetoxytetrahydroxytaxadiene　二乙酰氧基四羟基紫杉二烯

3, 6-diacetoxytropane　3, 6- 二乙酰氧基托品烷

7β, 16α-diacetoxywithanolide D　7β, 16α- 二乙酰氧基睡茄内酯 D

3, 19-*O*-diacetyl anhydroandrographolide　3, 19-*O*- 二乙酰脱水穿心莲内酯

1, 6-*O*, *O*-diacetyl britannilactone　1, 6-*O*, *O*- 二乙酰基大花旋覆花内酯

diacetyl britannilactone　二乙酰基大花旋覆花内酯

(+)-3α, 6β-diacetyl bulbispermine　(+)-3α, 6β- 二乙酰基鳞状茎文珠兰碱

diacetyl cyclopentyl amine　二乙酰环戊基胺
diacetyl cyclopentyl azane　二乙酰基环戊基氮烷
diacetyl decinnamoyl taxicin Ⅰ　二乙酰脱桂皮酰基大西辛Ⅰ
2‴, 4‴-*O*-diacetyl embinin　2‴, 4‴-*O*- 二乙酰基恩比宁
6″, 4‴-*O*-diacetyl embinin　6″, 4‴-*O*- 二乙酰基恩比宁
1, 6-diacetyl forskolin　1, 6- 二乙酰毛喉鞘蕊花素
diacetyl glyceride　二乙酰基甘油酯
8, 12-*O*-diacetyl ingenol-3, 7-ditiglate　8, 12-*O*- 二乙酰巨大戟醇 -3, 7- 二巴豆酸酯
cis-diacetyl lagotoside　顺式 - 二乙酰兔耳草托苷
trans-diacetyl lagotoside　反式 - 二乙酰兔耳草托苷
diacetyl lycofoline　二乙酰石松叶碱
diacetyl martynoside　二乙酰角胡麻苷
3, 20-diacetyl methoxymeliacarpinin　3, 20- 二乙酰基甲氧基楝果宁
10, 2′-diacetyl patrinoside　10, 2′- 二乙酰败酱苷
11, 15-*O, O*-diacetyl rabdoternin D　11, 15-*O, O*- 二乙酰牛尾草宁 D
3″, 6″-*O, O*-diacetyl saikosaponin b2　3″, 6″-*O, O*- 二乙酰柴胡皂草苷 b2
3, 6-*O, O*-diacetyl swietenolide　3, 6-*O, O*- 二乙酰基桃花心木内酯
3, 5-diacetyl tambulin　3, 5- 二乙酰刺花椒素
7, 9-diacetyl taxayuntin　7, 9- 二乙酰基紫杉云亭
1, 2-diacetyl trichagmalin C　1, 2- 二乙酰鹧鸪花内雄楝林素 C
1, 30-diacetyl trichagmalin F　1, 30- 二乙酰鹧鸪花内雄楝林素 F
1, 12-diacetyl trichilin B　1, 12- 二乙酰基鹧鸪花素 B (1, 12- 二乙酰基垂齐林 B)
24, 25-*O*-diacetyl vulgaroside　24, 25-*O*- 二乙酰榅桲萜
12, 15-diacetyl-13α(21)-epoxyeurycomanone　12, 15- 二乙酰基 -13α(21)- 环氧宽树冠木酮
3, 7-diacetyl-14, 15-deoxyhavanensin　3, 7- 二乙酰 -14, 15- 脱氧哈湾鹧鸪花素
2′, 6′-diacetyl-3, 6-diferuloyl sucrose　2′, 6′- 二乙酰基 -3, 6- 二阿魏酰蔗糖
3, 3′-diacetyl-4, 4′-dimethoxy-2, 2′, 6, 6′-tetrahydroxydiphenyl methane　3, 3′- 二乙酰基 -4, 4′- 二甲氧基 -2, 2′, 6, 6′- 四羟基二苯甲烷
2, 9-diacetyl-5-cinnamoyl phototaxicins Ⅰ，Ⅱ　2, 9- 二乙酰 -5- 桂皮酰趋光辛Ⅰ、Ⅱ
2, 10-diacetyl-5-cinnamoyl phototaxicins Ⅰ，Ⅱ　2, 10- 二乙酰基 -5- 桂皮酰趋光辛Ⅰ、Ⅱ
2, 10-diacetyl-5-cinnamoyl-7β-hydroxyphototaxicins Ⅰ，Ⅱ　2, 10- 二乙酰基 -5- 桂皮酰基 -7β- 羧基趋光辛Ⅰ、Ⅱ
2, 6-diacetyl-5-hydroxybenzofuran　2, 6- 二乙酰基 -5- 羟基苯并呋喃
5, 10-diacetyl-6, 20-epoxy-3-phenyl acetyl lathyrol　5, 10- 二乙酰基 -6, 20- 环氧 -3- 苯基乙酰基续随子醇
2, 5-diacetyl-6-hydroxybenzofuran　2, 5- 二乙酰基 -6- 羟基苯并呋喃
(*E*)-4-*O*-(2″-*O*-diacetyl-6″-*p*-*O*-diacetyl-6-*p*-coumaroyl-β-D-glucopyranosyl)-*p*-coumaric acid　(*E*)-4-*O*-(2″-*O*- 二乙酰基 -6″- 对 -*O*- 二乙酰基 -6- 对香豆酰基 -β-D- 吡喃葡萄糖基) 对香豆酸
3, 12-diacetyl-7-benzoyl-8-nicotinyl ingol　3, 12- 二乙酰 -7- 苯甲酰 -8- 烟碱林醇
3, 12-*O*-diacetyl-7-*O*-benzoyl-8-methoxyingenol　3, 12-*O*- 二乙酰基 -7-*O*- 苯甲酰基 -8- 甲氧基巨大戟醇
3, 12-diacetyl-7-phenyl acetyl-19-acetoxyingenol　3, 12- 二乙酰 -7- 苯乙酰 -19- 乙酰氧巨大戟萜醇
3, 12-diacetyl-8-benzoyl ingol　3, 12- 二乙酰 -8- 苯甲酰林醇
3, 12-diacetyl-8-nicotinyl-7-phenyl acetyl-19-acetoxyingenol　3, 12- 二乙酰 -8- 烟酰 -7- 苯乙酰 -19- 乙酰氧巨大戟萜醇
1α, 2α-diacetyl-8β-(α-methyl)-butanoyloxy-9α-benzoyloxy-12-isobutanoyloxy-4β, 6β-dihydroxy-β-dihydroagarofuran　1α, 2α- 二乙酰基 -8β-(α- 甲基)- 丁酰氧基 -9α- 苯甲酰氧基 -12- 异丁酰氧基 -4β, 6β- 二羟基 -β- 二氢沉香呋喃
4‴, 6″-diacetyl-*O*-betonyoside A　4‴, 6″- 二乙酰基 -*O*- 欧水苏苯乙醇苷 A
2‴, 3‴-di-acetyl-*O*-betonyoside D　2‴, 3‴- 二乙酰基 -*O*- 药水苏醇苷 D
3‴, 4‴-diacetyl-*O*-betonyosides A ～ D　3‴, 4‴- 二乙酰基 -*O*- 药水苏苯乙醇苷 A ～ D
3‴, 4‴-diacetyl-*O*-isoverbascoside　3‴, 4‴- 二乙酰基 -*O*- 异毛蕊花糖苷
2″, 6″-*O*-diacetyloninin　2″, 6″-*O*- 二乙酰基芒柄花宁苷
2‴, 4‴-diacetyl-*O*-verbascoside　2‴, 4‴- 二乙酰基 -*O*- 毛蕊花糖苷
(*Z*)-6-*O*-(4″, 6″-diacetyl-β-D-glucopyranosyl)-6, 7, 3′, 4′-tetrahydroxyaurone　(*Z*)-6-*O*-(4″, 6″- 二乙酰基 -β-D- 吡喃葡萄糖基)-6, 7, 3′, 4′- 四羟基橙酮
6-*O*-(3″, 6″-diacetyl-β-D-glucopyranosyl)-7, 3′, 4′-trihydroxyaurone　6-*O*-(3″, 6″- 二乙酰基 -β-D- 吡喃葡萄糖基)-7, 3′, 4′- 三羟基橙酮

6-*O*-(4″, 6″-diacetyl-β-D-glucopyranosyl)-7, 3′, 4′-trihydroxyaurone 6-*O*-(4″, 6″- 二乙酰基 -β-D- 吡喃葡萄糖基)-7, 3′, 4′- 三羟基橙酮
1, 2-diacyl glycerol 1, 2- 二酰基甘油
1, 3-diacyl glycerol 1, 3- 二酰基甘油
diacyl glyceryl hydroxymethyl trimethyl-β-alanine 二脂酰甘油基羟甲基三甲基 -β- 丙氨酸
diacyl glyceryl trimethyl homoserine 二脂酰甘油基三甲基高丝氨酸
1, 2-diacyl glyceryl-3-*O*-2′-(hydroxymethyl)-(*N*, *N*, *N*-trimethyl)-β-alanine 1, 2- 二酰基甘油基 -3-*O*-2′-(羟甲基)-(*N*, *N*, *N*- 三甲基)-β- 丙氨酸
1, 2-diacyl glyceryl-4′-*O*-(*N*, *N*, *N*-trimethyl)homoserine 1, 2- 二脂酰甘油基 -4′-*O*-(*N*, *N*, *N*- 三甲基) 高丝氨酸
diacyl glyceryl-4′-*O*-(*N*, *N*, *N*-trimethyl)homoserine 二脂酰甘油基 -4′-*O*-(*N*, *N*, *N*- 三甲基) 高丝氨酸
diacyl glycolipid 二酰基糖脂
1, 2-diacyl-3-hydroxy-*sn*-glycerol 1, 2- 二酰基 -3- 羟基 -*sn*- 甘油
1, 2-diacyl-3-*O*-(6′-sulfo-α-D-quinovopyranosyl)glycerol 1, 2- 二酰基 -3-*O*-(6′- 磺酸基 -α-D- 吡喃奎诺糖基) 甘油
diaeudesmin 双异桉脂素
diallyl disulfide (diallyl disulphide) 二烯丙基二硫醚 (二烯丙基二硫化物)
diallyl disulphide (diallyl disulfide) 二烯丙基二硫醚 (二烯丙基二硫化物)
diallyl sulfide 二烯丙基硫醚 (二烯丙基硫化物)
diallyl tetrasulfide 二烯丙基四硫醚
diallyl trisulfide (allitridin) 二烯丙基三硫醚 (大蒜新素)
5, 5′-diallyl-2, 2′, 3′-trimethoxydiphenyl ether 5, 5′- 二烯丙基 -2, 2′, 3′- 三甲氧基联苯醚
3, 5-diallyl-2-hydroxy-4-methoxybiphenyl 3, 5- 二烯丙基 -2- 羟基 -4- 甲氧基联苯
2, 3-diaminobutanoic acid 2, 3- 二氨基丁酸
diaminobutanoic acid 二氨基丁酸
L-α, γ-diaminobutanoic acid L-α, γ- 二氨基丁酸
(3*β*, 20*S*)-diaminopregn-5-en-18-ol (3β, 20*S*)- 二氨基孕甾 -5- 烯 -18- 醇
1, 3-diaminopropane 1, 3- 二氨基丙烷
diaminopropane 二氨基丙烷
(2*S*)-2, 3-diaminopropanoic acid (2*S*)-2, 3- 二氨基丙酸
2, 3-diaminopropanoic acid 2, 3- 二氨基丙酸
diaminopropionic acid 二氨基丙酸
α(β)-diaminopropionic acid α(β)- 二氨基丙酸
α, β-diaminopropionic acid α, β- 二氨基丙酸
diammonium glycyrrhizinate 甘草酸二铵盐
dianchinenosides (dianthosides) A, B 石竹皂苷 (石竹苷、瞿麦吡喃酮苷) A、B
dianellidin (musizin) 山菅兰定 (酸模素、尼泊尔羊蹄素)
21, 22-diangeloyl barringtogenol C 21, 22- 二当归酰玉蕊皂苷元 C
3, 15-diangeloyl germine 3, 15- 二当归酰白藜芦胺 (3, 15- 二当归酰基计明胺)
21, 22-diangeloyl-(*R*′)-barrigenol 21, 22- 二当归酰 -(*R*′)- 玉蕊精醇
21β, 22α-diangeloyloxy-3β, 15α, 16α, 28-tetrahydroxyolean-12-ene 21β, 22α- 二当归酰氧基 -3β, 15α, 16α, 28- 四羟基齐墩果 -12- 烯
(2*S*, 4*S*, 5*R*, 6*S*, 8*R*, 9*R*)-5, 8-diangeloyloxy-4, 9-dihydroxy-2, 9-epoxygermacran-6, 12-olide (2*S*, 4*S*, 5*R*, 6*S*, 8*R*, 9*R*)-5, 8- 二当归酰氧基 -4, 9- 二羟基 -2, 9- 环氧大牻牛儿 -6, 12- 内酯
1, 3-diangeloyloxyeremophila-9, 7(11)-dien-8-one 1, 3- 二当归酰氧基雅槛蓝 -9, 7(11)- 二烯 -8- 酮
(3*S*)-3-*O*-(3′, 4′-diangeloyl-β-D-glucopyranosyloxy)-6-hydroperoxy-3, 7-dimethyloct-1, 7-diene (3*S*)-3-*O*-(3′, 4′- 二当归酰基 -β-D- 吡喃葡萄糖氧基)-6- 氢过氧基 -3, 7- 二甲基辛 -1, 7- 二烯
(3*S*)-3-*O*-(3′, 4′-diangeloyl-β-D-glucopyranosyloxy)-7-hydroperoxy-3, 7-dimethyloct-1, 5-diene (3*S*)-3-*O*-(3′, 4′- 二当归酰基 -β-D- 吡喃葡萄糖氧基)-7- 氢过氧基 -3, 7- 二甲基辛 -1, 5- 二烯
diangoutengjian Ⅰ 滇钩藤碱Ⅰ
1, 6:3, 4-dianhydro-β-D-allopyranose 1, 6:3, 4- 二脱水 -β-D- 吡喃阿洛糖
dianosides (dianthus saponins) A ～ I 瞿麦三萜苷 (瞿麦皂苷) A ～ I
dianthalexin 石竹内酯
dianthosides (dianchinenosides) A, B 石竹皂苷 (石竹苷、瞿麦吡喃酮苷) A、B
dianthramides A, B 瞿麦酰胺 A、B
dianthramine 石竹胺
dianthus saponins (dianosides) A ～ I 瞿麦皂苷 (瞿麦三萜苷) A ～ I

D

9, 9′-diapo-10, 9′-retrocaroten-9, 9′-dione　9, 9′- 二离 -10, 9′- 全反胡萝卜素 -9, 9′- 二酮	dibenzo[*b, e*]xazine (10*H*-phenoxazine)　二苯并 [*b, e*] 噁嗪 (10*H*- 氧氮杂蒽)
diapocynin　二罗布麻宁	dibenzo[*c, g*]phenanthrene　二苯并 [*c, g*] 菲
diarbarone　香豆素酰胺	dibenzocarbazole　二苯咔唑
diarctigenin　二聚牛蒡子苷元	dibenzofuran　二苯并呋喃 (二苯呋喃、氧芴)
diaryl heptanone　二芳基庚酮	dibenzo-*p*-dioxine　二苯对二喔星
(+)-diasyringaresinol　(+)- 二丁香树脂酚	dibenzotellurazine (10*H*-phenotellurazine)　二苯并碲嗪 (10*H*- 碲氮杂蒽、吩碲嗪)
diasyringaresinol　迪丁香树脂酚	1, 2-dibenzoyl diazane　1, 2- 二苯甲酰基乙氮烷
(+)-*trans*-diasyringaresinol　(+)- 反式 - 迪丁香树脂酚	dibenzoyl gagaimol　二苯甲酰萝藦醇
diatoxanthin　硅藻黄质	dibenzoyl methane　二苯甲酰甲烷
diayangambin　非对映扬甘比胡椒素	3, 29-dibenzoyl rarounitriol　3, 29- 二苯甲酰基栝楼仁三醇
1, 4-diazacyclo-2, 4, 6-heptatriene　1, 4- 二氮杂环 -2, 4, 6- 庚三烯	dibenzoyl sulfane　二苯甲酰基硫烷
diazane (hydrazine)　乙氮烷 (肼)	2α, 7β-dibenzoyl-5β, 20-epoxy-1β-hydroxy-4α, 9α, 10β, 13α-tetraacetoxytax-11-ene　2α, 7β- 二苯甲酰基 -5β, 20- 环氧 -1β- 羟基 -4α, 9α, 10β, 13α- 四乙酰氧基紫杉 -11- 烯
diazano　二氨桥 (肼桥)	13, 16-dibenzoyloxy-20-deoxyingenol-3-benzoate　13, 16- 二苯甲酰氧基 -20- 脱氧巨大戟烯醇 -3- 苯甲酸酯
3, 9-diazaspiro[5.5]undecane　3, 9- 二氮杂螺 [5.5] 十一烷	13, 17-dibenzoyloxy-3-*O*-(2, 3-dimethyl butanoyl)-20-deoxyingenol　13, 17- 二苯甲酰氧基 -3-*O*-(2, 3- 二甲基丁酰基)-20- 脱氧巨大戟烯醇
4, 4′-diazenediyl dibenzoic acid　4, 4′- 乙氮烯叉基二苯甲酸	13, 17-dibenzoyloxy-3-*O*-(2, 3-dimethyl butanoyl) ingenol　13, 17- 二苯甲酰氧基 -3-*O*-(2, 3- 二甲基丁酰基) 巨大戟烯醇
diazepine　1, 4- 二氮杂环庚熳	dibenzyl ether (benzyl ether)　双苄醚 (二苄醚、苄醚)
2, 3-diazido-2, 3-dideoxy-*α*-D-mannopyranose　2, 3- 二叠氮 -2, 3- 二脱氧 -α-D- 吡喃甘露糖	dibenzyl trisulfide　二苯甲基三硫醚
diazomethane　重氮甲烷	diboside A　金荞麦苷 A
dibalanocarpol　双橡实果酚	dibothrioclinins Ⅰ, Ⅱ　二聚沟斜菊素 (二聚博斯里克利宁素) Ⅰ、Ⅱ
1, 7(1, 3)-dibenzenacyclododecaphan-2-en-5-yne　1, 7(1, 3)- 二苯杂环十二蕃 -2- 烯 -5- 炔	1, 8-dibromo-1-chloro-7-(chloromethyl)octane　1, 8- 二溴 -1- 氯 -7-(氯甲基) 辛烷
1-(1, 3), 4-(1, 4)-dibenzenacycloheptaphane　1-(1, 3), 4-(1, 4)- 二苯杂环七蕃	1, 4-dibromo-2, 5-tetrephthalic acid mono-[2-(4-carboxy-phenoxycarbonyl)vinyl]ester　1, 4- 二溴 -2, 5- 对苯二甲酸单 -[2-(4- 羧基苯氧基羰基) 乙烯基] 酯
1, 9(1, 3)-dibenzenacyclohexadecaphane-2, 11-diene　1, 9(1, 3)- 二苯杂环十六蕃 -2, 11- 二烯	6, 6′-dibromo-3, 3′-oxydibenzoic acid　6, 6′- 二溴 -3, 3′- 氧叉基二苯甲酸
1, 1′-dibenzene-6′, 8′, 9′-trihydroxy-3-allyl-4-*O*-β-D-glucopyranoside　1, 1′- 联苯 -6′, 8′, 9′- 三羟基 -3- 烯丙基 -4-*O*-β-D- 吡喃葡萄糖苷	2, 6-dibromo-4-[2-(methyl amino)ethyl]phenol　2, 6- 二溴 -4-[2-(甲基胺) 乙基] 苯酚
dibenzo[4, 5:6, 7]cycloocta[1, 2-*c*]furan　二苯并 [4, 5:6, 7] 环辛熳并 [1, 2-*c*] 呋喃	*rel*-(1*R*, 2*R*)-1, 2-dibromo-4-chlorocyclopentane　相对 -(1*R*, 2*R*)-1, 2- 二溴 -4- 氯环戊烷
dibenzo[*a, j*]anthracene　二苯并 [*a, j*] 蒽	dibromoacetic acid　二溴代乙酸
dibenzo[*b, e*][1, 4]dioxine (oxanthrene)　二苯并 [*b, e*] [1, 4] 二氧杂环己熳 (二氧杂蒽)	3, 3-dibromoacrylic acid　3, 3- 二溴丙烯酸
dibenzo[*b, e*]pyran (xanthene)　二苯并 [*b, e*] 吡喃 (呫吨、氧杂蒽、呫烯)	
dibenzo[*b, e*]pyrazine (phenazine)　二苯并 [*b, e*] 吡嗪 (吩嗪)	
dibenzo[*b, e*]pyridine (acridine)　二苯并 [*b, e*] 吡啶 (吖啶)	

6, 6′-dibromobiphenyl-2, 2′-dicarboxylic acid　6, 6′- 二溴联苯 -2, 2′- 二甲酸

1(15)*E*, (2*Z*, 4*S*, 8*R*, 9*S*)-8, 15-dibromochamigra-1(15), 2, 11(12)-trien-9-ol　1(15)*E*, (2*Z*, 4*S*, 8*R*, 9*S*)-8, 15- 二溴扁柏 -1(15), 2, 11(12)- 三烯 -9- 醇

1(15)*Z*, (2*Z*, 4*R*, 8*S*, 9*R*)-8, 15-dibromochamigra-1(15), 2, 11(12)-trien-9-ol　1(15)*Z*, (2*Z*, 4*R*, 8*S*, 9*R*)-8, 15- 二溴扁柏 -1(15), 2, 11(12)- 三烯 -9- 醇

1, 2-dibromoochtoda-3(8), 5-dien-4-one　1, 2- 二溴代奥赫托达 -3(8), 5- 二烯 -4- 酮

(*E*)-2, 3-dibromoprop-2-enenitrile [(*E*)-2, 3-dibromoacrylonitrile]　(*E*)-2, 3- 二溴丙 -2- 烯酰腈

22, 23-dibromostigmasterol　22, 23- 二溴豆甾醇

22, 23-dibromostigmasterol acetate　22, 23- 二溴豆甾醇乙酸酯

dibutoxybutane (lageracetal)　二丁氧基丁烷 (紫薇缩醛)

dibutyl 1, 2-benzenedicarboxylate (dibutyl 1, 2-phthalate)　1, 2- 苯二甲酸二丁酯

dibutyl 2-butenedioate　2- 丁二烯酸二丁酯

dibutyl 2-hydroxysuccinate　2- 羟基琥珀酸二丁酯

dibutyl diisobutyl phthalate　二异丁基邻苯二甲酸二丁酯

sec-dibutyl disulfide　二仲丁基二硫化物

dibutyl hydroxytoluene　二丁基羟基甲苯

dibutyl ketene　二丁基乙烯酮

1′, 1″-dibutyl methyl hydroxycitrate　1′, 1″- 二丁基甲基羟基柠檬酸盐

dibutyl oxalate　乙二酸二丁酯

dibutyl phthalate　邻苯二甲酸二丁酯

dibutyl phthalide　二丁基 -2- 苯并 [*c*] 呋喃酮

2, 6-dibutyl-*p*-cresol　2, 6- 二丁基对甲酚

dibutyltin　二丁基锡

dibutyluralsaponin A esters　乌拉尔甘草皂苷 A 二丁酯

dicadalenol　二卡达烯酚

dicaffeic acid　二咖啡酸

1, 2-*O*-dicaffeoyl cyclopentan-3-ol　1, 2-*O*- 二咖啡酰基环戊 -3- 醇

1, 3-*O*-dicaffeoyl epiquinic acid　1, 3-*O*- 二咖啡酰基表奎宁酸

3, 5-dicaffeoyl mucoquinic acid　3, 5- 二咖啡酰基黏奎宁酸

3, 5-*cis*-dicaffeoyl quinic acid　3, 5- 顺式 - 二咖啡酰奎宁酸

(–)-3, 5-dicaffeoyl quinic acid　(–)-3, 5- 二咖啡酰基奎宁酸

(–)-4, 5-dicaffeoyl quinic acid　(–)-4, 5- 二咖啡酰基奎宁酸

1, 3-dicaffeoyl quinic acid　1, 3- 二咖啡酰基奎宁酸

1, 3-*O*-dicaffeoyl quinic acid　1, 3-*O*- 二咖啡酰奎宁酸

1, 4-dicaffeoyl quinic acid　1, 4- 二咖啡酰基奎宁酸

1, 5-dicaffeoyl quinic acid　1, 5- 二咖啡酰基奎宁酸

1, 5-*O*-dicaffeoyl quinic acid　1, 5-*O*- 二咖啡酰奎宁酸

3, 4-dicaffeoyl quinic acid　3, 4- 二咖啡酰奎宁酸

3, 4-*O*-dicaffeoyl quinic acid　3, 4-*O*- 二咖啡酰基奎宁酸

3, 5-dicaffeoyl quinic acid　3, 5- 二咖啡酰基奎宁酸

4, 5-dicaffeoyl quinic acid　4, 5- 二咖啡酰奎宁酸

dicaffeoyl quinic acid (cinarine, cynarin)　二咖啡酰奎宁酸 (朝鲜蓟酸、朝蓟素、洋蓟素、洋蓟酸)

3, 5-*O*-dicaffeoyl quinic acid (isochlorogenic acid A)　3, 5-*O*- 二咖啡酰基奎宁酸 (异绿原酸 A)

3, 4-*O*-dicaffeoyl quinic acid (isochlorogenic acid B)　3, 4-*O*- 二咖啡酰基奎宁酸 (异绿原酸 B)

4, 5-*O*-dicaffeoyl quinic acid (isochlorogenic acid C)　4, 5-*O*- 二咖啡酰基奎宁酸 (异绿原酸 C)

4, 5-dicaffeoyl quinic acid methyl ester　4, 5- 二咖啡酰基奎宁酸甲酯

3, 5-dicaffeoyl shikimic acid　3, 5- 二咖啡酰莽草酸

dicaffeoyl shikimic acids Ⅰ～Ⅳ　二咖啡酰莽草酸 Ⅰ～Ⅳ

N, *N*′-dicaffeoyl spermidine　*N*, *N*′- 二咖啡酰氧基亚精胺

dicaffeoyl tartaric acid (cichoric acid)　二咖啡酰酒石酸 (菊苣酸)

1, 5-*O*-dicaffeoyl-3, 4-*O*-disuccinyl quinic acid　1, 5-*O*- 二咖啡酰基 -3, 4-*O*- 二琥珀酰奎宁酸

1, 5-*O*-dicaffeoyl-3-*O*-(4-malic acid methyl ester)quinic acid　1, 5-*O*- 二咖啡酰基 -3-*O*-(4- 苹果酸甲酯) 奎宁酸

1, 5-*O*-dicaffeoyl-3-*O*-succinyl quinic acid　1, 5-*O*- 二咖啡酰基 -3-*O*- 琥珀酰奎宁酸

1, 5-*O*-dicaffeoyl-4-*O*-succinyl quinic acid　1, 5-*O*- 二咖啡酰基 -4-*O*- 琥珀酰奎宁酸

3, 4-dicaffeoyl-5-(3-hydroxy-3-methyl)glutaroyl quinic acid　3, 4- 二咖啡酰基 -5-(3- 羟基 -3- 甲基) 戊二酰基奎宁酸

dicaine　地卡因

(±)-dicaledol　(±)- 喀里多尼亚胡桐双醇

dicarabrol A　二聚天名精内酯醇 A

dicarabrones A ～ C　二聚天名精内酯酮 A ～ C
dicarbazyl　联咔唑基 (双咔唑基)
dicarbonyl[(4, 5-η, κC1)-cyclohept-2, 4, 6-trien-1-yl](η5-cyclopentadienyl)molybdenum　二羰基 [(4, 5-η, κC1)- 环庚 -2, 4, 6- 三烯 -1- 基](η5- 环戊二烯基) 钼
dicarboximide　二 (甲) 酰亚胺
dicarboxylic acid　二甲酸
2, 3-secodicarboxypregn-17-en-16-one　2, 3- 开环乙二酸孕甾 -17- 烯 -16- 酮
dicatechin　双儿茶素 (双儿茶精)
dicedrene-1-oxide　二雪松烯 -1- 氧化物
dicentra base　荷苞牡丹属碱
(–)-dicentrine　(–)- 荷包牡丹碱
(+)-dicentrine　(+)- 荷苞牡丹碱
dicentrine (eximine)　荷包牡丹碱
dicentrinone　荷苞牡丹酮碱 (荷苞牡丹酮)
dicerandrols A ～ C　狄瑟酚 A ～ C
3, 6-di-*C*-glucosyl acacetin　3, 6- 二 -*C*- 葡萄糖金合欢素
6, 8-di-*C*-glucosyl luteolin　6, 8- 二 -*C*- 葡萄糖木犀草素
dichamanetin　双矮紫玉盘素 (矮紫玉盘素乙)
dichapetalin A　毒鼠子素 A
4, 4-dichlorine-5-hydroxy-3-methyl phenol-1-*O*-β-D-glucopyranosyl-(1→6)-β-D-glucopyranoside　4, 4- 二氯 -5- 羟基 -3- 甲基苯酚 -1-*O*-β-D- 吡喃葡萄糖基 -(1 → 6)-β-D- 吡喃葡萄糖苷
dichloro(tri-tertbutyl phenyl)-λ^3-aurane　二氯 (2, 4, 6- 三叔丁基苯基)-λ^3- 金烷
dichloro[2H^2]methane　二氯 [2H^2] 甲烷
5, 6-dichloro-1, 2, 3, 4-tetrahydronaphthalene　5, 6- 二氯 -1, 2, 3, 4- 四氢萘
4, 5-dichloro-2-[4-chloro-2-(hydroxymethyl)-5-oxohexyl] cyclohex-1-carboxylic acid　4, 5- 二氯 -2-[4- 氯 -2-(羟甲基)-5- 氧亚基己基] 环己 -1- 甲酸
4, 5-dichloro-2-[5-chloro-3-(hydroxymethyl)-6-oxononyl] cyclohex-1-carboxylic acid　4, 5- 二氯 -2-[5- 氯 -3-(羟甲基)-6- 氧亚基壬基] 环己 -1- 甲酸
2, 4-dichloro-3, 6-dihydroxy-5-methoxytoluene　2, 4- 二氯 -3, 6- 二羟基 -5- 甲氧基甲苯
2, 4-dichloro-3-hydroxybibenzyl　2, 4- 二氯 -3- 羟基联苄
3, 5-dichloro-4-methoxybenzene-1-*ONN*-azoxyformamide　3, 5- 二氯 -4- 甲氧基苯 -1-*ONN*- 氧化偶氮甲酰胺
2, 4-dichloro-6-aminopyridine　2, 4- 二氯 -6- 氨基吡啶
2, 4-dichloro-6-hydroxy-3, 5-dimethoxytoluene　2, 4- 二氯 -6- 羟基 -3, 5- 二甲氧基甲苯
dichloroacetic acid　二氯乙酸
2, 3-dichloroacrylic acid　2, 3- 二氯丙烯酸
3, 3-dichloroacrylic acid　3, 3- 二氯丙烯酸
1, 4-dichlorobenzene　1, 4- 二氯苯
o-dichlorobenzene (1, 2-dichlorobenzene)　邻二氯苯 (1, 2- 二氯苯)
1, 2-dichlorobenzene (*o*-dichlorobenzene)　1, 2- 二氯苯 (邻二氯苯)
3, 4-dichlorocyclohex-1-ene　3, 4- 二氯环己 -1- 烯
rel-(1*R*, 2*R*)-1, 2-dichlorocyclopent-1-carboxylic acid　相对 -(1*R*, 2*R*)-1, 2- 二氯环戊 -1- 甲酸
cis-1, 2-dichlorocyclopentane　顺式 -1, 2- 二氯环戊烷
1, 2-*t*-dichlorocyclopentane-1-*r*-carboxylic acid　1, 2-*t*- 二氯环戊烷 -1-*r*- 甲酸
2, 2′-dichlorodiethyl amine　2, 2′- 二氯二乙基胺
1, 2-dichloroethane　1, 2- 二氯乙烷
dichloromethane　二氯甲烷
2, 2′-*N*, *N*-dichloromethyl tetrandrine　2, 2′-*N*, *N*- 二氯甲基汉防己碱
3, 4-dichloronaphthalene-1, 6-dicarboxylic acid　3, 4- 二氯萘 -1, 6- 二甲酸
1, 2-dichloroochtoda-3(8), 5-dien-4-one　1, 2- 二氯代奥赫托达 -3(8), 5- 二烯 -4- 酮
3, 4-dichlorophenyl diazene　3, 4- 二氯苯基乙氮烯
1, *trans*-2-dichloro-*r*-1-cyclopentane carboxylic acid　1, 反式 -2- 二氯 -*r*-1- 环戊烷甲酸
5, 5″-dichloro-α-terthiophene　5, 5″- 二氯 -α- 三噻吩
dichotamine　荷苞牡丹胺
dichotomins A ～ I　银柴胡素 A ～ I
dichotomitin A　白射干素 A
dichotomosides A ～ E　银柴胡苷 A ～ E
dichotosin　双歧坡垒素
dichotosinin　双歧坡垒素新
dichrin A (umbelliferon, umbelliferone, hydrangin, , skimmetin, 7-hydroxycoumarin)　常山素 A (伞形花内酯、八仙花苷、绣球花苷、伞花内酯、伞形酮、7- 羟基香豆素)
dichroanals A, B　二色花鼠尾草醛 A、B
dichroanone　二色花鼠尾草酮
dichrocepholides A ～ E　鱼眼草内酯 A ～ E

dichroidine　黄常山定碱

γ-dichroine　黄常山碱丙 (常山碱丙)

β-dichroine (febrifugine)　β- 常山碱 (常山碱乙、黄常山碱乙)

α-dichroine (isofebrifugine)　α- 常山碱 (常山碱甲、黄常山碱甲、异常山碱乙)

dichrostachines A ~ N　代儿茶素 A ~ N

dicinchonine　二金鸡宁

1, 3-dicinnamoyl-11-hydroxymeliacarpin　1, 3- 二肉桂酰 -11- 羟基苦楝子鹅耳枥

dicliriparisides A ~ C　狗肝菜苷 A ~ C

diclofibrate (simfibrate)　祛脂丙二酯 (祛脂丙酯)

diconquinine　二康奎宁

dicoumarin (melitoxin, dicumarol, dufalone, dicumol)　双香豆素 (败坏翘摇素、紫苜蓿酚、双香豆精)

dicoumarol　双香豆酚 (双香豆醇)

(3*E*, 23*E*)-dicoumaroyl hederagenin　(3*E*, 23*E*)- 二香豆酰常春藤皂苷元

N, N′-dicoumaroyl putrescine　*N, N′*- 二香豆酰基腐胺

dicranostigmine　秃疮花碱

dicranostigmone　秃疮花酮

2, 3-dicresol　2, 3- 二甲酚

dicrotaline　二猪屎豆碱

dictafolins A, B　狭叶白鲜素 (白鲜福林) A、B

dictamdiol　白鲜二醇

dictamine　白鲜胺

dictamins A ~ C　白鲜萜素 A ~ C

dictamnadiol　白鲜萜醇 (白鲜那二醇)

dictamnaindiol　白鲜酚碱 (白鲜碱二醇)

dictamnol　白鲜醇

dictamnolactone (evodin, limonin, obaculactone)　白鲜皮内酯 (吴茱萸内酯、柠檬苦素、黄柏内酯)

dictamnolide　白鲜内酯

dictamnoside A　白鲜苷 A

dictamnusine　白鲜新素

dictangustine A　白鲜碱 A

dictyoepoxide　网地藻环氧物

dictyol F monoacetate　网地藻醇 F 单乙酸酯

dictyol H　网地藻醇 H

dictyolactone　网地藻属内酯

dictyolomides A, B　网状罗曼胺 A、B

dictyomedins A, B　网柄菌素 A、B

dictyonamide A　网椰霉酰胺 A

dictyone　网地藻酮

dictyone acetate　网地藻酮乙酸酯

dictyophorines A, B　竹荪林 A、B

dictyopterenes A ~ D　网翼藻烯 A ~ D

β-dictyopterol　β- 叉开网翼藻醇

dictyoquinazol A　网状喹唑啉碱 A

dictyotalides A, B　网地藻内酯 A、B

dictyotin D methyl ether　网地藻素 D 甲醚

dictyotins A ~ C　网地藻素 A ~ C

dictysine　网果翠雀碱

dictyterpenoids A, B　网地藻萜 A、B

dicumarol (melitoxin, dicoumarin, dufalone, dicumol)　双香豆精 (双香豆素、败坏翘摇素、紫苜蓿酚)

dicumol (melitoxin, dicumarol, dufalone, dicoumarin)　紫苜蓿酚 (双香豆素、败坏翘摇素、双香豆精)

dicycloeuchrestaflavanone B　二环山豆根黄烷酮 B

1, 4(1, 3)-dicyclohexanacyclohexaphane　1, 4(1, 3)- 二环己烷杂环六蕃

dicyclohexyl ketone　二环己基酮 (二环己基甲酮)

N, N′-dicyclohexyloxamide　*N, N′*- 二环己基草酰胺

N, N′-dicyclohexylurea　*N, N′*- 二环己基脲

dicyclopenta[*gh*, *mn*]heptahelicene　二环戊熳并 [*gh*, *mn*] 七螺旋烃

1, 5(1, 5)-dicycloundecana-3(1, 3)-benzenacycloheptaphane　1, 5(1, 5)- 二环十一烷杂 -3(1, 3)- 苯杂环七蕃

3, 5-di-*C*-β-D-glucopyranosyl phloroacetophenone　3, 5- 二 -*C*-β- D- 吡喃葡萄糖乙酰间苯三酚

7, 9-dideacetyl baccatin Ⅳ　7, 9- 二去乙酰基巴卡亭 Ⅳ

7, 13-dideacetyl-9, 10-didebenzoyl taxchinin C　7, 13- 二去乙酰基 -9, 10- 二去苯甲酰基紫杉奎宁 C

2, 7-dideacetyl-2, 7-dibenzoyl taxayunnanine F　2, 7- 二去乙酰基 -2, 7- 二苯酰云南紫杉宁 F

O, *N*-dideacetyl-*N*-methyl pachysandrine A　*O*, *N*- 二去酰基 -*N*- 甲基粉蕊黄杨碱 A

1^4, 1^5-didehydro-1(1, 3)-benzenacyclononaphane　1^4, 1^5- 二脱氢 -1(1, 3)- 苯杂环九蕃

8, 9-didehydro-10-hydroxy-6, 8-dimethyl ergolin　8, 9- 二脱氢 -10- 羟基 -6, 8- 二甲基麦角灵

2, 3-didehydro-2′, 7-dihydroxy-4′-methoxy-3-[2′, 7-dihydroxy-4′-methoxyisoflavan-5′-yl]flavan　2, 3- 二脱氢 -2′, 7- 二羟基 -4′- 甲氧基 -3-[2′, 7- 二羟基 -4′- 甲氧基异黄烷 -5′- 基] 黄烷

2, 3-didehydro-2′, 7-dihydroxy-4′-methoxy-3-[2′, 7-dihydroxy-4′-methoxyisoflavan-5′-yl]flavone 2, 3- 二脱氢 -2′, 7- 二羟基 -4′- 甲氧基 -3-[2′, 7- 二羟基 -4′- 甲氧基异黄烷 -5′- 基] 黄酮

2, 3-didehydro-2′, 7-dihydroxy-4′-methoxy-3-[2′, 7-dihydroxy-4′-methoxyisoflavan-6-yl]flavan 2, 3- 二脱氢 -2′, 7- 二羟基 -4′- 甲氧基 -3-[2′, 7- 二羟基 -4′- 甲氧基异黄烷 -6- 基] 黄烷

7, 8-didehydro-27-deoxyactein 7, 8- 二脱氢 -27- 脱氧类叶升麻素

3-(3, 4-didehydro-2*H*-pyrro-5-yl)pyridine (myosmine) 3-(3, 4- 二脱氢 -5-2*H*- 吡咯基) 吡啶 (米喔斯明)

7, 8-didehydro-3, 7-dimethoxy-*N*-methyl morphin-4-hydroxy-6-one 7, 8- 二脱氢 -3, 7- 二甲氧基 -*N*- 甲基吗啡 -4- 羟基 -6- 酮

(2*E*)-2, 3-didehydro-3-ureido-L-alanine (2*E*)-2, 3- 二脱氢 -3- 脲基 -L- 丙氨酸

didehydro-4-methyl-1-(1-methyl ethyl)-bicyclo[3.1.0] hexane 二脱氢 -4- 甲基 -1-(1- 甲乙基)- 二环 [3.1.0] 己烷

8, 10-didehydro-7, 9-dihydroxythymol 8, 10- 二脱氢 -7, 9- 二羟基麝香草酚

4, 7-didehydro-7-deoxyneophysalin A 4, 7- 二脱氢 -7- 脱氧新酸浆苦素 A

20, 21-didehydroacutiphycin 20, 21- 二脱氢尖头颤藻素

3′-didehydroafroside 3′- 二脱氢阿佛罗苷

didehydroafroside 二脱氢阿佛罗苷

(+)-7, 8-didehydroarctigenin (+)-7, 8- 二脱氢牛蒡子苷元

1, 2-didehydrobenzene (benzyne) 1, 2- 双脱氢苯 (苯炔)

13, 21-didehydrochaparrinone 13, 21- 二脱氢卡斯苦木酮

didehydrocheilanthifoline 二脱氢碎叶紫堇碱

7, 8-didehydrocholesterol (cholesta-5, 7-dien-3β-ol) 7, 8- 双脱氢胆甾醇 (胆甾 -5, 7- 二烯 -3β- 醇)

5, 6-didehydroconanin-3β-amine 5, 6- 双脱氢锥丝 -3β- 胺

1, 2-didehydrocrinan-3α-ol 1, 2- 二脱氢克里南 -3α- 醇

didehydrocroomine 二脱氢异葶金刚大碱

14′, 15′-didehydrocyclovinblastine 14′, 15′- 二脱氢环长春碱

5, 6-didehydrocynafogenin 5, 6- 二脱氢非洲白前苷元

(3*S*)-16, 17-didehydrofalcarinol (3*S*)-16, 17- 二脱氢镰叶芹醇

5, 6-didehydroginsenoside Rd 5, 6- 二脱氢人参皂苷 Rd

didehydroglaucine 二脱氢海罂粟碱

3′-didehydrogomphoside 3′- 二脱氢高夫苷

didehydrogomphoside 二脱氢高夫苷

didehydroisolariciresinol 二脱氢异落叶松脂素

11, 13-didehydroivaxillin 11, 13- 二脱氢依生依瓦菊素

didehydrojasmonic acid 二脱氢茉莉酮酸

didehydrolangduin A 二脱氢狼毒因 A

α, β-didehydrolovastatin α, β- 二脱氢洛伐他汀

3′-didehydrolutein 3′- 二脱氢叶黄素

didehydrolutein 二脱氢叶黄素

12, 13-didehydromatridin-15-one (lemannine) 12, 13- 去氢苦参碱 (赖麻尼碱)

4, 7-didehydroneophysalins A, B 4, 7- 二脱氢新酸浆苦素 A、B

1, 2-didehydrophosphepane 1, 2- 双脱氢磷杂环庚烷

25, 27-didehydrophysalin L 25, 27- 二脱氢酸浆苦素 L

2, 3-didehydropicrasin B 2, 3- 二脱氢苦树素 B

didehydroprotostemonine 二脱氢原百部碱

5, 6-didehydropygmaeocin A 5, 6- 二脱氢千解草素 A

6, 7-didehydroroyleanone 6, 7- 二脱氢罗氏旋覆花酮

2, 3-didehydrosomnifericin 2, 3- 二脱氢催眠睡茄辛

3, 14-didehydrosophoridine 3, 14- 二脱氢槐定碱

didehydrostemonine 二脱氢百部碱

didehydrotuberostemonine 二脱氢对叶百部碱

8, 9, 11, 14-tetradehydrovouacapen-5α-ol 8, 9, 11, 14- 四脱氢柯桠树烯 -5α- 醇

(5′*R*)-3, 4-didehydroxy-β, κ-caroten-6′-one (5′*R*)-3, 4- 二去羟基 -β, κ- 胡萝卜烯 -6′- 酮

(19*E*)-9, 10-didemethoxy-16-dehydroxy-11-methoxychitosenine (19*E*)-9, 10- 二去甲氧基 -16- 去羟基 -11- 甲氧基多花蓬莱葛碱

(19*E*)-9, 10-didemethoxy-16-dehydroxy-11-methoxychitosenine-17-*O*-β-D-glucopyranoside (19*E*)-9, 10- 二去甲氧基 -16- 去羟基 -11- 甲氧基多花蓬莱葛碱 -17-*O*-β-D- 吡喃葡萄糖苷

(19*E*)-9, 10-didemethoxy-16-dehydroxychitosenine-17-*O*-β-D-glucopyranoside (19*E*)-9, 10- 二去甲氧基 -16- 去羟基多花蓬莱葛碱 -17-*O*-β-D- 吡喃葡萄糖苷

didemethoxycarbonyl tetrahydrosecamine 去二甲氧基羰基四氢赛卡明

(19*E*)-9, 18-didemethoxygardneramine (19*E*)-9, 18- 二去甲氧基蓬莱葛胺

5′, 5″-didemethoxypinoresinol 5′, 5″- 二去甲氧基松脂素

3, 3-didemethoxyverrucosin　3, 3- 二去甲氧基渥路可脂素

didemethyl pseudoaspidin　二去甲伪三叉蕨素

didemethyl rocaglamide　二去甲罗米仔兰酰胺

2, 6-dideoxy-3-*O*-methyl pyranosyl illustrol　2, 6- 二脱氧 -3-*O*- 甲基吡喃糖基光明醇

13, 15-dideoxyaconitine　13, 15- 双脱氧乌头碱

3, 14-dideoxyandrographolide　3, 14- 二脱氧穿心莲内酯

3, 14-dideoxyandrographolide glucoside　3, 14- 二脱氧穿心莲内酯葡萄糖苷

14, 19-dideoxyandrographolide-3-*O*-β-D-glucopyranoside　14, 19- 二脱氧穿心莲内酯 -3-*O*-β-D- 吡喃葡萄糖苷

1, 9-dideoxycoleonol B　1, 9- 二脱氧鞘蕊花诺醇 B

2, 22-dideoxyecdysterone-3β-*O*-β-D-glucopyranoside　2, 22- 双脱氧蜕皮甾酮 -3β-*O*-β-D- 吡喃葡萄糖苷

1, 9-dideoxyforskolin　1, 9- 二脱氧毛喉鞘蕊花素

2′, 3′-dideoxyguanosine-2′, 3′-diyl carbonate　2′, 3′- 双脱氧鸟苷 -2′, 3′- 二基碳酸酯

1, 4-dideoxy-1, 4-imino-(2-*O*-β-D-glucopyranosyl)-D-arabinitol　1, 4- 二脱氧 -1, 4- 亚胺基 -(2-*O*-β-D- 吡喃葡萄糖基)-D- 阿拉伯糖醇

1, 4-dideoxy-1, 4-imino-arabinitol　1, 4- 二脱氧 -1, 4- 亚氨基 - 阿拉伯糖醇

1, 4-dideoxy-1, 4-imino-D-arabinitol　1, 4- 二脱氧 -1, 4- 亚氨基 -D- 阿拉伯糖醇

2, 5-dideoxy-2, 5-imino-D-glycero-D-mannoheptitol　2, 5- 二脱氧 -2, 5- 亚氨基 -D- 甘油 -D- 甘露庚糖醇

2, 6-dideoxy-2, 6-imino-D-glycero-L-gulo-heptitol (α-homonojirimycin)　2, 6- 二氧亚基 -2, 6- 亚胺基 -D- 甘油基 -L- 古洛庚糖醇 (α- 高野尻霉素)

11, 11′-dideoxyverticillin　11, 11′- 二脱氧沃替西林

2, 3-dideoxy-α-D-*erythro*-hex-2-enopyranose　2, 3- 二脱氧 -2- 烯 -α-D- 赤式吡喃己糖

diderroside　迪氏乌檀苷

7, 2′-didesacetoxyaustrospicatine　7, 2′- 二去乙酰氧基澳大利亚穗状红豆杉碱

didesacetyl protoveratrine A　双去乙酰基原藜芦碱 A

3′, 4′-didesulphatedatractyloside　3′, 4′- 二去磺酸基欧苍术二萜苷

di-D-fructofuranose-1, 2′:2, 3′-dianhydride　二 -D- 呋喃果糖 -1, 2′:2, 3′- 二酐

didrovaltrate (didrovaltratum)　双异戊酯缬草素

didrovaltratum (didrovaltrate)　双异戊酯缬草素

didymic acid　小红石蕊酸 (苔酸)

didymin (isosakuranetin-7-*O*-rutinoside)　美国薄荷苷 (香蜂草苷、异樱花素 -7-*O*- 芸香糖苷)

didyronic acid　长穗决明酮酸

dieckol　双昆布酚 (二昆布酚 、双鹅掌菜酚、二鹅掌菜酚)

diellagic acid rhamnosyl-(1 → 4)-glucopyranoside　二鞣花酸鼠李糖基 -(1 → 4)- 吡喃葡萄糖苷

dielsianone　香花崖豆藤酮

dielsiquinone　迪尔斯醌

2-(1, 1-diemethyl-ethyl)phenol　2-(叔丁基) 苯酚

(*Z*)-4, 9-dien-2, 3, 7-trithiadec-7-oxide　(*Z*)-4, 9- 二烯 -2, 3, 7- 三硫杂葵烷 -7- 氧化物

7, 22-dien-3, 5, 6-trihydroxyergosterol　7, 22- 二烯 -3, 5, 6- 三羟基麦角甾醇

(3β, 13α, 14β, 17α)-7, 2-dien-3-acetyl lanosterol　(3β, 13α, 14β, 17α)-7, 2- 二烯 -3- 乙酰羊毛甾醇

(3*R*, 6*R*, 7*E*)-4, 7-dien-3-hydroxy-9-ionone　(3*R*, 6*R*, 7*E*)-4, 7- 二烯 -3- 羟基 -9- 紫罗兰酮

9, 12-dien-3β-hydroxyolean　9, 12- 二烯 -3β- 齐墩果烷

2, 3-*trans*-4, 5-*cis*-dien-6-carbonyl stearic acid　2, 3- 反式 -4, 5- 顺式 - 二烯 -6- 羰基硬脂酸

dienoic acid　二烯酸

5, 12-dienurs-3-*O*-α-D-galactoside　5, 12- 二烯熊果 -3-*O*-α-D- 半乳糖苷

(–)-3, 4-di-epi-3, 7-trifara-9, 14-diene　(–)-3, 4- 二 - 表 -3, 7- 唇鳞藓 -9, 14- 二烯

1, 7a-diepialexine　1, 7a- 二表阿莱克辛碱

7, 7a-diepialexine　7, 7a- 二表阿莱克辛碱

5, 6-diepicapsokarpoxanthin　5, 6- 二表辣椒苹果蔷薇黄素

6, 7-diepicastanospermine　6, 7- 二表栗籽豆碱 (6, 7- 二表栗籽豆精胺)

diepicedrene-1-oxide　二表雪松烯 -1- 氧化物

5, 6-diepikarpoxanthin　5, 6- 二表苹果蔷薇黄素

5, 6-diepilatoxanthin　5, 6- 二表异味蔷薇黄素

diepilycocryptol　二表石松隐四醇 (二表伸筋草萜隐醇)

diepiserratenediol　二表千层塔烯二醇

diepi-α-cedrene　二表 -α- 雪松烯 (二表 -α- 柏木烯)

diepi-α-cedrene epoxide　二表 -α- 雪松烯环氧化物

5α, 6α:8α, 9α-diepoxy-(22*E*, 24*R*)-ergost-22-en-3β, 7α-diol　5α, 6α:8α, 9α- 二环氧 -(22*E*, 24*R*)- 麦角甾 -22- 烯 -3β, 7α- 二醇

1(22).7(16)-diepoxy[20.8.0.0(7, 16)]tricyclotriacontane　1(22).7(16)- 二环氧基 [20.8.0.0(7, 16)] 三环三十烷

(3*S*, 4*R*, 10*R*, 16*S*)-3, 4:12, 16-diepoxy-11, 14-dihydroxy-17(15 → 16), 18(4 → 3)-di-*abeo*-abieta-5, 8, 11, 13-tetraen-7-one　(3*S*, 4*R*, 10*R*, 16*S*)-3, 4:12, 16- 二环氧 -11, 14- 二羟基 -17(15 → 16), 18(4 → 3)- 二迁 - 松香 -5, 8, 11, 13- 四烯 -7- 酮

(8α, 9β, 11β, 14β, 16β, 23*S*, 24*R*)-16, 23:24, 25-diepoxy-11, 20-dihydroxydammar-13(17)-en-3-one　(8α, 9β, 11β, 14β, 16β, 23*S*, 24*R*)-16, 23:24, 25- 二环氧 -11, 20- 二羟基达玛 -13(17)- 烯 -3- 酮

8α, 13:9α, 13-diepoxy-15, 16-dinorlabdane　8α, 13:9α, 13- 二环氧 -15, 16- 二去甲半日花烷

3β, 17β:(24*R*), 25-diepoxy-1β-hydroxydammar-3-one-2(3*S*)-acetate　3β, 17β:(24*R*), 25- 二环氧 -1β- 羟基达玛 -3- 酮 -2(3*S*)- 乙酸酯

(4β, 5β, 6β, 22*R*, 24*S*, 25*S*)-5, 6:24, 25-diepoxy-4, 20, 22-trihydroxy-1-oxoergost-2-en-26-oic acid-Δ-lactone　(4β, 5β, 6β, 22*R*, 24*S*, 25*S*)-5, 6:24, 25- 二环氧 -4, 20, 22- 三羟基 -1- 氧亚基麦角甾 -2- 烯 -26- 酸 -Δ- 内酯

(1*R*, 5*S*)-11β, 12β:13β, 14-diepoxy-6β-hydroxy-picrotox-8-en-15, 3α-olide　(1*R*, 5*S*)-11β, 12β:13β, 14- 二环氧 -6β- 羟基苦味毒 -8- 烯 -15, 3α- 内酯

1β, 10α, 4β, 5α-diepoxy-7α*H*-germacran-6β-ol　1β, 10α, 4β, 5α- 二环氧 -7α*H*- 大根老鹳草 -6β- 醇

7α, 8α, 13β, 14β-diepoxyabiet-18-oic acid　7α, 8α, 13β, 14β- 双环氧松香 -18- 酸

8α, 9α, 13α, 14α-diepoxyabietan-18-oic acid　8α, 9α, 13α, 14α- 二环氧松香 -18- 酸

(1*S*, 4*S*, 5*S*, 10*S*)-1, 10:4, 5-diepoxygermacrone　(1*S*, 4*S*, 5*S*, 10*S*)-1, 10:4, 5- 二环氧吉马酮

5α*H*-1α, 10α:3α, 4α-diepoxyguai-11(13)-en-6α, 12-olide　5α*H*-1α, 10α:3α, 4α- 二环氧愈创木 -11(13)- 烯 -6α, 12- 内酯

(24*R*)-4α, 5α:24, 25-diepoxyhelianol　(24*R*)-4α, 5α:24, 25- 二环氧向日葵醇

(24*S*)-4α, 5α:24, 25-diepoxyhelianol　(24*S*)-4α, 5α:24, 25- 二环氧向日葵醇

(24*R*)-4α, 5α:24, 25-diepoxyhelianyl octanoate　(24*R*)-4α, 5α:24, 25- 二环氧向日葵醇辛酸酯

(24*S*)-4α, 5α:24, 25-diepoxyhelianyl octanoate　(24*S*)-4α, 5α:24, 25- 二环氧向日葵醇辛酸酯

7′, 9-diepoxylignan　7′, 9- 双环氧木脂素

2, 19:15, 16-diepoxy-neoclerodan-3, 13(16), 14-trien-18-oic acid　2, 19:15, 16- 二环氧 - 新克罗 -3, 13(16), 14- 三烯 -18- 酸

trans-1, 2:4, 5-diepoxy-*p*-menthane　反式 -1, 2:4, 5- 二环氧萜烷

5, 6-diepoxy-β-carotene　5, 6- 二环氧 -β- 胡萝卜素

diergotan　二氢麦角胺

diethion　乙硫磷

1β, 3α-diethoxy-7-hydromethyl-4-(3-methylbutyryloxymethyl)-cyclopenta-4(4α), 7(7α)-diene[*c*]pyran-6-one　1β, 3α- 二乙氧基 -7- 氢甲基 -4-(3- 甲基 - 丁酰氧甲基) 环戊 -4(4α), 7(7α)- 二烯 [*c*] 吡喃 -6- 酮

1β, 3α-diethoxy-7-oxo-8β-methyl-1, 3, 4, 4a, 5, 6, 7, 7a-octahydrocyclopenta[*c*]pyran-*p*-hydroxyphenylethanol-4β-carboxylate　1β, 3α- 二乙氧基 -7- 氧亚基 -8β- 甲基 - 1, 3, 4, 4a, 5, 6, 7, 7a- 八氢环戊 [*c*] 吡喃对羟基苯乙醇 - 4β- 甲酸酯

1, 1-diethoxyethane　1, 1- 二乙氧基乙烷

1, 2-diethoxyethane　1, 2- 二乙氧基乙烷

1, 1-diethoxyhexane　1, 1- 二乙氧基己烷

1, 1-diethoxy-*n*-nonane　1, 1- 二乙氧正壬烷

1, 1-diethoxy-*n*-tetradecane　1, 1- 二乙氧正十四烷

1, 1-diethoxypentane　1, 1- 二乙氧基戊烷

1, 1-diethoxypropane (propanal diethyl acetal, propionaldehyde diethyl acetal)　1, 1- 二乙氧基丙烷 (丙醛二乙基缩醛)

diethyl adipate　肥酸二乙酯

diethyl amine　二乙胺

diethyl amine hydrochloride　盐酸二乙胺

3-diethyl amino-5-methoxy-1, 2-benzoquinone　3- 二乙胺 -5- 甲氧基 -1, 2- 苯醌

3′, 4-diethyl benzanilide　3′, 4- 二乙基苯甲酰苯胺

1, 2-diethyl benzene　1, 2- 二乙基苯

diethyl butanedionate　丁二酸二乙酯

diethyl cyanamide　二乙基氰酰胺

O, *O*-diethyl daurinoline　*O*, *O*- 二乙基蝙蝠葛醇灵碱

diethyl disulfide　二乙基二硫醚

5, 8-diethyl dodecane　5, 8- 二乙基十二烷

N, *N*-diethyl ethanamine　*N*, *N*- 二乙基乙胺

diethyl fumarate　富马酸二乙酯

8, 10-diethyl lobelidiol　8, 10- 二乙基半边莲碱二醇

8, 10-diethyl lobelidione　8, 10- 二乙基半边莲碱二酮

8, 10-diethyl lobelionol　8, 10- 二乙基半边莲碱酮醇

diethyl methyl phosphonate　甲基膦酸二乙基酯

diethyl phosphinothioic chloride (diethyl phosphinothioyl chloride)　二乙基硫代次膦酰氯

diethyl phosphinothioyl chloride (diethyl phosphinothioic chloride)　二乙基硫代次膦酰氯

diethyl phthalate　邻苯二甲酸二乙酯

2, 3-diethyl pyrazine　2, 3- 二乙基吡嗪

diethyl selenide　二乙基硒醚

diethyl sulfide　二乙基硫醚

diethyl sulfone　二乙基砜

diethyl-2, 2′, 3, 3′, 4, 4′-hexahydroxybiphenyl-6, 6′-dicarboxylate　二乙基 -2, 2′, 3, 3′, 4, 4′- 六羟基联苯 -6, 6′- 二羧酸酯

N, *N*-diethyl-2-furamide　*N*, *N*- 二乙基呋喃 -2- 甲酰胺 (*N*, *N*- 二乙基糠酰胺)

3, 5-diethyl-2-methyl pyrazine　3, 5- 二乙基 -2- 甲基吡嗪

(4a*R*, 9b*S*)-2, 6-diethyl-3, 4a, 7, 9-tetrahydroxy-8, 9b-dimethyl-1-oxo-1, 4, 4a, 9b-tetrahydrodibenzofuran　(4a*R*, 9b*S*)-2, 6- 二乙基 -3, 4a, 7, 9- 四羟基 -8, 9b- 二甲基 -1- 氧亚基 -1, 4, 4a, 9b- 四氢二苯并呋喃

3, 9-diethyl-6-tridecanol　3, 9- 二乙基 -6- 十三醇

6, 6-diethyl-9, 9-dimethyl-oxaspiro[4.4]nonane　6, 6- 二乙基 -9, 9- 二甲基氧杂螺 [4.4] 壬烷

7, 25-diethylenetriamine stigmasterol　7, 25- 二亚乙基三胺豆甾醇

P, *P*-diethyl-*N*-phenyl phosphinmidoyl chloride　*P*, *P*-二乙基 -*N*- 苯基次膦氨亚基替酰氯

dieupachinin F　二聚华宁泽兰素 F

(−)-dieupachinins A ～ E　(−)- 二聚华宁泽兰素 A ～ E

(+)-dieupachinins A ～ E　(+)- 二聚华宁泽兰素 A ～ E

difengpin　地枫皮素

8, 5′-diferulic acid　8, 5′- 二阿魏酸

1, 2-*O*-diferuloyl glycerol　1, 2-*O*- 二阿魏酰基甘油

1, 3-*O*-diferuloyl glycerol　1, 3-*O*- 二阿魏酰基甘油

2-*O*-diferuloyl glycerol　2-*O*- 二阿魏酰基甘醇

diferuloyl methane (turmeric yellow, curcumin)　阿魏酰基甲烷 (姜黄素、姜黄色素、酸性黄)

N, *N*′-diferuloyl putrescine　*N*, *N*′- 二阿魏酰腐胺

diferuloyl quinic acid　二阿魏酰奎宁酸

(−)-(2*R*, 3*R*)-1, 4-*O*-diferuloyl secoisolariciresinol　(−)-(2*R*, 3*R*)-1, 4-*O*- 二阿魏酰基开环异落叶松脂素

1, 4-*O*-diferuloyl secoisolariciresinol　1, 4-*O*- 二阿魏酰开环异落叶松脂素

9, 9′-*O*-diferuloyl secoisolariciresinol　9, 9′-*O*- 二阿魏酰基开环异落叶松树脂醇

3, 6-diferuloyl-2′, 6′-diacetyl sucrose　3, 6- 二阿魏酰基 -2′, 6′- 二乙酰基蔗糖

difenoxylic acid　折射地衣酸

diffractaic acid　地弗地衣酸 (环萝酸)

diffusa cyclotides DC1 ～ 3　白花蛇舌草环肽 DC1 ～ 3

diffusosides A, B　白花蛇舌草环烯醚萜苷 A、B

diffutin　披散穿心草素 (裂穿心草苷)

7-(1, 2-difluorobutyl)-5-ethyl tridecane　7-(1, 2- 二氟丁基)-5- 乙基十三烷

1, 1-difluorododecane　1, 1- 二氟十二烷

(2*R*, 4*S*)-2, 4-difluoropentane　(2*R*, 4*S*)-2, 4- 二氟戊烷

9, 9′-*O*-diformacyl cedrusin　9, 9′-*O*- 二甲酰基雪松脂素

2β, 9α-*O*-diformyl clovan　2β, 9α-*O*- 二甲酰克咯烷

3, 5-diformyl-2, 4-dihydroxy-6-methyl benzoic acid　3, 5- 二甲酰基 -2, 4- 二羟基 -6- 甲基苯甲酸

2, 2′-difurfuryl ether {2, 2′-[oxybis(methylene)]-bisfuran}　2, 2′- 二糠基醚 {2, 2′-[氧亚基 (双亚甲基)]- 双呋喃 }

difuro[3, 2-*b*:3′, 4′-*e*]pyridine　二呋喃并 [3, 2-*b*:3′, 4′-*e*] 吡啶

difurocumenone　二呋喃莪术烯酮

digacetinin　洋地黄酰苷 (洋地黄乙酰宁苷)

digalactose　二半乳糖

α, β-digalactosyl-α′-linolenic-glyceride　α, β- 二半乳糖基 -α′- 亚麻酰甘油酯

digallic acid　二聚没食子酸 (双没食子酸、二没食子酸)

m-digallic acid　间双没食子酸

p-digalloyl acid　对二没食子酸

3, 6-digalloyl glucose　3, 6- 二没食子酰基葡萄糖

digalloyl hexahydroxydiphenoyl glucose　二没食子酰基六羟基联苯二酰葡萄糖

3, 3′-digalloyl procyanidin (procyanidin B_2-3, 3′-di-*O*-gallate)　3, 3′- 二没食子酰基原矢车菊素 (原矢车菊素 B_2-3, 3′- 二 -*O*- 没食子酸酯)

4-*O*-digalloyl-1, 2, 3, 6-tetra-*O*-galloyl-β-D-glucose　4-*O*- 二没食子酰基 -1, 2, 3, 6- 四 -*O*- 没食子酰基 -β-D- 葡萄糖

6-*O*-digalloyl-1, 2, 3-tri-*O*-galloyl-β-D-glucopyranoside　6-*O*- 二没食子酰基 -1, 2, 3- 三 -*O*- 没食子酰基 -β-D-吡喃葡萄糖苷

3-*O*-digalloyl-1, 2, 6-trigalloyl glucoside 3-*O*- 双没食子酰基 -1, 2, 6- 三没食子酰基葡萄糖苷

2-*O*-digalloyl-1, 3, 4, 6-tetra-*O*-galloyl-β-D-glucose 2-*O*- 二没食子酰基 -1, 3, 4, 6- 四 -*O*- 没食子酰基 -β-D- 葡萄糖

1, 6-digalloyl-2-cinnamoyl glucose 1, 6- 二没食子酰基 -2- 桂皮酰基葡萄糖

6-*O*-digalloyl-2-*O*-galloyl-1, 5-anhydro-D-glucitol 6-*O*- 二没食子酰基 -2-*O*- 没食子酰基 -1, 5- 脱水 -D- 葡萄糖醇

digalogenin 洋地黄加洛苷元

digalonin 洋地黄加洛苷

digcorin 洋地黄新苷

digeneaside 海人草素

digenic acid (α-kainic acid) α- 海人草酸 (α- 红藻氨酸)

digicitin 洋地黄柠檬苷

digicitrin 洋地黄黄酮

digiferrugineol 锈毛地黄醌

digiferruginol 锈色洋地黄醌醇

digifolein 洋地黄富林苷 (洋地黄叶苷)

digifucocellobioside 洋地黄岩藻糖纤维二糖苷

digilanides (lanatosides) A ～ D 毛花洋地黄苷甲～丁 [毛花强心苷 (毛花洋地黄苷、毛花苷) A ～ D]

diginatigenin 双羟基毛地黄毒苷元

diginatigenin-3-*O*-β-D-digitaloside 双羟基毛地黄毒苷元 -3-*O*-β-D- 毛地黄糖苷

diginatin 双羟基毛地黄毒苷 (双羟基洋地黄毒苷)

diginin 洋地黄宁苷 (洋地黄孕烯环氧二酮苷)

diginopyranose 吡喃脱氧毛地黄糖 (吡喃迪吉糖)

diginose 脱氧毛地黄糖 (地芰糖、迪吉糖)

3β-*O*-(β-D-diginosyl-14, 15α-dihydroxy-5α-card-20(22)-enolide 3β-*O*-β-D- 脱氧毛地黄糖基 -14, 15α- 二羟基 -5α- 强心甾 -20(22)- 烯内酯

digiprolactone (loliolide) 地芰普内酯 (黑麦草内酯、黑麦内酯)

(–)-digiprolactone [(–)-loliolide] (–)- 地芰普内酯 [(–)- 黑麦草内酯、(–)- 黑麦内酯]

digipronin 洋地黄普宁苷 (洋地黄孕烯三酮苷)

digiproside 洋地黄普苷

digipruin 紫洋地黄苷

digipurpurin 紫花洋地黄孕烯酮三醇 (紫花洋地黄灵苷)

digipurpurogenin 紫花洋地黄灵苷元

digitalin (digitoxin, digitophyllin, cardigin, carditoxin) 洋地黄苷 (洋地黄毒苷、毛地黄毒苷)

digitalin-20-acetate 洋地黄苷 -20- 乙酸酯

digitalinum verum 真地吉他林

digitalonin 洋地黄他洛苷

digitalose 毛地黄糖 (洋地黄糖)

digitenol glycoside 洋地黄醇苷

digitenolides 洋地黄醇苷类

digitenols 洋地黄醇类

digitolutein 洋地黄蒽醌 (洋地黄叶黄素)

digitonides (digitonins) A, B 洋地黄皂苷 A、B

digitonins (digitonides) A, B 洋地黄皂苷 A、B

digitophyllin (digitalin, digitoxin, cardigin, carditoxin) 洋地黄毒苷 (毛地黄毒苷、洋地黄苷)

digitopurpone 洋地黄酮 (紫花洋地黄蒽醌)

digitoquinone 洋地黄醌

digitoxigenin 洋地黄毒苷元 (毛地黄毒苷配基)

digitoxigenin bisdigitoxoside 洋地黄毒苷元双洋地黄毒糖苷

digitoxigenin glucosyl-6-deoxyglucoside 洋地黄毒苷元葡萄糖基 -6- 脱氧葡萄糖苷

digitoxigenin monodigitoxoside 洋地黄毒苷元单洋地黄毒糖苷

digitoxigenin-16-acetate 洋地黄毒苷元 -16- 乙酸酯

digitoxigenin-3-*O*-β-D-bisdigitoxosyl-β-D-xyloside 洋地黄毒苷元 -3-*O*-β-D- 双洋地黄毒糖基 -β-D- 木糖苷

digitoxigenin-3-*O*-β-D-diginoside 洋地黄毒苷元 -3-*O*-β-D- 脱氧毛地黄糖苷

digitoxigenin-3-*O*-β-D-digitaloside 洋地黄毒苷元 -3-*O*-β-D- 毛地黄糖苷

digitoxigenin-3-*O*-β-D-glucopyranosyl-(1 → 3)-β-D-glucopyranosyl-(1→4)-β-D- digitalopyranoside 洋地黄毒苷元 -3-*O*-β-D- 吡喃葡萄糖基 -(1 → 3)-β-D- 吡喃葡萄糖基 -(1 → 4)-β-D- 吡喃毛地黄糖苷

digitoxigenin-6-deoxyglucoside 洋地黄毒苷元 -6- 脱氧葡萄糖苷

digitoxigenin-α-L-oleandroside 洋地黄毒苷元 -α-L- 欧洲夹竹桃糖苷

digitoxigenin-α-L-rhamnoside (evomonoside) 洋地黄毒苷元 -α-L- 鼠李糖苷 (卫矛单糖苷、伊夫单苷)

digitoxigenin-α-rhamnoside 洋地黄毒苷元 -α- 鼠李糖苷

digitoxigenin-β-D-glucoside 洋地黄毒苷元 -β-D- 葡萄糖苷

digitoxigenin-β-D-glucosyl-(1 → 4)-α-L-thevetoside 洋地黄毒苷元 -β-D- 葡萄糖基 -(1 → 4)-α-L- 黄花夹竹桃糖苷

Δ[16]-digitoxigenin-β-D-neritrioside Δ[16]- 洋地黄毒苷元 -β-D- 夹竹桃三糖苷

Δ[16]-digitoxigenin-β-D-odorotrioside Δ[16]- 洋地黄毒苷元 -β-D- 奥多诺三糖苷

digitoxigenin-β-gentiobiosyl-(1 → 4)-α-L-acofrioside 洋地黄毒苷元 -β- 龙胆二糖基 -(1 → 4)-α-L- 甲基鼠李糖苷

digitoxigenin-β-gentiobiosyl-(1 → 4)-α-L-thevetoside 洋地黄毒苷元 -β- 龙胆二糖基 -(1 → 4)-α-L- 黄花夹竹桃糖苷

digitoxigenin-β-gentiotriosyl-(l → 4)-β-D-digitaloside 洋地黄毒苷元 -β- 龙胆三糖基 -(l → 4)-β-D- 毛地黄糖苷

digitoxigenin-β-neritrioside 洋地黄毒苷元 -β- 夹竹桃三糖苷

digitoxin (digitalin, digitophyllin, cardigin, carditoxin) 洋地黄毒苷 (毛地黄毒苷、洋地黄苷)

α-digitoxin monoacetate (acylanid, acetyl digitoxin-α, α-acetyl digitoxin) 乙酰洋地黄毒苷 -α (α- 乙酰洋地黄毒苷)

digitoxopyranose 吡喃洋地黄毒糖

D-(+)-digitoxose D-(+)- 毛地黄毒素糖

digitoxose 洋地黄毒糖

3, 12-*O*-β-D-diglucopyranosyl-11, 16-dihydroxyabieta-8, 11, 13-triene 3, 12-*O*-β-D- 二吡喃葡萄糖基 -11, 16- 二羟基松香 -8, 11, 13- 三烯

diglucosyl glyceride 甘油二葡萄糖酯

diglycerol-α, α′-palmitate 棕榈酸 -α, α′- 甘油二酯

diglycolipid 1 双糖脂 1

digoxigenin 异羟基洋地黄毒苷元 (地谷新配基)

digoxigenin bisdigitoxoside 异羟基洋地黄毒苷元双洋地黄毒糖苷

digoxigenin digilanidobioside 异羟基洋地黄毒苷元洋地黄双糖苷

digoxigenin monodigitaloside 异羟基洋地黄毒苷元单毛地黄糖苷

digoxigenin monodigitoxoside 异羟基洋地黄毒苷元单洋地黄毒糖苷

digoxigenin-3-*O*-β-D-bisdigitoxosyl-β-D-2, 6-dideoxyglucoside 异羟基洋地黄毒苷元 -3-*O*-β-D- 双洋地黄毒糖基 -β-D-2, 6- 二脱氧葡萄糖苷

digoxigenin-3-*O*-β-D-bisdigitoxosyl-β-D-glucomethyloside 异羟基洋地黄毒苷元 -3-*O*-β-D- 双洋地黄毒糖基 -β-D- 葡甲基糖苷

digoxigenin-3-*O*-β-D-bisdigitoxosyl-β-D-xyloside 异羟基洋地黄毒苷元 -3-*O*-β-D- 双洋地黄毒糖基 -β-D-木糖苷

digoxigenin-3-*O*-β-D-digitoxosyl-β-D-glucomethyloside 异羟基洋地黄毒苷元 -3-*O*-β-D- 洋地黄毒糖基 -β-D-葡甲基糖苷

digoxigenin-tetradigitoxoside 异羟基洋地黄毒苷元四毛地黄毒糖苷

digoxin 地高辛 (地毒苷、地谷新)

digoxoside 异羟基洋地黄毒苷元四洋地黄毒糖苷

(2*S*)-3, 3-diguaiacyl-1, 2-propanediol (2*S*)-3, 3- 二愈创木基 -1, 2- 丙二醇

(1*S*, 2*R*)-1, 2-diguaiacyl-1, 3-propanediol (1*S*, 2*R*)-1, 2-二愈创木基 -1, 3- 丙二醇

(2*R*, 3*R*, 4*S*)-2, 3-diguaiacyl-4-hydroxytetrahydrofuran (2*R*, 3*R*, 4*S*)-2, 3- 二愈创木基 -4- 羟基四氢呋喃

diguajadial 二番石榴酚二醛

diheptyl phthalate 邻苯二甲酸二庚酯

2, 6-dihexacosyl-1-(+)-ascorbate 2, 6- 双二十六烷基 -1-(+)- 抗坏血酸酯

dihomosesquiterpene 二高倍半萜

dihydnoxyconmunic acid 二羟基半日花三烯酸

dihydridomethyltin chloride (methyltin chloride dihydride, chloromethyl stannane, chlorodihydridomethyltin) 氯甲基甲锡烷 (氯化甲基二氢化锡)

2, 3-dihydro-1, 1, 5, 6-tetramethyl-1*H*-indene 2, 3 - 二氢 -1, 1, 5, 6- 四甲基 -1*H*- 茚

1, 2-dihydro-1, 1, 6-trimethyl naphthalene 1, 2- 二氢 -1, 1, 6- 三甲基萘

(–)-1, 2-*trans*-2, 3-*cis*-2, 3-dihydro-1, 2, 3-trihydroxy-4-(4′-methoxyphenyl)phenalene (–)-1, 2- 反式 -2, 3- 顺式 -2, 3- 二氢 -1, 2, 3- 三羟基 -4-(4′- 甲氧苯基) 非烯

1, 2-dihydro-1, 2, 3-trihydroxy-9-(4-methoxyphenyl) phenalene 1, 2- 二氢 -1, 2, 3- 三羟基 -9-(4- 甲氧苯基) 非烯

3, 4-dihydro-1, 2-secomicrominutinin 3, 4- 二氢 -1, 2-开环小花小芸木宁

3, 4-dihydro-1, 2-secomicrominutinin methyl ester 3, 4-二氢 -1, 2- 开环小花小芸木宁甲酯

3, 4-dihydro-1, 2-secomicrominutinin-9-*O*-glucoside 3, 4- 二氢 -1, 2- 开环小花小芸木宁 -9-*O*- 葡萄糖苷

9, 10-dihydro-1, 3, 6-trihydroxy-2-carboxaldehyde anthraquinone 9, 10- 二氢 -1, 3, 6- 三羟基 -2- 甲醛基蒽醌

D

2, 3-dihydro-1, 3-dioxo-1-hydro-indole-5-carboxylic acid 2, 3 - 二氢 -1, 3- 二氧亚基 -1- 氢吲哚 -5- 甲酸

1, 2-dihydro-1, 5, 8-trimethyl naphthalene 1, 2- 二氢 -1, 5, 8- 三甲基萘

1, 2-dihydro-1, 6-dimethylfuro[3, 2-*c*]naphtho[2, 1-*e*]oxepin-10, 12-dione 1, 2- 二氢 -1, 6- 二甲基呋喃并 [3, 2-*c*] 萘并 [2, 1-*e*] 氧杂环庚烷 -10, 12- 二酮

1^1, 1^4-dihydro-1, 7(2, 6)-dipyridinacyclododecaphane 1^1, 1^4- 二氢 -1, 7(2, 6)- 二吡啶杂环十二蕃

5, 6-dihydro-11-methoxy-2, 2, 12-trimethyl-2*H*-naphtho[1, 2-*f*][1]benzopyran-8, 9-diol 5, 6- 二氢 -11- 甲氧基 -2, 2, 12- 三甲基 -2*H*- 萘并 [1, 2-*f*][1] 苯并吡喃 -8, 9- 二酚

9-dihydro-13-acetyl-baccatin Ⅲ 9- 二氢 -13- 乙酰基 - 浆果赤霉素 (9- 二氢 -13- 乙酰基 - 巴卡亭) Ⅲ

13, 14-dihydro-13-methyl-[1, 3]benzodioxolo[5, 6-*c*]-1, 3-dioxolo[4, 5-*i*]phenanthridine-14-methanol 13, 14- 二氢 -13- 甲基 -[1, 3] 二噁茂苯并 [5, 6-*c*]-1, 3- 二噁茂 [4, 5-*i*] 菲啶 -14- 甲醇

3, 4β-dihydro-15-dehydrolactucopicrin 3, 4β- 二氢 -15- 脱氢山莴苣苦素

15, 16-dihydro-15-methoxy-16-oxohardwickiic acid 15, 16- 二氢 -15- 甲氧基 -16- 氧亚基哈氏豆属酸

15, 16-dihydro-16-hydroperoxyplukenetione F 15, 16- 二氢 -16- 氢过氧普鲁肯酮 F

2, 3-dihydro-16-hydroxypodolide 2, 3- 二氢 -16- 羟基罗汉松内酯

9(β*H*)-9-dihydro-19-acetoxy-10-deacetyl baccatin Ⅲ 9(β*H*)-9- 二氢 -19- 乙酰氧基 -10- 去乙酰基浆果赤霉素Ⅲ

2, 3-dihydro-1*H*-inden-1-one 2, 3- 二氢 -1*H*- 茚 -1- 酮

2, 3-dihydro-2(1-hydroxy-1-hydroxymethyl ethyl)-7*H*-furo[3, 2-*g*][1]-benzopyran-7-one 2, 3- 二氢 -2(1- 羟基 - 1- 羟甲乙基)-7*H*- 呋喃 [3, 2-*g*][1] 苯并吡喃 -7- 酮

(–)-2, 3-dihydro-2-(1-hydroxy-1-hydroxymethyl ethyl)-7*H*-furo[3, 2-*g*][1]benzopyran-7-one (–)-2, 3- 二氢 -2-(1- 羟基 -1- 羟基甲乙基)-7*H*- 呋喃 [3, 2-*g*][1] 苯并吡喃 -7- 酮

(±)-2, 3-dihydro-2-(1-methyl vinyl)-5-benzofurancarboxylic acid methyl ester (±)-2, 3- 二氢 -2-(1- 甲基乙烯基)-5- 苯并呋喃甲酸甲酯

(2*R*, 3*S*)-dihydro-2-(3′, 5′-dimethoxy-4′-hydroxyphenyl)-3-hydroxymethyl-7-methoxy-5-acetyl-benzofuran (2*R*, 3*S*)- 二氢 -2-(3′, 5′- 二甲氧基 -4′- 羟苯基)-3- 羟甲基 -7- 甲氧基 -5- 乙酰基苯并呋喃

(2*S*, 3*R*)-2, 3-dihydro-2-(4-hydroxy-3-methoxyphenyl)-3-hydroxymethyl-7-methoxybenzofuran-5-*trans*-propen-1-hydroxy-3-*O*-β-glucoside (2*S*, 3*R*)-2, 3- 二氢 -2-(4- 羟基 -3- 甲氧苯基)-3- 羟甲基 -7- 甲氧基苯并呋喃 -5- 反式 - 丙烯 -1- 羟基 -3-*O*-β- 葡萄糖苷

(2*R*, 3*R*)-2, 3-dihydro-2-(4-hydroxyphenyl)-5-methoxy-3-methyl-7-propenyl benzofuran (2*R*, 3*R*)-2, 3- 二氢 -2-(4- 羟基苯)-5- 甲氧基 -3- 甲基 -7- 丙烯基苯并呋喃

2, 3-dihydro-2, 2-dimethyl-7-benzofuranol 2, 3- 二氢 -2, 2- 二甲基 -7- 苯并呋喃醇

3, 4-dihydro-2, 2-dimethyl naphthol[1, 2-*b*]pyran 3, 4- 二氢 -2, 2- 二甲基萘酚并 [1, 2-*b*] 吡喃

(+)-*cis*-2, 3-dihydro-2, 3-dihydroxy-4-(4′-hydroxyphenyl) phenalen-1-one (+)- 顺式 -2, 3- 二氢 -2, 3- 二羟基 -4-(4′- 羟苯基) 菲烯 -1- 酮

(+)-*cis*-2, 3-dihydro-2, 3-dihydroxy-9-(4′-methoxyphenyl) phenalen-1-one (+)- 顺式 -2, 3- 二氢 -2, 3- 二羟基 -4-(4′- 甲氧苯基) 菲烯 -1- 酮

(–)-*cis*-2, 3-dihydro-2, 3-dihydroxy-9-phenyl phenalen-1-one (–)- 顺式 -2, 3- 二氢 -2, 3- 二羟基 -9- 苯基菲烯 -1- 酮

(–)-*trans*-2, 3-dihydro-2, 3-dihydroxy-9-phenyl phenalen-1-one (–)- 反式 -2, 3- 二氢 -2, 3- 二羟基 -9- 苯基菲烯 -1- 酮

4, 7-dihydro-2, 6-dimethoxy-9, 10-dihydrophenanthrene 4, 7- 二氢 -2, 6- 二甲氧基 -9, 10- 二氢菲

10, 11-dihydro-2, 7-dimethoxy-3, 4-methylenedioxy-dibenzo[*b*, *f*]oxepine 10, 11- 二氢 -2, 7- 二甲氧基 -3, 4- 亚甲二氧基二苯并 [*b*, *f*] 噁庚英

6, 7-dihydro-2[2-(4-hydroxyphenyl ethyl]-4, 7-dimethyl-5*H*-cyclopenta[*c*]pyridium (*N*-14-hydroxyphenyl ethyl actinidine) 6, 7- 二氢 -2-[2-(4- 羟基苯乙基)]-4, 7- 二甲基 -5*H*- 环戊烷 [*c*] 吡啶正离子 (*N*- 对羟基苯乙基猕猴桃碱)

10, 23-dihydro-24, 25-dehydro-21-oxo-aflavinine 10, 23- 二氢 -24, 25- 脱氢 -21- 氧亚基黄曲霉碱

23, 24-dihydro-25-deacetyl cucurbitacin A 23, 24- 二氢 -25- 去乙酰葫芦素 A

1, 3-dihydro-2*H*-indol-2-one (oxindole, 2-indolinone) 1, 3- 二氢 -2*H*- 吲哚 -2- 酮 (氧化吲哚、2- 吲哚酮)

3, 4-dihydro-2*H*-pyran 3, 4- 二氢 -2*H*- 吡喃

3, 4-dihydro-2*H*-pyrrol-5-ol 3, 4- 二氢 -2*H*- 吡咯 -5- 醇

2, 3-dihydro-2-hydroxy-2, 4-dimethyl-5-*trans*-propenyl furan-3-one 2, 3- 二氢 -2- 羟基 -2, 4- 二甲基 -5- 反式 - 丙烯基呋喃 -3- 酮

trans-(2*R*)-2, 3-dihydro-2-hydroxy-3-methyl-1, 4-nanphthalene 反式 -(2*R*)-2, 3- 二氢 -2- 羟基 -3- 甲基 -1, 4- 萘

2, 3-dihydro-2-hydroxypodolide 2, 3- 二氢 -2- 羟基罗汉松内酯

2, 3-dihydro-2-phenyl-4*H*-benzopyran-4-one (flavanone) 2, 3- 二氢 -2- 苯基 -4*H*- 苯并吡喃 -4- 酮 (黄烷酮)

4-[(2*R*, 3*S*)-2, 3-dihydro-3-(hydroxymethyl)-5-[(1*E*)-3-hydroxy-1-propenyl]-7-methoxy-2-benzofuranyl]-2-methoxyphenyl-β-D-glucopyranoside 4-[(2*R*, 3*S*)-2, 3- 二氢 -3- 羟甲基 -5-[(1*E*)-3- 羟基 -1- 丙烯基]-7- 甲氧基 -2- 苯并呋喃基]-2- 甲氧苯基 -β-D- 吡喃葡萄糖苷

2, 3-dihydro-3, 3, 6-trimethyl-1*H*-indene-1-one 2, 3- 二氢 -3, 3, 6- 三甲基 -1*H*- 茚 -1- 酮

3, 4-dihydro-3, 3-dimethyl-2*H*-naphtho[2, 3-*b*]pyran-5, 10-dione 3, 4- 二氢 -3, 3- 二甲基 -2*H*- 萘并 [2, 3-*b*] 吡喃 -5, 10- 二酮

(2*R*, 3*R*, 4*R*)-3, 4-dihydro-3, 4-dihydroxy-2-(3-methyl-2-butenyl)naphthalen-1(2*H*)-one (2*R*, 3*R*, 4*R*)-3, 4- 二氢 -3, 4- 二羟基 -2-(3- 甲基 -2- 丁烯基) 萘 -1(2*H*)- 酮

(2*S*, 3*R*, 4*R*)-3, 4-dihydro-3, 4-dihydroxy-2-(3-methyl-2-butenyl)naphthalen-1(2*H*)-one (2*S*, 3*R*, 4*R*)-3, 4- 二氢 -3, 4- 二羟基 -2-(3- 甲基 -2- 丁烯基) 萘 -1(2*H*)- 酮

α, α′-dihydro-3, 5, 3′, 4′-tetrahydroxy-4, 5′-diisopentenyl stilbene α, α′- 二氢 -3, 5, 3′, 4′- 四羟基 -4, 5′- 二异戊烯基芪

α, α′-dihydro-3, 5, 3′, 4′-tetrahydroxy-5′-isopentenyl stilbene α, α′- 二氢 -3, 5, 3′, 4′- 四羟基 -5′- 异戊烯基芪

α, α′-dihydro-3, 5, 3′-trihydroxy-4′-methoxy-5′-isopentenyl stilbene α, α′- 二氢 -3, 5, 3′- 三羟基 -4′- 甲氧基 -5′- 异戊烯基芪

α, α′-dihydro-3, 5, 4′-trihydroxy-4, 5′-diisopentenyl stilbene α, α′- 二氢 -3, 5, 4′- 三羟基 -4, 5′- 二异戊烯基芪

α, α′-dihydro-3, 5, 4′-trihydroxy-5′-isopentenyl stilbene α, α′- 二氢 -3, 5, 4′- 三羟基 -5′- 异戊烯基芪

2, 3-dihydro-3, 5-dihydroxy-6-methyl-4*H*-pyran-4-one 2, 3- 二氢 -3, 5- 二羟基 -6- 甲基 -4*H*- 吡喃 -4- 酮

5, 6-dihydro-3, 5-di-*O*-methyl constrictosine 5, 6- 二氢 -3, 5- 二 -*O*- 甲基缢缩马兜铃碱

2, 3-dihydro-3-[(15-hydroxyphenyl)methyl]-5, 7-dihydroxy-6, 8-dimethyl flavone 2, 3- 二氢 -3-[(15- 羟苯基) 甲基]-5, 7- 二羟基 -6, 8- 二甲基黄酮

2, 3-dihydro-3-[(15-hydroxyphenyl)methyl]-5, 7-dihydroxy-6-methyl-8-methoxyflavone 2, 3- 二氢 -3-[(15- 羟苯基) 甲基]-5, 7- 二羟基 -6- 甲基 -8- 甲氧基黄酮

7, 8-dihydro-3-hydroxy-12, 13-methylenedioxy-11-methoxy-dibenz[*b*, *f*]oxepine 7, 8- 二氢 -3- 羟基 -12, 13- 亚甲二氧基 -11- 甲氧基联苯 [*b*, *f*] 噁庚英

2, 3-dihydro-3-hydroxyjacaranone ethyl ester 2, 3- 二氢 -3- 羟基蓝花楹酮乙酯

2, 3-dihydro-3-methoxywithaphysacarpin 2, 3- 二氢 -3- 甲氧基睡茄粘果酸浆素 (2, 3- 二氢 -3- 甲氧基睡茄酸浆果素)

(4*S*)-3, 4-dihydro-3-oxo-4-(propan-2-yl)-1H-pyrrolo[2, 1-c][1, 4]oxazine-6-carbaldehyde (4*S*)-3, 4- 二氢 -3- 氧亚基 -4-(丙 -2- 基)-1*H*- 吡咯并 [2, 1-*c*][1, 4] 噁嗪 -6- 甲醛

3, 4-dihydro-3-vinyl-1, 2-dithiin 3, 4- 二氢 -3- 乙烯基 -1, 2- 二硫杂苯

11α, 13-dihydro-3α, 7α-dihydroxyfrullanolide 11α, 13- 二氢 -3α, 7α- 二羟基耳叶苔内酯

18, 19-dihydro-3β, 17β-cinchophylline 18, 19- 二氢 -3β, 17β- 莱氏金鸡勒碱

2, 3-dihydro-3β-hydroxywithanone 2, 3- 二氢 -3β- 羟基睡茄酮

3, 4-dihydro-3β-methoxypaederoside 3, 4- 二氢 -3β- 甲氧基鸡屎藤苷

2, 3-dihydro-4(1*H*)-quinolone 2, 3- 二氢 -4(1*H*)- 喹诺酮

11α, 13-dihydro-4(2)-hanphyllin 11α, 13- 二氢 -4(2)- 汉菲林

(4*S*)-3, 4-dihydro-4-(2-methyl propyl)-3-one-1H-pyrrolo[2, 1-c][1, 4]oxazine-6-carbaldehyde (4*S*)-3, 4- 二氢 -4-(2- 甲丙基)-3- 酮 -1*H*- 吡咯并 [2, 1-*c*][1, 4] 噁嗪 -6- 甲醛

3, 4-dihydro-4-(4-hydroxy-3-methoxyphenyl)-3-(hydroxymethyl)-6, 7-dimethoxy-(3*R*, 4*S*)-2-naphthalene carboxaldehyde 3, 4- 二氢 -4-(4- 羟基 -3- 甲氧苯基)-3- 羟甲基 -6, 7- 二甲氧基 -(3*R*, 4*S*)-2- 萘甲醛

3, 4-dihydro-4-(4′-hydroxyphenyl)-5, 7-dihydroxycoumarin 3, 4- 二氢 -4-(4′- 羟苯基)-5, 7- 二羟基香豆素

(4*S*)-3, 4-dihydro-4-(p-hydroxybenzyl)-3-oxo-1H-pyrrolo[2, 1-c][1, 4]oxazine-6-carbaldehyde (4*S*)-3, 4- 二氢 -4- 对羟苄基 -3- 氧亚基 -1*H*- 吡咯并 [2, 1-*c*][1, 4] 噁嗪 -6- 甲醛

2, 3-dihydro-4, 4-dimethyl indole-4-hydroxy-2-one 2, 3- 二氢 -4, 4- 二甲基吲哚 -4- 羟基 -2- 酮

2, 3-dihydro-4, 4-dimethyl-11, 12-dihydroxy-13-isopropyl anthracone 2, 3- 二氢 -4, 4- 二甲基 -11, 12- 二羟基 -13- 异丙基菲酮

2, 3-dihydro-4, 5, 7-trimethoxy-1-ethyl-2-methyl-3-(2, 4, 5-trimethoxyphenyl)indene 2, 3- 二氢 -4, 5, 7- 三甲氧基 -1- 乙基 -2- 甲基 -3-(2, 4, 5- 三甲氧苯基) 茚

2, 3-dihydro-4, 6, 8-trimethyl-(2*H*)-naphthalenone 2, 3-二氢 -4, 6, 8- 三甲基 -(2*H*)- 萘烯酮

2, 3-dihydro-4, 6-dihydroxy-1*H*-isoindol-1-one 2, 3- 二氢 -4, 6- 二羟基 -1*H*- 异吲哚 -1- 酮

dihydro-4-carveol 二氢 -4- 葛缕醇

11β, 13-dihydro-4*H*-tomentosin 11β, 13- 二氢 -4*H*- 绒毛银胶菊素

11α, 13-dihydro-4*H*-xanthalongin 11α, 13- 二氢 -4*H*- 长叶山金草内酯

7, 8-dihydro-4-hydroxy-12, 13-methylenedioxy-11-methoxy-dibenz[*b*, *f*]oxepine 7, 8- 二氢 -4- 羟基 -12, 13- 亚甲二氧基 -11- 甲氧基联苯 [*b*, *f*] 噁庚英

(4*S*)-3, 4-dihydro-4-hydroxy-2-[(2*R*)-2, 3-dihydroxy-3-methyl butylidene]naphthalen-1(2*H*)-one (4*S*)-3, 4-二氢 -4- 羟基 -2-[(2*R*)-2, 3- 二羟基 -3- 甲亚丁基] 萘 -1 (2*H*)- 酮

2, 3-dihydro-4-hydroxy-2-indole-3-acetonitrile 2, 3- 二氢 -4- 羟基 -2- 吲哚 -3- 乙腈

dihydro-4-hydroxy-5-hydroxymethyl-2(3*H*)furanone 二氢 -4- 羟基 -5- 羟甲基 -2(3*H*) 呋喃酮

6, 7-dihydro-4-hydroxymethylene-7-methyl-5*H*-cyclopenta[*c*] pyridine 6, 7- 二氢 -4- 羟亚甲基 -7- 甲基 -5*H*- 环戊烷 [*c*] 吡啶

10, 11-dihydro-4-methoxydibenzo[*b*, *f*]oxepin-2-ol 10, 11- 二氢 -4- 甲氧基二苯并 [*b*, *f*] 氧杂草 -2- 醇

9, 10-dihydro-4-methoxy-dibenzoxepin-2-ol 9, 10- 二氢 -4- 甲氧基 - 二苯并氧杂草 -2- 醇

2, 3-dihydro-4-methyl furan 2, 3- 二氢 -4- 甲基呋喃

2, 3-dihydro-4-methyl-1*H*-indole 2, 3- 二氢 -4- 甲基 -1*H*- 吲哚

2″, 3″-dihydro-4′-*O*-methyl amentoflavone 2″, 3″- 二氢 -4′-*O*- 甲基穗花杉双黄酮

1, 4-dihydro-4-oxo-2-quinoline hexanoic acid (malatyamine) 1, 4- 二氢 -4- 氧亚基 -2- 喹啉己酸 (马拉利胺)

2, 3-dihydro-5-(2-formyl vinyl)-7-hydroxy-2-(4-hydroxy-3-methoxyphenyl)-3-benzofuranmethanol 2, 3- 二氢 -5-(2- 甲酰乙烯基)-7- 羟基 -2-(4- 羟基 -3- 甲氧苯基)-3-苯并呋喃甲醇

6″, 7″-dihydro-5′, 5‴-dicapsaicin 6″, 7″- 二氢 -5′, 5‴-二辣椒碱

dihydro-5, 6-dehydrokawain 二氢 -5, 6- 脱氢卡瓦胡椒素

2, 3-dihydro-5, 7-dihydroxy-2, 6, 8-trimethyl-4*H*-1-benzopyran-4-one 2, 3- 二氢 -5, 7- 二羟基 -2, 6, 8-三甲基 -4*H*-1- 苯并吡喃 -4- 酮

2, 3-dihydro-5, 7-dihydroxy-2, 6-dimethyl-8-(3-methyl-2-butenyl)-4*H*-1-benzopyran-4-one 2, 3- 二氢 -5, 7-二羟基 -2, 6- 二甲基 -8-(3- 甲基 -2- 丁酰基)-4*H*-1-苯并吡喃 -4- 酮

2, 3-dihydro-5, 7-dihydroxy-2, 8-dimethyl-6-(3-methyl-2-butenyl)-4*H*-1-benzopyran-4-one 2, 3- 二氢 -5, 7-二羟基 -2, 8- 二甲基 -6-(3- 甲基 -2- 丁酰基)-4*H*-1-苯并吡喃 -4- 酮

(4*S*, 5*S*)-dihydro-5-[(1*R*, 2*S*)-2-hydroxy-2-methyl-5-oxo-3-cyclopenten-1-yl]-3-methylene-4-(3-oxobutyl)-2(3*H*)-furanone (4*S*, 5*S*)- 二氢 -5-[(1*R*, 2*S*)-2- 羟基 -2- 甲基 -5- 氧亚基 -3- 环戊烯 -1- 基]-3- 亚甲基 -4-(3- 氧代丁基)-2(3*H*)- 呋喃酮

6, 7-dihydro-5*H*-benzo[7]annulene 6, 7- 二氢 -5*H*- 苯并 [7] 轮烯

2, 3-dihydro-5-hydroxy-1, 4-naphthalenedione 2, 3- 二氢 -5- 羟基 -1, 4- 萘二酮

7, 8-dihydro-5-hydroxy-12, 13-methylenedioxy-11-methoxy-dibenz[*b*, *f*]oxepine 7, 8- 二氢 -5- 羟基 -12, 13- 亚甲二氧基 -11- 甲氧基联苯 [*b*, *f*] 噁庚英

5, 6-dihydro-5-hydroxy-1*H*-pyridine-2-one 5, 6- 二氢 -5-羟基 -1*H*- 吡啶 -2- 酮

2, 3-dihydro-5-hydroxy-2-methyl-1, 4-naphthalenedione 2, 3- 二氢 -5- 羟基 -2- 甲基 -1, 4- 萘二酮

(3*S*, 5*R*, 6*R*)-5, 6-dihydro-5-hydroxy-3, 6-epoxy-β-ionol (3*S*, 5*R*, 6*R*)-5, 6- 二氢 -5- 羟基 -3, 6- 环氧 -β- 紫罗兰醇

3, 4-dihydro-5-methoxy-2-methyl-2-(4′-methyl-2′-oxo-3′-pentenyl)-9(7H)-oxo-2H-furo[3, 4-*h*]benzopyran 3, 4- 二氢 -5- 甲氧基 -2- 甲基 -2-(4′- 甲基 -2′- 氧亚基 -3′- 戊烯基)-9(7H)- 氧亚基 -2H- 呋喃 [3, 4-*h*] 苯并吡喃

9, 10-dihydro-5-methoxy-8-methyl-2, 7-phenanthrenediol 9, 10- 二氢 -5- 甲氧基 -8- 甲基 -2, 7- 菲二醇

5, 6-dihydro-5-methyl-2-hydroxyphenanthridine 5, 6-二氢 -5- 甲基 -2- 羟基菲啶

(*Z*′)-3, 8-dihydro-6, 6′, 7, 3′α-diligustilide (*Z*′)-3, 8- 二氢 -6, 6′, 7, 3′α- 二藁本内酯

(*Z*)-4, 5-dihydro-6, 7-*cis*-dihydroxy-3-butylidene phthalide (*Z*)-4, 5- 二氢 -6, 7- 顺式 - 二羟基 -3- 亚丁基苯酞

(*Z*)-4, 5-dihydro-6, 7-*trans*-dihydroxy-3-butylidene phthalide (*Z*)-4, 5- 二氢 -6, 7- 反式 - 二羟基 -3- 亚丁基苯酞

(6*S*)-5, 6-dihydro-6-[(2*R*)-2-hydroxy-6-phenyl hexyl]-2*H*-pyran-2-one (6*S*)-5, 6- 二氢 -6-[(2*R*)-2- 羟基 -6-苯基己基]-2*H*- 吡喃 -2- 酮

(6*S*)-5, 6-dihydro-6-hydroxy-2, 2-dimethyl-2*H*-benzo[*h*]chromen-4(3*H*)-one (6*S*)-5, 6- 二氢 -6- 羟基 -2, 2- 二甲基 -2*H*- 苯并 [*h*] 色烯 -4(3*H*)- 酮

6, 7-dihydro-6-hydroxydehydrophysalins A, B 6, 7- 二氢 -6- 羟基脱氢酸浆苦素 A、B

(+)-5(6)-dihydro-6-hydroxyterrecyclic acid A (+)-5(6)- 二氢 -6- 羟基土曲霉环酸 A

5′, 6′-dihydro-6′-methoxyprotoapigenin 5′, 6′- 二氢 -6′- 甲氧基原芹菜素

(+)-5(6)-dihydro-6-methoxyterrecyclic acid A (+)-5(6)- 二氢 -6- 甲氧基土曲霉环酸 A

3, 4-dihydro-6-methyl coumarin 3, 4- 二氢 -6- 甲基香豆素

3, 4-dihydro-6-*O*-di-*trans*-feruloyl catalpol 3, 4- 二氢 -6-*O*- 二 - 反式 - 阿魏酰梓醇

5, 6-dihydro-6-pentyl-2*H*-pyran-2-one 5, 6- 二氢 -6- 戊基 -2*H*- 吡喃 -2- 酮

trans-7, 8-dihydro-7-(3, 4-methylenedioxyl)-phenyl-1′-(2-oxopropyl)-3′-methoxy-8-methyl benzofuran (saurusine B) 反式 -7, 8- 二氢 -7-(3, 4- 亚甲二氧基)- 苯基 -1′-(2- 氧丙基)-3′- 甲氧基 -8- 甲基苯并呋喃 (三白脂 B)

(2*R*, 3*R*)-2, 3-dihydro-7, 4′-dimethoxyflavone (2*R*, 3*R*)-2, 3- 二氢 -7, 4′- 二甲氧基黄酮

8, 9-dihydro-7, 7-dimethyl-1*H*-furo[3, 4-*f*]chromen-3(7*H*)-one 8, 9- 二氢 -7, 7- 二甲基 -1*H*- 呋喃并 [3, 4-*f*] 色烯 -3(7*H*)- 酮

(2*S*)-1, 2-dihydro-7, 9-dihydroxy-2-(1-methyl ethenyl) anthra[2, 1-*b*]furan-6, 11-dione (2*S*)-1, 2- 二氢 -7, 9- 二羟基 -2-(1- 甲基乙烯基) 蒽 [2, 1-*b*] 呋喃 -6, 11- 二酮

5, 6-dihydro-7-hydroxycornoside 5, 6- 二氢 -7- 羟基山茱萸诺苷

2, 3-dihydro-7-methoxy-2-(3, 4-dimethoxyphenyl)-3-methyl-5-[(1*E*)-propenyl]benzofuran 2, 3- 二氢 -7- 甲氧基 -2-(3, 4- 二甲氧苯基)-3- 甲基 -5-[(1*E*)- 丙烯基] 苯并呋喃

2, 3-dihydro-7-methoxy-2-(3-methoxy-4, 5-methylenedioxyphenyl)-5-[(1*E*)-propenyl]benzofuran 2, 3- 二氢 -7- 甲氧基 -2-(3- 甲氧基 -4, 5- 亚甲二氧苯基)-5-[(1*E*)- 丙烯基] 苯并呋喃

2, 3-dihydro-7-methoxy-2-(4′-hydroxy-3′-methoxyphenyl)-3a-*O*-β-D-oligoxylopyranosyloxy-methyl-5-benzofuranpropanol 2, 3- 二氢 -7- 甲氧基 -2-(4′- 羟基 -3′- 甲氧苯基)-3a-*O*-β-D- 低聚吡喃木糖氧基 - 甲基 -5- 苯并呋喃丙醇

9, 10-dihydro-7-methoxy-2, 5-phenanthrenediol 9, 10- 二氢 -7- 甲氧基 -2, 5- 菲二醇

(2*S*)-2, 3-dihydro-7″-methoxyhinokiflavone (2*S*)-2, 3- 二氢 -7″- 甲氧基扁柏双黄酮

6″, 7″-dihydro-7″-methyl cochinchinone Ⅰ 6″, 7″- 二氢 -7″- 甲基黄牛茶酮 Ⅰ

11α, 13-dihydro-7α, 13-dihydroxy-frullanolide 11α, 13- 二氢 -7α, 13- 二羟基耳叶苔内酯

11α, 13-dihydro-7α-hydroxy-13-methoxyfrullanolide 11α, 13- 二氢 -7α- 羟基 -13- 甲氧基耳叶苔内酯

23, 24-dihydro-7β-hydroxycucurbitacins A, B 23, 24- 二氢 -7β- 羟基葫芦素 A、B

(+)-8, 9-dihydro-8-(2-hydroxy-2-propanyl)-2-oxo-2*H*-furo[2, 3-*h*]chromen-9-yl-3-methylbut-2-enoate (+)-8, 9- 二氢 -8-(2- 羟基 -2- 丙基)-2- 氧亚基 -2*H*- 呋喃 [2, 3-*h*] 色烯 -9- 基 -3- 甲基 -2- 丁烯酯

7, 8-dihydro-8-(4-hydroxyphenyl)-2, 2-dimethyl-2*H*, 6*H*-benzo[1, 2-*b*:5, 4-*b*′]dipyran-6-one 7, 8- 二氢 -8-(4- 羟苯基)-2, 2- 二甲基 -2*H*, 6*H*- 苯并 [1, 2-*b*:5, 4-*b*′] 二吡喃 -6- 酮

7, 8-dihydro-8, 15-dihydroxyabietic acid 7, 8- 二氢 -8, 15- 二羟基松香酸

6, 7-dihydro-8, 8-dimethyl-2*H*, 8*H*-benzo[1, 2-*b*:5, 4-*b*′]dipyran-2, 6-dione 6, 7- 二氢 -8, 8- 二甲基 -2*H*, 8*H*- 苯并 [1, 2-*b*:5, 4-*b*′] 二吡喃 -2, 6- 二酮

11α, 13-dihydro-8-epixanthatin 11α, 13- 二氢 -8- 表苍耳亭

3, 4-dihydro-8-hydroxy-3, 5, 7-trimethyl isocoumarin 3, 4- 二氢 -8- 羟基 -3, 5, 7- 三甲基异香豆素

3, 4-dihydro-8-hydroxy-3-methyl isocoumarin 3, 4- 二氢 -8- 羟基 -3- 甲基异香豆素

3, 4-dihydro-8-hydroxy-3-methyl-1*H*-2-benzopyran-4-one 3, 4- 二氢 -8- 羟基 -3- 甲基 -1*H*-2- 苯并吡喃 -4- 酮

(+)-2, 3-dihydro-9-hydroxy-2-[1-(6-sinapinoyl)-D-glucosyloxy-1-methyl ethyl]coumarin (+)-2, 3- 二氢 -9- 羟基 -2-[1-(6- 芥子酰基)-D- 葡萄糖氧基 -1- 甲乙基] 香豆素

(–)-2, 3-dihydro-9-*O*-β-D-glucosyloxy-2-isopropenyl coumarin (–)-2, 3- 二氢 -9-*O*-β-D- 葡萄糖氧基 -2- 异丙烯基香豆素

(1′*S*, 4*E*)-2, 3-dihydroabscisic alcohol (1′*S*, 4*E*)-2, 3- 二氢落叶醇

dihydroacanthospermal A 二氢刺苞菊醛 A

dihydroactinidiolide 二氢猕猴桃内酯 (二氢猕猴桃素)

dihydroagarofuran 二氢沉香呋喃

β-dihydroagarofuran sesquiterpenoids Ⅰ～Ⅲ β- 二氢沉香呋喃倍半萜Ⅰ～Ⅲ

dihydroageratone 二氢藿香酮

dihydroagnosterol 二氢羊毛脂艾格醇

2-dihydroailanthone 2- 二氢臭椿酮

dihydroajugamarin 二氢筋骨草马灵

14, 15-dihydroajugapitin 14, 15- 二氢地松筋骨草素

dihydroajugapitin 二氢地松筋骨草素

19, 20-dihydroakuammicine 19, 20- 二氢阿枯米辛

11, 13-dihydroalantolactone 11, 13- 二氢土木香内酯

11α, 13-dihydroalantolactone 11α, 13- 二氢土木香内酯

dihydroalatamide 二氢翅柄多子橘酰胺

15, 16-dihydroalisol A 15, 16- 双羟基泽泻醇 A

dihydroalliin 二氢蒜氨酸

dihydroalpinumisoflavone 二氢高山金莲花素

dihydroambelline 二氢安贝灵

(2*S*)-2, 3-dihydroamentoflavone (2*S*)-2, 3- 二氢穗花杉双黄酮

(2″*S*)-2″, 3″-dihydroamentoflavone (2″*S*)-2″, 3″- 二氢穗花杉双黄酮

2, 3-dihydroamentoflavone 2, 3- 二氢穗花杉双黄酮

(2*S*)-2, 3-dihydroamentoflavone-4′-methyl ether (2*S*)-2, 3- 二氢穗花杉双黄酮 -4′- 甲醚

(2″*S*)-2″, 3″-dihydroamentoflavone-4′-methyl ether (2″*S*)-2″, 3″- 二氢穗花杉双黄酮 -4′- 甲醚

dihydroamooranin 二氢崖摩宁

22, 23-dihydroamorphigenin 22, 23- 二氢紫穗槐醇苷元

(–)-dihydroamuronine (–)- 二氢黑水罂粟宁

18, 19-dihydroangustine 18, 19- 二氢狭花马钱碱

3, 14-dihydroangustine 3, 14- 二氢狭花马钱碱

3, 14-dihydroangustoline 3, 14- 二氢牛眼马钱托林碱

dihydroanhydropodorhizol 二氢脱水浦杜赫素

dihydroantirhine 二氢毛茶碱

dihydroapigenin 二氢芹菜素

dihydroaplotaxene 二氢单紫杉烯

dihydroaposcopolamine 二氢离东莨菪碱

11, 13-dihydroarnifolin 11, 13- 二氢山金车素

2, 3-dihydroaromomaticin 2, 3- 二氢郁金素

dihydroarteannuin 双氢青蒿素

dihydroarteannuin B 二氢青蒿素 B

11, 13-dihydroarteglasin A 11, 13- 二氢道氏艾素 A

(11*R*)-(–)-dihydroartemisinic acid (11*R*)-(–)- 二氢青蒿酸

dihydroartemisinic acid 二氢青蒿酸

3, 4-dihydroasperuloside 3, 4- 二氢车叶草苷

dihydroatisine F 二氢阿替生 F (二氢阿替素 F)

3, 4-dihydroaucubin 3, 4- 二氢珊瑚木苷

dihydroavicine 二氢簕欓碱 (二氢簕欓花椒碱)

7, 8-dihydroayapin 7, 8- 二氢阿牙潘泽兰内酯 (7, 8- 二氢阿牙泽兰品)

dihydrobaicalin 二氢黄芩苷

1, 3-dihydrobenzo[*c*]furan-1, 3-dione 1, 3- 二氢苯并 [*c*] 呋喃 -1, 3- 二酮

2, 3-dihydrobenzofuran 2, 3- 二氢苯并呋喃

dihydroberberine 二氢小檗碱

5, 6-dihydrobicolorine 5, 6- 二氢二色水仙碱

dihydrobigelovin (ergolide) 二氢锦菊素 (考氏飞蓬内酯、麦角内酯)

4, 5-dihydroblumenol A 4, 5- 二氢布卢门醇 A

22-dihydrobrassicasterol 22- 二氢菜籽甾醇

dihydrobrassicasterol 二氢菜子甾醇

dihydrobruceajavanin A 二氢鸦胆子宁 A

dihydrobruceine 二氢鸦胆子苦素

dihydrobrusatol 二氢鸦胆子苦醇

dihydrobungeanool [(2*E*, 4*E*, 8*Z*)-2′-hydroxy-*N*-isobutyl-2, 4, 8-tetradecatrienamide] 二氢花椒酰胺醇 [(2*E*, 4*E*, 8*Z*)-2′- 羟基 -*N*- 异丁基 -2, 4, 8- 十四碳三烯酰胺]

3α-dihydrocadambine 3α- 二氢团花碱 (3α- 二氢卡丹宾碱)

dihydrocadambine 二氢卡丹宾

dihydrocaffeic acid 二氢咖啡酸

dihydrocajanin 二氢木豆素

dihydrocalythropsin 二氢金萼桃木素

dihydrocapsaicin 二氢辣椒碱 (二氢辣椒素)

dihydrocapsaicin-β-D-glucopyranoside 二氢辣椒碱 -β-D- 吡喃葡萄糖苷

dihydrocapsiate 二氢辣椒素酯

11α, 13-dihydrocarabrol 11α, 13- 二氢天名精醇

α-dihydrocaranine α- 二氢孤挺花宁碱

dihydrocarpalasionin 二氢毛果延命草奥宁

cis-dihydrocarveol 顺式 - 二氢葛缕醇

(+)-dihydrocarveol (+)- 二氢香芹醇

dihydrocarveol 二氢香芹醇 (二氢葛缕醇)

dihydrocarveyl acetate　二氢香芹醇乙酸酯

(+)-dihydrocarvone　(+)-二氢香芹酮

dihydrocarvone　二氢香芹酮 (二氢葛缕酮)

(–)-dihydrocarvy-β-D-glucoside　(–)-二氢香芹酚基 -β-D- 葡萄糖苷

dihydrocatalpol　二氢梓醇

3, 4-dihydrocatalposide　3, 4- 二氢梓实苷

22, 23-dihydrocerevisterol　22, 23- 二氢酒酵母甾醇

dihydrochalcone　二氢查耳酮

11β*H*-dihydrochamissonin　11β*H*- 二氢卡米松醇

dihydrochelerythrine　二氢白屈菜红碱

dihydrochelilutine　二氢白屈菜黄碱

dihydrochelirubine　二氢白屈菜玉红碱 (二氢白屈菜宾)

dihydrocholesterol　二氢胆固醇

5, 7-dihydrochromone-7-neohesperidoside　5, 7- 二氢色原酮 -7- 新橙皮糖苷

dihydrocinchonidine　二氢金鸡尼定

dihydrocinchonine (hydrocinchonine, cinchotine, pseudocinchonine, cinchonifine)　二氢金鸡宁 (氢化辛可宁、金鸡亭、假辛可宁、二氢金鸡纳宁)

dihydroclerodin　二氢赪桐定

dihydroclusin　二氢克氏胡椒脂素

(–)-dihydroclusin diacetate　(–)- 二氢克氏胡椒脂素二乙酯

dihydroconcuressine　二氢锥丝新

19, 20-dihydrocondylocarpine　19, 20- 二氢骨节心蛤碱

dihydroconessine　二氢锥丝碱

dihydroconferin　二氢圆锥茎阿魏素

dihydroconiferyl alcohol　二氢松柏醇

dihydroconiferyl ferulate　二氢松柏醇阿魏酸酯

5, 6-dihydroconstrictosine　5, 6- 二氢缢缩马兜铃碱

dihydrocoriamyrtin　二氢马桑米亭

dihydrocoriandrin　二氢芫荽素 (二氢芫荽异香豆素)

dihydrocornin　二氢麽木苷

5, 6-dihydrocornoside　5, 6- 二氢山茱萸诺苷

dihydrocorynantheine　二氢柯楠因碱 (二氢柯楠因)

dihydrocorynantheine *N*-oxide　二氢柯楠因碱 *N*- 氧化物

(–)-dihydrocorynantheol　(–)- 二氢柯楠醇

dihydrocorynantheol　二氢柯楠醇

11β, 13-dihydrocostunolide　11β, 13- 二氢木香烯内酯

dihydrocostunolide　二氢木香烯内酯

dihydrocostuslactone　二氢木香内酯

dihydrocoumaric acid-*O*-β-D-glucopyranoside　二氢香豆酸 -*O*-β-D- 吡喃葡萄糖苷

3, 4-dihydrocoumarin　3, 4- 二氢香豆素

dihydrocoumarone　二氢香豆酮

dihydrocroverin　二氢维氏巴豆素

(–)-dihydrocubebin　(–)- 二氢荜澄茄苦素

dihydrocubebin　二氢荜澄茄苦素 (二氢荜澄茄脂素)

23, 24-dihydrocucurbitacin B-2-*O*-glucoside　23, 24- 二氢葫芦素 B-2-*O*- 葡萄糖苷

dihydrocucurbitacin D　二羟基葫芦素 D

dihydrocucurbitacin F　二氢葫芦素 F (二氢葫芦苦素 F、雪胆乙素)

dihydrocucurbitacin F-25-acetate (cucurbitacin Ⅱ a)　二氢葫芦素 F-25- 乙酸酯 (葫芦素 Ⅱ a, 雪胆甲素 Ⅱ a)

dihydrocucurbitacin F-25-*O*-acetate-2-*O*-β-D-glucoside　二氢葫芦素 F-25-*O*- 乙酸酯 -2-*O*-β-D- 葡萄糖苷

23, 24-dihydrocucurbitacins A ～ D　23, 24- 二氢葫芦素 A ～ D

dihydrocudraflavones A, B　二氢柘树黄酮 A、B

2, 3-dihydrocuminal　2, 3- 二氢孜然芹醛

dihydrocuminal　二氢孜然芹醛

(4*S*)-dihydrocurcumenone　(4*S*)- 二氢莪术双环烯酮

dihydrocurcumin　二氢姜黄素

(1*R*, 10*R*)-(–)-1, 10-dihydrocurdione　(1*R*, 10*R*)-(–)-1, 10- 二氢莪术二酮

dihydrocuspidiol　二氢凸尖花椒二醇

dihydrocycloakagerine　二氢环阿卡乌头碱

dihydrocyclomicrophillidine　二氢环小叶黄杨非立定

dihydrocyclomicrophylline　二氢环小叶黄杨非灵

11α, 13-dihydrocynaropicrin　11α, 13- 二氢洋蓟苦素

dihydrocyperaquinone　二氢莎草醌

dihydrodaidzein　二氢大豆黄素 (二氢大豆苷元)

dihydrodaidzin　二氢大豆苷

1, 2-dihydrodaphnetoxin　1, 2- 二氢瑞香毒素

2, 3-dihydrodauriporphine　2, 3- 二氢北豆根朴啡碱

2, 3-dihydrodeacetoxymatricin　2, 3- 二氢去乙酰氧基母菊内酯

6α, 12α-dihydrodeguelin　6α, 12α- 二氢鱼藤素

(7*S*, 8*R*)-dihydrodehydroconiferyl alcohol　(7*S*, 8*R*)- 二氢脱氢松柏醇

dihydrodehydrocostunolide　二氢脱氢木香烯内酯

dihydrodehydrocostuslactone 二氢脱氢木香内酯

11β*H*-11, 13-dihydrodehydrocostuslactone-8-*O*-β-D-glucoside 11β*H*-11, 13- 二氢脱氢木香内酯 -8-*O*-β-D-葡萄糖苷

dihydrodehydrodiconifenyl alcohol 二氢脱氢二松柏烯醇

(–)-(7*S*, 8*R*)-dihydrodehydrodiconiferyl alcohol (–)-(7*S*, 8*R*)- 二氢脱氢二松柏醇

(+)-dihydrodehydrodiconiferyl alcohol (+)- 二氢脱氢二松柏醇

(7*R*, 8*S*)-dihydrodehydrodiconiferyl alcohol (7*R*, 8*S*)-二氢脱氢双松柏醇

(7*S*, 8*R*)-dihydrodehydrodiconiferyl alcohol (7*S*, 8*R*)-二氢脱氢二松柏醇

dihydrodehydrodiconiferyl alcohol 二氢脱氢二松柏醇

(7′*R*, 8′*S*)-dihydrodehydrodiconiferyl alcohol-4′-*O*-β-D-glucopyranoside (7′*R*, 8′*S*)- 二氢脱氢二松柏醇 -4′-*O*-β-D- 吡喃葡萄糖苷

(–)-(7*S*, 8*R*)-dihydrodehydrodiconiferyl alcohol-4-*O*-β-D-glucopyranoside (–)-(7*S*, 8*R*)- 二氢脱氢二松柏醇 -4-*O*-β-D- 吡喃葡萄糖苷

(7*S*, 8*R*)-dihydrodehydrodiconiferyl alcohol-4-*O*-β-D-glucopyranoside (7*S*, 8*R*)- 二氢脱氢二松柏醇 -4-*O*-β-D- 吡喃葡萄糖苷

threo-dihydrodehydrodiconiferyl alcohol-4-*O*-β-D-glucopyranoside 苏式 - 二氢脱氢二松柏醇 -4-*O*-β-D- 吡喃葡萄糖苷

(7R, 8S, 7′S)-dihydrodehydrodiconiferyl alcohol-7′-hydroxy-4-*O*-β-D-glucopyranoside (7R, 8S, 7′S)- 二氢脱氢二松柏醇 -7′- 羟基 -4-*O*-β-D- 吡喃葡萄糖苷

(7*S*, 8*R*, 7′*S*)-dihydrodehydrodiconiferyl alcohol-7′-hydroxy-4-*O*-β-D-glucopyranoside (7*S*, 8*R*, 7′*S*)- 二氢脱氢二松柏醇 -7′- 羟基 -4-*O*-β-D- 吡喃葡萄糖苷

(7*R*, 8*S*)-dihydrodehydrodiconiferyl alcohol-7′-oxo-4-*O*-β-D-glucopyranoside (7*R*, 8*S*)- 二氢脱氢二松柏醇 -7′- 氧亚基 -4-*O*-β-D- 吡喃葡萄糖苷

(–)-(7*S*, 8*R*)-dihydrodehydrodiconiferyl alcohol-9′-*O*-β-D-glucopyranoside (–)-(7*S*, 8*R*)- 二氢脱氢二松柏醇 -9′-*O*-β-D- 吡喃葡萄糖苷

(7*R*, 8*R*)-dihydrodehydrodiconiferyl alcohol-9′-*O*-β-D-glucopyranoside (7*R*, 8*R*)- 二氢脱氢二松柏醇 -9′-*O*-β-D- 吡喃葡萄糖苷

(7*R*, 8*S*)-dihydrodehydrodiconiferyl alcohol-9′-*O*-β-D-glucopyranoside (7*R*, 8*S*)- 二氢脱氢二松柏醇 -9′-*O*-β-D- 吡喃葡萄糖苷

(7*S*, 8*R*)-dihydrodehydrodiconiferyl alcohol-9′-*O*-β-D-glucopyranoside (7*S*, 8*R*)- 二氢脱氢二松柏醇 -9′-*O*-β-D- 吡喃葡萄糖苷

(7*S*, 8*S*)-dihydrodehydrodiconiferyl alcohol-9-*O*-β-D-glucopyranoside (7*S*, 8*S*)- 二氢脱氢二松柏醇 -9-*O*-β-D- 吡喃葡萄糖苷

(7*S*, 8*R*)-dihydrodehydrodiconiferyl alcohol-9-*O*-β-D-glucoside (7*S*, 8*R*)- 二氢脱氢二松柏醇 -9-*O*-β-D-葡萄糖苷

(7*R*, 8*S*)-dihydrodehydrodiconiferyl alcohol-di-9, 9′-*O*-β-D-glucopyranoside (7*R*, 8*S*)- 二氢脱氢二松柏醇 - 二 -9, 9′-*O*-β-D- 吡喃葡萄糖苷

dihydrodehydrodiconiferyl-4-*O*-β-D-glucopyranoside 二氢脱氢二松柏醇 -4-*O*-β-D- 吡喃葡萄糖苷

dihydrodehydrodiconiferyl-4-*O*-β-D-glucoside 二氢脱氢二松柏醇 -4-*O*-β-D- 葡萄糖苷

dihydrodehydrodiconiferyl-9-isovalerate 二氢脱氢二松柏醇 -9- 异戊酸酯

dihydrodehydrodiconiferyl-9-*O*-β-D-glucoside 二氢脱氢二松柏醇 -9-*O*-β-D- 葡萄糖苷

(+)-*trans*-1, 2-dihydrodehydroguaiaretic acid (+)- 反式 -1, 2- 二氢脱氢愈创木脂酸

dihydrodeoxycernuine 二氢脱氧垂石松碱

11, 13-dihydrodeoxyelephantopin 11, 13- 二氢脱氧地胆草内酯

17, 19-dihydrodeoxyelephantopin 17, 19- 二氢脱氧地胆草内酯

11α, 13-dihydrodesacyl cynaropicrin 11α, 13- 二氢去酰洋蓟苦素

dihydrodesacyl cynaropicrin 二氢去酰洋蓟苦素

11α, 13-dihydrodesacyl cynaropicrin-(4-hydroxytiglate) 11α, 13- 二氢去酰洋蓟苦素 -(4- 羟基巴豆酸酯)

dihydrodesacyl janerin 二氢去酰伽氏矢车菊素

11α, 13-dihydrodesacyl janerin-(4-hydroxytiglate) 11α, 13- 二氢去酰伽氏矢车菊素 -(4- 羟基巴豆酸酯)

10, 11-dihydrodibenzo[*b*, *f*]oxepin-2, 4-diol 10, 11- 二氢二苯并 [*b*, *f*] 氧杂草 -2, 4- 二醇

9, 10-dihydrodibenzoxepin-2, 4-diol 9, 10- 二氢二苯并氧杂草 -2, 4- 二醇

dihydrodiconiferyl alcohol 二氢二松柏醇

12, 13-dihydro-12, 13-dihydroxybakuchiol 12, 13- 二氢 -12, 13- 二羟基补骨脂酚

8, 9-dihydro-8, 9-dihydroxymegastigmatrienone 8, 9-二氢 -8, 9- 二羟基大柱香波龙三烯酮

dihydrodioscorine 二氢薯蓣碱	dihydrogambirtannine 二氢棕儿茶单宁
dihydrodiscretamine 二氢稀疏木瓣树胺	8β, 9α-dihydroganoderic acid J 8β, 9α- 二羟基灵芝酸 J
dihydroelephantopin 二氢地胆草内酯	23-dihydroganoderic acid N 23- 二氢灵芝酸 N
dihydroeleutherosides A, B 二氢刺五加苷 A、B	(8*S*)-7, 8-dihydrogeniposide (8*S*)-7, 8- 二氢京尼平苷
dihydroepideoxyarteannuin B 二氢表脱氧异青蒿素 B	dihydrogeniposide 二氢京尼平苷
dihydroepinepetalactone 二氢表假荆芥内酯	dihydrogenistin 二氢染料木苷
12, 13-dihydro-12, 13-epoxybakuchiol 12, 13- 二氢 -12, 13- 环氧补骨树脂酚	dihydrogeyerine 二氢盖耶翠雀碱
5, 6-dihydro-5, 6-epoxymultiplolide A 5, 6- 二氢 -5, 6- 环氧多枝炭角菌内酯 A	[6]-dihydrogingerdione [6]- 二氢姜辣二酮
dihydroergocornine 二氢麦角柯宁碱	dihydrogingerol 二氢姜酚
11, 13-dihydroergolide 11, 13- 二氢考氏飞蓬内酯	11α, 13-dihydroglucozaluzanin C 11α, 13- 二氢葡萄糖基中美菊素 C
22, 23-dihydroergosterol 22, 23- 二氢麦角甾醇	dihydrogriesenin 二氢格里斯内酯
5, 6-dihydroergosterol 5, 6- 二羟基麦角甾醇	dihydrogrossamide 二氢克罗酰胺
dihydroerysodine 二氢刺桐定碱 (二氢刺桐定)	(+)-dihydroguaiaretic acid (+) 二氢愈创木脂酸
dihydroerythroidine 二氢刺桐碱	dihydroguaiaretic acid 二氢愈创木脂酸
11α, 13-dihydroestafiatin 11α, 13- 二氢墨西哥蒿素	*meso*-dihydroguaiaretic acid 内消旋 - 二氢愈创木脂酸
1, 4-dihydro-1, 4-ethanoanthracene 1, 4- 二氢 -1, 4- 乙桥蒽	dihydrohaplamine 二氢拟芸香胺
3, 9-dihydroeucomnalin 3, 9- 二氢秋凤梨百合素	dihydroharman 二氢哈尔满
11β, 13-dihydroeupatolide 11β, 13- 二氢泽兰内酯	3, 4-dihydroharmine (harmaline) 3, 4- 二氢哈尔明碱 (骆驼蓬灵、哈马灵、哈尔马灵碱)
13, 21-dihydroeurycomanone 13, 21- 二氢宽树冠木酮	11, 13-dihydrohelenalin 11, 13- 二氢堆心菊灵
dihydroevocarpine 二氢吴茱萸卡品碱	dihydrohelenalin (plenolin) 二氢堆心菊灵 (多梗白菜菊素)
3, 4-dihydroexcelsin 3, 4- 二氢巴西果蛋白	2, 3-dihydrohinokiflavone 2, 3- 二氢扁柏双黄酮
dihydroferulic acid 二氢阿魏酸	5, 6-dihydrohyperolactone D 5, 6- 二氢金丝桃内酯 D
dihydroferulic acid-4-*O*-β-D-glucopyranoside 二氢阿魏酸 -4-*O*-β-D- 吡喃葡萄糖苷	dihydroimpranine 二氢西贝母宁
dihydroferuperine 二氢类阿魏酰哌啶	dihydroindolopyridocoline 二氢吲哚吡啶可灵
(–)-dihydrofisetin (–)- 二氢非瑟素	2, 3-dihydroirigenin 2, 3- 二氢野鸢尾苷元
(+)-dihydrofisetin (+)- 二氢非瑟素	12-dihydroisoailanthone 12- 二氢异臭椿酮
dihydrofisetin 二氢非瑟素 (二氢漆黄素)	11, 13-dihydroisoalantolactone 11, 13- 二氢异土木香内酯
dihydroflavokawain B 二氢黄卡瓦胡椒素 B	11α, 13-dihydroisoalantolactone 11α, 13- 二氢异土木香内酯
dihydrofoliamenthin 二氢睡菜苦苷 (二氢睡菜根苷乙)	dihydroisoalantolactone 二氢异土木香内酯
15, 16-dihydroformidiol 15, 16- 二氢蚁大青二醇	1, 3-dihydroisobenzofuran-1, 3-dione 1, 3- 二氢异苯并呋喃 -1, 3- 二酮
β-dihydrofucosterol β- 二氢岩藻甾醇	dihydroisocucurbitacin B 二氢异葫芦素 B
dihydrofukinolide 二氢蜂斗菜螺内酯	dihydroisocucurbitacin-β-25-acetate 二氢异葫芦素 -β-25- 乙酸酯
dihydrofuranocaulesone 二氢呋喃并双叶细辛酮	dihydroisodocarpin 二氢毛果青茶菜素
dihydrogadesine 二氢五蕊翠雀碱	dihydroisoferulic acid 二氢异阿魏酸
dihydrogalantamine 二氢加兰他敏	
1, 2-dihydrogalanthamine 1, 2- 二氢加兰他敏	

dihydroisomorellin 二氢异藤黄宁
dihydroisoomundalin 二氢异葡萄糖基紫箕内酯 (二氢异紫萁内酯苷)
(+)-8, 9-dihydroisoorientalinone (+)-8, 9- 二氢异东方罂粟酮
dihydroisopelletierine 二氢异石榴皮碱
dihydroisoquinamine 二氢异奎胺
dihydroisorhamnetin 二氢异鼠李素
(+)-8, 9-dihydroisoroemerialinone (+)-8, 9- 二氢异疆罂粟酮
dihydroisotanshinone Ⅰ 二氢异丹参酮Ⅰ
dihydroiso-α-lapachone 二氢异 -α- 风铃木醌
11, 13-dihydroivalin 11, 13- 二氢依瓦菊林
2, 3-dihydroixocarpalactone B 2, 3- 二氢粘果酸浆内酯 B
11α, 13-dihydrojanerin 11α, 13- 二氢伽氏矢车菊素
8, 9-dihydrojasminin 8, 9- 二氢迎春花苷
dihydrojasmone 二氢茉莉酮
14, 15-dihydrojodrellins A ～ T 14, 15- 二氢乔德雷素 (14, 15- 二氢乔德黄芩素) A ～ T
dihydrokaempferide 二氢山柰素
dihydrokaempferide-3-glucuronide 二氢山柰素 -3- 葡萄糖醛酸苷
(2*R*, 3*R*)-dihydrokaempferol (2*R*, 3*R*)- 二氢山柰酚
dihydrokaempferol (aromadendrin, aromadendrine) 二氢山柰酚 (香橙素)
dihydrokaempferol-3-*O*-α-L-rhamnopyranoside (engelitin, engeletin) 二氢山柰酚 -3-*O*-α-L- 吡喃鼠李糖苷 (黄杞苷)
(2*R*, 3*R*)-dihydrokaempferol-3-*O*-β-D-glucopyranoside (2*R*, 3*R*)- 二氢山柰酚 -3-*O*-β-D- 吡喃葡萄糖苷
dihydrokaempferol-3-α-L-rhamnopyranoside-5-*O*-β-D-glucopyranoside 二氢山柰酚 -3-α-L- 吡喃鼠李糖苷 -5-*O*-β-D- 吡喃葡萄糖苷
dihydrokaempferol-3-α-L-rhamnoside-5-*O*-β-D-glucoside 二氢山柰酚 -3-α-L- 鼠李糖苷 -5-*O*-β-D- 葡萄糖苷
(2*R*, 3*R*)-dihydrokaempferol-4-*O*-β-D-glucopyranoside (2*R*, 3*R*)- 二氢山柰酚 -4-*O*-β-D- 吡喃葡萄糖苷
dihydrokaempferol-4′-xyloside 二氢山柰酚 -4′- 木糖苷
dihydrokaempferol-5-*O*-β-D-glucopyranoside 二氢山柰酚 -5-*O*-β-D- 吡喃葡萄糖苷
dihydrokaempferol-7-*O*-β-D-glucopyranoside 二氢山柰酚 -7-*O*-β-D- 吡喃葡萄糖苷
dihydrokamebakaurin 二氢龟叶香茶菜贝壳杉素 (二氢尾叶香茶菜丙素)
dihydrokanakugiol 红果山胡椒二氢查耳酮
dihydrokaranone 二氢卡拉酮
dihydrokawain 二氢醉椒素
dihydrokoumine 二氢钩吻碱子 (二氢钩吻素子)
(4*R*)-dihydrokoumine *N*[4]-oxide (4*R*)- 二氢钩吻素子 *N*[4]-氧化物
(4*S*)-dihydrokoumine *N*[4]-oxide (4*S*)- 二氢钩吻素子 *N*[4]-氧化物
dihydrokreysiginone 二氢苛丽酮
24, 25-dihydrokulinone 24, 25- 二氢苦楝萜酮
11β, 13-dihydrolactucin 11β, 13- 二氢山莴苣素
11β, 13-dihydrolactucin acetate 11β, 13- 二氢山莴苣素乙酸酯 (11β, 13- 二氢莴苣内酯乙酸酯)
dihydrolanosterol 二氢羊毛甾醇 (二氢羊毛脂醇)
dihydroleptinidine 二氢马铃薯叶甲定
dihydroligustilide 二氢化藁本内酯
1, 8-dihydrolinalool 1, 8- 二氢芳樟醇
6, 7-dihydrololiolide 6, 7- 二氢黑麦草内酯
(*S*)-2, 3-dihydroluteolin (*S*)-2, 3- 二氢木犀草素
dihydroluteolin 二氢木犀草素
8, 15-dihydrolycoparin A 8, 15- 二氢石松哌碱 A
dihydrolycopodine 二氢石松碱
dihydrolycopsamine *N*-oxide 二氢立可沙明 *N*- 氧化物
dihydrolycorine 二氢石蒜碱
α-dihydrolycorine α- 二氢石蒜碱
dihydrolyfoline 二氢柳叶黄薇碱
dihydromach aerinic acid 二氢剑叶莎酸内酯
dihydromaesanin 二氢杜茎山宁
11β, 13-dihydromagnolialide 11β, 13- 二氢木兰内酯
11, 13-dihydromatricarin 11, 13- 二氢母菊酮素
dihydromelilotoside 二氢草木犀苷
2, 3-dihydromenisporphine 2, 3- 二氢蝙蝠葛波酚碱 (2, 3- 二氢蝙蝠葛朴啡碱)
1, 2-seco-dihydromethyl umbelliferone methyl ester 1, 2- 开环二氢甲基伞形花内酯甲酯
dihydromethysticin 二氢醉椒苦素
12, 13-dihydromicromeric acid 12, 13- 二氢姜味草酸
dihydromikanolide 二氢薇甘菊内酯
(*E*)-15, 16-dihydrominquartynoic acid (*E*)-15, 16- 二氢下层树炔酸
dihydromollugin 二氢大叶茜草素

dihydromonacolin L　二氢莫那可林 L
dihydromonticamine　二氢山地乌头胺
dihydromorin　二氢桑色素
dihydromurexine　二氢骨螺碱
dihydromyrcene　二氢月桂烯
dihydromyricetin　二氢杨梅素 (二氢杨梅树皮素)
(2*R*, 3*R*)-dihydromyricetin-3′-*O*-glucoside　(2*R*, 3*R*)- 二氢杨梅素 -3′-*O*- 葡萄糖苷
3, 4-dihydronaphthalen-1(2*H*)-one　3, 4- 二氢萘 -1(2*H*)- 酮
1, 2-dihydronaphthalen-2-imine　1, 2- 二氢萘 -2- 亚胺
1, 4-dihydronaphthalene　1, 4- 二氢萘
3, 4-dihydronaphtho[2, 3-*c*]pyran-1-one　3, 4- 二氢萘并 [2, 3-*c*] 吡喃 -1- 酮
dihydro-*N*-caffeoyl tyramine　二氢 -*N*- 咖啡酰酪胺
dihydronepetalactol　二氢假荆芥邻羟内醚
dihydronepetalactone　二氢假荆芥内酯
dihydroniloticin　二氢尼罗河杜楝素 (二氢尼洛替星)
22, 23-dihydronimocinol　22, 23- 二氢尼莫西诺
dihydronitidine　二氢光叶花椒碱 (二氢两面针碱)
dihydronitrarine　二氢白刺灵碱
4, 5-dihydroniveusin A　4, 5- 二氢白色向日葵素 A
8, 14-dihydronorsalutaridine　8, 14- 二氢去甲多花罂粟碱
dihydronorsecurinine　二氢去甲一叶萩碱
dihydronortoxiferine Ⅰ　二氢去甲毒马钱碱 (二氢去甲托锡弗林) Ⅰ
dihydroobscurinervidine　二氢隐脉白坚木定
dihydroobscurinervine　二氢隐脉白坚木碱
2, 3-dihydrooenanthetol　2, 3- 二氢水芹醇
dihydro-*O*-methyl koenimbine　二氢 -*O*- 甲基柯式九里香宾碱
(–)-11, 12-dihydroorientalinone　(–)-11, 12- 二氢东罂粟酮
13, 14-dihydroorophеic acid　13, 14- 二氢澄广花酸
dihydrooroselol　二氢山芹醇 (二氢欧罗塞醇)
dihydrooroxylin A (5, 7-dihydroxy-6-methoxyflavanone)　二氢木蝴蝶素 A (5, 7- 二羟基 -6- 甲氧基黄烷酮)
dihydroouabain　二氢乌本苷 (二氢乌本箭毒苷、哇巴因)
2, 7-dihydrooxy-3-formyl-1-(3-methyl-2′-butenyl)carbazole　2, 7- 二羟基 -3- 甲酰 -1-(3- 甲基 -2′- 丁烯基) 咔唑
dihydropalmatine　二氢掌叶防己碱 (二氢巴马亭)
dihydropanaxacol　二氢人参酮炔醇
7, 8-dihydroparasiloxanthin　7, 8- 二氢鲶鱼黄质
dihydroparthenolide　二氢小白菊内酯
dihydropashanone　二氢帕夏查耳酮
dihydro-*p*-coumaryl alcohol　二氢对香豆醇
dihydroperilla alcohol　二氢紫苏醇
(2*E*, 4*E*, 1′*S*, 2′*R*, 4′*S*, 6′*R*)-dihydrophaseic acid　(2*E*, 4*E*, 1′*S*, 2′*R*, 4′*S*, 6′*R*)- 二氢红花菜豆酸
4′-dihydrophaseic acid　4′- 二氢红花菜豆酸 (4′- 二氢菜豆酸)
dihydrophaseic acid　二氢红花菜豆酸 (二氢菜豆酸)
(1′*R*, 3′*S*, 5′*R*, 8′*S*, 2*Z*, 4*E*)-dihydrophaseic acid-3′-*O*-β-D-glucopyranoside　(1′*R*, 3′*S*, 5′*R*, 8′*S*, 2*Z*, 4*E*)- 二氢红花菜豆酸 -3′-*O*-β-D- 吡喃葡萄糖苷
dihydrophaseic acid-3-*O*-β-D-glucopyranoside　二氢菜豆酸 -3-*O*-β-D- 吡喃葡萄糖苷
dihydrophaseic acid-4′-*O*-β-D-glucopyranoside　二氢菜豆酸 -4′-*O*-β-D- 吡喃葡萄糖苷
4′-*O*-dihydrophaseic acid-β-D-glucopyranoside methyl ester　4′-*O*- 二氢红花菜豆酸 -β-D- 葡萄糖苷甲酯
dihydrophelloside　黄柏双糖苷
dihydrophellozide　二氢黄檗叶苷
9, 10-dihydrophenanthrene　9, 10- 二氢菲
dihydrophenanthrene　二氢菲
9, 10-dihydrophenanthrenoid　9, 10- 二氢类菲酚
(4*R*)-5-[1-(3, 4-dihydrophenyl)-3-oxobutyl]-dihydrofuran-2(3*H*)-one　(4*R*)-5-[1-(3, 4- 二氢苯基)-3- 氧亚基丁基二氢呋喃 -2-(3*H*)- 酮
2, 3-dihydrophilonotisflavone　2, 3- 二氢珠藓黄酮
$\Delta^{2,4}$-dihydrophthalic anhydride　$\Delta^{2,4}$- 二氢酞酐
dihydrophthalic anhydride　二氢酞酐
$\Delta^{2,4}$-dihydrophthalic anhydride　$\Delta^{2,4}$- 二氢邻苯二甲酸酐
dihydrophysalin B　二氢酸浆苦素 B
11α, 13-dihydropinnatifidin　11α, 13- 二氢羽状堆心菊素
D-dihydropinol　D- 二氢蒎脑
dihydropinosylvin　二氢赤松素 (二氢欧洲赤松素)
dihydropinosylvin dimethyl ether　二氢赤松素二甲醚
dihydropinosylvin monomethyl ether　二氢赤松素单甲醚
(*E*)-dihydropinosylvin-2-carboxy-5-*O*-β-D-glucopyranoside　(*E*)- 二氢欧洲赤公素 -2- 羧基 -5-*O*-β-D- 吡喃葡萄糖苷
(*E*)-dihydropinosylvin-3-*O*-β-D-glucopyranoside　(*E*)- 二氢欧洲赤松素 -3-*O*-β-D- 吡喃葡萄糖苷

dihydropiperamide　二氢胡椒酰胺
dihydropiperlonguminine　二氢荜茇明宁碱 (二氢荜茇宁酰胺)
dihydroplumericin　二氢鸡蛋花素
dihydroplumericinic acid　二氢鸡蛋花酸
β-dihydroplumericinic acid glucosyl ester　β- 二氢鸡蛋花酸葡萄糖酯
2, 3-dihydropodolide　2, 3- 二氢罗汉松内酯
dihydropriverogenin A　二氢药用樱草皂苷元 A
8, 9-dihydroprooxocryptochine　8, 9- 二氢原厚壳桂螺酮碱
2, 3-dihydropropyl heptadec-5-enoate　2, 3- 二氢苯基十七碳 -5- 烯酸酯
dihydroprotoemetine　二氢原吐根碱
dihydroprotolichesterinic acid　二氢原地衣硬酸
dihydropseurata F　二氢川藏香茶菜素 F
dihydropsychotrine (cephaeline, demethyl emetine)　二氢九节碱 (九节因、吐根酚碱、去甲吐根碱)
dihydropyrimidinone　二氢嘧啶酮
dihydropyrocurzerenone　二氢焦莪术呋喃烯酮
cis-dihydroquercetin　顺式 - 二氢槲皮素
(±)-dihydroquercetin　(±)- 二氢槲皮素
(2*R*, 3*R*)-dihydroquercetin　(2*R*, 3*R*)- 二氢槲皮素
trans-dihydroquercetin　反式 - 二氢槲皮素
dihydroquercetin (distylin, taxifoliol, taxifolin)　二氢槲皮素 (黄杉素、紫杉叶素、花旗松素)
dihydroquercetin-3′-*O*-glucopyranoside　二氢槲皮素 -3′-*O*- 吡喃葡萄糖苷
(2*R*, 3*R*)-dihydroquercetin-3-*O*-β-D-glucopyranoside　(2*R*, 3*R*)- 二氢槲皮素 -3-*O*-β-D- 吡喃葡萄糖苷
(2*R*, 3*R*)-dihydroquercetin-4′, 7-dimethyl ether　(2*R*, 3*R*)- 二氢槲皮素 -4′, 7- 二甲基醚
(2*R*, 3*R*)-dihydroquercetin-4′-methyl ether　(2*R*, 3*R*)- 二氢槲皮素 -4′- 甲基醚
dihydroquercetin-4′-methyl ether　二氢槲皮素 -4′- 甲醚
dihydroquercetin-7-*O*-β-D-glucopyranoside　二氢槲皮素 -7-*O*-β-D- 吡喃葡萄糖苷
dihydroquercetin-7-*O*-β-D-glucoside　二氢槲皮素 -7-*O*-β-D- 葡萄糖苷
dihydroquinidine　二氢奎尼丁
dihydroquinine　二氢奎宁
p-dihydroquinone (hydroquinone, *p*-dihydroxybenzene, *p*-benzenediol, *p*-hydrophenol, 1, 4-benzenediol)　对二氢醌 (氢醌 、对羟基苯酚、1, 4- 苯二酚、对苯二酚)
dihydroranunculinin　二氢毛茛宁
dihydroresveratrol　二氢白藜芦醇 (二氢藜芦酚)
dihydroreynosin　二氢瑞诺木烯内酯
11β, 13-dihydroreynosin　11β, 13- 二氢瑞诺素 (11β, 13- 二氢瑞诺木烯内酯)
dihydrorobinetin　二氢洋槐黄素 (二氢刺槐乙素)
dihydroroburic acid (3, 4-seco-urs-12-en-3-oic acid)　二氢栎瘿酸 (3, 4- 断熊果 -12- 烯 -3- 酸)
2″, 3″-dihydrorobustaflavone-7, 4′-dimethyl ether　2″, 3″- 二氢南方贝壳杉双黄酮 -7, 4′- 二甲醚
dihydrorotenone　二氢鱼藤酮
dihydroruine　二氢路因碱
dihydrorutaecarpine　二氢吴茱萸次碱
8, 14-dihydrosalutaridine　8, 14- 二氢多花罂粟碱
dihydrosamidin　二氢沙米丁
(±)-dihydrosamidin　(±)- 二氢萨阿米芹定
dihydrosamidin (dimidin)　二氢沙米丁 (异戊氢吡豆素)
dihydrosanguinarine　二氢血根碱
11β, 13-dihydrosantamarin　11β, 13- 二氢珊塔玛内酯
dihydrosapelin E acetate　二氢柱果内雄楝素 E 乙酸酯
5, 6-dihydrosarconidine　5, 6- 二氢柳叶野扇花定
dihydrosarcostin　二氢肉珊瑚苷元
dihydrosecocepharanthine　二氢开环头花千金藤碱
dihydrosecurinine　二氢一叶萩碱
dihydrosepiol　二氢篱笆毒鼠豆酚
dihydrosesamin　二氢芝麻素
dihydroseselin　二氢邪蒿素 (二氢邪蒿内酯)
dihydrosinapyl alcohol　二氢芥子醇
dihydrosinapyl ferulate　二氢芥子酰阿魏酸酯
dihydrositosteryl ferulate　二氢谷甾醇阿魏酸酯
dihydrositsirikine　二氢西特斯日钦碱
dihydroskullcapflavone　二氢黄芩黄酮 (二氢黄芩新素)
dihydrosolidagenone　二氢一枝黄花精酮
22, 23-dihydrospinasterol　22, 23- 二氢菠菜甾醇
22-dihydrospinasterol　22- 二氢菠菜甾醇
24-dihydrospinasterol　24- 二氢菠菜甾醇
dihydrospinasterol　二氢菠菜甾醇
dihydrospinasteryl palmitate　二氢菠菜甾醇棕榈酸酯
4′, 7′-dihydrospiro{1, 3-dioxolane-2, 2′-[4, 7]epoxyindene}　4′, 7′- 二氢螺 {1, 3- 二氧杂环戊烷 -2, 2′-[4, 7] 环氧茚 }
dihydrostemoninine　二氢百部新碱

3′, 4′-dihydrostephasubine　3′, 4′- 二氢千金藤松宾碱

dihydrosterculic acid　二氢苹婆酸

dihydrosterone　二氢甾酮

22-dihydrostigmast-4-en-3, 6-dione　22- 二氢豆甾 -4- 烯 -3, 6- 二酮

22, 23-dihydrostigmasterol　22, 23- 二氢豆甾醇

22-dihydrostigmasterol　22- 二氢豆甾醇

dihydrostigmasterol　二氢豆甾醇

dihydrostilbene　二氢芪

dihydrosyringin　二氢紫丁香苷

1, 2-dihydrotanshinguinone　1, 2- 二氢丹参醌

dihydrotanshinlactone　二氢丹参内酯

1, 2-dihydrotanshinone　1, 2- 二氢丹参酮

dihydrotanshinone　二氢丹参酮

dihydrotanshinone Ⅰ　二氢丹参酮 Ⅰ

dihydrotanshinone Ⅱ $_A$ anhydride　二氢丹参酮 Ⅱ $_A$ 酐

15, 16-dihydrotanshinone I　15, 16- 二氢丹参酮 I

11β, 13-dihydrotaraxinic acid　11β, 13- 二氢蒲公英酸

11, 13-dihydrotaraxinic acid-1′-*O*-β-D-glucopyranoside　11, 13- 二氢蒲公英酸 -1′-*O*-β-D- 吡喃葡萄糖苷

11β, 13-dihydrotaraxinic acid-β-glucopyranosyl ester　11β, 13- 二氢蒲公英酸 -β- 吡喃葡萄糖酯

(11*R*)-11, 13-dihydrotatridins A, B　(11*R*)-11, 13- 二氢塔揣定 [(11*R*)-11, 13- 二氢三齿蒿定] A、B

1, 3-dihydrotaxinine　1, 3- 二氢紫杉素 (1, 3- 二氢紫杉宁、1, 3- 二氢红豆杉素)

11(13)-dihydrotelekin　11(13)- 二氢特勒内酯 [11(13)- 二氢特勒菊素]

13-dihydrotelekin　13- 二氢特勒内酯

11α, 13-dihydrotelekin　11α, 13- 二氢特勒内酯

5α-dihydrotestosterone　5α- 二氢睾酮

dihydrotestosterone　二氢睾酮

dihydroteugin　二氢脆叶香科科素

3-dihydroteuvincenone G　3- 二氢拓闻烯酮 G

2, 3-dihydrothiophene　2, 3 - 二氢噻吩

dihydrotomatillidine　二氢番茄立定

dihydrotoxiferine　二氢毒马钱碱 (二氢托锡弗林)

8-dihydrotrichothecinol A　8- 二氢单端孢醇 A

dihydrotricin　二氢小麦黄素

dihydrotutin　二氢马桑素

11β, 13-dihydrourospermal A　11β, 13- 二氢金子菊醛 A

dihydrousambarensine　二氢东非马钱次碱

5, 6-dihydrovalepotriate　5, 6- 二氢缬草三酯

dihydrovaltrate　二氢缬草三酯

3, 4-dihydroverbenal　3, 4- 二氢马鞭草醛

3, 4-dihydroverbenalin　3, 4- 二氢马鞭草苷

dihydroverticillatine　二氢轮叶十齿草碱 (二氢轮叶十齿水柳碱)

dihydrovindolinine　二氢长春尼宁 (二氢文朵尼宁碱)

(–)-dihydrovomifoliol　(–)- 二氢催吐萝芙木醇 [(–)- 二氢催吐萝芙叶醇]

dihydrovomifoliol　二氢催吐萝芙木醇 (二氢催吐萝芙叶醇、二氢吐叶醇)

dihydrovomifoliol-*O*-β-D-glucopyranoside　二氢催吐萝芙木醇 -*O*-β-D- 吡喃葡萄糖苷

Δα′β-dihydrowisanidine　Δα′β- 二氢几内亚胡椒定碱

Δα′β-dihydrowisanine　Δα′β- 二氢几内亚胡椒宁碱

dihydrowithaferin A　二氢醉茄素 A

24, 25-dihydrowithanolide A ～ D　24, 25- 二氢睡茄内酯 A ～ D

23, 24-dihydrowithanolide Ⅵ　23, 24- 二氢睡茄内酯 Ⅵ

2, 3-dihydrowithanolide E　2, 3- 二氢睡茄内酯 E

dihydrowithanolide E　二氢睡茄内酯 E

2, 3-dihydrowithanone-3β-*O*-sulfate　2, 3- 二氢睡茄酮 -3β-*O*- 硫酸盐

dihydrowogonin　二氢汉黄芩素

11α, 13-dihydroxanthalongin　11α, 13- 二氢长叶山金草内酯

11α, 13-dihydroxanthatin　11α, 13- 二氢苍耳亭

11β, 13-dihydroxanthatin　11β, 13- 二氢苍耳亭

dihydroxanthommatin　二氢眼黄素 (二氢虫眼黄素)

7, 8-dihydroxanthopterin　7, 8- 二氢黄蝶呤

dihydroxanthyletin　二氢花椒内酯

1β, 2β-dihydroxy- 6α-acetoxy-8β, 9β-dibenzoyloxy-β-dihydroagarofuran　1β, 2β- 二羟基 -6α- 乙酰氧基 -8β, 9β- 二苯甲酰氧基 -β- 二氢沉香呋喃

6, 7-dihydroxy-(–)-hardwickiic acid-2′-β-D-glucopyranosyl benzyl ester　6, 7- 二羟基 -(–)- 哈氏豆属酸 -2′-β-D- 吡喃葡萄糖基苄基酯

rel-5-{(3*S*, 8*S*)-dihydroxy-(1*R*, 5*S*)-dimethyl-7-oxa-6-oxobicyclo[3.2.1]oct-8-yl}-3-methyl-(2*Z*, 4*E*)-pentadienoic acid　相对 -5-{(3*S*, 8*S*)- 二羟基 -(1*R*, 5*S*)- 二甲基 -7- 氧杂 -6- 氧亚基双环 [3.2.1]- 辛 -8- 基 }-3- 甲基 -(2*Z*, 4*E*)- 戊二烯酸

3β, 5α-dihydroxy-(22*E*, 24*R*)-ergost-7, 22-dien-6-one 3β, 5α- 二羟基 -(22*E*, 24*R*)- 麦角甾 -7, 22- 二烯 -6- 酮

3β, (20*S*)-dihydroxy-(24*R*)-hydroperoxyl-25-en-dammarane 3β, (20*S*)- 二羟基 -(24*R*)- 过氧羟基 -25- 烯达玛烷

3β, 26-dihydroxy-(25*R*)-5α-furost-20(22)-en-6-one 3β, 26- 二羟基 -(25*R*)-5α- 呋甾 -20(22)- 烯 -6- 酮

3β, 26-dihydroxy-(25*R*)-5α-furost-20(22)-en-6-one-26-*O*-β-D-glucopyranoside 3β, 26- 二羟基 -(25*R*)-5α- 呋甾 -20(22)- 烯 -6- 酮 -26-*O*-β-D- 吡喃葡萄糖苷

3β, 26-dihydroxy-(25*R*)-5α-furost-22-methoxy-6-one 3β, 26- 二羟基 -(25*R*)-5α- 呋甾 -22- 甲氧基 -6- 酮

3β, 26-dihydroxy-(25*R*)-furost-5, 20(22)-dien-3-*O*-α-L-rhamnopyranosyl-(1→2)-*O*-β-D-glucopyranoside 3β, 26- 二羟基 -(25*R*)- 呋甾 -5, 20(22)- 二烯 -3-*O*-α-L- 吡喃鼠李糖基 -(1→2)-*O*-β-D- 吡喃葡萄糖苷

3β, 27-dihydroxy-(25*S*)-5α-spirost-6-one 3β, 27- 二羟基 -(25*S*)-5α- 螺甾 -6- 酮

3β, 30β-dihydroxy-(3→1)-glucopyranosyl-(2→1)-glucopyranosyl oleanolic acid 3β, 30β- 二羟基 -(3→1)- 吡喃葡萄糖基 -(2→1)- 吡喃葡萄糖基齐墩果烷

1, 4-dihydroxy-(3*R*, 5*R*)-dicaffeoyloxy-cyclohexane carboxylic acid methyl ester 1, 4- 二羟基 -(3*R*, 5*R*)- 二咖啡酰氧基环己甲酸甲酯

(8′, 9′-dihydroxy)-3-farnesyl indole (8′, 9′- 二羟基)-3- 金合欢基吲哚

2-(1, 2′-dihydroxy)acer-4-methoxyphenol 2-(1, 2′- 二羟基) 丙基 -4- 甲氧基苯酚

2-(3, 4-dihydroxy)phenethyl glucoside 2-(3, 4- 二羟基) 苯乙基葡萄糖苷

2-(3, 4-dihydroxy)phenyl ethanol-1-*O*-α-L-[(1→3)-rhamnopyranosyl-4-*O*-caffeoyl]glucopyranoside 2-(3, 4- 二羟基) 苯基乙醇 -1-*O*-α-L-[(1→3)- 吡喃鼠李糖基 -4-*O*- 咖啡酰基] 吡喃葡萄糖苷

1-(3′, 5′-dihydroxy)phenyl-2-(4″-*O*-β-D-glucopyranosyl) phenyl ethane 1-(3′, 5′- 二羟基) 苯基 -2-(4″-*O*-β-D- 吡喃葡萄糖基) 苯基乙烷

5, 4′-dihydroxy-[2″-(1-hydroxy-1-methyl ethyl)dihydrofurano]-(7, 8:5″, 4″)flavanone 5, 4′- 二羟基 -[2″-(1- 羟基 -1- 甲乙基) 二氢呋喃]-(7, 8:5″, 4″) 黄烷酮

(3*R*, 5*R*)-3, 5-dihydroxy-1-(3, 4-dihydroxyphenyl)-7-(4-hydroxyphenyl)heptane (3*R*, 5*R*)-3, 5- 二羟基 -1-(3, 4- 二羟苯基)-7-(4- 羟苯基) 庚烷

(3*R*, 5*R*)-dihydroxy-1-(3, 4-dihydroxyphenyl)-7-(4-hydroxyphenyl)heptane (3*R*, 5*R*)- 二羟基 -1-(3, 4- 二羟苯基)-7-(4- 羟苯基) 庚烷

2, 3-dihydroxy-1-(3, 4-ethylenedioxyphenyl)propane 2, 3- 二羟基 -1-(3, 4- 亚甲二氧苯基) 丙烷

4, 6-dihydroxy-1(3*H*)-isobenzofuranone 4, 6- 二羟基 -1(3*H*)- 异苯并呋喃酮

5, 7-dihydroxy-1(3*H*)-isobenzofuranone 5, 7- 二羟基 -1(3*H*)- 异苯并呋喃酮

(3*S*, 5*S*)-3, 5-dihydroxy-1-(3-hydroxy-4-methoxyphenyl)-7-(4-methoxyphenyl)heptane (3*S*, 5*S*)-3, 5- 二羟基 -1-(3- 羟基 -4- 甲氧苯基)-7-(4- 甲氧苯基) 庚烷

(3*R*, 5*S*)-dihydroxy-1-(4-hydroxy-3, 5-dimethoxyphenyl)-7-(4-hydroxy-3-methoxyphenyl)heptane (3*R*, 5*S*)- 二羟基 -1-(4- 羟基 -3, 5- 二甲氧苯基)-7-(4- 羟基 -3- 甲氧苯基) 庚烷

(3*S*, 5*S*)-dihydroxy-1-(4-hydroxy-3, 5-dimethoxyphenyl)-7-(4-hydroxy-3-methoxyphenyl)heptane (3*S*, 5*S*)- 二羟基 -1-(4- 羟基 -3, 5- 二甲氧苯基)-7-(4- 羟基 -3- 甲氧苯基) 庚烷

2, 3-dihydroxy-1-(4-hydroxy-3, 5-dimethoxyphenyl)prop-1-one 2, 3- 二羟基 -1-(4- 羟基 -3, 5- 二甲氧苯基) 丙 -1- 酮

2, 3-dihydroxy-1-(4-hydroxy-3-methoxy)phenyl-1-one 2, 3- 二羟基 -1-(4- 羟基 -3- 甲氧基) 苯基 -1- 酮

(3*R*, 5*R*)-3, 5-dihydroxy-1-(4-hydroxy-3-methoxyphenyl)-7-(3, 4-dihydroxyphenyl)heptane (3*R*, 5*R*)-3, 5- 二羟基 -1-(4- 羟基 -3- 甲氧苯基)-7-(3, 4- 二羟苯基) 庚烷

(3*R*, 5*R*)-3, 5-dihydroxy-1-(4-hydroxy-3-methoxyphenyl)-7-(4-hydroxyphenyl)heptane (3*R*, 5R)-3, 5- 二羟基 -1-(4- 羟基 -3- 甲氧苯基)-7-(4- 羟苯基) 庚烷

2, 3-dihydroxy-1-(4-hydroxy-3-methoxyphenyl)prop-1-one 2, 3- 二羟基 -1-(4- 羟基 -3- 甲氧苯基) 丙 -1- 酮

2, 7-dihydroxy-1-(4′-hydroxybenzyl)-4-methoxy-9, 10-dihydrophenanthrene-4′-*O*-glucoside 2, 7- 二羟基 -1-(4′- 羟苄基)-4- 甲氧基 -9, 10- 二氢菲 -4′-*O*- 葡萄糖苷

2, 7-dihydroxy-1-(4′-hydroxybenzyl)-9, 10-dihydrophenanthrene-4-*O*-glucoside 2, 7- 二羟基 -1-(4′- 羟苄基)-9, 10- 二氢菲 -4-*O*- 葡萄糖苷

2, 3-dihydroxy-1-(4-hydroxyphenyl)-1-propanone 2, 3- 二羟基 -1-(4- 羟苯基)-1- 丙酮

2-[2, 3-dihydroxy-1-(4-hydroxyphenyl)propyl]-5-methyl benzene-1, 3-diol 2-[2, 3- 二羟基 -1-(4- 羟苯基) 丙基]-5- 甲基苯 -1, 3- 二醇

2, 7-dihydroxy-1-(*p*-hydroxybenzoyl)-4-methoxy-9, 10-dihydrophenanthrene 2, 7- 二羟基 -1-(对羟基苯甲酰基)-4- 甲氧基 -9, 10- 二氢菲

2, 7-dihydroxy-1-(*p*-hydroxybenzyl)-4-methoxy-9, 10-dihydrophenanthrene　2, 7- 二羟基 -1-(对羟苄基)-4- 甲氧基 -9, 10- 二氢菲

2, 7-dihydroxy-1-(*p*-hydroxybenzyl)-4-methoxyphenanthrene　2, 7- 二羟基 -1-(对羟苄基)-4- 甲氧基菲

6, 7-dihydroxy-1, 1-dimethyl-1, 2, 3, 4-tetrahydroisoquinoline　6, 7- 二羟基 -1, 1- 二甲基 -1, 2, 3, 4- 四氢异喹啉

6, 7-dihydroxy-1, 1-dimethyl-*N*-(2′-glyceryl)-1, 2, 3, 4-tetrahydroisoquinoline　6, 7- 二羟基 -1, 1- 二甲基 -*N*-(2′- 甘油基)-1, 2, 3, 4- 四氢异喹啉

6, 7-dihydroxy-1, 1-dimethyl-*N*-(6′-fructopyranosyl)-1, 2, 3, 4-tetrahydroisoquinoline　6, 7- 二羟基 -1, 1- 二甲基 -*N*-(6′- 吡喃果糖基)-1, 2, 3, 4- 四氢异喹啉

6, 7-dihydroxy-1, 1-dimethyl-*N*-ethyl-1, 2, 3, 4-tetrahydroisoquinoline　6, 7- 二羟基 -1, 1- 二甲基 -*N*- 乙基 -1, 2, 3, 4- 四氢异喹啉

N-(1′, 4′-dihydroxy-1′, 2′, 3′, 4′-tetrahydronaphthyl)propyl-*N*-diphenyl methyl-*N*-3, 3-dimethyl butylamine　*N*-(1′, 4′- 二羟基 -1′, 2′, 3′, 4′- 四氢化萘基) 丙基 -*N*- 二苯基甲基 -*N*-3, 3- 二甲基丁胺

3, 8-dihydroxy-1, 2, 6-trimethoxyxanthone　3, 8- 二羟基 -1, 2, 6- 三甲氧基𠮿酮

6, 8-dihydroxy-1, 2, 7-trimethoxy-3-methyl anthraquinone　6, 8- 二羟基 -1, 2, 7- 三甲氧基 -3- 甲基蒽醌

3, 6-dihydroxy-1, 2, 7-trimethoxyxanthone　3, 6- 二羟基 -1, 2, 7- 三甲氧基𠮿酮

7β, 16β-dihydroxy-1, 23-dideoxyjessic acid　7β, 16β- 二羟基 -1, 23- 二脱氧杰斯酸

7, 8-dihydroxy-1, 2-dimethoxy-3-methyl anthraquinone　7, 8- 二羟基 -1, 2- 二甲氧基 -3- 甲基蒽醌

3, 7-dihydroxy-1, 2-dimethoxyxanthone　3, 7- 二羟基 -1, 2- 二甲氧基𠮿酮

5, 7-dihydroxy-1, 2-indan-1-spiro-cyclohexane　5, 7- 二羟基 -1, 2- 二氢化茚烷 -1- 螺 - 环己烷

2, 7-dihydroxy-1, 3-bis(*p*-hydroxybenzyl)-4-methoxy-9, 10-dihydrophenanthrene　2, 7- 二羟基 -1, 3- 二对羟苄基 -4- 甲氧基 -9, 10- 二氢菲

2-[2, 4-dihydroxy-1, 4(2*H*)-benzoxazin-3(4*H*)-one]-β-D-glucopyranoside　2-[2, 4- 二羟基 -1, 4(2*H*)- 苯并噁嗪 -3(4*H*)- 酮]-β-D- 吡喃葡萄糖苷

2, 5-dihydroxy-1, 4-benzenedicarboxylic acid　2, 5- 二羟基对苯二甲酸

2, 4-dihydroxy-1, 4-benzoxazin-3-one　2, 4- 二羟基 -1, 4- 苯并氮氧杂六环 -3- 酮

2, 4-dihydroxy-1, 4-benzoxazin-3-one-2-*O*-β-D-glucopyranoside　2, 4- 二羟基 -1, 4- 苯并氮氧杂六环 -3- 酮 -2-*O*-β-D- 吡喃葡萄糖苷

5, 8-dihydroxy-1, 4-naphthoquinone　5, 8- 二羟基 -1, 4- 萘醌

8, 9-dihydroxy-1, 5, 6, 10b-tetrahydro-8, 9-2*H*-pyrrolo[2, 1-*a*]isoquinolin-3-one　8, 9- 二羟基 -1, 5, 6, 10b- 四氢 -8, 9-2*H*- 吡咯并 [2, 1-*a*] 异喹啉 -3- 酮

3, 7-dihydroxy-1, 5-diazocane　3, 7- 二羟基 -1, 5- 二氮环辛烷

2, 8-dihydroxy-1, 6-dimethoxyxanthone (gentiacaulein)　龙胆𠮿酮 (2, 8- 二羟基 -1, 6- 二甲氧基𠮿酮)

2, 7-dihydroxy-1, 6-dimethyl pyrene　2, 7- 二羟基 -1, 6- 二甲基芘

2, 7-dihydroxy-1, 6-dimethyl-5-vinyl-9, 10-dihydrophenanthrene　2, 7- 二羟基 -1, 6- 二甲基 -5- 乙烯基 -9, 10- 二氢菲

2, 8-dihydroxy-1, 6-dimethyl-5-vinyl-9, 10-dihydrophenanthrene　2, 8- 二羟基 -1, 6- 二甲基 -5- 乙烯基 -9, 10- 二氢菲

2, 7-dihydroxy-1, 6-dimethyl-9, 10, 12, 13-tetrahydropyrene　2, 7- 二羟基 -1, 6- 二甲基 -9, 10, 12, 13- 四氢芘

2, 7-dihydroxy-1, 6-dimethyl-9, 10, 12, 13-tetrahydropyrene-2-*O*-β-D-glucopyranoside　2, 7- 二羟基 -1, 6- 二甲基 -9, 10, 12, 13- 四氢芘 -2-*O*-β-D- 吡喃葡萄糖苷

2, 7-dihydroxy-1, 6-dimethyl-9, 10, 12, 13-tetrahydropyrene-2-*O*-β-D-glucopyranoside-7-*O*-α-D-glucopyranoside　2, 7- 二羟基 -1, 6- 二甲基 -9, 10, 12, 13- 四氢芘 -2-*O*-β-D- 吡喃葡萄糖苷 -7-*O*-α-D- 吡喃葡萄糖苷

3, 6-dihydroxy-1, 7, 8-trimethoxyxanthone　3, 6- 二羟基 -1, 7, 8- 三甲氧基𠮿酮

(3*S*, 5*S*)-dihydroxy-1, 7-bis(3, 4-dihydroxyphenyl)heptane　(3*S*, 5*S*)- 二羟基 -1, 7- 二 (3, 4- 二羟苯基) 庚烷

(3*R*, 5*R*)-3, 5-dihydroxy-1, 7-bis(4-hydroxy-3-methoxyphenyl)heptane　(3*R*, 5*R*)-3, 5- 二羟基 -1, 7- 二 (4- 羟基 -3- 甲氧苯基) 庚烷

(3*R*, 5*S*)-3, 5-dihydroxy-1, 7-bis(4-hydroxy-3-methoxyphenyl) heptane　(3*R*, 5*S*)-3, 5- 二羟基 -1, 7- 二 (4- 羟基 -3- 甲氧苯基) 庚烷

(3*S*, 5*S*)-3, 5-dihydroxy-1, 7-bis(4-hydroxy-3-methoxyphenyl) heptane　(3*S*, 5*S*)-3, 5- 二羟基 -1, 7- 二 (4- 羟基 -3- 甲氧苯基) 庚烷

3, 5-dihydroxy-1, 7-bis(4-hydroxy-3-methoxyphenyl)heptane　3, 5- 二羟基 -1, 7- 双 (4- 羟基 -3- 甲氧苯基) 庚烷

(3*R*, 5*R*)-3, 5-dihydroxy-1, 7-bis(4-hydroxyphenyl)-3, 5-heptanediol (3*R*, 5*R*)-3, 5- 二羟基 -1, 7- 二 (4- 羟苯基)-3, 5- 庚二醇

(3*R*, 5*R*)-3, 5-dihydroxy-1, 7-bis(4-hydroxyphenyl)heptane (3*R*, 5*R*)-3, 5- 二羟基 -1, 7- 二 (4- 羟苯基) 庚烷

3, 6-dihydroxy-1, 7-dihydroxymethyl-9-methoxyphenanthrene 3, 6- 二羟基 -1, 7- 二羟甲基 -9- 甲氧基菲

2, 6-dihydroxy-1, 7-dimethyl-5-(1-hydroxyethyl)-9, 10-dihydrophenanthrene 2, 6- 二羟基 -1, 7- 二甲基 -5-(1- 羟基乙基)-9, 10- 二氢菲

2, 6-dihydroxy-1, 7-dimethyl-5-methoxyethyl-9, 10-dihydrophenanthrene 2, 6- 二羟基 -1, 7- 二甲基 -5- 甲氧乙基 -9, 10- 二氢菲

2, 3-dihydroxy-1, 7-dimethyl-5-vinyl-9, 10-dihydrophenanthrene 2, 3- 二羟基 -1, 7- 二甲基 -5- 乙烯基 -9, 10- 二氢菲

2, 6-dihydroxy-1, 7-dimethyl-5-vinyl-9, 10-dihydrophenanthrene 2, 6- 二羟基 -1, 7- 二甲基 -5- 乙烯基 -9, 10- 二氢菲

2, 8-dihydroxy-1, 7-dimethyl-6-vinyl-10, 11-dihydrodibenzo[*b*, *f*]oxepin 2, 8- 二羟基 -1, 7- 二甲基 -6- 乙烯基 -10, 11- 二氢二苯并 [*b*, *f*] 氧杂庚烷

2, 6-dihydroxy-1, 7-dimethyl-9, 10-dihydrophenanthrene 2, 6- 二羟基 -1, 7- 二甲基 -9, 10- 二氢菲

3, 6-dihydroxy-1, 7-dimethyl-9-methoxyphenanthrene 3, 6- 二羟基 -1, 7- 二甲基 -9- 甲氧基菲

3, 5-dihydroxy-1, 7-diphenyl heptane 3, 5- 二羟基 -1, 7- 二苯基庚烷

(3*R*, 5*S*)-*trans*-3, 5-dihydroxy-1, 7-diphenyl-1-heptene (3*R*, 5*S*)- 反式 -3, 5- 二羟基 -1, 7- 二苯基 -1- 庚烯

(3*S*, 5*S*)-*trans*-3, 5-dihydroxy-1, 7-diphenyl-1-heptene (3*S*, 5*S*)- 反式 -3, 5- 二羟基 -1, 7- 二苯基 -1- 庚烯

2α, 9-dihydroxy-1, 8-cineole 2α, 9- 二羟基 -1, 8- 桉叶素

2, 7-dihydroxy-1, 8-dimethyl-5-vinyl-9, 10-dihydrophenanthrene 2, 7- 二羟基 -1, 8- 二甲基 -5- 乙烯基 -9, 10- 二氢菲

3, 7-dihydroxy-1, 9-dimethyl dibenzofuran 3, 7- 二羟基 -1, 9- 二甲基二苯并呋喃

10β, 14-dihydroxy-10(14), 11β(13)-tetrahydro-8, 9-didehydro-3-deoxyzaluzanin C-10-*O*-β-glucopyranoside 10β, 14- 二羟基 -10(14), 11β(13)- 四氢 -8, 9- 二脱氢 -3- 脱氧愈创内酯 C-10-*O*-β- 吡喃葡萄糖苷

3, 8-dihydroxy-10-methoxy-5*H*-isochromeno[4, 3-*b*] chromen-7-one 3, 8- 二羟基 -10- 甲氧基 -5*H*- 异色原酮 [4, 3-*b*] 色原 -7- 酮

(6*R*)-6-[(4*R*, 6*R*)-4, 6-dihydroxy-10-phenyldec-1-enyl]-5, 6-dihydro-2*H*-pyran-2-one (6*R*)-6-[(4*R*, 6*R*)-4, 6- 二羟基 -10- 苯基癸 -1- 烯]-5, 6- 二氢 -2*H*- 吡喃 -2- 酮

(3*S*, 4*R*, 5*R*, 7*R*)-3, 11-dihydroxy-11, 12-dihydronootkatone-11-*O*-β-D-glucopyranoside (3*S*, 4*R*, 5*R*, 7*R*)-3, 11- 二羟基 -11, 12- 二氢圆柚酮 -11-*O*-β-D- 吡喃葡萄糖苷

3, 7-dihydroxy-11, 15, 23-trioxolanost-8, 16-dien-26-oic acid 3, 7- 二羟基 -11, 15, 23- 三氧亚基羊毛脂 -8, 16- 二烯 -26- 酸

3β, 7β-dihydroxy-11, 15, 23-trioxolanost-8, 16-dien-26-oic acid 3β, 7β- 二羟基 -11, 15, 23- 三氧亚基羊毛脂 -8, 16- 二烯 -26- 酸

3, 7-dihydroxy-11, 15, 23-trioxolanost-8, 16-dien-26-oic acid methyl ester 3, 7- 二羟基 -11, 15, 23- 三氧亚基羊毛脂 -8, 16- 二烯 -26- 酸甲酯

2, 13-dihydroxy-11-tridecen-3, 5, 7, 9-tetraynyl-1-*O*-β-D-glucopyranoside 2, 13- 二羟基 -11- 十三烯 -3, 5, 7, 9- 四炔 -1-*O*-β-D- 吡喃葡萄糖苷

10β, 14-dihydroxy-11α*H*-guai-4(15)-en-12, 6α-olide 10β, 14- 二羟基 -11α*H*- 愈创木 -4(15)- 烯 -12, 6α- 内酯

3β, 14-dihydroxy-11β, 13-dihydrocostunolide 3β, 14- 二羟基 -11β, 13- 二氢广木香内酯

1β, 4α-dihydroxy-11β*H*-eudesm-12, 6α-olide 1β, 4α- 二羟基 -11β*H*- 桉叶 -12, 6α- 内酯

1β, 2α-dihydroxy-11β*H*-eudesm-4(15)-en-12, 6α-olide 1β, 2α- 二羟基 -11β*H*- 桉叶 -4(15)- 烯 -12, 6α- 内酯

10β, 14-dihydroxy-11β*H*-guai-4(15)-en-12, 6α-olide 10β, 14- 二羟基 -11β*H*- 愈创木 -4(15)- 烯 -12, 6α- 内酯

(5*R*, 10*S*, 16*R*)-11, 16-dihydroxy-12-methoxy-17(15 → 16)-*abeo*-abieta- 8, 11, 13-trien-3, 7-dione (5*R*, 10*S*, 16*R*)-11, 16- 二羟基 -12- 甲氧基 -17(15 → 16)- 迁 - 松香 - 8, 11, 13- 三烯 -3, 7- 二酮

6, 11-dihydroxy-12-methoxy-5, 8, 11, 13-abietatetraen-7-one 6, 11- 二羟基 -12- 甲氧基 -5, 8, 11, 13- 松香四烯 -7- 酮

7α, 11-dihydroxy-12-methoxy-8, 11, 13-abietatriene 7α, 11- 二羟基 -12- 甲氧基 -8, 11, 13- 松香三烯

3, 13-dihydroxy-12-oleananone 3, 13- 二羟基 -12- 齐墩果酮

3β, 21β-dihydroxy-12-oleanene 3β, 21β- 二羟基 -12- 齐墩果烯

3β, 28-dihydroxy-12-oleanene 3β, 28- 二羟基 -12- 齐墩果烯

3β, 20ξ-dihydroxy-12-oxo-21, 23-epoxydammar-24-ene 3β, 20ξ- 二羟基 -12- 氧亚基 -21, 23- 环氧达玛 -24- 烯

11, 16-dihydroxy-12-*O*-β-D-glucopyranosyl-17(15 → 16), 18(4 → 3)-*abeo*-4-carboxy-3, 8, 11, 13-abietatetraen-7-one 11, 16- 二羟基 -12-*O*-β-D- 吡喃葡萄糖基 -17(15 → 16), 18(4 → 3)- 迁 -4- 羧基 -3, 8, 11, 13- 松香四烯 -7- 酮

3β, 7β-dihydroxy-12β-acetoxy-11, 15, 23-trioxo-5α-lanost-8-en-26-oic acid methyl ester 3β, 7β- 二羟基 -12β- 乙酰氧基 -11, 15, 23- 三氧亚基 -5α- 羊毛脂 -8- 烯 -26- 酸甲酯

3β, 16α-dihydroxy-13, 28-epoxyoleanane 3β, 16α- 二羟基 -13, 28- 环氧齐墩果烷

1β, 14-dihydroxy-13-methoxy-8, 11, 13-podocarpatrien-7-one 1β, 14- 二羟基 -13- 甲氧基 -8, 11, 13- 罗汉松三烯 -7- 酮

5, 8α-dihydroxy-13-normarasman-7-one 5, 8α- 二羟基 -13- 去甲小皮伞 -7- 酮 (5, 8α- 二羟基 -13- 去甲 -7- 马瑞斯姆烷酮)

5, 7α-dihydroxy-13-normarasman-8-one 5, 7α- 二羟基 -13- 去甲小皮伞 -8- 酮 (5, 7α- 二羟基 -13- 去甲马瑞斯姆烷 -8- 酮)

3β, 16α-dihydroxy-13β, 28-epoxyolean-30-al 3β, 16α- 二羟基 -13β, 28- 环氧齐墩果 -30- 醛

3, 19-dihydroxy-14, 15, 16-trinor-8(17), 11-*ent*-labdadien-13-oic acid 3, 19- 二羟基 -14, 15, 16- 三去甲 -8(17), 11- 对映 - 半日花烷二烯 -13- 酸

(1β, 6α)-1, 6-dihydroxy-14-*O*-[(4-hydroxyphenyl)acetyl] eudesma-3, 11(13)-dien-12-oic acid-γ-lactone (1β, 6α)-1, 6- 二羟基 -14-*O*-[(4- 羟苯基) 乙酰基] 桉叶 -3, 11(13)- 二烯 -12- 酸 -γ- 内酯

3β, 14-dihydroxy-14β-pregn-5-en-20-one 3β, 14- 二羟基 -14β- 孕甾 -5- 烯 -20- 酮

3β, 14β-dihydroxy-14β-pregn-5-en-20-one 3β, 14β- 二羟基 -14β- 孕甾 -5- 烯 -20- 酮

19, 20-dihydroxy-15, 16-epoxy-8(17), 13(16), 14-*ent*-labdtriene 19, 20- 二羟基 -15, 16- 环氧 -8(17), 13(16), 14- 对映 - 半日花三烯

10α, 19-dihydroxy-15, 16-epoxy-8(17), 13(16), 14-nor-*ent*-labdatriene 10α, 19- 二羟基 -15, 16- 环氧 -8(17), 13(16), 14- 去甲 - 对映 - 半日花三烯

9, 12-dihydroxy-15-nonadecenoic acid 9, 12- 二羟基 -15- 十九烯酸

7β, 9-dihydroxy-15-*O*-*ent*-kaur-16-en-19, 6β-olide 7β, 9- 二羟基 -15-*O*- 对映 - 贝壳杉 -16- 烯 -19, 6β- 内酯

3, 16-dihydroxy-15-one-*ent*-pimar-8(14)-en-3-*O*-β-D-glucopyranoside 3, 16- 二羟基 -15- 酮 - 对映 - 海松 -8(14)- 烯 -3-*O*-β-D- 吡喃葡萄糖苷

7α, 9-dihydroxy-15-oxo-(16*S*)-kaur-16, 6-olide 7α, 9- 二羟基 -15- 氧亚基 -(16*S*)- 贝壳杉 -16, 6- 内酯

7α, 11α-dihydroxy-15-oxo-16-methylene-*ent*-kaur-19, 6β-lactone 7α, 11α- 二羟基 -15- 氧亚基 -16- 亚甲基 - 对映 - 贝壳杉 -19, 6β- 内酯

7α, 9-dihydroxy-15-oxo-kaur-16-en-19, 6β-olide 7α, 9- 二羟基 -15- 氧亚基贝壳杉 -16- 烯 -19, 6β- 内酯

2β, 3β-dihydroxy-16-*O*-β-D-glucopyranose-24α-al-olean-12-en-28-oic acid 2β, 3β- 二羟基 -16-*O*-β-D- 吡喃葡萄糖 -24α- 醛齐墩果 -12- 烯 -28- 酸

(–)-16, 17-dihydroxy-16β-kaur-19-oic acid (–)-16, 17- 二羟基 -16β- 贝壳杉 -19- 酸

16, 17-dihydroxy-16β-L-kaur-19-oic acid 二羟贝壳杉酸 (16, 17- 二羟基 -16β-L- 贝壳杉 -19- 酸)

7α, 12-dihydroxy-17(15 → 16)-*abeo*-abieta-8, 12, 16-trien-11, 14-dione 7α, 12- 二羟基 -17(15 → 16)- 迁 - 松香 -8, 12, 16- 三烯 -11, 14- 二酮

4α, 6α-dihydroxy-18-(4′-methoxy-4′-oxobutyryloxy)-19-tigloyloxyneoclerod-13-en-15, 16-olide 4α, 6α- 二羟基 -18-(4′- 甲氧基 -4′- 氧亚基丁酰氧基)-19- 惕各酰氧基新克罗 -13- 烯 -15, 16- 内酯

(2*E*, 10*E*)-1, 12-dihydroxy-18-acetoxy-3, 7, 15-trimethyl hexadec-2, 10, 14-triene (2*E*, 10*E*)-1, 12- 二羟基 -18- 乙酰氧基 -3, 7, 15- 三甲基十六碳 -2, 10, 14- 三烯

6β, 13β-dihydroxy-18-acetoxycass-14(17), 15-diene 6β, 13β- 二羟基 -18- 乙酰氧基卡斯 -14(17), 15- 二烯

(16*R*)-*ent*-16, 17-dihydroxy-19-norkaur-4-en-3-one (16*R*)- 对映 -16, 17- 二羟基 -19- 去甲贝壳杉 -4- 烯 -3- 酮

23β*H*-3β, 20ξ-dihydroxy-19-oxo-21, 23-epoxydammar-24-ene 23β*H*-3β, 20ξ- 二羟基 -19- 氧亚基 -21, 23- 环氧达玛 -24- 烯

18, 19-seco-2α, 3α-dihydroxy-19-oxours-11, 13(18)-dien-28-oic acid 18, 19- 开环 -2α, 3α- 二羟基 -19- 氧亚基熊果 -11, 13(18)- 二烯 -28- 酸

3β, 13-dihydroxy-19α*H*-urs-28-oic acid-γ-lactone 3β, 13- 二羟基 -19α*H*- 熊果 -28- 酸 -γ- 内酯

5-(3″, 4″-dihydroxy-1″-butynyl)-2, 2′-bithiophene 5-(3″, 4″- 二羟基 -1″- 丁炔基)-2, 2′- 二噻吩

4, 6-dihydroxy-1*H*-isoindole-1, 3(2*H*)-dione 4, 6- 二羟基 -1*H*- 异吲哚 -1, 3(2*H*)- 二酮

5, 8-dihydroxy-1-hydroxymethyl naphtho[2, 3-*c*]furan-4, 9-dione 5, 8- 二羟基 -1- 羟甲基萘并 [2, 3-*c*] 呋喃 -4, 9- 二酮

N-[(8*E*)-2, 4-dihydroxy-1-hydroxymethyl-8-hexacosenyl] pentadecanamide *N*-[(8*E*)-2, 4- 二羟基 -1- 羟甲基 -8- 二十六烯] 十五酰胺

3, 6-dihydroxy-1-hydroxymethyl-9-methoxy-7-methyl phenanthrene　3, 6- 二羟基 -1- 羟甲基 -9- 甲氧基 -7- 甲基菲

(3*R*, 4*R*, 6*S*)-3, 6-dihydroxy-1-menthene　(3*R*, 4*R*, 6*S*)-3, 6- 二羟基 -1- 薄荷烯

3, 8-dihydroxy-1-methoxy-2-methoxymethylene-9, 10-anthraquinone　3, 8- 二羟基 -1- 甲氧基 -2- 甲氧基亚甲基 -9, 10- 蒽醌

6-(2, 3-dihydroxy-1-methoxy-3-methyl butyl)-7-methoxycoumarin　6-(2, 3- 二羟基 -1- 甲氧基 -3- 甲丁基)-7- 甲氧基香豆素

3, 6-dihydroxy-1-methoxyanthraquinone　3, 6- 二羟基 -1- 甲氧基蒽醌

2, 5-dihydroxy-1-methoxypyrone　2, 5- 二羟基 -1- 甲氧基吡酮

3, 7-dihydroxy-1-methoxyxanthone　3, 7- 二羟基 -1- 甲氧基屾酮

(1′*S*, 2*R*, 5*S*, 10*R*)-2-(1′, 2′-dihydroxy-1′-methyl ethyl)-6, 10-dimethyl spiro[4.5]dec-6-en-8-one　(1′*S*, 2*R*, 5*S*, 10*R*)-2-(1′, 2′- 二羟基 -1′- 甲乙基)-6, 10- 二甲基螺 [4.5] 癸 -6- 烯 -8- 酮

2-(1′, 2′-dihydroxy-1′-methyl ethyl)-6, 10-dimethyl-9-hydroxyspiro[4.5]dec-6-en-8-one　2-(1′, 2′- 二羟基 -1′- 甲乙基)-6, 10- 二甲基 -9- 羟基螺 [4.5] 癸 -6- 烯 -8- 酮

(1′*R*, 2*R*, 5*S*, 10*R*)-2-(1′, 2′-dihydroxy-1′-methyl ethyl)-6, 10-dimethylspiro[4.5]dec-6-en-8-one　(1′*R*, 2*R*, 5*S*, 10*R*)-2-(1′, 2′- 二羟基 -1′- 甲乙基)-6, 10- 二甲基螺 [4.5] 癸 -6- 烯 -8- 酮

5, 8-dihydroxy-1-methyl naphtho[2, 3-*c*]furan-4, 9-dione　5, 8- 二羟基 -1- 甲基萘并 [2, 3-*c*] 呋喃 -4, 9- 二酮

2, 7-dihydroxy-1-methyl-5-aldehyde-9, 10-dihydrophenanthrene　2, 7- 二羟基 -1- 甲基 -5- 醛 -9, 10- 二氢菲

2, 7-dihydroxy-1-methyl-5-vinyl phenanthrene　2, 7- 二羟基 -1- 甲基 -5- 乙烯菲

1, 7-dihydroxy-1-methyl-6, 8-dimethoxy-β-carboline　1, 7- 二羟基 -1- 甲基 -6, 8- 二甲氧基 -β- 咔啉

2, 8-dihydroxy-1-methyl-7-methoxy-5-vinyl-9, 10-dihydrophenanthrene　2, 8- 二羟基 -1- 甲基 -7- 甲氧基 -5- 乙烯基 -9, 10- 二氢菲

3, 8-dihydroxy-1-methyl-9, 10-anthracenedione　3, 8- 二羟基 -1- 甲基 -9, 10- 蒽二酮

6, 7-dihydroxy-1-methyl-*N*-(6′-fructopyranosyl)-1, 2, 3, 4-tetrahydroisoquinoline　6, 7- 二羟基 -1- 甲基 -*N*-(6′- 吡喃果糖基)-1, 2, 3, 4- 四氢异喹啉

(22*R*)-7α, 27-dihydroxy-1-oxowitha-2, 5, 24-trienolide　(22*R*)-7α, 27- 二羟基 -1- 氧亚基睡茄 -2, 5, 24- 三烯内酯

7, 27-dihydroxy-1-oxowitha-2, 5, 24-trienolide　7, 27- 二羟基 -1- 氧亚基睡茄 -2, 5, 24- 三烯内酯

7α, 27-dihydroxy-1-oxo-witha-2, 5, 24-trienolide　7α, 27- 二羟基 -1- 氧亚基睡茄 -2, 5, 24- 三烯内酯

3, 5-dihydroxy-1-*O*-β-D-glucopyranoside　3, 5- 二羟基 -1-*O*-β-D- 吡喃葡萄糖苷

4, 7-dihydroxy-1-*p*-hydroxybenzyl-2-methoxy-9, 10-dihydrophenanthrene　4, 7- 二羟基 -1- 对羟苄基 -2- 甲氧基 -9, 10- 二氢菲

2′, 3′-dihydroxy-1′-propoxypseudolarate B　1′- 丙氧基 -2′, 3′- 二羟基土荆皮乙酸酯

4, 8-dihydroxy-1-tetrahydronaphthoquinone (isosclerone)　4, 8- 二羟基 -1- 四氢萘醌 (异核盘菌酮)

(4*S*)-4, 8-dihydroxy-1-tetralone　(4*S*)-4, 8- 二羟基 -1- 四氢萘酮

trans-(3*S*, 4*S*)-3, 4-dihydroxy-1-tetralone　反式 -(3*S*, 4*S*)-3, 4- 二羟基 -1- 四氢萘酮

5, 8-dihydroxy-1-tigloyl methyl naphtho[2, 3-*c*]furan-4, 9-dione　5, 8- 二羟基 -1- 惕各酰基甲基萘并 [2, 3-c] 呋喃 -4, 9- 二酮

1α, 11β-dihydroxy-1α, 11β-acetonide-7α, 20-epoxy-*ent*-kaur-16-en-15-one　1α, 11β- 二羟基 -1α, 11β- 丙酮化物 -7α, 20- 环氧 - 对映 - 贝壳杉 -16- 烯 -15- 酮

7β, 8α-dihydroxy-1α, 4α*H*-guai-10(15)-en-5β, 8β-endoxide　7β, 8α- 二羟基 -1α, 4α*H*- 愈创 -10(15)- 烯 -5β, 8β- 内向环氧

7β, 8α-dihydroxy-1α, 4α*H*-guai-9, 11-dien-5β, 8β-endoxide　7β, 8α- 二羟基 -1α, 4α*H*- 愈创 -9, 11- 二烯 -5β, 8β- 内向环氧

6β, 14α-dihydroxy-1α, 7β-diacetoxy-7α, 20-epoxy-*ent*-kaur-16-en-15-one　6β, 14α- 二羟基 -1α, 7β- 二乙酰氧基 -7α, 20- 环氧 - 对映 - 贝壳杉 -16- 烯 -15- 酮

4β, 10β-dihydroxy-1α*H*, 5β*H*-guaia-6-ene　4β, 10β- 二羟基 -1α*H*, 5β*H*-6- 愈创木烯

8β, 9β-dihydroxy-1β, 10α-epoxy-11β, 13-dihydrocostunolide　8β, 9β- 二羟基 -1β, 10α- 环氧 -11β, 13- 二氢木香烯内酯

5, 4′-dihydroxy-2″, 2″-dimethyl pyrano[5, 6:6, 7] isoflavone　5, 4′- 二羟基 -2″, 2″- 二甲基吡喃 [5, 6:6, 7] 异黄酮

5, 7-dihydroxy-2-(1, 2-isopropdioxy-4-one-cyclohex-5-en)chromone　5, 7- 二羟基 -2-(1, 2- 异丙二氧基 -4- 酮 - 环己 -5- 烯) 色原酮

5, 7-dihydroxy-2-(1, 4-dihydroxy-cyclohex-2, 5-dien) chromone　5, 7- 二羟基 -2-(1, 4- 二羟基 - 环己 -2, 5- 二烯) 色原酮

5, 7-dihydroxy-2-(1, 4-dihydroxy-cyclohex-2, 5-dien) chromone-4′-*O*-β-D-glucoside 5, 7- 二羟基 -2-(1, 4- 二羟基 - 环己 -2, 5- 二烯) 色原酮 -4′-*O*-β-D- 葡萄糖苷

(2S)-2′, 4′-dihydroxy-2″-(1-hydroxy-1-methyl ethyl)-dihydrofuro[2, 3-*h*]flavanone (2S)-2′, 4′- 二羟基 -2″-(1- 羟基 -1- 甲乙基) 二氢呋喃 [2, 3-*h*] 黄烷酮

5, 7-dihydroxy-2-(1-hydroxy-2, 6-dimethoxy-4-one-cyclohexane)chromone 5, 7- 二羟基 -2-(1- 羟基 -2, 6- 二甲氧基 -4- 酮 - 环己烷) 色原酮

5, 7-dihydroxy-2-(2, 4-dihydroxypentyl)chromone 5, 7- 二羟基 -2-(2, 4- 二羟戊基) 色原酮

2, 4-dihydroxy-2-(2-hydroxyethyl)cyclohex-5-en-1-one 2, 4- 二羟基 -2-(2- 羟乙基) 环己 -5- 烯 -1- 酮

1, 3-dihydroxy-2-(2′-methoxyl propionyl)-5-methoxy-6-methyl benzene 1, 3- 二羟基 -2-(2′- 甲丙酰基)-5- 甲氧基 -6- 甲基苯

5, 8-dihydroxy-2-(2-phenyl ethyl)chromone 5, 8- 二羟基 -2-(2- 苯乙基) 色原酮

7, 8-dihydroxy-2-(3, 4-dihydroxypheny1)-1, 2-dihydronaphthalene-1, 3-dicarboxylic acid 7, 8- 二羟基 -2-(3, 4- 二羟苯基)-1, 2- 二氢萘 -1, 3- 二甲酸

5, 7-dihydroxy-2-(3-hydroxy-4-methoxyphenyl)-6, 7-dimethoxychromone 5, 7- 二羟基 -2-(3- 羟基 -4- 甲氧苯基)-6, 7- 二甲氧基色原酮

3, 5-dihydroxy-2-(3-methyl-2-butenyl)bibenzyl 3, 5- 二羟基 -2-(3- 甲基 -2- 丁烯基) 联苄

3, 5-dihydroxy-2-(4-hydroxy-3-methoxyphenyl)-7, 8-dimethoxy-4*H*-1-benzopyran-4-one 3, 5- 二羟基 -2-(4- 羟基 -3- 甲氧苯基)-7, 8- 二甲氧基 -4*H*-1- 苯并吡喃 -4- 酮

3′, 5-dihydroxy-2-(4-hydroxybenzyl)-3-methoxybibenzyl 3′, 5- 二羟基 -2-(4- 羟基苯甲基)-3- 甲氧基联苄

3, 3′-dihydroxy-2-(4-hydroxybenzyl)-5-methoxybibenzyl 3, 3′- 二羟基 -2-(4- 羟苄基)-5- 甲氧基联苄

3-[5, 7-dihydroxy-2-(4-methoxyphenyl)-4-oxo-4*H*-chromen-8-yl]-4-methoxybenzoic acid 3-[5, 7- 二羟基 -2-(4- 甲氧苯基)-4- 氧亚基 -4*H*- 色烯 -8- 基]-4- 甲氧基苯甲酸

1, 4-dihydroxy-2-(7′-methyl-3-methylene-1′-oxo-4′, 7′-peroxideoctyl)benzene 1, 4- 二羟基 -2-(7′- 甲基 -3- 亚甲基 -1′- 氧亚基 -4′, 7′- 过氧化物辛) 苯

(2*S*)-7, 9-dihydroxy-2-(prop-1-en-2-yl)-1, 2-dihydroanthra[2, 1-*b*]furan-6, 11-dione (2*S*)-7, 9- 二羟基 -2-(丙 -1- 烯 -2- 基)-1, 2- 二羟基蒽 [2, 1-*b*] 呋喃 -6, 11- 二酮

1-(5, 7-dihydroxy-2, 2, 6-trimethyl-2*H*-1-benzopyran-8)-3-phenyl-2-propen-1-one 1-(5, 7- 二羟基 -2, 2, 6- 三甲基 -2*H*-1- 苯并吡喃 -8)-3- 苯基 -2- 丙烯 -1- 酮

(4*S*, 4a*R*, 10*R*, 10a*R*)-4, 10-dihydroxy-2, 2-dimethyl-2, 3, 4, 4*R*, 10, 10α-hexahydrobenzo[*g*]chromen-5-one (4*S*, 4a*R*, 10*R*, 10a*R*)-4, 10- 二羟基 -2, 2- 二甲基 -2, 3, 4, 4*R*, 10, 10α- 六氢苯并 [*g*] 色烯 -5- 酮

(3*R*, 4a*R*, 10b*R*)-3, 10-dihydroxy-2, 2-dimethyl-3, 4, 4a, (10b*R*)-tetrahydro-2*H*-naphtho[1, 2-*b*]-pyran-5*H*-6-one (3*R*, 4a*R*, 10b*R*)-3, 10- 二羟基 -2, 2- 二甲基 -3, 4, 4a, (10b*R*)- 四氢 -2*H*- 萘并 [1, 2-*b*] 吡喃 -5*H*-6- 酮

5, 3′-dihydroxy-2, 3-(methylenedioxy)bibenzyl 5, 3′- 二羟基 -2, 3- 亚甲二氧基联苄

1, 7-dihydroxy-2, 3, 4, 5-tetramethoxyxanthone 1, 7- 二羟基 -2, 3, 4, 5- 四甲氧基吅酮

1, 8-dihydroxy-2, 3, 4, 5-tetramethoxyxanthone 1, 8- 二羟基 -2, 3, 4, 5- 四甲氧基吅酮

1, 6-dihydroxy-2, 3, 4, 8-tetramethoxyxanthone 1, 6- 二羟基 -2, 3, 4, 8- 四甲氧基吅酮

1, 5-dihydroxy-2, 3, 4-trimethoxyxanthone 1, 5- 二羟基 -2, 3, 4- 三甲氧基吅酮

1, 7-dihydroxy-2, 3, 4-trimethoxyxanthone 1, 7- 二羟基 -2, 3, 4- 三甲氧基吅酮

4, 8-dihydroxy-2, 3, 6, 7, 8, 9-hexadehydroilludalan-1-one 4, 8- 二羟基 -2, 3, 6, 7, 8, 9- 六脱氢伊鲁达 -1- 酮

2′, 4′-dihydroxy-2, 3′, 6′-trimethoxychalcone 2′, 4′- 二羟基 -2, 3′, 6′- 三甲氧基查耳酮

4′, 5-dihydroxy-2′, 3′, 7, 8-tetramethoxyl flavone 4′, 5- 二羟基 -2′, 3′, 7, 8- 四甲氧基黄酮

1, 4-dihydroxy-2, 3, 7-trimethoxyxanthone 1, 4- 二羟基 -2, 3, 7- 三甲氧基吅酮

1, 5-dihydroxy-2, 3, 7-trimethoxyxanthone 1, 5- 二羟基 -2, 3, 7- 三甲氧基吅酮

4, 6-dihydroxy-2, 3-dihydro-1*H*-isoindol-1-one 4, 6- 二羟基 -2, 3- 二氢 -1*H*- 异吲哚 -1- 酮

1, 5-dihydroxy-2, 3-dimethoxyxanthone 1, 5- 二羟基 -2, 3- 二甲氧基吅酮

1, 7-dihydroxy-2, 3-dimethoxyxanthone 1, 7- 二羟基 -2, 3- 二甲氧基吅酮

1, 7-dihydroxy-2, 3-methylenedioxyxanthone 1, 7- 二羟基 -2, 3- 亚甲二氧基吅酮

7α, 11β-dihydroxy-2, 3-secolup-12(13), 20(29)-dien-2, 3, 28-trioic acid 7α, 11β- 二羟基 -2, 3- 开环羽扇豆 -12(13), 20(29)- 二烯 -2, 3, 28- 三酸

3′, 6′-dihydroxy-2′, 4′, 5′, 4-tetramethoxychalcone 3′, 6′- 二羟基 -2′, 4′, 5′, 4- 四甲氧基查耳酮

(3*S*)-3′, 7-dihydroxy-2′, 4′, 5′, 8-tetramethoxyisoflavane (3*S*)-3′, 7- 二羟基 -2′, 4′, 5′, 8- 四甲氧基异黄烷

3, 7-dihydroxy-2, 4, 6-trimethoxyphenanthrene 3, 7- 二羟基 -2, 4, 6- 三甲氧基菲

1, 3-dihydroxy-2, 4, 7-trimethoxyxanthone 1, 3- 二羟基 -2, 4, 7- 三甲氧基叫酮

3, 7-dihydroxy-2, 4, 8-trimethoxyphenanthrene 3, 7- 二羟基 -2, 4, 8- 三甲氧基菲

2, 3-dihydroxy-2, 4-cyclopentadien-1-one 2, 3- 二羟基 -2, 4- 环戊二烯 -1- 酮

3′, 5-dihydroxy-2, 4-di(*p*-hydroxybenzyl)-3-methoxybibenzyl 3′, 5- 二羟基 -2, 4- 二 (对 - 羟苄基)-3- 甲氧基联苄

(3*R*, 4*R*)-3′, 7-dihydroxy-2′, 4′-dimethoxy-4-[(2*R*)-4′, 5, 7-trihydroxyflavanone-6-yl]isoflavan (3*R*, 4*R*)-3′, 7- 二羟基 -2′, 4′- 二甲氧基 -4-[(2*R*)-4′, 5, 7- 二羟基黄烷酮 -6- 基] 异黄烷

(3*R*, 4*R*)-3, 4-*trans*-3′, 7-dihydroxy-2′, 4′-dimethoxy-4-[(2*S*)-4′, 5, 7-trihydroxyflavan-6-one]isoflavan (3*R*, 4*R*)-3, 4- 反式 -3′, 7- 二羟基 -2′, 4′- 二甲氧基 -4-[(2*S*)-4′, 5, 7- 三羟基黄烷 -6- 酮] 异黄烷

(3*R*, 4*R*)-3′, 7-dihydroxy-2′, 4′-dimethoxy-4-[(3*R*)-2′, 7-dihydroxy-4′-methoxyisoflavan-5′-yl]isoflavan (3*R*, 4*R*)-3′, 7- 二羟基 -2′, 4′- 二甲氧基 -4-[(3*R*)-2′, 7- 二羟基 -4′- 甲氧基异黄烷 -5′- 基] 异黄烷

5, 6-dihydroxy-2, 4-dimethoxy-9, 10-dihydrophenanthrene 5, 6- 二羟基 -2, 4- 二甲氧基 -9, 10- 二氢菲

1, 3-dihydroxy-2, 4-dimethoxyanthraquinone 1, 3- 二羟基 -2, 4- 二甲氧基蒽醌

1, 6-dihydroxy-2, 4-dimethoxyanthraquinone 1, 6- 二羟基 -2, 4- 二甲氧基蒽醌

3′, 7-dihydroxy-2′, 4′-dimethoxyisoflavane 3′, 7- 二羟基 -2′, 4′- 二甲氧基异黄烷

3, 7-dihydroxy-2′, 4′-dimethoxyisoflavanone 3, 7- 二羟基 -2′, 4′- 二甲氧基异黄烷酮

3′, 7-dihydroxy-2′, 4′-dimethoxyisoflavone 3′, 7- 二羟基 -2′, 4′- 二甲氧基异黄酮

3, 5-dihydroxy-2, 4-dimethoxyphenanthrene 3, 5- 二羟基 -2, 4- 二甲氧基菲

3, 7-dihydroxy-2, 4-dimethoxyphenanthrene 3, 7- 二羟基 -2, 4- 二甲氧基菲

3, 7-dihydroxy-2, 4-dimethoxyphenanthrene-3-*O*-glucoside 3, 7- 二羟基 -2, 4- 二甲氧基菲 -3-*O*- 葡萄糖苷

1, 3-dihydroxy-2, 5, 6, 7-tetramethoxyxanthone 1, 3- 二羟基 -2, 5, 6, 7- 四甲氧基叫酮

1, 3-dihydroxy-2, 5-dimethoxyanthraquinone 1, 3- 二羟基 -2, 5- 二甲氧基蒽醌

3, 3′-dihydroxy-2, 5′-dimethoxybibenzyl 3, 3′- 二羟基 -2, 5′- 二甲氧基联苄

3, 5-dihydroxy-2′, 5′-dimethoxybibenzyl 3, 5- 二羟基 -2′, 5′- 二甲氧基联苄

trans-3, 3′-dihydroxy-2′, 5-dimethoxystilbene 反式 -3, 3′- 二羟基 -2′, 5- 二甲氧基芪

5, 7-dihydroxy-2, 6, 8-trimethyl chromone 5, 7- 二羟基 -2, 6, 8- 三甲基色原酮

3, 3′-dihydroxy-2′, 6′-bis(p-hydroxybenzyl)-5-methoxybibenzyl 3, 3′- 二羟基 -2′, 6′- 双 (对羟苄基)-5- 甲氧基联苄

1, 4-dihydroxy-2, 6-dimethoxybenzene 1, 4- 二羟基 -2, 6- 甲氧基苯

4, 4′-dihydroxy-2, 6-dimethoxydihydrochalcone 4, 4′- 二羟基 -2, 6- 二甲氧基二氢查耳酮

1, 8-dihydroxy-2, 6-dimethoxyxanthone (methyl swertianin) 1, 8- 二羟基 -2, 6- 二甲氧基叫酮 (甲基当药叫酮、甲基当药宁)

2, 4-dihydroxy-2, 6-trimethyl-Δ^1, α-cyclohexaneacetic-γ-lactone 2, 4- 二羟基 -2, 6- 三甲基 -Δ^1, α- 环己烷乙酰 -γ- 内酯

(1*S*, 2*E*, 4*S*, 7*E*, 10*E*, 12*S*)-4, 12-dihydroxy-2, 7, 10-cembrtrien-6-one (1*S*, 2*E*, 4*S*, 7*E*, 10*E*, 12*S*)-4, 12- 二羟基 -2, 7, 10- 烟草三烯 -6- 酮

6, 8-dihydroxy-2, 7-dimethoxy-3-(1, 1-dimethyl prop-2-enyl)-1, 4-naphthoquinone 6, 8- 二羟基 -2, 7- 二甲氧基 -3-(1, 1- 二甲基丙 -2- 烯基)-1, 4- 萘醌

1, 3-dihydroxy-2, 7-dimethoxyxanthone 1, 3- 二羟基 -2, 7- 二甲氧基叫酮

4, 8-dihydroxy-2, 7-dimethoxyxanthone 4, 8- 二羟基 -2, 7- 二甲氧基叫酮

5, 7-dihydroxy-2′, 8-dimethoxyflavone 5, 7- 二羟基 -2′, 8- 二甲氧基黄酮

5, 7-dihydroxy-2, 8-dimethyl chromone (isoeugenitol) 5, 7- 二羟基 -2, 8- 二甲基色原酮 (*O*- 去甲异甲基丁香色原酮、番樱桃醇)

1, 7-dihydroxy-2, 8-dimethyl-4-(1-hydroxyethyl)-9, 10-dihydrophenanthrene 1, 7- 二羟基 -2, 8- 二甲基 -4-(1- 羟基乙基)-9, 10- 二氢菲

1-(3, 7-dihydroxy-2, 8-dimethyl-9, 10-dihydrophenanthren-1-yl)ethanone 1-(3, 7- 二羟基 -2, 8- 二甲基 -9, 10- 二氢菲 -1- 基) 乙酮

3, 6-dihydroxy-2-[2-(2-hydroxpyhenyl)-ethynyl]benzoic acid methyl ester 3, 6- 二羟基 -2-[2-(2- 羟苯基)- 乙炔基] 苯甲酸甲酯

5, 8-dihydroxy-2-[2-(4′-methoxyphenyl)ethyl]chromone 5, 8- 二羟基 -2-[2-(4′- 甲氧苯基) 乙基] 色原酮

5, 8-dihydroxy-2-[2-(*p*-methoxyphenyl)ethyl]chromone 5, 8- 二羟基 -2-(2- 对甲氧基苯乙基) 色原酮

1, 4-dihydroxy-2-[3′, 7′-dimethyl-1′-oxo-2′-(*E*), 6′-octadienyl]benzene 1, 4- 二羟基 -2-[3′, 7′- 二甲基 -1′- 氧亚基 -2′-(*E*), 6′- 辛二烯] 苯

1, 4-dihydroxy-2-[3′, 7′-dimethyl-1′-oxo-2′-(*Z*), 6′-octadienyl]benzene 1, 4- 二羟基 -2-[3′, 7′- 二甲基 -1′- 氧亚基 -2′-(*Z*), 6′- 辛二烯] 苯

3α, 11α-dihydroxy-20(29)-lup-en-23, 28-dioic acid 3α, 11α- 二羟基 -20(29)- 羽扇豆烯 -23, 28- 二酸

(17*R*, 20*S*, 24*R*)-17, 25-dihydroxy-20, 24-epoxy-14(18)-malabaricen-3-one (17*R*, 20*S*, 24*R*)-17, 25- 二羟基 -20, 24- 环氧 -14(18)- 岭南臭椿烯 -3- 酮

6α, 15α-dihydroxy-20-aldehyde-6, 7-seco-6, 11α-epoxy-*ent*-kaur-16-en-1, 7-olide 6α, 15α- 二羟基 -20- 醛 -6, 7- 开环 -6, 11α- 环氧 - 对映 - 贝壳杉 -16- 烯 -1, 7- 内酯

3β, 19β-dihydroxy-20-taraxasten-30-oic acid 3β, 19β- 二羟基 -20- 蒲公英萜烯 -30- 酸

3β, 22α-dihydroxy-20-taraxasten-30-oic acid 3β, 22α- 二羟基 -20- 蒲公英萜烯 -30- 酸

3β, 22-dihydroxy-20-taraxastene 3β, 22- 二羟基 -20- 蒲公英萜烯

5α, 6β-dihydroxy-21, 24-epoxy-1-oxowitha-2, 25(27)-dienolide 5α, 6β- 二羟基 -21, 24- 环氧 -1- 氧亚基醉茄 -2, 25(27)- 二烯内酯

3, 25-dihydroxy-23-cydoartene 3, 25- 二羟基 -23- 环安坦烯

2α, 24-dihydroxy-23-norursolic acid 2α, 24- 二羟基 -23- 去甲熊果酸

3β, 16β-dihydroxy-23-*O*-acetyl-13β, 28β-epoxyolean-11-en-3-*O*-β-D-fucopyranoside 3β, 16β- 二羟基 -23-*O*- 乙酰基 -13β, 28β- 环氧齐墩果 -11- 烯 -3-*O*-β-D- 吡喃岩藻糖苷

3, 11-dihydroxy-23-oxo-20(29)-lup-28-oic acid 3, 11- 二羟基 -23- 氧亚基 -20(29)- 羽扇豆 -28- 酸

3α, 11α-dihydroxy-23-oxolup-20(29)-en-28-oic acid 3α, 11α- 二羟基 -23- 氧亚基羽扇豆 -20(29)- 烯 -28- 酸

2β, 3β-dihydroxy-23-oxours-12-en-28-oic acid 2β, 3β- 二羟基 -23- 氧亚基熊果 -12- 烯 -28- 酸

(11*R*, 20*R*)-11, 20-dihydroxy-24-dammaren-3-one (11*R*, 20*R*)-11, 20- 二羟基 -24- 达玛烯 -3- 酮

(16*S*, 24*S*)-dihydroxy-24-deacetyl alisol O (16*S*, 24*S*)- 二羟基 -24- 去乙酰泽泻醇 O

(20*S*)-3β, 20-dihydroxy-24-perhydroxydammar-25-ene (20*S*)-3β, 20- 二羟基 -24- 过羟基达玛 -25- 烯

2α, 12β-di-hydroxy-24ξ-hydroperoxy-25, 26-en-dammarane 2α, 12β- 二 - 羟基 -24ξ- 氢过氧基 -25, 26- 烯达玛烷

(23*E*)-3β, 7β-dihydroxy-25-methoxycucurbit-5, 23-dien-19-al (23*E*)-3β, 7β- 二羟基 -25- 甲氧基 -5, 23- 葫芦二烯 -19- 醛

(23*E*)-3β, 7β-dihydroxy-25-methoxycucurbit-5, 23-dien-19-al-3-*O*-β-D-allopyranoside (23*E*)-3β, 7β- 二羟基 -25- 甲氧基葫芦 -5, 23- 二烯 -19- 醛 -3-*O*-β-D- 吡喃阿洛糖苷

3β, 7β-dihydroxy-25-methoxycucurbita-5, (23*E*)-dien-19-al 3β, 7β- 二羟基 -25- 甲氧基葫芦 -5, (23*E*)- 二烯 -19- 醛

3, 7-dihydroxy-25-methoxycucurbita-5, 23-dien-19-al 3, 7- 二羟基 -25- 甲氧基葫芦 -5, 23- 二烯 -19- 醛

(*E*)-3β, 20-dihydroxy-25-perhydroxydammar-23-ene (*E*)-3β, 20- 二羟基 -25- 过羟基达玛 -23- 烯

1, 8-dihydroxy-2-acetyl-3-methyl naphthalene 1, 8- 二羟基 -2- 乙酰基 -3- 甲基萘

1, 4-dihydroxy-2-carboethoxyanthraquinone 1, 4- 二羟基 -2- 羰乙氧基蒽醌

1, 3-dihydroxy-2-ethoxymethyl anthraquinone (ibericin) 1, 3- 二羟基 -2- 乙氧甲基蒽醌 (针屈曲素)

1, 3-dihydroxy-2-ethoxymethyl-6-methoxy-9, 10-anthraquinone 1, 3- 二羟基 -2- 乙氧甲基 -6- 甲氧基 -9, 10- 蒽醌

1, 3-dihydroxy-2-ethoxymethyl-9, 10-anthraquinone 1, 3- 二羟基 -2- 乙氧甲基 -9, 10- 蒽醌

6, 7-dihydroxy-2*H*-chromen-2-one 6, 7- 二羟基 -2*H*- 色烯 -2- 酮

1, 3-dihydroxy-2-hexanoyl amino-(4*E*)-heptadecene 1, 3- 二羟基 -2- 十六烷基氨基 -(4*E*)- 十七烯

2, 3-dihydroxy-2-hexyl-5-methyl furan-3-one 2, 3- 二羟基 -2- 己基 -5- 甲基呋喃 -3- 酮

1, 4-dihydroxy-2-hydroxymethyl anthraquinone 1, 4- 二羟基 -2- 羟甲基蒽醌

1, 3-dihydroxy-2-hydroxymethyl anthraquinone-3-*O*-xylosyl-(1 → 6)-glucoside (lucidin primeveroside) 1, 3- 二羟基 -2- 羟甲基蒽醌 -3-*O*- 木糖基 -(1 → 6)- 葡萄糖苷 (光泽定樱草糖苷)

1, 3-dihydroxy-2-hydroxymethyl-6-methoxy-9, 10-anthraquinone 1, 3- 二羟基 -2- 羟甲基 -6- 甲氧基 -9, 10- 蒽醌

3, 6-dihydroxy-2-hydroxymethyl-9, 10-anthraquinone 3, 6- 二羟基 -2- 羟甲基 -9, 10- 蒽醌

1, 3-dihydroxy-2-hydroxymethyl-9, 10-anthraquinone-3-hydroxy-2-hydroxymethyl-acetonide 1, 3- 二羟基 -2- 羟甲基 -9, 10- 蒽醌 -3- 羟基 -2- 羟甲基丙酮化物

6, 7-dihydroxy-2-methoxy-1, 4-phenanthrenedione 6, 7- 二羟基 -2- 甲氧基 -1, 4- 菲二酮

1, 2-dihydroxy-2-methoxy-3, 4-dioxybutyl- (2′, 2′-dioxypropyl)ether 1, 2- 二羟基 -2- 甲氧基 -3, 4- 二氧丁基 -(2′, 2′- 二氧丙基) 醚

3, 5-dihydroxy-2′-methoxy-4-methyl bibenzyl 3, 5- 二羟基 -2′- 甲氧基 -4- 甲基联苄

5, 3′-dihydroxy-2′-methoxy-6, 7-methylenedioxyisoflavone 5, 3′- 二羟基 2′- 甲氧基 -6, 7- 亚甲二氧基异黄酮

1, 3-dihydroxy-2-methoxy-6-methoxycarbonyl-7-acetyl xanthone 1, 3- 二羟基 -2- 甲氧基 -6- 羰甲氧基 -7- 乙酰基屾酮

5, 4′-dihydroxy-2′-methoxy-8-(3, 3-dimethyl allyl)-2″, 2″-dimethyl pyrano[5, 6:6, 7]isoflavanone 5, 4′- 二羟基 -2′- 甲氧基 -8-(3, 3- 二甲烯丙基)-2″, 2″- 二甲基吡喃 [5, 6:6, 7] 异黄烷酮

1, 3-dihydroxy-2-methoxy-9, 10-anthraquinone 1, 3- 二羟基 -2- 甲氧基 -9, 10- 蒽醌

4, 5-dihydroxy-2-methoxy-9, 10-dihydrophenanthren 4, 5- 二羟基 -2- 甲氧基 -9, 10- 二氢菲

4, 7-dihydroxy-2-methoxy-9, 10-dihydrophenanthrene 4, 7- 二羟基 -2- 甲氧基 -9, 10- 二氢菲

4, 7-dihydroxy-2-methoxy-9, 10-dihydrophenanthrene (lusianthridin) 4, 7- 二羟基 -2- 甲氧基 -9, 10- 二氢菲 (卢斯兰菲)

4, 6-dihydroxy-2-methoxyacetophenone 4, 6- 二羟基 -2- 甲氧基苯乙酮

1, 6-dihydroxy-2-methoxyanthraquinone 1, 6- 二羟基 -2- 甲氧基蒽醌

1, 4-dihydroxy-2-methoxybenzene 1, 4- 二羟基 -2- 甲氧基苯

3, 5-dihydroxy-2′-methoxybibenzyl 3, 5- 二羟基 -2′- 甲氧基联苄

4, 4′-dihydroxy-2′-methoxychalcone 4, 4′- 二羟基 -2′- 甲氧基查耳酮

(3*R*)-7, 4′-dihydroxy-2′-methoxyisoflavan (3*R*)-7, 4′- 二羟基 -2′- 甲氧基异黄烷

1, 3-dihydroxy-2-methoxymethyl anthraquinone 1, 3- 二羟基 -2- 甲氧甲基蒽醌

3, 6-dihydroxy-2-methoxymethyl anthraquinone 3, 6- 二羟基 -2- 甲氧甲基蒽醌

1, 3-dihydroxy-2-methoxymethyl-9, 10-anthraquinone 1, 3- 二羟基 -2- 甲氧甲基 -9, 10- 蒽醌

1, 3-dihydroxy-2-methoxyxanthone 1, 3- 二羟基 -2- 甲氧基屾酮

1, 7-dihydroxy-2-methoxyxanthone 1, 7- 二羟基 -2- 甲氧基屾酮

1, 4-dihydroxy-2-methyl anthraquinone 1, 4- 二羟基 -2- 甲基蒽醌

1, 3-dihydroxy-2-methyl anthraquinone (rubiadin) 1, 3- 二羟基 -2- 甲基蒽醌 (甲基异茜草素、茜草定)

1, 8-dihydroxy-2-methyl anthraquinone-3-*O*-β-D-galactopyranoside 1, 8- 二羟基 -2- 甲基蒽醌 -3-*O*-β-D- 吡喃半乳糖苷

5, 7-dihydroxy-2-methyl benzopyran-4-one 5, 7- 二羟基 -2- 甲基苯并吡喃 -4- 酮

2, 3-dihydroxy-2-methyl butyrolactone 2, 3- 二羟基 -2- 甲基丁内酯

5, 7-dihydroxy-2-methyl chromone 5, 7- 二羟基 -2- 甲基色原酮

5, 7-dihydroxy-2-methyl chromone-7-*O*-β-D-apiofuranosyl-(1 → 6)-β-D-glucopyranoside 5, 7- 二羟基 -2- 甲基色原酮 -7-*O*-β-D- 呋喃芹糖基 -(1 → 6)-β-D- 吡喃葡萄糖苷

5, 7-dihydroxy-2-methyl chromone-7-*O*-β-D-glucopyranoside 5, 7- 二羟基 -2- 甲基色原酮 -7-*O*-β-D- 吡喃葡萄糖苷

5, 7-dihydroxy-2-methyl chromone-7-*O*-β-D-glucoside 5, 7- 二羟基 -2- 甲基色原酮 -7-*O*-β-D- 葡萄糖苷

1-(4, 5-dihydroxy-2-methyl phenyl)ethanone 1-(4, 5- 二羟基 -2- 甲基苯基) 乙酮

8, 10-dihydroxy-2-methyl-(2*E*, 6*E*)-octadienoyl catalpol 8, 10- 二羟基 -2- 甲基 -(2*E*, 6*E*)- 辛二烯酰基梓醇

3, 5-dihydroxy-2-methyl-1, 4-naphthoquinone (droserone) 3,5- 二羟基 -2- 甲基萘醌 (茅膏菜醌、茅膏酮、茅膏醌)

1-[5, 7-dihydroxy-2-methyl-2-(4-methylpent-3-enyl) chroman-8-yl]-2-methylbut-1-one 1-[5, 7- 二羟基 -2- 甲基 -2-(4- 甲基戊 -3- 烯基) 色原烷 -8- 基]-2- 甲基丁 -1- 酮

1-[5, 7-dihydroxy-2-methyl-2-(4-methylpent-3-enyl) chroman-8-yl]-2-methylprop-1-one 1-[5, 7- 二羟基 -2- 甲基 -2-(4- 甲基戊 -3- 烯基) 色原烷 -8- 基]-2- 甲基丙 -1- 酮

5, 7-dihydroxy-2-methyl-4-dihydrochromone 5, 7- 二羟基 -2- 甲基 -4- 二氢色原酮

1, 4-dihydroxy-2-methyl-5-methoxyanthraquinone 1, 4- 二羟基 -2- 甲基 -5- 甲氧基蒽醌

1, 4-dihydroxy-2-methyl-8-methoxyanthraquinone 1, 4- 二羟基 -2- 甲基 -8- 甲氧基蒽醌

1, 6-dihydroxy-2-methyl-9, 10-anthraquinone 1, 6- 二羟基 -2- 甲基 -9, 10- 蒽醌

(2*R*, 3*R*)-2, 3-dihydroxy-2-methyl-γ-butyrolactone (2*R*, 3*R*)-2, 3- 二羟基 -2- 甲基 -γ- 丁内酯

4, 6-dihydroxy-2-*O*-(4′-hydroxybutyl)acetophenone 4, 6- 二羟基 -2-*O*-(4′- 羟丁基) 苯乙酮

9-dihydroxy-2′-*O*-(*Z*)-cinnamoyl-7-methoxyaloesin 9- 二羟基 -2′-*O*-(*Z*)- 桂皮酰基 -7- 甲氧基芦荟苦素

3β, 19α-dihydroxy-2-*O*-urs-12-en-28-oic acid 3β, 19α- 二羟基 -2-*O*- 熊果 -12- 烯 -28- 酸

15, 16-dihydroxy-2-oxo-*ent*-pimar-8(14)-ene 15, 16- 二羟基 -2- 氧亚基 - 对映 - 海松 -8(14)- 烯

ent-15, 16-dihydroxy-2-oxopimar-8(14)-ene 对映 -15, 16- 二羟基 -2- 氧亚基海松 -8(14)- 烯

1, 2-dihydroxy-2-oxoquinolin-4-carboxylic acid ethyl ester 1, 2- 二羟基 -2- 氧亚基喹啉 -4- 甲酸乙酯

1, 2-dihydroxy-2-oxoquinolin-4-carboxylic acid methyl ester 1, 2- 二羟基 -2- 氧亚基喹啉 -4- 甲酸甲酯

2, 19α-dihydroxy-2-oxours-1, 12-dien-28-oic acid 2, 19α- 二羟基 -2- 氧亚基熊果 -1, 12- 二烯 -28- 酸

5, 7-dihydroxy-2-propyl chromone 5, 7- 二羟基 -2- 丙基色原酮

5, 7-dihydroxy-2-propyl chromone-7-*O*-β-D-glucopyranoside 5, 7- 二羟基 -2- 丙基色原酮 -7-*O*-β-D- 吡喃葡萄糖苷

1α, 3α-dihydroxy-2α-(2-methyl butanoyloxy)isoalantolactone 1α, 3α- 二羟基 -2α-(2- 甲基丁酰氧基) 异土木香内酯

2β, 3β-dihydroxy-2α-methyl-γ-lactone 2β, 3β- 二羟基 -2α- 甲基 -γ- 内酯

4, 5β-dihydroxy-2β-isobutyryloxy-10β*H*-guai-11(13)-en-12, 8β-olide 4, 5β- 二羟基 -2β- 异丁酰氧基 -10β*H*- 愈创木 -11(13)- 烯 -12, 8β- 内酯

5-(1β, 2α-dihydroxy-2β-methyl-2-*O*-β-D-quinovopyranosyl-6β-hydroxymethyl) cyclohexyl-3-methyl-2, 4-pentadienoic acid 5-(1β, 2α- 二羟基 -2β- 甲基 -2-*O*-β-D- 吡喃奎诺糖基 -6β- 羟甲基) 环己基 -3- 甲基 -2, 4- 戊二烯酸

(3*R*)-5, 7-dihydroxy-3-(2′, 4′-dihydroxybenzyl)chroman-4-one (3*R*)-5, 7- 二羟基 -3-(2′, 4′- 二羟苄基) 色烷 -4- 酮

5, 7-dihydroxy-3-(2′, 4′-dihydroxybenzyl)chroman-4-one 5, 7- 二羟基 -3- (2′, 4′- 二羟苄基) 色烷 -4- 酮

5, 7-dihydroxy-3′-(2-hydroxy-3-methyl-3-butenyl)-3, 6, 4′-trimethoxyflavone 5, 7- 二羟基 -3′-(2- 羟基 -3- 甲基 -3- 丁烯基)-3, 6, 4′- 三甲氧基黄酮

3, 7-dihydroxy-3′-(2-hydroxy-3-methyl-3-butenyl)-5, 6, 4′-trimethoxyflavone 3, 7- 二羟基 -3′-(2- 羟基 -3- 甲基 -3- 丁烯基)-5, 6, 4′- 三甲氧基黄酮

(3*R*)-5, 7-dihydroxy-3-(2′-hydroxy-4′-methoxybenzyl) chroman-4-one (3*R*)-5, 7- 二羟基 -3-(2′- 羟基 -4′- 甲氧基苄基) 色烷 -4- 酮

1, 8-dihydroxy-3-(3, 7-dimethyl-7-methoxy-oct-2-enyloxy)-6-methyl xanthone 1, 8- 二羟基 -3-(3, 7- 二甲基 -7- 甲氧基辛 -2- 烯基氧)-6- 甲基呫酮

5, 7-dihydroxy-3-(3-hydroxy-4-methoxybenzyl)-6-methoxychroman-4-one 5, 7- 二羟基 -3-(3- 羟基 -4- 甲氧基苄基)-6- 甲氧基色烷 -4- 酮

7, 8-dihydroxy-3-(3-hydroxy-4-oxo-4*H*-pyran-2-yl) coumarin 7, 8- 二羟基 -3-(3- 羟基 -4- 氧亚基 -4*H*- 吡喃 -2- 基) 香豆素

5, 7-dihydroxy-3′-(3-hydroxymethyl butyl)-3, 6, 4′-trimethoxyflavone 5, 7- 二羟基 -3′-(3- 羟甲基丁基)-3, 6, 4′- 三甲氧基黄酮

5, 4′-dihydroxy-3′-(3-hydroxymethyl butyl)-3, 6, 7-trimethoxyflavone 5, 4′- 二羟基 -3′-(3- 羟甲基丁基)-3, 6, 7- 三甲氧基黄酮

2, 7-dihydroxy-3-(3′-methoxy-4′-hydroxy)-5-methoxyisoflavone 2, 7- 二羟基 -3-(3′- 甲氧基 -4′- 羟基)-5- 甲氧基异黄酮

(*E*)-1-[2, 4-dihydroxy-3-(3-methyl-2-butenyl)phenyl]-3-(2, 2-dimethyl-8-hydroxy-2*H*-benzopyran-6-yl)-2-propen-1-one (*E*)-1-[2, 4- 二羟基 -3-(3- 甲基 -2- 丁烯基) 苯基]-3-(2, 2- 二甲基 -8- 羟基 -2*H*- 苯并吡喃 -6- 基)-2- 丙烯 -1- 酮

(*E*)-1-[2, 4-dihydroxy-3-(3-methyl-2-butenyl)phenyl]-3-[4-hydroxy-3-(3-methyl-2-butenyl)phenyl]-2-propen-1-one (*E*)-1-[2, 4- 二羟基 -3-(3- 甲基 -2- 丁烯基) 苯基]-3-[4- 羟基 -3-(3- 甲基 -2- 丁烯基) 苯基]-2- 丙烯 -1- 酮

3, 7-dihydroxy-3(4*H*)-isocadalen-4-one 3, 7- 二羟基 -3 (4*H*)- 异卡达烯 -4- 酮

(*S*)-5-[2, 4-dihydroxy-3-(4-hydroxybenzoyl)-6- methoxyphenyl]pyrrolidin-2-one (*S*)-5-[2, 4- 二羟基 -3-(4- 羟基苯甲酰基)-6- 甲氧苯基] 吡咯烷 -2- 酮

2-[2, 4-dihydroxy-3-(4-hydroxybenzoyl)-6-methoxypheyl]acetic acid methyl ester 2-[2, 4- 二羟基 -3-(4- 羟基苯甲酰基)-6- 甲氧苯基] 乙酸甲酯

5, 7-dihydroxy-3-(4′-hydroxybenzyl)-6-methyl chromone 5, 7- 二羟基 -3-(4′- 羟苄基)-6- 甲基色原酮

(3*R*)-5, 7-dihydroxy-3-(4′-hydroxybenzyl)chroman-4-one (3*R*)-5, 7- 二羟基 -3-(4′- 羟苄基) 色烷 -4- 酮

(*E*)-5, 7-dihydroxy-3-(4′-hydroxybenzylidene)chroman-4-one (*E*)-5, 7- 二羟基 -3-(4′- 羟基苯亚甲基) 色烷 -4- 酮

5, 7-dihydroxy-3-(4′-methoxybenzyl)chroman-4-one 5, 7-二羟基-3-(4′-甲氧基苄基)色烷-4-酮

(*Z, Z*)-2, 5-dihydroxy-3-(heptadec-8, 11-dienyl)-1, 4-benzoquinone (*Z, Z*)-2, 5-二羟基-3-(十七碳-8, 11-二烯基)-1, 4-苯醌

(*Z*)-2, 5-dihydroxy-3-(heptadec-8-enyl)-1, 4-benzoquinone (*Z*)-2, 5-二羟基-3-(十七碳-8-烯基)-1, 4-苯醌

(*Z*)-2, 5-dihydroxy-3-(pentadec-8-enyl)-1, 4-benzoquinone (*Z*)-2, 5-二羟基-3-(十五碳-8-烯基)-1, 4-苯醌

7β, 12β-dihydroxy-3, 11, 15, 23-tetraoxo-5α-lanost-8-en-26-oic acid 7β, 12β-二羟基-3, 11, 15, 23-四氧亚基-5α-羊毛脂-8-烯-26-酸

7β, 23ξ-dihydroxy-3, 11, 15-trioxolanost-8, [20*E*(22)]-dien-26-oic acid 7β, 23ξ-二羟基-3, 11, 15-三氧亚基羊毛脂-8, [20*E*(22)]-二烯-26-酸

(+)-(7*R*, 7′*R*, 7″*R*, 7‴*R*, 8*S*, 8′*S*, 8″*S*, 8‴*S*)-4″, 4‴-dihydroxy-3, 3′, 3″, 3‴, 5, 5′-hexamethoxy-7, 9′:7′, 9-diepoxy-4, 8″:4′, 8‴-bisoxy-8, 8′-dineolignan-7″, 7‴, 9″, 9‴-tetraol (+)-(7*R*, 7′*R*, 7″*R*, 7‴*R*, 8*S*, 8′*S*, 8″*S*, 8‴*S*)-4″, 4‴-二羟基-3, 3′, 3″, 3‴, 5, 5′-六甲氧基-7, 9′:7′, 9-二环氧-4, 8″:4′, 8‴-二氧基-8, 8′-二新木脂素-7″, 7‴, 9″, 9‴-四醇

4′, 4″-dihydroxy-3, 3′, 3″, 5, 5′-pentamethoxy-7, 9′:7′, 9-diepoxy-4, 8″-oxy-8, 8′-sesquineolignan-7″, 9″-diol 4′, 4″-二羟基-3, 3′, 3″, 5, 5′-五甲氧基-7, 9′:7′, 9-二环氧-4, 8″-氧基-8, 8′-倍半新木脂素-7″, 9″-二醇

(−)-(7*R*, 7′*R*, 7″*R*, 8*S*, 8′*S*, 8″*S*)-4′, 4″-dihydroxy-3, 3′, 3″, 5-tetramethoxy-7, 9′:7′, 9-diepoxy-4, 8″-oxy-8, 8′-sesquineolignan-7″, 9″-diol (−)-(7*R*, 7′*R*, 7″*R*, 8*S*, 8′*S*, 8″*S*)-4′, 4″-二羟基-3, 3′, 3″, 5-四甲氧基-7, 9′:7′, 9-二环氧-4, 8″-氧基-8, 8′-倍半新木脂素-7″, 9″-二醇

(7*R*, 7′*R*, 7″*S*, 8*S*, 8′*S*, 8″*S*)-4′, 4″-dihydroxy-3, 3′, 3″, 5-tetramethoxy-7, 9′:7′, 9-diepoxy-4, 8″-oxy-8, 8′-sesquineolignan-7″, 9″-diol (7*R*, 7′*R*, 7″*S*, 8*S*, 8′*S*, 8″*S*)-4′, 4″-二羟基-3, 3′, 3″, 5-四甲氧基-7, 9′:7′, 9-二环氧-4, 8″-氧基-8, 8′-倍半新木脂素-7″, 9″-二醇

(7*S*, 8*S*, 8′*R*)-4, 7-dihydroxy-3, 3′, 4′-trimethoxy-9-oxodibenzyl butyrolactonelignan (7*S*, 8*S*, 8′*R*)-4, 7-二羟基-3, 3′, 4′-三甲氧基-9-氧亚基双苄丁内酯基木脂素

(7*R*, 8*S*, 8′*R*)-4, 7-dihydroxy-3, 3′, 4′-trimethoxy-9-oxodibenzyl butyrolactonelignan-4-*O*-β-D-glucopyranoside (7*R*, 8*S*, 8′*R*)-4, 7-二羟基-3, 3′, 4′-三甲氧基-9-氧亚基双苄丁内酯基木脂素-4-*O*-β-D-吡喃葡萄糖苷

(7*S*, 8*S*, 8′*R*)-4, 7-dihydroxy-3, 3′, 4′-trimethoxy-9-oxodibenzyl butyrolactonelignan-4-*O*-β-D-glucopyranoside (7*S*, 8*S*, 8′*R*)-4, 7-二羟基-3, 3′, 4′-三甲氧基-9-氧亚基双苄丁内酯基木脂素-4-*O*-β-D-吡喃葡萄糖苷

4′, 4″-dihydroxy-3′, 3″, 5, 5′, 5″-hexamethoxy-7, 9′:7′, 9-diepoxy-4, 8″-oxy-8, 8′-sesquineolignan-7″, 9″-diol 4′, 4″-二羟基-3, 3′, 3″, 5, 5′, 5″-六甲氧基-7, 7′:7′, 9-二环氧-4, 8″-氧基-8, 8′-倍半新木脂素-7″, 9″-二醇

4, 4′-dihydroxy-3, 3′, 5-trimethoxybisepoxylignan 4, 4′-二羟基-3, 3′, 5-三甲氧基双环氧木脂素

5, 4′-dihydroxy-3, 3′, 7-trimethoxyflavone 5, 4′-二羟基-3, 3′, 7-三甲氧基黄酮

2, 2′-dihydroxy-3, 3′-dimethoxy-1, 1′-neolignan 2, 2′-二羟基-3, 3′-二甲氧基-1, 1′-新木脂素

5, 4′-dihydroxy-3, 3′-dimethoxy-6, 7-methylenedioxyflavone-4′-glucuronide 5, 4′-二羟基-3, 3′-二甲氧基-6, 7-亚甲二氧基黄酮-4′-葡萄糖醛酸苷

(7*R*, 8*S*)-4, 9-dihydroxy-3, 3′-dimethoxy-7, 8-dihydrobenzofuran-1′-propanal neolignan (7*R*, 8*S*)-4, 9-二羟基-3, 3′-二甲氧基-7, 8-二氢苯并呋喃-1′-丙醛新木脂素

(7*S*, 8*R*)-4, 9′-dihydroxy-3, 3′-dimethoxy-7, 8-dihydrobenzofuran-1′-propyl neolignan (7*S*, 8*R*)-4, 9′-二羟基-3, 3′-二甲氧基-7, 8-二氢苯并呋喃-1′-丙基新木脂素

(7*R*, 8*S*)-4, 9′-dihydroxy-3, 3′-dimethoxy-7, 8-dihydrobenzofuran-1′-propyl neolignan-9-*O*-β-D-glucopyranoside (7*R*, 8*S*)-4, 9′-二羟基-3, 3′-二甲氧基-7, 8-二氢苯并呋喃-1′-丙基新木脂素-9-*O*-β-D-吡喃葡萄糖苷

(7*S*, 8*R*)-4, 9′-dihydroxy-3, 3′-dimethoxy-7, 8-dihydrobenzofuran-1′-propyl neolignan-9-*O*-β-D-glucopyranoside (7*S*, 8*R*)-4, 9′-二羟基-3, 3′-二甲氧基-7, 8-二氢苯并呋喃-1′-丙基新木脂素-9-*O*-β-D-吡喃葡萄糖苷

4′, 5-dihydroxy-3, 3′-dimethoxybibenzyl 4′, 5-二羟基-3, 3′-二甲氧基联苄

4, 4′-dihydroxy-3, 3′-dimethoxy-*trans*-stilbene 4, 4′-二羟基-3, 3′-二甲氧基反式-二苯乙烯

3′, 5′-dihydroxy-3, 4′, 5′, 6, 7-pentamethoxy flavone 3′, 5′-二羟基-3, 4′, 5′, 6, 7-五甲氧基黄酮

2, 2′-dihydroxy-3, 4, 5′, 6′-tetramethoxy-4′, 5′-methylenedioxychalcone 2, 2′-二羟基-3, 4, 5′, 6′-四甲氧基-4′, 5′-亚甲二氧基查耳酮

3′, 5-dihydroxy-3, 4′, 5′, 8-tetramethoxy-6, 7-methylenedioxyflavone 3′, 5-二羟基-3, 4′, 5′, 8-四甲氧基-6, 7-亚甲二氧基黄酮

5, 7-dihydroxy-3′, 4′, 5′-trimethoxyflavanone 5, 7-二羟基-3′, 4′, 5′-三甲氧基黄烷酮

3, 7-dihydroxy-3′, 4′, 5′-trimethoxyflavone 3, 7- 二羟基 -3′, 4′, 5′- 三甲氧基黄酮

5, 7-dihydroxy-3′, 4′, 5′-trimethoxyflavone 5, 7- 二羟基 -3′, 4′, 5′- 三甲氧基黄酮

7, 8-*erythro*-dihydroxy-3, 4, 5-trimethoxyphenyl propane-8-*O*-β-glucopyranoside 7, 8- 赤式 - 二羟基 -3, 4, 5- 三甲氧基苯丙烷 -8-*O*-β- 吡喃葡萄糖苷

1, 2-dihydroxy-3, 4, 5-trimethoxyxanthone 1, 2- 二羟基 -3, 4, 5- 三甲氧基屾酮

3, 5-dihydroxy-3′, 4′, 6, 7-tetramethoxyflavonol 3, 5- 二羟基 -3′, 4′, 6, 7- 四甲氧基黄酮醇

5, 7-dihydroxy-3′, 4′, 6, 8-tetramethoxyflavone 5, 7- 二羟基 -3′, 4′, 6, 8- 四甲氧基黄酮

2, 5-dihydroxy-3, 4, 6-trimethoxy-9, 10-dihydrophenanthrene 2, 5- 二羟基 -3, 4, 6- 三甲氧基 -9, 10- 二氢菲

2, 7-dihydroxy-3, 4, 6-trimethoxydihydrophenanthrene 2, 7- 二羟基 -3, 4, 6- 三甲氧基二氢菲

1, 8-dihydroxy-3, 4, 7-trimethoxyxanthone 1, 8- 二羟基 -3, 4, 7- 三甲氧基屾酮

5′, 5-dihydroxy-3′, 4′, 8-trimethoxyflavone 5′, 5- 二羟基 -3′, 4′, 8- 三甲氧基黄酮

1, 7-dihydroxy-3, 4, 8-trimethoxyxanthone 1, 7- 二羟基 -3, 4, 8- 三甲氧基屾酮

6, 7-dihydroxy-3, 4a, 5-trimethyl-4a, 5, 6, 7-tetrahydro-4*H*-naphtho[2, 3-b]furan-2-one 6, 7- 二羟基 -3, 4a, 5- 三甲基 -4a, 5, 6, 7- 四氢 -4*H*- 萘并 [2, 3-*b*] 呋喃 -2- 酮

(3*S*, 4*R*)-3, 4-dihydroxy-3, 4-dihydronaphthalen-1(2*H*)-one (3*S*, 4*R*)-3, 4- 二羟基 -3, 4- 二氢萘 -1(2*H*)- 酮

5, 7-dihydroxy-3′, 4′-dimethoxy-6, 8-dimethyl flavone 5, 7- 二羟基 -3′, 4′- 二甲氧基 -6, 8- 二甲基黄酮

3, 5′-dihydroxy-3′, 4-dimethoxybibenzyl 3, 5′- 二羟基 -3′, 4- 二甲氧基联苄

2′, 6′-dihydroxy-3′, 4′-dimethoxychalcone 2′, 6′- 二羟基 -3′, 4′- 二甲氧基查耳酮

5, 7-dihydroxy-3, 4′-dimethoxyflavone 5, 7- 二羟基 -3, 4′- 二甲氧基黄酮

5, 7-dihydroxy-3′, 4′-dimethoxyflavone 5, 7- 二羟基 -3′, 4′- 二甲氧基黄酮

5, 3′-dihydroxy-3, 4′-dimethoxyflavone-7-*O*-β-D-glucopyranoside 5, 3′- 二羟基 -3, 4′- 二甲氧基黄酮 -7-*O*-β-D- 吡喃葡萄糖苷

7, 2′-dihydroxy-3′, 4′-dimethoxyisoflavan-7-*O*-β-D-glucopyranoside 7, 2′- 二羟基 -3′, 4′- 二甲氧基异黄烷 -7-*O*-β-D- 吡喃葡萄糖苷

7, 2′-dihydroxy-3′, 4′-dimethoxyisoflavan-7-*O*-β-D-glucoside 7, 2′- 二羟基 -3′, 4′- 二甲氧基异黄烷 -7-*O*-β-D- 葡萄糖苷

2, 5-dihydroxy-3, 4-dimethoxyphenanthrene 2, 5- 二羟基 -3, 4- 二甲氧基菲

2, 7-dihydroxy-3, 4-dimethoxyphenanthrene 2, 7- 二羟基 -3, 4- 二甲氧基菲

1, 7-dihydroxy-3, 4-dimethoxyxanthone 1, 7- 二羟基 -3, 4- 二甲氧基屾酮

7, 2′-dihydroxy-3′, 4′-dimethyl isoflavan-7-*O*-β-D-glucopyranoside 7, 2′- 二羟基 -3′, 4′- 二甲基异黄烷 -7-*O*-β-D- 吡喃葡萄糖苷

(7*S*, 8*R*, 7′*S*)-9, 9′-dihydroxy-3, 4-methylenedioxy-3′, 7′-dimethoxy[7-*O*-4′, 8-5′] neolignan (7*S*, 8*R*, 7′*S*)-9, 9′- 二羟基 -3, 4- 亚甲二氧基 -3′, 7′- 二甲氧基 [7-*O*-4′, 8-5′] 新木脂素

9, 9′-dihydroxy-3, 4-methylenedioxy-3′-methoxy[7-*O*-4′, 8-5′] neolignane 9, 9′- 二羟基 -3, 4- 亚甲二氧基 -3′- 甲氧基 [7-*O*-4′, 8-5′] 新木脂素

(20*S*, 24*S*)-dihydroxy-3, 4-secodammar-4(28), 25-dien-3-oic acid 赤杨萜烯酸 C [(20*S*, 24*S*)- 二羟基 -3, 4- 开环达玛 -4(28), 25- 二烯 -3- 酸]

(23*E*, 20*S*)-20, 25-dihydroxy-3, 4-secondammar-4(28), 23-dien-3-oic acid 赤杨萜烯酸 D [(23*E*, 20*S*)-20, 25- 二羟基 -3, 4- 开环达玛 -4(28), 23- 二烯 -3- 酸]

4, 23-dihydroxy-3, 4-seco-olean-9, 12-dien-3-oic acid 4, 23- 二羟基 -3, 4- 开环齐墩果 -9, 12- 二烯 -3- 酸

3, 4′-dihydroxy-3′, 5, 5′-trimethoxybibenzyl 3, 4′- 二羟基 -3′, 5, 5′- 三甲氧基联苄

2, 4-dihydroxy-3, 5, 6-trimethyl benzoic acid methyl ester 2, 4- 二羟基 -3, 5, 6- 三甲基苯甲酸甲酯

(±)-4′, 5-dihydroxy-3′, 5′, 7-trimethoxyflavanone (±)-4′, 5- 二羟基 -3′, 5′, 7- 三甲氧基黄烷酮

1, 6-dihydroxy-3, 5, 7-trimethoxyxanthone 1, 6- 二羟基 -3, 5, 7- 三甲氧基屾酮

(4a*R*, 5*R*, 8*R*, 8a*R*)-5, 8-dihydroxy-3, 5, 8α-trimethyl-5, 6, 7, 8, 8α, 9-hexahydronaphtho[2, 3-*b*]furan-4(4α*H*)-one (4a*R*, 5*R*, 8*R*, 8a*R*)-5, 8- 二羟基 -3, 5, 8α- 三甲基 -5, 6, 7, 8, 8α, 9- 六氢萘并 [2, 3-*b*] 呋喃 -4(4α*H*)- 酮

1-(2′, 4′-dihydroxy-3′, 5′-diisopentenyl-6′-methoxy)phenyl ethanone 1-(2′, 4′- 二羟基 -3′, 5′- 二异戊烯基 -6′- 甲氧基) 苯乙酮

5, 4′-dihydroxy-3′, 5′-dimethoxy-7-*O*-[β-D-apiosyl-(1 → 2)]-β-D-glucopyranosyl flavonoside 5, 4′- 二羟基 -3′, 5′- 二甲氧基 -7-*O*-[β-D- 芹糖基 -(1 → 2)]-β-D- 吡喃葡萄糖基黄酮苷

1, 8-dihydroxy-3, 5-dimethoxy-9-xanthone　1, 8- 二羟基 -3, 5- 二甲氧基 -9- 屾酮

2′, 4-dihydroxy-3, 5-dimethoxybibenzyl　2′, 4- 二羟基 -3, 5- 二甲氧基联苄

4, 4′-dihydroxy-3, 5-dimethoxybibenzyl　4, 4′- 二羟基 -3, 5- 二甲氧基联苄

3, 4′-dihydroxy-3′, 5-dimethoxybibenzyl　3, 4′- 二羟基 -3′, 5- 二甲氧基联苄

4′, 7-dihydroxy-3, 5-dimethoxyflavone　4′, 7- 二羟基 -3, 5- 二甲氧基黄酮

7, 4′-dihydroxy-3, 5-dimethoxyflavone　7, 4′- 二羟基 -3, 5- 二甲氧基黄酮

3, 5-dihydroxy-3′, 5′-dimethoxyflavone-7-*O*-β-D-glucopyranoside　3, 5- 二羟基 -3′, 5′- 二甲氧基黄酮 -7-*O*-β-D- 吡喃葡萄糖苷

7, 4′-dihydroxy-3′, 5′-dimethoxyisoflavone　7, 4′- 二羟基 -3′, 5′- 二甲氧基异黄酮

(7, 8-*cis*-8, 8′-*trans*)-2, 4-dihydroxy-3, 5-dimethoxylariciresinol　(7, 8- 顺式 -8, 8′- 反式)-2, 4- 二羟基 -3, 5- 二甲氧基落叶松脂素

(7, 8-*cis*-8, 8′-*trans*)-2′, 4′-dihydroxy-3, 5-dimethoxylariciresinol　(7, 8- 顺式 -8, 8′- 反式)-2′, 4′- 二羟基 -3, 5- 二甲氧基落叶松脂素

2, 3-dihydroxy-3, 5-dimethoxystilbene　2, 3- 二羟基 -3, 5- 二甲氧基芪

1-(2, 6-dihydroxy-3, 5-dimethyl-4-methoxyphenyl)-2-methyl-1-butanone　1-(2, 6- 二羟基 -3, 5- 二甲基 -4- 甲氧苯基)-2- 甲基 -1- 丁酮

1-(2, 6-dihydroxy-3, 5-dimethyl-4-methoxyphenyl)-2-methyl-1-propanone　1-(2, 6- 二羟基 -3, 5- 二甲基 -4- 甲氧苯基)-2- 甲基 -1- 丙酮

5, 7-dihydroxy-3, 6, 3′, 4′-tetramethoxyflavone　5, 7- 二羟基 -3, 6, 3′, 4′- 四甲氧基黄酮

5, 3′-dihydroxy-3, 6, 4′-trimethoxy-7-*O*-β-D-glucopyranoside flavonoid　5, 3′- 二羟基 -3, 6, 4′- 三甲氧基 -7-*O*-β-D- 吡喃葡萄糖苷类黄酮

5, 3′-dihydroxy-3, 6, 4′-trimethoxyflavone-7-*O*-β-D-glucopyranoside　5, 3′- 二羟基 -3, 6, 4′- 三甲氧基黄酮 -7-*O*-β-D- 吡喃葡萄糖苷

3′, 5-dihydroxy-3, 6, 7, 4′-tetramethoxyflavone　3′, 5- 二羟基 -3, 6, 7, 4′- 四甲氧基黄酮

5, 3′-dihydroxy-3, 6, 7, 4′-tetramethoxyflavone　5, 3′- 二羟基 -3, 6, 7, 4′- 四甲氧基黄酮

5, 4′-dihydroxy-3, 6, 7, 8, 3′-pentamethoxyflavone　5, 4′- 二羟基 -3, 6, 7, 8, 3′- 五甲氧基黄酮

4′, 5-dihydroxy-3, 6, 7-trimethoxyflavone　4′, 5- 二羟基 -3, 6, 7- 三甲氧基黄酮

5, 4′-dihydroxy-3, 6, 7-trimethoxyflavone (penduletin)　5, 4′- 二羟基 -3, 6, 7- 三甲氧基黄酮 (垂叶黄素)

5, 7-dihydroxy-3, 6-dimethoxy-4′-(3-methylbut-2-enyloxy)flavone　5, 7- 二羟基 -3, 6- 二甲氧基 -4′-(3- 甲基丁 -2- 烯基氧基) 黄酮

2′, 4′-dihydroxy-3′, 6′-dimethoxychalcone　2′, 4′- 二羟基 -3′, 6′- 二甲氧基查耳酮

5, 7-dihydroxy-3, 6-dimethoxyflavone　5, 7- 二羟基 -3, 6- 二甲氧基黄酮

4′, 7-dihydroxy-3′, 6′-dimethoxyisoflavone-7-*O*-glucoside　4′, 7- 二羟基 -3′, 6′- 二甲氧基异黄酮 -7-*O*- 葡萄糖苷

1, 7-dihydroxy-3, 6-dimethoxyxanthone　1, 7- 二羟基 -3, 6- 二甲氧基屾酮

2, 4-dihydroxy-3, 6-dimethyl benzoic acid methyl ester　2, 4- 二羟基 -3, 6- 二甲基苯甲酸甲酯

8, 4′-dihydroxy-3, 7, 2′-trimethoxyflavone　8, 4′- 二羟基 -3, 7, 2′- 三甲氧基黄酮

5, 6-dihydroxy-3, 7, 3′, 4′-tetramethoxyflavone　5, 6- 二羟基 -3, 7, 3′, 4′- 四甲氧基黄酮

5, 4′-dihydroxy-3, 7, 3′-trimethoxyflavone　5, 4′- 二羟基 -3, 7, 3′- 三甲氧基黄酮

8, 3′-dihydroxy-3, 7, 4′-trimethoxy-6-*O*-β-D-glucopyranosyl flavone　8, 3′- 二羟基 -3, 7, 4′- 甲氧基 -6-*O*-β-D- 吡喃葡萄糖基黄酮

5, 4′-dihydroxy-3, 7, 8-trimethoxy-6-methyl flavone　5, 4′- 二羟基 -3, 7, 8- 三甲氧基 -6- 甲基黄酮

1, 6-dihydroxy-3, 7, 8-trimethoxyxanthone　1, 6- 二羟基 -3, 7, 8- 三甲氧基屾酮

1, 6-dihydroxy-3, 7-dimethoxy-2-(3-methylbut-2-enyl)xanthone　1, 6- 二羟基 -3, 7- 二甲氧基 -2-(3- 甲 -2- 丁烯基) 屾酮

5, 4′-dihydroxy-3, 7-dimethoxy-6-methyl flavone　5, 4′- 二羟基 -3, 7- 二甲氧基 -6- 甲基黄酮

4′, 5-dihydroxy-3, 7-dimethoxyflavone　4′, 5- 二羟基 -3, 7- 二甲氧基黄酮

5, 6-dihydroxy-3, 7-dimethoxyflavone　5, 6- 二羟基 -3, 7- 二甲氧基黄酮

4′, 5-dihydroxy-3, 7-dimethoxyflavone-4′-*O*-β-D-glucopyranoside　4′, 5- 二羟基 -3, 7- 二甲氧基黄酮 -4′-*O*-β-D- 吡喃葡萄糖苷

1, 6-dihydroxy-3, 7-dimethoxyxanthone　1, 6- 二羟基 -3, 7- 二甲氧基屾酮

1, 8-dihydroxy-3, 7-dimethoxyxanthone 1, 8- 二羟基 -3, 7- 二甲氧基咄酮

7-(5′, 6′-dihydroxy-3′, 7′-dimethyl oct-2′, 7′-dienloxy) coumarin 7-(5′, 6′- 二羟基 -3′, 7′- 二甲基辛烷 -2′, 7′- 二烯氧基) 香豆素

6, 7-dihydroxy-3, 7-dimethyl oct-2-enoic acid 6, 7- 二羟基 -3, 7- 二甲基辛 -2- 烯酸

6-(6′, 7′-dihydroxy-3′, 7′-dimethyloct-2′-enyl)-7-hydroxycoumarin 6-(6′, 7′- 二羟基 -3′, 7′- 二甲基辛 -2′- 烯基)-7- 羟基香豆素

5, 7-dihydroxy-3, 8, 4′-trimethoxyflavone 5, 7- 二羟基 -3, 8, 4′- 三甲氧基黄酮

1, 5-dihydroxy-3, 8-dimethoxyxanthone 1, 5- 二羟基 -3, 8- 二甲氧基咄酮

1, 7-dihydroxy-3, 8-dimethoxyxanthone 1, 7- 二羟基 -3, 8- 二甲氧基咄酮

1, 7-dihydroxy-3, 9-dimethoxypterocarpene 1, 7- 二羟基 -3, 9- 二甲氧基紫檀烯

2, 5-dihydroxy-3-[(10*Z*)-pentadec-10-en-1-yl]-1, 4-benzoquinone 2, 5- 二羟基 -3-[(10*Z*)- 十五 -10- 烯 -1- 基]-1, 4- 苯醌

5, 7-dihydroxy-3-[5-hydroxy-4-methoxy-3-(3-methyl-2-butenyl)phenyl]-2, 3-dihydro-4*H*-1-benzopyran-4-one 5, 7- 二羟基 -3-[5- 羟基 -4- 甲氧基 -3-(3- 甲基 -2- 丁烯基) 苯基]-2, 3- 二氢 -4*H*-1- 苯并吡喃 -4- 酮

3β, 16α-dihydroxy-30-methoxy-28, 30-epoxyolean-12-en 3β, 16α- 二羟基 -30- 甲氧基 -28, 30- 环氧齐墩果 -12- 烯

1-[2, 4-dihydroxy-3-2(hydroxy-3-methyl-3-butenyl) phenyl]-3-(4-hydroxyphenyl) -2-propen-1-one 1-[2, 4- 二羟基 -3-2(羟基 -3- 甲基 -3- 丁烯基) 苯基]-3-(4- 羟苯基)-2- 丙烯 -1- 酮

16α, 17-dihydroxy-3-carbonyl phyllocladane 16α, 17- 二羟基 -3- 羰基边枝杉烷

7, 8-dihydroxy-3-carboxymethyl coumarin-5-carboxylic acid 7, 8- 二羟基 -3- 羧甲基香豆素 -5- 甲酸

5, 7-dihydroxy-3-ethyl chromone 5, 7- 二羟基 -3- 乙基色原酮

28, 29-dihydroxy-3-friedelone 28, 29- 二羟基 -3- 无羁萜酮

2, 2′-dihydroxy-3-methoxy-1, 1′-neolignan 2, 2′- 二羟基 -3- 甲氧基 -1, 1′- 新木脂素

5, 7-dihydroxy-3-methoxy-4′-(3-methylbut-2-enyloxy) flavone 5, 7- 二羟基 -3- 甲氧基 -4′-(3- 甲基丁 -2- 烯基氧基) 黄酮

1, 8-dihydroxy-3-methoxy-6-methyl xanthone 1, 8- 二羟基 -3- 甲氧基 -6- 甲基咄酮

1, 5-dihydroxy-3-methoxy-7-methyl anthraquinone 1, 5- 二羟基 -3- 甲氧基 -7- 甲基蒽醌

(−)-(7*R*, 8*S*, 7′*E*)-3′, 4-dihydroxy-3-methoxy-8, 4′-oxyneolignan-7′-en-7, 9, 9′-triol (−)-(7*R*, 8S, 7′*E*)-3′, 4- 二羟基 -3- 甲氧基 -8, 4′- 氧基新木脂素 -7′- 烯 -7, 9, 9′- 三醇

1, 8-dihydroxy-3-methoxy-9-acridinone 1, 8- 二羟基 -3- 甲氧基 -9- 吖啶酮

1, 8-dihydroxy-3-methoxyanthraquinone 1, 8- 二羟基 -3- 甲氧基蒽醌

5, 12-dihydroxy-3-methoxybibenzyl-6-carboxylic acid 5, 12- 二羟基 -3- 甲氧基双苄 -6- 甲酸

5, 5′-dihydroxy-3′-methoxybiphenyl-2-*O*-β-D-glucopyranoside 5, 5′- 二羟基 -3′- 甲氧基联苯 -2-*O*-β-D- 吡喃葡萄糖苷

(±)-7, 4′-dihydroxy-3′-methoxyflavan (±)-7, 4′- 二羟基 -3′- 甲氧基黄烷

(2*S*)-7, 4′-dihydroxy-3′-methoxyflavan (2*S*)-7, 4′- 二羟基 -3′- 甲氧基黄烷

7, 4′-dihydroxy-3′-methoxyflavanone 7, 4′- 二羟基 -3′- 甲氧基二氢黄酮

7, 4′-dihydroxy-3′-methoxyflavone 7, 4′- 二羟基 -3′- 甲氧基黄酮

5, 7-dihydroxy-3′-methoxy-flavone-4′-*O*-D-glucoside 5, 7- 二羟基 -3′- 甲氧基黄酮 -4′-*O*-D- 葡萄糖苷

5, 7-dihydroxy-3′-methoxyflavone-4′-*O*-glucoside 5, 7- 二羟基 -3′- 甲氧基黄酮 -4′-*O*- 葡萄糖苷

7, 6′-dihydroxy-3′-methoxyisoflavone 7, 6′- 二羟基 -3′- 甲氧基异黄酮

1, 5-dihydroxy-3-methoxyxanthone 1, 5- 二羟基 -3- 甲氧基咄酮

1, 7-dihydroxy-3-methoxyxanthone (gentisin) 1, 7- 二羟基 -3- 甲氧基咄酮 (龙胆黄素、龙胆根黄素)

6-(2′, 3′-dihydroxy-3′-methybutyl)-7-acetoxy-2*H*-1-benzopyran-2-one 6-(2′, 3′- 二羟基 -3′- 甲丁基)-7- 乙酰氧基 -2*H*-1- 苯并吡喃 -2- 酮

2, 7-dihydroxy-3-methyl anthraquinone 2, 7- 二羟基 -3- 甲基蒽醌

1, 5-dihydroxy-3-methyl anthraquinone (ziganein) 1, 5- 二羟基 -3- 甲基蒽醌

3-{4-[(2*R*)-2, 3-dihydroxy-3-methyl butoxy]phenyl }-7-hydroxy-4*H*-chromen-4-one 3-{4-[(2*R*)-2, 3- 二羟基 -3- 甲基丁氧基] 苯基 }-7- 羟基 -4*H*- 色烯 -4- 酮

5-(2′, 3′-dihydroxy-3′-methyl butyloxy)-8-(3″-methylbut-2-enyloxy)psoralen 5-(2′, 3′- 二羟基 -3′- 甲基丁酰氧基)-8-(3″- 甲基丁基 -2- 烯酰氧基) 补骨脂素

7, 8-dihydroxy-3-methyl isochroman-4-one 7, 8- 二羟基 -3- 甲基异色烷 -4- 酮

1-(2′, 5′-dihydroxy-3′-methyl phenyl)-2β, 3α, 6β-trimethyl-10-methyl ethylidene-11-naphthalene propanoate 1-(2′, 5′- 二羟基 -3′- 甲基苯基)-2β, 3α, 6β- 三甲基 -10- 甲基亚乙基 -11- 萘丙酸甲酯

2, 6-dihydroxy-3-methyl-4-methoxyacetophenone 2, 6- 二羟基 -3- 甲基 -4- 甲氧基苯乙酮

2, 6-dihydroxy-3-methyl-4-methoxyanthraquinone 2, 6- 二羟基 -3- 甲基 -4- 甲氧基蒽醌

1, 8-dihydroxy-3-methyl-6-methoxyanthroquione 1, 8- 二羟基 -3- 甲基 -6- 甲氧基蒽醌

2, 5-dihydroxy-3-methyl-6-undecyl-1, 4-benzoquinone (muketanin) 2, 5- 二羟基 -3- 甲基 -6- 十一基 -1, 4- 苯醌 (调料九里香坦宁)

1, 8-dihydroxy-3-methyl-9-anthranone 1, 8- 二羟基 -3- 甲基 -9- 蒽酮

8-(2′, 3′-dihydroxy-3′-methylbut)-5, 7-dimethoxy coumarin (mexoticin) 8-(2′, 3′- 二羟基 -3′- 甲丁基)-5, 7- 二甲氧基香豆素 (迈月橘素)

2-(2, 3-dihydroxy-3-methylbutyl)benzene-1, 4-diol 2-(2, 3- 二羟基 -3- 甲丁基)- 苯 -1, 4- 二酚

2, 6β-dihydroxy-3-oxo-11α, 12α-epoxy-24-norurs-1, 4-dien-28, 13β-olide 2, 6β- 二羟基 -3- 氧亚基 -11α, 12α- 环氧基 -24- 去甲熊果 -1, 4- 二烯 -28, 13β- 内酯

12, 14-dihydroxy-3-oxo-abieta-8, 11, 13-triene 12, 14- 二羟基 -3- 氧亚基 - 松香 -8, 11, 13- 三烯

2-[(4*S*, 6*R*)-4, 6-dihydroxy-3-oxo-cyclohex-1-enyloxy) acrylic acid methyl ester 2-[(4*S*, 6*R*)-4, 6- 二羟基 -3- 氧亚基环己 -1- 烯基氧) 丙烯酸甲酯

8-*O*-(*threo*-2, 3-dihydroxy-3-phenyl propionoyl)harpagide 8-*O*-(苏式 -2, 3- 二羟基 -3- 苯丙酰基) 哈巴苷

(3*S*)-6, 8-dihydroxy-3-phenyl-3, 4-dihydroisocoumarin (3*S*)-6, 8- 二羟基 -3- 苯基 -3, 4- 二氢异香豆素

1-(2, 4-dihydroxy-3-prenyl phenyl)-3-(4-hydroxyphenyl) propane 1-(2, 4- 二羟基 -3- 异戊烯苯基)-3-(4- 羟苯基) 丙烷

1α, 2α-dihydroxy-3α-(2-methyl butanoyloxy)isoalantolactone 1α, 2α- 二羟基 -3α-(2- 甲基丁酰氧基) 异土木香内酯

1α, 7α-dihydroxy-3α-acetoxy-12α-ethoxynimbolinin 1α, 7α- 二羟基 -3α- 乙酰氧基 -12α- 乙氧基印楝波灵素

(2*R*, 3*R*)-dihydroxy-4-(9-adenyl)butanoic acid (2*R*, 3*R*)- 二羟基 -4-(9- 腺嘌呤基) 丁酸

3, 3′-dihydroxy-4-(*p*-hydroxybenzyl)-5-methoxybibenzyl 3, 3′- 二羟基 -4-(对羟苄基)-5- 甲氧基联苄

cis-2, 3-dihydroxy-4-(*p*-methoxyphenyl)phenalen-1-one 顺式 -2, 3- 二羟基 -4- 对甲氧苯基菲烯 -1- 酮

2, 6-dihydroxy-4, 3′, 5′-trimethoxybenzophenone 2, 6- 二羟基 -4, 3′, 5′- 三甲氧基二苯甲酮

2, 2′-dihydroxy-4, 4′, 7, 7′-tetramethoxy-1, 1′-biphenanthrene 2, 2′- 二羟基 -4, 4′, 7, 7′- 四甲氧基 -1, 1′- 双菲

N, N′-[2, 2′-(5, 5′-dihydroxy-4, 4′-bi-1*H*-indol-3, 3′-yl)diethyl] diferulamide *N, N*′-[2, 2′-(5, 5′- 二羟基 -4, 4′- 二 -1*H*- 吲哚 -3, 3′- 基) 二乙基] 二阿魏酸酰胺

N, N′-[2, 2′-(5, 5′-dihydroxy-4, 4′-bi-1*H*-indol-3, 3′-yl) diethyl]di-*p*-coumaramide *N, N*′-[2, 2′-(5, 5′- 二羟基 -4, 4′- 二 -1*H*- 吲哚 -3, 3′- 基) 二乙基] 二对香豆酸酰胺

2′, 7′-dihydroxy-4, 4′-dimethoxy-1, 1′-biphenanthrene-2, 7-di-*O*-β-D-glucopyranoside 2′, 7′- 二羟基 -4, 4′- 二甲氧基 -1, 1′- 双菲 -2, 7- 二 -*O*-β-D- 吡喃葡萄糖苷

2′, 7-dihydroxy-4, 4′-dimethoxy-1, 1′-biphenanthrene-2, 7′-di-*O*-β-D-glucoside 2′, 7- 二羟基 -4, 4′- 二甲氧基 -1, 1′- 双菲 -2, 7′- 二 -*O*-β-D- 葡萄糖苷

3, 5-dihydroxy-4, 4′-dimethoxybibenzyl 3, 5- 二羟基 -4, 4′- 二甲氧基联苄

3, 3′-dihydroxy-4, 4′-dimethoxybiphenyl 3, 3′- 二羟基 -4, 4′- 二甲氧基联苯

2′, 6′-dihydroxy-4, 4′-dimethoxychalcone 2′, 6′- 二羟基 -4, 4′- 二甲氧基查耳酮

2′, 6′-dihydroxy-4, 4′-dimethoxydihydrochalcone 2′, 6′- 二羟基 -4, 4′- 二甲氧基二氢查耳酮

α-2′-dihydroxy-4, 4′-dimethoxydihydrochalcone α-2′- 二羟基 -4, 4′- 二甲氧基二氢查耳酮

2′, 4′-dihydroxy-4′, 5′, 6′-trimethoxychalcone 2′, 4′- 二羟基 -4′, 5′, 6′- 三甲氧基查耳酮

1, 3-dihydroxy-4, 5, 8-trimethoxyxanthone 1, 3- 二羟基 -4, 5, 8- 三甲氧基呫酮

1, 4-dihydroxy-4, 5, 8-trimethoxyxanthone 1, 4- 二羟基 -4, 5, 8- 三甲氧基呫酮

(3*R*, 4*R*)-2′, 7-dihydroxy-4′, 5′-dimethoxy-4-[(3*R*)-2′, 7-dihydroxy-4′-methoxyisoflavan-5′-yl]isoflavan (3*R*, 4*R*)-2′, 7- 二羟基 -4′, 5′- 二甲氧基 -4-[(3*R*)-2′, 7- 二羟基 -4′- 甲氧基异黄烷 -5′- 基] 异黄烷

2′, 6′-dihydroxy-4′, 5′-dimethoxychalcone 2′, 6′- 二羟基 -4′, 5′- 二甲氧基查耳酮

2′, 7-dihydroxy-4′, 5′-dimethoxyisoflavone 2′, 7- 二羟基 -4′, 5′- 二甲氧基异黄酮

1, 3-dihydroxy-4, 5-dimethoxyxanthone 1, 3- 二羟基 -4, 5- 二甲氧基呫酮

1, 3-dihydroxy-4, 5-dimethoxyxanthone-1-*O*-β-D-glucopyranoside 1, 3- 二羟基 -4, 5- 二甲氧基呫酮 -1-*O*-β-D- 吡喃葡萄糖苷

3, 8-dihydroxy-4, 5-dimethoxyxanthone-1-*O*-β-D-glucopyranoside 3, 8- 二羟基 -4, 5- 二甲氧基呫酮 -1-*O*-β-D- 吡喃葡萄糖苷

1, 3-dihydroxy-4, 5-dimethoxyxanthone-3-*O*-β-D-glucopyranoside 1, 3- 二羟基 -4, 5- 二甲氧基呫酮 -3-*O*-β-D- 吡喃葡萄糖苷

3′, 4-dihydroxy-4, 6, 2′, 4′-tetramethoxy-2, 9′-epoxy-1′, 7-cyclolignan-9-ol 3′, 4- 二羟基 -4, 6, 2′, 4′- 四甲氧基 -2, 9′- 环氧 -1′, 7- 环木脂素 -9- 醇

3′, 4-dihydroxy-4, 6, 2′, 4′-tetramethoxy-2, 9′-epoxy-1′, 7-cyclolignan-9-*O*-β-D-glucopyranoside 3′, 4- 二羟基 -4, 6, 2′, 4′- 四甲氧基 -2, 9′- 环氧 -1′, 7- 环木脂素 -9-*O*-β-D- 吡喃葡萄糖

3, 5-dihydroxy-4′, 6, 7-trimethoxyflavone-3′-*O*-β-D-glucopyranoside 3, 5- 二羟基 -4′, 6, 7- 三甲氧基黄酮 -3′-*O*-β-D- 吡喃葡萄糖苷

2, 5-dihydroxy-4, 6-dimethoxy-9, 10-dihydrophenanthrene 2, 5- 二羟基 -4, 6- 二甲氧基 -9, 10- 二氢菲

2′, 4′-dihydroxy-4, 6′-dimethoxychalcone 2′, 4′- 二羟基 -4, 6′- 二甲氧基查耳酮

2′, 4-dihydroxy-4′, 6′-dimethoxychalcone 2′, 4- 二羟基 -4′, 6′- 二甲氧基查耳酮

(2*R*, 3*S*)-(+)-3′, 5-dihydroxy-4′, 7-dimethoxydihydroflavonol (2*R*, 3*S*)-(+)-3′, 5- 二羟基 -4′, 7- 二甲氧基二氢黄酮醇

3, 5-dihydroxy-4, 7-dimethoxyflavanone 3, 5- 二羟基 -4, 7- 二甲氧基黄烷酮

3, 5-dihydroxy-4, 7-dimethoxyflavone 3, 5- 二羟基 -4, 7- 二甲氧基黄酮

6, 8-dihydroxy-4′, 7-dimethoxyisoflavone 6, 8- 二羟基 -4′, 7- 二甲氧基异黄酮

4, 9-dihydroxy-4′, 7-epoxy-8′, 9′-dinor-8, 5′-neolignan-7′-oic acid 4, 9- 二羟基 -4′, 7- 环氧 -8′, 9′- 二去甲 -8, 5′- 新木脂素 -7′- 酸

2, 9-dihydroxy-4, 7-megastigmadien-3-one 2, 9- 二羟基 -4, 7- 大柱香波龙二烯 -3- 酮

9, 10-dihydroxy-4, 7-megastigmadien-3-one 9, 10- 二羟基 -4, 7- 大柱香波龙二烯 -3- 酮

(6*S*, 7*E*, 9*R*)-6, 9-dihydroxy-4, 7-megastigmadien-3-one-9-*O*-[α-L-arabinopyranosyl-(1 → 6)-β-D-glucopyranoside] (6*S*, 7*E*, 9*R*)-6, 9- 二羟基 -4, 7- 大柱香波龙二烯 -3- 酮 -9-*O*-[α-L- 吡喃阿拉伯糖基 -(1 → 6)-β-D- 吡喃葡萄糖苷]

(4*R*, 6*R*)-dihydroxy-4-[(10Z)-heptadecenyl]-2-cyclohexenone (4*R*, 6*R*)- 二羟基 -4-[(10*Z*)- 十七烯基]-2- 环己烯酮

2, 6-dihydroxy-4-[(*E*)-5-hydroxy-3, 7-dimethyloct-2, 7-dienyloxy]benzophenone 2, 6- 二羟基 -4-[(*E*)-5- 羟基 -3, 7- 二甲基辛 -2, 7- 二烯氧基] 二苯甲酮

2, 6-dihydroxy-4-[(*E*)-7-hydroxy-3, 7-dimethyloct-2-enyloxy]benzophenone 2, 6- 二羟基 -4-[(*E*)-7- 羟基 -3, 7- 二甲基辛 -2- 烯氧基] 二苯甲酮

3, 5-dihydroxy-4-ethoxy-6-acetyl-7-methoxy-2, 2-dimethyl chroman 3, 5- 二羟基 -4- 乙氧基 -6- 乙酰基 -7- 甲氧基 -2, 2- 二甲基色原烷

1, 2-dihydroxy-4-glucosyloxynaphthalene 1, 2- 二羟基 -4- 葡萄糖氧基萘

6-(2, 3-dihydroxy-4-hydromethyl tetrahydrofuran-1-yl) cyclopentene[*c*]pyrrol-1, 3-diol 6-(2, 3- 二羟基 -4- 羟甲基四氢呋喃) 环戊烯 [*c*] 吡咯 -1, 3- 二醇

1, 8-dihydroxy-4-hydroxymethyl anthraquinone 1, 8- 二羟基 -4- 羟甲基蒽醌

6-(2′, 3′-dihydroxy-4′-hydroxymethyl tetrahydrofuran-1′-yl) cyclopentadiene[*c*]pyrrol-1, 3-diol 6-(2′, 3′- 二羟基 -4′- 羟甲基四氢呋喃基) 环戊二烯 [*c*] 吡咯 -1, 3- 二醇

7-[3-(3, 4-dihydroxy-4-hydroxymethyl-tetrahydrofuran-2-oxyl)-4, 5-dihydroxy-6-hydroxymethyl tetrahydropyran-2-oxyl]-5-hydroxy-2-(4-hydroxy-3-methoxyphenyl)-chromen-4-one 7-[3-(3, 4- 二羟基 -4- 羟甲基四氢呋喃 -2- 氧基)-4, 5- 二羟基 -6- 羟甲基四氢呋喃 -2- 氧基]-5- 羟基 -2-(4- 羟基 -3- 甲氧苯基)-色烯 -4- 酮

(6*R*)-9, 10-dihydroxy-4-megastigmen-3-one (opuntione) (6*R*)-9, 10- 二羟基 -4- 大柱香波龙烯 -3- 酮 (仙人掌酮)

1, 7-dihydroxy-4-methoxy-1-(2-oxopropyl)-1*H*-phenanthren-2-one 1, 7- 二羟基 -4- 甲氧基 -1-(2- 氧丙基)-1*H*- 菲 -2- 酮

3′, 5-dihydroxy-4′-methoxy-2″, 2″-dimethyl pyrano[5″, 6″:6, 7]isoflavone 3′, 5- 二羟基 -4′- 甲氧基 -2″, 2″- 二甲基吡喃 [5″, 6″:6, 7] 异黄酮

2′, 6-dihydroxy-4′-methoxy-2-aryl benzofuran 2′, 6- 二羟基 -4′- 甲氧基 -2- 芳基苯并呋喃

3, 8-dihydroxy-4-methoxy-2-oxo-2*H*-1-benzopyran-5-carboxylic acid 3, 8- 二羟基 -4- 甲氧基 -2- 氧亚基 -2*H*-1- 苯并吡喃 -5- 甲酸

5, 2′-dihydroxy-4′-methoxy-6-(3-methylbut-2-enyl)-6″, 6″-dimethyl pyrano[2″, 3″:7, 8]flavanone 5, 2′- 二羟基 -4′- 甲氧基 -6-(3- 甲基丁 -2- 烯基)-6″, 6″- 二甲基吡喃并 [2″, 3″:7, 8] 黄烷酮

2, 3-dihydroxy-4-methoxy-6, 6, 9-trimethyl-6*H*-dibenzo [*b*, *d*]pyran　2, 3- 二羟基 -4- 甲氧基 -6, 6, 9- 三甲基 -6*H*- 二苯并 [*b*, *d*] 吡喃

(−)-(2*S*)-5, 3′-dihydroxy-4′-methoxy-6″, 6″-dimethyl chromeno-(7, 8, 2″, 3″)-flavanone　(−)-(2*S*)-5, 3′- 二羟基 -4′- 甲氧基 -6″, 6″- 二甲基色原 -(7, 8, 2″, 3″)- 黄烷酮

5, 3′-dihydroxy-4′-methoxy-6, 7-methylenedioxyflavonol-3-*O*-β-glucuronide　5, 3′- 二羟基 -4′- 甲氧基 -6, 7- 亚甲二氧黄酮醇 -3-*O*-β- 葡萄糖醛酸苷

5, 3′-dihydroxy-4′-methoxy-7-carbomethoxyflavonol　5, 3′- 二羟基 -4′- 甲氧基 -7- 甲氧羰基黄酮醇

5, 7-dihydroxy-4′-methoxy-8-*C*-[2″-(2‴-methyl butyryl)]-β-D-glucopyranosyl flavone　5, 7- 二羟基 -4′- 甲氧基 -8-*C*-[2″-(2‴- 甲基丁酰基)]-β-D- 吡喃葡萄糖基黄酮

7, 3′-dihydroxy-4′-methoxy-8-methyl flavan　7, 3′- 二羟基 -4′- 甲氧基 -8- 甲基黄烷

2, 7-dihydroxy-4-methoxy-9, 10-dihydrophenanthrene　2, 7- 二羟基 -4- 甲氧基 -9, 10- 二氢菲

2, 7-dihydroxy-4-methoxy-9, 10-dihydrophenanthrene (coelonin)　2, 7- 二羟基 -4- 甲氧基 -9, 10- 二氢菲 (贝母兰宁)

2, 7-dihydroxy-4-methoxy-9, 10-dihydroxyphenanthrene　2, 7- 二羟基 -4- 甲氧基 -9, 10- 二羟基菲

2, 3-dihydroxy-4-methoxyacetophenone　2, 3- 二羟基 -4- 甲氧基苯乙酮

2, 5-dihydroxy-4-methoxyacetophenone　2, 5- 二羟基 -4- 甲氧基苯乙酮

1, 3-dihydroxy-4-methoxyanthraquinone　1, 3- 二羟基 -4- 甲氧基蒽醌

2, 6-dihydroxy-4-methoxybenzoate　2, 6- 二羟基 -4- 甲氧基苯甲酸乙酯

2, 3-dihydroxy-4-methoxybenzoic acid　2, 3- 二羟基 -4- 甲氧基苯甲酸

2, 5-dihydroxy-4-methoxybenzophenone (cearoin)　2, 5- 二羟基 -4- 甲氧基二苯甲酮 (赛州黄檀素)

4′, 6-dihydroxy-4-methoxybenzophenone-2-*O*-(2″), 3-*C*-(1″)-1″-deoxy-α-L-fructofuranoside　4′, 6- 二羟基 -4- 甲氧基二苯酮 -2-*O*-(2″), 3-*C*-(1″)-1″- 脱氧 -α-L- 呋喃果糖苷

3, 5-dihydroxy-4-methoxybibenzyl　3, 5- 二羟基 -4- 甲氧基联苄

2′, 3′-dihydroxy-4′-methoxychalcone　2′, 3′- 二羟基 -4′- 甲氧基查耳酮

2′, 4-dihydroxy-4′-methoxychalcone　2′, 4- 二羟基 -4′- 甲氧基查耳酮

2′, 6′-dihydroxy-4′-methoxychalcone　2′, 6′- 二羟基 -4′- 甲氧基查耳酮

2′, 4′-dihydroxy-4-methoxychalcone　2′, 4′- 二羟基 -4- 甲氧基查耳酮

2′, 6′-dihydroxy-4-methoxychalcone-4′-*O*-neohesperidoside　2′, 6′- 二羟基 -4- 甲氧基查耳氧亚基 -4′-*O*- 新橙皮糖苷

2′, 3-dihydroxy-4-methoxychalcone-4′-*O*-β-D-glucopyranoside　2′, 3- 二羟基 -4- 甲氧基查耳酮 -4′-*O*-β-D- 吡喃葡萄糖苷

2, 3-dihydroxy-4-methoxycinnamic acid　2, 3- 二羟基 -4- 甲氧基桂皮酸

3, 8-dihydroxy-4-methoxycoumarin　3, 8- 二羟基 -4- 甲氧基香豆素

3, 4′-dihydroxy-4-methoxydibenzyl ether　3, 4′- 二羟基 -4- 甲氧基双苄醚

2′, 6′-dihydroxy-4′-methoxydihydrochalcone　2′, 6′- 二羟基 -4′- 甲氧基二氢查耳酮

2, 3-dihydroxy-4′-methoxydihydroflavone-7-*O*-β-D-apiosyl-(1 → 6)-β-D-glucopyranoside　2, 3- 二羟基 -4′- 甲氧基二氢黄酮 -7-*O*-β-D- 芹糖基 -(1 → 6)-β-D- 吡喃葡萄糖苷

2, 3-dihydroxy-4′-methoxydihydroflavone-7-*O*-β-D-xylosyl-(1 → 6)-β-D-glucopyranoside　2, 3- 二羟基 -4′- 甲氧基二氢黄酮 -7-*O*-β-D- 木糖基 -(1 → 6)-β-D- 吡喃葡萄糖苷

3′, 7-dihydroxy-4′-methoxydihydroflavonol　3′, 7- 二羟基 -4′- 甲氧基二氢黄酮醇

3, 4′-dihydroxy-4-methoxydihydrostilbene　3, 4′- 二羟基 -4- 甲氧基二氢芪

(2*S*)-7, 3′-dihydroxy-4′-methoxyflavan　(2*S*)-7, 3′- 二羟基 -4′- 甲氧基黄烷

3′, 5-dihydroxy-4′-methoxyflavanone-7-*O*-α-L-rhamnosyl-(1 → 6)-β -D-glucopyranoside　3′, 5- 二羟基 -4′- 甲氧基黄烷酮 -7-*O*-α-L- 鼠李糖基 -(1 → 6)-β-D- 吡喃葡萄糖苷

3′, 5-dihydroxy-4′-methoxyflavanone-7-*O*-β-D-glucopyranosyl-(1 → 2)-α-L-rhamnoside　3′, 5- 二羟基 -4′- 甲氧基黄烷酮 -7-*O*-β -D- 吡喃葡萄糖基 -(1 → 2)-α-L- 吡喃鼠李糖苷

5, 7-dihydroxy-4′-methoxyflavone　5, 7- 二羟基 -4′- 甲氧基黄酮

7, 3′-dihydroxy-4′-methoxyflavone　7, 3′- 二羟基 -4′- 甲氧基黄酮

7, 3′-dihydroxy-4-methoxyflavone　7, 3′- 二羟基 -4- 甲氧基黄酮

5, 7-dihydroxy-4-methoxyflavone-7-*O*-β-D-glucopyranoside 5, 7- 二羟基 -4- 甲氧基黄酮 -7-*O*-β-D- 吡喃葡萄糖苷

5, 7-dihydroxy-4′-methoxyflavonol-3-*O*-rutinoside 5, 7- 二羟基 -4′- 甲氧基黄酮醇 -3-*O*- 芸香糖苷

11-*O*-(3′, 5′-dihydroxy-4′-methoxygalloyl)bergenin 11-*O*-(3′, 5′- 二羟基 -4′- 甲氧基没食子酰基) 岩白菜素

2, 3-dihydroxy-4′-methoxyhomoisoflavone-7-*O*-xyloside 2, 3- 二羟基 -4′- 甲氧基高异黄酮 -7-*O*- 木糖苷

4′, 6-dihydroxy-4-methoxyisoaurone 4′, 6- 二羟基 -4- 甲氧基异橙酮

7, 2′-dihydroxy-4-methoxyisoflavan 7, 2′- 二羟基 -4- 甲氧基异黄烷

7, 2′-dihydroxy-4′-methoxyisoflavanol 7, 2′- 二羟基 -4′- 甲氧基异黄烷醇

7, 3′-dihydroxy-4′-methoxyisoflavanone 7, 3′- 二羟基 -4′- 甲氧基异黄烷酮

3′, 7-dihydroxy-4′-methoxyisoflavone 3′, 7- 二羟基 -4′- 甲氧基异黄酮

7, 3′-dihydroxy-4′-methoxyisoflavone 7, 3′- 二羟基 -4′- 甲氧基异黄酮

7, 8-dihydroxy-4′-methoxyisoflavone 7, 8- 二羟基 -4′- 甲氧基异黄酮

5, 7-dihydroxy-4′-methoxyisoflavone-2′-*O*-β-D-glucopyranoside 5, 7- 二羟基 -4′- 甲氧基异黄酮 -2′-*O*-β-D- 吡喃葡萄糖苷

2, 5-dihydroxy-4-methoxyphenanthrene (moscatin) 2, 5- 二羟基 -4- 甲氧基菲 (拖鞋状石斛素)

2, 7-dihydroxy-4-methoxyphenanthrene-2-*O*-glucoside 2, 7- 二羟基 -4- 甲氧基菲 -2-*O*- 葡萄糖苷

2, 7-dihydroxy-4-methoxyphenanthrene-2, 7-*O*-diglucoside 2, 7- 二羟基 -4- 甲氧基菲 -2, 7-*O*- 二葡萄糖苷

(2, 3-dihydroxy-4-methoxyphenyl)-(4-hydroxyphenyl) methanone (2, 3- 二羟基 -4- 甲氧苯基)-(4- 羟苯基) 甲酮

1-(2, 6-dihydroxy-4-methoxyphenyl)-3-(3, 4, 5-trimethoxyphenyl)-2-propen-1-one 1-(2, 6- 二羟基 -4- 甲氧苯基)-3-(3, 4, 5- 三甲氧苯基)-2- 丙烯 -1- 酮

2-(3′, 5′-dihydroxy-4′-methoxyphenyl)-3-methoxy-5-hydroxybenzofuran 2-(3′, 5′- 二羟基 -4′- 甲氧苯基)-3- 甲氧基 -5- 羟基苯并呋喃

1-(2, 5-dihydroxy-4-methoxyphenyl)ethanone 1-(2, 5- 二羟基 -4- 甲氧苯基) 丙酮

3, 5-dihydroxy-4′-methoxystilbene 3, 5- 二羟基 -4′- 甲氧基二苯乙烯 (3, 5- 二羟基 -4′- 甲氧基芪)

3, 5-dihydroxy-4′-methoxystilbene-3-*O*-β-D-glucopyranoside 3, 5- 二羟基 -4′- 甲氧基芪 -3-*O*-β-D- 葡萄糖苷

1, 3-dihydroxy-4-methoxyxanthone 1, 3- 二羟基 -4- 甲氧基𠮿酮

1, 5-dihydroxy-4-methoxyxanthone 1, 5- 二羟基 -4- 甲氧基𠮿酮

1, 7-dihydroxy-4-methoxyxanthone 1, 7- 二羟基 -4- 甲氧基𠮿酮

1, 8-dihydroxy-4-methyl anthracene-9, 10-dione 1, 8- 二羟基 -4- 甲基蒽 -9, 10- 二酮

1, 8-dihydroxy-4-methyl anthraquinone 1, 8- 二羟基 -4- 甲基蒽醌

3, 5-dihydroxy-4-methyl benzoic acid 3, 5- 二羟基 -4- 甲基苯甲酸

3, 5-dihydroxy-4-methyl bibenzyl 3, 5- 二羟基 -4- 甲基联苄

5, 7-dihydroxy-4-methyl coumarin 5, 7- 二羟基 -4- 甲基香豆素

6, 7-dihydroxy-4-methyl coumarin 6, 7- 二羟基 -4- 甲基香豆素

7, 8-dihydroxy-4-methyl coumarin 7, 8- 二羟基 -4- 甲基香豆素

3, 5-dihydroxy-4-methyl stilbene 3, 5- 二羟基 -4- 甲基芪

2-(*cis*-1, 2-dihydroxy-4-one-cyclohex-5-en)-5, 7-dihydroxychromone 2-(顺 -1, 2- 二羟基 -4- 酮 - 环己 -5- 烯)-5, 7- 二羟基色原酮

3α, 5β-dihydroxy-4α, 11-epoxybis-norcadinane 3α, 5β- 二羟基 -4α, 11- 环氧二去甲杜松烷

(24*R*)-24, 25-dihydroxy-4α, 5α-epoxyhelianol (24*R*) -24, 25- 二羟基 -4α, 5α- 环氧向日葵醇

(24*S*)-24, 25-dihydroxy-4α, 5α-epoxyhelianol (24*S*)-24, 25- 二羟基 -4α, 5α- 环氧向日葵醇

(24*R*)-24, 25-dihydroxy-4α, 5α-epoxyhelianyl octanoate (24*R*) -24, 25- 二羟基 -4α, 5α- 环氧向日葵醇辛酸酯

(24*S*)-24, 25-dihydroxy-4α, 5α-epoxyhelianyl octanoate (24*S*)-24, 25- 二羟基 -4α, 5α- 环氧向日葵醇辛酸酯

1α, 2α-dihydroxy-4α-ethoxy-1, 2, 3, 4-tetrahydronaphthalene 1α, 2α- 二羟基 -4α- 乙氧基 -1, 2, 3, 4- 四氢萘

1β, 9α-dihydroxy-4β, 20-epoxy-2α, 5α, 7β, 10β, 13α-pentaacetoxytax-11-ene 1β, 9α- 二羟基 -4β, 20- 环氧 -2α, 5α, 7β, 10β, 13α- 乙酰氧基紫杉 -11- 酮

1β, 7β-dihydroxy-4β, 20-epoxy-2α, 5α, 9α, 10β, 13α-pentaacetoxytax-11-ene 1β, 7β- 二羟基 -4β, 20- 环氧 -2α, 5α, 9α, 10β, 13α- 五乙酰氧基紫杉 -11- 烯

1-[3, 4-dihydroxy-5-(12′*Z*)-12-heptadecen-1-phenyl] ethanone 1-[3, 4- 二羟基 -5-(12′*Z*)-12- 十七烯 -1- 苯基] 乙酮

2′, 4′-dihydroxy-5′-(1‴-dimethyl allyl)-6-prenyl pinocembrin 2′, 4′- 二羟基 -5′-(1‴- 二甲烯丙基)-6- 异戊烯基松属素

2, 8-dihydroxy-5-(1-hydroxyethyl)-1, 7-dimethyl-9, 10-dihydrophenanthrene 2, 8- 二羟基 -5-(1- 羟乙基)-1, 7- 二甲基 -9, 10- 二氢菲

(4*R*, 5*R*, 6*S*, 8*R*, 9*R*)-4, 8-dihydroxy-5-(2-methyl propanoyloxy)-9-(3-methyl butyryloxy)-3-oxogermacran-6, 12-olide (4*R*, 5*R*, 6*S*, 8*R*, 9*R*)-4, 8- 二羟基 -5-(2- 甲丙酰氧基)-9-(3- 甲丁酰氧基)-3- 氧亚基大牻牛儿 -6, 12- 内酯

2′, 4′-dihydroxy-5′-(3-methyl-3-buten-l-yl)acetophenone 2′, 4′- 二羟基 -5′-(3- 甲基 -3- 丁烯 -l- 基) 苯乙酮

3′, 4″-dihydroxy-5′, 3″, 5″-trimethoxybibenzyl 3′, 4″- 二羟基 -5′, 3″, 5″- 三甲氧基联苄

7, 3′-dihydroxy-5, 4′, 5′-trimethoxyisoflavone 7, 3′- 二羟基 -5, 4′, 5′- 三甲氧基异黄酮

3, 4-dihydroxy-5, 4′-dimethoxybibenzyl 3, 4- 二羟基 -5, 4′- 二甲氧基联苄

3, 4′-dihydroxy-5, 5′-dimethoxybibenzyl 3, 4′- 二羟基 -5, 5′- 二甲氧基联苄

7, 5′-dihydroxy-5, 6, 3′, 4′-tetramethoxyflavone 7, 5′- 二羟基 -5, 6, 3′, 4′- 四甲氧基黄酮

(3*S*, 4*S*, 5*S*, 6*S*, 9*R*)-3, 4-dihydroxy-5, 6-dihydro-β-ionol (3*S*, 4*S*, 5*S*, 6*S*, 9*R*)-3, 4- 二羟基 -5, 6- 二氢 -β- 紫罗兰醇

(3*S*, 5*S*, 6*S*, 9*R*)-3, 4-dihydroxy-5, 6-dihydro-β-ionol (3*S*, 5*S*, 6*S*, 9*R*)-3, 4- 二羟基 -5, 6- 二氢 -β- 紫罗兰醇

(3*S*, 5*S*, 6*S*, 9*R*)-3, 6-dihydroxy-5, 6-dihydro-β-ionol (3*S*, 5*S*, 6*S*, 9*R*)-3, 6- 二羟基 -5, 6- 二氢 -β- 紫罗兰醇

3, 3′-dihydroxy-5, 6′-dimethoxybibenzyl 3, 3′- 二羟基 -5, 6′- 二甲氧基联苄

1, 2-dihydroxy-5, 6-dimethoxyxanthone 1, 2- 二羟基 -5, 6- 二甲氧基叫酮

1, 3-dihydroxy-5, 6-dimethoxyxanthone 1, 3- 二羟基 -5, 6- 二甲氧基叫酮

7, 8-dihydroxy-5, 6-ethylenedioxyflavone 7, 8- 二羟基 -5, 6- 亚乙二氧基黄酮

(3*R*, 4*S*)-6, 4′-dihydroxy-5, 7, 3′, 5′-tetramethoxy-3, 4-dihydroaryl tetralin-(bis)-hexadecyl acetate (3*R*, 4*S*)-6, 4′- 二羟基 -5, 7, 3′, 5′- 四甲氧基 -3, 4- 二氢芳基萘二酸 -(双)- 十六醇酯

6, 2′-dihydroxy-5, 7, 8, 6′-tetramethoxyflavone 6, 2′- 二羟基 -5, 7, 8, 6′- 四甲氧基黄酮

3′, 4′-dihydroxy-5, 7-dihydroxyisoflavone-7-*O*-glucopyranoside (oroboside) 3′, 4′- 二羟基 -5, 7- 二羟基异黄酮 -7-*O*- 吡喃葡萄糖苷 (香豌豆苷)

9, 10-dihydroxy-5, 7-dimethoxy-1*H*-naphtho[2, 3-*c*]pyran-1-one 9, 10- 二羟基 -5, 7- 二甲氧基 -1H- 萘并 [2, 3-*c*] 吡喃 -1- 酮

3′, 4′-dihydroxy-5, 7-dimethoxy-4-phenyl coumarin 3′, 4′- 二羟基 -5, 7- 二甲氧基 -4- 苯基香豆素

cis-3, 4-dihydroxy-5, 7-dimethoxy-6-acetyl-2, 2-dimethyl chroman 顺式 -3, 4- 二羟基 -5, 7- 二甲氧基 -6- 乙酰基 -2, 2- 二甲基色原烷

(±)-3′, 4′-dihydroxy-5, 7-dimethoxyflavan (±)-3′, 4′- 二羟基 -5, 7- 二甲氧基黄烷

6, 12-dihydroxy-5, 8, 11, 13-abietatetraen-7-one 6, 12- 二羟基 -5, 8, 11, 13- 冷杉四烯 -7- 酮

6, 12-dihydroxy-5, 8, 11, 13-abietetraen-7-one 6, 12- 二羟基 -5, 8, 11, 13- 松香四烯 -7- 酮

(2*S*)-2′, 7-dihydroxy-5, 8-dimethoxyflavanone (2*S*)-2′, 7- 二羟基 -5, 8- 二甲氧基黄烷酮

1, 3-dihydroxy-5, 8-dimethoxyxanthone 1, 3- 二羟基 -5, 8- 二甲氧基叫酮

1, 3-dihydroxy-5-[14′-(3″, 5″-dihydroxyphenyl)-*cis*-4′-tetradecenyl]benzene 1, 3- 二羟基 -5-[14′-(3″, 5″- 二羟苯基)- 顺式 -4′- 十四烯基] 苯

1, 3-dihydroxy-5-[14′, (3″, 5″-dihydroxyphenyl)-*cis*-7′-tetradecenyl]benzene 1, 3- 二羟基 -5-[14′-(3″, 5″- 二羟苯基)- 顺式 -7′- 十四烯基] 苯

1β, 11-dihydroxy-5-eudesmene 1β, 11- 二羟基 -5- 桉叶烯

7, 4′-dihydroxy-5-hydroxymethyl flavone 7, 4′- 二羟基 -5- 羟甲基黄酮

2, 7-dihydroxy-5-hydroxymethyl-1, 8-dimethyl-9, 10-dihydrophenanthrene 2, 7- 二羟基 -5- 羟甲基 -1, 8- 二甲基 -9, 10- 二氢菲

2, 7-dihydroxy-5-hydroxymethyl-1-methyl-9, 10-dihydrophenanthrene 2, 7- 二羟基 -5- 羟甲基 -1- 甲基 -9, 10- 二氢菲

3, 3′-dihydroxy-5-methoxy-2, 4-di(*p*-hydroxybenzyl) bibenzyl 3, 3′- 二羟基 -5- 甲氧基 -2, 4- 二 (对羟苄基) 联苄

3, 3′-dihydroxy-5-methoxy-2, 5′, 6-tri(*p*-hydroxybenzyl) bibenzyl 3, 3′- 二羟基 -5- 甲氧基 -2, 5′, 6- 三 (对羟苄基) 联苄

4, 8-dihydroxy-5-methoxy-2-naphthalene carboxaldehyde 4, 8- 二羟基 -5- 甲氧基 -2- 萘甲醛

trans-3, 4-dihydroxy-5-methoxy-6-acetyl-7-methoxy-2, 2-dimethyl chromane　反式 -3, 4- 二羟基 -5- 甲氧基 -6- 乙酰基 -7- 甲氧基 -2, 2- 二甲基色烷

(2*S*)-7, 4′-dihydroxy-5-methoxy-8-(γ, γ-dimethyl allyl) flavanone　(2*S*)-7, 4′- 二羟基 -5- 甲氧基 -8-(γ, γ- 二甲烯丙基) 黄烷酮

2, 4-dihydroxy-5-methoxyacetophenone　2, 4- 二羟基 -5- 甲氧基苯乙酮

3, 4-dihydroxy-5-methoxybenzaldehyde　3, 4- 二羟基 -5- 甲氧基苯甲醛

2, 4-dihydroxy-5-methoxybenzophenone　2, 4- 二羟基 -5- 甲氧基二苯甲酮

2, 5-dihydroxy-5-methoxybenzophenone　2, 5- 二羟基 -5- 甲氧基二苯甲酮

3, 3′-dihydroxy-5-methoxybibenzyl　3, 3′- 二羟基 -5- 甲氧基联苄

3, 4′-dihydroxy-5-methoxybibenzyl　3, 4′- 二羟基 -5- 甲氧基联苄

2, 4-dihydroxy-5-methoxycinnamic acid　2, 4- 二羟基 -5- 甲氧基桂皮酸

3β, 23-dihydroxy-5-methoxycucurbita-6, 24-dien-19-al　3β, 23- 二羟基 -5- 甲氧基葫芦 -6, 24- 二烯 -19- 醛

7, 4′-dihydroxy-5-methoxydihydroflavone　7, 4′- 二羟基 -5- 甲氧基二氢黄酮

3, 4′-dihydroxy-5-methoxydihydrostilbene　3, 4′- 二羟基 -5- 甲氧基二氢芪

3′, 4′-dihydroxy-5-methoxyflavanone-7-*O*-α-L-rhamnopyranoside　3′, 4′- 二羟基 -5- 甲氧基黄烷酮 -7-*O*-α-L- 吡喃鼠李糖苷

7, 3′-dihydroxy-5′-methoxyisoflavone　7, 3′- 二羟基 -5′- 甲氧基异黄酮

7, 4′-dihydroxy-5-methoxyisoflavone　7, 4′- 二羟基 -5- 甲氧基异黄酮

1, 3-dihydroxy-5-methoxyxanthone　1, 3- 二羟基 -5- 甲氧基𠮿酮

3, 4-dihydroxy-5-methyl dihydropyran　3, 4- 二羟基 -5- 甲基二氢吡喃

2, 4-dihydroxy-5-methyl-6-methoxychalcone　2, 4- 二羟基 -5- 甲基 -6- 甲氧基查耳酮

3, 7-dihydroxy-5-octanolide　3, 7- 二羟基 -5- 辛醇内酯

4α, 8β-dihydroxy-5α(*H*)-eudesm-7(11)-en-8, 12-olide　4α, 8β- 二羟基 -5α(*H*)- 桉叶 -7(11)- 烯 -8, 12- 内酯

4β, 8β-dihydroxy-5α(*H*)-eudesm-7(11)-en-8, 12-olide　4β, 8β- 二羟基 -5α(*H*)- 桉叶 -7(11)- 烯 -8, 12- 内酯

(*Z*)-1β, 4α-dihydroxy-5α, 8β(*H*)-eudesm-7(11)-en-12, 8-olide　(*Z*)-1β, 4α- 二羟基 -5α, 8β(*H*)- 桉叶 -7(11)- 烯 -12, 8- 内酯

1β, 4α-dihydroxy-5α, 8β(*H*)-eudesm-7(11)*Z*-en-8, 12-olide　1β, 4α- 二羟基 -5α, 8β(*H*)- 桉叶 -7(11)*Z*- 烯 -8, 12- 内酯

1β, 4β-dihydroxy-5α, 8β(*H*)-eudesm-7(11)*Z*-en-8, 12-olide　1β, 4β- 二羟基 -5α, 8β(*H*)- 桉叶 -7(11)*Z*- 烯 -8, 12- 内酯

5, 6β-dihydroxy-5α-ergost-7, 22-dien-3β-ol acetate　5, 6β- 二羟基 -5α- 麦角甾 -7, 22- 二烯 -3β- 醇乙酸酯

4β, 10β-dihydroxy-5α*H*-1, 11(13)-guaidien-8α, 12-olide　4β, 10β- 二羟基 -5α*H*-1, 11(13)- 愈创木二烯 -8α, 12- 内酯

26, 27-dihydroxy-5α-lanost-7, 9(11), 24-trien-3, 22-dione　26, 27- 二羟基 -5α- 羊毛甾 -7, 9(11), 24- 三烯 -3, 22- 二酮

15α, 26-dihydroxy-5α-lanost-7, 9, (24*E*)-trien-3-one　15α, 26- 二羟基 -5α- 羊毛脂 -7, 9, (24*E*)- 三烯 -3- 酮

2α, 3β-dihydroxy-5α-pregn-16-en-20-one　2α, 3β- 二羟基 -5α- 孕甾 -16- 烯 -20- 酮

2β, 3β-dihydroxy-5α-pregn-17(20)-(*Z*)-en-16-one　2β, 3β- 二羟基 -5α- 孕甾 -17(20)-(*Z*)- 烯 -16- 酮

(25*R*)-2α, 3β-dihydroxy-5α-spirost-3-*O*-α-L-rhamnopyranosyl-(1→2)-[β-D-glucopyranosyl-(1→4)]-β-D-galactopyranoside　(25*R*)-2α, 3β- 二羟基 -5α- 螺甾 -3-*O*-α-L- 吡喃鼠李糖基 -(1 → 2)-[β-D- 吡喃葡萄糖基 -(1 → 4)]-β-D- 吡喃半乳糖苷

(25*R*)-2α, 3β-dihydroxy-5α-spirost-3-*O*-α-L-rhamnopyranosyl-(1 → 2)-β-D-galactopyranoside　(25*R*)-2α, 3β- 二羟基 -5α- 螺甾 -3-*O*-α-L- 吡喃鼠李糖基 -(1 → 2)-β-D- 吡喃半乳糖苷

(25*R*)-2α, 3β-dihydroxy-5α-spirost-3-*O*-β-D-glucopyranosyl-(1→4)-β-D-galactopyranoside　(25*R*)-2α, 3β- 二羟基 -5α- 螺甾 -3-*O*-β-D- 吡喃葡萄糖基 -(1 → 4)-β-D- 吡喃半乳糖苷

(25*S*)-3β, 24β-dihydroxy-5α-spirost-6-one-3-*O*-[α-L-arabinopyranosyl-(1 → 6)]-β-D-glucopyranoside　(25*S*)-3β, 24β- 二羟基 -5α- 螺甾 -6- 酮 -3-*O*-[α-L- 吡喃阿拉伯糖基 -(1 → 6)]-β-D- 吡喃葡萄糖苷

(25*R*)-3β, 17α-dihydroxy-5-α-spirost-6-one-3-*O*-α-L-rhamnopyranosyl-(1 → 2)-β-D-glucopyranoside　(25*R*)-3β, 17α- 二羟基 -5-α- 螺甾 -6- 酮 -3-*O*-α-L- 吡喃葡萄糖基 -(1 → 2)-β-D- 吡喃葡萄糖苷

(25*R*)-2α, 3β-dihydroxy-5α-spirost-9(11)-en-12-one　(25*R*)-2α, 3β- 二羟基 -5α- 螺甾 -9(11)- 烯 -12- 酮

23, 25-dihydroxy-5β, 19-epoxycucurbit-6-en-3, 24-dione 23, 25- 二羟基 -5β, 19- 环氧葫芦 -6- 烯 -3, 24- 二酮
3β, 25-dihydroxy-5β, 19-epoxycucurbita-6, (23*E*)-diene 3β, 25- 二羟基 -5β, 19- 环氧葫芦 -6, (23*E*)- 二烯
4β, 8α-dihydroxy-5β-2-methyl butyryloxy-9β-3-methyl butyryloxy-3-oxogermacr-7β, 12α-olide 4β, 8α- 二羟基 -5β-2- 甲基丁酰氧基 -9β-3- 甲基丁酰氧基 -3- 氧亚基大牻牛儿 -7β, 12α- 内酯
4β, 8α-dihydroxy-5β-angeloyloxy-9β-2-methyl butyryloxy-3-oxogermacr-6α, 12-olide 4β, 8α- 二羟基 -5β- 当归酰氧基 -9β-2- 甲基丁酰氧基 -3- 氧亚基大牻牛儿 -6α, 12- 内酯
4β, 8α-dihydroxy-5β-angeloyloxy-9β-isobutyryloxy-3-oxogermacr-6α, 12-olide 4β, 8α- 二羟基 -5β- 当归酰氧基 -9β- 异丁酰氧基 -3- 氧亚基大牻牛儿 -6α, 12- 内酯
3β, 14β-dihydroxy-5β-card-20(22)-enolide 3β, 14β- 二羟基 -5β- 强心甾 -20(22)- 烯内酯
4α, 10α-dihydroxy-5β*H*-gurjun-6-ene 4α, 10α- 二羟基 -5β*H*- 古芸 -6- 烯
4β, 8α-dihydroxy-5β-isobutyryloxy-9β-3-methyl butyryloxy-3-oxogermacr-6α, 12-olide 4β, 8α- 二羟基 -5β- 异丁酰氧基 -9β-3- 甲基丁酰氧基 -3- 氧亚基大牻牛儿 -6α, 12- 内酯
1α, 3β-dihydroxy-5β-pregn-16-en-20-one-3-*O*-β-D-glucopyranoside 1α, 3β- 二羟基 -5β- 孕甾 -16- 烯 -20- 酮 -3-*O*-β-D- 吡喃葡萄糖苷
3, 7-dihydroxy-6-(2′-methyl butyryloxy)tropane 3, 7- 二羟基 -6-(2′- 甲基丁酰氧基) 托品烷
5, 4′-dihydroxy-6-(3, 3-dimethyl allyl)-2″, 2″-dimethyl pyrano[5, 6:7, 8] isoflavone 5, 4′- 二羟基 -6-(3, 3- 二甲烯丙基)-2″, 2″- 二甲基吡喃 [5, 6:7, 8] 异黄酮
1-[2′, 4′-dihydroxy-6′-(3″, 7″-dimethyl oct-2″, 6″-dienyloxy)-5′-(3″-methyl-2″-butenyl)]phenyl ethanone 1-[2′, 4′- 二羟基 -6′-(3″, 7″ 二甲基辛 -2″, 6″- 二烯氧基)-5′-(3″- 甲基 -2″- 丁烯基)] 苯乙酮
2, 4-dihydroxy-6-(4-hydroxybenzoyloxy)benzoic acid 2, 4- 二羟基 -6-(4- 羟苯甲酰氧基) 苯甲酸
5, 7-dihydroxy-6-(7-hydroxy-3, 7-dimethyloct-2-en-1-yl)-(2*S*)-(4-hydroxyphenyl)-3, 4-dihydro-2*H*-1-benzopyran-4-one 5, 7- 二羟基 -6-(7- 羟基 -3, 7- 二甲基辛 -2- 烯 -1- 基)-(2*S*)-(4- 羟苯基)-3, 4- 二氢 -2*H*-1- 苯并吡喃 -4- 酮
(3*R*)-7, 3′-dihydroxy-6, 2′, 4′-trimethoxy-isoflavanone (3*R*)-7, 3′- 二羟基 -6, 2′, 4′- 三甲氧基异黄烷酮
5, 7-dihydroxy-6, 2′-dimethoxyisoflavone 5, 7- 二羟基 -6, 2′- 二甲氧基异黄酮
5, 7-dihydroxy-6, 3′, 4′-trimethoxyflavone (eupatilin) 5, 7- 二羟基 -6, 3′, 4′- 三甲氧基黄酮 (泽兰林素、半齿泽兰林素)
5, 4′-dihydroxy-6, 3′-dimethoxyflavone-7-*O*-β-D-glucopyranoside 5, 4′- 二羟基 -6, 3′- 二甲氧基黄酮 -7-*O*-β-D- 吡喃葡萄糖苷
5, 7-dihydroxy-6, 4′-dimethoxyflavone 5, 7- 二羟基 -6, 4′- 二甲氧基黄酮
5, 3′-dihydroxy-6, 4′-dimethoxyflavone-7-*O*-β-D-glucoside 5, 3′- 二羟基 -6, 4′- 二甲氧基黄酮 -7-*O*-β-D- 葡萄糖苷
(2*R*)-7, 3′-dihydroxy-6, 4′-methoxyflavan (2*R*)-7, 3′- 二羟基 -6, 4′- 甲氧基黄烷
2′, 5-dihydroxy-6, 6′, 7, 8-tetramethoxyflavone 2′, 5- 二羟基 -6, 6′, 7, 8- 四甲氧基黄酮
7, 7′-dihydroxy-6, 6′-dimethoxy-8, 8′-biscoumarin 7, 7′- 二羟基 -6, 6′- 二甲氧基 -8, 8′- 双香豆素
1, 2-dihydroxy-6, 6′-dimethyl-5, 5′, 8, 8′-tetracarbonyl-1, 2′-binaphthalene 1, 2- 二羟基 -6, 6′- 二甲基 -5, 5′, 8, 8′- 四羰基 -1, 2′- 联萘
3, 5-dihydroxy-6, 7, 3′, 4′-tetramethoxyflavone 3, 5- 二羟基 -6, 7, 3′, 4′- 四甲氧基黄酮
3, 5-dihydroxy-6, 7, 3′, 4′-tetramethoxyflavonol 3, 5- 二羟基 -6, 7, 3′, 4′- 四甲氧基黄酮醇
5, 4′-dihydroxy-6, 7, 3, 5′-tetramethoxyflavone 5, 4′- 二羟基 -6, 7, 3, 5- 四甲氧基黄酮
5, 4′-dihydroxy-6, 7, 3′, 5′-tetramethoxyflavone 5, 4′- 二羟基 -6, 7, 3′, 5′- 四甲氧基黄酮
3, 5-dihydroxy-6, 7, 4′-trimethoxyflavone 3, 5- 二羟基 -6, 7, 4′- 三甲氧基黄酮
5, 3′-dihydroxy-6, 7, 4′-trimethoxyflavone (eupatorin) 5, 3′- 二羟基 -6, 7, 4′- 三甲氧基黄酮 (泽兰黄素、半齿泽兰素)
5, 2′-dihydroxy-6, 7, 6′-trimethoxyflavanone 5, 2′- 二羟基 -6, 7, 6′- 三甲氧基黄烷酮
3, 5-dihydroxy-6, 7, 8, 3′, 4′-pentamethoxyflavone 3, 5- 二羟基 -6, 7, 8, 3′, 4′- 五甲氧基黄酮
5, 4′-dihydroxy-6, 7, 8, 3′-tetramethoxyflavone 5, 4′- 二羟基 -6, 7, 8, 3′- 四甲氧基黄酮
5, 3′-dihydroxy-6, 7, 8, 4′-tetramethoxyflavone 5, 3′- 二羟基 -6, 7, 8, 4′- 四甲氧基黄酮
1, 3-dihydroxy-6, 7, 8-trimethoxy-2-methyl anthraquinone 1, 3- 二羟基 -6, 7, 8- 三甲氧基 -2- 甲基蒽醌
5, 2′-dihydroxy-6, 7, 8-trimethoxyflavone 5, 2′- 二羟基 -6, 7, 8- 三甲氧基黄酮

2′, 5-dihydroxy-6′, 7, 8-trimethoxyflavone 2′, 5- 二羟基 -6′, 7, 8- 三甲氧基黄酮

5, 4′-dihydroxy-6, 7, 8-trimethoxyflavone (xanthomicrol) 5, 4′- 二羟基 -6, 7, 8- 三甲氧基黄酮 (呫苏米黄素、黄姜味草醇)

3, 4-dihydroxy-6, 7, 3′, 4′-tetramethoxyflavonol 3, 4- 二羟基 -6, 7, 3′, 4′- 四甲氧基黄酮醇

(3*S*, 6*R*)-6, 7-dihydroxy-6, 7-dihydrolinalool-3-*O*-β-D-(3-*O*-potassium sulfo)glucopyranoside (3*S*, 6*R*)-6, 7- 二羟基 -6, 7- 二氢芳樟醇 -3-*O*-β-D-(3-*O*- 磺酸钾) 吡喃葡萄糖苷

(3*S*, 6*R*)-6, 7-dihydroxy-6, 7-dihydrolinalool-3-*O*-β-D-glucopyranoside (3*S*, 6*R*)-6, 7- 二羟基 -6, 7- 二氢芳樟醇 -3-*O*-β-D- 吡喃葡萄糖苷

(3*S*, 6*S*)-6, 7-dihydroxy-6, 7-dihydrolinalool-3-*O*-β-D-glucopyranoside (3*S*, 6*S*)-6, 7- 二羟基 -6, 7- 二氢芳樟醇 -3-*O*-β-D- 吡喃葡萄糖苷

1, 5-dihydroxy-6, 7-dimethoxy-2-methyl anthraquinone-3-*O*-β-D-glucopyranoside 1, 5- 二羟基 -6, 7- 二甲氧基 -2- 甲基蒽醌 -3-*O*-β-D- 吡喃葡萄糖苷

5, 4′-dihydroxy-6, 7-dimethoxy-8-*C*-[β-D-xylopyranosyl-(1→2)]-β-D-glucopyranosyl flavone 5, 4′- 二羟基 -6, 7- 二甲氧基 -8-*C*-[β-D- 吡喃木糖基 -(1 → 2)]-β-D- 吡喃葡萄糖黄酮

5, 4′-dihydroxy-6, 7-dimethoxy-8-*C*-β-D-glucopyranosyl flavone 5, 4′- 二羟基 -6, 7- 二甲氧基 -8-*C*-β-D- 吡喃葡萄糖基黄酮

3, 5-dihydroxy-6, 7-dimethoxyflavone 3, 5- 二羟基 -6, 7- 二甲氧基黄酮

5, 4′-dihydroxy-6, 7-dimethoxyflavone 5, 4′- 二羟基 -6, 7- 二甲氧基黄酮

5, 7-dihydroxy-6, 7-dimethoxyflavone 5, 7- 二羟基 -6, 7- 二甲氧基黄酮

5, 8-dihydroxy-6, 7-dimethoxyflavone 5, 8- 二羟基 -6, 7- 二甲氧基黄酮

4′, 5-dihydroxy-6, 7-dimethoxyflavone-8-*C*-β-D-glucopyranoside 4′, 5- 二羟基 -6, 7- 二甲氧基黄酮 -8-*C*-β-D- 吡喃葡萄糖苷

4′, 5-dihydroxy-6, 7-dimethoxyisoflavone 4′, 5- 二羟基 -6, 7- 二甲氧基异黄酮

1, 3-dihydroxy-6, 7-dimethoxyxanthone (laxanthone Ⅰ) 1, 3- 二羟基 -6, 7- 二甲氧基吅酮 (散沫花吅酮 Ⅰ)

1, 3-dihydroxy-6, 7-dimethyl xanthone-1-*O*-β-D-glucoside 1, 3- 二羟基 -6, 7- 二甲氧基吅酮 -1-*O*-β-D- 葡萄糖苷

(2*R*)-4′, 5-dihydroxy-6, 7-di-*O*-β-D-glucopyranosyl flavanone (2*R*)-4′, 5- 二羟基 -6, 7- 二 -*O*-β-D- 吡喃葡萄糖基二氢黄酮

(2*S*)-4′, 5 -dihydroxy-6, 7-di-*O*-β-D-glucopyranosyl flavanone (2*S*)-4′, 5- 二羟基 -6, 7- 二 -*O*-β-D- 吡喃葡萄糖基二氢黄酮

3, 5-dihydroxy-6, 7-megastigmadien-9-one 3, 5- 二羟基 -6, 7- 大柱香波龙二烯 -9- 酮

5, 4′-dihydroxy-6, 7-methylenedioxy-3′-methoxyflavone 5, 4′- 二羟基 -6, 7- 亚基二氧基 -3′- 甲氧基黄酮

5, 2′-dihydroxy-6, 7-methylenedioxyflavanone 5, 2′- 二羟基 -6, 7- 亚甲二氧基二氢黄酮

5, 4′-dihydroxy-6, 7-methylenedioxyflavone (kanzakiflavone-2) 5, 4′- 二羟基 -6, 7- 亚甲二氧基黄酮 (冠崎黄酮 -2)

2′, 5-dihydroxy-6, 7-methylenedioxyisoflavone 2′, 5- 二羟基 -6, 7- 亚甲二氧基异黄酮

5, 2′-dihydroxy-6, 7-methylenedioxyisoflavone 5, 2′- 二羟基 -6, 7- 亚甲二氧基异黄酮

5, 7-dihydroxy-6, 8, 2′, 3′-tetramethoxyflavone 5, 7- 二羟基 -6, 8, 2′, 3′- 四甲氧基黄酮

5, 7-dihydroxy-6, 8, 4′-trimethoxyflavone 5, 7- 二羟基 -6, 8, 4′- 三甲氧基黄酮

5, 7-dihydroxy-6, 8, 4′-trimethoxyflavonol 5, 7- 二羟基 -6, 8, 4′- 三甲氧基黄酮醇

5, 7-dihydroxy-6, 8-dimethoxy-4′-hydroxyisoflavone 5, 7- 二羟基 -6, 8- 二甲氧基 -4′- 羟基异黄酮

5, 7-dihydroxy-6, 8-dimethoxyflavone 5, 7- 二羟基 -6, 8- 二甲氧基黄酮

1, 2-dihydroxy-6, 8-dimethoxyxanthone 1, 2- 二羟基 -6, 8- 二甲氧基吅酮

5, 7-dihydroxy-6, 8-dimethyl chromone 5, 7- 二羟基 -6, 8- 二甲基色原酮

5, 7-dihydroxy-6, 8-dimethyl flavanone (demethoxymatteucinol) 5, 7- 二羟基 -6, 8- 二甲基黄烷酮 (去甲氧基荚果蕨酚)

5, 7-dihydroxy-6, 8-dimethyl-(3*R*)-(3-′methoxy-4′-hydroxybenzyl)chroman-4-one 5, 7- 二羟基 -6, 8- 二甲基 -(3*R*)-(3-′ 甲氧基 -4′- 羟苄基) 色烷 -4- 酮

5, 7-dihydroxy-6, 8-dimethyl-(3*S*)-(3′-methoxy-4′-hydroxybenzyl)chroman-4-one 5, 7- 二羟基 -6, 8- 二甲基 -(3*S*)-(3′- 甲氧基 -4′- 羟苄基) 色烷 -4- 酮

(±)-5, 7-dihydroxy-6, 8-dimethyl-3-(2′, 4′-dihydroxybenzyl) chroman-4-one (±)-5, 7- 二羟基 -6, 8- 二甲基 -3-(2′, 4′- 二羟苄基) 色烷 -4- 酮

(±)-5, 7-dihydroxy-6, 8-dimethyl-3-(2′-hydroxy-4′-methoxybenzyl)chroman-4-one (±)-5, 7- 二羟基 -6, 8- 二甲基 -3-(2′- 羟基 -4′- 甲氧基苄基) 色烷 -4- 酮

(3*R*)-5, 7-dihydroxy-6, 8-dimethyl-3-(2′-hydroxy-4′-methoxybenzyl)chroman-4-one (3*R*)-5, 7- 二羟基 -6, 8- 二甲基 -3-(2′- 羟基 -4′- 甲氧基苄基) 色烷 -4- 酮

5, 7-dihydroxy-6, 8-dimethyl-3-(2′-methoxy-4′-hydroxybenzyl)chroman-4-one 5, 7- 二羟基 -6, 8- 二甲基 -3-(2′- 甲氧基 -4′- 羟苄基) 色烷 -4- 酮

5, 7-dihydroxy-6, 8-dimethyl-3-(4′-hydroxy-3′, 5′-methoxybenzyl)chroman-4-one 5, 7- 二羟基 -6, 8- 二甲基 -3-(4′- 羟基 -3′, 5′- 甲氧苄基) 色烷 -4- 酮

5, 7-dihydroxy-6, 8-dimethyl-3-(4′-hydroxy-3′, 8′-dimethoxybenzyl)chroman-4-one 5, 7- 二羟基 -6, 8- 二甲基 -3-(4′- 羟基 -3′, 8′- 二甲氧苄基) 色烷 -4- 酮

5, 7-dihydroxy-6, 8-dimethyl-3-(4′-hydroxy-3′-methoxybenzyl)chroman-4-one 5, 7- 二羟基 -6, 8- 二甲基 -3-(4′- 羟基 -3′- 甲氧苄基) 色烷 -4- 酮

(3*R*)-5, 7-dihydroxy-6, 8-dimethyl-3-(4′-hydroxybenzyl) chroman-4-one (3*R*)-5, 7- 二羟基 -6, 8- 二甲基 -3-(4′- 羟苄基) 色烷 -4- 酮

5, 7-dihydroxy-6, 8-dimethyl-3-(4′-hydroxybenzyl) chroman-4-one 5, 7- 二羟基 -6, 8- 二甲基 -3-(4′- 羟苄基) 色烷 -4- 酮

5, 7-dihydroxy-6, 8-dimethyl-3-(4′-methoxybenzyl) chroman-4-one 5, 7- 二羟基 -6, 8- 二甲基 -3-(4′- 甲氧基苄基) 色烷 -4- 酮

3, 7-dihydroxy-6, 8-dimethyl-4, 5, 4′-trimethoxyflavane 3, 7- 二羟基 -6, 8- 二甲基 -4, 5, 4′- 三甲氧基黄烷

5, 7-dihydroxy-6, 8-diprenyl chromone 5, 7- 二羟基 -6, 8- 二异戊烯基色原酮

3, 3″-dihydroxy-6′-demethyl terphenyllin 3, 3″- 二羟基 -6′- 去甲三联苯曲菌素

5, 7-dihydroxy-6-formyl-8-methyl-3-(3, 4-methylenedioxybenzyl)chroman-4-one 5, 7- 二羟基 -6- 甲酰基 -8- 甲基 -3-(3, 4- 亚基二氧苄基) 色烷 -4- 酮

5, 7-dihydroxy-6-geranyl chromone 5, 7- 二羟基 -6- 香叶基色原酮

3, 8-dihydroxy-6*H*-dibenzo[*b*, *d*]pyran-6-one (urolithin A) 3, 8- 二羟基 -6*H*- 二苯并 [*b*, *d*] 吡喃 -6- 酮 (尿石素 A)

3, 8-dihydroxy-6-methoxy-1-methyl xanthone 3, 8- 二羟基 -6- 甲氧基 -1- 甲基屾酮

1, 3-dihydroxy-6-methoxy-2- methyl-9, 10-anthraquinone 1, 3- 二羟基 -6- 甲氧基 -2- 甲基 -9, 10- 蒽醌

3, 8-dihydroxy-6-methoxy-2-isopropyl-1, 4-naphthoquinone 3, 8- 二羟基 -6- 甲氧基 -2- 异丙基 -1, 4- 萘醌

1, 3-dihydroxy-6-methoxy-2-methoxymethyl-9, 10-anthraquinone 1, 3- 二羟基 -6- 甲氧基 -2- 甲氧甲基 -9, 10- 蒽醌

1, 7-dihydroxy-6-methoxy-2-methyl anthraquinone 1, 7- 二羟基 -6- 甲氧基 -2- 甲基蒽醌

2′, 4′-dihydroxy-6′-methoxy-3′-(2-methoxybutyryloxy) chalcone 2′, 4′- 二羟基 -6′- 甲氧基 -3′-(2- 甲氧基丁酰氧基) 查耳酮

2′, 4′-dihydroxy-6′-methoxy-3′, 5′-dimethyl chalcone 2′, 4′- 二羟基 -6′- 甲氧基 -3′, 5′- 二甲基查耳酮

2′, 4′-dihydroxy-6′-methoxy-3′-angeloyloxychalcone 2′, 4′- 二羟基 -6′- 甲氧基 -3′- 当归酰氧基查耳酮

2′, 4′-dihydroxy-6′-methoxy-3′-isovaleryloxychalcone 2′, 4′- 二羟基 -6′- 甲氧基 -3′- 异戊酰氧基查耳酮

2, 4-dihydroxy-6-methoxy-3-methyl acetophenone 2, 4- 二羟基 -6- 甲氧基 -3- 甲基苯乙酮

2, 4-dihydroxy-6-methoxy-3-methyl acetophenone-4-*O*-β-D-glucopyranoside 2, 4- 二羟基 -6- 甲氧基 -3- 甲基苯乙酮 -4-*O*-β-D- 吡喃葡萄糖苷

1, 8-dihydroxy-6-methoxy-3-methyl anthraquinone 1, 8- 二羟基 -6- 甲氧基 -3- 甲基蒽醌

8, 5′-dihydroxy-6′-methoxy-4-phenyl-5, 2′-oxidoisocoumarin 8, 5′- 二羟基 -6′- 甲氧基 -4- 苯基 -5, 2′- 环氧异香豆素

(3*R*)-5, 7-dihydroxy-6-methoxy-8-methyl-3-(2′, 4′-dihydroxybenzyl)chroman-4-one (3*R*)-5, 7- 二羟基 -6- 甲氧基 -8- 甲基 -3-(2′, 4′- 二羟苄基) 色烷 -4- 酮

2, 4-dihydroxy-6-methoxyacetophenone 2, 4- 二羟基 -6- 甲氧基苯乙酮

2, 4-dihydroxy-6-methoxyacetophenone-2-β-D-glucopyranoside 2, 4- 二羟基 -6- 甲氧基苯乙酮 -2-β-D- 吡喃葡萄糖苷

2, 4-dihydroxy-6-methoxyacetophenone-4-*O*-β-D-glucopyranoside 2, 4- 二羟基 -6- 甲氧基苯乙酮 -4-*O*-β-D-吡喃葡萄糖苷

1, 3-dihydroxy-6-methoxyanthraquinone 1, 3- 二羟基 -6- 甲氧基蒽醌

2, 5-dihydroxy-6-methoxybenzoic acid benzyl ester 2, 5- 二羟基 -6- 甲氧基苄酰苄酯

2, 4-dihydroxy-6-methoxychalcone 2, 4- 二羟基 -6- 甲氧基查耳酮

2′, 4′-dihydroxy-6′-methoxychalcone (cardamonin) 2′, 4′- 二羟基 -6′- 甲氧基查耳酮 (小豆蔻查耳酮、小豆蔻明、豆蔻明)

7, 8-dihydroxy-6-methoxycoumarin (fraxetin, fraxetol) 7, 8- 二羟基 -6- 甲氧基香豆素 (秦皮亭、秦皮素、白蜡树亭、白蜡树内酯)

3, 5-dihydroxy-6-methoxydehydroiso-α-lapachone 3, 5- 二羟基 -6- 甲氧基脱氢 - 异 -α- 风铃木醌 (3, 5- 二羟基 -6- 甲氧基脱氢异 -α- 拉杷醌)

3, 7-dihydroxy-6-methoxydihydroflavonol　3, 7- 二羟基 -6- 甲氧基二氢黄酮醇

5, 7-dihydroxy-6-methoxyflavanone (dihydrooroxylin A)　5, 7- 二羟基 -6- 甲氧基黄烷酮 (二氢木蝴蝶素 A)

(2*S*)-5, 7-dihydroxy-6-methoxyflavanone-7-*O*-β-D-glucopyranoside　(2*S*)-5, 7- 二羟基 -6- 甲氧基黄烷酮 -7-*O*-β-D- 吡喃葡萄糖苷

5, 7-dihydroxy-6-methoxyflavone　5, 7- 二羟基 -6- 甲氧基黄酮

2′, 7-dihydroxy-6-methoxyisoflavonol　2′, 7- 二羟基 -6- 甲氧基异黄酮醇

2, 4-dihydroxy-6-methyl acetophenone　2, 4- 二羟基 -6- 甲基苯乙酮

1, 4-dihydroxy-6-methyl anthraquinone　1, 4- 二羟基 -6- 甲基蒽醌

2, 4-dihydroxy-6-methyl benzoic acid methyl ester　2, 4- 二羟基 -6- 甲基苯甲酸甲酯

5, 7-dihydroxy-6-methyl phthalide　5, 7- 二羟基 -6- 甲基苯酞

5, 7-dihydroxy-6-methyl-3-(2′, 4′-dihydroxybenzyl) chroman-4-one　5, 7- 二羟基 -6- 甲基 -3-(2′, 4′- 二羟苄基) 色烷 -4- 酮

(3*R*)-5, 7-dihydroxy-6-methyl-3-(4′-hydroxybenzyl) chroman-4-one　(3*R*)-5, 7- 二羟基 -6- 甲基 -3-(4′- 羟苄基) 色烷 -4- 酮

5, 7-dihydroxy-6-methyl-3-(4′-hydroxybenzyl)chroman-4-one　5, 7- 二羟基 -6- 甲基 -3-(4′- 羟苄基) 色烷 -4- 酮

5, 7-dihydroxy-6-methyl-3-(4′-methoxybenzyl)chroman-4-one　5, 7- 二羟基 -6- 甲基 -3-(4′- 甲氧基苄基) 色烷 -4- 酮

5, 7-dihydroxy-6-methyl-8-methoxy-(3*R*)-(2-′hydroxy-4′-methoxybenzyl)chroman-4-one　5, 7- 二羟基 -6- 甲基 -8- 甲氧基 -(3*R*)-(2′- 羟基 -4′- 甲氧苄基) 色烷 -4- 酮

5, 7-dihydroxy-6-methyl-8-methoxy-(3*S*)-(2′-hydroxy-4′-methoxybenzyl)chroman-4-one　5, 7- 二羟基 -6- 甲基 -8- 甲氧基 -(3*S*)-(2′- 羟基 -4′- 甲氧苄基) 色烷 -4- 酮

(3*R*)-5, 7-dihydroxy-6-methyl-8-methoxy-3-(4′-hydroxybenzyl)chroman-4-one　(3*R*)-5, 7- 二羟基 -6- 甲基 -8- 甲氧基 -3-(4′- 羟苄基) 色烷 -4- 酮

5, 7-dihydroxy-6-methyl-8-methoxy-3-(4′-hydroxybenzyl) chroman-4-one　5, 7- 二羟基 -6- 甲基 -8- 甲氧基 -3-(4′- 羟苄基) 色烷 -4- 酮

(3*R*)-5, 7-dihydroxy-6-methyl-8-methoxy-3-(4′-methoxybenzyl)chroman-4-one　(3*R*)-5, 7- 二羟基 -6- 甲基 -8- 甲氧基 -3-(4′- 甲氧基苄基) 色烷 -4- 酮

5, 7-dihydroxy-6-methyl-8-methoxy-3-(4′-methoxyl benzyl)chroman-4-one　5, 7- 二羟基 -6- 甲基 -8- 甲氧基 -3-(4′- 甲氧基苄基) 色烷 -4- 酮

2, 7-dihydroxy-6-methyl-8-methoxy-l-naphthalene carbaldehyde　2, 7- 二羟基 -6- 甲基 -8- 甲氧基 -1- 萘甲醛

2, 4-dihydroxy-6-*n*-pentyl benzoic acid　2, 4- 二羟基 -6- 正戊基苯甲酸

3β, 19α-dihydroxy-6-oxours-12-en-28-oic acid　3β, 19α- 二羟基 -6- 氧亚基熊果 -12- 烯 -28- 酸

3, 7-dihydroxy-6-propionyloxytropane　3, 7- 二羟基 -6- 丙酰氧基托品烷

(3*S*, 5*R*)-dihydroxy-6*S*, 7-megastigmadien-9-one　(3*S*, 5*R*)- 二羟基 -6*S*, 7- 大柱香波龙二烯 -9- 酮

3, 7-dihydroxy-6-tigloyloxytropane　3, 7- 二羟基 -6- 惕各酰氧基托品烷

5α, 27-dihydroxy-6α, 7α-epoxy-l-oxowitha-2, 24-dienolide　5α, 27- 二羟基 -6α, 7α- 环氧 -1- 氧亚基醉茄 -2, 24- 二烯内酯

15α, 20β-dihydroxy-6β-methoxy-6, 7-seco-6, 20-epoxy-*ent*-kaur-16-en-1, 7-olide　15α, 20β- 二羟基 -6β- 甲氧基 -6, 7- 开环 -6, 20- 环氧 - 对映 - 贝壳杉 -16- 烯 -1, 7- 内酯

3β, 5α-dihydroxy-6β-methoxyergost-7, 22-diene　3β, 5α- 二羟基 -6β- 甲氧基麦角甾 -7, 22- 二烯

9α, 14-dihydroxy-6β-*p*-nitrobenzoyl cinnamolide　9α, 14- 二羟基 -6β- 对硝基苯甲酰肉桂内酯

3, 4-dihydroxy-7-(3′-*O*-β-D-glucopyranosyl-4′-hydroxy-benzoy1)benzyl alcohol　3, 4- 二羟基 -7-(3′-*O*-β-D- 吡喃葡萄糖基 -4′- 羟基苯甲酰基) 苯甲醇

5, 8-dihydroxy-7-(4-hydroxy-5-methyl coumarin-3)-coumarin　5, 8- 二羟基 -7-(4- 羟基 -5- 甲基香豆素 -3)- 香豆素

5, 8-dihydroxy-7-(4-hydroxy-5-methyl coumarin-3-yl) coumarin　5, 8- 二羟基 -7-(4- 羟基 -5- 甲基香豆素 -3- 基) 香豆素

3β, 15α-dihydroxy-7, 11, 23-trioxolanost-8, 16-dien-26-oic acid　3β, 15α- 二羟基 -7, 11, 23- 三氧亚基羊毛脂 -8, 16- 二烯 -26- 酸

15, 16-dihydroxy-7, 11-dioxopimar-8(9)-ene　15, 16- 二羟基 -7, 11- 二氧亚基海松 -8(9)- 烯

3β, 23β-dihydroxy-7, 12(14)-dien-5α-veratramine-6-one　3β, 23β- 二羟基 -7, 12(14)- 二烯 -5α- 藜芦甾二烯胺 -6- 酮

(24*Z*)-3β, 27-dihydroxy-7, 24-tirucalladien-21-al　(24*Z*)-3β, 27- 二羟基 -7, 24- 甘遂二烯 -21- 醛

(2*S*)-8, 2′-dihydroxy-7, 3′, 4′, 5′-tetramethoxyflavan (2*S*)-8, 2′- 二羟基 -7, 3′, 4′, 5′- 四甲氧基黄烷

(2*S*)-8, 5′-dihydroxy-7, 3′, 4′-trimethoxyflavane (2*S*)-8, 5′- 二羟基 -7, 3′, 4′- 三甲氧基黄烷

5, 6-dihydroxy-7, 3′, 4′-trimethoxyflavone 5, 6- 二羟基 -7, 3′, 4′- 三甲氧基黄酮

8, 5′-dihydroxy-7, 3′, 4′-trimethoxyflavone 8, 5′- 二羟基 -7, 3′, 4′- 三甲氧基黄酮

5, 6-dihydroxy-7, 3′, 4′-trimethoxyflavonol-3-*O*-β-glucuronide 5, 6- 二羟基 -7, 3′, 4′- 三甲氧基黄酮醇 -3-*O*-β- 葡萄糖醛酸苷

5, 4′-dihydroxy-7, 3′, 5′-trimethoxyflavone 5, 4′- 二羟基 -7, 3′, 5′- 三甲氧基黄酮

(±)-5, 4′-dihydroxy-7, 3′-dimethoxyflavan (±)-5, 4′- 二羟基 -7, 3′- 二甲氧基黄烷

(±)-5, 4′-dihydroxy-7, 3′-dimethoxyflavanone (±)-5, 4′- 二羟基 -7, 3′- 二甲氧基黄烷酮

5, 4′-dihydroxy-7, 3′-dimethoxyflavanone 5, 4′- 二羟基 -7, 3′- 二甲氧基二氢黄酮

5′, 4-dihydroxy-7′, 3-dimethoxyflavone 5, 4′- 二羟基 -7, 3′- 二甲氧基黄酮

5, 3′-dihydroxy-7, 4′, 5′-trimethoxyflavone 5, 3′- 二羟基 -7, 4′, 5′- 三甲氧基黄酮

3, 5-dihydroxy-7, 4′-dimethoxyflavanone 3, 5- 二羟基 -7, 4′- 二甲氧基二氢黄酮

5, 3′-dihydroxy-7, 4′-dimethoxyflavanone 5, 3′- 二羟基 -7, 4′- 二甲氧基黄烷酮

3, 5-dihydroxy-7, 4′-dimethoxyflavone 3, 5- 二羟基 -7, 4′- 二甲氧基黄酮

5, 3′-dihydroxy-7, 4′-dimethoxyflavone 5, 3′- 二羟基 -7, 4′- 二甲氧基黄酮

5, 6-dihydroxy-7, 4′-dimethoxyflavone 5, 6- 二羟基 -7, 4′- 二甲氧基黄酮

5, 8-dihydroxy-7, 4′-dimethoxyflavone 5, 8- 二羟基 -7, 4′- 二甲氧基黄酮

3, 5-dihydroxy-7, 4′-dimethoxyflavone-3-*O*-β-D-galactopyranoside 3, 5- 二羟基 -7, 4′- 二甲氧基黄酮 -3-*O*-β-D- 吡喃半乳糖苷

5, 3′-dihydroxy-7, 4′-dimethoxyflavonol 5, 3′- 二羟基 -7, 4′- 二甲氧基黄酮醇

5, 4′-dihydroxy-7, 8, 2′, 3′-tetramethoxyflavone 5, 4′- 二羟基 -7, 8, 2′, 3′- 四甲氧基黄酮

5, 5′-dihydroxy-7, 8, 2′-trimethoxyflavone 5, 5′- 二羟基 -7, 8, 2′- 三甲氧基黄酮

5, 6-dihydroxy-7, 8, 3′, 4′-tetramethoxyflavone 5, 6- 二羟基 -7, 8, 3′, 4′- 四甲氧基黄酮

5, 3′-dihydroxy-7, 8, 4′-trimethoxyflavanone 5, 3′- 二羟基 -7, 8, 4′- 三甲氧基黄烷酮

5, 3′-dihydroxy-7, 8, 4′-trimethoxyflavone 5, 3′- 二羟基 -7, 8, 4′- 三甲氧基黄酮

5, 6-dihydroxy-7, 8, 4′-trimethoxyflavone 5, 6- 二羟基 -7, 8, 4′- 三甲氧基黄酮

3, 2′-dihydroxy-7, 8, 4′-trimethoxyflavone-5-*O*-[β-D-glucopyranosyl-(1→2)]-β-D-galactopyranoside 3, 2′- 二羟基 -7, 8, 4′- 三甲氧基黄酮 -5-*O*-[β-D- 吡喃葡萄糖基 -(1 → 2)]-β-D- 吡喃半乳糖苷

5, 2′-dihydroxy-7, 8, 6′-trimethoxyflavanone 5, 2′- 二羟基 -7, 8, 6′- 三甲氧基黄烷酮

5, 2′-dihydroxy-7, 8, 6′-trimethoxyflavanone-2′-*O*-β-glucuronopyranoside 5, 2′- 二羟基 -7, 8, 6′- 三甲氧基黄烷酮 -2′-*O*-β- 吡喃葡萄糖醛酸苷

(3*S*, 4*S*)-3′, 4′-dihydroxy-7, 8-methylenedioxypterocarpan (3*S*, 4*S*)-3′, 4′- 二羟基 -7, 8- 亚甲二氧基紫檀碱

2-(2, 4-dihydroxy-7, 8-dimethoxy-2*H*-1, 4-benzoxazin-3[4*H*]-one)-β-D-glucopyranoside 2-(2, 4- 二羟基 -7, 8- 二甲氧基 -2*H*-1, 4- 苯并噁嗪 -3[4*H*]- 酮)-β-D- 吡喃葡萄糖苷

5, 6′-dihydroxy-7, 8-dimethoxyflavanone-2′-*O*-β-D-glucopyranoside 5, 6′- 二羟基 -7, 8- 二甲氧基黄烷酮 -2′-*O*-β-D- 吡喃葡萄糖苷

(2*S*)-5, 5′-dihydroxy-7, 8-dimethoxyflavanone-2′-*O*-β-D-glucopyranoside (2*S*)-5, 5′- 二羟基 -7, 8- 二甲氧基黄烷酮 -2′-*O*-β-D- 吡喃葡萄糖苷

5, 5′-dihydroxy-7, 8-dimethoxyflavanone-2′-*O*-β-D-glucopyranoside 5, 5′- 二羟基 -7, 8- 二甲氧基黄烷酮 -2′-*O*-β-D- 吡喃葡萄糖苷

4′, 5-dihydroxy-7, 8-dimethoxyflavone 4′, 5- 二羟基 -7, 8- 二甲氧基黄酮

5′, 4-dihydroxy-7, 8-dimethoxyflavone 5, 4′- 二羟基 -7, 8- 二甲氧基黄酮

5, 2′-dihydroxy-7, 8-dimethoxyflavone (skullcapflavone Ⅰ, panicolin) 5, 2′- 二羟基 -7, 8- 二甲氧基黄酮 (黄芩黄酮Ⅰ、榄核莲黄酮)

5, 2′-dihydroxy-7, 8-dimethoxyflavone-2′-*O*-β-D-glucopyranoside 5, 2′- 二羟基 -7, 8- 二甲氧基黄酮 -2′-*O*-β-D- 吡喃葡萄糖苷

3, 6-dihydroxy-7-hydroxymethyl-9-methoxy-1-methyl phenanthrene 3, 6- 二羟基 -7- 羟甲基 -9- 甲氧基 -1- 甲基菲

7-(2′, 6′-dihydroxy-7′-methoxy)-8-ethyl-3′-methyleneoct-7′-methoxycoumarin 7-(2′, 6′- 二羟基 -7′- 甲氧基)-8- 乙基 -3′- 亚甲基辛 -7′- 甲氧基香豆素

2-[2, 4-dihydroxy-7-methoxy-1, 4(2*H*)-benzoxazin-3(4*H*)-one]-β-D-glucopyranoside 2-[2, 4- 二羟基 -7- 甲氧基 -1, 4(2*H*)- 苯并噁嗪 -3(4*H*)- 酮]-β-D- 吡喃葡萄糖苷
2, 4-dihydroxy-7-methoxy-2*H*-1, 4-benzoxazin-3(4*H*)-one 2, 4- 二羟基 -7- 甲氧基 -2*H*-1, 4- 苯并噁嗪 -3(4*H*)- 酮
3, 5-dihydroxy-7-methoxy-3-(4-hydroxybenzyl)chroman-4-one 3, 5- 二羟基 -7- 甲氧基 -3-(4- 羟苄基) 色烷 -4- 酮
6, 3′-dihydroxy-7-methoxy-4′, 5′-methylenedioxyisoflavone 6, 3′- 二羟基 -7- 甲氧基 -4′, 5′- 亚甲二氧基异黄酮
6, 3′-dihydroxy-7-methoxy-4′, 5′-methylenedioxyisoflavone-6-*O*-α-L-rhamnopyranoside 6, 3′- 二羟基 -7- 甲氧基 -4′, 5′- 亚甲二氧基异黄酮 -6-*O*-α-L- 吡喃鼠李糖苷
6, 3′-dihydroxy-7-methoxy-4′, 5′-methylenedioxyisoflavone-6-*O*-β-D-glucopyranoside 6, 3′- 二羟基 -7- 甲氧基 -4′, 5′- 亚甲二氧基异黄酮 -6-*O*-β-D- 吡喃葡萄糖苷
6, 3′-dihydroxy-7-methoxy-4′, 5′-methylenedioxyisoflavone-6-*O*-β-D-xylopyranosyl-(1 → 6)-β-D-glucopyranoside 6, 3′- 二羟基 -7- 甲氧基 -4′, 5′- 亚甲二氧基异黄酮 -6-*O*-β-D- 吡喃木糖基 -(1 → 6)-β-D- 吡喃葡萄糖苷
5, 4′-dihydroxy-7-methoxy-6-methyl flavane 5, 4′- 二羟基 -7- 甲氧基 -6- 甲基黄烷
5, 4′-dihydroxy-7-methoxy-6-methyl flavone 5, 4′- 二羟基 -7- 甲氧基 -6- 甲基黄酮
3, 5-dihydroxy-7-methoxy-6-methyl-3-(4-hydroxybenzyl)chroman-4-one 3, 5- 二羟基 -7- 甲氧基 -6- 甲基 -3-(4- 羟苄基) 色烷 -4- 酮
5, 4′-dihydroxy-7-methoxy-8-*O*-β-D-glucopyranosyloxyflavone 5, 4′- 二羟基 -7- 甲氧基 -8-*O*-β-D- 吡喃葡萄糖基氧基黄酮
5, 4′-dihydroxy-7-methoxy-8-*O*-β-D-glucosyl flavone 5, 4′- 二羟基 -7- 甲氧基 -8-*O*-β-D- 葡萄糖基黄酮
2, 5-dihydroxy-7-methoxy-9, 10-dihydrophenanthrene 2, 5- 二羟基 -7- 甲氧基 -9, 10- 二氢菲
5, 8-dihydroxy-7-methoxycoumarin 5, 8- 二羟基 -7- 甲氧基香豆素
(2*S*)-3′, 4′-dihydroxy-7-methoxyflavan (2*S*)-3′, 4′- 二羟基 -7- 甲氧基黄烷
(2*S*)-6, 4′-dihydroxy-7-methoxyflavan (2*S*)-6, 4′- 二羟基 -7- 甲氧基黄烷
(2R, 3R)-3, 4′-dihydroxy-7-methoxyflavane (2*R*, 3*R*)-3, 4′- 二羟基 -7- 甲氧基黄烷
6, 4′-dihydroxy-7-methoxyflavanone 6, 4′- 二羟基 -7- 甲氧基黄烷酮
3, 4′-dihydroxy-7-methoxyflavone 3, 4′- 二羟基 -7- 甲氧基黄酮
5, 6-dihydroxy-7-methoxyflavone 5, 6- 二羟基 -7- 甲氧基黄酮
5, 8-dihydroxy-7-methoxyflavone 5, 8- 二羟基 -7- 甲氧基黄酮
5, 4′-dihydroxy-7-methoxyflavone (genkwanin, apigenin-7-methyl ether) 5, 4′- 二羟基 -7- 甲氧基黄酮 (芫花素、芹菜素 -7- 甲醚)
5, 4′-dihydroxy-7-methoxyflavone-3-*O*-β-D-glucopyranoside 5, 4′- 二羟基 -7- 甲氧基黄酮 -3-*O*-β-D- 吡喃葡萄糖苷
5′, 4′-dihydroxy-7-methoxyflavone-3-*O*-β-D-glucopyranoside 5′, 4′- 二羟基 -7- 甲氧基黄酮 -3-*O*-β-D- 吡喃葡萄糖苷
4′, 5-dihydroxy-7-methoxyflavone-6-*C*-β-D-glucopyranoside 4′, 5- 二羟基 -7- 甲氧基黄酮 -6-*C*-β-D- 吡喃葡萄糖苷
5, 4′-dihydroxy-7-methoxyflavone-6-*O*-β-D-glucoside 5, 4′- 二羟基 -7- 甲氧基黄酮 -6-*O*-β-D- 葡萄糖苷
5, 4′-dihydroxy-7-methoxyflavone-8-*O*-β-D-glucoside 5, 4′- 二羟基 -7- 甲氧基黄酮 -8-*O*-β-D- 葡萄糖苷
3′, 4′-dihydroxy-7-methoxyisoflavone 3′, 4′- 二羟基 -7- 甲氧基异黄酮
9, 10-2*H*-2, 4-dihydroxy-7-methoxyphenanthrene 9, 10-2*H*-2, 4- 二羟基 -7- 甲氧基菲
(2*R*)-6, 8-dihydroxy-7-methoxy-α-dunnione (2*R*)-6, 8- 二羟基 -7- 甲氧基 -α- 邓氏链果苣苔醌
5, 6-dihydroxy-7-*O*-glucoside-flavone 5, 6- 二羟基 -7-*O*- 葡萄糖苷黄酮
5, 2′-dihydroxy-7-*O*-glucuronyl flavone 5, 2′- 二羟基 -7-*O*- 葡萄糖醛酸基黄酮
11, 14-dihydroxy-7-oxo-16-devinyl-*ent*-pimar-8, 11, 13-trien-17-oic acid 11, 14- 二羟基 -7- 氧亚基 -16- 去乙烯基 - 对映 - 海松 -8, 11, 13- 三烯 -17- 酸
3α, 29-dihydroxy-7-oxomultiflor-8-en-3, 29-diyl dibenzoate 3α, 29- 二羟基 -7- 氧亚基多花白树 -8- 烯 -3, 29- 二苯甲酸酯
(15*S*, 16)-dihydroxy-7-oxopimar-8(9)-ene (15*S*, 16)- 二羟基 -7- 氧亚基海松 -8(9)- 烯
5, 4′-dihydroxy-7-*O*-β-D-glucopyranosyloxyflavone 5, 4′- 二羟基 -7-*O*-β-D- 吡喃葡萄糖基氧基黄酮
5, 4′-dihydroxy-7-*O*-β-D-glucuronopyranoside butyl ester 5, 4′- 二羟基 -7-*O*-β-D- 吡喃糖醛酸丁酯

D

1α, 3α-dihydroxy-7α-tigloyloxy-12α-ethoxynimbolinin 1α, 3α- 二羟基 -7α- 惕各酰氧基 -12α- 乙氧基印楝波灵素 (1α, 3α- 二羟基 -7α- 惕各酰氧基 -12α- 乙氧基印楝波力宁)

(23*E*)-3β, 25-dihydroxy-7β-methoxycucurbit-5, 23-dien-19-al (23*E*)-3β, 25- 二羟基 -7β- 甲氧基 -19- 醛基 -5, 23- 葫芦二烯

3β, 25-dihydroxy-7β-methoxycucurbita-5, (23*E*)-diene 3β, 25- 二羟基 -7β- 甲氧基葫芦 -5, (23*E*)- 二烯

ent-16, 18-dihydroxy-8(14)-pimar-15-one 对映 -16, 18- 二羟基 -8(14)- 海松 -15- 酮

15, 19-dihydroxy-8(17), (13*E*)-labd-diene 15, 19- 二羟基 -8(17), (13*E*)- 半日花二烯

5, 4′-dihydroxy-8-(3, 3-dimethyl allyl)-2″, 2″-dimethyl pyrano[5, 6:6, 7]isoflavone 5, 4′- 二羟基 -8-(3, 3- 二甲烯丙基)-2″, 2″- 二甲基吡喃 [5, 6:6, 7] 异黄酮

5, 4′-dihydroxy-8-(3, 3-dimethyl allyl)-2″-hydroxymethyl-2″-methyl pyrano[5, 6:6, 7]isoflavone 5, 4′- 二羟基 -8-(3, 3- 二甲烯丙基)-2″- 羟甲基 -2″- 甲基吡喃 [5, 6:6, 7] 异黄酮

5, 4′-dihydroxy-8-(3, 3-dimethyl allyl)-2″-methoxyisopropyl furo[4, 5:6, 7]isoflavone 5, 4′- 二羟基 -8-(3, 3- 二甲烯丙基)-2″- 甲氧基异丙基呋喃并 [4, 5:6, 7] 异黄酮

5, 7-dihydroxy-8-(3, 3-dimethyl allyl)flavanone 5, 7- 二羟基 -8-(3, 3- 二甲烯丙基) 黄烷酮

5, 7-dihydroxy-8-(4-hydroxy-3-methyl butyryl)-6-(3-methylbut-2-enyl)-4-phenyl chromen-2-one 5, 7- 二羟基 -8-(4- 羟基 -3- 甲基丁酰基)-6-(3- 甲基丁 -2- 烯基)-4- 苯色烯 -2- 酮

1, 2-dihydroxy-8(9)-en-*p*-menthane 1, 2- 二羟基 -8(9)- 烯对薄荷烷

5, 7-dihydroxy-8-(*r*, *r*-dimethyl allyl)chromone 5, 7- 二羟基 -8-(*r*, *r*- 二甲烯丙基) 色原酮

11, 14-dihydroxy-8, 11, 13-abietatrien-7-one 11, 14- 二羟基 -8, 11, 13- 松香三烯 -7- 酮

13, 14-dihydroxy-8, 11, 13-podocarpatrien-3, 7-dione 13, 14- 二羟基 -8, 11, 13- 罗汉松三烯 -3, 7- 二酮

(1*S*, 2*E*, 4*S*, 8*R*, 11*S*, 12*R*)-4, 12-dihydroxy-8, 11-epoxy-2-cembren-6-one (1*S*, 2*E*, 4*S*, 8*R*, 11*S*, 12*R*)-4, 12- 二羟基 -8, 11- 环氧 -2- 烟草烯 -6- 酮

1α, 9α-dihydroxy-8, 12-epoxy-eudesm-4, 7, 11-trien-6-one 1α, 9α- 二羟基 -8, 12- 环氧桉叶 -4, 7, 11- 三烯 -6- 酮

5, 7-dihydroxy-8, 2′, 6′-trimethoxyflavone 5, 7- 二羟基 -8, 2′, 6′- 三甲氧基黄酮

(2*S*)-5, 7-dihydroxy-8, 2′-dimethoxyflavanone (2*S*)-5, 7- 二羟基 -8, 2′- 二甲氧基黄烷酮

5, 7-dihydroxy-8, 2′-dimethoxyflavanone 5, 7- 二羟基 -8, 2′- 二甲氧基黄烷酮

5, 7-dihydroxy-8, 2′-dimethoxyflavone 5, 7- 二羟基 -8, 2′- 二甲氧基黄酮

5, 7-dihydroxy-8, 2′-dimethoxyflavone-7-*O*-β-glucuronopyranoside 5, 7- 二羟基 -8, 2′- 二甲氧基黄酮 -7-*O*-β- 吡喃葡萄糖醛酸苷

5, 7-dihydroxy-8-formyl-6-methyl flavanone 5, 7- 二羟基 -8- 甲酰基 -6- 甲基二氢黄酮

5, 7-dihydroxy-8-geranyl flavan-4-one 5, 7- 二羟基 -8- 牻牛儿基 -4- 黄烷酮

5, 7-dihydroxy-8-lavandulyl chromone 5, 7- 二羟基 -8- 熏衣草色原酮

1, 5-dihydroxy-8-methoxy-2-methyl anthraquinone-3-*O*-α-L-rhamnopyranoside 1, 5- 二羟基 -8- 甲氧基 -2- 甲基蒽醌 -3-*O*-α-L- 吡喃鼠李糖苷

5, 7-dihydroxy-8-methoxy-2-methyl-1, 4-naphthoquinone 5, 7- 二羟基 -8- 甲氧基 -2- 甲基 -1, 4- 萘醌

(3*R*)-5, 7-dihydroxy-8-methoxy-3-(2′-hydroxy-4′-methoxybenzyl)chroman-4-one (3*R*)-5, 7- 二羟基 -8- 甲氧基 -3-(2′- 羟基 -4′- 甲氧基苄基) 色烷 -4- 酮

1, 6-dihydroxy-8-methoxy-3-methyl anthraquinone-9, 10-dione (questin) 1, 6- 二羟基 -8- 甲氧基 -3- 甲基蒽醌 -9, 10- 二酮 (大黄素 -8- 甲醚)

5, 7-dihydroxy-8-methoxy-6-methyl-3-(2′-hydroxy-4′-methoxybenzyl)chroman-4-one 5, 7- 二羟基 -8- 甲氧基 -6- 甲基 -3-(2′- 羟基 -4′- 甲氧苯甲基) 色原烷 -4- 酮

5, 7-dihydroxy-8-methoxychromone 5, 7- 二羟基 -8- 甲氧基色原酮

5, 2′-dihydroxy-8-methoxyflavanone-7-*O*-glucuronide 5, 2′- 二羟基 -8- 甲氧基黄烷酮 -7-*O*- 葡萄糖醛酸苷

5, 7-dihydroxy-8-methoxyflavone 5, 7- 二羟基 -8- 甲氧基黄酮

3, 7-dihydroxy-8-methoxyflavone-6-*O*-β-D-glucopyranosyl-(1 → 6)-*O*-β-D-glucopyranoside 3, 7- 二羟基 -8- 甲氧基黄酮 -6-*O*-β-D- 吡喃葡萄糖基 -(1 → 6)-*O*-β-D- 吡喃葡萄糖苷

7, 4′-dihydroxy-8-methoxyisoflavone 7, 4′- 二羟基 -8- 甲氧基异黄酮

(4*R*)-4, 9-dihydroxy-8-methoxy-α-lapachone (4*R*)-4, 9- 二羟基 -8- 甲氧基 -α- 拉帕醌

7, 4′-dihydroxy-8-methyl flavan 7, 4′- 二羟基 -8- 甲基黄烷

(2R)-7, 4′-dihydroxy-8-methyl flavane (2*R*)-7, 4′- 二羟基 -8- 甲基黄烷

(3*R*)-5, 7-dihydroxy-8-methyl-3-(2′, 4′-dihydroxybenzyl) chroman-4-one (3*R*)-5, 7- 二羟基 -8- 甲基 -3-(2′, 4′- 二羟苄基) 色烷 -4- 酮

(3*R*)-5, 7-dihydroxy-8-methyl-3-(2′-hydroxy-4′-methoxybenzyl)chroman-4-one (3*R*)-5, 7- 二羟基 -8- 甲基 -3-(2′- 羟基 -4′- 甲氧基苄基) 色烷 -4- 酮

(3*R*)-5, 7-dihydroxy-8-methyl-3-(4′-hydroxybenzyl) chroman-4-one (3*R*)-5, 7- 二羟基 -8- 甲基 -3-(4′- 羟苄基) 色烷 -4- 酮

5, 7-dihydroxy-8-methyl-3-(4′-hydroxybenzyl)chroman-4-one 5, 7- 二羟基 -8- 甲基 -3-(4′- 羟苄基) 色烷 -4- 酮

5, 7-dihydroxy-8-methyl-4′, 6-dimethoxyhomoisoflavanone 5, 7- 二羟基 -8- 甲基 -4′, 6- 二甲氧基高异黄烷酮

5, 7-dihydroxy-8-methyl-6-prenyl flavanone 5, 7- 二羟基 -8- 甲基 -6- 异戊烯基黄烷酮

(9*R*, 10*S*, 12*Z*)-9, 10-dihydroxy-8-oxo-12-octadecenoic acid (9*R*, 10*S*, 12*Z*)-9, 10- 二羟基 -8- 氧亚基 -12- 十八烯酸

(2*R*, 3*R*)-5, 4′-dihydroxy-8-prenyl-6″, 6″-dimethyl pyrano[2″, 3″:7, 6]dihydroflavonol (2*R*, 3*R*)-5, 4′- 二羟基 -8- 异戊烯基 -6″, 6″- 二甲基吡喃酮 [2″, 3″:7, 6] 二氢黄酮醇

3β, 4α-dihydroxy-8α-angelyloxy-1(10), 11(13)-dien-6α, 12-olide 3β, 4α- 二羟基 -8α- 当归酰氧基 -1(10), 11(13)- 二烯 -6α, 12- 内酯

(4β, 10*E*)-6α, 15-dihydroxy-8β-angeloyloxy-14-oxogermacr-1(10), 11(13)-dien-12-oic acid-12, 6-lactone (4β, 10*E*)-6α, 15- 二羟基 -8β- 当归酰氧基 -14- 氧亚基大牻牛儿 -1(10), 11(13)- 二烯 -12- 酸 -12, 6- 内酯

(4β, 10*E*)-6α, 15-dihydroxy-8β-isobutyryloxy-14-oxogermacr-1(10), 11(13)-dien-12-oic acid-12, 6-lactone (4β, 10*E*)-6α, 15- 二羟基 -8β- 异丁酰氧基 -14- 氧亚基大牻牛儿 -1(10), 11(13)- 二烯 -12- 酸 -12, 6- 内酯

1(10)*E*, (4*Z*)-9α, 15-dihydroxy-8β-isobutyryloxy-14-oxomelampolide 1(10)*E*, (4*Z*)-9α, 15- 二羟基 -8β- 异丁酰氧基 -14- 氧亚基买兰坡草内酯

9α, 15-dihydroxy-8β-isobutyryloxy-14-oxo-melampolide 9α, 15- 二羟基 -8β- 异丁酰氧基 -14- 氧亚基买兰坡草内酯 (9α, 15- 二羟基 -8β- 异丁酰氧基 -14- 氧亚基黑足菊内酯)

9β, 14-dihydroxy-8β-isobutyryloxycostunolide 9β, 14- 二羟基 -8β- 异丁酰氧基木香烯内酯

(4β, 10*E*)-6α, 15-dihydroxy-8β-methacryloxy-14-oxogermacr-1(10), 11(13)-dien-12-oic acid-12, 6-lactone (4β, 10*E*)-6α, 15- 二羟基 -8β- 异丁烯酰氧基 -14- 氧亚基大牻牛儿 -1(10), 11(13)- 二烯 -12- 酸 -12, 6- 内酯

(4β, 10*E*)-6α, 15-dihydroxy-8β-senecioyloxy-14-oxogermacr-1(10), 11(13)-dien-12-oic acid-12, 6-lactone (4β, 10*E*)-6α, 15- 二羟基 -8β- 千里光酰氧基 -14- 氧亚基大牻牛儿 -1(10), 11(13)- 二烯 -12- 酸 -12, 6- 内酯

(4β, 10*E*)-6α, 15-dihydroxy-8β-tigloyloxy-14-oxogermacr-1(10), 11(13)-dien-12-oic acid-12, 6-lactone (4β, 10E)-6α, 15- 二羟基 -8β- 惕各酰氧基 -14- 氧亚基大牻牛儿 -1(10), 11(13)- 二烯 -12- 酸 -12, 6- 内酯

1, 7-dihydroxy-9(10*H*)-acridinone 1, 7- 二羟基 -9(10*H*)- 吖啶酮

1, 2-dihydroxy-9(11)-arborinen-3-one 1, 2- 二羟基 -9(11)- 乔木萜烯 -3- 酮 [1, 2- 二羟基 -9(11)- 乔木山小橘烯 -3- 酮]

8, 10-dihydroxy-9(2)-methyl butyryloxythymol 8, 10- 二羟基 -9(2)- 甲基丁氧基麝香草酚

4-dihydroxy-9-(4′-hydroxyphenyl)phenalenone 4- 二羟基 -9-(4′- 羟苯基) 萘酮

1, 8-dihydroxy-9, 10-anthraquinone-3-methyl-(2-hydroxy)propanoic acid ester 1, 8- 二羟基 -9, 10- 蒽酮 -3- 甲基 -(2- 羟基) 丙酸酯

2, 3-dihydroxy-9, 10-dimethoxytetrahydroprotoberberine 2, 3- 二羟基 -9, 10- 二甲氧基四氢原小檗碱

2, 3-dihydroxy-9, 12, 15-octadecatrienoic acid propyl ester 2, 3- 二羟基 -9, 12, 15- 十八碳三烯酸丙酯

2, 3-dihydroxy-9-angeloxygermacr-4-en-6, 12-olide 2, 3- 二羟基 -9- 当归氧基大牻牛儿烯内酯

8, 10-dihydroxy-9-isobutyryloxythymol 8, 10- 二羟基 -9- 异丁氧基麝香草酚

3, 8-dihydroxy-9-methoxypterocarpan 3, 8- 二羟基 -9- 甲氧基紫檀碱

10, 13-dihydroxy-9-methyl-15-oxo-20-norkaur-16-en-18-oic acid-γ-lactone 10, 13- 二羟基 -9- 甲基 -15- 氧亚基 -20- 去甲贝壳杉 -16- 烯 -18- 酸 -γ- 内酯

(3β, 9β, 10α, 24*R*)-24, 25-dihydroxy-9-methyl-19-norlanost-5-ene (3β, 9β, 10α, 24*R*)-24, 25- 二羟基 -9- 甲基 -19- 去甲羊毛脂 -5- 烯

8, 10-dihydroxy-9-*O*-acetyl-3-*O*-angeloyl thymol 8, 10- 二羟基 -9-*O*- 乙酰基 -3-*O*- 当归酰基麝香草酚

(12*S*, 13*R*)-dihydroxy-9-oxo-octadec-(10*E*)-enoic acid (12*S*, 13*R*)- 二羟基 -9- 氧亚基十八碳 -(10*E*)- 烯酸

cis-2, 3-dihydroxy-9-phenyl phenalen-1-one 顺式 -2, 3- 二羟基 -9- 苯基菲烯 -1- 酮

trans-2, 3-dihydroxy-9-phenyl phenalen-1-one 反式 -2, 3- 二羟基 -9- 苯基菲烯 -1- 酮

7-*O*-12α, 13β-dihydroxyabiet-8(14)-en-18-oic acid 7-*O*-12α, 13β- 二羟基松香 -8(14)- 烯 -18- 酸

13β, 18β-dihydroxyabiet-8(14)-en-7-one 13β, 18β- 二羟基松香 -8(14)- 烯 -7- 酮

7α, 15-dihydroxyabieta-8, 11, 13-trien-18-al 7α, 15- 二羟基松香 -8, 11, 13- 三烯 -18- 醛

15, 18-dihydroxyabieta-8, 11, 13-trien-7-one 15, 18- 二羟基松香 -8, 11, 13- 三烯 -7- 酮

dihydroxyacetone 二羟基丙酮

1, 3-dihydroxyacetone 1, 3- 二羟基丙酮

2, 4-dihydroxyacetophenone 2, 4- 二羟基苯乙酮

2, 5-dihydroxyacetophenone 2, 5- 二羟基苯乙酮

3′, 4′-dihydroxyacetophenone 3′, 4′- 二羟基苯乙酮

4, 8-dihydroxyacetophenone 4, 8- 二羟基苯乙酮

3, 4-dihydroxyacetophenone (4-acetocatechol) 青心酮 (3, 4- 二羟基苯乙酮、4- 乙酰邻苯二酚)

2, 6-dihydroxyacetophenone-4-*O*-β-D-glucopyranoside 2, 6- 二羟基乙酰苯 -4-*O*-β-D- 吡喃葡萄糖苷

2, 6-dihydroxyacetophenone-5-[2′-methylene-2(5*H*)-furanone]-4-*O*-β-D-glucopyranoside 2, 6- 二羟基乙酰苯基 -5-[2′- 亚甲基 -2(5*H*)- 呋喃酮]-4-*O*-β-D- 吡喃葡萄糖苷

4, 8-dihydroxyacetophenone-8-*O*-ferulate 4, 8- 二羟基苯乙酮 -8-*O*- 阿魏酸酯

4′, 8′-dihydroxyacetophenone-8-*O*-ferulate 4′, 8′- 二羟基苯乙酮 -8-*O*- 阿魏酸酯

3, 10-dihydroxyacoronene 3, 10- 二羟基菖蒲螺酮烯

(1*R*, 3*S*, 4*R*, 5*R*, 10*R*)-3, 10-dihydroxyacoronene-3-*O*-β-D-glucopyranoside (1*R*, 3*S*, 4*R*, 5*R*, 10*R*)-3, 10- 二羟基菖蒲螺酮烯 -3-*O*-β-D- 吡喃葡萄糖苷

3, 8-dihydroxyactar-6-en-5, 14-olide 3, 8- 二羟基乳茹 -6- 烯 -5, 14- 内酯

5β, 29-dihydroxyalisol A 5β, 29- 二羟基泽泻醇 A

(3*S*, 4*S*, 3′*S*, 4′*S*)-4, 4′-dihydroxyalloxanthin (3*S*, 4*S*, 3′*S*, 4′*S*)-4, 4′- 二羟基双四氧嘧啶

2, 4-dihydroxyallyl benzene-2-*O*-β-D-glucopyranoside 2, 4- 二羟基烯丙基苯 -2-*O*-β-D- 吡喃葡萄糖苷

3, 4-dihydroxyallyl benzene-3-*O*-α-L-rhamnopyranosyl-(1→2)-β-D-glucopyranoside 3, 4- 二羟基烯丙基苯 -3-*O*-α-L- 吡喃鼠李糖基 -(1 → 2)-β-D- 吡喃葡萄糖苷

3, 4-dihydroxyallyl benzene-3-*O*-α-L-rhamnopyranosyl-(1→6)-β-D-glucopyranoside 3, 4- 二羟基烯丙基苯 -3-*O*-α-L- 吡喃鼠李糖基 -(1 → 6)-β-D- 吡喃葡萄糖苷

3, 4-dihydroxyallyl benzene-4-*O*-α-L-rhamnopyranosyl-(1→6)-β-D-glucopyranoside 3, 4- 二羟基烯丙基苯 -4-*O*-α-L- 吡喃鼠李糖基 -(1 → 6)-β-D- 吡喃葡萄糖苷

3, 4-dihydroxyallyl benzene-4-*O*-β-D-glucopyranoside 3, 4- 二羟基烯丙基苯 -4-*O*-β-D- 吡喃葡萄糖苷

3, 4-dihydroxyalmond acid 3, 4- 二羟基杏仁酸

3α, 7α-dihydroxyamorphin-4-en-3-ol acetate 3α, 7α- 二羟基紫穗槐苷 -4- 烯 -3- 醇乙酸酯

1, 4-dihydroxyanthraquinone 1, 4- 二羟基蒽醌

1, 8-dihydroxyanthraquinone 1, 8- 二羟基蒽醌

2, 6-dihydroxyanthraquinone 2, 6- 二羟基蒽醌

dihydroxyanthraquinone 二羟基蒽醌

1, 2-dihydroxyanthraquinone (alizarin) 1, 2- 二氢苯蒽醌 (茜素、茜草素)

1, 5-dihydroxyanthraquinone (anthrarufin) 1, 5- 二羟基蒽醌 (蒽绛酚)

1, 8-dihydroxyanthraquinone (dantron, chrysazin) 1, 8- 二羟基蒽醌 (二羟基蒽二酮、柯嗪)

1, 3-dihydroxyanthraquinone (xanthopurpurin, purpuroxanthine, xanthopurpurine, purpuroxanthin) 1, 3- 二羟基蒽醌 (异茜草素、紫茜蒽醌、黄紫茜素)

1, 2-dihydroxyanthraquinone-2-*O*-β-D-xylosyl-(1→6)-β-D-glucoside (ruberythric acid) 1, 2- 二羟基蒽醌 -2-*O*-β-D- 木糖基 -(1 → 6)-β-D- 葡萄糖苷 (茜草酸)

3α, 16β-dihydroxyaphidicolane 3α, 16β- 二羟基阿费获珂兰烷

2, 7-dihydroxyapogeissoschizine 2, 7- 二羟基阿朴缝籽木蓁

(–)-4β, 7α-dihydroxyaromadendrane (–)-4β, 7α- 二羟基香木兰烷

4β, 10α-dihydroxyaromadendrane 4β, 10α- 二羟基香木兰烷

ent-4α, 10β-dihydroxyaromadendrane 对映 -4α, 10β- 二羟基香橙烷

4β, 9β-dihydroxyaromadendrene 4β, 9β- 二羟基香橙烯

(7*R*, 8*S*)-7, 8-dihydroxyasarone (7*R*, 8*S*)-7, 8- 二羟基细辛脑

(7*S*, 8*S*)-7, 8-dihydroxyasarone (7*S*, 8*S*)-7, 8- 二羟基细辛脑

erythro-1′, 2′-dihydroxyasarone 赤式 -1′, 2′- 二羟基细辛脑

threo-1′, 2′-dihydroxyasarone 苏式 -1′, 2′- 二羟基细辛脑

16α, 17-dihydroxyatisan-3-one 16α, 17- 二羟基阿替生 -3- 酮

ent-(16*S*), 17-dihydroxyatisan-3-one 对映 -(16*S*), 17- 二羟基乌头 -3- 酮

8β, 9α-dihydroxyatractylenolides Ⅰ, Ⅱ　8β, 9α- 二羟基苍术内酯Ⅰ、Ⅱ

3, 4-dihydroxyaucubin　3, 4- 二羟基桃叶珊瑚苷

dihydroxybaicalein-7-*O*-β-D-glucuronide　二羟基黄芩素 -7-*O*-β-D- 葡萄糖醛酸苷

2, 3-dihydroxybenzaldehyde　2, 3- 二羟基苯甲醛

2, 4-dihydroxybenzaldehyde　2, 4- 二羟基苯甲醛

3, 5-dihydroxybenzaldehyde　3, 5- 二羟基苯甲醛

dihydroxybenzaldehyde　二羟基苯甲醛

3, 4-dihydroxybenzaldehyde (protocatechuic aldehyde)　3, 4- 二羟基苯甲醛葡萄糖苷 (原儿茶醛)

3, 4-dihydroxybenzaldehyde glucoside　3, 4- 二羟基苯甲醛葡萄糖苷

3, 4-dihydroxybenzamide　3, 4- 二羟基苯甲酰胺

p-dihydroxybenzene (*p*-dihydroquinone, hydroquinone, *p*-benzenediol, *p*-hydrophenol, 1, 4-benzenediol)　对苯二酚 (对二氢醌、氢醌 、对羟基苯酚、1, 4- 苯二酚)

1, 2-dihydroxybenzene (pyrocatechol, pyrocatechin, catechol)　1, 2- 二羟基苯 (邻苯二酚、焦儿茶酚、儿茶酚)

2, 4-dihydroxybenzene acrylic acid　2, 4- 二羟基苯丙烯酸

2, 4-dihydroxybenzene sulfonic acid　2, 4- 二羟基苯磺酸

2, 5-dihydroxybenzeneacetic acid　2, 5- 二羟基苯乙酸

1, 2-dihydroxybenzenecapric acid　1, 2- 二羟基苯癸酸

1, 2-dihydroxybenzenenonanoic acid　1, 2- 二羟基苯壬酸

3, 4-dihydroxybenzenepropionic acid　3, 4- 二羟基苯丙酸

3, 4-dihydroxybenzenestyrene glycol　3, 4- 二羟基苯乙二醇

3, 5-dihydroxybenzene-β-D-glucopyranoside　3, 5- 二羟苯基 -β-D- 吡喃葡萄糖苷

2, 3-dihydroxybenzoic acid　2, 3- 二羟基苯甲酸

2, 4-dihydroxybenzoic acid　2, 4- 二羟基苯甲酸

2, 6-dihydroxybenzoic acid (γ-resorcylic acid)　2, 6- 二羟基苯甲酸 (γ- 雷琐酸)

3, 5-dihydroxybenzoic acid　3, 5- 二羟基苯甲酸

dihydroxybenzoic acid　二羟基苯甲酸

2, 5-dihydroxybenzoic acid (5-hydroxysalicylic acid, gentisic acid)　2, 5- 二羟基苯甲酸 (5- 羟基水杨酸、龙胆酸)

3, 4-dihydroxybenzoic acid (protocatechuic acid)　3, 4- 二羟基苯甲酸 (原儿茶酸)

2, 4-dihydroxybenzoic acid dimethyl amide　2, 4- 二羟基苯甲酸二甲基酰胺

(*R*)-dihydroxybenzoic acid-1′-glyceride　(*R*)- 二羟基苯甲酸 -1′- 甘油酯

(*R*)-dihydroxybenzoic acid-1′-glycerol ester　(*R*)- 二羟基苯甲酸 -1′- 丙三醇酯

2, 4-dihydroxybenzoic acid-2-*O*-glucoside　2, 4- 二羟基苯甲酸 -2-*O*- 葡萄糖苷

3, 4-dihydroxybenzonic acid-4-*O*-(4′-*O*-methyl)-β-D-glucopyranoside　3, 4- 二羟基苯甲酸 -4-*O*-(4′-*O*- 甲基)-β-D- 吡喃葡萄糖苷

3, 4-dihydroxybenzonitrile　3, 4- 二羟基苯腈

1-(2, 6-dihydroxybenzoyl)-8-(3, 4-dihydroxyphenyl)octane　1-(2, 6- 二羟基苯甲酰基)-8-(3, 4- 二羟苯基) 辛烷

6′-*O*-(2″, 3″-dihydroxybenzoyl)-8-epikingiside　6′-*O*-(2″, 3″- 二羟基苯甲酰)-8- 表金银花苷

2′-*O*-(2″, 3″-dihydroxybenzoyl)kingiside　2′-*O*-(2″, 3″- 二羟基苯甲) 金银花苷

4-{[(3′, 4′-dihydroxybenzoyl)oxy]methyl }phenyl-*O*-β-D-[6-*O*-(3″, 5″-dimethoxy-4″-hydroxybenzoyl)] glucopyranoside　4-{[(3′, 4′- 二羟基苯甲酰基) 氧基] 甲基 } 苯基 -*O*-β-D-[6-*O*-(3″, 5″- 二甲氧基 -4″- 羟苯甲酰基)] 吡喃葡萄糖苷

4-{[(2′, 5′-dihydroxybenzoyl)oxy]methyl }phenyl-*O*-β-D-glucopyranoside　4-{[(2′, 5′- 二羟基苯甲酰基) 氧基] 甲基 } 苯基 -*O*-β-D- 吡喃葡萄糖苷

4-(3, 4-dihydroxybenzoyloxymethyl)phenyl-*O*-β-D-glucopyranoside　4-(3, 4- 二羟基苯甲酰氧甲基) 苯基 -*O*-β-D- 吡喃葡萄糖苷

3, 4-dihydroxybenzyl alcohol-4-glucoside　3, 4- 二羟苯甲醇 -4- 葡萄糖苷

3, 4-dihydroxybenzyl alcohol-*O*-β-D-glucopyranosyl-(1 → 6)-β-D-glucopyranoside　3, 4- 二羟基苯甲醇 -*O*-β-D- 吡喃葡萄糖基 -(1 → 6)-β-D- 吡喃葡萄糖苷

3, 4-dihydroxybenzyl glucosinolate　3, 4- 二羟基苯甲基芥子油苷

4, 4′-dihydroxybenzyl sulfide　4, 4′- 二羟苄基硫醚

4, 4′-dihydroxybenzyl sulfoxide　4, 4′- 二羟苄基亚砜

3-(3′, 4′-dihydroxybenzyl)-4, 7-dihydroxychromanol　3-(3′, 4′- 二羟苄基)-4, 7- 二羟基色原烷醇

3-(3′, 4′-dihydroxybenzyl)-7-hydroxy-4-methoxychromanol　3-(3′, 4′- 二羟苄基)-7- 羟基 -4- 甲氧基色原烷醇

2′-(*o*, *m*-dihydroxybenzyl)sweroside　2′-(*o*, *m*- 二羟基苯甲基) 獐牙菜苷

(*E*)-3-(3, 4-dihydroxybenzylidene)-5-(3, 4-dihydroxyphenyl)-2(3*H*)-furanone　(*E*)-3-(3, 4- 二羟基苯亚甲基)-5-(3, 4-二羟苯基)-2(3*H*)- 呋喃酮

3-(3′, 4′-dihydroxy-benzylidene)-7-hydroxychroman-4-one　3-(3′, 4′- 二羟基亚苄基)-7- 羟基 -4- 色原烷酮

6′, 7′-dihydroxybergamottin　6′, 7′- 二羟基香柠檬亭

7′-dihydroxybergamottin　7′- 二羟基香柠檬素

3, 5-dihydroxybibenzyl　3, 5- 二羟基联苄

(1*S*, 6*S*)-1α, 10-dihydroxybisabol-2, 11-dien-4-one　(1*S*, 6*S*)-1α, 10- 二羟基甜没药醇 -2, 11- 二烯 -4- 酮

2, 5-dihydroxybisabol-3, 10-diene　2, 5- 二羟基甜没药 - 3, 10- 二烯

1α, 4β-dihydroxybishopsolicepolide　1α, 4β- 二羟基比梢菊内酯

dihydroxybonducellin　二羟基鹰叶刺素

5, 9-dihydroxyborneol-2-*O*-β-D-glucopyranoside　5, 9- 二羟基龙脑 -2-*O*-β-D- 吡喃葡萄糖苷

5β, 6β-dihydroxyboschnaloside　5β, 6β- 二羟基草苁蓉醛苷

6, 8-dihydroxyboschnialactone　6, 8- 二羟基草苁蓉内酯

2-(3, 4-dihydroxybut-1-ynyl)-5-(penta-1, 3-diynyl)-α-terthienyl　2-(3, 4- 二羟基丁 -1- 炔基)-5-(戊 -1, 3- 二炔基)-α- 三联噻吩

2-(3, 4-dihydroxybut-1-ynyl)-5-(prop-1-ynyl)thiophene　2-(3, 4- 二羟基丁 -1- 炔基)-5-(丙 -1- 基) 噻吩

2, 3-dihydroxybutanedioic acid (tartaric acid)　2, 3- 二羟基丁二酸 (酒石酸)

(3*S*)-4-dihydroxybutanoic acid　(3*S*)-4- 二羟基丁酸

5-(3, 4-dihydroxybutyn-1-yl)-2, 2′-bithiophene　5-(3, 4- 二羟基 -1- 丁炔基)-2, 2′- 联噻吩

2, 7-dihydroxycadalene　2, 7- 二羟基卡达烯 (2, 7- 二羟基杜松萘)

(8α)-6, 8-dihydroxycadina-7(11), 10(15)-dien-12-oic acid-γ-lactone　(8α)-6, 8- 二羟基荜澄茄 -7(11), 10(15)- 二烯 -12- 酸 -γ- 内酯

7, 8-dihydroxycalamenal　7, 8- 二羟基菖蒲醛

(1*S*, 4*R*)-7, 8-dihydroxycalamenene　(1*S*, 4*R*)-7, 8- 二羟基白菖蒲烯

2, 5-dihydroxycamphane　2, 5- 二羟基莰烷

6β, 18-dihydroxycass-13, 15-diene　6β, 18- 二羟基卡斯 - 13, 15- 二烯

3α, 15-dihydroxycedrane　3α, 15- 二羟基柏木烷

(3*E*, 7*Z*, 11*Z*)-17, 20-dihydroxycembr-3, 7, 11, 15-tetraen-19-oic acid　(3*E*, 7*Z*, 11*Z*)-17, 20- 二羟基烟草 -3, 7, 11, 15- 四烯 -19- 酸

2′, 4′-dihydroxychalcone　2′, 4′- 二羟基查耳酮

3β, 26-dihydroxycholest-5-ene　3β, 26- 二羟基胆甾 -5- 烯

5, 7-dihydroxychromone　5, 7- 二羟基色原酮

3, 7-dihydroxychromone-5-*O*-rhamnoside　3, 7- 二羟基色原酮 -5-*O*- 鼠李糖苷

5, 7-dihydroxychromone-7-*O*-rutinoside　5, 7- 二羟基色原酮 -7-*O*- 芸香糖苷

5, 7-dihydroxychromone-7-*O*-β-D-glucoside　5, 7- 二羟基色原酮 -7-*O*-β-D- 葡萄糖苷

5, 7-dihydroxychromone-7-*O*-β-D-glucuronide methyl ester　5, 7- 二羟基色原酮 -7-*O*-β-D- 葡萄糖醛酸苷甲酯

12β, 21-dihydroxycimigenol-3-*O*-α-L-arabinopyranoside　12β, 21- 二羟基升麻醇 -3-*O*-α-L- 吡喃阿拉伯糖苷

3, 4-dihydroxycinnamaldehyde　3, 4- 二羟基桂皮醛 (3, 4- 二羟基肉桂醛)

dihydroxycinnamaldehyde　二羟基桂皮醛

(*E*)-3, 4-dihydroxycinnamic acid　(*E*)-3, 4- 二羟基桂皮酸

2, 4-dihydroxycinnamic acid　2, 4- 二羟基桂皮酸

3, 4-dihydroxycinnamic acid　3, 4- 二羟基桂皮酸 (3, 4- 二羟基肉桂酸)

trans-2, 3-dihydroxycinnamic acid　反式 -2, 3- 二羟基桂皮酸

dihydroxycinnamoyl amide　二羟基桂皮酰胺

1-(3′, 4′-dihydroxycinnamoyl)cyclopenta-2, 3-diol　1-(3′, 4′- 二羟基肉桂酰基) 环戊 -2, 3- 二酚

1-(3′, 4′-dihydroxycinnamoyl)cyclopentadien-2, 5-diol　1-(3′, 4′- 二羟基肉桂酰) 环戊二烯 -2, 5- 二醇

3-(3, 4-dihydroxycinnamoyl)quinic acid　3-(3, 4- 二羟基肉桂酰基) 奎宁酸

3, 4-dihydroxycinnamyl alcohol　3, 4- 二羟基桂皮醇

1α, 6β-dihydroxy-*cis*-eudesm-3-en-6-*O*-β-D-glucopyranoside　1α, 6β- 二羟基 - 顺式 - 桉叶油 -3- 烯 -6-*O*-β-D- 吡喃葡萄糖苷

22-dihydroxyclerosterol　22- 二羟基赪桐甾醇

(12*R*), 13-dihydroxycommunic acid　(12*R*), 13- 二羟基半日花三烯酸

(12*R*, 13*S*)-dihydroxycommunic acid　(12*R*, 13*S*)- 二羟基半日花三烯酸

7, 11-dihydroxyconfertifolin (fuegin)　7, 11- 二羟基密叶辛木素 (富秦素)

8β, 14-dihydroxycostunolide　8β, 14- 二羟基木香烯内酯

5, 7-dihydroxycoumarin　5, 7- 二羟基香豆素

6, 7-dihydroxycoumarin　6, 7- 二羟基香豆素

dihydroxycoumarin　二羟基香豆素

7, 8-dihydroxycoumarin (daphnetin) 7, 8- 二羟基香豆素 (瑞香素、瑞香内酯、祖师麻甲素、白瑞香素)

6, 7-dihydroxycoumarin (esculetin, aesculetin) 6, 7- 二羟基香豆素 (七叶树内酯、七叶亭 、七叶内酯、秦皮乙素、马栗树皮素)

5, 7-dihydroxycoumarin-5-*O*-β-D-glucopyranoside 5, 7- 二羟基香豆素 -5-*O*-β-D- 吡喃葡萄糖苷

7, 8-dihydroxycoumarin-7-β-D-glucoside (daphnin) 7, 8- 二羟基香豆素 -7-β-D- 葡萄糖苷 (瑞香苷、白瑞香苷)

7β, 25-dihydroxycucurbita-5, (23*E*)-dien-19-al-3-*O*-β-D-allopyranoside 7β, 25- 二羟基葫芦 -5, (23*E*)- 二烯 -19- 醛 -3-*O*-β-D- 吡喃阿洛糖苷

3β, 23-dihydroxycucurbita-5, 24-dien-7β-*O*-β-D-glucopyranoside 3β, 23- 二羟基葫芦 -5, 24- 二烯 -7β-*O*-β-D- 吡喃葡萄糖苷

12α, 16β-dihydroxycycloartane-3, 24-dione 12α, 16β- 二羟基环木菠萝烷 -3, 24- 二酮

5β, 6β-dihydroxycyclohex-2-en-1-*O*-β-glucopyranoside 5β, 6β- 二羟基环己 -2- 烯 -1-*O*-β- 吡喃葡萄糖苷

2-(*trans*-1, 4- dihydroxycyclohexane)-5, 7-dihydroxychromone 2-(反式 -1, 4- 二羟基环己烷)-5, 7- 二羟基色原酮

2-(1, 4-dihydroxycyclohexyl)acetic acid 2-(1, 4- 二羟基环己基) 乙酸

2-(1, 4-dihydroxycyclohexyl)acetic acid methyl ester 2-(1, 4- 二羟基环己基) 乙酸甲酯

2β, 3β-dihydroxy-D:C-friedoolean-8-en-29-oic acid methyl ester 2β, 3β- 二羟基 -D:C- 异齐墩果烷 -8- 烯 -29- 甲酯

12β, 20β-dihydroxydammar-23(24)-en-3-one 12β, 20β- 二羟基达玛 -23(24)- 烯 -3- 酮

(3β, 6α, 12β, 23*E*)-3, 12-dihydroxydammar-23-en-6, 20-bis-*O*-*β*-D-glucopyranoside (3β, 6α, 12β, 23*E*)-3, 12- 二羟基达玛 -23- 烯 -6, 20- 双 -*O*-β-D- 吡喃葡萄糖苷

3β, (20*S*)-dihydroxydammar-24-en-21-oic acid 3β, (20*S*)- 二羟基达玛 -24- 烯 -21- 酸

(20*R*, 23*R*)-3β, 20-dihydroxydammar-24-en-21-oic acid 21, 23-lactone-3-*O*-[β-D-xylopyranosyl-(1 → 3)]-β-D-glucopyranoside (20*R*, 23*R*)-3β, 20- 二羟基达玛 -24- 烯 -21- 酸 -21, 23- 内酯 -3-*O*-[β-D- 吡喃木糖基 -(1 → 3)]-β-D- 吡喃葡萄糖苷

20, 23-dihydroxydammar-24-en-21-oic acid-21, 23-lactone 20, 23- 二羟基达玛 -24- 烯 -21- 酸 -21, 23- 内酯

(20*S*, 23*S*)-3β, 20-dihydroxydammar-24-en-21-oic acid-21, 23-lactone-3-*O*-[β-D-xylopyranosyl-(1 → 3)]-β-D-glucopyranoside (20*S*, 23*S*)-3β, 20- 二羟基达玛 -24- 烯 -21- 酸 -21, 23- 内酯 -3-*O*-[β-D- 吡喃木糖基 -(1 → 3)]-β-D- 吡喃葡萄糖苷

20*S*, 21-dihydroxydammar-24-en-3-one 20*S*, 21- 二羟基达玛 -24- 烯 -3- 酮

(20*S*, 24*S*)-dihydroxydammar-25-en-3-one (20*S*, 24*S*)- 二羟基达玛 -25- 烯 -3- 酮

5α, 6β-dihydroxydaucosterol 5α, 6β- 二羟基胡萝卜苷

7α, 18-dihydroxydehydroabietanol 7α, 18- 二羟基脱氢松香塔醇

7β, 18-dihydroxydehydroabietanol 7β, 18- 二羟基脱氢松香塔醇

7β, 15-dihydroxydehydroabietic acid 7β, 15- 二羟基脱氢松香酸

dihydroxydehydrodiconiferyl alcohol 二羟基脱氢二松柏醇

erythro-dihydroxydehydrodiconiferyl alcohol 赤式 - 二羟基脱氢二松柏醇

threo-dihydroxydehydrodiconiferyl alcohol 苏式 - 二羟基脱氢二松柏醇

3, 8-dihydroxydehydroiso-α-lapachone 3, 8- 二羟基脱氢异 -α- 风铃木醌 (3, 8- 二羟基脱氢异 -α- 拉杷醌)

3, 6-*exo*-dihydroxydemethyl tropane 3, 6- 外二羟基去甲莨菪烷

(3*S*, 4*S*, 3′*S*, 4′*S*)-4, 4′-dihydroxydiatoxanthin (3*S*, 4*S*, 3′*S*, 4′*S*)-4, 4′- 二羟基硅藻黄质

4, 4′-dihydroxydibenzyl ether 4, 4′- 二羟基双苄基醚

3, 4-dihydroxydihydroagarofuran 3, 4- 二羟基二氢沉香呋喃

dihydroxydihydroagarofuran 二羟基二氢沉香呋喃

(7*R*, 8*R*)-7, 8-dihydroxydihydroasarone (7*R*, 8*R*)-7, 8- 二羟基二氢细辛脑

(7*S*, 8*R*)-7, 8-dihydroxydihydroasarone (7*S*, 8*R*)-7, 8- 二羟基二氢细辛脑

2′, 4′-dihydroxydihydrochalcone 2′, 4′- 二羟基二氢查耳酮

2′, 6′-dihydroxydihydrochalcone-4′-*O*-(3″-*O*-galloyl)-β-D-glucopyranoside 2′, 6′- 二羟基二氢查耳酮 -4′-*O*-(3″-*O*- 没食子酰基)-β-D- 吡喃葡萄糖苷

5α, 6α-dihydroxydihydroergosterol 5α, 6α- 二羟基二氢麦角甾醇

7, 4′-dihydroxy-dihydroflavone 7, 4′- 二羟基二氢黄酮

1′, 2′-dihydroxydihydromollugin 1′, 2′- 二羟基二氢大叶茜草素

5, 6-dihydroxydihydrophysalins A, B 5, 6- 二羟基二氢酸浆苦素 (5, 6- 二羟基二氢酸浆苦味素) A、B

14β, 20α-dihydroxydihydrorankinidine 14β, 20α- 二羟基二氢兰金断肠草碱

2′, 3′-dihydroxydihydrosuberosin 2′, 3′- 二羟基二氢栓质花椒素

2, 3-dihydroxydihydrosuberosin acetonide 2, 3- 二羟基二氢栓质花椒素丙酮化物

4, 4′-dihydroxydiphenyl methane 4, 4′- 二羟基二苯基甲烷

(2*S*, 3*S*, 4*R*, 8*E*)-2-[(2′*R*)-2′, 3′-dihydroxydocosanoyl amino]-8-octadecen-1, 3, 4-triol (2*S*, 3*S*, 4*R*, 8*E*)-2-[(2′*R*)-2′, 3′- 二羟基二十二碳酰氨基]-8- 十八烯 -1, 3, 4- 三醇

5, 20-dihydroxyecdysone 5, 20- 二羟基蜕皮激素

(5*S*, 6*Z*, 8*E*, 10*E*, 12*R*, 14*Z*)-5, 12-dihydroxyeicosa-6, 8, 10, 14-tetraenoic acid (5*S*, 6*Z*, 8*E*, 10*E*, 12*R*, 14*Z*)-5, 12- 二羟基二十碳 -6, 8, 10, 14- 四烯酸

3, 20-dihydroxy-*ent*-1(10), 15-rosadiene 3, 20- 二羟基 - 对映 -1(10), 15- 粉红单端孢二烯

3, 7-dihydroxy-*ent*-1(10), 15-rosadiene 3, 7- 二羟基 - 对映 -1(10), 15- 粉红单端孢二烯

17, 17-dihydroxy-*ent*-kaur-15-en-19-oic acid 17, 17- 二羟基 - 对映 - 贝壳杉 -15- 烯 -19- 酸

2β, 15α-dihydroxy-*ent*-kaur-16-ene 2β, 15α- 二羟基 - 对映 - 贝壳杉 -16- 烯

16α, 17-dihydroxy-*ent*-kaur-19-oic acid 16α, 17- 二羟基 - 对映 - 贝壳杉 -19- 酸

16β, 17-dihydroxy-*ent*-kaur-19-oic acid 16β, 17- 二羟基 - 对映 - 贝壳杉 -19- 酸

17, 18-dihydroxy-*ent*-kaur-19-oic acid 17, 18- 二羟基 - 对映 - 贝壳杉 -19- 酸

(16*R*, 19)-dihydroxy-*ent*-kaurane (16*R*, 19)- 二羟基 - 对映 - 贝壳杉烷

16α, 19-dihydroxy-*ent*-kaurane 16α, 19- 二羟基 - 对映 - 贝壳杉烷

16β, 17-dihydroxy-*ent*-kaurane 16β, 17- 二羟基 - 对映 - 贝壳杉烷

2β, 16α-dihydroxy-*ent*-kaurane 2β, 16α- 二羟基 - 对映 - 贝壳杉烷

2β, 15-dihydroxy-*ent*-labd-7, (13*E*)-diene 2β, 15- 二羟基 - 对映 - 半日花 -7, (13*E*)- 二烯

3, 15-dihydroxy-*ent*-labd-7-en-17-oic acid 3, 15- 二羟基 - 对映 - 半日花 -7- 烯 -17- 酸

3, 15-dihydroxy-*ent*-labd-7-en-17-oic acid-3-*O*-β-D-glucoside 3, 15- 二羟基 - 对映 - 半日花 -7- 烯 -17- 酸 -3-*O*-β-D- 葡萄糖苷

dihydroxyephedrine 二羟麻黄碱

(6β, 8β)-dihydroxyeremophil-7(11)-en-12, 8α-olide (6β, 8β)- 二羟基佛术 -7(11)- 烯 -12, 8α- 内酯

(22*E*, 24*R*)-3β, 5α-dihydroxyergost-23-methyl-7, 22-dien-6-one (22*E*, 24*R*)-3β, 5α- 二羟基麦角甾 -23- 甲基 -7, 22- 二烯 -6- 酮

(22*E*, 24*R*)-9α, 15α-dihydroxyergost-4, 6, 8(14), 22-tetraen-3-one (22*E*, 24*R*)-9α, 15α- 二羟基麦角甾 -4, 6, 8(14), 22- 四烯 -3- 酮

(22*E*, 24*R*)-3β, 5α-dihydroxyergost-7, 22-dien-6-one (22*E*, 24*R*)-3β, 5α- 二羟基麦角甾 -7, 22- 二烯 -6- 酮

3β, 5α-dihydroxyergost-7, 22-dien-6-one 3β, 5α- 二羟基麦角甾 -7, 22- 二烯 -6- 酮

dihydroxyethyl oleate 油酸二羟基乙酯

5β-(6, 7-dihydroxyethyl)-4-(5′-hydroxymethyl furan-2-yl-methylene)-2α-methoxydihydrofuran-3-one 5β-(6, 7- 二羟基乙基)-4-(5′- 羟甲基呋喃 -2- 基 - 亚甲基)-2α- 甲氧基二氢呋喃 -3- 酮

5α-(6, 7-dihydroxyethyl)-4-(5′-hydroxymethyl furan-2α-yl-methylene)-2-methoxydihydrofuran-3-one 5α-(6, 7- 二羟基乙基)-4-(5′- 羟甲基呋喃 -2α- 基 - 亚甲基)-2- 甲氧基二氢呋喃 -3- 酮

(±)-3, 9-dihydroxyeucomin (±)-3, 9- 二羟基凤梨百合素

1β, 3β-dihydroxyeudesm-11(13)-en-6α, 12-olide 1β, 3β- 二羟基桉叶 -11(13)- 烯 -6α, 12- 内酯

1β, 4α-dihydroxyeudesm-11-ene 1β, 4α- 二羟基桉叶 -11- 烯

1β, 4β-dihydroxyeudesm-11-ene 1β, 4β- 二羟基桉叶 -11- 烯

1α, 6α-dihydroxyeudesm-3, 11(13)-dien-12-carboxylic acid methyl ester 1α, 6α- 二羟基桉叶 -3, 11(13)- 二烯 -12- 甲酸甲酯

1β, 8β-dihydroxyeudesm-3, 7(11)-dien-8α, 12-olide 1β, 8β- 二羟基桉叶 -3, 7(11)- 二烯 -8α, 12- 内酯

1β, 8β-dihydroxyeudesm-4(15), 7(1)-dien-8α, 12-olide 1β, 8β- 二羟基桉叶 -4(15), 7(1)- 二烯 -8α, 12- 内酯

1β, 6α-dihydroxyeudesm-4(15)-ene 1β, 6α- 二羟基桉叶 -4(15)- 烯

11, 12-dihydroxyeudesm-4-en-3-one　11, 12- 二羟基桉叶 -4- 烯 -3- 酮

2β, 11α-dihydroxyeudesm-5-en-8β, 12-olide　2β, 11α- 二羟基桉烷 -5- 烯 -8β, 12- 内酯

1β, 3β-dihydroxyeudesm-6α, 12-olide　1β, 3β- 二羟基桉叶 -6α, 12- 内酯

4α, 6α-dihydroxyeudesm-8β, 12-olide　4α, 6α- 二羟基桉叶 -8β, 12- 内酯

12, 13-dihydroxyeuparin　12, 13- 二羟基泽兰素

3β, 16β-dihydroxyeupha-7, 24-dien-21-oic acid methyl ester　3β, 16β- 二羟基大戟 -7, 24- 二烯 -21- 酸甲酯

13β, 21β-dihydroxyeurycomanone　13β, 21β- 二羟基宽树冠木酮

3, 4-dihydroxyfilicane　3, 4- 二羟基绵马烷

(2*S*)-7, 4′-dihydroxyflavan　(2*S*)-7, 4′- 二羟基黄烷

7, 4′-dihydroxyflavan　7, 4′- 二羟基黄烷酚

(–)-(2*S*, 3*S*, 4*R*)-2, 3-*cis*-3, 4-*trans*-4′, 7-dihydroxyflavan-3, 4-diol　(–)-(2*S*, 3*S*, 4*R*)-2, 3- 顺式 -3, 4- 反式 -4′, 7- 二羟基黄烷 -3, 4- 二醇

(–)-(2*S*, 3*R*, 4*R*)-2, 3-*trans*-3, 4-*cis*-4′, 7-dihydroxyflavan-3, 4-diol　(–)-(2*S*, 3*R*, 4*R*)-2, 3- 反式 -3, 4- 顺式 -4′, 7- 二羟基黄烷 -3, 4- 二醇

7, 4′-dihydroxyflavanone　7, 4′- 二羟基黄烷酮

7, 8-dihydroxyflavanone　7, 8- 二羟基黄烷酮

7, 4′-dihydroxyflavanone (liquiritigenin)　7, 4′- 二羟基黄烷酮 (甘草黄酮配质、甘草素、甘草苷元)

5, 7-dihydroxyflavanone-4′-*O*-α-L-rhamnopyranosyl-β-D-glucopyranoside　5, 7- 二羟基黄烷酮 -4′-*O*-α-L- 吡喃鼠李糖基 -β-D- 吡喃葡萄糖苷

3, 7-dihydroxyflavanone-4′-rhamnoside　3, 7- 二羟基黄烷酮 -4′- 鼠李糖苷

3′, 4′-dihydroxyflavone　3′, 4′- 二羟基黄酮

5, 7-dihydroxyflavone　5, 7- 二羟基黄酮

6, 7-dihydroxyflavone　6, 7- 二羟基黄酮

7, 4′-dihydroxyflavone　7, 4′- 二羟基黄酮

7, 8-dihydroxyflavone　7, 8- 二羟基黄酮

5, 4′-dihydroxyflavone-6-*C*-β-D-glucosyl rhamnosyl-7-*O*-glucoside　5, 4′- 二羟基黄酮 -6-*C*-β-D- 葡萄糖基鼠李糖基 -7-*O*- 葡萄糖苷

5, 4′-dihydroxyflavonoid-7-*O*-β-D-glucuronopyranoside butyl ester　5, 4′- 二羟基黄酮 -7-*O*-β-D- 吡喃葡萄糖醛酸苷丁酯

dihydroxyfumaric acid　二羟基富马酸

3, 5-dihydroxyfuran-2(5*H*)-one　3, 5- 二羟基呋喃 -2(5*H*)- 酮

11, 14-dihydroxygelsenicine　11, 14- 二羟基钩吻素己

14, 15-dihydroxygelsenicine　14, 15- 二羟基钩吻素己

1, 4-dihydroxygermacr-(5*E*), 10(14)-diene　1, 4- 二羟基牻牛儿 -(5*E*), 10(14)- 二烯

(1*R*, 5*R*, 7*R*)-1, 5-dihydroxygermacra-4(15), 10(14), 11(12)-triene　(1*R*, 5*R*, 7*R*)-1, 5- 二羟基大根香叶 -4(15), 10(14), 11(12)- 三烯

[6]-dihydroxygingerol　[6]- 二氢姜辣素

4α, 5α-dihydroxyguai-11(13)-en-12, 8α-lactone　4α, 5α- 二羟基愈创木 -11(13)- 烯 -12, 8α- 内酯

4β, 12-dihydroxyguaia-6, 10-diene　4β, 12- 二羟基愈创木 -6, 10- 二烯

dihydroxygymnemic triacetate　二羟基匙羹藤三乙酸酯

7α, 12α-dihydroxyhautriwaic acid-19-lactone　7α, 12α- 二羟基车桑子酸 -19- 内酯

(24*R*)-24, 25-dihydroxyhelianol　(24*R*)-24, 25- 二羟基向日葵醇

(24*S*)-24, 25-dihydroxyhelianol　(24*S*)-24, 25- 二羟基向日葵醇

(24*R*)-24, 25-dihydroxyhelianyl octanoate　(24*R*)-24, 25- 二羟基向日葵醇辛酸酯

(24*S*)-24, 25-dihydroxyhelianyl octanoate　(24*S*)-24, 25- 二羟基向日葵醇辛酸酯

36, 47-dihydroxyhenpentacont-4-one　36, 47- 二羟基五十一碳 -4- 酮

(2*S*, 3*S*, 4*R*, 8*E*)-2-[(2′*R*)-2′, 3′-dihydroxyhexacosanoyl amino]-8-octadecen-1, 3, 4-triol　(2*S*, 3*S*, 4*R*, 8*E*)-2-[(2′*R*)-2′, 3′- 二羟基二十六碳酰氨基]-8- 十八烯 -1, 3, 4- 三醇

8, 16-dihydroxyhexadecanoic acid　8, 16- 二羟基十六酸

8β, 9α-dihydroxyindan-4(5), 7(11)-dien-8α, 12-olide　8β, 9α- 二羟基 -4(5), 7(11)- 茚烷二烯 -8α, 12- 内酯

2, 5-dihydroxyindole　2, 5- 二羟基吲哚

5, 6-dihydroxyindole-5-*O*-β-glucoside　5, 6- 二羟基吲哚 -5-*O*-β- 葡萄糖苷

5, 7-dihydroxyisobenzofuran　5, 7- 二羟基异苯唑呋喃

5, 7-dihydroxyisobenzofuran-7-*O*-β-D-glucopyranoside　5, 7- 二羟基异苯唑呋喃 -7-*O*-β-D- 吡喃葡萄糖苷

7, 8-dihydroxyisobutyryl thymol　7, 8- 二羟基异丁酰基麝香草酚

7, 4′-dihydroxyisoflavone (daidzein, daizeol)　7, 4′- 二羟基异黄酮 (大豆苷元、大豆黄素、大豆素、黄豆苷元)

5, 4′-dihydroxyisoflavone-7-*O*-β-D-apiosyl-(1 → 6)-β-D-glucopyranoside　5, 4′- 二羟基异黄酮 -7-*O*-β-D- 芹糖基 -(1 → 6)-β-D- 吡喃葡萄糖苷

3′, 4′-dihydroxyisoflavone-7-*O*-β-D-glucopyranoside 3′, 4′- 二羟基异黄酮 -7-*O*-β-D- 吡喃葡萄糖苷

7, 4′-dihydroxyisoflavone-7-*O*-β-D-glucopyranoside 7, 4′- 二羟基异黄酮 -7-*O*-β-D- 吡喃葡萄糖苷

1, 6-dihydroxyisojacereubin-5-*O*-β-D-glucoside 1, 6- 二羟基异巴西红厚壳素 -5-*O*-β-D- 葡萄糖苷

(2*S*, 3*S*, 6*R*, 7*R*, 8*S*, 9*R*)-3, 8-dihydroxyisolactaran-4, 14-olide (2*S*, 3*S*, 6*R*, 7*R*, 8*S*, 9*R*)-3, 8- 二羟基异乳菇 -4, 14- 内酯

(5*R*)-7-*O*-(2, 3-dihydroxyisopentyl)daidzein (5*R*)-7-*O*-(2, 3- 二羟基异戊基) 大豆苷元

1β, 14α-dihydroxyisopimar-7, 15-diene 1β, 14α- 二羟基异海松 -7, 15- 二烯

9α, 13α-dihydroxyisopropyl idenyl isatisine A 9α, 13α- 二羟基异丙亚基靛红辛素 A

8, 9-dihydroxyjasminin 8, 9- 二羟基素馨苦苷

(1β, 3β, 5β)-1, 3-dihydroxyjervanin-12(13)-en-11-one (1β, 3β, 5β)-1, 3- 二羟基蒜藜芦宁 -12(13)- 烯 -11- 酮

(1β, 3α, 5β)-1, 3-dihydroxyjervanin-12-en-11-one (1β, 3α, 5β)-1, 3- 二羟基蒜藜芦宁 -12- 烯 -11- 酮

6, 8-dihydroxykaempferol 6, 8- 二羟基山柰酚

6, 8-dihydroxykaempferol-3-*O*-β-D-glucoside 6, 8- 二羟基山柰酚 -3-*O*-β-D- 葡萄糖苷

ent-8, 9-seco-7α, 11β-dihydroxykaur-14(14), 16-dien-9, 15-dione 对映 -8, 9- 开环 -7α, 11β- 二羟基贝壳杉 -14(14), 16- 二烯 -9, 15- 二酮

ent-7α, 14β-dihydroxykaur-16-en-15-one 对映 -7α, 14β- 二羟基贝壳杉 -16- 烯 -15- 酮

2β, 15α-dihydroxy-kaur-16-en-18, 19-dicarboxylic acid 2β, 15α- 二羟基贝壳杉 -16- 烯 -18, 19- 二甲酸

11α, 15α-dihydroxykaur-16-en-19-oic acid 11α, 15α- 二羟基 -16- 贝壳杉烯 -19- 酸

ent-11α, 15α-dihydroxykaur-16-en-19-oic acid 对映 -11α, 15α- 二羟基 -16- 贝壳杉烯 -19- 酸

(4α, 13α)-15, 16-dihydroxykaur-18-oic acid (4α, 13α)-15, 16- 二羟基贝壳杉 -18- 酸

16, 17-dihydroxykaur-19-oic acid 16, 17- 二羟基贝壳杉 -19- 酸

ent-16, 17-dihydroxykaur-19-oic acid 对映 -16, 17- 二羟基贝壳杉 -19- 酸

ent-16β, 17-dihydroxykaur-19-oic acid 对映 -16β, 17- 二羟基贝壳杉 -19- 酸 (腺梗豨莶萜醇酸)

ent-(16*S*), 17-dihydroxykaur-3-one 对映 -(16*S*), 17- 二羟基贝壳杉 -3- 酮

3α, 16α-dihydroxykaurane-19-*O*-β-D-glucoside 3α, 16α- 二羟基贝壳杉烷 -19-*O*-β-D- 葡萄糖苷

3α, 16α-dihydroxykaurane-20-*O*-β-D-glucoside 3α, 16α- 二羟基贝壳杉烷 -20-*O*-β-D- 葡萄糖苷

7β, 12α-dihydroxykaurenolide 7β, 12α- 二羟基贝壳杉内酯素

2*α*, 7-dihydroxykess-2-*O*-β-D-glucopyranoside 2*α*, 7- 二羟基宽叶缬草 -2-*O*-β-D- 吡喃葡萄糖苷

2α, 7-dihydroxykessane 2α, 7- 二羟基宽叶缬草烷

14, 15β-dihydroxyklaineanone 14, 15β- 二羟基克莱因酮

17, 19-dihydroxylabd-7(8), (13*E*)-dien-15-oic acid 17, 19- 二羟基半日花 -7(8), (13*E*)- 二烯 -15- 酸

2, 3-dihydroxylabd-8(17), (12*E*), 14-triene 2, 3- 二羟基半日花 -8(17), (12*E*), 14- 三烯

(12*R*), 15-dihydroxylabd-8(17), (13*E*)-dien-19-oic acid (12*R*), 15- 二羟基半日花 -8(17), (13*E*)- 二烯 -19- 酸

(12*S*), 15-dihydroxylabd-8(17), (13*E*)-dien-19-oic acid (12*S*), 15- 二羟基半日花 -8(17), (13*E*)- 二烯 -19- 酸

12, 15-dihydroxylabd-8(17), (13*E*)-dien-19-oic acid 12, 15- 二羟基半日花 -8(17), (13*E*)- 二烯 -19- 酸

12, 15-dihydroxylabd-8(17), (13*Z*)-dien-19-oic acid 12, 15- 二羟基半日花 -8(17), (13*Z*)- 二烯 -19- 酸

12, 13-dihydroxylabd-8(17), 14-dien-19-oic acid 12, 13- 二羟基半日花 -8(17), 14- 二烯 -19- 酸

7β, (13*S*)-dihydroxylabd-8(17), 14-dien-19-oic acid 7β, (13*S*)- 二羟基半日花 -8(17), 14- 二烯 -19- 酸

3β, 16α-dihydroxylanost-7, 9(11), 24-trien-21-oic acid 3β, 16α- 二羟基羊毛脂 -7, 9(11), 24- 三烯 -21- 酸

26, 27-dihydroxylanost-7, 9(11), 24-trien-3, 16-dione 26, 27- 二羟基羊毛甾 -7, 9(11), 24- 三烯 -3, 16- 二酮

3α, 16α-dihydroxylanosta-7, 9(11), 24-trien-21-oic acid 3α, 16α- 二羟基羊毛脂 -7, 9(11), 24- 三烯 -21- 酸

cis-dihydroxyligustilide (senkyunolide H) 顺式 -6, 7- 二羟基藁本内酯 (洋川芎内酯 H)

trans-dihydroxyligustilide (senkyunolide I) 反式 -6, 7- 二羟基藁本内酯 (洋川芎内酯 I)

1, 2-dihydroxylimonene 1, 2- 二羟基柠檬烯

3α, 11α-dihydroxylup-20(29)-en-23, 28-dioic acid 3α, 11α- 二羟基羽扇豆 -20(29)- 烯 -23, 28- 二酸

3α, 11α-dihydroxylup-20(29)-en-23-al-28-oic acid 3α, 11α- 二羟基羽扇豆 -20(29)- 烯 -23- 醛 -28- 酸

3α, 11α-dihydroxylup-20(29)-en-28-oic acid 3α, 11α- 二羟基羽扇豆 -20(29)- 烯 -28- 酸

3β, 30-dihydroxylup-20(29)-en-28-oic acid 3β, 30-二羟基羽扇豆-20(29)-烯-28-酸

3β, 27-dihydroxylup-20(29)-en-28-oic acid (cylicodiscic acid) 3β, 27-二羟基羽扇豆-20(29)-烯-28-酸(圆盘豆酸、棋子豆盘酸)

2α, 3β-dihydroxylup-20-en-28-oic acid 2α, 3β-二羟基羽扇豆-20-烯-28-酸

(20*S*)-3α, 29-dihydroxylup-27-oic acid (20*S*)-3α, 29-二羟基羽扇豆-27-酸

2β, 29-dihydroxylupane 2β, 29-二羟基羽扇烷

dihydroxymaaliane 二羟基橄榄烷

dihydroxymandelic acid 二羟基扁桃酸

7′-dihydroxymatairesinol 7′-二羟基马台树脂醇

(8*R*, 9*R*)-dihydroxymatricarine methyl ester (8*R*, 9*R*)-二羟基母菊炔甲酯

5α, 9α-dihydroxymatrine 5α, 9α-二羟基苦参碱

2, 6-dihydroxy-m-digallic acid 2, 6-二羟基间二没食子酸

(6*S*, 7*E*)-6, 9-dihydroxymegastigm-4, 7-dien-3-one (6*S*, 7*E*)-6, 9-二羟基大柱香波龙-4, 7-二烯-3-酮

6, 9-dihydroxy-megastigm-4, 7-dien-3-one 6, 9-二羟基大柱香波龙-4, 7-二烯-3-酮

3, 9-dihydroxymegastigma-5-ene 3, 9-二羟基大柱香波龙烷-5-烯

(3*S*, 5*S*, 8*R*)-3, 5-dihydroxymegastigma-6, 7-dien-9-one (3*S*, 5*S*, 8*R*)-3, 5-二羟基大柱香波龙烷-6, 7-二烯-9-酮

(6*S*, 9*S*)-6, 9-dihydroxymegastiman-4-megastigmen-3-one-9-*O*-β-D-apiofuranosyl-(1→6)-β-D-glucopyranoside (6*S*, 9*S*)-6, 9-二羟基大柱香波龙烷-4-大柱香波龙烯-3-酮-9-*O*-β-D-呋喃芹糖基-(1→6)-β-D-吡喃葡萄糖苷

(6*S*, 9*S*)-6, 9-dihydroxymegastiman-4-megastigmen-3-one-9-*O*-β-D-glucopyranoside (6*S*, 9*S*)-6, 9-二羟基大柱香波龙烷-4-大柱香波龙烯-3-酮-9-*O*-β-D-吡喃葡萄糖苷

5, 2′-dihydroxy-methoxyflavone-2′-*O*-β-D-glucopyranoside 5, 2′-二羟基甲氧基黄酮-2′-*O*-β-D-吡喃葡萄糖苷

2, 4-dihydroxymethyl benzoate 2, 4-二羟甲基苯甲酸酯

3, 3-dihydroxymethyl propenyl cyanide 3, 3-二羟甲基丙烯腈

5, 6-dihydroxymethyl-1, 1-dimethyl cyclohex-4-enone 5, 6-二羟甲基-1, 1-二甲基环己-4-烯酮

(1*R*, 4*R*, 4a*S*, 7a*S*)-4, 7-dihydroxymethyl-1-hydroxy-1, 4, 4a, 7a-tetrahydrocyclopent-6-en[*e*]pyran-3-one (1*R*, 4*R*, 4a*S*, 7a*S*)-4, 7-二羟甲基-1-羟基-1, 4, 4a, 7a-四氢环戊-6-烯[*e*]吡喃-3-酮

(1*R*, 4*R*, 4a*S*, 7a*S*)-4, 7-dihydroxymethyl-1-methoxy-1, 4, 4a, 7a-tetrahydrocyclopent-6-en[*e*]pyran-3-one (1*R*, 4*R*, 4a*S*, 7a*S*)-4, 7-二羟甲基-1-甲氧基-1, 4, 4a, 7a-四氢环戊-6-烯[*e*]吡喃-3-酮

(1*R*, 4*S*, 4a*S*, 7a*S*)-4, 7-dihydroxymethyl-1-methoxy-1, 4, 4a, 7a-tetrahydrocyclopent-6-ene[*e*]pyran-3-one (1*R*, 4*S*, 4a*S*, 7a*S*)-4, 7-二羟甲基-1-甲氧基-1, 4, 4a, 7a-四氢环戊-6-烯[*e*]吡喃-3-酮

2, 5-dihydroxymethyl-3, 4-dihydroxypyrrolidine 2, 5-二羟甲基-3, 4-二羟基四氢吡咯

2, 3-dihydroxymethyl-4-(3′, 4′-dimethoxyphenyl)-γ-butyrolactone 2, 3-二羟甲基-4-(3′, 4′-二甲氧苯基)-γ-丁内酯

2α, 23-dihydroxymicromeric acid 2α, 23-二羟基姜味草酸

(1*S*, 3*R*, 5*S*)-1, 3-dihydroxy-*m*-menth-8-ene (1*S*, 3*R*, 5*S*)-1, 3-二羟基间薄荷-8-烯

11, 12a-dihydroxymunduserone 11, 12a-二羟基绢毛萌豆酮

6, 11-dihydroxy-*N*-(2-hydroxy-2-methyl propyl)-2, 7, 9-dodecatrienamide 6, 11-二羟基-*N*-(2-羟基-2-甲丙基)-2, 7, 9-十二碳三烯酰胺

(10*RS*, 11*RS*)-(2*E*, 6*Z*, 8*E*)-10, 11-dihydroxy-*N*-(2-hydroxy-2-methyl propyl)dodec-2, 6, 8-trienamide (10*RS*, 11*RS*)-(2*E*, 6*Z*, 8*E*)-10, 11-二羟基-*N*-(2-羟基-2-甲丙基)十二碳-2, 6, 8-三烯酰胺

1, 3-dihydroxynaphthalene 1, 3-二羟基萘

10, 11-dihydroxynerolidol 10, 11-二羟基橙花叔醇

2β, 6β-dihydroxynortropane (baogongteng C) 2β, 6β-二羟基去甲莨菪烷(包公藤丙素)

N-[(2*S*, 3*R*, 4*E*)-1, 3-dihydroxyoctadec-4-en-2-yl]hexadecanamide *N*-[(2*S*, 3*R*, 4*E*)-1, 3-二羟基十八碳-4-烯-2-基]十六酰胺

2β, 3β-dihydroxyolean-12-en-23, 28-dioic acid 2β, 3β-二羟基齐墩果-12-烯-23, 28-二酸

3α, 23-dihydroxyolean-12-en-28, 29-dioic acid 3α, 23-二羟基齐墩果-12-烯-28, 29-二酸

2β, 3β-dihydroxyolean-12-en-28-oic acid 2β, 3β-二羟基齐墩果-12-烯-28-酸

3α, 24-dihydroxyolean-12-en-28-oic acid 3α, 24-二羟基齐墩果-12-烯-28-酸

3β, 16α-dihydroxyolean-12-en-28-oic acid 3β, 16α-二羟基齐墩果-12-烯-28-酸

3β, 19α-dihydroxyolean-12-en-28-oic acid-(28→1)-β-D-glucopyranosyl ester 3β, 19α-二羟基齐墩果-12-烯-28-酸-(28→1)-β-D-吡喃葡萄糖酯

2β, 22β-dihydroxyolean-12-en-29-oic acid　2β, 22β- 二羟基齐墩果 -12- 烯 -29- 酸

3β, 22α-dihydroxyolean-12-en-29-oic acid (triptotriterpenic acid A)　3β, 22α- 二羟基齐墩果 -12- 烯 -29- 酸 (雷公藤三萜酸 A)

3β, 22β-dihydroxyolean-12-en-29-oic acid (triptotriterpenic acid B)　3β, 22β- 二羟基齐墩果 -12- 烯 -29- 酸 (雷公藤三萜酸 B)

(3β, 16α, 20α)-16, 28-dihydroxyolean-12-en-29-oic acid-3-*O*-β-D-glucopyranosyl-(1→2)-*O*-[β-D-glucopyranosyl-(1→4)]-α-L-arabinopyranoside　(3β, 16α, 20α)-16, 28- 二羟基齐墩果 -12- 烯 -29- 酸 -3-*O*-β-D- 吡喃葡萄糖基 -(1→2)-*O*-[β-D- 吡喃葡萄糖基 -(1→4)]-α-L- 吡喃阿拉伯糖苷

16α, 28-dihydroxyolean-12-en-30-aldehyde　16α, 28- 二羟基齐墩果 -12- 烯 -30- 醛

16α, 28-dihydroxyolean-12-en-30-oic acid　16α, 28- 二羟基齐墩果 -12- 烯 -30- 酸

16α, 28-dihydroxyolean-12-ene　16*α*, 28- 二羟基齐墩果 -12- 烯

21β-dihydroxyolean-12-ene　21β- 二羟基齐墩果 -12- 烯

28, 30-dihydroxyolean-12-ene　28, 30- 二羟基齐墩果 -12- 烯

3, 11α-dihydroxyolean-12-ene　3, 11α- 二羟基齐墩果 -12- 烯

3β, 28-dihydroxyolean-12-enyl palmitate　3β, 28- 二羟基齐墩果 -12- 烯基棕榈酸酯

3β, 16α-dihydroxyolean-28-oic acid　3β, 16α- 二羟基齐墩果 -28- 酸

2α, 23-dihydroxyoleanic acid　2α, 23- 二羟基齐墩果酸

2α, 21β-dihydroxyoleanoic acid-3-*O*-β-D-glucopyranoside　2α, 21β- 二羟基齐墩果酸 -3-*O*-β-D- 吡喃葡萄糖苷

21β-dihydroxyoleanolic acid　21β- 二羟基齐墩果酸

(2*S*, 7*S*, 11*S*)-(8*E*, 12*Z*)-2, 10-dihydroxypellialactone　(2*S*, 7*S*, 11*S*)-(8*E*, 12*Z*)-2, 10- 二羟基溪苔酮

(2*S*, 3*S*, 4*R*, 8*E*)-2-[(2′*R*)-2′, 3′-dihydroxypentacosanoyl amino]-8-octadecen-1, 3, 4-triol　(2*S*, 3*S*, 4*R*, 8*E*)-2-[(2′*R*)-2′, 3′- 二羟基二十五碳酰氨基]-8- 十八烯 -1, 3, 4- 三醇

3-[(8′*R*, 9′*R*)-dihydroxypentadecyl]phenol　3-[(8′*R*, 9′*R*)- 二羟基十五烷基] 苯酚

3, 4-dihydroxyphenethoxy-*O*-α-L-rhamnopyranosyl-(1→3)-β-D-(4-*O*-caffeoyl)galactopyranoside　3, 4- 二羟基苯乙氧基 -*O*-α-L- 吡喃鼠李糖基 -(1→3)-β-D-(4-*O*- 咖啡酰基) 吡喃半乳糖苷

3, 4-dihydroxyphenethyl alcohol glucoside (3, 4-dihydroxyphenyl ethanol glucoside)　3, 4- 二羟基苯乙醇葡萄糖苷

3, 5-dihydroxyphenethyl alcohol-3-*O*-β-D-glucopyranoside　3, 5- 二羟基苯乙醇 -3-*O*-β- 吡喃葡萄糖苷

3, 4-dihydroxyphenethyl alcohol-6-*O*-caffeoyl-β-D-glucoside (calceolarioside B)　3, 4- 二羟基苯乙醇 -6-*O*- 咖啡酰基 -β-D- 葡萄糖苷 (荷苞花苷 B、克莱瑞苷 B)

(*R*)-(–)-4β-dihydroxyphenethyl ferulate　(*R*)-(–)-4β- 二羟基苯乙基阿魏酸酯

3, 4-dihydroxyphenethyl-(6′-caffeoyl)-β-D-glucoside　3, 4- 二羟基苯乙基 -(6′- 咖啡酰基)-β-D- 葡萄糖苷

2-(3, 4-dihydroxyphenethyl)-*O*-α-L-arabinopyranosyl-(1→2)-α-L-rhamnopyranoside-(1→3)-6-*O*-β-D-glucopyranoside　2-(3, 4- 二羟基苯乙基)-*O*-α-L- 吡喃阿拉伯糖基 -(1→2)-α-L- 吡喃鼠李糖苷 -(1→3)-6-*O*-β-D- 吡喃葡萄糖苷

1-(3, 4-dihydroxypheny1)-3-[2-(3, 4-dihydroxyphenyl)-1-carboxy]ethoxycarbonyl-6, 7-dihydroxy-1, 2-dihydronaphthalene-2-carboxylic acid　1-(3, 4- 二羟苯基)-3-[2-(3, 4- 二羟苯基)-1- 羧基] 乙氧基羰基 -6, 7- 二羟基 -1, 2- 二氢萘 -2- 甲酸

3, 4-dihydroxyphenyl acetic acid　3, 4- 二羟基苯乙酸

dihydroxyphenyl acetic acid　二羟基苯乙酸

1, 4′-dihydroxyphenyl acetone　1, 4′- 二羟基苯丙酮

(*E*)-3, 4-dihydroxyphenyl acrylate　(*E*)-3, 4- 二羟基苯丙烯酸酯

dihydroxyphenyl alanine　二羟基苯丙氨酸

L-3, 4-dihydroxyphenyl alanine　L-3, 4- 二羟基苯丙氨酸

(*E*)-3, 4-dihydroxyphenyl buten-2-one　(*E*)-3, 4- 二羟基苯亚甲基丙 -2- 酮

3, 4-dihydroxyphenyl ethanol ketone　3, 4- 二羟苯基乙醇酮

3, 4-dihydroxyphenyl ethanol-3-*O*-β-D-glucopyranoside　3, 4- 二羟基苯乙醇 -3-*O*-β-D- 吡喃葡萄糖苷

2-(3, 4)-dihydroxyphenyl ethyl acetate　2-(3, 4)- 二羟苯乙酸乙酯

3, 4-dihydroxyphenyl ethyl alcohol-8-*O*-β-glucoside　3, 4- 二羟基苯乙醇 -8-*O*-β- 葡萄糖苷

3, 4-dihydroxyphenyl ethyl-8-*O*-β-D-glucopyranoside　3, 4- 二羟基苯乙基 -8-*O*-β-D- 吡喃葡萄糖苷

3, 4-dihydroxyphenyl ethyl-8-*O*-β-D-glucoside　3, 4- 二羟基苯乙基 -8-*O*-β-D- 葡萄糖苷

3, 4-dihydroxyphenyl lactamide　3, 4- 二羟苯基乳酰胺

3-(3, 4-dihydroxyphenyl)-(2*E*)-2-propenoic acid　3-(3, 4- 二羟苯基)-(2*E*)-2- 丙烯酸

2-(3′, 4′-dihydroxyphenyl)-(2*R*)-lactamide 2-(3′, 4′- 二羟苯基)-(2*R*)- 乳酰胺

3-(3′, 4′-dihydroxyphenyl)-(2*R*)-lactamide 3-(3′, 4′- 二羟苯基)-(2*R*)- 乳酰胺

2-(2, 4-dihydroxyphenyl)-1-(4-hydroxy-2-methoxyphenyl)ethenone 2-(2, 4- 二羟苯基)-1-(4- 羟基 -2- 甲氧苯基) 乙烯酮

7-(3, 4-dihydroxyphenyl)-1-(4-hydroxy-3-methoxyphenyl)-4-hepten-3-one 7-(3, 4- 二羟苯基)-1-(4- 羟基 -3- 甲氧苯基)-4- 庚烯 -3- 酮

1-(3, 4-dihydroxyphenyl)-1, 2-dihydro-6, 7-dihydroxy-3-[1-carboxy-2-(3, 4-dihydroxyphenyl)ethyl]-2, 3-naphthalenedicarboxylic acid ester 1-(3, 4- 二羟苯基)-1, 2- 二氢 -6, 7- 二羟基 -3-[1- 羧基 -2-(3, 4- 二羟苯基) 乙基]- 萘 -2, 3- 二甲酸酯

1-(3, 4-dihydroxyphenyl)-1, 2-dihydro-6, 7-dihydroxynaphthalene-2, 3-dicarboxylic acid 1-(3, 4- 二羟苯基)-1, 2- 二氢 -6, 7- 二羟基萘 -2, 3- 二甲酸

2-(3, 4-dihydroxyphenyl)-1, 2-dihydro-7, 8-dihydroxy-1, 3-naphthalenedicarboxylic acid 2-(3, 4- 二羟苯基)-1, 2- 二氢 -7, 8- 二羟基 - 萘 -1, 3- 二甲酸

2-(3′, 4′-dihydroxyphenyl)-1, 3-benzodioxole-5-aldehyde 2-(3′, 4′- 二羟苯基)-1, 3- 苯并间二氧杂环戊烯 -5- 醛 [2-(3′, 4′- 二羟苯基)-1, 3- 胡椒环 -5- 醛]

3-[2-(3, 4-dihydroxyphenyl)-1-carboxy]ethoxycarbonyl-2-(3, 4-dihydroxyphenyl)-7, 8-dihydroxy-1, 2-dihydronaphthalene-1-carboxylic acid 3-[2-(3, 4- 二羟苯基)-1- 羧基] 乙氧基羰基 -2-(3, 4- 二羟苯基)-7, 8- 二羟基 -1, 2- 二氢萘 -1- 甲酸

1-[2-(3, 4-dihydroxyphenyl)-1-carboxy]ethoxycarbonyl-2-(3, 4-dihydroxyphenyl)-3-[2-(3, 4-dihydroxyphenyl)-1-methoxycarbonyl]ethoxycarbonyl-7, 8-dihydroxy-1, 2-dihydronaphthalene 1-[2-(3, 4- 二羟苯基)-1- 羧基] 乙氧基羰基 -2-(3, 4- 二羟苯基)-3-[2-(3, 4- 二羟苯基)-1- 甲氧基羰基] 乙氧基羰基 -7, 8- 二羟基 -1, 2- 二氢萘

1-[2-(3, 4-dihydroxyphenyl)-1-carboxy]ethoxycarbonyl-2-(3, 4-dihydroxyphenyl)-7, 8-dihydroxy-1, 2-dihydronaphthalene-3-carboxylic acid 1-[2-(3, 4- 二羟苯基)-1- 羧基] 乙氧基羰基 -2-(3, 4- 二羟苯基)-7, 8- 二羟基 -1, 2- 二氢萘 -3- 甲酸

cis-3-{2-[1-(3, 4-dihydroxyphenyl)-1-hydroxymethyl]-1, 3-benzodioxole-5-yl }-(*E*)-2-propenoic acid 顺式 -3-{2-[1-(3, 4- 二羟苯基)-1- 羟甲基]-1, 3- 苯并二氧杂环戊烯 -5- 基 }-(*E*)-2- 丙烯酸

(1*R*, 3*R*, 4*S*, 5*R*)-3-[[3-(3, 4-dihydroxyphenyl)-1-oxo-2-propen-1-yl]oxy]-1, 4, 5-trihydroxycyclohexane carboxylic acid (1*R*, 3*R*, 4*S*, 5*R*)-3-{[3-(3, 4- 二羟苯基)-1- 氧亚基 -2- 丙烯 -1- 基] 氧基 }-1, 4, 5- 三羟基环己烷甲酸

8-(3, 5-dihydroxyphenyl)-1-propyl octyl-2, 4-dihydroxy-6-undecyl benzoate 8-(3, 5- 二羟苯基)-1- 丙辛基 -2, 4- 二羟基 -6- 十一烷苯甲酸酯

N-[2-(3, 4-dihydroxyphenyl)-2-hydroxyethyl]-3-(3, 4-dimethoxyphenyl)prop-2-enamide *N*-[2-(3, 4- 二羟苯基)-2- 羟乙基]-3-(3, 4- 二甲氧苯基) 丙 -2- 烯酰胺

N-[2-(3, 4-dihydroxyphenyl)-2-hydroxyethyl]-3-(4-methoxyphenyl)prop-2-enamide *N*-[2-(3, 4- 二羟苯基)-2- 羟基乙基]-3-(4- 甲氧苯基) 丙 -2- 烯酰胺

3-(3, 4-dihydroxyphenyl)-2-hydroxypropanoate 3-(3, 4- 二羟苯基)-2- 羟基丙酸酯

1-(3, 4-dihydroxyphenyl)-2-methoxycarbonyl ethyl ester 1-(3, 4- 二羟苯基)-2- 甲氧碳酰乙酯

1-(2, 4-dihydroxyphenyl)-3-(4-hydroxyphenyl)propane 1-(2, 4- 二羟苯基)-3-(4- 羟苯基) 丙烷

(2*S*, 3*R*)-2-(3, 4-dihydroxyphenyl)-3, 5, 7-trihydroxy-2-methoxy-3-(2-propanoyl)chroman-4-one (2*S*, 3*R*)-2-(3, 4- 二羟苯基)-3, 5, 7- 三羟基 -2- 甲氧基 -3-(2- 丙酰) 色原烷 -4- 酮

(−)-(3*S*, 13*Z*)-1-(3, 4-dihydroxyphenyl)-3-hydroxydocos-13-en-5-one (−)-(3*S*, 13*Z*)-1-(3, 4- 二羟苯基)-3- 羟基二十二碳 -13- 烯 -5- 酮

2-(3, 4-dihydroxyphenyl)-4, 6-dihydroxy-2-methoxybenzofuran-3-one 2-(3, 4- 二羟苯基)-4, 6- 二羟基 -2- 甲氧基苯并呋喃 -3- 酮

(3*R*, 4*R*)-3-(3, 4-dihydroxyphenyl)-4-hydroxycyclohexanone (3*R*, 4*R*)-3-(3, 4- 二羟苯基)-4- 羟基环己酮

3-(3, 4-dihydroxyphenyl)-4-pentanolide 3-(3, 4- 二羟苯基)-4- 戊内酯

2-(2′, 4′-dihydroxyphenyl)-5, 6-dimethoxybenzofuran 2-(2′, 4′- 二羟苯基)-5, 6- 二甲氧基苯并呋喃

2-(2, 4-dihydroxyphenyl)-5, 6-methylenedioxybenzofuran 2-(2, 4- 二羟苯基)-5, 6- 亚甲基二氧基苯并呋喃

1-(3, 4-dihydroxyphenyl)-6, 7-dihydroxy-1, 2-dihydronaphthalene-2, 3-dicarboxylic acid 1-(3, 4- 二羟苯基)-6, 7- 二羟基 -1, 2- 二氢萘 -2, 3- 二甲酸

(4E, 6E)-1-(3′, 4′-dihydroxyphenyl)-7-(4″-hydroxyphenyl)hept-4, 6-dien-3-one (4*E*, 6*E*)-1-(3′, 4′- 二羟苯基)-7-(4″- 羟苯基) 庚 -4, 6- 二烯 -3- 酮

3-(3, 4-dihydroxyphenyl)acrylic acid 3-(3, 4- 二羟苯基) 丙烯酸

3-(3, 4-dihydroxyphenyl)acrylic acid-1-(3, 4-dihydroxyphenyl)-2-methoxycarbonyl ethyl ester 3-(3, 4-二羟苯基) 丙烯酸 -1-(3, 4- 二羟苯基)-2- 甲氧基羧酸乙酯

4-(3′, 4′-dihydroxyphenyl)but-2-one-4′-*O*-β-D-glucoside 4-(3′, 4′- 二羟苯基) 丁 -2- 酮 -4′-*O*-β-D- 葡萄糖苷
(*Z*)-1-(3, 4-dihydroxyphenyl)docos-13-en-5-one (*Z*)-1-(3, 4- 二羟苯基) 二十二碳 -13- 烯 -5- 酮
1-(3′, 4′-dihydroxyphenyl)eicos-5-one 1-(3′, 4′- 二羟苯基)-5- 二十酮
2-(3, 4-dihydroxyphenyl)ethanol 2-(3, 4- 二羟苯基) 乙醇
2-(3, 4-dihydroxyphenyl)ethyl 3-*O*-β-D-allopyranosyl-6-*O*-caffeoyl-β-D-glucopyranoside 2-(3, 4- 二羟苯基) 乙基 -3-*O*-β-D- 吡喃阿洛糖基 -6-*O*- 咖啡酰基 -β-D- 吡喃葡萄糖苷
2-(3, 4-dihydroxyphenyl)ethyl acetate 2-(3, 4- 二羟基) 苯乙醇乙酸酯
2′-(3′, 4′-dihydroxyphenyl)ethyl-(6″-*O*-oleoside-11-methyl ester)-β-D-glucopyranoside 2′-(3′, 4′- 二羟苯基) 乙基 -(6″-*O*- 木犀榄苷 -11- 甲酯)-β-D- 吡喃葡萄糖苷
8-(1-(3, 4-dihydroxyphenyl)ethyl)quercetin 8-[1-(3, 4- 二羟苯基) 乙基] 槲皮素
8-[(7″*R*)-(3″, 4″-dihydroxyphenyl)ethyl]-3′, 4′, 5, 7-tetrahydroxyflavone 8-[(7″*R*)-(3″, 4″- 二羟苯基) 乙基]-3′, 4′, 5, 7- 四羟基黄酮
8-[1-(3, 4-dihydroxyphenyl)ethyl]quercetin 8-[1-(3, 4- 二羟苯基) 乙基] 槲皮素
2-(3, 4-dihydroxyphenyl)ethyl-6-*O*-caffeoyl-β-D-glucopyranoside (desrhamnosyl isoacteoside) 2-(3, 4- 二羟苯基) 乙基 -6-*O*- 咖啡酰基 -β-D- 吡喃葡萄糖苷 (去鼠李糖异洋丁香酚苷)
1-*O*-β-D-(3, 4-dihydroxyphenyl)ethyl-6-*O*-*trans*-feruloyl glucopyranoside 1-*O*-β-D-(3, 4- 二羟苯基) 乙基 -6-*O*- 反式 - 阿魏酸吡喃葡萄糖苷
2-(3, 4-dihydroxyphenyl)ethyl-*O*-β-D-glucopyranoside 2-(3, 4- 二羟苯基) 乙基 -*O*-β-D- 吡喃葡萄糖苷
1-*O*-3, 4-(dihydroxyphenyl)ethyl-α-L-rhamnopyranosyl-(1 → 2)-4-*O*-caffeoyl-β-D-glucopyranoside 1-*O*-3, 4-(二羟苯基) 乙基 -α-L- 吡喃鼠李糖基 -(1 → 2)-4-*O*- 咖啡酰基 -β-D- 吡喃葡萄糖苷
2-(3, 4-dihydroxyphenyl)ethyl-β-D-glucopyranoside 2-(3, 4- 二羟苯基) 乙基 -β-D- 吡喃葡萄糖苷
L-(3, 5-dihydroxyphenyl)glycine L-(3, 5- 二羟苯基) 甘氨酸
(*R*)-(+)-β-(3, 4-dihydroxyphenyl)lactic acid (*R*)-(+)-β-(3, 4- 二羟苯基) 乳酸
3-(3, 4-dihydroxyphenyl)lactic acid 3-(3, 4- 二羟苯基) 乳酸
3-(3′, 4′-dihydroxyphenyl)lactic acid methyl ester 3-(3′, 4′- 二羟苯基) 乳酸甲酯
7′-(3′, 4′-dihydroxyphenyl)-*N*-[(4-methoxyphenyl)ethyl] acrylamide 7′-(3′, 4′- 二羟苯基)-*N*-[(4- 甲氧苯基) 乙基] 丙烯酰胺
1-(3, 4-dihydroxyphenyl)propanetriol 1-(3, 4- 二羟苯基) 丙三醇
3-(3, 4-dihydroxyphenyl)propanoic acid methyl ester 3-(3, 4- 二羟苯基) 丙酸甲酯
(*Z*, *E*)-2-(3, 4-dihydroxyphenyl)vinyl caffeate (*Z*, *E*)-2-(3, 4- 二羟苯基) 乙烯咖啡酸酯
(*Z*, *E*)-2-(3, 5-dihydroxyphenyl)vinyl caffeate (*Z*, *E*)-2-(3, 5- 二羟苯基) 乙烯咖啡酸酯
3, 5-dihydroxyphenyl-1-*O*-(6′-*O*-*trans*-feruloyl)-β-D-glucopyranoside 3, 5- 二羟苯基 -1-*O*-(6′-*O*- 反式 - 阿魏酰基)-β-D- 吡喃葡萄糖苷
3, 5-dihydroxyphenyl-1-*O*-β-D-(6-*O*-galloyl)glucopyranoside 3, 5- 二羟苯基 -1-*O*-β-D-(6-*O*- 没食子酰基) 吡喃葡萄糖苷
3, 5-dihydroxyphenyl-1-propyl octyl-2, 4-dihydroxy-6-undecyl benzoate 3, 5- 二羟苯基 -1- 丙辛基 2, 4- 二羟基 -6- 十一烷苯甲酸酯
(*E*)-3-2, 4-dihydroxyphenyl-2-acrylic acid (*E*)-3-2, 4- 二羟苯基 -2- 丙烯酸
(2*S*, 3*R*)-2-3, 4-dihydroxyphenyl-3, 5, 7-trihydroxy-2-methoxy-3-2-propanoyl chroman-4-one (2*S*, 3*R*)-2-3, 4- 二羟苯基 -3, 5, 7- 三羟基 -2- 甲氧基 -3-2- 丙酰色原烷 -4- 酮
3, 4-dihydroxyphenyl-L-alanine (L-dopa, 3-hydroxy-L-tyrosine) 3, 4- 二羟基 -L- 苯丙氨酸 (L- 多巴、3- 羟基 -L- 酪氨酸)
3, 4-dihydroxyphenyl-*O*-β-D-glucopyranoside 3, 4- 二羟苯基 -*O*-β-D- 吡喃葡萄糖苷
dihydroxyphysalin B 二羟基酸浆苦素 B
dihydroxypicrotoxinin 二羟基印防己毒内酯
(3β, 12α, 13α)-3, 12-dihydroxypimar-7, 15-dien-2-one (3β, 12α, 13α)-3, 12- 二羟基海松 -7, 15- 二烯 -2- 酮
1α, 2-dihydroxypinnatifidin 1α, 2- 二羟基羽状半裂素
8, 8′-dihydroxypinoresinol (prinsepiol) 8, 8′- 二羟基松脂素 (青刺尖木脂醇、扁核木醇)
3, 4-dihydroxypipecolic acid 3, 4- 二羟基哌啶酸
3, 4-dihydroxy-*p*-menth-1-ene 3, 4- 二羟基对 -1- 薄荷烯
1, 4-dihydroxy-*p*-menth-2-ene 1, 4- 二羟基对薄荷 -2- 烯
(1*R*, 2*S*, 4*S*, 5*R*)-2, 5-dihydroxy-*p*-menthane (1*R*, 2*S*, 4*S*, 5*R*)-2, 5- 二羟基对薄荷烷
(1*S*, 2*R*, 4*S*, 5*S*)-2, 5-dihydroxy-*p*-menthane (1*S*, 2*R*, 4*S*, 5*S*)-2, 5- 二羟基对薄荷烷

(1*S*, 2*S*, 4*R*, 5*S*)-2, 5-dihydroxy-*p*-menthane　(1*S*, 2*S*, 4*R*, 5*S*)-2, 5- 二羟基对薄荷烷

2, 5-dihydroxy-*p*-menthane　2, 5- 二羟基对薄荷烷

7α, 15-dihydroxypodocarp-8(14)-en-13-one　7α, 15- 二羟基罗汉松 -8(14)- 烯 -13- 酮

12, 13-dihydroxypomolic acid　12, 13- 二羟基坡模酸 (12, 13- 二羟基坡模醇酸、12, 13- 二羟基果渣酸)

(5α, 20*S*)-3β, 16β-dihydroxypregn-22-oic acid-(22, 16)-lactone　(5α, 20*S*)-3β, 16β- 二羟基孕甾 -22- 酸 -(22, 16)- 内酯

(20*S*)-21-dihydroxypregn-3, 12-dione　(20*S*)-21- 二羟基孕甾 -3, 12- 二酮

(17α, 20*R*)-dihydroxypregn-3, 16-dione　(17α, 20*R*)- 二羟基孕甾 -3, 16- 二酮

11, 16-dihydroxypregn-4-en-3, 20-dione　11, 16- 二羟基孕甾 -4- 烯 -3, 20- 二酮

(15α, 20*R*)-dihydroxypregn-4-en-3-one-6′-*O*-acetyl-20-β-cellobioside　(15α, 20*R*)- 二羟基孕甾 -4- 烯 -3- 酮 -6′-*O*- 乙酰基 -20-β- 纤维二糖苷

3β, 21-dihydroxypregn-5-en-(20*S*)-(22, 16)-lactone-1-*O*-α-L-rhamnopyranosyl-(1 → 2)-[α-D-xylopyranosyl-(1 → 3)]-β-D-glucopyranoside　3β, 21- 二羟基孕甾 -5- 烯 -(20*S*)-(22, 16)- 内酯 -1-*O*-α-L- 吡喃鼠李糖基 -(1 → 2)-[α-D- 吡喃木糖基 -(1 → 3)]-β-D- 吡喃葡萄糖苷

12β, 14β-dihydroxypregn-5-en-20-one　12β, 14β- 二羟基孕甾 -5- 烯 -20- 酮

14β, 17α-dihydroxypregn-5-en-20-one　14β, 17α- 二羟基孕甾 -5- 烯 -20- 酮

3β, 14β-dihydroxypregn-5-en-20-one-3-*O*-β-D-glucopyranoside (carumbelloside Ⅱ)　3β, 14β- 二羟基孕甾 -5- 烯 -20- 酮 -3-*O*-β-D- 吡喃葡萄糖苷 (葛缕子花苷 Ⅱ)

2, 3-dihydroxypropanal (DL-glyceraldehyde)　2, 3- 二羟基丙醛 (DL- 甘油醛)

(2*R*)-2, 3-dihydroxypropanoic acid　(2*R*)-2, 3- 二羟基丙酸

α, β-dihydroxypropiosyringone　α, β- 二羟基丙基丁香酮

1, 3-dihydroxypropyl (9*E*, 12*E*)-octadec-9, 12-dienoate　1, 3- 二羟基丙基 (9*E*, 12*E*)- 十八碳 -9, 12- 二烯酸酯

1, 3-dihydroxypropyl (9*Z*, 12*Z*)-octadec-9, 12-dienoate　1, 3- 二羟基丙基 (9*Z*, 12*Z*)- 十八碳 -9, 12- 二烯酸酯

2, 3-dihydroxypropyl (*R*)-hexadecanoate　(*R*)- 十六酸 -2, 3- 二羟丙酯

(2*R*)-1, 2-dihydroxypropyl dihydrogen phosphate　二氢磷酸 (2*R*)-1, 2- 二羟基丙酯

(2*S*)-2, 3-dihydroxypropyl dihydrogen phosphate　二氢磷酸 (2*S*)-2, 3- 二羟基丙酯

2, 3-dihydroxypropyl hexacosanoate　二十六酸 -2, 3- 二羟丙酯

2, 3-dihydroxypropyl hexadecanoate　十六酸 -2, 3- 二羟丙酯

2, 3-dihydroxypropyl nonadecenoate　2, 3- 二羟丙基十九烯酸酯

2, 3-dihydroxypropyl nonanoate　2, 3- 二羟丙基壬酸酯

2′, 3′-dihydroxypropyl pentadecanoate　2′, 3′- 二羟丙基十五酸酯

1′-(1, 2-dihydroxypropyl)-5′-deoxy-5′-(dimethyl arsinoyl)-β-ribofuranoside　1′-(1, 2- 二羟基丙基)-5′- 脱氧 -5′-(二甲基胂氧基)-β- 呋喃核糖苷

5-(1, 2-dihydroxypropyl)pyridine-2-carboxylic acid methyl ester　5-(1, 2- 二羟基丙基) 吡啶 -2- 甲酸甲酯

2, 3-dihydroxypropyl-9-en-heptadecanoate　2, 3- 二羟丙基 -9- 烯十七酸酯

2, 3-dihydroxypropyl-9-octadecenoate　2, 3- 二羟丙基 -9- 十八烯酸酯

16β, 22α-dihydroxypseudotaraxasterol-3β-*O*-palmitate　16β, 22α- 二羟基伪蒲公英甾醇 -3β-*O*- 棕榈酸酯

2, 4-dihydroxypyrimidine　2, 4- 二羟基嘧啶

3, 4-dihydroxyrottlerin　3, 4- 二羟基粗糠柴毒素

dihydroxyrubrosterone　二羟基红苋甾酮

(23*S*, 24*S*, 25*S*)-23, 24-dihydroxyruscogenin　(23*S*, 24*S*, 25*S*)-23, 24- 二羟基罗斯考皂苷元

dihydroxyrutaecarpine　二羟基吴茱萸次碱

dihydroxysanguinarine　二羟基血根碱

D-dihydroxysergol　D- 二氢麦角醇

4, 8-dihydroxysesamin　4, 8- 二羟基芝麻脂素

(7α, 22*S*)-dihydroxysitosterol　(7α, 22*S*)- 二羟基谷甾醇

5α, 6β-dihydroxysitosterol　5α, 6β- 二羟基谷甾醇

12β, 27-dihydroxysolasodine　12β, 27- 二羟基澳洲茄胺

12β, 27-dihydroxysolasodine-3β-chacotrioside　12β, 27- 二羟基澳洲茄胺 -3β- 马铃薯三糖苷

(3β, 12β, 22α, 25*R*)-3, 12-dihydroxyspirosol-5-en-27-oic acid　(3β, 12β, 22α, 25*R*)-3, 12- 二羟基螺甾醇 -5- 烯 -27- 酸

(25*S*)-(3β, 14α)-dihydroxyspirost-5-en-3-*O*-β-D-glucopyranosyl-(1 → 2)-β-D-glucopyranosyl-(1 → 4)-β-D-galactopyranoside　(25*S*)-(3β, 14α)- 二羟基螺甾 -5- 烯 -3-*O*-β-D- 吡喃葡萄糖基 -(1 → 2)-β-D- 吡喃葡萄糖基 -(1 → 4)-β-D- 吡喃半乳糖苷

(25*S*)-(3β, 14α)-dihydroxyspirost-5-ene (25*S*)-(3β, 14α)-二羟基螺甾 -5- 烯

9, 10-dihydroxystearic acid 9, 10- 二羟基硬脂酸

9, 14-dihydroxystearic acid 9, 14- 二羟基硬脂酸

dihydroxysterols Ⅰ, Ⅱ 二羟基甾醇Ⅰ, Ⅱ

3, 7-dihydroxystigmast-5-ene 3, 7- 二羟基 -5- 豆甾烯

3, 5-dihydroxystilbene-3-*O*-β-D-glucoside 3, 5- 二羟基芪 -3-*O*-β-D- 葡萄糖苷

6-(3′, 4′-dihydroxystyrene)-2-pyranone-4-*O*-β-D-glucoside 6-(3′, 4′- 二羟基苯乙烯)-2- 吡喃酮 -4-*O*-β-D- 葡萄糖苷

11, (19*R*)-dihydroxytabersonine 11, (19*R*)- 二羟基他波宁 [11, (19*R*)- 二羟基柳叶水甘草碱]

16β, 20β-dihydroxytaraxast-3-*O*-palmitate 16β, 20β- 二羟基蒲公英 -3-*O*- 棕榈酸酯

(2*S*, 3*S*, 4*R*, 10*E*)-2-(2′, 3′-dihydroxy-tetracosanoyl amino)-10-octadecen-1, 3, 4-triol (2*S*, 3*S*, 4*R*, 10*E*)-2-(2′, 3′- 二羟基二十四碳酰氨基)-10- 十八烯 -1, 3, 4- 三醇

(2*S*, 3*S*, 4*R*, 8*E*)-2-[(2′*R*)-2′, 3′-dihydroxytetracosanoyl amino]-8-octadecen-1, 3, 4-triol (2*S*, 3*S*, 4*R*, 8*E*)-2-[(2′*R*)-2′, 3′- 二羟基二十四碳酰氨基]-8- 十八烯 -1, 3, 4- 三醇

2β, 6β-dihydroxyteuscordin 2β, 6β- 二羟基蒜味香科科素

2β, 6α-dihydroxyteuscordin 2β, 6α- 二羟基蒜味香科科素

3, 5′-dihydroxythalifaboramine 3, 5′- 二羟基大叶唐松草胺

6, 6′-dihydroxythiobinupharidine 6, 6′- 二羟基硫双萍蓬草碱

8, 9-dihydroxythymol 8, 9- 二羟基麝香草酚

2, 5-dihydroxytoluene (methyl quinol, toluhydroquinone, pyrolin) 2, 5- 二羟基甲苯 (甲基氢醌、甲苯氢醌、鹿蹄草素)

3, 5-dihydroxytoluene (orcinol) 3, 5- 二羟基甲苯 (地衣酚、地衣二醇、苔黑酚)

(1α, 6β)-1, 6-dihydroxytorilin (1α, 6β)-1, 6- 二羟基窃衣素

3, 4-dihydroxy-*trans*-cinnamic acid ethyl ester 3, 4- 二羟基 - 反式 - 肉桂酸乙酯

(2*S*, 3*S*, 4*R*, 8*E*)-2-[(2′*R*)-2′, 3′-dihydroxytricosanoyl amino]-8-octadecen-1, 3, 4-triol (2*S*, 3*S*, 4*R*, 8*E*)-2-[(2′*R*)-2′, 3′- 二羟基二十三碳酰氨基]-8- 十八烯 -1, 3, 4- 三醇

(2*S*, 3*S*, 4*R*, 8*E*)-2-[(2′*R*, 3′*R*)-dihydroxytricosanoyl amino]-8-octadecen-1, 3, 4-triol (2*S*, 3*S*, 4*R*, 8*E*)-2-[(2′*R*, 3′*R*)-二羟基二十三碳酰氨基]-8- 十八烯 -1, 3, 4- 三醇

(*R*)-1, 2-dihydroxytridec-3, 5, 7, 9, 11-pentayne (*R*)-1, 2- 二羟基十三碳 -3, 5, 7, 9, 11- 五炔

D-dihydroxytropane D- 二羟基托品烷

2, 6-dihydroxytropane 2, 6- 二羟基莨菪烷

3, 6-dihydroxytropane 3, 6- 二羟基托品烷

L-dihydroxytropane L- 二羟基托品烷

4, 4′-dihydroxytruxillic acid 4, 4′- 二羟基古柯间二酸

2″, 3″-dihydroxyupinifolin 2″, 3″- 二羟基羽扇灰毛豆素

3α, 13-dihydroxyurs-11-en-23, 28-dioic acid-13, 28-lactone 3α, 13- 二羟基熊果 -11- 烯 -23, 28- 二酸 -13, 28- 内酯

3β, 23-dihydroxyurs-12, 19(29)-dien-28-*O*-β-D-glucopyranosyl ester 3β, 23- 二羟基熊果 -12, 19(29)- 二烯 -28-*O*-β-D- 吡喃葡萄糖酯

3α, 19α-dihydroxyurs-12, 20(30)-dien-24, 28-dioic acid 3α, 19α- 二羟基熊果 -12, 20(30)- 二烯 -24, 28- 二酸

3α, 19α-dihydroxyurs-12-en-24, 28-dioic acid 3α, 19α-二羟基熊果 -12- 烯 -24, 28- 二酸

3β, 19α-dihydroxyurs-12-en-24, 28-dioic acid 3β, 19α-二羟基熊果 -12- 烯 -24, 28- 二酸

1β, 3β-dihydroxyurs-12-en-27-oic acid 1β, 3β- 二羟基熊果 -12- 烯 -27- 酸

1β, 3β-dihydroxyurs-12-en-28-oic acid 1β, 3β- 二羟基熊果 -12- 烯 -28- 酸

2, 3-dihydroxyurs-12-en-28-oic acid 2, 3- 二羟基熊果 -12- 烯 -28- 酸

3, 24-dihydroxyurs-12-en-28-oic acid 3, 24- 二羟基熊果 -12- 烯 -28- 酸

3α, 24-dihydroxyurs-12-en-28-oic acid 3α, 24- 二羟基熊果 -12- 烯 -28- 酸

3β, 19α-dihydroxyurs-12-en-28-oic acid 3β, 19α- 二羟基熊果 -12- 烯 -28- 酸

3β, 23-dihydroxyurs-12-en-28-oic acid 3β, 23- 二羟基熊果 -12- 烯 -28- 酸

3β, 24-dihydroxyurs-12-en-28-oic acid 3β, 24- 二羟基熊果 -12- 烯 -28- 酸

3β, 6β-dihydroxyurs-12-en-28-oic acid 3β, 6β- 二羟基熊果 -12- 烯 -28- 酸

2α, 3β-dihydroxyurs-12-en-28-oic acid (2α-hydroxyursolic acid, corosolic acid) 2α, 3β- 二羟基熊果 -12- 烯 -28- 酸 (2α- 羟基熊果酸、可乐苏酸)

19α, 23-dihydroxyurs-12-en-28-oic acid-3β-*O*-[β-D-glucuronopyranosyl-6-*O*-methyl ester]-28-*O*-β-D-glucopyranoside ester 19α, 23- 二羟基熊果 -12- 烯 -28- 酸 -3β-*O*-[β-D- 吡喃葡萄糖醛酸基 -6-*O*- 甲酯]-28-*O*-β-D- 吡喃葡萄糖酯苷

19α, 23-dihydroxyurs-12-en-28-oic acid-3β-*O*-β-D-glucuronopyranosyl-6-*O*-methyl ester　19α, 23- 二羟基熊果 -12- 烯 -28- 酸 -3β-*O*-β-D- 吡喃葡萄糖醛酸基 -6-*O*- 甲醚
19, 24-dihydroxyurs-12-en-3-one-28-oic acid　19, 24- 二羟基熊果 -12- 烯 -3- 酮 -28- 酸
3, 28-dihydroxyurs-12-ene　3, 28- 二羟基熊果 -12- 烯
1, 19α-dihydroxyurs-2(3), 12-dien-28-oic acid (hyptadienic acid)　1, 19α- 二羟基熊果 -2(3), 12- 二烯 -28- 酸 (山香二烯酸)
3β, 19α-dihydroxyurs-28-oic acid　3β, 19α- 二羟基熊果 -28- 酸
6β, 19α-dihydroxyurs-3-oxo-12-en-28-oic acid　6β, 19α- 二羟基熊果 -3- 氧亚基 -12- 烯 -28- 酸
3β, 28-dihydroxyursane　3β, 28- 二羟基熊果烷
19α, 24-dihydroxyursolic acid　19α, 24- 二羟基熊果酸
2, 24-dihydroxyursolic acid　2, 24- 二羟基熊果酸
2α, 24-dihydroxyursolic acid　2α, 24- 二羟基熊果酸
2ξ, 20β-dihydroxyursolic acid　2ξ, 20β- 二羟基熊果酸
6α, 19α-dihydroxyursolic acid　6α, 19α- 二羟基熊果酸
6β, 19α-dihydroxyursolic acid　6β, 19α- 二羟基熊果酸
(3*R*)-3′, 8-dihydroxyvestitol　(3*R*)-3′, 8- 二羟基驴食草酚 [(3*R*)-3′, 8- 二羟基绒叶军刀豆酚、(3*R*)-3′, 8- 二羟基维斯体素]
3′, 4′-dihydroxywogonin　3′, 4′- 二羟基汉黄芩素
1, 3-dihydroxyxanthone　1, 3- 二羟基𠮿酮
1, 5-dihydroxyxanthone　1, 5- 二羟基𠮿酮
2, 7-dihydroxyxanthone　2, 7- 二羟基𠮿酮
1, 7-dihydroxyxanthone (euxanthone)　1, 7- 二羟基𠮿酮 (优𠮿酮)
1, 5-dihydroxyxanthone-6-*O*-β-D-glucoside　1, 5- 二羟基𠮿酮 -6-*O*-β-D- 葡萄糖苷
3, 3′-dihydroxy-α-carotene　3, 3′- 二羟基 -α- 胡萝卜素
(2*R*)-6, 8-dihydroxy-α-dunnione　(2*R*)-6, 8- 二羟基 -α- 邓氏链果苣苔醌
(*R*)-7, 8-dihydroxy-α-dunnione　(*R*)-7, 8- 二羟基 -α- 邓氏链果苣苔醌
4, 4′-dihydroxy-α-erythrolic acid　4, 4′- 二羟基 -α- 古柯二酸
4, 9-dihydroxy-α-lapachone　4, 9- 二羟基 -α- 风铃木醌
β, γ-dihydroxy-α-methylene butylic acid methyl ester　β, γ- 二羟基 -α- 亚甲基丁酸甲酯
3, 10-dihydroxy-β-carboline　3, 10- 二羟基 -β- 咔啉
3, 4-dihydroxy-β-carotene　3, 4- 二羟基 -β- 胡萝卜素
(3*R*, 3′*R*)-3, 3-dihydroxy-β-carotene [(3*R*, 3′*R*)-β, β-carotene-3, 3′-diol, zeaxanthin]　(3*R*, 3′*R*)-3, 3- 二羟基 -β- 胡萝卜素 [(3*R*, 3′*R*)-β, β- 胡萝卜素 -3, 3′- 二醇、玉蜀黍黄素、玉蜀黍黄质、玉米黄质]
5, 6-dihydroxy-β-ionone　5, 6- 二羟基 -β- 紫罗兰酮 (5, 6- 二羟基 -β- 香堇酮)
dihydroxy-β-ionone　二羟基 -β- 紫罗兰酮
3, 4-dihydroxy-β-methoxyphenethyl alcohol　3, 4- 二羟基 -β- 甲氧基苯乙醇
3, 4-dihydroxy-β-phenethyl　3, 4- 二羟基 -β- 苯乙基
3, 4-dihydroxy-β-phene-thyl trimethyl ammonium hydroxide　3, 4- 二羟基 -β- 苯乙基三甲基铵氢氧化物
3, 4-dihydroxy-β-phenethyl-*O*-β-D-glucopyranosyl-(1 → 3)-4-*O*-caffeoyl-β-D-glucopyranoside　3, 4- 二羟基 -β- 乙氧苯基 -*O*-β-D- 吡喃葡萄糖基 -(1 → 3)-4-*O*- 咖啡酰基 -β-D- 吡喃葡萄糖苷
3, 4-dihydroxy-β-phenethyl-*O*-β-D-glucopyranosyl-(1→3)-4-*O*-α-L-rhmnopyranosyl-(1→6)-4-*O*-caffeoyl-β-D-glucopyranoside　3, 4- 二羟基 -β- 乙氧苯基 -*O*-β-D- 吡喃葡萄糖基 -(1 → 3)-4-*O*-α-L-(1 → 6)-4-*O*- 咖啡酰基 -β-D- 吡喃葡萄糖苷
3, 5-dihydroxy-γ-valerolactone　3, 5- 二羟基 -γ- 戊内酯
15α, 20β-dihydroxy-Δ^4-pregnen-3-one　15α, 20β- 二羟基 -Δ^4- 孕甾烯 -3- 酮
dihydroyashabushiketol　二氢硬桤木酮醇 A
11α, 13-dihydrozaluzanin C　11α, 13- 二氢中美菊素 C
4β, 15-dihydrozaluzanins A ～ C　4β, 15- 二氢中美菊素 A ～ C
dihydrozeatin　二氢玉蜀黍嘌呤 (二氢玉米素)
dihydrozeatin-*O*-β-D-glucopyranoside　二氢玉蜀黍嘌呤 -*O*-β-D- 吡喃葡萄糖苷
dihydrozeatin-*O*-β-D-glucopyranosyl-9-β-D-ribofuranoside　二氢玉蜀黍嘌呤 -*O*-β-D- 吡喃葡萄糖基 -9-β-D- 呋喃核糖苷
dihydro-α-agrofuran　二氢 -α- 沉香呋喃
dihydro-α-copaen-8-ol　二氢 -α- 古巴烯 -8- 醇 (二氢 -α- 胡椒烯 -8- 醇)
8, 11-dihydro-α-cuparenone　8, 11- 二氢 -α- 花侧柏酮
11α, 13-dihydro-α-cyclocostunolide　11α, 13- 二氢 -α- 环木香烯内酯
11β, 13-dihydro-α-cyclocostunolide　11β, 13- 二氢 -α- 环广木香内酯
12, 13-dihydro-α-santalol　12, 13- 二氢 -α- 檀香醇 (12, 13- 二氢 -α- 檀香萜醇)

D

22, 23-dihydro-α-spinasterol-β-D-glucoside 22, 23- 二氢 -α- 菠菜甾醇 -β-D- 葡萄糖苷	1, 2-diisooctyl phthalate 邻苯二甲酸 -1, 2- 二异辛酯
dihydro-α-terpineol 二氢 -α- 松油醇	2, 4-diisopropenyl-1-methyl-1-vinyl cyclohexane 2, 4- 二异丙烯基 -1- 甲基 -1- 乙烯基环己烷
dihydro-β-agrofuran 二氢 -β- 沉香呋喃	3, 6-diisopropyl-2, 5-piperazinedione 3, 6- 二异丙基 -2, 5- 哌嗪二酮
11α, 13-dihydro-β-cyclocostunolide 11α, 13- 二氢 -β- 环木香烯内酯	1, 3-diisopropyl-5-methyl benzene 1, 3- 二取代异丙基 -5- 甲苯
11β, 13-dihydro-β-cyclocostunolide 11β, 13- 二氢 -β- 环广木香内酯	1, 2-diisopropylidenediazane 1, 2- 二异丙亚基乙氮烷
dihydro-β-cyclopyrethrosin 二氢 -β- 环除虫菊新	*cis*-3′, 4′-diisovaleryl khellactone 顺式 -3′, 4′- 二异戊酰基阿米芹内酯
dihydro-β-ionol 二氢 -β- 紫罗兰醇	3′, 4′-diisovaleryl khellactone 3′, 4′- 二异戊酰阿米芹内酯 (3′, 4′- 二异戊酰基凯林内酯)
dihydro-β-ionone 二氢 -β- 紫罗兰酮	diisovaleryl khellactone 双异戊酰凯诺内酯
12, 13-dihydro-β-santalol 12, 13- 二氢 -β- 檀香醇 (12, 13- 二氢 -β- 檀香萜醇)	(±)-diisovaleryl khellactone (±)- 双异戊酰阿米芹内酯
dihydro-β-sitosterol 二氢 -β- 谷甾醇	diisovaleryl methane (2, 8-dimethyl-4, 6-nonanedione) 二异戊酰基甲烷 (2, 8- 二甲基 -4, 6- 壬二酮)
dihydro-β-sitosteryl ferulate 二氢 -β- 谷甾醇阿魏酸酯	(±)-diisovaleryl-*cis*-khellactone (±)- 双异戊酰基顺式 - 阿米芹内酯
dihydro-γ-sitosterol 二氢 -γ- 谷甾醇	(3′*S*, 4′*S*)-diisovaleryloxy-3′, 4′-dihydroseselin (3′*S*, 4′*S*)- 双异戊酰氧基 -3′, 4′- 二氢邪蒿素
dihydro-γ-sitosteryl ferulate 二氢 -γ- 谷甾醇阿魏酸酯	dikamaliartane A 迪卡麻利苷 A
(+)-(2*R*, 7*S*)-1, 7-dihyrdroxy-2, 7-cyclotetradec-4, 8, 12-trien-10-yn-6-one (+)-(2*R*, 7*S*)-1, 7- 二羟基 -2, 7- 环十四碳 -4, 8, 12- 三烯 -10- 炔 -6- 酮	dilaspirolactone 荚蒾螺内酯
diincarvilones A ～ D 二聚角蒿隆酮 A ～ D	dilignol 狄利格醇
diiodoacetic acid 二碘代乙酸	dilignol rhamnoside 狄利格醇鼠李糖苷
2, 3-diiodoacrylic acid 2, 3- 二碘代丙烯酸	(*Z*)-6, 8′7, 3′-diligustilide (*Z*)-6, 8′7, 3′- 双蒿本内酯
3, 3-diiodoacrylic acid 3, 3- 二碘代丙烯酸	(*Z*, *Z*′)-diligustilide (*Z*, *Z*′)- 双蒿本内酯
3, 3′-diiodothyronine 3, 3′- 二碘甲腺氨酸	6, 7, 3′, 8′-diligustilide 6, 7, 3′, 8′- 双藁本内酯
diiodotyrosine 二碘酪氨酸	6, 7, 3′a, 6′-diligustilide 6, 7, 3′a, 6′- 双藁本内酯
5, 5′-diisobutoxy-2, 2′-bifuran 5, 5′- 二异丁氧基 -2, 2′- 双呋喃	diligustilide (levistolide A) 双藁本内酯 (欧当归内酯 A、二蒿本内酯)
diisobutyl 1, 2-benzenedicarboxylate 1, 2- 苯二羧酸二异丁基酯	1, 3-dilinolein 1, 3- 二棕榈酸甘油酯
diisobutyl butyl phthalate 丁基邻苯二甲酸二异丁酯	α, β-dilinolenoyl glycerogalactolipid α, β- 二亚麻酰基甘油半乳糖类脂
diisobutyl phthalate 邻苯二甲酰二异丁酯	dilinoleoyl glyceride 双亚油酰甘油酯
(+)-*cis*-(3′*S*, 4′*S*)-diisobutyryl khellactone (+)- 顺式 -(3′*S*, 4′*S*)- 二异丁酰阿米芹内酯	dilinoleoyl palmitoyl glyceride 二亚油酰棕榈酰甘油酯
9, 10-diisobutyryloxy-8-hydroxythymol 9, 10- 二异丁酰氧基 -8- 羟基麝香草酚	1, 2-*O*-dilinoleoyl-3-*O*-β-D-galactopyranosyl-*rac*-glycerol 1, 2-*O*- 二亚油酰 -3-*O*-β-D- 吡喃半乳糖基 -*rac*- 甘油
15, 24-diisocimigenol (cimigol) 15, 24- 双异升麻环氧醇 (双异升环氧醇)	dilkamural 厚缘藻醛
diisoctyl phthalate 邻苯二甲酸二异辛酯	dillanol 莳萝酚
2, 4-diisocyanano-1-methyl benzene 2, 4- 二异氰氧基 -1- 甲基苯	dillanoside 莳萝苷
diisooctyl 1, 2-benzenedicarboxylate 二异辛基 -1, 2- 苯二甲酸酯	dillapiol (dillapiole) 莳萝油脑 (莳萝脑)
	dillapional 莳萝油酚

dillenetin 五桠果素

dillenetin-3-*O*-(6″-*O*-*p*-coumaroyl)-β-D-glucopyranoside 五桠果素 -3-*O*-(6″-*O*- 对香豆酰基)-β-D- 吡喃葡萄糖苷

dillenetin-3-*O*-glycoside 五桠果素 -3-*O*- 糖苷

dillenic acids A ～ D 五桠果酸 A ～ D

dilopholide 厚缘藻内酯

dimabefylline 二甲氨苄茶碱

dimboaglucoside 地木苞葡萄糖苷

dimer iridoid glucoside 环烯醚萜苷二聚体

dimer of proanthocyanidin A 二聚原花色素 A

dimeric coniferyl isovalerate 二聚松柏醇异戊酸酯

dimeric leucocyanidin 二聚白色矢车菊素

dimeric procyanidin 双聚原矢车菊苷元 (双聚原矢车菊素、二聚前花素)

(*Z*)- 2, 3-dimethacrylic acid (*Z*)-2, 3- 二甲基丙烯酸

2, 6:5, 7-dimethanoindeno[7, 1-*bc*]furan 2, 6:5, 7- 二甲桥茚并 [7, 1-*bc*] 呋喃

dimethoate 乐果

3, 10-dimethoxy-(±)-berbine-2, 9-diol 3, 10- 二甲氧基 -(±)- 小檗烷 -2, 9- 二醇

4, 4′-dimethoxy-(1, 1′-biphenanthrene)-2, 2′, 7, 7′-tetraol 4, 4′- 二甲氧基 -(1, 1′- 联菲)-2, 2′, 7, 7′- 四醇

8-(3′, 6′-dimethoxy)-4, 5-cyclohexadien-(Δ11, 12-dioxidemethylene)-dense-dihydroisocoumarin 8-(3′, 6′- 二甲氧基)-4, 5- 环己二烯 -(Δ11, 12- 二氧亚甲基) 稠二氢异香豆素

1-(3, 4-dimethoxy)phenyl-1, 2-ethanediol 1-(3, 4- 二甲氧基) 苯基 -1, 2- 乙二醇

1-(3′, 5′-dimethoxy)phenyl-2-(4″-hydroxyphenyl)ethane 1-(3′, 5′- 二甲氧基) 苯基 -2-(4″- 羟苯基) 乙烷

1-(3′, 5′-dimethoxy)phenyl-2-(4″-*O*-β-D-glucopyranosyl) phenyl ethane 1-(3′, 5′- 二甲氧基) 苯基 -2-(4″-*O*-β-D- 吡喃葡萄糖基) 苯乙烷

1-(3′, 5′-dimethoxy)phenyl-2-[4″-*O*-β-D-glucopyranosyl-(6→1)-*O*-α-L-rhamnopyranosyl]phenyl ethane 1-(3′, 5′- 二甲氧基) 苯基 -2-[4″-*O*-β-D- 吡喃葡萄糖基 -(6→1)-*O*-α-L- 吡喃鼠李糖基] 苯乙烷

2, 6-dimethoxy-1, 4-benzoquinone 2, 6- 二甲氧基对苯醌

2, 7-dimethoxy-1, 6-dimethyl-5-vinyl phenanthrene 2, 7- 二甲氧基 -1, 6- 二甲基 -5- 乙烯基菲

10, 15-dimethoxy-13-eicosenoic acid 10, 15- 二甲氧基 -13- 二十烯酸

11, 17α-dimethoxy-18β-3, 4, 5-trimethoxybenzoyloxy-3β, 20α-yohimban-16β-carboxylic acid methyl ester 11, 17α- 二甲氧基 -18β-3, 4, 5- 三甲氧基苯甲酰氧基 -3β, 20α- 育亨 -16β- 甲酸甲酯

10, 11-dimethoxy-19α-methyl-16, 17-didehydro-(3β, 20α)-18-oxayohimban-16-carboxylic acid methyl ester 10, 11- 二甲氧基 -19α- 甲基 -16, 17- 双脱氢 -(3β, 20α)-18- 氧杂育亨 -16- 甲酸甲酯

11, 12-dimethoxy-19α-methyl-2-oxo-(20α)-formosanan-16-carboxylic acid methyl ester 11, 12- 二甲氧基 -19α- 甲基 -2- 氧亚基 -(20α)- 台湾钩藤 -16- 甲酸甲酯

6, 7-dimethoxy-1-hydroxy-3-methyl carbazole 6, 7- 二甲氧基 -1- 羟基 -3- 甲基咔唑

3, 7-dimethoxy-1-hydroxyxanthone 3, 7- 二甲氧基 -1- 羟基屾酮

9, 10-dimethoxy-1-methyl lycoren-4(12)-en-7α-ol 9, 10- 二甲氧基 -1- 甲基石蒜伦 -4(12)- 烯 -7α- 醇

6, 7-dimethoxy-2-(2-phenyl ethyl)chromone 6, 7- 二甲氧基 -2-(2- 苯乙基) 色原酮

6, 7-dimethoxy-2(3)-benzoxazolinone 6, 7- 二甲氧基 -2(3)- 苯并噁唑啉酮

6, 7-dimethoxy-2, 2-dimethyl chromene 6, 7- 二甲氧基 -2, 2- 二甲基色烯

7, 8-dimethoxy-2, 2-dimethyl chromene 7, 8- 二甲氧基 -2, 2- 二甲基色烯

6, 6′-dimethoxy-2, 2′-dimethyl tubocurane-7′, 12′-diol 6, 6′- 二甲氧基 -2, 2′- 二甲基筒箭 -7′, 12′- 二醇

7, 9-dimethoxy-2, 3-methylendioxybenzophenantridine 7, 9- 二甲氧基 -2, 3- 亚甲基二氧苯并菲次碱

1, 4-dimethoxy-2, 3-methylene dioxyanthraquinone 1, 4- 二甲氧基 -2, 3- 亚甲二氧基蒽醌

1, 5-dimethoxy-2, 3-methylene dioxyanthraquinone 1, 5- 二甲氧基 -2, 3- 亚甲二氧基蒽醌

4, 5-dimethoxy-2, 3-methylenedioxy-1-propenyl benzene 4, 5- 二甲氧基 -2, 3- 亚甲二氧基 -1- 苯丙烯

4, 5-dimethoxy-2, 3-methylenedioxybenzaldehyde 4, 5- 二甲氧基 -2, 3- 亚甲二氧基苯甲醛

4, 5-dimethoxy-2, 3-methylenedioxybenzyl alcohol 4, 5- 二甲氧基 -2, 3- 亚甲二氧基苯甲醇

4, 5-dimethoxy-2, 3-methylenedioxycinnamaldehyde 4, 5- 二甲氧基 -2, 3- 亚甲二氧基桂皮醛

1, 7-dimethoxy-2, 3-methylenedioxyxanthone 1, 7- 二甲氧基 -2, 3- 亚甲二氧基屾酮

3, 4-dimethoxy-2′, 4′-dihydroxychalcone 3, 4- 二甲氧基 -2′, 4′- 二羟基查耳酮

3, 4-dimethoxy-2′, 5-dihydroxybibenzyl 3, 4- 二甲氧基 -2′, 5- 二羟基联苄

3, 5-dimethoxy-2, 7-phenanthrenediol 3, 5- 二甲氧基 -2, 7- 菲二醇

1, 6-dimethoxy-2, 8-dihydroxyxanthone 1, 6- 二甲氧基 -2, 8- 二羟基屾酮

4, 6-dimethoxy-2-[(8′Z, 11′Z)-8′, 11′, 14′-pentadecatriene]resorcinol 4, 6- 二甲氧基 -2-[(8′Z, 11′Z)-8′, 11′, 14′- 十五碳三烯] 间苯二酚

6, 7-dimethoxy-2-[2-(4′-methoxyphenyl)ethyl] chromone 6, 7- 二甲氧基 -2-[2-(4′- 甲氧苯基) 乙基] 色原酮

6, 7-dimethoxy-2-[2-(p-methoxyphenyl)ethyl] chromone 6, 7- 二甲氧基 -2-(2- 对甲氧基苯乙基) 色原酮

2, 3-dimethoxy-21, 22-dihydrostrychnidin-10-one 2, 3- 二甲氧基 -21, 22- 二氢士的宁 -10- 酮

1, 3-dimethoxy-2-carboxyanthraquinone 1, 3- 二甲氧基 -2- 羧基蒽醌

7, 8-dimethoxy-2′-hydroxy-5-*O*-β-D-glucopyranosyloxyflavon 7, 8- 二甲氧基 -2′- 羟基 -5-*O*-β-D- 吡喃葡萄糖基氧基黄酮

1, 3-dimethoxy-2-hydroxyanthraquinone 1, 3- 二甲氧基 -2- 羟基蒽醌

3, 4-dimethoxy-2′-hydroxybibenzyl 3, 4- 二甲氧基 -2′- 羟基联苄

3, 5-dimethoxy-2′-hydroxybibenzyl 3, 5- 二甲氧基 -2′- 羟基联苄

2, 3-dimethoxy-2′-hydroxychalcone 2, 3- 二甲氧基 -2′- 羟基查耳酮

5, 6-dimethoxy-2-isopropenyl benzofuran 5, 6- 二甲氧基 -2- 异丙烯基苯并呋喃

6, 6′-dimethoxy-2-methyl berbaman-7, 12-diol 6, 6′- 二甲氧基 -2- 甲基小檗胺 -7, 12- 二醇

1, 10-dimethoxy-2-oxo-7-ethynyl decahydronaphthalene 1, 10- 二甲氧基 -2- 氧亚基 -7- 乙炔基十氢萘

1, 4-dimethoxy-2α-hydroxyanthraquinone 1, 4- 二甲氧基 -2α- 羟基蒽醌

6, 12-dimethoxy-3-(1, 2-dihydroxyethyl)-β-carboline 6, 12- 二甲氧基 -3-(1, 2- 二羟基乙基)-β- 咔啉

6, 12-dimethoxy-3-(1-hydroxyethyl)-β-carboline 6, 12- 二甲氧基 -3-(1- 羟基乙基)-β- 咔啉

8, 9-dimethoxy-3-(1-methyl ethoxy)-6*H*-dibenzo[*b*, *d*] pyran-6-one 8, 9- 二甲氧基 -3-(1- 甲基乙氧基)-6*H*- 二苯并 [*b*, *d*] 吡喃 -6- 酮

2, 4′-dimethoxy-3′-(2-hydroxy-3-methyl-3-butenyl)acetophenone 2, 4′- 二甲氧基 -3′-(2- 羟基 -3- 甲基 -3- 丁烯基) 苯乙酮

6, 12-dimethoxy-3-(2-hydroxyethyl)-β-carboline 6, 12- 二甲氧基 -3-(2- 羟基乙基)-β- 咔啉

3′, 5′-dimethoxy-3-(3-methylbut-2-en-1-yl)biphenyl-2, 4′, 6-triol 3′, 5′- 二甲氧基 -3-(3- 甲基丁 -2- 烯 -1- 基) 二苯基 -2, 4′, 6- 三醇

2, 2′-dimethoxy-3, 3′-dihydroxy-5, 5′-*O*-6, 6′-biphenyl formic anhydride 2, 2′- 二甲氧基 -3, 3′- 二羟基 -5, 5′-*O*-6, 6′- 二苯基甲酸酐 (2, 2′- 二甲氧基 -3, 3′- 二羟基 -5, 5′-*O*-6, 6′- 联苯二甲酸酐)

(7′*R*, 8*S*, 8′*S*)-3, 5′-dimethoxy-3′, 4, 8′, 9′-tetrahydroxy-7′, 9-epoxy-8, 8′-lignan (7′*R*, 8*S*, 8′*S*)-3, 5′- 二甲氧基 -3′, 4, 8′, 9′- 四羟基 -7′, 9- 环氧 -8, 8′- 木脂素

2, 5-dimethoxy-3, 4:3′, 4′-bis(dimethylenedioxy)bibenzyl 2, 5- 二甲氧基 -3, 4:3′, 4′- 二 (二亚甲二氧基) 联苄

6, 7-dimethoxy-3, 4-dihydro-2*H*-isoquinolin-1-one 6, 7- 二甲氧基 -3, 4- 二氢 -2*H*- 异喹啉 -1- 酮

6, 7-dimethoxy-3′, 4′-methlenedioxyisoflavone 6, 7- 二甲氧基 -3′, 4′- 亚甲二氧基异黄酮

(2*R*, 3*R*)-5, 7-dimethoxy-3′, 4′-methylene dimethoxyflavanonol (2*R*, 3*R*)-5, 7- 二甲氧基 -3′, 4′- 亚甲二甲氧基黄烷酮醇

5, 7-dimethoxy-3′, 4′-methylenedioxyflavanone 5, 7- 二甲氧基 -3′, 4′- 亚甲基二氧黄烷酮

(8*S*, 8′*S*)-3, 4-dimethoxy-3′, 4′-methylenedioxylignan-9, 9′-olide [(+)-dextrobursehernin] (8*S*, 8′*S*)-3, 4- 二甲氧基 -3′, 4′- 亚甲基二氧木脂素 -9, 9′- 内酯 [(+)- 裂榄莲叶桐素]

(2*R*, 3*R*)-7, 5′-dimethoxy-3, 5, 2′-trihydroxyflavanone (2*R*, 3*R*)-7, 5′- 二甲氧基 -3, 5, 2′- 三羟基黄烷酮

7, 5′-dimethoxy-3, 5, 2′-trihydroxyflavone 7, 5′- 二甲氧基 -3, 5, 2′- 三羟基黄酮

6, 4′-dimethoxy-3, 5, 7-trihydroxyflavone 6, 4′- 二甲氧基 -3, 5, 7- 三羟基黄酮

6, 12-dimethoxy-3-ethyl-β-carboline 6, 12- 二甲氧基 -3- 乙基 -β- 咔啉

6, 12-dimethoxy-3-formyl-β-carboline 6, 12- 二甲氧基 -3- 甲酰基 -β- 咔啉

4, 4′-dimethoxy-3′-hydroxy-7, 9′:7′, 9-diepoxylignan-3-*O*-β-D-glucopyranoside 4, 4′- 二甲氧基 -3′- 羟基 -7, 9′:7′, 9- 二环氧木脂素 -3-*O*-β-D- 吡喃葡萄糖苷

(6a*R*, 11a*R*)-6a, 9-dimethoxy-3-hydroxypterocarpan (6a*R*, 11a*R*)-6a, 9- 二甲氧基 -6a, 9- 二甲氧基 -3- 羟基紫檀碱

2, 5-dimethoxy-3-undecyl phenol 2, 5- 二甲氧基 -3- 十一基苯酚

6, 12-dimethoxy-3-vinyl-β-carboline 6, 12- 二甲氧基 -3- 乙烯基 -β- 咔啉

10, 10′-dimethoxy-3α, 17α-(*Z*)-tetrahydrousambarensine 10, 10′- 二甲氧基 -3α, 17α-(*Z*)- 四氢东非马钱次碱

2, 4-dimethoxy-3-ψ, ψ-dimethyl allyl-trans-cinnamoyl piperidine 2, 4- 二甲氧基 -3-ψ, ψ- 二甲烯丙基反式 - 桂皮酰哌啶

1, 2-dimethoxy-4-(2-propenyl)benzene 1, 2- 二甲氧基 - 4-(2- 丙烯基) 苯

2, 6-dimethoxy-4-(2-prop-l-enyl)phenol 2, 6- 二甲氧基 - 4-(2- 丙 -l- 烯基) 苯酚

(*Z*)-1, 2-dimethoxy-4-(prop-1-enyl)benzene (*Z*)-1, 2- 二甲氧基 -4-(丙 -1- 烯基) 苯

2, 6-dimethoxy-4-(prop-2-enyl)phenyl-*O*-α-L-rhamnopyranosyl-(1 → 6)-β-D-glucopyranoside 2, 6- 二甲氧基 -4-(丙 -2- 烯基) 苯基 -*O*-α-L- 吡喃鼠李糖基 - (1 → 6)-β-D- 吡喃葡萄糖苷

2, 6-dimethoxy-4-(prop-2-enyl)phenyl-*O*-β-D-glucopyranosyl-(1 → 6)-β-D-glucopyranoside 2, 6- 二甲氧基 -4-(丙 -2- 烯基) 苯基 -*O*-β-D- 吡喃葡萄糖基 - (1 → 6)-β-D- 吡喃葡萄糖苷

(7*S*, 8*R*, 8′*S*)-3, 3′-dimethoxy-4, 4′, 9-trihydroxy-7, 9′-epoxylignan-7′-one (7*S*, 8*R*, 8′*S*)-3, 3′- 二甲氧基 -4, 4′, 9- 三羟基 -7, 9′- 环氧木脂素 -7′- 酮

2′, 6′-dimethoxy-4, 4′-dihydroxychalcone 2′, 6′- 二甲氧基 -4, 4′- 二羟基查耳酮

(*E*)-3, 3′-dimethoxy-4, 4′-dihydroxystilbene (*E*)-3, 3′- 二甲氧基 -4, 4′- 二羟基 -1, 2- 二苯乙烯

2′, 4′-dimethoxy-4, 5′, 6′-trihydroxychalcone 2′, 4′- 二甲氧基 -4, 5′, 6′- 三羟基查耳酮

3, 3′-dimethoxy-4′, 5, 7-trihydroxyflavone 3, 3′- 二甲氧基 -4′, 5, 7- 三羟基黄酮

3′, 5′-dimethoxy-4′, 5, 7-trihydroxyflavone 3′, 5′- 二甲氧基 -4′, 5, 7- 三羟基黄酮

1, 3-dimethoxy-4, 7-dimethyl octahyhrocyclopenta[*c*] pyran-6, 7-diol 1, 3- 二甲氧基 -4, 7- 二甲基八氢环戊 [*c*] 吡喃 -6, 7- 二醇

(−)-(7*R*, 8*S*, 7′*E*)-3, 3′-dimethoxy-4′, 7-epoxy-8, 3′-neolignan-7′-en-9, 9′-dihydroxy-9′-buthl ether-4-*O*-β-D-glucopyranoside (−)-(7*R*, 8S, 7′*E*)-3, 3′- 二甲氧基 - 4′, 7- 环氧基 -8, 3′- 新木脂素 -7′- 烯 -9, 9′- 二羟基 - 9′- 丁醚 -4-*O*-β-D- 吡喃葡萄糖苷

3, 4′-dimethoxy-4, 9, 9′-trihydroxybenzofuranneolignan-7′-ene 3, 4′- 二甲氧基 -4, 9, 9′- 三羟基苯并呋喃木脂素 -7′- 烯

1, 2-dimethoxy-4-[(*E*)-3′-methyl oxiranyl]benzene 1, 2- 二甲氧基 -4-[(*E*)-3′- 甲基环氧乙基] 苯

1, 2-dimethoxy-4-[2-propenyl]benzene 1, 2- 二甲氧基 - 4-[2- 丙烯基] 苯

3, 5-dimethoxy-4-acetoxycinnamyl angelate 当归酸 -3, 5- 二甲氧基 -4- 乙酰氧基桂皮酯

2, 6-dimethoxy-4-allyl phenol-1-β-D-glucopyranoside 2, 6- 二甲氧基 -4- 烯丙基苯酚 -1-β-D- 吡喃葡萄糖苷

2, 6-dimethoxy-4-dihydroquinine-1-*O*-β-D-glucopyranoside 2, 6- 二甲氧基 -4- 二氢奎宁 -1-*O*-β-D- 吡喃葡萄糖苷

3, 5-dimethoxy-4-glucosyloxyphenyl allyl alcohol (3, 5-dimethoxy-4-glucosyloxyphenyl propenyl alcohol) 3, 5- 二甲氧基 -4- 葡萄糖氧苯基烯丙醇

2, 5-dimethoxy-4-hydroxy-[2″, 3″:7, 8]furanoflavan 2, 5- 二甲氧基 -4- 羟基 -[2″, 3″:7, 8] 呋喃黄烷

6, 7-dimethoxy-4-hydroxy-1-naphthoic acid 6, 7- 二甲氧基 -4- 羟基 -1- 萘甲酸

3, 5′-dimethoxy-4-hydroxy-6″, 6″-dimethyl pyran[2″, 3″:3′, 4′]stilbene 3, 5′- 二甲氧基 -4- 羟基 -6″, 6″- 二甲基吡喃 [2″, 3″:3′, 4′] 芪

3′, 5′-dimethoxy-4′-hydroxyacetophenone 3′, 5′- 二甲氧基 -4′- 羟基苯乙酮

3, 5-dimethoxy-4-hydroxyacetophenone 3, 5- 二甲氧基 - 4- 羟基苯乙酮

3, 5-dimethoxy-4-hydroxybenzaldehyde 3, 5- 二甲氧基 - 4- 羟基苯甲醛

3, 5-dimethoxy-4-hydroxybenzoic acid 3, 5- 二甲氧基 - 4- 羟基安息香酸

3, 5-dimethoxy-4-hydroxybenzoic acid 3, 5- 二甲氧基 - 4- 羟基苯甲酸

3, 5-dimethoxy-4-hydroxybenzoic acid-1-*O*-β-D-glucoside 3, 5- 二甲氧基 -4- 羟基苯甲酸 -1-*O*-β-D- 葡萄糖苷

3, 5-dimethoxy-4-hydroxybenzyl alcohol-4-*O*-β-D-glucopyranoside 3, 5- 二甲氧基 -4- 羟基苯甲醇 -4-*O*-β-D- 吡喃葡萄糖苷

(*E*)-3-(3′, 5′-dimethoxy-4′-hydroxybenzylidene)-2-indolinone (*E*)-3-(3′, 5′- 二甲氧基 -4′- 羟基苯亚甲基)-2- 吲哚酮

3, 5-dimethoxy-4-hydroxycinnamaldehyde 3, 5- 二甲氧基 -4- 羟基肉桂醛

trans-3, 5-dimethoxy-4-hydroxycinnamaldehyde 反式 - 3, 5- 二甲氧基 -4- 羟基肉桂醛

(±)-7, 3′-dimethoxy-4′-hydroxyflavane (±)-7, 3′- 二甲氧基 -4′- 羟基黄烷

(2*S*)-3′, 7-dimethoxy-4′-hydroxyflavane (2*S*)-3′, 7- 二甲氧基 -4′- 羟基黄烷

5, 7-dimethoxy-4′-hydroxyflavone 5, 7- 二甲氧基 -4′- 羟基黄酮

3, 5-dimethoxy-4-hydroxymethyl benzene-*O*-β-D-glucoside 3, 5- 二甲氧基 -4- 酚羟基甲苯 -*O*-β-D- 葡萄糖苷

2, 6-dimethoxy-4-hydroxymethyl phenol-1-*O*-(6-*O*-caffeoyl)-β-D-glucopyranoside 2, 6- 二甲氧基 -4- 羟甲基苯酚 -1-*O*-(6-*O*- 咖啡酰基)-β-D- 吡喃葡萄糖苷

2, 6-dimethoxy-4-hydroxyphenol-1-*O*-β-D-glucopyranoside 2, 6- 二甲氧基 -4- 羟基苯酚 -1-*O*-β-D- 吡喃葡萄糖苷

2, 6-dimethoxy-4-hydroxyphenol-1-*O*-β-D-glucoside 2, 6- 二甲氧基 -4- 羟基苯酚 -1-*O*-β-D- 葡萄糖苷

3, 5-dimethoxy-4-hydroxyphenyl propanol-9-*O*-β-D-glucopyranoside 3, 5- 二甲氧基 -4- 羟基苯丙醇 -9-*O*-β-D- 吡喃葡萄糖苷

3, 5-dimethoxy-4-hydroxyphenyl-1-*O*-β-apiofuranosyl-(1″ → 6′)-*O*-β-D-glucopyranoside 3, 5- 二甲氧基 -4- 羟苯基 -1-*O*-β- 呋喃芹糖基 -(1″ → 6′)-*O*-β-D- 吡喃葡萄糖苷

3, 5-dimethoxy-4-hydroxyphenyl-1-*O*-β-D-glucopyranoside 3, 5- 二甲氧基 -4- 羟苯基 -1-*O*-β-D- 吡喃葡萄糖苷

3, 5-dimethoxy-4-hydroxypropiophenone 3, 5- 二甲氧基 -4- 羟基苯丙酮

3′, 5′-dimethoxy-4-hydroxy-*trans*-stilbene 3′, 5′- 二甲氧基 -4- 羟基反式 - 芪

2, 6-dimethoxy-4-methoxymethyl phenol 2, 6- 二甲氧基 -4- 甲氧甲基苯酚

3, 5-dimethoxy-4-methyl benzyl alcohol 3, 5- 二甲氧基 -4- 甲基苯甲醇

6, 7-dimethoxy-4-methyl coumarin 6, 7- 二甲氧基 -4- 甲基香豆素

2, 6-dimethoxy-4-methyl phenyl-1-*O*-β-D-glucopyranoside 2, 6- 二甲氧基 -4- 甲基苯基 -1-*O*-β-D- 吡喃葡萄糖苷

3′, 5′-dimethoxy-4′-*O*-β-D-glucopyranosyl cinnamic acid 3′, 5′- 二甲氧基 -4′-*O*-β-D- 吡喃葡萄糖基桂皮酸

3′, 5′-dimethoxy-4-*O*-β-D-glucopyranosyl cinnamic acid 3′, 5′- 二甲氧基 -4-*O*-β-D- 吡喃葡萄糖桂皮酸

3, 7-dimethoxy-5, 3′, 4′-trihydroxyflavone 3, 7- 二甲氧基 -5, 3′, 4′- 三羟基黄酮

3, 7-dimethoxy-5, 4′-dihydroxyflavone 3, 7- 二甲氧基 -5, 4′- 二羟基黄酮

8, 3′-dimethoxy-5, 4′-dihydroxyflavone-7-glucoside 8, 3′- 二甲氧基 -5, 4′- 二羟基黄酮 -7- 葡萄糖苷

3′, 4′-dimethoxy-5, 7, 5′-trihydroxyflavone-3-*O*-α-L-rhamnopyranoside 5, 7, 5′- 三羟基 -3′, 4′- 二甲氧基黄酮 -3-*O*-α-L- 吡喃鼠李糖苷

3, 8-dimethoxy-5, 7-dihydroxy-3′, 4′-methylenedioxyflavone 3, 8- 二甲氧基 -5, 7- 二羟基 -3′, 4′- 亚甲基二氧黄酮

6, 4′-dimethoxy-5-hydroxyflavone-7-glucoside 6, 4′- 二甲氧基 -5- 羟基黄酮 -7- 葡萄糖苷

7, 8-dimethoxy-5-hydroxyflavonoid glucoside 7, 8- 二甲氧基 -5- 羟基黄酮葡萄糖苷

1, 2-*cis*-2-(3, 4-dimethoxy-5-hydroxyphenyl)acrylic acid 1, 2- 顺式 -2-(3, 4- 二甲氧基 -5- 羟苯基) 丙烯酸

2, 7-dimethoxy-5-isopropyl-3-methyl-8, 1-naphthalene carbolactone 2, 7- 二甲氧基 -5- 异丙基 -3- 甲基 -8, 1- 萘碳酰内酯

3, 4-dimethoxy-5-methyl benzoic acid 3, 4- 二甲氧基 -5- 甲基苯甲酸

2, 7-dimethoxy-5-methyl chromone 2, 7- 二甲氧基 -5- 甲基色原酮

3-(3, 4-dimethoxy-5-methyl phenyl)-3-oxopropyl acetate 3-(3, 4- 二甲氧基 -5- 甲苯基)-3- 氧丙基乙酸酯

2, 3-dimethoxy-5-methyl phenyl-1-*O*-β-D-glucopyranoside 2, 3- 二甲氧基 -5- 甲基苯基 -1-*O*-β-D- 吡喃葡萄糖苷

6, 4′-dimethoxy-6″, 6″- dimethoxypyran[2″, 3″:7, 8] flavone 6, 4′- 二甲氧基 -6″, 6″- 二甲氧基吡喃 [2″, 3″:7, 8] 黄酮

3, 6-dimethoxy-6″, 6″-dimethyl chromen-(7, 8, 2″, 3″) flavone [3, 6-dimethoxy-6″, 6″-dimethchromen-(7, 8, 2″, 3″)flavone] 3, 6- 二甲氧基 -6″, 6″- 二甲基色烯 -(7, 8, 2″, 3″) 黄酮

7, 7′-dimethoxy-6, 6′-biscoumarin 7, 7′- 二甲氧基 -6, 6′- 双香豆素

3, 3′-dimethoxy-6, 6′-di[(*Z*)-pentadec-10-en-1-yl]-(1, 1′-bicyclohexane)-3, 3′, 6, 6′-tetraen-2, 2′, 5, 5′-tetraone 3, 3′- 二甲氧基 -6, 6′- 双 [(*Z*)- 十五碳 -10- 烯 -1- 基]-(1, 1′- 双环己烷)-3, 3′, 6, 6′- 四烯 -2, 2′, 5, 5′- 四酮

4, 4′-dimethoxy-6, 6′-dimethyl-8, 8′-dihydroxy-2, 2′-binaphthyl-1, 1′-quinone 4, 4′- 二甲氧基 -6, 6′- 二甲基 -8, 8′- 二羟基 -2, 2′- 二萘基 -1, 1′- 醌

6′, 12′-dimethoxy-6, 7-methylendioxy-2, 2′-dimethyl oxycanthan 6′, 12′- 二甲氧基 -6, 7- 甲叉二氧基 -2, 2′- 二甲基氧卡萨烷

5, 8-dimethoxy-6, 7-methylenedioxycoumarin 5, 8- 二甲氧基 -6, 7- 亚甲二氧基香豆素

5, 4′-dimethoxy-6, 7-methylenedioxyflavanone 5, 4′- 二甲氧基 -6, 7- 亚甲二氧基黄烷酮

5, 8-dimethoxy-6, 7-methylenedioxyflavone 5, 8- 二甲氧基 -6, 7- 亚甲二氧基黄酮

(2*R*, 3*S*, 4*S*)-5, 4′-dimethoxy-6, 8-dimethyl-3, 4, 7-trihydroxyflavane (2*R*, 3*S*, 4*S*)-5, 4′- 二甲氧基 -6, 8- 二甲基 -3, 4, 7- 三羟基黄烷

2, 9-dimethoxy-6*H*-dibenzo[*b*, *d*]pyran-6-one 2, 9- 二甲氧基 -6*H*- 二苯并 [*b*, *d*] 吡喃 -6- 酮

2, 3-dimethoxy-6-methyl anthraquinone 2, 3- 二甲氧基 -6- 甲基蒽醌

4, 5-dimethoxy-6-methyl-1, 3-benzodioxole 4, 5- 二甲氧基 -6- 甲基 -1, 3- 苯并间二氧杂环戊烯

2, 5-dimethoxy-6-methyl-3-tridecyl-1, 4-benzoquinone 2, 5- 二甲氧基 -6- 甲基 -3- 十三烷基 -1, 4- 苯醌

(*Z*)-4, 6-dimethoxy-7, 4′-dihydroxyaurone (*Z*)-4, 6- 二甲氧基 -7, 4′- 二羟基橙酮

6, 3′-dimethoxy-7, 5′-dihydroxyisoflavone 6, 3′- 二甲氧基 -7, 5′- 二羟基异黄酮

5, 6-dimethoxy-7, 8-methylenedioxycoumarin 5, 6- 二甲氧基 -7, 8- 亚甲二氧基香豆素

5, 6-dimethoxy-7-hydroxycoumarin 5, 6- 二甲氧基 -7- 羟基香豆素

6, 8-dimethoxy-7-hydroxycoumarin (isofraxidin) 6, 8- 二甲氧基 -7- 羟基香豆素 (异秦皮啶、异白蜡树啶、异木岑皮啶)

8-dimethoxy-7-hydroxy-8-methyl dibenz[*b*, *f*]oxepin 8- 二甲氧基 -7- 羟基 -8- 甲基二苯 [*b*, *f*] 氧杂䓬

1, 3-dimethoxy-7-hydroxymethyl-4-(3-methyl butyryloxymethyl)-1-hydrocyclopent-4, 7-diene[*c*]pyran-6-one 1, 3- 二甲氧基 -7- 羟甲基 -4-(3- 甲基丁酰氧甲基)-1- 氢化环戊烷 -4, 7- 二烯 [*c*] 吡喃 -6- 酮

1, 3-dimethoxy-7-hydroxymethyl-4-methoxymethyl-1-hydrocyclopent-4, 7-diene[*c*]pyran-6-one 1, 3- 二甲氧基 -7- 羟甲基 -4- 甲氧甲基 -1- 氢化环戊 -4, 7- 二烯 [*c*] 吡喃 -6- 酮

5, 5′-dimethoxy-7-oxolariciresinol 5, 5′- 二甲氧基 -7- 氧亚基落叶松脂素

5, 5′-dimethoxy-7-oxolariciresinol-4′-*O*-β-D-apiofuranosyl-(1 → 2)-β-D-glucopyranoside 5, 5′- 二甲氧基 -7- 氧亚基落叶松脂素 -4′-*O*-β-D- 呋喃芹糖基 -(1 → 2)-β-D- 吡喃葡萄糖苷

5, 7-dimethoxy-8-(2′-oxo-3′-methyl butyl)coumarin 5, 7- 二甲氧基 -8-(2′- 氧亚基 -3′- 甲基丁基) 香豆素

5, 6-dimethoxy-8-(3′-methyl-2′-oxobutyl)coumarin 5.6- 二甲氧基 -8-(3′- 甲基 -2′- 氧亚基丁基) 香豆素

7β, 12-dimethoxy-8, 11, 13-abietatrien-11-ol 7β, 12- 二甲氧基 -8, 11, 13- 松香三烯 -11- 醇

(2*S*)-5, 7-dimethoxy-8, 4′-dihydroxyflavanone (2*S*)-5, 7- 二甲氧基 -8, 4′- 二羟基黄烷酮

(2*S*)-5, 7-dimethoxy-8-[(2*S*)-hydroxy-3-methyl-3-butenyl]flavanone (2*S*)-5, 7- 二甲氧基 -8-[(2*S*)- 羟基 -3- 甲基 -3- 丁烯基] 黄烷酮

(2*S*)-5, 7-dimethoxy-8-formyl flavanone (2*S*)-5, 7- 二甲氧基 -8- 甲酰黄烷酮

1, 2-dimethoxy-8-hydroxy-3-methyl-9, 10-anthraquinone 1, 2- 二甲氧基 -8- 羟基 -3- 甲基 -9, 10- 蒽醌

5, 7-dimethoxy-8-hydroxycoumarin 5, 7- 二甲氧基 -8- 羟基香豆素

6, 7-dimethoxy-8-isopentenyl coumarin 6, 7- 二甲氧基 -8- 异戊烯基香豆素

4, 4′-dimethoxy-9, 10-dihydro-(6, 1′-biphenanthrene)-2, 2′, 7, 7′-tetraol 4, 4′- 二甲氧基 -9, 10- 二氢 -(6, 1′- 双菲)-2, 2′, 7, 7′- 四醇

2, 5-dimethoxy-9, 10-dihydrophenanthrene-1, 7-diol 2, 5- 二甲氧基 -9, 10- 二氢菲 -1, 7- 二醇

4, 7-dimethoxy-9, 10-dihydrophenanthrene-2, 8-diol 4, 7- 二甲氧基 -9, 10- 二氢菲 -2, 8- 二醇

2, 3-dimethoxy-9, 10-dihydroxy-*N*-methyl tetrahydroprotoberberine quaternary salt 2, 3- 二甲氧基 -9, 10- 二羟基 -*N*- 甲基四氢原小檗碱季铵盐

1, 2-dimethoxy-9, 10-methylenedioxy-7-oxodibenzo[*de*, *g*]quinoline 1, 2- 二甲氧基 -9, 10- 亚甲二氧基 -7- 氧亚基二苯 [*de*, *g*] 喹啉

4, 4′-dimethoxy-9, 9′, 10, 10′-tetrahydro-(l, l′-biphenanthrene)-2, 2′, 7, 7′-tetraol 4, 4′- 二甲氧基 -9, 9′, 10, 10′- 四氢 -(1, 1′- 双菲)-2, 2′, 7, 7′- 四醇

(9*Z*)-1, 1-dimethoxy-9-octadecene (9*Z*)-1, 1- 二甲氧基 -9- 十八烯

(+)-5, 5′-dimethoxy-9-*O*-β-D-glucopyranosyl lariciresinol (+)-5, 5′- 二甲氧基 -9-*O*-β-D- 吡喃葡萄糖基落叶松脂素

(+)-5, 5′-dimethoxy-9-*O*-β-D-glucopyranosyl secoisolariciresinol (+)-5, 5′- 二甲氧基 -9-*O*-β-D- 吡喃葡萄糖基开环异落叶松脂素

5, 5′-dimethoxy-9-β-D-xylopyranosyl-(–)-isolariciresinol 5, 5′- 二甲氧基 -9-β-D- 木糖基 -(–)- 异落叶松脂素

2, 2-dimethoxyacetic acid 2, 2- 二甲氧基乙酸

16, 25-dimethoxyalisol E 16, 25- 二甲氧基泽泻醇 E

3, 5-dimethoxyallyl benzene 3, 5- 二甲氧基烯丙基苯

4′, 7-dimethoxyapigenin-6-*C*-β-D-glucopyranosyl-*O*-L-rhamnoside 4′, 7- 二甲氧基芹菜素 -6-*C*-β-D- 吡喃葡萄糖基 -*O*-L- 鼠李糖苷

6, 8-dimethoxyaristolochic acid C 6, 8- 二甲氧基马兜铃酸 C

16, 17-dimethoxyaspidofractinine 16, 17- 二甲氧白坚木替宁

6, 5′-dimethoxyauraptene 6, 5′- 二甲氧基橙皮油素

2, 4-dimethoxybenzaldehyde 2, 4- 二甲氧基苯甲醛

dimethoxybenzaldehyde 二甲氧基苯甲醛

1, 2-dimethoxybenzene 1, 2- 二甲氧基苯

1, 4-dimethoxybenzene 1, 4- 二甲氧基苯

3, 4-dimethoxybenzenephenol-1-[6-*O*-α-L-rhamnosyl-(1 → 6)-β-D-glucoside] 3, 4- 二甲氧基苯酚-1-[6-*O*-α-L- 鼠李糖基 -(1 → 6)-β-D- 葡萄糖苷]

2, 3-dimethoxybenzoic acid 2, 3- 二甲氧基苯甲酸

2, 4-dimethoxybenzoic acid 2, 4- 二甲氧基苯甲酸

2, 5-dimethoxybenzoic acid 2, 5- 二甲氧基苯甲酸

2, 6-dimethoxybenzoic acid 2, 6- 二甲氧基苯甲酸

3, 4-dimethoxybenzoic acid 3, 4- 二甲氧基苯甲酸

3, 5-dimethoxybenzoic acid 3, 5- 二甲氧基苯甲酸

2, 6-dimethoxybenzoic acid-(2-methoxyphenyl)methyl ester 2, 6- 二甲氧基苯甲酸 -(2- 甲氧苯基) 甲酯

3, 5-dimethoxybenzoic acid-4-*O*-glucoside 3, 5- 二甲氧基苯甲酸 -4-*O*- 葡萄糖苷

3, 5-dimethoxybenzoic acid-4-*O*-β-D-glucopyranoside 3, 5- 二甲氧基苯甲酸 -4-*O*-β-D- 吡喃葡萄糖苷

2, 5-dimethoxybenzoquinone 2, 5- 二甲氧基苯醌

2, 6-dimethoxybenzoquinone (2, 6-dimethoxy-1, 4-benzoquinone) 2, 6- 二甲氧基苯醌 (2, 6- 二甲氧基 -1, 4- 苯醌)

3, 6-dimethoxybenzoxazolin-2(3*H*)-one 3, 6- 二甲氧基苯并噁唑啉 -2(3*H*)- 酮

2, 5-dimethoxybenzyl alcohol 2, 5- 二甲氧基苯甲醇

3, 5-dimethoxybenzyl alcohol-4-*O*-β-D-glucopyranoside 3, 5- 二甲氧基苯甲醇 -4-*O*-β-D- 吡喃葡萄糖苷

3, 5-dimethoxybenzyl triphenyl phsophonium bromide 3, 5- 二甲氧基苄基三苯基溴化磷

(3, 4-dimethoxybenzyl)-2-(3, 4-methylenedioxybenzyl) butyrolactone (3, 4- 二甲氧基苄基)-2-(3, 4- 亚甲二氧基苄基) 丁酸内酯

trans-2-(3″4″-dimethoxybenzyl)-3-(3′, 4′-dimethoxybenzyl) butyolactone 反式 -2-(3″, 4″- 二甲氧苄基)-3-(3′, 4′- 二甲氧苄基) 丁内酯

3, 4-dimethoxybenzyl-β-D-glucoside 3, 4- 二甲氧基苄基 -β-D- 葡萄糖苷

3, 5-dimethoxybibenzyl 3, 5- 二甲氧基联苄

5, 4′-dimethoxybibenzyl-3, 3′-diol 5, 4′- 二甲氧基联苄 -3, 3′- 二醇

1, 3-dimethoxybicyclo[2.2.1]heptane 1, 3- 二甲氧基二环 [2.2.1] 庚烷

5, 4′-dimethoxybiphenyl-4-ol-3-*O*-β-D-glucoside 5, 4′- 二甲氧基联苯 -4- 羟基 -3-*O*-β-D- 葡萄糖苷

1, 11-dimethoxycanthin-6-one 1, 11- 二甲氧基铁屎米 -6- 酮

4, 5-dimethoxycanthin-6-one (methyl nigakinone) 4, 5- 二甲氧基铁屎米 -6- 酮 (苦木碱丁、甲基苦木酮碱)

dimethoxycanthinone 二甲氧基铁屎米酮

3, 4-dimethoxychalcone 3, 4- 二甲氧基查耳酮

4, 4′-dimethoxychalcone 4, 4′- 二甲氧基查耳酮

(*E*)-3, 4-dimethoxycinnamic acid (*E*)-3, 4- 二甲氧基桂皮酸

2, 4-dimethoxycinnamic acid 2, 4- 二甲氧基桂皮酸

2, 5-dimethoxycinnamic acid 2, 5- 二甲氧基桂皮酸

3, 4-dimethoxycinnamic acid 3, 4- 二甲氧基桂皮酸 (3, 4- 二甲氧基肉桂酸)

3, 5-dimethoxycinnamic acid 3, 5- 二甲氧基桂皮酸

6′-*O*-(3, 4-dimethoxycinnamoyl)arbutin 6′-*O*-(3, 4- 二甲氧基桂皮酰基) 熊果苷

6-*O*-[α-L-(2″-3‴, 4‴-dimethoxycinnamoyl)rhamnopyranosyl]catalpol 6-*O*-[α-L-(2″-3‴, 4‴- 二甲氧基桂皮酰基) 吡喃鼠李糖基] 梓醇

6-*O*-[α-L-(3″- 3‴, 4‴-dimethoxycinnamoyl)rhamnopyranosyl]catalpol 6-*O*-[α-L-(3″-3‴, 4‴- 二甲氧基桂皮酰基) 吡喃鼠李糖基] 梓醇

N-(3, 4-dimethoxycinnamoyl)-Δ^3-pyridine-2-one *N*-(3, 4- 二甲氧基桂皮酰基)-Δ^3- 吡啶 -2- 酮

3, 4-dimethoxycinnamyl alcohol 3, 4- 二甲氧基桂皮醇

3′, 4′-dimethoxycinnamyl-(*Z*)-2-angeloyloxymethyl-2-butenoate 3′, 4′- 二甲氧基桂皮基 -(*Z*)-2- 当归酰氧甲基 -2- 丁烯酸酯

3′, 4′-dimethoxycinnamyl-(*Z*)-2-tigloyloxymethyl-2-butenoate 3′, 4′- 二甲氧基桂皮基 -(*Z*)-2- 惕各酰氧甲基 -2- 丁烯酸酯 [3′, 4′- 二甲氧基肉桂基 -(*Z*)-2- 惕各酰氧甲基 -2- 丁烯酸酯]

5, 8-dimethoxycoumarin 5, 8- 二甲氧基香豆素

7, 8-dimethoxycoumarin 7, 8- 二甲氧基香豆素

6, 7-dimethoxycoumarin (aesculetin dimethyl ether, scoparone) 6, 7- 二甲氧基香豆素 (二甲基七叶苷元、七叶亭二甲醚、七叶树内酯二甲醚、滨蒿内酯、蒿属香豆精、马栗树皮素二甲醚)

5, 7-dimethoxycoumarin (citropten, limettin) 5, 7- 二甲氧基香豆素 (梨莓素、柠檬内酯、柠檬油素)

7β, 25-dimethoxycucurbita-5(6), (23*E*)-dien-19-al-3-*O*-β-D-allopyranoside 7β, 25- 二甲氧基葫芦 -5(6), (23*E*)- 二烯 -19- 醛 -3-*O*-β-D- 吡喃阿洛糖苷

2, 5-dimethoxycymene 2, 5- 二甲氧基孜然芹烃 (2, 5- 二甲氧基聚伞花素、2, 5- 二甲氧基伞花烃、2, 5- 二甲氧基伞形花素)

(2*R*)-5, 6-dimethoxydehydro-iso-α-lapachone (2*R*)-5, 6- 二甲氧基脱氢异 -α- 风铃木醌 [(2*R*)-5, 6- 二甲氧基脱氢异 -α- 拉帕醌]

3, 6-dimethoxydehydro-iso-α-lapachone 3, 6- 二甲氧基脱氢异 -α- 风铃木醌

6, 7-dimethoxydictamnine (kokusaginine) 6, 7- 二甲氧基白鲜碱 (香草木宁碱、香草木宁)

7, 8-dimethoxydictamnine (β-fagarine, chloroxylonine, skimmianine) 7, 8- 二甲氧基白鲜碱 (β- 花椒碱、茵芋碱、缎木碱)

1β, 6β-dimethoxydihydrocatalpolgenin 1β, 6β- 二甲氧基二氢梓醇苷元

5, 7-dimethoxydihydromyricetin-3-*O*-α-L-xylopyranoside-4-*O*-β-D-glucopyranoside 5, 7- 二甲氧基二氢杨梅素 -3-*O*-α-L- 吡喃木糖苷 -4-*O*-β-D- 吡喃葡萄糖苷

7, 4′-dimethoxy-dihydroquercetin 7, 4′- 二甲氧基二氢槲皮素

5, 5′-dimethoxydilignol 5, 5′- 二甲氧基狄利格醇

2, 3-dimethoxyellagic acid 2, 3- 二甲氧基鞣花酸 (2, 3- 二甲氧基并没食子酸)

3, 3′-dimethoxyellagic acid 3, 3′- 二甲氧基鞣花酸

3, 3′-dimethoxyellagic acid-4-*O*-β-D-glucoside 3, 3′- 二甲氧基鞣花酸 -4-*O*-β-D- 葡萄糖苷

dimethoxyethyl phthalate 邻苯二甲酸二甲氧乙酯

5, 7-dimethoxyflavanone 5, 7- 二甲氧基黄烷酮

5, 7-dimethoxyflavanone-4′-*O*-α-L-rhamnopyranosyl-β-D-glucopyranoside 5, 7- 二甲氧基黄烷酮 -4′-*O*-α-L- 吡喃鼠李糖基 -β-D- 吡喃葡萄糖苷

3′, 4′-dimethoxyflavone 3′, 4′- 二甲氧基黄酮

5, 7-dimethoxyflavone 5, 7- 二甲氧基黄酮

7, 8-dimethoxyflavone 7, 8- 二甲氧基黄酮

5, 7-dimethoxyflavone-4′-*O*-α-L-rhamnosyl-(1→2)-β-D-glucoside 5, 7- 二甲氧基黄酮 -4′-*O*-α-L- 鼠李糖基 -(1→2)-β-D- 葡萄糖苷

4′, 5′-dimethoxyflavone-7-*O*-glucoxyloside 4′, 5′- 二甲氧基黄酮 -7-*O*- 葡萄糖基木糖苷

5, 4′-dimethoxyflavone-7-*O*-glucoxyloside 5, 4′- 二甲氧基黄酮 -7-*O*- 葡萄糖木糖苷

6, 14-dimethoxyforesticine 6, 14- 二甲氧弗斯生 (6, 14- 二甲氧基丽乌辛)

3, 5-dimethoxygallic acid-4-*O*-β-D-glucopyranoside 3, 5- 二甲氧基没食子酸 -4-*O*-β-D- 吡喃葡萄糖苷

(3*R*)-(–)-8, 9-dimethoxygeibalansine (3*R*)-(–)-8, 9- 二甲氧基巴兰吉枝木碱

3, 8-dimethoxygossypetin 3, 8- 二甲氧基棉花素

6, 6′-dimethoxygossypol 6, 6′- 二甲氧基棉酚

5, 9-dimethoxyguaiacyl glycerol 5, 9- 二甲氧基愈创木基丙三醇

5′, 5″-dimethoxyhydnocarpin D 5′, 5″- 二甲氧基大风子品 D

6, 7-dimethoxyhydrastine 6, 7- 二甲氧基白毛茛碱

2, 5-dimethoxyhydroquinone 2, 5- 二甲氧基氢醌

3, 5-dimethoxyhydroquinone 3, 5- 二甲氧基氢醌

3′, 5′-dimethoxyirisolone-4′-*O*-β-D-glucoside 3′, 5′- 二甲氧基尼鸢尾黄素 -4′-*O*-β-D- 葡萄糖苷

5, 6-dimethoxyisocoumarin 5, 6- 二甲氧基异香豆素

5, 8-dimethoxyisocoumarin 5, 8- 二甲氧基异香豆素

7, 8-dimethoxyisocoumarin 7, 8- 二甲氧基异香豆素

3′, 7-dimethoxyisoflavanone-4′, 5-di-*O*-β-D-glucopyranoside 3′, 7- 二甲氧基异黄烷酮 -4′, 5- 二 -*O*-β-D- 吡喃葡萄糖苷

7, 4′-dimethoxyisoflavone 7, 4′- 二甲氧基异黄酮

3, 4′-dimethoxyisoflavone-7-*O*-glucoside 3, 4′- 二甲氧基异黄酮 -7-*O*- 葡萄糖苷

3, 6-dimethoxykaempferide (3-methyl betuletol) 3, 6- 二甲氧基山柰素 (3- 甲基桦木酚)

3, 5-dimethoxykaempferol 3, 5- 二甲氧基山柰酚

3, 7-dimethoxykaempferol 3, 7- 二甲氧基山柰酚

3-(1, 1-dimethoxyl methyl)-β-carboline 3-(1, 1- 二甲氧甲基)-β- 咔啉

(+)-5, 5′-dimethoxylariciresinol (+)-5, 5′- 二甲氧基落叶松脂素

(±)-5, 5′-dimethoxylariciresinol (±)-5, 5′- 二甲氧基落叶松脂素

5, 5′-dimethoxy-lariciresinol 5, 5′- 二甲氧基落叶松脂素

5, 5′-dimethoxylariciresinol-4-*O*-β-D-apiofuranosyl-(1→2)-β-D-glucopyranoside 5, 5′- 二甲氧基落叶松脂素 -4-*O*-β-D- 呋喃芹糖基 -(1→2)-β-D- 吡喃葡萄糖苷

5, 5′-dimethoxylariciresinol-4′-*O*-β-D-glucopyranoside (tortoside B) 5, 5′- 二甲氧基落叶松脂素 -4′-*O*-β-D- 吡喃葡萄糖苷 (扭旋马先蒿苷 B)

5, 8-dimethoxymaculine 5, 8- 二甲氧基马枯灵

3, 4-dimethoxy-3′, 4′-methylenedioxy-7, 9′-epoxylignan-9-ol 3, 4- 二甲氧基 -3′, 4′- 亚甲基二氧 -7, 9′- 环氧木酚素 -9- 醇

5, 7-dimethoxymyricetin-3-*O*-α-L-xylopyranosyl-(4→1)-*O*-β-D-glucopyranoside 5, 7- 二甲氧基杨梅素 -3-*O*-α-L- 吡喃木糖基 (4 → 1)-*O*-β-D- 吡喃葡萄糖苷

7, 8-dimethoxymyrtopsine 7, 8- 二甲氧基拟香桃木碱

10, 10′-dimethoxy-*N*-4′-methyl-3α, 17α-(*Z*)-tetrahydrousambarensine 10, 10′- 二甲氧基 -*N*-4′- 甲基 -3α, 17α-(*Z*)- 四氢东非马钱次碱

1, 7-dimethoxynaphthalene 1, 7- 二甲氧基萘

5, 5′-dimethoxynectandrin B 5, 5′- 二甲氧基甘密树脂素 (5, 5′- 二甲氧基甘密脂素、5, 5′- 二甲氧基甘密树素) B

dimethoxy-*p*-benzoquinone 二甲氧基对苯醌

2, 5-dimethoxy-*p*-benzoquinone (2, 5-dimethoxy-1, 4-benzoquinone) 2, 5- 二甲氧基对苯醌

2, 3-dimethoxy-*p*-cymene 2, 3- 二甲氧基对聚伞花素

2, 5-dimethoxy-*p*-cymene 2, 5- 二甲氧基对聚伞花素 (2, 5- 二甲氧基对孜然芹烃、2, 5- 二甲氧基对伞花烃、2, 5- 二甲氧基对伞形花素)

3, 4-dimethoxyphenanthrene-2, 7-diol 3, 4- 二甲氧基菲 -2, 7- 二醇

5-(2, 3-dimethoxyphenethyl)-6-methyl benzo[*d*][1, 3] dioxole 5-(2, 3- 二甲氧基苯乙基)-6- 甲基苯并 [*d*] [1, 3] 二氧杂环戊烯

4-(3, 5-dimethoxyphenethyl)phenol 4-(3, 5- 二甲氧基苯乙基) 苯酚

2, 6-dimethoxyphenol 2, 6- 二甲氧基苯酚 (2, 6- 二甲氧基酚)

3, 4-dimethoxyphenol 3, 4- 二甲氧基苯酚

2-(3′, 4′-dimethoxyphenyl ethyl)quinoline 2-(3′, 4′- 二甲氧基苯乙基) 喹啉

(−)-(*E*)-3, 5-dimethoxyphenyl propenoic acid-4-*O*-β-D-(6-*O*-benzoyl)glucopyranoside (−)-(*E*)-3, 5- 二甲氧苯基丙烯酸 -4-*O*-β-D-(6-*O*- 苄基) 吡喃葡萄糖苷

3, 4-dimethoxyphenyl propionamide 3, 4- 二甲氧基苯丙酰胺

3, 4-dimethoxyphenyl propionic acid 3, 4- 二甲氧基苯丙酸

3, 4-dimethoxyphenyl propyl aldehyde 3, 4- 二甲氧基苯丙醛

2-(3′, 4′-dimethoxyphenyl)-1, 3-propanediol-1-*O*-β-D-glucopyranoside 2-(3′, 4′ - 二甲氧苯基)-1, 3- 丙二醇 -1-*O*-β-D- 吡喃葡萄糖苷

1-(3′, 4′-dimethoxyphenyl)-1ξ-hydroxy-2-propene 1-(3′, 4′- 二甲氧苯基)-1ξ- 羟基 -2- 丙烯

1-(3, 4-dimethoxyphenyl)-2-(4-allyl-2, 6-dimethoxyphenoxy)propan-1-ol 1-(3, 4- 二甲氧苯基)-2-(4- 烯丙基 -2, 6- 二甲氧基苯氧基)-1- 丙醇

erythro-1-(3, 4-dimethoxyphenyl)-2-(4-allyl-2, 6-dimethoxyphenoxy)propan-1-ol 赤式 -1-(3, 4- 二甲氧苯基)-2-(4- 烯丙基 -2, 6- 二甲氧基苯氧基) 丙 -1- 醇

1-(3, 4-dimethoxyphenyl)-2-(4-allyl-2, 6-dimethoxyphenoxy)propan-1-ol acetate 1-(3, 4- 二甲氧苯基)-2-(4- 烯丙基 -2, 6- 二甲氧基苯氧基)-1- 丙醇乙酸酯

(2*R*, 3*R*)-2-(3, 4-dimethoxyphenyl)-2, 3-dihydro-7-methoxy-3-methyl-5-(1*E*)-1-propen-1-yl-benzofuran (2*R*, 3*R*)-2-(3, 4- 二甲氧苯基)-2, 3- 二氢 -7- 甲氧基 -3- 甲基 -5-(1*E*)-1- 丙烯 -1- 基 - 苯并呋喃

(1*S*, 3*R*)-1-(3, 4-dimethoxyphenyl)-2-[4-(3-hydroxypropyl)-2-methoxyphenoxy]propane-1, 3-diol (1*S*, 3*R*)-1-(3, 4- 二甲氧苯基)-2-[4-(3- 羟基丙基)-2- 甲氧基苯氧基]- 丙 -1, 3- 二醇

9-(3′, 4′-dimethoxyphenyl)-2-methoxyphenalen-1-one 9-(3′, 4′- 二甲氧苯基)-2- 甲氧基菲烯 -1- 酮

2-(2-(2, 4-dimethoxyphenyl)-2-oxoethoxy)-4-hydroxybenzoic acid 2-(2-(2, 4- 二甲氧苯基)-2- 氧亚基乙氧基)-4- 羟基苯甲酸

3-(3, 4-dimethoxyphenyl)-2-propenal 3-(3, 4- 二甲氧苯基)-2- 丙烯醛

(2*R*, 3*S*, 4*R*, 5*R*)-2-(3, 4-dimethoxyphenyl)-3, 4-dimethyl-5-piperonyl tetrahydrofuran (2*R*, 3*S*, 4*R*, 5*R*)-2-(3, 4- 二甲氧苯基)-3, 4- 二甲基 -5- 胡椒基四氢呋喃

(+)-2-(3, 4-dimethoxyphenyl)-3, 7-dioxabicyclo[3.3.0] octane (+)-2-(3, 4- 二甲氧苯基)-3, 7- 二氧杂二环 [3.3.0] 辛烷

(*E*)-4-(3′, 4′-dimethoxyphenyl)-3-buten-1-ol (*E*)-4-(3′, 4′- 二甲氧苯基)-3- 丁烯 -1- 醇

1-(3, 4-dimethoxyphenyl)-4-(3, 4-methylenedioxyphenyl)-2, 3-dimethyl butane 1-(3, 4- 二甲氧苯基)-4-(3, 4- 亚甲基二氧苯基)-2, 3- 二甲基丁烷

2-(2, 4-dimethoxyphenyl)-5-hydroxy-3, 7-dimethoxy-4*H*-chromen-4-one 2-(2, 4- 二甲氧苯基)-5- 羟基 -3, 7 二甲氧基 -4*H*- 色烯 -4- 酮

1-(3, 4-dimethoxyphenyl)-5-hydroxydecan-3-one 1-(3, 4- 二甲氧苯基)-5- 羟基癸 -3- 酮

(1*R*, 2*R*, 5*R*, 6*S*)-2-(3′, 4′-dimethoxyphenyl)-6-(3″, 4″-methylenedioxyphenyl)-3, 7-dioxabicyclo[3.3.0] octane (1*R*, 2*R*, 5*R*, 6*S*)-2-(3′, 4′- 二甲氧苯基)-6-(3″, 4″- 亚甲二氧苯基)-3, 7- 二氧杂双环 [3.3.0] 辛烷

4-(3, 4-dimethoxyphenyl)-6-hydroxy-5-methoxynaphtho[2, 3-*c*]furan-1(3*H*)-one　4-(3, 4- 二甲氧苯基)-6- 羟基 -5- 甲氧基萘并 [2, 3-*c*] 呋喃 -1(3*H*)- 酮

4-(3, 4-dimethoxyphenyl)-6-hydroxy-7-methoxynaphtho[2, 3-*c*]furan-1(3*H*)-one　4-(3, 4- 二甲氧苯基)-6- 羟基 -7- 甲氧基萘并 [2, 3-*c*] 呋喃 -1(3*H*)- 酮

10-(3, 4-dimethoxyphenyl)-6-hydroxyfuro[3′, 4′:6, 7]naphtho[1, 2-*d*]-1, 3-dioxol-9(7*H*)-one　10-(3, 4- 二甲氧苯基)-6- 羟基呋喃并 [3′, 4′:6, 7] 萘并 [1, 2-*d*]-1, 3- 二氧杂环戊烯 -9(7*H*)- 酮

3-(3, 4-dimethoxyphenyl)prop-1-ol　3-(3, 4- 二甲氧苯基) 丙 -1- 醇

1-(3, 4 -dimethoxyphenyl)prop-2-one　1-(3, 4 - 二甲氧苯基) 丙 -2- 酮

3, 4-dimethoxyphenyl-1-*O*-(3-*O*-methyl-α-L-rhamnopyranosyl)-(1 → 2)-β-D-glucopyranoside　3, 4- 二甲氧苯基 -1-*O*-(3-*O*- 甲基 -α-L- 吡喃鼠李糖基)-(1 → 2)-β-D- 吡喃葡萄糖苷

3, 4-dimethoxyphenyl-1-*O*-β-D-[5-*O*-(4-hydroxybenzoyl)]-apiofuranosyl-(1 → 6)-*O*-β-D-glucopyranoside　3, 4- 二甲氧苯基 -1-*O*-β-D-[5-*O*-(4- 羟基苯甲酰基)]- 呋喃芹糖基 -(1 → 6)-*O*-β-D- 吡喃葡萄糖苷

3, 4-dimethoxyphenyl-1-*O*-β-D-glucopyranoside　3, 4- 二甲氧苯基 -1-*O*-β-D- 吡喃葡萄糖苷

3, 4-dimethoxyphenyl-6-*O*-(6-deoxy-α-L-mannopyranosyl-β-D-glucopyranoside)　3, 4- 二甲氧苯基 -6-*O*-(6- 脱氧 -α-L- 吡喃甘露糖基 -β-D- 吡喃葡萄糖苷)

3, 4-dimethoxyphenyl-β-D-glucopyranoside　3, 4- 二甲氧苯基 -β-D- 吡喃葡萄糖苷

5, 6-dimethoxyphthalide　5, 6- 二甲氧基苯酞 {5, 6- 二甲氧基 -2- 苯并 [*c*] 呋喃酮 }

2, 6-dimethoxy-*p*-hydroquinone　2, 6- 二甲氧基对氢醌

2, 6-dimethoxy-*p*-hydroquinone-1-*O*-β-D-glucopyranoside　2, 6- 二甲氧基对氢醌 -1-*O*-β-D- 吡喃葡萄糖苷

3, 5-dimethoxy-*p*-hydroxyphenyl propane　3, 5- 二甲氧基对羟基苯丙烷

5, 8-dimethoxypsoralen　5, 8- 二甲氧基补骨脂素

9, 10-dimethoxypterocarpan-3-*O*-β-D-glucoside　9, 10- 二甲氧基紫檀碱 -3-*O*-β-D- 葡萄糖苷

3, 5-dimethoxyquercetagetin　3, 5- 二甲氧基槲皮万寿菊素

3, 6-dimethoxyquercetagetin　3, 6- 二甲醚槲皮万寿菊素

3, 3′-dimethoxyquercetin　3, 3′- 二甲氧基槲皮素

3′, 4′-dimethoxyquercetin　3′, 4′- 二甲氧基槲皮素

3, 7-dimethoxyquercetin　3, 7- 二甲氧基槲皮素

3, 4′-dimethoxyquercetin-7-*O*-β-D-glucopyranoside　3, 4′- 二甲氧基槲皮素 -7-*O*-β-D- 吡喃葡萄糖苷

3′, 4′-dimethoxyquercitrin　3′, 4′- 二甲氧基槲皮苷

2, 6-dimethoxyquinone　2, 6- 二甲氧基醌

dimethoxyquinone　二甲氧基醌

5, 5′-dimethoxysaucernetin　5, 5′- 二甲氧基三白脂素 (5, 5′- 二甲氧基三白草亭)

6, 4′-dimethoxyscutellarin　6, 4′- 二甲氧基高山黄芩苷

(–)-8, 8′-dimethoxy-secoisolariciresinol-1-*O*-β-D-glucopyranoside　(–)-8, 8′- 二甲氧基开环异落叶松脂素 -1-*O*-β-D- 吡喃葡萄糖苷

2′, 2″-dimethoxysesamin　2′, 2″- 二甲氧基芝麻素

2, 5-dimethoxysorgoleone　2, 5- 二甲基高粱酮

8, 10-dimethoxystearic acid　8, 10- 二甲氧基硬脂酸

8, 11-dimethoxystearic acid　8, 11- 二甲氧基硬脂酸

3, 5-dimethoxystilbene　3, 5- 二甲氧基二苯乙烯

dimethoxystilbene　二甲氧芪

dimethoxysulfane　二甲氧基甲硫烷

2, 5-dimethoxythymol　2, 5- 二甲氧基麝香草酚

3, 5-dimethoxytoluene　3, 5- 二甲氧基甲苯

4, 4′-dimethoxy-*trans*-stilbene　4, 4′- 二甲氧基 - 反式 - 芪

10, 11-dimethoxytubulosan-8′-ol　10, 11- 二甲氧基土布洛生 -8′- 醇

3, 5-dimethoxytyramine　3, 5- 二甲氧基酪胺

1, 7-dimethoxyxanthone　1, 7- 二甲氧基仙酮

2, 3-dimethoxyxanthone　2, 3- 二甲氧基仙酮

3, 4-dimethoxy-ω-(2′-piperidinyl)acetophenone　3, 4- 二甲氧基 -ω-(2′- 哌啶基) 苯乙酮

dimethulene (chamazulene)　母菊薁 (兰香油薁、菊薁)

dimethyl (2*R*)-eucomate　(2*R*)- 凤梨百合酸二甲酯

N, *N*-dimethyl (vanadocen-1-yl)ethan-1-amine　*N*, *N*- 二甲基 (二茂钒 -1- 基) 乙 -1- 胺

6α, 9α-dimethyl，5α-ethyl，8α-propyl，4β-formyl，8β-acetoxy, N3-ethyl piperidino[1, 2-a]piperazine　6α, 9α- 二甲基，5α- 乙基，8α- 丙基，4β- 甲酰，8β- 乙酰氧基，N3- 乙基哌啶并 [1, 2-a] 哌嗪

dimethyl 2-*O*-methyl-3-*O*-β-D-glucopyranosyl platycogenate A　2-*O*- 甲基 -3-*O*-β-D- 吡喃葡萄糖基桔梗酸 A 二甲酯

dimethyl 3-*O*-β-D-glucopyranosyl platycogenate A　3-*O*-β-D- 吡喃葡萄糖基桔梗酸 A 二甲酯

2, 4-dimethyl acetophenone　2, 4- 二甲基苯乙酮

dimethyl acetyl delcosine　二甲基乙酰基硬飞燕草次碱

β, β-dimethyl acryl choline β, β- 二甲基丙烯酰胆碱

2, 3-dimethyl acryl shikonin 2, 3- 二甲基丙烯酰基紫草素

1, 3-dimethyl acrylaldehyde 1, 3- 二甲基丙烯醛

β-dimethyl acrylate β- 二甲基丙烯酸酯

21, 22β-dimethyl acryloyloxylantanolic acid 21, 22β-二甲基丙烯酰氧基马缨丹酸

dimethyl acryloyloxylantanolic acid (lantanilic acid) 二甲基丙烯酰氧基马缨丹酸 (马缨丹尼酸)

β, β-dimethyl acrylshikonin (β, β-dimethyl acryloylshikonin) β, β- 二甲基丙烯酰紫草素

7-*O*-3, 3-dimethyl allyl scopoletin 7-*O*-(3, 3- 二甲烯丙基) 东莨菪内酯

3, 3-dimethyl allyl spatheliachromene [10-(3-methylbut-2-enyl)spatheliachromene] 3, 3- 二甲烯丙基斯帕塞里亚色烯

4, 4-dimethyl allyl tryptophan 4, 4- 二甲烯丙基色氨酸

8-γ, γ-dimethyl allyl wighteone 8-γ, γ- 二甲烯丙基怀特大豆酮

2-(3, 3-dimethyl allyl)-1, 3, 5, 6-tetrahydroxyxanthone 2-(3, 3- 二甲烯丙基)-1, 3, 5, 6- 四羟基屾酮

2-(3, 3-dimethyl allyl)-1, 3, 5-trihydroxyxanthone 2-(3, 3- 二甲烯丙基)-1, 3, 5- 三羟基屾酮

(2*S*)-6-(γ, γ-dimethyl allyl)-3′, 4′-dimethoxy-6″, 6″-dimethyl pyran[2″, 3″:7, 8]flavanone (2*S*)-6-(γ, γ- 二甲烯丙基)-3′, 4′- 二甲氧基 -6″, 6″- 二甲基吡喃 [2″, 3″:7, 8] 黄烷酮

9-(1, 1-dimethyl allyl)-4-hydroxypsoralen 9-(1, 1- 二甲烯丙基)-4- 羟基补骨脂素

8-(γ, γ-dimethyl allyl)-5, 7, 4′-trihydroxyflavanone 8-(γ, γ- 二甲烯丙基)-5, 7, 4′- 三羟基黄烷酮

8-(1, 1-dimethyl allyl)-5-hydroxypsoralen 8-(1, 1- 二甲烯丙基)-5- 羟基补骨脂素

8-(3, 3-dimethyl allyl)-6, 7-dimethoxycoumarin 8-(3, 3- 二甲烯丙基)-6, 7- 二甲氧基香豆素

5′-(1‴, 1‴-dimethyl allyl)-8-(3″, 3″-dimethyl allyl)-2′, 4′, 5, 7-tetrahydroxyflavone 5′-(1‴, 1‴- 二甲烯丙基)-8-(3″, 3″- 二甲烯丙基)-2′, 4′, 5, 7- 四羟基黄酮

5-(3″, 3″-dimethyl allyl)-8-methoxyfuranocoumarin 5-(3″, 3″- 二甲烯丙基)-8- 甲氧基呋喃香豆素

6-(1, 1-dimethyl allyl)eriodictyol 6-(1, 1- 二甲烯丙基) 圣草酚

3-(1, 1-dimethyl allyl)herniarin 3-(1, 1- 二甲烯丙基) 治疝草素 [3-(1, 1- 二甲烯丙基) 脱肠草素]

3′-(γ, γ-dimethyl allyl)kievitone 3′-(γ, γ- 二甲烯丙基) 奇维酮

6-(1, 1-dimethyl allyl)naringenin 6-(1, 1- 二甲烯丙基) 柚橘素

5-(γ, γ-dimethyl allyl)oxyresveratrol 5-(γ, γ- 二甲烯丙基) 氧化白藜芦醇

3-(γ, γ-dimethyl allyl)resveratrol 3-(γ, γ- 二甲烯丙基) 白藜芦醇

8-(γ, γ-dimethyl allyl)wighteone 8-(γ, γ- 二甲烯丙基) 怀特大豆酮

3-(1, 1-dimethyl allyl)xanthyletin 3-(1, 1- 二甲烯丙基) 花椒内酯

3-[3′, 3′-dimethyl allyl]coumaric acid acetate 3-[3′, 3′- 二甲烯丙基] 香豆酸乙酸酯

3-dimethyl allyl-4-methoxy-2-quinolone 3- 二甲烯丙基 -4- 甲氧基 -2- 喹诺酮

3, 3-dimethyl allyl-*cis*-caffeate 3, 3- 二甲烯丙基 - 顺式 - 咖啡酸酯

N-2-[4-(3′, 3′-dimethyl allyloxy)phenyl]ethyl cinnamide *N*-2-[4-(3′, 3′- 二甲基烯丙氧基) 苯基] 乙基肉桂酰胺

3, 3-dimethyl allyl-*p*-propenyl phenyl ether 3, 3- 二甲烯丙基对丙烯基苯醚

dimethyl allyl-*p*-propenyl phenyl ether 二甲烯丙基对丙烯基苯醚

3, 3-dimethyl allyl-*trans*-caffeate 3, 3- 二甲烯丙基 - 反式 - 咖啡酸酯

dimethyl amine 二甲胺

dimethyl amino 二甲氨基

(+)-(20*S*)-20-(dimethyl amino)-16α-hydroxy-3-(3′α-isopropyl)-lactam-5α-pregn-2-en-4-one (+)-(20*S*)-20-(二甲基氨基)-16α- 羟基 -3-(3′α- 异丙基) 内酰胺 -5α- 孕甾 -2- 烯 -4- 酮

(+)-(20*S*)-20-(dimethyl amino)-3-(3′α-isopropyl)-lactam-5α-pregn-2-en-4-one (+)-(20*S*)-20-(二甲基氨基)-3-(3′α- 异丙基) 内酰胺 -5α- 孕甾 -2- 烯 -4- 酮

(+)-(20*S*)-20-(dimethyl amino)-3α-(methyl senecioyl amino)-5α-pregn-12β-ol (+)-(20*S*)-20-(二甲基氨基)-3α-(甲基异戊烯酰氨基)-5α- 孕甾 -12β- 醇

(20S, 2′*E*)-20-(*N*, *N*-dimethyl amino)-3-β-(3′-phenyl-2′-propenyl-*N*-methyl amido)pregnane (20*S*, 2′*E*)-20-(*N*, *N*-二甲基氨基)-3β-(3′- 苯基 -2′- 丙烯基 -*N*- 甲酰胺) 孕甾烷

(20*S*)-20-(*N*, *N*-dimethyl amino)-3β-(*N*-methyl benzamido)pregnane (20*S*)-20-(*N*, *N*- 二甲基氨基)-3β-(*N*- 甲基苯甲酰胺基) 孕甾烷

(20*S*, 2′*Z*)-20-(*N*, *N*-dimethyl amino)-3β-[2-methyl-(2*Z*)-butenamido]pregn-5, 14-dien-4-one (20*S*, 2′*Z*)-20-(*N*, *N*- 二甲基氨基)-3β-[2- 甲基 -(2*Z*)- 丁烯酰胺基]- 孕甾 -5, 14- 二烯 -4- 酮

(20*S*, 2′*Z*)-20-(*N*, *N*-dimethyl amino)-3β-[2-methyl-(2*Z*)-butenamido]pregn-5-en-4-one (20*S*, 2′*Z*)-20-(*N*, *N*-二甲基氨基)-3β-[2-甲基-(2*Z*)-丁烯酰胺基]-孕甾-5-烯-4-酮

4-[(dimethyl amino)carbonyl]benzoic acid 4-[(二甲基氨基)羰基]苯甲酸

1-[1-(dimethyl amino)ethyl]vanadocene 1-[1-(二甲基氨基)乙基]二茂钒

4-(*N*, *N*-dimethyl amino)-4′-(*N*′-methyl amino)benzophenone 4-(*N*, *N*-二甲基氨)-4′-(*N*′-甲基氨)二苯甲酮

(20*S*)-dimethyl amino-3α-methoxypregn-5-ene (20*S*)-二甲氨基-3α-甲氧基孕甾-5-烯

20β-dimethyl amino-3β-dimethyl allyl amido-5α-pregn-11α-ol-16-ene 20β-二甲氨基-3β-二甲烯丙基胺基-5α-孕甾-11α-醇-16-烯

20β-dimethyl amino-3β-dimethyl allyl amido-5α-pregn-16-ene 20β-二甲氨基-3β-二甲烯丙酰胺基-5α-孕甾-16-烯

20α-dimethyl amino-3β-senecioyl amino-16β-hydroxy-pregn-5(6)-ene 20α-二甲氨基-3β-异戊烯酰氨基-16β-羟基孕甾-5(6)-烯

20α-dimethyl amino-3β-senecioyl amino-pregn-5-ene 20α-二甲氨基-3β-异戊烯酰氨基孕甾-5-烯

3-dimethyl aminomethyl-indole 3-二甲基氨甲基吲哚

dimethyl ammonium 二甲基铵

3, 4′-dimethyl angoroside A 3, 4′-二甲基安卡拉玄参苷A (3, 4′-二甲基安哥拉苷A)

2, 6-dimethyl aniline 2, 6-二甲基苯胺

N, *N*-dimethyl anthranilic acid *N*, *N*-二甲基邻氨基苯甲酸

1, 4-dimethyl anthraquinone 1, 4-二甲基蒽醌

2, 3-dimethyl anthraquinone 2, 3-二甲基蒽醌

dimethyl arsinic acid 二甲基次胂酸

dimethyl azelate (dimethyl nonanedioate) 杜鹃花酸二甲酯 (壬二酸二甲酯)

(dimethyl azinoyl)acetonitrile (二甲基氮酰基)乙腈 [(二甲基亚硝基)乙腈]

6, 7-dimethyl baicalein 6, 7-二甲基黄芩素

dimethyl batatasin Ⅳ 二甲基山药素

3, 4-dimethyl benzaldehyde 3, 4-二甲基苯甲醛

1, 2-dimethyl benzene 1, 2-二甲基苯

1, 3-dimethyl benzene 1, 3-二甲基苯

2, 4-dimethyl benzenemethanol 2, 4-二甲基苯甲醇

α, α-dimethyl benzenemethanol α, α-二甲基苯甲醇

α-dimethyl benzenemethanol α-二甲基苯甲醇

α, α-dimethyl benzenepropanoic acid α, α-二甲基苯丙酸

3, 4-dimethyl benzoic acid (3, 4-xylylic acid) 3, 4-二甲基苯甲酸 (3, 4-木糖酸)

N, *N*-dimethyl benzyl amine *N*, *N*-二甲基苯甲胺

(1*S*)-6, 6-dimethyl bicycle[3.1.1]hept-2-en-2-methanol acetate (1*S*)-6, 6-二甲基二环[3.1.1]庚-2-烯-2-基甲醇乙酸酯

5, 5-dimethyl bicyclo[2.2.2]oct-2-one 5, 5-二甲基二环[2.2.2]辛-2-酮

6, 6-dimethyl bicyclo[3.1.1]hept-2-en-2-ethanol 6, 6-二甲基双环[3.1.1]庚-2-烯-2-乙醇

3, 3-dimethyl bicyclo[3.3.1]tetrasiloxane 3, 3-二甲基双环[3.3.1]四硅氧烷

3, 4′-dimethyl biphenyl 3, 4′-二甲基联苯

3-*O*-(2, 3-dimethyl butanoyl)-13-octanoyloxyingenol 3-*O*-(2, 3-二甲丁酰基)-13-辛酰氧基巨大戟烯醇

3-*O*-(2, 3-dimethyl butanoyl)-13-*O*-decanoyl ingenol 3-*O*-(2, 3-二甲丁酰基)-13-*O*-癸酰巨大戟烯醇

3-*O*-(2, 3-dimethyl butanoyl)-13-*O*-decanoyl-20-*O*-hexadecanoyl ingenol 3-*O*-(2, 3-二甲丁酰基)-13-*O*-十二酰基-20-*O*-棕榈酰基巨大戟烯醇

20-*O*-(2, 3-dimethyl butanoyl)-13-*O*-dodecanoyl ingenol 20-*O*-(2, 3-二甲基丁酰基)-13-*O*-十二酰巨大戟烯醇

3-*O*-(2, 3-dimethyl butanoyl)-13-*O*-dodecanoyl ingenol 3-*O*-(2, 3-二甲丁酰基)-13-*O*-十二酰巨大戟烯醇

3-*O*-(2, 3-dimethyl butanoyl)-13-*O*-dodecanoyl-20-*O*-[(9*Z*, 12*Z*)-octadec-9, 12-dienoyl]ingenol 3-*O*-(2, 3-二甲丁酰基)-13-*O*-十二酰基-20-*O*-[(9*Z*, 12*Z*)-十八碳-9, 12-二烯酰基]巨大戟萜醇

3-*O*-(2, 3-dimethyl butanoyl)-13-*O*-dodecanoyl-20-*O*-[octadec-(9*Z*)-enoyl]ingenol 3-*O*-(2, 3-二甲丁酰基)-13-*O*-十二酰基-20-*O*-[十八碳-(9*Z*)-烯氧基]巨大戟烯醇

3-*O*-(2, 3-dimethyl butanoyl)-13-*O*-dodecanoyl-20-*O*-acetyl ingenol 3-*O*-(2, 3-二甲丁酰基)-13-*O*-十二酰基-20-*O*-乙酰巨大戟烯醇

(3*S*, 5*R*)-5-*O*-(2, 3-dimethyl butanoyl)-13-*O*-dodecanoyl-20-*O*-deoxyingenol (3*S*, 5*R*)-5-*O*-(2, 3-二甲基丁酰基)-13-*O*-十二酰基-20-*O*-脱氧巨大戟烯醇

3-*O*-(2, 3-dimethyl butanoyl)-13-*O*-dodecanoyl-20-*O*-deoxyingenol 3-*O*-(2, 3-二甲丁酰基)-13-*O*-十二酰基-20-*O*-脱氧巨大戟烯醇

3-*O*-(2, 3-dimethyl butanoyl)-13-*O*-dodecanoyl-20-*O*-dodecanoyl ingenol 3-*O*-(2, 3-二甲丁酰基)-13-*O*-十二酰基-20-*O*-十二酰巨大戟烯醇

3-*O*-(2, 3-dimethyl butanoyl)-13-*O*-*n*-dodecanoyl-13-hydroxyingenol 3-*O*-(2, 3- 二甲丁酰基)-13-*O*- 正十二酰基 -13- 羟基巨大戟烯醇

3, 3-dimethyl butyl benzene 3, 3- 二甲基丁苯

3, 5-dimethyl butyl benzene 3, 5- 二甲基丁苯

7-(1, 1-dimethyl butyl)-7-(1, 1-dimethyl pentyl)tridecane 7-(1, 1- 二甲丁基)-7-(1, 1- 二甲戊基) 十三烷

dimethyl caffic acid 二甲基咖啡酸

dimethyl camphorate 樟脑二甲基酯

2, 5-dimethyl carbaldehyde 2, 5- 二甲基甲醛

4-(dimethyl carboxamido)benzoic acid 4-(二甲基甲酰胺基) 苯甲酸

3′, 4-*O*-dimethyl cedrusin 3′, 4-*O*- 二甲基雪松脂素

4α, 14α-dimethyl cholest-5α-9(11)-en-3β-ol 4α, 14α- 二甲基胆甾 -5α-9(11)- 烯 -3β- 醇

4, 4-dimethyl cholest-6, 22, 24-triene 4, 4- 二甲基胆甾 -6, 22, 24- 三烯

4α, 24-dimethyl cholest-7, 24-dienol 4α, 24- 二甲基胆甾 -7, 24- 二烯醇

(24*R*)-4α, 24-dimethyl cholest-7, 25-dien-3β-ol acetate (24*R*)-4α, 24- 二甲基胆甾 -7, 25- 二烯 -3β- 醇乙酸酯

2, 2-dimethyl chroman-3, 6-diol 2, 2- 二甲基色烷 -3, 6- 二醇

2, 2-dimethyl chroman-6-carboxylic acid 2, 2- 二甲基色烷 -6- 甲酸

2, 2-dimethyl chromen-7-methoxy-6-*O*-β-D-glucopyranoside 2, 2- 二甲基色烯 -7- 甲氧基 -6-*O*-β-D- 吡喃葡萄糖苷

2, 2-dimethyl chromen-7-*O*-β-D-glucopyranoside 2, 2- 二甲基色烯 -7-*O*-β-D- 吡喃葡萄糖苷

1, 5-dimethyl citrate 柠檬酸 -1, 5- 二甲酯

L-1, 5-dimethyl citrate L- 柠檬酸 -1, 5- 二甲酯

N, *N*-dimethyl coniine *N*, *N*- 二甲基毒芹碱

N-dimethyl conoduramine *N*- 二甲榴花胺

6, 7-dimethyl coumarin 6, 7- 二甲基香豆素

dimethyl curcumin 二甲基姜黄素

dimethyl cyanophosphine 二甲基氰膦

24, 24-dimethyl cycloart-25-enol acetate 24, 24- 二甲基 -25- 环木菠萝烯醇乙酸酯

5, 5′-[(1*R*, 2*R*, 3*R*, 4*S*)-3, 4-dimethyl cyclobutane-1, 2-diyl]bis(1, 2, 4-trimethoxybenzene) 5, 5′-[(1*R*, 2*R*, 3*R*, 4*S*)-3, 4- 二甲基环丁烷 -1, 2- 二基] 二 (1, 2, 4- 三甲氧基苯)

2, 4-dimethyl cyclohexanol 2, 4- 二甲基环己醇

2, 5-dimethyl cyclohexanol 2, 5- 二甲基环己醇

2, 6-dimethyl cyclohexanol 2, 6- 二甲基环己醇

3, 4-dimethyl cyclohexanol 3, 4- 二甲基环己醇

cis-1, 3-dimethyl cyclopentane 顺式 -1, 3- 二甲基环戊烷

1, 2-dimethyl cyclopentane 1, 2- 二甲基环戊烷

1, 3-dimethyl cyclopentane 1, 3- 二甲基环戊烷

2, 2-dimethyl cyclotrisiloxane 2, 2- 二甲基环三硅氧烷

dimethyl deangeloyl schisantherin F 二甲基去当归酰华中五味子酯 F

2, 3-dimethyl decalin 2, 3- 二甲基萘烷

2, 3-dimethyl decane 2, 3- 二甲基癸烷

2, 6-dimethyl decane 2, 6- 二甲基癸烷

3, 7-dimethyl decane 3, 7- 二甲基癸烷

3, 3-dimethyl decene 3, 3- 二甲基癸烯

dimethyl decyl acetate 二甲基乙酸癸酯

dimethyl dicarboxylate biphenyl (dimethyl-4, 4′-dimethoxy-5, 6, 5′, 6′-dimethylene-dioxybiphenyl-2, 2′-dicarboxylate, α-DDB) α- 联苯双酯 (二甲基 -4, 4′- 二甲氧基 -5, 6, 5′, 6′- 二亚甲基 - 二氧联苯 -2, 2′- 二甲酸酯)

dimethyl dichlorovinyl phosphate 敌敌畏 (二氯乙烯基二甲基磷酸酯)

dimethyl disulfide 二甲基二硫化物 (二甲基二硫醚、二硫化二甲基)

4, 6-dimethyl dodecane 4, 6- 二甲基十二烷

3, 4′-*O*-dimethyl ellagic acid 3, 4′-*O*- 二甲基鞣花酸 (3, 4′-*O*- 二甲基并没食子酸)

3, 4′-*O*-dimethyl ellagic acid-4-*O*-α-L-rhamnopyranoside 3, 4′-*O*- 二甲基鞣花酸 -4-*O*-α-L- 吡喃鼠李糖苷

6, 8-dimethyl emodin 大黄素 -6, 8- 二甲醚

4α, 14α-dimethyl ergost-5α-7, 9(11), 24(28)-trien-3β-ol 4α, 14α- 二甲基麦角甾 -5α-7, 9(11), 24(28)- 三烯 -3β- 醇

4α, 14α-dimethyl ergost-7, 9(11), 24(28)-trien-5α-3β-ol 4α, 14α- 二甲基麦角甾 -7, 9(11), 24(28)- 三烯 -5α-3β- 醇

4α, 14α-dimethyl ergost-8, 24(28)-dien-3β-hydroxy-5α-7, 11-dione 4α, 14α- 二甲基麦角甾 -8, 24(28)- 二烯 -3β- 羟基 -5α-7, 11- 二酮

4α, 14α-dimethyl ergost-8, 24(28)-dien-3β-hydroxy-5α-7-one 4α, 14α- 二甲基麦角甾 -8, 24(28)- 二烯 -3β- 羟基 -5α-7- 酮

6, 7-dimethyl esculetin 6, 7- 二甲基七叶树内酯 (6, 7- 二甲基七叶内酯、6, 7- 二甲基七叶亭)

dimethyl esculetin　二甲基七叶内酯 (二甲基马栗树皮素)

N, *N*-dimethyl ethanolamine　*N*, *N*- 二甲基乙醇胺

dimethyl ether　二甲醚

3′, 4′-dimethyl ether-7-glucoside　3′, 4′- 二甲醚 -7- 葡萄糖苷

5-(1, 1-dimethyl ethyl)-1, 3-cyclodecadiene　5-(1, 1- 二甲基 - 乙基)-1, 3- 环癸二烯

2-(1, 1-dimethyl ethyl)-3-methyl oxirane　2-(1, 1- 叔丁基)-3- 环氧乙烷

4-(1, 1-dimethyl ethyl)benzenemethanol　4- 叔丁基苯甲醇 [4-(1, 1- 二甲乙基) 苯甲醇]

3-(1, 1-dimethyl ethyl)phenol　3-(1, 1- 二甲基乙基) 苯酚

1, 1′-dimethyl ferrocene　1, 1′- 二甲基二茂铁

N, *N*-dimethyl formamide　*N*, *N*- 二甲基甲酰胺

N, *N*′-dimethyl formamide-4, 4′-methylene dianiline　*N*, *N*′- 二甲基甲酰 -4, 4′- 亚甲基双苯胺

dimethyl fraxetin　二甲基白蜡树亭

2, 5-dimethyl furan　2, 5- 二甲基呋喃

5, 5′-dimethyl furfural ether　5, 5′- 二甲基糠醛醚

dimethyl furopinarine　二甲基呋喃皮纳灵

11-*O*-(3′, 4′-dimethyl galloyl)bergenin　11-*O*-(3′, 4′- 二甲基没食子酰基) 岩白菜素

dimethyl glycine　二甲基甘氨酸

N, *N*-dimethyl glycine methyl ester　*N*, *N*- 二甲基甘氨酸甲酯

dimethyl gomisin J　二甲基北五味子素 (二甲基戈米辛) J

6, 7-dimethyl heptacosane　6, 7- 二甲基二十七烷

2, 6-dimethyl heptadecane　2, 6- 二甲基十七烷

2, 6-dimethyl heptalene　2, 6- 二甲基庚搭烯

2, 3-dimethyl heptane　2, 3- 二甲基庚烷

2, 4-dimethyl heptane　2, 4- 二甲基庚烷

2, 6-dimethyl heptane　2, 6- 二甲基庚烷

4, 4-dimethyl heptanedioic acid　4, 4- 二甲基庚二酸

4-dimethyl heptanedioic acid　4- 二甲基庚二酸

7, 9-dimethyl hexadecane　7, 9- 二甲基十六烷

2, 3-dimethyl hexane　2, 3- 二甲基己烷

2, 4-dimethyl hexane　2, 4- 二甲基己烷

3, 3-dimethyl hexane　3, 3- 二甲基己烷

N, *N*-dimethyl histamine　*N*, *N*- 二甲基组胺

dimethyl hydrazinylidene　二甲基肼亚基

2, 3-dimethyl hydroquinone　2, 3 二甲基氢醌

dimethyl isodiazene　二甲基异乙氮烯

dimethyl isohemipate　异半蒎酸二甲酯

6, 8-dimethyl kaempferol-3-*O*-α-L-rhamnoside　6, 8- 二甲基山柰酚 -3-*O*-α-L- 鼠李糖苷

7, 7″-dimethyl lanaraflavone　7, 7″- 二甲基拉亚纳黄酮

O, *O*-dimethyl lirioresinol A (epiyangambin)　鹅掌楸树脂酚 A 二甲醚 (表扬甘比胡椒素)

dimethyl lithospermate　紫草酸二甲酯

9′, 9‴-dimethyl lithospermate B　9′, 9‴- 紫草酸 B 二甲酯

dimethyl lithospermate B　紫草酸 B 二甲酯

L-dimethyl malate　L- 苹果酸二甲酯

dimethyl matairesinol　二甲基穗罗汉松树脂酚 (二甲基罗汉松脂素)

21α, 25-dimethyl melianodiol　21α, 25- 二甲基苦楝二醇

21β, 25-dimethyl melianodiol　21β, 25- 二甲基苦楝二醇

dimethyl *meso*-tartrate　内消旋 - 酒石酸二甲酯

dimethyl metahemipate　间半蒎酸二甲酯

dimethyl mucic acid　黏酸二甲酯

1, 3-*O*-dimethyl myoinositol　1, 3-*O*- 二甲基肌肉肌醇

7, 4′-*O*-dimethyl myricetin-3-*O*-(*R*)-L-rhamnopyranoside　7, 4′-*O*- 二甲基杨梅素 -3-*O*-(*R*)-L- 吡喃鼠李糖苷

1, 7-dimethyl naphthalene　1, 7- 二甲基萘

2, 6-dimethyl naphthalene　2, 6- 二甲基萘

2, 7-dimethyl naphthalene　2, 7- 二甲基萘

2, 2-dimethyl naphthol [1, 2-*b*]pyran　2, 2- 二甲基萘酚并 [1, 2-*b*] 吡喃

dimethyl nonanedioate　壬二酸甲酯

dimethyl nonanedioate (dimethyl azelate)　壬二酸二甲酯 (杜鹃花酸二甲酯)

(6, 7-*threo*)-3, 7-dimethyl oct-1, 2, 6, 7-tetraol　(6, 7- 苏式)-3, 7- 二甲基辛 -1, 2, 6, 7- 四醇

(6, 7-*erythro*)-3, 7-dimethyl oct-3(10)-en-1, 2, 6, 7, 8-pentol　(6, 7- 赤式)-3, 7- 二甲基辛 -3(10)- 烯 -1, 2, 6, 7, 8- 五醇

(2*S*, 6ζ)-3, 7-dimethyl oct-3(10)-en-1, 2, 6, 7-tetrahydroxy-1-*O*-β-D-glucopyranoside　(2*S*, 6ζ)-3, 7- 二甲基辛 -3(10)- 烯 -1, 2, 6, 7- 四羟基 -1-*O*-β-D- 吡喃葡萄糖苷

(2*S*, 6ζ)-3, 7-dimethyl oct-3(10)-en-1, 2, 6, 7-tetrahydroxy-2-*O*-β-D-glucopyranoside　(2*S*, 6ζ)-3, 7- 二甲基辛 -3(10)- 烯 -1, 2, 6, 7- 四羟基 -2-*O*-β-D- 吡喃葡萄糖苷

2, 6-dimethyl octane　2, 6- 二甲基辛烷

cis-2, 3-dimethyl oxirane　顺式 -2, 3- 二甲基环氧乙烷

1, 2-dimethyl oxirane　1, 2- 二甲基环氧乙烷

dimethyl paxanthonin 二甲基金丝梅屾酮宁

2, 4-dimethyl pentanal 2, 4- 二甲基庚醛

3, 3-dimethyl pentane 3, 3 - 二甲基戊烷

3-dimethyl pentane 3- 二甲基戊烷

2, 3-dimethyl phenol 2, 3- 二甲基苯酚

2, 4-dimethyl phenol 2, 4- 二甲基苯酚

2, 6-dimethyl phenol 2, 6- 二甲基苯酚

3, 4-dimethyl phenol 3, 4- 二甲基苯酚

2, 2-dimethyl phenyl acetate 2, 2- 二甲基苯乙酸酯

N, *N*-dimethyl phenyl alanine *N*, *N*- 二甲基苯丙氨酸

β, β-dimethyl phenyl propionic acid methyl ester β, β-二甲基苯丙酸甲酯

3-(2, 5-dimethyl phenyl)-1-(2-hydroxyphenyl)propenone 3-(2, 5- 二甲基苯基)-1-(2- 羟苯基) 丙烯酮

3, 4-dimethyl phenylethylene (3, 4-dimethyl styrene) 3, 4- 二甲基苯乙烯 (3, 4- 二甲基苏合香烯)

N, *N'*-dimethyl phlegmarine *N*, *N'*- 二甲基马尾杉碱

dimethyl phosphonate 膦酸二甲酯

dimethyl phthalate 邻苯二甲酸二甲酯 (酞酸二甲酯)

N, *N*-dimethyl physoperuvinium salt *N*, *N*- 二甲基灯笼草碱盐

1, 3-dimethyl phytyl ether 1, 3- 二甲基植基醚

L-2, 6-dimethyl piperidine L-2, 6- 二甲基哌啶

9-(2′, 2′-dimethyl propanoilhydrazono)-3, 6-dichloro-2, 7-bis-2[2-(diethyl amino)-ethoxy]fluorine 9-(2′, 2′-二甲基丙苯腙)-3, 6- 二氯 -2, 7- 双 -2[2-(二乙胺)-乙氧基] 芴

2, 2-dimethyl propanol 2, 2- 二甲基丙醇

3-(γ, γ-dimethyl propenyl)moracin M 3-(γ, γ- 二甲基丙烯基) 桑辛素 M

α, α-dimethyl propionyl shikonin α, α- 二甲基丙酰基紫草素

N-(2, 2-dimethyl propyl)-2-methyl-*N*-(2-methyl prop-2-en-1-yl)prop-2-en-1-amine *N*-(2, 2- 二甲丙基)-2- 甲基 -*N*-(2- 甲基丙 -2- 烯 -1- 基) 丙 -2- 烯 -1- 胺

(2, 2-dimethyl propyl)bis(2-methyl prop-2-en-1-yl)amine (2, 2- 二甲丙基) 双 (2- 甲基丙 -2- 烯 -1- 基) 胺

(2, 2-dimethyl propyl)bis(2-methyl prop-2-en-1-yl)azane (2, 2- 二甲丙基) 双 (2- 甲基丙 -2- 烯 -1- 基) 氮烷

2-dimethyl propyl-2-methyl butanoate 2- 甲基丁酸 -2-二甲基丙酯

6, 6-dimethyl pyrano[2″, 3″:7, 6]-5-hydroxy-8-methyl flavanone 6, 6- 二甲基吡喃酮并 [2″, 3″:7, 6]-5- 羟基 -8- 甲基黄烷酮

2, 5-dimethyl pyrazine 2, 5- 二甲基吡嗪

2, 6-dimethyl pyrazine 2, 6- 二甲基吡嗪

7, 8-dimethyl pyrazino[2, 3-*g*]quinazolin-2, 4-(1*H*, 3*H*)-dione 7, 8- 二甲基吡嗪并 [2, 3-*g*] 喹唑啉 -2, 4-(1*H*, 3*H*)- 二酮

3, 3′-dimethyl quercetin 3, 3′- 二甲基槲皮素

3′, 4′-dimethyl quercetin 3′, 4′- 二甲基槲皮素

3, 4′-*O*-dimethyl quercetin 3, 4′-*O*- 二甲基槲皮素

3, 7-dimethyl quercetin 3, 7- 二甲基槲皮素

3, 7-*O*-dimethyl quercetin 3, 7-*O*- 二甲基槲皮素

7, 4′-dimethyl quercetin 7, 4′- 二甲基槲皮素

3, 4′-dimethyl quercetin-3-*O*-β-D-glucoside 3, 4′- 二甲基槲皮素 -3-*O*-β-D- 葡萄糖苷

2, 6-dimethyl quinoline 2, 6- 二甲基喹啉

dimethyl sarpagines N_a, N_b 二甲基萨杷晋碱 N_a、N_b

dimethyl sebacate 癸二酸二甲酯

dimethyl secologanoside 二甲基四乙酰开环番木鳖苷

dimethyl secoxyloganoside 二甲基开环氧代马钱子苷

2, 2-dimethyl spiro[5.7]hexasilazane 2, 2- 二 甲 基 螺[5.7] 六硅氮烷

3, 5-dimethyl styrene 3, 5- 二甲基苏合香烯

dimethyl styrene 二甲基苯乙烯 (二甲基苏合香烯)

α-dimethyl styrene α- 二甲基苏合香烯 (α- 二甲基苯乙烯)

p-α-dimethyl styrene 对 -α- 二甲基苏合香烯

3, 4-dimethyl styrene (3, 4-dimethyl phenylethylene) 3, 4- 二甲基苏合香烯 (3, 4- 二甲基苯乙烯)

dimethyl sulfide 二甲基硫醚 (二甲硫醚、二甲基硫化物)

dimethyl sulfone (dimethyl sulphone) 二甲砜 (二甲基砜)

N, *N*-dimethyl taurine *N*, *N*- 二甲基牛磺酸

dimethyl tectorigenin 二甲基鸢尾苷元

N, *N*-dimethyl terephthalamic acid *N*, *N*- 二甲基对苯甲酰胺甲酸

dimethyl terephthalate 二甲基对苯二甲酸酯

2, 2-dimethyl tetradecane 2, 2- 二甲基十四烷

dimethyl tetrasulfide 二甲基四硫化物 (二甲基四硫醚)

2, 4-dimethyl thiazole 2, 4- 二甲基噻唑

2, 5-dimethyl thiazole 2, 5- 二甲基噻唑

1, 2-dimethyl thioethylene 1, 2- 二甲硫基乙烯

N, N-dimethyl thioformamide *N*, *N*- 二甲基硫代甲酰胺

2, 4-dimethyl thiophene　2, 4- 二甲基噻吩

dimethyl thiosulfinate　二甲基硫代亚磺酸酯

dimethyl thujaplicatin　二甲基北美乔柏素

19, 21-dimethyl triacont-17, 22, 24, 26, 28-pentaen-1-oic acid　19, 21- 二甲基三十碳 -17, 22, 24, 26, 28- 五烯 -1- 酸

2, 29-dimethyl triacontane　2, 29- 二甲基三十烷

dimethyl triacontanedioate　三十碳二酸二甲酯

dimethyl trioxidane　二甲基丙氧烷

dimethyl trisulfide　二甲基三硫化物 (二甲基三硫醚)

N, *N*-dimethyl tryptamine　*N*, *N*- 二甲基色胺

N, *N*-dimethyl tryptamine methohydroxide　*N*, *N*- 二甲基色胺甲基氢氧化物

N, *N*-dimethyl tryptamine methyl hydroxide　*N*, *N*- 二甲基色胺甲基羟化物

N, *N*-dimethyl tryptamine *N*-oxide　*N*, *N*- 二甲基色胺 *N*- 氧化物

N, *N*-dimethyl tryptophane　*N*, *N*- 二甲基色氨酸

(*S*)-(+)-N_b, N_b-dimethyl tryptophane methyl ester　(*S*)-(+)-N_b, N_b- 二甲基色氨酸甲酯

N, *N*-dimethyl tryptophane methyl ester　*N*, *N*- 二甲基色氨酸甲酯

N, *N*-dimethyl tyramine (hordenine)　*N*, *N*- 二甲基酪胺 (大麦芽碱、大麦芽胺、大麦碱)

3, 4-dimethyl umbelliferone　3, 4- 二甲基伞形酮

(*E*)-6, 10-dimethyl undec-5, 9-dien-2-one　(*E*)-6, 10- 二甲基十一碳 -5, 9- 二烯 -2- 酮

2, 4-dimethyl undecane　2, 4- 二甲基十一烷

2, 5-dimethyl undecane　2, 5- 二甲基十一烷

2, 6-dimethyl undecane　2, 6- 二甲基十一烷

3, 6-dimethyl undecane　3, 6- 二甲基十一烷

N, *N*-dimethyl urea　*N*, *N*- 二甲基尿素

4-*O*, 8-*O*-dimethyl-(1*S*, 2*E*, 4*R*, 6*E*, 8*S*, 11*E*)-2, 6, 11-cembr-trien-4, 8-diol　4-*O*, 8-*O*- 二甲基 -(1*S*, 2*E*, 4*R*, 6*E*, 8*S*, 11*E*)-2, 6, 11- 烟草三烯 -4, 8- 二醇

4-*O*, 6-*O*-dimethyl-(1*S*, 2*E*, 4*R*, 7*E*, 11*E*)-2, 7, 11-cembr-trien-4, 6-diol　4-*O*, 6-*O*- 二甲基 -(1*S*, 2*E*, 4*R*, 7*E*, 11*E*)-2, 7, 11- 烟草三烯 -4, 6- 二醇

1, 4-dimethyl-1, 2, 3, 4-tetrahydronaphthalene　1, 4- 二甲基 -1, 2, 3, 4- 四氢萘

6, 7-dimethyl-1, 2, 3, 5, 8, 8a-hexahydronaphthalene　6, 7- 二甲基 -1, 2, 3, 5, 8, 8a- 六氢萘

3, 5-dimethyl-1, 2, 4-trithiane　3, 5- 二甲基 -1, 2, 4- 三噻烷

3, 7-dimethyl-1, 3, 6-octatriene　3, 7- 二甲基 -1, 3, 6- 辛三烯

2, 5-dimethyl-1, 3-benzenediol　2, 5- 二甲基 -1, 3- 苯二酚

5, 5-dimethyl-1, 3-cyclopentadiene　5, 5- 二甲基 -1, 3- 环戊二烯

5, 5-dimethyl-1, 3-dioxy-2-one　5, 5- 二甲基 -1, 3- 二氧基 -2- 酮

(*E*, *E*, *E*)-1, 7-dimethyl-1, 4, 7-cyclodecatriene (pregeijerene B)　(*E*, *E*, *E*)-1, 7- 二甲基 -1, 4, 7- 环癸三烯 (前盖介烯 B)

2, 3-dimethyl-1, 4-bis-(3, 4-methylenedioxyphenyl) butan-1-ol　2, 3- 二甲基 -1, 4- 双 -(3, 4- 亚甲二氧苯基)-1- 丁醇

(*Z*, *Z*)-2, 3-dimethyl-1, 4-butanedithial-S, S′-dioxide　(*Z*, *Z*)-2, 3- 二甲基 -1, 4- 丁烷二硫 -S, S′- 二氧化物

3, 7-dimethyl-1, 5, 7-octatrien-3-ol (hotrienol)　3, 7- 二甲基 -1, 5, 7- 辛三烯 -3- 醇 (樟三烯醇、脱氢芳樟醇)

7, 11-dimethyl-1, 6, 10-dodecatriene　7, 11- 二甲基 -1, 6, 10- 十二碳三烯

3, 7-dimethyl-1, 6-decadien-3-hydroxy-4-one　3, 7- 二甲基 -1, 6- 癸二烯 -3- 羟基 -4- 酮

6, 10-dimethyl-1, 6-dien-12-dodecanol　6, 10- 二甲基 -1, 6- 二烯基 -12- 十二醇

3, 7-dimethyl-1, 6-octadecadien-3-ol　3, 7- 二甲基 -1, 6- 十八二烯 -3- 醇

3, 7-dimethyl-1, 6-octadien-3-ol　3, 7- 二甲基 -1, 6- 辛二烯 -3- 醇

2, 7-dimethyl-1, 6-octadiene　2, 7- 二甲基 -1, 6- 辛二烯

5, 7-dimethyl-1, 6-octadiene　5, 7- 二甲基 -1, 6- 辛二烯

2, 6-dimethyl-1, 8-octadiol　2, 6- 二甲基 -1, 8- 辛二醇

3, 7-dimethyl-1, 3, 7-octatriene　3, 7- 二甲基 -1, 3, 7- 辛三烯

3, 7-dimethyl-10-(1-methyl ethene)-3, 7-cyclodecadien-1-one　3, 7- 二甲基 -10-(1- 甲基亚甲基)-3, 7- 环癸二烯 -1- 酮

7, 11-dimethyl-10-dodecen-1-ol　7, 11- 二甲基 -10- 十二烯 -1- 醇

(3*E*, 6*E*)-2, 6-dimethyl-10-oxo-3, 6-undecadien-2-ol　(3*E*, 6*E*)-2, 6- 二甲基 -10- 氧亚基 -3, 6- 十一碳二烯 -2- 醇

4, 6-dimethyl-11-dimethoxymethyl-1-oxo-4*H*, 2, 3-dihydronaphthofuran　4, 6- 二甲基 -11- 二甲氧甲基 -1- 氧亚基 -4*H*, 2, 3- 二氢萘并呋喃

4, 6-dimethyl-11-formyl-1-oxo-4*H*, 2, 3-dihydronaphthofuran 4, 6- 二甲基 -11- 甲酰基 -1- 氧亚基 -4*H*, 2, 3- 二氢萘并呋喃

2, 3-dimethyl-1-butanol 2, 3- 二甲基 -1- 丁醇

6, 7-dimethyl-1-D-ribityl quinoxaline-2, 3(1*H*, 4*H*)-dione-5′-*O*-β-D-glucopyranoside 6, 7- 二甲基 -1-D- 核糖醇基 - 喹噁啉 -2, 3(1*H*, 4*H*)- 二酮 -5′-*O*-β-D- 吡喃葡萄糖苷

2, 5-dimethyl-1-heptane 2, 5- 二甲基 -1- 庚烷

1, 2-dimethyl-1*H*-imidazole 1, 2- 二甲基 -1*H*- 咪唑

3, 7-dimethyl-1-octane 3, 7- 二甲基 -1- 辛烷

3, 7-dimethyl-1-octene 3, 7- 二甲基 -1- 辛烯

4, 4-dimethyl-1-pentene 4, 4- 二甲基 -1- 戊烯

3, 4-dimethyl-1-phenyl-3-pyrazolin-5-one 3, 4- 二甲基 -1- 苯基 -3- 吡唑啉 -5- 酮

4, 7-dimethyl-1-tetralone 4, 7- 二甲基 -1- 四氢萘酮

(2*S*)-1, 4-dimethyl-2-(1*H*-pyrrol-2′-carbonyloxy)malate (2*S*)-1, 4- 二甲基 -2-(1*H*- 吡咯 -2′- 甲酰氧基) 苹果酸酯

1, 1-dimethyl-2-(3-methyl-1, 3-butadiene)cyclopropane 1, 1- 二甲基 -2-(3- 甲基 -1, 3- 丁二烯基) 环丙烷

1, 1-dimethyl-2-(propan-2-ylidene)hydrazine 1, 1- 二甲基 -2-(丙 -2- 亚基) 肼

2-(4a, 8-dimethyl-2, 3, 4, 4a, 5, 6, 7, 8-octahydro-2-naphthalenyl)-2-propanol 2-(4a, 8- 二甲基 -2, 3, 4, 4a, 5, 6, 7, 8- 八氢 -2- 萘基)-2- 丙醇

1, 2-dimethyl-2, 3-dihydro-1-indole 1, 2- 二甲基 -2, 3- 二氢 -1- 吲哚

3β, 6-dimethyl-2, 3-dihydrobenzofuran-2α-ol 3β, 6- 二甲基 -2, 3- 二氢苯并呋喃 -2α- 醇

3β, 6-dimethyl-2, 3-dihydrobenzofuran-2α-ol acetate 3β, 6- 二甲基 -2, 3- 二氢苯并呋喃 -2α- 醇乙酸酯

3β, 6-dimethyl-2, 3-dihydrobenzofuran-2β-ol 3β, 6- 二甲基 -2, 3- 二氢苯并呋喃 -2β- 醇

3β, 6-dimethyl-2, 3-dihydrobenzofuran-2β-ol acetate 3β, 6- 二甲基 -2, 3- 二氢苯并呋喃 -2β- 醇乙酸酯

3β, 6-dimethyl-2, 3-dihydrobenzofuran-2β-*O*-β-D-glucopyranoside 3β, 6- 二甲基 -2, 3- 二氢苯并呋喃 -2β-*O*-β-D- 吡喃葡萄糖苷

2-(1, 4a-dimethyl-2, 3-dihydroxydecahydronaphthalen-7-yl)isopropyl glucoside 2-(1, 4a- 二甲基 -2, 3- 二羟基十氢萘 -7- 基) 异丙基葡萄糖苷

2, 3-dimethyl-2, 4, 6-cycloheptatrien-1-one 2, 3- 二甲基 -2, 4, 6- 环庚三烯 -1- 酮

3, 4-dimethyl-2, 4, 6-octatriene 3, 4- 二甲基 -2, 4, 6- 辛三烯

2, 5-dimethyl-2, 4-hexadiene 2, 5- 二甲基 -2, 4- 己二烯

1, 4-dimethyl-2, 5-bis(1-methyl ethyl)benzene 1, 4- 二甲基 -2, 5- 二 (1- 甲乙基) 苯

2β-(3, 4-dimethyl-2, 5-dihydro-1H-pyrrol-2-yl)-1′-methyl ethyl pentanoate 2β-(3, 4- 二甲基 -2, 5- 二氢 -1H- 吡咯 -2- 基)-1′- 甲乙基戊酸酯

3, 4-dimethyl-2, 5-dioxo-2, 5-dihydrothiophene 3, 4- 二甲基 -2, 5- 二氧亚基 -2, 5- 二羟基噻吩

6, 11-dimethyl-2, 6, 10-dodecatrien-1-ol 6, 11- 二甲基 -2, 6, 10- 十二碳三烯 -1- 醇

10, 10-dimethyl-2, 6-bi(methylene)bicyclo[7.2.0]undecane 10, 10- 二甲基 -2, 6- 二 (亚甲基) 二环 [7.2.0] 十一烷

(2*E*, 6*Z*)-3, 7-dimethyl-2, 6-octadien-1, 8-diol (2*E*, 6*Z*)-3, 7- 二甲基 -2, 6- 辛二烯 -1, 8- 二醇

(*E*)-3, 7-dimethyl-2, 6-octadien-1-ol (*E*)-3, 7- 二甲基 -2, 6- 辛二烯 -1- 醇

(*Z*)-3, 7-dimethyl-2, 6-octadien-1-ol (*Z*)-3, 7- 二甲基 -2, 6- 辛二烯 -1- 醇

3, 7-dimethyl-2, 6-octadien-1-ol 3, 7- 二甲基 -2, 6- 辛二烯 -1- 醇

2, 4-dimethyl-2, 6-octadiene 2, 4- 二甲基 -2, 6- 辛二烯

3, 7-dimethyl-2, 6-octadien-l-ol acetate 3, 7- 二甲基 -2, 6- 辛二烯 -1- 醇乙酸酯

3-(3′, 7′-dimethyl-2′, 6′-octadienyl)-4-methoxybenzoic acid 3-(3′, 7′- 二甲基 -2′, 6′- 辛二烯基)-4- 甲氧基苯甲酸

4-[3′, 7′-dimethyl-2′, 6′-octadienyl]-2-formyl-3-hydroxy-5-methoxybenzyl alcohol 4-[3′, 7′- 二甲基 -2′, 6′- 辛二烯基]-2- 甲酰基 -3- 羟基 -5- 甲氧基苄醇

5-(2′*E*)-3′, 7′-dimethyl-2′, 6′-octadienyl]-4-hydroxy-6-methoxy-1-isoindolinone 5-[(2′*E*)-3′, 7′- 二甲基 -2′, 6′- 辛二烯基]-4- 羟基 -6- 甲氧基 -1- 异吲哚酮

2-[(2′*E*)-3′, 7′-dimethyl-2′, 6′-octadienyl]-4-methoxy-6-methyl phenol 2-[(2′*E*)-3′, 7′- 二甲基 -2′, 6′- 辛二烯基]-4- 甲氧基 -6- 甲基苯酚

2-[(2*E*)-3, 7-dimethyl-2, 6-octadienyl]-6-methyl-2, 5-cyclohexadien-1, 4-dione 2-[(2*E*)-3, 7- 二甲基 -2, 6- 辛二烯]-6- 甲基 -2, 5- 环己二烯 -1, 4- 二酮

(2*E*)-1, 4-dimethyl-2-[(4-hydroxyphenyl)methyl]-2-butenedioic acid (2*E*)-1, 4- 二甲基 -2-[(4- 羟苯基) 甲基]-2- 丁烯二酸

(+)-24, 24-dimethyl-25, 32-cyclo-5α-lanost-9(11)-en-3β-ol (+)-24, 24- 二甲基 -25, 32- 环 -5α- 羊毛脂 -9(11)- 烯 -3β- 醇

3, 5-dimethyl-2-cyclohexen-1-one 3, 5- 二甲基 -2- 环己烯 -1- 酮

4, 5-dimethyl-2-cyclohexen-1-one 4, 5- 二甲基 -2- 环己烯 -1- 酮

2, 2-dimethyl-2*H*-1-benzopyran-6-carboxylic acid methyl ester 2, 2- 二甲基 -2*H*-1- 苯并吡喃 -6- 甲酸甲酯

4, 8-dimethyl-2-hexadecanol 4, 8- 二甲基 -2- 十六醇

3, 4-dimethyl-2-hexanone 3, 4- 二甲基 -2- 己酮

7, 8-(2, 2-dimethyl-2*H*-pyran)-5, 2′-dihydroxy-4′-methoxyflavanonol 7, 8-(2, 2- 二甲基 -2*H*- 吡喃)-5, 2′- 二羟基 -4′- 甲氧基黄烷酮醇

6, 6-dimethyl-2-methylbicyclo[3.1.1]hept-2-ene 6, 6- 二甲基 -2- 甲基双环 [3.1.1] 庚 -2- 烯

7, 7-dimethyl-2-methylene bicyclo[2.2.1]heptane 7, 7- 二甲基 -2- 亚甲基双环 [2.2.1] 庚烷

6, 6-dimethyl-2-methylene bicyclo[3.1.1]-3-heptanol 6, 6- 二甲基 -2- 亚甲基双环 [3.1.1] 庚 -3- 醇

6, 6-dimethyl-2-methylene-(1*S*)-bicyclo[3.1.1]heptane 6, 6- 二甲基 -2- 亚甲基 -(1*S*)- 双环 [3.1.1] 庚烷

(1*S*)-6, 6-dimethyl-2-methylenebicyclo[3.1.1]heptane (1*S*)-6, 6- 二甲基 -2- 亚甲基双环 [3.1.1] 庚烷

6, 6-dimethyl-2-methylene-bicyclo[3.1.1]heptane 6, 6 - 二甲基 -2- 亚甲基二环 [3.1.1] 庚烷

α, β-dimethyl-2-naphthalene ethanol α, β- 二甲基 -2- 萘乙醇

6, 10-dimethyl-2-undecane 6, 10- 二甲基 -2- 十一烷

6, 10-dimethyl-2-undecanone 6, 10- 二甲基 -2- 十一酮

4, 4-dimethyl-3-(3-methylbut-2-enylidene)oct-2, 7-dione 4, 4- 二甲基 -3-(3- 甲基 -2- 亚丁烯基) 辛 -2, 7- 二酮

1, 1-dimethyl-3, 4-bis(isopropenyl)cyclohexane 1, 1- 二甲基 -3, 4- 二异丙烯基环己烷

5, 7-dimethyl-3′, 4′-di-*O*-methylene-(±)-epicatechin 5, 7- 二甲基 -3′, 4′- 亚甲二氧基消旋表儿茶素

3′, 4′-*O*-dimethyl-3, 4-*O, O*-methylene ellagic acid 3′, 4′-*O*- 二甲基 -3, 4-*O, O*- 亚甲基并没食子酸

(3*S*)-2, 2-dimethyl-3, 5-dihydroxy-8-hydroxymethyl-3, 4-dihydro-2*H*, 6*H*-benzo[1, 2-*b*:5, 4-*b*′]dipyran-6-one (3*S*)-2, 2- 二甲基 -3, 5- 二羟基 -8- 羟甲基 -3, 4- 二氢 -2*H*, 6*H*- 苯并 [1, 2-*b*:5, 4-*b*′] 二吡喃 -6- 酮

2, 6-dimethyl-3, 5-heptanedione 2, 6- 二甲基 -3, 5- 庚二酮

2, 6-dimethyl-3, 5-pyridine-dicarboxylic acid diethyl ester 2, 6- 二甲基 -3, 5- 吡啶二甲酸二乙酯

2, 5-dimethyl-3, 6-diselenanonane 2, 5- 二甲基 -3, 6- 二硒杂壬烷

3-(4, 8-dimethyl-3, 7-nonadienyl)furan 3-(4, 8- 二甲基 -3, 7- 壬二烯基) 呋喃

trans-3-(4, 8-dimethyl-3, 7-nonadienyl)furan 反式 -3-(4, 8- 二甲基 -3, 7- 壬二烯基) 呋喃

3, 7-dimethyl-3, 8-dihydrooctene 3, 7- 二甲基 -3, 8- 二氢辛烯

5, 6-dimethyl-3a, 4, 7, 7a-tetrahydro-1, 3-isobenzofurandione 5, 6- 二甲基 -3a, 4, 7, 7a- 四氢 -1, 3- 异苯并呋喃二酮

1-(1, 3-dimethyl-3-cyclohexan-1-yl)ethanone 1-(1, 3- 二甲基 -3- 环己烷 -1- 基) 乙酮

1-(1, 4-dimethyl-3-cyclohexen-1-yl)ethanone 1-(1, 4- 二甲基 -3- 环己烯 -1- 基) 乙酮

1, 10-*O*-dimethyl-3-dehydroargophyllin B diol 1, 10-*O*- 二甲基 -3- 脱氢绢毛向日葵素 B 二醇

2-(1, 4a-dimethyl-3-glucosyloxy-2-oxo-2, 3, 4, 4a, 5, 6, 7, 8-octahydronaphthalen-7-yl)-isopropanol glucoside 2-(1, 4a- 二甲基 -3- 葡萄糖氧基 -2- 氧亚基 -2, 3, 4, 4a, 5, 6, 7, 8- 八氢萘 -7- 基) 异丙醇葡萄糖苷

2, 3-dimethyl-3-hexen-2-one 2, 3- 二甲基 -3- 己烯 -2- 酮

(*E*)-7, 11-dimethyl-3-methylene-1, 6, 10-dodecatriene (*E*)-7, 11- 二甲基 -3- 亚甲基 -1, 6, 10- 十二碳三烯

7, 11-dimethyl-3-methylene-1, 6, 10-dodecatriene 7, 11- 二甲基 -3- 亚甲基 -1, 6, 10- 十二碳三烯

7, 11-dimethyl-3-methylene-1, 6, 10-dodectriene 法呢四烯

7, 11-dimethyl-3-methylene-1, 6-dodecadien-10, 11-dihydroxy-10-*O*-β-D-glucopyranosyl-(1 → 4)-β-D-glucopyranoside 7, 11- 二甲基 -3- 亚甲基 -1, 6- 十二碳二烯 -10, 11- 二羟基 -10-*O*-β-D- 吡喃葡萄糖基 -(1 → 4)-β-D- 吡喃葡萄糖苷

(1*S*)-2, 2-dimethyl-3-methylenebicyclo[3.1.1]heptane (1*S*)-2, 2- 二甲基 -3- 亚甲基双环 [3.1.1] 庚烷

(*E*)-4-(1, 5-dimethyl-3-oxo-1, 4-hexadienyl)benzoic acid (*E*)-4-(1, 5- 二甲基 -3- 氧亚基 -1, 4- 己二烯基) 苯甲酸

(*E*)-4-(1, 5-dimethyl-3-oxo-1-hexenyl)benzoic acid (*E*)-4-(1, 5- 二甲基 -3- 氧亚基 -1- 己烯基) 苯甲酸

(*R*)-4-(1, 5-dimethyl-3-oxo-4-hexenyl)benzoic acid (*R*)-4-(1, 5- 二甲基 -3- 氧亚基 -4- 己烯基) 苯甲酸

(*R*)-4-(1, 5-dimethyl-3-oxohexyl)benzoic acid (*R*)-4-(1, 5- 二甲基 -3- 氧亚基己基) 苯甲酸

2, 2-dimethyl-3-pentanone 2, 2- 二甲基 -3- 戊酮

(2′*S*, 3′*R*)-5-(*N*, *N*-dimethyl-3′-phenyl isoseryl)taxachitriene A (2′*S*, 3′*R*)-5-(*N*, *N*- 二甲基 -3′- 苯基异丝氨酰基) 中国紫杉三烯甲

2, 2-dimethyl-3-phenyl-propionic acid vinyl ester 2, 2- 二甲基 -3- 苯基丙酸乙烯酯

1, 2-dimethyl-3-vinyl-1, 4-cyclohexadiene 1, 2- 二甲基 -3- 乙烯基 -1, 4- 环己二烯

2, 5-dimethyl-3-vinyl-1, 4-hexadiene 2, 5- 二甲基 -3- 乙烯基 -1, 4- 己二烯

1, 7-dimethyl-4-(1-methyl ethyl)-spiro[4.5]dec-6-en-8-one 1, 7- 二甲基 -4-(1- 甲乙基)- 螺 [4.5] 癸 -6- 烯 -8- 酮

1, 8-dimethyl-4-(1-methylenyl)-spiro[4.5]dec-7-ene 1, 8- 二甲基 -4-(1- 甲烯基)- 螺 [4.5] 十 -7- 烯

1, 1-dimethyl-4, 4-diallyl-5-oxocyclohexyl-2-one 1, 1- 二甲基 -4, 4- 二烯丙基 -5- 氧亚基环己基 -2- 酮

dimethyl-4, 4′-dimethoxy-5, 6, 5′, 6′-dimethylene-dioxy-biphenyl-2, 2′-dicarboxylate (dimethyl dicarboxylate biphenyl, α-DDB) 二甲基 -4, 4′- 二甲氧基 -5, 6, 5′, 6′- 二亚甲基 - 二氧联苯 -2, 2′- 二甲酸酯 (α- 联苯双酯)

6, 8-dimethyl-4′, 5, 7-trihydroxyhomoisoflavone 6, 8- 二甲基 -4′, 5, 7- 三羟基高异黄酮

1, 6-dimethyl-4, 5-dihydropyrene-2, 7-diol 1, 6- 二甲基 -4, 5- 二氢芘 -2, 7- 二醇

2, 8-dimethyl-4, 6-nonanedione (diisovaleryl methane) 2, 8- 二甲基 -4, 6- 壬二酮 (二异戊酰基甲烷)

1, 2-dimethyl-4-[(*E*)-3′-methyl oxiranyl]benzene 1, 2- 二甲基 -4-[(*E*)-3′- 甲基环氧乙基] 苯

2, 6-dimethyl-4-heptanone 2, 6- 二甲基 -4- 庚酮

7-(1, 5-dimethyl-4-hexen-1-yl)-5-methyl-2, 3-dioxabicyclo[2.2.2]oct-5-ene 7-(1, 5- 二甲基 -4- 己烯 -1- 基)-5- 甲基 -2, 3- 二氧杂双环 [2.2.2] 辛 -5- 烯

5-(1, 5-dimethyl-4-hexenyl)-2-methyl-1, 3-cyclohexadiene 5-(1, 5- 二甲基 -4- 己烯基)-2- 甲基 -1, 3- 环己二烯

1-(1, 5-dimethyl-4-hexenyl)-4-methyl benzene 1-(1, 5- 二甲基 -4- 己烯基)-4- 甲基苯

2, 5-dimethyl-4-hydroxy-3(2*H*)-furanone 2, 5- 二甲基 -4- 羟基 -3(2*H*)- 呋喃酮

1, 6-dimethyl-4-isopropyl naphthalene 1, 6- 二甲基 -4- 异丙基萘

2, 5-dimethyl-4-methoxy-3(2*H*)-furanone 2, 5- 二甲基 -4- 甲氧基 -3(2*H*)- 呋喃酮

3, 5-dimethyl-4-methoxybenzoic acid 3, 5- 二甲基 -4- 甲氧基苯甲酸

2, 3-dimethyl-4-methoxyphenol 2, 3- 二甲基 -4- 甲氧基苯酚

2, 4-dimethyl-4-octanol 2, 4- 二甲基 -4- 辛醇

(1*S*, 5*S*, 10a*R*)-1-[(8′*S*, 8a′*R*)-8′, 8a′-dimethyl-4′-oxo-1′, 4′, 6′, 7′, 8′, 8a′-hexahydronaphthalen-2′-yl]-4-hydroxy-1, 4, 5, 10a-tetramethyl-1, 2, 3, 4, 5, 6, 7, 9, 10, 10a-dehydroanthracen-9-one (1*S*, 5*S*, 10a*R*)-1-[(8′*S*, 8a′*R*)-8′, 8a′- 二甲基 -4′- 氧亚基 -1′, 4′, 6′, 7′, 8′, 8a′- 六氢萘 -2′- 基]-4- 羟基 -1, 4, 5, 10a- 四甲基 -1, 2, 3, 4, 5, 6, 7, 9, 10, 10a- 脱氢蒽 -9- 酮

2, 3-dimethyl-4-quinolone 2, 3- 二甲基 -4- 喹诺酮

2, 7-dimethyl-5-(1-methyl-ethyl)-1, 8-nonadiene 2, 7- 二甲基 -5-(1- 甲乙基)-1, 8- 壬二烯

2, 3-dimethyl-5, 6-dithiabicyclo[2.1.1]hexane 5-oxide 2, 3- 二甲基 -5, 6- 二硫代二环 [2.1.1] 己烷 5- 氧化物

(5*E*)-6, 10-dimethyl-5, 9-undecadien-2-one (5*E*)-6, 10- 二甲基 -5, 9- 十一碳二烯 -2- 酮

6, 10-dimethyl-5, 9-undecadien-2-one 6, 10- 二甲基 -5, 9- 十一碳二烯 -2- 酮

2, 8-dimethyl-5-acetyl bicyclo[5.3.0]dec-1, 8-diene 2, 8- 二甲基 -5- 乙酰基双环 [5.3.0]-1, 8- 癸二烯

6″, 6″-dimethyl-5-hydroxy-3′, 4′-dimethoxypyrano[2″, 3″:7, 6]isoflavone 6″, 6″- 二甲基 -5- 羟基 -3′, 4′- 二甲氧基吡喃 [2″, 3″:7, 6] 异黄酮

6″, 6″-dimethyl-5-hydroxy-3′-methoxy-4′-hydroxy-pyrano[2″, 3″:7, 6]isoflavone 6″, 6″- 二甲基 -5- 羟基 -3′- 甲氧基 -4′- 羟基吡喃 [2″, 3″:7, 6] 异黄酮

2, 2-dimethyl-5-hydroxy-6-acetyl chromene 2, 2- 二甲基 -5- 羟基 -6- 乙酰基色烯

3′, 4′-*O*-dimethyl-5′-hydroxydiplacone 3′, 4′-*O*- 二甲基 -5′- 羟基沟酸浆酮

N, *N*-dimethyl-5-methoxytryptamine *N*, *N*- 二甲基 -5- 甲氧基色胺

6-[(2′*E*)-3′, 7′-dimethyl-5′-oxo-2′, 6′-octadienyl]-7-hydroxy-5-methoxy -1(3*H*)-isobenzofuranone 6-[(2′*E*)-3′, 7′- 二甲基 -5′- 氧亚基 -2′, 6′- 辛二烯基]-7- 羟基 -5- 甲氧基 -1(3*H*)- 异苯并呋喃酮

3, 3-dimethyl-5-oxo-2-hexanolallyl ester 3, 3- 二甲基 -5- 氧亚基 -2- 己醇烯丙酯

3, 4-dimethyl-5-phenyl oxazolidine 3, 4- 二甲基 -5- 苯基噁唑烷

3, 3-dimethyl-5-tertbutyl indone 3, 3- 二甲基 -5- 叔丁基茚酮

1, 6-dimethyl-5-vinyl-9, 10-dihydrophenanthrene-2, 7-di-*O*-glucoside 1, 6- 二甲基 -5- 乙烯基 -9, 10- 二氢菲 -2, 7- 二 -*O*- 葡萄糖苷

24, 24-dimethyl-5α-cholest-3β-ol 24, 24- 二甲基 -5α- 胆甾 -3β- 醇

(22*E*)-24, 24-dimethyl-5α-cholest-7, 22-dien-3β-ol (22*E*)-24, 24- 二甲基 -5α- 胆甾 -7, 22- 二烯 -3β 醇

24, 24-dimethyl-5α-cholest-7, 25-dien-22-yn-3β-ol 24, 24- 二甲基 -5α- 胆甾 -7, 25- 二烯 -22- 炔 -3β- 醇

24, 24-dimethyl-5α-cholest-7, 25-dien-3β-ol 24, 24- 二甲基 -5α- 胆甾 -7, 25- 二烯 -3β- 醇

24, 24-dimethyl-5α-cholest-7-en-22-yn-3β-ol 24, 24- 二甲基 -5α- 胆甾 -7- 烯 -22- 炔 -3β- 醇

24, 24-dimethyl-5α-cholest-7-en-3β-ol 24, 24- 二甲基 -5α- 胆甾 -7- 烯 -3β- 醇

24, 24-dimethyl-5α-cholest-8-en-3β-ol 24, 24- 二甲基 -5α- 胆甾 -8- 烯 -3β- 醇

14α, 24α-dimethyl-5α-cholest-9(11)-en-3β-ol 14α, 24α- 二甲基 -5α- 胆甾 -9(11)- 烯 -3β- 醇

14α, 24β-dimethyl-5α-cholest-9(11)-en-3β-ol 14α, 24β- 二甲基 -5α- 胆甾 -9(11)- 烯 -3β- 醇

(*R*)-2, 3-di-methyl-6-(1-ethoxyl)pyridazine (*R*)-2, 3- 二 - 甲基 -6-(1- 乙氧基) 哒嗪

4, 8α-dimethyl-6-(1-methyl ethenyl)-3, 5, 6, 7, 8, 8α-hexahydro-2(1*H*)-naphthalenone 4, 8α - 二甲基 - 6-(1- 甲乙烯基)-3, 5, 6, 7, 8, 8α - 六氢 -2(1*H*)- 萘酮

2, 4-dimethyl-6-(3′-methyl isobuten-5′-isopropyl) phenyl-3, 5-hexanedione 2, 4- 二甲基 -6-(3′- 甲基异丁烯 -5′- 异丙基) 苯基 -3, 5- 己二酮

2, 6-dimethyl-6-(4-methyl-3-pentenyl)bicyclo[3.1.1] hept-2-ene 2, 6- 二甲基 -6-(4- 甲基 -3- 戊烯基) 双环 [3.1.1] 庚 -2- 烯

2, 6-dimethyl-6-(4-methyl-3-propenyl)bicyclo[3.1.1] hept-2-ene 2, 6- 二甲基 -6-(4- 甲基 -3- 丙烯基) 双环 [3.1.1] 庚 -2- 烯

(6*S*)-2-trans-2, 6-dimethyl-6-[3-*O*-(β-D-glucopyranosyl-4-*O*-(2-methyl butyryl)-α-L-arabinopyranosyloxy]-2, 7-octadienoic acid (6*S*)-2- 反式 -2, 6- 二甲基 -6-[3-*O*-(β-D- 吡喃葡萄糖基)-4-*O*-(2- 甲丁酰基)-α-L- 吡喃阿拉伯糖氧基]-2, 7- 辛二烯酸

2, 2-dimethyl-6-acetyl chromanone 2, 2- 二甲基 -6- 乙酰基色烷酮

5′, 7′-dimethyl-6′-hydroxy-3′-phenyl-3α-amine-β-yn-sitosterol 5′, 7′- 二甲基 -6′- 羟基 -3′- 苯基 -3α- 氨基 - β- 炔 - 谷甾醇

2, 6-dimethyl-6-hydroxyoct-2, 7-dien-4-one 2, 6- 二甲基 -6- 羟基辛 -2, 7- 二烯 -4- 酮

2, 6-dimethyl-6-hydroxyoct-7-en-4-one 2, 6- 二甲基 -6- 羟基辛 -7- 烯 -4- 酮

2, 9-dimethyl-6-methoxy-1, 2, 3, 4-tetrahydro-β-carboline 2, 9- 二甲基 -6- 甲氧基 -1, 2, 3, 4- 四氢 -β- 咔啉

1-dimethyl-6-methoxy-7-hydroxy-1, 2, 3, 4-tetrahydroxyisoquinoline 1- 二甲基 -6- 甲氧基 -7- 羟基 -1, 2, 3, 4- 四羟基异喹啉

5, 5-dimethyl-6-methylenebicyclo[2.2.1]hept-2-ol 5, 5- 二甲基 -6- 亚甲基二环 [2.2.1] 庚 -2- 醇

3, 7-dimethyl-6-octen-1-ol 3, 7- 二甲基 -6- 辛烯 -1- 醇

3, 7-dimethyl-6-octen-1-ol acetate 3, 7- 二甲基 -6- 辛烯 -1- 醇乙酸酯

(3*R*, 5*S*, 6*Z*)-2, 6-dimethyl-6-octen-2, 3, 5-triol (3*R*, 5*S*, 6*Z*)-2, 6- 二甲基 -6- 辛烯 -2, 3, 5- 三醇

7-[(*E*)-3′, 7′-dimethyl-6′-oxo-2′, 7′-octadien]oxycoumarin 7-[(*E*)-3′, 7′- 二甲基 -6′- 氧亚基 -2′, 7′- 辛二烯] 氧基香豆素

(6*R*)-2-*trans*-2, 6-dimethyl-6-*O*-β-D-quinovosyl-2, 7-menthiafolic acid (6*R*)-2- 反式 -2, 6- 二甲基 -6-*O*-β-D- 奎诺糖基 -2, 7- 三叶睡菜酸

(6*S*)-2-*trans*-2, 6-dimethyl-6-*O*-β-D-quinovosyl-2, 7-menthiafolic acid (6*S*)-2- 反式 -2, 6- 二甲基 -6-*O*-β-D- 金鸡纳糖基 -2, 7- 三叶睡菜酸

(2*E*, 6*S*)-2, 6-dimethyl-6-*O*-β-D-xylopyranosyl-2, 7-menthiafolic acid (2*E*, 6*S*)-2, 6- 二甲基 -6-*O*-β-D- 吡喃木糖基 -2, 7- 三叶睡菜酸

(2*E*, 6*S*)-2, 6-dimethyl-6-*O*-β-D-xylopyranosyloxy-2, 7-menthiafolic acid (2*E*, 6*S*)-2, 6- 二甲基 -6-*O*-β-D- 吡喃木糖氧基 -2, 7- 三叶睡菜酸

1, 6-dimethyl-7-hydroxy-5-vinyl-9, 10-dihydrophenanthrene-2-*O*-glucoside 1, 6- 二甲基 -7- 羟基 -5- 乙烯基 -9, 10- 二氢菲 -2-*O*- 葡萄糖苷

2, 5-dimethyl-7-hydroxychromone 2, 5- 二甲基 -7- 羟基色原酮

1, 8a-dimethyl-7-isopropenyl-1, 2, 3, 5, 6, 7, 8, 8a-octahydronaphthalene 1, 8a- 二甲基 -7- 异丙烯基 -1, 2, 3, 5, 6, 7, 8, 8a- 八氢萘

3, 7-dimethyl-7-octenal 3, 7- 二甲基 -7- 辛烯醛

(*S*)-(*Z*, *E*)-1, 5-dimethyl-8-(1-methyl ethenyl)-1, 5-cyclodecadiene (*S*)-(*Z*, *E*)-1, 5- 二甲基 -8-(1- 甲乙烯基)-1, 5- 环癸二烯

2, 2-dimethyl-8-(3-hydroxyisoamyl)chroman-6-carboxylic acid 2, 2- 二甲基 -8-(3- 羟基异戊烷) 苯并二氢吡喃 -6- 甲酸

2, 2-dimethyl-8-(3-methyl-2-butenyl)-2*H*-chromen-6-carboxylic acid 2, 2- 二甲基 -8-(3- 甲基 -2- 丁烯基)-2*H*- 色烯 -6- 甲酸

D

2, 6-dimethyl-8-(tetrahydropyran-2-oxy)oct-2, 6-dien-1-ol　2, 6- 二甲基 -8-(四氢吡喃 -2- 氧基) 辛 -2, 6- 二烯 -1- 醇

7, 14-dimethyl-8, 13-dihydro-8, 13-epoxybenzo[*a*]tetracene　7, 14- 二甲基 -8, 13- 二氢 -8, 13- 环氧苯并 [*a*] 并四苯

2, 5-dimethyl-8-*C*-β-D-glucopyranosyl-7-hydroxychromone　2, 5- 二甲基 -8-*C*-β-D- 吡喃葡萄糖基 -7- 羟基色原酮

(2E, 6R)-2, 6-dimethyl-8-hydroxy-2-octenoic acid-8-*O*-[6′-*O*-(*E*)-*p*-coumaroyl]-β-D-glucopyranoside　(2*E*, 6*R*)-2, 6- 二甲基 -8- 羟基 -2- 辛烯酸 -8-*O*-[6′-*O*-(*E*)- 对香豆酰基]-β-D- 吡喃葡萄糖苷

3, 5-dimethyl-8-hydroxy-7-methoxy-3, 4-dihydroisocoumarin　3, 5- 二甲基 -8- 羟基 -7- 甲氧基 -3, 4- 二氢异香豆素

(1*R*)-5, 6*a*-dimethyl-8-isopropenyl bicyclo[4.4.0]dec-1-ene　(1*R*)-5, 6*a*- 二甲基 -8- 异丙烯基双环 [4.4.0] 癸 -1- 烯

3, 7-dimethyl-9-(4-methoxy-2, 3, 6-trimethylphenyl)-2, 4, 6, 8-nonatetraenoic acid ethyl ester(etretinate)　3, 7- 二甲基 -9-(4- 甲氧基 -2, 3, 6- 三甲苯基)-2, 4, 6, 8- 壬四烯酸乙酯 (阿维 A 酯、依曲替酯)

(3β)-24, 24-dimethyl-9, 19-cyclolanost-25-en-3-ol (cycloneolitsol)　(3β)-24, 24- 二甲基 -9, 19- 环羊毛甾 -25- 烯 -3- 醇 (环新木姜子醇、新木姜子烷醇)

(*E*)-6, 10-dimethyl-9-methylene undec-5-en-2-one　(*E*)-6, 10- 二甲基 -9- 亚甲基十一碳 -5- 烯 -2- 酮

6, 10-dimethyl-9-undecen-2-one　6, 10- 二甲基 -9- 十一烯 -2- 酮

β, β-dimethylacrylalkannin (β, β-dimethylacryloylalkannin)　β, β- 二甲基丙烯酰紫草醌 (β, β- 二甲基丙烯酰阿卡宁)

β, β-dimethylacryloylalkannin (β, β-dimethylacrylalkannin)　β, β- 二甲基丙烯酰紫草醌 (β, β- 二甲基丙烯酰阿卡宁)

21, 22β-dimethylacryloyloxylantanolic acid　21, 22β- 二甲基丙烯酰紫草素马缨丹酸

4-dimethylaminobenzaldehyde　对二甲氨基苯甲醛

1, 4-dimethyl-*cis*-cyclohexane　1, 4- 二甲基顺环己烷

1, 6-dimethyl-*cis*-cyclohexane　1, 6- 二甲基 - 顺式 - 环己烷

dimethyl-*cis*-tetrahydrofuran-2, 5-dicarboxylate　二甲基 - 顺式 - 四氢呋喃 -2, 5- 二羧酸酯

22, 23-dimethylene ganodermic acids R, S　22, 23- 二亚甲基灵芝草酸 R、S

2, 6-dimethylene pyridine　2, 6- 二亚甲基吡啶

rel-(7*R*, 8*R*, 7′*R*, 8′*R*)-3, 4, 3′, 4′-dimethylenedioxy-5, 5′-dimethoxy-7, 7′-epoxylignan　相对 -(7*R*, 8*R*, 7′*R*, 8′*R*)-3, 4, 3′, 4′- 二亚甲基二氧基 -5, 5′- 二甲氧基 -7, 7′- 环氧木脂素

3, 4:8, 9-dimethylenedioxypterocarpan　3, 4:8, 9- 二亚甲基二氧基紫檀碱

3, 4-dimethylenedioxypterocarpan　3, 4- 二亚甲基二氧紫檀碱

1, 6-dimethylhept-1, 3, 5-triene　1, 6- 二甲基庚 -1, 3, 5- 三烯

(*Z*)-4-(2, 6-dimethylhept-1, 5-dien-1-yl)-1-methyl cyclobut-1-ene　(*Z*)-4-(2, 6- 二甲基庚 -1, 5- 二烯 -1- 基)-1- 甲基环丁 -1- 烯

2, 6-dimethyl-2, 6-heptadiene　2, 6- 二甲基 -2, 6- 庚二烯

24, 24-dimethyllanost-9(11), 25-dien-3-one　24, 24- 二甲基羊毛甾 -9(11), 25- 二烯 -3- 酮

N, *N*-dimethyl-L-tryptophan　*N*, *N*- 二甲基 -L- 色氨酸

14-(*N*, *N*-dimethyl-L-valyloxy)paspalinine　14-(*N*, *N*- 二甲基 -L- 异戊酰氧基) 雀稗碱

3, 7-dimethyloct-1, 2, 6, 7-tetraol　3, 7- 二甲基辛 -1, 2, 6, 7- 四醇

3, 7-dimethyloct-1, 5-dien-3, 7-diol　3, 7- 二甲基辛 -1, 5- 二烯 -3, 7- 二醇

1, 7-dimethyloct-1, 6-dien-3-ol　1, 7- 二甲基辛 -1, 6- 二烯 -3- 醇

3, 7-dimethyloct-1, 7-dien-3, 6-diol　3, 7- 二甲基辛 -1, 7- 二烯 -3, 6- 二醇

3, 7-dimethyloct-1-en-3, 6, 7-trihydroxy-3-*O*-β-D-glucopyranoside　3, 7- 二甲基辛 -1- 烯 -3, 6, 7- 三羟基 -3-*O*-β-D- 吡喃葡萄糖苷

3, 7-dimethyloct-1-en-3, 6, 7-triol　3, 7- 二甲基辛 -1- 烯 -3, 6-7- 三醇

3, 7-dimethyloct-1-en-3, 7-diol　3, 7- 二甲基辛 -1- 烯 -3, 7- 二醇

(2*E*)-3, 7-dimethyloct-2, 6-dien-al　(2*E*)-3, 7- 二甲基辛 -2, 6- 二烯醛

8-(3, 7-dimethyloct-2, 6-dienyl)-7-hydroxy-6-methoxy-chromen-2-one　8-(3, 7- 二甲基辛 -2, 6- 二烯基)-7- 羟基 -6- 甲氧基 - 色烯 -2- 酮

(*E*)-2, 6-dimethyloct-2, 7-dien-1, 6-diol　(*E*)-2, 6- 二甲基辛 -2, 7- 二烯 -1, 6- 二醇

(*E*)-2, 6-dimethyloct-2, 7-dien-1-ol　(*E*)-2, 6- 二甲基辛 -2, 7- 二烯 -1- 醇

(2*S*)-3, 7-dimethyl-oct-3(10), 6-dien-1, 2-dihydroxy-2-*O*-β-D-glucopyranoside　(2*S*)-3, 7- 二甲基辛 -3(10), 6- 二烯 -1, 2- 二羟基 -2-*O*-β-D- 吡喃葡萄糖苷

3, 7-dimethyloct-3(10)-en-1, 2, 6, 7-tetraol　3, 7- 二甲基辛 -3(10)- 烯 -1, 2, 6, 7- 四醇

3, 7-dimethyloct-7-enal　3, 7- 二甲基辛 -7- 烯醛

di-methyl-*p*-phthalate　对苯二酸二甲酯	di-*O*-7, 4′-methyl daidzein　二 -*O*-7, 4′- 甲基大豆苷元
1, 1-dimethylprop-2-enyl-1-*O*-β-D-glucopyranoside　1, 1- 二甲基丙 -2- 烯基 -1-*O*-β-D- 吡喃葡萄糖苷	6, 7-di-*O*-acetoxybarbatin A　6, 7- 二 -*O*- 乙酰氧基半枝莲亭素 A
dimethyl-β-propiothetin　二甲基 -β- 丙酸噻亭	6, 7-di-*O*-acetyl barbatin A　6, 7- 二 -*O*- 乙酰半枝莲亭素 A
dimidin (dihydrosamidin)　异戊氢吡豆素 (二氢沙米丁)	15, 16-di-*O*-acetyl darutoside　15, 16- 二 -*O*- 乙酰豨莶苷
β-dimorphecolic acid　β- 橙黄异药菊烯酸 [9- 羟基 -(10*E*, 12*E*)- 十八碳二烯酸]	11, 12-di-*O*-acetyl drevogenin P　11, 12- 二 -*O*- 乙酰南山藤皂苷元 P
α-dimorphecolic acid [9-hydroxy-(10*E*, 12*Z*)-octadecadienoic acid]　α- 橙黄异药菊烯酸 [9- 羟基 -(10*E*, 12*Z*)- 十八碳二烯酸]	2′, 3′-di-*O*-acetyl henryoside　2′, 3′- 二 -*O*- 乙酰巴东荚蒾苷
dimpylate　二嗪农	2′, 6-di-*O*-acetyl henryoside　2′, 6′- 二 -*O*- 乙酰巴东荚蒾苷
dimurrayafoline　双九里香福林	11, 12-di-*O*-acetyl marsectohexol　11, 12- 二 -*O*- 乙酰直立牛奶菜六醇
dinatin (scutellarein-6-methyl ether, hispidulin)　地纳亭 (洋地黄次黄酮 、毛花毛地黄亭、高山黄芩素 -6- 甲醚、高车前素、高车前苷元、粗毛豚草素)	3, 4-di-*O*-acetyl martynoside　3, 4- 二 -*O*- 乙酰角胡麻苷
2, 6-di-*n*-butyl-*p*-cresol　2, 6- 二正丁基对甲苯酚	6, 14-di-*O*-acetyl rhodomollein XXI　6, 14- 二 -*O*- 乙酰羊踯躅素 XXI
dineolignan　双新木脂体	3″, 6″-di-*O*-acetyl saikosaponin b2　3″, 6″- 二 -*O*- 乙酰柴胡皂苷 b2
4, 4′-dinitro-2, 3′-disulfanediyl dibenzaldehyde　4, 4′- 二硝基 -2, 3′- 二硫叉基二苯甲醛	6, 7-di-*O*-acetyl sinococuline　6, 7- 二 -*O*- 乙酰基风龙木防己灵
1, 2-dinitrobenzene　1, 2- 二硝基苯	di-*O*-acetyl-[10]-gingerdiol　二 -*O*- 乙酰基 -[10]- 姜二醇
o-dinitrobenzene (1, 2-dinitrobenzene)　*o*- 二硝基苯 (邻二硝基苯、1, 2- 二硝基苯)	di-*O*-acetyl-[4]-gingerdiol　二 -*O*- 乙酰基 -[4]- 姜二醇
1, 2-dinitrobenzene (*o*-dinitrobenzene)　1, 2- 二硝基苯 (邻二硝基苯、*o*- 二硝基苯)	di-*O*-acetyl-[8]-gingerdiol　二 -*O*- 乙酰基 -[8]- 姜二醇
3, 5-dinitrobenzoic acid　3, 5- 二硝基苯甲酸	1, 7-di-*O*-acetyl-14, 15-deoxyhavanensin　1, 7- 二 -*O*- 乙酰基 -14, 15- 脱氧哈湾鹧鸪花素
2, 4-dinitrophenyl hydrazone　2, 4- 二硝基苯腙	11, 12-di-*O*-acetyl-17β-marsdenin　11, 12- 二 -*O*- 乙酰基 -17β- 牛奶菜宁
dinklageine　丁拉京	2, 3-di-*O*-acetyl-4, 6-di-*O*-methyl-α-D-galactopyranose　2, 3- 二 -*O*- 乙酰基 -4, 6- 二 -*O*- 甲基 -α-D- 吡喃半乳糖
dinochromes A, B　迪诺克罗素 A、B	5, 7-di-*O*-acetyl-6, 2′, 3′, 4′, 5-pentamethoxyisoflavone　5, 7- 二 -*O*- 乙酰基 -6, 2′, 3′4, 5′- 五甲氧基异黄酮
di-*n*-octyl phthalate　邻苯二甲酸二正辛酯	5, 7-di-*O*-acetyl-6, 2′, 3′, 4′-tetramethoxyisoflavone　5, 7- 二 -*O*- 乙酰基 -6, 2′, 3′, 4- 四甲氧基异黄酮
dinonyl phthalate　邻苯二甲酸二壬酯	2, 3-di-*O*-acetyl-6-*O*-tritylamylose　2, 3- 二 -*O*- 乙酰基 -6-*O*- 三苯甲基直链淀粉
15, 16-dinorlabd-8(17)-en-13-one　15, 16- 二去甲半日花 -8(17)- 烯 -13- 酮 (15, 16- 二去甲 -8(17)- 半日芪烯 -13- 酮)	2, 4-di-*O*-acetyl-6-*O*-trityl-D-glucopyranose　2, 4- 二 -*O*- 乙酰基 -6-*O*- 三苯甲基 -D- 吡喃葡萄糖
16, 17-dinorpisferal A　16, 17- 二去甲日本花柏醛 A	3, 12-di-*O*-acetyl-8-*O*-benzoyl ingenol　3, 12- 二 -*O*- 乙酰基 -8-*O*- 苯甲酰巨大戟醇
2, 6-di-*O*-(3-nitropropanoyl)-α-D-glucopyranose (coronarian)　2, 6- 二 -*O*-(3- 硝丙酰基)-α-D- 吡喃葡萄糖 (小冠花酯)	3, 12-di-*O*-acetyl-8-*O*-tigloyl ingenol　3, 12- 二 -*O*- 乙酰基 -8-*O*- 惕各酰巨大戟醇
3, 29-di-*O*-(*p*-methoxybenzoyl)multiflora-8-en-3α, 29-dihydroxy-7-one　3, 29- 二 -*O*-(对甲氧基苯甲酰基) 多花白树 -8- 烯 -3α, 29- 二羟基 -7- 酮	
(2*R*)-1, 2-di-*O*-[(3*E*, 5*E*)-hept-3, 5-dienoyl]glycerol　(2*R*)-1, 2- 二 -*O*-[(3*E*, 5*E*)- 庚 -3, 5- 二烯酰基] 甘油	

1-*O*-[2″, 4″-di-*O*-acetyl-α-L-rhamnopyranosyl-(1 → 2)-α-L-arabinopyranosyl]epitrillenogenin-24-*O*-acetate 1-*O*-[2″, 4″- 二 -*O*- 乙酰基 -α-L- 吡喃鼠李糖基 -(1 → 2)-α-L- 吡喃阿拉伯糖基] 表延龄草烯苷元 -24-*O*- 乙酸酯
21β, 22α-di-*O*-angeloyl barrigenol R_1 21β, 22α- 二 -*O*- 当归酰基玉蕊精醇 R_1
21β, 22α-di-*O*-angeloyl barringtogenol C 21β, 22α- 二 -*O*- 当归酰基玉蕊皂醇 C
21β, 22α-di-*O*-angeloyl theasapogenol E 21β, 22α- 二 -*O*- 当归酰基茶皂醇 E
21β-(3, 4-di-*O*-angeloyl-β-D-fucopyranosyloxy)-3β, 16α, 22α, 24, 28-pentahydroxyolean-12-ene 21β-(3, 4- 二 -*O*- 当归酰基 -β-D- 吡喃岩藻糖氧基)-3β, 16α, 22α, 24, 28- 五羟基 -12- 齐墩果烯
trans-1, 2-di-*O*-benzoyl cyclohexan-1, 2-diol 反式 -1, 2- 二 -*O*- 苯甲酰环己 -1, 2- 二醇
2α, 14α-di-*O*-benzoyl-3β, 5α, 7β, 10, 15β-penta-*O*-acetyl-10, 18-dihydromyrsinol 2α, 14α- 二 -*O*- 苯甲酰基 -3β, 5α, 7β, 10, 15β- 五 -*O*- 乙酰基 -10, 18- 二氢铁仔酚
3, 4-di-*O*-benzyl-6-*O*-methanesulfonyl-D-galactopyranose 3, 4- 二 -*O*- 苄基 -6-*O*- 甲磺酰基 -D- 吡喃半乳糖
1, 2-di-*O*-caffeoyl cyclopentadien-3-ol 1, 2- 二 -*O*- 咖啡酰基环戊二烯 -3- 醇
1, 3-di-*O*-caffeoyl quinic acid 1, 3- 二 -*O*- 咖啡酰基奎宁酸
1, 5-di-*O*-caffeoyl quinic acid 1, 5- 二 -*O*- 咖啡酰基奎宁酸
3, 4-di-*O*-caffeoyl quinic acid 3, 4- 二 -*O*- 咖啡酰基奎宁酸
3, 5-di-*O*-caffeoyl quinic acid 3, 5- 二 -*O*- 咖啡酰奎宁酸
4, 5-di-*O*-caffeoyl quinic acid 4, 5- 二 -*O*- 咖啡酰基奎宁酸
4, 5-di-*O*-caffeoyl quinic acid 1-methyl ether 4, 5- 二 -*O*- 咖啡酰基奎宁酸 -1- 甲醚
1, 3-di-*O*-caffeoyl quinic acid methyl ester 1, 3- 二 -*O*- 咖啡酰基奎宁酸甲酯
3, 5-di-*O*-caffeoyl-4-*O*-(3-hydroxy-3-methyl)glutaroyl quinic acid 3, 5- 二 -*O*- 咖啡酰基 -4-*O*-(3- 羟基 -3- 甲基) 戊二酰基奎宁酸
3, 5-di-*O*-caffeoyl-4-*O*-(3-hydroxy-3-methyl)glutaroyl quinic acid methyl ester 3, 5- 二 -*O*- 咖啡酰基 -4-*O*-(3- 羟基 -3- 甲基) 戊二酰奎宁酸甲酯
3, 4-di-*O*-caffeoyl-5-*O*-(3-hydroxymethyl)glutaroyl quinic acid 3, 4- 二咖啡酰基 -5-(3- 羟 -3- 甲基) 戊二酰奎宁酸
3, 4-di-*O*-chlorogenic acid 3, 4- 二 -*O*- 绿原酸
4, 5-di-*O*-chlorogenic acid 4, 5- 二 -*O*- 绿原酸
dioctadecyl sulfide 双十八烷基硫醚
dioctyl 1, 2-phenyl dicarboxylate 1, 2- 苯二酸二辛酯
dioctyl phthalate 邻苯二甲酸二辛酯
dioctylmethane allyl ginkgolic acid 二辛基甲烷一烯丙基银杏酸
dioctylmethane diallyl ginkgolic acid 二辛基甲烷二烯丙基银杏酸
diodantunezone 牛膝叶马缨丹二酮
3, 4-di-*O*-digalloyl-1, 2, 6-tri-*O*-galloyl-β-D-glucose 3, 4- 二 -*O*- 二没食子酰基 -1, 2, 6- 三 -*O*- 没食子酰基 -β-D- 葡萄糖
2, 4-di-*O*-digalloyl-1, 3, 6-tri-*O*-galloyl-β-D-glucose 2, 4- 二 -*O*- 二没食子酰基 -1, 3, 6- 三 -*O*- 没食子酰基 -β-D- 葡萄糖
2, 6-di-*O*-digalloyl-1, 5-anhydro-D-glucitol 2, 6- 二 -*O*- 二没食子酰基 -1, 5- 脱水 -D- 葡萄糖醇
3, 6′-di-*O*-feruloyl sucrose 3, 6′- 二 -*O*- 阿魏酰基蔗糖
2, 6-di-*O*-galloyl arbutin 2, 6- 二 -*O*- 没食子酰基熊果酚苷
2, 6-di-*O*-galloyl glucose 2, 6- 二 -*O*- 没食子酰基葡萄糖
2′, 5-di-*O*-galloyl hamamelose 2′, 5- 二 -*O*- 没食子酰基金缕梅糖
3, 3′-di-*O*-galloyl prodelphidins B-1 ～ B-5 3, 3′- 二 -*O*- 没食子酰基原飞燕草素 B-1 ～ B-5
3, 4-di-*O*-galloyl quinic acid 3, 4- 二 -*O*- 没食子酰基奎宁酸
7, 4′-di-*O*-galloyl tricetifavan 7, 4′- 二 -*O*- 没食子酰基小麦黄烷
1, 4-di-*O*-galloyl-3, 6-(*R*)-hexahydroxydiphenyl-β-glucopyranose 1, 4- 二 -*O*- 没食子酰基 -3, 6-(*R*)- 六羟基二苯基 -β- 吡喃葡萄糖
3, 5-di-*O*-galloyl-4-*O*-digalloyl quinic acid 3, 5- 二 -*O*- 没食子酰基 -4-*O*- 二没食子酰基奎宁酸
1, 2-di-*O*-galloyl-6-*O*-cinnamoyl-β-D-glucose 1, 2- 二 -*O*- 没食子酰基 -6-*O*- 桂皮酰基 -β-D- 葡萄糖
1, 7-di-*O*-galloyl-D-sedoheptuloside 1, 7- 二 -*O*- 没食子酰基 -D- 景天庚酮糖苷
1, 2-di-*O*-galloyl-β-D-glucopyranoside 1, 2- 二 -*O*- 没食子酰基 -β-D- 吡喃葡萄糖苷
1, 6-di-*O*-galloyl-β-D-glucopyranoside 1, 6- 二 -*O*- 没食子酰基 -β-D- 吡喃葡萄糖苷
2, 3-di-*O*-galloyl-β-D-glucopyranoside 2, 3- 二 -*O*- 没食子酰基 -β-D- 吡喃葡萄糖苷

1, 4-di-*O*-galloyl-β-D-glucose　1, 4- 二 -*O*- 没食子酰基 -β-D- 葡萄糖

3, 6-di-*O*-galloyl-β-D-glucose　3, 6- 二 -*O*- 没食子酰基 -β-D- 葡萄糖

1, 6-di-*O*-galloyl-β-D-glucoside　1, 6- 二 -*O*- 没食子酰基 -β-D- 葡萄糖苷

2, 3-di-*O*-galloyl-β-D-glucoside　2, 3- 二 -*O*- 没食子酰基 -β-D- 葡萄糖苷

7, 3′-di-*O*-gallyoltricetiflavan　7, 3′- 二 -*O*- 没食子酰小麦黄烷

2, 3-di-*O*-hexanoyl-α-glucopyranoside　2, 3- 二 -*O*- 己酰基 -α- 吡喃葡萄糖苷

dioic acid　二酸

1, 2:5, 6-di-*O*-isopropylidene-D-mannitol　1, 2:5, 6- 二 -*O*- 异亚丙基 -D- 甘露糖醇

1, 2:3, 5-di-*O*-isopropylidene-α-D-apiose　1, 2:3, 5- 二 -*O*- 异亚丙基 -α-D- 芹糖

1, 2:3, 4-di-*O*-isopropylidene-α-D-galactopyranose　1, 2:3, 4- 二 -*O*- 异丙叉基 -α-D- 吡喃半乳糖

2, 3:4, 5-di-*O*-isopropylidene-β-D-fructopyranose　2, 3:4, 5- 二 -*O*- 异丙叉基 -β-D- 吡喃果糖

diolein　甘油二油酸酯

α:α-diolein　α:α- 甘油二油酸酯

α, β-dioleoyl glycerogalactolipid　α, β- 二油酰基甘油半乳糖酯

1, 2-dioleoyl phosphatidyl choline　1, 2- 二油酰基磷脂酰胆碱

3, 3′-di-*O*-methoxyellagic acid-4′-*O*-β-D-rhamnoside　3, 3′- 二 -*O*- 甲氧基鞣花酸 -4′-*O*-β-D- 鼠李糖苷

3, 3′-di-*O*-methoxyellagic acid-4′-*O*-β-D-xylopyranoside　3, 3′- 二 -*O*- 甲氧基鞣花酸 -4′-*O*-β-D- 吡喃木糖苷

7, 4′-di-*O*-methyl amentoflavone　7, 4′- 二甲氧基穗花杉双黄酮

7, 7″-di-*O*-methyl amentoflavone　7, 7″- 二 -*O*- 甲基阿曼托黄素

Ⅰ 7, Ⅱ 7-di-*O*-methyl amentoflavone　Ⅰ 7, Ⅱ 7- 二 -*O*- 甲基穗花杉双黄酮

di-*O*-methyl amentoflavone　二 -*O*- 甲基穗花杉双黄酮

7, 4′-di-*O*-methyl apigenin　7, 4′- 二 -*O*- 甲基芹菜素

3′, 4′-di-*O*-methyl butin-7-*O*-[(6″ → 1‴)-3‴, 11‴-dimethyl-7‴-methylenedodec-3‴, 10‴-dien]-β-D-glucopyranoside　3′, 4′- 二 -*O*- 甲基紫铆亭 -7-*O*-[(6″ → 1‴)-3‴, 11‴- 二甲基 -7‴- 亚甲基十二碳 -3‴, 10‴- 二烯]-β-D- 吡喃葡萄糖苷

3, 5-di-*O*-methyl constrictosine　3, 5- 二 -*O*- 甲基缢缩马兜铃碱

7, 7″-di-*O*-methyl cupressuflavone　7, 7″- 二 -*O*- 甲基柏木双黄酮

di-*O*-methyl dehydrodieugenol　二 -*O*- 甲基脱氢双丁香酚

3′, 4′-di-*O*-methyl demethyl oleuropein　3′, 4′- 二 -*O*- 甲基去甲橄榄苦苷

(2*R*, 3*R*)-(+)-7, 4′-di-*O*-methyl dihydrokaempferol　(2*R*, 3*R*)-(+)-7, 4′-*O*- 二甲基二氢山柰酚

1, 14-di-*O*-methyl dihydroohioensin B　1, 14- 二 -*O*- 甲基二氢俄亥俄金发藓素 B

3, 7-di-*O*-methyl ducheside A　3, 7- 二 -*O*- 甲基蛇莓苷 A

3, 3′-di-*O*-methyl ellagate-4′-*O*-β-D-xylopyranoside　3, 3′- 二 -*O*- 鞣花酸甲酯 -4′-*O*-β-D- 吡喃木糖苷

3, 3′-di-*O*-methyl ellagic acid　3, 3′- 二 -*O*- 甲基鞣花酸 (3, 3′- 二 -*O*- 甲基并没食子酸)

3, 4-di-*O*-methyl ellagic acid　3, 4- 二甲氧基鞣花酸

3, 3′-di-*O*-methyl ellagic acid 4-(5″-acetyl)-α-L-arabinofuranoside　3, 3′- 二甲氧基鞣花酸 -4-(5″- 乙酰基)-α-L- 呋喃阿拉伯糖苷

3, 3′-di-*O*-methyl ellagic acid-4′-glucoside　3, 3′- 二甲基鞣花酸 -4′-*O*- 葡萄糖苷

3, 3′-di-*O*-methyl ellagic acid-4′-*O*-(6″-galloyl)-β-D-glucoside　3, 3′- 二 -*O*- 甲基鞣花酸 -4′-*O*-(6″- 没食子酰基)-β-D- 葡萄糖苷

3, 3′-di-*O*-methyl ellagic acid-4′-*O*-β-D-glucopyranoside　3, 3′- 二 -*O*- 甲基鞣花酸 -4′-*O*-β-D- 吡喃葡萄糖苷

3, 3′-di-*O*-methyl ellagic acid-4-*O*-β-D-glucopyranoside　3, 3′- 二 -*O*- 甲基鞣花酸 -4-*O*-β-D- 吡喃葡萄糖苷

3, 3′-di-*O*-methyl ellagic acid-4′-*O*-β-D-xylopyranoside　3, 3′- 二 -*O*- 甲基鞣花酸 -4′-*O*-β-D- 吡喃木糖苷

3, 3′-di-*O*-methyl ellagic acid-4′-β-D-xyloside　3, 3′- 二 -*O*- 甲基并没食子酸 -4′-β-D- 木糖苷

5, 4′-di-*O*-methyl eriodictyol-7-*O*-β-D-glucopyranoside　5, 4′- 二 -*O*- 甲基圣草酚 -7-*O*-β-D- 吡喃葡萄糖苷

2, 4-di-*O*-methyl gyrophoric acid　2, 4- 二 -*O*- 甲基石茸酸

(21*R*, 23*R*, 24*S*)-21, 25-di-*O*-methyl melianodiol　(21*R*, 23*R*, 24*S*)-21, 25- 二 -*O*- 甲基苦楝二醇

(21*S*, 23*R*, 24*S*)-21, 25-di-*O*-methyl melianodiol　(21*S*, 23*R*, 24*S*)-21, 25- 二 -*O*- 甲基苦楝二醇

3′, 3″-di-*O*-methyl neoolivil-3-*O*-glucoside　3′, 3″- 二 -*O*- 甲基新橄榄树脂素 -3-*O*- 葡萄糖苷

3, 9-di-*O*-methyl nissolin 3, 9- 二 -*O*- 甲基尼森香豌豆紫檀酚 (3, 9- 二 -*O*- 甲基尼氏山黧豆素)

7, 3′-di-*O*-methyl orobol 7, 3′- 二 -*O*- 甲基香豌豆酚

1, 10-di-*O*-methyl pakistanine 1, 10- 二 -*O*- 甲基巴基斯坦小檗碱

3, 7-di-*O*-methyl quercetagetin 3, 7- 二 -*O*- 甲基槲皮万寿菊素

3, 3′-di-*O*-methyl quercetin 3, 3′- 二 -*O*- 甲基槲皮素

3′, 7-di-*O*-methyl quercetin 3′, 7- 二 -*O*- 甲基槲皮素

3, 3′-di-*O*-methyl quercetin-4′-*O*-glucoside 3, 3′- 二 -*O*- 甲基槲皮素 -4′-*O*- 葡萄糖苷

3, 7-di-*O*-methyl quercetin-5-*O*-glucoside 3, 7- 二 -*O*- 甲基槲皮素 -5-*O*- 葡萄糖苷

3′, 4′-di-*O*-methyl quercetin-7-*O*-[(4″ → 13‴)-2‴, 6‴, 10‴, 14‴-tetramethyl hexadec-13‴-hydroxy-14‴-en]-β-D-glucopyranoside 3′, 4′- 二 -*O*- 甲基槲皮素 -7-*O*-[(4″→13‴)-2‴, 6‴, 10‴, 14‴- 四甲基十六碳 -13‴- 羟基 -14‴- 烯]-β-D- 吡喃葡萄糖苷

3, 3′-di-*O*-methyl quercetin-7-*O*-3′-rutinoside 3, 3′- 二 -*O*- 甲基槲皮素 -7-*O*-3′- 芸香糖苷

(2*S*, 2″*S*)-7, 7″-di-*O*-methyl tetrahydroamentoflavone (2*S*, 2″*S*)-7, 7″- 二 -*O*- 甲基四氢阿曼托黄酮

di-*O*-methyl thujaplicatin methyl ether 欧侧柏内酯三甲醚

5, 3′-di-*O*-methyl-(–)-epicatechin 5, 3′- 二 -*O*- 甲基 -(–)- 表儿茶素

2, 3-di-*O*-methyl-D-glucitol 2, 3- 二 -*O*- 甲基 -D- 葡萄糖醇

dioncophyllines A ～ C 地奥考非林碱 A ～ C

3, 5-dione-1, 7-bis(4-hydroxy-3-methoxyphenyl)heptane 3, 5- 二酮 -1, 7- 二 (4- 羟基 -3- 甲氧苯基) 庚烷

9, 10-dione-3, 4-methylenedioxy-8-methoxy-9, 10-dihydrophenanthrinic acid 9, 10- 二酮 -3, 4- 亚甲二氧基 -8- 甲氧基 -9, 10- 二氢菲酸

3, 17-dione-5β-androatane 3, 17- 二酮 -5β- 雄甾烷

6, 7-di-*O*-nicotinoyl scutebarbatine G 6, 7- 二 -*O*- 烟酰半枝莲新碱 G

1, 6-di-*O*-*p*-hydroxybenzoyl-β-D-glucopyranoside 1, 6-二 -*O*- 对羟基苯甲酰基 -β-D- 吡喃葡萄糖苷

diosbulbinosides D ～ G 黄独苷 D ～ G

diosbulbins A ～ J 黄药子素 A ～ J (黄独甲素～黄独癸素)

diosbulbins K ～ P 黄药子素 K ～ P

(25*S*)-dioscin (25*S*)- 薯蓣皂苷

dioscin {diosgenin-3-*O*-α-L-rhamnopyranosyl-(1 → 2)-[α-L-rhamnopyranosyl-(1 → 4)]-β-D-glucopyranoside} 薯蓣皂苷 { 薯蓣皂素、薯蓣皂苷元 -3-*O*-α-L- 吡喃鼠李糖基 -(1 → 2)-[α-L- 吡喃鼠李糖基 -(1 → 4)]-β-D- 吡喃葡萄糖苷 }

dioscin prosapogenins A, B 薯蓣皂苷次皂苷 (薯蓣皂苷原皂苷元、薯蓣次苷) A、B

dioscopposides A, B 山药菲苷 A、B

dioscorans A ～ F 薯蓣多糖 A ～ F

dioscorea base 薯蓣属碱

dioscorea sapotoxins A, B 薯蓣皂毒苷 A、B

dioscorealides A, B 薯蓣内酯 A、B

dioscoreanone 薯蓣菲醌

dioscoreavilloside A 长柔毛薯蓣皂苷 A

dioscoresides A ～ D 黄山药皂苷 A ～ D

dioscorin 薯蓣科林 (山药储存性蛋白)

dioscorine 薯蓣碱

dioscorolides A, B 薯蓣醉茄内酯 A、B

dioscorone A 薯蓣酮 A

dioscoroside 棉萆薢甾苷

dioseptemlosides A ～ H 日本萆薢苷 A ～ H

diosgenin [(25*R*)-spirost-5-en-3β-ol, nitogenin] 薯蓣皂苷元 [地奥配质、薯蓣皂苷配基、(25*R*)- 螺甾 -5-烯 -3β- 醇]

diosgenin acetate 薯蓣皂苷元乙酸酯

diosgenin diglucoside 薯蓣皂苷元双葡萄糖苷

diosgenin glucoside (trillin) 延龄草苷 (地索苷)

diosgenin palmitate 薯蓣皂苷元棕榈酸酯

diosgenin tetraglucoside 薯蓣皂苷元四葡萄糖苷

diosgenin-2, 4-diacetate 薯蓣皂苷元 -2, 4- 二乙酸酯

diosgenin-2-acetate 薯蓣皂苷元 -2- 乙酸酯

diosgenin-3-di-*O*-β-D-glucopyranoside 薯蓣皂苷元 -3-二 -*O*-β-D- 吡喃葡萄糖苷

diosgenin-3-*O*-[α-L-rhamnopyranosyl-(1 → 2)]-[β-D-xylopyranosyl-(1 → 3)]-β-D-glucopyranoside 薯蓣皂苷元 -3-*O*-[α-L- 吡喃鼠李糖基 -(1 → 2)]-[β-D- 吡喃木糖基 -(1 → 3)]-β-D- 吡喃葡萄糖苷

diosgenin-3-*O*-[β-D-glucopyranosyl-(1 → 4)]-β-D-glucopyranoside 薯蓣皂苷元 -3-*O*-[β-D- 吡喃葡萄糖基 -(1 → 4)]-β-D- 吡喃葡萄糖苷

diosgenin-3-*O*-α-L-arabinofuranosyl-(1 → 2)-[α-L-arabinofuranosyl-(1 → 3)]-β-D-glucopyranoside 薯蓣皂苷元 -3-*O*-α-L- 呋喃阿拉伯糖基 -(1 → 2)-[α-L- 呋喃阿拉伯糖基 -(1 → 3)]-β-D- 吡喃葡萄糖苷

diosgenin-3-*O*-α-L-arabinofuranosyl-(1 → 3)-[α-L-rhamnopyranosyl-(1→2)]-β-D-glucopyranoside 薯蓣皂苷元 -3-*O*-α-L- 呋喃阿拉伯糖基 -(1 → 3)-[α-L- 吡喃鼠李糖基 -(1 → 2)]-β-D- 吡喃葡萄糖苷

diosgenin-3-*O*-α-L-arabinofuranosyl-(1 → 4)-[α-L-rhamnopyranosyl-(1→2)]-β-D-glucopyranoside 薯蓣皂苷元 -3-*O*-α-L- 呋喃阿拉伯糖基 -(1 → 4)-[α-L- 吡喃鼠李糖基 -(1 → 2)]-β-D- 吡喃葡萄糖苷

diosgenin-3-*O*-α-L-arabinofuranosyl-(1 → 4)-β-D-glucopyranoside 薯蓣皂苷元 -3-*O*-α-L- 呋喃阿拉伯糖基 -(1 → 4)-β-D- 吡喃葡萄糖苷

diosgenin-3-*O*-α-L-rhamnopyranosyl-(1 → 2)-[α-L-arabinofuranosyl-(1→4)]-β-D-glucopyranoside 薯蓣皂苷元 -3-*O*-α-L- 吡喃鼠李糖基 -(1 → 2)-[α-L- 呋喃阿拉伯糖基 -(1 → 4)]-β-D- 吡喃葡萄糖苷

diosgenin-3-*O*-α-L-rhamnopyranosyl-(1 → 2)-β-D-glucopyranoside 薯蓣皂苷元 -3-*O*-α-L- 吡喃鼠李糖基 -(1 → 2)-β-D- 吡喃葡萄糖苷

diosgenin-3-*O*-α-L-rhamnopyranosyl-(1 → 2)-β-D-glucuroniduronic acid methyl ester 薯蓣皂苷元 -3-*O*-α-L- 吡喃鼠李糖基 -(1 → 2)-β-D- 吡喃葡萄醛酸甲酯

diosgenin-3-*O*-α-L-rhamnopyranosyl-(1 → 2)-β-D-glucuronopyranoside 薯蓣皂苷元 -3-*O*-α-L- 吡喃鼠李糖基 -(1 → 2)-β-D- 吡喃葡萄糖醛酸苷

diosgenin-3-*O*-α-L-rhamnopyranosyl-(1 → 4)-β-D-glucopyranoside 薯蓣皂苷元 -3-*O*-α-L- 吡喃鼠李糖基 -(1 → 4)-β-D- 吡喃葡萄糖苷

diosgenin-3-*O*-β-D-glucopyranoside (polyphyllin A) 薯蓣皂苷元 -3-*O*-β-D- 吡喃葡萄糖苷 (七叶一枝花皂苷 A)

diosgenin-3-*O*-β-D-glucopyranosyl-(1 → 2)-β-D-glucopyranosyl-(1 → 4)-β-D-galactopyranoside 薯蓣皂苷元 -3-*O*-β-D- 吡喃葡萄糖基 -(1 → 2)-β-D- 吡喃葡萄糖基 -(1 → 4)-β-D- 吡喃半乳糖苷

diosgenin-3-*O*-β-D-glucuronopyranoside 薯蓣皂苷元 -3-*O*-β-D- 吡喃葡萄糖醛酸苷

diosgenin-3-*O*-β-D-glucuronopyranoside methyl ester 薯蓣皂苷元 -3-*O*-β-D- 吡喃葡萄糖醛酸苷甲酯

diosgenin-3-*O*-β-D-xylosyl-(1 → 3)-β-glucoside 薯蓣皂苷元 -3-*O*-β-D- 木糖基 -(1 → 3) -β-D- 葡萄糖苷

diosgenin-3-α-L-rhamnopyranosyl-β-D-glucopyranoside 薯蓣皂苷元 -3-α-L- 吡喃鼠李糖基 -β-D- 吡喃葡萄糖苷

diosgenin-3-β-D-α-L-rhamnopyranosyl-(1 → 2)-[*O*-α-L-rhamnopyranosyl-(1 → 3)]-*O*-β-D-glucopyranoside 薯蓣皂苷元 -3-β-D-α-L- 吡喃鼠李糖基 -(1 → 2)-[*O*-α-L- 吡喃鼠李糖基 -(1 → 3)]-*O*-β-D- 吡喃葡萄糖苷

diosgenin-hexaacetyl-3-*O*-α-L-rhamnopyranosyl-(1→2)-β-D-glucopyranoside 薯蓣皂苷元 - 六乙酰基 -3-*O*-α-L- 吡喃鼠李糖基 -(1 → 2)-β-D- 吡喃葡萄糖苷

diosimin 地奥司明

(1*E*, 2*E*)-di-*O*-sinapoyl-β-D-glucopyranoside (1*E*, 2*E*)-二 -*O*- 芥子酰基 -β-D- 吡喃葡萄糖苷

diosmetin (luteolin-4′-methyl ether) 香叶木素 (木犀草素 -4′- 甲醚)

diosmetin-3, 8-di-*C*-glucoside 香叶木素 -3, 8- 二 -*C*- 葡萄糖苷

diosmetin-6-*C*-β-D-glucoside 香叶木素 -6-*C*-β-D- 葡萄糖苷

diosmetin-6-*O*-β-D-glucopyranoside 香叶木素 -6-*O*-β-D- 吡喃葡萄糖苷

diosmetin-7-*O*-β-D-diglucuronide 香叶木素 -7-*O*-β-D- 二葡萄糖醛酸苷

diosmetin-7-*O*-β-D-glucopyranoside 香叶木素 -7-*O*-β-D- 吡喃葡萄糖苷

diosmetin-7-*O*-β-D-glucoside 香叶木素 -7-*O*-β-D- 葡萄糖苷

diosmetin-7-*O*-β-D-glucuronide methyl ester 香叶木素 -7-*O*-β-D- 葡萄糖醛酸苷甲酯

diosmetin-7-*O*-β-D-glucuronopyranoside 香叶木素 -7-*O*-β-D- 吡喃葡萄糖醛酸苷

diosmetin-7-sulphate 香叶木素 -7- 硫酸酯

diosmetinidin chloride 氯化迪美替尼

diosmin 香叶木苷 (地奥明、地奥司明)

diosmol (mannitol, mannite, manna sugar, cordycepic acid, manicol, mannidex, osmosal, resectisol, osmitrol) 甘露醇 (甘露糖醇、虫草酸)

diosniponols A ～ D 穿龙薯蓣醇 A ～ D

diosniposides A、B 穿龙薯蓣醇苷 A、B

diosphenol 地奥酚

diospongins A ～ C 绵萆薢素 A ～ C

diosponin 薯皂宁

diospyrin (euclein) 柿醌 (柿双醌、柿属素)

diospyrol 柿酚

diospyrosin 乌木脂素

diosquinone 三色柿醌

1, 6-di-*O*-syringoyl-β-D-glucopyranoside 1, 6- 二 -*O*- 丁香酰基 -β-D- 吡喃葡萄糖苷

diotigenin 地奥替皂苷元

diotigenin-4-acetate 地奥替皂苷元 -4- 乙酸酯

1, 6-di-*O*-*trans*-*p*-coumaroyl-β-D-glucopyranoside 1, 6- 二 -*O*- 反式 - 对香豆酰基 -β-D- 吡喃葡萄糖苷

1, 2-di-*O*-vanilloyl-β-D-glucopyranoside 1, 2- 二 -*O*- 香草酰基 -β-D- 吡喃葡萄糖苷

1, 6-di-*O*-vanilloyl-β-D-glucopyranoside 1, 6- 二 -*O*- 香草酰基 -β-D- 吡喃葡萄糖苷

(*S*p)-1, 10-dioxa[10]paracyclophane-12-carboxylic acid (*S*p)-1, 10- 二氧杂 [10] 对环芳烷 -12- 甲酸

(*R*p)-1, 10-dioxa-[10]paracyclophane-12-carboxylic acid (*R*p)-1, 10- 二氧杂 [10] 对环芳烷 -12- 甲酸

2, 7-dioxa-1^8, 5^2-diaza-1, 5(1, 5)-dicycloundecana-3(1, 3)-benzenacycloheptaphane 2, 7- 二氧杂 -1^8, 5^2- 二氮杂 -1, 5(1, 5)- 二环十一烷杂 -3(1, 3)- 苯杂环七蕃

5, 6′-dioxa-2, 2′-spirobi{bicyclo[2.2.2]octane} 5, 6′- 二氧杂 -2, 2′- 螺二 { 双环 [2.2.2] 辛烷 }

7, 10-dioxa-2-thia-4-silaundecane 7, 10- 二氧杂 -2- 硫杂 -4- 硅杂十一烷

3′, 6-dioxa-3, 6′-spirobi{bicyclo[3.2.1]octane} 3′, 6- 二氧杂 -3, 6′- 螺二 { 双环 [3.2.1] 辛烷 }

1, 4-dioxacyclohexane (1, 4-dioxane, dioxane) 1, 4- 二氧杂环己烷 (1, 4- 二噁烷、二氧六环)

1, 8-dioxacyclooctadec-2, 4, 6, 9, 11, 13, 15, 17-octene 1, 8- 二氧杂环十八碳 -2, 4, 6, 9, 11, 13, 15, 17- 八烯

1, 8-dioxacyclooctadecane 1, 8- 二氧杂环十八烷

1, 8-dioxacyclooctadecine 1, 8- 二氧杂环十八碳熳

(5*R*, 7*S*)-1, 8-dioxadispiro[4.1.4.2]tridecane (5*R*, 7*S*)-1, 8- 二氧杂二螺 [4.1.4.2] 十三烷

dioxane (1, 4-dioxane, 1, 4-dioxacyclohexane) 二氧六环 (1, 4- 二噁烷、1, 4- 二氧杂环己烷)

1, 4-dioxane (dioxane, 1, 4-dioxacyclohexane) 1, 4- 二噁烷 (二氧六环、1, 4- 二氧杂环己烷)

dioxane lignin 二氧杂环己烷木质素

1, 3-dioxane-4, 6-dione 1, 3- 二氧杂环己烷 -4, 6- 二酮

dioxasampsones A, B 二氧元宝酮 A、B

(*E*)-1, 6-dioxaspiro[4.4]non-3-ene (*E*)-1, 6- 二氧杂螺 [4.4] 壬 -3- 烯

(*Z*)-1, 6-dioxaspiro[4.4]non-3-ene (*Z*)-1, 6- 二氧杂螺 [4.4] 壬 -3- 烯

1, 4-dioxaspiro[4.5]decane (cyclohexanone ethylene ketal) 1, 4- 二氧杂螺 [4.5] 癸烷 (环己酮乙叉基缩酮)

(2, 2′-dioxazolidine)-3, 3′-diethanol (2, 2′- 二噁唑定)-3, 3′- 二乙醇

1, 4-dioxine 1, 4- 二氧杂环己熳 (1, 4- 二氧杂环己二烯、1,4- 二氧杂芑、1,4- 二喔星)

9, 16-dioxo-10, 12, 14-octadecatrienoic acid 9, 16- 二氧亚基 -10, 12, 14- 十八碳三烯酸

8, 14-dioxo-11β, 13-dihydroacan-thospermolide 8, 14- 二氧亚基 -11β, 13- 二氢刺苞菊内酯

8, 13-dioxo-14-butoxycanadine 8, 13- 二氧亚基 -14- 丁氧基加拿大白毛茛碱

8, 13-dioxo-14-hydroxycanadine 8, 13- 二氧亚基 -14- 羟基加拿大白毛茛碱

8, 13-dioxo-14-methoxycanadine 8, 13- 二氧亚基 -14- 甲氧基加拿大白毛茛碱

3, 11-dioxo-19α-hydroxyurs-12-en-28-oic acid 3, 11- 二氧亚基 -19α- 羟基熊果 -12- 烯 -28- 酸

1, 6-dioxo-2(3), 9(10)-dehydrofuranoeremophilane 1, 6- 二氧亚基 -2(3), 9(10)- 脱氢呋喃佛术烷

2, 18-dioxo-2, 18-secopaxilline 2, 18- 二氧亚基 -2, 18- 开环蕈青霉碱

3, 7-dioxo-23, 24, 25, 26, 27-pentanorcucurbit-5-en-22-oic acid 3, 7- 二氧亚基 -23, 24, 25, 26, 27- 五去甲葫芦 -5- 烯 -22- 酸

11, 21-dioxo-2β, 3β, 15α-trihydroxyurs-12-en-2-*O*-β-D-glucopyranoside 11, 21- 二氧亚基 -2β, 3β, 15α- 三羟基熊果 -12- 烯 -2-*O*-β-D- 吡喃葡萄糖苷

11, 21-dioxo-3β, 15α, 24-trihydroxyolean-12-en-24-*O*-β-D-glucopyranoside 11, 21- 二氧亚基 -3β, 15α, 24- 三羟基齐墩果 -12- 烯 -24-*O*-β-D- 吡喃葡萄糖苷

11, 21-dioxo-3β, 15α, 24-trihydroxyurs-12-en-24-*O*-β-D-glucopyranoside 11, 21- 二氧亚基 -3β, 15α, 24- 三羟基熊果 -12- 烯 -24-*O*-β-D- 吡喃葡萄糖苷

2, 5-dioxo-4-imidazolidinyl-carbamic acid 2, 5- 二氧亚基 -4- 咪唑烷基氨基甲酸

5, 5-dioxo-5λ^6-thianthrene 5, 5- 二氧亚基 -5λ^6- 二硫杂蒽

4, 8-dioxo-6β-hydroxy-7α, 11-epoxycarabrane 4, 8- 二氧亚基 -6β- 羟基 -7α, 11- 环氧卡拉布烷

4, 8-dioxo-6β-methoxy-7α, 11-epoxycarabrane 4, 8- 二氧亚基 -6β- 甲氧基 -7α, 11- 环氧卡拉布烷

4, 8-dioxo-6β-methoxy-7β, 11-epoxycarabrane 4, 8- 二氧亚基 -6β- 甲氧基 -7β, 11- 环氧卡拉布烷

(8*E*, 10*E*)-7, 12-dioxo-8, 10-octadecadienoic acid (8*E*, 10*E*)-7, 12- 二氧亚基 -8, 10- 十八碳二烯酸

13, 14-seco-13, 14-dioxoabiet-13-en-18-oic acid 13, 14- 开环 -13, 14- 二氧亚基松香 -13- 烯 -18- 酸

1, 3-dioxoane-5-methanol (glycerol formal) 1, 3- 二噁烷 -5- 醇 (甘油缩甲醛)

7, 11-dioxodihydrokarounidiol 7, 11- 二氧亚基二氢栝楼二醇

7, 11-dioxo-*ent*-pimar-8(9), 15-dien-19-oic acid　7, 11-二氧亚基-对映-海松-8(9), 15-二烯-19-酸

(+)-10, 11-dioxoerysotrine　(+)-10, 11-二氧亚基刺桐特碱

3, 24-dioxofriedel-29-oic acid　3, 24-二氧亚基无羁萜-29-酸

1, 3-dioxofriedelan-24-al　1, 3-二氧亚基无羁萜-24-醛

3, 6-dioxohexanoic acid　3, 6-二氧亚基己酸

3, 5-dioxohexanoic acid　3, 5-二氧亚基己酸

5, 18-dioxokopsan　5, 18-二氧亚基柯蒲烷

10, 22-dioxokopsane　10, 22-二氧蕊烷

8, 11-dioxol-9α, 10α-epoxy-6-en-8β-hydroxyeremophilane　8, 11-二过氧-9α, 10α-环氧-6-烯-8β-羟基艾里莫芬烷

3, 19-dioxolabd-8(17), (11*E*), 13-trien-16, 15-olide　3, 19-二氧半日花-8(17), (11*E*), 13-三烯-16, 15-内酯

1, 3-dioxolane　1, 3-二氧戊环

1, 3-dioxolane-4-methanol　1, 3-二氧戊环-4-甲醇

1, 3-dioxole　1, 3-二氧杂戊熳环

[1, 3]dioxolo[*d*][1, 2]oxaphosphole　[1, 3]二氧杂环戊熳并[*d*][1, 2]氧杂磷杂环戊熳

1, 3-dioxooctahydrobenzo[*c*]furan-4, 5-dicarboxylic acid　1, 3-二氧亚基八氢苯并[*c*]呋喃-4, 5-二甲酸

1, 3-dioxooctahydroisobenzofuran-4, 5-dicarboxylic acid　1, 3-二氧亚基八氢异苯并呋喃-4, 5-二甲酸

3, 11-dioxoolean-12-ene　3, 11-二氧亚基齐墩果-12-烯

14, 16-dioxopentacosanoic acid　14, 16-二氧亚基二十五酸

2, 6-dioxopiperidine-3-acetate　2, 6-二氧亚基哌啶-3-乙酸酯

4-[2-(2, 5-dioxopyrrolidin-1-yl)ethyl]phenyl acetate　4-[2-(2, 5-二氧代吡咯烷-1-基)乙基]苯乙酸酯

11, 15-dioxotrichilinin　11, 15-二氧亚基鹧鸪花宁

3, 24-dioxours-12-en-28-oic acid　3, 24-二氧亚基熊果-12-烯-28-酸

5, 5′-dioxymethyl furfural　5, 5′-双氧甲基呋喃醛

3, 4-dioxymethylene-5-methoxy-1-(1-oxopropyl)benzene　3, 4-二甲氧基-5-甲氧基-1-(1-氧丙基)苯

3, 4′-di-*O*-β-D-(2-feruloyl)glucosyl kaempferol　3, 4′-二-*O*-β-D-(2-阿魏酰基)葡萄糖基山柰酚

6, 7-di-*O*-β-D-glucopyranosyl aesculetin　6, 7-二-*O*-β-D-吡喃葡萄糖基秦皮乙素

12, 19-di-*O*-β-D-glucopyranosyl-11-hydroxyabieta-8, 11, 13-trien-19-one　12, 19-二-*O*-β-D-吡喃葡萄糖基-11-羟基松香-8, 11, 13-三烯-19-酮

3, 28-di-*O*-β-D-glucopyranosyl-3β, 16β-dihydroxyolean-12-en-28-oic acid　3, 28-二-*O*-β-D-吡喃葡萄糖基-3β, 16β-二羟基齐墩果-12-烯-28-酸

1, 2-di-*O*-β-D-glucopyranosyl-4-allyl benzene　1, 2-二-*O*-β-D-吡喃葡萄糖基-4-烯丙基苯

2, 7-di-*O*-β-D-glucopyranosyl-2, 7-dihydroxy-1, 6-dimethyl-9, 10, 12, 13-tetrahydropyrene　2, 7-二-*O*-β-D-吡喃葡萄糖基-2, 7-二羟基-1, 6-二甲基-9, 10, 12, 13-四氢芘

dipalmitin　二棕榈酰甘油

α, γ-dipalmitin　α, γ-二棕榈酸甘油酯

α, β-dipalmitoyl glycerogalactolipid　α, β-二棕榈酰基甘油半乳糖脂

dipalmitoyl phosphatidyl choline　二棕榈酰磷脂酰基胆碱

1, 2-dipalmitoyl-*sn*-glycerol-3-phosphoethanolamine　1, 2-二棕榈酰基-*sn*-甘油-3-磷酰氨基乙醇

1, 2-dipalmitoyl-*sn*-glycerol-3-phosphomyoinositol　1, 2-二棕榈酰基-*sn*-甘油-3-磷酰肌肉肌醇

1, 3-*O*-di-*p*-coumaroyl glycerol　1, 3-*O*-二对香豆酰基丙三醇

dipentene (limonene, cinene)　二戊烯(柠檬烯、苎烯、1, 8-萜二烯)

dipentene oxide　二戊烯氧化物

dipenteneglycol (terpin, 1, 8-terpenediol, 1, 8-*p*-menthanediol)　双戊二醇(萜二醇、1, 8-萜烯二醇、1, 8-*p*-松油二醇)

1, 2-dipentyl cyclopropene　1, 2-二戊基环丙烯

1, 2-diperiodyl ethane-1, 2-dione　1, 2-二高碘酰乙烷-1, 2-二酮

diperoxycarbonic acid　二过氧碳酸

dipetaline　二花瓣

dipetalolactone　二瓣花椒内酯

diphenmethyl-1, 2-benzenedicarboxylate　1, 2-苯二甲酸双(苯甲基)酯

diphenyl amine　二苯胺

diphenyl antimony chloride (chlorodiphenyl stibine, chlorodiphenyl antimony)　氯化二苯基锑(氯二苯基甲锑烷)

diphenyl azane　二苯基氮烷

α, α-diphenyl benzenemethanol (triphenylmethanol) α, α- 二苯基苯甲醇 (三苯甲醇)

triphenylmethanol (α, α-diphenyl benzenemethanol) 三苯甲醇 (α, α- 二苯基苯甲醇)

diphenyl carbene 二苯基碳烯 (二苯基卡宾)

diphenyl diazene oxide 二苯乙氮烯氧化物

1, 5-diphenyl diazenecarbothiohydrazide 1, 5- 二苯基乙氮烯硫代甲酰肼

diphenyl disulfane 二苯基二硫烷

diphenyl disulfide 二苯基二硫化物

1, 2-diphenyl ethane 1, 2- 二苯基乙烷

diphenyl ether 二苯醚

L-*cis*-8, 10-diphenyl lobelionol (L-lobeline) L- 顺式 -8, 10- 二苯基半边莲碱酮醇 (L- 山梗碱)

diphenyl phosphinic acid 二苯基次膦酸

1, 3-diphenyl propane-1, 2-dihydroxy-3-one 1, 3- 二苯基丙 -1, 2- 二羟基 -3- 酮

2, 3-diphenyl pyrrole 2, 3- 二苯基吡咯

diphenyl selenone 二苯基硒砜

diphenyl stannane 二苯基锡烷

diphenyl sulfoxide 二苯基亚砜

1, 5-diphenyl thiocarbazone 1, 5- 二苯基氨亚基硫脲 (1, 5- 二苯基硫代卡巴腙)

diphenyl thiosulfinate 硫代亚磺酸二苯酯

trans, *trans*-1, 7-diphenyl-1, 3-heptadien-5-ol 反式 , 反式 -1, 7- 二苯基 -1, 3- 庚二烯 -5- 醇

trans-1, 7-diphenyl-1-hepten-5-ol 反式 -1, 7- 二苯基 -1- 庚烯 -5- 醇

2, 3-diphenyl-2-cyclopropen-1-one 2, 3- 二苯基 -2- 环丙烯基 -1- 酮

1, 1-diphenyl-2-picryl hydrazyl 1, 1- 二苯基 -2- 三硝基苯肼

1, 7-diphenyl-3, 5-dihydroxy-1-heptene 1, 7- 二苯基 -3, 5- 二羟基 -1- 庚烯

1, 7-diphenyl-3-acetoxy-(6*E*)-heptene 1, 7- 二苯基 -3- 乙酰氧基 -(6*E*)- 庚烯

1, 7-diphenyl-4, 6-heptadien-3-one 1, 7- 二苯基 -4, 6- 庚二烯 -3- 酮

2, 4-diphenyl-4-methyl-(2*E*)-pentene 2, 4- 联苯 -4- 甲基 -(2*E*)- 戊烯

1, 7-diphenyl-5-hydroxy-1-heptene 1, 7- 二苯基 -5- 羟基 -1- 庚烯

1, 7-diphenyl-5-hydroxy-3-heptanone 1, 7- 二苯基 -5- 羟基 -3- 庚酮

1, 7-diphenyl-5-hydroxy-4, 6-heptadien-3-one 1, 7- 二苯基 -5- 羟基 -4, 6- 庚二烯 -3- 酮

1, 7-diphenyl-5-hydroxy-6-hepten-3-one 1, 7- 二苯基 -5- 羟基 -6- 庚烯 -3- 酮

(5*R*)-*trans*-1, 7-diphenyl-5-hydroxy-6-hepten-3-one (5*R*)- 反式 -1, 7- 二苯基 -5- 羟基 -6- 庚烯 -3- 酮

1, 4-diphenyl-1, 4-butanedione 1, 4- 二苯基 -1, 4- 丁二酮

1, 7-diphenylhept-3, 5-diol 1, 7- 二苯基 -3, 5- 庚二醇

1, 7-diphenylhept-4-en-3-one 1, 7- 二苯基庚 -4- 烯 -3- 酮 (1, 7- 二苯基 -4- 庚烯 -3- 酮)

diphenyltin 二苯锡

6λ^5, 10-diphosphaspiro[4.5]decane 6λ^5, 10- 二磷杂螺 [4.5] 癸烷

2, 3-diphosphateglycerol 2, 3- 二磷酰甘油

diphosphatidyl glycerol 二磷脂酰甘油

1, 3-di-*p*-hydroxyphenyl-4-penten-1-one 1, 3- 二对羟苯基 -4- 戊烯基 -1- 酮

diphyllin 山荷叶素 (二叶草素)

diphyllin apioside-5-acetate 山荷叶素芹糖苷 -5- 乙酸酯

diphyllin-1-*O*-β-D-apiofuranoside 山荷叶素 -1-*O*-β-D-芹菜呋喃糖苷

diphyllin-4-*O*-β-D-glucoside 山荷叶素 -4-*O*-β-D- 葡萄糖苷

diphylline 二叶金罂粟碱

diphyllosides A, B 双藿苷 (二叶淫藿苷) A、B

dipiperamides A ～ C 双胡椒酰胺 A ～ C

dipiperityl magnolol 双辣薄荷基厚朴酚

diplacone 沟酸浆酮

diploceline 迪普洛西林碱

diploclisin 秤钩风皂苷 (秤钩风素)

diploflavone 双龙瓣豆黄酮

diplofuranone A 色二孢呋喃酮 A

diplopten 苯烯

diploptene 里白烯

diplopterol 里白醇

diplopyrone 色二孢吡喃酮

diplumbatellurane 二铅碲烷

dipoloic acid 小花五桠果二萜酸

dipotassium andrographate-19-*O*-β-D-glucoside 穿心莲酸二钾 -19-*O*-β-D- 葡萄糖苷

dipotassium glycyrrhizinate 甘草酸二钾盐

dipplorrhyncine (mossambine) 矛萨宾

6, 8-diprenyl eriodictyol　6, 8- 二异戊烯基圣草酚

6, 8-diprenyl galangin　6, 8- 二异戊烯基高良姜素

6, 8-diprenyl genistein　6, 8- 二异戊烯基染料木素

6, 8-diprenyl naringenin　6, 8- 二异戊烯基柚皮素

dipropenyl disulfide　二丙烯基二硫醚

dipropenyl thiosulfinate　二丙烯基硫代亚磺酸酯

dipropyl disulfide　二丙基二硫醚 (二丙基二硫化物)

dipropyl trisulfide　二丙基三硫醚 (二丙基三硫化物)

dipsacosides (dipsacus saponins, asperosaponins) A ～ K　川续断皂苷 (续断皂苷、天蓝续断苷) A ～ K

dipsacus saponins (dipsacosides, asperosaponins) A ～ K　川续断皂苷 (续断皂苷、天蓝续断苷) A ～ K

dipsanosides A ～ G　续断环烯醚萜苷 (续断苷) A ～ G

dipterine　对叶盐蓬碱

dipterocarpol (hydroxydammarenone Ⅱ)　龙脑香醇酮 (羟基达玛烯酮 Ⅱ)

dipulchellin A　二聚天人菊素 A

4(5, 2), 12(3, 5)-dipyridina-1, 8(1, 3, 5)-dibenzenabicyclo[6.6.0]tetradecaphane　4(5, 2), 12(3, 5)- 二吡啶杂 -1, 8(1, 3, 5)- 二苯杂双环 [6.6.0] 十四蕃

dipyrido[1, 2-*a*:2′, 1′-*c*]pyrazine　二吡啶并 [1, 2-*a*:2′, 1′-*c*] 吡嗪

2, 4′-dipyridyl　2, 4′- 联吡啶

dirersine　狄蔚素

diricinolein　二蓖麻酸酯

dirosine　狄绕素

(+)-disaminyl ether　(+)- 芝麻素醚

discarines (amphibines) A ～ H　水陆枣碱 (安木非宾碱) A ～ H

disciferitriol　花盘飞蛾藤三醇

discorea sapotoxin　薯皂素毒苷

discretamine　离生木瓣树胺 (稀疏木瓣树胺、离木明)

(*S*)-discretamine　(*S*)- 稀疏木瓣树胺

L-discretamine　L- 稀疏木瓣树胺

discretine　离木亭

discretinine　离木宁

di-sec-butyl ether　仲丁醚

di-sec-butyl phthalate　邻苯二甲酸二仲丁酯

cis-3′, 4′-disenecioyl khellactone　顺式 -3′, 4′- 二千里光酰基阿米芹内酯

cis-3′, 4′-disenecioyl-3′, 4′-dihydroseselin　顺式 -3′, 4′- 二千里光酰基 -3′, 4′- 二氢邪蒿素

cis-(3′*S*, 4′*S*)-disenecioyloxy-3′, 4′-dihydroseselin　顺式 -(3′*S*, 4′*S*)- 二千里光酰基 -3′, 4′- 二氢邪蒿内酯

(3′*S*, 4′*S*)-disenecioyloxy-3′, 4′-dihydroseselin　(3′*S*, 4′*S*)- 双异戊烯酰氧基 -3′, 4′- 二氢邪蒿素

diseselins A, B　二聚邪蒿素 A、B

disialoganglioside　二唾液酸神经节苷酯

disialosyl gangliotetraosyl ceramide　二唾液酰基神经节四糖神经酰胺

disilanecarboxylic acid　二硅烷甲酸

3-disilanyl-2-silypentasilane　3- 乙硅基 -2- 甲硅基戊硅烷

disilazane　二硅氮烷

1, 2-disinapoyl gentiobiose　1, 2- 二芥子酰龙胆二糖

3′, 6-disinapoyl sucrose　3′, 6- 二芥子酰基蔗糖

1, 1′-disinomenine　1, 1′- 双青藤碱

2, 2′-disinomenine　2, 2′- 双青藤碱

disinomenine　双青藤碱 (二华月碱)

disodium andrographate　穿心莲酸二钠

disodium *trans*-crocetinate　反式 - 藏红花酸二钠盐

disodium-(*S*)-2-isopropyl malate　(*S*)-2- 异丙基苹果酸二钠

disparinol B　不等胡酮醇 B

disparpropylinol B　不等胡桐丙基醇 B

dispegatrine　双斯配加春

2λ6-dispiro(bis{[1.3.2]benzodioxathiole}-2, 1″:2′, 1-thiopyran-4″, 1‴-cyclopentane)　$2\lambda^6$- 二螺 (双 {[1.3.2] 苯并二氧杂硫环戊熳 }-2, 1″:2′, 1- 硫吡喃 -4″, 1‴- 环戊烷)

1′*H*-dispiro[1, 3-benzoxathiole-2, 10′-[1, 4]ethanonaphthalene-5′, 2″-[1, 3]dioxolane]　1′*H*- 二螺 [1, 3- 苯并氧硫杂环戊熳 -2, 10′-[1, 4] 乙桥萘 -5′, 2″-[1, 3] 二氧杂环戊烷]

dispiro[1, 3-dioxolane-2, 3′-bicyclo[3.2.1]oct-6′, 2″-[1, 3]dioxolane]　二螺 [1, 3- 二氧杂环戊烷 -2, 3′- 双环 [3.2.1] 辛 -6′, 2″-[1, 3] 二氧杂环戊烷]

dispiro[$4.2.4^8.2^5$]tetradecane　二螺 [$4.2.4^8.2^5$] 十四烷

dispiro[$5.1.8^8.2^6$]octadecane　二螺 [$5.1.8^8.2^6$] 十八烷

dispiro[$5.2.8^9.1^6$]octadecane　二螺 [$5.2.8^9.1^6$] 十八烷

dispiro{fluorene-9, 1′-cyclohex[2]en-4′, 1″-indene}　二螺 { 芴 -9, 1′- 环已 [2] 烯 -4′, 1″- 茚 }

(±)-dispirocochlearoids A ～ C　(±)- 双螺背柄芝萜 A ～ C

disporopsin　竹根七素

disporosides A ～ D　竹根七皂苷 A ～ D

dissectol A　裂叶角蒿醇 A

distichine (buphanidrine)　非洲箭毒草林碱 (布蕃君)

distylin (taxifolin, taxifoliol, dihydroquercetin)　黄杉素 (花旗松素、紫杉叶素、二氢槲皮素)

disulfaneperoxol　乙硫烷过氧醇

disyringin ether　二丁香醚

ditaine　鸡骨常山毒碱

ditamine　狄他碱 (狄它胺)

diterpene peroxide　二萜过氧化物

diterpenes　二萜烯

diterpenoid EF-D　二萜化合物 EF-D

2, 4-ditertamyl phenol　2, 4- 二叔戊基苯酚

2, 6-ditertbutyl hydroquinone　2, 6- 二叔丁基对苯二酚

5, 5-ditertbutyl nonane　5, 5- 二叔丁基壬烷

2, 4-ditertbutyl phenol　2, 4- 二叔丁基苯酚

2, 6-ditertbutyl phenol　2, 6- 二叔丁基苯酚

ditertbutyl phthalate　邻苯二甲酸二叔丁酯

2, 5-ditertbutyl thiophone　2, 5- 双叔丁基噻吩

2, 4-ditertbutyl-1, 3-pentadiene　2, 4- 二叔丁基 -1, 3- 戊二烯

7, 9-ditertbutyl-1-oxaspiro[4.5]-6, 9-decadien-2, 8-dione　7, 9- 二叔丁基 -1- 氧杂螺 [4.5]-6, 9- 癸二烯 -2, 8- 二酮

3, 5-ditertbutyl-4-hydroxybenzaldehyde　3, 5- 二叔丁基 -4- 羟基苯甲醛

2, 6-di-*tert*-butyl-4-methyl phenol (2, 6-di-*tert*-butyl-*p*-cresol)　2, 6- 二叔丁基 -4- 甲基苯酚 (2, 6- 二叔丁基对甲酚、2, 6- 二叔丁基对甲基苯酚)

2, 6-ditertbutyl-*p*-benzoquinone　2, 6- 二叔丁基对苯醌

2, 6-di-*tert*-butyl-*p*-cresol (2, 6-di-*tert*-butyl-4-methyl phenol)　2, 6- 二叔丁基对甲酚 (2, 6- 二叔丁基 -4- 甲基苯酚、2, 6- 二叔丁基对甲基苯酚)

3, 7-dithia-1(3, 5)-1, 2-oxazola-5(1, 4)-cyclohexanacyclooctaphane　3, 7- 二硫杂 -1(3, 5)-1, 2- 噁唑杂 -5(1, 4)- 环己烷杂环八蕃

5, 6′-dithia-2, 2′-spirobi[bicyclo[2.2.2]oct]-7, 7′-diene　5, 6′- 二硫杂 -2, 2′- 螺二 [双环 [2.2.2] 辛]-7, 7′- 二烯

1, 3-dithiane　1, 3- 二噻烷

2*H*, 6*H*-1, 5, 2-dithiazine　2*H*, 6*H*-1, 5, 2- 二噻嗪

2*H*-[1, 4]dithiepino[2, 3-*c*]furan　2*H*-[1, 4] 二硫杂环庚熳并 [2, 3-*c*] 呋喃

dithioacetic acid　二硫代乙酸

dithiocyclopentene　二硫环戊烯 (二硫杂环戊烯)

dithiodibutyric acid　二硫代丁酸

dithiosulfinic acid　二硫代亚磺酸

dithiosulfonic *O*-acid　二硫代磺 -*O*- 酸

dithiosulfonic *S*-acid　二硫代磺 -*S*- 酸

dithioxane　二硫氧烷

dithioxanediol　二硫氧烷二醇

dithoic acid　二硫代酸

dithranol (cignolin, anthralin, batidrol)　地蒽酚 (西格诺林、蒽林、蒽三酚)

12β, 20-*O*-ditigloyl boucerin glycoside　12β, 20-*O*- 二惕各酰基水牛掌素糖苷

8, 8′-ditigloyl chrysanolide D　8, 8′- 惕各酰除虫菊内酯 D

11α, 12β-*O, O*-ditigloyl-17β-tenacigenin B　11α, 12β-*O, O*- 二惕各酰基 -17β- 通光藤苷元 B

ditigloyl-D-dihydroxytropane　二惕谷酰 -D- 二羟基托品烷

1α, 7α-ditigloyloxy-3α-acetoxy-12α-ethoxynimbolinin　1α, 7α- 二惕各酰氧基 -3α- 乙酰氧基 -12α- 乙氧基印楝波灵素 (1α, 7α- 二惕各酰氧基 -3α- 乙酰氧基 -12α- 乙氧基印楝波力宁)

3α, 6β-ditigloyloxy-7β-hydroxytropane　3α, 6β- 二惕各酰氧基 -7β- 羟基托品烷

3β, 6β-ditigloyloxy-7β-hydroxytropane　3β, 6β- 二惕各酰氧基 -7β- 羟基托品烷

(–)-3α, 6β-ditigloyloxytropane　(–)-3α, 6β- 双惕各酰氧托品烷

3, 6-ditigloyloxytropane　3, 6- 二惕各酰氧基托品烷

ditigloyloxytropane　二惕各酰氧基托品烷 (二惕各酰氧基莨菪烷)

L-3α, 6β-ditigloyloxytropane　L-3α, 6β- 二惕各酰氧基莨菪烷

3α, 6β-ditigloyloxytropane-7-ol　3α, 6β- 双惕各酰氧托品 -7- 醇

3, 4-di-*trans*-caffeoyl quinic acid　3, 4- 二 - 反式 - 咖啡酰奎宁酸

3, 5-di-*trans*-caffeoyl quinic acid　3, 5- 二 - 反式 - 咖啡酰奎宁酸

3α, 29-*O*-di-*trans*-cinnamoyl-D:C-friedoolean-7, 9-(11)-diene　3α, 29-*O*- 二反式 - 桂皮酰基 -D:C- 无羁齐墩果 -7, 9-(11)- 二烯

6, 10-*O*-di-*trans*-feruloyl catalpol　6, 10-*O*- 二反式 - 阿魏酰梓醇

6, 6′-*O*-di-*trans*-feruloyl catalpol　6, 6′-*O*- 二 - 反式 - 阿魏酰梓醇	docosadienoic acid　二十二碳二烯酸
(2*S*)-1, 2-*O*-di-*trans*-*p*-coumaroyl glycerol　(2*S*)-1, 2-*O*- 二 - 反式 - 对香豆酰基甘油	docosahexaenoic acid (cervonic acid)　二十二碳六烯酸 (色浮尼可酸)
1, 3-ditrichosanoyl-2-linoleoyl glyceride　1, 3- 二栝楼酰 -2- 亚油酰甘油酯	docosane　二十二烷
diuranthosides A ～ G　鹭鸶兰苷 A ～ G	*n*-docosane　正二十二烷
diuvaretin　双紫玉盘亭 (二紫玉盘亭、矮紫玉盘素丙)	docosanedioic acid　二十二碳二酸
divaccinosides A ～ D　南烛双苷 A ～ D	1, 22-docosanediol　1, 22- 二十二碳二醇
divanillyl tetrahydrofuran ferulate　二香草酰基四氢呋喃阿魏酸酯	docosanoic acid　二十二碳酸 (廿二烷酸)
divaricataesters A ～ C　防风酯 A ～ C	docosanoic acid (behenic acid)　二十二酸 (山嵛酸、辣木子油酸)
divaricatic acid　柔扁枝衣酸 (分枝地衣酸)	1-docosanol　1- 二十二醇
divaricatol　防风酚 (防风醇)	docosanol　二十二醇
ent-divaricin B　对映 - 金挖耳芬 B	*n*-docosanol　正二十二醇
divaricins A ～ C　金挖耳芬 A ～ C	docosanyl tetracosanoate　二十四酸二十二酯
17β*H*-divaricoside　17β*H*- 羊角拗苷	docosapentenoic acid　二十二碳五烯酸
divaricoside　羊角拗苷	9, 12, 15-docosatrienol　9, 12, 15- 二十二碳三烯醇
divaricoumarins A ～ C　防风豆素 A ～ C	*cis*-6-docosenamide　顺式 -6- 二十二烯酰胺
divarine　展枝倒提壶种碱	13-docosenamide (erucyl amide)　13- 二十二烯酰胺 (芥子酰胺)
divarolides A ～ G　叉开内酯 A ～ G	docosenoic acid　二十二烯酸
divastroside　异羊角拗苷	(*Z*)-13-docosenoic acid (erucic acid)　(*Z*)-13- 二十二烯酸 (芥酸、芝麻菜酸)
diversifolin　肿柄菊素	docosyl caffeate　咖啡酸二十二醇酯
diversifolol　肿柄菊醇	docosyl ferulate　阿魏酸二十二醇酯
diversoside　异纹阿魏苷	docosyl hexanoate　己酸二十二酯
divinyl sulfide　二乙烯基硫醚	dodec-2-one　十二碳 -2- 酮
cis-1, 2-divinyl-4-(1-methyl ethylidene)-cyclohexane　顺式 -1, 2- 二乙烯基 -4-(1- 甲基亚乙基)- 环己烷	(3*S*, 4*Z*)-dodec-4, 11-dien-1-yn-3-ol　(3*S*, 4*Z*)- 十二碳 -4, 11- 二烯 -1- 炔 -3- 醇
17β*H*-divostroside　17β*H*- 羊角拗异苷	dodec-4, 6, 8-trienoic acid-2-hydroxy-1-hydroxymethyl ethyl ether　十二碳 -4, 6, 8- 三烯酸 -2- 羟基 -1- 羟基乙醚
divostroside　羊角拗异苷	dodec-5-yl benzene　十二烷基 -5- 苯
diylidene　双亚基	2, 4-dodecadienal　2, 4- 十二碳二烯醛
2, 4-di-β-D-glucosyloxycinnamic acid　2, 4- 二葡萄糖基氧化桂皮酸	1-[(2*E*, 4*E*)-2, 4-dodecadienoyl]pyrrolidine　1-[(2*E*, 4*E*)- 十二碳二烯酰] 四氢吡咯
6, 8-di-γ, γ-dimethyl allyl orobol　6, 8- 二 -γ, γ- 二甲基丙烯基香豌豆酚	1(6), 11(12), 13(14), 1′(6′), 11′(12′), 13′(14′)-dodecahydro-β-caroten-4β, 4′β-diol　1(6), 11(12), 13(14), 1′(6′), 11′(12′), 13′(14′)- 十二氢 -β- 胡萝卜烯 -4β, 4′β- 二醇
djalonenol　贾伦花闭木醇	γ-dodecalactone　γ- 十二碳内酯
djenkolic acid　黎豆氨酸	dodecamethyl cyclohexasiloxane　十二甲基环己硅氧烷
L-djenkolic acid　L- 黎豆氨酸	dodecanal　十二醛
dmetelins A ～ N　洋金花素 A ～ N	*n*-dodecanal (*n*-dodecyl aldehyde)　正十二醛
docetaxel　多烯紫杉醇	
syn-docos-4, 6- diol　*syn*- 二十二碳 -4, 6- 二醇	

D

dodecane 十二烷
n-dodecane 正十二烷
dodecanoic acid (laurostearic acid, lauric acid) 十二酸 (月桂酸)
n-dodecanol 正十二醇
2-dodecanol (2-dodecyl alcohol) 2- 十二醇
1-dodecanol (dodecyl alcohol, lauryl alcohol, lauric alcohol) 1- 十二醇 (月桂醇、十二醇)
2-dodecanone 2- 十二酮
3-dodecanone 3- 十二酮
3-(dodecanoyloxy)-2-(isobutyryloxy)-4-methyl pentanoic acid 3-(十二烷酰氧基)-2-(异丁酰氧基)-4- 甲基戊酸
dodecanyl octadec-9, 12-dienoate 十八碳 -9, 12- 二烯酸十二酯
5-dodecanyl-4-hydroxy-4-methyl-2-cyclopentenone 5- 十二烷基 -4- 羟基 -4- 甲基 -2- 环戊烯酮
dodecaprenol 十二聚异戊烯醇
2, 6, 9, 11-dodecatetraen-1-carboxylic acid methyl ester 2, 6, 9, 11- 十二碳四烯 -1- 酸甲酯
(3*Z*, 6*Z*, 9*Z*)-dodecatrienoic acid (3*Z*, 6*Z*, 9*Z*)- 十二碳三烯酸
α-dodecenal α- 十二烯醛
trans-2-dodecenal 反式 -2- 十二烯醛
2-dodecenal (dodec-2-en-1-al) 2- 十二烯醛
(*E*)-5-dodecene (*E*)-5- 十二烯
1-dodecene 1- 十二烯
dodecene 十二烯
dodecenoate 十二烯酸酯
cis-4-dodecenoic acid 顺式 -4- 十二烯酸
9-dodecenoic acid 9- 十二烯酸
dodecenoic acid 十二烯酸
2-dodecenol 2- 十二烯醇
(2*E*, 3*R*, 4*R*)-2-(11-dodecenylidene)-3-hydroxy-4-methoxy-4-methyl butanolide (2*E*, 3*R*, 4*R*)-2-(11- 十二烯亚基)-3- 羟基 -4- 甲氧基 -4- 甲基丁内酯
(2*Z*, 3*S*, 4*S*)-2-(11-dodecenylidene)-3-hydroxy-4-methyl butanolide (2*Z*, 3*S*, 4*S*)-2-(11- 十二烯亚基)-3- 羟基 -4- 甲基丁内酯
dodecyl acetate 十二醇乙酸酯
n-dodecyl acetate 正十二醇乙酸酯
dodecyl alcohol (1-dodecanol, lauryl alcohol, lauric alcohol) 十二醇 (月桂醇、十二醇)
2-dodecyl alcohol (2-dodecanol) 2- 十二醇
n-dodecyl aldehyde (*n*-dodecanal) 正十二醛
4-dodecyl benzaldehyde 4- 十二烷基苯甲醛
dodecyl hexadecanoate 十六酸十二酯
dodecyl isopropyl ether 十二烷异丙基醚
4-dodecyl-1, 2-benzenediol 4- 十二 -1, 2- 苯二酚
5-dodecyl-2, 2′-bithiophene 5- 十二烷基 -2, 2′- 联噻吩
3-dodecyl-3-nonyl docosan-1-ol 3- 壬烷基 -3- 十二烷基二十二醇
2-dodecyl-6-methoxycyclohex-2, 5-dien-1, 4-dione 2- 十二烷基 -6- 甲氧基环己 -2, 5- 二烯 -1, 4- 二酮
dodonic acid 坡柳酸
doederleinic acid 大叶菜酸
doitungbiphenyls A, B 道依桐双苯素 A、B
(1*R*, 3*E*, 6*R*, 7*Z*, 11*S*, 12*S*)-dolabella-3, 7, 18-trien-4, 17-olide (1*R*, 3*E*, 6*R*, 7*Z*, 11*S*, 12*S*)- 多拉贝拉 -3, 7, 18- 三烯 -4, 17- 内酯
(1*R*, 3*E*, 7*Z*, 11*S*, 12*S*)-dolabella-3, 7, 8-trien-17-oic acid (1*R*, 3*E*, 7*Z*, 11*S*, 12*S*)- 多拉贝拉 -3, 7, 8- 三烯 -17- 酸
dolabeserpenoic acid A 多拉贝匍匐枪刀药酸 A
dolabradiene 斧松二烯
dolaconine 嘟拉乌头原碱
dolcymene (*p*-cymene, *p*-cymol, *p*-isopropyl toluene) 对聚伞花素 (对伞花烃、对孜然芹烃、对伞形花素、对异丙基甲苯、百里香素)
dolichocymbosides A ～ D 长舟马先蒿苷 A ～ D
dolichodial 马氏香料二醛
dolichol 多萜醇
dolicholide 镰扁豆内酯
dolichos bean polysaccharide 白扁豆多糖
dolineone 扁豆酮
doliroside A 镰扁豆苷 (大麻药苷) A
dolomiaeasins A, B 川木香素 A、B
domesticine 南天竹种碱
domestine (*O*-methyl domesticine, nantenine) 南天竹宁 (*O*- 甲基南天竹种碱、南天竹种碱甲醚、南天宁碱、南天竹啡碱)
domohinone 多莫戟酮
domoic acid 软骨藻酸
domoilactones A, B 软骨藻内酯 A、B
donasine 芦竹辛
donaxanine 芦竹赛宁

donaxaridine　芦竹瑞定

donaxarine　芦竹任

donaxine (gramine)　芦竹碱 (禾草碱)

dongbeinine　东贝宁

dongbeirine　东贝素

dongnosides A ～ E　剑麻东 1 号皂苷 A ～ E

donine　芦竹宁

donnaienin　唐娜哥纳香素

dopa　多巴

L-dopa (3, 4-dihydroxyphenyl-L-alanine, 3-hydroxy-L-tyrosine)　L- 多巴 (3, 4- 二羟基 -L- 苯丙氨酸、3- 羟基 -L- 酪氨酸)

dopamine　多巴胺 (3- 羟酪胺、儿茶酚乙胺、二羟基苯乙胺)

dopamine-3-*O*-sulfate　多巴胺 -3-*O*- 硫酸酯

dopa-*O*-β-D-glucoside　多巴 -*O*-β-D- 葡萄糖苷

dopaxanthin　多巴黄质 (番杏多巴黄素)

α-doradecin (3′-hydroxy-β, ε-daucan-3, 4-dione)　α- 金鲫酮 (3′- 羟基 -β, ε- 胡萝卜 -3, 4- 二酮)

doradexanthin　皮黄质 (皮黄素)

α-doradexanthin　α- 皮黄质

doradexanthin ester　皮黄质酯

α-doradexanthin ester　α- 皮黄质酯

β-doradexanthin ester　β- 皮黄质酯

doria senine　多里亚千里碱

dormantinol　藜芦芽醇 (多曼替醇)

doronine　多榔菊碱

dorsmanin Ⅰ　曼尼琉桑素 (曼多尔施滕素、多斯曼素) Ⅰ

dorsmanins A ～ C　曼尼琉桑素 (曼多尔施滕素、多斯曼素) A ～ C

dorspoinsettifolin　一品红叶琉桑素

(+)-dorsteniol　(+)- 琉桑醇

doryphornine　多乐风碱

cis-*n*-dotetracont-17-enoic acid　顺式 - 正四十二碳 -17- 烯酸

n-dotetracontanoic acid　正四十二酸

dothiorelones A, B　小穴壳菌酮 A、B

dotoriosides Ⅰ, Ⅱ　麻栎苷Ⅰ、Ⅱ

n-dotriacont-15-one　正三十二碳 -15- 酮

dotriacontane　三十二烷

n-dotriacontane　正三十二烷

(6*R*, 8*S*)-dotriacontanediol　(6*R*, 8*S*)- 三十二碳二醇

(7*R*, 9*S*)-dotriacontanediol　(7*R*, 9*S*)- 三十二碳二醇

n-dotriacontanoic acid　正三十二酸

dotriacontanoic acid (lacceroic acid)　三十二酸 (紫胶蜡酸)

dotriacontanol　三十二醇

n-dotriacontanol (thea alcohol B)　正三十二醇 (茶醇 B)

dotriacontanyl acetate　三十二醇乙酸酯

dotriacontene　三十二烯

douglanine　道氏蒿素

douglasiine　刀拉森

douradine　刀瑞定

drabanemoroside　葶苈苷

(25*R*)-dracaenosides F, G　(25*R*)- 龙血树苷 F、G

dracaenosides A ～ R　龙血树苷 A ～ R

dracagenin A　柬埔寨龙血树皂苷 A

dracoalban　血竭白素

dracocephalone A　青兰酮 A

dracocephaloside　青兰苷

(2*R*, 5″*R*)-dracocephins A ～ D　(2*R*, 5″*R*)- 青兰素 A ～ D

(2*S*, 5″*R*)-dracocephins A ～ D　(2*S*, 5″*R*)- 青兰素 A ～ D

dracoflavan A　血竭黄烷 A

draconins A, B　龙血树素 A、B

dracontiosides A, B　龙血藤苷 A、B

dracontomelum base　人面子属碱

dracooxepine　血竭二氧杂庚醚

dracoresene　血竭树脂烃

dracoresinotannol　血竭树脂鞣醇

dracorhodin　血竭素

dracorhodin perchlorate　血竭素高氯酸盐

dracorubin　血竭红素 (龙血树脂红血树脂)

dracotanosides A ～ D　甘青青兰苷 A ～ D

dracunculin　龙蒿素

drahebephins A, B　异叶青兰芬碱 A、B

drazepinone　德雷克氮杂䓬酮

drebyssogenin J　埃塞俄比亚南山藤苷元 J

drechslerines A ～ G　德勒氏素 A ～ G

dregamine　德雷状康树碱

dregea base　南山藤属碱

dregeana 1　德氏鹧鸪花素 1

dregeosides A ～ I　南山藤属苷 (苦绳苷) A ～ I

dregeosides A Ⅱ , Aa_1, Ao_1, Ap_1, C Ⅱ , Da_1, Dp_1, Ga_1, Gp_1, Ka_1, Kp_1　南山藤属苷 (苦绳苷) A Ⅱ、Aa_1、Ao_1、Ap_1、C Ⅱ、Da_1、Dp_1、Ga_1、Gp_1、Ka_1、Kp_1

dregoside　南山藤苷

dresibioside　苦绳双糖苷

dresitetraoside　苦绳四糖苷

dresitrioside　苦绳三糖苷

drevogenins Ⅰ, Ⅱ　南山藤皂苷元 Ⅰ、Ⅱ

drevogenins A ～ Q　南山藤皂苷元 A ～ Q

drim-7-en-11, 12-dial　辛辣木 -7- 烯 -11, 12- 二醛

drim-8-en-11-al　辛辣木 -8- 烯 -11- 醛

drimanial　辛辣木醛

drimartols A, B　林仙蒿醇 A、B

drimene　辛辣木烯

drimenin　辛辣木素

drimenol　补身树醇 (八氢三甲基萘甲醇、林仙烯醇)

dronabinol　屈大麻酚

droserone (3, 5-dihydroxy-2-methyl-1, 4-naphthoquinone)　茅膏菜醌 (茅膏酮、茅膏醌、3, 5- 二羟基 -2- 甲基 -1, 4- 萘醌)

drosophilin B (pleuromutilin)　脆柄菇素 B (多摺菌素、截短侧耳素)

drummondins A ～ F　周帽定 A ～ F

drummondol　杜莫醇 (德氏田菁醇)

drummondol-11-*O*-β-D-glucopyranoside　杜莫醇 -11-*O*-β-D- 吡喃葡萄糖苷

drupacine　桥氧三类尖碱

drynachromosides A, B　槲蕨色苷 A、B

dryobalanolide　龙脑香内酯

dryobalanoloic acid　龙脑香醇酮酸

dryobalanone　龙脑香二醇酮

dryoblanol　龙脑香三醇

dryocrassin　东北贯众素

dryocrassin ABBA　东北贯众素 (绵马贯众素) ABBA

dryocrassol　东北贯众醇

dryocrassyl acetate　东北贯众醇乙酸酯

drypemolundein A　莫氏核果木素 A

dshamirone (secoammoresinol)　沙生阿魏酮

(+)-duartin　(+)- 豆素

duartin　剑叶莎属异黄烷

dubamine　疑芸香胺 (杜巴胺)

dubiamine　稀花紫堇碱

dubiin　疑狮耳花素

dubimidine　杜米定

dubinidine　杜宾定

dubiones A, B　南岭楝酮 (岭南楝树酮) A、B

dubiosides A ～ F　赤瓜色苷 A ～ F

dubiusine　疑水仙碱

duboisine (daturine, hyoscyamine, cytospaz)　天仙子胺 (莨菪碱)

duchesellagisides A, B　蛇莓并没食子苷 A、B

duchesides A, B　蛇莓苷 A、B

duciformine　大黄橐吾碱

duclouxine　宾乌碱 (宾川乌头碱)

dufalone (melitoxin, dicumarol, dicoumarin, dicumol)　双香豆素 (败坏翘摇素、紫苜蓿酚、双香豆精)

dugesialactone　杜格菊内酯 (达吉内酯)

duguevanine　杜盖木碱

duinnianol　红花八角醇

dulcidiol　野甘草二醇

dulcin　牛蹄豆素

dulcinodal　野甘草诺醛

dulcinodal-13-one　野甘草诺醛 -13- 酮

dulcinodiol　野甘草诺二醇

dulcinol　野甘草诺醇 (野甘草种醇)

dulcioic acid　野甘草酸 (野甘草种酸、野甘草萜酸)

dulciols A, B　野甘草醇 A、B

dulcisflavan　甜山竹子黄烷

dulcisxanthones A ～ F　甜山竹子呫酮 A ～ F

dulcitol　甜醇 (卫矛醇)

dulcosides A, B　甜叶苷 (卫矛醇苷) A、B

dulxanthones A ～ D　甜竹呫酮 A ～ D

dumoside　灌木天冬苷

dumsin　德姆新

dunalianosides A ～ I　樟叶越橘苷 (长尾苷) A ～ I

dunniana acid　齿叶黄皮酸

dunnianin　红花八角素 (红八角素、樟木钻素)

dunniene　盾尼醌

(*R*)-α-dunnione　(*R*)-α- 邓氏链果苣苔醌

dunnisinin　绣球茜醚萜
dunnisinoside　顿尼西诺苷
durallone　苦瓜酮
durantanins Ⅰ～Ⅲ　假连翘素 Ⅰ～Ⅲ
durantins A, C　假连翘宁 (金露花素) A、C
durantioside Ⅰ pentaacetate　花墙刺苷Ⅰ五乙酸酯
durantioside Ⅰ tetraacetate　花墙刺苷Ⅰ四乙酸酯
durantioside Ⅳ tetraacetate　花墙刺苷Ⅳ四乙酸酯
durantioside Ⅱ tetraacetate　花墙刺苷Ⅱ四乙酸酯
durantiosides Ⅰ～Ⅳ　花墙刺苷Ⅰ～Ⅳ
durene　四甲基苯
durmillone　德米尔酮 (杜拉崖豆藤酮)
durupcosides A～C　龙牙楤木苷 A～C
durvillonol　地维诺醇
dustanin　尘曲霉素
dusuanlansins A～D　独蒜兰素 A～D
β-4, 8, 13-duvatrien-1, 3-diol　β-4, 8, 13- 杜法三烯 -1, 3- 二醇
α-4, 8, 13-duvatrien-1, 3-diol　α-4, 8, 13- 杜法三烯二醇
duvatrienediol　杜法三烯二醇
dydimic acid　石蕊酸
dykellic acid　迪克拉酸
dymacrins B～J　大花樫木素 B～J
dysoanthraquinone　八角莲蒽醌
dysobinin　二蜜腺樫木素
dysodanthins A～F　臭花恩氏樟素 A～F
dysodensiols A～F　密花樫木醇 A～F
dysokusones A～E　台湾樫木酮 A～E
dysorones A～E　玫瑰樫木酮 A～E
dysosmaflavones A～F　八角莲黄酮 A～F
dysosmajol　八角莲酮醇
dysosmanorlignans A, B　八角莲去甲木脂素 A、B
dysosmarol　八角莲醇
dysoxydensin G　密花樫木素 G
dysoxylumic acids A～D　樫木酸 A～D
dysoxylumins A～C　樫木素 A～C
dysoxylumolides A～C　樫木内酯 A～C
dyvariabilins A～H　易变樫木素 A～H
e, a-ashantin　e, a- 阿斯汉亭
apo-9-zeaxanthinone　离 -9- 玉米黄质酮

ebeiedine　鄂贝定碱
ebeiedinone　鄂贝酮碱
ebeienine　鄂北贝母碱
ebeiensine　鄂贝辛碱 (鄂北新)
ebeietinone　鄂北梯酮
ebeinine　鄂贝甲素
ebeinone (eduardine)　鄂贝乙素 (埃贝母定)
ebelin lactone　香果灵内酯 (厄北林内酯)
ebenfurans Ⅰ, Ⅱ　黑色驴豆呋喃 Ⅰ、Ⅱ
ebenifoline $E_{Ⅳ}$　乌木叶碱 $E_{Ⅳ}$
ebractelatinosides A～C　月腺大戟苷 A～C
ebracteolatains A, B　月腺大戟因 A、B
ebracteolatanolides A, B　月腺大戟甲素、乙素
eburenine　埃瑞宁
eburical　齿孔醛
eburicine　埃瑞辛
eburicodiol　齿孔二醇
eburicoic acid　齿孔酸
eburicoic acid acetate　齿孔酸乙酸酯
eburicol　齿孔醇
eburicyl acetate　齿孔醇乙酸酯
eburine　埃布任
eburnamenin-14-carboxylic acid ethyl ester　伊波南宁 -14- 甲酸乙酯
eburnamenine　象牙仔榄树宁碱
14-eburnamine　14- 象牙仔榄树胺
eburnamine　埃那胺
(–)-eburnamonine　(–)- 象牙洪达木酮宁 [(–)- 象牙酮宁、(–)- 埃那矛宁]
eburnamonine　象牙洪达木酮宁 (象牙酮宁、埃那矛宁)
ecdysanols A～F　酸叶胶藤醇 A～F
ecdysanthblic acid　酸叶胶藤倍半萜酸
α-ecdysone　α- 蜕皮激素 (α- 蜕皮素)
β-ecdysone (ecdysterone, 20-hydroxyecdysone, polypodine A)　β- 蜕皮激素 (蜕皮甾酮、β- 蜕皮素、20- 羟基蜕皮激素、水龙骨素 A)
β-ecdysone-2-acetate　β- 蜕皮激素 -2- 乙酸酯
24(28)-ecdysterone　24(28)- 蜕皮甾酮
ecdysterone (β-ecdysone, 20-hydroxyecdysone, polypodine A)　蜕皮甾酮 (β- 蜕皮激素、β- 蜕皮素、20- 羟基蜕皮激素、水龙骨素 A)

E

ecdysterone-2, 3-monoacetonide	蜕皮甾酮 -2, 3- 单丙酮化物
ecdysterone-20, 22-monoacetonide	蜕皮甾酮 -20, 22- 单丙酮化物
ecdysterone-22-*O*-β-D-glucopyranoside	蜕皮甾酮 -22-*O*-β-D- 吡喃葡萄糖苷
ecdysterone-3-*O*-β-D-glucopyranoside	蜕皮甾酮 -3-*O*-β-D- 吡喃葡萄糖苷
ecgonidine methyl ester	芽子定甲酯
ecgonine	芽子碱
L-ecgonine	L- 芽子碱
echicerin	狄他树素
echimidine	蓝蓟定
echinaceine (α-sanshool, neoherculin)	新核枯灵 (α- 山椒素、新棒状花椒酰胺)
echinacin	棘兰刺头辛 (棘刺蓝刺头素)
echinacoside	松果菊苷 (紫锥花苷、海胆苷)
echinatia	紫锥菊
echinatic acid	刺甘草酸
echinaticin	棘兰刺头替辛
echinatin	刺甘草素 (刺甘草查耳酮)
echinatine	刺凌德草碱
echinatine *N*-oxide	刺凌德草碱 *N*- 氧化物
echinenone	海胆烯酮
echingridimer A	华东蓝刺头萜二聚体 A
echingriols A, B	华东蓝刺头醇 A、B
echinine	蓝刺头宁碱
echinocereus base	鹿角掌属碱
echinochrome A (6-ethyl-2, 3, 5, 7, 8-pentahydroxy-1, 4-naphthoquinone)	海胆色素 A (6- 乙基 -2, 3, 5, 7, 8- 五羟基 -1, 4- 萘醌)
echinocystic acid	刺囊酸
echinocystic acid-3-*O*-(6-*O*-acetyl)-β-D-glucopyranoside	刺囊酸 -3-*O*-(6-*O*- 乙酰基) 吡喃葡萄糖苷
echinocystic acid-3-*O*-α-L-arabinopyranoside	刺囊酸 -3-*O*-α-L- 吡喃阿拉伯糖苷
echinocystic acid-3-*O*-β-D-glucopyranoside	刺囊酸 -3-*O*-β-D- 吡喃葡萄糖苷
echinocystic acid-3-*O*-β-D-glucopyranosyl-(1 → 3)-α-L-arabinopyranoside	刺囊酸 -3-*O*-β-D- 吡喃葡萄糖基 -(1 → 3)-α-L- 吡喃阿拉伯糖苷
echinocystic acid-3-*O*-β-D-glucoside	刺囊酸 -3-*O*-β-D- 葡萄糖苷
echinocystic acid-3-*O*-β-D-glucuronic acid	刺囊酸 -3-*O*-β-D- 葡萄糖醛酸
echinocystic acid-3-*O*-β-D-glucuronopyranoside methyl ester	刺囊酸 -3-*O*-β-D- 吡喃葡萄糖醛酸苷甲酯
echinolactone D	白腐菌内酯 D
echinolignan A	蓝刺头木脂素 A
echinone	蓝蓟醌
echinophyllin C	大叶皇冠草素 C
echinops base	蓝刺头属碱
echinops fluorescine	蓝刺头属萤光辛
echinopsidine	蓝刺头定碱
echinopsine	蓝刺头碱
echinoramine	蓝刺头胺
echinorine	蓝刺头醚碱
echinothiophenegenol	蓝刺头噻吩烯醇
echinothiophenes A ～ F	蓝刺头噻吩 A ～ F
echinoynethiophene A	蓝刺头炔噻吩 A
echinulin (echinuline)	海胆灵 (刺孢曲霉碱、刺孢曲霉素、刺孢霉碱)
echiochrome	棘皮色素
echipuroside A	紫花松果菊苷 A
echitamidine (echitamine)	狄他树皮碱 (埃奇胺、埃奇定、鸡骨常山碱)
echitamine (echitamidine)	鸡骨常山碱 (狄他树皮碱、埃奇胺、埃奇定)
echitamine chloride	鸡骨常山碱氯化物 (氯化埃奇胺)
echitein	狄他树皮忒因
echitenine	狄他树皮低碱
echitin	鸡骨常山酸 (蓝刺头黄素)
echitovenidine	埃奇尼定
echitovenine	埃奇文宁
echiumine	兰蓟碱
eckol	昆布酚 (鹅掌菜酚)
eckstolonol	匍匐茎昆布酚
eclabron (guaithylline, guaifylline)	愈甘醚茶碱
eclalbasaponins Ⅰ～ⅩⅤ	墨旱莲皂苷 (鳢肠皂苷) Ⅰ～ⅩⅤ
ecliptal	鳢肠醛 (鳢肠噻吩醛)
ecliptalbine	白鳢肠碱
ecliptalignin A	墨旱莲木脂素 A
ecliptasaponins A ～ D	旱莲苷 A ～ D

ecliptine　鳢肠素
ectocarpene　水云烯
edestinase　麻仁球朊酶
edgechrins A ～ I　结香黄烷素 A ～ I
edgeworic acid　结香酸
edgeworin　结香素
edgeworosides A ～ C　结香苷 A ～ C
edpetilidinine　埃佩立宁
edpetiline　埃贝母碱 (埃替灵)
edrophone (tensilon)　藤喜龙
eduardine (ebeinone)　鄂贝乙素 (埃贝母定)
eduardinine　午贝乙素
edudiol　可食新劳塔豆二酚
edulan Ⅰ, Ⅱ　鸡蛋果素Ⅰ、Ⅱ
eduleine　香肉果因碱 (加锡果因)
edulilic acid　食里酸 (鸡蛋果酸)
eduline　香肉果林碱 (加锡果灵)
(–)-(*S*)-edulinine　(–)-(*S*)- 加锡弥罗果碱
edulinine　香肉果宁碱 (加锡果宁、加锡弥罗果碱)
(–)-edulinine　(–)- 香肉果宁碱 [(–)- 加锡弥罗果碱]
edulisins Ⅳ, Ⅴ　可食当归素
edulitine　香肉果亭碱 (加锡果亭)
edultin (cnidimine)　食用当归素 (蛇床明素)
(–)-edunol　(–)- 食用新劳塔豆酚
effusanins A ～ G　疏展香茶菜素 (疏展香茶菜宁) A ～ G
effuscanin　开展香茶菜素
effusenone A　灯芯草酮 A
effusides Ⅰ～Ⅴ　灯芯草苷Ⅰ～Ⅴ
effusin　香茶开展素
effusol　灯心草二酚 (灯心草菲酚、厄弗酚)
effususins A ～ E　灯心草菲 A ～ E
effususols A ～ D　厄弗姝酚 A ～ D
efirine　埃飞任
(+)-efirine [cocsuline, (+)-trigilletine]　(+)- 垂木防己碱
egelolide　埃格尔内酯
(–)-egenine　(–)- 依艮碱
egomaketon (egomaketone)　白苏烯酮 (白苏酮)
egonol acetate　依哥醇乙酸酯
ehletianol C　尔雷酚 C

ehrenoside　埃伦苷
ehretiolide　厚壳树萜内酯
ehretioside B　厚壳树苷 B
eichlerianic acid　凤眼蓝类酸
(*E*)-eicos-14-enoic acid　(*E*)- 二十碳 -14- 烯酸
6′-*O*-[eicosa-(9″*Z*, 12″*Z*)-dienoyl]-β-D-glucosyl-β-sitosterol　6′-*O*-[二十碳 -(9″*Z*, 12″*Z*)- 二烯酰]-β-D- 葡萄糖基 -β- 谷甾醇
eicosadiene　二十碳二烯
cis-11, 14-eicosadienoic acid　顺式 -11, 14- 二十碳二烯酸
11, 14-eicosadienoic acid　11, 14- 二十碳二烯酸
eicosadienoic acid　花生二烯酸
(13*Z*)-eicosaenoic acid [paullinic acid, (13*Z*)-eicosenoic acid, 13-eicosenoic acid]　(13*Z*)- 二十碳烯酸 (瓜拿纳酸)
eicosane　二十烷
n-eicosane　正二十烷
eicosanedicarboxylic acid　二十碳二甲酸
1, 20-eicosanedioic acid　1, 20- 二十碳二酸
eicosanedioic acid　二十碳二酸
n-eicosanoic acid　正二十酸
11-eicosanoic acid (11-arachidic acid)　11- 二十酸 (11- 花生酸)
eicosanoic acid (arachidic acid, arachic acid)　二十酸 (花生酸、花生油酸)
eicosanoic acid 16-methyl-15, 16-heptadecadienyl ester　二十酸 16- 甲基 -15, 16- 十七二烯醇酯
10-eicosanol　10- 二十醇
1-eicosanol　1- 二十醇
eicosanol　二十醇
n-eicosanol　正二十醇
eicosanyl caffeate　咖啡酸二十醇酯
n-eicosanyl caffeate　咖啡酸正二十醇酯
5, 8, 11, 14, 17-eicosapentaenoic acid　5, 8, 11, 14, 17- 二十碳五烯酸
eicosapentaenoic acid　二十碳五烯酸
cis-5, 8, 11, 14-eicosatetraenoic acid　顺式 -5, 8, 11, 14- 二十碳四烯酸
eicosatetraenoic acid　二十碳四烯酸
all-*cis*-5, 8, 11, 14-eicosatetraenoic acid (arachidonic acid)　全顺式 -5, 8, 11, 14- 二十碳四烯酸 (花生四烯酸)

E

(8*Z*, 11*Z*, 14*Z*)-eicosatrienoic acid (8*Z*, 11*Z*, 14*Z*)- 二十碳三烯酸

11, 14, 17-eicosatrienoic acid 11, 14, 17- 二十碳三烯酸

7, 10, 13-eicosatrienoic acid 7, 10, 13- 二十碳三烯酸

8, 11, 14-eicosatrienoic acid 8, 11, 14- 二十碳三烯酸

9, 12, 15-eicosatrienoic acid 9, 12, 15- 二十碳三烯酸

eicosatrienoic acid 二十碳三烯酸 (花生三烯酸)

(5*Z*, 8*Z*, 11*Z*)-eicosatrienoic acid (mead acid) (5*Z*, 8*Z*, 11*Z*)- 二十碳三烯酸 (蜂蜜酒酸)

5, 11, 14-eicosatrienoic acid (sciadonic acid) 5, 11, 14- 二十碳三烯酸 (金松酸)

(*Z*)-11, 19-eicosenal (*Z*)-11, 19- 二十烯醛

(*E*)-3-eicosene (*E*)-3- 二十烯

10-eicosene 10- 二十烯

1-eicosene 1- 二十烯

3-eicosene 3- 二十烯

5-eicosene 5- 二十烯

eicosene 二十烯

cis-11-eicosenoic acid 顺式 -11- 二十烯酸 (顺式 -11- 花生烯酸)

10-eicosenoic acid 10- 二十烯酸

9-eicosenoic acid (gadoleic acid) 9- 二十烯酸 (鳕油酸)

(13*Z*)-eicosenoic acid [paullinic acid, (13*Z*)-eicosaenoic acid, 13-eicosenoic acid] (13*Z*)- 二十碳烯酸 (瓜拿纳酸)

3-*O*-[6′-*O*-(9*Z*)-eicosenoyl-β-D-glucopyranosyl]sitosterol 3-*O*-[6′-*O*-(9*Z*)- 二十烯酰基 -β-D- 吡喃葡萄糖酰] 谷甾醇

eicosyl behenate 二十二酸二十酯

eicosyl ferulate 阿魏酸二十醇酯

1-eicosyne 1- 二十炔

3-eicosyne 3- 二十炔

eipimedokoreanone A 朝藿酮 A

eiseniachlorides A ～ C 爱森藻氯化物 A ～ C

eiseniaiodide B 爱木藻碘化物 B

ejaponines A, B 冬青卫矛素 A、B

ejaps 1 ～ 14 冬青卫矛倍半萜酯 1 ～ 14

ekanpenoids A, B 甘肃大戟萜 A、B

ekeberginine 中柱楝碱

elabunin 山槟子福木素

elaeagnus base 胡颓子属碱

elaeocarpine 杜英碱

elaeocarpusin 杜英鞣质

elagostasine (gallogen, ellagic acid, benzoaric acid) 胡颓子酸 (并没食子酸、鞣花酸)

elaidic acid 洋橄榄油酸 (反油酸)

elaiophylin 洋橄榄叶酸

elastin 弹性硬蛋白 (弹性蛋白)

elastoidin 弹性素

elaterin 喷瓜素

α-elaterin (cucurbitacin E) α- 喷瓜素 (葫芦素 E)

elatidine 高飞燕草定

elatine 高飞燕草碱 (高硬飞燕草碱)

elatol 高凹顶藻醇

elatoside K methyl ester 辽东楤木苷 K 甲酯

elatosides A ～ L 辽东楤木苷 A ～ L

elatrine 高白蓬草碱

eldelidine (deltamine) 高翠雀里定 (翠雀它胺、翠雀它明)

DL-eleagnin DL- 胡秃子碱

DL-eleagnin hydrochloride DL- 盐酸胡秃子碱

eleagnine (tetrahydroharman) 胡颓子碱 (四氢哈尔满)

elegandiol 华丽囊链藻二醇

eleganin 华丽蛇鞭菊素 (优雅凤毛菊素)

eleganolone 华丽囊链藻酮

eleganosides A, B 钩吻苷 A、B

elegansamine 钩吻明碱

elegantine 优雅凤毛菊碱 (埃干亭)

5β*H*-elem-1, 3, 7, 8-tetraen-8, 12-olide 5β*H*- 榄香 -1, 3, 7, 8- 四烯 -8, 12- 内酯

elema-1, 3, 7(11), 8-tetraen-8, 12-lactam 榄香 -1, 3, 7(11), 8- 四烯 -8, 12- 内酰胺

(5*S*, 7*R*, 10*S*)-elema-1, 3-dien-11-ol (5*S*, 7*R*, 10*S*)- 榄 -1, 3- 二烯 -11- 醇

elemane 榄烷

elematorilone 榄香窃衣酮

1, 3, 11(13)-elematrien-8β, 12-olide 1, 3, 11(13)- 榄香三烯 -8β, 12- 内酯

(–)-β-elemene (–)-β- 榄香烯

elemene 榄香烯 (榄烯)

α-elemene α- 榄香烯

β-elemene β- 榄香烯

γ-elemene　γ- 榄香烯 (γ- 榄烯)

Δ-elemene　Δ- 榄香烯

τ-elemene　τ- 榄香烯

elemicin (5-allyl-1, 2, 3-trimethoxybenzene)　榄香素 (榄香脂素、5- 烯丙基 -1, 2, 3- 三甲氧基苯)

elemol　榄香醇

β-elemol　β- 榄香醇

(–)-β-elemol　(–)-β- 榄香醇

β-elemonic acid　β- 榄香酮酸

elenolide　油橄榄内酯

elenoside　油橄榄苷

D-eleostearic acid　D- 酮酸

eleostearic acid　桐酸

β-eleostearic acid　β- 桐酸

α-eleostearic acid (α-octadecatrienoic acid)　α- 桐酸 (α- 十八碳三烯酸)

eleostearin　桐油精

α-eleostearin　α- 桐油精

elephantin　地胆草丁 (地胆草新内酯)

elephantopin　地胆草素 (地胆草内酯)

elescaberin　地胆头素

elescabertopins A, B　地胆草酯素 A、B

eletefine　极光锡生藤芬碱

eleutherazines A, B　刺五加嗪 A、B

eleutherin　红葱醌

eleutherol　红葱酚

eleutheroside A (β-sitosteryl-3-*O*-β-D-glucopyranoside, strumaroside, daucosterin, daucosterol, sitogluside, coriandrinol)　刺五加苷 A (β- 谷甾醇 -3-*O*-β-D- 吡喃葡萄糖苷、苍耳苷、胡萝卜苷、芫荽甾醇苷)

eleutheroside B (syringoside, syringin)　刺五加苷 B (丁香苷、丁香酚苷、紫丁香苷)

eleutheroside B_1 (isofraxidin-7-*O*-α-D-glucoside)　刺五加苷 B_1 (异秦皮啶 -7-*O*-α-D- 葡萄糖苷)

eleutheroside Ⅰ (raddeanin B)　刺五加苷 Ⅰ (竹节香附素 B)

eleutherosides A ～ M　刺五加苷 A ～ M

elfvingic acids A ～ H　扁芝酸 A ～ H

elgonicadimers A, B　埃尔贡芦荟二聚素 A、B

eliptinone　依力普醌

elixene　洋常春藤烯 (常春藤烯、甘香烯)

ellagic acid (elagostasine, gallogen, benzoaric acid)　鞣花酸 (并没食子酸、胡颓子酸)

ellagic acid pentoside　鞣花酸戊糖苷

ellagic acid-3, 3′, 4-trimethyl ether　鞣花酸 -3, 3′, 4- 三甲醚

ellagic acid-3, 3′-dimethyl ether-4-*O*-β-D-glucopyranoside　鞣花酸 -3, 3′- 二甲醚 -4-*O*-β-D- 吡喃葡萄糖苷

ellagic acid-3, 3″-di-*O*-methyl ether　鞣花酸 -3, 3″- 二 -*O*- 甲醚

ellagic acid-3-methyl ether　鞣花酸 -3- 甲醚

ellagic acid-3-methyl ether-4′-*O*-α-rhamnopyranoside　鞣花酸 -3- 甲醚 -4′-*O*-α- 吡喃鼠李糖苷

ellagic acid-3-methyl ether-7-α-D-rhamnopyranoside　鞣花酸 -3- 甲醚 -7-α-D- 吡喃鼠李糖苷

ellagic acid-4′-*O*-rhamnoside　鞣花酸 -4′-*O*- 鼠李糖苷

ellagic acid-4-*O*-α-L-arabinofuranoside　鞣花酸 -4-*O*-α-L- 呋喃阿拉伯糖苷

ellagic acid-4-*O*-α-L-rhamnopyranoside　鞣花酸 -4-*O*-α-L- 吡喃鼠李糖苷

ellagic acid-4-*O*-β-D-xylopyranoside　鞣花酸 -4-*O*-β-D- 吡喃木糖苷

ellagitannic acid　并没食子鞣酸

ellagitannins D-1 ～ D-13　并没食子鞣质 D-1 ～ D-13

ellipsoidone A　椭圆果雪胆酮 A

elliptamine (reserpiline)　利血比林 (利血平灵)

ellipticine　椭圆玫瑰树碱 (玫瑰树碱)

ellipticol (1-hydroxy-3, 6, 8-trimethoxyxanthone)　椭叶醇 (1- 羟基 -3, 6, 8- 三甲氧基讪酮)

ellipticoside (3, 6, 8-trimethoxyxanthone-1-*O*-primeveroside)　黑及草讪酮苷 (3, 6, 8- 三甲氧基讪酮 -1-*O*- 樱草糖苷)

elliptifoline　椭圆叶米仔兰碱

elliptinol　椭圆米仔兰醇 (毛鱼藤醇)

elliptinone　椭圆叶柿醌

elongatolide　长枝黄花内酯

elsholtzia ketone　香薷酮

elsholtzidiol　香薷二醇

elymoclavine　野麦碱 (野麦角碱)

emarginatines B ～ F　微缺美登碱 B ～ F

emarginatinine　微缺美登宁

embelamide　酸藤子酰胺

embeliaribyl ester　白花酸藤子酸酯

E

embelic acid (embelin) 酸藤子酸 (恩贝酸、酸藤子酚、信筒子醌、恩贝素)	emodin-8-*O*-primeveroside 大黄素 -8-*O*- 樱草糖苷
embelin (embelic acid) 酸藤子酚 (酸藤子酸、恩贝酸、信筒子醌、恩贝素)	emodin-8-*O*-β-D-gentiobioside 大黄素 -8-*O*-β-D- 龙胆二糖苷
embelinol 酸藤子醇	emodin-8-*O*-β-D-glucopyranoside 大黄素 -8-*O*-β-D- 吡喃葡萄糖苷
embelinone 酸藤子酮	emodin-8-*O*-β-D-glucoside (anthraglycoside B) 大黄素 -8-*O*-β-D- 葡萄糖苷 (蒽苷 B)
embigenin (5-hydroxy-7, 4′-dimethoxyflavone-6-C-β-D-glucose) 恩比吉宁 (5- 羟基 -7, 4′- 二甲氧基黄酮 -6-*C*-β-D- 葡萄糖)	emodin-9-anthrone 大黄素 -9- 蒽酮
embinin 恩比宁 (鸢尾宁素)	emodinanthrone 大黄素蒽酮
embinoidin 恩比诺定	emodin-L-rhamnoside (frangulin A) 大黄素 -L- 鼠李糖苷 (欧鼠李苷 A)
emblicanins A, B 油柑宁 A、B	emodinol 多花芍药醇
emblicol 余甘子酚	emorydone 埃默里酮
embonic acid 亚甲基双羟萘酸	emulsin 苦杏仁酶
ememodin 延命草定	(23E)-en-25-ethoxy-3β-cycloartenol (23*E*)- 烯 -25- 乙氧基 -3β- 环木菠萝烯醇
ememogin 延命草精	3-en-2-nonanone 3- 烯 -2- 壬酮
emethallicins A ～ C 异形叶泡波曲霉素 A ～ C	gammacer-16-en-3α-ol 伽马 -16- 烯 -3α- 醇
emetine (cephaeline methyl ester) 吐根碱 (依米丁、吐根酚碱甲醚)	gammacer-16-en-3β-ol 伽马 -16- 烯 -3β- 醇
emetine dihydrochloride 二盐酸吐根碱	γ-16-en-3β-ol acetate γ-16- 烯 -3β- 醇乙酸酯
emetine hydrochloride 盐酸吐根碱	6-en-9α, 10α-epoxy-11-hydroxy-8-oxoeremophilane 6-烯 -9α, 10α- 环氧 -11- 羟基 -8- 氧亚基佛术烷
emetoidine 吐根定	7(11)-en-9α, 10α-epoxy-8-oxoeremophilane 7(11)- 烯 -9α, 10α- 环氧 -8- 氧亚基艾里莫芬烷
emiline 一点红碱	enanderianins A ～ R 紫毛香茶菜素 (疏花毛萼香茶菜素) A ～ R
emodic acid 大黄素酸	enanderinanin F 紫毛香茶菜宁 F
emodin (archin, rheum emodin, frangula emodin, frangulic acid) 大黄素 (朱砂莲甲素、欧鼠李酸)	enanthic acid (heptanoic acid) 庚酸
emodin anthranol 大黄素蒽酚	enanthotoxin 水芹毒素
emodin bianthrone 大黄素双蒽酮	12(13)-en-betulinic acid 12(13)- 烯 - 白桦脂酸
emodin monomethyl ether (parietin, physcion, rheochrysidin) 大黄素甲醚 (蜈蚣苔素、朱砂莲乙素、非斯酮)	*cis*-9-en-butyl stearate 顺式 -9- 烯硬脂酸丁酯
emodin-1-*O*-glucoside 大黄素 -1-*O*- 葡萄糖苷	encecalin 加州脆枝菊素 (英西卡林)
emodin-1-*O*-β-D-gentiobioside 大黄素 -1-*O*-β-D- 龙胆二糖苷	encecalol methyl ether 英西卡酚甲醚
emodin-1-*O*-β-D-glucopyranoside 大黄素 -1-*O*-β-D- 吡喃葡萄糖苷	encecanescin 灰毛脆枝菊素
emodin-3-*O*-α-L-rhamnoside 大黄素 -3-*O*-α-L- 鼠李糖苷	encelin (dehydrofarinosin) 扁果菊素 (脱氢粉状菊内酯)
emodin-6, 8-dimethyl ether 橘红青霉素 (大黄素 -6, 8- 二甲基醚)	encordin (peruvoside, cannogenin-α-L-thevetoside) 黄夹次苷甲 (黄花夹竹桃次苷甲、坎纳苷元 -α-L- 黄花夹竹桃糖苷)
emodin-6-glucoside 大黄素 -6- 葡萄糖苷	24-en-cycloartenol 24- 烯环木菠萝烯醇
emodin-6-*O*-β-D-glucopyranoside 大黄素 -6-*O*-β-D- 吡喃葡萄糖苷	24-en-cycloartenone 24- 烯环木菠萝酮
emodin-8-*O*-(6′-*O*-acetyl)-β-D-glucopyranoside 大黄素 -8-*O*-(6′-*O*- 乙酰基)-β-D- 吡喃葡萄糖苷	(*Z*)-3-en-decyl alcohol (*Z*)-3- 癸烯醇
	(*E*)-5-en-dodecanal (*E*)-5- 烯十二醛

endoisocamphonene 内异樟脑烯	ephedradines A ～ D 麻黄根碱 A ～ D
endolobine 安多洛宾碱	ephedrannin A 麻黄根素 A
endoperoxide G_3 内过氧化物 G_3	ephedrans A ～ E 麻黄多糖 A ～ E
β-endorphin β- 内啡呔	ephedrine 麻黄碱 (麻黄素)
endothall 草多索 (藻草灭)	φ-ephedrine φ- 麻黄碱
enedione 烯二酮	ψ-ephedrine ψ- 麻黄素
enervosanone 无脉胡桐酮	L-ephedrine L- 麻黄碱
engeletin (engelitin, dihydrokaempferol-3-*O*-α-L-rhamnopyranoside) 黄杞苷 (二氢山柰酚 -3-*O*-α-L- 吡喃鼠李糖苷)	L-ephedrine hydrochloride L- 盐酸麻黄碱
engelitin (engeletin, dihydrokaempferol-3-*O*-α-L-rhamnopyranoside) 黄杞苷 (二氢山柰酚 -3-*O*-α-L- 吡喃鼠李糖苷)	(4*S*, 5*R*)-ephedroxane (4*S*, 5*R*)- 麻黄噁唑酮
engleromycin 竹菌素	ephedroxane 麻黄噁唑酮
enhydrin 沼菊素	ephemeranthol C 金石斛酚 C
enmein 延命草素	ephemeranthoquinone (7-hydroxy-2-methoxy-9, 10-dihydrophenanthrene-1, 4-dione) 金石斛醌 (7- 羟基 -2- 甲氧基 -9, 10- 二氢菲 -1, 4- 二酮)
enmein-3-acetate 延命草素 -3- 乙酸酯	16-epi-(19*S*)-vindolinine 16- 表 -(19*S*)- 长春立宁
enmelol 延命草洛醇	16-epi-(19*S*)-vindolinine *N*-oxide 16- 表 -(19*S*)- 长春立宁 *N*- 氧化物
enmenol 延命草醇	7′-epi-(7″*R*, 8″*S*)-4″-demethyl saucerneol 7′- 表 -(7″*R*, 8″*S*)-4″- 去甲三白草醇
enmenol-1α-*O*-β-D-glucopyranoside 延命草醇 -1α-*O*-β-D- 吡喃葡萄糖苷	16-epi-(*Z*)-isositsirikine 16- 表 -(*Z*)- 异西特斯日钦碱
5-en-methyl cholate-3-*O*-β-D-glucopyranoside 5- 烯甲基胆酸 -3-*O*-β-D- 吡喃葡萄糖苷	13-epi-10-deacetyl baccatins Ⅰ～Ⅲ 13- 表 -10- 去乙酰基浆果赤霉素 Ⅰ～Ⅲ
5-en-methyl cholate-3-*O*-β-D-glucuronopyranosyl-(1 → 4)-α-L-rhamnopyranoside 5- 烯甲基胆酸 -3-*O*-β-D- 吡喃葡萄糖醛酸基 -(1 → 4)-α-L- 吡喃鼠李糖苷	7-epi-10-deacetyl taxol 7- 表 -10- 去乙酰紫杉醇
enniatins H, I 恩镰孢菌素 H、I	7-epi-10-deacetyl taxuyunnanine A 7- 表 -10- 去乙酰基云南紫杉宁 A
enokipodins A ～ D 埃诺基波素 A ～ D	epi-10-lactamkopsanol 表 -10- 酮蕊木醇
25(27)-en-pentrogenin 25(27)- 烯 - 螺甾烯五醇	8-epi-11β, 13-dihydrodentatin A 8- 表 -11β, 13- 二氢齿叶黄皮素 A
enshicine 恩施辛	12-epi-14-deoxy-12-methoxyandrographolide 12- 表 -14- 脱氧 -12- 甲氧基穿心莲内酯
entada saponins Ⅰ～Ⅳ 榼藤皂子苷 Ⅰ～Ⅳ	22-epi-14α-hydroxyacetyl pinnasterol 22- 表 -14α- 羟基乙酰基羽状凹顶藻甾醇
entadamide A-β-D-glucopyranoside 榼藤子酰胺 A-β-D- 吡喃葡萄糖苷	23-epi-15-deoxyeucosterol hexasaccharide 23- 表 -15- 脱氧尤可甾醇多聚己糖
entadamides A ～ C 榼藤子酰胺 A ～ C	20-epi-19, 20-dihydrodecarbomethoxyvobasine 20- 表 -19, 20- 二氢脱羰甲氧基伏康碱
2-entadecenal 2- 十五烯醛	7-epi-19-hydroxybaccatin Ⅲ 7- 表 -19- 羟基浆果赤霉素 Ⅲ
entagenic acid 榼藤子酸	11-epi-21-hydroxytoonacilide 11- 表 -21- 羟基红椿希内酯
enterodiol 象耳豆二醇	3-epi-23-hydroxybetulinic acid 3- 表 -23- 羟基白桦脂酸
enterolactone 象耳豆内酯 (肠内酯)	11-epi-23-hydroxytoonacilide 11- 表 -23- 羟基红椿希内酯
entilins C, D 内雄楝素 C、D	
enyne dicycloether 烯炔双环醚	
ephedine 麻黄次碱	
ephedra base 麻黄属碱	

23-epi-26-deoxyactein 23- 表 -26- 脱氧类叶升麻素
1, 3-epi-29-(2-methyl butanoyloxy)-2α-hydroxyamoorastatone 1, 3- 表 -29-(2- 甲基丁酰氧基)-2α- 羟基崖摩抑酮
13-epi-2-oxo-kolavelool 13- 表 -2- 氧亚基克拉文洛醇
epi-2-pupukeanone 表 -2- 普普科亚膜海绵酮
3-epi-30-norolean-12, 20(29)-dien-28-oic acid 3- 表 -30- 去甲齐墩果 -12, 20(29)- 二烯 -28- 酸
20-epi-3-dehydroxy-3-oxo-5, 6-dihydro-4, 5-dehydroverazine 20- 表 -3- 去羟基 -3- 氧亚基 -5, 6- 二氢 -4, 5- 脱氢藜芦嗪
19-epi-3-oxovoacristine 19- 表 -3- 氧亚基非洲伏康树碱
10-epi-5α-hydroperoxy-β-eudesmol 10- 表 -5α- 氢过氧基 -β- 桉叶醇
10-epi-5β-hydroperoxy-β-eudesmol 10- 表 -5β- 氢过氧基 -β- 桉叶醇
4, 10-epi-5β-hydroxydihydroeudesmol 4, 10- 表 -5β- 羟基二氢桉叶醇
epi-6-methyl cryptoacetalide 表 -6- 甲基丹参隐螺内酯
(7*S*)-4-epi-7-hydroxyscoparic acid A (7*S*)-4- 表 -7- 羟基野甘草属酸 A
6-epi-7-isocucurbic acid 6- 表 -7- 异西葫芦子酸
4-epi-7α-hydroxydulcinodal-13-one 4- 表 -7α- 羟基野甘草诺醛 -13- 酮
4-epi-7α-*O*-acetyl scoparic acid A 4- 表 -7α-*O*- 乙酰野甘草属酸 A
7′-epi-8-hydroxypinoresinol 7′- 表 -8- 羟基松脂素
6-epi-8-*O*-acetyl harpagide 6- 表 -8-*O*- 乙酰哈巴苷 (6- 表 -8-*O*- 乙酰钩果草吉苷)
7-epi-9, 10-deacetyl baccatin Ⅵ 7- 表 -9, 10- 去乙酰基浆果赤霉素 Ⅵ
13-epi-9-deoxyforskolin 13- 表 -9- 脱氧毛喉鞘蕊花素
8‴-epi-9′-methyl salvianolic acid B 8‴- 表 -9′- 甲基丹酚酸 B
epiabeodendroidin F 表阿贝树状大戟素 F
10′, 11′-epiabsinthin 10′, 11′- 表洋艾素
11, 10′, 11′-epiabsinthin 11, 10′, 11′- 表洋艾素
11-epiabsinthin 11- 表洋艾素
24-epiabutasterone 24- 表阿布藤甾酮
3-epiacetoxyurs-12-en-28-al 3- 表乙酰氧基熊果 -12- 烯 -28- 醛
3-epiacetyl leptocarpin 3- 表乙酰薄果菊素
epiacorone 表菖蒲螺酮
epiacoronene 表菖蒲螺酮烯

epiactephilol A 表喜光花酚 A
3′-epiafroside 3′- 表阿佛罗苷
epiafroside 表阿佛罗苷
3′-epiafroside-3′-acetate 3′- 表阿佛罗苷 -3′- 乙酸酯
(–)-epiafzelechin (–)- 表阿夫儿茶素 [(–)- 表缅茄儿茶素、(–)- 表阿福豆素]
epiafzelechin 表阿夫儿茶素 (表阿夫儿茶精、表阿福豆素、表缅茄儿茶素)
(–)-epiafzelechin-(–)-epicatechin-4, 6-dimer (–)- 表阿夫儿茶素 -(–)- 表儿茶素 -4, 6- 二聚体
(–)-epiafzelechin-(–)-epicatechin-4, 8-dimer (–)- 表阿夫儿茶素 -(–)- 表儿茶素 -4, 8- 二聚体
ent-epiafzelechin-(2α → *O* → 7, 4α → 8)-(–)-afzelechin 对映 - 表阿夫儿茶素 -(2α → *O* → 7, 4α → 8)-(–)- 阿夫儿茶素
ent-epiafzelechin-(2α → *O* → 7, 4α → 8)-(+)-afzelechin 对映 - 表阿夫儿茶素 -(2α → *O* → 7, 4α → 8)-(+)- 阿夫儿茶素
ent-epiafzelechin-(2α → *O* → 7, 4α → 8)-epiafzelechin 对映 - 表阿夫儿茶素 -(2α → *O* → 7, 4α → 8)- 表阿夫儿茶素
epiafzelechin-(4→8)-epicatechin 表阿夫儿茶素 -(4→8)- 表儿茶素
(–)-epiafzelechin-(4β → 8)-(–)-epiafzelechin (–)- 表阿夫儿茶素 -(4β → 8)-(–)- 表阿夫儿茶素
(–)-epiafzelechin-(4β→8)-(–)-epiafzelechin-(4β→8)-4β-carboxymethyl-(–)epiafzelechin methyl ester (–)- 表阿夫儿茶素 -(4β → 8)-(–)- 表阿夫儿茶素 -(4β → 8)-4β- 羧甲基 -(–) 表阿夫儿茶素甲酯
(–)-epiafzelechin-(4β → 8)-4α-carboxymethyl-(–)-epiafzelechin methyl ester (–)- 表阿夫儿茶素 -(4β→8)-4α- 羧甲基 -(–)- 表阿夫儿茶素甲酯
(–)-epiafzelechin-(4β → 8)-4β-carboxymethyl-(–)-epiafzelechin methyl ester (–)- 表阿夫儿茶素 -(4β→8)-4β- 羧甲基 -(–)- 表阿夫儿茶素甲酯
epiafzelechin-(4β → 8)-4β-carboxymethyl-epiafzelechin methyl ester 表阿夫儿茶素 -(4β → 8)-4β- 羧甲基 - 表阿福豆素甲酯
epiafzelechin-(4β→8)-epicatechin-3-*O*-β-D-allopyranoside 表阿夫儿茶素 -(4β → 8)- 表儿茶素 -3-*O*-β-D- 吡喃阿洛糖苷
(–)-epiafzelechin-3, 5-di-*O*-β-D-apiofuranoside (–)- 表阿夫儿茶素 -3, 5- 二 -*O*-β-D- 呋喃芹糖苷
(–)-epiafzelechin-3-*O*-β-D-allopyranoside (–)- 表阿夫儿茶素 -3-*O*-β-D- 吡喃阿洛糖苷

(–)-epiafzelechin-5-O-β-D-glucopyranoside (–)- 表阿夫儿茶素 -5-O-β-D- 吡喃葡萄糖苷

(–)-epiafzelechin-7-O-β-D-glucopyranoside (–)- 表阿夫儿茶素 -7-O-β-D- 吡喃葡萄糖苷

19-epiajmalicine 19- 表阿吗碱 (19- 表四氢蛇根碱)

17-epiajmaline (sandwicine) 17- 表西萝芙木碱 (17- 表萝芙木碱、山德维辛碱)

3-epiakebonoic acid 3- 表木通萜酸

epiakebonoic acid 表木通萜酸

epialisol A 表泽泻醇 A

3-epialphitolic acid 3- 表麦珠子酸

4-epiamplexine-1-O-β-D-glucopyranoside 4- 表抱茎闭花马钱素 -1-O-β-D- 吡喃葡萄糖苷

epiamrcin 表香树脂醇

14-epiandrographolide 14- 表穿心莲内酯

6-epiangustifolin 6- 表狭叶香茶菜素

epianhydrobelachinal 表脱水射干呋喃醛

epianwuweizic acid 表安五酸

epiaplysin-20 表海兔素 -20

8-epiapodantheroside 8- 表阿普色苷

14-epiarbor-7-en-3-one 14- 表山柑子 -7- 烯 -3- 酮

14-epiarbor-7-en-3β-yl formate 14- 表山柑子 -7- 烯 -3β- 基甲酸酯

epiaschantin 表刚果胡椒素

8-epiasterolide 8- 表紫菀内酯

8-epiatractylenolides Ⅰ～Ⅲ 8- 表苍术内酯 Ⅰ～Ⅲ

1-epiaustraline 1- 表澳大利亚栗籽豆碱

3-epiaustraline 3- 表澳大利亚栗籽豆碱

(–)-epibaptifoline (–)- 表穿叶膺靛碱

3-epibartogenic acid 3- 表玉蕊精酸

epiberberine 表小檗碱

3-epiberscillogenin 3- 表布斯苷元

3-epibetulinic acid 3- 表白桦脂酸

epibetulinic acid 表白桦脂酸

3-epibetulinic acid acetate 3- 表白桦脂酸乙酸酯

3-epibetulinic acid-28-O-[α-L-rhamnopyranosyl-(1 → 4)-O-β-D-glucopyranosyl-(1 → 6)]-β-D-glucopyranoside 3- 表白桦脂酸 -28-O-[α-L- 吡喃鼠李糖基 -(1 → 4)-O-β-D- 吡喃葡萄糖基 -(1 → 6)]-β-D- 吡喃葡萄糖苷

3-epibetulinic acid-3-O-sulfate 3- 表白桦脂酸 -3-O- 硫酸酯

(+)-epibicyclosesquiphellandrene (+)- 表双环倍半水芹烯

1-epibicyclosesquiphellandrene 1- 表二环倍半水芹烯

epibicyclosesquiphellandrene 表二环倍半水芹烯

8-epiblechnic acid 8- 表乌毛蕨酸

9-epiblumenols A ～ C 9- 表布卢门醇 A ～ C

4-epiborreriagenin 4- 表巴戟醚萜

epiboscialin 表柳叶喙花素

epibreynins A ～ H 表黑面神素 A ～ H

epibryodulcosigenin 表泻根苷元

20-epibryonolic acid 20- 表泻根醇酸

3-epibryonolol 3- 表泻根醇

D-epibuphanisihe D- 表布蕃素

epicacalone 表蟹甲草酮

epicaltholide 表驴蹄草内酯

6″-epicalyflorenones A ～ C 6″- 表多花萼翅藤黄酮 A ～ C

epicalyxins A ～ K 表草蔻素 A ～ K

30-epicambogin 30- 表柬埔寨藤黄素

epicamphor 表樟脑

5-epicanadense 5- 表加拿大紫杉烷

epicandicandiol 表白毒马草二醇

3-epicaryoptin 3- 表叉枝莸素

epicaryptin 表叉枝莸素

epicastanolide 表栗色鼠尾草内酯

epicatalpin 表梓素

epicatalponol 表梓酚

(–)-epicatechin (–)- 表儿茶素

(+)-epicatechin (+)- 表儿茶素

2β, 3β-epicatechin 2β, 3β- 表儿茶素

L-epicatechin L- 表儿茶素 (L- 表儿茶精)

epicatechin (epicatechol) 表儿茶素 (表儿茶精、表儿茶酚)

(–)-epicatechin digallate (–)- 表儿茶素二没食子酸酯

(–)-epicatechin gallate (–)- 表儿茶素没食子酸酯

epicatechin gallate (ECG) 表儿茶素没食子酸酯

epicatechin gallate-(4β → 6)-epicatechin gallate 表儿茶素没食子酸酯 -(4β → 6)- 表儿茶素没食子酸酯

epicatechin gallate-(4β → 6)-epigallocatechin gallate 表儿茶素没食子酸酯 -(4β → 6)- 表没食子儿茶素没食子酸酯

(−)-epicatechin pentaacetate (−)- 表儿茶素五乙酸酯

(−)-epicatechin-(−)-epicatechin-4, 6-dimer (−)- 表儿茶素 -(−)- 表儿茶素 -4, 6- 二聚体

epicatechin-(−)-epicatechin-4, 8(or 6)-dimer 表儿茶素 -(−)- 表儿茶素 -4, 8(或 6)- 二聚体

(−)-epicatechin-(−)-epicatechin-4, 8-dimer (−)- 表儿茶素 -(−)- 表儿茶素 -4, 8- 二聚体

epicatechin-(2β→*O*→7, 4β→8)-ent-catechin-(4β→8)-epicatechin 表儿茶素 -(2β→*O*→7, 4β→8)- 对映 - 儿茶素 -(4β→8)- 表儿茶素

epicatechin-(4 → 8′)-epicatechin-(4′ → 8″)-(−)-epicatechin 表儿茶素 -(4→8′)- 表儿茶素 -(4′→8″)- 表儿茶素

epicatechin-(4α → 8′)-(−)-epicatechin 表儿茶素 -(4α → 8′)-(−)- 表儿茶素

epicatechin-(4β→6)-epicatechin-(4β→8)-catechin 表儿茶素 -(4β→6)- 表儿茶素 -(4β→8)- 儿茶素

epicatechin-(4β → 6)-epicatechin-(4β → 8)-epicatechin-(4β→6)-epicatechin 表儿茶素 -(4β→6)- 表儿茶素 -(4β→8)- 表儿茶素 -(4β→6)- 表儿茶素

epicatechin-(4β→6)-epicatechin-(4β→8, 2β→O→7)-catechin 表儿茶素 -(4β→6)- 表儿茶素 -(4β→8, 2β→O→7)- 儿茶素

epicatechin-(4β → 8)-4β-carboxymethyl epicatechin 表儿茶素 -(4β→8)-4β- 羧甲基表儿茶素

epicatechin-(4β→8)-catechin 表儿茶素 -(4β→8)- 儿茶素

epicatechin-(4β → 8′)-catechin 表儿茶素 -(4β → 8′)- 儿茶素

epicatechin-(4β→8)-catechin-(4α → 8)-catechin 表儿茶素 -(4β→8)- 儿茶素 -(4α→8)- 儿茶素

epicatechin-(4β→8)-catechin-(4α→8)-epicatechin 表儿茶素 -(4β→8)- 儿茶素 -(4α→8)- 表儿茶素

epicatechin-(4β → 8)-epicatechin 表儿茶素 -(4β → 8)- 表儿茶素

epicatechin-(4β→8′)-epicatechin 表儿茶素 -(4β→8′)- 表儿茶素

epicatechin-(4β → 8)-epicatechin-(4β → 6)-epicatechin 表儿茶素 -(4β→8)- 表儿茶素 -(4β→6) 表儿茶素

epicatechin-(4β → 8)-epicatechin(4β → 8)-catechin 表儿茶素 -(4β→8)- 表儿茶素 -(4β→8)- 儿茶素

epicatechin-(4β→8)-epicatechin-(4β→8)-catechin-3-*O*-β-D-allopyranoside 表儿茶素 -(4β→8)- 表儿茶素 -(4β→8)- 儿茶素 -3-*O*-β-D- 吡喃阿洛糖苷

epicatechin-(4β → 8)-epicatechin-(4β → 8)-epicatechin-(4β→8)-epicatechin 表儿茶素 -(4β→8)- 表儿茶素 -(4β→8)- 表儿茶素 -(4β→8)- 表儿茶素

epicatechin-(4β→8)-epicatechin-(4β→8, 2β→*O*→7)-catechin 表儿茶素 -(4β→8)- 表儿茶素 -(4β→8, 2β→*O*→7)- 儿茶素

epicatechin-(4β→8, 2→*O*→7)-catechin 表儿茶素 -(4β→8, 2→*O*→7)- 儿茶素

epicatechin-(4β→8, 2→*O*→7)-epicatechin 表儿茶素 -(4β→8, 2→*O*→7)- 表儿茶素

epicatechin-(4β→8, 2β→*O*→7)-epicatechin-(4α→8)-epicatechin-(4β→6)-catechin 表儿茶素 -(4β→8, 2β→*O*→7)- 表儿茶素 -(4α→8)- 表儿茶素 -(4β→6)- 儿茶素

epicatechin-[8, 7-*e*]-4β-(4-hydroxyphenyl)-3, 4-dihydroxy-2(3*H*)-pyranone 表儿茶素 -[8, 7-*e*]-4β-(4- 羟苯基)-3, 4- 二羟基 -2(3*H*)- 吡喃酮

(−)-epicatechin-3-(3″-*O*-methyl)gallate (−)- 表儿茶素 -3-(3″-*O*- 甲基) 没食子酸酯

(−)-epicatechin-3-*O*-gallate (−)- 表儿茶素 -3-*O*- 没食子酸酯

epicatechin-3-*O*-gallate 表儿茶素 -3-*O*- 没食子酸酯

epicatechin-3-*O*-β-D-(2″-*O*-vanillyl)allopyranoside 表儿茶素 -3-*O*-β-D-(2″-*O*- 香草酰基) 吡喃阿洛糖苷

epicatechin-3-*O*-β-D-(2″-*trans*-cinnamoyl)allopyranoside 表儿茶素 -3-*O*-β-D-(2″- 反式 - 桂皮酰基) 吡喃阿洛糖苷

epicatechin-3-*O*-β-D-(3″-*O*-vanillyl)allopyranoside 表儿茶素 -3-*O*-β-D-(3″-*O*- 香草酰基) 吡喃阿洛糖苷

epicatechin-3-*O*-β-D-(3″-*trans*-cinnamoyl)allopyranoside 表儿茶素 -3-*O*-β-D-(3″- 反式 - 桂皮酰基) 吡喃阿洛糖苷

(−)-epicatechin-3-*O*-β-D-allopyranoside (−)- 表儿茶素 -3-*O*-β-D- 吡喃阿洛糖苷

(+)-epicatechin-3-*O*-β-D-allopyranoside (+)- 表儿茶素 -3-*O*-β-D- 吡喃阿洛糖苷

epicatechin-3-*O*-β-D-allopyranoside 表儿茶素 -3-*O*-β-D- 吡喃阿洛糖苷

(−)-epicatechin-5-*O*-β-D-glucopyranoside (−)- 表儿茶素 -5-*O*-β-D- 吡喃葡萄糖苷

epicatechin-5-*O*-β-D-glucopyranoside 表儿茶素 -5-*O*-β-D- 吡喃葡萄糖苷

(−)-epicatechin-5-*O*-β-D-glucosyl-3-benzoate (−)- 表儿茶素 -5-*O*-β-D- 葡萄糖基 -3- 苯甲酸酯

epicatechin-8-*C*-β-D-galactopyranoside 表儿茶素 -8-*C*-β-D- 吡喃半乳糖苷

(−)-epicatechin-8-*C*-β-D-glucopyranoside (−)- 表儿茶素 -8-*C*-β-D- 吡喃葡萄糖苷

epicatechin-catechin 表儿茶素 - 儿茶素

epicatechol (epicatechin)　表儿茶酚 (表儿茶素、表儿茶精)
epicatechol-(–)-epicatechol　表儿茶酚 -(–)- 表儿茶酚
epiceanothic acid　表美洲茶酸
epicedranediol　表柏木烷二醇
(–)-epicedrol　(–)- 表雪松醇
epicedrol　表雪松醇
epicephalofortuneine　表福建三尖杉碱
7-epicephalomannine　7- 表三尖杉宁碱
epicephalotaxine　表三尖杉碱
16-epichikusaikoside　16- 表大叶柴胡皂苷
epichikusaikoside　表大叶柴胡皂苷
16-epichikusaikoside Ⅰ　16- 表竹柴胡苷 Ⅰ
epichlorophyll　表叶绿素
8′-epicleomiscosin A　8′- 表黄花菜木脂素 A
7-epiclusianone　7- 表猪胶树酮
epicochlioquinone A　表旋孢腔醌 A
3-epiconamine　3- 表锥丝胺
epiconamine　表锥丝胺
8-epiconfertin　8- 表密花豚草素
epicoprosterol　表粪甾醇
epicorazines A ～ C　附球菌吖嗪 A ～ C
epicordatime　表心形阿帕里斯木素
3-epicorosolic acid　3- 表黄麻酸 (3- 表科罗索酸)
3-epicorosolic acid lactone　3- 表黄麻酸内酯
(+)-14-epicorynoline　(+)-14- 表紫堇醇灵碱
epicorynoline　表紫堇醇灵碱
(–)-epicorynoxidine　(–)- 表珠果黄堇碱
epicoryximine　表紫堇西明碱
3-epicrinamine (natalensine, haemanthamine)　3- 表文殊兰胺 (网球花胺、赫门塔明碱)
(+)-epicrinine (epivittatine)　(+)- 表文殊兰碱 (表条纹碱)
epicryptoacetalide　表丹参隐螺内酯
epicubenol　表荜澄茄油烯醇
epicucurbic acid　表西葫芦子酸
7-epicurcumalactone　7- 表温郁金螺内酯
4-epicurcumenol　4- 表莪术烯醇
4-epicurcumol　4- 表莪术醇
epicurzerenone　表蓬莪术烯酮 (表莪术呋喃烯酮)
epicyasterone　表杯苋甾酮
3-epicycloeucalenol　3- 表环桉烯醇
4-epicycloeucalenone　4- 表环桉烯酮
2′-epicycloisobrachycoumarin　2′- 表环异青藓香豆素
2′-epicycloisobrachycoumarinone epoxide　2′- 表环异短葶斑鸠菊香豆酮环氧化物
3-epicyclolaudenol　3- 表环鸦片甾烯醇
epicyclolaudenol　表环鸦片甾烯醇
3-epicyclomusalenol　3- 表环大蕉烯醇
4-epicyclomusalenone　4- 表环大蕉烯酮
[1, 5]epicycloocta　[1, 5] 环辛熳桥
[1, 2]epicyclopenta　[1, 2] 环戊熳桥
epidanshenspiroketallactone Ⅱ　表丹参螺缩酮内酯 Ⅱ
16-epideacetyl akuammiline N(4)-oxide　16- 表去乙酰阿枯米灵碱氮氧化物
7-epideacetyl isovaltrate　7- 表去乙酰基异缬草三酯
epideacetyl isovaltrate　表去乙酰基异缬草三酯
1-epidechloroacutumine　1- 表去氯尖防己碱 (1- 表去氯风龙明碱)
3′-epidecursinol　3′- 表紫花前胡醇
epidecursinol　表紫花前胡醇
4-epidehydroabietic acid　4- 表脱氢松香酸
12-epidehydrolucidusculine　12- 表脱氢光泽乌头碱
epidehydrolucidusculine　表脱氢光泽乌头碱
12-epidehydronapelline　12- 表脱氢欧乌头碱
epidehydronapelline　表脱氢欧乌头碱
3-epidehydropachymic acid　3- 表脱氢茯苓酸
10-epidehydrothyrsiferol　10- 表去水聚伞凹顶藻醇
3-epidehydrotumulosic acid　3- 表脱氢土莫酸
epideoxyarteannuins (deoxyisoartemisinins) B　表脱氧青蒿素 (脱氧异青蒿素) B
1, 5, 9-epideoxyloganic acid　1, 5, 9- 表脱氧马钱子苷酸
8-epideoxyloganic acid　8- 表脱氧马钱子苷酸
epideoxyloganic acid　表脱氧马钱子苷酸
7-epideoxynupharidine　7- 表脱氧萍蓬草碱
epideoxynupharidine　表脱氧萍蓬草碱
epiderriflavanone　表鱼藤黄烷酮
8-epidesacyl cynaropicrin　8- 表去乙酰基洋蓟苦素
epidesacyl cynaropicrin　表去酰洋蓟苦素
8-epidesacyl cynaropicrin glucoside　8- 表去乙酰基洋蓟苦素葡萄糖苷

epidihydrofawcettidine　表二氢法氏石松定碱

epidihydroisolinderalactone　表二氢异乌药内酯

5-epidihydrolyfoline　5- 表二氢柳叶黄薇碱

5-epidihydrolyfoline *N*-oxide　5- 表二氢柳叶黄薇碱 *N*-氧化物

(+)-epidihydrotecomanine　(+)- 表二氢黄钟花宁

epidihydrotutin　表二氢马桑素

5-epidilatanolides A, B　5- 表达拉内酯 A、B

epidiosbulbin　表黄药子素

8-epidiosbulbin *E* acetate　8- 表黄药子素 *E* 乙酸酯

3-epidiosgenin-3-β-D-glucopyranoside　3- 表薯蓣皂苷元 -3-β-D- 吡喃葡萄糖苷

epidioxy　过环氧

5α, 8α-epidioxy-(20*S*, 22*E*, 24*R*)-ergost-6, 22-dien-3β-ol　5α, 8α- 表二氧基 -(20*S*, 22*E*, 24*R*)- 麦角甾 -6, 22- 二烯 -3β- 醇

5α, 8α-epidioxy-(22*E*, 24*R*)-ergost-6, 22-dien-3β-ol　5α, 8α- 表二氧基 -(22*E*, 24*R*)- 麦角甾 -6, 22- 二烯 -3β- 醇

5α, 8α-epidioxy-(24*R*)-methylcholest-6, 22-dien-3β-D-glucopyranoside　5α, 8α- 表二氧基 -(24*R*)- 甲基胆甾 -6, 22- 二烯 -3β-D- 吡喃葡萄糖苷

5α, 8α-epidioxy-(24*R*)-methylcholest-6-en-3β-ol　5α, 8α- 表二氧基 -(24*R*)- 甲基胆甾 -6- 烯 -3β- 醇

5α, 8α-epidioxy-(24*S*)-ergost-6-en-3β-ol　5α, 8α- 表二氧基 -(24*S*)- 麦角甾 -6- 烯 -3β- 醇

5, 8-epidioxy-22, 24-ergost-6, 22-dien-3β-ol　5, 8- 表二氧 -22, 24- 麦角甾 -6, 22- 二烯 -3β- 醇

(22*E*, 24*S*)-5α, 8α-epidioxy-24-methyl cholest-6, 22-dien-3β-ol　(22*E*, 24*S*)-5α, 8α- 表二氧 -24- 甲基胆甾 -6, 22- 二烯 -3β- 醇

(22*E*, 24*S*)-5α, 8α-epidioxy-24-methyl cholest-6, 9(11), 22-trien-3β-ol　(22*E*, 24*S*)-5α, 8α- 表二氧 -24- 甲基胆甾 -6, 9(11), 22- 三烯 -3β- 醇

(20*S*)-5α, 8α-epidioxy-3-oxo-24-nor-6.9(11)-dien-23-oic acid　(20*S*)-5α, 8α- 环二氧 -3- 氧亚基 -24- 去甲 -6.9(11)- 二烯 -23- 酸

(1*S*, 4*R*, 5*S*, 6*R*, 7*S*, 10*R*, 11*R*)-4, 6-epidioxy-4, 5-epoxy-4, 5-secocadin-12, 5-lactone　(1*S*, 4*R*, 5*S*, 6*R*, 7*S*, 10*R*, 11*R*)-4, 6- 过环氧 -4, 5- 环氧 -4, 5- 开环杜松 -12, 5- 内酯

1α, 8α-epidioxy-4α-hydroxy-5α*H*-guai-7(11), 9-dien-12, 8-olide　1α, 8α- 表二氧 -4α- 羟基 -5α*H*- 愈创木 -7(11), 9- 二烯 -12, 8- 内酯

5, 8-epidioxy-5α, 8α-ergost-6, (22*E*)-dien-3β-ol　5, 8- 表二氧 -5α, 8α- 麦角甾 -6, (22*E*)- 二烯 -3β- 醇

8, 11-epidioxy-8-hydroxy-4-oxo-6-carabren　8, 11- 表二氧 -8- 羟基 -4- 氧亚基 -6- 卡拉布烯

9α, 13α-epidioxyabiet-8(14)-en-18-oic acid　9α, 13α- 表二氧松香 -8(14)- 烯 -18- 酸

9β, 13β-epidioxyabiet-8(14)-en-18-oic acid　9β, 13β- 表二氧松香 -8(14)- 烯 -18- 酸

5α, 8α-epidioxycholest-6-en-3β-ol　5α, 8α- 表二氧胆甾 -6- 烯 -3β- 醇

5α, 8α-epidioxyergost-(6, 22*E*)-dien-3β-ol　5α, 8α- 表二氧麦角甾 -(6, 22*E*)- 二烯 -3β- 醇

5α, 8α-epidioxyergost-[6, 9(11), (22*E*)]-trien-3β-ol　5α, 8α- 表二氧麦角甾 -[6, 9(11), (22*E*)]- 三烯 -3β- 醇

(3β, 5α, 8α, 22*E*)-5, 8-epidioxyergost-6, 22-dien-3-ol　(3β, 5α, 8α, 22*E*)-5, 8- 表二氧基麦角甾 -6, 22- 二烯 -3- 醇

(22*E*)-5α, 8α-epidioxyergost-6, 22-dien-3β-ol　(22*E*)-5α, 8α- 表二氧麦角甾 -6, 22- 二烯 -3β- 醇

(22*E*, 20*S*, 24*R*)-5α, 8α-epidioxyergost-6, 22-dien-3β-ol　(22*E*, 20*S*, 24*R*)-5α, 8α- 表二氧麦角甾 -6, 22- 二烯 -3β- 醇

(22*E*, 24*R*)-5α, 8α-epidioxyergost-6, 22-dien-3β-ol　(22*E*, 24*R*)-5α, 8α- 表二氧麦角甾 -6, 22- 二烯 -3β- 醇

5, 8-epidioxyergost-6, 22-dien-3β-ol　5, 8- 表二氧麦角甾 -6, 22- 二烯 -3β- 醇

5β, 8β-epidioxyergost-6, 22-dien-3β-ol　5β, 8β- 表二氧麦角甾 -6, 22- 二烯 -3β- 醇

epidioxyergost-6, 22-dien-3β-ol　表二氧麦角甾 -6, 22- 二烯 -3β- 醇

5α, 8α-epidioxyergost-6, 22-dien-3β-ol linoleate　5α, 8α- 表二氧麦角甾 -6, 22- 二烯 -3β- 醇亚油酸酯

(22*E*, 24*R*)-5α, 8α-epidioxyergost-6, 9(11), 22-trien-3β-ol　(22*E*, 24*R*)-5α, 8α- 表二氧麦角甾 -6, 9(11), 22- 三烯 -3β- 醇

6, 9-epidioxyergost-7, 22-dien-3β-ol　6, 9- 环氧麦角甾 -7, 22- 二烯 -3β- 醇

(20α)-5α, 8α-epidioxymultiflora-6, 9(11)-dien-3α, 29-dihydroxy-3, 29-dibenzoate　(20α)-5α, 8α- 表二氧多花白树 -6, 9(11)- 二烯 -3α, 29- 二羟基 -3, 29- 二苯甲酸酯

5, 8-epidioxystigmast-6, 22-dien-3-ol　5, 8- 表二氧豆甾 -6, 22- 二烯 -3- 醇

epidithio　二硫桥

20-epidregamine (tabernaemontanine)　20- 表德雷状康树碱 (山辣椒碱)

16-epiechinocystic acid-3-*O*-α-L-arabinopyranoside　16- 表刺囊酸 -3-*O*-α-L- 吡喃阿拉伯糖苷

epienshicine 表恩施辛
epienshicine methyl ether 表恩施辛甲醚
13-epi-*ent*-manoyl oxide-19-oic acid 13- 表 - 对映 - 泪柏醚 -19- 酸
epierythratidine 表刺桐替定碱
(1β, 6β)-5, 7-epieudesm-4(14)-en-1, 6-diol (1β, 6β)-5, 7- 表桉叶 -4(14)- 烯 -1, 6- 二醇
6α-epieudesm-4(14)-en-6-ol 6α- 表桉叶 -4(14)- 烯 -6- 醇
5-epieudesm-4(15)-en-1β, 6β-diol 5- 表桉叶 -4(15)- 烯 -1β, 6β- 二醇
epieudesmin 表桉脂素 (表桉素、表桉叶明)
3-epieupachinisins B ～ D 3- 表华泽兰丝素 B ～ D
10-epieupatoroxin 10- 表泽兰氧化苦内酯
epieupatoroxin 表泽兰氧化苦内酸酯
20-epieuphol 20- 表大戟脑 (20- 表大戟二烯醇)
epieuphoscopins A ～ F 表泽漆平 (表泽漆品) A ～ F
3-epifagomine 3- 表荞麦碱
6-epiforesticine 6- 表弗斯生 (6- 表丽乌辛)
3-epifortuneine 3- 表三尖杉种碱
2″-epiframeroside 2″- 阿富汗丁香苷
2″-epifraxamoside 2″- 表国白梣苷
epifriedelanol (epifriedelinol) 表木栓醇 (表无羁萜醇)
epifriedelin 表无羁萜 (表木栓酮)
epifriedelinol (epifriedelanol) 表无羁萜醇 (表木栓醇)
epifriedelinol acetate 表无羁萜醇乙酸酯
(–)-epifustin (–)- 表黄栌素 [(–)- 表黄颜木素]
(–)-epifustin-3-*O*-gallate (–)- 表黄栌素 -3-*O*- 没食子酸酯 [(–)- 表黄颜木素 -3-*O*- 没食子酸酯]
8-epi-galanolactone 8- 表高良姜萜内酯
2-epigalanthamine 2- 表雪花莲胺碱
epigalanthamine 表加兰他敏 (表雪花胺、表雪花莲胺碱)
D-epigalbacin D- 表浆果瓣蕊花素 (D- 表加巴辛、D- 浆果瓣蕊花素)
(+)-epigalbacin (+)- 表加巴辛
(–)-(2*R*, 3*R*)-epigallocatechin (–)-(2*R*, 3*R*)- 表没食子儿茶素
(–)-epigallocatechin (–)- 表没食子儿茶素
(+)-epigallocatechin (+)- 表没食子儿茶素
2β, 3β-epigallocatechin 2β, 3β- 表没食子儿茶素
L-epigallocatechin L- 表没食子儿茶素

epigallocatechin (EGC) 表没食子儿茶素 (表没食子儿茶精)
epigallocatechin gallate (EGCG) 表没食子儿茶素没食子酸酯
epigallocatechin gallate-(4β → 6)-epigallocatechin gallate 表没食子儿茶素没食子酸酯 -(4β → 6)- 表没食子儿茶素没食子酸酯
epigallocatechin-(4β → 8)-epicatechin-3-*O*-gallate 表没食子儿茶素 -(4β → 8)- 表儿茶素 -3-*O*- 没食子酸酯
(–)-epigallocatechin-3-*O*-gallate (–)- 表没食子儿茶素 -3-*O*- 没食子酸酯
epiganoapplanatumines A, B 表树舌灵芝明碱 A、B
3-epigeissoschizine methyl ether 3- 表缝籽木嗪甲醚
epigeoside 思茅藤苷
(1*E*)-7-epigermacr-1(10)-en-5, 8-dione (1*E*)-7- 表吉玛 -1(10)- 烯 -5, 8- 二酮
epiglobulol 表兰桉醇
3-epiglochidiol 3- 表算盘子二醇
epiglucobarbarin (glucosibarin) 表葡萄糖山芥素 (葡糖塞薄林)
epiglucoisatisin 表菘蓝碱苷
3-epiglutinol 3- 表黏霉烯醇 (3- 表黏霉醇)
epiglutinol 表欧洲桤木烯醇 (表黏霉醇、表黏霉烯醇)
epigoitrin 表告依春 (表告伊春)
epigomisin O 表北五味子素 O
3′-epigomphoside 3′- 表高夫苷
epigomphoside 表高夫苷
3′-epigomphoside 3′-acetate 3′- 表高夫苷 3′- 乙酸酯
8-epigrandifloric acid 8- 表大花山牵牛酸 (大楼子花酸)
epigrandisin 表大木姜子素
epiguaidiol A 表愈创二醇 A
epiguaipyridine 表愈创吡啶
epigypsogenin 表棉根皂苷元
6-epiharpagide 6- 表哈巴苷 (6- 表哈帕苷)
4-epihederagenin 4- 表长春藤皂苷元
epihederagenin 表常春藤皂苷元
4-epihenryine (4-epihenryin) A 4- 表红茴香甲素
epihernandolinol 表汝兰醇碱
epihernandolinol 表桐叶千金藤醇碱
3-epiheteroconessine 3- 表杂康丝碱 (3- 表杂锥丝碱)
epiheteroconessine 表杂锥丝碱

E

epihexahydrocurcumin　表六氢姜黄素
17-epiholacurtine　17- 表卡尔齐什止泻木碱
14-epi-14-hydroxy-10, 23-dihydro-24, 25-dehydroflavinine　14- 表 -14- 羟基 -10, 23- 二氢 -24, 25- 脱氢黄曲霉碱
epiikshusterol　表甘蔗甾醇
1-epiinuviscolide　1- 表粘性旋覆花内酯
8-epiinuviscolide　8- 表粘性旋覆花内酯
19-epiiritectol H　19- 表假鸢尾三萜醇 H
22-epiiritectols A ～ F　22- 表假鸢尾三萜醇 A ～ F
4-epiisocembrol　4- 表异瑟模环烯醇
3-epiisocucurbitacin D　3- 表异葫芦素 D
5′-epi-isoethuliacoumarins A, B　5′- 表异都丽菊香豆素 A、B
7-epi-isogarcinol　7- 表异藤黄酚
4-epiisoinuviscolide　4- 表异粘性旋覆花内酯
epiisoinuvisolide　表异黏性旋覆花内酯
8-epiisolipidiol　8- 表异利皮珀菊二醇
3-epiisomasticadienolic acid　3- 表异乳香二烯酸
epiisoshinanolone　表异信浓山柿酮
11-epiivaxillin　11- 表依生依瓦菊素
epijasminosides A ～ H　表栀素馨苷 A ～ H
epikansenone　表甘遂烯酮
3-epikarounidiol　3- 表栝楼二醇 (3- 表栝楼仁二醇)
3, 6-epikarpoxanthin　3, 6- 表苹果蔷薇黄素
3-epikatonic acid　3- 表卡托酸
epikhusinol　表香根草油醇
8-epikingiside　8- 表金银花苷
epikopsanol　表蕊木醇
epikoumidine　表钩吻素戊
epilaccishellolic acid　表紫草茸虫胶酸
15-epilagopsins A ～ D　15- 表夏至草素 A ～ D
7-epilamalbide　7- 表短柄野芝麻萜苷
(–)-epilamprolobine　(–)- 表辉片豆碱
(–)-β-epilamprolobine *N*-oxide　(–)-β- 表辉片豆碱 *N*-氧化物
(3*E*)-13-epilaurencienyne　(3*E*)-13- 表凹顶藻烯炔
(3*Z*)-13-epilaurencienyne　(3*Z*)-13- 表凹顶藻烯炔
15-epileoheteronones A ～ E　15- 表益母草萜酮 A ～ E
15-epileopersins A ～ C　15- 表波斯益母草素 A ～ C
epilobamide A　柳叶菜酰胺 A
epilobscurinol　表玉柏石松醇碱
8-epiloganic acid　8- 表马钱子酸 (8- 表番木鳖酸、8- 表马钱子苷酸、8- 表马钱苷酸)
epiloganic acid　表马钱子酸 (表番木鳖酸、表马钱子苷酸、表马钱苷酸)
8-epiloganic acid-6′-*O*-β-D-glucoside　8- 表马钱子苷酸 -6′-*O*-β-D- 葡萄糖苷
7-epiloganin　7- 表马钱素
8-epiloganin　8- 表马钱素
DL-epiloliolide　DL- 黑麦草素
(–)-epiloliolide　(–)- 黑麦草素
12-epilucidusculine　12- 表光泽乌头碱
epilucidusculine　表光泽乌头碱
1-epiludovicin C (armexifolin)　1- 表陆得威蒿内酯 C (狭叶墨西哥蒿素)
3-epilupeol　3- 表羽扇豆醇
epilupeol　表羽扇豆醇
epilupeol acetate　表羽扇豆醇乙酸酯
D-epilupinine　D- 表羽扇豆碱
epilupinine　表羽扇豆碱
15-epilupulin A　15- 表蛇麻素 A
3′-epilutein　3′- 表叶黄素
epilutein　表叶黄素
epiluteoforol　表木犀草黄醇
epiluteoxanthin　表黄体黄质
21-epilycocryptol　21- 表石松隐四醇
epilycocryptol　表石松隐四醇
2-epilycorine　2- 表石蒜碱
epilycorine　表石蒜碱
(–)-7′-epilyoniresinol-4, 9′-di-*O*-β-D-glucopyranoside　(–)-7′- 表南烛木树脂酚 -4, 9′- 二 -*O*-β-D- 吡喃葡萄糖苷
(–)-7′-epilyoniresinol-9′-*O*-β-D-glucopyranoside　(–)-7′- 表南烛木树脂酚 -9′-*O*-β-D- 吡喃葡萄糖苷
3-epimacronine　3- 表大花文殊兰碱
(+)-epimagnolin A　(+)- 表木兰脂素 A
epimagnolins A, B　表木兰脂素 A、B
epimakisterone　表罗汉松甾酮
24-epimakisterone A　24- 表罗汉松甾酮 A
13-epimanool　13- 表泪柏醇

epimansumbinol 表曼苏宾醇
3-epimaslinic acid 3- 表马斯里酸
epimedins A ~ C, A_1, B_1, K 朝藿定 A ~ C、A_1、B_1、K
epimediphine 朝鲜淫羊藿碱
epimedoicarisoside A 朝藿菲苷 A
epimedokoreanins A ~ D 朝藿素 (朝鲜淫羊藿素) A ~ D
epimedokoreanone A 朝鲜淫羊藿酮 A
epimedokoreanosides Ⅰ, Ⅱ 朝鲜淫羊藿属苷 (东北淫羊藿苷) Ⅰ、Ⅱ
epimedonins A ~ D 朝藿宁素 A ~ D
epimedosides A ~ C 淫羊藿属苷 (淫羊藿新苷) A ~ C
epimeredinoside A 广防风苷 A
epimeric cucurbitachromes 1, 2 差向异构南瓜色素 1、2
23-epimeric-3β, 23-dihydroxycycloart-24-en-26-oic acid 23- 表异次 -3β, 23- 二羟基环木菠萝 -24- 烯 -26- 酸
epimeridinoside A 表美瑞花椒苷 A
3-epimesembryanthemoidigenic acid 3- 表松叶菊萜酸
13-epimethoxylupanine 13- 表甲氧基羽扇烷宁
3-epimethyl schelhammericine B 3- 表甲基谢汉墨异次碱
epimethyl schellhammericine 表甲基谢汉墨异次碱
epimicrolepin 表鳞盖蕨苷
(20*R*, 25*R*)-23, 26-epimino-3β-hydroxy-5α-cholest-23(*N*)-en-6, 22-dione (20*R*, 25*R*)-23, 26- 环亚胺 -3β- 羟基 -5α- 胆甾 -23(N)- 烯 -6, 22- 二酮
22-epimolvizarin 22- 表莫维查灵
3-epimoretenol 3- 表莫顿湾无花果醇 (3- 表莫雷亭醇、3- 表矛瑞屯醇)
epimuscarine 表蕈毒碱
epinagilactone 表竹柏内酯
3-epinagilactones A ~ C 3- 表竹柏内酯 A ~ C
12-epinapelline 12- 表欧乌头碱
1-epinapelline 1- 表欧乌头碱
epinapelline 表欧乌头碱
17-epinaucleidinal 17- 表乌檀艾定醛
17-epi-*N*-demethyl holacurtine 17- 表 -*N*- 去甲卡尔齐什止泻木碱
[1, 3]epindeno [1, 3] 茚桥
epinedosides Ⅰ, Ⅱ 朝鲜淫羊藿苷 Ⅰ、Ⅱ
epineochrome 表新有色质
1-epineo-isoshinanolone 1- 表新异柿萘醇酮
3-epineoruscogenin 3- 表新罗斯考皂苷元
3-epineoruscogenin-3-β-D-glucopyranoside 3- 表新罗斯考皂苷元 -3-β-D- 吡喃葡萄糖苷
9-epinepetalactone 9- 表假荆芥内酯
epinepetalactone 表假荆芥内酯
epinephrine (adrenaline) 肾上腺素
L-epinephrine hydrochloride L- 肾上腺素盐酸盐
10-epinidoresedic acid 10- 表巢菊酸
epinine 麻黄宁
epinmoretenol 表莫顿湾无花果醇 (表莫雷亭醇、表矛瑞屯醇)
epinodosin 表香茶菜辛 (表诺多星)
epinodosinol 表诺多星醇 (表香茶菜辛醇、毛叶香茶菜醇)
12-epi-*N*-oxolycodoline 12- 表 -*N*- 氧亚基石松灵碱
7-epinupharidine 7- 表萍蓬草碱
3-epiocotillol acetate 3- 表奥寇梯木醇乙酸酯 (3- 表福桂树醇乙酸酯)
3-epioleanolic acid 3- 表齐墩果酸
3-epioleanolic acid-28-*O*-α-L-rhamnopyranosyl-(1 → 4)-β-D-glucopyranosyl-(1 → 6)-β-D-glucopyranoside 3-表齐墩果酸 -28-*O*-α-L- 吡喃鼠李糖基 -(1 → 4)-β-D-吡喃葡萄糖基 -(1 → 6)-β-D- 吡喃葡萄糖苷
10-epiolguine 10- 表奥尔京素 (10- 表奥古山香素)
epiorientin 表荭草素
18-epiormosanine 18- 表红豆裂碱
homo-18-epiormosanine 高 -18- 表红豆裂碱
9-epioxypaeonidanin 9- 表氧基芍药单宁
epipachysamines A ~ F, A Ⅰ, A Ⅱ 表粉蕊黄杨胺 (表富贵草胺碱) A ~ F、A Ⅰ、A Ⅱ
epipachysandrine A 表粉蕊黄杨碱 (表富贵草碱) A
9-epipaeonidanin 9- 表欧牡丹苷
2-epipancrassidine 2- 表两花全能花西定
epipancrassidine 表两花全能花两定
7-epiphlomiol 7- 表糙苏醇
13-epipimar-16-en-8α, 18-diol 13- 表海松 -16- 烯 -8α, 18- 二醇
24-epipinnatasterone 24- 表羽状牡荆甾酮
(3*E*)-13-epipinnatifidenyne (3*E*)-13- 表羽状凹顶藻烯炔

(–)-epipinoresinol　(–)- 表松脂素

(+)-epipinoresinol　(+)- 表松脂素 [(+)- 表松脂醇、(+)- 表松脂酚]

(±)-epipinoresinol　(±)- 表松脂素

epipinoresinol　表松脂素 (表松脂醇、表松脂酚)

epipinoresinol-3-*O*-β-D-glucopyranoside　表松脂素 -3-*O*-β-D- 吡喃葡萄糖苷

epipinoresinol-4, 4′-di-*O*-D-glucopyranoside　表松脂素 -4, 4′- 二 -*O*-β-D- 吡喃葡萄糖苷

(+)-epipinoresinol-4′-*O*-β-D-glucopyranoside　(+)- 表松脂素 -4′-*O*-β-D- 吡喃葡萄糖苷

epipinoresinol-4-*O*-β-D-glucopyranoside　表松脂素 -4-*O*-β-D- 吡喃葡萄糖苷

(+)-epipinoresinol-4′-*O*-β-D-glucoside　(+)- 表松脂素 -4′-*O*-β-D- 葡萄糖苷

epipinoresinol-4-*O*-β-D-glucoside　表松脂素 -4-*O*-β-D- 葡萄糖苷

24-epipiscidinol A　24- 表毒鱼割舌树醇 A

epipodophyllotoxin　表鬼臼毒素

3-epipomolic acid　3- 表坡模酸 (3- 表坡模醇酸、3- 表果渣酸)

13-epipreleoheterin　13- 表前益母草灵素

epiprocurcumenol　表原莪术烯醇

epiprogoitrin　表原告伊春苷

3-epipseurata B　3- 表川藏香茶菜萜素 B

3-epipseurata B acetonide　3- 表川藏香茶菜萜素 B 丙酮化物

epipterosin L　表蕨素 L

epipunicacortein A　表石榴皮素 A

12*H*-5, 10-[2, 5]epipyranobenzo[*g*]quinoline　12*H*-5, 10-[2, 5] 吡喃桥苯并 [*g*] 喹啉

16-epiquillaic acid　16- 表皂皮酸

epiquillaic acid　表皂皮酸

3-epiquinamine　3- 表奎胺

epiquinamine (conchinamin, conquinamine)　表奎胺 (康硅胺、康奎明、康奎胺)

epiquinidine　表奎宁丁 (表奎尼定)

epiquinine　表奎宁

11-epirabdocoestin A　11- 表细锥香茶菜萜 A

1-epireynosin　1- 表瑞诺素

22-epirhodeasapogenin　22- 表万年青皂苷元

epirhodeasapogenin　表万年青皂苷元

12-epirockogenin　12- 表洛柯皂苷元

epirockogenin　表洛柯皂苷元

6-epiroseoside　6- 表长寿花糖苷

epirosmanol　表迷迭香酚

epirubijervine　表红藜芦碱

epirugosals A ～ D　表玫瑰萜醛 A ～ D

3-epiruscogenin　3- 表罗斯考皂苷元 (3- 表假叶树苷元)

3-epiruscogenin-3-β-D-glucopyranoside　3- 表罗斯考皂苷元 -3-β-D- 吡喃葡萄糖苷

8′, 8‴-episalvianolic acid Y　8′, 8‴- 表丹酚酸 Y

episamarcandin　表撒马尔罕阿魏素

3-episapelin A　3- 表萨皮林 A (3- 表柱果内雄楝素 A)

episappanol　表苏木酚

episarasasapogenin　表洋菝葜皂苷元

episarcodonin　表白孢肉齿菌素

16-episarpagine　16- 表萨杷晋碱

6-episarpagine　6- 表萨杷晋碱

episarpagine　表萨杷晋碱

1′-episauchinone　1′- 表三白脂酮 (1′- 表三白草酮)

3-episceptrumgenin-3-β-D-glucopyranoside　3- 表旌节皂苷元 -3-β-D- 吡喃葡萄糖苷 (3- 表塞普屈姆吉宁 -3-β-D- 吡喃葡萄糖苷)

3-epischelhammericine　3- 表谢汉墨异次碱

3-epischelhammericine B　3- 表谢汉墨异次碱 B

epischisandrone　表五味子酮 (表华中五味子酮)

19-epischolaricine　19- 表灯台树次碱

epischolaricine　表灯台树次碱

8-episclareol　8- 表香紫苏醇

13-episclareol　13- 表欧丹参醇

4-episcopadulcic acid　4- 表野甘草西酸

episcopalidine　紫乌定 (紫乌定碱)

episcopalisine　紫乌生 (紫乌生碱)

episcopalisinine　紫乌生宁碱

episcopalitine　紫乌亭碱

1-episellowin　1- 表塞氏罗汉松素

episellowins A ～ C　表赛络文 (表塞氏罗汉松素)A ～ C

21-episerratenediol　21- 表千层塔萜烯二醇 (21- 表山芝烯二醇)

21-episerratenediol-3-acetate　21- 表千层塔萜烯二醇 -3- 乙酸酯

21-episerratriol　21- 表千层塔烯三醇

D-episesamin　D- 表芝麻脂素	3-epiternstroemic acid　3- 表厚皮香酸
episesamin　表芝麻素 (表芝麻脂素)	epitetraphyllin B-4-sulfate　表新西兰鸡蛋果氰苷 B-4- 硫酸酯
(+)-episesaminol-6-catechol　(+)- 表芝麻素酚 -6- 儿茶酚	12-epiteucvidin　12- 表山藿香定 (12- 表血见愁素)
(+)-episesaminone　(+)- 表芝麻素酮	epiteucvidin　表山藿香定
episesaminone　表芝麻素酮	epitheaflagallin-3-*O*-gallate　表茶复没食子素 -3-*O*- 没食子酸酯
(+)-episesaminone-9-*O*-β-D-sophoroside　(+)- 表芝麻素酮 -9-*O*-β-D- 槐糖苷	epithio　硫桥
epishellolic acid　表虫胶酸	7, 10-epithio-7, 9-tridecadien-3, 5, 11-triyn-1, 2-diol　7, 10- 环硫 -7, 9- 十三碳二烯 -3, 5, 11- 三炔 -1, 2- 二醇
epishionol　表紫菀醇	8-epi-8-tigloyl rupicolins A, B　8- 表 -8- 惕各酰岩生三裂蒿内酯 A、B
epishyobunol　表水菖蒲乙酯	3-epitigogenin [(25*R*)-5α-spirost-3α-ol]　3- 表替告皂苷元 [(25*R*)-5α- 螺甾 -3α- 醇]
epishyobunone　表水菖蒲酮	epitinophylloloside　表菲律宾大叶藤苷
15-episibiricinones A ～ E　15- 表细叶益母草新酮 A ～ E	11-epitoonacilin　11- 表红椿林素
episilvestrol　表森林生米仔兰醇	8-epitorilolone-8-*O*-β-D-glucopyranoside　8- 表窃衣醇酮 -8-*O*-β-D- 吡喃葡萄糖苷
epismilagenin　表菝葜皂苷元	13-epitorulosal　13- 表西藏柏木醛
episolacapine　表珊瑚樱品碱	13-epitorulosol　13- 表西藏柏木醇
episphaeropsidone　表球壳孢酮	10-epitrenudine　10- 表滑桃树定
episteganangin　表五加前胡精	epitrillenogenin　表延龄草烯苷元
epistephamiersine　表千金藤默星碱	epitrillenoside C-PA　表白花延龄草烯醇苷 C-PA
epistephanine　表千金藤碱	2-epitripdiolide　2- 表雷公藤乙素
episterol [ergost-7, 24(28)-dienol]　表甾醇 [麦角甾 -7, 24(28)- 二烯醇]	12-epitriptriolide　12- 表雷藤内酯三醇
6-epistilbericoside　6- 表石南密穗草苷	epitriptriolide　表雷公藤内酯三醇
epistriatic acid　表隆纹菌酸	9α-epituberospironine　9α- 表百部螺环碱
11-episundiversifolide　11- 表向日葵肿柄菊内酯	epitulipinolide　表郁金香内酯 (表美国鹅掌楸内酯、表美鹅掌楸内酯)
(–)-episyringaresinol　(–)- 表丁香树脂酚	epitulipinolide diepoxide　表郁金香内酯二表环氧化物
episyringaresinol　表丁香树脂酚 (表丁香脂素、表紫丁香树脂酚)	3-epiuleine　3- 表乌勒因
(–)-episyringaresinol-4-glucoside　(–)- 表丁香树脂酚 -4- 葡萄糖苷	3-epiursolic acid　3- 表熊果酸
(+)-episyringaresinol-4-*O*-β-D-glucopyranoside　(+)- 表丁香树脂酚 -4-*O*-β-D- 吡喃葡萄糖苷	epiutililactone　表青刺果酮
epitaraxerol (3α-taraxerol)　表蒲公英赛醇 (3α- 蒲公英赛醇)	10-epiuveoside　10- 表乌韦苷
1-epitatridin B　1- 表三齿蒿定 B	epiverazine　表藜芦生碱
1-epitatridin B (tanachin, 1β-hydroxy-1-desoxotamirin)　1- 表三齿蒿素 B (千叶菊蒿素、1β- 羟基 -1- 去氧多叶菊蒿素)	epivernodalol　表斑鸠菊醇
(+)-epitaxifolin　(+)- 表紫杉叶素	5-epivibsanins A ～ H　5- 表荚蒾宁 A ～ H
7-epitaxol　7- 表紫杉醇	16-epivincamine　16- 表长春蔓胺
7-epitaxuyunnanine A　7- 表云南紫杉宁 A	20-epivindolinine　20- 表长春立宁
5-epitelekin　5- 表特勒内酯	3-epivindolinine　3- 表长春花朵宁
	20-epivindolinine *N*-oxide　20- 表长春立宁 *N*- 氧化物

epivirgauride 表黄帚橐吾内酯

epivittatine [(+)-epicrinine] 表条纹碱 [(+)- 表文殊兰碱]

19-epivoacangarine 19- 表伏康任碱 (19- 表老刺木亭)

epivoacangarine 表伏康任碱

epivoacarpine 表伏康树卡平碱

epivoacorine 以皮可林碱

16-epivocarpine 16- 表伏康树卡平碱

epivogeloside 表沃格闭花苷 (表沃格花闭木苷、表断马钱子苷半缩醛内酯、表西非灰毛豆苷)

7-epivogeloside 7- 表沃格闭花苷 (7- 表沃格花闭木苷、7- 表断马钱子苷半缩醛内酯)

epivolkenin 表异叶大风子腈苷

C-3-epiwilsonine *C*-3- 表台湾三尖杉碱

epiwilsonine 表台湾三尖杉碱

epiwulignan A$_1$ 表五脂素 A$_1$

8-epixanthatin-1α, 5α-epoxide 8- 表苍耳亭 -1α, 5α- 环氧化物

8-epixanthatin-1β, 5β-epoxide 8- 表苍耳亭 -1β, 5β- 环氧化物

epiyangambin (*O*, *O*-dimethyl lirioresinol A) 表扬甘比胡椒素 (鹅掌楸树脂酚 A 二甲醚)

epizanthocadinanine A 表花椒杜松碱 A

epizanthomuurolanine 表花椒欧洲赤松碱

4, 10-epizedoarondiol 4, 10- 表蓬莪二醇

(–)-epizephyranthine (–)- 表葱莲碱

epizonarene 表带状网翼藻烯

3-epi-α-amyrin 3- 表 -α- 香树脂醇

epi-α-amyrin 表 -α- 香树素

epi-α-cadinol 表 -α- 杜松醇

epi-α-decumbensine 表 -α- 夏无新碱 (表 -α- 夏天无碱)

epi-α-muurolol 表 -α- 欧洲赤松醇

epi-α-neodecumbensine 表 -α- 夏天无新碱

3-epi-α-yohimbine (isorauhimbine) 3- 表 -α- 育亨宾 (异柯楠醇碱)

3-epi-β-amyrin 3- 表 -β- 香树脂醇

epi-β-santalene 表 -β- 檀香稀 (表 -β- 檀香萜烯)

(–)-10-epi-γ-eudesmol (–)-10- 表 -γ- 桉叶醇

10-epi-γ-eudesmol 10- 表 -γ- 桉叶醇

epi-γ-quinide 奎尼内酯

16-epi-Δ^{14}-vincamine 16- 表 -Δ^{14}- 长春蔓胺

3-epi-Δ-amyrin 3- 表 -Δ- 香树脂醇

epolactaene 环氧内酰胺烯

2′, 3′-epoxide alloimperatorin 2′, 3′- 环氧别欧前胡素

13, 14-epoxide-9, 11, 12-trihydroxytriptolide 13, 14- 环氧 -9, 11, 12- 三羟基雷公藤内酯醇

4, 5-epoxovatodiolide 4, 5- 环氧广防风二内酯 (4, 5- 环氧防风草二内酯)

epoxy 环氧

13β, 17β-epoxy -24, 25, 26, 27-tetranoralisol A-23-oic acid 13β, 17β- 环氧 -24, 25, 26, 27- 四去甲泽泻醇 A-23- 酸

(1*R*, 10*R*)-epoxy-(–)-1, 10-dihydrocurdine (1*R*, 10*R*)- 环氧 -(–)-1, 10- 二氢姜黄定

5β, 19-epoxy-(19*R*)-methoxycucurbita-6, (23*E*)-dien-3β, 25-diol 5β, 19- 环氧 -(19*R*)- 甲氧基葫芦 -6, (23*E*)- 二烯 -3β, 25- 二醇

(3*S*, 4*R*, 5*S*)-(2*E*)-3, 4-epoxy-(2, 4-hexadiynyl)-1, 6-dioxaspiro[4.5]decane (3*S*, 4*R*, 5*S*)-(2*E*)-3, 4- 环氧 -(2, 4- 己二炔基)-1, 6- 二氧杂螺 [4.5] 癸烷

5α, 6α-epoxy-(22*E*)-ergost-8(14), 22-dien-3β, 7α-diol 5α, 6α- 环氧 -(22*E*)- 麦角甾 -8(14), 22- 二烯 -3β, 7α- 二醇

5α, 6α-epoxy-(22*E*, 24*R*)-ergost-8(14), 22-dien-3β, 7α-diol 5α, 6α- 环氧 -(22*E*, 24*R*)- 麦角甾 -8(14), 22- 二烯 -3β, 7α- 二醇

5α, 6α-epoxy-(22*E*, 24*R*)-ergost-8(14), 22-dien-3β, 7β-diol 5α, 6α- 环氧 -(22*E*, 24*R*)- 麦角甾 -8(14), 22- 二烯 -3β, 7β- 二醇

5α, 6α-epoxy-(22*E*, 24*R*)-ergost-8, 22-dien-3β, 7α-diol 5α, 6α- 环氧 -(22*E*, 24*R*)- 麦角甾 -8, 22- 二烯 -3β, 7α- 二醇

5α, 6α-epoxy-(22*E*, 24*R*)-ergost-8, 22-dien-3β, 7β-diol 5α, 6α- 环氧 -(22*E*, 24*R*)- 麦角甾 -8, 22- 二烯 -3β, 7β- 二醇

5β, 19-epoxy-(23*R*)-methoxycucurbita-6, 24-dien-3β-ol 5β, 19- 环氧 -(23*R*)- 甲氧基葫芦 -6, 24- 二烯 -3β- 醇

5β, 19-epoxy-(23*S*)-methoxycucurbita-6, 24-dien-3β-ol 5β, 19- 环氧 -(23*S*)- 甲氧基葫芦 -6, 24- 二烯 -3β- 醇

20*S*, 25-epoxy-(24*R*)-hydroxy-3-dammarane 20*S*, 25- 环氧 -(24*R*)- 羟基 -3- 达玛烷

5, 6-epoxy-(24*R*)-methyl cholest-7, 22-dien-3β-ol 5, 6- 环氧 -(24*R*)- 甲基 -7, 22- 胆甾二烯 -3β- 醇

rel-(1*S*, 2*S*)-epoxy-(4*R*)-furanogermacr-10(15)-en-6-one 相对 -(1*S*, 2*S*)- 环氧 -(4*R*)- 呋喃吉马 -10(15)- 烯 -6- 酮

1′, 2′-epoxy-(*Z*)-coniferyl alcohol-4-isobutanoate 1′, 2′- 环氧 -(*Z*)- 松柏醇 -4- 异丁酸酯

4β, 5α-epoxy-1(10), 11(13)-germacradien-8, 12-olide 4β, 5α- 环氧 -1(10), 11(13)- 吉马二烯 -8, 12- 内酯

7, 8-epoxy-1(12)-caryophyllene-9β-ol 7, 8- 环氧 -1(12)-石竹烯 -9β- 醇

1β, 10α-epoxy-1, 10-dihydrocaryophyllene 1β, 10α- 环氧 -1, 10- 二氢石竹烯

(1*R*, 10*R*)-epoxy-1, 10-dihydrocurdione (1*R*, 10*R*)- 环氧 -1, 10- 二氢莪术二酮

(1*R*, 2*S*, 3*S*, 4*S*)-2, 3-epoxy-1, 4-dihydroxy-5-methyl-5-cyclohexene (1*R*, 2*S*, 3*S*, 4*S*) 2, 3- 环氧 -1, 4- 二羟基 -5- 甲基 -5- 环己烯

4α, 5α-epoxy-10α, 14-dihydroinuviscolide 4α, 5α- 环氧 -10α, 14- 二氢粘性旋覆花内酯

4α, 5α-epoxy-10α, 14*H*-1-epiinuviscolide 4α, 5α- 环氧 -10α, 14*H*-1- 表黏旋覆花内酯

10, 15-epoxy-11(15 → 1)*abeo*-10-deacetyl baccatin Ⅲ 10, 15- 环氧 -11(15 → 1) 迁 -10- 去乙酰基浆果赤霉素 Ⅲ

(10*R*, 16*R*)-12, 16-epoxy-11, 14, 17-trihydroxy-17(15 → 16), 18(4 → 3)-di-*abeo*-abieta-3, 5, 8, 11, 13-pentaen-2, 7-dione (10*R*, 16R)-12, 16- 环氧 -11, 14, 17- 三羟基 -17(15 → 16), 18(4 → 3)- 二迁 - 松香 -3, 5, 8, 11, 13- 五烯 -2, 7- 二酮

12, 16-epoxy-11, 14, 17-trihydroxy-6-methoxy-17(15 → 16)-*abeo*-abieta-5, 8, 11, 13-tetraen-7-one 12, 16- 环氧 -11, 14, 17- 三羟基 -6- 甲氧基 -17(15 → 16)- 迁松香 -5, 8, 11, 13- 四烯 -7- 酮

(10*R*, 16*S*)-12, 16-epoxy-11, 14-dihydroxy-18-oxo-17 (15 → 16), 18(4 → 3)-di-*abeo*-abieta-3, 5, 8, 11, 13-pentaen-7-one (10*R*, 16S)-12, 16- 环氧 -11, 14- 二羟基 -18- 氧亚基 -17(15 → 16), 18(4 → 3)- 二迁 - 松香 -3, 5, 8, 11, 13- 五烯 -7- 酮

12, 16-epoxy-11, 14-dihydroxy-6-methoxy-17(15 → 16)-*abeo*-abieta-5, 8, 11, 13, 15-pentaen-3, 7-dione 12, 16- 环氧 -11, 14- 二羟基 -6- 甲氧基 -17(15 → 16)- 迁松香 -5, 8, 11, 13, 15- 五烯 -3, 7- 二酮

(10*R*, 16*S*)-12, 16-epoxy-11, 14-dihydroxy-6-methoxy-17(15 → 16)-*abeo*-abieta-5, 8, 11, 13-tetraen-3, 7-dione (10*R*, 16*S*)-12, 16- 环氧 -11, 14- 二羟基 -6- 甲氧基 -17(15 → 16)- 迁 - 松香 -5, 8, 11, 13- 四烯 -3, 7- 二酮

12, 13-epoxy-11-deoxy-5α, 6-dihydrojervine-*N*, *O*-diacetate 12, 13- 环氧 -11- 脱氧 -5α, 6- 二氢白藜芦碱 -*N*, *O*- 二乙酸酯

12, 13-epoxy-11-deoxy-6-oxo-5α, 6-dihydrojervine-*N*, *O*-diacetate 12, 13- 环氧 -11- 脱氧 -6- 氧亚基 -5α, 6- 二氢芥芬胺 -*N*, *O*- 二乙酸酯

10α, 14-epoxy-11β*H*-guai-4(15)-en-12, 6α-olide 10α, 14- 环氧 -11β*H*- 愈创木 -4(15)- 烯 -12, 6α- 内酯

8, 13-epoxy-12, 13-didehydro-14, 15, 16-trinorlabdane 8, 13- 环氧 -12, 13- 二脱氢 -14, 15, 16- 三去甲半日花烷

12, 15-epoxy-12, 14-labddien-8-ol 12, 15- 环 氧 -12, 14- 半日花二烯 -8- 醇

15, 16-epoxy-12-oxo-*ent*-labd-8(17), 13(16), 14-trien-19-oic acid methyl ester 15, 16- 环氧 -12- 氧亚基 - 对映 - 半日花 -8(17), 13(16), 14- 三烯 -19- 酸甲酯

ent-15, 16-epoxy-12-oxolabd-8(17), 13(16), 14-trien-20, 19-olide 对映 -15, 16- 环氧 -12- 氧亚基半日花 -8 (17), 13(16), 14- 三烯 -20, 19- 内酯

16β, 17β-epoxy-12β-hydroxypregn-4, 6-dien-3, 20-dione 16β, 17β- 环氧 -12β- 羟基孕甾 -4, 6- 二烯 -3, 20- 二酮

7β, 17-epoxy-13-methyl-podocarpa-8, 11, 13-trien-12-ol 7β, 17- 环氧 -13- 甲基罗汉松 -8, 11, 13- 三烯 -12- 醇

8, 13-epoxy-14, 15, 16-trinorlabd-13-ol 8, 13- 环 氧 -14, 15, 16- 三去甲 -13- 半日花醇

(22*R*)-13, 14-epoxy-14, 15, 28-trihydroxy-1-oxo-13, 14-secowitha-3, 5, 24-trien-18, 20:22, 26-diolide (22*R*)-13, 14- 环氧 -14, 15, 28- 三羟基 -1- 氧亚基 -13, 14- 开环睡茄 -3, 5, 24- 三烯 -18, 20:22, 26- 二内酯

8, 17-epoxy-14-deoxyandrographolide 8, 17- 环氧 -14- 脱氧穿心莲内酯

(12*R*, 13*R*)-8, 13-epoxy-14-labden-12-ol (12*R*, 13*R*)-8, 13- 环氧 -14- 半日花烯 -12- 醇

8, 13-epoxy-14-labden-12-ol 8, 13- 环氧 -14- 半日花烯 -12- 醇

5α*H*-3β, 4β-epoxy-14-oxoguai-1(10), 11(13)-dien-6α, 12-olide 5α*H*-3β, 4β- 环氧 -14- 氧亚基愈创木 -1(10), 11(13)- 二烯 -6α, 12- 内酯

8, 13-epoxy-15, 16-dinorlabdane 8, 13-环氧-15, 16-二去甲半日花烷

ent-(6*S*, 20*R*)-epoxy-15α, (20*R*)-dihydroxy-(6*S*)-methoxy-6, 7-secokaur-16-en-1, 7β-olide 对映 -(6*S*, 20*R*)- 环氧 -15α, (20*R*)- 二羟基 -(6*S*)- 甲氧基 -6, 7-开环贝壳杉 -16- 烯 -1, 7β- 内酯

14β, 16-epoxy-15α-hydroxy-*ent*-pimar-8-en-19-oic acid 14β, 16- 环氧 -15α- 羟基 - 对映 - 海松 -8- 烯 -19- 酸

1, 4-epoxy-16-hydroxyheneicos-1, 3, 12, 14, 18-pentene 1, 4- 环氧 -16- 羟基二十一碳 -1, 3, 12, 14, 18- 五烯

1, 4-epoxy-16-hydroxyheneicos-1, 3, 12, 14-tetraene 1, 4- 环氧 -16- 羟基二十一碳 -1, 3, 12, 14- 四烯

9, 13-epoxy-16-norlabd-(13*E*)-en-15-al 9, 13-环氧-16-去甲半日花 -(13*E*)- 烯 -15- 醛

(13, 28*S*)-epoxy-16α, 28-dihydroxy-22α-(3-methyl-1-oxobutoxy)oleanane (13, 28*S*)- 环氧 -16α, 28- 二羟基 -22α-(3- 甲基 -1- 氧亚基丁酰氧基) 齐墩果烷

13β, 28-epoxy-16α, 30-oleandiol 13β, 28- 环氧 -16α, 30-齐墩果二醇

13β, 28-epoxy-16α-hydroxyoleanane　13β, 28- 环氧 -16α- 羟基齐墩果烷	(19*R*, 23*E*)-5β, 19-epoxy-19-methoxycucurbita-6, 23-dien-3β, 25-diol　(19*R*, 23*E*)-5β, 19- 环氧 -19- 甲氧基葫芦 -6, 23- 二烯 -3β, 25- 二醇
12, 16-epoxy-17(15 → 16), 18(4 → 3)-di-*abeo*-abieta-3, 5, 8, 12, 15-pentaen-7, 11, 14-trione　12, 16- 环氧 -17 (15 → 16), 18(4 → 3)- 二 - 迁松香 -3, 5, 8, 12, 15- 五烯 -7, 11, 14- 三酮	(19*S*, 23*E*)-5β, 19-epoxy-19-methoxycucurbita-6, 23-dien-3β, 25-diol　(19*S*, 23*E*)-5β, 19- 环氧 -19- 甲氧基葫芦 -6, 23- 二烯 -3β, 25- 二醇 [(19*S*, 23*E*)-5β, 19- 环氧 -19- 甲氧基 -6, 23- 二烯 -3β, 25- 葫芦二醇]
15α, 16α-epoxy-17-hydroxy-*ent*-kaur-19-oic acid　15α, 16α- 环氧 -17- 羟基 - 对映 - 贝壳杉 -19- 酸	(19*R*)-5β, 19-epoxy-19-methoxycucurbita-6, 24-dien-3β, 23-diol　(19*R*)-5β, 19- 环氧 -19- 甲氧基 -6, 24- 葫芦二烯 -3β, 23- 二醇
15β, 16β-epoxy-17-hydroxy-*ent*-kaur-19-oic acid　15β, 16β- 环氧 -17- 羟基 - 对映 - 贝壳杉 -19- 酸	(19*S*)-5β, 19-epoxy-19-methoxycucurbita-6, 24-dien-3β, 23-diol　(19*S*)-5β, 19- 环氧 -19- 甲氧基葫芦 -6, 24- 二烯 -3β, 23- 二醇
(4α, 15α)-15, 16-epoxy-17-oxokaur-18-oic acid　(4α, 15α)-15, 16- 环氧 -17- 氧亚基贝壳杉 -18- 酸	2, 3-epoxy-1-butanol　2, 3- 环氧 -1- 丁醇
(17*S*, 20*R*, 22*R*)-5β, 6β-epoxy-18, 20-dihydroxy-1-oxowitha-24-en-olide　(17*S*, 20*R*, 22*R*)-5β, 6β- 环氧 -18, 20- 二羟基 -1- 氧亚基睡茄 -24- 烯内酯	8, 9-epoxy-1-heptadecen-11, 13-diyn-10-ol　8, 9- 环氧 -1- 十七烯 -11, 13- 二炔 -10- 醇
(5β, 19*R*)-epoxy-19, 25-dimethoxycucurbit-(6, 23*E*)-dien-3β-ol　(5β, 19*R*)- 环氧 -19, 25- 二甲氧基葫芦 -(6, 23*E*)- 二烯 -3β- 醇	rel-(1′*S*, 2′*R*)-8-(2, 3-epoxy-1-hydroxy-3-methyl butyl)-7-methoxycoumarin　相对 -(1′*S*, 2′*R*)-8-(2, 3- 环氧 -1- 羟基 -3- 甲丁基)-7- 甲氧基香豆素
(19*R*, 23*E*)-5β, 19-epoxy-19-ethoxycucurbita-6, 23-dien-3β, 25-diol　(19*R*, 23*E*)-5β, 19- 环氧 -19- 乙氧基葫芦 -6, 23- 二烯 -3β, 25- 二醇	8, 12-epoxy-1β-hydroxyeudesm-4(15), 7, 11-trien-6-one　8, 12- 环氧 -1β- 羟基桉叶 -4(15), 7, 11- 三烯 -6- 酮
15, 16-epoxy-19-hydroxy-*ent*-clerod-3, 13(16), 14-trien-18-oic acid　15, 16- 环氧 -19- 羟基 - 对映 - 克罗 -3, 13(16), 14- 三烯 -18- 酸	(2β, 9β, 10α, 16α, 20ξ, 24ξ)-20, 24-epoxy-2-(β-D-glucopyranosyloxy)-16, 25, 26-trihydroxy-9-methyl-19-norlanost-5-en-3, 11-dione　(2β, 9β, 10α, 16α, 20ξ, 24ξ)-20, 24- 环氧 -2-(β-D- 吡喃葡萄糖氧基)-16, 25, 26- 三羟基 -9- 甲基 -19- 去甲羊毛甾 -5- 烯 -3, 11- 二酮
(19*R*)-5β, 19-epoxy-19-isopropoxycucurbita-6, 24-dien-3β, 23-diol　(19*R*)-5β, 19- 环氧 -19- 异丙氧基 -6, 24- 葫芦二烯 -3β, 23- 二醇	(2β, 9β, 10α, 16α, 20ξ, 24ξ)-20, 24-epoxy-2-(β-D-glucopyranosyloxy)-16, 25-dihydroxy-9-methyl-19-norlanost-5-en-3, 11-dione　(2β, 9β, 10α, 16α, 20ξ, 24ξ)-20, 24- 环氧 -2-(β-D- 吡喃葡萄糖氧基)-16, 25- 二羟基 -9- 甲基 -19- 去甲羊毛甾 -5- 烯 -3, 11- 二酮
(19*R*)-7β, 19-epoxy-19-methoxycucurbita-5, 24-dien-3β, 23-diol　(19*R*)-7β, 19- 环氧 -19- 甲氧基 -5, 24- 葫芦二烯 -3β, 23- 二醇	(2β, 3β, 9β, 10α, 16α, 20ξ, 24ξ)-20, 24-epoxy-2-(β-D-glucopyranosyloxy)-3, 16, 25, 26-tetrahydroxy-9-methyl-19-norlanost-5-en-11-one　(2β, 3β, 9β, 10α, 16α, 20ξ, 24ξ)-20, 24- 环氧 -2-(β-D- 吡喃葡萄糖氧基)-3, 16, 25, 26- 四羟基 -9- 甲基 -19- 去甲羊毛甾 -5- 烯 -11- 酮
5β, (19*R*)-epoxy-19-methoxycucurbita-6, (23*E*), 25-trien-3β-ol　5β, (19*R*)- 环氧 -19- 甲氧基葫芦 -6, (23*E*), 25- 三烯 -3β- 醇	(2β, 3β, 9β, 10α, 16α, 20ξ, 24ξ)-20, 24-epoxy-2-(β-D-glucopyranosyloxy)-3, 16, 25-trihydroxy-9-methyl-19-norlanost-5-en-11-one　(2β, 3β, 9β, 10α, 16α, 20ξ, 24ξ)-20, 24- 环氧 -2-(β-D- 吡喃葡萄糖氧基)-3, 16, 25- 三羟基 -9- 甲基 -19- 去甲羊毛甾 -5- 烯 -11- 酮
5β, (19*R*)-epoxy-19-methoxycucurbita-6, (23*E*)-dien-3β, 25-diol　5β, (19*R*)- 环氧 -19- 甲氧基葫芦 -6, (23*E*)- 二烯 -3β, 25- 二醇	(1*S*, 2*E*, 4*S*, 8*R*, 11*S*, 12*E*)-8, 11-epoxy-2, 12-cembr-dien-6-one　(1*S*, 2*E*, 4*S*, 8*R*, 11*S*, 12*E*)-8, 11- 环氧 -2, 12- 烟草二烯 -6- 酮
5β, (19*S*)-epoxy-19-methoxycucurbita-6, (23*E*)-dien-3β, 25-diol　5β, (19*S*)- 环氧 -19- 甲氧基葫芦 -6, (23*E*)- 二烯 -3β, 25- 二醇	(*S*)-12, 13-epoxy-2, 4, 6, 8, 10-tridecapentayne　(*S*)-12, 13- 环氧 -2, 4, 6, 8, 10- 十三碳五炔
(19*R*, 23*E*)-5β, 19-epoxy-19-methoxycucurbita-6, 23, 25-trien-3β-ol　(19*R*, 23*E*)-5β, 19- 环氧 -19- 甲氧基葫芦 -6, 23, 25- 三烯 -3β- 醇	
(19*R*, 23*E*)-5β, 19-epoxy-19-methoxycucurbita-6, 23-25-trien-3β-hydroxy-3-*O*-β-D-allopyranoside　(19*R*, 23*E*)-5β, 19- 环氧 -19- 甲氧基葫芦 -6, 23-25- 三烯 -3β- 羟基 -3-*O*-β-D- 吡喃阿洛糖苷	

5, 12-epoxy-2, 7, 8-trihydroxycadalene-14, 15-dial 5, 12- 环氧 -2, 7, 8- 三羟基杜松萘 -14, 15- 二醛

(1*S*, 2*E*, 4*S*, 7*E*, 11*S*, 12*S*)-11, 12-epoxy-2, 7-cembr-dien-4, 6-diol (1*S*, 2*E*, 4*S*, 7*E*, 11*S*, 12*S*)-11, 12- 环氧 -2, 7- 烟草二烯 -4, 6- 二醇

1, 3-epoxy-20, 25-cyclodammar-5-en-21-*O*-β-D-glucopyranoside 1, 3- 环氧 -20, 25- 环达玛 -5- 烯 -21-*O*-β-D- 吡喃葡萄糖苷

(1*R*, 3*S*, 20*S*)-1, 3-epoxy-20, 25-epoxydammar-5-en-21-*O*-β-D-glucopyranoside (1*R*, 3*S*, 20*S*)-1, 3- 环氧 -20, 25- 环氧达玛 -5- 烯 -21-*O*-β-D- 吡喃葡萄糖苷

(20*R*, 25*S*)-12β, 25-epoxy-20, 26-cyclodammar-2α, 3β-diol (20*R*, 25*S*)-12β, 25- 环氧 -20, 26- 环达玛 -2α, 3β- 二醇

(20*R*, 25*S*)-12β, 25-epoxy-20, 26-cyclodammar-3β-ol (20*R*, 25*S*)-12β, 25- 环氧 -20, 26- 环达玛 -3β- 醇

(21*S*, 23*R*, 24*R*)-21, 23-epoxy-21, 24-dihydroxy-25-methoxytirucall-7-en-3-one (21*S*, 23*R*, 24*R*)-21, 23- 环氧 -21, 24- 二羟基 -25- 甲氧基甘遂 -7- 烯 -3- 酮

(21*S*, 23*R*, 24*R*)-21, 23-epoxy-21, 24-dihydroxytirucalla-7, 25-dien-3-one (21*S*, 23*R*, 24*R*)-21, 23- 环氧 -21, 24- 二羟基甘遂 -7, 25- 二烯 -3- 酮

(3*S*, 21*S*, 23*R*, 24*S*)-21, 23-epoxy-21, 25-dimethoxytirucall-7-en-3, 24-diol (3*S*, 21*S*, 23*R*, 24*S*)-21, 23- 环氧 -21, 25- 二甲氧基甘遂 -7- 烯 -3, 24- 二醇

21, 23-epoxy-21-methoxy-17*H*-lanost-7-en-3, 24, 25-triol 21, 23- 环氧 -21- 甲氧基 -17*H*- 羊毛甾 -7- 烯 -3, 24, 25- 三醇

(21*R*, 23*R*)-epoxy-21α-ethoxy-24S, 25-dihydroxyapotirucalla-7-en-3-one (21*R*, 23*R*)- 环氧 -21α- 乙氧基 -24S, 25- 二羟基阿朴绿玉树 -7- 烯 -3- 酮

(21*R*, 23*R*)-epoxy-21α-methoxy-7, 24, 25-trihydroxy-14-apotirucallen-3-one (21*R*, 23*R*)- 环氧 -21α- 甲氧基 -7, 24, 25- 三羟基 -14- 阿朴绿玉树烯 -3- 酮

13α, 14α-epoxy-21α-methoxyserrat-3-one 13α, 14α- 环氧 -21α- 甲氧基千层塔 -3- 酮

(21*R*, 23*R*)-epoxy-21β-methoxy-7, 24, 25-trihydroxy-14-apotirucallen-3-one (21*R*, 23*R*)- 环氧 -21β- 甲氧基 -7, 24, 25- 三羟基 -14- 阿朴绿玉树烯 -3- 酮

5, 6-epoxy-22, 24-ergost-8(14), 22-dien-3, 7-diol 5, 6- 环氧 -22, 24- 麦角甾 -8(14), 22- 二烯 -3, 7- 二醇

5, 6-epoxy-22, 24-ergost-8(9), 22-dien-3, 7-diol 5, 6- 环氧 -22, 24- 麦角甾 -8(9), 22- 二烯 -3, 7- 二醇

16, 23-epoxy-22, 26-epiminocholest-22(*N*), 23, 25(26)-trien-3β-hydroxy-3-*O*-β-D-glucopyranosyl-(1 → 2)-β-D-glucopyranosyl-(1 → 4)-β-D-galactopyranoside 16, 23- 环氧 -22, 26- 环亚胺胆甾 -22(*N*), 23, 25(26)- 三烯 -3β- 羟基 -3-*O*-β-D- 吡喃葡萄糖基 -(1 → 2)-β-D- 吡喃葡萄糖基 -(1 → 4)-β-D- 吡喃半乳糖苷

12, 13-epoxy-22*S*, 25*S*, 5α-veratramine-3β, 17, 24α-triol-6-one-*N*, *O*(3)-diacetate 12, 13- 环氧 -22*S*, 25*S*, 5α- 藜芦甾二烯胺 -3β, 17, 24α- 三醇 -6- 酮 -*N*, *O*(3)- 二乙酸酯 [3β, 17, 24α- 三羟基 -6- 酮 -*N*, *O*(3)- 二乙酰基 -12, 13- 环氧 -22*S*, 25*S*, 5α- 藜芦碱]

12, 13-epoxy-22*S*, 25*S*, 5β-veratramine-3β, 17, 23α-triol-6-one-*N*, *O*(3)-diacetate 12, 13- 环氧 -22S, 25S, 5β- 藜芦甾二烯胺 -3β, 17, 23α- 三醇 -6- 酮 -*N*, *O*(3)- 二乙酸酯

13, 28-epoxy-23-hydroxy-3β-acetoxyolean-11-ene 13, 28- 环氧 -23- 羟基 -3β- 乙酰氧基齐墩果 -11- 烯

13, 28-epoxy-23-hydroxyolean-11-en-3-one 13, 28- 环氧 -23- 羟基齐墩果 -11- 烯 -3- 酮

(24*R*, 28*R*)-epoxy-24-ethyl cholesterol (24*R*, 28*R*)- 环氧 -24- 乙基胆甾醇

(24*S*, 28*S*)-epoxy-24-ethyl cholesterol (24*S*, 28*S*)- 环氧 -24- 乙基胆甾醇

(21*S*, 23*R*, 24*R*)-21, 23-epoxy-24-hydroxy-21-methoxytirucalla-7, 25-dien-3-one (21*S*, 23*R*, 24*R*)-21, 23- 环氧 -24- 羟基 -21- 甲氧基甘遂 -7, 25- 二烯 -3- 酮

(20*R*, 24*R*)-epoxy-25-dammaren-3-one (20*R*, 24*R*)- 环氧 -25- 达玛烯 -3- 酮

(23*E*)-5β, 19-epoxy-25-methoxycucurbit-6, 23-dien-3β-ol (23*E*)-5β, 19- 环氧 -25- 甲氧基葫芦 -6, 23- 二烯 -3β- 醇

(23*E*)-5β, 19-epoxy-25-methoxycucurbit-6, 23-dien-9β, 19-diol (23*E*)-5β, 19- 环氧 -25- 甲氧基葫芦 -6, 23- 二烯 -9β, 19- 二醇

5β, 19-epoxy-25-methoxycucurbita-6, 23-dien-3β, 19-diol 5β, 19- 环氧 -25- 甲氧基葫芦 -6, 23- 二烯 -3β, 19- 二醇

20β, 28-epoxy-28-hydroxytaraxast-3β-ol 20β, 28- 环氧 -28- 羟基蒲公英甾 -3β- 醇

(20*S*)-17β, 29-epoxy-28-norlup-3β-ol (20*S*)-17β, 29- 环氧 -28- 去甲羽扇豆 -3β- 醇

6-(2, 3-epoxy-2-isopropyl-n-propoxyl)barbatin C 6-(2, 3- 环氧 -2- 异丙基正丙氧基) 半枝莲亭素 C

1, 2-epoxy-2-methyl butane 1, 2- 环氧 -2- 甲基丁烷

ent-(12*R*), 16-epoxy-2α, 15*R*, 19-trihydroxypimar-8(14)-ene 对映 -(12*R*), 16- 环氧 -2α, 15*R*, 19- 三羟基海松 -8(14)- 烯

5α, 6α-epoxy-2α, 4α-dihydroxy-1β-guai-11(13)-en-12, 8α-olide 5α, 6α- 环氧 -2α, 4α- 二羟基 -1β- 愈创 -11(13)- 烯 -12, 8α- 内酯

5α, 6α-epoxy-2α-acetoxy-4α-hydroxy-1β, 7α-guai-11(13)-en-12, 8α-olide 5α, 6α- 环氧 -2α- 乙酰氧基 -4α- 羟基 -1β, 7α- 愈创 -11(13)- 烯 -12, 8α- 内酯

1α, 11α-epoxy-2β, 11β, 12α, 20-tetrahydroxypicras-3, 13-(21)-dien-16-one 1α, 11α- 环氧 -2β, 11β, 12α, 20- 四羟基苦木 -3, 13-(21)- 二烯 -16- 酮

1α, 11α-epoxy-2β, 11β, 12β, 20-tetrahydroxypicras-3, 13-(21)-dien-16-one 1α, 11α- 环氧 -2β, 11β, 12β, 20- 四羟基苦木 -3, 13-(21)- 二烯 -16- 酮

22*R*, 25-epoxy-2β, 3β, 14, 20-tetrahydroxy-(5β)-cholest-7-en-6-one (shidasterone) 22*R*, 25- 环氧 -2β, 3β, 14, 20- 四羟基 -(5β)- 胆甾 -7- 烯 -6- 酮 (本州乌毛蕨甾酮)

16α, 23α-epoxy-2β, 3β, 7β, 20β, 26-pentahydroxy-10α, 23α-cucurbit-5, 24-(*E*)-dien-11-one 16α, 23α- 环氧 -2β, 3β, 7β, 20β, 26- 五羟基 -10α, 23α- 葫芦 -5, 24-(*E*)- 二烯 -11- 酮

16α, 23α-epoxy-2β, 3β, 7β, 20β, 26-pentahydroxy-10α, 23α-cucurbit-5, 24-(*E*)-dien-11-one-2-*O*-β-D-glucopyranoside 16α, 23α- 环氧 -2β, 3β, 7β, 20β, 26- 五羟基 -10α, 23α- 葫芦 -5, 24-(*E*)- 二烯 -11- 酮 -2-*O*-β-D- 吡喃葡萄糖苷

(3β, 6α, 12β, 20*S*)-20, 25-epoxy-3, 12-dihydroxydammar-6-*O*-β-D-glucopyranoside (3β, 6α, 12β, 20*S*)-20, 25- 环氧 -3, 12- 二羟基达玛 -6-*O*-β-D- 吡喃葡萄糖苷

(1*R*, 3*E*, 7*S*, 8*S*, 11*S*, 12*R*)-7, 8-epoxy-3, 18-dolabelladiene (1*R*, 3*E*, 7*S*, 8*S*, 11*S*, 12*R*)-7, 8- 环氧 -3, 18- 多拉贝拉二烯

8α, 17β-epoxy-3, 19-dihydroxy-11, 13-*ent*-labdatrien-15, 16-olide 8α, 17β- 环氧 -3, 19- 二羟基 -11, 13- 对映 - 半日花三烯 -15, 16- 内酯

(3β, 4β, 22*S*, 24*S*, 25*R*)-5, 6-epoxy-3, 4, 20, 22, 24, 25-hexahydroxy-1-oxoergost-26-oic acid-Δ-lactone (3β, 4β, 22*S*, 24*S*, 25*R*)-5, 6- 环氧 -3, 4, 20, 22, 24, 25- 六羟基 -1- 氧亚基麦角甾 -26- 酸 -Δ- 内酯

5′, 6′-epoxy-3, 5, 3′-trihydroxy-6, 7-didehydro-5, 6, 5′, 6′-tetrahydro-12, 13, 20-trinor-β, β-caroten-19′, 11′-olide-3-acetate 5′, 6′- 环氧 -3, 5, 3′- 三羟基 -6, 7- 二脱氢 -5, 6, 5′, 6′- 四氢 -12, 13, 20- 三去甲 -β, β- 胡萝卜素 -19′, 11′- 内酯 -3- 乙酸酯

4, 7′-epoxy-3′, 5-dimethoxy-4′, 9, 9′-trihydroxy-3, 8′-bilign-7-ene 4, 7′- 环氧 -3′, 5- 二甲氧基 -4′, 9, 9′- 三羟基 -3, 8′- 二木脂 -7- 烯

(3*S*, 5*R*, 6*S*, 7*E*, 9*R*)-5, 6-epoxy-3, 9-dihydroxy-7-megastigmene (3*S*, 5*R*, 6*S*, 7*E*, 9*R*)-5, 6- 环氧 -3, 9- 二羟基 -7- 大柱香波龙烯

13, 28-epoxy-30, 30-dimethyoxyolean-3β, 16α-diol 13, 28- 环氧 -30, 30- 二甲氧齐墩果 -3β, 16α- 二醇

22-29ξ-epoxy-30-norhop-13β-ol 22-29ξ- 环氧 -30- 去甲何帕 -13*β*- 醇

1, 5-epoxy-3-hydroxy-1-(3, 4-dihydroxy-5-methoxyphenyl)-7-(3, 4-dihydroxyphenyl)heptane 1, 5- 环氧 -3- 羟基 -1-(3, 4- 二羟基 -5- 甲氧苯基)-7-(3, 4- 二羟苯基) 庚烷

1, 5-epoxy-3-hydroxy-1-(3, 4-dihydroxy-5-methoxyphenyl)-7-(4-hydroxy-3-methoxyphenyl)heptane 1, 5- 环氧 -3- 羟基 -1-(3, 4- 二羟基 -5- 甲氧苯基)-7-(4- 羟基 -3- 甲氧苯基) 庚烷

1, 5-epoxy-3-hydroxy-1-(4-hydroxy-3, 5-dimethoxyphenyl)-7-(4-hydroxy-3-methoxyphenyl)heptane 1, 5- 环氧 -3- 羟基 -1-(4- 羟基 -3, 5- 二甲氧苯基)-7-(4- 羟基 -3- 甲氧苯基) 庚烷

(3*S*, 5*R*, 6*S*, 7*E*)-5, 6-epoxy-3-hydroxy-7-megastigmen-9-one (3*S*, 5*R*, 6*S*, 7*E*)-5, 6- 环氧 -3- 羟基 -7- 大柱香波龙烯 -9- 酮

6-epoxy-3-hydroxy-7-megastigmen-9-one 6- 环氧 -3- 羟基 -7- 大柱香波龙烯 -9- 酮

(3*R*, 5*R*, 6*S*, 9ξ)-5, 6-epoxy-3-hydroxy-β-ionol (3*R*, 5*R*, 6*S*, 9ζ)-5, 6- 环氧 -3- 羟基 -β- 紫罗兰醇

3β, 25-epoxy-3α, 21α-dihydroxy-22β-angeloyloxyolean-12-en-28-oic acid 3β, 25- 环氧 -3α, 21α- 二羟基 -22β- 当归酰氧基齐墩果 -12- 烯 -28- 酸

1β, 10β-epoxy-3α-angeloyloxy-9β-acetoxy-8α, 11β-dihydroxybakkenolide 1β, 10β- 环氧 -3α- 当归酰氧基 -9β- 乙酰氧基 -8α, 11β- 二羟基蜂斗菜内酯

5α*H*-2β, 4β-epoxy-3α-hydroxyguai-1(10), 11(13)-dien-6α, 12-olide 5α*H*-2β, 4β- 环氧 -3α- 羟基愈创木 -1(10), 11(13)- 二烯 -6α, 12- 内酯

3β, 25-epoxy-3α-hydroxylup-20(29)-en-28-oic acid (benulin) 3β, 25- 环氧 -3α- 羟基 -20(29)- 羽扇豆烯 -28- 酸 (阿里达橄榄萜苷)

(23*R*, 24*R*, 25*R*)-23, 26-epoxy-3β, 14α, 21α, 22-tetrahydroxyergost-7-en-6-one (23*R*, 24*R*, 25*R*)-23, 26- 环氧 -3β, 14α, 21α, 22α- 四羟基麦角甾 -7- 烯 -6- 酮

(20*S*, 22*R*, 24*R*)-16, 22-epoxy-3β, 14α, 23β, 25-tetrahydroxyergost-7-en-6-one (20*S*, 22*R*, 24*R*)-16, 22- 环氧 -3β, 14α, 23β, 25- 四羟基麦角甾 -7- 烯 -6- 酮

13β, 28-epoxy-3β, 16α-dihydroxyoleanane 13β, 28- 环氧 -3β, 16α- 二羟基齐墩果烷

13, 28-epoxy-3β, 23-dihydroxy-11-oleanene 13, 28- 环氧 -3β, 23- 二羟基 -11- 齐墩果烯

20, 25-epoxy-3β, 24α-diol-dammarane 20, 25- 环氧 -3β, 24α- 二羟基达玛烷

1β, 2β-epoxy-3β, 4α, 10α-trihydroxyguai-6α, 12-olide 1β, 2β- 环氧 -3β, 4α, 10α- 三羟基愈创木 -6α, 12- 内酯

2α, 10α-epoxy-3β, 5β, 6β, 14β, 16β-hexahydroxygrayanae 2α, 10α- 环氧 -3β, 5β, 6β, 14β, 16β- 五羟基木藜烷
11α, 12α-epoxy-3β, 6β-dihydroxy-24-norurs-2-oxo-28, 13β-olide 11α, 12α- 环氧基 -3β, 6β- 二羟基 -24- 去甲熊果 -2- 氧亚基 -28, 13β- 内酯
5, 13-epoxy-3β, 8β-dihydroxyactara-5, 7(13)-diene 5, 13- 环氧 -3β, 8β- 二羟基乳菇 -5, 7(13)- 二烯
5α, 6α-epoxy-3β-hydroxy-(22*E*)-ergost-8(14), 22-dien-7-one 5α, 6α- 环氧 -3β- 羟基 -(22*E*)- 麦角甾 -8(14), 22- 二烯 -7- 酮
5α, 6α-epoxy-3β-hydroxy-(22*E*, 24*R*)-ergost-8, 22-dien-7-one 5α, 6α- 环氧 -3β- 羟基 -(22*E*, 24*R*)- 麦角甾 -8, 22- 二烯 -7- 酮
(5β)-14β, 15β-epoxy-3β-hydroxy-19-oxobufa-20, 22-dien olide (5β)-14β, 15β- 环氧 -3β- 羟基 -19- 氧亚基蟾甾 -20, 22- 二烯内酯
5, 13-epoxy-3β-hydroxyactara-2(9), 5, 7(13)-trien-4, 8-dione 5, 13- 环氧 -3β- 羟基乳菇 -2(9), 5, 7(13)- 三烯 -4, 8- 二酮
5α, 6α-epoxy-3β-hydroxyergost-22-en-7-one 5α, 6α- 环氧 -3β- 羟基麦角甾 -22- 烯 -7- 酮
21, 22β-epoxy-3β-hydroxyolean-12-en-28-oic acid methyl ester 21, 22β- 环氧 -3β- 羟基 -12- 烯 -28- 齐墩果酸甲酯
13α, 14α-epoxy-3β-methoxyserrat-21β-ol 13α, 14α- 环氧 -3β- 甲氧基千层塔 -21β- 醇
13β, 14β-epoxy-3β-methoxyserrat-21β-ol 13β, 14β- 环氧 -3β- 甲氧基千层塔 -21β- 醇
(2*R*, 3*R*, 5*R*, 6*R*, 7*R*, 9*R*)-6, 7-epoxy-4(15)-hirsutene-5-ol (2*R*, 3*R*, 5*R*, 6*R*, 7*R*, 9*R*)-6, 7- 环氧基 -4(15)- 毛韧革烯 -5- 醇
(2*R*, 4*S*, 4*aS*, 8*aS*)-4, 4a-epoxy-4, 4a-dihydroedulan (2*R*, 4*S*, 4*aS*, 8*aS*)-4, 4a- 环氧 -4, 4a- 二氢鸡蛋果素
6, 7-epoxy-4, 5, 9, 13, 14, 20-hexahydroxydaphna-1, 15-dien-3-one-9, 13, 14-orthobenzoate 6, 7- 环氧 -4, 5, 9, 13, 14, 20- 六羟基瑞香 -1, 15- 二烯 -3- 酮 -9, 13, 14- 原苯甲酸酯
13β, 14β-epoxy-4-hydroxy-19-norabieta-7-en-6-one 13β, 14β- 环氧 -4- 羟基 -19- 去甲阿松香 -7- 烯 -6- 酮
(1*S*, 2*E*, 4*S*, 8*R*, 11*S*)-8, 11-epoxy-4-hydroxy-2, 12(20)-cembr-dien-6-one (1*S*, 2*E*, 4*S*, 8*R*, 11*S*)-8, 11- 环氧 -4- 羟基 -2, 12(20)- 烟草二烯 -6- 酮
(1*S*, 2*E*, 4*S*, 7*E*, 11*S*, 12*S*)-11, 12-epoxy-4-hydroxy-2, 7-cembr-dien-6-one (1*S*, 2*E*, 4*S*, 7*E*, 11*S*, 12*S*)-11, 12- 环氧 -4- 羟基 -2, 7- 烟草二烯 -6- 酮
(20*S*, 22*R*)-5β, 6β-epoxy-4β, 14β, 15α-trihydroxy-1-oxowitha-2, 24-dienolide (20*S*, 22*R*)-5β, 6β- 环氧 -4β, 14β, 15α- 三羟基 -1- 氧亚基睡茄 -2, 24- 二烯内酯
(20*S*, 22*R*)-3α, 6α-epoxy-4β, 5β, 27-trihydroxy-1-oxowitha-24-enolide (20*S*, 22*R*)-3α, 6α- 环氧 -4β, 5β, 27- 三羟基 -1- 氧亚基睡茄 -24- 烯内酯
2β, 5-epoxy-5, 10-dihydroxy-6α-angeloyloxy-9β-isobutyloxygermacran-8α, 12-olide 2β, 5- 环氧 -5, 10- 二羟基 -6α- 当归酰氧基 -9β- 异丁酰氧基吉马 -8α, 12- 内酯
15, 16-epoxy-5, 10-seco-clerod-1(10), 2, 4, 13(16), 14-pentaen-18, 19-olide 15, 16- 环氧 -5, 10- 开环克罗 -1(10), 2, 4, 13(16), 14- 五烯 -18, 19- 内酯
6, 12-epoxy-5, 13-methanobenzo[4, 5]cyclohept[1, 2-*f*] isochromene 6, 12- 环氧 -5, 13- 甲桥苯并 [4, 5] 环庚熳并 [1, 2-*f*] 异色烯
(5α, 6α, 7α, 22*R*, 25*R*)-6, 7-epoxy-5, 14, 20, 22-tetrahydroxy-1-oxo-ergost-2-en-26-oic acid-Δ-lactone (5α, 6α, 7α, 22*R*, 25*R*)-6, 7- 环氧 -5, 14, 20, 22- 四羟基 -1- 氧亚基麦角甾 -2- 烯 -26- 酸 -Δ- 内酯
2β, 3β-epoxy-5, 7, 4′-trihydroxyflavan-(4α → 8)-epicatechin 2β, 3β- 环氧 -5, 7, 4′- 三羟黄烷 -(4α → 8)- 表儿茶素
(+)-6, 7-epoxy-5-hydroxyhirsut-4(15)-en-12-oic acid (+)-6, 7- 环氧 -5- 羟基樱草 -4(15)- 烯 -12- 酸
6α, 7α-epoxy-5α, (20*R*, 22*R*)-trihydroxy-1-oxo-ergost-2, 24-dien-26-oic acid-Δ-lactone 6α, 7α- 环氧 -5α, (20*R*, 22*R*)- 三羟基 -1- 氧亚基麦角甾 -2, 24- 二烯 -26- 酸 -Δ- 内酯
12, 15-epoxy-5α*H*, 9β*H*-labd-8(17), 13-dien-19-oic acid 12, 15- 环氧 -5α*H*, 9β*H*- 半日花 -8(17), 13- 二烯 -19- 酸
16, 23-epoxy-5β-cholest triglycoside 16, 23- 环氧 -5β- 胆甾三糖苷
7α, 11α-epoxy-5β-hydroxy-9-guaiaen-8-one 7α, 11α- 环氧 -5β- 羟基 -9- 愈创木烯 -8- 酮
(*Z*)-6, 7-epoxy-6, 7-dihydroligustilide (*Z*)-6, 7- 环氧 -6, 7- 二氢藁本内酯
5, 12-epoxy-6, 9-dihydroxy-7-megastigmen-3-one 5, 12- 环氧 -6, 9- 二羟基 -7- 大柱香波龙烯 -3- 酮
1, 10-epoxy-6-hydroxyeuryopsin 1, 10- 环氧 -6- 羟基茼蒿萜素
14, 16-epoxy-6-methyl-5(10), 6, 8, 13-abietatetraen-11, 12-dione 14, 16- 环氧 -6- 甲基 -5(10), 6, 8, 13- 松香四烯 -11, 12- 二酮
(12*S*)-1α, 19-epoxy-6α, 18-diacetoxy-4α, 12-dihydroxy-neoclerod-13-en-15, 16-olide (12*S*)-1α, 19- 环氧 -6α, 18- 二乙酰氧基 -4α, 12- 二羟基新克罗 -13- 烯 -15, 16- 内酯

4α, 5α-epoxy-6α-cardin-11(13)-en-12-oic acid　4α, 5α-环氧 -6α- 杜松 -11(13)- 烯 -12- 酸

4α, 5α-epoxy-6α-hydroxyamorph-11-en-12-oic acid ethyl ester　4α, 5α- 环氧 -6α- 羟基紫穗槐烷 -11- 烯 -12- 酸乙酯

4α, 5α-epoxy-6α-hydroxyamorphan-12-oic acid　4α, 5α-环氧 -6α- 羟基紫穗槐烷 -12- 酸

4α, 5α-epoxy-6α-hydroxyamorphan-12-oic acid methyl ester　4α, 5α- 环氧 -6α- 羟基紫穗槐烷 -12- 酸甲酯

4α, 5α-epoxy-6α-hydroxyamorphan-12-ol　4α, 5α- 环氧 -6α- 羟基紫穗槐烷 -12- 醇

7α, 11-epoxy-6α-hydroxycarabrane-4, 8-dione　7α, 11-环氧 -6α- 羟基卡拉布烷 -4, 8- 二酮

7α, 11-epoxy-6α-methoxycarabrane-4, 8-dione　7α, 11-环氧 -6α- 甲氧基卡拉布烷 -4, 8- 二酮

(12*S*)-15, 16-epoxy-6β-methoxy-19-norneoclerod-4, 13(16), 14-trien-18, 6α, 20, 12-diolide　(12*S*)-15, 16-环氧 -6β- 甲氧基 -19- 去甲新克罗 -4, 13(16), 14- 三烯 -18, 6α, 20, 12- 二内酯

1, 8-epoxy-7(11)-germacren-5-one-12, 8-olide　1, 8- 环氧 -7(11)- 大根老鹳草烯 -5- 酮 -12, 8- 内酯

(1*S*, 3*R*, 5*S*, 7*S*, 8*S*, 9*S*)-3, 8-epoxy-7-hydroxy-1-butoxy-4, 11-dihydronepetane　(1*S*, 3*R*, 5*S*, 7*S*, 8*S*, 9*S*)-3, 8- 环氧 -7- 羟基 -1- 丁氧基 -4, 11- 二氢荆芥烷

(1*S*, 3*R*, 5*S*, 7*S*, 8*S*, 9*S*)-3, 8-epoxy-7-hydroxy-1-methoxy-4, 11-dihydronepetane　(1*S*, 3*R*, 5*S*, 7*S*, 8*S*, 9*S*)-3, 8- 环氧 -7- 羟基 -1- 甲氧基 -4, 11- 二氢荆芥烷

(3*S*, 4*R*, 5*S*, 7*S*, 8*S*, 9*S*)-3, 8-epoxy-7-hydroxy-4, 8-dimethyl perhydrocyclopenta[*c*]pyran　(3*S*, 4*R*, 5*S*, 7*S*, 8*S*, 9*S*)-3, 8- 环氧 -7- 羟基 -4, 8- 二甲基全氢化环戊 [*c*] 吡喃

(3*S*, 4*S*, 5*S*, 7*S*, 8*S*, 9*S*)-3, 8-epoxy-7-hydroxy-4, 8-dimethyl perhydrocyclopenta[*c*]pyran　(3*S*, 4*S*, 5*S*, 7*S*, 8*S*, 9*S*)-3, 8- 环氧 -7- 羟基 -4, 8- 二甲基全氢化环戊 [*c*] 吡喃

5, 6-epoxy-7-megastigmen-3, 9-diol　5, 6- 环氧 -7- 大柱香波龙烯 -3, 9- 二醇

ent-8, 9-seco-8, 14-epoxy-7α-hydroxy-11β-acetoxy-16-kauren-9, 15-dione　对映 -8, 9- 开环 -8, 14- 环氧 -7α- 羟基 -11β- 乙酰氧基 -16- 贝壳杉烯 -9, 15- 二酮

1β, 10β-epoxy-8, 12-dihydroxy-3β-acetoxy-9β-angeloyloxyeremophil-7(11)-en-8, 12-disemiketal　1β, 10β- 环氧 -8, 12- 二羟基 -3β- 乙酰氧基 -9β- 当归酰氧基雅槛蓝 -7(11)- 烯 -8, 12- 二半缩酮

ent-14β, 16-epoxy-8-pimaren-3β, (15*R*)-diol　对映 -14β, 16- 环氧 -8- 海松烯 -3β, (15*R*)- 二醇

7α, 8β-epoxy-8α-dihydrogeniposide　7α, 8β- 环 氧 -8α-二氢京尼平苷

7β, 8β-epoxy-8α-dihydrogeniposide　7β, 8β- 环 氧 -8α-二氢京尼平苷

4α, 5β-epoxy-8β-hydroxy-14-oxoacanthospermolide　4α, 5β- 环氧 -8β- 羟基 -14- 氧亚基刺苞菊内酯

(4*R*), 15-epoxy-8β-hydroxyatractylenolide Ⅰ, Ⅱ　(4*R*), 15- 环氧基 -8β- 羟基苍术内酯 Ⅰ、Ⅱ

4α, 5β-epoxy-8β-isovaleroyloxy-14-oxoacanthospermolide　4α, 5β- 环氧 -8β- 异缬草酰氧基 -14- 氧亚基刺苞菊内酯

5, 13-epoxy-8β-lactara-3(12)5, 7(13)-trien-3β-ol　5, 13-环氧 -8β- 乳菇 -3(12)5, 7(13)- 三烯 -3β- 醇

5, 12-epoxy-9-hydroxy-7-megastigmen-3-one　5, 12- 环氧 -9- 羟基 -7- 大柱香波龙烯 -3- 酮

12, 13-epoxy-9-hydroxynonadec-7, 10-dienoic acid　12, 13- 环氧 -9- 羟基 -7, 10- 十九碳二烯酸

7β, 11-epoxy-9α, 10α-epoxy-8-oxoeremophilane　7β, 11- 环氧 -9α, 10α- 环氧 -8- 氧亚基艾里莫芬烷

ent-15, 16-epoxy-9α*H*-labd-13(16), 14-dien-3β, 8α-diol　对映 -15, 16- 环氧 -9α*H*- 半日花 -13(16), 14- 二烯 -3β, 8α- 二醇

epoxyactinidionoside　环氧猕猴桃苷

3β, 4β-epoxyagarofuran　3β, 4β- 环氧沉香呋喃

2, 3-epoxyakichenol　2, 3- 环氧山地阿魏烯醇

5α-epoxyalantolactone　5α- 环氧土木香内酯

13, 17-epoxyalisol A　13, 17- 环氧泽泻醇 A

13β, 17β-epoxyalisol B-23-acetate　13β, 17β- 环氧泽泻醇 B-23- 乙酸酯

13β, 17β-epoxyalisols A, B　13β, 17β- 环氧泽泻醇 A、B

1β, 2β-epoxyambelline　1β, 2β- 环氧安贝灵

epoxyambelline　环氧安贝灵

(3′*R*, 4′*R*)-3′-epoxyangeloyloxy-4′-acetoxy-3′, 4′-dihydroseselin　(3′*R*, 4′*R*)-3′- 环氧当归酰氧基 -4′- 乙酰氧基 -3′, 4′- 二氢邪蒿素

6, 7-seco-19, 20-epoxyangustilobines A, B　6, 7- 开环 -19, 20- 环氧狭叶鸭脚树洛平碱 A、B

2″, 3″-epoxyanisolactone　2″, 3″- 环氧八角黄皮酯

epoxyarteannuic acid　环氧青蒿酸

α-epoxyarteannuic acid　α- 环氧青蒿酸

cis-epoxyasarone　顺式 - 环氧细辛脑

6′, 7′-epoxyauraptene　6′, 7′- 环氧橙皮油内酯

epoxyauraptene　环氧橙皮油内酯

epoxyazadirachtin　环氧印苦楝子素

7, 14-epoxyazedarachins A, B　7, 14- 环氧楝树素 A、B

(–)-(1*S*, 4*S*, 9*S*)-1, 9-epoxybisabol-2, 10-dien-4-ol　(–)-(1*S*, 4*S*, 9*S*)-1, 9- 环氧没药 -2, 10- 二烯 -4- 醇

(3*R*, 4*R*, 6*S*)-3, 4-epoxybisabola-7(14), 10-dien-2-one　(3*R*, 4*R*, 6*S*)-3, 4- 环氧没药 -7(14), 10- 二烯 -2- 酮

(24*R*)-24, 25-epoxybutyrospermol　(24*R*)-24, 25- 环氧牛油果醇

(24*S*)-24, 25-epoxybutyrospermol　(24*S*)-24, 25- 环氧牛油果醇

6, 7-epoxycaryophyll-3(15)-en-14-ol　6, 7- 环氧丁香 -3(15)- 烯 -14- 醇

4α, β-epoxycaryophyll-8(14)-one　4α, β- 环氧丁香 -8(14)- 酮

epoxycinnamyl cinnamate　桂皮酸环氧桂皮醇酯

6, 8-epoxy-*cis*-*p*-menth-*trans*-1, *trans*-2-diol　6, 8- 环氧 - 顺式 - 对薄荷 - 反式 -1, 反式 -2- 二醇

epoxycollinin　环氧考利宁

epoxyconiferyl alcohol　环氧松柏醇

(23*E*)-5β, 19-epoxycucurbit-6, 23, 25-trien-3β-ol　(23*E*)-5β, 19- 环氧葫芦 -6, 23, 25- 三烯 -3β- 醇

(23*E*)-5β, 19-epoxycucurbit-6, 23-dien-3β, 25-diol　(23*E*)-5β, 19- 环氧葫芦 -6, 23- 二烯 -3β, 25- 二醇

5β, 19β-epoxycucurbita-6, 22, 24-trien-3α-ol　5β, 19β- 环氧葫芦 -6, 22, 24- 三烯 -3α- 醇

5β, 19-epoxycucurbita-6, 23, 25-trien-3-hydroxy-3-*O*-allopyranoside　5β, 19- 环氧葫芦 -6, 23, 25- 三烯 -3- 羟基 -3-*O*- 吡喃阿洛糖苷

5β, 19-epoxycucurbita-6, 23, 25-trien-3-hydroxy-3-*O*-glucopyranoside　5β, 19- 环氧葫芦 -6, 23, 25- 三烯 -3- 羟基 -3-*O*- 吡喃葡萄糖苷

(19*R*)-5β, 19-epoxycucurbita-6, 23, 25-trien-3β, 19-diol　(19*R*)-5β, 19- 环氧葫芦 -6, 23, 25- 三烯 -3β, 19- 二醇

(19*S*)-5β, 19-epoxycucurbita-6, 23, 25-trien-3β, 19-diol　(19*S*)-5β, 19- 环氧葫芦 -6, 23, 25- 三烯 -3β, 19- 二醇

5β, 19-epoxycucurbita-6, 23-dien-3β, 19, 25-triol　5β, 19- 环氧葫芦 -6, 23- 二烯 -3β, 19, 25- 三醇

5β, 19-epoxycucurbita-6, 23-dien-3β, 25-diol　5β, 19- 环氧葫芦 -6, 23- 二烯 -3β, 25- 二醇

(24*S*)-24, 25-epoxycycloartanol　(24*S*)-24, 25- 环氧环木菠萝烷醇 [(24*S*)-24, 25- 环氧环木菠萝醇]

(24*R*)-24, 25-epoxycycloartenol　(24*R*)-24, 25- 环氧环木菠萝烯醇

19, 20-epoxycytochalasin Q　19, 20- 环氧细胞松弛素 Q

(20*S*, 24*R*)-epoxydammar-12, 25-dihydroxy-3-one　(20*S*, 24*R*)- 环氧达玛 -12, 25- 二羟基 -3- 酮

20*S*, 25-epoxydammar-3β, 24α-diol　20*S*, 25- 环氧达玛 -3β, 24α- 二醇

(20*S*, 24*R*)-epoxydammar-3β, 25-diol　(20*S*, 24*R*)- 环氧达玛 -3β, 25- 二醇

20, 24-epoxydammar-3β, 6α, 25-triol　20, 24- 环氧达玛 -3β, 6α, 25- 三醇

(–)-5, 8-epoxydaucan-9-ol　(–)-5, 8- 环氧胡萝卜 -9- 醇

epoxydaucenals A, B　环氧胡萝卜烯醛 A、B

4α, 5β-epoxydeacetyl ovatifolin　4α, 5β- 环氧去乙酰卵南美菊素 (4α, 5β- 环氧去乙酰卵叶柄花菊素)

1β, 10β-epoxydehydroleucodin　1β, 10β- 环氧脱氢白叶蒿定

18, 20-epoxydigitoxigenin-α-L-thevetoside　18, 20- 环氧洋地黄毒苷元 -α-L- 黄花夹竹桃糖苷

α-epoxydihydroartemisinic acid　α- 环氧二氢青蒿酸

epoxydihydrocaryophyllin　环氧二氢丁香素

epoxydihydrolinalool　环氧二氢芳樟醇

1, 2-epoxy-1, 2-dihydrolycopene　1, 2- 环氧 -1, 2- 二氢番茄烯

16α, 17-epoxy-*ent*-kaurane　16α, 17- 环氧 - 对映 - 贝壳杉烷

15, 16-epoxy-*ent*-labd-8(17), 13(16), 14-trien-19-al　15, 16- 环氧 - 对映 - 半日花 -8(17), 13(16), 14- 三烯 -19- 醛

15, 16-epoxy-*ent*-labd-8(17), 13(16), 14-trien-19-ol acetate　15, 16- 环氧 - 对映 - 半日花 -8(17), 13(16), 14- 三烯 -19- 醇乙酸酯

epoxyeremopetasinorol　环氧荒漠木蜂斗菜素醇

8, 12-epoxyeremophil-7, 11-diene　8, 12- 环氧佛术 -7, 11- 二烯

8, 9-epoxyergost-5, 22-dien-3β, 15-diol　8, 9- 环氧麦角甾 -5, 22- 二烯 -3β, 15- 二醇

17β, 20β-epoxyergost-5, 24(28)-dien-3β, 16β, 22α-triol　17β, 20β- 环氧麦角甾 -5, 24(28)- 二烯 -3β, 16β, 22α- 三醇

24, 28-epoxyergost-5-en-3β, 7α-diol　24, 28- 环氧麦角甾 -5- 烯 -3β, 7α- 二醇

(22*E*, 24*R*)-9α, 11α-epoxyergost-7, 22-dien-3β, 5α, 6α-triol　(22*E*, 24*R*)-9α, 11α- 环氧麦角甾 -7, 22- 二烯 -3β, 5α, 6α- 三醇

5α, 6α-epoxyergost-8(14), 22-dien-3β, 7α-diol　5α, 6α- 环氧麦角甾 -8(14), 22- 二烯 -3β, 7α- 二醇

5α, 6α-epoxyergost-8, 22-dien-3β, 7α-diol　5α, 6α- 环氧麦角甾 -8, 22- 二烯 -3β, 7α- 二醇

(20ξ)-20, 21-(epoxyethano)-16, 17-didehydroatidan-15*β*-ol　(20ξ)-20, 21-(氧乙叉基)-16, 17- 双脱氢阿替 -15β- 醇

4α, 5α-epoxyeudesm-11-en-3α-ol　4α, 5α- 环氧桉叶 -11- 烯 -3α- 醇

5α, 6α-epoxyeudesm-12, 8β-lactone　5α, 6α- 环氧桉叶 -12, 8β- 内酯

4α, 15-epoxyeudesm-1β, 6α-diol　4α, 15- 环氧桉叶 -1β, 6α- 二醇

4α, 5β-epoxyeupatolide　4α, 5β- 环氧泽兰内酯

13α(21)-epoxyeurycomanone　13α(21)- 环氧宽树冠木酮 [13α(21)- 环氧宽缨酮]

epoxyfarnachrol　环氧金合欢黄白蓍草酯

25, 26-epoxyfriedel-1, 3-dione　25, 26- 环氧无羁萜 -1, 3- 二酮

7, 24-epoxyfriedel-1, 3-dione　7, 24- 环氧无羁萜 -1, 3- 二酮

1β, 10β-epoxyfuranoeremophil-6β-ol　1β, 10β- 环氧呋喃佛术 -6β- 醇

1β, 10β-epoxyfuranoeremophil-6β-yl-2-hydroxymethyl prop-2-enoate　1β, 10β- 环氧呋喃佛术 -6β- 基 -2- 羟甲基丙烯 -2- 酸酯

epoxyganoderiols A ～ C　环氧灵芝醇 A ～ C

4α, 7α-epoxyguai-10α, 11-diol　4α, 7α- 环氧愈创木 -10α, 11- 二醇

(–)-1, 10-epoxyguai-11-ene　(–)-1, 10- 环氧 -11- 愈创木烯

10β, 11β-epoxyguai-1α, 4α, 7α-triol　10β, 11β- 环氧愈创木 -1α, 4α, 7α- 三醇

10β, 11β-epoxyguai-1α, 4α-diol　10β, 11β- 环氧愈创木 -1α, 4α- 二醇

6β, 7β-epoxyguai-4-en-3-one　6β, 7β- 环氧愈创木 -4- 烯 -3- 酮

7α, 10α-epoxyguai-4α, 11-diol　7α, 10α- 环氧愈创木 -4α, 11- 二醇

epoxyguaine　环氧莎草薁

7, 10-epoxy-hedyosminolide　7, 10- 环氧雪香兰素内酯

4α, 5α-epoxyhelianol　4α, 5α- 环氧向日葵醇

(4*R*, 5*R*)-epoxyhelianyl octanoate　(4*R*, 5*R*)- 环氧向日葵醇辛酸酯

cis-8, 9-epoxyheptadec-10-ol　顺式 -8, 9- 环氧十七碳 -10- 醇

9, 10-epoxy-heptadec-16-en-4, 6-diyn-8-ol　9, 10- 环氧基十七碳 -16- 烯 -4, 6- 二炔 -8- 醇

cis-8, 9-epoxyheptadec-1-en-11, 13-diyn-10-ol　顺式 -8, 9- 环氧十七碳 -1- 烯 -11, 13- 二炔 -10- 醇

1, 2-epoxyhexadecane　1, 2- 环氧十六烷

epoxyhinokiol　环氧扁柏醇

17β, 21β-epoxyhop-3-one　17β, 21β- 环氧何帕 -3- 酮

17β, 21β-epoxyhop-3β-ol　17β, 21β- 环氧何帕 -3β- 醇

17, 21-epoxyhopane　17, 21- 环氧何帕烷

epoxyhopane　环氧何帕烷

4, 15-epoxyhydroxyatractylenolide　4, 15- 环氧羟基苍术内酯

2, 3-epoxyionone　2, 3- 环氧紫罗兰酮

5, 6-epoxyionone　5, 6- 环氧紫罗兰酮

epoxyisoacoragermacrone　环氧异菖蒲大牻牛儿酮

epoxyisoalantolactone　环氧异土木香内酯

4(15)-β-epoxyisotelekin　4(15)-β- 环氧异特勒内酯

2, 3-epoxyjaeschkeanadiol-5α-vanillate　2, 3- 环氧中亚阿魏二醇 -5α- 香荚兰酸酯

ent-15β, 16-epoxykaur-17-ol　对映 -15β, 16- 环氧贝壳杉 -17- 醇

(4α, 15α)-15, 16-epoxykaur-18-oic acid　(4α, 15α)-15, 16- 环氧贝壳杉 -18- 酸

ent-16, 17-epoxykaur-3α-ol　对映 -16, 17- 环氧贝壳杉 -3α- 醇

ent-16β, 17-epoxykaurane　对映 -16β, 17- 环氧贝壳杉烷

(–)-16α, 17-epoxykaurane　(–)- 环氧贝壳杉烷

16β, 17-epoxykaurane　16β, 17- 环氧贝壳杉烷

epoxyl eicosantrienoic acid　环氧二十碳三烯酸

(*E*)-8β, 17-epoxylabd-12-en-15, 16-dial　(*E*)-8β, 17- 环氧半日花 -12- 烯 -15, 16- 二醛

8β(17)-epoxylabd-12-en-15, 16-dial　8β(17)- 环氧 -12- 半日花烯 -15, 16- 二醛

19(4 → 3)*abeo*-8α, 1(3*S*)-epoxylabd-4(18), 14-diene　19(4 → 3) 迁 -8α, 1(3*S*)- 环氧半日花 -4(18), 14- 二烯

12, 13-epoxylabd-8(17), 14-dien-19-oic acid　12, 13- 环氧半日花 -8(17), 14- 二烯 -19- 酸

5, 13-epoxylactara-1, 5, 9(13)-trien-8β-ol　5, 13- 环氧乳菇 -1, 5, 9(13)- 三烯 -8β- 醇

5, 13-epoxylactara-2, 5, 7(13)-trien-8β-ol　5, 13- 环氧乳菇 -2, 5, 7(13)- 三烯 -8β- 醇

6, 20-epoxylathyrol　6, 20- 环氧千金二萜醇

6, 20-epoxylathyrol phenyl acetate diacetate　6, 20- 环氧千金二萜醇苯乙酸二乙酸酯

6, 20-epoxylathyrol-5, 15-diacetate-3-phenyl acetate (euphorbiasteroid)　6, 20- 环氧千金二萜醇 -5, 15- 二乙酸 -3- 苯乙酸酯 (千金子甾醇、续随二萜酯、大戟甾醇)

(4*R*), 15-epoxylatractylenolides Ⅰ, Ⅱ　(4*R*), 15- 环氧基苍术内酯 Ⅰ、Ⅱ

1, 10-epoxylepidozenal　1, 10- 环氧指叶苔烯醛

7, 8-epoxylignan　7, 8- 环氧木脂素

1, 2-epoxylinalool　1, 2- 环氧芳樟醇 (1, 2- 环氧芳香醇)

epoxylinalool　环氧芳樟醇

epoxylupeol　环氧羽扇豆醇

2‴, 3‴-epoxylupinifolin　2‴, 3‴- 环氧羽扇灰毛豆素

epoxylutein　环氧叶黄素

epoxymalabaricol　环氧岭南臭椿醇

rel-(1*S*, 2*S*, 3*S*, 4*R*, 6*R*)-1, 6-epoxy-menth-2, 3-dihydroxy-3-*O*-β-D-glucopyranoside　相对 -(1*S*, 2*S*, 3*S*, 4*R*, 6*R*)-1, 6-环氧薄荷 -2, 3- 二羟基 -3-*O*-β-D- 吡喃葡萄糖苷

1, 2-epoxymenthyl acetate　1, 2- 环氧薄荷醇乙酸酯

epoxymenthyl acetate　环氧薄荷醇乙酸酯

7, 5, 13-(epoxymethanetriyl)benzo[4, 5]cyclohept[1, 2-*f*] isochromene　7, 5, 13- 环氧甲爪基苯并 [4, 5] 环庚熳并 [1, 2-*f*] 异色烯

2*H*-5, 3-(epoxymethano)furo[2, 3-*c*]pyran　2*H*-5, 3-(氧甲叉基) 呋喃并 [2, 3-*c*] 吡喃

7*H*-3, 5-(epoxymethano)furo[2, 3-*c*]pyran　7*H*-3, 5-(氧甲叉基) 呋喃并 [2, 3-*c*] 吡喃

epoxymicheliolide　环氧乌心石内酯

1, 3-epoxynaphthalene　1, 3- 环氧萘

15, 16-epoxy-neo-clerodan-1, 3, 13(16), 14-tetraen-18, 19-olide　15, 16- 环氧 - 新克罗 -1, 3, 13(16), 14- 四烯 -18, 19- 内酯

epoxynepapakistamine A　环氧尼巴碱 A

(+)-1, 5-epoxy-norketoguai-11-ene　(+)-1, 5- 环氧 - 去甲愈创木酮 -11- 烯

epoxynotoginsenoside A　环氧田七皂苷 A

1, 2-epoxyoctadecane　1, 2- 环氧十八烷

4α, 5β-epoxyovatifolin　4α, 5β- 环氧卵南美菊素 (4α, 5β- 环氧卵叶柄花菊素)

epoxyovatifolin　环氧卵南美菊素

epoxyoxodolabelladiene　环氧氧代多拉贝拉二烯

5β, 6β-epoxyphysalin B (physalin F)　5β, 6β- 环氧酸浆苦味素 B (酸浆苦味素 F、酸浆苦素 F)

5, 6α-epoxyphysalin C　5, 6α- 环氧酸浆苦素 C

5β, 6β-epoxyphysalins A, B　5β, 6β- 环氧酸浆苦素 A、B

(3*S*, 4*R*)-3, 4-epoxypimpinellin　(3*S*, 4*R*)-3, 4- 环氧茴芹素

28, 29-epoxyplukenetione A　28, 29- 环氧普氏猪胶树酮 A

2, 3-epoxyplumbagin　2, 3- 环氧白花丹素

2β, 3β-epoxypodolide　2β, 3β- 环氧罗汉松内酯

epoxypropane　环氧丙烷

1, 2-epoxypulegone　1, 2- 环氧胡薄荷酮

epoxypulegone　环氧胡薄荷酮

epoxyrepdiolide　环氧匍匐矢车菊二醇内酯

epoxyresin　环氧树脂

epoxysalviacoccin　环氧朱唇素

epoxysantamarin　环氧短舌匹菊素

(14*R*)-epoxysclareol　(14*R*)- 环氧香紫苏醇

5, 13-epoxysecolactara-2(9), 5, 7(13)-trien-8-one　5, 13-环氧开环乳菇 -2(9), 5, 7(13)- 三烯 -8- 酮

2, 3-epoxysesamone　2, 3- 环氧胡麻酮

2, 3-epoxysqualene　2, 3- 环氧角鲨烯

epoxysqualene　环氧角鲨烯

8α, 9α-epoxysuaveolic acid　8α, 9α- 环氧山香酸

1β, 2α-epoxytagitinin C　1β, 2α- 环氧万寿肿柄菊素 C

20α, 21α-epoxytaraxast-3β, 22α-diol　20α, 21α- 环氧蒲公英甾 -3β, 22α- 二醇

20α, 21α-epoxytaraxast-3β-ol　20α, 21α- 环氧蒲公英甾 -3β- 醇

11α, 12α-epoxytaraxer-14-en-3β-ol acetate　11α, 12α-环氧蒲公英赛 -14- 烯 -3β- 醇乙酸酯

11α, 12α-epoxytaraxerone　11α, 12α- 环氧蒲公英赛酮

epoxytorilinol　环氧窃衣醇

24, 25-epoxyvitanolides A ～ D　24, 25- 环氧维他内酯 A ～ D

3*β*, 17-epoxyvobasan　3β, 17- 环氧奥巴生烷

24, 25-epoxywithanolides A ～ D　24, 25- 环氧睡茄内酯 A ～ D

5, 6-epoxy-α-carotene　5, 6- 环氧 -α- 胡萝卜素

epoxy-β-ionone　环氧 -β- 紫罗兰酮

eprostrata Ⅰ　鳢肠炔苷 Ⅰ

equidebiline　笔管草碱

equisetan　木贼阿魏素

equisetic acid (aconitic acid, *cis*-aconitic acid, citridic acid, achilleic acid)　问荆酸 (乌头酸、丙烯三羧酸、顺式 - 乌头酸、蓍草酸)

equisetin　尹奎色亭

equisetolic acid　木贼二酸

equisetonin　问荆皂苷 (木贼宁)

equisetrin 问荆苷	ergoannam 麦角内酰胺
equisetumine 木贼碱	ergobasine (ergonovine, ergoklinine, ergotocine, ergometrine) 麦角新碱 (麦角新素、麦角克立宁)
equisetumosides A ～ D 木贼苷 A ～ D	ergobasinine (ergometrinine) 麦角巴辛宁 (麦角异新碱)
(±)-equol (±)- 雌马酚	ergobine 麦角宾碱
(*S*)-equol (*S*)- 雌马酚	ergobinine 麦角异宾碱
erabulenols A, B 埃拉布青霉酚 A、B	ergobutine 麦角布亭碱
erabutoxins a ～ c 海蛇神经毒素 a ～ c	ergobutinine 麦角异布亭碱
eranthemoside 喜花草苷	ergobutyrine 麦角布林碱
eranthin-β-D-gentiobioside 菟葵素 -β-D- 龙胆二糖苷	ergochromes AC, AD, BC, BD, CC, CD, DD 麦角色素 AC、AD、BC、BD、CC、CD、DD
erechtites base 菊芹属碱	ergochrysin BC(2, 2′) 麦角黄素 BC(2, 2′)
erectine 厄克亭	ergocornine 麦角柯宁碱
erectones A、B 小连翘酮 A、B	ergocorninine 麦角异柯宁碱
erectquiones A ～ C 小连翘喹酮 A ～ C	ergocristam 麦角柯利胺
eremanthin (vanillosmin) 巴西菊内酯 (香草斯明)	ergocristine 麦角克碱 (麦角日亭)
eremantholides A ～ C 巴西菊素 (单蕊菊内酯) A ～ C	ergocristinine 麦角异克碱 (麦角日亭宁)
eremobritanilin 旋覆花佛术内酯	α-ergocryptam α- 麦角隐酰胺
eremofarfugins A ～ E 荒漠木大吴风草素 A ～ E	β-ergocryptam β- 麦角隐酰胺
eremofukinone 佛术蜂斗黄酮	ergocryptine (ergokryptine) 麦角卡里碱 (麦角环肽、麦角隐亭碱)
eremofulcinone 雅槛兰斗菜酮	β-ergocryptine (β-ergokryptine) β- 麦角隐亭碱
eremopetasidione 荒漠木蜂斗菜素二酮	β-ergocryptine-5′-epimer β- 麦角隐亭碱 -5′- 表异构体
eremopetasinorol 荒漠木蜂斗菜素醇	ergoflavine CC(2, 2′) 麦角黄素 CC(2, 2′)
eremopetasinorones A, B 荒漠木蜂斗菜素酮 A、B	ergoheptine 麦角核亭
eremopetasinsulfoxide 荒漠木蜂斗菜素亚砜	ergohexine 麦角星
eremopetasitenin B_3 艾里莫戊内酯 B_3	ergoklinine (ergonovine, ergometrine, ergotocine, ergobasine) 麦角新碱 (麦角新素、麦角克立宁)
eremopetasitenins A_1, A_2, B_1 ～ B_3, C_1 ～ C_3, D_1 ～ D_3 荒漠木蜂斗菜素 A_1、A_2、B_1 ～ B_3、C_1 ～ C_3、D_1 ～ D_3	α-ergokryptine α- 麦角隐亭碱
secoeremopetasitolide 开环荒漠木蜂斗菜烯内酯	ergokryptine (ergocryptine) 麦角隐亭碱 (麦角环肽、麦角卡里碱)
eremophil-9(10), 11(13)-dien-12-oic acid 9(10), 11(13)- 佛术二烯 -12- 酸	ergokryptinine 麦角异隐亭碱
eremophilanolide 荒漠木内酯	α-ergokryptinine α- 麦角异隐亭碱
9(10)-eremophilen-11-ol 9(10)- 佛术烯 -11- 醇	β-ergokryptinine β- 麦角异隐亭碱
eremophilene 佛术烯 (荒漠木烯、艾里莫芬烯、雅槛蓝烯、雅槛兰树油烯)	ergokyptine 麦角琪普亭
eremophilenolide 佛术烯内酯 (艾里莫芬内酯、荒漠木烯内酯)	ergolide (dihydrobigelovin) 麦角内酯 (考氏飞蓬内酯、二氢锦菊素)
eremophilline 埃瑞非灵	ergometrine (ergonovine, ergoklinine, ergotocine, ergobasine) 麦角新碱 (麦角新素、麦角克立宁)
eremophilone 雅榄兰酮	ergometrinine (ergobasinine) 麦角异新碱 (麦角巴辛宁)
eremosulfoxinolides A, B 荒漠木亚砜内酯 A、B	ergone 麦角甾酮
ergalgin 异甲麦角新碱	
ergine (lysergic acid amide, lysergamide) 麦碱 (麦角酰胺)	

ergonine 麦角宁碱

ergoninine 麦角异宁碱

ergonovine (ergometrine, ergoklinine, ergotocine, ergobasine) 麦角新碱 (麦角新素、麦角克立宁)

ergoptine 麦角坡亭碱

ergoptinine 麦角异坡亭碱

ergosecaline 麦角西碱

ergosecalinine 麦角异西碱 (麦角立宁)

ergosine 麦角生碱 (麦角辛素)

ergosinine 麦角异生碱

(24*R*)-5α-ergost-3-one (24*R*)-5α- 麦角甾 -3- 酮

5α-ergost-3-one 5α- 麦角甾 -3- 酮

ergost-3-one 麦角甾 -3- 酮

(24*S*)-ergost-3β, 5α, 6β-triol (24*S*)- 麦角甾 -3β, 5α, 6β- 三醇

ergost-4, 22-dien-3-one 麦角甾 -4, 22- 二稀 -3- 酮

ergost-4, 24(28)-dien-3, 6-dione 麦角甾 -4, 24(28)- 二烯 -3, 6- 二酮

ergost-4, 24(28)-dien-3-one 麦角甾 -4, 24(28)- 二烯 -3- 酮

ergost-4, 6, 22-trien-3α-ol 麦角甾 -4, 6, 22- 三烯 -3α- 醇

ergost-4, 6, 22-trien-3β-ol 麦角甾 -4, 6, 22- 三烯 -3β- 醇

ergost-4, 6, 8(14), 22-tetraen-3-one 麦角甾 -4, 6, 8(14), 22- 四烯 -3- 酮

ergost-4, 7, 22-trien-3, 6-dione 麦角甾 -4, 7, 22- 三烯 -3, 6- 二酮

(3β, 22*E*)-ergost-5, 22-dienol (brassicasterol) (3β, 22*E*)- 麦角甾 -5, 22- 二烯醇 (菜子甾醇)

(3β, 22*E*, 24*S*)-ergost-5, 22-dienol (crinosterol) (3β, 22*E*, 24*S*)- 麦角甾 -5, 22- 二烯醇 (蛸甾醇)

ergost-5, 24(28)-dien-3β, (23S)-diol 麦角甾 -5, 24(28)- 二烯 -3β, (23S)- 二醇

ergost-5, 24(28)-dien-3β-ol 麦角甾 -5, 24(28)- 二烯 -3β- 醇

ergost-5, 25(26)-dien-3β, 24ξ-diol 麦角甾 -5, 25(26)- 二烯 -3β, 24ξ- 二醇

ergost-5, 6-epoxy-7, 22-dien-3β-ol 麦角甾 -5, 6- 环氧 -7, 22- 二烯 -3β- 醇

(22*E*)-ergost-5, 7, 22-trien-3β-ol (22*E*)- 麦角甾 -5, 7, 22- 三烯 -3β- 醇

(22*E*, 24*R*)-ergost-5, 7, 22-trien-3β-ol (22*E*, 24*R*)- 麦角甾 -5, 7, 22- 三烯 -3β- 醇

ergost-5, 7, 22-trien-3β-ol 麦角甾 -5, 7, 22- 三烯 -3β- 醇

ergost-5, 7-dien-3β-ol 麦角甾 -5, 7- 二烯 -3β- 醇

ergost-5, 8, 22-trien-3β, 15-diol 麦角甾 -5, 8, 22- 三烯 -3β, 15- 二醇

ergost-5, 8, 22-trien-3β-ol (lichesterol) 麦角甾 -5, 8, 22- 三烯 -3β- 醇 (地衣甾醇)

(22*E*, 24*R*)-3β-ergost-5, 8, 22-trien-7-one (22*E*, 24*R*)-3β- 麦角甾 -5, 8, 22- 三烯 -7- 酮

(3β, 24*R*)-ergost-5-en-3-ol (3β, 24*R*)- 麦角甾 -5- 烯 -3- 醇

ergost-5-en-3-ol 麦角甾 -5- 烯 -3- 醇

6-ergost-5-en-3-*O*-α-L-rhamnopyranoside 6- 麦角甾 -5- 烯 -3-*O*-α-L- 鼠李吡喃糖苷

ergost-5-en-3-*O*-α-L-rhamnopyranoside 麦角甾 -5- 烯 -3-*O*-α-L- 吡喃鼠李糖苷

ergost-5-en-3β, 7α, 24, 28-tetraol 麦角甾 -5- 烯 -3β, 7α, 24, 28- 四醇

(22*E*, 24*R*)-ergost-5α, 8α-epidioxy-6, (22*E*)-dien-3β-ol (22*E*, 24*R*)- 麦角甾 -5α, 8α- 表二氧 -6, (22*E*)- 二烯 -3β- 醇

(22*E*, 24*E*)-ergost-5α, 8β-epidioxy-6, 22-dien-3β-ol (22*E*, 24*E*)- 麦角甾 -5α, 8α- 表二氧 -6, 22- 二烯 -3β- 醇

ergost-5β, 8β-peroxide 麦角甾 -5β, 8β- 过氧化物

ergost-6, 22-dien-3β, 5α, 6β-triol 麦角甾 -6, 22- 二烯 -3β, 5α, 6β- 三醇

(22*E*, 24*R*)-ergost-6, 22-dien-3β, 5α, 8α-triol (22*E*, 24*R*)- 麦角甾 -6, 22- 二烯 -3β, 5α, 8α- 三醇

ergost-6, 22-dien-3β, 5α, 8α-triol 麦角甾 -6, 22- 二烯 -3β, 5α, 8α- 三醇

ergost-6, 22-dien-5, 8-epidioxy-3-ol 麦角甾 -6, 22- 二烯 -5, 8- 表二氧 -3- 醇

(5α, 22*E*)-ergost-6, 8, 22-trien-3β-ol (5α, 22*E*)- 麦角甾 -6, 8, 22- 三烯 -3β- 醇

(22*E*)-ergost-6, 9, 22-trien-3β, 5α, 8α-triol (22*E*)- 麦角甾 -6, 9, 22- 三烯 -3β, 5α, 8α- 三醇

(22*E*, 24*R*)-ergost-6, 9, 22-trien-3β, 5α, 8α-triol (22*E*, 24*R*)- 麦角甾 -6, 9, 22- 三烯 -3β, 5α, 8α- 三醇

ergost-7, (22*E*)-dien-3-one 麦角甾 -7, (22*E*)- 二烯 -3- 酮

ergost-7, 22-dien-1α, 4β-diol 麦角甾 -7, 22- 二烯 -1α, 4β- 二醇

ergost-7, 22-dien-2β, 3α, 9α-triol 麦角甾 -7, 22- 二烯 -2β, 3α, 9α- 三醇

ergost-7, 22-dien-3-ol 麦角甾 -7, 22- 二烯 -3- 醇

5α-ergost-7, 22-dien-3-one 5α- 麦角甾 -7, 22- 二烯 -3- 酮

ergost-7, 22-dien-3-one 麦角甾 -7, 22- 二烯 -3- 酮

(22*E*)-ergost-7, 22-dien-3β, 5α, 6α, 9α-tetraol (22*E*)- 麦角甾 -7, 22- 二烯 -3β, 5α, 6α, 9α- 四醇

(22*E*, 24*R*)-ergost-7, 22-dien-3β, 5α, 6α, 9α-tetraol (22*E*, 24*R*)- 麦角甾 -7, 22- 二烯 -3β, 5α, 6α, 9α- 四醇

ergost-7, 22-dien-3β, 5α, 6α-triol 麦角甾 -7, 22- 二烯 -3β, 5α, 6α- 三醇

(22*E*, 24*R*)-ergost-7, 22-dien-3β, 5α, 6β, 9α-tetraol (22*E*, 24*R*)-7, 22- 麦角甾二烯 -3β, 5α, 6β, 9α- 四醇

ergost-7, 22-dien-3β, 5α, 6β, 9α-tetraol 麦角甾 -7, 22- 二烯 -3β, 5α, 6β, 9α- 四醇

(22*E*, 24*R*)-ergost-7, 22-dien-3β, 5α, 6β-trihydroxy-3-*O*-palmitate (22*E*, 24*R*)- 麦角甾 -7, 22- 二烯 -3β, 5α, 6β- 三羟基 -3-*O*- 棕榈酸酯

(22*E*, 24*R*)-ergost-7, 22-dien-3β, 5α, 6β-trihydroxy-6-*O*-palmitate (22*E*, 24*R*)- 麦角甾 -7, 22- 二烯 -3β, 5α, 6β- 三羟基 -6-*O*- 棕榈酸酯

(22*E*)-ergost-7, 22-dien-3β, 5α, 6β-triol (22*E*)- 麦角甾 -7, 22- 二烯 -3β, 5α, 6β- 三醇

(22*E*, 24*R*)-ergost-7, 22-dien-3β, 5α, 6β-triol (22*E*, 24*R*)- 麦角甾 -7, 22- 二烯 -3β, 5α, 6β- 三醇

ergost-7, 22-dien-3β, 5α, 6β-triol 麦角甾 -7, 22- 二烯 -3β, 5α, 6β- 三醇

(22*E*, 24*R*)-ergost-7, 22-dien-3β, 5α, 8α-triol (22*E*, 24*R*)- 麦角甾 -7, 22- 二烯 -3β, 5α, 8α- 三醇

(22*E*)-ergost-7, 22-dien-3β, 5β, 6α-triol (22*E*)- 麦角甾 -7, 22- 二烯 -3β, 5β, 6α- 三醇

(22*E*, 24*R*)-ergost-7, 22-dien-3β-ol (22*E*, 24*R*)- 麦角甾 -7, 22- 二烯 -3β- 醇

(22*E*, 24*S*)-5α-ergost-7, 22-dien-3β-ol (22*E*, 24*S*)-5α- 麦角甾 -7, 22- 二烯 -3β- 醇

ergost-7, 22-dien-3β-ol 麦角甾 -7, 22- 二烯 -3β- 醇

ergost-7, 22-dien-3β-ol linoleate 麦角甾 -7, 22- 二烯 -3β- 醇亚油酸酯

ergost-7, 22-dien-3β-ol palmitate 麦角甾 -7, 22- 二烯 -3β- 醇棕榈酸酯

ergost-7, 24(28)-dien-3β, 5α, 6β-triol 麦角甾 -7, 24(28)- 二烯 -3β, 5α, 6β- 三醇

ergost-7, 24(28)-dien-3β-ol 麦角甾 -7, 24(28)- 二烯 -3β- 醇

ergost-7, 24(28)-dienol (episterol) 麦角甾 -7, 24(28)- 二烯醇 (表甾醇)

(22*E*, 24*R*)-ergost-7, 9(11), 22-trien-3β, 5α, 6α-triol (22*E*, 24*R*)- 麦角甾 -7, 9(11), 22- 三烯 -3β, 5α, 6α- 三醇

ergost-7, 9(11), 22-trien-3β, 5α, 6α-triol 麦角甾 -7, 9(11), 22- 三烯 -3β, 5α, 6α- 三醇

(22*E*)-ergost-7, 9(11), 22-trien-3β, 5α, 6β-triol (22*E*)- 麦角甾 -7, 9(11), 22- 三烯 -3β, 5α, 6β- 三醇

(22*E*, 24*R*)-ergost-7, 9(11), 22-trien-3β, 5α, 6β-triol (22*E*, 24*R*)- 麦角甾 -7, 9(11), 22- 三烯 -3β, 5α, 6β- 三醇

(22*E*, 24*R*)-ergost-7, 9(11), 22-trien-3β, 5β, 6α-triol (22*E*, 24*R*)- 麦角甾 -7, 9(11), 22- 三烯 -3β, 5β, 6α- 三醇

(22*E*, 24*R*)-ergost-7, 9, 22-trien-3β-ol (22*E*, 24*R*)- 麦角甾 -7, 9, 22- 三烯 -3β- 醇

(3β, 5α)-ergost-7-en-3-ol (fungisterol) (3β, 5α)-7- 麦角甾烯 -3- 醇 (菌甾醇、真菌甾醇)

(24*S*)-ergost-7-en-3β, 5α, 6β-triol (24*S*)- 麦角甾 -7- 烯 -3β, 5α, 6β- 三醇

(5α)-ergost-7-en-3β-ol (5α)- 麦角甾 -7- 烯 -3β- 醇

ergost-7-en-3β-ol 麦角甾 -7- 烯 -3β- 醇

24α/*R*-ergost-7-enol 24α/*R*-7- 麦角甾烯醇

5α-ergost-8(9), 22-dien-3β-ol 5α- 麦角甾 -8(9), 22- 二烯 -3β- 醇

(22*E*, 24*R*)-ergost-8, 22-dien-3β, 5α, 6β, 7α-tetraol (22*E*, 24*R*)- 麦角甾 -8, 22- 二烯 -3β, 5α, 6β, 7α- 四醇

ergostdien-3β, 5α, 6β-triol 麦角二烯 -3β, 5α, 6β- 三醇

γ-ergostenol γ- 麦角甾烯醇

7-ergostenol (Δ^7-campesterol) 7- 麦角甾烯醇 (Δ^7- 菜油甾醇)

ergosterin (ergosterol) 麦角固醇 (麦角甾醇)

β-ergosterol β- 麦角甾醇

$\Delta^{9(11)}$-ergosterol $\Delta^{9(11)}$- 麦角甾醇

ergosterol (ergosterin) 麦角甾醇 (麦角固醇)

ergosterol endoperoxide 麦角甾醇内过氧化物

ergosterol palmitate 麦角甾醇棕榈酸酯

ergosterol peroxide (3β-hydroxy-5α, 8α-epidioxyergost-6, 22-diene) 麦角甾醇过氧化物 (3β- 羟基 -5α, 8α- 表二氧基 -6, 22- 麦角甾二烯)

(22*E*, 24*R*)-5α, 8α-ergosterol peroxide-6, 9(11), 22-trien-3β-ol (22*E*, 24*R*)-5α, 8α- 过氧化麦角甾醇 -6, 9(11), 22- 三烯 -3β- 醇

ergostine 麦角斯亭碱

5, 7, 9(11), 22-ergosttetraen-3β-ol 5, 7, 9(11), 22- 麦角甾四烯 -3β- 醇

ergot base 麦角碱

ergotamine 麦角胺

ergotaminine 麦角异胺 (麦角胺宁)

ergothioneine (thiohistidinebetaine) 麦角硫因

ergotinine 麦角异毒 (麦角替宁)

ergotocine (ergonovine, ergoklinine, ergometrine, ergobasine) 麦角新碱 (麦角新素、麦角克立宁)	eriodictyol-7, 3-diglucoside 圣草酚 -7, 3- 二葡萄糖苷
ergotoxin 麦角毒	(2*R*)-eriodictyol-7, 4′-di-*O*-β-D-glucopyranoside (2*R*)-圣草酚 -7, 4′- 二 -*O*-β-D- 吡喃葡萄糖苷
ergovaline 麦角缬碱	(*S*)-eriodictyol-7-*O*-(6′-D-galloyl)-β-D-glucopyranoside (*S*)- 圣草酚 -7-*O*-(6′-D- 没食子酰基)-β-D- 吡喃葡萄糖苷
ergovalinine 麦角异缬碱	(*S*)-eriodictyol-7-*O*-(6′-*O*-*trans*-*p*-coumamyl)-β-D-glucopyranoside (*S*)- 圣草酚 -7-*O*-(6′-*O*- 反式 - 对香豆酰基)-β-D- 吡喃葡萄糖苷
ergoxanthine 麦角黄质	eriodictyol-7-*O*-α-D-glucoside 圣草酚 -7-*O*-α-D- 葡萄糖苷
erianin 毛兰素	eriodictyol-7-*O*-α-L-arabinofuranosyl-(1 → 6)-β-D-glucopyranoside 圣草酚 -7-*O*-α-L- 呋喃阿拉伯糖基 -(1 → 6)-β-D- 吡喃葡萄糖苷
eriantic acids A, B 毛花猕猴桃酸 A、B	(2*R*)-eriodictyol-7-*O*-β-D-glucopyranoside (2*R*)- 圣草酚 -7-*O*-β-D- 吡喃葡萄糖苷
ericifolione 欧石楠叶孔兹木酮	(2*S*)-eriodictyol-7-*O*-β-D-glucopyranoside (2*S*)- 圣草酚 -7-*O*-β-D- 吡喃葡萄糖苷
ericodinine 厄日扣宁	eriodictyol-7-*O*-β-D-glucopyranoside 圣草酚 -7-*O*-β-D-吡喃葡萄糖苷
ericolin 石楠素	eriodictyol-7-*O*-β-D-glucoside 圣草酚 -7-*O*-β-D- 葡萄糖苷
erigeroside 飞蓬苷	eriodictyol-7-*O*-β-D-glucuronide 圣草酚 -7-*O*-β-D- 葡萄糖醛酸苷
erigeside C 灯盏花苷 C	(±)-eriodictyol-7-*O*-β-D-glucuronopyranoside (±)-圣草酚 -7-*O*-β-D- 吡喃葡萄糖醛酸苷
erinaceolactones A ～ H 猴头菇内酯 A ～ H	(2*R*)-eriodictyol-7-*O*-β-D-glucuronopyranoside (2*R*)-圣草酚 -7-*O*-β-D- 吡喃葡萄糖醛酸苷
erinacerins A, B 猴头素 A、B	(2*S*)-eriodictyol-7-*O*-β-D-glucuronopyranoside (2*S*)-圣草酚 -7-*O*-β-D- 吡喃葡萄糖醛酸苷
erinacins (erinacines) A ～ Q 猴头菌素 (猴头菌多醇) A ～ Q	eriodictyol-7-*O*-β-D-glucuronopyranoside 圣草酚 -7-*O*-β-D- 吡喃葡萄糖醛酸苷
erinapyrones A ～ C 猴头菌吡喃酮 A ～ C	(±)-eriodictyol-7-*O*-β-D-glucuronopyranoside ethyl ester (±)- 圣草酚 -7-*O*-β-D- 吡喃葡萄糖醛酸苷乙酯
erinicine 厄日尼辛	(±)-eriodictyol-7-*O*-β-D-glucuronopyranoside methyl ester (±)- 圣草酚 -7-*O*-β-D- 吡喃葡萄糖醛酸苷甲酯
erinine 厄日宁	eriodictyol-7-*O*-β-D-glucuronopyranoside-6′-ethyl ester 圣草酚 -7-*O*-β-D- 吡喃葡萄糖醛酸苷 -6′- 乙酯
eriobofuran 枇杷呋喃	eriodictyol-7-*O*-β-D-glucuronopyranoside-6′-methyl ester 圣草酚 -7-*O*-β-D- 吡喃葡萄糖醛酸苷 -6′- 甲酯
eriocalyxins A～E 毛萼香茶菜素 A～E (毛萼甲素～戊素)	eriodictyol-7-*O*-β-D-xylopyranosyl-*O*-β-D-arabinopyranoside 圣草酚 -7-*O*-β-D- 吡喃木糖基 -*O*-β-D- 吡喃阿拉伯糖苷
eriocarpins (desglucosyriosides) A ～ C 毛果鱼藤素 (鱼藤三萜素、软毛马利筋素) A ～ C	eriodictyonone (homoeriodictyol, eriodictyol-3′-methyl ether) 高北美圣草素 (高圣草酚、高圣草素、圣草酚 -3′- 甲醚)
eriocasins A ～ E 毛萼香茶菜辛 A ～ E	
eriocatisin A 毛萼香茶菜替辛 A	
eriocaulin A 谷精草素 A	
eriocaulosides A ～ C 谷精草苷 (毛谷精草黄苷) A ～ C	
eriocitrin 圣草次苷 (圣草枸橼苷)	
eriodictin 圣草苷	
(–)-eriodictyol (–)- 圣草酚 [(–)- 圣草素、(–)- 北美圣草素]	
(+)-eriodictyol (+)- 圣草酚	
eriodictyol 圣草酚 (圣草素、北美圣草素)	
eriodictyol-3′-methyl ether (homoeriodictyol, eriodictyonone) 圣草酚 -3′- 甲醚 (高圣草酚、高北美圣草素、高圣草素)	
eriodictyol-5, 3′-diglucoside 圣草酚 -5, 3′- 二葡萄糖苷	
eriodictyol-5-rhamnopyranoside 圣草酚 -5- 吡喃鼠李糖苷	

eriodin	毛纲草素
erioflorin	密花绵毛叶菊素
eriojaposide	枇杷苷
eriolangin	艾柔兰素
eriolin	毛药草内酯
eriophillene	雅槛兰烯
eriophytonoide	绵参碱苷
eriosemaones A ～ D	鸡头薯酮 (绵三七酮) A ～ D
eriosemasides A ～ C	鸡头薯苷 A ～ C
eriosematins A ～ F	鸡头薯素 (鸡头薯亭) A ～ F
eriotrichins A, B	绵毛刺桐素 A、B
D-eritadenine	天然香菇嘌呤
eritadenine	香菇嘌呤
ermanin (kaempferol-3, 4′-dimethyl ether)	岳桦素 (山柰酚 -3, 4′- 二甲醚)
erodiol	牻牛儿苗酚
erosnine	地瓜内酯
erosone	地瓜酮
erphorbine	大戟宾
erubigenin	卢比皂苷元
erubosides A, B	紫蒜甾醇苷 (大蒜呋甾皂苷、紫蒜苷) A、B
erucamide (erucyl amide)	芥酸酰胺
erucic acid [(*Z*)-13-docosenoic acid]	芥酸 [芝麻菜酸、(*Z*)-13- 二十二烯酸]
erucifoline	芝麻菜叶千里光碱
erucin	三芥子酸甘油酯 (芥酸精)
erucyl amide (13-docosenamide)	芥子酰胺 (13- 二十二烯酰胺)
erucyl amide (erucamide)	芥酸酰胺
ervadivaricatines A , B	狗牙花丁 A、B
ervahaimine	海南狗牙花胺
ervahainamidines A, B	海南狗牙花米定碱 A、B
ervahanines A ～ C	海南狗牙花碱 A ～ C
ervamine	直长春花胺 (厄瓦胺)
ervincine	厄文辛
ervindine	厄文定
ervine (raunitincine)	直立长春花碱 (萝替辛)
ervinidinine	厄文狄宁
erybidine	比氏刺桐碱
erybraedins A ～ E	西非刺桐素 (麦氏刺桐素) A ～ E
erychroside	桂竹糖芥苷 (木糖糖芥苷)
erychrosol	小花糖芥醇 (木糖糖芥醇苷)
erycibe alkaloid Ⅱ	丁公藤碱 Ⅱ
erycibelline	凹脉丁公藤碱
eryciboside A	丁公藤苷 A
erycorchoside	糖芥黄麻毒苷
erycordine	糖芥卡诺醇苷
erycristagallin (3, 9-dihydroxy-2, 10-diprenyl pterocarp-6a-ene)	鸡冠刺桐素 (海鸡冠刺桐素、3, 9- 二羟基 -2, 10- 二异戊烯基紫檀 -6a- 烯)
erycristanols A ～ C	鸡冠刺桐酚 A ～ C
erycristin	鸡冠刺桐亭
erydiffuside	灰毛糖芥苷
erylatissins A ～ C	极宽刺桐素 A ～ C
erypoegins A ～ H	山地刺桐素 A ～ H
erysenegalensein E	塞内加尔刺桐素 E
erysimin (helveticoside, erysimotoxin)	糖芥苷 (黄草次苷、糖芥苷、糖芥毒苷)
erysimoside	葡萄糖芥苷
erysimosol	糖芥醇苷 (芥醇苷、毒毛旋花子醇洋地黄二糖苷)
erysimotoxin (helveticoside, erysimin)	糖芥毒苷 (黄草次苷、黄白糖芥苷、糖芥苷)
erysodienone	刺桐二烯酮碱
erysodine	刺桐定碱 (刺桐定)
erysodinophorine	刺桐狄诺福林碱
erysoline	糖芥灵
erysonine	刺桐宁 (刺桐宁碱)
erysophorine	刺桐福林碱
erysopine	刺桐品碱 (刺桐平碱)
erysopinophorine	刺桐匹诺福林碱
erysopitine	刺桐匹亭碱
erysothiopine	刺桐硫品碱
erysothiovine	刺桐硫碱 (艾索硫文、刺桐硫文碱)
erysotine	刺桐亭碱
erysotramidines Ⅰ～Ⅲ	刺桐特拉米定 Ⅰ～Ⅲ
erysotrine	刺桐特碱 (刺桐特灵碱)
erysovine	刺桐文碱
erystagallins A ～ C	鸡冠刺桐林素 (鸡冠刺桐灵) A ～ C
erysubins A ～ F	啮蚀刺桐素 A ～ F

erythlaurine 刺桐酯碱 (刺酮衡州乌药碱)	erythrophleguine 几内亚格木碱
erythrabyssins Ⅰ, Ⅱ 阿比西尼亚刺桐素 Ⅰ、Ⅱ	erythrophleine 格木碱
erythraddison Z 阿德森刺桐酮 Z	erythropoietin 促红细胞生成素
erythraline 刺酮灵碱 (绿刺桐碱、刺桐灵)	erythropterin 赤蝶呤 (红蝶呤)
erythramide 刺桐酰胺碱 (刺桐胺)	erythrosaponins A ～ J 红栀子皂苷 A ～ J
erythrartine 刺桐阿亭碱	D-erythrose D- 赤藓糖
erythrascine 刺桐星碱	erythrosotidienone 刺桐亚氧二烯酮
erythratidine 刺桐替定碱 (刺桐替定)	erythrotriol 古柯三醇
erythratine 刺桐亭	erythroxydiol Y 古柯萜二醇 Y
erythric acid 赤藓酸	D-erythrulose (D-glycero-tetrulose) D- 赤藓酮糖 (D- 甘油丁酮糖)
erythrin 赤藓素	eryvariestyrene 刺桐苯乙烯
erythrina base 刺桐属碱	eryvarinols A, B 刺桐醇 A、B
erythrinan 刺桐特灵碱	eryvarins A ～ Z 刺桐灵素 A ～ Z
erythrinasinate B 刺桐酯 B	eryzerins A ～ E 泽埃里刺桐素 A ～ E
erythrinins A ～ G 刺桐素 (刺桐叶碱) A ～ G	escholamine 花菱胺
erythristemine 黑刺桐碱	escholerine 花菱碱
D-erythritol D- 赤藓醇 (赤藓糖醇、赤藻糖醇)	escholine (magnoflorine, thalictrine) 木兰花碱 (木兰碱、玉兰碱、荷花玉兰碱)
meso-erythritol (1, 2, 3, 4-butantetraol, erythritol, erythrit) 内 - 赤藓醇 (1, 2, 3, 4- 丁四醇、赤藓醇、赤藓糖醇、赤藻糖醇)	escholtzine 花菱草碱
erythritol (1, 2, 3, 4-butantetraol, *meso*-erythritol, erythrit) 赤藓醇 (1, 2, 3, 4- 丁四醇、内 - 赤藓醇、赤藓糖醇、赤藻糖醇)	eschscholtzia base B 花菱草属碱 B
erythrivarones A, B 刺桐酮 A、B	eschscholtzidine 花菱草定
(+)-erythrodiol (+)- 古柯二醇	eschscholtzine 花菱草嗪
3β-erythrodiol 3β- 古柯二醇 (3β- 高根二醇)	eschscholtzine methochloride 甲氯化花菱草嗪
erythrodiol 古柯二醇 (高根二醇)	(–)-eschscholtzinol (–)- 花菱草醇
erythrodiol-3-*O*-acetate 古柯二醇 -3-*O*- 乙酸酯	(–)-eschscholtzinone (–)- 花菱草酮
erythrodiol-3-*O*-palmitate 古柯二醇 -3-*O*- 棕榈酸酯	eschweilenols A ～ C 埃谢韦勒树酚 A ～ C
erythrogenin 红细胞生成素	escigenin (aescigenin) 七叶树苷元 (七叶树皂苷元)
erythroglaucin 红灰青霉素	β-escin β- 七叶素
(+)-erythroguaiacyl glycerol (+)- 赤式愈创木酚基甘油	escin (aescin) 七叶素 (七叶皂苷)
(+)-erythroguaiacyl glycerol-β-ferulic acid ester (+)- 赤式愈创木酚基甘油 -β- 阿魏酸乙酯	escopoletin (scopoletol, 6-methoxyumbelliferone, 7-hydroxy-6-methoxycoumarin, gelseminic acid, scopoletin) 6- 甲氧基伞形酮 (7- 羟基 -6- 甲氧基香豆素、钩吻酸、东莨菪素、东莨菪内酯、东莨菪亭)
α-erythroidine α- 刺桐碱	esculentagenic acid (2, 23, 29-trihydroxyoleanolic acid) 商陆塔原酸 (2, 23, 29- 三羟基齐墩果酸)
β-erythroidine β- 刺桐碱	esculentagenin 商陆种苷元 (商陆苷元)
erythrolaccin 虫胶红素	esculentic acid 商陆种酸 (直穗商陆酸、去羟加利果酸)
erythromotidienone 刺桐甲氧二烯酮	esculentin 尖槐藤种苷
(+)-erythromurrangatin (+)- 赤式长叶九里香亭	esculentoic acids A, B 木薯酸 A、B
erythromycin 红霉素	esculentosides A ～ Q, T 商陆皂苷 A ～ Q、T
erythrophlamine 格木胺	

esculeosides A, B　番茄奥苷 (番柿苷) A、B

esculetin (aesculetin, 6, 7-dihydroxycoumarin)　七叶树内酯 (七叶亭 、七叶内酯、秦皮乙素、马栗树皮素、6, 7- 二羟 基香豆素)

esculetin dibenzyl ether　七叶树内酯双苄醚 (七叶亭双苄醚)

esculin (aesculin)　秦皮甲素 (马栗树皮苷、七叶苷、七叶灵)

esenbeckine　埃散京

eseramine　毒扁豆胺

eseridine　毒扁豆定

eserine (physostol, physostigmine)　毒扁豆碱

eserine salicylate　水杨酸毒扁豆碱

eserine sulfate　硫酸毒扁豆碱

eseroline　毒扁豆酚碱

esholine　埃浩灵

eskaserp (crystoserpine, reserpine)　利血平

(–)-espatulenol　(–)- 桉油烯醇

esquinolins A ～ D　毛萼鞘蕊花素 A ～ D

estafiatin　墨西哥蒿素

estafiatone　墨西哥蒿内酯酮

ester saponin　酯皂苷

esterase isoezyme　酯化同功酶

esthole　欧前胡脑

17α-estradiol　17α- 雌二醇

α-estradiol　α- 雌二醇

β-estradiol　β- 雌二醇

17β-estradiol (17β-oestradiol)　17β- 雌二醇

estradiol benzoate　苯甲酸雌二醇酯

estragole (*p*-allyl anisole, methyl chavicol)　草蒿脑 (对烯丙基茴香醚、爱草脑、甲基胡椒酚)

estragonoside　龙蒿苷

estriol　雌三醇

estrogen　雌激素

estrone (oestrone, estron, folliculin, theelin)　雌酮 (雌酚酮)

esulatins A ～ M　乳浆大戟亭 A ～ M

esulones A, B　乳浆大戟酮 A、B

etafedrine　乙麻黄碱

-etane　- 环丁烷

ethacridine lactate　乳酸依沙吖啶 (依沙吖啶乳酸盐)

ethanal (acetaldehyde, ethyl aldehyde)　乙醛

ethane　乙烷

8, 10, 1-(ethane[1, 1, 2]triyl)benzo[8]annulene　8, 10, 1-(乙 [1, 1, 2] 爪基) 苯并 [8] 轮烯

5, 7, 2-{ethane[1, 1, 2]triyl}indeno[7, 1-*bc*]furan　5, 7, 2-{ 乙 [1, 1, 2] 爪基 } 茚并 [7, 1-*bc*] 呋喃

ethane-1, 1, 2, 2-tetracarboxylic acid　乙 -1, 1, 2, 2- 四甲酸

ethane-1, 1-diyl dipropionate (ethylidene dipropinate)　二丙酸乙 -1, 1- 叉双酯 (二丙酸乙叉双酯)

3, 3′-[ethane-1, 2-diyl bis(azanyl ylidene)dipropanoic acid]　3, 3′-[乙 -1, 2- 叉基二 (氨基亚基)] 二丙酸

ethanedial (glyoxal, biformyl)　乙二醛 (草酸醛)

ethanediazonium chloride　氯化乙烷重氮盐

1, 1-ethanediol diacetate　1, 1- 乙二醇二乙酸酯

ethanedithioperoxol　乙烷过硫醇 (乙烷二硫代过氧醇)

ethaneselenol　乙硒醇

1-(ethanesulfinyl)butane　1-(乙亚磺酰基) 丁烷

ethanesulfonic thiobenzoic thioanhydride　乙磺酸苯硫代甲酸硫代酸酐

ethanesulfonohydroximic acid　乙羟氨亚基替磺酸

ethanesulfonyl (thiobenzoyl)sulfane　乙磺酰基 (苯硫代甲酰基) 硫烷

ethanesulfonyl bromide　乙磺酰溴

ethanethial　乙硫醛

ethanethiol　乙硫醇

1, 7-ethano[4.1.2]benzoxadiazine　1, 7- 乙桥 [4.1.2] 苯并氧二氮杂环己熳

(1-$^2H_1$)ethanol　(1-$^2H_1$) 乙醇

ethanol (ethyl alcohol)　乙醇

ethanolamine　乙醇胺 (氨基乙醇)

1, 4-ethanonaphthalene　1, 4- 乙桥萘

ethanone　乙酮

4, 6-ethanopyrido[1, 2-*d*][1, 3, 4]oxadiazine　4, 6- 乙桥吡啶并 [1, 2-*d*][1, 3, 4] 氧二氮杂环己熳

ethaverine　乙罂粟碱

3-ethenyl cyclooctene　3- 乙烯基环辛烯

4-ethenyl-9, 10-dihydro-1, 8-dimethyl-2, 7-phenanthrenediol　4- 乙烯基 -9, 10- 二氢 -1, 8- 二甲基 -2, 7- 菲二醇

4-ethenyl-9, 10-dihydro-7-hydroxy-8-methyl-1-phenanthrenecarboxylic acid　4- 乙烯基 -9, 10- 二氢 -7- 羟基 -8- 甲基 -1- 菲甲酸

1-(ethenyloxy)butane　乙烯基正丁醚
ether　乙醚
ethoglucid (etoglucid)　依托格鲁 (环氧甘醚)
(±)-4-[ethoxy-(4-hydroxy-3-methoxyphenyl)methyl]-2-(4-hydroxy-3-methoxyphenyl)-*N*-(4-hydroxyphenethyl) tetrahydrofuran-3-carboxamide　(±)-4-[乙氧基 -(4- 羟基 -3- 甲氧苯基) 甲基]-2-(4- 羟基 -3- 甲氧苯基)-*N*-(4- 羟基苯乙基) 四氢呋喃 -3- 酰胺
5-(1-ethoxy)-2, 7-dihydroxy-1, 8-dimethyl-9, 10-dihydrophenanthrene　5-(1- 乙氧基)-2, 7- 二羟基 -1, 8- 二甲基 -9, 10- 二氢菲
(*R*)-2-(1-ethoxy)-5-(2-ethoxyl)pyrazine　(*R*)-2-(1- 乙氧基)-5-(2- 乙氧基) 吡嗪
(*R*)-2-(1-ethoxy)-6-ethyl pyridazine　(*R*)-2-(1- 乙氧基)-6- 乙基哒嗪
(2*S*, 3*R*, 4*R*)-(4-[1-ethoxy-1-(4′-hydroxy-3′-methoxy) phenyl]methyl-2-(4-hydroxy-3-methoxy)phenyl-3-hydroxymethyl tetrahydrofuran　(2*S*, 3*R*, 4*R*)-4-[1- 乙氧基 -1-(4′- 羟基 -3′- 甲氧基) 苯基] 甲基 -2-(4- 羟基 -3- 甲氧基) 苯基 -3- 羟甲基四氢呋喃
5-ethoxy-1-(4-hydroxy-3-methoxyphenyl)tetradec-3-one　5- 乙氧基 -1-(4- 羟基 -3- 甲氧苯基) 十四 -3- 酮
1-ethoxy-1-(ethyl sulfanyl)butane　1- 乙氧基 -1- 乙硫基丁烷
1-ethoxy-1, 4, 4-trimethoxycyclohexane (cyclohex-1, 4-dione-1-ethyl-1, 4, 4-trimethyl diketal)　1- 乙氧基 -1, 4, 4- 三甲氧基环己烷 (环己 -1, 4- 二酮 -1- 乙基 -1, 4, 4- 三甲基二缩酮)
(12*R*)-15-ethoxy-12-hydroxylabda-8(17), 13(14)-dien-16, 15-olide　(12*R*)-15- 乙氧基 -12- 羟基半日花 -8(17), 13(14)- 二烯 -16, 15- 内酯
7β-ethoxy-12-methoxy-8, 11, 13-abietatrien-11-ol　7β-乙氧基 -12- 甲氧基 -8, 11, 13- 冷杉三烯 -11- 醇
(–)-15β-ethoxy-14, 15-dihydroviroallosecurinine　(–)-15β- 乙氧基 -14, 15- 二氢别白饭树瑞宁
8-ethoxy-14-benzoyl mesaconine　8- 乙氧基 -14- 苯甲酰基新乌头原碱
16α-ethoxy-17-hydroxy-*ent*-kaur-19-oic acid　16α- 乙氧基 -17- 羟基 - 对映 - 贝壳杉 -19- 酸
1-ethoxy-1-methoxycyclohexane　1- 乙氧基 -1- 甲氧基环己烷
3-ethoxy-1-propylene　3- 乙氧基 -1- 丙烯
12α-ethoxy-1α, 6α, 7β-triacetoxy-5α, 14β-dihydroxycass-13(15)-en-16, 12-olide　12α- 乙氧基 -1α, 6α, 7β- 三乙酸基 -5α, 14β- 二羟基卡山烷 -13(15)- 烯 -16, 12- 内酯
ethoxy-2(1*H*)-quinolinone　4- 甲氧基喹啉酮
2-ethoxy-2-(4-hydroxyphenyl)ethanol　2- 乙氧基 -2- 对羟苯基乙醇
1-[(2*R*, 3*S*)-3-ethoxy-2, 3-dihydro-6-hydroxy-2-(1-methyl ethenyl)-1-benzofuran-5-yl]ethanone　1-[(2*R*, 3*S*)-3- 乙氧基 -2, 3- 二氢 -6- 羟基 -2-(1- 甲乙基)-1- 苯并呋喃 -5- 基] 乙酮
2-(1-ethoxy-2-hydroxy)propyl-4-methoxyphenol　2-(1-乙氧基 -2- 羟基) 丙基 -4- 甲氧基苯酚
2-(1-ethoxy-2-hydroxy)propyl-4-methoxyphenol-2-methyl butanoate　2-(1- 乙氧基 -2- 羟基) 丙基 -4- 甲氧基苯酚 -2- 甲基丁酸酯
5-ethoxy-2-hydroxy-3-[(10*Z*)-pentadec-10-en-1-yl]-1, 4-benzoquinone　5- 乙氧基 -2- 羟基 -3-[(10*Z*)- 十五碳 -10- 烯 -1- 基]-1, 4- 苯醌
5-ethoxy-2-hydroxy-3-[(8*Z*)-tridec-8-en-1-yl]-1, 4-benzoquinone　5- 乙氧基 -2- 羟基 -3-[(8*Z*)- 十三碳 -8- 烯 -1- 基]-1, 4- 苯醌
1-ethoxy-3-hydroxy-2, 3-seconingpogenin　1- 乙氧基 -3- 羟基 -2, 3- 开环浙玄参苷元
p-ethoxy-3-hydroxybenzoic acid　对乙氧基 -3- 羟基苯甲酸
3-(4-ethoxy-3-hydroxyphenyl)acrylic acid　3-(4- 乙氧基 -3- 羟苯基) 丙烯酸
3-ethoxy-3β-cholest-5-ene　3- 乙氧基 -3β- 胆甾 -5- 烯
7β-ethoxy-3β-hydroxy-25-methoxycucurbita-5, (23E)-dien-19-al　7β- 乙氧基 -3β- 羟基 -25- 甲氧基葫芦 -5, (23E)- 二烯 -19- 醛
1-ethoxy-4-methyl benzene　1- 乙氧基 -4- 甲基苯
7-ethoxy-4-methyl coumarin　7- 乙氧基 -4- 甲基香豆素
(*E*)-4-ethoxy-4-oxobut-2-enoic acid　(*E*)-4- 乙氧基 -4- 氧亚基丁烯 -2- 酸
6-ethoxy-5, 6-dihydrochelerythrine　6- 乙氧基 -5, 6- 二氢白屈菜红碱
5-ethoxy-5-oxopentanoic acid　5- 乙氧基 -5- 氧代戊酸
[1(10)*E*, (4*Z*), 6α, 8β, 9α]-9-ethoxy-6, 15-dihydroxy-8-(2-methacryloxy)-14-oxogermacr-1(10), 4, 11(13)-trien-12, 6-lactone　1(10)*E*, (4*Z*), 6α, 8β, 9α-9- 乙氧基 -6, 15- 二羟基 -8-(2- 异丁烯酰氧基)-14- 氧亚基大牻牛儿 -1(10), 4, 11(13)- 三烯 -12, 6- 内酯
(3a*S*, 4*S*, 5*S*, 6*E*, 10*Z*, 11a*R*)-5-ethoxy-6-formyl-2, 3, 3a, 4, 5, 8, 9, 11a-octahydro-10-(hydroxymethyl)-3-methylene-2-oxocyclodeca[*b*]furan-4-yl-(2*Z*)-2-methylbut-2-enoic acid ester　(3a*S*, 4*S*, 5*S*, 6*E*, 10*Z*, 11a*R*)-5- 乙氧基 -6- 甲酰基 -2, 3, 3a, 4, 5, 8, 9, 11a- 八氢 -10- 羟甲基 -3- 亚甲基 -2- 氧代环癸 [*b*] 呋喃 -4-yl -(2*Z*)-2- 甲基丁 -2- 烯酸酯

5-ethoxy-6-hydroxy-5, 6-dihydrophysalin B 5- 乙氧基 -6- 羟基 -5, 6- 二氢酸浆苦素 B

1(10)*E*, (4*Z*)-9α-ethoxy-6α, 15-dihydroxy-8β-tigloyloxy-14-oxogermacr-1(10), 4, 11(13)-trien-12-oic acid-12, 6-lactone 1(10)*E*, (4*Z*)-9α- 乙氧基 -6α, 15- 二羟基 -8β- 惕各酰氧基 -14- 氧亚基大牻牛儿 -1(10), 4, 11(13)- 三烯 -12- 酸 -12, 6- 内酯

5α-ethoxy-6β-hydroxy-5, 6-dihydrophysalin B 5α- 乙氧基 -6β- 羟基 -5, 6- 二氢酸浆苦素 B

2-ethoxy-8-acetyl-1, 4-naphthoquinone 2- 乙氧基 -8- 乙酰基 -1, 4- 萘醌

9α-ethoxy-8β-(2-isobutyryloxy)-14-oxo-acanthospermolide 9α- 乙氧基 -8β-(2- 异丁酰氧基)-14- 氧亚基刺苞菊内酯

(2*E*)-3-ethoxyacrylic acid (2*E*)-3- 乙氧基丙烯酸

1-ethoxyallyl-3-methoxy-4-*O*-β-D-glucopyranosyl benzene 1- 乙氧基烯丙基 -3- 甲氧基 -4-*O*-β-D- 吡喃葡萄糖基苯

9-ethoxyaristolactone 9- 乙氧基马兜铃内酯

9-ethoxyaristololactam 9- 乙氧基马兜铃内酰胺

8β-ethoxyatractylenolides Ⅰ～Ⅲ 8β- 乙氧基苍术内酯 Ⅰ～Ⅲ

p-ethoxybenzoic acid 对乙氧基苯甲酸

p-ethoxybenzyl alcohol 对乙氧基苄醇

1-ethoxybutan-1-ol 1- 乙氧基丁 -1- 醇

1-ethoxybutane 1- 乙氧基丁烷

2-ethoxybutane 2- 乙氧基丁烷

5-ethoxycarbonyl sinoracutine 5- 羰乙氧基风龙亭碱

[2-(ethoxycarbonyl)ethyl]trimethyl ammonium bromide [2-(羰乙氧基) 乙基] 三甲胺溴盐 { 溴化 [2-(羰乙氧基) 乙基] 三甲铵 }

2-ethoxycarbonyl-1-hydroxyanthraquinone 2- 乙酯基 -1- 羟基蒽醌

3-ethoxycarbonyl-β-carboline 3- 羰乙氧基 -β- 咔啉

5-ethoxychelerythrine 5- 乙氧基白屈菜红碱

6-ethoxychelerythrine 6- 乙氧基白屈菜红碱

ethoxychelerythrine 乙氧基白屈菜红碱

trans-p-ethoxycinamic acid 反式 - 对乙氧基桂皮酸

11-ethoxycinnamolide 11- 乙氧基桂皮内酯

7-ethoxycoumarin 7- 乙氧基香豆素

(–)-(1*S*, 2*S*, 3*R*)-3-ethoxycupar-5-en-1, 2-diol (–)-(1*S*, 2*S*, 3*R*)-3- 乙氧花侧柏 -5- 烯 -1, 2- 二醇

6-ethoxydeacetyl asperulosidic acid methyl ester 6- 乙氧基去乙酰车叶草酸甲酯

6-ethoxydihydrochelerythrine 6- 乙氧基二氢白屈菜红碱

ethoxydihydroisomorellin 乙氧基二氢异藤黄宁

6-ethoxydihydrosanguinarine 6- 乙氧基二氢血根碱

1-(1-ethoxyethoxy)butane 1-(1- 乙氧基乙氧基) 丁烷

(*E*)-1-(1-ethoxyethoxy)hex-3-ene (*E*)-1-(1- 乙氧乙氧基) 己 -3- 烯

1-(1-ethoxyethoxy)pentane 1-(1- 乙氧基乙氧基) 戊烷

5-(1-ethoxyethyl)-2-hydroxy-7-methoxy-1, 8-dimethyl-9, 10-dihydrophenanthrene 5-(1- 乙氧乙基)-2- 羟基 -7- 甲氧基 -1, 8- 二甲基 -9, 10- 二氢菲

6-(1-ethoxyethyl)-7-methoxy-2, 2-dimethyl chromene 6-(1- 乙氧乙基)-7- 甲氧基 -2, 2- 二甲基色烯

6-(1-ethoxyethyl)plumbagin 6-(1- 乙氧乙基) 白花丹素

3-ethoxygallic acid 3- 乙氧基没食子酸

6β-ethoxygeniposide 6β- 乙氧基京尼平苷

4-[(ethoxyimino)methyl]benzene-1-sulfonic acid 4-[(乙氧氨亚基) 甲基] 苯 -1- 磺酸

2-ethoxyjuglon 2- 乙氧基胡桃醌

ethoxyl ferulate 阿魏酸乙氧基酯

5-ethoxymethyl furfural 5- 乙氧甲基糠醛

2-ethoxymethyl knoxiavaledin 2- 乙氧甲基红大戟素

4-ethoxymethyl phenol 4- 乙氧甲基苯酚

p-ethoxymethyl phenol (4-ethoxymethyl phenol) 对乙氧甲基苯酚 (4- 乙氧甲基苯酚)

4-ethoxymethyl phenyl-4′-hydroxybenzyl ether 4- 乙氧基甲苯基 -4′- 羟苄醚

2-(ethoxymethyl)phenol-1-*O*-β-D-glucopyranoside 2-(乙氧甲基) 苯酚 -1-*O*-β-D- 吡喃葡萄糖苷

4-(ethoxymethyl)phenyl-1-*O*-β-D-glucopyranoside 4-(乙氧甲基) 苯基 -1-*O*-β-D- 吡喃葡萄糖苷

5-ethoxymethyl-1-carboxyl propyl-1*H*-pyrrol-2-carbaldehyde 5- 乙氧甲基 -1- 羧丙基 -1*H*- 吡咯 -2- 甲醛

5-ethoxymethyl-1*H*-pyrrol-2-carbaldehyde 5- 乙氧甲基 -1*H*- 吡咯 -2- 甲醛

5-ethoxymethyl-2, 2′:5′, 2″-terthiophene 5- 乙氧甲基 -2, 2′:5′, 2″- 三联噻吩

3-ethoxymethyl-5, 6, 7, 8-tetrahydro-8-indolizinone 3- 乙氧甲基 -5, 6, 7, 8- 四氢 -8- 吲嗪酮

12-ethoxynimbolinins A～F 12- 乙氧基印楝波灵素 (12- 乙氧基印楝波力宁) A～F

(7″*R*)-7″-ethoxyoleuropein (7″*R*)-7″- 乙氧基橄榄苦苷

(7″*S*)-7″-ethoxyoleuropein (7″*S*)-7″- 乙氧基橄榄苦苷

1-ethoxypentane 1- 乙戊醚

17^3-ethoxyphaeophorbide　17^3- 脱镁叶绿素乙酯

4-(4-ethoxyphenyl)but-3-en-2-one　4-(4- 乙氧苯基)-3- 丁烯 -2- 酮

3-ethoxy-*p*-hydroxybenzoic acid　3- 乙氧基对羟基苯甲酸

1-ethoxyprop-1-thiol　1- 乙氧丙 -1- 硫醇

N-ethoxypropan-1-imine　*N*- 乙氧基丙 -1- 亚胺

2-ethoxypropane　2- 乙氧基丙烷

7-ethoxyrosmanol　7- 乙氧基迷迭香酚

β-ethoxyrutinoside　β- 乙氧基芸香糖苷

6-ethoxysanguinarine　6- 乙氧基血根碱

ethoxysanguinarine　乙氧基血根碱

5-ethoxysorgoleone　5- 乙氧基高粱酮

16-ethoxystrychnine　16- 乙氧基番木鳖碱

3β-ethoxytanapartholide　3β- 乙氧基短舌匹菊内酯

11-ethoxyviburtinal　11- 乙氧基地中海荚蒾醛

11-ethoxyviburtinal　11- 乙氧基毛荚蒾醛

5a-ethoxy-α-tocopherol　5a- 乙氧基 -α- 生育酚

ethuliacoumarin　都丽菊香豆素

ethyl (6-*O*-*p*-hydroxybenzoyl)-β-D-glucopyranoside　(6-*O*- 对羟基苯甲酰基)-β-D- 吡喃葡萄糖乙苷

ethyl (9*Z*)-octadecenoate　(9*Z*)- 十八烯酸乙酯

ethyl (*E*)-8-oxo-9-hexadecenoate　(*E*)-8- 氧亚基 -9- 十六烯酸乙酯

ethyl (*E*)-8-oxo-9-octadecenoate　(*E*)-8- 氧亚基 -9- 十八烯酸乙酯

ethyl (*E*)-9-octadecenoate　(*E*)-9- 十八烯酸乙酯

ethyl (*E*)-caffeate　(*E*)- 咖啡酸乙酯

ethyl (*E*, *E*, *E*)-9, 12, 15-octadecatrienoate　(*E*, *E*, *E*)-9, 12, 15- 十八三烯酸乙酯

ethyl (methyl)diphenyl germane　乙基 (甲基) 二苯基锗烷

ethyl (methyl)oxidane　乙基 (甲基) 氧烷

ethyl (propyl)sulfane　乙基 (丙基) 硫烷

ethyl (*S*)-2-pyrrolidinone-5-carboxylate　(*S*)-2- 吡咯烷酮 -5- 甲酸乙酯

ethyl (*Z*)-4, 7-octadienoate　(*Z*)-4, 7- 辛二烯酸乙酯

ethyl 10′, 16′-dihydroxyhexadecanoate　10′, 16′- 二羟基棕榈酸乙酯

ethyl 10, 13-octadecadienoate　10, 13- 十八碳二烯酸乙酯

ethyl 1-methyl cyclopropane-1-carboxylate　1- 甲基环丙烷 -1- 甲酸乙酯

ethyl 1-methyl myristate (ethyl 1-methyl tetradecanoate)　1- 甲基肉豆蔻酸乙酯 (1- 甲基十四酸乙酯)

ethyl 1-methyl tetradecanoate (ethyl 1-methyl myristate)　1- 甲基十四酸乙酯 (1- 甲基肉豆蔻酸乙酯)

ethyl 2-(1-hydroxy-4-oxocyclohexa-2, 5-dienyl) acetate　2-(1- 羟基 -4- 氧亚基环己 -2, 5- 二烯基) 乙酸乙酯

ethyl 2-(1-hydroxy-4-oxocyclohexyl)acetate　2-(1- 羟基 -4- 氧亚基环己基) 乙酸乙酯

ethyl 2-(chlorocarbonyl)benzoate　2- 氯羰基苯甲酸乙酯

ethyl 2, 5-dihydroxybenzoate　2, 5- 二羟基苯甲酸乙酯

ethyl 2, 5-dihydroxycinnamate　2, 5- 二羟基桂皮酸乙酯

ethyl 2-hydroxybenzoate　2- 羟基苯甲酸乙酯

ethyl 2-methyl butanoate　2- 甲基丁酸乙酯

ethyl 2-methylbut-2-enoate　2- 甲基丁 -2- 烯酸乙酯

ethyl 2-phenyl benzoate　苯甲酸 -2- 苯乙酯

ethyl 3, 4-dihydroxybenzoate　3, 4- 二羟基苯甲酸乙酯

ethyl 3, 4-dihydroxycinnamate　3, 4- 二羟基桂皮酸乙酯

ethyl 3, 4-dihydroxyphenyl lactate　3, 4- 二羟苯基乳酸乙酯

ethyl 3, 5-di-*O*-caffeoyl quinate　3, 5-*O*- 二咖啡酰奎宁酸乙酯

ethyl 3-hydroxybenzoate　3- 羟基苯甲酸乙酯

ethyl 3-methoxybenzoate　3- 甲氧基苯甲酸乙酯

ethyl 3-methyl butanoate　3- 甲基丁酸乙酯

ethyl 3-*O*-caffeoyl quinate　3-*O*- 咖啡酰奎宁酸乙酯

ethyl 3-*O*-feruloyl quinate　3-*O*- 阿魏酰奎宁酸乙酯

ethyl 3β-hydroxyolean-12-en-27-ate　3β- 羟基 -12- 烯 -27- 齐墩果酸乙酯

ethyl 4-hydroxybenzoate　4- 羟基苯甲酸乙酯

ethyl 4-isothiocyanobutanoate　4- 异硫氰丁酸乙酯

ethyl 4-methoxycinnamate　对甲氧基肉桂酸乙酯

ethyl 4-octadecenoate　4- 十八烯酸乙酯

ethyl 4-*O*-feruloyl quinate　4-*O*- 阿魏酰奎宁酸乙酯

ethyl 4-*O*-β-D-glucopyranosyl *trans*-caffeate　4-*O*-β-D- 吡喃葡萄糖基反式 - 咖啡酸乙酯

ethyl 5-*O*-feruloyl quinate　5-*O*- 阿魏酰奎宁酸乙酯

ethyl 7-hydroxycinnamate　7- 羟基桂皮酸乙酯

ethyl 9, 12, 15-octadecatrienoate　9, 12, 15- 十八碳三烯酸乙酯

ethyl 9, 12, 15-pentadecatrienoate　9, 12, 15- 十五碳三烯酸乙酯	
ethyl 9, 12,15-octadecatrienoate　9, 12,15- 十八碳三烯酸乙酯	
ethyl 9, 12-octadecadienoate　9, 12- 十八碳二烯酸乙酯	
ethyl 9-hexadecenoate　9- 十六烯酸乙酯	
ethyl 9-octadecenoate　9- 十八烯酸乙酯	
ethyl 9-palmitate　9- 棕榈酸乙酯	
ethyl acetate (acetic ether, vinyl acetate)　乙酸乙酯	
1-(3-ethyl acrylate)-7-aldehydocarboline　1-(3- 丙烯酸乙酯)-7- 醛基咔啉	
O-ethyl akagerine　*O*- 乙基阿卡乌头碱	
ethyl alcohol (ethanol)　乙醇	
ethyl aldehyde (ethanal, acetaldehyde)　乙醛	
10-*O*-ethyl alismoxide　10-*O*- 乙基泽泻薁醇氧化物	
25-*O*-ethyl alisol A　25-*O*- 乙基泽泻醇 A	
ethyl allophanate　脲基甲酸乙酯	
3-ethyl amino-5-methoxy-1, 2-benzoquinone　3- 乙基二乙胺 -5- 甲氧基 -1, 2- 苯醌	
1-(*N*-ethyl aminomethyl)-3, 4, 6, 7-tetramethoxyphenanthrene　1-(*N*- 乙胺甲基)-3, 4, 6, 7- 四甲氧基菲	
ethyl apigenin-7-*O*-glucuronate　芹菜素 -7-*O*- 葡萄糖醛酸乙酯	
ethyl arachidonate　花生四烯酸乙酯	
ethyl asperulosidate　车叶草酸乙酯	
8-*O*-ethyl austroconitine B　8-*O*- 乙基南乌碱乙	
ethyl azane　乙基氮烷	
p-ethyl benzaldehyde　对乙基苯甲醛	
ethyl benzene　乙苯	
2-ethyl benzene-1, 4-diamine hydrogen chloride　2- 乙基苯 -1, 4- 二胺盐酸盐	
ethyl benzoate　苯甲酸乙酯	
ethyl benzyl ether　乙基苄醚	
ethyl brevifolin carboxylate　短叶苏木酚酸乙酯	
ethyl butanoate　丁酸乙酯	
ethyl butyl ether　乙基丁基醚	
ethyl caffeate　咖啡酸乙酯	
7-ethyl camptothecin　7- 乙基喜树碱	
ethyl caprate　癸酸乙酯	
ethyl caproate (ethyl hexanoate)　己酸乙酯	
4-ethyl catechol　4- 乙基儿茶酚	
ethyl chlorogenate　绿原酸乙酯	
(22*E*, 24*R*)-24-ethyl cholest-22-en-3-*O*-β-D-glucoside　(22*E*, 24*R*)-24- 乙基胆甾 -22- 烯 -3-*O*-β-D- 葡萄糖苷	
24-ethyl cholest-22-enol　24- 乙基胆甾 -22- 烯醇	
(24*S*)-24-ethyl cholest-3β, 5α, 6α-triol　(24*S*)-24- 乙基胆甾 -3β, 5α, 6α- 三醇	
(24*R*)-ethyl cholest-3β, 5α, 6β-triol　(24*R*)- 乙基胆甾 -3β, 5α, 6β- 三醇	
(24*S*)-24-ethyl cholest-3β, 5α, 6β-triol　(24*S*)-24- 乙基胆甾 -3β, 5α, 6β- 三醇	
(24*S*)-ethyl cholest-4, 22-dien-3, 6-dione　(24*S*)- 乙基胆甾 -4, 22- 二烯 -3, 6- 二酮	
24-ethyl cholest-4, 24(28)-dien-3, 6-dione　24- 乙基胆甾 -4, 24(28)- 二烯 -3, 6- 二酮	
(24S)-24-ethyl cholest-5, (22*E*), 25-trien-3β-ol　(24*S*)-24- 乙基胆甾 -5, (22*E*), 25- 三烯 -3β- 醇	
(24*S*)-ethyl cholest-5, 22, 25-trien-3β-ol　(24*S*)- 乙基胆甾 -5, 22, 25- 三烯 -3β- 醇	
24-ethyl cholest-5, 22-dien-3-ol　24- 乙基 -5, 22- 胆甾二烯 -3- 醇	
(24*S*)-24-ethyl cholest-5, 22-dien-3β-hydroxy-β-D-glucoside　(24*S*)-24- 乙基胆甾 -5, 22- 二烯 -3β- 羟基 -β-D- 葡萄糖苷	
24-ethyl cholest-5, 22-dien-3β-ol　24- 乙基胆甾 -5, 22- 二烯 -3β- 醇	
24-ethyl cholest-5, 22-dien-3β-ol palmitic acid ester　24- 乙基胆甾 -5, 22- 二烯 -3β- 醇棕榈酸酯	
24-ethyl cholest-5, 22-dienol　24- 乙基胆甾 -5, 22- 二烯醇	
24-ethyl cholest-5, 24(28)-dien-3β-ol　24- 乙基胆甾 -5, 24(28)- 二烯 -3β- 醇	
24-ethyl cholest-5, 25-dien-3β-ol　24- 乙基胆甾 -5, 25- 二烯 -3β- 醇	
24-ethyl cholest-5-en-3β, 4β, 22α-triol　24- 乙基胆甾 -5- 烯 -3β, 4β, 22α- 三醇	
24-ethyl cholest-5-en-3β-ol　24- 乙基胆甾 -5- 烯 -3β- 醇	
(23)-ethyl cholest-5-en-3-β-ol　(23)- 乙基胆甾 -5- 烯 -3-β- 醇	
24α-ethyl cholest-5-enol　24α- 乙基胆甾 -5- 烯醇	
(3α, 5α, 22*E*)-24-ethyl cholest-7, 22, 25(27)-trien-3β-ol　(3α, 5α, 22*E*)-24- 乙基胆甾 -7, 22, 25- 三烯 -3β- 醇	
24-ethyl cholest-7, 22, 25-trien-3β-ol　24- 乙基胆甾 -7, 22, 25- 三烯 -3β- 醇	

24-ethyl cholest-7, 22-dien-3β-ol 24- 乙基胆甾 -7, 22- 二烯 -3β- 醇

24ξ-ethyl cholest-7, 22-dien-3β-ol 24ξ- 乙基胆甾 -7, 22- 二烯 -3β- 醇

24-ethyl cholest-7, 24(25)-dien-3β-ol 24- 乙基胆甾 -7, 24(25)- 二烯 -3β- 醇

24-ethyl cholest-7-en-3-one 24- 乙基胆甾 -7- 烯 -3- 酮

24-ethyl cholest-7-en-3β-ol 24- 乙基胆甾 -7- 烯 -3β- 醇

(24*R*)-α-ethyl cholest-8(14)-enol (24*R*)-α- 乙基胆甾 -8(14)- 烯醇

(24*R*)-α-ethyl cholestanol (24*R*)-α- 乙基胆甾烷醇

24-ethyl cholesterol 24- 乙基胆甾醇

24ξ-ethyl cholesterol 24ξ- 乙基胆甾醇

cis-ethyl cinnamate 顺式 - 桂皮酸乙酯

ethyl cinnamate 桂皮酸乙酯 (肉桂酸乙酯)

trans-ethyl cinnamate 反式 - 桂皮酸乙酯

ethyl *cis*-4-decenoate 顺式 -4- 癸烯酸乙酯

ethyl *cis*-*p*-hydroxycinnamate 顺式 - 对羟基肉桂酸乙酯

5-*O*-ethyl cleroindicin D 5-*O*- 乙酰臭牡丹素 D

24-ethyl coprostanone 24- 乙基粪甾烷酮

ethyl coumarate 香豆酸乙酯

7β-(3′-ethyl crotonoyloxy)-1α-(2′-methyl butyryloxy)-3, 14-dehydro-(*E*)-notonipetranone 7β-(3′- 乙基巴豆酰氧基)-1α-(2′- 甲基丁酰)-3, 14-(*E*)- 脱氢石生诺顿菊酮

7β-(3′-ethyl crotonoyloxy)-1α-(2′-methyl butyryloxy)-3, 14-dehydro-(*Z*)-notonipetranone 7β-(3′- 乙基巴豆酰氧基)-1α-(2′- 甲基丁酰)-3, 14-(*Z*)- 脱氢石生诺顿菊酮

ethyl cryptochlorogenate 隐绿原酸乙酯

O-ethyl cubebin *O*- 乙基荜澄茄脂素

2-ethyl cyclobutanol 2- 乙基环丁醇

ethyl cyclohexane 乙基环己烷

ethyl cyclohexanecarboxylate 环己甲酸乙酯

1-ethyl cyclohexene 1- 乙基环己烯

2-ethyl cyclopentane acetic acid 2- 乙基环戊烷乙酸

α-ethyl cyclopentane acetic acid α- 乙基环戊烷乙酸

3-ethyl cyclopentanone 3- 乙基环戊酮

ethyl diazoacetate 重氮乙酸乙酯

ethyl didecyl borate 硼酸乙基二癸酯

ethyl dihydrocaffeate 二氢咖啡酸乙酯

ethyl dihydromelilotoside 二氢草木犀乙苷

ethyl disulfane 乙基二硫烷

ethyl docosanoate 二十二酸乙酯

ethyl dodecanate 十二酸乙酯

ethyl dodecanoate (ethyl laurate) 十二酸乙酯 (月桂酸乙酯)

ethyl erucate 芥酸乙酯

3-*O*-(6′-ethyl ester)-β-D-glucuronopyranosyl oleanolic acid-28-*O*-β-D-glucopyranoside 3-*O*-(6′- 乙酯)-β-D- 吡喃葡萄糖醛酸基齐墩果酸 -28-*O*-β-D- 吡喃葡萄糖苷

ethyl everninate 扁枝衣酸乙酯

α-1-*C*-ethyl fagomine α-1-*C*- 乙基荞麦碱

ethyl ferulate 阿魏酸乙酯

ethyl formate 甲酸乙酯

ethyl fumarate 富马酸单乙酯

2-ethyl furan 2- 乙基呋喃

2-ethyl furanyl acrolein 2- 乙基呋喃基丙烯醛

ethyl gallate (nipagallin A, phyllemblin, gallic acid ethyl ester) 没食子酸乙酯

4-*O*-ethyl gallic acid 4-*O*- 乙基没食子酸

6α-*O*-ethyl geniposide 6α-*O*- 乙基京尼平苷

6β-*O*-ethyl geniposide 6β-*O*- 乙基京尼平苷

ethyl geranate 牻牛儿酸乙酯

ethyl glucopyranoside 吡喃葡萄糖乙酯苷

4-ethyl guaiacol 4- 乙基愈创木酚

ethyl haematommate 赤星衣酸乙酯

5-ethyl hentriacontane 5- 乙基三十一烷

ethyl heptadecanoate 十七酸乙酯

ethyl heptanoate (cognac oil) 庚酸乙酯

ethyl hex-4-enoate 4- 己烯酸乙酯

ethyl hexadecanoate (ethyl palmitate) 十六酸乙酯 (棕榈酸乙酯)

ethyl hexadecenoate 十六烯酸乙酯

O-ethyl hexaneselenoate 己硒代酸 -*O*- 乙酯

O-ethyl hexanethioate 硫代己酸 -*O*- 乙酯

S-ethyl hexanethioate 己硫代酸 -*S*- 乙 (基) 酯

ethyl hexanoate (ethyl caproate) 己酸乙酯

2-ethyl hexanoic acid 2- 乙基己酸

2-ethyl hexanol 2- 乙基己醇

2-ethyl hexenal 2- 乙基己烯醛

2-ethyl hexyl adipate 2- 乙基己基己二酸酯

2-ethyl hexyl butanoate 2- 乙基己基丁酸酯

7-*O*-ethyl horminone 7-*O*- 乙基荷茗草酮

ethyl hydnocarpate 次大风子酸乙酯

ethyl hydridoberyllium　乙基氢化铍	
ethyl hydrodisulfide　乙基氢二硫化物	
1-ethyl hydrogen 3-chlorophthalate　3- 氯邻苯二甲酸氢 -1- 乙酯	
ethyl hydrogen sulfate　硫酸氢乙酯	
ethyl isobutanoate　异丁酸乙酯	
ethyl isooctadecanoate　异十八酸乙酯	
ethyl isopropyl suflide　乙基异丙基硫醚	
ethyl isovalerate　异戊酸乙酯	
24-ethyl lathosterol　24- 乙基胆甾 -7- 烯醇	
ethyl laurate (ethyl dodecanoate)　月桂酸乙酯 (十二酸乙酯)	
ethyl leptol B　乙基三桠苦醇 B	
ethyl linoleate　亚油酸乙酯	
ethyl linolenate　亚麻酸乙酯	
ethyl lithospermate　紫草酸乙酯	
24-ethyl lophenol　24- 乙基鸡冠柱烯醇 (24- 乙基冠影掌烯醇)	
ethyl lucidone　乙基赤芝酮	
O-ethyl lycorenine　*O*- 乙基石蒜宁碱	
ethyl *m*-digallate　间二没食子酸乙酯	
ethyl methoxycinnamate　甲氧基桂皮酸乙酯	
ethyl methyl ether　乙 (基) 甲 (基) 醚	
ethyl methyl ketone　乙基甲基酮	
ethyl methyl malonate　丙二酸乙甲酯	
23-ethyl momordicine Ⅰ　23- 乙基苦瓜素 Ⅰ	
7-ethyl momordicine I　7- 乙基苦瓜素 I	
7-*O*-ethyl morroniside　7-*O*- 乙基莫罗忍冬苷 (7-*O*- 乙基莫诺苷)	
7α-*O*-ethyl morroniside　7α-*O*- 乙基莫罗忍冬苷	
7β-*O*-ethyl morroniside　7β-*O*- 乙基莫罗忍冬苷	
2′-*O*-ethyl murrangatin　2′-*O*- 乙基长叶九里香亭	
ethyl myristate　肉豆蔻酸乙酯	
ethyl *N*-docosanoyl anthranilate　*N*- 二十二烷酰基苯甲酸乙酯	
ethyl nicotinate　烟酸乙酯	
12-*O*-ethyl nimbolinin B　12-*O*- 乙基印楝波灵素 B (12-*O*- 乙基印楝波力宁 B)	
ethyl nonanoate　壬酸乙酯	
O-ethyl nordictamnine　*O*- 乙基去甲白鲜碱	
D-8-ethyl norlobelol- Ⅰ　D-8- 乙基去甲山梗醇 - Ⅰ	
N′-ethyl nornicotine　*N*′- 乙基去甲烟碱	
O-ethyl norskimmianine　*O*- 乙基去甲茵芋碱	
O-ethyl nor-γ-fagarine　*O*- 乙基去甲 -γ- 崖椒碱	
ethyl notopterol　乙基羌活醇	
ethyl *n*-tridecanoate　正十三酸乙酯	
ethyl octacosanoate　二十八酸乙酯	
ethyl octadec-9, 12-dienoate　十八碳 -9, 12- 二烯酸乙酯	
ethyl octadecadienoate　十八碳二烯酸乙酯	
ethyl octanoate　辛酸乙酯	
ethyl oleanolate　齐墩果酸乙酯	
cis-ethyl oleate　顺式 - 油酸乙酯	
ethyl oleate　油酸乙酯	
ethyl orcinol caroxylate　苔黑酚甲酸乙酯	
ethyl orsellinate　苔色酸乙酯	
ethyl paederosidate　鸡矢藤苷酸乙酯	
ethyl palmitate (ethyl hexadecanoate)　棕榈酸乙酯 (十六酸乙酯)	
ethyl *p*-coumarate　对羟基桂皮酰乙酯	
ethyl *p*-digallate　对二没食子酸乙酯	
ethyl pentadecanoate　十五酸乙酯	
2-ethyl pentane　2- 乙基戊烷	
3-ethyl pentane　3- 乙基戊烷	
ethyl peroxybenzene　乙基过氧基苯	
2-ethyl phenol　2- 乙基苯酚	
3-ethyl phenol　3- 乙基苯酚	
ethyl phenol　乙基苯酚	
m-ethyl phenol　间乙苯酚	
o-ethyl phenol　邻乙基苯酚	
p-ethyl phenol　对乙基苯酚	
ethyl phenyl acetate　苯乙酸乙酯	
ethyl phenyl peroxide　乙基 (苯基) 过氧化物	
ethyl phenyl propionate　苯丙酸乙酯	
ethyl phenyl selenoxide　乙基苯基硒亚砜	
1-(4-ethyl phenyl)-1, 2-ethanediol　1-(4- 苯乙基)-1, 2- 乙二醇	
ethyl pheophorbide a　乙基脱镁叶绿二酸 a	
ethyl phosphane　乙基磷烷 (乙基膦)	
ethyl phosphonic acid　乙基膦酸	
ethyl *p*-hydroxybenzoate　对羟基苯甲酸乙酯	
ethyl *p*-hydroxycinnamate　对羟基肉桂酸乙酯	

ethyl *p*-hydroxyphenyl acetate　对羟基苯乙酸乙酯

ethyl *p*-hydroxy-*trans*-cinnamate　对羟基反式 - 桂皮酸乙酯

ethyl *p*-methoxycinnamate　对甲氧基桂皮酸乙酯

ethyl *p*-methoxy-*cis*-cinnamate　顺式 - 对甲氧基肉桂酸乙酯

ethyl propionate　丙酸乙酯

1-(1-ethyl propylidene)-4, 4-diphenyl semicarbazide　1-(1- 乙基丙亚基)-4, 4- 二苯基氨基脲

ethyl protocatechuate　原儿茶酸乙酯

ethyl protocetrarate　原冰岛衣酸乙酯

ethyl protodioscin　原薯蓣皂乙苷

ethyl pyroglutamate　焦谷氨酸乙酯

ethyl pyrophaeophorbide a　焦脱镁叶绿酸乙酯 a

2-ethyl pyrrole　2- 乙基吡咯

ethyl pyruvate　丙酮酸乙酯

ethyl radiatine　乙基红花石蒜碱

ethyl rosmarinate　迷迭香酸乙酯

ethyl *sec*-butyl ether　乙基仲丁基醚

1-(ethyl selanyl)-1-(methyl sulfanyl)cyclopentane [cyclopetanone Se-ethyl *S*-methyl selenothioketal]　1-(乙硒基)-1-(甲硫基) 环戊烷 [环戊酮 Se- 乙基 *S*- 甲基硒硫缩酮]

ethyl seleninyl benzene　乙基亚硒酰基苯

(–)-12-ethyl sophoramine　(–)-12- 乙基槐胺碱

ethyl stearate　硬脂酸乙酯

1-(ethyl sulfanyl)-1-methoxypropane　1- 乙硫基 -1- 甲氧基丙烷

1-(ethyl sulfanyl)cyclohex-1-selenol　1- 乙硫基环己 -1- 硒醇

1-(ethyl sulfanyl)prop-1-thiol　1- 乙硫基丙 -1- 硫醇

1-(ethyl sulfinyl)butane　1-(乙基亚磺酰基) 丁烷

ethyl sulfonyl ethane　乙基磺酰基乙烷

7-*O*-ethyl sweroside　7-*O*- 乙基獐牙菜苷 (7-*O*- 乙基当药苷)

ethyl syringin　乙基丁香苷

7-*O*-ethyl tangshenoside Ⅱ　7-*O*- 乙基党参苷 Ⅱ

ethyl tetradecanoate　十四酸乙酯

2-ethyl tetrahydrothiophene　2- 乙基四氢噻吩

ethyl tournefolate B　砂引草酸 B 乙酯

ethyl *trans*-caffeate　反式 - 咖啡酸乙酯

ethyl *trans*-*p*-hydroxycinnamate　反式 - 对羟基桂皮酸乙酯

ethyl tricosanoate　二十三酸乙酯

ethyl tridecanoate　十三酸乙酯

ethyl valerate　戊酸乙酯

ethyl vanillate　香草酸乙酯

ethyl vanillin　乙基香草醛 (乙基香兰素、乙基香荚兰醛)

ethyl vinyl ether　乙基乙烯基醚

ethyl α-D-galactopyranoside　α-D- 吡喃半乳糖乙苷

ethyl α-linolenate　α- 亚麻酸乙酯

ethyl α-methyl butanoate　α- 甲基丁酸乙酯

2-ethyl β-carbolin-1-carboxylate　β- 咔 啉 -1- 甲 酸 -2- 乙酯

ethyl β-carbolin-1-carboxylate　β- 咔啉 -1- 甲酸乙酯

ethyl β-D-fructopyranoside　β-D- 吡喃果糖乙苷

ethyl β-D-galactopyranoside　β-D- 吡喃半乳糖苷乙苷

24-ethyl-(*E*)-23-dehydrolophenol　24- 乙 基 -(*E*)-23- 脱氢鸡冠柱烯醇 [24- 乙基 -(*E*)-23- 脱氢 -4- 甲基 -7- 胆甾烯醇]

4-[(2-[14]*C*)ethyl]benzoic acid　4-[(2-[14]*C*) 乙基] 苯甲酸

2-ethyl-1, 1-dimethyl cyclopentane　2- 乙基 -1, 1- 二甲基环戊烷

6, 6′-(ethyl-1, 2-cyclohexanoxy)bis(5-methoxy-1, 2, 3, 4-tetraol)　6, 6′-(乙基 -1, 2- 环己烷氧基) 双 (5- 甲氧基 -1, 2, 3, 4- 四醇)

2-ethyl-1, 3-dioxolane (propanal cyclic-1, 2-ethanediyl acetal)　2- 乙基 -1, 3- 二氧杂戊环烷 (丙醛环 -1, 2- 乙叉基缩醛)

3-ethyl-1, 4-hexadiene　3- 乙基 -1, 4- 己二烯

7-ethyl-10-hydroxycamptothecin　7- 乙 基 -10- 羟 基 喜树碱

8-ethyl-10-propyl lobelionol　8- 乙基 -10- 丙基半边莲碱酮醇

12-*O*-ethyl-1-deacetyl nimbolinin B　12-*O*- 乙基 -1- 去乙酰基印楝波灵素 (12-*O*- 乙基 -1- 去乙酰印楝波力宁) B

2-ethyl-1-decanol　2- 乙基 -1- 癸醇

2-ethyl-1-ethanol　2- 乙基 -1- 乙醇

2-ethyl-1-hexanol　2- 乙基 -1- 己醇

ethyl-1-thio-β-D-glucopyranoside　β-D- 吡喃葡萄糖乙硫苷

2-ethyl-1λ⁵, 2λ⁵, 3λ⁵, 4λ⁵-tetraphosphane 2- 乙基 -1λ⁵, 2λ⁵, 3λ⁵, 4λ⁵- 丁磷烷

1-N-ethyl-2-(methyl amino)acetamide 1-*N*- 乙基 -2-(甲氨基) 乙酰胺

6-ethyl-2, 3, 5, 7, 8-pentahydroxy-1, 4-naphthoquinone (echinochrome A) 6- 乙基 -2, 3, 5, 7, 8- 五羟基 -1, 4- 萘醌 (海胆色素 A)

2-ethyl-2, 3-dihydro-1*H*-indan 2- 乙基 -2, 3- 二氢 -1*H*-茚满

3-ethyl-2, 3-dimethyl pentane 3- 乙基 -2, 3- 二甲基戊烷

3-ethyl-2, 4, 5-trithiaoct-2-*S*-oxide 3- 乙基 -2, 4, 5- 三硫代辛 -2-*S*- 氧化物

3-*O*-ethyl-2, 5-anhydro-D-gulonic acid 3-*O*- 乙基 -2, 5- 脱水 -D- 古洛糖酸

3-ethyl-2, 5-dimethyl pyrazine 3- 乙基 -2, 5- 二甲基吡嗪

24-ethyl-22-dehydrocholesterol 24- 乙基 -22- 脱氢胆甾醇

(3β)-25-ethyl-24, 24-dimethyl-9, 19-cyclo-27-norlanost-25-en-3-ol acetate (cyclopodmenyl acetate) (3β)-25-乙基 -24, 24- 二甲基 -9, 19- 环 -27- 降羊毛甾 -25- 烯 -3- 醇乙酸酯 (欧亚水龙骨甾醇酯)

24β-ethyl-25(27)-dehydrolathosterol 24β- 乙基 -25(27)-脱氢羊毛索甾醇

24β-ethyl-25(27)-dehydrolophenol 24β- 乙基 -25(27)-脱氢鸡冠柱烯醇

24(ξ)-ethyl-25(ξ)-cholest-5-en-3β, 26-diol 24(ξ)- 乙基 -25(ξ)- 胆甾 -5- 烯 -3β, 26- 二醇

24-ethyl-25-hydroxycholesterol 24- 乙基 -25- 羟基胆甾醇

5-ethyl-2-heptanol 5- 乙基 -2- 庚醇

3-ethyl-2-hexene 3- 乙基 -2- 己烯

4-ethyl-2-hydroxysuccinate 4- 乙基 -2- 羟基丁二酸酯

4-ethyl-2-methoxyphenol 4- 乙基 -2- 甲氧基苯酚

1-ethyl-2-methyl benzene 1- 乙基 -2- 甲基苯

5-ethyl-2-methyl heptane 5- 乙基 -2- 甲基庚烷

2-ethyl-2-methyl oxirane 2- 乙基 -2- 甲基环氧乙烷

24-ethyl-2-methyl tritetracont-1-en-3, 23-diol 24- 乙基 -2- 甲基四十三 -1- 烯 -3, 23- 二醇

1-*N*-ethyl-2-*N*-methyl glycinamide 1-*N*- 乙基 -2-*N*- 甲基甘氨酸酰胺

(2*E*)-2-ethyl-2-nonacosenal (2*E*)-2- 乙基 -2- 二十九烯醛

2-ethyl-2-propyl-1-hexanol 2- 乙基 -2- 丙基己醇

30-ethyl-2α, 16α-dihydroxy-3β-*O*-(β-D-glucopyranosyl)-24-hopanoic acid 30- 乙基 -2α, 16α- 二羟基 -3β-*O*-(β-D- 吡喃葡萄糖基)-24- 何帕酸

2-ethyl-3, 5-dimethyl pyrazine 2- 乙基 -3, 5- 二甲基吡嗪

24β-ethyl-31-norlanost-8, 25(27)-dien-3β-ol 24β- 乙基 -31- 去甲羊毛脂 -8, 25(27)- 二烯 -3β- 醇

(*E*)-ethyl-3-hexenyl carbonate (*E*)- 乙基 -3- 己烯碳酸酯

2-ethyl-3-hydroxyhexyl butanoate 丁酸 2- 乙基 -3- 羟基己酯

1-ethyl-3-methyl cyclopentane 1- 乙基 -3- 甲基环戊烷

3-ethyl-3-methyl heptane 3- 乙基 -3- 甲基庚烷

2-ethyl-3-methyl maleimide-*N*-β-D-glucopyranoside 2-乙基 -3- 甲基马来酰亚胺 -*N*-β-D- 吡喃葡萄糖苷

3-ethyl-3-methyl pentane 3- 乙基 -3- 甲基戊烷

2-ethyl-3-methyl pyrazine 2- 乙基 -3- 甲基吡嗪

6-ethyl-3-propyl-6, 7-dihydro-5*H*-oxepin-2-one 6- 乙基 -3- 丙基 -6, 7- 二氢 -5*H*- 噁庚 -2- 酮

(20*S*)-21ξ-*O*-ethyl-3β, 20ξ, 21-trihydroxy-19-oxo-21, 23-epoxydammar-24-ene (20*S*)-21ξ-*O*- 乙基 -3β, 20ξ, 21- 三羟基 -19- 氧亚基 -21, 23- 环氧达玛 -24- 烯

(23*S*)-21ξ-*O*-ethyl-3β, 20ξ, 21-trihydroxy-21, 23-epoxydammar-24-ene (23*S*)-21ξ-*O*- 乙基 -3β, 20ξ, 21-三羟基 -21, 23- 环氧达玛 -24- 烯

6α-*O*-ethyl-4, 6-dihydromonacolin L 6α-*O*- 乙基 -4, 6-二氢莫那可林 L

(*S*)-3-ethyl-4, 7-dimethoxyphthalide (*S*)-3- 乙基 -4, 7-二甲氧基苯酞

1-ethyl-4, 8-dimethoxy-β-carboline 1- 乙基 -4, 8- 二甲氧基 -β- 咔啉

1-ethyl-4-methoxybenzen 1- 乙基 -4- 甲氧基苯

1-ethyl-4-methoxy-β-carboline 1- 乙基 -4- 甲氧基 -β-咔啉

1-ethyl-4-methyl cyclohexane 1- 乙基 -4- 甲基环己烷

2-ethyl-4-methyl phenol 2- 乙基 -4- 甲基苯酚

3-ethyl-4-nonanone 3- 乙基 -4- 壬酮

5-ethyl-4-thiouridine 5- 乙基 -4- 硫代尿嘧啶核苷

3-ethyl-5-(2-ethyl butyl)octadecane 3- 乙基 -5-(2- 乙基丁酯) 十八烷

2-ethyl-5-methyl furan 2- 乙基 -5- 甲基呋喃

3-ethyl-5-methyl phenol 3- 乙基 -5- 甲基苯酚

2-ethyl-5-methyl pyrazine 2- 乙基 -5- 甲基吡嗪

ethyl-5-*O*-*trans*-feruloyl-α-L-arabinofuranoside 5-*O*-反式 - 阿魏酰基 -α-L- 呋喃阿拉伯糖乙苷

24-ethyl-5α-cholest-(7*E*), 22-dien-3β-ol 24- 乙基 -5α-胆甾 -(7*E*), 22- 二烯 -3β- 醇

24-ethyl-5α-cholest-3-one 24- 乙基 -5α- 胆甾 -3- 酮

(24*R*)-ethyl-5α-cholest-3β, 6α-diol (24*R*)- 乙基 -5α- 胆甾 -3β, 6α- 二醇

24α-ethyl-5α-cholest-3β-ol 24α- 乙基 -5α- 胆甾 -3β- 醇

24β-ethyl-5α-cholest-5, 25(27)-dienol 24β- 乙基 -5α-胆甾 -5, 25(27)- 二烯醇

24-ethyl-5α-cholest-7, (22*E*)-dien-3-one 24- 乙基 -5α-胆甾 -7, (22*E*)- 二烯 -3- 酮

24-ethyl-5α-cholest-7, (22*E*)-dien-3β-ol 24- 乙基 -5α-胆甾 -7, (22*E*)- 二烯 -3β- 醇

24β-ethyl-5α-cholest-7, 22, 25(27)-trien-3β-ol 24β- 乙基 -5α- 胆甾 -7, 22, 25(27)- 三烯 -3β- 醇

24ξ-ethyl-5α-cholest-7, 22, 25-triene 24ξ- 乙基 -5α- 胆甾 -7, 22, 25- 三烯

(22*E*)-24-ethyl-5α-cholest-7, 22-dien-3-one (22*E*)-24-乙基 -5α- 胆甾 -7, 22- 二烯 -3- 酮

(22*E*)-24-ethyl-5α-cholest-7, 22-dien-3β-ol (22*E*)-24-乙基 -5α- 胆甾 -7, 22- 二烯 -3β- 醇

24ξ-ethyl-5α-cholest-7, 22-dien-3β-ol 24ξ- 乙基 -5α- 胆甾 -7, 22- 二烯 -3β- 醇

24-ethyl-5α-cholest-7, 24(28)*Z*-diene 24- 乙基 -5α- 胆甾 -7, 24(28)*Z*- 二烯

24β-ethyl-5α-cholest-7, 25(27)-dien-3β-ol 24β- 乙基 -5α-胆甾 -7, 25(27)- 二烯 -3β- 醇

(24*S*)-ethyl-5α-cholest-7, 25-dien-3β-ol (24*S*)- 乙基 -5α- 胆甾 -7, 25- 二烯 -3β- 醇

24ξ-ethyl-5α-cholest-7, 25-diene 24ξ- 乙基 -5α- 胆甾 -7, 25- 二烯

24β-ethyl-5α-cholest-7, *trans*-22, 25(27)-trien-3β-ol 24β-乙基 -5α- 胆甾 -7, 反式 -22, 25(27)- 三烯 -3β- 醇

24α-ethyl-5α-cholest-7, *trans*-22-dien-3β-ol 24α- 乙基 -5α-胆甾 -7, 反式 -22- 二烯 -3β- 醇

24β-ethyl-5α-cholest-7, *trans*-22-dien-3β-ol 24β- 乙基 -5α- 胆甾 -7, 反式 -22- 二烯 -3β- 醇

24ζ-ethyl-5α-cholest-7-en-3β-ol 24ζ- 乙基 -5α- 胆甾 -7- 烯 -3β- 醇

24ξ-ethyl-5α-cholest-7-ene 24ξ- 乙基 -5α- 胆甾 -7- 烯

24β-ethyl-5α-cholest-7-*trans*-22*E*, 25(27)-triolefin-3β-hydroxy-3-*O*-β-D-glucopyranoside 24β- 乙基 -5α- 胆甾 -7- 反式 -22*E*, 25(27)- 三烯 -3β- 羟基 -3-*O*-β-D- 吡喃葡萄糖苷

24α-ethyl-5α-cholest-8(14)-en-3β-ol 24α- 乙基 -5α- 胆甾 -8(14)- 烯 -3β- 醇

24β-ethyl-5α-cholest-8, 22, 25(27)-trien-3β-ol 24β- 乙基 -5α- 胆甾 -8, 22, 25(27)- 三烯 -3β- 醇

24β-ethyl-5α-cholest-8, 22, 25(27)-trienol 24β- 乙基 -5α-胆甾 -8, 22, 25(27)- 三烯醇

24α-ethyl-5α-cholest-8, 22-dien-3β-ol 24α- 乙基 -5α- 胆甾 -8, 22- 二烯 -3β- 醇

24β-ethyl-5α-cholest-8, 22-dien-3β-ol 24β- 乙基 -5α- 胆甾 -8, 22- 二烯 -3β- 醇

24α-ethyl-5α-cholest-8, 22-dienol 24α- 乙基 -5α- 胆甾 -8, 22- 二烯醇

24β-ethyl-5α-cholest-8, 22-dienol 24β- 乙基 -5α- 胆甾 -8, 22- 二烯醇

24β-ethyl-5α-cholest-8, 25(27)-dien-3β-ol 24β- 乙基 -5α-胆甾 -8, 25(27)- 二烯 -3β- 醇

(24*R*)-24-ethyl-5α-cholestane-3β, 5, 6β-triol (24*R*)-24-乙基 -5α- 胆甾烷 -3β, 5, 6β- 三醇

24-ethyl-5α-cholestanol 24- 乙基 -5α- 胆甾烷醇

2-ethyl-6-methyl phenol 2- 乙基 -6- 甲基苯酚

2-ethyl-6-methyl pyrazine 2- 乙基 -6- 甲基吡嗪

N-ethyl-7, 20-cycloatid-16-en-11β, 15β-diol *N*- 乙基 -7, 20- 环阿替 -16- 烯 -11β, 15β- 二醇

24-ethyl-7, 22-diencholesterol 24- 乙基 -7, 22- 二烯胆甾醇

24β-ethyl-7, 25(27)-dehydrolathosterol 24β- 乙基 -7, 25 (27)- 脱氢羊毛索甾醇

24-ethyl-7-oxocholest-5, (22*E*), 25-trien-3β-ol 24- 乙基 -7- 氧亚基胆甾 -5, (22*E*), 25- 三烯 -3β- 醇

5-ethyl-8-isopropyl-2, 11-dimethyl dodecane 5- 乙基 -8-异丙基 -2, 11- 二甲基十二烷

N-ethyl-8β-acetoxy-14α-benzoxy-1α, 6α, 16β, 18-tetramethoxy-4-methyl-aconitane-3α, 13β, 15α-triol *N*-乙基 -8β- 乙酰氧基 -14α- 苯甲酰氧基 -1α, 6α, 16β, 18-四甲氧基 -4- 甲基 - 乌头 -3α, 13β, 15α- 三醇

9-ethyl-9, 10-dihydro-10-tertbutyl anthracene 9- 乙基 -9, 10- 二氢 -10- 叔丁基蒽

(24*R*)-ethyl-9, 19-cyclolanost-25-en-3-ol acetate (24*R*)-乙基 -9, 19- 环羊毛甾 -25- 烯 -3- 醇乙酸酯

7β-(3-ethyl-*cis*-crotonoyloxy)-14-hydroxy-1α-(2-methyl butyryloxy)notonipetranone 7β-(3- 乙基顺式 - 巴豆酰氧基)-14- 羟基 -1α-(2- 甲基丁酰氧基) 石生诺顿菊酮

7β-(3-ethyl-*cis*-crotonoyloxy)-1α-(2-methyl butyryloxy)-3, 14-dehydro-(*Z*)-notonipetranone 7β-(3- 乙基 - 顺式 - 巴豆酰氧基)-1α-(2- 甲基丁酰氧基)-3, 14- 脱氢 -(*Z*)-石生诺顿菊酮

1α-(3″-ethyl-*cis*-crotonoyloxy)-8-angeloyloxy-3β, 4β-epoxybisabola-7(14), 10-diene 1α-(3″- 乙基 - 顺式 - 巴豆酰氧基)-8- 当归酰氧基 -3β, 4β- 环氧没药 -7(14), 10- 二烯

α-ethyl-D-galactopyranoside α- 乙基 -D- 吡喃半乳糖苷

ethylene brassylate 巴西酸亚乙酯

ethylene dibromide 二溴乙烷

ethylene oxide 环氧乙烷

ethylenediamine tetraacetic acid 乙二胺四乙酸

24-ethylidene cholest-7-en-3β-ol 24- 亚乙基胆甾 -7- 烯 -3β- 醇

24-ethylidene cholesterol 24- 亚乙基胆甾醇

ethylidene dicoumarol 乙双香豆醇

24-ethylidene lophenol [4α-methyl stigmast-7, 24(28)-dien-3-ol] 24- 亚乙基鸡冠柱烯醇 [24- 亚乙基冠影掌烯醇、4α- 甲基豆甾 -7, 24(28)- 二烯 -3- 醇]

ethylidene(methyl)azane 亚乙基 (甲基) 氮烷

21-[4-(ethylidene)-2-tetrahydrofuranmethacryl]machaerinic acid 21-[4-(亚乙基)-2- 四氧呋喃异丁烯酰基] 剑叶莎酸

20, 22-*O*-[(*R*)-ethylidene]-20-hydroxyecdysone 20, 22-*O*-[(*R*)- 亚乙基]-20- 羟基蜕皮激素

(25*S*)-20, 22-*O*-[(*R*)-ethylidene]inokosterone (25*S*)-20, 22-*O*-[(*R*)- 亚乙基] 因闹考甾酮

(3-ethylidene-2-oxo-tetrahydropyran-4-yl)methyl acetate (3- 亚乙基 -2- 氧亚基四氢吡喃 -4- 基) 甲基乙酸酯

trans-3-ethylidene-2-pyrrolidone 反式 -3- 亚乙基 -2- 吡咯烷酮

ethylidene-3, 6′-biplumbagin 亚乙基 -3, 6′- 双白花丹素

(*Z*)-2-ethylidene-3-methyl succinic acid (*Z*)-2- 亚乙基 -3- 甲基琥珀酸

4-[(2-ethylidene-4-hydroxy-6-methylhept-5-en-1-yl)oxy]-bergaptol 麦冬内酯 A {4-[(2- 亚乙基 -4- 羟基 -6- 甲基庚 -5- 烯 -1- 基) 氧基]- 佛手酚 }

1-ethylidene-5-(2-naphthyl)carbonohydrazide 1- 亚乙基 -5-(萘 -2- 基) 均二氨基脲

1-ethylidene-5-(2-naphthyl)hydrazinecarbohydrazide 1- 亚乙基 -5-(萘 -2- 基) 肼甲酰肼

2-ethylidene-6, 10, 14-trimethyl pentadecanal 2- 亚乙基 -6, 10, 14- 三甲基十五醛

(24*E*)-ethylidenecycloart-3α-ol (24*E*)- 亚乙基环木菠萝 -3α- 醇

(24*E*)-ethylidenecycloartanone (24*E*)- 亚乙基环木菠萝酮

(24*Z*)-ethylidenelanost-8-en-3-one (24*Z*)- 亚乙基羊毛甾 -8- 烯 -3- 酮

ethyl lactate 乳酸乙酯

N-ethyl-*N*′-methyl (prop-1, 3-diyl diamine) *N*- 乙基 -*N*′- 甲基 (丙 -1, 3- 叉基二胺)

N-ethyl-*N*-methyl butylamine *N*- 乙基 -*N*- 甲基丁胺

N-ethyl-*N*′-methyl propane-1, 3-diamine *N*- 乙基 -*N*′- 甲基丙烷 -1, 3- 二胺

N-ethyl-*N*′-methyl-3-[(methyl amino)methyl]pent-1, 5-diyl diamine *N*- 乙基 -*N*′- 甲基 -3-[(甲基氨基) 甲基] 戊 -1, 5- 叉基二胺

1-(ethylthio)-2-methyl benzene 1-(乙硫基)-2- 甲基苯

ethylursolate 熊果酸乙酯

ethyl-α-D-arabinofuranoside α-D- 呋喃阿拉伯糖乙苷

ethyl-α-D-fructofuranoside α-D- 呋喃果糖乙苷

O-ethyl-α-D-galactoside *O*- 乙基 -α-D- 半乳糖苷

ethyl-α-D-glucopyranoside α-D- 吡喃葡萄糖乙苷

ethyl-α-D-lyxofuranoside α-D- 呋喃来苏糖乙苷

ethyl-α-D-xylopyranoside α-D- 吡喃木糖乙苷

ethyl-α-L-arabinofuranoside α-L- 呋喃阿拉伯糖乙苷

ethyl-β-D-fructofuranoside β-D- 呋喃果糖乙苷

1-ethyl-β-D-galactoside 1- 乙基 -β-D- 半乳糖苷

ethyl-β-D-glucofuranoside β-D- 呋喃葡萄糖乙苷

ethyl-β-D-glucopyranoside β-D- 吡喃葡萄糖乙苷

ethyl-β-D-thevetopyranosyl-(1 → 4)-α-D-oleandropyranoside β-D- 吡喃黄花夹竹桃糖基 -(1 → 4)-α-D- 吡喃欧洲夹竹桃糖乙苷

ethyl-β-D-thevetopyranosyl-(1 → 4)-β-D-oleandropyranoside β-D- 吡喃黄花夹竹桃糖基 -(1 → 4)-β-D- 吡喃欧洲夹竹桃糖乙苷

ethyl-β-D-xylopyranoside β-D- 吡喃木糖乙苷

ethynyl estradiol 乙炔雌二醇

2-ethynyl octylic acid 2- 乙炔基辛酸

6-ethynyl tetrahydro-2*H*-pyran-3-ol 6- 乙炔基四氢 -2*H*- 吡喃 -3- 醇

4-ethynyl-5-vinyloct-4-ene 4- 乙炔基 -5- 乙烯基辛 -4- 烯

etidine 丁啶

etioline 黄化碱 [16, 28- 断茄啶 -5, 22(28)- 二烯 -3, 16- 二醇]

etoglucid (ethoglucid) 依托格鲁 (环氧甘醚)

etretinate [3, 7-dimethyl-9-(4-methoxy-2, 3, 6-trimethylphenyl)-2, 4, 6, 8-nonatetraenoic acid ethyl ester] 阿维 A 酯 [依曲替酯、3, 7- 二甲基 -9-(4- 甲氧基 -2, 3, 6- 三甲苯基)-2, 4, 6, 8- 壬四烯酸乙酯]

euagitannin　鞣花单宁
euasarone　欧细辛脑
eucaglobulin　蓝桉素
eucalbanin C　白桉宁 C
eucalmaidins A ～ E　直杆蓝桉素 A ～ E
eucalmainosides A ～ E　直杆蓝桉苷 A ～ E
eucalyptals A ～ E　桉酚醛 A ～ E
eucalyptenes A, B　桉杯伞烯 A、B
eucalyptic acids A, B　桉树酸 A、B
eucalyptin (5-hydroxy-7, 4″-dimethoxy-6, 8-dimethyl flavone)　桉树素 (5- 羟基 -7, 4″- 二甲氧基 -6, 8- 二甲黄酮)
eucalyptol (1, 8-cineole, cajeputol, cineole)　桉树脑 (1, 8- 桉叶素、桉油醇、桉叶素、桉油精)
eucalyptolic acid　桉醇酸
eucalyptone　桉酮
eucalyptus diene　桉叶二烯
eucalyptus wax　桉树蜡
eucannabinolide　大麻叶佩兰内酯
eucarvone (2, 6, 6-trimethyl-2, 4-cycloheptadien-1-one)　优葛缕酮 (优香芹酮、2, 6, 6- 三甲基 -2, 4- 环庚二烯 -1- 酮)
(2*S*)-euchrenone A_7　(2*S*)- 山豆根黄酮 A_7
euchrenones a_2 ～ a_{16}, b_6 ～ b_{10}　山豆根黄酮 (台湾山豆根黄烷酮) a_2 ～ a_{16}、b_6 ～ b_{10}
euchrestaflavanones A ～ C　山豆根黄烷酮 A ～ C
euchrestafuran　山豆根呋喃
euchrestines A ～ E　满山香碱 (豆叶九里香亭碱) A ～ E
euchretins A ～ N　山豆根亭 (山豆根素) A ～ N
euclein (diospyrin)　柿属素 (柿双醌、柿醌)
(2*R*)-eucomic acid　(2*R*)- 凤梨百合酸
eucomic acid　红果酸 (凤梨百合酸)
eucomin　凤梨百合素
eucommidiol　杜仲二醇
eucommin A (medioresinol-4′-*O*-β-D-glucopyranoside)　杜仲素 A (杜仲脂素 A、杜仲树脂酚 -4′-*O*-β-D- 吡喃葡萄糖苷)
eucommiol　杜仲醇
eucommiosides Ⅰ, Ⅱ　杜仲醇苷 Ⅰ、Ⅱ
eucomol　凤梨百合醇
eucryphin　尤克利素

eucurarine　优箭毒碱
eudebeiolide B　桉叶倍半萜内酯 B
eudesm-1, 3, 11(13)-trien-12-oic acid　桉叶 -1, 3, 11(13)- 三烯 -12- 酸
eudesm-11-en-2, 4α-diol　桉叶 -11- 烯 -2, 4α- 二醇
eudesm-3, 6-dione　桉叶 -3, 6- 二酮
eudesm-3, 7(11)-diene　桉叶 -3, 7- 二烯
(–)-eudesm-3-en-6α-acetoxy-7α-ol　(–)- 桉烷 -3- 烯 -6α- 乙酰氧 -7α- 醇
(+)-eudesm-3-en-7α-ol　(+)- 桉叶 -3- 烯 -7α- 醇
eudesm-4(14), 11-dien-3β-ol　桉叶 -4(14), 11- 二烯 -3β- 醇
(+)-eudesm-4(14), 7(11)-dien-8-one　(+)- 桉叶 -4(14), 7(11)- 二烯 -8- 酮
eudesm-4(14), 7(11)-diene　桉叶 -4(14), 7(11)- 二烯
(1β, 5α)-eudesm-4(14)-en-1, 5-diol　(1β, 5α)- 桉叶 -4(14)- 烯 -1, 5- 二醇
(1β, 6α)-eudesm-4(14)-en-1, 6-diol　(1β, 6α)- 桉叶 -4(14)- 烯 -1, 6- 二醇
(1β, 7α)-eudesm-4(14)-en-1, 7-diol　(1β, 7α)- 桉叶 -4(14)- 烯 -1, 7- 二醇
(+)-eudesm-4(14)-en-11, 13-diol　(+)- 桉叶 -4(14)- 烯 -11, 13- 二醇
eudesm-4(14)-en-1β, 6α-diol　桉叶 -4(14)- 烯 -1β, 6α- 二醇
(3β, 6β)-eudesm-4(14)-en-3, 5, 6, 11-tetraol　(3β, 6β)- 桉叶 -4(14)- 烯 -3, 5, 6, 11- 四醇
eudesm-4(15), 7(11)-dien-8-one　桉叶 -4(15), 7(11)- 二烯 -8- 酮
(5*R*, 10*S*)-eudesm-4(15), 7-dien-11-hydroxy-9-one　(5*R*, 10*S*)- 桉叶 -4(15), 7- 二烯 -11- 羟基 -9- 酮
eudesm-4(15), 7-dien-9α, 11-diol　桉叶 -4(15), 7- 二烯 -9α, 11- 二醇
7-eudesm-4(15)-en-1β, 6α-diol　7- 桉叶 -4(15)- 烯 -1β, 6α- 二醇
eudesm-4(15)-en-1β, 6α-diol　桉叶 -4(15)- 烯 -1β, 6α- 二醇
eudesm-4(15)-en-7α, 11-diol　桉叶 -4(15)- 烯 -7α, 11- 二醇
eudesm-4(15)-en-7β, 11-diol　桉叶 -4(15)- 烯 -7β, 11- 二醇
7α*H*-eudesm-4, 11(12)-dien-3-one-2β-hydroxy-13-β-D-glucopyranoside　7α*H*- 桉叶 -4, 11(12)- 二烯 -3- 酮 -2β- 羟基 -13-β-D- 吡喃葡萄糖苷

eudesm-4, 11-diene　桉叶 -4, 11- 二烯

7α*H*, 10α-eudesm-4-en-3-one-2β, 11, 12-triol　7α*H*, 10α- 桉叶 -4- 烯 -3- 酮 -2β, 11, 12- 三醇

cis-eudesm-6, 11-diene　顺式 - 桉叶 -6, 11- 二烯

eudesm-7(11)-en-4-ol　桉叶 -7(11)- 烯 -4- 醇

eudesmaafraglaucolide　桉叶非洲蒿白前内酯

11-eudesmadien-8, 12-olide　11- 桉叶二烯 -8, 12- 内酯

4(15), 11-eudesmadiene　4(15), 11- 桉叶二烯

4α*H*-eudesmane　4α*H*- 桉叶烷

eudesmane K　桉叶烷 K

8α-*H*-secoeudesmanolide　8α-*H*- 开环桉叶内酯

eudesmanolide (2α-hydroxyalantolactone)　桉叶内酯 (2α- 羟基土木香内酯)

eudesmanomolide　桉叶萜内酯

4(15)-eudesmen-1α, 7β-diol　4(15)- 桉叶烯 -1α, 7β- 二醇

11-eudesmen-1β, 3α, 4β-triol　11- 桉叶烯 -1β, 3α, 4β- 三醇

4(15)-eudesmen-1β, 5α-diol　4(15)- 桉叶烯 -1β, 5α- 二醇

4(15)-eudesmen-1β, 6α-diol　4(15)- 桉叶烯 -1β, 6α- 二醇

(3β, 5α, 6β, 7β, 14β)-eudesmen-3, 5, 6, 11-tetraol　(3β, 5α, 6β, 7β, 14β)- 桉叶烯 -3, 5, 6, 11- 四醇

eudesmene　桉叶烯

α-eudesmene　α- 桉叶烯

β-eudesmene　β- 桉叶烯

eudesmic acid (3, 4, 5-trimethoxybenzoic acid)　桉脂酸 (3, 4, 5- 三甲氧基苯甲酸)

(–)-eudesmin　(–)- 桉脂素 [(–)- 桉叶明]

(+)-eudesmin　(+)- 桉脂素

eudesmin　桉脂素

(+)-β-eudesmol　(+)-β- 桉叶醇

eudesmol　桉叶醇

α-eudesmol　α- 桉叶醇

β-eudesmol　β- 桉叶醇

γ-eudesmol　γ- 桉叶醇

γ-eudesmol-11-α-L-rhamnoside　γ- 桉叶油醇 -11-α-L- 鼠李糖苷

eudesobovatol A　桉醇厚朴酚 A

eugenic acid (eugenol, allyl guaiacol, caryophyllic acid)　丁香油酸 (丁香酚、丁香油酚、4- 烯丙基愈创木酚、丁子香酚)

eugeniin　丁子芽鞣素

eugenin　丁香色原酮 (丁香宁、番樱桃素)

eugenitin　甲基丁香色原酮 (番樱桃素亭)

eugenitol　番樱桃醇 (番樱桃酚)

eugenol (eugenic acid, 4-allyl guaiacol, caryophyllic acid)　丁香酚 (丁香油酚、丁香油酸、4- 烯丙基愈创木酚、丁子香酚)

eugenol acetate　丁香酚乙酸酯 (乙酸丁香酚酯)

eugenol methyl ether　丁香酚甲醚 (丁香油酚甲醚、丁子香酚甲醚)

eugenol rutinoside　丁香酚芸香糖苷

eugenol-4-*O*-α-L-rhamnopyranosyl-(1→6)-β-D-glucopyranoside　丁香酚 -4-*O*-α-L- 吡喃鼠李糖基 -(1→6)-β-D- 吡喃葡萄糖苷

eugenol-*O*-β-D-apiofuranosyl-(1→6)-*O*-β-D-glucopyranoside　丁香酚 -*O*-β-D- 呋喃芹糖基 -(1→6)-*O*-β-D- 吡喃葡萄糖苷

eugenol-*O*-β-D-apiofuranosyl-(1″→6′)-*O*-β-D-glucopyranoside　丁香酚 -*O*-β-D- 呋喃芹糖基 -(1″→6′)-*O*-β-D- 吡喃葡萄糖苷

eugenol-*O*-β-D-glucopyranoside　丁香酚 -*O*-β-D- 吡喃葡萄糖苷

eugenol-*O*-β-D-rutinoside　丁香酚 -*O*-β-D- 芸香糖苷

eugenol-β-D-glucopyranoside　丁香酚 -β-D- 吡喃葡萄糖苷

eugenol-β-D-xylopyranosyl-(1→6)-β-D-glucopyranoside　丁香酚 -β-D- 吡喃木糖基 -(1→6)-β-D- 吡喃葡萄糖苷

eugenone　丁子香酮

eugenosides Ⅰ, Ⅱ　丁香色原酮苷Ⅰ、Ⅱ

eugenyl benzoate　苯甲酸丁子香酯

eugenyl vicianoside (geoside, gein)　丁香酚巢菜糖苷 (水杨梅苷、路边青素)

euglobals Ⅰ～Ⅶ, Ⅰa_1, Ⅰa_2, Ⅰb, Ⅰc, Ⅱa～Ⅱc, Ⅳa, Ⅳb　蓝桉醛 (桉醛) Ⅰ～Ⅶ、Ⅰa_1、Ⅰa_2、Ⅰb、Ⅰc、Ⅱa～Ⅱc、Ⅳa、Ⅳb

euglobals B1-1, G_1～G_7, T_1, In-1　蓝桉醛 (桉醛) B1-1、G_1～G_7、T_1、In-1

eukeratin　优角蛋白

eukovoside　罗氏小米草苷

eulophiol　美冠兰酚

eumaculins A～E　斑叶地锦素 A～E

eumelanin　真黑素

euodionoside A　獭子树苷 A

euojaponines A ～ M　冬青卫矛碱 A ～ M

euojaposphingosides A ～ C　冬青卫矛鞘糖脂苷 A ～ C

euonine (wilformine)　异卫矛碱 (雷公藤碱己)

euoniside　卫矛宁苷

euonymine　卫矛碱

euonymoside　卫矛苷

euonymus base　卫矛属碱

euonymusoside A　卫矛苏苷 A

euophelline　栓翅卫矛碱

euorine　卫矛灵碱

euoverrines A, B　疣点卫矛碱 A、B

eupachifolins A ～ E　白头婆素 A ～ E

(–)-eupachinins A, B　(–)- 华宁泽兰素 A、B

(+)-eupachinins A, B　(+)- 华宁泽兰素 A、B

eupachinsin A-2-acetate　华泽兰丝素 A-2- 乙酸酯

eupachinsins A ～ D　华泽兰丝素 A ～ D

eupachlorin　泽兰氯内酯

eupachlorin acetate　泽兰氯内酯乙酸酯

eupachloroxin　泽兰氧化氯内酯

eupacunin　楔叶泽兰素

eupacunolin　羟楔叶泽兰素

eupacunoxin　环氧楔叶泽兰素

eupaditerpenoid A　泽兰二萜素 A

eupafolin (nepetin, 6-methoxyluteolin)　泽兰叶黄素 (泽兰黄酮 、尼泊尔黄酮素、印度荆芥素 、6- 甲氧基木犀草素)

eupafolin-3′-O-glucoside　泽兰叶黄素 -3′-O- 葡萄糖苷

eupafolin-4′-O-glucoside　泽兰叶黄素 -4′-O- 葡萄糖苷

eupafolin-7-glucoside (nepetrin, nepitrin, nepetin-7-glucoside)　泽兰叶黄素 -7- 葡萄糖苷 (荆芥苷、假荆芥属苷、尼泊尔黄酮苷、印度荆芥素 -7- 葡萄糖苷)

eupafolin-7-O-β-D-glucopyranoside　泽兰叶黄素 -7-O-β-D- 吡喃葡萄糖苷

eupaformonin　台湾泽兰素

eupaformosanin　台湾泽兰宁

eupaglehnin C　格伦泽兰素 C

eupaguaianes A, B　泽兰愈创木烷 A、B

eupahakonenins A, B　泽兰哈可烯灵 A、B

eupahakonesin　泽兰哈可烯星

eupahakonins A, B　泽兰哈可灵 A、B

eupahualins A ～ E　华列内泽兰素 A ～ E

eupahyssopin (eupassopin)　泽兰海索草素 (线叶泽兰素)

eupalestin　破坏草素

eupalinilides A ～ M　林泽兰内酯 A ～ M

eupalinins A ～ D　尖佩兰内酯 A ～ D

eupalinolides A ～ O　野马追内酯 A ～ O

eupalitin (3′-dehydroxyeupatolitin)　女贞泽兰素 (3′- 去羟基泽兰利亭)

eupalitin-3-O-sulfate　女贞泽兰素 -3-O- 硫酸酯

eupanin　白头婆内酯

euparin　泽兰素 (兰草素)

euparin methyl ether (6-O-methyleuparin)　泽兰素甲醚

euparone　泽兰酮

euparotin　圆叶泽兰素

euparotin acetate　圆叶泽兰素乙酸酯

eupaserrin　锯齿泽兰内酯

eupasimplicins A, B　华泽兰素 A、B

eupassopin (eupahyssopin)　线叶泽兰素 (泽兰海索草素)

eupatene　泽兰烯

eupatilin (5, 7-dihydroxy-6, 3′, 4′-trimethoxyflavone)　泽兰林素 (半齿泽兰林素、5, 7- 二羟基 -6, 3′, 4′- 三甲氧基黄酮)

eupatin　泽兰黄醇 (泽兰黄醇素)

eupatobenzofuran　佩兰苯并呋喃

eupatochinilides Ⅰ ～ Ⅶ　华泽兰新内酯 Ⅰ ～ Ⅶ

eupatocunin　异楔叶泽兰素

eupatocunoxin　异环氧楔叶泽兰素

eupatol　泽兰醇

eupatolide　泽兰内酯

eupatolin　泽兰苷

eupatolitin (3, 5, 3′, 4′-tetrahydroxy-6, 7-dimethoxyflavone, 4′-demethyl eupatin)　泽兰利亭 (3, 5, 3′, 4′- 四羟基 -6, 7- 二甲氧基黄酮、4′- 去甲泽兰黄醇素)

(±)-eupatonins A, B　(±)- 泽兰宁素 A、B

eupatonins A ～ C　泽兰宁素 A ～ C

eupatoranolide　紫茎泽兰内酯

eupatorenone　紫茎泽兰萜酮

eupatoretin　泽兰黄醇亭

eupatorin (5, 3′-dihydroxy-6, 7, 4′-trimethoxyflavone)　泽兰黄素 (半齿泽兰素、5, 3′- 二羟基 -6, 7, 4′- 三甲氧基黄酮)

eupatorin-5-methyl ether　泽兰黄素 -5- 甲醚

eupatorine　泽兰碱

eupatoriochromene　泽兰色烯

eupatoriopicrin　泽兰苦素

eupatoriopicrin-19-*O*-linolenate　泽兰苦素 -19-*O*- 亚麻酸酯

eupatorium base　泽兰属碱

eupatoroxin　泽兰氧化苦内酯

eupatriol-9-*O*-β-D-apiofuranosyl-(1 → 6)-β-D-glucopyranoside　泽兰三醇 -9-*O*-β-D- 呋喃芹糖基 -(1 → 6)-β-D- 吡喃葡萄糖苷

eupatundin　圆叶泽兰苦内酯

eupha-7, 21-diene　大戟 -7, 21- 二烯

eupha-7, 24-dien-3β, 22β-diol　大戟 -7, 24- 二烯 -3β, 22β- 二醇

euphactins A ～ F　甘青大戟亭 A ～ F

euphadienol (euphol)　大戟二烯醇 (大戟脑)

(+)-euphan-8, 24-dien-3β-ol　(+)- 大戟 -8, 24- 二烯 -3β- 醇

euphobiasteroid　千金子甾醇

euphococcinine　大戟瓢虫碱

euphohelins A ～ E　泽漆双环氧萜 A ～ E

euphohelionone　泽漆酮 (泽漆环氧萜)

euphohelioscopins A, B　泽漆三环萜 (泽漆素) A、B

euphoheliosnoids A ～ D　泽漆萜 A ～ D

γ-euphol　γ- 大戟脑

euphol (euphadienol)　大戟脑 (大戟二烯醇)

euphonerins A ～ G　金刚纂素 A ～ G

euphopeplin A　南欧大戟素 A

euphorbadienol (α-euphorbol)　α- 大戟甲烯醇 (α- 大戟醇)

euphorbetin　大戟亭 (千金子素、续随子素)

euphorbias A ～ C　大戟色素体 A ～ C

euphorbia base A　大戟属碱 A

euphorbia factor E_1 {3-*O*-[(2E, 4Z)-decadienoyl]ingenol}　大戟因子 E_1 {3-*O*-[(2E, 4Z)- 癸二烯酰基] 巨大戟萜醇 }

euphorbia factor E_2 [3-*O*-(2, 4, 6)-decatrienoyl ingenol]　大戟因子 E_2 [3-*O*-(2, 4, 6)- 癸三烯酰巨大戟萜醇]

euphorbia factor E_3 [3-*O*-(2, 4, 6, 8)-dodecatetraenoyl ingenol]　大戟因子 E_3 [3-*O*-(2, 4, 6, 8)- 十二碳四烯酰巨大戟萜醇]

euphorbia factor Ti_5 {12-*O*-[(2*Z*, 4*E*)-2, 4-octadienoyl] phorbol-13-acetate}　大戟因子 Ti_5 {12-*O*-[(2*Z*, 4*E*)-2, 4- 辛二烯酰基] 巴豆醇 -13- 乙酸酯 }

euphorbia factor Ti_6 {12-*O*-[(2*Z*, 4*Z*)-2, 4, 6-decatrienoyl] phorbol-13-acetate}　大戟因子 Ti_6 {12-*O*-[(2*Z*, 4*Z*)-2, 4, 6- 癸三烯酰基] 巴豆醇 -13- 乙酸酯 }

euphorbia factor Ti_7 [12-*O*-(2, 4, 6, 8, 10-tetradecapentaenoyl)phorbol-13-acetate]　大戟因子 Ti_7 [12-*O*-(2, 4, 6, 8, 10- 十四碳五烯酰基) 巴豆醇 -13- 乙酸酯]

euphorbia factor Ti_8 [12-*O*-(2, 4, 6, 8-tetradecatetraenoyl)phorbol-13-acetate]　大戟因子 Ti_8 [12-*O*- 乙酰基巴豆醇 -13-(2, 4, 6, 8- 十四碳五烯酰基) 巴豆醇 -13- 乙酸酯]

euphorbia factor Ti_9 [12-*O*-acetyl phorbol-13-(2, 4, 6, 8, 10-tetradecapenaenoate)]　大戟因子 Ti_9 [12-*O*- 乙酰基巴豆醇 -13-(2, 4, 6, 8, 10- 十四碳五烯酸酯)]

euphorbia factors L_1 ～ L_{11}, L_{7a}, L_{7b}, Ti_1 ～ Ti_4　大戟因子 L_1 ～ L_{11}、L_{7a}、L_{7b}、Ti_1 ～ Ti_4

euphorbia lathyris A　续随子二萜 (大环二萜千金子) A

euphorbialoids A ～ N　大戟萜 A ～ N

euphorbiane　大戟萜烷

euphorbianin　大戟黄素

euphorbiaproliferins A ～ J　土瓜狼毒素 A ～ J

euphorbiasteroid (6, 20-epoxylathyrol-5, 15-diacetate-3-phenyl acetate)　续随二萜酯 (千金子甾醇、大戟甾醇、6, 20- 环氧千金二萜醇 -5, 15- 二乙酸 -3- 苯乙酸酯)

euphorbins A ～ E　大戟素 A ～ E

γ-euphorbol　γ- 大戟醇

α-euphorbol (euphorbadienol)　α- 大戟醇 (α- 大戟甲烯醇)

euphorbol hexacosanoate　大戟醇二十六酸酯

euphorbon　大戟酮

euphorcinol　大戟辛醇 (绿玉树萜醇)

euphorginol　大戟精醇 (绿玉树萜烯醇)

euphorhelin　泽漆灵新鞣质

euphorin F　大戟二萜 F

euphormisins M_1 ～ M_3　大戟米辛 M_1 ～ M_3

euphornins A ～ K　大戟苷 A ～ K

euphorpekones A, B　京大戟酮 A、B

euphorscopin　泽漆平新鞣质

euphosalicin　柳叶大戟素

euphoscopins A ～ L　泽漆平 (泽漆品) A ～ L

euphpekinensin　京大戟辛
euphroside　小米草苷
euplectin　真合生黄梅衣素
eupomatenoids 5 ～ 13　帽花木脂素 (欧朴吗素) 5 ～ 13
euponin　泽兰宁 (泽兰内酯宁素)
euprostins (prostratins) A ～ C　匍匐大戟素 (平卧稻花素)A ～ C
eupteleasaponins Ⅰ～Ⅴ　日本领春木皂苷Ⅰ～Ⅴ
eupteleoside　领春木苷 (云叶苷)
euroabienol　欧地笋冷杉醇
europetin-3-*O*-L-rhamnoside　欧洲白花丹素 -3-*O*-L- 鼠李糖苷
europine　欧天芥菜碱
europine *N*-oxide　欧未菜碱 *N*- 氧化物
eurostoside　罗氏小米草托苷
euryalins A ～ C　芡实素 A ～ C
euryanoside　柃木花苷 (柃木苷)
eurycarpin A　黄甘草异黄酮 A
eurycomalactone　宽树冠木内酯 (欧瑞苦码酮)
eurycomanol　宽树冠木醇
eurycomanone　宽树冠木酮 (宽缨酮)
eurylene　宽树冠木烯
euscaphic acid (2α, 3α, 19α-trihydroxyurs-12-en-28-oic acid)　野鸦椿酸 (蔷薇酸、2α, 3α, 19α- 三羟基熊果 -12- 烯 -28- 酸)
euscaphic acid-2, 3-monoacetonide　野鸦椿酸 -2, 3- 单丙酮化物
euscaphic acid-28-*O*-glucoside　野鸦椿酸 -28-*O*- 葡萄糖苷
euscaphic acid-β-D-glucopyranosyl ester　野鸦椿酸 -β-D- 吡喃葡萄糖酯
eusiderin N　铁樟素 (优西得灵) N
eustifolines A ～ D　豆叶九里香优林碱 A ～ D
eustigma base-O-1　秀柱花属碱 -O-1
eutigosides A ～ C　小柃木苷 A ～ C
euxanthogen　杧果素
euxanthone (1, 7-dihydroxyxanthone)　优屾酮 (1, 7- 二羟基屾酮)
euxanthone-7-methyl ether (1-hydroxy-7-methoxyxanthone)　优屾酮 -7- 甲醚 (1- 羟基 -7- 甲氧基屾酮)
evafolins A, B　依伐肝素 A、B
everlastosides A ～ M　蜡菊花苷 A ～ M
evernic acid　扁枝衣酸 (煤地衣酸、地钱酸、去甲环萝酸)
everninic acid methyl ester-2-*O*-β-D-xylopyranosyl-(1→6)-β-D-glucopyranoside　扁枝衣尼酸甲酯 -2-*O*-β-D- 吡喃木糖基 -(1 → 6)-β-D- 吡喃葡萄糖苷
evobioside　卫矛双糖苷 (伊夫双苷)
evocarpine　吴茱萸卡品碱
evodene　吴茱萸烯
evodiamide　吴茱萸酰胺
evodiamine　吴茱萸碱 (吴茱萸胺、吴萸碱)
evodianinine　吴茱萸宁碱
evodiaxinine　吴茱萸新碱
evodin (dictamnolactone, limonin, obaculactone)　吴茱萸内酯 (白鲜皮内酯、柠檬苦素、黄柏内酯)
evodine　吴茱萸定碱
evodinone　吴茱萸啶酮
evodionol methyl ether　吴茱萸酮酚甲醚
evodiosides A, B　吴茱萸苷 A、B
evodol　吴茱萸醇 (吴茱萸内酯醇)
evodosin A　三叉苦甲素
evofolin A-8-*O*-β-D-glucoside　楝叶吴萸素 A-8-*O*-β-D-葡萄糖苷
evofolins A, B　楝叶吴萸素 (楝叶吴茱萸素) A、B
evogin　吴茱萸精
evolatine　吴茱萸亭
evolidine　吴茱萸立定
evoline　土丁桂灵
evolitrine　吴茱萸春 (吴萸春碱、吴茱萸呋喹碱)
evolvosides C ～ E　土丁桂酮苷 C ～ E
evomonoside (digitoxigenin-α-L-rhamnoside)　卫矛单糖苷 (伊夫单苷、洋地黄毒苷元 -α-L- 鼠李糖苷)
evonimine　雷公藤新碱
evonine　卫矛羰碱
evoprenine　吴茱萸宁
evorubodinin　波氏吴萸素
evosin　茱萸地衣素
evoxanthine　椒吴茱萸亭
evoxine (haploperine)　吴茱萸素 (花椒吴萸碱、大叶芸香灵)
evoxoidine　吴茱萸肖定 (花椒吴萸定)

exaltolide 环十五内酯	
excamonoterpene 假黄皮单萜	
excavacoumarins A～I 假黄皮香豆素 A～I	
excavatines A～C 假黄皮亭碱 A～C	
excavatins A～M 假黄皮素 (假黄皮灵素) A～M	
excecoitines Ⅰ, Ⅱ 紫花高乌头亭 Ⅰ、Ⅱ	
excelsides A, B 欧梣苷 A、B	
excelsin 巴西果蛋白 (高大臭椿素、高大胡椒素)	
excelsine 紫花高乌头辛	
excelsinine 埃西宁	
excelsione 地衣高酮	
excentricine 江南地不容碱	
excisanins A～K 尾叶香茶菜素 A～K	
excisusins A～F 尾叶香茶菜辛 A～F	
excoagallochaols A～D 海漆新醇 A～D	
excocarinols A～G 海漆诺醇 A～G	
excoecafolinols A, B 云南土沉香醇 A、B	
excoecanols A, B 海漆卡诺醇 A、B	
excoecarianin 海漆宁	
excoecariatoxin 土沉香毒	
excoecarin F dimethyl ester 海漆卡灵 F 二甲酯	
excoecarin M dimethyl ester 海漆卡灵 M 二甲酯	
excoecarins A～S, G_1, G_2, R_1, R_2, T_1, T_2, V_1～V_3 海漆卡灵 A～S、G_1、G_2、R_1、R_2、T_1、T_2、V_1～V_3	
excoecariosides A, B 海漆苷 A、B	
excolabdones A～C 海漆半日花酮 A～C	
exidonin (rabdosin B) 鄂西香茶菜宁 (香茶菜素 B)	
exiguaflavanones A～G 稀见槐黄烷酮 A～G	
eximidine 异种荷包牡丹定	
eximine (dicentrine) 荷包牡丹碱	
(3-*exo*)-8-azabicyclo[3.2.1]oct-3-ol (3-外)-8-氮杂双环 [3.2.1] 辛-3-醇	
exomexins A, B 墨西哥外蕊木素 A、B	
exoticin (3, 3′, 4′, 5, 5′, 6, 7, 8-octamethoxyflavone) 3, 3′, 4′, 5, 5′, 6, 7, 8-八甲氧基黄酮 (月橘素、爱克受梯新、九里香替辛)	
exozoline 小叶九里香咔唑碱 (九里香唑林碱)	
expansolides A, B 扩展内酯 A、B	
3β, 4β-epoxy-chrysothol 3β, 4β-环氧橡胶草醇	
5α, 6α-epoxy-β-ionone-3-*O*-β-D-glucopyranoside 5α, 6α-环氧-β-紫罗兰酮-3-*O*-β-D-吡喃葡萄糖苷	
extensin 伸展蛋白	
ezomontanin 山地蒿素	
fabagoin 驼蹄瓣素	
faberidine 大叶唐松草定碱	
faberonine 大叶唐松草诺宁碱	
fabiatrin 法笔枝苷 (法荜枝苷, 石楠茄苷、皮契荔枝苷)	
fagara base 花椒属碱	
(+)-fagaramide (+)-崖椒酰胺	
fagaramide 崖椒酰胺	
fagaramine 花椒明	
fagarasterol (lupeol, monogynol B, β-viscol) 羽扇豆醇 (蛇麻脂醇、羽扇醇)	
fagaridine 花椒定 (崖椒定碱)	
γ-fagarine γ-崖椒碱 (γ-花椒碱)	
fagarine (8-methoxydictamnine) 花椒碱 (崖椒碱、2-甲氧基白鲜碱)	
β-fagarine (skimmianine, chloroxylonine, 7, 8-dimethoxydictamnine) β-花椒碱 (茵芋碱、缎木碱、7, 8-二甲氧基白鲜碱)	
α-fagarine (α-allocryptopine) α-崖椒碱 (α-花椒碱、α-别隐品碱)	
fagarines Ⅰ～Ⅲ 花椒碱 Ⅰ～Ⅲ	
fagarol 岩椒醇	
fagaronine 花椒宁碱	
fagaronine hydrochloride 盐酸花椒路宁	
fagomine 荞麦碱	
fagomine-4-*O*-β-D-glucopyranoside 荞麦碱-4-*O*-β-D-吡喃葡萄糖苷	
fagonene 法蒺藜烯	
falaconitine 法尔乌头碱 (发尔乌头碱、法康乌头碱)	
(3*R*, 8*S*, 9*Z*)-falcarindiol (3*R*, 8*S*, 9*Z*)-镰叶芹二醇	
falcarindiol 镰叶芹二醇 (法卡林二醇、福尔卡烯炔二醇)	
falcarindiol-8-acetate 镰叶芹二醇-8-乙酯	
falcarindione 镰叶芹二酮	
falcarinol (panaxynol, carotatoxin) 镰叶芹醇 (人参炔醇、人参醇)	
falcarinolone 镰叶芹醇酮 (福尔卡烯炔酮)	
falcarinone 镰叶芹酮 (法尔卡酮炔)	

falcatine　发卡亭
faleoconitine　福尔科纳乌头碱
fallacinal　迷人醛
fallacinol　迷人醇 (拟石黄衣醇)
fallaxoses A ～ E　假黄花远志苷 (黄花倒水莲糖) A ～ E
fanchinine (tetrandrine, sinomenine A)　汉防己甲素 (汉防己碱、特船君、倒地拱素、青藤碱 A)
fangchinoline (hanfangichin B, demethyl tetrandrine)　防己诺林碱 (汉防己乙素、去甲汉防己碱)
fangfengalpyrimidine　防风嘧啶
faradiol　款冬二醇
faradiol-3-*O*-palmitate　款冬二醇 -3-*O*- 棕榈酸酯
farfugine　大吴风草碱
farfugins A, B　大吴风草素 A、B
fargenin B-6″, 3‴-dimethyl ester　华西龙头草素 B-6″, 3‴- 二甲酯
fargenins A ～ D　华西龙头草素 A ～ D
(–)-fargesin　(–)- 辛夷脂素
(+)-fargesin　(+)- 辛夷脂素
fargesin　发氏玉兰素 (辛夷脂素)
fargesones A ～ C　发氏玉兰脂酮 (望春花酮) A ～ C
fargosides A ～ E　五月瓜藤皂苷 A ～ E
farinosin　粉状菊内酯
farmesyl bromide　溴化法呢基醇
(3*S*, 6*E*)-farnes-1, 6, 10-trien-3-ol　(3*S*, 6*E*)- 金合欢 -1, 6, 10- 三烯 -3- 醇
1, 6-farnesadien-3, 10, 11-triol　1, 6- 金合欢二烯 -3, 10, 11- 三醇
farnesal　金合欢醛
β-farnesal　β- 金合欢醛
farnesane　金合欢烷
cis-*trans*-β-farnesene　顺式 - 反式 -β- 金合欢烯
cis-β-farnesene　顺式 -β- 金合欢烯 (顺式 -β- 法呢烯)
(*E*)-β-farnesene　(*E*)-β- 金合欢烯 [(*E*)-β- 法尼烯]
α-farnesene　α- 金合欢烯
(*Z*)-β-farnesene　(*Z*)-β- 金合欢烯
(*Z*, *E*)-α-farnesene　(*Z*, *E*)-α- 金合欢烯
(*Z*, *Z*)-α-farnesene　(*Z*, *Z*)-α- 金合欢烯
farnesene　金合欢烯 (法呢烯、麝子油烯)
α-farnesene　α- 金合欢烯 (α- 法尼烯)
β-farnesene　β- 金合欢烯 (β- 法尼烯)
trans-α-farnesene　反式 -α- 金合欢烯
(*Z*)-*trans*-β-farnesene　(*Z*)- 反式 -β- 金合欢烯 [(*Z*)- 反式 -β- 麝子油烯]
trans-β-farnesene　反式 -β- 金合欢烯 (反式 -β- 麝子油烯)
farnesiaside　鸭皂树萜苷
farnesiferols A ～ C　金合欢基阿魏醇 (法呢费醇、法尼斯淝醇) A ～ C
farnesiranes A, B　鸭皂树萜 A、B
(2*E*, 6*E*)-farnesol　(2*E*, 6*E*)- 金合欢醇
farnesol　金合欢醇 (法呢醇)
α-farnesol　α- 金合欢醇
β-farnesol　β- 金合欢醇
(*cis*+*trans*)-farnesyl acetate　(顺式 + 反式)- 法呢醇乙酸酯
farnesyl acetate　金合欢醇乙酸酯
(5*Z*, 9*E*)-farnesyl acetone　(5*Z*, 9*E*)- 金合欢基丙酮 [(5*Z*, 9*E*)- 金合欢醇基丙酮]
farnesyl acetone　金合欢醇基丙酮 (金合欢基丙酮、金合欢丙酮、法呢基丙酮)
trans-farnesyl ester　反式 - 金合欢酯
farnesyl hydroquinone　法呢基氢醌
7-farnesyloxycoumarin　7- 金合欢氧基香豆素
farnisin　金合欢辛素
farobin B　法罗宾 B
(–)-farrerol　(–)- 丁香杜鹃酚
(2*R*)-farrerol-7-*O*-β-D-glucopyranoside　(2*R*)- 丁香杜鹃酚 -7-*O*-β-D- 吡喃葡萄糖苷
farrerols A ～ F　丁香杜鹃酚 (杜鹃素) A ～ F
fascicularones C, D　簇生黄韧伞酮 C、D
fasciculic acids A ～ C　簇生黄韧伞酸甲～丙
fastigilins A ～ C　帚天人菊素 A ～ C
fastudine　伟曼陀罗定
fastunine　伟曼陀罗宁
fastusidine　伟曼陀罗碱
fastusine　伟曼陀罗素
fastusinine　伟曼陀罗西宁
fatsiaside B_1 (hederagenin-3-*O*-α-L-arabinopyranoside)　手树皂苷 B_1 (常春藤皂苷元 -3-*O*-α-L- 吡喃阿拉伯糖苷)

fatsiaside B_1-28-*O*-β-gentiobioside ester　手树皂苷 B_1-28-*O*-β- 龙胆二糖酯苷

fatsiasides A_1 ～ D_1, A ～ G　手树皂苷 (八角金盘苷) A_1 ～ D_1、A ～ G

fatsioside A　八角金盘萜苷 A

fatty acid methyl ester　脂肪酸甲酯

faurinone　日缬草酮

fauronyl acetate　日缬草酮醇乙酸酯

favelanone　荨麻刺酮

faveline　荨麻刺素

faveline methyl ether　荨麻刺素甲醚

fawcettidine　法氏石松定碱 (佛石松定)

fawcettimine　法西亭明碱

fawcettine　法氏石松碱 (法西亭碱、佛石松碱)

(+)-faxinresinol-1-*O*-β-D-glucopyranoside　(+)- 法辛脂醇 -1-*O*-β-D- 吡喃葡萄糖苷

febrifugin　印度红椿素

febrifugine (β-dichroine)　常山碱乙 (β- 常山碱、黄常山碱乙)

fecosterol　粪甾醇

fedamazine　费达马嗪

fekolone　科佩特阿魏酮

fekrol　托里阿魏醇

fekrynol　托里阿魏诺醇

fekrynol acetate　托里阿魏诺醇乙酸酯

fenbaqia saponin　粉菝葜皂草苷

(1*R*)-fench-2-one　(1*R*)- 葑 -2- 酮

α-fenchene　α- 葑烯 (α- 小茴香烯)

β-fenchene　β- 葑烯 (β- 小茴香烯)

fenchocamphorone　茴香樟脑

fenchol (fenchyl alcohol)　小茴香醇 (葑醇)

fenchol acetate　小茴香醇乙酸酯 (葑醇乙酸酯)

D-fenchone　D- 茴香酮

(–)-fenchone　(–)- 葑酮

(+)-fenchone　(+)- 葑酮

fenchone　茴香酮 (小茴香酮、葑酮)

L-α-fenchyl acetate　L-α- 葑醇乙酯

fenchyl alcohol (fenchol)　小茴香醇 (葑醇)

fendlerine　分勒任

fenfangjine D hydrochloride　粉防己碱 D 盐酸盐

fenfangjines A ～ D, G ～ H, T　粉防己碱

fenugreek saponins Ⅱ, Ⅲ　葫芦巴总皂苷 Ⅱ、Ⅲ

fenugreekine　胡芦巴肽酯

fenugrin B　胡芦巴素 B

fenvalerate　氰戊菊酯

feostat (ferrous fumarate)　富马酸亚铁

feralolide　好望角芦荟内酯

fercomin　大阿魏素

ferenernone　法莱酮

feretoside (scandoside methyl ester)　鸡屎藤次苷甲酯

fern-7, 9(11)-diene　羊齿 -7, 9(11)- 二烯

fern-7-ene　羊齿 -7- 烯

fern-8-en-3β-ol　羊齿 -8- 烯 -3β- 醇

fern-9(11)-en-12-one　羊齿 -9(11)- 烯 -12- 酮

fern-9(11)-en-12β-ol　羊齿 -9(11)- 烯 -12β- 醇

fern-9(11)-en-3-one (fernenone)　羊齿 -9(11)- 烯 -3- 酮 (羊齿烯酮)

fernadiene　羊齿二烯

fernandoside　厚膜树苷

7, 9(11)-ferndiene　7, 9(11)- 羊齿二烯

7-fernene　7- 羊齿烯

8-fernene　8- 羊齿烯

9(11)-fernene　9(11)- 羊齿烯

fernene　羊齿烯

fernenol　羊齿烯醇

fernenone [fern-9(11)-en-3-one]　羊齿烯酮 [羊齿 -9(11)- 烯 -3- 酮]

fernolin　象橘灵

ferocolicin　圆锥茎阿魏辛

ferocolidin　圆锥茎阿魏定

ferocolin　圆锥茎阿魏灵

ferocolinin　圆锥茎阿魏宁

feroxidin　好望角芦荟苷元

feroxins A, B　好望角芦荟苷 A、B

ferredoxin　铁氧化还原蛋白

ferric acetate (ironic acetate)　乙酸铁

ferric oxide (magnetic oxide iron)　氧化铁 (磁性氧化铁、三氧化二铁)

ferric phosphate　磷酸铁

ferric sorbitol　山梨醇铁

ferric sulfate　硫酸铁

ferric tannate　鞣酸铁

ferrichrome A　铁色素 A

ferritin　粘膜铁蛋白

1-(1, 1′)-ferrocenacyclotetraphane　1-(1, 1′)- 二茂铁杂环四蕃

ferrocenecarboxylic acid　二茂铁甲酸

ferrosoferric oxide　四氧化三铁

ferrous acetate　乙酸亚铁

ferrous aspartate　天冬氨酸亚铁 (门冬氨酸亚铁)

ferrous disulfide　二硫化铁

ferrous fumarate (feostat)　富马酸亚铁

ferrous oxide　氧化亚铁

ferrous sulfate　硫酸亚铁

ferruginins A ～ C　铁锈素 A ～ C

ferruginol　铁锈醇 (弥罗松酚、锈色罗汉松酚)

6, 7-secoferruginol-6, 7-dial　6, 7- 开环铁锈醇 -6, 7- 二醛

7, 8-seco-*p*-ferruginone　7, 8- 开环对弥罗松酮

ferruol A　铁力木香酚 A

ferrxanthone　铁力木新屾酮

ferugin　阿魏精

feruginidin　阿魏尼定

feruginin　阿魏精宁

ferujaesenol　中亚阿魏烯醇

ferujol　中亚阿魏酚

ferukrin　托里阿魏素

ferulactones A, B　多伞阿魏内酯 A、B

ferulaeones A ～ H　多伞阿魏酚酮 A ～ H

(*E*)-ferulaldehyde　(*E*)- 阿魏醛

trans-ferulaldehyde　反式 - 阿魏醛

ferulaldehyde (coniferyl aldehyde, coniferaldehyde)　阿魏醛 (松柏醛)

ferulaldehyde-4-*O*-β-D-glucopyranoside　阿魏醛 -4-*O*-β-D- 吡喃葡萄糖苷

ferulaldehyde-β-D-glucoside　阿魏醛 -β-D- 葡萄糖苷

ferulamide　阿魏酸酰胺

ferulene A　阿魏烯 A

cis-ferulic acid　顺式 - 阿魏酸

ferulic acid　阿魏酸

trans-ferulic acid　反式 - 阿魏酸

(*E*)-ferulic acid (caffeic acid-3-methyl ether, 3-*O*-methyl caffeic acid)　(*E*)- 阿魏酸 (咖啡酸 -3- 甲基醚、3-*O*- 甲基咖啡酸)

ferulic acid diglycoside　阿魏酸二糖苷

ferulic acid glucopyranoside　阿魏酸吡喃葡萄糖苷

ferulic acid hexosides Ⅰ～Ⅳ　阿魏酸己苷 Ⅰ～Ⅳ

ferulic acid methyl ester (methyl ferulate)　阿魏酸甲酯

ferulic acid *p*-phenethyl alcohate　阿魏酸对羟基苯乙醇酯

trans-ferulic acid-4-*O*-β-D-glucopyranoside　反式 - 阿魏酸 -4-*O*-β-D- 吡喃葡萄糖苷

ferulic acid-β-D-glucoside　阿魏酸 -β-D- 葡萄糖苷

ferulins A ～ E　多伞阿魏素 A ～ E

2″-*O*-feruloyaloesin　2″-*O*- 阿魏酰芦荟苦素

trans-feruloyl　反式 - 阿魏酰基

trans-feruloyl- 10-hydroxyoleoside　反式 -10- 羟基油酸苷阿魏酸酯

5-*O*-feruloyl- 2-deoxy-D-ribono-γ-lactone　5-*O*- 阿魏酸 -2- 脱氧 -D- 核糖酸 -γ- 内酯

2/5-feruloyl- 4/3-syringic glucaric acid　2/5- 阿魏酰基 -4/3- 丁香葡糖二酸

3/4-feruloyl- 4/3-syringic glucaric acid　3/4- 阿魏酰基 -4/3- 丁香葡糖二酸

6-*O*-*trans*-feruloyl- 5, 7-bisdeoxycynanchoside　6-*O*- 反式 - 阿魏酰基 -5, 7- 二脱氧毛猫爪藤苷

6-*O*-(*E*)-feruloyl ajugol　6-*O*-(*E*)- 阿魏酰基筋骨草醇

6-*O*-(*Z*)-feruloyl ajugol　6-*O*-(*Z*)- 阿魏酰基筋骨草醇

6-*O*-feruloyl ajugol　6-*O*- 阿魏酰筋骨草醇

2″-*O*-feruloyl aloesin　2″-*O*- 阿魏酰芦荟苦素

N-*trans*-feruloyl butanoic acid　*N*- 反式 - 阿魏酰丁酸

cis-feruloyl campestanol　顺式 - 阿魏酰基菜油甾烷醇

trans-feruloyl campestanol　反式 - 阿魏酰基菜油甾烷醇

feruloyl campesterol　阿魏酰菜油甾醇

6-feruloyl catalpol　6- 阿魏酰梓醇

6-*O*-*trans*-feruloyl catalpol　6-*O*- 反式 - 阿魏酰梓醇

3-feruloyl chinasueure　3- 阿魏酰赤那素

2′-*O*-*trans*-feruloyl gardoside　2′-*O*- 反式 - 阿魏酰栀子酮苷

6″-*O*-*trans*-feruloyl genipingentiobioside　6″-*O*- 反式 - 阿魏酰基京尼平龙胆二糖苷

feruloyl glucose　阿魏酰葡萄糖

4-*O*-feruloyl glucoside 4-*O*- 阿魏酰基葡萄糖苷

feruloyl glucoside 阿魏酰葡萄糖苷

1-*O*-feruloyl glyceride 1-*O*- 阿魏酰甘油酯

1-feruloyl glycerol 1- 阿魏酰甘油

7-*O*-feruloyl harpagide 7-*O*- 阿魏酰基哈巴苷 (7-*O*- 阿魏酰基哈帕苷)

8-*O*-feruloyl harpagide 8-*O*- 阿魏酰哈巴苷 (8-*O*- 阿魏酰基钩果草吉苷)

6″-*O*-feruloyl harpagide 6″-*O*- 阿魏酰哈巴苷 (6″-*O*- 阿魏酰哈帕苷、6″-*O*- 阿魏酰钩果草苷)

trans-6′-*O*-feruloyl harpagide 反式 -6′-*O*- 阿魏酰哈巴苷 (反式 -6′-*O*- 阿魏酰钩果草吉苷)

feruloyl histamine 阿魏酰组胺

6‴-*O*-feruloyl incanoside D 6‴-*O*- 阿魏酰兰香草苷 D

feruloyl malate 阿魏酰苹果酸酯

trans-feruloyl malate 反式 - 阿魏酰基苹果酸酯

N-*trans*-feruloyl methoxytyramine *N*- 反式 - 阿魏酰基甲氧基酪胺

10-*O*-(*E*)-feruloyl monotropein 10-*O*-(*E*)- 阿魏酰水晶兰苷

6′-*O*-(*E*)-feruloyl monotropein 6′-*O*-(*E*)- 阿魏酰水晶兰苷

6″-*O*-*trans*-feruloyl nepitrin 6″-*O*- 反式 - 阿魏酰荆芥苷

6′-*O*-feruloyl nodakenin 6′-*O*- 阿魏酰紫花前胡苷

6′-*O*-*trans*-feruloyl nodakenin 6′-*O*- 反式 - 阿魏酰紫花前胡苷

N-*trans*-feruloyl noradrenaline *N*- 反式 - 阿魏酰基去甲肾上腺素

N-feruloyl normetanephrine *N*- 阿魏酰基去甲变肾上腺素

cis-*N*-feruloyl octopamine 顺式 -*N*- 阿魏酰章胺 (顺式 -*N*- 阿魏酰章鱼胺)

N-*cis*-feruloyl octopamine *N*- 顺式 - 阿魏酰基章胺 (*N*- 顺式 - 阿魏酰基去甲辛弗林)

N-feruloyl octopamine *N*- 阿魏酰基章胺 (*N*- 阿魏酰真蛸胺、*N*- 阿魏酰基去甲辛弗林)

N-*trans*-feruloyl octopamine *N*- 反式 - 阿魏酰基章胺 (*N*- 反式 - 阿魏酰基去甲辛弗林)

(–)-*trans*-*N*-feruloyl octopamine (–)- 反式 -*N*- 阿魏酰章胺 [(–)- 反式 -*N*- 阿魏酰章鱼胺]

trans-*N*-feruloyl octopamine 反式 -*N*- 阿魏酰章鱼胺

N-*trans*-feruloyl piperidine *N*- 反式 - 阿魏酰基哌啶

feruloyl podospermic acids A, B 阿魏酰柄球菊酸 A、B

6-*O*-feruloyl polygalytol 6-*O*- 阿魏酰远志糖醇

3′-feruloyl quinic acid 3′- 阿魏酰奎宁酸

3-feruloyl quinic acid 3- 阿魏酰奎宁酸

3-*O*-feruloyl quinic acid 3-*O*- 阿魏酰奎宁酸

4-feruloyl quinic acid 4- 阿魏酰奎宁酸

4-*O*-feruloyl quinic acid 4-*O*- 阿魏酰奎宁酸

5′-feruloyl quinic acid 5′- 阿魏酰奎宁酸

5-feruloyl quinic acid 5- 阿魏酰奎宁酸

5-*O*-feruloyl quinic acid 5-*O*- 阿魏酰奎宁酸

O-feruloyl quinide *O*- 阿魏酰奎尼内酯

6‴-feruloyl saponarin 6‴- 阿魏酰皂草黄素

(*E*)-6-*O*-feruloyl scandoside methyl ester (*E*)-6-*O*- 阿魏酰基鸡屎藤次苷甲酯

6-*O*-feruloyl scandoside methyl ester 6-*O*- 阿魏酰鸡屎藤次苷甲酯

(*E*)-6-*O*-*p*-feruloyl scandoside methyl ester (*E*)-6-*O*- 对阿魏酰鸡屎藤次苷甲酯

(*Z*)-6-*O*-*p*-feruloyl scandoside methyl ester (*Z*)-6-*O*- 对阿魏酰鸡屎藤次苷甲酯

6-*O*-*p*-feruloyl scandoside methyl ester 6-*O*- 对阿魏酰基鸡屎藤次苷甲酯

6‴-feruloyl spinosin 6‴- 阿魏酰斯皮诺素

trans-feruloyl stigmastanol 反式 - 阿魏酰豆甾烷醇

cis-feruloyl stigmasterol 顺式 - 阿魏酰基豆甾醇

feruloyl stigmasterol 阿魏酰豆甾醇

3-*O*-feruloyl sucrose 3-*O*- 阿魏酰蔗糖

6′-*O*-feruloyl sucrose 6′-*O*- 阿魏酰基蔗糖

N-feruloyl tryptamine *N*- 阿魏酰基色胺

N-*trans*-feruloyl tryptamine *N*- 反式 - 阿魏酰色胺

feruloyl tyramine 阿魏酰酪胺

N-*cis*-feruloyl tyramine *N*- 顺式 - 阿魏酰基酪胺

N-feruloyl tyramine *N*- 阿魏酰基酪胺

N-*trans*-feruloyl tyramine (moupinamide) *N*- 反式 - 阿魏酰基酪胺 (穆坪马兜铃酰胺)

N-*cis*-feruloyl tyramine dimer *N*- 顺式 - 阿魏酰酪胺二聚体

N-*trans*-feruloyl tyramine dimer *N*- 反式 - 阿魏酰酪胺二聚体

6-*O*-(*E*)-feruloyl- α-glucopyranoside 6-*O*-(*E*)- 阿魏酰基 -α- 吡喃葡萄糖苷

3-*O*-[5‴-*O*-feruloyl- β-D-apiofuranosyl-(1‴ → 2″)- β-D-glucopyranosyl]rhamnocitrin 3-*O*-[5‴-*O*- 阿魏酰基 -β-D- 呋喃芹糖基 -(1‴ → 2″)-β-D- 吡喃葡萄糖基] 鼠李柠檬素

feruloyl- β-D-glucoside　阿魏酰基 -2-β-D- 葡萄糖苷	
6-*O*-(*E*)-feruloyl- β-glucopyranoside　6-*O*-(*E*)- 阿魏酰基 -β- 吡喃葡萄糖苷	
β-D-(6-*O*-*trans*-feruloyl)fructofuranosyl-α-D-*O*-glucopyranoisde　β-D-(6-*O*- 反式 - 阿魏酰基) 呋喃果糖基 -α-D-*O*- 吡喃葡萄糖苷	
3-*O*-β-D-(2-*O*-feruloyl)glucosyl-7, 4′-di-*O*-β-D-glucosyl kaempferol　3-*O*-β-D-(2-*O*- 阿魏酰基) 葡萄糖基 -7, 4′- 二 -*O*-β-D- 葡萄糖基山柰酚	
6-*O*-α-L-(2″-*O*-feruloyl)rhamnopyranosyl catalpol　6-*O*-α-L-(2″-*O*- 阿魏酰基) 吡喃鼠李糖基梓醇	
6-*O*-α-L-(3″-*O*-feruloyl)rhamnopyranosyl catalpol　6-*O*-α-L-(3″-*O*- 阿魏酰基) 吡喃鼠李糖基梓醇	
6-*O*-α-L-(4″-*O*-feruloyl)rhamnopyranosyl catalpol　6-*O*-α-L-(4″-*O*- 阿魏酰基) 吡喃鼠李糖基梓醇	
6-*O*-[α-L-(2″-*trans*-feruloyl)rhamnopyranosyl]catalpol　6-*O*-[α-L-(2″- 反式 - 阿魏酰基) 吡喃鼠李糖基] 梓醇	
6-*O*-[α-L-(4″-*trans*-feruloyl)rhamnopyranosyl]catalpol　6-*O*-[α-L-(4″- 反式 - 阿魏酰基) 吡喃鼠李糖基] 梓醇	
N-(*trans*-feruloyl)tyramine　*N*-(反式 - 阿魏酰) 酪胺	
6″-*O*-[(*E*)-feruloyl]genipingentiobioside　6″-*O*-[(*E*)- 阿魏酸基] 京尼平龙胆二糖苷	
6-*O*-[(*E*)-feruloyl]jioglutin D　6-*O*-[(*E*)- 阿魏酰基] 焦地黄素 D	
2-*O*-*trans*-feruloyl-1-(4-hydroxyphenyl)ethan-1, 2-diol　3-*O*- 反式 - 阿魏酰基 -1-(4- 羟苯基) 乙 -1, 2- 二醇	
3-feruloyl-1-sinapoyl sucrose　3- 阿魏酰 -1- 芥子酰基蔗糖	
1-*O*-feruloyl-2-*O*-*p*-coumaroyl glycerol　1-*O*- 阿魏酰基 -2-*O*- 对香豆素酰甘油	
23-*O*-(*E*)-feruloyl-2α, 3α-dihydroxyurs-12-en-28-oic acid　23-*O*-(*E*)- 阿魏酰基 -2α, 3α- 二羟基熊果 -12- 烯 -28- 酸	
23-*O*-(*E*)-feruloyl-2α, 3β-dihydroxyurs-12-en-28-oic acid　23-*O*-(*E*)- 阿魏酰基 -2α, 3β- 二羟基熊果 -12- 烯 -28- 酸	
N-*trans*-feruloyl-3′, 4′-dihydroxyphenyl ethyl amine　*N*- 反式 - 阿魏酰基 -3′, 4′- 二羟苯基乙胺	
N-*trans*-feruloyl-3, 5-dimethyoxytyramine　*N*- 反式 - 阿魏酰基 -3, 5- 二甲氧基酪胺	
N-*cis*-feruloyl-3′-methoxytyramine　*N*- 顺式 - 阿魏酰基 -3′- 甲氧基酪胺	
N-*cis*-feruloyl-3-methoxytyramine　*N*- 顺式 - 阿魏酰基 -3- 甲氧基酪胺	
N-*trans*-feruloyl-3-methoxytyramine　*N*- 反式 - 阿魏酰基 -3- 甲氧基酪胺	
N-*trans*-feruloyl-3-methyl dopamine　*N*- 反式 - 阿魏酰基 -3- 甲基多巴胺	
6-*O*-feruloyl-3-*O*-2-hydroxymethyl-5-hydroxy-2-pentenoic acid polygalytol　6-*O*- 阿魏酰 -3-*O*-2- 羟甲基 -5- 羟基 -2- 戊酸远志糖醇	
trans-*N*-feruloyl-3-*O*-methyl dopamine　反式 -*N*- 阿魏酰基 -3-*O*- 甲基多巴胺	
1-*O*-feruloyl-3-*O*-*p*-coumaroyl glycerol　1-*O*- 阿魏酰基 -3-*O*- 对香豆素酰甘油	
1-*O*-*cis*-feruloyl-3-*O*-*trans*-*p*-coumaroyl glycerol　1-*O*- 顺式 - 阿魏酰基 -3-*O*- 反式 - 对香豆酰甘油	
5-feruloyl-3-syringoyl glucaric acid　5- 阿魏酰基 -3- 丁香葡糖二酸	
N-*trans*-feruloyl-4′-*O*-methyl dopamine　*N*- 反式 - 阿魏酰基 -4′-*O*- 甲基多巴胺	
(+)-9′-*O*-(*E*)-feruloyl-5, 5′-dimethoxylariciresinol　(+)-9′-*O*-(*E*)- 阿魏酰基 -5, 5′- 二甲氧基落叶松脂素	
(+)-9′-*O*-(*Z*)-feruloyl-5, 5′-dimethoxylariciresinol　(+)-9′-*O*-(*Z*)- 阿魏酰基 -5, 5′- 二甲氧基落叶松脂素	
(+)-9′-*O*-*trans*-feruloyl-5, 5′-dimethoxylariciresinol　(+)-9′-*O*- 反式 - 阿魏酸 -5, 5′- 二甲氧基落叶松脂素	
4-*O*-feruloyl-5-*O*-caffeoyl quinic acid　4-*O*- 阿魏酰基 -5-*O*- 咖啡酰奎宁酸	
4-*O*-feruloyl-5-*O*-caffeoyl quinic acid methyl ester　4-*O*- 阿魏酰基 -5-*O*- 咖啡酰奎宁酸甲酯	
feruloyl-6′-*O*-α-D-glucopyranoside　阿魏酰 -6′-*O*-α-D- 吡喃葡萄糖苷	
O-(*trans*)feruloyl-arabinofuranosyl xylopyranose I　*O*-(反式) 阿魏酰阿拉伯呋喃糖基吡喃木糖 I	
3β-*O*-(*E*)-feruloyl-D:C-friedoolean-7, 9(11)-dien-29-ol　3β-*O*-(*E*)- 阿魏酰基 -D:C- 异齐墩果 -7, 9(11)- 二烯 -29- 醇	
N-feruloyl-*N*′-*cis*-feruloyl putrescine　*N*- 对 - 阿魏酰基 -*N*′- 顺阿魏酰腐胺	
3α-[(*E*)-feruloyloxy]-D:C-friedoolean-7, 9(11)-dien-29-oic acid　3α-[(*E*)- 阿魏酰氧基]-D:C- 无羁齐墩果 -7, 9(11)- 二烯 -29- 酸	
3β-[(*E*)-feruloyloxy]-D:C-friedoolean-7, 9(11)-dien-29-oic acid　3β-[(*E*)- 阿魏酰氧基]-D:C- 无羁齐墩果 -7, 9(11)- 二烯 -29- 酸	
3α-*trans*-feruloyloxy-2α-hydroxyurs-12-en-28-oic acid methyl ester　3α- 反式 - 阿魏酰氧基 -2α- 羟基熊果 -12- 烯 -28- 酸甲酯	
rel-(1*R*, 2*R*, 3*R*, 5*S*, 7*R*)-7-feruloyloxymethyl-2-feruloyloxy-3-hydroxy-6, 8-dioxabicyclo[3.2.1]oct-5-carboxylic acid methyl ester　相对 -(1*R*, 2*R*, 3*R*, 5*S*, 7*R*)-7- 阿魏酰氧甲基 -2- 阿魏酰氧基 -3- 羟基 -6, 8- 二氧杂二环 [3.2.1] 辛烷 -5- 甲酸甲酯	

16-feruloyloxypalmitic acid 16- 阿魏酰氧基棕榈酸
3-*O*-β-feruloylursolic acid 3-*O*-β- 阿魏酰基熊果酸
6-*O*-feruloyl-α-glucose 6-*O*- 阿魏酰基 -α- 葡萄糖
1-*O*-*trans*-feruloyl-β-D-gentiobioside 1-*O*- 反式 - 阿魏酰基 -β-D- 龙胆二糖苷
1-*O*-*p*-feruloyl-β-D-glucopyranoside 1-*O*- 对阿魏酰基 -β-D- 吡喃葡萄糖苷
1-*O*-*trans*-feruloyl-β-D-glucopyranoside 1-*O*- 反式 - 阿魏酰基 -β-D- 吡喃葡萄糖苷
trans-*p*-feruloyl-β-D-glucopyranoside 反式 - 对阿魏酰基 -β-D- 吡喃葡萄糖苷
1-*O*-feruloyl-β-D-glucoside 1-*O*- 阿魏酰 -β-D- 葡萄糖苷
6-*O*-feruloyl-β-glucose 6-*O*- 阿魏酰基 -β- 葡萄糖
trans-*p*-ferulyl alcohol-4-*O*-[6-(2-methyl-3-hydroxypropionyl)]glucopyranoside 反式 - 对阿魏醇 -4-*O*-[6-(2- 甲基 -3- 羟基丙酰基)] 吡喃葡萄糖苷
feruone 阿魏酮
ε-feruoyloxylupinane ε- 阿魏酸基羽扇豆烷
ferupennins F ～ J 羽状脉阿魏素 F ～ J
feruperine 类阿魏酰哌啶 (阿魏胡椒碱)
10-*O*-(*trans*-feruroyl)geniposidic acid 10-*O*-(反式 - 阿魏酰基) 京尼平苷酸
ferutidin 阿魏替定
ferutin 阿魏亭
ferutinianin 中亚阿魏宁
ferutinin 阿魏萜宁 (阿魏亭宁)
ferutinone 中亚阿魏萜酮
ferutriol-5α-(*p*-hydroxybenzyl)ester 中亚阿魏三醇 -5α- 对羟基苯甲酸酯
feshurin 史特阿魏素
feshurin acetate 史特阿魏素乙酸酯
festucine 羊茅辛
festuclavine 羊茅麦角碱 (狐茅麦角碱)
feterin 臭阿魏素
fetidine 非替定碱 (腺毛唐松草碱)
fetoprotein 胎蛋白
fevicordin A 心叶藏瓜素 A
fevicordin A glucoside 心叶藏瓜素 A 葡萄糖苷
fezelol 臭阿魏醇
F-gitonin F- 芰脱皂苷 (F- 支脱皂苷)
fiancine 飞安辛
fibercisine 天仙藤辛碱
fibleucin 脱氧黄藤苦素
fibrafylline 祛脂茶碱
fibralactone 黄藤内酯
fibraminine 黄藤素乙
fibranine 黄藤素甲
fibrarecisin 天仙藤皂素
fibrauretin (palmatine, berbericinine) 黄藤素 (掌叶防己碱、巴马亭、巴马汀、小檗辛宁)
fibrecisine 黄藤碱
fibrinogen 纤维蛋白原
fibrinstabilizing factor 纤维蛋白稳定因子
fibroin (silk fibroin) 纤维蛋白 (丝心蛋白、丝纤蛋白)
fibronectin 粘连蛋白
fibrophiopogonins A, B 纤根沿阶草苷 A、B
ficifolidione 美丽花桉二酮
ficine 无花果辛
ficusal 榕醛
ficuscarpanosides A, B 榕树苷 (细叶榕苷) A、B
ficuseptine-A 腐榕碱 -A
ficusesquilignans A, B 榕树木脂素 A、B
ficusic acid 榕酸
ficusin (psoralen) 补骨脂香豆素 (补骨脂素、补骨脂内酯)
ficusol 榕酚
filfiline 飞飞灵
filiasparosides A ～ D 羊齿天冬洛苷 A ～ D
filic-3-ene 雁齿 -3- 烯
filic-3-one 雁齿 -3- 酮
filicenal 雁齿烯醛
filicene 雁齿烯
filicinic acid 绵马精酸 (绵马次酸)
filicinigrin 黑绵马素
filicinosides A, B 羊齿苷 A、B
filicins (filixic acids) ABA, PBB, PBP 绵马酸 (绵马根酸、绵马精) ABA、PBB、PBP
filicitannic acid 绵马鞣酸
filifolin 兔毛蒿素
filifolone 丝叶蒿酮
filiformine 无根藤酮胺

filixic acids (filicins) ABA, PBB, PBP 绵马酸 (绵马根酸、绵马精) ABA、PBB、PBP
filmarone 绵马酮
fimbriols A, B 流苏金石斛酚 A、B
finaconitine 赣皖乌头碱 (赣乌碱)
finetiadine 赣皖乌头定
finetianine 赣皖乌头宁 (兴国乌头碱)
finitin 东北蛔蒿素
firmianols A, B 梧桐醇 A、B
firmianones A ～ C 梧桐醌 A ～ C
fischerellin A 飞氏藻素 A
fischeria A 狼毒大戟降二萜内酯 A
fischeriana 狼毒大戟素
fischeriana A 狼毒大戟甲素 (狼毒大戟萜内酯 A、狼毒大戟素 A)
fischeriana B 狼毒大戟乙素 (狼毒大戟萜内酯 B、狼毒大戟素 B)
fischerosides A ～ C 狼毒大戟苷 A ～ C
fisetin (5-deoxyquercetin) 非瑟素 (漆树黄酮、漆黄素酮、漆黄素、非瑟酮、5- 脱氧槲皮素)
fisetinidin chloride 氯化非瑟酮定
(+)-fisetinidol (+)- 黄栌醇
fisetinidol-(4α → 8)-catechin 黄栌醇 -(4α → 8)- 儿茶素
(–)-fisetinidol-(4α → 8)-catechin (–)- 黄栌醇 -(4α → 8)-儿茶素
fisetinidol-(4α → 8)-catechin-3-gallate 黄栌醇 -(4α → 8)-儿茶素 -3- 没食子酸酯
(+)-fisetinidol-(4β → 8)-catechin (+)- 黄栌醇 -(4β → 8)-儿茶素
(–)-fisetinidol-4α-ol (–)- 黄栌醇 -4α- 醇 [(–)- 非瑟酮醇 -4α- 醇]
(–)-fisetinidol-4β-ol (–)- 黄栌醇 -4β- 醇 [(–)- 非瑟酮醇 -4β- 醇]
fissicesine 白叶瓜馥木碱
fissicesine *N*-oxide 白叶瓜馥木碱 *N*- 氧化物
fissistigines A ～ C 瓜馥木碱 A ～ C (瓜馥木碱甲～丙)
fissistigmoside 瓜馥木苷 (黑风藤苷)
fissistin 瓜馥木亭
fistucacidin 阿勒勃素
fistulosides A ～ C 管葱皂苷 A ～ C
fistulosin 大葱素

flabellidine 伏立定
flabelliferins F- Ⅱ , FB ～ FD 扇叶糖棕素 F- Ⅱ、FB ～ FD
flabelliformine (clavatine) 扇石松碱 (棒石松碱)
flabellin 扇叶菊蒿素
flabelline 伏贝灵
flaccidinin 林荫银莲灵
flaccidins A, B 林荫银莲素 (鹅掌草素) A、B
flaccidosides Ⅰ～Ⅶ 林荫银莲花皂苷 (鹅掌草苷、松果苷) Ⅰ～Ⅶ
flaconitine (3-acetyl aconitine) 伏毛乌头碱 (3- 乙酰乌头碱)
flagelignanin A 刺苞木脂素 A
flakinins A, B 雪片莲石斛素 A、B
flammein A 红轮千里光二萜素 A
flammutoxin 冬菇细胞毒素
flavaconidine 伏毛铁棒锤定
flavaconijine 伏毛铁棒锤精
flavaconitine 伏毛铁棒锤碱
flavadine 伏毛铁棒锤非碱乙酸酯
flavamine 伏毛铁棒锤非碱 (伏毛铁棒锤胺)
flavan polymer 黄酮聚体
flavan-3, 4, 4′, 5, 7-pentaol 黄烷 -3, 4, 4′, 5, 7- 五醇
flavan-3, 4, 4′, 7-tetraol 黄烷 -3, 4, 4′, 7- 四醇
flavan-3, 4, 4′-triol 黄烷 -3, 4, 4′- 三醇
flavan-3-ol 黄烷 -3- 醇
flavane 黄烷
flavanocoumarin 黄烷香豆素
flavanol 黄烷醇
flavanol tannin 黄烷醇鞣质
flavanomarein 黄金鸡菊苷 (黄诺马苷)
flavanone (2, 3-dihydro-2-phenyl-4*H*-benzopyran-4-one) 黄烷酮 (2, 3- 二氢 -2- 苯基 -4*H*- 苯并吡喃 -4- 酮)
flavanone diacetyl hydrazone 黄烷酮二乙酰腙
flavanone hydrazone 黄烷酮腙
flavanthrin 黄药杜鹃素
flavanthrinin 黄药杜鹃利宁
flavascensine 苦参辛
flavaspidic acid 黄绵马酸
flavaspidic acids AB, BB, PB 黄绵马酸 AB、BB、PB

flavaspidinin　黄三叉蕨宁 (黄三亚乙基蕨宁)
flavenochromanes A ～ C　苦参苯并二氢吡喃 (苦参色满) A ～ C
flavesone　淡黄薄子木酮
flavidin　淡黄贝母兰素 (黄贝母兰定、黄菲素)
flavidinin　黄菲灵 (淡黄贝母兰宁)
flavidulols A ～ C　乳菇酚 A ～ C
flavidusin　淡黄香茶菜素
flavifloside A　黄花胡椒苷 A
flavin adenine dinucleotide　黄素腺嘌呤二核苷酸
flavin adenine dinucleotide disodium salt　黄素腺嘌呤二核苷酸二钠盐
flavin mononucleotide　黄素单核苷酸
(+)-flavinantine　(+)- 淡黄巴豆亭碱
flavinine　伏文宁
flavoayamenin　豆豉草黄酮苷
flavocarpine　伏拉卡品
flavocommelin　鸭跖黄酮苷
flavocommelitin　鸭跖黄亭
flavogadorinin　欧槲寄生苷乙
flavogallonic acid　黄没食子酮酸 (黄棓酸)
flavokawain A (2′-hydroxy-4, 4′, 6′-trimethoxychalcone)　黄卡瓦胡椒素 A (2′- 羟基 -4, 4′, 6′- 三甲氧基查耳酮)
flavokawains B, C　黄卡瓦胡椒素 (卡瓦胡椒黄) B、C
flavone　黄酮
flavonoid Ⅸ　类黄酮 Ⅸ
flavonoid glycoside　黄酮苷
flavonol　黄酮醇
flavonol glucuronide　黄酮醇苷
flavonol-3-glucoside　黄酮醇 -3- 葡萄糖苷
flavosativaside　鼠尾黄酮苷
flavosorbin　黄珍珠梅苷
flavovilloside　黄白花败酱烯苷
(9′*Z*)-flavoxanthin　(9′*Z*)- 毛茛黄质
flavoxanthin　毛茛黄质 (毛茛黄素)
flavoyadorinin B　槲寄生黄素 B
flazine (flazin)　酒渣碱 (酒粕黄嗪)
fleboxil (moxicoumone, moxile)　吗西香豆素 (双吗香豆素)
flemichapparin　墨江千斤拔素
flemichin B (lupinifolin)　千斤拔素 B (羽扇豆叶灰毛豆素、羽扇豆福林酮、羽扇灰毛豆素)
flemichins A ～ E　千斤拔素 A ～ E
flemicoumarin A　千斤拔香豆素 A
flemicoumestan A　千斤拔香豆雌烷 A
flemiculosin　灌木千斤拔素
flemingichalcone　千斤拔查耳酮
flemingichromone　千斤拔色原酮
fleminginin　千斤拔宁
flemingins A ～ Z　千斤拔色烯查耳酮 (红果千斤拔素、千斤拔精) A ～ Z
flemingoside　千斤拔苷
(*S*)-flemiphilippinin D [kushenol E, 6, 8-di(3, 3-dimethyl allyl)genistein]　蔓性千斤拔素 D [苦参酚 E、苦参新醇 E、6, 8- 双 -(3, 3- 二甲烯丙基) 染料木素]
flemiphilippinins A ～ G　蔓性千斤拔素 A ～ G
flemiphilippininside　蔓性千斤拔苷
flemiphilippinone A　蔓性千斤拔酮 A
flemiphyllins A, B　大叶千斤拔素 A、B
flemiwallichins A ～ F　毛叶千斤拔素 (云南千斤拔素) A ～ F
flexamine　蛇叶胺
flexicaulin　柔茎香茶菜素
flexine　蛇叶星
flexinine　蛇叶碱
flidersiachromone (flindersiachromone)　巨盘木色原酮 (巨盘木色酮)
fliederoside B　伏力得苷 B
flindersia base　巨盘木属碱
flindersiachromone (flidersiachromone)　巨盘木色原酮 (巨盘木色酮)
flindersiamine　巨盘木胺
flindersine　巨盘木碱 (巨盘木素)
flindulatin　斑巨盘木亭
floralginsenosides A ～ P, Ka ～ Kc, La, Lb, Ta ～ Td　人参花皂苷 A ～ P、Ka ～ Kc、La、Lb、Ta ～ Td
floralquinquenosides A ～ E　西洋参花皂苷 A ～ E
floramanosides A ～ F　黄蜀葵花苷 A ～ F
floramultine　多花科丽亭
floramultinine　多花科丽碱
floranotoginsenosides A ～ D　三七花皂苷 A ～ D

floratheasaponins A ～ C　茶花皂苷 A ～ C
floribundine　聚花罂粟碱
floribundiquinones A ～ E　多花二醌 A ～ E
floribundone 1　光叶决明酮 1
floridanine　多花蟹甲草碱
floridinine　多花天芥菜碱
florilenalin　堆心菊内酯
florilenalin angelate　堆心菊灵内酯当归酸酯
florilenalin isobutanoate　堆心菊灵内酯异丁酯
florilenalin isovalerate　堆心菊灵内酯异戊酸酯
florilenalin-2α-*O*-tiglate　堆心菊灵内酯 -2α-*O*- 巴豆酸酯
floripavidine　多花罂粟定
floripavine　多花罂粟碱
flosins A, B　大花紫薇素 A、B
flossonol　夫鲁松醇
β-D-fluctofuranosyl-α-D-(6-*O*-*trans*-sinapoyl)glucopyranoside　β-D- 呋喃果糖基 -α-D-(6-*O*- 反式 - 芥子酰基) 吡喃葡萄糖苷
flueggeaine　白饭树碱
flueggedine A　白饭树定碱 A
flueggenines A ～ D　白饭树宁碱 A ～ D
flueggines A, B　白饭树精碱 A、B
fluevirosines A ～ D　白饭树辛碱 A ～ D
fluevirosinine A　白饭树辛宁 A
fluggeaineether　白饭树碱醚
fluggeainol　白饭树醇碱
fluoranthene　苯芴 (萤蒽、荧蒽)
fluorene　芴
fluorenol　芴醇
fluorescyanine (ichthyopterin)　萤光青 (鱼鳞蝶呤)
(*Z*)-2-fluoro-2-butene　(*Z*)-2- 氟 -2- 丁烯
fluoroacetic acid　氟乙酸
fluorocarpamine　螺环长春花碱 (伏卢卡胺)
fluorocarpamine *N*-oxide　螺环长春花碱 *N*- 氧化物
fluorocurarine　荧光箭毒碱
fluorocurine　萤光箭毒素
fluorocurinine　萤光箭毒宁
fluoroform　氟仿
1-fluoromethyl-3-methyl naphthalene　1- 氟甲基 -3- 甲基萘
o-fluorothiophenol　邻氟苯基硫醇
foeniculin (quercetin-3-L-arabinoside)　茴香苷 (槲皮素 -3-L- 阿拉伯糖苷)
foeniculosides Ⅰ～Ⅺ　茴香洛苷Ⅰ～Ⅺ
foenumosides A ～ E　灵香草苷 A ～ E
foetidinol　绿升麻醇
foetidinol-3-*O*-β-D-xylopyranoside　绿升麻醇 -3-*O*-β-D- 吡喃木糖苷
foetidinol-3-*O*-β-D-xylopyranosyl-(1 → 3)-β-D-xylopyranoside　绿升麻醇 -3-*O*-β-D- 吡喃木糖基 -(1 → 3)-β-D- 吡喃木糖苷
foetidinosides A ～ E　绿升麻苷 A ～ E
foetidissimoside A　臭瓜苷 A
foetosides A ～ C　香唐松草苷 (腺毛唐松草苷) A ～ C
foliachinenoside Ⅰ　盐沼苷 Ⅰ
foliamangiferoside A　线芒果苷 A
foliamenthin　睡菜苦苷 (睡菜根苷乙)
foliasalaciosides B_1, B_2　中国五层龙叶苷 B_1、B_2
folic acid　叶酸
(–)-folicanthine　(–)- 叶坎质
folifidine　佛飞定
folifine　密叶拟芸香芬 (叶分碱)
folimat　氧化乐果
folimine　密叶拟芸香明
folinerin (oleandrin, neriolin)　欧洲夹竹桃苷
folinic acid (5-formyl tetrahydrofolic acid)　亚叶酸 (5- 甲酰四氢叶酸)
foliosidine　密叶拟芸香定 (叶西定、单叶芸香定)
folioxanthin (neoxanthin) A　新黄质 A
foliozidine　叶兹定
folitenol　榕叶新劳塔豆酚
follicle stimulating hormone　促卵泡激素
folliculin (oestrone, estron, estrone, theelin)　雌酮 (雌酚酮)
fomannoxin　层孔菌毒素
fomannoxin acid　2- 异丙基 -2, 3- 二氢苯并呋喃 -5- 酸
fomentarols A ～ C　木蹄层孔菌醇 A ～ C
fomitellic acids A ～ C　地层孔菌酸 A ～ C
fomitopsic acid　红缘拟层孔菌酸
fonsecinone A　产色芽生菌曲霉酮 A
fordianaquinones A, B　大叶过路黄醌 A、B

fordianes A, B　南方荚蒾新木脂素 A、B

fordianins A, B　大叶过路黄素 A、B

fordianol　大叶过路黄酚

fordianoles A ～ C　南方荚蒾木脂醇 A ～ C

fordianoside　通城虎碱苷

fordimine　福地明

fordioside　南方荚蒾苷 (南方荚蒾酚苷)

foresaconitine (vilmorrianine C)　丽江乌头碱 (黄草乌碱 C、黄草乌碱丙)

foresticine　弗斯生 (佛氏乌头辛、丽乌辛)

forestine　佛氏乌头亭 (丽乌亭)

formaldehyde　甲醛

formazan　甲臜

formic acid (methanoic acid)　蚁酸 (甲酸)

formidiol　蚁大青二醇

α-formononetin　α- 刺芒柄花素

formononetin (neochanin, biochanin B, 7-hydroxy-4′-methoxyisoflavone)　刺芒柄花素 (芒柄花素、芒柄花黄素、鹰嘴豆芽素 B)

formononetin-7-(C″2-*p*-hydroxybenzoyl)-*O*-β-D-glucoside　刺芒柄花素 -7-(C″2- 对羟基苯甲酰基)-*O*-β-D- 葡萄糖苷

formononetin-7-*O*-glucoside　刺芒柄花素 -7-*O*- 葡萄糖苷

formononetin-7-*O*-β-D-(2″, 6″-*O*-diacetyl)glucopyranoside　刺芒柄花素 -7-*O*-β-D-(2″, 6″-*O*- 二乙酰基) 吡喃葡萄糖苷

formononetin-7-*O*-β-D-apiofuranosyl-(1 → 6)-β-D-glucopyranoside　刺芒柄花素 -7-*O*-β-D- 呋喃芹糖基 -(1 → 6)-β-D- 吡喃葡萄糖苷

formononetin-7-*O*-β-D-glucopyranoside-6″-*O*-malonate　刺芒柄花素 -7-*O*-β-D- 吡喃葡萄糖苷 -6″-*O*- 丙二酸酯

formononetin-7-*O*-β-D-glucoside-6′-*O*-acetate　刺芒柄花素 -7-*O*-β-D- 葡萄糖苷 -6′-*O*- 乙酸酯

formononetin-7-*O*-β-D-glucoside-6″-*O*-malonate　刺芒柄花素 -7-*O*-β-D- 葡萄糖苷 -6″-*O*- 丙二酸酯

formosamines A ～ E　台钩藤碱 A ～ E

formosanatins A ～ D　台湾山豆根色原酮 (台湾山豆根亭) A ～ D

formosanol　刺柏酚

formosumone A　红芽木黄酮 A

formoxanthones A ～ C　越南黄牛木屾酮 A ～ C

N-[formyl (methyl)amino]salonine B　*N*-[甲酰 (甲基) 氨基] 萨龙碱 B

2-formyl acetic acid　2- 甲酰基乙酸

8-formyl alloxanthoxyletin　8- 甲酰别美花椒内酯

(–)-*N*-formyl anonaine　(–)-*N*- 甲酰基番荔枝碱

N-formyl asimilobine　*N*- 甲酰巴婆碱

N-formyl asimilobine-2-*O*-β-D-glucopyranoside　*N*- 甲酰巴婆碱 -2-*O*-β-D- 吡喃葡萄糖苷

5-formyl benzofuran　5- 甲酰苯并呋喃

3-formyl carbazole　3- 甲酰基咔唑 (3- 甲酰基卡巴唑)

9-*O*-formyl cedrusin　9-*O*- 甲酰基雪松脂素

2β-*O*-formyl clovan-9α-ol　2β-*O*- 甲酰克咯烷 -9α- 醇

N-formyl corydamine　*N*- 甲酰刻叶紫堇胺

4-formyl cyclohex-1-carboxylic acid　4- 甲酰基环己 -1- 甲酸

8-(3-formyl cyclohexyl)octanal　8-(3- 甲酰基环己基) 辛醛

N-formyl cytisine　*N*- 甲酰金雀花碱

N-formyl deacetyl colchicine　*N*- 甲酰脱乙酰秋水仙碱

N-formyl dehydroovigerine　*N*- 甲酰基脱氢莲叶桐任碱

N-formyl dehydroovigerine　*N*- 甲酰脱氢莲叶桐任碱

3-*O*-formyl dehydrotrametenolic acid　3-*O*- 甲酰基脱氢栓菌醇酸

7-formyl didehydroglaucine　7- 醛基去二氢海罂粟碱

14-formyl dihydrorutaecarpine　14- 甲酰基二氢吴茱萸次碱

3-*O*-formyl eburicoic acid　3-*O*- 甲酰基齿孔酸

formyl formic acid (oxoacetic acid, glyoxylic acid, glyoxalic acid, oxoethanoic acid)　甲醛甲酸 (氧亚基乙酸、乙醛酸)

(5-formyl furan-2-yl)-methyl-2-(4-hydroxyphenyl)acetate　(5- 甲酰基呋喃 -2- 基)- 甲基 -2-(4- 羟苯基) 乙酸酯

(5-formyl furan-2-yl)-methyl-2-hydroxypropanoate　(5- 甲酰基呋喃 -2- 基)- 甲基 -2- 羟基丙酸酯

N-formyl galanthamine　*N*- 甲酰加兰他明

formyl harman　甲酰基哈尔满

3-formyl indole (indole-3-carbaldehyde)　3- 甲酰基吲哚 (吲哚 -3- 甲醛)

6-formyl isoophiopogonone A　6- 甲酰基异麦冬黄酮 A

16-formyl kaur-15-en-19-oic acid　16- 甲酰基贝壳杉 -15- 烯 -19- 酸

2-formyl knoxiavaledin　2- 甲酰基红大戟素

19-formyl labd-8(17), (13*E*)-dien-15-oic acid 19- 甲酰半日花 -8(17), (13*E*)- 二烯 -15- 酸

formyl leurosine 环氧长春新碱

6-formyl limettin 6- 甲酰基柠檬油素

3-(formyl methyl)hexanedial 3-(甲酰基甲基) 己二醛

1-formyl neogrifolin 1- 甲酰新奇果菌素

formyl norannuate 去甲黄花蒿酸甲酸酯

(+)-*N*-formyl ovigerine (+)-*N*- 甲酰莲叶桐任碱

20-formyl phorbol-12-tiglate 20- 甲酰基佛波醇 -12- 巴豆酸酯

20-formyl phorbol-13-decanoate 20- 甲酰基佛波醇 -13- 癸酸酯

20-formyl phorbol-13-dodecanoate 20- 甲酰基佛波醇 -13- 十二酸酯

N-formyl piperidine *N*- 甲酰哌啶

3-formyl propanoic acid 3- 甲酰基丙酸

14-formyl rutaecarpine 14- 甲酰基吴茱萸次碱

formyl tanshinone 甲酰丹参酮 (醛基丹参酮)

α-formyl terthienyl α- 甲酰三联噻吩

5-formyl tetrahydrofolic acid (folinic acid) 5- 甲酰四氢叶酸 (亚叶酸)

5-formyl xanthotoxol 5- 甲酰基花椒毒酚

13-*O*-(2-formyl)butyryl-4-deoxy-4α-phorbol 13-*O*-(2- 甲酰基) 丁酰基 -4- 脱氧 -4α- 佛波醇

2-formyl-1, 1, 5-trimethyl cyclohex-2, 4-dien-6-ol 2- 甲酰基 -1, 1, 5- 三甲基环己 -2, 4- 二烯 -6- 醇

3-formyl-1, 4-dihydroxydihydropyran 3- 甲酰基 -1, 4- 二羟基二氢吡喃

3-formyl-1, 6-dimethoxycarbazole 3- 甲酰基 -1, 6- 二甲氧基咔唑

N-formyl-17-meoaspidofractinine *N*- 甲酰基 -17- 甲氧白坚木替宁

5-formyl-2, 2′-bithiophene 5- 甲酰基 -2, 2′- 联噻吩

3′-formyl-2′, 4′, 6′-trihydroxy-5′-methyl dihydrochalcone 3′- 甲酰基 -2′, 4′, 6′- 三羟基 -5′- 甲基二氢查耳酮

5-formyl-2, 6-dihydroxy-1, 7-dimethyl-9, 10-dihydrophenanthrene 5- 甲酰基 -2, 6- 二羟基 -1, 7- 二甲基 -9, 10- 二氢菲

4-formyl-2, 6-dimethoxybenzoic acid 4- 甲酰基 -2, 6- 二甲氧基苯甲酸

8-*O*-formyl-2, 6-dimethyl-(2*E*, 6*Z*)-octadienoic acid 8-*O*- 甲酰基 -2, 6- 二甲基 -(2*E*, 6*Z*)- 辛二烯酸

5-formyl-2-hydroxy-1, 8-dimethyl-7-methoxy-9, 10-dihydrophenanthrene 5- 甲酰基 -2- 羟基 -1, 8- 二甲基 -7- 甲氧基 -9, 10- 二氢菲

4-formyl-2-oxocyclohex-1-carboxylic acid 4- 甲酰基 -2- 氧亚基环己 -1- 甲酸

2-formyl-2-terthienyl 2- 甲酰基 -2- 三联噻吩

3-(1-formyl-3, 4-methylenedioxy)methyl benzoate 3-(1- 甲醛基 -3, 4- 亚甲二氧基) 苯甲酸甲酯

1-formyl-3-hydroxyneogrifolin 1- 甲酰基 -3- 羟基新奇果菌素

1-formyl-3-methoxy-6-methyl carbazole 1- 甲酰基 -3- 甲氧基 -6- 甲基咔唑

9-formyl-3-methyl carbazole 9- 甲酰 -3- 甲基咔唑

5-formyl-3-oxopentanoic acid 5- 甲酰基 -3- 氧亚基戊酸

28-formyl-3β-acetoxyurs-12-ene 28- 甲酰基 -3β- 乙酰基熊果 -12- 烯

28-formyl-3β-hydroxyurs-12-ene 28- 甲酰基 -3β- 羟基熊果 -12- 烯

3-formyl-4, 5-dimethyl-8-oxo-5*H*-6, 7-dihydronaphtho[2, 3-*b*]furan 3- 甲酰基 -4, 5- 二甲基 -8- 氧亚基 -5*H*-6, 7- 二氢萘 [2, 3-*b*] 呋喃

1-formyl-4-hydroxyanthraquinone 1- 甲酰基 -4- 羟基蒽醌

1-formyl-4-methoxy-β-carboline 1- 甲酰基 -4- 甲氧基 -β- 咔啉

20-formyl-4α-deoxyphorbol-13-acetate 20- 甲酰基 -4α- 脱氧佛波醇 -13- 乙酸酯

4-[2-formyl-5-(hydroxymethyl)-1*H*-pyrrol-1-yl]butanoic acid 4-[2- 甲酰基 -5-(羟甲基)-1*H*- 吡咯 -1- 基] 丁酸

4-[formyl-5-(hydroxymethyl)-1*H*-pyrrol-1-yl]butanoic acid 4-[甲酰基 -5-(羟甲基)-1*H*- 吡咯 -1- 基] 丁酸

4-[formyl-5-(methoxymethyl)-1*H*-pyrrol-1-yl]butanoate 4-[甲酰基 -5-(甲氧甲基)-1*H*- 吡咯 -1- 基] 丁酯

4-[2-formyl-5-(methoxymethyl)-1*H*-pyrrol-1-yl]butanoic acid 4-[2- 甲酰基 -5-(甲氧甲基)-1*H*- 吡咯 -1- 基] 丁酸

4-[formyl-5-(methoxymethyl)-1*H*-pyrrol-1-yl]butanoic acid 4-[甲酰基 -5-(甲氧甲基)-1*H*- 吡咯 -1- 基] 丁酸

4-[2-formyl-5-(methoxymethyl)-1*H*-pyrrol-1-yl]butanoic acid methyl ester 4-[2- 甲酰基 -5-(甲氧甲基)-1*H*- 吡咯 -1- 基] 丁酸甲酯

2-formyl-5-hydroxymethyl furan 2- 甲酰基 -5- 羟甲基呋喃

4-(2-formyl-5-hydroxymethyl pyrrol-1-yl)butanoic acid　4-(2- 甲酰基 -5- 羟甲基吡咯 -1- 基) 丁酸

(2*S*)-(2-formyl-5-hydroxymethyl-1*H*-pyrrol-1-yl)-3-(4-hydroxyphenyl)propanoic acid methyl ester　(2*S*)-(2- 甲酰基 -5- 羟甲基 -1*H*- 吡咯 -1- 基)-3-(4- 羟苯基) 丙酸甲酯

4-(2′-formyl-5′-hydroxymethyl-1*H*-pyrrol-1-yl)butanoic acid　4-(2′- 甲酰基 -5′- 羟甲基 -1*H*- 吡咯 -1- 基) 丁酸

2-formyl-5-methoxyfuran　2- 甲酰基 -5- 甲氧基呋喃

4-(2-formyl-5-methoxymethyl pyrrol-1-yl)butanoic acid methyl ester　4-(2- 甲酰基 -5- 甲氧甲基吡咯 -1- 基) 丁酸甲酯

3-formyl-6-hydroxy-2, 4, 4-trimethyl-2, 5-cyclohexadien-1-one　3- 甲酰基 -6- 羟基 -2, 4, 4- 三甲基 -2, 5- 环己二烯 -1- 酮

3-formyl-6-methoxycarbazole　3- 甲酰基 -6- 甲氧基咔唑

3-formyl-6-methoxy-β-carboline　3- 甲酰基 -6- 甲氧基 -β- 咔啉

(2*S*)-6-formyl-8-methyl-7-*O*-methyl pinocembrin　(2*S*)-6- 甲酰基 -8- 甲基 -7-*O*- 甲基瑞士五针松素

N-formyl-*N*-deacetyl colchicine　*N*- 甲酰基 -*N*- 去乙酰基秋水仙碱

17-formyloxy-28-nor-urs-12-en-3-ol　17- 甲酰氧基 -28- 去甲熊果 -12- 烯 -3- 醇

C-1-formyloxy-3′-hydroxymethyl rocaglate　*C*-1- 甲酰基氧基 -3′- 羟甲基罗米仔兰酯

C-1-formyloxymethyl rocaglate　*C*-1- 甲酰基氧甲基罗米仔兰酯

3β-formylursolic acid　3β- 甲酰熊果酸

1-formyl-β-carboline　1- 甲酰 -β- 咔啉

3-formyl-β-carboline　3- 甲酰基 -β- 咔啉

fornicin A　硬孔灵芝素 A

forrestiin A　圆瓣姜花素 A

forrestins A ～ I　紫萼香茶菜亭 A ～ I

forskalinone　福氏鼠尾草酮

forskoditerpenosides A ～ E　毛喉鞘蕊花二萜苷 A ～ E

forskolins A ～ L　毛喉鞘蕊花素 (毛喉鞘蕊花林素、毛喉素) A ～ L

forsteronine　佛绕宁

forsydoitriside A　连翘三苷 A

forsythenethosides A, B　连翘烯乙醇苷 A、B

forsythenin　双环氧连翘内酯

forsythensides A ～ N　连翘烯苷 A ～ N

rel-(7*R*, 8′*R*, 8*R*)-forsythialan C　相对 -(7*R*, 8′*R*, 8*R*)- 连翘木脂素 C

rel-(7*R*, 8′*R*, 8*S*)-forsythialan C　相对 -(7*R*, 8′*R*, 8*S*)- 连翘木脂素 C

forsythialans A, B　连翘木脂素 A、B

forsythialansides A ～ E　连翘木脂苷 A ～ E

forsythiaside　连翘属苷 (朝鲜连翘苷)

forsythiayanoside D [(2*R*, 3*S*)-3-(4-hydroxy-3-methoxyphenyl)-3-methoxyprop-1, 2-diol]　(2*R*, 3*S*)- 连翘苯二醇 D [(2*R*, 3*S*)-3-(4- 羟基 -3- 甲氧基苯)-3- 甲氧基丙 -1, 2- 二醇]

forsythidin A　连翘二素 A

forsythigenin　连翘苷元

forsythigenol (phillygenin)　连翘脂素 (连翘素、欧女贞苷元)

forsythin　连翘苷

forsythol　连翘酚

forsythoneosides A ～ I　连翘酮苷 A ～ I

forsythosides A ～ P　连翘脂苷 A ～ P

forticine　贝母新碱

fortunearoside　牛鼻栓苷

fortuneine　三尖杉种碱 (黄山三尖杉碱)

fortuneines A ～ C　三尖杉种碱 A ～ C

fortunellin　金柑苷 (金橘苷)

forucosolic acid　枫香脂熊果酸

fosfosal　磷柳酸

fouquierol (dammar-25-en-3β, 20, 24-triol)　墨西哥刺木醇 (刺树醇、达玛 -25- 烯 -3β, 20, 24- 三醇)

fouquierone　刺树酮

fragansins A ～ D, A_2, B_1 ～ B_3, C_1, C_2, C_3a, C_3b, D_1, D_2, E_1　肉豆蔻脂素 A ～ D、A_2、B_1 ～ B_3、C_1、C_2、C_3a、C_3b、D_1、D_2、E_1

(–)-fragransin A_2　(–)- 肉豆蔻素 A_2

(+)-fragransin A_2　(+)- 肉豆蔻素 A_2

frambinone (raspberry ketone)　覆盆子酮 (树莓酮)

framoside　台湾白蜡树苷

francheline　大渡乌头灵

franchetine　伏车亭

franchitine　大渡乌碱

franganine　欧鼠李碱

frangufoline (sanjoinine A)　欧鼠李叶碱 (酸枣仁碱 A)

frangula emodin (archin, rheum emodin, emodin, frangulic acid) 大黄素 (朱砂莲甲素、欧鼠李酸)	
frangulaemodin 欧鼠李大黄素	
frangulanine (ceanothamine A) 伏冉宁 (美洲茶胺 A)	
frangularoside 欧鼠李蒽酚苷	
frangulic acid (archin, rheum emodin, frangula emodin, emodin) 欧鼠李酸 (大黄素、朱砂莲甲素)	
frangulin A (emodin-L-rhamnoside) 欧鼠李苷 A (大黄素 -L- 鼠李糖苷)	
frangulin B 欧鼠李苷 (欧鼠李皮苷) B	
fraxamoside 美国白梣苷	
fraxenol 秦皮酚	
fraxetin (7, 8-dihydroxy-6-methoxycoumarin, fraxetol) 秦皮素 (秦皮亭、7, 8- 二羟基 -6- 甲氧基香豆素、白蜡树亭、白蜡树内酯)	
fraxetin-8-glucoside (fraxoside, fraxin) 秦皮素 -8- 葡萄糖苷 (白蜡树苷、梣皮苷、秦皮苷)	
fraxetol (7, 8-dihydroxy-6-methoxycoumarin, fraxetin) 秦皮亭 (秦皮素、7, 8- 二羟基 -6- 甲氧基香豆素、白蜡树亭、白蜡树内酯)	
fraxidin (8-hydroxy-6, 7-dimethoxycoumarin) 秦皮啶 (白蜡树啶、木岑皮啶、8- 羟基 -6, 7- 二甲氧基香豆素)	
fraxidin-8-*O*-β-D-glucopyranoside 秦皮啶 -8-*O*-β-D-吡喃葡萄糖苷	
fraxin (fraxoside, fraxetin-8-glucoside) 秦皮苷 (白蜡树苷、梣皮苷、秦皮素 -8- 葡萄糖苷)	
fraxinellone 白鲜酮 (秦皮酮、梣酮、白蜡树酮)	
fraxinellonone 白鲜双酮	
fraxinol methyl ether 白蜡树酚甲醚	
fraxinol-6-β-D-galactopyranoside 白蜡树精 -6-β-D- 吡喃半乳糖苷	
(+)-fraxiresinol (+)- 日本水曲柳树脂酚	
fraxitin 梣皮素	
fraxoside (fraxin, fraxetin-8-glucoside) 秦皮苷 (白蜡树苷、梣皮苷、秦皮素 -8- 葡萄糖苷)	
free fatty acid 游离脂肪酸	
frehmaglutins A ～ E 地黄新素 A ～ E	
frehmaglutosides G, H 地黄新萜 G、H	
fremontin 弗氏戴尔豆素	
fremontone 弗氏戴尔豆酮	
friedelan-1, 3-dion-24-al 无羁萜 -1, 3- 二酮 -24- 醛	
friedelan-1, 3-dion-7α-ol 无羁萜 -1, 3- 二酮 -7α- 醇	

friedelan-1, 3-dione 无羁萜 -1, 3- 二酮	
friedelan-1-en-3-one 无羁萜 -1- 烯 -3- 酮	
friedelan-3-ene 无羁萜 -3- 烯	
3, 4-secofriedelan-3-oic acid 3, 4- 开环表木栓醇 -3- 酸	
friedelan-3α-ol 无羁萜 -3α- 醇	
friedelan-3α-ol acetate 无羁萜 -3α- 醇乙酸酯	
friedelan-3β-ol 无羁萜 -3β- 醇	
friedelane 无羁萜烷	
3α-friedelanol 3α- 无羁萜醇	
3β-friedelanol (friedelan-3β-ol) 3β- 无羁萜醇	
friedelanol (friedelinol) 无羁萜醇 (木栓醇)	
3-friedelanone 软木酮	
friedelen-1, 3-dion-24-al 无羁萜烯 -1, 3- 二酮 -24- 醛	
friedelen-1, 3-dion-7α-ol 无羁萜烯 -1, 3- 二酮 -7α- 醇	
1-friedelen-3-one 1- 无羁萜烯 -3- 酮	
friedelen-3-one 无羁萜烯 -3- 酮	
friedelin 无羁萜酮 (木栓酮、软木三萜酮)	
friedelin-3β-ol 无羁萜酮 -3β- 醇	
β-friedelinol β- 木栓醇	
friedelinol (friedelanol) 木栓醇 (无羁萜醇)	
friedoolean-5-en-3-one 弗瑞德齐墩果 -5- 烯 -3- 酮	
D:B-friedoolean-5-en-3-one (alnusenone, glutinone) D:B- 弗瑞德齐墩果 -5- 烯 -3- 酮 (黏霉酮、赤杨烯酮、黏胶贾森菊酮、欧洲桤木酮)	
D:C-friedoolean-7, 9(11)-dien-3β, 29-diol D:C- 弗瑞德齐墩果 -7, 9(11)- 二烯 -3β, 29- 二醇	
D:C-friedoolean-8-en-3α, 29-diol D:C- 弗瑞德齐墩果 -8- 烯 -3α, 29- 二醇	
D:C-friedoolean-8-en-3β, 29-diol D:C- 弗瑞德齐墩果 -8- 烯 -3β, 29- 二醇	
friedooleanane (isooleanane) 无羁齐墩果烷 (型) [弗瑞德齐墩果烷 (型)、异齐墩果烷 (型)]	
D-friedours-14-en-11a, 12a-epoxy-3β-yl palmitate 酸叶胶藤三萜酯 (D- 弗瑞德熊果 -14- 烯 -11a, 12a- 环氧 -3β- 基棕榈酸酯)	
D:C-friedours-7-en-3-one D:C- 弗瑞德熊果 -7- 烯 -3- 酮	
friginosides A, B 冷蒿黄酮苷 A、B	
frigins A ～ C 冷蒿素 A ～ C	
fritillahupehin 湖贝杉素	
fritillarine A 贝母属碱 A	
fritillarinols A, B 浙贝萜 A、B	

F

fritillarizine 浙贝碱

fritillaziebinol 鄂贝新醇

fritillebic acid 鄂贝酸

fritillebinides A ～ D 鄂贝缩醛 A ～ D

fritillebinol 鄂贝醇

fritillebins A ～ D 鄂贝乙酸酯 A ～ D

fritillines A, B 贝母灵 A、B

fritimine 川贝碱 (贝母素丙)

fritiminine 炉贝碱 (贝母素丁)

β-D-frucofuranose β-D- 呋喃果糖

fructan (fructosan, levulan) 果聚糖

fructofuranose 呋喃果糖

5-α-D-fructofuranosyl methyl furfural 5-α-D- 甲基呋喃果糖糠醛

5-β-D-fructofuranosyl methyl furfural 5-β-D- 甲基呋喃果糖糠醛

1F-fructofuranosyl nystose 蔗果五糖 (1F- 呋喃果糖基耐斯糖)

fructofuranosyl sucrose 呋喃果糖基蔗糖

β-D-fructofuranosyl-(2 → 1)-(6-*O*-sinapoyl)-α-D-glucopyranoside β-D- 呋喃果糖基 -(2 → 1)-(6-*O*-芥子酰基)-α-D- 吡喃葡萄糖苷

β-D-fructofuranosyl-(2 → 1)-α-D-(6-*O*-sinapoyl) glucopyranoside β-D- 呋喃果糖基 -(2 → 1)-α-D-(6-*O*- 芥子酰基) 吡喃葡萄糖苷

β-D-fructofuranosyl-(2→1)-β-D-fructofuranosyl-(2→1)-β-D-fructofuranosyl-α-D-glucopyranoside (nystose) β-D- 呋喃果糖基 -(2 → 1)-β-D- 呋喃果糖基 -(2 → 1)-β-D- 呋喃果糖基 -α-D- 吡喃葡萄糖苷 (耐斯糖、真菌四糖)

1F(1-β-fructofuranosyl)2-6^G(1-β-fructofuranosyl)-2-sucrose 1F(1-β- 呋喃果糖基)2-6^G(1-β- 呋喃果糖基)-2- 蔗糖

1F-β-fructofuranosyl-6^G(1-β-fructofuranosyl)-3-sucrose 1F-β- 呋喃果糖基 -6^G(1-β- 呋喃果糖基)-3- 蔗糖

β-D-fructofuranosyl-α-D-(6-vanilloyl)glucopyranoside β-D- 呋喃果糖基 -α-D-(6- 香草酰基) 吡喃葡萄糖苷

β-D-fructofuranosyl-α-D-galactopyranoside β-D- 呋喃果糖基 -α-D- 吡喃半乳糖苷

β-D-fructofuranosyl-α-D-glucopyranoside (saccharobiose, sucrose, cane sugar, beet sugar, saccharose) β-D- 呋喃果糖基 -α-D- 吡喃葡萄糖苷 (蔗糖)

fructoheptasaccharide 蔗果七糖

fructo-oligosaccharides 果糖低聚糖 (低聚果糖)

fructopyranose 吡喃果糖

α-D-fructopyranose α-D- 吡喃果糖

fructopyranosyl-(1 → 4)-glucopyranose 吡喃果糖基 -(1 → 4)- 吡喃葡萄糖

fructosan (levulan, fructan) 果聚糖

L-fructose L- 果糖

fructose (arabino-2-hexulose, fruit sugar) 果糖 (阿拉伯 -2- 己酮糖)

D-fructose (D-arabino-2-hexulose) D- 果糖 (D- 阿拉伯己 -2- 酮糖)

fructose glutamine 果糖谷氨酰胺

fructose pyrrolidonic acid 果糖吡咯烷酮酸

fructose-1, 6-diphosphate 果糖 -1, 6- 二磷酸酯

fructose-1-phosphate 果糖 -1- 磷酸酯

fructose-2, 6-bisphosphate 果糖 -2, 6- 二磷酸盐

fructose-6-phosphate 果糖 -6- 磷酸酯

β-fructoside β- 果糖苷

frugoside 钉头果苷

fruit sugar (arabino-2-hexulose, fructose) 果糖 (阿拉伯 -2- 己酮糖)

frullanolide 耳叶苔内酯

frutescencenones A ～ C 岗松烯酮 A ～ C

frutescenones A ～ C 紫苏新酮 A ～ C

frutescin 木茼蒿素

fruticolone 灌木香料酮

fruticosamine 伏替萨胺

fruticosides A ～ G 黑面神寇苷 A ～ G

fruticosine 伏替素

frutinone A 灌木酮 (灌木远志酮) A

fucansulfate 聚硫酸岩藻多糖

fuchsisenecionine 富斯千里光宁

L-fucitol L- 岩藻糖醇

fucodiphloroethol 岩藻二间苯酚香醇

fucoidan 岩藻依多糖

fucoidan-galactosan sulgate 海带多糖硫酸酯

fucoidin 岩藻多糖

fucomannogalactan 岩藻甘露半乳聚糖

fucopyranose 吡喃岩藻糖

α-L-fucopyranose (6-deoxy-α-L-galactopyranose) α-L-吡喃岩藻糖 (6- 脱氧 -α-L- 吡喃半乳糖)

3β-*O*-β-D-fucopyranosyl quinovic acid-28-*O*-β-D-glucopyranosyl ester　3β-*O*-β-D- 吡喃岩藻糖基鸡纳酸 -28-*O*-β-D- 吡喃葡萄糖酯

3-*O*-fucopyranosyl saikogenin F　3-*O*- 吡喃海藻糖基柴胡皂苷元 F

fucosamine　岩藻糖胺

fucosan　岩藻聚糖

D-fucose　D- 岩藻糖

fucose　岩藻糖

L-fucose　L- 岩藻糖

fucose sulphated polysaccharides B- Ⅰ、B- Ⅱ、C- Ⅰ、C- Ⅱ　岩藻硫酸酯多糖 B- Ⅰ、B- Ⅱ、C- Ⅰ、C- Ⅱ

fucosterol　岩藻甾醇 (墨角藻甾醇)

fucosterol-24, 28-epoxide propionate　岩藻甾醇 -24, 28- 环氧丙酸

fucosteryl acetate　岩藻甾醇乙酸酯

fucoxanthin　岩藻黄质 (岩藻黄素)

fudecalone　富得卡酮

fuegin (7, 11-dihydroxyconfertifolin)　富秦素 (7, 11- 二羟基密叶辛木素)

fugapavine　呋杷文

fujikinetin　翅荚香槐柰亭 (富士动力精)

fujikinetin diglucoside　富士动力精二葡萄糖苷

fujikinin　翅荚香槐宁

fukanedones A ～ E　阜康阿魏萜酮 A ～ E

fukanefurochromones A ～ E　阜康阿魏色原酮 A ～ E

fukanefuromarins A ～ M　阜康阿魏呋喃香豆素 A ～ M

fukaneketoester A　阜康阿魏酮酯 A

fukanemarins A, B　阜康阿魏香豆素 A、B

fukinane　蜂斗菜烷

fukinanolide　蜂斗菜次螺内酯

fukinolic acid　蜂斗菜酸

fukinolide　蜂斗菜螺内酯

S-fukinolide　硫蜂斗菜螺内酯

fukinone　蜂斗菜酮

fukinoside A　蜂斗菜醇苷 A

fukinotoxin　蜂斗菜毒素

fukugetin　福木素

fukugiside　福木苷

fukujusone　福寿草酮

fukujusonorone　福寿草二酮

fulgidic acid　全缘金光菊酸

fulicin　褐云玛瑙螺肽

fulminate　雷酸盐

fulvene　富烯

fulvine　暗黄猪屎豆碱

fulvoplumierin　蛋白杏素 (黄鸡蛋花素、蛋花杏素)

fulvotomentoside A　黄褐毛忍冬苷甲 (黄褐毛忍冬皂苷 A)

fumagillin (amebacilin)　薰曲菌林素

cis-fumagillin methyl ester　顺式 - 薰曲菌林素甲酯

fumaprotocetraric acid　反丁烯原冰岛衣酸酯

fumaramine　蓝堇胺

fumaria base　球果紫堇属碱

fumaric acid (*trans*-butenedioic acid, *trans*-butene diacid)　富马酸 (延胡索酸 , 反式 - 丁烯二酸)

fumaricine　蓝堇辛

fumaridine　蓝堇定

fumariline　蓝堇灵 (蓝堇林碱)

fumarine (protopine, macleyine, corydinine)　蓝堇碱 (富马碱、原阿片碱、原鸦片碱、前鸦片碱、普鲁托品、紫堇宁)

fumarinine　蓝堇宁

fumaritine　蓝堇亭

fumarophycine　蓝革非辛

fumigaclavine　烟曲霉文

fumiquinazolines A ～ I　烟曲霉喹唑啉碱 A ～ I

fumotonaringin [naringenin-7-*O*-(4-methyl)-glucosyl-(1→2)-rhamnoside]　边缘鳞盖蕨柚皮苷 [柚皮素 -7-*O*-(4- 甲基)- 葡萄糖基 -(1 → 2)- 鼠李糖苷]

fumotoshidins A ～ C　边缘鳞盖蕨素 A ～ C

fumvailline　蓝堇瓦灵

funalenone　船桥烯酮

α-funebrene　α- 柏木萜烯

fungisterol [(3β, 5α)-ergost-7-en-3-ol]　菌甾醇 [真菌甾醇、(3β, 5α)-7- 麦角甾烯 -3- 醇]

funiferine　索状碱

funijudaine　呋达因

(25*S*)-funkioside B　(25*S*)- 玉簪苷 B

funkioside D　卵形玉簪甾苷 D

funtessine　丝胶树素

funtudienine　丝胶树宁

funtulatine 丝胶树亭
funtuline 丝胶树灵
funtumafrine 丝胶树任
funtumidine 丝胶树定碱 (丰土米丁)
funtumine 丝胶树碱
funtuphyllamine 丝胶树胺
fupenzic acid 覆盆子酸
furaldehyde (2-furaldehyde, furfural, 2-furancarboxaldehyde) 呋喃甲醛 (糠醛、2- 呋喃甲醛)
3-furaldehyde (3-furfural, 3-furancarboxaldehyde) 3-糠醛 (3- 呋喃甲醛)
2-furaldehyde (furfural, 2-furancarboxaldehyde, furaldehyde) 2- 呋喃甲醛 (呋喃甲醛、糠醛)
α-furaldehyde (α-furfural) α- 呋喃甲醛 (α- 糠醛)
furan 呋喃
furan-2, 5-diyl dim-ethanol 2, 5- 二羟甲基呋喃
1-(furan-2-carbonyl)piperidine-3-one 1-(呋喃 -2- 羰基) 哌啶 -3- 酮
2-(furan-2′-yl)-5-(2″*R*, 3″*S*, 4″-trihydroxybutyl)-1, 4-diazine 2-(呋喃 -2′- 基)-5-(2″*R*, 3″*S*, 4″- 三羟基丁基)-1, 4- 哒嗪
1-furan-2-yl-2-(4-hydroxyphenyl)ethanone 1- 呋喃 -2-基 -2-(4- 羟苯基) 乙酮
furan-2-yl-2-(4-hydroxyphenyl)ethanone 2- 呋喃基 -2-对羟苯基乙酮
furan-3-carboxylic acid 呋喃 -3- 甲酸
2-furancaboxaldehyde 2- 呋喃醛
2-furancarbinol (2-furanmethanol) 2- 呋喃甲醇
2-furancarboxaldehyde (2-furaldehyde, furaldehyde, furfural) 2- 呋喃甲醛 (呋喃甲醛、糠醛)
3-furancarboxaldehyde (3-furfural, 3-furaldehyde) 3-呋喃甲醛 (3- 糠醛)
3-furancarboxylic acid 3- 糠酸
2-furancarboxylic acid (2-furoic acid) 2- 呋喃酸 (2- 呋喃甲酸、2- 糠酸)
2, 3-furandiol 2, 3- 呋喃二醇
furandiol 呋喃二醇
2, 5-furandione 2, 5- 呋喃二酮
furanether A 呋喃醚 A
3-furanmethanol 3- 呋喃甲醇
2-furanmethanol (2-furancarbinol) 2- 呋喃甲醇
2-furanmethanol acetate 2- 呋喃甲醇乙酸酯
3-furanmethanol-β-D-glucopyranoside 3- 呋喃甲醇 -β-D- 吡喃葡萄糖苷
[2, 5]furano [2, 5] 呋喃桥
furano-(2″, 3″, 7, 6) -4′-hydroxyflavanone 呋喃 -(2″, 3″, 7, 6) -4′- 羟基黄烷酮
10, 5-[2, 3]furanobenzo[*g*]quinoline 10, 5-[2, 3] 呋喃桥苯并 [*g*] 喹啉
furanocaulesone C 呋南并双叶细辛酮 C
furanodictines A, B 呋喃网柄菌素 A、B
1(10)*Z*, (4*Z*)-furanodien-6-one 1(10)*Z*, (4*Z*)- 莪术呋喃二烯 -6- 酮
furanodiene 呋喃二烯 (莪术呋喃二烯)
furanodienone 莪术呋喃二烯酮 (呋喃二烯酮、蓬莪术环二烯酮)
furanodione 呋喃二酮
furanoditerpenes A, B 呋喃二萜 A、B
furanoeremophilan-14β, 6α-olide 呋喃佛术 -14β, 6α-内酯
furanoeremophilan-6β, 10β-diol 呋喃佛术 -6β, 10β-二醇
1, 3-furanoeudesmadiene 1, 3- 呋喃桉二烯
furanofukinol 呋喃蜂斗菜醇
furanoganoderic acid 呋喃灵芝酸
furanogermacrone 呋喃大牻牛儿酮
furanojaponin 呋喃蜂斗菜宁 (呋喃蜂斗菜单酯)
furanokoumine 呋喃钩吻素子
furanokurzin 呋喃尾叶血桐素
furanol 呋喃醇
10α*H*-furanoligularenone 10α*H*- 呋喃橐吾烯酮
10β*H*-furanoligularenone 10β*H*- 呋喃橐吾烯酮
furanoligularenone 呋喃橐吾烯酮
[2, 3]furanomethano [2, 3] 呋喃甲叉基
9-[2-(2(5*H*)-furanone-4)-ethyl]-4, 8, 9-trimethyl-1, 2, 3, 4, 5, 6, 7, 8-octahydronaphthalene-4-carboxylic acid methyl ester 9-[2-(2(5*H*)- 呋喃酮 -4)- 乙基]-4, 8, 9-三甲基 -1, 2, 3, 4, 5, 6, 7, 8- 八氢萘 -4- 酸甲酯
9-[2-(2(5*H*)-furanone-4)ethyl]-4, 8, 9-trimethyl-1, 2, 3, 4, 5, 6, 7, 8-octahydronaphthalene cyclo-1-methyl ester 9-[2-(2(5*H*)- 呋喃酮 -4) 乙基]-4, 8, 9- 三甲基 -1, 2, 3, 4, 5, 6, 7, 8- 八氢萘环 -1- 甲酯
9-[2-(2(5*H*)-furanone-4)-ethyl]-4, 8, 9-trimethyl-1, 2, 3, 4, 5, 6, 7, 8-octahydronaphthalene-4-carboxylic acid 9-[2-(2(5*H*)- 呋喃酮 -4)- 乙基]-4, 8, 9- 三甲基 -1, 2, 3, 4, 5, 6, 7, 8- 八氢萘 -4- 甲酸

S-furanopetasitin　硫呋喃蜂斗菜亭（硫呋喃蜂斗菜醇酯）

furanophenanthraquinone pigment　呋喃并菲醌类色素

furantriol　呋喃三醇

1-(3-furanyl)-3-methoxy-4-methyl-1-pentanone　1-(3-呋喃基)-3-甲氧基-4-甲基-1-戊酮

1-(2-furanyl)hexanone　1-(2-呋喃基)己酮

furazan (1, 2, 5-oxadiazole)　呋咱 (1, 2, 5-氧二氮杂环戊熳、1, 2, 5-噁二唑)

furcatin　呋喃卡苷

furcatin　假绣球素

furcatoside A　分枝荚蒾苷 A

furcosin　夫罗星

furcreastatin　假龙舌兰素

furfural (2-furaldehyde, 2-furancarboxaldehyde, furaldehyde)　糠醛（呋喃甲醛、2-呋喃甲醛）

3-furfural (3-furaldehyde, 3-furancarboxaldehyde)　3-糠醛 (3-呋喃甲醛)

α-furfural (α-furaldehyde)　α-糠醛 (α-呋喃甲醛)

furfuryl acetate　乙酸糠酯

furfuryl alcohol　糠醇

furfuryl mercaptan　咖啡醛

3′-furfuryl pyrrol-2-carboxylate　3′-呋喃吡咯-2-甲酸酯

furfuryl-2-ol　2-糠醇

2-furfuryl-5-methyl furan　2-糠基-5-甲基呋喃

furo[2′, 3′:4, 5]pyrro[2, 3-*b*]imidazo[4, 5-*e*]pyrazine　呋喃并 [2′, 3′:4, 5] 吡咯并 [2, 3-*b*] 咪唑并 [4, 5-*e*] 吡嗪

furo[2, 3-*g*]quinoline　呋喃并 [2, 3-g] 喹啉

2*H*-furo[3′, 2′, 4, 5]furo[2, 3-*h*]-1-benzopyran-2-one　2*H*-呋喃 [3′, 2′, 4, 5] 呋喃并 [2, 3-*h*]-1-苯并吡喃-2-酮

furo[3′, 2′:5, 6]pyrano[3, 2-*b*]imidazo[4, 5-*e*]pyridine　呋喃并 [3′, 2′:5, 6] 吡喃并 [3, 2-*b*] 咪唑并 [4, 5-*e*] 吡啶

2*H*-furo[3, 2-*b*]pyran　2*H*-呋喃并 [3, 2-*b*] 吡喃

furo[3, 2-*b*]thieno[2, 3-*e*]pyridine　呋喃并 [3, 2-*b*] 噻吩 [2, 3-*e*] 并吡啶

furo[3, 2-*g*]pyrrolo[1, 2-*b*]isoquinoline　呋喃并 [3, 2-*g*] 吡咯并 [1, 2-*b*] 异喹啉

furo[3, 2-*g*]quinoline　呋喃并 [3, 2-*g*] 喹啉

furo[3, 4-*c*]pyrrolo[2, 1, 5-*cd*]indolizine　呋喃并 [3, 4-*c*] 吡咯并 [2, 1, 5-*cd*] 吲哚嗪

furoadhyperforin　呋喃甲基贯叶金丝桃素

furoaloesone　呋喃芦荟松

furoclausines A ～ W　呋喃黄皮碱 A ～ W

furocrotinsulolide A　呋喃海岛巴豆内酯 A

furofolines Ⅰ, Ⅱ　小花山小橘呋喃碱 Ⅰ、Ⅱ

furohyperforin　呋喃贯叶金丝桃素

3-furoic acid　3-呋喃酸

α-furoic acid　α-呋喃甲酸 (α-糠酸)

furoic acid　糠酸（呋喃酸、呋喃甲酸）

2-furoic acid (2-furancarboxylic acid)　2-糠酸 (2-呋喃酸、2-呋喃甲酸)

furomollugin　呋喃大叶茜草素

furopelargones A, B　呋喃天竺葵酮 A、B

furosin　夫罗兰鞣质（中日老鹳草素）

5α-furost-12-one-20(22)-en-3β, 23, 26-triol　5α-呋甾-12-酮-20(22)-烯-3β, 23, 26-三醇

(25*R*, *S*)-5α-furost-12-one-20(22)-en-3β, 26-diol　(25*R*, *S*)-5α-呋甾-12-酮-20(22)-烯-3β, 26-二醇

(25*S*)-5α-furost-12-one-22-methoxy-3β, 26-diol　(25*S*)-5α-呋甾-12-酮-22-甲氧基-3β, 26-二醇

5α-furost-12-one-22-methoxy-3β, 26-diol　5α-呋甾-12-酮-22-甲氧基-3β, 26-二醇

(25*S*)-5α-furost-12-one-2α, 3β, 22α, 26-tetraol　(25*S*)-5α-呋甾-12-酮-2α, 3β, 22α, 26-四醇

5α-furost-12-one-2α, 3β, 22α, 26-tetraol　5α-呋甾-12-酮-2α, 3β, 22α, 26-四醇

5α-furost-12-one-3β, 22, 26-triol　5α-呋甾-12-酮-3β, 22, 26-三醇

(25*R*)-5α-furost-12-one-3β, 22α, 26-triol　(25*R*)-5α-呋甾-12-酮-3β, 22α, 26-三醇

(25*S*)-5α-furost-12-one-3β, 22α, 26-triol　(25*S*)-5α-呋甾-12-酮-3β, 22α, 26-三醇

(25*S*)-5β-furost-1β, 2β, 3β, 4β, 5β, 22α, 26-heptahydroxy-26-*O*-β-D-glucopyranoside　(25*S*)-5β-呋甾-1β, 2β, 3β, 4β, 5β, 22α, 26-七羟基-26-*O*-β-D-吡喃葡萄糖苷

(25*S*)-furost-1β, 3α, 5β, 22α, 26-pentahydroxy-26-*O*-β-D-glucopyranoside　(25*S*)-呋甾-1β, 3α, 5β, 22α, 26-五羟基-26-*O*-β-D-吡喃葡萄糖苷

furost-1β, 3β, 22α, 26-tetraol　呋甾-1β, 3β, 22α, 26-四醇

(25*S*)-furost-1β, 3β, 5β, 22α, 26-pentahydroxy-26-*O*-β-D-glucopyranoside　(25*S*)-呋甾-1β, 3β, 5β, 22α, 26-五羟基-26-*O*-β-D-吡喃葡萄糖苷

(25*R*)-5α-furost-20(22)-en-12-one-3β, 26-dihydroxy-26-*O*-β-D-glucopyranoside　(25*R*)-5α-呋甾-20(22)-烯-12-酮-3β, 26-二羟基-26-*O*-β-D-吡喃葡萄糖苷

F

(25*S*)-5α-furost-20(22)-en-12-one-3β, 26-diol (25*S*)-5α- 呋甾 -20(22)- 烯 -12- 酮 -3β, 26- 二醇

5α-furost-20(22)-en-12-one-3β, 26-diol 5α- 呋甾 -20(22)- 烯 -12- 酮 -3β, 26- 二醇

(25*R*)-5α-furost-20(22)-en-2α, 3β, 26-triol (25*R*)-5α- 呋甾 -20(22)- 烯 -2α, 3β, 26- 三醇

(25*S*)-5-furost-20(22)-en-3, 26-diol (25*S*)-5- 呋甾 -20(22)- 烯 -3, 26- 二醇

5α-furost-20(22)-en-3β, 23, 26-triol 5α- 呋甾 -20(22)- 烯 -3β, 23, 26- 三醇

(25*S*)-5α-furost-20(22)-en-3β, 26-diol (25*S*)-5α- 呋甾 -20(22)- 烯 -3β, 26- 二醇

5α-furost-20(22)-en-3β, 26-diol 5α- 呋甾 -20(22)- 烯 -3β, 26- 二醇

5β-furost-25(27)-en-1β, 2β, 3β, 4β, 5β, 6β, 7α, 22ζ, 26-nonahydroxy-26-*O*-β-D-glucopyranoside 5β- 呋甾 -25(27)- 烯 -1β, 2β, 3β, 4β, 5β, 6β, 7α, 22ζ, 26- 九羟基 -26-*O*-β-D- 吡喃葡萄糖苷

5β-furost-25(27)-en-1β, 2β, 3β, 4β, 5β, 7α, 22ζ, 26-octahydroxy-6-one-26-*O*-β-D-glucopyranoside 5β- 呋甾 -25(27)- 烯 -1β, 2β, 3β, 4β, 5β, 7α, 22ζ, 26- 八羟基 -6- 酮 -26-*O*-β-D- 吡喃葡萄糖苷

5β-furost-25(27)-en-1β, 2β, 3β, 4β, 5β, 7α, 22ξ, 26-octahydroxy-6-one-26-*O*-β-D-glucopyranoside 5β- 呋甾 -25(27)- 烯 -1β, 2β, 3β, 4β, 5β, 7α, 22ξ, 26- 八羟基 -6- 酮 -26-*O*-β-D- 吡喃葡萄糖苷

5α-furost-25(27)-en-3β, 12β, 22, 26-tetraol 5α- 呋甾 -25(27)- 烯 -3β, 12β, 22, 26- 四醇

(25*R*)-5α-furost-2α, 3β, 22α, 26-tetraol (25*R*)-5α- 呋甾 -2α, 3β, 22α, 26- 四醇

(5α, 25β)-furost-3, 22, 26-triol (5α, 25β)- 呋甾 -3, 22, 26- 三醇

(25*R*)-5α-furost-3β, 22α, 26-triol (25*R*)-5α- 呋甾 -3β, 22α, 26- 三醇

(25*S*)-5β-furost-3β, 22α, 26-triol (25*S*)-5β- 呋甾 -3β, 22α, 26- 三醇

furost-5(6)-en-3β, 22α, 26-triol 呋甾 -5(6)- 烯 -3β, 22α, 26- 三醇

(25*R*)-furost-5, 20(22)-dien-3β, 26-diol (25*R*)- 呋甾 -5, 20(22)- 二烯 -3β, 26- 二醇

(20*S*, 25*R*)-furost-5, 22-dien-3β, 21α, 26-triol (20*S*, 25*R*)- 呋甾 -5, 22- 二烯 -3β, 21α, 26- 三醇

(25*S*)-furost-5-en-1β, 3β, 22α, 26-tetraol (25*S*)- 呋甾 -5- 烯 -1β, 3β, 22α, 26- 四醇

(25α)-furost-5-en-3, 22, 26-triol (25α)- 呋甾 -5- 烯 -3, 22, 26- 三醇

5-furost-5-en-3β, 17α, 22, 26-tetraol 5- 呋甾 -5- 烯 -3β, 17α, 22, 26- 四醇

furost-5-en-3β, 22α, 26-triol 呋甾 -5- 烯 -3β, 22α, 26- 三醇

(25*R*)-furost-5-en-3β, 22ζ, 26-triol (25*R*)- 呋甾 -5- 烯 -3β, 22ζ, 26- 三醇

furost-5-en-3β, 22ζ, 26-triol 呋甾 -5- 烯 -3β, 22ζ, 26- 三醇

furost-5-en-3β, 22ζ-diol 呋甾 -5- 烯 -3β, 22ζ- 二醇

furost-5-en-3β, 26-diol 呋甾 -5- 烯 -3β, 26- 二醇

furostanol glycoside 呋甾烷醇糖苷

furostanol saponin 呋甾烷醇皂苷

furostifoline 呋喃豆叶九里香碱

furowanins A, B 呋万素 (呋喃台湾崖豆藤素) A 、B

2-furyl carbinol-(5′-11)-1, 3-cyclopentadiene[5, 4-*c*]-1*H*-cinnoline 2- 糠醇 -(5′-11)-1, 3- 环戊二烯 [5, 4-*c*]-1*H*- 邻二氮杂萘

3-furyl methyl acetate 3- 呋喃甲醇乙酸酯

1-(2-furyl)-(1*E*, 7*E*)-nonadien-3, 5-diyn-9-acid 1-(2- 呋喃基)-(1*E*, 7*E*)- 壬二烯 -3, 5- 二炔 -9- 酸

1-(2-furyl)-(1*E*, 7*E*)-nonadien-3, 5-diyn-9-ol 1-(2- 呋喃基)-(1*E*, 7*E*)- 壬二烯 -3, 5- 二炔 -9- 醇

1-(2-furyl)-(1*E*, 7*E*)-nonadien-3, 5-diyn-9-ol benzoate 1-(2- 呋喃基)-(1*E*, 7*E*)- 壬二烯 -3, 5- 二炔 -9- 醇苯甲酸酯

1-(2-furyl)-(1*E*, 7*E*)-nonadien-3, 5-diyn-9-ol *p*-methyl benzoate 1-(2- 呋喃基)-(1*E*, 7*E*)- 壬二烯 -3, 5- 二炔 -9- 醇对甲基苯甲酸酯

1-(2-furyl)-(1*E*, 7*Z*)-nonadien-3, 5-diyn-9-ol 1-(2- 呋喃基)-(1*E*, 7*Z*)- 壬二烯 -3, 5- 二炔 -9- 醇

1-(2-furyl)-(7*E*)-nonen-3, 5-diyn-1, 2-diol diacetate 1-(2- 呋喃基)-(7*E*)- 壬烯 -3, 5- 二炔 -1, 2- 二醇二乙酸酯

1-(2-furyl)-1-pentanone 1-(2- 呋喃基)-1- 戊酮

1-(2-furyl)-2-propanone 1-(2- 呋喃基)-2- 丙酮

cis-1-(2-furyl)-4-(2-thienyl)-1-buten-3-yne 顺式 -1-(2- 氧茂基)-4-(2- 硫茂基)-1- 丁烯 -3- 炔

β-(2-furyl)acrylic acid β-(2- 呋喃) 丙烯酸

fusacandins A, B 镰孢霉素 A、B

fusanolide A 镰孢霉内酯 A

fusaperazine A 镰孢哌嗪 A

fusaric acid 镰孢酸

fusarielin A 镰孢菌素 A

fusarinic acid 菱蔫酸

fusariotoxin T-2 (T-2 toxin)　三隔镰孢毒素 T-2 (T-2 毒素)

fuscaxanthones A ～ E　淡褐藤黄屾酮 A ～ E

fuscinarin　暗褐菌次素

fuscoatroside　棕黑腐质霉苷

fuscoporine　桦褐孔菌素

fuseine　5- 氧阿朴菲碱

fusicoccin H　佛西苦新 H

fusicoserpenol A　梭形匍匐枪刀药醇 A

fusidienol A　富思二烯酚 A

(+)-(2*S*, 3*R*)-fustin　(+)-(2*S*, 3*R*)- 黄栌素

(+)-fustin　(+)- 黄栌素

fustin　黄栌素 (黄栌木素、黄颜木素)

(–)-fustin　(–)- 黄栌素 [(–)- 黄颜木素]

(–)-fustin-3-*O*-gallate　(–)- 黄栌素 -3-*O*- 没食子酸酯 [(–)- 黄颜木素 -3-*O*- 没食子酸酯]

futabanone　龙脑香环氧烯酮

futoamide　细叶青蒌藤酰胺 (风藤酰胺)

futoenone　细叶青蒌藤烯酮

futoquinol　细叶青蒌藤醌醇 (风藤奎脑、风藤奎醇)

futoxide　细叶青蒌藤素 (巴豆环氧素)

fuzhuanins A, B　茯砖茶素 A、B

fuziline　附子灵 (附子碱、附子宁碱)

fuzitine B　附子亭

gabonine　加包宁

gaboroquinones A, B　哈博罗醌 A、B

gabunine　加布尼碱

gadain　棉叶麻疯树因

gadina-3, 9-diene　3, 9- 杜松二烯

gadina-4, 7-diene　4, 7- 杜松二烯

gadina-4, 9-diene　4, 9- 杜松二烯

gadoleic acid (9-eicosenoic acid)　鳕油酸 (9- 二十烯酸)

gaertneric acid　拟九节酸

gaertneroside　拟九节苷

gagaimol　萝藦醇

gagaimol-7-methyl ester　萝藦醇 -7- 甲酯

gagamine (gagaminine)　萝藦胺 (萝摩米宁、加加明)

gagaminine (gagamine)　萝藦米宁 (萝摩胺、加加明)

gagaminine-3-*O*-α-L-cymaropyranosyl-(1 → 4)-β-D-cymropyranosyl-(1→4)-β-D-cymaropyranoside　萝藦米宁 -3-*O*-α -L- 吡喃加拿大麻糖基 -(1 → 4)-β-D- 吡喃加拿大麻糖基 -(1 → 4)-β-D- 吡喃加拿大麻糖苷

gajutsulactones A, B　莪术萜内酯 A、B

D-galacititol　D- 半乳糖醇

galactan　半乳聚糖

galactinol　肌糖半乳糖苷

galactitol　半乳糖醇

galactogen　半乳糖原

L-galactoheptulose　L- 半乳庚酮糖

galactomannan　半乳甘露聚糖

galactomannan gums　半乳甘露聚糖胶

galactonic acid γ-lactone　半乳糖酸 -γ- 内酯

D-*erythro*-L-galacto-octitol　D- 赤 -L- 半乳 - 辛糖醇

galactopyranose　吡喃半乳糖

6″-*O*-α-D-galactopyranosyl harpagoside　6″-*O*-α-D- 吡喃半乳糖基哈巴酯苷

6-*O*-α-D-galactopyranosyl harpagoside　6-*O*-α-D- 吡喃半乳糖基哈巴酯苷

2″-*O*-β-L-galactopyranosyl orientin　2″-*O*-β-L- 吡喃半乳糖基荭草素

6′-*O*-α-D-galactopyranosyl shanzhiside methyl ester　6′-*O*-α-D- 吡喃半乳糖基山栀苷甲酯

α-D-galactopyranosyl-(1 → 1′)-myoinositol　α-D- 吡喃半乳糖基 -(1 → 1′)- 肌肉肌醇

3-*O*-β-D-galactopyranosyl-(1 → 2)-[α-L-rhamnopyranosyl-(1 → 3)]-6′-*O*-methyl-β-D-glucuronopyranosyl quillaic acid　3-*O*-β-D- 吡喃半乳糖基 -(1 → 2)-[α-L- 吡喃鼠李糖基 -(1 → 3)]-6′-*O*- 甲基 -β-D- 吡喃葡萄糖醛酸基皂皮酸

3-*O*-β-D-galactopyranosyl-(1 → 2)-6′-methyl-β-D-glucuronopyranosyl gypsogenin　3-*O*-β-D- 吡喃半乳糖基 -(1 → 2)-6′- 甲基 -β-D- 吡喃葡萄糖醛酸基棉根皂苷元

3-*O*-β-D-galactopyranosyl-(1 → 2)-6′-*O*-methyl-β-D-glucuronopyranosyl quillaic acid　3-*O*-β-D- 吡喃半乳糖基 -(1 → 2)-6′-*O*- 甲基 -β-D- 吡喃葡萄糖醛酸基皂皮酸

3-*O*-[β-D-galactopyranosyl-(1→2)-β-D-glucuronopyranosyl]oleanolic acid　3-*O*-[β-D- 吡喃半乳糖基 -(1 → 2)-β-D- 吡喃葡萄糖醛酸基] 齐墩果酸

3β-*O*-[β-D-galactopyranosyl-(1 → 3)-β-D-glucuronopyranosyl]oleanolic acid-28-*O*-β-glucopyranoside　3β-*O*-[β-D- 吡喃半乳糖基 -(1→3)-β-D- 吡喃葡萄糖醛酸基] 齐墩果酸 -28-*O*-β- 吡喃葡萄糖苷

β-D-galactopyranosyl-(1 → 4)-α-D-glucopyranose (α-lactose)　β-D- 吡喃半乳糖基 -(1 → 4)-α-D- 吡喃葡萄糖 (α- 乳糖)

3-*O*-{[β-D-galactopyranosyl-(1 → 6)]-*O*-β-D-galactopyranosyl}-(23*R*, 24*R*), 25-trihydroxycucurbit-5-ene 3-*O*-{[β-D- 半乳吡喃糖基 -(1 → 6)]-*O*-β-D- 吡喃半乳糖基 }-(23*R*, 24*R*), 25- 三羟基葫芦 -5- 烯

α-D-galactopyranosyl-(1 → 6)-α-D-galactopyranosyl-(1 → 1′)-myoinositol α-D- 吡喃半乳糖基 -(1 → 6)-α-D- 吡喃半乳糖基 -(1 → 1′)- 肌肉肌醇

α-D-galactopyranosyl-(1 → 6)-α-D-glucopyranosyl-β-D-fructofuranoside α-D- 吡喃半乳糖基 -(1 → 6)-α-D- 吡喃葡萄糖基 -β-D- 呋喃果糖苷 (棉籽糖)

β-D-galactopyranosyl-(3 → 3)-*O*-β-D-galactopyranose β-D- 吡喃半乳基 -(3 → 3)-*O*-β-D- 吡喃半乳糖

sec-*O*-β-D-galactopyranosyl-(*R*)-byakangelicin 仲 -*O*-β-D- 吡喃半乳糖基 -(R)- 比克白芷素

1-D-5-*O*-(α-D-galactopyranosyl)-4-*O*-methyl myoinositol 1-D-5-*O*-(α-D- 吡喃半乳糖基)-4-*O*- 甲基肌肉肌醇

(2*R*)-3-(*O*-β-D-galactopyranosyl)prop-1, 2-diyl dioctadecanoate (2*R*)-3-(*O*-β-D- 吡喃半乳糖基) 丙 -1, 2- 二基二 (十八酸) 酯

3-*O*-[3′-(O-β-D-galactopyranosyl)-β-D-glucopyranosyl]-2β-hydroxyoleanolic acid 3-*O*-[3′-(O-β-D- 吡喃半乳糖基)-β-D- 吡喃葡萄糖基]-2β- 羟基齐墩果酸

3-*O*-[β-D-galactopyranosyl]-25-*O*-β-D-galactopyranosyl-(7*R*, 22*S*, 23*R*, 24*R*), 25-pentahydroxycucurbit-5-ene 3-*O*-(β-D- 吡喃半乳糖基)-25-*O*-β-D- 吡喃半乳糖基 -(7*R*, 22*S*, 23*R*, 24*R*), 25- 五羟基葫芦 -5- 烯

3-*O*-β-D-galactopyranosyl-1, 2-di-*O*-octadecanoyl-*sn*-glycerol 3-*O*-β-D- 吡喃半乳糖基 -1, 2- 二 -*O*- 十八碳酰基 -*sn*- 甘油

N-[(2*S*, 3*R*, 4*E*, 14*E*)-1-(β-D-galactopyranosyloxy)-3-hydroxyoctadec-4, 14-dien-2-yl]hexadecanamide *N*-[(2*S*, 3*R*, 4*E*, 14*E*)-1-(β-D- 吡喃半乳糖基氧基)-3- 羟基十八碳 -4, 14- 二烯 -2- 基] 十六酰胺

1-{[(5-α-D-galactopyranosyloxymethyl)-1*H*-pyrrol-2-carbaldehyde-1-yl]-ethyl}-1*H*-pyrazole 1-{[(5-α-D- 半乳糖吡喃糖基甲基)-1*H*- 吡咯 -2- 甲醛 -1- 基]- 乙基 }-1*H*- 吡唑

galactosamine 半乳糖胺

D-galactosamine hydrochloride D- 盐酸半乳糖胺

D-galactosamine pentaacetate D- 半乳糖胺五乙酸酯

galactosaminoglycan 氨基半乳聚糖

D-galactose D- 半乳糖

galactose 半乳糖

α-D-galactose α-D- 半乳糖

L-galactose L- 半乳糖

β-D-(+)-galactose pentaacetate β-D-(+)- 半乳糖五乙酸酯

α-galactosidase α- 半乳糖苷酶

β-galactosyl 1-6β-galactosyl formononetin β- 半乳糖基 1-6β- 半乳糖基刺芒柄花素

galactosyl diglycerides 半乳糖基甘油二酯

galactosyl martynoside 半乳糖基角胡麻苷

α-galactosyluronic acid-(1 → 4)-galactose α- 半乳糖醛酸 -(1 → 4)- 半乳糖

galactoxyloglucan 半乳糖木糖葡萄聚糖

D-galacturonan D- 聚半乳糖醛酸

D-galacturonic acid D- 半乳糖醛酸

galacturonic acid 半乳糖醛酸

D-galacturonic acid monohydrate D- 半乳糖醛酸一水物

α-D-galacturopyranosyl gypsogenin α-D- 吡喃半乳糖醛酸棉根皂苷元

galanals A, B 高良姜萜醛 A、B

galangal 高良姜酯醛

galangin (norizalpinin, 3, 5, 7-trihydroxyflavone) 高良姜素 (高良姜精、高良姜黄素、3, 5, 7- 三羟黄酮)

galangin-3-methyl ether 高良姜素 -3- 甲醚

galangin-3-*O*-β-D-glucopyranoside-7-*O*-β-L-rhamnopyranoside 高良姜素 -3-*O*-β-D- 吡喃葡萄糖苷 -7-*O*-β-L- 吡喃鼠李糖苷

galanolactone 高良姜萜内酯 (红豆蔻内酯)

galanthamine (lycoremine) 加兰他敏 (雪花莲胺碱、加兰他明、雪花胺)

galanthamine hydrobromide 氢溴酸加兰他敏

galanthamine *N*-oxide 加兰他敏 *N*- 氧化物

galanthaminone (narwedine) 那危定

galanthine 雪花莲碱

(+)-galbacin (+)- 日本楠脂素 [(+)- 浆果瓣蕊花素、(+) 加尔巴辛、(+)- 加巴辛]

galbanic acid 加蓬酸 (古蓬阿魏酸)

galbanol 加蓬醇

(–)-galbelgin (–)- 瓣蕊花素

galcii sulfas siccus 煅石膏 (干燥硫酸钙)

galdosol 加那利鼠尾草酚

galegine (isoamyleneguanidine) 山羊豆碱 (异戊烯胍)

galeide 蓬子菜根苷

galein 蓬子菜苷

(+)-galeopsin　(+)- 鼬瓣花素

galeopsin　鼬瓣花素 (鼬瓣花二萜)

galericulin　盔状黄芩林素

galeroside　盔状黄芩苷

(–)-galgravin　(–)- 盖尔格拉文

galgravin　瓣蕊花格拉文 (盖尔格拉文)

galinsosides A, B　牛膝菊苷 A、B

galiosin　蓬子菜根双糖苷

galipeine　图腊树碱

galipine　加立平

galipinine　图腊树宁碱

galipoline　加立坡灵

galiridoside　鼬瓣花苷

gallagyldilactone　没食子酰双内酯

gallic acid (3, 4, 5-trihydroxybenzoic acid)　没食子酸 (棓酸、3, 4, 5- 三羟基苯甲酸)

gallic acid ethyl ester (phyllemblin, nipagallin A, ethyl gallate)　没食子酸乙酯

gallic acid glucoside　没食子酸葡萄糖苷

gallic acid tetrasaccharide　没食子酸四糖

gallic acid-3-methyl ether　没食子酸 -3- 甲基醚

gallic acid-3-*O*-(6′-*O*-galloyl)glucoside　没食子酸-3-*O*-(6′-*O*- 没食子酰基) 葡萄糖苷

gallic acid-3-*O*-β-D-(6′-*O*-galloyl)glucopyranoside　没食子酸 -3-*O*-β-D-(6′-*O*- 没食子酰基) 吡喃葡萄糖苷

gallic acid-3-*O*-β-D-glucopyranoside　没食子酸 -3-*O*-β-D- 吡喃葡萄糖苷

gallic acid-3-*O*-β-D-glucoside　没食子酸 -3-*O*-β-D- 葡萄糖苷

gallic acid-4-*O*-(6′-*O*-galloyl)glucoside　没食子酸-4-*O*-(6′-*O*- 没食子酰基) 葡萄糖苷

gallic acid-4-*O*-β-D-(6′-*O*-galloyl)glucopyranoside　没食子酸 -4-*O*-β-D-(6′-*O*- 没食子酰基) 吡喃葡萄糖苷

gallic acid-4-*O*-β-D-glucopyranoside　没食子酸 -4-*O*-β-D- 吡喃葡萄糖苷

gallicin (methyl 3-hydroxy-4, 5-dimethoxybenzoate)　二甲棓酸甲酯 (3- 羟基 -4, 5- 二甲氧基苯甲酸甲酯)

gallincin (methyl gallate)　没食子酸甲酯 (棓酸甲酯)

(–)-gallocatechin　(–)- 没食子儿茶素

(+)-gallocatechin　(+)- 没食子酰儿茶素

gallocatechin (GC)　没食子儿茶素 (没食子儿茶精、没食子酰儿茶素)

gallocatechin gallate (GCG)　没食子儿茶素没食子酸酯

(+)-gallocatechin hexanoate　(+)- 没食子儿茶素己酸酯

gallocatechin-(4α → 6)-catechin　没食子儿茶素 -(4α → 6)- 儿茶素

gallocatechin-(4α → 8)-catechin　没食子儿茶素 -(4α → 8)- 儿茶素

gallocatechin-(4α→8)-epicatechin　没食子儿茶素 -(4α→8)- 表没食子儿茶素

gallocatechin-(4α → 8)-gallocatechin　没食子儿茶素 -(4α → 8)- 没食子儿茶素

gallogen (ellagic acid, elagostasine, benzoaric acid)　并没食子酸 (鞣花酸、胡颓子酸)

gallomyricitrin (desmanthin 1)　没食子杨梅苷 (合欢草素 1)

gallotannic acid (gallotannin)　五倍子鞣酸 (没食子鞣酸、五倍子鞣质、没食子鞣质、没食子丹宁)

gallotannin (gallotannic acid)　五倍子鞣质 (没食子鞣质、没食子丹宁、没食子鞣酸、五倍子鞣酸)

4-*O*-galloyl albiflorin　4-*O*- 没食子酰芍药内酯苷

2-*O*-galloyl arbutin　2-*O*- 没食子酰基熊果苷

6-*O*-galloyl arbutin　6-*O*- 没食子酰基熊果酚苷

galloyl arbutin　没食子酰基熊果苷

23-galloyl arjunolic acid　23- 没食子酰基阿江榄仁酸

11-*O*-galloyl bergenin　11-*O*- 没食子酰基岩白菜素

4-*O*-galloyl bergenin　4-*O*- 没食子酰基岩白菜素

6″-galloyl chestanin　6″- 没食子酰基栗瘿鞣质

4-*O*-galloyl chlorogenic acid　4-*O*- 没食子酰基绿原酸

3-galloyl epicatechin　3- 没食子酰基表儿茶素

galloyl epicatechin　没食子酰基表儿茶素

galloyl epigallocatechol　没食子酰基表没食子儿茶素

1-*O*-galloyl fructose　1-*O*- 没食子酰基果糖

galloyl geraniin　没食子酰基牻牛儿素

6β-*C*-(2′-galloyl glucopyranosyl)-5, 7-dihydroxy-2-isopropyl chromone　6β-*C*-(2′- 没食子酰基吡喃葡萄糖基)-5, 7- 二羟基 -2- 异丙基色原酮

8β-*C*-(2′-galloyl glucopyranosyl)-5, 7-dihydroxy-2-isopropyl-chromone　8β-*C*-(2′- 没食子酰基吡喃葡萄糖基)-5, 7- 二羟基 -2- 异丙基色原酮

1-galloyl glucose　1- 没食子酰基葡萄糖

6-*O*-galloyl glucose　6-*O*- 没食子酰基葡萄糖

galloyl glucose　没食子酰基葡萄糖

1-*O*-galloyl glycerol　1-*O*- 没食子酰基丙三醇

galloyl glycerol　没食子酰基甘油

6-*O*-galloyl homoarbutin　6-*O*- 没食子酰基高熊果酚苷

2″-*O*-galloyl hyperin　2″-*O*- 没食子酰基金丝桃苷

galloyl hyperin　没食子酰基金丝桃苷

2″-*O*-galloyl isoorientin　2″-*O*- 没食子酰基异荭草素

2″-*O*-galloyl isovitexin　2″-*O*- 没食子酰基异牡荆素

2″-*O*-galloyl orientin　2″-*O*- 没食子酰基荭草素

galloyl paeoniflorin　没食子酰基芍药苷

1-*O*-galloyl pedunculagin　1-*O*- 没食子酰基花梗鞣素

1β-*O*-galloyl pedunculagin　1β-*O*- 没食子酰基夏栎鞣精

3-*O*-galloyl procyanidin B-2　3-*O*- 没食子酰基原矢车菊素 B-2

5-*O*-galloyl punicacortein D　5-*O*- 没食子酰基石榴皮新鞣质 D

galloyl punicafolin　没食子酰基石榴叶素

2-*O*-galloyl punicalin　2-*O*- 没食子酰基石榴皮鞣素

6′-*O*-galloyl salicin　6′-*O*- 没食子酰基水杨苷

7-*O*-galloyl secologanol　7-*O*- 没食子酰基开环环马钱醇

3-*O*-galloyl shikimic acid　3-*O*- 没食子酰基莽草酸

1′-*O*-galloyl sucrose　1′-*O*- 没食子酰基蔗糖

4′-*O*-galloyl sucrose　4′-*O*- 没食子酰基蔗糖

6′-*O*-galloyl sucrose　6′-*O*- 没食子酰基蔗糖

6-*O*-galloyl sucrose　6-*O*- 没食子酰基蔗糖

7-*O*-galloyl tricetifavan　7-*O*- 没食子酰基小麦黄烷

2″-*O*-galloyl vitexin　2″-*O*- 没食子酰基牡荆素

7-*O*-galloyl-(+)-catechin　7-*O*- 没食子酰基 -(+)- 儿茶素

6-*O*-galloyl-2, 3-(*S*)-hexahydroxydiphenoyl-D-glucose　6-*O*- 没食子酰基 -2, 3-(*S*)- 六羟基联苯二甲酰基 -D-葡萄糖

6-*O*-galloyl-2-*O*-trigalloyl-1, 5-anhydro-D-glucitol　6-*O*- 没食子酰基 -2-*O*- 三没食子酰基 -1, 5- 脱水 -D-葡萄糖醇

1-*O*-galloyl-4, 6-(*S*)-hexahydroxydiphenoyl-α-D-glucoside　1-*O*- 没食子酰基 -4, 6-(*S*)- 六羟基联苯二甲酰基 -α-D- 葡萄糖苷

3-*O*-galloyl-4, 6-(*S*)-hexahydroxydiphenoyl-α-D-glucoside　3-*O*- 没食子酰基 -4, 6-(*S*)- 六羟基联苯 -α-D- 葡萄糖苷

1-*O*-galloyl-4, 6-(*S*)-hexahydroxydiphenoyl-β-D-glucoside　1-*O*- 没食子酰基 -4, 6-(*S*)- 六羟基联苯二甲酰基 -β-D-葡萄糖苷

2-*O*-galloyl-4, 6-(*S*)-hexhydroxydiphenoyl-α-D-glucoside　2-*O*- 没食子酰基 -4, 6-(*S*)- 六羟基联苯 -α-D- 葡萄糖苷

2-*O*-galloyl-4, 6-(*S*, *S*)-gallagyl-D-glucose　2-*O*- 没食子酰基 -4, 6-(*S*, *S*)- 并没食子酸连二没食子酰基 -D-葡萄糖

1-*O*-galloyl-4, 6-*O*-hexahydroxydiphenoyl-β-D-glucose　1-*O*- 没食子酰基 -4, 6-*O*- 六羟基联苯二甲酰基 -β-D- 葡萄糖

1-*O*-galloyl-6-*O*-(4-hydroxy-3, 5-dimethoxy)benzoyl-β-D-glucose　1-*O*- 没食子酰基 -6-*O*-(4- 羟基 -3, 5- 二甲氧基) 苯甲酰基 -β-D- 葡萄糖

1-*O*-galloyl-6-*O*-cinnamoyl-β-D-glucose　1-*O*- 没食子酰基 -6-*O*- 桂皮酰基 -β-D- 葡萄糖

2-*O*-galloyl-6-*O*-trigalloyl-1, 5-anhydro-D-glucitol　2-*O*- 没食子酰基 -6-*O*- 三没食子酰基 -1, 5- 脱水 -D-葡萄糖醇

6-*O*-galloyl-D-glucopyranose　6-*O*- 没食子酰基 -D- 吡喃葡萄糖

1β-*O*-galloyl-D-glucopyranoside　1β-*O*- 没食子酰基 -D-吡喃葡萄糖苷

7-*O*-galloyl-D-sedoheptuloside　7-*O*- 没食子酰基 -D-景天庚酮糖苷

galloyl-L-epigallocatechol　没食子酰基 -L- 表没食子儿茶酚

galloyloxypaeoniflorin　没食子酰基氧代芍药苷

galloyl-β-D-glucopyranoside　没食子酰基 -β-D- 吡喃葡萄糖苷

3-*O*-galloyl-β-D-glucose　3-*O*- 没食子酰基 -β-D- 葡萄糖

1-*O*-galloyl-β-D-glucoside　1-*O*- 没食子酰基 -β-D- 葡萄糖苷

galtonioside A　夏风信子属苷 A

galutedin　山羊豆苷

galuteolin (luteoloside, cinaroside, cymaroside, glucoluteolin, luteolin-7-*O*-β-D-glucoside)　木犀草苷 (香蓝苷、加拿大麻糖苷、木犀草素 -7-*O*-β-D- 葡萄糖苷)

gamabufogenin　日本蟾蜍毒苷元

gamabufotalin　日本蟾蜍毒它灵 (日蟾毒它灵)

gamabufotalin-3-hydrogen suberate　日本蟾蜍毒它灵 -3- 辛二酸氢酯

gamabufotalininol　日本蟾蜍毒安灵醇 (日蟾毒它灵醇)

3-gamabufotalyl suberic acid　3- 日蟾毒它灵辛二酸酯

gamatin　水黄皮玛亭 (水黄皮异黄酮素)

gambir fluorescein　黑儿茶萤光素

gambirdine　棕儿茶定碱

gambirfluorescein　棕儿茶萤光素

gambiriins A-1, B-3, C　棕儿茶素 (黑儿茶素) A-1、B-3、C

gambirine　棕儿茶碱 (黑儿茶碱)

gambirtannine　棕儿茶单宁 (儿茶钩藤丹宁碱)

gambogellic acid　藤黄树脂酸

gambogenic acid　藤黄精酸

gambogenin　藤黄精宁

gambogenin dimethyl acetal　藤黄精宁二甲基缩醛

gambogenone　大叶藤黄精酮

α-gambogic acid　α- 藤黄酸

gambogic acid (β-guttiferin)　藤黄酸 A (β- 藤黄素)

gambogin　藤黄精

gamnamoside　伽米纳苷

gancaonin P-3′-methyl ether　甘草宁 P-3′- 甲醚

gancaonin-3′-*O*-methyl ether　甘草宁 -3′-*O*- 甲醚

gancaonins A ～ Y　甘草宁 A ～ Y

gancaonols A ～ C　甘草诺酚 A ～ C

gandharamine　干德哈瑞胺 (犍陀罗小檗明碱)

ganervosins A, B　盖显脉香茶菜素 (盖显脉香茶素) A、B

gangenoid　大叶山蚂蝗碱

gangetial　大叶山蚂蝗醛

gangetin　红母鸡草醇 (大叶山蚂蝗素)

gangetinin　红母鸡草素 (大叶山蚂蝗宁)

gangliosides GP-1a, GP-1b, GP-2　神经节苷酯 GP-1a、GP-1b、GP-2

gangliosides 1 ～ 3　神经节苷酯 1 ～ 3

ganhuangenin　甘黄芩苷元

ganoapplanatumines A, B　树舌灵芝明碱 A、B

ganoapplanic acids A ～ F　树舌灵芝酸 A ～ F

ganoapplanilactones A ～ C　树舌灵芝酸内酯 A ～ C

(±)-ganoapplanin　(±)- 树舌灵芝酚

ganocalidophins A ～ C　灵芝卡利芬 A ～ C

ganode-7, 9-dien-ric acid　灵芝 -7, 9- 二烯酸

ganode-8-en-ric acid　灵芝 -8- 烯酸

ganoderals A, B　灵芝醛 A、B

ganoderans A ～ C　灵芝多糖 A ～ C

ganoderate E　灵芝酸酯 E

ganoderenic acid　灵芝烯酸 (灵芝 -22- 烯酸)

23-ganoderenic acids A ～ D　22- 灵芝烯酸 A ～ D

ganoderenic acids A ～ K　灵芝烯酸 A ～ K

ganoderic acids A ～ Z, C_1 ～ C_6, D_2, Dm, Lm_2, Ma ～ Mk　灵芝酸 A ～ Z、C_1 ～ C_6、D_2、Dm、Lm_2、C_2、Ma ～ Mk

ganoderic acids α, β, γ, Δ, ε, ζ, η, θ　灵芝酸 α、β、γ、Δ、ε、ζ、η、θ

ganoderiol A triacetate　灵芝醇 A 三酯

ganoderiols A ～ J　灵芝醇 A ～ J

ganoderlactones A ～ D　灵芝萜内酯 A ～ D

ganoderma aldehyde　灵芝醛

ganodermadiol　灵芝二醇

ganodermanondiol　灵芝萜酮二醇 (灵芝酮二醇)

ganodermanontriol　灵芝萜酮三醇

ganodermasides A ～ D　灵芝烯脂 A ～ D

ganodermatetraol　灵芝四醇 (紫芝萜四醇)

ganodermatriol　灵芝三醇 (紫芝萜三醇)

ganodermenonol　灵芝萜烯酮醇

ganodermic acids Ja, Jb, N, O, P_1, P_2, Q ～ S, T-N, T-O, T-Q　灵芝草酸 Ja、Jb、N、O、P_1、P_2、Q ～ S、T-N、T-O、T-Q

ganodermycin　树舌灵芝霉素

ganoderols A, B　丹芝醇 A、B

ganoderone A　灵芝酮 A

ganoderpurine　灵芝嘌呤

ganodines Ⅰ, Ⅱ　灵芝碱甲 、乙

ganodosterone　灵芝甾酮

ganoduriporols A, B　硬孔灵芝杂萜酚 A、B

ganolactone A　丹芝内酯 A

ganoleuconins M ～ P　西藏灵芝素 M ～ P

ganolucidate F　灵芝酮 F

ganolucidic acids A ～ E　丹芝酸 A ～ E

ganolucinins A ～ C　灵芝宁素 A ～ C

ganomycins A, B　灵芝霉素 A、B

ganosineniol A　紫芝醇 (紫芝脂醇) A

ganosinensic acids A, B　紫灵芝酸 A、B

ganosinensines A ～ C　灵芝倍半萜素 A ～ C

ganosinensols A ～ D　法尼基紫芝酚 A ～ D

ganosinoside A　紫芝苷 (紫芝脂醇苷) A

ganosporelactones A, B　赤芝孢子内酯 A、B

ganosporeric acid A　灵芝孢子酸 A

ganschisandrine　甘五味子素

gansongone　甘松根酮

ganwuweizic acid (schizandronic acid, schisandronic acid) 甘五味子酸 (五味子酸)

ganxinoside A 甘西鼠尾甲苷 A

(–)-garbanzol (–)- 鹰嘴黄酮

garbanzol (3, 4′, 7-trihydroxyflavanone) 鹰嘴黄酮 (3, 4′, 7- 三羟基黄烷酮)

garccowasides A ～ C 云树苷 A ～ C

garcicowanones A, B 云树新酮 A、B

garcicowins A ～ D 云树素 A ～ D

garcidepsidones A ～ C 藤黄缩酚酮 A ～ C

garcihombronones A ～ C 山凤果酮 A ～ C

garcimangosones A ～ D 莽吉柿酮 A ～ D

garcimangostanol 莽吉柿酚

garcimangosxanthones A ～ G 倒捻子屾酮 A ～ G

garcimultiflorones D ～ K 木竹子酮 D ～ K

garcinenones A ～ Y 藤黄烯酮 A ～ Y

garcinexanthones A ～ E 大叶藤黄屾酮 A ～ E

garciniacowol 云树酚

garciniacowone 云树酮

garciniafuran 藤黄呋喃

garciniagifolone A 岭南山竹子酮 A

garcinialone 藤黄洛酮

garcinianins A, B 木竹子色素 A、B

garcinianones A, B 藤黄诺酮 (多花山竹酮) A、B

garciniaxanthones A ～ H 藤黄屾酮 A ～ H

garcinielliptone Q 菲岛福木酮 Q

garcinisidones A ～ E 藤黄西酮 A ～ E

garcinol 藤黄酚 (山竹子素、山竹子酚)

garcinol-13-*O*-methyl ether 藤黄酚 -13-*O*- 甲基醚

garcinones A ～ E 藤黄新酮 (倒捻子酮) A ～ E

garciobioxanthone 岭南山竹子双屾酮

garciosaphenone A 美丽藤黄酚酮 A

garciosaterpenes A ～ C 美丽藤黄萜 A ～ C

gardaloside 栀子阿勒苷

gardenals Ⅰ～Ⅲ 栀子萜烯醛 Ⅰ～Ⅲ

gardenamide 栀子酰胺

(5*R*, 9*R*)-gardenate A (5*R*, 9*R*)- 栀子酯 A

(5*S*, 9*S*)-gardenate A (5*S*, 9*S*)- 栀子酯 A

(10*R*, 11*R*)-gardendiol (10*R*, 11*R*)- 栀子二醇

(10*S*, 11*S*)-gardendiol (10*S*, 11*S*)- 栀子二醇

gardendiol 栀二醇

gardenianan A 栀子脂素甲

gardenic acid 栀子酸

gardenins A ～ D 栀子素 (栀子黄素、栀子宁) A ～ D

gardenisides A ～ C 栀子皂苷 (栀三萜苷) A ～ C

gardenolic acid A 栀子花甲酸 (栀子花酸 A)

gardenolic acid B 栀子花乙酸 (栀子花酸 B)

gardenone 栀子酮

gardenoside 山栀子苷 (羟异栀子苷)

gardeterpenone A 栀子萜酮 A

gardfloramine 多花蓬莱葛胺

α-gardiol α- 栀子二醇

β-gardiol β- 栀子二醇

gardmultimines A ～ G 蓬莱葛明碱 A ～ G

gardmultine 多花蓬莱葛亭碱

gardmutines A ～ F 蓬莱葛碱 A ～ F

gardneramine 蓬莱葛胺 (蓬莱藤胺、蓬莱葛属胺)

gardneramine *N*-oxide 蓬莱葛胺 *N*- 氧化物

gardnerilins A, B 长叶哥纳香内酯 A、B

gardnerine 蓬莱藤碱

gardoside 栀子酮苷 (栀子新苷)

gardoside methyl ester 栀子新苷甲酯

garjasmine 栀子茜醚烯萜 (栀子明)

garlarine 加日任

garlicnins A ～ D 蒜宁素 A ～ D

garmin 肉叶芸香碱

garmultines A, C 多花山竹子素 A ～ C

garryfoline 加山萸叶碱

garryine 加山萸碱

gartanin 莽吉柿素

gastric mucin 胃膜素

gastrin 胃泌素

gastrin inhibitory polypeptide 抑胃肽

gastrodamine 天麻胺

gastrodigenin 天麻素苷元

gastrodin 天麻素

gastrodioside [bis(4-hydroxybenzyl)ether-mono-β-D-glucopyranoside] 天麻醚苷 [双 (4- 羟苄基) 醚 - 单 -β-D- 吡喃葡萄糖苷]

gastrofurodione 天麻呋喃二酮

gastrol A 天麻酚 A

gastrone 抑胃素

gaudichaudiic acids A ～ I 戈迪绍山竹子酸 A ～ I

gaudichaudiones A ～ H 戈氏藤黄二酮 (戈迪绍山竹子二酮) A ～ H

gaudichaudiosides A ～ E 戈迪绍旱地菊苷 A ～ E

gaudichaudol C 戈迪绍旱地菊酚 C

gaudichaudone 戈迪绍旱地菊酮

gaultherase 冬绿酶

gaultherialine A 白珠树林碱 A

gaultherin (monotropitoside, monotropitin) 冬绿苷 (白株树素、松下兰苷)

gaultherins A, B 冬绿苷 (白株树素) A、B

gaultheroside A 滇白珠苷 A

gautin 白珠亭素

gaylussacin 佳露果素

gazarin (asaronaldehyde, asarylaldehyde, 2, 4, 5-trimethoxybenzaldehyde) 细辛醛 (2, 4, 5- 三甲氧基苯甲醛)

gedunin 葛杜宁

gedunin-3-*O*-β-D-glucopyranoside 葛杜宁 -3-*O*-β-D-吡喃葡萄糖苷

gehuain 葛花素

geibalansine 巴兰吉枝木碱

geigerin 盖格尔内酯

geijerene 吉枝烯

geijerin 吉枝素

gein (geoside, eugenyl vicianoside) 水杨梅苷 (路边青素、丁香酚巢菜糖苷)

geissoschizic acid 缝籽木嗪酸

geissoschizic acid N^4-oxide 缝籽木嗪酸 N^4- 氧化物

geissoschizine 缝籽木嗪

geissoschizine methyl ether 缝籽木嗪甲醚 (缝籽嗪甲醚)

4-geissoschizine *N*-oxide methyl ether 4- 缝籽木嗪 *N*-氧化物甲醚

geissoschizol 缝籽木醇

geissospermine 缝籽碱

gelatin 明胶

gelebolines A ～ C 钩吻巴林 A ～ C

gelegamine D 钩吻胺 D

geleganamide 钩吻双胺

geleganidines A ～ C 钩吻尼定 A ～ C

geleganimines A, B 钩吻宁胺 A、B

geleganoids A ～ F 钩吻萜 A ～ F

geleganosides A, B 钩吻醚萜苷 A、B

gelidolin 长鳞红景天素

gelidoside 耐寒龙胆苷

gellebrigenin (bufotalidin, hellebrigenin) 嚏根草苷元 (华蟾蜍素、蟾蜍它里定、蟾毒它里定、铁筷子苷元)

gelolin 长鳞红景天洛素

gelomulide G 多花白树内酯 G

gelsebamine 钩吻巴明碱

gelsebanine 钩吻巴宁碱

gelsecorydines A ～ E 钩吻柯楠碱 A ～ E

gelsecrotonidine 钩吻巴豆碱

gelsedilam 钩吻迪奈碱

gelsedine 钩吻定

gelsefuranidine 钩吻呋喃定

gelseganines A ～ D 钩吻宁碱 A ～ D

gelseiridone 钩吻萜酮

gelselegandines A ～ C 钩吻香啶碱 A ～ C

gelseleganins A ～ E 钩吻定碱 A ～ E

gelselegine 钩吻精碱

gelselenidine 钩吻烯定

gelsemamide 钩吻内酰胺

gelsemicine 钩吻素乙 (钩吻辛碱)

gelsemide 常绿钩吻萜

gelsemidine 钩吻米定

gelsemine 钩吻碱 (钩吻碱甲)

gelsemine hydrochloride 盐酸钩吻碱

(4*R*)-gelsemine *N*-oxide (4*R*)- 钩吻碱甲 *N*- 氧化物

(4*S*)-gelsemine N-oxide (4*S*)- 钩吻碱甲 *N*- 氧化物

gelsemine *N*-oxide 钩吻碱 *N*- 氧化物

gelseminic acid (scopoletol, 6-methoxyumbelliferone, 7-hydroxy-6-methoxycoumarin, scopoletin, escopoletin) 钩吻酸 (东莨菪内酯、东莨菪素、东莨菪亭、6- 甲氧基伞形酮、7- 羟基 -6- 甲氧基香豆素)

gelseminine 钩吻米宁

gelsemiol 钩吻醇

gelsemiol-6′-*trans*-caffeoyl-1-glucoside 钩吻醇 -6′- 反式 - 咖啡酰基 -1- 葡萄糖苷

gelsemiunosides A, B 胡蔓藤苷 A、B

G

gelsemolenines A, B　钩吻萜碱 A、B
gelsemoxonine　钩吻模合宁碱
gelsemoxonmine Ⅱ　钩吻氧杂宁碱 Ⅱ
gelsemydine　钩吻麦定碱
gelsenicine　钩吻次碱 (钩吻素己)
gelsenidine　钩吻素庚
gelsenine　钩吻新碱甲
gelsenorursanes A ～ E　钩吻降熊果烷 A ～ E
gelseoxazolidinine　钩吻噁唑碱
gelsesyringalidine　钩吻丁香碱
gelsevanillidine　钩吻香草碱
gelsevirine (1-methoxygelsemine)　钩吻绿碱 (1- 甲氧基钩吻碱)
(4*R*)-gelsevirine N^4-oxide　(4*R*)- 钩吻绿碱 N^4- 氧化物
gelseziridine　钩吻杂定
gelsochalotine　钩吻裂碱
gemichalcones A, B　双查耳酮 A、B
gemins A ～ G　水杨梅鞣质 (路边青鞣质) A ～ G
gemmatein　马勃素
gemmatein glucoside　马勃素葡萄糖苷
genamesides A ～ D　美洲格尼茜草苷 (美洲京尼帕木苷) A ～ D
geniconitine　膝瓣乌头碱
geniculatines A ～ D　膝瓣乌头亭 A ～ D
geniculine　膝瓣乌头林碱 (滇羟碱)
genicunines A ～ C　膝瓣乌头宁 A ～ C
genipic acid　京尼平酸
(+)-genipin　(+)- 京尼平
genipin　都桷子素 (京尼平)
genipin-1, 10-di-*O*-β-D-glucopyranoside　都桷子素 -1, 10- 二 -*O*-β-D- 吡喃葡萄糖苷
genipin-1-gentiobioside　都桷子素 -1- 龙胆二糖苷
genipin-1-*O*-α-D-xylopyranosyl-(1→6)-β-D-glucopyranoside　都桷子素 -1-*O*-α-D- 吡喃木糖基 -(1 → 6)-β-D- 吡喃葡萄糖苷
genipin-1-*O*-α-L-rhamnopyranosyl-(1→6)-β-D-glucopyranoside　都桷子素 -1-*O*-α-L- 吡喃鼠李糖基 -(1 → 6)-β-D- 吡喃葡萄糖苷
genipin-1-*O*-β-D-apiofuranosyl-(1 → 6)-β-D-glucopyranoside　都桷子素 -1-*O*-β-D- 呋喃芹糖基 -(1 → 6)-β-D- 吡喃葡萄糖苷
genipin-1-*O*-β-D-isomaltoside　都桷子素 -1-*O*-β-D- 异麦芽糖苷
genipin-1-β-D-gentiobioside　京尼平龙胆双糖苷 (都桷子素龙胆双糖苷)
genipinic acid　京尼平尼酸
6β-geniposide　6β- 京尼平苷
geniposide　京尼平苷 (都桷子苷、去羟栀子苷)
geniposidic acid　京尼平苷酸 (都桷子苷酸)
genista base　染料木属碱
2′-genistein　2′- 染料木素
genistein (prunetol, sophoricol, genisteol, 5, 7, 4′-trihydroxyisoflavone)　染料木素 (染料木因、染料木黄酮、金雀异黄素、5, 7, 4′- 三羟基异黄酮)
genistein-4′, 7-dimethyl ether　染料木素 -4′, 7- 二甲醚
genistein-4′-*O*-(6″-*O*-α-L-rhamnopyranosyl)-β-sophoroside　染料木素 -4′-*O*-(6″-*O*-α-L- 吡喃鼠李糖基)-β- 槐糖苷
genistein-4′-*O*-β-D-glucopyranoside　染料木素 -4′-*O*-β-D- 吡喃葡萄糖苷
genistein-4′-*O*-β-glucoside (sophoricoside)　染料木素 -4′-*O*-β- 葡萄糖苷 (槐苷、槐属苷、槐角苷、槐可苷)
genistein-4′-β-L-rhamnopyransoyl-(1 → 2)-α-D-glucopyranoside　染料木素 -4′-β-L- 吡喃鼠李糖基 -(1 → 2)-α-D- 吡喃葡萄糖苷
genistein-5-*O*-methyl-8-*C*-β-D-glucopyranoside　染料木素 -5-*O*- 甲基 -8-*C*-β-D- 吡喃葡萄糖苷
genistein-6″-*O*-malonate　染料木素 -6″-*O*- 丙二酸酯
genistein-7, 4′-di-*O*-β-D-glucopyranoside　染料木素 -7, 4′- 二 -*O*-β-D- 吡喃葡萄糖苷
genistein-7, 4′-di-*O*-β-D-glucoside　染料木素 -7, 4′- 二 -*O*-β-D- 葡萄糖苷
genistein-7-diglucorhamnoside　染料木素 -7- 二葡萄糖基鼠李糖苷
genistein-7-glucoside　染料木素 -7- 葡萄糖苷 (槐树苷)
genistein-7-*O*-glucoside (genistin, genistoside)　染料木素 -7-*O*- 葡萄糖苷 (染料木苷、金雀异黄苷)
genistein-7-*O*-glucoside-6″-*O*-malonate　染料木素 -7-*O*- 葡萄糖苷 -6″-*O*- 丙二酸酯
genistein-7-*O*-α-L-rhamnopyranoside-4′-*O*-(6‴-*O*-α-L-rhamnopyranosyl)-β-sophoroside　染料木素 -7-*O*-α-L- 吡喃鼠李糖苷 -4′-*O*-(6‴-*O*-α-L- 吡喃鼠李糖基)-β- 槐糖苷
genistein-7-*O*-β-(6″-*O*-succinyl)-D-glucoside　染料木素 -7-*O*-β-(6″-*O*- 琥珀酰基)-D- 葡萄糖苷

genistein-7-*O*-β-D-(6″-*O*-acetyl glucopyranoside) 染料木素 -7-*O*-β-D-(6″-*O*- 乙酰吡喃葡萄糖苷)

genistein-7-*O*-β-D-apiofuranosyl-(1 → 6)-*O*-β-D-glucopyranoside 染料木素 -7-*O*-β-D- 呋喃芹糖基 -(1 → 6)-*O*-β-D- 吡喃葡萄糖苷

genistein-7-*O*-β-D-galactopyranoside 染料木素 -7-*O*-β-D- 吡喃半乳糖苷

genistein-7-*O*-β-D-glucopyranoside-4′-*O*-(6‴-*O*-α-L-rhamnopyranosyl)-β-sophoroside 染料木素 -7-*O*-β-D- 吡喃葡萄糖苷 -4′-*O*-(6‴-*O*-α-L- 吡喃鼠李糖基)-β- 槐糖苷

genistein-7-*O*-β-D-glucopyranoside-4′-*O*-β-D-glucopyranoside 染料木素 -7-*O*-β-D- 吡喃葡萄糖苷 -4′-*O*-β-D- 吡喃葡萄糖苷

genistein-7-β-D-cellobioside 染料木素 -7-β-D- 纤维素二糖苷

genistein-8-*C*-apiosyl-(1 → 6)-glucopyranoside 染料木素 -8-*C*- 芹糖基 -(1 → 6)- 吡喃葡萄糖苷

genistein-8-*C*-apiosyl-(1 → 6)-glucoside 染料木素 -8-*C*- 芹糖基 -(1 → 6)- 葡萄糖苷

genistein-8-*C*-glucoside 染料木素 -8-*C*- 葡萄糖苷

genisteine 染料木质

genisteol (prunetol, sophoricol, genistein, 5, 7, 4′-trihydroxyisoflavone) 染料木黄酮 (染料木素 、染料木因、金雀异黄素、5, 7, 4′- 三羟基异黄酮)

genistin (genistoside, genistein-7-*O*-glucoside) 染料木苷 (金雀异黄苷、染料木素 -7-*O*- 葡萄糖苷)

genistoside (genistin, genistein-7-*O*-glucoside) 金雀异黄苷 (染料木苷、染料木素 -7-*O*- 葡萄糖苷)

genkdaphin 芫花木内酯

genkwadaphnin (12-benzoyloxydaphnetoxin) 芫花灵 (芫花瑞香宁、12- 苯甲酰氧基瑞香毒素)

genkwanin (apigenin-7-methyl ether, 5, 4′-dihydroxy-7-methoxyflavone) 芫花素 (芹菜素 -7- 甲醚、5, 4′- 二羟基 -7- 甲氧基黄酮)

genkwanin-4′-*O*-glucoside 芫花素 -4′-*O*- 葡萄糖苷

genkwanin-4′-*O*-glucosyl rhamnoside 芫花素 -4′-*O*- 葡萄糖鼠李糖苷

genkwanin-4′-*O*-β-D-rutinoside 芫花素 -4′-*O*-β-D- 芸香糖苷

genkwanin-5-*O*-β-D-glucopyranoside 芫花素 -5-*O*-β-D- 吡喃葡萄糖苷

genkwanin-5-*O*-β-D-glucoside 芫花素 -5-*O*-β-D- 葡萄糖苷

genkwanin-5-*O*-β-D-primeveroside 芫花素 -5-*O*-β-D- 樱草糖苷

genkwanin-6, 8-di-*C*-α-L-arabinopyranoside 芫花素 -6, 8- 二 -*C*-α-L- 吡喃阿拉伯糖苷

genkwanines A ～ L 芫花黄素 A ～ L

genkwanols A ～ C 芫花醇 A ～ C

gensneridin 苦苣苔苷元

gentiacaulein (2, 8-dihydroxy-1, 6-dimethoxyxanthone) 龙胆屾酮 (2, 8- 二羟基 -1, 6- 二甲氧基屾酮)

gentialutine 龙胆芦亭 (欧龙胆碱)

gentiana base 龙胆属碱

gentianadine 龙胆定碱

gentianaine 龙胆酮胺

gentianal 秦艽碱丙

gentianamine 龙胆胺

gentiananine 龙胆那宁

gentianaside 龙胆萜苷

gentianidine 龙胆次碱 (秦艽碱乙)

gentianine (erythricine) 龙胆碱 (龙胆宁碱、秦艽甲素、秦艽碱甲)

gentianol 龙胆醇

gentianose 龙胆替三糖

gentiascabraside A 龙胆裂萜苷 A

gentiatibetine 西藏龙胆碱

gentiatriculin 黄花龙胆三萜酯

gentiiridosides A, B 尖叶假龙胆脂苷 A、B

gentiobiose 龙胆二糖

β-gentiobiose β- 龙胆二糖

β-gentiobiose octaacetate β- 龙胆二糖八乙酸酯

gentiobiosyl beaumontoside 龙胆二糖基清明花毒苷

gentiobiosyl glucosyl crocetin 龙胆二糖基葡萄糖基藏花酸

gentiobiosyl nerigoside 龙胆二糖基夹竹桃苷

gentiobiosyl odoroside A 龙胆二糖基奥多诺苷 A

gentiobiosyl oleandrin 龙胆二糖基欧洲夹竹桃苷

gentiobiosyl sterol 龙胆二糖甾醇

1-*O*-gentiobiosyl-3, 7-dimethoxy-8-hydroxyxanthone 1-*O*- 龙胆二糖基 -3, 7- 二甲氧基 -8- 羟基屾酮

1-*O*-β-gentiobiosyl-D-mannitol 1-*O*-β- 龙胆二糖基 -D- 甘露醇

gentiocrucine 天山龙胆碱

gentiodelphin　龙胆翠雀花素

gentioflavine　龙胆黄碱

gentiogenin　龙胆苷元

gentioluteol　黄龙胆醇

gentiopicrin (gentiopicroside)　龙胆苦苷

gentiopicroside (gentiopicrin)　龙胆苦苷

gentiopicroside tetraacetate　龙胆苦苷四乙酸酯

gentioside　龙胆苷

gentiotetraosyl sterol　龙胆四糖甾醇

gentiotriose　龙胆三糖

gentiotriosyl sterol　龙胆三糖甾醇

gentiournoside D　乌奴龙胆苷 D

gentisein　龙胆赛因 (三羟基龙胆屾酮)

gentisic acid (5-hydroxysalicylic acid, 2, 5-dihydroxybenzoic acid)　龙胆酸 (5- 羟基水杨酸、2, 5- 二羟基苯甲酸)

gentisic acid-2, 5-diglucoside　龙胆酸 -2, 5- 二葡萄糖苷

gentisic acid-5-*O*-β-D-(6′-*O*-galloyl)glucopyranoside　龙胆酸 -5-*O*-(6′-*O*- 没食子酰基)-β-D- 吡喃葡萄糖苷

gentisic acid-5-*O*-β-D-(6-*O*-vanilloyl)glucopyranoside　龙胆酸 -5-*O*-β-D-(6-*O*- 香草酰基) 吡喃葡萄糖苷

gentisic acid-5-*O*-β-D-(6′-salicylyl)glucopyranoside　龙胆酸 -5-*O*-β-D-(6′- 水杨酰基) 吡喃葡萄糖苷

gentisic acid-5-*O*-β-D-glucopyranoside　龙胆酸 -5-*O*-β-D- 吡喃葡萄糖苷

gentisic acid-5-*O*-β-D-glucoside　龙胆酸 -5-*O*-β-D- 葡萄糖苷

gentisin (1, 7-dihydroxy-3-methoxyxanthone)　龙胆黄素 (龙胆根黄素、1, 7- 二羟基 -3- 甲氧基屾酮)

gentisin alcohol　龙胆黄素醇

gentisin glucoside　龙胆根黄素葡萄糖苷

gentrogenin　小穗花薯蓣皂苷元 (静特诺皂苷元)

geoside (gein, eugenyl vicianoside)　水杨梅苷 (路边青素、丁香酚巢菜糖苷)

geralbine　哥瑞宾

geraldol (5-dehydroxyisorhamnetin)　杰拉尔顿三叶草酚 (5- 去羟异鼠李素)

geraldone (3, 5-dehydroxyisorhamnetin)　杰拉尔顿三叶草酮 (3, 5- 去羟异鼠李素)

geranial (geranialdehyde)　牻牛儿醛 (香叶醛)

geranialdehyde (geranial)　香叶醛 (牻牛儿醛)

geranic acid　牻牛儿酸 (香叶酸)

geraniins A ～ D　牻牛儿素 (老鹳草鞣质、牻牛儿鞣素、老鹤草素) A ～ D

cis-geraniol　顺式 - 香叶醇

trans-geraniol　反式 - 香叶醇

geraniol (lemonol)　牻牛儿醇 (香叶醇)

geraniol butanoate　丁酸牻牛儿醇酯

geraniol propionate (geranyl propionate)　丙酸牻牛儿醇酯

geraniol-1-*O*-α-L-arabinofuranosyl-(1→6)-β-D-glucopyranoside　牻牛儿醇 -1-*O*-α-L- 呋喃阿拉伯糖基 -(1→6)-β-D- 吡喃葡萄糖苷

β-geraniolene　β- 香叶烯

geraniolene (myrcene)　香叶烯 (月桂烯、桂叶烯 、玉桂烯)

geranium-3-acetyl glucoside　天竺葵 -3- 乙酰基葡萄糖苷

geranium-3-glucoside　天竺葵 -3- 葡萄糖苷

geranium-3-rhamnose glucoside　天竺葵 -3- 鼠李糖葡萄糖苷

8-geranoxy-5-methoxypsoralen　8- 牻牛儿醇基 -5- 甲氧基补骨脂素

5-geranoxy-7-methoxycoumarin　5- 牻牛儿醇基 -7- 甲氧基香豆素

8-geranoxypsoralen　8- 牻牛儿醇基补骨脂素

(*E*)-geranyl acetate　(*E*)- 香叶醇乙酸酯

geranyl acetate　牻牛儿醇乙酸酯

cis-geranyl acetone　顺式 - 香叶基丙酮

geranyl acetone　牻牛儿基丙酮 (香叶基丙酮)

trans-geranyl acetone　反式 - 牻牛儿基丙酮 (反式 - 香叶基丙酮)

geranyl benzoate　牻牛儿醇苯甲酸酯

geranyl benzoquinone　牻牛儿基苯醌

4-*O*-geranyl coniferyl aldehyde　4-*O*- 香叶基松柏醛

p-*O*-geranyl coumaric acid　对 -*O*- 香叶基香豆酸

geranyl farnesyl acetate　元白菜素

(*E*)-geranyl ferulic acid　(*E*)- 香叶基阿魏酸

geranyl formate　牻牛儿醇甲酸酯

geranyl geraniol　牻牛儿基牻牛儿醇

geranyl geraniol acetate　牻牛儿基牻牛儿醇乙酸酯

2-geranyl geranyl-1, 4-dihydroxybenzene　2- 牻牛儿基牻牛儿基 -1, 4- 二羟基苯

geranyl hydroquinone　牻牛儿基氢醌

geranyl isobutanoate　牻牛儿醇异丁酸酯

geranyl isovalerate　牻牛儿醇异戊酸酯

geranyl linalool　牻牛儿基芳樟醇 (香叶基芳樟醇、香叶草基芳樟醇)

geranyl propionate (geraniol propionate) 丙酸牻牛儿醇酯

geranyl scopoletin 牻牛儿基东莨菪内酯

9-geranyl terpineol 9- 牻牛儿松油醇

O-geranyl vanillin 牻牛儿基香兰醛

2-geranyl-1, 4-naphthoquinone 2- 牻牛儿基 -1, 4- 萘醌

3′-geranyl-2′, 3, 4, 4′-tetrahydroxychalcone 3′- 牻牛儿基 -2′, 3, 4, 4′- 四羟基查耳酮

3-geranyl-2, 4, 6-trihydroxybenzophenone 3- 牻牛儿基 -2, 4, 6- 三羟基二苯酮

6-geranyl-3, 3′, 4′, 5, 7-pentahydroxyflavanone 6- 牻牛儿基 -3, 3′, 4′, 5, 7- 五羟基黄烷酮

6-geranyl-3, 3′, 5, 7-tetrahydroxy-4′-methoxyflavanone 6- 牻牛儿基 -3, 3′, 5, 7- 四羟基 -4′- 甲氧基黄烷酮

6-geranyl-3, 4′, 5, 7-tetrahydroxy-3′-methoxyflavanone 6- 牻牛儿基 -3, 4′, 5, 7- 四羟基 -3′- 甲氧基黄烷酮

6-geranyl-3′, 4′, 5, 7-tetrahydroxyflavanone 6- 牻牛儿基 -3′, 4′, 5, 7- 四羟基黄烷酮

6-geranyl-3′, 5, 7-trihydroxy-4′-methoxyflavanone 6- 牻牛儿基 -3′, 5, 7- 三羟基 -4′- 甲氧基黄烷酮

6-geranyl-4′, 5, 5′, 7-tetrahydroxy-3′-methoxyflavanone 6- 牻牛儿基 -4′, 5, 5′, 7- 四羟基 -3′- 甲氧基黄烷酮

6-geranyl-4′, 5, 7-trihydroxy-3′, 5′-dimethoxyflavanone 6- 牻牛儿基 -4′, 5, 7- 三羟基 -3′, 5′- 二甲氧基黄烷酮

6-geranyl-4′, 5, 7-trihydroxy-3′-methoxyflavanone 6- 牻牛儿基 -4′, 5, 7- 三羟基 -3′- 甲氧基黄烷酮

6-geranyl-5, 7, 3′, 5′-tetrahydroxy-4′-methoxyflavanone 6- 牻牛儿基 -5, 7, 3′, 5′- 四羟基 -4′- 甲氧基黄烷酮

6-geranyl-5, 7-dihydroxy-3′, 4′-dimethoxyflavanone 6- 牻牛儿基 -5, 7- 二羟基 -3′, 4′- 二甲氧基黄烷酮

7-geranyloxy-1, 3-dihydroxyxanthone 7- 牻牛儿醇基 -1, 3- 二羟基叫酮

8-geranyloxy-5, 7-dimethoxycoumarin 8- 香叶氧基 -5, 7- 二甲氧基香豆素

7-geranyloxy-5-methoxycoumarin 7- 香叶草氧基 -5- 甲氧基香豆素

7-geranyloxy-6-methoxycoumarin 7- 香叶草氧基 -6- 甲氧基香豆素

7-geranyloxy-8-methoxycoumarin 7- 香叶草氧基 -8- 甲氧基香豆素

5-geranyloxycoumarin 5- 香叶氧基香豆素

7-geranyloxycoumarin (aurapten, auraptene) 7- 香叶草氧基香豆素 (橙皮油内酯、葡萄柚内酯、橙皮油素)

8-geranyloxypsoralen 8- 香叶草氧基补骨脂素 (8- 香叶基氧基补骨脂素)

9-geranyloxypsoralen 9- 牻牛儿醇基补骨脂素

3′-geranyl-3-prenyl-5, 7, 2′, 4′-tetrahydroxyflavone 3′- 牻牛儿基 -3- 异戊烯基 -5, 7, 2′, 4′- 四羟基黄酮

geranyl-β-hydroxypropiovanillone 牻牛儿基 -β- 羟基香草丙酮

gerardianins A, B 狭基线纹香茶菜素 A、B

gerberinin (4-hydroxy-5-methyl coumarin) 大丁苷元 (4- 羟基 -5- 甲基香豆素)

gerberinol 大丁草酚

gerberinside 大丁苷

gerdelavins A_1, B_1 火石花素 A_1、B_1

gericudranins A ～ E 吉利柘树素 A ～ E

germa 锗杂

(1*E*, 4*E*)-germacr-1(10), 4, 7(11)-trien-9*α*-ol (1*E*, 4*E*)- 吉玛 -1(10), 4, 7(11)- 三烯 -9α- 醇

germacr-1(10), 4, 7(11)-trien-9α-ol 大牻牛儿 -1(10), 4, 7(11)- 三烯 -9α- 醇

germacr-1(10)*E*, (4*E*), 11(13)-trien-12, 6α-olide 大牻牛儿 -1(10)*E*, (4*E*), 11(13)- 三烯 -12, 6α- 内酯

11β*H*-germacr-1(10)*E*, (4*E*)-dien-12, 6α-olide 11β*H*- 大牻牛儿 -1(10)*E*, (4*E*)- 二烯 -12, 6α- 内酯

germacr-4(15), (5*E*), 10(14)-trien-1β-ol 大牻牛儿 -4(15), (5*E*), 10(14)- 三烯 -1β- 醇

germacr-4(15), 5, 10(14)-trien-1β-ol 大牻牛儿 -4(15), 5, 10(14)- 三烯 -1β- 醇

(–)-germacra-4(15), (5*E*), 10(14)-trien-1β-ol (–)- 大根老鹳草 -4(15), (5*E*), 10(14)- 三烯 -1β- 醇

1(10), 4-germacradien-2, 6, 12-triol 1(10), 4- 大根香叶二烯 -2, 6, 12- 三醇

germacrane 大牻牛儿素 (吉马烷)

germacranolide 大牻牛儿内酯

D-germacrene D- 大根香叶烯

(–)-germacrene D (–)- 大根老鹳草烯 D

germacrene D lactone 大牻牛儿烯 D 内酯

germacrene D-4-ol 大牻牛儿烯 D-4- 醇

germacrenes A ～ D 大牻牛儿烯 (吉马烯、大根香叶烯、大香叶烯、大根老鹳草烯) A ～ D

cis, *trans*-germacrone 顺式 , 反式 - 吉马酮

1-*cis*-5-*cis*-germacrone 1- 顺式 -5- 顺式 - 大牻牛儿酮

1-*cis*-5-*trans*-germacrone 1- 顺式 -5- 反式 - 大牻牛儿酮

(1*S*, 10*S*, 4*S*, 5*S*)-germacrone (1*S*, 10*S*, 4*S*, 5*S*)- 吉马酮

germacrone 大牻牛儿酮 (吉马酮、大根香叶酮)

trans, *trans*-germacrone 反式 , 反式 - 吉马酮

(1*S*, 4*S*, 5*S*, 10*S*)-germacrone-1(10), 4-diepoxide (1*S*, 4*S*, 5*S*, 10*S*)- 大牻牛儿酮 -1(10), 4- 双环氧化物

(+)-(1*S*, 4*S*, 5*S*, 10*S*)-germacrone-1(10)-4-diepoxide (+)-(1*S*, 4*S*, 5*S*, 10*S*)- 吉马酮 -1(10)-4- 双环氧化物

germacrone-1, 10-epoxide 大牻牛儿酮 -1, 10- 环氧化物

germacrone-13-al 大牻牛儿酮 -13- 醛

(4*S*, 5*S*)-germacrone-4, 5-epoxide (4*S*, 5*S*)- 吉马酮 -4, 5- 环氧化物

germacrone-4, 5-epoxide 大牻牛儿酮 -4, 5- 环氧化合物

germane 锗烷

germanicol 毒莴苣醇 (日耳曼醇、计曼尼醇)

germanicone 毒莴苣酮

germanicyl acetate 毒莴苣醇乙酸酯

germanitrine 计马尼春碱 (流苏藜芦林碱)

germanium 锗

germbudine 绿藜芦布定 (哥布定、计布定碱、计巴丁、计莫亭碱)

germerine 白藜芦任 (计默任碱、胚牙儿碱、哥美任)

germichrysone 计米大黄蒽酮

germidine 计米定碱 (绿藜芦定、哥米定)

germinaline 新疆藜芦林

germinalinine 阿尔泰藜芦宁

germine 胚芽碱 (白藜芦胺、计明胺、计明碱)

germinitrine 哥明春

germitetrine 白藜芦特林 (哥特春)

germitrine 绿藜芦林碱 (计米特林、哥米春、胚芽春)

gerniarin 香叶豆素

gerontoisoflavone A 构棘异黄酮 A

gerontoxanthones A ～ I 构棘屾酮 (格蓝拓屾酮) A ～ I

gerrardamine 哥瑞胺

gerrardine 哥瑞定

gerrardoline 哥瑞灵

gerronemins A ～ F 老伞素 A ～ F

gesnerin 苦苣苔科苷

gesneroidins A ～ C 苦苣苔香茶菜素 (苣苔香茶菜素) A ～ C

geumonoid 路边青奥诺达

gevmidine 吉伏米定

geyerinine 盖耶翠雀宁碱

G-gurjunene G- 龙脑香烯 (G- 古芸烯)

ghatiaoqisus B, C 茶条槭乙素、丙素

gheddic acid (tetratriacontanoic acid) 三十四酸 (三十四烷酸)

gibbane 赤霉素烷

ent-gibberellane 对映 - 赤霉素烷

gibberellic acid 赤霉酸

gibberellin A_{35} glucoside 赤霉素 A_{35} 葡萄糖苷

gibberellin A_{73} methyl ester 赤霉素 A_{73} 甲酯

gibberellin glucosides Ⅰ ～ Ⅶ , F- Ⅶ 赤霉素葡萄糖苷 Ⅰ ～ Ⅶ、F- Ⅶ

gibberellins A_1 ～ A_{73} 赤霉素 A_1 ～ A_{73}

gibberone 赤霉素酮

gibbilimbols A ～ D 凸边胡椒酚 A ～ D

giganenin 巨大哥纳香宁

giganteasides A ～ G 巨头刺草皂苷 (大聚首花苷) A ～ G

gigantecin 巨大哥纳香新

giganteones A, B 巨大肉豆蔻酮 A、B

gigantetrocins A, B 巨大哥纳香素 A、B

giganticine 牛角瓜碱

gigantine 吉干亭

gigantol 大叶兰酚

gigantransenins A ～ C 巨大哥纳香反素 A ～ C

gigantriocin 加杆哥纳香内酯

gigantursenol A 牛角瓜熊果烯醇 A

L-gigartinyl-L-gigartinine L- 胍氨甲酰乌氨酰 -L- 胍氨甲酰乌氨酸

gigasins Ⅰ , Ⅱ 南方當素 Ⅰ 、Ⅱ

gigasol 朝鲜当归醇

gindaricine 印度地不容辛 (精达辛)

gindarine 印度地不容灵

gindarinine 印度地不容宁

gindarudine 印度地不容定

[8]-gingediol [8]- 姜辣二醇 {[8]- 生姜二醇 }

gingediol (gingerdiol) 姜辣二醇 (姜二醇、生姜二醇)

[10]-gingediol {[10]-gingerdiol} [10]- 姜辣二醇 {[10]- 生姜二醇 }

[6]-gingediol {[6]-gingerdiol} [6]- 姜辣二醇 {[6]- 生姜二醇 }

[6]-gingediol diacetate [6]- 姜辣二醇双乙酸酯

[6]-gingediol-3-acetate [6]- 姜辣二醇 -3- 乙酸酯

[6]-gingediol-5-acetate [6]- 姜辣二醇 -5- 乙酸酯

(3*R*, 5*S*)-[6]-gingerdiol (3*R*, 5*S*)-[6]- 姜二醇

(3*S*, 5*S*)-[6]-gingerdiol (3*S*, 5*S*)-[6]- 姜二醇

[10]-gingerdione [10]- 姜辣二酮

[6]-gingerdione [6]- 姜辣二酮

gingerdione 姜辣二酮

gingerenones A ～ C 姜烯酮 (生姜烯酮、姜酮) A ～ C

gingerglycolipids A ～ C 姜糖酯 A ～ C

[10]-gingerol [10]- 姜辣醇 {[10]- 姜酚 }

[12]-gingerol [12]- 姜辣醇

[3]-gingerol [3]- 姜辣醇

[4]-gingerol [4]- 姜辣醇

[5]-gingerol [5]- 姜辣醇

[6]-gingerol [6]- 姜辣醇 {[6]- 姜酮醇、[6]- 姜辣素 }

[8]-gingerol [8]- 姜辣醇 {[8]- 姜酚 }

gingerol 姜辣醇 (姜辣素、姜酚、姜酮醇)

[6]-gingerone [6]- 生姜酮

6-gingesulfonic acid 6- 姜磺酸

gingesulfonic acid 姜辣磺酸

ginkgetin (amentoflavone-7, 4′-dimethyl ether) 银杏双黄酮 (白果双黄酮、银杏黄素、银杏素、穗花杉双黄酮 -7, 4′- 二甲基醚)

ginkgo biloba dimeric flavonoid 银杏二聚黄酮

ginkgo biloba polysaccharide 银杏白果多糖

ginkgol 白果酚

ginkgolic acid 银杏酸 (白果酸)

ginkgolides A ～ M 银杏内酯 (白果苦内酯) A ～ M

ginkgoneolic acid 白果新酸

ginkgotoxin (4-*O*-methyl pyridoxine) 银杏毒素 (4-*O*-甲基吡哆醇)

ginnalins A ～ C 茶条槭素 A ～ C

ginnol 白果醇 (银杏醇)

ginnone 白果酮

ginsenflavone 人参黄酮

ginsenin 人参宁

ginsenjilinol 吉林人参醇

ginsenol 人参新萜醇

ginsenosides C ～ Y, F_1 ～ F_6, Fc, Mc, M_7, R_0 ～ R_{10}, Ra_0 ～ Ra_3, Rb_1 ～ Rb_3, Rc, Rd, Rd_2, Re, Re_4, Rf, Rg_1 ～ Rg_6, Rh_1 ～ Rh_8, Rk_1 ～ Rk_3, Ro, Rs_1 ～ Rs_5 人参皂苷 C ～ Y、F_1 ～ F_6、Fc、Mc、M_7、R_0 ～ R_{10}、Ra_0 ～ Ra_3、Rb_1 ～ Rb_3、Rc、Rd、Rd_2、Re、Re_4、Rf、Rg_1 ～ Rg_6、Rh_1 ～ Rh_8、Rk_1 ～ Rk_3、Ro、Rs_1 ～ Rs_5

(20*R*)-ginsenosides Rh_1, Rh_2, Rg_2, Rg_3, Tg_2, Rs_3 (20*R*)-人参皂苷 Rh_1、Rh_2 、Rg_2、Rg_3、Tg_2、Rs_3

(20*S*)-ginsenosides Rh_1, Rh_2, Rg_2, Rg_3, Mc (20*S*)- 人参皂苷 Rh_1、Rh_2 、Rg_2、Rg_3、Mc

ginsenoyne A linoleate 人参炔 A 亚油酸酯

ginsenoynes A ～ K 人参炔 A ～ K

ginsinsene 人参萜烯

giraldines A ～ I 秦岭翠雀碱 A ～ I

girgensonine 盐蓬碱

girinimbilol 吉九里香酚

girinimbilyl acetate 吉九里香酚乙酸酯

girinimbine 吉九里香碱 (吉尼宾)

girsutine 哥苏亭

gitaloxigenin 吉他洛苷元

gitaloxigenin bisdigitoxoside 吉他洛苷元双洋地黄毒糖苷

gitaloxigenin monodigitoxoside 吉他洛苷元洋地黄毒糖苷

gitaloxin 吉他洛苷

githagenin (gypsophilasapogenin, gypsogenin, albasapogenin, astrantiagenin D) 丝石竹皂苷元 (棉根皂苷元)

gitogenin 芰脱皂苷元 (吉托皂苷元)

gitogenin-3-*O*-α-L-rhamnopyranosyl-(1 → 2)-β-D-galactopyranoside 芰脱皂苷元 -3-*O*-α-L- 吡喃鼠李糖基 -(1 → 2)-β-D- 吡喃半乳糖苷

gitogenin-3-*O*-α-L-rhamnopyranosyl-β-lycotetraoside 芰脱皂苷元 -3-*O*-α-L- 吡喃鼠李糖基 -β- 石蒜四糖苷

gitogenin-3-*O*-β-D-galactopyranoside 芰脱皂苷元 -3-*O*-β-D- 吡喃半乳糖苷

gitogenin-3-*O*-β-D-glucopyranosyl-(1 → 4)-β-D-galactopyranoside 芰脱皂苷元 -3-*O*-β-D- 吡喃葡萄糖基 -(1 → 4)-β-D- 吡喃半乳糖苷

gitogenin-3-*O*-β-D-xylopyranosyl-β-lycotetraoside 芰脱皂苷元 -3-*O*-β-D- 吡喃木糖基 -β- 石蒜四糖苷

gitogenin-3-*O*-β-L-glucopyranosyl-(1 → 2)-β-D-galactopyranoside 芰脱皂苷元 -3-*O*-β-D- 吡喃葡萄糖基 -(1 → 2)-β-D- 吡喃半乳糖苷

G

gitonin 芰脱皂苷
gitorin 芰脱林
gitorocellobioside 吉托纤维二糖苷
gitoroside 芰脱苷
gitostin 吉托司廷 (基妥司丁)
8β-gitoxigenin 8β- 羟基洋地黄毒苷元
gitoxigenin 羟基洋地黄毒苷元 (芰毒苷元)
Δ^{16}-8β-gitoxigenin Δ^{16}-8β- 羟基洋地黄毒苷元 (芰皂配基)
gitoxigenin bisdigitoxoside 羟基洋地黄毒苷元双洋地黄毒糖苷
gitoxigenin bisdigitoxoside 羟基洋地黄毒苷元双地基毒苷
gitoxigenin monodigitoxoside 羟基洋地黄毒苷元单洋地黄毒糖苷
Δ^{16}-8β-gitoxigenin-β-odorobioside Δ^{16}-8β- 羟基洋地黄毒苷元 -β- 奥多诺二糖苷
gitoxin 羟基洋地黄毒苷 (羟基毛地黄毒苷、芰皂素、吉托辛)
gitoxin cellobioside 吉托辛纤维二糖苷
γ-giutamyl-*S*-alkyl cysteine γ- 谷氨酰基 -*S*- 烷基半胱氨酸
glabcensins V ～ Y 光滑草素 (无毛狭叶香茶菜素) V ～ Y
glaberide Ⅰ 秃毛冬青素 Ⅰ
glaberide Ⅰ -4-*O*-β-D-apiofuranosyl-(1 → 2)-β-D-glucopyranoside 秃毛冬青素 Ⅰ -4-*O*-β-D- 呋喃芹糖基 -(1 → 2)-β-D- 吡喃葡萄糖苷
glaberide Ⅰ -4-*O*-β-D-glucopyranoside 秃毛冬青素 Ⅰ -4-*O*-β-D- 吡喃葡萄糖苷
glabrachromene Ⅱ 光水黄皮色烯 Ⅱ
glabracins A, B 圆滑番荔枝宁 A、B
glabradine 西藏地不容定碱
glabralactone 兴安白芷内酯 (异白芷内酯)
glabranin 光果甘草宁 (光甘草宁)
glabranols A, B 草珊瑚醇 A、B
glabraosides C, D 草珊瑚酚苷 C、D
glabras Ⅰ, Ⅱ 光水黄皮呋喃 Ⅰ 、Ⅱ
(+)-glabratephrin (+)- 光灰叶素
glabratolide 光刺苞果菊内酯 (光刺苞菊种内酯)
glabredelphine 展毛翠雀碱
glabrene 光果甘草素 (光甘草素)
glabric acid 光甘草酸
glabridin 光果甘草定 (光甘草定)
glabrins C, D 秃灰毛豆素 C、D
glabrocoumarin 光果甘草香豆灵
glabrol 光果甘草醇 (光甘草酚、光甘草醇)
glabrolide 光果甘草内酯
glabrone 光果甘草酮 (光甘草酮)
glacins A, B 圆滑番荔枝辛 A、B
gladiatosides A-1 ～ A-3, B-1 ～ B-3, C-1, C-2 刀豆苷 A-1 ～ A-3、B-1 ～ B-3、C-1、C-2
gladiolin 唐菖伯霍德素
glandulones A ～ C 向日葵腺毛酮 A ～ C
glansrins A ～ C 核桃素 A ～ C
glarubin (α-kirondrin, glaumeba, glaucarubin) 乐园树素 (乐园树苷)
glaucamine 海罂粟胺
glaucarubin (α-kirondrin, glaumeba, glarubin) 乐园树素 (乐园树苷)
glaucarubinone 乐园树酮
glaucarubolone 乐园树醇酮 (乐园树酮素)
$\Delta^{13,18}$-glaucarubolone $\Delta^{13,18}$- 乐园树醇酮
glaucescenolide 粉绿歧舌苔内酯
glaucic acid 山胡椒酸
glaucidine 海罂粟定
glaucine (boldine dimethyl ether) 海罂粟碱 (波尔定碱二甲基醚)
glaucine methine *N*-oxide 次甲海罂粟碱 *N*- 氧化物
glaucium base 海罂粟属碱 (海罂粟酮碱)
glaucobiose 白前二糖
glaucocalyxins A ～ C 兰萼香茶菜素 (蓝萼甲素～蓝萼丙素) A ～ C
glaucochinaosides A ～ F 黑果菝葜苷 A ～ F
glaucogenin A-3-*O*-β-D-digitoxopyranosyl-(1 → 4)-*O*-β-D-oleandropyranoside 芫花叶白前苷元 A-3-*O*-β-D- 吡喃洋地黄毒糖基 -(1 → 4)-*O*-β-D- 吡喃欧洲夹竹桃糖苷
glaucogenin A-3-*O*-β-D-oleandropyranoside 芫花叶白前苷元 A-3-*O*-β-D- 吡喃欧洲夹竹桃糖苷
glaucogenin C mono-D-thevetoside 芫花叶白前苷元 C- 单 -D- 黄花夹竹桃糖苷
glaucogenin C-3-*O*-α-L-cymaropyranosyl-(1 → 4)-β-D-digitoxopyransyl-(1→4)-β-D-canaropyranoside 芫花叶白前苷元 C-3-*O*-α-L- 吡喃加拿大麻糖基 -(1 → 4)-β-D- 吡喃洋地黄毒糖基 -(1 → 4)-β-D- 吡喃加那利毛地黄糖苷

glaucogenin C-3-*O*-β-D-canaropyranoside 芫花叶白前苷元 C-3-*O*-β-D- 吡喃加那利毛地黄糖苷	gliadin 醇溶蛋白
glaucogenin C-3-*O*-β-D-cymaropyranosyl-(1 → 4)-β-D-oleandropyranoside 芫花叶白前苷元 C-3-*O*-β-D- 吡喃加拿大麻糖基 -(1 → 4)-β-D- 吡喃欧洲夹竹桃糖苷	gliamaturation factor 神经胶质细胞成熟因子
glaucogenin C-3-*O*-β-D-oleandropyranoside 芫花叶白前苷元 C-3-*O*-β-D- 吡喃欧洲夹竹桃糖苷	glicoisoflavanone 格甘草异黄烷酮 (甘草新异黄烷酮)
glaucogenin C-3-*O*-β-D-thevetoside 芫花叶白前苷元 C-3-*O*-β-D- 黄花夹竹桃糖苷	glicophenone 格甘草苯乙酮
glaucogenins A ～ E 芫花叶白前苷元 (白前苷元) A ～ E	glinoside A 粟米草苷 A
glaucolide E 白前内酯 E	gliocladins A ～ C 黏帚霉碱 A ～ C
glaucoside (vincetoxicoside) B 白前苷 B (芫花叶白前苷 B、田基黄苷)	gliocladium roseums 1A, 1B, 2A, 2B 粉红黏帚霉素 1A、1B、2A、2B
glaucosides A ～ K 芫花叶白前苷 (白前皂苷、白前苷) A ～ K	glioperazine 黏帚霉甲哌丙嗪
glaudine 粉绿罂粟碱	gliotoxin 胶霉毒素
glauflavine 黄海罂粟碱	gliricidin 毒鼠豆素
glaumeba (α-kirondrin, glaucarubin, glarubin) 乐园树素 (乐园树苷)	gliricidin-*O*-hexoside 毒鼠豆素 -*O*- 己糖苷
glaupavine 粉绿罂粟文	glisoflavone 西北甘草新异黄酮
glauvine (coryunnine) 黄花海罂粟碱	glisoprenins A ～ E 格列普瑞黏帚霉素 A ～ E
glazarin (7-acetoxy-2-methyl isoflavone) 7- 乙酰氧基 -2- 甲基异黄酮	globeflowery acid 金莲酸
glaziovin 格氏绿心樟碱	globicin 球花母菊素
(+)-glaziovine (+)- 格氏绿心樟碱	globin 珠蛋白
glaziovine (*N*-methyl crotsparine) 奥可梯木种碱 (格氏绿心樟碱、*N*- 甲基散花巴豆碱)	globoidnan A 球桉木脂素 A
glecholone 连钱草酮	globularicisin 球花辛苷
glechomafuran 欧亚活血丹呋喃	globularimin 球花明苷
glechomanolide 欧亚活血丹内酯	globularins A ～ C 球花苷 (卷柏苷) A ～ C
glechomols A ～ C 连钱草酚 A ～ C	globuliferin 小球合声木素
gledigenin 皂荚苷元	(13*S*)-globulin (13*S*)- 球蛋白
gledinin 皂荚苷	globulin 球蛋白
gledisinmarin A 皂角香豆素 A	α-globulin α- 球蛋白
gleditschiasaponin 皂荚皂苷	β-globulin β- 球蛋白
gleditsia saponins C′, E′ 猪牙皂苷 C′、E′	γ-globulin γ- 球蛋白
gleditsin 皂荚素	globulixanthones A ～ E 小球合声木屾酮 A ～ E
gleditsiosides A ～ Z 皂荚萜苷 A ～ Z	(–)-globulol (–)- 蓝桉醇
glehlinosides A ～ J 珊瑚菜苷 (可来灵素) A ～ J	globulol 蓝桉醇 (兰桉醇)
glehnilate 珊瑚菜酯	globuxanthone 小球合蕊木屾酮
glepidotins A ～ C 鳞叶甘草素 (北美甘草酚) A ～ C	glochicoccins A ～ D 红算盘子素 A ～ D
	glochidicine 算盘子辛
	glochidine 算盘子定
	glochidioboside 倒卵叶算盘子苷
	glochidiol 算盘子二醇
	glochidiol diacetate 算盘子二醇二乙酸酯
	glochidionionosides A ～ D 算盘子香堇苷 A ～ D
	glochidionolactones A ～ F 算盘子内酯 A ～ F
	glochidioside E 算盘子苷 E

G

glochidone	算盘子酮
glochidonol	算盘子酮醇
glochieriosides A ～ F	毛果算盘子苷 A ～ F
glochiflavanosides A ～ D	算盘子黄烷醇苷 A ～ D
glochilocudiol	多孔算盘子二醇
glochinin A	算盘子宁 A
glochipuberin A	算盘子素 A
gloeolactone	胶刺藻内酯
gloeosteretriol	倍半萜榆耳三醇
glomeratides A ～ F	华南远志碳苷 A ～ F
glomeratoses A ～ G	华南远志糖 (球腺糖) A ～ G
glomerine	球马陆碱
glomerxanthones A ～ C	华南远志屾酮 A ～ C
gloriosa base	嘉兰属碱
gloriosine	嘉兰素
glossogin	鹿角草素
glucagon	胰高血糖素
D-glucan	D- 葡聚糖
(1 → 3)-α-D-glucan	(1 → 3)-α-D- 葡聚糖
β-D-glucan	β-D- 葡聚糖
β-glucan	β- 葡聚糖
(1 → 4)-α-*D*-glucan	(1 → 4)-α-D- 葡聚糖
glucan (glucosan)	葡聚糖
glucaric acid	葡糖二酸 (葡萄糖二酸)
D-glucaro-1, 4:6, 3-dilactone	D- 葡萄二酸 -1, 4:6, 3- 二内酯
gluco-(1 → 6)-olitoriside	葡萄糖基 -(1 → 6)- 长蒴黄麻苷
1-*O*-gluco-2-*O*-gadoleic acid glyceride	1-*O*- 葡萄糖基 -2-*O*- 二十烯酸甘油酯
glucoacetosyringone	葡萄糖乙酰丁香酮
glucoalliside	葡萄糖阿氏桂竹香
glucoalyssin	葡萄糖庭荠素
glucoarabin	葡萄糖南芥素
glucoaurantio-obtusin	葡萄糖橙钝叶决明辛
glucobipindogulomethyloside	毕平多苷元 -6- 脱氧古洛糖葡萄糖苷
glucobrassicanapin	葡萄糖欧洲油菜素
glucobrassicin (glucobrassicine, indolyl-3-methyl glucosinolate)	葡萄糖芸苔素 (芸苔葡萄糖硫苷、芸苔苷、葡萄糖芸苔辛、吲哚 -3- 甲基芥子油苷)
glucobrassicin-1-sulfonate	葡萄糖芸苔素 -1- 磺酸酯
glucocapparin	白花菜苷 (白花菜子苷)
glucocappasalin	葡萄糖柳叶山柑苷
glucocheirolin	桂竹香苷
glucocheirolin A	桂竹香苷 A
glucocholic acid	甘胆酸
glucochrysoobtusin	葡萄糖基黄决明素
glucocleomin	葡萄糖醉蝶花素
glucoconvalla saponins A, B	葡萄糖铃兰皂苷 A、B
glucoconvalloside	葡萄糖铃兰毒原苷
glucodigifolein	葡萄糖洋地黄叶苷
glucodigifucoside	洋地黄毒苷元葡萄糖岩藻糖苷
glucodiginin	葡萄糖洋地黄宁苷
glucodigiproside	葡萄地基朴洛苷
glucodigoxoside	葡萄糖异羟基洋地黄苷元四洋地黄毒糖苷
glucodistylin	蚊母树苷
glucoerucin	芝麻菜苷
glucoerysimoside	双葡萄糖糖芥苷
glucoerysodine	葡萄糖刺桐定碱 (葡萄糖刺桐定)
glucoerysolin	葡萄糖糖芥苷
glucoevatromonoside	葡萄糖暗紫卫茅单糖苷
glucofrangulins A, B	葡萄糖欧鼠李苷 A、B
glucofructan	葡萄果聚糖
α-D-glucofuranose	α-D- 呋喃葡萄糖
3-*O*-β-D-glucofuranosiduronic acid-6, 3-lactone-gypsogenin	3-*O*-β-D- 呋喃葡萄糖醛酸 -6, 3- 内酯棉根皂苷元
glucogallin	葡萄糖没食子鞣苷
β-glucogallin	β- 没食子酸葡萄糖苷
1-β-glucogeniposide	京尼平 -1-β- 葡萄糖苷
(20*S*)-glucoginsenoside Rf	(20*S*)- 葡萄糖基人参皂苷 Rf
19-*O*-glucoginsenoside Rf	19-*O*- 葡萄糖基人参皂苷 Rf
20-glucoginsenoside Rf	20- 葡萄糖人参皂苷 Rf
glucogitaloxin	葡萄糖吉他洛苷
glucogitofucoside	羟基洋地黄毒苷元岩藻糖葡萄糖苷
glucogitorin	葡萄糖芰脱林
glucogitoroside	葡萄糖吉托苷
D-glucoglycercr-3-octulose	D- 葡配甘油型 -3- 辛酮糖
glucohirsutin	葡萄糖硬毛南芥素
glucoiberin	屈曲花苷 (葡萄糖屈曲花素)

glucoiberverin 3- 甲硫丙基硫苷

glucoindican 葡萄糖靛青苷

glucolokundjoside 葡萄糖洛孔苷

glucoluteolin 葡萄糖木犀草素

glucoluteolin (galuteolin, cinaroside, cymaroside, luteoloside, luteolin-7-*O*-β-D-glucoside) 木犀草苷 (香蓝苷、加拿大麻糖苷、木犀草素 -7-*O*-β-D- 葡萄糖苷)

glucomannan 葡萄甘露聚糖

cis, *trans*-glucomethoxycinnamic acid 顺式 , 反式 - 葡萄糖甲氧基肉桂酸

gluconapin (3-butenyl glucosinolate) 葡萄糖芜菁芥素 (葡萄糖甘蓝型油菜素、3- 丁烯基芥子油苷)

gluconapoleiferin 葡萄糖菜苔素

gluconasturtiin 豆瓣菜苷

gluconeodigoxin 葡萄糖新地毒苷

gluconic acid 葡萄糖酸

D-gluconic acid D- 葡萄糖酸

7-gluconic acid-5, 6-dihydroxyflavone 7- 葡萄糖酸 -5, 6- 二羟基黄酮

D-gluconic acid-Δ-lactone D- 葡萄糖酸 -Δ- 内酯

gluco-obtusifolin 葡萄糖钝叶决明素

α-D-glucooctano-Δ-lactone-enediol α-D- 葡萄辛糖 -Δ- 内酯烯二醇

glucopanoside 葡萄糖白楸苷

glucoperigulomethyloside 杠柳 -6- 脱氧古洛糖葡萄糖苷

glucoperiplocymarin 杠柳葡苷

glucophenetidin 葡萄糖乙氧苯胺

20α-β-D-glucopregn-4-en-3-one 20α-β-D- 葡萄糖 -3- 羰基孕甾 -4- 烯

20β-β-D-glucopregn-4-en-3-one 20β-β-D- 葡萄糖孕甾 -4- 烯 -3- 酮

D-glucopyranose D- 吡喃葡萄糖

glucopyranose 吡喃葡萄糖

α-D-glucopyranose α-D- 吡喃葡萄糖

β-D-glucopyranose β-D- 吡喃葡萄糖

β-D-glucopyranose 1-[(*E*)-3-(3, 4-dihydroxyphenyl)-2-propenoate] 1-[(*E*)-3-(3, 4- 二羟苯基)-2- 丙烯酸]-β-D- 吡喃葡萄糖酯

β-D-glucopyranose 1-[(*E*)-3-(4-hydroxyphenyl)-2-propenoate] 1-[(*E*)-3-(4- 羟苯基)-2- 丙烯酸]-β-D- 吡喃葡萄糖酯

(*R*)-2-[5-(4-β-D-glucopyranose)-3-methoxyphenoxyl]-3-(4-hydroxy-3-methoxyphenoxyl)propanol (*R*)-2-[5-(4-β-D- 吡喃葡萄糖)-3- 甲氧基苯氧基]-3-(4- 羟基 -3- 甲氧基苯氧基) 丙醇

D-glucopyranose-6-[(2*E*)-3-(4-hydroxyphenyl)prop-2-enoate] D- 吡喃葡萄糖 -6-[(2*E*)-3-(4- 羟苯基) 丙 -2- 烯酯]

D-glucopyranose-6-dihydrogen phosphate D- 吡喃葡萄糖 -6- 磷酸二氢酯

D-glucopyranose-6-phosphate (6-*O*-phosphonato-D-glucopyranose) D- 吡喃葡萄糖 -6- 磷酸二盐 (6-*O*- 磷酰 -D- 吡喃葡萄糖盐)

3-*O*-β-D-glucopyranoside-27-*O*-β-D-glucopyranosyl cincholate 3-*O*-β-D- 吡喃葡萄糖苷 -27-*O*-β-D- 吡喃葡萄糖基金鸡纳酸酯苷

β-D-glucopyranosiduronic acid β-D- 吡喃葡萄糖醛酸

3-*O*-[β-D-glucopyranosyl (1 → 3)-β-D-6-*O*-methyl glucuronopyranosyl]-3β, 15α, 23-trihydroxyolean-12-en-16-one 3-*O*-[β-D- 吡喃葡萄糖基 -(1 → 3)-β-D-6-*O*- 甲基吡喃葡萄糖醛酸基]-3β, 15α, 23- 三羟基齐墩果 -12- 烯 -16- 酮

β-D-glucopyranosyl acetonitrile β-D- 吡喃葡萄糖基乙腈

9-β-D-glucopyranosyl adenine 9-β-D- 吡喃葡萄糖基腺嘌呤

prim-*O*-glucopyranosyl angelicain 伯 -*O*- 吡喃葡萄糖基当归因

4-β-D-glucopyranosyl benzoic acid 4-β-D- 吡喃葡萄糖基苯甲酸

4-*O*-β-D-glucopyranosyl benzoic acid methyl ester 4-*O*-β-D- 吡喃葡萄糖基苯甲酸甲酯

28-*O*-β-D-glucopyranosyl betulinic acid-3β-*O*-β-D-glucopyranoside 28-*O*-β-D- 吡喃葡萄糖基白桦脂酸 -3β-*O*-β-D- 吡喃葡萄糖苷 (28-*O*-β-D- 吡喃葡萄糖基桦木酸 -3β-*O*-β-D- 吡喃葡萄糖苷)

1-*O*-(3-*O*-β-D-glucopyranosyl butyryl)pancratistatin 1-*O*-(3-*O*-β-D- 吡喃葡萄糖基丁酰基) 水鬼蕉碱

tert-*O*-β-D-glucopyranosyl byakangelicin 叔 -*O*-β-D- 吡喃葡萄糖基白当归素

3β-*O*-β-D-glucopyranosyl cincholic acid-27-*O*-β-D-glucopyranosyl ester 3β-*O*-β-D- 吡喃葡萄糖基金鸡纳酸 -27-*O*-β-D- 吡喃葡萄糖酯

4-*O*-β-D-glucopyranosyl cinnamate 4-*O*-β-D- 吡喃葡萄糖基桂皮酸酯

5-*O*-β-D-glucopyranosyl convallagenin B 5-*O*-β-D- 吡喃葡萄糖基 铃兰皂苷元 B

O-glucopyranosyl coumaric acid　*O*- 吡喃葡萄糖基苷香豆酸

6′-*O*-β-D-glucopyranosyl dalpanol　6′-*O*-β-D- 吡喃葡萄糖基圆锥黄檀醇

(7*S*, 8*R*)-9′-*O*-β-D-glucopyranosyl dihydrodehydrodiconiferyl alcohol　(7*S*, 8*R*)-9′-*O*-β-D- 吡喃葡萄糖基二氢脱氢二松柏醇

(7*S*, 8*R*)-9-*O*-β-D-glucopyranosyl dihydrodehydrodiconiferyl alcohol　(7*S*, 8*R*)-9-*O*-β-D- 吡喃葡萄糖基二氢脱氢二松柏醇

β-D-glucopyranosyl dihydrophaseoside　β-D- 吡喃葡萄糖基二氢红花菜豆酸苷

glucopyranosyl dimethyl oleoside isomer 1　吡喃葡萄糖基二甲基油酸苷异构体 1

3-*O*-β-D-glucopyranosyl echinocystic acid-28-*O*-β-D-glucopyranoside　3-*O*-β-D- 吡喃葡萄糖刺囊酸 -28-*O*-β-D- 吡喃葡萄糖苷

trans-4-*O*-β-D-glucopyranosyl ferulic acid　反式 -4-*O*-β-D- 吡喃葡萄糖基阿魏酸

(25*S*)-26-*O*-β-D-glucopyranosyl furost-1β, 3β, 22α, 26-tetrahydroxy-3-*O*-β-D-glucoside　(25*S*)-26-*O*-β-D- 吡喃葡萄糖基呋甾 -1β, 3β, 22α, 26- 四羟基 -3-*O*-β-D- 葡萄糖苷

(25*S*)-26-*O*-β-D-glucopyranosyl furost-1β, 3β, 5β, 22α, 26-pentahydroxy-3-*O*-β-D-glucopyranoside　(25*S*)-26-*O*-β-D- 吡喃葡萄糖基呋甾 -1β, 3β, 5β, 22α, 26- 五羟基 -3-*O*-β-D- 吡喃葡萄糖苷

(25*S*)-26-*O*-β-D-glucopyranosyl furost-1β, 3β, 5β, 22α, 26-pentahydroxy-3-*O*-β-D-glucoside　(25*S*)-26-*O*-β-D- 吡喃葡萄糖基呋甾 -1β, 3β, 5β, 22α, 26- 五羟基 -3-*O*-β-D- 葡萄糖苷

26-*O*-β-D-glucopyranosyl furost-1β, 3β, 5β, 22α, 26-penthydroxy-25(27)-en-3-*O*-β-D-glucoside　26-*O*-β-D- 吡喃葡萄糖基呋甾 -1β, 3β, 5β, 22α, 26- 五羟基 -25(27)- 烯 -3-*O*-β-D- 葡萄糖苷

(25*S*)-26-*O*-β-D-glucopyranosyl furost-20(22)-en-1β, 2β, 3β, 4β, 5β, 26-hexahydroxy-4-*O*-β-D-xylopyranoside　(25*S*)-26-*O*-β-D- 吡喃葡萄糖基呋甾 -20(22)- 烯 -1β, 2β, 3β, 4β, 5β, 26- 六羟基 -4-*O*-β-D- 吡喃木糖苷

26-*O*-β-D-glucopyranosyl furost-25(27)-en-1β, 3β, 5β, 22α, 26-penthydroxy-3-*O*-β-D-glucopyranoside　26-*O*-β-D- 吡喃葡萄糖基呋甾 -25(27)- 烯 -1β, 3β, 5β, 22α, 26- 五羟基 -3-*O*-β-D- 吡喃葡萄糖苷

26-*O*-β-D-glucopyranosyl furost-25(27)-en-3β, 4β, 5β, 22α, 26-penthydroxy-5-*O*-β-D-glucopyranoside　26-*O*-β-D- 吡喃葡萄糖基呋甾 -25(27)- 烯 -3β, 4β, 5β, 22α, 26- 五羟基 -5-*O*-β-D- 吡喃葡萄糖苷

26-*O*-β-D-glucopyranosyl furost-25(27)-en-3β, 5β, 22α, 26-tetrahydroxy-5-*O*-β-D-glucopyranoside　26-*O*-β-D- 吡喃葡萄糖基呋甾 -25(27)- 烯 -3β, 5β, 22α, 26- 四羟基 -5-*O*-β-D- 吡喃葡萄糖苷

26-*O*-β-D-glucopyranosyl furost-3β, 22, 26-trihydroxy-3-*O*-β-D-glucopyranosyl-(1→2)-*O*-β-D-glucopyranoside　26-*O*-β-D- 吡喃葡萄糖基呋甾 -3β, 22, 26- 三羟基 -3-*O*-β-D- 吡喃葡萄糖基 -(1→2)-*O*-β-D- 吡喃葡萄糖苷

26-*O*-β-D-glucopyranosyl furost-3β, 26-dihydroxy-22-methoxy-3-*O*-α-L-rhamnopyranosyl-(1 → 4)-*O*-β-D-glucopyranoside　26-*O*-β-D- 吡喃葡萄糖基呋甾 -3β, 26- 二羟基 -22- 甲氧基 -3-*O*-α-L- 吡喃鼠李糖基 -(1→4)-*O*-β-D- 吡喃葡萄糖苷

(25*S*)-26-*O*-β-D-glucopyranosyl furost-3β, 5β, 22α, 26-tetrahydroxy-5-*O*-β-D-glucopyranoside　(25*S*)-26-*O*-β-D- 吡喃葡萄糖基呋甾 -3β, 5β, 22α, 26- 四羟基 -5-*O*-β-D- 吡喃葡萄糖苷

26-*O*-α-D-glucopyranosyl furost-5(6), 20(22)-dien-3α, 26-diol　26-*O*-α-D- 吡喃葡萄糖基呋甾 -5(6), 20(22)- 二烯 -3α, 26- 二醇

26-*O*-β-D-glucopyranosyl furost-5, 25(27)-dien-1β, 3β, 22β, 26-tetrahydroxy-1-*O*-α-L-arabinopyranoside　26-*O*-β-D- 吡喃葡萄糖基呋甾 -5, 25(27)- 二烯 -1β, 3β, 22β, 26- 四羟基 -1-*O*-α-L- 吡喃阿拉伯糖苷

3′-*O*-β-D-glucopyranosyl gentiopicroside　3′-*O*-β-D- 吡喃葡萄糖基龙胆苦苷

4′-*O*-β-D-glucopyranosyl gentiopicroside　4′-*O*-β-D- 吡喃葡萄糖基龙胆苦苷

6′-*O*-β-D-glucopyranosyl gentiopicroside　6′-*O*-β-D- 吡喃葡萄糖基龙胆苦苷

6″-*O*-β-glucopyranosyl harpagoside　6″-*O*-β- 吡喃葡萄糖基哈巴酯苷 (6″-*O*-β- 吡喃葡萄糖基哈帕酯苷、6″-*O*-β- 吡喃葡萄糖钩果草酯苷)

6′-*O*-β-glucopyranosyl henryoside　6′-*O*-β- 吡喃葡萄糖基鄂西香茶菜苷

6″-*O*-β-D-glucopyranosyl henryoside　6″-*O*-β-D- 吡喃葡萄糖基巴东荚蒾苷

tert-*O*-β-D-glucopyranosyl heraclenol　叔 -*O*-β-D- 吡喃葡萄糖基独活醇

(3*R*)-β-D-glucopyranosyl hydroxybutanolide　(3*R*)-β-D-吡喃葡萄糖基羟基丁酯

N′-β-D-glucopyranosyl indirubin　*N*′-β-D- 吡喃葡萄糖靛玉红

6-*O*-β-D-glucopyranosyl lactinolide　6-*O*-β-D- 吡喃葡萄糖基芍药新内酯 (6-*O*-β-D- 吡喃葡萄糖基白芍醇内酯)

4″-*O*-β-D-glucopyranosyl linearoside　4″-*O*-β-D- 吡喃葡萄糖线环菥苷

7-*O*-glucopyranosyl mangiferin　7-*O*- 葡萄糖基芒果苷

glucopyranosyl methyl oleoside　吡喃葡萄糖基甲基油酸苷

glucopyranosyl methyl oleoside isomer　吡喃葡萄糖基甲基油酸苷异构体

26-*O*-β-D-glucopyranosyl nuatigenin-3-*O*-α-L-rhamnopyranosyl-(1→2)-[β-D-glucopyranosyl-(1→6)]-β-D-glucopyranoside　26-*O*-β-D- 吡喃葡萄糖基纽替皂苷元 -3-*O*-α-L- 吡喃鼠李糖基 -(1 → 2)-[β-D- 吡喃葡萄糖基 -(1 → 6)]-β-D- 吡喃葡萄糖苷

26-*O*-β-D-glucopyranosyl nuatigenin-3-*O*-α-L-rhamnopyranosyl-(1 → 2)-*O*-[β-D-glucopyranosyl-(1 → 4)]-β-D-glucopyranoside　26-*O*-β-D- 吡喃葡萄糖基纽替皂苷元 -3-*O*-α-L- 吡喃鼠李糖基 -(1 → 2)-*O*-[β-D- 吡喃葡萄糖基 -(1 → 4)]-β-D- 吡喃葡萄糖苷

26-*O*-β-D-glucopyranosyl nuatigenin-3-*O*-α-L-rhamnopyranosyl-(1 → 2)-β-D-glucopyranoside　26-*O*-β-D- 吡喃葡萄糖基纽替皂苷元 -3-*O*-α-L- 吡喃鼠李糖基 -(1 → 2)-β-D- 吡喃葡萄糖苷

26-*O*-β-D-glucopyranosyl nuatigenin-3-*O*-β-D-glucopyranoside　26-*O*-β-D- 吡喃葡萄糖基纽替皂苷元 -3-*O*-β-D- 吡喃葡萄糖苷

3-*O*-β-D-glucopyranosyl oleanolic acid-28-*O*-(6-*O*-acetyl)-β-D-glucopyranoside　3-*O*-β-D- 吡喃葡萄糖基齐墩果酸 -28-*O*-(6-*O*- 乙酰基)-β-D- 吡喃葡萄糖苷

3-*O*-β-D-glucopyranosyl oleanolic acid-28-*O*-β-D-glucopyranoside　3-*O*-β-D- 吡喃葡萄糖基齐墩果酸 -28-*O*-β-D- 吡喃葡萄糖苷

3-(4-*O*-β-D-glucopyranosyl phenyl)propionic acid methyl ester　3-(4-*O*-β-D- 吡喃葡萄糖基苯基) 丙酸甲酯

α-D-glucopyranosyl phosphate　α-D- 吡喃葡萄糖基磷酸盐

3-*O*-β-D-glucopyranosyl platycodigenin methyl ester　3-*O*-β-D- 吡喃葡萄糖基桔梗皂苷元甲酯

3-*O*-glucopyranosyl plumbagic acid methyl ester　3-*O*- 吡喃葡萄糖基白花丹酸甲酯

3′-*O*-β-glucopyranosyl plumbagic acid methyl ester　3′-*O*-β- 吡喃葡萄糖基白花丹酸甲酯

3-*O*-β-D-glucopyranosyl polygalacic acid methyl ester　3-*O*-β-D- 吡喃葡萄糖基远志酸甲酯

3β-*O*-β-D-glucopyranosyl quinovic acid-27-*O*-β-D-glucopyranosyl ester　3β-*O*-β-D- 吡喃葡萄糖基鸡纳酸 -27-*O*-β-D- 吡喃葡萄糖酯

7-*O*-β-glucopyranosyl salicin　7-*O*-β- 吡喃葡萄糖基水杨苷

4‴-*O*-β-D-glucopyranosyl scabraside　4‴-*O*-β-D- 吡喃葡萄糖基卯花苷

(3*R*, 4*R*)-4-*O*-β-D-glucopyranosyl senkyunolide　(3*R*, 4*R*)-4-*O*-β-D- 吡喃葡萄糖基洋川芎内酯

3′-*O*-β-glucopyranosyl stilbericoside　3′-*O*-β- 吡喃葡萄糖基石南密穗草苷

3′-*O*-β-D-glucopyranosyl stilbericoside　3′-*O*-β-D- 吡喃葡萄糖基石南密穗草苷

3′-*O*-β-D-glucopyranosyl sweroside　3′-*O*-β-D- 吡喃葡萄糖基獐牙菜苷

4‴-*O*-β-D-glucopyranosyl trifloroside　4‴-*O*-β-D- 吡喃葡萄糖基三花龙胆苷

β-D-glucopyranosyl tuberonic acid ethyl ester　β-D- 吡喃葡萄糖基马铃薯酮酸乙酯

27-*O*-β-D-glucopyranosyl viscosalactones A, B　27-*O*-β-D- 吡喃葡萄糖基粘酸浆内酯 A、B

α-D-glucopyranosyl-(1 → 1′)-3′-amino-3′-deoxy-β-D-glucopyranoside　α-D- 吡喃葡萄糖基 -(1 → 1′)-3′- 氨基 -3′- 脱氧 -β-D- 吡喃葡萄糖苷

α-D-glucopyranosyl-(1 → 1′)-3′-azido-3′-deoxy-β-D-glucopyranoside　α-D- 吡喃葡萄糖基 -(1 → 1′)-3′- 叠氮 -3′- 脱氧 -β-D- 吡喃葡萄糖苷

β-D-glucopyranosyl-(1 → 2)- β-D-glucopyranosyl phenethyl alcohol　β-D- 吡喃葡萄糖基 -(1 → 2)-β-D- 吡喃葡萄糖基苯乙醇

3-*O*-β-D-glucopyranosyl-(1 → 2)-α-L-arabinopyranosyl cyclamiretin A　3-*O*-β-D- 吡喃葡萄糖基 -(1 → 2)-α-L- 吡喃阿拉伯糖基仙客来亭 A

(20*R*)-*O*-(3)-β-D-glucopyranosyl-(1→2)-α-L-arabinopyranosyl pregn-5-en-3β, 20-diol　(20*R*)-*O*-(3)-β-D- 吡喃葡萄糖基 -(1 → 2)-α-L- 吡喃阿拉伯糖基孕甾 -5-烯 -3β, 20 二醇

3-*O*-[β-D-glucopyranosyl-(1→2)-α-L-arabinopyranosyl]-28-*O*-β-D-glucopyranoside hederagenin　3-*O*-[β-D-吡喃葡萄糖基 -(1 → 2)-α-L- 吡喃阿拉伯糖基]-28-*O*-β-D- 吡喃葡萄糖常春藤皂苷元

3-*O*-[β-D-glucopyranosyl-(1→2)-β-D-galactopyranosyl-(1 → 2)-β-D-glucuronopyranosyl]olean-12-en-3β, 22β, 24-triol　3-*O*-[β-D- 吡喃葡萄糖基 -(1 → 2)-β-D- 吡喃半乳糖基 -(1 → 2)-β-D- 吡喃葡萄糖醛酸基]-12-齐墩果烯 -3β, 22β, 24- 三醇

3-*O*-β-D-glucopyranosyl-(1 → 2)-β-D-glucopyranosyl oleanlic-18-ene acid-28-*O*-β-D-glucopyranoside　3-*O*-β-D- 吡喃葡萄糖基 -(1 → 2)-β-D- 吡喃葡萄糖基齐墩果 -18- 烯酸 -28-*O*-β-D- 吡喃葡萄糖苷

3β-*O*-β-D-glucopyranosyl-(1 → 2)-β-D-glucopyranosyl quinovic acid-28-*O*-β-D-glucopyranosyl ester 3β-*O*-β-D- 吡喃葡萄糖基 -(1 → 2)- β-D- 吡喃葡萄糖基鸡纳酸 -28-*O*-β-D- 吡喃葡萄糖酯

3-*O*-β-D-glucopyranosyl-(1 → 2)-β-D-glucopyranosyl-(1 → 4)-β-D-fucopyranosyl-(25*R*)-spirost-5-en-3β, 17α-diol 3-*O*-β-D- 吡喃葡萄糖基 -(1 → 2)-β-D- 吡喃葡萄糖基 -(1 → 4)-β-D- 吡喃岩藻糖基 -(25*R*)- 螺甾 -5- 烯 -3β, 17α- 二醇

3-*O*-β-D-glucopyranosyl-(1 → 2)-β-D-glucopyranosyl-(1 → 4)-β-D-galactopyranosyl-(25ξ)-solanidan-3β, 23β-diol 3-*O*-β-D- 吡喃葡萄糖基 -(1 → 2)-β-D- 吡喃葡萄糖基 -(1 → 4)-β-D- 吡喃半乳糖基 -(25ξ)- 茄甾 -3β, 23β- 二醇

3-*O*-[β-D-glucopyranosyl-(1 → 2)-β-D-glucopyranosyl]-18-en-oleanlic acid-28-*O*-β-D-glucopyranoside 3-*O*-[β-D- 吡喃葡萄糖基 -(1 → 2)-β-D- 吡喃葡萄糖基]-18- 烯 - 齐墩果酸 -28-*O*-β-D- 吡喃葡萄糖苷

3-*O*-[β-D-glucopyranosyl-(1 → 2)-β-D-glucopyranosyl] oleanolic acid-28-*O*-β-D-glucopyranoside 3-*O*-[β-D- 吡喃葡萄糖基 -(1 → 2)-β-D- 吡喃葡萄糖基] 齐墩果酸 -28-*O*-β-D- 吡喃葡萄糖苷

3-*O*-[β-D-glucopyranosyl-(1 → 2)-β-D-glucuronopyranosyl]azukisapogenol methyl ester 3-*O*-[β-D- 吡喃葡萄糖基 -(1 → 2)-β-D- 吡喃葡萄糖醛酸基] 赤豆皂醇甲酯

3-*O*-β-D-glucopyranosyl-(1 → 2)-β-D-glucuronopyranosyl-22-*O*-angeloyl-A_1-barrigenol 3-*O*-β-D- 吡喃葡萄糖基 -(1 → 2)-β-D- 吡喃葡萄糖醛酸基 -22-*O*-当归酰基 -A_1- 玉蕊精醇

3-*O*-β-D-glucopyranosyl-(1 → 2)-β-D-glucuronopyranosyl-22-*O*-angeloyl-R_1-barrigenol 3-*O*-β-D- 吡喃葡萄糖基 -(1 → 2)-β-D- 吡喃葡萄糖醛酸基 -22-*O*-当归酰基 -R_1- 玉蕊精醇

3-*O*-[β-D-glucopyranosyl-(1 → 3)-*O*-β-D-glucuronopyranosyl]-15-α-hydroxyolean-12-en-16-one 3-*O*-[β-D- 吡喃葡萄糖基 -(1 → 3)-*O*-β-D- 吡喃葡萄糖基]-15-α- 羟基齐墩果 -12- 烯 -16- 酮

3-*O*-β-D-glucopyranosyl-(1 → 3)-α-L-rhamnopyranosyl-chichipegenin-28-α-L-rhamnopyranoside 3-*O*-β-D- 吡喃葡萄糖基 -(1 → 3)-α-L- 吡喃鼠李糖基墨西哥仙人掌皂苷元 -28-α-L- 吡喃鼠李糖苷

3-*O*-[β-D-glucopyranosyl-(1 → 3)-β-D-galactopyranosyl] olean-12-en-3β-hydroxy-28-oic acid 3-*O*-[β-D- 吡喃葡萄糖基 -(1 → 3)-β-D- 吡喃半乳糖基] 齐墩果 -12- 烯 -3β- 羟基 -28- 酸

3-*O*-β-D-glucopyranosyl-(1 → 3)-β-D-glucopyranosyl polygalacic acid 3-*O*-β-D- 吡喃葡萄糖基 -(1 → 3)-β-D- 吡喃葡萄糖基远志酸

3-*O*-[β-D-glucopyranosyl-(1 → 3)-β-D-glucopyranosyl]-28-*O*-β-D-glucopyranoside medicagenate 3-*O*-[β-D- 吡喃葡萄糖基 -(1 → 3)-β-D- 吡喃葡萄糖基]-28-*O*-β-D- 吡喃葡萄糖苜蓿酸酯苷

3-*O*-[β-D-glucopyranosyl-(1 → 3)-β-D-glucopyranosyl] oleanolic acid-28-*O*-β-glucopyranoside 3-*O*-[β-D- 吡喃葡萄糖基 -(1 → 3)-β-D- 吡喃葡萄糖基] 齐墩果酸 -28-*O*-β- 吡喃葡萄糖苷

3-*O*-[β-D-glucopyranosyl-(1 → 3)-β-D-glucopyranosyl] phytolaccagenic acid-28-*O*-β-D-glucopyranosyl ester 3-*O*-[β-D- 吡喃葡萄糖基 -(1 → 3)-β-D- 吡喃葡萄糖基] 商陆原酸 -28-*O*-β-D- 吡喃葡萄糖酯

3-*O*-β-D-glucopyranosyl-(1 → 3)-β-D-glucopyranosyl-2β, 12α, 16α, 23α-tetrahydroxyoleanane-28(13)-lactone 3-*O*-β-D- 吡喃葡萄糖基 -(1 → 3)-β-D- 吡喃葡萄糖基 -2β, 12α, 16α, 23α- 四羟基齐墩果烷 -28(13)- 内酯

{1-[4-(β-D-glucopyranosyl-(1 → 3)-β-D-glucopyranosyloxy)benzyl]-2-[4-(β-D-glucopyranosyloxy)benzyl]} citrate {1-[4-(β-D- 吡喃葡萄糖基 -(1 → 3)-β-D- 吡喃葡萄糖氧基) 苄基]-2-[4-(β-D- 吡喃葡萄糖氧基) 苄基]} 柠檬酸酯

α-D-glucopyranosyl-(1 → 4)-[α-D-glucopyranosyl-(1 → 6)]-D-glucopyranose [4, 6-di-*O*-(α-D-glucopyranosyl)-D-glucopyranose] α-D- 吡喃葡萄糖基 -(1 → 4)-[α-D- 吡喃葡萄糖基 -(1 → 6)]-D- 吡喃葡萄糖 [4, 6- 二 -*O*-(α-D- 吡喃葡萄糖基)-D- 吡喃葡萄糖]

(25*S*)-3β-{β-D-glucopyranosyl-(1 → 4)-[α-L-rhamnopyranosyl-(1 → 2)]-β-D-glucopyranosyloxy}spirost-5-en-27-ol (25*S*)-3β-{β-D- 吡喃葡萄糖基 -(1 → 4)-[α-L- 吡喃鼠李糖基 -(1 → 2)]-β-D- 吡喃葡萄糖基氧基 } 螺甾 -5- 烯 -27- 醇

3β-*O*-[β-D-glucopyranosyl-(1 → 4)-α-L-arabinopyranosyl]-13β, 28-epoxy 16α, 30-oleananediol 3β-*O*-[β-D- 吡喃葡萄糖基 -(1 → 4)-α-L- 吡喃阿拉伯糖基]-13β, 28- 环氧 -16α, 30- 齐墩果烷二醇

β-D-glucopyranosyl-(1 → 4)-α-L-rhamnopyranosyl-(1 → 3)-D-(4-*O*-caffeoyl)glucopyranose β-D- 吡喃葡萄糖基 -(1 → 4)-α-L- 吡喃鼠李糖基 -(1 → 3)-D-(4-*O*- 咖啡酰基) 吡喃葡萄糖

3-*O*-β-D-glucopyranosyl-(1 → 4)-β-D-fucopyranosyl-(25*R*)-spirost-5-en-3β, 17α-diol 3-*O*-β-D- 吡喃葡萄糖基 -(1 → 4)-β-D- 吡喃岩藻糖基 -(25*R*)- 螺甾 -5- 烯 -3β, 17α- 二醇

3-*O*-β-D-glucopyranosyl-(1 → 4)-β-D-fucopyranosyl-(25*R*/*S*)-spirost-5-en-3β, 12β-diol 3-*O*-β-D- 吡喃葡萄糖基 -(1 → 4)-β-D- 吡喃岩藻糖基 -(25*R*/*S*)- 螺甾 -5- 烯 -3β, 12β- 二醇
3-*O*-β-D-glucopyranosyl-(1 → 4)-β-D-fucopyranosyl-(25*S*)-spirost-5-en-3β, 17α-diol 3-*O*-β-D- 吡喃葡萄糖基 -(1 → 4)-β-D- 吡喃岩藻糖基 -(25*S*)- 螺甾 -5- 烯 -3β, 17α- 二醇
3-*O*-β-D-glucopyranosyl-(1 → 4)-β-D-galactopyranosyl-(25*R*/*S*)-spirost-5-en-3β-hydroxy-12-one 3-*O*-β-D- 吡喃葡萄糖基 -(1 → 4)-β-D- 吡喃半乳糖基 -(25*R*/*S*)- 螺甾 -5- 烯 -3β- 羟基 -12- 酮
3-*O*-β-D-glucopyranosyl-(1 → 4)-β-D-galactopyranosyl-(25*S*)-spirost-5-en-3β-ol 3-*O*-β-D- 吡喃葡萄糖基 -(1→4)-β-D- 吡喃半乳糖基 -(25*S*)- 螺甾 -5- 烯 -3β- 二醇
3-*O*-β-D-glucopyranosyl-(1 → 4)-β-D-glucopyranosyl-(25*R*)-5β-furost-1β, 3β, 22α, 26-tetrahydroxy-26-*O*-β-D-glucopyranoside 3-*O*-β-D- 吡喃葡萄糖基 -(1→4)-β-D- 吡喃葡萄糖基 -(25*R*)-5β- 呋甾 -1β, 3β, 22α, 26- 四羟基 -26-*O*-β-D- 吡喃葡萄糖苷
3-*O*-β-D-glucopyranosyl-(1 → 4)-β-D-glucopyranosyl-(25*S*)-5β-furost-1β, 3β, 22α, 26-tetrahydroxy-26-*O*-β-D-glucopyranoside 3-*O*-β-D- 吡喃葡萄糖基 -(1→4)-β-D- 吡喃葡萄糖基 -(25*S*)-5β- 呋甾 -1β, 3β, 22α, 26- 四羟基 -26-*O*-β-D- 吡喃葡萄糖苷
α-D-glucopyranosyl-(1→4)-β-D-glucopyranosyl-(4-*O*-α-D-glucopyranosyl-β-D-glucopyranose) α-D- 吡喃葡萄糖基 -(1 → 4)-β-D- 吡喃葡萄糖基 -(4-*O*-α-D- 吡喃葡萄糖基 -β-D- 吡喃葡萄糖) (β- 麦芽糖)
3-*O*-[β-D-glucopyranosyl-(1 → 4)-β-D-glucopyranosyl] oleanolic acid 3-*O*-[β-D- 吡喃葡萄糖基 -(1 → 4)-β-D- 吡喃葡萄糖基] 齐墩果酸
3-*O*-β-D-glucopyranosyl-(1→4)-β-D-glucopyranosyl-5β-furost-25(27)-en-1β, 3β, 22α, 26-tetrahydroxy-26-*O*-β-D-glucopyranoside 3-*O*-β-D- 吡喃葡萄糖基 -(1→4)-β-D- 吡喃葡萄糖基 -5β- 呋甾 -25(27)- 烯 -1β, 3β, 22α, 26- 四羟基 -26-*O*-β-D- 吡喃葡萄糖苷
3-*O*-α-D-glucopyranosyl-(1 → 4)-β-D-glucopyranosyloxypeucedanin hydrate 3-*O*-α-D- 吡喃葡萄糖基 -(1→4)-β-D- 吡喃葡萄糖氧基水合氧化前胡素
3-*O*-[β-D-glucopyranosyl-(1 → 4)-β-D-glucuronopyranosyl]oleanolic acid-28-*O*-β-D-glucopyranosyl ester 3-*O*-[β-D- 吡喃葡萄糖基 -(1 → 4)-β-D- 吡喃葡萄糖醛酸基] 齐墩果酸 -28-*O*-β-D- 吡喃葡萄糖酯
3-*O*-β-D-glucopyranosyl-(1 → 6)-β-D-glucopyranosyl oleanolic acid-28-*O*-β-D-glucopyranosyl ester 3-*O*-β-D- 吡喃葡萄糖基 -(1 → 6)-β-D- 吡喃葡萄糖基齐墩果酸 -28-*O*-β-D- 吡喃葡萄糖酯
(20*S*)-20-*O*-[β-D-glucopyranosyl-(1 → 6)-β-D-glucopyranosyl-(1 → 6)-β-D-glucopyranosyl]dammar-24-en-3β, 6α, 12β, 20-tetraol (20*S*)-20-*O*-[β-D- 吡喃葡萄糖基 -(1 → 6)-β-D- 吡喃葡萄糖基 -(1 → 6)-β-D- 吡喃葡萄糖基] 达玛 -24- 烯 -3β, 6α, 12β, 20- 四醇
8-*O*-[β-D-glucopyranosyl-(1 → 6)-β-D-glucopyranosyl]-1, 7-dihydroxy-3-methoxyxanthone 8-*O*-[β-D- 吡喃葡萄糖基 -(1 → 6)-β-D- 吡喃葡萄糖基]-1, 7- 二羟基 -3- 甲氧基呫酮
1-*O*-[β-D-glucopyranosyl-(1 → 6)-β-D-glucopyranosyl]-3, 8-dihydroxy-4, 5-dimethoxyxanthone 1-*O*-[β-D- 吡喃葡萄糖基 -(1 → 6)-β-D- 吡喃葡萄糖基]-3, 8- 二羟基 -4, 5- 二甲氧基呫酮
3-*O*-β-D-glucopyranosyl-(22*E*, 24*R*)-5α, 8β-epidioxyergost-6, 22-diene 3-*O*-β-D- 吡喃葡萄糖基 -(22*E*, 24*R*)-5α, 8β- 表二氧麦角甾 -6, 22- 二烯
26-*O*-β-D-glucopyranosyl-(22*S*, 25*S*)-5β-furost-22, 25-epoxy-1β, 3α, 26-trihydroxy-3-*O*-β-D-glucopyranoside 26-*O*-β-D- 吡喃葡萄糖基 -(22*S*, 25*S*)-5β- 呋甾 -22, 25- 环氧 -1β, 3α, 26- 三羟基 -3-*O*-β-D- 吡喃葡萄糖苷
26-*O*-β-D-glucopyranosyl-(22*S*, 25*S*)-5β-furost-22, 25-epoxy-1β, 3β, 26-triolhydroxy-3-*O*-β-D-glucopyranoside 26-*O*-β-D- 吡喃葡萄糖基 -(22*S*, 25*S*)-5β- 呋甾 -22, 25- 环氧 -1β, 3β, 26- 三羟基 -3-*O*-β-D- 吡喃葡萄糖苷
26-*O*-β-D-glucopyranosyl-(22*S*, 25*S*)-furost-22, 25-epoxy-1β, 3α, 5β, 26-tetrahydroxy-3-*O*-β-D-glucopyranoside 26-*O*-β-D- 吡喃葡萄糖基 -(22*S*, 25*S*)- 呋甾 -22, 25- 环氧 -1β, 3α, 5β, 26- 四羟基 -3-*O*-β-D- 吡喃葡萄糖苷
26-*O*-β-D-glucopyranosyl-(22*S*, 25*S*)-furost-22, 25-epoxy-3β, 5β, 26, 27-tetrahydroxy-5-*O*-β-D-glucopyranoside 26-*O*-β-D- 吡喃葡萄糖基 -(22*S*, 25*S*)- 呋甾 -22, 25- 环氧 -3β, 5β, 26, 27- 四羟基 -5-*O*-β-D- 吡喃葡萄糖苷
26-*O*-β-D-glucopyranosyl-(22ξ, 25*S*)-3β, 26-dihydroxy-22-methoxyfurost-5-en-3-*O*-α-L-rhamnopyranosyl-(1 → 2)-β-D-glucuronopyranoside 26-*O*-β-D- 吡喃葡萄糖基 -(22ξ, 25*S*)-3β, 26- 二羟基 -22- 甲氧基呋甾 -5- 烯 -3-*O*-α-L- 吡喃鼠李糖基 -(1 → 2)-β-D- 吡喃葡萄糖醛酸苷
3-*O*-β-D-glucopyranosyl-(24*S*)-ethyl-(22*E*)-dihydrocholesterol 3-*O*-β-D- 吡喃葡萄糖基 -(24*S*)- 乙基 -(22*E*)- 二氢胆甾醇
26-*O*-β-D-glucopyranosyl-(25*R*)-3β, 22ζ, 26-trihydroxy-5α-furost-3-*O*-β-chacotrioside 26-*O*-β-D- 吡喃葡萄糖基 -(25*R*)-3β, 22ζ, 26- 三羟基 -5α- 呋甾 -3-*O*-β- 卡茄三糖苷
26-*O*-β-D-glucopyranosyl-(25*R*)-5α-furost-20(22)-en-3β, 26-diol 26-*O*-β-D- 吡喃葡萄糖基 -(25*R*)-5α- 呋甾 -20(22)- 烯 -3β, 26- 二醇

G

26-*O*-β-D-glucopyranosyl-(25*R*)-furost-5-en-3β, 17α-diol-3-*O*-[α-L-rhamnopyranosyl-(1 → 2)]-α-L-rhamnopyranoside 26-*O*-β-D- 吡喃葡萄糖基 -(25*R*)-呋甾 -5- 烯 -3β, 17α- 二羟基 -3-*O*-[α-L- 吡喃鼠李糖基 (1 → 2)]-α-L- 吡喃鼠李糖苷	1-*O*-(β-D-glucopyranosyl)-(2*S*, 3*S*, 4*R*, 8*E*)-2-(2′-hydroxydocosyl amido)-8-octadecen-1, 3, 4-triol 1-*O*-(β-D- 吡喃葡萄糖基)-(2*S*, 3*S*, 4*R*, 8*E*)-2-(2′- 羟基二十二酰胺基)-8- 十八烯 -1, 3, 4- 三醇
3-*O*-β-D-glucopyranosyl-(25*S*)-22-*O*-methyl-5β-furost-1β, 3β, 5β, 22α, 26-pentahydroxy-26-*O*-β-D-glucopyranoside 3-*O*-β-D- 吡喃葡萄糖基 -(25*S*)-22-*O*- 甲基 -5β- 呋甾 -1β, 3β, 5β, 22α, 26- 五羟基 -26-*O*-β-D- 吡喃葡萄糖苷	1-*O*-(β-D-glucopyranosyl)-(2*S*, 3*S*, 4*R*, 8*E*)-2-(2′-hydroxyignoceroyl amido)-8-octadecen-1, 3, 4-triol 1-*O*-(β-D- 吡喃葡萄糖基)-(2*S*, 3*S*, 4*R*, 8*E*)-2-(2′- 羟基二十四酰胺基)-8- 十八烯 -1, 3, 4- 三醇
26-*O*-β-D-glucopyranosyl-(25*S*)-3β, 5β, 6α, 22ζ, 26-pentahydroxy-5β-furostane-3-*O*-α-L-rhamnopyranosyl-(1 → 4)-β-D-glucopyranoside 26-*O*-β-D- 吡喃葡萄糖基 -(25*S*)-3β, 5β, 6α, 22ζ, 26- 五羟基 -5β- 呋甾 -3-*O*-α-L- 吡喃鼠李糖基 -(1 → 4)-β-D- 吡喃葡萄糖苷	1-*O*-(β-D-glucopyranosyl)-(2*S*, 3*S*, 4*R*, 8*Z*)-2-[(2′R)-2′-hydroxytricosanoyl amido]-8-nonadecen-3, 4-diol 1-*O*-(β-D- 吡喃葡萄糖基)-(2*S*, 3*S*, 4*R*, 8*Z*)-2-[(2R)-2′- 羟基二十三酰胺基]-8- 十九烯 -3, 4- 二醇
26-*O*-β-glucopyranosyl-(25*S*)-5α-furost-12-one-3β, 22α, 26-trihydroxy-3-*O*-β-glucopyranosyl-(1 → 2)-β-galactopyranoside 26-*O*-β- 吡喃葡萄糖基 -(25*S*)-5α-呋甾 -12- 酮 -3β, 22α, 26- 三羟基 -3-*O*-β- 吡喃葡萄糖基 -(1 → 2)-β- 吡喃半乳糖苷	5α-*O*-(β-D-glucopyranosyl)-10β-benzoyl taxacustone 5α-*O*-(β-D- 吡喃葡萄糖基)-10β- 苯甲酰东北紫杉酮
1′-*O*-β-D-glucopyranosyl-(2*R*, 3*S*)-3-hydroxynodakenetin 1′-*O*-β-D- 吡喃葡萄糖基 -(2*R*, 3*S*)-3- 羟基紫花前胡内酯	(*R*)-1-*O*-(β-D-glucopyranosyl)-2-(2-methoxy-4-hydroxypropyl phenoxyl) propan-3-ol (*R*)-1-*O*-(β-D- 吡喃葡萄糖基)-2-(2- 甲氧基 -4- 羟丙基苯氧基) 丙 -3- 醇
1β-*O*-β-D-glucopyranosyl-(6′-*O*-*p*-hydroxyphenyl acetyl)-15-*O*-(*p*-hydroxyphenyl acetyl)-5α, 6β*H*-eudesma-3, 11 (13)-dien-12, 6α-olide 1β-*O*-β-D- 吡喃葡萄糖基 -(6′-*O*- 对羟基苯乙酰基)-15-*O*-(对羟基苯乙酰基)-5α, 6β*H*- 桉叶 -3, 11 (13)- 二烯 -12, 6α- 内酯	(2*S*, 3*S*, 4*R*, 10*E*)-1-(β-D-glucopyranosyl)-2-[(2′*R*)-2-hydroxytetracosanoyl amino]-10-octadecen-1, 3, 4-triol (2*S*, 3*S*, 4*R*, 10*E*)-1-(β-D- 吡喃葡萄糖基)-2-[(2′*R*)-2-羟基二十四酰氨基]-10- 十八烯 -1, 3, 4- 三醇
1β-*O*-β-D-glucopyranosyl-(6′-*O*-*p*-methoxyphenyl acetyl)-15-*O*-(*p*-hydroxyphenyl acetyl)-5α, 6β*H*-eudesma-3, 11 (13)-dien-12, 6α-olide 1β-*O*-β-D-吡喃葡萄糖基 -(6′-*O*- 对甲氧基苯乙酰基)-15-*O*-(对羟基苯乙酰基)-5α, 6β*H*- 桉叶 -3, 11 (13)- 二烯 -12, 6α- 内酯	(*S*)-1-*O*-(β-D-glucopyranosyl)-2-[2-methoxy-4-hydroxypropyl phenoxyl]prop-3-ol (*S*)-1-*O*-(β-D- 吡喃葡萄糖基)-2-[2- 甲氧基 -4- 羟丙苯氧基] 丙 -3- 醇
sec-*O*-β-D-glucopyranosyl-(*R*)-byakangelicin 仲 -*O*-β-D- 吡喃葡萄糖基 -(*R*)- 比克白芷素	26-*O*-(β-D-glucopyranosyl)-22-methoxy-25D, 5α-furost-3β, 26-dihydroxy-3-*O*-β-lycotetraoside 26-*O*-(β-D-吡喃葡萄糖基)-22- 甲氧基 -25D, 5α- 呋甾 -3β, 26-二羟基 -3-*O*-β- 石蒜四糖苷
tert-*O*-β-D-glucopyranosyl-(*R*)-heraclenol 叔 -*O*-β-D-吡喃葡萄糖基 -(*R*)- 白芷属脑	3-*O*-(β-D-glucopyranosyl)-23-hydroxyursolic acid 3-*O*-(β-D- 吡喃葡萄糖基)-23- 羟基熊果酸
sec-*O*-β-D-glucopyranosyl-(*R*)-oxypeucedanin hydrate 仲 -*O*-β-D- 吡喃葡萄糖基 -(*R*)- 水合氧化前胡素	3-*O*-(β-D-glucopyranosyl)-24β-ethyl-5α-cholest-7, 22, 25 (27)-trien-3β-ol 3-*O*-(β-D- 吡喃葡萄糖基)-24β- 乙基 -5α- 胆甾 -7, 22, 25 (27)- 三烯 -3β- 醇
1-*O*-(β-D-glucopyranosyl)-(2*S*, 3*R*, 4*E*, 8*Z*)-2-[(2′*R*)-2′-hydroxynonadecanoyl amido]-4, 13-nonadecadien-3-ol 1-*O*-(β-D- 吡喃葡萄糖基)-(2*S*, 3*R*, 4*E*, 8*Z*)-2-[(2′*R*)-2′- 羟基十九酰胺基]-4, 13- 十九碳二烯 -3- 醇	(+)-(7*S*, 8*S*, 8′*S*)-9-*O*-(β-D-glucopyranosyl) asarininone (+)-(7*S*, 8*S*, 8′*S*)-9-*O*-(β-D- 吡喃葡萄糖基) 阿斯利诺酮
1-*O*-(β-D-glucopyranosyl)-(2*S*, 3*S*, 4*E*, 8*E*)-2-[(2′*R*)-2′-hydroxyhexadecanoyl amido]-(4*E*, 8*E*)-octadecadien-1, 3-diol 1-*O*-(β-D- 吡喃葡萄糖基)-(2*S*, 3*S*, 4*E*, 8*E*)-2-[(2′*R*)-2′- 羟基十六酰胺基]-(4*E*, 8*E*)- 十八碳二烯 -1, 3- 二醇	2-(3′-*O*-β-D-glucopyranosyl) benzoyloxygentisic acid 2-(3′-*O*-β-D- 吡喃葡萄糖基) 苯甲酰氧基龙胆酸
	3-*O*-(β-D-glucopyranosyl) etioline 3-*O*-(β-D- 吡喃葡萄糖基) 黄化碱
	7-*O*-(β-D-glucopyranosyl) galactin 7-*O*-(β-D- 吡喃葡萄糖基) 促乳激素
	3-*O*-(β-D-glucopyranosyl) gallic acid methyl ester 3-*O*-(β-D- 吡喃葡萄糖基) 没食子酸甲酯
	4-(*O*-β-D-glucopyranosyl) hydroxy-7-(3′, 4′-dihydroxybenzoyl) benzyl alcohol 4-(*O*-β-D- 吡喃葡萄糖基) 羟基 -7-(3′, 4′- 二羟基苯甲酰基) 苯甲醇

3β-(β-D-glucopyranosyl) isopimar-7, 15-dien-11α, 12α-diol 3β-(β-D- 吡喃葡萄糖基) 异海松 -7, 15- 二烯 -11α, 12α- 二醇

(+)-3α-*O*-(β-D-glucopyranosyl) lyoniresinol (+)-3α-*O*-(β-D- 吡喃葡萄糖基) 南烛木树脂酚

(4*E*, 8*Z*)-1-*O*-(β-D-glucopyranosyl)-*N*-(2′-hydroxyhexadecanoyl) sphinga-4, 8-diene (4*E*, 8*Z*)-1-*O*-(β-D-吡喃葡萄糖基)-*N*-(2′- 羟基十六酰基) 鞘氨 -4, 8-二烯

3-*O*-(β-D-glucopyranosyl) oleanoic acid-28-*O*-β-D-glucopyranoside 3-*O*-(β-D- 吡喃葡萄糖基) 齐墩果酸 -28-*O*-β-D- 吡喃葡萄糖苷

3-*O*-(β-D-glucopyranosyl) oleanolic acid-28-*O*-(6-*O*-acetyl-β-D-glucopyranosyl) ester 3-*O*-(β-D- 吡喃葡萄糖基) 齐墩果酸 -28-*O*-(6-*O*- 乙酰基 -β-D- 吡喃葡萄糖基) 酯

(25*R*)-26-[(β-D-glucopyranosyl) oxy]-5α-furost-3β, 22α-diol (25*R*)-26-[(β-D- 吡喃葡萄糖基) 氧基]-5α- 呋甾 -3β, 22α- 二醇

(6*R*, 7*S*, 8*S*)-7a-[(β-glucopyranosyl) oxy]lyoniresinol (6*R*, 7*S*, 8*S*)-7a-[(β- 吡喃葡萄糖基) 氧基] 南烛木树脂酚

(6*S*, 7*R*, 8*R*)-7α-[(β-D-glucopyranosyl) oxy]lyoniresinol (6*S*, 7*R*, 8*R*)-7α-[(β-D- 吡喃葡萄糖基) 氧基] 南烛木树脂酚

(6*S*, 7*E*, 9*S*)-9-[(β-D-glucopyranosyl) oxy]megastigm-4, 7-dien-3-one (6*S*, 7*E*, 9*S*)-9-β-D- 吡喃葡萄糖氧基大柱香波龙 -4, 7- 二烯 -3- 酮

2-(4-*O*-β-D-glucopyranosyl) syringyl prop-1, 3-diol 2-(4-*O*-β-D- 吡喃葡萄糖基) 丁香酚基丙 -1, 3- 二醇

3-*O*-(6-*O*-β-D-glucopyranosyl)-β-D-glucopyranosyl cyanidin 3-*O*-(6-*O*-β-D- 吡喃葡萄糖基)-β-D- 吡喃葡萄糖基矢车菊素

(+)-(7′*S*, 8*S*, 8′*S*)-9′-*O*-[β-D-glucopyranosyl]sesaminone (+)-(7′*S*, 8*S*, 8′*S*)-9′-*O*-[β-D- 吡喃葡萄糖基] 芝麻酮

(2*E*, 6*E*)-10-β-D-glucopyranosyl-1, 11-dihydroxy-3, 7, 11-trimethyl dodec-2, 6-diene (2*E*, 6*E*)-10-β-D- 吡喃葡萄糖基 -1, 11- 二羟基 -3, 7, 11- 三甲基十二碳 -2, 6- 二烯

2-β-D-glucopyranosyl-1, 13-dihydroxy-(11*E*)-tridecen-3, 5, 7, 9-tetrayne 2-β-D- 吡喃葡萄糖基 -1, 13- 二羟基 -(11*E*)- 十三烯 -3, 5, 7, 9- 四炔

2-β-D-glucopyranosyl-1, 2, 3, 7-tetrahydroxy-4, 8-bisxanthone 2-β-D- 吡喃葡萄糖基 -1, 2, 3, 7- 四羟基 -4, 8- 二𠮿酮

2-β-D-glucopyranosyl-1, 3, 7-trihydroxyxanthone (neolancerin) 2-β-D- 吡喃葡萄糖基 -1, 3, 7- 三羟基𠮿酮 (新玉山双蝴蝶灵)

3-*O*-β-D-glucopyranosyl-1, 3-dihydroxy-4, 5-dimethoxyxanthone 3-*O*-β-D- 吡喃葡萄糖基 -1, 3- 二羟基 -4, 5- 二甲氧基𠮿酮

8-*O*-β-D-glucopyranosyl-1, 5-dihydroxy-3-methoxyxanthone 8-*O*-β-D- 吡喃葡萄糖基 -1, 5- 二羟基 -3-甲氧基𠮿酮

3-*O*-β-D-glucopyranosyl-1, 8-dihydroxy-5-methoxyxanthone 3-*O*-β-D- 吡喃葡萄糖基 -1, 8- 二羟基 -5-甲氧基𠮿酮

7β-D-glucopyranosyl-11-methyl oleoside 7β-D- 吡喃葡萄糖基 -11- 甲基油酸苷

15-*O*-β-D-glucopyranosyl-11β, 13-dihydrourospermal A 15-*O*-β-D- 吡喃葡萄糖基 -11β, 13- 二氢金子菊醛 A

2β-*O*-β-D-glucopyranosyl-15α-hydroxykaur-16-en-18, 19-dicarboxylic acid 2β-*O*-β-D- 吡喃葡萄糖基 -15α-羟基贝壳杉 -16- 烯 -18, 19- 二甲酸

α-D-glucopyranosyl-1-hexadecanoate α-D- 吡喃葡萄糖基 -1- 十六酸酯

3-*O*-β-D-glucopyranosyl-1-hydroxy-(4*E*, 6*E*)-tetradecen-8, 10, 12-triyne 3-*O*-β-D- 吡喃葡萄糖基 -1- 羟基 -(4*E*, 6*E*)- 十四烯 -8, 10, 12- 三炔

3-*O*-β-D-glucopyranosyl-1-hydroxy-4, 5-dimethoxyxanthone 3-*O*-β-D- 吡喃葡萄糖基 -1- 羟基 -4, 5- 二甲氧基𠮿酮

glucopyranosyl-1-octadec-9′, 12′, 15′-trienoyl-6-octadec-9″, 12″-dienoate 吡喃葡萄糖基 -1- 十八碳 -9′, 12′, 15′-三烯酰基 -6- 十八碳 -9″, 12″- 二烯酸酯

β-D-glucopyranosyl-2-(methylthio)-1*H*-indole-3-carboxylate β-D- 吡喃葡萄糖基 -2-(甲硫基)-1*H*-吲哚 -3- 甲酸酯

2-*O*-β-D-glucopyranosyl-2, 4, 6-trihydroxybenzoic acid methyl ester 2-*O*-β-D- 吡喃葡萄糖基 -2, 4, 6- 三羟基苯甲酸甲酯

2-*O*-α-D-glucopyranosyl-2, 7-dihydroxy-1, 6-dimethyl-9, 10, 12, 13-tetrahydropyrene 2-*O*-α-D- 吡喃葡萄糖基 -2, 7- 二羟基 -1, 6- 二甲基 -9, 10, 12, 13- 四氢芘

1-*O*-β-glucopyranosyl-2-[(2-hydroxyoctadecanoyl) amido]-4, 8-octadecadien-1, 3-diol 1-*O*-β- 吡喃葡萄糖基 -2-[(2- 羟基十八碳酰基) 氨基]-4, 8- 十八碳二烯 -1, 3- 二醇

(2*S*, 3*S*, 4*R*, 9*Z*)-1-*O*-β-glucopyranosyl-2-[(2′*R*)-2′-hydroxypalmitoyl amino]-8-docosen-1, 3, 4-triol (2*S*, 3*S*, 4*R*, 9*Z*)-1-*O*-β- 吡喃葡萄糖基 -2-[(2′*R*)-2′- 羟基棕榈酸酰氨基]-8- 二十二烯 -1, 3, 4- 三醇

(25*R*)-26-*O*-β-D-glucopyranosyl-20 (22)-en-furost-1β, 3β, 5β, 26-tetrahydroxy-3-*O*-β-D-glucoside (25*R*)-26-*O*-β-D- 吡喃葡萄糖基 -20 (22)- 烯 - 呋甾 -1β, 3β, 5β, 26- 四羟基 -3-*O*-β-D- 葡萄糖苷

23-*O*-β-D-glucopyranosyl-20-isoveratramine 23-*O*-β-D-吡喃葡萄糖基 -20- 异藜芦甾二烯胺

6-*O*-β-D-glucopyranosyl-20-*O*-β-D-glucopyranosyl-(20*S*)-protopanaxadiol-3-one 6-*O*-β-D- 吡喃葡萄糖基 -20-*O*-β-D- 吡喃葡萄糖基 -(20*S*)- 原人参二醇 -3- 酮

(25*R*)-26-*O*-β-D-glucopyranosyl-22-hydroxy-5β-furost-3β, 26-dihydroxy-3-*O*-β-D-glucopyranosyl-(1 → 2)-β-D-galactopyranoside (25*R*)-26-*O*-β-D- 吡喃葡萄糖基 -22- 羟基 -5β- 呋甾 -3β, 26- 二羟基 -3-*O*-β-D- 吡喃葡萄糖基 -(1 → 2)-β-D- 吡喃半乳糖苷

(25*S*)-26-*O*-β-D-glucopyranosyl-22-hydroxy-5β-furost-3β, 26-dihydroxy-3-*O*-β-D-glucopyranosyl-(1 → 2)-β-D-galactopyranoside (25*S*)-26-*O*-β-D- 吡喃葡萄糖基 -22- 羟基 -5β- 呋甾 -3β, 26- 二羟基 -3-*O*-β-D- 吡喃葡萄糖基 -(1 → 2)-β-D- 吡喃半乳糖苷

(25*R*)-26-*O*-β-D-glucopyranosyl-22-hydroxy-5β-furost-3β, 26-dihydroxy-3-*O*-β-D-glucopyranosyl-(1″-2′)-β-D-galactopyranoside (25*R*)-26-*O*-β-D- 吡喃葡萄糖基 -22- 羟基 -5β- 呋甾 -3β, 26- 二羟基 -3-*O*-β-D- 吡喃葡萄糖基 -(1″-2′)-β-D- 吡喃半乳糖苷

(25*S*)-26-*O*-β-D-glucopyranosyl-22-hydroxy-5β-furost-3β, 26-diol (25*S*)-26-*O*-β-D- 吡喃葡萄糖基 -22- 羟基 -5β- 呋甾 -3β, 26- 二醇

(25*R*)-26-*O*-β-D-glucopyranosyl-22-hydroxy-furost-3β, 26β-dihydroxy-3-*O*-β-D-glucopyranosyl-(1 → 2)-β-D-galactopyranoside (25*R*)-26-*O*-β-D- 吡喃葡萄糖基 -22- 羟基呋甾 -3β, 26β- 二羟基 -3-*O*-β-D- 吡喃葡萄糖基 -(1 → 2)-β-D- 吡喃半乳糖苷

26-*O*-β-D-glucopyranosyl-22-methoxy-1β, 3β, 4β, 5β, 26-pentahydroxy-5β-furost-4-*O*-sulfate 26-*O*-β-D- 吡喃葡萄糖基 -22- 甲氧基 -1β, 3β, 4β, 5β, 26- 五羟基 -5β- 呋甾 -4-*O*- 硫酸酯

26-*O*-β-D-glucopyranosyl-22-methoxy-5β-furost-1β, 2β, 3β, 4β, 5β, 26-hexahydroxy-5-*O*-β-D-glucopyranoside 26-*O*-β-D- 吡喃葡萄糖基 -22- 甲氧基 -5β- 呋甾 -1β, 2β, 3β, 4β, 5β, 26- 六羟基 -5-*O*-β-D- 吡喃葡萄糖苷

26-*O*-β-D-glucopyranosyl-22-methoxy-5β-furost-1β, 3β, 4β, 5β, 26-pentahydroxy-5-*O*-β-D-glucopyranoside 26-*O*-β-D- 吡喃葡萄糖基 -22- 甲氧基 -5β- 呋甾 -1β, 3β, 4β, 5β, 26- 五羟基 -5-*O*-β-D- 吡喃葡萄糖苷

26-*O*-β-D-glucopyranosyl-22-methoxyfurost-3β, 26-dihydroxy-3-*O*-α-L-rhamnopyranosyl-(1 → 6)-β-D-glucopyranoside 26-*O*-β-D- 吡喃葡萄糖基 -22- 甲氧基呋甾 -3β, 26- 二羟基 -3-*O*-α-L- 吡喃鼠李糖基 -(1 → 6)-β-D- 吡喃葡萄糖苷

26-*O*-β-D-glucopyranosyl-22-methoxyfurost-3β, 26-dihydroxy-3-*O*-β-D-xylopyranosyl-(1 → 4)-β-D-glucopyranoside 26-*O*-β-D- 吡喃葡萄糖基 -22- 甲氧基呋甾 -3β, 26- 二羟基 -3-*O*-β-D- 吡喃木糖基 -(1 → 4)-β-D- 吡喃葡萄糖苷

26-*O*-β-D-glucopyranosyl-22-methoxyfurost-3β, 26-dihydroxy-3-*O*-β-D-xylopyranosyl-(1 → 6)-β-D-glucopyranoside 26-*O*-β-D- 吡喃葡萄糖基 -22- 甲氧基呋甾 -3β, 26- 二羟基 -3-*O*-β-D- 吡喃木糖基 -(1 → 6)-β-D- 吡喃葡萄糖苷

26-*O*-β-D-glucopyranosyl-22-methoxyfurost-5-en-3β, 20-dihydroxy-3-*O*-α-L-rhamnopyranosyl (1 → 2)-β-D-glucopyranoside 26-*O*-β-D- 吡喃葡萄糖基 -22- 甲氧基呋甾 -5- 烯 -3β, 20- 二羟基 -3-*O*-α-L- 吡喃鼠李糖基 (1 → 2)-β-D- 吡喃葡萄糖苷

26-*O*-β-D-glucopyranosyl-22-*O*-methyl-(25S)-furost-5-en-3β, 14α, 26-trihydroxy-3-*O*-β-lycotetraoside 26-*O*-β-D-吡喃葡萄糖基 -22-*O*- 甲基 -(25*S*)- 呋甾 -5- 烯 -3β, 14α, 26- 三羟基 -3-*O*-β- 石蒜四糖苷

26-*O*-β-D-glucopyranosyl-22-*O*-methyl-(25S)-furost-5-en-3β, 14α, 26-trihydroxy-3-*O*-β-lycotetraoside [14α-hydroxysibiricoside A] 26-*O*-β-D- 吡喃葡萄糖基 -22-*O*- 甲基 -(25*S*)- 呋甾 -5- 烯 -3β, 14α, 26- 三羟基 -3-*O*-β- 石蒜四糖苷 [14α- 羟基西伯利亚蓼苷 A]

(25*S*)-26-*O*-β-D-glucopyranosyl-22α-methoxy-5β-furost-3β, 26-dihydroxy-12-one-3-*O*-β-D-glucopyranoside (25*S*)-26-*O*-β-D- 吡喃葡萄糖基 -22α- 甲氧基 -5β- 呋甾 -3β, 26- 二羟基 -12- 酮 -3-*O*-β-D- 吡喃葡萄糖苷

26-*O*-β-D-glucopyranosyl-25D-furost-5-en-3β, 17α, 22ξ, 26-tetrahydroxy-3-*O*-[α-L-rhamnopyranosyl (1→4)]-β-D-chacotrioside 26-*O*-β-D- 吡喃葡萄糖基 -25D- 呋甾 -5- 烯 -3β, 17α, 22ξ, 26- 四羟基 -3-*O*-[α-L- 吡喃鼠李糖基 (1 → 4)]-β-D- 马铃薯三糖苷

(2*R*)-2-*O*-β-D-glucopyranosyl-2*H*-1, 4-benzoxazin-3 (4*H*)-one (2*R*)-2-*O*-β-D- 吡喃葡萄糖基 -2*H*-1, 4- 苯并噁嗪 -3 (4*H*)- 酮

(2*S*)-2-*O*-β-D-glucopyranosyl-2-hydroxyphenyl acetic acid (2*S*)-2-*O*-β-D- 吡喃葡萄糖基 -2- 羟基苯乙酸

30-*O*-β-D-glucopyranosyl-2α, 3α, 24, 30-tetrahydroxyurs-12 (13), 18 (19)-dien-28-oic acid-*O*-β-D-glucopyranoside 30-*O*-β-D- 吡喃葡萄糖基 -2α, 3α, 24, 30- 四羟基熊果 -12 (13), 18 (19)- 二烯 -28- 酸 -*O*-β- D- 吡喃葡萄糖苷

3-*O*-β-D-glucopyranosyl-2α, 3β, 12β, (20*S*)-3-hydroxydammar-24-en-20-*O*-β-D-glucopyranoside 3-*O*-β-D- 吡喃葡萄糖基 -2α, 3β, 12β, (20*S*)-3- 羟基达玛 -24- 烯 -20-*O*-β-D- 吡喃葡萄糖苷

3-*O*-β-D-glucopyranosyl-2α-hydroxy-24-dammaren-(20*S*)-yl-*O*-β-D-xylopyranosyl-(1 → 6)-β-D-glucopyranoside 3-*O*-β-D- 吡喃葡萄糖基 -2α- 羟基 -24- 达玛烯 -(20*S*)-*O*-β-D- 吡喃木糖基 -(1 → 6)-β-D- 吡喃葡萄糖苷

3-*O*-β-D-glucopyranosyl-2β, 3β, 16α, 23, 24-pentahydroxyolean-12-en-28-oic acid 3-*O*-β-D- 吡喃葡萄糖基 -2β, 3β, 16α, 23, 24- 五羟基齐墩果 -12- 烯 -28- 酸

3-*O*-β-D-glucopyranosyl-2β, 3β, 16α, 23, 24-pentahydroxyolean-28 (13)-lactone 3-*O*-β-D- 吡喃葡萄糖基 -2β, 3β, 16α, 23, 24- 五羟基齐墩果 -28 (13)- 内酯

β-D-glucopyranosyl-3-(β-D-glucopyranosyloxy) oleanate β-D- 吡喃葡萄糖基 -3-(β-D- 吡喃葡萄糖氧基) 齐墩果酸酯

12-*O*-β-D-glucopyranosyl-3, 11, 16-trihydroxyabieta-8, 11, 13-triene 12-*O*-β-D- 吡喃葡萄糖基 -3, 11, 16- 三羟基松香 -8, 11, 13- 三烯

1-β-D-glucopyranosyl-3, 4, 5-trimethoxybenzene 1-β-D- 吡喃葡萄糖基 -3, 4, 5- 三甲氧基苯

4-(4′-*O*-β-D-glucopyranosyl-3′, 5′-dimethoxyphenyl)-2-butanone 4-(4′-*O*-β-D- 吡喃葡萄糖基 -3′, 5′- 二甲氧苯基)-2- 丁酮

β-D-glucopyranosyl-3-[β-D-glactopyranosyl-(1 → 2)-(β-D-glucopyranosyloxy)]oleanate β-D- 吡喃葡萄糖基 -3-[β-D- 吡喃半乳糖基 -(1 → 2)-(β-D- 吡喃葡萄糖氧基)] 齐墩果酸酯

3-*O*-β-D-glucopyranosyl-30-(32, 33, 34-trimethyl pentyl)-16-enhopane 3-*O*-β- D- 吡喃葡萄糖基 -30-(32, 33, 34- 三甲戊基)-16- 烯何帕烷

5-*C*-β-D-glucopyranosyl-3-*C*-(6-*O*-*trans*-*p*-coumaroyl)-β-D-glucopyranoside phloroacetophenone 5-*C*-β-D- 吡喃葡萄糖基 -3-*C*-(6-*O*- 反式 - 对香豆酰基)-β-D- 吡喃葡萄糖苷乙酰间苯三酚

5-*O*-β-D-glucopyranosyl-3-hydroxy-1-(4-hydroxy-3-methoxyphenyl) decane 5-*O*-β-D- 吡喃葡萄糖基 -3- 羟基 -1-(4- 羟基 -3- 甲氧苯基) 癸烷

(3*R*, 9*R*)-9-*O*-β-D-glucopyranosyl-3-hydroxy-7, 8-didehydro-β-ionol (3*R*, 9*R*)-9-*O*-β-D- 吡喃葡萄糖基 -3- 羟基 -7, 8- 二脱氢 -β- 紫罗兰醇

7-*O*-(4-*O*-β-D-glucopyranosyl-3-methoxybenzoyl) secologanolic acid 7-*O*-(4-*O*-β-D- 吡喃葡萄糖基 -3- 甲氧基苯甲酰基) 开环马钱子酸

1-(4-*O*-β-D-glucopyranosyl-3-methoxyphenyl)-3, 5-dihydroxydecane 1-(4-*O*-β-D- 吡喃葡萄糖基 -3- 甲氧苯基)-3, 5- 二羟基癸烷

3-(4-*O*-β-D-glucopyranosyl-3-methoxyphenyl) propionic acid ethyl ester 3-(4-*O*-β-D- 吡喃葡萄糖基 -3- 甲氧苯基) 丙酸乙酯

3-(4-*O*-β-D-glucopyranosyl-3-methoxyphenyl) propionic acid methyl ester 3-(4-*O*-β-D- 吡喃葡萄糖基 -3- 甲氧苯基) 丙酸甲酯

4-*O*-β-D-glucopyranosyl-3-*O*-methyl ellagic acid 4-*O*-β-D- 吡喃葡萄糖基 -3-*O*- 甲基鞣花酸

3-*O*-β-D-glucopyranosyl-3α, 11α-dihydroxylup-20 (29)-en-28-oic acid 3-*O*-β-D- 吡喃葡萄糖基 -3α, 11α- 二羟基羽扇豆 -20 (29)- 烯 -28- 酸

β-D-glucopyranosyl-3-α-L-rhamnopyranosyl-(1 → 3)-(β-D-glucopyranosyloxy) oleanate β-D- 吡喃葡萄糖基 -3-α-L- 吡喃鼠李糖基 -(1 → 3)-(β-D- 吡喃葡萄糖氧基) 齐墩果酸酯

β-D-glucopyranosyl-3β-(*O*-β-D-glucopyranuronosyloxy) oleanolate β-D- 吡喃葡萄糖基 -3β-(*O*-β-D- 葡萄糖醛酸氧基) 齐墩果酸酯

16-*O*-β-D-glucopyranosyl-3β, 20-epoxy-3-hydroxyabieta-8, 11, 13-triene 16-*O*-β-D- 吡喃葡萄糖基 -3β, 20- 环氧 -3- 羟基松香 -8, 11, 13- 三烯

(25*S*)-24-*O*-β-D-glucopyranosyl-3β, 24β-dihydroxy-5α-spirost-6-one (25*S*)-24-*O*-β-D- 吡喃葡萄糖基 -3β, 24β- 二羟基 -5α- 螺甾 -6- 酮

26-*O*-β-D-glucopyranosyl-3β, 26-dihydroxy-(25*R*)-furost-5, 20 (22)-dien-3-*O*-α-L-rhamnopyranosyl-(1→2)-*O*-β-D-glucopyranoside 26-*O*-β-D- 吡喃葡萄糖基 -3β, 26- 二羟基 -(25*R*)- 呋甾 -5, 20 (22)- 二烯 -3-*O*-α-L- 吡喃鼠李糖基 -(1 → 2)-*O*-β-D- 吡喃葡萄糖苷

26-*O*-β-D-glucopyranosyl-3β, 26-dihydroxy-5-cholesten-16, 22-dioxo-3-*O*-α-L-rhamnopyranosyl-(1 → 2)-β-D-glucopyranoside 26-*O*-β-D- 吡喃葡萄糖基 -3β, 26- 二羟基 -5- 胆甾烯 -16, 22- 二氧亚基 -3-*O*-α-L- 吡喃鼠李糖基 -(1 → 2)-β-D- 吡喃葡萄糖苷

26-*O*-β-D-glucopyranosyl-3β, 26-dihydroxycholest-16, 22-dioxo-3-*O*-α-L-rhamnopyranosyl-(1 → 2)-β-D-glucopyranoside 26-*O*-β-D- 吡喃葡萄糖基 -3β, 26- 二羟基胆甾 -16, 22- 二氧亚基 -3-*O*-α-L- 吡喃鼠李糖基 -(1 → 2)-β-D- 吡喃葡萄糖苷

(20*R*, 25*R*)-26-*O*-β-D-glucopyranosyl-3β, 26-dihydroxycholest-5-en-16, 22-dioxo-3-*O*-α-L-rhamnopyranosyl-(1→2)-β-D-glucopyranoside (20*R*, 25*R*)-26-*O*-β-D- 吡喃葡萄糖基 -3β, 26- 二羟基胆甾 -5- 烯 -16, 22- 二氧亚基 -3-*O*-α-L- 吡喃鼠李糖基 -(1 → 2)-β-D- 吡喃葡萄糖苷

(20*S*, 25*R*)-26-*O*-β-D-glucopyranosyl-3β, 26-dihydroxycholest-5-en-16, 22-dioxo-3-*O*-α-L-rhamnopyranosyl-(1 → 2)-β-D-glucopyranoside (20*S*, 25*R*)-26-*O*-β-D- 吡喃葡萄糖基 -3β, 26- 二羟基胆甾 -5- 烯 -16, 22- 二氧亚基 -3-*O*-α-L- 吡喃鼠李糖基 -(1 → 2)-β-D- 吡喃葡萄糖苷

G

26-*O*-β-D-glucopyranosyl-3β, 26-dihydroxycholesten-16, 22-dioxo-3-*O*-α-L-rhamnopyranosyl-(1 → 2)-β-D-glucopyranoside　26-*O*-β-D- 吡喃葡萄糖基 -3β, 26- 二羟基胆甾烯 -16, 22- 二氧亚基 -3-*O*-α-L- 吡喃鼠李糖基 -(1 → 2)-β-D- 吡喃葡萄糖苷
5-*O*-β-D-glucopyranosyl-3β, 6α, 12β, (20*S*, 24*S*)-pentahydroxydammar-25-en-20-*O*-β-D-glucopyranoside　5-*O*-β-D- 吡喃葡萄糖基 -3β, 6α, 12β, (20*S*, 24*S*)- 五羟基达玛 -25- 烯 -20-*O*-β-D- 吡喃葡萄糖苷
β-D-glucopyranosyl-3β-[*O*-α-L-rhamnopyranosyl-(1 → 3)-*O*-β-D-glucopyranuronosyloxy]oleanolate　β-D- 吡喃葡萄糖基 -3β-[*O*-α-L- 吡喃鼠李糖基 -(1 → 3)-*O*-β-D- 葡萄糖醛酸氧基] 齐墩果酸酯
β-D-glucopyranosyl-3β-[*O*-β-D-galactopyranosyl-(1 → 2)-*O*-β-D-glucopyranuronosyloxy]oleanolate　β-D- 吡喃葡萄糖基 -3β-[*O*-β-D- 吡喃半乳糖基 -(1 → 2)-*O*-β-D- 葡萄糖醛酸氧基] 齐墩果酸酯
(*E*)-3′-*O*-β-D-glucopyranosyl-4, 5, 6, 4′-tetrahydroxy-7, 2′-dimethoxyaurone　(*E*)-3′-*O*-β-D- 吡喃葡萄糖基 -4, 5, 6, 4′- 四羟基 -7, 2′- 二甲氧噢哢
1-(3-*O*-β-D-glucopyranosyl-4, 5-dihydroxyphenyl) ethanone　1-(3-*O*-β-D- 吡喃葡萄糖基 -4, 5- 二羟苯基) 乙酮
(1*R*, 7*R*, 10*S*)-11-*O*-β-D-glucopyranosyl-4-guaien-3-one　(1*R*, 7*R*, 10*S*)-11-*O*-β-D- 吡喃葡萄糖基 -4- 愈创木烯 -3- 酮
(2*R*)-2-*O*-β-D-glucopyranosyl-4-hydroxy-2*H*-1, 4-benzoxazin-3 (4*H*)-one　(2*R*)-2-*O*-β-D- 吡喃葡萄糖基 -4- 羟基 -2*H*-1, 4- 苯并噁嗪 -3 (4*H*)- 酮
2-*O*-β-glucopyranosyl-4-hydroxy-7-methoxy-2*H*-1, 4-benzoxazin-3 (4*H*)-one　2-*O*-β- 吡喃葡萄糖基 -4- 羟基 -7- 甲氧基 -2*H*-1, 4- 苯并噁嗪 -3 (4*H*)- 酮
2-(3′-*O*-β-D-glucopyranosyl-4′-hydroxyphenyl) ethanol　2-(3′-*O*-β-D- 吡喃葡萄糖基 -4′- 羟苯基) 乙醇
3-(2-*O*-β-D-glucopyranosyl-4-hydroxyphenyl) propanoic acid　3-(2-*O*-β-D- 吡喃葡萄糖基 -4- 羟苯基) 丙酸
3-(2-*O*-β-D-glucopyranosyl-4-hydroxyphenyl) propanoic acid methyl ester　3-(2-*O*-β-D- 吡喃葡萄糖基 -4- 羟苯基) 丙酸甲酯
(25*R*)-26-*O*-β-D-glucopyranosyl-5 (6), 20 (22)-dien-furost-3β, 26-diol　(25*R*)-26-*O*-β-D- 吡喃葡萄糖基 -5 (6), 20 (22)- 二烯呋甾 -3β, 26- 二醇
(22*S*, 23*R*, 25*S*)-23-*O*-β-D-glucopyranosyl-5, 11, 13-veratratrienine-3β, 23-diol　(22*S*, 23*R*, 25*S*)-23-*O*-β-D- 吡喃葡萄糖基 -5, 11, 13- 藜芦甾三烯胺 -3β, 23- 二醇
6β-*C*-glucopyranosyl-5, 7-dihydroxy-2-isopropyl chromone　6β-*C*- 吡喃葡萄糖基 -5, 7- 二羟基 -2- 异丙基色原酮
8β-*C*-glucopyranosyl-5, 7-dihydroxy-2-isopropyl chromone　8β-*C*- 吡喃葡萄糖基 -5, 7- 二羟基 -2- 异丙基色原酮
6β-*C*-glucopyranosyl-5, 7-dihydroxy-2-methyl chromone　6β-*C*- 吡喃葡萄糖基 -5, 7- 二羟基 -2- 甲基色原酮
7-*O*-β-D-glucopyranosyl-5-hydroxy-6, 8, 4-trimethoxyflavone　7-*O*-β-D- 吡喃葡萄糖基 -5- 羟基 -6, 8, 4- 三甲氧基黄酮
(25*R*)-26-*O*-β-D-glucopyranosyl-5α-20 (22)-en-furost-3β, 26-diol　(25*R*)-26-*O*-β-D- 吡喃葡萄糖基 -5α-20 (22)- 烯呋甾 -3β, 26- 二醇
(25*R*)-26-*O*-β-D-glucopyranosyl-5α-furost-12-one-3β, 22α, 26-triol　(25*R*)-26-*O*-β-D- 吡喃葡萄糖基 -5α- 呋甾 -12- 酮 -3β, 22α, 26- 三醇
(25*R*)-26-*O*-β-D-glucopyranosyl-5β-furost-1β, 3α, 22α, 26-tetrahydroxy-3-*O*-β-D-glucopyranoside　(25*R*)-26-*O*-β-D- 吡喃葡萄糖基 -5β- 呋甾 -1β, 3α, 22α, 26- 四羟基 -3-*O*-β-D- 吡喃葡萄糖苷
(25*S*)-26-*O*-β-D-glucopyranosyl-5β-furost-1β, 3β, 22α, 26-tetrahydroxy-1-*O*-α-L-rhamnopyranosyl-(1 → 2)-β-D-xylopyranoside　(25*S*)-26-*O*-β-D- 吡喃葡萄糖基 -5β- 呋甾 -1β, 3β, 22α, 26- 四羟基 -1-*O*-α-L- 吡喃鼠李糖基 -(1 → 2)-β-D- 吡喃木糖苷
26-*O*-β-D-glucopyranosyl-5β-furost-20 (22), 25 (27)-dien-3β, 12β, 26-trihydroxy-3-*O*-β-D-glucopyranosyl-(1 → 2)-β-D-galactopyranoside　26-*O*-β-D- 吡喃葡萄糖基 -5β- 呋甾 -20 (22), 25 (27)- 二烯 -3β, 12β, 26- 三羟基 -3-*O*-β-D- 吡喃葡萄糖基 -(1 → 2)-β-D- 吡喃半乳糖苷
(25*S*)-26-*O*-β-D-glucopyranosyl-5β-furost-20 (22)-en-1β, 3β, 14β, 26-tetrahydroxy-1-*O*-α-L-rhamnopyranosyl-(1 → 2)-β-D-xylopyranoside　(25*S*)-26-*O*-β-D- 吡喃葡萄糖基 -5β- 呋甾 -20 (22)- 烯 -1β, 3β, 14β, 26- 四羟基 -1-*O*-α-L- 吡喃鼠李糖基 -(1 → 2)-β-D- 吡喃木糖苷
(25*S*)-26-*O*-β-D-glucopyranosyl-5β-furost-20 (22)-en-3β, 26-dihydroxy-3-*O*-β-D-glucopyranosyl-(1 → 2)-β-D-glucopyranoside　(25*S*)-26-*O*-β-D- 吡喃葡萄糖基 -5β- 呋甾 -20 (22)- 烯 -3β, 26- 二羟基 -3-*O*-β-D- 吡喃葡萄糖基 -(1 → 2)-β-D- 吡喃葡萄糖苷
26-*O*-β-D-glucopyranosyl-5β-furost-25 (27)-en-3β, 22α, 26-trihydroxy-3-*O*-β-D-glucopyranosyl-(1 → 4)-β-D-glucopyranoside　26-*O*-β-D- 吡喃葡萄糖基 -5β- 呋甾 -25 (27)- 烯 -3β, 22α, 26- 三羟基 -3-*O*-β-D- 吡喃葡萄糖基 -(1 → 4)-β-D- 吡喃葡萄糖苷
(25*S*)-26-*O*-β-D-glucopyranosyl-5β-furost-3β, 22α, 26-trihydroxy-12-one-3-*O*-β-D-glucopyranoside　(25*S*)-26-*O*-β-D- 吡喃葡萄糖基 -5β- 呋甾 -3β, 22α, 26- 三羟基 -12- 酮 -3-*O*-β-D- 吡喃葡萄糖苷

(25*S*)-26-*O*-β-D-glucopyranosyl-5β-furost-3β, 22α, 26-trihydroxy-3-*O*-β-D-glucopyranoside　(25*S*)-26-*O*-β-D- 吡喃葡萄糖基 -5β- 呋甾 -3β, 22α, 26- 三羟基 -3-*O*-β-D- 吡喃葡萄糖苷

(25*R*)-26-*O*-β-D-glucopyranosyl-5β-furost-3β, 22α, 26-trihydroxy-3-*O*-β-D-glucopyranosyl-(1 → 4)-β-D-glucopyranoside　(25*R*)-26-*O*-β-D- 吡喃葡萄糖基 -5β- 呋甾 -3β, 22α, 26- 三羟基 -3-*O*-β-D- 吡喃葡萄糖基 -(1 → 4)-β-D- 吡喃葡萄糖苷

(25*S*)-26-*O*-β-D-glucopyranosyl-5β-furost-3β, 22α, 26-trihydroxy-3-*O*-β-D-glucopyranosyl-(1 → 4)-β-D-glucopyranoside　(25*S*)-26-*O*-β-D- 吡喃葡萄糖基 -5β- 呋甾 -3β, 22α, 26- 三羟基 -3-*O*-β-D- 吡喃葡萄糖基 -(1 → 4)-β-D- 吡喃葡萄糖苷

(25*S*)-26-*O*-β-D-glucopyranosyl-5β-furost-3β, 22α, 26-triol　(25*S*)-26-*O*-β-D- 吡喃葡萄糖基 -5β- 呋甾 -3β, 22α, 26- 三醇

(25*R*)-26-*O*-β-D-glucopyranosyl-5β-furost-3β, 26-dihydroxy-3-*O*-β-D-glucopyranoside　(25*R*)-26-*O*-β-D- 吡喃葡萄糖基 -5β- 呋甾 -3β, 26- 二羟基 -3-*O*-β-D- 吡喃葡萄糖苷

(25*S*)-26-*O*-β-D-glucopyranosyl-5β-furost-3β, 26-diol　(25*S*)-26-*O*-β-D- 吡喃葡萄糖基 -5β- 呋甾 -3β, 26- 二醇

(25*S*)-6-*O*-β-D-glucopyranosyl-5β-furost-3β, 6β, 22α, 26-tetrahydroxy-26-*O*-β-D-glucopyranoside　(25*S*)-6-*O*-β-D- 吡喃葡萄糖基 -5β- 呋甾 -3β, 6β, 22α, 26- 四羟基 -26-*O*-β-D- 吡喃葡萄糖苷

β-D-glucopyranosyl-6′-(β-D-apiopyranosyl) columbianetin　β-D- 吡喃葡萄糖基 -6′-(β-D- 吡喃芹糖基) 哥伦比亚苷元

(*E*)-6-*O*-β-D-glucopyranosyl-6, 7, 3′, 4′-tetrahydroxyaurone　(*E*)-6-*O*-β-D- 吡喃葡萄糖基 -6, 7, 3′, 4′- 四羟基橙酮

(*Z*)-6-*O*-β-D-glucopyranosyl-6, 7, 3′, 4′-tetrahydroxyaurone　(*Z*)-6-*O*-β-D- 吡喃葡萄糖基 -6, 7, 3′, 4′- 四羟基橙酮

(*Z*)-7-*O*-β-D-glucopyranosyl-6, 7, 3′, 4′-tetrahydroxyaurone　(*Z*)-7-*O*-β-D- 吡喃葡萄糖基 -6, 7, 3′, 4′- 四羟基橙酮

6-*O*-β-D-glucopyranosyl-6, 7, 3′, 4′-tetrahydroxyaurone　6-*O*-β-D- 吡喃葡萄糖基 -6, 7, 3′, 4′- 四羟基橙酮

7-*O*-β-D-glucopyranosyl-6, 7, 3′, 4′-tetrahydroxyaurone　7-*O*-β-D- 吡喃葡萄糖基 -6, 7, 3′, 4′- 四羟基橙酮

8-*O*-β-D-glucopyranosyl-6-hydroxy-2-methyl-4*H*-1-benzopyran-4-one　8-*O*-β-D- 吡喃葡萄糖基 -6- 羟基 -2- 甲基 -4*H*-1- 苯并吡喃 -4- 酮

7-*O*-β-D-glucopyranosyl-6-methoxychromone　7-*O*-β-D- 吡喃葡萄糖基 -6- 甲氧基色原酮

3-*O*-β-D-glucopyranosyl-7-*O*-α-L-glucopyranosyl kaempferol　3-*O*-β-D- 吡喃葡萄糖基 -7-*O*-α-L- 吡喃鼠李糖基山柰酚

(22*R*)-27-*O*-β-D-glucopyranosyl-7α-methoxy-1-oxo-witha-3, 5, 24-trienolide　(22*R*)-27-*O*-β-D- 吡喃葡萄糖基 -7α- 甲氧基 -1- 氧亚基睡茄 -3, 5, 24- 三烯内酯

2-*O*-α-D-glucopyranosyl-D-glucose　2-*O*-α-D- 吡喃葡萄糖基 -D- 葡萄糖

1-*O*-α-D-glucopyranosyl-D-mannitol　1-*O*-α-D- 吡喃葡萄糖基 -D- 甘露糖醇

β-D-glucopyranosyl-*ent*-2-oxo-15, 16-dihydroxypimar-8 (14)-en-19-oic-acid　β-D- 吡喃葡萄糖基 - 对映 -2- 氧亚基 -15, 16- 二羟基海松 -8 (14)- 烯 -19- 酸

19-*O*-β-D-glucopyranosyl-*ent*-labd-8 (17), 13-dien-15, 16, 19-triol　19-*O*-β-D- 吡喃葡萄糖基 - 对映 - 半日花 -8 (17), 13- 二烯 -15, 16, 19- 三醇

(25*R*)-26-*O*-β-D-glucopyranosyl-furost-1β, 3β, 5β, 22α, 26-pentahydroxy-3-*O*-β-D-glucopyranoside　(25*R*)-26-*O*-β-D- 吡喃葡萄糖基 - 呋甾 -1β, 3β, 5β, 22α, 26- 五羟基 -3-*O*-β-D- 吡喃葡萄糖苷

(25*R*)-26-*O*-β-D-glucopyranosyl-furost-1β, 3β, 5β, 22α, 26-pentahydroxy-3-*O*-β-D-glucoside　(25*R*)-26-*O*-β-D- 吡喃葡萄糖基 - 呋甾 -1β, 3β, 5β, 22α, 26- 五羟基 -3-*O*-β-D- 葡萄糖苷

7β-(β-D-glucopyranosyloxy)-12α-hydroxykaurenolide　7β-(β-D- 吡喃葡萄糖氧基)-12α- 二羟基贝壳杉内酯素

(2β, 9β, 10α, 16α, 20β, 24*Z*)-2-(β-D-glucopyranosyloxy)-16, 20, 26-trihydroxy-9-methyl-19-norlanost-5, 24-dien-3, 11-dione　(2β, 9β, 10α, 16α, 20β, 24*Z*)-2-(β-D- 吡喃葡萄糖氧基)-16, 20, 26- 三羟基 -9- 甲基 -19- 去甲羊毛甾 -5, 24- 二烯 -3, 11- 二酮

(3β, 5α, 22α, 25*R*)-26-(β-D-glucopyranosyloxy)-22-hydroxyfurost-3-*O*-β-D-glucopyranosyl-(1 → 2)-β-D-galactopyranoside　(3β, 5α, 22α, 25*R*)-26-(β-D- 吡喃葡萄糖氧基)-22- 羟基呋甾 -3-*O*-β-D- 吡喃葡萄糖基 -(1 → 2)-β-D- 吡喃半乳糖苷

18-(β-D-glucopyranosyloxy)-28-*O*-olean-12-en-3β-yl-3-*O*-(β-D-glucopyranosyl)-β-D-glucuronopyranoside methyl ester　18-(β-D- 吡喃葡萄糖氧基)-28-*O*- 齐墩果 -12- 烯 -3β- 基 -3-*O*-(β-D- 吡喃葡萄糖基)-β-D- 吡喃葡萄糖醛酸苷甲酯

3-(β-D-glucopyranosyloxy)-2-hydroxybenzoic acid methyl ester　3-(β-D- 吡喃葡萄糖氧基)-2- 羟基苯甲酸甲酯

6′-*O*-[3-(β-D-glucopyranosyloxy)-2-hydroxybenzoyl] sweroside　6′-*O*-[3-(β-D- 吡喃葡萄糖氧基)-2- 羟基苯甲酰基] 獐牙菜苷

1-[4-(β-D-glucopyranosyloxy)-3, 5-dimethoxyphenyl] propanone 1-[4-(β-D- 吡喃葡萄糖氧基)-3, 5- 二甲氧苯基] 丙酮

β-[3-(β-D-glucopyranosyloxy)-4-hydroxyphenyl]-L-alanine β-[3-(β-D- 吡喃葡萄糖氧基)-4- 羟苯基]-L-丙氨酸

3-(β-D-glucopyranosyloxy)-4-methoxybenzoic acid 3-(β-D- 吡喃葡萄糖氧基)-4- 甲氧基苯甲酸

2α-(β-D-glucopyranosyloxy)-5α, 11α*H*-eudesm-4 (15)-en-12, 8β-olide 2α-(β-D- 吡喃葡萄糖基氧基)-5α, 11α*H*- 桉叶 -4 (15)- 烯 -12, 8β- 内酯

12α-(β-D-glucopyranosyloxy)-7β-dihydroxykaurenolide 12α-(β-D- 吡喃葡萄糖氧基)-7β- 二羟基贝壳杉内酯素

2-(β-D-glucopyranosyloxy)-8-hydroxy-3-methyl-1-methoxy-9, 10-anthraquinone 2-(β-D- 吡喃葡萄糖氧基)-8- 羟基 -3- 甲基 -1- 甲氧基 -9, 10- 蒽醌

7-*O*-(β-D-glucopyranosyloxy)-8-hydroxycoumarin 7-*O*-(β-D- 吡喃葡萄糖基)-8- 羟基香豆素

2β-(β-D-glucopyranosyloxy)-8β-(4″-methoxyphenyl acetoxy)-guaia-4 (15), 10 (14), 11 (13)-trien-1α, 5α, 6β, 7αH-12, 6-olide 2β-(β-D- 吡喃葡萄糖氧基)-8β-(4″- 甲氧苯基乙酰氧基)- 愈创木 -4 (15), 10 (14), 11 (13)- 三烯 -1α, 5α, 6β, 7αH-12, 6- 内酯

4-(β-D-glucopyranosyloxy) benzoic acid 4-(β-D- 吡喃葡萄糖氧基) 苯甲酸

4-(β-D-glucopyranosyloxy) benzyl alcohol 4-(β-D- 吡喃葡萄糖基) 苯甲醇

(–)-(2*R*, 3*S*)-1-[(4-*O*-β-D-glucopyranosyloxy) benzyl)-4-methyl-2-isobutyl tartrate (–)-(2*R*, 3*S*)-1-[(4-*O*-β-D-吡喃葡萄糖氧基) 苄基]-4- 甲基 -2- 异丁基酒石酸酯

1-[4-(β-D-glucopyranosyloxy) benzyl] (*S*)-(–)-2-isopropyl malic acid methyl ester 1-[4-(β-D- 吡喃葡萄糖氧基) 苄基] (*S*)-(–)-2- 异丙基苹果酸甲酯

(*E*)-4-[3′-(β-D-glucopyranosyloxy) butylidene]-3, 5, 5-trimethyl-2-cyclohexen-1-one (*E*)-4-[3′-(β-D- 吡喃葡萄糖氧基) 亚丁基]-3, 5, 5- 三甲基 -2- 环己烯 -1- 酮

(–)-5′-(β-D-glucopyranosyloxy) jasmonic acid (–)-5′-(β-D- 吡喃葡萄糖氧基) 茉莉酸

N-[(8*E*)-1-[(β-D-glucopyranosyloxy) methyl]-2, 4-dihydroxy-8-hexacosenyl]pentadecanamide *N*-{(8*E*)-1-[(β-D- 吡喃葡萄糖氧基) 甲基]-2, 4- 二羟基 -8-二十六烯 } 十五酰胺

3-(2′-*O*-β-D-glucopyranosyloxy) phenyl propionic acid methyl ester 3-(2′-*O*-β- D- 吡喃葡萄糖氧基) 苯基丙酸甲酯

5-[3″-(β-D-glucopyranosyloxy) propyl]-7-methoxy-2-(3′, 4′-dimethoxyphenyl) benzofuran 5-[3″-(β-D- 吡喃葡萄糖基氧基) 丙基]-7- 甲氧基 -2-(3′, 4′- 二甲氧苯基) 苯并呋喃

5-[3-(β-D-glucopyranosyloxy) propyl]-7-methoxy-2-(3′, 4′-methylenedioxyphenyl) benzofuran 5-[3-(β-D- 吡喃葡萄糖氧基) 丙基]-7- 甲氧基 -2-(3′, 4′- 亚甲二氧苯基) 苯并呋喃

16-{[δ-(β-D-glucopyranosyloxy)-γ-methyl]valeroxy}-1β, 2β, 3α-trihydroxy-5β-pregn-20-one-1-*O*-α-L-arabinopyranoside 16-{[δ-(β-D- 吡喃葡萄糖氧基)-γ- 甲基] 戊酰氧基 }-1β, 2β, 3α- 三羟基 -5β- 孕甾 -20-酮 -1-*O*-α-L- 吡喃阿拉伯糖苷

2-*O*-β-D-glucopyranosyloxy-1, 7, 8-trimethoxy-3-methyl anthraquinone 2-*O*-β-D- 吡喃葡萄糖氧基 -1, 7, 8-三甲氧基 -3- 甲基蒽醌

3-*O*-β-D-glucopyranosyloxy-1-hydroxy-(4*E*, 6*E*)-tetradecen-8, 10, 12-triyne 3-*O*-β-D- 吡喃葡萄糖氧基 -1- 羟基 -(4*E*, 6*E*)- 十四烯 -8, 10, 12- 三炔

2-*O*-β-D-glucopyranosyloxy-1-hydroxy-(5*E*)-tridecen-7, 9, 11-triyne 2-*O*-β-D- 吡喃葡萄糖氧基 -1- 羟基 -(5*E*)-十三烯 -7, 9, 11- 三炔

3β-glucopyranosyloxy-1-hydroxy-(6*E*)-tetradecen-7, 9, 11-triyne 3β- 吡喃葡萄糖氧基 -1- 羟基 -(6*E*)- 十四烯 -7, 9, 11- 三炔

3-*O*-β-D-glucopyranosyloxy-1-hydroxy-(6*E*)-tetradecen-8, 10, 12-triyne 3-*O*-β-D- 吡喃葡萄糖氧基 -1- 羟基 -(6*E*)-十四烯 -8, 10, 12- 三炔

3-β-D-glucopyranosyloxy-1-hydroxy-(6*E*)-tetradecen-8, 10, 12-triyne 3-β-D- 吡喃葡萄糖氧基 -1- 羟基 -(6*E*)-十四烯 -8, 10, 12- 三炔

6-*O*-β-D-glucopyranosyloxy-1-hydroxy-2, 8-dimethoxy-3-methyl anthraquinone 6-*O*-β-D- 吡喃葡萄糖氧基 -1- 羟基 -2, 8- 二甲氧基 -3- 甲基蒽醌

2-*O*-β-D-glucopyranosyloxy-1-hydroxy-3, (11*E*)-tridecadien-5, 7, 9-triyne 2-*O*-β-D- 葡萄糖氧基 -1-羟基 -3, (11*E*)- 十三碳二烯 -5, 7, 9- 三炔

2-*O*-β-D-glucopyranosyloxy-1-hydroxytridec-3, 5, 7, 9, 11-pentayne 2-*O*-β-D- 吡喃葡萄糖氧基 -1- 羟基十三碳 -3, 5, 7, 9, 11- 五炔

2-β-D-glucopyranosyloxy-1-hydroxytridec-3, 5, 7, 9, 11-pentayne 2-β-D- 吡喃葡萄糖氧基 -1- 羟基十三碳 -3, 5, 7, 9, 11- 五炔

2-*O*-β-D-glucopyranosyloxy-1-hydroxytridec-5, 7, 9, 11-tetrayne (cytopiloyne) 2-*O*-β-D- 吡喃葡萄糖氧基 -1- 羟基十三碳 -5, 7, 9, 11- 四炔 (鬼针草聚炔苷)

1-β-D-glucopyranosyloxy-2-(3-methoxy-4-hydroxyphenyl) prop-1, 3-diol 1-β-D- 吡喃葡萄糖氧基 -2-(3- 甲氧基 -4- 羟苯基) 丙 -1, 3- 二醇

26-β-D-glucopyranosyloxy-22α-methoxyfurost-5-en-3β-*O*-α-L-rhamnopyranosyl)-(1 → 2)-β-D-glucuronopyranoside 26-β-D- 吡喃葡萄糖氧基 -22α- 甲氧基呋甾 -5- 烯 -3β-*O*-α-L- 吡喃鼠李糖基)-(1 → 2)-β-D- 吡喃葡萄糖醛酸苷

5-β-D-glucopyranosyloxy-2-hydroxy-*m*-cymene 5-β-D- 吡喃葡萄糖氧基 -2- 羟基间孜然芹烃

(3*S*, 6*E*, 10*R*)-10-β-D-glucopyranosyloxy-3, 11-dihydroxy-3, 7, 11-trimethyl dodec-1, 6-diene (3*S*, 6*E*, 10*R*)-10-β-D- 吡喃葡萄糖氧基 -3, 11- 二羟基 -3, 7, 11- 三甲基十二碳 -1, 6- 二烯

2β-glucopyranosyloxy-3, 16, 20, 22-tetrahydroxy-9-methyl-19-norlanost-5, 24-diene 2β- 吡喃葡萄糖氧基 -3, 16, 20, 22- 四羟基 -9- 甲基 -19- 去甲羊毛甾 -5, 24- 二烯

2-β-D-glucopyranosyloxy-3, 16, 20-trihydroxy-9-methyl-19-norlanost-5, 24-dien-22-one 2-β-D- 吡喃葡萄糖氧基 -3, 16, 20- 三羟基 -9- 甲基 -19- 去甲羊毛甾 -5, 24- 二烯 -22- 酮

β-D-glucopyranosyloxy-3-hydroxy-6-(*E*)-tetradecen-8, 10, 12-triyne β-D- 吡喃葡萄糖氧基 -3- 羟基 -6-(*E*)- 十四烯 -8, 10, 12- 三炔

4-(4-β-D-glucopyranosyloxy-3-hydroxyphenyl)-2-butanone 4-(4-β-D- 吡喃葡萄糖氧基 -3- 羟苯基)-2- 丁酮

2-glucopyranosyloxy-3-methyl butyronitrile (heterodendrin) 2- 吡喃葡萄糖氧基 -3- 甲基丁腈 (生氰苷、大麦氰苷、鹧鹋木苷)

2β-glucopyranosyloxy-3-methyl-(2*R*)-butyronitrile 2β- 吡喃葡萄糖氧基 -3- 甲基 -(2*R*)- 丁腈

2-*O*-β-D-glucopyranosyloxy-3α, 19α-dihydroxyoleanolic acid 2-*O*-β-D- 吡喃葡萄糖氧基 -3α, 19α- 二羟基齐墩果酸

2-*O*-β-D-glucopyranosyloxy-3α, 19α-dihydroxyursolic acid 2-*O*-β-D- 吡喃葡萄糖氧基 -3α, 19α- 二羟基熊果酸

3′-β-D-glucopyranosyloxy-4, 5′-dihydroxy-3-methoxy-1, 2-diphenyl ethane 3′-β-D- 吡喃葡萄糖氧基 -4, 5′- 二羟基 -3- 甲氧基 -1, 2- 二苯基乙烷

(2*R*)-2-β-D-glucopyranosyloxy-4, 7-dimethoxy-2*H*-1, 4-benzoxazin-3 (4*H*)-one (2*R*)-2-β-D- 吡喃葡萄糖氧基 -4, 7- 二甲氧基 -2*H*-1, 4- 苯并噁嗪 -3 (4*H*)- 酮

cis-2-β-D-glucopyranosyloxy-4-methoxycinnamic acid 顺式 -2-β-D- 吡喃葡萄糖氧基 -4- 甲氧基肉桂酸

trans-2-β-D-glucopyranosyloxy-4-methoxycinnamic acid 反式 -2-β-D- 吡喃葡萄糖氧基 -4- 甲氧基肉桂酸

2-β-D-glucopyranosyloxy-4-*p*-hydroxybenzoyloxy-3-methylenebutyronitrile 2-β-D- 吡喃葡萄糖氧基 -4- 对羟基苯甲酰氧 -3- 亚甲基丁腈

2-β-D-glucopyranosyloxy-5-butoxyphenyl acetic acid 2-β-D- 吡喃葡萄糖氧基 -5- 丁氧基苯乙酸

2-β-D-glucopyranosyloxy-5-hydroxy-*m*-cymene 2-β-D- 吡喃葡萄糖氧基 -5- 羟基间孜然芹烃

2-β-D-glucopyranosyloxy-5-methoxymethyl benzoate 2-β-D- 吡喃葡萄糖氧基 -5- 甲氧基苯甲酸甲酯

4-β-D-glucopyranosyloxy-5-methyl coumarin 4-β-D- 吡喃葡萄糖氧基 -5- 甲基香豆素

2-{[(2-β-D-glucopyranosyloxy-6-methoxybenzoyl) oxy] methyl}phenyl-β-D-glucopyranoside 2-{[(2-β-D- 吡喃葡萄糖氧基 -6- 甲氧基苯甲酰基) 氧基] 甲基 } 苯基 -β-D- 吡喃葡萄糖苷

6-*O*-β-D-glucopyranosyloxy-8-hydroxy-1, 2, 7-trimethoxy-3-methyl anthraquinone 6-*O*-β-D- 吡喃葡萄糖氧基 -8- 羟基 -1, 2, 7- 三甲氧基 -3- 甲基蒽醌

2-*O*-β-D-glucopyranosyloxy-8-hydroxy-1, 7-dimethoxy-3-methyl anthraquinone 2-*O*-β-D- 吡喃葡萄糖氧基 -8- 羟基 -1, 7- 二甲氧基 -3- 甲基蒽醌

4-*O*-β-D-glucopyranosyloxybenzoic acid 4-*O*-β-D- 吡喃葡萄糖氧基苯甲酸

O-β-D-glucopyranosyloxybenzyl amine *O*-β-D- 吡喃葡萄糖氧基苄基胺

p-β-D-glucopyranosyloxybenzyl amine 对 -β-D- 吡喃葡萄糖氧基苄基胺

1-(4-β-D-glucopyranosyloxybenzyl)-4-ethyl-(2*R*)-2-isobutyl malate 1-(4-β-D- 吡喃葡萄糖氧基苄基)-4- 乙基 -(2*R*)-2- 异丁基苹果酸酯

1-(4-β-D-glucopyranosyloxybenzyl)-4-methoxy-(2*R*)-2-hydroxyisobutyl malate 1-(4-β-D- 吡喃葡萄糖氧基苄基)-4- 甲氧基 -(2*R*)-2- 羟基异丁基苹果酸酯

1-(4-β-D-glucopyranosyloxybenzyl)-4-methyl-(2*R*)-2-benzyl malate 1-(4-β-D- 吡喃葡萄糖氧基苄基)-4- 甲基 -(2*R*)-2- 苄基苹果酸酯

1-(4-β-D-glucopyranosyloxybenzyl)-4-methyl-(2*R*)-2-isobutyl malate 1-(4-β-D- 吡喃葡萄糖氧基苄基)-4- 甲基 -(2*R*)-2- 异丁基苹果酸酯

(3*S*)-3-β-D-glucopyranosyloxybutanolide (3*S*)-3-β-D- 吡喃葡萄糖基氧化丁内酯

5′-β-D-glucopyranosyloxyjasmonic acid 5′-β-D- 吡喃葡萄糖氧基茉莉酸

3-(β-D-glucopyranosyloxymethyl)-2-(4-hydroxy-3-methoxyphenyl)-5-(3-hydroxypropyl)-7-methoxydihydrobenzofuran　3-(β-D- 吡喃葡萄糖氧基羟甲基)-2-(4-羟基 -3- 甲氧苯基)-5-(3- 羟丙基)-7- 甲氧基苯并二氢呋喃	
5′-β-glucopyranosyloxy-*O*-jasmonic acid　5′-β- 吡喃葡萄糖氧基 -*O*- 茉莉酸	
(*R*)-2-*O*-β-D-glucopyranosyloxyphenyl acetonitrile (prunasin)　(*R*)- 苯乙腈 -2-*O*-β-D- 吡喃葡萄糖苷 (野樱皮苷、野樱苷、杏仁腈苷、扁桃腈苷、野黑樱苷)	
3′-*O*-β-D-glucopyranosyloxyplumbagic acid　3′-*O*-β-D-吡喃葡萄糖氧基白花丹酸	
4-*O*-D-glucopyranosyl-*p*-coumaric acid methyl ester　对香豆酸甲酯葡萄糖苷 (4-*O*-D- 吡喃葡萄糖基 -*p*- 香豆酸甲酯)	
15-*O*-β-D-glucopyranosylurospermal A　15-*O*-β-D- 吡喃葡萄糖基金子菊醛 A	
2-O-β-D-glucopyranosyl-α-D-glucopyranose (α-sophorose)　2-*O*-β-D- 吡喃葡萄糖基 -α-D- 吡喃葡萄糖 (α- 槐糖)	
α-D-glucopyranosyl-α-D-glucopyranoside (α, α-trehalose)　α-D- 吡喃葡萄糖基 -α-D- 吡喃葡萄糖苷 (α, α- 海藻糖)	
7-*O*-β-D-glucopyranosyl-α-homonojirimycin　7-*O*-β-D-吡喃葡萄糖基 -α- 高野尻霉素	
D-glucopyranosyl-β-(1→3)-D-glucopyranosyl-β-(1→3′)-β-sitosterol　D- 吡喃葡萄糖基 -β-(1 → 3)-D- 吡喃葡萄糖基 -β-(1 → 3′)-β- 谷甾醇	
(*R*)-2-(2-*O*-β-D-glucopyranosyl-β-D-glucopyranosyloxy) phenyl acetonitrile　(*R*)-2-(2-*O*-β-D- 吡喃葡萄糖基 -β-D- 吡喃葡萄糖氧基) 苯基乙腈	
7-*O*-β-D-glucopyranosyl-β-homonojirimycin　7-*O*-β-D-吡喃葡萄糖基 -β- 高野尻霉素	
5′-glucopyranosyoxyjasmanic acid　5′- 葡萄糖氧基茉莉酸	
(*S*)-2-[5-(3-β-D-glucopyranoxypropyl)-4-hydroxy-3-methoxyphenoxy]propanol　(*S*)-2-[5-(3-β-D- 丙基吡喃葡萄糖氧基)-4- 羟基 -3- 甲氧苯氧基] 丙醇	
3β-[(*O*-β-D-glucopyranuronosyl) oxy]-28-*O*-β-D-glucopyranosyl olean-12-en-28-oic acid　3β-[(*O*-β-D-吡喃葡萄糖酸基) 氧基]-28-*O*-β-D- 吡喃葡萄糖基齐墩果 -12- 烯 -28- 酸	
3β-[(*O*-β-D-glucopyranuronosyl) oxy]olean-12-en-28-oic acid　3β-[(*O*-β-D- 吡喃葡萄糖酸基) 氧基] 齐墩果 -12- 烯 -28- 酸	
glucoraphanin　葡萄糖萝卜素 (萝卜苷、萝卜硫苷)	
glucorapiferen [progoitrin, (2*R*)-2-hydroxy-3-butenyl glucosinolate]　葡萄糖芜菁素 [前告依春、(2*R*)-2- 羟基 -3- 丁烯基芥子油苷、原告伊春苷、前致甲状腺肿素]	
D-glucosamine　D- 葡萄糖胺	
glucosamine (2-aminoglucose)　葡萄糖胺 (2- 氨基葡萄糖)	
D-(+)-glucosamine hydrochloride　D-(+)- 盐酸葡萄糖胺 [D-(+)- 盐酸氨基葡萄糖]	
glucosamine sulfate　硫酸氨基葡萄糖	
D-glucosaminic acid　D- 葡萄糖胺酸	
L-glucosan　L- 葡聚糖	
glucosan (glucan)　葡聚糖	
glucosazon　葡萄脎	
D-glucose　D- 葡萄糖	
glucose　葡萄糖	
α-D-glucose　α-D- 葡萄糖	
α-glucose　α- 葡萄糖	
β-D-glucose　β-D- 葡萄糖	
β-glucose　β- 葡萄糖	
L-glucose　L- 葡萄糖	
glucose ferulate　阿魏酸葡萄糖酯	
α-D-glucose monoallyl ether　α-D- 葡萄糖单烯丙基醚	
β-D-glucose *n*-butanolside　β-D- 葡萄糖正丁醇苷	
α-D-glucose pentaacetate　α-D- 葡萄糖五乙酸酯	
β-D-glucose pentaacetate　β-D- 葡萄糖五乙酸酯	
glucose-1-phosphate　葡萄糖 -1- 磷酸酯	
glucose-4-β-galactoside (milk sugar, lactose)　葡萄糖 -4-β- 半乳糖苷 (乳糖)	
glucose-6-phosphate　葡萄糖 -6- 磷酸酯	
6-*C*-β-glucosegenkwanin (swertisin)　6-*C*-β- 葡萄糖芫花素 (当药黄素、獐牙菜辛、当药素、当药黄酮)	
glucosibarin (epiglucobarbarin)　葡糖塞薄林 (表葡萄糖山芥素)	
β-glucosidase　β- 葡萄糖苷酶	
β-D-glucoside　β-D- 葡萄糖苷	
glucosinolate　葡萄糖异硫氰酸酯 (芥子油苷)	
5-glucosyl antirrhinoside　5- 葡萄糖基金鱼草诺苷	
6′-*O*-3-glucosyl aucubin　6′-*O*-3- 葡萄糖基珊瑚木苷	
4-*O*-(6′-*O*-glucosyl caffeoyl glucosyl caffeoyl)-4-hydroxyphenyl ethanol　4-*O*-(6′-*O*- 葡萄糖基咖啡酰葡萄糖基咖啡酰基)-4- 羟基苯乙醇	
4-*O*-(6′-*O*-glucosyl caffeoyl glucosyl feruloyl)-4-hydroxyphenyl ethanol　4-*O*-(6′-*O*- 葡萄糖基咖啡酰葡萄糖基阿魏酰基)-4- 羟基苯乙醇	
4-*O*-(6′-*O*-glucosyl caffeoyl glucosyl)-4-hydroxyphenyl ethanol　4-*O*-(6′-*O*- 葡萄糖基咖啡酰葡萄糖基)-4-羟基苯乙醇	

4-*O*-(6′-*O*-glucosyl caffeoyl glucosyl-*p*-coumaroyl)-4-hydroxyphenyl ethanol 4-*O*-(6′-*O*- 葡萄糖基咖啡酰葡萄糖基对香豆酰基)-4- 羟基苯乙醇

4-*O*-(6′-*O*-glucosyl caffeoyl)-3, 4-dihydroxybenzoic acid 4-*O*-(6′-*O*- 葡萄糖基咖啡酰基)-3, 4- 二羟基苯甲酸

4-*O*-(6′-*O*-glucosyl caffeoyl)-3, 4-dihydroxyphenyl ethanol 4-*O*-(6′-*O*- 葡萄糖基咖啡酰基)-3, 4- 二羟基苯乙醇

4-*O*-(6′-*O*-glucosyl caffeoyl)-4-hydroxybenzoic acid 4-*O*-(6′-*O*- 葡萄糖基咖啡酰基)-4- 羟基苯甲酸

4-*O*-(6′-*O*-glucosyl caffeoyl)-4-hydroxyphenyl ethanol 4-*O*-(6′-*O*- 葡萄糖基咖啡酰基)-4- 羟基苯乙醇

6-(3′-glucosyl caffeoyl) aesculetin 6-(3′- 葡萄糖基咖啡酰) 七叶树内酯 [6-(3′- 葡萄糖基咖啡酰) 马栗树皮素]

10-*O*-1-β-D-glucosyl camptothecin 10-*O*-1-β-D- 葡萄糖基喜树碱

glucosyl ceramide 葡萄糖基神经酰胺

prim-*O*-glucosyl cimifugin (cimicifuga glycoside) 伯 -*O*- 葡萄糖升麻素 (升麻素苷)

4-*O*-(6′-*O*-glucosyl feruloyl glucosyl caffeoyl)-4-hydroxyphenyl ethanol 4-*O*-(6′-*O*- 葡萄糖基阿魏酰葡萄糖基咖啡酰基)-4- 羟基苯乙醇

4-*O*-(6′-*O*-glucosyl feruloyl)-3, 4-dihydroxyphenyl ethanol 4-*O*-(6′-*O*- 葡萄糖基阿魏酰基)-3, 4- 二羟基苯乙醇

4-*O*-(6′-*O*-glucosyl feruloyl)-4-hydroxyphenyl ethanol 4-*O*-(6′-*O*- 葡萄糖基阿魏酰基)-4- 羟基苯乙醇

1‴-*O*-β-D-glucosyl formoside 1‴-*O*-β-D- 葡萄糖基福慕苷

6′-*O*-β-D-glucosyl gentiopicroside 6′-*O*-β-D- 葡萄糖基龙胆苦苷

sec-*O*-glucosyl hamaudol 仲亥茅酚葡萄糖苷 (亥茅酚苷)

6″-*O*-β-D-glucosyl henryoside 6″-*O*-β-D- 葡萄糖基巴东荚蒾苷

tert-*O*-β-glucosyl heraclenol 叔 -*O*-β- 葡萄糖基独活属醇

2″-glucosyl isovitexin 2″- 葡萄糖基异牡荆素

3-glucosyl kaempferol 3- 葡萄糖基山柰酚

7-glucosyl kaempferol 7- 葡萄糖基山柰酚

7-*O*-glucosyl liquiritigenin 7-*O*- 葡萄糖基甘草苷元

β-glucosyl oleanolate 齐墩果酸 -β- 葡萄糖酯

28-*O*-β-D-glucosyl oleanolic acid 28-*O*-β-D- 葡萄糖基齐墩果酸

6β-*O*-β-D-glucosyl paederosidic acid 6β-*O*-β-D- 葡萄糖基鸡屎藤苷酸

glucosyl pinfaensate 红毛悬钩子萜葡萄糖酯

3-glucosyl quercetin 3- 葡萄糖基槲皮素

2-glucosyl rutinose 2- 葡萄糖基芸香糖

glucosyl sinapinate 芥子酸葡萄糖酯

glucosyl tormentate 委陵菜酸葡萄糖酯

2″-*O*-glucosyl vitexin 2″-*O*- 葡萄糖基牡荆素

glucosyl vitexin 葡萄糖基牡荆素 (牡荆素葡萄糖苷)

3-*O*-α-D-glucosyl-(1 → 3)-α-D-glucosyl caffeoyl ethylate 3-*O*-α-D- 葡萄糖基 -(1 → 3)-α-D- 葡萄糖基咖啡酰乙酯

8-*C*-glucosyl-(*S*)-aloesol 8-*C*- 葡萄糖基 -(*S*)- 芦荟醇

10-*O*-(1-β-D-glucosyl) camptothecin 10-*O*-(1-β-D- 葡萄糖基) 喜树碱

3-*O*-(2′-*O*-glucosyl) glucuronyl oleanolic acid-28-*O*-β-D-glucopyranoside 3-*O*-(2′-*O*- 葡萄糖基) 葡萄糖醛酸基齐墩果酸 -28-*O*-β-D- 吡喃葡萄糖苷

4-β-D-glucosyl-1, 3, 7-trihydroxyxanthone (lancerin) 4-β-D- 葡萄糖基 -1, 3, 7- 三羟基𠮿酮 (玉山双蝴蝶灵)

7-*O*-glucosyl-1, 6-dimethyl-2-hydroxy-5-vinyl-9, 10-dihydrophenanthrene 7-*O*- 葡萄糖基 -1, 6- 二甲基 -2- 羟基 -5- 乙烯基 -9, 10- 二氢菲

(11*R*)-6-*O*-β-D-glucosyl-11, 13-dihydrotatridin B (11*R*)-6-*O*-β-D- 葡萄糖基 -11, 13- 二氢塔揣定 B [(11*R*)-6-*O*-β-D- 葡萄糖基 -11, 13- 二氢三齿蒿定 B]

3-*O*-β-D-glucosyl-14-deoxy-11, 12-didehydroandrographiside 3-*O*-β-D- 葡萄糖基 -14- 脱氧 -11, 12- 二脱氢穿心莲内酯苷

3-*O*-β-D-glucosyl-14-deoxyandrographiside 3-*O*-β-D- 葡萄糖基 -14- 脱氧穿心莲内酯苷

1-*O*-β-D-glucosyl-2-*O*-(1′-tridecanal)-5-docosene 1-*O*-β-D- 葡萄糖基 -2-*O*-(1′- 十三醛)-5- 二十二烯

4-*O*-glucosyl-3, 4-dihydroxyphenyl ethanol 4-*O*- 葡萄糖基 -3, 4- 二羟基苯乙醇

2-β-D-glucosyl-3-methyl propanol 2-β-D- 葡萄糖基 -3- 甲基丙醇

7-glucosyl-3′-*O*-methyl orobol 7- 葡萄糖基 -3′-*O*- 甲基香豌豆酚

4-*O*-glucosyl-4-hydroxybenzoic acid 4-*O*- 葡萄糖基 -4- 羟基苯甲酸

4-*O*-(6′-*O*-glucosyl-4″-hydroxybenzoyl)-4-hydroxyphenyl ethanol 4-*O*-(6′-*O*- 葡萄糖基 -4″- 羟基苯甲酰基)-4- 羟基苯乙醇

4-*O*-β-D-glucosyl-4-hydroxycinnamic acid ethyl ester 4-*O*-β-D- 葡萄糖基 -4- 羟基桂皮酸乙酯

4-*O*-glucosyl-4-hydroxyphenyl ethanol　4-*O*- 葡萄糖基 -4- 羟基苯乙醇
4′-*O*-β-D-glucosyl-5-*O*-methyl visamminol (5-*O*-methyl visammioside)　4′-*O*-β-D- 葡萄糖基 -5-*O*- 甲基阿米芹诺醇 (5-*O*- 甲基维斯阿米醇苷)
β-D-glucosyl-6′-(β-D-apiosyl)-columbianetin　β-D- 葡萄糖 -6′-(β-D- 芹糖)- 哥伦比亚苷元
4″-*O*-β-D-glucosyl-6′-*O*-(4-*O*-β-D-glucosyl caffeoyl) linearoside　4″-*O*-β-D- 葡萄糖基 -6′-*O*-(4-*O*-β-D- 葡萄糖基咖啡酰基) 狭叶龙胆醚萜苷
N-[2-(5-(β-D-glucosyloxy)-1*H*-indol-3-yl) ethyl] ferulamide　*N*-[2-(5-(β-D- 葡萄糖氧基)-1*H*- 吲哚 -3- 基) 乙基] 阿魏酸酰胺
N-[2-(5-(β-D-glucosyloxy)-1*H*-indol-3-yl) ethyl]-*p*-coumaramide　*N*-[2-(5-(β-D- 葡萄糖氧基)-1*H*- 吲哚 -3- 基) 乙基] 对香豆酸酰胺
(β-D-glucosyloxy)-*O*-hydroxyhydrocinnamic acid (melilotic acid glucoside)　β-D- 葡萄糖氧基邻羟基氢化桂皮酸 (草木犀酸葡萄糖苷)
2β-glucosyloxy-16, 20, 22-trihydroxy-9-methyl-19-norlanost-5, 24-dien-3, 11-dione　2β- 葡萄糖氧基 -16, 20, 22- 三羟基 -9- 甲基 -19- 去甲羊毛甾 -5, 24- 二烯 -3, 11- 二酮
2β-glucosyloxy-16, 20-dihydroxy-9-methyl-19-norlanost-5, 24-dien-3, 11, 22-trione　2β- 葡萄糖氧基 -16, 20- 二羟基 -9- 甲基 -19- 去甲羊毛甾 -5, 24- 二烯 -3, 11, 22- 三酮
8, 3′-β-glucosyloxy-2′-hydroxy-3′-methyl butyl-5-hydroxy-7-methoxycoumarin　8, 3′-β- 葡萄糖氧基 -2′- 羟基 -3′- 甲丁基 -5- 羟基 -7- 甲氧基香豆素
2β-glucosyloxy-3, 16, 20, 25-tetrahydroxy-9-methyl-19-norlanost-5, 23-dien-22-one　2β- 葡萄糖氧基 -3, 16, 20, 25- 四羟基 -9- 甲基 -19- 去甲羊毛甾 -5, 23- 二烯 -22- 酮
2β-glucosyloxy-3, 16, 20, 25-tetrahydroxy-9-methyl-19-norlanost-5-en-22-one　2β- 葡萄糖氧基 -3, 16, 20, 25- 四羟基 -9- 甲基 -19- 去甲羊毛甾 -5- 烯 -22- 酮
2-β-D-glucosyloxy-3, 16-dihydroxy-4, 4, 9, 14-tetramethyl-19-norpregn-5-en-20-one　2-β-D- 葡萄糖氧基 -3, 16- 二羟基 -4, 4, 9, 14- 四甲基 -19- 去甲孕甾 -5- 烯 -20- 酮
2-*O*-β-D-glucosyloxy-4-methoxybenzenepropanoic acid　2-*O*-β-D- 葡萄糖氧基 -4- 甲氧基苯丙酸
2-*O*-β-D-glucosyloxy-4-methoxybenzenepropanoic acid methyl ester　2-*O*-β-D- 葡萄糖氧基 -4- 甲氧基苯丙酸甲酯
p-β-D-glucosyloxybenzoic acid　对 -β-D- 葡萄糖氧基苯甲酸
p-glucosyloxymandelonitrile　对葡萄氧基扁桃腈
4-*O*-(6′-*O*-glucosyl-*p*-coumaroyl)-4-hydroxybenzyl alcohol　4-*O*-(6′-*O*- 葡萄糖基对香豆酰基)-4- 羟基苯甲醇
glucosyringic acid (syringic acid glucoside)　葡萄糖丁香酸 (丁香酸葡萄糖苷)
glucotropaeolin　旱金莲硫糖苷 (金莲葡萄糖硫苷)
glucovanilloyl glucose　葡萄糖香草酰基葡萄糖
glucoveracintine　葡萄糖藜芦辛亭
glucoverodoxin　葡萄糖渥洛多苷
glucozaluzanins A ～ C　葡萄糖中美菊素 A ～ C
D-glucuronic acid　D- 葡萄糖醛酸
glucuronic acid　葡萄糖醛酸
7-*O*-β-D-glucuronide methyl ester-6-[(7″*R*)-(3″, 4″-dihydroxyphenyl) ethyl]-3′, 4′, 5-trihydroxyflavone　7-*O*-β-D- 葡萄糖醛酸苷甲酯 -6-[(7″*R*)-(3″, 4″- 二羟苯基) 乙基]-3′, 4′, 5- 三羟基黄酮
7-*O*-β-D-glucuronide methyl ester-6-[(7″*S*)-(3″, 4″-dihydroxyphenyl) ethyl]-3′, 4′, 5-trihydroxyflavone　7-*O*-β-D- 葡萄糖醛酸苷甲酯 -6-[(7″*S*)-(3″, 4″- 二羟苯基) 乙基]-3′, 4′, 5- 三羟基黄酮
7-*O*-β-D-glucuronide methyl ester-8-[(7″*R*)-(3″, 4″-dihydroxyphenyl) ethyl]-3′, 4′, 5- trihydroxyflavone　7-*O*-β-D- 葡萄糖醛酸苷甲酯 -8-[(7″*R*)-(3″, 4″- 二羟苯基) 乙基]-3′, 4′, 5- 三羟基黄酮
7-*O*-β-D-glucuronide methyl ester-8-[(7″*S*)-(3″, 4″-dihydroxyphenyl) ethyl]-3′, 4′, 5-trihydroxyflavone　7-*O*-β-D- 葡萄糖醛酸苷甲酯 -8-[(7″*S*)-(3″, 4″- 二羟苯基) 乙基]-3′, 4′, 5- 三羟基黄酮
7-*O*-glucuronide-6″-methyl ester　7-*O*- 葡萄糖醛酸苷 -6″- 甲酯
D-glucurono-3, 6-lactone　D- 葡萄糖醛酸 -3, 6- 内酯
glucuronolactone　葡萄内酯 (葡萄糖醛酸内酯)
β-D-glucuronopyranoside　β-D- 吡喃葡萄糖醛酸苷
3-*O*-(β-D-glucuronopyranoside methyl ester) oleanolic acid-28-*O*-β-D-glucopyranoside　3-*O*-(β-D- 吡喃葡萄糖醛酸苷甲酯) 齐墩果酸 -28-*O*-β-D- 吡喃葡萄糖苷
3-*O*-β-D-glucuronopyranosyl oleanolic acid-28-*O*-α-L-arabinopyranoside　3-*O*-β-D- 吡喃葡萄糖醛酸基齐墩果酸 -28-*O*-α-L- 吡喃阿拉伯糖苷
3-*O*-β-D-glucuronopyranosyl oleanolic acid-28-*O*-β-D-glucopyranoside　3-*O*-β-D- 吡喃葡萄糖醛酸基齐墩果酸 -28-*O*-β-D- 吡喃葡萄糖苷

3-*O*-β-D-glucuronopyranosyl oleanolic acid-28-*O*-β-D-glucopyranosyl-(1 → 6)-β-D-glucopyranoside 3-*O*-β-D-吡喃葡萄糖醛酸基齐墩果酸 -28-*O*-β-D- 吡喃葡萄糖基 -(1 → 6)-β-D- 吡喃葡萄糖苷

3-*O*-β-D-glucuronopyranosyl oleanolic acid-28-*O*-β-D-mannopyranoside 3-*O*-β-D- 吡喃葡萄糖醛酸基齐墩果酸 -28-*O*-β-D- 吡喃甘露糖苷

β-D-glucuronopyranosyl soyasapogenol B methyl ester β-D- 吡喃葡萄糖醛酸基大豆皂醇 B 甲酯

3-*O*-[β-D-glucuronopyranosyl-(1 → 2)-*O*-β-D-glucuronopyranosyl]-24-hydroxyglabrolide 3-*O*-[β-D- 吡喃葡萄糖醛酸基 -(1 → 2)-*O*-β-D- 吡喃葡萄糖醛酸基]-24- 羟基甘草内酯

28-*O*-β-D-glucuronopyranosyl-(1 → 4)-β-D-glucopyranosyl hederagenin 28-*O*-β-D- 吡喃葡萄糖醛酸基 -(1 → 4)-β-D- 吡喃葡萄糖基常春藤皂苷元

3-*O*-(β-D-glucuronopyranosyl) oleanolic acid-28-*O*-β-D-glucopyranoside 3-*O*-(β-D- 吡喃葡萄糖醛酸基) 齐墩果酸 -28-*O*-β-D- 吡喃葡萄糖苷

7-*O*-β-D-glucuronopyranosyl-3′-*O*-methyl tricetin 7-*O*-β-D- 吡喃葡萄糖醛酸基 -3′-*O*- 甲基小麦亭

glucuronoxylomannan 葡萄糖醛酸木糖甘露聚糖

8-*O*-β-D-glucuronyl hypolaetin-4′-methyl ether 8-*O*-β-D-葡萄糖醛酸海波拉亭 -4′- 甲醚

7-(2-*O*-β-D-glucuronyl-β-D-glucuronyloxy)-5, 3′, 4′-trihydroxyflavone 7-(2-*O*-β-D- 葡萄糖醛酸基 -β-D-葡萄糖醛酸氧基)-5, 3′, 4′- 三羟基黄酮

20-*O*-gluginsenoside Rf 20-*O*- 葡萄糖基人参皂苷 Rf

28-glu-oleanolic acid ester 28- 葡萄糖齐墩果酸酯苷

gluroside 鼬瓣花次苷 (鼬瓣花萜苷)

glut-5-en-3-ol 黏霉 -5- 烯 -3- 醇

glut-5-en-3-one 黏霉 -5- 烯 -3- 酮

glut-5-en-3β-acetate 黏霉 -5- 烯 -3β- 乙酸酯

D-glutamic acid D- 谷氨酸

glutamic acid 谷氨酸

L-glutamic acid L- 谷氨酸

L-glutamic acid-γ-methyl amide L- 谷氨酸 -γ- 甲酰胺

L-glutamine L- 谷氨酰胺

glutamine 谷氨酰胺

γ-glutaminyl-3, 4-dihydroxybenzene γ- 谷氨酰胺酰基 -3, 4- 二羟基苯

γ-glutaminyl-4-hydroxybenzene γ- 谷氨酰胺酰基 -4-羟基苯

γ-glutamyl γ- 谷氨酰基

γ-glutamyl alanine γ- 谷氨酰丙氨酸

γ-L-glutamyl glutamine γ-L- 谷氨酰谷氨酰胺

γ-L-glutamyl glycine γ-L- 谷氨酰甘氨酸

γ-glutamyl histidine γ- 谷氨酰组氨酸

γ-glutamyl leucine γ- 谷氨酰亮氨酸

γ-glutamyl nicotianine γ- 谷氨酰基烟草香素

γ-glutamyl peptide γ- 谷氨酰肽

γ-glutamyl serine γ- 谷氨酰丝氨酸

γ-glutamyl valine γ- 谷氨酰缬氨酸

N-(γ-L-glutamyl)-β-cyano-L-alanine *N*-(γ- 谷氨酰基)-β- 氰基 -L- 丙氨酸

γ-L-glutamyl-*cis*-3-amino-L-proline γ-L- 谷氨酰 - 顺式 -3- 氨基 -L- 脯氨酸

γ-L-glutamyl-L-alanyl glycine (norophthalmic acid) γ-L- 谷氨酰 -L- 丙氨酰基甘氨酸 (去甲眼晶体酸)

γ-L-glutamyl-L-glutamic acid γ-L- 谷氨酰 -L- 谷氨酸

L-γ-glutamyl-L-hypoglycine L-γ- 谷氨酰基 -L- 次甘氨酸

γ-L-glutamyl-L-lathyrine γ-L- 谷氨酰 -L- 山黧豆碱

γ-L-glutamyl-L-phenyl alanine γ-L- 谷氨酰 -L- 苯丙氨酸

γ-L-glutamyl-L-tyrosine γ-L- 谷氨酰 -L- 酪氨酸

γ-L-glutamyl-L-β-aminoisobutanoic acid γ-L- 谷氨酰 -L-β- 氨基异丁酸

γ-L-glutamyl-*S*-(1-propenyl) cysteinsulfoxide γ-L- 谷氨酰 -*S*-(1- 丙烯基) 半胱氨酸亚砜

γ-L-glutamyl-*S*-(*trans*-1-propenyl)-L-cystein γ-L- 谷氨酰 -*S*-(反式 -1- 丙烯基)-L- 半胱氨酸

γ-L-glutamyl-*S*-(β-carboxy-β-methyl ethyl)-L-cysteinyl glycine γ-L- 谷氨酰 -*S*-(β- 羧基 -β- 丙基)-L- 半胱氨酰甘氨酸

γ-L-glutamyl-*S*-allyl mercapto-L-cystein γ-L- 谷氨酰 -*S*- 烯丙基硫基 -L- 半胱氨酸

γ-L-glutamyl-*S*-allyl-L-cystein γ-L- 谷氨酰 -*S*- 烯丙基 -L- 半胱氨酸

γ-L-glutamyl-*S*-methyl-L-cystein γ-L- 谷氨酰 -*S*- 甲基 -L- 半胱氨酸

γ-L-glutamyl-*S*-methyl-L-cysteinsulfoxide γ-L- 谷氨酰 -*S*- 甲基 -L- 半胱氨酸亚砜

γ-glutamyl-*S*-*trans*-1-propenyl cysteine γ- 谷氨酰基 -*S*- 反式 -1- 丙烯基半胱氨酸

glutaral (glutardialdehyde) 戊二醛

glutardialdehyde (glutaral) 戊二醛

glutaric acid (pentanedioic acid) 戊二酸
glutaric anhydride 戊二酸酐
glutathione 谷胱甘肽
L-glutathione L- 谷胱甘肽
glutathione *S*-transferase 谷胱甘肽 -*S*- 转移酶
glutelin 谷蛋白
5-glutene-3β-acetate 5- 欧洲桤木烯 -3β- 乙酸酯
5-glutinen-3-one 黏黴酮
glutinic acid 戊炔二酸
glutinol 欧洲桤木醇 (欧洲桤木烯醇、黏霉醇、黏霉烯醇)
α-glutinol α- 黏霉烯醇
β-glutinol β- 黏霉烯醇
glutinol acetate 欧洲桤木醇乙酸酯
glutinolic acid 地黄酸
glutinone (alnusenone, D:B-friedoolean-5-en-3-one) 欧洲桤木酮 (黏霉酮、赤杨烯酮、黏胶贾森菊酮、D:B- 弗瑞德齐墩果 -5- 烯 -3- 酮)
glutinosalactones A ～ C 地黄内酯 A ～ C
glutinoside 地黄诺苷 (氯化梓醇、地黄氯化臭蚁醛苷)
glutinosin 胶黏香茶菜素
glutinosone 胶烟草酮
glyasperins A ～ K 粗毛甘草素 A ～ K
glybomines A ～ C 山小橘明碱 A ～ C
glybuzole 磺丁噻二唑
glyceollins Ⅲ , Ⅳ 大豆莱豆素 Ⅲ、Ⅳ
4-*O*-(glycer-2-yl)-dihydroconiferyl alcohol-1′-*O*-β-D-mannopyranoside 4-*O*-(甘油 -2- 基)- 二氢松柏醇 -1′-*O*-β-D- 吡喃甘露糖苷
DL-glyceraldehyde (2, 3-dihydroxypropanal) DL- 甘油醛 (2, 3- 二羟基丙醛)
D-glyceric acid D- 甘油酸
glyceric acid 甘油酸
glycerin trioleate (glycerol trioleate) 甘油三油酸酯
L-glycero-D-manno-oct-2-ulose L- 甘油 -D- 甘露 - 辛 -2- 酮糖
D-glycero-D-mannooctulose D- 甘油 -D- 甘露辛酮糖
D-glycero-D-tallo-heptose D- 甘油 -D- 塔罗 - 庚糖
D-glycero-D-galactoheptitol D- 甘油 -D- 半乳庚糖醇
D-glycero-D-glucoheptose D- 甘油 -D- 葡萄庚糖
D-glycerol D- 甘油
glycerol 甘油 (丙三醇)
glycerol 1-(9′, 12′-octadecadienoate) 1-(9′, 12′- 十八碳二烯酸) 甘油酯
glycerol 1-(9-octadecenoate) 1-(9- 十八烯酸) 甘油酯
glycerol 1, 2, 3-trioctadecanoate 1, 2, 3- 十八酸甘油三酯
glycerol 1-arachidate 花生酸 1- 甘油酯
glycerol 1-eicosanoate 1- 二十酸甘油酯
glycerol 1-hexadecanoate (α-monopalmitin, glycerol 1-*O*-monohexadecanoate, glycerol monopalmitate, glycerol 1-monopalmitate, 1-monopalmitin) 十六酸 -1- 甘油酯 (α- 棕榈酸单甘油酯、1-*O*- 十六酸单甘油酯、单棕榈酸甘油酯、棕榈酸单甘油酯、棕榈酸 -1- 单甘油酯、1- 棕榈酸单甘油酯)
glycerol 1-monobehenate 1- 山萮酸甘油酯
glycerol 1-monopalmitate (α-monopalmitin, glycerol 1-*O*-monohexadecanoate, glycerol monopalmitate, glycerol 1-hexadecanoate, 1-monopalmitin) 棕榈酸 -1- 单甘油酯 (α- 棕榈酸单甘油酯、1-*O*- 十六酸单甘油酯、单棕榈酸甘油酯、棕榈酸单甘油酯、十六酸 -1- 甘油酯、1- 棕榈酸单甘油酯)
glycerol 1-monostearate 1- 硬脂酸单甘油酯
glycerol 1-*O*-monohexadecanoate 1-*O*- 十六酸单甘油酯
glycerol 1-*O*-monohexadecanoate (α-monopalmitin, glycerol monopalmitate, glycerol 1-monopalmitate, glycerol 1-hexadecanoate, 1-monopalmitin) 1-*O*- 十六酸单甘油酯 (α- 棕榈酸单甘油酯、单棕榈酸甘油酯、棕榈酸单甘油酯、棕榈酸 -1- 单甘油酯、十六酸 -1- 甘油酯、1- 棕榈酸单甘油酯)
sn-glycerol 1-phosphate *sn*- 甘油 1- 磷酸酯
sn-glycerol 3-phosphate *sn*- 甘油 3- 磷酸酯
glycerol 5-hydroxydodecanoate 5- 羟基十二酸甘油酯
glycerol ferulate 阿魏酸甘油酯
glycerol formal (1, 3-dioxoane-5-methanol) 甘油缩甲醛 (1, 3- 二噁烷 -5- 醇)
glycerol heptadecanoate 十七酸甘油酯
glycerol hexacosanoate 二十六酸甘油酯
glycerol hexadecanoate 十六酸甘油酯
glycerol L-monopalmitate L- 棕榈酸单甘油酯
glycerol methacrylate 异丁烯酸甘油酯 (甲基丙烯酸甘油酯)
glycerol mono-1-heptadecanoate 1- 十七酸单甘油酯
glycerol mono-1-hexadecanoate 1- 十六酸单甘油酯
glycerol mono-1-α-tetracosanoate 1-α- 二十四酸单甘油酯

glycerol monodocosanoate　二十二酸单甘油酯

glycerol monolinoleate (glyceryl monolinolenate, monolinolenin)　单亚油酸甘油酯 (亚油酸单甘油酯)

glycerol monooleate　油酸单甘油酯

glycerol monopalmitate (α-monopalmitin, glycerol 1-*O*-monohexadecanoate, glycerol 1-monopalmitate, glycerol 1-hexadecanoate, 1-monopalmitin)　棕榈酸单甘油酯 (单棕榈酸甘油酯、α- 棕榈酸单甘油酯、1-*O*- 十六酸单甘油酯、棕榈酸 -1- 单甘油酯、十六酸 -1- 甘油酯、1- 棕榈酸单甘油酯)

glycerol monopentacosanoate　二十五酸单甘油酯

glycerol monostearate　硬脂酸单甘油酯

glycerol monotetracosanoate　二十四酸单甘油酯

glycerol mono-α-hexadecanoate　十六酸 -α- 单甘油酯

glycerol myristate　十四酸甘油酯

glycerol *n*-hexadecanoate　正十六酸甘油酯

glycerol sinapate　芥子酸甘油酯

glycerol triacetate　甘油三乙酸酯

glycerol trilinoleate　甘油三亚油酸酯

glycerol trioleate (glycerin trioleate)　甘油三油酸酯

glycerol α-monohexacosanoate　二十六酸 -α- 单甘油酯

glycerol α-monostearate　α- 单硬脂酰甘油酯

glycerol α-palmitate　α- 棕榈酸甘油酯

glycerol-1-(14-methyl pentadecanoate)　甘油 -1-(14- 十五酸甲酯)

glycerol-1, 3-dipalmito-2-sorbate　1, 3- 二棕榈酰基 -2- 山梨酸甘油三酯

glycerol-1, 3-distearate　硬脂酸 -1, 3- 甘油二酯

glycerol-2-*O*-α-L-fucopyranoside　甘油 -2-*O*-α-L- 吡喃岩藻糖苷

meso-D-glycerol-L-ido-heptitol　内消旋 -D- 甘油 -L- 艾杜庚糖醇

1-glycerolphosphoryl-2-hydroxy-3-[5′-deoxy-5′-(dimethyl arsinoyl)-β-ribofuranosyloxy]propane　1- 甘油磷酰基 -2- 羟基 -3-[5′- 脱氧 -5′-(二甲基胂氧基)-β- 呋喃核糖氧基] 丙烷

glycerol-α, β-dilinolenate-α′-rhamnosyl rhamnoside　甘油 -α, β- 二亚麻酸酯 -α′- 鼠李糖基鼠李糖苷

glycerol-α-monopalmitate　棕榈酸 -α- 单甘油酯

glycerol-β-monopalmitate　棕榈酸 -β- 单甘油酯

glycerophosphoryl choline　甘油磷酸胆碱

D-glycero-tetrulose (D-erythrulose)　D- 甘油丁酮糖 (D- 赤藓酮糖)

α-glyceryl linoleate　α- 甘油基亚油酸酯

glyceryl monolinolenate (monolinolenin, glycerol monolinoleate)　单亚麻酸甘油酯 (亚麻酸甘油酯)

glyceryl-1, 6, 8-trihydroxy-3-methyl-9, 10-dioxo-2-anthracenecarboxylate　甘油基 -1, 6, 8- 三羟基 -3- 甲基 -9, 10- 二氧亚基 -2- 蒽酸酯

glyceryl-1-octadec-9′, 12′, 15′-trienoyl-2-octadec-9″, 12″-dienoyl-3-hexadecanoate　甘油基 -1- 十八碳 -9′, 12′, 15′- 三烯酰基 -2- 十八碳 -9″, 12″- 二烯酰基 -3- 十六酸酯

glyceryl-1-octadec-9′, 12′, 15′-trienoyl-2-octadec-9″-enoyl-3-eicosanoate　甘油基 -1- 十八碳 -9′, 12′, 15′- 三烯酰基 -2- 十八碳 -9″- 烯酰基 -3- 二十酸酯

α-1-glyceryl-D-mannoside-4-ammonium salt　α-1- 甘油基 -D- 甘露糖苷 -4- 铵盐

glychalcones A, B　山小橘查耳酮 A、B

glychionides A, B　甘草葡萄糖醛酸苷 A、B

glycinamide　甘氨酰胺 (甘氨酸酰胺)

glycinanilide　甘氨酰苯胺 (甘氨酸酰苯胺)

glycine　甘氨酸 (氨基乙酸、乙氨酸)

glycine betaine (betaine, lycine, glycocoll betaine, oxyneurine)　甘氨酸甜菜碱 (三甲铵乙内盐、甜菜碱、氧化神经碱)

glycinin　大豆球蛋白

(–)-glycinol　(–)- 大豆醇

glycitein　黄豆黄素

glycitein-4′-*O*-β-D-glucoside　黄豆黄素 -4′-*O*-β-D- 葡萄糖苷

glycitein-7-*O*-β-(6″-*O*-succinyl)-D-glucoside　黄豆黄素 -7-*O*-β-(6″-*O*- 琥珀酰基)-D- 葡萄糖苷

glycitin　黄豆黄苷 (黄豆黄素苷)

glycoamides A, B　山小橘酰胺 A、B

glycobismines A ～ G　山小橘双碱 A ～ G

glycoborine　乔木山小橘碱

glycoborinine　乔木山小橘宁碱

glycocholic acid　甘氨胆酸

glycocitlones A ～ C　小花山小橘酮 A ～ C

glycocitridine　小花山小橘喹定碱

glycocitrines Ⅰ～Ⅵ　小花山小橘春碱Ⅰ～Ⅵ

glycocoll betaine (lycine, betaine, oxyneurine, glycine betaine)　三甲胺乙内盐 (甘氨酸甜菜碱、甜菜碱、氧化神经碱)

glycocyclohexapeptides RA-V, RV-1　环己肽苷 RA-V、RV-1

glycoflavanones A, B	山小橘新黄烷酮 A、B
glycofoline	小花山小橘碱
glycofolinine	小花山小橘宁
glycohaplopine	拟芸香品葡萄糖苷
glycohyodeoxycholic acid	甘氨猪去氧胆酸
glycol	乙二醇
glycol monopalmitate	棕榈酸乙二醇单酯
glycolic acid (hydroxyacetic acid)	乙醇酸 (甘醇酸、羟基乙酸)
glycolone	山小橘新喹诺酮碱
N-glycoloyl neuraminyl-α-(2→4)-*N*-glycoloyl-neuraminyl-α-(2→6)-glucopyranosyl-β-(1→1)-ceramide	*N*-乙醇酰神经氨基 -α-(2 → 4)-*N*- 乙醇酰神经氨基 -α-(2 → 6)-吡喃葡萄糖基 -β-(1 → 1)- 神经酰胺
N-glycoloyl neuraminyl-α-(2 → 6)-glucopyranosyl-β-(1→1)-ceramide	*N*- 乙醇酰神经氨基 -α-(2→6)- 吡喃葡萄糖基 -β-(1 → 1)- 神经酰胺
glycomaurrol	毛里求斯山小橘酚
glycopentaphyllone	五叶山小橘酮
glycopentosides A ～ F	五叶山小橘柯苷 A ～ F
glycoperine	糖基大叶芸香任
glycophylone	五叶山小橘吡喃酮碱
glycophymine (glycosminine)	山小橘宁 (山小橘米宁碱)
glycophymoline	五叶山小橘林碱
glycoproteins Ⅰ, Ⅱ	糖蛋白Ⅰ、Ⅱ
glycoproteins TP, ZP-2	糖蛋白 TP、ZP-2
glycoquinone	山小橘苯醌
glycoric acid	山小橘酸
glycoricone	甘草瑞酮
glycorine	山小橘碱
glycoshingolipid	糖鞘脂 (糖神经鞘脂)
glycosine (arborine)	山柑子碱 (乔木山小橘灵)
glycosinine	山小橘宁碱
glycosmicine	山小橘辛
glycosminine (glycophymine)	山小橘米宁碱 (山小橘宁)
glycosmisacridone	山小橘吖啶酮
glycosmisic acid	山橘脂酸
glycosmisindole	山小橘吲哚
glycosolone	山小橘酮
glycothiomins A, B	山小橘硫明 A、B
glycozolicine	山小橘唑辛碱
glycozolidal	山小橘唑醛 (山小橘灵醛)
glycozolidine	山小橘唑定
glycozolidol	山小橘唑酚
glycozoline	山小橘唑灵 (山小橘灵)
glycozolinine	山小橘唑宁
glycozolones A, B	山小橘唑酮 A、B
glycycoumarin	甘草香豆素
glycyl chloromethane	甘氨酰氯甲烷
glycyol	甘草酚
glycyphyllin	根皮酚苷
glycyrdiones A ～ C	胀果甘草二酮 A ～ C
glycyrin (glycycoumarin-7-methyl ether)	甘草灵 (甘草香豆素 -7- 甲醚)
glycyrol	甘草酚 (甘草醇)
glycyroside	黄甘草苷
glycyrrhetic acid (glycyrrhetinic acid, glycyrrhetin)	甘草次酸 (甘草亭酸)
18β-glycyrrhetic acid (uralenic acid)	18β- 甘草次酸 (乌热酸)
glycyrrhetic acid acetate	甘草次酸乙酯
glycyrrhetic acid-3-*O*-mono-β-D-glucuronide	甘草次酸 -3-*O*- 单 -β-D- 葡萄糖醛酸苷
glycyrrhetin (glycyrrhetinic acid, glycyrrhetic acid)	甘草亭酸 (甘草次酸)
18α-glycyrrhetinic acid	18α- 甘草亭酸
glycyrrhetinic acid (glycyrrhetin, glycyrrhetic acid)	甘草亭酸 (甘草次酸)
glycyrrhetol	甘草萜醇
glycyrrhisoflavanone	西北甘草异黄烷酮
glycyrrhisoflavone	西北甘草异黄酮 (西北甘草香豆酮)
glycyrrhiza flavonol A	东北甘草黄酮醇 A
glycyrrhiza isoflavones A ～ C	东北甘草异黄酮 A ～ C
glycyrrhizin (glycyrrhizinic acid)	甘草甜素 (甘草酸)
glycyrrhizin ammoniacal	氨化甘草甜素
18β, 20α-glycyrrhizinic acid	18β, 20α- 甘草酸
glycyrrhizinic acid (glycyrrhizin)	甘草酸 (甘草甜素)
glycyrrigans UA ～ UC	甘草多糖 UA ～ UC

glycyrurol 乌拉尔甘草新醇

glyeurysaponin 黄甘草皂苷

glyflavanones A, B 山小橘黄烷酮 A、B

glyfoline 小花山小橘灵

glyinflanins A ～ D 胀果甘草宁 A ～ D

glykoursodeoxycholic aicd 脱氧熊甘胆酸

glyoxal (ethanedial, biformyl) 草酸醛 (乙二醛)

glyoxalase 乙二醛酶

glyoxalic acid (oxoacetic acid, formyl formic acid, glyoxylic acid, oxoethanoic acid) 乙醛酸 (氧亚基乙酸、甲醛甲酸)

glyoxyldiureide (allantoin) 尿囊素

glyoxylic acid (oxoacetic acid, formyl formic acid, glyoxalic acid, oxoethanoic acid) 乙醛酸 (氧亚基乙酸、甲醛甲酸)

glypallichalcone 刺果甘草查耳酮

glypallidifloric acid 刺果甘草酸

glypentosides A ～ C 五叶山小橘苷 A ～ C

glysapinol 葛拉赛酚

glysennid (sennoside A) 番泻苷 A

glysojanin 野大豆素

glyuranolide 甘乌内酯

glyyunnanprosapogenin D 云南甘草次皂苷 D

glyyunnansapogenins A ～ H 云南甘草皂苷元 A ～ H

glyzaglabrin (7, 2′-dihydroxy-3′, 4′-methylenedioxyisoflavone) 光甘草轮 (7, 2′- 二羟基 -3′, 4′- 亚甲二氧基异黄酮)

gmeliniin A 砂蓝刺头三萜 A

gmelinol 石梓醇

gmelofuran 石梓呋喃

gnaphaffines A, B 鼠曲草酚苷 A、B

gnaphalin 鼠曲草黄素

gneafricanins A ～ E 刚果买麻藤素 A ～ E

gnemonols K ～ M 显轴买麻藤醇 K ～ M

gnemonoside K 显轴买麻藤苷 K

gnetifolins A ～ F 小叶买麻藤素 (买麻藤素) A ～ F

cis-gnetin H 顺式 - 买麻藤芪素 H

gnetine 买麻藤碱

gnetins F, H 买麻藤芪素 (格奈亭) F、H

gnetoflavanols A ～ F 买麻藤黄烷醇 A ～ F

gnetol (2, 3′, 5′, 6-tetrahydroxy-*trans*-stilbene) 买麻藤醇 (2, 6, 3′, 5′- 四羟基反式二苯乙烯)

gnetuhainins A ～ Q 海南买麻藤宁 (海南买麻藤素) A ～ Q

gnetulin 买麻藤酚

gnetum base G_1 买麻藤属碱 G_1

gnetumontanin B 大子买麻藤素 B

gnetupendin A, B 垂子买麻藤素 A、B

gnidicin 格尼迪木素

gnidilatidin-20-palmitate 格尼迪替定棕榈酸酯

gnidilatin 格尼迪亭 (哥尼迪亭)

gnidilatin-20-palmitate 格尼迪亭棕榈酸酯 (哥尼迪亭棕榈酸酯)

gnidimacrin 格尼迪木灵 (哥尼迪木灵)

gnidimacrin-20-palmitate 格尼迪木灵棕榈酸酯

gniditrin 格尼迪春 (格尼迪木春)

gnoscopine 格闹莨菪品

gobicusin B 戈壁天门冬炔素 B

gobosterol 牛蒡甾醇

gochnatiolide 白菊木内酯

goitrin 告依春 (告伊春)

goldfussinol 金足草醇

goldfussins A, B 金足草素 A、B

gomaline 高马灵碱

gomando base A 五万田碱 A

gomerol 戈梅拉毒马草醇

(±)-gomisin M_1 (±)- 北五味子素 [(±)- 戈米辛] M_1

gomisin T-ol 北五味子素 T 醇

gomisins A ～ U, 北五味子素 (戈米辛、五味子脂素) A ～ U

(–)-gomisins L_1, L_2, M_2, K_1 ～ K_3 (–)- 北五味子素 [(–)- 戈米辛] L_1、L_2、M_2、K_1 ～ K_3

gomojosides A ～ Q 悬垂荚蒾苷 A ～ Q

gomphoside 高夫苷

cis-gomphrenins Ⅰ ～ Ⅲ 顺式 - 千日红苷 Ⅰ ～ Ⅲ

gomphrenins Ⅰ ～ Ⅴ 千日红紫素 Ⅰ ～ Ⅴ

gomphrenol 千日红醇

gonadotropin 促性腺激素

gondoic acid 异鳕油酸

goniobutenolides A, B 哥纳香丁烯内酯 A、B

goniocin 哥纳香新

goniodifurone 哥纳香双呋酮

goniodiol 哥纳香二醇

goniodiol-7-monoacetate 哥纳香二醇 -7- 单乙酸酯
goniodiol-8-monoacetate 哥纳香二醇 -8- 单乙酸酯
gonioffithine 大花哥纳香碱
goniofupyrone 哥纳香呋吡酮
gonioheptolides A, B 哥纳香庚内酯 A、B
goniolactone B 哥纳香内酯 B
gonionenin 哥纳香宁
goniopedaline 哥纳香内酰胺
goniopypyrone 哥纳香吡喃酮
goniothalactam 哥纳香碱
cis-goniothalamicin 顺式 - 哥纳香素
goniothalamicin 哥纳香素
goniothalamin 去羟基哥纳香素
goniothalamusin 加氏哥纳香素
goniothalenol 哥纳香醇
goniotriol 哥纳香三醇
goniotrionin 哥纳香三宁
gonosan (kavain, kawain) 醉椒素 (卡瓦胡椒素)
gonyautoxin 旋钩藻毒素
goodyerin 斑叶兰素
goodyerosides A, B 斑叶兰苷 A、B
goreishic acids Ⅰ～Ⅲ 五灵脂三萜酸Ⅰ～Ⅲ
gorgonolide 哥贡蒿内酯
gorgosterol 柳珊瑚甾醇
gorlic acid 大风子烯酸
goshonosides F_1～F_7 覆盆子苷 F_1～F_7
goshuynic acid 吴茱萸酸
goshuyuamides Ⅰ, Ⅱ 吴茱萸果酰胺 Ⅰ、Ⅱ
gossweilone 高斯核果木酮
gossypetin 棉花皮素 (棉花素、棉黄素、小叶枇杷素 -3)
gossypetin hexamethyl ether 棉花皮素六甲醚
gossypetin-3, 3′, 4′, 7-tetramethyl ether 棉花皮素 -3, 3′, 4′, 7- 四甲醚
gossypetin-3, 8-di-*O*-β-D-glucopyranoside 棉花皮素 -3, 8- 二 -*O*-β-D- 吡喃葡萄糖苷
gossypetin-3-*O*-β-D-galactoside 棉花皮素 -3-*O*-β-D-半乳糖苷
gossypetin-3-*O*-β-D-glucopyranoside-8-*O*-β-D-xylopyranoside 棉花皮素 -3-*O*-β-D- 吡喃葡萄糖苷 -8-*O*-β-D- 吡喃木糖苷
gossypetin-3-β-D-(2-*O*-β-D-diglucopyranoside)-8-β-D-glucopyranoside 棉花皮素 -3-β-D-(2-*O*-β-D- 双吡喃葡萄糖苷)-8-β-D- 吡喃葡萄糖苷
gossypetin-6-galactopyranoside 棉花皮素 -6- 吡喃半乳糖苷
gossypetin-7-glucoside (gossypitrin) 棉花皮素 -7- 葡萄糖苷 (棉花皮异苷)
gossypetin-7-methyl ether 棉花皮素 -7- 甲醚
gossypetin-7-methyl ether-3-*O*-galactoside 棉花皮素 -7-甲醚 -3-*O*- 半乳糖苷
gossypetin-7-*O*-[(6-*O*-α-L-arabifuranosyl)-β-D-glucopyranoside] 棉花皮素 -7-*O*-[(6-*O*-α-L- 呋喃阿拉伯糖基)-β-D- 吡喃葡萄糖苷]
gossypetin-7-*O*-β-D-glucopyranoside 棉花皮素 -7-*O*-β-D- 吡喃葡萄糖苷
gossypetin-8-glucoside (gossypin) 棉花皮素 -8- 葡萄糖苷 (棉花皮苷、棉纤维素)
gossypetin-8-*O*-glucuronide 棉花皮素 -8-*O*- 葡萄糖醛酸苷
gossypetine 棉子皮亭
gossypin (gossypetin-8-glucoside) 棉花皮苷 (棉纤维素、棉花皮素 -8- 葡萄糖苷)
gossypitrin (gossypetin-7-glucoside) 棉花皮异苷 (棉花皮素 -7- 葡萄糖苷)
gossypol 棉酚 (棉子醇、棉子酚)
gossypol acetate 棉酚乙酸酯
gossypurpurin 棉紫色素
gougusides 1～7 枸骨苷 1～7
goupiolones A, B 光贵巴木环庚三烯酚酮 A、B
gouwenoside A 钩吻萜苷 A
goyaglycosides a～h 日本木瓜糖苷 a～h
goyasaponins Ⅰ～Ⅲ 日本木瓜皂苷 Ⅰ～Ⅲ
goyazensolide 戈亚单蕊菊内酯
gracicleistanthoside 细梗闭花木苷
gracillin 纤细薯蓣皂苷 (纤细皂苷)
gracillisquinones A, B 迷果芹醌 A、B
gradolide 格瑞都内酯
graecunin glucoside 葫芦巴皂苷
grailsine-Al-glycoside 格瑞碱铝配合物糖苷
gramenone 金钱蒲烯酮
gramflavonoid A 竹叶兰黄素 A
gramichunosin 金钱蒲春碱

gramideoxybenzoins A ～ H　竹叶兰脱氧安息香 A ～ H	grandisine Ⅰ　柚碱Ⅰ
gramine (donaxine)　禾草碱 (芦竹碱)	grandisinine　大柑橘宁碱
gramine methohydroxide　禾草碱甲基氢氧化物	grandisol　墨西哥棉铃象虫醇
gramine N_b-oxide　禾草碱 N_b- 氧化物	*cis*-grandmarin　顺式 - 沙田柚马灵
graminibibenzyls A, B　竹叶兰联苄 A、B	*trans*-grandmarin　反式 - 沙田柚马灵
graminifoline　禾叶千里光碱	grangolide　田基黄内酯
graminiliatrin　千里光内酯素	granilin　大叶土木香内酯
graminones A, B　禾草酮 A、B	grantianine　格冉宁
gramiserol [4α-methyl ergost-7, 24 (24′)-dienol]　4α- 甲基麦角甾 -7, 24 (24′)- 二烯醇	granuliberin　粒体释放素
gramisterol [4α-methyl ergost-7, 24 (24)-dienol]　禾本甾醇 [4α- 甲基麦角甾 -7, 24 (24)- 二烯醇]	granulosin　粒状图腊树素
gramistilbenoids A ～ C　竹叶兰芪素 A ～ C	grardoside　格拉多苷
grammatophyllosides A, B　巨兰苷 A、B	grasshopperketone　蚱蜢酮 (东方小翅大蜢酮)
gramniphenols A ～ L　竹叶兰素 A ～ L	grateloupine　蜈蚣藻氨酸
gramphenol A　竹叶兰醇 A	gratibain (acocantherin, G-strophanthin, astrobain, ouabain)　苦毒毛旋花子苷 (哇巴因、苦羊角拗苷、G- 毒毛旋花子次苷)
gramrione　木榄酮	graucin A　格劳卡吴茛素 (愁辣树内酯) A
granatal　石榴皮醛	gravacridone chlorine　芸香吖啶酮氯
granatan-3-one (pseudopelletierine)　石榴皮 -3- 酮 (伪石榴皮碱、假石榴皮碱)	gravacridonediol　芸香吖啶酮二醇
granataninol　石榴皮单宁醇	gravacridonediol monomethyl ether　芸香吖啶酮二醇甲醚
granatenine (pelletierine, punicine)　石榴碱 (石榴皮碱)	gravacridonetriol　芸香吖啶酮三醇
granatic acid　石榴皮酸	gravacridonol chlorine　芸香吖啶酮醇氯
granatins A, B　石榴皮苦素 (石榴皮亭) A、B	gravelliferone　芸香酚内酯
granatumflavanyl xyloside　石榴黄酮醇木糖苷	gravelliferone methyl ether　芸香酚内酯甲醚
grandidentoside　大齿杨苷	graveobioside A　药芹二糖苷 A
grandiflorenic acid　大花和尚菊烯酸	graveolide　裂香旋覆花内酯
grandifloric acid　大花酸 (大花沼兰酸、大花和尚菊酸、大花山牵牛酸)	graveoline　芸香碱
grandifloric acid angelate　大花沼兰酸当归酸酯	graveolinine　芸香宁碱
grandifloricine　大花飞燕草辛	graveolone　莳萝酮
grandiflorine　大花飞燕草碱 (格冉任)	gravilin　格林尼林
grandifloritine　大花飞燕草亭	grayanoside A　灰叶稠李苷 A
grandifloroside　大花花闭木苷	(–)-grayanotox-10 (20)-en-3β, 5β, 6β, 14β, 16α-pentol　(–)- 木藜芦毒 -10 (20)- 烯 -3β, 5β, 6β, 14β, 16α- 五醇
grandifoline (amataine, subsessiline)　阿美特宁碱	grayanotoxin Ⅳ　木藜芦毒素Ⅳ (大白花毒素Ⅰ)
grandifoliolenone　大叶卡雅楝烯酮	grayanotoxin Ⅰ (andromedotoxin, acetyl andromedol, rhodotoxin)　木藜芦毒素Ⅰ (梫木毒素、乙酰梫木醇毒、杜鹃毒素)
grandinin　大丁香素	grayanotoxins Ⅰ～ⅩⅧ　木藜芦毒素 Ⅰ～ⅩⅧ
grandisimine　大柑橘明碱	greenhartin (tecomin, taiguic acid, lapachol)　拉帕醇 (特可明、黄钟花醌、风铃木醇、拉杷酚)
(+)-grandisin　(+)- 大木姜子素	
grandisin　大楼子素 (大木姜子素)	

grenadadiene 格林纳达二烯

grenadamide 格林纳达酰胺

grenoblone 悬铃木二酮

greveichromenol 格雷拟洋椿色烯醇

grevillin D 厚环乳牛肝菌素 D

grevillol 银桦酚

grevillosides A ～ G 银桦苷 A ～ G

griffipavixanthone 格氏小叶藤黄屾酮 (格里菲思小叶屾酮)

griffithol 大白药醇

griffonianone D 格里富尼酮 D

griffonilide 格列风内酯 (格里芬豆内酯)

griffonin 格里风素

grifolin 奇果菌素

grifulvin (spirofulvin, griseofulvin) 灰黄霉素

grijisone A 蓝刺头噻吩酮 A

grijisyne A 华东蓝刺头炔素 (华东蓝刺头炔) A

grilactone 格里阿魏内酯

10-griselinosidic acid 10- 夷茱萸苷酸

(+)-griseofulvin (+)- 灰黄霉素

griseofulvin (spirofulvin, grifulvin) 灰黄霉素

groenlandicine (tetradehydrocheilanthifoline) 格陵兰黄连碱 (格兰地新、四脱氢华紫堇碱、四去氢碎叶紫堇碱)

grossamide 菜椒酰胺 (大海米酰胺、克罗酰胺)

N-cis-grossamide *N*- 顺式 - 菜椒酰胺

N-trans-grossamide *N*- 反式 - 菜椒酰胺

cis-grossamide K 顺式 - 菜椒酰胺 K

grossamide K 菜椒酰胺 (克罗酰胺) K

grosshemin 大海米菊素

grossmizin 银叶蒿素

grosulfeimin 大海米菊硫素

grosvenorine 罗汉果黄素

growth hormone 生长激素

grypyrin 蟋蟀退热素 (蟋蟀吡任)

G-strophanthin (ouabain, acocantherin, gratibain, astrobain) G- 毒毛旋花子次苷 (哇巴因、苦毒毛旋花子苷、苦羊角拗苷)

guadials A ～ C 番石榴瓜二醛 A ～ C

(–)-guai-1 (10), 11-dien-15, 2-olide (–)- 愈创木 -1 (10), 11- 二烯 -15, 2- 内酯

(–)-guai-1 (10), 11-dien-15-carboxylic acid (–)- 愈创木 -1 (10), 11- 二烯 -15- 甲酸

(–)-guai-1 (11), 11-dien-15-al (–)- 愈创木 -1 (11), 11- 二烯 -15- 醛

1*α*, 5*β*-guai-10 (14)-en-4α, 6β-diol 1α, 5β- 愈创木 -10 (14)- 烯 -4α, 6β- 二醇

11α*H*-guai-4 (15), 10 (14)-dien-12, 6α-olide 11α*H*- 愈创木 -4 (15), 10 (14)- 二烯 -12, 6α- 内酯

1α*H*-guai-4 (15)-en-6α-12-olide-10α-*O*-β-D-glucopyranoside 1α*H*- 愈创木 -4 (15)- 烯 -6α-12- 内酯 -10α-*O*-β-D- 吡喃葡萄糖苷

1α, 5β-guai-4α, 6β, 10α-triol 1α, 5β- 愈创木 -4α, 6β, 10α- 三醇

1β, 5α, 7β-guai-4β, 10α, 11-triol 1β, 5α, 7β- 愈创木 -4β, 10α, 11- 三醇

1β, 5α-guai-4β, 10α-dihydroxy-6-one 1β, 5α- 愈创木 -4β, 10α- 二羟基 -6- 酮

1α*H*, 5α*H*-guai-6-en-4β, 10β-diol 1α*H*, 5α*H*- 愈创木 -6- 烯 -4β, 10β- 二醇

guaia-1 (10), 11-dien-15-al 愈创木 -1 (10), 11- 二烯 -15- 醛

(+)-guaia-1 (10), 11-dien-9-one (+)- 愈创木 -1 (10), 11- 二烯 -9- 酮

guaia-1 (10), 11-diene 愈创木 -1 (10), 11- 二烯

guaia-4 (15), 10 (14), 11 (13)-trien-12, 6α-olide 愈创木 -4 (15), 10 (14), 11 (13)- 三烯 -12, 6α- 内酯

guaia-6, 9-diene 愈创木 -6, 9- 二烯

guaiac alcohol (guaiol, champaca camphor, champacol) 愈创木醇 (愈创醇、黄兰醇)

guaiac resin 愈创树脂

(+)-guaiacin (+)- 愈创木脂素

guaiacin 愈创木脂素

guaiacol (methyl catechol, *o*-methoxyphenol) 愈创木酚 (甲基儿茶酚、邻甲氧基苯酚)

guaiacol benzoate 愈创木酚苯酸酯

guaiacol methyl ether 愈创木酚甲醚

guaiacol phosphate 愈创木酚磷酸酯

guaiacol valerate 愈创木酚酸酯

guaiacol-di-*O*-β-D-glucopyranoside 愈创木酚 - 二 -*O*-β-D- 吡喃葡萄糖苷

guaiactamine 愈创三乙胺

guaiacurarine 愈疮箭毒碱

erythro-guaiacyl ethoxyglycerol-β-*O*-4′-coniferyl aldehyde ether 赤式 - 愈创木基乙氧基甘油 -β-*O*-4′- 松柏醛醚

threo-guaiacyl ethoxyglycerol-β-*O*-4′-coniferyl aldehyde ether 苏式 - 愈创木基乙氧基甘油 -β-*O*-4′- 松柏醛醚

erythro-guaiacyl ethoxyglycerol-β-*O*-4′-guaiacyl aldehyde ether 赤式 - 愈创木基乙氧基甘油 -β-*O*-4′- 愈创木基醛醚

threo-guaiacyl ethoxyglycerol-β-*O*-4′-guaiacyl aldehyde ether 苏式 - 愈创木基乙氧基甘油 -β-*O*-4′- 愈创木基醛醚

erythro-guaiacyl glycerol 赤式 - 愈创木基甘油

(1′*R*, 2′*R*)-guaiacyl glycerol (1′*R*, 2′*R*)- 愈创木基丙三醇

guaiacyl glycerol 愈创木基甘油

(±)-*threo*-guaiacyl glycerol (±)- 苏式 - 愈创木基甘油

threo-guaiacyl glycerol 苏式 - 愈创木基甘油

(7*S*, 8*R*)-guaiacyl glycerol ferulic acid ether-7-*O*-β-D-glucopyranoside (7*S*, 8*R*)- 愈创木基丙三醇阿魏酸醚 -7-*O*-β-D- 吡喃葡萄糖苷

(1′*R*, 2′*R*)-guaiacyl glycerol-3′-*O*-β-D-glucopyranoside (1′*R*, 2′*R*)- 愈创木基丙三醇 -3′-*O*-β-D- 吡喃葡萄糖苷

(1′*S*, 2′*R*)-guaiacyl glycerol-3′-*O*-β-D-glucopyranoside (1′*S*, 2′*R*)- 愈创木酚基甘油 -3′-*O*-β-D- 吡喃葡萄糖苷

(7*R*, 8*R*)-guaiacyl glycerol-4-*O*-β-D-(6-*O*-vanilloyl) glucopyranoside (7*R*, 8*R*)- 愈创木基甘油 -4-*O*-β-D-(6-*O*- 香草酰基) 吡喃葡萄糖苷

(7*S*, 8*R*)-guaiacyl glycerol-4-*O*-β-D-(6-*O*-vanilloyl) glucopyranoside (7*S*, 8*R*)- 愈创木基甘油 -4-*O*-β-D-(6-*O*- 香草酰基) 吡喃葡萄糖苷

(7*S*, 8*S*)-guaiacyl glycerol-4-*O*-β-D-(6-*O*-vanilloyl) glucopyranoside (7*S*, 8*S*)- 愈创木基甘油 -4-*O*-β-D-(6-*O*- 香草酰基) 吡喃葡萄糖苷

threo-guaiacyl glycerol-8′-(4-hydroxymethyl-2-methoxyphenyl) ether 苏式 - 愈创木基甘油 -8′-(4- 羟甲基 -2- 甲氧苯基) 乙醚

erythro-guaiacyl glycerol-8′-(4-hydroxymethyl-2-methoxyphenyl) ether 赤式 - 愈创木基甘油 -8′-(4- 羟甲基 -2- 甲氧苯基) 乙醚

(7*R*, 8*S*)-guaiacyl glycerol-8-*O*-4′-(synapyl alcohol) ether (7*R*, 8*S*)- 愈创木基甘油 -8-*O*-4′-(芥子醇) 醚

(7*S*, 8*S*)-guaiacyl glycerol-8-*O*-4′-(synapyl alcohol) ether (7*S*, 8*S*)- 愈创木基甘油 -8-*O*-4′-(芥子醇) 醚

(7*R*, 8*S*)-guaiacyl glycerol-8-*O*-4-coniferyl alcohol (7*R*, 8*S*)- 愈创木基甘油 -8-*O*-4- 松柏醇

(7*S*, 8*S*)-guaiacyl glycerol-8-*O*-4-coniferyl alcohol (7*S*, 8*S*)- 愈创木基甘油 -8-*O*-4- 松柏醇

threo-guaiacyl glycerol-8-*O*-4′-coniferyl alcohol ether 苏式 - 愈创木基甘油 -8-*O*-4′- 松柏醇醚

threo-guaiacyl glycerol-8-*O*-4′-sinapyl alcohol ether 苏式 - 愈创木基甘油 -8-*O*-4′- 芥子基醇醚

(7*R*, 8*S*)-guaiacyl glycerol-8-*O*-4′-sinapyl ether-9′-*O*-β-D-glucopyranoside (7*R*, 8*S*)- 愈创木酚基丙三醇 -8-*O*-4′- 芥子醚 -9′-*O*-β-D- 吡喃葡萄糖苷

(7*S*, 8*R*)-guaiacyl glycerol-8-*O*-4′-sinapyl ether-9′-*O*-β-D-glucopyranoside (7*S*, 8*R*)- 愈创木基甘油 -8-*O*-4′- 芥子醚 -9′-*O*-β-D- 吡喃葡萄糖苷

(–)-(7*R*, 8*S*)-guaiacyl glycerol-8-*O*-β-D-glucopyranoside (–)-(7*R*, 8*S*)- 愈创木基丙三醇 -8-*O*-β-D- 吡喃葡萄糖苷

threo-guaiacyl glycerol-8-*O*-β-D-glucopyranoside 苏式 - 愈创木基甘油 -8-*O*-β-D- 吡喃葡萄糖苷

threo-guaiacyl glycerol-8′-vanillic acid ether 苏式 - 愈创木基甘油 -8′- 香荚兰酸醚

erythro-guaiacyl glycerol-8-vanillic acid ether 赤式 - 愈创木基甘油 -8- 香草酸醚

threo-guaiacyl glycerol-8-vanillic acid ether 苏式 - 愈创木基甘油 -8- 香草酸醚

erythro-guaiacyl glycerol-8′-vanillin ether 赤式 - 愈创木基甘油 -8′- 香草醛醚

threo-guaiacyl glycerol-8′-vanillin ether 苏式 - 愈创木基甘油 -8′- 香草醛醚

erythro-guaiacyl glycerol-9-*O*-β-D-glucopyranoside 赤型愈创木基甘油 -9-*O*-β-D- 吡喃葡萄糖苷

guaiacyl glycerol-9-*O*-β-D-glucopyranoside 愈创木基甘油 -9-*O*-β-D- 吡喃葡萄糖苷

erythro-(7*R*, 8*S*)-guaiacyl glycerol-β-coniferyl aldehyde ether 赤式 -(7*R*, 8*S*)- 愈创木基甘油 -β- 松柏醛醚

erythro-(7*S*, 8*R*)-guaiacyl glycerol-β-coniferyl aldehyde ether 赤式 -(7*S*, 8*R*)- 愈创木基甘油 -β- 松柏醛醚

erythro-guaiacyl glycerol-β-coniferyl aldehyde ether 赤式 - 愈创木基甘油 -β- 松柏醛醚

guaiacyl glycerol-β-coniferyl aldehyde ether 愈创木基甘油 -β- 松柏醛醚

α-guaiacyl glycerol-β-coniferyl aldehyde ether α- 愈创木酚基甘油 -β- 松柏醛醚

threo-(7*R*, 8*R*)-guaiacyl glycerol-β-coniferyl aldehyde ether 苏式 -(7*R*, 8*R*)- 愈创木基甘油 -β- 松柏醛醚

threo-guaiacyl glycerol-β-coniferyl aldehyde ether 苏式 - 愈创木基甘油 -β- 松柏醛醚

G

erythro-guaiacyl glycerol-β-coniferyl ether 赤式 - 愈创木基甘油 -β- 松柏醚
guaiacyl glycerol-β-coniferyl ether 愈创木基甘油 -β- 松柏基醚
(7*R*, 8*S*)-guaiacyl glycerol-β-coniferyl ether-9-*O*-β-D-glucopyranoside (debilignanoside) (7*R*, 8*S*)- 愈创木基甘油 -β- 松柏基醚 -9-*O*-β-D- 吡喃葡萄糖苷
guaiacyl glycerol-β-ferulate 愈创木基甘油 -β- 阿魏酸酯
guaiacyl glycerol-β-ferulic acid ether 愈创木基甘油 -β- 阿魏酸醚
erythro-guaiacyl glycerol-β-*O*-4′-(+)-5, 5′-dimethoxylariciresinol ether 赤式 - 愈创木基甘油 -β-*O*-4′-(+)-5, 5′- 二甲氧基落叶松脂素醚
erythro-guaiacyl glycerol-β-*O*-4′-coniferyl alcohol 赤式 - 愈创木基甘油 -β-*O*-4′- 松柏醇
threo-guaiacyl glycerol-β-*O*-4′-coniferyl alcohol 苏式 - 愈创木基甘油 -β-*O*-4′- 松柏醇
erythro-guaiacyl glycerol-β-*O*-4′-coniferyl ether 赤式 - 愈创木基甘油 -β-*O*-4′- 松柏醚
threo-guaiacyl glycerol-β-*O*-4′-coniferyl ether 苏式 - 愈创木基甘油 -β-*O*-4′- 松柏醚
erythro-(7*R*, 8*S*)-guaiacyl glycerol-β-*O*-4′-dihydroconiferyl ether 赤式 -(7*R*, 8*S*)- 愈创木基甘油 -β-*O*-4′- 二氢松柏醚
erythro-(7*S*, 8*R*)-guaiacyl glycerol-β-*O*-4′-dihydroconiferyl ether 赤式 -(7*S*, 8*R*)- 愈创木基甘油 -β-*O*-4′- 二氢松柏醚
threo-(7*R*, 8*R*)-guaiacyl glycerol-β-*O*-4′-dihydroconiferyl ether 苏式 -(7*R*, 8*R*)- 愈创木基甘油 -β-*O*-4′- 二氢松柏醚
erythro-(7*S*, 8*R*)-guaiacyl glycerol-β-*O*-4′-dihydroconiferyl ether-7-*O*-β-D-glucopyranoside 赤式 -(7*S*, 8*R*)- 愈创木基甘油 -β-*O*-4′- 二氢松柏醚 -7-*O*-β-D- 吡喃葡萄糖苷
erythro-(7*S*, 8*R*)-guaiacyl glycerol-β-*O*-4′-dihydroconiferyl ether-9′-*O*-β-D-glucopyranoside 赤式 -(7*S*, 8*R*)- 愈创木基甘油 -β-*O*-4′- 二氢松柏醚 -9′-*O*-β-D- 吡喃葡萄糖苷
threo-(7*R*, 8*R*)-guaiacyl glycerol-β-*O*-4′-dihydroconiferyl ether-9′-*O*-β-D-glucopyranoside 苏式 -(7*R*, 8*R*)- 愈创木基甘油 -β-*O*-4′- 二氢松柏醚 -9′-*O*-β-D- 吡喃葡萄糖苷
erythro-guaiacyl glycerol-β-*O*-4′-sinapyl ether 赤式 - 愈创木基甘油 -β-*O*-4′- 芥子醇醚
(7*R*, 8*S*, 7′*E*)-guaiacyl glycerol-β-*O*-4′-sinapyl ether (7*R*, 8*S*, 7′*E*)- 愈创木基丙三醇 -β-*O*-4′- 芥子醚
guaiacyl glycerol-β-*O*-6′-(2-methoxy) cinnamyl alcohol ether 愈创木基甘油 -β-*O*-6′-(2- 甲氧基) 肉桂醇醚
(7*R*, 8*R*, 8′*R*)-4′-guaiacyl glyceryl evofolin B (7*R*, 8*R*, 8′*R*)-4′- 愈创木甘油基楝叶吴茱萸素 B
guaiacyl lignin 愈创木基木脂体
guaiacyl phenyl propane 愈创木基苯丙烷
trans-2-guaiacyl-3-hydroxymethyl-5-(*cis*-3′-hydroxymethyl-5′-formyl-7′-methoxybenzofuranyl)-7-methoxybenzofuran 反式 -2- 愈创木基 -3- 羟甲基 -5-(顺式 -3′- 羟甲基 -5′- 甲酰基 -7′- 甲氧基苯并呋喃基)-7- 甲氧基苯并呋喃
2α-guaiacyl-4-oxo-6α-catechyl-3, 7-dioxabicyclo[3.3.0] octane 2α- 愈创木基 -4- 氧亚基 -6α- 儿茶基 -3, 7- 二氧双环 [3.3.0] 辛烷
guaiacyl-β-D-primeveroside 愈创木基 -β-D- 樱草糖苷
7, 8-seco-9 (10), 11 (12)-guaiadien-8, 5-olide 7, 8- 开环 -9 (10), 11 (12)- 愈创木二烯 -8, 5- 内酯
3, 7-guaiadiene 3, 7- 愈创二烯
guaiane 愈创木烷
guaianediol 愈创木尼二醇
(1*S*, 4*S*, 5*S*, 10*R*)-4, 10-guaianediol (1*S*, 4*S*, 5*S*, 10*R*)-4, 10- 愈创木尼二醇
guaianin N 愈创木宁 (愈创木皂苷) N
guaianolide 愈创木内酯
guaianolide-β-glucoside 愈创木内酯 -β- 葡萄糖苷
guaiapate 愈创哌特 (愈创木素)
guaiaretic acid 愈创木酸 (愈创木脂酸)
guaiazulene 愈创木薁 (愈创蓝油烃、愈创薁)
S-guaiazulene 硫愈创木薁
guaidiol A 愈创二醇 A
1α, 5α, 7α-11-guaien-2α, 3β, 4α, 10α, 13-pentaol 1α, 5α, 7α-11- 愈创木烯 -2α, 3β, 4α, 10α, 13- 五醇
6-guaien-4α, 10α-diol 6- 愈创木烯 -4α, 10α- 二醇
guaiene 愈创木烯 (愈创烯)
α-guaiene α- 愈创木烯 (α- 愈创烯)
β-guaiene β- 愈创木烯 (β- 愈创烯)
γ-guaiene γ- 愈创木烯
δ-guaiene δ- 愈创木烯
ζ-guaiene ζ- 愈创木烯
guaifenesin (guaiphenesin, robitussin) 愈创木酚甘油醚 (愈甘醚)
guaifylline (eclabron, guaithylline) 愈甘醚茶碱

guaijaverin 番石榴苷
guaiol (champaca camphor, champacol, guaiac alcohol) 愈创醇 (愈创木醇、黄兰醇)
guaiphenesin (robitussin, guaifenesin) 愈甘醚 (愈创木酚甘油醚)
guaithylline (eclabron, guaifylline) 愈甘醚茶碱
guajadials B ~ F 番石榴酚二醛 B ~ F
guajanoic acid 南美番石榴酸
guajavolide 番石榴内酯
guamarolin 挂玛洛木脂素
guanandin [calophyllin B, 6-(3, 3-dimethyl allyl)-1, 5-dihydroxyxanthone] 巴西红厚壳定 [红厚壳素 B、6-(3, 3- 二甲烯丙基)-1, 5- 二羟基屾酮]
guanfu base H (atisiniumchloride) 关附素 H (氯化阿替新)
guanfu bases A ~ J 关附素 (关附碱) A ~ J [关附甲素~癸素、(关附碱) 甲~癸]
guanfu bases K ~ Z 关附素 (关附碱) K ~ Z
guanidine 胍
guanidine alkaloid 胍生物碱
guanidino butanoic acid 胍基丁酸
guanidino butanol 胍基丁醇
γ-guanidinobutanoic acid γ- 胍基丁酸
γ-guanidinooxypropyl amine γ- 胍氧基丙胺
guanine 鸟嘌呤
guanosine (vernine) 鸟苷 (鸟嘌呤核苷)
guanosine cyclic-2′, 3′-carbonate 鸟苷环 -2′, 3′- 碳酸酯
guanosine hydrate 鸟苷水合物
guanosine triphosphate 三磷酸鸟苷
guanosine-5′-(trihydrogen methylenediphosphonate) 鸟苷 -5′-(甲叉基二膦酸三氢酯)
guanosine-5′-(trihydrogen-2-carbadiphosphate) 鸟苷 -5′-(2- 碳杂二磷酸三氢酯)
3-(5′-guanylyloxy) benzoic acid 3-(5′- 鸟苷酰氧基) 苯甲酸
guanylic acid 鸟苷酸
5′-guanylic acid 5′- 鸟苷酸
guapsidial A 番石榴瓜西二醛 A
guaranine (coffeinum, caffeine) 咖啡因 (咖啡碱)
D-guatambuine D- 瓜它布因
DL-guatambuine DL- 瓜它布因
guattegaumerine (dauriciline) 蝙蝠葛新林碱 (蝙蝠葛林碱)
guavacoumaric acid 番石榴香豆酸
guavinosides A ~ F 番石榴酚苷 A ~ F
(+)-guayarol (+)- 柳叶前胡酚
guayewuanine A 瓜叶乌头甲素
guayewuanine B (yunaconitine) 瓜叶乌头乙素 (滇乌碱、滇乌头碱、紫草乌乙素)
guazijinxanthone 瓜子金屾酮
guggulsterol Y 阿曼苏丹没药甾醇 Y
(*Z*)-guggulsterone (*Z*)- 穆库尔没药甾酮
guggulsterone M 阿曼苏丹没药甾酮 M
guiachrysine 圭亚那马钱碱
guiacurine 愈疮箭毒素
guiaflavine 圭亚那马钱黄碱
guianine 圭安宁
guibourtinidol-(4α → 6)-catechin 喹色亭酚儿茶素
guidongnin A 贵州冬凌草素 A
guineamides B, C 几内亚酰胺 B、C
guineensine 几内亚胡椒酰胺
guisinol 桂丝醇
gulomethylose 脱氧古洛糖
D-gulonic acid D- 古洛糖酸
gulonolactone 古洛糖酸内酯
D-gulono-γ-lactone D- 古洛糖酸 -γ- 内酯
D-gulose D- 古洛糖
gulose 古洛糖
guluronic acid 古洛糖醛酸
L-guluronic acid L- 古罗糖醛酸
gum 树胶
gummiferin (carboxyatractyloside) 胶苍术苷 (羧基苍术苷)
gummosin 多胶阿魏素
gummosogenin 多胶箭仙人柱苷元
gurillins G, H 天门冬素 G、H
C-gurjunene *C*- 龙脑香烯
(+)-γ-gurjunene (+)-γ- 龙脑香烯
α-gurjunene α- 龙脑香烯 (α- 古芸碱、α- 古芸烯、α- 古云香烯)
β-gurjunene β- 龙脑香烯 (β- 古芸烯、β- 古芸碱)

γ-gurjunene　γ- 龙脑香烯 (γ- 古芸烯)

τ-gurjunene　τ- 龙脑香烯 (τ- 古芸烯)

(–)-α-gurjunene　(–)-α- 龙脑香烯

gurjunene　龙脑香烯 (古芸碱、古芸烯、古芸香烯)

gurmarin　匙羹藤多肽 (武靴藤多肽)

gusanlung C　古山龙碱 C

gusanlungionosides A ～ D　古山龙苷 A ～ D

gutenbergin　古登堡菊素

gutolactone　圭亚那香木内酯

gutta percha　杜仲胶 (固塔波橡胶)

guttiferin　藤黄素

α-guttiferin　α- 藤黄素

β-guttiferin (gambogic acid)　β- 藤黄素 (藤黄酸 A)

guttiferones A ～ F　藤黄酮 A ～ F

guvacine (1, 2, 5, 6-tetrahydronicotinic acid, 1, 2, 5, 6-tetrahydro-3-pyridine carboxylic acid, demethylarecaidine, demethyl arecaine)　去甲槟榔次碱 (1, 2, 5, 6- 四氢烟酸、1, 2, 5, 6- 四氢 -3- 吡啶甲酸)

guvacine hydrochloride　去甲槟榔次碱盐酸盐

guvacoline (norarecoline)　去甲槟榔碱

gweicurculactone　桂莪术内酯

gycomosides Ⅰ～Ⅳ　扁果绞股蓝皂苷Ⅰ～Ⅳ

gylongiposide　长梗绞股蓝皂苷

gymconopins C, D　手参素 C、D

gymnaconitine　露乌碱 (露蕊乌头碱)

gymnanmine　武靴叶胺

gymnantheraic acid　厚皮香萜酸

gymnasterkoreaynes B ～ F　朝鲜裸菀炔 B ～ F

gymnastone　裸菀酮

gymnemagenin　匙羹藤苷元

gymnemagenol　匙羹藤醇

gymnemarosides A, B　云南匙羹藤皂苷 A、B

gymnemasaponins Ⅰ～Ⅴ　匙羹藤皂苷Ⅰ～Ⅴ

gymnemasides Ⅰ～Ⅶ　武靴藤皂苷Ⅰ～Ⅶ

gymnemasins A ～ D　吉马新苷素 A ～ D

gymnemic acids Ⅰ～ⅩⅧ、A ～ D, A_1 ～ A_4　武靴叶属酸 (匙羹藤酸) Ⅰ～ⅩⅧ、A ～ D、A_1 ～ A_4

gymnemosides A ～ F, W_1, W_2　吉莫皂苷 (匙羹藤萜苷) A ～ F、W_1、W_2

gymnepregosides C ～ L　互叶羊角藤原苷 C ～ L

gymnestrogenin　匙羹藤素

gymnocladus saponins A ～ G, D_1, F_1 ～ F_3　肥皂荚皂苷 A ～ G、D_1、F_1 ～ F_3

gymnomitr-8 (12)-en-9-one　全萼苔 -8 (12)- 烯 -9- 酮

gymnomitr-8 (12)-en-9α-ol　全萼苔 -8 (12)- 烯 -9α- 醇

gymnomitrene　全萼苔烯

gymnopusin　线瓣石豆兰素

gymnorhizol　木榄萜烯醇 [13 (18)- 齐墩果烯醇]

gymnorrhizol　木榄环硫醇

gymnosides Ⅰ～Ⅹ　手参苷Ⅰ～Ⅹ

gymnothedelignans A, B　裸蒴降木脂素 A、B

gymnothelignans A ～ W, X1, X2, Y1, Y2　裸蒴木脂素 A ～ W、X_1、X_2、Y_1、Y_2

gymsyl vestrosides A ～ H　匙羹藤甾苷 A ～ H

gynesine (caffearine, trigonelline, *N*-methyl nicotinic acid betaine)　胡芦巴碱 (*N*- 甲基烟酸甜菜碱盐)

gynocardin　马蛋果苷 (大风子苷)

gynogenin　Ⅱ [(20*R*)-21, 24-cyclo-3β, 25-dihydroxy-dammar-23 (24)-en-21-one]　绞股蓝苷元Ⅱ [(20*R*)-21, 24- 环 -3β, 25- 二羟基 -23 (24)- 达玛烯 -21- 酮]

gynosaponin TR1 [(20S)-2α, 3β, 12β, (24S)-pentahydroxy-dammar-25-en-20-*O*-β-D-glucopyranoside]　绞股蓝糖苷 TR_1

gynosaponins TN-1, TN-2　绞股蓝糖苷 TN-1、TN-2

gynosides A ～ E　绞股蓝梯隆皂苷 A ～ E

gynostemosides A ～ E　绞股蓝属苷 A ～ E

gynunol　椭圆三七醇

(+)-gynunone　(+)- 三七草酮

gynuramides Ⅰ～Ⅳ　菊三七酰胺 Ⅰ～Ⅳ

(–)-gynuraone　(–)- 菊三七酮

gynuraoside　菊三七苷

gypenoside Ⅲ (sanchinoside E_1)　绞股蓝皂苷 Ⅲ (三七皂苷 E_1)

gypenosides Ⅰ～ⅩⅩⅩⅦ　绞股蓝皂苷 (绞股蓝苷、七叶胆苷) Ⅰ～ⅩⅩⅩⅦ

gypenosides C ～ E, CP_1 ～ CP_6, GC_1 ～ GC_7　绞股蓝皂苷 C ～ E、CP_1 ～ CP_6、GC_1 ～ GC_7

gypenosides ιβ, η, M　绞股蓝皂苷 (绞股蓝苷、七叶胆苷) ιβ、η、M

gypensapogenins H ～ M　绞股蓝皂苷元 H ～ M

gypentonoside A　绞股蓝酮苷 A

gypsogenic acid　丝石竹酸 (刺叶丝石竹酸)

gypsogenin (gypsophilasapogenin, githagenin, albasapogenin, astrantiagenin D) 棉根皂苷元 (丝石竹皂苷元)

gypsogenin-3-*O*-D-galactopyranosyl-(1 → 2)-[α-L-rhamnopyranosyl-(1 → 3)]-β-D-glucuronopyranoside 棉根皂苷元 -3-*O*-D- 吡喃半乳糖基 -(1 → 2)-[α-L- 吡喃鼠李糖基 -(1 → 3)]-β-D- 吡喃葡萄糖醛酸苷

gypsogenin-3-*O*-α-L-arabinopyranosyl-(1 → 3)-α-L-rhamnopyranosyl-(1 → 2)-α-L-arabinopyranoside 棉根皂苷元 -3-*O*-α-L- 吡喃阿拉伯糖基 -(1 → 3)-α-L- 吡喃鼠李糖基 -(1 → 2)-α-L- 吡喃阿拉伯糖苷

gypsogenin-3-*O*-β-D-glucuronide methyl ester 丝石竹皂苷元 -3-*O*-β-D- 葡萄糖醛酸苷甲酯 (棉根皂苷元 -3-*O*-β-D- 葡萄糖醛酸苷甲酯)

gypsogenin-3-*O*-β-D-glucuronopyranoside 棉根皂苷元 -3-*O*-β-D- 吡喃葡萄糖醛酸苷

gypsophilasapogenin (gypsogenin, githagenin, albasapogenin, astrantiagenin D) 丝石竹皂苷元 (棉根皂苷元)

gypsosaponins A ～ C 石头花皂苷 A ～ C

gypsoside 棉根皂苷 (丝石竹皂苷)

gyrocarpine 阿卖异喹啉碱

gyromitrin 鹿花菌素

gyrophoric acid 石茸酸

3-*O*-β-D-galactopyranosyl-(1 → 2)-[β-D-galactopyranosyl-(1 → 3)]-β-D-glucuronopyranosyl quillaic acid 3-*O*-β-D- 吡喃半乳糖基 -(1 → 2)-[β-D- 吡喃半乳糖基 -(1 → 3)]-β-D- 吡喃葡萄糖醛酸基皂树皮酸

haageanolide 哈氏百日菊内酯 (哈阿格百日菊内酯)

habropetaline A 柔花瓣碱 A

hacquetiasaponin 4 瓣苞芹皂苷元 4

hadranthines A, B 哈德拉杜古蒂树碱 A、B

haedoxancoside A 透骨草脂素苷 A

haedoxans A ～ J 透骨木脂素 A ～ J

(+)-haemanthamine (+)- 网球花胺

haemanthamine (3-epicrinamine, natalensine) 赫门塔明碱 (3- 表文殊兰胺、网球花胺)

haemanthidine (hemanthidine, pancratine) 网球花定

haematochrome 红色素

haematocin 赤球丛赤壳菌素

haematommic acid 赤星衣酸

haemocorin 海帽苦尔苷

haemultine 网球花亭 (网球花碱)

haginins A ～ E 胡枝子宁 (哈杰宁) A ～ E

haillardin 天人菊内酯

hainanensine 海南粗榧新碱

hainaneoside A 海南牛奶菜苷 A

hainangenin (solaspigenin) 海南皂苷元 (硬毛茄苷元)

α-hainanine α- 海南轮环藤碱

hainanmurpanin [7-methoxy-8-(1′-acetoxy-2′-oxo-3′-methyl butyl) coumarin] 海南九里香内酯 [7- 甲氧基 -8-(1′- 乙酰氧基 -2′- 氧亚基 -3′- 甲丁基) 香豆素]

hainanolide (harringtonolide) 海南粗榧内酯

hainanolidol 海南粗榧内酯醇

hakurirodine 毛叶藜芦定碱

halberyl-7, 24-dien-3-ol 大戟烷 -7, 24- 二烯 -3- 醇

halberyl-7, 24-dien-3-ol acetate 大戟烷 -7, 24- 二烯 -3- 醇乙酸酯

haleniaside (1-*O*-primeverosyl-2, 3, 5, 7-tetramethoxyxanthone) 花锚苷 (1-*O*- 樱草糖基 -2, 3, 5, 7- 四甲基呫酮)

halfordinol (aegelenine) 哈佛地亚酚 (哈氏芸香酚、木橘碱)

5 (10), (13*E*)-*ent*-halimandien-15, 16-olide-19α-oic acid 5 (10), (13*E*)- 对映 - 哈立烷二烯 -15, 16- 内酯 -19α- 酸

5 (10), (13*E*)-*ent*-halimandien-15, 16-olide-19α-oic acid methyl ester 5 (10), (13*E*)- 对映 - 哈立烷二烯 -15, 16- 内酯 -19α- 酸甲酯

halitunal 标准仙掌藻醛

hallactones A, B 哈氏罗汉松内酯 A、B

halleridone 吊钟木酮 (哈里瑞酮)

hallerone 吊钟木酯酮

halofuginone 常山酮

halophilols A, B 喜盐鸢尾酚 A、B

halosaline 盐节草灵

halostachine 盐穗木碱

haloxine 琐琐碱

haloxylon base 琐琐属碱

halymecin A 海膜素 A

hamabiwalactones A, B 哈马比瓦内酯 A、B

hamadine 哈马定

hamamelitannin 金缕梅鞣质 (金缕梅单宁)

hamamelofuranose 呋喃金缕梅糖

hamamelose 金缕梅糖

hamanasic acid A 哈曼拉希酸 A

(–)-hamaudol (–)- 亥茅酚

(3′*R*)-(+)-hamaudol (3′*R*)-(+)- 亥茅酚

hamaudol 亥茅酚

(+)-hamaudol (+)- 亥茅酚

(3′S)-(–)-hamaudol (3′S)- 亥茅酚

hamaudol-3′-acetate 亥茅酚 -3′- 乙酸酯

hamaudol-7-acetate 亥茅酚 -7- 乙酸酯

hamayne 扁担叶碱

hamilcone 汉密尔查耳酮

hamiltones A, B 汉密尔黄酮 A、B

hamiltrone 汉密尔噢哢

hamilxanthene A 汉密尔呫吨 A

hanadamine 花田碱

hanalpinol 汉山姜醇

hanalpinone 汉山姜酮

hanamiyama base 花见山碱

hanamyol 汉山姜环氧萜醇 (汉山姜米醇)

hananomin 哈哪闹明

hanburin 汉伯藤黄素

hancinol 山蒟醇

hancinones A ~ D 山蒟酮 (山蒟素) A ~ D

hancockinol Ⅰa 华北白前醇Ⅰa

hancogenin B 华北白前苷元 B

hancokinol 华北白前醇

hancolupenol Ⅱa 新白前醇Ⅱa

hancolupenol octacosanoate Ⅱd 新白前醇二十八酸酯Ⅱd

hancolupenone Ⅱc 新白前酮Ⅱc

hancoside A 华北白前苷 A

handelin (yejuhua lactone) 野菊花内酯

handianol 汉迪亚大戟醇 (汉地醇)

hanfangchin 汉防己素

hanfangichin B (demethyl tetrandrine, fangchinoline) 汉防己乙素 (去甲汉防己碱、防己诺林碱)

hannokinin [1, 7-bis (4-hydroxyphenyl)-5-hydroxy-3-heptanone] 旱诺凯酮 [1, 7- 双 (4- 羟苯基)-5- 羟基 -3- 庚酮]

hannokinol [1, 7-bis (4-hydroxyphenyl)-3, 5-heptanediol] 旱诺凯醇 [1, 7- 双 (4- 羟苯基)-3, 5- 庚二醇]

hanultarin [(–)-1-*O*-feruloyl secoisolariciresinol] 哈奴脂素 [(–)-1-*O*- 阿魏酰基开环异落叶松脂素]

hapepunine 黑百合宁碱 (哈帕卜宁碱)

hapepunine-3-*O*-α-L-rhamnopyranosyl-(1 → 2)-β-D-glucopyranoside 黑百合宁碱 -3-*O*-α-L- 吡喃鼠李糖基 -(1 → 2)-β-D- 吡喃葡萄糖苷

hapepunine-3-*O*-α-L-rhamnosyl-(1 → 2)-β-D-glucopyranoside 黑百合宁碱 -3-*O*-α-L- 鼠李糖基 -(1 → 2)-β-D- 吡喃葡萄糖苷

hapepunine-3-*O*-β-cellobioside 黑百合宁碱 -3-*O*-β- 纤维二糖苷

haperforines A ~ G, B_1 ~ B_3, C_2 牛筋果福灵 A ~ G、B_1 ~ B_3、C_2

haplacutines A ~ F 尖叶芸香碱 A ~ F

haplafine 大叶芸香芬碱

haplamine 拟芸香胺

haplociliatic acid 缘毛单冠菊酸

haplofoline 拟芸香灵

haploperine (evoxine) 大叶芸香灵 (花椒吴萸碱、吴茱萸素)

haploperosides A ~ E 大叶芸香苷 A ~ E

haplophydine 大叶芸香定

haplophyllidine 大叶芸香利定 (尖叶芸香定)

haplophylline 拟芸香非灵

haplophyllum base 拟芸香属碱

haplophytine 单枝夹竹桃碱

haplopine 拟芸香品 (单叶芸香品碱、合帕洛平)

haplosamine 拟芸香萨明

haplosides A ~ F 拟芸香苷 A ~ F

haplosidine 拟芸香定碱

haplosinine 拟芸香宁碱

haptadienic acid 哈帕塔二烯酸

haptoglobin 触球蛋白

harbinatic acid 孪生哈氏豆酸

ent-hardwickic acid [(+)-hardwickiic acid] 对映 - 哈威豆酸 [(+)- 哈氏豆属酸]

hardwickiic acid 哈氏豆属酸

(+)-hardwickiic acid (*ent*-hardwickiic acid) (+)- 哈氏豆属酸 (对映 - 哈威豆酸)

harmalacidine 哈尔马拉西定碱

harmalacinine 哈尔马拉西宁碱

harmalanine 哈尔马拉宁碱

harmalicine 哈尔马利辛碱

harmalidine 哈尔马利定碱

harmaline (3, 4-dihydroharmine)　骆驼蓬灵 (哈马灵、哈尔马灵碱、3, 4- 二氢哈尔明碱)
harmaline hydrochloride　盐酸哈马灵
harmalol　哈马酚 (哈尔马酚、骆驼蓬马酚、骆驼蓬酚)
harmalol hydrochloride　盐酸哈马酚 (盐盐酸骆驼蓬马酚、盐酸骆驼蓬酚)
harman (harmane, locuturine, aribine, passiflorin, 1-methyl-β-carboline)　哈尔满 (哈尔满碱、骆驼蓬满碱、牛角花碱、1- 甲基 -β- 咔啉)
harman hydrochloride　盐酸哈尔满
harman-3-carboxylic acid　哈尔满 -3- 甲酸
harmane (harman, locuturine, aribine, passiflorin, 1-methyl-β-carboline)　哈尔满碱 (哈尔满、骆驼蓬满碱、牛角花碱、1- 甲基 -β- 咔啉)
harmanine　哈马宁
harmine　哈尔明碱 (哈尔明、骆驼蓬明碱、脱氢骆驼蓬碱)
γ-harmine　γ- 哈尔明碱 (γ- 哈尔明 、γ- 去氢骆驼蓬碱)
harmine hydrochloride　盐酸哈尔明碱 (盐酸去氢骆驼蓬碱)
harmol　哈尔醇
harmol hydrochloride　盐酸哈尔醇
harpagide　哈巴苷
harpagide acetate　哈巴苷乙酸酯 (哈帕苷乙酸酯、钩果草吉苷乙酸酯)
(*Z*)-harpagoside　(*Z*)- 哈巴酯苷 [(*Z*)- 哈帕酯苷、(*Z*)- 钩果草酯苷]
harpagoside　哈巴酯苷 (哈帕酯苷、钩果草酯苷)
harperamone　牛筋果色酮
harperfolide　牛筋果内酯
harperforatin　牛筋果亭
harringtonine　三尖杉酯碱 (哈林通碱、长梗粗榧碱)
harringtonolide (hainanolide)　海南粗榧内酯
harrisonin　牛筋果素
harrpernoids B, C　牛筋果萜
haslerine　哈勒任
hassanidin　八朔柑橘定
trans-hassanin　反式 - 八朔柑橘宁
hassanon　八朔柑橘酮
hastacine　山尖菜碱
hastanecine　矛蟹甲草裂碱 (1- 羟甲基 -7- 羟基吡咯双烷)
hastanecinic acid　吡咯双烷羧酸
hastatoside　戟叶马鞭草苷
hasubanonine　莲叶千金藤碱 (莲花碱、莲花宁碱)
hasunohanine　莲花汉宁
hativenes A ～ C　哈蒂文素 A ～ C
hautriwaic acid　车桑子酸
haxasaccharide　多聚己糖
hayatindine　锡生藤高碱
hayatine [(±)-curine, (±)-bebeerine]　海牙亭碱 [(±) 箭毒素、(±) 箭毒碱]
hayatinine　海牙亭宁碱 (海牙替宁碱、海牙亭宁)
hazaleamide　海萨崖椒酰胺
heavenly blue anthocyanin　牵牛花花青素
hebeiabinins A ～ E　河北冬凌草冷杉素 A ～ E
hebeirubesensin K　河北冬凌草素 K
hebevinosides Ⅰ～Ⅵ　葡萄毛菇苷 Ⅰ～Ⅵ
hebitol　赫柏托醇
(*R*, *S*)-hecogenin　(*R*, *S*)- 海柯皂苷元
hecogenin　海柯皂苷元 (核柯配基)
hecogenin acetate　海柯皂苷元乙酸酯
hecogenin-3-*O*-β-D-glucopyranosyl-(1 → 2)-β-D-glucopyranosyl-(1→4)-β-D-galactopyranoside　海柯皂苷元 -3-*O*-β-D- 吡喃葡萄糖基 -(1→2)-β-D- 吡喃葡萄糖基 -(1 → 4)-β-D- 吡喃半乳糖苷
hecogenin-3-*O*-β-D-glucopyranosyl-(1 → 4)-β-D-galactopyranoside　海柯皂苷元 -3-*O*-β-D- 吡喃葡萄糖基 -(1 → 4)-β-D- 吡喃半乳糖苷
hecogenin-3-*O*-β-glucopyranosyl-(1 → 2)-β-glucopyranosyl-(1 → 4)-β-galactopyranoside　海柯皂苷元 -3-*O*-β- 吡喃葡萄糖基 -(1 → 2)-β- 吡喃葡萄糖基 -(1 → 4)-β- 吡喃半乳糖苷
hecogenin-3-*O*-β-xylopyranosyl-(1 → 3)-β-glucopyranosyl-(1 → 4)-β-galactopyranoside　海柯皂苷元 -3-*O*-β- 吡喃木糖基 -(1 → 3)-β- 吡喃葡萄糖基 -(1 → 4)-β- 吡喃半乳糖苷
hecogenone　海柯
hectane　百烷
hectochlorin　氯代赫克托素
hedaols A ～ C　边户醇 A ～ C
hederacaucasides A, B　高加索常春藤苷 A、B

hederacholichiside F 波斯常春藤皂苷 F

hederacines A, B 欧活血丹碱 A、B

hederacolchisides A_1, E, F 革叶常春藤苷 (黑海常春藤苷) A_1、E、F

hederacosides A ～ D 常春藤萜苷 (常春藤苷) A ～ D

hederagenic acid 常春藤酸

hederagenic acid-28-*O*-β-D-glucopyranoside 常春藤酸 -28-*O*-β-D- 吡喃葡萄糖苷

hederagenin 常春藤皂苷元

hederagenin methyl ester 常春藤皂苷元甲酯

hederagenin-28-*O*-α-L-rhamnopyranosyl-(1 → 4)-*O*-β-D-glucopyranosyl-(1 → 6)-*O*-β-D-glucopyranosyl ester 常春藤皂苷元 -28-*O*-α-L- 吡喃鼠李糖基 -(1 → 4)-*O*-β-D- 吡喃葡萄糖基 -(1 → 6)-*O*-β-D- 吡喃葡萄糖酯

hederagenin-28-*O*-β-D-glucopyranoside 常春藤皂苷元 -28-*O*-β-D- 吡喃葡萄糖苷

hederagenin-28-*O*-β-D-glucopyranosyl ester 常春藤皂苷元 -28-*O*-β-D- 吡喃葡萄糖酯

hederagenin-28-*O*-β-D-glucopyranosyl-(1 → 6)-β-D-glucopyranoside 常春藤皂苷元 -28-*O*-β-D- 吡喃葡萄糖基 -(1 → 6)-β-D- 吡喃葡萄糖苷

hederagenin-28-*O*-β-D-glucopyranosyl-(1 → 6)-β-D-glucopyranoside]ester 常春藤皂苷元 -28-*O*-β-D- 吡喃葡萄糖基 -(1 → 6)-β-D- 吡喃葡萄糖酯苷

hederagenin-28-*O*-β-D-glucuronopyranosyl-(1 → 4)-β-D-glucopyranoside 常春藤皂苷元 -28-*O*-β-D- 吡喃葡萄糖基 -(1 → 4)-β-D- 吡喃葡萄糖苷

hederagenin-2′-*O*-acetyl-3-*O*-α-L-arabinopyranoside 常春藤皂苷元 -2′-*O*- 乙酰基 -3-*O*-α-L- 吡喃阿拉伯糖苷

hederagenin-3-*O*-[α-L-arabinopyranosyl-(1 → 3)-α-L-rhamnopyranosyl-(1 → 2)-α-L-arabinopyranoside] 常春藤皂苷元 -3-*O*-[α-L- 吡喃阿拉伯糖基 -(1 → 3)-α-L- 吡喃鼠李糖基 -(1 → 2)-α-L- 吡喃阿拉伯糖苷]

hederagenin-3-*O*-[α-L-rhamnopyranosyl-(1 → 2)-α-L-arabinopyranoside] 常春藤皂苷元 -3-*O*-[α-L- 吡喃鼠李糖基 -(1 → 2)-α-L- 吡喃阿拉伯糖苷]

hederagenin-3-*O*-[β-D-glucopyranosyl-(1 → 3)-*O*-α-L-rhamnopyranosyl]-(1 → 2)-α-L-arabinopyranoside 常春藤皂苷元 -3-*O*-[β-D- 吡喃葡萄糖基 -(1 → 3)-*O*-α-L- 吡喃鼠李糖基]-(1 → 2)-α-L- 吡喃阿拉伯糖苷

hederagenin-3-*O*-[β-D-rhamnopyranosyl-(1 → 4)-α-L-arabinopyranoside] 常春藤皂苷元 -3-*O*-[β-D- 吡喃鼠李糖基 -(1 → 4)-α-L- 吡喃阿拉伯糖苷]

hederagenin-3-*O*-arabinoside 常春藤皂苷元 -3-*O*- 阿拉伯糖苷

hederagenin-3-one 常春藤皂苷元 -3- 酮

hederagenin-3-*O*-α-L- rhamnopyranosyl-(1 → 4)-β-D-glucopyranosyl-(1 → 2)-α-L-arabinopyranoside 常春藤皂苷元 -3-*O*-α-L- 吡喃鼠李糖基 -(1 → 4)-β-D- 吡喃葡萄糖基 -(1 → 2)-α-L- 吡喃阿拉伯糖苷

hederagenin-3-*O*-α-L-arabinopyranoside-28-*O*-β-glucopyranosyl ester 常春藤皂苷元 -3-*O*-α-L- 吡喃阿拉伯糖苷 -28-*O*-β- 吡喃葡萄糖酯

hederagenin-3-*O*-α-L-arabinopyranosyl-(1 → 2)-α-L-arabinopyranoside 常春藤皂苷元 -3-*O*-α-L- 吡喃阿拉伯糖基 -(1 → 2)-α-L- 吡喃阿拉伯糖苷

hederagenin-3-*O*-α-L-arabinopyranosyl-(1 → 2)-α-L-arabinopyranosyl-(1 → 2)-α-L-rhamnopyranoside 常春藤皂苷元 -3-*O*-α-L- 吡喃阿拉伯糖基 -(1 → 2)-α-L- 吡喃阿拉伯糖基 -(1 → 2)-α-L- 吡喃鼠李糖苷

hederagenin-3-*O*-α-L-arabinopyranosyl-(1 → 3)-α-L-rhamnopyranosyl-(1 → 2)-α-L-arabinopyranoside 常春藤皂苷元 -3-*O*-α-L- 吡喃阿拉伯糖基 -(1 → 3)-α-L- 吡喃鼠李糖基 -(1 → 2)-α-L- 吡喃阿拉伯糖苷

hederagenin-3-*O*-α-L-rhamnopyranosyl-(1 → 2)-α-L-arabinopyranoside 常春藤皂苷元 -3-*O*-α-L- 吡喃鼠李糖基 -(1 → 2)-α-L- 吡喃阿拉伯糖苷

hederagenin-3-*O*-α-L-rhamnopyranosyl-(1 → 2)-α-L-arabinopyranoside-28-*O*-β-D-glucopyranoside 常春藤皂苷元 -3-*O*-α-L- 吡喃鼠李糖基 -(1 → 2)-α-L- 吡喃阿拉伯糖苷 -28-*O*-β-D- 吡喃葡萄糖苷

hederagenin-3-*O*-α-L-rhamnopyranosyl-(1 → 2)-β-D-xylopyranoside 常春藤皂苷元 -3-*O*-α-L- 吡喃鼠李糖基 -(1 → 2)-β-D- 吡喃木糖苷

hederagenin-3-*O*-α-L-rhamnosyl-(1 → 2)-α-L-arabinopyranoside 常春藤皂苷元 -3- 鼠李糖基 -(1 → 2)-α-L- 吡喃阿拉伯糖苷

hederagenin-3-*O*-β-D-glucopyranoside 常春藤皂苷元 -3-*O*-β-D- 吡喃葡萄糖苷

hederagenin-3-*O*-β-D-glucopyranosyl-(1 → 2)-α-L-arabinopyranoside 常春藤皂苷元 -3-*O*-β-D- 吡喃葡萄糖基 -(1 → 2)-α-L- 吡喃阿拉伯糖苷

hederagenin-3-*O*-β-D-glucopyranosyl-(1 → 3)-α-L-arabinopyranoside 常春藤皂苷元 -3-*O*-β-D- 吡喃葡萄糖基 -(1 → 3)-α-L- 吡喃阿拉伯糖苷

hederagenin-3-*O*-β-D-glucopyranosyl-(1 → 3)-α-L-arabinopyranoside-28-*O*-β-D-glucopyranoside ester 常春藤皂苷元 -3-*O*-β-D- 吡喃葡萄糖基 -(1 → 3)-α-L- 吡喃阿拉伯糖苷 -28-*O*-β-D- 吡喃葡萄糖酯苷

hederagenin-3-*O*-β-D-glucopyranosyl-(1 → 4)-α-L-arabinopyranoside 常春藤皂苷元 -3-*O*-β-D- 吡喃葡萄糖基 -(1 → 4)-α-L- 吡喃阿拉伯糖苷
hederagenin-3-*O*-β-D-glucopyranosyl-(1 → 4)-β-D-glucopyranoside 常春藤皂苷元 -3-*O*-β-D- 吡喃葡萄糖基 -(1 → 4)-β-D- 吡喃葡萄糖苷
hederagenin-3-*O*-β-D-glucopyranosyl-(6 → 1)-*O*-β-D-glucopyranoside 常春藤皂苷元 -3-*O*-β-D- 吡喃葡萄糖基 -(6 → 1)-*O*-β-D- 吡喃葡萄糖苷
hederagenin-3-*O*-β-D-glucopyranosyl-(1 → 2)-α-L-arabinoside 常春藤皂苷元 -3-*O*-β-D- 吡喃葡萄糖基 -(1 → 2)-α-L- 阿拉伯糖苷
hederagenin-3-*O*-β-D-glucuronopyranoside 常春藤皂苷元 -3-*O*-β-D- 吡喃葡萄糖醛酸苷
hederagenin-3-*O*-β-D-glucuronopyranoside-6′-*O*-methyl ester 常春藤皂苷元 -3-*O*-β-D- 吡喃葡萄糖醛酸苷 -6′-*O*- 甲酯
hederagenin-3-*O*-β-D-methyl glucuronide 常春藤皂苷元 -3-*O*-β-D- 葡萄糖醛酸甲酯苷
hederagenin-3-*O*-β-D-ribopyranosyl-(1 → 3)-α-L-rhamnopyranosyl-(1 → 2)-β-D-xylopyranoside 常春藤皂苷元 -3-*O*-β-D- 吡喃核糖基 -(1 → 3)-α-L- 吡喃鼠李糖基 -(1 → 2)-β-D- 吡喃木糖苷
hederagenin-3-*O*-β-D-xylopyranosyl-(1 → 3)-α-L-rhamnopyranosyl-(1 → 2)-α-L-arabinopyranoside 常春藤皂苷元 -3-*O*-β-D- 吡喃木糖基 -(1 → 3)-α-L- 吡喃鼠李糖基 -(1 → 2)-α-L- 吡喃阿拉伯糖苷
hederagenin-3-*O*-β-D-xylosyl-(1 → 3)-α-L-arabinopyranoside 常春藤皂苷元 -3-*O*-β-D- 木糖基 -(1 → 3)-α-L- 吡喃阿拉伯糖苷
hederagenin-3-*O*-β-D-xylosyl-(1 → 3)-α-L-rhamnosyl-(1 → 2)-α-L-arabinopyranoside 常春藤皂苷元 -3-*O*-β-D- 木糖基 -(1 → 3)-α-L- 鼠李糖基 -(1 → 2)-α-L- 吡喃阿拉伯糖苷
hederagenin-α-L-arabinofuranosyl-(1 → 3)-α-L-rhamnopyranosyl-(1 → 2)-α-L-arabinopyranoside 常春藤皂苷元 -α-L- 呋喃阿拉伯糖基 -(1 → 3)-α-L- 吡喃鼠李糖基 -(1 → 2)-α-L- 吡喃阿拉伯糖苷
hederagonic acid 常春藤次酮酸
hederasaponins A ～ C 常春藤皮皂苷 A ～ C
hederin 常春藤皂苷
α-hederin α- 常春藤皂苷 (α- 常春藤素)
β-hederin β- 常春藤皂苷 (β- 常春藤素)
δ-hederin δ- 常春藤皂苷 (δ- 常春藤素)
hederosides A_1, D_2 常春藤柔皂苷 A_1、D_2
hedycaryol (tetramethyl cyclodecadienmethanol) 甜核树醇 (澳桑醇、四甲基环癸二烯甲醇)
hedychenone 姜花烯酮 (草果药烯酮)
hedychilactones A ～ D 姜花内酯 A ～ D
hedychiol A 姜花醇 A
hedychiol B-8, 9-diacetate 姜花醇 B-8, 9- 二乙酸酯
hedycorysides A ～ C 伞房花耳草苷 A ～ C
hedyoceramides A, B 白花蛇舌草酰胺 A、B
hedyocerenosides D ～ G 白花蛇舌草喏苷 D ～ G
hedyoiridoidsides A ～ C 白花蛇舌草醚萜苷 A ～ C
hedyoside 金毛耳草苷 (耳草苷)
hedyosumins A ～ F 雪香兰素 A ～ F
hedyotine 耳草根碱
hedyotis A 白花蛇舌草碱 A
hedyotiscones A, B 耳草酮 A、B
hedyotisdiffusa polysaccharides 白花蛇舌草多糖
hedyotisols A ～ D 耳草醇 A ～ D
hedyotol D -7″-*O*-β-D-glucopyranoside 耳草脂醇 D-7″-*O*-β-D- 吡喃葡萄糖苷
hedyotol-4″, 4‴-di-*O*-β-D-glucopyranoside 耳草脂醇 -4″, 4‴- 二 -*O*-β-D- 吡喃葡萄糖苷
hedyotols A ～ D 耳草脂醇 A ～ D
hedysarimcoumestans A ～ H 红花岩黄芪香豆雌酚 A ～ H
hedytriol 滇姜花三醇
heerabolene 罕没药烯
heerabomyrrhol 罕没药酚
α-heerabomyrrhol α- 罕没药酚
β-heerabomyrrhol β- 罕没药酚
heerabomyrrholic acid 罕没药酸
α-heerabomyrrholic acid α- 罕没药酸
β-heerabomyrrholic acid β- 罕没药酸
heeraboresene 罕没药树脂
hegoflavone A 桫椤黄酮 A
hegoflavone B (2, 3-dihydro-6, 6-biluteolin) 桫椤黄酮 B (2, 3- 二氢 -6, 6- 双木犀草素)
heilonine 黑龙江贝宁
heimine 腋花紫薇明
heinsiagenin A 海恩西阿苷元 A
heishuixiecaolines A ～ C 黑水缬草萜 A ～ C

H

hekumarins A, B　细叶黄皮香豆灵 A、B
hekumarone　细叶黄皮香豆酮
helenalin　土木香灵 (堆心菊灵)
helenalin [6α-hydroxy-4-oxopseudoguai-2, 11 (13)-dien-12, 8-olide (6α-hydroxy-4-oxo-ambrosa-2, 11 (13)-dien-12, 8-olide]　堆心菊灵 (6α- 羟基 -4- 氧亚基伪愈创木 -2, 11 (13)- 二烯 -12, 8- 内酯)
helenalinacetate (acetyl helenalin, angustibalin)　狭叶巴都菊素 (乙酰堆心菊灵)
heleniamarin　堆心菊苦素
helenien　堆心菊素
helenine (alantolactone)　土木香脑 (土木香内酯)
heleritrine　核日春
heleurine　欧天芥菜任
heliamine　赫里阿明碱
heliandins A, B　蜡菊查耳酮 A、B
heliangin (heliangine)　向日葵内酯素 (向日葵精)
heliannones A ～ C　葵花酮 A ～ C
heliannuols A ～ L　葵花醇 A ～ L
helianol　向日葵醇
helianthol　向日葵花醇
helianthoside prosapogenin　向日葵皂苷原皂苷元
helianthosides 1 ～ 3、A ～ C　向日葵皂苷 1 ～ 3、A ～ C
heliantriols A ～ F, A_1, B_0 ～ B_2　向日葵三醇 A ～ F、A_1、B_0 ～ B_2
helianyl octanoate　向日葵醇辛酸酯
helibisabonols A, B　向日葵叶醇 (向日葵甜没药酚) A、B
helichromanochalcone　蜡菊查耳酮
helichrysetin　蜡菊亭
helichrysoside [quercetin-3-(6′-*p*-coumaroyl) glucoside]　蜡菊苷 [槲皮素 -3-(6′- 对香豆酰) 葡萄糖苷]
helicid (helicide)　豆腐果苷
helicioside A　蜡菊黄酮苷 A
heliclactone　山芝麻内酯
helicobasidin　桑卷担子素
helicosides L8a, L5a, L5b, L8c, L6d　洋常春藤苷 L8a、L5a、L5b、L8c、L6d
helicteric acid　山芝麻酸
helicterilic acid　山芝麻宁酸
helicterins A ～ F　山芝麻素 A ～ F

helicterone A　山芝麻喹诺酮 A
heliespirones A ～ C　向日葵螺酮 A ～ C
heliettin　叙利亚芸香素
helieudesmanolide A　向日葵桉烷内酯 A
heligenins A, B　山芝麻孕甾素 A、B
helikauranoside A　向日葵贝壳杉苷 A
heliobuphthalmin　牛眼赛菊芋素
heliobuphthalmin lactone　天芥牛眼菊内酯
heliohoustine　日熊耳草碱
heliopsine　赛菊芋碱
helioscopinins A ～ D　泽漆新鞣质 A ～ D
2α-helioscopinolide B　2α- 泽漆内酯 B
helioscopinolides A ～ E　泽漆内酯 A ～ E
helioscopiol　泽漆醇
helioside C　太阳草苷 C
heliosin　泽漆新苷
heliosupine　天芥菜品碱
heliosupine *N*-oxide　天芥菜品碱 *N*- 氧化物
heliotridine　天芥菜定
heliotrine　天芥菜碱
heliotropamide　天芥菜酰胺
heliotropine (piperonal)　向日葵素 (胡椒醛、天芥菜精)
heliotropinones A, B　天芥菜酮 A、B
heliotropium base　天芥菜属碱
helioxanthin　赛菊宁黄质
helipyrone　蜡菊吡喃酮
helivypolides A ～ E　变种向日葵内酯 A ～ E
hellardine　核拉定
helleborein　嚏根草灵 (嚏根草毒苷)
helleborin　嚏根草毒素
helleborine　铁筷子碱
helleborus base V　铁筷子属碱 V
hellebrigenin (bufotalidin, gellebrigenin)　铁筷子苷元 (华蟾蜍素、蟾蜍它里定、蟾毒它里定、嚏根草苷元)
hellebrigenin-3-acetate　乙酰铁筷子苷元
hellebrigenin-3-*O*-β-D-glucopyranoside　铁筷子苷元 -3-*O*-β-D- 吡喃葡萄糖苷
hellebrigenol　嚏根草醇
hellebrin (corelborin)　铁筷子素 (嚏根草苷)
hellicoside　车前酯苷

helminthosporal 根长蠕孢菌醛

helminthosporin 长孺孢素 (三羟甲基蒽醌)

helminthosporol 长蠕孢菌醛醇

heloniogenin 胡麻草皂元 (胡麻花皂苷元)

heloniosides A, B 胡麻花皂苷 (胡麻花苷、海洛因苷) A、B

helveticoside (erysimin, erysimotoxin) 黄白糖芥苷 (黄草次苷、糖芥苷、糖芥毒苷)

helveticosol 黄白糖芥醇苷

hemagglutinin 血凝集素 (血凝素)

hemanthidine (haemanthidine, pancratine) 网球花定

hematin 血色素

hematine (haematine, haematine crystal) 苏木精 (苏木紫)

hematoporphyrin 血卟啉

hematoxylin (haematoxyllin) 苏木素

hemerocal 黄花蒽醌

hemerocallal A 萱草萜 A

hemerocallin 萱草根素 (萱草素)

hemerocallone 萱草酮

hemerocalloside 萱草苷

hemerythrin 蚯蚓血红蛋白

hemialboside 短柄野芝麻半萜苷

hemiariensin (dihydrocubebin-4-acetate) 二氢荜澄茄脂素 -4- 乙酸酯

hemicatalepsy 半纤维素酶

hemicellulose 半纤维素

hemicellulose A-2 半纤维素 A-2

hemicellulosic polysaccharides 半纤维素多糖

hemidesmins 1, 2 印度杠柳素 1、2

hemigossypol 半棉酚

hemin 氯化血红素

hemipholin [(2*S*)-naringenin-6-*C*-β-D-glucopyranoside] 半皮桉苷 [半蒎苷、(2*S*)- 柚皮素 -6-*C*-β-D- 吡喃葡萄糖苷]

m-hemipinic acid 间 -4, 5- 二甲氧基 -1, 2- 苯二甲酸

hemisceramide 泥胡鞘胺醇

hemislienoside 泥胡木烯苷

hemistepsins A, B 泥胡菜素 A、B

hemistriterpene ether 泥胡三萜醚

hemitoxiferine Ⅰ 半毒马钱碱 Ⅰ

hemocyanin 血蓝蛋白

hemoglobin 血红蛋白

hemolymph protein 血淋巴蛋白

hemolysin 溶血素

hemoside 华萝藦苷

hemsamabilinins A, B 雪胆甲素苷、雪胆乙素苷

hemsgiganoside B 巨花雪胆苷 (巨花雪胆皂苷) B

hemslecin A-2-*O*-β-D-glucopyranoside 雪胆素 A-2-*O*-β-D- 吡喃葡萄糖苷

hemslecins A, B (curcurbitacins Ⅱ a, Ⅱ b) 雪胆素甲、乙 (葫芦素 Ⅱ a、Ⅱ b)

hemsleyaconitines A ~ G 瓜叶乌头尼亭 (瓜叶乌头碱) A ~ G

hemsleyanines A ~ G 瓜叶乌宁 (瓜叶乌头宁) A ~ G

hemsleyatine 瓜叶乌头亭

hemslonin A 雪胆皂苷 A

hemsloside G_2 methyl ester 雪胆皂苷 G_2 甲酯

hemsloside Ma_2 (momordin Ⅱ e) 雪胆苷 Ma_2 (木鳖子皂苷 Ⅱ e)

hemslosides G_1, G_2, H_1, Ma_1 ~ Ma_5 雪胆苷 G_1、G_2、H_1、Ma_1 ~ Ma_5

hendecanoic acid (undecylic acid, undecanoic acid) 十一酸

henderine 尼泊尔黄堇碱

syn-heneicos-4, 6-diol *syn*- 二十一碳 -4, 6- 二醇

heneicosane 二十一烷

n-heneicosane 正二十一烷

(6*R*, 8*S*)-heneicosanediol (6*R*, 8*S*)- 二十一碳二醇

1-heneicosanoic acid 1- 二十一酸

heneicosanoic acid 二十一酸

n-heneicosanoic acid 正二十一酸

1-heneicosanol 1- 二十一醇

n-heneicosanol 正二十一醇

heneicosanol tetracosanoate 二十四酸二十一醇酯

2-*n*-heneicosanyl-5, 7-dihydroxy-6, 8-dimethyl chromone 2- 正二十一烷基 -5, 7- 二羟基 -6, 8- 二甲基色原酮

heneicosapentaenoic acid 二十一碳五烯酸

10-heneicosene 10- 二十一烯

heneicosene 二十一烯

heneicosyl caffeate 咖啡酸二十一醇酯

heneicosyl ferulate 阿魏酸二十一醇酯

5-heneicosyl-1, 3-dihydroxybenzene　5- 二十一烷基 -1, 3- 二羟基苯 (5- 二十一烷基间苯二酚)

henna (lawsone, 2-hydroxy-1, 4-naphthoquinone)　散沫花素 (散沫花醌、2- 羟基 -1, 4- 萘醌、指甲花醌)

hennadiol　散沫花萜二醇

henningsamine　亨宁萨胺

henningsoline　亨宁扫灵 (亨氏马钱醇碱、核扫灵)

henricin　翼梗五味子素

henricine　翼梗五味子木脂素

henricine A　翼梗五味子木脂素甲

henrilabdanes A ～ C　宽叶金粟兰半日花烷 A ～ C

henriols A ～ D　宽叶金粟兰醇 A ～ D

henrydione　鄂西香茶菜二酮

henryin (reniformin A)　红茴香素 (肾形香茶菜甲素)

henryiosides A ～ E　管花鹿药苷 A ～ E

henryoside　鄂西香茶菜苷 (巴东荚蒾苷)

henryoside-6′-*O*-β-D-glucopyranoside　鄂西香茶菜苷 -6′-*O*-β-D- 吡喃葡萄糖苷

1-hentetracontanol　1- 四十一醇

hentriacontane　三十一烷

n-hentriacontane　正三十一烷

(6*R*, 8*S*)-hentriacontanediol　(6*R*, 8*S*)- 三十一碳二醇

(8*R*, 10*S*)-hentriacontanediol　(8*R*, 10*S*)- 三十一碳二醇

hentriacontanoic acid　三十一酸

16-hentriacontanol　16- 三十一醇

1-hentriacontanol　1- 三十一醇

6-hentriacontanol　6- 三十一醇

hentriacontanol　三十一醇

n-hentriacontanol　正三十一醇

16-hentriacontanone　16- 三十一酮

hentriacontanone　三十一酮

hentriacontanyl triacontanoate　三十酸三十一醇酯

heparin　肝素

hepatoxin　河豚肝脏毒素

hept-(4*Z*)-en-2-ol acetate　庚 -(4*Z*)- 烯 -2- 醇乙酸酯

hept-(4*Z*)-en-2-ol butanoate　庚 -(4*Z*)- 烯 -2- 醇丁酸酯

hept-(4*Z*)-en-2-ol pentanoate　庚 -(4*Z*)- 烯 -2- 醇戊酸酯

hept-(4*Z*)-en-2-ol-3-methyl butanoate　庚 -(4*Z*)- 烯 -2- 醇 -3- 甲基丁酸酯

(2*Z*, 5*E*)-hept-2, 5-dien-dioic acid　(2*Z*, 5*E*)- 庚 -2, 5- 二烯二酸

hept-2-one　庚 -2- 酮

heptacene　并七苯

heptachlor epoxide (2, 3, 4, 5, 6, 7, 7-heptachloro-1a, 1b, 5, 5a, 6, 6a-hexahydro-2, 5-methylene-2*H*-indeno[1, 2-*b*]oxirene)　2, 3, 4, 5, 6, 7, 7- 七氯 -1a, 1b, 5, 5a, 6, 6a- 六氢 -2, 5- 亚甲基 -2*H*- 茚并 [1, 2-*b*] 环氧乙烯

1^4, 1^5, 1^6, 3, 3, 4^2, 4^3-heptachloro-1 (1, 3), 4 (1, 4)-dibenzenacycloheptaphane　1^4, 1^5, 1^6, 3, 3, 4^2, 4^3- 七氯 -1 (1, 3), 4 (1, 4)- 二苯杂环七蕃

heptacos-3-en-25-one　3- 二十六烯 -25- 酮

heptacosan-14-β-ol　二十七烷 -14-β- 醇

heptacosane　二十七烷

n-heptacosane　正二十七烷

(6*R*, 8*S*)-heptacosanediol　(6*R*, 8*S*)- 二十七碳二醇

(8*R*, 10*S*)-heptacosanediol　(8*R*, 10*S*)- 二十七碳二醇

heptacosanoic acid　二十七酸

n-heptacosanoic acid　正二十七酸

14-heptacosanol　14- 二十七醇

1-heptacosanol　1- 二十七醇

2-heptacosanol　2- 二十七醇

heptacosanol　二十七醇

n-heptacosanol　正二十七醇

2-heptacosanone　2- 二十七酮

heptacosanone　二十七酮

14-heptacosanone (myristone)　14- 二十七酮 (肉豆蔻酮)

heptacosyl ferulate　阿魏酸二十七醇酯

heptacosyl heptacosanoate　二十七酸二十七醇酯

heptacosyl melissate　蜂花酸二十七醇酯

heptadec-(2*E*, 8*E*, 10*E*, 16)-tetraen-4, 6-diyne　十七碳 -(2*E*, 8*E*, 10*E*, 16)- 四烯 -4, 6- 二炔

(8*S*)-heptadec-(2*Z*, 9*Z*)-dien-4, 6-diyn-1, 8-diol　(8*S*)- 十七碳 -(2*Z*, 9*Z*)- 二烯 -4, 6- 二炔 -1, 8- 二醇

heptadec-1, 7, 9-trien-11, 13, 15-triyne　十七碳 -1, 7, 9- 三烯 -11, 13, 15- 三炔

(8*Z*, 15*Z*)-heptadec-1, 8, 15-trien-11, 13-diyne　(8*Z*, 15*Z*)- 十七碳 -1, 8, 15- 三烯 -11, 13- 二炔

(8*E*)-heptadec-1, 8-dien-4, 6-diyn-3, 10-diol　(8*E*)- 十七碳 -1, 8- 二烯 -4, 6- 二炔 -3, 10- 二醇

heptadec-1, 8-dien-4, 6-diyn-3, 10-diol　十七碳 -1, 8- 二烯 -4, 6- 二炔 -3, 10- 二醇

5-(heptadec-12-enyl) resorcinol　5-(十七碳 -12- 烯基) 间苯二酚

heptadec-1-en-4, 6-diyn-3, 9-diol 十七碳 -1- 烯 -4, 6- 二炔 -3, 9- 二醇

heptadec-1-en-9, 10-epoxy-4, 6-diyn-3, 8-diol 十七碳 -1- 烯 -9, 10- 环氧 -4, 6- 二炔 -3, 8- 二醇

5-[(*Z*)-heptadec-8-enyl]resorcinol 5-[(*Z*)- 十七碳 -8- 烯基] 树脂苔黑酚

[3-(10*Z*, 13*E*)-10, 13-heptadecadien-1-yl]-1, 2-benzenediol [3-(10*Z*, 13*E*)-10, 13- 十七碳二烯 -1- 基]-1, 2- 苯二酚

(8*E*)-1, 8-heptadecadien-4, 6-diyn-3, 10-diol (8*E*)-1, 8- 十七碳二烯 -4, 6- 二炔 -3, 10- 二醇

(9*Z*)-1, 9-heptadecadien-4, 6-diyn-3, 8, 11-triol (9*Z*)-1, 9- 十七碳二烯 -4, 6- 二炔 -3, 8, 11- 三醇

(8*Z*, 11*Z*)-heptadecadienal (8*Z*, 11*Z*)- 十七碳二烯醛

6, 9-heptadecadiene 6, 9- 十七碳二烯

(10′*Z*, 13′*E*)-heptadecadienyl hydroquinone (10′*Z*, 13′*E*)- 十七碳二烯氢醌

5-[(8′*Z*, 11′*Z*)-heptadecadienyl]resorcinol 5-[(8′*Z*, 11′*Z*)- 十七碳二烯基] 树脂苔黑酚

heptadecane 十七烷

n-heptadecane 正十七烷

n-heptadecanoic acid (margaric acid, daturic acid) 正十七酸 (珠光脂酸、曼陀罗酸)

1-heptadecanol 1- 十七醇

9-heptadecanol 9- 十七醇

heptadecanol 十七醇

n-heptadecanol 正十七醇

2-heptadecanone 2- 十七酮

(*Z*, *Z*, *Z*)-1, 8, 11, 14-heptadecatetraene (*Z*, *Z*, *Z*)-1, 8, 11, 14- 十七碳四烯

1, 7, 9-heptadecatrien-11, 13, 15-triyne 1, 7, 9- 十七碳三烯 -11, 13, 15- 三炔

8, 11, 14-heptadecatrienal 8, 11, 14- 十七碳三烯醛

(*Z*, *Z*)-1, 8, 11-heptadecatriene (*Z*, *Z*)-1, 8, 11- 十七碳三烯

heptadecatriene 十七碳三烯

(10′*Z*, 13′*E*, 15′*E*)-heptadecatrienyl hydroquinone (10′*Z*, 13′*E*, 15′*E*)- 十七碳三烯氢醌

3-(10*Z*)-10-heptadecen-1, 2-benzenediol 3-(10*Z*)-10- 十七烯 -1, 2- 苯二酚

1-heptadecen-11, 13-diyn-8, 9, 10-triol 1- 十七烯 -11, 13- 二炔 -8, 9, 10- 三醇

9-heptadecen-1-ol 9- 十七烯 -1- 醇

(*E*)-15-heptadecenal (*E*)-15- 十七烯醛

8-heptadecenal 8- 十七烯醛

1-heptadecene 1- 十七烯

7-heptadecene 7- 十七烯

8-heptadecene 8- 十七烯

n-heptadecene 正十七烯

heptadecenoic acid 十七烯酸

(10′Z)-heptadecenyl hydroquinone (10′Z)- 十七烯氢醌

6-heptadecenyl salicylic acid 6- 十七烯醇基水杨酸

3-(14′-heptadecenyl) phenol 3-(14′- 十七烯基) 酚

5-[(11′*Z*)-heptadecenyl]resorcinol 5-[(11′*Z*)- 十七烯基] 树脂苔黑酚

5-[(8′*Z*)-heptadecenyl]resorcinol 5-[(8′*Z*)- 十七烯基] 树脂苔黑酚

cis-1, 9, 16-heptadectrien-4, 6-diyn-3, 8-diol 顺式 -1, 9, 16- 十七碳三烯 -4, 6- 二炔 -3, 8- 二醇

3-heptadecyl catechol 3- 十七烷基儿茶酚

2-*n*-heptadecyl-5, 7-dihydroxy-6, 8-dimethyl chromone 2- 正十七烷基 -5, 7- 二羟基 -6, 8- 二甲基色原酮

12-heptadecyn-1-ol 12- 十七炔 -1- 醇

2, 4-heptadienal 2, 4- 庚二烯醛

trans-2, 4-heptadienal 反式 -2, 4- 庚二烯醛

1, 4-heptadiene 1, 4- 庚二烯

2, 4-heptadithiol 2, 4- 庚二硫醇

heptahelicene 七螺旋烃

5, 7, 4′, 5″, 7″, 3‴, 4‴-heptahydroxy[3, 8″]biflavanone 5, 7, 4′, 5″, 7″, 3‴, 4‴- 七羟基 [3, 8″] 二黄烷酮

1β, 2β, 3β, 4β, 5β, 22ξ, 26-heptahydroxy-22-*O*-methyl-26-*O*-β-D-glucopyranosyl-(25*R*)-5β-furost-5-*O*-β-D-glucopyranoside 1β, 2β, 3β, 4β, 5β, 22ξ, 26- 七羟基 -22-*O*- 甲基 -26-*O*-β-D- 吡喃葡萄糖基 -(25*R*)-5β- 呋甾 -5-*O*-β-D- 吡喃葡萄糖苷

1α, 2α, 4β, 6β, 8α, 9α, 13-heptahydroxy-β-dihydroagarofuran 1α, 2α, 4β, 6β, 8α, 9β, 13- 七羟基 -β- 二氢沉香呋喃

heptaibin 庚霉素

γ-heptalactone γ- 庚内酯

heptaldehyde (heptanal) 庚醛

n-heptaldehyde (*n*-heptanal) 正庚醛

heptalene 并庚轮 (并庚轮烯、并庚熳环、庚塔烯)

3′, 4′, 6′, 2″, 3″, 4″, 5″-heptamethoxy-1, 3-diketochalcone 3′, 4′, 6′, 2″, 3″, 4″, 5″- 七甲氧基 -1, 3- 二甲酮基查耳酮

5, 6, 7, 2′, 3′, 4′, 5′-heptamethoxyflavanone 5, 6, 7, 2′, 3′, 4′, 5′- 七甲氧基黄烷酮

heptamethoxyflavanone　七甲氧基黄烷酮

3, 3′, 4′, 5, 6, 7, 8-heptamethoxyflavone　3, 3′, 4′, 5, 6, 7, 8- 七甲氧基黄酮

3, 5, 6, 7, 3′, 4′, 5′-heptamethoxyflavone　3, 5, 6, 7, 3′, 4′, 5′- 六甲氧基黄酮

3, 5, 6, 7, 8, 3′, 4′-heptamethoxyflavone　3, 5, 6, 7, 8, 3′, 4′- 七甲氧基黄酮

5, 6, 7, 8, 3′, 4′, 5′-heptamethoxyflavone　5, 6, 7, 8, 3′, 4′, 5′- 七甲氧基黄酮

heptamethoxyflavone　七甲氧基黄酮

5, 6, 7, 8, 2′, 4′, 5′-heptamethoxyflavone (agecorynin C)　5, 6, 7, 8, 2′, 4′, 5′- 七甲氧基黄酮 (伞房花序藿香蓟素 C)

heptanal (heptaldehyde)　庚醛

n-heptanal (*n*-heptaldehyde)　正庚醛

heptane　庚烷

n-heptane　正庚烷

heptane-2-thiol　庚烷 -2- 硫醇

1, 7-heptanedicarbonylic acid (anchoic acid, azelaic acid, 1, 9-nonanedioic acid, lepargylic acid)　1, 7- 庚二甲酸 (杜鹃花酸、1, 9- 壬二酸、壬二酸)

heptanedioic acid (pimelic acid)　庚二酸

heptanenitrile　庚腈

heptanoic acid (enanthic acid)　庚酸

2-heptanol　2- 庚醇

n-heptanol　正庚醇

heptanol (heptyl alcohol)　庚醇

2-heptanone　2- 庚酮

3-heptanone　3- 庚酮

heptanone　庚酮

heptanoyl　庚酰基

heptaphene　七芬

heptaphylline　七叶黄皮碱

heptatriacontane　三十七烷

n-heptatriacontanoic acid　正三十七酸

(2*S*)-1-*O*-heptatriacontanoyl glycerol　(2*S*)-1-*O*- 三十七酰基甘油

heptatriacontanyl eicosanoate　三十七醇二十酸酯

1-heptatriacotanol　1- 三十七醇

heptazoline　七叶黄皮唑碱

heptdamoside A　鹅掌柴达玛苷 A

α-(5-hepten-1, 3-diyn-1-yl)-2′-(1, 2-dihydroxyethyl) thiophene　α-(5- 庚烯 -1, 3- 二炔 -1- 基)-2′-(1, 2- 二羟基乙基) 噻吩

(3*E*)-3-hepten-2-one　(3*E*)-3- 庚烯 -2- 酮

(*E*)-3-hepten-2-thiol　(*E*)-3- 庚烯 -2- 硫醇

(*E*)-4-hepten-2-thiol　(*E*)-4- 庚烯 -2- 硫醇

(*Z*)-4-hepten-2-thiol　(*Z*)-4- 庚烯 -2- 硫醇

1-hepten-3-one　1- 庚烯 -3- 酮

6-hepten-3-one　6- 庚烯 -3- 酮

(*E*)-2-heptenal　(*E*)-2- 庚烯醛

(*Z*)-2-heptenal　(*Z*)-2- 庚烯醛

2-heptenal　2- 庚烯醛

α-heptenal　α- 庚烯醛

2-heptenoic acid　2- 庚烯酸

3-heptenoic acid　3- 庚烯酸

heptenol　庚烯醇

β-heptenol　β- 庚烯醇

γ-heptenol　γ- 庚烯醇

1, 2, 2′, 3, 3′, 4′, 6-hept-*O*-acetyl-6′-*O*-tosyl-α-cellobiose (2, 3, 4-tri-*O*-acetyl-6-*O*-tosyl-β-D-glucopyranosyl-(1 → 4)-1, 2, 3, 6-tetra-*O*-acetyl-α-D-glucopyranose)　1, 2, 2′, 3, 3′, 4′, 6- 七 -*O*- 乙酰基 -6′-*O*- 对甲苯磺酰基 -α- 纤维二糖 (2, 3, 4- 三 -*O*- 乙酰基 -6-*O*- 对甲苯磺酰基 -β-D- 吡喃葡萄糖基 -(1 → 4)-1, 2, 3, 6- 四 -*O*- 乙酰基 -α-D- 吡喃葡萄糖)

heptoglobulin　肝球蛋白

heptoleosides A ～ D　鸭脚木萜苷 A ～ D

heptose　庚糖

heptulose　庚酮糖

2-heptyl acetate　2- 庚醇乙酸酯

heptyl acetate　庚醇乙酸酯

heptyl alcohol (heptanol)　庚醇

heptyl ethyl ether　庚基乙基醚

1-(3-heptyl oxiranyl) oct-7-en-2, 4-diyn-1, 6-diol　1-(3- 庚环氧乙基) 辛 -7- 烯 -2, 4- 二炔 -1, 6- 二醇

8-heptyl pentadecane　8- 庚基十五烷

3-heptyl phenol　3- 庚基苯酚

heptyl *p*-hydroxybenzoate　对羟基苯甲酸庚酯

6-heptyl tetrahydro-2*H*-pyran-2-one　6- 庚基四氢 -2*H*- 吡喃 -2- 酮

3-heptyl-1, 6, 8-trihydroxy-isochroman-7-carboxylic acid　3- 庚基 -1, 6, 8- 三羟基异苯并二氢吡喃 -7- 甲酸

2-*n*-heptyl-4-methoxyquinoline　2- 正庚基 -4- 甲氧基喹啉碱

5-heptyldihydro-2 (3*H*)-furanone　5- 庚基二氢 -2 (3*H*)- 呋喃酮

heraclenin (prangenin) 独活内酯 (白芷属素、独活素、栓翅芹内酯)

(–)-heraclenol (–)- 独活属醇

(*R*)-heraclenol (*R*)- 白芷属脑 [(*R*)- 独活属醇、(*R*)- 独活醇]

heraclenol 独活属醇 (独活醇、白芷属脑)

heraclenol-3′-methyl ether 独活属醇 -3′- 甲基醚

heraclin (bergaptene, bergaptol methyl ether, bergapten, majudin) 佛手柑内酯 (香柠檬内酯、佛手内酯、佛手醇甲醚)

heramandiol 防风酶双醇

heratomin 新独活素

heratomol-6-*O*-β-D-glucopyranoside 汤姆森独活酚 -6-*O*-β-D- 吡喃葡萄糖苷

herbaceine 核瑟因

herbacetin (8-hydroxykaempferol) 蜀葵苷元 (草质素、草棉黄素、草棉素、8- 羟山柰酚)

herbacetin-3-*O*-α-L-arabinopyranoside-8-*O*-β-D-xylopyranoside 蜀葵苷元 -3-*O*-α-L- 吡喃阿拉伯糖苷 -8-*O*-β-D- 吡喃木糖苷

herbacetin-3-*O*-α-L-rhamnopyranoside-8-*O*-α-D-lyxopyranoside 蜀葵苷元 -3-*O*-α-L- 吡喃鼠李糖苷 -8-*O*-α-D- 吡喃来苏糖苷

herbacetin-3-*O*-β-D-glucopyranoside-8-*O*-α-L-arabinopyranoside 蜀葵苷元 -3-*O*-β-D- 吡喃葡萄糖苷 -8-*O*-α-L- 吡喃阿拉伯糖苷

herbacetin-3-β-D-(2-*O*-β-D-diglucopyranoside)-8-β-D-glucopyranoside 蜀葵苷元 -3-β-D-(2-*O*-β-D- 双吡喃葡萄糖苷)-8-β-D- 吡喃葡萄糖苷

herbacetin-7-*O*-α-L-rhamnopyranoside (rhodionin) 草质素 -7-*O*-α-L- 吡喃鼠李糖苷 (红景天宁)

herbacetin-7-β-D-glucopyranoside 蜀葵苷元 -7-β-D- 吡喃葡萄糖苷

herbacetin-8-methyl ester-3, 7-di-*O*-β-D-glucopyranoside 8- 甲酯蜀葵苷元 -3, 7- 二 -*O*-β-D- 吡喃葡萄糖苷

herbacetin-8-methyl ether (sexangularetin) 蜀葵苷元 -8- 甲醚 (六角景天素、六棱景天素)

herbacetin-8-*O*-glucuronide 蜀葵苷元 -8-*O*- 葡萄糖醛酸苷

herbacetin-8-*O*-α-D-lyxopyranoside 蜀葵苷元 -8-*O*-α-D- 来苏糖苷

herbacetin-8-*O*-β-D-xylopyranoside 蜀葵苷元 -8-*O*-β-D- 吡喃木糖苷

herbacin 蜀葵苷

herbacitrin (isoarticulatin) 草棉苷 (异问荆色苷)

herbaine 核白因

herbaline 核巴灵

herbarins A, B 多主枝孢素 A、B

herbarumins Ⅰ～Ⅲ 草茎点霉素 Ⅰ～Ⅲ

β-herbertenol β- 叉叶苔醇

herbipoline 核坡灵

herclavine 核拉文

herculin 南美花椒酰胺 (棒状花椒酰胺)

hercynine 核新宁

hericene A 猴头菌烯 A

hericenols A ～ D 猴头菌酚 A ～ D

hericenones A ～ J 猴头菌酮 A ～ J

hericerin 猴头菌碱

hericerin A 猴头菌碱 A

hericium polysaccharide 猴头多糖 (猴头菇多糖)

herierins Ⅲ , Ⅳ 猴菇菌素 Ⅲ、Ⅳ

heriguard (3-*O*-caffeoyl quinic acid) 米仔银叶树酸 (3-*O*- 咖啡酰奎宁酸)

heritonin 银叶树宁

hermitamides A, B 和密特酰胺 A、B

hernancorizin 和门克里素

hernandaline 莲叶桐灵

(+)-hernandaline (+)- 莲叶桐林碱

hernandezine (thalicsimine) 海兰地嗪 (鹤氏唐松草碱、白蓬草辛敏碱)

hernandia base 莲叶桐属碱

hernandifoline 汝兰叶碱

hernandin 莲叶桐脂素

hernandine 莲叶桐脂碱 (汝兰碱)

hernandoline 汝兰酮碱 (桐叶千金藤诺林碱)

hernandolinol 汝兰醇碱 (桐叶千金藤醇碱)

hernandonine 莲叶酮宁

hernandulcin 甜蛇草素

hernangerine (nandigerine) 莲叶桐格碱 (莲叶桐碱、南地任)

hernanol 莲叶桐醇

hernanymphine 莲叶桐素

herniarin (7-methoxycoumarin) 脱肠草素 (治疝草素、7- 甲氧基香豆素)

hernolactone 莲叶桐内酯

(–)-hernone (–)- 莲叶桐酮

hernovine 莲叶桐文 (莲叶桐文碱、莲叶酮种碱)
(+)-hernovine (+)- 莲叶桐文碱
herpestine 核佩斯亭
herpetal 波棱醛
herpetetraol 波棱四醇
herpetols B, C 波棱瓜脂醇 B、C
herpetone 波棱酮
herpetoriol 波棱瓜三醇
herpetriol 波棱三醇
herqulines A, B 郝青霉灵 A、B
hersaponin 假马齿苋皂宁
hervelines A ～ D 莲叶桐林碱 A ～ D
hervine 核文
hesperetin (hesperitin) 橙皮素 (橙皮苷元)
hesperetin-5-*O*-glucoside 橙皮素 -5-*O*- 葡萄糖苷
hesperetin-5-β-D-glucopyranoside 橙皮素 -5-β-D- 吡喃葡萄糖苷
hesperetin-7-*O*-[β-D-glucopyranosyl-(1→3)]-β-D-glucopyranoside 橙皮素 -7-*O*-[β-D- 吡喃葡萄糖基 -(1→3)]-β-D- 吡喃葡萄糖苷
hesperetin-7-*O*-rutinoside (hesperidin, cirmtin, hesperetin-7-rhamnoglucoside) 橙皮素 -7-*O*- 芸香糖苷 (橙皮苷、陈皮苷、橘皮苷、橙皮素 -7-*O*- 鼠李葡萄糖苷)
hesperetin-7-*O*-α-glucoside 橙皮素 -7-*O*-α- 葡萄糖苷
hesperetin-7-*O*-β-D-glucoside 橙皮素 -7-*O*-β-D- 葡萄糖苷
(2*S*)-hesperetin-7-*O*-β-D-glucuronopyranoside (2*S*)-橙皮素 -7-*O*-β-D- 吡喃葡萄糖醛苷
hesperidin (cirmtin, hesperetin-7-*O*-rutinoside, hesperetin-7-rhamnoglucoside) 橙皮苷 (陈皮苷、橘皮苷、橙皮素 -7-*O*- 芸香糖苷、橙皮素 -7-*O*- 鼠李葡萄糖苷)
hesperidin methyl chalcone 甲基橙皮苷查耳酮
hesperin (6-methyl sulfinyl hexyl isothiocyanate) 香花芥素 (6- 甲基亚磺酰己基异硫氰酸酯)
hesperitin (hesperetin) 橙皮苷元 (橙皮素)
hesperitin-7-*O*-β-D-glucopyranoside 橙皮苷元 -7-*O*-β-D- 吡喃葡萄糖苷
hesperitinic acid 橙皮酸
hesseltin A 赫塞青霉素 A
heteraltaic acid 阿尔泰狗娃花酸
heteratisine 异叶乌头碱 (异叶乌头替素)
heteroauxin 杂茁长素
heterochinine (heteroquinine) 杂奎宁
heteroclitins A ～ G 异形南五味子素 A ～ G
heteroconessine 杂锥丝碱
heterodendrin (2-glucopyranosyloxy-3-methyl butyronitrile) 生氰苷 (大麦氰苷、鹧鹄木苷、2- 吡喃葡萄糖氧基 -3- 甲基丁腈)
heterodianthrone 混二蒽酮
heterodontoside 异齿红景天苷
heterogalactan 杂半乳聚糖
heterogenosides A ～ E 黑腺珍珠菜苷 A ～ E
heteroglycan 杂葡聚糖
heterolignan 益母草木脂素
heteromines A, B 醉魂藤碱 A、B
heteromonocyclic ring 单杂 (熳) 环
heteronones A, B 益母草萜酮 A、B
heteropappussaponins 5 ～ 8 狗娃花皂苷 5 ～ 8
heteropeucenin-5-methoxy-7-methyl ether 异瓣前胡宁 -5- 甲氧基 -7- 甲醚
heteropeucenin-7-methyl ether 异瓣前胡宁 -7- 甲醚
heterophyllic acid 翻白叶树酸
heterophyllidine 异叶乌头非定
heterophylliins A ～ D 榛叶素 (榛鞣质、榛子素) A ～ D
heterophylline 异叶乌头林碱 (异叶乌头非灵)
heterophyllins A ～ D 太子参环肽 A ～ D
heterophyllisine 异叶乌头非素
heterophylloidine 异叶乌头定碱 (异叶乌头洛定)
heterophyllosides A ～ C 翻白叶树苷 A ～ C
heteropolysaccharides AH-1, AH-2, F 杂多糖 AH-1、AH-2、F
heteroquinine (heterochinine) 杂奎宁
heterotropan 高雄细辛素
heterotropatrione 高尾细辛三酮
heteroxanthine 杂黄质
hetidine 海替定 (异叶乌头定)
hetisan-2α, 11α, 13β-triol 海替生 -2α, 11α, 13β- 三醇
hetisine 核替生 (异叶乌头素)
hetisinone (dehydrohetisine) 核替生酮 (脱氢异叶乌头素、脱氢核替生)
hetranthin A 河川木蓝素 A
heudelotinone 拟蓖麻酮

heveaflavone 橡胶树双黄酮

hex-(4*Z*)-en-1-ol acetate 己 -(4*Z*)- 烯 -1- 醇乙酸酯

hex-(4*Z*)-en-1-ol butanoate 己 -(4*Z*)- 烯 -1- 醇丁酸酯

hex-(4*Z*)-en-1-ol pentanoate 己 -(4*Z*)- 烯 -1- 醇戊酸酯

hex-(4*Z*)-en-1-ol-3-methyl butanoate 己 -(4*Z*)- 烯 -1- 醇 -3- 甲基丁酸酯

hex-1, 3-dien-5-yne 己 -1, 3- 二烯 -5- 炔

(*E*)-hex-1-enoic acid (*E*)-1- 己烯酸

(2*S*, 3*S*, 4*R*)-hex-2, 3, 4-triol (2*S*, 3*S*, 4*R*)- 己 -2, 3, 4- 三醇

hex-2, 4-diene 己 -2, 4- 二烯

2-(hex-2, 4-diynyl)-1, 6-dioxaspiro[4.4]non-3-ene 2-(己 -2, 4- 二炔基)-1, 6- 二氧螺 [4.4]-3- 壬烯

trans-hex-2-enal 反式 - 己 -2- 烯醛

hex-2-ene 己 -2- 烯

hex-3-en-1-hydroxy-1-*O*-β-D-glucopyranoside 己 -3- 烯 -1- 羟基 -1-*O*-β-D- 吡喃葡萄糖苷

(*Z*)-hex-3-en-1-hydroxy-β-D-xylopyranosyl-(1→6)-β-D-glucopyranoside (*Z*)- 己 -3- 烯 -1- 羟基 -β-D- 木糖基 -(1 → 6)-β-D- 吡喃葡萄糖苷

cis-hex-3-en-1-ol (3-*cis*-hexenol, leaf alcohol) 顺式 - 己 -3- 烯 -1- 醇 (3- 顺式 - 己烯醇、叶醇)

trans-hex-3-enal 叶醛

2-hex-4-enone 2- 己烯 -4- 酮

hexaacetyl catalpol 六乙酰基梓醇

hexaacetyl-6-vaniloyl catalpol 六乙酰基 -6- 香草酰基梓醇

hexaalbaspidin 六环白绵马素

1, 2, 3, 4, 5, 6-hexaazacyclopenta[*cd*]pentalene 1, 2, 3, 4, 5, 6- 六氮杂环戊熳 [*cd*] 并戊轮

hexacene 并六苯

1, 1, 1, 7, 7, 7-hexachloro-2, 6-dihydroxyheptan-4-one 1, 1, 1, 7, 7, 7- 六氯 -2, 6- 二羟基 -4- 庚酮

hexaconsan-3, 6-diol-12-oic acid 二十六碳 -3, 6- 二醇 -12- 酸

n-hexacontane 正六十烷

n-hexacos-5, 8, 11-trienoic acid 正二十六碳 -5, 8, 11- 三烯酸

hexacosan-1-ol 二十六烷 -1- 醇

hexacosane 二十六烷

n-hexacosane 正二十六烷

n-hexacosanoic acid 正二十六酸

hexacosanoic acid (cerotic acid) 二十六酸 (蜡酸)

n-hexacosanol 正二十六醇

hexacosanol (ceryl alcohol) 二十六醇 (蜡醇)

hexacosanol arachidate 二十六醇花生酸酯

hexacosanol octanoate 二十六醇辛酸酯

hexacosanol oleate 二十六醇油酸酯

hexacosanol palmitate 二十六醇棕榈酸酯

hexacosanol stearate 二十六醇硬脂酸酯

n-hexacosanyl arachidate 花生酸正二十六醇酯

n-hexacosanyl isovalerate 异戊酸正二十六醇酯

hexacosene 二十六烯

hexacosenoic acid 二十六烯酸

hexacosyl alcohol 二十六烷醇

hexacosyl caffeate 咖啡酸二十六醇酯

hexacosyl ferulate 阿魏酸二十六醇酯

hexacosyl *trans*-ferulate 反式 - 阿魏酸二十六醇酯

hexacyclinol 己环醇

hexacyclo[15.3.2.$2^{3,7}$.$1^{2,12}$.$0^{13,21}$.$0^{11,25}$]pentacosane 六环 [15.3.2.$2^{3,7}$.$1^{2,12}$.$0^{13,21}$.$0^{11,25}$] 二十五烷

cis-hexadec-11-en-7, 9-diynoic acid 顺式 - 十六碳 -11- 烯 -7, 9- 二炔酸

(2*S*)-1-*O*-hexadec-4″, 7″, 10″, 13″-tetraenoyl-3-*O*-β-galactopyranosyl glycerol (2*S*)-1-*O*- 十六碳 -4″, 7″, 10″, 13″- 四烯酰基 -3-*O*-β- 吡喃半乳糖基甘油

hexadec-9-enoic acid 十六碳 -9- 烯酸

(*Z*, *Z*)-8, 10-hexadecadien-1-ol (*Z*, *Z*)-8, 10- 十六碳二烯 -1- 醇

(*Z*, *E*)-7, 11-hexadecadien-1-ol acetate (*Z*, *E*)-7, 11- 十六碳二烯 -1- 醇乙酸酯

2, 4-hexadecadienoic acid 2, 4- 十六碳二烯酸

hexadecadienoic acid 十六碳二烯酸

hexadecamethyl-cyclooctasiloxane 十六甲基八环硅氧烷

hexadecanal (palmitaldehyde) 十六醛 (棕榈醛)

hexadecane 十六烷

n-hexadecane 正十六烷

hexadecane-1, 16-diol-7-caffeoyl ester 十六烷 -1, 16- 二醇 -7- 咖啡酸酯

(*R*)-(+)-1, 2-hexadecanediol (*R*)-(+)-1, 2- 十六碳二醇

n-hexadecanoic acid 正十六酸

hexadecanoic acid (palmitic acid, cetylic acid) 十六酸 (棕榈酸、软脂酸)

hexadecanoic acid-15-yne　十六酸 -15- 炔
hexadecanoic acid-2″, 3″ -dihydroxypropyl ester　十六酸 -2″, 3″- 二羟基丙酯
hexadecanoic acid-2, 3-dihydroxypropyl ester　十六酸 -2, 3- 二羟基丙酯
n-hexadecanol　正十六醇
1-hexadecanol (cetyl alcohol, cetanol)　1- 十六烷醇 (鲸蜡醇)
γ-hexadecanolactone　γ- 十六碳环内酯
1-*O*-hexadecanolenin　1-*O*- 正十六酸甘油酯
O-hexadecanoyl　*O*- 十六碳酰基
20-*O*-hexadecanoyl ingenol　殷金醇棕榈酸酯 (20-*O*-十六酰基巨大戟烯醇)
1-hexadecanoyl propan-2, 3-diol　1- 十六酰丙 -2, 3- 二醇
n-hexadecanoyl shingosine　正十六酰基鞘氨醇
(4*E*)-*N*-hexadecanoyl sphing-4-ene　(4*E*)-*N*- 十六酰基鞘氨醇 -4- 烯
N-(hexadecanoyl)-1-*O*-β-D-galactosyl-(4*E*, 14*E*)-sphingadienine　*N*- 十六烷酰基 -1-*O*-β-D- 半乳糖基 -(4*E*, 14*E*)- 鞘氨醇二烯
1-hexadecanoyl-2-[(9*Z*, 12*Z*)-octadec-9, 12-dienoyl]-*sn*-glycerol-3-phosphocholine　1- 十六酰基 -2-[(9*Z*, 12*Z*)-十八碳 -9, 12- 二烯酰基]-*sn*- 甘油 -3- 磷酰胆碱
1-*O*-hexadecanoyl-2-*O*-(9-octadecanoyl)-3-*O*-(9, 12-octadecadienoyl) glyceride　1-*O*- 十六酰基 -2-*O*-(9-十八烯酰)-3-*O*-(9, 12- 十八碳二烯酰) 甘油酯
1-*O*-hexadecanoyl-3-*O*-(14-eicosenoyl) glyceride　1-*O*-十六酰基 -3-*O*-(14- 二十烯酰基) 甘油酯
1-*O*-hexadecanoyl-3-*O*-(6′-sulfo-α-D-deoxyglucopyranosyl) glycerol　1-*O*- 十六酰基 -3-*O*-(6′- 硫代 -α-D- 脱氧吡喃葡萄糖基) 甘油
1-*O*-hexadecanoyl-3-*O*-β-D-galactopyranosyl glyceride　1-*O*- 棕榈酰基 -3-*O*-β-D- 吡喃半乳糖基甘油酯
18-(hexadecanoyloxy) octadecenoic acid ethyl ester　18-(十六酰氧基) 十八烯酸乙酯
18-(hexadecanoyloxy) octadecenoic acid methyl ester　18-(十六酰氧基) 十八烯酸甲酯
3-*O*-(6′-*O*-hexadecanoyl-β-D-glucopyranoside) stigmast-5-ene　3-*O*-(6′-*O*- 棕榈酰基 -β-D- 吡喃葡萄糖苷) 豆甾 -5- 烯
6′-*O*-hexadecanoyl-β-D-glucosyl-β-sitosterol　6′-*O*-十六碳酰 -β-D- 葡萄糖基 -β- 谷甾醇
3β-*O*-(6′-hexadecanoyl-β-glucopyranosyl)-stigmast-5-ene　3β-*O*-(6′- 十六烷酰基 -β- 吡喃葡萄糖基)- 豆甾 -5- 烯
n-hexadecanyl linoleate　正十六醇亚麻子油酸酯
n-hexadecanyl oleate　正十六醇油酸酯
cis, *cis*, *cis*-7, 10, 13-hexadecatrienal　顺式 , 顺式 , 顺式 -7, 10, 13- 十六碳三烯醛
7, 10, 13-hexadecatrienal　7, 10, 13- 十六碳三烯醛
(7*Z*, 10*Z*, 13*Z*)-hexadecatrienoic acid　(7*Z*, 10*Z*, 13*Z*)-十六碳三烯酸
hexadecatrienoic acid　十六碳三烯酸
3-(7, 10, 13-hexadecatrienoic acid) glyceride-1-*O*-β-D-galactoside　3-(7, 10, 13- 十六碳三烯酸) 甘油酯 -1-*O*-β-D- 半乳糖苷
3, 3′-(8*Z*)-6-hexadecen-1, 16-bisphenol　3, 3′-(8*Z*)-6-十六烯 -1, 16- 双酚
trans-4-hexadecen-6-yne　反式 -4- 十六烯 -6- 炔
cis-9-hexadecenal　顺式 -9- 十六烯醛
(1*E*, 6*Z*)-10-hexadecene　(1*E*, 6*Z*)-10- 十六烯
(*Z*)-7-hexadecene　(*Z*)-7- 十六烯
(*Z*)-8-hexadecene　(*Z*)-8- 十六烯
3-hexadecene　3- 十六烯
7-hexadecene　7- 十六烯
9-hexadecene　9- 十六烯
hexadecene　十六烯
cis-9-hexadecenoic acid　顺式 -9- 十六烯酸
(11*Z*)-hexadecenoic acid　(11*Z*)- 十六烯酸
(9*E*)-9-hexadecenoic acid　(9*E*)-9- 十六烯酸
(*Z*)-7-hexadecenoic acid　(*Z*)-7- 十六烯酸
(*Z*)-9-hexadecenoic acid　(*Z*)-9- 十六烯酸
11-hexadecenoic acid　11- 十六烯酸
6-hexadecenoic acid　6- 十六烯酸
7-hexadecenoic acid　7- 十六烯酸
9-hexadecenoic acid　9- 十六烯酸
hexadecenoic acid　十六烯酸
ω-hexadecenoic acid　ω- 十六烯酸
n-hexadecenoic acid　正十六烯酸
(9*Z*)-hexadecenoic acid (palmitoleic acid)　(9*Z*)- 十六烯酸 (棕榈油酸、棕榈烯酸)
(9*Z*)-hexadecenoic acid methyl ester (methyl palmitoleate)　(9*Z*)- 十六烯酸甲酯 (棕榈油酸甲酯)
hexadecenol　十六烯醇
hexadecyl (*E*)-ferulate　(*E*)- 阿魏酸十六醇酯
hexadecyl (*Z*)-ferulate　(*Z*)- 阿魏酸十六醇酯
hexadecyl ferulate　阿魏酸十六醇酯
hexadecyl formate　甲酸十六醇酯

hexadecyl oxirane　十六烷基环氧乙烷

hexadecyl palmitate　棕榈酸十六醇酯

hexadecyl trimethyl ammonium brominide　十六烷基三甲基铵

1-hexadecyne　1- 十六炔

hexadehydroaristolan-2-one　六脱氢马兜铃烷酮 -2

2, 4-hexadial　2, 4- 己二醛

2, 4-hexadienal (2, 4-hexadienedehyde)　2, 4- 己二烯醛

2, 4-hexadienedehyde (2, 4-hexadienal)　2, 4- 己二烯醛

hexadienoic acid　己二烯酸

2, 4-hexadienoic acid (sorbic acid)　2, 4- 己二烯酸 (山梨酸)

(*Z*)-3, 5-hexadienyl butanoate　(*Z*)-3, 5- 己二烯醇丁酸酯

2, 4-hexadiyn-1-one　2, 4- 己二炔 -1- 酮

hexaflavaspidic acid　六环黄绵马酸

hexafluoroacetone trihydrate　三水 (合) 六氟丙酮

hexahelicene　六螺旋烃

2, 3, 4, 7, 8, 8α-hexahydro, 1*H*-3α, 7-methanoazulene　2, 3, 4, 7, 8, 8α- 六氢 , 1*H*-3α, 7- 亚甲基薁

1, 3, 4, 5, 6, 7-hexahydro-1, 1, 5, 5-tetramethyl-2*H*-2, 4-methanonaphthalene　1, 3, 4, 5, 6, 7- 六氢 -1, 1, 5, 5- 四甲基 -2*H*-2, 4- 桥亚甲基萘

hexahydro-1, 2, 4-triazino[5, 6-*e*][1, 2, 4]-triazine-3, 6-dione　六氢 -1, 2, 4- 三嗪酮 [5, 6-*e*][1, 2, 4]- 三嗪 -3, 6- 二酮

2, 4, 5, 6, 7, 8-hexahydro-1, 4, 9, 9-tetramethyl-3*H*-3a, 7-methano azulene　2, 4, 5, 6, 7, 8- 六羟基 -1, 4, 9, 9- 四甲基 -3*H*-3a, 7- 桥亚甲基甘菊环

hexahydro-14-dehydroxyandrographolide　六氢 -14- 去羟基穿心莲内酯

2, 3, 4, 5, 6, 7-hexahydro-1*H*-inden-2-ol　2, 3, 4, 5, 6, 7- 六氢 -1*H*-2- 茚醇

1, 2, 3, 3α, 8, 8α-hexahydro-2, 2, 8-trimethyl-5, 6-azulenedimethanol　1, 2, 3, 3α, 8, 8α- 六氢 -2, 2, 8- 三甲基 -5, 6- 甘菊蓝二甲醇

1, 3, 4, 5, 6, 7-hexahydro-2, 5, 5-trimethyl-2*H*-2, 4α-ethanonaphthalene　1, 3, 4, 5, 6, 7- 六氢 -2, 5, 5- 三甲基 -2*H*-2, 4α- 桥亚乙基萘

1, 3, 4, 5, 6, 7-hexahydro-2*H*-2, 4a-methanonaphthalene　1, 3, 4, 5, 6, 7- 六氢 -2*H*-2, 4a- 桥亚甲基萘

2, 4a, 5, 6, 7, 8-hexahydro-3, 5, 5, 9-tetramethyl benzocycloheptene　2, 4a, 5, 6, 7, 8- 六氢 -3, 5, 5, 9- 四甲基苯并环庚烯

2, 4α, 5, 6, 7, 8-hexahydro-3, 5, 5, 9-tetramethyl-(*R*)-1*H*-benzocycloheptene　2, 4α, 5, 6, 7, 8- 六氢 -3, 5, 5, 9- 四甲基 -(*R*)-1*H*- 苯并环庚烯

(5*S*)-*cis*-2, 3, 5, 6, 11, 11b-hexahydro-3-oxo-1*H*-indolizino[8, 7-*b*]indole-5-carboxylic acid　(5*S*)- 顺式 -2, 3, 5, 6, 11, 11b- 六氢 -3- 氧亚基 -1*H*- 氮茚并 [8, 7-*b*] 吲哚 -5- 甲酸

(5*S*, 11b*S*)-2, 3, 5, 6, 11, 11b-hexahydro-3-oxo-1*H*-indolizino-[8, 7-*b*]indole-5-carboxylic acid　(5*S*, 11b*S*)-2, 3, 5, 6, 11, 11b- 六氢 -3- 氧亚基 -1*H*- 氮茚并 [8, 7-*b*] 吲哚 -5- 甲酸

(3α*R*)-hexahydro-3α-hydroxybenzofuran-6 (2*H*)-one　(3α*R*)- 六氢 -3α- 羟基 - 苯并呋喃 -6 (2*H*)- 酮

1, 2, 4a, 5, 6, 8a-hexahydro-4, 7-dimethyl-1-(1-methyl ethyl) naphthalene　1, 2, 4a, 5, 6, 8a- 六氢 -4, 7- 二甲基 -1-(1- 甲乙基) 萘

1, 2, 4a, 5, 6, 8a-hexahydro-4, 7-dimethyl-1-(1-methyl vinyl)-2 (3*H*)-naphthalene　1, 2, 4a, 5, 6, 8a- 六氢 -4, 7- 二甲基 -1-(1- 甲基乙烯基)-2 (3*H*)- 萘

1, 2, 4a, 5, 6, 8a-hexahydro-4, 7-dimethyl-1-(1-methylene) naphthalene　1, 2, 4a, 5, 6, 8a- 六氢 -4, 7- 二甲基 -1-(1- 亚甲基) 萘

(1*E*, 4α, 4aα, 8aα)-2-[3, 4, 4a, 5, 6, 8a-hexahydro-4, 7-dimethyl-1 (2*H*)-naphthalenylidene]propanal　(1*E*, 4α, 4aα, 8aα)-2-[3, 4, 4a, 5, 6, 8a- 六氢 -4, 7- 二甲基 -1 (2*H*)- 萘亚甲基] 丙醛

cis-(1*S*)-1, 2, 3, 5, 6, 8a-hexahydro-4, 7-dimethyl-1-isopropenyl naphthalene　顺式 -(1*S*)-1, 2, 3, 5, 6, 8a- 六氢 -4, 7- 二甲基 -1- 异丙烯基萘

1, 2, 3, 5, 6, 8a-hexahydro-4, 7-dimethyl-1-isopropyl naphthalene　1, 2, 3, 5, 6, 8a- 六氢 -4, 7- 二甲基 -1- 异丙基萘

2, 4, 5, 6, 7, 7a-hexahydro-4, 7-methanol-1*H*-indene　2, 4, 5, 6, 7, 7a- 六氢 -4, 7- 甲醇 -1*H*- 茚

4α, 5, 6, 7, 8, 8α-hexahydro-4, 8α-dimethyl-6-(1-methyl vinyl)-2 (1*H*)-naphthalenone　4α, 5, 6, 7, 8, 8α- 六氢 -4, 8α- 二甲基 -6-(1- 甲乙烯基)-2 (1*H*)- 萘酮

4, 4α, 5, 6, 7, 8-hexahydro-4α, 5-dimethyl-3-(1-methyl ethylene)-2 (3*H*)-naphthalenone　4, 4α, 5, 6, 7, 8- 六氢 -4α, 5- 二甲基 -3-(1- 甲乙烯)-2 (3*H*)- 萘酮

2, 3, 4, 4a, 10, 10a-hexahydro-6, 8-dihydroxy-7-(1-hydroxy-1-methyl ethyl)-5-methoxy-2, 4a-dimethyl-1-methylene-9 (1*H*)-phenanthrenone　2, 3, 4, 4a, 10, 10a- 六氢 -6, 8- 二羟基 -7-(1- 羟基 -1- 甲乙基)-5- 甲氧基 -2, 4a- 二甲基 -1- 亚甲基 -9 (1*H*)- 菲酮

(2*S*, 4*E*, 6*S*, 9*S*)-2, 3, 6, 7, 8, 9-hexahydro-6-hydroxy-4-[(4-hydroxybenzoyl) oxy]-9-methoxy-2-oxoninyl-β-D-glucopyranoside (2*S*, 4*E*, 6*S*, 9*S*)-2, 3, 6, 7, 8, 9- 六氢 -6- 羟基 -4-(4- 羟基苯酰氧基)-9- 甲氧基 -2- 氧杂九元环 -β-D- 吡喃葡萄糖苷

hexahydroalloy acetone 六氢合金欢丙酮

hexahydroaplotaxene 六氢单紫杉烯

hexahydrocurcumin 六氢姜黄素

hexahydrofarnesol 六氢金合欢醇 (六氢法呢醇)

hexahydrofarnesyl acetone 六氢金合欢基丙酮 (六氢法呢基丙酮)

(1*S*, 1′*S*, 2*S*, 2′*S*)-2, 2′-(1*R*, 3a*S*, 4*R*, 6a*S*)-hexahydrofuro[3, 4-*c*]furan-1, 4-diyl-bis (2, 6-dimethoxy-4, 1-phenylene)-bis (oxy)-bis-1-(4-hydroxy-3-methoxyphenyl) prop-1, 3-diol (1*S*, 1′*S*, 2*S*, 2′*S*)-2, 2′-(1*R*, 3a*S*, 4*R*, 6a*S*)- 六氢呋喃 [3, 4-*c*] 呋喃 -1, 4- 二基 - 双 (2, 6- 二甲氧基 -4, 1- 苯)- 双 (氧)- 双 -1-(4- 羟基 -3- 甲氧苯基) 丙 -1, 3- 二醇

1, 2, 3, 4, 4a, 8a-hexahydronaphthalene 1, 2, 3, 4, 4a, 8a- 六氢萘

hexahydropseudoionone 六氢假紫罗兰酮 (六氢假香堇酮)

hexahydropyrazine (piperazine) 六氢吡嗪 (哌嗪、1, 4- 二氮杂环己烷)

1β, 2β, 3β, 4β, 5β, 6β-hexahydroxy-(25*R*)-5β-spirostane 1β, 2β, 3β, 4β, 5β, 6β- 六羟基 -(25*R*)-5β- 螺甾烷

3β, 8, 12β, 14β, 17, 20-hexahydroxy-14β, 17α-pregn-5-ene 3β, 8, 12β, 14β, 17, 20- 六羟基 -14β, 17α- 孕甾 -5- 烯

2, 4, 7, 8, 9, 10-hexahydroxy-3-methoxyanthracene-6-*O*-α-L-rhamnopyranoside 2, 4, 7, 8, 9, 10- 六羟基 -3- 甲氧基蒽 -6-*O*-α-L- 吡喃鼠李糖苷

2, 4, 7, 8, 9, 10-hexahydroxy-3-methoxyanthracene-6-*O*-β-L-rhamnopyranoside 2, 4, 7, 8, 9, 10- 六羟基 -3- 甲氧基蒽 -6-*O*-β-L- 吡喃鼠李糖苷

2, 2′, 2″, 7, 7′, 7″-hexahydroxy-4, 4′, 4″-trimethoxy-[9, 9′, 9″, 10, 10′, 10″]-hexahydro-1, 8, 1′, 6″-triphenanthrene 2, 2′, 2″, 7, 7′, 7″- 六羟基 -4, 4′, 4″- 三甲氧基 -[9, 9′, 9″, 10, 10′, 10″]- 六氢 -1, 8, 1′, 6″- 三联菲

3β, 4α, 14α, 20*R*, 22*R*, 25-hexahydroxy-5α-cholest-7-en-6-one 3β, 4α, 14α, 20*R*, 22*R*, 25- 六羟基 -5α- 胆甾 -7- 烯 -6- 酮

hexahydroxyamentoflavone 六羟基穗花杉双黄酮

2β, 3β, 14α, 20β, 22α, 25β-hexahydroxycholest-7-en-6-one 2β, 3β, 14α, 20β, 22α, 25β- 六羟基胆甾 -7- 烯 -6- 酮

2β, 3β, 14α, 20β, 24β, 25β-hexahydroxycholest-7-en-6-one 2β, 3β, 14α, 20β, 24β, 25β- 六羟基胆甾 -7- 烯 -6- 酮

2, 3-hexahydroxydiphenoyl-4, 6-valoneayl glucose 2, 3- 六羟基联苯 -4, 6- 橡椀酰葡萄糖

2, 3-hexahydroxydiphenoyl-4-*O*-galloyl glucose 2, 3- 六羟基联苯 -4-*O*- 没食子酰基葡萄糖

2, 3-*O*-(*S*)-hexahydroxydiphenoyl-D-glucoside 2, 3-*O*-(*S*)- 六羟基联苯二甲酰基 -D- 葡萄糖苷

hexahydroxydiphenyl-(2, 3-D-glucose) 六羟基联苯基 -(2, 3-D- 葡萄糖)

3, 3′, 4, 4′, 5, 7-hexahydroxyflavan 3, 3′, 4, 4′, 5, 7- 六羟基黄烷

(2*R*, 3*R*)-3, 5, 6, 7, 3′, 4′-hexahydroxyflavane (2*R*, 3*R*)-3, 5, 6, 7, 3′, 4′- 六羟基黄烷

(2*RS*, 3*SR*)-3, 4′, 5, 6, 7, 8-hexahydroxyflavane (2*RS*, 3*SR*)-3, 4′, 5, 6, 7, 8- 六羟基黄烷

hexahydroxyflavanone 六羟基黄烷酮

3, 5, 8, 3′, 4′, 5′-hexahydroxyflavone 3, 5, 8, 3′, 4′, 5′- 六羟基黄酮

3, 5, 7, 3′, 4′, 5′-hexahydroxyflavone (cannabiscetin, myricetin) 3, 5, 7, 3′, 4′, 5′- 六羟基黄酮 (杨梅素、杨梅树皮素、杨梅黄酮、杨梅黄素)

5, 7, 8, 3′, 4′, 5′-hexahydroxyflavone-7-*O*-β-D-glucuronide 5, 7, 8, 3′, 4′, 5′- 六羟基黄酮 -7-*O*-β-D- 葡萄糖醛酸苷

3′, 4′, 5′, 5, 7, 8-hexahydroxyflavone-7-*O*-β-D-glucuropyranonide 3′, 4′, 5′, 5, 7, 8- 六羟基黄酮 -7-*O*-β-D- 吡喃葡萄糖醛酸苷

(22*S*, 25*S*)-1β, 3β, 4β, 5β, 26, 27-hexahydroxyfurospirost-5, 26-*O*-β-D-glucopyranoside (22*S*, 25*S*)-1β, 3β, 4β, 5β, 26, 27- 六羟基呋喃螺甾 -5, 26-*O*-β-D- 吡喃葡萄糖苷

1β, 2β, 3β, 4β, 5β, 26-hexahydroxyfurost-20 (22), 25 (27)-dien-5, 26-*O*-β-D-glucopyranoside 1β, 2β, 3β, 4β, 5β, 26- 六羟基呋甾 -20 (22), 25 (27)- 二烯 -5, 26-*O*-β-D- 吡喃葡萄糖苷

hexahydroxypseudoionone 六羟基假紫罗兰酮 (六羟基假紫罗酮)

1, 2, 3, 4, 5, 7-hexahydroxyspirost-25 (27)-en-6-one 1, 2, 3, 4, 5, 7- 六羟基螺甾 -25 (27)- 烯 -6- 酮

1β, 2β, 3β, 4β, 5β, 7α-hexahydroxyspirost-25 (27)-en-6-one 1β, 2β, 3β, 4β, 5β, 7α- 六羟基螺甾 -25 (27)- 烯 -6- 酮

hexahydroxytaxadiene 六羟基紫杉二烯

β, 2, 3′, 4, 4′, 6-hexahydroxy-α-(α-L-rhamnopyranosyl) dihydrochalcone β, 2, 3′, 4, 4′, 6- 六羟基 -α-(α-L- 吡喃鼠李糖基) 二氢查耳酮

γ-hexalactone　γ- 己内酯
hexameric hemocyanin　六聚体血青蛋白
hexameric leucocyanidin　六聚体白色矢车菊素
2, 3, 4, 5, 2′, 6′-hexamethoxy-4′, 5′-methylenedioxychalcone　2, 3, 4, 5, 2′, 6′- 六甲氧基 -4′, 5′- 亚甲二氧基查耳酮
3, 5, 6, 7, 8, 3′-hexamethoxy-4′, 5′-methylenedioxyflavone　3, 5, 6, 7, 8, 3′- 六甲氧基 -4′, 5′- 亚甲二氧基黄酮
5, 6, 7, 8, 3′, 5′-hexamethoxy-4′-hydroxyflavone　5, 6, 7, 8, 3′, 5′- 六甲氧基 -4′- 羟基黄酮
3, 5, 8, 3′, 4′, 5′-hexamethoxy-6, 7-methylenedioxyflavone　3, 5, 8, 3′, 4′, 5′- 六甲氧基 -6, 7- 亚甲二氧基黄酮
3, 3′, 4′, 5, 5′, 6, 7-hexamethoxyflavone　3, 3′, 4′, 5, 5′, 6, 7- 六甲氧基黄酮
3′, 4′, 5, 5′, 6, 7-hexamethoxyflavone　3′, 4′, 5, 5′, 6, 7- 六甲氧基黄酮
3, 5, 6, 7, 3′, 4′-hexamethoxyflavone　3, 5, 6, 7, 3′, 4′- 六甲氧基黄酮
3, 5, 6, 8, 3′, 4′-hexamethoxyflavone　3, 5, 6, 8, 3′, 4′- 六甲氧基黄酮
3, 5, 7, 8, 2′, 5′-hexamethoxyflavone　3, 5, 7, 8, 2′, 5′- 六甲氧基黄酮
5, 6, 7, 3′, 4′, 5′-hexamethoxyflavone　5, 6, 7, 3′, 4′, 5′- 六甲氧基黄酮
5, 6, 7, 8, 3′, 4′-hexamethoxyflavone　5, 6, 7, 8, 3′, 4′- 六甲氧基黄酮
5, 6, 8, 3′, 4′, 5′-hexamethoxyflavone　5, 6, 8, 3′, 4′, 5′- 六甲氧基黄酮
5, 7, 8, 3′, 4′, 5′-hexamethoxyflavone　5, 7, 8, 3′, 4′, 5′- 六甲氧基黄酮
5, 6, 7, 8, 3″, 4″-hexamethoxyflavone (nobiletin)　5, 6, 7, 8, 3″, 4″- 六甲氧基黄酮 (川陈皮素、蜜橘黄素)
3, 3′, 4′, 5, 6, 7-hexamethoxyflavone (oxyayanin B trimethyl ether)　3, 3′, 4′, 5, 6, 7- 六甲氧基黄酮 (千层纸素 B 三甲基醚)
5, 6, 7, 8, 3′, 4′-hexamethoxyflavonol　5, 6, 7, 8, 3′, 4′- 六甲氧基黄酮醇
(2*R*, 4*S*)-4, 5, 6, 7, 8, 4′-hexamethoxyl flavanone　(2*R*, 4*S*)-4, 5, 6, 7, 8, 4′- 六甲氧基黄烷酮
1, 1, 8, 8, 12, 12-hexamethyl dispiro[4.1.4.2]tridecane　1, 1, 8, 8, 12, 12- 六甲基二螺 [4.1.4.2] 十三烷
2, 2, 3, 4, 5, 5-hexamethyl hexane　2, 2, 3, 4, 5, 5- 六甲基己烷
2, 3, 4, 5, 7, 7-hexamethyl-1, 3, 5-cycloheptatriene　2, 3, 4, 5, 7, 7- 六甲基 -1, 3, 5- 环庚三烯
(6*E*, 10*E*, 14*E*, 18*E*)-2, 6, 10, 15, 19, 23-hexamethyl-2, 6, 10, 14, 18, 22-tetracosahexaene　(6*E*, 10*E*, 14*E*, 8*E*)-2, 6, 10, 15, 19, 23- 六甲基 -2, 6, 10, 14, 18, 22- 二十四碳六烯
2, 2, 4, 15, 17, 17-hexamethyl-7, 12-bis (3, 5, 5-trimethyl hexyl) octadecane　2, 2, 4, 15, 17, 17- 六甲基 -7, 12- 二 (3, 5, 5- 三甲基己基) 十八烷
2, 6, 10, 15, 19, 23-hexamethyltetracos-2, 6, 10, 14, 18, 22-hexaene　2, 6, 10, 15, 19, 23- 六甲基二十四烷 -2, 6, 10, 14, 18, 22- 六烯
hexan-1-imine　己烷 -1- 亚胺
hexan-2-(3-methyl) butanoate　己烷 -2-(3- 甲基) 丁酸酯
hexan-2-butanoate　己烷 -2- 丁酸酯
hexan-2-pentanoate　己烷 -2- 戊酸酯
(*E*)-2-hexanal　(*E*)-2- 己醛
hexanal　己醛
n-hexanal　正己醛
hexanamide　己酰胺
hexandrasides E, F　六雄温哥华草苷 (六蕊范氏小檗苷、温哥华苷) E、F
hexane　己烷
hexane-2, 4-dione　己烷 -2, 4- 二酮
hexane-3-selone　己烷 -3- 硒酮
hexanebis (dithioic) acid　己二 (二硫代) 酸
hexanebis (thioic) acid　己二 (硫代) 酸
hexanedial　己二醛
hexanedinitrile　己二腈
1, 6-hexanedioic acid (adipic acid)　1, 6- 己二酸 (肥酸)
hexanediol acetate　己二醇乙酸酯
2, 5-hexanedione　2, 5- 己二酮
hexanedioyl bis (nitrene)　己烷二酰基二氮宾
hexaneperoxoic acid　己过氧酸
hexaneselenal　己硒代醛
hexaneselenoic acid　己硒代酸
hexaneselenothioic acid　己硒硫代酸
hexaneselenothioic *Se*-acid　己硒硫代 -*Se*- 酸
hexanethioic *O*-acid　己硫代 -*O*- 酸
1-hexanethiol　1- 正己硫醇
hexanimidamide　己亚氨基替酰胺
hexanoate (caproate)　己酸盐

hexanoic acid (caproic acid, hexoic acid, hexylic acid) 己酸 (羊油酸)
hexanoic anhydride 己酸酐
2-hexanol 2- 己醇
3-hexanol 3- 己醇
n-hexanol 正己醇
1-hexanol (1-hexyl alcohol) 1- 己醇
hexanol (hexyl alcohol) 己醇
3-hexanone 3- 己酮
hexanorcucurbitacin Ⅰ 己降葫芦素 Ⅰ
hexanorcucurbitacin D 己降葫芦素 D
hexanorcucurbitacin D-2-*O*-β-D-glucopyranoside 己降葫芦素 D-2-*O*-β-D- 吡喃葡萄糖苷
hexanoyl bromide 己酰溴
20-hexanoyl camptothecine 20- 己酰喜树碱
2-hexanoyl furan 2- 己酰基呋喃
20-hexanoyl-10-methoxycamptothecin 20- 己酰基 -10- 甲氧基喜树碱
n-hexanyl-aldopentosyl glucoside 戊醛糖基葡萄糖正己醇苷
1, 4, 6, 9, 10, 13-hexaoxa-5λ^6-thiaspiro[4.4^5.4^5]tridecane 1, 4, 6, 9, 10, 13- 六氧杂 -5λ^6- 硫杂螺 [4.4^5.4^5] 十三烷
hexapeptide amide 六肽酰胺
hexaphene 六芬
hexasaccharide 己多糖 (六聚糖)
hexascosporin 六孢素
2, 3, 5, 6, 8, 10-hexathiaundecane 2, 3, 5, 6, 8, 10- 六硫代十一烷
hexatriacontan-1-ol 三十六烷 -1- 醇
hexatriacontane 三十六烷
n-hexatriacontane 正三十六烷
(6*R*, 8*S*)-hexatriacontanediol (6*R*, 8*S*)- 三十六碳二醇
(7*R*, 9*S*)-hexatriacontanediol (7*R*, 9*S*)- 三十六碳二醇
hexatriacontanoic acid 三十六酸
n-hexatriacontanoic acid 正三十六酸
5-hexatriacontanone 5- 三十六酮
2-(5-hexen-1, 3-diynyl)-5-(1-propynyl) thiophene 2-(5- 己烯 -1, 3- 二炔基)-5-(1- 丙炔基) 噻吩
trans-2-hexen-1-al 反式 -2- 己烯 -1- 醛
(*E*)-2-hexen-1-ol (*E*)-2- 己烯 -1- 醇
4-hexen-1-ol 4- 己烯 -1- 醇

hexen-1-ol 己烯 -1- 醇
trans-2-hexen-1-ol 反式 -2- 己烯 -1- 醇
trans-3-hexen-1-ol 反式 -3 - 己烯 -1- 醇
2-hexen-1-ol (2-hexenol) 2- 己烯 -1- 醇 (2- 烯己醇、2- 己烯醇)
(*Z*)-3-hexen-1-ol [(*Z*)-3-hexenol] (*Z*)-3- 己烯 -1- 醇 [(*Z*)-3- 己烯醇]
(*Z*)-3-hexen-1-ol acetate (*Z*)-3- 己烯 -1- 醇乙酸酯
3-hexen-1-ol acetate 3- 烯己醇乙酸酯
3-hexen-1-ol pyruvate 3- 己烯 -1- 醇丙酮酸酯
3-hexen-2-one 3- 己烯 -2- 酮
5-(2-hexen-3-methyl but) oxy-7-hydroxycoumarin 5-(2- 己烯 -3- 甲基丁基) 氧基 -7- 羟基香豆素
cis-3-hexenal 顺式 -3- 己烯醛
(2*E*)-hexenal (2*E*)- 己烯醛
(*Z*)-2-hexenal (*Z*)-2- 己烯醛
2-hexenal 2- 己烯醛
3-hexenal 3- 己烯醛
hexenal 己烯醛
α-hexenal α- 己烯醛
β-hexenal β- 己烯醛
γ-hexenal γ- 己烯醛
(*E*)-2-hexenal methyl salicylate (*E*)-2- 己烯醛水杨酸甲酯
1-hexene 1- 己烯
hexene 己烯
3-hexenoic acid 3- 己烯酸
trans-2-hexenoic acid 反式 -2- 己烯酸
(*E*)-hexenoic acid-2-butyl ester (*E*)- 己烯酸 -2- 丁酯
2-hexenoic acid-2-hexenyl ester 2- 己烯酸 -2- 己烯酯
(*E*, *Z*)-2-hexenoic acid-3-hexenyl ester (*E*, *Z*)-2- 己烯基 -3- 己烯酯
cis-3-hexenol 顺式 -3- 己烯醇
(*E*)-2-hexenol (*E*)-2- 己烯醇
hexenol 己烯醇
β-hexenol β- 己烯醇
γ-hexenol γ- 己烯醇
2-hexenol (2-hexen-1-ol) 2- 己烯醇 (2- 烯己醇、2- 己烯 -1- 醇)
(*Z*)-3-hexenol [(*Z*)-3-hexen-1-ol] (*Z*)-3- 己烯醇 [(*Z*)-3- 己烯 -1- 醇]

2-hexenol acetate　2- 烯己醇乙酸酯

cis-3-hexenol benzoate　顺式 -3- 己烯醇苯甲酸酯

(3*Z*)-hexenol glucoside　(3*Z*)- 己烯醇葡萄糖苷

3-hexenyl 3-methyl butanoate　3- 己烯 3- 甲基丁酸酯

cis-3-hexenyl acetate　顺式 -3- 己烯基乙酸酯

hexenyl acetate　乙酸己烯醇酯

cis-2-hexenyl benzoate　苯甲酸顺式 -2- 己烯醇酯

(*Z*)-3-hexenyl benzoate　(*Z*)-3- 己烯苯甲酸酯 [(*Z*)-3- 己烯基安息香酸酯]

2-hexenyl benzoate　苯甲酸 -2- 己烯醇酯

3-hexenyl benzoate　3- 己烯苯甲酸酯

(*Z*)-2-hexenyl glucoside　(*Z*)-2- 己烯基葡萄糖苷

3-hexenyl glucoside　3- 己烯醇葡萄糖苷

cis-3-hexenyl isovalerate　顺式 -3- 己烯异戊酸酯

2-hexenyl methyl ether　2- 己烯基甲醚

2-hexenyl *n*-butanoate　正丁酸 2- 己烯酯

(*Z*)-3-hexenyl pentenoate　(*Z*)-3- 戊烯酸叶醇酯

3-hexenyl tiglate　3- 己烯醇巴豆酸酯

cis-3-hexenyl-1-ol　顺式 -3- 己烯基 -1- 醇

(*E*)-2-hexenyl-D-glucopyranoside　(*E*)-2- 己烯基 -D- 吡喃葡萄糖苷

(*Z*)-3-hexenyl-*O*-α-L-arabinopyranosyl-(1 → 6)-β-D-glucopyranoside　(*Z*)-3- 己烯基 -*O*-α-L- 吡喃阿拉伯糖基 -(1 → 6)-β-D- 吡喃葡萄糖苷

(*Z*)-3-hexenyl-*O*-α-L-rhamnopyranosyl-(1 → 6)-β-D-glucopyranoside　(*Z*)-3- 己烯基 -*O*-α-L- 吡喃鼠李糖基 -(1 → 6)-β-D- 吡喃葡萄糖苷

(*E*)-2-hexenyl-*O*-β-D-glucopyranoside　(*E*)-2- 己烯基 -*O*-β-D- 吡喃葡萄糖苷

(*Z*)-3-hexenyl-*O*-β-D-glucopyranoside　(*Z*)-3- 己烯基 -*O*-β-D- 吡喃葡萄糖苷

(*E*)-2-hexenyl-α-L-arabinopyranosyl-(1 → 2)-β-D-glucopyranoside　(*E*)-2- 己烯基 -α-L- 吡喃阿拉伯糖基 -(1 → 2)-β-D- 吡喃葡萄糖苷

(*E*)-2-hexenyl-α-L-arabinopyranosyl-(1 → 6)-β-D-glucopyranoside　(*E*)-2- 己烯基 -α-L- 吡喃阿拉伯糖基 -(1 → 6)-β-D- 吡喃葡萄糖苷

(*Z*)-3-hexenyl-α-L-arabinopyranosyl-(1 → 6)-β-D-glucopyranoside　(*Z*)-3- 己烯基 -α-L- 吡喃阿拉伯糖基 -(1 → 6)-β-D- 吡喃葡萄糖苷

(*E*)-2-hexenyl-β-D-glucopyranosyl-(1 → 2)-β-D-glucopyranoside　(*E*)-2- 己烯基 -β-D- 吡喃葡萄糖基 -(1 → 2)-β-D- 吡喃葡萄糖苷

(*Z*)-3-hexenyl-β-primeveroside　(*Z*)-3- 己烯基 -β- 樱草糖苷

(*E*)-2-hexenyl-β-sophoroside　(*E*)-2- 己烯基 -β- 槐糖苷

hexestrol　己烷雌酚

3, 5, 6, 7, 8, 8a-hexhydrogen-4, 8a-dimethyl-6-(1-methyl vinyl)-2 (1*H*)-naphthalene ketone　3, 5, 6, 7, 8, 8a- 六氢 -4, 8a- 二甲基 -6-(1- 甲基乙烯基)-2 (1*H*)- 萘酮

hexitol　己糖醇

hexnol-β-D-glucoside　己烯醇 -β-D- 葡萄糖苷

hexodiase　己糖激酶

hexoic acid (caproic acid, hexanoic acid, hexylic acid)　己酸 (羊油酸)

1β, 2β, 3β, 4β, 5β, 6β-hexolhydroxypregn-16-en-20-one　1β, 2β, 3β, 4β, 5β, 6β- 六羟基孕甾 -16- 烯 -20- 酮

hexosamine　己糖胺 (氨基己糖)

hexose　己糖

hexuronic acid　己糖醛酸

hexyl 2-methyl butanoate　2- 甲基丁酸己酯

1-hexyl acetate　1- 己醇乙酸酯

hexyl acetate　乙酸己酯

hexyl alcohol (hexanol)　己醇

1-hexyl amine　1- 己胺

hexyl benzoate　苯甲酸己酯

hexyl butanoate　丁酸己酯

hexyl caproate (hexyl hexanoate)　己酸己酯

hexyl cetylate　十六酸己酯

hexyl cinnamaldehyde　己基桂皮醛 (己基肉桂醛)

5-hexyl cyclopenta-1, 3-dione　5- 己基环戊 -1, 3- 二酮

2-hexyl decanol (2-hexyl-1-decanol)　2- 己基癸醇 (2- 己基 -1- 癸醇)

7-hexyl eicosane　7- 己基二十烷

n-hexyl formate　甲酸正己醇酯

2-hexyl furan　2- 己基呋喃

3-hexyl furan　3- 己基呋喃

9-hexyl heptadecane　9- 己基十七烷

hexyl hexanoate (hexyl caproate)　己酸己酯

hexyl hydrogen peroxide　己基过氧化氢

n-hexyl isobutanoate　异丁酸正己酯

hexyl isothiocyanate　异硫氰酸己酯

hexyl isovalerate　异戊酸己酯

hexyl itaconic acid　己基解乌头酸曲霉酸

hexyl linoleic acid　己基亚油酸	hildecarpin　黑尔德卡酚
8-hexyl pentadecane　8- 己基十五烷	(10*S*, 11*S*)-himachala-3 (12), 4-diene　(10*S*, 11*S*)- 雪松 -3 (12), 4- 二烯
hexyl pentanoate　戊酸己酯	(–)-himachala-4, 11-diene　(–)- 喜马偕尔 -4, 11- 二烯
hexyl propionate　丙酸己酯	α-himachalene　α- 喜马雪松烯 (α- 喜马拉雅雪松烯)
2-hexyl-1-decanol (2-hexyl decanol)　2- 己基 -1- 癸醇 (2- 己基癸醇)	β-himachalene　β- 喜马雪松烯 (β- 喜马拉雅雪松烯)
3-hexyl-3-methyl cyclopentyl benzene　3- 己基 -3- 甲基环戊基苯	γ-himachalene　γ- 喜马雪松烯 (γ- 喜马拉雅雪松烯)
hexyldisulfide　己二硫醚	himachalene (cedrene)　喜马雪松烯 (喜马拉雅雪松烯、柏木烯、雪松烯)
hexylic acid (caproic acid, hexoic acid, hexanoic acid)　己酸 (羊油酸)	β-himachalene oxide　β- 喜马雪松烯氧化物
hexylideneamine　己亚基胺	himachalol (cedrol)　喜马拉雅杉醇 (雪松醇、雪松脑、柏木醇)
hexylideneazane　己亚基氮烷	himalensines A, B　西藏虎皮楠素 A、B
n-hexyl-*O*-β-D-glucopyranoside　正己基 -*O*-β-D- 吡喃葡萄糖苷	himalosides A, B　丁座草苷 A、B
hexyl-β-D-glucopyranosyl-(1 → 2)-β-D-glucopyranoside　己基 -β-D- 吡喃葡萄糖基 -(1 → 2)-β-D- 吡喃葡萄糖苷	himandravine　喜曼文
	himandridine　喜曼定
	himandrine　喜曼君
hexyl-β-gentiobioside　己基 -β- 龙胆二糖苷	himanimides A ～ D　带色孢皱孔菌酰胺 A ～ D
hexyl-β-sophoroside　己基 -β- 槐糖苷	himanthine　喜曼质
(19*S*)-heyneanine　(19*S*)- 海尼山辣椒碱	himbacine　喜巴辛
heyneanine　海尼山辣椒碱	himbadine　喜巴定
heyneanol A　毛葡萄酚 A	himbeline　喜贝灵
heytrijunolides A ～ E　鹧鸪花苦内酯 A ～ E	himbosine　喜包素
(–)-hibalactone　(–)- 盾叶扁柏内酯	himeradine A　希梅拉啶碱 A
hibalactone (savinin)　盾叶扁柏内酯 (海波赖酮、洒维宁)	himgravine　喜瑞文
	himgrine　喜格任
hibifolin (gossypetin-8-*O*-β-D-glucuronide)　棉皮糖醛苷 (棉花皮素 -8-*O*-β-D- 葡萄糖醛酸苷)	hinesol　茅术醇 (茅苍术醇)
hibiscetin　木槿黄素	(4*R*, 5*S*, 7*R*)-hinesolone-11-*O*-β-D-glucopyranoside　(4*R*, 5*S*, 7*R*)- 茅术酮 -11-*O*-β-D- 吡喃葡萄糖苷
hibiscetinheptamethyl ether　木槿素七甲醚	hinokiflavone　扁柏双黄酮 (桧双黄酮、桧黄素)
hibiscitrin　木槿苷	hinokiflavone methyl ether　扁柏双黄酮甲醚
hibiscones A ～ D　黄槿酮 A ～ D	hinokiic acid　扁柏酸
hibiscus acid　木槿酸	(–)-hinokinin　(–)- 扁柏脂素
hibtherin A　木芙蓉萜 A	(+)-hinokinin　(+)- 扁柏脂素
hieracins Ⅰ, Ⅱ　毛连菜内酯Ⅰ、Ⅱ	7-*O*-hinokinin　7-*O*- 扁柏脂素
hierochins B ～ D　含生草脂素 B ～ D	hinokinin　扁柏脂素 (扁柏内酯、扁柏脂内酯)
higenamine (demethyl coclaurine, norcoclaurine)　和乌胺 (去甲乌药碱、去甲衡州乌药碱)	hinokiol　扁柏醇 (花柏酚、白扁柏酚)
higenamine-4′-*O*-β-D-glucoside　去甲乌药碱 -4′-*O*-β-D- 葡萄糖苷	hinokione　日柏酮
	cis-hinokiresinol　顺式 - 扁柏树脂酚
hikiokoshins A ～ I　毛叶香茶菜新素 A ～ I	*trans*-hinokiresinol　反式 - 扁柏树脂酚

hinokitiol　桧木醇 (扁柏酚)	hirsutrin　陆地棉苷
hiochic acid (mevalonic acid)　甲羟戊酸 (甲瓦龙酸)	hirtellanines A, B　毛梳子梢素 A、B
hippacine　朱顶红星碱	hirtellins A ～ C　硬毛红砂素 A ～ C
hippadine　朱顶红定碱 (星花定)	hirudin　水蛭素
hippafine　朱顶红芬碱	hirundigenin　催吐白前苷元 (何拉得苷元)
hippagine (pancracine)　朱顶红精碱 (滨生全能花星碱)	hirundigenin-14-methyl ether　催吐白前苷元 -14- 甲醚
hippamine　朱顶红明碱	hirundoside A　催吐白前苷 A
(+)-hippeastrine　(+)- 小星蒜碱	hishoushi-saponins A, Ee　皮哨子皂苷 A、Ee
hippeastrine (trispherine)　朱顶红碱 (君子兰宁碱、小星蒜碱、三球波斯石蒜碱)	hispaconitine　西伯利亚乌头碱
hippeastrine *N*-oxide　朱顶红碱 *N*- 氧化物	hispaglabridins A, B　欧甘草素 A、B
hippocaesculin　欧马栗素	(–)-hispanolone　(–)- 西班牙巴洛草醇酮
hippomanin A　马疯木素 A	hispanolone　西班牙巴洛草醇酮 (西班牙夏罗草酮)
hippopheine　沙棘碱	(+)-hispanone　(+)- 西班牙巴洛草酮
hippuric acid　马尿酸	hispanone　西班牙巴洛草酮
hiravanone　乳橘酮	hispidacin　南苜蓿三萜皂苷
hircinol　蜥蜴兰醇 (赫尔西酚)	hispidanins A ～ D　刚毛香茶菜素 A ～ D
hirpidulin　刚毛黄素	hispidin　牛奶树酮
hirsudin　樱草花苷	hispidin-4-*O*-β-D-glucopyranoside　牛奶树酮 -4-*O*-β-D- 吡喃葡萄糖苷 (苯乙烯基吡喃酮 -4-*O*-β-D- 吡喃葡萄糖苷)
hirsuitic acid C　刚毛霉酸菌 C	hispidine　牛奶树碱
hirsutanonol　辽东桤木酮醇	hispidols A, B　刚毛鹧鸪花醇 A、B
hirsutanonol-5-*O*-β-D-glucopyranoside　辽东桤木酮醇 -5-*O*-β-D- 吡喃葡萄糖苷	hispidone　刚毛鹧鸪花酮
hirsuteine　脱氢硬毛钩藤碱	hispidulin (scutellarein-6-methyl ether, dinatin)　粗毛豚草素 (高车前素、高车前苷元、高山黄芩素 -6- 甲醚、地纳亭、洋地黄次黄酮、毛花毛地黄亭)
4-hirsuteine *N*-oxide　4- 脱氢硬毛钩藤碱 *N*- 氧化物	hispidulin-4′-*O*-β-D-glucopyranoside　高车前素 -4′-*O*-β-D- 葡萄糖苷
hirsuteine *N*-oxide　脱氢硬毛钩藤碱 *N*- 氧化物	hispidulin-7-[6-(*E*)-*p*-coumaroyl-β-D-glucopyranoside]　粗毛豚草素 -7-[6-(*E*)- 对香豆酰基 -β-D- 吡喃葡萄糖苷]
hirsutella sinensis homogeneous polysaccharide-Ⅲ (HSP-Ⅲ)　中国被毛孢匀多糖 HSP-Ⅲ	hispidulin-7-neohesperidoside　粗毛豚草素 -7- 新橙皮糖苷
hirsutellide A　小毛菌内酯 A	hispidulin-7-*O*-glucuronide　粗毛豚草素 -7-*O*- 葡萄糖醛酸苷
hirsutenols A ～ C　毛韧革醇 A ～ C	hispidulin-7-*O*-β-D-(6-*O*-coumaroyl) glucopyranoside　粗毛豚草素 -7-*O*-β-D-(6-*O*- 香豆酰基) 吡喃葡萄糖苷
hirsutic acid　樱草酸	hispidulin-7-*O*-β-D-(6-*O*-feruloyl) glucopyranoside　粗毛豚草素 -7-*O*-β-D-(6-*O*- 阿魏酰基) 吡喃葡萄糖苷
hirsutidin-3, 5-diglucoside　报春花素 -3, 5- 二葡萄糖苷	hispidulin-7-*O*-β-D-glucopyranoside　粗毛豚草素 -7-*O*-β-D- 吡喃葡萄糖苷
hirsutidin-3, 5-di-*O*-β-D-glucopyranoside　报春花素 -3, 5- 二 -*O*-β-D- 吡喃葡萄糖苷	hispidulin-7-*O*-β-D-glucuronide　粗毛豚草素 -7-*O*-β-D- 葡萄糖醛酸苷
hirsutidine　樱草花苷元	
hirsutidintrihydrate　报春色素三水合物	
hirsutin　硬毛南芥素	
hirsutine　硬毛钩藤碱 (毛帽柱木碱、毛帽蕊木碱)	
hirsutine *N*-oxide　硬毛钩藤碱 *N*- 氧化物	
hirsutissimisides A ～ F　丰城鸡血藤苷 (丰城鸡血藤异黄酮苷) A ～ F	

hispidulin-7-*O*-β-D-glucuronide methyl ester　粗毛豚草素 -7-*O*-β-D- 葡萄糖醛酸苷甲酯
hispidulin-7-rutinoside　粗毛豚草素 -7- 芸香糖苷
hispiols A, B　牛奶树醇 A、B
histamine　组胺 (组织胺)
histamine dihydroiodate　二氢碘酸组胺
L-histidine　L- 组氨酸
histidine　组氨酸
histone F_1　组蛋白 F_1
hiyodorilactones A ～ E　山兰内酯 A ～ E
hiziprafuran　白沼水苏呋喃
hodgkinsine　浩京素
hodorine (hordonine)　霍多林碱
hodulosides Ⅰ～Ⅸ　北拐枣苷 Ⅰ～Ⅸ
hofmeisterin Ⅱ　霍夫菊毒素Ⅱ
hokbusines A, B　北海道乌头碱 (荷克布星) A、B
holacetine　止泻木西亭碱
holacimine　止泻木新胺
holacine　止泻木星碱
holacurtenine　止泻木特宁
holacurtine　止泻木枯亭
holacurtinol　卡尔齐什止泻木醇
holadienine　止泻木待宁
holadysamine　止泻木达洒明
holadysine　止泻木达星
holafebrine　止泻木费任
holafrine　止泻木灵
holaline　天料木灵
holamine　止泻胺
holantosines A ～ D　止泻木苷 A ～ D
holaphyllamine　止泻木叶胺
holaphylline　止泻木叶灵
holaromine　止泻绕明
holarosine A　止泻木强心苷 A
holarrhena base　止泻木属碱
holarrhenine　止泻木宁
holarrhessimine　止泻木西明
holarrhetine　止泻木亭
holarrhidine　止泻木定
holarrhimine　止泻木明
holarrhine　止泻木碱
holarricine　止泻木立星碱
holarrifine　止泻木芬碱
holeinine　浩来宁
hollongdione　红隆二酮
hollow alternanthera saponins A ～ D　空心苋皂苷 A ～ D
holonamine　止泻木酮碱 (止泻木那胺)
holophyllin H　杉松素 H
holost-9 (11)-en-3β, 12α-diol　海参 -9 (11)- 烯 -3β, 12α- 二醇
holost-9 (11)-en-3β-ol　海参 -9 (11)- 烯 -3β- 醇
(–)-holostyligone　(–)- 厚露斯萘酮
holothrins A ～ C　海参素 A ～ C
holothurins A, B　海参苷 A、B
holotoxins Ⅰ～Ⅲ　海参毒素 Ⅰ～Ⅲ
holstiine　浩斯替因
holstiline　浩斯替灵
homalomenol A　千年健醇 A
homarine　龙虾肌碱
homatropine　后马托品
homatropine hydrobromide　氢溴酸后马托品
homoacevaltrate　高乙酰缬草三酯
homoadonivernite　高春侧金盏花苷
homoandrographolide　高穿心莲内酯
homoarbutin　高熊果酚苷 (高熊果苷)
homoarecoline　高槟榔碱
homoarginine　高精氨酸
L-homoarginine　L- 高精氨酸
homoarmepavine　高杏黄罂粟碱
homoaromoline　高芳香花桂林碱 (高阿罗莫灵、高阿罗莫灵碱)
(+)-homoaromoline　(+)- 高芳香花桂林碱
homobaldrinal　高缬草醛
β-homobetaine　β- 高甜菜碱
homobutein　高紫铆查耳酮
homocapsaicin　高辣椒碱 (高辣椒素)
homochasmanine　高展花乌头宁
(+)-homochelidonine　(+)- 高白屈菜碱
homochelidonine　高白屈菜碱

α-homochelidonine　α- 高白屈菜碱

β-homochelidonine　β- 高白屈菜碱

γ-homochelidonine　γ- 高白屈菜碱

homoclausenamide　高黄皮内酰胺

β-homocyclocitral　β- 高环柠檬醛

homocylindrocarpine　高西灵卡品

L-homocysteine　L- 高半胱氨酸 (L- 同型半胱氨酸)

homocysteinethiolactone　高半胱内酯 (同型半胱氨酸硫内酯)

homocystine　高胱氨酸

homodianthrone　匀二蒽酮

homodihydrocapsaicin　高二氢辣椒碱 (高二氢辣椒素)

homodihydrovaltrate　高二氢缬草三酯

(–)-homoeriodictyol　(–)- 高圣草酚

homoeriodictyol (eriodictyol-3′-methyl ether, eriodictyonone)　高圣草酚 (高北美圣草素、高圣草素、圣草酚 -3′- 甲醚)

(2*S*)-homoeriodictyol-7, 4′-di-*O*-β-D-glucopyranoside　(2S)- 高圣草酚 -7, 4′- 二 -O-β-D- 吡喃葡萄糖苷

homoeriodictyol-7-*O*-β-D-apiosyl-(1 → 5)-β-D-apiosyl-(1 → 2)-β-D-glucoside　高圣草酚 -7-*O*-β-D- 芹糖基 -(1 → 5)-β-D- 芹糖基 -(1 → 2)-β-D- 葡萄糖苷

(2*S*)-homoeriodictyol-7-*O*-β-D-glucopyranoside　(2*S*)- 高圣草酚 -7-*O*-β-D- 吡喃葡萄糖苷

homoeriodictyol-7-*O*-β-D-glucopyranoside　高圣草酚 -7-*O*-β-D- 吡喃葡萄糖苷

homoeriodictyol-7-*O*-β-D-glucoside　高圣草酚 -7-*O*-β-D- 葡萄糖苷

homoeriodictyol-7-*O*-β-D-glucoside-4′-*O*-β-D-(5‴-cinnamoyl) apioside　高圣草酚 -7-*O*-β-D- 葡萄糖苷 -4′-*O*-β-D-(5‴- 桂皮酰基) 芹糖苷

homoerythratine　高刺桐亭

homoesperetin-7-*O*-rutinoside　高橙皮素 -7-*O*- 芸香糖苷

homofarnesene　高金合欢烯

homoferreirin　5, 7- 二羟基 -6′, 4′- 二甲氧基二氢异黄酮

homoflemingin　高千斤拔精 (高红果千斤拔素)

homofukinolide　合模蜂斗菜螺内酯

homogentisic acid　尿黑酸 (高龙胆酸)

homoglomerine　高形马陆碱

homoglutathione　高谷胱甘肽

homoglycosolone　高山小橘酮

homograndinol　高巨桉酚

homoharringtonine　高三尖杉酯碱 (高哈林通碱)

homohexamine PA4　均己胺 PA4

homoisoharringtonine　高异三尖杉酯碱

homoisomelodienone　高异瓜馥木烯酮

homoisopogons A ～ D　高异沿阶草酮

homolycorine　高石蒜碱

(+)-homolycorine *N*-oxide　(+)- 高石蒜碱 *N*- 氧化物

homolycorine *N*-oxide　高石蒜碱 *N*- 氧化物

homomangiferin　高杧果苷 (高芒果苷)

homomethionin　高东方蓼黄素

homonataloin　高塔尔芦荟素

homoneoharringtonine　高新长梗粗榧碱

α-homonojirimycin (2, 6-dideoxy-2, 6-imino-D-glycero-L-gulo-heptitol)　α- 高野尻霉素 (2, 6- 二氧亚基 -2, 6- 亚胺基 -D- 甘油基 -L- 古洛庚糖醇)

homoorientin (isoorientin, luteolin-6-*C*-glucoside)　高荭草素 (异荭草苷、高荭草素、异红蓼素、合模荭草素、木犀草素 -6-*C*- 葡萄糖苷)

homopentamine PA_4　均戊胺 PA_4

homophleine　高夫来因

(+)-homopisatin [(+)-variabilin)]　(+)- 高豌豆素 [(+)- 易变黄檀素]

homoplantaginin　高车前苷 (高车前宁)

homopodopetaline　高足瓣豆碱

homoprotocatechuic acid　高原儿茶酸 (同型原儿茶酸)

homopterocarpin　高紫檀素 (高紫檀酚)

homorapanone　高密花树醌

homoserine　高丝氨酸

L-homoserine　L- 高丝氨酸

homoserine lactone　高丝氨酸内酯

homosilphiperfoloic acid　高串叶松香草酸

homospermidine　高精脒

homospermine　高精胺 (均精胺)

homostachydrine　高水苏碱

L-homostachydrine　L- 高水苏碱

homostephanoline　高千金藤醇灵

homothalicrine　高唐松草任碱

homothermopsine　合模黄华碱

homotrilobine (isotrilobine)　高木防己碱 (异三叶木防己碱、异木防己碱、异三裂木防己碱、异三叶素)

homovaltrates Ⅰ, Ⅱ　高缬草三酯Ⅰ、Ⅱ

homovanillic acid　高香草酸	hopeafuran　坡垒呋喃
homovanillyl alcohol　高香荚兰醇 (高香草醇)	(–)-hopeaphenol　(–)- 坡垒酚
homovanillyl alcohol-4′-glycoside　高香荚兰醇 -4′- 糖苷 (高香草醇 -4′- 糖苷)	hopeaphenol A　坡垒酚 A
homovitexin (isovitexin, saponaretin, apigenin-6-*C*-glucoside)　高杜荆碱 (异杜荆苷、异牡荆素、异牡荆黄素、肥皂草素、皂草黄素、芹菜素 -6-*C*- 葡萄糖苷)	21-hopene　21- 何帕烯
honatisine　河南翠雀碱	22 (29)-hopene　22 (29)- 何帕烯
hongdoushans A ～ C　红豆杉 A ～ C	hopene Ⅱ　何帕烯 Ⅱ
hongencaotone　红根草酮	hopenol B　何帕烯醇 B
hongguanggenin　红光皂苷元	hopenone　何帕酮
hongkongenin　香港远志苷元	hopenyl palmitate　棕榈酸何帕烯酯
honokiol　和厚朴酚	(+)-hopeyhopin　(+)- 马德拉香树素
honyucitrin　胡柚橘黄素	hopeyhopin　马德拉香树素
honyudisin　胡柚迪辛	hoplanoside A　玉簪单萜苷 A
honyumine　胡柚明碱	hordatines A, B　大麦亭 (大麦芽新碱 、大麦芽胍碱) A、B
hookerianamides D ～ K　羽脉野扇花酰胺 D ～ K	hordeine　大麦芽因
hookerosides A, B　匙叶翼首花苷 A、B	hordenine (*N*, *N*-dimethyl tyramine)　大麦芽碱 (大麦芽胺、大麦碱、*N, N*- 二甲基酪胺)
hop-(22) 29-en-3β-ol　何帕 -22 (29)- 烯 -3β- 醇	(*E*)-hordenine-(6-*O*-cinnamoyl-β-D-glucopyranosyl)-(1→3)-α-L-rhamnopyranoside　(*E*)- 大麦芽碱 -(6-*O*- 肉桂酰基 -β-D- 吡喃葡萄糖基)-(1 → 3)-α-L- 吡喃鼠李糖苷
hop-16-ene　何帕 -16- 烯	(*E*)-hordenine-[6-*O*-(4-hydroxycinnamoyl)-β-D-glucopyranosyl]-(1 → 3)-α-L-rhamnopyranoside　(*E*)- 大麦芽碱 -[6-*O*-(4- 羟基肉桂酰基)-β-D- 吡喃葡萄糖基]-(1 → 3)-α-L- 吡喃鼠李糖苷
hop-17 (21)-en-3-one　何帕 -17 (21)- 烯 -3- 酮	hordenine-*O*-[(6″-*O*-*trans*-cinnamoyl)-4′-*O*-β-D-glucopyranosyl-α-L-rhamnopyranoside]　大麦芽碱 -*O*-[(6″-*O*- 反式 - 肉桂酰基)-4′-*O*-β-D- 吡喃葡萄糖基 -α-L- 吡喃鼠李糖苷]
hop-17 (21)-en-3α-ol　何帕 -17 (21)- 烯 -3α- 醇	hordenine-*O*-α-L-rhamnopyranoside　大麦芽碱 -*O*-α-L- 吡喃鼠李糖苷
hop-17 (21)-en-3β-ol　何帕 -17 (21)- 烯 -3β- 醇	horhammericine　荷哈默辛碱
hop-17 (21)-en-3β-ol acetate　何帕 -17 (21)- 烯 -3β- 醇乙酸酯 [3β- 乙酰氧基 - 何帕 -17 (21)- 烯]	horminone　浩米酮 (荷茗草酮、荷茗草醌)
hop-17 (21)-en-6α-ol　何帕 -17 (21)- 烯 -6α- 醇	hortensin　烟筒花素
hop-17 (21)-ene　何帕 -17 (21)- 烯	hortiacine　荷蒂芸香碱
hop-22 (29)-en-24-ol　何帕 -22 (29)- 烯 -24- 醇	hortiamine　荷蒂芸香胺
21α*H*-hop-22 (29)-en-3β, 30-diol　21α*H*- 何帕 -22 (29)- 烯 -3β, 30- 二醇	hosenkol-A　凤仙萜四醇 -A
21α*H*-hop-22 (29)-ene　21α*H*- 何帕 -22 (29)- 烯	hosenkosides A ～ G, K, M　凤仙萜四醇苷 A ～ G、K、M
hop-22 (29)-ene　何帕 -22 (29)- 烯	hosta cerebroside A　玉簪神经鞘苷 A
hop-29-ol acetate　何帕 -29- 醇乙酸酯	hostaflavanone A　玉簪二氢黄酮 A
hop-3-ol　何帕 -3- 醇	hostaflavone A　玉簪黄酮 A
hop-6α, 22-diol　何帕 -6α, 22- 二醇	
(+)-hop-6α, 22-diol　(+)- 何帕 -6α, 22- 二醇	
6α, 22-hopandiol　6α, 22- 何帕二醇	
6, 22-hopandiol (zeorin)　6, 22- 何帕二醇 (泽屋萜)	
17α*H*, 21β*H*-hopane　17α*H*, 21β*H*- 何帕烷	
29-hopanol　29- 何帕醇	

hostaplantagineosides A ～ D　玉簪甾苷 A ～ D

hostasaponins A, B　玉簪皂苷 A、B

hostasides Ⅰ～Ⅳ　玉簪塔甾苷 Ⅰ～Ⅳ

hostasine　玉簪碱

hostasinine A　玉簪宁 A

hostasolide A　东北玉簪内酯 A

hotrienol (3, 7-dimethyl-1, 5, 7-octatriene-3-ol)　樟三烯醇 (脱氢芳樟醇、3, 7- 二甲基 -1, 5, 7- 辛三烯 -3 醇)

houttuynamide A　蕺菜酰胺 A

houttuynin (decanoyl acetaldehyde)　鱼腥草素 (癸酰乙醛)

houttuyninum syntheticum　合成鱼腥草素

houttuynoids A ～ E　蕺菜黄素 A ～ E

houttuynoside A　蕺菜苷 A

hovacerbosides A ～ D　枳椇皂苷 A ～ D

hoveine　浩维亚豆碱 (浩维因)

hovenic acid　枳椇酸

hovenidulcioside A_1　北枳椇苷 A_1

hovenine A　枳椇碱 A

hovenines A, B　枳椇碱 A、B

hovenins A ～ D　枳椇素 A ～ D

hovenitin Ⅰ　枳椇子素 Ⅰ

hovenosides C ～ I　枳椇苷 C ～ I

hovetrichosides A ～ C　毛果枳椇苷 A ～ C

howiicin B　海南哥纳香乙素

howiinin A　海南哥纳香酯甲

howiinol A　海南哥纳香醇甲

hoya fat　球兰脂

hoyacarnosides A ～ T　球兰卡诺兰 A ～ T

hoyin　球兰苷

huajiaosimuline　野花椒酮碱

huangshanine　黄山宁碱 (黄刹灵)

huazhongilexin　华中冬青素

huazhongilexol　华中冬青醇

huazhongilxone　华中冬青黄酮

3β-hydroxylup-20 (29)-en-3-*O*-α-L-arabinofuranosyl-(1→4)-*O*-β-D-glucuronopyranoside　3β- 羟基羽扇豆 -20 (29)- 烯 -3-*O*-α-L- 呋喃阿拉伯糖基 -(1 → 4)-*O*-β-D- 吡喃葡萄糖醛酸苷

human atrial natriuretic peptide　人心房利钠肽

humantenidine　胡蔓藤碱丙

humantenine　胡蔓藤碱乙

(4*R*)-humantenine N^4-oxide　(4*R*)- 胡蔓藤碱乙 N^4- 氧化物

(4*S*)-humantenine N^4-oxide　(4*S*)- 胡蔓藤碱乙 N^4- 氧化物

humantenine N^4-oxide　胡蔓藤碱乙 N^4- 氧化物

humantenirine (humantenrine)　胡蔓藤碱丁

humantenmine　胡蔓藤碱甲

humantenoxenine　胡蔓藤酮碱

humantenrine (humantenirine)　胡蔓藤碱丁

humarain　胡马酸

humic acid　腐殖酸

humicolone　腐质霉酮

humilinolides A ～ E　矮桃花心木内酯 (墨西哥桃花心木内酯) A ～ E

humilixanthin　红果瑞威那黄质

humin　腐黑物

humosine　腐生紫堇碱 (腐黑酸)

humul-1, 6-dien-3-ol　葎草 -1, 6- 二烯 -3- 醇

(2*E*, 6*E*, 9*E*)-humula-2, 6, 9-trien-8-one　(2*E*, 6*E*, 9*E*)- 葎草 -2, 6, 9- 三烯 -8- 酮

humuladienone　葎草二烯酮

humulane　葎草烷 (蛇麻烷)

(9*E*)-humulatrien-2, 6-diol　(9*E*)- 葎草三烯 -2, 6- 二醇

3 (12), 7 (13), (9*E*)-humulatrien-2, 6-diol　3 (12), 7 (13), (9*E*)- 葎草烷三烯 -2, 6- 二醇

(2*E*, 6*R*, 7*R*, 9*S*, 10*S*)-humulen-6, 7, 9, 10-diepoxide　(2*E*, 6*R*, 7*R*, 9*S*, 10*S*)- 蛇麻烯 -6, 7, 9, 10- 二环氧化物

(2*E*, 6*S*, 7*S*, 9*S*, 10*S*)-humulen-6, 7, 9, 10-diepoxide　(2*E*, 6*S*, 7*S*, 9*S*, 10*S*)- 蛇麻烯 -6, 7, 9, 10- 二环氧化物

α-humulene　α- 葎草烯

β-humulene　β- 葎草烯 (β- 蛇麻烯)

γ-humulene　γ- 葎草烯

humulene (α-caryophyllene)　葎草烯 (蛇麻烯、α- 石竹烯、α- 丁香烯)

α-humulene epoxide　α- 葎草烯环氧化物

humulene epoxides Ⅰ～Ⅲ　葎草烯环氧化物 Ⅰ～Ⅲ

humulene-1, 2-epoxide　葎草烯 -1, 2- 环氧物

humulenol　葎草烯醇

α-humulenol acetate　α- 葎草烯醇乙酸酯

humulenones Ⅰ, Ⅱ　葎草烯酮 Ⅰ、Ⅱ

humulinone　葎草灵酮

humulone　葎草酮 (忽布酮)
hunnemanine　岷江喃胺
hunnemannine　亨满宁
hunterburnine　仔榄树宁
hunteria base　仔榄树属碱
hunteriamine　仔榄树明
hunterine　仔榄树碱
huntrabrine methochloride　甲氯化仔榄树任
huoshanmycins A ～ C　霍山石斛链霉素 A ～ C
hupehemonoside　湖贝苷
hupehenidine　湖贝啶
hupeheninate　湖贝甲素乙酸酯
hupehenine　湖贝甲素
hupeheninoside　湖贝甲素苷
hupehenirine　湖贝乙素
hupehenisine　湖贝辛
hupehenizine　湖贝嗪
hupehenolides A ～ M　湖北旋覆花内酯 A ～ M
hupehensis saponins A ～ G　打破碗花花皂苷 A ～ G
(+)-hupeol　(+)- 湖北马鞍树醇
huperzine A (selagine)　石杉碱 A (卷柏石松碱、亮石松碱、卷柏状石松碱)
(7*S*, 12*S*, 13*R*)-huperzine-D-16-*O*-β-D-glucopyranoside　(7*S*, 12*S*, 13*R*)- 石杉碱 -D-16-*O*-β-D- 吡喃葡萄糖苷
huperzines A ～ C　石杉碱 A ～ C
huperzines A ～ D　石杉碱甲～丁
huperzinine　蛇足石杉碱
huratoxin　沙盒毒素 (赭雷毒素)
huyoujiasu　胡柚皮甲素
huyou-triterpenoid　胡柚三萜
huyouyisu　胡柚皮乙素
huzhangosides A ～ D　虎掌草皂苷 (胡枝苷) A ～ D
hyacinthacines A_5, B_4, B_5　百合碱 A_5、B_4、B_5
hyacinthin [cyanidin-3-*O*-β-D-(6-*p*-coumaroyl) glucoside]　风信子苷 [矢车菊素 -3-*O*-β-D-(6- 对香豆酰基) 葡萄糖苷]
hyacinthoside　太白米苷
hyalodendrosides A, B　透明居木苷 A、B
hyaluronic acid　透明质酸
hyaluronic acid potassium salt　透明质酸钾盐
hyaluronidase　透明质酸酶
hyatidine　黑替定
hybocarpone　弯脉茶渍酮
hycandinic acid ester 1　海桐酸酯 1
hydantoic acid　脲基乙酸
hydantoin　乙内酰脲
2′-hyddroxytaxines Ⅰ, Ⅱ　2′- 羟基紫杉碱Ⅰ、Ⅱ
hydnocarpic acid　次大风子酸 (副大风子酸)
(–)-hydnocarpin　(–)- 次大风子素
hydnocarpin D　大风子素 (次大风子素、大风子品) D
hydnowightin　韦氏大风子亭
hydrachines A, B　绣球碱 (中国绣球碱) A、B
hydrachosides A, B　中国绣球苷 (中华绣球苷、华绣球苷) A、B
hydracyanosides A ～ F　绣球氰苷 A ～ F
hydramacrophyllols A, B　甜绣球酚 A、B
hydramacrosides A, B　大叶绣球苷 A、B
hydrangeic acid　八仙花酸
hydrangeifolin Ⅰ　绣球叶苷 (绣球叶柯萨木素) Ⅰ
hydrangenol　八仙花酚 (绣球酚)
(–)-hydrangenol-4′-*O*-glucoside　(–)- 八仙花酚 -4′-*O*- 葡萄糖苷 [(–)- 绣球酚 -4′-*O*- 葡萄糖苷]
hydrangenol-8-*O*-D-galactoside　八仙花酚 -8-*O*-D- 半乳糖苷
hydrangenol-8-*O*-glucoside　八仙花酚 -8-*O*- 葡萄糖苷
hydrangenosides A ～ E　绣球萜苷 (绣球苷、八仙花酚苷) A ～ E
hydrangetin　八仙花素
hydrangin (dichrin A, umbelliferone, umbelliferon, skimmetin, 7-hydroxycoumarin)　绣球花苷 (八仙花苷、伞形花内酯、伞花内酯、常山素 A、伞形酮、7- 羟基香豆素)
hydranitrilosides A_1, A_2, B_1, B_2　绣球腈苷 A_1、A_2、B_1、B_2
hydrastine　白毛茛碱 (北美黄连碱、黑瑞亭)
L-hydrastine　L- 白毛茛碱 (L- 黑瑞亭)
hydrastine hydrochloride　盐酸白毛茛碱
hydrastinine　白毛茛宁 (北美黄连次碱、白毛茛分碱)
hydrazine (diazane)　肼 (乙氮烷)
2-hydrazinecarbonyl acetic acid　2- 肼基羰基乙酸
4, 4′-hydrazinediylidenedi (cyclohexane-1-carboxylic acid)　4, 4′- 肼二亚基二 (环已烷 -1- 甲酸)

3-hydrazinyl-3-oxopropanoic acid　3- 肼基 -3- 氧亚基丙酸
4-hydrazinylidenecyclohex-1-carboxylic acid　4- 肼亚基环己 -1- 甲酸
5-hydrazinylidene-5-hydroxypentanoic acid　5- 肼亚基 -5- 羟基戊酸
hydrazonic acid　腙酸 (腙基替酸)
4-hydrazonocyclohex-1-carboxylic acid　4- 腙基环己 -1- 甲酸
hydride　氢化物
14-hydro-15-hydroxyajugapitin　14- 氢 -15- 羟基地松筋骨草素
5β-hydro-8, 11, 13-abietatrien-6α-ol　5β- 氢 -8, 11, 13- 松香三烯 -6α- 醇
hydroarteannuin (deoxyartemisinin)　氢化青蒿素 (脱氧青蒿素)
hydrocaffeic acid　氢化咖啡酸
2α-hydrocaryopincaolide F　2α- 氢兰香草品内酯 F
hydrochlorothiazide　氢氯噻嗪
hydrocinchonidine (cinchamidine)　氢化金鸡尼定 (金鸡米丁)
hydrocinchonine (dihydrocinchonine, cinchotine, pseudocinchonine, cinchonifine)　氢化辛可宁 (二氢金鸡宁、金鸡亭、假辛可宁、二氢金鸡纳宁)
hydrocinnamic acid　氢化桂皮酸 (氢化肉桂酸)
hydrocinnamic acid ethyl ester　氢化桂皮酸乙酯
hydrocinnamonitrile　苯代丙腈
hydrocortisone (cortisol)　氢化可的松 (皮质醇)
hydrocosisaponins A ～ F　天胡荽皂苷 A ～ F
hydrocotarnine　氢化可他宁碱
hydrocotarnine hydrobromide　溴化氢氢化可塔宁
hydrocotyline　破铜钱碱 (天胡荽碱)
hydrocotylosides Ⅰ～Ⅶ　天胡荽苷 Ⅰ～Ⅶ
o-hydrocoumaric acid　黄木樨酸
hydrocyanic acid (prussic acid, hydrogen cyanide)　氢氰酸 (氰化氢)
hydroferulic acid　氢化阿魏酸
hydrogen　氢
hydrogen bromide (bromane)　溴化氢 (溴烷)
hydrogen chloride (chlorane)　氯化氢 (氯烷)
hydrogen cyanide (hydrocyanic acid, prussic acid)　氢氰酸 (氰化氢)
hydrogen fluoride　氟化氢
hydrogen iodide　碘化氢
hydrogen sulfide (hydrosulfuric acid)　硫化氢 (氢硫酸)
6α-hydrogeniposide　6α- 京尼平苷
6β-hydrogeniposide　6β- 氢化京尼平苷
hydroginkgolic acid　氢化白果酸
hydroginkgolinic acid　氢化白果亚酸
hydroglaucocalyxin A　氢化蓝萼甲素 (王枣子甲素、氢化兰萼香茶菜素 A)
18α-hydroglycyrrhetic acid　18α- 氢化甘草次酸
hydrogrammic acid　氢化格兰马草酸
hydrohydrastine　氢化白毛茛碱 (氢化北美黄连碱)
hydroipecamine　氢化吐根胺
2-hydroisotandicin　1, 2, 4, 8- 四羟基 -3- 甲基蒽醌
α (β)-hydrojuglone　α (β)- 氢化胡桃醌 [α (β)- 氢化胡桃叶醌]
α-hydrojuglone　α- 氢化胡桃醌 (α- 氢化胡桃叶醌)
β-hydrojuglone　β- 氢化胡桃醌
α-hydrojuglone glucoside　α- 氢化胡桃醌葡萄糖苷
α (β)-hydrojuglone-4-β-D-glucopyranoside　α (β)- 氢化胡桃醌 -4-β-D- 吡喃葡萄糖苷
hydrolase　水解酶
hydrolecithin　氢化卵磷脂
hydrolytichazaleanin A　水解雷慈崖椒宁 A
1, 2-hydronaphthoquinone　1, 2- 氢化萘醌
1, 4-hydronaphthoquinone　1, 4- 氢化萘醌
hydronaphthoquinone　氢化萘醌
5-hydro-*N*-methyl corydalidine　5- 氢 -*N*- 甲基紫堇里定
(hydroperoxy) sulfanol　(过氧羟基) 甲硫烷醇
1α-hydroperoxy-1 (10) aristolenone　1α- 氢过氧基 -1 (10) 马兜铃烯酮
1-hydroperoxy-1, 2, 3, 4-tetrahydronaphthalene　1- 过羟基 -1, 2, 3, 4- 四氢萘
25-hydroperoxy-12β-hydroxydammar-(23*E*)-ene　25- 氢过氧 -12β- 羟基达玛 -(23*E*)- 烯
24ξ-hydroperoxy-24-ethyl cholest-4, 24 (28)-dien-3, 6-dione　24ξ- 氢过氧基 -24- 乙基胆甾 -4, 24 (28)- 二烯 -3, 6- 二酮
24ξ-hydroperoxy-24-vinyl cholesterol　24ξ- 氢过氧基 -24- 乙烯基胆甾醇
24ξ-hydroperoxy-24-vinyl lathosterol　24ξ- 氢过氧基 -24- 乙烯基羊毛索甾醇

25-hydroperoxy-4α, 14α-dimethyl cholest-8, 23-dien-3β-ol 25- 氢过氧基 -4α, 14α- 二甲基胆甾 -8, 23- 二烯 -3β- 醇

24-hydroperoxy-4α, 14α-dimethyl cholest-8, 25-dien-3β-ol 24- 氢过氧基 -4α, 14α- 二甲基胆甾 -8, 25- 二烯 -3β- 醇

12β-hydroperoxy-4α, 6α-dihydroxy-4β, 12α-dimethyl-2, 7, 10-cembr-triene 12β- 氢过氧基 -4α, 6α- 二羟基 -4β, 12α- 二甲基 -2, 7, 10- 烟草三烯

12α-hydroperoxy-4α, 6α-dihydroxy-4β, 12β-dimethyl-2, 7, 10-cembrtriene 12α- 氢过氧基 -4α, 6α- 二羟基 -4β, 12β- 二甲基 -2, 7, 10- 烟草三烯

1α-hydroperoxy-4α-hydroxybishopsolicepolide 1α- 氢过氧基 -4α- 羟基比梢菊内酯

12α-hydroperoxy-4β, 6α-dihydroxy-4α, 12β-dimethyl-2, 7, 10-cembrtriene 12α- 氢过氧基 -4β, 6α- 二羟基 -4α, 12β- 二甲基 -2, 7, 10- 烟草三烯

4-hydroperoxy-5-en-ovatodiolide 4- 过氢氧 -5- 烯广防风二内酯 (4- 过氢氧 -5- 烯防风草二内酯)

4α-hydroperoxy-5-enovatodiolide 4α- 氢过氧 -5- 烯广防风二内酯

24ξ-hydroperoxy-6β-hydroxy-24-ethyl cholest-4, 28 (29)-dien-3-one 24ξ- 氢过氧基 -6β- 羟基 -24- 乙基胆甾 -4, 28 (29)- 二烯 -3- 酮

25-hydroperoxy-6β-hydroxycholest-4, 23-dien-3-one 25- 氢过氧基 -6β- 羟基胆甾 -4, 23- 二烯 -3- 酮

24ξ-hydroperoxy-6β-hydroxycholest-4, 25-dien-3-one 24*ξ*- 氢过氧基 -6*β*- 羟基胆甾 -4, 25- 二烯 -3- 酮

16-hydroperoxyalisol B-23-acetate 16- 氢过氧基泽泻醇 B-23- 乙酸酯

16-hydroperoxyalisols A ～ E 16- 氢过氧基泽泻醇 A ～ E

3-hydroperoxyawabukinol 3- 过氧氢日本珊瑚树醇

3-(hydroperoxycarbonyl)-1-methyl pyridinium chloride 3-(氢过氧基羧基)-1- 甲基吡啶氯化盐

(1*R*, 5*R*, 8*Z*, 10*R*, 12*E*, 14*S*)-5-hydroperoxycembr-4 (18), 8, 12, 16-tetraen-15, 14:19, 10-diolide (1*R*, 5*R*, 8*Z*, 10*R*, 12*E*, 14*S*)-5- 氢过氧基烟草 -4 (18), 8, 12, 16- 四烯 -15, 14:19, 10- 二内酯

(1*R*, 4*S*, 5*E*, 8*Z*, 10*R*, 12*E*, 14*S*)-4-hydroperoxycembr-5, 8, 12, 16-tetraen-15, 14:19, 10-diolide (1*R*, 4*S*, 5*E*, 8*Z*, 10*R*, 12*E*, 14*S*)-4- 氢过氧基烟草 -5, 8, 12, 16- 四烯 -15, 14:19, 10- 二内酯

5α-hydroperoxycostic acid 5α- 过氧化氢木香酸

25-hydroperoxycycloart-23-en-3β-ol 25- 过氢氧环木菠萝 -23- 烯 -3β- 醇

24-hydroperoxycycloart-25-en-3β-ol 24- 过氢氧环木菠萝 -25- 烯 -3β- 醇

4-hydroperoxycyclohex-2, 5-dien-1-carboxylic acid ethyl ester 4- 过羟基环己 -2, 5- 二烯 -1- 甲酸乙酯

(*E*)-25-hydroperoxydammar-23-en-(3β, 20*S*)-diol (*E*)-25- 过氧羟基达玛 -23- 烯 -(3β, 20*S*)- 二醇

5α-hydroperoxyeudesma-4 (15), 11-diene 5α- 过氧化氢桉叶 -4 (15), 11- 二烯

(–)-2β-hydroperoxykolavelool (–)-2β- 过氧化氢克拉文洛醇

7α-hydroperoxylabd-8 (17), 14-dien-(13*R*)-hydroxy-4-*O*-acetyl-α-L-6-deoxyidopyranoside 7α- 氢过氧半日花 -8 (17), 14- 二烯 -(13*R*)- 羟基 -4-*O*- 乙酰基 -α-L-6- 脱氧吡喃艾杜糖苷

6-hydroperoxy-6-oxohexanoic acid 6- 过羟基 -6- 氧亚基己酸

1α-hydroperoxyrupicolin A acetate 1α- 氢过氧岩生三裂蒿内酯 A 乙酸酯

6β-hydroperoxystigmast-4-en-3-one 6β- 氢过氧化豆甾 -4- 烯 -3- 酮

(22*E*, 24*S*)-7α-hydroperoxystigmast-5, 22-dien-3β-ol (22*E*, 24*S*)-7α- 氢过氧基豆甾 -5, 22 - 二烯 -3β- 醇

29-hydroperoxystigmast-5, 24 (28)-dien-3β-ol 29- 氢过氧基豆甾 -5, 24 (28)- 二烯 -3β- 醇

(3β, 7α)-7-hydroperoxystigmast-5-en-3-ol (3β, 7α)-7- 氢过氧基豆甾 -5- 烯 -3 醇

29-hydroperoxystigmast-7, 24 (28) *E*-dien-3β-ol 29- 过氢氧豆甾 -7, 24 (28) *E*- 二烯 -3β- 醇

21α-hydroperoxytaraxasterol 21α- 氢过氧蒲公英甾醇

25-hydroperoxytirucalla-7, 23 (24)-dien-3, 6-dion-21, 16-olide 25- 过氢氧甘遂 -7, 23 (24)- 二烯 -3, 6- 二酮 -21, 16- 内酯

24-hydroperoxytirucalla-7, 25 (26)-dien-3, 6-dion-21, 16-olide 24- 过氢氧甘遂 -7, 25 (26)- 二烯 -3, 6- 二酮 -21, 16- 内酯

24-hydroperoxy-24-vinyl cholesterol 24- 氢过氧基 -24- 乙烯基胆甾醇 (24- 氢过氧基 -24- 乙烯基胆固醇)

10ξ-hydroperoxy-α-santal-11-ene 10ξ- 氢过氧 -α- 檀香 -11- 烯

11-hydroperoxy-α-santal-9-ene 11- 氢过氧 -α- 檀香 -9- 烯

10ξ-hydroperoxy-β-santal-11-ene 10ξ- 氢过氧 -β- 檀香 -11- 烯

p-hydrophenol (*p*-benzenediol, 1, 4-benzenediol, hydroquinone, *p*-dihydroquinone, *p*-dihydroxybenzene) 对羟基苯酚 (1, 4- 苯二酚、对苯二酚、对二氢醌、氢醌)

hydrophis ornatus neurous toxin 淡灰海蛇神经毒素

hydrophitoxins a, b 海蛇毒 a、b

hydropiperoside 氢化胡椒苷

hydroplumbagin glucoside 氢化白花丹素葡萄糖苷

hydroprotopine 氢化原阿片碱

hydro-Q_9-chromene 氢 -Q_9- 色烯

hydroquinidine (hydroconchinine) 氢化奎尼丁

hydroquinine 氢化奎宁

hydroquinone (*p*-dihydroquinone, *p*-benzenediol, *p*-hydrophenol, 1, 4-benzenediol, *p*-dihydroxybenzene) 氢醌 (对二氢醌、对苯二酚、对羟基苯酚、1, 4- 苯二酚)

hydroquinone diacetate 氢醌二乙酸酯

hydroquinone diethyl ether 氢醌二乙醚

hydroquinone dimethyl ether 氢醌二甲醚

hydroquinone glucose (arbutoside, ursin, uvasol, arbutin) 氢醌葡萄糖 (熊果苷、熊果酚苷)

hydroquinone monoethyl ether 氢醌单乙醚

hydroquinone monomethyl ether 氢醌单甲醚

hydroquinone-*O*-[6-(3-hydroxyisobutanoyl)]-β-galactopyranoside 氢醌 -*O*-[6-(3- 羟基异丁酰基)]-β- 吡喃半乳糖苷

hydrorhombinine (lupanine) 白金雀儿碱 (羽扇烷宁、羽扇豆烷宁)

hydrosulfuric acid (hydrogen sulfide) 硫化氢 (氢硫酸)

hydrotanthraquinone 金毛耳草蒽醌

hydrothymoquinone dimethyl ether 百里氢醌二甲醚

hydrourushiol 氢化漆酚

hydroxamic acid (*N*-hydroxyamide) 羟氨酸 (羟氨基替酸、异羟肟酸、*N*- 羟基酰胺)

hydroximic acid 羟亚氨酸 (羟氨亚基替酸)

2-(hydroximino) pentan-3-one 2-(羟氨亚基) 戊 -3- 酮

6-hydroxy-(–)-hardwickiic acid-2′-β-D-glucopyranosyl benzyl ester 6- 羟基 -(–)- 哈氏豆属酸 -2′-β-D- 吡喃葡萄糖基苄基酯

18-hydroxy-(–)-manool 18- 羟基 -(–)- 泪杉醇

9-hydroxy-(10*E*)-octadecenoic acid 9- 羟基 -(10*E*)- 十八烯酸

9-hydroxy-(10*E*, 12*E*)-octadecadienoic acid ethyl ester 9- 羟基 -(10*E*, 12*E*)- 十八碳二烯酸乙酯

9-hydroxy-(10*E*, 12*Z*)-octadecadienoic acid (α-dimorphecolic acid) 9- 羟基 -(10*E*, 12*Z*)- 十八碳二烯酸 (α- 橙黄异药菊烯酸)

9-hydroxy-(10*E*, 12*Z*, 15*Z*)-octadecatrienoic acid ethyl ester 9- 羟基 -(10*E*, 12*Z*, 15*Z*)- 十八碳三烯酸乙酯

9-hydroxy-(10*Z*, 12*E*)-octadecenoic acid 9- 羟基 -(10*Z*, 12*E*)- 十八烯酸

(6*R*, 10*S*, 11*R*)-26ζ-hydroxy-(13*R*)-oxaspiroirid-16-enal (6*R*, 10*S*, 11*R*)-26ζ- 羟基 -(13*R*)- 氧杂螺鸢尾醛 -16- 烯醛

16β-hydroxy-(19*S*)-vindolinine *N*-oxide 16β- 羟基 -(19*S*)- 长春尼宁 *N*- 氧化物

3β-hydroxy-(22*E*, 24*R*)-ergost-5, 8, 22-trien-7-one 3β- 羟基 -(22*E*, 24*R*)- 麦角甾 -5, 8, 22- 三烯 -7- 酮

3β-hydroxy-(23R)-methoxycucurbita-6, 24-dien-5β, 19-olide 3β- 羟基 -(23*R*)- 甲氧基葫芦 -6, 24- 二烯 -5β, 19- 内酯

11α-hydroxy-(24*S*)-ethyl-5α-cholest-22-en-3, 6-dione 11α- 羟基 -(24*S*)- 乙基 -5α- 胆甾 -22- 烯 -3, 6- 二酮

(6*S*)-hydroxy-(24ξ)-hydroperoxy-29-nor-3, 4-secocycloart-4 (30), 25-dien-3-oic acid methyl ester (6*S*)- 羟基 -(24ξ)- 氢过氧基 -29- 去甲 -3, 4- 开环环木菠萝 -4 (30), 25- 二烯 -3- 酸甲酯

4-hydroxy-(2-*trans*-3′, 7′-dimethyloct-2′, 6′-dienyl)-6-methoxyacetophenone 4- 羟基 -(2- 反式 -3′, 7′- 二甲基 - 辛 -2′, 6′- 二烯基)-6- 甲氧基苯乙酮

10-hydroxy-(8*E*)-octadecenoic acid 10- 羟基 -(8*E*)- 十八烯酸

8-hydroxy-(9*E*)-octadecenoic acid 8- 羟基 -(9*E*)- 十八烯酸

13-hydroxy-(9*E*, 11*E*)-octadecadienoic acid 13- 羟基 -(9*E*, 11*E*)- 十八碳二烯酸

11-hydroxy-(9*Z*)-octadecenoic acid 11- 羟基 -(9*Z*)- 十八烯酸

(13*S*)-hydroxy-(9*Z*, 11*E*)-octadecadienoic acid (13*S*)- 羟基 -(9*Z*, 11*E*)- 十八碳二烯酸

13-hydroxy-(9*Z*, 11*E*)-octadecadienoic acid 13- 羟基 -(9*Z*, 11*E*)- 十八碳二烯酸

13-hydroxy-(9*Z*, 11*E*, 15*E*)-octadecatrienoic acid 13- 羟基 -(9*Z*, 11*E*, 15*E*)- 十八碳三烯酸

13-hydroxy-13 (2)-(*R*) pheophorbide-b methyl ester 13 - 羟基 -13 (2)-(*R*) 脱镁叶绿酸 b 甲酯

13-hydroxy-13 (2)-(*R*, *S*) pheophytins a, b 13- 羟基 -13 (2)-(*R*, *S*) 脱镁叶绿素 a、b

13-hydroxy-13 (2)-(*S*) pheophorbide-a methyl ester 13- 羟基 -13 (2)-(*S*) 脱镁叶绿酸 a 甲酯

4-[hydroxy (thiocarbonyl)]pyridine-2-carboxylic acid {4-[hydroxy (carbonothioyl)]pyridine-2-carboxylic acid} 4-[羟基 (硫代羰基)] 吡啶 -2- 甲酸

3-[(3-hydroxy)-(4-*O*-D-glucopyranosyl) phenyl]-2-propenoic acid 3-[(3-羟基)-(4-*O*-D-吡喃葡萄糖基)苯基]-2-丙烯酸

(2-hydroxy) benzyl alcohol-5-*O*-benzoyl-β-D-apiofuranosyl-(1→2)-β-D-glucopyranoside (2-羟基)苯甲醇-5-*O*-苯酰基-β-D-呋喃芹糖基-(1→2)-β-D-吡喃葡萄糖苷

8-(1-hydroxy)-ethyl dihydrochelerythrine 8-(1-羟基)-乙基二氢白屈菜红碱

2-(4-hydroxy) phenyl ethanol 2-对羟基苯乙醇

(*R*)-2-hydroxy-1-(1, 2-dihydroxy-2-methyl-3-butenyl)-5-benzoic acid methyl ester (*R*)-2-羟基-1-(1, 2-二羟基-2-甲基-3-丁烯基)-5-苯甲酸甲酯

3-hydroxy-1-(1, 7-dihydroxy-3, 6-dimethoxynaphthalen-2-yl) prop-1-one 3-羟基-1-(1, 7-二羟基-3, 6-二甲氧基萘-2-基)丙-1-酮

(13*R*)-13-hydroxy-1 (10), 14-*ent*-halimadien-18-oic acid (13*R*)-13-羟基-1 (10), 14-对映-哈里马二烯-18-酸

1-hydroxy-1-(2, 4, 5-trimethoxyphenyl) prop-2-one 1-羟基-1-(2, 4, 5-三甲氧苯基)丙-2-酮

7-hydroxy-1-(3, 4-dihydroxy)-N^2, N^3-bis (4-hydroxyphenethyl)-6, 8-dimethoxy-1, 2-dihydronaphthalene-2, 3-dicarboxamide 7-羟基-1-(3, 4-二羟基)-N^2, N^3-二(4-羟基苯乙基)-6, 8-二甲氧基-1, 2-二氢萘-2, 3-二甲酰胺

5-hydroxy-1-(3, 4-dihydroxy-5-methoxyphenyl)-7-(4-hydroxy-3-methoxyphenyl) hept-3-one 5-羟基-1-(3, 4-二羟基-5-甲氧苯基)-7-(4-羟基-3-甲氧苯基)庚-3-酮

3-hydroxy-1-(3, 4-dimethoxy-5-methyl phenyl) prop-1-one 3-羟基-1-(3, 4-二甲氧基-5-甲苯基)丙-1-酮

3-hydroxy-1-(3, 5-dimethoxy-4-hydroxyphenyl) prop-1-one 3-羟基-1-(3, 5-二甲氧基-4-羟苯基)丙-1-酮

7-hydroxy-1 (3*H*)-isobenzofuranone 7-羟基-1 (3*H*)-异苯并呋喃酮

1-hydroxy-1-(3-methoxy-4-hydroxyphenyl) ethane 1-羟基-1-(3-甲氧基-4-羟苯基)乙烷

3-hydroxy-1-(4-hydroxy-3, 5-dimethoxyphenyl)-1-propanone 3-羟基-1-(4-羟基-3, 5-二甲氧苯基)-1-丙酮

7-hydroxy-1-(4-hydroxy-3, 5-dimethoxyphenyl)-2-methoxyphenanthrene-3, 4-dione 7-羟基-1-(4-羟基-3, 5-二甲氧苯基)-2-甲氧基菲-3, 4-二酮

5-hydroxy-1-(4-hydroxy-3, 5-dimethoxyphenyl)-7-(4-hydroxy-3-methoxyphenyl) hept-3-one 5-羟基-1-(4-羟基-3, 5-二甲氧苯基)-7-(4-羟基-3-甲氧苯基)庚-3-酮

3-hydroxy-1-(4-hydroxy-3, 5-dimethoxyphenyl) prop-1-one 3-羟基-1-(4-羟基-3, 5-二甲氧苯基)丙-1-酮

2-hydroxy-1-(4-hydroxy-3-methoxy) phenyl-1-propanone 2-羟基-1-(4-羟基-3-甲氧基)苯基-1-丙酮

(*R*)-2-hydroxy-1-(4-hydroxy-3-methoxyphenyl) prop-1-one (*R*)-2-羟基-1-(4-羟基-3-甲氧苯基)丙-1-酮

(+)-2-hydroxy-1-(4-hydroxy-3-methoxyphenyl)-propan-1-one (+)-2-羟基-1-(4-羟基-3-甲氧苯基)-丙烷-1-酮

5-hydroxy-1-(4′-hydroxy-3′-methoxyphenyl)-4-hexadecen-3-one 5-羟基-1-(4′-羟基-3′-甲氧苯基)-4-十六烯酸-3-酮

5-hydroxy-1-(4-hydroxy-3-methoxyphenyl)-7-(3, 4-dihydroxy-5-methoxyphenyl) hept-3-one 5-羟基-1-(4-羟基-3-甲氧苯基)-7-(3, 4-二羟基-5-甲氧苯基)庚-3-酮

5-hydroxy-1-(4-hydroxy-3-methoxyphenyl)-7-(3, 4-dihydroxyphenyl) hept-3-one 5-羟基-1-(4-羟基-3-甲氧苯基)-7-(3, 4-二羟苯基)庚-3-酮

3-hydroxy-1-(4-hydroxy-3-methoxyphenyl) prop-1-one 3-羟基-1-(4-羟基-3-甲氧苯基)丙-1-酮

7-hydroxy-1-(4-hydroxyphenyl)-2, 9, 10-trimethoxyphenanthrene-3, 4-dione 7-羟基-1-(4-羟苯基)-2, 9, 10-三甲氧基菲-3, 4-二酮

5-hydroxy-1-(4′-hydroxyphenyl)-7-(4″-hydroxyphenyl) hept-1-en-3-one 5-羟基-1-(4′-羟苯基)-7-(4″-羟苯基)庚-1-烯-3-酮

3-hydroxy-1-(4-hydroxyphenyl) prop-1-one 3-羟基-1-(4-羟苯基)丙-1-酮

3-hydroxy-1-(4-methyl benzo[*d*][1, 3]dioxol-6-yl) prop-1-one 3-羟基-1-(4-甲基苯[*d*][1, 3]二噁茂-6-基)丙-1-酮

3-hydroxy-1-(6-methoxy-13-dihydroisobenzofuran-5-yl) prop-1-one 3-羟基-1-(6-甲氧基-13-二氢异苯并呋喃-5-基)丙-1-酮

3-hydroxy-1, 1, 6-trimethyl-1, 2, 3, 4-tetrahydronaphthalene 3-羟基-1, 1, 6-三甲基-1, 2, 3, 4-四氢萘

12β-hydroxy-1, 10-secowithametelin B 12β-羟基-1, 10-开环睡茄白曼陀罗素B

1-hydroxy-1, 11, 11-trimethyl decahydrocyclopropane azulen-10-one 1-羟基-1, 11, 11-三甲基十氢环丙烷薁-10-酮

9α-hydroxy-1, 2, 3, 4, 5, 10, 19-heptanorergost-7, 22-dien-6, 9-lactone 9α-羟基-1, 2, 3, 4, 5, 10, 19-七去甲麦角甾-7, 22-二烯-6, 9-内酯

6-hydroxy-1, 2, 3, 7-tetramethoxyxanthone 6-羟基-1, 2, 3, 7-四甲氧基叫酮

2-hydroxy-1, 2, 3-propane tricarboxylic acid-2-ethyl ester 2- 羟基 -1, 2, 3- 丙烷三甲酸 -2- 乙酯
2-hydroxy-1, 2, 3-propane tricarboxylic acid-2-methyl ester 2- 羟基 -1, 2, 3- 丙烷三甲酸 -2- 甲酯
3-hydroxy-1, 2, 5, 6, 7-pentamethoxyxanthone 3- 羟基 -1, 2, 5, 6, 7- 五甲氧基呫酮
8-hydroxy-1, 2, 6-trimethoxyxanthone 8- 羟基 -1, 2, 6- 三甲氧基呫酮
7-hydroxy-1, 2, 8-trimethoxy-3-methyl anthraquinone 7- 羟基 -1, 2, 8- 三甲氧基 -3- 甲基蒽醌
(*R*)-3-hydroxy-1, 2-diguaiacyl-1-propanone (*R*)-3- 羟基 -1, 2- 二愈创木基 -1- 丙酮
1β-hydroxy-1, 2-dihydro-α-santonin 1β- 羟基 -1, 2- 二氢 -α- 山道年
2-hydroxy-1, 2-diphenyl ethan-1-one 2- 羟基 -1, 2- 二苯基乙 -1- 酮
4-hydroxy-1, 2-dithiolane 4- 羟基 -1, 2- 二硫环戊烷
5-hydroxy-1, 2-methlene dioxyanthraquinone 5- 羟基 -1, 2- 亚甲二氧基蒽醌
2-hydroxy-1, 3, 4, 7-tetramethoxyxanthone 2- 羟基 -1, 3, 4, 7- 四甲氧基呫酮
2-hydroxy-1, 3, 4-trimethoxyanthraquinone 2- 羟基 -1, 3, 4- 三甲氧基蒽醌
8-hydroxy-1, 3, 5-trimethoxyxanthone 8- 羟基 -1, 3, 5- 三甲氧基呫酮
5-hydroxy-1, 3-benzenodicarboxylic acid 5- 羟基 -1, 3- 苯二甲酸
2-hydroxy-1, 3-dimethoxyanthraquinone 2- 羟基 -1, 3- 二甲氧基蒽醌
(1*R*, 3*S*, 20*S*)-21-hydroxy-1, 3-epoxy-20, 25-epoxydammar-5 (10)-ene (1*R*, 3*S*, 20*S*)-21- 羟基 -1, 3- 环氧 -20, 25- 环氧达玛 -5 (10)- 烯
(20*S*)-21-hydroxy-1, 3-epoxy-21, 24-cyclodammar-5-en-25-*O*-β-D-glucopyranoside (20*S*)-21- 羟基 -1, 3- 环氧 -21, 24- 环达玛 -5- 烯 -25-*O*-β-D- 吡喃葡萄糖苷
(20*S*)-20-hydroxy-1, 3-epoxy-dammar-5, 24-dien-21-*O*-β-D-glucopyranoside (20*S*)-20- 羟基 -1, 3- 环氧达玛 -5, 24- 二烯 -21-*O*-β-D- 吡喃葡萄糖苷
2-[2-hydroxy-1, 4 (2*H*)-benzoxazin-3 (4*H*)-one]-β-D-glucopyranoside 2-[2- 羟基 -1, 4 (2*H*)- 苯并噁嗪 -3 (4*H*)- 酮]-β-D- 吡喃葡萄糖苷
2-hydroxy-1, 4-benzoxazin-3-one 2- 羟基 -1, 4- 苯并噁嗪 -3- 酮
2-hydroxy-1, 4-dimethoxyanthraquinone 2- 羟基 -1, 4- 二甲氧基蒽醌

2-hydroxy-1, 4-naphthoquinone (henna, lawsone) 2- 羟基 -1, 4- 萘醌 (散沫花素、散沫花醌、指甲花醌)
2-hydroxy-1, 6, 7, 8-tetramethoxy-3-methyl anthraquinone 2- 羟基 -1, 6, 7, 8- 四甲氧基 -3- 甲基蒽醌
8-hydroxy-1, 6-dimethyl-2-methoxy-5-vinyl-9, 10-dihydrophenanthrene 8- 羟基 -1, 6- 二甲基 -2- 甲氧基 -5- 乙烯基 -9, 10- 二氢菲
2-hydroxy-1, 6-dimethyl-5-vinyl phenanthrene 2- 羟基 -1, 6- 二甲基 -5- 乙烯基菲
(1ξ)-1-hydroxy-1, 7-bis (4-hydroxy-3-methoxyphenyl)-6-hepten-3, 5-dione (1ξ)-1- 羟基 -1, 7- 双 (4- 羟基 -3- 甲氧苯基)-6- 庚烯 -3, 5- 二酮
(1ξ)-1-hydroxy-1, 7-bis (4-hydroxy-3-methoxyphenyl)-hepten-3, 5-dione (1ξ)-1- 羟基 -1, 7- 双 (4- 羟基 -3- 甲氧苯基)- 庚烯 -3, 5- 二酮
2-hydroxy-1, 7-dimethyl-9, 10-dihydrophenanthro[5, 6-*b*]-4′, 5′-dihydro-4′, 5′-dihydroxyfuran 2- 羟基 -1, 7- 二甲基 -9, 10- 二氢菲并 [5, 6-*b*]-4′, 5′- 二氢 -4′, 5′- 二羟基呋喃
(5*R*)-hydroxy-1, 7-diphenyl-3-heptanone (5*R*)- 羟基 -1, 7- 二苯基 -3- 庚酮
trans-3-hydroxy-1, 8-cineole-3-*O*-β-D-glucopyranoside 反式 -3- 羟基 -1, 8- 桉叶素 -3-*O*-β-D- 吡喃葡萄糖苷
(1*R*, 2*R*, 4*S*)-*trans*-2-hydroxy-1, 8-cineole-*O*-D-glucopyranoside (1*R*, 2*R*, 4*S*)- 反式 -2- 羟基 -1, 8- 桉叶素 -*O*-D- 吡喃葡萄糖苷
(1*S*, 2*R*, 4*S*)-2-hydroxy-1, 8-cineole-β-D-apiofuranosyl-(1→6)-β-D-glucopyranoside (1*S*, 2*R*, 4*S*)-2- 羟基 -1, 8- 桉叶素 -β-D- 呋喃芹糖基 -(1 → 6)-β-D- 吡喃葡萄糖苷
(1*S*, 2*S*, 4*R*)-2-hydroxy-1, 8-cineole-β-D-glucopyranoside (1*S*, 2*S*, 4*R*)-2- 羟基 -1, 8- 桉叶素 -β-D- 吡喃葡萄糖苷
(1*R*, 4*R*, 6*S*, 7*S*, 9*S*)-4α-hydroxy-1, 9-peroxybisabola-2, 10-diene (1*R*, 4*R*, 6*S*, 7*S*, 9*S*)-4α- 羟基 -1, 9- 过氧甜没药 -2, 10- 二烯
9-hydroxy-10, 12-pentadecadienoic acid 9- 羟基 -10, 12- 十五碳二烯酸
11-hydroxy-10, 11-dihydroeuparin 11- 羟基 -10, 11- 二氢泽兰素
14β-hydroxy-10-deacetyl baccatin Ⅲ 14β- 羟基 -10- 去乙酰基浆果赤霉素 Ⅲ
8-hydroxy-10-hydrosweroside 8- 羟基 -10- 氢獐牙菜苷 (8- 羟基 -10- 氢当药苷)
(5*S*, 7*S*, 8*S*, 9*S*)-7-hydroxy-10-isovaleroyloxy-$\Delta^{4,11}$-dihydronepetalactone (5*S*, 7*S*, 8*S*, 9*S*)-7- 羟基 -10- 异戊酰氧基 -$\Delta^{4,11}$- 二氢假荆芥内酯

1-hydroxy-10-oxosinomenine 1- 羟基 -10- 氧亚基青藤碱
ent-4β-hydroxy-10α-methoxyaromadendrane 对映 -4β- 羟基 -10α- 甲氧基香橙烷
4β-hydroxy-10β-hydroperoxy-5α*H*, 7α*H*, 8β*H*-guai-1, 11 (13)-dien-8α, 12-olide 4β- 羟基 -10β- 氢过氧 -5α*H*, 7α*H*, 8β*H*- 愈创木 -1, 11 (13)- 二烯 -8α, 12- 内酯
9α-hydroxy-11, 13-dehydroleucodin 9α- 羟基 -11, 13- 脱氢白叶蒿定
3-hydroxy-11, 13-dihydroisoalantolactone 3- 羟基 -11, 13- 二氢异土木香内酯
(23*S*)-hydroxy-11, 15-dioxoganoderic acid DM (23*S*)- 羟基 -11, 15- 二氧灵芝酸 DM
24-hydroxy-11-deoxoglycyrrhetic acid methyl ester 24- 羟基 -11- 脱氧甘草次酸甲酯
17-hydroxy-11-deoxycorticosterone 17- 羟基 -11- 脱氧皮质甾酮
24-hydroxy-11-deoxyglycyrrhetic acid 24- 羟基 -11- 脱氧甘草次酸
(*R*)-3-hydroxy-11-methoxy-11-oxoundecanoic acid (*R*)-3- 羟基 -11- 甲氧基 -11- 氧亚基十一酸
1-hydroxy-11-methoxycanthin-6-one 1- 羟基 -11- 甲氧基铁屎米 -6- 酮
3β-hydroxy-11-oxoolean-12-en-28-oic acid 3β- 羟基 -11- 氧亚基齐墩果 -12- 烯 -28- 酸
(1*R*, 7*R*, 10*S*)-7-hydroxy-11-*O*-β-D-glucopyranosyl-4-guaien-3-one (1*R*, 7*R*, 10*S*)-7- 羟基 -11-*O*-β-D- 吡喃葡萄糖基 -4- 愈创木烯 -3- 酮
3β-hydroxy-11α, 13-dihydroalantolactone 3β- 羟基 -11α, 13- 二氢土木香内酯
8α-hydroxy-11α, 13-dihydroglucozaluzanin C 8α- 羟基 -11α, 13- 二氢葡萄糖基中美菊素 C
8α-hydroxy-11α, 13-dihydrozaluzanin C 8α- 羟基 -11α, 13- 二氢中美菊素 C
3α-hydroxy-11α-methoxyolean-12 (13)-en-28-oic acid 3α- 羟基 -11α- 甲氧基齐墩果 -12 (13)- 烯 -28- 酸
3α-hydroxy-11β, 13-dihydro-8α-*O*-β-D-glucozaluzanin C 3α- 羟基 -11β, 13- 二氢 -8α-*O*-β-D- 葡萄糖基中美菊素 C
3β-hydroxy-11β, 13-dihydro-8α-*O*-β-D-glucozaluzanin C 3β- 羟基 -11β, 13- 二氢 -8α-*O*-β-D- 葡萄糖基中美菊素 C
4-hydroxy-11β, 13-dihydro-dehydrocostunolide 4- 羟基 -11β, 13- 二氢脱氢木香烯内酯
8β-hydroxy-11β, 13-dihydrozaluzanin C 8β- 羟基 -11β, 13- 二氢中美菊素 C
9α-hydroxy-11β, 13-dihydrozaluzanin C 9α- 羟基 -11β, 13- 二氢中美菊素 C
ent-8, 9-seco-7α-hydroxy-11β-acetoxykaur-8 (14), 16-dien-9, 15-dione 对映 -8, 9- 开环 -7α- 羟基 -11β- 乙酰氧基贝壳杉 -8 (14), 16- 二烯 -9, 15- 二酮
8α-hydroxy-11β*H*-11, 13-dihydrodehydrocostuslactone 8α- 羟基 -11β*H*-11, 13- 二氢脱氢木香内酯
4α-hydroxy-11β*H*-eudesm-12, 6α-olide 4α- 羟基 -11β*H*- 桉叶 -12, 6α- 内酯
15-hydroxy-11β*H*-eudesm-4-en-8β, 12-olide 15- 羟基 -11β*H*- 桉烷 -4- 烯 -8β, 12- 内酯
3α-hydroxy-11β*H*-eudesm-5-en-8β, 12-olide 3α- 羟基 -11β*H*- 桉烷 -5- 烯 -8β, 12- 内酯
15-hydroxy-11β*H*-germacr-1 (10) *E*, (4*E*)-dien-12, 6α-olide 15- 羟基 -11β*H*- 大牻牛儿 -1 (10) *E*, (4*E*)- 二烯 -12, 6α- 内酯
6-hydroxy-12-carboxyblumenol A-β-D-glucopyranoside 6- 羟基 -12- 羧基布卢门醇 A-β-D- 吡喃葡萄糖苷
2α, 19-hydroxy-12-deoxopanaxadiol 2α, 19- 羟基 -12- 脱氧人参二醇
11-hydroxy-12-hydroisodaucenal 11- 羟基 -12- 氢化异胡萝卜烯醛
7-hydroxy-12-methoxy-20-norabieta-1, 5 (10), 7, 9, 12-pentaen-6, 14-dione 7- 羟基 -12- 甲氧基 -20- 去甲阿松香 -1, 5 (10), 7, 9, 12- 五烯 -6, 14- 二酮
7α-hydroxy-12-*O*-benzoyl deacetyl metaplexigenin 7α- 羟基 -12-*O*- 苯甲酰去乙酰萝藦苷元
11-hydroxy-12-oxo-7, 9 (11), 13-abietatriene 11- 羟基 -12- 氧亚基 -7, 9 (11), 13- 松香三烯
5-hydroxy-12-oxofarnesol 5- 羟基 -12- 氧亚基金合欢醇
15-hydroxy-12-oxolabd-8 (17), (13*E*)-dien-19-oic acid 15- 羟基 -12- 氧亚基半日花 -8 (17), (13*E*)- 二烯 -19- 酸
3β-hydroxy-12-*O*-β-D-glucopyranosyl-8, 11, 13-abietatrien-7-one 3β- 羟基 -12-*O*-β-D- 吡喃葡萄糖基 -8, 11-13- 冷杉三烯 -7- 酮
9α-hydroxy-12α-acetoxyfraxinellone 9α- 羟基 -12α- 乙酸梣酮
9-hydroxy-13 (14)-labden-15, 16-olide 9- 羟基 -13 (14)- 半日花烯 -15, 16- 内酯
9α-hydroxy-13 (14)-labden-16, 15-amide 9α- 羟基 -13 (14)- 半日花烯 -16, 15- 酰胺
11-hydroxy-13 (17), 25 (27)-dehydroprotost-3, 24-dione 11- 羟基 -13 (17), 25 (27)- 脱氢原萜 -3, 24- 二酮
N-hydroxy-13, 14-dehydrosophoridine *N*- 羟基 -13, 14- 脱氢槐定碱

16α-hydroxy-13, 28-epoxy-30, 30-dimethoxyoleane 16α- 羟基 -13, 28- 环氧 -30, 30- 二甲氧基齐墩果烷

16α-hydroxy-13, 28-epoxyolean-29-oic acid 16α- 羟基 -13, 28- 环氧齐墩果 -29- 酸

11β-hydroxy-13-chloroeudesm-5-en-12, 8-olide 11β- 羟基 -13- 氯化桉叶 -5- 烯 -12, 8- 内酯

7-hydroxy-13-dehydroxypaxilline 7- 羟基 -13- 去羟基蕈青霉碱

ent-16-hydroxy-13-epimanoyl oxide 对映 -16- 羟基 -13- 表泪柏醚

ent-19-hydroxy-13-epimanoyl oxide 对映 -19- 羟基 -13- 表泪柏醚

18-hydroxy-13-epimanoyl oxide 18- 羟基 -13- 表泪柏醚

8α-hydroxy-13-epipimar-16-en-18-al 8α- 羟基 -13- 表海松 -16- 烯 -18- 醛

8α-hydroxy-13-epipimar-16-en-18-ol acetate 8α- 羟基 -13- 表海松 -16- 烯 -18- 醇乙酸酯

5α-hydroxy-13-methoxy-7α*H*, 11α*H*-eudesm-4 (15)-en-12, 8β-lactone 5α- 羟基 -13- 甲氧基 -7α*H*, 11α*H*- 桉叶 -4 (15)- 烯 -12, 8β- 内酯

14-hydroxy-13-methoxy-8, 11, 13-podocarpatrien-3, 7-dione 14- 羟基 -13- 甲氧基 -8, 11, 13- 罗汉松三烯 -3, 7- 二酮

10-hydroxy-13-methoxy-9-methyl-15-oxo-20-norkaur-16-en-18-oic acid-γ-lactone 10- 羟基 -13- 甲氧基 -9- 甲基 -15- 氧亚基 -20- 去甲贝壳杉 -16- 烯 -18- 酸 -γ- 内酯

(+)-12-hydroxy-13-noreuparin (+)-12- 羟基 -13- 去甲泽兰素

19-hydroxy-13-oxobaccatin Ⅲ 19- 羟基 -13- 氧亚基浆果赤霉素 Ⅲ

3β-hydroxy-13β, 28-epoxyolean-16-oxo-30-al 3β- 羟基 -13β, 28- 环氧齐墩果 -16- 氧亚基 -30- 醛

16α-hydroxy-13β, 28-epoxyolean-30-al 16α- 羟基 -13β, 28- 环氧齐墩果 -30- 醛

23-hydroxy-13β, 28β-epoxyolean-11-en-16-one-3-*O*-β-D-glucopyranosyl-(1→3)-β-D-fucopyranoside 23- 羟基 -13β, 28β- 环氧齐墩果 -11- 烯 -16- 酮 -3-*O*-β-D- 吡喃葡萄糖基 -(1→3)-β-D- 吡喃岩藻糖苷

(15*S*)-hydroxy-14, 15-dihydrovindolinine (15*S*)- 羟基 -14, 15- 二氢长春立宁

11-hydroxy-14, 15α-epoxytabersonine 11- 羟基 -14, 15α- 环氧他波宁 (11- 羟基 -14, 15α- 环氧柳叶水甘草碱)

(7*R*)-hydroxy-14-deoxyandrographolide (7*R*)- 羟基 -14- 脱氧穿心莲内酯

(7*S*)-hydroxy-14-deoxyandrographolide (7*S*)- 羟基 -14- 脱氧穿心莲内酯

10α-hydroxy-14*H*-inuviscolide 10α- 羟基 -14*H*- 黏旋覆花内酯

2-hydroxy-1-4-hydroxy-3-methoxyphenyl-1-propanone 2- 羟基 -1-4- 羟基 -3- 甲氧苯基 -1- 丙酮

11-hydroxy-14-methoxyabieta-8, 11, 13-trien-3-one 11- 羟基 -14- 甲氧基松香 -8, 11, 13- 三烯 -3- 酮

11-hydroxy-14-methoxy-abieta-8, 11, 13-trien-3-one (triptonoterpene methyl ether) 11- 羟基 -14- 甲氧基松香 -8, 11, 13- 三烯 -3- 酮 (雷酚萜甲醚)

6-hydroxy-14-*O*-veratroyl neoline 6- 羟基 -14-*O*- 藜芦酰尼奥灵

8β-hydroxy-14-oxo-11β, 13-dihydroacanthospermolide 8β- 羟基 -14- 氧亚基 -11β, 13- 二氢刺苞菊内酯

7α-hydroxy-14-oxo-*ent*-pimar-8 (9), 15-dien-19-oic acid 7α- 羟基 -14- 氧亚基 - 对映 - 海松 -8 (9), 15- 二烯 -19- 酸

9α-hydroxy-14β-(2-methyl butyryl)-*O*-2α, 5α, 10β-triacetoxytax-4 (20), 11-diene 9α- 羟基 -14β-(2- 甲基丁酰基)-*O*-2α, 5α, 10β- 三乙酰氧基紫杉 -4 (20), 11- 二烯

2β-hydroxy-15, 16-epoxy-3, 13 (16), 14-clerod-trien-18-oic acid 2β- 羟基 -15, 16- 环氧 -3, 13 (16), 14- 克罗三烯 -18- 酸

6β-hydroxy-15, 16-epoxy-5β, 8β, 9β, 10α-clerod-3, 13 (16), 14-trien-18-oic acid 6β- 羟基 -15, 16- 环氧 -5β, 8β, 9β, 10α- 克罗 -3, 13 (16), 14- 三烯 -18- 酸

(12*S*)-hydroxy-15, 16-epoxy-8 (17), 13 (16), 14-*ent*-labd-trien-20, 19-olide (12*S*)- 羟基 -15, 16- 环氧 -8 (17), 13 (16), 14- 对映 - 半日花三烯 -20, 19- 内酯

6β-hydroxy-15, 16-epoxylabd-8, 13 (16), 14-trien-7-one 6β- 羟基 -15, 16- 环氧半日花 -8, 13 (16), 14- 三烯 -7- 酮

30-hydroxy-15-deoxyeucosterol 30- 羟基 -15- 脱氧尤可甾醇 (30- 羟基 -15- 脱氧凤梨百合甾醇)

(−)-(5*S*, 7*R*, 8*R*, 9*R*, 10*S*, 13*R*, 15*R*)-7-hydroxy-15-ethoxy-9, 13:15, 16-diepoxylabd-6-one (−)-(5*S*, 7*R*, 8*R*, 9*R*, 10*S*, 13*R*, 15*R*)-7- 羟基 -15- 乙氧基 -9, 13:15, 16- 二环氧半日花 -6- 酮

(+)-(5*S*, 7*R*, 8*R*, 9*R*, 10*S*, 13*S*, 15*R*)-7-hydroxy-15-ethoxy-9, 13:15, 16-diepoxylabd-6-one (+)-(5*S*, 7*R*, 8*R*, 9*R*, 10*S*, 13*S*, 15*R*)-7- 羟基 -15- 乙氧基 -9, 13:15, 16- 二环氧半日花 -6- 酮

(+)-(5*S*, 7*R*, 8*R*, 9*R*, 10*S*, 13*S*, 15*R*)-7-hydroxy-15-methoxy-9, 13:15, 16-diepoxylabd-6, 16-dione (+)-(5*S*, 7*R*, 8*R*, 9*R*, 10*S*, 13*S*, 15*R*)-7- 羟基 -15- 甲氧基 -9, 13:15, 16- 二环氧半日花 -6, 16- 二酮

(−)-(5*S*, 7*R*, 8*R*, 9*R*, 10*S*, 13*S*, 15*S*)-7-hydroxy-15-methoxy-9, 13:15, 16-diepoxylabd-6-one (−)-(5*S*, 7*R*, 8*R*, 9*R*, 10*S*, 13*S*, 15*S*)-7- 羟基 -15- 甲氧基 -9, 13:15, 16- 二环氧半日花 -6- 酮

(12*S*, 13*E*)-12-hydroxy-15-methoxylabd-8 (17), 13-dien-18-oic acid (12*S*, 13*E*)-12- 羟基 -15- 甲氧基半日花 -8 (17), 13- 二烯 -18- 酸

(6*R*, 10*S*, 11*S*, 14*S*, 26*R*)-26-hydroxy-15-methylidenespiroirid-16-enal (6*R*, 10*S*, 11*S*, 14*S*, 26*R*)-26- 羟基 -15- 亚甲基螺鸢尾 -16- 烯醛

1β-hydroxy-15-*O*-(*p*-hydroxyphenyl acetyl)-5α, 6β*H*-eudesm-3-en-12, 6α-olide 1β- 羟基 -15-*O*-(对羟基苯乙酰基)-5α, 6β*H*- 桉叶 -3- 烯 -12, 6α- 内酯

11β-hydroxy-15-*O*-*ent*-kaur-16-en-19-oic acid 11β- 羟基 -15-*O*-16- 烯 - 对映 - 贝壳杉 -19- 酸

11β-hydroxy-15-*O*-*ent*-kaur-16-en-19-oic acid-19-β-D-glucoside 11β- 羟基 -15-*O*-16- 烯 - 对映 - 贝壳杉 -19- 酸 -19-β-D- 葡萄糖苷

11α-hydroxy-15-oxo-(16*R*)-kaur-19-carboxylic acid 11α- 羟基 -15- 氧亚基 -(16*R*)- 贝壳杉 -19- 甲酸

11α-hydroxy-15-oxo-(16*S*)-kaur-19-carboxylic acid 11α- 羟基 -15- 氧亚基 -(16*S*)- 贝壳杉 -19- 甲酸

11-hydroxy-15-oxo-*ent*-kaur-19-oic acid 11- 羟基 -15- 氧亚基 - 对映 - 贝壳杉 -19- 酸

ent-(11*S*)-hydroxy-15-oxokaur-16-en-19-oic acid methyl ester 对映 -(11S)- 羟基 -15- 氧亚基贝壳杉 -16- 烯 -19- 酸甲酯

ent-11α-hydroxy-15-oxokaur-16-en-19-oic-acid 对映 -11α- 羟基 -15- 氧亚基贝壳杉 -16- 烯 -19- 酸

(16*R*)-*ent*-11α-hydroxy-15-oxokaur-19-oic acid (16*R*)-对映 -11α- 羟基 -15- 氧亚基贝壳杉 -19- 酸

11α-hydroxy-15-oxokauren-19-oic acid 11α- 羟基 -15- 氧亚基 -16- 贝壳杉烯 -19- 酸

(2*S*, 3*S*, 4*R*, 2′*R*, 8*Z*, 15′*Z*)-*N*-2′-hydroxy-15′-tetracosenoyl-1-*O*-β-D-glucopyranosyl-4-hydroxy-8-sphingenine (2*S*, 3*S*, 4*R*, 2′*R*, 8*Z*, 15′*Z*)-*N*-2′- 羟基 -15′- 二十四烯酰基 -1-*O*-β-D- 吡喃葡萄糖基 -4- 羟基 -8- 神经鞘氨醇

ent-11α-hydroxy-15α-acetoxykaur-16-en-19-oic acid 对映 -11α- 羟基 -15α- 乙酰氧基贝壳杉 -16- 烯 -19- 酸

11α-hydroxy-15α-acetoxykaur-16-en-19-oic acid 11α-羟基 -15α- 乙酰氧基贝壳杉 -16- 烯 -19- 酸

15α-hydroxy-16-dehydroxy-16 (24)-en-foetidinol-3-*O*-β-D-xylopyranoside 15α- 羟基 -16- 去羟基 -16 (24)-烯绿升麻醇 -3-*O*-β-D- 吡喃木糖苷

3-hydroxy-16-methyl heptadecanoic acid 3- 羟基 -16-甲基十七酸

31-hydroxy-16-*O*-acetyl pachymic acid 31- 羟基 -16-*O*- 乙酰茯苓酸

15-hydroxy-16-oxo-15, 16*H*-hardwickiic acid 15- 羟基 -16- 氧亚基 -15, 16*H*- 哈氏豆属酸

15-hydroxy-16-oxo-15, 16*H*-hardwickiic acid methyl ester 15- 羟基 -16- 氧亚基 -15, 16*H*- 哈氏豆属酸甲酯

3β-hydroxy-16α-acetoxylanost-7, 9 (11), 24-trien-21-oic acid 3β- 羟基 -16α- 乙酰氧基羊毛脂 -7, 9 (11), 24-三烯 -21- 酸

3β-hydroxy-16α-acetyl lanost-7, 9 (11), 24-trien-21-oic acid 3β- 羟基 -16α- 乙酰羊毛脂 -7, 9 (11), 24- 三烯 -21- 酸

17-hydroxy-16α-*ent*-kaur-19-oic acid 17- 羟基 -16α- 对映 - 贝壳杉 -19- 酸

ent-17-hydroxy-16α-kaur-3-one 对映 -17- 羟基 -16α-贝壳杉 -3- 酮

12β-hydroxy-16α-methoxypregn-4, 6-dien-3, 20-dione 12β- 羟基 -16α- 甲氧基孕甾 -4, 6- 二烯 -3, 20- 二酮

17-hydroxy-16β-(−)-kaur-19-oic acid methyl ester 17-羟基 -16β-(−)- 贝壳杉 -19- 酸甲酯

ent-17-hydroxy-16β-methoxykaur-3-one 对映 -17- 羟基 -16β- 甲氧基贝壳杉 -3- 酮

16α-hydroxy-17-isovaleroyloxy-*ent*-kaur-19-oic acid 16α- 羟基 -17- 异戊酰基氧基 - 对映 - 贝壳杉 -19- 酸

16α-hydroxy-17-methyl butyryloxy-*ent*-kaur-19-oic acid 16α- 羟基 -17- 甲基丁酰氧基 - 对映 - 贝壳杉 -19- 酸

4-hydroxy-17-methyl incisterol 4- 羟基 -17- 甲基内甾醇

16α-hydroxy-17-nor-*ent*-kaur-19-oic acid 16α- 羟基 -17-去甲 - 对映 - 贝壳杉 -19- 酸

10′-hydroxy-17α-tetrahydrousambarensine 10′- 羟基 -17α-四氢东非马钱次碱

10′-hydroxy-17β-tetrahydrousambarensine 10′- 羟基 -17β-四氢东非马钱次碱

3β-hydroxy-18, 19α-urs-20-en-28-oic acid 3β- 羟基 -18, 19α- 熊果 -20- 烯 -28- 酸

6β-hydroxy-18-acetoxycassan-13, 15-diene 6β- 羟基 -18-乙酰氧基卡斯 -13, 15- 二烯

(−)-(1*S*)-15-hydroxy-18-carboxycembrene (−)-(1*S*)-15-羟基 -18- 羧基松柏烯

16-hydroxy-18-tritriacontanone 16- 羟基 -18- 三十三酮

16β-hydroxy-18β*H*-oleanolic acid-28-*O*-β-D-glucopyranoside ester 16β- 羟基 -18β*H*- 齐墩果酸 -28-*O*-β-D-吡喃葡萄糖酯苷

18-hydroxy-19, 20-dihydroakuammicine 18- 羟基 -19, 20- 二氢阿枯米辛碱

19-hydroxy-19, 20-dihydroakuammicine 19- 羟基 -19, 20- 二氢阿枯米辛碱

16α-hydroxy-19, 20-epoxy-(19*R*)-ethoxykaurane 16α- 羟基 -19, 20- 环氧 -(19*R*)- 乙氧基贝壳杉烷

16α-hydroxy-19, 20-epoxy-(20*R*)-ethoxykaurane 16α- 羟基 -19, 20- 环氧 -(20*R*)- 乙氧基贝壳杉烷

16-hydroxy-19, 20-epoxykaurane 16- 羟基 -19, 20- 环氧贝壳杉烷

12-hydroxy-19-epimalagashanine 12- 羟基 -19- 表马尔加什马钱碱

7α-hydroxy-19-norabieta-8, 11, 13-trien-4-hydroperoxide 7α- 羟基 -19- 去甲阿松香 -8, 11, 13- 三烯 -4- 氢过氧化物

14-hydroxy-19-oxogelsenicine 14- 羟基 -19- 氧亚基钩吻素己

21α-hydroxy-19α-hydrogentaraxasterol-20 (30)-ene 21α- 羟基 -19α- 氢化蒲公英甾醇 -20 (30)- 烯

3-(3-hydroxy-1-butenyl)-2, 4, 4-trimethyl-2-cyclohexen-1-one 3-(3- 羟基 -1- 丁烯基)-2, 4, 4- 三甲基 -2- 环己烯 -1- 酮

5-(4-hydroxy-1-butynyl)-2, 2′-bithiophene 5-(4- 羟基 -1- 丁炔基)-2, 2′- 联噻吩

11α-hydroxy-1-cinnamoyl-3-feruloyl meliacarpin 11α- 羟基 -1- 桂皮酰基 -3- 阿魏酰楝卡品素

3α-hydroxy-1-deoxyartemisinin 3α- 羟基 -1- 脱氧青蒿素

1β-hydroxy-1-desoxotamirin (1-epitatridin B, tanachin) 1β- 羟基 -1- 去氧多叶菊蒿素 (1- 表三齿蒿素 B、千叶菊蒿素)

2-(5-hydroxy-1*H*-indol-3-yl)-2-oxoacetic acid 2-(5- 羟基 -1*H*- 吲哚 -3- 基)-2- 氧亚基乙酸

1-[2-(5-hydroxy-1*H*-indol-3-yl)-2-oxoethyl]-1*H*-pyrrol-3-carbaldehyde 1-[2-(5- 羟基 -1*H*- 吲哚 -3- 基)-2- 氧亚乙基]-1*H*- 吡咯 -3- 甲醛

N-[2-(5-hydroxy-1*H*-indol-3-yl) ethyl]ferulamide *N*-[2-(5- 羟基 -1*H*- 吲哚 -3- 基) 乙基] 阿魏酰胺

N-[2-(5-hydroxy-1*H*-indol-3-yl) ethyl]-*p*-coumaramide *N*-[2-(5- 羟基 -1*H*- 吲哚 -3- 基) 乙基] 对香豆酰胺

6-hydroxy-1*H*-indole-3-acetamide 6- 羟基 -1*H*- 吲哚 -3- 乙酰胺

5-hydroxy-1*H*-indole-3-carbaldehyde 5- 羟基 -1*H*- 吲哚 -3- 甲醛

6-hydroxy-1*H*-indole-3-carboxaldehyde 6- 羟基 -1*H*- 吲哚 -3- 甲醛

5-hydroxy-1*H*-indole-3-carboxylic acid ethyl ester 5- 羟基 -1*H*- 吲哚 -3- 甲酸乙酯

5-hydroxy-1*H*-indole-3-carboxylic acid methyl ester 5- 羟基 -1*H*- 吲哚 -3- 甲酸甲酯

5-hydroxy-1*H*-indole-3-glyoxylic acid ethyl ester 5- 羟基 -1*H*- 吲哚 -3- 乙醛酸乙酯

5-hydroxy-1*H*-indole-3-glyoxylic acid methyl ester 5- 羟基 -1*H*- 吲哚 -3- 乙醛酸甲酯

2-hydroxy-1-hydroxymethyl-9, 12-octadecadienoic acid 2- 羟基 -1- 羟甲基 -9, 12- 十八碳二烯酸

7-hydroxy-1-methoxy-2, 3-methylenedioxyxanthone 7- 羟基 -1- 甲氧基 -2, 3- 亚甲基二氧叫酮

3-hydroxy-1-methoxy-2-methyl-9, 10-anthraquinone 3- 羟基 -1- 甲氧基 -2- 甲基 -9, 10- 蒽醌

2-hydroxy-1-methoxy-4, 5-dioxoaporphine 2- 羟基 -1- 甲氧基 -4, 5- 二氧阿朴啡

2-hydroxy-1-methoxy-4*H*-dibenzo[*de*, *g*]quinoline-4, 5-(6*H*)-dione (demethyl piperadione) 2- 羟基 -1- 甲氧基 -4*H*- 二苯并 [*de*, *g*] 喹啉 -4, 5-(6*H*)- 二酮 (去甲荜茇二酮)

2-hydroxy-1-methoxy-anthraquinone 2- 羟基 -1- 甲氧基蒽醌

11-hydroxy-1-methoxycanthin-6-one 11- 羟基 -1- 甲氧基铁屎米 -6- 酮

2-(1-hydroxy-1-methyl ethyl)-9-methoxy-1, 8-dioxadicyclopenta[*b.g*]naphthalene-4, 10-dione 2-(1- 羟基 -1- 甲乙基)-9- 甲氧基 -1, 8- 二氧杂双环戊 [*b.g*] 萘 -4, 10- 二酮

4-(1-hydroxy-1-methyl ethyl) benzoic acid 4-(1- 羟基 -1- 甲乙基) 苯甲酸

8-hydroxy-1-methyl naphtho[2, 3-*c*]furan-4, 9-dione 8- 羟基 -1- 甲基萘并 [2, 3-*c*] 呋喃 -4, 9- 二酮

2-(1-hydroxy-1-methyl)-2, 3-dihydrobenzopyran-5-ol 2-(1- 羟基 -1- 甲基)-2, 3- 二氢苯并吡喃 -5- 醇

6-hydroxy-1-methyl-1, 2, 3, 4-tetrahydro-β-carboline 6- 羟基 -1- 甲基 -1, 2, 3, 4- 四氢 -β- 咔啉

2-hydroxy-1-methyl-3-methyl anthraquinone 2- 羟基 -1- 甲基 -3- 甲基蒽醌

4-hydroxy-1-napthalenyl-β-D-glucopyranoside 4- 羟基 -1- 萘基 -β-D- 吡喃葡萄糖苷

(4β, 16β)-16-hydroxy-1-oxo-24-norolean-12-en-28-oic acid (4β, 16β)-16- 羟基 -1- 氧亚基 -24- 去甲齐墩果 -12- 烯 -28- 酸

15-hydroxy-1-oxosalvibretol 15- 羟基 -1- 氧亚基蒙氏鼠尾草酚

2-hydroxy-1-phenyl-1, 4-pentadione 2- 羟基 -1- 苯基 -1, 4- 戊二酮

7α-hydroxy-1-pimar-8 (14), 15-dien-19-oic acid 7α- 羟基 -(–)- 海松二烯酸 [7α- 羟基 -1- 海松 -8 (14), 15- 二烯 -19- 酸]
7β-hydroxy-1-pimar-8 (14), 15-dien-19-oic acid 7β- 羟基 -(–)- 海松二烯酸
4-hydroxy-1-prenyl-5-(3-*O*-β-D-glucopyranosyl) benzoic acid 4- 羟基 -1- 异戊烯基 -5-(3-*O*-β-D- 吡喃葡萄糖基) 苯甲酸
2-[4-(3-hydroxy-1-propenyl)-2-methoxyphenoxy]prop-1, 3-diol 2-[4-(3- 羟基 -1- 丙烯基)-2- 甲氧基苯氧基] 丙 -1, 3 二醇
(4*S*)-4-hydroxy-1-tetralone (4*S*)-4- 羟基 -1- 四氢萘酮
4-hydroxy-1-tetralone 4- 羟基 -1- 四氢萘酮
4-hydroxy-1-vinyl carboxy-7-(3, 4-dihydroxyphenyl) benzo[*b*]furan 4- 羟基 -1- 乙烯羧基 -7-(3, 4- 二羟苯基) 苯并 [*b*] 呋喃
8α-hydroxy-1α, 4β, 7β*H*-guai-10 (15)-en-5β, 8β-endoxide 8α- 羟基 -1α, 4β, 7β*H*- 愈创木 -10 (15)- 烯 -5β, 8β- 内向环氧
8, 9-seco-4β-hydroxy-1α, 5β*H*-7 (11)-guaien-8, 10-olide 8, 9- 开环 -4β- 羟基 -1α, 5β*H*-7 (11)- 愈创木烯 -8, 10- 内酯
9β-hydroxy-1β, 10α-epoxyparthenolide 9β- 羟基 -1β, 10α- 环氧银胶菊内酯
4α-hydroxy-1β-guai-11 (13), 10 (14)-dien-12, 8α-olide 4α- 羟基 -1β- 愈创木 -11 (13), 10 (14)- 二烯 -12, 8α- 内酯
9β-hydroxy-1β*H*, 11α*H*-guai-4, 10 (14)-dien-12, 8α-olide 9β- 羟基 -1β*H*, 11α*H*- 愈创木 -4, 10 (14)- 二烯 -12, 8α- 内酯
9β-hydroxy-1β*H*, 11β*H*-guai-4, 10 (14)-dien-12, 8α-olide 9β- 羟基 -1β*H*, 11β*H*- 愈创木 -4, 10 (14)- 二烯 -12, 8α- 内酯
4-hydroxy-1β*H*-guai-9, 11 (13)-dien-12, 8α-olide 4- 羟基 -1β*H*- 愈创木 -9, 11-(13)- 二烯 -12, 8α- 内酯
4α-hydroxy-1β*H*-guai-9, 11 (13)-dien-12, 8α-olide 4α- 羟基 -1β*H*- 愈创木 -9, 11 (13)- 二烯 -12, 8α- 内酯
5-hydroxy-2-(1′-hydroxy-5′-methyl-4′-hexenyl) benzofuran 5- 羟基 -2-(1′- 羟基 -5′- 甲基 -4′- 己烯基) 苯并呋喃
5-hydroxy-2-(1-hydroxyethyl) naphtho[2, 3-*b*]furan-4, 9-dione 5- 羟基 -2-(1- 羟乙基) 萘并 [2, 3-*b*] 呋喃 -4, 9- 二酮
5-hydroxy-2-(1′-oxo-5′-methyl-4′-hexenyl) benzofuran 5- 羟基 -2-(1′- 氧亚基 -5′- 甲基 -4′- 己烯基) 苯并呋喃
7-hydroxy-2-(2-hydroxy) propyl-5-methyl benzopyran-γ-one 7- 羟基 -2-(2- 羟基) 丙基 -5- 甲基苯并吡喃 -γ- 酮
5-hydroxy-2-(2-hydroxy-4-methoxyphenyl)-6-methoxybenzofuran 5- 羟基 -2-(2- 羟基 -4- 甲氧苯基)-6- 甲氧基苯并呋喃
6-hydroxy-2-(2-hydroxy-4-methoxyphenyl) benzofuran 6- 羟基 -2-(2- 羟基 -4- 甲氧苯基) 苯并呋喃
5-hydroxy-2-(2-hydroxyphenyl) benzofuran-4-carboxylic acid methyl ester 5- 羟基 -2-(2- 羟基苯) 苯并呋喃 -4- 甲酸甲酯
5-hydroxy-2-(2-phenyl ethyl) chromone 5- 羟基 -2-(2- 苯乙基) 色原酮
6-hydroxy-2-(2-phenyl ethyl) chromone 6- 羟基 -2-(2- 苯基乙基) 色原酮
1-hydroxy-2-(3′-pentenyl)-3, 7-dimethyl benzofuran 1- 羟基 -2-(3′- 戊烯基)-3, 7- 二甲基苯并呋喃
(2*S*)-5-hydroxy-2-(4-hydroxyphenyl)-8-(4-hydroxy-4-methyl phenyl)-8-methyl-2, 3, 7, 8-tetrahydropyrano[3, 2-*g*]chromen-4-(6*H*)-one (2*S*)-5- 羟基 -2-(4- 羟苯基)-8-(4- 羟基 -4- 甲基苯基)-8- 甲基 -2, 3, 7, 8- 四氢吡喃 [3, 2-*g*] 色烯 -4-(6*H*)- 酮
N-2-hydroxy-2-(4-hydroxyphenyl) ethyl cinnamide *N*-2- 羟基 -2-(4- 羟苯基) 乙基肉桂酰胺
(2*S*, *E*)-*N*-[2-hydroxy-2-(4-hydroxyphenyl) ethyl] ferulamide (2*S*, *E*)-*N*-[2- 羟基 -2-(4- 羟苯基) 乙基] 阿魏酰胺
5-hydroxy-2-(hydroxymethyl) pyridine 5- 羟基 -2- 羟甲基吡啶
5-hydroxy-2-(*p*-hydroxybenzyl)-3-methoxybibenzyl 5- 羟基 -2-(对羟苄基)-3- 甲氧基联苄
3-hydroxy-2, 2, 5, 8-tetramethyl-2*H*-naphtho[1, 8-*bc*] furan-6, 7-dione 3- 羟基 -2, 2, 5, 8- 四甲基 -2*H*- 萘酚并 [1, 8-*bc*] 呋喃 -6, 7- 二酮
3′-hydroxy-2, 2′:5′, 2″-terthiophene-3′-*O*-β-D-glucopyranoside 3′- 羟基 -2, 2′:5′, 2″- 三噻吩 -3′-*O*-β-D- 吡喃葡萄糖苷
6-hydroxy-2, 2-dimethyl chroman-4-one 6- 羟基 -2, 2- 二甲基色烷 -4- 酮
1-(4-hydroxy-2, 2-dimethyl chroman-6-yl) ethanone 1-(4- 羟基 -2, 2- 二甲基 - 色烷 -6- 基) 乙酮
5-hydroxy-2″, 2″-dimethyl chromen[3″, 4″:6, 7]flavone 5- 羟基 -2″, 2″- 二甲基色烯 [3″, 4″:6, 7] 黄酮
9-hydroxy-2′, 2′-dimethyl pyrano[5′, 6′:2, 3]coumestan 9- 羟基 -2′, 2′- 二甲基吡喃并 [5′, 6′:2, 3] 香豆烷
3-hydroxy-2′, 2′-dimethyl pyrano[5, 6:9, 10]pterocarpan 3- 羟基 -2′, 2′- 二甲基吡喃 [5, 6:9, 10] 紫檀碱

2-[(7′-hydroxy-2′, 2′-dimethyl-2*H*-benzopyran)-6′-yl]-7-hydroxy-8-(3-methyl-2-butenyl) chroman-4-one 山豆根苯并吡喃 {2-[(7′- 羟基 -2′, 2′- 二甲基 -2*H*- 苯并吡喃)-6′- 基]-7- 羟基 -8-(3- 甲基 -2- 丁烯基) 色满 -4- 酮 }

8-hydroxy-2, 2-dimethyl-2*H*-chromene-6-carboxylic acid methyl ester 8- 羟基 -2, 2- 二甲基 -2*H*- 色烯 -6- 酸甲酯

8-hydroxy-2, 2′-dimethyl-6-carboxychroman-4-one 8-羟基 -2, 2′- 二甲基色原烷 -4- 酮 -6- 甲酸

8-hydroxy-2, 2′-dimethyl-6-carboxychroman-4-one methyl ester 8- 羟基 -2, 2′- 二甲基色原烷 -4- 酮 -6-甲酸甲酯

2′-hydroxy-2, 3, 4, 5, 4′, 5′, 6′-heptamethoxychalcone 2′- 羟基 -2, 3, 4, 5, 4′, 5′, 6′- 七甲氧基查耳酮

2′-hydroxy-2, 3, 4, 5, 6′-pentamethoxy-4′, 5′-methylenedioxychalcone 2′- 羟基 -2, 3, 4, 5, 6′- 五甲氧基 -4′, 5′- 亚甲二氧查耳酮

(3*S*)-7-hydroxy-2′, 3′, 4′, 5′, 8-pentamethoxyisoflavan (3*S*)-7- 羟基 -2′, 3′, 4′, 5′, 8- 五甲氧基异黄烷

7-hydroxy-2, 3, 4, 5-tetramethoxy-1-*O*-gentiobiosyloxyxanthone 7- 羟基 -2, 3, 4, 5- 四甲氧基 -1-*O*- 龙胆二糖氧基叫酮

7-hydroxy-2, 3, 4, 5-tetramethoxy-1-*O*-primeverosyloxyxanthone 7- 羟基 -2, 3, 4, 5- 四甲氧基 -1-*O*- 樱草糖氧基叫酮

1-hydroxy-2, 3, 4, 5-tetramethoxyxanthone 1- 羟基 -2, 3, 4, 5- 四甲氧基叫酮

2′-hydroxy-2, 3, 4′, 6′-tetramethoxychalcone 2′- 羟基 -2, 3, 4′, 6′- 四甲氧基查耳酮

1-hydroxy-2, 3, 4, 7-tetramethoxyxanthone 1- 羟基 -2, 3, 4, 7- 四甲氧基叫酮

1-hydroxy-2, 3, 5, 7-tetramethoxyxanthone 1- 羟基 -2, 3, 5, 7- 四甲氧基叫酮

trans-3-hydroxy-2′, 3′, 5-trimethoxystilbene 反式 -3-羟基 -2′, 3′, 5- 三甲氧基芪

1-hydroxy-2, 3, 5-trimethoxyxanthone 1- 羟基 -2, 3, 5-三甲氧基叫酮

5-hydroxy-2′, 3′, 7, 8-tetramethoxyl flavone 5- 羟基 -2′, 3′, 7, 8- 四甲氧基黄酮

1-hydroxy-2, 3, 7-trimethoxyxanthone 1- 羟基 -2, 3, 7-三甲氧基叫酮

6-hydroxy-2, 3, 9-trimethoxy-[1]-benzopyrano[3, 4-*b*][1] benzopyran-12 (6*H*)-one 6- 羟基 -2, 3, 9- 三甲氧基 -[1] 苯并吡喃 [3, 4-*b*][1] 苯并吡喃 -12 (6*H*)- 酮

8-hydroxy-2, 3-dehydrodeoxypeganine 8- 羟基 -2, 3- 脱氢脱氧骆驼蓬碱

4′-hydroxy-2, 3-dihydrocinnamic acid tetracosyl ester 4′- 羟基 -2, 3- 二氢桂皮酸二十四醇酯

2β-hydroxy-2, 3-dihydrogen-6-*O*-angeloyl plenolin 2β-羟基 -2, 3- 二氢 -6-*O*- 当归酰基多梗白菜菊素

6-hydroxy-2, 3-dimethoxyphenanthroindolizidine 6- 羟基 -2, 3- 二甲氧基菲并吲哚里西定

1-hydroxy-2, 3-dimethoxyxanthone 1- 羟基 -2, 3- 二甲氧基叫酮

7-hydroxy-2, 3-dimethyl chromone 7- 羟基 -2, 3- 二甲基色原酮

4-hydroxy-2, 3-dimethyl-2-nonen-4-olide 4- 羟 基 -2, 3-二甲基 -2- 壬烯 -4- 内酯

1-hydroxy-2, 3-methylenedioxy-6-methoxycarbonyl-7-acetyl xanthone 1- 羟基 -2, 3- 亚甲二氧基 -6- 羰甲氧基 -7- 乙酰基叫酮

3′-hydroxy-2, 4, 5-trimethoxydalbergiquinol 3′- 羟基 -2, 4, 5- 三甲氧基黄檀醌醇 (3′- 羟基 -2, 4, 5- 三甲氧基黄檀氢醌)

3-hydroxy-2, 4-di-amino-butanoic acid 3- 羟 基 -2, 4-二氨基丁酸

7-hydroxy-2, 4-dimethoxy-9, 10-dihydrophenanthrene (orchinol) 7- 羟基 -2, 4- 二甲氧基 -9, 10- 二氢菲 (红门兰酚、红门兰醇)

6-hydroxy-2, 4-dimethoxyacetophenone 6- 羟 基 -2, 4-二甲氧基苯乙酮

4-hydroxy-2′, 4-dimethoxychalcone 4- 羟 基 -2′, 4- 二甲氧基查耳酮

4-hydroxy-2, 4-dimethoxydihydrochalcone 4- 羟基 -2, 4- 二甲氧基二氢查耳酮

7-hydroxy-2, 4-dimethoxyphenanthrene 7- 羟 基 -2, 4-二甲氧基菲

7-hydroxy-2, 4-dimethoxyphenanthrene-3-*O*-β-D-glucoside 7- 羟基 -2, 4- 二甲氧基菲 -3-*O*-β-D- 葡萄糖苷

5-hydroxy-2′, 5′, 7, 8-tetramethoxyflavone 5- 羟基 -2′, 5′, 7, 8- 四甲氧基黄酮

7-hydroxy-2′, 5′-dimethoxyisoflavone 7- 羟 基 -2′, 5′-二甲氧基异黄酮

7-hydroxy-2, 5-dimethyl flavone 7- 羟基 -2, 5- 二甲基黄酮

7-hydroxy-2, 5-dimethyl-4*H*-chromone 7- 羟 基 -2, 5-二甲基 -4*H*- 色原酮

3-hydroxy-2, 5-hexadione　3- 羟基 -2, 5- 己二酮

(2*S*, 5*S*)-2-hydroxy-2, 6, 10, 10-tetramethyl-1-oxaspiro[4.5] dec-6-en-8-one　(2*S*, 5*S*)-2- 羟基 -2, 6, 10, 10- 四甲基 -1- 氧杂螺 [4.5] 癸碳 -6- 烯 -8- 酮

(4*R*)-4-hydroxy-2, 6, 6-trimethyl cyclohex-1-enecarbaldehyde-*O*-β-D-gentiobioside　(4*R*)-4- 羟基 -2, 6, 6- 三甲基环己 -1- 烯醛 -*O*-β-D- 龙胆二糖苷

(4*R*)-4-hydroxy-2, 6, 6-trimethyl cyclohex-1-enecarboxylic acid-*O*-β-D-glucopyranoside　(4*R*)-4- 羟基 -2, 6, 6- 三甲基环己 -1- 烯酸 -*O*-β-D- 吡喃葡萄糖苷

2-hydroxy-2, 6, 6-trimethyl cyclohexylidene acetic acid lactone　2- 羟基 -2, 6, 6- 三甲基环己亚基乙酸内酯

(4*R*)-4-hydroxy-2, 6, 6-trimethyl-1-cyclohexenyl-1-formic acid　(4*R*)-4- 羟基 -2, 6, 6- 三甲基 -1- 环己烯 -1- 甲酸

4-hydroxy-2, 6, 6-trimethyl-3-oxocyclohexa-1, 4-diencarbaldehyde　4- 羟基 -2, 6, 6- 三甲基 -3- 氧亚基环己 -1, 4- 二烯醛

(2*Z*, 4*E*, 5*S*)-5-(1-hydroxy-2, 6, 6-trimethyl-4-oxo-cyclohex-2-en-1-yl)-3-methyl-penta-2, 4-dienoic acid　(2*Z*, 4*E*, 5*S*)-5-(1- 羟基 -2, 6, 6- 三甲基 -4- 氧亚基环己 -2- 烯 -1- 基)-3- 甲基戊 -2, 4- 二烯酸

4-hydroxy-2, 6, 8-trimethyl-6-(3, 7-dimethyl-2, 6-octadienyl)-2*H*-1-benzopyran-5, 7 (3*H*, 6*H*)-dione　4- 羟基 -2, 6, 8- 三甲基 -6-(3, 7- 二甲基 -2, 6- 辛二烯基)-2*H*-1- 苯并吡喃 -5, 7 (3*H*, 6*H*)- 二酮

4-hydroxy-2, 6-di-(4′-hydroxy-3′-methoxy) phenyl-3, 7-dioxobicyclo[3.3.0]octane　4- 羟基 -2, 6- 二 -(4′- 羟基 -3′- 甲氧基) 苯基 -3, 7- 二氧双环 [3.3.0] 辛烷

7-hydroxy-2, 6-dimethoxy-1, 4-phenanthraquinone　7- 羟基 -2, 6- 二甲氧基 -1, 4- 菲醌

4-hydroxy-2, 6-dimethoxybenzaldehyde　4- 羟基 -2, 6- 二甲氧基苯甲醛

4-hydroxy-2, 6-dimethoxybenzoic acid　4- 羟基 -2, 6- 二甲氧基苯甲酸

4-hydroxy-2, 6-dimethoxyphenol-1-*O*-β-D-glucopyranoside　4- 羟基 -2, 6- 甲氧基苯酚 -1-*O*-β-D- 吡喃葡萄糖苷

4-hydroxy-2, 6-dimethoxyphenyl-β-D-glucopyranoside　4- 羟基 -2, 6- 二甲氧苯基 -β-D- 吡喃葡萄糖苷

(4*R*, 5*S*)-5-(3-hydroxy-2, 6-dimethyl phenyl)-4-isopropyl dihydrofuran-2-one　(4*R*, 5*S*)-5-(3- 羟基 -2, 6- 二甲基苯基)-4- 异丙基二氢呋喃 -2- 酮

8-hydroxy-2, 6-dimethyl-(2*E*, 6*E*)-octadienoic acid　8- 羟基 -2, 6- 二甲基 -(2*E*, 6*E*)- 辛二烯酸

8-hydroxy-2, 6-dimethyl-(2*E*, 6*E*)-octadienoic acid glucosyl ester　8- 羟基 -2, 6- 二甲基 -(2*E*, 6*E*)- 辛二烯酸葡萄糖酯

8-hydroxy-2, 6-dimethyl-(2*E*, 6*Z*)-octadienoic acid　8- 羟基 -2, 6- 二甲基 -(2*E*, 6*Z*)- 辛二烯酸

(2*E*, 6*S*)-6-hydroxy-2, 6-dimethyl-2, 7-octadienoic acid ethyl ester　(2*E*, 6*S*)-6- 羟基 -2, 6- 二甲基 -2, 7- 辛二烯酸乙酯

4-hydroxy-2, 6-dimethyl-6-(3, 7-dimethyl-2, 6-octadienyl)-8-(3-methyl-2-butenyl)-2*H*-1-benzopyran-5, 7 (3*H*, 6*H*)-dione　4- 羟基 -2, 6- 二甲基 -6-(3, 7- 二甲基 -2, 6- 辛二烯基)-8-(3- 甲基 -2- 丁烯基)-2*H*-1- 苯并吡喃 -5, 7 (3*H*, 6*H*)- 二酮

(*E*)-6-hydroxy-2, 6-dimethyloct-2, 7-dienoic acid　(*E*)-6- 羟基 -2, 6- 二甲基辛 -2, 7- 二烯酸

1-hydroxy-2, 7, 9-trideacetyl baccatin Ⅰ　1- 羟基 -2, 7, 9- 三去乙酰基浆果赤霉素 Ⅰ

6-hydroxy-2, 7-dimethoxyneoflavene　6- 羟基 -2, 7- 二甲氧基新黄烷烯

4-hydroxy-2, 7-dimethyl-1-naphthalenyl-1-*O*-β-D-glucopyranoside　4- 羟基 -2, 7- 二甲基 -1- 萘基 -1-*O*-β-D- 吡喃葡萄糖苷

5-hydroxy-2, 8, 6-trimethyl-8-(3, 7-dimethyl-2, 6-octadienyl)-2*H*-1-benzopyran-4, 7 (3*H*, 8*H*)-dione　5- 羟基 -2, 6, 8- 三甲基 -8-(3, 7- 二甲基 -2, 6- 辛二烯基)-2*H*-1- 苯并吡喃 -4, 7 (3*H*, 8*H*)- 二酮

10-hydroxy-2, 8-decadien-4, 6-diynoic acid　10- 羟基 -2, 8- 十碳二烯 -4, 6- 二炔酸

5-hydroxy-2, 8-dimethyl-6-(3-methyl-2-butenyl)-8-(3, 7-dimethyl-2, 6-octadienyl)-2*H*-1-benzopyran-4, 7 (3*H*, 8*H*)-dione　5- 羟基 -2, 8- 二甲基 -6-(3- 甲基 -2- 丁烯基)-8-(3, 7- 二甲基 -2, 6- 辛二烯基)-2*H*-1- 苯并吡喃 -4, 7 (3*H*, 8*H*)- 二酮

hydroxy-2, 8-dimethyl-6-(3-methyl-2-butenyl)-8-(3, 7-dimethyl-2, 6-octadienyl)-2*H*-1-benzopyran-4, 7 (3*H*, 8*H*)-dione　羟基 -2, 8- 二甲基 -6-(3- 甲基 -2- 丁烯基)-8-(3, 7- 二甲基 -2, 6- 二丁烯基)-2*H*-1- 苯并吡喃 -4, 7 (3*H*, 8*H*)- 二酮

6-hydroxy-2, 6-dimethyl-2, 7-octadienoic acid (menthiafolic acid)　6- 羟基 -2, 6- 二甲基 -2, 7- 辛二烯酸 (三叶睡菜酸)

6-hydroxy-2, 6-dimethylhept-2-en-4-one　6- 羟基 -2, 6- 二甲基庚 -2- 烯 -4- 酮

5-hydroxy-2-[(angeloyloxy) methyl]furan[3′, 2′:6, 7] chromone　5- 羟基 -2-[(当归酰氧基) 甲基] 呋喃并 [3′, 2′:6, 7] 色原酮

4-hydroxy-2-[(*E*)-4-hydroxy-3-methyl-2-butenyl]-5-methyl phenyl-β-D-glucopyranoside　4- 羟基 -2-[(*E*)-4- 羟基 -3- 甲基 -2- 丁烯基]-5- 甲苯基 -β-D- 吡喃葡萄糖苷

5-hydroxy-2-[2-(2-hydroxyphenyl) ethyl]chromone 5-羟基-2-[2-(2-羟苯基)乙基]色原酮

5-hydroxy-2-[2-(4-hydroxyphenyl) acetyl]-3-methoxybenzoic acid 5-羟基-2-[2-(4-羟苯基)乙酰基]-3-甲氧基苯甲酸

6-hydroxy-2-[2-(4′-methoxyphenyl) ethyl]chromone 6-羟基-2-[2-(4′-甲氧苯基)乙基]色原酮

N-2-hydroxy-2-[4-(3′, 3′-dimethyl allyloxy) phenyl]ethyl cinnamide *N*-2-羟基-2-[4-(3′, 3′-二甲基烯丙氧基)苯基]乙基肉桂酰胺

3-hydroxy-2-{4-[(1*E*)-3-hydroxyprop-1-en]-2-methoxyphenoxy}propyl-D-glucopyranoside 3-羟基-2-{4-[(1*E*)-3-羟基丙-1-烯]-2-甲氧基苯氧基}丙基-D-吡喃葡萄糖苷

3β-hydroxy-20 (29)-lupen-28-oic acid methyl ester 3β-羟基-20 (29)-羽扇豆烯-28-酸甲酯

(+)-(20*S*)-2α-hydroxy-20-(dimethyl amino)-3β-phthalimido-5α-pregn-4β-ol acetate (+)-(20*S*)-2α-羟基-20-(二甲基氨基)-3β-苯二甲酰亚氨基-5α-孕甾-4β-醇乙酸酯

(13^2S, 17*S*, 18*S*)-13^2-hydroxy-20-chloroethyl pheophorbide a (13^2S, 17*S*, 18*S*)-13^2-羟基-20-氯化乙基脱镁叶绿二酸a

15-hydroxy-20-deoxycarnosol 15-羟基-20-脱氧肉质鼠尾草酚

7β-hydroxy-20-deoxyrosmaquinone 7β-羟基-20-脱氧迷迭香醌

3β-hydroxy-20-taraxasten-22-one 3β-羟基-20-蒲公英萜烯-22-酮

3α-hydroxy-20β-hydroxyurs-23, 28-dioic acid-δ-lactone-23-*O*-β-D-glucopyranoside 3α-羟基-20β-羟基熊果-23, 28-二酸-δ-内酯-23-*O*-β-D-吡喃葡萄糖苷

15α-hydroxy-21-keto-pristimerine 15α-羟基-21-甲酮基扁蕨藤素

(13α, 14β, 17α, 20*R*, 24*Z*)-3α-hydroxy-21-oxolanost-8, 24-dien-26-oic acid (13α, 14β, 17α, 20*R*, 24*Z*)-3α-羟基-21-氧亚基羊毛甾-8, 24-二烯-26-酸

(17*R*)-3β-hydroxy-22, 23, 24, 25, 26, 27-hexanordammar-20-one (17*R*)-3β-羟基-22, 23, 24, 25, 26, 27-六去甲达玛-20-酮

3β-hydroxy-22-oxo-20-taraxasten-30-oic acid 3β-羟基-22-氧亚基-20-蒲公英萜烯-30-酸

3β-hydroxy-22α-methoxy-20-taraxastene 3β-羟基-22α-甲氧基-20-蒲公英萜烯

(22*R*, 25*R*)-3β-hydroxy-22α-*N*-spirosol-5-en-7-one (22*R*, 25*R*)-3β-羟基-22α-*N*-螺甾醇-5-烯-7-酮

3β-hydroxy-23, 24, 24-trimethyllanost-9 (11), 25-diene (lansiol) 3β-羟基-23, 24, 24-三甲基羊毛甾-9 (11), 25-二烯(黄皮萜醇)

22-hydroxy-23, 24, 25, 26, 27-pentanorcucurbit-5-en-3-one 22-羟基-23, 24, 25, 26, 27-五去甲葫芦-5-烯-3-酮

16α-hydroxy-23-deoxyprotobassic acid-28-*O*-β-D-glucopyranoside 16α-羟基-23-脱氧原椴树酸-28-*O*-β-D-吡喃葡萄糖苷

3-hydroxy-23-oxo-20 (29)-lup-28-oic acid 3-羟基-23-氧亚基-20 (29)-羽扇豆-28-酸

3β-hydroxy-23-oxo-29-norlanost-8, 24-dien-28-oic acid methyl ester 3-sulfate 3β-羟基-23-氧亚基-29-去甲羊毛甾-8, 24-二烯-28-酸甲酯3-磺酸盐

(20*S*)-3β-hydroxy-24, 25, 26, 27-tetranorlanost-8-en-21 (23)-lactone (20*S*)-3β-羟基-24, 25, 26, 27-四去甲羊毛脂-8-烯-21 (23)-内酯

3β-hydroxy-24-*cis*-ferulyloxyurs-12-en-28-oic acid 3β-羟基-24-顺式-阿魏酰氧合熊果-12-烯-28-酸

20-hydroxy-24-dammaren-3-one 20-羟基-24-达玛烯-3-酮

(20*R*, 22*E*)-6β-hydroxy-24-ethyl cholest-4, 22-dien-3-one (20*R*, 22*E*)-6β-羟基-24-乙基胆甾-4, 22-二烯-3-酮

6β-hydroxy-24-ethyl cholest-4, 24 (28)-dien-3-one 6β-羟基-24-乙基胆甾-4, 24 (28)-二烯-3-酮

(20*R*)-6β-hydroxy-24-ethyl cholest-4-en-3-one (20*R*)-6β-羟基-24-乙基胆甾-4-烯-3-酮

(24*R*)-6β-hydroxy-24-ethyl cholest-4-en-3-one (24*R*)-6β-羟基-24-乙基胆甾-4-烯-3-酮

(22*E*, 24ε)-3β-hydroxy-24-ethyl cholest-5, 8, 22-trien-7-one (22*E*, 24ε)-3β-羟基-24-乙基胆甾-5, 8, 22-三烯-7-酮

3β-hydroxy-24-ethyl cholest-5-ene 3β-羟基-24-乙基胆甾-5-烯

(24*R*)-3β-hydroxy-24-ethyl cholest-5-en-one (24*R*)-3β-羟基-24-乙基胆甾-5-烯酮

20-hydroxy-24-hydroxymethyl ecdysone 20-羟基-24-羟甲基蜕皮激素

(22*E*, 24ε)-3β-hydroxy-24-methyl cholest-5, 8, 22-trien-7-one (22*E*, 24ε)-3β-羟基-24-甲基胆甾-5, 8, 22-三烯-7-酮

20-hydroxy-24-methyl ecdysone 20-羟基-24-甲基蜕皮激素

20-hydroxy-24-methylene ecdysone 20- 羟基 -24- 亚甲基蜕皮激素

16α-hydroxy-24-methylene-3-*O*-5α-lanost-7, 9 (11)-dien-30-oic acid 16α- 羟基 -24- 亚甲基 -3-*O*-5α- 羊毛脂 -7, 9 (11)- 二烯 -30- 酸

3β-hydroxy-24-methylene-9, 19-cyclolanostane 3β- 羟基 -24- 亚甲基 -9, 19- 环羊毛甾烷

(22*R*)-22-hydroxy-24-*O*-acetyl hydroshengmanol-3-*O*-β-D-xylopyranoside (22*R*)-22- 羟基 -24-*O*- 乙酰基氢升麻新醇 -3-*O*-β-D- 吡喃木糖苷

22-hydroxy-25 (*R*, *S*)-furost-5-en-12-one-3β, 22, 26-triol-26-*O*-β-D-glucopyranoside 22- 羟基 -25 (*R*, *S*)- 呋甾 -5- 烯 -12- 酮 -3β, 22, 26- 三羟基 -26-*O*-β-D- 吡喃葡萄糖苷

7β-hydroxy-25, 27-didehydrophysalin L 7β- 羟基 -25, 27- 二脱氢酸浆苦素 L

14-hydroxy-25-deoxyrollinicin 14- 羟基 -25- 脱氧比丽巴素

12β-hydroxy-25-hydroperoxydammar-23, (24*E*)-ene 12β- 羟基 -25- 氢过氧基达玛 -23, (24*E*)- 烯

3β-hydroxy-25-methoxycucurbita-6, (23*E*)-dien-19, 5β-olide 3β- 羟基 -25- 甲氧基葫芦 -6, (23*E*)- 二烯 -19, 5β- 内酯

16-hydroxy-26-methylheptacos-2-one 16- 羟基 -26- 甲基二十七碳 -2- 酮

12β-hydroxy-26-norsolasodine-26-carboxylic acid 12β- 羟基 -26- 去甲澳洲茄胺 -26- 甲酸

3β-hydroxy-27-(*E*)-caffeoyloxyurs-12-en-28-oic acid methyl ester 3β- 羟基 -27-(*E*)- 咖啡酰基熊果 -12- 烯 -28- 酸甲酯

3β-hydroxy-27-(*E*)-coumaroylolean-12-en-28-oic acid 3β- 羟基 -27-(*E*)- 香豆酰基齐墩果 -12- 烯 -28- 酸

3β-hydroxy-27-(*E*)-coumaroyloxyolean-12-en-28-oic acid methyl ester 3β- 羟基 -27-(*E*)- 香豆酰氧基 -12- 烯 -28- 齐墩果酸甲酯

3β-hydroxy-27-(*E*)-coumaroylurs-12-en-28-oic acid 3β- 羟基 -27-(*E*)- 香豆酰基熊果 -12- 烯 -28- 酸

3β-hydroxy-27-(*E*)-feruloyloxypomolic acid methyl ester 3β- 羟基 -27-(*E*)- 阿魏酰氧坡模酸甲酯

3β-hydroxy-27-benzoyloxylup-20 (29)-en-28-oic acid methyl ester 3β- 羟基 -27- 苯甲酰氧基羽扇 -20 (29)- 烯 -28- 酸甲酯

18-hydroxy-27-norolean-12, 14-dien-30-al-28-oic acid 18- 羟基 -27- 去甲齐墩果 -12, 14- 二烯 -30- 醛 -28- 酸

3β-hydroxy-27-*p*-(*E*)-coumaroyloxyolean-12-en-28-oic acid 3β- 羟基 -27- 对 -(*E*)- 香豆酰氧基齐墩果 -12- 烯 -28- 酸

3β-hydroxy-27-*p*-(*Z*)-coumaroyloxyolean-12-en-28-oic acid 3β- 羟基 -27- 对 -(*Z*)- 香豆酰氧基齐墩果 -12- 烯 -28- 酸

3β-hydroxy-27-*p*-(*Z*)-coumaroyloxyurs-12-en-28-oic acid 3β- 羟基 -27- 对 -(*Z*)- 香豆酰氧基熊果 -12- 烯 -28- 酸

(3β)-19-hydroxy-28-oxours-12-en-3-yl-β-D-glucuronopyranoside *n*-butyl ester (3β)-19- 羟基 -28- 氧亚基熊果 -12- 烯 -3- 基 -β-D- 吡喃葡萄糖醛酸苷正丁酯

1-hydroxy-2-acetyl-3, 8-dimethoxynaphthalene-6-*O*-β-D-apiofuranosyl-(1 → 2)-β-D-glucopyranoside 1- 羟基 -2- 乙酰基 -3, 8- 二甲氧基萘 -6-*O*-β-D- 呋喃芹糖基 -(1 → 2)-β-D- 吡喃葡萄糖苷

1-hydroxy-2-acetyl-4-methyl benzene 1- 羟基 -2- 乙酰基 -4- 甲基苯

5-hydroxy-2-aminohexanoic acid 5- 羟基 -2- 氨基己酸

4-hydroxy-2-aminopimelic acid 4- 羟基 -2- 氨基庚二酸

4-hydroxy-2-butanone 4- 羟基 -2- 丁酮

3-hydroxy-2-butanone (acetoin) 3- 羟基 -2- 丁酮 (乙偶姻、3- 羟基丁酮)

1-hydroxy-2-carboxy-3-methoxyanthraquinone 1- 羟基 -2- 羧基 -3- 甲氧基蒽醌

4-hydroxy-2-carboxyanthraquinone 4- 羟基 -2- 羧基蒽醌

trans-4′-hydroxy-2′-cinnamaldehyde 反式 -4′- 羟基 -2′- 桂皮醛

1-hydroxy-2-curcumene 1- 羟基 -2- 姜黄烯

4-hydroxy-2-cyclopentenone 4- 羟基 -2- 环戊烯酮

(*E*)-10-hydroxy-2-decenoic acid (*E*)-10- 羟基 -2- 癸烯酸

5-hydroxy-2-ethoxy-1, 4-naphthoquinone 5- 羟基 -2- 乙氧基 -1, 4- 萘醌

4-hydroxy-2-ethoxybenzaldehyde 4- 羟基 -2- 乙氧基苯甲醛

4-hydroxy-2-furaldehyde 4- 羟基 -2- 糠醛

5-hydroxy-2-furaldehyde 5- 羟基 -2- 糠醛

7-hydroxy-2*H*-1, 4-benzoxazin-3 (4*H*)-one-2-*O*-β-D-glucopyranoside 7- 羟基 -2*H*-1, 4- 苯并噁嗪 -3 (4*H*)- 酮 -2-*O*-β-D- 吡喃葡萄糖苷

2-hydroxy-2*H*-1, 4-benzoxazin-3-one 2- 羟基 -2*H*-1, 4- 苯并噁唑嗪 -3- 酮

(*E*)-4-hydroxy-2-hexanoic acid (*E*)-4- 羟基 -2- 己酸

(4*R*, 5*S*)-5-hydroxy-2-hexen-4-olide (4*R*, 5*S*)-5- 羟基 -2- 己烯酸 -4- 内酯

5-hydroxy-2-hexen-4-olide 5- 羟基 -2- 己烯酸 -4- 内酯

3-hydroxy-2-hydroxymethyl anthraquinone 3- 羟基 -2- 羟甲基蒽醌

1-hydroxy-2-hydroxymethyl-9, 10-anthraquinone　1- 羟基 -2- 羟甲基 -9, 10- 蒽醌

5-hydroxy-2-indolinone　5- 羟基 -2- 吲哚酮

3-hydroxy-2-isopropenyl dihydrobenzofuran-5-carboxylic acid methyl ester　3- 羟基 -2- 异丙烯基 - 二氢苯并呋喃 -5- 甲酸甲酯

4-hydroxy-2-isopropenyl dihydrobenzofuran-5-carboxylic acid methyl ester　4- 羟基 -2- 异丙烯基 - 二氢苯并呋喃 -5- 甲酸甲酯

9-hydroxy-2-isopropenyl-1, 8-dioxa-dicyclopenta[*b.g*]naphthalene-4, 10-dione　9- 羟基 -2- 异丙烯基 -1, 8- 二氧杂双环戊 [*b.g*] 萘 -4, 10- 二酮

4-hydroxy-2-isopropenyl-5-methylenehex-1-ol　4- 羟基 -2- 异丙烯基 -5- 亚甲基己 -1- 醇

4-hydroxy-2-isopropyl-5-methyl phenyl-1-*O*-β-D-glucoside　4- 羟基 -2- 异丙基 -5- 甲基苯基 -1-*O*-β-D- 葡萄糖苷

1-(1-hydroxy-2-methoxy) ethyl-4-methoxy-β-carboline　1-(1- 羟基 -2- 甲氧基) 乙基 -4- 甲氧基 -β- 咔啉

5-hydroxy-2-methoxy-1, 4-naphthoquinone　5- 羟基 -2- 甲氧基 -1, 4- 萘醌

8-hydroxy-2-methoxy-1, 6-dimethyl-5-vinyl-9, 10-dihydrophenanthrene　8- 羟基 -2- 甲氧基 -1, 6- 二甲基 -5- 乙烯基 -9, 10- 二氢菲

3β-hydroxy-2-methoxy-15, 16-methylenedioxycephalotaxan-8-one　3*β*- 羟基 -2- 甲氧基 -15, 16- 甲叉二氧基粗榧 -8- 酮

4-hydroxy-2-methoxy-6-[(8*Z*)-pentadec-8-en-1-yl]phenyl acetate　4- 羟基 -2- 甲氧基 -6-[(8*Z*) 十五碳 -8- 烯 -1- 基] 乙酸苯酯

4-hydroxy-2-methoxy-6-pentadecyl phenyl acetate　4- 羟基 -2- 甲氧基 -6- 十五烷基乙酸苯酯

1-hydroxy-2-methoxyanthraquinone　1- 羟基 -2- 甲氧基蒽醌

4-hydroxy-2-methoxybenzenemethanol　4- 羟基 -2- 甲氧基苯甲醇

4-hydroxy-2-methoxybenzoic acid　4- 羟基 -2- 甲氧基苯甲酸

trans-4′-hydroxy-2′-methoxycinnamaldehyde　反式 -4′- 羟基 -2′- 甲氧基桂皮醛

4-hydroxy-2-methoxycinnamaldehyde　4- 羟基 -2- 甲氧基桂皮醛 (4- 羟基 -2- 甲氧基肉桂醛)

6′-hydroxy-2′-methoxy-dihydrochalcone-4′-*O*-β-D-glucopyranoside　6′- 羟基 -2′- 甲氧基二氢查耳酮 -4′-*O*-β-D- 吡喃葡萄糖苷

1-hydroxy-2-methoxynoraporphine (caaverine)　1- 羟基 -2- 甲氧基去甲阿朴啡 (山矾碱、鹅掌楸宁碱)

7-hydroxy-2-methoxyphenanthrene-3, 4-dione　7- 羟基 -2- 甲氧基菲 -3, 4- 二酮

4-hydroxy-2-methoxyphenol-1-*O*-β-D-glucopyranoside　4- 羟基 -2- 甲氧基苯酚 -1-*O*-β-D- 吡喃葡萄糖苷

1-hydroxy-2-methyl anthraquinone　1- 羟基 -2- 甲基蒽醌

2β-hydroxy-2-methyl butanoyl-3α-lupulin　2β- 羟基 -2- 甲基丁酰基 -3α- 白苞筋骨草素

9β-(3-hydroxy-2-methyl butyryloxy) parthenolide　9β-(3- 羟基 -2- 甲基丁酰氧基) 银胶菊内酯

5-hydroxy-2-methyl chromone-7-*O*-β-D-apiofuranosyl (1 → 6)-β-D-glucopyranoside　5- 羟基 -2- 甲基色原酮 -7-*O*-β-D- 呋喃芹糖基 -(1 → 6)-β-D- 吡喃葡萄糖苷

5-hydroxy-2-methyl chromone-7-*O*-β-D-xylopyranosyl-(1→6)-β-D-glucopyranoside　5- 羟基 -2- 甲基色原酮 -7-*O*-β-D- 吡喃木糖基 -(1 → 6)-β-D- 吡喃葡萄糖苷

7-hydroxy-2-methyl isoflavone　7- 羟基 -2- 甲基异黄酮

2-hydroxy-2-methyl propyl glucosinolate　2- 羟基 -2- 甲丙基芥子油苷

(2*E*, 6*E*, 8*E*)-*N*-(2-hydroxy-2-methyl propyl)-10-oxo-2, 6, 8-decatrienamide　(2*E*, 6*E*, 8*E*)-*N*-(2- 羟基 -2- 甲丙基)-10- 氧亚基 -2, 6, 8- 癸三烯酰胺

(2*E*, 4*E*, 8*Z*, 11*Z*)-*N*-(2-hydroxy-2-methyl propyl)-2, 4, 8, 11-tetradecatetraenamide　(2*E*, 4*E*, 8*Z*, 11*Z*)-*N*-(2- 羟基 -2- 甲丙基)-2, 4, 8, 11- 十四碳四烯酰胺

(1*R*, 3α*R*, 4*R*, 7*S*, 7α*R*)-1-(2-hydroxy-2-methyl propyl)-3α, 7-dimethyl octahydro-1*H*-indene-4, 7-diol (bullatantriol)　(1*R*, 3α*R*, 4*R*, 7*S*, 7α*R*)-1-(2- 羟基 -2- 甲丙基)-3α, 7- 二甲基八氢 -1*H*- 茚 -4, 7- 二醇

(2*E*, 7*E*, 9*E*)-*N*-(2-hydroxy-2-methyl propyl)-6, 11-dioxo-2, 7, 9-dodecatrienamide　(2*E*, 7*E*, 9*E*)-*N*-(2- 羟基 -2- 甲丙基)-6, 11- 二氧亚基 -2, 7, 9- 十二碳三烯酰胺

N-(2-hydroxy-2-methyl propyl)-6-phenyl-(2*E*, 4*E*)-hexadienamide　*N*-(2- 羟基 -2- 甲丙基)-6- 苯基 -(2*E*, 4*E*)- 己二烯酰胺

1-hydroxy-2-methyl propylidene　1- 羟基 -2- 甲基亚丙烷

3-hydroxy-2-methyl pyridine　3- 羟基 -2- 甲基吡啶

5-hydroxy-2-methyl-1, 4-naphthoquinone　5- 羟基 -2- 甲基 -1, 4- 萘醌

8-hydroxy-2-methyl-1, 4-naphthoquinone　8- 羟基 -2- 甲基 -1, 4- 萘醌

H

5-hydroxy-2-methyl-2′-(1, 1-dimethyl hydroxy)-2*H*-furo[3, 2-*g*]chromene 5- 羟基 -2- 甲基 -2′-(1, 1- 二甲基羟基)-2*H*- 呋喃并 [3, 2-*g*] 色烯

(2*Z*)-4-hydroxy-2-methyl-2-buten-1-yl-β-D-glucopyranoside (2*Z*)-4- 羟基 -2- 甲基 -2- 丁烯 -1- 基 -β-D- 吡喃葡萄糖苷

(2*Z*)-1-hydroxy-2-methyl-2-buten-4-yl-β-D-glucopyranoside (2*Z*)-1- 羟基 -2- 甲基 -2- 丁烯 -4- 基 -β-D- 吡喃葡萄糖苷

5-hydroxy-2-methyl-4-dihydrochromone 5- 羟基 -2- 甲基 -4- 二氢色原酮

3-hydroxy-2-methyl-4*H*-pyran-4-one 3- 羟基 -2- 甲基 -4*H* - 吡喃 -4- 酮

3-hydroxy-2-methyl-4-pyranone 3- 羟基 -2- 甲基 -4- 吡喃酮

4α-hydroxy-2-methyl-5α-(1-methyl ethyl)-2-cyclohexen-1-one 4α- 羟基 -2- 甲基 -5α-(1- 甲乙基)-2- 环己烯 -1- 酮

1-hydroxy-2-methyl-6-methoxyanthraquinone 1- 羟基 -2- 甲基 -6- 甲氧基蒽醌

1-hydroxy-2-methyl-7-methoxyanthraquinone 1- 羟基 -2- 甲基 -7- 甲氧基蒽醌

3-hydroxy-2-methyl-9, 10-anthraquinone 3- 羟基 -2- 甲基 -9, 10- 蒽醌

3′-hydroxy-2′-methylbut-10-oate 3′- 羟基 -2′- 甲基丁 -10- 酸酯

2-hydroxy-2-methylbut-3-enyl-2-methyl-2-(*Z*)-butenoate 2- 羟基 -2- 甲基丁 -3- 烯基 -2- 甲基 -2-(*Z*)- 丁烯酸酯

(5*R*, 2*E*)-5-hydroxy-2-methylhept-2-en-1, 6-dione (5*R*, 2*E*)-5- 羟基 -2- 甲基庚 -2- 烯 -1, 6- 二酮

trans-(4*R*)-hydroxy-2-nonenoic acid 反式 -(4*R*)- 羟基 -2- 壬烯酸

5-hydroxy-2‴-*O*-caffeoyl caryocanosides A, B 5- 羟基 -2‴-*O*- 咖啡酰毛果芸香苷 A、B

7-hydroxy-2-octen-5-olide 7- 羟基 -2- 辛烯 -5- 内酯

3-hydroxy-2-*O*-dendrobine 3- 羟基 -2-*O*- 石斛碱

6β-hydroxy-2-oxabicyclo[4.3.0]$\Delta^{8,9}$-nonen-1-one 6β- 羟基 -2- 氧杂双环 [4.3.0]$\Delta^{8,9}$- 壬烯 -1- 酮

3-hydroxy-2-oxo-3-fridelen-20α-carboxylic acid 3- 羟基 -2- 氧亚基 -3- 无羁萜烯 -20α- 甲酸

5-hydroxy-2-oxo-hexa-3, 5-dienal 5- 羟基 -2- 氧亚基 -3, 5- 己二烯醛

5α-hydroxy-2-oxo-*p*-menth-6 (1)-ene 5α- 羟基 -2- 氧亚基对薄荷 -6 (1)- 烯

1β-hydroxy-2-oxopomolic acid 1β- 羟基 -2- 氧亚基坡模酸 (1β- 羟基 -2- 氧亚基果渣酸)

2-(1′-hydroxy-2′-oxopropyl)-5-methyl phenol 2-(1′- 羟基 -2′- 丙氧基)-5- 甲基苯酚

(2*E*)-2-(1-hydroxy-2-oxopropyl) eicos-2-enoic acid methyl ester (2*E*)-2-(1- 羟基 -2- 氧丙基) 二十碳 -2- 烯酸甲酯

6-hydroxy-2-*O*-β-D-glucopyranosyl heptane 6- 羟基 -2-*O*-β-D- 吡喃葡萄糖基庚烷

5-hydroxy-2-propyl piperidine (pseudoconhydrine, ψ-conhydrine) 5- 羟基 -2- 丙基哌啶 (伪毒参羟碱、假羟基毒芹碱)

5-hydroxy-2-pyridine carboxylic acid 5- 羟基 -2- 吡啶甲酸

5-hydroxy-2-pyridine methanol 5- 羟基 -2- 吡啶甲醇

5-hydroxy-2-pyridinecarboxylic acid methyl ester 5- 羟基 -2- 吡啶甲酸甲酯

5-hydroxy-2-pyridyl methyl adenine 5- 羟基 -2- 吡啶甲基腺嘌呤

5-hydroxy-2-styryl chromone 5- 羟基 -2- 苯乙烯色原酮

5-(1-hydroxy-2-sulfanyl ethyl)-2-sulfanyl cyclohex-1-ol 5-(1- 羟基 -2- 巯基乙基)-2- 巯基环己 -1- 醇

6-hydroxy-2-tetradecyl benzoic acid 6- 羟基 -2- 十四基苯甲酸

5α-hydroxy-2α-(α-methyl butyryl)-oxy-7β, 9α, 10β-triacetoxy-4 (20), 11-taxadiene 5α- 羟基 -2α-(α- 甲基丁酰基)- 氧基 -7β, 9α, 10β- 三乙酰氧基 -4 (20), 11- 紫杉二烯

1α-hydroxy-2α, 4α-guaiacyl-3, 7-dioxabicyclo[3.3.0]octane 1α- 羟基 -2α, 4α- 愈创木基 -3, 7- 二氧双环 [3.3.0] 辛烷

7β-hydroxy-2α, 5α, 10β, 14β-tetraacetoxytax-4 (20), 11-diene 7β- 羟基 -2α, 5α, 10β, 14β- 四乙酰氧基紫杉 -4 (20), 11- 二烯

6β-hydroxy-2α, 6α, 8β-trimethyl-8-(3, 7-dimethyl-2, 6-octadienyl)-2*H*-1-benzopyran-4, 5, 7 (3*H*, 6*H*, 8*H*)-trione 6β- 羟基 -2α, 6α, 8β- 三甲基 -8-(3, 7- 二甲基 -2, 6- 辛二烯基)-2*H*-1- 苯并吡喃 -4, 5, 7 (3*H*, 6*H*, 8*H*)- 三酮

6β-hydroxy-2α, 8β-dimethyl-6-(3-methyl-2-butenyl)-8-(3, 7-dimethyl-2, 6-octadienyl)-2*H*-1-benzopyran-4, 5, 7 (3*H*, 6*H*, 8*H*)-trione 6β- 羟基 -2α, 8β- 二甲基 -6-(3- 甲基 -2- 丁烯基)-8-(3, 7- 二甲基 -2, 6- 辛二烯基)-2*H*-1- 苯并吡喃 -4, 5, 7 (3*H*, 6*H*, 8*H*)- 三酮

1α-hydroxy-2α-acetoxy-9-cinnamoyloxy-β-dihydroagarofuran　1α- 羟基 -2α- 乙酰氧基 -9- 肉桂酰氧基 -β- 二氢沉香呋喃
2β-hydroxy-2α-hydroxymethyl-6, 6-dimethyl bicyclo[3.1.1] hept-2α-*O*-glucoside　2β- 羟基 -2α- 羟甲基 -6, 6- 二甲基双环 [3.1.1] 庚 -2α-*O*- 葡萄糖苷
2β-hydroxy-2α-hydroxymethyl-6, 6-dimethyl bicyclo[3.1.1] heptane　2β- 羟基 -2α- 羟甲基 -6, 6- 二甲基双环 [3.1.1] 庚烷
1β-hydroxy-2β, 6α, 12-triacetoxy-8β-(β-nicotinoyloxy)-9β-(benzoyloxy)-β-dihydroagarofuran　1β- 羟 基 -2β, 6α, 12- 三乙酰氧基 -8β-(β- 烟酰氧基)-9β- 苯甲酰氧基 -β- 二氢沉香呋喃
2α-hydroxy-2′β-deacetyl austrospicatine　2α- 羟基 -2′β- 去乙酰澳大利亚穗状红豆杉碱
4-hydroxy-2-β-D-glucopyranosyloxyphenyl acetonitrile　4- 羟基 -2-β-D- 吡喃葡萄糖基氧化苯乙腈
14-hydroxy-2βH, 3-dihydroeuparin　14- 羟 基 -2β*H*, 3- 二氢泽兰素
(2*S*, 3*S*)-2α-(4″-hydroxy-3″-methoxybenzyl)-3β-(4′-hydroxy-3′-methoxybenzyl)-γ-butyrolactone　(2*S*, 3*S*)-2α-(4″- 羟基 -3″- 甲氧苄基)-3β-(4′- 羟基 -3′- 甲氧苄基)-γ- 丁内酯
5-(3″-hydroxy-3″-methyl butyl)-8-hydroxyfuranocoumarin　5-(3″- 羟基 -3″- 甲基丁基)-8- 羟基呋喃香豆素
5-(4″-hydroxy-3″-methyl-2″-butenyloxy)-6, 7-furocoumarin　5-(4″- 羟基 -3″- 甲基 -2″- 丁烯氧基)-6, 7- 呋喃并香豆素
N-[(2*S*)-1-hydroxy-3-(1*H*-imidazol-4-yl) propan-2-yl] acetamide　*N*-[(2*S*)-1- 羟基 -3-(1*H*- 咪唑 -4- 基) 丙 -2- 基] 乙酰胺
4-hydroxy-3-(2-hydroxy-3-isopentenyl) acetophenone　4- 羟基 -3-(2- 羟基 -3- 异戊烯基) 乙酰苯
1α-hydroxy-3-(2-methyl butanoyloxy) pinnatifidin　1α- 羟基 -3-(2- 甲基丁酰氧基) 羽状堆心菊素
(3′*R*)-5-hydroxy-3-(3′-hydroxybutyl)-isobenzofuran-1 (3*H*)-one　(3′*R*)-5- 羟基 -3-(3′- 羟基丁基)- 异苯并呋喃 -1 (3*H*)- 酮
4-hydroxy-3-(3-methyl-2-butenoyl)-5-(3-methyl-2-butenyl) benzoic acid　4- 羟基 -3-(3- 甲基 -2- 丁烯酰基)-5-(3- 甲基 -2- 丁烯基) 苯甲酸
4-hydroxy-3-(3-methyl-2-butenyl) benzoic acid methyl ester　4- 羟基 -3-(3- 甲基 -2- 丁烯基) 苯甲酸甲酯
(3*R*, 5*R*)-3-hydroxy-3-(4-hydroxy-3-methoxybenzyl)-5-(4-hydroxy-3-methoxyphenyl)-3, 4, 5, 6-tetrahydro-2*H*-pyran-2-one　(3*R*, 5*R*)-3- 羟基 -3-(4- 羟基 -3- 甲氧基苄基)-5-(4- 羟基 -3- 甲氧苯基)-3, 4, 5, 6- 四氢 -2*H*- 吡喃 -2- 酮
(±)-2-hydroxy-3-(4-hydroxy-3-methoxyphenyl)-3-methoxypropyl nervonic acid ester　(±)-2- 羟基 -3-(4- 羟基 -3- 甲氧苯基)-3- 甲氧基丙基神经酸酯
(*Z*)-4-hydroxy-3-(4-hydroxy-3-methylbut-2-en-1-yl) benzaldehyde　(*Z*)-4- 羟基 -3-(4- 羟基 -3- 甲基丁 -2- 烯 -1- 基) 苯甲醛
4-hydroxy-3-(4-hydroxybenzyl) benzaldehyde　4- 羟基 -3-(4- 羟苄基) 苯甲醛
4-hydroxy-3-(4-hydroxybenzyl) benzyl methyl ether　4- 羟基 -3-(4- 羟苄基) 苄基甲醚
7-hydroxy-3-(4′-hydroxybenzylidene) chroman-4-one　7- 羟基 -3-(4′- 羟基亚苄基) 色原烷 -4- 酮
6-hydroxy-3-(hydroxymethyl)-2, 4, 4-trimethyl-2, 5-cyclohexadien-1-one-6-*O*-β-D-glucoside　6- 羟基 -3- 羟甲基 -2, 4, 4- 三甲基 -2, 5- 环己二烯 -1- 酮 -6-*O*-β-D- 葡萄糖苷
(3*S*, 5*S*)-5-hydroxy-3-(β-D-glucopyranosyloxy) hexanoic acid methyl ester　(3*S*, 5*S*)-5- 羟基 -3-(β-D- 吡喃葡萄糖氧基) 己酸甲酯
7β-hydroxy-3, 11, 15, 23-tetraoxolanost-8, [20*E* (22)]-dien-26-oic acid methyl ester　7β- 羟基 -3, 11, 15, 23- 四氧亚基羊毛脂 -8, [20*E* (22)]- 二烯 -26- 酸甲酯
7β-hydroxy-3, 11, 15-trioxolanost-8, 24-dien-26-oic acid methyl ester　7β- 羟基 -3, 11, 15- 三氧亚基羊毛脂 -8, 24- 二烯 -26- 酸甲酯
16α-hydroxy-3, 13-clerod-dien-15, 16-olide　16α- 羟基 -3, 13- 克罗二烯 -15, 16- 内酯
6α-hydroxy-3, 13-clerod-dien-15, 16-olide　6α- 羟基 -3, 13- 克罗二烯 -15, 16- 内酯
4′-hydroxy-3, 3′, 4, 5, 5′-pentamethoxy-7, 7′-epoxylignan　4′- 羟基 -3, 3′, 4, 5, 5′- 五甲氧基 -7, 7′- 四氢呋喃木脂素
5-hydroxy-3, 3′, 4, 7-tetramethoxyflavone　5- 羟 基 -3, 3′, 4, 7- 四甲氧基黄酮
5-hydroxy-3, 3′, 4′, 7-tetramethoxyflavone (retusin)　5- 羟基 -3, 3′, 4′, 7- 四甲氧基黄酮 (雷杜辛、微凹黄檀素、巴拿马黄檀异黄酮)
4-hydroxy-3, 3′, 5′-trimethoxy-8′, 9′-dinor-8, 4′-oxyneolignan-7, 9-dihydroxy-7′-aldehyde　4- 羟基 -3, 3′, 5′- 三甲氧基 -8′, 9′- 二去甲 -8, 4′- 氧新木脂素 -7, 9- 二羟基 -7′- 醛

H

(+)-(7*S*, 8*S*)-4-hydroxy-3, 3′, 5′-trimethoxy-8′, 9′-dinor-8, 4′-oxyneolignan-7, 9-dihydroxy-7′-oic acid (+)-(7*S*, 8*S*)-4- 羟基 -3, 3′, 5′- 三甲氧基 -8′, 9′- 二去甲 -8, 4′- 氧基新木脂素 -7, 9- 二羟基 -7′- 酸

(*E*)-4-hydroxy-3, 3, 5-trimethyl-4-(3-oxobut-1-en-1-yl) cyclohexan-1-one (*E*)-4- 羟基 -3, 3, 5- 三甲基 -4-(3- 氧亚基丁 -1- 烯 -1- 基) 环己烷 -1- 酮

5-hydroxy-3, 3′, 6, 7, 8-pentamethoxy-4′, 5′-methylenedioxyflavone 5- 羟基 -3, 3′, 6, 7, 8- 五甲氧基 -4′, 5′- 亚甲二氧基黄酮

6′-hydroxy-3, 4-(1″-hydroxy-epoxypropane)-2′, 3′-(1‴β-hydroxy-2‴-carbonyl cyclobutane)-1, 1′-diphenyl 6′- 羟基 -3, 4-(1″- 羟基 - 环氧丙烷)-2′, 3′-(1‴β- 羟基 -2‴- 羰基环丁烷)-1, 1′- 联苯

7-hydroxy-3′, 4′-(methylenedioxy) flavane 7- 羟基 -3′, 4′-(亚甲二氧基) 黄烷

5-hydroxy-3′, 4′, 3, 6, 7, 8-hexamethoxyflavone 5- 羟基 -3′, 4′, 3, 6, 7, 8- 六甲氧基黄酮

5′-hydroxy-3′, 4′, 3, 6, 7-pentamethoxyflavone 5′- 羟基 -3′, 4′, 3, 6, 7- 五甲氧基黄酮

3′-hydroxy-3, 4′, 5, 5′, 6, 7, 8-heptamethoxyflavone 3′- 羟基 -3, 4′, 5, 5′, 6, 7, 8- 七甲氧基黄酮

3′-hydroxy-3, 4′, 5, 5′, 8-pentamethoxy-6, 7-methylenedioxyflavone 3′- 羟基 -3, 4′, 5, 5′, 8- 五甲氧基 -6, 7- 亚甲二氧基黄酮

7-hydroxy-3′, 4′, 5, 6-tetramethoxyflavone 7- 羟基 -3′, 4′, 5, 6- 四甲氧基黄酮

7-hydroxy-3′, 4′, 5-trimethoxyflavone 7- 羟基 -3′, 4′, 5- 三甲氧基黄酮

5-hydroxy-3′, 4′, 6, 7, 8-pentamethoxyflavone 5- 羟基 -3′, 4′, 6, 7, 8- 五甲氧基黄酮

5-hydroxy-3, 4′, 6, 7-tetramethoxyflavone 5- 羟基 -3, 4′, 6, 7- 四甲氧基黄酮

5-hydroxy-3′, 4′, 6, 7-tetramethoxyflavone (5-demethyl sinensetin) 5- 羟基 -3′, 4′, 6, 7- 四甲氧基黄酮 (5- 去甲甜橙素)

5-hydroxy-3′, 4′, 7-trimethoxyflavanone 5- 羟基 -3′, 4′, 7- 三甲氧基黄烷酮

5-hydroxy-3, 4′, 7-trimethoxyflavone 5- 羟基 -3, 4′, 7- 三甲氧基黄酮

5-hydroxy-3′, 4′, 7-trimethoxyflavonol-3-*O*-β-D-rutinoside 5- 羟基 -3′, 4′, 7- 三甲氧基黄酮醇 -3-*O*-β-D- 芸香糖苷

(5*R*, 7*R*)-14-hydroxy-3, 4-dehydrohinesolone-11-*O*-β-D-apiofuranosyl-(1 → 6)-β-D-glucopyranoside (5*R*, 7*R*)-14- 羟基 -3, 4- 脱氢茅术酮 -11-*O*-β-D- 呋喃芹糖基 -(1 → 6)-β-D- 吡喃葡萄糖苷

(5*R*, 7*R*)-14-hydroxy-3, 4-dehydrohinesolone-11-*O*-β-D-glucopyranoside (5*R*, 7*R*)-14- 羟基 -3, 4- 脱氢茅术酮 -11-*O*-β-D- 吡喃葡萄糖苷

(5*R*, 7*R*)-14-hydroxy-3, 4-dehydrohinesolone-14-*O*-β-D-xylopyranoside (5*R*, 7*R*)-14- 羟基 -3, 4- 脱氢茅术酮 -14-*O*-β-D- 吡喃木糖苷

7-hydroxy-3, 4-dihydrocadalin 7- 羟基 -3, 4- 二氢卡达烯

5-hydroxy-3′, 4′-dimethoxy-6, 7-methylenedioxyflavonol-3-*O*-β-glucuronide 5- 羟基 -3′, 4′- 二甲氧基 -6, 7- 亚甲二氧基黄酮醇 -3-*O*-β- 葡萄糖醛酸苷

2-hydroxy-3, 4-dimethoxybenzaldehyde 2- 羟基 -3, 4- 二甲氧基苯甲醛

2-hydroxy-3, 4-dimethoxybenzoic acid 2- 羟基 -3, 4- 二甲氧基苯甲酸

5-hydroxy-3, 4-dimethoxycinnamic acid 5- 羟基 -3, 4- 二甲氧基桂皮酸

2′-hydroxy-3′, 4′-dimethoxyisoflavane-7-*O*-β-D-glucoside 2′- 羟基 -3′, 4′- 二甲氧基异黄烷 -7-*O*-β-D- 葡萄糖苷

2′-hydroxy-3′, 4-dimethoxyisoflavane-7-*O*-β-D-glucoside 2′- 羟基 -3′, 4- 二甲氧基异黄烷 -7-*O*-β-D- 葡萄糖苷

7-hydroxy-3′, 4′-dimethoxyisoflavanquinone 7- 羟基 -3′, 4′- 二甲氧基异黄烷醌

7-hydroxy-3′, 4′-dimethoxyisoflavone 7- 羟基 -3′, 4′- 二甲氧基异黄酮

5-hydroxy-3′, 4′-dimethoxyisoflavone-7-*O*-neohesperidoside 5- 羟基 -3′, 4′- 二甲氧基异黄酮 -7-*O*- 新橙皮糖苷

2-hydroxy-3, 4-dimethoxyxanthone 2- 羟基 -3, 4- 二甲氧基屾酮

6-hydroxy-3, 4-dimethyl coumarin 6- 羟基 -3, 4- 二甲基香豆素

(*S*)-5-hydroxy-3, 4-dimethyl-5-pentyl furan-2 (5*H*)-one (*S*)-5- 羟基 -3, 4- 二甲基 -5- 戊基呋喃 -2 (5*H*)- 酮

5-hydroxy-3, 4-dimethyl-5-pentyl-2 (5*H*)-furanone 5- 羟基 -3, 4- 二甲基 -5- 戊基 -2 (5*H*)- 呋喃酮

2β-hydroxy-3, 4-epoxy-jaeschkeanadiol 2β- 羟基 -3, 4- 环氧中亚阿魏二醇

7-hydroxy-3′, 4′-methylenedioxyisoflavone 7- 羟基 -3′, 4′- 亚甲基二氧异黄酮

2-hydroxy-3, 5, 5-trimethyl cyclohex-2-en-1, 4-dione 2- 羟基 -3, 5, 5- 三甲基环己 -2- 烯 -1, 4- 二酮

4-hydroxy-3, 5, 5-trimethyl cyclohex-2-enone 4- 羟基 -3, 5, 5- 三甲基环己 -2- 烯酮

4-hydroxy-3, 5, 5-trimethyl-2-cyclohexen-1-one 4- 羟基 -3, 5, 5- 三甲基 -2- 环己烯 -1- 酮

8-hydroxy-3, 5, 6, 7, 3′, 4′-hexamethoxyflavone 8- 羟基 -3, 5, 6, 7, 3′, 4′- 六甲氧基黄酮

1-hydroxy-3, 5, 8-trimethoxyxanthone 1- 羟基 -3, 5, 8- 三甲氧基屾酮

1-hydroxy-3, 5-diethoxybenzene 1- 羟基 -3, 5- 二乙氧基苯

1-(2-hydroxy-3, 5-dimethoxy) phenyl-10-pentadecene 1-(2- 羟基 -3, 5- 二甲氧基) 苯基 -10- 十五烯

(+)-(7*S*, 8*R*, 7′*E*)-5-hydroxy-3, 5′-dimethoxy-4′, 7-epoxy-8, 3′-neolignan-7′-en-9, 9′-dihydroxy-9′-ethyl ether (+)-(7*S*, 8*R*, 7′*E*)-5- 羟基 -3, 5′- 二甲氧基 -4′, 7- 环氧 -8, 3′- 新木脂素 -7′- 烯 -9, 9′- 二羟基 -9′- 乙醚

4-hydroxy-3, 5-dimethoxybenzamide 4- 羟基 -3, 5- 二甲氧基苯甲酰胺

4-hydroxy-3, 5-dimethoxybenzenemethanol 4- 羟基 -3, 5- 二甲氧基苯甲醇

4-hydroxy-3, 5-dimethoxybenzoic acid 4- 羟基 -3, 5- 二甲氧基苯甲酸

5-hydroxy-3, 5-dimethoxybenzoic acid 5- 羟基 -3, 5- 二甲氧基苯甲酸

4-hydroxy-3, 5-dimethoxybenzoic acid ethyl ester 4- 羟基 -3, 5- 二甲氧基苯甲酸乙酯

4-hydroxy-3, 5-dimethoxybenzoic acid methyl ester 4- 羟基 -3, 5- 二甲氧基苯甲酸甲酯

(–)-4-hydroxy-3, 5-dimethoxybenzoic acid-4-*O*-β-D-(6-*O*-benzoyl) glucopyranoside (–)-4- 羟基 -3, 5- 二甲氧基苯甲酸 -4-*O*-β-D-(6-*O*- 苄基) 吡喃葡萄糖苷

7-hydroxy-3, 5-dimethoxyflavone 7- 羟基 -3, 5- 二甲氧基黄酮

5-hydroxy-3′, 5′-dimethoxyisoflavone-7-*O*-β-D-glucopyranoside 5- 羟基 -3′, 5′- 二甲氧基异黄酮 -7-*O*- 吡喃葡萄糖苷

4-hydroxy-3, 5-dimethoxyphenol 4- 羟基 -3, 5- 二甲氧基苯酚

4-hydroxy-3, 5-dimethoxyphenyl ethanol-4-*O*-β-D-glucopyranoside 4- 羟基 -3, 5- 二甲氧基苯乙醇 -4-*O*-β-D- 吡喃葡萄糖苷

(7*S*, 8*S*)-1-(4-hydroxy-3, 5-dimethoxyphenyl)-1, 2, 3-propanetriol (7*S*, 8*S*)-1-(4- 羟基 -3, 5- 二甲氧苯基)-1, 2, 3- 丙三醇

(7*S*, 8*S*)-1-(4-hydroxy-3, 5-dimethoxyphenyl)-1, 2, 3-propanetriol-2-*O*-β-D-glucopyranoside (7*S*, 8*S*)-1-(4- 羟基 -3, 5- 二甲氧苯基)-1, 2, 3- 丙三醇 -2-*O*-β-D- 吡喃葡萄糖苷

(2*S*)-3-(4-hydroxy-3, 5-dimethoxyphenyl)-1, 2-propanediol (2*S*)-3-(4- 羟基 -3, 5- 二甲氧苯基)-1, 2- 丙二醇

3-(4-hydroxy-3, 5-dimethoxyphenyl)-1, 2-propanediol 3-(4- 羟基 -3, 5- 二甲氧苯基)-1, 2- 丙二醇

erythro-1-(4-hydroxy-3, 5-dimethoxyphenyl)-2-(4-allyl-2, 6-dimethoxyphenoxy) propan-1-ol 赤式 -1-(4- 羟基 -3, 5- 二甲氧苯基)-2-(4- 烯丙基 -2, 6- 二甲氧基苯氧基) 丙 -1- 醇

1-(4-hydroxy-3, 5-dimethoxyphenyl)-2-{2-methoxy-4-[1-(*E*)-propenyl]phenoxy}propan-1-ol 1-(4- 羟基 -3, 5- 二甲氧苯基)-2-{2- 甲氧基 -4-[1-(*E*)- 丙烯基] 苯氧基 } 丙 -1- 醇

(2*E*)-3-(4-hydroxy-3, 5-dimethoxyphenyl)-2-propenal (sinapaldehyde, sinapic aldehyde) (2*E*)-3-(4- 羟基 -3, 5- 二甲氧苯基)-2- 丙烯醛 (芥子醛)

3-(4-hydroxy-3, 5-dimethoxyphenyl)-2-propenol 3-(4- 羟基 -3, 5- 二甲氧苯基)-2- 丙烯醇

(±)-(*E*)-3-[2-(4-hydroxy-3, 5-dimethoxyphenyl)-3-hydroxymethyl-7-methoxy-2, 3-dihydrobenzofuran-5-yl]-*N*-(4-hydroxyphenethyl) acrylamide (±)-(*E*)-3-[2-(4- 羟基 -3, 5- 二甲氧苯基)-3- 羟甲基 -7- 甲氧基 -2, 3- 二氢苯并呋喃 -5- 基]-*N*-(4- 羟基苯乙基) 丙烯酰胺

(±)-(*Z*)-3-[2-(4-hydroxy-3, 5-dimethoxyphenyl)-3-hydroxymethyl-7-methoxy-2, 3-dihydrobenzofuran-5-yl]-*N*-(4-hydroxyphenethyl) acrylamide (±)-(*Z*)-3-[2-(4- 羟基 -3, 5- 二甲氧苯基)-3- 羟甲基 -7- 甲氧基 -2, 3- 二氢苯并呋喃 -5- 基]-*N*-(4- 羟基苯乙基) 丙烯酰胺

1-(4-hydroxy-3, 5-dimethoxyphenyl) ethanone 1-(4- 羟基 -3, 5- 二甲氧苯基) 乙酮

(1′*R*)-1′-(4-hydroxy-3, 5-dimethoxyphenyl) prop-1′-hydroxy-4-*O*-β-D-glucopyranoside (1′*R*)-1′-(4- 羟基 -3, 5- 二甲氧苯基) 丙 -1′- 羟基 -4-*O*-β-D- 吡喃葡萄糖苷

1-(4-hydroxy-3, 5-dimethoxyphenyl) prop-1-one 1-(4- 羟基 -3, 5- 二甲氧苯基) 丙 -1- 酮

1-(4-hydroxy-3, 5-dimethoxyphenyl) propene-9-*O*-β-D-glucopyranoside 1-(4- 羟基 -3, 5- 二甲氧苯基) 丙烯 -9-*O*-β-D- 吡喃葡萄糖苷

4-hydroxy-3, 5-dimethoxyphenyl-β-D-glucopyranoside 4- 羟基 -3, 5- 二甲氧基苯酚 -β-D- 吡喃葡萄糖苷

1-hydroxy-3, 5-dimethoxyxanthone 1- 羟基 -3, 5- 二甲氧基屾酮

4-hydroxy-3, 5-dimethyoxybenzaldehyde 4- 羟基 -3, 5- 二甲氧基苯甲醛

5-hydroxy-3, 6, 7, 3′, 4′-pentamethoxyflavone 5- 羟基 -3, 6, 7, 3′, 4′- 五甲氧基黄酮

5-hydroxy-3, 6, 7, 3′, 4′-pentamethoxyflavone (artemetin, artemisetin) 5- 羟基 -3, 6, 7, 3′, 4′- 五甲氧基黄酮 (蒿黄素、艾黄素、六棱菊亭、蒿亭)

H

5-hydroxy-3, 6, 7, 4′-tetramethoxyflavone 5- 羟基 -3, 6, 7, 4′- 四甲氧基黄酮

5-hydroxy-3, 6, 7, 8, 3′, 4′-hexamethoxyflavone 5- 羟基 -3, 6, 7, 8, 3′, 4′- 六甲氧基黄酮

5-hydroxy-3, 6, 7, 8, 4′-pentamethoxyflavone 5- 羟基 -3, 6, 7, 8, 4′- 五甲氧基黄酮

1-hydroxy-3, 6, 7, 8-tetramethoxy-2-methyl anthraquinone-1-*O*-α-rhamnopyranosyl-(1 → 6)-β-D-glucopyranosyl-(1 → 6)-β-D-galactopyranoside 1- 羟基 -3, 6, 7, 8- 四甲氧基 -2- 甲基蒽醌 -1-*O*-α- 吡喃鼠李糖基 -(1 → 6)-β-D- 吡喃葡萄糖基 -(1 → 6)-β-D- 吡喃半乳糖苷

5-hydroxy-3, 6, 7, 8-tetramethoxyflavone 5- 羟基 -3, 6, 7, 8- 四甲氧基黄酮

1-hydroxy-3, 6, 7-trimethoxyxanthone 1- 羟基 -3, 6, 7- 三甲基呫酮

1-hydroxy-3, 6, 8-trimethoxyxanthone (ellipticol) 1- 羟基 -3, 6, 8- 三甲氧基呫酮 (椭叶醇)

8-hydroxy-3, 6, 9-trimethyl-7*H*-benzo[*d*, *e*]quinolin-7-one 8- 羟基 -3, 6, 9- 三甲基 -7*H*- 苯并 [*d*, *e*] 喹啉 -7- 酮

7-hydroxy-3, 6-bis (tigloyloxy) tropane 7- 羟基 -3, 6- 双惕各酰氧基托烷

1-hydroxy-3, 6-diacetoxy-7-methoxyxanthone (laxanthone Ⅱ) 1- 羟基 -3, 6- 二乙酰氧基 -7- 甲氧基呫酮 (散沫花呫酮 Ⅱ)

5-hydroxy-3, 6-dimethoxy-7-methyl-1, 4-naphthalenedione 5- 羟基 -3, 6- 二甲氧基 -7- 甲基 -1, 4- 萘二酮

5-hydroxy-3, 6-dimethoxyflavone-5-*O*-α-L-rhamnopyranosyl-(1 → 3)-*O*-β-D-glucopyranosyl-(1 → 3)-*O*-β-D-xylopyranoside 5- 羟基 -3, 6- 二甲氧基黄酮 -5-*O*-α-L- 吡喃鼠李糖基 -(1 → 3)-*O*-β-D- 吡喃葡萄糖基 -(1 → 3)-*O*-β-D- 吡喃木糖苷

3-hydroxy-3, 6-dimethyl-2-(3-methylbut-2-enylidene)-3, 3a, 7, 7a-tetrahydrobenzofuran-4 (2*H*)-one 3- 羟基 -3, 6- 二甲基 -2-(3- 甲基 -2- 亚丁烯基)-3, 3a, 7, 7a- 四氢苯并呋喃 -4 (2*H*)- 酮

12β-hydroxy-3, 7, 11, 15, 23-pentaoxo-5α-lanosta-8-en-26-oic acid 12β- 羟基 -3, 7, 11, 15, 23- 五氧亚基 -5α- 羊毛脂 -8- 烯 -26- 酸

(23*S*)-hydroxy-3, 7, 11, 15-tetraoxolanosta-8, (24*E*)-dien-26-oic acid (23*S*)- 羟基 -3, 7, 11, 15- 四氧亚基 -8, (24*E*)- 二烯 -26- 酸

5-hydroxy-3, 7, 3′, 4′-tetramethoxyflavone 5- 羟基 -3, 7, 3′, 4′- 四甲氧基黄酮

5-hydroxy-3, 7, 3′-trimeoxyflavone-4′-*O*-β-D-glucopyranoside 5- 羟基 -3, 7, 3′- 三甲氧基黄酮 -4′-*O*-β-D- 吡喃葡萄糖苷

5-hydroxy-3, 7, 4′-trimethoxyflavone 5- 羟基 -3, 7, 4′- 三甲氧基黄酮

5-hydroxy-3, 7, 8, 2′-tetramethoxyflavone 5- 羟基 -3, 7, 8, 2′- 四甲氧基黄酮

1-hydroxy-3, 7, 8-trimethoxyxanthone 1- 羟基 -3, 7, 8- 三甲氧基呫酮

2-hydroxy-3, 7-dimethoxyphenanthrene 2- 羟基 -3, 7- 二甲氧基菲

threo-5-hydroxy-3, 7-dimethoxyphenyl propane-8, 9-diol 苏式 -5- 羟基 -3, 7- 二甲氧基苯丙烷 -8, 9- 二醇

1-hydroxy-3, 7-dimethoxyxanthone 1- 羟基 -3, 7- 二甲氧基呫酮

trans-7-hydroxy-3, 7-dimethyl-1, 5-octadien-3-ol acetate 反式 -7- 羟基 -3, 7- 二甲基 -1, 5- 辛二烯 -3- 醇乙酸酯

3-hydroxy-3, 7-dimethyl-1, 6-octanedioic acid 3- 羟基 -3, 7- 二甲基 -1, 6- 辛二酸

7-[(*E*)-7′-hydroxy-3′, 7′-dimethyl-2′, 5′-octadien]oxycoumarin 7-[(*E*)-7′- 羟基 -3′, 7′- 二甲基 -2′, 5′- 辛二烯] 氧基香豆素

3-(6-hydroxy-3, 7-dimethyl-2, 7-octadienyl)-4-methoxybenzoic acid methyl ester 3-(6- 羟基 -3, 7- 二甲基 -2, 7- 辛二烯基)-4- 甲氧基苯甲酸甲酯

8-[(2*E*, 5*E*)-7-hydroxy-3, 7-dimethyloct-2, 5-dienyloxy] psoralen 8-[(2*E*, 5*E*)-7- 羟基 -3, 7- 二甲基 -2, 5- 辛二烯氧基] 补骨脂素

2-(2*Z*)-(3-hydroxy-3, 7-dimethyloct-2, 6-dienyl)-1, 4-benzenediol 2-(2*Z*)-(3- 羟基 -3, 7- 二甲基辛 -2, 6- 二烯基)-1, 4- 苯二酚

6-(6′-hydroxy-3′, 7′-dimethyloct-2′, 7′-dienyl)-7-hydroxycoumarin 6-(6′- 羟基 -3′, 7′- 二甲基辛 -2′, 7′- 二烯基)-7- 羟基香豆素

11α-hydroxy-3, 7-dioxo-5α-lanost-8, (24E)-dien-26-oic acid 11α- 羟基 -3, 7- 二氧亚基 -5α- 羊毛脂 -8, (24E)- 二烯 -26- 酸

11β-hydroxy-3, 7-dioxo-5α-lanosta-8, (24*E*)-dien-26-oic acid 11β- 羟基 -3, 7- 二氧亚基 -5α- 羊毛脂 -8, (24*E*)- 二烯 -26- 酸

5-hydroxy-3, 8-dimethoxyflavone-7-*O*-β-D-glucopyranosyl-(1 → 6)-*O*-β-D-glucopyranoside 5-羟基-3, 8-二甲氧基黄酮-7-*O*-β-D- 吡喃葡萄糖基 -(1 → 6)-*O*-β-D- 吡喃葡萄糖苷

(5*S*, 8*R*)-2-hydroxy-3, 8-dimethyl-5-vinyl-5, 6, 7, 8-tetrahydroxynaphthalene-1, 4-dione (5*S*, 8*R*)-2- 羟基 -3, 8- 二甲基 -5- 乙烯基 -5, 6, 7, 8- 四羟基萘 -1, 4- 二酮

4-hydroxy-3-[1-(methoxycarbonyl) vinyloxy]benzoic acid 4- 羟基 -3-[1-(甲氧基羰基) 乙烯氧基] 苯甲酸

(*R*)-4-hydroxy-3-[1-hydroxy-3-(4-hydroxy-3-methoxyphenyl) prop-2-yl]-5-methoxybenzoic acid (*R*)-4- 羟基 -3-[1- 羟基 -3-(4- 羟基 -3- 甲氧苯基) 丙 -2- 基]-5- 甲氧基苯甲酸

3β-hydroxy-30-hydroperoxy-20-taraxastene 3β- 羟基 -30- 氢过氧基 -20- 蒲公英萜烯

21-hydroxy-30-norhop-22-one 21- 羟基 -30- 去甲何帕 -22- 酮

3β-hydroxy-30-norolean-12, 18-dien-29-oic acid ethyl ester 3β- 羟基 -30- 去甲 -12, 18- 齐墩果二烯 -29- 酸乙酯

3β-hydroxy-30-norolean-12, 19-dien-28-oic acid ethyl ester 3β- 羟基 -30- 去甲 -12, 19- 齐墩果二烯 -28- 酸乙酯

3β-hydroxy-30-norolean-12, 20 (29)-dien-28-oic acid-3-β-D-glucuronopyranoside-6-methyl ester 3β- 羟基 -30- 去甲齐墩果 -12, 20 (29)- 二烯 -28- 酸 -3-β-D- 吡喃葡萄糖醛酸苷 -6- 甲酯

3β-hydroxy-30-norurs-21-en-20-one 3β- 羟基 -30- 去甲熊果 -21- 烯 -20- 酮

25-hydroxy-33-methyl pentatriacont-6-one 25- 羟基 -33- 甲基三十五碳 -6- 酮

11α-hydroxy-3-acetoxy-β-boswellic acid 11α- 羟基 -3- 已酰基 -β- 乳香酸

5-hydroxy-3-amino-2-aceto-1, 4-naphthoquinone 5- 羟基 -3- 氨基 -2- 乙酰 -1, 4- 萘醌

1-hydroxy-3-angeloyloxy-11-hidroperoxyeremophila-6, 9-dien-8-one 1- 羟基 -3- 当归酰氧基 -11- 希德尔过氧雅槛蓝 -6, 9- 二烯 -8- 酮

1-hydroxy-3-angeloyloxyeremophila-9, 7 (11)-dien-8-one 1- 羟基 -3- 当归酰氧基雅槛蓝 -9, 7 (11)- 二烯 -8- 酮

6-hydroxy-3-anisic acid 6- 羟基 -3- 茴香酸

2-hydroxy-3-benzenepropanoic acid methyl ester (papuline) 2- 羟基 -3- 苯基丙酸甲酯 (巴布列酯)

2''''-hydroxy-3''''-benzyluvarinol 2''''- 羟基 -3''''- 苄基紫玉盘酚

4-hydroxy-3-butyl phthalide 4- 羟基 -3- 丁基苯酞

(*Z*)-5-hydroxy-3-butylidene phthalide (*Z*)-5- 羟基 -3- 亚丁基苯酞

7-hydroxy-3-butylidene phthalide 7- 羟基 -3- 丁基苯酞

3-hydroxy-3-carboxyglutaric acid dimethyl ester 3- 羟基 -3- 羧基戊二酸二甲酯

15-hydroxy-3-dehydrodeoxyfruticin 15- 羟基 -3- 脱氢脱氧灌木石蚕素

15-hydroxy-3-dehydrodeoxytifruticin 15- 羟基 -3- 脱氢脱氧灌木肿柄菊素

2-hydroxy-3-dehydroxycaniojane 2- 羟基 -3- 去羟基大齿麻疯树烷

25-hydroxy-3-epidehydrotumulosic acid 25- 羟基 -3- 表脱氢土莫酸

4β-hydroxy-3-epidivaricins A, B 4β- 羟基 -3- 表金挖耳芬 A、B

6β-hydroxy-3-episwertiajaposide A 6β- 羟基 -3- 表日当药黄苷 A

18β-hydroxy-3-epi-α-yohimbine 18β- 羟基 -3- 表 -α- 育亨宾

3-(4-hydroxy-3-ethoxyphenyl)-*trans*-acrylic acid hexacosanyl ester 3-(4- 羟基 -3- 乙氧苯基)- 反式丙烯酸二十六醇酯

2-hydroxy-3-formyl-7-methoxycarbazole 2- 羟基 -3- 甲酰基 -7- 甲氧基咔唑

3-(4-hydroxy-3-guaiacyl) prop-1, 2-diol 3-(4- 羟基 -3- 愈创木基) 丙 -1, 2- 二酚

2-hydroxy-3-hydroxymethyl anthraquinone 2- 羟基 -3- 羟甲基蒽醌

8-hydroxy-3-hydroxymethyl-6, 9-dimethyl-7*H*-benzo[*d*, *e*] isoquinolin-7-one 8- 羟基 -3- 羟甲基 -6, 9- 二甲基 -7*H*- 苯并 [*d*, *e*] 异喹啉 -7- 酮

9-hydroxy-3-hydroxymethylfuro[3, 2-*b*]naphtho[2, 3-*d*] furan-5, 10-dione 9- 羟基 -3- 羟甲基呋喃并 [3, 2-*b*] 萘并 [2, 3-*d*] 呋喃 -5, 10- 二酮

5-hydroxy-3-indolyl acetic acid 5- 羟基 -3- 吲哚基乙酸

4-hydroxy-3-indolyl methyl glucosinolate 4- 羟基 -3- 吲哚甲基芥子油苷

(+)-(3*S*, 4*S*, 5*R*)-(*E*)-4-hydroxy-3-isovaleroyloxy-2-(hexa-2, 4-diynyl)-1, 6-dioxaspiro[4.5]decane (+)-(3*S*, 4*S*, 5*R*)-(*E*)-4- 羟基 -3- 异戊酰氧基 -2-(己 -2, 4- 二炔基)-1, 6- 二氧杂螺 [4.5] 癸烷

1β-hydroxy-3-keto-olean-12-en-28-oic acid 1β- 羟基 -3- 甲酮基齐墩果 -12- 烯 -28- 酸

4-hydroxy-3-methoxy acetophenone 4- 羟基 -3- 甲氧基 ·苯乙酮

5-hydroxy-3-methoxy-1, 4-naphthoquinone 5- 羟基 -3- 甲氧基 -1, 4- 萘醌

5-(4-hydroxy-3-methoxy-1-butynyl)-2, 2′-bithiophene 5-(4- 羟基 -3- 甲氧基 -1- 丁炔基)-2, 2′- 联噻吩

5-hydroxy-3-methoxy-2-decenoic acid 5- 羟基 -3- 甲氧基 -2- 癸烯酸

6-(2-hydroxy-3-methoxy-3-methyl butyl)-5, 7-dimethoxycoumarin 6-(2- 羟基 -3- 甲氧基 -3- 甲丁基)-5, 7- 二甲氧基香豆素

H

β-hydroxy-3-methoxy-4-hydroxyacetophenone β- 羟基 -3- 甲氧基 -4- 羟基苯乙酮

ω-hydroxy-3-methoxy-4-hydroxypropiophenone (ω-hydroxypropioguaiacone) ω- 羟基 -3- 甲氧基 -4- 羟基苯丙酮 (ω- 羟丙愈创木酮)

2-hydroxy-3-methoxy-4-methoxycarbonyl pyrrole 2- 羟基 -3- 甲氧基 -4- 羰甲氧基吡咯

2-hydroxy-3-methoxy-6-methyl anthraquinone 2- 羟基 -3- 甲氧基 -6- 甲基蒽醌

2-hydroxy-3-methoxy-7-methyl anthraquinone 2- 羟基 -3- 甲氧基 -7- 甲基蒽醌

(+)-4-hydroxy-3-methoxy-8, 9-methylenedioxypterocarpan (+)-4- 羟基 -3- 甲氧基 -8, 9- 二氧亚甲基紫檀碱

2-hydroxy-3-methoxybenzaldehyde 2- 羟基 -3- 甲氧基苯甲醛

4-hydroxy-3-methoxybenzaldehyde 4- 羟基 -3- 甲氧基苯甲醛

4-hydroxy-3-methoxybenzamide 4- 羟基 -3- 甲氧基苯甲酰胺

2-hydroxy-3-methoxybenzoic acid 2- 羟基 -3- 甲氧基苯甲酸

4-hydroxy-3-methoxybenzoic acid (vanillic acid) 4- 羟基 -3- 甲氧基苯甲酸 (对羟基间甲氧基苯甲酸、香草酸、香荚兰酸)

4-hydroxy-3-methoxybenzoic acid methyl ester 4- 羟基 -3- 甲氧基苯甲酸甲酯

5-hydroxy-3-methoxybenzoic acid methyl ester-4-*O*-β-D-glucopyranoside 5- 羟基 -3- 甲氧基苯甲酸甲酯 -4-*O*-β-D- 吡喃葡萄糖苷

2-hydroxy-3-methoxybenzoic acid-glucopyranosyl ester 2- 羟基 -3- 甲氧基苯甲酸吡喃葡萄糖酯

6-*O*-4″-hydroxy-3″-methoxybenzoyl ajugol 6-*O*-4″- 羟基 -3″- 甲氧基苯甲酰基筋骨草醇

27-(4′-hydroxy-3′-methoxybenzoyloxy) betulinic acid 27-(4′- 羟基 -3′- 甲氧基苯甲酰氧代) 白桦脂酸 [27-(4′- 羟基 -3′- 甲氧基苯甲酰氧代) 桦木酸]

7β-(4′-hydroxy-3′-methoxybenzoyloxy) betulinic acid 7β-(4′- 羟基 -3′- 甲氧基苯甲酰氧代) 白桦脂酸

(2*R*, 3*S*, 4*S*)-4-(4-hydroxy-3-methoxybenzyl)-2-(5-hydroxy-3-methoxyphenyl)-3-hydroxymethyl tetrahydrofuran-3-ol (2*R*, 3*S*, 4*S*)-4-(4- 羟基 -3- 甲氧苄基)-2-(5- 羟基 - 甲氧苯基)-3- 羟甲基四氢呋喃 -3- 醇

trans-2-(4″-hydroxy-3″-methoxybenzyl)-3-(3′, 4-dimethoxybenzyl) butyolactone 反式 -2-(4″- 羟基 -3″- 甲氧苄基)-3-(3′, 4- 二甲氧苄基) 丁内酯

2-hydroxy-3-methoxycaffeic acid-5-*O*-β-D-glucopyranoside 2- 羟基 -3- 甲氧基咖啡酸 -5-*O*-β-D- 吡喃葡萄糖苷

3-hydroxy-3-methoxycarbonyl glutaric acid 3- 羟基 -3- 甲酯基戊二酸

4-hydroxy-3-methoxycinnamic acid 4- 羟基 -3- 甲氧基桂皮酸

4-hydroxy-3-methoxycinnamic acid ethyl ester 4- 羟基 -3- 甲氧基桂皮酰乙酯

2′-hydroxy-3-methoxydaphnodorin D1 2′- 羟基 -3- 甲氧基毛瑞香素 D1

5-hydroxy-3′-methoxyflavanone-7-*O*-rutinoside 5- 羟基 -3′- 甲氧基黄烷酮 -7-*O*- 芸香糖苷

2-hydroxy-3-methoxymethyl-4-methoxycarbonyl pyrrole 2- 羟基 -3- 甲氧甲基 -4- 羰甲氧基吡咯

1-hydroxy-3-methoxy-*N*-methyl acridone 1- 羟基 -3- 甲氧基 -*N*- 甲基吖啶酮

4-hydroxy-3-methoxy-*N*-methyl-seco-pseudostrychnine 4- 羟基 -3- 甲氧基 -*N*- 甲基开环伪番木鳖碱

4-(4-hydroxy-3-methoxyphenethyl)-2, 6-dimethoxyphenol 4-(4- 羟基 -3- 甲氧基苯乙基)-2, 6- 二甲氧基苯酚

4-hydroxy-3-methoxyphenol-1-*O*-β-D-apiofuranosyl-(1″→6′)-*O*-β-D-glucopyranoside 4- 羟基 -3- 甲氧基苯酚 -1-*O*-β-D- 呋喃芹糖基 -(1″→6′)-*O*-β-D- 吡喃葡萄糖苷

(–)-4-hydroxy-3-methoxyphenol-β-D-{6-*O*-[4-*O*-(7*S*, 8*R*)-(4-hydroxy-3-methoxyphenyl glycerol-8-yl)-3-methoxybenzoyl]}glucopyranoside (–)-4- 羟基 -3- 甲氧基苯酚 -β-D-{6-*O*-[4-*O*-(7*S*, 8*R*)-(4- 羟基 -3- 甲氧苯基甘油 -8- 基)-3- 甲氧基苯甲酰基]} 吡喃葡萄糖苷

4-hydroxy-3-methoxyphenyl acetic acid 4- 羟基 -3- 甲氧苯乙酸

4-hydroxy-3-methoxyphenyl ethanol 4- 羟基 -3- 甲氧苯乙醇

(–)-(7*S*, 8*R*)-4-hydroxy-3-methoxyphenyl glycerol-9-*O*-β-D-[6-*O*-(*E*)-4-hydroxy-3, 5-dimethoxyphenyl propenoyl] glucopyranoside (–)-(7*S*, 8*R*)-4- 羟基 -3- 甲氧苯基甘油 -9-*O*-β-D-[6-*O*-(*E*)-4- 羟基 -3, 5- 二甲氧苯基丙烯酰基] 吡喃葡萄糖苷

4-hydroxy-3-methoxyphenyl propanol 4- 羟基 -3- 甲氧基苯丙醇

(1*R*)-(4-hydroxy-3-methoxyphenyl)-(2*R*)-4-[(1*E*)-3-hydroxy-1-propen-1-yl]-2, 6-dimethoxyphenoxy-1, 3-propanediol (1*R*)-(4- 羟基 -3- 甲氧苯基)-(2*R*)-4-[(1*E*)-3- 羟基 -1- 丙烯 -1- 基]-2, 6- 二甲氧基苯氧基 -1, 3- 丙二醇

(4*E*, 6*E*)-7-(4-hydroxy-3-methoxyphenyl)-1-(4-hydroxyphenyl)-4, 6-heptadien-3-one (4*E*, 6*E*)-7-(4- 羟基 -3- 甲氧苯基)-1-(4- 羟苯基)-4, 6- 庚二烯 -3- 酮
(1*R*, 2*R*)-1-(4-hydroxy-3-methoxyphenyl)-1, 2, 3-propanetriol (1*R*, 2*R*)-1-(4- 羟基 -3- 甲基苯基)-1, 2, 3- 丙三醇
(1*S*, 2*S*)-1-(4-hydroxy-3-methoxyphenyl)-1, 2, 3-propanetriol (1*S*, 2*S*)-1-(4- 羟基 -3- 甲基苯基)-1, 2, 3- 丙三醇
threo-1-(4-hydroxy-3-methoxyphenyl)-1, 2, 3-propanetriol 苏式 -1-(4- 羟基 -3- 甲氧苯基)-1, 2, 3- 丙三醇
(2*S*)-3-(4-hydroxy-3-methoxyphenyl)-1, 2-propanediol (2*S*)-3-(4- 羟基 -3- 甲氧苯基)-1, 2- 丙二醇
2-(4-hydroxy-3-methoxyphenyl)-1, 3-propanediol 2-(4- 羟基 -3- 甲氧苯基)-1, 3- 丙二醇
9-(4′-hydroxy-3′-methoxyphenyl)-10-(hydroxymethyl)-11-methoxy-5, 6, 9, 10-tetrahydrophenanthro[2, 3-*b*] furan-3-ol 9-(4′- 羟基 -3′- 甲氧苯基)-10- 羟甲基 -11- 甲氧基 -5, 6, 9, 10- 四氢菲并 [2, 3-*b*] 呋喃 -3- 醇
1-(4-hydroxy-3-methoxyphenyl)-1-methoxy-2-{2-methoxy-4-[1-(*E*)-propenyl]phenoxy}propane 1-(4- 羟基 -3- 甲氧苯基)-1- 甲氧基 -2-{2- 甲氧基 -4-[1-(*E*)- 丙烯基] 苯氧基 } 丙烷
1-(4-hydroxy-3-methoxyphenyl)-1-methoxyprop-2-ol 1-(4- 羟基 -3- 甲氧苯基)-1- 甲氧基丙 -2- 醇
7-(4″-hydroxy-3″-methoxyphenyl)-1-phenyl-3, 5-heptadione 7-(4″- 羟基 -3″- 甲氧苯基)-1- 苯基 -3, 5- 庚二酮
7-(4″-hydroxy-3″-methoxyphenyl)-1-phenylhept-4-en-3-one 7-(4″- 羟基 -3″- 甲氧苯基)-1- 苯基 -4- 庚烯 -3- 酮
3-(4-hydroxy-3-methoxyphenyl)-1-propanol 3-(4- 羟基 -3- 甲氧苯基)-1- 丙醇
erythro-1-(4-hydroxy-3-methoxyphenyl)-2-(4-allyl-2, 6-dime-thoxyphenoxy)-1-methoxypropane 赤式 -1-(4- 羟基 -3- 甲氧苯基)-2-(4- 烯丙基 -2, 6- 二甲氧基苯氧基)-1- 甲氧基丙烷
erythro-1-(4-hydroxy-3-methoxyphenyl)-2-(4-allyl-2, 6-dimethoxyphenoxy) propan-1-ol 赤式 -1-(4- 羟基 -3- 甲氧苯基)-2-(4- 烯丙基 -2, 6- 二甲氧基苯氧基) 丙 -1- 醇
1-(4-hydroxy-3-methoxyphenyl)-2-(4-allyl-2, 6-dimethoxyphenoxy) propan-1-ol 1-(4- 羟基 -3- 甲氧苯基)-2-(4- 烯丙基 -2, 6- 二甲氧基苯氧基) 丙 -1- 醇
1-(4-hydroxy-3-methoxyphenyl)-2-(4-allyl-2, 6-dimethoxyphenoxy) propan-1-ol methyl ether 1-(4- 羟基 -3- 甲氧苯基)-2-(4- 烯丙基 -2, 6- 二甲氧基苯氧基) 丙 -1- 醇甲醚
1-(4-hydroxy-3-methoxyphenyl)-2-(4-allyl-2, 6-dimethoxyphenoxy) propane 1-(4- 羟基 -3- 甲氧苯基)-2-(4- 烯丙基 -2, 6- 二甲氧基苯氧基) 丙烷
erythro-1-(4-hydroxy-3-methoxyphenyl)-2-(4-allyl-2-methoxy-phenoxy) propan-1-ol 赤式 -1-(4- 羟基 -3- 甲氧苯基)-2-(4- 烯丙基 -2- 甲氧基苯氧基) 丙 -1- 醇
1-(4′-hydroxy-3′-methoxyphenyl)-2-[2″-hydroxy-4″-(3‴-hydroxypropyl) phenoxy]propan-1, 3-diol 1-(4′- 羟基 -3′- 甲氧苯基)-2-[2″- 羟基 -4″-(3‴- 羟丙基) 苯氧基] 丙 -1, 3- 二醇
1-(4′-hydroxy-3′-methoxyphenyl)-2-[4″-(3-hydroxypropyl)-2″, 6″-dimethoxyphenoxy]propan-1, 3-diol 1-(4′- 羟基 -3′- 甲氧苯基)-2-[4″-(3- 羟丙基)-2″, 6″- 二甲氧基苯氧基] 丙烷 -1, 3- 二醇
erythro-1-(4-hydroxy-3-methoxyphenyl)-2-[4-(3-hydroxypropyl)-2-methoxyphenoxy]-1, 3-propanediol 赤型 -1-(4- 羟基 -3- 甲氧苯基)-2- [4-(3- 羟基丙基)-2- 甲氧基苯氧基] -1, 3- 丙二醇
threo-1-(4-hydroxy-3-methoxyphenyl)-2-[4-(3-hydroxypropyl)-2-methoxyphenoxy]-1, 3-propanediol 苏式 -1-(4- 羟基 -3- 甲氧苯基)-2-[4-(3- 羟基丙基)-2- 甲氧基苯氧基]-1, 3- 丙二醇
1-(4-hydroxy-3-methoxyphenyl)-2-[4-(3-hydroxypropyl)-2-methoxyphenoxy]propan-1, 3-diol 1-(4- 羟基 -3- 甲氧苯基)-2-[4-(3- 羟丙基)-2- 甲氧基苯氧基] 丙 -1, 3- 二醇
(7*R*, 8*S*)-1-(4-hydroxy-3-methoxyphenyl)-2-[4-(3-β-D-glucopyranoxypropyl)-2, 6-dimethoxyphenoxy]-1, 3-propanediol (7*R*, 8*S*)-1-(4- 羟基 -3- 甲氧苯基)-2-[4-(3-β-D- 丙基吡喃葡萄糖氧基)-2, 6- 二甲氧基苯氧基]-1, 3- 丙二醇
(7*R*, 8*S*)-1-(4-hydroxy-3-methoxyphenyl)-2-[4-(3-β-D-glucopyranoxypropyl)-2-methoxyphenoxy]-1, 3-propanediol (7*R*, 8*S*)-1-(4- 羟基 -3- 甲氧苯基)-2-[4-(3-β-D- 丙基吡喃葡萄糖氧基)-2- 甲氧基苯氧基]-1, 3- 丙二醇
(7*R*, 8*R*)-1-(4-hydroxy-3-methoxyphenyl)-2-[4-(3-β-D-glucopyranoxypropyl)-2-methoxyphenoxyl]-1, 3-propanediol (7*R*, 8*R*)-1-(4- 羟基 -3- 甲氧苯基)-2-[4-(3-β-D- 丙基吡喃葡萄糖氧基)-2- 甲氧基苯氧基]-1, 3- 丙二醇
1-(4-hydroxy-3-methoxyphenyl)-2-{2-methoxy-4-[(1*E*)-propene-3-ol]phenoxy}propan-1, 3-diol 1-(4- 羟基 -3- 甲氧苯基)-2-{2- 甲氧基 -4-[(1*E*)- 丙烯 -3- 醇] 苯氧基 } 丙 -1, 3- 二醇
1-(4-hydroxy-3-methoxyphenyl)-2-{2-methoxy-4-[1-(*E*)-propenyl]phenoxy}propan-1-ol 1-(4- 羟基 -3- 甲氧苯基)-2-{2- 甲氧基 -4-[丙 -1-(*E*)- 丙烯基] 苯氧基 } 丙 -1- 醇
1-(4-hydroxy-3-methoxyphenyl)-2-{3- [(1E)-3-hydroxy-1-propenyl] -5-methoxyphenoxy}-(1*S*, 2*R*)-propan-1, 3-diol 1-(4- 羟基 -3- 甲氧苯基)-2-{3-[(1*E*)-3- 羟基 -1- 丙烯基]-5- 甲氧基苯氧基 }-(1*S*, 2*R*)- 丙 -1, 3- 二醇

erythro-(7*S*, 8*R*)-1-(4-hydroxy-3-methoxyphenyl)-2-{4-[(*E*)-3-hydroxy-1-propenyl]-2-methoxyphenoxy}-1, 3-propanediol 赤式 -(7*S*, 8*R*)-1-(4- 羟基 -3- 甲氧苯基)-2-{4-[(*E*)-3- 羟基 -1- 丙烯基]-2- 甲氧苯氧基 }-1, 3- 丙二醇
erythro-1-(4-hydroxy-3-methoxyphenyl)-2-{4-[(*E*)-3-hydroxy-1-propenyl]-2-methoxyphenoxy}-1, 3-propanediol 赤式 -1-(4- 羟基 -3- 甲氧苯基)-2-{4-[(*E*)-3- 羟基 -1- 丙烯基]-2- 甲氧基苯氧基 }-1, 3- 丙二醇
threo-(7*R*, 8*R*)-1-(4-hydroxy-3-methoxyphenyl)-2-{4-[(*E*)-3-hydroxy-1-propenyl]-2-methoxyphenoxy}-1, 3-propanediol 苏式 -(7*R*, 8*R*)-1-(4- 羟基 -3- 甲氧苯基)-2-{4-[(*E*)-3- 羟基 -1- 丙烯基]-2- 甲氧基苯氧基 }-1, 3- 丙二醇
threo-1-(4-hydroxy-3-methoxyphenyl)-2-{4-[(*E*)-3-hydroxy-1-propenyl]-2-methoxyphenoxy}-1, 3-propanediol 苏式 -1-(4- 羟基 -3- 甲氧苯基)-2-{4-[(*E*)-3- 羟基 -1- 丙烯基]-2- 甲氧基苯氧基 }-1, 3- 丙二醇
(7*S*, 8*R*)-1-(4-hydroxy-3-methoxyphenyl)-2-4-(3-hydroxypropyl)-2, 6-dimethoxyphenoxy-1, 3-propanediol (7*S*, 8*R*)-1-(4- 羟基 -3- 甲氧苯基)-2-4-(3- 羟丙基)-2, 6- 二甲氧苯氧基 -1, 3- 丙二醇
1-*O*-(4-hydroxy-3-methoxyphenyl)-2-*O*-[3-methoxy-5-(3′-hydroxy-2′-propenyl) phenyl]glycerol-1-*O*-glucoside 1-*O*-(4- 羟基 -3- 甲氧苯基)-2-*O*-[3- 甲氧基 -5-(3′- 羟基 -2′- 丙烯基) 苯基] 甘油 -1-*O*- 葡萄糖苷
3-(4-hydroxy-3-methoxyphenyl)-2-propenal 3-(4- 羟基 -3- 甲氧苯基)-2- 丙烯醛
1-[3-(4-hydroxy-3-methoxyphenyl)-2-propenoate]-D-glucopyranose 1-[3-(4- 羟基 -3- 甲氧苯基)-2- 丙烯酸酯]-D- 吡喃葡萄糖
3-(4-hydroxy-3-methoxyphenyl)-2-propenol 3-(4- 羟基 -3- 甲氧苯基)-2- 丙烯醇
2-(4-hydroxy-3-methoxyphenyl)-3-(2-hydroxy-5-methoxyphenyl)-3-oxo-1-propanol 2-(4- 羟基 -3- 甲氧苯基)-3-(2- 羟基 -5- 甲氧苯基)-3- 氧亚基 -1- 丙醇
1-(4-hydroxy-3-methoxyphenyl)-3, 5-diacetoxyoctane 1-(4- 羟基 -3- 甲氧苯基)-3, 5- 二乙酰氧基辛烷
1-(4-hydroxy-3-methoxyphenyl)-3, 5-octanediol 1-(4-羟基 -3- 甲氧苯基)-3, 5- 辛二醇
thero-2, 3-bis-(4-hydroxy-3-methoxyphenyl)-3-ethoxy-propan-1-ol 苏式 -2, 3- 二 -(4- 羟基 -3- 甲氧苯基)-3- 乙氧基 -1- 丙醇
(*E*)-3-{(2, 3-*trans*)-2-(4-hydroxy-3-methoxyphenyl)-3-hydroxymethyl-2, 3-dihydrobenzo[*b*][1, 4]dioxin-6-yl }-*N*-(4-hydroxyphenethyl) acrylamide (*E*)-3-{(2, 3- 反式)-2-(4- 羟基 -3- 甲氧苯基)-3- 羟甲基 -2, 3- 二氢苯并 [*b*][1, 4] 二氧杂芑 -6- 基 }-*N*-(4- 羟基苯乙基) 丙烯酰胺
(*Z*)-3-{(2, 3-*trans*)-2-(4-hydroxy-3-methoxyphenyl)-3-hydroxymethyl-2, 3-dihydrobenzo[*b*][1, 4]dioxin-6-yl }-*N*-(4-hydroxyphenethyl) acrylamide (*Z*)-3-{(2, 3- 反式)-2-(4- 羟基 -3- 甲氧苯基)-3- 羟甲基 -2, 3- 二氢苯并 [*b*][1, 4] 二氧杂芑 -6- 基 }-*N*-(4- 羟基苯乙基) 丙烯酰胺
2-(4-hydroxy-3-methoxyphenyl)-3-hydroxymethyl-4-(4-hydroxy-3-methoxyphenyl) hydroxymethyl tetrahydrofuran 2-(4- 羟基 -3- 甲氧苯基)-3- 羟甲基 -4-(4- 羟基 -3- 甲氧苯基) 羟甲基四氢呋喃
3-(4-hydroxy-3-methoxyphenyl)-3-methoxyprop-1, 2-diol 3-(4- 羟基 -3- 甲氧苯基)-3- 甲氧基丙 -1, 2- 二醇
(2*R*, 3*S*)-3-(4-hydroxy-3-methoxyphenyl)-3-methoxyprop-1, 2-diol (forsythiayanoside D) (2*R*, 3*S*)-3-(4- 羟基 -3- 甲氧基苯)-3- 甲氧基丙 -1, 2- 二醇 [(2*R*, 3*S*)- 连翘苯二醇 D]
(4-hydroxy-3-methoxyphenyl)-3-methoxypropanol (4-羟基 -3- 甲氧苯基)-3- 甲氧基丙醇
1-(4-hydroxy-3-methoxyphenyl)-5-(4-hydroxyphenyl)-(1*E*, 4*E*)-1, 4-pentadien-3-one 1-(4- 羟基 -3- 甲氧苯基)-5-(4- 羟苯基)-(1*E*, 4*E*)-1, 4- 戊二烯 -3- 酮
2-(5′-hydroxy-3′-methoxyphenyl)-6-hydroxy-5-methoxy-benzofuran 2-(5′- 羟基 -3′- 甲氧苯基)-6- 羟基 -5- 甲氧基苯并呋喃
1-(4-hydroxy-3-methoxyphenyl)-7-phenyl-3, 5-heptadiol 1-(4- 羟基 -3- 甲氧苯基)-7- 苯基 -3, 5- 庚二醇
1-(4′-hydroxy-3′-methoxyphenyl)-7-phenyl-3-heptanone 1-(4′- 羟基 -3′- 甲氧苯基)-7- 苯基 -3- 庚酮
(*E*)-4-[3-(4-hydroxy-3-methoxyphenyl) acryl amido] butanoic acid methyl ester (*E*)-4-[3-(4- 羟基 -3- 甲氧苯基) 丙烯酰胺基] 丁酸甲酯
(*Z*)-4-[3-(4-hydroxy-3-methoxyphenyl) acrylamido] butanoic acid methyl ester (*Z*)-4-[3-(4- 羟基 -3- 甲氧苯基) 丙烯酰胺基] 丁酸甲酯
2-(6-*O*-[(4-hydroxy-3-methoxyphenyl) carbonyl]-β-D-glucopyranosyloxy)-2-methyl butanoic acid 2-(6-*O*-[(4- 羟基 -3- 甲氧苯基) 羰基]-β-D- 吡喃葡萄糖氧基)-2- 甲基丁酸

2-(4-hydroxy-3-methoxyphenyl) ethanol-1-*O*-β-D-glucopyranoside 2-(4- 羟基 -3- 甲氧苯基) 乙醇 -1-*O*-β-D- 吡喃葡萄糖苷

1-(4-hydroxy-3-methoxyphenyl) ethenone 1-(4- 羟基 -3- 甲氧苯基) 乙烯酮

10-(4-hydroxy-3-methoxyphenyl) furo[3′, 4′:6, 7] naphtho[1, 2-*d*]-1, 3-dioxol-9 (7*H*)-one 10-(4- 羟基 -3- 甲氧苯基) 呋喃并 [3′, 4′:6, 7] 萘并 [1, 2-*d*]-1, 3-二氧杂环戊烯 -9 (7*H*)- 酮

5-(4-hydroxy-3-methoxyphenyl) furo[3′, 4′:6, 7]naphtho[2, 3-d][1, 3]dioxol-6 (8H)-one 5-(4- 羟基 -3- 甲氧苯基) 呋喃并 [3′, 4′:6, 7] 萘并 [2, 3-d][1, 3] 二氧杂环戊烯 -6 (8H)- 酮

1-(4′-hydroxy-3′-methoxyphenyl) glycerol 1-(4′- 羟基 -3′- 甲氧苯基) 丙三醇

7′-(4′-hydroxy-3′-methoxyphenyl)-*N*-[(4-butyl phenyl) ethyl]propenamide 7′-(4′- 羟 基 -3′- 甲 氧 基 苯)-*N*-[(4- 丁基苯) 乙基] 丙烯酰胺

(+)-3-(4-hydroxy-3-methoxyphenyl)-*N*-[2-(4-hydroxyphenyl)-2-methoxyethyl]acrylamide (+)-3-(4- 羟基 -3- 甲氧苯基)-*N*-[2-(4- 羟苯基)-2- 甲氧乙基] 丙烯酰胺

(*R*)-3-(4-hydroxy-3-methoxyphenyl)-*N*-[2-(4-hydroxyphenyl)-2-methoxyethyl]acrylamide (*R*)-3-(4- 羟基 -3- 甲氧苯基)-*N*-[2-(4- 羟苯基)-2- 甲氧乙基] 丙烯酰胺

3-(4-hydroxy-3-methoxyphenyl)-*N*-[2-(4-hydroxyphenyl)-2-methoxyethyl]acrylamide 3-(4- 羟基 -3- 甲氧苯基)-*N*-[2-(4- 羟苯基)-2- 甲氧乙基] 丙烯酰胺

3-(4-hydroxy-3-methoxyphenyl) prop-1, 2-dihydroxy-2-*O*-β-D-(6-*O*-galloyl) glucopyranoside 3-(4- 羟基 -3-甲氧苯基) 丙 -1, 2- 二羟基 -2-*O*-β-D-(6-*O*- 没食子酰基) 吡喃葡萄糖苷

3-(4-hydroxy-3-methoxyphenyl) prop-1, 2-diol 3-(4- 羟基 -3- 甲氧苯基) 丙 -1, 2- 二醇

1-(4-hydroxy-3-methoxyphenyl) propan-1-one 1-(4- 羟基 -3- 甲氧苯基) 丙 -1- 酮

4-hydroxy-3-methoxyphenyl-1-*O*-(6′-*O*-galloyl)-β-D-glucopyranoside 4- 羟基 -3- 甲氧苯基 -1-*O*-(6′-*O*- 没食子酰基)-β-D- 吡喃葡萄糖苷

4-hydroxy-3-methoxyphenyl-1-*O*-β-D-glucopyranoside 4- 羟基 -3- 甲氧苯基 -1-*O*-β-D- 吡喃葡萄糖苷

4-hydroxy-3-methoxyphenyl-β-D-apiofuranosyl-(1 → 6)-β-D-glucopyranoside 4- 羟基 -3- 甲氧基苯基 -β-D-呋喃芹糖基 -(1 → 6)-β-D- 吡喃葡萄糖苷

4-hydroxy-3-methoxyphenyl-β-D-glucopyranoside 4-羟基 -3- 甲氧基苯基 -β-D- 吡喃葡萄糖苷

4-hydroxy-3-methoxyphenyl-β-D-xylopyranosyl-(1→6)-β-D-glucopyranoside 4- 羟基 -3- 甲氧基苯基 -β-D-吡喃木糖基 -(1 → 6)-β-D- 吡喃葡萄糖苷

2-hydroxy-3-methoxystrychnine 2- 羟基 -3- 甲氧基番木鳖碱

4-hydroxy-3-methoxystrychnine 4- 羟基 -3- 甲氧基番木鳖碱

4-hydroxy-3-methoxystyrene 4- 羟基 -3- 甲氧基苯乙烯

4-hydroxy-3-methoxy-*trans*-cinnamaldehyde 4- 羟基 -3-甲氧基 - 反式 - 桂皮醛

2-hydroxy-3-methyl anthraquinone 2- 羟基 -3- 甲基蒽醌

8-hydroxy-3-methyl anthraquinone-1-*O*-(4-*O*-β-D-galactopyranosyl)-α-L-rhammopyranoside 8- 羟基 -3-甲基蒽醌 -1-*O*-(4-*O*-β-D- 吡喃半乳糖基)-α-L- 吡喃鼠李糖苷

2-(3-hydroxy-3-methyl butyl)-1, 3, 5, 6-tetrahydroxyxanthone 2-(3- 羟基 -3- 甲基丁基)-1, 3, 5, 6- 四羟基𠮿酮

5-(3″-hydroxy-3″-methyl butyl)-8-methoxyfuranocoumarin 5-(3″- 羟基 -3″- 甲基丁基)-8- 甲氧基呋喃香豆素

2-hydroxy-3-methyl carbazole 2- 羟基 -3- 甲基咔唑

3-hydroxy-3-methyl glutaric acid 3- 羟基 -3- 甲基戊二酸

3″-(3-hydroxy-3-methyl glutaroyl)-6-hydroxyluteolin-7-*O*-β-D-glucopyranoside ethyl ester 3″-(3- 羟基 -3- 甲基戊二酰基)-6- 羟基木犀草素 -7-*O*-β-D- 吡喃葡萄糖苷乙酯

9β-(3-hydroxy-3-methyl pentanoyloxy) parthenolide 9β-(3- 羟基 -3- 甲基戊酰氧基) 银胶菊内酯

3-hydroxy-3-methyl-[2-(4-carboxy-3-methyl-1, 3-butadienyl)-2-hydroxy-l, 3-dimethyl-5-oxo-3-cyclohexen-1-yl]methyl methyl ester 3- 羟基 -3- 甲基 -[2-(4- 羧基 -3- 甲基 -1, 3-丁二烯基)-2- 羟基 -l, 3- 二甲基 -5- 氧亚基 -3- 环己烷] 甲基甲酯

5-hydroxy-3-methyl-1, 4-naphthoquinone 5- 羟基 -3- 甲基 -1, 4- 萘醌

2-hydroxy-3-methyl-1-methoxyanthraquinone 2- 羟基 -3- 甲基 -1- 甲氧基蒽醌

4-hydroxy-3-methyl-2-(1-methyl propenyl)-5-phenyl-2, 3-dihydrofuro[2, 3-*b*]pyridine-3-carbalde hyde 4- 羟基 -3- 甲基 -2-(1- 甲丙烯基)-5- 苯基 -2, 3- 二氢呋喃并 [2, 3-*b*] 吡啶 -3- 碳醛

3-(2-hydroxy-3-methyl-3-butenyl)-4-hydroxy-benzoic acid methyl ester 3-(2- 羟基 -3- 甲基 -3- 丁烯基)-4-羟基苯甲酸甲酯

3-(2′-hydroxy-3′-methyl-3′-butenyl) acetophenone 3-(2′- 羟基 -3′- 甲基 -3′- 丁烯基) 乙酰苯

5-hydroxy-3-methyl-4-propyl sulfanyl-5*H*-furan-2-one 5- 羟基 -3- 甲基 -4- 丙巯基 -5*H*- 呋喃 -2- 酮

1-hydroxy-3-methyl-6-methoxyanthraquinone-8-*O*-β-D-xylopyranoside 1- 羟基 -3- 甲基 -6- 甲氧基蒽醌 -8-*O*-β-D- 吡喃木糖苷

8-hydroxy-3-methyl-9, 10-anthraquinone 8- 羟基 -3- 甲基 -9, 10- 蒽醌

2-(3-hydroxy-3-methylbut-1-enyl) benzene-1, 4-diol 2-(3- 羟基 -3- 甲基 - 丁 -1- 烯基) 苯 -1, 4- 二酚

(*E*)-4-(4-hydroxy-3-methylbut-2-enyloxy) benzaldehyde (*E*)-4-(4- 羟基 -3- 甲基丁 -2- 烯基氧基) 苯甲醛

(*Z*)-3-{4-[(*E*)-4-hydroxy-3-methylbut-2-enyloxy]phenyl} acrylic acid methyl ester (*Z*)-3-{4-[(*E*)-4- 羟基 -3- 甲基丁 -2- 烯基氧代] 苯基 } 丙烯酸甲酯

19α-hydroxy-3-*O*-acetylursolic acid 19α- 羟基 -3-*O*- 乙酰熊果酸

6β-hydroxy-3-oxo-11, 13 (18)-oleandien-28-oic acid 6β- 羟基 -3- 氧亚基 -11, 13 (18)- 齐墩果二烯 -28- 酸

6β-hydroxy-3-oxo-13α, 14β, 17α-lanost-7, 24-dien-21, 16β-olide 6β- 羟基 -3- 氧亚基 -13α, 14β, 17α- 羊毛甾 -7, 24- 二烯 -21, 16β- 内酯

15α-hydroxy-3-oxo-5α-lanost-7, 9, (24*E*)-trien-26-oic acid 15α- 羟基 -3- 氧亚基 -5α- 羊毛脂 -7, 9, (24*E*)- 三烯 -26- 酸

(24*Z*)-27-hydroxy-3-oxo-7, 24-tirucalladien-21-al (24*Z*)-27- 羟基 -3- 氧亚基 -7, 24- 甘遂二烯 -21- 醛

(24*Z*)-27-hydroxy-3-oxo-7, 24-tirucalladien-21-oic acid methyl ester (24*Z*)-27- 羟基 -3- 氧亚基 -7, 24- 甘遂二烯 -21- 酸甲酯

(6*S*, 7*E*, 9*Z*)-6-hydroxy-3-oxo-cyclofarnesa-7, 9-dien-11-oic acid (6*S*, 7*E*, 9*Z*)-6- 羟基 -3- 氧亚基环金合欢 -7, 9- 二烯 -11- 酸

2β-hydroxy-3-oxofriedelan-29-oic acid 2β- 羟基 -3- 氧亚基木栓 -29- 酸

16α-hydroxy-3-oxolanost-7, 9 (11), 24-trien-21-oic acid 16α- 羟基 -3- 氧亚基羊毛脂 -7, 9 (11), 24- 三烯 -21- 酸

27-hydroxy-3-oxo-lup-12-ene 27- 羟基 -3- 氧亚基羽扇豆 -12- 烯

6β-hydroxy-3-oxolup-20 (29)-ene 6β- 羟基 -3- 氧亚基羽扇豆 -20 (29)- 烯

24-hydroxy-3-oxo-olean-11, 13 (18)-dien-28-oic acid 24- 羟基 -3- 氧亚基齐墩果 -11, 13 (18)- 二烯 -28- 酸

24-hydroxy-3-oxo-olean-12-en-28-oic acid 24- 羟基 -3- 氧亚基齐墩果 -12- 烯 -28- 酸

22β-hydroxy-3-oxoolean-12-en-29-oic acid 22β- 羟基 -3- 氧亚基齐墩果 -12- 烯 -29- 酸

28-hydroxy-3-oxo-olean-12-en-29-oic acid 28- 羟基 -3- 氧亚基齐墩果 -12- 烯 -29- 酸

11α-hydroxy-3-oxours-12-en-28-oic acid 11α- 羟基 -3- 氧亚基熊果 -12- 烯 -28- 酸

23-hydroxy-3-oxours-12-en-28-oic acid 23- 羟基 -3- 氧亚基熊果 -12- 烯 -28- 酸

22β-hydroxy-3-oxours-12-en-30-oic acid 22β- 羟基 -3- 氧亚基熊果 -12- 烯 -30- 酸

(6*S*, 9*R*)-6-hydroxy-3-oxo-α-ionol-9-*O*-β-D-glucopyranoside (6*S*, 9*R*)-6- 羟基 -3- 氧亚基 -α- 紫罗兰醇 -9-*O*-β-D- 吡喃葡萄糖苷

(6*S*, 9*S*)-6-hydroxy-3-oxo-α-ionol-9-*O*-β-D-glucopyranoside (6*S*, 9*S*)-6- 羟基 -3- 氧亚基 -α- 紫罗兰醇 -9-*O*-β-D- 吡喃葡萄糖苷

(6*S*, 9*R*)-6-hydroxy-3-oxo-α-ionol-9-*O*-β-D-glucoside (6*S*, 9*R*)-6- 羟基 -3- 氧亚基 -α- 紫罗兰醇 -9-*O*-β-D- 葡萄糖苷

2-hydroxy-3-*O*-β-D-glucopyranosyl benzoic acid 2- 羟基 -3-*O*-β-D- 吡喃葡萄糖苯甲酸

6-hydroxy-3-pyridine carboxylic acid 6- 羟基 -3- 吡啶甲酸

1α-hydroxy-3α-(2-methyl butanoyloxy) isoalantolactone 1α- 羟基 -3α-(2- 甲基丁酰氧基) 异土木香内酯

4α-hydroxy-3α-(2-methyl-2, 3-epoxybutyryloxy)-11-hydroperoxy-eudesm-6-en-8-one 4α- 羟基 -3α-(2- 甲基 -2, 3- 环氧丁酰氧基)-11- 过氧羟基桉叶 -6- 烯 -8- 酮

1α-hydroxy-3α-isobutyryloxyisoalantolactone 1α- 羟基 -3α- 异丁酰氧基异土木香内酯

(25*S*)-(+)-12α-hydroxy-3α-malonyloxy-24-methyllanost-8, 24 (31)-dien-26-oic acid (25*S*)-(+)-12α- 羟基 -3α- 丙二酰氧基 -24- 甲基羊毛甾 -8, 24 (31)- 二烯 -26- 酸

19α-hydroxy-3β-(*E*)-feruloyl corosolic acid 19α- 羟基 -3β-(*E*)- 阿魏酰黄麻酸 (19α- 羟基 -3β-(*E*)- 阿魏酰科罗索酸)

2α-hydroxy-3β-[(2*E*)-3-phenyl-1-oxo-2-propenyl]oxy-olean-12-en-28-oic acid 2α- 羟基 -3β-[(2*E*)-3- 苯基 -1- 氧亚基 -2- 丙烯基] 氧齐墩果 -12- 烯 -28- 酸

2α-hydroxy-3β-[(2*Z*)-3-phenyl-1-oxo-2-propenyl]oxy-olean-12-en-28-oic acid 2α- 羟基 -3β-[(2*Z*)-3- 苯基 -1- 氧亚基 -2- 丙烯基] 氧齐墩果 -12- 烯 -28- 酸

(24*S*, 25*R*)-1β-hydroxy-3β-[(β-D-glucopyranosyl) oxy]-spirost-5-en-24-yl-β-D-glucopyranoside (24*S*, 25*R*)-1β- 羟基 -3β-[(β-D- 吡喃葡萄糖基) 氧基] 螺甾 -5- 烯 -24- 基 -β-D- 吡喃葡萄糖苷

7β-hydroxy-3β-acetoxy-5β, 6β-epoxyeudesm-5 (15)-en-11-[*O*-2′, 4′-diangeloyloxy-3′-acetoxy-β-D-fucopyranoside] 7β- 羟基 -3β- 乙酰氧基 -5β, 6β- 环氧桉叶 -5 (15)- 烯 -11-[*O*-2′, 4′- 二当归酰氧基 -3′- 乙酰氧基 -β-D- 吡喃岩藻糖苷]

2α-hydroxy-3β-methoxy-6-oxo-13α, 14β, 17α-lanost-7, 24-dien-21, 16β-olide 2α- 羟基 -3β- 甲氧基 -6- 氧亚基 -13α, 14β, 17α- 羊毛甾 -7, 24- 二烯 -21, 16β- 内酯

21α-hydroxy-3β-methoxyserrat-14-en-29-al 21α- 羟基 -3β- 甲氧基千层塔 -14- 烯 -29- 醛

21α-hydroxy-3β-methoxyserrat-14-en-30-al 21α- 羟基 -3β- 甲氧基千层塔 -14- 烯 -30- 醛

6-hydroxy-3β-methoxytrematone 6- 羟基 -3β- 甲氧基特雷马酮

3″-hydroxy-4″-methoxy-4″-dehydroxynyasol 3″- 羟基 -4″- 甲氧基 -4″- 去羟基尼亚酚

6α-hydroxy-4 (14), 10 (15)-guaia-dien-8α, 12-olide 6α-羟基 -4 (14), 10 (15)- 愈创木二烯 -8α, 12- 内酯

6α-hydroxy-4 (14), 10 (15)-guaianolide 6α- 羟基 -4 (14), 10 (15)- 愈创木内酯

1β-hydroxy-4 (15), 5*E*, 10 (14)-germacratriene 1β- 羟基 -4 (15), 5*E*, 10 (14)- 大根香叶三烯

1β-hydroxy-4 (15), 5-eudesmadiene 1β- 羟基 -4 (15), 5-桉叶二烯

1β-hydroxy-4 (15), 7-eudesmadiene 1β- 羟基 -4 (15), 7-桉叶二烯

(*E*)-3′-hydroxy-4′-(1″-hydroxyethyl) phenyl-4-methoxycinnamate (*E*)-3′- 羟基 -4′-(1″- 羟乙基) 苯基 -4- 甲氧基桂皮酸酯

4-hydroxy-4-(2-hydroxyethyl) cyclohexanone 4- 羟基 -4-(2- 羟乙基) 环己酮

2-hydroxy-4-(2-hydroxyethyl) phenyl-6-(4-hydroxy-3, 5-dimethoxybenzoate)-*O*-β-D-glucopyranoside 2- 羟基 -4-(2- 羟乙基) 苯基 -6-(4- 羟基 -3, 5- 二甲氧基苯甲酸酯)-*O*-β-D- 吡喃葡萄糖苷

3-hydroxy-4-(3, 7-dimethyl-5-oxo-2, 6-octadienyl)-5-methoxybenzo[1, 2-*c*]furan-2-one 3- 羟基 -4-(3, 7- 二甲基 -5-氧亚基 -2, 6- 辛二烯基)-5- 甲氧基 - 苯并 [1, 2-*c*] 呋喃 -2- 酮

4-hydroxy-4-(3-oxo-1-butenyl)-3, 5, 5-trimethyl cyclohex-2-en-1-one 4- 氢 -4-(3- 氧亚基 -1- 丁烯基)-3, 5, 5-三甲基环己 -2- 烯 -1- 酮

6-hydroxy-4-(4-hydroxy-3-methoxy)-3-hydroxymethyl-7-methoxy-3, 4-dihydro-2-naphthalene carboxaldehyde 6- 羟基 -4-(4- 羟基 -3- 甲氧基)-3- 羟甲基 -7- 甲氧基 -3, 4- 二氢 -2- 萘甲醛

6-hydroxy-4-(4-hydroxy-3-methoxyphenyl)-3-hydroxymethyl-7-methoxy-3, 4-dihydro-2-naphthalene carboxaldehyde (vitexin B-1) 6- 羟基 -4-(4- 羟基 -3-甲氧苯基)-3- 羟甲基 -7- 甲氧基 -3, 4- 二氢 -2- 萘甲醛 (牡荆素 B-1)

(3*R*, 4*S*)-6-hydroxy-4-(4-hydroxy-3-methoxyphenyl)-5, 7-dimethoxy-3, 4-dihydro-2-naphthalene carboxaldehyde-3α-*O*-β-D-glucopyranoside (3*R*, 4*S*)-6- 羟基 -4-(4- 羟基 -3- 甲氧苯基)-5, 7- 二甲氧基 -3, 4- 二氢 -2- 萘甲醛 -3α-*O*-β-D- 吡喃葡萄糖苷

6-hydroxy-4-(4-hydroxy-3-methoxyphenyl)-7-methoxynaphtho[2, 3-*c*]furan-1, 3-dione 6- 羟基 -4-(4- 羟基 -3- 甲氧苯基)-7- 甲氧基萘并 [2, 3-*c*] 呋喃 -1, 3- 二酮

2-hydroxy-4-(4′-methoxyphenyl) phenalen-1-one 2- 羟基 -4-(4′- 甲氧苯基) 非烯 -1- 酮

7-hydroxy-4-(5′-hydroxymethyl furan-2′-yl)-2-quinolone 7- 羟基 -4-(5′- 羟甲基呋喃 -2′- 基)-2- 喹诺酮

3-hydroxy-4 (8)-en-*p*-menth-3 (9)-lactone 3- 羟基 -4 (8)-烯 - 对薄荷 -3 (9)- 内酯

(2*R*)-hydroxy-4-(9-adenyl) butanoic acid (2*R*)- 羟基 -4-(9- 腺嘌呤基) 丁酸

2-hydroxy-4-(octyloxy) benzophenone 2- 羟基 -4- 辛氧基二苯甲酮

5-hydroxy-4-(*p*-hydroxybenzyl)-3′, 3-dimethoxybibenzyl 5- 羟基 -4-(对羟苄基)-3′, 3- 二甲氧基联苄

4-hydroxy-4, 2, 6-trimethoxydihydrochalcone 4- 羟基 -4, 2, 6- 三甲氧基二氢查耳酮

7-hydroxy-4, 22-stigmastadien-3-one 7- 羟基 -4, 22- 豆甾二烯 -3- 酮

3-hydroxy-4, 3, 5-trimethoxy-*trans*-stilbene 3- 羟基 -4, 3, 5- 三甲氧基反式 - 芪

3-hydroxy-4, 3′, 5′-trimethoxy-*trans*-stilbene 3- 羟基 -4, 3′, 5′- 三甲氧基反式 - 芪

2′-hydroxy-4, 4′, 6′-trimethoxychalcone (flavokawain A) 2′- 羟基 -4, 4′, 6′- 三甲氧基查耳酮 (黄卡瓦胡椒素 A)

(6*S*, 9*R*)-6-hydroxy-4, 4, 7a-trimethyl-5, 6, 7, 7a-tetrahydro-1-benzofuran-2 (4*H*)-one (6*S*, 9*R*)-6- 羟基 -4, 4, 7a- 三甲基 -5, 6, 7, 7a- 四氢 -1- 苯并呋喃 -2 (4*H*)- 酮

2′-hydroxy-4, 4′, 7′-trimethoxy-1, 1′-biphenanthrene-2, 7-di-*O*-β-D-glucoside 2′- 羟基 -4, 4′, 7′- 三甲氧基 -1, 1′- 双菲 -2, 7- 二 -*O*-β-D- 葡萄糖苷

2-hydroxy-4, 4, 7-trimethyl-1 (4*H*)-naphthalenone 2-羟基 -4, 4, 7- 三甲基 -1 (4*H*)- 萘酮

2′-hydroxy-4, 4′-dimethoxychalcone 2′- 羟基 -4, 4′- 二甲氧基查耳酮

6′-hydroxy-4, 4′-dimethoxychalcone 6′- 羟基 -4, 4′- 二甲氧基查耳酮

3′-hydroxy-4′, 5, 6, 7, 8-pentamethoxyflavone 3′- 羟基 -4′, 5, 6, 7, 8- 五甲氧基黄酮

7-hydroxy-4′, 5, 6, 8-tetramethoxyflavone 7- 羟基 -4′, 5, 6, 8- 四甲氧基黄酮

3′-hydroxy-4′, 5, 7-trimethoxyflavone 3′- 羟基 -4′, 5, 7- 三甲氧基黄酮

6-hydroxy-4, 5-didehydro-7-deoxyphysalin A 6- 羟基 -4, 5- 二脱氢 -7- 脱氧酸浆苦素 A

3′-hydroxy-4′, 5-dimethoxy-3, 4-methylenedioxybiphenyl 3′- 羟基 -4′, 5- 二甲氧基 -3, 4- 二氧亚甲基联苯

3″-hydroxy-4″, 5″-dimethoxyfuranoflavone 3″- 羟基 -4″, 5″- 二甲氧基呋喃黄酮

erythro-1-(3-hydroxy-4, 5-dimethoxyphenyl)-2-(4-allyl-2, 6-dimethoxyphenoxy) propan-1-ol 赤式 -1-(3- 羟基 -4, 5- 二甲氧苯基)-2-(4- 烯丙基 -2, 6- 二甲氧基苯氧基) 丙 -1- 醇

3-hydroxy-4, 5-dimethoxyphenyl-6-*O*-(6-deoxy-α-L-mannopyranosyl)-β-D-glucopyranoside 3- 羟基 -4, 5- 二甲氧苯基 -6-*O*-(6- 脱氧 -α-L- 吡喃甘露糖基)-β-D- 吡喃葡萄糖苷

8-hydroxy-4, 5-dimethyl azulen-2-carboxylic acid 8- 羟基 -4, 5- 二甲基薁 -2- 甲酸

5-hydroxy-4, 6, 4′-trimethoxyaurone 5- 羟基 -4, 6, 4′- 三甲氧基橙酮

1-(2-hydroxy-4, 6-dimethoxy-3, 5-dimethyl phenyl)-2-methyl prop-1-one 1-(2- 羟基 -4, 6- 二甲氧基 -3, 5- 二甲基苯基)-2- 甲基丙 -1- 酮

α-hydroxy-4, 6-dimethoxyacetophenone α- 羟基 -4, 6- 二甲氧基苯乙酮

2-hydroxy-4, 6-dimethoxybenzophenone 2- 羟基 -4, 6- 二甲氧基苯甲酮

2′-hydroxy-4′, 6′-dimethoxybenzoyl carpesiolin 2′- 羟基 -4′, 6′- 二甲氧基苯甲酰天名精素

2′-hydroxy-4′, 6′-dimethoxychalcone 2′- 羟 基 -4′, 6′- 二甲氧基查耳酮

2′-hydroxy-4′, 6′-dimethoxydihydrochalcone 2′- 羟基 -4′, 6′- 二甲氧基二氢查耳酮

7-hydroxy-4′, 6-dimethoxyisoflavone (afrormosin, afromosine) 7- 羟基 -4′, 6- 二甲氧基异黄酮 (非洲红豆素、阿夫罗摩辛、阿佛洛莫生)

(6*E*, 9*S*)-9-hydroxy-4, 6-megastigmadien-3-one (6*E*, 9*S*)-9- 羟基 -4, 6- 大柱香波龙二烯 -3- 酮

9-hydroxy-4, 6-megastigmadien-3-one 9- 羟基 -4, 6- 大柱香波龙二烯 -3- 酮

20-hydroxy-4, 6-pregn-3-one 20- 羟基 -4, 6- 孕甾 -3- 酮

(4*Z*, 7*Z*, 9*Z*)-11-hydroxy-4, 7, 9-germacratrien-1, 6-dione (4*Z*, 7*Z*, 9*Z*)-11- 羟基 -4, 7, 9- 吉马三烯 -1, 6- 二酮

1-hydroxy-4, 7-dimethoxy-1-(2-oxopropyl)-1*H*-phenanthren-2-one 1- 羟基 -4, 7- 二甲氧基 -1-(2- 氧丙基)-1*H*- 菲 -2- 酮

5-hydroxy-4′, 7-dimethoxyflavone 5- 羟基 -4′, 7- 二甲氧基黄酮

5-hydroxy-4′, 7-dimethoxyisoflavone 5- 羟基 -4′, 7- 二甲氧基异黄酮

2-hydroxy-4, 7-dimethoxyphenanthrene 2- 羟 基 -4, 7- 二甲氧基菲

4-hydroxy-4, 7-dimethyl-1-tetralone 4- 羟 基 -4, 7- 二甲基 -1- 四氢萘酮

6-hydroxy-4, 7-megastigmadien-3, 9-dione 6- 羟基 -4, 7- 大柱香波龙二烯 -3, 9- 二酮

(6*R*, 7*E*, 9*R*)-9-hydroxy-4, 7-megastigmadien-3-one (6*R*, 7*E*, 9*R*)-9- 羟基 -4, 7- 大柱香波龙二烯 -3- 酮

(7*E*, 6*R*, 9*S*)-9-hydroxy-4, 7-megastigmadien-3-one (7*E*, 6*R*, 9*S*)-9- 羟基 -4, 7- 大柱香波龙二烯 -3- 酮

(6*R*, 7*E*, 9*R*)-9-hydroxy-4, 7-megastigmadien-3-one-9-*O*-α-L-arabinopyranosyl-(1 → 6)-β-D-glucopyranoside (6*R*, 7*E*, 9*R*)-9- 羟基 -4, 7- 大柱香波龙二烯 -3- 酮 -9-*O*-α-L- 吡喃阿拉伯糖基 -(1 → 6)-β-D- 吡喃葡萄糖苷

(6*R*, 7*E*, 9*R*)-9-hydroxy-4, 7-megastigmadien-3-one-9-*O*-β-D-glucopyranoside (6*R*, 7*E*, 9*R*)-9- 羟基 -4, 7- 大柱香波龙二烯 -3- 酮 -9-*O*-β-D- 吡喃葡萄糖苷

(3*R*, 6*R*, 7*E*)-3-hydroxy-4, 7-megastigmadien-9-one (3*R*, 6*R*, 7*E*)-3- 羟基 -4, 7- 大柱香波龙二烯 -9- 酮

5-hydroxy-4, 8-dimethoxyfuroquinoline 5- 羟 基 -4, 8- 二甲氧基呋喃并喹啉

3-hydroxy-4, 9-dimethoxypterocarpan 3- 羟基 -4, 9- 二甲氧基紫檀碱

2-hydroxy-4-[(10′*R*/*S*)-hydroxypentadec-(8′*Z*)-enyl] benzaldehyde 2- 羟 基 -4-[(10′*R*/*S*)- 羟 基 十 五 碳 -(8′*Z*)- 烯基] 苯甲醛

(*E*)-4-hydroxy-4-[3′-(β-D-glucopyranosyloxy) butylidene]-3, 5, 5-trimethyl-2-cyclohexen-l-one (*E*)-4- 羟 基 -4-[3′-(β-D- 吡喃葡萄糖氧基) 亚丁基]-3, 5, 5- 三甲基 -2- 环已烯 -1- 酮

3-hydroxy-4-[4-(2-hydroxyethyl) phenoxy]benzaldehyde 3- 羟基 -4-[4-(2- 羟基乙基) 苯氧基] 苯甲醛

(3a*R*, 4a*S*, 5*S*, 7a*S*, 8*S*, 9a*R*)-5-hydroxy-4a, 8-dimethyl-3-methylene decahydroazuleno[6, 5-*b*]furan-2 (3*H*)-one (3a*R*, 4a*S*, 5*S*, 7a*S*, 8*S*, 9a*R*)-5- 羟基 -4a, 8- 二甲基 -3- 亚甲基十氢甘菊环烃 [6, 5-*b*] 呋喃 -2 (3*H*)- 酮

5-(3-hydroxy-4-acetoxybut-1-ynyl)-2, 2′-bithiophene 5-(3- 羟基 -4- 乙酰氧基丁 -1- 炔基)-2, 2′- 联噻吩
10-hydroxy-4-cadinen-3-one 10- 羟基 -4- 荜澄茄烯 -3- 酮
6-hydroxy-4-deoxysquamotacin 6- 羟基 -4- 脱氧番荔枝塔辛
3-hydroxy-4-ethoxy-5, 7-dimethoxy-6-acetyl-2, 2-dimethyl chroman 3- 羟基 -4- 乙氧基 -5, 7- 二甲氧基 -6- 乙酰 -2, 2- 二甲基色原烷
2′-hydroxy-4-glucosyloxychalcone 2′- 羟基 -4- 葡萄糖基氧基查耳酮
6-hydroxy-4*H*-chromen-4-one 6- 羟基 -4*H*- 色烯 -4- 酮
3-hydroxy-4-hydroxybenzoic acid 3- 羟基 -4- 羟基苯甲酸
1-(2-hydroxy-4-hydroxymethyl) phenyl-6-*O*-caffeoyl-β-D-glucopyranoside 1-(2- 羟基 -4- 羟甲基) 苯基 -6-*O*- 咖啡酰基 -β-D- 吡喃葡萄糖苷
(1*R*, 4*R*, 4a*S*, 7*S*, 7a*S*)-7-hydroxy-4-hydroxymethyl-7-methyl-1-methoxy-1, 4, 4a, 7a-tetrahydrocyclopent[e]-pyran-3-one (1*R*, 4*R*, 4a*S*, 7*S*, 7a*S*)-7- 羟基 -4- 羟甲基 -7- 甲基 -1- 甲氧基 -1, 4, 4a, 7a- 四氢环戊 [*e*]- 吡喃 -3- 酮
(1*R*, 4*S*, 4a*S*, 7*S*, 7a*S*)-7-hydroxy-4-hydroxymethyl-7-methyl-1-methoxy-1, 4, 4a, 7a-tetrahydrocyclopenta[*e*]-pyran-3-one (1*R*, 4*S*, 4a*S*, 7*S*, 7a*S*)-7- 羟基 -4- 羟甲基 -7- 甲基 -1- 甲氧基 -1, 4, 4a, 7a- 四氢环戊 [*e*]- 吡喃 -3- 酮
(1*S*, 4*R*, 4*aS*, 7*S*, 7*aS*)-7-hydroxy-4-hydroxymethyl-7-methyl-1-methoxy-1, 4, 4a, 7a-tetrahydrocyclopenta[*e*]-pyran-3-one (1*S*, 4*R*, 4*aS*, 7*S*, 7*aS*)-7- 羟基 -4- 羟甲基 -7- 甲基 -1- 甲氧基 -1, 4, 4a, 7a- 四氢环戊 [*e*]- 吡喃 -3- 酮
3-hydroxy-4-isopropyl benzoic acid 3- 羟基 -4- 异丙基苯甲酸
7-hydroxy-4-isopropyl-3-methoxy-6-methyl coumarin 7- 羟基 -4- 异丙基 -3- 甲氧基 -6- 甲基香豆素
7-hydroxy-4-isopropyl-6-methyl coumarin 7- 羟基 -4- 异丙基 -6- 甲基香豆素
5-(3-hydroxy-4-isovaleroyloxybut-1-ynyl)-2, 2′-bithiophene 5-(3- 羟基 -4- 异戊酰氧基丁 -1- 炔基)-2, 2′- 联噻吩
(6*R*, 9*R*)-9-hydroxy-4-megastigmen-3-one (6*R*, 9*R*)-9- 羟基 -4- 大柱香波龙烯 -3- 酮
(6*R*, 9*S*)-9-hydroxy-4-megastigmen-3-one (6*R*, 9*S*)-9- 羟基 -4- 大柱香波龙烯 -3- 酮
(6*R*, 9*R*)-9-hydroxy-4-megastigmen-3-one-9-*O*-β-D-glucopyranosyl-(1 → 6)-β-D-glucopyranoside (6*R*, 9*R*)-9- 羟基 -4- 大柱香波龙烯 -3- 酮 -9-*O*-β-D- 吡喃葡萄糖基 -(1 → 6)-β-D- 吡喃葡萄糖苷

5-hydroxy-4′-methoxy-2″, 2″-dimethyl pyrano[7, 8:6″, 5″]flavanone 5- 羟基 -4′- 甲氧基 -2″, 2″- 二甲基吡喃 [7, 8:6″, 5″] 黄烷酮
6-hydroxy-4-methoxy-2, 3-dimethyl benzaldehyde 6- 羟基 -2, 3- 二甲基 -4- 甲氧基苯甲醛
7-hydroxy-4′-methoxy-2′, 5′-dioxo-4-[(3*R*)-2′, 7-dihydroxy-4′-methoxyisoflavan-5′-yl]isoflavone 7- 羟基 -4′- 甲氧基 -2′, 5′- 二氧亚基 -4-[(3*R*)-2′, 7- 二羟基 -4′- 甲氧基异黄烷 -5′- 基] 异黄烷
2-hydroxy-4-methoxy-3, 6-dimethyl benzoic acid 2- 羟基 -4- 甲氧基 -3, 6- 二甲基苯甲酸
4-(2-hydroxy-4-methoxy-3-methyl-4-oxobutoxy) benzoic acid methyl ester 4-(2- 羟基 -4- 甲氧基 -3- 甲基 -4- 氧亚基丁氧基) 苯甲酸甲酯
3′-hydroxy-4′-methoxy-4′-dehydroxynyasol 3′- 羟基 -4′- 甲氧基 -4′- 去羟基尼亚酚
7-hydroxy-4-methoxy-5-methyl coumarin 7- 羟基 -4- 甲氧基 -5- 甲基香豆素
5-hydroxy-4′-methoxy-6″, 6″-dimethyl pyrano[2″, 3″:7, 8] isoflavone 5- 羟基 -4′- 甲氧基 -6″, 6″- 二甲基吡喃 [2″, 3″:7, 8] 异黄酮
2-hydroxy-4-methoxy-6-*n*-pentyl benzoic acid 2- 羟基 -4- 甲氧基 -6- 正戊基苯甲酸
(–)-3′-hydroxy-4′-methoxy-7-hydroxy-8-methyl flavan (–)-3′- 羟基 -4′- 甲氧基 -7- 羟基 -8- 甲基黄烷
5-hydroxy-4′-methoxy-8-(2-hydroxy-3-methyl-3-butenyl) flavone 5- 羟基 -4′- 甲氧基 -8-(2- 羟基 -3- 甲基 -3- 丁烯基) 黄酮
3-hydroxy-4-methoxy-8, 9-methylene dioxypterocarpan 3- 羟基 -4- 甲氧基 -8, 9- 亚甲基二氧紫檀碱
(–)-3-hydroxy-4-methoxy-8, 9-methylenedioxypterocarpan (–)-3- 羟基 -4- 甲氧基 -8, 9- 亚甲二氧基紫檀碱
7-hydroxy-4-methoxy-9, 10-dihydrophenanthrene-2-*O*-β-D-glucopyranoside 7- 羟基 -4- 甲氧基 -9, 10- 二氢菲 -2-*O*-β-D- 吡喃葡萄糖苷
2′-hydroxy-4′-methoxyacetophenone 2′- 羟基 -4′- 甲氧基苯乙酮
2-hydroxy-4-methoxyacetophenone 2- 羟基 -4- 甲氧基苯乙酮
3-hydroxy-4-methoxyacetophenone 3- 羟基 -4- 甲氧基苯乙酮
2-hydroxy-4-methoxybenzaldehyde 2- 羟基 -4- 甲氧基苯甲醛
3-hydroxy-4-methoxybenzaldehyde 3- 羟基 -4- 甲氧基苯甲醛

H

2-hydroxy-4-methoxybenzoic acid 2- 羟基 -4- 甲氧基苯甲酸

3-hydroxy-4-methoxybenzoic acid (isovanillic acid) 3- 羟基 -4- 甲氧基苯甲酸 (异香草酸)

3-hydroxy-4-methoxybenzoic acid methyl ester 3- 羟基 -4- 甲氧基苯甲酸甲酯

3-hydroxy-4-methoxybenzyl alcohol-*O*-β-D-glucopyranoside 3- 羟基 -4- 甲氧基苯甲醇 -*O*-β-D- 吡喃葡萄糖苷

3-hydroxy-4-methoxybenzyl alcohol-*O*-β-D-glucopyranosyl-(1→6)-β-D-glucopyranoside 3- 羟基 -4- 甲氧基苯甲醇 -*O*-β-D- 吡喃葡萄糖基 -(1→6)-β-D- 吡喃葡萄糖苷

5-hydroxy-4-methoxycanthin-6-one 5- 羟基 -4- 甲氧基铁屎米 -6- 酮

2-hydroxy-4-methoxycinnamaldehyde 2- 羟基 -4- 甲氧基桂皮醛

2-hydroxy-4-methoxycinnamic acid 2- 羟基 -4- 甲氧基桂皮酸

3-hydroxy-4-methoxycinnamic acid (isoferulic acid) 3- 羟基 -4- 甲氧基桂皮酸 (异阿魏酸)

4′-hydroxy-4-methoxydalbergione 4′- 羟基 -4- 甲氧基黄檀烯酮

7-hydroxy-4′-methoxydihydroflavone-3′-*O*-β-D-glucopyranoside 7- 羟基 -4′- 甲氧基二氢黄酮 -3′-*O*-β-D- 吡喃葡萄糖苷

7-hydroxy-4′-methoxyflavone 7- 羟基 -4′- 甲氧基黄酮

5-hydroxy-4-methoxyflavone 5- 羟基 -4- 甲氧基黄酮

5-hydroxy-4′-methoxyflavone-7-glucoside 5- 羟基 -4′- 甲氧基黄酮 -7- 葡萄糖苷

4-hydroxy-4′-methoxyflavone-7-*O*-rutinoside 4- 羟基 -4′- 甲氧基黄酮 -7-*O*- 芸香糖苷

5-hydroxy-4′-methoxyflavone-7-*O*-rutinoside 5- 羟基 -4′- 甲氧基黄酮 -7-*O*- 芸香糖苷

5-hydroxy-4′-methoxyflavone-7-*O*-α-L-rhamnopyranosyl-(1→6)-β-D-glucopyranoside 5- 羟基 -4′- 甲氧基黄酮 -7-*O*-α-L- 吡喃鼠李糖基 -(1→6)-β-D- 吡喃葡萄糖苷

5-hydroxy-4′-methoxyflavone-7-*O*-β-D-glucopyranoside 5- 羟基 -4′- 甲氧基黄酮 -7-*O*-β-D- 吡喃葡萄糖苷

7-hydroxy-4′-methoxyisoflavanone 7- 羟基 -4′- 甲氧基异黄烷酮

3′-hydroxy-4′-methoxyisoflavone 3′- 羟基 -4′- 甲氧基异黄酮

7-hydroxy-4′-methoxyisoflavone (formononetin, neochanin, biochanin B) 7- 羟基 -4′- 甲氧基异黄酮 (刺芒柄花素、芒柄花素、芒柄花黄素、鹰嘴豆芽素 B)

5-hydroxy-4′-methoxy-isoflavone-7-*O*-β-D-apiosyl-(1→6)-β-D-glucopyranoside 5- 羟基 -4′- 甲氧基异黄酮 -7-*O*-β-D- 芹糖基 -(1→6)-β-D- 吡喃葡萄糖苷

3′-hydroxy-4′-methoxyisoflavone-7-*O*-β-D-glucoside 3′- 羟基 -4′- 甲氧基异黄酮 -7-*O*-β-D- 葡萄糖苷

5, 5-hydroxy-4′-methoxy-isoflavone-7-*O*-β-D-xylose-(1→6)-β-D-glucopyranoside 5, 5- 羟基 -4′- 甲氧基异黄酮 -7-*O*-β-D- 木糖 -(1→6)-β-D- 吡喃葡萄糖苷

3-hydroxy-4-methoxylonchocarpin 3- 羟基 -4- 甲氧基矛果豆素

8-hydroxy-4-methoxyphenanthrene-2, 7-di-*O*-β-D-glucoside 8- 羟基 -4- 甲氧基菲 -2, 7- 二 -*O*-β-D- 葡萄糖苷

7-hydroxy-4-methoxyphenanthrene-2, 8-di-*O*-β-D-glucoside 7- 羟基 -4- 甲氧基菲 -2, 8- 二 -*O*-β-D- 葡萄糖苷

7-hydroxy-4-methoxyphenanthrene-2-*O*-β-D-glucoside 7- 羟基 -4- 甲氧基菲 -2-*O*-β-D- 葡萄糖苷

3-hydroxy-4-methoxyphenol-1-*O*-β-D-apiofuranosyl-(1″→6′)-*O*-β-D-glucopyranoside 3- 羟基 -4- 甲氧基苯酚 -1-*O*-β-D- 呋喃芹糖基 -(1″→6′)-*O*-β-D- 吡喃葡萄糖苷

1-(2-hydroxy-4-methoxyphenyl amino)-1-deoxy-β-glucoside-1, 2-carbamate 1-(2- 羟基 -4- 甲氧苯氨基)-1- 脱氧 -β- 葡萄糖苷 -1, 2- 氨基甲酸酯

N-[2-(3-hydroxy-4-methoxyphenyl)-2-hydroxyethyl]-3-(4-methoxyphenyl) prop-2-enamide *N*-[2-(3- 羟基 -4- 甲氧苯基)-2- 羟乙基]-3-(4- 甲氧苯基) 丙 -2- 烯酰胺

2-(3-hydroxy-4-methoxyphenyl) ethyl-6-*O*-α-L-arabinopyranosyl-β-D-glucopyranoside 2-(3- 羟基 -4- 甲氧苯基) 乙基 -6-*O*-α-L- 吡喃阿拉伯糖基 -β-D- 吡喃葡萄糖苷

3-(2′-hydroxy-4′-methoxyphenyl) propanoic acid methyl ester 3-(2′- 羟基 -4′- 甲氧苯基) 丙酸甲酯

9-hydroxy-4-methoxypsoralen 9- 羟基 -4- 甲氧基补骨脂素

3-hydroxy-4-methoxy-*trans*-cinnamaldehyde 3- 羟基 -4- 甲氧基 - 反式 - 桂皮醛

3-hydroxy-4-methoxyxanthone 3- 羟基 -4- 甲氧基屾酮

2-hydroxy-4-methyl benzaldehyde 2- 羟基 -4- 甲基苯甲醛

4-hydroxy-4-methyl glutamic acid 4- 羟基 -4- 甲基谷氨酸

4-hydroxy-4-methyl-2-cyclohexen-1-one 4- 羟基 -4- 甲基 -2- 环己烯 -1- 酮

4-hydroxy-4-methyl-2-pentanone 4-羟基-4-甲基-2-戊酮

(*E*)-4-hydroxy-4-methyl-2-pentenoic acid (*E*)-4-羟基-4-甲基-2-戊烯酸

2-{(2*S*, 5*R*)-5-[(1*E*)-4-hydroxy-4-methylhexa-1, 5-dien-1-yl]-5-methyl tetrahydrofuran-2-yl }prop-2-yl-β-D-glucopyranoside 2-{(2*S*, 5*R*)-5-[(1*E*)-4-羟基-4-甲基己-1, 5-二烯-1-基]-5-甲基四氢呋喃-2-基}丙-2-基-β-D-吡喃葡萄糖苷

2-(1-hydroxy-4-oxocyclohexyl) acetic acid methyl ester 2-(1-羟基-4-氧亚基环己基)乙酸甲酯

(2*R*, 12*Z*, 15*Z*)-2-hydroxy-4-oxoheneicos-12, 15-dien-1-ol acetate (2*R*, 12*Z*, 15*Z*)-2-羟基-4-氧亚基二十一碳-12, 15-二烯-1-醇乙酸酯

(5*E*, 12*Z*, 15*Z*)-2-hydroxy-4-oxoheneicos-5, 12, 15-trien-1-ol acetate (5*E*, 12*Z*, 15*Z*)-2-羟基-4-氧亚基二十一碳-5, 12, 15-三烯-1-醇乙酸酯

(5*E*, 12*Z*)-2-hydroxy-4-oxoheneicos-5, 12-dien-1-ol acetate (5*E*, 12*Z*)-2-羟基-4-氧亚基二十一碳-5, 12-二烯-1-醇乙酸酯

6α-hydroxy-4-oxopseudoguai-2, 11 (13)-dien-12, 8-olide (6α-hydroxy-4-oxo-ambrosa-2, 11 (13)-dien-12, 8-olide) (helenalin) 6α-羟基-4-氧亚基伪愈创木-2, 11 (13)-二烯-12, 8-内酯(堆心菊灵)

5-hydroxy-4-oxovaleric acid 5-羟基-4-氧亚基缬草酸

2-hydroxy-4-*O*-β-D-glucopyranosyl phenyl acetic acid 2-羟基-4-*O*-β-D-吡喃葡萄糖基苯乙酸

2-hydroxy-4-*O*-β-D-glucopyranosyl phenyl acetic acid methyl ester 2-羟基-4-*O*-β-D-吡喃葡萄糖基苯乙酸甲酯

3-hydroxy-4-prenyl-5-methoxystilbene-2-carboxylic acid 3-羟基-4-异戊烯基-5-甲氧基二苯乙烯-2-甲酸

5α-hydroxy-4α, 15-epoxy-11α*H*-eudesm-12, 8β-olide 5α-羟基-4α, 15-环氧-11α*H*-桉叶-12, 8β-内酯

3α-hydroxy-4α, 5α-epoxy-7-oxo-8[7→6]-*abeo*-amorphane 3α-羟基-4α, 5α-环氧-7-氧亚基-8[7→6]-迁紫穗槐烷

13-hydroxy-4α*H*-eudesman-5, 7 (11)-dien-12, 8β-olide 13-羟基-4α*H*-桉叶-5, 7 (11)-二烯-12, 8β-内酯

1α-hydroxy-4α-hydroperoxybishopsolicepolide 1α-羟基-4α-氢过氧比梢菊内酯

10α-hydroxy-4α-methoxyguai-6-ene 10α-羟基-4α-甲氧基愈创木-6-烯

6-hydroxy-4β-(4-hydroxy-3-methoxyphenyl)-3α-hydroxymethyl-5-methoxy-3, 4-dihydro-2-naphthalene carboxaldehyde 6-羟基-4β-(4-羟基-3-甲氧苯基)-3α-羟甲基-5-甲氧基-3, 4-二氢-2-萘甲醛

13-hydroxy-5 (10), 14-halimadien-6-one 13-羟基-5 (10), 14-哈里马二烯-6-酮

7-hydroxy-5 (10), 6, 8-cadinatrien-4-one 7-羟基-5 (10), 6, 8-杜松三烯-4-酮

(11*S*)-6-hydroxy-5-(11-hydroxypropan-12-yl)-3, 8-dimethyl-2*H*-chromen-2-one (11*S*)-6-羟基-5-(11-羟基丙基-12-基)-3, 8-二甲基-2*H*-色烯-2-酮

2-hydroxy-5-(2-hydroxyethyl) phenyl-1-*O*-β-D-glucopyranoside 2-羟基-5-(2-羟乙基)苯基-1-*O*-β-D-吡喃葡萄糖苷

2-hydroxy-5-(3-hydroxybutyl) phenyl-β-D-glucopyranoside 2-羟基-5-(3-羟丁基)苯基-β-D-吡喃葡萄糖苷

6-[2-hydroxy-5-(3-methylbut-2-en-1-yl) phenyl]-2, 2-dimethyl-2*H*-chromen-7-ol 6-[2-羟基-5-(3-甲基丁-2-烯-1-基)苯基]-2, 2-二甲基-2*H*-色烯-7-醇

2-hydroxy-5-(hydroxymethyl)-1, 7-dimethyl-9, 10-dihydrophenanthrene 2-羟基-5-(羟甲基)-1, 7-二甲基-9, 10-二氢菲

3-hydroxy-5-(hydroxymethyl)-1, 7-dimethyl-9, 10-dihydrophenanthrene 3-羟基-5-(羟甲基)-1, 7-二甲基-9, 10-二氢菲

2-hydroxy-5-(hydroxymethyl)-7-methoxy-1, 8-dimethyl-9, 10-dihydrophenanthrene 2-羟基-5-(羟甲基)-7-甲氧基-1, 8-二甲基-9, 10-二氢菲

3-hydroxy-5-(methyl sulfinyl) pentyl thioglycoside 3-羟基-5-(甲基亚硫酰基)戊基硫苷

3-hydroxy-5-(methyl sulfonyl) pentyl thioglycoside 3-羟基-5-(甲基磺酰基)戊基硫苷

3β-hydroxy-5, 16-pregnadien-20-one 3β-羟基-5, 16-孕甾二烯-20-酮

7-hydroxy-5, 4′-dimethoxy-2-aryl benzofuran 7-羟基-5, 4′-二甲氧基-2-芳基苯并呋喃

3′-hydroxy-5, 5′-dimethoxy-3, 4-methylenedioxybiphenyl 3′-羟基-5, 5′-二甲氧基-3, 4-亚甲基二氧联苯

7-hydroxy-5, 6, 3′, 4′, 5′-pentamethoxyflavone 7-羟基-5, 6, 3′, 4′, 5′-五甲氧基黄酮

7-hydroxy-5, 6, 4′-trimethoxyflavone 7-羟基-5, 6, 4′-三甲氧基黄酮

8-hydroxy-5, 6, 7, 3′, 4′, 5′-hexamethoxyflavone 8-羟基-5, 6, 7, 3′, 4′, 5′-六甲氧基黄酮

3′-hydroxy-5, 6, 7, 4′-tetramethoxyflavone 3′-羟基-5, 6, 7, 4′-四甲氧基黄酮

3-hydroxy-5, 6, 7, 4′-tetramethoxyflavone 3-羟基-5, 6, 7, 4′-四甲氧基黄酮

3′-hydroxy-5, 6, 7, 8, 4′, 5′-hexamethoxyflavone 3′- 羟基 -5, 6, 7, 8, 4′, 5′- 六甲氧基黄酮

8-hydroxy-5, 6, 7-trimethoxycoumarin 8- 羟基 -5, 6, 7- 三甲氧基香豆素

1-hydroxy-5, 6, 7-trimethoxydiphenyl pyridone 1- 羟基 -5, 6, 7- 三甲氧基双苯吡酮

7-hydroxy-5, 6, 8, 3′, 4′-pentamethoxyflavone 7- 羟基 -5, 6, 8, 3′, 4′- 五甲氧基黄酮

7-hydroxy-5, 6, 8, 5′-tetramethoxy-3′, 4′-methylenedioxyflavone 7- 羟基 -5, 6, 8, 5′- 四甲氧基 -3′, 4′- 亚甲二氧基黄酮

1-hydroxy-5, 6-dihydrojervine 1- 羟基 -5, 6- 二氢介藜芦胺

4-hydroxy-5, 6-dimethoxy-2-naphthalene carboxaldehyde 4- 羟基 -5, 6- 二甲氧基 -2- 萘甲醛

(2*S*, 3*S*)-3-hydroxy-5, 6-dimethoxydehydro-iso-α-lapachone (2*S*, 3*S*)-3- 羟基 -5, 6- 二甲氧基脱氢异 -α- 拉帕醌

(2*R*, 3*R*, 5*R*, 6*S*, 9*R*)-3-hydroxy-5, 6-epoxyacetyl-β-ionol-2-*O*-β-D-glucopyranoside (2*R*, 3*R*, 5*R*, 6*S*, 9*R*)-3- 羟基 -5, 6- 环氧乙酰基 -β- 紫罗兰醇 -2-*O*-β-D- 吡喃葡萄糖苷

3-hydroxy-5, 6-epoxy-β-ionone 3- 羟基 -5, 6- 环氧 -β- 紫罗兰酮

(3*S*, 5*R*, 6*S*, 7*E*, 9*R*)-3-hydroxy-5, 6-epoxy-β-ionyl-3-*O*-β-D-glucopyranoside (3*S*, 5*R*, 6*S*, 7*E*, 9*R*)-3- 羟基 -5, 6- 环氧 -β- 紫罗二烯 -3-*O*-β-D- 吡喃葡萄糖苷

8-hydroxy-5, 7, 3′, 4′-tetramethoxyflavone 8- 羟基 -5, 7, 3′, 4′- 四甲氧基黄酮

(2*S*)-4′-hydroxy-5, 7, 3′-trimethoxyflavan (2*S*)-4′- 羟基 -5, 7, 3′- 三甲氧基黄烷

3-hydroxy-5, 7, 4′-trimethoxyflavone 3- 羟基 -5, 7, 4′- 三甲氧基黄酮

8-hydroxy-5, 7, 4′-trimethoxyflavone 8- 羟基 -5, 7, 4′- 三甲氧基黄酮

2′-hydroxy-5, 7, 8-trimethoxyflavone 2′- 羟基 -5, 7, 8- 三甲氧基黄酮

8-hydroxy-5, 7-dimethoxyflavanone 8- 羟基 -5, 7- 二甲氧基黄烷酮

2-hydroxy-5, 7-dimethoxyphenanthrene 2- 羟基 -5, 7- 二甲氧基菲

(7*E*, 9ξ)-9-hydroxy-5, 7-megastigmadien-4-one (7*E*, 9ξ)-9- 羟基 -5, 7- 大柱香波龙二烯 -4- 酮

(7*E*, 9*R*)-9-hydroxy-5, 7-megastigmadien-4-one-9-*O*-α-L-arabinopyranosyl-(1 → 6)-β-D-glucopyranoside (7*E*, 9*R*)-9- 羟基 -5, 7- 大柱香波龙二烯 -4- 酮 -9-*O*-α-L- 吡喃阿拉伯糖基 -(1 → 6)-β-D- 吡喃葡萄糖苷

7-hydroxy-5, 8, 2′-trimethoxyflavanone 7- 羟基 -5, 8, 2′- 三甲氧基黄烷酮

7-hydroxy-5, 8, 2′-trimethoxyflavone 7- 羟基 -5, 8, 2′- 三甲氧基黄酮

4-hydroxy-5, 8-dimethoxy-2-naphthalene carboxaldehyde 4- 羟基 -5, 8- 二甲氧基 -2- 萘甲醛

7-hydroxy-5, 8-dimethoxy-6-methyl-3-(2′-hydroxy-4′-methoxybenzyl) chroman-4-one 7- 羟基 -5, 8- 二甲氧基 -6- 甲基 -3-(2′- 羟基 -4′- 甲氧苯甲基) 色原烷 -4- 酮

7-hydroxy-5, 8-dimethoxyflavanone 7- 羟基 -5, 8- 二甲氧基黄烷酮

7-hydroxy-5, 8-dimethoxyflavone 7- 羟基 -5, 8- 二甲氧基黄酮

6-hydroxy-5, 6-dehydrosugiol 6- 羟基 -5, 6- 脱氢柳杉酚

2‴′-hydroxy-5‴′-benzyl isouvarinol A 2‴′- 羟基 -5‴′- 苄基异紫玉盘酚 A

2‴-hydroxy-5″-benzyl isouvarinols A, B 2‴- 羟基 -5″- 苄基异紫玉盘酚 A、B

2-hydroxy-5-butoxyphenyl acetic acid 2- 羟基 -5- 丁氧苯乙酸

(3′*S*)-hydroxy-5′-des-*O*-methyl harringtonine (3′*S*)- 羟基 -5′- 脱 -*O*- 甲基三尖杉酯碱

(4*R*)-hydroxy-5-en-ovatodiolide (4*R*)- 羟基 -5- 烯广防风二内酯 [(4*R*)- 羟基 -5- 烯防风草二内酯]

4α-hydroxy-5-en-ovatodiolide 4α- 羟基 -5- 烯广防风二内酯

4β-hydroxy-5-en-ovatodiolide 4β- 羟基 -5- 烯 - 广防风二内酯

(3*S*, 5*S*)-3-hydroxy-5-ethoxy-1-(4-hydroxyphenyl)-7-phenyl-(6*E*)-heptene (3*S*, 5*S*)-3- 羟基 -5- 乙氧基 -1-(4- 羟苯基)-7- 苯基 -(6*E*)- 庚烯

4′-hydroxy-5-hydroxymethyl flavone-7-*O*-β-D-glucoside 4′- 羟基 -5- 羟甲基黄酮 -7-*O*-β-D- 葡萄糖苷

2-hydroxy-5-hydroxymethyl-1, 7-dimethyl-9, 10-dihydrophenanthrene 2- 羟基 -5- 羟甲基 -1, 7- 二甲基 -9, 10- 二氢菲

2-hydroxy-5-hydroxymethyl-7-methoxy-1, 8-dimethyl-9, 10-dihydrophenanthrene 2- 羟基 -5- 羟甲基 -7- 甲氧基 -1, 8- 二甲基 -9, 10- 二氢菲

(4*R*, 5*R*)-4-hydroxy-5-isopropyl-2-methyl cyclohex-2-enone (4*R*, 5*R*)-4- 羟基 -5- 异丙基 -2- 甲基环己 -2- 烯酮

(4*S*, 5*R*)-4-hydroxy-5-isopropyl-2-methyl cyclohex-2-enone (4*S*, 5*R*)-4- 羟基 -5- 异丙基 -2- 甲基环己 -2- 烯酮

2-hydroxy-5-isopropyl-7-methoxy-3-methyl-8, 1-naphthalene carbolactone　2- 羟基 -5- 异丙基 -7- 甲氧基 -3- 甲基 -8, 1- 萘碳酰内酯

1-(3-hydroxy-5-methoxy) phenyl-10-pentadecene　1-(3- 羟基 -5- 甲氧基) 苯基 -10- 十五烯

(3*S*, 5*S*)-3-hydroxy-5-methoxy-1-(4-hydroxyphenyl)-7-phenyl-(6*E*)-heptene　(3*S*, 5*S*)-3- 羟基 -5- 甲氧基 -1-(4- 羟苯基)-7- 苯基 -(6*E*)- 庚烯

(*E*)-11-hydroxy-5-methoxy-11-octadecenoic acid　(*E*)-11- 羟基 -5- 甲氧基 -11- 十八烯酸

trans-11-hydroxy-5-methoxy-11-octadecenoic acid　反式 -11- 羟基 -5- 甲氧基 -11- 十八烯酸

3-hydroxy-5-methoxy-2-methyl benzoic acid　3- 羟基 -5- 甲氧基 -2- 甲基苯甲酸

4-hydroxy-5-methoxy-2-naphthalene carboxaldehyde　4- 羟基 -5- 甲氧基 -2- 萘甲醛

4-hydroxy-5-methoxy-3, 4-(epoxyethano) cyclohexanone　4- 羟基 -5- 甲氧基 -3, 4-(氧乙叉基) 环己酮

3′-hydroxy-5-methoxy-3, 4-methylenedioxybiphenyl　3′- 羟基 -5- 甲氧基 -3, 4- 亚甲基二氧联苯

2-hydroxy-5-methoxy-3-pentadecenyl benzoquinone　2- 羟基 -5- 甲氧基 -3- 十五烯基苯醌

3-hydroxy-5-methoxy-4-methyl phenyl-β-D-glucopyranoside　3- 羟基 -5- 甲氧基 -4- 甲基苯基 -β-D- 吡喃葡萄糖苷

4-hydroxy-5′-methoxy-6″, 6″-dimethyl pyran[2″, 3″:3′, 4′] stilbene　4- 羟基 -5′- 甲氧基 -6″, 6″- 二甲基吡喃 [2″, 3″:3′, 4′] 芪

(2*R*, 3*R*)-3-hydroxy-5-methoxy-6, 7-methylenedioxyflavanone　(2*R*, 3*R*)-3- 羟基 -5- 甲氧基 -6, 7- 亚甲二氧基黄烷酮

7-hydroxy-5-methoxy-6, 8-dimethyl flavanone　7- 羟基 -5- 甲氧基 -6, 8- 二甲基黄烷酮

4′-hydroxy-5-methoxy-7-*O*-β-D-glucopyranosyl dihydroflavone　4′- 羟基 -5- 甲氧基 -7-*O*-β-D- 吡喃葡萄糖基二氢黄酮

7-hydroxy-5-methoxy-9, 10-dihydrophenanthrene-2-*O*-β-D-glucopyranoside　7- 羟基 -5- 甲氧基 -9, 10- 二氢菲 -2-*O*-β-D- 吡喃葡萄糖苷

2-hydroxy-5-methoxyacetophenone　2- 羟基 -5- 甲氧基苯乙酮

2-hydroxy-5-methoxybenzamide　2- 羟基 -5- 甲氧基苯甲酰胺

2-hydroxy-5-methoxybenzoic acid　2- 羟基 -5- 甲氧基苯甲酸

3-hydroxy-5-methoxybenzoic acid　3- 羟基 -5- 甲氧基苯甲酸

(–)-2-hydroxy-5-methoxybenzoic acid-2-*O*-β-D-(6-*O*-benzoyl) glucopyranoside　(–)-2- 羟基 -5- 甲氧基苯甲酸 -2-*O*-β-D-(6-*O*- 苄基) 吡喃葡萄糖苷

3-hydroxy-5-methoxybibenzyl　3- 羟基 -5- 甲氧基联苄

3′-hydroxy-5-methoxybibenzyl-3-*O*-β-D-glucopyranoside　3′- 羟基 -5- 甲氧基联苄 -3-*O*-β-D- 吡喃葡萄糖苷

2′-hydroxy-5′-methoxybiochanin A　2′- 羟基 -5′- 甲氧基鹰嘴豆芽素 A

4-hydroxy-5-methoxycanthinone　4- 羟基 -5- 甲氧基铁屎米酮

7-hydroxy-5-methoxychromone　7- 羟基 -5- 甲氧基色原酮

2-hydroxy-5-methoxycinnamaldehyde　2- 羟基 -5- 甲氧基桂皮醛

7-hydroxy-5-methoxycoumarin　7- 羟基 -5- 甲氧基香豆素

7-hydroxy-5-methoxyflavanone　7- 羟基 -5- 甲氧基黄烷酮

7-hydroxy-5-methoxyindan-1-spiro-cyclohexane　7- 羟基 -5- 甲氧基 -1, 2- 二氢化茚烷 -1- 螺环己烷

2-(3′-hydroxy-5′-methoxyphenyl)-3-hydroxymethyl-7-methoxy-2, 3-dihydrobenzofuran-5-carboxylic acid　2-(3′- 羟基 -5′- 甲氧苯基)-3- 羟甲基 -7- 甲氧基 -2, 3- 二氢苯并呋喃 -5- 甲酸

(±)-(*E*)-3-[2-(3-hydroxy-5-methoxyphenyl)-3-hydroxymethyl-7-methoxy-2, 3-dihydrobenzofuran-5-yl]-*N*-(4-hydroxyphenethyl) acrylamide　(±)-(*E*)-3-[2-(3- 羟基 -5- 甲氧苯基)-3- 羟甲基 -7- 甲氧基 -2, 3- 二氢苯并呋喃 -5- 基]-*N*-(4- 羟基苯乙基) 丙烯酰胺

(±)-(*Z*)-3-[2-(3-hydroxy-5-methoxyphenyl)-3-hydroxymethyl-7-methoxy-2, 3-dihydrobenzofuran-5-yl]-*N*-(4-hydroxyphenethyl) acrylamide　(±)-(*Z*)-3-[2-(3- 羟基 -5- 甲氧苯基)-3- 羟甲基 -7- 甲氧基 -2, 3- 二氢苯并呋喃 -5- 基]-*N*-(4- 羟基苯乙基) 丙烯酰胺

(2, 3)-*trans*-3-(3-hydroxy-5-methoxyphenyl)-*N*-(4-hydroxyphenethyl)-7-{(*E*)-3-[(4-hydroxyphenethyl) amino]-3-oxoprop-1-en-1-yl }-2, 3-dihydrobenzo[*b*][1, 4] dioxine-2-carboxamide　(2, 3)- 反式 -3-(3- 羟基 -5- 甲氧苯基)-*N*-(4- 羟基苯乙基)-7-{(*E*)-3-[(4- 羟基苯乙基) 氨基]-3- 氧亚基丙 -1- 烯 -1- 基 }-2, 3- 二氢苯并 [*b*][1, 4] 二氧杂苣 -2- 甲酰胺

7-(3-hydroxy-5-methoxyphenyl) prop-7, 8, 9-triol　7-(3- 羟基 -5- 甲氧苯基) 丙 -7, 8, 9- 三醇

H

7-hydroxy-5-methoxyphthalide-7-β-D-xylopyranosyl-(1→6)-β-D-glucopyranoside 7-羟基-5-甲氧基苯酞-7-β-D-吡喃木糖基-(1→6)-β-D-吡喃葡萄糖苷

8-hydroxy-5-methoxypsoralen 8-羟基-5-甲氧基补骨脂素

3-hydroxy-5-methoxystilbene-2-carboxylic acid 3-羟基-5-甲氧基芪-2-甲酸

1-hydroxy-5-methoxyxanthone 1-羟基-5-甲氧基叫酮

2-hydroxy-5-methoxyxanthone 2-羟基-5-甲氧基叫酮

4-hydroxy-5-methyl coumarin (gerberinin) 4-羟基-5-甲基香豆素 (大丁苷元)

7-hydroxy-5-methyl flavone 7-羟基-5-甲基黄酮

4-hydroxy-5-methyl furan-3-carboxylic acid 4-羟基-5-甲基呋喃-3-甲酸

3-hydroxy-5-methyl phenyl-1-*O*-[β-D-glucopyranosyl-(1→6)-β-D-glucopyranoside] 3-羟基-5-甲基苯酚-1-*O*-[β-D-吡喃葡萄糖基-(1→6)-β-D-吡喃葡萄糖苷]

3-hydroxy-5-methyl phenyl-1-*O*-β-D-(6′-galloyl) glucopyranoside 3-羟基-5-甲基苯酚-1-*O*-β-D-(6′-没食子酰基)吡喃葡萄糖苷

3-hydroxy-5-methyl phenyl-1-*O*-β-D-glucoside 3-羟基-5-甲基苯酚-1-*O*-β-D-葡萄糖苷

3-hydroxy-5-methyl phenyl-2-hydroxy-4-methoxy-6-methyl benzoate 3-羟基-5-甲基苯酚-2-羟基-4-甲氧基-6-苯甲酸甲酯

N, *N′*-[(3-hydroxy-5-methyl) phenyl]oxamide *N*, *N′*-[(3-羟基-5-甲基)苯]乙二酰胺

(±)-3-(5-hydroxy-5-methyl-2-oxohex-3-en-1-yl) isobenzofuran-1 (3*H*)-one (±)-3-(5-羟基-5-甲基-2-氧化己-3-烯-1-基)异苯并呋喃-1 (3*H*)-酮

6-hydroxy-5-methyl-6-vinyl bicyclo[3.2.0]hept-2-one 6-羟基-5-甲基-6-乙烯基二环[3.2.0]庚-2-酮

6′ξ-hydroxy-5-normethyl budmunchiamine K 6′ξ-羟基-5-去甲布木柴胺 K

3-hydroxy-5-tridecyl phenyl methyl ether 3-羟基-5-十三烷基苯甲醚

4α-hydroxy-5α (*H*)-8β-methoxyeudesm-7 (11)-en-8, 12-olide 4α-羟基-5α (*H*)-8β-甲氧基桉叶-7 (11)-烯-8, 12-内酯

2α-hydroxy-5α, 10β, 14β-triacetoxytax-4 (20), 11-diene 2α-羟基-5α, 10β, 14β-三乙酰氧基紫杉-4 (20), 11-二烯

(22*E*)-3β-hydroxy-5α, 6α, 8α, 14α-diepoxyergost-22-en-7-one (22*E*)-3β-羟基-5α, 6α, 8α, 14α-二环氧麦角甾-22-烯-7-酮

3β-hydroxy-5α, 6α-epoxy-7-megastigmen-9-one 3β-羟基-5α, 6α-环氧-7-大柱香波龙烯-9-酮

4α-hydroxy-5α, 8α (*H*)-eudesm-7 (11)-en-8, 12-olide 4α-羟基-5α, 8α (*H*)-桉叶-7 (11)-烯-8, 12-内酯

3β-hydroxy-5α, 8α-epidioxyergost-(6*E*, 22*E*)-diene 3β-羟基-5α, 8α-表二氧麦角甾-(6*E*, 22*E*)-二烯

3β-hydroxy-5α, 8α-epidioxyergost-6, 22-diene (ergosterol peroxide) 3β-羟基-5α, 8α-表二氧基-6, 22-麦角甾二烯 (麦角甾醇过氧化物)

4α-hydroxy-5α, 8β (*H*)-eudesm-7 (11)-en-8, 12-olide 4α-羟基-5α, 8β (*H*)-桉叶-7 (11)-烯-8, 12-内酯

3β-hydroxy-5α, 8β-epidioxyergost-6, 22-diene 3β-羟基--5α, 8β-环二氧麦角甾-6, 22-二烯

1β-hydroxy-5α-chloro-8-epixanthatin 1β-羟基-5α-氯-8-表苍耳亭

20-hydroxy-5α-cholest-22-en-3, 6-dione 20-羟基-5α-胆甾-22-烯-3, 6-二酮

11α-hydroxy-5α-cholest-3, 6-dione 11α-羟基-5α-胆甾-3, 6-二酮

16β-hydroxy-5α-cholest-3, 6-dione 16β-羟基-5α-胆甾-3, 6-二酮

26-hydroxy-5α-lanost-7, 9 (11), 24-trien-3, 22-dione 26-羟基-5α-羊毛甾-7, 9 (11), 24-三烯-3, 22-二酮

3β-hydroxy-5α-lanost-7, 9, (24*E*)-trien-26-oic acid 3β-羟基-5α-羊毛脂-7, 9, (24*E*)-三烯-26-酸

12β-hydroxy-5α-pregn-16-en-3, 20-dione 12β-羟基-5α-孕甾-16-烯-3, 20-二酮

(25*R*)-3β-hydroxy-5α-spirost-12-one (25*R*)-3β-羟基-5α-螺甾-12-酮

(25*R*)-3β-hydroxy-5α-spirost-6-one (25*R*)-3β-羟基-5α-螺甾-6-酮

25-hydroxy-5β, 19-epoxycucurbit-6, 23-dien-19-one-3β-hydroxy-3-*O*-β-D-glucopyranoside 25-羟基-5β, 19-环氧葫芦-6, 23-二烯-19-酮-3β-羟基-3-*O*-β-D-吡喃葡萄糖苷

4β-hydroxy-5β*H*-guai-1 (10), 7 (11), 8-trien-12, 8-olide 4β-羟基-5β*H*-愈创木-1 (10), 7 (11), 8-三烯-12, 8-内酯

(25*R*)-3β-hydroxy-5β-spirost-6-one-3-*O*-β-D-xylopyranosyl-(1→4)-[α-L-arabinopyranosyl-(1→6)]-β-D-glucopyranoside (25*R*)-3β-羟基-5β-螺甾-6-酮-3-*O*-β-D-吡喃木糖基-(1→4)-[α-L-吡喃阿拉伯糖基-(1→6)]-β-D-吡喃葡萄糖苷

4-hydroxy-6-(1-hydroxy-1-methyl ethyl)-2-methyl-1, 4-naphthalenedione 4-羟基-6-(1-羟基-1-甲乙基)-2-甲基-1, 4-萘二酮

3-hydroxy-6-(2′-methyl butyryloxy) tropane 3-羟基-6-(2′-甲基丁酰氧基)托品烷

4-hydroxy-6-(2-oxopropyl) isobenzofuran-1 (3*H*)-one 4-羟基-6-(2-氧丙基)异苯并呋喃-1 (3*H*)-酮

2-hydroxy-6-(hydroxymethyl)-1-methyl-5-vinyl-9, 10-dihydrophenanthrene 2-羟基-6-(羟甲基)-1-甲基-5-乙烯基-9, 10-二氢菲

7α-hydroxy-6, 11-cyclofarnes-3 (15)-en-2-one 7α-羟基-6, 11-环金合欢-3 (15)-烯-2-酮

{2-hydroxy-6, 6-dimethyl bicyclo[3.1.1]hept-2-yl}-methyl-*O*-β-D-apiofuranosyl-(1 → 6)-β-D-glucopyranoside {2-羟基-6, 6-二甲基双环[3.1.1]庚-2-基}-甲基-*O*-β-D-呋喃芹糖基-(1 → 6)-β-D-吡喃葡萄糖苷

5-hydroxy-6, 7, 2′, 6′-tetramethoxyflavanone 5-羟基-6, 7, 2′, 6′-四甲氧基黄烷酮

5-hydroxy-6, 7, 3′, 4′, 5′-pentamethoxyflavone 5-羟基-6, 7, 3′, 4′, 5′-五甲氧基黄酮

5-hydroxy-6, 7, 3′, 4′-tetramethoxyapigenin 5-羟基-6, 7, 3′, 4′-四甲氧基芹菜素

5-hydroxy-6, 7, 3′, 4′-tetramethoxyflavone 5-羟基-6, 7, 3′, 4′-四甲氧基黄酮

5-hydroxy-6, 7, 3′, 4′-tetramethoxyflavonol 5-羟基-6, 7, 3′, 4′-四甲氧基黄酮醇

5-hydroxy-6, 7, 3-trimethoxyflavone-8-*O*-β-D-glucoside 5-羟基-6, 7, 3-三甲氧基黄酮-8-*O*-β-D-葡萄糖苷

5-hydroxy-6, 7, 8, 3′, 4′-pentamethoxyflavone 5-羟基-6, 7, 8, 3′, 4′-五甲氧基黄酮

5-hydroxy-6, 7, 8, 4′-tetramethoxyflavanone 5-羟基-6, 7, 8, 4′-四甲氧基黄烷酮

5-hydroxy-6, 7, 8, 4′-tetramethoxyflavone 5-羟基-6, 7, 8, 4′-四甲氧基黄酮

1-hydroxy-6, 7, 8-trimethoxy-3-methyl anthraquinone 1-羟基-6, 7, 8-三甲氧基-3-甲基蒽醌

(3*S*)-8-hydroxy-6, 7-dihydrolinalool-3-*O*-β-D-glucopyranoside (3*S*)-8-羟基-6, 7-二氢芳樟醇-3-*O*-β-D-吡喃葡萄糖苷

4-hydroxy-6, 7-dihydroxymethyl-1-naphthoic acid 4-羟基-6, 7-二羟甲基-1-萘酸

5-hydroxy-6, 7-dimethoxy-3-(4′-hydroxybenzyl)-4-chromanone 5-羟基-6, 7-二甲氧基-3-(4′-羟苄基)-4-色原酮

5-hydroxy-6, 7-dimethoxycoumarin 5-羟基-6, 7-二甲氧基香豆素

8-hydroxy-6, 7-dimethoxycoumarin (fraxidin) 8-羟基-6, 7-二甲氧基香豆素(秦皮啶、白蜡树啶、木岑皮啶)

9-hydroxy-6, 7-dimethoxydalbergiquinol 9-羟基-6, 7-二甲氧基黄檀醌醇(9-羟基-6, 7-二甲氧基黄檀氢醌)

5-hydroxy-6, 7-dimethoxyflavanone 5-羟基-6, 7-二甲氧基黄烷酮

5-hydroxy-6, 7-dimethoxyflavone 5-羟基-6, 7-二甲氧基黄酮

2′-hydroxy-6, 7-methylenedioxyflavanonol 2′-羟基-6, 7-亚甲二氧基黄烷酮醇

2′-hydroxy-6, 7-methylenedioxyisoflavonol 2′-羟基-6, 7-亚甲二氧基异黄酮醇

15β-hydroxy-6, 7-seco-6, 11β:6, 20-diepoxy-*ent*-kaur-16-en-1α, 7-olide 15β-羟基-6, 7-开环-6, 11β:6, 20-二环氧-对映-贝壳杉-16-烯-1α, 7-内酯

(2*S*, 3*S*)-5-hydroxy-6, 8, 10-trimethoxy-2, 3-dimethyl-4*H*-2, 3-dihydronaphtho[2, 3-*b*]-pyran-4-one (2*S*, 3*S*)-5-羟基-6, 8, 10-三甲氧基-2, 3-二甲基-4*H*-2, 3-二氢萘并[2, 3-*b*]-吡喃-4-酮

(2*S*)-5-hydroxy-6, 8, 10-trimethoxy-2-methyl-4*H*-2, 3-dihydronaphtho[2, 3-*b*]pyran-4-one (2*S*)-5-羟基-6, 8, 10-三甲氧基-2-甲基-4*H*-2, 3-二氢萘[2, 3-*b*]吡喃-4-酮

7-hydroxy-6, 8, 4′-trimethoxy-5-*O*-[β-D-glucopyranosyl-(1 → 6)]-β-D-glucopyranosyl flavone 7-羟基-6, 8, 4′-三甲氧基-5-*O*-[β-D-吡喃葡萄糖基-(1 → 6)]-β-D-吡喃葡萄糖黄酮苷

7-hydroxy-6, 8, 4′-trimethoxy-5-*O*-β-D-glucopyranosyl flavone 7-羟基-6, 8, 4′-三甲氧基-5-*O*-β-D-吡喃葡萄糖黄酮苷

5-hydroxy-6, 8, 4′-trimethoxyflavone-7-*O*-β-D-glucopyranoside 5-羟基-6, 8, 4′-三甲氧基黄酮-7-*O*-β-D-吡喃葡萄糖苷

(2*S*, 3*S*)-5-hydroxy-6, 8-dimethoxy-2, 3-dimethyl-4*H*-2, 3-dihydronaphtho[2, 3-*b*]-pyran-4-one (2*S*, 3*S*)-5-羟基-6, 8-二甲氧基-2, 3-二甲基-4*H*-2, 3-二氢萘并[2, 3-*b*]-吡喃-4-酮

5-hydroxy-6, 8-dimethoxy-2, 3-dimethyl-4*H*-naphtho[2, 3-*b*]pyran-4-one 5-羟基-6, 8-二甲氧基-2, 3-二甲基-4*H*-萘并[2, 3-*b*]吡喃-4-酮

(2*S*)-5-hydroxy-6, 8-dimethoxy-2-methyl-4*H*-2, 3-dihydronaphtho[2, 3-*b*]pyran-4-one (2*S*)-5-羟基-6, 8-二甲氧基-2-甲基-4*H*-2, 3-二氢萘[2, 3-*b*]吡喃-4-酮

7-hydroxy-6, 8-dimethoxy-4′-methoxyflavone 7-羟基-6, 8-二甲氧基-4′-甲氧基黄酮

1-hydroxy-6, 8-dimethoxy-7-methyl dibenz[*b*, *f*]oxepin 1-羟基-6, 8-二甲氧基-7-甲基二苯[*b*, *f*]氧杂草

7-hydroxy-6, 8-dimethoxycoumarin 7-羟基-6, 8-二甲氧基香豆素

5-hydroxy-6, 8-dimethoxycoumarin (arteminin) 5- 羟基 -6, 8- 二甲氧基香豆素 (青蒿米宁)

(2*S*)-5-hydroxy-6, 8-dimethoxyflavonone-7-*O*-β-D-glucopyranosyl-(1 → 6)-*O*-β-D-glucopyranoside (2*S*)-5- 羟基 -6, 8- 二甲氧基黄酮 -7-*O*-β-D- 吡喃葡萄糖基 -(1 → 6)-*O*-β-D- 吡喃葡萄糖苷

2-hydroxy-6-[2-(4-hydroxyphenyl)-2-carbonyl]benzoic acid 2- 羟基 -6-[2-(4- 羟苯基)-2- 羰基] 苯甲酸

1-hydroxy-6-acetoxy-3, 7-dimethoxyxanthone (laxanthone Ⅲ) 1- 羟基 -6- 乙酰氧基 -3, 7- 二甲氧基屾酮 (散沫花屾酮 Ⅲ)

3-hydroxy-6-acetoxytropane 3- 羟基 -6- 乙酰氧基托品烷

5-hydroxy-6-acetyl-2-hydroxymethyl-2-methyl chromene 5- 羟基 -6- 乙酰基 -2- 羟甲基 -2- 甲基色烯

7-hydroxy-6-acetyl-2-methoxychromone 7- 羟基 -6- 乙酰基 -2- 甲氧基色原酮

5-hydroxy-6-acetyl-7-methoxychromenone 5- 羟基 -6- 乙酰基 -7- 甲氧基色原酮

3-hydroxy-6′-demethyl-9-*O*-methyl thalifaboramine 3- 羟基 -6′- 去甲 -9-*O*- 甲基大叶唐松草胺

4-hydroxy-6-ethoxy-2-[(10′*Z*, 13′*Z*)-10′, 13′, 16′-heptadecatriene]resorcinol 4- 羟基 -6- 乙氧基 -2-[(10′*Z*, 13′*Z*)-10′, 13′, 16′- 十七碳三烯] 间苯二酚

7-hydroxy-6-hydromelodienone 7- 羟基 -6- 氢瓜馥木烯酮

1-hydroxy-6-hydroxymethyl anthraquinone 1- 羟基 -6- 羟甲基蒽醌

2-hydroxy-6-hydroxymethyl-1-methyl-5-vinyl-9, 10-dihydrophenanthrene 2- 羟基 -6- 羟甲基 -1- 甲基 -5- 乙烯基 -9, 10- 二氢菲

3-hydroxy-6-hydroxymethyl-2, 5, 7-trimethyl-1-indanone 3- 羟基 -6- 羟甲基 -2, 5, 7- 三甲基 -1- 茚酮

2-hydroxy-6-hydroxymethyl-7, 8-dimethoxy-1-naphthalene carbaldehyde 2- 羟基 -6- 羟甲基 -7, 8- 二甲氧基 -1- 萘甲醛

3-hydroxy-6-isobutyryloxytropane 3- 羟基 -6- 异丁酰氧基托品烷

(*E*)-10-hydroxy-6-methoxy-10-octadecenoic acid (*E*)-10- 羟基 -6- 甲氧基 -10- 十八烯酸

trans-10-hydroxy-6-methoxy-10-octadecenoic acid 反式 -10- 羟基 -6- 甲氧基 -10- 十八烯酸

1-hydroxy-6-methoxy-2-benzoxazolinone 1- 羟基 -6- 甲氧基 -2- 苯并噁唑啉酮

3-hydroxy-6-methoxy-2-benzoxazolinone 3- 羟基 -6- 甲氧基 -2- 苯并噁唑啉酮

7-hydroxy-6-methoxy-2*H*-1-benzopyran-2-one 7- 羟基 -6- 甲氧基 -2*H*-1- 苯并吡喃 -2- 酮

5-hydroxy-6-methoxy-2-phenyl-7-*O*-α-D-glucuronic acid 5- 羟基 -6- 甲氧基 -2- 苯基 -7-*O*-α-D- 葡萄糖醛酸

5-hydroxy-6-methoxy-2-phenyl-7-*O*-α-D-glucuronic acid methyl ester 5- 羟基 -6- 甲氧基 -2- 苯基 -7-*O*-α-D- 葡萄糖醛酸甲酯

7-hydroxy-6-methoxy-3-(4-methylenedioxy)-8-(3-3-dimethyl allyl)-isoflavone 7- 羟基 -6- 甲氧基 -3-(4- 亚甲基二氧)-8-(3-3- 二甲烯丙基) 异黄酮

2-hydroxy-6-methoxy-3-methyl acetophenone-4-β-glucoside 2- 羟基 -6- 甲氧基 -3- 甲基苯乙酮 -4-β- 葡萄糖苷

7-hydroxy-6-methoxy-4-[(2-oxo-2H-l-benzopyran-7-yl)-oxy]-2*H*-1-benzopyran-2-one 7- 羟基 -6- 甲氧基 -4-[(2- 氧亚基 -2*H*-1- 苯并吡喃 -7- 基)- 氧基]-2H-1- 苯并吡喃 -2- 酮

2-hydroxy-6-methoxyacetophenone-4-*O*-β-D-glucopyranoside 2- 羟基 -6- 甲氧基苯乙酮 -4-*O*-β-D- 吡喃葡萄糖苷

7-hydroxy-6-methoxychromone 7- 羟基 -6- 甲氧基色原酮

7-hydroxy-6-methoxycinnamic acid ethyl ester 7- 羟基 -6- 甲氧基桂皮酸乙酯

8-hydroxy-6-methoxycoumarin 8- 羟基 -6- 甲氧基香豆素

7-hydroxy-6-methoxycoumarin (scopoletol, 6-methoxyumbelliferone, scopoletin, gelseminic acid, escopoletin) 7- 羟基 -6- 甲氧基香豆素 (东莨菪素、东莨菪亭、6- 甲氧基伞形酮、钩吻酸、东莨菪内酯)

3-hydroxy-6-methoxydehydroiso-α-lapachone 3- 羟基 -6- 甲氧基脱氢异 -α- 风铃木醌 (3- 羟基 -6- 甲氧基脱氢异 -α- 拉杷醌)

5-hydroxy-6-methoxyflavanone-7-*O*-α-D-galactopyranoside 5- 羟基 -6- 甲氧基黄烷酮 -7-*O*-α-D- 吡喃半乳糖苷

8-hydroxy-6-methoxypentyl isocoumarin 8- 羟基 -6- 甲氧基戊烷基异香豆素

18-hydroxy-6-methoxyvillosin C 18- 羟基 -6- 甲氧基柔毛叉开香科科素 C

5-hydroxy-6-methoxy-α-lapachone 5- 羟基 -6- 甲氧基 -α- 拉帕醌

2-hydroxy-6-methyl anthraquinone 2- 羟基 -6- 甲基蒽醌

2-hydroxy-6-methyl benzoic acid 2- 羟基 -6- 甲基苯甲酸

3-hydroxy-6-methyl butyryloxytropane 3- 羟基 -6- 甲基丁酰氧基托品烷

5-hydroxy-6-methyl chromone 5- 羟基 -6- 甲基色原酮

4-hydroxy-6-methyl coumarin 4- 羟基 -6- 甲基香豆素

5-hydroxy-6-methyl flavanone-7-*O*-α-D-galactopyranoside 5- 羟基 -6- 甲基黄烷酮 -7-*O*-α-D- 吡喃半乳糖苷

5-hydroxy-6-methyl flavanone-7-*O*-β-D-xylopyranosyl-(3→1)-β-D-xylopyranoside 5- 羟基 -6- 甲基黄烷酮 -7-*O*-β-D- 吡喃木糖基 -(3→1)-β-D- 吡喃木糖苷

3-hydroxy-6-methyl heptadecanoic acid 3- 羟基 -6- 甲基十七酸

3-hydroxy-6-methyl pyridine 3- 羟基 -6- 甲基吡啶

5-hydroxy-6-methyl-(3*E*, 5*R*)-3-hepten-2-one 5- 羟基 -6- 甲基 -(3*E*, 5*R*)-3- 庚烯 -2- 酮

3-hydroxy-6-methyl-2-(1-methyl ethyl)-5-(4-methyl-3-pentenyl)-1, 4-naphthalenedione 3- 羟基 -6- 甲基 -2-(1- 甲乙基)-5-(4- 甲基 -3- 戊烯基)-1, 4- 萘二酮

9-[(2*R*, 5*R*, 6*S*)-5-hydroxy-6-methyl-2-piperidinyl]-1-phenyl-4-nonanone 9-[(2*R*, 5*R*, 6*S*)-5- 羟基 -6- 甲基 -2- 哌啶基]-1- 苯基 -4- 壬酮

1-[(2*R*, 5*R*, 6*S*)-5-hydroxy-6-methyl-2-piperidinyl]-9-phenyl-5-nonanone 1-[(2*R*, 5*R*, 6*S*)-5- 羟基 -6- 甲基 -2- 哌啶基]-9- 苯基 -5- 壬酮

4-hydroxy-6-methyl-3-(2-methyl-butyryl)-5-methylene-5, 6-dihydro-pyran-2-one 4- 羟基 -6- 甲基 -3-(2- 甲基丁酰)-5- 亚甲基 -5, 6- 二氢 - 吡喃 -2- 酮

5-hydroxy-6-methyl-7-methoxyflavanone 5- 羟基 -6- 甲基 -7- 甲氧基黄烷酮

2α-hydroxy-6-*O*-methyl oduline 2α- 羟基 -6-*O*- 甲基香水仙灵

3-hydroxy-6-oxo-5α-cholanic acid 3- 羟基 -6- 氧亚基 -5α- 胆烷酸

(1*E*, 4*Z*) -8-hydroxy-6-oxogermacr-1 (10), 4, 7 (11)-trien-12, 8-lactone (1*E*, 4*Z*)-8- 羟基 -6- 氧亚基吉玛 -1 (10), 4, 7 (11)- 三烯 -12, 8- 内酯

4-hydroxy-6-pentyl tetrahydropyran-2-one 4- 羟基 -6- 戊基四氢吡喃 -2- 酮

6-hydroxy-6α, 12α-dehydro-α-toxicarol 6- 羟基 -6α, 12α- 脱氢 -α- 毒灰酚

5β-hydroxy-6α-chloro-5, 6-dihydrophysalins A, B 5β- 羟基 -6α- 氯 -5, 6- 二氢酸浆苦素 A、B

2β-hydroxy-6β-acetoxynortropane (baogongteng A) 2β- 羟基 -6β- 乙酰氧基去甲莨菪烷 (包公藤甲素)

(+)-3α-hydroxy-6β-acetyl bulbispermine (+)-3α- 羟基 -6β- 乙酰鳞状茎文珠兰碱

1α-hydroxy-6β-methoxydihydrocatalpolgenin 1α- 羟基 -6β- 甲氧基二氢梓醇苷元

1β-hydroxy-6β-methoxydihydrocatalpolgenin 1β- 羟基 -6β- 甲氧基二氢梓醇苷元

10β-hydroxy-6β-methoxyfuranoeremophilane 10β- 羟基 -6β- 甲氧基呋喃并佛术烷 (10β- 羟基 -6β- 异丁酰呋喃艾里莫芬烷)

1α-hydroxy-6β-*O*-β-D-glucosyleudesm-3-ene 1α- 羟基 -6β-*O*-β-D- 葡萄糖基桉叶 -3- 烯

3α-hydroxy-6β-tigloyloxytropane 3α- 羟基 -6β- 惕各酰氧基托品烷

3β-hydroxy-6β-tigloyloxytropane 3β- 羟基 -6β- 惕各酰氧基托品烷

(–)-(1′*R*, 2′*S*)-*erythro*-5-hydroxy-7-(1′, 2′-dihydroxypropyl)-2-methyl chromone (–)-(1′*R*, 2′*S*)- 赤式 -5- 羟基 -7-(1′, 2′- 二羟基丙基)-2- 甲基色原酮

1-hydroxy-7 (11), 9-guaiadien-8-one 1- 羟基 -7 (11), 9- 愈创二烯 -8- 酮

5-hydroxy-7-(2-hydroxypropyl)-2-[3-hydroxy-2-(4-hydroxy-3, 5-dimethoxybenzyl) propyl]chromone 5- 羟基 -7-(2- 羟基丙基)-2-[3- 羟基 -2-(4- 羟基 -3, 5- 二甲氧基苄基) 丙基] 色原酮

5-hydroxy-7-(2′-hydroxypropyl)-2-methyl chromone 5- 羟基 -7-(2′- 羟丙基)-2- 甲基色原酮

5-hydroxy-7-(3-hydroxy-4-methoxyphenyl)-3-methoxy-2, 4, 6-heptatrienoic acid-δ-lactone 5- 羟基 -7-(3- 羟基 -4- 甲氧苯基)-3- 甲氧基 -2, 4, 6- 庚三烯酸 -δ- 内酯

5-hydroxy-7-(4-hydroxy-3, 5-dimethoxyphenyl)-1-(4-hydroxy-3-methoxyphenyl)-3-heptanone 5- 羟基 -7-(4- 羟基 -3, 5- 二甲氧苯基)-1-(4- 羟基 -3- 甲氧苯基)-3- 庚酮

5-hydroxy-7-(4-hydroxy-3-methoxyphenyl)-1-(4-hydroxyphenyl)-3-heptanone 5- 羟基 -7-(4- 羟基 -3- 甲氧苯基)-1-(4- 羟苯基)-3- 庚酮

(5*R*)-hydroxy-7-(4″-hydroxy-3″-methoxyphenyl)-1-phenyl-3-heptanone (5*R*)- 羟基 -7-(4″- 羟基 -3″- 甲氧苯基)-1- 苯基 -3- 庚酮

5-hydroxy-7-(4″-hydroxy-3″-methoxyphenyl)-1-phenyl-3-heptanone 5- 羟基 -7-(4″- 羟基 -3″- 甲氧苯基)-1- 苯基 -3- 庚酮

5-hydroxy-7-(4-hydroxy-3-methoxyphenyl)-1-phenyl-3-heptanone 5- 羟基 -7-(4- 羟基 -3- 甲氧苯基)-1- 苯基 -3- 庚酮

5-hydroxy-7-(4-hydroxyphenyl)-1-(4-hydroxy-3-methoxyphenyl)-3-heptanone 5- 羟基 -7-(4- 羟苯基)-1-(4- 羟基 -3- 甲氧苯基)-3- 庚酮

5-hydroxy-7-(4″-hydroxyphenyl)-1-phenyl-3-heptanone 5- 羟基 -7-(4″- 羟苯基)-1- 苯基 -3- 庚酮

6-hydroxy-7-(hydroxymethyl)-4-methylenehexahydrocyclopenta[*c*]pyran-1 (3*H*)-one 6- 羟基 -7- 羟甲基 -4- 亚甲基六氢环戊 [*c*] 吡喃 -1 (3*H*)- 酮

(–)-9α-hydroxy-7, 11-dehydromatrine (–)-9α- 羟基 -7, 11- 脱氢苦参碱

14α-hydroxy-7, 15-isoabietatedien-18-oic acid 14α- 羟基 -7, 15- 异松香烷二烯 -18- 酸

(4β, 6β, 7β, 16α)-6-hydroxy-7, 16, 17-tri[(2*S*)-3, 3, 3-trifluoro-2-methoxy-1-oxo-2-phenyl propoxyl]kaur-18-oic acid-γ-lactone (4β, 6β, 7β, 16α)-6- 羟基 -7, 16, 17- 三 [(2*S*)-3, 3, 3- 三氟 -2- 甲氧基 -1- 氧亚基 -2- 苯丙氧基] 贝壳杉 -18- 酸 -γ- 内酯

5α-hydroxy-7, 17-dehydroisolupanine 5α- 羟基 -7, 17- 脱氢异羽扇烷宁

5-hydroxy-7, 2′, 4′, 5′-tetramethoxyflavone 5- 羟基 -7, 2′, 4′, 5′- 四甲氧基黄酮

5-hydroxy-7, 2′, 6′-trimethoxyflavone 5- 羟基 -7, 2′, 6′- 三甲氧基黄酮

(24*E*)-3β-hydroxy-7, 24-euphadien-26-oic acid (24*E*)-3β- 羟基 -7, 24- 大戟二烯 -26- 酸

(24*Z*)-27-hydroxy-7, 24-tirucalladien-3-one (24*Z*)-27- 羟基 -7, 24- 甘遂二烯 -3- 酮

(2*S*)-8-hydroxy-7, 3′, 4′, 5′-tetramethoxyflavane (2*S*)-8- 羟基 -7, 3′, 4′, 5′- 四甲氧基黄烷

8-hydroxy-7, 3′, 4′, 5′-tetramethoxyflavone 8- 羟基 -7, 3′, 4′, 5′- 四甲氧基黄酮

5-hydroxy-7, 3′, 4′, 5′-tetramethoxyflavone (corymbosin) 5- 羟基 -7, 3′, 4′, 5′- 四甲氧基黄酮 (伞花耳草素、柯日波素)

(2*S*)-5′-hydroxy-7, 3′, 4′-trimethoxyflavane (2*S*)-5′- 羟基 -7, 3′, 4′- 三甲氧基黄烷

5-hydroxy-7, 3′, 4′-trimethoxyflavanone 5- 羟基 -7, 3′, 4′- 三甲氧基黄烷酮

5-hydroxy-7, 3′, 4′-trimethoxyflavone 5- 羟基 -7, 3′, 4′- 三甲氧基黄酮

5-hydroxy-7, 3′, 4′-trimethoxyflavonol 5- 羟基 -7, 3′, 4′- 三甲氧基黄酮醇

5-hydroxy-7, 3′-dimethoxyflavone-4′-glucoside 5-羟基-7, 3′- 二甲氧基黄酮 -4′- 葡萄糖苷

5-hydroxy-7, 4′, 5′-trimethoxyisoflavone-3′-*O*-β-D-glucopyranoside 5- 羟基 -7, 4′, 5′- 三甲氧基异黄酮 -3′-*O*-β-D- 吡喃葡萄糖苷

5-hydroxy-7, 4″-dimethoxy-6, 8-dimethyl flavone (eucalyptin) 5- 羟基 -7, 4″- 二甲氧基 -6, 8- 二甲黄酮 (桉树素)

5-hydroxy-7, 4′-dimethoxydihydroflavone 5- 羟基 -7, 4′- 二甲氧基二氢黄酮

5-hydroxy-7, 4′-dimethoxyflavanone 5- 羟基 -7, 4′- 二甲氧基黄烷酮

5-hydroxy-7, 4′-dimethoxyflavanonol 5- 羟基 -7, 4′- 二甲氧基黄烷酮醇

5-hydroxy-7, 4′-dimethoxyflavone 5- 羟基 -7, 4′- 二甲氧基黄酮

5-hydroxy-7, 4′-dimethoxyflavone-6-C-β-D-glucose (embigenin) 5- 羟基 -7, 4′- 二甲氧基黄酮 -6-*C*-β-D- 葡萄糖 (恩比吉宁)

5-hydroxy-7, 4′-dimethoxyflavonol 5- 羟基 -7, 4′- 二甲氧基黄酮醇

2′-hydroxy-7, 4′-dimethoxyisoflavone 2′- 羟基 -7, 4′- 二甲氧基异黄酮

5-hydroxy-7, 4′-dimethoxyisoflavone 5- 羟基 -7, 4′- 二甲氧基异黄酮

5-hydroxy-7, 7-dimethyl-4, 5, 6, 7-tetrahydro-3*H*-isobenzofuranone-5-*O*-β-D-gentiobioside 5- 羟基 -7, 7- 二甲基 -4, 5, 6, 7- 四氢 -3*H*- 异苯并呋喃 -5-*O*-β-D- 龙胆二糖苷

5-hydroxy-7, 8, 2′, 3′, 4′-pentamethoxyflavone 5- 羟基 -7, 8, 2′, 3′, 4′- 五甲氧基黄酮

5-hydroxy-7, 8, 2′, 4′-tetramethoxyflavone 5- 羟基 -7, 8, 2′, 4′- 四甲氧基黄酮

5-hydroxy-7, 8, 2′, 5′-tetramethoxyflavone 5- 羟基 -7, 8, 2′, 5′- 四甲氧基黄酮

5-hydroxy-7, 8, 2′, 6′-tetramethoxyflavanone 5- 羟基 -7, 8, 2′, 6′- 四甲氧基黄烷酮

5-hydroxy-7, 8, 2′, 6′-tetramethoxyflavone 5- 羟基 -7, 8, 2′, 6′- 四甲氧基黄酮

5-hydroxy-7, 8, 2′-trimethoxyflavone 5- 羟基 -7, 8, 2′- 三甲氧基黄酮

(2*S*)-2′-hydroxy-7, 8, 3′, 4′, 5′-pentamethoxyflavane (2*S*)-2′- 羟基 -7, 8, 3′, 4′, 5′- 五甲氧基黄烷

(2*S*)-5′-hydroxy-7, 8, 3′, 4′-tetramethoxyflavane (2*S*)-5′- 羟基 -7, 8, 3′, 4′- 四甲氧基黄烷

5′-hydroxy-7, 8, 3′, 4′-tetramethoxyflavone 5′- 羟基 -7, 8, 3′, 4′- 四甲氧基黄酮

5-hydroxy-7, 8, 3′, 4′-tetramethoxyflavone 5- 羟基 -7, 8, 3′, 4′- 四甲氧基黄酮

5-hydroxy-7, 8, 4′-trimethoxyflavone 5- 羟基 -7, 8, 4′- 三甲氧基黄酮

5-hydroxy-7, 8, 6′-trimethoxyflavanone-2′-*O*-glucuronide butyl ester 5- 羟基 -7, 8, 6′- 三甲氧基黄烷酮 -2′-*O*- 葡萄糖醛酸苷正丁酯

6β-hydroxy-7, 8-dehydrobacchotricuneatin A 6β- 羟基 -7, 8- 脱氢三楔旱地菊素 A

(+)-3-hydroxy-7, 8-dehydro-β-ionone (+)-3- 羟基 -7, 8- 脱氢 -β- 紫罗兰酮 [(+)-3- 羟基 -7, 8- 脱氢 -β- 香堇酮]

(3*R*, 9*R*)-3-hydroxy-7, 8-didehydro-β-ionyl-9-*O*-α-D-arabinopyranosyl-(1 → 6)-β-D-glucopyranoside　(3*R*, 9*R*)-3- 羟基 -7, 8- 二脱氢 -β- 紫罗兰基 -9-*O*-α-D- 吡喃阿拉伯糖基 -(1 → 6)-β-D- 吡喃葡萄糖苷

22β-hydroxy-7, 8-dihydro-6-oxotingenol　22β- 羟基 -7, 8- 二氢 -6- 氧亚基卫矛酚

3-hydroxy-7, 8-dihydro-β-ionol　3- 羟基 -7, 8- 二氢 -β- 紫罗兰醇

4-hydroxy-7, 8-dihydro-β-ionol　4- 羟基 -7, 8- 二氢 -β- 紫罗兰醇

3-hydroxy-7, 8-dihydro-β-ionone　3- 羟基 -7, 8- 二氢 -β- 紫罗兰酮

(3*R*, 9*R*)-3-hydroxy-7, 8-dihydro-β-ionyl-9-*O*-β-D-apiofuranosyl-(1 → 6)- β-D-glucopyranoside　(3*R*, 9*R*)-3- 羟基 -7, 8- 二氢 -β- 紫罗兰基 -9-*O*-β-D- 呋喃芹糖基 -(1 → 6)-β-D- 吡喃葡萄糖苷

2-[2-hydroxy-7, 8-dimethoxy-2*H*-1, 4-benzoxazin-3(4*H*)-one]-β-D-glucopyranoside　2-[2- 羟基 -7, 8- 二甲氧基 -2*H*-1, 4- 苯并噁嗪 -3(4*H*)- 酮]-β-D- 吡喃葡萄糖苷

5-hydroxy-7, 8-dimethoxy-6-methyl-3-(3′, 4′-dihydroxybenzyl) chroman-4-one　5- 羟基 -7, 8- 二甲氧基 -6- 甲基 -3-(3′, 4′- 二羟苄基) 色烷 -4- 酮

5-hydroxy-7, 8-dimethoxy-6-methyl-3-(3′, 4′-dihydroxybenzyl) chromanone　5- 羟基 -7, 8- 二甲氧基 -6- 甲基 -3-(3′, 4′- 二羟苄基) 色原酮

5-hydroxy-7, 8-dimethoxyflavanone　5- 羟基 -7, 8- 二甲氧基黄烷酮

5-hydroxy-7, 8-dimethoxyflavanone-(2*R*)-5-*O*-β-D-glucopyranoside　5- 羟基 -7, 8- 二甲氧基黄烷酮 -(2*R*)-5-*O*-β-D- 吡喃葡萄糖苷

5-hydroxy-7, 8-dimethoxyflavanone-5-*O*-α-L-rhamnopyanoside　5- 羟基 -7, 8- 二甲氧基黄烷酮 -5-*O*-α-L- 吡喃鼠李糖苷

(2*R*)-5-hydroxy-7, 8-dimethoxyflavanone-5-*O*-β-D-glucopyranoside　(2*R*)-5- 羟基 -7, 8- 二甲氧基黄烷酮 -5-*O*-β-D- 吡喃葡萄糖苷

5-hydroxy-7, 8-dimethoxyflavone　5- 羟基 -7, 8- 二甲氧基黄酮

1β-hydroxy-7, 9-dideacetyl baccatin Ⅰ　1β- 羟基 -7, 9- 二去乙酰基巴卡亭 Ⅰ

6-hydroxy-7-[*O*-α-L-rhamnosyl-(1 → 6)-*O*-β-D-glucoside] coumarin　6- 羟基 -7-[*O*-α-L- 鼠李糖基 -(1 → 6)-*O*-β-D- 葡萄糖苷] 香豆素

2-hydroxy-7-carboxy-1-methyl-5-vinyl phenanthrene　2- 羟基 -7- 羧基 -1- 甲基 -5- 乙烯基菲

2-hydroxy-7-carboxy-1-methyl-5-vinyl-9, 10-dihydrophenanthrene　2- 羟基 -7- 羧基 -1- 甲基 -5- 乙烯基 -9, 10- 二氢菲

7α-hydroxy-7-deoxoganoderic acid AP methyl ester　7α- 羟基 -7- 去氧亚基灵芝酸 AP 甲酯

(2*S*)-6-(7-hydroxy-7-dimethyl octyl-2-en)-5, 7, 4′-trihydroxy-3′, 5′-dimethoxyflavanone　(2*S*)-6-(7- 羟基 -7- 二甲基辛基 -2- 烯)-5, 7, 4′- 三羟基 -3′, 5′- 二甲氧基黄烷酮

(3*R*, 5*R*, 7*Z*)-3-hydroxy-7-en-δ-decanolactone　(3*R*, 5*R*, 7*Z*)-3- 羟基 -7- 烯 -δ- 癸内酯

8-hydroxy-7-epipinoresinol　8- 羟基 -7- 表松脂素 (8- 羟基 -7- 表松脂酚)

1-hydroxy-7-hydroxymethyl anthraquinone　1- 羟基 -7- 羟甲基蒽醌

1-hydroxy-7-hydroxymethyl-1, 4a, 5, 7a-tetrahydrocyclopenta[*c*]pyran-4-carbaldehyde　1- 羟基 -7- 羟甲基 -1, 4a, 5, 7a- 四氢化环戊 [*c*] 吡喃 -4- 甲醛

2-hydroxy-7-hydroxymethyl-1-methyl-5-vinyl-9, 10-dihydrophenanthrene　2- 羟基 -7- 羟甲基 -1- 甲基 -5- 乙烯基 -9, 10- 二氢菲

2-hydroxy-7-hydroxymethyl-3-methoxyanthraquinone　2- 羟基 -7- 羟甲基 -3- 甲氧基蒽醌

15-hydroxy-7-labd-en-17-oic acid　15- 羟基 -7- 半日花烯 -17- 酸

2-hydroxy-7-methoxy-2*H*-1, 4-benzoxazin-3 (4*H*)-one　2- 羟基 -7- 甲氧基 -2*H*-1, 4- 苯并噁嗪 -3 (4*H*)- 酮

2-[2-hydroxy-7-methoxy-1, 4 (2*H*)-benzoxazin-3 (4*H*)-one]-β-D-glucopyranoside　2-[2- 羟基 -7- 甲氧基 -1, 4 (2*H*)- 苯并噁嗪 -3 (4*H*)- 酮]-β-D- 吡喃葡萄糖苷

2-hydroxy-7-methoxy-1, 4-benzoxazin-3-one　2- 羟基 -7- 甲氧基 -1, 4- 苯并噁嗪 -3- 酮

2-(2-hydroxy-7-methoxy-1, 4-benzoxazin-3-one)-β-D-glucoside　2-(2- 羟基 -7- 甲氧基 -1, 4- 苯并噁嗪 -3- 酮)-β-D- 葡萄糖苷

2-hydroxy-7-methoxy-1, 8-dimethyl-5-vinyl-9, 10-dihydrophenanthrene　2- 羟基 -7- 甲氧基 -1, 8- 二甲基 -5- 乙烯基 -9, 10- 二氢菲

4-hydroxy-7-methoxy-2*H*-1, 4-benzoxazin-3 (4*H*)-one-2-*O*-β-D-glucopyranoside　4- 羟基 -7- 甲氧基 -2*H*-1, 4- 苯并噁嗪 -3 (4*H*)- 酮 -2-*O*-β-D- 吡喃葡萄糖苷

5-hydroxy-7-methoxy-2-isopropyl chromone　5- 羟基 -7- 甲氧基 -2- 异丙基色原酮

5-hydroxy-7-methoxy-2-methyl-4-dihydrochromone　5- 羟基 -7- 甲氧基 -2- 甲基 -4- 二氢色原酮

5-hydroxy-7-methoxy-2-tritriacontyl-4*H*-benzopyran-4-one 5-羟基-7-甲氧基-2-三十三烷基-4*H*-苯并吡喃-4-酮

(3*R*)-5-hydroxy-7-methoxy-3-(2′-hydroxy-4′-methoxybenzyl) chroman-4-one (3*R*)-5-羟基-7-甲氧基-3-(2′-羟基-4′-甲氧基苄基)色烷-4-酮

6-hydroxy-7-methoxy-3-(4′-hydroxybenzyl) chromane 6-羟基-7-甲氧基-3-(4′-羟苄基)色原烷

5-hydroxy-7-methoxy-3′, 4′-methylenedioxyisoflavone 5-羟基-7-甲氧基-3′, 4′-二氧亚甲基异黄酮

1-hydroxy-7-methoxy-3-methyl anthraquinone 1-羟基-7-甲氧基-3-甲基蒽醌

5-hydroxy-7-methoxy-3-methyl chromen-4-one 5-羟基-7-甲氧基-3-甲基色原烷-4-酮

10-hydroxy-7-methoxy-3-methyl-1*H*-naphtho[2, 3-*c*]pyran-1-one 10-羟基-7-甲氧基-3-甲基-1*H*-萘[2, 3-*c*]吡喃-1-酮

8-hydroxy-7-methoxy-5-methyl-2, 3-methylenedioxybenzo[*c*]phenanthridin-6 (5*H*)-one 8-羟基-7-甲氧基-5-甲基-2, 3-亚甲二氧基苯并[*c*]菲啶-6 (5*H*)-酮

5-hydroxy-7-methoxy-6, 8-dimethyl-3-(2′-hydroxy-4′-methoxybenzyl) chroman-4-one 5-羟基-7-甲氧基-6, 8-二甲基-3-(2′-羟基-4′-甲氧基苄基)色烷-4-酮

(2*S*)-5-hydroxy-7-methoxy-8-[(*E*)-3-oxo-1-butenyl] flavanone (2*S*)-5-羟基-7-甲氧基-8-[(*E*)-3-氧亚基-1-丁烯基]黄烷酮

5-hydroxy-7-methoxy-8-methyl flavanone 5-羟基-7-甲氧基-8-甲基黄烷酮

1-hydroxy-7-methoxyacridone 1-羟基-7-甲氧基吖啶酮

5-hydroxy-7-methoxychromone 5-羟基-7-甲氧基色原酮

6-hydroxy-7-methoxycoumarin 6-羟基-7-甲氧基香豆素

(2*S*)-4′-hydroxy-7-methoxyflavan (2*S*)-4′-羟基-7-甲氧基黄烷

4-hydroxy-7-methoxyflavane 4-羟基-7-甲氧基黄烷

5-hydroxy-7-methoxyflavone (tectochrysin) 5-羟基-7-甲氧基白杨素(杨芽素、杨芽黄素、柚木柯因)

5-hydroxy-7-methoxyindan-1-spiro-cyclohexane 5-羟基-7-甲氧基-1, 2-二氧化茚烷-1-螺环己烷

1-hydroxy-7-methoxyxanthone (euxanthone-7-methyl ether) 1-羟基-7-甲氧基叫酮(优叫酮-7-甲醚)

6-hydroxy-7-methyl esculetin 6-羟基-7-甲基七叶树内酯(6-羟基-7-甲基马栗树皮素)

6-hydroxy-7-methyl hexahydrocyclopenta[*c*]pyran-3-one 6-羟基-7-甲基六氢环戊[*c*]吡喃-3-酮

(4a*S*, 7*S*, 7a*R*)-7-hydroxy-7-methyl-1, 4a, 5, 6, 7, 7a-hexahydrocyclopenta[*c*]pyran-4-carboxylic acid methyl ester (4a*S*, 7*S*, 7a*R*)-7-羟基-7-甲基-1, 4a, 5, 6, 7, 7a-六氢环戊[*c*]吡喃-4-甲酸甲酯

2-hydroxy-7-methyl-3-methoxyanthraquinone 2-羟基-7-甲基-3-甲氧基蒽醌

6′-hydroxy-7-*O*-7′-dicoumarin 6′-羟基-7-*O*-7′-双香豆素

2-hydroxy-7-*O*-methyl scillascillin 2-羟基-7-*O*-甲基绵枣儿素

2-{4-hydroxy-7-oxabicyclo[2.2.1] heptanyl }acetic acid 2-{4-羟基-7-氧代双环[2.2.1]庚烷基}乙酸

3β-hydroxy-7-oxo-5α-lanost-8, (24*E*)-dien-26-oic acid 3β-羟基-7-氧亚基-5α-羊毛脂-8, (24*E*)-二烯-26-酸

13β-hydroxy-7-oxoabiet-8 (14)-en-19, 6β-olide 13β-羟基-7-氧亚基松香-8 (14)-烯-19, 6β-内酯

6α-hydroxy-7-oxoferruginol 6α-羟基-7-氧亚基铁锈醇(6α-羟基-7-氧亚基锈色罗汉松酚)

18-hydroxy-7-oxolabd-8 (9), (13*E*)-dien-15-oic acid 18-羟基-7-氧亚基半日花-8 (9), (13*E*)-二烯-15-酸

1-hydroxy-7-phenylhept-2-en-4, 6-diyne 1-羟基-7-苯基庚-2-烯-4, 6-二炔

6β-hydroxy-7α-16-acetoxyroyleanone 6β-羟基-7α-16-乙酰氧基罗列酮

3α-hydroxy-7α-eremophila-9, (11*E*)-dien-8-one-12-*O*-β-D-glucopyranoside 3α-羟基-7α-佛术-9, (11*E*)-二烯-8-酮-12-*O*-β-D-吡喃葡萄糖苷

6β-hydroxy-7α-ethoxy-16-acetoxyroyleanone 6β-羟基-7α-乙氧基-16-乙酰氧基罗氏旋覆花酮(6β-羟基-7α-乙氧基-16-乙酰氧基总状土木香醌)

3β-hydroxy-7α-ethoxy-24β-ethyl cholest-5-ene 3β-羟基-7α-羟乙基-24β-乙基胆甾-5-烯

1β-hydroxy-7α*H*, 11α*H*-eudesm-4 (15)-en-12, 8β-lactone 1β-羟基-7α*H*, 11α*H*-桉叶-4 (15)-烯-12, 8β-内酯

(22*R*)-27-hydroxy-7α-methoxy-1-oxo-witha-3, 5, 24-trienolide (22*R*)-27-羟基-7α-甲氧基-1-氧亚基睡茄-3, 5, 24-三烯内酯

(22*R*)-27-hydroxy-7α-methoxy-1-oxo-witha-3, 5, 24-trienolide-27-*O*-β-D-glucopyranoside (22*R*)-27-羟基-7α-甲氧基-1-氧亚基睡茄-3, 5, 24-三烯内酯-27-*O*-β-D-吡喃葡萄糖苷

1α-hydroxy-7β-(4-methyl senecioyloxy) oplopa-3 (14) *Z*, 8 (10)-dien-2-one 1α-羟基-7β-(4-甲基千里光酰氧基)日本刺参萜-3 (14) *Z*, 8 (10)-二烯-2-酮

(23*S*)-3β-hydroxy-7β, 23-dimethoxycucurbit-5, 24-dien-19-al (23*S*)-3β-羟基-7β, 23-二甲氧基葫芦-5, 24-二烯-19-醛

(23*E*)-3β-hydroxy-7β, 25-dimethoxycucurbit-5, 23-dien-19-al (23*E*)-3β- 羟基 -7β, 25- 二甲氧基葫芦 -5, 23- 二烯 -19- 醛

3β-hydroxy-7β, 25-dimethoxycucurbita-5, (23*E*)-dien-19-al 3β- 羟基 -7β, 25- 二甲氧基葫芦 -5, (23*E*)- 二烯 -19- 醛

3β-hydroxy-7β, 25-dimethoxycucurbita-5, (23*E*)-diene 3β- 羟基 -7β, 25- 二甲氧基葫芦 -5, (23*E*)- 二烯

1β-hydroxy-7β-deacetyoxy-7α-hydroxybaccatin Ⅰ 1β- 羟基 -7β- 去乙酰氧基 -7α- 羟基浆果赤霉素Ⅰ

3β-hydroxy-7β-eremophil-9, 11-dien-8-one-12-*O*-β-D-glucopyranoside 3β- 羟基 -7β- 佛术 -9, 11- 二烯 -8- 酮 -12-*O*-β-D- 吡喃葡萄糖苷

3α-hydroxy-7β-eremophila-9, (11*E*)-dien-8-one-12-*O*-β-D-glucopyranoside 3α- 羟基 -7β- 佛术 -9, (11*E*)- 二烯 -8- 酮 -12-*O*-β-D- 吡喃葡萄糖苷

3α-hydroxy-7β-eremophila-9, (11*E*)-dien-8-one-12-*O*-β-D-glucopyranosyl-(1 → 6)-*O*-β-D-glucopyranoside 3α- 羟基 -7β- 佛术 -9, (11*E*)- 二烯 -8- 酮 -12-*O*-β-D- 吡喃葡萄糖基 -(1 → 6)-*O*-β-D- 吡喃葡萄糖苷

3α-hydroxy-7β-eremophila-9, (11*E*)-dien-8-one-3, 12-di-*O*-β-D-glucopyranoside 3α- 羟基 -7β- 佛术 -9, (11*E*)- 二烯 -8- 酮 -3, 12- 二 -*O*-β-D- 吡喃葡萄糖苷

(14*R*)-hydroxy-7β-isovaleroyloxyoplopa-8 (10)-en-2-one (14*R*)- 羟基 -7β- 异戊酰氧基日本刺参萜 -8 (10)- 烯 -2- 酮

3β-hydroxy-7β-methoxycucurbita-5, (23*E*) 25-trien-19-al 3β- 羟基 -7β- 甲氧基葫芦 -5, (23*E*) 25- 三烯 -19- 醛

11-hydroxy-8 (17), (12*E*)-labd-dien-15, 16-dial-11, 15-hemiacetal 11- 羟基 -8 (17), (12*E*)- 半日花二烯 -15, 16- 二醛 -11, 15- 半缩醛

15-hydroxy-8 (17), (13*E*)-labd-diene 15- 羟基 -8 (17), (13*E*)- 半日花二烯

19-hydroxy-8 (17), 13-labdadien-15, 16-olide 19- 羟基 -8 (17), 13- 半日花二烯 -15, 16- 内酯

7-hydroxy-8-(2′, 3′-dihydroxy-3′-methyl-butyl) coumarin 7- 羟基 -8-(2′, 3′- 二羟基 -3′- 甲基丁基) 香豆素

(1*R*, 9*S*, 10*S*)-10-hydroxy-8-(2′, 4′-diynehexylidene)-9-isovaleryloxy-2, 7-dioxaspiro[5.4]decane (1*R*, 9*S*, 10*S*)-10- 羟基 -8-(2′, 4′- 二炔己亚基)-9- 异戊酰氧基 -2, 7- 二氧杂螺 [5.4] 癸烷

1-hydroxy-8-(2-hydroxy-3-methylbut-3-enyl)-3, 6, 7-trimethoxy-2-(3-methylbut-2-enyl) xanthone 1- 羟基 -8-(2- 羟基 -3- 甲基丁 -3- 烯基)-3, 6, 7- 三甲氧基 -2-(3- 甲基丁 -2- 烯基) 呫吨酮

5-hydroxy-8-(3′, 3′-dimethyl allyl) psoralen (demethyl furopinnarin) (5- 羟基 -8-(3′, 3′- 二甲烯丙基) 补骨脂素 [8-(3′, 3′- 二甲烯丙基)-5- 去甲香柑内酯]

5-hydroxy-8-(3′-methyl-2′-butenyl) furocoumarin 5- 羟基 -8-(3′- 甲基 -2′- 丁烯基) 呋喃香豆素

9-hydroxy-8, 10-dehydrothymol 9- 羟基 -8, 10- 脱氢麝香草酚

9-hydroxy-8, 10-epoxythymol-3-*O*-tiglate 9- 羟基 -8, 10- 环氧麝香草酚 -3-*O*- 巴豆酸酯

12-hydroxy-8, 11, 13-abietatrien-19-al 12- 羟基 -8, 11, 13- 冷杉三烯 -19- 醛

13-hydroxy-8, 11, 13-podocatpatrien-18-oic acid 13- 羟基 -8, 11, 13- 罗汉松三烯 -18- 酸

7β-hydroxy-8, 13-abietadien-11, 12-dione 7β- 羟基 -8, 13- 松香二烯 -11, 12- 二酮

5-hydroxy-8, 2′-dimethoxyflavone-7-*O*-β-D-glucopyranoside 5- 羟基 -8, 2′- 二甲氧基黄酮 -7-*O*-β-D- 吡喃葡萄糖苷

8α-hydroxy-8, 30-dihydroangolensic acid methyl ester 8α- 羟基 -8, 30- 二氢安哥拉内雄楝酸甲酯

7-hydroxy-8, 4′-dimethoxyisoflavone 7- 羟基 -8, 4′- 二甲氧基异黄酮

4-hydroxy-8, 9-(*E*)-sphingosine-2′-hydroxy-*n*-docosane carboxamide ～ *n*-hexadecane carboxamide 4- 羟基 -8, 9-(*E*)- 鞘氨醇 -2′- 羟基 - 正二十二～正二十六烷甲酰胺

10-hydroxy-8, 9-dihydrothymol 10- 羟基 -8, 9- 二氢麝香草酚

3-hydroxy-8, 9-dimethoxycoumestan 3- 羟基 -8, 9- 二甲氧基香豆雌烷

10-hydroxy-8, 9-dioxyisopropylidene thymol 10- 羟基 -8, 9- 二氧异亚丙基麝香草酚

(+)-3-hydroxy-8, 9-methylenedioxypterocarpan (+)-3- 羟基 -8, 9- 二氧亚甲基紫檀碱

4-hydroxy-8-acetoxyguaia-1 (2), 9 (10)-dien-6, 12-olide 4- 羟基 -8- 乙酰氧基愈创木 -1 (2), 9 (10)- 二烯 -6, 12- 内酯

2-hydroxy-8-carboxy-1-methyl-5-vinyl-9, 10-dihydrophenanthrene 2- 羟基 -8- 羧基 -1- 甲基 -5- 乙烯基 -9, 10- 二氢菲

3-hydroxy-8-*C*-prenyl naringenin 3- 羟基 -8-*C*- 异戊烯基柚皮素

10-hydroxy-8-decenoic acid 10- 羟基 -8- 癸烯酸

2β-hydroxy-8-deoxy-11α, 13-dihydrorupicolins A, B 2β- 羟基 -8- 脱氧 -11α, 13- 二氢岩生三裂蒿素 A、B

H

(5*S*, 7*S*, 8*S*, 9*S*)-7-hydroxy-8-isovaleroyloxy-$\Delta^{4,11}$-dihydronepetalactone (5*S*, 7*S*, 8*S*, 9*S*)-7- 羟基 -8- 异戊酰氧基 -$\Delta^{4,11}$- 二氢假荆芥内酯

7-hydroxy-8-methoxy-3-(4′-methoxybenzylidene) chroman-4-one 7- 羟基 -8- 甲氧基 -3-(4′- 甲氧基亚苄基) 色原烷 -4- 酮

7-hydroxy-8-methoxycoumarin 7- 羟基 -8- 甲氧基香豆素

5-hydroxy-8-methoxypsoralen 5- 羟基 -8- 甲氧基补骨脂素

3′-hydroxy-8-methoxyvestitol 3′- 羟基 -8- 甲氧基维斯体素

3′-hydroxy-8-*O*-methyl retusin 3′- 羟基 -8-*O*- 甲基巴拿马黄檀异黄酮

1β-hydroxy-8-oxo-11-nor-11-hydroxyeremophila-6, 9-diene 1β- 羟基 -8- 氧亚基 -11- 去甲 -11- 羟基荒漠木 -6, 9- 二烯

16-hydroxy-8-oxohexadecyl tetradecanoate 16- 羟基 -8- 氧亚基十六烷基十四酸酯

6-hydroxy-8-*O*-α-L-rhamnosyl-β-sorigenin 6- 羟基 -8-*O*-α-L- 鼠李糖基 -β- 苏里苷元

(4β*H*)-5α-hydroxy-8α-(2-methyl propenoyloxy)-1 (10), 11 (13)-guaiadien-12, 6α-olide (4β*H*)-5α- 羟基 -8α-(2- 甲基丙烯酰氧基)-1 (10), 11 (13)- 愈创木二烯 -12, 6α- 内酯

3β-hydroxy-8β-(4′-hydroxytigloyloxy) costunolide 3β-羟基 -8β-(4′- 羟基惕各酰氧基) 木香烯内酯

1β-hydroxy-8β-acetoxycostic acid methyl ester 1β- 羟基 -8β- 乙酰氧基木香酸甲酯

1β-hydroxy-8β-acetoxyisocostic acid methyl ester 1β-羟基 -8β- 乙酰氧基异木香酸甲酯

15-hydroxy-8β-isobutyryloxy-14-oxomelampolide 15-羟基 -8β- 异丁酰氧基 -14- 氧亚基买兰坡草内酯

14-hydroxy-8β-isobutyryloxy-1β, 10α-epoxycostunolide 14- 羟基 -8β- 异丁酰氧基 -1β, 10α- 环氧木香烯内酯

9β-hydroxy-8β-isobutyryloxy-1β, 10α-epoxycostunolide 9β- 羟基 -8β- 异丁酰氧基 -1β, 10α- 环氧木香烯内酯

14-hydroxy-8β-isobutyryloxycostunolide 14- 羟基 -8β-异丁酰氧基木香烯内酯

9β-hydroxy-8β-isobutyryloxycostunolide 9β- 羟基 -8β-异丁酰氧基木香烯内酯

9α-hydroxy-8β-isovalerianyloxycalyculatolide 9α- 羟基 -8β- 异戊酰基氧基毛果翼核果内酯

9α-hydroxy-8β-methacryloxy-14-oxo-acanthospermolide 9α- 羟基 -8β- 甲基丙烯酰氧基 -14- 氧亚基刺苞菊内酯

9β-hydroxy-8β-methacryloxycostunolide 9β- 羟基 -8β-甲基丙烯酰氧基木香烃内酯

1-hydroxy-9 (10*H*)-acridinone 1- 羟基 -9 (10*H*)- 吖啶酮

ent-1β-hydroxy-9 (11), 16-kaurdien-15-one 对映 -1β-羟基 -9 (11), 16- 贝壳杉二烯 -15- 酮

(3*R*, 4*S*, 5*R*, 7*S*, 9*R*)-3-hydroxy-9-(3-methyl butenoyloxy) solavetivone (3*R*, 4*S*, 5*R*, 7*S*, 9*R*)-3- 羟基 -9-(3- 甲基丁烯酰氧基) 马铃薯螺二烯酮

{3-hydroxy-9-(4′-hydroxy-3′-methoxyphenyl)-11-methoxy-5, 6, 9, 10-tetrahydrophenanthro[2, 3-*b*]furan-10-yl}methyl acetate {3- 羟基 -9-(4′- 羟基 -3′- 甲氧苯基)-11- 甲氧基 -5, 6, 9, 10- 四氢菲并 [2, 3-*b*] 呋喃 -10- 基 } 乙酸甲酯

8-hydroxy-9, 10-diisobutyryloxythymol 8- 羟基 -9, 10-二异丁酰氧基麝香草酚

7-hydroxy-9, 10-dimethoxy-2-*O*-acetyl phenanthrene-3, 4-dione 7- 羟基 -9, 10- 二甲氧基 -2-*O*- 乙酰基菲 -3, 4- 二酮

13-hydroxy-9, 11-hexadecadienoic acid 13- 羟基 -9, 11-十六碳二烯酸

13-hydroxy-9, 11-octadecadienoic acid 13- 羟基 -9, 11-十八碳二烯酸

(12*R*, 9*Z*, 13*E*, 15*Z*)-12-hydroxy-9, 13, 15-octadecatrienoic acid (12*R*, 9*Z*, 13*E*, 15*Z*)-12- 羟基 -9, 13, 15- 十八碳三烯酸

(9*Z*, 16*S*)-16-hydroxy-9, 17-octadecadien-12, 14-diynoic acid (9*Z*, 16*S*)-16- 羟基 -9, 17- 十八碳二烯 -12, 14-二炔酸

25-hydroxy-9, 19-cycloart-22-en-3-one 25- 羟基 -9, 19-环阿庭 -22- 烯 -3- 酮

8-hydroxy-9-angeloyloxythymol 8- 羟基 -9- 当归酰氧基麝香草酚

9α-hydroxy-9-aristolenone 9α- 羟基 -9- 马兜铃烯酮

7-hydroxy-9-hydroxymethyl-3-oxo-bicyclo[4.3.0]-8-nonene 7- 羟基 -9- 羟甲基 -3- 氧亚基双环 [4.3.0]-8- 壬烯 (玄参环醚)

(3*R*, 4*S*, 5*R*, 7*S*, 9*R*)-3-hydroxy-9-isobutanoyl solavetivone (3*R*, 4*S*, 5*R*, 7*S*, 9*R*)-3- 羟基 -9- 异丁酰基马铃薯螺二烯酮

3-hydroxy-9-methoxy-6*H*-benzofuran[3, 2-*c*]benzopyran-6-one 3- 羟基 -9- 甲氧基 -6*H*- 苯并呋喃 [3, 2-*c*] 苯并吡喃 -6- 酮

3-hydroxy-9-methoxycoumestan 3- 羟基 -9- 甲氧基香豆雌烷

3-hydroxy-9-methoxypterocarp-6α-ene 3- 羟基 -9- 甲氧基紫檀烷 -6α- 烯

1, 3-hydroxy-9-methoxypterocarpan 1, 3- 羟基 -9- 甲氧基紫檀碱

L-3-hydroxy-9-methoxypterocarpan L-3- 羟基 -9- 甲氧基紫檀碱

10-hydroxy-9-methyl-15-oxo-20-norkaur-16-en-18-oic acid γ-lactone 10- 羟基 -9- 甲基 -15- 氧亚基 -20- 去甲贝壳杉 -16- 烯 -18- 酸 γ- 内酯

(3β, 9β, 10α, 24*R*)-24-hydroxy-9-methyl-19-norlanost-5-en-11-one (3β, 9β, 10α, 24*R*)-24- 羟基 -9- 甲基 -19- 去甲羊毛脂 -5- 烯 -11- 酮

(3β, 9β, 10α, 24*R*)-24-hydroxy-9-methyl-19-norlanost-5-ene (3β, 9β, 10α, 24*R*)-24- 羟基 -9- 甲基 -19- 去甲羊毛脂 -5- 烯

(7*R*, 8*R*)-4-hydroxy-9′-*O*-(α-L-rhamnopyranosyl)-3, 3′, 5′-trimethoxy-8-*O*-4′-neolignan (7*R*, 8*R*)-4- 羟基 -9′-*O*-(α-L- 吡喃鼠李糖基)-3, 3′, 5′- 三甲氧基 -8-*O*-4′- 新木脂素

(7*R*, 8*S*)-4-hydroxy-9′-*O*-(α-L-rhamnopyranosyl)-3, 3′, 5′-trimethoxy-8-*O*-4′-neolignan (7*R*, 8*S*)-4- 羟基 -9′-*O*-(α-L- 吡喃鼠李糖基)-3, 3′, 5′- 三甲氧基 -8-*O*-4′- 新木脂素

8-hydroxy-9-*O*-angeloyl-10-*O*-acetyl thymol 8- 羟基 -9-*O*- 当归酰基 -10-*O*- 乙酰基麝香草酚

(3*R*, 4*S*, 5*R*, 7*S*, 9*R*)-3-hydroxy-9-tigloyloxysolavetivone (3*R*, 4*S*, 5*R*, 7*S*, 9*R*)-3- 羟基 -9- 惕各酰基氧代马铃薯螺二烯酮

11-hydroxy-9-tridecenoic acid 11- 羟基 -9- 十三烯酸

15-hydroxy-9α-acetoxy-8β-isobutyryloxy-14-oxomelampolide 15- 羟基 -9α- 乙酰氧基 -8β- 异丁酰氧基 -14- 氧亚基买兰坡草内酯 (15- 羟基 -9α- 乙酰氧基 -8β- 异丁酰氧基 -14- 氧代黑足菊内酯)

8β-hydroxy-9α-methacryloxy-14-oxo-acanthospermolide 8β- 羟基 -9α- 异丁烯酰氧 -14- 氧亚基刺苞菊内酯

8β-hydroxy-9β-(2-methyl butyryloxy)-14-oxo-acanthospermolide 8β- 羟基 -9β-(2- 甲基丁酰氧基)-14- 氧亚基刺苞菊内酯

4α-hydroxy-9β, 10β-epoxy-1β*H*, 5α*H*-guai-11 (13)-en-8α, 12-olide 4α- 羟基 -9β, 10β- 环氧 -1β*H*, 5α*H*- 愈创木 -11 (13)- 烯 -8α, 12- 内酯

7-*O*-13β-hydroxyabiet-8 (14)-en-8-oic acid 7-*O*-13β- 羟基松香 -8 (14)- 烯 -18- 酸

7α-hydroxyabieta-8, 11, 13, 15-tetraen-18-oic acid 7α- 羟基松香 -8, 11, 13, 15- 四烯 -18- 酸

14-hydroxy-abieta-8, 11, 13-trien-3-one (triptonoterpene) 14- 羟基松香 -8, 11, 13- 三烯 -3- 酮 (雷酚萜)

3β-hydroxyabieta-8, 11, 13-trien-7-one 3β- 羟基松香 -8, 11, 13- 三烯 -7- 酮

12-hydroxyabietic acid 12- 羟基松香酸

15-hydroxyabietic acid 15- 羟基松香酸

7′-hydroxyabscisic acid 7′- 羟基脱落酸

(1′*S*, 6′*R*)-8′-hydroxyabscisic acid-β-D-glucoside (1′*S*, 6′*R*)-8′- 羟基脱落酸 -β-D- 葡萄糖苷 [(1′*S*, 6′*R*)-8′- 羟基落叶酸 -β-D- 葡萄糖苷]

N-hydroxyacetamide *N*- 羟基乙酰胺

hydroxyacetic acid (glycolic acid) 羟基乙酸 (甘醇酸、乙醇酸)

3-hydroxyacetophenone 3- 羟基苯乙酮

o-hydroxyacetophenone 邻羟基苯乙酮

p-hydroxyacetophenone (*p*-acetyl phenol, 4-hydroxyacetophenone, 4-acetyl phenol) 对羟基苯乙酮 (4- 羟基苯乙酮、对乙酰基苯酚)

4-hydroxyacetophenone neoastilbin 4- 羟基苯乙酮新落新妇苷

p-hydroxyacetophenone-*O*-β-D-glucopyranoside 对羟基苯乙酮 -*O*-β-D- 吡喃葡萄糖苷

3-hydroxyacetoxytropane 3- 羟基乙酰氧基托品烷

10-hydroxyacetyl baccatin Ⅵ 10- 羟基乙酰基浆果赤霉素Ⅵ

12β-hydroxyacetyl fawcettidine 12*β*- 羟基乙酰法氏石松定碱

5-hydroxyacetyl gluroside 5- 羟基乙酰鼬瓣花次苷

3-hydroxyacetyl indole 3- 羟基乙酰基吲哚

14α-hydroxyacetyl pinnasterol 14α- 羟基乙酰基羽状凹顶藻甾醇

5-hydroxyacetyl propanoic acid 5- 羟基乙酰丙酸

hydroxyacetyl propanoic acid 羟基乙酰丙酸

3-(2′-hydroxyacetyl) indole 3-(2′- 羟基乙酰基) 吲哚

10-hydroxyaconitine (aconifine) 10- 羟基乌头碱 (乌头芬碱)

2-hydroxyacorenone 2- 羟基菖蒲螺烯酮

1-hydroxyacoronene 1- 羟基菖蒲螺酮烯

1-hydroxyacridone 1- 羟基吖啶酮

13-hydroxyactara-2, 6, 8-trien-5-oic acid γ-lactone [2 (3)-8 (9)-bisanhydrolactarorufin A] 13- 羟基乳菇 -2, 6, 8- 三烯 -5- 酸 γ- 内酯 [2 (3)-8 (9)- 双脱水淡红乳菇素 A]

22-hydroxyacuminatine 22- 羟基旱莲木碱

hydroxyadiantone 羟基铁线蕨酮

5-hydroxyaeginetic acid　5- 羟基野菰酸

seco-hydroxyaeginetic acid　开环羟基野菰酸

6-*O*-*seco*-hydroxyaeginetoyl ajugol　6-*O*- 开环羟基野菰内酯基筋骨草醇

9β-hydroxyageraphorone　9β- 羟基紫茎泽兰酮

17-hydroxyagrostistachin　17- 羟基翦股颖素

12-hydroxyajmaline　12- 羟基西萝芙木碱 (12- 羟基萝芙木碱)

15-hydroxyajubractin C　15- 羟基九味一枝蒿素 C

4-hydroxyalangifolioside　4- 羟基瓜木叶苷

2α-hydroxyalantolactone　2α- 羟基土木香内酯

2α-hydroxyaleuritolic acid *p*-hydroxybenzoate　对羟基苯甲酸 2α- 羟基木油树酸酯

2α-hydroxyaleuritolic acid-3-*p*-hydroxybenzoate　2α- 羟基石栗萜酸 -3- 对羟基苯甲酸酯

hydroxyaliphatic acid ester　羟基脂族酸酯

16β-hydroxyalisol B monoacetate　16β- 羟基泽泻醇 B 单乙酸酯

16β-hydroxyalisol B-23-acetate　16β- 羟基泽泻醇 B-23-乙酸酯

20-hydroxyalisol C　20- 羟基泽泻醇 C

5-hydroxyalizarin methyl ether　5- 羟基茜素甲醚

5-hydroxyalizarin-L-methyl ether　5- 羟基茜素 -L- 甲醚

4-hydroxyallyl benzene-4-*O*-β-D-glucopyranoside　4-羟基烯丙基苯 -4-*O*-β-D- 吡喃葡萄糖苷

6-hydroxyaloe-emodin　6- 羟基芦荟大黄素

10-hydroxyaloin　10- 羟基芦荟大黄素苷 (10- 羟基芦荟素)

7-hydroxyaloin　7- 羟基芦荟大黄素苷

5-hydroxyaloin A　5- 羟基芦荟大黄素苷 A

5-hydroxyaloin A-6′-*O*-acetate　5- 羟基芦荟大黄素苷 A-6′-*O*- 乙酸酯

6-hydroxyalpinolide　6- 羟基山姜内酯

9-hydroxyalpinolide　9- 羟基山姜内酯

hydroxyalpinumisoflavone　羟基高山金莲花素

N-hydroxyamide (hydroxamic acid)　*N*- 羟基酰胺 (羟氨酸、异羟肟酸、羟氨基替酸)

hydroxyamine picrate　苦味酸羟胺

4-(hydroxyamino) phenol　4-(羟基氨基) 苯酚

(+)-7-hydroxyaminostearic acid　(+)-7- 羟基氨基硬脂酸

12α-hydroxyamoorastatin　12α- 羟基崖摩抑素 (12α-羟基大叶山楝抑素)

12-hydroxyamoorastatin　12- 羟基崖摩抑素 (12- 羟基大叶山楝抑素)

12-hydroxyamoorastatone　12- 羟基山楝酮 (12- 羟基崖摩抑酮)

12α-hydroxyamoorastatone　12α- 羟基山楝酮 (12α- 羟基崖摩抑酮)

12-hydroxyamoorastin　12- 羟基山楝素

10α-hydroxyamorphan-4-en-3-one　10α- 羟基紫穗槐烷 -4- 烯 -3- 酮

12α-hydroxyamorphin　12α- 羟基紫穗槐醇苷

12α-hydroxyamorphygenin　12α- 羟基紫穗槐醇苷元

2b-hydroxyampelopsin F　2b- 羟基蛇葡萄素 F

(12*R*, 13*R*)-hydroxyandrographolide　(12*R*, 13*R*)- 羟基穿心莲内酯

(12*S*)-hydroxyandrographolide　(12*S*)- 羟基穿心莲内酯

(12*S*, 13*S*)-hydroxyandrographolide　(12*S*, 13*S*)- 羟基穿心莲内酯

14-hydroxyandrost-4, 6, 15-trien-3, 17-dione　14- 羟基雄甾 -4, 6, 15- 三烯 -3, 17- 二酮

3β-hydroxyandrost-5-en-17-one　3β- 羟基雄甾 -5- 烯 -17- 酮

6′-hydroxyangelicain　6′- 羟基当归因

2-hydroxyangustidienolide　2- 羟基奥古雪松二烯内酯

10-hydroxyangustine　10- 羟基狭花马钱碱

(1*R*, 7*R*, 10*R*, 11*R*)-12-hydroxyanhuienosol　(1*R*, 7*R*, 10*R*, 11*R*)-12- 羟基安徽银莲花烯醇

(+)-3-hydroxyanhydrolycorine *N*-oxide　(+)-3- 羟基脱水石蒜碱 *N*- 氧化物

hydroxyanigorufone　羟基红花袋鼠爪酮

hydroxyanisole (mequinol)　对羟基茴香醚 (对甲氧酚)

3-hydroxyanisotine　3- 羟基安尼索碱 (3- 羟基异唇爵床碱)

(2′*R*)-hydroxyanneaquinol　(2′*R*)- 羟基厚皮树醌酚

1-hydroxyanthraquinone　1- 羟基蒽醌

2-hydroxyanthraquinone　2- 羟基蒽醌

α-hydroxyanthraquinone　α- 羟基蒽醌

3-hydroxy-anthrenilic acid-*O*-β-glucoside　3- 羟基蒽醌烯酸 -*O*-β- 葡萄糖苷

3β-hydroxyanticopalic acid　3β- 羟基古巴香脂树酸

6-hydroxyantirrhinoside　6- 羟基金鱼草诺苷

14-hydroxyantofine　14- 羟基安托芬

(–)-(10β, 13aα)-14β-hydroxyantofine *N*-oxide (–)-(10β, 13aα)-14β- 羟基安托芬 *N*- 氧化物

hydroxyaphylline 羟基无叶假木贼碱

8-hydroxyapigenin (isoscutellarein, 5, 7, 8, 4′-tetrahydroxyflavone) 8- 羟基芹菜素 (异高山黄芩素、异高黄芩素、5, 7, 8, 4′- 四羟基黄酮)

6-hydroxyapigenin (scutellarein) 6- 羟基芹菜素 (野黄芩素、高山黄芩素、高黄芩素)

6-hydroxyapigenin-6-*O*-β-D-glucoside-7-*O*-β-D-glucuronide 6- 羟基芹菜素 -6-*O*-β-D- 葡萄糖苷 -7-*O*-β-D- 葡萄糖醛酸苷

6-hydroxyapoatropine 6- 羟基离阿托品

2α-hydroxyarborescin 2α- 羟基树蒿素

2β-hydroxyarborescin 2β- 羟基树蒿素

8α-hydroxyarborescin 8α- 羟基树蒿素

5-hydroxyarborinine 5- 羟基乔木山小橘瑞宁

1β-hydroxyarbusculin A 1β- 羟基矮艾素 A

3-hydroxyarctiin 3- 羟基牛蒡苷

2-hydroxyarctiin (tracheloside) 2- 羟基牛蒡子苷 (络石苷、络石糖苷)

15-hydroxyargentone 15- 羟基灰白银胶菊酮

erythro-γ-hydroxyarginine 赤式 -γ- 羟基精氨酸

γ-hydroxyarginine γ- 羟基精氨酸

7′-hydroxyariciresinol 7′- 羟基落叶松脂素

7-hydroxyaristolochic acids A, I 7- 羟基马兜铃酸 A、I

7-hydroxyartemidin 7- 羟基龙蒿定

4β-hydroxyasarinin 4β- 羟基细辛素

2′-hydroxyasarinin-2′-*O*-β-D-glucopyranosyl-(1 → 6)-β-D-glucopyranoside 2′- 羟基细辛素 -2′-*O*-β-D- 吡喃葡萄糖基 -(1 → 6)-β-D- 吡喃葡萄糖苷

19α-hydroxyasiatic acid 19α- 羟基亚细亚酸

6β-hydroxyasiatic acid (madecassic acid , brahmic acid) 6β- 羟基积雪草酸 (积雪草咪酸、玻热米酸)

19α-hydroxyasiatic acid-28-*O*-β-D-glucopyranoside 19α- 羟基亚细亚酸 -28-*O*-β-D- 吡喃葡萄糖苷

10-hydroxyasimicin 10- 羟基泡泡树新素

(5*R*)-hydroxyasiodiplodin (5*R*)- 羟基毛色二孢素

(5*S*)-hydroxyasiodiplodin (5*S*)- 羟基毛色二孢素

2-hydroxyasparenyn {3′, 4′-trans-2-hydroxy-1-methoxy-4-[5-(4-methoxyphenoxy)-3-penten-1-ynyl]benzene} 2- 羟基石刁柏素

9α-hydroxyasterolide 9α- 羟基紫菀内酯

ent-(3S)-hydroxyatis-16 (17)-en-1, 14-dione 对映 -(3*S*)- 羟基乌头 -16 (17)- 烯 -1, 14- 二酮

ent-(5β, 8α, 9β, 10α, 11α, 2α)-11-hydroxyatis-16-en-3, 14-dione 对映 -(5β, 8α, 9β, 10α, 11α, 2α)-11- 羟基阿替生 -16- 烯 -3, 14- 二酮

13-hydroxyatractylenolide Ⅱ 13- 羟基苍术内酯Ⅱ

hydroxyatractylolide 羟基苍术内酯

3β-hydroxyatractylone 3- 羟基苍术酮

3-hydroxyatripliciolide tiglate 3- 羟基阿吹坡利西内酯醇巴豆酸酯

3-hydroxyatriplicolide tiglate 3- 羟基滨藜叶珍珠菊内酯巴豆酸酯

5-hydroxyauranetin 5- 羟基酸橙素

hydroxyavicine 羟基簕欓碱

6α-hydroxyazadirone 6α- 羟基印苦楝酮

13α-hydroxyazorellane 13α- 羟基亚速木烷

13β-hydroxyazorellane 13β- 羟基亚速木烷

1β-hydroxybaccatin Ⅰ 1β- 羟基浆果赤霉素Ⅰ

19-hydroxybaccatins Ⅰ～Ⅲ 19- 羟基浆果赤霉素Ⅰ～Ⅲ

4′-hydroxybaicalein-7-*O*-β-D-glucopyranoside 4′- 羟基黄芩素 -7-*O*-β-D- 吡喃葡萄糖苷

Δ^3-2-hydroxybakuchiol Δ^3-2- 羟基补骨脂酚

12-hydroxybakuchiol 12- 羟基补骨脂酚

Δ^1-3-hydroxybakuehiol Δ^1-3- 羟基补骨脂酚

3β-hydroxybalchanolide 3β- 羟基巴尔喀蒿烯内酯

3α-hydroxybarbatic acid 3α- 羟基巴尔巴酸

p-hydroxybenzalacetone 对羟基亚苄基丙酮

3-hydroxybenzaldehyde 3- 羟基苯甲醛

m-hydroxybenzaldehyde 间羟基苯甲醛

4-hydroxybenzaldehyde (*p*-hydroxybenzaldehyde) 4- 羟基苯甲醛 (对羟基苯甲醛)

o-hydroxybenzaldehyde (salicyl aldehyde) 邻羟基苯甲醛 (水杨醛)

3-hydroxybenzaldehyde oxime 3- 羟基苯甲醛肟

4-hydroxybenzamide 4- 羟基苯甲酰胺 (对羟基苯甲酰胺)

hydroxybenzene (phenylic acid, phenol) 羟基苯 (石炭酸、苯酚)

1-(3′-hydroxybenzene)-2-(3″-hydroxy-5′-methoxyphenyl) ethane 1-(3′- 羟苯基)-2-(3″- 羟基 -5′- 甲氧苯基) 乙烷

β-hydroxybenzenepentanoic acid β- 羟基苯并戊酸

hydroxybenzoate glucosyl transferase　羟基苯甲酸酯葡萄糖基转移酶

3-hydroxybenzoic acid　3- 羟基苯甲酸

4-hydroxybenzoic acid (*p*-hydroxybenzoic acid)　4- 羟基苯甲酸 (4- 羟基安息香酸、对羟基苯甲酸、对羟基安息香酸)

hydroxybenzoic acid　羟基苯甲酸

m-hydroxybenzoic acid　间羟基苯甲酸

o-hydroxybenzoic acid (2-hydroxybenzoic acid, salicylic acid)　邻羟基苯甲酸 (2- 羟基苯甲酸、水杨酸)

4-hydroxybenzoic acid acetate　4- 羟基苯甲酸乙酸酯

p-hydroxybenzoic acid glucoside　对羟基苯甲酸葡萄糖苷

4-*O*-(3-hydroxybenzoic acid)-β-D-glucoside-6′-sulfate　4-*O*-(3- 羟基苯甲酸)-β-D- 葡萄糖苷 -6′- 硫酸酯

(–)-4-hydroxybenzoic acid-4-*O*-[6′-*O*-(2″-methyl butyryl)-β-D-glucopyranoside]　(–)-4- 羟基苯甲酸 -4-*O*-[6′-*O*-(2″- 甲基丁酰基)-β-D- 吡喃葡萄糖苷]

p-hydroxybenzoic acid-4-*O*-β-D-glucopyranosyl-(1→3)-α-L-rhamnopyranoside　对羟基苯甲酸 -4-*O*-β-D- 吡喃葡萄糖基 -(1 → 3)-α-L- 吡喃鼠李糖苷

p-hydroxybenzoic acid-β-D-glucopyranoside　对羟基苯甲酸 -β-D- 吡喃葡萄糖苷

2′-*m*-hydroxybenzoic sweroside　2′- 间羟基苯甲酰獐牙菜苷

1-hydroxybenzoisochromanquinone　1- 羟基苯并异二氢吡喃醌

6-*O*-*p*-hydroxybenzoyl ajugol　6-*O*- 对羟基苯甲酰基筋骨草醇

5α-*O*-*p*-hydroxybenzoyl akichenol　5α-*O*- 对羟基苯甲酰山地阿魏烯醇

p-hydroxybenzoyl arbutin　对羟基苯甲酰基熊果苷

6-*O*-*p*-hydroxybenzoyl asystasioside E　6-*O*- 对羟基苯甲酰十万错苷 E

6-*O*-*p*-hydroxybenzoyl aucubin　6-*O*- 对羟基苯甲酰桃叶珊瑚素

p-hydroxybenzoyl calleryanin　对羟基苯甲酰基鹿梨苷

6′-*O*-*p*-hydroxybenzoyl catalposide　6′-*O*- 对羟基苯甲酰梓实苷

4-hydroxybenzoyl choline　4- 羟基苯甲酰胆碱

3β-*p*-hydroxybenzoyl dehydrotumulosic acid　3β- 对 - 羟基苯甲酰基脱氢土莫酸

5α-4′-hydroxybenzoyl ferujaesenol　5α-4′- 羟基苯甲酰中亚阿魏烯醇

6-*O*-*p*-hydroxybenzoyl glutinoside　6-*O*- 对羟基苯甲酰地黄诺苷

6″-*O*-*p*-hydroxybenzoyl iridin　6″-*O*- 对羟基苯甲酰野鸢尾苷

2′-*p*-hydroxybenzoyl mussaenosidic acid　2′- 对羟基苯甲酰玉叶金花苷酸 (2′- 对羟基苯甲酰驱虫金合欢苷酸)

6′-*p*-hydroxybenzoyl mussaenosidic acid　6′- 对羟基苯甲酰玉叶金花苷酸 (6′- 对羟基苯甲酰驱虫金合欢苷酸)

p-hydroxybenzoyl paeonidanin　对羟基苯甲酰芍药单宁

10-*O*-*p*-hydroxybenzoyl theviridoside　10-*O*- 对羟基苯甲酰黄花夹竹桃臭蚁苷乙

p-hydroxybenzoyl vernovan　对羟基苯甲酰斑鸠菊黄烷苷

2-*O*-(4-hydroxybenzoyl)-2, 4, 6-trihydroxyphenyl acetic acid methyl ester　2-*O*-(4- 羟基苯甲酰)-2, 4, 6- 三羟基苯乙酸甲酯

1-(*p*-hydroxybenzoyl)-2-methoxy-4, 7-dihydroxy-9, 10-dihydrophenanthrene　1-(对羟基苯甲酰基)-2- 甲氧基 -4, 7- 二羟基 -9, 10- 二氢菲

6-*O*-(4-hydroxybenzoyl)-5, 7-bisdeoxycynanchoside　6-*O*-(4- 羟基苯甲酰)-5, 7- 二脱氧毛猫爪藤苷

6′-*O*-(3″-hydroxybenzoyl)-8-epikingiside　6′-*O*-(3″- 羟基苯甲酰)-8- 表金银花苷

6′-*O*-(4″-hydroxybenzoyl)-8-epikingiside　6′-*O*-(4″- 羟基苯甲酰)-8- 表金银花苷

6-*O*-(4-hydroxybenzoyl) ajugol　6-*O*-(4- 羟基苯甲酰) 筋骨草醇

1-(4-hydroxybenzoyl) glucose　1-(4- 羟基苯甲酰基) 葡萄糖

1-*O*-(4-hydroxybenzoyl) glucose　1-*O*-(4- 羟基苯甲酰基) 葡萄糖

5α-(4-hydroxybenzoyl) jaeschkeanadiol　5α- 对羟基苯甲酰中亚阿魏二醇

6-*O*-(4-hydroxybenzoyl) jioglutin D　6-*O*-(4- 羟基苯甲酰基) 焦地黄素 D

2′-*O*-(3″-hydroxybenzoyl) kingiside　2′-*O*-(3″- 羟基苯甲酰) 金银花苷

6-*O*-(4-hydroxybenzoyl) phelipaeside　6-*O*-(4- 羟基苯甲酰) 列当属苷

10-*O*-(*p*-hydroxybenzoyl) scandoside methyl ester　10-*O*- 对羟基苯甲酰基鸡屎藤次苷甲酯

(1*S*, 5*S*, 6*R*, 9*R*)-10-*O*-*p*-hydroxybenzoyl-5, 6β-dihydroxyiridoid-1-*O*-β-D-glucopyranoside　(1*S*, 5*S*, 6*R*, 9*R*)-10-*O*- 对羟基苯甲酰基 -5, 6β- 二羟基环烯醚萜 -1-*O*-β-D- 吡喃葡萄糖苷

6''''-*O*-*p*-hydroxybenzoyl-6'''-*O*-β-D-glucopyranosyl paeoniflorin (suffruyabioside A)　6''''-*O*- 对羟基苯甲酰基 -6'''-*O*-β-D- 吡喃葡萄糖基芍药苷 (牡丹二糖苷 A)

6-*O*-*p*-hydroxybenzoyl-6-epiaucubin　6-*O*- 对羟基苯甲酰基 -6- 表桃叶珊瑚苷

6-*O*-*p*-hydroxybenzoyl-6-epimonomelittoside　6-*O*- 对羟基苯甲酰基 -6- 表美利妥单苷

7-*O*-*p*-hydroxybenzoyl-8-epiloganic acid　7-*O*- 对羟基苯甲酰基 -8- 表马钱子酸

2'-*O*-*trans*-*p*-hydroxybenzoyl-8-epiloganic acid　2'-*O*- 反式 - 对羟基苯甲酰基 -8- 表马钱子酸

7-*O*-*p*-hydroxybenzoylovatol-1-*O*-(6'-*O*-*p*-hydroxybenzoyl)-β-D-glucopyranoside　7-*O*- 对羟基苯甲酰梓醚醇 -1-*O*-(6'-*O*- 对羟基苯甲酰基)-β-D- 吡喃葡萄糖苷

7β-(4'-hydroxybenzoyloxy) betulinic acid　7β-(4'- 羟基苯甲酰基氧基) 白桦脂酸

14-(4'-hydroxybenzoyloxy) dauc-4, 8-diene　14-(4'- 羟基苯甲酰氧代) 胡萝卜 -4, 8- 二烯

p-hydroxybenzyl acetone　对羟苄基丙酮

3-hydroxybenzyl alcohol　3- 羟基苯甲醇

o-hydroxybenzyl alcohol (2-hydroxybenzyl alcohol)　邻羟基苯甲醇 (2- 羟基苯甲醇)

p-hydroxybenzyl alcohol (4-hydroxybenzyl alcohol)　对羟基苯甲醇 (4- 羟基苯甲醇)

o-hydroxybenzyl alcohol-1-*O*-β-D-(3'-benzoyl) glucopyranoside　邻羟基苯甲醇 -1-*O*-β-D-(3'- 苯甲酰基) 吡喃葡萄糖苷

4-hydroxybenzyl alcohol-*O*-β-D-glucopyranosyl-(1→6)-β-D-glucopyranoside　4- 羟基苯甲醇 -*O*-β-D- 吡喃葡萄糖基 -(1 → 6)-β-D- 吡喃葡萄糖苷

p-hydroxybenzyl amine (4-hydroxybenzyl amine)　对羟基苯甲胺 (4- 羟基苯甲胺)

(2*R*)-*N*-hydroxybenzyl anabasine　(2*R*)-*N*- 羟苄基新烟碱

(2*S*)-*N*-hydroxybenzyl anabasine　(2*S*)-*N*- 羟苄基新烟碱

6-hydroxybenzyl benzoate-2-*O*-β-D-glucoside　6- 羟基苯甲酸苄酯 -2-*O*-β-D- 葡萄糖苷

p-hydroxybenzyl cyanide　对羟苄基甲腈

p-hydroxybenzyl ethyl ether (4-hydroxybenzyl ethyl ether)　对羟苄基乙醚 (4- 羟苄基乙醚)

p-hydroxybenzyl glucosinolate　对羟苄基芥子油苷

o-hydroxybenzyl glycoside　邻羟基苯甲基糖苷

p-hydroxybenzyl methyl ether (4-hydroxybenzyl methyl ether)　对羟苄基甲醚 (4- 羟苄基甲醚)

8-*p*-hydroxybenzyl quercetin　8- 对羟苄基槲皮素

2-(4-hydroxybenzyl)-2-hydroxybutanedioic acid　2-(4- 羟苄基)-2- 羟基丁二酸

1-(*p*-hydroxybenzyl)-2-methoxy-4, 7-dihydroxy-9, 10-dihydrophenanthrene　1-(对羟苄基)-2- 甲氧基 -4, 7- 二羟基 -9, 10- 二氢菲

4-(4-hydroxybenzyl)-2-methoxyphenol　4-(4- 羟苄基)-2- 甲氧基苯酚

2-(4''-hydroxybenzyl)-3-(3'-hydroxyphenethyl)-5-methoxycyclohex-2, 5-dien-1, 4-dione　2-(4''- 羟苄基)-3-(3'- 羟基苯乙基)-5- 甲氧基环己 -2, 5- 二烯 -1, 4- 二酮

4-(4''-hydroxybenzyl)-3-(3'-hydroxyphenethyl) furan-2 (5*H*)-one　4-(4''- 羟苄基)-3-(3'- 羟基苯乙基) 呋喃 -2 (5*H*)- 酮

4-(4-hydroxybenzyl)-3, 4, 5-trimethoxycyclohexa-2, 5-dienone　4-(4- 羟苄基)-3, 4, 5- 三甲氧基环己 -2, 5- 二烯酮

2-(*p*-hydroxybenzyl)-3-methoxybibenzyl-3, 3'-diol　2- 对羟苄基 -3- 甲氧基联苄 -3, 3'- 二醇

1-(4'-hydroxybenzyl)-4, 7-dimethoxy-9, 10-dihydrophenanthrene-2, 8-diol　1-(4'- 羟苄基)-4, 7- 二甲氧基 -9, 10- 二氢菲 -2, 8- 二醇

1-(4-hydroxybenzyl)-4, 7-dimethoxy-9, 10-dihydrophenanthrene-2-ol　1-(4- 羟苄基)-4, 7- 二甲氧基 -9, 10- 二氢菲 -2- 醇

1-(*p*-hydroxybenzyl)-4, 7-dimethoxyphenanthrene-2, 6-diol　1-(对羟苄基)-4, 7- 二甲氧基菲 -2, 6- 二醇

1-(*p*-hydroxybenzyl)-4, 7-dimethoxyphenanthrene-2, 8-diol　1-(对羟苄基)-4, 7- 二甲氧基菲 -2, 8- 二醇

1-(*p*-hydroxybenzyl)-4, 7-dimethoxyphenanthrene-2-ol　1-(对羟苄基)-4, 7- 二甲氧基菲 -2- 醇

1-(*p*-hydroxybenzyl)-4, 8-dimethoxyphenanthrene-2, 7-diol　1-(对羟苄基)-4, 8- 二甲氧基菲 -2, 7- 二醇

1-(*p*-hydroxybenzyl)-4-methoxy-2, 7-dihydroxy-9, 10-dihydrophenanthrene　1-(对羟苄基)-4- 甲氧基 -2, 7- 二羟基 -9, 10- 二氢菲

1-(4-hydroxybenzyl)-4-methoxy-2, 7-dihydroxyphenanthrene-8-*O*-β-D-glucoside　1-(4- 羟苄基)-4- 甲氧基 -2, 7- 二羟基菲 -8-*O*-β-D- 葡萄糖苷

3-(*p*-hydroxybenzyl)-4-methoxy-9, 10-dihydrophenanthrene-2, 7-diol　3-(对羟苄基)-4- 甲氧基 -9, 10- 二氢菲 -2, 7- 二醇

1-(4'-hydroxybenzyl)-4-methoxyphenanthrene-2, 7-diol　1-(4'- 羟苄基)-4- 甲氧基菲 -2, 7- 二醇

3-(4′-hydroxybenzyl)-5, 7-dihydroxy-6, 8-dimethyl chroman-4-one 3-(4′- 羟苄基)-5, 7- 二羟基 -6, 8- 二甲基色烷 -4- 酮
3-(4′-hydroxybenzyl)-5, 7-dihydroxy-6-methyl chroman-4-one 3-(4′- 羟苄基)-5, 7- 二羟基 -6- 甲基色烷 -4- 酮
2-(*p*-hydroxybenzyl)-5-methoxybibenzyl-3′, 5-diol 2- 对羟苄基 -5- 甲氧基联苄 -3′, 5- 二醇
(*S*)-(4-hydroxybenzyl) glutathione (*S*)-(4- 羟苄基) 谷胱甘肽
5-(4′-hydroxybenzyl) hydantoin 5-(4′- 羟苄基) 乙内酰脲
2-(4-hydroxybenzyl) malic acid 2- 对羟苯甲基苹果酸
4-(4′-hydroxybenzyl) phenol 4-(4′- 羟苄基) 苯酚
3-*O*-(4′-hydroxybenzyl)-β-sitosterol 3-*O*-(4′- 羟苄基)-β-谷甾醇
1-*p*-hydroxybenzyl-2-methoxy-9, 10-dihydrophenanthrene-4, 7-diol 1- 对羟苄基 -2- 甲氧基 -9, 10- 二氢菲 -4, 7-二醇
1-*p*-hydroxybenzyl-4-methoxy-9, 10-dihydrophenanthrene-2, 7-diol 1- 对羟苄基 -4- 甲氧基 -9, 10- 二氢菲 -2, 7-二醇
1-*p*-hydroxybenzyl-4-methoxyphenanthrene-2, 7-diol 1- 对羟苄基 -4- 甲氧基菲 -2, 7- 二醇
4-(4′-hydroxybenzyloxy) benzyl methyl ether 4-(4′- 羟基苄氧基) 苄基甲醚
4-[4′-(4″-hydroxybenzyloxy) benzyloxy]benzyl methyl ether 4-[4′-(4″- 羟苄基氧)- 苯甲氧基] 苄基甲基醚
5-(4-hydroxybenzyloxymethyl) furan-2-carbaldehyde 5-(4- 羟苯氧甲基) 呋喃 -2- 醛
4-hydroxybenzyl-β-D-glucopyranoside 4- 羟苄基 -β-D-吡喃葡萄糖苷
4-hydroxybenzyl-β-D-glucoside 4- 羟苄基 -β-D- 葡萄糖苷
8-hydroxybergapten 8- 羟基佛手柑内酯
5′-hydroxybergaptin (notopterol) 5′- 羟基香柑素 (羌活醇)
2α-hydroxybetulinic acid 2α- 羟基白桦脂酸
23-hydroxybetulinic acid (anemosapogenin) 23- 羟基白桦酸 (23- 羟基白桦脂酸、白头翁皂酸元)
3′-hydroxybiochanin A 3′- 羟基鹰嘴豆芽素 (3′- 羟基鹰嘴豆素) A
7-hydroxybiopterin 7- 羟基生物蝶呤
4α-hydroxybisabol-1-one 4α- 羟基甜没药醇 -1- 酮
(1*S*, 6*S*)-1α-hydroxybisabol-2, 10-dien-14-al (1*S*, 6*S*)-1α- 羟基甜没药醇 -2, 10- 二烯 -14- 醛

4β-hydroxybisabol-2, 10-dien-1-one 4β- 羟基甜没药醇 -2, 10- 二烯 -1- 酮
1α-hydroxybisabol-2, 10-dien-4-one 1α- 羟基甜没药醇 -2, 10- 二烯 -4- 酮
1β-hydroxybisabol-2, 10-dien-4-one 1β- 羟基甜没药醇 -2, 10- 二烯 -4- 酮
8-hydroxybisabol-2, 10-dien-4-one 8- 羟基甜没药醇 -2, 10- 二烯 -4- 酮
4-hydroxybisabol-2, 10-dien-9-one 4- 羟基甜没药醇 -2, 10- 二烯 -9- 酮
9-hydroxy-9-borabicyclo[3.3.1]nonane 9- 羟基 -9- 硼杂双环 [3.3.1] 壬烷
5-hydroxyborneol 5- 羟基龙脑
6β-hydroxyboschnaloside 6β- 羟基草苁蓉醛苷
7-hydroxyboschnaloside 7- 羟基草苁蓉醛苷
hydroxybostrycin 羟基卷线孢菌素
10-hydroxybotryococcene 10- 羟基丛粒藻烯
4-hydroxybrasilixanthones A, B 4- 羟基巴西屾酮 A、B
(12*S*)-hydroxybromosphaerodiol (12*S*)- 羟基溴球果藻二醇
7-hydroxybuddledone 7- 羟基球花醉鱼草酮
hydroxybudmunchiamine 羟基布木柴胺
6′ξ-hydroxybudmunchiamines C ～ K 6′ξ- 羟基布木柴胺 C ～ K
15β-hydroxybufalin 15β- 羟基蟾毒灵
19-hydroxybufalin 19- 羟基蟾毒灵
19β-hydroxybufalin 19β- 羟基蟾毒灵
4β-hydroxybufalin 4β- 羟基蟾毒灵
27-hydroxybullatacin 27- 羟基泡番荔枝辛
2-hydroxybullatacin 2- 羟基泡番荔枝辛
30-hydroxybullatacin 30- 羟基泡番荔枝辛
31-hydroxybullatacin 31- 羟基泡番荔枝辛
(2, 4-*trans*)-28-hydroxybullatacinone 2, 4- 反式 -28- 羟基泡番荔枝酮
6α-hydroxybuphanidrine 6α- 羟基非洲箭毒草林碱
5-(4-hydroxybut-1-ynyl)-2, 2′-bithiophene 5-(4- 羟基丁 -1- 炔基)-2, 2′- 联噻吩
2-(4-hydroxybut-1-ynyl)-5-(pent-1, 3-diynyl) thiophene 2-(4- 羟基丁 -1- 炔基)-5-(戊 -1, 3- 二炔基) 噻吩
5-(4-hydroxybut-1-ynyl) non-2, 6-dien-1, 9-diol 5-(4-羟基丁 -1- 炔基) 壬 -2, 6- 二烯 -1, 9- 二醇
5-(4-hydroxybut-2-enyl) non-2, 6-dien-1, 9-diol 5-(4-羟基丁 -2- 烯基) 壬 -2, 6- 二烯 -1, 9- 二醇

3-hydroxybut-2-one 3- 羟基丁 -2- 酮

2-hydroxybut-3-enyl glucosinolate 2- 羟基丁 -3- 烯基芥子油苷

3-hydroxybutanal 3- 羟基丁醛

(2*R*)-hydroxybutanedioic acid (2*R*)- 羟基丁二酸

3-(3ζ-hydroxybutyl)-2, 4, 4-trimethyl cyclohex-2, 5-dienone 3-(3ζ- 羟基丁基)-2, 4, 4- 三甲基环己 -2, 5- 二烯酮

2-(δ-hydroxybutyl)-4-quinazolone 2-(δ- 羟基丁基)-4- 喹唑酮

16-hydroxybutyrospermol 16- 羟基丁酰鲸鱼醇

10-(β-hydroxybutyryl)-10-deacetyl baccatin Ⅰ 10-(β- 羟基丁酰)-10- 去乙酰浆果赤霉素Ⅰ

10-(β-hydroxybutyryl)-10-deacetyl cephalomannine 10-(β- 羟基丁酰)-10- 去乙酰三尖杉宁碱

10-(β-hydroxybutyryl)-10-deacetyl taxol 10-(β- 羟基丁酰)-10- 去乙酰紫杉酚

1-*O*-(3-hydroxybutyryl) pancratistatin 1-*O*-(3- 羟基丁酰) 水鬼蕉碱

17α-hydroxycabraleahydroxy lactone 17α- 羟基拟西洋杉羟基内酯

7-hydroxycadalenal 7- 羟基卡达烯醛

7-hydroxycadalene 7- 羟基卡达烯 (7- 羟基杜松萘)

hydroxycadaverine 羟基尸胺

10α-hydroxycadin-4-en-3-one 10α- 羟基杜松 -4- 烯 -3- 酮

hydroxycaffeic acid 羟基咖啡酸

9-hydroxycalabaxanthone 9- 羟基卡拉巴红厚壳屾酮

(1*R*, 4*S*)-7-hydroxycalamenene (1*R*, 4*S*)-7- 羟基脱氢白菖蒲烯

(1*S*, 4*S*)-7-hydroxycalamenene (1*S*, 4*S*)-7- 羟基脱氢白菖蒲烯

7-hydroxycalamenene 7- 羟基白菖蒲烯

8-hydroxycalamenone 8- 羟基菖蒲酚

5-hydroxycampenoside 5- 羟基凌霄诺苷 (5- 羟基紫葳苷)

7α, 7β-hydroxycampesterol 7α, 7β- 羟基菜油甾醇

7α-hydroxycampesterol 7α- 羟基菜油甾醇

(1*R*, 4*S*, 6*S*)-6-hydroxycamphor-β-D-apiofuranosyl-(1→6)-β-D-glucopyranoside (1*R*, 4*S*, 6*S*)-6- 羟基樟脑 -β-D- 呋喃芹糖基 -(1→6)-β-D- 吡喃葡萄糖苷

5-hydroxycampsiside 5- 羟基凌霄西苷

11-hydroxycamptothecin 11- 羟基喜树碱

10-hydroxycamptothecin (10-hydroxycamptothecine) 10- 羟基喜树碱

hydroxycamptothecin (hydroxycamptothecine) 羟基喜树碱

18-hydroxycamptothecine 18- 羟基喜树碱

hydroxycantharidin 羟基斑蝥素

N-hydroxycantharidin *N*- 羟基斑蝥素

10-hydroxycanthin-6-one 10- 羟基铁屎米 -6- 酮

4-hydroxycanthin-6-one 4- 羟基铁屎米 -6- 酮

9-hydroxycanthin-6-one 9- 羟基铁屎米 -6- 酮

8-hydroxycanthinone 8- 羟基铁屎米酮

3-hydroxycapric acid 3- 羟基癸酸

γ-hydroxycaprylic acid γ- 羟基辛酸

ω-hydroxycapsaicin ω- 羟基辣椒素

13-hydroxycapsidiol 13- 羟基辣椒二醇

3-hydroxycarbofuran 3- 羟基卡巴呋喃

2-(*C*-hydroxycarbonimidoyl) cyclopent-1-carboxylic acid 2-[*C*- 羟基 (氨亚基) 甲基] 环戊 -1- 甲酸

4-(*C*-hydroxycarbonohydrazonoyl) butanoic acid 4-[*C*- 羟基 (腙基) 甲基] 丁酸

hydroxycarboxylic acid 羟基甲酸

(2*R*, 7*R*, 10*S*)-3-hydroxycarissone-11-*O*-β-D-glucopyranoside (2*R*, 7*R*, 10*S*)-3- 羟基假虎刺酮 -11-*O*-β-D- 吡喃葡萄糖苷

(2*S*, 7*R*, 10*S*)-3-hydroxycarissone-11-*O*-β-D-glucopyranoside (2*S*, 7*R*, 10*S*)-3- 羟基假虎刺酮 -11-*O*-β-D- 吡喃葡萄糖苷

(12*R*)-12-hydroxycascarillone (12*R*)-12- 羟基卡藜酮

18-hydroxycassan-13, 15-diene 18- 羟基卡斯 -13, 15- 二烯

7-hydroxycatalponol 7- 羟基梓酚

3′-hydroxycatalposide (verproside) 3′- 羟基梓果苷 (婆婆纳普苷)

10-hydroxycathafoline-10-*O*-α-L-arabinopyranoside 10- 羟基长叶长春花碱 -10-*O*-α-L- 吡喃阿拉伯糖苷

27-hydroxyceanothic acid 27- 羟基美洲茶酸

27-hydroxyceanothic acid dimethyl ester 27- 羟基美洲茶酸二甲酯

23-hydroxycedrelonelide 23- 羟基洋椿酮内酯

21-hydroxycedrelonelide 21- 羟基洋椿酮内酯

(1*R*, 3*E*, 7*Z*, 12*R*)-20-hydroxycembr-3, 7, 15-trien-19-oic acid (1*R*, 3*E*, 7*Z*, 12*R*)-20- 羟基烟草 -3, 7, 15- 三烯 -19- 酸

(1*R*, 5*R*, 8*Z*, 10*R*, 12*E*, 14*S*)-5-hydroxycembr-4 (18), 8, 12, 16-tetraen-15, 14:19, 10-diolide (1*R*, 5*R*, 8*Z*, 10*R*, 12*E*, 14*S*)-5- 羟基烟草 -4 (18), 8, 12, 16- 四烯 -15, 14:19, 10- 二内酯

H

(1*R*, 8*Z*, 10*R*, 12*E*, 14*S*)-4-hydroxycembr-5, 8, 12, 16-tetraen-15, 14:19, 10-diolide (1*R*, 8*Z*, 10*R*, 12*E*, 14*S*)-4- 羟基烟草 -5, 8, 12, 16- 四烯 -15, 14:19, 10-二内酯

11-hydroxycephalotaxine 11- 羟基三尖杉碱

4-hydroxycephalotaxine 4- 羟基三尖杉碱

11-β-hydroxycephalotaxine-β-*N*-oxide 11-β- 羟基三尖杉碱 -β-*N*- 氧化物

2-hydroxycephaltaxine 2- 羟基三尖杉碱

2′-hydroxychalcone 2′- 羟基查耳酮

2-hydroxychalcone 2- 羟基查耳酮

4-hydroxychalcone 4- 羟基查耳酮

1′-hydroxychavicol acetate 1′- 羟基胡椒酚乙酸酯

hydroxychelidonine 羟基白屈菜碱

22*α*-hydroxychiisanoside 22*α*- 羟基智异山五加苷

12-hydroxychiloscyphone 12- 羟基裂萼苔酮

18-hydroxychitosenine 18- 羟基多花蓬莱葛碱

3-hydroxycholest-8, 14-dien-23-one 3- 羟基胆甾 -8, 14- 二烯 -23- 酮

27-hydroxycholesterol 27- 羟基胆固醇

7α-hydroxycholesterol 7α- 羟基胆甾醇 (7α- 羟基胆固醇)

7β-hydroxycholesterol 7β- 羟基胆甾醇

7-hydroxychromone 7- 羟基色原酮

2′-hydroxychrysin 2′- 羟基白杨素

2-hydroxychrysophanol 2- 羟基大黄酚

12-hydroxycimigenol arabinoside 12- 羟基升麻环氧醇阿拉伯糖苷 (2- 羟基升麻醇阿拉伯糖苷)

12β-hydroxycimigenol-3-*O*-α-L-arabinopyranoside 12β- 羟基升麻醇 -3-*O*-α-L- 吡喃阿拉伯糖苷

(22*R*)-22-hydroxycimigenols Ⅰ, Ⅱ (22*R*)-22- 羟基升麻醇 [(22R)-22- 羟基升麻环氧醇] Ⅰ、Ⅱ

hydroxycinchonine (cupreine) 羟基金鸡纳宁 (羟基辛可宁、铜色树碱)

hydroxycindimoside A 羟基滨蛇床苷 A

2α-hydroxycineole 2α- 羟基桉叶素

2′-hydroxycinnamaldehyde 2′- 羟基桂皮醛 (2′- 羟基肉桂醛)

p-hydroxycinnamaldehyde (4-hydroxycinnamaldehyde) 对羟基桂皮醛 (4- 羟基肉桂醛)

hydroxycinnamamide derivative 羟基桂皮酰胺衍生物

cis-*p*-hydroxycinnamic acid (*cis*-4-hydroxycinnamic acid) 顺式 - 对羟基桂皮酸 (顺式 -4- 羟基桂皮酸)

(*E*)-4-hydroxycinnamic acid (*E*)-4- 羟基桂皮酸

(*Z*)-4-hydroxycinnamic acid (*Z*)-4- 羟基桂皮酸

3-hydroxycinnamic acid 3- 羟基桂皮酸

m-hydroxycinnamic acid 间羟基桂皮酸

(*Z*)-*p*-hydroxycinnamic acid (*Z*)- 对羟基桂皮酸

trans-*o*-hydroxycinnamic acid 反式 - 邻羟基桂皮酸

trans-*p*-hydroxycinnamic acid (*trans*-4-hydroxycinnamic acid) 反式 - 对羟基桂皮酸 (反式 - 对羟基肉桂酸、反式 -4- 羟基桂皮酸)

o-hydroxycinnamic acid (*o*-coumaric acid, coumarinic acid, 2-hydroxycinnamic acid) 邻羟基桂皮酸 (2- 羟基桂皮酸、邻香豆酸、苦马酸)

p-hydroxycinnamic acid (4-hydroxycinnamic acid, *p*-coumaric acid) 对羟基桂皮酸 (对香豆酸、对羟基肉桂酸、对羟基苯丙烯酸、4- 羟基桂皮酸、4- 羟基肉桂酸)

(*E*)-*p*-hydroxycinnamic acid [(*E*)-*p*-coumaric acid] (*E*)-对羟基桂皮酸 [(*E*)- 对香豆酸]

p-hydroxycinnamic acid glucoside 对羟基桂皮酸葡萄糖酯

p-hydroxycinnamic acid hexadecyl ester 对羟基桂皮酸十六醇酯

p-hydroxycinnamoyl feruloyl methane (demethoxycurcumin) 对羟基桂皮酰阿魏酰基甲烷 (去甲氧基姜黄素)

p-hydroxycinnamoyl glucoside 对羟基肉桂酰葡萄糖苷

5-*p*-*trans*-hydroxycinnamoyl quinic acid 5- 对 - 反式 - 羟基桂皮酰奎宁酸

cis-*p*-hydroxycinnamoyl rutaevin 顺式 - 对羟基桂皮酰基吴茱萸苦素

trans-*p*-hydroxycinnamoyl rutaevin 反式 - 对羟基桂皮酰基吴茱萸苦素

6-*O*-*p*-hydroxycinnamoyl scandoside methyl ester 6-*O*-对羟基桂皮酰鸡屎藤次苷甲酯

N-*cis*-*p*-hydroxycinnamoyl tyramine *N*- 顺式 - 对羟基肉桂酰基酪胺

trans-*N*-hydroxycinnamoyl tyramine 反式 -*N*- 羟基桂皮酰酪胺

8-*O*-(2-hydroxycinnamoyl) harpagide 8-*O*-(2- 羟桂皮酰基) 哈巴苷 [8-*O*-(2- 羟桂皮酰基) 钩果草吉苷]

8-*O*-(4-hydroxycinnamoyl) harpagide 8-*O*-(4- 羟桂皮酰基) 哈巴苷 [8-*O*-(4- 羟桂皮酰基) 钩果草吉苷]

(*E*)-2′ (4″-hydroxycinnamoyl) mussaenosidic acid (*E*)-2′ (4″- 对羟基桂皮酰基) 玉叶金花苷酸

(*Z*)-2′ (4″-*p*-hydroxycinnamoyl) mussaenosidic acid (*Z*)-2′ (4″- 对羟基桂皮酰基) 玉叶金花苷酸

6-*O*-(*E*)-*p*-hydroxycinnamoyl-α-D-glucose 6-*O*-(*E*)- 对羟基肉桂酰基 -α-D- 葡萄糖

o-hydroxycinnamoyl-β-D-glucopyranoside 邻羟基肉桂酰基 -β-D- 吡喃葡萄糖苷

6-*O*-(*E*)-*p*-hydroxycinnamoyl-β-D-glucose 6-*O*-(*E*)- 对羟基肉桂酰基 -β-D- 葡萄糖

12β-hydroxycinobufagin 12β- 羟基华蟾毒精

19-hydroxycinobufotalin 19- 羟基华蟾毒它灵

9β-hydroxy-*cis*-11-octadecenoic acid 9β- 羟基顺式 -11- 十八烯酸

9-D-hydroxy-*cis*-12-octadecenoic acid 9-D- 羟基 - 顺式 - 12- 十八烯酸

12-hydroxy-*cis*-9-octadecenoic acid 12- 羟基 - 顺式 -9- 十八烯酸

2α-hydroxy-*cis*-clerod-3, (13*Z*), 8 (17)-trien-15-oic acid 2α- 羟基顺式 - 克罗 -3, (13*Z*), 8 (17)- 三烯 -15- 酸

2α-hydroxy-*cis*-communic acid 2α- 羟基顺式 - 欧洲刺柏酸

N-*p*-hydroxy-*cis*-coumaroyl tyramine *N*- 对羟基顺式 - 香豆酰酪胺

5β-hydroxy-*cis*-dehydrocrotonin 5β- 羟基 - 顺式 - 脱氢巴豆宁

hydroxycitric acid 羟基柠檬酸

γ-hydroxycitrulline γ- 羟基瓜氨酸

7-hydroxycleistanth-13, 15-dien-18-oic acid 7- 羟基 -13, 15- 闭花木二烯 -18- 酸

hydroxycnidimoside A 羟基蛇床酚苷 (羟基蛇床酮醇苷) A

12α-hydroxycoccinic acid 12α- 羟基黑老虎酸

12β-hydroxycoccinic acid 12β- 羟基黑老虎酸

hydroxycoccinic acid 羟基黑老虎酸

3-hydroxycochinchinones A ～ C 3- 羟基黄牛茶酮 A ～ C

10-hydroxycodeine 10- 羟基可待因

1β-hydroxycolartin 1β- 羟基柯拉亭

1β-hydroxycolartin 1β- 羟基岩生三裂蒿亭

16-hydroxycolubrine 16- 羟基可鲁勃林

4′-hydroxycolumbianetin 4′- 羟基哥伦比亚苷元 (4′- 羟基哥伦比亚狭缝芹亭)

6-hydroxycolumbin 6- 羟基非洲防己素

7α-hydroxyconessine 7α- 羟基锥丝碱

6α-hydroxycordatolide 6α- 羟基假泽兰内酯

hydroxycoriander lactone 羟基芫荽内酯

hydroxycoriatin 羟基马桑亭

17-hydroxycorticosterone 17- 羟基皮质甾酮 (17- 羟基皮质酮)

18-hydroxycorticosterone 18- 羟基皮质酮

12-hydroxycorynoline 12- 羟基紫堇醇灵碱

2-hydroxycostic acid 2- 羟基木香酸

cis-*p*-hydroxycoumaric acid 顺式 - 对羟基香豆酸

p-hydroxycoumaric acid 对羟基香豆酸

trans-*p*-hydroxycoumaric acid 反式 - 对羟基香豆酸

3-hydroxycoumarin 3- 羟基香豆素

4-hydroxycoumarin 4- 羟基香豆素

5-hydroxycoumarin 5- 羟基香豆素

6-hydroxycoumarin 6- 羟基香豆素 (6- 羟基香豆精)

8-hydroxycoumarin 8- 羟基香豆素

hydroxycoumarin 羟基香豆素

7-hydroxycoumarin (umbelliferone, dichrin A, hydrangin, skimmetin, umbelliferon) 7- 羟基香豆素 (伞形花内酯、八仙花苷、绣球花苷、常山素 A、伞形酮、伞花内酯)

7-hydroxycoumarin farnesyl ether 7- 羟基香豆素金合欢醚

3-*O*-(*E*)-hydroxycoumaroyl oleanolic acid 3-*O*-(*E*)- 羟基香豆酰基齐墩果酸

N-*trans*-*p*-hydroxycoumaroyl tyramine *N*- 反式 - 对羟基香豆酰基酪胺

3-*O*-(*Z*)-hydroxycoumaroylursolic acid 3-*O*-(*Z*)- 羟基肉桂酰基熊果酸

1β-hydroxycrabbogenin 1β- 羟基克拉波皂苷元

4-hydroxycrebanine 4- 羟基头序千金藤宁

5-hydroxycrenatine 5- 羟基圆齿爱舍苦木亭

8-hydroxycrenatine 8- 羟基圆齿爱舍苦木亭

6-hydroxycrinamine 6- 羟基文殊兰胺

hydroxycristacarpone 羟基鸡冠刺桐紫檀酮

1″-hydroxycrotonine 1″- 羟基巴豆碱

11-hydroxycryptolepine 11- 羟基白叶藤碱

1β-hydroxycryptotanshinone 1β- 羟基隐丹参酮

(23*E*)-25-hydroxycucurbit-5, 23-dien-3, 7-dione (23*E*)-25- 羟基葫芦 -5, 23- 二烯 -3, 7- 二酮

3-hydroxycucurbita-5, 24-dien-19-al-7, 23-di-*O*-β-glucopyranoside 3- 羟基葫芦 -5, 24- 二烯 -19- 醛 -7, 23-二 -*O*-β- 吡喃葡萄糖苷

7β-hydroxycucurbitacin B 7β- 羟基葫芦素 B

5′-hydroxycudraflavone A 5′- 羟基柘树黄酮 A

16-hydroxycudratrixanthones M ～ Q 16- 羟基柘树环屾酮 M ～ Q

8-hydroxycudraxanthone G 8- 羟基柘屾酮 G

9α-hydroxycurcolonol 9α- 羟基姜黄诺醇

12-hydroxycurcumenol 12- 羟基莪术烯醇

24-hydroxycyasterone 24- 羟基杯苋甾酮

hydroxycyasterone 羟基杯苋甾酮

3β-hydroxycycloart-24-one 3β- 羟基环木菠萝 -24- 酮

3β-hydroxycycloart-25-en-24-one 3β- 羟基环木菠萝 -25-烯 -24- 酮

24-hydroxycycloart-25-en-3-one 24- 羟基环木菠萝 -25-烯 -3- 酮

trans-4-hydroxycyclohex-1-carboxylic acid 反式 -4- 羟基环己 -1- 甲酸

4-hydroxycyclohexanone 4- 羟基环己酮

1-(4-hydroxycyclohexyl) hex-1, 6-diol 1-(4- 羟基环己基) 己 -1, 6- 二醇

21-hydroxycyclolochnerine 21- 羟基环洛柯碱

7-hydroxycymopol 7- 羟基聚伞酚

hydroxycyperaquinone 羟基莎草醌

3β-hydroxycyperenoic acid 3β- 羟基莎草烯酸

3β-hydroxy-D:C-friedoolean-8-en-29-oic acid 3β- 羟基 -D:C- 无羁齐墩果 -8- 烯 -29- 酸

25-hydroxydacryhainansterone 25- 羟基海南陆均松甾酮

2′-hydroxydaidzein 2′- 羟基大豆苷元

3′-hydroxydaidzein 3′- 羟基大豆苷元

12α-hydroxydalpanol 12α- 羟基圆锥黄檀醇

16β-hydroxydammar-20 (22), 25-dien-3-one 16β- 羟基达玛 -20 (22), 25- 二烯 -3- 酮

26-hydroxydammar-20, 24-dien-3-one 26- 羟基达玛 -20, 24- 二烯 -3- 酮

20-hydroxydammar-24-en-3-one 20- 羟基达玛 -24- 烯 -3- 酮

20β-hydroxydammar-24-en-3-one 20β- 羟基达玛 -24-烯 -3- 酮

12β-hydroxydammar-24-en-3-*O*-β-D-glucopyranoside-20-*O*-α-L-arabinopyranosyl-(1 → 2)-*O*-β-D-glucopyranoside 12β- 羟基达玛 -24- 烯 -3-*O*-β-D- 吡喃葡萄糖苷 -20-*O*-α-L- 吡喃阿拉伯糖基 -(1 → 2)-*O*-β-D- 吡喃葡萄糖苷

hydroxydammarenone Ⅰ 羟基达玛烯酮 Ⅰ

hydroxydammarenone Ⅱ (dipterocarpol) 羟基达玛烯酮 Ⅱ (龙脑香醇酮)

5-hydroxydamnacanthol-ω-ethyl ether 5- 羟基虎刺醇 -ω- 乙醚

8-hydroxydamnacanthol-ω-ethyl ether 8- 羟基虎刺醇 -ω- 乙醚

hydroxydaphgraciline 羟基纤细虎皮楠林碱

12-hydroxydaphnetoxin 12- 羟基瑞香毒素

3-hydroxydaphnodorin D_1 3- 羟基毛瑞香素 D_1

7β-hydroxydarutigenol 7β- 羟基豨莶精醇

9β-hydroxydarutigenol 9β- 羟基豨莶精醇

12α-hydroxydaturametelins A, B 12α- 白曼陀罗素 A、B

19-hydroxydeacetyl nomilinic acid-17-β-D-glucoside 19- 羟基去乙酰闹米林酸 -17-β-D- 葡萄糖苷

(–)-hydroxydecursinol (–)- 羟基紫花前胡醇

10-hydroxydeformodihydropseudoakuammigine-10-*O*-α-L-arabinopyranoside 10- 羟基去甲酰二氢伪阿枯米京碱 -10-*O*-α-L- 吡喃阿拉伯糖苷

hydroxydeguelin (tephrosin) 羟基鱼藤素 (灰叶素、灰毛豆素、灰叶草素)

(–)-13α-hydroxydeguelin [(–)-13α-tephrosin] (–)-13α-羟基鱼藤素 [(–)-13α- 灰叶素]

(+)-15-hydroxydehydroabietic acid (+)-15- 羟基脱氢松香酸

12-hydroxydehydroabietic acid 12- 羟基脱氢松香酸

15-hydroxydehydroabietic acid 15- 羟基脱氢松香酸

7α-hydroxydehydroabietic acid 7α- 羟基脱氢松香酸 (7α- 羟基脱氢枞酸)

7β-hydroxydehydroabietic acid 7β- 羟基脱氢松香酸 (7β- 羟基脱氢枞酸)

6-hydroxydehydroabietinol 6- 羟基脱氢松香醇

5-hydroxydehydrocrenatine 5- 羟基脱氢圆齿爱舍苦木亭

8-hydroxydehydrocrenatine 8- 羟基脱氢圆齿爱舍苦木亭

7-hydroxydehydroglaucine 7- 羟基脱氢海罂粟碱

7-hydroxydehydrohastatoside 7- 羟基脱氢戟叶马鞭草苷

8-hydroxydehydroiso-α-lapachone 8- 羟基脱氢异 -α- 风铃木醌 (8- 羟基脱氢异 -α- 拉杷醌)

3-hydroxydehydro-iso-α-lapachone 3- 羟基脱氢异 -α- 风铃木醌 (3- 羟基脱氢异 -α- 拉杷醌)

5-hydroxydehydro-iso-α-lapachone 5- 羟基脱氢异 -α- 风铃木醌

4′-hydroxydehydrokawain 4′- 羟基脱氢醉椒素

5α-hydroxydehydroleucodin 5α- 羟基脱氢白叶蒿定

16α-hydroxydehydropachymic acid 16α- 羟基脱氢茯苓酸

6α-hydroxydehydropachymic acid 6α- 羟基脱氢茯苓酸

8-hydroxydehydroroemerine 8- 羟基脱氢斑点亚洲罂粟碱

7-hydroxydehydroskytanthine 7- 羟基脱氢多花藤碱

7-hydroxydehydrothalicsimidine 7- 羟基脱氢箭头唐松草米定碱

6α-hydroxydehydrotumulosic acid 6α- 羟基脱氢土莫酸

(3′*S*)-hydroxydeltoin (3′*S*)- 羟基石防风素

6α-hydroxydemethyl cryptojaponol 6α- 羟基去甲柳杉树脂酚

6β-hydroxydemethyl cryptojaponol 6β- 羟基去甲柳杉树脂酚

C-3′-hydroxydemethyl rocaglamide *C*-3′- 羟基去甲罗米仔兰酰胺

6-hydroxydendrobine (dendramine) 6- 羟基石斛碱 (石斛胺、石斛氨碱)

4-hydroxydendroxine 4- 羟基石斛醚碱

6-hydroxydendroxine 6- 羟基石斛醚碱

10-hydroxydeoxycamptothecin 10- 羟基脱氧喜树碱

1-hydroxydeoxypeganine 1- 羟基脱氧骆驼蓬碱

4-hydroxyderricin 4- 羟基鱼藤钦素 (4- 羟基德里辛)

6-hydroxydesacetyluvaricin 6- 羟基去乙酰紫玉盘素

12b-hydroxy-des-D-garcigerrin A 12b- 羟基去 -D- 杰氏山竹子素 A

3-hydroxydes-*O*-methyl racemosol 3- 羟基去 -*O*- 甲基总状花羊蹄甲酚

28-hydroxy-D-friedoolean-14-en-3-one 28- 羟基 -D-14- 弗瑞德齐墩果烯 -3- 酮

8-hydroxydictamnine 8- 羟基白鲜碱

C-3′-hydroxydidemethyl rocaglamide *C*-3′- 羟基二去甲罗米仔兰酰胺

N-hydroxydiethyl amine *N*- 羟基二乙胺

3α-hydroxydiffractaic acid 3α- 羟基环萝酸

4′-hydroxydigitolutein 4′- 羟基洋地黄叶黄素

4-hydroxydigitolutein 4- 羟基洋地黄叶黄素

φ-hydroxydigitolutein φ- 羟基洋地黄蒽醌

19-hydroxydihydro-1-methoxygelsemine (19-hydroxydihydrogelsevirine) 19- 羟基二氢 -1- 甲氧基钩吻碱 (19- 羟基二氢钩吻绿碱)

4-hydroxydihydroagarofuran 4- 羟基二氢沉香呋喃

4α-hydroxydihydroagarofuran 4α- 羟基二氢沉香呋喃

(18*R*)-hydroxydihydroalloprotolichensterinic acid (18R)- 羟基二氢全原地衣酯酸

(–)-hydroxydihydrobovolide (–)- 羟基二氢波沃内酯

hydroxydihydrobovolide 羟基二氢博伏内酯

6-hydroxydihydrochelerythrine 6- 羟基二氢白屈菜红碱

8-hydroxydihydrochelerythrine 8- 羟基二氢白屈菜红碱

(4*R*)-4-hydroxydihydrofuran-2-one-*O*-β-D-tetraacetate glucopyranoside (4*R*)-4- 羟基二氢呋喃 -2- 酮 -*O*-β-D- 四乙酰吡喃葡萄糖苷

(4*S*)-4-hydroxydihydrofuran-2-one-*O*-β-D-tetraacetate glucopyranoside (4*S*)-4- 羟基二氢呋喃 -2- 酮 -*O*-β-D- 四乙酰吡喃葡萄糖苷

(19*R*)-hydroxydihydrogelsemine (19*R*)- 羟基二氢钩吻碱

(19*R*)-hydroxydihydrogelsevirine (19*R*)- 羟基二氢钩吻绿碱

(19*S*)-hydroxydihydrogelsevirine (19*S*)- 羟基二氢钩吻绿碱

19-hydroxydihydrogelsevirine (19-hydroxydihydro-1-methoxygelsemine) 19- 羟基二氢钩吻绿碱 (19- 羟基二氢 -1- 甲氧基钩吻碱)

6-hydroxydihydrokarounidiol 6- 羟基栝楼二醇 (6- 羟基栝楼萜二醇、6- 羟基二氢栝楼仁二醇)

(19*R*)-hydroxydihydrokoumine (19*R*)- 羟基二氢钩吻素子

(19*S*)-hydroxydihydrokoumine (19*S*)- 羟基二氢钩吻素子

19-hydroxydihydrokoumine 19- 羟基二氢钩吻素子

(19*S*)-hydroxydihydrokoumine-4-*N*-oxide (19*S*)- 羟基二氢钩吻素子 -4-*N*- 氧化物

7-hydroxydihydromatatabiether 7- 羟基二氢木天蓼醚

(+)-hydroxydihydroneocarvenol (+)- 羟基二氢新香芹烯醇

20-hydroxydihydrorankinidine 20- 羟基二氢兰金断肠草碱 (20- 羟基二氢兰金氏断肠草碱)

8-hydroxydihydrosanguinarine 8- 羟基二氢血根碱

3-hydroxydihydroseseline isovalerate 3- 羟基二氢邪蒿素异缬草酸酯

3-hydroxydihydroseseline-β-methyl crotonate 3- 羟基二氢邪蒿素 -β- 甲基巴豆油酸酯

14-hydroxydiosgenin-3-*O*-α-L-rhamnopyranosyl-(1 → 2)-[β-D-xylopyranosyl-(1 → 4)]-β-D-glucopyranoside 14- 羟基薯蓣皂苷元 -3-*O*-α-L- 吡喃鼠李糖基 -(1 → 2)-[β-D- 吡喃木糖基 -(1 → 4)]-β-D- 吡喃葡萄糖糖苷

14-hydroxydiosgenin-3-*O*-α-L-rhamnopyranosyl-(1 → 2)-β-D-glucopyranoside 14- 羟基薯蓣皂苷元 -3-*O*-α-L- 吡喃鼠李糖基 -(1 → 2)-β-D- 吡喃葡萄糖苷

24α-hydroxydiosgenin-3-*O*-α-rhamnopyranosyl-(1 → 2)-β-D-glucopyranoside 24α- 羟基薯蓣皂苷元 -3-*O*-α- 吡喃鼠李糖基 -(1 → 2)-β-D- 吡喃葡萄糖苷

1β-hydroxydiotigenin-1-*O*-α-L-arabinopyranoside 1β- 羟基地奥替皂苷元 -1-*O*-α-L- 吡喃阿拉伯糖苷

5′-*O*-{6-*O*-[(+)-5-hydroxy-dioxyindole-3-acetyl]-β-cellobiosyl}pyridoxine 5′-*O*-{6-*O*-[(+)-5- 羟基二氧吲哚 -3- 乙酰基]-β- 纤维二糖基 } 吡哆醇

2-hydroxydiplopterol 2- 羟基里白醇

1α-hydroxydiversifolin-3-*O*-methyl ether 1α- 羟基肿柄菊素 -3-*O*- 甲醚

(2*S*, 3*S*, 4*R*, 8*E*)-2-(2′*R*)-2′-hydroxydocosanosyl amino-octadec-1, 3, 4-triol (2*S*, 3*S*, 4*R*, 8*E*)-2-(2′*R*)-2′- 羟基二十二碳酰氨基十八烷 -1, 3, 4- 三醇

2-hydroxydocosanoyl 2- 羟基二十二酰基

(2*S*, 3*S*, 4*R*, 12*E*, 2′*R*)-2-(2′-hydroxydocosanoyl amino) eicos-1, 3, 4-trihydroxy-12-ene (2*S*, 3*S*, 4*R*, 12*E*, 2′*R*)-2-(2′- 羟基二十二碳酰氨基) 二十碳 -1, 3, 4- 三羟基 -12- 烯

(2*S*, 3*S*, 4*R*)-2-[(2′*R*)-2′-hydroxydocosanoyl amino]-1, 3, 4-octadecanetriol (2*S*, 3*S*, 4*R*)-2-[(2′*R*)-2′- 羟基二十二碳酰氨基]-1, 3, 4- 十八碳三醇

(2*S*, 3*S*, 4*R*, 8*E*)-2-[(2′*R*)-2′-hydroxydocosanoyl amino]-8-eicosen-1, 3, 4-triol (2*S*, 3*S*, 4*R*, 8*E*)-2-[(2′*R*)-2′- 羟基二十二碳酰氨基]-8- 二十烯 -1, 3, 4- 三醇

(2*S*, 3*S*, 4*R*, 8*E*)-2-[(2′*R*)-2′-hydroxydocosanoyl amino]-8-octadecen-1, 3, 4-triol (2*S*, 3*S*, 4*R*, 8*E*)-2-[(2′*R*)-2′- 羟基二十二碳酰氨基]-8- 十八烯 -1, 3, 4- 三醇

rel-(3*S*, 4*S*, 5*S*)-3-[(2′*R*)-2′-hydroxydocosyl amino]-4-hydroxy-5-[(4″*Z*)-tetradecan-4″-en]-2, 3, 4, 5-tetrahydrofuran 相对 -(3*S*, 4*S*, 5*S*)-3-[(2′*R*)-2′- 羟基二十二酰氨]-4- 羟基 -5-[(4″*Z*)- 十四烷 -4″- 烯]-2, 3, 4, 5- 四氢呋喃

(10*E*)-12-hydroxydodec-10-enoic acid (10*E*)-12- 羟基十二碳 -10- 烯酸

(*E*)-4-hydroxydodec-2-en-dioic acid (*E*)-4- 羟基十二碳 -2- 烯二酸

4-hydroxydodec-2-en-dioic acid 4- 羟基十二 -2- 烯二酸

(8*E*, 10*E*)-12-hydroxydodec-8, 10-dienoic acid (8*E*, 10*E*)-12- 羟基十二碳 -8, 10- 二烯酸

3-hydroxydodecanedioic acid 3- 羟基十二碳二酸

(1*R*, 3*S*, 4*R*, 7*Z*, 11*S*, 12*S*)-3-hydroxydolabella-7, 18-dien-4, 17-olide (1*R*, 3*S*, 4*R*, 7*Z*, 11*S*, 12*S*)-3- 羟基多拉贝拉 -7, 18- 二烯 -4, 17- 内酯

12α-hydroxydolineone 12α- 羟基扁豆酮

8-hydroxydrevogenin A 8- 羟基南山藤皂苷元 A

hydroxydroserone 羟基茅膏酮

(9*R*)-hydroxy-D-sesamin (9*R*)- 羟基 -D- 芝麻素

1α, (20*R*)-hydroxyecdysone 1α, (20*R*)- 羟基蜕皮激素

20-hydroxyecdysone (β-ecdysone, ecdysterone, polypodine A) 20- 羟基蜕皮激素 (β- 蜕皮激素、β- 蜕皮素、蜕皮甾酮、水龙骨素 A)

20-hydroxyecdysone-2, 3, 20, 22-diacetonide 20- 羟基蜕皮激素 -2, 3, 20, 22- 双缩丙酮

20-hydroxyecdysone-2, 3-acetonide 2, 3- 异丙叉基 -20- 羟基蜕皮激素

20-hydroxyecdysone-20, 22-acetonide 20, 22- 异丙叉基 -20- 羟基蜕皮激素

20-hydroxyecdysone-20, 22-butylidene acetal 20- 羟基蜕皮激素 -20, 22- 缩丁醛

20-hydroxyecdysone-20, 22-monoacetonide 20- 羟基蜕皮激素 -20, 22- 单缩丙酮

20-hydroxyecdysone-25-*O*-β-D-glucopyranoside 20- 羟基蜕皮激素 -25-*O*-β-D- 吡喃葡萄糖苷

20-hydroxyecdysone-2-acetate 20- 羟基蜕皮激素 -2- 乙酸酯

20-hydroxyecdysone-2-*O*-β-D-galactopyranoside 20- 羟基蜕皮激素 -2-*O*-β-D- 吡喃半乳糖苷

20-hydroxyecdysone-2-*O*-β-D-glucopyranoside 20- 羟基蜕皮激素 -2-*O*-β-D- 吡喃葡萄糖苷

20-hydroxyecdysone-3-acetate 20- 羟基蜕皮激素 -3- 乙酸酯

20-hydroxyecdysone-3-*O*-β-D-glucopyranoside 20- 羟基蜕皮激素 -3-*O*-β-D- 吡喃葡萄糖苷

5β-hydroxyecdysterone 5β- 羟基蜕皮甾酮

(2*R*, 3*S*, 8a*S*)-3-hydroxyedulan (2*R*, 3*S*, 8a*S*)-3- 羟基鸡蛋果素

10-hydroxyeicosane 10- 羟基二十烷

12-hydroxyeicosanoic acid 12- 羟基二十酸

2-hydroxyeicosanoyl 2- 羟基二十酰氧基

(14*R*)-hydroxyelegansamine (14*R*)- 羟基钩吻明碱

2-hydroxyemodin　2- 羟基大黄素

7-hydroxyemodin　7- 羟基大黄素

ω-hydroxyemodin (citreorosein)　ω- 羟基大黄素

2-hydroxyemodin 1-methyl ether　2- 羟基大黄素 1- 甲醚

hydroxyenone　羟基烯酮

15α-hydroxy-*ent*-16-kauren-β-D-glucopyranoside　15α- 羟基 - 对映 -16- 贝壳杉烯 -β-D- 吡喃葡萄糖苷

10-hydroxyentideusether　10- 羟基豹皮菇萜醚

17-hydroxy-*ent*-isokaur-15 (16)-en-19-oic acid　17- 羟基 - 对映 - 异贝壳杉 -15 (16)- 烯 -19- 酸

18-hydroxy-*ent*-kaur-15-en-17-oic acid　18- 羟基 - 对映 - 贝壳杉 -15- 烯 -17- 酸

17-hydroxy-*ent*-kaur-15-en-18-oic acid　17- 羟基 - 对映 - 贝壳杉 -15- 烯 -18- 酸

17-hydroxy-*ent*-kaur-15-en-19-oic acid　17- 羟基 - 对映 - 贝壳杉 -15- 烯 -19- 酸

17-hydroxy-*ent*-kaur-15-en-19-oic acid methyl ester　17- 羟基 - 对映 - 贝壳杉 -15- 烯 -19- 酸甲酯

6α-hydroxy-*ent*-kaur-16-en-15-one　6α- 羟基 - 对映 - 贝壳杉 -16- 烯 -15- 酮

15α-hydroxy-*ent*-kaur-16-en-19-oic acid　15α- 羟基 - 对映 - 贝壳杉 -16- 烯 -19- 酸

18-hydroxy-*ent*-kaur-16-en-19-oic acid　18- 羟基 - 对映 - 贝壳杉 -16- 烯 -19- 酸

16α*H*-17-hydroxy-*ent*-kaur-19-oic acid　16α*H*-17- 羟基 - 对映 - 贝壳杉 -19- 酸

16α-hydroxy-*ent*-kaur-19-oic acid　16α- 羟基 - 对映 - 贝壳杉 -19- 酸

19-hydroxy-*ent*-kaur-5, 16-diene　19- 羟基 - 对映 - 贝壳杉 -5, 16- 二烯

7α-hydroxy-*ent*-pimar-8 (14), 15-dien-19-oic acid　7α- 羟基 - 对映 - 海松 -8 (14), 15- 二烯 -19- 酸

7β-hydroxy-*ent*-pimar-8 (14), 15-dien-19-oic acid　7β- 羟基 - 对映 - 海松 -8 (14), 15- 二烯 -19- 酸

14β-hydroxy-*ent*-pimar-8 (9), 15-dien-19-oic acid　14β- 羟基 - 对映 - 海松 -8 (9), 15- 二烯 -19- 酸

15β-hydroxy-*ent*-trachyloban-19-oic acid　15β- 羟基 - 对映 - 粗裂豆 -19- 酸

1-hydroxyepiacorone　1- 羟基表菖蒲螺酮

11-hydroxyepierythratidine　11- 羟基表刺桐替定碱 (11- 羟基表刺桐替定)

3′-hydroxyepiglucoisatisin　3′- 羟基表菘蓝碱苷

2β-hydroxyepipachysamines A ～ D　2β- 羟基表粉蕊黄杨胺 A ～ D

8-hydroxyepipinoresinol-4-*O*-β-D-glucopyranoside　8- 羟基表松脂素 -4-*O*-β-D- 吡喃葡萄糖苷

20-hydroxy-20-epitingenone　20- 羟基 -20- 表卫矛酮

(6α, 8α)-6-hydroxyeremophil-7 (11)-en-12, 8-olide　(6α, 8α)-6- 羟基佛术 -7 (11)- 烯 -12, 8- 内酯

6β-hydroxyeremophil-7 (11)-en-12, 8β-olide　6β- 羟基佛术 -7 (11)- 烯 -12, 8β- 内酯

6-hydroxyeremophilenolide　6- 羟基佛术烯内酯

8β-hydroxyeremophilenolide　8β- 羟基佛术烯内酯

6β-hydroxyeremophilenolide　6β- 羟基呋喃荒漠木烯内酯

6α-hydroxyergost-4, 7, 22-trien-3-one　6α- 羟基麦角甾 -4, 7, 22- 三烯 -3- 酮

6β-hydroxyergost-4, 7, 22-trien-3-one　6β- 羟基麦角甾 -4, 7, 22- 三烯 -3- 酮

3β-hydroxyergost-5, 7, 22-triene　3β- 羟基麦角甾 -5, 7, 22- 三烯

hydroxyergotamine　羟基麦角胺

22α-hydroxyerythrodiol　22α- 羟基古柯二醇 (22α- 羟基高根二醇)

2-hydroxyesculentic acid　2- 羟基商陆种酸

3-hydroxyestra-1, 3, 5 (10)-trien-17-one　3- 羟基雌甾 -1, 3, 5 (10)- 三烯 -17- 酮

3-hydroxyestragole-β-D-glucopyranoside　3- 羟基草蒿脑 -β-D- 吡喃葡萄糖苷

8-*O*-(2-hydroxyethoxy) ethyl rengyol　8-*O*-(2- 羟乙氧基) 乙基连翘醇

1-(2-hydroxyethoxy) tridecane　1-(2- 羟乙氧基) 十三烷

6-*N*-hydroxyethyl adenine　6-*N*- 羟乙基腺嘌呤

β-hydroxyethyl benzene (phenethyl alcohol)　β- 羟乙基苯 (苯乙基醇)

2-hydroxyethyl gardenamide A　2- 羟乙基栀子酰胺 A

2-hydroxyethyl glucosinolate　2- 羟乙基芥子油苷

(13^2-*S*)-hydroxyethyl pheophorbide a　(13^2-*S*)- 羟基乙基脱镁叶绿二酸 a

5-(1-hydroxyethyl)-2, 6-dihydroxy-1, 7-dimethyl-9, 10-dihydrophenanthrene　5-(1- 羟乙基)-2, 6- 二羟基 -1, 7- 二甲基 -9, 10- 二氢菲

5-(1-hydroxyethyl)-2, 8-dihydroxy-1, 7-dimethyl-9, 10-dihydrophenanthrene　5-(1- 羟乙基)-2, 8- 二羟基 -1, 7- 二甲基 -9, 10- 二氢菲

(24*R*)-24-(2-hydroxyethyl)-20-hydroxyecdysone　(24*R*)-24-(2- 羟乙基)-20- 羟基蜕皮激素

4-(2-hydroxyethyl)-2-methoxyphenyl-1-*O*-β-D-glucopyranoside　4-(2- 羟基乙基)-2- 甲氧基苯 -1-*O*-β-D- 吡喃葡萄糖苷

2-(2-hydroxyethyl)-3-methyl maleimide 2-(2- 羟乙基)-3- 甲基马来酰亚胺

2-(2-hydroxyethyl)-4-methoxybenzoic acid 2-(2- 羟乙基)-4- 甲氧基苯甲酸

1-(1-hydroxyethyl)-4β-rutinosyloxybenzene 1-(1- 羟乙基)-4β- 芸香糖氧基苯

3-(2-hydroxyethyl)-5-(1-*O*-β-glucopyranosyloxy)-indole 3-(2- 羟乙基)-5-(1-*O*-β- 吡喃葡萄糖氧基) 吲哚

6-(1-hydroxyethyl)-5, 7, 8-trimethoxy-2, 2-dimethyl-2*H*-1-benzopyran 6-(1- 羟乙基)-5, 7, 8- 三甲氧基 -2, 2- 二甲基 -2*H*-1- 苯并吡喃

N-(2-hydroxyethyl)-5′-*S*-methyl-5′-thioguanosine *N*-(2- 羟乙基)-5′-*S*- 甲基 -5′- 硫代鸟苷

8-(1′-hydroxyethyl)-7, 8-dihydrochelerythrine 8-(1′- 羟乙基)-7, 8- 二氢白屈菜红碱

6-(1-hydroxyethyl)-7-methoxy-2, 2-dimethyl chromene 6-(1- 羟基乙基)-7- 甲氧基 -2, 2- 二甲基色烯

N-(2-hydroxyethyl)-9, 12-octadecadienoic acid *N*-(2- 羟乙基)-9, 12- 亚油酸

3-(2-hydroxyethyl) acetophenone-4-*O*-β-D-glucopyranoside 3-(2- 羟乙基) 乙酰苯 -4-*O*-β-D- 吡喃葡萄糖苷

4-(2-hydroxyethyl) benzaldehyde 4-(2- 羟基乙基) 苯甲醛

(*R*)-5-(1-hydroxyethyl) canthin-6-one (*R*)-5-(1- 羟乙基) 铁屎米 -6- 酮

3-(β-hydroxyethyl) coronaridine 3-(β- 羟基乙基) 冠狗牙花定碱

1-(2-hydroxyethyl) cyclohex-1, 4-diol 1-(2- 羟基乙基) 环己 -1, 4- 二醇

4-(8-hydroxyethyl) cyclohexan-1-oic acid 4-(8- 羟乙基)-1- 环己酸

N-(2-hydroxyethyl) cytisine *N*- 羟乙基金雀花碱

2-(1-hydroxyethyl) naphtho[2, 3-*b*]furan-4, 9-dione 2-(1- 羟乙基) 萘并 [2, 3-*b*] 呋喃 -4, 9- 二酮

2-[(*R*)-1-hydroxyethyl]-3-methyl maleimide 2-[(*R*)-1-羟乙基]-3- 甲基马来酰亚胺

(3*S*, 6*S*)-3-[(1*R*)-1-hydroxyethyl]-6-(phenyl methyl)-2, 5-piperazinedione (3*S*, 6*S*)-3-[(1*R*)-1- 羟基乙基]-6-(苯基甲基)-2, 5- 哌嗪二酮

β-hydroxyethyl-3, 4-dihydroxybenzene (hydroxytyrosol) β- 羟乙基 -3, 4- 二羟基苯 (羟基酪醇)

(2*R*)-hydroxyeucomic acid (2*R*)- 羟基凤梨百合酸

hydroxyeucomic acid 羟基红果酸 (羟基凤梨百合酸)

17-hydroxyeucosceptrine 17- 羟基米团花素

1α-hydroxyeudesm-2, 4 (15), 11 (13)-trien-7α*H*-12-oic acid 1α- 羟基桉叶 -2, 4 (15), 11 (13)- 三烯 -7α*H*-12- 酸

(5*R*, 7*R*, 10*S*)-11-hydroxyeudesm-3-en-2-one-11-*O*-β-D-glucopyranoside (5*R*, 7*R*, 10*S*)-11- 羟基桉叶 -3- 烯 -2- 酮 -11-*O*-β-D- 吡喃葡萄糖苷

6-hydroxyeudesm-4 (14)-ene 6- 羟基桉叶 -4 (14)- 烯

1β-hydroxyeudesm-4 (15), 11 (13)-dien-12, 6α-olide 1β- 羟基桉叶 -4 (15), 11 (13)- 二烯 -12, 6α- 内酯

5α-hydroxyeudesm-4 (15), 11-diene 5α- 羟基桉叶 -4 (15), 11- 二烯

7α-hydroxyeudesm-4-en-6, 12-olide 7α- 羟基桉叶 -4- 烯 -6, 12- 内酯

1β-hydroxyeudesm-4-en-6-one 1β- 羟基桉叶 -4- 烯 -6- 酮

2α-hydroxyeudesman-4 (15), 11 (13)-dien-12, 8β-olide 2α- 羟基桉叶 -4 (15), 11 (13)- 二烯 -12, 8β- 内酯

2α-hydroxyeudesman-4 (15)-en-12, 8β-olide 2α- 羟基桉叶 -4 (15)- 烯 -12, 8β- 内酯

8α-hydroxyeudesmol 8α- 羟基桉叶醇

Ⅰ′-hydroxy-eugenol-4-isobutanoate Ⅰ′- 羟基丁香酚 -4- 异丁酸酯

4′-hydroxyeupachinisin C-15-acetate 4′- 羟基华泽兰丝素 C-15- 乙酸酯

15-hydroxyeupachinisins B ～ D 15- 羟基华泽兰丝素 B ～ D

2α-hydroxyeupatolide 2α- 羟基泽兰内酯

6α-hydroxyeurycomalactone 6α- 羟基宽树冠木内酯

7α-hydroxyeurycomalactone 7α- 羟基宽树冠木内酯

1β-hydroxyeuscaphic acid 1β- 羟基蔷薇酸

hydroxyevodiamine 羟基吴茱萸碱 (羟基吴萸碱)

12α-hydroxyevodol 12α- 羟基吴茱萸内酯醇

6-hydroxyeyanidin 6- 羟基花青苷

7β-hydroxyfagonene 7β- 羟基法蒺藜烯

(−)-(1*S*, 2*S*, 6*S*)-6-*exo*-hydroxyfenchol (−)-(1*S*, 2*S*, 6*S*)-6- 外 - 羟基小茴香醇

28-hydroxyfern-9 (11)-ene 28- 羟基羊齿 -9 (11)- 烯

11-hydroxyferruginol 11- 羟基铁锈醇

18-hydroxyferruginol 18- 羟基铁锈醇 (18- 羟基锈色罗汉松酚、18- 羟基弥罗松酚)

6α-hydroxyferruginol 6α- 羟基铁锈醇 (6α- 羟基锈色罗汉松酚)

6β-hydroxyferruginol 6β- 羟基铁锈醇 (6β- 羟基锈色罗汉松酚、6β- 羟基弥罗松酚)

19-hydroxyferruginol 19- 羟基铁锈醇 (19- 羟基锈色罗汉松酚)

(*Z*)-5-hydroxyferulic acid (*Z*)-5- 羟基阿魏酸

2-hydroxyferulic acid 2- 羟基阿魏酸

5-hydroxyferulic acid 5- 羟基阿魏酸

7-hydroxyflavan 7- 羟基黄烷酚

(–)-(2*S*, 3*R*, 4*R*)-2, 3-*trans*-3, 4-*cis*-4′-hydroxyflavan-3, 4-diol (–)-(2*S*, 3*R*, 4*R*)-2, 3- 反式 -3, 4- 顺式 -4′- 羟基黄烷 -3, 4- 二醇

2′-hydroxyflavanone 2′- 羟基黄烷酮

6-hydroxyflavanone 6- 羟基黄烷酮

7-hydroxyflavanone 7- 羟基黄烷酮

3-hydroxyflavone 3- 羟基黄酮

5-hydroxyflavone 5- 羟基黄酮

6-hydroxyflavone 6- 羟基黄酮

7-hydroxyflavone 7- 羟基黄酮

7-hydroxyflavonol 7- 羟基黄酮醇

15α-hydroxyfoetidinol-3-*O*-β-D-xylopyranoside 15α- 羟基绿升麻醇 -3-*O*-β-D- 吡喃木糖苷

28-hydroxyfoetidinol-3-*O*-β-D-xylopyranoside 28- 羟基绿升麻醇 -3-*O*-β-D- 吡喃木糖苷

2′-hydroxyformononetin 2′- 羟基刺芒柄花素

3′-hydroxyformononetin 3′- 羟基刺芒柄花素

3-hydroxyforskolin 3- 羟基毛喉鞘蕊花素

6β-hydroxyfraxinellone 6β- 羟基白鲜酮

9α-hydroxyfraxinellone 9α- 羟基白鲜酮

30-hydroxyfraxinellone 30- 羟基白鲜酮

9β-hydroxyfraxinellone 9β- 羟基白鲜酮

9α-hydroxyfraxinellone-9-*O*-β-D-glucoside 9α- 羟基白鲜酮 -9-*O*-β-D- 葡萄糖苷

7α-hydroxyfriedel-1, 3-dione 7α- 羟基无羁萜 -1, 3- 二酮

29-hydroxyfriedel-3-one 29- 羟基无羁萜 -3- 酮

30-hydroxyfriedel-3-one 30- 羟基无羁萜 -3- 酮

7-hydroxyfrullanolide 7- 羟基耳叶苔内酯

11-hydroxyfruticolone 11- 羟基灌木香科酮

7β-hydroxyfruticolone 7β- 羟基灌木香科酮

8β-hydroxyfruticolone 8β- 羟基灌木香科酮

10β-hydroxyfuranoeremophil-6β-yl-2′ξ-methyl butanoate 10β- 羟基呋喃并佛术 -6β- 基 -2′ξ- 甲基丁酸酯

8-hydroxyfurocoumarin 8- 羟基呋喃香豆素

22-hydroxyfurost-3β, 26-diol 22- 羟基呋甾 -3β, 26- 二醇

22-hydroxyfurost-5 (6)-en-3β, 26-diol 22- 羟基呋甾 -5 (6)- 烯 -3β, 26- 二醇

(25*R*)-22-hydroxyfurost-5-en-3β, 26-diol (25*R*)-22- 羟基呋甾 -5- 烯 -3β, 26- 二醇

22α-hydroxyfurost-5-ene 22α- 羟基呋甾 -5- 烯

δ-hydroxygalegine δ- 羟基山羊豆碱

12-hydroxyganoderic acid D 12- 羟基灵芝酸 D

15-hydroxyganoderic acid S 15- 羟基灵芝酸 S

20-hydroxyganoderic acids G, AM_1 20- 羟基灵芝酸 G、AM_1

13-hydroxygarcimultiflorones A, B 13- 羟基木竹子酮 A、B

18-hydroxygarcimultiflorones A ～ D 18- 羟基木竹子酮 A ～ D

hydroxygardnutine 羟蓬莱葛亭

10-hydroxygeissoschizol 10- 羟基缝籽木醇

(14*R*)-hydroxygelsamydine (14*R*)- 羟基钩吻麦定碱

14-hydroxygelsecrotonidine 14- 羟基钩吻巴豆碱

14-hydroxygelsedilam 14- 羟基钩吻迪奈碱

14-hydroxygelsedine 14- 羟基钩吻定

7a-hydroxygelsemiol 7a- 羟基钩吻醇

11-hydroxygelsenicine 11- 羟基钩吻素己

14-hydroxygelsenicine 14- 羟基钩吻次碱

6α-hydroxygenipin 6α- 羟基京尼平

6β-hydroxygenipin 6β- 羟基京尼平

6α-hydroxygeniposide 6α- 羟基京尼平苷

6β-hydroxygeniposide 6β- 羟基京尼平苷

2′-hydroxygenistein 2′- 羟基染料木素

2-hydroxygenistein 2- 羟基染料木素

3′-hydroxygenistein 3′- 羟基染料木素

8-hydroxygenistein 8- 羟基染料木素

hydroxygenkwanin 羟基芫花素

3′-hydroxygenkwanin (luteolin-7-methyl ether) 3′- 羟基芫花素 (木犀草素 -7- 甲醚)

3′-hydroxygenkwanin-3′-*O*-β-D-glucoside 3′- 羟基芫花素 -3′-*O*-β-D- 葡萄糖苷

(*S*)-12-hydroxygeranyl geraniol (*S*)-12- 羟基香叶基香叶醇

5β-hydroxygermacr-1 (10), 4 (15), 11 (13)-trien-12, 8β-olide 5β- 羟基吉玛 -1 (10), 4 (15), 11 (13)- 三烯 -12, 8β- 内酯

1 (10) *E*-5-hydroxygermacr-1 (10), 4 (15), 11-trien-8β, 12-olide　1 (10) *E*-5- 羟基吉玛 -1 (10), 4 (15), 11- 三烯 -8β, 12- 内酯

4α-hydroxygermacr-1 (10), 5-diene　4α- 羟基 -1 (10), 5- 大牻牛儿二烯

(1*E*, 4*E*, 8*R*)-8-hydroxygermacra-1 (10), 4, 7 (11)-trien-12, 8-lactone　(1*E*, 4*E*, 8*R*)-8- 羟基吉马 -1 (10), 4, 7 (11)- 三烯 -12, 8- 内酯

13-hydroxygermacrone　3- 羟基吉马酮

6α-hydroxygermine (protoverine)　6α- 羟基胚芽碱 (原藜芦因)

4-hydroxyginkgolic acid　4- 羟基银杏酸

9-hydroxyglabratolide　9- 羟基光刺苞果菊内酯 (9- 羟光刺苞菊种内酯)

3-hydroxyglabrols Ⅰ , Ⅱ　3- 羟基光甘草酚 Ⅰ 、Ⅱ

19-hydroxyglaucolide E　19- 羟基白前内酯 E

4-hydroxyglucobrassicin　4- 羟基芸苔葡萄糖硫苷

8-hydroxyglucosyl harmine　8- 羟基葡萄糖基哈尔明碱

hydroxyglutamic acid　羟基谷氨酸

γ-hydroxyglutamic acid　γ- 羟基谷氨酸

ε-hydroxyglutamic acid　ε- 羟基谷氨酸

3-hydroxyglutin-5-ene　3β- 羟基粘霉 -5- 烯

18α-hydroxyglycyrrhetic acid　18α- 羟基甘草次酸

24-hydroxyglycyrrhetic acid　24- 羟基甘草次酸

4′β-hydroxygomphoside　4′β- 羟基高夫苷

18-hydroxygrayanotoxin XⅧ　18- 羟基木藜芦毒素 XⅧ

4-hydroxygrenoblone　4- 羟基悬铃木二酮

10β-hydroxyguai-1, 4-dien-12, 6-olide　10β- 羟基愈创木 -1, 4- 二烯 -12, 6- 内酯

10-hydroxyguai-3, 7 (11)-dien-12, 6-olide　10- 羟基愈创木 -3, 7 (11)- 二烯 -12, 6- 内酯

4β-hydroxyguai-9, 11 (13)-dien-12, 8β-olide　4β- 羟基愈创木 -9, 11 (13)- 二烯 -12, 8β- 内酯

(1*R*, 7*R*, 10*S*)-11-hydroxyguaia-4-en-3, 8-dione-β-D-glucopyranoside　(1*R*, 7*R*, 10*S*)-11- 羟基愈创木 -4- 烯 -3, 8- 二酮 -β-D- 吡喃葡萄糖苷

(4*S*)-4-hydroxygweicurculactone　(4*S*)-4- 羟基桂莪术内酯

8β-hydroxygymnomitrian-9-one　8β- 羟基 -9- 全萼苔酮

(–)-12β-hydroxygynunone　(–)-12β- 羟基椭圆三七酮

21β-hydroxygypsogenin (lucyin A)　21β- 羟基棉根皂苷元 (丝瓜素 A)

2α-hydroxygypsogenin-3-*O*-β-D-glucopyranoside　2α- 羟基丝石竹皂苷元 -3-*O*-β-D- 吡喃葡萄糖苷

6-hydroxyharman　6- 羟基哈尔满 (6- 羟基骆驼蓬满碱)

12α-hydroxyhautriwaic acid-19-lactone　12α- 羟基车桑子酸 -19- 内酯

21β-hydroxyhederagenin　21β- 羟基常春藤皂苷元

29-hydroxyhederagenin　29- 羟基常春藤皂苷元

21β-hydroxyhederagenin-3-*O*-β-D-glucopyranoside　21β- 羟基常春藤皂苷元 -3-*O*-β-D- 吡喃葡萄糖苷

7-hydroxyhedichinal　7- 羟基姜花醛

2α-hydroxyhedrangenin-3-*O*-β-D-glucopyranoside　2α- 羟基常春藤皂苷元 -3-*O*-β-D- 吡喃葡萄糖苷

7-hydroxyhedychenone　7- 羟基草果药烯酮

9-hydroxyhelminthosporol　9- 羟基长蠕孢醇

(2*E*, 12*Z*, 15*Z*)-1-hydroxyheneicos-2, 12, 15-trien-4-one　(2*E*, 12*Z*, 15*Z*)-1- 羟基二十一碳 -2, 12, 15- 三烯 -4- 酮

(2*E*, 5*E*, 12*Z*, 15*Z*)-1-hydroxyheneicos-2, 5, 12, 15-tetraen-4-one　(2*E*, 5*E*, 12*Z*, 15*Z*)-1- 羟基二十一碳 -2, 5, 12, 15- 四烯 -4- 酮

(2*S*, 3*S*, 4*R*, 8*E*)-2-[(2′*R*)-2′-hydroxyheneicosanoyl amino]-8-heneicosen-1, 3, 4-triol　(2*S*, 3*S*, 4*R*, 8*E*)-2-[(2′*R*)-2′- 羟基二十一碳酰氨基]-8- 二十一烯 -1, 3, 4- 三醇

6-hydroxyhenryoside　6- 羟基巴东荚蒾苷

37-hydroxyhentetracont-19-one　37- 羟基四十一碳 -19- 酮

24-hydroxyhentriacont-27-one　24- 羟基三十一 -27- 酮

12-hydroxyheptadecanoic acid　12- 羟基十七酸

6′-*O*-(2″-hydroxyheptadecanoyl)-β-D-glucosyl-β-sitosterol　6′-*O*-(2″- 羟基十七碳酰)-β-D- 葡萄糖基 -β- 谷甾醇

6-hydroxyheptanal　2- 羟基庚醛

3-hydroxyhericenone F　3- 羟基猴头菌酮 F

(+)-*N*-hydroxyhernangerine　(+)-*N*- 羟基莲叶酮碱

9-hydroxyheterogorgiolide　9- 羟基异质柳珊瑚内酯 (9- 羟基柳珊瑚内酯)

6-(4-hydroxyhex-1-enyl) dodec-2, 4-dien-7, 9-diyn-1, 11-diol　6-(4- 羟基己 -1- 烯基) 十二碳 -2, 4- 二烯 -7, 9- 二炔 -1, 11- 二醇

26-hydroxyhexacosan-2-one　26- 羟基二十六碳 -2- 酮

2-hydroxyhexacosanoic acid　2- 羟基二十六酸

(2*S*, 3*S*, 4*R*)-2-[(2′*R*)-2′-hydroxyhexacosanoyl amino]-1, 3, 4-octadecanetriol　(2*S*, 3*S*, 4*R*)-2-[(2′*R*)-2′- 羟基二十六碳酰氨基]-1, 3, 4- 十八碳三醇

(2*S*, 3*S*, 4*R*, 8*E*)-2-[(2′*R*)-2′-hydroxyhexacosanoyl amino]-8-octadecen-1, 3, 4-triol (2*S*, 3*S*, 4*R*, 8*E*)-2-[(2′*R*)-2′-羟基二十六碳酰氨基]-8-十八烯-1, 3, 4-三醇

1-(26-hydroxyhexacosanoyl) glyceride 1-(26-羟基二十六酰基)甘油酯

6-hydroxyhexacos-*trans*-8-en-3-one 6-羟基二十六碳-反式-8-烯-3-酮

(10*R*)-hydroxyhexadec-(7*Z*, 11*E*, 13*Z*)-trienoic acid (10*R*)-羟基十六碳-(7*Z*, 11*E*, 13*Z*)-三烯酸

(2*R*)-hydroxyhexadecanoic acid (2*R*)-羟基十六酸

10-hydroxyhexadecanoic acid 10-羟基十六酸

3-hydroxyhexadecanoic acid (3-hydroxypalmitic acid) 3-羟基十六酸(3-羟基棕榈酸)

(2*S*, 3*S*, 4*R*, 9*Z*)-2-[(2*R*)-2-hydroxyhexadecanosyl amino]-9-docosen-1, 3, 4-triol (2*S*, 3*S*, 4*R*, 9*Z*)-2-[(2*R*)-2-羟基十六碳酰氨基]-9-二十二烯-1, 3, 4-三醇

(2*S*, 3*S*, 4*R*, 2′*R*, 8*Z*)-N-2′-hydroxyhexadecanoyl-1-*O*-β-D-glucopyranosyl-4-hydroxy-8-sphingenine (2*S*, 3*S*, 4*R*, 2′*R*, 8*Z*)-*N*-2′-羟基十六碳酰基-1-*O*-β-D-吡喃葡萄糖基-4-羟基-8-神经鞘氨醇

3-hydroxyhexan-1, 5-olide 3-羟基己-1, 5-内酯

(*R*, 5*S*)-5-hydroxyhexan-4-olide (*R*, 5*S*)-5-羟基己-4-内酯

5-hydroxyhexan-4-olide 5-羟基己酸-4-内酯

(3*S*, 5*S*)-3-hydroxyhexan-5-olide (3*S*, 5*S*)-3-羟基己酸-5-内酯

3-hydroxyhexan-5-olide 3-羟基己-5-内酯

3-hydroxyhexanoic acid 3-羟基己酸

6-hydroxyhexanoic acid 6-羟基己酸

37-hydroxyhexatetracont-1-en-15-one 37-羟基四十六碳-1-烯-15-酮

9-(1-hydroxyhexyl)-3-(2-hydroxypropyl)-6a-methyl-9, 9a-dihydrofuro[2, 3-*h*]isoquinolin-6, 8 (2*H*, 6a*H*)-dione 9-(1-羟基己基)-3-(2-羟基丙基)-6a-甲基-9, 9a-二氢呋喃[2, 3-*h*]异喹啉-6, 8 (2*H*, 6a*H*)-二酮

10-hydroxyheyneanine 10-羟基海尼山辣椒碱

(3*S*, 4*S*, 5*S*, 7*R*)-3-hydroxyhinesolone-11-*O*-β-D-glucopyranoside (3*S*, 4*S*, 5*S*, 7*R*)-3-羟基茅术酮-11-*O*-β-D-吡喃葡萄糖苷

(4*R*, 5*S*, 7*R*)-14-hydroxyhinesolone-14-*O*-β-D-xylopyranoside (4*R*, 5*S*, 7*R*)-14-羟基茅术酮-14-*O*-β-D-吡喃木糖苷

(4*S*, 5*S*, 7*R*)-15-hydroxyhinesolone-15-*O*-β-D-xylopyranoside (4*S*, 5*S*, 7*R*)-15-羟基茅术酮-15-*O*-β-D-吡喃木糖苷

7-hydroxyhinokinin 7-羟基扁柏脂素

o-hydroxyhippuric acid 邻羟基马尿酸

15α-hydroxyholamine 15α-羟基止泻木胺

17-hydroxyhomodaphniphyllic acid 17-羟基高虎皮楠酸

16-hydroxyhomodaphniphyllic acid 16-羟基高虎皮楠酸

4-hydroxyhomopterocarpin 4-羟基高紫檀素

3α-hydroxyhop-22 (29)-ene 3α-羟基-22 (29)-何帕烯

hydroxyhopane 何帕醇

21α*H*-22-hydroxyhopanol 21α*H*-22-何帕醇

22-hydroxyhopanol 22-羟基何帕醇

22-hydroxyhopanone 22-羟基何帕酮

16-hydroxyhorminone 16-羟基浩米酮(16-羟基荷茗草酮、16-羟基荷茗草醌)

6β-hydroxyhovenic acid 6β-羟基拐枣酸

11-hydroxyhumantenine 11-羟基胡蔓藤碱乙

15-hydroxyhumantenine 15-羟基胡蔓藤碱乙

15-hydroxyhumantenoxenine 15-羟基胡蔓藤酮碱

6β-hydroxyhuperzine A 6β-羟基石杉碱A

16-hydroxyhuperzine B 16-羟基石杉碱乙

4-hydroxyhydrangenol 4-羟基八仙花酚

hydroxyhydrastine 羟白毛茛碱

9α-hydroxyhydrocaffeic acid 9α-羟基氢化咖啡酸

o-hydroxyhydrocinnamic acid (melilotic acid) 邻羟基氢化桂皮酸(草木犀酸)

hydroxyhydroquinone 羟基氢醌

4-hydroxyhydroxybenzoic acid-1′, 3′-dihydroxypropyl ester 4-羟基苯甲酸-1′, 3′-二羟基丙酯

4-hydroxyhygric acid 4-羟基古液酸

6-hydroxyhyoscyamine 6-羟基天仙子胺

7-hydroxyhyoscyamine 7-羟基天仙子胺

hydroxyhyoscyamine 羟莨菪碱

6β-hydroxyhyoscyamine (anisodamine) 6β-羟基天仙子胺(山莨菪碱)

4-hydroxyhyperolactone D 4-羟基金丝桃内酯D

14-hydroxyicajine 14-羟基卡晶

1α, 3β-hydroxyimberbic acid 1α, 3β-羟基无毛风车子酸

1α, 3β-hydroxyimberbic acid-23-*O*-α-L-3, 4-diacetyl rhamnopyranoside 1α, 3β-羟基无毛风车子酸-23-*O*-α-L-3, 4-二乙酰基吡喃鼠李糖苷

1α, 3β-hydroxyimberbic acid-23-*O*-α-L-4-acetyl rhamnopyranoside 1α, 3β-羟基无毛风车子酸-23-*O*-α-L-4-乙酰基吡喃鼠李糖苷

1α, 3β-hydroxyimberbic acid-23-α-L-[3, 4-diacetyl rhamnopyranosyl]-29-*O*-α-rhamnopyranoside 1α, 3β-羟基无毛风车子酸 -23-α-L-[3, 4- 二乙酰基吡喃鼠李糖基]-29-*O*- 吡喃鼠李糖苷
4-(hydroxyimido)-1-methyl cyclohex-2, 5-dien-1-carboxylic acid 4-(羟氨亚基)-1- 甲基环己 -2, 5- 二烯 -1- 甲酸
4″-hydroxyimperatorin-4″-*O*-β-D-glucopyranoside 4″-羟基欧前胡素 -4″-*O*-β-D- 吡喃葡萄糖苷
5″-hydroxyimperatorin-5″-*O*-β-D-glucopyranoside 5″-羟基欧前胡素 -5″-*O*-β-D- 吡喃葡萄糖苷
(3*S*, 6*E*)-8-hydroxyinalool-3-*O*-β-D-(3-*O*-potassium sulfo) glucopyranoside (3*S*, 6*E*)-8- 羟基芳樟醇 -3-*O*-β-D-(3-*O*- 磺酸钾) 吡喃葡萄糖苷
(3*S*, 6*E*)-8-hydroxyinalool-3-*O*-β-D-glucopyranoside (3*S*, 6*E*)-8- 羟基芳樟醇 -3-*O*-β-D- 吡喃葡萄糖苷
6-hydroxyindan-1-one 6- 羟基茚 -1- 酮
hydroxyindirubin 羟基靛玉红
3-hydroxyindole 3- 羟基吲哚
4-hydroxyindole-3-carboxaldehyde 4- 羟基 -3- 吲哚醛
5-hydroxyindolyl acetic acid 5- 羟吲哚乙酸
hydroxyindonenine base 羟基吲楞宁碱
16-hydroxyingenol 16- 羟基巨大戟烯醇
19-hydroxyingenol 19- 羟基巨大戟醇
22-hydroxyingenol 22- 羟基巨大戟醇
17-hydroxyingenol-20-hexadecanoate 17- 羟基巨大戟烯醇 -20- 十六酸酯
21-hydroxyintegerrimine 21- 羟基全缘千里光碱
6α-hydroxyinuchinenolides A, B 6α- 羟基旋覆花内酯 A、B
4-hydroxyionone 4- 羟基紫罗兰酮
6β-hydroxyipolamiide 6β- 羟基去羟野芝麻新苷
10-hydroxyiridodial glucoside (decapetaloside) 10- 羟基环烯醚萜二醛葡萄糖苷 (十瓣闪星花苷)
3-hydroxyirisquinone 3- 羟基马蔺子素
8β-hydroxyisoamberboin 8β- 羟基异珀菊内酯
5′-hydroxyisoavrainvilleol 5′- 羟基异黑绒扇藻醇
12-hydroxyisobakuchiol 12- 羟基异补骨脂酚
10ξ-hydroxyisocampheren-11-ene 10ξ- 羟基异樟 -11- 烯
11-hydroxyisocampheren-9-ene 11- 羟基异樟 -9- 烯
α-hydroxyisocaproic acid α- 羟基异己酸
β-hydroxyisocaproic acid β- 羟基异己酸
hydroxyisodaucenal 羟基异胡萝卜烯醛
8′-hydroxyisodiospyrin 8′- 羟基异柿醌
9-hydroxyisoegomaketone 9- 羟基异紫苏酮
4-hydroxyisoeugenol (coniferyl alcohol, coniferol) 4-羟基异丁香酚 (松柏醇)
7-hydroxyisoflavone 7- 羟基异黄酮
3-hydroxyisoforskolin 3- 羟基异毛喉鞘蕊花素
8β-hydroxyisogermafurenolide 8β- 羟基异吉马呋烯内酯
8β-hydroxy-isogermafurenolide 8β- 羟基异大根老鹳草呋烯内酯
21α-hydroxyisoglabrolide 21α- 羟基异光果甘草内酯 (21α- 羟基异光刺苞果菊内酯)
28-hydroxyisoiguesterin 28- 羟基异伊格斯特素
17-hydroxyisolathyrol 17- 羟基异千金二萜醇
17-hydroxyisolathyrol-5, 15, 17-tri-*O*-acetate-3-*O*-benzoate 17- 羟基异千金二萜醇 -5, 15, 17- 三 -*O*- 乙酸酯 -3-*O*-苯甲酸酯
(2*S*, 3*R*, 4*R*)-4-hydroxyisoleucine (2*S*, 3*R*, 4*R*)-4- 羟基异亮氨酸
2′-hydroxyisolupalbigenin 2′- 羟基异白羽扇豆苷元
5′-hydroxyisomucronulatol-2′, 5′-di-*O*-glucopyranoside 5′- 羟基异微凸剑叶莎醇 -2′, 5′- 二 -*O*- 吡喃葡萄糖苷
5′-hydroxyisomuronulatol-2′, 5′-di-*O*-glucoside 5′- 羟基异微凸剑叶莎醇 -2′, 5′- 二 -*O*- 葡萄糖苷
21-hydroxyisoohchininolide 21- 羟基异日楝宁内酯
21-hydroxyisoohchinolide 21- 羟基异日楝内酯
2′-hydroxyisoorientin 2′- 羟基异荭草素
hydroxyisopatchoulenone 羟基异广藿香烯酮
4-hydroxyisophthalic acid 4- 羟基间苯二甲酸
5-hydroxyisophthalic acid 5- 羟基异苯二酸 (5- 羟基间苯二甲酸)
hydroxyisopiloselloidone 羟基异毛大丁草酮
14α-hydroxyisopimar-7, 15-dien-1-one 14α- 羟基异海松 -7, 15- 二烯 -1- 酮
7β-hydroxyisopimar-8 (14), 15-dien-1-one 7β- 羟基异海松 -8 (14), 15- 二烯 -1- 酮
2-hydroxyisoprunetin (barpisoflavone A) 2- 羟基异樱黄素 (巴比异黄酮 A)
14-hydroxyisopterocarpolone 14- 羟基异紫檀酮
(5*R*, 7*R*, 10*S*)-3-hydroxyisopterocarpolone-3-*O*-β-D-glucopyranoside (5*R*, 7*R*, 10*S*)-3- 羟基异紫檀酮 -3-*O*-β-D- 吡喃葡萄糖苷
18-hydroxyisosungucine 18- 羟基异圣古碱
(+)-10-hydroxyisotrilobine (+)-10- 羟基异木防己碱

α-hydroxyisovaleric acid　α- 羟基异缬草酸

β-hydroxyisovaleryl shikonin　β- 羟基异戊酰紫草素

9β-(3-hydroxyisovaleryloxy) parthenolide　9β-(3- 羟基异戊酰氧基) 银胶菊内酯

5-hydroxyisovanillic acid　5- 羟基异香草酸

10-hydroxyisovelleral　10- 羟基异绒白乳菇醛

9-hydroxyisovelleral　9- 羟基异绒白乳菇醛

trans-2-hydroxyisoxypropyl-3-hydroxy-7-isopenten-2, 3-dihydrobenzofuran-5-carboxylic acid　反式 -2- 羟基异丙基 -3- 羟基 -7- 异戊烯 -2, 3- 二氢苯并呋喃 -5- 甲酸

4′-hydroxyittorine　4′- 羟基海螺碱

14α-hydroxyixocarpanolide　14α- 羟基粘果酸浆内酯

(*Z*)-5′-hydroxyjasmone-5′-*O*-β-D-glucopyranoside　(*Z*)-5′-羟基茉莉酮 -5′-*O*-β-D- 吡喃葡萄糖苷

17-hydroxyjolkinol-15, 17-diacetate-3-*O*-cinnamate　17-羟基岩大戟醇 -15, 17- 二乙酸 -3-*O*- 桂皮酸酯

17-hydroxyjolkinolide　17- 羟基岩大戟内酯

6-hydroxyjunipeionoloside　6- 羟基刺柏香堇醇苷 (6-羟基杜松苷)

6′-hydroxyjusticidins A ～ C　6′- 羟基爵床脂定 A ～ C

6′-hydroxyjusticins A ～ C　6′- 羟基爵床脂素 A ～ C

6-hydroxykaempferol　6- 羟基山柰酚

8-hydroxykaempferol (herbacetin)　8- 羟山柰酚 (蜀葵苷元、草质素、草棉黄素、草棉素)

6-hydroxykaempferol-3, 6, 4′-trimethyl ether　6- 羟基山柰酚 -3, 6, 4′- 三甲醚

6-hydroxykaempferol-3, 6, 7-tri-*O*-glucoside　6- 羟基山柰酚 -3, 6, 7- 三 -*O*- 葡萄糖苷

6-hydroxykaempferol-3, 6, 7-tri-*O*-β-D-glucoside　6- 羟基山柰酚 -3, 6, 7- 三 -*O*-β-D- 葡萄糖苷

6-hydroxykaempferol-3, 6-di-*O*-glucoside　6- 羟基山柰酚 -3, 6- 二 -*O*- 葡萄糖苷

6-hydroxykaempferol-3, 6-di-*O*-β-D-glucoside　6- 羟基山柰酚 -3, 6- 二 -*O*-β-D- 葡萄糖苷

6-hydroxykaempferol-3, 6-di-*O*-β-D-glucosyl-7-*O*-β-D-glucuronide　6- 羟基山柰酚 -3, 6- 二 -*O*-β-D- 葡萄糖基 -7-*O*-β-D- 葡萄糖醛酸苷

6-hydroxykaempferol-3, 7-dimethyl ether　6- 羟基山柰酚 -3, 7- 二甲基醚

6-hydroxykaempferol-3-*O*-β-D-glucoside　6- 羟基山柰酚 -3-*O*-β-D- 葡萄糖苷

6-hydroxykaempferol-3-*O*-β-D-glucosyl-7-*O*-β-D-glucuronide　6- 羟基山柰酚 -3-*O*-β-D- 葡萄糖基 -7-*O*-β-D- 葡萄糖醛酸苷

6-hydroxykaempferol-3-*O*-β-D-rutinoside　6- 羟基山柰酚 -3-*O*-β-D- 芸香糖苷

6-hydroxykaempferol-3-*O*-β-D-rutinosyl-6-*O*-β-D-glucoside　6- 羟基山柰酚 -3-*O*-β-D- 芸香糖基 -6-*O*-β-D- 葡萄糖苷

6-hydroxykaempferol-3-sulphate　6- 羟基山柰酚 -3- 硫酸酯

6-hydroxykaempferol-6, 7-di-*O*-β-D-glucoside　6- 羟基山柰酚 -6, 7- 二 -*O*- 葡萄糖苷

6-hydroxykaempferol-7-*O*-glucoside　6- 羟基山柰酚 -7-*O*- 葡萄糖苷

8-hydroxykaempferol-7-*O*-β-D-glucopyranoside　8- 羟基山柰酚 -7-*O*-β-D- 吡喃葡萄糖苷

ent-1α-hydroxykaur-12-one　对映 -1α- 羟基贝壳杉 -12- 酮

(4α, 13α)-15-hydroxykaur-15-en-18-oic acid　(4α, 13α)-15- 羟基贝壳杉 -15- 烯 -18- 酸

ent-17-hydroxykaur-15-en-3-one　对映 -17- 羟基贝壳杉 -15- 烯 -3- 酮

(4α, 7α)-7-hydroxykaur-16-en-18-oic acid　(4α, 7α)-7- 羟基贝壳杉 -16- 烯 -18- 酸

18-hydroxykaur-16-en-19-oic acid　18- 羟基贝壳杉 -16-烯 -19- 酸

(−)-*ent*-12β-hydroxykaur-16-en-19-oic acid-*O*-β-D-xylopyranosyl-(1 → 6)-*O*-β-D-glucopyranoside　(−)- 对映 -12β- 羟基贝壳杉 -16- 烯 -19- 酸 -*O*-β-D- 吡喃木糖基 -(1 → 6)-*O*-β-D- 吡喃葡萄糖苷

ent-16α-hydroxykaur-19-oic acid　对映 -16α- 羟基贝壳杉 -19- 酸

ent-16β*H*, 17-hydroxykaur-19-oic acid　对映 -16β*H*, 17-羟基贝壳杉 -19- 酸

(−)-(16*R*)-hydroxykaur-19-oic acid　(−)-(16*R*)- 羟基贝壳杉 -19- 酸

16α-hydroxykauranoic acid　16α- 羟基贝壳杉酸

6-hydroxykauranoic acid　6- 羟基贝壳杉酸

7α-hydroxykhasianine　7α- 羟基喀西茄碱

12-hydroxykirenol　12- 羟基奇任醇

3-hydroxykojic acid　3- 羟基曲酸

(−)-2β-hydroxykolavelool　(−)-2β- 羟基克拉文洛醇

(+)-2α-hydroxykolavelool　(+)-2α- 羟基克拉文洛醇

15α-hydroxykopsinine　15α- 羟基柯蒲木宁碱

hydroxykopsinine　羟基蕊木宁

21α-hydroxykoumine　21α- 羟基钩吻素子

21β-hydroxykoumine　21β- 羟基钩吻素子

(−)-12β-hydroxykulactone　(−)-12β- 羟基苦内酯

12β-hydroxykulactone　12*β*- 羟基苦内酯

6β-hydroxykulactone　6β- 羟基苦内酯

3′-hydroxykushenol　3′- 羟基苦参新醇

6-hydroxykynurenic acid　6- 羟基犬尿氨酸 (6- 羟基犬尿酸、6- 羟基犬尿喹啉酸)

3-hydroxykynurenine　3- 羟基犬尿氨素 (3- 羟基犬尿酸)

15-hydroxylabd-8 (17), (11*E*, 13*E*)-trien-19-oic acid　15- 羟基半日花 -8 (17), (11*E*, 13*E*)- 三烯 -19- 酸

18-hydroxylabd-8 (17), (13*E*)-dien-15-oic acid　18- 羟基半日花 -8 (17), (13*E*)- 二烯 -15- 酸

19-hydroxylabd-8 (17), (13*Z*)-dien-15-oic acid　19- 羟基半日花 -8 (17), (13*Z*)- 二烯 -15- 酸

(*E*)-3-hydroxylabd-8 (17), 12-dien-16, 15-olide　(*E*)-3- 羟基半日花 -8 (17), 12- 二烯 -16, 15- 内酯

16-hydroxylabd-8 (17), 13-dien-15, 19-dioic acid butenolide　16- 羟基半日花 -8 (17), 13- 二烯 -15, 19- 二酸丁烯酸内酯

13ε-hydroxylabd-8 (17), 14-dien-18-oic acid-18-*O*-α-L-rhamnopyranosyl-(1→2)-*O*-β-D-glucopyranosyl-(1→4)-*O*-α-L-rhamnopyranoside　13ε- 羟基半日花 -8 (17), 14- 二烯 -18- 酸 -18-*O*-α-L- 吡喃鼠李糖基 -(1 → 2)-*O*-β-D- 吡喃葡萄糖基 -(1 → 4)-*O*-α-L- 吡喃鼠李糖苷

(13*S*)-15-hydroxylabd-8 (17)-en-19-oic acid　(13*S*)-15- 羟基半日花 -8 (17)- 烯 -19- 酸

15-hydroxylabd-8 (17)-en-19-oic acid　15- 羟基半日花 -8 (17)- 烯 -19- 酸

5-hydroxylactara-6, 8-dien-13-oic acid-γ-lactone　5- 羟基乳菇 -6, 8- 二烯 -13- 酸 -γ- 内酯

9β-hydroxylamprolobine　9β- 羟基辉片豆碱

(3β, 20*R*)-20-hydroxylanost-25-en-3-palmitate　(3β, 20*R*)-20- 羟基羊毛脂 -25- 烯 -3- 棕榈酸酯

3α-hydroxylanost-5, 15-diene　3α- 羟基 -5, 15- 羊毛脂二烯

3β-hydroxylanost-7, 9 (11), 24-trien-21-oic acid　3β- 羟基羊毛甾 -7, 9 (11), 24- 三烯 -21- 酸

3α-hydroxylanost-8, 24-dien-21-oic acid　3α- 羟基羊毛甾 -8, 24- 二烯 -21- 酸

3β-hydroxylanost-8, 24-dien-21-oic acid　3β- 羟基羊毛甾 -8, 24- 二烯 -21- 酸

(3β)-3-hydroxylanost-8, 24-dien-7, 11-dione　(3β)-3- 羟基羊毛脂甾 -8, 24- 二烯 -7, 11- 二酮

hydroxylanyuamides Ⅰ, Ⅱ　羟基兰屿酰胺Ⅰ、Ⅱ

5-hydroxylapachol　5- 羟基拉帕醇

α-hydroxylappaol B　α- 羟基拉伯酚 B

γ-hydroxy-L-arginine　4- 羟基 -L- 精氨酸

7′-hydroxylariciresinol-9-acetate　7′- 羟基落叶松脂素 -9- 乙酸酯

erythro-β-hydroxy-L-aspartic acid　赤式 -β- 羟基 -L- 天冬氨酸

7-hydroxylathyrol　7- 羟基千金二萜醇 (7- 羟基千金藤醇)

7β-hydroxylathyrol　7-β- 羟基千金二萜醇

7-hydroxylathyrol diacetate dibenzoate　7- 羟基千金二萜醇 - 二乙酸 - 二苯甲酸酯

7-hydroxylathyrol-5, 15-diacetate-3-benzoate-7-nicotinate　7- 羟基千金二萜醇 -5, 15- 二乙酸 -3- 苯甲酸酯 -7- 烟酸酯

2α-hydroxylemmonin C　2α- 羟基芳香小葵花素 C

14-hydroxyleptocarpin　14- 羟基勒普妥卡品 (14- 羟基薄果菊素)

9α-hydroxyleucodin　9α- 羟基白叶蒿定

(+)-γ-hydroxy-L-homoarginine　(+)-γ- 羟基 -L- 高精氨酸

10-hydroxyligustroside　10- 羟基女贞苷

12α-hydroxylimonin　12α- 羟基柠檬苦素

1-hydroxylinalool　1- 羟基芳樟醇

9-hydroxylinalool-9β-glucopyranoside　9- 羟基芳樟醇 -9β- 吡喃葡萄糖苷

9-hydroxylinaloyl glucoside　9- 羟基芳樟醇葡萄糖苷

hydroxylinderstrenolide　羟基香樟内酯

hydroxylindestenolide　羟基乌药烯内酯

hydroxylindestrenolide　羟基乌药根内酯

6-hydroxylocuturine　6- 羟基牛角花碱

4-hydroxylonchocarpin　4- 羟基矛果豆素

23-hydroxylongispinogenin　23- 羟基龙吉苷元

29-hydroxylongispinogenin-3-*O*-β-D-glucopyranosyl-(1→3)-β-D-glucuronopyranoside　29- 羟基长刺皂苷元 -3-*O*-β-D- 吡喃葡萄糖基 -(1 → 3)-β-D- 吡喃葡萄糖醛酸苷 [29- 羟基龙吉苷元 -3-*O*-β-D- 吡喃葡萄糖基 -(1 → 3)-β-D- 吡喃葡萄糖醛酸苷]

29-hydroxylongispinogenin-3-*O*-β-D-glucopyranosyl-(1→6)-β-D-glucuronopyranoside　29- 羟基长刺皂苷元 -3-*O*-β-D- 吡喃葡萄糖基 -(1 → 6)-β-D- 吡喃葡萄糖醛酸苷

7α-hydroxy-L-pimar-8 (14), 15-dien-19-oic acid　7α- 羟基 -L- 海松 -8 (14), 15- 二烯 -19- 酸

7β-hydroxy-L-pimar-8 (14), 15-dien-19-oic acid　7β- 羟基 -L- 海松 -8 (14), 15- 二烯 -19- 酸

hydroxy-L-pimara-8 (14), 15-dien-19-oic acid 羟基 -L- 海松二烯酸
cis-4-hydroxy-L-proline 顺式 -4- 羟基 -L- 脯氨酸
(4*S*)-4-hydroxy-L-proline (4*S*)-4- 羟基 -*L*- 脯氨酸
5-hydroxy-L-tryptophan 5- 羟基 -L- 色氨酸
3-hydroxy-L-tyrosine (L-dopa, 3, 4-dihydroxyphenyl-L-alanine) 3- 羟基 -L- 酪氨酸 (L- 多巴 、3, 4- 二羟基 -L- 苯丙氨酸)
20-hydroxylucidenic acid A 20- 羟基赤芝酸 A
hydroxylunacridine 羟基月芸吖啶
hydroxylunacrine (D-balfourodine) 羟基月芸任 (D- 巴福定)
hydroxylunidine 羟基月芸香定
hydroxylunine 羟基月芸香宁
hydroxyluninium chloride 羟基月芸香季铵碱盐酸盐
21-hydroxylup-1, 12-dien-3-one 21- 羟基羽扇豆 -1, 12- 二烯 -3- 酮
3α-hydroxylup-20 (29)-en-23, 28-dioic acid 3α- 羟基羽扇豆 -20 (29)- 烯 -23, 28- 二酸
3β-hydroxylup-20 (29)-en-23, 28-dioic acid 3β- 羟基羽扇豆 -20 (29)- 烯 -23, 28- 二酸
3α-hydroxylup-20 (29)-en-30-hydroxy-23, 28-dioic acid 3α- 羟基羽扇豆 -20 (29)- 烯 -30- 羟基 -23, 28- 二酸
28-hydroxylup-20 (29)-en-3-one 28- 羟基羽扇豆 -20 (29)- 烯 -3- 酮
6β-hydroxylup-20 (29)-en-3-oxo-27, 28-dioic acid 6β- 羟基羽扇豆 -20 (29)- 烯 -3- 氧亚基 -27, 28- 二酸
3β-hydroxylup-20 (29)-ene 3β- 羟基羽扇豆 -20 (29)- 烯
13-hydroxylupanine 13- 羟基羽扇烷宁 (13- 羟基羽扇豆烷宁)
4-hydroxylupanine 4- 羟基羽扇烷宁
hydroxylupanine 羟基羽扇烷宁
5, 13-hydroxylupanine ester 5, 13- 羟基羽扇烷宁酯
hydroxylupanine tigloyl ester 羟基羽扇烷宁惕各酸酯
13-hydroxylupanine-2-pyrrole-carboxylate (calpurnine, oroboidine) 2- 吡咯甲酸 -13- 羟基羽扇烷宁酯 (狭翼荚豆碱)
24β-hydroxylupenone 24β- 羟基羽扇豆酮
16β-hydroxylupeol 16β- 羟基羽扇豆醇
23-hydroxylupeol 23- 羟基羽扇豆醇
29-hydroxylupeol 29- 羟基羽扇豆醇
30-hydroxylupeol 30- 羟基羽扇豆醇

6-hydroxyluteolin 6- 羟基木犀草素
6-hydroxyluteolin-6, 7, 3′, 4′-tetramethyl ether 6- 羟基木犀草素 -6, 7, 3′, 4′- 四甲基醚
6-hydroxyluteolin-7-*O*-apioside 6- 羟基木犀草素 -7-*O*- 芹糖苷
6-hydroxyluteolin-7-*O*-diglucoside 6- 羟基木犀草素 -7-*O*- 二葡萄糖苷
6-hydroxyluteolin-7-*O*-glucoside 6- 羟基木犀草素 -7-*O*- 葡萄糖苷
6-hydroxyluteolin-7-*O*-rutinoside 6- 羟基木犀草素 -7-*O*- 芸香糖苷
6-hydroxyluteolin-7-*O*-β-D-glucopyranoside 6- 羟基木犀草素 -7-*O*-β-D- 吡喃葡萄糖苷
6-hydroxyluteolin-7-*O*-β-D-glucuronide 6- 羟基木犀草素 -7-*O*-β-D- 葡萄糖醛酸苷
6-hydroxyluteolol-7-glucuronide 6- 羟基木犀草醇 -7- 葡萄糖醛酸苷
10-hydroxylyalosidic acid 10- 羟基莱氏微花木苷酸 (10- 羟基蛇根草酸)
11-hydroxylycodine 11- 羟基石松定碱
δ-hydroxylysine δ- 羟基赖氨酸
10-hydroxymajoroside 10- 羟基大车前洛苷
5-hydroxymaltol 5- 羟基麦芽酚
17-hydroxymandarone B 17- 羟基海通酮 B
p-hydroxymandelonitril glucoside 对羟基扁桃腈葡萄糖苷
4-hydroxymandelonitrile 4- 羟基扁桃腈
hydroxymangiferolic acid 羟基杧果醇酸
hydroxymangiferonic acid 羟基杧果酮酸
(+)-3β-hydroxymanool (+)-3β- 羟基泪柏醇
(+)-3β-hydroxymanool-13-*O*-α-rhamnopyranoside (+)-3β- 羟基泪柏醇 -13-*O*-α- 吡喃鼠李糖苷
15α-hydroxymansumbinone 15α- 羟基曼萨二酮
19-hydroxymappicine 19- 羟基臭马比木碱
13-hydroxymarasm-7 (8)-en-5-oic acid γ-lactone 13- 羟基小皮伞 -7 (8)- 烯 -5- 酸 γ- 内酯 [13- 羟基马瑞斯姆 -7 (8)- 烯 -5- 酸 γ- 内酯]
19-hydroxymarinobufagu 19- 羟基南美蟾毒精
(+)-3′-hydroxymarmesin (+)-3′- 羟基木橘辛素
4″-hydroxymarmesin-4″-*O*-β-D-glucopyranoside 4″- 羟基异紫花前胡内酯 -4″-*O*-β-D- 吡喃葡萄糖苷
5″-hydroxymarmesin-5″-*O*-β-D-glucopyranoside 5″- 羟基木橘辛素 -5″-*O*-β-D- 吡喃葡萄糖苷

H

(2′S, 3′R)-3′-hydroxymarmesinin (2′S, 3′R)-3′- 羟基木橘苷

3′-hydroxymarmesinin 3′- 羟基木橘苷 (3′- 羟基印度榅桲苷)

(3′R)-hydroxymarmesinin-4′-O-β-D-glucopyranoside (3′R)- 羟基木橘苷 -4′-O-β-D- 吡喃葡萄糖苷 [(3′R)- 羟基木橘苷 -4′-O-β-D- 吡喃葡萄糖苷]

(–)-7-hydroxymatairesinol (–)-7- 羟基穗罗汉松树脂酚 [(–)-7- 羟基马台树脂醇]

5-hydroxymatatabiether 5- 羟基木天蓼醚

(–)-14β-hydroxymatrine (–)-14β- 羟基苦参碱

(+)-5α, 9α-hydroxymatrine (+)-5α, 9α- 二羟基苦参碱

(+)-9α-hydroxymatrine (+)-9α- 羟基苦参碱

13α-hydroxymatrine 13α- 羟基苦参碱

9α-hydroxymatrine 9α- 羟基苦参碱

5-hydroxymatrine (sophoranol) 5- 羟基苦参碱 (槐花醇)

2′-hydroxymatteucinol 2′- 羟基荚果蕨酚

8-hydroxymedioresinol 8- 羟基水曲柳树脂酚

9α-hydroxymedioresinol 9α- 羟基水曲柳树脂酚

(7E)-9-hydroxymegastigm-4, 7-dien-3-on-9-O-β-D-glucopyranoside (7E)-9- 羟基大柱香波龙 -4, 7- 二烯 -3- 酮 -9-O-β-D- 吡喃葡萄糖苷

9-hydroxymegastigma-4, 7-dien-3-one-9-O-β-D-glucopyranoside 9- 羟基大柱香波龙 -4, 7- 二烯 -3- 酮 -9-O-β-D- 吡喃葡萄糖苷

(3S)-3-hydroxymegastigma-5, 8-dien-7-one (3S)-3- 羟基大柱香波龙烷 -5, 8- 二烯 -7- 酮

3′-hydroxymelanettin 3′- 羟基黑黄檀亭 (3′- 羟基黑特素)

12α-hydroxymeliatoosenin Ⅰ 12α- 羟基川楝内酯 Ⅰ

12α-hydroxymeliatoxin B_1 12α- 羟基苦楝毒素 B_1

cis-4-hydroxymellein 顺式 -4- 羟基蜂蜜曲菌素

(3S, 4R)-(+)-4-hydroxymellein (3S, 4R)-(+)-4- 羟基蜂蜜曲菌素

5-hydroxymellein 5- 羟基蜂蜜曲菌素

10-hydroxymesaconitine 10- 羟基中乌头碱

8α-(4-hydroxymethacryloxy)-10α-hydroxyhirsutinolide-13-O-acetate 8α-(4- 羟异丁烯酰氧基)-10α- 羟基硬毛钩藤内酯 -13-O- 乙酸酯

8α-(hydroxymethacryloxy)-hirsutinolide-13-O-acetate 8α-(羟异丁烯酰氧基)- 硬毛钩藤内酯 -13-O- 乙酸酯

p-hydroxymethoxybenzonic acid 对羟基间甲氧基苯甲酸

3-(4-hydroxy-methoxyphenyl)-1, 2-propanediol 3-(4- 羟基 -3- 甲氧苯基)-1, 2- 丙二醇

hydroxymethyl 羟甲基

2-hydroxymethyl anthraquinone 2- 羟甲基蒽醌

4-hydroxymethyl benzoate 4- 羟甲基苯甲酸酯

4-hydroxymethyl benzyl-4′-hydroxy-3′-(4″-hydroxybenzyl) benzyl ether 4- 羟苄基 -4′- 羟基 -3′-(4″- 羟苄基) 苄醚

3′-(3-hydroxymethyl butyl)-3, 5, 6, 7, 4′-pentamethoxyflavone 3′-(3- 羟甲丁基)-3, 5, 6, 7, 4′- 五甲氧基黄酮

5-hydroxymethyl canthin-6-one 5- 羟甲基铁屎米 -6- 酮

6-hydroxymethyl corynoline (corynolamine) 6- 羟甲基紫堇醇灵碱 (羟甲紫堇醇灵碱)

6-hydroxymethyl dihydrosanguinarine 6- 羟甲基二氢血根碱

6α-O-(1-hydroxymethyl ethyl) geniposide 6α-O-(1- 羟甲乙基) 京尼平苷

5-hydroxymethyl furaldehyde 5- 羟甲基呋喃甲醛

1, 3-O-(5-hydroxymethyl furan-2-yl) methenyl-2-*n*-butyl-α-fructofuranoside 1, 3-O-(5- 羟甲基呋喃 -2- 基) 次甲基 -2- 正丁基 -α- 呋喃果糖苷

hydroxymethyl furfural 羟甲基糠醛

3-hydroxymethyl furo[3, 2-*b*]naphtho[2, 3-*d*]furan-5, 10-dione 3- 羟甲基呋喃并 [3, 2-*b*] 萘并 [2, 3-*d*] 呋喃 -5, 10- 二酮

5-hydroxymethyl furoic acid 5- 羟甲基糠酸

3-hydroxymethyl glucofuranoside 3- 羟甲基呋喃葡萄糖苷

4-hydroxymethyl glutamic acid 4- 羟甲基谷氨酸

6-hydroxymethyl herniarin 6- 羟甲基治疝草素

(1S, 2S, 7R, 7aR)-1-hydroxymethyl hexahydro-1*H*-pyrrolizine-2, 7-diol (1S, 2S, 7R, 7aR)-1- 羟甲基 -1*H*- 六氢吡咯嗪 -2, 7- 二醇

2-hydroxymethyl knoxiavaledin 2- 羟甲基红大戟素

6-hydroxymethyl lumazin 6- 羟甲基蝶啶二酮

10-hydroxymethyl lycaconitine 10- 羟甲基牛扁碱

(1R, 9aR)-1-hydroxymethyl octahydro-2H-quinolizine (1R, 9aR)-1- 羟甲基八氢喹嗪烷

2′-hydroxymethyl ophiopogonone A 2′- 羟甲基麦冬黄酮 A

3-(3-hydroxymethyl phenyl)-L-alanine 3-(3- 羟甲苯基)-L- 丙氨酸

(E)-4-hydroxymethyl phenyl-6-O-caffeoyl-β-D-glucopyranoside (E)-4- 羟甲基苯基 -6-O- 咖啡酰基 -β-D- 吡喃葡萄糖苷

4-hydroxymethyl phenyl-β-D-glucoside 4- 羟甲基苯基 -β-D- 葡萄糖苷

cis-4-hydroxymethyl proline 顺式 -4- 羟甲基脯氨酸

5-hydroxymethyl pyrrol-2-carbaldehyde 5- 羟甲基吡咯 -2- 甲醛

4-hydroxymethyl quinoline 4- 羟甲基喹啉

(1*R*, 9a*R*)-1-hydroxymethyl quinolizidine (1*R*, 9a*R*)-1-羟甲基喹诺里西啶烷

C-3′-hydroxymethyl rocaglate *C*-3′- 羟甲基罗米仔兰酯

α-hydroxymethyl serine α- 羟甲基丝氨酸

1-(5-hydroxymethyl tetrahydrofuran-2-yl)-9*H*-β-carbolin-3-carboxylic acid 1-(5- 羟甲基四氢呋喃 -2- 基)-9*H*-β-咔啉 -3- 甲酸

5-hydroxymethyl-(2, 2′:5′, 2″)-terthiophene 5- 羟甲基 -(2, 2′:5′, 2″)- 三联噻吩

5-hydroxymethyl-(2, 2′:5′, 2″)-terthienyl acetate 5- 羟甲基 -(2, 2′:5′, 2″)- 三联噻吩乙酸酯

5-hydroxymethyl-(2, 2′:5′, 2″)-terthienyl agelate 5- 羟甲基 -(2, 2′:5′, 2″)- 三联噻吩当归酸酯

5-hydroxymethyl-(2, 2′:5′, 2″)-terthienyl tiglate 5- 羟甲基 -(2, 2′:5′, 2″)- 三联噻吩巴豆酸酯

3′-[γ-hydroxymethyl-(*E*)-γ-methyl allyl]-2, 4, 2′, 4′-tetrahydroxychalcone-11′-*O*-coumarate 3′-[γ- 羟甲基 -(*E*)-γ- 甲烯丙基]-2, 4, 2′, 4′- 四羟基查耳酮 -11′-*O*-香豆酸酯

(7*S*)-6-(hydroxymethyl)-1, 1, 5-trimethyl cyclohex-3-enone (7*S*)-6- 羟甲基 -1, 1, 5- 三甲基环己 -3- 烯酮

5-(hydroxymethyl)-2-furaldehyde [5-(hydroxymethyl) furfual, 5-(hydroxymethyl)-2-furancarboxaldehyde, 5-(hydroxymethyl)-2-furfural] 5-(羟甲基)-2- 糠醛 [5-(羟甲基)-2- 呋喃甲醛、5-(羟甲基) 糠醛]

5-(hydroxymethyl)-2-furancarboxaldehyde [5-(hydroxymethyl)-2-furfural, 5-(hydroxymethyl) furfual, 5-(hydroxymethyl)-2-furaldehyde] 5-(羟甲基)-2- 呋喃甲醛 [5-(羟甲基)-2- 糠醛、5-(羟甲基) 糠醛]

5-(hydroxymethyl)-2-furfural [5-(hydroxymethyl)-2-furancarboxaldehyde, 5-(hydroxymethyl) furfual, 5-(hydroxymethyl)-2-furaldehyde] 5-(羟甲基)-2-糠醛 [5-(羟甲基)-2- 呋喃甲醛、5-(羟甲基) 糠醛]

4′-(hydroxymethyl)-3′, 5′-dimethoxy-3-(3-methylbut-2-en-1-yl) biphenyl-4-ol 4′-(羟甲基)-3′, 5′- 二甲氧基 -3-(3- 甲基丁 -2- 烯 -1- 基) 二苯基 -4- 醇

2-(hydroxymethyl)-7-methoxychroman-4-ol 2-(羟甲基)-7- 甲氧基色满 -4- 醇

5-(hydroxymethyl) furan-2-carbaldehyde 5-(羟甲基) 呋喃 -2- 甲醛

(*E*)-4-[5-(hydroxymethyl) furan-2-yl]-3-buten-2-one (*E*)-4-[5-(羟甲氧基)-2- 呋喃基]-3- 丁烯 -2- 酮

5-(hydroxymethyl) furfual [5-(hydroxymethyl)-2-furaldehyde, 5-(hydroxymethyl)-2-furancarboxaldehyde, 5-(hydroxymethyl)-2-furfural] 5-(羟甲基) 糠醛 [5-(羟甲基)-2- 糠醛、5-(羟甲基)-2- 呋喃甲醛]

4-[3′-(hydroxymethyl) oxiran-2′-yl]-2, 6-dimethoxyphenol 4-[3′-(羟甲基) 环氧乙 -2′- 基]-2, 6- 二甲氧基苯酚

2-(hydroxymethyl) phenol 2-(羟甲基) 苯酚

4-(hydroxymethyl) phenol 4-(羟甲基) 苯酚

2-(hydroxymethyl) phenol-1-*O*-glucopyranosyl-(1 → 6)-rhamnopyranoside 2-(羟甲基) 苯酚 -1-*O*- 吡喃葡萄糖基 -(1 → 6)- 吡喃鼠李糖苷

(3*R*)-2-hydroxymethyl-1, 2, 3, 4-tetrahydroxybutane [(3*R*)-2-hydroxymethyl butane-1, 2, 3, 4-tetraol] (3*R*)-2- 羟甲基 -1, 2, 3, 4- 四羟基丁烷 [(3*R*)-2- 羟甲基丁烷 -1, 2, 3, 4- 四醇]

2-(1-hydroxymethyl-1, 2-dihydroxyethyl)-6-acetyl-5-hydroxybenzofuran 2-(1- 羟甲基 -1, 2- 二羟乙基)-6- 乙酰基 -5- 羟基苯并呋喃

5-hydroxymethyl-1, 3-benzenediol 5- 羟甲基 -1, 3- 苯二酚

1-[2-(5-hydroxymethyl-1*H*-pyrrol-2-carbaldehyde-1-yl) ethyl]-1*H*-pyrazole 1-[2-(5- 羟甲基 -1*H*- 吡咯 -2- 甲醛 -1- 基) 乙基]-1*H*- 吡唑

5-hydroxymethyl-1-methyl phenanthrene-2, 7-diol 5-羟甲基 -1- 甲基菲 -2, 7- 二醇

5-hydroxymethyl-2, 2′:5′, 2″-terthiophene 5- 羟甲基 -2, 2′:5′, 2″- 三联噻吩

6-hydroxymethyl-2, 2-dimethyl chromanone 6- 羟甲基 -2, 2- 二甲基苯并二氢色原酮

4-hydroxymethyl-2, 6-dimethoxyphenyl-1-*O*-β-D-glucopyranoside 4- 羟甲基 -2, 6- 二甲氧苯基 -1-*O*-β-D- 吡喃葡萄糖苷

2-(5-hydroxymethyl-2-formyl pyrrol-1-yl)-2-phenyl propionic acid lactone 2-(5- 羟甲基 -2- 甲酰吡咯 -1-基)-2- 苯基丙酸内酯

2-(5-hydroxymethyl-2-formyl pyrrol-1-yl)-4-methyl pentanoic acid lactone 2-(5- 羟甲基 -2- 甲酰吡咯 -1-基)-4- 甲基戊酸内酯

2-(5-hydroxymethyl-2-formyl pyrrol-1-yl)-isovaleric acid lactone 2-(5- 羟甲基 -2- 甲酰吡咯 -1- 基)- 异缬草酸内酯

4-hydroxymethyl-2-furaldehyde 4- 羟甲基 -2- 糠醛

(1*R*, 3*S*)-1-(5-hydroxymethyl-2-furan)-3-carboxy-6-hydroxy-8-methoxy-1, 2, 3, 4-tetrahydroisoquinoline (1*R*, 3*S*)-1-(5- 羟甲基 -2- 呋喃)-3- 羧基 -6- 羟基 -8-甲氧基 -1, 2, 3, 4- 四氢异喹啉

1-(5-hydroxymethyl-2-furyl)-9*H*-pyrido[3, 4-*b*]indole (perlolyrine, tribulusterine) 1-(5-羟甲基-2-呋喃基)-9*H*-吡啶并[3, 4-*b*]吲哚(川芎哚、佩洛立灵、刺蒺藜碱)

8-hydroxymethyl-2-hydroxy-1-methyl-5-vinyl-9, 10-dihydrophenanthrene 8-羟甲基-2-羟基-1-甲基-5-乙烯基-9, 10-二氢菲

4-hydroxymethyl-2-methoxyphenol 4-羟甲基-2-甲氧基苯酚

(2*S*, 3*R*, 4*S*, 5*S*)-2-hydroxymethyl-2-methoxytetrahydro-2*H*-pyran-3, 4, 5-triol (2*S*, 3*R*, 4*S*, 5*S*)-2-羟甲基-2-甲氧基四氢-2*H*-吠喃-3, 4, 5-三醇

(2*S*, 3*R*, 9*E*)-3-hydroxymethyl-2-*N*-[(2*R*)-hydroxynonacosanoyl]tridecasphinga-9-ene (2*S*, 3*R*, 9*E*)-3-羟甲基-2-*N*-[(2*R*)-羟基二十九酰基]十三鞘氨-9-烯

8-*O*-(2-hydroxymethyl-2-propenoyl)-3-acetoxyguai-4 (15), 10 (14), 11 (13)-trien-12, 6-olide 8-*O*-(2-羟甲基-2-丙烯酰基)-3-乙酰氧基愈创木-4 (15), 10 (14), 11 (13)-三烯-12, 6-内酯

(*E*, *Z*, *E*)-7-hydroxymethyl-3, 11, 15-trimethyl-2, 6, 10, 14-hexadecatetraen-1-ol (*E*, *Z*, *E*)-7-羟甲基-3, 11, 15-三甲基-2, 6, 10, 14-十六碳四烯-1-醇

4-hydroxymethyl-3, 5, 5-trimethyl cyclohex-3-enol 4-羟甲基-3, 5, 5-三甲基环己-3-烯醇

4-hydroxymethyl-3, 5, 5-trimethyl cyclohexen-2-one-4-*O*-β-D-gentiobioside 4-羟甲基-3, 5, 5-三甲基环己烯-2-酮-4-*O*-β-D-龙胆二糖苷

2-hydroxymethyl-3-caffeoyloxy-1-buten-4-*O*-β-D-glucopyranoside 2-羟甲基-3-咖啡酰氧基-1-丁烯-4-*O*-β-D-吡喃葡萄糖苷

2-hydroxymethyl-3-hydroxyanthraquinone 2-羟甲基-3-羟基蒽醌

5-(3-hydroxymethyl-3-isovaleroyloxyprop-1-ynyl)-2, 2′-bithiophene 5-(3-羟甲基-3-异戊酰氧基丙-1-炔基)-2, 2′-联噻吩

2-hydroxymethyl-3-pentyl phenol 2-羟甲基-3-戊基苯酚

6-hydroxymethyl-3-pyridinol 6-羟甲基-3-吡啶醇

3, 4-*trans*-3-hydroxymethyl-4-[bis (3-methoxy-4-methoxyphenyl) methyl]butyrolactone 3, 4-反式-3-羟甲基-4-[双(3, 4-二甲氧苯基)甲基]丁内酯

3, 4-*trans*-3-hydroxymethyl-4-[bis (4-hydroxy-3-methoxyphenyl) methyl]butyrolactone 3, 4-反式-3-羟甲基-4-[双(4-羟基-3-甲氧苯基)甲基]丁内酯

1-hydroxymethyl-5-hydroxyphenyl-2-*O*-β-D-glucopyranoside 1-羟甲基-5-羟基苯-2-*O*-β-D-吡喃葡萄糖苷

4-hydroxymethyl-6-(2-oxopropyl) isobenzofuran-1 (3*H*)-one 4-羟甲基-6-(2-氧丙基)异苯并呋喃-1 (3*H*)-酮

4-hydroxymethyl-6-(8-methylprop-7-enyl)-5, 6-dihydro-2*H*-pyran-2-one-11-*O*-β-D-glucopyranoside 4-羟甲基-6-(8-甲基丙-7-烯基)-5, 6-二氢-2*H*-吡喃-2-酮-11-*O*-β-D-吡喃葡萄糖苷

5-hydroxymethyl-6-endo-3′-methoxy-4′-hydroxyphenyl-8-oxa-bicyclo[3.2.1]oct-3-en-2-one 5-羟甲基-6-内-3′-甲氧基-4′-羟苯基-8-氧杂双环[3.2.1]辛-3-烯-2-酮

3-hydroxymethyl-6-methoxy-2, 3-dihydro-1*H*-indol-2-ol 3-羟甲基-6-甲氧基-2, 3-二氢-1*H*-吲哚-2-醇

2-hydroxymethyl-6-methyl-4*H*-pyran-4-one 2-羟甲基-6-甲基-4*H*-吡喃-4-酮

5-hydroxymethyl-6-prenyl isobenzofuran-1 (3*H*)-one 5-羟甲基-6-异戊烯基异苯并呋喃-1 (3*H*)-酮

(6*E*)-3-hydroxymethyl-7-methyloct-1, 6-dien-3-hydroxy-8-*O*-β-D-glucopyranoside (6*E*)-3-羟甲基-7-甲基辛-1, 6-二烯-3-羟基-8-*O*-β-D-吡喃葡萄糖苷

(6*Z*)-3-hydroxymethyl-7-methyloct-1, 6-dien-3-hydroxy-8-*O*-β-D-glucopyranoside (6*Z*)-3-羟甲基-7-甲基辛-1, 6-二烯-3-羟基-8-*O*-β-D-吡喃葡萄糖苷

4-hydroxymethyl-D-proline 4-羟甲基-D-脯氨酸

trans-4-hydroxymethyl-D-proline 反式-4-羟甲基-D-脯氨酸

hydroxymethylene tanshiquinone 羟基亚甲基丹参醌

4-hydroxymethyl-L-proline 4-羟甲基-L-脯氨酸

1-*O*-(4-hydroxymethylphenoxy)-2-*O*-*trans*-cinnamoyl-β-D-glucoside 1-*O*-(4-羟甲基苯氧基)-2-*O*-反式-桂皮酰基-β-D-葡萄糖苷

1-*O*-(4-hydroxymethylphenoxy)-3-*O*-*trans*-cinnamoyl-β-D-glucoside 1-*O*-(4-羟甲基苯氧基)-3-*O*-反式-桂皮酰基-β-D-葡萄糖苷

1-*O*-(4-hydroxymethylphenoxy)-4-*O*-*trans*-cinnamoyl-β-D-glucoside 1-*O*-(4-羟甲基苯氧基)-4-*O*-反式-桂皮酰基-β-D-葡萄糖苷

1-*O*-(4-hydroxymethylphenoxy)-6-*O*-*trans*-cinnamoyl-β-D-glucoside 1-*O*-(4-羟甲基苯氧基)-6-*O*-反式-桂皮酰基-β-D-葡萄糖苷

(1*S*, 7a*R*)-1-hydroxymethyl pyrrolizidine-2α, 7β-diol (1*S*, 7a*R*)-1-羟甲基吡咯里西啶-2α, 7β-二醇

γ-hydroxymethyl-α, β-butenolide 毛茛苷元

1-hydroxymethyl-β-carboline 1-羟甲基-β-咔啉

3-hydroxymethyl-β-carboline 3-羟甲基-β-咔啉

γ-hydroxymethyl-γ-butyrolactone 二氢毛茛苷元

(6*R*)-hydroxymexicanolide (6*R*)- 羟基墨西哥洋椿内酯

18-hydroxyminquartynoic acid 18- 羟基下层树炔酸

15α-hydroxymollic acid 15α- 羟基毛风车子酸

16α-hydroxymollic acid 16α- 羟基毛风车子酸

2′-hydroxymollugin 2′- 羟基大叶茜草素

(25ξ)-26-hydroxymomordicoside L (25ξ)-26- 羟基苦瓜属苷 L

3-hydroxymorindone 3- 羟基巴戟醌 (3- 羟基槲树素)

7α-hydroxymorroniside 7α- 羟基莫罗忍冬苷 (7α- 羟基莫诺苷)

7β-hydroxymorroniside 7β- 羟基莫罗忍冬苷 (7β- 羟基莫诺苷)

7α-hydroxymultiflor-8-en-3α, 29-diol-3-acetate-29-benzoate 7α- 羟基多花白树 -8- 烯 -3α, 29- 二醇 -3- 乙酸酯 -29- 苯甲酸酯

3β-hydroxymultiflora-8-en-17-oic acid 3β- 羟基多花白树 -8- 烯 -17- 酸

7-hydroxymurrayazolinine 7- 羟基九里香咔唑宁碱

hydroxymuscopyridines A, B 羟基麝香吡啶 A、B

6-hydroxymusizin glucoside 6- 羟基酸模素葡萄糖苷

6-hydroxymusizin-8-*O*-β-D-glucopyranoside 6- 羟基酸模素 -8-*O*-β-D- 吡喃葡萄糖苷

1, 10-seco-4ζ-hydroxymuurolene-1, 10-dione 1, 10- 开环 -4ζ- 羟基衣兰油烯 -1, 10- 二酮

hydroxymyoscorpine 羟基美可品碱

4-hydroxy-myrtenal 4- 羟基桃金娘醛

(3*S*, 4*S*, 3′*S*, 5*R*)-4-hydroxymytiloxanthin (3*S*, 4*S*, 3′*S*, 5*R*)-4- 羟基贻贝黄质

14′-hydroxymytoxin B 14′- 羟基漆斑菌素 B

(2*E*, 7*E*, 9*E*)-6-hydroxy-*N*-(2-hydroxy-2-methyl propyl)-11-oxo-2, 7, 9-dodecatrienamide (2*E*, 7*E*, 9*E*)-6- 羟基 -*N*-(2- 羟基 -2- 甲丙基)-11- 氧亚基 -2, 7, 9- 十二碳三烯酰胺

4-hydroxy-*N*-(4-hydroxyphenethyl) benzamide 4- 羟基 -*N*-(4- 羟基苯乙基) 苯甲酰胺

5-hydroxy-*N*, *N*-dimethyl tryptamine 5- 羟基 -*N*, *N*- 二甲基色胺

(*R*)-2-hydroxy-*N*-[(2*S*, 3*S*, 4*R*, *E*)-1-*O*-β-D-glucopyranosyl-1, 3, 4-trihydroxyheptadec-9-en-2-yl] nonadecanamide (*R*)-2- 羟基 -*N*-[(2*S*, 3*S*, 4*R*, *E*)-1-*O*-β-D- 吡喃葡萄糖基 -1, 3, 4- 三羟基十七碳 -9- 烯 -2- 基] 十九碳酰胺

15-hydroxynagilactone 15- 羟基竹柏内酯

15-hydroxynagilactone D 15- 羟基竹柏内酯 D

16-hydroxynagilactone E 16- 羟基竹柏内酯 E

2α-hydroxynagilactone F 2α- 羟基竹柏内酯 F

hydroxynantenine 羟基南天宁碱

4-[(2-hydroxynaphthalen-1-yl) diazenyl]benzene-1-sulfonic acid 4-[(2- 羟基萘 -1- 基) 乙氮烯基] 苯 -1- 磺酸

1-hydroxynaphthalene 1- 羟基萘

7-hydroxynaphthalene-2-diazonium tetrafluoroborate 7- 羟基萘 -2- 重氮四氟硼酸酯

7-hydroxynaphthalide 7- 羟基萘内酯

7-hydroxynaphthalide-*O*-β-D-glucopyranoside 7- 羟基萘内酯 -*O*-β-D- 吡喃葡萄糖苷

2-(6-hydroxynaphthoxy) acetic acid 2-(6- 羟基萘氧基) 乙酸

2′-hydroxynaringenin 2′- 羟基柚皮素

2-(4, 5, 7-hydroxynaringenin)-7-*O*-β-D-glucoside 2-(4, 5, 7- 羟基柚皮素)-7-*O*-β-D- 葡萄糖苷

2-hydroxynaringenin-5-*O*-β-D-glucopyranoside 2- 羟基柚皮素 -5-*O*-β-D- 吡喃葡萄糖苷

15-hydroxy-N^b-methyl gelsedilam 15- 羟基 -N^b- 甲基钩吻迪奈碱

15α-hydroxynedine 15α- 羟基新乌碱

7α-hydroxyneoacolamine 7α- 羟基菖蒲胺

1-hydroxyneoanisatin 1- 羟基新莽草毒素

2α-hydroxyneoanisatin 2α- 羟基新莽草毒素

2′-hydroxyneobavaisoflavanone 2′- 羟基新补骨脂异黄烷酮

3-hydroxyneogrifolin 3- 羟基新奇果菌素

(3′S)-hydroxyneoharringtonine (3′S)- 羟基新长梗粗榧碱

15α-hydroxyneoline 15α- 羟基新乌宁碱 (15α- 羟基新欧乌林碱)

15α-hydroxyneolinine 15α- 羟基新欧乌宁碱

(2*S*)-hydroxyneomajucin (2*S*)- 羟基新大八角素

2′-hydroxyneophellamuretin 2′- 羟基新黄柏亭 (2′- 羟基新黄檗素)

(2*R*)-2-hydroxy-*N*-hydroxybenzyl anabasine (2*R*)-2- 羟基 -*N*- 羟苄基新烟碱

(2*S*)-2-hydroxy-*N*-hydroxybenzyl anabasine (2*S*)-2- 羟基 -*N*- 羟苄基新烟碱

2-hydroxy-*N*-hydroxybenzyl anabasine 2- 羟基 -*N*- 羟苄基新烟碱

4-hydroxynicotinic acid 4- 羟基烟酸

5-hydroxynicotinic acid　5- 羟基烟酸

6α-hydroxynidorellol　6α- 羟基尼刀瑞尔醇

2′-hydroxy-*N*-isobutyl-(2*E*, 6*E*, 8*E*, 10*E*)-dodecatetraenamide　2′- 羟基 -*N*- 异丁基 -(2*E*, 6*E*, 8*E*, 10*E*)- 十二碳四烯酰胺

(2*E*, 4*E*, 8*Z*, 11*E*)-2′-hydroxy-*N*-isobutyl-2, 4, 8, 11-tetradecatetraenamide　(2*E*, 4*E*, 8*Z*, 11*E*)-2′- 羟基 -*N*- 异丁基 -2, 4, 8, 11- 十四碳四烯酰胺

(2*E*, 4*E*, 8*Z*, 11*Z*)-2′-hydroxy-*N*-isobutyl-2, 4, 8, 11-tetradecatetraenamide　(2*E*, 4*E*, 8*Z*, 11*Z*)-2′- 羟基 -*N*- 异丁基 -2, 4, 8, 11- 十四碳四烯酰胺

(7*S*, 8*S*)-5-hydroxynitidanin　(7*S*, 8*S*)-5- 羟基两面针宁

hydroxynitidine　羟基光花椒碱

2-(hydroxynitroryl) cyclohex-1-carboxylic acid　2-(羟基亚硝亚基) 环己 -1- 甲酸

1-hydroxy-*N*-methyl acridone　1- 羟基 -*N*- 甲基吖啶酮

14-hydroxy-*N*-methyl canadine　14- 羟基 -*N*- 甲基白毛茛定

3-hydroxy-*N*-methyl proline　3- 羟基 -*N*- 甲基脯氨酸

4-hydroxy-*N*-methyl proline　4- 羟基 -*N*- 甲基脯氨酸

5-hydroxy-*N*-methyl severifoline　5- 羟基 -*N*- 甲基东风橘碱

14-hydroxy-*N*-methyl tetrahydropseudoberberine　14- 羟基 -*N*- 甲基四氢伪小檗碱

14-hydroxy-*N*-methyl tetrahydrothalifendine　14- 羟基 -*N*- 甲基四氢唐松草吩啶

(2′*R*, 3′*S*)-3′-hydroxynodakenin　(2′*R*, 3′*S*)-3′- 羟基紫花前胡苷

29-hydroxynonacos-3-one　29- 羟基二十九 -3- 酮

1-(29-hydroxynonacosanoyl) glyceride　1-(29- 羟基二十九酰基) 甘油酯

9-hydroxynonanoic acid　9- 羟基壬酸

5-hydroxynoracronycine　5- 羟基去甲降真香碱 (5- 羟基去甲山柚柑碱)

5-hydroxynoracronycine alcohol　5- 羟基去甲真香醇碱

3β-hydroxynorerythrosuamine　3β- 羟基去甲格木苏胺

δ-hydroxynorleucine　δ- 羟基正亮氨酸

10-hydroxynortetraphyllicine　10- 羟基去甲四叶萝芙新碱

10-hydroxynudicaulidine　10- 羟基裸茎翠雀碱

4-hydroxy-*o*-anisaldehyde　4- 羟基邻茴香醛

hydroxyobtustyrene　羟基钝叶黄檀苏合香烯

12β-hydroxyocotillone　12β- 羟基奥寇梯木酮

3-hydroxyoct-1, (5*E*)-dien-7-one　3- 羟基辛 -1, (5*E*)- 二烯 -7- 酮

1-*O*-(28-hydroxyoctacosanoyl) glycerol　1-*O*-(28- 羟基二十八酰基) 甘油

(9*S*, 10*E*, 12*Z*, 15*Z*)-9-hydroxyoctadec-10, 12, 15-trienoic acid　(9*S*, 10*E*, 12*Z*, 15*Z*)-9- 羟基十八碳 -10, 12, 15- 三烯酸

(10*E*, 12*E*)-9-hydroxyoctadec-10, 12-dienoic acid　(10*E*, 12*E*)-9- 羟基十八碳 -10, 12- 二烯酸

18-hydroxyoctadec-2-one　18- 羟基十八碳 -2- 酮

2α-hydroxyoctadecadienoic acid　2α- 羟基十八二烯酸

2-hydroxyoctadecanoyl　2- 羟基十八碳酰基

(2*S*, 3*S*, 4*R*, 8*E*)-2-[(2′*R*)-2′-hydroxyoctadecanoyl amino]-8-lignoceren-1, 3, 4-triol　(2*S*, 3*S*, 4*R*, 8*E*)-2-[(2′*R*)-2′- 羟基十八碳酰氨基]-8- 二十四烯 -1, 3, 4- 三醇

(2*S*, 3*S*, 4*R*, 8*E*)-2-[(2′*R*)-2′-hydroxyoctadecanoyl amino]-8-octadecen-1, 3, 4-triol　(2*S*, 3*S*, 4*R*, 8*E*)-2-[(2′*R*)-2′- 羟基十八碳酰氨基]-8- 十八烯 -1, 3, 4- 三醇

8-hydroxyoctadec-*cis*-11, 14-dienoic acid　8- 羟基十八碳 - 顺式 -11, 14- 二烯酸

23-hydroxyohchininolide　23- 羟基日楝宁内酯

3β-hydroxyolean-11-en-28, 13β-olide　3β- 羟基齐墩果 -11- 烯 -28, 13β- 内酯

3β-hydroxyolean-12-en-11-one (β-amyrenonol)　3β- 羟基 -12- 齐墩果烯 -11- 酮 (3β- 羟基齐墩果 -12- 烯 -11- 酮、β- 香树脂酮醇)

3α-hydroxyolean-12-en-23, 28, 29-trioic acid　3α- 羟基齐墩果 -12- 烯 -23, 28, 29- 三酸

3β-hydroxyolean-12-en-27-benzoyloxy-28-oic acid methyl ester　3β- 羟基齐墩果 -12- 烯 -27- 苯甲酰氧基 -28- 酸甲酯

3β-hydroxyolean-12-en-27-oic acid　3β- 羟基齐墩果 -12- 烯 -27- 酸

hydroxyolean-12-en-27-oic acid (peltoboykinolic acid)　羟基齐墩果 -12- 烯 -27- 酸 (涧边草酸)

3β-hydroxyolean-12-en-27-oic acid ethyl ester　3β- 羟基齐墩果 -12- 烯 -27- 酸乙酯

3β-hydroxyolean-12-en-28-aldehyde　3β- 羟基齐墩果 -12- 烯 -28- 醛

3β-hydroxyolean-12-en-28-oic acid　3β- 羟基齐墩果 -12- 烯 -28- 酸

16α-hydroxyolean-12-en-28-oic acid-3-*O*-α-L-arabinopyranoside　16α- 羟基齐墩果 -12- 烯 -28- 酸 -3-*O*-α-L- 吡喃阿拉伯糖苷

3β-hydroxyolean-12-en-29-oic acid　3β- 羟基齐墩果 -12- 烯 -29- 酸

3β-hydroxyolean-5, 12-dien-28-oic acid　3β- 羟基齐墩果 -5, 12- 二烯 -28- 酸
3β-hydroxyolean-8 (11)-ene　3β- 羟基齐墩果 -8 (11)- 烯
4-hydroxyoleanane　4- 羟基齐墩果烷
2α-hydroxyoleanoic acid-3-*O*-β-D-glucopyranoside　2α- 羟基齐墩果酸 -3-*O*-β-D- 吡喃葡萄糖苷
21β-hydroxyoleanolic acid　21β- 羟基齐墩果酸
22β-hydroxyoleanolic acid　22β- 羟基齐墩果酸
23-hydroxyoleanolic acid　23- 羟基齐墩果酸
24-hydroxyoleanolic acid　24- 羟基齐墩果酸
29-hydroxyoleanolic acid　29- 羟基齐墩果酸
2β-hydroxyoleanolic acid　2β- 羟基齐墩果酸
2α-hydroxyoleanolic acid (maslinic acid, crataegolic acid)　2α- 羟基齐墩果酸 (马斯里酸、山楂酸)
2α-hydroxyoleanolic acid methyl ester　2α- 羟基齐墩果酸甲酯
3β-hydroxyoleanolic acid-23-sulfate　3β- 羟基齐墩果酸 -23- 硫酸酯
19α-hydroxyoleanolic acid-3β-*O*-α-L-arabinopyranosyl-28-*O*-β-D-glucopyranoside ester　19α- 羟基齐墩果酸 -3β-*O*-α-L- 吡喃阿拉伯糖基 -28-*O*-β-D- 吡喃葡萄糖酯苷
hydroxyoleanonic lactone　羟基齐墩果酸内酯
10-hydroxyoleoside dimethyl ester　10- 羟基木犀苷二甲酯
(*R*)-β-hydroxyoleuropein　(*R*)-β- 羟基橄榄苦苷
10-hydroxyoleuropein　10- 羟基橄榄苦苷
7β-hydroxy-*O*-methylsolanocapsine　7β- 羟基 -*O*- 甲基珊瑚樱碱
21α-hydroxyonocera-8 (26), 14-dien-3-one　21α- 羟基芒柄花 -8 (26), 14- 二烯 -3- 酮
5-hydroxyononin　5- 羟基芒柄花苷
7-hydroxyorebiusin A　7- 羟基朝鲜白头翁脂素 A
hydroxyosthole epoxide　羟基蛇床子素环氧化合物
9β-hydroxyovatifolin-8-*O*-(2-methyl butanoate)　9β- 羟基卵南美菊素 -8-*O*-(2- 甲基丁酸酯) [9β- 羟基卵叶柄花菊素 -8-*O*-(2- 甲基丁酸酯)]
(+)-*N*-hydroxyovigerine　(+)-*N*- 羟基莲叶桐任碱
25-hydroxypachymic acid　25- 羟基茯苓酸
12α-hydroxypachyrrhizone　12α- 羟基豆薯酮
hydroxypaeoniflorin　羟基芍药苷
3-hydroxypalmitic acid (3-hydroxyhexadecanoic acid)　3- 羟基棕榈酸 (3- 羟基十六酸)
γ-hydroxypalmitic acid lactone　γ- 羟基棕榈酸内酯
(2*S*, 3*S*, 4*R*, 8*E*)-2-[(2*R*)-2-hydroxypalmitoyl amino]-8-octadecen-1, 3, 4-triol　(2*S*, 3*S*, 4*R*, 8*E*)-2-[(2*R*)-2- 羟基棕榈酰氨基]-8- 十八烯 -1, 3, 4- 三醇
(2*S*, 3*S*, 4*R*, 8*E*)-2-[(2′*R*)-2′-hydroxypalmitoyl amino]-8-octadecen-1, 3, 4-triol　(2*S*, 3*S*, 4*R*, 8*E*)-2-[(2′*R*)-2′- 羟基棕榈酰氨基]-8- 十八烯 -1, 3, 4- 三醇
2α-hydroxypanaxadiol　2α- 羟基人参二醇
(3*R*, 4*S*, 7*R*, 10*R*)-2-hydroxypancherione-11-*O*-β-D-glucopyranoside　(3*R*, 4*S*, 7*R*, 10*R*)-2- 羟基茅术酮 -11-*O*-β-D- 吡喃葡萄糖苷
(–)-hydroxypanduratin A　(–)- 羟基琴状凹唇姜素 A
3-hydroxy-*p*-anisaldehyde　3- 羟基对茴芹醛
25-hydroxypanuosterone　25- 羟基蘑菇甾醇
9β-hydroxyparthenolide　9β- 羟基银胶菊内酯
14-hydroxypaspalinine　14- 羟基雀稗碱
8-hydroxy-*p*-cymene　8- 羟基对伞花烃 (8- 羟基对聚伞花素)
2-hydroxy-*p*-cymene (isothymol, 2-*p*-cymenol, carvacrol)　2- 羟基对伞花烃 (异百里香酚、异麝酚、香荆芥酚、异麝香草酚、2- 对伞花酚、香芹酚)
8-hydroxypectolinarigenin　8- 羟基果胶柳穿鱼苷元
7-hydroxypeganine　7- 羟基鸭嘴花碱
hydroxypeganine　羟基骆驼蓬碱 (羟基骆驼蓬宁碱)
6-hydroxypeganine (vasicinol)　6- 羟基鸭嘴花碱 (鸭嘴花酚碱、鸭嘴花醇碱)
24β-hydroxypennogenin　24β- 羟基喷诺皂苷元
6-(5-hydroxypent-1, 3-diynyl) dodec-2, 4, 7-trien-1, 10-diol　6-(5- 羟基戊 -1, 3- 二炔基) 十二碳 -2, 4, 7- 三烯 -1, 10- 二醇
6-(5-hydroxypent-3-en-1-ynyl) undec-2, 4, 7-trien-9-yn-1, 11-diol　6-(5- 羟基戊 -3- 烯 -1- 炔基) 十一碳 -2, 4, 7- 三烯 -9- 炔 -1, 11- 二醇
2-hydroxypent-4-enyl glucosinolate　2- 羟基 -4- 戊烯基芥子油苷
(2*S*, 3*S*, 4*R*)-2-[(2′*R*)-2′-hydroxypentacosanoyl amino]-1, 3, 4-octadecanetriol　(2*S*, 3*S*, 4*R*)-2-[(2′*R*)-2′- 羟基二十五碳酰氨基]-1, 3, 4- 十八碳三醇
(2*S*, 3*S*, 4*R*, 8*E*)-2-[(2*R*)-2-hydroxypentacosanoyl amino]-8-octadecen-1, 3, 4-triol　(2*S*, 3*S*, 4*R*, 8*E*)-2-[(2*R*)-2- 羟基二十五碳酰氨基]-8- 十八烯 -1, 3, 4- 三醇
(2*S*, 3*S*, 4*R*, 8*E*)-2-[(2′*R*)-2′-hydroxypentacosanoyl amino]-8-octadecen-1, 3, 4-triol　(2*S*, 3*S*, 4*R*, 8*E*)-2-[(2′*R*)-2′- 羟基二十五碳酰氨基]-8- 十八烯 -1, 3, 4- 三醇

N-(2′-hydroxypentacosanoyl)-1, 3, 4-trihydroxy-2-amino-(8*E*)-octadecene　*N*-(2′- 羟基二十五酰基)-1, 3, 4- 三羟基 -2- 氨基 -(8*E*)- 十八烯

8-hydroxypentadecanoic diacid　8- 羟基十五碳二酸

(2*S*, 3*S*, 4*R*, 8*E*)-2-[(2′*R*)-2′-hydroxypentadecanoyl amino]-8-heptacosen-1, 3, 4-triol　(2*S*, 3*S*, 4*R*, 8*E*)-2-[(2′*R*)-2′-羟基十五碳酰氨基]-8- 二十七烯 -1, 3, 4- 三醇

5-(2-hydroxypentadecyl)-*m*-benzenediol　5-(2- 羟基十五烷基)- 间苯二酚

hydroxypentanoic acid　羟基戊酸

(*E*)-[6′-(5′-hydroxypentyl) tricosyl]-4-hydroxy-3-methoxycinnamate　(*E*)-[6′-(5″- 羟基戊基) 二十三烷基]-4- 羟基 -3- 甲氧基桂皮酸酯

3, 5-hydroxypentylbenzene (olivetol)　3, 5- 羟基戊基苯 (5- 戊基间苯二酚、油橄榄醇)

(3*S*, 4*R*)-3-hydroxyperillaldehyde　(3*S*, 4*R*)-3- 羟基紫苏醛

8-hydroxyperiplogenin　8- 羟基杠柳苷元

hydroxypeucedadin hydrate (oxypeucedanin hydrate, prangol, aviprin)　水合氧化前胡内酯 (水合氧化前胡素)

(+)-hydroxypeucedanin　(+)- 羟基前胡素

(13^2-*R*)-hydroxyphaeophytin a　(13^2-*R*)- 羟基叶绿素 a

(13^2-*S*)-hydroxyphaeophytin a　(13^2-*S*)- 羟基叶绿素 a

hydroxyphaseolin　羟基菜豆素

(*E*)-6-(4-hydroxyphenethoxy)-2-[(3, 4-dihydroxy-4-hydroxymethyl-tetrahydrofuran-2-oxy) methyl]-5-methyl-4-(3, 4, 5-trihydroxy-6-methyl-tetrahydro-2*H*-pyran-2-oxy)-tetrahydro-2*H*-pyran-3-yl 3-(3, 4-dihydroxyphenyl) acrylate　(*E*)-6-(4- 羟基苯乙氧基)-2-[(3, 4- 二羟基 -4- 羟甲基四氢呋喃 -2- 氧基) 甲基]-5- 甲基 -4-(3, 4, 5-三羟基 -6- 甲基四氢 -2*H*- 吡喃 -2- 氧基)- 四氢 -2*H*-吡喃 -3- 基 3-(3, 4- 二羟基苯) 丙烯酸酯

4-hydroxyphenethyl alcohol　4- 羟基苯乙醇

p-hydroxyphenethyl amineuteramine (tyrosamine, tocosine, uteramine, tyramine)　对羟基苯乙胺 (酪胺)

p-hydroxyphenethyl anisate　茴香酸对羟基苯乙酯

N-*trans*-*p*-hydroxyphenethyl ferolamide　*N*- 反式 - 对羟基苯乙基阿魏酰胺

p-hydroxyphenethyl ferulate　对羟基苯乙基阿魏酸酯

4-(4-hydroxyphenethyl)-2, 6-dimethoxyphenol　4-(4- 羟基苯乙基)-2, 6- 二甲氧基苯酚

6′-(3″-hydroxyphenethyl)-4′-methoxydiphenyl-2, 2′, 5-triol　6′-(3″- 羟苯乙基)-4′- 甲氧二苯基 -2, 2′, 5- 三醇

3-(3-hydroxyphenethyl)-5-methoxyphenol　3-(3- 羟苯乙基)-5- 甲氧基苯酚

3-(4-hydroxyphenethyl)-5-methoxyphenol　3-(4- 羟基苯乙基)-5- 甲氧基苯酚

(2, 3)-*trans*-*N*-(*p*-hydroxyphenethyl) ferulamide　(2, 3)-反式 -*N*- 对羟基苯乙基阿魏酰胺

3-(3′-hydroxyphenethyl) furan-2 (5*H*)-one　3-(3′- 羟苯乙基) 呋喃 -2 (5*H*)- 酮

4-hydroxyphenethyl-2-(4-hydroxyphenyl) acetate　4- 羟基苯乙基 -2-(4- 羟苯基) 乙酯

p-hydroxyphenethyl-*O*-β-D-glucopyranoside　对羟基苯乙基 -*O*-β-D- 吡喃葡萄糖苷

p-hydroxyphenethyl-*p*-coumarate　对羟基苯乙基对香豆酸酯

p-hydroxyphenethyl-*trans*-ferulate　对羟基苯乙基反式 -阿魏酸

p-hydroxyphenethyl-α-D-glucoside　对羟基苯乙基 -α-D- 葡萄糖苷

p-hydroxyphenethyl-β-D-glucoside　对羟基苯乙基 -β-D- 葡萄糖苷

3-(3-hydroxyphenoxy)-2-propenal　3-(3- 羟苯氧基)-2-丙烯醛

2-(*p*-hydroxyphenoxy)-5, 7-dihydroxy-6-phenyl chromone　2-(对羟基苯氧基)-5, 7- 二羟基 -6- 苯基色原酮

2-(*p*-hydroxyphenoxy)-5, 7-dihydroxy-6-prenyl chromone　2-(对羟基苯氧基)-5, 7- 二羟基 -6- 异戊烯基色原酮

m-hydroxyphenoxybenzene　间羟苯基醚

1-[3-(4-hydroxyphenoxyl)-1-propenyl]-3, 5-dimethoxybenzene-4-*O*-β-D-glucopyranoside　1-[3-(4- 羟基苯氧基)-1- 丙烯基]-3, 5- 二甲氧基苯 -4-*O*-β-D- 吡喃葡萄糖苷

4-hydroxyphenyl　4- 羟苯基

4-hydroxyphenyl acetate (*p*-hydroxyphenyl acetate)　4-羟苯乙酸酯 (对羟基苯乙酸酯)

hydroxyphenyl acetic acid　羟基苯乙酸

o-hydroxyphenyl acetic acid (2-hydroxyphenyl acetic acid)　邻羟基苯乙酸 (2- 羟基苯乙酸)

p-hydroxyphenyl acetic acid (4-hydroxyphenyl acetic acid)　对羟基苯乙酸 (4- 羟基苯乙酸)

4-hydroxyphenyl acetic acid-4-*O*-β-D-glucopyranoside　4- 羟基苯乙酸 -4-*O*-β-D- 吡喃葡萄糖苷

4-hydroxyphenyl acetonitrile　4- 羟基苯乙腈

15-*O*-[6′-(*p*-hydroxyphenyl acetyl)]-β-D-glucopyranosylurospermal A 15-*O*-[6′-(对羟基苯乙酰基)]-β-D-吡喃葡萄糖基金子菊醛 A

1-(2-hydroxyphenyl amino)-6-*O*-malonyl-1-deoxy-β-glucoside-1, 2-carbamate 1-(2- 羟苯氨基)-6-*O*- 丙二酰基 -1- 脱氧 -β- 葡萄糖苷 -1, 2- 氨基甲酸酯

p-hydroxyphenyl crotonic acid 对羟苯基巴豆油酸

3, 4-hydroxyphenyl ethanol 3, 4- 二羟基苯乙醇

p-hydroxyphenyl ethanol ferulate 阿魏酸对羟基苯乙酯

p-hydroxyphenyl ethanol glucoside 对羟基苯乙醇葡萄糖苷

4-hydroxyphenyl ethanol-8-*O*-β-D-apiofuranosyl-(1→6)-β-D-glucopyranoside 4- 羟基苯乙醇 -8-*O*-β-D- 呋喃芹糖基 -(1 → 6)-β-D- 吡喃葡萄糖苷

4-hydroxyphenyl ethanol-*O*-β-D-glucopyranoside 4- 羟基苯乙醇 -*O*-β-D- 吡喃葡萄糖苷

trans-(S)-*cis*-*p*-hydroxyphenyl ethanol-*p*-cinnamate 反式 -(*S*)- 顺式 - 对羟基苯乙醇对桂皮酸酯

trans-(*S*)-*trans*-*p*-hydroxyphenyl ethanol-*p*-cinnamate 反式 -(*S*)- 反式 - 对羟基苯乙醇对桂皮酸酯

p-hydroxyphenyl ethanol-*p*-coumarate 对香豆酸对羟基苯乙酯

cis-*p*-hydroxyphenyl ethanol-*p*-β-coumarate 顺式 - 对羟基苯乙醇 - 对 -β- 香豆酸酯

trans-*p*-hydroxyphenyl ethanol-*p*-β-coumarate 反式 - 对羟基苯乙醇 - 对 -β- 香豆酸酯

p-hydroxyphenyl ethyl alcohol (tyrosol) 对羟基苯乙醇 (酪醇)

p-hydroxyphenyl ethyl propanoate 丙酸对羟基苯乙酯

4-hydroxyphenyl ethyl triacontanoate 三十酸对羟基苯乙酯

N-(*p*-hydroxyphenyl ethyl) actinidine 缬草根定碱 [*N*-(对羟基苯乙基) 猕猴桃碱]

N-(*p*-hydroxyphenyl ethyl) ferulamide *N*-(对羟基苯乙基) 阿魏酸酰胺

N-(*p*-hydroxyphenyl ethyl)-*p*-coumaramide *N*-(对羟基苯乙基) 对香豆酰胺

N-(*p*-hydroxyphenyl ethyl)-*p*-hydroxycinnamamide *N*-(对羟基苯乙基) 对羟基桂皮酰胺

4-hydroxyphenyl ethyl-6-*O*-(*E*)-caffeoyl-β-D-glucoside 4- 羟苯乙基 -6-*O*-(*E*)- 咖啡酰基 -β-D- 葡萄糖苷

p-hydroxyphenyl ferulate 对羟苯基阿魏酸酯

(–)-(7*S*, 8*R*)-4-hydroxyphenyl glycerol-9-*O*-β-D-[6-*O*-(*E*)-4-hydroxy-3, 5-dimethoxyphenyl propenoyl]glucopyranoside (–)-(7*S*, 8*R*)-4- 羟苯基甘油 -9-*O*-β-D-[6-*O*-(*E*)-4- 羟基 -3, 5- 二甲氧苯基丙烯酰基] 吡喃葡萄糖苷

m-hydroxyphenyl glycine 间羟苯基甘氨酸

p-hydroxyphenyl lactic acid (4-hydroxyphenyl lactic acid) 对羟苯基乳酸 (4- 羟苯基乳酸)

4-hydroxyphenyl propanal 4- 羟基苯丙醛

p-hydroxyphenyl propanol 对羟基苯丙醇

cis-*p*-hydroxyphenyl propenoic acid 顺式 - 对羟苯基丙烯酸

(*E*)-*p*-hydroxyphenyl propenoic acid (*E*)- 对羟基苯丙烯酸

p-hydroxyphenyl propenoic acid 对羟基苯丙烯酸

trans-*p*-hydroxyphenyl propenoic acid 反式 - 对羟苯基丙烯酸

(*R*)-2-hydroxyphenyl propionic acid (*R*)-2- 羟基苯丙酸

(*S*)-2-hydroxyphenyl propionic acid (*S*)-2- 羟基苯丙酸

3-hydroxyphenyl propionic acid 3- 羟基苯丙酸

p-hydroxyphenyl propionic acid (phloretic acid) 对羟基苯丙酸 (根皮酸)

hydroxyphenyl pyruvic acid 羟基苯丙酮酸

m-hydroxyphenyl pyruvic acid 间羟苯基丙酮酸

o-hydroxyphenyl pyruvic acid 邻羟苯基丙酮酸

p-hydroxyphenyl pyruvic acid 对羟基苯丙酮酸

3-(4-hydroxyphenyl)-(2*E*)-propenoic acid methyl ester 3-(4- 羟苯基)-(2*E*)- 丙烯酸甲酯

2-(4′-hydroxyphenyl)-1, 8-naphthalic anhydride 2-(4′- 羟苯基)-1, 8- 萘二甲酸酐

threo-1-(4-hydroxyphenyl)-1-ethoxy-2, 3-propanediol 苏式 -1-(4- 羟苯基)-1- 乙氧基 -2, 3- 丙二醇

7-(4″-hydroxyphenyl)-1-phenyl-4-hepten-3-one 7-(4″- 羟苯基)-1- 苯基 -4- 庚烯 -3- 酮

8-(3-hydroxyphenyl)-2-(1-octyl-3-hydroxyphenyl)-(2*Z*)-2-octenal 8-(3- 羟苯基)-2-(1- 辛基 -3- 羟苯基)-(2*Z*)-2- 辛烯醛

1-(4-hydroxyphenyl)-2-(4-hydroxy-3-methoxyphenyl) propan-1, 3-diol 1-(4- 羟苯基)-2-(4- 羟基 -3- 甲氧苯基) 丙 -1, 3- 二醇

1-(4-hydroxyphenyl)-2, 3-dihydroxypropan-l-one 1-(4- 羟苯基)-2, 3- 二羟基 -1- 丙酮

threo-1-(4-hydroxyphenyl)-2-{4-[2-formyl-(*E*)-vinyl]-2-methoxyphenoxyl}prop-1, 3-diol 苏式 -1-(4- 羟苯基)-2-{4-[2- 甲酰基 -(*E*)- 乙烯基]-2- 甲氧基苯氧基 } 丙 -1, 3- 二醇

8-(4-hydroxyphenyl)-2*H*-acenaphthylen-1-one 8-(4- 羟苯基)-2*H*- 苊 -1- 酮

9-(4′-hydroxyphenyl)-2-methoxyphenalen-1-one 9-(4′-羟苯基)-2- 甲氧基菲烯 -1- 酮

3-(4-hydroxyphenyl)-2-propenoic acid-4-hydroxyphenyl ester 3-(4- 羟苯基)-2- 丙烯酸 -4- 羟基苯酚酯

3-[2-(4-hydroxyphenyl)-3-hydroxyphenyl-2, 3-dihydro-1-benzofuran-5-yl]propane-1-ol 3-[2-(4- 羟苯基)-3-羟苯基 -2, 3- 二氢 -1- 苯并呋喃 -5- 基] 丙烷 -1- 醇

3-(2′-hydroxyphenyl)-4-(3*H*)-quinazolinone 3-(2′- 羟苯基)-4-(3*H*)- 喹唑酮

2-(4-hydroxyphenyl)-4*H*-chromen-7-ol 2-(4- 羟苯基)-4*H*-色烯 -7- 醇

2-(2-hydroxyphenyl)-4-methoxycarbonyl-5-hydroxybenzofuran 2-(2- 羟苯基)-4- 甲氧基羰基 -5- 羟基苯并呋喃

(1*S*, 2*R*, 5*S*, 6*R*)-2-(4-hydroxyphenyl)-6-(3-methoxy-4-hydroxyphenyl)-3, 7-dioxabicyclo[3.3.0]octane (1*S*, 2*R*, 5*S*, 6*R*)-2-(4- 羟苯基)-6-(3- 甲氧基 -4- 羟苯基)-3, 7- 二氧双环 [3.3.0] 辛烷

2-(4-hydroxyphenyl)-6-(3-methoxy-4-hydroxyphenyl)-3, 7-dioxabicyclo[3.3.0]octane 2-(4- 羟苯基)-6-(3- 甲氧基 -4- 羟苯基)-3, 7- 二氧杂二环 [3.3.0] 辛烷

2-(4-hydroxyphenyl)-6-(3-methylbut-2-enyl)-4*H*-chromen-4-one 2-(4- 羟苯基)-6-(3- 甲基丁 -2- 烯基)-4*H*- 色烯 -4- 酮

(*S*)-2-(4-hydroxyphenyl)-6-methyl-2, 3-dihydro-4*H*-pyran-4-one (*S*)-2-(4- 羟苯基)-6- 甲基 -2, 3- 二氢 -4H- 吡喃 -4- 酮

1″-*O*-7-(4-hydroxyphenyl)-7-ethyl-6″-[(8*E*)-7-(3, 4-dihydroxyphenyl)-8-propenoate]-β-D-glucopyranoside ester 1″-*O*-7-(4- 羟苯基)-7- 乙基 -6″-[(8*E*)-7-(3, 4-二羟苯基)-8- 丙烯酸]-β-D- 葡萄糖酯苷

(3*R*, 5*R*)-1-(4-hydroxyphenyl)-7-phenyl-3, 5-heptanediol (3*R*, 5*R*)-1-(4- 羟苯基)-7- 苯基 -3, 5- 庚二醇

N-(4-hydroxyphenyl)-acetamide *N*-(4- 羟苯基)- 乙酰胺

(*E*)-3-(4-hydroxyphenyl) acrylic acid (*E*)-3-(4- 羟苯基) 丙烯酸

trans-3-(4′-hydroxyphenyl) acrylic acid butyl ester 反式 -3-(4′- 羟苯基) 丙烯酸丁酯

(*E*)-3-(4′-hydroxyphenyl) acrylic acid ethyl ester (*E*)-3-(4′- 羟苯基) 丙烯酸乙酯

(*E*)-1-(4′-hydroxyphenyl) but-1-en-3-one (*E*)-1-(4′- 羟苯基) 丁基 -1- 烯 -3- 酮

4-(4-hydroxyphenyl) but-2-one 4-(4- 羟苯基) 丁 -2- 酮

4-(4′-hydroxyphenyl) but-3-en-2-one 4-(4′- 羟苯基) 丁 -3- 烯 -2- 酮

trans-4-(4-hydroxyphenyl) but-3-en-2-one 反式 -4- (4-羟苯基)-3- 丁烯 -2- 酮

4-(*p*-hydroxyphenyl) butanone-*O*-glucoside (phenyl butanone glucoside) 4-(*p*- 羟苯基) 丁酮 -*O*- 葡萄糖苷 (苯丁酮葡萄糖苷)

1′-(4-hydroxyphenyl) ethan-1′, 2′-dihydroxy-2′-*O*-β-D-apiofuranosyl-(1 → 6)-β-D-glucopyranoside 1′-(4-羟苯基) 乙 -1′, 2′- 二羟基 -2′-*O*-β-D- 呋喃芹糖基 -(1 → 6)-β-D- 吡喃葡萄糖苷

1′-(4-hydroxyphenyl) ethan-1′, 2′-diol 1′-(4- 羟苯基) 乙 -1′, 2′- 二醇

2-(4-hydroxyphenyl) ethanol 2-(4- 羟苯基) 乙醇

1-(4-hydroxyphenyl) ethanone 1-(4- 羟苯基) 乙酮

2-(4-hydroxyphenyl) ethyl [5-*O*-(4-hydroxybenzoyl)]-*O*-β-D-apiofuranosyl-(1→2)-β-D-glucopyranoside 2-(4-羟苯基) 乙基 [5-*O*-(4- 羟苯甲酰基)]-*O*-β-D- 呋喃芹糖基 -(1 → 2)-β-D- 吡喃葡萄糖苷

2-(4-hydroxyphenyl) ethyl acetate 2-(4- 羟苯基) 乙酸乙酯

2-(4-hydroxyphenyl) ethyl triacontanoate 三十酸 (2-对羟苯基乙基) 酯

2-(4-hydroxyphenyl) ethyl-(6-*O*-feruloyl)-β-D-glucopyranoside 2-(4- 羟苯基) 乙基 -(6-*O*- 阿魏酸)-β-D-吡喃葡萄糖苷

N-[2-(4-hydroxyphenyl) ethyl]-4-hydroxycinnamide *N*-[2-(4- 羟苯基) 乙基]-4- 羟基肉桂酰胺

2-(*p*-hydroxyphenyl) ethyl-2, 6-bis (2*S*, 3*E*, 4*S*)-3-ethylidene-2-(β-D-glucopyranosyloxy)-3, 4-dihydro-5-(methoxycarbonyl)-2*H*-pyran-4-acetate 2-(对羟苯基) 乙基 -2, 6- 双 (2*S*, 3*E*, 4*S*)-3- 亚乙基 -2-(β-D- 吡喃葡萄糖氧基)-3, 4- 二氢 -5-(羰甲氧基)-2*H*- 吡喃 -4-乙酸酯

1-*O*-β-D-(4-hydroxyphenyl) ethyl-6-*O*-*trans*-caffeoyl glucopyranoside 1-*O*-β-D-(4- 羟苯基) 乙基 -6-*O*-反式 - 咖啡酰吡喃葡萄糖苷

2-(4-hydroxyphenyl) ethyl-*O*-β-D-glucopyranoside 2-(4- 羟苯基) 乙基 -*O*-β-D- 吡喃葡萄糖苷

2-(4′-hydroxyphenyl) ethyl-β-D-glucoside 2-(4′- 羟苯基) 乙基 -β-D- 葡萄糖苷

erythro-1-(4-hydroxyphenyl) glycerol 赤式 -1-(4- 羟苯基) 丙三醇

1-*C*-(*p*-hydroxyphenyl) glycerol 1-*C*-(对羟苯基) 甘油

2-(4′-hydroxyphenyl) glycol mono-*trans*-ferulate 2-(4′-羟苯基) 乙二醇 - 反式 - 阿魏酸单酯

(4-hydroxyphenyl) methanol-4-[β-D-apiofuranosyl-(1→2)-*O*-β-D-glucopyranoside] (4- 羟苯基) 甲醇 -4-[β-D- 呋喃芹糖基 -(1→2)-*O*-β-D- 吡喃葡萄糖苷]

7′-(4′-hydroxyphenyl)-*N*-[(4-methoxyphenyl) ethyl] propenamide 7′-(4′- 羟苯基)-*N*-[(4- 甲氧苯基) 乙基] 丙烯酰胺

3-(4-hydroxyphenyl)-*N*-[2-(4-hydroxyphenyl)-2-methoxyethyl]acrylamide 3-(4- 羟苯基)-*N*-[2-(4- 羟苯基)-2- 甲氧乙基] 丙烯酰胺

2-(4-hydroxyphenyl) naphthalic anhydride 2-(4- 羟苯基) 萘二甲酸酐

(*E*)-4-[3-(4-hydroxyphenyl)-*N*-methyl acryl amido]butanoic acid methyl ester (*E*)-4-[3-(4- 羟苯基)-*N*- 甲基丙烯酰胺基] 丁酸甲酯

1-(4′-hydroxyphenyl) propan-1, 2-dione 1-(4′- 羟苯基) 丙 -1, 2- 二酮

3-(2-hydroxyphenyl) propanoic acid 3-(2- 羟苯基) 丙酸

3-(4-hydroxyphenyl) propenoic acid-2, 3-dihydroxypropyl ester 3-(4- 羟苯基) 丙烯酸 -2, 3- 二羟基丙酯

3-(3-hydroxyphenyl) propionic acid 3-(3- 羟苯基) 丙酸

3-(4-hydroxyphenyl)-*trans*-propenoic acid-2, 3-dihydroxypropyl ester 3-(4- 羟苯基)- 反式 - 丙烯酸 -2, 3- 二羟基丙酯

1-*p*-hydroxyphenyl-1-(*O*-acetyl) prop-2-ene 1- 对羟苯基 -1-(*O*- 乙酰基)-2- 丙烯

1-*p*-hydroxyphenyl-2-hydroxy-3-(2, 4, 6)-trihydroxyphenyl-1, 3-propandione 1- 对羟苯基 -2- 羟基 -3-(2, 4, 6)- 三羟苯基 -1, 3- 丙二酮

4-hydroxyphenyl-3-nitrobenzoate 4- 羟苯基 -3- 硝基苯甲酸酯

4-hydroxyphenyl-6-*O*-(4-hydroxy-2-methylenebutanoyl)-β-D-glucopyranoside 4- 羟苯基 -6-*O*-(4- 羟基 -2- 亚甲基丁酰基)-β-D- 吡喃葡萄糖苷

4-hydroxyphenyl-6-*O*-[(3*R*)-3, 4-dihydroxy-2-methylenebutanoyl]-β-D-glucopyranoside 4- 羟苯基 -6-*O*-[(3*R*)-3, 4- 二羟基 -2- 亚甲基丁酰基]-β-D- 吡喃葡萄糖苷

p-hydroxyphenyl-6-*O*-*trans*-caffeoyl-β-D-alloside 对羟苯基 -6-*O*- 反式 - 咖啡酰基 -β-D- 阿洛糖苷

p-hydroxyphenyl-6-*O*-*trans*-caffeoyl-β-D-glucoside 对羟苯基 -6-*O*- 反式 - 咖啡酰基 -β-D- 葡萄糖苷

4-hydroxyphenyl acetaldehyde 4- 羟基苯乙醛

p-hydroxyphenyl-β-D-alloside 对羟苯基 -β-D- 阿洛糖苷

4-hydroxyphenyl-β-gentiobioside 4- 羟苯基 -β- 龙胆二糖苷

4-hydroxyphenyl-β-sitosterol ether 4- 羟苯基 -β- 谷甾醇醚

4′-(hydroxyphenzyl)-β-D-glucopyranoside 4′-(羟苄基)-β-D- 吡喃葡萄糖苷

(10*R*)-hydroxypheophytin a (10*R*)- 羟基脱镁叶绿素 a

(10*S*)-hydroxypheophytin a (10*S*)- 羟基脱镁叶绿素 a

10-hydroxypheophytin a 10- 羟基脱镁叶绿素 a

(13^2R)-hydroxypheophytins a, b (13^2R)- 羟基去镁叶绿素 a、b

(13^2S)-hydroxypheophytins a, b (13^2S)- 羟基去镁叶绿素 a、b

3-hydroxyphlorizin 3- 羟基根皮苷

4-hydroxyphthalide 4- 羟基苯酞

25β-hydroxyphysalin D 25β- 羟基酸浆苦素 D

7β-hydroxyphysalin L 7β- 羟基酸浆苦素 L

25-hydroxyphysalins A ～ J 25- 羟基酸浆苦素 A ～ J

23-hydroxyphysalolactone 23- 羟基酸浆内酯

3-hydroxyphysodic acid 3- 羟基囊果酸

hydroxypiloselloidone 羟基毛大丁草酮

14α-hydroxypinnasterol 14α- 羟基羽状凹顶藻甾醇

(+)-1-hydroxypinoresinol (+)-1- 羟基松脂素 [(+)-1- 羟基松脂酚、(+)-1- 羟基松脂醇]

(+)-5′-hydroxypinoresinol (+)-5′- 羟基松脂素

(+)-8-hydroxypinoresinol (+)-8- 羟基松脂素 [(+)-8- 羟基松脂醇]

1-hydroxypinoresinol 1- 羟基松脂素

8′-hydroxypinoresinol 8′- 羟基松脂素

8-hydroxypinoresinol 8- 羟基松脂素 (8- 羟基松脂醇、8- 羟基松脂酚)

9α-hydroxypinoresinol 9α- 羟基松脂素

(+)-8-hydroxypinoresinol [(+)-4, 4′, 8-trihydroxy-3, 3′-dimethoxybisepoxylignan] (+)-8- 羟基松脂素 [(+)-4, 4′, 8- 三羟基 -3′, 3′- 二甲氧基双环氧木脂素]

(+)-1-hydroxypinoresinol-1-*O*-β-D-glucopyranoside (+)-1- 羟基松脂素 -1-*O*-β-D- 吡喃葡萄糖苷

(+)-1-hydroxypinoresinol-1-*O*-β-D-glucoside (+)-1- 羟基松脂素 -1-*O*-β-D- 葡萄糖苷

1-hydroxypinoresinol-1-β-D-glucoside 1- 羟基松脂素 -1-β-D- 葡萄糖苷

(+)-1-hydroxypinoresinol-4′, 4″-di-*O*-β-D-glucopyranoside (+)-1- 羟基松脂素 -4′, 4″- 二 -*O*-β-D- 吡喃葡萄糖苷

H

1-hydroxypinoresinol-4′, 4″-di-*O*-β-D-glucopyranoside 1- 羟基松脂素 -4′, 4″- 二 -*O*-β-D- 吡喃葡萄糖苷

(+)-1-hydroxypinoresinol-4″-*O*-β-D-glucopyranoside (+)-1- 羟基松脂素 -4″-*O*-β-D- 吡喃葡萄糖苷

1-hydroxypinoresinol-4″-*O*-β-D-glucopyranoside 1- 羟基松脂素 -4″-*O*-β-D- 吡喃葡萄糖苷

8′-hydroxypinoresinol-4′-*O*-β-D-glucoside 8′- 羟基松脂素 -4′-*O*-β-D- 葡萄糖苷

3-hydroxypipecolic acid 3- 羟基哌啶酸

4-hydroxypipecolic acid 4- 羟基哌啶酸 (4- 羟基哌扣立酸)

5-hydroxypipecolic acid 5- 羟基 -2- 哌啶酸 (5- 羟基哌可酸)

(4*R*, 3*R*)-3-hydroxypiperitone (4*R*, 3*R*)-6- 羟基辣薄荷酮

(4*R*, 3*S*)-3-hydroxypiperitone (4*R*, 3*S*)-6- 羟基辣薄荷酮

(4*R*, 6*R*)-6-hydroxypiperitone (4*R*, 6*R*)-6- 羟基辣薄荷酮

(4*R*, 6*S*)-6-hydroxypiperitone (4*R*, 6*S*)-6- 羟基辣薄荷酮

14-hydroxyplagiochiline-A-15-yl-(2*E*, 4*E*)-dodecadienoate 14- 羟基羽苔素 -A-15- 基 -(2*E*, 4*E*)- 十二碳二烯酸酯

2-hydroxyplatyphyllide 2- 羟基阔叶千里光内酯

6-hydroxyplumbagin 6- 羟基白花丹素

(3*S*, 4*S*)-3-hydroxy-*p*-menth-1-en-6-one (3*S*, 4*S*)-3- 羟基对薄荷 -1- 烯 -6- 酮

6-hydroxy-*p*-menth-4 (5)-en-3-one 6- 羟 基 -4 (5)- 对 盖烯 -3- 酮

5-hydroxy-*p*-menth-6-en-2-one 5- 羟基 -6- 对盖烯 -2- 酮

o-hydroxy-*p*-methoxycinnamic acid 邻羟基对甲氧基桂皮酸

trans-*o*-hydroxy-*p*-methoxycinnamic acid 反式 - 邻羟基对甲氧基桂皮酸

16-hydroxypodolide 16- 羟基罗汉松内酯

2-hydroxypolpunonic acid 2- 羟基美登木酸

(13*E*, 17*E*, 21*E*)-8-hydroxypolypodo-13, 17, 21-trien-3-one (13*E*, 17*E*, 21*E*)-8- 羟基水龙骨 -13, 17, 21- 三烯 -3- 酮

29-hydroxypolyporenic acid C 29- 羟基猪苓酸 C

6α-hydroxypolyporenic acid C 6α- 羟基猪苓酸 C

5-hydroxyportulal 5- 羟基马齿苋醛

5-hydroxyportulic acid 5- 羟基马齿苋酸

3-hydroxyportulolether 3- 羟基马齿苋醚

12-hydroxypregn-4, 16-dien-3, 20-dione 12- 羟基孕甾 -4, 16- 二烯 -3, 20- 二酮

12β-hydroxypregn-4, 16-dien-3, 20-dione 12β- 羟基孕甾 -4, 16- 二烯 -3, 20- 二酮

12β-hydroxypregn-4, 6, 16-trien-3, 20-dione 12β- 羟基孕甾 -4, 6, 16- 三烯 -3, 20- 二酮

12β-hydroxypregn-4, 6-dien-3, 20-dione 12β- 羟 基 孕 甾 -4, 6- 二烯 -3, 20- 二酮

20-hydroxypregn-4, 6-dien-3-one 20- 羟基孕甾 -4, 6- 二烯 -3- 酮

12β-hydroxypregn-4-en-3, 20-dione 12β- 羟基孕甾 -4- 烯 -3, 20- 二酮

(17β) 20α-hydroxypregn-4-en-3-one (17β) 20α- 羟基孕甾 -4- 烯 -3- 酮

14β-hydroxypregn-5-en-20-one 14β- 羟基孕甾 -5- 烯 -20- 酮

(3β, 20*R*)-3-hydroxypregn-5-en-20-α-D-glucopyranoside (3β, 20*R*)-3- 羟基孕甾 -5- 烯 -20-α-D- 吡喃葡萄糖苷

15α-hydroxypristimerin 15α- 羟基扁蒴藤素

cis-4-hydroxyproline 顺式 -4- 羟基脯氨酸

(2*S*, 4*S*)-4-hydroxyproline (2*S*, 4*S*)-4- 羟基脯氨酸

3-hydroxyproline 3- 羟基脯氨酸

4-hydroxyproline 4- 羟基脯氨酸

hydroxyproline 羟脯氨酸

L-hydroxyproline L- 羟基脯氨酸

trans-4-hydroxyproline 反式 -4- 羟基脯氨酸

5-(3-hydroxyprop-1-enyl) non-3-en-6-yn-1, 9-diol 5-(3-羟基丙 -1- 烯基) 壬 -3- 烯 -6- 炔 -1, 9- 二醇

(5*Z*)-6-[5-(2-hydroxypropan-2-yl)-2-methyl tetrahydrofuran-2]-3-methylhex-1, 5-diene (5*Z*)-6-[5-(2- 羟丙 -2- 基)-2- 甲基四氢呋喃 -2]-3- 甲基己 -1, 5- 二烯

(2*R*)-3-hydroxypropane-1, 2-diyl di (3*E*, 5*E*)-hept-3, 5-dienoate (2*R*)-3- 羟基丙 -1, 2- 叉基 -1, 2- 二基二 [(3*E*, 5*E*)- 庚 -3, 5- 二烯酸] 酯

α-hydroxypropanoic acid (L-lactic acid, 2-hydroxypropanoic acid, sarcolactic acid) α- 羟基丙酸 (L- 乳酸、2- 羟基丙酸、肌乳酸)

2-hydroxypropanoic acid (L-lactic acid, α-hydroxypropanoic acid, sarcolactic acid) 2- 羟基丙酸 (L- 乳酸、α- 羟基丙酸、肌乳酸)

6-(3-hydroxypropanoyl)-5-hydroxymethyl isobenzofuran-1 (3*H*)-one 6-(3- 羟丙酰基)-5- 羟甲基异苯并呋喃 -1 (3*H*)- 酮

6-(3-hydroxypropanoyl)-5-methyl isobenzofuran-1 (3*H*)-one 6-(3- 羟丙酰基)-5- 甲基异苯并呋喃 -1 (3*H*)- 酮

2-{[(2*S*)-2-hydroxypropanoyl]amino}benzamide 2-{[(2*S*)-2- 羟基丙酰基] 氨基 } 苯甲酰胺

2-hydroxypropene 2- 羟基丙烯

ω-hydroxypropioguaiacone　ω- 羟丙愈创木酮

ω-hydroxypropioguaiacone (ω-hydroxy-3-methoxy-4-hydroxypropiophenone)　ω- 羟丙愈创木酮 (ω- 羟基 -3- 甲氧基 -4- 羟基苯丙酮)

β-hydroxypropiosyringone　β- 羟基丙基丁香酮

β-hydroxypropiovanillone　β- 羟基香草丙酮

hydroxypropyl lycodine　羟丙基石松定碱

hydroxypropyl tetrahydropyrantriol　玻色因 (羟丙基四氢吡喃三醇)

5-(3-hydroxypropyl)-2-(3′, 4′-methylenedioxyphenyl) benzofuran　5-(3- 羟基丙基)-2-(3′, 4′- 亚甲二氧苯基) 苯并呋喃

4-(3′-hydroxypropyl)-2, 6-dimethoxyphenol-3′-*O*-β-D-glucoside　4-(3′- 羟丙基)-2, 6- 二甲氧基苯酚 -3′-*O*-β-D- 葡萄糖苷

4-(3-hydroxypropyl)-2, 6-dimethoxyphenyl-β-D-glucopyranoside　4-(3- 羟丙基)-2, 6- 二甲氧苯基 -β-D- 吡喃葡萄糖苷

2-[4-(3-hydroxypropyl)-2-methoxyphenoxy]prop-1, 3-diol　2-[4-(3- 羟基丙基)-2- 甲氧基苯氧基] 丙 -1, 3- 二醇

5-(3-hydroxypropyl)-2-methoxyphenyl-β-D-glucopyranoside　5-(3- 羟丙基)-2- 甲氧苯基 -β-D- 吡喃葡萄糖苷

3-(2′-hydroxypropyl)-4, 4-dimethyl-1, 3, 4, 5, 6, 7-hexahydro-2-benzofuran　3-(2′- 羟丙基)-4, 4- 二甲基 -1, 3, 4, 5, 6, 7-六氢 -2- 苯并呋喃

2-(2′-hydroxypropyl)-5-methyl-7-hydroxychromone　2-(2′- 羟丙基)-5- 甲基 -7- 羟基色原酮

(*S*)-2-(2′-hydroxypropyl)-5-methyl-7-hydroxychromone-7-*O*-α-L-fucopyranosyl-(1→2)-β-D-glucopyranoside　(*S*)-2-(2′- 羟丙基) -5- 甲基 -7- 羟基色原酮 -7-*O*-α-L- 吡喃岩藻糖基 -(1 → 2)-β-D- 吡喃葡萄糖苷

2-(2′-hydroxypropyl)-5-methyl-7-hydroxychromone-7-*O*-β-D-glucopyranoside　2-(2′- 羟丙基)-5- 甲基 -7- 羟基色原酮 -7-*O*-β-D- 吡喃葡萄糖苷

5-(3″-hydroxypropyl)-7-methoxy-2-(3′, 4′-methylenedioxyphenyl) benzofuran　5-(3″- 羟基丙基)-7- 甲氧基 -2-(3′, 4′- 亚甲二氧苯基) 苯并呋喃

5-(3-hydroxypropyl)-7-methoxy-2-(3′-methoxy-4′-hydroxyphenyl)-3-benzo[*b*]furancarboxaldehyde　5-(3- 羟丙基)-7- 甲氧基 -2-(3′- 甲氧基 -4′- 羟苯基)-3- 苯并 [*b*] 呋喃甲醛

5-(3-hydroxypropyl)-7-methoxybenzofuran　5-(3- 羟基丙基)-7- 甲氧基苯并呋喃

6α-*O*-(2-hydroxypropyl) geniposide　6α-*O*-(2- 羟基丙基) 京尼平苷

6β-*O*-(2-hydroxypropyl) geniposide　6β-*O*-(2- 羟基丙基) 京尼平苷

16-hydroxypseudojolkinolides A, B　16- 羟基伪南大戟内酯 A、B

15-hydroxypseudoprotodioscin　15- 羟基伪原薯蓣皂苷

16β-hydroxypseudotaraxerol-3β-*O*-palmitate　16β- 羟基伪蒲公英萜醇 -3β-*O*- 棕榈酸酯

3′-hydroxypsilotin　3′- 羟基松叶蕨苷

3α-hydroxypterocarpol　3α- 羟基紫檀醇

4-hydroxypterosin A (onitisin)　4- 羟基蕨素 A (金粉蕨辛)

3′-hydroxypuerarin　3′- 羟基葛根素

6-hydroxypurine (hypoxanthine)　6- 羟基嘌呤 (次黄嘌呤)

5-hydroxypyridine-2-carboxylate　5- 羟基吡啶 -2- 甲酸酯

(*R*)-5-hydroxypyrrolidin-2-one　(*R*)-5- 羟基吡咯烷 -2- 酮

5-hydroxypyrrolidin-2-one　5- 羟基吡咯烷 -2- 酮

8-hydroxyquercetin　8- 羟基槲皮素

6-hydroxyquercetin (quercetagetin)　6- 羟基槲皮素 (六羟黄酮、栎草亭、藤菊黄素、槲皮万寿菊素)

4-hydroxyquinazoline　4- 羟基喹唑啉

4-hydroxyquinoline　4- 羟基喹啉

14β-hydroxyrabdocoestin A　14β- 羟基细锥香茶菜萜 A

11-hydroxyrankinidine　11- 羟基兰金断肠草碱 (11- 羟基兰金氏断肠草碱)

hydroxyrenifolin　羟基肾叶鹿蹄草苷

hydroxyresveratrol　羟基白藜芦醇

3α-hydroxyreynosin　3α- 羟基瑞诺木素

C-3′-hydroxyrocaglamide　*C*-3′- 羟基罗米仔兰酰胺

16-hydroxyroridin E　16- 羟基露湿漆斑菌素 E

6β-hydroxyrosenonolactone　6β- 羟基玫瑰酮内酯

cis-12α-hydroxyrot-2′-enonic acid　顺式 -12α- 羟基鱼藤 -2′- 烯酸

cis-12α-hydroxyrotenone　顺式 -12α- 羟基鱼藤酮

12α-hydroxyrotenone　12α- 羟基鱼藤酮

4-hydroxyrottlerin　4- 羟基粗糠柴毒素 (4- 羟基粗糠柴毒碱)

7α-hydroxyroyleanone　7α- 羟基总状土木香醌

11α-hydroxyrubrosterone　11α- 羟基红苋甾酮

1β-hydroxyruscogenin-1-sulfate　1β- 羟基罗斯考皂苷元 -1- 硫酸酯

hydroxyrutacridone epoxide　羟基芸香吖啶酮过氧化物

7-hydroxyrutaecarpine　7- 羟基吴茱萸次碱

7β-hydroxyrutaecarpine　7β- 羟基吴茱萸次碱
1β-hydroxysacculatal　1β- 羟基囊绒苔醛
hydroxysafflor yellows A ～ C　羟基红花黄色素 A ～ C
21β-hydroxysaikosaponin b_2　21β- 羟基柴胡皂苷 b_2
hydroxysaikosaponins a ～ d　羟基柴胡皂苷 a ～ d
p-hydroxysalicylic acid　对羟基水杨酸
5-hydroxysalicylic acid (gentisic acid, 2, 5-dihydroxybenzoic acid)　5- 羟基水杨酸 (龙胆酸、2, 5- 二羟基苯甲酸)
2-hydroxysalignamine　2- 羟基柳叶野扇花胺
2-hydroxysalignarine E　2- 羟基柳叶野扇花素 E
3-hydroxysalvilenone　3- 羟基鼠尾草呋萘嵌苯酮 (3- 羟基鼠尾草烯酮、3- 羟基鼠尾酮)
6-hydroxysalvinolone　6- 羟基丹参酚酮
6-hydroxysandoricin　6- 羟基山道楝素
hydroxysanguinarine　羟基血根碱
8-hydroxysantonin　8- 羟基山道年
4-hydroxysapriparaquinone　4- 羟基红根草对醌
4-hydroxysaprorthoquinone　4- 羟基红根草邻醌
hydroxysargaquinone　羟基马尾藻醌
19-hydroxysarmentogenin-3-*O*-α-L-rhamnoside　19- 羟基沙门苷元 -3-*O*-α-L- 鼠李糖苷
(16*S*)-17-hydroxy-sarpagan-16-carboxylic acid methyl ester　(16*S*)-17- 羟基沙巴精 -16- 甲酸甲酯
10-hydroxyscandine　10- 羟基攀援山橙碱
7α-hydroxyschizandronol　7α- 羟基五味子酮醇
6β-hydroxysclareol　6β- 羟基香紫苏醇
7α-hydroxyscopadiol　7α- 羟基野甘草属二醇
3′-hydroxyscutellarein-7-*O*-(6″-*O*-protocatechuoyl)-β-D-glucopyranoside　3′- 羟基高山黄芩素 -7-*O*-(6″-*O*- 原儿茶酰基)-β-D- 吡喃葡萄糖苷
4′-hydroxyscutellarin　4′- 羟基高黄芩苷
(14*R*)-14β-hydroxyscutolide　(14*R*)-14β- 羟基半枝莲酯
14β-hydroxyscutolide K　14β- 羟基半枝莲酯 K
hydroxysecoisolariciresinol　羟基开环异落叶松脂素
9α-hydroxy-secoratiferolide-5α-*O*-(2-methyl butanoate)　9α- 羟基开环拉提比达菊内酯 -5α-*O*-(2- 甲基丁酸酯)
9α-hydroxy-secoratiferolide-5α-*O*-angelate　9α- 羟基开环拉提比达菊内酯 -5α-*O*- 当归酸酯
4-hydroxysecurinine　4- 羟基一叶秋碱
4-[(hydroxyselanyl) methyl]benzoic acid　4-[(羟基硒基) 甲基] 苯甲酸

9-hydroxyselina-4, 11-dien-14-oic acid methyl ester　9- 羟基 -4, 11- 蛇床二烯 -14- 酸甲酯
9-hydroxysemperoside　9- 羟基常绿钩吻苷
7α-hydroxysemperoside aglucone　7α- 羟基常绿钩吻苷元
12β-hydroxysenecionan-11, 16-dione　12β- 羟基千里光 -11, 16- 二酮
2-hydroxyseneganolide　2- 羟基塞内加尔非洲楝内酯
21α-hydroxyserrat-14-en-3β-yl-dihydrocaffeate　21α- 羟基千层塔 -14- 烯 -3β- 基二氢咖啡酸酯
3-hydroxyserraten-21-one　3- 羟千层塔烯 -21- 酮
4-hydroxysesamin　4- 羟基芝麻素 (4- 羟基芝麻脂素)
hydroxysesamone　羟基胡麻酮
hydroxyshikonofurans A ～ I　羟基紫草呋喃 A ～ I
14α-hydroxysibiricoside A [26-*O*-β-D-glucopyranosyl-22-*O*-methyl-(25*S*)-furost-5-en-3β, 14α, 26-trihydroxy-3-*O*-β-lycotetraoside]　14α- 羟基西伯利亚蓼苷 A [26-*O*-β-D- 吡喃葡萄糖基 -22-*O*- 甲基 -(25*S*)- 呋甾 -5- 烯 -3β, 14α, 26- 三羟基 -3-*O*-β- 石蒜四糖苷]
7-hydroxysitosterol　7- 羟基谷甾醇
7β-hydroxysitosterol　7β- 羟基谷甾醇
7α-hydroxysitosterol (ikshusterol)　7α- 羟基谷甾醇 (甘蔗甾醇)
7-hydroxysitosteryl-3-*O*-β-D-glucopyranoside　7- 羟基谷甾醇 -3-*O*-β-D- 吡喃葡萄糖苷
7α-hydroxysitosteryl-3-*O*-β-D-glucoside　7α- 羟基谷甾醇 -3-*O*-β-D- 葡萄糖苷
5-hydroxyskytanthine　5- 羟基多花藤碱
5-hydroxyskytanthine hydroghloride　5- 羟基多花藤碱盐酸盐
15α-hydroxysoladulcidine　15α- 羟基欧白英定 (15α- 羟基蜀羊泉碱)
2α-hydroxysoladulcidine　2α- 羟基欧白英定 (2α- 羟基蜀羊泉碱)
2-hydroxysolajiangxin E　2- 羟基江西白英素 E
7-hydroxysolajiangxin I　7- 羟基江西白英素 I
7α-hydroxysolamargine　7α- 羟基边茄碱 (7α- 羟基澳洲茄边碱)
13-hydroxysolanascone-β-glucopyranoside　13- 羟基茄环丁萘酮 -β- 吡喃葡萄糖苷
15-hydroxysolanascone-β-glucopyranoside　15- 羟基茄环丁萘酮 -β- 吡喃葡萄糖苷
12β-hydroxysolasodine　12β- 羟基澳洲茄胺

15α-hydroxysolasodine 15α- 羟基澳洲茄胺 (15α- 羟基茄解啶)

7α-hydroxysolasonine 7α- 羟基澳洲茄碱

(–)-12β-hydroxysophocarpine (–)-12β- 羟基槐果碱

(–)-5α-hydroxysophocarpine (–)-5α- 羟基槐果碱

(–)-9α-hydroxysophocarpine (–)-9α- 羟基槐果碱 [(–)-9α- 羟基白刺花碱]

(+)-12α-hydroxysophocarpine (+)-12α- 羟基槐果碱

5α-hydroxysophocarpine 5α- 羟基槐根碱

9α-hydroxysophocarpine 9α- 羟基槐根碱

(–)-9α-hydroxysophocarpine *N*-oxide (–)-9α- 羟基槐根碱 *N*- 氧化物

9α-hydroxysophocarpine *N*-oxide 9α- 羟基氧化槐果碱 *N*- 氧化物

9α-hydroxysophoramine 9α- 羟基槐胺碱 (9α- 羟基槐胺)

(–)-14β-hydroxysophoridine (–)-14β- 羟基槐定碱

N-hydroxysophoridine *N*- 羟基槐定碱

8-hydroxyspartalupine 8- 羟基异鹰爪豆碱

(6*R*, 7*S*, 9*R*, 11*S*)-13α-hydroxyspartein-10-one (6*R*, 7*S*, 9*R*, 11*S*)-13α- 羟基鹰爪豆 -10- 酮

D-hydroxysparteine (17-oxosparteine) D- 羟基鹰爪豆碱 (17- 氧亚基鹰爪豆碱)

(4*R*)-4-hydroxysphinganine (4*R*)-4- 羟基鞘氨醇烷

4-hydroxysphingosine 4- 羟基鞘氨醇

6-hydroxyspiraqine 6- 羟基光叶绣线菊碱

(25*R*)-3β-hydroxyspirost-5-en-12-one (25*R*)-3β- 羟基螺甾 -5- 烯 -12- 酮

(25*R*)-1β-hydroxyspirost-5-en-3α-yl-*O*-β-D-glucopyranoside (25*R*)-1β- 羟基螺甾 -5- 烯 -3α- 基 -*O*-β-D- 吡喃葡萄糖苷

(24*S*, 25*R*)-24-hydroxyspirost-5-en-3β-yl (24*S*, 25*R*)-24- 羟基螺甾 -5- 烯 -3β- 基

14-hydroxyspirost-5-ene 14- 羟基螺甾 -5- 烯

14-hydroxysprengerinin C 14- 羟基斯普本皂苷 C

17-hydroxysprengerinin C 17- 羟基斯普本皂苷 C

19-hydroxyspruceanol-19-*O*-β-D-glucopyranoside 19- 羟基斯氏库努大戟醇 -19-*O*-β-D- 吡喃葡萄糖苷

3-hydroxystachydrine 3- 羟基水苏碱

12-hydroxystearic acid 12- 羟基硬脂酸

2-hydroxystearic acid 2- 羟基硬脂酸

16-hydroxystemofoline 16- 羟基百部叶碱

2′-hydroxystemofoline 2′- 羟基蔓生百部叶碱

6β-hydroxystemofoline 6β- 羟基百部叶碱

7α-hydroxysterol 7α- 羟基甾醇

7β-hydroxysterol 7β- 羟基甾醇

(20*R*, 22*E*, 24*R*)-6β-hydroxystigmast-4, 22, 25-trien-3-one (20*R*, 22*E*, 24*R*)-6β- 羟基豆甾 -4, 22, 25- 三烯 -3- 酮

(6β, 22*E*)-hydroxystigmast-4, 22-dien-3-one (6β, 22*E*)- 羟基豆甾 -4, 22- 二烯 -3- 酮

6-hydroxystigmast-4, 22-dien-3-one 6- 羟基豆甾 -4, 22- 二烯 -3- 酮

6α-hydroxystigmast-4, 22-dien-3-one 6α- 羟基豆甾 -4, 22- 二烯 -3- 酮

6β-hydroxystigmast-4, 22-dien-3-one 6β- 羟基豆甾 -4, 22- 二烯 -3- 酮

6-hydroxystigmast-4-en-3-one 6- 羟基豆甾 -4- 烯 -3- 酮

6α-hydroxystigmast-4-en-3-one 6α- 羟基豆甾 -4- 烯 -3- 酮

6β-hydroxystigmast-4-en-3-one 6β- 羟基豆甾 -4- 烯 -3- 酮

(20*R*, 22*E*, 24*R*)-3β-hydroxystigmast-5, 22, 25-trien-7-one (20*R*, 22*E*, 24*R*)-3β- 羟基豆甾 -5, 22, 25- 三烯 -7- 酮

3-hydroxystigmast-5, 22-dien-7-one 3- 羟基豆甾 -5, 22- 二烯 -7- 酮

3-hydroxystigmast-5-en-7-one 3- 羟基豆甾 -5- 烯 -7- 酮

3β-hydroxystigmast-5-en-7-one 3β- 羟基豆甾 -5- 烯 -7- 酮

(24*S*)-3β-hydroxystigmast-5-ene (24*S*)-3β- 羟基豆甾 -5- 烯

7-hydroxystigmasterol 7- 羟基豆甾醇

7α-hydroxystigmasterol 7α- 羟基豆甾醇

7β-hydroxystigmasterol 7β- 羟基豆甾醇

18-hydroxystrictamine 18- 羟基直立拉齐木胺

10-hydroxystrictosamide 10- 羟基异长春花苷内酰胺

10-hydroxystrychnine 10- 羟基番木鳖碱

4-hydroxystrychnine 4- 羟基番木鳖碱 (4- 羟基士的宁)

13β-hydroxystylopine 13β- 羟基金罂粟碱

6-*p*-hydroxystyrene-2-pyranone-4-*O*-β-D-glucoside 6- 对羟基苯乙烯 -2- 吡喃酮 -4-*O*-β-D- 葡萄糖苷

5-(4-hydroxystyryl)-4, 7-dimethoxycoumarin 5-(4- 羟基苯乙烯基)-4, 7- 二甲氧基香豆素

cis-*N*-(4-hydroxystyryl) benzamide 顺式 -*N*-(4- 羟基苯乙烯基) 苯甲酰胺

p-hydroxystyryl-β-D-glucoside 对羟苯乙烯基 -β-D- 葡萄糖苷

8-hydroxysubspinosin 8- 羟基短刺虎刺素

11-hydroxysugiol 11- 羟基柳杉酚

18-hydroxysungucine 18- 羟基圣古碱

6′-*O*-(7α-*O*-hydroxyswerosyl) loganin 6′-*O*-(7α-*O*- 羟基獐牙菜基) 马钱素

6β-hydroxyswertiajaposide A 6β- 羟基日当药黄苷 A

(±)-1-hydroxysyringaresinol (±)-1- 羟基丁香树脂酚

7α-hydroxysyringaresinol 7α- 羟基丁香树脂酚

(7*R*, 7′*R*, 8*R*, 8′*S*, 9*R*)-hydroxysyringaresinol-9-*O*-β-D-glucopyranoside (7*R*, 7′*R*, 8*R*, 8′*S*, 9*R*)- 羟基丁香树脂酚 -9-*O*-β-D- 吡喃葡萄糖苷

hydroxysyringaresinol-9-*O*-β-D-glucopyranoside 羟基丁香树脂酚 -9-*O*-β-D- 吡喃葡萄糖苷

11-hydroxytabersonine 11- 羟基他波宁

19-hydroxytabersonine 19- 羟基柳叶水甘草碱

20-hydroxytabersonine 20- 羟基柳叶水甘草碱

(18*R*)-14α-hydroxytacaman-14β-carboxylic methyl ester (18*R*)-14α- 羟基塔卡 -14β- 甲酸甲酯

3α-hydroxytanshinone Ⅱ A 3α- 羟基丹参酮 Ⅱ A

hydroxytanshinone Ⅱ A 羟基丹参酮 Ⅱ A

7α-hydroxytaraxer-14-ene 7α- 羟基 -14- 蒲公英赛烯

24-hydroxytaraxert-14-ene 24- 羟基 -14- 蒲公英赛烯

1-hydroxytaxinine A 1- 羟基紫杉素 A

14β-hydroxytaxusin 14β- 羟基紫杉新素

6-hydroxytazettine 6- 羟基水仙花碱

4-hydroxytecomanine 4- 羟基黄钟花宁

(–)-13α-hydroxytephrosin (–)-13α- 羟基灰叶草素

11-hydroxytephrosin 11- 羟基灰叶素

13α-hydroxyterracinolide G 13α- 羟基泰拉奇纳大戟内酯 G

11β-hydroxytestosterone 11β- 羟基睾丸酮

6β-hydroxytestosterone 6β- 羟基睾丸酮

21-hydroxytetracont-20-one 21- 羟基四十碳 -20- 酮

1-hydroxytetracontane 1- 羟基四十烷

24-hydroxytetracos-3-one 24- 羟基二十四 -3- 酮

2-hydroxytetracosanoic acid 2- 羟基二十四酸

hydroxytetracosanoic acid 羟基二十四酸

hydroxytetracosanoic acid ethyl ester 羟基二十四酸乙酯

2-hydroxytetracosanoyl 2- 羟基二十四碳酰基

(2*S*, 3*S*, 4*R*)-2-[(2′*R*)-2′-hydroxytetracosanoyl amino]-1, 3, 4-octadecanetriol (2*S*, 3*S*, 4*R*)-2-[(2′*R*)-2′- 羟基二十四碳酰氨基]-1, 3, 4- 十八碳三醇

(2*S*, 3*S*, 4*R*, 10*E*)-2-[(2*R*)-2-hydroxytetracosanoyl amino]-10-octadecen-1, 3, 4-triol (2*S*, 3*S*, 4*R*, 10*E*)-2-[(2*R*)-2-羟基二十四碳酰氨基]-10- 十八烯 -1, 3, 4- 三醇

(2*S*, 3*S*, 4*R*, 10*E*)-2-[(2′*R*)-2-hydroxytetracosanoyl amino]-10-octadecen-1, 3, 4-triol (2*S*, 3*S*, 4*R*, 10*E*)-2-[(2′*R*)-2-羟基二十四碳酰氨基]-10- 十八烯 -1, 3, 4- 三醇

(2*S*, 3*S*, 4*R*, 8*E*)-2-[(2′*R*)-2′-hydroxytetracosanoyl amino]-10-octadecen-1, 3, 4-triol (2*S*, 3*S*, 4*R*, 8*E*)-2-[(2′*R*)-2′-羟基二十四碳酰氨基]-10- 十八烯 -1, 3, 4- 三醇

(2*S*, 3*S*, 4*R*, 11*E*)-2-[(2*R*)-2-hydroxytetracosanoyl amino]-11-octadecen-1, 3, 4-triol (2*S*, 3*S*, 4*R*, 11*E*)-2-[(2*R*)-2-羟基二十四碳酰氨基]-11- 十八烯 -1, 3, 4- 三醇

rel-(3*S*, 4*S*, 5*S*)-3-[(2′*R*)-2′-hydroxytetracosanoyl amino]-4-hydroxy-5-[(4″*Z*)-tetradecane-4″-en]-2, 3, 4, 5-tetrahydrofuran 相对 -(3*S*, 4*S*, 5*S*)-3-[(2′*R*)-2′- 羟基二十四碳酰氨基]-4- 羟基 -5-[(4″*Z*)- 十四烷 -4″- 烯]-2, 3, 4, 5- 四氢呋喃

(2*S*, 3*S*, 4*R*, 8*E*)-2-[(2*R*)-2-hydroxytetracosanoyl amino]-8-octadecen-1, 3, 4-triol (2*S*, 3*S*, 4*R*, 8*E*)-2-[(2*R*)-2-羟基二十四碳酰氨基]-8- 十八烯 -1, 3, 4- 三醇

(2*S*, 3*S*, 4*R*, 8*E*)-2-[(2′*R*)-2′-hydroxytetracosanoyl amino]-8-octadecen-1, 3, 4-triol (2*S*, 3*S*, 4*R*, 8*E*)-2-[(2′*R*)-2′-羟基二十四碳酰氨基]-8- 十八烯 -1, 3, 4- 三醇

N-(2′-hydroxytetracosanoyl)-1, 3, 4-trihydroxy-2-amino-(8*E*)-octadecene *N*-(2′- 羟基二十四酰基)-1, 3, 4- 三羟基 -2- 氨基 -(8*E*)- 十八烯

N-(2′-hydroxytetracosanoyl)-1, 3, 4-trihydroxy-2-octodecanine *N*-(2′- 羟基二十四酰)-1, 3, 4- 三羟基 -2- 十八鞘氨

1-(24-hydroxytetracosanoyl) glyceride 1-(24- 羟基二十四酰基) 甘油酯

(2*S*, 3*R*, 9*E*, 12*E*)-2-*N*-[(2*R*)-hydroxytetracosanoyl]octadecasphinga-9, 12-diene (2*S*, 3*R*, 9*E*, 12*E*)-2-*N*-[(2*R*)-羟基二十四酰基] 十八鞘氨 -9, 12- 二烯

4-hydroxytetradecanol 4- 羟基十四醇

6α-hydroxyteuscordin 6α- 羟基蒜味香料素

6β-hydroxyteuscordin 6β- 羟基蒜味香料素

15α-hydroxyteuvincenone E 15α- 羟基拓闻烯酮 E

18-hydroxyteuvincenone E 18- 羟基拓闻烯酮 E (18-羟基石蚕文森酮 E)

19-hydroxyteuvincenone F 19- 羟基拓闻烯酮 F

5-hydroxythalidasine 5- 羟基厚果唐松草次碱

5-hydroxythalidasine-2-α-*N*-oxide 5- 羟基厚果唐松草次碱 -2-α-*N*- 氧化物

3-hydroxythalifaboramine 3- 羟基大叶唐松草胺

5′-hydroxythalifaboramine 5′- 羟基大叶唐松草胺

5-hydroxythalmine 5- 羟基唐松明碱

13-hydroxythermopsine 13- 羟基黄华碱

6-hydroxythiobinupharidine 6- 羟基硫双萍蓬草定碱

6′-hydroxythionuphlutines A, B 6′- 羟基硫萍蓬亭 (6′- 羟基硫黄萍蓬草碱 、6′- 羟基硫欧亚萍蓬草亭) A、B

6-hydroxythionuphlutines A, B 6- 羟基硫萍蓬亭 (6- 羟基硫黄萍蓬草碱 、6- 羟基硫欧亚萍蓬草亭) A、B

7-hydroxythymol 7- 羟基麝香草酚

9-hydroxythymol 9- 羟基麝香草酚

9-hydroxythymol-3-*O*-angelate 9- 羟基麝香草酚 -3-*O*- 当归酸酯

6-hydroxythymol-3-*O*-β-D-glucopyranoside 6- 羟基麝香草酚 -3-*O*-β-D- 吡喃葡萄糖苷

7-hydroxythymol-3-*O*-β-D-glucopyranoside 7- 羟基麝香草酚 -3-*O*-β-D- 吡喃葡萄糖苷

8α-(4-hydroxytigloyloxy)-10α-hydroxyhirsutinolide-13-*O*-acetate 8α-(4- 羟基惕各酰氧基)-10α- 羟基硬毛钩藤内酯 -13-*O*- 乙酸酯

8β-(4′-hydroxytigloyloxy)-5-desoxy-8-desacyl euparotin 8β-(4′- 羟基惕各酰氧基)-5- 脱氧 -8- 去酰圆叶泽兰素

8α-4-hydroxytigloyloxy-10α-hydroxyhirsutinolide-13-*O*-acetate 8α-4- 羟基惕各酰氧基 -10α- 羟基硬毛钩藤内酯 -13-*O*- 乙酸酯

2-hydroxytimosaponin A Ⅲ 2- 羟基知母皂苷 A Ⅲ

16β-hydroxytirucalla-7, 24 (25)-dien-3-oxo-21, 23-olide 16β- 羟基甘遂 -7, 24 (25)- 二烯 -3- 氧亚基 -21, 23- 内酯

26-hydroxytirucallone 26- 羟基绿玉树酮

15α-hydroxytomatidenol 15α- 羟基番茄定烯醇 (15α- 羟基番茄烯胺)

15α-hydroxytomatidine 15α- 羟基番茄胺

7-hydroxytomentoside 7- 羟基毛泡桐苷

6β-hydroxytomentosin 6β- 羟基山稔甲素 (6β- 羟基绒毛银胶菊素)

6α-hydroxytomentosin 6α- 羟基绒毛银胶菊素

23-hydroxytoonacilide 23- 羟基红椿希内酯

1-hydroxytorilin 1- 羟基窃衣素

1α-hydroxytorilin 1α- 羟基窃衣素

1β-hydroxytorilin 1β- 羟基窃衣素酮

1β-hydroxytorilolone 1β- 羟基窃衣醇酮

23-hydroxytormentic acid 23- 羟基委陵菜酸

23-hydroxytormentic acid-28-*O*-β-D-glucopyranoside ester 23- 羟基委陵菜酸 -28-*O*-β-D- 吡喃葡萄糖酯苷

19-hydroxytotarol 19- 羟基陶塔酚

(4α, 15α)-15-hydroxytrachyloban-18-oic acid (4α, 15α)-15- 羟基粗裂豆 -18- 酸

15α-hydroxytrachyloban-19-oic acid 15α- 羟基粗裂豆 -19- 酸

16α-hydroxytrametenolic acid 16α- 羟基栓菌醇酸

4-hydroxy-*trans*-cinnamic acid 4- 羟基 - 反式 - 桂皮酸

3β-(*p*-hydroxy-*trans*-cinnamoyloxy)-2α-hydroxyoleanolic acid 3β-(反式 - 对羟基肉桂酰氧基)-2α- 羟基齐墩果酸

2α-hydroxy-*trans*-communic acid 2α- 羟基反式 - 欧洲刺柏酸

N-*p*-hydroxy-*trans*-coumaroyl tyramine *N*- 对羟基反式 - 香豆酰酪胺

6-hydroxytremetone 6- 羟基白蛇根草酮 (6- 羟基丙呋苯甲酮、千里光酚酮)

hydroxytremetone 羟基泽兰素酮 (羟基白蛇根草酮、羟基丙呋甲酮)

(*R*)-(–)-hydroxytremetone (*R*)-(–)- 羟基泽兰素酮 [(*R*)-(–)- 羟基白蛇根草酮]

12-hydroxytremetone-12-*O*-β-D-glucopyranoside 12- 羟基泽兰素酮 -12-*O*-β-D- 吡喃葡萄糖苷

hydroxytriacetoxytaxadiene 羟基三乙酰氧基紫杉二烯

8-hydroxytriacont-25-one 8- 羟基三十碳 -25- 酮

24-hydroxytriacont-26-one 24- 羟基三十碳 -26- 酮

23-hydroxytriacont-2-one 23- 羟基三十碳 -2- 酮

12-hydroxytriacont-4, 7-dione 12- 羟基三十碳 -4, 7- 二酮

23-hydroxytriacont-6-one 23- 羟基三十碳 -6- 酮

27-hydroxytriacont-6-one 27- 羟基三十碳 -6- 酮

2-hydroxytricosanoic acid 2- 羟基二十三酸

(2*S*, 3*S*, 4*R*)-2-[(2′*R*)-2′-hydroxytricosanoyl amino]-1, 3, 4-octadecanetriol (2*S*, 3*S*, 4*R*)-2-[(2′*R*)-2′- 羟基二十三碳酰氨基]-1, 3, 4- 十八碳三醇

(2*S*, 3*S*, 4*R*, 8*E*)-2-[(2′*R*)-2′-hydroxytricosanoyl amino]-10-octadecen-1, 3, 4-triol (2*S*, 3*S*, 4*R*, 8*E*)-2-[(2′*R*)-2′- 羟基二十三碳酰氨基]-10- 十八烯 -1, 3, 4- 三醇

(2*S*, 3*S*, 4*R*, 8*E*)-2-[(2′*R*)-2′-hydroxytricosanoyl amino]-8-nonadecen-1, 3, 4-triol (2*S*, 3*S*, 4*R*, 8*E*)-2-[(2′*R*)-2′- 羟基二十三碳酰氨基]-8- 十九烯 -1, 3, 4- 三醇

(2*S*, 3*S*, 4*R*, 8*E*)-2-[(2*R*)-2-hydroxytricosanoyl amino]-8-octadecen-1, 3, 4-triol (2*S*, 3*S*, 4*R*, 8*E*)-2-[(2*R*)-2- 羟基二十三碳酰氨基]-8- 十八烯 -1, 3, 4- 三醇

(2*S*, 3*S*, 4*R*, 8*E*)-2-[(2′*R*)-2′-hydroxytricosanoyl amino]-8-octadecen-1, 3, 4-triol (2*S*, 3*S*, 4*R*, 8*E*)-2-[(2′*R*)-2′- 羟基二十三碳酰氨基]-8- 十八烯 -1, 3, 4- 三醇

9-hydroxytridecyl docosanoate 山嵛酸 9- 羟基十三烷酯	
10-hydroxytrilobacin 10- 羟基三裂泡泡辛	
15-hydroxytriptolide (triptolidenol) 15- 羟基雷公藤内酯醇 (雷醇内酯)	
hydroxytriterpenic acid 羟基三萜酸	
4-hydroxytritriacont-16, 18-dione 4- 羟基三十三碳 -16, 18- 二酮	
6-hydroxytropinone 6- 羟基托品酮	
3-(2′-hydroxytropoyloxy) tropane 3-(2′- 羟基托品酰氧基) 托品烷	
p-hydroxytruxinic acid 对羟基秘鲁古柯尼酸	
6-hydroxytryptamine 6- 羟基色胺	
5-hydroxytryptamine (serotonin) 5- 羟色胺 (5- 羟基色胺、血清素)	
5-hydroxytryptamine creatinine sulfate 5- 羟基色胺肌酸酐硫酸盐	
5-hydroxytryptophan (5-HTP) 5- 羟色氨酸	
hydroxytuberosone 羟基晚香玉酮	
23-hydroxytubocapsanolide A 23- 羟基龙珠内酯 A	
20-hydroxytubocapsanolides A ～ G 20- 羟基龙珠内酯 A ～ G	
16α-hydroxytumulosic acid (tumulosic acid) 16α- 羟基齿孔酸 (土莫酸)	
13α-hydroxytylophorine 13α- 羟基娃儿藤碱	
hydroxytyramine 羟基酪胺	
hydroxytyrosol (β-hydroxyethyl-3, 4-dihydroxybenzene) 羟基酪醇 (β- 羟乙基 -3, 4- 二羟基苯)	
hydroxytyrosol glucoside 羟基酪醇葡萄糖苷	
15α-hydroxyuncinatone 15α- 羟基钩大青酮	
(+)-1-hydroxyungeremine (+)-1- 羟基波斯石蒜明	
(+)-hydroxyunine (+)- 羟基月芸香宁	
5-hydroxyuracil 5- 羟基尿嘧啶	
5-hydroxyuridine 5- 羟基尿苷	
3-hydroxyurs-11-en-11, 12-dehydro-28, 13-oic acid lactone 3- 羟基熊果 -11- 烯 -11, 12- 脱氢 -28, 13- 酸内酯	
3β-hydroxyurs-11-en-13β (28)-olide 3β- 羟基熊果 -11- 烯 -13β (28)- 内酯	
3β-hydroxyurs-12, 19 (29)-dien-28-oic acid 3β- 羟基熊果 -12, 19 (29)- 二烯 -28- 酸	
3-hydroxyurs-12-en-11-one 3- 羟基熊果 -12- 烯 -11- 酮	
3β-hydroxyurs-12-en-11-one 3β- 羟基熊果 -12- 烯 -11- 酮	
3β-hydroxyurs-12-en-16-one 3β- 羟基熊果 -12- 烯 -16- 酮	
18, 19-*seco*-3β-hydroxyurs-12-en-18-one 18, 19- 开环 -3β- 羟基熊果 -12- 烯 -18- 酮	
3α-hydroxyurs-12-en-23, 28-dioic acid 3α- 羟基熊果 -12- 烯 -23, 28- 二酸	
19α-hydroxyurs-12-en-24, 28-dioate-3-*O*-β-D-xylopyranoside 19α- 羟基熊果 -12- 烯 -24, 28- 二甲酸酯 -3-*O*-β-D- 吡喃木糖苷	
3β-hydroxyurs-12-en-27, 28-dioic acid 3β- 羟基熊果 -12- 烯 -27, 28- 二酸	
3β-hydroxyurs-12-en-28-aldehyde 3β- 羟基熊果 -12- 烯 -28- 醛	
19-hydroxyurs-12-en-28-oic acid 19- 羟基熊果 -12- 烯 -28- 酸	
3-hydroxyurs-12-en-28-oic acid 3- 羟基熊果 -12- 烯 -28- 酸	
3β-hydroxyurs-12-en-28-oic acid ethyl ester 3β- 羟基熊果 -12- 烯 -28- 酸乙酯	
3β-hydroxyurs-20 (30)-en-28-oic acid 3β- 羟基熊果 -20 (30)- 烯 -28- 酸	
3β-hydroxyurs-27-(*E*)-cinnamoyl-12-en-28-carboxylic acid 3β- 羟基熊果 -27-(*E*)- 桂皮酰基 -12- 烯 -28- 甲酸	
3β-hydroxyurs-27-(*Z*)-cinnamoyl-12-en-28-carboxylic acid 3β- 羟基熊果 -27-(*Z*)- 肉桂酰基 -12- 烯 -28- 甲酸	
18-hydroxyursolic acid 18- 羟基熊果酸	
20β-hydroxyursolic acid 20β- 羟基熊果酸	
23-hydroxyursolic acid 23- 羟基熊果酸	
27-hydroxyursolic acid 27- 羟基熊果酸	
2α, 23-hydroxyursolic acid 2α, 23- 羟基熊果酸	
3α-hydroxyursolic acid 3α- 羟基熊果酸	
6β-hydroxyursolic acid 6β- 羟基熊果酸	
hydroxyursolic acid 羟基熊果酸	
2α-hydroxyursolic acid (2α, 3β-dihydroxyurs-12-en-28-oic acid, corosolic acid) 2α- 羟基熊果酸 (2α, 3β- 二羟基熊果 -12- 烯 -28- 酸、黄麻酸、科罗索酸、可乐苏酸)	
19α-hydroxyursolic acid (pomolic acid) 19α- 羟基熊果酸 (19α- 羟基乌苏酸、果渣酸、坡模醇酸、坡模酸)	
3β-hydroxyursolic acid-23-sulfate 3β- 羟基熊果酸 -23- 硫酸酯	
19α-hydroxyursolic acid-28-*O*-β-D-glucopyranoside ester 19α- 羟基熊果酸 -28-*O*-β-D- 吡喃葡萄糖酯苷	
(*E*)-2α-hydroxyursolic acid-3-*O*-*p*-coumarate (*E*)-2α- 羟基熊果酸 -3-*O*- 对香豆酸酯	

(*Z*)-2α-hydroxyursolic acid-3-*O*-*p*-coumarate (*Z*)-2α-羟基熊果酸 -3-*O*- 对香豆酸酯	5-hydroxyxanthotoxol 5- 羟基花椒毒酚
10′-hydroxyusambarensine 10′- 羟基东非马钱次碱	1-hydroxyyanuthones A, C 1- 羟基亚努萨酮 A、C
8-hydroxyuteolin 8- 羟基木犀草素	(–)-6′-hydroxyyatein (–)-6′- 羟基亚泰香松素
8-hydroxyuteolin-8-rhamnoside 8- 羟基木犀草素 -8- 鼠李糖苷	6α-hydroxyycopodine 6α- 羟基石松碱
8-hydroxyuteolin-8-β-D-glucopyranoside 8- 羟基木犀草素 -8-β-D- 吡喃葡萄糖苷	18-hydroxyyohimbine 18- 羟基育亨宾
hydroxyvalerenic acid 羟基缬草萜烯酸	2′-hydroxyyokovanol 2′- 羟基异柠檬酚
3-hydroxyvanillic acid 3- 羟基香草酸	19-hydroxyyonogenin 19- 羟基扬诺皂苷元
9-hydroxyvelleral 9- 羟基绒白乳菇醛	hydroxyysine 羟基赖氨酸
12β-hydroxyveratroyl zygadenine 12β- 藜芦羟基酰棋盘花碱	2′-hydroxyyukovanol 2′- 羟基玉克柑橘酚
(20*R*)-4-β-hydroxyverazine (20*R*)-4-β- 羟基藜芦嗪	2′-hydroxyyukovanol-4′-methyl ether 2′- 羟基玉克柑橘酚 -4′- 甲醚
25β-hydroxyverazine 25β- 羟基藜芦嗪	27-hydroxy-α-amyranol 27- 羟基 -α- 香树脂醇
4β-hydroxyverazine 4β- 羟基藜芦嗪	hydroxy-α-carotene 羟基 -α- 胡萝卜素
β-hydroxyverbascoside β- 羟基毛蕊花糖苷	16-hydroxy-α-colubrine 16- 羟基 -α- 可鲁勃林
(15′*R*)-hydroxyvinamidine (15′*R*)- 羟基长春米定	(8′*R*, 7′*S*)-(–)-8-hydroxy-α-conidendrin (8′*R*, 7′*S*)-(–)-8- 羟基 -α- 铁杉脂素
11-hydroxyvincadifformine 11- 羟基异型长春碱	(–)-8-hydroxy-α-dunnione (–)-8- 羟基 -α- 邓氏链果苣苔醌
2′-hydroxyvincaleukoblastine (leurocolombine) 2′- 羟基长春碱 (留绕考宾碱)	(*R*)-7-hydroxy-α-dunnione (*R*)-7- 羟基 -α- 邓氏链果苣苔醌
14β-hydroxyvincamine-14α-carboxylic acid methyl ester 14β- 羟基长春胺 -14α- 甲酸甲酯	(*R*)-8-hydroxy-α-dunnione (*R*)-8- 羟基 -α- 邓氏链果苣苔醌
18, 19-hydroxyvincosamide 18, 19- 羟基小蔓长春花酰胺	6-hydroxy-α-dunnione 6- 羟基 -α- 邓氏链果苣苔醌
11-hydroxyvincosamide-2′-*O*-[β-D-glucopyranosyl-(1→6)-β-D-glucopyranoside] 11- 羟基小蔓长春花酰胺 -2′-*O*-[β-D- 吡喃葡萄糖基 -(1→6)-β-D- 吡喃葡萄糖苷]	7-hydroxy-α-dunnione 7- 羟基 -α- 邓氏链果苣苔醌
11-hydroxyvincoside lactam-2′-*O*-β-D-glucopyranoside 11- 羟基长春花苷内酰胺 -2′-*O*-β-D- 吡喃葡萄糖苷	(4*S*, 7*R*, 8*R*, 10*S*)-8-hydroxy-α-guaiene (4*S*, 7*R*, 8*R*, 10*S*)-8- 羟基 -α- 愈创木烯
11-hydroxyvittatine 11- 羟基条纹碱	9-hydroxy-α-lapachone 9- 羟基 -α- 风铃木醌 (9- 羟基 -α- 拉杷醌)
20-hydroxyvoacamidine 20- 羟基老刺木脒	4-hydroxy-α-lapachone 4- 羟基 -α- 风铃木醌 (4- 羟基 -α- 拉杷醌)
hydroxywilfordic acid 羟基雷公藤酸	β-hydroxy-α-methylene-γ-butyl lactone β- 羟基 -α- 亚甲基 -γ- 丁内酯
18-hydroxywithanolide D 18- 羟基睡茄内酯 D	hydroxy-α-sanshool 羟基 -α- 山椒素
4β-hydroxywithanolide E 4β- 羟基睡茄内酯 E	10ξ-hydroxy-α-santal-11-ene 10ξ- 羟基 -α- 檀香 -11- 烯
17β-hydroxywithanolide K (isowithanolide F) 17β- 羟基睡茄内酯 K (异睡茄内酯 F、异醉茄内酯 F)	11-hydroxy-α-santal-9-ene 11- 羟基 -α- 檀香 -9- 烯
27-hydroxywithanone 27- 羟基睡茄酮	*N*-[β-hydroxy-β-(4-hydroxy) phenyl]ethyl-4-hydroxycinnamide *N*-[β- 羟基 -β-(4- 羟基) 苯] 乙基 -4- 羟基桂皮酰胺
4′-hydroxywogonin 4′- 羟基汉黄芩素	3′-hydroxy-β, ε-daucan-3, 4-dione (α-doradecin) 3′- 羟基 -β, ε- 胡萝卜 -3, 4- 二酮 (α- 金鲫酮)
2-hydroxyxanthinosin 2- 羟基苍耳皂素	11α-hydroxy-β-amyrin 11α- 羟基 -β- 香树素
2-hydroxyxanthone 2- 羟基屾酮	4-hydroxy-β-bulnesene 4- 羟基 -β- 布藜烯
4-hydroxyxanthone 4- 羟基屾酮	

6-hydroxy-β-carbolin-1-carboxylic acid 6- 羟基 -β- 咔啉 -1- 甲酸
7-hydroxy-β-carbolin-1-propionic acid 7- 羟基 -β- 咔啉 -1- 丙酸
3-hydroxy-β-carboline 3- 羟基 -β- 咔啉
16-hydroxy-β-colubrine 16- 羟基 -β- 可鲁勃林
(10*S*)-11-hydroxy-β-cyperone (10*S*)-11- 羟基 -β- 香附酮
3-hydroxy-β-damascenone 3- 羟基 -β- 突厥蔷薇烯酮
3-hydroxy-β-damascone 3- 羟基 -β- 突厥蔷薇酮
3-hydroxy-β-ionol 3- 羟基 -β- 紫罗兰醇
4-hydroxy-β-ionol 4- 羟基 -β- 紫罗兰醇
(+)-3-hydroxy-β-ionone (+)-3- 羟基 -β- 紫罗兰酮 [(+)-3- 羟基 -β- 香堇酮]
3-hydroxy-β-ionone 3- 羟基 -β- 紫罗兰酮
hydroxy-β-ionone glucoside 羟基 -β- 紫罗兰酮葡萄糖苷
β-hydroxy-β-methyl valeric acid β- 羟基 -β- 甲基缬草酸
hydroxy-β-sanshool 羟基 -β- 山椒素
10ξ-hydroxy-β-santal-11-ene 10ξ- 羟基 -β- 檀香 -11- 烯
7α-hydroxy-β-sitosterol 7α- 羟基 -β- 谷甾醇
7β-hydroxy-β-sitosterol 7β- 羟基 -β- 谷甾醇
7α-hydroxy-β-stigmasterol 7α- 羟基 -β- 豆甾醇
7β-hydroxy-β-stigmasterol 7β- 羟基 -β- 豆甾醇
hydroxy-γ-isosanshool 羟基 -γ- 异山椒素
hydroxy-γ-sanshool 羟基 -γ- 山椒素
ω-cis-hydroxy-Δ^2-decenoic acid ω- 顺式 - 羟基 -Δ^2- 癸烯酸
ω-hydroxy-Δ^2-decenoic acid ω- 羟基 -Δ^2- 癸烯酸
9-hydroxy-δ-skytanthine 9- 羟基 -δ- 多花藤碱
hyeronines A, B 尼木素 A、B
hygric acid 毒芹酸
hygrine 古豆碱
D-hygroline D- 古豆醇碱
L-hygroline L- 古豆醇碱
hymaline 黑马灵
hymenodictine 土连翘亭
hymenoflorin 膜质菊素
hymenolin 海墨菊内酯
hymenoxon 膜质菊内酯
hymexelsin 毛土连翘素
hymulene 忽布烯
hyndarine [caseanine, (–)-corydalis B, (–)-tetrahydropalmatine] (–)- 延胡索乙素 [(–)- 四氢掌叶防己碱、(–)- 四氢巴马亭]
hyocholic acid 猪胆酸
hyodeoxycholic acid 猪去氧胆酸
α-hyodeoxycholic acid α- 猪脱氧胆酸
β-hyodeoxycholic acid β- 猪脱氧胆酸
L-hyoscine (L-scopolamine) L- 东莨菪碱 (L- 莨菪胺)
hyoscine (scopolamine) 天仙子碱 (东莨菪碱、莨菪胺)
hyoscine hydrobromide (scopolamine hydrobromide) 氢溴酸东莨菪碱 (氢溴酸莨菪胺)
hyoscine *N*-oxide 天仙子碱 *N*- 氧化物
hyoscyamal 天仙子醛
hyoscyamide 天仙子酰胺
hyoscyamilactol 天仙子内醚醇 (莨菪内半缩醛)
L-hyoscyamine L- 天仙子胺
hyoscyamine (daturine, duboisine, cytospaz) 天仙子胺 (莨菪碱)
hyoscyamine hydrobromide 溴化氢天仙子胺
hyoscyamine methyl bromide 溴甲莨菪碱
hyoscyamine *N*-oxide 天仙子胺 *N*- 氧化物
hyoscyamine sulfate 硫酸天仙子胺 (硫酸莨菪碱)
hyoscyamine sulfate hydrate 硫酸天仙子胺水合物
hyoscyamosides E ～ G 天仙子苷 E ～ G
hyosgerin 天仙子灵
hyosmin 天仙子明
hyospicrin 天仙子苦苷
hypaconine 次乌头原碱 (下乌头原碱)
hypaconitine 次乌头碱 (海帕乌头碱)
hypacrone 姬蕨酮
hypaphorine 下箴刺桐碱 (海帕刺桐碱)
hypaphorine methyl ester 下箴刺桐碱甲酯 (海帕刺桐碱甲酯)
hypargenins A ～ F 背白鼠尾草素 A ～ F
hypatulins A, B 金丝梅素 A、B
hypecorine 角茴香碱
hypecorinine 角茴香酮碱
hypecoumine 细果角茴香碱
hypelodins A, B 挺茎遍地金素 A、B
hyperascyrones A ～ H 黄海棠酮 A ～ H
hyperaspidinols A, B 金丝桃绵马酚 A、B

hyperattenins A ～ I　赶山鞭素 A ～ I

hyperbrasilols A ～ C　巴西金丝桃酚 A ～ C

hyperbrasilone　巴西金丝桃酮

hypercalins A ～ C　大萼金丝桃素 (迈索尔金丝桃素) A ～ C

hypercalyxones A, B　钝萼金丝桃酮 A、B

hypercohone A　连柱金丝桃酮 A

hyperectine　直立角茴香碱

hyperenone A　迈索尔金丝桃酮 A

hyperesin　贯叶连翘树脂

hyperevolutins A, B　卷叶金丝桃素 A、B

hyperforin　贯叶金丝桃素 (贯叶连翘素)

hyperglycemic hormones Ⅰ, Ⅱ　高血糖激素Ⅰ、Ⅱ

hyperibones A ～ L, L-a, L-b　糙枝金丝桃酮 A ～ L、L-a、L-b

hypericin (cyclowerol, cyclosan)　金丝桃素 (金丝桃属素、金丝桃蒽醌、海棠素)

hypericumxanthones A, B　元宝草新屾酮 A、B

hyperidixanthone　金丝桃二聚屾酮

hyperielliptone (kielcorin)　双花金丝桃酮 (革叶基尔藤黄素)

hyperielliptone-(5-hydroxymethyl-6-guaiacyl-2, 3:3′, 2′, 4′-methoxy-xanthone-1, 4-dioxane)　双花金丝桃酮 -(5- 羟甲基 -6- 愈创木基 -2, 3:3′, 2′, 4′- 甲氧基屾酮 -1, 4- 二氧杂环)

hyperimones A, B　金丝桃色原酮 A、B

hyperin (hyperoside, quercetin-3-*O*-galactoside)　海棠苷 (金丝桃苷、槲皮素 -3-*O*- 半乳糖苷、紫花杜鹃素丁、海棠因)

hyperin-2″-*O*-gallate　金丝桃苷 -2″-*O*- 没食子酸酯

hyperin-3-*O*-(2″-galloyl)-β-D-glucopyranoside　金丝桃苷 -3-*O*-(2″- 没食子酰基)-β-D- 吡喃葡萄糖苷

hyperiones A, B　金丝桃酮 A、B

hyperisampsins A ～ M　元宝草新素 (元宝草塞素、元宝草酰素) A ～ M

hyperixanthone A　元宝草屾酮 A

hyperjaponols A ～ H　地耳草醇 A ～ H

hyperolactones A ～ D　金丝桃内酯 A ～ D

hyperoside (hyperin, quercetin-3-*O*-galactoside)　金丝桃苷 (槲皮素 -3-*O*- 半乳糖苷、紫花杜鹃素丁、海棠苷、海棠因)

hypersampsones A ～ S　金丝元宝草酮 (元宝草新酮) A ～ S

hyperscabrins A ～ C　糙枝金丝桃素 A ～ C

hyperuralones A, B　匙萼金丝桃醇酮 A、B

hyperxanthones A ～ F　金丝桃屾酮 A ～ F

hypocrellins A ～ D　竹红菌素 A ～ D (竹红菌甲素～丁素)

hypodematine　肿足蕨碱

hypodiolide A　山海棠二萜丙酯 (山海棠萜内酯) A

hypoepistephanine　次表千金藤碱 (海波表千金藤碱)

hypoestenone　枪刀药烯酮

hypoestestatins 1, 2　枪刀药碱 1、2

hypogaeic acid　落花生油酸

hypoglaucins (hypoglaucines) A ～ G　粉背薯蓣苷 (粉背皂苷、粉背薯蓣孕甾糖苷) A ～ G

hypoglaulide　山海棠内酯

hypoglaunines A ～ E　昆明山海棠素 (昆明山海棠次碱) A ～ E

hypoglauterpenic acid　昆明山海棠萜酸 (山海棠萜酸、山海棠素萜酸)

hypoglic acid　山海棠酸

hypoglycin (hypoglycine)　次甘氨酸 (降血糖氨酸、亚甲基环丙基丙氨酸)

L-hypoglycin (L-hypoglycine)　L- 次甘氨酸 (降血糖氨酸、亚甲基环丙基丙氨酸)

hypognavine　次格那文

hypoignavinol　次惰碱醇

hypolactin-7-glucoside　次内酰亚胺 -7- 葡萄糖苷

hypolaetin-7-*O*-β-xylopyranoside　海波拉亭 -7-*O*-β- 吡喃木糖苷

hypolaetin-8-*O*-glucoside　海波拉亭 -8-*O*- 葡萄糖苷

hypolepin A (pterosin H)　姬蕨素 A (蕨素 H)

hypolepin B (pterosin Z)　姬蕨素 B (蕨素 E)

hypolepin C (pterosin I)　姬蕨素 C (蕨素 I)

hypoletin (3′, 4′, 5, 7, 8-pentahydroxyflavone)　次衣草素 (3′, 4′, 5, 7, 8- 五羟基黄酮)

hypoletin-7-*O*-β-D-glucopyranoside　次衣草素 -7-*O*-β-D- 吡喃葡萄糖苷

hypolide　山海棠素

hypolide methyl ether　山海棠素甲醚

hypolipidemic factor　血脂减少因子

hypolosides A ～ C　姬蕨苷 A ～ C

hypomycin A　寄生菌素 A

hyponines B, D, E　昆明山海棠碱 B、D、E

hypophorine 海帕刺桐碱
hypophyllanthin 叶下珠次素 (次叶下珠脂素)
hypopurins A ～ D 枪刀药素 A ～ D
hypotaurine 亚牛磺酸 (次牛磺酸)
hypotuberostemonine 次对叶百部碱
hypoxanthine (6-hydroxypurine) 次黄嘌呤 (6- 羟基嘌呤)
hypoxanthine-9-L-arabinofuranoside 次黄嘌呤 -9-L- 呋喃阿拉伯糖苷
hypoxoside 小金梅草苷
hypserpanine A 夜花藤碱 A
hyptadienic acid [1, 19α-dihydroxyurs-2 (3), 12-dien-28-oic acid] 山香二烯酸 [1, 19α- 二羟基熊果 -2 (3), 12- 二烯 -28- 酸]
hyptatic acids A, B 头状山香酸 A、B
hyptinin 山香宁
hyrcanin 西加矢车菊内酯
hyrcanoside 西加小冠花苷
hyrtiosin B 海绵萜素 B
hyrtiosulawesin 苏拉湾海绵素
hysterin 银胶菊因
hysterones A ～ E 银胶菊酮 A ～ E
hystrixarin 箭叶橙素
hystrolinone 箭叶橙酮
hystroxene Ⅰ 箭叶橙烯 Ⅰ
hythiemosides A, B 豨莶酯萜苷 A、B
(+)-hyuganin A (+)- 日向当归内酯 A
hyuganins A ～ C 日向当归素 (日向当归内酯、哈乌干素) A ～ C
hyuganosides Ⅲ b, Ⅴ 日向当归苷 Ⅲ b、Ⅴ
Ⅰ -5′-methoxybilobetin Ⅰ -5′- 甲氧基白果素
ialibinones A ～ D 亚利布酮 A ～ D
ibericin (1, 3-dihydroxy-2-ethoxymethyl anthraquinone) 针屈曲素 (1, 3- 二羟基 -2- 乙氧甲基蒽醌)
ibochine 伊菠呈
ibogaine (12-methoxyibogamine) 伊博格碱 (伊波加因碱、伊菠因、12- 甲氧基伊波加木胺、12- 甲氧基伊波加明)
ibogaline 伊菠灵
ibogamine 伊波加木胺 (伊波加明)
iboluteine 伊菠叶黄素
iboquine 伊菠奎

ibotanolides A, B 水腊树酯 A、B
ibotenic acid 鹅膏氨酸 (鹅膏蕈氨酸)
iboxygaine 伊菠氧碱
icaceine 依卡宁碱
icacine 依卡碱
icajine (*N*-methyl-*seco*-pseudostrychnine) 伊卡金 (依卡晶、*N*- 甲基断伪番木鳖碱)
icarides A_1, A_2 淫羊瑞苷 A_1、A_2
icariin 淫羊藿苷
icariol A_2-4-*O*-β-D-glucopyranoside 淫羊藿醇 A_2-4-*O*-β-D- 吡喃葡萄糖苷
icariols A_1, A_2 淫羊藿醇 A_1、A_2
icariside B_1 [(3*S*, 5*R*, 8*R*)-3, 5-dihydroxymegastigm-6, 7-dien-9-one-3-*O*-β-D-glucopyranoside] 淫羊藿次苷 B_1 [(3*S*, 5*R*, 8*R*)-3, 5- 二羟基大柱香波龙 -6, 7- 二烯 -9- 酮 -3-*O*-β-D- 吡喃葡萄糖苷]
icarisides Ⅰ, Ⅱ 淫羊藿次苷 Ⅰ、Ⅱ
icarisides A_1 ～ A_7, B, B_1 ～ B_9, C, C_1 ～ C_5, D_1 ～ D_3, E_3 ～ E_7, F, F_2, H_1 淫羊藿次苷 (淫羊藿异黄酮次苷) A_1 ～ A_7、B、B_1 ～ B_9、C、C_1 ～ C_5、D_1 ～ D_3、E_3 ～ E_7、F、F_2、H_1
icarisidins B_1, B_2 淫羊藿苷元 B_1、B_2
icaritin 淫羊藿素
icaritin-3-*O*-α-L-rhamnopyranoside 淫羊藿素 -3-*O*-α-L- 吡喃鼠李糖苷
icaritin-3-*O*-α-rhamnoside 淫羊藿素 -3-*O*-α- 鼠李糖苷
ichanexic acid 宜昌橙酸
ichangensin 宜昌橙辛
ichangensin-17-β-D-glucopyranoside 宜昌橙辛 -17-β-D- 吡喃葡萄糖苷
ichangin 宜昌橙素 (宜昌橙苦素)
ichthylepidin 鱼鳞硬蛋白
ichthynone 毒鱼豆酮 (爱克赛酮)
ichthyootoxin 鱼卵毒素
ichthyopterin (fluorescyanine) 鱼鳞蝶呤 (萤光青)
ichthyothereol acetate 毒鱼菊醇乙酸酯
ichthyotherol 鱼胶热醇
icosasphinganine 二十碳鞘氨醇烷
icterogenin 黄疸素
idaein (cyanidin-3-galactoside) 越橘花青苷 (矢车菊素 -3- 半乳糖苷)
idein (cyanidin-3-*O*-galactoside) 依啶苷 (花青素 -3-*O*- 半乳糖苷)

idesolide 山桐子内酯
iditol 艾杜糖醇
idonic acid 艾杜糖酸
D-idose D- 艾杜糖
idose 艾杜糖
iduronic acid 艾杜糖醛酸
ifflaiamine 依莱胺
ifflaionic acid 依弗酸 (伊夫巨盘木酮酸)
igagenin 依盖皂苷元
igalane 依嘎烷内酯
igeumone 火烧花酮
ignavine 惰碱
ignavinol 惰碱醇
ikarisosides A ～ G 意卡瑞苷 A ～ G
ikonnikoside Ⅰ 薄叶黄芩苷 Ⅰ
ikshusterol (7α-hydroxysitosterol) 甘蔗甾醇
ilecornol A methyl ester 枸骨醇 A 甲酯
ilekudinol D, E methyl ester 苦丁茶冬青醇 D、E 甲酯
ilekudinols A ～ C 苦丁茶冬青醇 A ～ E
ilekudinosides A ～ J 苦丁茶冬青苷 A ～ J
ilelatifols A ～ D 大叶冬青醇 (阔叶冬青醇) A ～ D
ilex acids A, B 冬青酸 A、B
ilexasoside A 秤星树苷 A
ilexasprellanoside H 岗梅苷 H
ilexgein A 冬青皂素 A
ilexgenin A, A_2, B 冬青素 A、A_2、B
ilexgenin B-28-*O*-β-D-glucoside 冬青素 B-28-*O*-β-D-葡萄糖苷
ilexgenin B-3-*O*-β-D-xylopyranoside 冬青素 B-3-*O*-β-D- 吡喃木糖苷
ilexgenin B-3β-*O*-D-glucuronic acid methyl ester 冬青素 B-3β-*O*-D- 葡萄糖醛酸甲酯
ilexhainanoside D 海南冬青苷 D
ilexins L_1 ～ L_3 冬青苷 L_1 ～ L_3
ilexlignan A 冬青木脂素 A
ilexol 冬青醇 (冬青萜醇)
ilexolic acid 毛冬青酸
ilexolide A 毛冬青苷甲
ilexonin A 毛冬青甲素
ilexosapogenin A 冬青皂苷元 A
ilexoside Ⅰ methyl ester 冬青三萜苷 Ⅰ 甲酯
ilexoside B methyl ester 冬青三萜苷 B 甲酯
ilexosides Ⅰ ～ XXⅨ 冬青三萜苷 (枸骨叶皂苷) Ⅰ ～ XXⅨ
ilexosides A ～ O 冬青三萜苷 (枸骨叶皂苷) A ～ O
ilexpublesnins A ～ R 毛冬青三萜苷 A ～ R
ilexpubside A 具毛冬青苷 A
ilexrotunin 铁冬青素
ilexsaponins A ～ O, A_1, B_1 ～ B_4 毛冬青皂苷 A ～ O、A_1、B_1 ～ B_4
ilicic acid 冬青豚草酸
ilicicolinic acid B 冬青柱枝双孢霉酸 B
ilicifoliosides A, B 老鼠簕苷 A、B
iliensin 伊犁岩风素
iliensine 伊犁翠雀碱
illicabonin C [1-allyl-5-(3-methylbut-2-enyl)-6-methoxy-2, 3-methylene dioxybenzene] 台湾八角素 [1- 烯丙基 -5-(3- 甲基丁基 -2- 烯基)-6- 甲氧基 -2, 3- 亚甲二氧基苯]
illicinolides A, B 八角内酯 A、B
illicinone 八角酮
illudin M [(–)-1α, 7β-dihydroxy-illuda-2, 9-dien-8-one] 亮落叶松蕈定 M [(–)-1α, 7β- 二羟基伊鲁 -2, 9- 二烯 -8- 酮]
illudin S (lampterol, lunamycin) 亮落叶松蕈定 S (月亮霉素、月夜蕈醇、隐陡头菌素 S、伞菌醇)
illudins I ～ M 亮落叶松蕈定 (隐杯伞素) I ～ M
illukumbins A, B 伊鲁库布素 A、B
imanin 衣马宁
imberbic acid 无毛风车子酸
imberbic acid-23-*O*-α-L-(3, 4-diacetyl rhamnopyranoside)-29-*O*-α-L-rhamnopyranoside 无毛风车子酸 -23-*O*-α-L-(3, 4- 二乙酰吡喃鼠李糖苷)-29-*O*-α-L- 吡喃鼠李糖苷
imberbic acid-23-*O*-α-L-[4-acetyl rhamnopyranoside]-29-*O*-α-L-rhamnopyranoside 无毛风车子酸 -23-*O*-α-L-(4- 乙酰吡喃鼠李糖苷)-29-*O*-α-L- 吡喃鼠李糖苷
imberbic acid-23-*O*-α-L-3, 4-diacetyl rhamnopyranoside 无毛风车子酸 -23-*O*-α-L-3, 4- 二乙酰吡喃鼠李糖苷
imberbic acid-23-*O*-α-L-4-acetyl rhamnopyranoside 无毛风车子酸 -23-*O*-α-L-4- 乙酰吡喃鼠李糖苷
imbricataflavones A, B 鸡毛松双黄酮 A、B
imbricatin 宿苞石仙桃素
imbricatolic acid 南阳杉酸 (覆瓦南美杉醇酸)

I

imidazo[2, 1-*b*][1, 3]thiazole 咪唑并 [2, 1-*b*][1, 3] 噻唑
1*H*-imidazo[5, 1-*d*][1, 2, 4]triazole 1*H*- 咪唑并 [5, 1-*d*][1, 2, 4] 三唑
imidazole 咪唑
imidazole dipeptide 咪唑二肽
1*H*-imidazole-5-carboxylic acid 1*H*- 咪唑 -5- 甲酸
imidazolidine 咪唑烷
2-imidazoline 2- 咪唑啉
3-imidazoline 3- 咪唑啉
4-imidazoline 4- 咪唑啉
1-imidazolyl acetic acid 1- 唑基乙酸
imidazolyl acetic acid 咪唑乙酸
4′-imidazolyl ethanol 4′- 唑基乙醇
imidazolyl ethanol 咪唑乙醇
imidazolyl ethyl amine 咪唑乙胺
imidazolyl propionic acid 唑基丙酸
imide 酰亚胺
imidic acid 亚氨酸 (氨亚基替酸)
2, 5-imino-2, 5, 6-trideoxy-D-guloheptitol 2, 5- 亚胺基 -2, 5, 6- 三脱氧 -D- 古洛庚糖醇
2, 5-imino-2, 5, 6-trideoxy-D-mannoheptitol 2, 5- 亚胺基 -2, 5, 6- 三脱氧 -D- 甘露庚糖醇
2, 5-imino-2, 5, 7-trideoxy-D-glycero-D-mannoheptitol 2, 5- 亚胺基 -2, 5, 7- 三脱氧 -D- 甘油 -D- 甘露庚糖醇
α-iminodipropionic acid α- 亚氨二丙酸
meso-α-iminodipropionic acid 内消旋 -α- 亚氨基二丙酸
D-α-iminopropioacetic acid D-α- 亚氨基丙乙酸
α-iminopropioacetic acid α- 亚氨丙酰乙酸
5-iminopyrrolidin-2-one 5- 氨亚基吡咯烷 -2- 酮
immunoglobulin 免疫球蛋白
impecylenolide 白茅烯内酯
impecylone 白茅酮
impecyloside 白茅呋喃苷
imperanene 白茅烯
imperatorin (ammidin, marmelosin) 欧前胡素 (欧前胡内酯、欧芹属素乙、白茅苷)
imperialine (sipeimine, kashmirine) 西贝母碱 (西贝素)
imperialine *N*-oxide 西贝素 *N*- 氧化物
imperialine-3β-D-glucoside (sipeimine-3β-D-glucoside) 西贝素 -3β-D- 葡萄糖苷 (西贝母碱 -3β-D- 葡萄糖苷)
impericine 皇冠贝母碱
imperoline 帝贝醇灵
imperomine 帝贝宁
impranine 西贝母宁
impressic acid 凹脉鹅掌柴酸
inamoside [2-glucopyranosyloxy-4-(2-hydroxymethyl-6, 6-dimethyl-2-cyclohexen-1-yl)-3-butene] 伊那莫苷 [2- 吡喃葡萄糖氧基 -4-(2- 羟甲基 -6, 6- 二甲基 -2- 环己烯 -1- 基)-3- 丁烯]
incanides A, B 兰香草醚萜素 A、B
incanine 灰毛束草碱
incanone 兰香草酮
incanosides A ～ E 兰香草苷 A ～ E
incargranines A, B 大花鸡肉参碱 A、B
incargutines A, B 两头毛亭 A、B
incargutosines C, D 两头毛辛碱 C、D
incartine 香石蒜亭碱
incarviatone A 角蒿萜酮 A
incarviditone 角蒿二聚酮
incarvillaldehyde 角蒿醛
incarvillateine 角蒿酯碱 (角蒿特灵酯碱)
incarvillateine *N*-oxide 角蒿酯碱 *N*- 氧化物
incarvilleaol 角蒿醇
(–)-incarvilleatone (–)- 角蒿酮
(+)-incarvilleatone (+)- 角蒿酮
incarvillic acid 角蒿酸
incarvilline 角蒿原碱
incarvillosides A ～ D 角蒿苷 A ～ D
incarvilone A 角蒿隆酮 A
incarvine A *N*-oxide 角蒿芬碱 A *N*- 氧化物
incarvines A ～ F 角蒿芬碱 A ～ F
incarvmareins A, B 鸡肉参素 A、B
(–)-incarvoid A (–)- 角蒿萜 A
(+)-incarvoid B (+)- 角蒿萜 B
incarvoid C 角蒿萜 C
incasines A ～ F, A′ ～ C′ 角蒿辛 A ～ F、A′ ～ C′
incaspitolides A ～ D, B_1, B_2 凸尖羊耳菊内酯 A ～ D、B_1、B_2
incensole 乳香树脂醇 (乳香萜烯、因香酚)
incensole acetate 乳香树脂醇乙酸酯 (乙酸因香酚)
incensole oxide 乳香树脂醇氧化物

incensole oxide acetate　乳香树脂醇氧化物乙酸酯	indobrown　靛棕
incisumdiols A, B　羌活二醇 A、B	indocentoic acid　茚百酸
as-indacene　as- 二环戊熳并苯	indocybin (psilocybine)　裸头草碱
(*S*)-indacene　(*S*)- 二环戊熳并苯	2-(1*H*-indol-3-yl) ethyl-6-*O*-β-D-xylopyranosyl-β-D-glucopyranoside　2-(1*H*- 吲哚 -3- 基) 乙基 -6-*O*-β-D- 吡喃木糖基 -β-D- 吡喃葡萄糖苷
indaconitine　印乌头碱 (印乌碱)	4-indole　4- 吲哚
indan (indane)　茚满 (茚烷)	indole (2, 3-benzopyrrole)　吲哚 (2, 3- 苯并吡咯)
indanone　茚满酮 (茚酮)	indole alkaloid　吲哚生物碱
1-indanone (1-indone)　1- 茚满酮 (1- 茚酮)	β-indole carboxylic acid　β- 吲哚酸
indaquassins A ～ F　印度苦木素 A ～ F	3-indole formaldehyde　3- 吲哚甲醛
indazole　吲唑	3-indole formic acid　3- 吲哚甲酸
1*H*-indazole (1*H*-benzopyrazole)　1*H*- 吲唑 (1*H*- 苯并吡唑)	indole-3-acetaldehyde　吲哚 -3- 乙醛
1*H*-indene　1*H*- 茚	indole-3-acetic acid　吲哚 -3- 乙酸
indene　茚	indole-3-acetonitrile　吲哚 -3- 乙腈
indicaine　印车前因	indole-3-acetonitrile-6-*O*-β-D-glucopyranoside　吲哚 -3-乙腈 -6-*O*-β-D- 吡喃葡萄糖苷
indicamine　印车前胺	indole-3-acetyl-myoinositol　吲哚 -3- 乙酰基肌肉肌醇
indican　尿蓝母 (靛苷)	indole-3-carbaldehyde (3-formyl indole)　吲哚 -3- 甲醛 (3- 甲酰基吲哚)
indican glucoside　尿蓝母葡萄糖苷	1*H*-indole-3-carboxaldehyde　1*H*- 吲哚 -3- 甲醛 (3- 吲哚甲醛)
indicanine D　刺桐印素 D	indole-3-carboxaldehyde　吲哚 -3- 甲醛
indicaxanthin　梨果仙人掌黄质	1*H*-indole-3-carboxylic acid　1*H*- 吲哚 -3- 甲酸
indicine　大尾摇碱 (印度天芥菜碱)	indole-3-carboxylic acid　吲哚 -3- 甲酸
indicine *N*-oxide　大尾摇碱 *N*- 氧化物	indole-3-carboxylic acid-β-D-glucopyranoside　吲哚 -3-甲酸 -β-D- 吡喃葡萄糖苷
indicinine　大尾摇宁碱	3-indoleacetic acid　3- 吲哚乙酸
indicolactonediol　印度黄皮内酯二醇	indoleacetic acid　吲哚乙酸
indicosides A, B　杧果克苷 A、B	3-indoleacrylamide　3- 吲哚丙烯酰胺
indicumenone　野菊花酮	indoline　吲哚啉
indicumines A ～ E　刺天茄素 A ～ E	indolinone　吲哚酮
indicumolides A ～ C　野菊倍半萜内酯 A ～ C	2-indolinone (1, 3-dihydro-2*H*-indol-2-one, oxindole) 2- 吲哚酮 (1, 3- 二氢 -2*H*- 吲哚 -2- 酮、氧化吲哚)
indiga　铟杂	(8a*R*)-indolizidine-1α, 2α, 8β-triol　(8a*R*)- 吲哚里西啶 -1α, 2α, 8β- 三醇
indigane　铟烷	indolizine　吲哚嗪
indigo (indigotin)　靛蓝	indolo[2, 3-*a*]pyridocoline　吲哚并 [2, 3-*a*] 吡啶可灵
indigocarmin　靛胭脂	indolo[2, 3-*a*]quinolizine-2-acetic acid　吲哚并 [2, 3-*a*] 喹嗪 -2- 乙酸
indigodoles A ～ C　靛蓝唑 A ～ C	10*H*-indolo[3, 2-*b*]quinoline　10*H*- 吲哚 [3, 2-*b*] 喹啉
indigoferabietone　木蓝松香酮	
indigotin (indigo)　靛蓝	
indioside A　刺天茄苷 A	
indirubin　靛玉红	
indizoline　印度黄皮唑碱	
indobine　β- 吲哚丙酸苄酯	
indobinine　β- 吲哚丙酸苯酯	

indolyalkyl amine 吲哚烷基胺
β-indolyl acetic acid β- 吲哚乙酸
1-(3-indolyl)-2, 3-dihydroxyprop-1-one 1-(3- 吲哚)-2, 3- 二羟基丙 -1- 酮
indolyl-3-methyl glucosinolate (glucobrassicin, glucobrassicine) 吲哚 -3- 甲基芥子油苷 (葡萄糖芸苔素、芸苔葡萄糖硫苷、葡萄糖芸苔辛、芸苔苷)
1-indone (1-indanone) 1- 茚酮 (1- 茚满酮)
indospicine 穗序木蓝碱
L-indospicine L-α- 氨基 -δ- 脒基己酸 (L-2- 氨基 -6- 脒基己酸)
indoxyl 吲羟
indoyellow 靛黄
ineketone 艾耐壳酮
inermisides Ⅰ, Ⅱ 无刺帽柱木苷 Ⅰ、Ⅱ
(2*S*, 5*R*, 2″*R*)-ineupatolide (2*S*, 5*R*, 2″*R*)- 泽兰羊耳菊内酯
(2*S*, 5*R*, 2″*S*)-ineupatolide (2*S*, 5*R*, 2″*S*)- 泽兰羊耳菊内酯
ineupatorolide A 泽兰羊耳菊内酯 A
infectocaryone 染色厚壳桂酮
infectopyrone 侵染吡喃酮
inflacoumarin A 胀果香豆素甲
inflasaponins Ⅰ～Ⅳ 胀果皂苷 Ⅰ～Ⅳ
inflatine (lobeline, α-lobeline) 山梗碱 (洛贝林、祛痰菜碱、山梗菜碱)
inflexanins A ～ D 内折香茶菜赛宁 (挥发菜赛宁) A ～ D
inflexarabdonin J 内折香茶菜萜 J
inflexins Ⅰ, Ⅱ 内折香茶菜辛 Ⅰ、Ⅱ
inflexusins Ⅰ, Ⅱ 内折香茶菜素 Ⅰ、Ⅱ
infractine 棕褐丝膜菌碱
ingenol 巨大戟烯醇 (巨大戟醇、巨大戟萜醇、殷金醇)
ingenol diacetate 巨大戟烯醇二乙酸酯
ingenol-12-acetate 巨大戟醇 -12- 乙酸酯
ingenol-1*H*-3, 4, 5, 8, 9, 13, 14-heptadehydro-3-tetradecanoate 巨大戟烯醇 -1*H*-3, 4, 5, 8, 9, 13, 14- 七脱氢 -3- 十四酸酯
ingenol-20-myristate 巨大戟烯醇 -20- 肉豆蔻酸酯
ingenol-20-palmitate 巨大戟烯醇 -20- 棕榈酸酯
ingenol-3-(2, 4-decadienoate)-20-acetate 巨大戟烯醇 -3-(2, 4- 癸二烯酸酯)-20- 乙酸酯
ingenol-3, 20-dibenzoate 巨大戟烯醇 -3, 20- 二苯甲酸酯
ingenol-3, 4, 5-trihydroxy-20-hexadecanoate 巨大戟烯醇 -3, 4, 5- 三羟基 -20- 棕榈酸酯
ingenol-3, 4:5, 20-diacetonide 巨大戟醇 -3, 4:5, 20- 双缩丙酮
ingenol-3, 5, 20-triacetate 巨大戟烯醇 -3, 5, 20- 三乙酸酯
ingenol-3, 7, 8, 12-tetracetate 巨大戟醇 -3, 7, 8, 12- 四乙酸酯
ingenol-3-angelate 巨大戟烯醇 -3- 当归酸酯 (巨大戟醇 -3- 当归酸酯)
ingenol-3-angeloyl-5, 20-diacetate 巨大戟烯醇 -3- 当归酰基 -5, 20- 二乙酸酯
ingenol-3-benzoate 巨大戟烯醇 -3- 苯甲酸酯
ingenol-3-myristate 巨大戟烯醇 -3- 肉豆蔻酸酯
ingenol-3-palmitate 巨大戟烯醇 -3- 棕榈酸酯
ingenol-5, 20-acetonide 巨大戟烯醇 -5, 20- 缩丙酮 (巨大戟醇 -5, 20- 缩丙酮)
ingenol-5, 20-acetonide-3-*O*-angelate 巨大戟烯醇 -5, 20- 缩丙酮 -3- 当归酸酯 (巨大戟醇 -5, 20- 缩丙酮 -3- 当归酸酯)
ingenol-5-angelate 巨大戟烯醇 -5- 当归酸酯
ingenol-6, 7-epoxy-3-tetradecanoate 巨大戟烯醇 -6, 7- 环氧 -3- 十四酸酯
ingenol-6-dodecanoate 巨大戟烯醇 -6- 十二酸酯
ingenol-6-tetradec-2, 4, 6, 8, 10-pentenoate 巨大戟烯醇 -6- 十四 -2, 4, 6, 8, 10- 五烯酸酯
ingenol-tetracetate 巨大戟醇四乙酸酯
ingenol-triacetate 巨大戟醇三乙酸酯
ingol 林醇
inhibin 抑制素
β-inhibitor β- 抑制因子
inine 环己熳
initial hemoglobin 初血红蛋白
inocalophyllin A methyl ester 红厚壳林素 A 甲酯
inocalophyllin B methyl ester 红厚壳林素 B 甲酯
inocalophyllins A, B 红厚壳林素 A、B
inokiflavone 林背子双黄酮
(25*R*)-inokosterone (25*R*)- 因闹考甾酮
(25*S*)-inokosterone (25*S*)- 因闹考甾酮

(*S*)-inokosterone　(*S*)- 因闹考甾酮	
inokosterone　因闹考甾酮 (英洛甾酮)	
(25*S*)-inokosterone-20, 22-acetonide　(25*S*)- 因闹考甾酮 - 20, 22- 缩丙酮	
inonotus obliquus disaccharide　桦褐孔菌二糖	
inophinnin　海棠果宁素	
inophyllic acid　琼崖海棠酸	
inophyllins A, B　海棠果林素 A、B	
inophylloide　红果壳内酯	
inophylloidic acids (calophynic acids) A_1 ～ A_3, B_1, B_2　红厚壳酸 (红厚壳酮酸、琼崖海棠酮酸、红厚壳尼酸) A_1 ～ A_3、B_1、B_2	
inophyllolide　红厚壳种内酯 (红厚壳内酯)	
inophyllum P　海棠果素 P	
inophynone Ⅰ　海棠果酮 Ⅰ	
inophyxanthone A　海棠果屾酮 A	
inoscavin A　纤孔菌素 A	
inosine　肌苷 (次黄嘌呤核苷、次黄苷)	
inosine monophosphate　肌苷一磷酸	
inosine triphosphate　肌苷三磷酸	
inosine-5′-monophosphate　肌苷 -5′- 单磷酸	
inosinic acid　肌苷酸	
5′-inosinic acid　5′- 肌苷酸	
meso-inositol (myoinositol, inositol, cyclohexanehexol)　内消旋 - 肌醇 (肌醇 、肌肉肌醇、中肌醇、环己六醇)	
inositol (myoinositol, *meso*-inositol, cyclohexanehexol)　肌醇 (肌肉肌醇、内消旋 - 肌醇、中肌醇、环己六醇)	
inositol monomethyl ether　肌醇单甲酯	
inositol pentaphosphate　肌醇五磷酸酯	
inositol phosphoglyceride　肌醇磷酸甘油酯	
inositol polyphosphate　肌醇多磷酸酯	
L-inositol-1, 2, 3, 5-tetraangelate　L- 肌醇 -1, 2, 3, 5- 四当归酸酯	
L-inositol-2, 3, 5, 6-tetraangelate　L- 肌醇 -2, 3, 5, 6- 四当归酸酯	
insulamine　英色胺	
insulanoline　海岛轮环藤酚碱 (岛藤醇灵、海岛轮环藤诺林碱)	
insularine　岛藤碱 (海岛轮环藤碱)	
insularoside-3′-*O*-β-D-glucoside　岛藤碱苷 -3′-*O*-β-D-葡萄糖苷	
insularoside-6‴-*O*-β-glucosyl-(3′ → 1)-β-D-glucoside　岛藤碱苷 -6‴-*O*-β- 葡萄糖基 -(3′ → 1)-β-D- 葡萄糖苷	
insulin　胰岛素	
insulin-related peptide　胰岛素相关肽	
integerrenine　全缘宁	
integerressine　全缘素	
integerrimine (squalidine)　全缘千里光碱 (全缘碱、峨眉千里光 A 碱)	
integerriminol　小芸木酚	
integerrine　全缘任	
integracins A ～ C　整合酶素 A ～ C	
integramides A, B　整合酰胺 A、B	
integrastatins A, B　整合酶泰汀 A、B	
integriamide　全缘叶花椒酰胺	
integric acid　整合酸	
integrifolin　全缘叶雄菊素	
integrifoliodiol　兰屿花椒二醇	
integrifoliolin　兰屿花椒素	
integriquinoline　全缘喹啉碱	
integriquinolone　全缘喹诺酮	
integristerone　全缘漏芦甾酮	
interferon　干扰素	
interiorins A ～ D　内南五味子素甲～丁	
interiotherins A ～ D　内南五味子酯 A ～ D	
interleukin-2　白细胞介素 -2	
intermedeol　臭根醇	
interruptins A ～ G　不育带毛蕨素 A ～ G	
interstitial cell stimulating hormone　促间质细胞激素	
intrapetacins A, B　叶柄内里卡尼阿素 A、B	
intricatin　缠结霍夫曼云实素	
intricatinol　缠结素酚 (缠结霍夫曼云实酚)	
intybin　菊苣素	
intybulide A　菊苣内酯 A	
intybusoloid　菊苣醇内酯	
inuchinenolides A ～ C　中华旋覆花内酯 (旋覆花烯内酯) A ～ C	
inula base　旋覆花属碱	
inulalic acid　旋覆花酸	
inulasalsolide　沙地旋覆花内酯	
15-inulasalsolin　15- 脱氧沙地旋覆花内酯	
inulasalsolin　沙地旋覆花素	

inulavosin 显脉旋覆花素
inulicin 旋覆花次内酯
inulin (alant starch, alantin, dahlin) 菊糖 (菊粉、菊淀粉)
inuline 依鲁灵
inuloidin 旋覆花素
inumakilactone A glucoside 罗汉松内酯 A 葡萄糖苷
inumakilactones A ～ E 罗汉松克内酯 A ～ E
inunal 总状土木香醛 (藏木香内酯)
inunigroside A 萎果龙葵苷 A
inunolide 旋覆花内酯
inusoniolide 旋覆花索尼内酯
inuviscolide 黏性旋覆花内酯
inversin 台湾地钱素
involucratine 大苞雪莲碱
involucratolactone 大苞雪莲内酯
involucratolactone-8-β-D-glucoside 大苞雪莲内酯 -8-β-D- 葡萄糖苷
λ^3-iodane λ^3- 碘烷
λ^5-iodane λ^5- 碘烷
iodine 碘
6-iodo diosmin 6- 碘代地奥司明
2-iodo-2, 3-dibromoacrylic acid 2- 碘 -2, 3- 二溴代丙烯酸
4-iodo-2, 6-dimethyl aniline 4- 碘 -2, 6- 二甲基苯胺
1-iodo-2-methlundecane 1- 碘 -2- 甲基十一烷
2-iodo-3-bromoacrylic acid 2- 碘 -3- 溴代丙烯酸
iodoamino acid 碘氨酸
iodoform 碘仿
iodohippuric acid 碘马尿酸
1-iodooctadecane 1- 碘十八烷
iodopropylidene glycerol 碘丙甘油
iodostearic acid 碘硬脂酸
iodosyl benzene 亚碘酰苯
1-iodotridecane 1- 碘十三烷
iodotyrosine 碘酪氨酸
$1\lambda^3$-1, 2-iodoxole $1\lambda^3$-1, 2- 碘氧杂戊熳环
iodyl benzene 碘酰苯
ionene 紫罗烯
ionidine 约尼定
ionol 紫罗兰醇 (香堇醇)
β-ionol β- 紫罗兰醇
trans-β-ionon-5, 6-epoxide 反式 -β- 紫罗酮 -5, 6- 环氧化物
(*E*)-β-ionone (*E*)-β- 紫罗兰酮 [(*E*)-β- 香堇酮]
ionone 紫罗兰酮 (紫罗酮、香堇酮、芷香酮)
α-ionone α- 紫罗兰酮 (α- 香堇酮、α- 紫罗酮、α- 芷香酮)
β-ionone β- 紫罗兰酮 (β- 紫罗酮、β- 香堇酮、β- 芷香酮)
trans-β-ionone 反式 -β- 紫罗兰酮
β-ionone epoxide β- 紫罗兰酮环氧化物
ioscorylifonol 异补骨脂苯并呋喃酚 (异补骨脂酮酚)
iota-carrageenan iota- 角叉菜胶
iotroridoside A 黑色绣球海绵苷 A
ipalbidine 埃必定
ipalbine 埃勒宾
ipecamine 吐根胺
ipobscurines A ～ D 小心叶薯碱 A ～ D
ipolamiide 去羟野芝麻新苷
ipolamiidoside (7-acetyl lamiide) 野芝麻新酯苷 (7- 乙酰基野芝麻新苷)
ipolearoside 里瑞牵牛苷
ipomeamarone 甘薯黑疤酮
ipurolic acid 番红醇酸
irehamine 埃哈明
irehdiamine Ⅰ (kurchessine, sarcodinine) 苦尔新宁碱 (克杞星、撒扣啶宁碱)
irehediamine 埃瑞二胺
irehine 埃瑞碱
irehline 埃瑞灵
irenine 温和碱
irenolone 艾诺酮
iridalglucosides 5a, 5b, 6a ～ 6c, 7, 8 假鸢尾葡萄糖苷 5a、5b、6a ～ 6c、7、8
iridane triol 虹彩烷三醇
iridin 野鸢尾苷
iridobelamals A, B 鸢尾射干醛 A、B
(+)-iridodial (+)- 臭蚁二醛
iridodial-β-D-gentiobioside 臭蚁二醛 -β-D- 龙胆二糖苷
iridodiol 臭蚁二醇

α (β)-iridodiol　α (β)- 臭蚁二醇
iridoilacton　环烯醚萜内酯
iridojaponals A ～ C　蝴蝶花萜醛 A ～ C
iridolactone　臭蚁内酯
iridolinarins A ～ C　环烯醚萜柳穿鱼苷 A ～ C
iridolinarosides A ～ D　环烯醚萜柳穿鱼酯苷 A ～ D
iridomyrmecin　虹臭蚁素 (阿根廷蚁素)
iridotectorals A ～ D　鸢尾道醛 (假鸢尾三萜醛) A ～ D
iriflogenin　南欧鸢尾苷元
iriflophene　鸢尾酚酮
iriflophene-2-*O*-β-D-glucoside　鸢尾酚酮 -2-*O*-β-D- 葡萄糖苷
iriflophenone　南欧鸢尾苯酮
iriflorental　南欧鸢尾醛
irifloside　南欧鸢尾苷
irigenin [5, 7-dihydroxy-3-(3-hydroxy-4, 5-dimethoxyphenyl)-6-methoxy-4-benzopyrone]　野鸢尾苷元 (野鸢尾黄素、5, 7- 二羟基 -3-(3- 羟基 -4, 5- 二甲氧苯基)-6- 甲氧基 -4- 苯并吡喃酮]
irigenin-3′-*O*-β-glucopyranoside　野鸢尾苷元 -3′-*O*-β-吡喃葡萄糖苷
α-irigermanal　α- 鸢尾醛
γ-irigermanal　γ- 鸢尾醛
irilins A ～ D　鸢尾灵 A ～ D
irilone　德鸢尾素 (鸢尾异黄酮)
irilone-4′-glucoside　德鸢尾苷 (德鸢尾素 -4′- 葡萄糖苷)
irilone-4-*O*-β-D- glucopyranoside-6″-*O*-malonate　德鸢尾素 -4-*O*-β-D- 吡喃葡萄糖苷 -6″-*O*- 丙二酸酯
irilone-4-*O*-β-D-glucoside　德鸢尾素 -4-*O*-β-D- 葡萄糖苷
irilone-4′-*O*-β-D-glucoside-6″-*O*-acetate　德鸢尾素 -4′-*O*-β-D- 葡萄糖苷 -6″-*O*- 乙酸酯
irilone-4′-*O*-β-D-glucoside-6″-*O*-malonate　德鸢尾素 -4′-*O*-β-D- 葡萄糖苷 -6″-*O*- 丙二酸酯
irioresinol B dimethyl ether (yangambin)　鹅掌楸树脂酚 B 二甲醚 (扬甘比胡椒素)
iripallidal　白鸢尾醛
irisflorentin　次野鸢尾黄素 (南欧鸢尾素、洋鸢尾素)
irisgermanicals A ～ C　德国鸢尾醛 A ～ C
irisjaponins A, B　蝴蝶花素 A、B
iriskashmirianin　克什米尔鸢尾素
iriskumaonin methyl ether　库门鸢尾素甲基醚
irislactins A ～ C　马蔺苷 A ～ C
irisoids A ～ D　大苞鸢尾酮 A ～ D
irisolidon　尼泊尔鸢尾苷元
irisolidon-7-*O*-β-D-glucopyranoside　尼泊尔鸢尾苷元 -7-*O*-β-D- 吡喃葡萄糖苷
irisolidone　尼泊尔鸢尾异黄酮 (葛花苷元、鸢尾立酮、野鸢尾立黄素)
irisolidone-7-*O*-α-L-rhamnopyranoside　尼泊尔鸢尾异黄酮 -7-*O*-α-L- 吡喃鼠李糖苷
irisolone　尼鸢尾黄素
irisolone methyl ether　尼鸢尾黄素甲醚
irisones A, B　密苏里鸢尾酮 A、B
irisoquins A ～ F　喜马拉雅鸢尾苯醌 A ～ F
irisquinone　鸢尾醌 (马蔺子素)
irisquinones A, B　鸢尾醌 (马蔺子素) A、B
iristectorenes A ～ H　鸢尾烯 A ～ H
iristectorigenins A, B　鸢尾黄酮新苷元 A、B
iristectorins A, B　鸢尾黄酮新苷 A、B
iristectorones A ～ H　鸢尾酮 A ～ H
iristectroin　鸢尾甲苷
irisxanthone　鸢尾屾酮
iritectols A ～ H　假鸢尾三萜醇 A ～ H
irlbacholine　伊尔巴胆碱
irnidine　伊尔尼定碱
iron　铁
cis-α-irone　顺式 -α- 鸢尾酮
α-irone　α- 鸢尾酮
trans-α-irone　反式 -α- 鸢尾酮
ironic acetate (ferric acetate)　乙酸铁
irroratin　露珠香茶菜素
iryantherins B ～ L　艾里花素 B ～ L
isaconitine (benzaconine, picraconitine)　苯乌头原碱 (苦乌头碱)
isaindigodione　依靛蓝酮
isaindigotidione　依靛蓝双酮
isaindigotone　菘蓝酮
isalexin (4-methoxyindole-2, 3-dione)　菘蓝抗毒素 (4-甲氧基 -2, 3- 吲哚二酮)
isatans A, B　菘蓝苷 (大青素) A、B
isatidine　菘蓝千里光碱

isatin 靛红(吲哚醌)
isatinecic acid 靛红裂酸
isatinecine (retronecine *N*-oxide) 菘蓝千里光裂碱(倒千里光裂碱 *N*- 氧化物)
isatisine A 靛红辛素 A
iselin 圆当归内酯
ishwarane 印马兜铃烷
ishwarene 印马兜铃烯
ishwarol 印马兜铃醇
ishwarone 印马兜铃酮
islandicin 岛青霉素
ismine 秘鲁水仙碱
iso-1-[(*E*)-8-isopropyl-1, 5-dimethyl-nona-4, 8-dienyl]-4-methyl-2, 3-dioxabicyclo[2.2.2]oct-5-ene 异 -1-[(*E*)-8- 异丙基 -1, 5- 二甲基 -4, 8- 壬二烯基]-4- 甲基 -2, 3- 二氧杂双环 [2.2.2]-5- 辛烯
iso-17, 19-dihydrodeoxyelephantopin 异 -17, 19- 二氢脱氧地胆草内酯
iso-5-methoxyafrormosin 异 -5- 甲氧基非洲红豆素
iso-8-epikingiside 异 -8- 表金吉苷
isoachifolidiene 异千叶蓍酯二烯
isoacolamone 异菖蒲酮
isoaconitine 异乌头碱
isoacoradene 异菖蒲烯
isoacoradiene 异菖蒲二烯
isoacoramone 异菖蒲螺新酮
(–)-(*R*)-isoacorphenyl propanoid (–)-(*R*)- 异石菖蒲苯基苯丙素
(+)-(*S*)-isoacorphenyl propanoid (+)-(*S*)- 异石菖蒲苯基苯丙素
isoacronidine 异山油柑定
isoacronycidine 异山油柑西定
isoacteoside (isoverbascoside) 异毛蕊花糖苷(异洋丁香酚苷、异类叶升麻苷)
isoactinidialactone 异猕猴桃内酯
isoaculeatin 异刺飞龙掌血素
isoadiantol B 异铁线蕨醇 B
isoadiantone 异铁线蕨酮
isoaffinetin 异密穗蓼素
isoafrormosin 异非洲红豆素
isoagarotetrol 异沉香四醇
isoagastachoside 异藿香苷
isoagastol 异藿香酚
isoagatharesinol 异贝壳杉树脂醇
isoailanthone 异臭椿酮
3-isoajmalicine 3- 异阿吗碱
isoajmaline 异西萝芙木碱(异萝芙木碱、异阿吗灵)
isoalantolactone (isohelenin) 异土木香内酯(异阿兰内酯、异土木香脑)
isoalchornine 异山麻杆宁
isoaleuritolic acid 异油桐醇酸
isoalloalantolactone 异别土木香内酯
isoallyl benzene 异丙烯基苯
isoaloeresins A ～ D 异芦荟树脂 A ～ D
isoaloesin 异芦荟苦素
isoalschomine 异灯台树明碱
isoalvaxanthone 异奥万吅酮
isoamaranthine 异千日红碱
isoambreinolide 异龙涎香内酯
isoamericanin A 异美商陆素(异洋商陆素)A
isoamericanoic acid A methyl ester 异美商陆酸 A 甲酯
isoamericanols A, B 异美商陆酚(异美洲商陆醇)A、B
isoammodendrine (D-ammodendrine, sphaerocarpine) 异沙树碱(异沙豆树碱、D- 沙树碱、沙槐碱)
isoamorilin 异紫穗槐灵
isoampelopsin F 异白蔹素 F
isoamyl alcohol (isopentanol) 异戊醇
isoamyl amine 异戊胺
isoamyl butanoate 丁酸异戊酯
isoamyl formate 甲酸异戊酯
isoamyl valerate 缬草酸异戊酯
isoamyleneguanidine (galegine) 异戊烯胍(山羊豆碱)
(8*R*, 12*R*)-isoandrographolide (8*R*, 12*R*)- 异穿心莲内酯
(8*R*, 12*S*)-isoandrographolide (8*R*, 12*S*)- 异穿心莲内酯
(8*S*, 12*R*)-isoandrographolide (8*S*, 12*R*)- 异穿心莲内酯
(8*S*, 12*S*)-isoandrographolide (8*S*, 12*S*)- 异穿心莲内酯
isoandrographolide 异穿心莲内酯
isoangelol 异当归醇
isoanguivine 异曲刺茄碱
isoanhydrobelachinal 异脱水射干呋喃醛
isoanhydroicaritin 异脱水淫羊藿黄素(异脱水淫羊藿素)
2, 4-*cis*-isoannonareticin 2, 4- 顺式 - 异牛心番荔枝素

isoannonareticin	异牛心番荔枝素
2, 4-*trans*-isoannonareticin	2, 4- 反式 - 异牛心番荔枝素
isoanomallotusin	异锈毛醇酮
isoanthricin	异峨参内酯 (异峨参辛)
isoanwuweizic acid	异安五酸
isoapetalic acid	异无瓣红厚壳酸
isoaplysin-20	异海兔素 -20
isoapressin	异凹陷蓍萜
isoaquiledine	异耧斗菜定
isoaquilegelide	异蝙蝠葛内酯
isoaragoside	异阿拉杲苷
isoarborinol	异山柑子萜醇 (异乔木山小橘醇、异山柑子醇、异乔木萜醇)
isoarcapillin	异茵陈蒿黄酮
isoarctigenin	异牛蒡子苷元 (异牛蒡苷元)
isoarecaidine	异槟榔次碱
isoarecoline	异槟榔碱
isoaristolactone	异马兜铃内酯
isoaristolenone	异马兜铃烯酮
isoarjunolic acid	异阿江榄仁酸
isoarnottianamide	异阿诺花椒酰胺 (异阿尔洛花椒酰胺)
isoarnottinin	异阿诺花椒宁
isoarnottinin-4′-glucopyranoside	异阿诺花椒宁 -4′- 吡喃葡萄糖苷
isoaromadendrene epoxide	异香橙烯环氧化物
isoaromadendrene oxide	异香橙烯氧化物
isoarsindole	异砷杂茚
isoarsinoline	异砷杂萘
isoartemisia ketone	异青蒿酮
isoarticulatin (herbacitrin)	异问荆色苷 (草棉苷)
isoartocarpin	异桂木黄素
isoarundinins Ⅰ, Ⅱ	异芦竹啶宁Ⅰ、Ⅱ
isoarvenin Ⅲ	异海绿宁 Ⅲ
isoasarone	异细辛脑
isoascorbic acid	异抗坏血酸
isoasiaticoside	异积雪草苷
isoaspidins AB, BB	异绵马素 AB、BB
isoasterriquinone	异土曲霉醌
isoastilbin	异落新妇苷
isoastragalosides Ⅰ, Ⅱ	异黄芪皂苷Ⅰ、Ⅱ
isoathyriol (6-methoxy-1, 3, 7-trihydroxyxanthone)	异蹄盖蕨酚 (异蹄盖蕨𠮿酮、异阿赛里奥、6- 甲氧基 -1, 3, 7- 三羟基𠮿酮)
isoatractylenolide Ⅰ	异苍术内酯Ⅰ
isoatripliciolide tiglate	异阿吹坡利西内酯巴豆酸酯
isoaucuparin	异欧洲花楸素
isoaurantiamide acetate	异橙黄胡椒酰胺乙酸酯
isoaureoside	异黄花盒果藤苷
isoauriculatin	异耳形鸡血藤黄素
isobaimonidine	异贝母尼定碱 (异贝母尼丁)
isobaimuxinol	异白木香醇
isobalfourodine	异巴福定
isobarbaloin	异芦荟大黄素苷 (异芦荟苷)
isobatatasin Ⅰ	异山药素Ⅰ
isobauerenol	异鲍尔山油柑烯醇
isobauerenone	异鲍尔山油柑烯酮
isobauerenyl acetate	异降香萜烯醇乙酸酯 (异鲍尔山油柑烯醇乙酸酯)
isobavachalcone (corylifolinin)	异补骨脂查耳酮 (补骨脂乙素、异补骨脂酮、异破故纸酮)
isobavachin	异补骨脂二氢黄酮 (异补骨脂辛、异补骨脂甲素、异补骨脂黄酮、异破故纸素)
isobavachromene	异补骨脂色烯查耳酮
isobebeerine (isochondrodendrine, isochondodendrine)	异箭毒箭 (异粒枝碱、荔枝碱、异谷树碱)
isobellidifolin	异雏菊叶龙胆酮
isobenzofuran	异苯并呋喃
isobenzoyl paeoniflorin	异苯甲酰芍药苷
isobergapten	异佛手柑内酯 (异香柠檬内酯)
isobetanidin	异甜菜素
isobetanidin-6-*O*-rhamnosyl sophoroside	异甜菜素 -6-*O*- 鼠李糖基槐糖苷
isobetanidin-6-*O*-β-glucoside	异甜菜素 -6-*O*-β- 葡萄糖苷
isobetanidin-6-*O*-β-sophoroside	异甜菜素 -6-*O*-β- 槐糖苷
isobetanin (isobetanidin-5-*O*-β-D-glucopyranoside)	异甜菜苷 (异甜菜紫宁、异甜菜素 -5-*O*-β-D- 吡喃葡萄糖苷)
isobharangin	异巴兰精
isobicyclogermacrenal	异双环大牻牛儿烯醛
isobiflorin	异全能花苷

isobiorobin 异山柰刺槐二糖苷

β-isobiotol β- 异侧柏萜醇

isobisdehydrostemoninine 异双脱氢百部新碱

isobocconin 异博氏邪蒿素 (异博落回素)

(+)-isoboldine (+)- 异波尔定碱

isoboldine 异波尔定碱 (异包尔定)

1-(+)-isoboldine-β-*N*-oxide 1-(+)- 异波尔定碱 -β-*N*- 氧化物

isobonducellin 异鹰叶刺素

isoboonein 异伯恩鸡骨常山素

D-isoborneol D- 异龙脑

L-isoborneol L- 异龙脑

isoborneol {1, 7, 7-trimethyl bicyclo[2.2.1]-2-heptanol} 异龙脑 {1, 7, 7- 三甲基双环 [2.2.1]-2- 庚醇 }

isobornyl acetate 异龙脑乙酸酯 (异冰片乙酸酯)

isobornyl formate 异甲酸冰片酯 (异甲酸龙脑酯)

isobornyl isovalerate 异戊酸异冰片酯 (异戊酸异龙脑酯)

isoborreverine 异轮生丰花草碱

isobractatin 异大苞藤黄素

isobrahmic acid 异积雪草咪酸 (异玻热米酸)

isobruceins (isobruceines) A, B 异鸦胆子素 (异鸦胆子苦素) A、B

isobrucine 异马钱子碱 (异布鲁生)

isobrucine *N*-oxide 异布鲁生 *N*- 氧化物

isobrugierol 异木榄醇

isobufogenin 异蟾蜍毒苷元

isobutanal 异丁醛

isobutane 异丁烷

isobutanoic acid 异丁酸

isobutanol (isobutyl alcohol) 异丁醇

isobutrin (butrin) 异紫铆苷 (紫矿春、紫铆苷)

isobutyl 异丁基

isobutyl 1, 2-benzene dicarboxylate 1, 2- 苯二羧酸异丁酯

isobutyl acetate 乙酸异丁酯

isobutyl alcohol (isobutanol) 异丁醇

isobutyl cinnamate 桂皮酸异丁酯

2-isobutyl cyanide 2- 异丁基氰化物

N-isobutyl dodecatetraenamide *N*- 异丁基十二碳四烯酰胺

N-isobutyl eicos-(2*E*, 4*E*)-dienamide *N*- 异丁基二十碳 -(2*E*, 4*E*)- 二烯酰胺

N-isobutyl eicos-(2*E*, 4*E*, 8*Z*)-trienamide *N*- 异丁基二十碳 -(2*E*, 4*E*, 8*Z*)- 三烯酰胺

N-isobutyl eicos-*trans*-2-*trans*-4-dienamide *N*- 异丁基二十碳 - 反式 -2- 反式 -4- 二烯酰胺

isobutyl isobutanoate 异丁酸异丁酯

isobutyl isothiocyanate 异硫氰酸异丁酯

isobutyl isovalerate 异缬草酸异丁酯 (异戊酸异丁酯)

α-isobutyl malic acid α- 异丁基苹果酸

isobutyl methacrylate 异丁烯酸异丁酯 (甲基丙烯酸异丁酯)

isobutyl phthalate 邻苯二甲酸异丁酯

3-isobutyl pyrrolopiperazine-2, 5-dione 3- 异丁基吡咯并哌嗪 -2, 5- 二酮

29-isobutyl sendanin 29- 异丁基单乙酰川楝素

3-isobutyl tetrahydro-imidazo[1, 2-*a*]pyridine-2, 5-dione 3- 异丁基四氢咪唑并 [1, 2-*a*] 吡啶 -2, 5- 二酮

2-isobutyl thiazole 2- 异丁基噻唑

N-isobutyl *trans*-2-*trans*-4-decadienamide *N*- 异丁基反式 -2- 反式 -4- 癸二烯酰胺

N-isobutyl-(2*E*, 4*E*)-2, 4-tetradecadienamide *N*- 异丁基 -(2*E*, 4*E*)-2, 4- 十四碳二烯酰胺

N-isobutyl-(2*E*, 4*E*)-octadecadienamide *N*- 异丁基 -(2*E*, 4*E*)- 十八碳二烯酰胺

N-isobutyl-(2*E*, 4*E*, 10*E*, 12*Z*)-tetradecatetraen-8-ynamide *N*- 异丁基 -(2*E*, 4*E*, 10*E*, 12*Z*)- 十四碳四烯 -8- 炔胺

N-isobutyl-(2*E*, 4*E*, 12*E*)-tetradecatrien-8, 10-diynamide *N*- 异丁基 -(2*E*, 4*E*, 12*E*)- 十四碳三烯 -8, 10- 炔胺

N-isobutyl-(2*E*, 4*E*, 12*Z*)-octadecatrienamide *N*- 异丁基 -(2*E*, 4*E*, 12*Z*)- 十八碳三烯酰胺

N-isobutyl-(2*E*, 4*E*, 12*Z*)-tetradecatrien-8, 10-diynamide *N*- 异丁基 -(2*E*, 4*E*, 12*Z*)- 十四碳三烯 -8, 10- 炔胺

N-isobutyl-(2*E*, 4*E*, 8*E*)-eicosatrienamide *N*- 异丁基 -(2*E*, 4*E*, 8*E*)- 二十碳三烯酰胺

isobutyl-2-(2-methoxyethyl) hexyl phthalate 邻苯二甲酸异丁基 -2-(2- 甲氧乙基) 己基酯

(2*E*, 4*E*, 8*E*, 10*E*, 12*E*)-*N*-isobutyl-2, 4, 8, 10, 12-tetradecapentaenamide (2*E*, 4*E*, 8*E*, 10*E*, 12*E*)-*N*- 异丁基 -2, 4, 8, 10, 12- 十四碳五烯酰胺

(2*E*, 4*E*, 8*Z*, 10*E*)-*N*-isobutyl-2, 4, 8, 10-dodecatetraenamide (2*E*, 4*E*, 8*Z*, 10*E*)-*N*- 异丁基 -2, 4, 8, 10- 十二碳四烯酰胺

3-isobutyl-4-[4-(3-methyl-2-butenyloxy) phenyl]-1*H*-pyrrol-1-hydroxy-2, 5-dione 3- 异丁基 -4-[4-(3- 甲基 -2- 丁烯基氧) 苯基]-1*H*- 吡咯 -1- 羟基 -2, 5- 二酮

3-isobutyl-4-[4-(3-methyl-2-butenyloxy) phenyl]-1*H*-pyrrol-2, 5-dione 3- 异丁基 -4-[4-(3- 甲基 -2- 丁烯基氧) 苯基]-1*H*- 吡咯 -2, 5- 二酮

(2*E*, 4*E*)-*N*-isobutyl-7-(3, 4-methylenedioxyphenyl) hept-2, 4-dienamide (2*E*, 4*E*)-*N*- 异丁基 -7-(3, 4- 次甲二氧苯基) 庚 -2, 4- 二烯酰胺

(3*Z*, 5*Z*)-*N*-isobutyl-8-(3′, 4′-methylenedioxyphenyl) hepta-dienamide (3*Z*, 5*Z*)-*N*- 异丁基 -8-(3′, 4′- 亚甲二氧苯基) 庚二烯酰胺

N-isobutyl-9-(3, 4-methyenedioxyphenyl)-(2*E*, 4*E*, 8*E*)-nonatrienamide *N*- 异丁基 -9-(3, 4- 亚甲二氧苯基)-(2*E*, 4*E*, 8*E*)- 壬三烯酰胺

isobutylamine 异丁胺

3-isobutylidene phthalide 3- 异亚丁基苯酞

3-isobutylidene-3α, 4-dihydrophthalide 3- 异亚丁基 -3α, 4- 二氢苯酞

10-isobutyloxy-8, 9-epoxythymol isobutanoate 10- 异丁氧基 -8, 9- 环氧麝香草酚异丁酯

isobutyl-β-D-glucopyranoside 异丁基 -β-D- 吡喃葡萄糖苷

N-isobutyryl baleabuxidine F *N*- 异丁酰巴黄杨定 F

isobutyryl binankadsurin A 异丁酰日本南五味子木脂素 A

N-isobutyryl buxahyrcanine *N*- 异丁酰基希尔卡尼亚黄杨碱

N-3-isobutyryl buxidine F *N*-3- 异丁酰巴黄杨安定 F

N-isobutyryl cyclobuxidines F ～ H *N*- 异丁酰环黄杨定 F ～ H

isobutyryl glycine 异丁酰甘氨酸

20-*O*-isobutyryl ingenol 20-*O*- 异丁基巨大戟烯醇

isobutyryl mallotochromanol 异丁酰梧桐色满醇

isobutyryl mallotochromene 异丁酰野梧桐色烯

isobutyryl mallotojaponin 异丁酰野梧桐素

isobutyryl mallotolerin 异丁酰梧桐素

4′-*O*-isobutyryl peguangxienin 4′-*O*- 异丁酰基广西前胡素

12-*O*-isobutyryl phorbol-13-decanoate 12-*O*- 异丁酰佛波醇 -13- 癸酸酯

isobutyryl plenolin 异丁酰二氢堆心菊灵

6-*O*-isobutyryl plenolin 6-*O*- 异丁酰多梗贝氏菊素

isobutyryl shikonin 异丁酰紫草素

β-isobutyryl supinine β- 异丁酰仰卧天芥菜碱

isobutyryl thymol 异丁酰麝香草酚

3-isobutyryl-30-propanoyl phragmalin 3- 异丁酰基 -30- 丙酰内雄楝林素

2α-*O*-isobutyryl-3β, 5α, 7β, 10, 15β-penta-*O*-acetyl-14α-*O*-benzoyl-10, 18-dihydromyrsinol 2α-*O*- 异丁酰基 -3β, 5α, 7β, 10, 15β- 五 -*O*- 乙酰基 -14α-*O*- 苯甲酰基 -10, 18- 二氢铁仔酚

2α-*O*-isobutyryl-3β-*O*-propionyl-5α, 7β, 10, 15β-tetra-*O*-acetyl-10, 18-dihydromyrsinol 2α-*O*- 异丁酰基 -3β-*O*- 丙酰基 -5α, 7β, 10, 15β- 四 -*O*- 乙酰基 -10, 18- 二氢铁仔酚

3-*O*-isobutyryl-8-methoxy-9-hydroxythymol 3-*O*- 异丁酰基 -8- 甲氧基 -9- 羟基麝香草酚

(3′*R*)-isobutyryloxy-(4′*R*)-acetoxy-3′, 4′-dihydroseselin (3′*R*)- 异丁酰氧基 -(4′*R*)- 乙酰氧基 -3′, 4′- 二氢邪蒿素

9-isobutyryloxy-10-(2-methyl butyryloxy)-8-hydroxy-thymol 9- 异丁酰氧基 -10-(2- 甲基丁酰氧基)-8- 羟基麝香草酚

8β-isobutyryloxy-14-al-costunolide 8β- 异丁酰氧基 -14- 醛基木香烯内酯

8β-isobutyryloxy-1β, 10α-epoxycostunolide 8β- 异丁酰氧基 -1β, 10α- 环氧木香烯内酯

10-isobutyryloxy-8, 9-epoxythymol isobutanoate 10- 异丁酰氧基 -8, 9- 环氧麝香草酚异丁酸酯

2β-isobutyryloxyflorilenalin 2β- 异丁酰氧基堆心菊灵内酯

ent-16β*H*, 17-isobutyryloxykaur-19-oic acid 对映 -16β*H*, 17- 异丁酰氧代贝壳杉 -19- 酸

3′-isobutyryloxy-*O*-acetyl columbianetin (cniforin A) 3′- 异丁酰氧基-*O*-乙酰哥伦比亚苷元 (台湾蛇床子素 A、台湾蛇床素 A)

3′-isobutyryloxy-*O*-acetyl columbionetin 3′- 异丁酰氧基 -*O*- 乙酰哥伦比亚狭缝芹醇

3′-isobutyryloxy-*O*-acetyl-2′, 3′-dihydrooroselol 3′- 异丁酰氧基 -*O*- 乙酰基 -2′, 3′- 二氢山芹醇

isobyakangelicin 异比克白芷素

isobyakangelicin hydrate-3″-ethyl ether 水合异比克白芷素 -3″- 乙醚

isobyakangelicol (anhydrobyakangelicin) 异白当归脑 (脱水比克白芷素、脱水白当归素)

isocaboxine A (vineridine) 异卡博西碱 A (长春内日定)

isocadinene 异杜松烯 (异杜松萜烯)

I

isocaespitol (isocespitol)	异簇凹顶藻醇
isocalamendiol	异菖蒲烯二醇 (异菖蒲二醇、异水菖蒲二醇)
isocalolongic acid	异长叶红厚壳酸
(3*E*)-isocalophyllic acid	(3*E*)- 异红厚壳酯酸
isocalophyllic acid	异红厚壳酯酸
isocalopolyanic acid	异滇南红厚壳酸
isocalycanthine	异蜡梅碱 (异洋蜡梅碱)
isocalycopterone	异萼翅藤酮
isocalycosin	异毛蕊异黄酮
isocamphane	异樟烷
isocampheren-11-en-10-one	异樟 -11- 烯 -10- 酮
isocamphor eugenol	异黄樟基丁香酚
isocampneoside Ⅱ	异紫葳新苷 Ⅱ
isocannabilignin	异牡荆叶脂素
isocantleyine	异茶茱萸碱 (异香茶茱萸碱)
isocaproic acid	异己酸
isocarapanaubine	异卡拉帕洛宾碱
(2*S*, 5*R*)-isocardivarolides A ～ E	(2*S*, 5*R*)- 异金挖耳内酯 A ～ E
isocardopatine	异蓝丝菊素 (异卡多帕亭)
isocarneagenin	异卡尔嫩皂苷元
isocarthamidin	异红花素
isocarthamidin-7-*O*-glucuronide	异红花素 -7-*O*- 葡萄糖醛酸苷
isocarthamidin-7-*O*-β-D-glucuronide	异红花素 -7-*O*-β-D- 葡萄糖醛酸苷
isocarthamin	异红花苷
isocarvyl acetate	异乙酸葛缕酯
(–)-isocaryophyllene	(–)- 异石竹烯
isocaryophyllene	异石竹烯
β-isocaryophyllene	β- 异石竹烯
isocaryophyllene alcohol	异石竹烯醇
isocaviudin	异巴西黑黄檀定
isocaviunin	异巴西黑黄檀素
isoceanothic acid	异美洲茶酸
isoceanothic acid -28-β-glucosyl ester	异美洲茶酸 -28-β- 葡萄糖酯
isocedr-9-en-15-al	异雪松 -9- 烯 -15- 醛
isocedrolic acid	异柏木酸
isocelosianin	异鸡冠花素
isocembrol	异瑟模环烯醇
isocentdarol	异雪松醇
isocephalomannine	异三尖杉宁碱
isocephalotaxinone	异三尖杉酮碱
isocespitol (isocaespitol)	异簇凹顶藻醇
isochaihulactone	异柴胡内酯
isochaksine	异察克素
isochamaejasmin	异狼毒素 (狼毒双二氢黄酮)
isochamanetin	异矮紫玉盘素
(–)-isochaminic acid	(–)- 异扁柏次酸
isochanoclavine Ⅰ	异裸麦角碱 Ⅰ
isochelidonine	异白屈菜碱
isochesnatin	异栗瘿鞣质亭
isochestanin	异栗瘿鞣质
isochiisanoside	异智异山五加苷
isochionosides A ～ H	异雪赫柏苷 A ～ H
isochlorogenic acid A (3, 5-*O*-dicaffeoyl quinic acid)	异绿原酸 A (3, 5-*O*- 二咖啡酰基奎宁酸)
isochlorogenic acid B (3, 4-*O*-dicaffeoyl quinic acid)	异绿原酸 B (3, 4-*O*- 二咖啡酰基奎宁酸)
isochlorogenic acid C (4, 5-*O*-dicaffeoyl quinic acid)	异绿原酸 C (4, 5-*O*- 二咖啡酰基奎宁酸)
isochlorogenic acids	异绿原酸
isochondocurine	异谷树箭毒素
isochondodendrine (isochondrodendrine, isobebeerine)	异粒枝碱 (异箭毒碱、荔枝碱、异谷树碱)
isochondrodendrine (isochondodendrine, isobebeerine)	异粒枝碱 (荔枝碱、异谷树碱、异箭毒碱)
isochromane	异色烷
1*H*-isochromene	1*H*- 异色烯
isochromene (2-benzopyran)	异色烯 (2- 苯并吡喃)
isochromophilones Ⅲ ～ Ⅷ	异色亲酮 Ⅲ ～ Ⅷ
isochrysartemin B	异菊蒿内酯 B
isochrysophanol	异大黄酚
isochuanliansu (isotoosendanin)	异川楝素
isociliaphylline	异西立非灵
isocimicifugamide	异升麻酰胺
isocinchophyllamine (3α, 17α-cinchophylline)	异莱氏金鸡勒胺 (异金鸡纳非胺、3α, 17α- 莱氏金鸡勒碱)
isocistanoside F	异苁蓉苷 F
isocitratelyase	异柠檬酸裂合酶

DL-isocitric acid trisodium salt　DL- 异柠檬酸三钠盐
isocitric acids A ~ D　异枸橼酸 (异柠檬酸) A ~ D
isocnidilide　异川芎内酯
isococcolinine　异衡州乌药里宁
isococculidine (*O*-methyl isococculine)　异衡州乌药定 (*O*- 甲基异衡州乌药灵)
isocochlioquinones A ~ C　异旋孢腔醌 A ~ C
isococlaurine　异乌药碱 (异衡州乌药碱)
isocolumbin　异非洲防己苦素 (异非洲防己素、异防己内酯、异古伦宾)
isoconcinndiol　异美丽凹顶藻二醇
isoconessimine　异锥丝明
isoconessine　异锥丝碱
isoconiferinoside　异松柏苷
isocoreopsin　异金鸡菊属素
isocorepsin　异波斯菊苷
(–)-isocoreximine　(–)- 异缝毛荷包牡丹碱 [(–)- 异种荷包牡丹碱]
isocoriariin F　异马桑鞣灵 F
isocorilagin　异马桑云实鞣精
isocornusiin F　异山茱萸单宁 F
isocoronarin D　异姜花素 D
isocorybulbine　异紫堇球碱 (异紫堇鳞茎碱)
(+)-isocorydine　(+)- 异紫堇定
(6*S*, 6a*S*, *M*)-isocorydine　(6*S*, 6a*S*, *M*)- 异紫堇定
isocorydine (luteanine)　异紫堇定 (异紫堇定碱、异紫堇啡碱、异紫堇碱)
isocorydine methochloride　异紫堇定碱甲氯化物
isocorynoline　异紫堇醇灵碱
isocorynoxeine　异脱氢钩藤碱 (异柯楠赛因碱)
(4*S*)-isocorynoxeine *N*-oxide　(4*S*)- 异脱氢钩藤碱 *N*- 氧化物
D-isocorypalmine　D- 异紫堇杷明碱
L-isocorypalmine　L- 异紫堇杷明碱
isocorypalmine (tetrahydrocolumbamine)　异紫堇杷明碱 (四氢非洲防己碱、四氢非洲防己胺)
(–)-*cis*-isocorypalmine *N*-oxide　(–)- 顺式 - 异紫堇杷明碱 *N*- 氧化物
(–)-*trans*-isocorypalmine *N*-oxide　(–)- 反式 - 异紫堇杷明碱 *N*- 氧化物
isocoumarin　异香豆素 (异香豆精)
isocrassifolioside　异肉叶车前苷
isocrenatoside　异圆齿列当苷
isocrepidamine　异玫瑰石斛胺
isocrotocaudin　异卵叶巴豆定
isocrotonyl pterosin B　异巴豆酰蕨素 B
isocryptomerin (7″-monomethyl hinokiflavone)　异柳杉双黄酮 (7″- 单甲基扁柏双黄酮)
isocryptomeriol　异柳杉醇
isocryptotanshinone　异隐丹参酮
isocryptoxanthin　异隐黄质
isocubebenol　异荜澄茄烯醇
isocucurbitacins A ~ D　异葫芦素 (异葫芦苦素) A ~ D
isocudraniaxanthones A, B　异爪哇柘屾酮 (柘树异屾酮) A、B
α-isocuparenol　α- 异花侧柏醇 (α- 异花侧柏萜醇)
isocupressic acid　异柏酸
isocurcumenol　异莪术烯醇
isocurcumol　异莪术醇
isocurine　异箭毒素
isocyanate　异氰酸酯
2-isocyanato-2-methyl-propane　2- 异氰酸基 -2- 甲基丙烷
4-(2-isocyanato-2-oxoethyl) benzenecarbothioyl cyanide　4-(2- 异氰氧基 -2- 氧亚基乙基) 苯硫代甲酰氰化物
4-(isocyanatocarbonyl methyl) benzenecarbothioyl cyanide　4-(异氰氧基羰基甲基) 苯硫代甲酰氰化物
isocyanide　异氰化物
4-isocyanobenzoic acid　4- 异氰基苯甲酸
isocyasterone　异杯苋甾酮
isocycleaneonine　异轮环藤新碱
isocycleanine　异轮环藤碱
isocyclocitral　异环柠檬醛
isocycloheximide　异放线酮
isocyclokirilodiol　异环栝楼二醇
4-isocymobarbatol　4- 异髯毛波纹藻酚 (4- 异髯毛汉卡纹藻酚)
isocynaroside (luteolin-7-*O*-glucofuranoside)　异莱蓟苷 (木犀草素 -7-*O*- 呋喃葡萄糖苷)
isocyperol　异香附醇
isocytisoside　异金雀儿黄素
isodahuribirin A　异白芷豆素 (异白芷双香豆素) A

isodahurinol 异兴安升麻醇
isodalbergin 异黄檀素
isodalutogenols A ～ C 异豨莶苦味三醇 A ～ C
isodaphnoretin 异西瑞香素
isodauc-7 (14)-en-10-one 异胡萝卜 -7 (14)- 烯 -10- 酮
isodaucenal 异胡萝卜烯醛
isodaucene 异胡萝卜烯
isodaucenoic acid 异胡萝卜烯酸
isodaucenol 异胡萝卜烯醇
isodecanoic acid 异癸酸
isodecarine 异德卡林碱
isodecortinol 异松藻醇
isodecursin 异紫花前胡素
isodehydrocostus lactone 异脱氢木香内酯
[6]-isodehydrogingerdione [6]- 异脱氢姜辣二酮 {[6- 异脱氢姜二酮]
[8]-isodehydrogingerdione [8]- 异脱氢姜辣二酮
isodehydroiridomyrmecin 异脱氢虹臭蚁素 (异去氢钩藤碱、异脱氢阿根廷蚁素)
isodehydrothysiferol 异去水聚伞凹顶藻醇
isodelectine 异网果翠雀亭 (峨嵋翠雀花碱)
isodelphinine 异翠雀碱
isodemethyl furopinarine 异去甲呋喃皮纳灵
isodemethyl wedelolactone 异去甲蟛蜞菊内酯
isodemethyl wedelolactone glucoside 异去甲蟛蜞菊内酯葡萄糖苷
isodencichine 异田七氨酸
isodendrocrepine 异玫瑰石斛碱
isodeoxyelephantopin 异脱氧地胆草内酯 (异脱氧地胆草素)
isoderricin A 异鱼藤钦素 A
isoderrone 异大鱼藤树酮
isodesacetyl uvaricin (4-deoxyasimicin) 异去乙酰紫玉盘素 (4- 脱氧巴婆双呋内酯)
isodextropimaric acid (sandaracopimaric acid, cryptopimaric acid) 异右旋海松酸 (隐海松酸、柏脂海松酸、山达海松酸)
isodichroine 异常山碱
isodictamnine 异白鲜碱
isodictytriol monoacetate 异网地藻三醇单乙酸酯
isodidehydrotuberostemonine 异双脱氢对叶百部碱
(–)-isodigiprolactone [(–)-isololiolide] (–)- 异地芰普内酯 [(–)- 异黑麦草内酯]
3β-isodihydrocadambine 3β- 异二氢卡丹宾碱
L-isodihydrocarvediol L- 异二氢香芹二醇
isodihydroclutiolide 异二氢卡替内酯
isodihydro-*C*-toxiferine 异二氢 -*C*- 毒马钱碱
isodihydroepinepetalactone 异二氢表假荆芥内酯
isodihydrofutoquinols A, B 异二氢细叶青蒌藤醌醇 A、B
isodihydrokoumine 异二氢钩吻素子
isodihydrokoumine N^1-oxide 异二氢钩吻素子 N^1- 氧化物
(4*R*)-isodihydrokoumine N^4-oxide (4*R*)- 异二氢钩吻素子 N^4- 氧化物
isodihydronepetalactol 异二氢假荆芥邻羟内醚
isodihydronepetalactone 异二氢假荆芥内酯
isodihydrotoxiferine 异二氢毒马钱碱
isodillapiol 异莳萝脑
trans-isodillapiol 反式 - 异莳萝脑
isodillapiolclycol 异莳萝脑乙二醇
isodinic acid 香茶菜属酸
isodiodantunezone 异牛膝叶马缨丹二酮
isodiospyrin 异柿双醌 (异柿醌、异柿属素)
isodiotigenin 异地奥替皂苷元
isodiphyllin 异山荷叶素
isodispar B 异不等红厚壳素 (异不等胡桐素) B
isodisparinol B 异不等红厚壳醇 B
8-isodivarolides A ～ C 8- 异叉开内酯 A ～ C
isodoacetal 香茶菜乙缩醛
isodocarpin 毛果青茶菜素
isodoforrestin 紫萼香茶菜苷
isodojaponins A ～ E 日本香茶菜宁 A ～ E
isodomedin 异香茶菜美定
isodomesticine 异南天竹种碱
isodomoic acids A ～ D 异软骨藻酸 A ～ D
isodonadenanthin 腺花香茶菜新素
isodonal 香茶菜醛 (香茶菜属醛)
isodonhenrins A ～ E 鄂西香茶菜灵 A ～ E
isodonins A, B 香茶菜宁素 A、B
isodonoic acid 香茶菜酸

isodonoiol　香茶菜属醇 (香茶菜诺醇)	
isodonsesquitin A　香茶菜倍半萜素 A	
isodopharicins D, F　川藏香茶菜丁素、己素	
isodoternifolins A, B　牛尾草甲素、乙素	
isodotricin　毛果香茶菜辛	
isodrimeninal　水蓼半缩醛	
isodrummondin D　异德氏金丝桃素 D	
(±)-isoduartin　(±)- 异豆素	
isoduartin　异剑叶莎属异黄烷	
isodulcinol　异野甘草诺醇 (异野甘草种醇)	
isodunnianin　异红花八角素 (异樟木钴素)	
isodunnianol　异红花八角醇	
isoeburnamine　异埃那胺	
isoechinatine　异刺凌德草碱	
isoedultin　异食用当归素	
isoegomaketone　异白苏烯酮 (异白苏酮)	
isoelaeocarpine　异杜英碱	
cis-isoelemicin　顺式 - 异榄香脂素	
isoelemicin　异榄香脂素 (异榄香素)	
trans-isoelemicin　反式 - 异榄香素	
isoeleostearic acid　异桐酸	
isoelephantopin　异地胆草内酯	
isoeleutherol　异红蒜酚	
isoeleutherol glucoside　异艾榴脑葡萄糖苷	
isoelliptone　异毛鱼藤酮	
isoemodin　异大黄素	
isoencecalin　异英西卡林	
isoengelitin　异黄杞苷	
isoephedrine [(+)-pseudoephedrine]　异麻黄碱 [(+)- 伪麻黄碱、(+)- 假麻黄碱]	
isoepiiridomyrmecin　异表虹臭蚁素 (异表阿根廷蚁素)	
isoepoxybuterixin　异环氧布特雷辛	
isoergine　异麦碱	
isoergosterol　异麦角甾醇	
isoeriosematin　异鸡头薯亭	
isoeruboside B　异紫蒜甾醇苷 B	
isoerysenegalensein E　异塞内加尔刺桐素 E	
isoerysopinophorine　异刺桐匹诺福林碱	
isoerythrolaccin　异虫胶红素	
isoescins Ⅰa, Ⅰb, Ⅱa, Ⅱb, Ⅲa, Ⅲb, Ⅴ, Ⅵa, Ⅶa, Ⅷa　异七叶皂苷 (异七叶素) Ⅰa、Ⅰb、Ⅱa、Ⅱb、Ⅲa、Ⅲb、Ⅴ、Ⅵa、Ⅶa、Ⅷa	
isoethuliacoumarins A ～ C　异都丽菊香豆素 A ～ C	
isoetin　水韭素	
isoetin-5′-methyl ether　水韭素 -5′- 甲醚	
isoetin-7-*O*-glucoside-2′-*O*-xyloside　水韭素 -7-*O*- 葡萄糖苷 -2′-*O*- 木糖苷	
isoetin-7-*O*-β-D-glucopyranoside-2′-*O*-α-D-glucopyranoside　水韭素 -7-*O*-β-D- 吡喃葡萄糖苷 -2′-*O*-α-D- 吡喃葡萄糖苷	
isoetin-7-*O*-β-D-glucopyranoside-2′-*O*-α-D-xylopyranoside　水韭素 -7-*O*-β-D- 吡喃葡萄糖苷 -2′-*O*-α-D- 吡喃木糖苷	
isoetin-7-*O*-β-D-glucopyranoside-2′-*O*-α-L-arabinopyranoside　水韭素 -7-*O*-β-D- 吡喃葡萄糖苷 -2′-*O*-α-L- 吡喃阿拉伯糖苷	
isoetin-7-*O*-β-D-glucopyranoside-2′-*O*-β-D-xylopyranoside　水韭素 -7-*O*-β-D- 吡喃葡萄糖苷 -2′-*O*-β-D- 吡喃木糖苷	
isoeucommin A　异杜仲脂素 A	
isoeugenin　异丁香色原酮	
isoeugenitin　异甲基丁香色原酮	
isoeugenitol (5, 7-dihydroxy-2, 8-dimethyl chromone)　异番樱桃醇 (*O*- 去甲异甲基丁香色原酮、5, 7- 二羟基 -2, 8- 二甲基色原酮)	
isoeugenol (4-propenyl guaiacol)　异丁香酚 (异丁香油酚、4- 丙烯愈创木酚)	
isoeugenol acetate (isoeugenyl acetate)　异丁香酚乙酸酯	
isoeugenol glucoside　异丁香酚葡萄糖苷	
isoeugenol methyl ether (methyl isoeugenol, *trans*-4-propenyl veratrole)　异丁香酚甲醚 (甲基异丁香酚、反式 -4- 丙烯基藜芦醚)	
isoeugenol-2-methyl butanoate　异丁香酚 -2- 甲基丁酸酯	
isoeugenyl acetate (isoeugenol acetate)　异丁香酚乙酸酯	
(*E*)-isoeugenyl benzyl ether　(*E*)- 异丁香酚苄醚	
isoeuparin　异兰草素	
isoeupatorin　异泽兰黄素 (异半齿泽兰素)	
isoeuphorbetin　异千金子素 (异大戟亭)	
isoeuphorbetin tetramethyl ether　异大戟亭四甲醚	
isoeuphpekinensin　异京大戟辛	
isoevernic acid　异扁枝衣酸	
isoevodiamine　异吴茱萸碱	
isoevodionol　异吴茱萸酮酚	
isoevodionol methyl ether　异吴茱萸酮酚甲醚	

I

isofagaridine 异花椒定 (异崖椒定碱)

isofangchinoline 异防己诺林碱

isofebrifugine (α-dichroine) 异常山碱乙 (α- 常山碱、常山碱甲、黄常山碱甲)

isofenchyl alcohol 异小茴香醇 (异葑醇)

isofernane 异羊齿烷

isofernene 异羊齿烯

isofernenol acetate (isomotiol acetate) 异羊齿萜醇乙酸酯 (异半齿萜醇乙酸酯)

isoferreirin 异铁豆木素

1-{ω-isoferul[6-(4-hydroxybutyl) pentadecanoic acid]} glycerol 1-{ω- 异阿魏基 [6- (4- 羟基戊基) 十五酸]} 甘油

isoferulaldehyde 异阿魏醛

trans-isoferulic acid 反式 - 异阿魏酸

isoferulic acid (3-hydroxy-4-methoxycinnamic acid) 异阿魏酸 (3- 羟基 -4- 甲氧基桂皮酸)

6-*O*-α-L-(2″-*O*-isoferuloyl , 4″-*O*-acetyl) rhamnopyranosyl catalpol 6-*O*-α-L-(2″-*O*- 异阿魏酰基 , 4″-*O*- 乙酰基) 吡喃鼠李糖基梓醇

6-isoferuloyl ajugol 6- 异阿魏酰基筋骨草醇

isoferuloyl ethyl ester 异阿魏酸乙酯

2-*O*-*trans*-isoferuloyl rhamnopyranoside 2-*O*- 反式 - 异阿魏酰基吡喃鼠李糖苷

3-*O*-*trans*-isoferuloyl rhamnopyranoside 3-*O*- 反式 - 异阿魏酰基吡喃鼠李糖苷

trans-*N*-isoferuloyl tyramine 反式 -*N*- 异阿魏酰酪胺

6-*O*-[α-L-(3″-*O*-isoferuloyl) rhamnopyranosyl]catalpol 6-*O*-[α-L-(3″-*O*- 异阿魏酰基) 吡喃鼠李糖基] 梓醇

6-*O*-[α-L-(4″-isoferuloyl) rhamnopyranosyl]catalpol 6-*O*-[α-L-(4″- 异阿魏酰基) 吡喃鼠李糖基] 梓醇

6-*O*-α-L-(3″-*O*-isoferuloyl, 4″-*O*-acetyl) rhamnopyranosyl catalpol 6-*O*-α-L-(3″-*O*- 异阿魏酰基 , 4″-*O*- 乙酰基) 吡喃鼠李糖基梓醇

6-*O*-*trans*-isoferuloyl-5, 7-bisdeoxycynanchoside 6-*O*- 反式 - 异阿魏酰基 -5, 7- 二脱氧毛猫爪藤苷

isoferuone 异阿魏酮

isofeterin 异臭阿魏素

isoficine 异无花果辛

isofiliformine 异无根藤酮胺

isofissistin 异瓜馥木亭

isoflaccidinin 异林荫银莲灵

isoflavanocoumarin 异黄烷香豆素

isoflavidinin 异黄菲灵 (异淡黄贝母兰宁)

isoflavone 异黄酮

isoformononetin 异刺芒柄花素 (芒柄花异黄酮)

isoformononetin-4′-glucoside (isoononin) 异刺芒柄花素 -4′- 葡萄糖苷 (异芒柄花苷)

isoforskolin 异毛喉鞘蕊花素 (异佛司可林)

isoforsythiaside 异连翘属苷

isofouquierone 异刺树酮

isofouquierone peroxide 异刺树酮过氧化物

isofraxetin 异秦皮素

isofraxidin (6, 8-dimethoxy-7-hydroxycoumarin) 异秦皮啶 (异白蜡树啶、异木岑皮啶、6, 8- 二甲氧基 -7- 羟基香豆素)

isofraxidin glucoside 异秦皮啶葡萄糖苷

isofraxidin-7-*O*-α-D-glucoside (eleutheroside B_1) 异秦皮啶 -7-*O*-α-D- 葡萄糖苷 (刺五加苷 B_1)

isofraxidin-7-*O*-β-D-glucopyranoside 异秦皮啶 -7-*O*-β-D- 吡喃葡萄糖苷

isofraxinellone 异白蜡树酮

isofruticolone 异灌木香科酮

28-isofucosterol 28- 异岩藻甾醇

isofucosterol [stigmast-5, 24 (28) *Z*-dienol] 异岩藻甾醇 [豆甾 -5, 24 (28) *Z*- 二烯醇]

28-isofucosteryl acetate 28- 异岩藻甾醇乙酸酯

isofugapavine (L-mecambroline) 异呋杷文 (L- 美绕灵)

isofuranadiene 异莪术呋喃二烯

isofuranodienone 异莪术呋喃二烯酮 (异蓬莪术环二烯酮、异呋喃二烯酮)

isofuranogermacrene 异呋喃大牻牛儿烯

isofurcatain 异分歧素

isofurocoumarin 异呋喃并香豆素

isofutoquinols A, B 异细叶青蒌藤醌醇 (异风藤奎脑、异风藤奎醇) A、B

isogambirdine 异棕儿茶定碱

isogambogenin 异藤黄精宁

isoganxinonic acid A 异甘西鼠尾草酮酸 A

isogarcimultiflorone F 异木竹子酮 F

isogarcinol 异藤黄酚 (异山竹子酚、异山竹子素)

isogarcinol-13-*O*-methyl ether 异藤黄酚 -13-*O*- 甲基醚

isogemichalcones A ～ C 异双查耳酮 A ～ C

isogentialutine 异欧龙胆碱

isogentisin 异龙胆黄素	isoheterotropatrione 异高尾细辛三酮
isogermacrone 吉马酮异构体	isohexacosane 异二十六烷
isogermafurenolide 异大根老鹳草呋烯内酯 (异吉马呋烯内酯)	isohexane 异己烷
isogermidine (neogermidine) 异哥米定 (新哥米定)	isohexanol 异己醇
isogermine 异白藜芦胺 (异哥明碱)	6-isohexenyl-α-naphthoquinone 6-异己烯基-α-萘醌
isogingerenone B 异姜烯酮 B	isohibalactone 异海波赖酮
isoginkgetin 异银杏双黄酮 (异白果双黄酮、异银杏黄素、异银杏素)	isohircinol 异蜥蜴兰醇
(–)-isoglabrachromene (–)-异无毛水黄皮色烯	isohomoarbutin 异高熊果酚苷 (异高熊果苷)
isoglabratephrin 异光果灰毛豆素	isohop-22 (29)-ene 异何帕-22 (29)-烯
isoglabrolide 异光果甘草内酯	isohumulones A, B 异葎草酮 A、B
isoglaucanone 异格洛酮	isohydroxymatairesinol 异羟基马台树脂醇
isoglycycoumarin 异甘草香豆素	isohyperbrasilol B 异巴西金丝桃酚 B
isoglycyrol 异甘草酚	isohyperoside 异金丝桃苷
isogomphrenins Ⅰ～Ⅲ 异千日红苷 (异千日红紫素) Ⅰ～Ⅲ	isohypoignavine 异次惰碱
isogosferol 异阿魏栓翅芹醇 (异栓翅芹醇)	isohypoignavinol 异次惰碱醇
isograndidentatin A 异大齿杨苷 A	isoimperatorin (auraptin) 异欧前胡素 (异欧前胡内酯、异欧芹属素乙、白芷甲素)
isograndifoliol 异大叶鼠尾草醇	isoindigo 异靛蓝
isogravacridonchlorine 异芸香吖啶酮氯	isoindole 异吲哚
isograyanotoxin 异木藜芦毒素	isoindoline 异吲哚啉
isoguaiene 异愈创木烯 (异愈创烯)	isoinophynone 异海棠果酮
isoguanine 异鸟嘌呤	6-isoinosine 6-异肌苷
isoguvacine 异去甲槟榔次碱	isointeriorin 异内南五味子素
isohamnetin-3-*O*-β-robinobioside 异鼠李素-3-*O*-β-刺槐双糖苷	isoinunal 异总状土木香醛
isohanalpinone 异汉山姜过氧萜酮	isoiridin 异野鸢尾苷
isoharmine 异哈尔明碱 (异脱氢骆驼蓬碱)	isoiridogermanal 异德国鸢尾醛
isoharringtonic acid 异粗榧酸	isoiridomyrmecin 异虹臭蚁素 (异阿根廷蚁素)
isoharringtonine 异哈林通碱 (异三尖杉酯碱)	isoivangustin 异狭叶依瓦菊素
isohelenin 异土木香脑	isoivaxillin 异腋生依瓦菊素
isohelenin (isoalantolactone) 异土木香脑 (异阿兰内酯、异土木香内酯)	isojacareubin 异巴西红厚壳素
isohelenol 异堆心菊醇 (异堆心菊素)	isojacareubin-5-glucoside 异巴西红厚壳素-5-葡萄糖苷
isoheleproline 异土木香脯氨酸	isojaponins A～C 日本香茶菜素 A～C
isohemiphloin 异半皮桉苷	isojaslanceoside B 异清香藤苷 B
isohemsleyatine 异瓜叶乌头亭	isojervine 异杰尔文
isoheptacosane 异二十七烷	isojulocrotol 异柔荑巴豆醇
isoheraclenin 异独活内酯	isojusticin 异爵床辛 (异爵床脂素)
isohericerin 异猴头菌碱	isokadsuranin 异南五味子木脂宁
	isokaempferide (kaempferol-3-methyl ether) 异山柰素 (山柰酚-3-甲醚)
	isokaempferide-7-*O*-glucuronide (bracteoside) 异山柰素-7-*O*-葡萄糖醛酸苷 (长苞醛酸苷)

I

isokaempferide-7-*O*-β-D-glucopyranoside　异山柰素 -7-*O*-β-D- 吡喃葡萄糖苷	(−)-isolariciresinol-2α-*O*-β-D-xylopyranoside　(−)- 异落叶松脂素 -2α-*O*-β-D- 吡喃木糖苷
isokaempferol-3-*O*-rhamnopyranoside　异山柰酚 -3-*O*- 吡喃鼠李糖苷	isolariciresinol-2α-*O*-β-D-xyloside　异落叶松脂素 -2α-*O*-β-D- 木糖苷
isokaerophyllin　异香叶芹脂素 (异细叶芹素)	(−)-isolariciresinol-3α-*O*-β-D-glucopyranoside　(−)- 异落叶松脂素 -3α-*O*-β-D- 吡喃葡萄糖苷
isokarounidiol　异栝楼二醇 (异栝楼仁二醇)	(+)-isolariciresinol-3α-*O*-β-D-glucopyranoside　(+)- 异落叶松脂素 -3α-*O*-β-D- 吡喃葡萄糖苷
isokaur-16-en-19-oic acid　异贝壳杉 -16- 烯 -19- 酸	(+)-isolariciresinol-4′-*O*-β-D-glucopyranoside　(+)- 异落叶松脂素 -4′-*O*-β-D- 吡喃葡萄糖苷
isokaurenoic acid methyl ester　异贝壳杉烯酸甲酯	isolariciresinol-4-*O*-β-D-glucopyranoside　异落叶松脂素 -4-*O*-β-D- 吡喃葡萄糖苷
cis-isokhellactone　顺式 - 异阿米芹内酯 (顺式 - 异凯林内酯)	(−)-secoisolariciresinol-4-*O*-β-D-glucopyranoside　(−)- 开环异落叶松脂素 -4-*O*-β-D- 吡喃葡萄糖苷
isokhusenic acid　异枯赛宁酸	secoisolariciresinol-4-*O*-β-D-glucopyranoside　开环异落叶松脂素 -4-*O*-β-D- 吡喃葡萄糖苷
(+)-isoknipholone　(+)- 异火把莲酮	(−)-isolariciresinol-4-*O*-β-D-glucoside　(−)- 异落叶松脂素 -4-*O*-β-D- 葡萄糖苷
isokobusone　异考布松	(−)-isolariciresinol-6-*O*-β-D-glucopyranoside　(−)- 异落叶松脂素 -6-*O*-β-D- 吡喃葡萄糖苷
isokuraramine　异苦参胺 (异苦参胺碱、异苦拉拉碱)	(+)-(8*R*, 7′*S*, 8′*R*)-isolariciresinol-9′-(6-*cis*-*p*-coumaroyl)-*O*-β-D-glucopyranoside　(+)-(8*R*, 7′*S*, 8′*R*)- 异落叶松脂素 -9′-(6- 顺式 - 对香豆酰基)-*O*-β-D- 吡喃葡萄糖苷
isokurarinone　异苦参酮	(+)-(8*R*, 7′*S*, 8′*R*)-isolariciresinol-9′-(6-*trans*-*p*-coumaroyl)-*O*-β-D-glucopyranoside　(+)-(8*R*, 7′*S*, 8′*R*)- 异落叶松脂素 -9′-(6- 反式 - 对香豆酰基)-*O*-β-D- 吡喃葡萄糖苷
3-isokuroyurinidine　3- 异黑百合碱	secoisolariciresinol-9, 9′-acetonide　开环异落叶松脂素 -9, 9′- 缩丙酮
isolactarorufin　异淡红乳菇素	isolariciresinol-9′-*O*-α-L-arabinofuranoside　异落叶松脂素 -9′-*O*-α-L- 呋喃阿拉伯糖苷
isolancifolide　异披针叶黄肉楠内酯	(+)-isolariciresinol-9-*O*-α-L-arabinopyranoside　(+)- 异落叶松脂素 -9-*O*-α-L- 吡喃阿拉伯糖苷
secoisolancifolide　开环异披针叶黄肉楠内酯	(−)-secoisolariciresinol-9-*O*-α-L-arabinopyranoside　(−)- 开环异落叶松脂素 -9-*O*-α-L- 吡喃阿拉伯糖苷
isolappaconitine　异刺乌头碱	(−)-(8*S*, 7′*R*, 8′*S*)-isolariciresinol-9′-*O*-α-L-rhamnoside　(−)-(8*S*, 7′*R*, 8′*S*)- 异落叶松脂素 -9′-*O*-α-L- 鼠李糖苷
isolappaols A ～ C　异牛蒡酚 A ～ C	(+)-(8*R*, 7′*S*, 8′*R*)-isolariciresinol-9′-*O*-β-D-fucopyranoside　(+)-(8*R*, 7′*S*, 8′*R*)- 异落叶松脂素 -9′-*O*-β-D- 吡喃岩藻糖苷
ent-isolariciresinol　对映 - 异落叶松脂素	(−)-isolariciresinol-9′-*O*-β-D-glucopyranoside　(−)- 异落叶松脂素 -9′-*O*-β-D- 吡喃葡萄糖苷
(−)-isolariciresinol　(−)- 异落叶松脂素	(+)-isolariciresinol-9′-*O*-β-D-glucopyranoside　(+)- 异落叶松脂素 -9′-*O*-β-D- 吡喃葡萄糖苷
(+)-isolariciresinol　(+)- 异落叶松脂素 [(+)- 异落叶松树脂醇]	isolariciresinol-9′-*O*-β-D-glucopyranoside　异落叶松脂素 -9′-*O*-β-D- 吡喃葡萄糖苷
isolariciresinol　异落叶松脂素 (异落叶松树脂醇、异落叶松脂醇)	
(−)-secoisolariciresinol　(−)- 开环异落叶松脂素	
(+)-secoisolariciresinol　(+)- 开环异落叶松脂素 [(+)- 开环异落叶松脂酚、(+)- 开环异落叶松脂醇]	
(±)-secoisolariciresinol　(±)- 开环异落叶松脂素	
secoisolariciresinol　开环异落叶松脂素 (开环异落叶松脂醇、开环异落叶松树脂酚)	
secoisolariciresinol diglucoside　亚麻木酚素 (开环异落叶松脂素二葡萄糖苷)	
secoisolariciresinol dimethyl ether　开环异落叶松脂素二甲醚	
secoisolariciresinol dimethyl ether diacetate　开环异落叶松脂素二甲醚二乙酸酯	
isolariciresinol mono-β-D-glucopyranoside　异落叶松脂素 - 单 -β-D- 吡喃葡萄糖苷	
(+)-isolariciresinol-2α-*O*-β-D-glucopyranoside　(+)- 异落叶松脂素 -2α-*O*-β-D- 吡喃葡萄糖苷	

(+)-isolariciresinol-9-*O*-β-D-glucopyranoside (+)- 异落叶松脂素 -9-*O*-β-D- 吡喃葡萄糖苷

isolariciresinol-9-*O*-β-D-glucopyranoside 异落叶松脂素 -9-*O*-β-D- 吡喃葡萄糖苷

3′-secoisolariciresinol-9-*O*-β-D-glucopyranoside 3′- 开环异落叶松脂素 -9-*O*-β-D- 吡喃葡萄糖苷

secoisolariciresinol-9-*O*-β-D-glucopyranoside 开环异落叶松脂素 -9-*O*-β-D- 吡喃葡萄糖苷

(+)-isolariciresinol-9-*O*-β-D-glucoside (+)- 异落叶松脂素 -9-*O*-β-D- 葡萄糖苷

secoisolariciresinol-9′-*O*-β-D-xyloside 开环异落叶松脂素 -9′-*O*-β-D- 木糖苷

isolariciresinol-9-*O*-β-D-xyloside 异落叶松脂素 -9-*O*-β-D- 木糖苷

isolariciresinol-9′-β-D-xylopyranoside 异落叶松脂素 -9′-β-D- 吡喃木糖苷

secoisolariciresinol-di-12-methyl tetradecanoate 开环异落叶松脂素 - 二 -12- 甲基十四酸酯

(–)-secoisolariciresinol-*O*-α-L-rhamnopyranoside (–)- 开环异落叶松脂素 -*O*-α-L- 吡喃鼠李糖苷

(–)-isolaureline (–)- 异月桂碱

isolaureline 异月桂碱

isolauric acid 异月桂酸

isolavandulifolioside 异薰衣草叶苷

isolaxifolin 异疏花鱼藤林素

isolecanoric acid 异红粉苔酸

isolectin 异植物凝集素

isoledene 异杜香烯 (异喇叭烯、异喇叭茶烯)

(–)-isoledene (–)- 异杜香烯 [(–)- 异喇叭烯、(–)- 异喇叭茶烯]

isoleiocarposide 异一枝黄花苷

isolentideusether 异豹皮菇萜醚

isoleoheterin 异益母草灵素

isoleojaponicone A 异益母草酮 A

isoleojaponin 异益母草素

isoleontine 异牡丹草亭

isoleosibirin 异细叶益母草萜

isoleptographiol 异来拓格醇

L-isoleucine L- 异亮氨酸

isoleucine 异亮氨酸

isoleucine betaine 异亮氨酸三甲铵乙内酯

8-isoleucinoxytocin 8- 异亮氨酸催产素

L-isoleucyl-L-valine anhydride L- 异亮氨酰 -L- 缬氨酸酐

isoleurosine 异环氧长春碱

isoleusosine 去羟长春碱

isolichenin 异地衣多糖

isolicoflavonol 异甘草黄酮醇

isoliensinine 异莲心碱

isoligustrosidic acid 异女贞苷酸

isolimocitrol-3-β-D-glucoside 异 -6- 甲氧基柠檬醇 -3-β-D- 葡萄糖苷

isolimonexic acid 异柠檬柰酸

isolimonexic acid methyl ether 异柠檬柰酸甲醚 (异柠檬苦素烯酸甲醚)

isolimonic acid 异柠檬尼酸 (异柠檬内酯酸)

isolimonoic acid 异柠檬诺酸

isolinariins A, B 异柳穿鱼因苷 (异柳穿鱼酰素) A、B

isolincomolide D 异香叶树内酯 D

isolinderalactone 异乌药内酯 (异钓樟内酯)

isolinderanolide E 异钓樟烷内酯 E

isolinderatone 异乌药萜烯黄烷酮

isolinderoxide 异氧化乌药烯

isolindleyin 异莲花掌苷

isoline 肉叶千里光碱

isolineolone 异厚果酮

isolinoleic acid 异亚油酸

isolintetralin 异珠子草四氢萘林

isolipidiol 异利皮珀菊二醇

isoliquiritigenin (isoliquiritogenin) 异甘草苷元 (异光果甘草苷元、异甘草素)

isoliquiritigenin-4′-methyl ester 异甘草苷元 -4′- 甲酯

isoliquiritigenin-4-*O*-glucoside 异甘草苷元 -4-*O*- 葡萄糖苷

isoliquiritin (isoliquiritoside) 异甘草苷 (异光果甘草苷)

isoliquiritin apioside 芹糖异甘草苷

isoliquiritogenin (isoliquiritigenin) 异光果甘草苷元 (异甘草苷元、异甘草素)

isoliquiritoside (isoliquiritin) 异光果甘草苷 (异甘草苷)

isolobelanine (norlobelanine) 异山梗菜酮碱 (去甲山梗菜酮碱)

isolobetyol 异山梗菜炔醇

isolobinanidine 异山梗尼定

isolobinine 异山梗宁
isololiolide 异黑麦草内酯 (异地芰普内酯)
(–)-isololiolide [(–)-isodigiprolactone] (–)- 异黑麦草内酯 [(–)- 异地芰普内酯]
(+)-isololiolide [(+)-isodigiprolactone] (+)- 异黑麦草内酯 [(+)- 异地芰普内酯]
(–)-isolonchocarpin (–)- 异矛果豆素
isolonchocarpin 异合生果素
isolongifolen-5-ol 异长叶烯 -5- 醇
isolongifolen-5-one 异长叶烯 -5- 酮
isolongifolene 异长叶烯
(–)-isolongifolol (–)- 异长叶醇
isolongirabdiol 异长管香茶菜醇
isolongistrobine 异椭果碱
isolophanthins A ～ D 线纹香茶菜辛 A ～ D
isolophirachalcone 异栎树查耳酮
isolugrandoside 异黄花大花毛地黄苷
isolumichrome 异光黄素
isolupalbigenin 异黄羽扇豆苷元
α-D-isolupanine α-D- 异羽扇烷宁 (α-D- 异羽扇豆烷宁)
α-isolupanine α- 异羽扇烷宁 (α- 异羽扇豆烷)
isolupinine 异羽扇豆碱
isolutein 异叶黄素
isolychnose 异剪秋罗糖
isolycopodine 异石松碱
isolysergic acid 异麦角酸
isomacrophylloside 异大叶苷
isomaculosidine 异斑沸林草碱 (异斑点巨盘木定)
isomagnolol 异厚朴酚
isomagnolone 异木兰醌
isomahanimbine 异马汉九里香碱
isomaistemonine 异狭叶百部碱
isomajdine 异蔓长春丁 (异马季定)
isomajodine 异马交定
isomallotochromanol 异梧桐色满醇
isomallotolerin 异野桐灵素
isomallotucin A 异野桐辛 A
isomallotusinin 异野桐西宁
isomaltol-α-D-glucoside 异麦芽酚 -α-D- 葡萄糖苷
isomaltopentaose 异麦芽五糖

isomaltose 异麦芽糖
isomaltotriose 异麦芽三糖
isomalyngamides A, B 异巨大鞘丝藻酰胺 A、B
isomangiferin 异杧果苷 (异芒果苷)
isomangiferolic acid 异杧果醇酸
3-isomangostin 3- 异倒捻子素
isomangostin 异倒捻子素
isomarchantin C 异地钱素 C
isomartinoside 异马蒂罗苷
isomartynoside 异角胡麻苷
isomasticadienonic acid 异乳香二烯酮酸
(+)-isomatrine (+)- 异苦参碱
isomatrine 异苦参碱
isomatsutakeol 异松蕈醇 (异松茸醇)
isomelodienone 异瓜馥木双烯酮
D-isomenthol D- 异薄荷醇
DL-isomenthol DL- 异薄荷醇
isomenthol 异薄荷醇
(+)-isomenthone (+)- 异薄荷酮
isomenthone 异薄荷酮
L-isomenthone L- 异薄荷酮
isomerancin 异米拉素
isomeranzin 异橙皮内酯
isomesityl oxide 异丙烯基丙酮
isomesuol 异铁力木酚
β-isomethyl ionone β- 异甲基紫罗兰酮 (β- 异甲基香堇酮)
isomexoticin 九里香甲素
isomitraphyllic acid 异帽柱木酸
isomitraphyllic acid-(16→1)-β-D-glucopyranosyl ester 异帽柱木酸 -(16 → 1)-β-D- 吡喃葡萄糖酯
7-isomitraphylline (ajmalicine oxindole A) 7- 异帽柱叶碱 (阿吗碱氧化吲哚 A)
isomogroside V 异罗汉果皂苷 V
isomollupentin-7-*O*-β-D-glucopyranoside 异五叶粟米草素 -7-*O*-β-D- 吡喃葡萄糖苷
isomontanolide 异山菊里定
isomorellic acid 异藤黄酸
isomorellin B 异藤黄宁 (异桑藤黄醛、异桑藤黄素) B
isomoschatoline 异麝香皮茶碱

isomotiol 异莫替醇

isomotiol acetate (isofernenol acetate) 异半齿萜醇乙酸酯 (异羊齿萜醇乙酸酯)

isomotiol-3β-acetate 异莫替醇 -3β- 乙酸酯

isomucromatol 异昆明鸡血藤醇 (异木可马妥醇)

(+)-isomucronulatol (+)- 异微凸剑叶莎醇 [(+)- 异尖叶军刀豆酚]

(–)-isomucronulatol (–)- 异微凸剑叶莎醇 [(–)- 异尖叶军刀豆酚]

(3*R*)-(–)-isomucronulatol (3*R*)-(–)- 异微凸剑叶莎醇 [(3*R*)-(–)- 异尖叶军刀豆酚]

isomucronulatol 异微凸剑叶莎醇 (异尖叶军刀豆酚、异短尖剑豆酚)

isomucronulatol-7, 2′-di-*O*-glucopyranoside 异微凸剑叶莎醇 -7, 2′- 二 -*O*- 吡喃葡萄糖苷

isomucronulatol-7, 2′-di-*O*-glucoside 异微凸剑叶莎醇 -7, 2′- 二 -*O*- 葡萄糖苷

isomucronulatol-7-*O*-glucopyranoside 异微凸剑叶莎醇 -7-*O*- 吡喃葡萄糖苷

isomucronulatol-7-*O*-β-glucoside 异微凸剑叶莎醇 -7-*O*-β- 葡萄糖苷

isomucronustyrene 异微凸剑叶莎苏合香烯

isomultiflorenol 异多花白树烯醇 (异多花独尾草烯醇)

isomultiflorenone 异多花白树烯酮

isomultiflorenyl acetate 异多花白树烯醇乙酸酯

isomundulinol 异栓皮豆酚

isomuronic acid 画形茶渍酸

isomurralonginol acetate 异长叶九里香醇乙酸酯

isomurralonginol nicotinate 异长叶九里香醇烟酸酯

isomurranganon senecioate 异长叶九里香内酯醇酮千里光酸酯

isomurrayafoline B 异豆叶九里香碱 B

isomyricadiol 异杨梅二醇

isomyricitrin 异杨梅树皮苷

isomyristicin 异肉豆蔻醚

isonardoperoxide 异甘松过氧化物

isonardosinone 异甘松新酮

isonaringin 异柚皮苷

isonarthogenin 异芒兰皂苷元 (异娜草皂苷元、异纳尔索皂苷元)

isonarthogenin-3-*O*-α-L-rhamnopyranosyl-(1 → 2)-*O*-[α-L-rhamnopyranosyl-(1 → 4)]-*O*-β-D-glucopyranoside 异芒兰皂苷元 -3-*O*-α-L- 吡喃鼠李糖基 -(1 → 2)-*O*-[α-L-吡喃鼠李糖基 -(1 → 4)]-*O*-β-D- 吡喃葡萄糖苷

isonarthogenin-3-*O*-β-D-glucopyranosyl-(1 → 2)-β-D-glucopyranosyl-(1 → 4)-β-D-galactopyranoside 异芒兰皂苷元 -3-*O*-β-D- 吡喃葡萄糖基 -(1 → 2)-β-D- 吡喃葡萄糖基 -(1 → 4)-β-D- 吡喃半乳糖苷

isonectandrins A, B 异甘密树脂素 (异甘密脂素)A、B

isoneoastilbin 异新落新妇苷

isoneobavachalcone 异新补骨脂查耳酮

isoneoclausenamide 异新黄皮内酰胺

isoneomatatabiol 异新木天蓼醇

isoneonepetalactone 异新假荆芥内酯

isoneorautenol 异新劳塔烯酚

isoneotriptophenolide 异雷酚新内酯

isonepetalactone 异假荆芥内酯

isoneriifolin 异黄花夹竹桃次苷乙

isonerolidol 异橙花叔醇

isonicotinic acid 异烟酸

isonishindaside 异蔓荆尼辛苷

isonitramine 异白刺喹啉胺

isonitrarine 异白刺灵碱

isonootkatone (α-vetivone) 异圆柚酮 (异香柏酮、α-岩兰草酮)

isonuatigenin 异纽替皂苷元 (异蒜芥茄皂苷元)

isonuezhenide 异女贞子苷

isonuomioside A 异糯米香苷 A

isoobacunoic acid 异黄柏酮酸 (异奥巴叩酸)

isoobtusadiene 异钝凹顶藻二烯

isoobtusilactones A ～ C 异三桠乌药内酯 A ～ C

isoobtusol 异钝凹顶藻醇

isoochotensine 异黄紫堇碱

3-isooctadecyl-4-hydroxy-α-pyrone 3- 异十八烷基 -4-羟基 -α- 吡喃酮

isooctanol 异辛醇

isookanin 异圆盘豆素 (异奥卡宁)

isookanin-(3′, 7-didyhydroxy-4′-methoxy)-8-*O*-β-D-glucopyranoside 异圆盘豆素 -(3′, 7- 二羟基 -4′- 甲氧基)-8-*O*-β-D- 吡喃葡萄糖苷

(2*R*)-isookanin-3, 4′-dimethyl ether-7-*O*-β-D-glucopyranoside (2*R*)- 异奥卡宁 -3, 4′- 二甲基醚 -7-*O*-β-D- 吡喃葡萄糖苷
(2*S*)-isookanin-3, 4′-dimethyl ether-7-*O*-β-D-glucopyranoside (2*S*)- 异奥卡宁 -3, 4′- 二甲基醚 -7-*O*-β-D- 吡喃葡萄糖苷
(2*R*)-isookanin-3′-methoxy-7-*O*-β-D-glucopyranoside (2*R*)- 异奥卡宁 -3′- 甲氧基 -7-*O*-β-D- 吡喃葡萄糖苷
(2*S*)-isookanin-3′-methoxy-7-*O*-β-D-glucopyranoside (2*S*)- 异奥卡宁 -3′- 甲氧基 -7-*O*-β-D- 吡喃葡萄糖苷
(2*R*)-isookanin-4′-methoxy-7-*O*-β-D-glucopyranoside (2*R*)- 异奥卡宁 -4′- 甲氧基 -7-*O*-β-D- 吡喃葡萄糖苷
(2*S*)-isookanin-4′-methoxy-7-*O*-β-D-glucopyranoside (2*S*)- 异奥卡宁 -4′- 甲氧基 -7-*O*-β-D- 吡喃葡萄糖苷
isookanin-7-*O*-(4″, 6″-diacetyl)-β-D-glucopyranoside 异圆盘豆素 -7-*O*-(4″, 6″- 二乙酰基)-β-D- 吡喃葡萄糖苷
(2*R*)-isookanin-7-*O*-β-D-(2″, 4″, 6″-triacetyl) glucopyranoside (2*R*)- 异奥卡宁 -7-*O*-β-D-(2″, 4″, 6″ - 三乙酰基) 吡喃葡萄糖苷
(2*S*)-isookanin-7-*O*-β-D-(2″, 4″, 6″-triacetyl) glucopyranoside (2*S*)- 异奥卡宁 -7-*O*-β-D-(2″, 4″, 6″ - 三乙酰基) 吡喃葡萄糖苷
isookanin-7-*O*-β-D-(2″, 4″, 6″-triacetyl) glucopyranoside 异圆盘豆素 -7-*O*-β-D-(2″, 4″, 6″- 三乙酰基) 吡喃葡萄糖苷
(2*R*)-isookanin-7-*O*-β-D-glucopyranoside (2*R*)- 异奥卡宁 -7-*O*-β-D- 吡喃葡萄糖苷
(2*S*)-isookanin-7-*O*-β-D-glucopyranoside (2*S*)- 异奥卡宁 -7-*O*-β-D- 吡喃葡萄糖苷
isookanin-7-*O*-β-D-glucopyranoside 异圆盘豆素 -7-*O*-β-D- 吡喃葡萄糖苷
isookanin-7-*O*-β-D-glucoside 异圆盘豆素 -7-*O*-β-D- 葡萄糖苷
isooleanane (friedooleanane) 异齐墩果烷 (型) [无羁齐墩果烷 (型)、弗瑞德齐墩果烷 (型)]
isooleic acid 异油酸
isooleoacteoside 异油类叶升麻苷
isooleuropein 异橄榄苦苷
isoolivil 异橄榄树脂素
isoononin (isoformononetin-4′-glucoside) 异芒柄花苷 (异刺芒柄花素 -4′- 葡萄糖苷)
isoorensine 异腺荚豆碱
isoorientin (homoorientin, luteolin-6-*C*-glucoside) 异荭草素 (高荭草素、异红蓼素、合模荭草素、木犀草素 -6-*C*- 葡萄糖苷)
isoorientin-2″-*O*-α-L-rhamnoside 异荭草素 -2″-*O*-α-L- 鼠李糖苷
isoorientin-2″-glucoside 异荭草素 -2″- 葡萄糖苷
isoorientin-2″-xyloside 异荭草素 -2″- 木糖苷
isoorientin-3″-*O*-glucopyranoside 异荭草素 -3″-*O*- 吡喃葡萄糖苷
isoorientin-4″-*O*-β-D-xylopyranoside 异荭草素 -4″-*O*-β-D- 吡喃木糖苷
isoorientin-6″-*O*-caffeate 异荭草素 -6″-*O*- 咖啡酸酯
isoorientin-7, 3′-dimethyl ether 异荭草素 -7, 3′- 二甲醚
isoorientin-7-*O*-α-L-rhamnopyranoside 异荭草素 -7-*O*-α-L- 吡喃鼠李糖苷
isoorientin-7-*O*-β-D-glucoside 异荭草素 -7-*O*-β-D- 葡萄糖苷
isoorientin-7-rutinoside 异荭草素 -7- 芸香糖苷
isoovatodiolide 异广防风二内酯
isooxoflaccidin 异氧代林荫银莲素
isooxoflavidinin 异氧代黄菲灵 (异氧代淡黄贝母兰宁)
isooxymaistemonine 异氧代狭叶百部碱
isooxypeucedanin (isooxypeucedanine) 异氧化前胡素 (异氧化前胡内酯)
isopachydictyol A 异厚网藻醇
isopaeoniflorin 异芍药苷
isopaeonol 异丹皮酚
isopaeonol 异牡丹酚
isopalmitic acid 异棕榈酸
isoparguerol 异帕尔瓜醇
isoparguerol-16-acetate 异帕尔瓜醇 -16- 乙酸酯
isoparguerol-7, 16-diacetate 异帕尔瓜醇 -7, 16- 二乙酸酯
isoparvifuran 异小花黄檀呋喃
isopatrinene 异败酱烯
isopatriscabrol 异黄花败酱醇 (异糙叶败酱醇)
isopatriscabrosides Ⅰ, Ⅱ 异糙叶败酱苷Ⅰ、Ⅱ
isopaucatalinone B 异毛泡桐灵酮 B
isopaulitin 异库曼豚草素
isopaulownin 异泡桐素
isopeganidine 异骆驼蓬定碱
isopelletierine 异石榴皮碱
isopenniclavine 异狼尾草麦角碱
isopentadecanoic acid 异十五酸
isopentane 异戊烷

isopentanol (isoamyl alcohol)	异戊醇
5-(4-*O*-isopentanoylbut-1-ynyl)-2, 2′-bithiophene	5-(4-*O*- 异戊酰丁 -1- 炔基) 联噻吩
2-isopentanyl-4-methyl cyclopenta-1, 3-dione	2- 异戊醇基 -4- 甲基 -1, 3- 环戊二酮
isopentenoic acid	异戊烯酸
isopentenyl adenosine	异戊烯腺苷
N-isopentenyl dendrobinium	*N*- 异戊烯基石斛季铵碱
N-isopentenyl dendroxinium	*N*- 异戊烯基石斛醚季铵碱
isopentenyl dimethyl propyl ester	异戊烯二甲基丙酯
O-isopentenyl halfordinol	*O*- 异戊烯基哈佛地亚酚 (*O*- 异戊烯基哈氏芸香酚)
8-isopentenyl kaempferol	8- 异丙烯基山柰酚
8-isopentenyl limettin	8- 异戊烯基柠檬油素 (8- 异戊烯梨莓素)
N-isopentenyl naringenin	*N*- 异戊烯基柚皮素
21-isopentenyl paxilline	21- 异戊烯基蕈青霉碱
6-*C*-isopentenyl pinocembrin	6-*C*- 异戊烯基瑞士五针松素
isopentenyl putrescine	异戊烯基腐肉胺
3-isopentenyl umbelliferone	3- 异戊烯基伞形花内酯
8-(2-isopentenyl)-5, 7, 3′, 4′-tetrahydroxyflavone	8-(2- 异戊烯基)-5, 7, 3′, 4′- 四羟基黄酮
8-(3-isopentenyl)-5, 7, 3′, 4′-tetrahydroxyflavone	8-(3- 异戊烯基)-5, 7, 3′, 4′- 四羟基黄酮
6-isopentenyl-3′-*O*-methyl taxifolin	6- 异戊烯基 -3′-*O*- 甲基花旗松素
N-isopentenyl-6-hydroxydendroxinium	*N*- 异戊烯基 -6- 羟基石斛醚季铵碱
3-isopentenyl-*cis*-caffeate	3- 异戊烯 - 顺式 - 咖啡酸酯
7-isopentenyloxy-8-isopentenyl coumarin	7- 异戊烯氧基 -8- 异戊烯基香豆素
7-isopentenyloxy-8-methoxycoumarin	7- 异戊烯氧基 -8- 甲氧基香豆素
6-isopentenyloxyisobergapten	6- 异戊烯氧基异佛手柑内酯 (6- 异戊烯氧基异香柑内酯)
7-isopentenyloxy-γ-fagarine	7- 异戊烯氧基 -γ- 崖椒碱
3-isopentenyl-*trans*-caffeate	3- 异戊烯反式咖啡酸酯
isopentyl acetate	乙酸异戊酯
isopentyl cyclohexene	异戊基环己烯
isopentyl glucosinolate	异戊烷基芥子油苷
isopentyl mercaptan	异戊基硫醇
isopentyl-*O*-β-D-glucopyranoside	异戊基 -*O*-β-D- 吡喃葡萄糖苷
isoperoxisomicine A_1	异过氧物酶素 A_1
isopetasin	异蜂斗菜酯 (异蜂斗菜素)
isopetasoside	异蜂斗菜苷
isopeucenidin	异前胡尼定
isophellodenol C	异黄檗醇 C
isophloidicarpin	异胀果芹素
isophorone	异佛尔酮
isophorone oxide	氧化异佛尔酮
isophorone ramification	异佛尔酮衍生物
isophosphindole	异磷杂茚
isophosphinnoline	异磷杂萘
isophrymarol acetate	异透骨草洛醇乙酸酯
isophthalic acid (*m*-phthalic acid)	异酞酸 (间苯二甲酸)
isophysalins A, B	异酸浆苦素 A、B
isophytol	异植醇 (异植物醇、异叶绿醇)
isophytyl acetate	乙酸异植醇酯
isopichierenyl acetate	异毛连菜萜烯醇乙酸酯
2′-isopicrasin A	2′- 异苦树素 A
isopicropodophyllone	异鬼臼苦素酮
isopilocarpine	异毛果芸香碱
isopilocarpine nitrate	硝化异毛果芸香碱
(+)-isopilosine (carpiline, carpidine)	(+)- 异毛果芸香素 (毛果芸香新碱)
3, 4-secoisopimar-4 (18), 7, 15-trien-3-oic acid	3, 4- 开环异海松 -4 (18), 7, 15- 三烯 -3- 酸
ent-isopimar-9 (11), 15-dien-19-ol	对映 - 异海松 -9 (11), 15- 二烯 -19- 醇
isopimara-19-oic acid methyl ester	异海松 -19- 酸甲酯
isopimara-19-ol	异海松 -19- 醇
isopimara-7, 15-diene	异海松 -7, 15- 二烯
isopimara-7-en-18-oic acid	异海松 -7- 烯 -18- 酸
isopimara-9 (11), 15-dien-19-ol-3-one	异海松 -9 (11), 15- 二烯 -19- 醇 -3- 酮
isopimara-9 (11), 15-dien-3β, 19-diol	异海松 -9 (11), 15- 二烯 -3β, 19- 二醇
8 (14), 15-isopimaradien-3β, 19-diol	8 (14), 15- 异右松脂烷二烯 -3β, 19- 二醇
15-isopimaraen-3β, 8β-diol	3β, 8β- 二羟基 -15- 异右松脂烷烯

8 (9), 15-isopimaradien-3β-ol 8 (9), 15- 异右松脂烷二烯 -3β- 醇
ent-isopimarane 对映 - 异海松烷
isopimarane 异海松烷 (异右松脂烷)
8, 15-isopimaric acid 8, 15- 异海松酸
isopimaric acid 异海松酸
isopimpinellin (isopimpinelline) 异茴芹素 (异茴芹香豆素、异茴芹内酯)
isopinelloside 异半夏苷
isopinfaenoic acid 异红毛悬钩子酸
isopinfaenoic acid-28-*O*-β-D-glucopyranosyl ester 异红毛悬钩子酸 -28-*O*-β-D- 吡喃葡萄糖酯
(–)-isopinocampheol (–)- 异松莰醇
(+)-isopinocampheol (+)- 异松莰醇
isopinocamphone 异松樟酮 (异莰莰酮、异松莰酮)
isopinocarveol 异松香芹醇
isopinosylvin A 异赤松素 A
isopiperitenone 异辣薄荷烯酮
isopiptanthine 异黄花木碱
isopiscerythrone 异牙买加毒鱼豆酮
isoplantamajoside 异大车前苷
isoplatanin 异悬铃木宁
isoplatycarpanetin 异翅荚香槐亭 (异香槐种异黄酮)
isoplatycarpanetin glucoside 异香槐种异黄酮葡萄糖苷
isoplatydesmine 异普拉得斯碱
isoplumbagin 异白花丹素
isoplumericin 异鸡蛋花素
8-isoplumieride 8- 异鸡蛋花苷
isopolygodial (isotadeonal) 异水蓼二醛 (异蓼二醛)
isopolygonal 异水蓼醇醛
isoponcimarin 异枸橘香豆素
isopongaglabol 异光水黄皮酚
isopoteropodin (uncarine E, isopteropodine) 异坡绕定 (异翅果定碱、恩卡林碱 E、异翅柄钩藤碱)
isopraeroside Ⅳ 异白花前胡苷 Ⅳ
isopreleoheterin 异前益母草灵素
isoprene 异戊二烯
isoprene polymer 异戊二烯聚合体
3′-isoprenyl-2′, 4-dihydroxy-4′, 6′-dimethoxychalcone 3′- 异戊二烯基 -2′, 4- 二羟基 -4′, 6′- 二甲氧基查耳酮
2, 8-isoprenyl-3, 7, 4′-trihydroxy-5-methoxyflavone 2, 8- 异戊二烯基 -3, 7, 4′- 三羟基 -5- 甲氧基黄酮
2-isoprenyl-5-isopropyl phenol-4-*O*-β-D-xylopyranoside 2- 异戊二烯基 -5- 异丙基苯酚 -4-*O*-β-D- 吡喃木糖苷
isoprocurcumenol 异原莪术烯醇
isopropanol 异丙醇
25ξ-isopropenyl cholest-5 (6)-en-3-*O*-β-D-glucopyranoside 25ξ- 异丙烯基胆甾 -5 (6)- 烯 -3-*O*-β-D- 吡喃葡萄糖苷
2-isopropenyl naphtho[2, 3-*b*]furan-4, 9-quinone 2- 异丙烯基萘并 [2, 3-*b*] 呋喃 -4, 9- 醌
3-isopropenyl-1-cyclooctene 3- 异丙烯基 -1- 环辛烯
(5*R*, 6*R*, 7a*S*)-5-isopropenyl-3, 6-dimethyl-6-vinyl-5, 6, 7, 7α-tetrahydro-4*H*-benzofuran-2-one (5*R*, 6*R*, 7a*S*)-5- 异丙烯基 -3, 6- 二甲基 -6- 乙烯基 -5, 6, 7, 7α- 四氢 -4*H*- 苯并呋喃 -2- 酮
(5*R*, 6*R*, 7a*R*)-5-isopropenyl-3, 6-dimethyl-6-vinyl-5, 6, 7, 7α-tetrahydro-4*H*-benzofuran-2-one (5*R*, 6*R*, 7a*R*)-5- 异丙烯基 -3, 6- 二甲基 -6- 乙烯基 -5, 6, 7, 7α- 四氢 -4*H*- 苯并呋喃 -2- 酮
2-isopropenyl-5-methyl hex-*trans*-3, 5-dien-1-ol 2- 异丙烯基 -5- 甲基己 - 反式 -3, 5- 二烯 -1- 醇
3-isopropenyl-6-oxoheptanoic acid 3- 异丙烯基 -6- 氧亚基庚酸
2-isopropenyl-8, 10-dimethyl bicyclo[4.4.0]decan-1-one 2- 异丙烯基 -8, 10- 二甲基双环 [4.4.0] 癸 -1- 酮
2-isopropenyl-9-methoxy-1, 8-dioxa-dicyclopenta[*b.g*] naphthalene-4, 10-dione 2- 异戊烯基 -9- 甲氧基 -1, 8- 二氧杂双环戊 [*b.g*] 萘 -4, 10- 二酮
3-isopropenylbut-l, 2, 4-triol 3- 异丙烯基丁 -l, 2, 4- 三醇
(2*E*, 4*E*, 8*Z*, 10*E*, 12*E*)-1′-isopropenyl-*N*-(2′-isobutenyl)-2, 4, 8, 10, 12-tetradecapentaenamide (dehydro-γ-sanshool) (2*E*, 4*E*, 8*Z*, 10*E*, 12*E*)-1′- 异丙烯基 -*N*-(2′- 异丁烯基)-2, 4, 8, 10, 12- 十四碳五烯酰胺 (脱氢 -γ- 山椒素)
isopropoxyethanol 异丙氧基乙醇
6-isoproppyl-*m*-cresol (3-*p*-cymenol, thymol) 6- 异丙基间甲酚 (百里酚、百里香酚、麝香草脑、3- 对伞花酚、麝香草酚)
isopropyl acetate 异丙醇乙酸酯
isopropyl allyl disulfide 异丙基烯丙基二硫化物
isopropyl amine 异丙基胺
isopropyl apioglucoside 异丙基芹糖葡萄糖苷
4-isopropyl benzaldehyde (*p*-isopropyl benzaldehyde, cumaldehyde, cuminal, cuminaldehyde) 对异丙基苯甲醛 (孜然芹醛、枯醛、枯茗醛)

o-isopropyl benzene　邻异丙基苯
isopropyl benzene (1-methyl ethyl benzene, cumene)　异丙苯 (1- 甲乙基苯、枯烯)
p-isopropyl benzoic acid　对异丙基苯甲酸
p-isopropyl benzyl alcohol　对异丙基苯甲醇
3-isopropyl catechol　3- 异丙基邻苯二酚 (3- 异丙基儿茶酚)
cis-8-isopropyl dicyclo[4.3.0]phenanthrene-3-ene　顺式 -8- 异丙基二环 [4.3.0] 菲 3- 烯
isopropyl gallate　没食子酸异丙酯
isopropyl glycidyl ether　异丙基甘油醚
2-isopropyl hydroquinone　2- 异丙基氢醌
isopropyl isothiocyanate　异硫氰酸异丙酯
2-isopropyl malic acid　2- 异丙基苹果酸
isopropyl palmitate　棕榈酸异丙酯
p-isopropyl phenol　对异丙基苯酚
3-isopropyl pyrrolopiperazine-2, 5-dione　3- 异丙基吡咯并哌嗪 -2, 5- 二酮
isopropyl toluene (cymene, cymol)　异丙基甲苯 (聚伞花素 、伞花烃、孜然芹烃、伞形花素)
p-isopropyl toluene (dolcymene, *p*-cymol, *p*-cymene)　对异丙基甲苯 (对伞花烃、对聚伞花素、对伞形花素、对孜然芹烃、百里香素)
o-isopropyl toluene (*o*-cymene)　*o*- 异丙基甲苯 (邻孜然芹烃、邻聚伞花素)
4-isopropyl tropolone　4- 异丙基卓酚酮
1-[(*E*)-8-isopropyl-1, 5-dimethyl nona-4, 8-dienyl]-4-methyl-2, 3-dioxabicyclo[2.2.2]oct-5-ene　1-[(*E*)-8- 异丙基 -1, 5- 二甲基 -4, 8- 壬二烯基]-4- 甲基 -2, 3- 二氧杂双环 [2.2.2]-5- 辛烯
3-isopropyl-1, 6-dimethoxy-5-methyl naphthalen-7-ol　3- 异丙基 -1, 6- 二甲氧基 -5- 甲基萘 -7- 醇
4-isopropyl-1, 6-dimethyl naphthalene (cadalin, cadalene)　4- 异丙基 -1, 6- 二甲萘 (卡达烯、杜松萘)
4-isopropyl-1, 6-dimethyl-1, 2, 3, 4, 4α, 7, 8, 8α-octahydro-1-naphthol　4- 异丙基 -1, 6- 二甲基 -1, 2, 3, 4, 4α, 7, 8, 8α- 八氢 -1- 萘酚
4-isopropyl-1-methyl-4-cyclohexen-1, 2, 3-triol　4- 异丙基 -1- 甲基 -4- 环已烯 -1, 2, 3- 三醇
2-isopropyl-1-octene　2- 异丙基 -1- 辛烯
10-isopropyl-2, 2, 5-trimethyl-2, 2α, 3, 4-tetrahydrophenaleno[1, 9-*c*]furan　10- 异丙基 -2, 2, 5- 三甲基 -2, 2α, 3, 4- 四氢苯基烯醇 [1, 9-*c*] 呋喃
10-isopropyl-2, 2, 6-trimethyl-2, 3, 4, 5-tetrahydronaphtho[1, 8-*bc*]oxocine-11-ol　10- 异丙基 -2, 2, 6- 三甲基 -2, 3, 4, 5- 四氢萘 [1, 8-*bc*] 氧杂环 -11- 醇
10-isopropyl-2, 2, 6-trimethyl-2, 3, 4, 5-tetrahydronaphtho[1, 8-*bc*]oxocine-5, 11-diol　10- 异丙基 -2, 2, 6- 三甲基 -2, 3, 4, 5- 四氢萘 [1, 8-*bc*] 氧杂环 -5, 11- 二醇
5-isopropyl-2-cresol　5- 异丙基 -2- 甲苯酚
1-isopropyl-2-methyl benzene　1- 异丙基 -2- 甲基苯
5-isopropyl-2-methyl cyclopentene carboxylic acid methyl ester　5- 异丙基 -2- 甲基环戊烯甲酸甲酯
4-isopropyl-2-toluene　4- 异丙基 - 2- 甲苯
4-isopropyl-4, 7-dimethyl-1, 2, 3, 5, 6, 8a-hexahydronaphthalene　4- 异丙基 -4, 7- 二甲基 -1, 2, 3, 5, 6, 8a- 六氢萘
3-isopropyl-4-methyl dec-1-en-4-ol　3- 异丙基 -4- 甲基癸 -1- 烯 -4- 醇
3-isopropyl-4-methyl-3-penten-1-yne　3- 异丙基 -4- 甲基 -3- 戊烯 -1- 炔
6-isopropyl-4-methyl-7, 8-dihydro-6*H*-naphtho[1, 8-*bc*] furan　6- 异丙基 -4- 甲基 -7, 8- 二氢 -6*H*- 萘 [1, 8-*bc*] 呋喃
2-isopropyl-5-methyl anisole (2-isopropyl-5-methyl benzyl methyl ether)　2- 异丙基 -5- 甲基茴香醚 (2- 异丙基 -5- 甲基苄甲醚)
2-isopropyl-5-methyl benzyl methyl ether (2-isopropyl-5-methyl anisole)　2- 异丙基 -5- 甲基苄甲醚 (2- 异丙基 -5- 甲基茴香醚)
2-isopropyl-5-methyl cyclohexanone　2- 异丙基 -5- 甲基环己酮
2-isopropyl-5-methyl-9-methylene-bicyclo[4.4.0]dec-1-ene　2- 异丙基 -5- 甲基 -9- 亚甲基二环 [4.4.0] 癸 -1- 烯
2-isopropyl-5-methyl-*p*-hydroquinone-4-*O*-β-D-xylopyranoside　2- 异丙基 -5- 甲基对氢醌 -4-*O*-β-D- 吡喃木糖苷
2-isopropyl-5-oxohexanoic acid　2- 异丙基 -5- 氧亚基己酸
2′-isopropyl-5-β-D-galactopyranosyl-7, 8-furocoumarin　2′- 异丙基 -5-β-D- 吡喃半乳糖基 -7, 8- 呋喃香豆素
3-isopropyl-6-isobutyl-2, 5-piperazinedione (L-valyl-L-leucine anhydride)　3- 异丙基 -6- 异丁基 -2, 5- 哌嗪二酮 (L- 缬氨酰 -L- 亮氨酸酐)
3-isopropyl-6-methyl-2, 5-piperazinedione　3- 异丙基 -6- 甲基 -2, 5- 二酮哌嗪

3-isopropyl-6-methyl-2, 5-piperazinedione (L-valyl-L-alanine anhydride) 3- 异丙基 -6- 甲基 -2, 5- 哌嗪二酮 (L- 缬氨酰 -L- 丙氨酸酐)

(*E*)-9-isopropyl-6-methyl-5, 9-decadien-2-one (*E*)-9-异丙基 -6- 甲基 -5, 9- 癸二烯 -2- 酮

3-isopropyl-6-methyl-7-oxabicyclo[4.1.0]hept-2-one 3-异丙基 -6- 甲基 -7- 氧杂双环 [4.1.0] 庚 -2- 酮

(*E*)-3-isopropyl-6-oxo-2-heptenal (*E*)-3- 异丙基 -6- 氧亚基 -2- 庚烯醛

3-isopropyl-6-tertbutyl-2, 5-piperazinedione 3- 异丙基 -6- 叔丁基 -2, 5- 二酮哌嗪

2-isopropyl-7-methyl furo[3, 2-*h*]isoquinolin-3-one 2-异丙基 -7- 甲基呋喃并 [3, 2-*h*] 异喹啉 -3- 酮

2-isopropyl-8-dimethyl-octahydronaphthalene 2- 异丙基 -8- 二甲基八氢萘

2-isopropyl-8-methyl phenanthrene-3, 4-dione 2- 异丙基 -8- 甲基菲醌 -3, 4- 二酮

2-isopropyl-8-methyl-3, 4-phenanthraquinone 2- 异丙基 -8- 甲基 -3, 4- 苯基蒽醌

isopropylidene acetone (mesityl oxide) 异亚丙基丙酮

2, 3-isopropylidene cyasterone 2, 3- 异亚丙基杯苋甾酮

isopropylidene cyclohexane 异亚丙基环己烷

2, 3-isopropylidene isocyasterone 2, 3- 异亚丙基异杯苋甾酮

isopropylidene kirenol 异亚丙基奇任醇

1′, 2′-*O*-isopropylidene murrangatin 1′, 2′-*O*- 异亚丙基长叶九里香亭

3-*O*-23-*O*-isopropylidene rotundic acid 3-*O*-23-*O*- 异亚丙基救必应酸

isopropylidene sedoheptlosan 异丙叉景天庚酮糖酐

3, 4-*O*-isopropylidene shikimic acid 3, 4-*O*- 异亚丙基莽草酸

3, 19-isopropylidene-14-deoxy-*ent*-labd-8 (17), 13-dien-16, 15-olide 3, 19- 异亚丙基 -14- 脱氧 - 对映 - 半日花 -8 (17), 13- 二烯 -16, 15- 内酯

2, 3-isopropylidene-1-*O*-*p*-coumaroyl glycerol 2, 3- 异亚丙基 -1-*O*- 对香豆酰丙三醇

1-isopropylidene-2, 4-dimethyl semicarbazide 1- 异丙亚基 -2, 4- 二甲基氨基脲

1-isopropylidene-4-methylene-7-methyl-1, 2, 3, 4, 4a, 5, 6, 8a-octahydronaphthalene 1- 异亚丙基 -4- 亚甲基 -7- 甲基 -1, 2, 3, 4, 4a, 5, 6, 8a- 八氢萘

2-isopropylidene-7-methylfuro[3, 2-*h*]isoquinolin-3-one 2- 异亚丙基 -7- 甲基呋喃并 [3, 2-*h*] 异喹啉 -3- 酮

1, 2-isopropylidene-D-xylofuranose 1, 2- 异亚丙基 -D-呋喃木糖

4-(isopropylidenehydrazono) cyclohex-2, 5-dien-1-carboxylic acid 4-(异丙亚基腙基) 环己 -2, 5- 二烯 -1- 甲酸

1, 2-isopropylidene-*O*-α-D-glucofuranose 1, 2- 异丙叉基 -*O*-α-D- 呋喃葡萄糖

1, 2-*O*-isopropylidene-*O*-β-D-fructopyranoside 1, 2-*O*-异丙亚基 -*O*-β-D- 吡喃果糖苷

2, 3-*O*-isopropylidenyl euscaphic acid 2, 3-*O*- 异丙叉蔷薇酸

2, 3-*O*-isopropylidenyl-2α, 3α, 19α-trihydroxyurs-12-en-28-oic acid 2, 3-*O*- 异丙叉基 -2α, 3α, 19α- 三羟基熊果 -12- 烯 -28- 酸

2-isopropyloxyethane 2- 异丙基氧化乙烷

3-isopropyl-pyrrolo[1, 2-a]piperazine-2, 5-dione (L-prolyl-L-valine anhydride) 3- 异丙基吡咯并 [1, 2-a]2, 5- 二酮哌嗪 (L- 脯氨酰 -L- 缬氨酸酐)

isopropyl-β-D-apiofuranosyl-(1 → 6)-β-D-glucopyranoside 异丙基 -β-D- 呋喃芹糖基 -(1 → 6)-β-D- 吡喃葡萄糖苷

isopropyl-β-D-glucopyranoside 异丙基 -β-D- 吡喃葡萄糖苷

isoprostephabyssine 异原阿比西尼亚千金藤碱

isoprotostemonine 异原百部碱

isoprotoverine 异原藜芦因

isopseudolarifuroic acids A, B 异金钱松呋喃酸 A、B

isopseudolaritone A 异土荆皮酮 A

isopseudoreserpine 异伪利血平

isopsoralen (angelicin) 异补骨脂素 (白芷素、当归素)

isopsoralenoside 异补骨脂苷

isopsoralidin 异补骨脂定

isopsychotridine C 异九节木碱 C

isoptelefoline 异榆橘林碱

isoptelefolonium perchlorate 异榆橘季铵碱高氯酸盐

isopteleprenine 异榆橘异戊烯碱

(5*R*, 7*R*, 10*S*)-isopterocarpolone-11-*O*-β-D-apiofuranosyl-(1→6)-β-D-glucopyranoside (5*R*, 7*R*, 10*S*)- 异紫檀酮 -11-*O*-β-D- 呋喃芹糖基 -(1 → 6)-β-D- 吡喃葡萄糖苷

(5*R*, 7*R*, 10*S*)-isopterocarpolone-β-D-glucopyranoside (5*R*, 7*R*, 10*S*)- 异紫檀酮 -β-D- 吡喃葡萄糖苷

isopterofuran 异紫檀呋喃

isopteropodic acid 异翅柄钩藤酸

isopteropodine (uncarine E, isopoteropodin) 异翅柄钩藤碱 (异翅果定碱、恩卡林碱 E、异坡绕定)	isoreserpiline-ψ-indoxyl 异利血平灵 -ψ- 吲哚酚
isopterosides C, D 异蕨苷 C、D	isoreserpinine 异利血平宁
(–)-isopulegol (–)- 异胡薄荷醇 [(–)- 异蒲勒醇、(–)- 异唇萼薄荷醇]	isoretrohoustine 异逆熊耳草碱
isopulegol 异胡薄荷醇 (异唇萼薄荷醇、异长叶薄荷醇)	D-isoretronecanol (lindelofidine) D- 异倒千里光裂醇 (长柱琉璃草定)
isopulegol acetate 异胡薄荷醇乙酸酯	isorhamnetin (isorhamnetol, quercetin-3′-methyl ether) 异鼠李素 (异鼠李黄素、槲皮素 -3′- 甲醚)
cis-isopulegone 顺式 - 异唇萼薄荷酮	isorhamnetin rhamnogalactoside 异鼠李素鼠李半乳糖苷
isopulegone 异胡薄荷酮 (异唇萼薄荷酮)	isorhamnetin sulphate 异鼠李素硫酸酯
isopyroine 人字果碱	isorhamnetin-2^G-rhamnosyl rutinoside 异鼠李素 -2^G- 鼠李糖基芸香糖苷
isoquercetin 异槲皮素	isorhamnetin-3-(2, 6-dirhamnopyranosyl galactopyranoside) 异鼠李素 -3-(2, 6- 二吡喃鼠李糖基吡喃半乳糖苷)
isoquercitrin (isoquercitroside, quercetin-3-*O*-glucoside) 异槲皮苷 (槲皮素 -3-*O*- 葡萄糖苷)	isorhamnetin-3, 4′-di-*O*-β-D-glucoside 异鼠李素 -3, 4′- 二 -*O*-β-D- 葡萄糖苷
isoquercitrin-3-*O*-β-D-glucoside 异槲皮苷 -3-*O*-β-D- 葡萄糖苷	isorhamnetin-3, 7-di-*O*-β-D-glucopyranoside 异鼠李素 -3, 7- 二 -*O*-β-D- 吡喃葡萄糖苷
isoquercitrin-6′-*O*-acetate 异槲皮苷 -6′-*O*- 乙酸酯	isorhamnetin-3, 7-di-*O*-β-D-glucoside 异鼠李素 -3, 7- 二 -*O*-β-D- 葡萄糖苷
isoquercitrin-6″-*O*-malonate 异槲皮苷 -6″-*O*- 丙二酸酯	isorhamnetin-3, 7-disulphate 异鼠李素 -3, 7- 二硫酸酯
isoquercitroside (isoquercitrin, quercetin-3-*O*-glucoside) 异槲皮苷 (槲皮素 -3-*O*- 葡萄糖苷)	isorhamnetin-3-arabinoglucoside 异鼠李素 -3- 阿拉伯糖基葡萄糖苷
isoquinocycline 异醌环素	isorhamnetin-3-arabinoside-7-rhamnoside 异鼠李素 -3- 阿拉伯糖苷 -7- 鼠李糖苷
isoquinoline 异喹啉	isorhamnetin-3-galactodirhamnoside 异鼠李素 -3- 半乳糖二鼠李糖苷
7-isoquinolinol 7- 异喹啉醇	isorhamnetin-3-gentiobioside 异鼠李素 -3- 龙胆二糖苷
isorabaichromone 异拉巴依芦荟色原酮	isorhamnetin-3-gentiotrioside 异鼠李素 -3- 龙胆三糖苷
isoracemosol A 异玉蕊醇 A	isorhamnetin-3-gentiotrioside-7-glucoside 异鼠李素 -3- 龙胆三糖苷 -7- 葡萄糖苷
isoraifolin 异瑞福灵	isorhamnetin-3-glucoside-7-rhamnoside 异鼠李素 -3- 葡萄糖苷 -7- 鼠李糖苷
isoramanone 异热马酮	isorhamnetin-3-*O*-(2″, 6″-α-L-dirhamnopyranosyl)-β-D-glucoside 异鼠李素 -3-*O*-(2″, 6″-α-L- 二吡喃鼠李糖基)-β-D- 葡萄糖苷
isorannescine 异茹内辛	isorhamnetin-3-*O*-(2-*O*-β-D-glucopyranosyl)-β-D-galactopyranoside-7-*O*-β-D-glucopyranoside 异鼠李素 -3-*O*-(2-*O*-β-D- 吡喃葡萄糖基)-β-D- 吡喃半乳糖苷 -7-*O*-β-D- 吡喃葡萄糖苷
isoranunculin 异毛茛苷	isorhamnetin-3-*O*-(2-*O*-β-xylopyranoside)-6-*O*-α-rhamnopyranosyl-β-glucopyranoside 异鼠李素 -3-*O*-(2-*O*-β- 吡喃木糖苷)-6-*O*-α- 吡喃鼠李糖基 -β- 吡喃葡萄糖苷
isoranunculinin 异毛茛苷元	isorhamnetin-3-*O*-(2′-α-L-rhamnopyranosyl) rutinoside 异鼠李素 -3-*O*-(2′-α-L- 吡喃鼠李糖基) 芸香糖苷
isoranunculinin 异毛茛宁	
isorauhimbine (3-epi-α-yohimbine) 异柯楠醇碱 (3- 表 -α- 育亨宾)	
isorecedensic acid 异隐居红厚壳酸	
isorecedensolide 异胡桐内酯	
isorehmannioside 异地黄苷	
isoreineckiagenin 异吉祥草皂苷元	
isorengyol 异连翘环己醇	
isorengyol-8-*O*-β-D-glucopyranoside 异连翘环己醇 -8-*O*-β-D- 吡喃葡萄糖苷	
isoreptanthrin 异伏生石豆兰菲	
isoreserpiline 异利血平灵	

isorhamnetin-3-*O*-(2′-α-L-rhamnosyl)-α-L-rhamnosyl-(1→6)-β-D-glucopyranoside 异鼠李素-3-*O*-(2′-α-L-鼠李糖基)-α-L-鼠李糖基-(1→6)-β-D-吡喃葡萄糖苷	isorhamnetin-3-*O*-α-L-rhamnopyranosyl-(1→2)-*O*-[α-L-rhamnopyranosyl-(1→6)]-β-D-glucopyranoside 异鼠李素-3-*O*-α-L-吡喃鼠李糖基-(1→2)-*O*-[α-L-吡喃鼠李糖基-(1→6)]-β-D-吡喃葡萄糖苷
isorhamnetin-3-*O*-(6″-*O*-α-L-rhamnopyransoyl)-β-D-glucopyranoside 异鼠李素-3-*O*-(6″-*O*-α-L-吡喃鼠李糖基)-β-D-吡喃葡萄糖苷	isorhamnetin-3-*O*-α-L-rhamnopyranosyl-(1→2)-β-D-glucopyranoside 异鼠李素-3-*O*-α-L-吡喃鼠李糖基-(1→2)-β-D-吡喃葡萄糖苷
isorhamnetin-3-*O*-(6-*O*-α-L-rhamnosyl)-β-D-glucoside 异鼠李素-3-*O*-(6-*O*-α-L-鼠李糖基)-β-D-葡萄糖苷	isorhamnetin-3-*O*-α-L-rhamnopyranosyl-(1→6)-α-D-lyxopyranosyl-(1→2)-β-D-glucopyranoside 异鼠李素-3-*O*-α-L-吡喃鼠李糖基-(1→6)-α-D-吡喃来苏糖基-(1→2)-β-D-吡喃葡萄糖苷
isorhamnetin-3-*O*-[6″-*O*-(*E*)-caffeoyl]-β-D-galactopyranoside 异鼠李素-3-*O*-[6″-*O*-(*E*)-咖啡酰基]-β-D-吡喃半乳糖苷	isorhamnetin-3-*O*-α-L-rhamnoside 异鼠李素-3-*O*-α-L-鼠李糖苷
isorhamnetin-3-*O*-[α-L-rhamnopyranosyl-(1→4)-α-L-rhamnopyranosyl-(1→6)-β-D-glucopyranoside] 异鼠李素-3-*O*-[α-L-吡喃鼠李糖基-(1→4)-α-L-吡喃鼠李糖基-(1→6)-β-D-吡喃葡萄糖苷]	isorhamnetin-3-*O*-α-L-rhamnosyl-(1→2)-β-D-glucopyranoside 异鼠李素-3-*O*-α-L-鼠李糖基-(1→2)-β-D-吡喃葡萄糖苷
isorhamnetin-3-*O*-[α-L-rhamnopyranosyl-(1→6)]-*O*-β-D-glucopyranoside-7-*O*-α-L-rhamnopyranoside 异鼠李素-3-*O*-[α-L-吡喃鼠李糖基-(1→6)]-*O*-β-D-吡喃葡萄糖苷-7-*O*-α-L-吡喃鼠李糖苷	isorhamnetin-3-*O*-α-L-rhamnosyl-(1→2)-β-D-glucoside 异鼠李素-3-*O*-α-L-鼠李糖基-(1→2)-β-D-葡萄糖苷
isorhamnetin-3-*O*-galactoside (cacticin) 异鼠李素-3-*O*-半乳糖苷(仙人掌乳苷)	isorhamnetin-3-*O*-α-rhamnosyl-α-rhamnosyl-β-glucoside 异鼠李素-3-*O*-α-鼠李糖基-α-鼠李糖基-β-葡萄糖苷
isorhamnetin-3-*O*-glucoside-4′-*O*-diglucoside 异鼠李素-3-*O*-葡萄糖苷-4′-*O*-二葡萄糖苷	isorhamnetin-3-*O*-β-(2″-*O*-acetyl-β-D-glucuronide) 异鼠李素-3-*O*-β-(2″-*O*-乙酰基-β-D-葡萄糖醛酸苷)
isorhamnetin-3-*O*-glucosyl rhamnosyl rhamnoside 异鼠李素-3-*O*-葡萄糖基鼠李糖基鼠李糖苷	isorhamnetin-3-*O*-β-[6″-(*E*)-*p*-coumaroyl glucopyranoside]-7-*O*-β-glucopyranoside 异鼠李素-3-*O*-β-[6″-(*E*)-对香豆酰基吡喃葡萄糖苷]-7-*O*-β-吡喃葡萄糖苷
isorhamnetin-3-*O*-glucosyl-(6→1)-rhamnoside 异鼠李素-3-*O*-葡萄糖基-(6→1)-鼠李糖苷	isorhamnetin-3-*O*-β-D-(6″-acetyl galactoside) 异鼠李素-3-*O*-β-D-(6″-乙酰基半乳糖苷)
isorhamnetin-3-*O*-neohesperidoside (calendoflavoside) 异鼠李素-3-*O*-新橙皮糖苷(金盏菊黄酮苷)	isorhamnetin-3-*O*-β-D-{2-*O*-[6-*O*-(*E*)-sinapoyl]-β-D-glucopyranosyl}-β-D-glucopyranoside 异鼠李素-3-*O*-β-D-{2-*O*-[6-*O*-(*E*)-芥子酰基]-β-D-吡喃葡萄糖基}-β-D-吡喃葡萄糖苷
isorhamnetin-3-*O*-rhamnoside 异鼠李素-3-*O*-鼠李糖苷	isorhamnetin-3-*O*-β-D-galactopyranoside 异鼠李素-3-*O*-β-D-吡喃半乳糖苷
isorhamnetin-3-*O*-rhamnpyranoside 异鼠李素-3-*O*-吡喃鼠李糖苷	isorhamnetin-3-*O*-β-D-galactoside 异鼠李素-3-*O*-β-D-半乳糖苷
isorhamnetin-3-*O*-robinobioside 异鼠李素-3-*O*-刺槐双糖苷	isorhamnetin-3-*O*-β-D-gentiobioside-7-*O*-β-D-glucoside 异鼠李素-3-*O*-β-D-龙胆二糖苷-7-*O*-β-D-葡萄糖苷
isorhamnetin-3-*O*-rutinoside (narcissin, narcissoside) 异鼠李素-3-*O*-芸香糖苷(水仙苷)	isorhamnetin-3-*O*-β-D-glucopyranoside 异鼠李素-3-*O*-β-D-吡喃葡萄糖苷
isorhamnetin-3-*O*-rutinosyl-(1→2)-*O*-rhamnoside 异鼠李素-3-*O*-芸香糖基-(1→2)-*O*-鼠李糖苷	isorhamnetin-3-*O*-β-D-glucopyranoside-7-*O*-β-gentiobioside 异鼠李素-3-*O*-β-D-吡喃葡萄糖苷-7-*O*-β-龙胆二糖苷
isorhamnetin-3-*O*-sophoroside 异鼠李素-3-*O*-槐糖苷	isorhamnetin-3-*O*-β-D-glucopyranosyl-(1→3)-α-L-rhamnopyranosyl-(1→6)-β-D-galactopyranoside 异鼠李素-3-*O*-β-D-吡喃葡萄糖基-(1→3)-α-L-吡喃鼠李糖基-(1→6)-β-D-吡喃半乳糖苷
isorhamnetin-3-*O*-α-D-lyxopyranosyl-(1→2)-β-D-glucopyranoside 异鼠李素-3-*O*-α-D-吡喃来苏糖基-(1→2)-β-D-吡喃葡萄糖苷	
isorhamnetin-3-*O*-α-L-rhamnopyranoside 异鼠李素-3-*O*-α-L-吡喃鼠李糖苷	

isorhamnetin-3-*O*-β-D-glucorhamnoside 异鼠李素 -3-*O*-β-D- 葡萄糖鼠李糖苷

isorhamnetin-3-*O*-β-D-glucoside 异鼠李素 -3-*O*-β-D-葡萄糖苷

isorhamnetin-3-*O*-β-D-glucoside-7-*O*-α-L-rhamnoside 异鼠李素 -3-*O*-β-D- 葡萄糖苷 -7-*O*-α-L- 鼠李糖苷

isorhamnetin-3-*O*-β-D-glucoside-7-*O*-β-D-glucoside 异鼠李素 -3-*O*-β-D- 葡萄糖苷 -7-*O*-β-D- 葡萄糖苷

isorhamnetin-3-*O*-β-D-glucosyl-(1 → 2)-α-L-rhamnoside 异鼠李素 -3-*O*-β-D- 葡萄糖基 -(1 → 2)-α-L- 鼠李糖苷

isorhamnetin-3-*O*-β-D-glucuronide 异鼠李素 -3-*O*-β-D- 葡萄糖醛酸苷

isorhamnetin-3-*O*-β-D-robinobioside 异鼠李素 -3-*O*-β-D- 刺槐双糖苷

isorhamnetin-3-*O*-β-D-rutinoside 异鼠李素 -3-*O*-β-D-芸香糖苷

isorhamnetin-3-*O*-β-L-rhamnopyranoside 异鼠李素 -3-*O*-β-L- 吡喃鼠李糖苷

isorhamnetin-3-*p*-coumaroyl glucoside 异鼠李素 -3- 对香豆酰基葡萄糖苷

isorhamnetin-3-rhamnoglucoside 异鼠李素 -3- 鼠李糖葡萄糖苷

isorhamnetin-3-robinobioside 异鼠李素 -3- 刺槐二糖苷

isorhamnetin-3-rutinoside-4′-rhamnoside 异鼠李素 -3-芸香糖苷 -4′- 鼠李糖苷

isorhamnetin-3-sophoroside-7-glucoside 异鼠李素 -3-槐糖苷 -7- 葡萄糖苷

isorhamnetin-3-sophoroside-7-rhamnoside 异鼠李素 -3-*O*- 槐糖苷 -7-*O*- 鼠李糖苷

isorhamnetin-3-xylosyl-(1 → 3)-rhamnosyl-(1 → 6)-glucoside 异鼠李素 -3- 木糖基 -(1 → 3)- 鼠李糖基 -(1 → 6)- 葡萄糖苷

isorhamnetin-3-α-L-arabinofuranoside 异鼠李素 -3-α-L- 呋喃阿拉伯糖苷

isorhamnetin-3-α-L-rhamnofuranoside 异鼠李素 -3-α-L- 呋喃鼠李糖苷

isorhamnetin-4′-*O*-β-D-glucoside 异鼠李素 -4′-*O*-β-D-葡萄糖苷

isorhamnetin-5-*O*-glucoside 异鼠李素 -5-*O*- 葡萄糖苷

isorhamnetin-7-*O*-glucoside 异鼠李素 -7-*O*- 葡萄糖苷

isorhamnetin-7-*O*-α-L-rhamnoside 异鼠李素 -7-*O*-α-L-鼠李糖苷

isorhamnetin-7-*O*-β-D-diglucoside 异鼠李素 -7-*O*-β-D- 二葡萄糖苷

isorhamnetin-7-*O*-β-D-gentiobioside 异鼠李素 -7-*O*-β-D- 龙胆二糖苷

isorhamnetin-7-*O*-β-D-glucopyranoside 异鼠李素 -7-*O*-β-D- 吡喃葡萄糖苷

isorhamnetin-8-*O*-rutinoside 异鼠李素 -8-*O*- 芸香糖苷

isorhamnetol (isorhamnetin, quercetin-3′-methyl ether) 异鼠李黄素 (异鼠李素、槲皮素 -3′- 甲醚)

isorhamnose (quinovose) 异鼠李糖 (奎诺糖、金鸡纳糖)

isorhapontigenin 异食用大黄素 (异丹叶大黄素)

isorhapontin 异土大黄苷 (异食用大黄苷)

isorheagenine glucoside 异雷盖宁葡萄糖苷

isorhodeasapogenin 异万年青皂苷元 (异万年青甾体皂苷元)

isorhodeasapogenin-1-*O*-α-L-rhamnopyranosyl-(1 → 2)-β-D-xylopyranoside-3-*O*-α-L-rhamnopyranoside 异万年青皂苷元 -1-*O*-α-L- 吡喃鼠李糖基 -(1 → 2)-β-D-吡喃木糖苷 -3-*O*-α-L- 吡喃鼠李糖苷

isorhodeasapogenin-3-*O*-β-D-glucopyranoside 异万年青皂苷元 -3-*O*-β-D- 吡喃葡萄糖苷

isorhoeadine 异丽春花定碱

isorhoifolin 异漆叶苷 (异野漆树苷)

isorhynchophylline 异钩藤碱 (异钩藤碱酸甲酯、异尖叶钩藤碱)

isorhynchophylline *N*-oxide 异钩藤碱 *N*- 氧化物

7-isorhyncophylline 7- 异钩藤碱

isoriccardin C 异片叶苔素 C

isoricinoleic acid 异蓖麻油酸

isoridentin 异瑞德亭

isorigidol 异坚挺凹顶藻酚

isorinic acid 火索麻酸

isorobustaside A 异大叶桉苷 A

(–)-isoroemerialinone (–)- 异疆罂粟酮

D-isoroemerine D- 斑点亚洲罂粟碱 (D- 莲碱、D- 疆罂粟碱、D- 绕默碱)

isorollinicin 异蝶形卷团素

isororidin A 异杆孢霉素 A

isorosmanol 异迷迭香酚

isorosmaricine 异迷迭香碱

isorosthins A ～ P 瘿花香茶菜辛 A ～ P

isorosthornins A ～ G 瘿花香茶菜素 A ～ G

isorottlerin 异粗糠柴毒素 (异卡马拉素)

(–)-isorotundene　(–)- 异香附烯
isorotundifoline　异圆叶帽柱木碱
isorubesins A ～ E　冬凌草辛 A ～ E
isorubijervine　异红藜芦碱 (异玉红芥芬胺)
isorubijervosine　异红杰尔素 (异红介藜芦碱)
isorubraine　异玫瑰木酮
isorubrofusarin gentiobioside　异红镰霉素龙胆二糖苷
isorugosins A ～ D　异皱褶菌素 A ～ D
isorupestonic acid　异一枝蒿酮酸
isorutarin　异芸香呋喃香豆醇葡萄糖苷 (异芸香扔)
isosabandin　异羽状芸香素 (异萨班亭)
isosafflomin C　异红花明苷 C
isosafrole　异黄樟脑 (异黄樟油素、异黄樟醚)
iso-sagittatoside A　异箭藿苷 A
isosakuranetin　异樱花素 (异樱花亭)
isosakuranetin-7-methyl ether　异樱花素 -7- 甲醚
isosakuranetin-7-*O*-neohesperidoside (poncirin)　异樱花素 -7-*O*- 新橙皮糖苷 (枸橘苷、枳属苷)
isosakuranetin-7-*O*-rutinoside (didymin)　异樱花素 -7-*O*- 芸香糖苷 (美国薄荷苷、香蜂草苷)
isosakuranetin-7-*O*-β-D-neohesperidoside　异樱花素 -7-*O*-β-D- 新橙皮糖苷
isosakuranetin-7-rutinoside　异樱花素 -7- 芸香糖苷
isosakuranin　异樱花苷 (异野樱黄苷)
isosalipurposide (chalcononaringenin-2′-glucoside)　异杞柳苷 (查耳酮柑橘苷元 -2′- 葡萄糖苷)
isosalviamides F ～ H　异鼠尾草酰胺 F ～ H
isosalviamines A ～ E　异鼠尾草胺 A ～ E
isosalvianolic acid C　异丹酚酸 (异丹参酚酸) C
isosamarcandin　异撒马尔罕阿魏素
(–)-isosamidin　(–)- 异萨阿米芹定
isosamidin　异萨阿米芹定
isosandwicine　异山德维辛碱
isosaponarin　异肥皂草苷
isosarsasapogenin (smilagenin)　异洋菝葜皂苷元 (菝葜皂苷元)
isosativan　异紫苜蓿烷 (异紫苜蓿异黄烷)
isosativene　异小麦长蠕孢烯
isosativenetriol　异麦根腐烯三醇
isosawamilletin　异稗草素
isosaxalin　异高山芹素
isoscabertopin　异地胆草种内酯
isoschaftoside (apigenin-6-*C*-β-L-arabinopyranoside-8-*C*-β-D-glucopyranoside)　异夏佛塔苷 (异旱麦草碳苷、异夏佛托苷、异夏佛塔雪轮苷、芹菜素 -6-*C*-β-L- 吡喃阿拉伯糖苷 -8-*C*-β-D- 吡喃葡萄糖苷)
isoschimawalin A　异西南木荷素 A
isoschi-mawallin A　异峨眉木荷鞣质 A
isoschisandrin　异五味子素
isoschizandronic acid　异五味子酸
isoschoberidine　异大白刺定
isosclareol　异欧丹参醇
(4*S*)-isosclerone　(4*S*)- 异核盘菌酮
isosclerone (4, 8-dihydroxy-1-tetrahydronaphthoquinone)　异核盘菌酮 (4, 8- 二羟基 -1- 四氢萘醌)
isoscoparin　异金雀花素
isoscoparin 2″-*O*-[6‴-(*E*)-feruloyl]glucoside　异金雀花素 -2″-*O*-[6‴-(*E*)- 阿魏酰基] 葡萄糖苷
isoscoparin 2″-*O*-[6‴-(*E*)-*p*-coumaroyl]glucoside　异金雀花素 -2″-*O*-[6‴-(*E*)- 对香豆酰基] 葡萄糖苷
isoscoparin-2″-glucoside-6‴-ferulic acid ester　异金雀花素 -2″- 葡萄糖苷 -6‴- 阿魏酸酯
isoscoparin-2″-glucoside-6‴-*p*-coumaric acid ester　异金雀花素 -2″- 葡萄糖苷 -6‴- 对香豆酸酯
isoscoparin-2″-*O*-[6‴-(*E*)-feruloyl]glucoside-4′-*O*-glucoside　异金雀花素 -2″-*O*-[6‴-(*E*)- 阿魏酰基] 葡萄糖苷 -4′-*O*- 葡萄糖苷
isoscoparin-2″-β-D-glucopyranoside　异金雀花素 -2″-β-D- 吡喃葡萄糖苷
isoscoparin-6-*O*-glucopyranoside　异金雀花素 -6-*O*- 吡喃葡萄糖苷
isoscoparin-7-*O*-glucopyranoside　异金雀花素 -7-*O*- 吡喃葡萄糖苷
isoscoparin-7-*O*-β-D-glucoside　异金雀花素 -7-*O*-β-D- 葡萄糖苷
isoscopoletin　异东莨菪内酯 (异东莨菪素、异东莨菪亭)
isoscopoletin-6-*O*-β-D-glucopyranoside　异东莨菪内酯 -6-*O*-β-D- 吡喃葡萄糖苷
isoscopoletin-β-D-glucoside　异东莨菪内酯 -β-D- 葡萄糖苷
isoscopolin　异东莨菪苷
isoscoulerine　异斯氏紫堇碱
isoscrophularioside　异玄参苷

isoscutellarein (8-hydroxyapigenin, 5, 7, 8, 4′-tetrahydroxyflavone) 异高山黄芩素 (异高黄芩素、8- 羟基芹菜素、5, 7, 8, 4′- 四羟基黄酮)

isoscutellarein pentamethyl ether 异高山黄芩素五甲基醚

isoscutellarein-4′-methyl ether-8-*O*-β-D-glucuronide 异高山黄芩素 -4′- 甲基醚 -8-*O*-β-D- 葡萄糖醛酸苷

isoscutellarein-4′-methyl ether-8-*O*-β-D-glucuronide-2″, 4″-disulfate 异高山黄芩素 -4′- 甲基醚 -8-*O*-β-D- 葡萄糖醛酸苷 -2″, 4″- 二硫酸盐

isoscutellarein-4′-methyl ether-8-*O*-β-D-glucuronide-2″-sulfate 异高山黄芩素 -4′- 甲基醚 -8-*O*-β-D- 葡萄糖醛酸苷 -2″- 硫酸盐

isoscutellarein-4′-methyl ether-8-*O*-β-D-glucuronide-6″-*n*-butyl ester 异高山黄芩素 -4′- 甲基醚 -8-*O*-β-D- 葡萄糖醛酸苷 -6″- 正丁酯

isoscutellarein-7-*O*-β-(6″-*O*-acetyl-2″-allosyl) glucoside 异高山黄芩素 -7-*O*-β-(6″-*O*- 乙酰基 -2″- 阿洛糖基) 葡萄糖苷

isoscutellarein-7-*O*-β-D-glucopyranoside 异高山黄芩素 -7-*O*-β-D- 吡喃葡萄糖苷

isoscutellarein-7-*O*-β-D-glucuronide 异高山黄芩素 -7-*O*-β-D- 葡萄糖醛酸苷

isoscutellarein-8-methyl ether 异高山黄芩素 -8- 甲醚

isoscutellarein-8-*O*-rhamnoside 异高山黄芩素 -8-*O*- 鼠李糖苷

isoscutellarein-8-*O*-β-D-glucuronide 异高山黄芩素 -8-*O*-β-D- 葡萄糖醛酸苷

isoscutellarein-8-*O*-β-D-glucuronide-2″, 4″-disulfate 异高山黄芩素 -8-*O*-β-D- 葡萄糖醛酸苷 -2″, 4″- 二硫酸盐

isoscutellarein-8-*O*-β-D-glucuronide-6″ -methyl ester 异高山黄芩素 -8-*O*-β-D- 葡萄糖醛酸苷 -6″ - 甲酯

isosecotanapartholide 异开环短舌匹菊内酯

isoselenochromene 异硒色烯

isoselenocyanate 异硒氰酸酯

isosemiglabrinone 异半秃灰毛豆酮

isosenegalensin 异塞内加尔刺桐素

isosengulone 异槐叶决明醌

isosepiapterin 异墨蝶呤

isoseryl-*S*-methyl cysteamine sulfoxide 异丝氨酰基 -*S*- 甲基半胱胺亚砜

isosetoclavine 异瑟妥棒麦角碱

isoshehkanigenin 异射干苷元

cis-isoshinanolone 顺式 - 异柿萘醇酮

isoshinanolone 异柿萘醇酮 (异信浓柿酮)

cis-isoshinanolone-4-*O*-β-D-glucopyranoside 顺式 - 异柿萘醇酮 -4-*O*-β-D- 吡喃葡萄糖苷

isoshinanolone-4-*O*-β-D-glucopyranoside 异柿萘醇酮 -4-*O*-β-*D*- 吡喃葡萄糖苷 (异信浓柿酮 -4-*O*-β-D- 吡喃葡萄糖苷)

isoshinonomenine 午贝丙素

isoshyobunone 异水菖蒲酮

isosibiricin 异亚洲岩风种素

isosibiricinone B 异细叶益母草新酮 B

isosilandrins A, B 异水飞木质灵 A、B

isosilybin (isosilybinin) 异水飞蓟素 (异水飞蓟宾)

isosilybinin (isosilybin) 异水飞蓟宾 (异水飞蓟素)

isosilychristin 异次水飞蓟素 (异水飞蓟亭)

isosinensetin (3′, 4′, 5, 7, 8-pentamethoxyflavone) 异橙黄酮 (异甜橙黄酮、异甜橙素、3′, 4′, 5, 7, 8- 五甲氧基黄酮)

isosinensin 异报春黄苷

isosinococuline 异风龙木防己灵 (异中国木防己碱)

isosinomenine 异青藤碱

isosinomenine A (isotetrandrine) 异青藤碱 A (异汉防己碱、异特船君)

isositsirikine 异西特斯日钦碱

isosolacapine 异珊瑚樱品碱

isosophocarpine 异槐根碱 (异槐果碱)

isosophoramine 异槐胺碱 (异槐胺)

D-isosophoridine 异槐定碱

(+)-isosophoridine (+)- 异槐定碱

isosophoronol 异绒毛槐醇

α-isosparteine α- 异鹰爪豆碱

L-β-isosparteine (pusilline, spartalupine) L-β- 异鹰爪豆碱 (异鹰爪豆碱)

(7*R*, 9*R*, 11*R*)-β-isosparteine-3, 5-dien-2-one (7*R*, 9*R*, 11*R*)-β- 异鹰爪豆碱 -3, 5- 二烯 -2- 酮

isospathulenol 异匙叶桉油烯醇

isospinosin 异斯皮诺素

isospiropachysine 异螺粉蕊黄杨碱

isostemocochinin 异蔓生百部赤碱

isostemonamide 异百部酰胺

isostemonamine 异蔓生百部碱 (异蔓生百部胺)

isostemonidine 异百部定碱

isostemotinine 异滇百部碱

isostephodeline 异一文钱碱

isosteviol 异甜菊醇

isostrictinin 异小木麻黄素

isostrychnine 异番木鳖碱

isostrychnine *N*-oxide Ⅱ 异番木鳖碱 *N*- 氧化物Ⅱ

isostyracin epoxide 异环氧苏合香素 (环氧异苏合香素)

isosuaveolic acid 异山香酸

isosungucine 异圣古碱

isoswertiajaponin 异日本獐牙菜素 (异日当药黄素)

isoswertisin 异当药素 (异当药黄素)

isoswertisin-4′-*O*-glucoside 异当药素 -4′-*O*- 葡萄糖苷

isosyringalide-3′-*O*-α-L-rhamnopyranoside 异丁香酯苷 -3′-*O*-α-L- 吡喃鼠李糖苷

isotachioside 异它乔糖苷 (直蒴苔苷)

isotadeonal (isopolygodial) 异水蓼二醛 (异蓼二醛)

isotalatisidine 异它拉定

isotalatizidine 异塔拉萨定 (川乌碱甲)

isotamarixen 异柽柳烯

isotanshinones Ⅰ, Ⅱ, II_A, $Ⅱ_B$, $Ⅱ_R$ 异丹参酮Ⅰ、Ⅱ、II_A、$Ⅱ_B$、$Ⅱ_R$

isotaraxerol 异蒲公英赛醇

isotaraxerone 异蒲公英萜酮

isotaxiresinol 异紫杉脂素 (异紫杉树脂醇)

isotazettine (pretazettine) 异多花水仙碱 (前多花水仙碱、漳州水仙碱)

isoteinemine 异大花藜芦胺 (异特因明)

isoteinemine acetate 异大花藜芦胺乙酸酯

isotelekin 异特勒菊素 (异特勒内酯)

isotellurochromene 异碲色烯

isotellurocyanate 异碲氰酸酯

isotembetarine 异崖椒他灵

isotenulin 异薄菊灵

isotephrosin 异灰毛豆素 (异灰叶素)

isoterchebin 异原诃子酸 (异诃子宾、异诃子鞣素)

isoterihanine 异两面针哈宁

isoterpinolene 异萜品油烯

isoterrestrosin B 异蒺藜素 B

isoterreulactone A 异土曲霉内酯 A

iso-*tert*-*O*-methyl byakangelicin 异 - 叔 -*O*- 甲基比克白芷素

isotetrandrine (isosinomenine A) 异汉防己碱 (异特船君、异青藤碱 A)

isoteuflin 异黄花香科科素

isothalidezine 异芬氏唐松草碱 (异塔里的嗪)

isothankunic acid 异积雪草尼酸 (异参枯尼酸)

isothankuniside 异积雪草尼苷 (异参枯尼苷)

isotheaflavin 异茶黄素

isothebaine 异蒂巴因

isothiazole (1, 2-thiazole) 异噻唑 (1, 2- 噻唑、1, 2- 硫氮杂环戊熳)

isothiochromene 异硫色烯

isothiocyanate 异硫氰酸酯

4-isothiocyanato-1-butene 4- 异硫氰酸 -1- 丁烯

1-isothiocyanato-2-(methyl thio) benzene 2- 甲硫基苯基 -1- 异硫氰酸酯

isothiocyanic acid 异硫氰酸

isothujol 异侧柏醇

isothujone 异侧柏酮

isothymol (carvacrol, 2-*p*-cymenol, 2-hydroxy-*p*-cymene) 异麝香草酚 (异百里香酚、异麝酚、香荆芥酚、香芹酚、2- 对伞花酚、2- 羟基对伞花烃)

isothymusin 异百里香辛

isothymusin-8-*O*-β-D-glucopyranoside 异百里香辛 -8-*O*-β-D- 吡喃葡萄糖苷

isotirucallol 异绿玉树醇

isotokinolide B 异东当归内酯 B

isotoma base 同瓣草属碱

$\Delta^{5,6}$-isotoosendanin $\Delta^{5,6}$- 异川楝素

isotoosendanin (isochuanliansu) 异川楝素

isotoralactone 异决明种内酯

isotretinoin (roaccutane, 13-*cis*-retinoic acid) 异维甲酸

isotriacontane 异三十烷

isotrifoliol 异三叶醇 (异车轴草酚)

isotrihydroxycholene 异三羟基胆烯

(+)-isotrilobine (+)- 异木防己碱

isotrilobine (homotrilobine) 异三叶木防己碱 (异木防己碱、异三裂木防己碱、异三叶素、高木防己碱)

isotrilobine N_2-oxide 异三叶木防己碱 N_2- 氧化物

isotriptetraolide 异雷公藤内酯四醇

isotriuvaretin 异三紫玉盘亭
isotuberostemonine 异对叶百部碱
isotubocapsanolide G 异龙珠内酯 G
isotuboflavine 异管黄素
isotubulosine 异土布洛素
isotussilagin 异款冬素
isotylocrebrine 异密花娃儿藤碱
isouliginosin B 异湿金丝桃素 B
isounedoside 异草莓树苷
isourea 异脲
isousone 异松萝酮
isouvaretin 异紫玉盘亭
isovaleraldehyde 异戊醛
isovaleramide 异缬草酰胺碱
16α*H*, 17-isovalerate-*ent*-kaur-19-oic acid 16α*H*, 17-异戊酸 - 对映 - 贝壳杉 -19- 酸
isovalerianic acid (3-methyl butanoic acid, isovaleric acid, delphinic acid) 异缬草酸 (3- 甲基丁酸、异戊酸、飞燕草酸)
isovaleric acid (3-methyl butanoic acid, isovalerianic acid, delphinic acid) 异缬草酸 (3- 甲基丁酸、异戊酸、飞燕草酸)
(5*S*, 6*S*, 8*S*, 9*R*)-3-isovaleroxy-6-isovaleroyloxy-$\Delta^{4,11}$-1, 3-diol (5*S*, 6*S*, 8*S*, 9*R*)-3- 异戊酰氧基 -6- 异戊酰氧基 -$\Delta^{4,11}$-1, 3- 二醇
(5*S*, 6*S*, 8*S*, 9)-1, 3-isovaleroxy-$\Delta^{4,11}$-1, 3-diol (5*S*, 6*S*, 8*S*, 9)-1, 3- 异戊酰氧基 -$\Delta^{4,11}$-1, 3- 二醇
isovaleroyl binankasurin A 异戊酰日本南五味子木脂素 A
7-isovaleroyl cycloseverinolide 7- 异戊酰环东风橘内酯
isovaleroyl hydroxydihydrovalepotriate 异戊酰羟基二氢异缬草三酯
isovaleroyl oxokadsurane 异戊酰氧代南五味子烷
isovaleroyl oxokadsuranol 异戊酰氧代南五味子醇
isovaleroyl shikonin 异戊酰紫草素
3β-isovaleroyl-19α-hydroxyursolic acid 3β- 异戊酰基 -19α- 羟基熊果酸
3′-isovaleroyl-4′-senecioyl khellactone 3′- 异戊酰基 -4′- 异戊酰基阿米芹内酯
3-isovaleroyloxy-6-hydroxytropane 3- 异戊酰氧基 -6- 羟基托品烷
5-(4-isovaleroyloxybut-1-ynyl)-2, 2′-bithiophene 5-(4- 异戊酰氧基丁 -1- 炔基)-2, 2′- 联噻吩
16α*H*, 17-isovaleroyloxy-*ent*-kaur-19-oic acid 16α*H*, 17- 异戊酰基氧基 - 对映 - 贝壳杉 -19- 酸
(5*S*, 6*S*, 8*S*, 9*R*)-6-isovaleroyloxy-$\Delta^{4,11}$-1, 3-diol (5*S*, 6*S*, 8*S*, 9*R*)-6- 异戊酰氧基 -$\Delta^{4,11}$-1, 3- 二醇
(5*S*, 8*S*, 9*S*)-10-isovaleroyloxy-$\Delta^{4,11}$-dihydronepetalactone (5*S*, 8*S*, 9*S*)-10- 异戊酰氧基 -$\Delta^{4,11}$- 二氢假荆芥内酯
o-isovaleryl colum bianetin 邻异戊酰基二氧山芹醇
O-isovaleryl columbianetin 哥伦比亚苷元异戊酸酯
10-isovaleryl desacetyl isoapressin 10- 异戊酰基脱乙酰基异凹陷蓍萜
β-isovaleryl echinatine β- 异戊酰刺凌德草碱
β-isovaleryl supinine β- 异戊酰仰卧天芥菜碱
3-*O*-(4′-isovaleryl)-*O*-β-D-xylosyl-12, 30-dihydroxy-olean-28, 13-lactone-22-*O*-β-D-glucoside 3-*O*-(4′- 异戊酰基)-*O*-β-D- 木糖基 -12, 30- 二羟基齐墩果 -28, 13- 内酯 -22-*O*-β-D- 葡萄糖苷
cis-3′-isovaleryl-4′-senecioyl khellactone 顺式 -3′- 异戊酰基 -4′- 千里光酰基阿米芹内酯
(–)-cis-3′-isovaleryl-4′-senecioyl khellactone (–)- 顺式 -3′- 异戊酰基 -4′- 千里光酰阿米芹内酯
5′-isovaleryloxymethyl-5-(4-isovaleryloxybut-1-ynyl)-2, 2′-bithiophene 5′- 异戊酰氧甲基 -5-(4- 异戊酰氧 -1- 丁炔基)-2, 2′- 二联噻吩
(4*E*, 6*E*, 12*E*)-3-isovaleryloxytetradec-4, 6, 12-trien-8, 10-diyn-1, 14-diol (4*E*, 6*E*, 12*E*)-3- 异戊酰氧基十四碳 -4, 6, 12- 三烯 -8, 10- 二炔 -1, 14- 二醇
8-isovaleryoxyneryl isovalerate 异戊酸 8- 异戊酰氧基橙花醇酯
3-isovalidene phthalide 3- 异戊叉基苯酞
3-isovalidene-3α, 4-dihydrophthalide 3- 异戊叉基 -3α, 4- 二氢苯酞
isovallesiachotamine 异二岐洼蕾碱
isovalonic acid 异槲斗酸
isovaltrate 异缬草三酯
isovanillic acid (3-hydroxy-4-methoxybenzoic acid) 异香草酸 (3- 羟基 -4- 甲氧基苯甲酸)
isovanillin 异香草醛 (异香荚兰醛、异香兰素)
isovanillyl alcohol 异香荚兰醇
isovelleral 异绒白乳菇醛
isovellerol 异绒白乳菇醇
isovenenatine 异文那亭
(20*R*, 25*R*)-isoveralodinine (20*R*, 25*R*)- 异阿尔泰藜芦宁碱

isoveralosine 异藜芦洛辛

isoverbascoside (isoacteoside) 异毛蕊花糖苷 (异洋丁香酚苷、异类叶升麻苷)

isoverticillatine 异蔚西拉亭

isoverticine 异浙贝母碱

isovestitol 异绒叶军刀豆酚

α-isovetivene α- 异维惕烯

isovillosol 异白花败酱醇

isovincoside (strictosidine) 异长春花苷 (直夹竹桃定、直立拉齐木西定)

isovincoside lactam (strictosamide) 异长春花苷内酰胺 (斯垂特萨果碱、直立拉齐木酰胺)

isoviolanthin 异三色堇黄酮苷

isovitcxin-6-*O*-glucopyranoside 异牡荆素 -6-*O*- 吡喃葡萄糖苷

isovitexin (homovitexin, saponaretin, apigenin-6-*C*-glucoside) 异牡荆素 (异牡荆苷、异牡荆黄素、高杜荆碱、肥皂草素、皂草黄素、芹菜素 -6-*C*- 葡萄糖苷)

isovitexin carbonate 异牡荆素甲酸酯

isovitexin-2″-*O*-arabinoside 异牡荆素 -2″-*O*- 阿拉伯糖苷

isovitexin-2″-*O*-[6‴-(*E*)-feruloyl]glucoside 异牡荆素 -2″-*O*-[6‴-(*E*)- 阿魏酰基] 葡萄糖苷

isovitexin-2″-*O*-[6‴-(*E*)-feruloyl]glucoside-4′-*O*-glucoside 异牡荆素 -2″-*O*-[6‴-(*E*)- 阿魏酰基] 葡萄糖苷 -4′-*O*- 葡萄糖苷

isovitexin-2″-*O*-[6‴-(*E*)-*p*-coumaroyl]glucoside 异牡荆素 -2″-*O*-[6‴-(*E*)- 对香豆酰基] 葡萄糖苷

isovitexin-2″-*O*-[6‴-(*E*)-*p*-coumaroyl]glucoside-4′-*O*-glucoside 异牡荆素 -2″-*O*-[6‴-(*E*)- 对香豆酰基] 葡萄糖苷 -4′-*O*- 葡萄糖苷

isovitexin-2″-*O*-rhamnoside 异牡荆素 -2″-*O*- 鼠李糖苷

isovitexin-2′-*O*-rhamnoside 异牡荆素 -2′-*O*- 鼠李糖苷

isovitexin-2″-*O*-β-D-glucopyranoside 异牡荆素 -2″-*O*-β-D- 吡喃葡萄糖苷

isovitexin-2″-xyloside 异牡荆素 -2″- 木糖苷

isovitexin-4′-*O*-β-D-diglucopyranoside 异牡荆素 -4′-*O*-β-D- 二吡喃葡萄糖苷

isovitexin-6″-*O*-glucopyranoside 异牡荆素 -6″-*O*- 吡喃葡萄糖苷

isovitexin-7, 2″-di-*O*-β-D-glucopyranoside 异牡荆素 -7, 2″- 二 -*O*-β-D- 吡喃葡萄糖苷

isovitexin-7, 2″-di-*O*-β-D-glucoside 异牡荆素 -7, 2″- 二 -*O*-β-D- 葡萄糖苷

isovitexin-7-*O*-glucopyranoside 异杜荆素 -7-*O*- 吡喃葡萄糖苷

isovitexin-7-*O*-α-L-rhamnopyranoside 异牡荆素 -7-*O*-α-L- 吡喃鼠李糖苷

isovitexin-7-*O*-β-D-galactopyranoside-2″-*O*-β-glucopyranoside 异牡荆素 -7-*O*-β- 吡喃半乳糖苷 -2″-*O*-β-吡喃葡萄糖苷

isovitexin-7-*O*-β-D-glucoside 异牡荆素 -7-*O*-β-D- 葡萄糖苷

isovitexinethanedioate 异牡荆素草酸酯

isovitexirone 异费氏牡荆酮

isovoacangine 异老刺木精

isovoacryptine 异老刺木隐亭

isovouacapenols A ～ E 异沃木醇 (异柯椏树烯醇) A ～ E

isowighteone 异怀特大豆酮

isowighteone hydrate 异怀特大豆酮水合物

isowilfordine 异雷公藤碱

isowilfortrine 异雷公藤碱丁 (异雷公藤春碱)

isowithametelin 异睡茄白曼陀罗素

isowithanolide F (17β-hydroxywithanolide K) 异睡茄内酯 (异醉茄内酯、17β- 羟基睡茄内酯 F)

isowulignan 异安五脂素

isoxanthanol 异苍耳醇

isoxanthohumol 异黄腐醇

isoxanthopterin (ranachrome 4) 异黄蝶呤 (蛙色素 4)

isoxanthopterin-6-carboxylic acid 异黄蝶呤 -6- 甲酸

isoxazole (1, 2-oxazole) 异噁唑 (1, 2- 噁唑)

isoxerine 异色啉

isoxochitlolone 异麻疯树酮

isoyatein 异亚太因

isoypsilandrogenin 异丫蕊花苷元

isoypsilandrosides A, B 异丫蕊花苷 A、B

isozaluzanin C 异中美菊素 C

isozanthpodocarpin B 异野花椒脂素 B

isozeaxanthin 异玉蜀黍黄质 (异玉米黄质)

(1*S*, 4*S*, 5*S*, 10*R*)-isozedoarondiol (1*S*, 4*S*, 5*S*, 10*R*)- 异蓬莪二醇

isozedoarondiol 异莪术薁酮二醇

isozeyl anone	异白花丹酮
iso-γ-fagarine	异 -γ- 花椒碱
iso-ε-viniferin	异 -ε- 葡萄双芪
(+)-istanbulamine	(+)- 伊斯坦布尔唐松草碱
(–)-istanbulin A	(–)- 类没药素甲
istanbulins A, B	依斯坦布林 A、B (类没药素 A、B, 类没药素甲、乙)
itaconic acid (methylenebutanedioic acid)	衣康酸 (亚甲基丁二酸、解乌头酸曲霉酸)
italicene	意大利烯
itesmol	易特斯醇
itrabin	依曲宾
ivains Ⅰ, Ⅱ	依瓦筋骨草素 Ⅰ、Ⅱ
ivalin	依瓦菊林 (依瓦菊素、埃瓦林)
ivangustin	狭叶依瓦菊素
ivaxillin	依生依瓦菊素 (腋生依瓦菊素、腋生豚草素)
ivonine	埃沃宁
ivorine	埃沃碱
ixerins A ～ U	苦荬菜素 (苦荬菜内酯) A ～ U
ixerisamines A, B	小苦荬胺 A、B
ixerols A, B	苦荬菜醇 A、B
ixocarpalactones A, B	黏果酸浆内酯 A、B
ixocarpanolide	黏果酸浆醇内酯
ixoroside	龙船花苷
ixoside	龙船花萜苷
iyengaroside A	延加里松藻苷 A
izalpinin	山姜黄素 (山姜黄酮醇、伊砂黄素、良姜素)
izalpinin-3-methyl ether	山姜黄素 -3- 甲醚
izmirine	伊米任碱 (小花烟堇碱)
(+)-iznikine	(+)- 伊兹尼克唐松草碱
jaborandine	巴西胡椒定
jaborosalactol 18	耶普茄乳醇 18
jaboticabin	拟爱神木素
jacaranone	蓝花楹酮
jacaranone ethyl ester	蓝花楹酮乙酯
jacaranone ethyl ester-4-*O*-glucoside	蓝花楹酮乙酯 -4-*O*- 葡萄糖苷
jacaranone methyl ester	蓝花楹酮甲酯
jacaranone-7-*O*-2′-glucopyranosyl ester	蓝花楹酮 -7-*O*-2′- 吡喃葡萄糖酯
jacaranoside	蓝花楹苷
jacarelhyperols A ～ D	田基黄双酮素 (田基黄双屾酮素、巴西红厚壳地耳草醇) A ～ D
jacareubin	巴西红厚壳素
jaceidin	棕鳞矢车菊素 (棕鳞矢车菊黄酮素、棕矢车菊定)
jaceidin-4′-glucuronide	棕鳞矢车菊素 -4′- 葡萄糖醛酸苷
jaceidin-7-rhamnoside	棕鳞矢车菊素 -7- 鼠李糖苷
jacein	棕矢车菊苷
jaceoside	夹瑟糖苷
jaceosidin (4′, 5, 7-trihydroxy-3′, 6-dimethoxyflavone)	棕矢车菊素 (4′, 5, 7- 三羟基 -3′, 6- 二甲氧基黄酮)
jaceosidin-7-*O*-β-D-glucopyranoside	棕矢车菊素 -7-*O*-β-D- 吡喃葡萄糖苷
jaceosidin-7-β-glucoside	棕矢车菊素 -7-β- 葡萄糖苷
jacobine	新疆千里光碱 (夹可宾碱)
jacodine (seneciphylline)	千里光非宁 (菊三七碱乙、千里光菲灵碱、千里光菲林碱)
jacoline	新疆千里光灵 (夹可灵)
jaconine	夹可宁
jacoumaric acid	高加蓝花楹三萜酸 (蓝花楹香豆酸)
jacozine	夹可嗪
jacquilenin	雅昆苦苣菜内酯 (杰氏苦苣菜内酯)
jacquinelin	雅昆苦苣菜素
jacquinelin glucoside (crepidiaside B)	雅昆苦苣菜素葡萄糖苷 (假还阳参苷 B)
jaeschkeanadiol	中亚阿魏二醇
jaeschkenol	中亚阿魏醇
jaeskeanidin	中亚阿魏尼定
jaeskeanin	中亚阿魏素
jalap resin	紫茉莉树脂
jalapin	紫茉莉苷
(11*S*)-jalapinolic acid	(11*S*)- 药喇叭脂酸
jalaric acid	紫草茸醇酸
jalaris ester Ⅰ	紫草茸醇酸酯 Ⅰ
jaligonic acid	加利果酸
jaluenine	鸭绿乌头宁
jamaicin	牙买黄素 (牙买加毒鱼豆素)
jamaidine	夹买定
jambolin	蒲桃苷

jambosine 蒲桃碱 (蒲桃素)	jasminin 素馨苦苷 (迎春花苷)
jamesoniellide C 圆叶苔内酯 C	jasminine 茉莉宁
jamine 夹明	jasminlan A 清香藤素 A
janceoside A 清香藤萜苷 A	jasminlanoside A 清香藤脂苷 A
janerin 伽氏矢车菊素	jasminodiol 素馨二醇
janerin-4-hydroxytiglate 伽氏矢车菊素 -4- 羟基巴豆酸酯	jasminoidin 栀子苷
jangomolide 加洁茉里苦素 (罗旦梅内酯)	(+)-jasminoids A ～ D (+)- 茉莉花素 A ～ D
janoxepin 两形头曲霉噁庚英	jasminol E 栀素馨醇 E
japaconitine 日乌头碱	jasminoside (10-cinnarnoyloxyoleoside-7-methyl ester) 素馨属苷 (10- 肉桂酰氧基油酸苷 -7- 甲酯)
japoangelols A ～ D 日本当归醇 A ～ D	jasminosides A ～ V 素馨属苷 (素馨苷、栀素馨苷) A ～ V
japoangelone 日本当归酮	jasmipicrin 迎春花苦味素
japoflavone D 忍冬黄酮 D	jasmolactones A ～ D 茉莉内酯 A ～ D
japondipsaponins E_1, E_2 日本续断皂苷 E_1、E_2	jasmolins Ⅰ, Ⅱ 茉酮菊素 Ⅰ、Ⅱ
japonica acid 日本酸	jasmololone 4- 羟基茉莉酮
japonicasides A, B 日栀苷 A、B	(+)-jasmololone glucoside (+)-4- 羟基茉莉酮葡萄糖苷
japonicasins A, B 槐素 A、B	*cis*-jasmone 顺式 - 茉莉酮
japonicaxanthoneside 田基黄屾酮苷 (田基黄酮苷)	jasmone 茉莉酮
japonicines A ～ D 地耳草素 A ～ D	(–)-jasmonic acid (–)- 茉莉酮酸
japonicins A, B 旋覆花黄素 A、B	(+)-jasmonic acid (+)- 茉莉酮酸
japonicolactone 风毛菊内酯	jasmonic acid 茉莉酸
japonicolactone-10-*O*-β-D-glucoside 风毛菊内酯 -10-*O*-β-D- 葡萄糖苷	jasmonic acid-5′-*O*-glucoside 茉莉酸 -5′-*O*- 葡萄糖苷
(±)-japonicols A ～ D (±)- 地耳醇 A ～ D	jasmonoic acid 茉莉酮酸
japonicones A ～ L 旋覆花倍半萜酮 (野鸡尾酮) A ～ L	*N*-[(–)-jasmonoyl]-*S*-tyrosine *N*-[(–)- 茉莉酸基]-*S*- 酪氨酸
japonicum cyclic pentapeptides A, B 赪桐环五肽 A、B	*N*-[(–)-jasmonoyl]-*S*-tyrosine methyl ester *N*-[(–)- 茉莉酸基]-*S*- 酪氨酸甲酯
japonicumin D 伸筋草素 D	jasnudiflosides A ～ L 迎春花醚萜苷 A ～ L
japonicumones A, B 地耳草酮 A、B	jasopyran 节射素
japonilactones A, B 野鸡尾内酯 A、B	jatamanins A ～ M 蜘蛛香环烯醚萜素 A ～ M
S-japonin 硫蜂斗菜单酯 (硫蜂斗菜宁)	jatamansic acid 宽叶甘松酸
japonine 和常山宁 (臭山羊碱)	jatamansin 宽叶甘松素 (甘松素)
japonins A ～ D 蜂斗菜单酯 A ～ D	jatamansinol 宽叶甘松醇 (匙叶甘松西醇)
japopyrones A, B 地耳吡喃酮 A、B	jatamansone (valeranone) 缬草酮 (缬草萜酮)
jasamplexosides A ～ C 扭体藤苷 A ～ C	jatamanvaltrate P 蜘蛛香环烯醚萜酯 P
jaslanceosides A ～ E 清香藤苷 A ～ E	jatamols A, B 匙叶甘松醇 A、B
jasmiflorin 迎春花苷	jatrogrossidione 大齿麻疯树二酮
jasmigeniposides A, B 栀子京尼苷 A、B	jatrophadiketone 麻疯树二酮
(–)-jasmine ketolactone (–)- 素馨酮内酯	jatrophalactam 假白榄胺
jasmine lactone 素馨内酯	

jatrophalone	麻疯树隆酮
jatropham	假白榄内酰胺
jatrophane diterpene	麻风树烷二萜
jatrophasins A ～ D	麻疯树辛 A ～ D
jatrophatrione	假白榄三酮
jatrophenone	麻疯树烯酮
jatrophin	麻风素
jatrophine	麻疯树碱
jatrophodione A	麻疯树醇二酮 A
jatropholones A, B	麻枫树酚酮 A、B
jatrophone	假白榄酮
jatrorrhizine	药根碱
jatrorrhizine hydrochloride	盐酸药根碱
jatrorrhizrubine (jatrorubine)	药根红碱
jatrorubine (jatrorrhizrubine)	药根红碱
javaberine A	土人参碱 A
javacarboline	爪哇苦树咔啉
javanic acids A, B	鸦胆子酸 A、B
javanicin U	鸦胆子双内酯 (爪哇镰菌素) U
javanicolides A ～ H	鸦胆子考内酯 A ～ H
javanicosides A ～ H	鸦胆子新苷 A ～ H
javanine	爪哇宁
javaphylline	爪哇非灵
javoricin	加伏里素
jaxartinine	夹洒替宁
jayantinin	石椒草双香豆素 (岩椒草双香豆素)
jegosaponins A ～ D	叶戈皂苷 A ～ D
jensenone	詹氏桉酮
jerv-5, 11-dien-3β, 13β-diol	蒜藜芦 -5, 11- 二烯 -3β, 13β- 二醇
jervine	蒜藜芦碱 (白藜芦碱、芥芬胺、杰尔文)
jervine-3-yl formate	蒜藜芦碱 -3- 甲酸酯
jervinone	芥藜芦酮
jesaconitine	结乌头碱
jetein	杰特因
jezananals A, B	阿南鱼鳞云杉醛 A、B
jiangyouaconitine	江油乌头碱
jimenezin	希氏卷团素
jinkoheremol	沉香雅槛蓝醇
jinkohol	沉香蕙醇 (沉香酚)

jiocarotenoside A_1	焦卡洛烯苷 A_1
jiocerebroside	焦地黄脑苷酯
jiofuraldehyde dimethyl acetal	胶地黄呋喃醛二甲缩醛
jiofuran	焦地黄呋喃 (胶地黄呋喃)
jioglutins A ～ F	焦地黄素 (胶地黄素) A ～ F
jioglutolide	焦地黄内酯 (胶地黄内酯)
jioglutosides A ～ C	焦地黄苷 (胶地黄苷) A ～ C
jionosides A_1, A_2, B_1, B_2, C ～ E	吉奥诺苷 (焦地黄苯乙醇苷、焦地黄诺苷) A_1、A_2、B_1、B_2、C ～ E
jiufengdine	彭黑定
jiufengtine	彭黑亭
jiuhuanin A	九华香茶菜甲素 (九华大尊甲素)
jobertine	交勃亭
jodrellins A ～ T	乔德黄芩素 A ～ T
jolkianin	南大戟宁
jolkinin	南大戟素
jolkinoate A	南大戟酯 A
jolkinolides A ～ E	南大戟内酯 (岩大戟内酯) A ～ E
jonquilline	长寿花灵
jubanines A ～ C	枣苯碱 A ～ C
judaicin (vulgarin, tauremisin, tauremizin)	犹地亚蒿素 (牛蒿素)
juglalin (kaempferol-3-*O*-α-L-arabinopyranoside)	胡桃啉苷 (山柰酚 -3-*O*-α-L- 吡喃阿拉伯糖苷)
juglanins A ～ D	胡桃宁 (胡桃苷、核桃苷) A ～ D
juglone (regianin)	胡桃醌 (胡桃叶醌、胡桃酮、黑栗素)
jujubasaponins Ⅰ～Ⅵ	枣树皂苷 (枣皂苷) Ⅰ～Ⅵ
jujubogenin	酸枣苷元
jujuboside Ⅰ	酸枣仁皂苷 Ⅰ
jujubosides A ～ D, A_1, B_1	酸枣仁皂苷 A ～ D、A_1、B_1
jujubosterol-3β-*O*-β-D-glucopyranosyl-(1 → 3)-α-L-deoxytalosyl-(1 → 2)-α-L-arabinoside	酸枣仁甾醇 -3β-*O*-β-D- 吡喃葡萄糖基 -(1 → 3)-α-L- 脱氧塔洛糖基 -(1 → 2)-α-L- 阿拉伯糖苷
julianine	九莲碱
julibrin Ⅱ	合欢素 Ⅱ
julibrines Ⅰ, Ⅱ	合欢灵碱 Ⅰ、Ⅱ
julibrogenin A	合欢皂苷元 A
julibrosides A_1 ～ A_4, B_1, C_1, J_1 ～ J_{35}, Ⅰ～Ⅲ	合欢皂苷 A_1 ～ A_4、B_1、C_1、J_1 ～ J_{35}、Ⅰ～Ⅲ

julibrotriterpenoidal lactone A 合欢三萜内酯甲	justiciresinol 爵床树脂醇
juliflorine (juliprosopine) 牧豆树碱 (柔荑花素)	justins A ～ C 爵床亭 A ～ C
juliprosine 墨西哥合欢碱	juvabione 保幼酮
juliprosinene 墨西哥合欢素	juvenile hormones Ⅰ～Ⅲ 保幼激素 Ⅰ～Ⅲ
juliprosopine (juliflorine) 牧豆树碱 (柔荑花素)	juzirine 酸枣碱
julocrotine 柔荑巴豆碱	juzunal 羟基虎刺醛 (羟基虎刺素)
julocrotol 柔荑巴豆醇	juzunol 羟基虎刺醇
julocrotone 柔荑巴豆酮	jynosine 金阳乌头碱
junceelins A, B 鳞灯芯柳珊瑚二萜内酯 A、B	K2-bungarotoxin (K2-BGT) K2- 环蛇毒素 (K2- 银环蛇毒素)
juncins A ～ F 灯芯柳珊瑚二萜 A ～ F	kadlongilactones A, B 长梗五味子内酯 A、B
juncosides Ⅰ～Ⅴ 灯芯草三萜苷 Ⅰ～Ⅴ	kadlongirins A, B 长梗五味子素 A、B
juncuenins A ～ G 灯芯草宁素 A ～ G	kadsudilactone 南五味子二内酯
juncunol 灯心草醇 (灯心草酚)	kadsuguain A 风藤愈创素 A
juncunone 灯心草酮	kadsuketanone A 风藤克塔酮 A
juncusin 灯芯草斯素	kadsulactone A 南五味子内酯 A
juncusol 灯心草新酚	kadsulactone acid 南五味子内酯酸
juncusyl esters A, B 灯芯草酯 A、B	kadsulignans A ～ M 南五味子木脂素 A ～ M
juneeine 菽麻碱	kadsumarin A 台北南五味子素 A
jungermannenone A 叶苔酮 A	kadsuranin 南五味子木脂宁
junipediol A-2′-*O*-β-D-glucopyranoside 刺柏二醇 A - 2′-*O*-β-D- 吡喃葡萄糖苷	kadsurenins A ～ M 风藤素 (海风藤素、风藤烯素) A ～ M
junipegenin B 刺柏苷元 B	kadsurenone 风藤酮 (海风藤酮)
junipeionoloside 刺柏香堇醇苷 (杜松苷)	kadsuric acid 南五味子酸
junipene (longifolene, kuromatsuene) 刺柏烯 (长叶烯、长叶松烯)	kadsurin A 南五味子素 A
juniper camphor 桧脑 (杜松脑、桧樟脑)	kadsutherin 冷饭团素
juniperexcelsic acid 乔桧酸	kaempeerol-3-*O*-rhamnoside 百蕊草素 -3-*O*- 鼠李糖苷
juniperic acid 杜松酸 (圆柏酸)	kaempeerol-7-*O*-β-D-glucoside 百蕊草素 -7-*O*-β-D- 葡萄糖苷
junipetriolosides A, B 刺柏三醇苷 A、B	kaempferide 山柰素 (山柰甲黄素、莰非素)
junosidine 香橙定碱	kaempferide glucoside 山柰素葡萄糖苷
junosine 香橙碱	kaempferide-3-glucuronide 山柰素 -3- 葡萄糖醛酸苷
junosmarin 香橙香豆素	kaempferide-3-*O*-neohesperidoside 山柰素 -3-*O*- 新橙皮糖苷
jurubidine 圆锥茄次碱	kaempferide-3-*O*-α-rhamnosyl-β-D-glucoside 山柰素 -3-*O*-α- 鼠李糖基 -β-D- 葡萄糖苷
jurubine 圆锥茄碱	kaempferin (afzelin, kaempferol-3-L-rhamnoside) 缅茄苷 (阿福豆苷、山柰酚 -3- 鼠李糖苷)
juspurpudin 紫爵床定	kaempferitrin (kaempferol-3, 7-di-α-L-rhamnoside, lespidin, lespenephryl) 山柰苷 (山柰酚 -3, 7- 二 -α-L- 鼠李糖苷)
justicianene A 爵床环肽 A	kaempferol 山柰酚 (堪非醇)
justicidin C (neojusticin B) 爵床脂定 C (新爵床脂素 B)	
justicidin D (neojusticin A) 爵床脂定 D (新爵床脂素 A)	
justicidinosides A ～ C 爵床定苷 A ～ C	
justicidins A, B 爵床脂定 (爵床定) A、B	
justicinol 爵床酚	

kaempferol (trifolitin, 3, 5, 7, 4′-tetrahydroxyflavone) 山柰酚(山柰黄素、山柰黄酮醇、蓼山柰酚、堪非醇、3, 5, 7, 4′- 四羟基黄酮)
kaempferol 3-*O*-[2-*O*-(*trans*-*p*-coumaroyl)-3-*O*-α-L-rhamnopyranosyl]-β-D-glucopyranoside 山柰酚 -3-*O*-[2-*O*-(反式 - 对香豆酰)-3-*O*-α-L- 吡喃鼠李糖基]-β-D- 吡喃葡萄糖苷
kaempferol 4′-methyl ether 山柰酚 -4′- 甲醚
kaempferol dirhamnoside 山柰酚二鼠李糖苷
kaempferol rhamnoglucoside 山柰酚鼠李葡萄糖苷
kaempferol rhamnoside 山柰酚鼠李糖苷
kaempferol rhamnoside-hexoside I 山柰酚鼠李糖苷己糖苷 I
kaempferol triglycoside 山柰酚三糖苷
kaempferol-2^G-glucosyl gentiobioside 山柰酚 -2^G- 葡萄糖基龙胆二糖苷
kaempferol-3-(2, 6-dirhamnopyranosyl glucopyranoside) 山柰酚 -3-(2, 6- 二吡喃鼠李糖基吡喃葡萄糖苷)
kaempferol-3-(2^G-glucosyl rutinoside) 山柰酚 -3-(2^G- 葡萄糖基芸香糖苷)
kaempferol-3-(2^G-glucosyl rutinoside)-7-glucoside 山柰酚 -3-(2^G- 葡萄糖基芸香糖苷)-7- 葡萄糖苷
kaempferol-3-(4″-*O*-acetyl)-*O*-α-L-rhamnopyranoside-7-*O*-α-L-rhamnopyranoside 山柰酚 -3-(4″-*O*- 乙酰基)-*O*-α-L- 吡喃鼠李糖苷 -7-*O*-α-L- 吡喃鼠李糖苷
kaempferol-3-(6″-acetyl) glucoside 山柰酚 -3-(6″- 乙酰基) 葡萄糖苷
kaempferol-3-(6″-malonyl) glucoside 山柰酚 -3-(6″- 丙二酰基) 葡萄糖苷
kaempferol-3-(*p*-coumaroyl) glucoside 山柰酚 -3- 对香豆酰基葡萄糖苷
kaempferol-3, 4′-dimethyl ether (ermanin) 山柰酚 -3, 4′- 二甲醚(岳桦素)
kaempferol-3, 4′-di-*O*-β-D-(2-*O*-feruloyl) glucoside 山柰酚 -3, 4′- 二 -*O*-β-D-(2-*O*- 阿魏酰基) 葡萄糖苷
kaempferol-3, 4′-di-*O*-β-D-glucoside 山柰酚 -3, 4′- 二 -*O*-β-D- 葡萄糖苷
kaempferol-3, 5-dimethyl ether 山柰酚 -3, 5- 二甲醚
kaempferol-3, 5-β-D-digalactoside 山柰酚 -3, 5-β-D- 二半乳糖苷
kaempferol-3, 7, 4′-tri-*O*-β-D-glucopyranoside 山柰酚 -3, 7, 4′- 三 -*O*-β-D- 吡喃葡萄糖苷
kaempferol-3, 7, 4′-trimethyl ether 山柰酚 -3, 7, 4′- 三甲醚
kaempferol-3, 7-dimethyl ether 山柰酚 -3, 7- 二甲醚
kaempferol-3, 7-di-*O*-α-L-rhamnopyranoside 山柰酚 -3, 7- 二 -*O*-α-L- 吡喃鼠李糖苷
kaempferol-3, 7-di-*O*-α-L-rhamnoside 山柰酚 -3, 7- 二 -*O*-α-L- 鼠李糖苷
kaempferol-3, 7-di-*O*-β-D-glucopyranoside 山柰酚 -3, 7- 二 -*O*-β-D- 吡喃葡萄糖苷
kaempferol-3, 7-di-*O*-β-D-glucopyranoside-4′-*O*-(6-*O*-sinapoyl)-β-D-glucopyranoside 山柰酚 -3, 7- 二 -*O*-β-D- 吡喃葡萄糖苷 -4′-*O*-(6-*O*- 芥子酰基)-β-D- 吡喃葡萄糖苷
kaempferol-3, 7-di-*O*-β-D-glucoside 山柰酚 -3, 7- 二 -*O*-β-D- 葡萄糖苷
kaempferol-3, 7-di-α-L-rhamnoside (kaempferitrin, lespidin, lespenephryl) 山柰酚 -3, 7- 二 -α-L- 鼠李糖苷(山柰苷)
kaempferol-3, 7-*O*-α-L-rhamnoside 山柰酚 -3, 7-*O*-α-L- 鼠李糖苷
kaempferol-3-[2, 4-di-(*E*)-*p*-coumaroyl rhamnoside] 山柰酚 -3-[2, 4- 二 -(*E*)- 对香豆酰基鼠李糖苷]
kaempferol-3-[6‴-*p*-coumaroyl glucosyl-β-(1 → 4)-rhamnoside] 山柰酚 -3-[6‴- 对香豆酰基葡萄糖基 -β-(1 → 4)- 鼠李糖苷]
kaempferol-3-apioside-7-rhamnosyl-(1 → 6)-galactoside 山柰酚 -3- 芹糖苷 -7- 鼠李糖基 -(1 → 6)- 半乳糖苷
kaempferol-3-arabinoside 山柰酚 -3- 阿拉伯糖苷
kaempferol-3-arabofuranoside 山柰酚 -3- 呋喃阿拉伯糖苷
kaempferol-3-diglucoside 山柰酚 -3- 二葡萄糖苷
kaempferol-3-diglucoside-7-glucoside 山柰酚 -3- 二葡萄糖苷 -7- 葡萄糖苷
kaempferol-3-dirhamnoglucoside 山柰酚 -3- 二鼠李糖葡萄糖苷
kaempferol-3-galactodirhamnoside 山柰酚 -3- 半乳糖二鼠李糖苷
kaempferol-3-galactoglucoside 山柰酚 -3- 半乳糖葡萄糖苷
kaempferol-3-galactorhamnoside 山柰酚 -3- 半乳糖鼠李糖苷
kaempferol-3-galloyl glucoside 山柰酚 -3- 没食子酰基葡萄糖苷
kaempferol-3-gentiobioside 山柰酚 -3- 龙胆二糖苷
kaempferol-3-gentiobioside-7-glucoside 山柰酚 -3- 龙胆二糖苷 -7- 葡萄糖苷
kaempferol-3-gluco-rhamno-glucoside 山柰酚 -3- 葡萄糖鼠李糖葡萄糖苷

kaempferol-3-glucoside 山柰酚 -3- 葡萄糖苷
kaempferol-3-glucoside-2″, 4″-dicoumarate 山柰酚 -3- 葡萄糖苷 -2″, 4″- 二香豆酸酯
kaempferol-3-glucoside-7-diglucoside 山柰酚 -3- 葡萄糖苷 -7- 双葡萄糖苷
kaempferol-3-glucoside-7-rhamnoside 山柰酚 -3- 葡萄糖苷 -7- 鼠李糖苷
kaempferol-3-glucoside-7-sophoroside 山柰酚 -3- 葡萄糖苷 -7- 槐糖苷
kaempferol-3-glucuronide 山柰酚 -3- 葡萄糖醛酸苷
kaempferol-3-L-rhamnoside (afzelin, kaempferin) 山柰酚 -3- 鼠李糖苷 (阿福豆苷、缅茄苷)
kaempferol-3-methyl ether (isokaempferide) 山柰酚 -3- 甲醚 (异山柰素)
kaempferol-3-mono-L-rhamnoside 山柰酚 -3- 单 -L- 鼠李糖苷
kaempferol-3-neohesperidoside 山柰酚 -3- 新橙皮糖苷
kaempferol-3-neohesperidoside-7-rhamnoside 山柰酚 -3- 新橙皮糖苷 -7- 鼠李糖苷
kaempferol-3-*O*-(2″, 6″ -di-*O*-*p*-*trans*-coumaroyl)-β-D-glucoside 山柰酚 -3-*O*-(2″, 6″ - 二 -*O*- 反式 - 对香豆酰基)-β-D- 葡萄糖苷
kaempferol-3-*O*-(2″, 6″-digalloyl)-β-D-glucoside 山柰酚 -3-*O*-(2″, 6″- 二没食子酰基)-β-D- 葡萄糖苷
kaempferol-3-*O*-(2″, 6″-di-*O*-*p*-*trans*-coumaroyl) glucoside 山柰酚 -3-*O*-(2″, 6″- 二 -*O*- 对 - 反式 - 香豆酰基) 葡萄糖苷
kaempferol-3-*O*-(2, 6-di-*O*-rhamnopyranosyl) glucopyranoside 山柰酚 -3-*O*-(2, 6- 二 -*O*- 吡喃鼠李糖基) 吡喃葡萄糖苷
kaempferol-3-*O*-(2, 6-di-*O*-α-L-rhamnopyranosyl)-β-D-galactopyranoside 山柰酚 -3-*O*-(2, 6- 二 -*O*-α-L- 吡喃鼠李糖基)-β-D- 吡喃半乳糖苷
kaempferol-3-*O*-(2, 6-dirhamnosyl glucoside) 山柰酚 -3-*O*-(2, 6- 二鼠李糖基葡萄糖苷)
kaempferol-3-*O*-(2″-galloyl)-β-D-glucopyranoside 山柰酚 -3-*O*-(2″- 没食子酰基)-β-D- 吡喃葡萄糖苷
kaempferol-3-*O*-(2″-galloyl)-β-D-glucoside 山柰酚 -3-*O*-(2″- 没食子酰基)-β-D- 葡萄糖苷
kaempferol-3-*O*-(2^G-glucosyl rutinoside)-7-*O*-glucoside 山柰酚 -3-*O*-(2^G- 葡萄糖基芸香糖苷)-7-*O*- 葡萄糖苷
kaempferol-3-*O*-(2-*O*-acetyl)-α-L-rhamnopyranoside 山柰酚 -3-*O*-(2-*O*- 乙酰基)-α-L- 吡喃鼠李糖苷
kaempferol-3-*O*-(2″-*O*-galloyl)-β-D-glucopyranoside 山柰酚 -3-*O*-(2″-*O*- 没食子酰基)-β-D- 吡喃葡萄糖苷
kaempferol-3-*O*-(2″-*O*-galloyl)-β-D-glucoside 山柰酚 -3-*O*-(2″-*O*- 没食子酰基)-β-D- 葡萄糖苷
kaempferol-3-*O*-(2″-*O*-α-L-rhamnopyranosyl)-β-D-glucuronopyranoside 山柰酚 -3-*O*-(2″-*O*-α-L- 吡喃鼠李糖基)-β-D- 吡喃葡萄糖醛酸苷
kaempferol-3-*O*-(2″-*O*-α-L-rhamnopyranosyl-6″-*O*-α-D-rhamnopyranosyl-β-D-glucopyranoside) 山柰酚 -3-*O*-(2″-*O*-α-L- 吡喃鼠李糖基 -6″-*O*-α-D- 吡喃鼠李糖基 -β-D- 吡喃葡萄糖苷)
kaempferol-3-*O*-(2-*O*-α-L-rhamnopyranosyl-β-D-galactopyranoside) 山柰酚 -3-*O*-(2-*O*-α-L- 吡喃鼠李糖基 -β-D- 吡喃半乳糖苷)
kaempferol-3-*O*-(2″-*O*-α-rhamnosyl-6″-*O*-malonyl)-β-glucoside 山柰酚 -3-*O*-(2″-*O*-α- 鼠李糖基 -6″-*O*- 丙二酸单酰基)-β- 葡萄糖苷
kaempferol-3-*O*-(2″-*O*-β-D-glucopyranosyl)-α-L-rhamnopyranoside 山柰酚 -3-*O*-(2″-*O*-β-D- 吡喃葡萄糖基)-α-L- 吡喃鼠李糖苷
kaempferol-3-*O*-(2-*O*-β-D-glucopyranosyl)-β-D-galactopyranoside 山柰酚 -3-*O*-(2-*O*-β-D- 吡喃葡萄糖基)-β-D- 吡喃半乳糖苷
kaempferol-3-*O*-(2″-*O*-β-D-glucopyranosyl)-β-D-rutinoside 山柰酚 -3-*O*-(2″-*O*-β-D- 吡喃葡萄糖基)-β-D- 芸香糖苷
kaempferol-3-*O*-(2′-α-L-rhamnosyl) rutinoside 山柰酚 -3-*O*-(2′-α-L- 鼠李糖基) 芸香糖苷
kaempferol-3-*O*-(2″-β-D-glucopyranosyl)-α-L-rhamnoside 山柰酚 -3-*O*-(2″-β-D- 吡喃葡萄糖基)-α-L- 鼠李糖苷
kaempferol-3-*O*-(2″-β-D-glucopyranosyl)-β-D-galactopyranoside 山柰酚 -3-*O*-(2″-β-D- 吡喃葡萄糖基)-β-D- 吡喃半乳糖苷
kaempferol-3-*O*-(3-*O*-acetyl)-α-L-rhamnopyranoside 山柰酚 -3-*O*-(3-*O*- 乙酰基)-α-L- 吡喃鼠李糖苷
kaempferol-3-*O*-(3-*O*-acetyl)-α-L-rhamnopyranoside-7-*O*-α-L-rhamnopyranoside 山柰酚 -3-*O*-(3-*O*- 乙酰基)-α-L- 吡喃鼠李糖苷 -7-*O*-α-L- 吡喃鼠李糖苷
kaempferol-3-*O*-(4 or 5)-rhamnosyl arabinoside 山柰酚 -3-*O*-(4 或 5)- 鼠李糖基阿拉伯糖苷
kaempferol-3-*O*-(4″-*cis*-*p*-coumaroyl)-α-rhamnopyranoside 山柰酚 -3-*O*-(4″- 顺式 - 对香豆酰基)-α- 吡喃鼠李糖苷
kaempferol-3-*O*-(4-*O*-acetyl)-α-L-rhamnopyranoside-7-*O*-α-L-rhamnopyranoside 山柰酚 -3-*O*-(4-*O*- 乙酰基)-α-L- 吡喃鼠李糖苷 -7-*O*-α-L- 吡喃鼠李糖苷
kaempferol-3-*O*-(5-*O*-acetyl apiofuranosyl)-7-*O*-rhamnopyranoside 山柰酚 -3-*O*-(5-*O*- 乙酰呋喃芹糖基)-7-*O*- 吡喃鼠李糖苷

kaempferol-3-*O*-(6″-*O*-acetyl)-β-D-glucopyranoside 山柰酚 -3-*O*-(6″-*O*- 乙酰基)-β-D- 吡喃葡萄糖苷
kaempferol-3-*O*-(6″-*O*-*trans*-*p*-coumaroyl)-β-D-glucopyranoside 山柰酚 -3-*O*-(6″-*O*- 反式 - 对香豆酰基)-β-D- 吡喃葡萄糖苷
kaempferol-3-*O*-(6″-acetyl-β-D-galactopyranoside)-7-*O*-α-L-rhamnopyranoside 山柰酚 -3-*O*-(6″- 乙酰基 -β-D- 吡喃半乳糖苷)-7-*O*-α-L- 吡喃鼠李糖苷
kaempferol-3-*O*-(6″-crotonyl)-β-D-glucoside 山柰酚 -3-*O*-(6″- 巴豆油酰基)-β-D- 葡萄糖苷
kaempferol-3-*O*-(6″-galloyl)-β-D-galactopyranoside 山柰酚 -3-*O*-(6″- 没食子酰基)-β-D- 吡喃半乳糖苷
kaempferol-3-*O*-(6″-galloyl)-β-D-glucoside 山柰酚 -3-*O*-(6″- 没食子酰基)-β-D- 葡萄糖苷
kaempferol-3-*O*-(6″-*O*-acetyl)-β-D-galactopyranoside 山柰酚 -3-*O*-(6″-*O*- 乙酰基)-β-D- 吡喃半乳糖苷
kaempferol-3-*O*-(6″-*O*-acetyl)-β-D-glucopyranoside 山柰酚 -3-*O*-(6″-*O*- 乙酰基)-β-D- 吡喃葡萄糖苷
kaempferol-3-*O*-(6″-*O*-*cis*-*p*-coumaroy1)-β-D-glucopyranoside 山柰酚 -3-*O*-(6″-*O*- 顺式 - 对香豆酰基)-β-D- 吡喃葡萄糖苷
kaempferol-3-*O*-(6″-*O*-crotonyl)-β-D-glucopyranoside 山柰酚 -3-*O*-(6″-*O*- 巴豆酰基)-β-D- 吡喃葡萄糖苷
kaempferol-3-*O*-(6″-*O*-feruloyl)-β-D-glucoside 山柰酚 -3-*O*-(6″-*O*- 阿魏酰基)-β-D- 葡萄糖苷
kaempferol-3-*O*-(6″-*O*-rhamnosyl)-β-D-glucopyranoside 山柰酚 -3-*O*-(6″-*O*- 鼠李糖基)-β-D- 吡喃葡萄糖苷
kaempferol-3-*O*-(6″-*O*-*trans*-*p*-coumaroyl)-β-D-glucopyranoside 山柰酚 -3-*O*-(6″-*O*- 反式 - 对香豆酰基)-β-D- 吡喃葡萄糖苷
kaempferol-3-*O*-(6″-*p*-coumaroyl)-β-D-glucoside 山柰酚 -3-*O*-(6″- 对香豆酰基)-β-D- 葡萄糖苷
kaempferol-3-*O*-(6″-*trans*-*p*-coumaroyl)-α-D-mannopyranoside 山柰酚 -3-*O*-(6″- 反式 - 对香豆酰基)-α-D- 吡喃甘露糖苷
kaempferol-3-*O*-(6″-*trans*-*p*-coumaroyl)-β-D-glucopyranoside 山柰酚 -3-*O*-(6″- 反式 - 对肉桂酰基)-β-D- 吡喃葡萄糖苷
kaempferol-3-*O*-[(6-*O*-rhamnosyl) galactoside] 山柰酚 -3-*O*-[(6-*O*- 鼠李糖基) 半乳糖苷
kaempferol-3-*O*-[(6-*O*-rhamnosyl) glucoside] 山柰酚 -3-*O*-[(6-*O*- 鼠李糖基) 葡萄糖苷
kaempferol-3-*O*-[2″-(*E*)-*p*-coumaroyl-4″-(*Z*)-*p*-coumaroyl]-α-L-rhamnopyranoside 山柰酚 -3-*O*-[2″-(*E*)- 对香豆酰基 -4″-(*Z*)- 对香豆酰基]-α-L- 吡喃鼠李糖苷
kaempferol-3-*O*-[2″, 3″-di-*O*-(*E*)-*p*-coumaroyl]-α-L-rhamnopyranoside 山柰酚 -3-*O*-[2″, 3″- 二 -*O*-(*E*)- 对香豆酰基]-α-L- 吡喃鼠李糖苷
kaempferol-3-*O*-[2″, 6″-di-*O*-(*E*)-*p*-hydroxycoumaroyl]-β-D-glucopyranoside 山柰酚 -3-*O*-[2″, 6″- 二 -*O*-(*E*)- 对羟基桂皮酰基]-β-D- 吡喃葡萄糖苷
kaempferol-3-*O*-[2″, 6″-di-*O*-*trans*-coumaroyl]-β-D-glucopyranoside 山柰酚 -3-*O*-[2″, 6″- 二 -*O*- 反式 - 对香豆酰基]-β-D- 吡喃葡萄糖苷
kaempferol-3-*O*-[2″-*O*-(3, 4, 5-trihydroxybenzoyl)] glucoside 山柰酚 -3-*O*-[2″-*O*-(3, 4, 5- 三羟基苯甲基酰基)] 葡萄糖苷
kaempferol-3-*O*-[2-*O*-(6-*O*-caffeoyl)-β-D-glucopyranosyl]-β-D-galactopyranoside 山柰酚 -3-*O*-[2-*O*-(6-*O*- 咖啡酰基)-β-D- 吡喃葡萄糖基]-β-D- 吡喃半乳糖苷
kaempferol-3-*O*-[2″-*O*-(*E*)-caffeoyl]-β-D-glucopyranoside 山柰酚 -3-*O*-[2″-*O*-(*E*)- 咖啡酰基]-β-D- 吡喃葡萄糖苷
kaempferol-3-*O*-[2-*O*-α-L-rhamnopyranosyl-6-*O*-β-D-xylopyranosyl]-β-D-glucopyranoside 山柰酚 -3-*O*-[2-*O*-α-L- 吡喃鼠李糖基 -6-*O*-β-D- 吡喃木糖基]-β-D- 吡喃葡萄糖苷
kaempferol-3-*O*-[2-*O*-β-D-glucopyranosyl]-β-D-galactopyranoside 山柰酚 -3-*O*-[2-*O*-β-D- 吡喃葡萄糖基]-β-D- 吡喃半乳糖苷
kaempferol-3-*O*-[2′-*trans*-coumaroyl-3′-*O*-β-D-glucopyranoside-3′-*O*-β-D-glucosyl rutinoside] 山柰酚 -3-*O*-[2′- 反式 - 香豆酰基 -3′-*O*-β-D- 吡喃葡萄糖苷 -3′-*O*-β-D- 葡萄糖芸香糖苷]
kaempferol-3-*O*-[3″-(*Z*)-*p*-coumaroyl-4″-(*E*)-*p*-coumaroyl]-α-L-rhamnopyranoside 山柰酚 -3-*O*-[3″-(*Z*)- 对香豆酰基 -4″-(*E*)- 对香豆酰基]-α-L- 吡喃鼠李糖苷
kaempferol-3-*O*-[3, 4-*O*-(isopropylidene)-α-L-arabinopyranoside] 山柰酚 -3-*O*-[3, 4-*O*-(异亚丙基)-α-L- 吡喃阿拉伯糖苷]
kaempferol-3-*O*-[3″, 6″-di-*O*-(*E*)-*p*-coumaroyl]-β-D-glucopyranoside 山柰酚 -3-*O*-[3″, 6″- 二 -*O*-(*E*)- 对肉桂酰基]-β-D- 吡喃葡萄糖苷
kaempferol-3-*O*-[3″-*O*-(*E*)-caffeoyl]-α-L-arabinopyranoside 山柰酚 -3-*O*-[3″-*O*-(*E*)- 咖啡酰基]-α-L- 吡喃阿拉伯糖苷
kaempferol-3-*O*-[3″-*O*-(*E*)-*p*-coumaroyl]-[6″-*O*-(*E*)-feruloyl]-β-D-glucopyranoside 山柰酚 -3-*O*-[3″-*O*-(*E*)- 对肉桂酰基]-[6″-*O*-(*E*)- 阿魏酰基]-β-D- 吡喃葡萄糖苷
kaempferol-3-*O*-[3″-*O*-(*E*)-*p*-coumaroyl]-β-D-glucopyranoside 山柰酚 -3-*O*-[3″-*O*-(*E*)- 对肉桂酰基]-β-D- 吡喃葡萄糖苷

kaempferol-3-*O*-[4″-*O*-(*E*)-caffeoyl]-β-D-glucopyranoside 山柰酚 -3-*O*-[4″-*O*-(*E*)- 咖啡酰基]-β-D- 吡喃葡萄糖苷	kaempferol-3-*O*-6″-(3-hydroxy-3-methyl glutaroyl)-β-D-glucoside 山柰酚 -3-*O*-6″-(3- 羟基 -3- 甲基戊二酸单酰基)-β-D- 葡萄糖苷
kaempferol-3-*O*-[6″-*O*-(3-hydroxy-3-methyl glutaroyl)-glucoside] 山柰酚 -3-*O*-[6″-*O*-(3- 羟基 -3- 甲基戊二酰基) 葡萄糖苷]	kaempferol-3-*O*-6″-*trans*-coumaroyl-β-D-glucoside 山柰酚 -3-*O*-6″- 反式 - 香豆酰基 -β-D- 葡萄糖苷
kaempferol-3-*O*-[6″-*O*-(*E*)-caffeoyl]-β-D-galactopyransoide 山柰酚 -3-*O*-[6″-*O*-(*E*)- 咖啡酰基]-β-D- 吡喃半乳糖苷	kaempferol-3-*O*-acetyl galactoside-7-*O*-rhamnoside 山柰酚 -3-*O*- 乙酰半乳糖苷 -7-*O*- 鼠李糖苷
kaempferol-3-*O*-[α-L-rhamnopyranosyl-(1 → 4)-rhamnopyranosyl-(1 → 6)-β-galactopyranoside] 山柰酚 -3-*O*-[α-L- 吡喃鼠李糖基 -(1 → 4)- 吡喃鼠李糖基 -(1 → 6)-β- 吡喃半乳糖苷]	kaempferol-3-*O*-acetyl rhamnogalactoside-7-*O*-rhamnoside 山柰酚 -3-*O*- 乙酰鼠李半乳糖苷 -7-*O*- 鼠李糖苷
kaempferol-3-*O*-[α-L-rhamnopyranosyl-(1 → 6)]-[β-D-glucopyranosyl-(1 → 2)]-β-D-glucopyranoside 山柰酚 -3-*O*-[α-L- 吡喃鼠李糖基 -(1 → 6)]-[β-D- 吡喃葡萄糖基 -(1 → 2)]-β-D- 吡喃葡萄糖苷	kaempferol-3-*O*-apiofuranoside-7-*O*-rhamnopyranoside 山柰酚 -3-*O*- 呋喃芹糖苷 -7-*O*- 吡喃鼠李糖苷
kaempferol-3-*O*-[α-L-rhamnopyranosyl-(1 → 6)]-*O*-β-D-glucopyranoside-7-*O*-α-L-rhamnopyranoside 山柰酚 -3-*O*-[α-L- 吡喃鼠李糖基 -(1 → 6)]-*O*-β-D- 吡喃葡萄糖苷 -7-*O*-α-L- 吡喃鼠李糖苷	kaempferol-3-*O*-arabinopyranoside 山柰酚 -3-*O*- 吡喃阿拉伯糖苷
kaempferol-3-*O*-[α-L-rhamnopyranosyl-(1 → 6)-β-D-glucopyranoside] 山柰酚 -3-*O*-[α-L- 吡喃鼠李糖基 -(1 → 6)-β-D- 吡喃葡萄糖苷]	kaempferol-3-*O*-arabinoside 山柰酚 -3-*O*- 阿拉伯糖苷
kaempferol-3-*O*-[β-D-glucopyranosyl-(1 → 3)]-3-*O*-α-L-rhamnopyranoside-7-*O*-α-L-rhamnopyranoside 山柰酚 -3-*O*-[β-D- 吡喃葡萄糖基 -(1 → 3)]-3-*O*-α-L- 吡喃鼠李糖苷 -7-*O*-α-L- 吡喃鼠李糖苷	kaempferol-3-*O*-arabinoside-7-*O*-rhamnoside 山柰酚 -3-*O*- 阿拉伯糖苷 -7-*O*- 鼠李糖苷
kaempferol-3-*O*-[β-L-rhamnopyranosyl-(1 → 6)-β-D-glucopyranoside]-7-*O*-α-L-rhamnopyranoside (oxytroside) 山柰酚 -3-*O*-[β-L- 吡喃鼠李糖基 -(1 → 6)-β-D- 吡喃葡萄糖苷]-7-*O*-α-L- 吡喃鼠李糖苷 (棘豆苷)	kaempferol-3-*O*-arabinosyl galactoside 山柰酚 -3-*O*- 阿拉伯糖基半乳糖苷
kaempferol-3-*O*-{2″-*O*-[(*E*)-6‴-*O*-feruloyl]-β-D-glucopyranosyl}-β-D-galactopyranoside 山柰酚 -3-*O*-{2″-*O*-[(*E*)-6‴-*O*- 阿魏酰基]-β-D- 吡喃葡萄糖基 }-β-D- 吡喃半乳糖苷	kaempferol-3-*O*-D-(6″-coumaroyl) glucoside 山柰酚 -3-*O*-D-(6″- 香豆酰基) 葡萄糖苷
kaempferol-3-*O*-{2-*O*-[6-*O*-(*E*)-feruloyl]-β-D-glucopyranosyl}-β-D-galactopyranoside 山柰酚 -3-*O*-{2-*O*-[6-*O*-(*E*)- 阿魏酰基]-β-D- 吡喃葡萄糖基 }-β-D- 吡喃半乳糖苷	kaempferol-3-*O*-digalactopyranoside 山柰酚 -3-*O*- 二吡喃半乳糖苷
kaempferol-3-*O*-2″, 6″-di-*O*-(*E*)-*p*-hydroxycoumaroyl-β-D-glucopyranoside 山柰酚 -3-*O*-2″, 6″- 二 -*O*-(*E*)- 对羟基桂皮酰基 -β-D- 吡喃葡萄糖苷	kaempferol-3-*O*-diglucopyranoside 山柰酚 -3-*O*- 二吡喃葡萄糖苷
kaempferol-3-*O*-2^G-α-L-rhamnopyranosyl-(1 → 2)-α-L-rhamnopyranosyl-(1 → 6)-β-D-glucopyranoside 山柰酚 -3-*O*-2^G-α-L- 吡喃鼠李糖基 -(1 → 2)-α-L- 吡喃鼠李糖基 -(1 → 6)-β-D- 吡喃葡萄糖苷	kaempferol-3-*O*-diglucoside 山柰酚 -3-*O*- 二葡萄糖苷
kaempferol-3-*O*-4‴-acetyl rhamninoside 山柰酚 -3-*O*-4‴- 乙酰鼠李糖苷	kaempferol-3-*O*-dirhamnoside-7-*O*-rhamnoside 山柰酚 -3-*O*- 二鼠李糖苷 -7-*O*- 鼠李糖苷
	kaempferol-3-*O*-D-xyloside 山柰酚 -3-*O*-D- 木糖苷
	kaempferol-3-*O*-galactopyranoside 山柰酚 -3-*O*- 吡喃半乳糖苷
	kaempferol-3-*O*-galactoside (trifolin) 山柰酚 -3-*O*- 半乳糖苷 (三叶豆苷)
	kaempferol-3-*O*-galactoside-7-*O*-rhamnoside 山柰酚 -3-*O*- 半乳糖苷 -7-*O*- 鼠李糖苷
	kaempferol-3-*O*-galactosyl-(2 → 1)-glucoside 山柰酚 -3-*O*- 半乳糖基 -(2 → 1)- 葡萄糖苷
	kaempferol-3-*O*-gentiobioside 山柰酚 -3-*O*- 龙胆二糖苷
	kaempferol-3-*O*-glucogalactoside 山柰酚 -3-*O*- 葡萄糖半乳糖苷
	kaempferol-3-*O*-glucopyranoside (kaempferol-3-*O*-glucoside) 山柰酚 -3-*O*- 吡喃葡萄糖苷 (山柰酚 -3-*O*- 葡萄糖苷)
	kaempferol-3-*O*-glucoside (kaempferol-3-*O*-glucopyranoside) 山柰酚 -3-*O*- 葡萄糖苷 (山柰酚 -3-*O*- 吡喃葡萄糖苷)

kaempferol-3-*O*-glucoside-7-*O*-rhamnoside 山柰酚 -3-*O*- 葡萄糖苷 -7-*O*- 鼠李糖苷

kaempferol-3-*O*-glucosyl rhamnosyl glucoside 山柰酚 -3-*O*- 葡萄糖基鼠李糖基葡萄糖苷

kaempferol-3-*O*-glucosyl-(1 → 2)-galactoside (panasenoside) 山柰酚 -3-*O*- 葡萄糖基 -(1 → 2)- 半乳糖苷 (人参黄酮苷、人参草黄苷)

kaempferol-3-*O*-glucuronide 山柰酚 -3-*O*- 葡萄糖醛酸苷

kaempferol-3-*O*-hexoside 山柰酚 -3-*O*- 己糖苷

kaempferol-3-*O*-L-arabinofuranoside 山柰酚 -3-*O*-L- 呋喃阿拉伯糖苷

kaempferol-3-*O*-L-arabinopyranoside 山柰酚 -3-*O*-L- 吡喃阿拉伯糖苷

kaempferol-3-*O*-L-arabinoside 山柰酚 -3-*O*-L- 阿拉伯糖苷

kaempferol-3-*O*-lathyroside 山柰酚 -3-*O*- 山黧豆糖苷

kaempferol-3-*O*-L-rhamnopyranoside 山柰酚 -3-*O*-L- 吡喃鼠李糖苷

kaempferol-3-*O*-L-rhamnopyranosyl-β-D-glucoside 山柰酚 -3-*O*-L- 吡喃鼠李糖基 -β-D- 葡萄糖苷

kaempferol-3-*O*-L-rhamnoside 山柰酚 -3-*O*-L- 鼠李糖苷

kaempferol-3-*O*-lysimachiatrioside 山柰酚 -3-*O*- 珍珠菜三糖苷

kaempferol-3-*O*-monoglycoside 山柰酚 -3-*O*- 单糖苷

kaempferol-3-*O*-neohesperidoside 山柰酚 -3-*O*- 新橙皮糖苷

kaempferol-3-*O*-rhamnoarabinoside-7-*O*-rhamnoside 山柰酚 -3-*O*- 鼠李阿拉伯糖苷 -7-*O*- 鼠李糖苷

kaempferol-3-*O*-rhamnodiglucoside 山柰酚 -3-*O*- 鼠李糖基二葡萄糖苷

kaempferol-3-*O*-rhamnogalactoside-7-*O*-rhamnoside 山柰酚 -3-*O*- 鼠李半乳糖苷 -7-*O*- 鼠李糖苷

kaempferol-3-*O*-rhamnoglucoside 山柰酚 -3-*O*- 鼠李葡萄糖苷

kaempferol-3-*O*-rhamnoglucoside-7-*O*-rhamnoside 山柰酚 -3-*O*- 鼠李葡萄糖苷 -7-*O*- 鼠李糖苷

kaempferol-3-*O*-rhamnoglucoside-7-*O*-rhamnoside-4′-rhamnoside 山柰酚 -3-*O*- 鼠李葡萄糖苷 -7-*O*- 鼠李糖苷 -4′- 鼠李糖苷

kaempferol-3-*O*-rhamnopyranoside 山柰酚 -3-*O*- 吡喃鼠李糖苷

kaempferol-3-*O*-rhamnopyranosyl-(1 → 2)-galactopyranoside 山柰酚 -3-*O*- 吡喃鼠李糖基 -(1 → 2)- 吡喃半乳糖苷

kaempferol-3-*O*-rhamnoside 山柰酚 -3-*O*- 鼠李糖苷

kaempferol-3-*O*-rhamnoside-7-*O*-rhamnoside 山柰酚 -3-*O*- 鼠李糖苷 -7-*O*- 鼠李糖苷

kaempferol-3-*O*-rhamnoside-7-*O*-rhamnoside-(1 → 3)-rhamnoside 山柰酚 -3-*O*- 鼠李糖苷 -7-*O*- 鼠李糖苷 -(1 → 3)- 鼠李糖苷

kaempferol-3-*O*-rhamnosyl glucoside 山柰酚 -3-*O*- 鼠李糖基葡萄糖苷

kaempferol-3-*O*-rhamnosyl-(1 → 2)-galactoside 山柰酚 -3-*O*- 鼠李糖基 -(1 → 2)- 半乳糖苷

kaempferol-3-*O*-rhamnosyl-(1 → 6)-galactoside 山柰酚 -3-*O*- 鼠李糖基 -(1 → 6)- 半乳糖苷

kaempferol-3-*O*-robinobioside 山柰酚 -3-*O*- 刺槐双糖苷

kaempferol-3-*O*-rutinoside (nicotiflorin) 山柰酚 -3-*O*- 芸香糖苷 (烟花苷)

kaempferol-3-*O*-rutinoside-7-*O*-glucopyranoside 山柰酚 -3-*O*- 芸香糖苷 -7-*O*- 吡喃葡萄糖苷

kaempferol-3-*O*-rutinosyl-(1 → 2)-*O*-rhamnoside 山柰酚 -3-*O*- 芸香糖基 -(1 → 2)-*O*- 鼠李糖苷

kaempferol-3-*O*-sambubioside (leucoside) 山柰酚 -3-*O*- 桑布双糖苷 (堪非醇 -3-*O*- 桑布双糖苷、雪片莲苷)

kaempferol-3-*O*-sophoroside 山柰酚 -3-*O*- 槐糖苷

kaempferol-3-*O*-sophoroside-7-*O*-glucoside 山柰酚 -3-*O*- 槐糖苷 -7-*O*- 葡萄糖苷

kaempferol-3-*O*-sophoroside-7-*O*-glucuronide 山柰酚 -3-*O*- 槐糖苷 -7-*O*- 葡萄糖醛酸苷

kaempferol-3-*O*-sophoroside-7-*O*-β-glucopyranoside 山柰酚 -3-*O*- 槐糖苷 -7-*O*-β- 吡喃葡萄糖苷

kaempferol-3-*O*-triglucoside-7-*O*-glucoside 山柰酚 -3-*O*- 三葡萄糖苷 -7-*O*- 葡萄糖苷

kaempferol-3-*O*-xylopyranosyl glucopyranoside 山柰酚 -3-*O*- 吡喃木糖基吡喃葡萄糖苷

kaempferol-3-*O*-xylosyl glucoside 山柰酚 -3- 木糖葡萄糖苷

kaempferol-3-*O*-α-D-arabinofuranoside 山柰酚 -3-*O*-α-D- 呋喃阿拉伯糖苷

kaempferol-3-*O*-α-D-arabinopyranoside 山柰酚 -3-*O*-α-D- 吡喃阿拉伯糖苷

kaempferol-3-*O*-α-glucuronide 山柰酚 -3-*O*-α- 葡萄糖醛酸苷

kaempferol-3-*O*-α-L-(4-*O*-acetyl) rhamnopyranoside-7-*O*-α-L-rhamnopyranoside 山柰酚 -3-*O*-α-L-(4-*O*- 乙酰基) 吡喃鼠李糖苷 -7-*O*-α-L- 吡喃鼠李糖苷

kaempferol-3-*O*-α-L-[2″, 4″-di-(*E*)-*p*-coumaroyl]rhamnoside 山柰酚 -3-*O*-α-L-[2″, 4″- 二 -(*E*)- 对香豆酰基] 鼠李糖苷

kaempferol-3-*O*-α-L-[2, 3-di-(*E*)-*p*-coumaroyl]rhamnopyranoside 山柰酚 -3-*O*-α-L-[2, 3- 二 -(*E*)- 对香豆酰基] 吡喃鼠李糖苷

kaempferol-3-*O*-α-L-[2″, 3″-di-(*E*)-*p*-coumaroyl]rhamnoside 山柰酚 -3-*O*-α-L-[2″, 3″- 二 -(*E*)- 对香豆酰基] 鼠李糖苷

kaempferol-3-*O*-α-L-[3-(*E*)-*p*-coumaroyl]rhamnopyranoside 山柰酚 -3-*O*-α-L-[3-(*E*)- 对香豆酰基] 吡喃鼠李糖苷

kaempferol-3-*O*-α-L-arabinofuranoside 山柰酚 -3-*O*-α-L- 呋喃阿拉伯糖苷

kaempferol-3-*O*-α-L-arabinofuranoside-7-*O*-α-L-rhamnopyranoside 山柰酚 -3-*O*-α-L- 呋喃阿拉伯糖苷 -7-*O*-α-L- 吡喃鼠李糖苷

kaempferol-3-*O*-α-L-arabinopyranoside (juglalin) 山柰酚 -3-*O*-α-L- 吡喃阿拉伯糖苷 (胡桃啉苷)

kaempferol-3-*O*-α-L-arabinopyranoside-7-*O*-α-L-rhamnopyranoside 山柰酚 -3-*O*-α-L- 吡喃阿拉伯糖苷 -7-*O*-α-L- 吡喃鼠李糖苷

kaempferol-3-*O*-α-L-arabinopyranosyl-(1 → 6)-β-D-glucopyranoside 山柰酚 -3-*O*-α-L- 吡喃阿拉伯糖基 -(1 → 6)-β-D- 吡喃葡萄糖苷

kaempferol-3-*O*-α-L-arabinoside 山柰酚 -3-*O*-α-L- 阿拉伯糖苷

kaempferol-3-*O*-α-L-arabinoside-7-*O*-α-L-rhamnoside 山柰酚 -3-*O*-α-L- 阿拉伯糖苷 -7-*O*-α-L- 鼠李糖苷

kaempferol-3-*O*-α-L-glucoside 山柰酚 -3-*O*-α-L- 葡萄糖苷

kaempferol-3-*O*-α-L-rhamnopyranoside-2″-(6‴-*p*-coumaroyl)-β-D-glucoside 山柰酚 -3-*O*-α-L- 吡喃鼠李糖苷 -2″-(6‴- 对香豆酰基)-β-D- 葡萄糖苷

kaempferol-3-*O*-α-L-rhamnopyranoside-7-*O*-α-L-rhamnopyranoside 山柰酚 -3-*O*-α-L- 吡喃鼠李糖苷 -7-*O*-α-L- 吡喃鼠李糖苷

kaempferol-3-*O*-α-L-rhamnopyranosyl-(1 → 2)-[α-L-rhamnopyranosyl-(1 → 6)]-β-D-galactopyranoside 山柰酚 -3-*O*-α-L- 吡喃鼠李糖基 -(1 → 2)-[α-L- 吡喃鼠李糖基 -(1 → 6)]-β-D- 吡喃半乳糖苷

kaempferol-3-*O*-α-L-rhamnopyranosyl-(1 → 2)-[α-L-rhamnopyranosyl-(1 → 6)]-β-D-glucopyranoside 山柰酚 -3-*O*-α-L- 吡喃鼠李糖基 -(1 → 2)-[α-L- 吡喃鼠李糖基 -(1 → 6)]-β-D- 吡喃葡萄糖苷

kaempferol-3-*O*-α-L-rhamnopyranosyl-(1 → 2)-β-D-galactopyranoside 山柰酚 -3-*O*-α-L- 吡喃鼠李糖基 -(1 → 2)-β-D- 吡喃半乳糖苷

kaempferol-3-*O*-α-L-rhamnopyranosyl-(1 → 2)-β-D-glucopyranoside 山柰酚 -3-*O*-α-L- 吡喃鼠李糖基 -(1 → 2)-β-D- 吡喃葡萄糖苷

kaempferol-3-*O*-α-L-rhamnopyranosyl-(1 → 2)-β-D-glucopyranosyl-(1 → 6)-β-D-galactopyranoside 山柰酚 -3-*O*-α-L- 吡喃鼠李糖基 -(1 → 2)-β-D- 吡喃葡萄糖基 -(1 → 6)-β-D- 吡喃半乳糖苷

kaempferol-3-*O*-α-L-rhamnopyranosyl-(1 → 3)-α-L-rhamnopyranosyl-(1 → 6)-β-D-galactopyranoside 山柰酚 -3-*O*-α-L- 吡喃鼠李糖基 -(1 → 3)-α-L- 吡喃鼠李糖基 -(1 → 6)-β-D- 吡喃半乳糖苷

kaempferol-3-*O*-α-L-rhamnopyranosyl-(1 → 4)-β-D-glucopyranoside 山柰酚 -3-*O*-α-L- 吡喃鼠李糖基 -(1 → 4)-β-D- 吡喃葡萄糖苷

kaempferol-3-*O*-α-L-rhamnopyranosyl-(1 → 6)-β-D-galactopyranoside 山柰酚 -3-*O*-α-L- 吡喃鼠李糖基 -(1 → 6)-β-D- 吡喃半乳糖苷

kaempferol-3-*O*-α-L-rhamnopyranosyl-(1 → 6)-β-D-glucopyranosyl-(1 → 2)-β-D-glucopyranoside 山柰酚 -3-*O*-α-L- 吡喃鼠李糖基 -(1 → 6)-β-D- 吡喃葡萄糖基 -(1 → 2)-β-D- 吡喃葡萄糖苷

kaempferol-3-*O*-α-L-rhamnoside 山柰酚 -3-*O*-α-L- 鼠李糖苷

kaempferol-3-*O*-α-L-rhamnoside-7-*O*-α-L-arabinoside 山柰酚 -3-*O*-α-L- 鼠李糖苷 -7-*O*-α-L- 阿拉伯糖苷

kaempferol-3-*O*-α-L-rhamnoside-7-*O*-α-L-rhamnosyl-(1 → 2)-β-D-galactoside 山柰酚 -3-*O*-α-L- 鼠李糖苷 -7-*O*-α-L- 鼠李糖基 -(1 → 2)-β-D- 半乳糖苷

kaempferol-3-*O*-α-L-rhamnosyl-(1 → 2)-β-D-glucoside 山柰酚 -3-*O*-α-L- 鼠李糖基 -(1 → 2)-β-D- 葡萄糖苷

kaempferol-3-*O*-α-L-rhamnosyl-(1 → 2)-β-D-xyloside (lysimachiin) 山柰酚 -3-*O*-α-L- 鼠李糖基 -(1 → 2)-β-D- 木糖苷 (珍珠菜素、金钱草素)

kaempferol-3-*O*-α-L-rhamnosyl-(1 → 6)-β-D-galactopyranoside 山柰酚 -3-*O*-α-L- 鼠李糖基 -(1 → 6)-β-D- 吡喃半乳糖苷

kaempferol-3-*O*-α-L-rhamnosyl-(1 → 6)-β-D-glucoside 山柰酚 -3-*O*-α-L- 鼠李糖基 -(1 → 6)-β-D- 葡萄糖苷

kaempferol-3-*O*-α-L-rhamopyranoside 山柰酚 -3-*O*-α-L- 吡喃鼠李糖苷

kaempferol-3-*O*-α-L-rhampyranosyl-(1 → 6)-β-D-glucopyranoside 山柰酚 -3-*O*-α-L- 吡喃鼠李糖基 -(1 → 6)-β-D- 吡喃葡萄糖苷

kaempferol-3-*O*-α-L-rhampyranosyl-β-D-glucopyranoside 山柰酚 -3-*O*-α-L- 吡喃鼠李糖基 -β-D- 吡喃葡萄糖苷

kaempferol-3-*O*-α-rhamnopyranoside 山柰酚 -3-*O*-α- 吡喃鼠李糖苷

kaempferol-3-*O*-α-rhamnopyranosyl-(1 → 6)-β-glucopyranoside 山柰酚 -3-*O*-α- 吡喃鼠李糖基 -(1 → 6)-β- 吡喃葡萄糖苷

kaempferol-3-*O*-β-(2″-acetyl) galactopyranoside 山柰酚 -3-*O*-β-(2″- 乙酰基) 吡喃半乳糖苷

kaempferol-3-*O*-β-(2″-acetyl) galactopyranoside-7-*O*-α-arabinopyranoside 山柰酚 -3-*O*-β-(2″- 乙酰基) 吡喃半乳糖苷 -7-*O*-α- 吡喃阿拉伯糖苷

kaempferol-3-*O*-β-(3″-*O*-acetyl-β-D-glucuronide) 山柰酚 -3-*O*-β-(3″-*O*- 乙酰基 -β-D- 葡萄糖醛酸苷)

kaempferol-3-*O*-β-[6″-(*E*)-*p*-coumaroyl]glucopyranoside-7-*O*-β-glucopyranoside 山柰酚 -3-*O*-β-[6″-(*E*)- 对香豆酰基] 吡喃葡萄糖苷 -7-*O*-β- 吡喃葡萄糖苷

kaempferol-3-*O*-β-apiosyl-(1 → 2)-β-D-glucoside 山柰酚 -3-*O*-β- 芹糖基 -(1 → 2)-β-D- 葡萄糖苷

kaempferol-3-*O*-β-D-(2-*O*-feruloyl) glucoside-7, 4′-di-*O*-β-D-glucoside 山柰酚 -3-*O*-β-D-(2-*O*- 阿魏酰基) 葡萄糖苷 -7, 4′- 二 -*O*-β-D- 葡萄糖苷

kaempferol-3-*O*-β-D-(2-*O*-β-D-6-acetyl glucosyl) glucopyranoside-7-*O*-β-D-glucopyranoside 山柰酚 -3-*O*-β-D-(2-*O*-β-D-6- 乙酰葡萄糖基) 吡喃葡萄糖苷 -7-*O*-β-D- 吡喃葡萄糖苷

kaempferol-3-*O*-β-D-(2-*O*-β-D-6-*O*-acetyl glucosyl) glucopyranoside 山柰酚 -3-*O*-β-D-(2-*O*-β-D-6-*O*- 乙酰葡萄糖基) 吡喃葡萄糖苷

kaempferol-3-*O*-β-D-(2-*O*-β-D-glucopyranosyl) glucopyranoside 山柰酚 -3-*O*-β-D-(2-*O*-β-D- 吡喃葡萄糖基) 吡喃葡萄糖苷

kaempferol-3-*O*-β-D-(2-*O*-β-D-glucosyl) glucopyranoside 山柰酚 -3-*O*-β-D-(2-*O*-β-D- 葡萄糖基) 吡喃葡萄糖苷

kaempferol-3-*O*-β-D-(2″-*p*-coumaroyl) glucoside 山柰酚 -3-*O*-β-D-(2″- 对香豆酰基) 葡萄糖苷

kaempferol-3-*O*-β-D-(3″-*p*-coumaroyl) glucoside 山柰酚 -3-*O*-β-D-(3″- 对香豆酰基) 葡萄糖苷

kaempferol-3-*O*-β-D-(6″-*p*-coumaroyl) glucopyranoside 山柰酚 -3-*O*-β-D-(6″- 对香豆酰基) 吡喃葡萄糖苷

kaempferol-3-*O*-β-D-(6″-acetyl galactoside) 山柰酚 -3-*O*-β-D-(6″- 乙酰基半乳糖苷)

kaempferol-3-*O*-β-D-(6-*O*-acetyl) glucopyranoside 山柰酚 -3-*O*-β-D-(6-*O*- 乙酰基) 吡喃葡萄糖苷

kaempferol-3-*O*-β-D-(6-*O*-acetyl) glucopyranoside-7-*O*-β-D-glucopyranoside 山柰酚 -3-*O*-β-D-(6-*O*- 乙酰基) 吡喃葡萄糖苷 -7-*O*-β-D- 吡喃葡萄糖苷

kaempferol-3-*O*-β-D-(6″-*p*-coumaroyl) glucopyranoside 山柰酚 -3-*O*-β-D-(6″- 对香豆酰基) 吡喃葡萄糖苷

kaempferol-3-*O*-β-D-(6″-*p*-hydroxycinnamoyl) glucoside 山柰酚 -3-*O*-β-D-(6″- 对羟基桂皮酰基) 葡萄糖苷

kaempferol-3-*O*-β-D-[2-*O*-(*E*)-*p*-coumaroyl]glucopyranoside-7-*O*-α-L-rhamnopyranoside 山柰酚 -3-*O*-β-D-[2-*O*-(*E*)- 对香豆酰基] 吡喃葡萄糖苷 -7-*O*-α-L- 吡喃鼠李糖苷

kaempferol-3-*O*-β-D-[6-(*E*)-*p*-hydroxycinnamoyl]glucopyranoside 山柰酚 -3-*O*-β-D-[6-(*E*)- 对羟基桂皮酰基] 吡喃葡萄糖苷

kaempferol-3-*O*-β-D-6-*O*-*p*-hydroxycinnamoyl glucopyranoside 山柰酚 -3-*O*-β-D-6-*O*- 对羟基桂皮酰基吡喃葡萄糖苷

kaempferol-3-*O*-β-D-apiofuranosyl-(1 → 2)-β-D-glucopyranoside-7-*O*-α-L-rhamnopyranoside 山柰酚 -3-*O*-β-D- 呋喃芹糖基 -(1 → 2)-β-D- 吡喃葡萄糖苷 -7-*O*-α-L- 吡喃鼠李糖苷

kaempferol-3-*O*-β-D-apiosyl-(1 → 2)-[α-L-rhamnosyl-(1 → 6)]-β-D-glucoside 山柰酚 -3-*O*-β-D- 芹糖基 -(1 → 2)-[α-L- 鼠李糖基 -(1 → 6)]-β-D- 葡萄糖苷

kaempferol-3-*O*-β-D-diglucopyranoside-7-*O*-α-L-rhamnopyranoside 山柰酚 -3-*O*-β-D- 二吡喃葡萄糖苷 -7-*O*-α-L- 吡喃鼠李糖苷

kaempferol-3-*O*-β-D-galactopyranoside 山柰酚 -3-*O*-β-D- 吡喃半乳糖苷

kaempferol-3-*O*-β-D-galactopyranoside-7-*O*-α-L-rhamnopyranoside 山柰酚 -3-*O*-β-D- 吡喃半乳糖苷 -7-*O*-α-L- 吡喃鼠李糖苷

kaempferol-3-*O*-β-D-galactopyranosyl-(2 → 1)-*O*-α-L-rhamnopyranoside 山柰酚 -3-*O*-β-D- 吡喃半乳糖基 -(2 → 1)-*O*-α-L- 吡喃鼠李糖苷

kaempferol-3-*O*-β-D-galactopyranosyl-(2 → 1)-*O*-β-D-glucopyranoside 山柰酚 -3-*O*-β-D- 吡喃半乳糖基 -(2 → 1)-*O*-β-D- 吡喃葡萄糖苷

kaempferol-3-*O*-β-D-galactoside 山柰酚 -3-*O*-β-D- 半乳糖苷

kaempferol-3-*O*-β-D-galactosyl-(6 → 1)-α-L-rhamnopyranoside 山柰酚 -3-*O*-β-D- 半乳糖基 -(6 → 1)-α-L- 吡喃鼠李糖苷

kaempferol-3-*O*-β-D-gentiobioside 山柰酚 -3-*O*-β-D- 龙胆二糖苷

kaempferol-3-*O*-β-D-gentiobioside-7-*O*-β-D-glucoside 山柰酚 -3-*O*-β-D- 龙胆二糖苷 -7-*O*-β-D- 葡萄糖苷

kaempferol-3-*O*-β-D-glucopyranoside 山柰酚 -3-*O*-β-D- 吡喃葡萄糖苷

kaempferol-3-*O*-β-D-glucopyranoside-3″, 6″-bis-*O*-(*E*)-(4-hydroxy) cinnamate 山柰酚 -3-*O*-β-D- 吡喃葡萄糖苷 -3″, 6″- 二 -*O*-(*E*)-(4- 羟基) 肉桂酸酯

kaempferol-3-*O*-β-D-glucopyranoside-6″-*O*-(*E*)-(4-hydroxy) cinnamate 山柰酚 -3-*O*-β-D- 吡喃葡萄糖苷 -6″-*O*-(*E*)-(4- 羟基) 肉桂酸酯
kaempferol-3-*O*-β-D-glucopyranoside-7-*O*-α-L-rhamnopyranoside 山柰酚 -3-*O*-β-D- 吡喃葡萄糖苷 -7-*O*-α-L- 吡喃鼠李糖苷
kaempferol-3-*O*-β-D-glucopyranoside-7-*O*-β-D-glucopyranoside 山柰酚 -3-*O*-β-D- 吡喃葡萄糖苷 -7-*O*-β-D- 吡喃葡萄糖苷
kaempferol-3-*O*-β-D-glucopyranoside-7-*O*-β-gentiobioside 山柰酚 -3-*O*-β-D- 吡喃葡萄糖苷 -7-*O*-β- 龙胆二糖苷
kaempferol-3-*O*-β-D-glucopyranosyl-(1 → 2)-[α-L-rhamnopyranosyl-(1→6)]-β-D-glucopyranoside 山柰酚 -3-*O*-β-D- 吡喃葡萄糖基 -(1 → 2)-[α-L- 吡喃鼠李糖基 -(1 → 6)]-β-D- 吡喃葡萄糖苷
kaempferol-3-*O*-β-D-glucopyranosyl-(1 → 2)-glucopyranosyl-7-*O*-α-L-rhamnopyranoside 山柰酚 -3-*O*-β-D- 吡喃葡萄糖基 -(1 → 2)-β-D- 吡喃葡萄糖基 -7-*O*-α-L- 吡喃鼠李糖苷
kaempferol-3-*O*-β-D-glucopyranosyl-(1 → 2)-glucopyranosyl-7-*O*-β-D-glucopyranoside 山柰酚 -3-*O*-β-D- 吡喃葡萄糖基 -(1 → 2)-β-D- 吡喃葡萄糖基 -7-*O*-β-D- 吡喃葡萄糖苷
kaempferol-3-*O*-β-D-glucopyranosyl-(1 → 2)-*O*-β-D-galactopyranoside 山柰酚 -3-*O*-β-D- 吡喃葡萄糖基 -(1 → 2)-*O*-β-D- 吡喃半乳糖苷
kaempferol-3-*O*-β-D-glucopyranosyl-(1 → 2)-α-D-xylopyranoside 山柰酚 -3-*O*-β-D- 吡喃葡萄糖基 -(1 → 2)-α-D- 吡喃木糖苷
kaempferol-3-*O*-β-D-glucopyranosyl-(1 → 2)-α-L-arabinopyranoside 山柰酚 -3-*O*-β-D- 吡喃葡萄糖基 -(1 → 2)-α-L- 吡喃阿拉伯糖苷
kaempferol-3-*O*-β-D-glucopyranosyl-(1 → 2)-α-L-rhamnoside 山柰酚 -3-*O*-β-D- 吡喃葡萄糖基 -(1 → 2)-α-L- 鼠李糖苷
kaempferol-3-*O*-β-D-glucopyranosyl-(1 → 2)-β-D-6-acetyl glucopyranoside 山柰酚 -3-*O*-β-D- 吡喃葡萄糖基 -(1 → 2)-β-D-6- 乙酰吡喃葡萄糖苷
kaempferol-3-*O*-β-D-glucopyranosyl-(1 → 2)-β-D-galactopyranoside-7-*O*-α-L-rhamnopyranoside 山柰酚 -3-*O*-β-D- 吡喃葡萄糖基 -(1 → 2)-β-D- 吡喃半乳糖苷 -7-*O*-α-L- 吡喃鼠李糖苷
kaempferol-3-*O*-β-D-glucopyranosyl-(1 → 2)-β-D-galactopyranoside-7-*O*-β-D-glucopyranoside 山柰酚 -3-*O*-β-D- 吡喃葡萄糖基 -(1→2)-β-D- 吡喃半乳糖苷 -7-*O*-β-D- 吡喃葡萄糖苷
kaempferol-3-*O*-β-D-glucopyranosyl-(1 → 2)-β-D-glucopyranoside 山柰酚 -3-*O*-β-D- 吡喃葡萄糖基 -(1 → 2)-β-D- 吡喃葡萄糖苷
kaempferol-3-*O*-β-D-glucopyranosyl-(1 → 3)-α-L-rhamnopyranosyl-(1 → 6)-β-D-galactopyranoside 山柰酚 -3-*O*-β-D- 吡喃葡萄糖基 -(1 → 3)-α-L- 吡喃鼠李糖基 -(1 → 6)-β-D- 吡喃半乳糖苷
kaempferol-3-*O*-β-D-glucopyranosyl-(1 → 4)-α-L-rhamnopyranoside 山柰酚 -3-*O*-β-D- 吡喃葡萄糖基 -(1 → 4)-α-L- 吡喃鼠李糖苷
kaempferol-3-*O*-β-D-glucopyranosyl-(1 → 4)-α-L-rhamnopyranosyl-(1 → 6)-β-D-galactopyranoside 山柰酚 -3-*O*-β-D- 吡喃葡萄糖基 -(1 → 4)-α-L- 吡喃鼠李糖基 -(1 → 6)-β-D- 吡喃半乳糖苷
kaempferol-3-*O*-β-D-glucopyranosyl-(1 → 6)-β-D-glucopyranoside 山柰酚 -3-*O*-β-D- 吡喃葡萄糖基 -(1 → 6)-β-D- 吡喃葡萄糖苷
kaempferol-3-*O*-β-D-glucopyranosyl-(2 → 1)-β-D-xylopyranoside butyl ester 山柰酚 -3-*O*-β-D- 吡喃葡萄糖基 -(2 → 1)-β-D- 吡喃木糖丁酯
kaempferol-3-*O*-β-D-glucopyranosyl-(6 → 1)-α-L-rhamnopyranoside 山柰酚 -3-*O*-β-D- 吡喃葡萄糖基 -(6 → 1)-α-L- 吡喃鼠李糖苷
kaempferol-3-*O*-β-D-glucopyranosyl-(6 → 1)-α-L-rhamnoside 山柰酚 -3-*O*-β-D- 吡喃葡萄糖基 -(6 → 1)-α-L- 鼠李糖苷
kaempferol-3-*O*-β-D-glucopyranosyl-[(2 → 1)-*O*-β-D-glucopyranosyl]-(6→1)-*O*-α-L-rhamnopyranoside 山柰酚 -3-*O*-β-D- 吡喃葡萄糖基 -[(2 → 1)-*O*-β-D- 吡喃葡萄糖基]-(6 → 1)-*O*-α-L- 吡喃鼠李糖苷
kaempferol-3-*O*-β-D-glucorhamnoside 山柰酚 -3-*O*-β-D- 葡萄糖鼠李糖苷
kaempferol-3-*O*-β-D-glucoside (astragalin) 山柰酚 -3-*O*-β-D- 葡萄糖苷 (黄芪苷、紫云英苷)
kaempferol-3-*O*-β-D-glucoside-6″-α-D-rhamnoside 山柰酚 -3-*O*-β-D- 葡萄糖苷 -6″-α-D- 鼠李糖苷
kaempferol-3-*O*-β-D-glucoside-7-*O*-α-L-rhamnoside 山柰酚 -3-*O*-β-D- 葡萄糖苷 -7-*O*-α-L- 鼠李糖苷
kaempferol-3-*O*-β-D-glucoside-7-*O*-β-D-glucopyranoside 山柰酚 -3-*O*-β-D- 葡萄糖苷 -7-*O*-β-D- 吡喃葡萄糖苷
kaempferol-3-*O*-β-D-glucosyl-(1 → 2)-[α-rhamnosyl-(1 → 4)]-β-glucoside 山柰酚 -3-*O*-β-D- 葡萄糖基 -(1 → 2)-[α- 鼠李糖基 -(1 → 4)]-β- 葡萄糖苷
kaempferol-3-*O*-β-D-glucosyl-(1 → 2)-*O*-α-L-rhamnoside 山柰酚 -3-*O*-β-D- 葡萄糖基 -(1 → 2)-*O*-α-L- 鼠李糖苷
kaempferol-3-*O*-β-D-glucosyl-(1 → 2)-β-D-galactoside 山柰酚 -3-*O*-β-D- 葡萄糖基 -(1 → 2)-β-D- 半乳糖苷
kaempferol-3-*O*-β-D-glucosyl-(1→2)-β-D-galactoside-7-*O*-β-D-glucoside 山柰酚 -3-*O*-β-D- 葡萄糖基 -(1 → 2)-β-D- 半乳糖苷 -7-*O*-β-D- 葡萄糖苷

kaempferol-3-*O*-β-D-glucosyl-(1 → 2)-β-D-glucoside 山柰酚 -3-*O*-β-D- 葡萄糖基 -(1 → 2)-β-D- 葡萄糖苷

kaempferol-3-*O*-β-D-glucosyl-(2 → 1)-β-D-glucoside 山柰酚 -3-*O*-β-D- 葡萄糖基 -(2 → 1)-β-D- 葡萄糖苷

kaempferol-3-*O*-β-D-glucuronide 山柰酚 -3-*O*-β-D- 葡萄糖醛酸苷

kaempferol-3-*O*-β-D-glucuronopyranoside 山柰酚 -3-*O*-β-D- 吡喃葡萄糖醛酸苷

kaempferol-3-*O*-β-D-glucuronopyranoside ester 山柰酚 -3-*O*-β-D- 吡喃葡萄糖醛酸酯苷

kaempferol-3-*O*-β-D-glucopyranoside-7-*O*-α-L-rhamnoside (campsibisin) 山柰酚 -3-*O*-β-D- 吡喃葡萄糖苷 -7-*O*-α-L- 鼠李糖苷 (过山蕨素)

kaempferol-3-*O*-β-D-rhamnoside 山柰酚 -3-*O*-β-D- 鼠李糖苷

kaempferol-3-*O*-β-D-robinobioside 山柰酚 -3-*O*-β-D- 刺槐双糖苷

kaempferol-3-*O*-β-D-rutinoside 山柰酚 -3-*O*-β-D- 芸香糖苷

kaempferol-3-*O*-β-D-rutinoside-7-*O*-β-D-glucopyranoside 山柰酚 -3-*O*-β-D- 芸香糖苷 -7-*O*-β-D- 吡喃葡萄糖苷

kaempferol-3-*O*-β-D-sophoroside 山柰酚 -3-*O*-β-D- 槐糖苷

kaempferol-3-*O*-β-D-sophoroside-7-*O*-α-L-rhamnopyranoside 山柰酚 -3-*O*-β-D- 槐糖苷 -7-*O*-α-L- 吡喃鼠李糖苷

kaempferol-3-*O*-β-D-sophoroside-7-*O*-α-L-rhamnoside 山柰酚 -3-*O*-β-D- 槐糖苷 -7-*O*-α-L- 鼠李糖苷

kaempferol-3-*O*-β-D-sophoroside-7-*O*-β-D-glucopyranoside 山柰酚 -3-*O*-β-D- 槐糖苷 -7-*O*-β-D- 吡喃葡萄糖苷

kaempferol-3-*O*-β-D-triglucopyranoside-7-*O*-α-L-rhamnopyranoside 山柰酚 -3-*O*-β-D- 三吡喃葡萄糖苷 -7-*O*-α-L- 吡喃鼠李糖苷

kaempferol-3-*O*-β-D-xylopyranoside 山柰酚 -3-*O*-β-D- 吡喃木糖苷

kaempferol-3-*O*-β-D-xylopyranosyl-(1 → 2)-β-D-glucopyranoside 山柰酚 -3-*O*-β-D- 吡喃木糖基 -(1 → 2)-β-D- 吡喃葡萄糖苷

kaempferol-3-*O*-β-D-xylopyranosyl-(1 → 2)-β-D-glucopyranosyl-(1 → 3)-β-D-glucopyranoside 山柰酚 -3-*O*-β-D- 吡喃木糖基 -(1 → 2)-β-D- 吡喃葡萄糖基 -(1 → 3)-β-D- 吡喃葡萄糖苷

kaempferol-3-*O*-β-galactoside 山柰酚 -3-*O*-β- 半乳糖苷

kaempferol-3-*O*-β-gentiobioside 山柰酚 -3-*O*-β- 龙胆二糖苷

kaempferol-3-*O*-β-gentiobioside-7-*O*-β-glucuronide 山柰酚 -3-*O*-β- 龙胆二糖苷 -7-*O*-β- 葡萄糖醛酸苷

kaempferol-3-*O*-β-glucopyranosyl-(1 → 2)-β-glucopyranoside-7-*O*-α-rhamnopyranoside 山柰酚 -3-*O*-β- 吡喃葡萄糖基 -(1 → 2)-β- 吡喃葡萄糖苷 -7-*O*-α- 吡喃鼠李糖苷

kaempferol-3-*O*-β-glucoside-7-*O*-β-glucuronide 山柰酚 -3-*O*-β- 葡萄糖苷 -7-*O*-β- 葡萄糖醛酸苷

kaempferol-3-*O*-β-L-rhamnopyranoside 山柰酚 -3-*O*-β-L- 吡喃鼠李糖苷

kaempferol-3-*O*-β-L-rhamnopyranosyl-(1 → 6)-β-D-glucopyranoside 山柰酚 -3-*O*-β-L- 吡喃鼠李糖基 -(1 → 6)-β-D- 吡喃葡萄糖苷

kaempferol-3-*O*-β-rhamninoside 山柰酚 -3-*O*-β- 鼠李三糖苷

kaempferol-3-*O*-β-rutinoside 山柰酚 -3-*O*-β- 芸香糖苷

kaempferol-3-*O*-β-rutinoside-7-*O*-β-D-glucoside 山柰酚 -3-*O*-β- 芸香糖苷 -7-*O*-β-D- 葡萄糖苷

kaempferol-3-*O*-β-rutinoside-7-*O*-β-glucuronide 山柰酚 -3-*O*-β- 芸香糖苷 -7-*O*-β- 葡萄糖醛酸苷

kaempferol-3-*O*-β-sophoroside 山柰酚 -3-*O*-β- 槐糖苷

kaempferol-3-*O*-β-sophoroside-7-*O*-β-D-(2-*O*-feruloyl)-glucoside 山柰酚 -3-*O*-β- 槐糖苷 -7-*O*-β-D-(2-*O*- 阿魏酰基) 葡萄糖苷

kaempferol-3-rhamnodiglucoside 山柰酚 -3- 鼠李糖二葡萄糖苷

kaempferol-3-rhamnogalactoside 山柰酚 -3- 鼠李糖半乳糖苷

kaempferol-3-rhamnoglucoside 山柰酚 -3- 鼠李糖葡萄糖苷

kaempferol-3-rhamnopyranoside-7-rhamnopyranosyl-(1 → 3)-rhamnopyranoside 山柰酚 -3- 吡喃鼠李糖苷 -7- 吡喃鼠李糖基 -(1 → 3)- 吡喃鼠李糖苷

kaempferol-3-rhamnoside-4′-xyloside 山柰酚 -3- 鼠李糖苷 -4′- 木糖苷

kaempferol-3-rhamnoside-7-glucoside 山柰酚 -3- 鼠李糖苷 -7- 葡萄糖苷

kaempferol-3-rhamnoside-7-*O*-[6-feruloyl glucosyl-(1 → 3)-rhamnoside] 山柰酚 -3- 鼠李糖苷 -7-*O*-[6- 阿魏酰葡萄糖基 -(1 → 3)- 鼠李糖苷]

kaempferol-3-rhamnoside-7-xyloside 山柰酚 -3- 鼠李糖苷 -7- 木糖苷

kaempferol-3-rhamnosyl glucoside-7-glucoside 山柰酚 -3- 鼠李糖葡萄糖苷 -7- 葡萄糖苷

kaempferol-3-robinobioside-7-glucoside 山柰酚 -3- 刺槐双糖苷 -7- 葡萄糖苷

kaempferol-3-rutinoside-7-glucoside 山柰酚 -3- 芸香糖苷 -7- 葡萄糖苷

kaempferol-3-sophoroside 山柰酚 -3- 槐糖苷

kaempferol-3-sophoroside-7-glucoside 山柰酚 -3- 槐糖苷 -7- 葡萄糖苷

kaempferol-3-sophoroside-7-rhamnoside 山柰酚 -3- 槐二糖苷 -7- 鼠李糖苷

kaempferol-3-sulphate 山柰酚 -3- 硫酸酯

kaempferol-3-triglucoside 山柰酚 -3- 三葡萄糖苷

kaempferol-3-xyloside 山柰酚 -3- 木糖苷

kaempferol-3-xyloside-7-glucoside 山柰酚 -3- 木糖苷 -7- 葡萄糖苷

kaempferol-3-xylosyl rutinoside-7-glucoside 山柰酚 -3- 木糖基芸香糖苷 -7- 葡萄糖苷

kaempferol-3-α-L-arabinopyranoside 山柰酚 -3-α-L- 吡喃阿拉伯糖苷

kaempferol-3-α-L-arabinoside-7-α-L-rhamnoside 山柰酚 -3-α-L- 阿拉伯糖苷 -7-α-L- 鼠李糖苷

kaempferol-3-α-L-rhamnopyranoside 山柰酚 -3-α-L- 吡喃鼠李糖苷

kaempferol-3-β-D-(6-*O*-*cis*-*p*-coumaroyl) glucopyranoside 山柰酚 -3-β-D-(6-*O*- 顺式 - 对香豆酰基) 吡喃葡萄糖苷

kaempferol-3-β-D-alloside 山柰酚 -3-β-D- 阿洛糖苷

kaempferol-3-β-D-galactoside 山柰酚 -3-β-D- 半乳糖苷

kaempferol-3-β-D-glucopyranoside 山柰酚 -3-β-D- 吡喃葡萄糖苷

kaempferol-3-β-D-glucopyranosyl-(2 → 1)-β-D-glucopyranoside 山柰酚 -3-β-D- 吡喃葡萄糖基 -(2 → 1)-β-D- 吡喃葡萄糖苷

kaempferol-3-β-D-glucoside-6-α-L-rhamnoside 山柰酚 -3-β-D- 葡萄糖苷 -6-α-L- 鼠李糖苷

kaempferol-3-β-D-glucoside-7-α-L-rhamnoside 山柰酚 -3-β-D- 葡萄糖苷 -7-α-L- 鼠李糖苷

kaempferol-3-β-D-glucoside-7-β-L-rhamnoside 山柰酚 -3-β-D- 葡萄糖苷 -7-β-L- 鼠李糖苷

kaempferol-3-β-D-glucuronide 山柰酚 -3-β-D- 葡萄糖醛酸苷

kaempferol-3-β-D-sophoroside 山柰酚 -3-β-D- 槐糖苷

kaempferol-3-β-D-xyloside 山柰酚 -3-β-D- 木糖苷

kaempferol-4′, 7-dimethyl ether 山柰酚 -4′, 7- 二甲醚

kaempferol-4′-*O*-α-L-rhamnopyranosyl-(1 → 6)-β-D-glucopyranoside 山柰酚 -4′-*O*-α-L- 吡喃鼠李糖基 -(1 → 6)-β-D- 吡喃葡萄糖苷

kaempferol-4′-*O*-β-D-apiofuranoside-3-*O*-β-D-glucopyranoside-7-*O*-α-L-rhamnopyranoside 山柰酚 -4′-*O*-β-D- 呋喃芹糖苷 -3-*O*-β-D- 吡喃葡萄糖苷 -7-*O*-α-L- 吡喃鼠李糖苷

kaempferol-4-*O*-β-D-glucopyranoside 山柰酚 -4-*O*-β-D- 吡喃葡萄糖苷

kaempferol-4′-*O*-β-D-glucopyranosyl-(1 → 2)-β-D-glucopyranoside 山柰酚 -4′-*O*-β-D- 吡喃葡萄糖基 -(1 → 2)-β-D- 吡喃葡萄糖苷

kaempferol-4′-β-glucoside 山柰酚 -4′-β- 葡萄糖苷

kaempferol-5-methyl ether 山柰酚 -5- 甲醚

kaempferol-6-*C*-β-D-glucopyranoside 山柰酚 -6-*C*-β-D- 吡喃葡萄糖苷

kaempferol-6′-*O*-acetate 山柰酚 -6′-*O*- 乙酸酯

kaempferol-7, 4′-dimethyl ether 山柰酚 -7, 4′- 二甲醚

kaempferol-7, 4′-dimethyl ether-3-*O*-β-D-apiofuranosyl-(1→2)-β-D-galactopyranoside 山柰酚 -7, 4′- 二甲醚 -3-*O*-β-D- 呋喃芹糖基 -(1 → 2)-β-D- 吡喃半乳糖苷

kaempferol-7-di-*O*-α-L-rhamnopyranoside 山柰酚 -7- 二 -*O*-α-L- 吡喃鼠李糖苷

kaempferol-7-glucoside-3-glucogalactoside 山柰酚 -7- 葡萄糖苷 -3- 葡萄糖半乳糖苷

kaempferol-7-glucoside-3-rhamnogalactoside 山柰酚 -7- 葡萄糖苷 -3- 鼠李糖半乳糖苷

kaempferol-7-glucoside-3-rhamnoglucoside 山柰酚 -7- 葡萄糖苷 -3- 鼠李糖葡萄糖苷

kaempferol-7-glucoside-3-sophoroside 山柰酚 -7- 葡萄糖苷 -3- 槐糖苷

kaempferol-7-glucosyl rhamnoside 山柰酚 -7- 葡萄糖基鼠李糖苷

kaempferol-7-methyl ether-3-*O*-β-D-glucopyranoside 山柰酚 -7- 甲醚 -3-*O*-β-D- 吡喃葡萄糖苷

kaempferol-7-monomethyl ether 山柰酚 -7- 甲醚

kaempferol-7-*O*-(4″, 6″-di-*p*-hydroxycinnamoyl-2″, 3″-diacetyl)-β-D-glucopyranoside 山柰酚 -7-*O*-(4″, 6″- 二 - 对羟基肉桂酰 -2″, 3″- 二乙酰基)-β-D- 吡喃葡萄糖苷

kaempferol-7-*O*-[2-(*E*)-*p*-coumaroyl-α-L-rhamnoside] 山柰酚 -7-*O*-[2-(*E*)- 对香豆酰基 -α-L- 鼠李糖苷]

kaempferol-7-*O*-[2, 3-di-(*E*)-coumaroyl-α-L-rhamnoside] 山柰酚 -7-*O*-[2, 3- 二 -(*E*)- 香豆酰 -α-L- 鼠李糖苷]

kaempferol-7-*O*-neohesperidoside 山柰酚 -7-*O*- 新橙皮糖苷

kaempferol-7-*O*-rhamnoside 山柰酚 -7-*O*- 鼠李糖苷

kaempferol-7-*O*-rhamnosyl-(1 → 2)-glucoside 山柰酚 -7-*O*- 鼠李糖基 -(1 → 2)- 葡萄糖苷

kaempferol-7-*O*-rhamnosyl-(1 → 2)-rhamnoside 山柰酚 -7-*O*- 鼠李糖基 -(1 → 2)- 鼠李糖苷

kaempferol-7-*O*-α-L-rhamnopyranoside 山奈酚 -7-*O*-α-L- 吡喃鼠李糖苷	kaempferol-7-*O*-β-L-rhamnopyranoside-3-*O*-β-D-glucopyranoside 山柰酚 -7-*O*-β-L- 吡喃鼠李糖苷 -3-*O*-β-D- 吡喃葡萄糖苷
kaempferol-7-*O*-α-L-rhamnopyranoside-3-*O*-α-L-rhamnopyranosyl-(1 → 2)-β-D-glucopyranoside 山柰酚 -7-*O*-α-L- 吡喃鼠李糖苷 -3-*O*-α-L- 吡喃鼠李糖基 -(1 → 2)-β-D- 吡喃葡萄糖苷	kaempferol-7-rhamnoside-3-glucoside 山柰酚 -7- 鼠李糖苷 -3- 葡萄糖苷
kaempferol-7-*O*-α-L-rhamnopyranoside-3-*O*-β-D-(2-*O*-acetyl glucopyranosyl)-(1 → 3)-α-L-rhamnopyranoside 山柰酚 -7-*O*-α-L- 吡喃鼠李糖苷 -3-*O*-β-D-(2-*O*- 乙酰吡喃葡萄糖基)-(1 → 3)-α-L- 吡喃鼠李糖苷	kaempferol-7-α-L-rhamnoside 山柰酚 -7-α-L- 鼠李糖苷
kaempferol-7-*O*-α-L-rhamnopyranoside-3-*O*-β-D-glucopyranoside 山柰酚 -7-*O*-α-L- 吡喃鼠李糖苷 -3-*O*-β-D- 吡喃葡萄糖苷	kaempferol-8-*C*-β-D-glucopyranoside 山柰酚 -8-*C*-β-D- 吡喃葡萄糖苷
kaempferol-7-*O*-α-L-rhamnoside (α-rhamnoisorobin) 山柰酚 -7-*O*-α-L- 鼠李糖苷 (α- 鼠李异洋槐素)	kaempferol-*O*-diglucuronide 山柰酚 -*O*- 二葡萄糖醛酸苷
kaempferol-7-*O*-α-L-rhamnoside-3-*O*-β-D-glucopyranoside 山柰酚 -7-*O*-α-L- 鼠李糖苷 -3-*O*-β-D- 吡喃葡萄糖苷	kaempferol-*O*-robinobioside 山柰酚 -*O*- 刺槐双糖苷
kaempferol-7-*O*-α-L-rhamnoside-4′-*O*-β-D-glucopyranoside 山柰酚 -7-*O*-α-L- 鼠李糖苷 -4′-*O*-β-D- 吡喃葡萄糖苷	kaerophyllin 香叶芹脂素 (细叶芹素)
kaempferol-7-*O*-β-D-galactopyranoside 山柰酚 -7-*O*-β-D- 吡喃半乳糖苷	kahweol 咖啡豆醇
kaempferol-7-*O*-β-D-glucopyranoside 山柰酚 -7-*O*-β-D- 吡喃葡萄糖苷	kaichianone B 浙江大青酮 B
kaempferol-7-*O*-β-D-glucopyranosyl-(1 → 2)-β-D-glucopyranoside 山柰酚 -7-*O*-β-D- 吡喃葡萄糖基 -(1 → 2)-β-D- 吡喃葡萄糖苷	kaikasaponin Ⅲ methyl ester 槐花皂苷Ⅲ甲酯
kaempferol-7-*O*-β-D-glucopyranosyl-(1 → 4)-β-D-glucopyranoside 山柰酚 -7-*O*-β-D- 吡喃葡萄糖基 -(1 → 4)-β-D- 吡喃葡萄糖苷	kaikasaponins Ⅰ～Ⅲ 槐花皂苷 Ⅰ～Ⅲ
kaempferol-7-*O*-β-D-glucoside 山柰酚 -7-*O*-β-D- 葡萄糖苷	α-kainic acid (digenic acid) α- 红藻氨酸 (α- 海人草酸)
kaempferol-7-*O*-β-D-glucoside-3-*O*-α-L-rhamnoside 山柰酚 -7-*O*-β-D- 葡萄糖苷 -3-*O*-α-L- 鼠李糖苷	kairatenyl palmitate 棕榈酸盖拉烯酯
kaempferol-7-*O*-β-D-glucosyl-(1 → 4)-β-D-glucoside 山柰酚 -7-*O*-β-D- 葡萄糖基 -(1 → 4)-β-D- 葡萄糖苷	kajiichigoside F_1 刺梨苷 (构莓苷) F_1
kaempferol-7-*O*-β-D-rutinoside 山柰酚 -7-*O*-β-D- 芸香糖苷	kakidiol 柿叶二醇
kaempferol-7-*O*-β-gentiobioside 山柰酚 -7-*O*-β- 龙胆二糖苷	kakisaponins A ～ C 柿叶皂苷 (柿苷) A ～ C
kaempferol-7-*O*-β-glucopyranoside 山柰酚 -7-*O*-β- 吡喃葡萄糖苷	kakispyrol 柿叶酚
kaempferol-7-*O*-β-glucoside 山柰酚 -7-*O*-β- 葡萄糖苷	kakispyrone 柿叶酮
kaempferol-7-*O*-β-L-rhamnopyranoside 山柰酚 -7-*O*-β-L- 吡喃鼠李糖苷	kakkalide 葛花苷
	kakkalidone 葛花酮
	kakkanin 葛花宁
	kakkasaponin Ⅰ 葛花皂苷 Ⅰ
	kakkatin (6, 4′-dihydroxy-7-methoxyisoflavone) 葛花异黄酮 (6, 4′- 二羟基 -7- 甲氧基异黄酮)
	kakuol 细辛酚 (卡枯醇)
	kalambrosides A, B 巴西伽蓝菜苷 A、B
	kalimerislactones A, B 马兰内酯 A、B
	kalimeristone A 马兰酮 A
	kalkipyrone 卡尔吉吡喃酮
	kalmanol 山月桂萜醇 (山月桂醇)
	kalopanax saponins A ～ I 刺楸根皂苷 A ～ I
	kalopanax saponins Ⅰ, Ⅱ 刺楸根皂苷 Ⅰ、Ⅱ
	kamalachalcones A ～ E 粗糠柴查耳酮 A ～ E
	kamassine (L-quebrachamine) L- 白雀胺
	kamebacetals A, B 龟叶香茶菜缩醛 A、B

kamebakaurin 龟叶香茶菜贝壳杉素 (尾叶香茶菜丙素)	karaconitine 多根乌头亭
kamebakaurinin 尾叶香茶菜宁	secokaraconitine 开环多根乌头亭
kamebanin 龟叶香茶菜素 (三羟基贝壳杉烯酮)	karacyanin 卡拉花青苷
kamogenin 卡茂皂苷元 (卡姆皂苷元)	karakanine 多根乌头宁
kamolol (camolol) 羽脉阿魏醇	10-karakolidine 10- 羟基多根乌头碱
kamolone (camolone) 羽脉阿魏酮	karakolidine 多根乌头定
kamolonol 卡矛洛醇	karakoline (carmichaeline, karacoline) 多根乌头碱 (乌头林碱、卡米车灵)
kanakugin 红果山胡椒黄烷酮	karakomine 多根乌头柯明碱
kanakugiol 红果山胡椒查耳酮	karanjabiflavone 印水黄皮双黄酮
kandelins A_1, B-5 秋茄树鞣素 A_1、B-5	karanjachromene 印水黄皮色烯
kanerocin-3-*O*-β-D-glucopyranosyl-(1→4)-*O*-α-L-arabinopyranosyl-(28→1)-β-D-glucopyranosyl ester 卡尼尔醇 -3-*O*-β-D- 吡喃葡萄糖基 -(1 → 4)-*O*-α-L- 吡喃阿拉伯糖基 -(28 → 1)-β-D- 吡喃葡萄糖酯	karanjapin 印水黄皮品素
kanjone 无毛水黄皮黄酮	karanjin 水黄皮素 (水黄皮次素)
kankanol 管花肉苁蓉诺醇	(+)-karanone (+)- 卡拉酮
kankanosides A ～ P, H_1, H_2, J_1, J_2, K_1, K_2 管花肉苁蓉诺苷 A ～ P、H_1、H_2、J_1、J_2、K_1、K_2	karanone 卡拉酮
kanokonol 卡罗可醇	karaonine 多根乌头奥宁碱
kanokonol acetate 卡罗可醇乙酸酯	karapanaubine 卡拉巴纳不碱
kanokoside A 卡罗可苷 (缬草苷) A	karapinchamines A, B 调料九里香胺 A、B
kansenone 甘遂烯酮	karasamine 多根乌头萨明
kansenonol 甘遂烯酮醇	(10′R)-karatavicinol (10′*R*)- 卡拉阿魏醇
kanshones A ～ E 甘松香酮 A ～ E	karatavicinol A 卡拉阿魏醇 A
kansuenin B 甘肃马先蒿素 B	karatavilagenin D 宽叶葱苷元 D
kansuensisoside A 甘肃棘豆苷 A	karatavioside A 宽叶葱苷 A
kansuinines A, B 甘遂萜酯 A、B	(25*S*)-karatavioside C (25*S*)- 宽叶葱苷 C
kansuiphorins A ～ D 甘遂素 (甘遂大戟萜酯) A ～ D	karavilagenins A ～ F 苦瓜洛苷元 A ～ F
kanugin 水黄皮精素 (小黄皮精)	karavilosides Ⅰ～ XⅢ 苦瓜洛苷 Ⅰ～ XⅢ
kanzakiflavone-2 (5, 4′-dihydroxy-6, 7-methylenedioxyflavone) 冠崎黄酮 -2 (5, 4′- 二羟基 -6, 7- 亚甲二氧基黄酮)	*cis*-karenin 顺式 - 卡瑞宁
kanzonols A ～ Z 甘草新酚 A ～ Z	*trans*-karenin 反式 - 卡瑞宁
kanzuiol 甘遂醇	karenin 嚏木宁 (卡瑞宁)
kaopectate 高岭土果胶	karisoside F 大花淫羊藿苷 F
kapurol 龙脑香环氧二醇	karouni-3, 29-dihydroxy-3, 29-dibenzoate 栝楼 -3, 29- 二羟基 -3, 29- 二苯甲酸酯
kapurone 龙脑香环氧醇酮	karounidiol 栝楼二醇 (栝楼萜二醇、栝楼仁二醇)
karacolidine 羟基多根乌头碱	karounidiol-3-benzoate 栝楼二醇 -3- 苯甲酸酯 (栝楼萜二醇 -3- 苯甲酸酯)
karacoline (karakoline, carmichaeline) 乌头林碱 (卡米车灵、多根乌头碱)	karwinaphthol B 卡尔文那酚 B
karaconidine 多根乌头定碱	kashmirine (sipeimine, imperialine) 西贝素 (西贝母碱)
	kasumigamide 香住酰胺 (霞酰胺)
	katahdinone (solavetivone) 螺岩兰草酮 (马铃薯螺二烯酮、马铃薯霉酮、马铃薯香根草酮)

katonic acid	卡托尼酸
katsu acid	蝎酸
katsumadains A, B	草蔻达因 A、B
katsumadin	草蔻定
katsutoxin	蝎毒
katsuyama base	胜山碱
katuranin	日本连香树素
kauferidin (cauferidin)	宽叶阿魏定
kauferin (cauferin)	宽叶阿魏素
kauniolide	小白菊木香烃内酯
ent-kaur-15-en-17, 19-dioic acid	对映 - 贝壳杉 -15- 烯 -17, 19- 二酸
ent-kaur-15-en-17-al-19-oic acid	对映 - 贝壳杉 -15- 烯 -17- 醛基 -19- 酸
ent-kaur-15-en-17-ol	对映 - 贝壳杉 -15- 烯 -17- 醇
kaur-15-en-17-ol	贝壳杉 -15- 烯 -17- 醇
ent-kaur-15-en-3α, 17-diol	对映 - 贝壳杉 -15- 烯 -3α, 17- 二醇
ent-kaur-16, 17, 18-triol	对映 - 贝壳杉 -16, 17, 18- 三醇
ent-kaur-16-en-19-al	对映 - 贝壳杉 -16- 烯 -19- 醛
kaur-16-en-19-al	贝壳杉 -16- 烯 -19- 醛
ent-kaur-16-en-19-oic acid	对映 - 贝壳杉 -16- 烯 -19- 酸
(–)-kaur-16-en-19-oic acid	(–)- 贝壳杉 -16- 烯 -19- 酸
kaur-16-en-19-oic acid (kaurenoic acid)	贝壳杉 -16- 烯 -19- 酸 (贝壳杉烯酸)
kaur-16-en-19-oic acid thujanol ester	贝壳杉烯酸侧柏醇酯
(–)-*ent*-kaur-16-ene	(–)- 对映 - 贝壳杉 -16- 烯
16β*H*-kaur-16-ol	16β*H*- 贝壳杉 -16- 醇
ent-kaur-16α, 17-diol	对映 - 贝壳杉 -16α, 17- 二醇
kaur-16α, 17-diol	贝壳杉 -16α, 17- 二醇
ent-kaur-16α-ol	对映 - 贝壳杉 -16α- 醇
kaur-16α-ol	贝壳杉 -16α- 醇
kaur-16β, 17, 18-triol	贝壳杉 -16β, 17, 18- 三醇
ent-kaur-16β, 17-dihydroxy-19-oic acid	对映 - 贝壳杉 -16β, 17- 二羟基 -19- 酸
ent-kaur-16β, 17-diol	对映 - 贝壳杉 -16β, 17- 二醇
kaur-16β, 17-diol	贝壳杉 -16β, 17- 二醇
kaur-16β, 19-diol	贝壳杉 -16β, 19- 二醇
kaur-16β-ol	贝壳杉 -16β- 醇
16β*H*-*ent*-kaur-17, 19-dioic acid	16β*H*- 对映 - 贝壳杉 -17, 19- 二酸
ent-kaur-17, 19-dioic acid	对映 - 贝壳杉 -17, 19- 二酸
(16*R*)-kaur-2, 12-dione	(16*R*)- 贝壳杉 -2, 12- 二酮
(2α, 13α)-kaur-2, 16-diol	(2α, 13α)- 贝壳杉 -2, 16- 二醇
ent-kaur-3, 16α-diol	对映 - 贝壳杉 -3, 16α- 二醇
ent-kaur-3α, 16α, 17, 19-tetraol	对映 - 贝壳杉 -3α, 16α, 17, 19- 四醇
ent-kaur-3α, 16α, 17-triol	对映 - 贝壳杉 -3α, 16α, 17- 三醇
ent-kaur-3β, 16β, 17-trihydroxy-3α-*O*-β-D-glucopyranoside-17-*O*-β-D-glucopyranoside	对映 - 贝壳杉 -3β, 16β, 17- 三羟基 -3α-*O*-β-D- 吡喃葡萄糖苷 -17-*O*-β-D- 吡喃葡萄糖苷
ent-kaur-3β, 16β, 17-triol	对映 - 贝壳杉 -3β, 16β, 17- 三醇
ent-kaur-9 (11), 16-en-19-oic acid	对映 - 贝壳杉 -9 (11), 16- 烯 -19- 酸
ent-9 (11), 16-kauradien-12, 15-dione	对映 -9 (11), 16- 贝壳杉二烯 -12, 15- 二酮
kauradienioc acid	贝壳杉二烯酸
16α*H*-16, 19-kaurandioic acid	16α*H*-16, 19- 贝壳杉二酸
secokaurane	开环贝壳杉烷
ent-kaurane	对映 - 贝壳杉烷
kaurane acid glycoside A	贝壳杉烷酸苷 A
kauranoic acid	贝壳杉酸
kauranol	贝壳杉醇
kauren-2β, 16α-diol	贝壳杉烯 -2β, 16α- 二醇
kaurene	贝壳松烯
ent-kaurenoic acid	对映 - 贝壳杉烯酸
kaurenoic acid (kaur-16-en-19-oic acid)	贝壳杉烯酸 (贝壳杉 -16- 烯 -19- 酸)
kavain (kawain, gonosan)	醉椒素 (卡瓦胡椒素)
kawaguchipeptins A, B	川口藻肽 A、B
DL-kawain	DL- 醉椒素
kawain (kavain, gonosan)	醉椒素 (卡瓦胡椒素)
kayadiol	日本榧树二醇
kayaflavone	榧黄素 (榧双黄酮)
kazinols A ～ R	小构树醇 A ～ R
keioside	铃兰黄酮苷
kelamin (visammin, khellin)	凯林 (凯刺素、呋喃并色原酮)
kelampayoside A	团花苷 (团花树苷) A
cis-kellactone-3′-*O*-acetyl-4′-(2-methyl butanoate)	顺式 - 阿米芹内酯 -3′-*O*- 乙酰基 -4′-(2- 甲基丁酸酯)

K

kelp polyphenol 海带多酚	
kenposide A 肯普苷 A	
kenusanones A ～ I 凯努萨酮 (可奴萨酮、韩槐酮) A ～ I	
keracyanin 花青素鼠李葡萄糖苷	
keracyanin chloride 氯化花青素鼠李葡萄糖苷	
keratan sulfate 硫酸角质素	
keratin 角蛋白	
kerinol 棣棠花醇	
kessane 宽叶缬草烷 (阔叶缬草醚)	
kessanol 阔叶缬草脑 (宽叶缬草烷醇)	
kessanyl acetate 阔叶缬草脑乙酸酯	
kessoglycerin 阔叶缬草甘油	
kessoglycol 阔叶缬草甘醇	
kessoglycol diacetate 阔叶缬草甘醇二乙酸酯	
kessyl acetate 阔叶缬草醇乙酸酯	
kessyl alcohol 阔叶缬草醇	
α-kessyl alcohol α- 宽叶缬草醇	
1-kestose 1- 蔗果三糖	
kestose 蔗果三糖 (科斯糖)	
L-kestose L- 科斯糖	
7-keto-12-*O*-tigloyl phorbol-13-acetate 7- 甲酮基 -12-*O*- 惕各酰基佛波醇 -13- 乙酸酯	
2-keto-16-acetyl kirenol 2- 甲酮基 -16- 乙酰基奇任醇	
2-keto-19-hydroxyteuscordin 2- 甲酮基 -19- 羟基蒜味香科科素	
1-keto-3β, 19α-dihydroxyurs-12-en-24, 28-dioic acid dimethyl ester 1- 甲酮基 -3β, 19α- 二羟基熊果 -12- 烯 -24, 28- 二甲酯	
1-keto-3β, 19α-dihydroxyurs-12-en-24, 28-dioic acid dimethyl ester-3-*O*-β-D-arabinopyranoside 1- 甲酮基 -3β, 19α- 二羟基熊果 -12- 烯 -24, 28- 二甲酯 -3-*O*-β-D- 阿拉伯糖苷	
(3*S*, 3′*S*, 4′*S*)-4-keto-4′-hydroxyalloxanthine (3*S*, 3′*S*, 4′*S*)-4- 甲酮基 -4′- 羟基异黄嘌呤	
1-keto-4-hydroxydecahydronaphthalene 1- 甲酮基 -4- 羟基十氢萘	
(3*S*, 3′*S*, 4′*S*)-4-keto-4′-hydroxydiatoxanthin (3*S*, 3′*S*, 4′*S*)-4- 甲酮基 -4′- 羟基硅藻黄质	
3-keto-4-hydroxysaprorthoquinone 3- 甲酮基 -4- 羟基红根草邻醌	
4-keto-4′-hydroxy-β-carotene 4- 甲酮基 -4′- 羟基 -β- 胡萝卜素	
2-keto-4-pentenyl glucosinolate 2- 甲酮基 -4- 戊烯基芥子油苷	
2-keto-6, 10, 14-trimethyl pentadecanone 2- 甲酮基 -6, 10, 14- 三甲基十五酮	
(*Z*)-12-keto-7, 8, 9-trihydroxy-10-hexadecenoic acid (*Z*)-12- 甲酮基 -7, 8, 9- 三羟基 -10- 十六烯酸	
6-keto-8-acetyl harpagide 6- 甲酮基 -8- 乙酰哈巴苷 (6- 甲酮基 -8- 乙酰钩果草苷)	
4-ketocedrol 4- 甲酮基雪松醇 (4- 甲酮基柏木醇)	
24-ketocholesterol 24- 甲酮基胆甾醇	
3-ketocyclolaudant 3- 甲酮基环劳顿甾	
4-ketodecanoyl histamine 4- 甲酮基癸酰组胺	
α-ketoglutaric acid α- 酮戊二酸	
ketohexose 己酮糖	
1-ketoisocryptotanshinone 1- 甲酮基异隐丹参酮	
2-ketoisovaleric acid 2- 甲酮基异缬草酸	
ketologanin (7-ketologanin) 马钱子酮苷 (7- 马钱子酮苷、马钱素 -7- 酮 、甲酮基马钱素)	
7-ketologanin (ketologanin) 7- 马钱子酮苷 (马钱子酮苷、马钱素 -7- 酮 、甲酮基马钱素)	
7-keto-L-pimar-8 (14), 15-dien-19-oic acid 7- 甲酮基 -L-8 (14), 15- 海松二烯 -19- 酸	
ketolutein 甲酮叶黄素	
ketone 甲酮	
9-ketononanoic acid 9- 甲酮基壬酸	
3-ketooleanane 3- 甲酮基齐墩果烷	
3-ketooleanolic acid 3- 甲酮基齐墩果酸	
ketopelenolides A, B 洋艾酮内酯 (客多佩楞内酯) A、B	
7-ketophorbol-12-(2-methyl) butanoate 7- 甲酮基佛波醇 -12-(2- 甲基) 丁酸酯	
7-ketophorbol-12-tiglate 7- 甲酮基佛波醇 -12- 巴豆酸酯	
7-ketophorbol-13-acetate 7- 甲酮基佛波醇 -13- 乙酸酯	
7-keto-phorbol-13-decanoate 7- 甲酮基佛波醇 -13- 癸酸酯	
4-ketopinoresinol 4- 甲酮基松脂素 (4- 甲酮基松脂酚)	
12-ketoporrigenin 12- 甲酮基韭葱皂苷元	
ketosantalic acid 甲酮檀得萜酸	
3-ketosapriparaquinone 3- 甲酮基红根草对醌	
10-ketotetracosyl arachidate 花生酸 10- 甲酮基二十四酯	
6-ketoteuscordin 6- 甲酮基林石蚕定 (6- 甲酮基蒜味香科科素)	

3-ketours-11-en-13β (28)-olide　3- 甲酮基熊果 -11- 烯 -13β (28)- 内酯
3-ketoursolic acid (ursonic acid)　熊果尼酸 (3- 熊果酮酸)
4-ketozeaxanthin　4- 甲酮基玉蜀黍黄质
11-keto-α-amyrenone　11- 甲酮基 -α- 香树脂酮
11-keto-α-amyrinpalmitate　11- 甲酮基 -α- 香树脂棕榈酸酯
11-keto-β-boswellic acid　11- 甲酮基 -β- 乳香酸
3-keto-β-ionone　3- 甲酮基 -β- 紫罗兰酮
4-keto-β-ionone　4- 甲酮基 -β- 紫罗兰酮
7-keto-β-sitosterol　7- 甲酮基 -β- 谷甾醇
α-keto-δ-guanidinovaleric acid　α- 甲酮基 -δ- 胍基缬草酸
γ-keto-δ-valerolactone　γ- 甲酮基 -δ- 戊内酯
keyakinol　二氢榉黄素
khaephuosides A, B　猫尾木酚苷 A、B
khasianine　喀西茄碱
khayanolides A ～ E　非洲楝内酯 A ～ E
khayanone　非洲楝酮
khayanoside　非洲楝苷
khekadaengosides A ～ N　三尖栝楼苷 A ～ N
cis-khellactone　顺式 - 阿米芹内酯 (顺式 - 凯林内酯)
trans-khellactone　反式 - 阿米芹内酯
(–)-*cis*-khellactone　(–)- 顺式 - 阿米芹内酯
(+)-*cis*-khellactone　(+)- 顺式 - 阿米芹内酯
(±)-*cis*-khellactone　(±)- 顺式 - 阿米芹内酯
(–)-*trans*-khellactone　(–)- 反式 - 阿米芹内酯 [(–)- 反式 - 凯林内酯]
(+)-*trans*-khellactone　(+)- 反式 - 阿米芹内酯 [(+)- 反式 - 凯林内酯]
(±)-*trans*-khellactone　(±)- 反式 - 阿米芹内酯
khellactones Ⅰ, Ⅱ　阿米芹内酯 (凯诺内酯、凯林内酯) Ⅰ、Ⅱ
khellin (visammin, kelamin)　凯林 (凯刺素、呋喃并色原酮)
khellol　凯诺醇 (阿米芹醇)
khellol glucoside　凯诺醇葡萄糖苷
khelmarins A, B　枸橘双香豆素 A、B
khonklonginols A ～ H　鸡头薯醇 A ～ H
khusinol　香根草油醇
kidjoranin　开德苷元
kidjoranin-3-*O*-α-L-diginopyranosyl-(1 → 4)-β-D-cymaropyranoside　开德苷元 -3-*O*-α-L- 吡喃脱氧毛地黄糖基 -(1 → 4)-β-D- 吡喃加拿大麻糖苷
kidjoranin-3-*O*-β-cymaropyranoside　开德苷元 -3-*O*-β-吡喃加拿大麻糖苷
kidjoranin-3-*O*-β-D-cymaropyranosyl-(1 → 4)-α-L-diginopyranosyl-(1 → 4)-β-D-cymaropyranoside　开德苷元 -3-*O*-β-D- 吡喃加拿大麻糖基 -(1 → 4)-α-L- 吡喃脱氧毛地黄糖基 -(1 → 4)-β-D- 吡喃加拿大麻糖苷
kidjoranin-3-*O*-β-D-glucopyranosyl-(1 → 4)-α-L-diginopyranosyl-(1 → 4)-β-D-cymaropyranoside　开德苷元 -3-*O*-β-D- 吡喃葡萄糖基 -(1 → 4)-α-L- 吡喃脱氧毛地黄糖基 -(1 → 4)-β-D- 吡喃加拿大麻糖苷
kidjoranin-3-*O*-β-digitoxopyranoside　开德苷元 -3-*O*-β- 吡喃洋地黄毒糖苷
kidney bean lectin　菜豆植物凝集素
cis-kielcorin　顺式 - 革叶基尔藤黄素
trans-kielcorin　反式 - 革叶基尔藤黄素
kielcorin (hyperielliptone)　革叶基尔藤黄素 (双花金丝桃酮)
kievitone　菜豆二氢异黄酮 (奇维酮)
kigelinone　腊肠树醌 (吊灯树酮)
kihadalactones A, B　黄檗萜内酯 A、B
kihadanin B　黄檗宁 B
kikamine　奇卡胺
(+)-kikemanine　(+)- 延胡索单酚碱
kikemanine　奇科马宁碱
kikkanol D monoacetate　野菊花萜醇 D 单乙酸酯
kikkanol F monoacetate　野菊花萜醇 F 单乙酸酯
kikkanols A ～ F　野菊花萜醇 A ～ F
kimvuline　金沃灵
kinalborins A ～ C　粉红动蕊花素 A ～ C
kinetin　激动素 (动力精)
kingianoside Z　黄精甾苷 Z
kingidiol　金吉二醇
kingiside　金银花苷 (金吉苷、高山忍冬苷)
kingisidic acid　金吉苷酸
kinmoonosides A ～ C　金梦树苷 (优雅金合欢苷) A ～ C
kinocoumarin　乳桔香豆素
kinotannic acid　奇诺鞣酸

kino-yellow (maclurin, laguncurin, moritannic acid) 桑橙素 (桑鞣酸)
kinsenoside 金线莲苷
kiransin 金疮小草新素
kirenol 奇任醇 (豨莶草醇)
β-kirilowin β- 栝楼种蛋白
kirinenine A 吉林乌头宁 A
kirkinine B 基里克素 B
α-kirondrin (glaucarubin, glaumeba, glarubin) 乐园树素 (乐园树苷)
kisantine 奇散亭
kisasagenols A, B 梓实烯醇 A、B
kissoone A 柯索酮 A
kitigenin 奇梯皂苷元 (凯提皂苷元)
kitigenin-4-*O*-sulfate 奇梯皂苷元 -4-*O*- 硫酸酯
kitigenin-5-*O*-β-D-glucopyranoside 奇梯皂苷元 -5-*O*-β-D- 吡喃葡萄糖苷
kizuta saponin K_6 (sapindoside A) 凯特塔皂苷 K_6 (无患子属皂苷 A)
kiwiionoside 猕猴桃苷
kizuta saponins K_3 ～ K_{12} 菱叶长春藤皂苷 K_3 ～ K_{12}
klaivanolide 加蓬紫玉盘苷
klasonlignin 克拉松木素
kleinioxanthrones 1 ～ 4 决明蒽酚酮酯 1 ～ 4
(–)-klugine (–)- 格鲁九节碱
kneglomeratanol 成球红光树酚
kneglomeratanones A, B 成球红光树酮 A、B
knerachelins A, B 糠秕红光树素 A、B
knipholone-8-*O*-β-D-gentiobioside 火把莲酮 -8-*O*-β-D- 龙胆二糖苷
knoxiadin 红大戟素
knoxivalic acid A 红大戟酸 A
koaburaside (nudiposide) 裸柄吊钟花苷 (裸柄吊钟花木糖苷)
koaburaside monomethyl ether 裸柄吊钟花苷单甲醚
kobifuranones A ～ C 羚羊麻孢壳呋喃酮 A ～ C
kobiin 羚羊麻孢壳素
kobophenols A, B 砂钻苔草酚 A、B
(–)-kobusin (–)- 日本辛夷素
kobusin 日本辛夷素
(+)-kobusin (+)- 日本木兰素
kobusine 考布素
kobusone 考布松 (可布酮、日本香附酮)
kochiosides A ～ C, I, Ic 地肤子皂苷 A ～ C、I、Ic
kodaistatins A ～ C 柯待斯太汀 A ～ C
kodemariosides A ～ F 麻叶绣球苷 A ～ F
koeinoline 柯氏九里香洛林碱
koelreuteria saponins A, B 栾树皂苷 A、B
koelreuterin-1 栾树素 -1
koenigicine (*O*-methylkoenigine) 柯氏九里香甲碱 (*O*-甲基柯氏九里香碱)
koenigine 柯氏九里香碱
koenimbin (koenimbine, *O*-methyl koenine) 柯氏九里香宾碱 (*O*- 甲基柯氏九里香酚碱)
koenine 柯氏九里香酚碱
koenoline 麻绞叶碱
koetjapic acid 印度山道楝酸
kogagenin 考盖皂苷元 (可盖皂苷元)
α-kojibiose α- 曲二糖
kojic acid 曲酸
kokusagine 香草木碱 (臭常山精碱)
kokusaginine (6, 7-dimethoxydictamnine) 香草木宁碱 (香草木宁、6, 7- 二甲氧基白鲜碱)
kokusaginine picrate 香草木宁苦味酸盐
kokusaginoline 香草木醇灵
koladonin (coladonin) 柯拉多宁
kolaflavanone 可拉山竹子黄烷酮
kolanone 可拉酮
kolavelool 克拉文洛醇
(+)-(4 → 2)-*abeo*-kolavelool-3-oic acid (+)-(4 → 2)-迁 - 克拉文洛 -3- 酸
kolavenic acid 考拉维酸
α-kolomiktriose α- 狗枣三糖
komaroidine 柯氏白刺定碱
komarosides A ～ C 老瓜头苷 A ～ C
komaroviquinone 柯氏青兰醌
kompasinol A 甘巴豆酚 A
kongboendine 工布乌碱 (工布乌头定)
kongboenine 工布乌头碱
kongensins A ～ F 越南巴豆素 A ～ F
kongol 孔酚
koninginin G 康宁木霉宁 G

koparin　柯蒲素
kopsamine　柯蒲木胺
kopsamine *N*-oxide　柯蒲木胺 *N*- 氧化物
kopsanone　柯蒲木酮碱
kopsaporine　蕊木坡碱
kopsiflorine　蕊木花碱
kopsilongine　蕊木洛
kopsine　蕊木素
δ-6-kopsinene lactam　δ-6- 蕊木绢
kopsingarine　蕊木加任
kopsingine　蕊木精
kopsinilam　多果树酰胺
kopsinine　蕊木宁碱 (柯蒲木宁碱、蕊木宁)
korberins A, B　科贝尔素 A、B
korepimedosides A ～ C　朝藿苷甲～丙
korgoginsenoside R_1　韩国人参皂苷 R_1
korolkoside　科氏忍冬苷
korseveramine　考瑟蔚胺碱
korseverilline　考瑟蔚灵碱
korseverinine　考瑟蔚宁碱
korsevine　塞氏百合碱
korsevinine　考瑟文宁碱
korsine　考辛碱
korupensamines A ～ E　科鲁普钩枝藤碱 A ～ E
kosamol A　考萨莫 A
α-kosin　α- 苦辛 (苦苏苦素)
kotalagenin-16-acetate　山口精宁 -16- 乙酸酯
kouitchensides A ～ K　贵州獐牙菜苷 A ～ K
koumicine　钩吻碱丁
(19*Z*)-koumidine　(19*Z*)- 钩吻碱戊
koumidine　钩吻素戊
koumine　钩吻素子 (钩吻碱子)
(4*R*)-koumine *N*-oxide　(4*R*)- 钩吻素子 *N*- 氧化物
(4*S*)-koumine *N*-oxide　(4*S*)- 钩吻素子 *N*- 氧化物
koumine *N*-oxide　钩吻碱子 *N*- 氧化物
kouminicine　钩吻碱寅
kouminidine　钩吻素卯
kouminine　钩吻碱丑
(19*R*)-kouminol　(19*R*)- 钩吻醇碱
(19*S*)-kouminol　(19*S*)- 钩吻醇碱
kouminol　钩吻醇碱
kounaminal　钩吻缩醛胺
kounidine　钩吻碱辰
koureamine　钩吻素子胺
kraussianin　克氏格尼迪木素
kraussianones 1 ～ 5　南非鸡头薯酮 1 ～ 5
krelagine　克拉精
kreysigine　苛丽碱
kreysiginine　苛丽宁
kryptocurine　隐箭毒素
kryptogenin (cryptogenin)　延龄草苷元 (克里托皂苷元、隐配质)
kryptogenin-3-*O*-β-D-glucopyranoside　延龄草苷元 -3-*O*-β-D- 吡喃葡萄糖苷
K-strophanthoside　K- 毒毛旋花子苷
kuafumine　库夫明
γ-kudinglactone-3-*O*-β-D-pyranglucose-(1 → 3)-[α-L-rhamnopyranosyl-(1 → 2)]-α-L-arabinopyranoside　γ-苦丁内酯 -3-*O*-β-D- 吡喃葡萄糖基 -(1 → 3)-[α-L- 吡喃鼠李糖基 -(1 → 2)]-α-L- 吡喃阿拉伯糖苷
α-kudinlactone　α- 苦丁内酯
kudinosides A ～ O　苦丁苷 (苦丁冬青苷) A ～ O
kudtdiol　库得二醇
kudzusapogenol B methyl ester　葛根皂醇 B 甲酯
kudzusapogenols A ～ C　葛根皂醇 A ～ C
kudzusaponin A_3　葛根皂苷 A_3
kuguacins A ～ X　苦瓜根素 A ～ X
kuguaglycosides A ～ I　苦瓜糖苷 A ～ I
kuguaosides A ～ D　苦瓜奥苷 A ～ D
kuguasaponins A ～ H　苦瓜皂苷 A ～ H
kuhistaferone　库赫斯坦阿魏酮
kuhistanol D　库赫斯坦醇 D
kujounins A_1 ～ A_3、B_1 ～ B_3　葱素 A_1 ～ A_3、B_1 ～ B_3
kukoamines A, B　地骨皮胺 (苦可胺、枸杞胺、地骨皮素) A、B
kukoline (cucoline, sinomenine)　华月碱 (青藤碱)
kukulkanins A, B　含羞草宁素 A、B
kulactone　苦楝萜酮内酯 (苦内酯)
kulinone　苦楝萜酮 (苦楝皮萜酮)
kulolactone　苦楝萜醇内酯 (苦楝内酯)
kulonic acid　苦楝酸

kumatakenin (5, 4′-dihydroxy-3, 7-dimethoxyflavone) 熊竹素 (熊竹山姜素、华良姜素、5, 4′- 二羟基 -3, 7- 二甲氧基黄酮)

kumokirine 曲唇羊尔蒜碱 (枯矛任)

kumujancine 苦木碱辛

kumujanrine (methyl 3-β-carbolin-1-propionate) 苦木碱壬 (3-β- 咔啉 -1- 丙酸甲酯)

kumujansine 苦木双碱甲

kumujantine 苦木碱亭 (苦木双碱乙)

kumujian B (methyl β-carbolin-L-carboxylate, L-carbomethoxy-β-carboline) 苦木碱乙 (L- 甲酯基 -β- 咔啉)

kumujians A ～ G 苦木碱 A ～ G

kunzeagin A 两似孔兹木素 A

kupitengesters 1 ～ 4 苦皮藤酯 1 ～ 4

kuramerine 枯美任

(+)-kuraramine (+)- 苦参胺 [(+)- 苦参胺碱 、(+)- 苦拉拉碱]

kuraramine 苦参胺 (苦参胺碱、苦拉拉碱)

kuraridinol 苦参查耳酮醇 (苦参啶醇)

kurarinol 苦参醇

(–)-kurarinone (–)- 苦参酮

kurarinone 苦参酮

kurasoins A, B 仓敷素 A、B

kurchaline 克杞查灵

kurchamine 克杞明 (枯察明)

kurchessine (irehdiamine Ⅰ, sarcodinine) 克杞星 (苦尔新宁碱、撒扣啶宁碱)

kurchiline 克杞灵

kurchine 克杞钦

kurchiphyllamine 克杞叶明

kurchiphylline 克杞叶灵

kuromatsuene (longifolene, junipene) 长叶烯 (长叶松烯、刺柏烯)

kurramine-2′-α-*N*-oxide 库拉胺 -2′-α-*N*- 氧化物

kurramine-2′-β-*N*-oxide 库拉胺 -2′-β-*N*- 氧化物

kurryame 调料九里香咔唑碱

kurzichalcolactone 库尔兹查耳酮内酯

kurziflavolactones A, B 库尔兹黄酮内酯 A、B

kurzilactone 库尔兹内酯

kusaginin (verbascoside, acteoside) 毛蕊花糖苷 (毛蕊花苷、洋丁香酚苷、类叶升麻苷)

kushecarpins A ～ D 苦参黄酮 A ～ D

kushenin 苦参素

kushenol A (leachianone E) 苦参新醇 A (利奇槐酮 E)

kushenol E [(*S*)-flemiphilippinin D, 6, 8-di (3, 3-dimethyl allyl) genistein] 苦参酚 E [苦参新醇 E、蔓性千斤拔素 D、6, 8- 双 (3, 3- 二甲烯丙基) 染料木素]

kushenol E [6, 8-di (3, 3-dimethyl allyl) genistein] 苦参新醇 E [6, 8- 双 (3, 3- 甲烯丙基) 染料木素]

kushenols A ～ X 苦参酚 (苦参新醇) A ～ X

kushenquinone A 苦参醌 A

kusnesoline 铁脚草灵

kusulactone 苦树内酯

kusunol 枯树醇

kutkin 胡黄连素

kutkisterol 胡黄连甾醇

kutkoside 胡黄连苷

kuwanones A ～ Z 桑酮 (桑皮酮、桑黄酮) A ～ Z

kvannin 克瓦宁

kwangpene A 广东紫珠烯 A

kwangsine 广西九里香碱

kwanzoquinones A ～ G 重瓣萱草蒽醌 (官佐醌) A ～ G

kynapcins-12, 13, 24, 28 基南普新 -12、13、24、28

kynurenine 犬尿氨酸 (犬尿素、犬尿喹啉酸)

L-kynurenine L- 犬尿氨酸 (L- 犬尿酸、L- 犬尿喹啉酸)

l, 2-anhydroniveusin A l, 2- 脱水白色向日葵素 A

labd-(13*E*)-en-8α, 15-diol 半日花 -(13*E*)- 烯 -8α, 15- 二醇

labd-(13*E*)-en-8α, 15-diol acetate 半日花 -(13*E*)- 烯 -8α, 15- 二醇乙酸酯

(11*E*, 13*R*)-labd-11, 14-dien-8, 13-diol (11*E*, 13*R*)-11, 14- 半日花二烯 -8, 13- 二醇

(11*E*, 13*S*)-labd-11, 14-dien-8, 13-diol (11*E*, 13*S*)-11, 14- 半日花二烯 -8, 13- 二醇

(7*S*, 12*Z*)-labd-12, 14-dien-7, 8-diol (7*S*, 12*Z*)- 半日花 -12, 14- 二烯 -7, 8- 二醇

labd-7, (12*E*), 14-trien-17-al 半日花 -7, (12*E*), 14- 三烯 -17- 醛

labd-7, (12*E*), 14-trien-17-oic acid 半日花 -7, (12*E*), 14- 三烯 -17- 酸

labd-7, (12*E*), 14-trien-17-ol 半日花 -7, (12*E*), 14- 三烯 -17- 醇

labd-7, (12*E*), 14-triene　半日花 -7, (12*E*), 14- 三烯

labd-8 (17), (13*Z*)-dien-15, 18-dioic acid-15-methyl ester　半日花 -8 (17), (13*Z*)- 二烯 -15, 18- 二酸 -15- 甲酯

(12*Z*, 14*R*)-labd-8 (17), 12-dien-14, 15, 16-triol　(12*Z*, 14*R*)- 半日花 -8 (17), 12- 二烯 -14, 15, 16- 三醇

(*E*)-labd-8 (17), 12-dien-15, 16-dial　(*E*)- 半日花 -8 (17), 12- 二烯 -15, 16- 二醛

labd-8 (17), 12-dien-15, 16-dial　半日花 -8 (17), 12- 二烯 -15, 16- 二醛

labd-8 (17), 13 (14)-dien-15, 16-olide　半日花 -8 (17), 13 (14)- 二烯 -15, 16- 内酯

labd-8 (17), 14-dien-2α, 13-diol-19-oic acid　半日花 -2α, 13- 二羟基 -8 (17), 14- 二烯 -19- 酸

(+)-labd-8 (20)-en-15, 18-dioic acid (pinifolic acid)　(+)-半日花 -8 (20)- 烯 -15, 18- 二酸

(4*S*, 9*R*, 10*R*)-labd-8, (13*E*)-dien-18-carboxy-15-oic acid methyl ester　(4*S*, 9*R*, 10*R*)- 半日花 -8, (13*E*) 二烯 -18- 羧基 -15- 酸甲酯

labdane　半日花烷

8 (17), 13-*ent*-labd-dien-15, 16, 19-triol　8 (17), 13- 对映 - 半日花二烯 -15, 16, 19- 三醇

8 (17), 13-*ent*-labd-dien-15, 16-lactone-19-oic acid　8 (17), 13- 对映 - 半日花二烯 -15, 16- 内酯 -19- 酸

8 (17), (12*E*), 14-labd-trien-6, 19-olide　8 (17), (12*E*), 14- 半日花三烯 -6, 19- 内酯

labiatic acid　唇形草鞣质酸

lablab saponin Ⅰ　扁豆皂苷 Ⅰ

lablabosides A ～ F　扁豆苷 A ～ F

labriformidin　拉比瑞夫米定

labriformin　拉比瑞夫尔米

laburnetin　毒豆亭 (毒豆素)

laburnine [(+)-trachelanthamidine]　毒豆碱 [(+)- 颈花脒]

lacarol　裂叶蒿酚

laccaic acids A_1, A_2, A ～ D　虫漆酸 A_1、A_2、A ～ D

laccaridiones A, B　紫蜡蘑二酮 A、B

laccarin　蜡蘑素

lacceroic acid (dotriacontanoic acid)　紫胶蜡酸 (三十二酸)

laccerol　虫漆蜡醇

laccijalaric esters Ⅰ, Ⅱ　紫草茸酸酯 Ⅰ 、Ⅱ

laccjialaric acid　紫草茸酸

laccol　葛漆酚 (虫漆酚)

lacerain　见霜黄素

lachnophyllic acid　毛叶菊酸

lachnophyllol　毛叶醇

lachnophyllol acetate　毛叶乙酸酯

lachnophyllum ester　毛叶酯 (毛叶菊酯)

lachnophyllum lactone　毛叶醇内酯

lachnophyllum methyl ester　毛叶醇甲酯

lacinartin　青蒿亭 (裂叶蒿素)

laciniatosides Ⅰ ～ Ⅵ　条裂续断苷 Ⅰ ～ Ⅵ

lacinilene-*C*-7-methyl ether　裂叶榆萜 -*C*-7- 甲醚

lacinilenes A ～ C　裂叶榆萜 (青榆烯) A ～ C

lacoumarin　散沫花香豆素

lactam　乳胺

lactarazulene　乳茹薁素

lactarol　乳菇萜醇

lactarolides A, B　乳菇内酯 A、B

lactarorufins A ～ E　红乳菇素 A ～ E

lactaroviolin　乳菇紫林 (乳茹紫素)

lactic acid　乳酸

L-lactic acid (α-hydroxypropanoic acid, 2-hydroxypropanoic acid, sarcolactic acid)　L-乳酸 (α-羟基丙酸、2- 羟基丙酸、肌乳酸)

lactiflorasine　白花蒿素

lactiflorenol　白花蒿烯醇

lactiflorin　芍药新苷

L-lactinidine　L- 精称猴精城

lactobionic acid　乳糖酸

lactodine　乳酰天芥菜定

lactogen (prolactin, luteotropic hormone)　催乳激素 (催乳素)

lactone　内酯

δ-lactone of (7*S*)-acetoxy-(2*Z*, 5*R*, 9*S*, 12*S*)-trihydroxyhexacos-2-enoic acid　(7*S*)- 乙酰氧基 -(2*Z*, 5*R*, 9*S*, 12*S*)- 三羟基二十六碳 -2- 烯酸 -δ- 内酯

D-(+)-lactose　D-(+)- 乳糖

lactose (milk sugar, glucose-4-β-galactoside)　乳糖 (葡萄糖 -4-β- 半乳糖苷)

α-lactose [β-D-galactopyranosyl-(1 → 4)-α-D-glucopyranose]　α- 乳糖 [β-D- 吡喃半乳糖基 -(1 → 4)-α-D-吡喃葡萄糖]

α-D-lactose monohydrate　α-D- 乳糖一水合物

L

lactose polyphosphate sodium salt　多磷酸乳糖钠盐	lagerstroemiate A　紫薇乙酸酯 A
2-*O*-lactoyl borapetosides A, B　2-*O*- 乳糜小瘤青牛胆苷 A、B	lagerstroemin　紫薇素
6′-*O*-lactoyl borapetosides A, B　6′-*O*- 乳酰小瘤青牛胆苷 A、B	lagerstroemine　紫薇明碱 (印车前明碱)
lactucains A ～ C　山莴苣宁 A ～ C	lagerstroemine *N*-oxide　紫薇明碱 *N*- 氧化物
lactucasativoside A　莴苣黄苷 A	lagertannin　紫薇鞣素
lactucaside　山莴苣苷 (莴苣木脂素苷)	laggerones A, B　翼齿六棱菊酮 A、B
lactucasterol (cholest-28-methyl-23, 24-cyclopropane-Δ^{5-4}-one)　绿藻甾醇 (胆甾 -28- 甲基 -23, 24- 环丙烷 -Δ^{5-4}- 酮)	lagochiline　兔唇花灵
lactucerol　山莴苣醇	lagopsins A ～ J　夏至草素 A ～ J
α-lactucerol　α- 山莴苣醇	lagotisosides A ～ E　兔耳草索苷 A ～ E
lactucin　山莴苣素 (莴苣苦素、莴苣苦内酯)	lagotosides B, C　兔耳草托苷 B、C
lactucin-15-oxalate　山莴苣素 -15- 草酸酯	lagunamine　19- 羟基土波台文碱
lactucopicrin (lactupicrin)　山莴苣苦素	laguncurin (kino-yellow, maclurin, moritannic acid)　桑橙素 (桑鞣酸)
lactucopicrin-15-oxalate　山莴苣苦素 -15- 草酸酯	lairdinol A　莱尔德醇 A
lactulose　乳果糖	lakoochins A, B　野波罗蜜素 A、B
lactupicrin (lactucopicrin)　山莴苣苦素	lalioside　黑麦草苷 (散沫花酚苷)
lactusides A ～ D　莴苣苷 (莴苣内酯苷) A ～ D	lallemancine　扁柄草辛
ladanein　岩蔷薇状鼬瓣花素	lamalbide　短柄野芝麻萜苷
ladanetin　劳丹鼬瓣花亭 (劳丹鼬瓣花素、半日花鼬瓣花素、半日花鼬瓣花亭)	lamalbidic acid　拉玛酸 (拉马鲁比酸)
ladanetin-6-*O*-β-(6″-*O*-acetyl) glucopyranoside　劳丹鼬瓣花亭 -6-*O*-β-(6″-*O*- 乙酰基) 吡喃葡萄糖苷	lamalboside　短柄野芝麻苷
ladanetin-6-*O*-β-D-glucopyranoside　劳丹鼬瓣花亭 -6-*O*-β-D- 吡喃葡萄糖苷	lamarchinine　拉马呈宁
ladanetin-6-*O*-β-D-glucoside　劳丹鼬瓣花亭 -6-*O*-β-D- 葡萄糖苷	lamarckine　拉马京
laetanine　利塔木姜子碱 (四氢二甲氧基二苯并喹啉二醇)	lambdamycin (chartreusin)　莱姆勃霉素 (教酒菌素)
(+)-laetine　(+)- 喜木姜子碱	lambertianic acid　兰伯松脂酸 (唐松酸)
laetrile　苦杏仁素	lambertianins A ～ C　兰伯松脂素 (唐松素) A ～ C
laevigatanoside A　金樱皂苷 A	(–)-lambertic acid　(–)- 兰伯罗汉松酸
laevigatins A ～ G　金樱子鞣质 (金樱子素) A ～ G	lambertic acid　兰伯罗汉松酸
laevinoids A, B　光叶巴豆萜 A、B	lambertine　兰檗亭
lageflorin　小叶紫薇素	lamiide　野芝麻新苷 (野芝麻酯苷)
lagenin　葫芦宁	laminaran (laminarin)　昆布聚糖 (昆布多糖、海带多糖 、褐藻淀粉、海带淀粉)
lageracetal (dibutoxybutane)　紫薇缩醛 (二丁氧基丁烷)	laminaribiose　昆布二糖
lagerindiside　紫薇苷	laminarin (laminaran)　海带多糖 (褐藻淀粉、海带淀粉、昆布多糖、昆布聚糖)
lagerine　紫薇碱	laminarin polysaccharide-1 (LP1)　海带多糖 -1
lagerstannins A ～ C　紫薇鞣质 A ～ C	laminine　昆布素 (海带氨酸)
	laminine dioxalate　海带氨酸草酸氢酯
	laminitol　昆布醇
	lamiol (7-deacetyl lamioside)　野芝麻醇 (7- 去乙酰野芝麻苷)
	lamiophlomiols A ～ C　独一味素 (独一味醇) A ～ C

lamiophlomioside 独一味素苷	lanneaquinol 厚皮树醌酚
lamioside 野芝麻苷	(23*R*, 25*R*)-3, 4-seco-9β*H*-lanost-4 (28), 7-dien-26, 23-olid-3-oic acid methyl ester (23*R*, 25*R*)-3, 4- 开环 -9β*H*- 羊毛甾 -4 (28), 7- 二烯 -26, 23- 内酯 -3- 酸甲酯
lamiridoside 高乌甲素	(24*Z*)-3, 4-secolanost-4 (30), 8, 24-trien-3, 26-dioic acid (24*Z*)-3, 4- 开环羊毛甾 -4 (30), 8, 24- 三烯 -3, 26- 二酸
lamiuamplexosides A ～ C 宝盖草苷 A ～ C	9β-lanost-5-en-3α, 27-diol 3α-palmitoleate 9β- 羊毛脂 -5- 烯 -3α, 27- 二醇 3α- 棕榈油酸酯
lamprolobine 辉片豆碱	(13α, 14β, 17α, 20*R*)-lanost-7, 24-dien-3β-*O*-acetate (13α, 14β, 17α, 20*R*)- 羊毛甾 -7, 24- 二烯 -3β-*O*- 乙酸酯
lampterol (illudin S, lunamycin) 伞菌醇 (月亮霉素、月夜蕈醇、隐陡头菌素 S、亮落叶松蕈定 S)	(13α, 14β, 17α, 20*R*)-lanost-7, 24-dien-3β-ol (13α, 14β, 17α, 20*R*)- 羊毛甾 -7, 24- 二烯 -3- 醇
lanadoxin 毛花洋地黄毒苷	5α-lanost-7, 9 (11), 24-trien-15α, 26-dihydroxy-3-one 5α- 羊毛甾 -7, 9 (11), 24- 三烯 -15α, 26- 二羟基 -3- 酮
lanafolein 毛花毛地黄叶苷 (毛花洋地黄富林苷)	lanost-7, 9 (11), 24-trien-15α-acetoxy-3α-hydroxy-23-oxo-26-oic acid 羊毛甾 -7, 9 (11), 24- 三烯 -15α- 乙酰氧基 -3α- 羟基 -23- 氧亚基 -26- 酸
lanastane-3β-glucuronopyranosyl-(6′→1″)-glucuronopyranoside 绵毛斯烷 -3β- 吡喃葡萄糖醛酸基 -(6′→1″)- 吡喃葡萄糖醛酸苷	lanost-7, 9 (11), 24-trien-3α, 15α-diacetoxy-23-oxo-26-oic acid 羊毛甾 -7, 9 (11), 24- 三烯 -3α, 15α- 二乙酰氧基 -23- 氧亚基 -26- 酸
lanatosides (digilanides) A ～ D 毛花洋地黄苷 (毛花强心苷、毛花苷、毛花洋地黄苷甲～丁) A ～ D	lanost-7, 9 (11), 24-trien-3α-acetoxy-15α, 22β-dihydroxy-26-oic acid 羊毛甾 -7, 9 (11), 24- 三烯 -3α- 乙酰氧基 -15α, 22β- 二羟基 -26- 酸
lancamarinic acid 马缨丹林酸	lanost-7, 9 (11), 24-trien-3α-acetoxy-15α-hydroxy-23-oxo-26-oic acid 羊毛甾 -7, 9 (11), 24- 三烯 -3α- 乙酰氧基 -15α- 羟基 -23- 氧亚基 -26- 酸
lancamarinin 马缨丹林素	lanost-7, 9 (11), 24-trien-3α-acetoxy-26-oic acid 羊毛甾 -7, 9 (11), 24- 三烯 -3α- 乙酰氧基 -26- 酸
lancamarolide 马缨丹内酯苷	(+)-lanost-8, 24-dien-3β-ol (+)- 羊毛甾 -8, 24- 二烯 -3β- 醇
lancamarone 马缨丹酮	lanost-8, 25-dien-3β-ol 羊毛甾 -8, 25- 二烯 -3β- 醇
lanceine 兰塞因	lanost-8-en-3β-hydroxy-21-oic acid 羊毛甾 -8- 烯 -3β- 羟基 -21- 酸
lancemasides A ～ G 羊奶参苷 A ～ G	lanost-8-en-3β-ol 羊毛甾 -8- 烯 -3β- 醇
lanceol 澳白檀醇	lanost-9 (11)-en-3α, 24*S*, 25-triol 羊毛甾 -9 (11)- 烯 -3α, 24*S*, 25- 三醇
lanceolarin 澳白檀苷	(24*S*)-5α-lanost-9 (11)-en-3β, 24, 25-triol (24*S*)-5α- 羊毛甾 -9 (11)- 烯 -3β, 24, 25- 三醇
lanceolatins A, B 披针灰叶素 A、B	lanost-9 (11)-en-3β-ol 羊毛甾 -9 (11)- 烯 -3β- 醇
lanceoletin 剑叶波斯菊酮	lanosterol (kryptosterol) 羊毛甾醇 (羊毛脂醇)
lanceolin 线叶金鸡菊苷 (剑叶波斯菊苷)	lansamide Ⅰ 黄皮萨酰胺 Ⅰ
lanceoline 杉木脂	lansic acid 椰色木酸
lanceoside 披针叶屾酮苷	lansimides 1 ～ 4 黄皮斯酰胺 1 ～ 4
lancerin (4-β-D-glucosyl-1, 3, 7-trihydroxyxanthone) 玉山双蝴蝶灵 (4-β-D- 葡萄糖基 -1, 3, 7- 三羟基屾酮)	
lancerotol-5α-(*p*-hydroxybenzoate) 兰萨罗特阿魏醇 -5α- 对羟基苯甲酸酯	
lancifodilactones A ～ G 披针叶五味子二内酯 A ～ G	
(+)-lancifolin D (+)- 披针叶素 D	
lancilactones A ～ C 披针叶片五味子酮 A ～ C	
langduins A ～ F 狼毒因 A ～ F	
langkamide 兰卡假蒟酰胺	
lanicepsides A, B 绵头雪兔子苷 (青木香苷) A、B	
lanierone 松小蠹酮	
lanigerol 胭脂虫醇	
lankongensisines A, B 洱源橐吾碱 A、B	

lansine 黄皮兰辛	lappaconitine 刺乌头碱 (拉巴乌头碱)
lansiol [3β-hydroxy-23, 24, 24-trimethyllanost-9 (11), 25-diene] 黄皮萜醇 [3β- 羟基 -23, 24, 24- 三甲基羊毛甾 -9 (11), 25- 二烯]	lappaconitine hydrobromide 氢溴酸刺乌头碱
lansiumamides A ～ D 黄皮新肉桂酰胺 (黄皮斯莫酰胺) A ～ D	lappadilactone 牛蒡风毛菊二内酯 (云木香二内酯)
lansiumarins A ～ C 黄皮香豆素 A ～ C	lappalone 牛蒡风毛菊酮
lantabetulic acid 马缨丹白桦脂酸 (马缨丹桦木酸)	lappaols A ～ H 牛蒡酚 (拉帕酚) A ～ H
lantacin 马缨丹尼素	lappaphens a, b 牛蒡种噻吩 a、b
lantadenes A ～ C 马缨丹甲素～丙素 (马缨丹烯 A ～ C)	lappaphes A, B 拉帕菲 A、B
lantadienone 马缨丹二烯酮	largerenol acetate 紫薇醇乙酸酯
lantaiursolic acid 马缨丹熊果酸	laricetrin 落叶黄素
lantanilic acid (3, 3-dimethyl acryloyloxylantanolic acid) 马缨丹尼酸 (3, 3- 二甲基丙烯酰氧基马缨丹酸)	laricin (abietin, coniferoside, coniferin) 松柏苷 (松香亭烯、臭冷杉苷)
lantanine 马缨丹宁	laricinolic acid 落叶松树脂酸
lantaninilic acid 马缨丹羟酸	(–)-lariciresinol (–)- 落叶松脂素
lantanolic acid 马缨丹酸	(+)-lariciresinol (+)- 落叶松脂素
lantanoses A, B 马缨丹糖 A、B	(±)-lariciresinol (±)- 落叶松树脂醇
lantanoside 马缨丹苷	lariciresinol 落叶松脂素 (落叶松树脂醇、落叶松脂醇、落叶松脂酚)
lanthionine 羊毛硫氨酸	lariciresinol acetate 落叶松脂素乙酸酯
lanthopine 兰梭品 (兰索品)	lariciresinol dimethyl ether 落叶松脂素二甲醚
lantic acid 马缨丹异酸	(+)-lariciresinol-4, 4′-bis-*O*-β-D-glucopyranoside (+)-落叶松脂素 -4, 4′- 二 -*O*-β-D- 吡喃葡萄糖苷
lantigdienone 马缨葛二烯酮	lariciresinol-4, 4′-di-*O*-β-D-glucopyranoside 落叶松脂素 -4, 4′- 二 -*O*-β-D- 吡喃葡萄糖苷
lantoic acid 22- 羟基马缨丹异酸	(–)-lariciresinol-4, 4′-di-*O*-β-D-glucoside (–)- 落叶松脂素 -4, 4′- 二 -*O*-β-D- 葡萄糖苷
lantrigloylic acid 马缨丹酰氧烯酸	lariciresinol-4-di-*O*-β-D-glucopyranoside 落叶松脂素 -4- 二 -*O*-β-D- 吡喃葡萄糖苷
lanuginosine (oxoxylopine) 毛叶含笑碱 (酸花木碱)	(+)-1-lariciresinol-4′-*O*-β-D-glucopyranoside (+)-1- 落叶松脂素 -4′-*O*-β-D- 吡喃葡萄糖苷
lanyuamides Ⅰ～Ⅲ 兰屿酰胺 (朗玉酰胺) Ⅰ～Ⅲ	lariciresinol-4′-*O*-β-D-glucopyranoside 落叶松脂素 -4′-*O*-β-D- 吡喃葡萄糖苷
lanyulactone 兰屿内酯	(+)-lariciresinol-4-*O*-β-D-glucopyranoside (+)- 落叶松脂素 -4-*O*-β-D- 吡喃葡萄糖苷
lapachenole 拉帕车脑	lariciresinol-4-*O*-β-D-glucopyranoside 落叶松脂素 -4-*O*-β-D- 吡喃葡萄糖苷
lapachol (tecomin, taiguic acid, greenhartin) 拉帕醇 (特可明、黄钟花醌、风铃木、拉杷酚)	lariciresinol-4′-*O*-β-D-glucoside 落叶松脂素 -4′-*O*-β-D- 葡萄糖苷
lapachone 风铃木醌 (拉杷醌、拉帕醌、拉杷酮)	lariciresinol-4-*O*-β-D-glucoside 落叶松脂素 -4-*O*-β-D-葡萄糖苷
α-lapachone α- 风铃木醌 (α- 拉杷醌)	(+)-lariciresinol-4′-*O*-β-D-glucopyranoside (+)- 落叶松脂素 -4′-*O*-β-D- 吡喃葡萄糖苷
β-lapachone β- 风铃木醌 (β- 拉杷醌)	lariciresinol-9-acetate 落叶松脂素 -9- 乙酸酯
lapathinol 酸模叶蓼异黄酮酚	
lapathone 酸模叶蓼二氢查耳酮	
lapathosides A ～ D 酸模叶蓼苷 A ～ D	
lapidin 多石阿魏素	
lappaconine 刺乌头原碱	

(8*R*, 7′*S*, 8′*R*)-lariciresinol-9′-*O*-β-D-(6-*O*-*trans*-feruloyl) glucopyranoside　(8*R*, 7′*S*, 8′*R*)- 落叶松脂醇 -9′-*O*-β-D-(6-*O*- 反式 - 阿魏酰基) 吡喃葡萄糖苷

(+)-lariciresinol-9-*O*-β-D-glucopyranoside　(+)- 落叶松脂素 -9-*O*-β-D- 吡喃葡萄糖苷

lariciresinol-9-*O*-β-D-glucopyranoside　落叶松脂素 -9-*O*-β-D- 吡喃葡萄糖苷

lariciresinol-9-*O*-β-D-glucoside　落叶松脂素 -9-*O*-β-D- 葡萄糖苷

(+)-lariciresinol-9′-stearate　(+)- 落叶松脂素 -9′- 硬脂酸酯

(+)-lariciresinol-di-4-*O*-β-D-glucopyranoside　(+)- 落叶松脂素 - 二 -4-*O*-β-D- 吡喃葡萄糖苷

laricitrin　落叶松素 (西伯利亚落叶松黄酮)

laricitrin arabinopyranoside　落叶松素吡喃阿拉伯糖苷

laricitrin galactopyranoside　落叶松素吡喃半乳糖苷

laricitrin glucopyranoside　落叶松素吡喃葡萄糖苷

laricitrin glucuronopyranoside　落叶松素吡喃葡萄糖醛酸苷

laricitrin-3, 5′, 7-*O*-β-D-triglucopyranoside　落叶松素 -3, 5′, 7-*O*-β-D- 三吡喃葡萄糖苷

laricitrin-3, 5′, 7-*O*-β-D-triglucoside　落叶松素 -3, 5′, 7-*O*-β-D- 三葡萄糖苷

laricitrin-3, 5′-*O*-β-D-diglucopyranoside　落叶松素 -3, 5′-*O*-β-D- 二吡喃葡萄糖苷

laricitrin-3, 5′-*O*-β-D-diglucoside　落叶松素 -3, 5′-*O*-β-D- 二葡萄糖苷

laricitrin-5′-*O*-β-D-glucopyranoside　落叶松素 -5′-*O*-β-D- 吡喃葡萄糖苷

laricitrin-5′-*O*-β-D-glucoside　落叶松素 -5′-*O*-β-D- 葡萄糖苷

larreagenin A　拉里亚苷元 A

larycitrin (3′-methyl myricetin)　拉克黄素 (3′- 甲基杨梅黄酮、3′- 甲基杨梅素)

laserolide　拉色芹里定

D-laserpitin　D- 雷塞匹亭

(+)-laserpitin　(+)- 拉瑟芹素

laserpitin　拉瑟芹素 (拉塞尔匹亭、雷塞匹亭)

lasianine　宣威乌头宁

lasiansine　宣威乌头辛

lasianthionoside A　罗浮粗叶木苷 A

lasianthuslactone A　粗叶木内酯 A

lasidiol *p*-methoxybenzoate　毛花菊二醇对甲氧基苯甲酸酯

lasiocarpanin　毛果延命草素

lasiocarpine　毛果天芥菜碱 (向阳紫草碱)

lasiocarpine *N*-oxide　毛果天芥菜碱 *N*- 氧化物

lasiodin　毛贝壳杉素 (毛果延命草定)

lasiodine A　来斯定碱 A

lasiodiplodin　毛色二孢素

(*R*)-(+)-lasiodiploidin　(*R*)-(+)- 可可毛色二孢菌素

lasiodonin　毛果延命草宁 (拉西多宁)

lasiodonin acetonide　毛果延命草宁丙酮化物

lasiokaurin　毛果延命草贝壳杉素 (毛果香茶菜贝壳松素、毛拷利素)

lasiokaurinin　毛果延命草贝壳杉宁

lasiokaurinol　毛果延命草贝壳杉醇 (毛果香茶菜贝壳松醇)

lasiopulide　绵毛内酯

lasubines Ⅰ, Ⅱ　南紫薇碱Ⅰ、Ⅱ

latericine　暗红罂粟碱

lateriflorone　侧生花山竹子酮

laterioside　侧花玄参苷

lathodoratin　香豌豆色原酮 (香豌豆色酮)

lathosterol (cholest-7-enol)　羊毛索甾醇 (胆甾 -7- 烯醇)

lathyranoic acid A　续随子酸 A

lathyrine　香豌豆素

lathyrol　千金二萜醇 (千金藤醇、续随子醇)

lathyrol diacetate benzoate　千金二萜醇二乙酸苯甲酸酯 (千金藤醇二乙酸苯甲酸酯)

lathyrol diacetate nicotinate　千金二萜醇二乙酸烟酸酯 (千金藤醇二乙酸烟酸酯)

lathyrol-3, 15-diacetate-5-benzoate　千金二萜醇 -3, 15- 二乙酸酯 -5- 苯甲酸酯

lathyrol-3, 15-diacetate-5-nicotinate　千金二萜醇 -3, 15- 二乙酸酯 -5- 烟酸酯

lathyrol-5, 15-*O*-diacetyl-3-phenyl acetate　千金二萜醇 -5, 15-*O*- 二乙酰基 -3- 苯乙酸酯

lathyrose　山黧豆糖

laticauda colubrina toxins A, B　蓝灰扁尾海蛇毒素 A、B

laticauda semifasciata Ⅲ　半环扁尾海蛇毒素 Ⅲ

latifine　西南文殊兰芬碱

latifolicinins A ～ C　阔叶破布木宁素 A ～ C

(*R*)-(−)-latifolin　(*R*)-(−)- 阔叶黄檀素

latifolin　阔叶黄檀素 (阔叶黄檀酚)

latifoline　阔叶碱

latifolinine 阔叶宁	laurifine 樟叶木防己芬碱
latifolol 宽叶香蒲醇	laurifinine 樟叶木防己芬宁 (樟叶木防己芬宁碱)
latifolosides A ～ Q 宽叶香蒲苷 (阔叶冬青苷) A ～ Q	laurifoline 樟叶木防己碱
latifonin 宽叶波苏茜素	laurifonine 樟叶木防己佛宁
latinone 印度玫瑰木酮	laurinterol 劳藻酚
latisoline 西南文殊兰索灵碱	laurocapram 月桂氮卓酮
(9′Z)-latoxanthin (9′Z)- 彩椒黄质	laurolitsine (norboldine) 木姜子碱 (去甲波尔定)
lauberine 月桂小檗碱	laurosides A ～ E 月桂苷 A ～ E
L-(+)-laudanidine L-(+)- 半日花酚碱	laurostearic acid (lauric acid, dodecanoic acid) 月桂酸 (十二酸)
(+)-laudanidine (+)- 鸦片尼定碱	laurotetamine 六驳碱
laudanidine (tritopine, laudanine) 鸦片尼定碱 (劳丹尼定、半日花酚碱、劳丹宁)	(+)-laurotetanine (+)- 六驳碱
(+)-(1S, 2R)-laudanidine-Nα-oxide (+)-(1S, 2R)- 鸦片尼定碱 -Nα- 氧化物	laurotetanine 樟苍碱
(+)-(1S, 2S)-laudanidine-Nβ-oxide (+)-(1S, 2S)- 鸦片尼定碱 -Nβ- 氧化物	lauryl acetate 月桂乙酸酯
DL-laudanine DL- 劳丹宁	lauryl alcohol (1-dodecanol, dodecyl alcohol, lauric alcohol, 1-lauryl alcohol) 月桂醇 (十二醇、1- 十二醇)
laudanine (tritopine, laudanidine) 劳丹宁 (鸦片尼定碱、劳丹尼定、半日花酚碱)	lavadulifolioside 熏衣草叶苷
DL-laudanosine DL- 劳丹素 (DL- 半日花素)	lavandoside 薰衣草素苷
laudanosine 劳丹素 (鸦片辛碱、半日花素)	lavandulaside A 薰衣草苷 A
DL-laudanosoline hydrobromide DL- 氢溴酸劳丹素	lavandulifolioside (stachysoside B) 薰衣草叶水苏苷 (薰衣草叶苷、水苏苷 B)
laudanosoline-3′, 4′-dimethyl ether 罂粟碱 -3′, 4′- 二甲酯	lavandulol 熏衣草醇
launobine 无根藤次碱	lavandulyl acetate 薰衣草醇乙酸酯
lauraldehyde (lauric aldehyde) 月桂醛	8-lavandulyl kaempferol 8- 熏衣草山柰酚酯
laurane 劳藻烷	(2R, 3R)-8-lavandulyl-5, 7, 4′-trihydroxy-2′-methoxyflavanone (2R, 3R)-8- 熏衣草 -5, 7, 4′- 三羟基 -2′- 甲氧基黄烷酮
laureline 劳瑞灵	lavender PSC 薰衣草多糖
laurelliptine 劳瑞亭	lawnermis acid 散沫花萜酸
(+)-laurelliptinhexadec-1-one (+)- 椭圆叶琼楠碱十六 -1- 酮	lawnermis acid methyl ester 散沫花萜酸甲酯
(+)-laurelliptinoctadec-1-one (+)- 椭圆叶琼楠碱十八 -1- 酮 [(+)- 劳瑞亭十八 -1- 酮]	lawsaritol 散沫花甾醇
laurene 劳藻烯	lawsochrysin 散沫花白杨素
laurenobiolide 月桂烯内酯	lawsochrysinin 散沫花白杨素宁
(3Z)-laurenyne (3Z)- 凹顶藻炔	lawsochylins A ～ C 散沫花炔素 A ～ C
laurepukine 劳瑞浦京	lawsofructose 散沫花果糖
lauric acid (laurostearic acid, dodecanoic acid) 月桂酸 (十二酸)	lawsonadeem 散沫花双萘醌
lauric alcohol (1-dodecanol, dodecyl alcohol, lauryl alcohol) 月桂醇 (1- 十二醇、十二醇)	lawsonaphthoates A ～ C 散沫花萘酸酯 A ～ C
lauric aldehyde (lauraldehyde) 月桂醛	lawsonaringenin 散沫花柚皮素 (散沫花柚皮苷元)
	lawsone (henna, 2-hydroxy-1, 4-naphthoquinone) 指甲花醌 (散沫花素、散沫花醌、2- 羟基 -1, 4- 萘醌)

lawsoniaside (1, 2, 4-trihydronaphthalene-1, 4-di-β-D-glucopyranoside) 散沫花苷 (1, 2, 4- 三羟基萘 -1, 4- 二 -β-D- 吡喃葡萄糖苷)

lawsoniasides A, B 散沫花苷 A、B

lawsonic acid 散沫花酸

lawsonicin 散沫花脂素

lawsorosemarinol 散沫花玛丽醇

lawsoshamim 散沫花沙米萜

lawsowaseem 散沫花瓦西萜

laxanol 拉克萨爵床脂醇

laxanthone Ⅰ (1, 3-dihydroxy-6, 7-dimethoxyxanthone) 散沫花屾酮 Ⅰ (1, 3- 二羟基 -6, 7- 二甲氧基屾酮)

laxanthone Ⅱ (1-hydroxy-3, 6-diacetoxy-7-methoxyxanthone) 散沫花屾酮 Ⅱ (1- 羟基 -3, 6- 二乙酰氧基 -7- 甲氧基屾酮)

laxanthone Ⅲ (1-hydroxy-6-acetoxy-3, 7-dimethoxyxanthone) 散沫花屾酮 Ⅲ (1- 羟基 -6- 乙酰氧基 -3, 7- 二甲氧基屾酮)

laxichalcone 疏花鱼藤查耳酮

laxiconitine 丽鲁碱

laxifloranone 疏花马里拉酮

laxiflorins A ～ M 疏花鱼藤素 (疏花香茶菜素) B ～ M

laxifolin 疏花鱼藤林素 (疏叶当归素)

laxifolone A 疏花酮 A

laxogenin 拉肖皂苷元 (拉克索皂苷元)

laxogenin-3-*O*-[α-L-arabinopyranosyl-(1 → 6)]-β-D-glucopyranoside 拉肖皂苷元 -3-*O*-[α-L- 吡喃阿拉伯糖基 -(1 → 6)]-β-D- 吡喃葡萄糖苷

laxogenin-3-*O*-[β-D-glucopyranosyl-(1 → 4)]-[α-L-arabinopyranosyl-(1 → 6)]-β-D-glucopyranoside 拉肖皂苷元 -3-*O*-[β-D- 吡喃葡萄糖基 -(1 → 4)]-[α-L- 吡喃阿拉伯糖基 -(1 → 6)]-β-D- 吡喃葡萄糖苷

laxogenin-3-*O*-[β-D-xylopyranosyl-(1 → 4)-β-D-glucopyranoside] 拉肖皂苷元 -3-*O*-[β-D- 吡喃木糖基 -(1 → 4)-β-D- 吡喃葡萄糖苷

laxogenin-3-*O*-{*O*-(2-*O*-acetyl-α-L-arabinopyranosyl)-(1 → 6)-β-D-glucopyranoside} 拉肖皂苷元 -3-*O*-{*O*-(2-*O*- 乙酰基 -α-L- 吡喃阿拉伯糖基)-(1 → 6)-β-D- 吡喃葡萄糖苷

laxogenin-3-*O*-{*O*-α-L-arabinopyranosyl-(1 → 6)-β-D-glucopyranoside} 拉肖皂苷元 -3-*O*-{*O*-α-L- 吡喃阿拉伯糖基 -(1 → 6)-β-D- 吡喃葡萄糖苷 }

laxogenin-3-*O*-{*O*-β-D-xylopyranosyl-(1 → 4)-*O*-[α-L-arabinopyranosyl-(1 → 6)]-β-D-glucopyranoside} 拉肖皂苷元 -3-*O*-{*O*-β-D- 吡喃木糖基 -(1 → 4)-*O*-[α-L- 吡喃阿拉伯糖基 -(1 → 6)]-β-D- 吡喃葡萄糖苷

laxogenin-3-*O*-β-D-glucopyranoside 拉肖皂苷元 -3-*O*-β-D- 吡喃葡萄糖苷

laxogenin-3-*O*-β-D-glucopyranosyl-(1 → 4)-[α-L-arabinopyranosyl-(1 → 6)]-β-D-glucopyranoside 拉肖皂苷元 -3-*O*-β-D- 吡喃葡萄糖基 -(1 → 4)-[α-L- 吡喃阿拉伯糖基 -(1 → 6)]-β-D- 吡喃葡萄糖苷

laxogenin-3-*O*-β-D-xylopyranosyl-(1 → 4)-[α-L-arabinopyranosyl-(1 → 6)]-β-D-glucopyranoside 拉肖皂苷元 -3-*O*-β-D- 吡喃木糖基 -(1 → 4)-[α-L- 吡喃阿拉伯糖基 -(1 → 6)]-β-D- 吡喃葡萄糖苷

leachianols A ～ G 利奇槐醇 (勒奇黄烷醇) A ～ G

leachianone A (vexibidin) 利奇槐酮 A (苦甘草定、苦豆子定)

leachianone E (kushenol A) 利奇槐酮 E (苦参新醇 A)

leachianones A ～ G 利奇槐酮 (勒奇黄烷酮、里查酮) A ～ G

lead dioxide 二氧化铅

lead sugar 乙酸铅

lead tetroxide (trilead tetroxide) 四氧化三铅

leaf alcohol (*cis*-hex-3-en-1-ol, 3-*cis*-hexenol) 叶醇 (顺式 - 己 -3- 烯 -1- 醇、3- 顺式 - 己烯醇)

lebaicone 杜香萜酮

lebbekanins A ～ H 阔荚合欢苷 (大叶合欢皂苷) A ～ H

lecanoric acid 红粉苔酸

lecanorins A ～ E 瘤网地衣素 A ～ E

lecheronols A, B 莱歇尔醇 A、B

lecithin (phosphatidyl choline) 卵磷脂 (磷脂酰胆碱)

lecocarpinolides A ～ F 莱可菊内酯 A ～ F

lecythophorin 并菇素

ledeboridine 对叶元胡定碱

ledeborine 对叶元胡碱

ledebourene 短瓣金莲花烯

ledebouriellol 防风色酮醇 (防风色原酮、北防风醇)

ledecorine 对叶元胡考林碱

(–)-ledene (–)- 杜香烯 [(–)- 喇叭烯、(–)- 喇叭茶烯]

(+)-ledene (+)- 杜香烯 [(+)- 喇叭烯、(+)- 喇叭茶烯]

ledene 杜香烯 (喇叭茶烯、喇叭烯)

ledene alcohol 杜香烯醇 (喇叭烯醇)

ledene oxides- Ⅰ, Ⅱ 喇叭烯氧化物 - Ⅰ、Ⅱ

lederine 对叶元胡任碱

ledol 喇叭茶醇 (喇叭醇)

leeaoside 火筒树苷

(+)-lehmannine (+)- 莱曼沙枝豆碱 [(+)- 莱曼碱、(+)- 拉马宁碱]
lehmannine (12-dehydromatrine) 拉马宁碱 (莱曼沙枝豆碱、莱曼碱、12- 脱氢苦参碱)
lehmferidin 大果阿魏定
lehmferin 大果阿魏灵
leiaxanthone 雷亚屾酮
(+)-leiocarpin (+)- 光果铁苏木素
leiocarpin 来欧卡品 (平滑果哥纳香素、光果铁苏木素)
leiocarposide 一枝黄花苷 (一枝黄花酚苷)
(–)-leiocin (–)- 光果铁苏木辛
leiocin 来欧辛
leiokinines A, B 平滑果拟安古树碱 A、B
leiwansterols A、B 雷丸甾醇 A、B
leiyemudanosides A ～ C 类叶牡丹苷 A ～ C
L-lelobanidines Ⅰ～Ⅲ L- 半边莲定 Ⅰ～Ⅲ
lelobanonoline 半边莲酮碱
lelobrine 半边莲次碱
lemairamide 赖麻酰胺
lemannine (12, 13-didehydromatridin-15-one) 赖麻尼碱 (12, 13- 去氢苦参碱)
(12*E*)-lembyne A (12*E*)- 莱姆炔 A
lemmaphylla-7, 21-diene 7, 21- 倒卵叶伏石蕨二烯
lemmasterone 伏石蕨甾酮
lemmatoxin (oleanoglycotoxin B) 兰玛毒苷 (齐墩果酸三糖苷毒素 B)
lemonol (geraniol) 香叶醇 (牻牛儿醇)
lenisins A ～ C 光滑黄皮素 A ～ C
lenticellarine 皮孔樫木碱
lentideusether 豹皮菇萜醚
lentil lectin 小扁豆植物凝集素
lentinan 香菇多糖
(+)-leoheterin (+)- 益母草灵素
leoheterin 益母草灵素 (益母草二萜)
leoheteronins A ～ F 益母草萜宁 A ～ F
leojaponic acids A, B 益母草酸 A、B
leojaponicones A, B 益母草酮 A、B
leojaponins A ～ L 益母草宁素 A ～ L
leoleorins A, B 狮尾草素 A、B
leonosides A ～ F 益母草诺苷 A ～ F
leonotin 狮耳花素
leonotinin 狮耳花宁
leontalbine 牡丹草宾
(–)-leontalbinine *N*-oxide (–)- 氧化勒它宾碱 *N*- 氧化物
leontamine 牡丹草胺
leontice base 牡丹草属碱
leonticine 狮足草碱
leonticins A ～ H 牡丹草素 (囊果草苷) A ～ H
leontidine 牡丹草定
leontiformine 牡丹草佛明
leontine 牡丹草亭
leontonanin 矮火绒草内酯
leontosides A ～ C 牡丹草苷 A ～ C
leonuallenote A 益母草叠烯酸酯 A
leonubiastrin 鬃尾草素
leonujaponin A 益母草素 A
leonuketal 益母草可酚
leonurides A, B 益母草苷 A、B
leonuridine 益母草定
leonurine 益母草碱
leonurine hydrochloride 盐酸益母草碱
leonurine nitrite 益母草碱亚硝酸盐
leonurinine 益母草宁碱 (益母草宁)
leonurisides A, B 益母草瑞苷 A、B
leonuronins A, B 益母草柔素 A、B
leonuruamide 益母草酰胺
leonurus base 益母草属碱
leonurusoides A ～ E 益母草索苷 A ～ E
leonurusoleanolides A ～ J 益母草齐墩果内酯 A ～ J
leopersins A ～ G 波斯益母草素 A ～ G
leosibiricin 细叶益母草萜内酯
leosibirin 细叶益母草萜
leosibirinones A, B 细叶益母草瑞酮 A、B
lepargylic acid (anchoic acid, azelaic acid, 1, 7-heptanedicarbonylic acid, 1, 9-nonanedioic acid) 壬二酸 (杜鹃花酸、1, 7- 庚二甲酸、1, 9- 壬二酸)
lepedine 雷波乌头定
lepenine 雷波乌头碱
lepetine 雷波乌头亭
lepidilines A, B 独行菜灵 A、B

lepidines A, B　独行菜素 (独行菜碱) A、B

lepidiumamide A　葶苈胺 A

lepidiumsesterterpenol　独行菜二倍半萜醇

lepidiumterpenoid　独行菜类萜

lepidiumterpenyl ester　独行菜萜烯酯

lepidoside　独行菜苷

(–)-lepidozenal　(–)- 指叶苔烯醛

lepistal　香蘑醛

lepistol　香蘑醇

leptabisides A ～ C　三桠苦双碳苷 A ～ C

leptactinine　细茜碱

leptaden　勒坡它登

leptaflorine (tetrahydroharmine)　细茜花碱 (四氢哈尔明碱)

leptenes A, B　三桠苦烯 A、B

leptine　莱普亭 (勒帕茄碱)

leptinidine　勒普替尼定

leptinine　莱普亭宁 (次勒帕茄碱)

leptins A ～ H　瘦素 (三桠瘦素、血清瘦素) A ～ H

leptobotryanone　思茅崖豆酮

leptocarpin　勒普妥卡品 (薄果菊素)

leptocarpinine　细果角茴香宁碱

leptocladine (methyl tetrahydroharman)　薄枝节节木碱 (甲基四氢哈尔满)

leptodactyline　细指蟾碱

leptodactylone　细趾蟾内酯

leptolepisols A ～ D　细叶脂醇 (日本落叶松脂醇) A ～ D

leptols A, B　三桠苦醇 A、B

leptonol　三桠苦吡喃醇

leptopidine　细果定碱

leptopidinine　细果品定宁碱

leptopine　细果品碱

leptopinine　细果宁碱

leptopyrine　蓝堇草碱

leptosins A ～ R, K_1, K_2, M_1, N_1　大花金鸡菊苷 (小球腔菌素) A ～ R、K_1、K_2、M_1、N_1

leptostachyol acetate　乙酸透骨草醇酯

leroyine-14-*O*-acetate　莱氏翠雀碱 -14-*O*- 乙酰化物

lesjunceol　尖叶铁扫帚酚

lesjuncerol　尖叶铁扫帚罗酚

lespecyrtins A_1, B_1 ～ B_3, C_1, D_1, E_1 ～ E_7, F_1, F_2, H_1 ～ H_4　短梗胡枝子素 A_1、B_1 ～ B_3、C_1、D_1、E_1 ～ E_7、F_1、F_2、H_1 ～ H_4

lespedamine　胡枝子胺

lespedeol C　胡枝子代酚 C

lespedezaflavanones A ～ J　胡枝子素 (胡枝子黄烷酮) A ～ J

lespedezols A_1 ～ A_6, B_1 ～ B_3, C_1, D_3 ～ D_6, E_1, E_2, F_1, H_1　胡枝子唑 A_1 ～ A_6、B_1 ～ B_3、C_1、D_3 ～ D_6、E_1、E_2、F_1、H_1

lespeflorin F_1　多花胡枝子素 F_1

lespenephryl (kaempferol-3, 7-di-α-L-rhamnoside, lespidin, kaempferitrin)　山柰苷 (山柰酚 -3, 7- 二 -α-L- 鼠李糖苷)

lespeol　胡枝子酚

lespidin (kaempferol-3, 7-di-α-L-rhamnoside, kaempferitrin, lespenephryl)　山柰苷 (山柰酚 -3, 7- 二 -α-L- 鼠李糖苷)

lethediosides A, B　瑞香树二苷 A、B

lethedocin　塔纳瑞香素

lethedosides A ～ C　瑞香树苷 A ～ C

lettocine　勒陶辛碱

lettucenin A　莴苣宁素 A

leucadenones A ～ D　白千层酮 A ～ D

leucaediflavone　黄豆树双黄酮

leucanthanolide　白花山菊内酯

(–)-leucanthemitol　(–)- 春日菊醇

leucanthemitol　春日菊醇

leucanthoside (swertiajaponin)　日本獐牙菜素 (日当药黄素)

leucanthumsine D　白花松潘乌头碱 D

leucenin　银合欢素

leucenin-2, 4′-methyl-ether　银合欢素 -2, 4′- 甲醚

leucinal　亮氨酸醛 (亮氨醛)

L-leucine　L- 亮氨酸

leucine　亮氨酸

leucine-enkephaline　亮氨酸脑啡呔

leucoalizarin (1, 2, 10-anthracenetriol, anthrarobin, dihydroxyanthranol)　白茜素 (去氧茜素 , 1, 2, 10- 蒽三酚 , 二羟基蒽酚)

leucoanthocyanidin　花白素 (无色花色素)

leucoanthocyanin 花白苷 (无色花色苷、白花青素苷)

leucocyanidin 无色矢车菊素 (白色矢车菊素)

leucocyanidin-3-*O*-α-D-glucopyranosyl-(1 → 4)-*O*-β-D-arabinopyranoside 无色矢车菊素 -3-*O*-α-D- 吡喃葡萄糖基 -(1 → 4)-*O*-β-D- 吡喃阿拉伯糖苷

leucocyanidin-3-*O*-β-D-glucopyranoside 无色矢车菊素 -3-*O*-β-D- 吡喃葡萄糖苷

leucocyanidin-7-*O*-rhamnoglucoside methyl ether 无色矢车菊素 -7-*O*- 鼠李糖基葡萄糖甲酯苷

leucodelphinidin 白飞燕草苷元 (无色飞燕草素)

leucodelphinidin methyl ether 白飞燕草苷元甲酯

leucodin 白叶蒿定 (鲁考定)

leucoenoic acid 米团花烯酸

leucoester 米团花酯

leucoic acid 米团花酸

leucolactone 蜂巢草内酯 (绣球防风内酯)

leucomentins-5, 6 白色耳状桩菇素 -5、6

leuconine 白喉乌头宁

leuconolam 留柯诺内酰胺

leucopelargonidin 无色蹄纹天竺素 (白天竺葵素)

leucopelargonin 白天竺葵苷

leucoperoxyterpene 米团花过氧萜

leucophyllin 白叶香茶菜素

leucopterin A, B 白蝶呤 A、B

leucosceptosides A, B 米团花苷 (天人草苷) A、B

leucosceptrine 米团花素

leucosceptroids A ～ O 米团花萜 A ～ O

leucosesterlactone 米团花二倍半萜内酯

leucosesterterpenone 米团花二倍半萜酮

leucoside (kaempferol-3-*O*-sambubioside) 雪片莲苷 (山柰酚 -3-*O*- 桑布双糖苷、堪非醇 -3-*O*- 桑布双糖苷)

leucostines A, B 白喉乌头碱 A、B

leucothol A 木藜芦醇 A

leucoxine 留扣星

leucoxylonine 奥寇梯白木碱

(+)-leucoxylonine (+)- 白木绿心樟碱

(+)-leucoxylonine *N*-oxide (+)- 白木绿心樟碱 *N*- 氧化物

L-leucyl-L-tyrosine L- 亮氨酰 -L- 酪氨酸

leudrin 银树素

leueandine 白花瓜叶乌头定

leukamenin B 白花阴生香茶菜乙素

leupeptin 亮肽素 (亮抑酶肽)

leurocolombine (2′-hydroxyvincaleukoblastine) 留绕考宾碱 (2′- 羟基长春碱)

leurocristine (vincristine) 醛基长春碱 (新长春碱、长春新碱、留卡擦辛碱)

leurosidine [vinrosidine, (4′α)-vincaleukoblastine] 留绕西定碱 [长春西定、异长春碱、(4′α)- 长春花碱]

leurosine (vinleurosine) 环氧长春碱 (长春罗新、洛诺生)

leurosinone 路柔新碱

leurosivine 长春西文 (留绕西文碱)

leurosivine sulfate 硫酸留绕西文碱

levatin 列瓦巴豆素

levistolide A (diligustilide) 欧当归内酯 A (双藁本内酯、二蒿本内酯)

levulan (fructosan, fructan) 果聚糖

levulinic acid 乙酰丙酸

liaconitines A ～ C 紫乌头碱 (里乌头碱) A ～ C

liangshanin 凉山香茶菜素

liangshanine 凉山乌头宁碱

liangshansines A ～ C 凉山乌头碱 A ～ C

liangshantine 凉山乌头亭

liangwanin A 梁王素 A

liangwanosides Ⅰ, Ⅱ 梁王茶苷 Ⅰ、Ⅱ

lianqiaoxinosides B, C 连翘新苷 B、C

liatrin 蛇鞭菊素 (利阿内酯)

libanoridin 坚挺岩风素

libanorin 岩风素 (岩风灵)

libanotin 爱得尔庭

libanotin A 长春七甲素

liberine [*O* (2), 1, 9-trimethyluric acid] 大果咖啡碱 [*O* (2), 1, 9- 三甲基尿酸]

licanic acid (4-oxo-*cis*-9, *trans*-11, *trans*-13-octadecatrienoic acid) 里卡利酸 (顺式 -9, 反式 -11, 反式 -13- 三烯 -4- 十八酮酸)

(7*R*, 8*R*)-licarin A (7*R*, 8*R*)- 斜蕊樟素 A

(7*S*, 8*S*)-licarin A (7*S*, 8*S*)- 斜蕊樟素 A

(+)-licarin A [(+)-*trans*-dehydrodiisoeugenol] (+)- 斜蕊樟素 A [芒卡樟素 A、(+)- 反式 - 脱氢二异丁香酚、(+)- 利卡灵 A] licarin B [2-(3, 4-methylenedioxyphenyl)-2, 3-dihydro-7-methoxy-3-methyl-5[1-(*E*)-propenyl]benzofuran] 斜蕊樟素 B [利卡灵 B、2-(3, 4- 亚甲二氧苯基)-2, 3-二氢 -7- 甲氧基 -3- 甲基 -5-(1- 丙烯基) 苯并呋喃]

licarins A ～ D 斜蕊樟素 (利卡灵、杧卡樟素) A ～ D

lichenin 地衣多糖 (地衣淀粉、地衣聚糖)

lichesteric acid (lichesterinic acid) 地衣硬酸 (苔甾酸)

lichesterinic acid (lichesteric acid) 地衣硬酸 (苔甾酸)

lichesterol (ergost-5, 8, 22-trien-3β-ol) 地衣甾醇 (麦角甾 -5, 8, 22- 三烯 -3β- 醇)

lichesterylic acid 地衣硬基酸

lichnerinine 里琪柰力宁

licoagrochalcones A ～ D 甘草发根菌查耳酮 A ～ D

licoagrodin 里克果素

licoagrodione 甘草田二酮

licoagroisoflavone 甘草发根菌异黄酮

licoagrone 里克果酮

licoagrosides A ～ F 甘草发根菌苷 (刺果甘草苷) A ～ F

licoaryl coumarin 甘草芳基香豆素

licobenzofuran (liconeolignan) 甘草苯并呋喃 (甘草新木脂素)

licochalcones A ～ E 甘草查耳酮 (胀果甘草查耳酮) A ～ E

licocoumarone 甘草香豆酮

licodione 甘草二酮

licofelone 利克飞龙

licoflavanone 甘草黄烷酮

licoflavones A ～ C 甘草黄酮 A ～ C

licoflavonol 甘草黄酮醇

licofuranocoumarin 甘草呋喃香豆酮

licofuranone 甘草呋喃酮

licoisoflavanone 甘草异黄烷酮

licoisoflavones A, B 甘草异黄酮 A、B

liconeolignan (licobenzofuran) 甘草新木脂素 (甘草苯并呋喃)

liconosine A 丽日碱甲

licopersicin (α-tomatine, lycopersicin) 番茄素 (番茄碱)

licopyranocoumarin 甘草吡喃香豆素 (甘草吡喃香豆精)

licoricesaponins A_3, B_2, C_2, D_3, E_2, F_3, G_2, H_2, J_2, K_2 甘草皂苷 A_3、B_2、C_2、D_3、E_2、F_3、G_2、H_2、J_2、K_2

licoricidin 甘草西定

licoricone 甘草利酮

licoriisoflavan A 甘草异黄烷 A

licraside (licurazid, licuraside) 甘草拉苷

licuraside (licurazid, licraside) 甘草拉苷

licurazid (licuraside, licraside) 甘草拉苷

lidbeckialactone (dehydroleucodin, mesatlantin E) 脱氧鲁考定 (脱氢白叶蒿定)

lidroflavone 钓樟黄酮

lieguonins A, B 裂果薯皂苷 A、B

lienkonine 莲可宁碱

liensinine 莲心碱

liensinine perchlorate 莲心碱高氯酸盐

liensinine diperchlorate 莲心碱二高氯酸盐

ligballinol 喷瓜木脂醇 (喷瓜木脂酚、利格伯林醇)

ligballinone 喷瓜木脂酮

lignan 木脂素

lignan glycoside 木脂素苷 (木脂素糖苷)

lignin 木质素

lignoceric acid (tetracosanoic acid) 木蜡酸 (二十四酸)

lignoceryl alcohol (tetracosanol) 木蜡醇 (二十四醇)

lignoceryl feralate 阿魏酸木蜡醇酯

N-lignoceryl sphingosyl glucose *N*- 二十四硝基鞘氨醇葡萄糖

ligolide 大叶橐吾倍半内酯

ligucyperonol 橐吾香附酮醇

ligudentatins A, B 齿叶橐吾亭 A、B

ligudentatol 齿叶橐吾醇

ligudentatones A, B 齿叶橐吾酮 A、B

ligudentine 齿叶橐吾碱

ligudicins A ～ D 网脉橐吾素 A ～ D

liguhodgsonal 鹿蹄橐吾醛

ligujapone 大头橐吾酮

ligulachyroine A 刚毛橐吾碱 A

liguladentanorol 齿叶橐吾甲酯酚

ligularidine 橐吾定碱

ligularine 橐吾碱

ligularinine 橐吾宁碱

ligularizine 橐吾增碱

ligularone 橐吾酮

ligulasagitins A ～ E　箭叶橐吾萜素 A ～ E	limacine　异小檗胺
ligulolide A　橐吾内酯 A	(–)-limacine　(–)- 丽麻藤碱
liguloxide　橐吾环氧素	limaspermine　离佩明
liguloxidol　橐吾环氧醇	limbatenolides A ～ C　檐箭叶水苏烯内酯 A ～ C
liguloxidol acetate　橐吾环氧醇乙酸酯	limettin (citropten, 5, 7-dimethoxycoumarin)　柠檬油素 (柠檬内酯、梨莓素、5, 7- 二甲氧基香豆素)
ligulucidumosides A ～ C　女贞萜苷 A ～ C	*cis*-head-to-head-limettin dimer　顺式 - 头头 -3, 3′, 4, 4′- 柠檬油素二聚体
liguluciridoids A, B　女贞醚萜开环素 A、B	*cis*-head-to-tail-limettin dimer　顺式 - 头尾 -3, 3′, 4, 4′- 柠檬油素二聚体
ligulucisides A ～ C　女贞醚萜开环苷 A ～ C	3, 3′, 4, 4′-limettin dimer　3, 3′, 4, 4′- 柠檬油素二聚体
ligumacrophyllal　大叶橐吾萜醛	limnantenine　杏菜碱
ligumacrophyllatin　大叶橐吾萜素	limocitrin　柠檬素
ligupurpurosides A ～ C　紫茎女贞苷 A ～ C	limocitrin-3, 7-di-*O*-β-D-glucopyranoside　柠檬素 -3, 7- 二 -*O*-β-D- 吡喃葡萄糖苷
ligurobustosides M, N　粗壮女贞苷 M、N	limocitrin-3-*O*-(6″-*p*-coumaryl)-β-D-glucopyranoside　柠檬素 -3-*O*-(6″-*O*- 对香豆酰基)-β-D- 吡喃葡萄糖苷
ligusides A, B　女贞三糖苷 A、B	limocitrin-3-*O*-β-D-glucopyranoside　柠檬素 -3-*O*-β-D- 吡喃葡萄糖苷
ligusinenosides A ～ D　藁本苷 A ～ D	limocitrin-3-*O*-β-D-glucoside　柠檬素 -3-*O*-β-D- 葡萄糖苷
ligusongaricanolide A　准噶尔橐吾内酯 A	limocitrol (citric alcohol)　柠檬醇
ligusongaricone　准噶尔橐吾酮	limocitrol-β-D-glucoside　柠檬醇 -β-D- 葡萄糖苷
ligustalosides A, B　女贞叶苷 A、B	limonen-6-ol pivalate　特戊酸 -6- 柠檬酯
ligusticoside A　蒿本柯苷 A	D-limonene　D- 柠檬烯
(*Z*)-ligustilide　(*Z*)- 藁本内酯 [(*Z*)- 东当归酞内酯]	DL-limonene　DL- 柠檬烯
ligustilide　藁本内酯 (东当归酞内酯)	(+)-limonene　(+)- 柠檬烯
ligustilide dimer　藁本内酯二聚体	(+)-α-limonene　(+)-α- 柠檬烯 [(+)-1, 8- 萜二烯]
ligustilone　藁本酮	(*R*)-(+)-limonene　(*R*)-(+)- 柠檬烯
ligustiphenol　藁本酚	(*S*)-(–)-limonene　(*S*)-(–)- 苧烯 [(*S*)-(–)- 柠檬烯]
ligustrazine (tetramethyl pyrazine, chuanxiongzine)　川芎嗪 (四甲基吡嗪)	α-limonene　α- 柠檬烯
ligustrazine hydrochloride　盐酸川芎嗪	L-limonene　L- 柠檬烯
ligustrazine phosphate　磷酸川芎嗪	limonene (cinene, dipentene)　柠檬烯 (苧烯、二戊烯、1, 8- 萜二烯)
ligustrin　女贞子酸	limonene dioxide　二氧柠檬烯
ligustroflavone　女贞黄酮	(*cis*+*trans*)-1, 2-(–)-limonene oxide　(顺式 + 反式)-1, 2-(–)- 苧烯氧化物
(8*E*)-ligustroside　(8*E*)- 女贞苷	(*cis*+*trans*)-1, 2-(+)-limonene oxide　(顺式 + 反式)-1, 2-(+)- 苧烯氧化物
ligustroside　女贞苷	*cis*-limonene oxide　顺式 - 柠檬烯氧化物
ligustrosidic acid　女贞苷酸	(*R*)-limonene oxide　(*R*)- 柠檬烯氧化物
liguveitosides A, B　离舌橐吾苷 A、B	*trans*-limonene oxide　反式 - 柠檬烯氧化物
lihsienin　理县香茶菜素	
lilacoside　里拉苷	
liliflone　紫玉兰酮	
lililancifoloside A　卷丹皂苷 A	
lilioglycosides H, K　百合糖苷 H、K	
liliosides A ～ C　百合苷 A ～ C	
lilloine　离洛因	

(1*S*, 2*S*, 4*R*)-limonene-1, 2-diol (1*S*, 2*S*, 4*R*)- 柠檬烯 -1, 2- 二醇

limonexic acid 柠檬柰酸 (柠檬苦素烯酸)

limonin (evodin, dictamnolactone, obaculactone) 柠檬苦素 (吴茱萸内酯、白鲜皮内酯、黄柏内酯)

limonindiosphenol 柠檬苦素地奥酚

limonoic acid 柠檬诺酸

limonoic acid A-ring lactone 柠檬苦素酸 A- 环内酯

limonoid 柠檬类苦素 (6- 脱氧 -6α- 乙酰氧基酒饼勒苦素乙酸酯)

DL-linalool DL- 芳樟醇 (里哪醇)

(–)-linalool (–)- 芳樟醇 [(–)- 里哪醇]

1-linalool 1- 芳樟醇

α-linalool α- 芳樟醇

β-linalool β- 芳樟醇

D-linalool (coriandrol) D- 芳樟醇 (D- 里哪醇、芫荽醇、伽罗木醇)

linalool glucoside 芳樟醇葡萄糖苷

cis-linalool oxide 顺式 - 芳樟醇氧化物

(*E*)-linalool oxide (*E*)- 芳樟醇氧化物

(*Z*)-linalool oxide (*Z*)- 芳樟醇氧化物

linalool oxide 芳樟醇氧化物

trans-linalool oxide 反式 - 芳樟醇氧化物

(3*S*, 6*S*)-*cis*-linalool-3, 7-oxide (3*S*, 6*S*)- 顺式 - 芳樟醇 -3, 7- 氧化物

trans-linalool-3, 7-oxide-6-*O*-β-D-glucopyranoside 反式 - 芳樟醇 -3, 7- 氧化物 -6-*O*-β-D- 吡喃葡萄糖苷

linalool-3-*O*-α-L-arabinopyranosyl-(1″ → 6′)-β-D-glucopyranoside 芳樟醇 -3-*O*-α-L- 吡喃阿拉伯糖基 -(1″ → 6′)-β-D- 吡喃葡萄糖苷

linalool-*O*-β-D-glucoside-3, 4-diangelicate 芳樟醇 -*O*-β-D- 葡萄糖苷 -3, 4- 二当归酸酯

linaloyl apiosyl glucoside 芳樟醇芹糖基葡萄糖苷

linaloyl benzoate 苯甲酸芳樟醇酯

linaloyl phenyl acetate (linalyl phenyl acetate) 苯乙酸芳樟醇酯

linaloyl-β-D-glucopyranoside 芳樟醇 -β-D- 吡喃葡萄糖苷

linalyol acetate (bergamol) 芳樟醇乙酸酯

linalyol butanoate 丁酸芳樟醇酯

linalyol formate 芳樟醇甲酸酯

linalyol propionate 丙酸芳樟醇酯

linamarin (phaseolunatin) 亚麻苦苷 (菜豆苷)

linaride 柳穿鱼瑞苷

linarienone 柳穿鱼烯酮

linarigenin (acacetin, buddleoflauonol) 金合欢素 (刺槐宁、刺槐素、刺黄素)

linariifolioside 水蔓青苷

linariin 柳穿鱼酰素 (柳穿鱼因苷)

linarin (acaciin, buddleoside) 蒙花苷 (刺槐苷、醉鱼草苷)

linarin isovalerate 蒙花苷异戊酸酯

linarin monoacetate 蒙花苷单乙酸酯

linarioloside 柳穿鱼醇苷

(9*S*)-linarionosides A, B (9*S*)- 柳穿鱼香堇苷 A、B

linarionosides A ～ C 柳穿鱼香堇苷 (柳穿鱼素香堇苷) A ～ C

linarioside 柳穿鱼奥苷

secolinarioside 开环柳穿鱼奥苷

linaroside 柳穿鱼酯苷

linatine 亚麻亭碱

secolincomolide A 开环香叶树内酯 A

lincomolides A ～ D 香叶树内酯 A ～ D

lindearpine 钓樟卡品

lindechunine A 鼎湖钓樟碱 A

lindelofamine 长柱琉璃草胺

lindelofia base Ⅰ 长柱琉璃草属碱 Ⅰ

lindelofidine (D-isoretronecanol) 长柱琉璃草定 (D- 异倒千里光裂醇)

lindelofine 宁德洛菲碱

lindenanolides A ～ I 乌药萜内酯 (乌药南内酯) A ～ I

lindenene 乌药烯

lindenenol 乌药烯醇

lindenenone 乌药烯酮

lindenrane 乌药烷

(+)-linderadine (+)- 乌药定

linderaic acid 乌药酸

linderalactone 乌药内酯 (钓樟内酯)

linderaline 乌药灵碱

(–)-linderane (–)- 钓樟素

linderane 乌药醚内酯 (乌药环氧内酯 、钓樟素)

linderanine C 乌药宁 C

linderanolide E　钓樟烷内酯 E	linoleic acid trimethyl silane ester　亚油酸三甲基硅烷基酯
linderatin　乌药萜烯二氢查耳酮	linolein　三亚油酸甘油酯
linderatone　乌药萜烯黄烷酮	α-linolenic acid　α- 亚麻酸
linderazulene　乌药薁	γ-linolenic acid　γ- 亚麻酸
linderene　钓樟烯醇	linolenic acid [(9*Z*, 12*Z*, 15*Z*)-octadecatrienoic acid]　亚麻酸 [(9*Z*, 12*Z*, 15*Z*)- 十八碳三烯酸]
linderene acetate　钓樟烯醇乙酸酯	3-α-linolenic acid glyceride 1-*O*-[α-D-galactosyl-(1→6)-*O*-β-D-galactoside]　3-α- 亚麻酸甘油酯 1-*O*-[α-D-半乳糖基 -(1 → 6)-*O*-β-D- 半乳糖苷]
linderenone　乌药酮	3-α-linolenic acid glyceride 1-*O*-β-D-galactoside　3-α-亚麻酸甘油酯 1-*O*-β-D- 半乳糖苷
linderic acid　天台乌药酸	(2*S*)-2-linolenoyl glycerol-β-D-galactopyranoside　(2*S*)-2- 亚麻酰基甘油 -β-D- 吡喃半乳糖苷
linderoflavone B　钓樟黄酮 B	(2*S*)-3-linolenoyl glycerol-β-D-galactopyranoside　(2*S*)-3- 亚麻酰基甘油 -β-D- 吡喃半乳糖苷
linderol　乌药醇	2-linoleoyl glycerol　2- 亚油酰甘油
linderone　乌药环戊烯二酮	(2*S*)-1-*O*-linoleoyl-2-*O*-linolenoyl-3-*O*-β-galacto-pyranosyl glycerol　(2*S*)-1-*O*- 亚麻酰基 -2-*O*- 亚麻酰基 -3-*O*-β-D- 吡喃半乳糖基甘油
linderoxide　氧化乌药烯	1-linoleoyl-3-palmitoyl glyceride　1- 亚油酰 -3- 棕榈酸甘油酯
lindestrene　乌药根烯 (钓樟烯)	linoleyl acetate　亚油醇乙酸酯
lindestrenolide　乌药根内酯 (香樟内酯、钓樟揣内酯)	linoleyl-*O*-α-D-xylopyranoside　亚油酸基 -*O*-α-D- 吡喃木糖苷
lindiol　林二醇	lintetralin　珠子草四氢萘林
lindleyanin　天山棱子芹素	linusitamarin　亚麻任
lindleyin　莲花掌苷	linustatin　亚麻双糖苦苷 (亚麻抑素、亚麻氰苷)
lindoldhamine　黑壳楠碱	liparisphenanthrenes A ～ C　脉羊耳兰菲
leariifolianoids A ～ L　线叶旋覆花倍半萜素 A ～ L	lipase　脂肪酶
leariifolianone　线叶旋覆花萜酮	lipedosides A-I　总梗女贞苷 A-I
lineolone (lineolon)　厚果酮 (林里奥酮)	lipidiol　利皮珀菊二醇
lingzhilactones A ～ D　灵芝内酯 A ～ D	lipiferolide　美国鹅掌楸内酯
(±)-lingzhiol　(±)- 灵芝酚	lipo-14-*O*-anisoyl bikhaconine　脂 -14-*O*- 茴香酰印度乌头原碱
lingzhiol　灵芝酚	lipoaconitine　脂乌头碱
linimacrin C　亚麻叶稻花素 C	lipodeoxyaconitine　脂脱氧乌头碱
3-3″linked-(2′-hydroxy-4-*O*-isoprenyl chalcone)-(2‴-hydroxy-4″-*O*-isoprenyl dihydrochalcone)　3-3″ 连 -(2′- 羟基 -4-*O*- 异戊二烯基查耳酮)-(2‴- 羟基 -4″-*O*-异戊二烯基二氢查耳酮)	lipoforesaconitine　脂丽江乌头碱
(1, 6)-*O*-linked-α-D-glucopyranose　(1, 6)-*O*- 链 -α-D- 吡喃葡萄糖	lipohexin　脂己菌素
linocinnamarin　亚麻桂皮素 (亚麻桂苷酯)	lipohypaconitine　脂次乌头碱
linoleate　亚油酸酯	lipoic acid　硫辛酸
cis-9-*cis*-12-linoleic acid　顺式 -9- 顺式 -12- 亚油酸	β-lipoic acid　β- 硫辛酸
α-linoleic acid　α- 亚油酸	
γ-linoleic acid　γ- 亚油酸	
9-*trans*-12-*trans*-linoleic acid　9- 反式 -12- 反式亚油酸	
linoleic acid (9, 12-octadecadienoic acid, linolic acid)　亚油酸 (9, 12- 十八碳二烯酸、亚麻油酸、亚麻仁油酸)	
1-linoleic acid glyceride　1- 亚油酸甘油酯	
linoleic acid glycerides Ⅰ～Ⅲ　亚油酸甘油酯Ⅰ～Ⅲ	

α-lipoic acid (α-thioctic acid)　α- 硫辛酸	liquiritoside (liquiritin)　甘草苷 (光果甘草苷、甘草特苷)
lipomelianol　脂苦楝子醇	liquoric acid　甘草环氧酸 (甘草醇酸)
lipomesaconitine　脂中乌头碱	liridine　鹅掌楸定
lipopolysaccharide　脂多糖	lirinidine　北美鹅掌楸尼定碱
lipoprotein　脂蛋白	liriodendrins A, B　鹅掌楸苷 (鹅掌楸苦素、丁香脂双葡萄糖苷、鹅掌楸素) A、B
lipotropin　促脂激素	liriodendron base　鹅掌楸属碱
lipoyunanaconitine　脂滇乌碱	liriodenine (spermatheridine)　鹅掌楸碱 (芒籽香日定)
lippsidoquinone　黄花稔棘枝醌酮	lirioferine　鹅掌楸啡碱
liqcoumarin　光果甘草香豆素	liriopems Ⅰ, Ⅱ　阔叶山麦冬甾苷 Ⅰ、Ⅱ
liquidambaric acid (liquidambronic acid, betulonic acid)　路路通酸 (白桦脂酮酸、桦木酮酸、白桦酮酸、路路通酮酸)	liriopeside B　山麦冬皂苷 B
liquidambaric lactone　路路通酸内酯	lirioproliosides A ～ D　湖北山麦冬苷 (湖北麦冬苷) A ～ D
liquidambin　枫香鞣质	lirioresinol B dimethyl ether [(+)-yangambin]　鹅掌楸树脂酚 B 二甲醚 [(+)- 扬甘比胡椒素]
liquidambolide A　枫香树内酯 A	(–)-lirioresinols A, B　(–)- 鹅掌楸树脂酚 [(–)- 里立脂素] A、B
liquidamboside　枫香槲寄生苷	lirioresinols A, B　鹅掌楸树脂酚 (里立脂素) A、B
liquidambrodiolic acid　路路通二醇酸 (玷王巴香脂二醇酸)	(+)-lirioresinols A ～ C　(+)- 鹅掌楸树脂酚 A ～ C
liquidambronal　枫香醛	liriotulipiferine　北美鹅掌楸碱
liquidambronic acid (betulonic acid, liquidambaric acid)　路路通酮酸 (白桦脂酮酸、桦木酮酸、白桦酮酸、路路通酸)	lisianthioside　理先蒂环烯醚萜苷
liquidambronovic acid　枫香脂诺维酸	litchiosides A ～ C　荔枝苷 A ～ C
liquidene　苏合树烯	litchtocotrienols A ～ G　荔枝生育三烯酚 A ～ G
liquiditerpenoic acids A, B　枫香树二酸 A、B	litebamine　山鸡椒杷明碱 (荜澄茄碱、山鸡椒碱)
liquiritic acid　异甘草次酸	lithium S-ethyl butanebis (thioate)　丁二 (硫代酸) 锂 -*S*- 乙 (基) 酯
liquiritigenin (7, 4′-dihydroxyflavanone)　甘草苷元 (甘草黄酮配质、甘草素、7, 4′- 二羟基黄烷酮)	lithocarpdiol　石柯二醇
liquiritigenin-4′-apiofuranosyl-(1 → 2)-glucopyranoside (apioliquiritin)　甘草苷元 -4′- 呋喃芹糖基 -(1 → 2)- 吡喃葡萄糖苷	lithocarpolone　石柯酮
liquiritigenin-7, 4′-diglucoside　甘草苷元 -7, 4′- 二葡萄糖苷	lithocholic acid　石胆酸
liquiritigenin-7-methyl ether　甘草苷元 -7- 甲基醚	lithospermans A ～ E　紫草多糖 A ～ E
liquiritigenin-7-*O*-β-D-(3-*O*-acetyl)-apiofuranoside-4′-*O*-β-D-glucopyranoside　甘草苷元 -7-*O*-β-D-(3-*O*- 乙酰基)- 呋喃芹糖苷 -4′-*O*-β-D- 吡喃葡萄糖苷	lithospermate B　紫草酯 B
liquiritigenin-7-*O*-β-D-apiofuranoside-4′-*O*-β-D-glucopyranoside　甘草苷元 -7-*O*-β-D- 呋喃芹糖苷 -4′-*O*-β-D- 吡喃葡萄糖苷	lithospermic acids (alkannic acids) A, B　紫草酸 A、B
liquiritin (liquiritoside)　甘草苷 (光果甘草苷、甘草特苷)	lithospermidins A ～ F　紫草定 (紫草嘧啶) A ～ F
liquiritin apioside　芹糖甘草苷	lithospermoside　紫草氰苷
	L-litseachromolaevanes A, B　L- 色木姜子烷 A、B
	litseagermacrane　木姜子大牻牛儿素
	litseakolides A ～ G　木姜子内酯 A ～ G
	litseaverticillols A ～ H　轮叶木姜子醇 A ～ H
	litseferine　潺槁木姜碱
	litsenolides A_2, B_1, B_2　日本木姜子内酯 A_2、B_1、B_2
	litsericine　木姜子辛

L

littorachalcone　海滨马鞭草查耳酮

littoraline　水鬼蕉钟碱

littoralisone　海滨马鞭草酮

littorine　海螺碱

liver starch　肝糖原

livetin　卵黄球蛋白

lividine　舌状蜈蚣藻氨酸

livistone A　蒲葵酮 A

liwaconitine　丽乌碱

lobatins A, B　浅裂脉衣菊素 A、B

lobatosides B ～ E　瓣状盒子草苷 B ～ E

lobechidines A ～ C　半边莲啶 A ～ C

lobechine　半边莲素

lobechinenoid glucoside　半边莲木脂素碱葡萄糖苷

lobechinenoids A ～ D　半边莲木脂素碱 A ～ D

lobelane　山梗烷

lobelanidine　山梗菜醇碱 (山梗醇碱、氧代半边莲碱)

lobelanine (*cis*-8, 10-diphenyl lobelidione)　山梗菜酮碱 (山梗酮碱、顺式 -8, 10- 二苯基半边莲碱二酮)

lobelia base　半边莲属碱

α-lobeline (inflatine, lobeline)　α- 山梗碱 (洛贝林、祛痰菜碱、山梗菜碱)

lobeline (inflatine, α-lobeline)　山梗碱 (洛贝林、祛痰菜碱、山梗菜碱)

L-lobeline (L-*cis*-8, 10-diphenyl lobelionol)　L- 山梗碱 (L- 顺式 -8, 10- 二苯基半边莲碱酮醇)

α-lobeline hydrochloride　α- 盐酸山梗碱

lobeline sulfate　硫酸山梗碱

lobelinic acid　山梗菜碱酸

lobelinin　半边莲果聚糖

lobetyol　山梗菜炔醇 (党参炔醇)

lobetyolin　山梗菜炔苷 (党参炔苷)

lobetyolinin　山梗菜炔苷宁 (党参炔苷宁)

lobinaline　山梗灵

lobinanidine　山梗尼定

lobine　洛宾

lobinin　槲毒素

lobinine　山梗宁 (半边莲莰烯碱)

lobocyclamides A ～ C　洛沃斯环酰胺 A ～ C

lobscurinol　玉柏石松醇碱

lochneram　洛柯素

lochnericine　洛柯辛碱 (洛柯辛)

lochneridine　洛柯定碱 (洛柯日定)

lochnerine　洛柯碱

lochnerine *N*-oxide　洛柯碱 *N*- 氧化物

lochnerinine　洛柯宁碱

lochnerivine　洛柯文碱

lochrovicine　洛柯绕辛碱 (洛柯维辛)

lochrovidine　洛柯绕定碱 (洛柯维定)

lochrovine　洛柯绕文碱 (洛柯维文)

locin　罗星苷

locuturine (harmane, harman, aribine, passiflorin, 1-methyl-β-carboline)　牛角花碱 (哈尔满碱、骆驼蓬满碱、哈尔满、1- 甲基 -β- 咔啉)

loeoresin　油树脂

β-lofoline　β- 洛叶碱

loganetin　马钱苷元

loganic acid　马钱子酸 (马钱子酸、番木鳖酸、马钱子苷酸、马钱苷酸)

secologanic acid　开环马钱子酸 (断马钱子酸)

secologanin　开环马钱素

loganin (loganoside)　马钱素 (马钱子素、马钱苷、马钱子苷、番木鳖苷)

secologanin acid　开环马钱素酸

secologanin dibutyl acetal　开环马钱素二丁基乙缩醛

secologanin dimethyl acetal　开环马钱素二甲基乙缩醛

secologanol　开环马钱醇

secologanoside　四乙酰开环番木鳖苷 (四乙酰断马钱子苷)

loganoside (loganin)　马钱苷 (马钱子苷、、番木鳖苷、马钱素、马钱子素)

secologanoside-7-methyl ester　四乙酰开环番木鳖苷 -7- 甲酯

logaric acid　马钱酸

loguatifolin A　枇杷佛林 A

lokundjoside　铃兰新苷 (洛孔苷、萎枯德皂苷)

lolinidine　黑麦草定

loliolide (digiprolactone)　黑麦草内酯 (黑麦内酯、地芰普内酯)

(–)-loliolide [(–)-digiprolactone]　(–)- 黑麦草内酯 [(–)- 地芰普内酯、(–)- 黑麦内酯]

loloanolides A, B　凋缨菊内酯 A、B

lombricine　蚯蚓氨酸

lomevatone	洛美内酯
lomifylline	己酮茶碱
lonchocarpin	矛果豆素 (合生果素)
lonchocarpol A	矛果豆酚 A
lonchophylloids A, B	戟叶金石斛素 A、B
longanine	粪箕笃碱
longanlactone	龙眼内酯
longanone	粪箕笃酮碱
longerol (sitofibrate, atherol)	祛脂豆甾酯
longiborneol	长叶龙脑
longicoricin	长叶考里素
longicornuol A	长距石斛酚 A
longicyclene	长叶环烯
longiferone B	心叶凹唇姜酮 B
longiflorone	长花排草酮
(7*S*, 8*R*)-longiflorosides A, B	(7*S*, 8*R*)- 长花马先蒿苷 A、B
longiflorosides A ～ D	长花马先蒿苷 A ～ D
longifolane	长叶烷 (长叶松烷)
(+)-longifolene	(+)- 长叶松烯
(–)-longifolene	(–)- 长叶松烯
longifolene (junipene, kuromatsuene)	长叶烯 (长叶松烯、刺柏烯)
longifolene oxide	长叶烯氧化物
(+)-secolongifolenediol	(+)- 开环长叶烯二醇
longifolicin	长叶泡泡灵素
longifoliosides A, B	兔儿尾苗苷 A、B
longikaurins A ～ G	长贝壳杉素 (长栲利素、长管贝壳杉素、长管香茶菜贝壳杉素) A ～ G
longilactone	长叶宽树冠木内酯
longilene peroxide	长叶宽树冠木烯过氧化物
β-longilobine (retrorsine)	β- 长荚千里光碱 (倒千里光碱)
longimicins A ～ D	长叶泡泡素 A ～ D
longipedlactones A ～ I	长梗南五味子内酯 A ～ I
longipedunins A ～ D	长梗南五味子素 (长梗南五味子脂) A ～ D
(+)-longipin-3-en-2-one	(+)- 长蒎 -3- 烯 -2- 酮
16α-longipinen-12-ol	16α- 长蒎烯 -12- 醇
α-longipinene	α- 长叶蒎烯 (α- 长蒎烯)
trans-longipinocarveol	反式 - 长叶松香芹醇
longipinocarvone	长叶松香芹酮
longirabdolactone	长管香茶菜萜内酯
longirabdolides A ～ G	长管香茶菜内酯 A ～ G
longirabdosin	长管香茶菜素
longisides A, B	欧薄荷苷 A、B
longispinogenin	长刺皂苷元 (龙吉苷元、长刺群戟柱苷元)
longispinogenin-3-*O*-β-D-glucopyranosyl-(1 → 3)-β-D-glucuronopyranoside	长刺皂苷元 -3-*O*-β-D- 吡喃葡萄糖基 -(1 → 3)-β-D- 吡喃葡萄糖醛酸苷
longispinogenin-3-*O*-β-D-glucuronopyranoside	长刺皂苷元 -3-*O*-β-D- 吡喃葡萄糖醛酸苷
longissimausnone	长松萝酮
longissiminones A, B	长松萝酚酮 A、B
longistylins (longistylines) A ～ C	长柱矛果豆素 A ～ C
longistylumphyllines A ～ C	长柱虎皮楠碱 A ～ C
longitin	欧薄荷黄烷酮苷
longiusnine	长松萝素
longumosides A, B	荜茇苷 A、B
longusols A ～ C	长莎草酚 A ～ C
longusone A	长莎草酮 A
loniceracetalides A, B	忍冬缩醛苷 (忍冬属环烯醚萜内酯) A、B
loniceraflavone	忍冬素 (忍冬黄素)
loniceraflavone-6-rhamnoglucoside	忍冬素 -6- 鼠李葡萄糖苷
lonicerin [luteolin-7-*O*-neohesperidoside, loniceroside, luteolin-7-*O*-α-L-rhamnopyranosyl-(1 → 2)-β-D-glucopyranoside]	忍冬苷 [木犀草素 -7-*O*- 新橙皮糖苷、忍冬苦苷、木犀草素 -7-*O*-α-L- 吡喃鼠李糖基 -(1 → 2)-β-D- 吡喃葡萄糖苷]
lonicerinol	忍冬苯丙素醇
loniceroside [luteolin-7-*O*-neohesperidoside, lonicerin, luteolin-7-*O*-α-L-rhamnopyranosyl-(1 → 2)-β-D-glucopyranoside]	忍冬苦苷 [木犀草素 -7-*O*- 新橙皮糖苷、忍冬苷、木犀草素 -7-*O*-α-L- 吡喃鼠李糖基 -(1 → 2)-β-D- 吡喃葡萄糖苷]
loniflavone	忍冬属黄酮
lonijaposides A ～ W	忍冬碱苷 A ～ W
lonimacranaldes A ～ C	灰毡毛忍冬环烯醚萜醛 A ～ C
lonimacranthoides Ⅰ ～ Ⅲ	拟大花忍冬素皂苷 (忍冬绿原酸酯皂苷) Ⅰ ～ Ⅲ
lonimacranthoidins A, B	灰毡毛忍冬二萜素 A、B

lonimacranthoside A_1 灰毡毛忍冬三萜皂苷 A_1	lubiminol 罗必明醇
loninine 黑麦草宁	lucaconine 光乌头原碱
loniphenyruviridosides A ～ D 忍冬苯基环烯醚萜 A ～ D	lucenin Ⅰ 光牡荆素 Ⅰ
lophanic acids A, B 线纹香茶菜酸 A、B	lucenin-1-*C*-glucoside 光牡荆素 -1-*C*- 葡萄糖苷
lophanthin 狭基线纹香茶菜素	lucenin-2, 4′-dimethyl ether 光牡荆素 -2, 4′- 二甲醚
lophanthiodins A ～ F 线纹香茶菜素 A ～ F	lucenin-3-*C*-glucoside 光牡荆素 -3-*C*- 葡萄糖苷
lophanthosides A, B 线纹香茶菜苷 A、B	lucenin-7-rhamnoside 光牡荆素 -7- 鼠李糖苷
lophenol (4-methyl cholest-7-enol, 4-methyl-7-cholestenol) 鸡冠柱烯醇 (冠影掌烯醇、4- 甲基胆甾 -7- 烯醇、4- 甲基 -7- 胆甾烯醇)	lucernol 卢瑟醇
lophilacrine 洛飞拉任	lucialdehydes A ～ C 灵芝亮醛 A ～ C
lophiline 洛非灵 (驱梅山梗灵)	luciculine (napelline) 欧乌头碱 (光泽乌头灵)
lophirone F 栎树酮 F	lucidadiol 赤芝三萜二醇 (灵芝羊毛脂萜二醇)
lophocerine 冠影掌碱	lucidenic acids A ～ T, LM_1 赤芝酸 A ～ T、LM_1
lophophorine 须盘掌碱	lucidenic lactone 赤芝酸内酯
lophopterol 冠羽栓翅芹醇	lucidin 光泽定 (芦西定、光泽汀、芦西丁)
loquatifolin 枇杷佛林	lucidin primeveroside [1, 3-dihydroxy-2-hydroxymethyl anthraquinone-3-*O*-xylosyl-(1 → 6)-glucoside] 光泽定樱草糖苷 [1, 3- 二羟基 -2- 羟甲基蒽醌 -3-*O*- 木糖基 -(1 → 6)- 葡萄糖苷]
loranthol 桑寄生醇	lucidin-3-*O*-glucoside 光泽定 -3-*O*- 葡萄糖苷
loroglossin 蜥蜴兰素	lucidin-3-*O*-primeveroside 光泽定 -3-*O*- 樱草糖苷
loroglossol 甲基羊臭革舌兰酚	lucidine 亮马钱定
loroquine 洛绕奎	lucidin-ω-ethyl ether 光泽定 -ω- 乙醚
losbanine (6, 7-seco-6-norangustilobine B) 象皮木宁 (6, 7- 断 -6- 去甲基狭叶鸭脚树洛平碱 B)	lucidin-ω-methyl ether 光泽定 -ω- 甲醚
lotaustralin 百脉根苷 (澳百脉根苷)	lucidioline 光泽石松灵碱 (亮石松灵)
lotisoflavan 百脉根异黄烷	lucidol 栗柄醇
lotoflavin 百脉根黄素	lucidones A ～ D 赤芝酮 (赤芝萜酮) A ～ D
lotusin 牛角花素	lucidulactone A 赤芝内酯 A
lotusine 莲心季铵碱	(±)-lucidulactone B (±)- 赤芝内酯 B
louisfieserone 路易斯费瑟酮 (野青树酮)	lucidumols A, B 赤芝醇 A、B
loureirins A ～ D 龙血素 (岩棕素) A ～ D	lucidumosides A ～ C 女贞果苷 A ～ C
loureiriol 岩棕醇	lucidusculine 光泽乌头碱
lovastatin (monacolin K) 洛伐他汀 (莫那可林 K)	lucigenin 光泽精
loveraine 新疆藜芦碱	lucihirtin A 硬毛地笋素 A
lowpolymeric flavanol 低聚黄烷醇	lucilactaene 亮乳烯
loxocalyxins A ～ C 斜萼草素 A ～ C	lucilianosides A, B 雪光花苷 A、B
loxopterygine 弯雷公藤精	lucinone 卢新酮
loxothyrin A 弯聚花香茶菜甲素	lucium substances A, B 睡茄素 A、B
luanchunins A, B 栾川冬凌草素 A、B	lucotriose 卢科三糖
lubanyl benzoate 苯甲酸松柏醇酯	lucumin 路枯马木苷 (洋李苷木糖苷)
lubimin 鲁比民醛 (罗必明)	lucyin A (21β-hydroxygypsogenin) 丝瓜素 A (21β- 羟基棉根皂苷元)

lucyin N　丝瓜素 N	lunasine　月芸辛
lucynoside H　如色苷 H	lunatin　弯孢素
lucyobroside　丝瓜脑苷脂	lunatone　棉豆酮
lucyosides A ～ R　丝瓜皂苷 A ～ R	lungshengenins A ～ G　龙胜香茶菜乙酯 A ～ G
ludaconitine　卢乌碱	lungshengrabdosin　龙胜香茶菜素
ludartin　鲁大丁 (卡鲁斯蒿内酯素)	lunidonine　月芸香酮碱
ludongnin　卢氏冬凌草素	lunine　月芸宁
ludongnins A ～ J　卢氏冬凌草甲素～癸素	lunolone　月芸酮
ludovicin A　陆得威蒿内酯 A	lunshengenin B　龙胜香茶菜乙素
luffaculin　广东丝瓜林素	lunularic acid　半月苔酸 (半月薹酸)
luffacylin　丝瓜肽	lunularin　半月苔素
luffangulin　广东丝瓜肽	lunularin-4-*O*-β-D-glucoside　半月苔素 -4-*O*-β-D- 葡萄糖苷
luffein　丝瓜苦味质	luotonines A ～ F　骆驼蒿宁碱 A ～ F
α-luffin　α- 丝瓜多肽	lup-11 (12), 20 (29)-dien-3β-ol　羽扇豆 -11 (12), 20 (29)- 二烯 -3β- 醇
β-luffin　β- 丝瓜多肽	lup-12, 20 (29)-dien-3β-hydroxy-3-α-L-arabinopyranoside-2′-oleate　羽扇豆 -12, 20 (29)- 二烯 -3β- 羟基 -3-α-L- 吡喃阿拉伯糖苷 -2′- 油酸酯
luffins A, B, P_1, S_1 ～ S_3　丝瓜因 A、B、P_1、S_1 ～ S_3	lup-12, 20 (29)-dien-3β-hydroxy-3-α-L-arabinofuranoside-2′-octadec-9″-enoate　羽扇豆 -12, 20 (29)- 二烯 -3β- 羟基 -3-α-L- 呋喃阿拉伯糖苷 -2′- 十八碳 -9″- 烯酸酯
luffins a ～ s　丝瓜多肽 a ～ s	lup-20 (29)-en-1, 3-diol　羽扇豆 -20 (29)- 烯 -1, 3- 二醇
lugdunomycin　链霉鲁盾素	lup-20 (29)-en-1, 3-dione　羽扇豆 -20 (29)- 烯 -1, 3- 二酮
lugrandoside　黄花大花毛地黄苷	lup-20 (29)-en-11, 3β-diol　羽扇豆 -20 (29)- 烯 -11, 3β- 二醇
luguine　卢归因碱	lup-20 (29)-en-11α-ol-25, 3β-lactone　羽扇豆 -20 (29)- 烯 -11α- 醇 -25, 3β- 内酯
lumatine　卢马亭	lup-20 (29)-en-1β, 2α, 3β-triol　羽扇豆 -20 (29)- 烯 -1β, 2α, 3β- 三醇
lumbrifebrine　蚯蚓解热碱 (解热碱)	lup-20 (29)-en-1β, 3β-diol　羽扇豆 -1β, 3β- 二醇
lumbritin　蚯蚓素 (地龙素)	lup-20 (29)-en-1β, 3β-diol　羽扇豆 -20 (29)- 烯 -1β, 3β- 二醇
lumicaeruleic acid　青荧光酸	lup-20 (29)-en-1β-ol-3α-acetate　羽扇豆 -20 (29)- 烯 -1β- 醇 -3α- 乙酸酯
lumichrome　光色素 (二甲基异咯嗪)	lup-20 (29)-en-28-oic-3-*O*-β-D-glucopyranosyl-(2 → 1)-*O*-β-D-glucopyranoside　羽扇豆 -20 (29)- 烯 -28- 酸 -3-*O*-β-D- 吡喃葡萄糖基 -(2 → 1)-*O*-β-D- 吡喃葡萄糖苷
lumicolchicine　光秋水仙碱	lup-20 (29)-en-3, 21-dione　羽扇豆 -20 (29)- 烯 -3, 21- 二酮
γ-lumicolchicine (lumicolchicine Ⅱ)　γ- 光秋水仙碱 (γ- 光华秋水仙碱)	3, 4-secolup-20 (29)-en-3-oic acid methyl ester　3, 4- 开环羽扇豆 -20 (29)- 烯 -3- 酸甲酯
β-lumicolchicine (umicolchicine Ⅰ)　β- 光秋水仙碱	
lumulone　忽布酸	
lunacridine　月橘啶 (月芸吖啶、抡吖啶)	
lunacrine　月橘林 (月橘任、月芸任、抡吖素)	
lunacrinol　月芸醇	
lunamaridine　月芸日定	
lunamarine　月芸碱 (苦月橘碱)	
lunamycin (illudin S, lampterol)　月亮霉素 (伞菌醇、月夜蕈醇、隐陡头菌素 S、亮落叶松蕈定 S)	
lunariamine　缎花胺	
lunaridine　缎花定	
lunarine　缎花碱	

lup-20 (29)-en-3-one 羽扇豆 -20 (29)- 烯 -3- 酮
lup-20 (29)-en-3α, 23-diol 羽扇豆 -20 (29)- 烯 -3α, 23-二醇
lup-20 (29)-en-3α-acetoxy-24-oic acid 羽扇豆 -20 (29)-烯 -3α- 乙酰氧基 -24- 酸
lup-20 (29)-en-3β, 16β-diol 羽扇豆 -20 (29)- 烯 -3β, 16β-二醇
lup-20 (29)-en-3β, 24, 28-triol 羽扇豆 -20 (29)- 烯 -3β, 24, 28- 三醇
lup-20 (29)-en-3β, 24-diol 羽扇豆 -20 (29)- 烯 -3β, 24-二醇
lup-20 (29)-en-3β, 30-diol 羽扇豆 -20 (29)- 烯 -3β, 30-二醇
lup-20 (29)-en-3β-ol 羽扇豆 -20 (29)- 烯 -3β- 醇
lup-20 (29)-en-3β-ol eicosanoate 羽扇豆 -20 (29)- 烯 -3β- 醇二十酸酯
lup-20 (30)-en-3, 29-diol 羽扇豆 -20 (30)- 烯 -3, 29-二醇
lup-20-en-3β, 16β-diol-3-ferulate 羽扇豆 -20- 烯 -3β, 16β- 二醇 -3- 阿魏酸酯
lup-3, 16, 28-triol 羽扇豆 -3, 16, 28- 三醇
lup-3-one 羽扇豆 -3- 酮
lup-3β, 16β, 20, 23, 28-pentol 羽扇豆 -3β, 16β, 20, 23, 28- 五醇
3, 4-secolup-4 (23), 20 (29)-dien-24-hydroxy-3-oic acid 3, 4- 开环羽扇豆 -4 (23), 20 (29)- 二烯 -24- 羟基 -3- 酸
lupalbigenin 黄羽扇豆苷元 (白羽扇豆苷元、白羽扇豆精宁)
lupane 羽扇豆烷
lupanic acid 羽扇豆酸
L-lupanine L- 羽扇烷宁 (L- 羽扇豆烷宁)
lupanine (hydrorhombinine) 羽扇烷宁 (羽扇豆烷宁、白金雀儿碱)
lupanine *N*-oxide 羽扇烷宁 *N*- 氧化物
lupanol 羽扇烷醇
lupanoline 羽扇豆醇灵
5, 20 (29)-lupdien-3β-ol 5, 20 (29)- 羽扇豆二烯 -3β- 醇
lupen-3-one 羽扇豆烯 -3- 酮
lupene 羽扇烯
3-lupenol 3- 羽扇烯醇
lupenol acetate 羽扇豆烯醇乙酸酯
Δ^1-lupenone Δ^1- 羽扇烯酮
lupenone 羽扇豆烯酮 (羽扇烯酮)

lupenyl acetate 羽扇豆烯乙酸酯
lupenyl cinnamate 桂皮酸羽扇豆烯醇酯
lupenyl formate 羽扇豆烯醇甲酯
lupenyl palmitate 羽扇豆烯醇棕榈酸酯
lupeol (fagarasterol, monogynol B, β-viscol) 羽扇豆醇 (蛇麻酯醇、羽扇醇)
lupeol acetate 羽扇豆醇乙酸酯
lupeol caffeate 咖啡酸羽扇豆醇酯
lupeol cinnamate 桂皮酸羽扇豆醇酯
lupeol melissate 三十酸羽扇豆醇酯
lupeol nonacosanoate 二十九酸羽扇豆醇酯
lupeol octacosanoate 二十八酸羽扇豆醇酯
lupeol palmitate 羽扁豆醇棕榈酸酯
3β-lupeol palpitate 3β- 羽扇豆醇棕榈酸酯
lupeol-3-acetate 3- 羽扇豆醇乙酸酯
lupeol-3-hydroxyarachidate 羽扇豆醇 -3- 羟基花生酸酯
lupeol-3-*O*-β-D-xylopyranosyl-(1 → 4)-*O*-β-D-glucopyranoside 羽扇豆醇 -3-*O*-β-D- 吡喃木糖基 -(1 → 4)-*O*-β-D- 吡喃葡萄糖苷
lupeone 羽扇豆酮
lupeose 羽扇豆糖
lupilaxine 疏花羽扇豆碱
lupinalbin A 羽扇豆柰素 (白羽扇豆素) A
lupinifolin (flemichin B) 羽扇豆叶灰毛豆素 (羽扇豆福林酮、羽扇灰毛豆素、千斤拔素 B)
lupinifolinol (lupinifolol) 叶状羽扇豆酚 (羽扇豆叶灰毛豆醇)
lupinifolol (lupinifolinol) 羽扇豆叶灰毛豆醇 (叶状羽扇豆酚)
(–)-lupinine (–)- 羽扇豆碱
lupinine 羽扇豆碱
lupinisoflavones A ～ N 羽扇异黄酮 A ～ N
lupinisol A 羽扇豆酚 A
lupinus base 羽扇豆属碱
lupiwighteone 黄羽扇豆魏特酮 (羽扇豆怀特酮)
β-lupulic acid (lupulone) β- 蛇麻酸 (蛇麻草素、蛇麻酮)
lupulinoside 花叶假杜鹃苷
lupulins A ～ F 蛇麻素 (白苞筋骨草素) A ～ F
lupulone (β-lupulic acid) 蛇麻酮 (蛇麻草素、β- 蛇麻酸)
lurenine 芦冉宁
lushanrubescensins A ～ F 鲁山冬凌草甲素～己素

lusianthridin (4, 7-dihydroxy-2-methoxy-9, 10-dihydrophenanthrene) 卢斯兰菲 (4, 7- 二羟基 -2- 甲氧基 -9, 10- 二氢菲)
luteanine (isocorydine) 异紫堇啡碱 (异紫堇定、异紫堇定碱、异紫堇碱)
lutecium 镥
luteic acid 诃子鞣质酸
(13*Z*)-lutein (13*Z*)- 叶黄素
(13′*Z*)-lutein (13′*Z*)- 叶黄素
(9*Z*)-lutein (9*Z*)- 叶黄素
(9′*Z*)-lutein (9′*Z*)- 叶黄素
trans-lutein 反式 - 叶黄素
lutein (luteine, xanthophyll, vegetable luteol) 叶黄素 (芦台因、蔬菜黄示醇)
lutein dimyristate 叶黄素二肉豆蔻酸酯
lutein dipalmitate 叶黄素二棕榈酸酯
(9′*Z*)-lutein epoxide (9′*Z*)- 叶黄素环氧化物
lutein epoxide 叶黄素环氧化物
lutein ester 叶黄素酯
lutein monomyristate 叶黄素单肉豆蔻酸酯
lutein oleic acid ester 叶黄素油酸酯
lutein-3-linoleate 叶黄素 -3- 亚油酸酯
lutein-3-palmitate 叶黄素 -3- 棕榈酸酯
(13*Z*)-lutein-5, 6-epoxide (13*Z*)- 叶黄素 -5, 6- 环氧化物
(13′*Z*)-lutein-5, 6-epoxide (13′*Z*)- 叶黄素 -5, 6- 环氧化物
lutein-5, 6-epoxide 叶黄素 -5, 6- 环氧化物
luteinizing hormone 促黄体生成激素
luteoayamenin 木犀鸢尾宁
luteoforol 槲皮草莓醇
luteoliflavan-(4β → 8)-eriodictyol-5-glucoside 木犀草素黄烷 -(4β → 8)- 圣草酚 -5- 葡萄糖苷
luteolin (luteoline, cyanidenon) 木犀草素 (藤黄菌素、毛地黄黄酮、犀草素、矢车菊素酮)
luteolin sulfate 木犀草素硫酸酯
luteolin tetramethyl ether 木犀草素四甲醚
luteolin-3′, 4′, 7-trimethyl ether 木犀草素 -3′, 4′, 7- 三甲基醚
luteolin-3, 4-dimethyl ether 木犀草素 -3, 4- 二甲醚
luteolin-3′, 4′-dimethyl ether 木犀草素 -3′, 4′- 二甲醚
luteolin-3, 7-di-*O*-glucoside 木犀草素 -3, 7- 二 -*O*- 葡萄糖苷
luteolin-3′, 7-di-*O*-glucoside 木犀草素 -3′, 7- 二 -*O*- 葡萄糖苷
luteolin-3′-methyl ether-7-*O*-β-D-glucuronopyranoside 木犀草素 -3′- 甲醚 -7-*O*-β-D- 吡喃葡萄糖醛酸苷
luteolin-3′-*O*-(3″-*O*-acetyl)-β-D-glucuronide 木犀草素 -3′-*O*-(3″-*O*- 乙酰基)-β-D- 葡萄糖醛酸苷
luteolin-3′-*O*-(4″-*O*-acetyl)-β-D-glucuronide 木犀草素 -3′-*O*-(4″-*O*- 乙酰基)-β-D- 葡萄糖醛酸苷
luteolin-3-*O*-galactoside 木犀草素 -3-*O*- 半乳糖苷
luteolin-3-*O*-L-rhamnopyranoside 木犀草素 -3-*O*-L- 吡喃鼠李糖苷
luteolin-3′-*O*-L-rhamnoside 木犀草素 -3′-*O*-L- 鼠李糖苷
luteolin-3′-*O*-β-D-glucopyranoside 木犀草素 -3′-*O*-β-D- 吡喃葡萄糖苷
luteolin-3-*O*-β-D-glucopyranoside 木犀草素 -3-*O*-β-D- 吡喃葡萄糖苷
luteolin-3′-*O*-β-D-glucoside 木犀草素 -3′-*O*-β-D- 葡萄糖苷
luteolin-3′-*O*-β-D-glucuronide 木犀草素 -3′-*O*-β-D- 葡萄糖醛酸苷
luteolin-3′-*O*-β-D-glucuronopyranoside 木犀草素 -3′-*O*-β-D- 吡喃葡萄糖醛酸苷
luteolin-3′-*O*-β-xylopyranoside 木犀草素 -3′-*O*-β-D- 吡喃木糖苷
luteolin-4′, 7-dimethyl ether 木犀草素 -4′, 7- 二甲醚
luteolin-4′-methyl ether (diosmetin) 木犀草素 -4′- 甲醚 (香叶木素)
luteolin-4′-*O*-β-D-6″-acetyl glucopyranoside 木犀草素 -4′-*O*-β-D-6″- 乙酰基吡喃葡萄糖苷
luteolin-4-*O*-β-D-glucopyranoside 木犀草素 -4-*O*-β-D- 吡喃葡萄糖苷
luteolin-4′-*O*-β-D-glucoside 木犀草素 -4′-*O*-β-D- 葡萄糖苷
luteolin-4′-*O*-β-D-glucuronopyranoside 木犀草素 -4′-*O*-β-D- 吡喃葡萄糖醛酸苷
luteolin-4′-*O*-β-D-rutinoside 木犀草素 -4′-*O*-β-D- 芸香糖苷
luteolin-5-methyl ether 木犀草素 -5- 甲醚
luteolin-5-*O*-rutinoside 木犀草素 -5-*O*- 芸香糖苷
luteolin-5-*O*-α-L-rhamnopyranosyl-(1 → 3)-[β-D-glucuronopyranosyl-(1 → 6)]-β-D-glucopyranoside 木犀草素 -5-*O*-α-L- 吡喃鼠李糖基 -(1 → 3)-[β-D- 吡喃葡萄糖基 -(1 → 6)]-β-D- 吡喃葡萄糖苷

luteolin-5-*O*-β-D-glucopyranoside 木犀草素 -5-*O*-β-D- 吡喃葡萄糖苷	luteolin-6-*C*-β-fucopyranoside 木犀草素 -6-*C*-β- 吡喃岩藻糖苷
luteolin-5-*O*-β-D-glucoside 木犀草素 -5-*O*-β-D- 葡萄糖苷	luteolin-7, 3′, 4′-trimethyl ether (7, 3′, 4′-tri-*O*-methyl luteolin) 木犀草素 -7, 3′, 4′- 三甲醚 (7, 3′, 4′- 三 -*O*- 甲基木犀草素)
luteolin-6, 8-*C*-diglucoside 木犀草素 -6, 8-*C*- 二葡萄糖苷	luteolin-7, 3′-disulphate 木犀草素 -7, 3′- 二硫酸酯
luteolin-6-*C*-(2″-*O*-*trans*-caffeoyl)-β-D-glucoside 木犀草素 -6-*C*-(2″-*O*- 反式 - 咖啡酰基)-β-D- 葡萄糖苷	luteolin-7, 4′-dihydroxyflavone-7-*O*-β-D-glucoside 木犀草素 -7, 4′- 二羟基黄酮 -7-*O*-β-D- 葡萄糖苷
luteolin-6-*C*-(4″-methyl-6″-*O*-*trans*-caffeoyl glucoside) 木犀草素 -6-*C*-(4″- 甲基 -6″-*O*- 反式 - 咖啡酰基葡萄糖苷)	luteolin-7, 4′-dimethyl ether 木犀草素 -7, 4′- 二甲醚
luteolin-6-*C*-(6″-*O*-*trans*-caffeoyl)-β-D-glucoside 木犀草素 -6-*C*-(6″-*O*- 反式 - 咖啡酰基)-β-D- 葡萄糖苷	luteolin-7, 4′-*O*-β-diglucoside 木犀草素 -7, 4′-*O*-β- 二葡萄糖苷
luteolin-6-*C*-galactoside 木犀草素 -6-*C*- 半乳糖苷	luteolin-7-apioglucoside 木犀草素 -7- 芹糖葡萄糖苷
luteolin-6-*C*-glucoside (isoorientin, homoorientin,) 木犀草素 -6-*C*- 葡萄糖苷 (高荭草素、异红蓼素、合模荭草素、异荭草素)	luteolin-7-diglucoside 木犀草素 -7- 二葡萄糖苷
luteolin-6-*C*-α-L-arabinopyranoside-8-*C*-β-D-glucopyranoside 木犀草素 -6-*C*-α-L- 吡喃阿拉伯糖苷 -8-*C*-β-D- 吡喃葡萄糖苷	luteolin-7-glucorhamnoside 木犀草素 -7- 葡萄糖鼠李糖苷
luteolin-6-*C*-β-boivinopyranoside 木犀草素 -6-*C*-β- 吡喃波伊文糖苷	luteolin-7-glucoside disulfate 木犀草素 -7- 葡萄糖苷二硫酸酯
luteolin-6-*C*-β-D-boivinopyranoside-3′-*O*-β-D-glucopyranoside 木犀草素 -6-*C*-β-D- 吡喃波伊文糖苷 -3′-*O*-β-D- 吡喃葡萄糖苷	luteolin-7-malonyl glucoside 木犀草素 -7- 丙二酰基葡萄糖苷
luteolin-6-*C*-β-D-boivinopyranoside-4′-*O*-β-D-glucopyranoside 木犀草素 -6-*C*-β-D- 吡喃波伊文糖苷 -4′-*O*-β-D- 吡喃葡萄糖苷	luteolin-7-methyl ether (3′-hydroxygenkwanin) 木犀草素 -7- 甲醚 (3′- 羟基芫花素)
luteolin-6-*C*-β-D-boivinopyranoside-4′-*O*-β-D-boivinopyranoside 木犀草素 -6-*C*-β-D- 吡喃波伊文糖苷 -4′-*O*-β-D- 吡喃波伊文糖苷	luteolin-7-*O*-(6″-*O*-*p*-hydroxybenzoyl)-β-D-glucoside 木犀草素 -7-*O*-(6″-*O*- 对羟基苯甲酰基)-β-D- 葡萄糖苷
luteolin-6-*C*-β-D-boivinopyranoside-7-*O*-β-D-glucopyranoside 木犀草素 -6-*C*-β-D- 吡喃波依文糖苷 -7-*O*-β-D- 吡喃葡萄糖苷	luteolin-7-*O*-(6″-*O*-acetyl)-β-D-glucopyranoside 木犀草素 -7-*O*-(6″-*O*- 乙酰基)-β-D- 吡喃葡萄糖苷
luteolin-6-*C*-β-D-chinovoside 木犀草素 -6-*C*-β-D- 鸡纳糖苷	luteolin-7-*O*-(6″-*O*-*trans*-feruloyl)-β-D-glucoside 木犀草素 -7-*O*-(6″-*O*- 反式 - 阿魏酰基)-β-D- 葡萄糖苷
luteolin-6-*C*-β-D-digitoxoside 木犀草素 -6-*C*-β-D- 洋地黄毒糖苷	luteolin-7-*O*-(6″-*p*-benzoyl glucoside) 木犀草素 -7-*O*-(6″- 对苯甲酰基葡萄糖苷)
luteolin-6-*C*-β-D-glucopyranoside 木犀草素 -6-*C*-β-D- 吡喃葡萄糖苷	luteolin-7-*O*-(6″-*p*-coumaroyl)-β-D-glucopyranoside 木犀草素 -7-*O*-(6″- 对香豆酰基)-β-D- 吡喃葡萄糖苷
luteolin-6-*C*-β-D-glucopyranoside-8-*C*-α-L-arabinopyranoside 木犀草素 -6-*C*-β-D- 吡喃葡萄糖苷 -8-*C*-α-L- 吡喃阿拉伯糖苷	luteolin-7-*O*-(dihydrogalloyl glucoside)-8-*C*-pentosyl glucoside 木犀草素 -7-*O*-(二氢没食子酰基葡萄糖苷)-8-*C*- 戊糖葡萄糖苷
luteolin-6-*C*-β-D-glucoside-8-*C*-β-D-xyloside 木犀草素 -6-*C*-β-D- 葡萄糖苷 -8-*C*-β-D- 木糖苷	luteolin-7-*O*-(β-D-glucopyranoside)-2-glucopyranoside 木犀草素 -7-*O*-(β-D- 吡喃葡萄糖苷)-2- 吡喃葡萄糖苷
	luteolin-7-*O*-[2-(β-D-apiofuranosyl)-β-D-glucopyranoside] 木犀草素 -7-*O*-[2-(β-D- 呋喃芹糖基)-β-D- 吡喃葡萄糖苷]
	luteolin-7-*O*-[2″-*O*-(5‴-*O*-feruloyl)-β-D-apiofuranosyl]-β-D-glucopyranoside 木犀草素 -7-*O*-[2″-*O*-(5‴-*O*- 阿魏酰基)-β-D- 呋喃芹糖基]-β-D- 吡喃葡萄糖苷
	luteolin-7-*O*-[β-D-glucuronopyranosyl-(1 → 2)-*O*-β-D-glucuronopyranoside] 木犀草素 -7-*O*-[β-D- 吡喃葡萄糖醛酸基 -(1 → 2)-*O*-β-D- 吡喃葡萄糖醛酸苷]

luteolin-7-*O*-6″-malonyl glucoside 木犀草素 -7-*O*-6″-丙二酰基葡萄糖苷

luteolin-7-*O*-apiofuranosyl-(1 → 2)-glucopyranoside 木犀草素 -7-*O*- 呋喃芹糖基 -(1 → 2)- 吡喃葡萄糖苷

luteolin-7-*O*-digalactoside 木犀草素 -7-*O*- 双半乳糖苷

luteolin-7-*O*-diglucuronide 木犀草素 -7-*O*- 二葡萄糖醛酸苷

luteolin-7-*O*-dirhamnoside 木犀草素 -7-*O*- 二鼠李糖苷

luteolin-7-*O*-gentiobioside 木犀草素 -7-*O*- 龙胆二糖苷

luteolin-7-*O*-glucofuranoside (isocynaroside) 木犀草素 -7-*O*- 呋喃葡萄糖苷 (异莱蓟苷)

luteolin-7-*O*-glucosyl rhamnoside 木犀草素 -7-*O*- 葡萄糖基鼠李糖苷

luteolin-7-*O*-glucuronide 木犀草素 -7-*O*- 葡萄糖醛酸苷

luteolin-7-*O*-glucuronide-6″-methyl ester 木犀草素 -7-*O*- 葡萄糖醛酸苷 -6″- 甲酯

luteolin-7-*O*-methoxy-3′-*O*-β-D-glucoside 木犀草素 -7-*O*- 甲氧基 -3′-*O*-β-D- 葡萄糖苷

luteolin-7-*O*-methyl ether-3′-*O*-β-glucoside 木犀草素 -7-*O*- 甲醚 -3′-*O*-β- 葡萄糖苷

luteolin-7-*O*-neohesperidoside [lonicerin, loniceroside, luteolin-7-*O*-α-L-rhamnopyranosyl-(1 → 2)-β-D-glucopyranoside] 木犀草素 -7-*O*- 新橙皮糖苷 [忍冬苷、忍冬苦苷、木犀草素 -7-*O*-α-L- 吡喃鼠李糖基 -(1 → 2)-β-D- 吡喃葡萄糖苷]

luteolin-7-*O*-rhamnoside 木犀草素 -7-*O*- 鼠李糖苷

luteolin-7-*O*-rutinoside (scolymoside) 木犀草素 -7-*O*- 芸香糖苷 (洋蓟糖苷、莱蓟莫苷)

luteolin-7-*O*-sophoroside 木犀草素 -7-*O*- 槐糖苷

luteolin-7-*O*-α-L-rhamnopyranoside-4′-*O*-β-D-glucopyranoside 木犀草素 -7-*O*-α-L- 吡喃鼠李糖苷 -4′-*O*-β-D- 吡喃葡萄糖苷

luteolin-7-*O*-α-L-rhamnopyranosyl-(1→2)-β-D-glucopyranoside 木犀草素 -7-*O*-α-L- 吡喃鼠李糖基 -(1→2)-β-D- 吡喃葡萄糖苷

luteolin-7-*O*-α-L-rhamnopyranosyl-(1 → 2)-β-D-glucopyranoside [luteolin-7-*O*-neohesperidoside, lonicerin, loniceroside] 木犀草素 -7-*O*-α-L- 吡喃鼠李糖基 -(1 → 2)-β-D- 吡喃葡萄糖苷 [木犀草素 -7-*O*- 新橙皮糖苷、忍冬苷、忍冬苦苷]

luteolin-7-*O*-β-D-(6″-*O*-malonyl) glucopyranoside 木犀草素 -7-*O*-β-D-(6″-*O*- 丙二酰基) 吡喃葡萄糖苷

luteolin-7-*O*-β-D-(6-*O*-malonyl) glucopyranoside 木犀草素 -7-*O*-β-D-(6-*O*- 丙二酰基) 吡喃葡萄糖苷

luteolin-7-*O*-β-D-galactoside 木犀草素 -7-*O*-β-D- 半乳糖苷

luteolin-7-*O*-β-D-glucopyranoside 木犀草素 -7-*O*-β-D-吡喃葡萄糖苷

luteolin-7-*O*-β-D-glucopyranoside-6″-methyl ester 木犀草素 -7-*O*-β-D- 吡喃葡萄糖苷 -6″- 甲酯

luteolin-7-*O*-β-D-glucopyranosyl-(1 → 2)-β-D-glucopyranoside 木犀草素 -7-*O*-β-D- 吡喃葡萄糖基 -(1 → 2)-β-D- 吡喃葡萄糖苷

luteolin-7-*O*-β-D-glucorhamnoside 木犀草素 -7-*O*-β-D- 葡萄鼠李糖苷

luteolin-7-*O*-β-D-glucoside (luteoloside, galuteolin, cinaroside, cymaroside, glucoluteolin) 木犀草素 -7-*O*-β-D- 葡萄糖苷 (木犀草苷、香蓝苷、加拿大麻糖苷)

luteolin-7-*O*-β-D-glucosyl-(1 → 2)-β-D-glucoside 木犀草素 -7-*O*-β-D- 葡萄糖基 -(1 → 2)-β-D- 葡萄糖苷

luteolin-7-*O*-β-D-glucuronide 木犀草素 -7-*O*-β-D- 葡萄糖醛酸苷

luteolin-7-*O*-β-D-glucuronide ethyl ester 木犀草素 -7-*O*-β-D- 葡萄糖醛酸苷乙酯

luteolin-7-*O*-β-D-glucuronide methyl ester 木犀草素 -7-*O*-β-D- 葡萄糖醛酸苷甲酯

luteolin-7-*O*-β-D-glucuronopyranoside 木犀草素 -7-*O*-β-D- 吡喃葡萄糖醛酸苷

luteolin-7-*O*-β-D-glucuronopyranoside butyl ester 木犀草素 -7-*O*-β-D- 吡喃葡萄糖醛酸苷丁酯

luteolin-7-*O*-β-D-glucuronopyranoside butyl ester 木犀草素 -7-*O*-β-D- 吡喃葡萄糖醛酸苷正丁酯

luteolin-7-*O*-β-D-glucuronopyranoside-6″-methyl ester 木犀草素 -7-*O*-β-D- 吡喃葡萄糖醛酸苷 -6″- 甲酯

luteolin-7-*O*-β-gentiobioside 木犀草素 -7-*O*-β- 龙胆二糖苷

luteolin-7-*O*-β-glucuronide 木犀草素 -7-*O*-β- 葡萄糖醛酸苷

luteolin-7-rutinoside 木犀草素 -7- 芸香糖苷

luteolin-7-sulphate 木犀草素 -7- 硫酸酯

luteolin-8-*C*-glucoside 木犀草素 -8-*C*- 葡萄糖苷

luteolin-8-*C*-α-L-arabinoside 木犀草素 -8-*C*-α-L- 阿拉伯糖苷

luteolin-8-*C*-β-D-glucopyranoside 木犀草素 -8-*C*-β-D-吡喃葡萄糖苷

luteolinidin (3′, 4′, 5, 7-tetrahydroxyflavylium chloride) 木犀草啶 (3′, 4′, 5, 7- 四羟基花色锌)

luteolinidin-5-glucoside (3′, 4′, 5, 7-tetrahydroxyflavylium-5-glucoside) 木犀草啶 -5- 葡萄糖苷 (3′, 4′, 5, 7- 四羟基花色鉾 -5- 葡萄糖苷)

luteoloside (galuteolin, cinaroside, cymaroside, glucoluteolin, luteolin-7-*O*-β-D-glucoside) 木犀草苷 (香蓝苷、加拿大麻糖苷、木犀草素 -7-*O*-β-D- 葡萄糖苷)

luteone 羽扇豆异黄酮

luteosides A ～ C 黄色猫尾木苷 (黄木犀草苷) A ～ C

luteoskyrin 藤黄醌茜素

luteotropic hormone (prolactin, lactogen) 催乳激素 (催乳素)

luteoxanthin 黄体黄质 (黄体呋喃素)

lutonarin 大麦黄素

luvangetin 鲁望橘内酯

luzonials A, B 吕宋荚蒾醛 A、B

luzonidials A, B 吕宋荚蒾二醛 A、B

luzonoids A ～ G 吕宋荚醚萜 A ～ G

lyaloside 蛇根草苷 (莱氏微花木苷)

lyalosidic acid 蛇根草酸 (莱尔苷酸、莱氏微花木苷酸)

lycaconitic acid monomethyl ester 牛扁酸单甲酯

lycaconitine (*N*-succinyl anthranoyl lycoctonine) 牛扁碱 (牛扁亭、*N*- 琥珀酰基氨茴酰牛扁次碱)

lyceamine 枸杞胺

lycernuic acids A ～ D 垂石松酸 A ～ D

lychnose 剪秋罗糖

lycifuranone A 红丝线呋喃酮 A

lycine (betaine, glycocoll betaine, oxyneurine, glycine betaine) 甜菜碱 (甘氨酸甜菜碱、三甲铵乙内盐、氧化神经碱)

lycium substance B 枸杞物质 B

lyciumamides (aurantiamide acetates) A ～ C 枸杞酰胺 (橙黄胡椒酰胺乙酸酯) A ～ C

lyciumins A ～ D 枸杞素 (枸杞环八肽) A ～ D

lyciumosides Ⅰ～Ⅸ 枸杞苷Ⅰ～Ⅸ

lyciumtetraterpenic hexaarabinoside 枸杞四萜六阿拉伯糖苷

lyclaninol 石松四醇 (伸筋草萜亭醇)

lyclanitin 石松五醇 (伸筋草亭醇)

lycobergine 石松勃精

lycobiose 番茄二糖

lycocernuine 羟基垂石松碱

lycoclavanin 石松四醇酮 (石松宁、石松素、伸筋草萜酮四醇)

lycoclavanol 石松三醇 (伸筋草萜三醇)

lycoclavine 石松文碱

lycocryptol 石松隐四醇 (伸筋草萜隐醇)

lycoctonic acid 牛扁酸

lycoctonine (delsine, royline) 牛扁次碱 (狼毒乌头碱)

lycodine 石松定碱 (石松定、石松蒿碱)

lycodoline 石松灵碱

lycofawcine 石松法星碱

lycoflexine 石松佛利星碱

lycofoline 石松叶碱

lycogalinosides A, B 粉瘤菌苷 A、B

lycogarubin C 粉瘤菌碱 C

lycomarasmine 番茄萎焉素

lyconadin A 地刷子石松定碱 A

lyconesidines A ～ C 中华石杉碱 A ～ C

lyconnotine 石松诺亭碱

lyconnotinol 石松诺亭醇碱

lycoparins A ～ C 石松哌碱 A ～ C

lycopene 番茄红素 (番茄烯)

lycoperdic acid 网纹马勃菌酸

lycoperodine 1 西红柿碱 1

lycopersene 十氢番茄红素

lycopersicin (α-tomatine, licopersicin) 番茄素 (番茄碱)

lycopersicon base 番茄属碱

lycophlegmarine 细穗石松碱

lycophlegmine 细穗石松明碱

lycophyll 番茄紫素 (白英果红素)

lycopoclavamine A 东北石松碱 A

lycopodic acid 石松子酸

lycopodine 石松碱

lycopodium alkaloid-L_2 (acetyl dihydrolycopodine) 石松生物碱 -L_2 (乙酰二氢石松碱)

lycopodium base 石松属碱

lycopodium oleic acid 石松子油酸

lycopose 泽兰糖

lycoposerramines L, M 蛇足石松碱 L、M

lycopsamine (9-viridifloryl retronecine) 立可沙明 (立可沙明碱、9- 绿花白千层醇基倒千里光裂碱)

lycopsamine *N*-oxide 立可沙明 *N*- 氧化物

lycopsamine *N*-oxide isomer 立可沙明 *N*- 氧化物异构体

lycoramine　石蒜胺 (石蒜胺碱、力可拉敏、蒜胺)

lycoramine *N*-oxide　石蒜胺 *N*- 氧化物

lycoranines A ～ F　石蒜拉宁 A ～ F

lycoremine (galanthamine)　雪花莲胺碱 (加兰他敏、加兰他明、雪花胺)

lycorenine　石蒜宁碱 (石蒜伦碱)

lycoricidine (margetine)　石蒜西定

lycoricidinol (narciclasine)　石蒜西定醇 (水仙克劳星、水仙环素)

lycoricyanin　石蒜花青苷

lycorine (bellamarine, acetyl caranine)　石蒜碱 (孤挺花碱、乙酰孤挺花宁碱)

lycorine chloride　盐酸石蒜碱

lycoris-(*R*)-glucomannan　石蒜 -(*R*)- 葡萄甘露聚糖

lycoris-(*S*)-glucomannan　石蒜 -(*S*)- 葡萄甘露聚糖

lycoserramine　锯齿石松胺

lycoserrine　蛇足石松林碱

lycosinines A, B　石蒜西宁 A、B

lycotetraose　石蒜四糖

3-*O*-β-lycotetraoside　3-*O*-β- 石蒜四糖

lycotriose　番茄三糖

lycoxanthin　番茄黄质

lycyosides A ～ P　丝瓜苷 A ～ P

lyfoline　利佛灵碱

lygodin　海金沙素

lygodinolide　海金沙内酯

lyngbouilloside　布永鞘丝藻苷

lyngbyabellins A, B　鞘丝藻贝林 A、B

lyngbyastatin 2　鞘丝藻亭 2

lyofolic acid　珍珠花酸 (縤木酸)

lyofoligenic acid　珍珠花精酸

lyonin A　南烛素 A

lyoniols A ～ D　南烛醇 (縤木毒) A ～ D

lyoniresin-4′-yl-β-glucopyranoside　珍珠花脂素 -4′-β- 吡喃葡萄糖苷

(–)-lyoniresinol　(–)- 南烛木树脂酚 [(–)- 莱昂树脂醇、(–)- 南烛树脂酚]

(+)-lyoniresinol　(+)- 南烛木树脂酚 [(+)- 莱昂树脂醇、(+)- 南烛树脂酚]

lyoniresinol　南烛木树脂酚 (莱昂树脂醇、南烛树脂酚)

(–)-lyoniresinol-2α-*O*-β-D-glucopyranoside　(–)- 南烛木树脂酚 -2α-*O*-β-D- 吡喃葡萄糖苷

(+)-lyoniresinol-2α-*O*-β-D-glucopyranoside　(+)- 南烛木树脂酚 -2α-*O*-β-D- 吡喃葡萄糖苷

lyoniresinol-3-*O*-rhamnopyranoside　南烛木树脂酚 -3-*O*- 吡喃鼠李糖苷

(+)-lyoniresinol-3α-*O*-α-L-rhamnopyranoside　(+)- 南烛木树脂酚 -3α-*O*-α-L- 吡喃鼠李糖苷

(+)-lyoniresinol-3α-*O*-β-D-apiofuranosyl-(1 → 2)-β-D-glucopyranoside　(+)- 南烛木树脂酚 -3α-*O*-β-D- 呋喃芹糖基 -(1 → 2)-β-D- 吡喃葡萄糖苷

(–)-lyoniresinol-3α-*O*-β-D-glucopyranoside　(–)- 南烛木树脂酚 -3α-*O*-β-D- 吡喃葡萄糖苷

(+)-lyoniresinol-3α-*O*-β-D-glucopyranoside　(+)- 南烛木树脂酚 -3α-*O*-β-D- 吡喃葡萄糖苷

(2*R*, 3*S*, 4*R*)-lyoniresinol-3α-*O*-β-D-glucopyranoside　(2*R*, 3*S*, 4*R*)- 南烛木树脂酚 -3α-*O*-β-D- 吡喃葡萄糖苷

(2*S*, 3*R*, 4*S*)-lyoniresinol-3α-*O*-β-D-glucopyranoside　(2*S*, 3*R*, 4*S*)- 南烛木树脂酚 -3α-*O*-β-D- 吡喃葡萄糖苷

lyoniresinol-3α-*O*-β-D-glucopyranoside　南烛木树脂酚 -3α-*O*-β-D- 吡喃葡萄糖苷

(+)-lyoniresinol-3α-*O*-β-D-glucoside　(+)- 南烛木树脂酚 -3α-*O*-β-D- 葡萄糖苷

(–)-lyoniresinol-4, 9′-di-*O*-β-D-glucopyranoside　(–)- 南烛木树脂酚 -4, 9′- 二 -*O*-β-D- 吡喃葡萄糖苷

(+)-lyoniresinol-4-*O*-β-D-glucopyranoside　(+)- 南烛木树脂酚 -4-*O*-β-D- 吡喃葡萄糖苷

(+)-(7*S*, 8*R*, 8′*R*)-lyoniresinol-9-*O*-β-D-(6″-*O*-*trans*-sinapoyl) glucopyranoside　(+)-(7*S*, 8*R*, 8′*R*)- 南烛木树脂酚 -9-*O*-β-D-(6″-*O*- 反式 - 芥子酰基) 吡喃葡萄糖苷

(–)-lyoniresinol-9′-*O*-β-D-glucopyranoside　(–)- 南烛木树脂酚 -9′-*O*-β-D- 吡喃葡萄糖苷

(+)-lyoniresinol-9′-*O*-β-D-glucopyranoside　(+)- 南烛木树脂酚 -9′-*O*-β-D- 吡喃葡萄糖苷

lyoniresinol-9′-*O*-β-D-glucopyranoside　南烛木树脂酚 -9′-*O*-β-D- 吡喃葡萄糖苷

(–)-lyoniresinol-9-*O*-β-D-glucopyranoside　(–)- 南烛木树脂酚 -9-*O*-β-D- 吡喃葡萄糖苷

lyoniresinol-9-*O*-β-D-glucopyranoside　南烛木树脂酚 -9-*O*-β-D- 吡喃葡萄糖苷

(+)-lyoniresinol-9-*O*-β-D-glucoside　(+)- 南烛木树脂酚 -9-*O*-β-D- 葡萄糖苷

ent-lyoniside　对映 - 南烛木糖苷

(+)-lyoniside　(+)- 南烛脂苷

lyoniside　南烛木糖苷 (南烛脂苷)
lyratins A ～ C　白英亭 A ～ C
lyratols A ～ G　白英醇 A ～ G
lysergamide (lysergic acid amide, ergine)　麦角酰胺 (麦碱)
lysergic acid　麦角酸
lysergic acid amide (lysergamide, ergine)　麦角酰胺 (麦碱)
D-lysergic acid-α-ethoxyamide　D- 麦角酸 -α- 乙氧基胺
D-lysergic acid-l-hydroxyethyl amide　D- 麦角酸 -1- 羟乙胺
lysergol　麦角醇
N-(lysergyl-isoleucyl)-cyclo (phenyl alanyl-prolyl)　*N*-(麦角异亮氨酰基)- 环 (苯丙氨酰基脯氨酰)
lysicamine　观音莲明碱 (观音莲明、水芭蕉明碱)
lysichitalexin　美洲莲素
lysichrisides A, B　过路黄苷 A、B
lysiflavonoide A　灵香草黄酮 A
lysikoianoside Ⅰ　假排草苷 Ⅰ
lysilactones A ～ C　珍珠菜内酯 A ～ C
lysimachiagenosides A ～ F　珍珠菜皂苷 A ～ F
lysimachiatriose　珍珠菜三糖
lysimachiin [kaempferol-3-*O*-α-L-rhamnosyl-(1 → 2)-β-D-xyloside]　珍珠菜素 [金钱草素、山柰酚 -3-*O*-α-L-鼠李糖基 -(1 → 2)-β-D- 木糖苷]
lysimachoside　珍珠菜苷
DL-lysine　DL- 赖氨酸
L-lysine　L- 赖氨酸
lysine　赖氨酸
lysine betaine dioxalate　赖氨酸三甲铵乙内酯草酸氢盐
lysine glutamate　赖氨酸谷氨酸盐
L-lysine hydrochloride　L- 盐酸赖氨酸
lysine monohydrochloride　赖氨酸单盐酸盐
lysionotin (nevadensin, lysioside)　岩豆素 (内华达依瓦菊素、石吊兰素、内华依菊素、吊石苣苔奥苷)
lysioside (lysionotin, nevadensin)　吊石苣苔奥苷 (内华达依瓦菊素、岩豆素、内华依菊素、石吊兰素)
lysisteisoflavanone　埃及刺酮黄烷酮
lysolecithin (lysophosphatidyl choline)　溶血卵磷酯 (溶血磷脂酰胆碱)
lysophosphatidyl choline (lysolecithin)　溶血磷脂酰胆碱 (溶血卵磷酯)
lysophosphatidyl ethanolamine　溶血磷脂酰乙醇胺
lysophosphatidyl inositol　溶血磷脂酰肌醇
lysopine　章鱼赖氨酸
lysozyme　溶菌酶
lythramine　光千屈菜胺
lythrancepines Ⅰ～Ⅲ　脱氧光千屈菜新碱 Ⅰ～Ⅲ
lythrancines Ⅰ～Ⅶ　光千屈菜新碱 Ⅰ～Ⅶ
lythranidine　光千屈菜定碱
lythranine　光千屈菜碱
lythridine　千屈菜定
D-lyxitol (D-arabitol, D-arabino-pentitol, D-arabinitol)　D-来苏醇 (D- 阿拉伯醇、D- 阿拉伯戊糖醇、D- 阿拉伯糖醇)
D-lyxo-hex-2-ulose (D-tagatose)　D- 来苏 - 己 -2- 酮糖 (D- 塔格糖)
D-(–)-lyxose　D-(–)- 来苏糖
D-lyxose　D- 来苏糖
lyxose　来苏糖
lyxoside　来苏糖苷
maackiaflavonol　马鞍树黄酮醇
DL-maackiain　DL- 朝鲜槐英
L-maackiain　L- 高丽槐素
(–)-maackiain　(–)- 高丽槐素
(6α*R*, 11α*R*)-maackiain　(6α*R*, 11α*R*)- 高丽槐素
maackiain　高丽槐素 (马卡因、山槐素、朝鲜槐英)
maackiain-3-*O*-β-D-glucoside (trifolirhizin)　高丽槐素 -3-*O*-β-D- 葡萄糖苷 (车轴草根苷、红车轴草根苷、三叶豆紫檀苷、三叶豆根苷)
maackiain-7-*O*-β-D-apiosyl-(1 → 6)-β-D-glucopyranoside　高丽槐素 -7-*O*-β-D- 芹糖基 -(1 → 6)-β-D- 吡喃葡萄糖苷
maackiain-mono-β-D-glucoside　高丽槐素葡萄糖苷
maackiaphenone　马鞍树苯酮
maackiasin　朝鲜槐素
maackin A　马鞍树素 A
maackinin　马鞍树宁
maackinine　毛穗藜芦碱
maackolin (maackonine)　高丽槐林素
maackonine (maackolin)　高丽槐林素
maali alcohol　橄榄醇
β-maaliene　β- 马榄烯 (β- 橄榄烯、β- 萨摩亚橄榄烯、β- 马啊里烯)

maaliene　马榄烯 (橄榄烯、萨摩亚橄榄烯、马阿里烯)	macoline　灰阿布塔草碱
β-maaliol　β- 橄榄醇	macoubeine　马阔木碱
(+)-maalioxide　(+)- 橄榄醇氧化物	macralistonine　大鸭脚木碱
maandrosine sulfate　硫酸马安卓辛碱	macralstonidine　大鸭脚木定
mabinlins Ⅰ, Ⅱ　马槟榔甜蛋白Ⅰ、Ⅱ	macranthine　大花楠碱
macaflavanones A ～ G　血桐黄烷酮 A ～ G	macranthoidins A, B　灰毡毛忍冬皂苷甲、乙
macamide　玛咖酰胺	macranthoins F, G　灰毡毛忍冬素 F、G
macarangin　血桐素	macranthol　大花八角醇
macarangiosides A ～ F　血桐苷 A ～ F	macranthosides A, B　灰毡毛忍冬次皂苷甲、乙 (灰毡毛忍冬苷 A、B)
macarangonol　血酮醇	macrocaesalmin　大环南蛇勒素 (大环喙荚云实素)
macarpine　小果博落回碱 (马卡品)	macrocalyxins A ～ J　大萼香茶菜甲素～癸素
macedonic acid　马其顿甘草酸	macrocalyxoformins A ～ C　大萼变型香茶菜甲素～丙素
macedonosides A ～ C　马其顿甘草苷 A ～ C	macrocarpals A ～ E　大果桉醛 A ～ E
macelignan　肉豆蔻衣木脂素	macrocarpine　大白蓬草卡品 (大唐松草卡品)
machaeric acid　剑刺仙人掌酸	macrocidins A, B　大口茎点霉素 A、B
machaeridiols A ～ C　剑豆二酚 A ～ C	macroclinisides A ～ C　大托菊苷 A ～ C
machaerinic acid　剑刺仙人掌尼酸 (剑叶莎酸)	macrocyclic alkaloid　大环生物碱
machaerinic acid lactone　剑叶莎酸内酯 (剑刺仙人掌尼酸内酯)	macrocyclic bibenzyl　大环双联苄
machaerinic acid lactone acetate　剑叶莎酸内酯乙酸酯	macrocyclic lactone　大环内酯
machaeriols A ～ D　剑豆酚 A ～ D	macrodaphnidine (yuzurimine) A　长柄交让木定碱 A
macharistol　小芒剑豆酚	macrodaphnine　长柄交让木宁碱 (大交让木宁)
machicendonal　柔毛润楠素	macrodaphniphyllamine　大交让木明
(±)-machilin D　(±)- 红楠素 D	macrodaphniphyllidine　长柄交让木利定碱
(–)-(7*R*, 8*R*)-machilin D　(–)-(7*R*, 8*R*)- 润楠素 D	macrodumines A ～ C　交让木明碱 A ～ C
(–)-machilin-I　(–)- 楠木脂素 -I	α-macroglobulin　α- 巨球蛋白
machilins A ～ I　楠木脂素 (红楠树脂素、润楠素、红楠素) A ～ I	macrogol (polyethylene glycol)　聚乙二醇
machilol　桢楠醇	macroline　大灵碱
machilus base　桢楠属碱	macroliniside A　羟基葡萄糖中美菊素 A
(–)-machilusin　(–)- 楠木素	macrolitchtocotrienol A　大环荔枝生育三烯酚 A
machilusols A ～ E　润楠酚 A ～ E	macromerine　大仙人球碱
macilage　黏液质	macronecine　大叶千里光裂碱 (大叶千里光次碱)
macleaya base　博落回属碱	macronine (6α-deoxy-8-oxytazettine)　大花文殊兰碱 (6α- 脱氧 -8- 氧多花水仙碱)
maclekarpines A ～ E　博落回卡品碱 A ～ E	macrophin　大茎点菌素
macleyine (fumarine, protopine, corydinine)　原阿片碱 (原鸦片碱、前鸦片碱、普鲁托品、富马碱、紫堇宁、蓝堇碱)	macrophyllanosides A ～ D　秦艽萜苷 A ～ D
macluraxanthones A ～ C　桑橙 xanthone A ～ C	macrophyllic acid　罗汉松酸
maclurin (kino-yellow, laguncurin, moritannic acid)　桑橙素 (桑鞣酸)	macrophyllicin　大叶报春皂苷
	macrophyllicinin　大叶报春皂苷宁

macrophyllilactones A ～ F 大叶素内酯 A ～ F
macrophylline 大叶千里光碱
macrophyllins Ⅰ～Ⅲ 大叶素 (大叶冬青苷、大叶李卡樟素、大叶香茶菜林素) Ⅰ～Ⅲ
macrophyllogenin 大叶报春皂苷元
macrophyllosides A ～ D 大叶苷 (大叶报春苷、大叶甲苷) A ～ D
macrophynins E, F 大叶香茶菜宁素 E、F
macropodumines A ～ E 交让木明胺 A ～ E
macrorhynines A ～ C 细叶乌头碱 (细叶草乌宁) A ～ C
macrosahline 大叶鸭脚木灵
macrospegatrine 大斯配加春
macrospelide A 小球壳孢菌内酯 A
macrosphelides E ～ H 大球壳孢内酯 E ～ H
macrostemonosides A ～ J 薤白苷 A ～ J (薤白苷甲～癸)
macrostemonosides K ～ S 薤白苷 K ～ S
macrotomine 软紫草明
macrourins B ～ D 光叶桑素 B ～ D
macrozamin 大泽明素 (大查米苷)
macrozamine 大泽明碱
mactins A, B 蛤蜊素 A、B
mactraxanthin [(3*S*, 5*S*, 6*S*, 3′*S*, 5′*S*, 6′*S*)-5, 6, 5′, 6′-tetrahydro-β, β-caroten-3, 5, 6, 3′, 5′, 6′-hexaol] 蛤蜊黄质 [(3*S*, 5*S*, 6*S*, 3′*S*, 5′*S*, 6′*S*)-5, 6, 5′, 6′- 四氢 -β, β- 胡萝卜素 -3, 5, 6, 3′, 5′, 6′- 六醇]
maculatin 斑纹脂素
maculine 马枯灵
maculosidine 斑沸林草碱 (斑点弗林定 、斑点巨盘木定)
maculosine 斑点弗林碱
macusine B chloride 氯化马枯素 B
macusines A, B 马枯素 (马枯星碱、马枯辛) A、B
madagascin 马达加斯加哈伦木素
madasiatic acid 马达积雪草酸 (崩大碗酸)
madecassic acid (brahmic acid, 6β-hydroxyasiatic acid) 积雪草咪酸 (玻热米酸、6β- 羟基积雪草酸)
madecassoside 羟基积雪草苷
madolins A ～ Z 马兜铃萜 A ～ Z
madugin 印度黄皮精
madurensine 马都拉猪屎豆碱
maejaposides A ～ E 杜茎山苷 A ～ E
maesa base M 杜茎山属碱 M
maesabalides Ⅰ～Ⅵ 顶花杜茎山内酯Ⅰ～Ⅵ
maesagenin A 鲫鱼胆皂苷元 A
maesanin 杜茎山宁
maesanol 杜茎山纳酚
maesaponin 鲫鱼胆皂苷
maesaquinone 杜茎山醌
maesasaponins Ⅱ～Ⅵ 杜茎山皂苷 Ⅱ～Ⅵ
maesol 杜茎山酚
maesopsin 墨沙酮
maesopsin-4-*O*-β-D-glucopyranoside 墨沙酮 -4-*O*-β-D- 吡喃葡萄糖苷
maesopsin-6-*O*-glucopyranoside 墨沙酮 -6-*O*- 吡喃葡萄糖苷
mafaicheenamines A ～ E 黄皮纳胺 (黄皮亭黄皮纳胺) A ～ E
magdalenic acid 马格达莱纳维洛花酸
magireols A ～ C 马希雷醇 A ～ C
magnaldehydes A ～ E 厚朴醛 A ～ E
magnarcine 巨水仙碱
magnatriols A, B 厚朴三醇 A、B
magnesium andrographate 穿心莲酸镁
magnesium aspartate 天冬氨酸镁
magnesium bis (propan-1-olate) 二正丙醇镁
magnesium chloride 氯化镁
magnesium dipropoxide 二正丙基氧化镁
magnesium lactate 乳酸镁
magnesium lithospermate B 紫草酸 B 镁盐
magnesium phosphate 磷酸镁
magnesium rosmarinate 迷迭香酸镁
magnesium salvianolate E 丹酚酸戊镁盐
magnesium sulfate 硫酸镁
magnetic oxide iron (ferric oxide) 磁性氧化铁 (氧化铁、三氧化二铁)
magnococline 夜合花碱
magnocurarine 木兰箭毒碱 (厚朴碱、厚朴箭毒碱、巨箭毒碱)
magnoflorine (escholine, thalictrine) 木兰花碱 (木兰碱、荷花玉兰碱、玉兰碱)
magnoflorine chloride 氯化木兰花碱

magnoflorine iodide　碘化木兰花碱

magnograndiolide　广玉兰内酯

magnolamine　木兰胺

magnolein　木兰勒宁

magnolenin C　广玉兰赖宁苷 C

magnolia-base　木兰属碱

magnolialide　木兰属内酯

magnolidin　广玉兰立定苷

magnolignans A ～ I　厚朴木脂素 (厚朴木酚素) A ～ I

(–)-magnolin　(–)- 木兰脂素

(+)-magnolin　(+)- 木兰素

magnolin　木兰脂素 (木兰素、望春花素)

magnoline　木兰林碱

magnolioside　木兰酚苷 (北美大叶木兰苷)

magnolol　厚朴酚 (木兰醇)

magnolone　木兰噜酮

magnoloside A　厚朴苷 (木兰苷) A

magnones A, B　木兰酮 A、B

magnoquinone　木兰醌

(±)-magnosalicin　(±)- 柳叶木兰脂素

magnosalicin　柳叶木兰脂素

magnosalin　柳叶玉兰脂素

magnoshinin　木兰脂宁

magnosidin　广玉兰西丁苷

magnosprengerine　武当木兰碱

magoenin　迈果皂苷元

mahafacyclins A, B　马哈法环素 A、B

mahanimbicine　马汉九里香星碱

mahanimbidine　马汉九里香定碱

mahanimbilol (mahanimbinol)　马汉九里香酚

mahanimbilol acetate　马汉九里香酚乙酸酯

mahanimbilol methyl ether　马汉九里香酚甲醚

(+)-mahanimbine　(+)- 马汉九里香宾碱

mahanimbine　马汉九里香宾碱

mahanimbinine　马汉九里香宁碱

mahanimbinol (mahanimbilol)　马汉九里香酚

mahanimboline　马汉九里香波林碱

(+)-mahanine　(+)- 马汉宁碱

mahanine　马汉宁碱

mahmoodin　马赫檬素

mahuangnins A ～ D　麻黄灵 A ～ D

mailane　橄榄烷

mailiohydrin　马伊利奥醇

mailione　马伊拉酮

maingayic acids A ～ C　曼戈肉豆蔻酸 A ～ C

maingayone　曼戈肉豆蔻酮

maireistemoninol　云南百部醇

mairines A ～ C　鸡肉参碱 A ～ C

maistemonine　狭叶百部碱

majaloside　铃兰种苷 (铃兰洛苷)

majdine　蔓长春丁 (马季定)

majidine　马吉定

majoranolide　大鳄梨烷内酯

majoridine　马交日定

majorine　马交任

majorosides F_1 ～ F_6, R_1, R_2　珠子参苷 (大车前草苷、大车前洛苷、大车前萜苷) F_1 ～ F_6、R_1、R_2

majorynolide　大鳄梨炔内酯

majovine　马交文

majucin　大八角素

majudin (bergaptene, bergaptol methyl ether, heraclin, bergapten)　佛手柑内酯 (香柠檬内酯、佛手内酯、佛手醇甲醚)

makisterones A ～ D　罗汉松甾酮 A ～ D

malabanones A, B　岭南臭椿酮 (毛叶南臭椿酮) A、B

malabaricanediol　岭南臭椿二醇

13α*H*-malabaricatriene　13α*H*- 岭南臭椿三烯

13β*H*-malabaricatriene　13β*H*- 岭南臭椿三烯

malabaricatriene　岭南臭椿三烯

malabaricol　岭南臭椿醇 (马拉巴醇)

malabathrins A ～ F　溴氰菊酯 A ～ F

(+)-malaccol　(+)- 马来鱼藤酚 [(+)- 马来鱼藤酮]

malaccol　马来鱼藤酚 (马来鱼藤酮)

malacitanolide　马拉西特内酯

malagashanol　马尔加什马钱醇

malanthin　岭南臭椿素

malarboreine　马拉巴仞

malarborine　马拉巴碱

malathion　马拉硫磷

malatyamine (1, 4-dihydro-4-oxo-2-quinoline hexanoic acid)　马拉利胺 (1, 4- 二氢 -4- 氧亚基 -2- 喹啉己酸)

malaxin 沼兰碱

malayoside 马来亚苷 (马来毒箭木苷)

D-maleic acid D- 马来酸

L-maleic acid L- 马来酸

maleic acid (*cis*-butenedioic acid) 马来酸 (顺式 - 丁烯二酸)

(+)-malekulatine (+)- 马勒库拉莲叶桐碱

malevamides D 马乐瓦酰胺 D

maleylurea 马来酰脲

malibatols A, B 马里巴特酚 A、B

D-(+)-malic acid D-(+)- 苹果酸

DL-malic acid DL- 苹果酸

L-(–)-malic acid L-(–)- 苹果酸

L-malic acid L- 苹果酸

malic acid 苹果酸

malic acid-1-methyl-4-ethyl ester 苹果酸 -1- 甲基 -4- 乙酯

L-malic acid-2-*O*-gallate L- 苹果酸 -2-*O*- 没食子酸酯

malindine 马林迪碱

malkangunin 5- 苯甲酰基 -4- 乙酰基锥序南蛇藤呋喃四醇

malkanguniol 锥序南蛇藤呋喃四醇

malloapelins A ～ D 白背叶灵 A ～ D

malloapeltas A, B 白背叶萜 A、B

malloapeltene 白背叶烯

malloapeltic acid 白背叶酸

malloapeltin 白背叶素

malloapeltine 白背叶亭 (白背叶氰碱)

malloceramide 白背叶酰胺

mallocerebroside 白背叶脑苷脂

mallonanoside A 矮野桐苷 A

mallonicusins A ～ H 野梧桐新素 A ～ H

mallophenols A, B 野酮酚 A、B

mallophenone 梧苯乙酮

mallophilinin 粗糠柴宁

malloprenol 野梧桐烯醇

malloprenyl linolenate 野梧酮烯醇亚麻酸酯

mallorepine 石岩枫碱 (石岩枫氰吡酮)

malloside 野桐苷

mallotannins A, B 野桐鞣质 A、B

mallotinic acid 野桐酸

mallotinin 野桐亭宁 (石岩枫亭鞣质)

mallotochromanol 梧桐色满醇

mallotochromene 野梧桐色烯

mallotojapoin 日本野梧桐素

mallotojaponin 野梧桐素

mallotojaponol 野梧桐醇

mallotolerin 梧桐素

mallotophenone 野梧桐酮 (梧桐苯乙酮)

mallotophilippens A ～ F 粗糠柴素 A ～ F

mallotoxin (rottlerin) 粗糠柴毒素 (卡马拉素、粗糠柴苦素、粗糠柴毒碱)

mallotucins A ～ D 野桐辛 (石岩枫二萜内酯) A ～ D

mallotunin 野桐宁

mallotus A, B 野桐斯酚 A、B

mallotusin 野桐素

mallotusinic acid 野桐鞣酸 (野梧桐鞣酸)

mallotusinin 野桐西宁 (野梧桐灵鞣质)

malol (ursolic acid, β-ursolic acid, urson, prunol) 熊果酸 (乌苏酸、乌索酸、β- 熊果酸)

malonaldehydic acid 丙醛酸

malonic acid (propanedioic acid) 丙二酸

malonyl 丙二酰基 (丙二酸单酰基)

malonyl awabanin 丙二酰乌巴宁

malonyl awobanin 丙二酸单酰基阿伏巴苷

malonyl bromide chloride 丙二酰溴氯

malonyl cyanidin-3-monoglucoside 丙二酸单酰基矢车菊素 -3- 单葡萄糖苷

malonyl daidzein 丙二酰大豆黄素

malonyl genistein 丙二酰染料木素

6″-*O*-malonyl genistin 6″-*O*- 丙二酰基染料木苷

6″-malonyl ginsenoside 6″- 丙二酰人参皂苷

6″-malonyl ginsenosides Rb1, Rd 6″- 丙二酰人参皂苷 Rb1、Rd

malonyl ginsenosides Rb_1 ～ Rb_3, Rc, Rd, Rg_1 丙二酰人参皂苷 (丙二酸单酰基人参皂苷) Rb_1 ～ Rb_3、Rc、Rd、Rg_1

6″-malonyl gypenoside Ⅴ 6″- 丙二酰基绞股蓝皂苷 Ⅴ (6″- 丙二酸单酰基绞股蓝苷 Ⅴ)

3-*O*-malonyl momordicine Ⅰ 3-*O*- 丙二酸单酰苦瓜素 Ⅰ

malonyl notoginsenosides Fa, R_4 丙二酰田七皂苷 Fa、R4	β-maltose [α-D-glucopyranosyl-(1 → 4)-β-D-glucopyranosyl-(4-*O*-α-D-glucopyranosyl-β-D-glucopyranose)] β- 麦芽糖 [α-D- 吡喃葡萄糖基 -(1 → 4)-β-D- 吡喃葡萄糖基 -(4-*O*-α-D- 吡喃葡萄糖基 -β-D- 吡喃葡萄糖)]
malonyl saikosaponins A ～ D 丙二酸柴胡皂苷 A ～ D	maltotetraitol 麦芽四糖醇
malonyl shisonin 丙二酸单酰基紫苏宁	maltotetraose 麦芽四糖
malonyl-*cis*-shisonin 丙二酸单酰基 - 顺式 - 紫苏宁	maltotriitol 麦芽三糖醇
19-malonyloxy-*ent*-isopimar-8 (9), 15-diene 19- 丙二酸单酰氧基 - 对映 - 异海松 -8 (9), 15- 二烯	maltotriose 麦芽三糖
malonyl-*trans*-shisonin 丙二酸单酰基 - 反式 - 紫苏宁	malvic acid 锦葵酸
7-(6-*O*-malonyl-β-D-glucopyranosyloxy)-3-(4-hydroxyphenyl)-4*H*-1-benzopyran-4-one 7-(6-*O*- 丙二酸单酰基 -β-D- 吡喃葡萄糖氧基)-3-(4- 羟苯基)-4*H*-1- 苯并吡喃 -4- 酮	malvidin 锦葵花素 (锦葵色素、锦葵素)
6-*O*-malonyl-β-methyl-D-glucopyranoside 6-*O*- 丙二酸单酰基 -β- 甲基 -D- 吡喃葡萄糖苷	malvidin chloride 氯化锦葵色素
malouetine 马洛易亭 (马鲁梯木碱)	malvidin-3, 5-diglucoside 锦葵花素 -3, 5- 二葡萄糖苷
malt sugar (maltose, maltobiose) 麦芽糖	malvidin-3-arabinoside 锦葵花素 -3- 阿拉伯糖苷
maltase 麦芽糖酶	malvidin-3-glucoside 锦葵花素 -3- 葡萄糖苷
maltitol 麦芽糖醇	malvidin-3-*O*-(6′-malonyl)-β-D-glucopyranoside 锦葵花素 -3-*O*-(6′- 丙二酸单酰基)-β-D- 吡喃葡萄糖苷
maltobiose (malt sugar, maltose) 麦芽糖	malvidin-3-*O*-feruloyl rutinoside-5-*O*-glucoside 锦葵花素 -3-*O*- 阿魏酰基芸香糖苷 -5-*O*- 葡萄糖苷
maltoglucoside 麦芽糖葡萄糖苷	malvidin-3-*O*-galactoside chloride 氯化锦葵花素 -3-*O*- 半乳糖苷
maltoheptaose 麦芽七糖	malvidin-3-*O*-glucopyranoside 锦葵花素 -3-*O*- 吡喃葡萄糖苷
maltohexaose 麦芽六糖	malvidin-3-*O*-glucoside 锦葵花素 -3-*O*- 葡萄糖苷 (锦葵素 -3-*O*- 葡萄糖苷)
maltol 麦芽酚 (麦芽醇)	malvidin-3-*O*-glucoside-5-*O*-glucoside 锦葵花素 -3-*O*- 葡萄糖苷 -5-*O*- 葡萄糖苷
maltol-(6-*O*-acetyl)-β-D-glucopyranoside 麦芽酚 -(6-*O*- 乙酰基)-β-D- 吡喃葡萄糖苷	malvidin-3-*O*-*p*-coumaroyl rutinoside-5-*O*-glucoside 锦葵花素 -3-*O*- 对香豆酰基芸香糖苷 -5-*O*- 葡萄糖苷
maltol-3-*O*-4′-*O*-*cis*-*p*-coumaroyl-6′-*O*-(3-hydroxy-3-methyl glutaroyl)-β-glucopyranoside 麦芽酚 -3-*O*-4′-*O*- 顺式 - 对香豆酰 -6′-*O*-(3- 羟基 -3- 甲基戊二酰)-β- 吡喃葡萄糖苷	malvidin-3-*O*-rhamnoside-5-*O*-glucoside 锦葵花素 -3-*O*- 鼠李糖苷 -5-*O*- 葡萄糖苷
maltol-3-*O*-β-D-glucopyranoside 麦芽酚 -3-*O*-β-D- 吡喃葡萄糖苷	malvidin-3-*O*-rutinoside-5-*O*-glucoside 锦葵花素 -3-*O*- 芸香糖苷 -5-*O*- 葡萄糖苷
maltol-6′-*O*-(5-*O*-*p*-coumaroyl)-β-D-apiofuranosyl-β-D-glucopyranoside 麦芽酚 -6′-*O*-(5-*O*- 对香豆酰基)-β-D- 呋喃芹糖基 -β-D- 吡喃葡萄糖苷	malvidin-3-β-glucoside chloride (oenin chloride) 氯化锦葵色素 -3-β- 葡萄糖苷 (氯化蓝葡萄皮苷)
maltol-β-D-glucopyranoside 麦芽酚 -β-D- 吡喃葡萄糖苷	malvin 锦葵花苷 (锦葵色素苷)
maltooctaose 麦芽八糖	malvin chloride 氯化锦葵花苷
maltopentaose 麦芽五糖	malyngamide I acetate 巨大鞘丝藻酰胺 I 乙酸酯
maltopentose 麦芽五糖	malyngamides D ～ R 巨大鞘丝藻酰胺 D ～ R
D-maltose D- 麦芽糖	malyngic acid 巨大鞘丝藻酸
maltose (malt sugar, maltobiose) 麦芽糖	malyngolide 巨大鞘丝藻内酯
	mamanine 黄叶槐碱

mamegakinone	君迁子醌
mammea A	曼密苹果 A
mammeigin	曼密苹果精
mammeisin	曼密苹果素
mammosides A, B, H_1, H_2	乳头鱼黄草苷 A、B、H_1、H_2
manacine	马那辛
mananthoside Ⅰ	野靛棵苷 Ⅰ
erythro, *erythro*-manassantin A	赤式, 赤式 - 蜥尾草亭 A
threo-manassantin A	苏式 - 蜥尾草亭 A
manassantins A, B	蜥尾草亭 (马纳萨亭、麦纳散素) A、B
manauealides A ～ C	马拿伊内酯 A ～ C
mancinellin	马疯木毒素
mandarones D, E	海通酮 D、E
mandelic acid (amygdalic acid)	苦杏仁酸 (扁桃酸)
mandelonitrile	扁桃腈 (苯乙醇腈)
mandragorine	曼陀茄碱
mandshunosides A ～ E	辣蓼铁线莲皂苷 A ～ E
manganese dioxide	二氧化锰
manganic acid	锰酸
mangaphenone	莽吉柿苯甲酮
mangaxanthones A, B	山竺屾酮 A、B
mangdesisterol	杧果甾醇 (芒果甾醇)
mangelonoids A, B	曼哥龙巴豆萜 A、B
mangfarnasoic acid	杧果金合欢酸
manghaslin	海杧果素
manghopanal	杧果何帕醛
mangicols A ～ G	杧果醇 A ～ G
mangicrocin	松果藏红花苷 (果素 -6′-*O*- 藏红花酰基 -1″-*O*-β-D- 葡萄糖酯苷)
mangiferadiol	杧果二醇
mangiferin (chinonin)	杧果苷 (芒果苷)
mangiferolic acid	杧果醇酸
mangiferonic acid	杧果酮酸
mangoleanone	杧果齐墩果酮
mangosharin	倒捻子沙灵
mangostanaxanthones Ⅰ, Ⅱ	莽吉柿新屾酮 Ⅰ、Ⅱ
mangostanin	倒捻子宁
mangostanol	倒捻子醇
mangostenol	倒捻子烯醇
mangostenones A ～ G	倒捻子烯酮 A ～ G
mangostin	倒捻子素
β-mangostin	β- 倒捻子素
γ-mangostin	γ- 倒捻子素
mangostingone	倒捻子素酮
mangoxanthone	莽吉柿屾酮
mangsterol (24ξ-stigmast-8-ene)	杧果甾烯 (24ξ- 豆甾 -8- 烯)
manicol (mannitol, mannite, manna sugar, cordycepic acid, diosmol, mannidex, osmosal, resectisol, osmitrol)	甘露醇 (甘露糖醇、虫草酸)
manihotoxin	木薯毒苷
maniladiol	马尼拉二醇
(+)-manmanine	(+)- 黄叶槐碱
manna sugar (mannitol, mannite, manicol, cordycepic acid, diosmol, mannidex, osmosal, resectisol, osmitrol)	甘露糖醇 (甘露醇、虫草酸)
mannan	甘露聚糖 (甘露多糖)
mannidex (mannitol, mannite, manna sugar, cordycepic acid, diosmol, manicol, osmosal, resectisol, osmitrol)	甘露醇 (甘露糖醇、虫草酸)
manniflavanone	曼尼山竹子黄烷酮
manninotriose	甘露诺三糖
mannite (mannitol, manicol, manna sugar, cordycepic acid, diosmol, mannidex, osmosal, resectisol, osmitrol)	甘露醇 (甘露糖醇、虫草酸)
D-mannitol	D- 甘露醇
mannitol (manicol, mannite, manna sugar, cordycepic acid, diosmol, mannidex, osmosal, resectisol, osmitrol)	甘露醇 (甘露糖醇、虫草酸)
D-mannitol monohexadecanoate	D- 甘露醇单十六酸酯
D-mannitol-1-*O*-β-D-glucopyranoside	D- 甘露醇 -1-*O*-β-D- 吡喃葡萄糖苷
mannofucogalactan	甘露岩藻半乳聚糖
D-mannoheptulose	D- 甘露庚酮糖
mannoheptulose	甘露庚酮糖
mannopeptin	甘露糖肽素
mannopyranose	吡喃甘露糖
4-*O*-β-D-mannopyranosyl-2, 5-imino-2, 5, 6-trideoxy-D-mannoheptitol	4-*O*-β-D- 吡喃甘露糖基 -2, 5- 亚胺基 -2, 5, 6- 三脱氧 -D- 甘露庚糖醇
α-D-mannopyranuronic acid	α-D- 吡喃甘露糖醛酸
mannosamide	甘露糖胺

D-(+)-mannose　D-(+)- 甘露糖	marchantins A ～ L　地钱素 A ～ L
L-(–)-mannose　L-(–)- 甘露糖	marckidine　马京定
L-mannose　L- 甘露糖	marein　海金鸡菊因 (马里苷)
D-mannose (carubinose, mannose, seminose)　D- 甘露糖 (卡如宾糖、甘露糖)	margaric acid (*n*-heptadecanoic acid, daturic acid)　珠光脂酸 (正十七酸、曼陀罗酸)
α-D-mannose pentaacetate　α-D- 五乙酸甘露糖酯	margaspidin　边缘绵马酚
mannose specific lectin　甘露糖特异性植物凝集素	margetine (lycoricidine)　石蒜西定
mannoside　甘露糖苷	marginatol　苦山柰萜醇
mannotriose　甘露三糖	marginatosides A, B　边缘鳞盖蕨苷 A、B
D-mannuronic acid　D- 甘露糖醛酸	marginatoxin　竹叶柴胡毒素
mannuronic acid　甘露糖醛酸	margosine　马高素
manogenin　曼诺皂苷元	margrapines A, B　葡萄柚品碱 A、B
manool　泪柏醇 (泪杉醇)	marianin (marianine)　乳蓟宁 (水飞蓟三萜素)
ent-manool-13-*O*-β-D-2′-acetyl xylopyranoside　对映 - 泪柏醇 -13-*O*-β-D-2′- 乙酰基吡喃木糖苷	marianosides A, B　乳蓟苷 (水飞蓟三萜葡萄糖苷)A、B
ent-manool-13-*O*-β-D-xylopyranoside　对映 - 泪柏醇 -13-*O*-β-D- 吡喃木糖苷	marikarin　纤细米仔兰灵
manshurienines A, B　木通马兜铃宁素 A、B	marine glycoside　海洋苷
manshuritine　东北乌头碱	marinobufagin　南美蟾蜍毒精
manshurolide　木通马兜铃内酯	marinobufagin-3-suberoyl-L-glutamine ester　南美蟾蜍毒精 -3- 辛二酰基 -L- 谷酰胺酯
mansonone H methyl ester　曼宋酮 H 甲酯	marioside　海州骨碎补苷
mansonones A ～ M　曼宋酮 (门萨二酮、曼森梧桐酮) A ～ M	maristeminol　海离药草醇
mansonrins A ～ C　门萨素 A ～ C	maritimetin (6, 7, 3′, 4′-tetrahydroxyaurone)　海金鸡菊亭 (海金鸡菊苷、海生菊苷、金鸡菊噢哢、6, 7, 3′, 4′- 四羟基噢哢)
mansumbinoic acid　曼苏宾酸	maritimetin-6-*O*-β-D-glucoside　海金鸡菊亭 -6-*O*-β-D- 葡萄糖苷
manthine　网球花因	maritimetin-7-*O*-β-D-glucoside　海金鸡菊亭 -7-*O*-β-D- 葡萄糖苷
manwuweizic acid　满五酸 (漫五味酸)	maritinone　马替柿醌
maoecrystals A ～ V　毛萼晶 A ～ V	markhamiosides A ～ F　猫尾木苷 A ～ F
maohuoside B　茂藿苷 B	markogenin　马尔考皂苷元
maokonine (L-tyrosine betaine)　麻根素 (L- 酪氨酸甜菜碱)	markogenin-3-*O*-β-D-glucopyranosyl-(1 → 2)-β-D-galactopyranoside　马尔考皂苷元 -3-*O*-β-D- 吡喃葡萄糖基 -(1 → 2)-β-D- 吡喃半乳糖苷
maoyancaosu　猫眼草素	marmamides A, B　木橘酰胺 A、B
maoyecrystal J　毛叶晶素 J	marmeinen　异紫花前胡苷
maoyerabdosin　毛叶香茶菜素	marmelerin　玛美巴豆素
mappain　马普血桐素	marmelin　木橘林素
maprouneacin　马戟素	marmeline　三叶木橘碱 (木橘林碱)
maragenins Ⅰ, Ⅱ　马瑞苷元 (玛拉瓜苷元) Ⅰ、Ⅱ	(+)-marmelolactone A　(+)- 榅桲内酯 A
(+)-marasm-7-en-5, 14-dial　(+)- 小皮伞 -7- 烯 -5, 14- 二醛 [(+)- 马瑞斯姆 -7- 烯 -5, 14- 二醛]	marmelolactone A　榅桲内酯 A
marasmic acid　小皮伞菌酸	
marcanines A ～ D　马尔卡尼哥纳香碱 A ～ D	

(–)-marmelolactone B　(–)- 榅桲内酯 B
marmelonin　木橘宁
marmelosin (ammidin, imperatorin)　欧前胡内酯 (欧芹属素乙、欧前胡素、白茅苷)
marmesiline　木橘西林碱
marmesin　木橘辛素 (异紫花前胡内酯、印度榅桲素、印度枸橘素)
marmesin-11-*O*-β-D-glucopyranosyl-(1 → 6)-β-D-glucopyranoside　木橘辛素 -11-*O*-β-D- 吡喃葡萄糖基 -(1 → 6)-β-D- 吡喃葡萄糖苷
marmesin-1″-*O*-rutinoside　木橘辛素 -1″-*O*- 芸香糖苷
marmesin-1″-α-L-rhamnopyranoside　木橘辛素 -1″-α-L- 吡喃鼠李糖苷
marmesin-4′-*O*-α-L-arabinopyranoside　木橘辛素 -4′-*O*-α-L- 吡喃阿拉伯糖苷
marmesin-4′-*O*-β-D-apiofuranosyl-(1 → 6)-β-D-glucopyranoside　木橘辛素 -4′-*O*-β-D- 呋喃芹糖基 -(1 → 6)-β-D- 吡喃葡萄糖苷
marmesin-8-*O*-β-D-glucopyranoside　木橘辛素 -8-*O*-β-D- 吡喃葡萄糖苷
(–)-marmesinin　(–)- 木橘苷 [(–)- 印度榅桲苷]
(+)-marmesinin　(+)- 木橘苷 [(+)- 印度榅桲苷]
marmin　马尔敏
marmin acetonide　马尔敏缩酮
marmine　三叶木橘香豆素
marrubenol　夏至草醇
marrubiin　夏至草苦素
marsdekoisides A ～ E　大叶牛奶菜苷甲～戊
17β-marsdenin　17β- 牛奶菜宁
marsdenone　牛奶菜酮
marsdeoreophiside B　喙柱牛奶菜苷乙
marsectohexol　直立牛奶菜六醇
marsformol　台湾牛奶菜甾二醇 -3- 乙酸酯
marsformosadin　台湾牛奶菜孕甾定
marsformosadin-3-*O*-β-D-cymaropyranoside　台湾牛奶菜孕甾定 -3-*O*-β-D- 吡喃加拿大麻糖苷
marsformosanone　台湾牛奶菜甾二烯酮
marsformoxides A, B　台湾牛奶菜双氧甾苷 A、B
marshdimerin　葡萄柚双香豆素
marshdine　葡萄柚定碱
marshmine　葡萄柚明碱
marshrin　葡萄柚素
marsupsin　囊状紫檀素
martefragin A　脆红网藻素 A
martinelline　堇叶芥碱
martinone　马丁酮
martinoside　马蒂罗苷
martynoside　角胡麻苷
marubajalapins Ⅰ～ⅩⅤ　马鲁巴夹拉平 Ⅰ～ⅩⅤ
mascaroside　玛氏卡苷
maslinic acid (crataegolic acid, 2α-hydroxyoleanolic acid)　马斯里酸 (山楂酸、2α- 羟基齐墩果酸)
(*E*)-maslinic acid-3-*O*-*p*-coumarate　(*E*)- 马斯里酸 -3-*O*- 对香豆酸酯
(*Z*)-maslinic acid-3-*O*-*p*-coumarate　(*Z*)- 马斯里酸 -3-*O*- 对香豆酸酯
masonine　大尼润碱 (马扫宁)
(–)-masoniresinol　(–)- 马尾松树脂醇
massagenic acid G　北美枫香酸 G
massarigenins A ～ D　黑团壳精宁 A ～ D
massarilactones A, B　黑团壳内酯 A、B
massarinins A, B　黑团壳素 A、B
massarinolins A, B　透孢黑团壳素 A、B
massoia lactone　香厚壳桂内酯
massonianosides A ～ E　马尾松苷 A ～ E
massoniresinol　马尾松树脂醇
massoniresinol-4″-*O*-β-D-glucopyranoside　马尾松树脂醇 -4″-*O*-β-D- 吡喃葡萄糖苷
masticadienic acid　乳香脂二烯酸
mastigophorenes A ～ D　须苔烯 A ～ D
matadine　马塔迪碱
(–)-matairesinol　(–)- 穗罗汉松树脂酚 [(–)- 马台树脂醇]
(+)-matairesinol　(+)- 穗罗汉松树脂酚 [(+)- 罗汉松脂素 、(+)- 罗汉松树脂酚、(+)- 马台树脂醇]
matairesinol-4, 4′-di-*O*-β-D-glucopyranoside　穗罗汉松树脂酚 -4, 4′- 二 -*O*-β-D- 吡喃葡萄糖苷
matairesinol-4′-*O*-β-D-apiofuranosyl-(1 → 2)-β-D-glucopyranoside　穗罗汉松树脂酚 -4′-*O*-β-D- 呋喃芹糖基 -(1 → 2)-β-D- 吡喃葡萄糖苷
matairesinol-4′-*O*-β-gentiobioside　穗罗汉松树脂酚 -4′-*O*-β- 龙胆二糖苷 (罗汉松树脂酚 -4′-*O*-β- 龙胆二糖苷)
matairesinoside　穗罗汉松树脂酚苷 (罗汉松脂素苷、罗汉松树脂酚苷、马台树脂醇苷)

matatabiether　木天蓼醚	
matatabilactone　木天蓼内酯	
matatabiol　木天蓼醇	
matatabistic acid　木天蓼酸	
mateglycoside D　马黛茶糖苷 D	
matesaponins 2 ～ 5　巴拉圭茶皂苷 2 ～ 5	
matricaria camphor　母菊脑	
(2*E*, 8*Z*)-matricaria ester　(2*E*, 8*Z*)- 母菊酯	
matricaria ester　母菊酯	
cis, *cis*-matricaria methyl ester　顺式 , 顺式 - 母菊甲酯	
matricarianol　母菊醇	
(4*E*, 8*Z*)-matricaria-γ-lactone　(4*E*, 8*Z*)- 母菊炔 -γ- 内酯	
(4*Z*, 8*Z*)-matricaria-γ-lactone　(4*Z*, 8*Z*)- 母菊炔 -γ- 内酯	
matricarin　母菊内酯酮 (母菊酮素)	
matricarine lactone　母菊炔内酯	
matricarine methyl ester　母菊林素甲酯 (母菊炔甲酯)	
matricin　母菊素 (母菊内酯)	
matridine-15-one　苦参 -15- 酮	
matriisobenzofuran　德国甘菊苯并呋喃	
(–)-matrine　(–)- 苦参碱	
(+)-matrine　(+)- 苦参碱	
α-matrine　α- 苦参碱	
matrine (sophorcarpidine)　苦参碱 (母菊碱)	
matrine *N*-oxide　苦参碱 *N*- 氧化物	
matsudoside A　旱柳苷 A	
matsukaze-lactone　臭节草内酯	
matsutake alcohol (matsutakeol, 1-octen-3-ol)　松茸醇 (松蕈醇、3- 羟基 -1- 辛烯、1- 辛烯 -3- 醇)	
matsutakeol (matsutake alcohol, 1-octen-3-ol)　松蕈醇 (松茸醇、3- 羟基 -1- 辛烯、1- 辛烯 -3- 醇)	
matteucin　荚果蕨素	
matteucinin　荚果蕨苷 (马特西苷)	
matteucinol　荚果蕨酚 (荚果蕨醇、杜鹃花醇、紫花杜鹃素甲)	
matteucinol-7-diglycoside　荚果蕨酚 -7- 二糖苷 (紫花杜鹃素乙)	
matteucinol-7-*O*-[4″, 6″-*O*-(*S*)-hexahydroxydiphenoyl]-β-D-glucopyranoside　荚果蕨酚 -7-*O*-[4″, 6″-*O*-(*S*)- 六羟基联苯酰基]-β-D- 吡喃葡萄糖苷	
matteucinol-7-*O*-glucoside　荚果蕨酚 -7-*O*- 葡萄糖苷	
matteucinol-7-*O*-β-D-apiofuranosyl-(1 → 6)-β-D-glucopyranoside　荚果蕨酚 -7-*O*-β-D- 呋喃芹糖基 -(1 → 6)-β-D- 吡喃葡萄糖苷	
matteucinol-7-*O*-β-D-glucopyranoside　荚果蕨酚 -7-*O*-β-D- 吡喃葡萄糖苷	
matteucinol-7-rhamnoside　荚果蕨酚 -7- 鼠李糖苷	
matteuorienates A ～ C　东方荚果蕨酯 A ～ C	
mauiensine　矛恩素	
mauritianin　毛里求斯排草素 (滨海珍珠菜苷)	
mauritines A ～ M　滇刺枣碱 A ～ M	
mavacurine　马瓦箭毒素	
maximol A　马克西姆大黄酚 A	
maxoside　毛花洋地黄酯苷	
(±)-mayol　(±)- 美醇	
maysedilactones A, B　梅色地内酯 A、B	
maysin　玉米黄酮苷	
maytanbutacine　美登布新	
maytanbutine　美登布丁 (美登布亭)	
maytanprine　美登普林	
maytansine　美登碱 (美登素、美登木素、美坦生、广美晶甲)	
maytansinol (ansamitocin P O)　美登醇 (袢环丝裂菌素)	
maytansinol acetate　美登纳新	
maytanvaline　美登凡林	
mayteine　美登木碱	
maytenfolic acid　美登叶酸 (变叶美登木酸)	
maytenfoliol　变叶美登木醇	
maytenfolone A　美登福隆 A	
maytenonic acid (polpunonic acid)　美登木酸	
maytensifolins A ～ C　变叶美登木素 A ～ C	
mayuenolide　薏米内酯 (薏米脂素内酯)	
mayumbine　马育宾	
mayurone　麦由酮	
mazusaponins Ⅰ～Ⅳ　通泉草皂苷Ⅰ～Ⅳ	
mead acid [(5*Z*, 8*Z*, 11*Z*)-eicosatrienoic acid]　蜂蜜酒酸 [(5*Z*, 8*Z*, 11*Z*)- 二十碳三烯酸]	
mearncitrin (mearnsitrin)　黑荆苷	
mearnsetin　黑荆素	
mearnsetin-3-(2″, 4″-diacetyl rhamnoside)　黑荆素 -3-(2″, 4″- 二乙酰基鼠李糖苷)	

mearnsetin-3-*O*-hexoside isomer　黑荆素 -3-*O*- 己糖苷异构体

mearnsitrin (mearncitrin)　黑荆苷

mearsetin-3-*O*-β-D-glucuronide　梅塞素 -3-*O*-β-D- 葡萄糖醛酸苷

mearsetin-3-*O*-β-glucuronopyranoside　梅塞素 -3-*O*-β-吡喃葡萄糖醛酸苷

mecambridine　威尔士绿绒蒿定碱 (威尔士绿绒蒿定)

(–)-mecambrine　(–)- 威尔士绿绒蒿碱

mecambrine　威尔士绿绒蒿碱

(–)-mecambroline　(–)- 威尔士绿绒蒿咔啉

L-mecambroline (isofugapavine)　L- 美绕灵 (异呋杷文)

meconic acid　袂康酸

meconidine　迈康定

meconin　罂粟内酯

meconine　迈康宁

meconopsis base　绿绒蒿属碱

mecopelargonin　袂康蹄纹天竺苷

medicagenate　苜蓿酸酯

medicagenic acid　苜蓿酸

medicagenic acid-3, 28-di-*O*-β-D-glucopyranoside　苜蓿酸 -3, 28- 二 -*O*-β-D- 吡喃葡萄糖苷

medicagenic acid-3-*O*-glucuronopyranoside　苜蓿酸 -3-*O*- 吡喃葡萄糖醛酸苷

medicagenic acid-3-*O*-triglucoside　苜蓿酸三糖苷

medicagenic acid-3-*O*-β-D-glucopyranoside　苜蓿酸 -3-*O*-β-D- 吡喃葡萄糖苷

medicagol　苜蓿酚 (苜蓿内酯)

(–)-medicarpin　(–)- 苜蓿紫檀素

(+)-medicarpin　(+)- 苜蓿紫檀素

medicarpin (demethyl homopterocarpin)　苜蓿紫檀素 (美迪紫檀素、去甲高紫檀素)

medicarpin-3-*O*-glucoside　苜蓿紫檀素 -3-*O*- 葡萄糖苷

medicarpin-3-*O*-glucoside-6′-*O*-malonate　苜蓿紫檀素 -3-*O*- 葡萄糖苷 -6′-*O*- 丙二酸酯

medicarpin-3-*O*-β-D-apiosyl-(1 → 6)-β-D-glucopyranoside　苜蓿紫檀素 -3-*O*-β-D- 芹糖基 -(1 → 6)-β-D- 吡喃葡萄糖苷

medicarpin-3-*O*-β-glucopyranoside　苜蓿紫檀素 -3-*O*-β- 吡喃葡萄糖苷

medicosmine　美狄扣明

medinillin B　酸脚杆素 B

8-medioresinol　8- 水曲柳树脂酚

(+)-medioresinol (5′-methoxypinoresinol)　(+)- 水曲柳树脂酚 [(+)- 杜仲树脂醇、(+)- 杜仲树脂酚、5′- 甲氧基松脂素]

(+)-medioresinol-4-*O*-β-D-glucopyranoside　(+)- 水曲柳树脂酚 -4-*O*-β-D- 吡喃葡萄糖苷

medioresinol-4-*O*-β-D-glucopyranoside　水曲柳树脂酚 -4-*O*-β-D- 吡喃葡萄糖苷

(+)-medioresinol-di-*O*-β-D-glucopyranoside　(+)- 水曲柳树脂酚 - 二 -*O*-β-D- 吡喃葡萄糖苷

medioresinol-di-*O*-β-D-glucopyranoside　水曲柳树脂酚 - 二 -*O*-β-D- 吡喃葡萄糖苷

medioresinol-di-*O*-β-D-glucoside　水曲柳树脂酚 - 二 -*O*-β-D- 葡萄糖苷

mediterraneone　地中海囊链藻酮

meefarnines A, B　华西龙头草碱 A、B

meehanines A ～ W　龙头草碱 A ～ W

meehaniosides A ～ E　龙头草苷 A ～ E

megacarpine　大果茄碱

megaphyllone acetate　大叶安尼巴龙乙酸酯

(6*R*, 9*S*)-megastigm-3-one-4, 7-en-9-hydroxy-9-*O*-α-L-arabinofuranosyl-(1 → 6)-β-D-glucopyranoside　(6*R*, 9*S*)- 大柱香波龙 -3- 酮 -4, 7- 烯 -9- 羟基 -9-*O*-α-L- 呋喃阿拉伯糖基 -(1 → 6)-β-D- 吡喃葡萄糖苷

megastigm-4, (6*Z*, 8*E*)-triene　大柱香波龙 -4, (6*Z*, 8*E*)- 三烯

megastigm-4, 6, 8-trien-3-ol　大柱香波龙 -4, 6, 8- 三烯 -3- 醇

megastigm-4, 6, 8-trien-3-one　大柱香波龙 -4, 6, 8- 三烯 -3- 酮

(6*R*, 9*R*)-megastigm-4-en-9-hydroxy-3-one-*O*-β-D-(6′-*O*-β-D-apiofuranosyl) glucopyranoside　(6*R*, 9*R*)- 大柱香波龙 -4- 烯 -9- 羟基 -3- 酮 -*O*-β-D-(6′-*O*-β-D- 呋喃芹糖基) 吡喃葡萄糖苷

(3*R*, 5*R*, 6*S*, 7*E*, 9*S*)-megastigm-5, 6-epoxy-7-en-3, 9-diol　(3*R*, 5*R*, 6*S*, 7*E*, 9*S*)- 大柱香波龙 -5, 6- 环氧 -7- 烯 -3, 9- 二醇

megastigm-5, 8-dien-4-one　大柱香波龙 -5, 8- 二烯 -4- 酮

megastigm-5-en-3, (9*R*)-diol　大柱香波龙 -5- 烯 -3, (9*R*)- 二醇

(3*R*, 9*S*)-megastigm-5-en-3, 9-dihydroxy-3-*O*-β-D-glucopyranoside　(3*R*, 9*S*)- 大柱香波龙 -5- 烯 -3, 9- 二羟基 -3-*O*-β-D- 吡喃葡萄糖苷

megastigm-5-en-3, 9-diol　大柱香波龙 -5- 烯 -3, 9- 二醇

(3*S*, 5*R*, 6*R*, 7*E*, 9*S*)-megastigm-7-en-3, 5, 6, 9-tetrahydroxy-3-*O*-β-D-glucopyranoside　(3*S*, 5*R*, 6*R*, 7*E*, 9*S*)- 大柱香波龙 -7- 烯 -3, 5, 6, 9- 四羟基 -3-*O*-β-D- 吡喃葡萄糖苷

(3*R*, 5*S*, 6*S*, 7*E*, 9*R*)-megastigm-7-en-3, 5, 6, 9-tetrahydroxy-9-*O*-β-D-glucopyranoside　(3*R*, 5*S*, 6*S*, 7*E*, 9*R*)- 大柱香波龙 -7- 烯 -3, 5, 6, 9- 四羟基 -9-*O*-β-D- 吡喃葡萄糖苷

(3*S*, 5*R*, 6*R*, 7*E*, 9*S*)-megastigm-7-en-3, 5, 6, 9-tetrahydroxy-9-*O*-β-D-glucopyranoside　(3*S*, 5*R*, 6*R*, 7*E*, 9*S*)- 大柱香波龙 -7- 烯 -3, 5, 6, 9- 四羟基 -9-*O*-β-D- 吡喃葡萄糖苷

(3*R*, 5*S*, 6*S*, 7*E*, 9*S*)-megastigm-7-en-3, 5, 6, 9-tetraol　(3*R*, 5*S*, 6*S*, 7*E*, 9*S*)- 大柱香波龙 -7- 烯 -3, 5, 6, 9- 四醇

(3*S*, 5*R*, 6*R*, 7*E*, 9*S*)-megastigm-7-en-3, 5, 6, 9-tetraol　(3*S*, 5*R*, 6*R*, 7*E*, 9*S*)- 大柱香波龙 -7- 烯 -3, 5, 6, 9- 四醇

(3*S*, 5*R*, 6*R*, 7*E*, 9*S*)-megastigm-7-en-3-hydroxy-5, 6-epoxy-9-*O*-β-D-glucopyranoside　(3*S*, 5*R*, 6*R*, 7*E*, 9*S*)- 大柱香波龙 -7- 烯 -3- 羟基 -5, 6- 环氧 -9-*O*-β-D- 吡喃葡萄糖苷

(6*R*, 7*E*)-4, 7-megastigmadien-3, 9-dione　(6*R*, 7*E*)-4, 7- 大柱香波龙二烯 -3, 9- 二酮

megastigmadien-3, 9-dione　大柱香波龙二烯 -3, 9- 二酮

5, (7*E*)-megastigmadien-3β, 4α, 9ξ-triol　5, (7*E*)- 大柱香波龙二烯 -3β, 4α, 9ξ- 三醇

megastigmane　大柱香波龙烷

megastigmatrienone　大柱香波龙三烯酮

7-megastigmen-3, 5, 6, 9-tetrahydroxy-9-*O*-β-D-glucopyranoside　7- 大柱香波龙烯 -3, 5, 6, 9- 四羟基 -9-*O*-β-D- 吡喃葡萄糖苷

7-megastigmen-3, 5, 6, 9-tetraol　7- 大柱香波龙烯 -3, 5, 6, 9- 四醇

7-megastigmen-3, 6, 9-triol　7- 大柱香波龙烯 -3, 6, 9- 三醇

5-megastigmen-3, 9-diol　5- 大柱香波龙烯 -3, 9- 二醇

4-megastigmen-3, 9-dione　4- 大柱香波龙烯 -3, 9- 二酮

megathyrins A, B　大锥香茶菜素 A、B

(3*S*, 5*R*, 6*S*, 6*E*, 9*R*)-megatigman-7-en-3, 5, 6, 9-tetraol　(3*S*, 5*R*, 6*S*, 6*E*, 9*R*)- 大柱香波龙烷 -7- 烯 -3, 5, 6, 9- 四醇

(3*S*, 5*R*, 6*R*, 7*E*)-megatsigman-7-en-3-hydroxy-5, 6-epoxy-9-*O*-β-D-glucopyranoside　(3*S*, 5*R*, 6*R*, 7*E*)- 大柱香波龙烷 -7- 烯 -3- 羟基 -5, 6- 环氧 -9-*O*-β-D- 吡喃葡萄糖苷

megislignan　极大叶艾里花木脂素

megistoquinones Ⅰ, Ⅱ　极大叶肉蜜茱萸醌 Ⅰ、Ⅱ

megistosarconine　极大叶肉蜜茱萸碱

meiocarpin　小果紫玉盘素

melachromone　黑面色原酮

melafolone　酸模叶蓼 -2- 甲基丁酰氧查耳酮

melaleucic acid　白千层酸

melaleucin　白千层素

melampodin A　买兰坡兰定 A

melampodinin　买兰坡兰宁

melampolide　买兰坡草内酯 (黑足菊内酯)

melampomagnolides A, B　买兰坡木兰内酯 A、B

melampyroside　山萝花苷

melampyrum　山萝花醇

melandrigenin　女娄菜苷元

melandrin　女娄菜素

melanettin　黑黄檀亭 (黑特素)

melanin　黑色素 (头发黑素、黑素)

melanochromone　紫伞芹色原酮

melanocins A ～ C　黑色素碱 A ～ C

melanotropin　促黑激素

melanoxetin　黑木金合欢亭

melasmoside　黑蒴苷

melatonin (melatonine, N-acetyl-5-methoxytryptamine)　褪黑激素 (褪黑素、美拉通宁、*N*- 乙酰基 -5- 甲氧基色胺)

melazolide A　苦楝苦素 A

meldenin　楝树宁 (印楝德林)

melene　蜂花烯

meletin (quercetin, sophoretin, quercetol)　栎精 (槲皮素、槲皮黄素、槲皮黄苷)

melezitase　松三糖酶

D-melezitose　D- 松三糖

melezitose　松三糖

meliacarpinins A ～ E　楝卡品宁 (鹅耳枥楝素、楝果宁) A ～ E

meliacine　楝辛

meliaionosides A, B　川楝苷 (川楝紫罗兰酮苷、苦楝子紫罗醇苷) A、B

melialactone　苦楝子内酯

meliandiol　苦楝二醇

melianinone　楝宁酮

melianins A ～ C　楝素 A ～ C

melianodiol　苦楝子二醇	
melianol　苦楝子醇 (苦楝子萜醇、苦楝醇)	
melianone　苦楝子酮 (苦楝酮)	
melianoninol　苦楝新醇	
meliantriol　苦楝子三醇 (苦楝三醇)	
melianxanthone　楝屾酮	
meliarachins A ～ K　楝钦素 A ～ K	
meliartenin　楝特宁	
meliasenins A ～ X　楝瑟宁 A ～ X	
meliastatins 2 ～ 5　楝抑素 (南岭楝素) 2 ～ 5	
meliatetraolenone　楝四醇烯酮	
meliatoosenins A ～ P　川楝苦苷 (川楝内酯) A ～ P	
meliatoxins A_1, A_2, B_1, B_2　楝毒素 A_1、A_2、B_1、B_2	
meliavolen　伏氏楝烯	
meliavolin　伏氏楝灵 (沃肯楝林素)	
meliavolkenin　伏氏楝萜	
meliavolkensins A, B　伏氏楝亭 A、B	
meliavolkin　伏氏楝金	
meliavolkinin　伏氏楝柠檬苦素	
meliavosin　沃肯楝素	
D-melibiose　D- 蜜二糖	
melibiose　蜜二糖 (楝二糖)	
melicarpinone　肉托果叶蜜茱萸酮	
melicitrin　印楝花苷	
melicobisquinolinones A, B　蜜茱萸双喹啉酮碱 A、B	
melicophyllin　蜜茱萸素	
melicophyllones A, B　三叶蜜茱萸酮 A、B	
melicopicine　蜜茱萸辛	
melicopidine　蜜茱萸定 (异蜜茱萸碱)	
melicopine　蜜茱萸碱	
melicospiroketals A ～ E　三桠苦螺缩酮 A ～ E	
melidianolic acids A, B　楝二醇酸 A、B	
melilotic acid (*o*-hydroxyhydrocinnamic acid)　草木犀酸 (邻羟基氢化桂皮酸)	
melilotic acid glucoside [(β-D-glucosyloxy)-*o*-hydroxyhydrocinnamic acid]　草木犀酸葡萄糖苷 (β-D- 葡萄糖氧基邻羟基氢化桂皮酸)	
melilotigenin　草木犀苷元	
(+)-melilotocarpan A　(+)- 草木犀卡朋 A	
(–)-melilotocarpans A, D　(–)- 白香草木犀紫檀酚 A、D	

melilotocarpans A ～ D　白香草木犀紫檀酚 A ～ D	
melilotol　二氢香豆素	
cis-melilotoside　顺式 - 草木犀苷	
trans-melilotoside　反式 - 草木犀苷	
melilotoside (*o*-coumaric acid-β-D-glucoside)　草木犀苷 (邻香豆酸葡萄糖苷)	
trans-melilotoside ethyl ester　反式 - 草木犀苷乙酯	
trans-melilotoside methyl ester　反式 - 草木犀苷甲酯	
melilotus saponins O_1, O_2　草木犀属皂角苷 O_1、O_2	
melimessanols A ～ C　西西里草木犀醇 A ～ C	
melinonine　美农宁	
meliotocarpan A　草木犀紫檀烷 A	
(–)-meliotocarpans C, D　(–)- 草木犀卡朋 C、D	
(±)-melipatulinones A ～ C　(±) 蜜茱萸酮 A ～ C	
melisemine　肉托果叶蜜茱萸素	
melissic acid (triacontanoic acid, myricyl acid)　蜂花酸 (三十酸)	
melissoidesin　苞叶香茶菜素	
melissyl alcohol (triacontanol, myricyl alcohol, thea alcohol A)　蜂花醇 (茶醇 A、三十醇、三十烷醇)	
melissyl lignocerate　木蜡酸蜂花醇酯	
melitensin　美力腾素	
meliternatin　三出蜜茱萸素	
meliternin　三出蜜茱萸宁	
melitidin　橘红亭素	
melitin　草木犀素	
melitose　棉子糖	
melitoxin (dicoumarin, dicumarol, dufalone, dicumol)　败坏翘摇素 (双香豆素、紫苜蓿酚、双香豆精)	
melitric acids A, B　蜜蜂花三酸 A、B	
melittine　蜂毒多肽	
melittoside　美利妥双苷	
melittoside　假蜜蜂花苷 (美利妥双苷、蜜力特苷、密力特苷)	
melittoside decaacetate　假蜜蜂花苷十乙酸酯	
mellein　蜂蜜曲菌素	
melleolides K ～ M　蜜环菌内酯 K ～ M	
mellitoxin　蜂蜜毒素	
melochicorine (melochine)　马松子碱	
melochine (melochicorine)　马松子碱	
melocochines A, B　柯钦山橙碱 A、B	

melocorine　马松子苷	
melodienone　瓜馥木双烯酮	
melodinus base　山橙属碱	
melofoline　马松子环肽碱	
melongenamides A ～ G　茄根酰胺 (茄酰胺) A ～ G	
melongenolide A　茄根内酯甲	
melongosides A ～ H　茄甾苷 A ～ H	
melosatin A　马松子亭 A	
melosides A ～ L　甜瓜苷 A ～ L	
melostins A, B　毛马松子亭 A、B	
membranacin　膜质番荔枝素	
membraxanthones A, B　薄叶红厚壳吅酮 A、B	
memnobotrins A, B　黑乌霉球碱 A、B	
memnoconol　黑乌霉康醇	
menisarine　毛木防己碱	
meniscoside　蝙蝠葛苷	
menisdaurilide　蝙蝠葛内酯	
menisdaurin　蝙蝠葛素 (蝙蝠葛氰苷)	
menismine　门尼斯明碱	
menisperine (*N*-methyl isocorydine)　蝙蝠葛林 (蝙蝠葛任碱、*N*- 甲基异紫堇定)	
menispermine　蝙蝠葛明	
menispermum base　蝙蝠葛属碱	
menisporohine　蝙蝠葛波芬碱	
menisporopsin A　顶芽枝梭孢霉素 A	
menisporphine　蝙蝠葛波酚碱 (蝙蝠葛朴啡碱)	
menogene　盖闹烯	
p-menth-1 (7), 8-dien-2-*O*-β-D-glucoside　对薄荷 -1 (7), 8- 二烯 -2-*O*-β-D- 葡萄糖苷	
(1*R*, 2*R*, 3*R*, 4*S*, 6*S*)-*p*-menth-1, 2, 3, 6-tetraol　(1*R*, 2*R*, 3*R*, 4*S*, 6*S*)- 对薄荷 -1, 2, 3, 6- 四醇	
rel-(1*R*, 2*S*, 3*R*, 4*R*, 6*S*)-*p*-menth-1, 2, 3, 6-tetraol　相对 -(1*R*, 2*S*, 3*R*, 4*R*, 6*S*)- 对薄荷 -1, 2, 3, 6- 四醇	
(1*S*, 2*S*, 4*R*)-*p*-menth-1, 2, 8-triol　(1*S*, 2*S*, 4*R*)- 对薄荷 -1, 2, 8- 三醇	
p-menth-1, 5, 8-triene　对薄荷 -1, 5, 8- 三烯	
p-menth-1, 5-dien-8-ol　对薄荷 -1, 5- 二烯 -8- 醇	
p-menth-1, 7, 8-triol　对薄荷 -1, 7, 8- 三醇	
(*R*)-*p*-menth-1, 8-dien-6-one　(*R*)- 对薄荷 -1, 8- 二烯 -6- 酮	
p-menth-1, 8-diol　对薄荷 -1, 8- 二醇 (*p*- 薄荷 -1, 8- 二醇)	
(3*S*, 4*S*, 6*R*)-*p*-menth-1-en-3, 6-dihydroxy-6-*O*-β-D-glucopyranoside　(3*S*, 4*S*, 6*R*)- 对薄荷 -1- 烯 -3, 6- 二羟基 -6-*O*-β-D- 吡喃葡萄糖苷	
4-menth-1-en-4-ol　4- 盖烯醇 (4- 盖 -1- 烯 -4- 醇)	
p-menth-1-en-4-ol　对薄荷 -1- 烯 -4- 醇	
(4*R*)-*p*-menth-1-en-7, 8-dihydroxy-7-*O*-β-D-glucopyranoside　(4*R*)- 对薄荷 -1- 烯 -7, 8- 二羟基 -7-*O*-β-D- 吡喃葡萄糖苷	
(4*R*)-*p*-menth-1-en-7, 8-dihydroxy-8-*O*-β-D-apiofuranosyl-(1 → 6)-β-D-glucopyranoside　(4*R*)- 对薄荷 -1- 烯 -7, 8- 二羟基 -8-*O*-β-D- 呋喃芹糖基 -(1 → 6)-β-D- 吡喃葡萄糖苷	
(4*S*)-*p*-menth-1-en-7, 8-dihydroxy-8-*O*-β-D-apiofuranosyl-(1 → 6)-β-D-glucopyranoside　(4*S*)- 对薄荷 -1- 烯 -7, 8- 二羟基 -8-*O*-β-D- 呋喃芹糖基 -(1 → 6)-β-D- 吡喃葡萄糖苷	
(4*R*)-*p*-menth-1-en-7, 8-dihydroxy-8-*O*-β-D-glucopyranoside　(4*R*)- 对薄荷 -1- 烯 -7, 8- 二羟基 -8-*O*-β-D- 吡喃葡萄糖苷	
(4*S*)-*p*-menth-1-en-7, 8-dihydroxy-8-*O*-β-D-glucopyranoside　(4*S*)- 对薄荷 -1- 烯 -7, 8- 二羟基 -8-*O*-β-D- 吡喃葡萄糖苷	
p-menth-1-en-8-ol acetate　对薄荷 -1- 烯 -8- 醇乙酸酯	
p-menth-1-ol　对薄荷 -1- 醇	
trans-*p*-menth-1α, 2β, 8-trihydroxy-8-*O*-β-D-(3′, 6′-diangeloyloxy) glucopyranoside　反式 - 对薄荷 -1α, 2β, 8- 三羟基 -8-*O*-β-D-(3′, 6′- 二当归酰氧基) 吡喃葡萄糖苷	
trans-*p*-menth-1α, 2β, 8-trihydroxy-8-*O*-β-D-(3′-angeloyloxy-6′-isobutyloxy) glucopyranoside　反式 - 对薄荷 -1α, 2β, 8- 三羟基 -8-*O*-β-D-(3′- 当归酰氧基 -6′- 异丁氧基) 吡喃葡萄糖苷	
trans-*p*-menth-1α, 2β, 8-triol　反式 - 对薄荷 -1α, 2β, 8- 三醇	
trans-*p*-menth-1β, 2α, 8, 9-tetraol　反式 - 对薄荷 -1β, 2α, 8, 9- 四醇	
(−)-(1*R*, 4*S*)-*p*-menth-2, 8-dien-1-hydroperoxide　(−)-(1*R*, 4*S*)- 对薄荷 -2, 8- 二烯 -1- 氢过氧化物	
(−)-(1*S*, 4*S*)-*p*-menth-2, 8-dien-1-hydroperoxide　(−)-(1*S*, 4*S*)- 对薄荷 -2, 8- 二烯 -1- 氢过氧化物	
cis-*p*-menth-2-en-1, 7, 8-triol　顺式 - 对薄荷 -2- 烯 -1, 7, 8- 三醇	
p-menth-2-en-1, 7, 8-triol　对薄荷 -2- 烯 -1, 7, 8- 三醇	
trans-*p*-menth-2-en-1, 7, 8-triol　反式 - 对薄荷 -2- 烯 -1, 7, 8- 三醇	
(*E*)-*p*-menth-2-en-1, 8-diol　(*E*)- 对薄荷 -2- 烯 -1, 8- 二醇	
p-menth-2-en-1, 8-diol　对薄荷 -2- 烯 -1, 8- 二醇	
cis-*p*-menth-2-en-1-ol　顺式 - 对 -2- 烯 -1- 醇	

p-menth-2-en-1β, 4β, 8-triol 对薄荷 -2- 烯 -1β, 4β, 8- 三醇
p-menth-2-en-7-ol 对薄荷 -2- 烯 -7- 醇
rel-(1*R*, 4*S*, 6*R*)-*p*-menth-3, 6-diol 相对 -(1*R*, 4*S*, 6*R*)- 对薄荷 -3, 6- 二醇
p-menth-3, 8-diol 对薄荷 -3, 8- 二醇
p-menth-3-en-1-ol 对薄荷 -3- 烯 -1- 醇
p-menth-3-en-1α, 2α, 8-triol 对薄荷 -3- 烯 -1α, 2α, 8- 三醇
p-menth-3-en-7-al 对薄荷 -3- 烯 -7- 醛
p-menth-4-en-3-one 对薄荷 -4- 烯 -3- 酮
trans-*p*-menth-8-en-caffeate 反式 - 对薄荷 -8- 烯咖啡酸酯
p-menth-8-ol 对薄荷 -8- 醇
menthacamphor (DL-menthol , peppermint camphor) 薄荷脑 (DL- 薄荷醇)
1, 8-menthadien-10-ol acetate 1, 8- 萜二烯 -10- 醇乙酸酯
cis-*p*-2, 8-menthadien-1-ol 顺式 - 对 -2, 8- 萜二烯 -1- 醇
p-3, 8 (9)-menthadien-1-ol 对萜 -3, 8 (9)- 二烯 -1- 醇
p-2, 8-menthadien-1-ol 对 -2, 8- 萜二烯 -1- 醇
1, 4 (8)-*p*-menthadien-2-hydroxy-3-one 1, 4 (8)- 对薄荷二烯 -2- 羟基 -3- 酮
1 (7), 2-*p*-menthadien-4-ol 1 (7), 2- 对萜二烯 -4- 醇
1 (7), 2-*p*-menthadien-6-ol 1 (7), 2- 对萜二烯 -6- 醇
1, 3-*p*-menthadien-7-al 1, 3- 对萜二烯 -7- 醛
1, 4-*p*-menthadien-7-al 1, 4- 对萜二烯 -7- 醛
1 (7), 8 (10)-*p*-menthadien-9-ol 1 (7), 8 (10)- 对萜二烯 -9- 醇
menthadiene 薄荷二烯
2, 4 (8)-*p*-menthadiene 2, 4 (8)- 对萜二烯
menthalactone 薄荷内酯
menthalignin 薄荷木酚素
menthane 薄荷烷 (萜烷)
(1*S*, 3*S*)-(+)-*m*-menthane (1*S*, 3*S*)-(+)- 间薄荷烷
(1*S*, 2*R*, 4*S*)-*p*-menthane-1, 2, 8-trihydroxy-8-*O*-β-D-glucopyranoside (1*S*, 2*R*, 4*S*)- 对薄荷 -1, 2, 8- 三羟基 -8-*O*-β-D- 吡喃葡萄糖苷
γ-menthanediol γ- 松油二醇
1, 8-*p*-menthanediol (terpin, 1, 8-terpenediol, dipenteneglycol) 1, 8-*p*- 松油二醇 (萜二醇、1, 8- 萜烯二醇、双戊二醇)
1, 5, 8-*p*-menthatriene 1, 5, 8- 对薄荷三烯
p-menth-*cis*-3, 8-diol 对薄荷 - 顺式 -3, 8- 二醇
1, 8 (9)-*m*-menthdien-5-ol 1, 8 (9)- 间萜二烯 -5- 醇
menthdiene 萜二烯
cis-*p*-2-menthen-1-ol 顺式 - 对 -2- 萜烯 -1- 醇
cis-*p*-menthen-1-ol 顺式 - 对烯醇 -1
p-2-menthen-1-ol 对 -2- 萜烯 -1- 醇
trans-*p*-2-menthen-1-ol 反式 - 对 -2- 萜烯 -1- 醇
p-1-menthen-3-ol 对 -1- 萜烯 -3- 醇
p-2-menthen-4-ol 对 -2- 萜烯 -4- 醇
1-*p*-menthen-8, 9-diol 1- 对萜烯 -8, 9- 二醇
1-menthen-8-ol 1- 薄荷烯 -8- 醇
3-menthene 3- 萜烯
7-menthene 7- 萜烯
menthene 萜烯 (薄荷烯)
p-1-menthene 对 -1- 萜烯
δ-*p*-menthene δ- 对薄荷烯
menthenol 萜烯醇
menthenone 薄荷烯酮
menthiafolic acid (6-hydroxy-2, 6-dimethyl-2, 7-octadienoic acid) 三叶睡菜酸 (6- 羟基 -2, 6- 二甲基 -2, 7- 辛二烯酸)
(6*R*)-menthiafolic acid-6-*O*-β-D-quinovoside (6*R*)- 三叶睡菜酸 -6-*O*-β-D- 奎诺糖苷
(6*S*)-menthiafolic acid-6-*O*-β-D-quinovoside (6*S*)- 三叶睡菜酸 -6-*O*-β-D- 鸡纳糖苷
(6*R*)-menthiafolic acid-6-*O*-β-D-xyloside (6*R*)- 三叶睡菜酸 -6-*O*-β-D- 木糖苷
(6*S*)-menthiafolic acid-6-*O*-β-D-xyloside (6*S*)- 三叶睡菜酸 -6-*O*-β-D- 木糖苷
menthiafolin 睡菜根苷甲
menthofuran 薄荷呋喃
D-menthol D- 薄荷醇
L-menthol L- 薄荷醇
(–)-menthol (–)- 薄荷醇
DL-menthol (menthacamphor, peppermint camphor) DL- 薄荷醇 (薄荷脑)
D-menthone D- 薄荷酮
L-menthone L- 薄荷酮
(–)-menthone (–)- 薄荷酮
menthone 薄荷酮

menthoside 薄荷苷 (薄荷异黄酮苷)	merrilactone A 梅里尔八角内酯
1-menthoxy-4-methyl-2-(1-methyl ethyl) benaene 1- 甲氧基 -4- 甲基 -2- 异丙基苯	merulinic acids A ~ C 干朽菌酸 A ~ C
p-menth-*trans*-3, 8-diol 对薄荷 - 反式 -3, 8- 二醇	mesaconic acid (methyl fumaric acid) 甲基延胡索酸 (甲基富马酸)
L-menthyl acetate L- 乙酸薹酯	mesaconine 新乌头原碱 (中乌头原碱)
menthyl acetates Ⅰ, Ⅱ 薄荷乙酸酯Ⅰ、Ⅱ	mesaconitine 新乌头碱 (中乌头碱、美沙乌头碱)
L-menthyl isovalerate L- 异戊酸薹酯	*N*-mesarpagine methochloride *N*- 美杷精甲氯化物
menthyl salicylate 水杨酸薄荷酯 (水杨酸薹酯)	mesatlantin E (lidbeckialactone, dehydroleucodin) 脱氧鲁考定 (脱氢白叶蒿定)
menyanthoside 睡菜皂苷	mescaline (mezcaline) 墨斯卡灵 (莫斯卡灵、中美仙人掌毒碱)
meosides A, B 尖叶铁扫帚苷 A、B	mesembranol 日中花拉醇
mequinine 五脉绿绒蒿宁	mesembrenone 松叶菊酮碱
mequinol (hydroxyanisole) 对甲氧酚 (对羟基茴香醚)	mesembrine 松叶菊碱
meranzin 橙皮内酯	mesembrinine 日中花宁
meranzin hydrate 水合橙皮内酯 (橙皮内酯水合物)	mesembrinol 日中花醇
meratin 蜡梅苷	mesembryanthemoidigenic acid 松叶菊萜酸 (日中花仙人棒酸、日中花仙人棒精酸)
2-mercaptaethanol 2- 硫基乙醇	mesendanins E ~ R 川楝萜苷 E ~ R
1-mercapto-2-heptadecanone 1- 巯基 -2- 二辛基酮	mesityl 2, 4, 6- 三甲苯基
4-mercapto-2-heptanol 4- 巯基 -2- 庚醇	mesityl fluoride 1- 氟 -2, 4, 6- 三甲基苯
4-mercapto-2-heptanone 4- 巯基 -2- 庚酮	mesityl oxide (isopropylidene acetone) 异亚丙基丙酮
4-mercapto-2-nonanol 4- 巯基 -2- 壬醇	mesitylene-2-butyl benzene 1, 3, 5- 三甲基 -2- 丁基苯
4-mercapto-3-hexanone 4- 巯基 -3- 己酮	mesobilirubin 中胆红素
2-mercapto-4-heptanol 2- 巯基 -4- 庚醇	mesobiliverdin 中胆绿素
2-mercapto-4-heptanone 2- 巯基 -4- 庚酮	mesquitol 美斯克醇
2-mercaptobenzothiazole 2- 巯基苯并噻唑	messagenic acid G 梅桑草木犀酸 G
3-mercaptopicolinic acid 3- 巯基吡啶甲酸	messoia lactone 玛索依内酯
mercuranthrene phenomercurine 二汞杂蒽	4α-mesterol 4α- 甲基甾醇
mercurialine 山靛灵	mesuafenol 铁力木醇
mercuric chloride 氯化汞 (升汞、氯化高汞)	mesuaferrins A ~ C 铁力木任 A ~ C
mercuric nitrate 硝酸汞	mesuaferrol 铁力木酮醇
mercuric sulfide 硫化汞 (银朱)	mesuaferrones A, B 铁力木酮 (铁力木双黄酮) A、B
mercurous chloride (calomel) 氯化亚汞 (甘汞)	mesuagin 铁力木精
mergsine 麦克辛	mesuanic acid 铁力木酸
merguenone 墨吉藤黄酮	mesuarin 铁力木素
meridinol 美瑞花椒醇	mesuaxanthones A, B 铁力木屾酮 A、B
merochlorophaeic acid (merochloropheic acid) 海绿石蕊酸	mesuein 铁力木因 (铁力木黄酮二糖苷)
merochloropheic acid (merochlorophaeic acid) 海绿石蕊酸	mesuferrols A, B 铁力木酮酚 A、B
meroterpenoid 开链萜	mesuol 铁力木酚 (铁力木苦素)
merremosides A ~ G, H_1, H_2 鱼黄草苷 A ~ G、H_1、H_2	

metabolites A, B　美特五肽 A、B	
metajapogenin E-3-*O*-β-D-cymaropyranosyl-(1→4)-β-D-digitoxopyranoside　新萝藦苷元 E-3-*O*-β-D- 吡喃加拿大麻糖基 -(1→4)-β-D- 吡喃洋地黄毒糖苷	
metajapogenins A ～ E　新萝藦苷元 A ～ E	
metaphanine　间千金藤碱 (迈它千金藤碱)	
metaplexigenin　萝藦苷元	
metarhodopsin　变视紫红	
meteloidine　曼陀罗碱 (陀罗碱)	
metelosides A ～ G　洋金花素苷 A ～ G	
methacryl (methacrylyl)　甲基丙烯酰基 (异丁烯酰基)	
1-methacryl-3-acetyl-11-methoxymeliacarpinin　1- 甲基丙烯酰基 -3- 乙酰基 -11- 甲氧基鹅耳枥楝素 (1- 异丁烯酰基 -3- 乙酰基 -11- 甲氧基鹅耳枥楝素)	
2-methacrylic acid　2- 甲基丙烯酸	
methacrylic acid (methyl acrylic acid)　甲基丙烯酸 (异丁烯酸)	
methallyl cyanide　丁烯腈	
methamidophos　甲胺磷	
methanaminium chloride (methyl ammonium chloride)　氯化甲烷铵 (氯化甲铵)	
(^{13}C) methane　(^{13}C) 甲烷	
[^{2}H$_1$]methane　[^{2}H$_1$] 甲烷	
methane (carbane)　甲烷 (碳烷)	
methane chloride　一氯甲烷	
1α-*O*-[2′-(2′-methane, 5′-isopropyl-3′-en-bihydrofuranyl)]-β-D-lactose　无花果糖苷 A {1α-*O*-[2′-(2′- 甲烷 , 5′- 异丙基 -3′- 烯 - 二氢呋喃基)]-β-D- 乳糖 }	
N-methanesulfonyl imidazole　*N*- 甲磺酰咪唑	
methanethiol (methyl mercaptan)　甲硫醇	
6, 13-(methano[1, 2]benzomethano) pentacene　6, 13-(甲叉基 [1, 2] 苯甲叉基) 并五苯	
1, 4-methano-3-benzoxepin-2 (1*H*)-one　1, 4- 亚甲基 -3- 苯并氧杂 -2 (1*H*)- 酮	
methanoic acid (formic acid)　甲酸 (蚁酸)	
2-methanol tetrahydropyran　2- 甲醇四氢吡喃	
5-methanol-5′-(3-buten-1-ynyl)-2, 2′-bithiophene　5- 羟甲基 -5′-(3- 丁烯 -1- 炔基)-2, 2′- 二联噻吩	
methemoglobin　高铁血红蛋白	
3, 3′-methene bi (4-hydroxy-5-methyl coumarin)　3, 3′- 亚甲基二 (4- 羟基 -5- 甲基香豆素)	
1, 3-metheno-isochromene　1, 3- 甲基亚基异色烯	
methidathion　杀扑磷	
methional　甲硫基丙醛	
L-methionine　L- 甲硫氨酸 (L- 蛋氨酸)	
methionine　蛋氨酸	
L-methionine methylsulfonium chloride (vitamin U)　L- 蛋氨酸甲基锍氯化物 (维生素 U)	
methionine sulfoxide　蛋氨酸亚砜	
methionine-enkephalin-like peptide　蛋氨酸脑啡肽类肽	
methothalistyline　甲基长柱唐松草碱	
methoxsalen (xanthotoxin, 8-methoxypsoralen, ammoidin)　氧化补骨脂素 (黄原毒、花椒毒素、8- 甲氧补骨脂素、花椒毒内酯)	
3-methoxypyridine　3- 甲氧基吡啶	
5-methoxy-(+)-isolariciresinol　5- 甲氧基 -(+)- 异落叶松脂素	
11-methoxy-(19*R*)-hydroxygelselegine　11- 甲氧基 -(19*R*)- 羟基钩吻精碱	
3-methoxy-(22*E*, 24*R*)-ergost-7, 22-diene　3- 甲氧基 -(22*E*, 24*R*)- 麦角甾 -7, 22- 二烯	
22-methoxy-(25*R*)-5α-furost-3β, 26-diol　22- 甲氧基 -(25*R*)-5α- 呋甾 -3β, 26- 二醇	
2 (3*S*)-methoxy-(25*R*)-furost-5, 20 (22)-diene　2 (3*S*)- 甲氧基 -(25*R*)- 呋甾 -5, 20 (22)- 二烯	
22-methoxy-(25*R*)-furost-5-en-3, 26-diol　22- 甲氧基 -(25*R*)- 呋甾 -5- 烯 -3, 26- 二醇	
methoxy-(25*S*)-proto-Pb　甲氧基 -(25*S*)- 原 Pb	
6″-*O*-[7‴-methoxy-(*E*)-caffeoyl]gentiobiosyl genipin　6″-*O*-[7‴- 甲氧基 -(*E*)- 咖啡酰基] 京尼平龙胆二糖苷	
1-methoxy (1-methyl-2-cyclobutyl)-1-propene　1- 甲氧基 (1- 甲基 -2- 环丁基)-1- 丙烯	
6-[2-methoxy-(*Z*)-vinyl]-7-methyl-pyranocoumarin　6-[2- 甲氧基 -(*Z*)- 乙烯基]-7- 甲基吡喃香豆素	
(–)-(2*S*)-6-methoxy-[2″, 3″:7, 8]-furanoflavanone　(–)-(2*S*)-6- 甲氧基 -[2″, 3″:7, 8]- 呋喃黄烷酮	
4-methoxy-1-(1, 1-dimethyl ethoxyl) benzene　4- 甲氧基 -1- 叔丁氧基苯	
3-methoxy-1-(1′-hydroxy-2′, 3′-epoxy) phenol　3- 甲氧基 -1-(1′- 羟基 -2′, 3′- 环氧) 苯酚	
4-methoxy-1, 2-benzodioxole　4- 甲氧基 -1, 2- 苯并间二氧杂环戊烯	
4-methoxy-1, 2-dihydroxybenzene　4- 甲氧基 -1, 2- 苯二酚	
(6aβ)-8-methoxy-1, 2-methylenedioxy-aporphine　(6aβ)-8- 甲氧基 -1, 2- 甲叉二氧基阿朴菲烷	
1-methoxy-1, 2-propanediol　1- 甲氧基 -1, 2- 丙二醇	

3-methoxy-1, 2-propanediol　3- 甲氧基 -1, 2- 丙二醇

4-methoxy-1, 3, 5-trihydroxyanthraquinone　4- 甲氧基 -1, 3, 5- 三羟基蒽醌

2-methoxy-1, 3, 5-trimethyl benzene　2- 甲氧基 -1, 3, 5- 三甲基苯

2-methoxy-1, 3-dioxolane　2- 甲氧基 -1, 3- 二氧戊烷

β-[(3-methoxy-1, 3-dioxopropyl) amino]benzenepropanoic acid methyl ester　β-[(3- 甲氧基 -1, 3- 二氧丙基) 胺基] 苯丙酸甲酯

2-methoxy-1, 4-naphthoquinone　2- 甲氧基 -1, 4- 萘醌

2-methoxy-1, 6-dimethyl-5-vinyl-9, 10-dihydrophenanthren-7-ol　2- 甲氧基 -1, 6- 二甲基 -5- 乙烯基 -9, 10- 二氢菲 -7- 醇

(3*S*)-methoxy-1, 7-bis (4-hydroxyphenyl)-(6*E*)-hepten-5-one　(3*S*)- 甲氧基 -1, 7- 双 (4- 羟苯基)-(6*E*)- 庚烯 -5- 酮

5-methoxy-1, 7-diphenyl-3-heptanone　5- 甲氧基 -1, 7- 二苯基 -3- 庚酮

2-(1-methoxy-11-dodecenyl) pent-2, 4-dien-4-olide　2-(1- 甲氧基 -11- 十二烯基) 戊 -2, 4- 二烯 -4- 内酯

(12*R*, 13*S*)-3-methoxy-12, 13-cyclotaraxerene-2, 14-dien-1-one-28-oic acid　(12*R*, 13*S*)-3- 甲氧基 -12, 13- 环蒲公英赛烯 -2, 14- 二烯 -1- 酮 -28- 酸

6-methoxy-12-hydroxy-3-methoxycarbonyl-β-carboline　6- 甲氧基 -12- 羟基 -3- 甲氧基羰基 -β- 咔啉

(–)-4-methoxy-13, 14-dihydrooxypalmatine　(–)-4- 甲氧基 -13, 14- 二氢氧化巴马亭

15α-methoxy-14, 15-dihydrophyllochrysine　15α- 甲氧基 -14, 15- 二氢叶下珠黄碱

11-methoxy-14, 15-dihydroxy-19-oxogelsenicine　11- 甲氧基 -14, 15- 二羟基 -19- 氧亚基钩吻素己

11-methoxy-14, 15-dihydroxyhumantenmine　11- 甲氧基 -14, 15- 二羟基胡蔓藤碱丙

8α-methoxy-14-deoxy-17β-hydroxyandrographolide　8α- 甲氧基 -14- 脱氧 -17β- 羟基穿心莲内酯

11-methoxy-14-hydroxygelsedilam　11- 甲氧基 -14- 羟基钩吻迪奈碱

11-methoxy-14-hydroxygelsenicine　11- 甲氧基 -14- 羟基钩吻次碱

11-methoxy-14-hydroxyhumantenmine　11- 甲氧基 -14- 羟基胡蔓藤碱丙

3β-methoxy-15, 16-methylenedoxyerythrina-1, 6-diene　3β- 甲氧基 -15, 16- 甲叉二氧基刺酮 -1, 6- 二烯

3α-methoxy-16, 17-methylenedioxy-homoerythrin-1 (6)-en-2β-ol　3α- 甲氧基 -16, 17- 甲叉二氧基高刺酮 -1 (6)- 烯 -2β- 醇

15-methoxy-16-oxo-15, 16*H*-hardwickiic acid　15- 甲氧基 -16- 氧亚基 -15, 16*H*- 哈氏豆属酸

15-methoxy-16-oxo-nidoresedic acid　15- 甲氧基 -16- 氧亚基 - 巢菊酸

16α-methoxy-17-hydroxy-*ent*-kaur-19-oic acid　16α- 甲氧基 -17- 羟基 - 对映 - 贝壳杉 -19- 酸

16β-methoxy-17-hydroxy-*ent*-kaurane　16β- 甲氧基 -17- 羟基 - 对映 - 贝壳杉烷

ent-16α-methoxy-17-kaurol　对映 -16α- 甲氧基 -17- 贝壳杉醇

11-methoxy-19, 20α-dihydroxydihydrorankinidine　11- 甲氧基 -19, 20α- 二羟基二氢兰金断肠草碱

11-methoxy-19-hydroxytabersonine　11- 甲氧基 -19- 羟基他波宁

2-methoxy-1*H*-pyrrole　2- 甲氧基 -1*H*- 吡咯

4-methoxy-1-methyl-2-quinoline　4- 甲氧基 -1- 甲基 -2- 喹啉

4-methoxy-1-methyl-2-quinolone　4- 甲氧基 -1- 甲基 -2- 喹诺酮

4-methoxy-1-naphthol　4- 甲氧基 -1- 萘酚

4-methoxy-1-vinyl-β-carboline　4- 甲氧基 -1- 乙烯基 -β- 咔啉

6-methoxy-2-(2-phenyl ethyl) chromone　6- 甲氧基 -2-(2- 苯乙基) 色原酮

6-methoxy-2 (3)-benzoxazolinone　6- 甲氧基 -2 (3)- 苯并噁唑啉酮

1-methoxy-2-(3′-pentenyl)-3, 7-dimethyl benzofuran　1- 甲氧基 -2-(3′- 戊烯基)-3, 7- 二甲基苯丙呋喃

2-methoxy-2-(4′-hydroxyphenyl) ethanol　2- 甲氧基 -2-(4′- 羟苯基) 乙醇

2-methoxy-2-(4-hydroxyphenyl) ethanol　2- 甲氧基 -2-(4- 羟苯基) 乙醇

11-methoxy-2, 2, 12-trimethyl-2*H*-naphtho[1, 2-*f*] benzopyran-8, 9-diol　11- 甲氧基 -2, 2, 12- 三甲基 -2*H*- 萘并 [1, 2-*f*][1] 苯并吡喃 -8, 9- 二酚

7-methoxy-2, 2, 4, 8-tetramethyl tricycloundecane　7- 甲氧基 -2, 2, 4, 8- 四甲基三环十一烷

3′-methoxy-2, 2′:5′, 2″-terthiophene　3′- 甲氧基 -2, 2′:5′, 2″- 三噻吩

M

7-methoxy-2, 2-dimethyl chromene　7- 甲氧基 -2, 2- 二甲基色烯

(*E*)-1-(5-methoxy-2, 2-dimethyl-2*H*-6-chromen)-3-(3-methoxyphenyl) propenone　(*E*)-1-(5- 甲氧基 -2, 2- 二甲基 -2*H*-6- 色烯)-3-(3- 甲氧苯基) 丙烯酮

(3*R*)-4′-methoxy-2′, 3, 7-trihydroxyisoflavanone　(3*R*)-4′- 甲氧基 -2′, 3, 7- 三羟基异黄烷酮

(3*R*)-4′-methoxy-2′, 3′, 7-trihydroxyisoflavanone　(3*R*)-4′- 甲氧基 -2′, 3′, 7- 三羟基异黄烷酮

3β-methoxy-2, 3-dihydrowithaferin A　3β- 甲氧基 -2, 3- 二氢醉茄素 A

7-methoxy-2, 3-methylenedioxy-benzophenanthridin-7-ol　7- 甲氧基 -2, 3- 甲叉二氧基苯并菲啶 -7- 醇

1-methoxy-2, 3-methylenedioxyxanthone　1- 甲氧基 -2, 3- 亚甲二氧基屾酮

1-methoxy-2, 3-propanediol　1- 甲氧基 -2, 3- 丙二醇

α-methoxy-2, 5-furandimethanol　α- 甲氧基 -2, 5- 呋喃二甲醇

3-methoxy-2, 6, 6-trimethyl cyclohex-1-enecarboxylic acid　3- 甲氧基 -2, 6, 6- 三甲基环己 -1- 烯甲酸

6-methoxy-2, 9-dimethyl-1, 2, 3, 4-tetrahydro-β-carboline　6- 甲氧基 -2, 9- 二甲基 -1, 2, 3, 4- 四氢 -β- 咔啉

(+)-4-methoxy-2-[(*E*)-3-methyl oxiranyl]phenol isobutanoate　(+)-4- 甲氧基 -2-[(*E*)-3- 甲基环氧乙基] 苯酚异丁酸酯

6-methoxy-2-[2-(3′-methoxyphenyl) ethyl]chromone　6- 甲氧基 -2-[2-(3′- 甲氧苯基) 乙基] 色原酮

6-methoxy-2-[2-(4′-methoxyphenyl) ethyl]chromone　6- 甲氧基 -2-[2-(4′- 甲氧苯基) 乙基] 色原酮

22α-methoxy-20-taraxasten-3β-ol　22α- 甲氧基 -20- 蒲公英萜烯 -3β- 醇

3-methoxy-22-β-hydroxy-6-oxotingenol　3- 甲氧基 -22-β- 羟基 -6- 氧亚基卫矛酚

11α-methoxy-28-nor-β-amyrenone　11α- 甲氧基 -28- 去甲 -β- 香树脂酮 (路路通酮 A)

6-methoxy-2-acetyl-3-methyl-1, 4-naphthoquinone-8-*O*-β-D-glucopyranoside　6- 甲氧基 -2- 乙酰基 -3- 甲基 -1, 4- 萘醌 -8-*O*-β-D- 吡喃葡萄糖苷

2β-methoxy-2-deethoxy-8-*O*-deacyl phantomolin-8-*O*-tiglinate　2β- 甲氧基 -2- 去乙氧基 -8-*O*- 去酰白花地胆草林素 -8-*O*- 巴豆酸酯

5-methoxy-2-furaldehyde　5- 甲氧基 -2- 糠醛

(2*R*)-7-methoxy-2*H*-1, 4-benzoxazin-3 (4*H*)-one-2-*O*-glucopyranoside　(2*R*)-7- 甲氧基 -2*H*-1, 4- 苯并噁唑嗪 -3 (4*H*)- 酮 -2-*O*- 吡喃葡萄糖苷

7-methoxy-2*H*-1, 4-benzoxazin-3 (4*H*)-one-2-*O*-β-D-glucopyranoside　7- 甲氧基 -2*H*-1, 4- 苯并噁嗪 -3 (4*H*)- 酮 -2-*O*-β-D- 吡喃葡萄糖苷

(2*R*)-7-methoxy-2*H*-1, 4-benzoxazin-3 (4*H*)-one-2-*O*-β-galactopyranoside　(2*R*)-7- 甲氧基 -2*H*-1, 4- 苯并噁唑嗪 -3 (4*H*)- 酮 -2-*O*-β- 吡喃半乳糖苷

7-methoxy-2*H*-1, 4-benzoxazin-3 (4*H*)-one-2-*O*-β-glucopyranoside　7- 甲氧基 -2*H*-1, 4- 苯并噁嗪 -3 (4*H*)- 酮 -2-*O*-β- 吡喃葡萄糖苷

1-methoxy-2-hydroxy-4-[5-(4-hydroxyphenoxy)-3-penten-1-ynyl]phenol　1- 甲氧基 -2- 羟基 -4-[5-(4- 羟基苯氧基)-3- 丙烯 -1- 炔基] 苯酚

7-methoxy-2′-hydroxy-5, 6-methylenedioxyisoflavone　7- 甲氧基 -2′- 羟基 -5, 6- 亚甲二氧基异黄酮

1-methoxy-2-hydroxyanthraquinone　1- 甲氧基 -2- 羟基蒽醌

1′-methoxy-2′-hydroxydihydromollugin　1′- 甲氧基 -2′- 羟基二氢大叶茜草素

3-methoxy-2-hydroxystilbene　3- 甲氧基 -2- 羟基二苯乙烯

1-methoxy-2-methoxymethyl-3-hydroxyanthraquinone　1- 甲氧基 -2- 甲氧甲基 -3- 羟基蒽醌

1-methoxy-2-methyl anthraquinone　1- 甲氧基 -2- 甲基蒽醌

5-methoxy-2-methyl benzofuran　5- 甲氧基 -2- 甲基苯并呋喃

5-methoxy-2-methyl chromone　5- 甲氧基 -2- 甲基色原酮

5-methoxy-2-methyl furanochromone　5- 甲氧基 -2- 甲基呋喃色原酮

7-methoxy-2-methyl isoflavone　7- 甲氧基 -2- 甲基异黄酮

(*R*)-3-methoxy-2-methyl propanol　(*R*)-3- 甲氧基 -2- 甲基丙醇

6-methoxy-2-methyl quinizarin　6- 甲氧基 -2- 甲基醌茜

6-methoxy-2-methyl-1, 2, 3, 4-tetrahydro-β-carboline　6- 甲氧基 -2- 甲基 -1, 2, 3, 4- 四氢 -β- 咔啉

8-methoxy-2-methyl-2-(4-methyl-3-pentenyl)-2*H*-1-benzopyran-6-ol　8- 甲氧基 -2- 甲基 -2-(4- 甲基 -3- 戊烯基)-2*H*-1- 苯并呋喃 -6- 醇

3-methoxy-2-methyl-5-pentyl phenol　3- 甲氧基 -2- 甲基 -5- 戊基苯酚

6-methoxy-2-methyl-β-carbolinum cation　6- 甲氧基 -2- 甲基 -β- 咔啉阳离子

1-(6-methoxy-2-naphthyl) ethanone　1-(6- 甲氧基 -2- 萘基) 乙酮

(7*R*, 16*E*, 20*R*)-17-methoxy-2-oxo-corynox-16-en-16-carboxylic acid methyl ester (7*R*, 16*E*, 20*R*)-17- 甲氧基 -2- 氧亚基柯诺塞 -16- 烯 -16- 甲酸甲酯

4-methoxy-2-pentanone 4- 甲氧基 -2- 戊酮

4-methoxy-2-phenyl quinoline 4- 甲氧基 -2- 苯基喹啉

1-methoxy-2-propyl acetate 1- 甲氧基 -2- 丙醇乙酸酯

2-methoxy-3-(1, 1′-dimethyl allyl)-6a, 10a-dihydrobenzo[1, 2-*c*]chroman-6-one 2- 甲氧基 -3-(1, 1′- 二甲烯丙基)-6a, 10a- 二氢苯并 [1, 2-*c*] 色原烷 -6- 酮

6-methoxy-3-(1, 2-dihydroxyethyl)-β-carboline 6- 甲氧基 -3-(1, 2- 二羟基乙基)-β- 咔啉

2-methoxy-3-(1-methyl ethyl) pyrazine 2- 甲氧基 -3-(1- 甲乙基) 吡嗪

2-methoxy-3-(1-methyl propyl) pyrazine 2- 甲氧基 -3- 仲丁基吡嗪

6-methoxy-3-(2-hydroxy-1-ethoxyl ethyl)-β-carboline 6- 甲氧基 -3-(2- 羟基 -1- 乙氧乙基)-β- 咔啉

6-methoxy-3-(2-hydroxyethyl)-β-carboline 6- 甲氧基 -3-(2- 羟基乙基)-β- 咔啉

methoxy-3-(2-propenyl) phenol 甲氧基 -3-(2- 丙烯基)- 苯酚

4-methoxy-3-(3-methyl-2-butenyl) benzoic acid 4- 甲氧基 -3-(3- 甲基 -2- 丁烯基) 苯酸

15-methoxy-3, 19-dihydroxy-8 (17), 11, 13-*ent*-labdatrien-16, 15-olide 15- 甲氧基 -3, 19- 二羟基 -8 (17), 11, 13- 对映 - 半日花三烯 -16, 15- 内酯

7-methoxy-3, 3′, 4′, 6-tetrahydroxyflavone 7- 甲氧基 -3, 3′, 4′, 6- 四羟基黄酮

2′-methoxy-3, 4, 4′-trihydroxychalcone (3-deoxysappanchalcone) 2′- 甲氧基 -3, 4, 4′- 三羟基查耳酮 (3- 脱氧苏木查耳酮)

6-methoxy-3, 4-dehydro-δ-tocopherol 6- 甲氧基 -3, 4- 脱氢 -δ- 生育酚

7-methoxy-3′, 4′-dihydroxyflavanone 7- 甲氧基 -3′, 4′- 二羟基黄烷酮

(2*S*)-7-methoxy-3′, 4′-methylenedioxyflavane (2*S*)-7- 甲氧基 -3′, 4′- 亚甲基二氧基黄烷

5′-methoxy-3′, 4′-*O*-dimethyl-3, 4-*O*, *O*-methylidyne ellagic acid 5′- 甲氧基 -3′, 4′-*O*- 二甲基 -3, 4-*O*, *O*- 次甲基鞣花酸

(2*R*, 3*R*)-5′-methoxy-3, 5, 7, 2′-tetrahydroxyflavanone (2*R*, 3*R*)-5′- 甲氧基 -3, 5, 7, 2′- 四羟基黄烷酮

4-methoxy-3, 5-dihydroxybenzoic acid 4- 甲氧基 -3, 5- 二羟基苯甲酸

1-methoxy-3, 6-dihydroxy-2-hydroxymethyl-anthraquinone 1- 甲氧基 -3, 6- 二羟基 -2- 羟甲基 - 蒽醌

(7*R*, 8*S*)-3-methoxy-3′, 7-epoxy-8, 4′-oxyneolignan-4, 9, 9′-triol (7*R*, 8*S*)-3- 甲氧基 -3′, 7- 环氧 -8, 4′- 氧基新木脂素 -4, 9, 9′- 三醇

(7*S*, 8*S*)-3-methoxy-3′, 7-epoxy-8, 4′-oxyneolignan-4, 9, 9′-triol (7*S*, 8*S*)-3- 甲氧基 -3′, 7- 环氧 -8, 4′- 氧基新木脂素 -4, 9, 9′- 三醇

1-methoxy-3-acetyl indole 1- 甲氧基 -3- 乙酰基吲哚

(±)-(*E*)-4b-methoxy-3b, 5b-dihydroxyscirpusin A (±)-(*E*)-4b- 甲氧基 -3b, 5b- 二羟基荆三棱素 A

6-methoxy-3-ethyl-β-carboline 6- 甲氧基 -3- 乙基 -β- 咔啉

1-methoxy-3-hydroxy-2-ethoxymethyl anthraquinone 1- 甲氧基 -3- 羟基 -2- 乙氧甲基蒽醌

1-methoxy-3-hydroxy-6-methyl anthraquinone 1- 甲氧基 -3- 羟基 -6- 甲基蒽醌

4-methoxy-3-hydroxybenzoic acid 4- 甲氧基 -3- 羟基苯甲酸

2-methoxy-3-hydroxyxanthone 2- 甲氧基 -3- 羟基屾酮

1-methoxy-3-indoleacetic acid 1- 甲氧基 -3- 吲哚乙酸

4-methoxy-3-indoleacetic acid 4- 甲氧基 -3- 吲哚乙酸

1-methoxy-3-indolecarbaldehyde 1- 甲氧基 -3- 吲哚甲醛

1-methoxy-3-indoleformic acid 1- 甲氧基 -3- 吲哚甲酸

2-methoxy-3-isobutyl pyrazine 2- 甲氧基 -3- 异丁基胡椒嗪

2-methoxy-3-isopropyl pyrazine 2- 甲氧基 -3- 异丙基吡嗪

2-methoxy-3-methyl pyrazine 2- 甲氧基 -3- 甲基吡嗪

7-methoxy-3-methyl-2, 5-dihydroxy-9, 10-dihydrophenanthrene 7- 甲氧基 -3- 甲基 -2, 5- 二羟基 -9, 10- 二氢菲

2-methoxy-3-methyl-4, 6-dihydroxy-5 (3′-hydroxy) cinnamoyl benzaldehyde 2- 甲氧基 -3- 甲基 -4, 6- 二羟基 -5 (3′- 羟基) 桂皮酰苯甲醛

2-(3-methoxy-3-methylbut-1-enyl) benzene-1, 4-diol 2-(3- 甲氧基 -3- 甲基丁 -1- 烯基)- 苯 -1, 4- 二酚

6-methoxy-3-methyl-β-carboline 6- 甲氧基 -3- 甲基 -β- 咔啉

(*E*)-4-[4-(*Z*-3-methoxy-3-oxoprop-1-enyl) phenoxy]-2-methylbut-2-enoic acid methyl ester (*E*)-4-[4-(*Z*-3- 甲氧基 -3- 氧亚基丙基 -1- 烯基) 苯氧基]-2- 甲基丁烯 -2- 酸甲酯

6-methoxy-3-propenyl-2-pyridine carboxylic acid 6- 甲氧基 -3- 丙烯基 -2- 吡啶甲酸

M

5-methoxy-3-undecyl phenol 5- 甲氧基 -3- 十一基苯酚

6-methoxy-3-vinyl-β-carboline 6- 甲氧基 -3- 乙烯基 -β- 咔啉

25-methoxy-3β, 7β-dihydroxycucurbit-5, (23*E*)-dien-19-al 25- 甲氧基 -3β, 7β- 二羟基葫芦 -5, (23*E*)- 二烯 -19- 醛

2-(3″-methoxy-4″-hydroxybenzyl)-3-(3′-methoxy-4′-hydroxybenzyl)-γ-butyrolactone 2-(3″- 甲氧基 -4″- 羟苄基)-3-(3′- 甲氧基 -4′- 羟苯基)-γ- 丁内酯

6α-methoxy-4 (15)-eudesm-1β-ol 6α- 甲氧基 -4 (15)- 桉叶 -1β- 醇

7-methoxy-4 (15)-oppositen-1β-ol 7- 甲氧基 -4 (15)- 奥萜斯特烯 -1β- 醇

1-methoxy-4-(1-propenyl) benzene 1- 甲氧基 -4-(1- 丙烯基) 苯

2-methoxy-4-(1-propenyl) phenol 2- 甲氧基 -4-(1- 丙烯基) 苯酚

2-methoxy-4-(1-propionyl) phenyl-β-D-glucopyranoside 2- 甲氧基 -4-(1- 丙酰基) 苯基 -β-D- 吡喃葡萄糖苷

2-methoxy-4-(2′-hydroxyethyl) phenol-1-*O*-β-D-glucopyranoside 2- 甲氧基 -4-(2′- 羟乙基) 苯酚 -1-*O*-β-D- 吡喃葡萄糖苷

2-methoxy-4-(2-propen-1-yl) penyl-6-acetate-β-D-glucopyranoside 2- 甲氧基 -4-(2- 丙烯 -1- 基) 戊基 -6- 乙酸酯 -β-D- 吡喃葡萄糖苷

1-methoxy-4-(2-propenyl) benzene 1- 甲氧基 -4-(2- 丙烯基) 苯

2-methoxy-4-(2-propenyl) phenol 2- 甲氧基 -4-(2- 丙烯基) 苯酚

2-methoxy-4-(2-propenyl) phenyl-β-D-glucopyranoside 2- 甲氧基 -4-(2- 丙烯基) 苯基 -β-D- 吡喃葡萄糖苷

2-methoxy-4-(3-methoxy-1-propenyl) phenol 2- 甲氧基 -4-(3- 甲氧基 -1- 丙烯基) 苯酚

2-methoxy-4-(8-hydroxyethyl) phenol 2- 甲氧基 -4-(8- 羟乙基) 苯酚

9-methoxy-4-(methyl-2-oxobutoxy)-7*H*-furo[3, 2-*g*][1] benzopyran-7-one 9- 甲氧基 -4-(甲基 -2- 氧亚基丁氧基)-7*H*- 呋喃并 [3, 2-*g*][1] 苯并吡喃 -7- 酮

5-methoxy-4, 2′-epoxy-3-(4′, 5′-dihydroxyphenyl) pyranocoumarin 5- 甲氧基 -4, 2′- 环氧 -3-(4′, 5′- 二羟苯基) 吡喃并香豆素

5-methoxy-4, 4′-di-*O*-methyl secolariciresinol 5- 甲氧基 -4, 4′- 二 -*O*- 甲基开环落叶松脂素

5-methoxy-4, 4-di-*O*-methyl secolariciresinol 5- 甲氧基 -4, 4- 二 -*O*- 甲基开环落叶松脂素

5-methoxy-4, 4′-di-*O*-methyl secolariciresinol diacetate 5- 甲氧基 -4, 4′- 二 -*O*- 甲基开环落叶松脂素二乙酸酯

5-methoxy-4, 4-di-*O*-methyl secolariciresinol diacetate 5- 甲氧基 -4, 4- 二 -*O*- 甲基开环落叶松脂素二乙酸酯

3′-methoxy-4′, 5, 7-trihydroxyflavone 3′- 甲氧基 -4′, 5, 7- 三羟基黄酮

1-methoxy-4, 5-dihydroniveusin A 1- 甲氧基 -4, 5- 二氢白色向日葵素 A

3-methoxy-4, 5-methylene dioxyacetophenone 3- 甲氧基 -4, 5- 亚甲二氧基苯乙酮

3-methoxy-4, 5-methylene dioxybenzaldehyde 2- 甲氧基 -4, 5- 亚甲基二氧苯甲醛

3-methoxy-4, 5-methylene dioxybenzoic acid 3- 甲氧基 -4, 5- 亚甲基二氧基苯甲酸

3-methoxy-4, 5-methylene dioxycinnamaldehyde 3- 甲氧基 -4, 5- 亚甲基二氧化桂皮醛

(*E*)-3-methoxy-4, 5-methylenedioxycinnamic acid (*E*)-3- 甲氧基 -4, 5- 亚甲二氧基桂皮酸

(*E*)-3-methoxy-4, 5-methylenedioxycinnamic alcohol (*E*)-3- 甲氧基 -4, 5- 亚甲二氧基桂皮醇

(*E*)-3-methoxy-4, 5-methylenedioxycinnamic aldehyde (*E*)-3- 甲氧基 -4, 5- 亚甲二氧基桂皮醛

N-(3-methoxy-4, 5-methylenedioxycinnamoyl)-Δ^3-pyridine-2-one *N*-(3- 甲氧基 -4, 5- 亚甲基二氧肉桂酰基)-Δ^3- 吡啶 -2- 酮

N-(3-methoxy-4, 5-methylenedioxydihydrocinnamoyl)-Δ^3-pyridine-2-one *N*-(3- 甲氧基 -4, 5- 亚甲基二氧二氢肉桂酰基)-Δ^3- 吡啶 -2- 酮

1-(3′-methoxy-4′, 5′-methylenedioxyphenyl)-1ξ-methoxy-2-propene 1-(3′- 甲氧基 -4′, 5′- 亚甲二氧苯基)-1ξ- 甲氧基 -2- 丙烯

1-(3-methoxy-4, 5-methylenedioxyphenyl)-2-2-angeloyloxypropan-1-one 1-(3- 甲氧基 -4, 5- 亚甲二氧苯基)-2-2- 当归酰氧基丙 -1- 酮

2′-methoxy-4′, 5′-methylenedioxy-trans-cinnamoyl isobutylamide 2′- 甲氧基 -4′, 5′- 亚甲基二氧反式 - 肉桂酰异丁基酰胺

(2*S*)-7-methoxy-4′, 6-dihydroxyflavanone (2*S*)-7- 甲氧基 -4′, 6- 二羟基黄烷酮

2-methoxy-4, 7-dihydroxy-9, 10-dihydrophenanthrene 2- 甲氧基 -4, 7- 二羟基 -9, 10- 二氢菲

3-methoxy-4-acetoxy-6-tridecyl phenol 3- 甲氧基 -4- 乙酰氧基 -5- 十三烷基苯酚

3-methoxy-4-acetoxycinnamyl angelate 3- 甲氧基 -4- 乙酰氧基桂皮基当归酸酯

1-(3-methoxy-4-acetoxyphenyl)-2-(4-allyl-2, 6-dimethoxyphenoxy) propan-1-ol acetate　1-(3- 甲氧基 -4- 乙酰氧苯基)-2-(4- 烯丙基 -2, 6- 二甲氧基苯氧基) 丙 -1- 醇乙酸酯

2-methoxy-4-acetyl phenol　2- 甲氧基 -4- 乙酰基苯酚

2-methoxy-4-allyl phenol　2- 甲氧基 -4- 烯丙基苯酚

6-methoxy-4-chromanone　6- 甲氧基 -4- 色原酮

1β-methoxy-4-epimussaenin A　1β- 甲氧基 -4- 表玉叶金花素 A

1α-methoxy-4-epimussaenin A　1α- 甲氧基 -4- 表玉叶金花素 A

1-methoxy-4-formyl-6-methyl-2, 3-dihydro-3-indanone　1- 甲氧基 -4- 醛基 -6- 甲基 -2, 3- 二氢 -3- 茚酮

3-methoxy-4-hydroxy-3′, 4′-methylenedioxylignan　3- 甲氧基 -4- 羟基 -3′, 4′- 亚甲二氧基木脂素

3-methoxy-4-hydroxy-5-[(8′*S*)-3′-methoxy-4′-hydroxyphenyl propyl alcoho1]-(*E*)-cinnamic alcohol-4-*O*-β-D-glucopyranoside　3- 甲氧基 -4- 羟基 -5-[(8′*S*)-3′ 甲氧基 -4′- 羟苯基丙醇]-(*E*)- 桂皮醇 -4-*O*-β-D- 吡喃葡萄糖苷

2-methoxy-4-hydroxy-6-[(8*Z*)-pentadecenyl]benzene-1-*O*-acetate　2- 甲氧基 -4- 羟基 -6-[(8*Z*)- 十五烯基] 苯 -1-*O*- 乙酸酯

2-methoxy-4-hydroxy-6-pentadecyl benzene-1-*O*-acetate　2- 甲氧基 -4- 羟基 -6- 十五烷基苯 -1-*O*- 乙酸酯

2-methoxy-4-hydroxy-6-tridecyl phenyl acetate (ardisiphenol D)　2- 甲氧基 -4- 羟基 -6- 十三烷基乙酸苯酯 (紫金牛脂酚 D)

3′-methoxy-4′-hydroxyacetophenone　3′- 甲氧基 -4′- 羟基苯乙酮

2-methoxy-4-hydroxybenzaldehyde　2- 甲氧基 -4- 羟基苯甲醛

3-methoxy-4-hydroxybenzaldehyde　3- 甲氧基 -4- 羟基苯甲醛

3-methoxy-4-hydroxybenzoyl ether　3- 甲氧基 -4- 羟苄基乙醚

5α-3′-methoxy-4′-hydroxybenzoyl ferujaesenol　5α-3′- 甲氧基 -4′- 羟基苯甲酰中亚阿魏烯醇

5α-(3-methoxy-4-hydroxybenzoyl) jaeschkeanadiol　5α-(3- 甲氧基 -4- 羟基苯甲酰基) 中亚阿魏二醇

1-(3′-methoxy-4′-hydroxybenzyl)-4-methoxyphenanthrene-2, 6, 7-triol　1-(3′- 甲氧基 -4′- 羟苄基)-4- 甲氧基菲 -2, 6, 7- 三醇

1-(3′-methoxy-4′-hydroxybenzyl)-4-methoxyphenanthrene-2, 7-diol　1-(3′- 甲氧基 -4′- 羟苄基)-4- 甲氧基菲 -2, 7- 二醇

1-(3′-methoxy-4′-hydroxybenzyl)-7-methoxy-9, 10-dihydrophenanthrene-2, 4-diol　1-(3′- 甲氧基 -4′- 羟苄基)-7- 甲氧基 -9, 10- 二氢菲 -2, 4- 二醇

3-methoxy-4-hydroxycinnamaldehyde (3-methoxy-4-hydroxycinnamic aldehyde)　3- 甲氧基 -4- 羟基桂皮醛 (3- 甲氧基 -4- 羟基肉桂醛)

2′-methoxy-4″-hydroxydemethoxykobusin　2′- 甲氧基 -4″- 羟基去甲氧基考布素

3-methoxy-4-hydroxyfilicane　3- 甲氧基 -4- 羟基绵马烷

7-methoxy-4′-hydroxyflavone　7- 甲氧基 -4′- 羟基黄酮

7-methoxy-4′-hydroxyflavonol　7- 甲氧基 -4′- 羟基黄酮醇

3′-methoxy-4′-hydroxyisoflavone　3′- 甲氧基 -4′- 羟基异黄酮

7-methoxy-4′-hydroxyisoflavone　7- 甲氧基 -4′- 羟基异黄酮

3-methoxy-4-hydroxyphenol　3- 甲氧基 -4- 羟基苯酚

2-methoxy-4-hydroxyphenol-1-*O*-β-D-apiofuranosyl-(1 → 6)-*O*-β-D-glucopyranoside　2- 甲氧基 -4- 羟基苯酚 -1-*O*-β-D- 呋喃芹糖基 -(1 → 6)-*O*-β-D- 吡喃葡萄糖苷

2-methoxy-4-hydroxyphenol-1-*O*-β-D-glucopyranoside　2- 甲氧基 -4- 羟基苯酚 -1-*O*-β-D- 吡喃葡萄糖苷

1-[3-(3-methoxy-4-hydroxyphenoxy)-1-propenyl]-3-methoxyphene-4-*O*-β-D-glucopyranoside　1-[3-(3- 甲氧基 -4- 羟基苯氧基)-1- 丙烯基]-3- 甲氧苯基 -4-*O*-β-D- 吡喃葡萄糖苷

3-methoxy-4-hydroxyphenyl ethanol　3- 甲氧基 -4- 羟基苯乙醇

3-methoxy-4-hydroxyphenyl propanol-*O*-β-D-glucopyranoside　3- 甲氧基 -4- 羟基苯丙醇 -*O*-β-D- 吡喃葡萄糖苷

1-(3-methoxy-4-hydroxyphenyl)-2-(4-allyl-2, 6-dimethoxyphenoxy) propan-1-ol　1-(3- 甲氧基 -4- 羟苯基)-2-(4- 烯丙基 -2, 6- 二甲氧基苯氧基) 丙 -1- 醇

1-(3-methoxy-4-hydroxyphenyl)-2-(4-allyl-2-methoxyphenoxy) propan-1-ol　1-(3- 甲氧基 -4- 羟苯基)-2-(4- 烯丙基 -2- 甲氧基苯氧基) 丙 -1- 醇

2-(3-methoxy-4-hydroxyphenyl)-5-(3-hydroxypropyl)-7-methoxybenzofuran-3-carbaldehyde　2-(3- 甲氧基 -4- 羟苯基)-5-(3- 羟丙基)-7- 甲氧基苯并呋喃 -3- 甲醛

(+)-2-(3-methoxy-4-hydroxyphenyl)-6-(3, 4-methylenedioxy) phenyl-3, 7-dioxabicyclo[3.3.0]octane　(+)-2-(3- 甲氧基 -4- 羟苯基)-6-(3, 4- 亚甲二氧基) 苯基 -3, 7- 二氧二环 [3.3.0] 辛烷

1-(3-methoxy-4-hydroxy-phenyl) prop-1, 2-diol 1-(3-甲氧基 -4- 羟基 - 苯基) 丙 -1, 2- 二醇
2-(3-methoxy-4-hydroxyphenyl) prop-1, 3-diol 2-(3- 甲氧基 -4- 羟苯基) 丙 -1, 3- 二醇
3-(3-methoxy-4-hydroxyphenyl)-propanyl hexatetracontanoate 3-(3- 甲氧基 -4- 羟苯基) 丙基四十六酸酯
2-methoxy-4-hydroxyphenyl-1-*O*-α-L-rhamnopyranosyl-(1″→6′)-β-D-glucopyranoside 2- 甲氧基 -4- 羟苯基 -1-*O*-α-L- 吡喃鼠李糖基 -(1″ → 6′)-β-D- 吡喃葡萄糖苷
3-methoxy-4-hydroxyphenyl-1-*O*-β-D-glucopyranoside (tachioside) 3- 甲氧基 -4- 羟苯基 -1-*O*-β-D- 吡喃葡萄糖苷 (它乔糖苷)
3-methoxy-4-hydroxystyrene 3- 甲氧基 -4- 羟基苯乙烯
3-methoxy-4-hydroxy-*trans*-benzeneacrylic acid octadecyl ester 3- 甲氧基 -4- 羟基 - 反式 - 苯丙烯酸正十八醇酯
3-methoxy-4-methyl benzaldehyde 3- 甲氧基 -4- 甲基苯甲醛
3-methoxy-4-methyl benzoic acid 3- 甲氧基 -4- 甲基苯甲酸
7-methoxy-4-methyl coumarin 7- 甲氧基 -4- 甲基香豆素
2-methoxy-4-methyl phenol 2- 甲氧基 -4- 甲基苯酚
2-methoxy-4-methyl phenyl-*O*-β-D-apiofuranosyl-(1→6)-β-D-glucopyranoside 2- 甲氧基 -4- 甲基苯基 -*O*-β-D- 呋喃芹糖基 -(1 → 6)-β-D- 吡喃葡萄糖苷
2-methoxy-4-methyl-1-(1-methyl ethyl) benzene 2- 甲氧基 -4- 甲基 -1-(1- 甲乙基) 苯
1-methoxy-4-methyl-2-(1-methyl ethyl) benzene 1- 甲氧基 -4- 甲基 -2-(1- 异丙基) 苯
2-methoxy-4-methyl-6-octadecyl benzoic acid 2- 甲氧基 -4- 甲基 -6- 十八烷基苯甲酸
2-methoxy-4-methyl-6-pentadecyl benzoic acid 2- 甲氧基 -4- 甲基 -6- 十五烷基苯甲酸
2-methoxy-4-methyl-6-tetradecyl benzoic acid 2- 甲氧基 -4- 甲基 -6- 十四烷基苯甲酸
9-methoxy-4-oxo-α-lapachone 9- 甲氧基 -4- 氧亚基 -α- 拉帕醌
3-methoxy-4-*O*-β-D-glucopyranosyl methyl benzoate 3- 甲氧基 -4-*O*-β-D- 吡喃葡萄糖基苯甲酸甲酯
3-methoxy-4-*O*-β-D-glucoside-(*E*)-ferulic acid 3- 甲氧基 -4-*O*-β-D- 葡萄糖苷 -(*E*)- 阿魏酸
3-methoxy-4-*O*-β-D-glucosyl benzoic acid 3- 甲氧基 -4-*O*-β-D- 葡萄糖基苯甲酸
2-methoxy-4-propenyl phenol 2- 甲氧基 -4- 丙烯基苯酚
2-methoxy-4-vinyl phenol 2- 甲氧基 -4- 乙烯基苯酚
3-methoxy-4-β-D-glucopyranosyloxypropiophenone 3- 甲氧基 -4-β-D- 吡喃葡萄糖氧基苯丙酮
3-methoxy-5-(1′-ethoxy-2′-hydroxypropyl) phenol 羊红膻根素 [3- 甲氧基 -5-(1′- 乙氧基 -2′- 羟丙基) 苯酚]
2-methoxy-5-(*E*)-propenyl phenol-β-vicianoside 2- 甲氧基 -5-(*E*)- 丙烯基苯酚 -β- 巢菜糖苷
6-methoxy-5, 20, 40-trihydroxy-3-benzoyl benzofuran 6- 甲氧基 -5, 20, 40- 三羟基 -3- 苯甲酰苯并呋喃
3′-methoxy-5, 6, 7, 4′-tetrahydroxyflavone 3′- 甲氧基 -5, 6, 7, 4′- 四羟基黄酮
6-methoxy-5, 6-dihydrochelerythrine 6- 甲氧基 -5, 6- 二氢白屈菜红碱
4′-methoxy-5, 6-dihydroxyisoflavone-7-*O*-β-D-glucopyranoside 4′- 甲氧基 -5, 6- 二羟基异黄酮 -7-*O*-β-D- 吡喃葡萄糖苷
11-methoxy-5, 6-dihydroyangonin 11- 甲氧基 -5, 6- 二氢卡瓦胡椒内酯
6-methoxy-5, 7, 8, 4′-tetrahydroxyisoflavone 6- 甲氧基 -5, 7, 8, 4′- 四羟基异黄酮
4′-methoxy-5, 7-dihydroxyflavone-(3-*O*-7″)-4‴, 5″, 7″-trihydroxyflavone 4′- 甲氧基 -5, 7- 二羟基黄酮 -(3-*O*-7″)-4‴, 5″, 7″- 三羟基黄酮
3′-methoxy-5, 7-dihydroxyflavone-6-*C*-boivinopyranosyl-4′-*O*-glucopyranoside 3′- 甲氧基 -5, 7- 二羟基黄酮 -6-*C*- 波伊文糖基 -4′-*O*- 葡萄糖苷
3-methoxy-5, 7-dihydroxyflavonol 3- 甲氧基 -5, 7- 二羟基黄酮醇
2-methoxy-5-acetoxy-6-methyl-3-[(*Z*)-10′-pentadecenyl]-1, 4-benzoquinone 2- 甲氧基 -5- 乙酰氧基 -6- 甲基 -3-[(*Z*)-10′- 十五烯基]-1, 4- 苯醌
2-methoxy-5-acetoxy-6-methyl-3-tridecyl-1, 4-benzoquinone 2- 甲氧基 -5- 乙酰氧基 -6- 甲基 -3- 十三基 -1, 4- 苯醌
3-methoxy-5-acetyl-31-tritriacontene 3- 甲氧基 -5- 乙酰基 -31- 三十三烯
3-methoxy-5′-demethoxycadensin G 3- 甲氧基 -5′- 去甲氧基密花卡瑞藤黄素 G
4-methoxy-5-hydroxy-1-tetralone 4- 甲氧基 -5- 羟基 -1- 四氢萘酮
4-methoxy-5-hydroxybisabol-2, 10-dien-9-one 4- 甲氧基 -5- 羟基甜没药 -2, 10- 二烯 -9- 酮
4-methoxy-5-hydroxycanthin-6-one 4- 甲氧基 -5- 羟基铁屎米 -6- 酮

3′-methoxy-5′-hydroxyisoflavone-7-*O*-β-D-glucoside 3′- 甲氧基 -5′- 羟基异黄酮 -7-*O*-β-D- 葡萄糖苷

threo-3-methoxy-5-hydroxy-phenyl propanetriol-8-*O*-β-D-glucopyranoside 苏式 -3- 甲氧基 -5- 羟苯基丙三醇 -8-*O*-β-D- 吡喃葡萄糖苷

8-methoxy-5-hydroxypsoralen 8- 甲氧基 -5- 羟基补骨脂素

2-methoxy-5-methyl-4-phenyl furan 2- 甲氧基 -5- 甲基 -4- 苯基呋喃

8-methoxy-5-*O*-glucoside flavone 8- 甲氧基 -5-*O*- 葡萄糖苷黄酮

3-methoxy-5-undecyl benzoic acid 3- 甲氧基 -5- 十一烷基苯甲酸

12α-methoxy-5α, 14β-dihydroxy-1α, 6α, 7β-triacetoxycass-13 (15)-en-16, 12-olide 12α- 甲氧基 -5α, 14β- 二羟基 -1α, 6α, 7β- 三乙酸基卡山 -13 (15)- 烯 -16, 12- 内酯

(22*E*)-7α-methoxy-5α, 6α-epoxyergost-8 (14), 22-dien-3β-ol (22*E*)-7α- 甲氧基 -5α, 6α- 环氧麦角甾 -8 (14), 22- 二烯 -3β- 醇

(19*R*)-methoxy-5β, 19-epoxycucurbita-6, 23-dien-3β, 25-diol (19*R*)- 甲氧基 -5β, 19- 环氧葫芦 -6, 23- 二烯 -3β, 25- 二醇

2-methoxy-6-(1-propenyl) phenol 2- 甲氧基 -6-(1- 丙烯基) 苯酚

4-methoxy-6-(2′, 4′-dihydroxy-6′-methyl phenyl)-pyran-2-one 4- 甲氧基 -6-(2′, 4′- 二羟基 -6′- 甲苯基)- 吡喃 -2- 酮

4-methoxy-6-(2-propenyl)-1, 6-benzodioxole 4- 甲氧基 -6-(2- 丙烯基)-1, 6- 苯并间二氧杂环戊烯

3-methoxy-6, 17-dimethyl-6α-morphinan-6-ol 3- 甲氧基 -6, 17- 二甲基 -6α- 吗啡烷 -6- 醇

5-methoxy-6, 7-methylenedioxycoumarin 5- 甲氧基 -6, 7- 亚甲二氧基香豆素

8-methoxy-6, 7-methylenedioxycoumarin 8- 甲氧基 -6, 7- 亚甲二氧基香豆素

5-methoxy-6, 7-methylenedioxyflavone 5- 甲氧基 -6, 7- 亚甲二氧基黄酮

12-methoxy-6, 8, 11, 13-abietetraen-11-ol 12- 甲氧基 -6, 8, 11, 13- 松香四烯 -11- 醇

(*R*)-7-methoxy-6, 8-dihydroxy-α-dunnione (*R*)-7- 甲氧基 -6, 8- 二羟基 -α- 邓氏链果苣苔醌

2-methoxy-6-[2-(4-methoxyphenyl) vinyl]pyran-4-one 2- 甲氧基 -6[2-(4- 甲氧苯基) 乙烯基] 吡喃 -4- 酮

2-methoxy-6-[2-(phenyl) vinyl]pyran-4-one 2- 甲氧基 -6[2-(苯基) 乙烯基] 吡喃 -4- 酮

2-methoxy-6-acetyl-7-methyl juglone 2- 甲氧基 -6- 乙酰基 -7- 甲基胡桃醌

4-methoxy-6-ethoxy-2-[(8′*Z*, 11′*Z*)-8′, 11′, 14′-pentadecatriene] resorcinol 4- 甲氧基 -6- 乙氧基 -2-[(8′*Z*, 11′*Z*)-8′, 11′, 14′- 十五碳三烯] 间苯二酚

12-methoxy-6*H*-benzo[*d*]naphtho[1, 2-*b*]pyran-6-one 12- 甲氧基 -6*H*- 苯并 [*d*] 石脑油 [1, 2-*b*] 吡喃 -6- 酮

3-methoxy-6-hydroxy-17-methyl morphinane 3- 甲氧基 -6- 羟基 -17- 甲基吗啡烷

(5*R*, 3*E*)-5-methoxy-6-hydroxy-6-methyl-3-hepten-2-one (5*R*, 3*E*)-5- 甲氧基 -6- 羟基 -6- 甲基 -3- 庚烯 -2- 酮

7-methoxy-6-hydroxycoumarin 7- 甲氧基 -6- 羟基香豆素

(2*S*)-5-methoxy-6-methyl flavan-7-ol (2*S*)-5- 甲氧基 -6- 甲基黄烷 -7- 醇

7-methoxy-6′-*O*-coumaroyl aloesin 7- 甲氧基 -6′-*O*- 香豆酰基芦荟苦素

2α-methoxy-6-*O*-ethyl oduline 2α- 甲氧基 -6-*O*- 乙基香水仙灵

5-methoxy-6-oxabenzo[*d*, *e*, *f*]chrysen-3-one 5- 甲氧基 -6- 氧杂苯并 [*d*, *e*, *f*] 紫菀烯 -3- 酮

2-methoxy-6-pentadecyl-1, 4-benzoquinone 2- 甲氧基 -6- 十五烷基 -1, 4- 苯醌

2-methoxy-6-tridecyl-1, 4-benzoquinone 2- 甲氧基 -6- 十三烷基 -1, 4- 苯醌

2-methoxy-6-undecyl-1, 4-benzoquinone 2- 甲氧基 -6- 十一烷基 -1, 4- 苯醌

(+)-3α-methoxy-6β-acetyl bulbispermine (+)-3α- 甲氧基 -6β- 乙酰鳞状茎文珠兰碱

5-methoxy-7-(3, 3-dimethyl allyloxy) coumarin 5- 甲氧基 -7-(3, 3- 二甲基烯丙氧基) 香豆素

5-methoxy-7-(3″-hydroxyphenyl)-1-phenyl-3-heptanone 5- 甲氧基 -7-(3″- 羟苯基)-1- 苯基 -3- 庚酮

5-methoxy-7-(4″-hydroxy-3″-methoxyphenyl)-1-phenyl-3-heptanone 5- 甲氧基 -7-(4″- 羟基 -3″- 甲氧苯基)-1- 苯基 -3- 庚酮

5-methoxy-7-(4″-hydroxy-3″-oxyphenyl)-1-phenyl-3-heptanone 5- 甲氧基 -7-(4″- 羟基 -3″- 氧苯基)-1- 苯基 -3- 庚酮

5-methoxy-7-(4″-hydroxyphenyl)-1-phenyl-3-heptanone 5- 甲氧基 -7-(4″- 羟苯基)-1- 苯基 -3- 庚酮

5-methoxy-7, 2′, 4′-trihydroxy-8-prenyl flavanone 5- 甲氧基 -7, 2′, 4′- 三羟基 -8- 异戊烯基黄烷酮

3-methoxy-7, 3′, 4′-trihydroxyflavone 3- 甲氧基 -7, 3′, 4′- 三羟基黄酮

5-methoxy-7, 8-methylendioxycoumarin 5- 甲氧基 -7, 8- 亚甲二氧基香豆素

6-methoxy-7, 8-methylenedioxycoumarin 6- 甲氧基 -7, 8- 亚甲二氧基香豆素

6-methoxy-7-geranyloxycoumarin 6- 甲氧基 -7- 香叶氧基香豆素

2-methoxy-7-hydroxy-1-methyl-5-vinyl phenanthrene 2- 甲氧基 -7- 羟基 -1- 甲基 -5- 乙烯基菲

6-methoxy-7-hydroxy-4′-*O*-β-D-glucosyl isoflavone 6- 甲氧基 -7- 羟基 -4′-*O*-β-D- 葡萄糖基异黄酮

6-methoxy-7-hydroxy-8-prenyl coumarin 6- 甲氧基 -7- 羟基 -8- 异戊烯基香豆素

3-methoxy-7-hydroxycadalenal 3- 甲氧基 -7- 羟基卡达烯醛

5-methoxy-7-hydroxycoumarin 5- 甲氧基 -7- 羟基香豆素

6-methoxy-7-hydroxycoumarin 6- 甲氧基 -7- 羟基香豆素

5-methoxy-7-hydroxyflavanone 5- 甲氧基 -7- 羟基黄烷酮

5-methoxy-7-hydroxyphthalide 5- 甲氧基 -7- 羟基苯酞

6-methoxy-7-methyl coumarin 6- 甲氧基 -7- 甲基香豆素

3-methoxy-7-methyl juglone 3- 甲氧基 -7- 甲基胡桃醌 (3- 甲氧基 -7- 甲基胡桃酮、3- 甲氧基 -7- 甲基胡桃叶醌)

6-methoxy-7-methyl-8-hydroxydibenz[*b*, *f*]oxepin 6- 甲氧基 -7- 甲基 -8- 羟基二苯 [*b*, *f*] 氧杂䓬

(–)-4′-methoxy-7-*O*-(6″-acetyl)-β-D-glucopyranosyl-8, 3′-dihydroxyflavanone (–)-4′- 甲氧基 -7-*O*-(6″- 乙酰基)-β-D- 吡喃葡萄糖基 -8, 3′- 二羟基黄烷酮

(–)-4′-methoxy-7-*O*-β-D-glucopyranosyl-8, 3′-dihydroxyflavanone (–)-4′- 甲氧基 -7-*O*-β-D- 吡喃葡萄糖基 -8, 3′- 二羟基黄烷酮

rel-(1*R*, 6*S*, 7*S*, 8*S*)-5-methoxy-7-phenyl-8-(4-methoxy-2-oxopyran-6-yl)-1-(*E*)-styryl-2-oxabicyclo-[4.2.0]-oct-4-en-3-one 相对 -(1*R*, 6*S*, 7*S*, 8*S*)-5- 甲氧基 -7- 苯基 -8-(4- 甲氧基 -2- 氧亚基吡喃 -6- 基)-1-(*E*)- 苯乙烯基 -2- 氧杂双环 [4.2.0]-4- 辛烯 -3- 酮

7-methoxy-8-(1′-methoxy-2′-hydroxy-3′-methyl-3′-butenyl) coumarin 7- 甲氧基 -8-(1′- 甲氧基 -2′- 羟基 -3′- 甲基 -3′- 丁烯基) 香豆素

7-methoxy-8-(1′-methoxy-2′-hydroxy-3′-methyl-3-butenyl) coumarin 7- 甲氧基 -8-(1′- 甲氧基 -2′- 羟基 -3′- 甲基 -3- 丁烯基) 香豆素

7-methoxy-8-(2′, 3′-dihydroxy-3′-methyl butyl) coumarin 7- 甲氧基 -8-(2′, 3′- 二羟基 -3′- 甲基丁基) 香豆素

7-methoxy-8-(2′-ethoxy-3′-hydroxy-3′-methyl butyl) coumarin 7- 甲氧基 -8-(2′- 乙氧基 -3′- 羟基 -3′- 甲基丁基) 香豆素

7-methoxy-8-(2′-formyl-2′-methyl propyl) coumarin 7- 甲氧基 -8-(2′- 甲酰基 -2′- 甲丙基) 香豆素

5-methoxy-8-(2′-hydroxy-3′-butoxy-3′-methyl butyrloxy) psoralen 5- 甲氧基 -8-(2′- 羟基 -3′- 丁氧基 -3′- 甲基丁氧基) 补骨脂素

7-methoxy-8-(2′-hydroxy-3′-ethoxy-3′-methyl butyl) coumarin 7- 甲氧基 -8-(2′- 羟基 -3′- 乙氧基 -3′- 甲基丁基) 香豆素

7-methoxy-8-(2′-methoxy-2′-hydroxy-3′-methyl butyl) coumarin 7- 甲氧基 -8-(2′- 甲氧基 -2′- 羟基 -3′- 甲基丁基) 香豆素

7-methoxy-8-(2′-methoxy-3′-hydroxy-3′-methyl butyl) coumarin 7- 甲氧基 -8-(2′- 甲氧基 -3′- 羟基 -3′- 甲基丁基) 香豆素

7-methoxy-8-(2′-methyl-2′-formyl propyl) coumarin 7- 甲氧基 -8-(2′- 甲基 -2′- 甲酰基丙基) 香豆素

methoxy-8-(3-hydroxymethylbut-2-enyloxy) psoralen 甲氧基 -8-(3- 羟甲基 - 丁 -2- 烯氧基) 补骨脂素

(2*S*)-7-methoxy-8-(3-methoxy-3-methylbut-1-enyl) flavanone (2*S*)-7- 甲氧基 -8-(3- 甲氧基 -3- 甲丁基 -1- 烯基) 黄烷酮

7-methoxy-8-(3-methyl-2, 3-epoxy-1-oxobutyl) chromen-2-one 7- 甲氧基 -8-(3- 甲基 -2, 3- 环氧 -1- 氧亚基丁基) 色烯 -2- 酮

7-methoxy-8-(3-methyl-2-butenyl) coumarin 7- 甲氧基 -8-(3- 甲基 -2- 丁烯基) 香豆素

12-methoxy-8, 11, 13-abietatrien-7β, 11-diol 12- 甲氧基 -8, 11, 13- 冷杉三烯 -7β, 11- 二醇

3-methoxy-8, 4′-oxyneolignan-3′, 4, 7, 9, 9′-pentol 3- 甲氧基 -8, 4′- 氧新木脂素 -3′, 4, 7, 9, 9′- 五醇

(8*S*)-3-methoxy-8, 4′-oxyneolignan-3′, 4, 9, 9′-tetraol (8*S*)-3- 甲氧基 -8, 4′- 氧代新木脂素 -3′, 4, 9, 9′- 四醇

4-methoxy-8′-acetyl olivil-4-*O*-β-glucopyranosyl-(1→6)-α-arabinopyranoside 4- 甲氧基 -8′- 乙酰基橄榄树脂素 -4-*O*-β- 吡喃葡萄糖基 -(1→6)-α- 吡喃阿拉伯糖苷

7-methoxy-8-acetyl-2, 2-dimethyl chromene 7- 甲氧基 -8- 乙酰基 -2, 2- 二甲基色烯

7-methoxy-8-formyl coumarin (panicular) 7- 甲氧基 -8- 甲酰基香豆素 (九里香内酯醛、千里香库醛)

5-methoxy-8-geranyloxypsoralen 5- 甲氧基 -8- 香叶草氧基补骨脂素

(7*R*, 8*S*)-(7-methoxy-8-hydroxy) asarone (7*R*, 8*S*)-(7-甲氧基-8-羟基)细辛脑

(7*S*, 8*S*)-(7-methoxy-8-hydroxy) asarone (7*S*, 8*S*)-(7-甲氧基-8-羟基)细辛脑

6-methoxy-8-hydroxybenzoic acid butyl ester-5-*O*-β-D-glucoside 6-甲氧基-8-羟基苯甲酸丁酯-5-*O*-β-D-葡萄糖苷

7-methoxy-8-hydroxycoumarin 7-甲氧基-8-羟基香豆素

5-methoxy-8-hydroxypsoralen 5-甲氧基-8-羟基补骨脂素

2-methoxy-8-methyl-1, 4-naphthalenedione 2-甲氧基-8-甲基-1, 4-萘二酮

7-methoxy-8-methylpyrene-2-ol 7-甲氧基-8-甲基芘-2-醇

(*E*)-10-methoxy-8-oxo-9-octadecenoic acid methyl ester (*E*)-10-甲氧基-8-氧亚基-9-十八烯酸甲酯

6-methoxy-8-*O*-α-L-rhamnosyl-β-sorigenin 6-甲氧基-8-*O*-α-L-鼠李糖基-β-苏里苷元

5-methoxy-8-*O*-β-D-glucosyloxypsoralen 5-甲氧基-8-*O*-β-D-葡萄糖氧基补骨脂素

4-methoxy-8-pentyl-1-naphthoic acid 4-甲氧基-8-戊基-1-萘酸

2-methoxy-9, 10-dihydrophenanthren-2, 7-diol 2-甲氧基-9, 10-二氢菲-2, 7-二醇

2-methoxy-9, 10-dihydrophenanthren-4, 7-diol 2-甲氧基-9, 10-二氢菲-4, 7-二醇

4-methoxy-9, 10-dihydrophenanthrene-2, 3, 6, 7-tetraol 4-甲氧基-9, 10-二氢菲-2, 3, 6, 7-四醇

4-methoxy-9, 10-dihydrophenanthrene-2, 3, 7-triol 4-甲氧基-9, 10-二氢菲-2, 3, 7-三醇

4-methoxy-9, 10-dihydrophenanthrene-2, 7-di-*O*-β-D-glucopyranoside 4-甲氧基-9, 10-二氢菲-2, 7-二-*O*-β-D-吡喃葡萄糖苷

3-methoxy-9-hydroxypterocarpan 3-甲氧基-9-羟基紫檀碱

8-methoxy-9-hydroxythymol 8-甲氧基-9-羟基麝香草酚

8-methoxy-9-hydroxythymol-3-*O*-angelate 8-甲氧基-9-羟基麝香草酚-3-*O*-当归酸酯

8-methoxy-9-hydroxythymol-3-*O*-tiglate 8-甲氧基-9-羟基麝香草酚-3-*O*-巴豆酸酯

2-methoxy-9-methyl-3-oxabicyclo[4.3.0]non-7, 9-diol 2-甲氧基-9-甲基-3-氧杂双环[4.3.0]壬-7, 9-二醇

8-methoxy-9-*O*-(2-methyl butyryloxy) thymol 8-甲氧基-9-*O*-(2-甲基丁酰氧基)麝香草酚

8-methoxy-9-*O*-angeloyl thymol 8-甲氧基-9-*O*-当归酰基麝香草酚

8-methoxy-9-*O*-isobutyryl thymol 8-甲氧基-9-*O*-异丁酰基麝香草酚

(*E*)-11-methoxy-9-oxo-10-nonadecenoic acid methyl ester (*E*)-11-甲氧基-9-氧亚基-10-十九烯酸甲酯

2-methoxy-9-phenyl phenalen-1-one 2-甲氧基-9-苯基菲烯-1-酮

3β-methoxy-9β, 19-cyclolanost-(23*E*)-en-25, 26-diol 3β-甲氧基-9β, 19-环羊毛甾-(23*E*)-烯-25, 26-二醇

15-methoxyabietic acid 15-甲氧基松香酸

p-methoxyacetophenol 对甲氧基乙酰苯酚

2-methoxyacetophenone 2-甲氧基乙酰苯

3-methoxyacetophenone 3-甲氧基苯乙酮

4-methoxyacetophenone 4-甲氧基苯乙酮

p-methoxyacetophenone 对甲氧基乙酰苯酮

1-methoxyacetyl shikonin 1-甲氧基乙酰紫草素

(26*R*)-methoxyactein (26*R*)-甲氧基类叶升麻素

8-methoxyactinidine 8-甲氧基猕猴桃碱

methoxyadiantifoline 峨眉唐松草碱(甲氧基铁线蕨叶碱、甲氧基铁线蕨叶唐松草碱)

12-methoxyaffinisine 12-甲氧基近山马茶碱

10-methoxyaffinisine N^4-oxide 10-甲氧基近山马茶碱 N^4-氧化物

5-methoxyafrormosin 5-甲氧基非洲红豆素

5-methoxyafrormosin diglucosides 5-甲氧基非洲红豆素二葡萄糖苷

5-methoxyafrormosin glucoside 5-甲氧基非洲红豆素葡萄糖苷

4′-methoxyagarotetrol 4′-甲氧基沉香四醇

4-methoxyajmalicine 4-甲氧基阿吗碱

16β-methoxyalisol B monoacetate 16β-甲氧基泽泻醇 B 单乙酸酯

16-methoxyalisol B-monoacetate 16-甲氧基泽泻醇 B-单乙酸酯

25-methoxyalisol F 25-甲氧基泽泻醇 F

16-methoxyalisols A ～ E 16-甲氧基泽泻醇 A ～ E

4-methoxyallyl benzene 4-烯丙基苯甲醚

6-methoxyangelicin (sphondin) 6-甲氧基当归素(牛防风素)

M

N-methoxyanhydrovobasinediol (*N*-methoxytaberpsychine) *N*- 甲氧基九节木叶山马茶碱 (*N*- 甲氧基狗牙花色奇碱)

2-methoxyanigorufone 2- 甲氧基红花袋鼠爪酮

methoxyanigorufone 甲氧基红花袋鼠爪酮

8-methoxyanisocoumarin H 8- 甲氧基氨基香豆素 (8- 甲氧基细叶黄皮香豆素) H

p-methoxyanisole 对甲氧基茴香醚

2-methoxyanofinic acid 2- 甲氧基鳝藤酸

15-methoxyansamitocin P-3 15- 甲氧基袢环丝裂菌素 P-3

2-methoxyanthraquinone 2- 甲氧基蒽醌

7-methoxyapigenin 7- 甲氧基芹菜素

3′-methoxyapiin 3′- 甲氧基芹菜苷

3-methoxyarctii-4″-*O*-β-D-xyloside 3- 甲氧基牛蒡子 -4″-*O*-β-D- 木糖苷

6-methoxyarctinol-b 6- 甲氧基牛蒡子醇 -b

7-methoxyaristolochic acid A 7- 甲氧基马兜铃酸 A

6-methoxyaristolochic acid A methyl ester 6- 甲氧基马兜铃酸 A 甲酯

6-methoxyaristolochic acids A ～ C 6- 甲氧基马兜铃酸 A ～ C

6-methoxyaristololactam 6- 甲氧基马兜铃内酰胺

3-methoxyaromadendrin 3- 甲氧基香橙素

7-methoxyaromadendrin 7- 甲氧基香橙素

3″-methoxyasparenydiol 3″- 甲氧基天门冬烯炔二酚

17-methoxyaspidofractinine 17- 甲氧基白坚木替宁

8β-methoxyatractylenolide Ⅰ 8β- 甲氧基苍术内酯 I

2′-methoxyaucuparin 2′- 甲氧基欧花楸素

6-methoxyaurapten 6- 甲氧基葡萄柚内酯 (6- 甲氧基橙皮油内酯)

5′-methoxyauraptene 5′- 甲氧基橙皮油素

(–)-5-methoxybalanophonin (–)-5- 甲氧基蛇菰宁

5-methoxybarbigerone 5- 甲氧基髯毛灰毛豆酮

6-methoxybarbigerone 6- 甲氧基髯毛灰毛豆酮

3-methoxybenzaldehyde 3- 甲氧基苯甲醛

m-methoxybenzaldehyde 间甲氧基苯甲醛

4-methoxybenzaldehyde (anisic aldehyde, *p*-anisaldehyde) 4- 甲氧基苯甲醛 (茴香醛、茴芹醛、对茴香醛)

2, 6-methoxybenzaldehyde (aminocarbonyl) hydrazone 2, 6- 甲氧基苯甲醛氨基甲酰腙

4-methoxybenzaldehyde-2-*O*-[β-D-xylosyl-(1 → 6)-β-D-glucopyranoside] 4- 甲氧基苯甲醛 -2-*O*-[β-D- 木糖基 -(1 → 6)-β-D- 吡喃葡萄糖苷]

methoxybenzene (anisole, phenyl methyl ether) 甲氧基苯 (茴香醚、茴芹醚、苯甲醚)

4-methoxybenzenepropanoic acid 4- 甲氧基苯丙酸

5-methoxybenzofuran 5- 甲氧基苯并呋喃

5-methoxybenzofuran-2 (3*H*)-one 5- 甲氧基苯并呋喃 -2 (3*H*)- 酮

3-methoxybenzoic acid 3- 甲氧基苯甲酸

p-methoxybenzoic acid (4-methoxybenzoic acid) 对甲氧基苯甲酸 (4- 甲氧基苯甲酸)

o-methoxybenzoic acid (*o*-anisic acid) 邻甲氧基苯甲酸 (邻茴香酸)

6-methoxybenzoxazolin-2 (3*H*)-one 6- 甲氧基苯并噁唑啉 -2 (3*H*)- 酮

6-methoxybenzoxazolinone (coixol) 6- 甲氧基苯并噁唑啉酮 (薏苡素)

2-methoxybenzyl 2, 3, 6-trimethoxybenzoate 2, 3, 6- 三甲氧基苯甲酸 (2- 甲氧基苄基) 酯

2-methoxybenzyl 2, 6-dimethoxy benzoate 2, 6- 二甲氧基苯甲酸 (2- 甲氧基苄基) 酯

p-methoxybenzyl acetone 对甲氧基苄基丙酮

(8*S*)-3-methoxybenzyl tetrahydroisoquinolin-2, 12-diol (8*S*)-3- 甲氧基苄基四氢异喹啉 -2, 12- 二醇

N-(3-methoxybenzyl) octadecanamide *N*-(3- 甲氧基 - 苄基) 十八酰胺

4-(methoxybenzyl)-*O*-β-D-glucopyranoside 4-(甲氧基苄基)-*O*-β-D- 吡喃葡萄糖苷

4-methoxybenzyl-β-D-glucoside 4- 甲氧基苄基 -*β*-D- 葡萄糖苷

7-methoxybergenin 7- 甲氧基岩白菜素 (鬼灯檠新内酯)

5-methoxybibenzyl-3, 3′-di-*O*-β-D-glucopyranoside 5- 甲氧基联苄 -3, 3′- 二 -*O*-β-D- 吡喃葡萄糖苷

L-5′-methoxybilobetin L-5′- 甲氧基白果素

5′-methoxybilobetin 5′- 甲氧基白果素

8-methoxybonducellin 8- 甲氧基刺果苏木林素

methoxybrassinin 甲氧蔓菁素

methoxybrassitin 甲氧基油菜素

5-methoxybyakangelicin 5- 甲氧基白当归素

trans-methoxybyakangelicin 反式 - 甲氧基比克白芷素

10α-methoxycadin-4-en-3-one 10α- 甲氧基杜松 -4- 烯 -3- 酮

12-methoxycalanolide B 12- 甲氧基绵毛胡桐内酯 B

6-methoxycalpogonium isoflavone A 6- 甲氧基毛蔓豆异黄酮 A

methoxycalpogonium isoflavone A　甲氧基毛蔓豆异黄酮 A

3′-methoxycalycopterin　3′- 甲氧基萼翅藤素

10-methoxycamptothecin　10- 甲氧基喜树碱

11-methoxycamptothecin　11- 甲氧基喜树碱

9-methoxycamptothecin (9-methoxycamptothecine)　9- 甲氧基喜树碱

3-methoxycanthin-5, 6-dione　3- 甲氧基铁屎米 -5, 6- 二酮

1-methoxycanthin-6-one　1- 甲氧基铁屎米 -6- 酮

4-methoxycanthin-6-one　4- 甲氧基铁屎米 -6- 酮

5-methoxycanthin-6-one (5-methoxycanthinone)　5- 甲氧基铁屎米 -6- 酮 (5- 甲氧基铁屎米酮)

o-methoxycapillene　邻甲氧基茵陈二炔

(3-methoxycarbonyl amido-2-methyl phenyl) cabamic acid methyl ester　(3- 甲氧基酰胺基 -2- 甲基苯) 氨基甲酸甲酯

(3-methoxycarbonyl amido-4-methyl phenyl) cabamic acid methyl ester　(3- 甲氧基酰胺基 -4- 甲基苯) 氨基甲酸甲酯

3-methoxycarbonyl indole　3- 甲氧基羰基吲哚

(methoxycarbonyl methyl) phenyl-4-*O*-β-D-glucopyranoside　(甲氧基羰基甲基) 苯基 -4-*O*-β-D- 吡喃葡萄糖苷

15-methoxycarbonyl nagilctone D　15- 羰甲氧基竹柏内酯 D

16-methoxycarbonyl naufoline　16- 甲氧基羰基乌檀碱

17-(methoxycarbonyl)-28-norisoiguesterin　17-(甲氧基羰基)-28- 去甲异伊格斯特素

20, 22-*O*-[(*R*)-3-methoxycarbonyl]propylidene-20-hydroxyecdysone　20, 22-*O*-[(*R*)-3- 羰甲氧基] 亚丙基 -20- 羟基蜕皮激素

(+)-*N*-methoxycarbonyl-1, 2-methylenedioxyisocorydine　(+)-*N*- 甲氧基羰基 -1, 2- 亚甲二氧基异紫堇定碱

16-methoxycarbonyl-18, 19-dihydroxynaufoline　16- 甲氧基羰基 -18, 19- 二羟基乌檀碱

1-methoxycarbonyl-2, 3-dihydroxydibenzo[*b*, *f*]oxepine　1- 甲氧基羰基 -2, 3- 二羟基二苯并 [*b*, *f*] 噁庚英

(2*R*, 3*R*, 4*S*, 6*R*)-6-methoxycarbonyl-3-methyl-4, 6-di(3-methyl-2-butenyl)-2-(2-methyl-1-propanoyl)-3-(4-methyl-3-pentenyl) cyclohexanone　(2*R*, 3*R*, 4*S*, 6*R*)-6- 羰甲氧基 -3- 甲基 -4, 6- 二 (3- 甲基 -2- 丁烯基)-2-(2- 甲基 -1- 丙酰基)-3-(4- 甲基 -3- 戊烯基) 环己酮

3-methoxycarbonyl-β-carboline　3- 羰甲氧基 -β- 咔啉

12-methoxycarnosic acid　12- 甲氧基肉质鼠尾草酸

3-methoxycatalpin　3- 甲氧基梓素

4′-methoxycatalposide　4′- 甲氧基梓实苷

4-methoxychalcone　4- 甲氧基查耳酮

7-methoxychamaejasmin　7- 甲氧基狼毒素

11-methoxychelerythrine　11- 甲氧基白屈菜红碱

methoxychelidonine　甲氧基白屈菜碱

(24*S*)-24α-methoxycholest-5-en-3β, 25-diol　(24*S*)-24α- 甲氧基胆甾 -5- 烯 -3β, 25- 二醇

6-methoxychroman-2-one　6- 甲氧基色烷 -2- 酮

2α-methoxychroman-3α, 5, 7-triol　2α- 甲氧基色原烷 -3α, 5, 7- 三醇

3-methoxychrysoeriol-4′-*O*-β-D-glucopyranoside　3- 甲氧基金圣草酚 -4′-*O*-β-D- 吡喃葡萄糖苷

25-*O*-methoxycimigenoside　25-*O*- 甲氧基升麻醇苷 (25-*O*- 甲氧基升麻环氧醇苷)

10-methoxycinchonamine　10- 甲氧基金鸡勒胺

(2*R*, 3*S*)-10-methoxycinchonan-2-ol　(2*R*, 3*S*)-10- 甲氧基奎宁 -2- 醇

(8*S*, 9*R*)-6′-methoxy-cinchonan-9-ol　(8*S*, 9*R*)-6′- 甲氧基奎宁 -9- 醇

p-methoxycinnamal (*p*-methoxycinnamaldehyde, 4-methoxycinnamaldehyde)　对甲氧基桂皮醛 (4- 甲氧基桂皮醛)

3-methoxycinnamaldehyde　2- 甲氧基桂皮醛

p-methoxycinnamaldehyde (*p*-methoxycinnamal, 4-methoxycinnamaldehyde)　对甲氧基桂皮醛 (4- 甲氧基桂皮醛)

p-methoxycinnamate glucoside　对甲氧基桂皮酸葡萄糖酯

(*E*)-4-methoxycinnamic acid　(*E*)-4- 甲氧基桂皮酸

2-methoxycinnamic acid　2- 甲氧基桂皮酸

4-methoxycinnamic acid　4- 甲氧基桂皮酸 (对甲氧基桂皮酸)

m-methoxycinnamic acid　间甲氧基桂皮酸

(*E*)-*p*-methoxycinnamic acid　(*E*)- 对甲氧基桂皮酸

p-methoxycinnamic acid　对甲氧基桂皮酸 (对甲氧基肉桂酸)

trans-*p*-methoxycinnamic acid　反式 - 对甲氧基桂皮酸

p-methoxycinnamic acid ethyl ether　对甲氧基桂皮酸乙醚

p-methoxycinnamoyl aucubin　对甲氧基桂皮酰桃叶珊瑚苷

6-*p*-methoxycinnamoyl catalpol　6- 对甲氧基桂皮酰梓醇

p-methoxycinnamoyl catalpol　对甲氧基桂皮酰梓醇

methoxycinnamoyl glucoside 甲氧基肉桂酰基葡萄糖苷

8-*O*-(*Z*)-*p*-methoxycinnamoyl harpagide 8-*O*-(*Z*)- 对甲氧基桂皮酰哈巴苷 [8-*O*-(*Z*)- 对甲氧基肉桂酰钩果草吉苷、8-*O*-(*Z*)- 对甲氧基桂皮酰哈帕苷]

6′-*O*-(*E*)-*p*-methoxycinnamoyl harpagide 6′-*O*-(*E*)- 对甲氧基肉桂酰哈巴苷 (6′-*O*-(*E*)- 对甲氧基桂皮酰钩果草吉苷)

6′-*O*-(*Z*)-*p*-methoxycinnamoyl harpagide 6′-*O*-(*Z*)- 对甲氧基肉桂酰哈巴苷 [6′-*O*-(*Z*)- 对甲氧基桂皮酰钩果草吉苷]

8-*O*-(*E*)-*p*-methoxycinnamoyl harpagide 8-*O*-(*E*)- 对甲氧基桂皮酰哈巴苷 [8-*O*-(*E*)- 对甲氧基肉桂酰钩果草吉苷]

2-*O*-*cis*-*p*-methoxycinnamoyl rhamnopyranoside 2-*O*-顺式 - 对甲氧基肉桂酰基吡喃鼠李糖苷

2-*O*-*trans*-*p*-methoxycinnamoyl rhamnopyranoside 2-*O*- 反式 -*p*- 甲氧基肉桂酰基吡喃鼠李糖苷

3-*O*-*trans*-*p*-methoxycinnamoyl rhamnopyranoside 3-*O*- 反式 - 甲氧基肉桂酰基吡喃鼠李糖苷

(*E*)-6-*O*-*p*-methoxycinnamoyl scandoside methyl ester (*E*)-6-*O*- 对甲氧基肉桂酰基鸡屎藤次苷甲酯

(*Z*)-6-*O*-*p*-methoxycinnamoyl scandoside methyl ester (*Z*)-6-*O*- 对甲氧基肉桂酰基鸡屎藤次苷甲酯 [(*Z*)-6-*O*- 对甲氧基桂皮酰鸡屎藤次苷甲酯]

5-*O*-*p*-methoxycinnamoyl scandoside methyl ester 5-*O*-对甲氧基桂皮酰鸡屎藤次苷甲酯

6-*O*-*p*-methoxycinnamoyl scandoside methyl ester 6-*O*-对甲氧基桂皮酰鸡屎藤次苷甲酯

6-*O*-α-L-(2″-*O*-*p*-methoxycinnamoyl) rhamnopyranosyl catalpol 6-*O*-α-L-(2″-*O*- 对甲氧基肉桂酰基) 吡喃鼠李糖基梓醇

6-*O*-α-L-(3″-*O*-*p*-methoxycinnamoyl) rhamnopyranosyl catalpol 6-*O*-α-L-(3″-*O*- 对甲氧基肉桂酰基) 吡喃鼠李糖基梓醇

6-*O*-α-L-(3-*O*-*trans*-*p*-methoxycinnamoyl) rhamnopyranosyl catalpol 6-*O*-α-L-(3-*O*- 反式 - 对甲氧基桂皮酰基) 吡喃鼠李糖基梓醇

6-*O*-α-L-(2″-*O*-*trans*-*p*-methoxycinnamoyl) rhamnopyranosyl catapol 6-*O*-α-L-(2″-*O*- 反式 - 对甲氧基桂皮酰基) 吡喃鼠李糖基梓醇

4-*O*-(*p*-methoxycinnamoyl)-α-L-rhamnopyranoside 4-*O*-(对甲氧基肉桂酰基)-α-L- 吡喃鼠李糖苷

4-*O*-(methoxycinnamoyl)-β-D-glucopyranoside 4-*O*-(甲氧基桂皮酰基)-β-D- 吡喃葡萄糖苷

4-*O*-(*p*-methoxycinnamoyl)-β-D-glucopyranoside 4-*O*-(对甲氧基肉桂酰基)-β-D- 吡喃葡萄糖苷

6-*O*-α-L-(2″-*O*-*trans*-*p*-methoxycinnamoyl-4″-acetoxy) rhamnopyranosyl catapol 6-*O*-α-L-(2″-*O*- 反式 - 对甲氧基桂皮酰基 -4″- 乙酰氧基) 吡喃鼠李糖基梓醇

6-*O*-α-L-(3″-*O*-*p*-methoxycinnamoyl-4″-*O*-acetyl) rhamnopyranosyl catalpol 6-*O*-α-L-(3″-*O*- 对甲氧基肉桂酰基 -4″-*O*- 乙酰基) 吡喃鼠李糖基梓醇

6-*O*-α-L-(2″-*O*-*p*-methoxycinnamoyl-4-*O*-acetyl) rhamnopyranosyl catalpol 6-*O*-α-L-(2″-*O*- 对甲氧基肉桂酰基 -4-*O*- 乙酰基) 吡喃鼠李糖基梓醇

4-methoxycinnamyl alcohol 4- 甲氧基桂皮醇

trans-4-methoxycinnamyl alcohol 反式 -4- 甲氧基桂皮醇

6-methoxycoelonin 6- 甲氧基贝母兰宁

5′-methoxycollinin 5′- 甲氧基丘生具盘木素

(16*E*)-17-methoxycoryn-16, 18-dien-16-carboxylic acid methyl ester (16*E*)-17- 甲氧基柯南 -16, 18- 二烯 -16- 甲酸甲酯

9-methoxycorynantheidine (mitraphyllic acid methyl ester, mitragynine) 9- 甲氧基柯楠碱 (帽柱木碱、帽柱木酸甲酯)

4-methoxycoumarin 4- 甲氧基香豆素

7-methoxycoumarin (herniarin) 7- 甲氧基香豆素 (治疝草素、脱肠草素)

7-methoxycoumarin-6-*O*-β-D-glucopyranoside 7- 甲氧基香豆素 -6-*O*-β-D- 吡喃葡萄糖苷

6-methoxycoumarin-7-*O*-β-glucopyranoside 6- 甲氧基香豆素 -7-*O*-β- 吡喃葡萄糖苷

3′-methoxycoumestrol 3′- 甲氧基香豆雌酚

9-methoxycoumestrol 9- 甲氧基香豆雌酚

(23*E*)-25-methoxycucurbit-23-en-3β, 7β-diol (23*E*)-25-甲氧基葫芦 -23- 烯 -3β, 7β- 二醇

25-methoxycucurbit-5 (6), (23*E*)-dien-19-hydroxy-3-*O*-β-D-allopyranoside 25- 甲氧基葫芦 -5 (6), (23*E*)- 二烯 -19- 羟基 -3-*O*-β-D- 吡喃阿洛糖苷

25-methoxycucurbit-5, (23*E*)-dien-3β, 19-diol 25- 甲氧基葫芦 -5, (23*E*)- 二烯 -3β, 19- 二醇

(23*E*)-7β-methoxycucurbit-5, 23, 25-trien-3β-ol (23*E*)-7β- 甲氧基葫芦 -5, 23, 25- 三烯 -3β- 醇

(23*E*)-25-methoxycucurbit-5, 23-dien-3β, 7β, 19-trihydroxy-7-*O*-β-D-glucopyranoside (23*E*)-25- 甲氧基葫芦 -5, 23- 二烯 -3β, 7β, 19- 三羟基 -7-*O*-β-D- 吡喃葡萄糖苷

(7*S*, 8*S*)-5-methoxycupressoside A　(7*S*, 8*S*)-5- 甲氧基柏木苷 A	8-methoxydehydro-iso-α-lapachone　8- 甲氧基脱氢异 -α- 风铃木醌
5′-methoxycurcumin　5′- 甲氧基姜黄素	5-methoxydehydropodophyllotoxin　5- 甲氧基脱氢鬼臼毒素
(23*E*)-25-methoxycycloart-23-en-3β-ol　(23*E*)-25- 甲氧基环木菠萝 -23- 烯 -3β- 醇	14-methoxydelphinifoline　14- 甲氧基翠雀叶乌头碱
(23*S*)-23-methoxycycloart-24-en-3β-ol　(23*S*)-23- 甲氧基环木菠萝 -24- 烯 -3β- 醇	6-methoxydenitro-aristolochic acid　6- 甲氧基去硝基马兜铃酸
1-methoxycyclohexan-1-ol　1- 甲氧基环己 -1- 醇	6-methoxydenitro-aristolochic acid methyl ester　6- 甲氧基去硝基马兜铃酸甲酯
23-methoxycyclopamine　23- 甲氧基环巴胺	11-methoxydiaboline　11- 甲氧基戴氏马钱碱
3′-methoxydaidzein　3′- 甲氧基大豆苷元 (3′- 甲氧基大豆素)	6-methoxydictamnine　6- 甲氧基白鲜碱
3′-methoxydaidzin　3′- 甲氧基大豆苷	8-methoxydictamnine (fagarine)　2- 甲氧基白鲜碱 (花椒碱、崖椒碱)
3′-methoxydaidzin-7-*O*-methyl ether　3′- 甲氧基大豆苷 -7-*O*- 甲醚	methoxydictydiene　甲氧基网地藻二烯
(*S*)-4-methoxydalbergione　(*S*)-4- 甲氧基黄檀醌 [(S)-4- 甲氧基黄檀烯酮]	7-methoxydiderroside　7- 甲氧基迪氏乌檀苷
3-methoxydalbergione　3- 甲氧基戟叶堇菜酮	6-methoxydihdyrosanguinarine　6- 甲氧基二氢血根碱
4-methoxydalbergione　4- 甲氧基黄檀烯酮	6-methoxydihydrochelerythrine　6- 甲氧基二氢白屈菜红碱
(*S*)-4-methoxydalbergiquinol　(*S*)-4- 甲氧基黄檀氢醌 [(S)-4- 甲氧基黄檀醌醇]	8-methoxydihydrochelerythrine　8- 甲氧基二氢白屈菜红碱
3-methoxydaphnodorin H　3- 甲氧基毛瑞香素 H	10-methoxydihydrocorynantheol　10- 甲氧基二氢柯楠醇
3″-methoxydaphnodorins G, H　3″- 甲氧基毛瑞香素 G、H	(+)-(7*R*, 8*S*)-5-methoxydihydrodehydroconiferyl alcohol　(+)-(7*R*, 8*S*)-5- 甲氧基二氢脱氢松柏醇
7-methoxydaphnoritin　7- 甲氧基西瑞香素	12-methoxydihydrodehydrocostuslactone　12- 甲氧基二氢脱氢木香内酯
trans-5-methoxydecursidinol　反式 -5- 甲氧基紫花前胡定醇	(7*S*, 8*R*)-5-methoxydihydrodehydrodiconiferyl alcohol　(7*S*, 8*R*)-5- 甲氧基二氢脱氢双松柏醇
cis-5-methoxydecursidinol　顺式 -5- 甲氧基紫花前胡定醇	10-methoxydihydrofuscin　10- 甲氧基二氢暗褐菌素
7α-methoxydehydroabietic acid　7α- 甲氧基脱氢松香酸	8-methoxydihydromacarpine　8- 甲氧基二氢小果博落回碱
methoxydehydrocholesterol　甲氧基脱氢胆甾醇	17-methoxydihydropseurata C　17- 甲氧基二氢川藏香茶菜萜素 C
5-methoxydehydroconiferyl alcohol　5- 甲氧基脱氢松柏醇	(±)-8-methoxydihydrosanguinarine　(±)-8- 甲氧基二氢血根碱
4β-methoxydehydrocostuslactone　4β- 甲氧基脱氢木香内酯	5′-methoxydilignol rhamnoside　5′- 甲氧基狄利格醇鼠李糖苷
(7*S*, 8*R*)-9′-methoxydehydrodiconiferyl alcohol-4-*O*-β-D-glucopyranoside　(7*S*, 8*R*)-9′- 甲氧基二氢二松柏醇 -4-*O*-β-D- 吡喃葡萄糖苷	6-methoxydiodantunezone　6- 甲氧基牛膝叶马缨丹二酮
5′-methoxydehydrodiisoeugenol　5′- 甲氧基脱氢二异丁香酚	7-methoxydiodantunezone　7- 甲氧基牛膝叶马缨丹二酮
(2*R*)-5-methoxydehydro-iso-α-lapachone　(2*R*)-5- 甲氧基脱氢异 -α- 风铃木醌	1β-methoxydiversifolin　1β- 甲氧基肿柄菊素
(2*R*)-8-methoxydehydro-iso-α-lapachone　(2*R*)-8- 甲氧基脱氢异 -α- 风铃木醌	1β-methoxydiversifolin-3-*O*-methyl ether　1β- 甲氧基肿柄菊素 -3-*O*- 甲醚
	3-methoxy-D-mannono-1, 4-lactone　3- 甲氧基 -D- 甘露糖 -1, 4- 内酯

M

4-methoxyellagic acid-3′-*O*-α-rhamnoside 4- 甲氧基鞣花酸 -3′-*O*-α-L- 鼠李糖苷
7-methoxyellipticine 7- 甲氧基椭圆玫瑰树碱
9-methoxyellipticine 9- 甲氧基玫瑰树碱
12α-methoxy-*ent*-kaur-9 (11), 16-en-19-oic acid 12α-甲氧基 - 对映 - 贝壳杉 -9 (11), 16- 烯 -19- 酸
3-methoxyepicatalpin 3- 甲氧基表梓素
(3β, 5α, 6β, 22*E*)-6-methoxyergost-7, 22-dien-3, 5-diol (3β, 5α, 6β, 22*E*)-6- 甲氧基麦角甾 -7, 22- 二烯 -3, 5- 二醇
(22*E*, 24*R*)-6β-methoxyergost-7, 22-dien-3β, 5α-diol (22*E*, 24*R*)-6β- 甲氧基麦角甾 -7, 22- 二烯 -3β, 5α- 二醇
(22*E*)-6β-methoxyergost-7, 22-dien-3β, 5α-triol (22*E*)-6β- 甲氧基麦角甾 -7, 22- 二烯 -3β, 5α- 三醇
(22*E*, 24*R*)-6β-methoxyergost-7, 9 (11), 22-trien-3β, 5α-diol (22*E*, 24*R*)-6β- 甲氧基麦角甾 -7, 9 (11), 22- 三烯 -3β, 5α- 二醇
2-methoxyestrone 2- 甲氧基雌酮
1-(1-methoxyethoxy) propane 1-(1- 甲乙氧基) 丙烷
1-methoxyethyl benzene 1- 甲氧乙基苯
4-methoxyethyl dihydromelilotoside 4- 甲氧乙基二氢草木犀苷
5-(1-methoxyethyl)-1-methyl phenanthren-2, 7-diol 5-(1- 甲氧乙基)-1- 甲基 -2, 7- 二醇
5-(1-methoxyethyl)-2, 6-dihydroxy-1, 7-dimethyl-9, 10-dihydrophenanthrene 5-(1- 甲氧乙基)-2, 6- 二羟基 -1, 7- 二甲基 -9, 10- 二氢菲
6-(1-methoxyethyl)-5, 7, 8-trimethoxy-2, 2-dimethyl-2*H*-l-benzopyran 6-(1- 甲氧乙基)-5, 7, 8- 三甲氧基 -2, 2- 二甲基 -2*H*-1- 苯并吡喃
6-(1-methoxyethyl)-7-methoxy-2, 2-dimethyl chromene 6-(1- 甲氧乙基)-7- 甲氧基 -2, 2- 二甲基色烯
methoxyeugenol 甲氧基丁香酚
25-methoxyeupha-8, 23-dien-3β-ol 25- 甲氧基大戟 -8, 23- 二烯 -3β- 醇
6-(4-methoxyferuloyl) mioporoside 6-(4- 甲氧阿魏酰基) 若槛蓝苷
1-methoxyficifolinol 1- 甲氧基榕叶新劳塔豆酚
(2*S*)-5-methoxyflavan-7-ol (2*S*)-5- 甲氧基黄烷 -7- 醇
5-methoxyflavanone 5- 甲氧基黄烷酮
6-methoxyflavanone 6- 甲氧基黄烷酮
2′-methoxyflavone 2′- 甲氧基黄酮
3-methoxyflavone 3- 甲氧基黄酮
4-methoxyflavone 4- 甲氧基黄酮
5-methoxyflavone 5- 甲氧基黄酮
6-methoxyflavone 6- 甲氧基黄酮
7-methoxyflavone 7- 甲氧基黄酮
6-methoxyflavonol 6- 甲氧基黄酮醇
7-methoxyflavonol 7- 甲氧基黄酮醇
5-methoxyfuranocoumarin 5- 甲氧基呋喃香豆素
8α-methoxyfuranodiene 8α- 甲氧基呋喃二烯 (8α- 甲氧基莪术呋喃二烯)
8β-methoxyfuranodiene 8β- 甲氧基呋喃二烯 (8β- 甲氧基莪术呋喃二烯)
5-methoxyfurfural (5-methoxyfuraldehyde) 5- 甲氧基糠醛
22-methoxyfurost-3β, 26-diol 22- 甲氧基呋甾 -3β, 26-二醇
22-methoxyfurost-5 (6)-en-3β, 26-diol 22- 甲氧基呋甾 -5 (6)- 烯 -3β, 26- 二醇
22α-methoxyfurost-5 (6)-en-3β, 26-diol 22α- 甲氧基呋甾 -5 (6)- 烯 -3β, 26- 二醇
22α-methoxyfurost-5-ene 22α- 甲氧基呋甾 -5- 烯
18-methoxygadesine 18- 甲氧基五蕊翠雀碱
3-methoxygallic acid 3- 甲氧基没食子酸
10-methoxygeissoschizol 10- 甲氧基缝籽木醇
11-methoxygelsecrotonidine 11- 甲氧基钩吻巴豆碱
11-methoxygelselegine 11- 甲氧基钩吻精碱
11-methoxygelsemamide 11- 甲氧基钩吻内酰胺
1-methoxygelsemine (gelsevirine) 1- 甲氧基钩吻碱 (钩吻绿碱)
6α-methoxygenipin 6α- 甲氧基京尼平
6α-methoxygeniposide 6α- 甲氧基京尼平苷
6β-methoxygeniposide 6β- 甲氧基京尼平苷
5-methoxygeniposidic acid 5- 甲氧基京尼平苷酸
6-methoxygeniposidic acid 6- 甲氧基京尼平苷酸
6-methoxygenkwanin 6- 甲氧基芫花素
3′-methoxyglabridin 3′- 甲氧基光甘草定
2-methoxygliricidol 2- 甲氧基毒鼠豆酚
4-methoxyglucobrassicin 4- 甲氧基葡萄糖芸苔素
4′-methoxyglucotricin 4′- 甲氧基葡萄苜蓿素
8-methoxygoniodiol 8- 甲氧基哥纳香二醇
3′-methoxygossypetin-3-*O*-β-D-glucopyranosyl-8-*O*-β-D-xylopyranoside 3′- 甲氧基棉花皮素 -3-*O*-β-D- 吡喃葡萄糖基 -8-*O*-β-D- 吡喃木糖苷
6-methoxygossypol 6- 甲氧基棉酚

4-methoxyguaiacyl glycerol　4- 甲氧基愈创木酚基甘油
5-methoxyguaiacyl glycerol　5- 甲氧基愈创木基丙三醇
4-methoxyguaiacyl glycerol-7-*O*-β-D-glucopyranoside　4- 甲氧基愈创木基甘油 -7-*O*-β-D- 吡喃葡萄糖苷
6-methoxyhemigossypol　6- 甲氧基半棉酚
11-methoxyhenningsamine　11- 甲氧基亨宁胺
10-methoxyheptadeca-1-en-4, 6-diyn-3, 9-diol　10- 甲氧基十七碳 -1- 烯 -4, 6- 二炔 -3, 9- 二醇
7-methoxyheptaphylline　7- 甲氧基七叶黄皮碱
3-methoxyherbacetin　3- 甲氧基蜀葵苷元
8-methoxyherbacetin-3-*O*-β-D-sophoroside　8- 甲氧基草质素 -3-*O*-β-D- 槐糖苷
5″-methoxyhinokinin　5″- 甲氧基扁柏内酯
25-methoxyhispidol A　25- 甲氧基刚毛鹧鸪花醇 A
11-methoxyhumantenine　11- 甲氧基胡蔓藤碱乙
11-methoxyhumantenmine　11- 甲氧基胡蔓藤碱甲
11β-methoxyhuperzine B　11β- 甲氧基石杉碱乙
5″-methoxyhydnocarpin　5″- 甲氧基大风子品
5′-methoxyhydnocarpin D　5′- 甲氧基大风子品 D
methoxyhydrastine (narcotine, noscapine, narcosine, opianine)　甲氧基白毛茛碱 (那可汀、诺司卡品、那可丁、鸦片宁)
2-methoxyhydroquinone-4-*O*-[6-*O*-(4-*O*-α-L-rhamnopyranosyl) syringyl]-β-D-glucopyranoside　2- 甲氧基对苯二酚 -4-*O*-[6-*O*-(4-*O*-α-L- 吡喃鼠李糖基) 紫丁香基]-β-D- 吡喃葡萄糖苷
p-methoxyhydroxycinnamic acid　对甲氧基羟基桂皮酸
6-methoxyhydroxyluninium　6- 甲氧基羟基月芸香季铵碱
6-methoxyhydroxyunidine　6- 甲氧基羟基月芸香定
12-methoxyibogamine (ibogaine)　12- 甲氧基伊波加木胺 (12- 甲氧基伊波加明、伊博格碱 、伊波加因碱、伊菠因)
13-methoxyibogamine (tabernanthine)　13- 甲氧基伊波加木胺 (马山茶碱)
12-methoxyibogamine-18α-carboxylic acid methyl ester　12- 甲氧基伊波加明 -18*α*- 甲酸甲酯
3-methoxyicajine　3- 甲氧基毒毛旋花子碱
methoxyincarvillateine　甲氧基角蒿酯碱
4-methoxyindole-2, 3-dione (isalexin)　4- 甲氧基 -2, 3- 吲哚二酮 (菘蓝抗毒素)
1-methoxyindole-3-acetonitrile　1- 甲氧基吲哚 -3- 乙腈
N-methoxyindole-3-acetonitrile-2-(*S*)-β-D-glucopyranoside　N- 甲氧基吲哚 -3- 乙腈 -2-(*S*)-β-D- 吡喃葡萄糖苷
(+)-(8*S*, 7′*R*, 8′*R*)-methoxyisoariciresinol-9′-*O*-α-L-rhamnoside　(+)-(8*S*, 7′*R*, 8′*R*)- 甲氧基异落叶松脂素 -9′-*O*-α-L- 鼠李糖苷
8-methoxyisobonducellin　8- 甲氧基异刺果苏木林素
8-methoxyisodecarine　8- 甲氧基异德卡林碱
6-methoxyisodiodantunezone　6- 甲氧基异牛膝叶马缨丹二酮
7-methoxyisodiodantunezone　7- 甲氧基异牛膝叶马缨丹二酮
4′-methoxyisoflavone-7-*O*-glucoside　4′- 甲氧基异黄酮 -7-*O*- 葡萄糖苷
4′-methoxyisoflavone-7-β-D-glucopyranoside　4′- 甲氧基异黄酮 -7-β-D- 吡喃葡萄糖苷
6-methoxyisoformononetin　6- 甲氧基异刺芒柄花素
8-methoxyisoimperatorin (cnidilin, isophellopterin)　8- 甲氧基异欧前胡内酯 (蛇床克尼狄林、异珊瑚菜素)
(−)-5′-methoxyisolariciresinol　(−)-5′- 甲氧基异落叶松脂素
5-methoxyisolariciresinol　5- 甲氧基异落叶松脂素
(−)-5′-methoxyisolariciresinol-2α-*O*-β-D-xylopyranoside　(−)-5′- 甲氧基异落叶松脂素 -2α-*O*-β-D- 吡喃木糖苷
(−)-5′-methoxyisolariciresinol-3α-*O*-β-D-glucopyranoside　(−)-5′- 甲氧基异落叶松脂素 -3α-*O*-β-D- 吡喃葡萄糖苷
(+)-5′-methoxyisolariciresinol-3α-*O*-β-D-glucopyranoside　(+)-5′- 甲氧基异落叶松脂素 -3α-*O*-β-D- 吡喃葡萄糖苷
5′-methoxyisolariciresinol-3α-*O*-β-D-glucopyranoside　5′- 甲氧基异落叶松脂素 -3α-*O*-β-D- 吡喃葡萄糖苷
(−)-(8*S*, 7′*R*, 8′*S*)-5′-methoxyisolariciresinol-9′-*O*-α-L-rhamnoside　(−)-(8*S*, 7′*R*, 8′*S*)-5′- 甲氧基异落叶松脂素 -9′-*O*-α-L- 鼠李糖苷
(−)-5′-methoxyisolariciresinol-9′-*O*-β-D-glucopyranoside　(−)-5′- 甲氧基异落叶松脂素 -9′-*O*-β-D- 吡喃葡萄糖苷
(+)-5′-methoxyisolariciresinol-9′-*O*-β-D-xylopyranoside　(+)-5′- 甲氧基异落叶松脂素 -9′-*O*-β-D- 吡喃木糖苷
(+)-5-methoxyisolariciresinol-9-*O*-β-D-xylopyranoside　(+)-5- 甲氧基异落叶松脂素 -9-*O*-β-D- 吡喃木糖苷
5-methoxyisolonchocarpin　5- 甲氧基异矛果豆素
(2*S*)-3′-methoxyisookanin-8-*O*-β-D-glucopyranoside　(2*S*)-3′- 甲氧基异奥卡宁 -7-*O*-β-D- 吡喃葡萄糖苷
3-methoxyisorhamnetin　3- 甲氧基异鼠李素
8-methoxyisoscutellarein　8- 甲氧基异高山黄芩素
2-methoxyjuglone　2- 甲氧基胡桃醌
7-methoxyjuglone　7- 甲氧基胡桃醌 (7- 甲氧基胡桃酮)
6-methoxykaempferide　6- 甲氧基山柰素

3-methoxykaempferol 3- 甲氧基山柰酚

6-methoxykaempferol 6- 甲氧基山柰酚

8-methoxykaempferol 8- 甲氧基山柰酚

6-methoxykaempferol 3-*O*-rutinoside 6- 甲氧基山柰酚 -3-*O*- 芸香糖苷

6-methoxykaempferol-3-*O*-galactoside 6- 甲氧基山柰酚 -3-*O*- 半乳糖苷

6-methoxykaempferol-3-*O*-glucoside 6- 甲氧基山柰酚 -3-*O*- 葡萄糖苷

8-methoxykaempferol-3-*O*-glucoside 8- 甲氧基山柰酚 -3-*O*- 葡萄糖苷

3′-methoxykaempferol-3-*O*-β-D-gentiobioside 3′- 甲氧基山柰酚 -3-*O*-β-D- 龙胆二糖苷

7-methoxykaempferol-3-*O*-β-D-glucopyranoside 7- 甲氧基山柰酚 -3-*O*-β-D- 吡喃葡萄糖苷

3′-methoxykaempferol-3-*O*-β-D-glucoside 3′- 甲氧基山柰酚 -3-*O*-β-D- 葡萄糖苷

6-methoxykaempferol-3-*O*-β-D-robinobioside 6- 甲氧基山柰酚 -3-*O*-β-D- 刺槐双糖苷

4′-methoxykaempferol-7-*O*-β-rutinoside 4′- 甲氧基山柰酚 -7-*O*-β- 芸香糖苷

16α-methoxykaur-17-ol 16α- 甲氧基 -17- 贝壳杉醇

2′-methoxykobusin 2′- 甲氧基考布素

(2*S*)-2′-methoxykurarinone (2*S*)-2′- 甲氧基苦参酮

2′-methoxykurarinone 2′- 甲氧基苦参酮

(1*S*)-1-methoxylacinilene C (1*S*)-1- 甲氧基青榆烯 C

(+)-5′-methoxylariciresinol (+)-5′- 甲氧基落叶松树脂醇

(+)-7′-methoxylariciresinol (+)-7′- 甲氧基落叶松脂素

(±)-5′-methoxylariciresinol (±)-5′- 甲氧基落叶松脂素

5′-methoxylariciresinol 5′- 甲氧基落叶松脂素

(7*S*, 8*R*, 8′*R*)-(–)-5-methoxylariciresinol-4, 4′-di-*O*-β-D-glucopyranoside (7*S*, 8*R*, 8′*R*)-(–)-5- 甲氧基落叶松脂素 -4, 4′- 二 -*O*-β-D- 吡喃葡萄糖苷

5-methoxylicarin A 5- 甲氧基斜蕊樟素 A (5- 甲氧基利卡灵 A)

11-methoxylimatine 11- 甲氧基立马亭

11-methoxylimatinine 11- 甲氧立马替宁

4-methoxylonchocarpin 4- 甲氧基矛果豆素

6-methoxylunine 6- 甲氧基月芸香宁

3″-methoxylupinifolin 3″- 甲氧基羽扇豆叶灰毛豆素

2′-O-methoxyluridine 2′-O- 甲氧基尿嘧啶核苷

6-methoxyluteolin (eupafolin, nepetin) 6- 甲氧基木犀草素 (泽兰叶黄素、尼泊尔黄酮素、泽兰黄酮、印度荆芥素)

7-methoxyluteolin-5-*O*-β-D-glucoside 7- 甲氧基木犀草素 -5-*O*-β-D- 葡萄糖苷

3′-methoxyluteolin-6-*C*-β-D-galactopyranosideuronic acid-(1 → 2)-α-L-arabinopyranoside 3′- 甲氧基木犀草素 -6-*C*-β-D- 半乳糖醛酸基 -(1 → 2)-α-L- 吡喃阿拉伯糖苷

3′-methoxyluteolin-7-apioglucoside 3′- 甲氧基木犀草素 -7- 芹糖葡萄糖苷

6-methoxyluteolin-7-glucoside 6- 甲氧基木犀草素 -7- 葡萄糖苷

6-methoxyluteolin-7-*O*-β-D-glucopyranoside 6- 甲氧基木犀草素 -7-*O*-β-D- 吡喃葡萄糖苷

3′-methoxyluteolin-7-*O*-β-D-glucoside 3′- 甲氧基木犀草素 -7-*O*-β-D- 葡萄糖苷

6-methoxyluteolin-7α-L-rhamnoside 6- 甲氧基木犀草素 -7α-L- 鼠李糖苷

2-methoxymaackiain 2- 甲氧基山槐素

5-methoxymaculine 5- 甲氧基马枯灵

3-methoxymagnolol 3- 甲氧基厚朴酚

8-methoxymarikarin 8- 甲氧基纤细米仔兰灵

5-methoxymarmesin 5- 甲氧基木橘辛素 (5- 甲氧基异紫花前胡内酯、5- 甲氧基印度榅桲素、5- 甲氧基印度枸橘素)

methoxymatteucin 甲氧基荚果蕨素

3′-methoxymaysin 3′- 甲氧基玉米黄酮苷

methoxymecambridine 甲氧基威尔士绿绒蒿定碱

4-methoxymedicarpin 4- 甲氧基苜蓿紫檀素

6-methoxymellein 6- 甲氧基蜂蜜曲霉菌

4-(methoxymenthyl) benzene-1, 2-diol 4-(甲氧薄荷醇) 苯 -1, 2- 二酚

5-methoxymethyl furfural 5- 甲氧甲基糠醛

C-3′-methoxymethyl rocaglate *C*-3′- 甲氧甲基罗米仔兰酯

5-(methoxymethyl)-1*H*-pyrrol-2-carbaldehyde 5-(甲氧甲基)-1*H*- 吡咯 -2- 甲醛

4-(methoxymethyl) phenyl-1-*O*-β-D-glucopyranoside 4-(甲氧甲基) 苯基 -1-*O*-β-D- 吡喃葡萄糖苷

5-methoxymethyl-2, 2′:5′, 2″-terthiophene 5- 甲氧甲基 -2, 2′:5′, 2″- 三联噻吩

7-methoxymethyl-2, 7-dimethyl cyclohept-1, 3, 5-triene 7- 甲氧甲基 -2, 7- 二甲基环庚 -1-3-5- 三烯

5-methoxymethyl-2-furaldehyde 5- 甲氧甲基 -2- 糠醛

5-methoxymethyl-2-furancarboxaldehyde 5- 甲氧甲基 -2- 呋喃甲醛

8-*O*-(2-methoxymethyl-2-propenoyl)-3-hydroxyguai-4 (15), 10 (14), 11 (13)-trien-12, 6-olide 8-*O*-(2- 甲氧甲基 -2- 丙烯酰基)-3- 羟基愈创木 -4 (15), 10 (14), 11 (13)- 三烯 -12, 6- 内酯

6-methoxymicrominutinin 6- 甲氧基小花小芸木宁

methoxymicrominutinin 甲氧基小花小芸木宁

1β-methoxymiller-(9*Z*)-enolide 1β- 甲氧基米勒 -(9*Z*)- 烯内酯

9α-methoxymiller-1 (10) *Z*-enolide 9α- 甲氧基米勒 -1 (10) *Z*- 烯内酯

3-methoxyminimiflorin 3- 甲氧基极小花矛果素

16-methoxyminovincine 16- 甲氧基小长春蔓辛

2′-methoxymollugin 2′- 甲氧基大叶茜草素

7α-methoxymultiflor-8-en-3α, 29-diol-3, 29-dibenzoate 7α- 甲氧基多花白树 -8- 烯 -3α, 29- 二醇 -3, 29- 二苯甲酸酯

7β-methoxymultiflor-8-en-3α, 29-diol-3, 29-dibenzoate 7β- 甲氧基多花白树 -8- 烯 -3α, 29- 二醇 -3, 29- 二苯甲酸酯

7α-methoxymultiflor-8-en-3α, 29-diol-3-acetate-29-benzoate 7α- 甲氧基多花白树 -8- 烯 -3α, 29- 二醇 -3- 乙酸酯 -29- 苯甲酸酯

5-methoxymurraol 5- 甲氧基九里香醇

1β-methoxymussaenin A 1β- 甲氧基玉叶金花素 A

10β-methoxymuurolan-4-en-3-one 10β- 甲氧基依兰烷 -4- 烯 -3- 酮

5-methoxy-*N*, *N*-dimethyl tryptamine 5- 甲氧基 -*N*, *N*- 二甲基色胺

5-methoxy-*N*, *N*-dimethyl tryptamine *N*-oxide 5- 甲氧基 -*N*, *N*- 二甲基色胺 *N*- 氧化物

15-methoxynagilactone D 15- 甲氧基竹柏内酯 D

12-methoxy-N_a-methyl vellosimine 12- 甲氧基 -N_a- 甲基维洛斯明碱

6-methoxynaringenin 6- 甲氧基柚皮素 (6- 甲氧基柚皮苷元)

6-methoxynaringenin-7-*O*-β-D-glucopyranoside 6- 甲氧基柚皮素 -7-*O*-β-D- 吡喃葡萄糖苷

9-methoxy-N_b-methyl geissoschizol 9- 甲氧基 -N_b- 甲基缝籽木醇

12-methoxy-N_b-methyl voachalotine 12- 甲氧基 -N_b- 甲基沃洛亭

5-methoxy-*N*-dimethyl tryptamine 5- 甲氧基 -*N*- 二甲基 -5- 色胺

(7*R*, 7′*R*, 8*S*, 8′*S*)-5′-methoxyneoolivil (7*R*, 7′*R*, 8*S*, 8′*S*)-5′- 甲氧基新橄榄树脂素

(7*S*, 7′*S*, 8*R*, 8′*R*)-5′-methoxyneoolivil (7*S*, 7′*S*, 8*R*, 8′*R*)-5′- 甲氧基新橄榄树脂素

4-methoxynicotinic acid 4- 甲氧基烟酸

8-methoxy-*N*-methyl flindersine 8- 甲氧基 -*N*- 甲基巨盘木碱 (8- 甲氧基 -*N*- 甲基二甲吡喃并喹啉酮)

5-methoxy-*N*-methyl tryptamine 5- 甲氧基 -*N*- 甲基色胺

5′-methoxynobiletin 5′- 甲氧基川陈皮素

5′-methoxynobiletine 5′- 甲氧基蜜橘黄素

5-methoxynorbergenin 5- 甲氧基去甲岩白菜素

6-methoxynorchelerythrine 6- 甲氧基去甲白屈菜红碱

8-methoxynorchelerythrine 8- 甲氧基去甲白屈菜红碱

10-methoxynormacusine 10- 甲氧基去甲马枯辛

4-methoxy-norsecurinine 4- 甲氧基去甲一叶秋碱

11-methoxynoryangonin 11- 卡瓦胡椒内酯 (11- 甲氧基去甲洋蒿宁、11- 甲氧基去甲央戈宁)

4-methoxy-*N*-phenyl aniline 4- 甲氧基 -*N*- 苯基苯胺

methoxynuezhenide 甲氧基女贞子苷

3″-methoxynyasol 3″- 甲氧基尼亚酚

3″-methoxynyasol 3″- 甲氧基尼亚酚

3″-*O*-methoxynyasol 3″-*O*- 甲氧基尼亚酚

2-methoxyobtusfolin 美决明子素甲醚 (钝叶决明素甲醚)

7-methoxyobtusifolin 7- 甲氧基钝叶决明素

2-methoxy-obtusifolin (obtusifolin-2-methyl ether) 2- 甲氧基钝叶决明素 (钝叶决明素 -2- 甲醚)

1-methoxyoctadecane 1- 甲氧基十八烷

23-methoxyohchininolides A, B 23- 甲氧基日楝宁内酯 A、B

(2″*R*)-2″-methoxyoleuropein (2″*R*)-2″- 甲氧基橄榄苦苷

(7″*R*)-7″-methoxyoleuropein (7″*R*)-7″- 甲氧基橄榄苦苷

(7″*S*)-7″-methoxyoleuropein (7″*S*)-7″- 甲氧基橄榄苦苷

9-methoxyolivacine 9- 甲氧基褐绿白坚木碱

8′-methoxyolivil 8′- 甲氧基橄榄树脂素

3′-methoxyorobol 3′- 甲氧基香豌豆酚

3′-methoxyorobol-7-*O*-β-D-glucopyranoside 3′- 甲氧基香豌豆酚 -7-*O*-β-D- 吡喃葡萄糖苷

M

8-methoxyoxypeucedanin hydrate 8- 甲氧基水合氧化前胡素

trans-methoxy-oxypeucedanin hydrate 反式 - 甲氧基水合氧化前胡素

(–)-4-methoxypalmatine (–)-4- 甲氧基掌叶防己碱 [(–)-4- 甲氧基巴马亭]

m-methoxypalmityloxybenzene 间甲氧基棕榈基氧化苯

methoxypatuletin (axillarin, 5, 7, 3′, 4′-tetrahydroxy-3, 6-dimethoxyflavone) 甲氧基万寿菊素 (腋生依瓦菊林素、5, 7, 3′, 4′- 四羟基 -3, 6- 二甲氧基黄酮)

1-methoxyphaseollidin 1- 甲氧基菜豆素定

4-methoxyphenanthrene-2, 3, 6, 7-tetraol 4- 甲氧基菲 -2, 3, 6, 7- 四醇

4-methoxyphenanthrene-2, 3, 7-triol 4- 甲氧基菲 -2, 3, 7- 三醇

4-methoxyphenanthrene-2, 7-diol 4- 甲氧基菲 -2, 7- 二醇

4-methoxyphenanthrene-2, 7-*O*-β-D-diglucoside 4- 甲氧基菲 -2, 7-*O*-β-D- 二葡萄糖苷

N-(4-methoxyphenethyl)-*N*-methyl benzamide *N*-(4- 甲氧基苯乙基)-*N*- 甲基苯甲酰胺

m-methoxyphenol 间甲氧基苯酚

p-methoxyphenol (4-methoxyphenol) 对甲氧基苯酚 (4-甲氧基苯酚)

o-methoxyphenol (2-methoxyphenol, guaiacol, methyl catechol) 邻甲氧基苯酚 (2- 甲氧基苯酚、愈创木酚、甲基儿茶酚)

2-methoxyphenol acetate 2- 甲氧基苯酚乙酸酯

3-methoxyphenol-1-*O*-α-L-rhamnopyranosyl-(1 → 6)-*O*-β-D-glucopyranoside 3- 甲氧基苯酚 -1-*O*-α-L- 吡喃鼠李糖基 -(1 → 6)-*O*-β-D- 吡喃葡萄糖苷

o-(*o*-methoxyphenoxy) phenol 邻 (邻甲氧基苯氧基) 苯酚

p-methoxyphenyl acetic acid (4-methoxyphenyl acetic acid) 对甲氧基苯乙酸 (4- 甲氧基苯乙酸)

methoxyphenyl acetone 甲氧苯基丙酮

p-methoxyphenyl ethylene 对甲氧基苯乙烯

3-methoxyphenyl glycerol 3- 甲氧苯基甘油

methoxyphenyl oxime 甲氧苯基肟

p-methoxyphenyl propan-2-one 对甲氧基苯 -2- 丙酮

4-methoxyphenyl propanol butyl ether 4- 甲氧苯基丙醇丁酯

p-methoxyphenyl propionic acid 对甲氧基苯丙酸

p-methoxyphenyl propyl aldehyde 对甲氧基苯丙醛

1-(4′-methoxyphenyl)-(1*R*, 2*S*)-propanediol 1-(4′- 甲氧苯基)-(1*R*, 2*S*)- 丙二醇

(3*S*, 5*S*)-1-(4-methoxyphenyl)-7-phenylhept-3, 5-diol (3*S*, 5*S*)-1-(4- 甲氧苯基)-7- 苯基庚 -3, 5- 二醇

cis-3-(4′-methoxyphenyl) acenaphthene-1, 2-diol 顺式 -3-(4′- 甲氧苯基) 萘己环 -1, 2- 二醇

2-(*p*-methoxyphenyl) acetaldehyde 2-(对甲氧基苯) 乙醛

trans-3-(4′-methoxyphenyl) acrylic acid butyl ester 反式 -3-(4′- 甲氧苯基) 丙烯酸丁酯

1-(4-methoxyphenyl) ethenone 1-(4- 甲氧苯基) 乙烯酮

2-[2-(4′-methoxyphenyl) ethyl] chromone 2-[2-(4′- 甲氧基苯) 乙基] 色原酮

(4-methoxyphenyl) methanol (4- 甲氧苯基) 甲醇

(4-methoxyphenyl) methyl-6-*O*-β-D-apiofuranosyl-β-D-glucopyranoside (4- 甲氧苯基) 甲基 -6-*O*-β-D- 呋喃芹糖基 -β-D- 吡喃葡萄糖苷

4-methoxyphenyl-1-ethanone 4- 甲氧苯基 -1- 乙酮

cis-3-(4-methoxyphenyl-2-*O*-β-D-glucopyranoside) methyl propenoate 顺式 -3-(4- 甲氧苯基 -2-*O*-β-D- 吡喃葡萄糖苷) 丙烯酸甲酯

trans-3-(4-methoxyphenyl-2-*O*-β-D-glucopyranoside) methyl propenoate 反式 -3-(4- 甲氧苯基 -2-*O*-β-D-吡喃葡萄糖苷) 丙烯酸甲酯

2-methoxyphloroglucinol 2- 甲氧基间苯三酚

5-methoxyphthalide-7-*O*-β-xylopyranosyl-(1 → 6)-β-glucopyranoside 5- 甲氧基 -2- 苯并 [*c*] 呋喃酮 -7-*O*-β- 吡喃木糖基 -(1 → 6)-β- 吡喃葡萄糖苷

5-methoxyphthalide-7-β-D-xylopyranosyl-(1 → 6)-β-D-glucopyranoside 5- 甲氧基苯酞 -7-β-D- 吡喃木糖基 -(1 → 6)-β-D- 吡喃葡萄糖苷

methoxy-*p*-hydroquinone-4-β-D-glucopyranoside 甲氧基对氢醌 -4-β-D- 吡喃葡萄糖苷

3-methoxy-*p*-hydroxybenzaldehyde 3- 甲氧基对羟基苯甲醛

m-methoxy-*p*-hydroxybenzoic acid 间甲氧基对羟基苯甲酸

7-methoxypinocembrin-7-*O*-β-D-glucopyranoside 7-甲氧基松属素 -7-*O*-β-D- 吡喃葡萄糖苷

5-methoxypinocembrin-7-*O*-β-D-glucoside 5- 甲氧基乔松素 -7-*O*-β-D- 葡萄糖苷

5′-methoxypinoresinol 5′- 甲氧基松脂素

5-methoxypinoresinol 5- 甲氧基松脂素

15-methoxypinusolidic acid 15- 甲氧基红松内酯酸

6ξ-methoxy-piperidine-2-one 6ξ- 甲氧基哌啶 -2- 酮

5-methoxypodophyllotoxin 5- 甲氧基鬼臼毒素	6-methoxyquercetin-7-glucoside 6- 甲氧基槲皮素 -7- 葡萄糖苷
5′-methoxypodorhizol 5′- 甲氧基西藏脂醇	11-methoxyquindoline 11- 甲氧基喹叨啉
3′-methoxypongapin 3′- 甲氧基水黄皮黄素	methoxyresocylic acid 甲氧基间二羟基苯甲酸
5′-methoxypongapin 5′- 甲氧基水黄皮品素	methoxyresorcylic acid 甲氧基雷琐酸 (甲氧基树脂苔黑酸)
7-methoxypraecansones A, B 7- 甲氧基早期灰毛豆酮 A、B	5′-methoxyretrochinensin 5′- 甲氧基倒金不换素
1-(3′-methoxypropanoyl)-2, 4, 5-trimethoxybenzene 1-(3′- 甲氧基丙酰基)-2, 4, 5- 三甲氧基苯	8-methoxyretusin 8- 甲氧基巴拿马黄檀异黄酮
4-methoxypropenyl benzene 4- 甲氧基丙烯基苯	4′-methoxyrobustaflavone 4′- 甲氧基罗波斯塔黄酮
22-methoxyprotodioscin 22- 甲氧基原薯蓣皂苷	*C*-3′-methoxyrocaglamide *C*-3′- 甲氧基罗米仔兰酰胺
22-methoxyprotogracillin 22- 甲氧基原纤细薯蓣皂苷	7-methoxyrosmanol 7- 甲氧基迷迭香酚
22-methoxyprotoneodioscin 22- 甲氧基原新薯蓣皂苷	1-methoxyrutaecarpine 1- 甲氧基吴茱萸次碱
22-methoxyprotoneogracillin 22- 甲氧基原新纤细薯蓣皂苷	11α-methoxysaikosaponin F 11α- 甲氧基柴胡皂苷 F
5-methoxypseudoprotodioscin 5- 甲氧基伪原薯蓣皂苷	4-methoxysalicyl aldehyde 4- 甲氧基水杨醛
5-methoxypsoralen 5- 甲氧补骨脂素	4-methoxysalicylic acid 4- 甲氧基水杨酸
8-methoxypsoralen (methoxsalen, xanthotoxin, ammoidin) 8- 甲氧补骨脂素 (黄原毒、氧化补骨脂素、花椒毒素、花椒毒内酯)	6-methoxysalicylic acid 6- 甲氧基水杨酸
5-methoxypsoralen-8-*O*-β-D-glucopyranoside 5- 甲氧基补骨脂素 -8-*O*-β-D- 吡喃葡萄糖苷	3-methoxysampangine 3- 甲氧基依兰碱
3′-methoxypuerarin 3′- 甲氧基葛根素	8-methoxysanguinarine 8- 甲氧基血根碱
6-methoxypulcherrimin 6- 甲氧基金凤花明素	22-methoxysaponin 22- 甲氧基皂苷
(+)-5-methoxypurpurin (+)-5- 甲氧基灰叶因	7β-methoxysarcostin 7β- 甲氧基肉珊瑚素
3-methoxypyridine 3- 甲氧基吡啶	(–)-5′-methoxysativan (–)-5′- 甲氧基紫苜蓿烷
4-methoxypyridine 4- 甲氧基吡啶	(*S*)-methoxysativan (*S*)- 甲氧基紫苜蓿烷
9-[(5-methoxypyridine-2-yl) methyl]-9*H*-purin-6-amine 9-[(5- 甲氧基吡啶 -2- 基) 甲基]-9*H*- 嘌呤 -6- 胺	6-methoxyscandoside methyl ester 6- 甲氧基鸡屎藤次苷甲酯
N-{9-[(5-methoxypyridine-2-yl) methyl]-9*H*-purin-6-yl} acetamide *N*-{9-[(5- 甲氧基吡啶 -2- 基) 甲基]-9*H*- 嘌呤 -6- 基 } 乙酰胺	6α-methoxyscandoside methyl ester 6α- 甲氧基鸡屎藤次苷甲酯
5-methoxypyrrolidin-2-one 5- 甲氧基吡咯烷 -2- 酮	6β-methoxyscandoside methyl ester 6β- 甲氧基鸡屎藤次苷甲酯
5α-methoxypyrrolidin-2-one 5α- 甲氧基 -2- 吡咯烷酮	5-methoxyscopoletin (umckalin) 5- 甲氧基东莨菪内酯 (乌咔啉)
D-17-methoxyquebrachamine D-17- 甲氧基白雀胺	4′-methoxyscutellarein-7-*O*-D-glucoside 4′- 甲氧基高山黄芩素 -7-*O*-D- 葡萄糖苷
8-methoxyquercetin 8- 甲氧基槲皮素	4-methoxyscutellarein-7-*O*-D-glucoside 4- 甲氧基高山黄芩素 -7-*O*-D- 葡萄糖苷
3′-methoxyquercetin-3-*O*-glucoside 3′- 甲氧基槲皮素 -3-*O*- 葡萄糖苷	3′-methoxysecoisolariciresinol 3′- 甲氧基开环落叶松脂素
3′-methoxyquercetin-3-*O*-α-L-rhamnosyl-(1 → 2)-β-D-glucopyranoside 3′- 甲氧基槲皮素 -3-*O*-α-L- 鼠李糖基 -(1 → 2)-β-D- 吡喃葡萄糖苷	3-methoxysecoisolariciresinol 3- 甲氧基开环落叶松脂素
3′-methoxyquercetin-3-*O*-β-D-glucopyranoside 3′- 甲氧基槲皮素 -3-*O*-β-D- 吡喃葡萄糖苷	4-methoxysecurinine 4- 甲氧基一叶秋碱
	21α-methoxyserrat-13-en-3-one 21α- 甲氧基千层塔 -13- 烯 -3- 酮
	5-methoxyseselin 5- 甲氧基邪蒿素

M

7α-methoxysitosterol 7α- 甲氧基谷甾醇
8-methoxysmyrindiol 8- 甲氧基没药芹二醇
6-methoxysorigenin-8-*O*-β-D-glucopyranoside 6- 甲氧基苏里苷元 -8-*O*-β-D- 吡喃葡萄糖苷
6-methoxysorinin 6- 甲氧基苏里苷
methoxystemokerrin *N*-oxide 甲氧基克尔百部碱 *N*- 氧化物
(3β, 7α)-7-methoxystigmast-5-en-3-ol (3β, 7α)-7- 甲氧基豆甾 -5- 烯 -3- 醇
7β-methoxystigmast-5-en-3β, 22β-diol 7β- 甲氧基二羟基豆甾 -5- 烯 -3β, 22β- 二醇
7β-methoxystigmast-5-en-3β-ol 7β- 甲氧基豆甾 -5- 烯 -3β- 醇
16-methoxystrychnine 16- 甲氧基番木鳖碱
2-methoxystypandron 2- 甲氧基粗雄花酮
p-methoxystyrene 对甲氧基苏合香烯
N-4-methoxystyryl cinnamide *N*-4- 甲氧苯乙烯基肉桂酰胺
5-methoxysuberenon 5- 甲氧基苏北任酮
(methoxysulfanyl) oxymethane （甲氧基甲硫烷基）氧基甲烷
threo-(8*S*)-7-methoxysyringyl glyceride 苏式 -(8*S*)-7- 甲氧基丁香酚甘油酯
N-methoxytaberpsychine (*N*-methoxyanhydrovobasinediol) *N*- 甲氧基狗牙花色奇碱 (*N*- 甲氧基九节木叶山马茶碱)
11-methoxytabersonine 11- 甲氧基柳叶水甘草碱 (11- 甲氧基他波宁)
6-methoxytabersonine 16- 甲氧基它波水甘草宁
6-methoxytaxifolin 6- 甲氧基紫杉叶素
3-methoxyterprenin 3- 甲氧基三普瑞白曲霉素
2-methoxytetrahydrohelenalin 2- 甲氧基四氢堆心菊灵
10-methoxytetraphyllicine 10- 甲氧基四叶萝芙新碱
5-methoxythiazole 5- 甲氧基噻唑
2-methoxythymol isobutanoate 2- 甲氧基麝香草酚异丁酯
5-methoxytrachelogenin 5- 甲氧基络石苷元
5-methoxytracheloside 5- 甲氧基络石苷
6-*O*-(4-methoxy-*trans*-cinnamoyl) catalpol 6-*O*-(4- 甲氧基 - 反式 - 肉桂酰) 梓醇
4′-methoxytricin 4′- 甲氧基苜蓿素
4-methoxytricin 4- 甲氧基苜蓿素
6-methoxytricin 6- 甲氧基小麦黄素

3-(3′-methoxytropoyloxy) tropane 3-(3′- 甲氧基托品酰氧基) 托品烷
11-methoxytubotaiwine 11- 甲氧基托布台碱
N-*trans*-3-methoxytyramine *N*- 反式 -3- 甲氧基酪胺
6-methoxyumbelliferone (scopoletol, scopoletin, escopoletin, 7-hydroxy-6-methoxycoumarin, gelseminic acid) 6- 甲氧基伞形酮 (东莨菪素、东莨菪亭、东莨菪内酯、7- 羟基 -6- 甲氧基香豆素、钩吻酸)
10-methoxyvellosimine 10- 甲氧基危西明
12-methoxyvellosimine 12- 甲氧基维洛斯明碱
(3*R*)-5′-methoxyvestitol (3*R*)-5′- 甲氧基驴食草酚 [(3*R*)-5- 甲氧基绒叶军刀豆酚、(3*R*)-5′- 甲氧基维斯体素]
(3*R*)-8-methoxyvestitol (3*R*)-8- 甲氧基包被剑豆酚
5′-methoxyvestitol 5′- 甲氧基维斯体素
11-methoxyviburtinal 11- 甲氧基毛荚蒾醛
6-methoxyvillosin C 6- 甲氧基柔毛叉开香科科素 C
11-methoxyvincamine 11- 甲氧基长春蔓胺
5-methoxywikstromol 5- 甲氧基南荛酚
2-methoxyxanthone 2- 甲氧基吅酮
8-methoxyxanthotoxol-5-β-glucoside 8- 甲氧基花椒毒酚 -5-β- 葡萄糖苷
5-methoxyxanthotoxol-8-β-glucoside 5- 甲氧基花椒毒酚 -8-β- 葡萄糖苷
11-methoxyyohimbine 11- 甲氧基育亨宾
9-methoxy-α-lapachone 9- 甲氧基 -α- 风铃木醌 (9- 甲氧基 -α- 拉杷醌)
1-methoxy-β-carboline 1- 甲氧基 -β- 咔啉
3-methoxy-β-carboline 3- 甲氧基 -β- 咔啉
(*S*)-2-methy1-5-(1-methyl ethenyl)-2-cyclohexen-1-one (*S*)-2- 甲基 -5-(1- 甲基乙烯基)-2- 环己烯 -1- 酮
4-methy-3′-hydroxypsilotinin 4- 甲基 -3′- 羟基松叶蕨素
methyguanidine 甲胍
methyhomodaphniphyllate 甲基高交让木酯
methyl (10*S*)-hydroxypheophorbide a (10*S*)- 羟基脱镁叶绿素 a 甲酯
methyl (11*E*)-14, 15, 16-trinorlabd-8 (17), 11-dien-13-oate (11*E*)-14, 15, 16- 三去甲半日花 -8 (17), 11- 二烯 -13- 甲酯
methyl (12*Z*)-octadecenoate (12*Z*)- 十八烯酸甲酯
methyl (2, 3, 4-tri-*O*-acetyl-α-D-glucopyranosyl) urenate bromide (2, 3, 4- 三 -*O*- 乙酰基 -1- 溴 -α-D- 吡喃葡萄糖基) 醛酸甲酯
methyl (2*E*, 6*E*)-farnesate (2*E*, 6*E*)- 金合欢酸甲酯

1-methyl (2*R*)-hydroxybutanedioate　(2*R*)-羟基丁二酸-1-甲酯

methyl (2*Z*, 8*Z*)-decadien-4, 6-diynoate　(2*Z*, 8*Z*)-癸二烯-4, 6-二炔酸甲酯

methyl (4-isopropanyl) benzoate　4-异丙基苯甲酸甲酯

methyl (7*R*, 8*R*)-4-hydroxy-8′, 9′-dinor-4′, 7-epoxy-8, 3′-neolignan-7′-ate　(7*R*, 8*R*)-4-羟基-8′, 9′-二去甲-4′, 7-环氧-8, 3′-新木脂素-7′-甲酯

methyl (7*Z*, 10*Z*)-7, 10-octadecadienoate　(7*Z*, 10*Z*)-7, 10-十八碳二烯酸甲酯

methyl (9*E*)-8, 11, 12-trihydroxyoctadecenoate　(9*E*)-8, 11, 12-三羟基十八烯酸甲酯

methyl (9*Z*)-octadecenoate　(9*Z*)-十八烯酸甲酯

methyl (*E*)-9-octadecenoate　(*E*)-9-十八烯酸甲酯

methyl (*E*)-caffeate　(*E*)-咖啡酸甲酯

methyl (*E*)-cinnamate　(*E*)-肉桂酸甲酯

methyl (*E*)-ferulate　(*E*)-阿魏酸甲酯

methyl (*E*)-*p*-methoxycinnamate　(*E*)-对甲氧基肉桂酸甲酯

methyl (*E*, *E*, *E*)-7, 10, 13-hexadecatrienoate　(*E*, *E*, *E*)-7, 10, 13-十六碳三烯酸甲酯

methyl (*E*, *E*, *E*)-9, 12, 15-hexadecatrienoate　(*E*, *E*, *E*)-9, 12, 15-十六碳三烯酸甲酯

methyl (phenyl) triselane　甲基(苯基)丙硒烷

methyl (propyl) triselane　甲基(丙基)三硒烷

methyl (*R*)-4, 6-*O*-benzylidene-α-D-glucopyranoside　(*R*)-4, 6-*O*-苄叉基-α-D-葡萄糖甲苷

methyl (*S*)-flavogallonate　(*S*)-黄棓酸甲酯

methyl (*S*)-flavogallonate　(*S*)-黄没食子酮酸甲酯

methyl (*Z*)-5, 11, 14, 17-eicosatetraenoate　(*Z*)-5, 11, 14, 17-二十碳四烯酸甲酯

methyl (*Z*)-9-octadecanoate　(*Z*)-9-十八酸甲酯

methyl (*Z*)-9-octadecenoate　(*Z*)-9-十八烯酸甲酯

methyl (*Z*)-cinnamate　(*Z*)-肉桂酸甲酯

methyl 1, 5-*O*-dicaffeoyl quinate　1, 5-*O*-二咖啡酰基奎宁酸甲酯

methyl 10, 13-hexadecenedioate　10, 13-十六碳二烯酸甲酯

methyl 10, 13-octadecadienoate　10, 13-十八碳二烯酸甲酯

methyl 10-methyl heptadecanoate　10-甲基十七酸甲酯

methyl 10-*O*-benzoyl paederosidate　10-*O*-苯甲酰基鸡矢藤苷酸甲酯

methyl 10-octadecenoate　10-十八烯酸甲酯

methyl 11, 14, 17-eicosatrienoate　11, 14, 17-二十碳三烯酸甲酯

methyl 11, 14-eicosadienoate　11, 14-二十碳二烯酸甲酯

methyl 11, 14-octadecadienoate　11, 14-十八碳二烯酸甲酯

methyl 11-eicosenoate　11-二十烯酸甲酯

methyl 11-octadecenoate　11-十八烯酸甲酯

methyl 11-oxoasiatate　11-氧亚基积雪草酸甲酯

methyl 11α-hydroxytormentate　11α-羟基委陵菜酸甲酯

methyl 12 (13)-en-betulinate　12 (13)-烯白桦脂酸甲酯

methyl 12-hydroxyabietate　12-羟基松香酸甲酯

methyl 12-hydroxyhydroabietate　12-羟基氢化松香酸甲酯

methyl 12-hydroxyjasmonate　12-羟基茉莉酮酸甲酯

methyl 12-methyl tridecanoate　12-甲基十三酸甲酯

methyl 13-methyl pentadecanoate　13-甲基十五酸甲酯

methyl 14-methyl hexadecanoate　14-甲基十六酸甲酯

methyl 14-methyl pentadecanoate　14-甲基十五酸甲酯

methyl 15-methyl hexadecanoate　15-甲基十六酸甲酯

methyl 16-epiquillate　16-表皂皮酸甲酯

methyl 16-methyl heptadecanoate　16-甲基十七酸甲酯

methyl 16β, 17-dihydro-(–)-kaur-19-oate　16β, 17-二氢-(–)-贝壳杉-19-酸甲酯

methyl 18α-hydroxyglycyrrhetate　18α-羟基甘草次酸甲酯

methyl 18β-glycyrrhetinate　18β-甘草亭酸甲酯

methyl 1-hydroxybenzene octanoate　1-羟基苯辛酸甲酯

methyl 1-*O*-caffeoyl quinate　1-*O*-咖啡酰基奎宁酸甲酯

methyl 1-propenyl disulfide　甲基-1-丙烯基二硫醚

methyl 1-propenyl thiosulfinate　1-丙烯基硫代亚磺酸甲酯

methyl 1-propenyl thiosulfinate　1-丙烯基硫代亚磺酸甲酯

methyl 1α, 6α-dihydroxyisocostate　1α, 6α-二羟基异木香酸甲酯

methyl 2-(2, 4-dihydroxyphenyl) acetate　2, 4-二羟基苯乙酸甲酯

methyl 2-(4-hydroxyphenyl)-2-oxoacetate　2-对羟苯基-2-氧亚基乙酸甲酯

methyl 2-(methyl amino) benzoate　2-甲氨基苯甲酸甲酯

methyl 2, 2′-bithiophene-5-carboxylate　2, 2′-联噻吩-5-羧甲酯

M

methyl 2, 3, 4, 6-tetra-*O*-galloyl-β-D-glucopyranoside 2, 3, 4, 6- 四 -*O*- 没食子酰基 -β-D- 吡喃葡萄糖甲苷
methyl 2, 4, 6-trihydroxybenzoate 2, 4, 6- 三羟基苯甲酸甲酯
methyl 2, 4, 6-trihydroxyphenyl glyoxylate 2, 4, 6- 三羟苯基乙醛酸甲酯
methyl 2, 4, 6-trimethyl decanoate 2, 4, 6- 三甲基癸酸甲酯
methyl 2, 4-dihydroxy-6-methyl benzoate (methyl orsellinate) 2, 4- 二羟基 -6- 甲基苯甲酸甲酯 (苔色酸甲酯)
methyl 2, 4-dihydroxybenzoate 2, 4- 二羟基苯甲酸甲酯
methyl 2, 5-dihydroxybenzoate 2, 5- 二羟基苯甲酸甲酯
methyl 2, 5-dihydroxyphenyl acetate 2, 5- 二羟基苯乙酸甲酯
methyl 23-hydroxyursolate 23- 羟基熊果甲酯
methyl 24-hydroxyglycyrrhetate 24- 羟基甘草次酸甲酯
methyl 27-caffeoyloxyoleanolate 27- 咖啡酰氧基齐墩果酸甲酯
methyl 2-acetoxyethyl butanedioate (2- 乙酰氧乙基) 丁二酸甲酯
methyl 2-amino-benzoate 2- 氨基苯甲酸甲酯
methyl 2-carboxyoxanilate 2- 羧基苯胺羰酸甲酯
methyl 2-chloropropenoate 2- 氯丙烯酸甲酯
methyl 2-decen-4, 6, 8-triynoate 2- 癸烯 -4, 6, 8- 三炔酸甲酯
methyl 2-demecolchicinoate 2- 去甲基秋水仙酸甲酯
methyl 2-deoxy-D-*threo*-pent-1-enofuranoside 2- 脱氧 -1- 烯 -D- 苏式 - 呋喃戊糖甲苷
2-methyl 2-hydroxy-1, 2, 3-tripropyl carboxylate 2- 羟基 -1, 2, 3- 三丙基羧酸 -2- 甲酯
methyl 2-hydroxy-3, 4-dimethoxybenzoate 2- 羟基 -3, 4- 二甲氧基苯甲酸甲酯
methyl 2-hydroxybenzoate 2- 羟基苯甲酸甲酯
4-methyl 2-hydroxysuccinate 2- 羟基丁二酸 -4- 甲酯
methyl 2-methyl butanoate 2- 甲基丁酸甲酯
methyl 2-methyl octanoate 2- 甲基辛酸甲酯
methyl 2-nonynoate 8- 炔壬酸甲酯
methyl 2-*O*-methyl platyconate A 2-*O*- 甲基桔梗苷酸 A 甲酯
methyl 2-*O*-β-D-glucopyranosyl benzoate 2-*O*-β-D- 吡喃葡萄糖苯甲酸甲酯
methyl 2-*O*-β-glucopyranosyl benzoate 2-*O*-β- 吡喃葡萄糖基苯甲酸甲酯
S-methyl 2-propen-1-thiosulfinate 2- 丙烯 -1- 硫代亚磺酸 *S*- 甲酯
methyl 2α-hydroxybetulinate 2α- 羟基白桦脂酸甲酯
methyl 2α-hydroxyursoate 2α- 羟基熊果酸甲酯
methyl 2α-methoxyursolate 2α- 甲氧基熊果酸甲酯
(*E*)-methyl 3-(4-hydroxyphenyl) acrylate (*E*)- 甲基 3-(4-羟基苯) 丙烯酸酯
trans-methyl 3-(4-hydroxyphenyl) acrylate 反式 -3-(4-羟苯基) 丙烯酸甲酯
methyl 3-(4-hydroxyphenyl) propionate 3- 对羟基苯丙酸甲酯
methyl 3, 4, 5-tricaffeoyl quinate 3, 4, 5- 三咖啡酰基奎宁酸甲酯
methyl 3, 4, 5-trihydroxybenzoate 3, 4, 5- 三羟基苯甲酸甲酯
methyl 3, 4, 5-trimethoxybenzoate 3, 4, 5- 三甲氧基苯甲酸甲酯
methyl 3, 4, 5-trimethoxycinnamate 3, 4, 5- 三甲氧基桂皮酸甲酯
methyl 3, 4, α-trihydroxyphenyl propionate (methyl 3, 4-dihydroxyphenyl lactate, Danshensu methyl ester) 3, 4, α- 三羟基苯丙酸甲酯 (3, 4- 二羟基苯基乳酸甲酯、丹参素甲酯)
methyl 3, 4-dicaffeoyl quinate 3, 4- 二咖啡酰基奎宁酸甲酯
methyl 3, 4-dideoxy-β-D-glycerol-hex-3-en-2-ulopyranoside 3, 4- 二脱氧 -3- 烯 -β-D- 甘油 -2- 吡喃己酮糖甲苷
methyl 3, 4-dihydroxybenzenepropionate 3, 4- 二羟基苯丙酸甲酯
methyl 3, 4-dihydroxybenzoate 3, 4- 二羟基苯甲酸甲酯
methyl 3, 4-dihydroxycinnamate 3, 4- 二羟基桂皮酸甲酯
methyl 3, 4-dihydroxyphenyl lactate (danshensu methyl ester, methyl 3, 4, α-trihydroxyphenyl propionate) 3, 4- 二羟苯基乳酸甲酯 (丹参素甲酯 , 3, 4, α- 三羟基苯丙酸甲酯)
methyl 3, 4-dimethoxybenzoate 3, 4- 二甲氧基苯甲酸甲酯
methyl 3, 4-di-*O*-caffeoyl quinate (methyl 3, 4-O-dicaffeoyl quinate) 3, 4- 二 -*O*- 咖啡酰奎宁酸甲酯 (3, 4-O- 二咖啡酰基奎宁酸甲酯)
methyl 3, 5-dicaffeoyl quinate 3, 5- 二咖啡酰基奎宁酸甲酯
methyl 3, 5-dichlorobenzoate 3, 5- 二氯苯甲酸甲酯

methyl 3, 5-dihydroxy-4-methoxybenzoate　3, 5- 二羟基 -4- 甲氧基苯甲酸甲酯
methyl 3, 5-dihydroxybenzoate　3, 5- 二羟基苯甲酸甲酯
methyl 3, 5-dimethoxycinnamate　3, 5- 二甲氧基肉桂酸甲酯
methyl 3, 5-di-*O*-caffeoyl quinate　3, 5- 二 -*O*- 咖啡酰基奎宁酸甲酯
methyl 3, 6-dodecatrienoate　3, 6- 十二碳三烯酸甲酯
methyl 3-ethyl-4-methyl pentanoate　3- 乙基 -4- 甲基戊酸甲酯
methyl 3-hydroxy-4, 5-dimethoxybenzoate (gallicin)　3- 羟基 -4, 5- 二甲氧基苯甲酸甲酯 (二甲棓酸甲酯)
methyl 3-hydroxybutanedioate　3- 羟基丁二酸甲酯
methyl 3-indoleformate　3- 吲哚甲酸甲酯
methyl 3-isopropyl pentanoate　3- 异丙基戊酸甲酯
methyl 3-methoxygallate　3- 甲氧基没食子酸甲酯
methyl 3-*O*-(*E*)-feruloyl quinate　3-*O*- 阿魏酰基奎宁酸甲酯
methyl 3-*O*-caffeoyl quinate　3-*O*- 咖啡酰奎宁酸甲酯
methyl 3-*O*-caffeoyl-2-*C*-methyl-D-erythronate　3-*O*- 咖啡酰基 -2-*C*- 甲基 -D- 赤酮酸甲酯
methyl 3-*O*-methyl gallate　3-*O*- 甲基没食子酸甲酯
methyl 3-*O*-methyl rosmarinate　3-*O*- 甲基迷迭香酸甲酯
methyl 3′-*O*-β-D-glucopyranosyloxy-plumbagate　3′-*O*-β-D- 吡喃葡萄糖基白花丹酸甲酯
methyl 3-*O*-β-D-laminaribiosyl polygalacate　3-*O*-β-D- 昆布二糖基远志酸甲酯
methyl 3β, 24-dihydroxy-22-oxoolean-12-en-29-oate　3β, 24- 二羟基 -22- 氧亚基齐墩果 -12- 烯 -29- 酸甲酯
methyl 3β-carbolin-1-propionate　3β- 咔啉 -1- 丙酸甲酯
methyl 3β-hydroxylanost-7, 9 (11), 24-trien-21-oate　3β- 羟基羊毛脂 -7, 9 (11), 24- 三烯 -21- 甲酯
methyl 4-(prenyloxy) dihydrocinnamate　4-(异戊烯氧) 二氢肉桂酸甲酯
methyl 4, 5-di-*O*-caffeoyl quinate (4, 5-di-*O*-caffeoyl quinic acid methyl ester)　4, 5- 二 -*O*- 咖啡酰基奎宁酸甲酯
methyl 4-ethyl benzenesulfonate　4- 乙基苯磺酸甲酯
methyl 4-hydroxybenzoate (methyl *p*-hydroxybenzoate, methyl paraben)　4- 羟基苯甲酸甲酯 (对羟基苯甲酸甲酯、羟苯甲酯、尼泊金甲酯)
methyl 4-hydroxycinnamate　4- 羟基肉桂酸甲酯
methyl 4-hydroxyphenyl acetate　4- 羟基苯乙酸甲酯
methyl 4-hydroxy-*trans*-cinnamate　4- 羟基 - 反式 - 肉桂酸甲酯
methyl 4-methoxybenzene acetate　4- 甲氧基苯乙酸甲酯
methyl 4-methoxyrosmarinate　4- 甲氧基迷迭香酸甲酯
methyl 4-*O*-feruloyl quinate　4-*O*- 阿魏酰奎尼酸甲酯
methyl 4-*O*-galloyl chlorogenate　4-*O*- 没食子酰基绿原酸甲酯
methyl 4-*O*-methyl gallate　4-*O*- 甲基没食子酸甲酯
methyl 4-oxononanoate　4- 氧亚基壬酸甲酯
methyl 4-*O*-β-D-glucopyranosyl gallate　4-*O*-β-D- 吡喃葡萄糖基没食子酸甲酯
methyl 4-thio-β-D-galactopyranoside　4-S-β-D- 吡喃半乳糖苷甲苷
methyl 4-β-D-glucopyranosyl butanoate　4-β-D- 吡喃葡萄糖氧基丁酸甲酯
methyl 5, 7-dihydroxy-(2*Z*)-octenoate　5, 7- 二羟基 -(2*Z*)- 辛烯酸甲酯
methyl 5, 8, 11-heptadecatriynoate　5, 8, 11- 十七碳三炔酸甲酯
methyl 5-hydroxy-dinaphtho[1, 2-2′3′]furan-7, 12-dione-6-carboxylate (5-hydroxydinaphtho[1, 2-*b*:2′3′-*d*]furan-7, 12-dione-6-carboxylic acid methyl ester)　5- 羟基二萘并 [1, 2-2′3′] 呋喃 -7, 12- 二酮 -6- 酸甲酯 {5- 羟基二萘并 [1, 2-*b*:2′3′-*d*] 呋喃 -7, 12- 二酮 -6- 酸甲酯 }
methyl 5-*O*-caffeoyl quinate　5-*O*- 咖啡酰基奎宁酸甲酯
methyl 5-*O*-coumaroyl quinate　5-*O*- 香豆酰奎宁酸甲酯
methyl 5-*O*-feruloyl quinate　5-*O*- 阿魏酰基奎尼酸甲酯
methyl 5-*O*-*p*-coumaroyl quinate　5-*O*- 对香豆酰基奎宁酸甲酯
methyl 5-styryl furan-2-carboxylate　5- 苯乙烯呋喃 -2- 酸甲酯
methyl 6, 9, 12, 15-docosatetraenoate　6, 9, 12, 15- 二十二碳四烯酸甲酯
methyl 6, 9-octadecadienoate　6, 9- 十八酸甲酯
methyl 6, 9-octadecadiynoate　6, 9- 十八碳二炔酸甲酯
methyl 6-methoxyaristolochate (aristolochic acid D methyl ether methyl ester)　6- 甲氧基马兜铃酸甲酯 (马兜铃酸 D 甲醚甲酯)
methyl 6-methoxycarbazole-3-carboxylate　6- 甲氧基咔唑 -3- 酸甲酯 (6- 甲氧基卡巴唑 -3- 酸甲酯)
methyl 6-methyoxyaristolate　6- 甲氧基马兜铃次酸甲酯
methyl 7, 10, 12-hexadecatrienoate　7, 10, 12- 十六碳三烯酸甲酯

methyl 7, 10-hexadecadienoate　7, 10- 十六碳二烯酸甲酯	
methyl 7, 10-octadecadienoate　7, 10- 十八碳二烯酸甲酯	
methyl 7-epiganoderate　7- 表灵芝酸甲酯	
methyl 7-epiganoderate A　7- 表灵芝酸 A 甲酯	
methyl 7-epiganoderate C_2　7- 表灵芝酸 C_2 甲酯	
methyl 7-octadecenoate　7- 十八烯酸甲酯	
methyl 8, 11-octadecadienoate　8, 11- 十八碳二烯酸甲酯	
methyl 8-octadecenoate　8- 十八烯酸甲酯	
methyl 8β, 9α-dihydroganoderate J　8β, 9α- 二羟基灵芝酸 J 甲酯	
methyl 9, (12*Z*, *Z*)-octadecadienoate　9, (12*Z*, *Z*)- 十八碳二烯酸甲酯	
methyl 9, 10-dimethyl heptadecanoate　9, 10- 二甲基十七酸甲酯	
methyl 9, 10-octadecadienoate　9, 10- 十八碳二烯酸甲酯	
methyl 9, 11-octadecadienoate　9, 11- 十八碳二烯酸甲酯	
methyl 9, 12, 15-octadecatrienoate　9, 12, 15- 十八碳三烯酸甲酯	
methyl 9, 12-octadecadienoate　9, 12- 十八碳二烯酸甲酯	
methyl 9-heptadecenoate　9- 十七烯酸甲酯	
methyl 9-hexadecenoate　9- 十六烯酸甲酯	
methyl 9-octadecenoate (9-octadecenoic acid methyl ester)　9- 十八烯酸甲酯	
methyl 9-pentadecenoate　9- 十五烯酸甲酯	
methyl abietate　松香酸甲酯	
2′-*O*-methyl abronisoflavone　2′-*O*- 甲基沙地马鞭草异黄酮	
methyl abrusgenate　相思子原酸甲酯	
methyl abscisate　落叶酸甲酯	
O-methyl acerinol　*O*- 甲基金龟草醇	
14-*O*-methyl acetal-15-*O*-[6′-(*p*-hydroxyphenyl acetyl)]-β-D-glucopyranosylurospermal A　14-*O*- 甲基缩醛 -15-*O*-[6′-(对羟基苯乙酰基)]-β-D- 吡喃葡萄糖基金子菊醛 A	
1′-methyl acetohydrazide　1′- 甲基乙酰肼	
N-methyl acetohydrazide　*N*- 甲基乙酰肼	
o-methyl acetophenone　邻甲基苯乙酮	
1-methyl acetyl shikonin　1- 甲基乙酰紫草素	
methyl acrylate　丙烯酸甲酯	
methyl acrylic acid (methacrylic acid)　异丁烯酸 (甲基丙烯酸)	
6-*O*-methyl acryloyl plenolin　6-*O*- 甲基丙烯酰多梗贝氏菊素	
(+)-*N*-methyl actinodaphnine　(+)-*N*- 甲基樟碱	
N-methyl actinodaphnine　*N*- 甲基黄肉楠碱	
O-methyl acutifolin　*O*- 甲基锐叶花椒碱	
1-methyl adenine　1- 甲基腺嘌呤	
5′-*O*-methyl adenosine　5′-*O*- 甲基腺苷	
6-*N*-methyl adenosine　6-*N*- 甲基腺苷	
methyl adhyperforin　甲基贯叶金丝桃素	
methyl aesculetin　甲基七叶内酯 (甲基马栗树皮素)	
β-methyl aesculetin　β- 甲基七叶树内酯 (β- 甲基马栗树皮素)	
methyl aesculin　甲基七叶树普	
6-*O*-methyl agarose　6-*O*- 甲基琼脂糖	
19-*O*-methyl agatholic acid　19-*O*- 甲基贝壳杉醇酸	
N-methyl akuammidine　*N*- 甲基阿枯米定碱	
10-*O*-methyl alismoxide　10-*O*- 甲基泽泻薁醇氧化物	
25-*O*-methyl alisol A　25-*O*- 甲基泽泻醇 A	
3-methyl alizarin　3- 甲基茜素	
6-methyl alizarin　6- 甲基茜素	
O-methyl alloptaeroxylin　*O*- 甲基别嚏木素	
5-*O*-methyl allopteroxylin　5-*O*- 甲基别牛筋果酮	
methyl allopteroxylin (perforatin A)　甲基别牛筋果酮 (牛筋果色原酮甲)	
methyl allyl disulfide　甲烯丙基二硫化物 (甲烯丙基二硫醚)	
methyl allyl pentasulfide　甲烯丙基五硫化物 (甲烯丙基五硫醚)	
2-methyl allyl phthalic acid ethyl ester　2- 甲烯丙基邻苯二甲酸乙酯	
methyl allyl sulfide　甲烯丙基硫醚	
methyl allyl tetrasulfide　甲烯丙基四硫化物 (甲烯丙基四硫醚)	
methyl allyl thiosulfinate　烯丙基硫代亚磺酸甲酯	
methyl allyl trisulfide　甲烯丙基三硫化物 (甲烯丙基三硫醚)	
7-*O*-methyl aloediol-8-*C*-glucoside　7-*O*- 甲基芦荟二醇 -8-*C*- 葡萄糖苷	
7-*O*-methyl aloeresin A　7-*O*- 甲基芦荟树脂 A	
N-methyl aloperine　*N*- 甲基苦豆碱	
N-methyl alpinine　*N*- 甲基高山罂粟宁	
2′-methyl alpinumisoflavone　2′- 甲基高山金莲花素	
4′-*O*-methyl alpinumisoflavone　4′-*O*- 甲基高山金莲花素	
7-*O*-methyl amentoflavone　7-*O*- 甲基穗花杉双黄酮	

9′-*O*-methyl americanol A　9′-*O*- 甲基美商陆酚 A
3-[4-(methyl amino)-2-oxo-1-β-D-ribofuranosyl-1, 2-dihydropyrimidin-5-yl]propanoic acid　3-[4-(甲氨基)-2- 氧亚基 -1-β-D- 呋喃核糖基 -1, 2- 二氢嘧啶 -5- 基] 丙酸
2-(methyl amino) benzoic acid　2-(甲基氨基) 苯甲酸
4′-methyl amino-3′, 7-dihydroxyflavanol　4′- 甲氨基 -3′, 7- 二羟基黄烷醇
5α-*O*-(3′-methyl amino-3′-phenyl propionyl) nicotaxine　5α-*O*-(3′- 甲氨基 -3′- 苯基丙酰基) 烟酸紫杉碱
(6*R*, 7*E*, 9*R*)-9-methyl amino-4, 7-megastigmadien-3-one　(6*R*, 7*E*, 9*R*)-9- 甲氨基 -4, 7- 大柱香波龙二烯 -3- 酮
(6*R*, 7*E*, 9*S*)-9-methyl amino-4, 7-megastigmadien-3-one　(6*R*, 7*E*, 9*S*)-9- 甲氨基 -4, 7- 大柱香波龙二烯 -3- 酮
(6*S*, 7*E*, 9*R*)-9-methyl amino-4, 7-megastigmadien-3-one　(6*S*, 7*E*, 9*R*)-9- 甲氨基 -4, 7- 大柱香波龙二烯 -3- 酮
12-(2-*N*-methyl aminobenzoyl)-4α, 5, 20-trideoxyphorbol-13-acetate　12-(2-*N*- 甲氨基苯甲酰基)-4α, 5, 20- 三脱氧巴豆醇 -13- 乙酸酯
12-(2-*N*-methyl aminobenzoyl)-4β, 5, 20-trideoxyphorbol-13-acetate　12-(2-*N*- 甲氨基苯甲酰基)-4β, 5, 20- 三脱氧巴豆醇 -13- 乙酸酯
1-[2-(*N*-methyl aminoethyl)]-3, 4, 6, 7-tetramethoxyphenanthrene　1-[2-(*N*- 甲基铵乙基)]-3, 4, 6, 7- 四甲氧基菲
3-methyl amino-L-alanine　3- 甲氨基 -L- 丙氨酸
6-methyl aminopurine　6- 甲氨基嘌呤
methyl ammonium chloride (methanaminium chloride)　氯化甲铵 (氯化甲烷铵)
4-methyl amyl isothiocyanate　4- 甲基戊基异硫氰酸酯
N-methyl anabasine　*N*- 甲基假木贼碱 (*N*- 甲基新烟碱)
N-methyl anatabine　*N*- 甲基新烟草碱
8-methyl andrograpanin　8- 甲基穿心莲素
8-methyl andrographolide　8- 甲基穿心莲内酯
(+)-12-*O*-methyl angchibangkine　(+)-12-*O*- 甲基安次邦克碱
methyl angolensate　安哥拉内雄楝酸甲酯
N-methyl angustifoline　*N*- 甲基窄叶羽扇豆碱
19-*O*-methyl angustoline　19-*O*- 甲基牛眼马钱林碱 (19-*O*- 甲基牛眼马钱托林碱、19-*O*- 甲基牛狭花马钱碱)
methyl anhydrovilangin　甲基脱水白花酸藤子素
methyl anisate　茴芹酸甲酯
O-methyl anolobine [(–)-xylopine]　甲氧番荔枝叶碱 [(–)- 木番荔枝碱]
N-methyl anolobine [(*R*)-roemeroline, (*R*)-roemerolin]　*N*- 甲基番荔枝叶碱 [(*R*)- 裂叶罂粟碱]
2-methyl anthracene　2- 甲基蒽
methyl anthranilate (methyl *o*-aminobenzoate)　氨茴酸甲酯 (邻氨基苯甲酸甲酯)
N-methyl anthranoyl amide　*N*- 甲基邻氨基苯甲酰胺
2-methyl anthraquinone　2- 甲基蒽醌
N-methyl apateline　*N*- 甲基无瓣瑞香楠
methyl aphyllate　无叶酸甲酯
5-*O*-methyl apigenin　5-*O*- 甲基芹菜素
7-methyl apigenin　7- 甲基芹菜素 (7- 甲基芹菜苷元)
7-methyl apigenin-6-*C*-β-glucopyranoside-2″-*O*-β-D-xylopyranoside　7- 甲基芹菜素 -6-*C*-β- 吡喃葡萄糖苷 -2″-*O*-β-D- 吡喃木糖苷
methyl apigenin-7-*O*-β-D-glucuronopyranoside　甲基芹菜素 -7-*O*-β-D- 吡喃葡萄糖醛酸苷
methyl applaniate A　树舌灵芝酮酸 A 甲酯
methyl arachidate　花生酸甲酯
methyl arachidonate　花生四烯酸甲酯
methyl arbutin (methyl arbutoside)　甲基熊果苷
methyl arctate B　牛蒡酸 B 甲酯
methyl aristolate　马兜铃次酸甲酯
methyl aristolinate　马兜铃灵酸甲酯
methyl aristolochate　马兜铃酸甲酯
O-methyl armepavine　*O*- 甲基亚美罂粟碱
7-methyl aromadendrin　7- 甲基香橙素
7-*O*-methyl aromadendrine　7-*O*- 甲基香橙素
methyl arteannuate　青蒿酸甲酯
methyl asiatate　积雪草酸甲酯
N-methyl asimilobine　*N*- 甲基巴婆碱
N-methyl asimilobine-2-*O*-β-D-glucopyranoside　*N*- 甲基巴婆碱 -2-*O*-β-D- 吡喃葡萄糖苷
L-methyl aspidospermatidine　L- 甲基白坚木替定
L-methyl aspidospermidine　L- 甲基白坚木定
methyl asterrate　土曲霉酸甲酯
N-methyl atalaphylline　*N*- 甲基单叶酒饼簕碱
N-methyl atalaphyllinine　*N*- 甲基单叶酒饼簕宁
O-methyl atheroline　*O*- 甲基阿塞洛林
N-methyl atherosperminium　*N*- 甲基芒籽宁阳离子
N-methyl aunobine　球紫堇碱
methyl azoxymethanol　甲基氧化偶氮醇

M

21-methyl bacchara-12, 22 (29)-diene　21- 甲基旱地菊 -12, 22 (29)- 二烯
7-*O*-methyl baicalein (negletein)　7-*O*- 甲基黄芩素 (略水苏素)
4-*O*-methyl balanophonin　4-*O*- 甲基蛇菰宁
O-methyl balfourodine　*O*- 甲基巴福定
(–)-(*S*)-*O*-methyl balfourodinium　(–)-(*S*)-*O*- 甲基巴福木季铵碱
O-methyl balfourodinium salt　*O*- 甲基巴孚木季铵盐
3′-*O*-methyl batatasin Ⅲ　3′-*O*- 甲基山药素 Ⅲ
3′-*O*-methyl batatasin Ⅲ -3-*O*-glucoside　3′-*O*- 甲基山药素 Ⅲ -3-*O*- 葡萄糖苷
methyl behenate　山嵛酸甲酯 (二十二酸甲酯)
methyl bellidifolin　甲基雏菊叶龙胆酮
5-*O*-methyl bellidifolin (swerchirin, 3, 5-dimethoxy-1, 8-dihydroxyxanthone)　5-*O*- 甲基雏菊叶龙胆酮 (当药斋瑞屾酮、3, 5- 二甲氧基 -1, 8- 二羟基 -9*H*- 屾酮)
3-methyl benzaldehyde　3- 甲基苯甲醛
N-methyl benzamide　*N*- 甲基苯甲酰胺
N-methyl benzenaminium bromide　溴化 -*N*- 甲基苯铵
methyl benzene (toluene)　甲苯
4-methyl benzene-1, 3-disulfonic acid　4- 甲基苯 -1, 3- 二磺酸
α-methyl benzenemethanol　α- 甲基苯甲醇
methyl benzoate　苯甲酸甲酯
7-methyl benzofuran　7- 甲基苯并呋喃
2-methyl benzoic acid　2- 甲基苯甲酸
4-methyl benzoic acid　4- 甲基苯甲酸
methyl benzoyl ecgonine (cocaine)　甲基苯甲酰芽子碱 (可卡因、柯卡因、古柯碱)
4-*O*-methyl benzoyloxypaeoniflorin　4-*O*- 甲基苯甲酰氧化芍药苷
4-methyl benzyl alcohol　4- 甲基苯甲醇
methyl benzyl amine　甲基苄胺
methyl benzyl ether　甲基苄醚
methyl berberine　甲基小檗碱
methyl bergenin　甲基岩白菜素
3-methyl betuletol (3, 6-dimethoxykaempferide)　3- 甲基桦木酚 (3, 6- 二甲氧基山柰素)
methyl betulinate　白桦脂酸甲酯
3-methyl bicyclo[2.2.2]octanone　3- 甲基双环 [2.2.2] 辛酮
methyl bigutol　甲基别古太酚
7-*O*-methyl biochanin A　7-*O*- 甲基鹰嘴豆芽素 A (7-*O*- 甲基鹰嘴豆素 A)
methyl bis (1-methyl propyl) butanedioate　二 (1- 甲丙基) 琥珀酸甲酯
methyl bis (2-methyl propyl) butanedioate　二 (2- 甲丙基) 琥珀酸甲酯
3-methyl bisnoryangonin　3- 甲基双去甲卡瓦胡椒内酯
methyl bixin　红木素甲酯
17-methyl bothrioclinin　17- 甲基沟斜菊素
1-*O*-methyl bractatin　1-*O*- 甲基大苞藤黄素
3′-*O*-methyl brazilin　3′-*O*- 甲基巴西苏木素
methyl brevifolin carboxylate　短叶苏木酚酸甲酯
methyl bromide (bromomethane)　溴甲烷
4′-*O*-methyl broussochalcone B　4′-*O*- 甲基构树查耳酮 B
(+)-*O*-methyl bulbocapnine　(+)-*O*- 甲基球紫堇碱 [(+)-*O*- 甲基山延胡索宁碱]
O-methyl bulbocapnine　*O*- 甲基球紫堇碱 (*O*- 甲基空褐麟碱、*O*- 甲基山延胡索宁碱)
2-methyl butanal　2- 甲基丁醛
3-methyl butanal　3- 甲基丁醛
2-methyl butanedioic acid-4-ethyl ester　2- 甲基丁二酸 -4- 乙酯
methyl butanoate　丁酸甲酯
N′-methyl butanohydrazide　*N*′- 甲基丁酰肼
(2*S*)-2-methyl butanoic acid　(2*S*)-2- 甲基丁酸
2-methyl butanoic acid　2- 甲基丁酸
3-methyl butanoic acid　3- 甲基丁酸
α-methyl butanoic acid　α- 甲基丁酸
3-methyl butanoic acid (isovaleric acid, isovalerianic acid, delphinic acid)　3- 甲基丁酸 (异戊酸、异缬草酸、飞燕草酸)
methyl butanoic acid tussilagin ester　甲基丁酸款冬素酯
2-methyl butanol　2- 甲基丁醇
3-methyl butanol　3- 甲基丁醇
3-methyl butanone　3- 甲基丁酮
(2′*R*)-methyl butanoyl proceranolide　(2′*R*)- 甲基丁酰高大苦油楝内酯
(2′*S*)-methyl butanoyl proceranolide　(2′*S*)- 甲基丁酰高大苦油楝内酯
15-*O*-(2-methyl butanoyl)-3-*O*-veratroyl protoverine　15-*O*-(2- 甲基丁酰基)-3-*O*- 藜芦酰原藜芦因

3-methyl butanoyl-6-*O*-α-D-glucopyranosyl-β-D-fructofuranoside　3- 甲基丁基烯酰 -6-*O*-α-D- 吡喃葡萄糖基 -β-D- 呋喃果糖苷

29-(2-methyl butanoyloxy)-2α-hydroxyamoorastatone　29-(2- 甲基丁酰氧基)-2α- 羟基崖摩抑酮

5-[3-(2-methyl butanoyloxy) propyl]-2-(3′, 4′-methylenedioxyphenyl) benzofuran　5-[3-(2- 甲基丁酰氧基) 丙基]-2-(3′, 4′- 亚甲二氧苯基) 苯并呋喃

5-[3-(2-methyl butanoyloxy) propyl]-7-methoxy-2-(3′, 4′-methylenedioxyphenyl) benzofuran　5-[3-(2- 甲基丁酰氧基) 丙基]-7- 甲氧基 -2-(3′, 4′- 亚甲二氧苯基) 苯并呋喃

(1*S*, 5*S*, 6*R*, 7*S*, 9*R*, 10*S*)-5-methyl butanoyloxy-1, 4, 9-trihydroxy-2-oxoxantha-11-en-6, 12-olide　(1*S*, 5*S*, 6*R*, 7*S*, 9*R*, 10*S*)-5- 甲基丁酰氧基 -1, 4, 9- 三羟基 -2- 氧亚基苍耳 -11- 烯 -6, 12- 内酯

(1*S*, 2*R*, 3*R*, 5*S*, 7*R*)-7-[(2′*S*)-methyl butanoyloxymethyl]-2, 3-dihydroxy-6, 8-dioxabicyclo[3.2.1]oct-5-carboxylic acid methyl ester　(1*S*, 2*R*, 3*R*, 5*S*, 7*R*)-7-[(2′*S*)- 甲基丁酰氧甲基]-2, 3- 二羟基 -6, 8- 二氧杂 [3.2.1] 辛 -5- 甲酸甲酯

4′-*O*-methyl butin-7-*O*-[(6″ → 1″)-3‴, 11‴-dimethyl-7‴-hydroxymethylenedodec]-β-D-glucopyranoside　4′-*O*- 甲基紫铆亭 -7-*O*-[(6″ → 1″)-3‴, 11‴- 二甲基 -7‴- 羟基亚甲基十二碳]-β-D- 吡喃葡萄糖苷

2-methyl butyl 2-methyl butanoate　2- 甲基丁酸 2- 甲基丁酯

3-methyl butyl 2-methyl butanoate　2- 甲基丁酸 3- 甲基丁酯

2-methyl butyl 3-methyl butanoate　3- 甲基丁酸 2- 甲基丁酯

2-methyl butyl acetate　2- 甲丁基乙酸酯

3-methyl butyl acetate　3- 甲基丁醇乙酸酯

2-methyl butyl butanoate　丁酸 2- 甲基丁酯

2-methyl butyl glucosinolate　2- 甲丁基芥子油苷

2-methyl butyl isobutanoate　2- 甲丁基异丁酸酯

3-methyl butyl isovalerate　异戊酸 -3- 甲基丁基酯

5-(3″-methyl butyl)-8-methoxy-furanocoumarin　5-(3″- 甲基丁基)-8- 甲氧基呋喃香豆素

6-(1-methyl butyl) tridecane　6-(1- 甲基丁基) 十三烷

2-methyl butylamine　2- 甲基丁胺

10-(2-methyl butyloxy)-8, 9-epoxy-thymol isobutanoate　10-(2- 甲基丁氧基)-8, 9- 环氧麝香草酚异丁酯

2-methyl butyronitrile　2- 甲基丁腈

(*S*)-α-methyl butyryl alkannin　(*S*)-α- 甲基丁酰紫草醌

2-methyl butyryl phloroglucinol (multifidol)　2- 甲丁酰间苯三酚 (珊瑚花酚)

14β-methyl butyryl tetradec-(2*E*, 8*E*, 10*E*)-trien-4, 6-diyn-1-ol　14β- 甲丁基十四碳 -(2*E*, 8*E*, 10*E*)- 三烯 -4, 6- 二炔 -1- 醇

14α-methyl butyryl-(2*E*, 8*E*, 10*E*)-atractylentriol　14α- 甲基丁酰基 -(2*E*, 8*E*, 10*E*)- 白术三醇

14-(α-methyl butyryl)-(2*E*, 8*E*, 10*E*)-atractylentriol　14-(α- 甲基丁酰基)-(2*E*, 8*E*, 10*E*)- 白术三醇

14-(α-methyl butyryl)-(2*E*, 8*Z*, 10*E*)-atractylentriol　14-(α- 甲基丁酰基)-(2*E*, 8*Z*, 10*E*)- 白术三醇

12-(α-methyl butyryl)-14-acetyl-(2*E*, 8*E*, 10*E*)-atractylentriol　12-(α- 甲基丁酰基)-14- 乙酰基 -(2*E*, 8*E*, 10*E*)- 白术三醇

21-(2-methyl butyryl) camelliagenin *E*　21-(2- 甲丁酰基)- 山茶皂苷元 *E*

15-(2-methyl butyryl) germine　15-(2- 甲基丁酰基) 白藜芦胺

3, 15-*O*, *O*′-(2-methyl butyryl) germine　3, 15-*O*, *O*′-(2- 甲基丁酰基) 白藜芦胺

2α-(α-methyl butyryl)-oxy-5α, 7β, 10β-triacetoxy-4 (20), 11-taxadiene　2α-(α- 甲基丁酰基)- 氧基 -5α, 7β, 10β- 三乙酰氧基 -4 (20), 11- 紫杉二烯

2α-(α-methyl butyryl)-oxy-5α, 7β, 9α, 10β-tetraacetoxy-4 (20), 11-taxadiene　2α-(α- 甲基丁酰基)- 氧基 -5α, 7β, 9α, 10β- 四乙酰氧基 -4 (20), 11- 紫杉二烯

2-(2-methyl butyryl) phloroglucinol-1-*O*-(6-*O*-β-D-apiofuranosyl)-β-D-glucopyranoside　2-(2- 甲基丁酰基) 间苯三酚 -1-*O*-(6-*O*-β-D- 呋喃芹糖基)-β-D- 吡喃葡萄糖苷

11α-*O*-2-methyl butyryl-12β-*O*-2-benzoyl tenacigenin B　11α-*O*-2- 甲基丁酰基 -12β-*O*-2- 苯甲酰基通光藤苷元 B

11α-*O*-2-methyl butyryl-12β-*O*-acetyl tenacigenin B　11α-*O*-2- 甲基丁酰基 -12β-*O*- 乙酰通光藤苷元 B

11α-*O*-2-methyl butyryl-12β-*O*-tigloyl tenacigenin B　11α-*O*-2- 甲基丁酰基 -12β-*O*- 惕各酰通光藤苷元 B

12α-methyl butyryl-14-acetyl-(2*E*, 8*E*, 10*E*)-atractylentriol　12α- 甲基丁酰基 -14- 乙酰基 -(2*E*, 8*E*, 10*E*)- 白术三醇

12α-methyl butyryl-14-acetyl-(2*E*, 8*Z*, 10*E*)-atractylentriol　12α- 甲基丁酰基 -14- 乙酰基 -(2*E*, 8*Z*, 10*E*)- 白术三醇

8β-(2-methyl butyryloxy)-14-oxo-11β, 13-dihydroacanthospermolide　8β-(2- 甲基丁酰氧基)-14- 氧亚基 -11β, 13- 二氢刺苞菊内酯

1α-(2-methyl butyryloxy)-3, 14-didehydro-2-notonipetranone　1α-(2- 甲基丁酰氧基)-3, 14- 二脱氢 -2- 石生诺顿菊酮

8β-(2-methyl butyryloxy)-9β-hydroxy-14-oxo-acanthospermolide 8β-(2- 甲基丁酰氧基)-9β- 羟基 -14- 氧亚基刺苞菊内酯

2-(2-methyl butyryloxy) ethyl tetradecanoic acid ester 2-(2- 甲基丁酰氧基) 乙基十四酸酯

12α-(2-methyl butyryloxy) hardwickiic acid 12α-(2- 甲基丁酰氧基) 哈氏豆属酸

12α-(2-methyl butyryloxy) hardwickiic acid methyl ester 12α-(2- 甲基丁酰氧基) 哈氏豆属酸甲酯

12α-(2-methyl butyryloxy) strictic acid methyl ester 12α-(2- 甲基丁酰氧基) 劲直假莲酸甲酯

16α*H*-17-methyl butyryloxy-*ent*-kaur-19-oic acid 16α*H*-17- 甲基丁酰氧基 - 对映 - 贝壳杉 -19- 酸

3-methyl butyryloxytropane 3- 甲基丁酰氧基托品烷

14α-methyl butyryltetradec-(2*E*, 8*E*, 10*E*)-trien-4, 6-diyn-1-ol 14α- 甲基丁酰基十四碳 -(2*E*, 8*E*, 10*E*)- 三烯 -4, 6- 二炔 -1- 醇

N-methyl buxifoline *N*- 甲基黄杨叶碱

tert-*O*-methyl byakangelicin 叔 -*O*- 甲基白当归素

3-methyl bycyclo[2.2.2]octanone 3- 甲基二环 [2.2.2] 辛酮

O-methyl cacalodienol (dehydrocacalohastin) *O*- 甲基山尖菜二烯醇 (脱氢山尖子素)

1-*O*-methyl cachinol 1-*O*- 甲基凌霄醇

4α-methyl cadin-1α, 2α, 10α-triol 4α- 甲基杜松 -1α, 2α, 10α- 三醇

6-*O*-methyl caesalpinianone 6-*O*- 甲基云实酮

methyl caffeate 咖啡酸甲酯

(*Z*)-methyl caffeate [(*Z*)-caffeic acid methyl ester] (*Z*)-咖啡酸甲酯

3-*O*-methyl caffeic acid [(*E*)-ferulic acid, caffeic acid-3-methyl ether] 3-*O*- 甲基咖啡酸 [(*E*)- 阿魏酸、咖啡酸 -3- 甲基醚]

methyl caffeoyl glycolate 咖啡酰基甘醇酸甲酯

3-*O*-(3′-methyl caffeoyl) quinic acid 3-*O*-(3′- 甲基咖啡酰) 奎宁酸

2′-*O*-methyl cajanone 2′-*O*- 甲基木豆酮

methyl calvatate 马勃菌酸甲酯

4′-*O*-methyl calycopterin 4′-*O*- 甲基萼翅藤素

N-methyl calystegines B_2 ～ B_5, C_1 *N*- 甲基打碗花碱 B_2 ～ B_5、C_1

methyl camaralate 马缨丹烯酸甲酯

(–)-*cis*-*N*-methyl canadine (–)- 顺式 -*N*- 甲基加拿大白毛茛碱

β-methyl canadine β- 甲基加拿大白毛茛碱 (β- 甲基坎那定)

N-methyl canadine (*N*-methyl tetrahydroberberine) *N*-甲基加拿大白毛茛碱 (*N*- 甲基四氢小檗碱)

N-methyl canadine hydroxide (*N*-methyl tetrahydroberberine hydroxide) *N*- 甲基加拿大白毛茛碱氢氧化物 (*N*- 甲基四氢小檗碱氢氧化物)

(–)-α-*N*-methyl canadinium hydroxide (–)-α-*N*- 甲基白毛茛定氢氧化物

(–)-α-*N*-methyl canadinium iodide (–)-α-*N*- 甲基白毛茛定碘化物

(–)-β-*N*-methyl canadinium iodide (–)-β-*N*- 甲基白毛茛定碘化物

12-*O*-methyl candesalvone B 12-*O*- 甲基灯架鼠尾草酮 B

3-methyl canthin-2, 6-dione 3- 甲基铁屎米 -2, 6- 二酮

3-methyl canthin-5, 6-dione 3- 甲基铁屎米 -5, 6- 二酮

4′-methyl capillarisin 4′- 甲基茵陈色原酮

7-methyl capillarisin 7- 甲基茵陈色原酮

n-methyl caproate 正己酸甲酯

methyl caproate (methyl hexanoate) 己酸甲酯

methyl caprylate 辛酸甲酯

22-*O*-methyl capsicosides A ～ G 22-*O*- 甲基辣椒苷 A ～ G

N-(*N*-methyl carbamoyl)-*O*-methyl bulbocapnine *N*-(*N*-甲基氨甲酰基)-*O*- 甲基球紫堇碱

3-methyl carbazole 3- 甲基咔唑 (3- 甲基卡巴唑)

methyl carbazole-3-carboxylate 咔唑 -3- 酸甲酯 (卡巴唑 -3- 酸甲酯)

2-methyl cardol 2- 甲基腰果二酚

12-*O*-methyl carnosic acid 12-*O*- 甲基肉质鼠尾草酸

12-*O*-methyl carnosol 12-*O*- 甲基肉质鼠尾草酚

N-methyl cassythine *N*- 甲基无根藤碱

O-methyl cassythine *O*- 甲基无根藤碱

6-*O*-methyl catalpol 6-*O*- 甲基梓醇

6-*p*-methyl catalpol 6- 对甲基梓醇

(+)-4′-*O*-methyl catechin-7-*O*-β-D-glucopyranoside (+)-4′-*O*- 甲基儿茶素 -7-*O*-β-D- 吡喃葡萄糖苷

4-methyl catechol 4- 甲基儿茶酚

methyl catechol (guaiacol, *o*-methoxyphenol) 甲基儿茶酚 (愈创木酚、邻甲氧基苯酚)

3-methyl cecropiacate 号角树酸 -3- 甲酯

O-methyl cedrelopsin　*O*- 甲基拟洋椿素

4-*O*-methyl cedrusin　4-*O*- 甲基雪松脂素

5-*O*-methyl celebixanthone　5-*O*- 甲基西里伯黄牛木屾酮

3-methyl chalcone　3- 甲基查耳酮

methyl chavicol (estragole, *p*-allyl anisole)　甲基胡椒酚 (草蒿脑、爱草脑、对烯丙基茴香醚)

D-3-*O*-methyl *chiro*-inositol　D-3-*O*- 甲基手性肌醇

2-*O*-methyl *chiro*-inositol (quebrachitol)　2-*O*- 甲基手性肌醇 (橡胶木醇、白雀木醇、橡醇)

methyl chloroasterrate　甲基氯土曲霉酸酯

methyl chlorogenate　绿原酸甲酯

methyl cholate　胆酸甲酯

Δ^5-methyl cholate-3-*O*-β-D-glucopyranoside　Δ^5- 胆酸甲酯 -3-*O*-β-D- 吡喃葡萄糖苷

Δ^5-methyl cholate-3-*O*-β-D-glucuronopyranosyl-(4 → 1)-α-L-rhamnoside　Δ^5- 胆酸甲酯 -3-*O*-β-D- 吡喃葡萄糖醛酸基 -(4 → 1)-α-L- 鼠李糖苷

25-methyl cholest-1 (2), 7-dien-3-one-5α-ol　25- 甲基胆甾 -1 (2), 7- 二烯 -3- 酮 -5α- 醇

(24*S*)-24α-methyl cholest-1β, 2β, 5α, 6β-tetraol　(24*S*)-24α- 甲基胆甾 -1β, 2β, 5α, 6β- 四醇

24-methyl cholest-3β, 5α, 6β, 25-tetraol-25-monoacetate　24- 甲基胆甾 -3β, 5α, 6β, 25- 四醇 -25- 单乙酸酯

24-methyl cholest-3β-*O*-glucopyranoside　24- 甲基胆甾 -3β-*O*- 吡喃葡萄糖苷

24β-methyl cholest-4-en-22-one-3α-ol　24β- 甲基胆甾 -4- 烯 -22- 酮 -3α- 醇

24-methyl cholest-5, 22-dien-3-ol　24- 甲基胆甾 -5, 22- 二烯 -3- 醇

24-methyl cholest-5, 22-dienol　24- 甲基胆甾 -5, 22- 二烯醇

24-methyl cholest-5, 25-dien-3β-ol　24- 甲基胆甾 -5, 25- 二烯 -3β- 醇

(22*E*, 24*R*)-methyl cholest-5, 7, 22-trien-3β-ol　(22*E*, 24*R*)- 甲基胆甾 -5, 7, 22- 三烯 -3β- 醇

24-methyl cholest-5, 7, 22-trien-3β-ol　24- 甲基胆甾 -5, 7, 22- 三烯 -3β- 醇

24-methyl cholest-5, 7-dien-3β-ol　24- 甲基胆甾 -5, 7- 二烯 -3β- 醇

24β-methyl cholest-5, 7-dien-3β-ol　24β- 甲基胆甾 -5, 7- 二烯 -3β- 醇

24-methyl cholest-5, 24-dienol　24- 甲基胆甾 -5, 24- 二烯醇

24-methyl cholest-5-en-3β-ol　24- 甲基胆甾 -5- 烯 -3β- 醇

24α-methyl cholest-5-enol　24α- 甲基胆甾 -5- 烯醇

24β-methyl cholest-5-enol　24β- 甲基胆甾 -5- 烯醇

(22*E*, 24*R*)-methyl cholest-6, 22-dien-3β, 5α, 8α-triol　(22*E*, 24*R*)- 甲基胆甾 -6, 22- 二烯 -3β, 5α, 8α- 三醇

(22*E*, 24*R*)-methyl cholest-7, 22-dien-3β, 5α, 6β-triol　(22*E*, 24*R*)- 甲基胆甾 -7, 22- 二烯 -3β, 5α, 6β- 三醇

24α-methyl cholest-7, 22-dien-3β, 5α, 6β-triol　24α- 甲基胆甾 -7, 22- 二烯 -3β, 5α, 6β- 三醇

(22*E*, 24*R*)-methyl cholest-7, 22-dien-3β-ol　(22*E*, 24*R*)- 甲基胆甾 -7, 22- 二烯 -3β- 醇

24-methyl cholest-7, 22-dien-3β-ol　24- 甲基胆甾 -7, 22- 二烯 -3β- 醇

24-methyl cholest-7-en-3β-ol　24- 甲基胆甾 -7- 烯 -3β- 醇

4-methyl cholest-7-en-3β-ol　4- 甲基胆甾 -7- 烯 -3β- 醇

4α-methyl cholest-7-en-3β-ol　4α- 甲基胆甾 -7- 烯 -3β- 醇

4-methyl cholest-7-enol (4-methyl-7-cholestenol, lophenol)　4- 甲基胆甾 -7- 烯醇 (4- 甲基 -7- 胆甾烯醇、鸡冠柱烯醇、冠影掌烯醇)

(24*R*)-α-methyl cholest-8 (14)-enol　(24*R*)-α- 甲基胆甾 -8 (14)- 烯醇

(24*S*)-β-methyl cholest-8 (14)-enol　(24*S*)-β- 甲基胆甾 -8 (14)- 烯醇

4α-methyl cholest-8-enol　4α- 甲基胆甾 -8- 烯醇

14α-methyl cholest-9 (11)-en-3β-ol　14α- 甲基胆甾 -9 (11)- 烯 -3β- 醇

(24*R*)-α-methyl cholestanol　(24*R*)-α- 甲基胆甾烷醇

(24*S*)-β-methyl cholestanol　(24*S*)-β- 甲基胆甾烷醇

(24*S*)-β-methyl cholesterol　(24*S*)-β- 甲基胆甾醇

24-methyl cholesterol　24- 甲基胆甾醇

24ζ-methyl cholesterol　24ζ- 甲基胆甾醇

24ξ-methyl cholesterol　24ξ- 甲基胆甾醇

7-*O*-methyl chrysin　7-*O*- 甲基白杨素

4′-methyl chrysoeriol　4′- 甲基金圣草素

1-*O*-methyl chrysophanol　1-*O*- 甲基大黄酚

8-*O*-methyl chrysophanol　8-*O*- 甲基大黄酚

methyl cimicifugoside　甲基升麻苷

15-*O*-methyl cimigenol　15-*O*- 甲基升麻醇 (15-*O*- 甲基升麻环氧醇)

25-*O*-methyl cimigenol　25-*O*- 甲基升麻醇 (25-*O*- 甲基升麻环氧醇)

methyl cimigenol　甲基升麻环氧醇

25-*O*-methyl cimigenoside　25-*O*- 甲基升麻醇苷 (25-*O*- 甲基升麻环氧醇苷)

methyl cimigenoside 甲基升麻醇苷 (甲基升麻环氧醇苷)	
N-methyl cinnamamide *N*- 甲基桂皮酰胺	
methyl cinnamate 肉桂酸甲酯 (桂皮酸甲酯)	
trans-methyl cinnamate 反式 - 甲基桂皮酸酯	
2-methyl cinnamic acid 2- 甲基桂皮酸	
(*E*)-*p*-methyl cinnamic acid (*E*)- 对甲基桂皮酸	
trans-4-methyl cinnamic acid 反式 -4- 甲基桂皮酸	
methyl *cis*-*p*-coumarate 顺式 - 对香豆酸甲酯	
6-methyl citrate 6- 甲基柠檬酸甲酯	
O-methyl clausenolide *O*- 甲基黄皮诺内酯	
(7′*S*, 8′*S*)-4-*O*-methyl cleomiscosin D (7′*S*, 8′*S*)-4-*O*- 甲基黄花草素 D [(7′*S*, 8′*S*)-4′-*O*- 甲基黄花菜木脂素 D]	
methyl clerodermate 海州常山二萜酸甲酯	
4-methyl clohexanone 4- 甲基环已酮	
methyl cobalamin 甲基钴胺素	
D-*N*-methyl coclaurine D-*N*- 甲基乌药碱 (D-*N*- 甲基衡州乌药碱)	
(–)-*N*-methyl coclaurine (–)-*N*- 甲基乌药碱	
N-methyl coclaurine *N*- 甲基乌药碱	
(+)-*O*-methyl cocsoline (+)-*O*- 甲基垂木防已碱	
O-methyl cocsoline *O*- 甲基垂木防已碱	
6-methyl codeine 6- 甲基可待因	
methyl colchicinoate 秋水仙酸甲酯	
13-methyl columbamine 13- 甲基非洲防己胺	
methyl coniferin 甲基松柏苷	
D-N-methyl coniine D-*N*- 甲基毒芹碱	
L-*N*-methyl coniine L-*N*- 甲基毒芹碱	
(+)-*N*-methyl coniine (+)-*N*- 甲基毒芹碱	
N-methyl coniine *N*- 甲基毒参碱	
methyl coptisine 甲基黄连碱	
methyl corosolate 黄麻酸甲酯 (科罗索酸甲酯)	
methyl corydalate 紫堇酸甲酯	
N-methyl corydaldine *N*- 甲基延胡索碱甲 (*N*- 甲基紫堇达定)	
N-methyl corydalmine *N*- 甲基紫堇达明碱	
methyl corypalline 甲基紫堇杷灵 (甲基黄堇碱)	
N-methyl corypalline *N*- 甲基紫堇杷灵	
O-methyl corypalline *O*- 甲基紫堇杷灵	
methyl coumarate 香豆酸甲酯	
5-methyl coumaric acid methyl ester-3-*O*-α-l-rhamnopyranosyl-(1 → 6)-β-D-glucopyranoside 5- 甲基香豆酸甲酯 -3-*O*-α-L- 吡喃鼠李糖基 -(1 → 6)-β-D- 吡喃葡萄糖苷	
5-methyl coumaric acid methyl ester-3-*O*-β-D-glucopyranoside 5- 甲基香豆酸甲酯 -3-*O*-β-D- 吡喃葡萄糖苷	
6-methyl coumarin 6- 甲基香豆素	
7-methyl coumarin 7- 甲基香豆素	
5-methyl coumarin-4-cellobioside 5- 甲基香豆素 -4- 纤维二糖苷 (大丁纤维二糖苷)	
5-methyl coumarin-4-gentiobioside 5- 甲基香豆素 -4- 龙胆二糖苷 (大丁龙胆二糖苷)	
5-methyl coumarin-4-glucoside 5- 甲基香豆素 -4- 葡萄糖苷	
5-methyl coumarin-4-*O*-β-D-glucopyranoside 5- 甲基香豆素 -4-*O*-β-D- 吡喃葡萄糖苷	
12-*O*-methyl coumestrol 12-*O*- 甲基香豆雌酚 (12-*O*-甲基拟雌内酯、12-*O*- 甲基考迈斯托醇)	
9-*O*-methyl coumestrol 9-*O*- 甲基香豆雌酚 (9-*O*- 甲基拟雌内酯、9-*O*- 甲基考迈斯托醇)	
α-methyl crotonic acid [(*E*)-2-methyl-2-butenoic acid, tiglic acid] α- 甲基巴豆油酸 [(*E*)-2- 甲基丁 -2- 烯酸、巴豆酸、顺芷酸、惕各酸]	
N-methyl crotsparine (glaziovine) *N*- 甲基散花巴豆碱 (奥可梯木种碱、格氏绿心樟碱)	
methyl crotyl sulfide 甲基丁烯基硫醚	
6-methyl cryptoacetalide 6- 甲基丹参隐螺内酯	
methyl cryptochlorogenate 隐绿原酸甲酯	
6-methyl cryptotanshinone 6- 甲基隐丹参酮	
(9*R*)-9-*O*-methyl cubebin (9*R*)-9-*O*- 甲基荜澄茄素	
(9*S*)-9-*O*-methyl cubebin (9*S*)-9-*O*- 甲基荜澄茄素	
(+)-4″-*O*-methyl curine (+)-4″-*O*- 甲基箭毒素	
4-*O*-methyl curine 4-*O*- 甲基箭毒素	
methyl curine 甲基箭毒碱	
O-methyl curine *O*- 甲基箭毒素	
methyl cyanide 甲基氰化物	
24-methyl cycloartanol 24- 甲基环木菠萝烷醇 (24- 甲基环木菠萝醇)	
24-methyl cycloartanol ferulate 24- 甲基环木菠萝烷醇阿魏酸酯	
24-methyl cycloartenone 24- 甲基环阿屯酮	
methyl cyclodecane 甲基环癸烷	
1-methyl cyclododecene 1- 甲基环十二烯	

(2*R*, 6*R*)-6-{[(1*R*, 6*S*)-(6-methyl cyclohex-3-en-1-yl)]methyl} piperidine-2-carboxylic acid (2*S*)-butan-2-yl ester (2*R*, 6*R*)-6-{[(1*R*, 6*S*)-(6- 甲基环己 -3- 烯 -1- 基)] 甲基 } 哌啶 -2- 甲酸 (2*S*)- 丁 -2- 酯

2-methyl cyclohexan-1-amine 2- 甲基环己胺

methyl cyclohexane 甲基环己烷

methyl cyclohexanoic acid 甲基环己酸

2-methyl cyclohexanol 2- 甲基环己醇

4-methyl cyclohexanol 4- 甲基环己醇

2-methyl cyclohexanone 2- 甲基环己酮

3-methyl cyclohexanone 3- 甲基环己酮

4-methyl cyclohexanone 4- 甲基环己烷

(2-methyl cyclohexyl) amine (2- 甲基环己基) 胺

1-[(1*R*, 4*R*)-4-methyl cyclohexyl]-2-[(1*S*, 4*S*)-4-methyl cyclohexyl]ethan-1, 1, 2, 2-tetracarbonitrile 1-[(1*R*, 4*R*)-4- 甲基环己基]-2-[(1*S*, 4*S*)-4- 甲基环己基] 乙 -1, 1, 2, 2- 四腈

1-methyl cyclooctene 1- 甲基环辛烯

3-methyl cyclopentaaz-1-ene 3- 甲基环戊氮 -1- 烯

methyl cyclopentane 甲基环戊烷

3-methyl cyclopentanol 3- 甲基环戊醇

trans-2-methyl cyclopentanol 反式 -2- 甲基环戊醇

(*R*)-(+)-3-methyl cyclopentanone (*R*)-(+)-3- 甲基环戊酮

2-methyl cyclopentanone 2- 甲基环戊酮

3-methyl cyclopentanone 3- 甲基环戊酮

2-methyl cyclopropane-2-carboxylic acid ethyl ester 2- 甲基环丙烷 -2- 甲酸乙酯

3-methyl cyclotridec-1-one 3- 甲基环十三碳 -1- 酮

1-methyl cycloundecene 1- 甲基环十一烯

12-methyl cyprot-3-en-2-one-13-oic acid 12- 甲基香附子 -3- 烯 -2- 酮 -13- 酸

(*S*)-methyl cysteine (*S*)- 甲基半胱氨酸

(*S*)-methyl cysteine sulphoxide (*S*)- 甲基半胱氨酸硫氧化物

(*S*)-methyl cysteinsulfoxide (*S*)- 甲基半胱氨酸亚砜

5-methyl cytidine 5- 甲基胞苷 (5- 甲基胞嘧啶核苷)

(−)-*N*-methyl cytisine (−)-*N*- 甲基金雀花碱

methyl cytisine 甲基金雀花碱

N-methyl cytisine *N*- 甲基金雀花碱 (*N*- 甲基野靛碱)

N-methyl cytisine dimer *N*- 甲基金雀花碱二聚体

N-methyl cytisines (caulophyllines) A ～ E *N*- 甲基金雀花碱 (葳严仙碱) A ～ E

5-methyl cytosine 5- 甲基胞嘧啶

O-methyl dalbergin 黄檀素甲醚 (*O*- 甲基黄檀素)

5-*O*-methyl dalbergiphenol 5-*O*- 甲基黄檀酚

methyl dambullin 甲基达布林

21-methyl dammar-18 (28), 22 (29)-diene 21- 甲基达玛 -18 (28), 22 (29)- 二烯

4-methyl daphnetin 4- 甲基瑞香素

O-methyl daphnoline (daphnandrine) *O*- 甲基瑞香醇灵 [瑞香楠君、花桂碱、(+)- 小花桂雄碱]

O-methyl dauricine *O*- 甲基山豆根碱

methyl deacetyl asperulosidate 去乙酰基车叶草酸甲酯 (去乙酰基车叶草苷酸甲酯)

6-*O*-methyl deacetyl asperulosidic acid methyl ester 6-*O*- 甲基去乙酰车叶草酸甲酯

O-methyl deacetyl aspidofiline *O*- 甲基去乙酰白坚木飞灵

L-methyl deacetyl aspidospermine L- 甲基去乙酰白坚木碱

N-methyl deacetyl colchiceine (demecolceine) *N*- 甲基脱乙酰基秋水仙裂碱 (脱羰秋水仙裂碱)

methyl decahydronaphthalene 甲基十氢萘

2, 6, 8-methyl decane 2, 6, 8- 甲基癸烷

3-methyl decane 3- 甲基癸烷

4-methyl decane 4- 甲基癸烷

5-methyl decane 5- 甲基癸烷

methyl decanoate 癸酸甲酯

(−)-7′-*O*-methyl decumbenine (−)-7′-*O*- 甲基夏无碱

methyl dehydro-15-hydroxyabiet-18-oate 脱氢 -15- 羟基 -18- 松香酸甲酯

methyl dehydroabietate 脱氢枞酸甲酯 (脱氢松香酸甲酯)

methyl dehydroeburicoate 脱氢齿孔酸甲酯

18-*O*-methyl delterine 18-*O*- 甲基飞燕草碱

methyl deltoside 甲基三角薯蓣皂苷

N-methyl demecolchcine *N*- 甲基去甲基秋水仙辛

3-methyl demethoxyyangonin 3- 甲基去甲氧基卡瓦胡椒内酯

(8*E*)-4′-*O*-methyl demethyl ligustroside (8*E*)-4′-*O*- 甲基去甲女贞苷

N-methyl dendrobine *N*- 甲基石斛碱

N-methyl dendrobinium *N*- 甲基石斛季铵碱

O-methyl deoxounjabine *O*- 甲基脱氧蓬嘉宾碱

methyl D-galactoside 甲基半乳糖苷
methyl dichloroasterrate 二氯土曲霉酸甲酯
methyl dihydroalphitolate 二氢阿尔伯糖醇酸甲酯
methyl dihydrojasmonate 二氢茉莉酮酸甲酯
methyl dihydromelilotoside 甲基二氢草木犀苷
1-*O*-methyl dihydroohioensin B 1-*O*- 甲基二氢俄亥俄金发藓素 B
(–)-methyl dihydrophaseate (–)- 二氢菜豆酸甲酯
methyl dihydrophaseate 二氢红花菜豆酸甲酯
methyl dihydrophaseate-3-*O*-β-D-glucoside 二氢红花菜豆酸甲酯 -3-*O*-β-D- 葡萄糖苷
7-*O*-methyl dihydrowogonin 7-*O*- 甲基二氢汉黄芩素
methyl diphenyl methane dicarbamate 4, 4′- 二苯甲烷二氨基甲酸甲酯
3′-*O*-methyl diplacol 3′-*O*- 甲基沟酸浆醇
3′-*O*-methyl diplacone 3′-*O*- 甲基沟酸浆酮
O-methyl diversifolin *O*- 甲基肿柄菊素
2-methyl dodec-5-one 2- 甲基十二 -5- 酮
2-methyl dodecane 2- 甲基十二烷
3-methyl dodecane 3- 甲基十二烷
4-methyl dodecane 4- 甲基十二烷
methyl dodecanoate (methyl laurate) 十二酸甲酯 (月桂酸甲酯)
O-methyl domesticine 南天竹种碱甲醚
O-methyl domesticine (nantenine, domestine) *O*- 甲基南天竹种碱 (南天宁碱、南天竹种碱甲醚、南天竹宁、南天竹啡碱)
14-methyl dotriacontane 14- 甲基三十二烷
α-methyl dredehongbioside α- 甲基牙节双糖苷
3-*O*-methyl ducheside A 3-*O*- 甲基蛇莓苷 A
methyl eburicoate 齿孔酸甲酯
methyl ecgonine 甲基芽子碱
5α-methyl eduardinine 5α- 甲基午贝甲素
(–)-7′-*O*-methyl egenine (–)-7′-*O*- 甲基依艮碱
2-methyl eicosane 2- 甲基二十烷
3-methyl eicosane 3- 甲基二十烷
methyl eicosanoate 二十酸甲酯
methyl elfvingate H 树舌酸 H 甲酯
3, 3′-methyl ellagic acid 3, 3′- 甲基并没食子酸
3′-*O*-methyl ellagic acid-4′-*O*-β-D-glucopyranoside 3′-*O*- 甲基鞣花酸 -4′-*O*-β-D- 吡喃葡萄糖苷
3-methyl ellagic acid-4′-*O*-α-L-rhamnopyranoside 3- 甲基鞣花酸 -4′-*O*-α-L- 吡喃鼠李糖苷
3′-*O*-methyl ellagic acid-4-*O*-α-L-rhamnopyranoside 3′-*O*- 甲基鞣花酸 -4-*O*-α-L- 吡喃鼠李糖苷
3-methyl ellagic acid-4-*O*-β-D-xylopyranoside 3- 甲基鞣花酸 -4-*O*-β-D- 吡喃木糖苷
5-*O*-methyl embelin 5-*O*- 甲基酸藤子酚
1-*O*-methyl emodin 大黄素 -1- 甲醚
methyl *ent*-4-epiagath-18-oate 对映 -4- 表玛瑙 -18- 酸甲酯
L-*N*-methyl ephedrine L-*N*- 甲基麻黄碱
methyl ephedrine 甲基麻黄碱
N-methyl ephedrine *N*- 甲基麻黄碱
3″-*O*-methyl epigallocatechin gallate 3″-*O*- 甲基表没食子儿茶素没食子酸酯
methyl epijasmonate 表茉莉酮酸甲酯
3′-*O*-methyl episappanol 3′-*O*- 甲基表苏木酚
4-*O*-methyl episappanol 4-*O*- 甲基表苏木酚
O-12′-methyl ergocornine *O*-12′- 甲基麦角柯宁碱
24-methyl ergost-5, 14, 26-trien-3β-ol 24- 甲基麦角甾 -5, 14, 26- 三烯 -3β- 醇
4α-methyl ergost-7, 24 (24)-dienol (gramisterol) 4α- 甲基麦角甾 -7, 24 (24)- 二烯醇 (禾本甾醇)
4β-methyl ergost-7, 24 (28)-dien-3β-ol 4β- 甲基麦角甾 -7, 24 (28)- 二烯 -3β- 醇
4-methyl ergost-8, 24 (28)-diene 4- 甲基麦角甾 -8, 24 (28)- 二烯
3′-methyl eriodictyol 3′- 甲基圣草酚
7-*O*-methyl eriodictyol 7-*O*- 甲基圣草酚
7-*O*-methyl eriodictyol (sternbin) 7-*O*- 甲基圣草酚 (黄石蒜素)
3′-methyl eriodictyol-7-*O*-β-D-glucoside 槲寄苷甲 (3′- 甲基圣草酚 -7-*O*-β-D- 葡萄糖苷)
4′-*O*-methyl erythrinins A ～ C 4′-*O*- 甲基刺桐素 A ～ C
2-*C*-methyl erythritol 2-*C*- 甲基赤藓醇
4-methyl esculetin 4- 甲基七叶树内酯 (4- 甲基马栗树皮素)
7-methyl esculetin 7- 甲基七叶树内酯 (7- 甲基马栗树皮素)
1′-methyl ester maloyl ferulate 1′- 甲酯苹果酰阿魏酸酯
3-*O*-(6′-methyl ester)-β-D-glucuronopyranosyl oleanolic acid-28-*O*-α-L-arabinopyranoside 3-*O*-(6′- 甲酯)-β-D- 吡喃葡萄糖醛酸基齐墩果酸 -28-*O*-α-L- 吡喃阿拉伯糖苷

3-*O*-(6′-methyl ester)-β-D-glucuronopyranosyl oleanolic acid-28-*O*-β-D-glucopyranoside 3-*O*-(6′-甲酯)-β-D-吡喃葡萄糖醛酸基齐墩果酸-28-*O*-β-D-吡喃葡萄糖苷

3-*O*-(6′-methyl ester)-β-D-glucuronopyranosyl oleanolic acid-28-*O*-β-D-mannopyranoside 3-*O*-(6′-甲酯)-β-D-吡喃葡萄糖醛酸基齐墩果酸-28-*O*-β-D-吡喃甘露糖苷

(3α, 14β)-3, 18-[(1-methyl ethan-1, 1-diyl) dioxy]-*ent*-abieta-7, 15 (17)-dien-14, 16-diol (3α, 14β)-3, 18-[(1-甲基乙-1, 1-二基)二氧基]-对映-松香-7, 15 (17)-二烯-14, 16-二醇

1-methyl ethane-1, 1-diyl 1-甲基乙-1, 1-叉基

N-methyl ethanimine *N*-甲基乙烷亚胺

1-methyl ether rubiadin glucoside 1-甲醚甲基异茜草素葡萄糖苷

5-methyl ether-3-galactoside 5-甲醚-3-半乳糖苷

1-(1-methyl ethoxy)-2-propanol 1-(1-甲基乙氧基)-2-丙醇

3-(1-methyl ethoxy)-6*H*-dibenzo[*b*, *d*]pyran-6-one 3-(1-甲乙氧基)-6*H*-二苯并[*b*, *d*]吡喃-6-酮

1-methyl ethyl benzene (cumene, isopropyl benzene) 1-甲乙基苯(枯烯、异丙苯)

4-methyl ethyl cyclohex-3-en-1-ol 4-甲乙基环己-3-烯-1-醇

1-methyl ethyl disulfide 1-甲乙基二硫醚

3-(1-methyl ethyl thiol)-1-propene 丙烯基异丙基硫醚[3-(1-甲乙基硫醇)-1-丙烯]

2-methyl ethyl thiophenol 2-甲乙基硫代苯酚

4-(1-methyl ethyl)-1, 5-cyclohexadien-1-methanol 4-(1-甲乙基)-1, 5-环己二烯-1-甲醇

1-(1-methyl ethyl)-4-methyl-3-cyclohexenyl 3, 5-bis (3-methyl-2-butenyl)-4-hydroxybenzoate 1-(1-甲乙基)-4-甲基-3-环己烯基 3, 5-双(3-甲基-2-丁烯基)-4-羟基苯甲酸酯

2-(1-methyl ethyl)-5-methyl phenol 2-(1-甲乙基)-5-甲基苯酚

4-(1-methyl ethyl) benzenemethanol 4-(1-异丙基)苯甲醇

2-(1-methyl ethyl) cyclohexanol 2-(1-甲乙基)环己醇

3-[(1-methyl ethyl) thio]-1-propene 3-[(1-甲乙基)硫]-1-丙烯

1-methyl ethylidene 1-甲基亚乙基

N-methyl ethylideneamine *N*-甲基亚乙基胺

4-methyl eucomate 凤梨百合酸-4-甲酯

7-*O*-methyl eucomol 7-*O*-甲基凤梨百合醇

methyl eugenol (4-allyl veratrole) 甲基丁香酚(甲基丁香油酚、4-烯丙基藜芦醚、丁香油酚甲醚)

3′-methyl evernic acid 3′-甲基扁枝衣酸

methyl everninate 扁枝衣酸甲酯

methyl evodinol 甲基异吴茱萸酮酚

methyl evoxine 甲基吴茱萸素

2-*N*-methyl excentricine 2-*N*-甲基江南地不容碱

(+)-2-*N*-methyl fangchinoline (+)-2-*N*-甲基防己诺林碱

methyl ferulate (ferulic acid methyl ester) 阿魏酸甲酯

N-*trans*-4-*O*-methyl feruloyl-4′-*O*-methyl dopamine *N*-反式-4-*O*-甲基阿魏酰基-4′-*O*-甲基多巴胺

(±)-*O*-methyl flavinantine (±)-*O*-甲基黄巴豆碱

O-methyl flavinantine (*O*-methyl pallidine) *O*-甲基淡黄巴豆亭碱(*O*-甲基黄巴豆碱、*O*-甲基深山黄堇碱)

O-methyl flavinantive *O*-甲基淡黄巴豆亭碱

6-methyl flavone 6-甲基黄酮

N-methyl flindersine *N*-甲基巨盘木碱(*N*-甲基榆橘叶宁碱)

14-*O*-methyl foresticine 14-*O*-甲基弗斯生(14-*O*-甲基丽乌辛)

2′-*O*-methyl formononetin 2′-*O*-甲基刺芒柄花素

3-*O*-methyl fucose 3-*O*-甲基岩藻糖

methyl fumaric acid (mesaconic acid) 甲基富马酸(甲基延胡索酸)

2-methyl furan 2-甲基呋喃

3-methyl furan 3-甲基呋喃

α-methyl furan α-甲基呋喃

2-methyl furfural 2-甲基糠醛

5-methyl furfural 5-甲基糠醛

α-methyl furfural α-甲基糠醛

methyl furoate 糠酸甲酯

α-D-methyl galactopyranoside α-D-甲基半乳糖苷

3-methyl galangin 3-甲基高良姜素

methyl galbanate 古蓬阿魏酸甲酯

methyl gallate (gallincin) 没食子酸甲酯(棓酸甲酯)

methyl gallate-3-methyl ether 没食子酸甲酯-3-甲醚

4-*O*-methyl gallic acid 4-*O*-甲基没食子酸

11-*O*-(3′-methyl galloyl) bergenin 11-*O*-(3′-甲基没食子酰基)岩白菜素

11-*O*-(4′-*O*-methyl galloyl) bergenin 11-*O*-(4′-*O*-甲基没食子酰基)岩白菜素

4-*O*-methyl galloyl-oxypaeoniflorin　4-*O*- 甲基没食子酰基羟基芍药苷

methyl ganoapplaniates D, E　树舌灵芝酸 D、E 甲酯

methyl ganoderate A acetonide　灵芝酸 A 单丙酮化物甲酯

methyl ganoderate D　灵芝酸 D 甲酯

methyl ganoderates A ～ P　灵芝酸 A ～ P 甲酯

methyl ganoderenates A ～ K　灵芝烯酸 A ～ K 甲酯

methyl ganosinensate A　紫芝酸 A 甲酯

7-*O*-methyl garcinone E　7-*O*- 甲基藤黄新酮 E

5-*O*-methyl genistein　5-*O*- 甲基染料木素

methyl geranate　牻牛儿酸甲酯 (香叶酸甲酯)

11-methyl gerberinol　11- 甲基大丁草醇

methyl germitorosone　甲基计米决明蒽酮 (甲基珠节决明胚芽酮)

3-methyl gigantol　3- 甲基大叶兰酚

3-*O*-methyl gigantol　3-*O*- 甲基大叶兰酚

6-methyl gingediol diacetate　6- 甲基姜辣二醇双乙酸酯

1-*O*-methyl globuxanthone　1-*O*- 甲基小球合蕊木屾酮

3-*O*-methyl glucose　3-*O*- 甲基葡萄糖

α-methyl glucoside　α- 甲基葡萄糖苷

β-methyl glucoside　β- 甲基葡萄糖苷

methyl glucosinolate　甲基芥子油苷

4-methyl glutamic acid　4- 甲基谷氨酸

methyl glutarate　戊二酸甲酯

(*S*)-methyl glutathione　(*S*)- 甲基谷胱甘肽

O-methyl glycosolone　*O*- 甲基山小橘酮

5-*O*-methyl glycyrol　5-*O*- 甲基甘草酚

methyl glycyrrhetate　甘草次酸甲酯

3-[3-(1-methyl glyoxylate-2, 4, 6-trihydroxyphenyl)-2, 3-epoxyflavanone　3-[3-(1- 甲基乙醛酸酯 -2, 4, 6- 三羟苄基)-2, 3- 环氧黄烷酮

methyl gomisins O ～ R　甲基北五味子素 (甲基戈米辛) O ～ R

(5α, 22*R*, 23*R*, 24*R*)-4α-methyl gorgost-3β-ol　(5α, 22*R*, 23*R*, 24*R*)-4α- 甲基珊瑚甾 -3β- 醇

4α-methyl gorgostanol acetate　4α- 甲基果尔果萜醇乙酸酯

3-methyl gossypetin-8-*O*-β-D-glucopyranoside　3- 甲基棉黄素 -8-*O*-β-D- 吡喃葡萄糖苷

methyl guai-1 (10), 11-dien-15-carboxylate　1 (10), 11-愈创木二烯 -15- 酸甲酯

4-methyl guaiacol　4- 甲基愈创木酚

methyl gymnaconitine　甲基露乌碱 (甲基露蕊乌头碱)

O-methyl halfordinol　*O*- 甲基哈佛地亚酚 (*O*- 甲基哈氏芸香酚)

methyl helicterate　山芝麻酸甲酯

methyl helicterilate　山芝麻宁酸甲酯

8-methyl hendecane　8- 甲基十一烷

methyl heneicosanoate　二十一酸甲酯

26-methyl heptacosanoic acid　26- 甲基二十七酸

methyl heptadecadienoate　十七碳二烯酸甲酯

2-methyl heptadecane　2- 甲基十七烷

8-methyl heptadecane　8- 甲基十七烷

9-methyl heptadecane　9- 甲基十七烷

methyl heptadecanoate　十七酸甲酯

16-methyl heptadecanoic acid　16- 甲基十七酸

4-methyl heptadecanoic acid　4- 甲基十七酸

2-methyl heptane　2- 甲基庚烷

3-methyl heptane　3- 甲基庚烷

4-methyl heptane　4- 甲基庚烷

methyl heptanoate　庚酸甲酯

6-methyl heptanol　6- 甲基庚醇

methyl heptanone　甲基庚酮

methyl heptenoate　庚烯酸甲酯

2-methyl heptenone　2- 甲基庚烯酮

methyl heptenone　甲基庚烯酮

methyl hepthyl ketone　甲庚酮

3-methyl heptyl acetate　3- 甲基庚醇乙酸酯

methyl heptyl ketone　甲正庚基酮

tert-*O*-methyl heraclenol　叔 -*O*- 甲基独活属醇

8-*O*-methyl herbacetin-3-*O*-sophoroside　8-*O*- 甲基草棉黄素 -3-*O*- 槐糖苷

N-methyl hernangerine　*N*- 甲基莲叶酮碱

N-methyl hernovine　*N*- 甲基莲叶桐种碱

(+)-*N*-methyl hernovine　(+)-*N*- 甲基莲叶桐文碱

methyl hesperidin　甲基橙皮苷

(2*E*, 4*Z*)-3-methyl hex-2, 4-dienoic acid　(2*E*, 4*Z*)-3- 甲基己 -2, 4- 二烯酸

methyl hexacosanoate　二十六酸甲酯

2-methyl hexadecane　2- 甲基十六烷

methyl hexadecanoate (methyl palmitate, palmitic acid methyl ester)　十六酸甲酯 (棕榈酸甲酯)

14-methyl hexadecanoic acid　14- 甲基十六酸	methyl irisolidone　甲基尼泊尔鸢尾异黄酮 (甲基野鸢尾立黄素)
15-methyl hexadecanoic acid　15- 甲基十六酸	*O*-methyl ismine　*O*- 甲基秘鲁水仙碱
2-methyl hexadecanoic acid (2-methyl palmitic acid)　2- 甲基十六酸 (2- 甲基棕榈酸)	methyl isoapetalate　异无瓣红厚壳酸甲酯
8α-methyl hexahydro-1, 8 (2*H*, 5*H*)-naphthalenedione　8α- 甲基六氢 -1, 8 (2*H*, 5*H*)- 萘二酮	*O*-methyl isoboldine (thalicmidine, thaliporphine)　*O*- 甲基异波尔定碱 (白蓬草定、亚欧唐松草米定、唐松草坡芬碱、小唐松草定碱)
5-methyl hexanal　5- 甲基己醛	methyl isobutanoate　异丁酸甲酯
2-methyl hexane　2- 甲基己烷	methyl isobutyl ketone　甲基异丁基酮 (甲基异丁基甲酮)
3-methyl hexane　3- 甲基己烷	methyl isochondodendrine (cycleanine)　甲基异粒枝碱 (轮环藤宁、轮环藤宁碱、轮环藤碱)
5-methyl hexanenitrile　5- 甲基己腈	*O*-methyl isococculine (isococculidine)　*O*- 甲基异衡州乌药灵 (异衡州乌药定)
6-methyl hexanoate　6- 甲基己酸甲酯	*N*-methyl isococlaurine　*N*- 甲基异乌药碱
methyl hexanoate (methyl caproate)　己酸甲酯	*N*-methyl isocorydine (menisperine)　*N*- 甲基异紫堇定 (蝙蝠葛任碱、蝙蝠葛林)
2-methyl hexanoic acid　2- 甲基己酸	*N*-methyl isocorydinium　*N*- 甲基异紫堇定季铵
3-methyl hexanoic acid　3- 甲基己酸	3′-*O*-methyl isocrenatoside　3′-*O*- 甲基异圆齿列当苷
2-methyl hexanol　2- 甲基己醇	*cis*-methyl isoeugenol　顺式 - 甲基异丁香酚
4-methyl hexanol　4- 甲基己醇	(*E*)-methyl isoeugenol　(*E*)- 甲基异丁香酚
3-*O*-methyl hexosamine　3-*O*- 甲基己糖胺	(*Z*)-methyl isoeugenol　(*Z*)- 异丁香酚甲醚
3-methyl histidine　3- 甲基组氨酸	*trans*-methyl isoeugenol　反式 - 甲基异丁香酚
methyl homogentisate　高龙胆酸甲酯	methyl isoeugenol (isoeugenol methyl ether, *trans*-4-propenyl veratrole)　甲基异丁香酚 (异丁香酚甲醚、反式 -4- 丙烯基藜芦醚)
methyl homosecodaphniphyllate　高断交让木酸甲酯	methyl isogomisin O　甲基异北五味子素 (甲基异戈米辛) O
4-*O*-methyl honokiol　4-*O*- 甲基和厚朴酚	5-*O*-methyl isojacareubin　5-*O*- 甲基异巴西红厚壳素
6′-*O*-methyl honokiol　6′-*O*- 甲基和厚朴酚	methyl isoleojaponicone A　甲基异益母草酮 A
N-methyl hordenine　*N*- 甲基大麦芽碱	2′-*O*-methyl isoliquiritigenin　2′-*O*- 甲基异甘草素 (2′-*O*- 甲基异甘草苷元)
7-*O*-methyl horminone　7-*O*- 甲基浩米酮 (7-*O*- 甲基荷茗草酮、7-*O*- 甲基荷茗草醌)	7-*O*-methyl isolupalbigenin　7-*O*- 甲基异白羽扇豆精宁
5-*O*-methyl hoslundin　5-*O*- 甲基霍斯伦树酮	7-*O*-methyl isomucronulatol　7-*O*- 甲基异微凸剑叶莎醇 (7-*O*- 甲基异尖叶军刀豆酚)
10-*O*-methyl hostasine　10-*O*- 甲基玉簪碱	6-methyl isooctyl vinyl ether　6- 甲庚基乙烯基醚
N-methyl huperzines A, B　*N*- 甲基石杉碱 A、B	methyl isopelletierine　甲基异石榴皮碱
1-methyl hydantoin　1- 甲基海因	methyl isopropyl benzene　甲基异丙基苯
5-methyl hydantoin　5- 甲基海因	*p*-methyl isopropyl benzene　对甲基异丙基苯
1-methyl hydrazine　1- 甲乙基肼	methyl isopropyl ether　甲基异丙基醚
N-methyl hydroxyamine　*N*- 甲基羟胺	methyl isorhamnetin　甲基异鼠李素
O-4-methyl hydroxyluninium chloride　*O*-4- 甲基羟基月芸香季铵碱盐酸盐	methyl isosafflomin C　甲基异红花明苷 C
O-methyl hydroxyptelefolonium　*O*- 甲基羟基榆橘季铵碱	3-methyl isothiazole　3- 甲基异噻唑
methyl illukumbins A, B　甲基伊鲁库布素 A、B	
1-methyl indan　1- 甲基茚满	
6-methyl indole　6- 甲基吲哚	
methyl indole-3-carboxylate　吲哚 -3- 酸甲酯	
2′-*O*-methyl inosine　2′-*O*- 甲基肌苷	

M

methyl isothiocyanate 异硫氰酸甲酯

methyl isovalerate 异戊酸甲酯

cis-methyl jasmonate 顺式 - 茉莉酮酸甲酯

methyl jasmonate 茉莉酮酸甲酯

(+)-methyl jasmonic acid (+)- 甲基茉莉酸

3-methyl kadsurate 南五味子酸 3- 甲酯

4′-methyl kaempferol 4′- 甲基山柰酚

5-methyl kaempferol 5- 甲基山柰酚

4′-*O*-methyl kaempferol-3-*O*-[(4″ → 13‴)-2‴, 6‴, 10‴, 14‴-tetramethyl hexadec-13‴-hydroxy]-β-D-glucopyranoside 4′-*O*- 甲基山柰酚 -3-*O*-[(4″→13‴)-2‴, 6‴, 10‴, 14‴- 四甲基十六碳 -13‴- 羟基]-β-D-吡喃葡萄糖苷

methyl kakuol 甲基卡枯醇

25-*O*-methyl karavilagenins A ～ D 25-*O*- 甲基苦瓜洛苷元 A ～ D

trans-4′-*O*-methyl kellactone 反式 -4′-*O*- 甲基阿米芹内酯

methyl ketone 甲基酮

cis-4′-*O*-methyl khellactone 顺式 -4′-*O*- 甲基阿米芹内酯

methyl kulonate 苦楝萜酸甲酯 (苦楝植酸甲酯)

5-methyl kushenol C 5- 甲基苦参新醇 C

methyl lacarol 甲基裂叶蒿酚

methyl lagerine 甲基紫薇碱

methyl L-alaninate 丙氨酸甲酯

methyl lambertianate 兰伯松脂酸甲酯

methyl lanceolin 甲基剑叶波斯菊苷

24-methyl lanost-9 (11) 25-dien-3-one 24- 甲基羊毛甾 -9 (11), 25- 二烯 -3- 酮

methyl lappaol A 甲基牛蒡酚 A

1-methyl L-aspartate 天冬氨酸 1- 甲酯

24-methyl lathosterol 24- 甲基羊毛索甾醇 (24- 甲基胆甾 -7- 烯醇)

24ξ-methyl lathosterol (24ξ-methyl-5α-cholest-7-en-3β-ol) 24ξ- 甲基羊毛索甾醇 (24ξ- 甲基 -5α- 胆甾 -7-烯 -3β- 醇)

(*R*)-(–)-5-*O*-methyl latifolin (*R*)-(–)-5-*O*- 甲基阔叶黄檀素

5-*O*-methyl latifolin 5-*O*- 甲基阔叶黄檀素

6-*O*-methyl laudanosoline-1-*O*-glucoside 6-*O*- 甲基鸦片尼索林碱 -1-*O*- 葡萄糖苷

methyl laurate (methyl dodecanoate) 月桂酸甲酯 (十二酸甲酯)

O-methyl laureolol *O*- 甲基月桂茵芋洛醇

4-methyl lauric acid 4- 甲基月桂酸

N-methyl laurotetamine *N*- 甲基六驳碱

(+)-*N*-methyl laurotetanine (+)-*N*- 甲基六驳碱

methyl leptol B 甲基三桠苦醇 B

7-*O*-methyl leucopelargonidin-3-monoglucofuranoside 7-*O*- 甲基白蹄纹天竺素 -3- 葡萄糖苷

14β-methyl leucosesterterpenone 14β- 甲基米团花二倍半萜酮

methyl liberine 甲基大果咖啡碱

5-*O*-methyl licoricidin 5-*O*- 甲基甘草西定

(8*E*)-4′-*O*-methyl ligustroside (8*E*)-4′-*O*- 甲基女贞苷

methyl linderatone 乌药萜烯黄烷酮甲醚

methyl linderone 乌药环戊烯二酮甲醚

methyl linoleate 亚油酸甲酯

methyl linolenate 亚麻酸甲酯

methyl lithium 甲基锂

9″-methyl lithospermate 9″- 紫草酸甲酯

9′-methyl lithospermate 9′- 紫草酸甲酯

methyl lithospermate 紫草酸甲酯

N-methyl litsericine *N*- 甲基木姜子辛碱

1-methyl L-malate L- 苹果酸 1- 甲酯

methyl loganin 甲基马钱素

methyl longistylumphylline B 甲基长柱虎皮楠碱 B

3′-*O*-methyl loniflavone 3′-*O*- 甲基忍冬属黄酮

24-methyl lophenol 24- 甲基鸡冠柱烯醇 (24- 甲基冠影掌烯醇)

methyl lucidenates A ～ T 赤芝酸 A ～ T 甲酯

methyl lucidone 甲基赤芝酮 (甲基赤芝萜酮)

O-methyl luninium *O*- 甲基月芸香季铵碱

5-methyl lupinifolinol 5- 甲基叶状羽扇豆酚

methyl luteolin-5-*O*-β-D-glucopyranoside 木犀草素 -5-*O*-β-D- 吡喃葡萄糖甲苷

7-*O*-methyl luteolin-6-*C*-β-D-glucoside 7-*O*- 甲基木犀草素 -6-*C*-β-D- 葡萄糖苷

methyl lycaconitine (delartine, delsemidine) 甲基牛扁亭 (甲基狼毒乌头亭)

8-methyl lycoctonine 8- 甲基牛扁次碱

N-methyl lycodine *N*- 甲基石松定 (*N*- 甲基石松蒿碱)

(15*R*)-15-methyl lycopodan-5-one　(15*R*)-15- 甲基石松 -5- 酮

6-*O*-methyl lycorenine　6-*O*- 甲基石蒜宁碱

6α-*O*-methyl lycorenine　6α-*O*- 甲基石蒜宁碱

O-methyl lycorenine　*O*- 甲基石蒜宁碱 (*O*- 甲基石蒜伦碱)

O-methyl lycorenine *N*-oxide　*O*- 甲基石蒜宁碱 *N*- 氧化物

4-*O*-methyl lycorine　4-*O*- 甲基石蒜碱

methyl machaerinate　剑叶沙酸甲酯

10-*O*-methyl macluraxanthone　10-*O*- 甲基桑橙屾酮

O-methyl macralstonine　*O*- 甲基大叶糖胶树碱

methyl madugin　甲基印度黄皮精

methyl magnesium bromide　溴化甲基镁

4′-*O*-methyl magnolin　4′-*O*- 甲基望春花素

L-4-methyl malate　L- 苹果酸 -4- 甲酯

23-*O*-methyl malonyl hederagenin-28-*O*-α-L-rhamnopyranosyl-(1 → 4)-β-D-glucopyranosyl-(1 → 6)-β-D-glucopyranoside　23-*O*- 甲基丙二酰基常春藤苷元 -28-*O*-α-L- 吡喃鼠李糖基 -(1 → 4)-β-D- 吡喃葡萄糖基 -(1 → 6)-β-D- 吡喃葡萄糖苷

7-*O*-methyl mangiferin　7-*O*- 甲基杧果苷

14-methyl mangiferolic aldehyde　14- 甲基杧果醛 (14- 甲基杧果醇醛)

6-*O*-methyl mangostanin　6-*O*- 甲基倒捻子宁

3-*O*-methyl mannose　3-*O*- 甲基甘露糖

15-methyl margaric acid　15- 甲基珠光脂酸

methyl maslinate　山楂酸甲酯 (马斯里酸甲酯)

O-methyl masusines A, B　*O*- 甲基马枯星碱 A、B

2, 3-*cis*-3, 4-*cis*-3-*O*-methyl melacacidin　2, 3- 顺式 -3, 4- 顺式 -3-*O*- 甲基黑木金合欢素

3′-*O*-methyl melanoxetin　3′-*O*- 甲基黑木金合欢亭

21-*O*-methyl melianodiol　21-*O*- 甲基苦楝二醇

21α-*O*-methyl melianodiol　21α-*O*- 甲基苦楝二醇

21β-methyl melianodiol　21β- 甲基苦楝二醇

21 (α, β)-methyl melianodiols　21 (α, β)- 甲基苦楝酮二醇

[21α-methyl melianol-(21*R*, 23*R*)-epoxy-24-hydroxy-21α-methoxy]triucalla-7, 25-dien-3-one　[21α- 甲基苦楝醇 -(21*R*, 23*R*)- 环氧 -24- 羟基 -21α- 甲氧基] 甘遂 -7, 25- 二烯 -3- 酮

5-methyl mellein　5- 甲基蜂蜜曲霉素 (5- 甲基蜂蜜曲菌素)

4-*O*-methyl melleolide　4-*O*- 甲基蜜环菌酯

methyl mercaptan (methanethiol)　甲硫醇

2-methyl mercaptobenzothiazole　2- 甲硫基苯并噻唑

4-methyl mercapto-butyronitrile　4- 甲硫基丁腈

(*S*)-methyl mercapto-L-cysteine　(*S*)- 甲硫基 -L- 半胱氨酸

5-methyl mercapto-pentanenitrile　5- 甲硫基戊腈

N-methyl mescaline　*N*- 甲基墨斯卡灵

S-methyl methanthiosulfinate　甲硫醇亚磺酸 S- 甲酯

methyl methoxyacetate　甲氧基乙酸甲酯

methyl moluccanate　石栗酸甲酯

(23*R*)-23-*O*-methyl momordicine Ⅳ　(23*R*)-23-*O*- 甲基苦瓜素 Ⅳ

4′-*O*-methyl monachosorin　4′-*O*- 甲基稀子蕨素

8-*O*-methyl monotropein methyl ester　8-*O*- 甲基水晶兰苷甲酯

methyl montanate　褐煤酸甲酯

methyl morphine (codeine, codicept, morphine-3-methyl ether)　甲基吗啡 (可待因、吗啡 -3- 甲醚)

N-methyl morpholine　*N*- 甲基吗啉

7-*O*-methyl morroniside　7-*O*- 甲基莫罗忍冬苷

7α-*O*-methyl morroniside　7α-*O*- 甲基莫罗忍冬苷

7β-*O*-methyl morroniside　7β-*O*- 甲基莫罗忍冬苷

O-methyl moschtaoline　*O*- 甲基芒籽碱

D-1-*O*-methyl mucoinositol　D-1-*O*- 甲基黏肌醇

1-D-1-*O*-methyl mucoinositol　1-D-1-*O*- 甲基黏肌醇

4-*O*-methyl mudanpiosides A ～ C　4-*O*- 甲基牡丹皮苷 A ～ C

O-methyl mukonal　*O*- 甲基调料九里香醛

3′-*O*-methyl murraol　3′-*O*- 甲基九里香醇

5-methyl myricetin　5- 甲基杨梅素

3′-methyl myricetin (larycitrin)　3′- 甲基杨梅素 (3′- 甲基杨梅黄酮 、拉克黄素)

4′-*O*-methyl myricetin-3-*O*-[4″-*O*-β-D-galactosyl]-β-D-galactopyranoside　4′-*O*- 甲基杨梅素 -3-*O*-[4″-*O*-β-D- 半乳糖基]-β-D- 吡喃半乳糖苷

3′-methyl myricetin-3-*O*-α-arabinofuranoside　3′- 甲基杨梅素 -3-*O*-α- 呋喃阿拉伯糖苷

3′-methyl myricetin-3-rhamnoside　3′- 甲基杨梅素 -3- 鼠李糖苷 (3′- 甲基杨梅黄酮 -3- 鼠李糖苷)

methyl myristate (methyl tetradecanoate)　肉豆蔻酸甲酯 (十四酸甲酯)

12-methyl myristic acid (12-methyl tetradecanoic acid)　12- 甲基肉豆蔻酸 (12- 甲基十四酸)

13-methyl myristic acid (13-methyl tetradecanoic acid) 13- 甲基肉豆蔻酸 (13- 甲基十四酸)

methyl N-acetyl-L-alaninate *N*- 乙酰基 - 丙氨酸甲酯

N-methyl nandigerine *N*- 甲基莲叶桐碱 (*N*- 甲基南地任)

(+)-*N*-methyl nantenine (+)-*N*- 甲基南天竹宁碱

1-methyl naphthalene 1- 甲基萘

2-methyl naphthalene 2- 甲基萘

3-methyl naphthalen-α-ol 3- 甲基 -α- 萘酚

2-methyl naphthazarin (2-methyl-5, 8-dihydroxynaphthoquinone) 2- 甲基萘茜 (2- 甲基 -5, 8- 二羟基萘醌)

1-methyl naphthoquinone 1- 甲基萘醌

(*S*)-methyl n-butanethiosulfinate (*S*)- 甲基正丁烷硫代亚磺酸酯

methyl *n*-docosanoate 正二十二酸甲酯

1-*O*-methyl neobractatin 1-*O*- 甲基新大苞藤黄素

methyl neochlorogenate 新绿原酸甲酯

methyl neocondurangotriose 甲基新南美牛奶菜三糖苷

methyl nepetonate 假荆芥酮酸甲酯

methyl *n*-heptyl ketone 甲基正庚基甲酮

methyl *n*-hexacosanoate 正二十六酸甲酯

methyl *n*-hexadecanoate 正十六酸甲酯

N′-methyl nicotinamide *N*′- 甲基烟酰胺

methyl nicotinate 烟酸甲酯

N-methyl nicotinic acid betaine *N*- 甲基烟酸甜菜碱盐

N-methyl nicotinic acid betaine (trigonelline, caffearine, gynesine) *N*- 甲基烟酸甜菜碱盐 (胡芦巴碱)

methyl nigakinone (4, 5-dimethoxycanthin-6-one) 甲基苦木酮碱 (苦木碱丁、4, 5- 二甲氧基铁屎米 -6- 酮)

12-*O*-methyl nimbolinins A, B 12-*O*- 甲基印楝波力宁 A、B

2-*O*-methyl nimbolinins A, B 2-*O*- 甲基印楝波力宁 A、B

(–)-methyl nissolin (–)- 甲基尼森香豌豆紫檀酚

9-*O*-methyl nissolin 9-*O*- 甲基尼森香豌豆紫檀酚

methyl nissolin 甲基尼氏山黧豆素 (甲基尼森香豌豆紫檀酚)

methyl nissolin-3-*O*-glucopyranoside 甲基尼氏山黧豆素 -3-*O*- 吡喃葡萄糖苷

methyl nitinoate 两面针酸甲酯

N-methyl nitrarine *N*- 甲基白刺灵碱

methyl nitrene 甲基氮宾

3-*O*-methyl niveusin A 3-*O*- 甲基白色向日葵素 A

methyl *N*-methyl anthranilate *N*- 甲基邻氨基苯甲酸甲酯

methyl n-nonadecanoate 正十九酸甲酯

methyl *n*-nonanoate 壬酸甲酯

methyl n-nonyl ketone (2-undecanone) 甲基正壬基甲酮 (甲基正壬酮、2- 十一酮)

3-methyl nonacos-3-ol 3- 甲基二十九碳 -3- 醇

10-methyl nonadecane 10- 甲基十九烷

2-methyl nonane 2- 甲基壬烷

3-methyl nonane 3- 甲基壬烷

4-methyl nonane 4- 甲基壬烷

methyl nonyl ketone 甲基壬基酮

7′-*O*-methyl notoptol 7′-*O*- 甲基异羌活醇

methyl *n*-pentadecanoate 正十五酸甲酯

methyl *n*-pentyl ketone 甲基正戊基甲酮

methyl *n*-tetracosanoate 正二十四酸甲酯

methyl *n*-tricosanate 正二十三酸甲酯

N-methyl nuciferine *N*- 甲基荷叶碱

1-*O*-methyl nyasicoside 1-*O*- 甲基尼亚小金梅草苷

(1*R*, 2*R*)-1-*O*-methyl nyasicoside (1*R*, 2*R*)-1-*O*- 甲基尼亚小金梅草苷

(1*S*, 2*R*)-1-*O*-methyl nyasicoside (1*S*, 2*R*)-1-*O*- 甲基尼亚小金梅草苷

(+)-4′-*O*-methyl nyasol (+)-4′-*O*- 甲基尼亚酚

4′-*O*-methyl nyasol 4′-*O*- 甲基尼亚酚

(–)-4′-*O*-methyl nyasol (–)-4′-*O*- 甲基尼亚酚

(–)-(*R*)-4′-*O*-methyl nyasol (–)-(*R*)-4′-*O*- 甲基尼亚酚

methyl *O*-acetyl pachymate *O*- 乙酰茯苓酸甲酯

methyl *o*-aminobenzoate (methyl anthranilate) 邻氨基苯甲酸甲酯 (氨茴酸甲酯)

O-methyl obovatin *O*- 甲基倒卵灰毛豆素

methyl octadec-5, 6-dienoate 十八碳 -5, 6- 二烯酸甲酯

methyl octadec-8, 11-dienoate 十八碳 -8, 11- 二烯酸甲酯

methyl octadecadienoate 十八碳二烯酸甲酯

2-methyl octane 2- 甲基辛烷

4-methyl octane 4- 甲基辛烷

4-methyl octanoic acid 4- 甲基辛酸

1-*O*-methyl ohioensin B 1-*O*- 甲基俄亥俄金发藓素 B

4-*O*-methyl okanin-4′-*O*-(6′-*O*-acetyl-2″-*O*-caffeoyl-β-D-glucopyranoside 4- 甲氧基圆盘豆素 -4′-*O*-(6′-*O*- 乙酰基 -2″-*O*- 咖啡酰基 -β-D- 吡喃葡萄糖苷) [4- 甲氧基奥卡宁 -4′-*O*-(6′-*O*- 乙酰基 -2″-*O*- 咖啡酰基 -β-D- 吡喃葡萄糖苷)]

4-*O*-methyl okanin-4′-*O*-(6″-*O*-*p*-coumaroyl-β-D-glucopyranoside) 4- 甲氧基圆盘豆素 -4′-*O*-(6″-*O*- 对香豆酰基 -β-D- 吡喃葡萄糖苷) [4- 甲氧基奥卡宁 -4′-*O*-(6″-*O*- 对香豆酰基 -β-D- 吡喃葡萄糖苷)]
4-*O*-methyl okanin-4′-*O*-acetyl-β-D-glucopyranoside 4- 甲氧基圆盘豆素 -4′-*O*- 乙酰基 -β-D- 吡喃葡萄糖苷 (4- 甲氧基奥卡宁 -4′-*O*- 乙酰基 -β-D- 吡喃葡萄糖苷)
methyl oleanolate 齐墩果酸甲酯
methyl oleate (oleic acid methyl ester) 油酸甲酯
4-*O*-11-methyl oleoside-*p*-hydroxyphenyl-(6′-11-methyl oleoside)-β-D-glucopyranoside 4-*O*-11- 甲基油酸苷对羟苯基 -(6′-11- 甲基油酸苷)-β-D- 吡喃葡萄糖苷
methyl ophiopogonanones A, B 甲基麦冬黄烷酮 (甲基麦冬二氢高异黄酮) A、B
methyl ophiopogonones A, B 甲基麦冬黄酮 A、B
O-methyl orcinol 苔黑酚单甲醚
10-*O*-methyl orientalol A 10-*O*- 甲基泽泻萜醇 A
4-*O*-methyl orientin-2-*O*-α-L-rhamnoside 4-*O*- 甲基荭草素 -2-*O*-α-L- 鼠李糖苷
3′-*O*-methyl orobol 3′-*O*- 甲基香豌豆酚
7-*O*-methyl orobol 7-*O*- 甲基香豌豆酚
3-*O*-methyl orobol-7-*O*-β-D-glucopyranoside 3-*O*- 甲基香豌豆酚 -7-*O*-β-D- 吡喃葡萄糖苷
3′-*O*-methyl orobol-7-*O*-β-D-glucoside 3′-*O*- 甲基香豌豆酚 -7-*O*-β-D- 葡萄糖苷
3-methyl orobol-7-*O*-β-D-glucoside-6″-*O*-malonate 3- 甲基香豌豆酚 -7-*O*-β-D- 葡萄糖苷 -6″-*O*- 丙二酸酯
methyl orsellinate (methyl 2, 4-dihydroxy-6-methyl benzoate) 苔色酸甲酯 (2, 4- 二羟基 -6- 甲基苯甲酸甲酯)
4-*O*-methyl orsellinic acid 4-*O*- 甲基苔色酸
4-*O*-methyl orsellinic acid ethyl ester 4-*O*- 甲基苔色酸乙酯
methyl ovatate-7-*O*-(6′-*O*-*p*-hydroxybenzoyl)-β-D-glucopyranoside 梓醚酸甲酯 -7-*O*-(6′-*O*- 对羟基苯甲酰)-β-D- 吡喃葡萄糖苷
(+)-*N*-methyl ovigerine (+)-*N*- 甲基莲叶桐任碱
N-methyl ovigerine *N*- 甲基莲叶桐任碱
13-methyl oxacyclotetradec-2, 11-dione 13- 甲基氧杂环十四碳 -2, 11- 二酮
methyl oxalate 草酸甲酯
(3-methyl oxiran-2-yl) methanol (3- 甲基 -2- 环氧乙基) 甲醇
3-methyl oxirane methanol 3- 甲基环氧乙烷甲醇
2-(3-methyl oxiranyl)-1, 4-phenylene-2-butenoic acid ester 2-(3- 甲基环氧乙基)-1, 4- 苯基 -2- 丁烯酸酯
O-methyl oxyacanthine (obaberine) *O*- 甲基尖刺碱 (黄小檗碱)
(12, 13*E*)-methyl ozate (12, 13*E*)- 甲基奥济酸酯
α-methyl pachybioside α- 甲基茯苓双糖苷
methyl pachymate 茯苓酸甲酯
N-methyl pachysamine A *N*- 甲基粉蕊黄杨胺碱 A
N-methyl paclitaxel *N*- 甲基紫杉醇
methyl paederosidate (paederosidic acid methyl ester) 鸡屎藤苷酸甲酯 (鸡矢藤酸甲酯)
methyl paederosidate dimer 鸡矢藤苷酸甲酯二聚物
4-*O*-methyl paeoniflorin 4-*O*- 甲基芍药苷
methyl pallidiflorate 刺果酸甲酯
O-methyl pallidine (*O*-methyl flavinantine) *O*- 甲基深山黄堇碱 (*O*- 甲基淡黄巴豆亭碱、*O*- 甲基黄巴豆碱)
13-methyl palmatrubine 13- 甲基巴马亭红碱
methyl palmitate (methyl hexadecanoate) 棕榈酸甲酯 (十六酸甲酯)
methyl palmitoleate [(9*Z*)-hexadecenoic acid methyl ester] 棕榈油酸甲酯 [(9*Z*)- 十六烯酸甲酯]
(–)-3-*O*-methyl pancracine (–)-3-*O*- 甲基滨生全能花星碱
methyl paraben (methyl *p*-hydroxybenzoate, methyl 4-hydroxybenzoate) 羟苯甲酯 (尼泊金甲酯、对羟基苯甲酸甲酯、4- 羟基苯甲酸甲酯)
methyl parathion 甲基对硫磷
methyl parvifloside 甲基小花盾叶薯蓣皂苷
methyl *p*-coumarate 对香豆酸甲酯
7-*O*-methyl pelargonidin-3-*O*-[6-*O*-(α-rhamnopyranosyl)-β-galactopyranoside] 7-*O*- 甲基花葵素 -3-*O*-[6-*O*-(α- 吡喃鼠李糖基)-β- 吡喃半乳糖苷
7-*O*-methyl pelargonidin-3-*O*-β-galactopyranoside 7-*O*- 甲基花葵素 -3-*O*-β- 吡喃半乳糖苷
methyl pelletierine 甲基石榴皮碱
2-[(*Z*)-4-methyl pent-1, 3-dien-1-yl]anthraquinone 2-[(*Z*)-4- 甲基戊 -1, 3- 二烯 -1- 基] 蒽醌
13-methyl pentacosane 13- 甲基二十五烷
4-methyl pentadecane 4- 甲基十五烷
methyl pentadecanoate 十五酸甲酯
13-methyl pentadecanoic acid 13- 甲基十五酸
2-methyl pentane 2- 甲基戊烷

3-methyl pentane 3- 甲基戊烷
4-methyl pentanoic acid 4- 甲基戊酸
methyl pentosan 甲基戊聚糖
methyl pentoses Ⅰ, Ⅱ 甲基戊糖Ⅰ、Ⅱ
4-methyl pentyl thiocyanate 硫氰酸 -4- 甲基戊酯
4-methyl peonidin-7-*O*-β-D-glucoside 4- 甲基芍药花青素 -7-*O*-β-D- 葡萄糖苷
(*S*)-7-*O*-methyl peucedanol-3′-*O*-β-D-apiofuranosyl-(1 → 6)-β-D-glucopyranoside (*S*)-7-*O*- 甲基白花前胡醇 -3′-*O*-β-D- 呋喃芹糖基 -(1 → 6)-β-D- 吡喃葡萄糖苷
(*S*)-7-*O*-methyl peucedanol-3′-*O*-β-D-glucopyranoside (*S*)-7-*O*- 甲基白花前胡醇 -3′-*O*-β-D- 吡喃葡萄糖苷
methyl phaeophorbide 脱镁叶绿酸甲酯
7-*O*-methyl phellodenols A, B 7-*O*- 甲基黄柏烯醇 A、B
3-methyl phenanthrene 3- 甲基菲
2-methyl phenol 2- 甲基苯酚
3-methyl phenol 3- 甲基苯酚
4-methyl phenol 4- 甲基苯酚 (对甲酚、4- 甲酚)
methyl phenol butanoate 甲基苯酚丁酸酯
methyl phenoxybutyl ester 甲苯氧基丁酯
methyl phenyl acetate 苯乙酸甲酯
N-methyl phenyl alanine *N*- 甲基苯丙氨酸
methyl phenyl carbinol 甲基苯基甲醇
3-methyl phenyl ethanone (3-methyl acetophenone) 3- 甲基苯乙酮
methyl phenyl ethyl ether 甲基苯基乙基醚
2-methyl phenyl-(2*E*, 6*S*)-6-hydroxy-2, 6-dimethyl-2, 7-octadienoate 2- 甲苯基 -(2*E*, 6*S*)-6- 羟基 -2, 6- 二甲基 -2, 7- 辛二烯酸酯
2-(4-methyl phenyl)-1, 2-propanediol 2-(4- 甲苯基)-1, 2- 丙二醇
p-methyl phenyl-1-*O*-β-D-glucopyranoside 对甲苯基 -1-*O*-β-D- 吡喃葡萄糖苷
3-methyl phenyl-6-*O*-β-xylopyranosyl-(1 → 6)-*O*-β-D-glucopyranoside 3- 甲基苯酚 -6-*O*-β- 吡喃木糖基 -(1 → 6)-*O*-β-D- 吡喃葡萄糖苷
methyl pheophorbide A 脱镁叶绿二酸二甲酯 A
methyl pheophorbide-b 甲基脱镁叶绿素 -b
rel-(1′*S*, 2′*S*)-1′-*O*-methyl phlojodicarpin 相对 -(1′*S*, 2′*S*)-1′-*O*- 甲基胀果芹素
methyl phlor-butyrophenon 甲基丁酰苯间苯三酚
4′-*O*-methyl phloretin 4′-*O*- 甲基根皮素
6′-*O*-methyl phloretin 6′-*O*- 甲基根皮素
4′-*O*-methyl phloridzin 4′-*O*- 甲基根皮苷
6-*O*-methyl phomarin 薰点霉蒽醌 -6- 甲醚
methyl *p*-hydroxybenzene acetate 对羟基苯乙酸甲酯
methyl *p*-hydroxybenzoate (methyl 4-hydroxybenzoate, methyl paraben) 对羟基苯甲酸甲酯 (4- 羟基苯甲酸甲酯、尼泊金甲酯、羟苯甲酯)
methyl *p*-hydroxycinnamate 对羟基桂皮酸甲酯
methyl *p*-hydroxyphenyl propenoate 对羟基苯丙烯酸甲酯
1-methyl phytyl ether 1- 甲基植基醚
3-methyl phytyl ether 3- 甲基植基醚
4′-*O*-methyl piceid 4′-*O*- 甲基云杉新苷
methyl picraquassiosides A, B 甲基苦树苷 A、B
(2*S*)-8-methyl pinocembrin (2*S*)-8- 甲基瑞士五针松素
4′-methyl pinosylvin 4′- 甲基赤松素
methyl piperate 胡椒酸甲酯
N-methyl piperidine *N*- 甲基哌啶
N-methyl piperidine-3-carboxylic acid ethyl ester *N*- 甲基哌啶 -3- 甲酸乙酯
N-methyl piperidine-3-carboxylic acid methyl ester *N*- 甲基哌啶 -3- 甲酸甲酯
methyl pisiferate 日本花柏酸甲酯
O-methyl pisiferic acid *O*- 甲基日本花柏酸
methyl platyconate A 桔梗苷酸 A 甲酯
N-methyl platydesmin *N*- 甲基坡拉特德斯明
N-methyl platydesminium *N*- 甲基阔果芸香季铵碱
7-*O*-methyl platypterophthalide 7-*O*- 甲基阔翼蜡菊苯酞
O-methyl pleurospermine *O*- 甲基侧籽厚壳桂碱
(1*R*, 2*S*, 5*R*, 6*R*)-5′-*O*-methyl pluviatilol (1*R*, 2*S*, 5*R*, 6*R*)-5′-*O*- 甲基雨花椒酚
methyl pluviatolide 甲基雨花椒内酯
methyl *p*-methoxycinnamate 对甲氧基桂皮酸甲酯
24-methyl pollinastanone 24- 甲基花粉烷甾酮
methyl polyporenate C 多孔菌酸 C 甲酯
methyl pongamol 甲基水黄皮醇 (甲基水黄皮二酮)
o-methyl pongamol 邻甲基水黄皮二酮
6-*O*-methyl pretazettine 6-*O*- 甲基前多花水仙碱
4′-methyl pridoxine 4′- 甲基吡哆酸
2-methyl propanal 2- 甲基丙醛
2, 2-methyl propanamide 2, 2- 甲基丙酰胺

2-methyl propanoic acid-2-acetoxy-2-(2, 4-dimethyl phenyl)-1, 3-propanediyl ester　2- 甲基丙酸 -2- 乙酰氧基 -2-(2, 4- 二甲基苯基)-1, 3- 丙二酯
2-methyl propanoic acid-2-hydroxy-2-(2-methoxy-4-methyl phenyl)-1, 3-propanediyl ester　2- 甲基丙酸 -2- 羟基 -2-(2- 甲氧基 -4- 甲基苯基)-1, 3- 丙二酯
2-methyl propanoic acid-3-acetoxy-2-hydroxy-2-(2-methoxy-4-methyl phenyl) propyl ester　2- 甲基丙酸 -3- 乙酰氧基 -2- 羟基 -2-(2- 甲氧基 -4- 甲基苯基) 丙酯
1-(2-methyl propanoyl)-3-acetyl-11-methoxymeliacarpinin Ⅰ　1-(2- 甲丙酰基)-3- 乙酰基 -11- 甲氧基楝卡品宁 Ⅰ
6-*O*-(2-methyl propenoyl)-3-hydroxyguai-4 (15), 10 (14), 11 (13)-trien-12, 8-olide　6-*O*-(2- 甲基丙烯酰基)-3- 羟基愈创木 -4 (15), 10 (14), 11 (13)- 三烯 -12, 8- 内酯
(4β*H*)-8α-(2-methyl propenoyloxy)-2-oxo-1 (5), 10 (14), 11 (13)-guaiatrien-12, 6α-olide　(4β*H*)-8α-(2- 甲基丙烯酰氧基)-2- 氧亚基 -1 (5), 10 (14), 11 (13)- 愈创木三烯 -12, 6α- 内酯
methyl propionate　丙酸甲酯
2-methyl propionic acid　2- 甲基丙酸
2-methyl propyl butanoate　丁酸 2- 甲基丙酯
methyl propyl disulfide　甲丙基二硫醚
methyl propyl ketone　甲丙基酮
methyl propyl sulfide　甲丙基硫醚
methyl propyl triselenide　甲丙基三硒化物
methyl propyl trisulfide　甲丙基三硫醚
N-(α-methyl propyl)-(2*E*, 4*E*)-decadienamide　*N*-(α- 甲丙基)-(2*E*, 4*E*)- 癸二烯酰胺
N-(2-methyl propyl)-2, 4-decadienamide　N-(2- 甲丙基)-2, 4- 癸二烯酰胺
N-(2-methyl propyl)-6-phenyl-(2*E*, 4*E*)-hexadienamide　*N*-(2- 甲丙基)-6- 苯基 -(2*E*, 4*E*)- 己二烯酰胺
(*E*, *E*, *E*)-*N*-(2-methyl propyl) hexadec-2, 6, 8-trien-10-ynamide　(*E*, *E*, *E*)-N-(2- 甲丙基)- 十六碳 -2, 6, 8- 三烯 -10- 炔酰胺
5-(1-methyl propyl) nonane　5-(1- 甲丙基) 壬烷
1-(1-methyl propylidene) selenosemicarbazide　1-(1- 甲基丙亚基) 硒代氨基脲
2-methyl propyl-β-D-glucopyranoside　2- 甲丙基 -β-D- 吡喃葡萄糖苷
methyl protoaspidistrin　甲基原蜘蛛抱蛋苷
methyl protocatechuate　原儿茶酸甲酯
methyl protodeltonin　甲基原三角叶薯蓣皂苷
methyl protodioscin B　甲基原薯蓣皂苷 B

methyl protodiosgenin tetraglycoside　甲基原薯蓣皂苷元四糖苷
methyl protogracillin　甲基原纤细薯蓣皂苷
methyl protoneodioscin　甲基原新薯蓣皂苷
methyl protoneogracillin　甲基原新纤细薯蓣皂苷
methyl protoprodiosgenin Ⅱ　甲基原普洛薯蓣皂苷元 Ⅱ
methyl proto-reclinatoside　甲基原非洲刺葵皂苷
methyl protorhapissaponin　甲基原棕竹皂苷
10-*O*-methyl protosappanin B　10-*O*- 甲基原苏木素 B
methyl prototribestin　甲基原蒺藜亭
7-*O*-methyl pseudobaptigenin　7-*O*- 甲基伪野靛素
N-methyl pseudoconhydrine　*N*- 甲基伪毒参羟碱
D-*N*-methyl pseudoephedrine　D-*N*- 甲基伪麻黄碱
methyl pseudoephedrine　甲基伪麻黄碱
N-methyl pseudoephedrine　*N*- 甲基伪麻黄碱
methyl pseudolarates A, B　土荆皮酸甲酯 A、B
methyl pseudolycorine　甲基伪石蒜碱
5β-methyl pseudoyohimbimbane (yohambinine)　5β- 甲基伪育亨烷 (育亨碱)
methyl psilalate　旱地菊酸甲酯
O-methyl psychotrine　*O*- 甲基九节碱
O-methyl ptelefolonium　*O*- 甲基榆橘季铵碱
O-4-methyl ptelefolonium chloride　*O*-4- 甲基榆橘季铵碱盐酸盐
O-methyl pukateine　*O*- 二甲基浦卡台因
O-methyl punjabine　*O*- 甲基蓬嘉宾碱 (*O*- 甲基旁遮普小檗碱)
4′-*O*-methyl pyranoid isoflavone　4′-*O*- 甲基吡喃异黄酮
2-methyl pyrazine　2- 甲基吡嗪
1-methyl pyrene-2, 7-diol　1- 甲基芘 -2, 7- 二醇
4-*O*-methyl pyridoxine (ginkgotoxin)　4-*O*- 甲基吡哆醇 (银杏毒素)
6-methyl pyrimidine-2, 4-(1*H*, 3*H*)-dione　6- 甲基嘧啶 -2, 4-(1*H*, 3*H*)- 二酮
2-methyl pyromeconic acid-3-*O*-β-D-glucopyranoside-6′-(*O*-4″-hydroxybenzoate)　2- 甲基焦袂康酸 -3-*O*-β-D- 吡喃葡萄糖苷 -6′-(*O*-4″- 羟苯酸酯)
methyl pyrophaeophorbide a　焦脱镁叶绿酸甲酯 a
α-methyl pyrrol ketone　α- 甲基吡咯酮
N-methyl pyrrolidinyl hygrines A, B　*N*- 甲基吡咯烷基古豆碱 A、B

M

N-methyl pyrroline　*N*- 甲基吡咯琳	8-*O*-methyl reyusin　8-*O*- 甲基巴拿马黄檀异黄酮 (8-*O*- 甲基雷杜辛)
methyl quadrangularates A ～ N　四角风车子酸甲酯 A ～ N	3′-methyl rhamnetin (rhamnazin, rhamnacine)　3′- 甲基鼠李素 (鼠李秦素)
DL-*N*-methyl quebrachamine　DL-*N*- 甲基白雀胺	methyl rhein　甲基大黄酸
L-*N*-methyl quebrachamine　L-*N*- 甲基白雀胺	2-*O*-methyl rhodojaponins Ⅵ , Ⅶ I　2-*O*- 甲基日本杜鹃素 Ⅵ、Ⅶ
3′-methyl quercetin　3′- 甲基槲皮素	2-*O*-methyl rhodomolin Ⅰ　2-*O*- 甲基羊踯躅林素 Ⅰ
3-methyl quercetin　3- 甲基槲皮素	2-*O*-methyl rhodomolleins Ⅺ , Ⅻ　2-*O*- 甲基羊踯躅素 Ⅺ、Ⅻ
3′-*O*-methyl quercetin　3′-*O*- 甲基槲皮素	methyl ripariochromene A　甲基河岸泽兰色烯 A
3-*O*-methyl quercetin　3-*O*- 甲基槲皮素	methyl rocaglate　洛克米兰酸甲酯
4′-*O*-methyl quercetin　4′-*O*- 甲基槲皮素	(–)-*O*-methyl roehybridine　(–)-*O*- 甲基紫花疆罂粟定
7-methyl quercetin　7- 甲基槲皮素	(–)-*O*-methyl roemeridine　(–)-*O*- 甲基疆罂粟定
methyl quercetin　甲基槲皮素	methyl rosmarinate　迷迭香酸甲酯 (迷迭香甲酯)
3′-*O*-methyl quercetin-3-glucoside　3′-*O*- 甲基槲皮素 -3- 葡萄糖苷	methyl rosmarinic acid　甲基迷迭香酸
7-*O*-methyl quercetin-3-*O*-(*R*)-L-rhamnopyranoside　7-*O*- 甲基槲皮素 -3-*O*-(*R*)-L- 吡喃鼠李糖苷	methyl safflomin C　甲基红花明苷 C
methyl quercetin-3-*O*-β-D-glucuronate　槲皮素 -3-*O*-β-D- 葡萄糖醛酸甲酯	4-methyl salicyl aldehyde　4- 甲基水杨醛
4′-methyl quercetin-3-*O*-β-glucopyranoside　4′- 甲基槲皮素 -3-*O*-β- 吡喃葡萄糖苷	methyl salicylate　水杨酸甲酯
3′-*O*-methyl quercetin-3-rutinoside　3′-*O*- 甲基槲皮素 -3- 芸香糖苷	methyl salicylate glucoside　水杨酸甲酯葡萄糖苷
3-methyl quercetin-7-*O*-β-D-glucopyranoside　3- 甲基槲皮素 -7-*O*-β-D- 葡萄糖苷	methyl salicylate-6-*O*-β-D-glucopyranosyl benzoic acid　水杨酸甲酯 -6-*O*-β-D- 吡喃葡萄糖苷
3-methyl quercetin-7-*O*-β-D-glucopyranoside-6″-*O*-malonate　3- 甲基槲皮素 -7-*O*-β-D- 吡喃葡萄糖苷 6″-*O*- 丙二酸酯	9‴-methyl salvianolate B　9‴- 丹酚酸 B 单甲酯
3′-*O*-methyl quercetin-3-*O*-β-D-glucopyranoside　3′-*O*- 甲基槲皮素 -3-*O*-β-D- 吡喃葡萄糖苷	9″-methyl salvianolate B　9″- 丹酚酸 B 单甲酯
methyl quinate　奎宁酸甲酯	methyl salvianolates A ～ C　丹酚酸 A ～ C 甲酯
methyl quinol (pyrolin, toluhydroquinone, 2, 5-dihydroxytoluene)　甲基氢醌 (鹿蹄草素、甲苯氢醌、2, 5- 二羟基甲苯)	9‴-methyl salvianolic acid B　9‴- 甲基丹酚酸 B
O-methyl repandine　*O*- 甲基瑞潘定	9′-methyl salvianolic acid B　9′- 甲基丹酚酸 B
methyl reserpate　利血平酸甲酯	*N*-methyl sansalvamide　*N*- 甲基桑萨弗胺
5-methyl resorcinol　5- 甲基间苯二酚	3′-*O*-methyl sappanol　3′-*O*- 甲基苏木酚
methyl retinoate　视黄酸甲酯	4-*O*-methyl sappanol　4-*O*- 甲基苏木酚
8-methyl retusin　8- 甲基巴拿马黄檀异黄酮 (8- 甲基雷杜辛、8- 甲基微凹黄檀素)	7-methyl sargachromenol　7- 甲基马尾藻色烯酚
8-*O*-methyl retusin　8-*O*- 甲基巴拿马黄檀异黄酮	4-*O*-methyl saurucinol H　4-*O*- 甲基三白草新醇 H
8-methyl retusin glucoside　8- 甲基巴拿马黄檀异黄酮葡萄糖苷	6-*O*-methyl scandoside methyl ester　6-*O*- 甲基鸡屎藤次苷甲酯
8-methyl retusin-7-*O*-β-D-glucopyranoside　8- 甲基巴拿马黄檀异黄酮 -7-*O*-β-D- 吡喃葡萄糖苷	8-*O*-methyl sclerotiorinamine　8-*O*- 甲基核丛青霉素胺
	methyl scopolamine　甲基东莨菪碱
	4-*O*-methyl scorzocreticoside Ⅰ　4-*O*- 甲基克里特鸦葱苷 Ⅰ
	6-*O*-methyl scorzocreticoside Ⅰ　6-*O*- 甲基克里特鸦葱苷 Ⅰ
	4′-methyl scutellarein　4′- 甲基高山黄芩素
	4′-*O*-methyl scutellarein　4′-*O*- 甲基高山黄芩素

6-*O*-methyl scutellarein　6-*O*- 甲基高山黄芩素

7β-(4-methyl senecioyloxy) oplopa-3 (14) *Z*, 8 (10)-dien-2-one　7β-(4- 甲基千里光酰氧基) 日本刺参萜 -3 (14) *Z*, 8 (10)- 二烯 -2- 酮

N-methyl severifoline　*N*- 甲基东风橘碱

5-*O*-methyl shanciguol　5-*O*- 甲基山慈姑醇

methyl shikimate　莽草酸甲酯

methyl shikonin　甲基紫草素

methyl shoreate　娑罗双酸甲酯

methyl sinapate　芥子酸甲酯

O-methyl solanocapsine　*O*- 甲基珊瑚樱碱

N-methyl solasodine　*N*- 甲基澳洲茄胺

1-*O*-methyl songorine (1-*O*-methyl zongorine)　1-*O*- 甲基准噶尔乌头碱

methyl stearate　硬脂酸甲酯

13-methyl stearic acid　13- 甲基硬脂酸

9a-*O*-methyl stemoenonine　9a-*O*- 甲基百部烯碱

N-methyl stephisoferuline　*N*- 甲基千金藤异阿魏碱

N-methyl stephuline　*N*- 甲基千金藤富林碱

methyl stictic acid　甲基斑点酸

4α-methyl stigmast-7, 24 (28)-dien-3-ol (24-ethylidene lophenol)　4α- 甲基豆甾 -7, 24 (28)- 二烯 -3- 醇 (24- 亚乙基鸡冠柱烯醇、24- 亚乙基冠影掌烯醇)

4β-methyl stigmast-7, 24 (28)-dien-3β-ol　4β- 甲基豆甾 -7, 24 (28)- 二烯 -3β- 醇

4α-methyl stigmast-8, 14, 24 (28′)-2-trienol (4α-methyl vernosterol)　4α- 甲基豆甾 -8, 14, 24 (28′) 三烯 -2- 醇 (4α- 甲基斑鸠菊甾醇)

N-methyl strychnine　*N*- 甲基番木鳖碱

N-methyl stylopium hydroxide　*N*- 甲基金罂粟碱氢氧化物

14-*O*-methyl suaveolic acid　14-*O*- 甲基山香酸

methyl succinate　琥珀酸甲酯

2-methyl succinic acid　2- 甲基琥珀酸

1-methyl succinic acid-di (1-methyl propyl) ester　1- 甲基丁二酸二 (1- 甲丙基) 酯

10-*O*-(4″-*O*-methyl succinoyl) geniposide　10-*O*-(4″-*O*- 甲基丁二酰) 京尼平苷

methyl succirubine　甲基金鸡纳树碱 (甲基苏西宾、甲基红金鸡勒碱)

7-methyl sudachitin　7- 甲基苏打基亭

4-*O*-methyl suffrupaeoniflorins A, B　4-*O*- 甲基牡丹芍药苷 A、B

4-[(methyl sulfanyl) methyl]-2-oxa-6, 9, 12-trithiatetradecane　4-[(甲硫基) 甲基]-2- 氧杂 -6, 9, 12- 三硫杂十四烷

4-methyl sulfinyl butyl isothiocyanate　异硫氰酸 -4- 甲亚硫酰基丁酯

4-(methyl sulfinyl methyl) phenol　4-(甲基亚磺酰甲基) 苯酚

3-methyl sulfinyl propyl isothiocyanate　异硫氰酸 3- 甲亚磺酰基丙酯

2-methyl sulfinyl-4-hydroxy-6-methyl thiophenyl-1-azoformamide　2- 甲基亚磺酰 -4- 羟基 -6- 甲基硫苯基 -1- 偶氮甲酰胺

10-methyl sulfonyl decyl isothiocyanate　10- 甲基磺酰癸基异硫氰酸酯

9-methyl sulfonyl nonyl glucosinolate　9- 甲基磺酰基壬基芥子油苷

9-methyl sulfonyl nonyl isothiocyanate　9- 甲基磺酰基异硫氰酸酯

8-methyl sulfonyl octyl glucosinolate　8- 甲基磺酰基辛基芥子油苷

8-methyl sulfonyl octyl isothiocyanate　8- 甲基磺酰基异硫氰酸酯

2-*O*-methyl swertianin　2-*O*- 甲基当药宁

methyl swertianin (1, 8-dihydroxy-2, 6-dimethoxyxanthone)　甲基当药呲酮 (甲基当药宁、1, 8- 二羟基 -2, 6- 二甲氧基呲酮)

N-methyl swietenidines A, B　*N*- 甲基缎木定 A、B

(+)-(7*S*)-7-*O*-methyl sydonic acid　(+)-(7*S*)-7-*O*- 甲基赛氏曲霉酸

1-*O*-methyl symphoxanthone　1-*O*- 甲基合蕊木呲酮

methyl syramuraldehydate　暴马子醛酸甲酯

methyl syringate　丁香酸甲酯

methyl syringin　甲基丁香苷

methyl tanshinonate　丹参酸甲酯

3′-*O*-methyl taxifolin　3′-*O*- 甲基花旗松素

O-methyl taxodine　*O*- 甲基三尖杉定

N-methyl taxols A ～ C　*N*- 甲基紫杉酚 A ～ C

(+)-2-*N*-methyl telobine　(+)-2-*N*- 甲基台洛宾碱

O-methyl tembamide　*O*- 甲基崖椒酰胺

17-methyl testosterone　17- 甲基睾丸酮

methyl tetracosanoate　二十四酸甲酯

3-methyl tetradecane　3- 甲基十四烷

methyl tetradecanoate (methyl myristate)　十四酸甲酯 (肉豆蔻酸甲酯)

M

12-methyl tetradecanoic acid (12-methyl myristic acid) 12- 甲基十四酸 (12- 甲基肉豆蔻酸)

13-methyl tetradecanoic acid (13-methyl myristic acid) 13- 甲基十四酸 (13- 甲基肉豆蔻酸)

(*S*)-*trans*-*N*-methyl tetrahydrocolumbamine (*S*)- 反式 -*N*- 甲基四氢非洲防己碱

N-methyl tetrahydrocytisine *N*- 甲基四氢金雀花碱

N-methyl tetrahydroellipticine *N*- 甲基四氢椭圆玫瑰树碱

N-methyl tetrahydroharman *N*- 甲基四氢哈尔满

methyl tetrahydroharman (leptocladine) 甲基四氢哈尔满 (薄枝节节木碱)

N-methyl tetrahydroharmol *N*- 甲基四氢哈尔醇

N-methyl tetrahydro-β-carboline *N*- 甲基四氢 -β- 咔啉

(+)-2-*N*-methyl tetrandrine (+)-2-*N*- 甲基汉防己碱

2-*N*-methyl tetrandrine 2-*N*- 甲基汉防己碱

2-methyl tetrasilane 2- 甲基丁硅烷

methyl tetratellanethiol 甲基丁碲烷硫醇

methyl tetratetracontanoate 四十四酸甲酯

methyl tetratriacontanoate 三十四酸甲酯

(–)-*O*-methyl thaicanine (–)-*O*- 甲基泰连蕊藤碱

(–)-*O*-methyl thalisopavine (–)-*O*- 甲基唐松草帕文碱

O-methyl thalmethine *O*- 甲基亚欧唐松草美辛 (*O*- 甲基沙尔美生)

O-methyl thalmine *O*- 甲基唐松明碱

5-(methyl thio)-4-pentenenitrile 5-(甲硫基)-4- 戊烯腈

5-(methyl thio) pentyl isothiocyanate (berteroin) 5-(甲硫基) 戊基异硫氰酸酯

3-(methyl thio) propionaldehyde 3- 甲硫基丙醛

(*E*)-1-methyl thio-1-propene (*E*)-1- 甲基 -1- 丙烯基硫醚

4-methyl thio-2-hept-thiol 4- 甲基巯基 -2- 庚硫醇

2-methyl thio-4-heptanethiol 2- 甲巯基 -4- 庚硫醇

methyl thio-6-canthinone 甲基硫代 -6- 尿米酮

5′-methyl thioadenosine 5′- 甲硫腺苷

methyl thiocyanate 甲基硫氰酸酯

3-methyl thiohexanal 3- 甲硫基己醛

5-methyl thiomethyl pentanenitrile 5- 甲硫甲基戊腈

9-methyl thiononane nitrile 9- 甲硫基壬腈

8-methyl thiooctane nitrile 8- 甲硫基辛腈

1-methyl thiopropyl ethyl disulfide 1- 甲基硫代丙基乙基二硫醚

3-methyl thiopropyl isothiocyanate 异硫氰酸 3- 甲硫基丙酯

1-(1-methyl thiopropyl)-1-propenyl disulfide 1-(1- 甲基硫代丙基)-1- 丙烯基二硫醚

DL-*O*-methyl thujaplicatin methyl ether DL- 欧侧柏内酯甲醚

5-methyl thymol ether 5- 甲基麝香草醚

8-*O*-methyl tianmushanol 8-*O*- 甲基天目金粟兰醇

methyl toddaliamide 甲基飞龙掌血酰胺

21-*O*-methyl toosendanpentaol 21-*O*- 甲基川楝子五醇

21α-methyl toosendanpentol 21α- 甲基川楝子戊醇

methyl tormentate 委陵菜酸甲酯

5-methyl tovoxanthone 5- 甲基托沃木吡酮

methyl trametenolate (methyl 3-hydropinicolate) 栓菌醇酸甲酯 (3- 氢化松苓酸甲酯)

methyl *trans*-13-octadecenoate 反式 -13- 十八烯酸甲酯

methyl *trans*-4-hydroxycinnamate 反式 -4- 羟基桂皮酸甲酯

methyl *trans*-caffeate 反式 - 咖啡酸甲酯

methyl transferase 甲基转移酶

methyl *trans*-ferulate 反式 - 阿魏酸甲酯

methyl *trans*-linoleate 反式 - 亚油酸甲酯

methyl trans-*p*-coumarate 反式 - 对香豆酸甲酯

methyl *trans*-*p*-hydroxycinnamate 反式 - 对羟基桂皮酸甲酯

methyl *trans*-sinapate 反式 - 芥子酸甲酯

29-methyl triacont-1-ol 29- 甲基三十 -1- 醇

2-methyl triacont-8-one-23-ol 2- 甲基三十 -8- 酮 -23- 醇

methyl triacontanoate 三十酸甲酯

25-methyl triacontanone 25- 甲基三十酮

(+)-12-*O*-methyl tricordatine (+)-12-*O*- 甲基三心碱

2-methyl tricosane 2- 甲基二十三烷

methyl tricosanoate 二十三酸甲酯

21-methyl tricosanoic acid 21- 甲基二十三酸

2-methyl tridecane 2- 甲基十三烷

7-methyl tridecane 7- 甲基十三烷

methyl tridecanoate 十三酸甲酯

12-methyl tridecanoic acid 12- 甲基十三酸

3-methyl tridicane 3- 甲基十三烷

1-(methyl triselanyl) prop-1-one 1-(甲基丙硒烷基) 丙 -1- 酮

3-methyl trisilathiane　3- 甲基三硅硫烷

25-methyl tritriacont-21-en-1, 9, 11-triol　25- 甲基 -21- 三十三烯 -1, 9, 11- 三醇

6-methyl tritriacontane　6- 甲基三十三烷

methyl tritriacontanoate　三十三酸甲酯

N-methyl tryptamine　*N*- 甲基色胺

(+)-N_b-methyl tryptophan methyl ester　(+)-N_b- 甲基色氨酸甲酯

S-(+)-*N*-methyl tryptophan methyl ester　*S*-(+)-*N*- 甲基色氨酸甲酯

S-(+)-N_b-methyl tryptophane methyl ester　*S*-(+)-N_b- 甲基色氨酸甲酯

methyl tuberonate-*O*-β-D-glucopyranoside　马铃薯酮酸甲酯 -*O*-β-D- 吡喃葡萄糖苷

methyl tuberonic acid glucoside　甲基块茎酮酸葡萄糖苷

methyl tumulosate　土莫酸甲酯

13α-methyl tylohirsutine　13α- 甲基硬毛娃儿藤碱

13α-methyl tylohirsutinidine　13α- 甲基硬毛娃儿藤定碱

N-methyl tyramine　*N*- 甲基酪胺

N-methyl tyramine-*O*-α-L-rhamnopyranoside　*N*- 甲基酪胺 -*O*-α-L- 吡喃鼠李糖苷

4-methyl umbelliferone (4-methyl-7-hydroxycoumarin)　4- 甲基伞形花内酯 (4- 甲基 -7- 羟基香豆素、4- 甲基伞形酮)

4-methyl umbelliferyl acetate　4- 甲基伞形乙酯

4-methyl umbelliferyl-*N*-acetyl-β-D-glucosaminide　4- 甲基伞形酮基 -*N*- 乙酰 -β-D- 氨基葡萄糖苷

4-methyl undec-1-ene　4- 甲基十一碳 -1- 烯

2-methyl undecane　2- 甲基十一烷

5-methyl uracil　5- 甲基尿嘧啶

methyl ursolate　熊果酸甲酯

(1′*S*, 2′*S*)-1′-*O*-methyl vaginol　(1′*S*, 2′*S*)-1′-*O*- 甲基鞘亮蛇床醇

3′-*O*-methyl vaginol　3′-*O*- 甲基鞘亮蛇床醇

methyl valerate　戊酸甲酯

β-methyl valeric acid　β- 甲基缬草酸

methyl vanillate　香草酸甲酯

methyl vanillin　甲基香草醛 (甲基香荚兰醛)

methyl veratrate　藜芦酸甲酯

4α-methyl vernosterol [4α-methyl stigmast-8, 14, 24 (28′)-2-trienol]　4α- 甲基斑鸠菊甾醇 [4α- 甲基豆甾 -8, 14, 24 (28′) 三烯 -2- 醇]

7-*O*-methyl vestitol　7-*O*- 甲基维斯体素

methyl vilangin　甲基白花酸藤子素

methyl vingramine　甲基长春芦竹碱 (甲基长春禾草碱)

methyl vinhaticoate　黄苏木酸甲酯

methyl vinyl diazene　甲基乙烯基乙氮烯

10-(1-methyl vinyl)-3, 7-cyclodec-2, 4-dien-1-one　10-(1- 甲基乙烯基)-3, 7- 环癸 -2, 4- 二烯 -1- 酮

3′-*O*-methyl violanone　3′-*O*- 甲基堇紫黄檀酮

(3*R*)-3′-*O*-methyl violanone　(3*R*)-3′-*O*- 甲基堇紫黄檀酮

5-*O*-methyl visamminol　5-*O*- 甲基阿米芹诺醇 (苯并吡喃防风醇、5-*O*- 甲基维斯阿米醇、5-*O*- 甲基齿阿米醇)

5-*O*-methyl visamminol-4′-*O*-β-D-glucoside　5-*O*- 甲基阿米芹诺醇 -4′-*O*-β-D- 葡萄糖苷 (5-*O*- 甲基维斯阿米醇 -4′-*O*-β-D- 葡萄糖苷)

5-*O*-methyl visammioside (4′-*O*-β-D-glucosyl-5-*O*-methyl visamminol)　5-*O*- 甲基维斯阿米醇苷 (4′-*O*-β-D- 葡萄糖基 -5-*O*- 甲基阿米芹诺醇)

12-*O*-methyl volkensin　12-*O*- 甲基沃氏藤黄辛 (12-*O*- 甲基伏氏楝素)

methyl warifteine (cissampareine)　甲基斯目锡生藤碱 (锡生藤碱、锡生藤新碱、锡生新藤碱)

3′-*O*-methyl wightin (5-hydroxy-7, 8, 2′, 3′-tetramethoxyflavone)　3′-*O*- 甲基魏穿心莲黄素 (5- 羟基 -7, 8, 2′, 3′- 四甲氧基黄酮)

7-methyl wogonin　7- 甲基汉黄芩素

7-*O*-methyl wogonin　7-*O*- 甲基汉黄芩素

7-*O*-methyl wogonin-5-glucoside　7-*O*- 甲基汉黄芩素 -5- 葡萄糖苷

1-methyl xanthosine　1- 甲基黄嘌呤核苷

O-methyl zanthoxyline　*O*- 甲基漆叶花椒碱

4α-methyl zymosterol　4α- 甲基酵母甾醇

methyl α-D-galactopyranoside　α-D- 吡喃半乳糖苷甲苷

methyl α-linolenate　α- 亚麻酸甲酯

methyl α-methyl butanoate　α- 甲基丁酸甲酯

methyl β-carbolin-L-carboxylate (L-carbomethoxy-β-carboline, kumujian B)　L- 甲酸甲酯 -β- 咔啉 (苦木碱乙)

methyl β-D-arabinopyranoside　β-D- 吡喃阿拉伯糖甲苷

methyl β-D-fructopyranoside　β-D- 吡喃果糖甲苷

methyl β-D-galactopyranoside　β-D- 吡喃半乳糖苷甲苷

methyl β-resorcylate　β- 间羟基苯甲酸甲酯

methyl γ-linolenate　γ- 亚麻酸甲酯

M

3′-*O*-methyl-(–)-epicatechin　3′-*O*- 甲基 -(–)- 表儿茶素

3′-*O*-methyl-(–)-epicatechin-7-*O*-β-D-glucoside　3′-*O*-甲基 -(–)- 表儿茶素 -7-*O*-β-D- 葡萄糖苷

3-*O*-methyl-(+)-*chiro*-inositol (pinitol, sennite, sennitol)　3-*O*- 甲基 -(+) 手性 - 肌醇 (松醇)

methyl-(1-propenyl) disulfide　甲基 -(1- 丙烯基) 二硫化物

4-*O*-methyl-(1*S*, 2*E*, 4*R*, 7*E*, 11*E*)-2, 7, 11-cembr-trien-4, 6-diol　4-*O*- 甲基 -(1*S*, 2*E*, 4*R*, 7*E*, 11*E*)-2, 7, 11- 烟草三烯 -4, 6- 二醇

methyl-(2, 4-dihydroxy-3-formyl-6-methoxy) phenyl ketone　甲基 -(2, 4- 二羟基 -3- 甲酰基 -6- 甲氧基) 苯基甲酮

4α-methyl-(24*R*)-ethyl cholest-7-en-3β-ol　4α- 甲基 -(24*R*)-乙基胆甾 -7- 烯 -3β- 醇

methyl-(6-*O*-*p*-hydroxybenzoyl)-β-D-glucopyranoside　(6-*O*- 对羟基苯甲酰基)-β-D- 吡喃葡萄糖甲苷

6-methyl-(*E*)-3, 5-heptadien-2-one　6- 甲 基 -(*E*)-3, 5-庚二烯 -2- 酮

trans-4-[3-methyl-(*E*)-but-1-enyl]-3, 5, 2′, 4′-tetrahydroxystilbene　反式 -4-[3- 甲基 -(*E*)- 丁 -1- 烯基]-3, 5, 2′, 4′- 四羟基芪

methyl (phenyl) ammonium bromide　溴化甲基苯铵

7-*O*-methyl-(*S*)-aloesol-8-*C*-glucoside　7-*O*- 甲 基 -(*S*)-芦荟醇 -8-*C*- 葡萄糖苷

2-methyl-(*Z*)-2-docosane　2- 甲基 -(*Z*)-2- 二十二烷

12-*O*-(2-methyl) butyryl phorbol-13-acetate　12-*O*-(2-甲基) 丁酰佛波醇 -13- 乙酸酯

12-*O*-(α-methyl) butyryl phorbol-13-decanoate　12-*O*-(α- 甲基) 丁酰基佛波醇 -13- 癸酸酯

12-*O*-(2-methyl) butyryl phorbol-13-octanoate　12-*O*-(2- 甲基) 丁酰佛波醇 -13- 辛酸酯

12-*O*-(2-methyl) butyryl-4α-deoxyphorbol-13-acetate　12-*O*-(2- 甲基) 丁酰基 -4α- 脱氧佛波醇 -13- 乙酸酯

12-*O*-(2-methyl) butyryl-4α-deoxyphorbol-13-isobutanoate　12-*O*-(2- 甲基) 丁酰基 -4α- 脱氧佛波醇 -13- 异丁酸酯

2-(13-methyl)-tridecane caproate　己酸十三 -(13- 甲基)-2- 醇酯

3-methyl-[4-(1, 5-dimethyl-4-hexenyl)-3-hydroxyphenyl] methyl ester　3- 甲基 -[4-(1, 5- 二甲基 -4- 己烯基)-3- 羟苯基] 甲酯

methyl-[6]-gingerol　甲基 -[6]- 姜辣醇

4-methyl-1-(1-methyl ethyl)-3-cyclohexen-1-ol　4- 甲基 -1-(1- 甲乙基)-3- 环己烯 -1- 醇

4-methyl-1-(1-methyl ethyl)-3-cyclohexen-1-ol acetate　4- 甲基 -1-(1- 甲乙基)-3- 环己烯 -1- 醇乙酸酯

4-methyl-1-(1-methyl ethyl) bicyclo[3.1.0]-2-hexene　4-甲基 -1-(1- 甲乙基) 二环 [3.1.0]-2- 己烯

4-methyl-1-(1-methyl ethyl) bicyclo[3.1.0]hexan-3-one　4- 甲基 -1-(1- 甲乙基) 二环 [3.1.0] 己 -3- 酮

1-methyl-1-(4-methyl-3-cyclohexen-1-ethanol)　1- 甲基 -1-(4- 甲基 -3- 环己烯 -1- 乙醇)

1-methyl-1-(5-methyl-5-vinyl) tetrahydrofuran-2-ethanol　1- 甲基 -1-(5- 甲基 -5- 乙烯基) 四氢呋喃 -2- 乙醇

2-methyl-1-(*p*-methoxybenzyl)-6, 7-methylenedioxyisoquinolinium chloride　2- 甲基 -1-(对甲氧苄基)-6, 7-亚甲二氧基异喹啉氯化物

2-methyl-1, 10-undecanediol　2- 甲基 -1, 10- 十一烷二醇

methyl-1, 2, 3, 4-butaneterol　甲基 -1, 2, 3, 4- 丁内酯

1-methyl-1, 2, 3, 4-tetrahydrocarbolin-3-carboxylic acid　1- 甲基 -1, 2, 3, 4- 四氢咔啉 -3- 甲酸

(–)-(1*S*, 3*S*)-1-methyl-1, 2, 3, 4-tetrahydro-β-carbolin-3-carboxylic acid　(–)-(1*S*, 3*S*)-1- 甲基 -1, 2, 3, 4- 四氢 -β- 咔啉 -3- 甲酸

(1*R*, 3*S*)-1-methyl-1, 2, 3, 4-tetrahydro-β-carbolin-3-carboxylic acid　(1*R*, 3*S*)-1- 甲基 -1, 2, 3, 4- 四氢 -β-咔啉 -3- 甲酸

(1*S*, 3*S*)-1-methyl-1, 2, 3, 4-tetrahydro-β-carbolin-3-carboxylic acid　(1*S*, 3*S*)-1- 甲基 -1, 2, 3, 4- 四氢 -β-咔啉 -3- 甲酸

1-methyl-1, 2, 3, 4-tetrahydro-β-carbolin-3-carboxylic acid　1- 甲基 -1, 2, 3, 4- 四氢 -β- 咔啉 -3- 甲酸

1-methyl-1, 2, 3, 4-tetrahydro-β-carboline　1- 甲 基 -1, 2, 3, 4- 四氢 -β- 咔巴啉

2-methyl-1, 2, 3, 4-tetrahydro-β-carboline　2- 甲 基 -1, 2, 3, 4- 四氢 -β- 咔巴啉

5-methyl-1, 2, 3, 4-tetrathiane　5- 甲基 -1, 2, 3, 4- 四噻烷

4-methyl-1, 2, 3-trithiane　4- 甲基 -1, 2, 3- 三噻烷

N-methyl-1, 2, 5, 6-tetrahydro-pyridine-3-carboxylic acid ethyl ester　*N*- 甲基 -1, 2, 5, 6- 四氢 - 吡啶 -3- 甲酸乙酯

3-methyl-1, 2-cyclopentanediol　3- 甲基 -1, 2- 环戊二醇

2-(1-methyl-1, 2-dihydroxyethyl)-5-acetyl benzofuran　2-(1- 甲基 -1, 2- 二羟乙基)-5- 乙酰苯并呋喃

2-(1-methyl-1, 2-dihydroxyethyl)-5-acetyl-6-hydroxybenzofuran　2-(1- 甲基 -1, 2- 二羟乙基)-5- 乙酰基 -6- 羟基苯并呋喃

3-methyl-1, 2-dithia-3-cyclopentene　3- 甲 基 -1, 2- 二硫杂 -3- 环戊烯

4-methyl-1, 2-dithia-3-cyclopentene 4- 甲基 -1, 2- 二硫杂 -3- 环戊烯
5-methyl-1, 2-dithio-3-cyclopentene 5- 甲基 -1, 2- 二硫杂 -3- 环戊烯
3-methyl-1, 2-oxathiane 2, 2-dioxide 3- 甲基 -1, 2- 氧硫杂环己烷 -2, 2- 二氧化物
2-methyl-1, 3, 6-trihydroxy-9, 10-anthraquinone-3-*O*-(6′-*O*-acetyl)-α-rhamnosyl-(1 → 2)-β-glucoside 2- 甲基 -1, 3, 6- 三羟基 -9, 10- 蒽醌 -3-*O*-(6′-*O*- 乙酰基)-α-鼠李糖基 -(1 → 2)-β- 葡萄糖苷
2-methyl-1, 3, 6-trihydroxy-9, 10-anthraquinone 2- 甲基 -1, 3, 6- 三羟基 -9, 10- 蒽醌
2-methyl-1, 3, 6-trihydroxy-9, 10-anthraquinone-3-*O*-(6′-*O*-acetyl)-α-L-rhamnosyl-(1→2)-β-D-glucoside 2- 甲基 -1, 3, 6- 三羟基 -9, 10- 蒽醌 -3-*O*-(6′-*O*- 乙酰基)-α-L- 鼠李糖基 -(1 → 2)-β-D- 葡萄糖苷
2-methyl-1, 3, 6-trihydroxy-9, 10-anthraquinone-3-*O*-α-L-rhamnosyl-(1 → 2)-β-D-glucoside 2- 甲基 -1, 3, 6- 三羟基 -9, 10- 蒽醌 -3-*O*-α-L- 鼠李糖基 -(1 → 2)-β-D- 葡萄糖苷
2-methyl-1, 3, 6-trihydroxy-9, 10-anthraquinone-3-*O*-α-rhamnosyl-(1 → 2)-β-D-glucoside 2- 甲基 -1, 3, 6- 三羟基 -9, 10- 蒽醌 -3-*O*-(6′-*O*- 乙酰基)-α- 鼠李糖基 -(1 → 2)-β-D- 葡萄糖苷
2-methyl-1, 3, 6-trihydroxy-9, 10-anthraquinone-3-*O*-β-D-xylosyl-(1 → 2)-β-D-(6′-*O*-acetyl) glucoside 2- 甲基 -1, 3, 6- 三羟基 -9, 10- 蒽醌 -3-*O*-β-D- 木糖基 -(1 → 2)-β-D-(6′-*O*- 乙酰基) 葡萄糖苷
2-methyl-1, 3, 6-trihydroxyanthraquinone 2- 甲基 -1, 3, 6- 三羟基蒽醌
4-methyl-1, 3-dioxane 4- 甲基 -1, 3- 二氧己环
2-methyl-1, 3-dioxycyclopentyl ethyl acetate 2- 甲基 -1, 3- 二氧环戊基乙酸乙酯
2-methyl-1, 4-naphthoquinone 2- 甲基 -1, 4- 萘醌
2-methyl-1, 6-dihydroxyanthraquinone 2- 甲基 -1, 6- 二羟基蒽醌
2-methyl-1, 6-dihydroxyanthraquinone-3-*O*-α-L-rhamnopyranosyl-(1 → 2)-β-D-glucopyranoside 2- 甲基 -1, 6- 二羟基蒽醌 -3-*O*-α-L- 吡喃鼠李糖基 -(1 → 2)-β-D- 吡喃葡萄糖苷
N-methyl-10, 22-dioxokopsane *N*- 甲基 -10, 22- 二氧蕊木烷
8-methyl-10-hydroxylycoctonine 8- 甲基 -10- 羟基牛扁次碱
8-methyl-10′-oxopodopyrone 8- 甲基 -10′- 氧亚基足吡喃酮
7-*O*-methyl-10-oxythymol gentiobioside 7-*O*- 甲基 -10-氧化麝香草酚龙胆二糖苷
D-8-methyl-10-phenyl lobelidiol D-8- 甲基 -10- 苯基山梗二醇
N-methyl-11-acetoxyhuperzines A, B *N*- 甲基 -11- 乙酰氧基石杉碱甲、乙
(7*R*, 9*R*, 11*R*)-*N*-methyl-11-allyl cytisine (7*R*, 9*R*, 11*R*)-*N*- 甲基 -11- 烯丙基金雀花碱
1-methyl-11-hydroxylumichrome 1- 甲基 -11- 羟基光色素
1-*O*-methyl-12-epinapelline 1-*O*- 甲基 -12- 表欧乌头碱
(*Z*)-6-methyl-12-heptadecenoic acid (*Z*)-6- 甲基 -12- 十七烯酸
(12*E*)-11-methyl-12-tetradedenol acetate (12*E*)-11- 甲基 -12- 十四烯醇乙酸酯
13β-methyl-13-vinyl podocarp-7-en-3-one 13β- 甲基 -13-乙烯基罗汉松 -7- 烯 -3- 酮
N-methyl-14-*O*-demethyl epiporphyroxine *N*- 甲基 -14-*O*- 去甲表紫鸦片碱
16-methyl-15-kauren-19-oic acid 16- 甲基 -15- 贝壳杉烯 -19- 酸
1-methyl-1-azoniabicyclo[2.2.1]heptane chloride 1- 甲基 -1- 氮正离子杂双环 [2.2.1] 庚烷氯化物
3-methyl-1-butanoic acid 3- 甲基 -1- 丁酸
(*S*)-(–)-2-methyl-1-butanol (*S*)-(–)-2- 甲基 -1- 丁醇
2-methyl-1-butanol 2- 甲基 -1- 丁醇
3-methyl-1-butanol 3- 甲基 -1- 丁醇
(*E*)-2-methyl-1-buten-1-thiol (*E*)-2- 甲基 -1- 丁烯 -1-硫醇
(*E*)-3-methyl-1-buten-1-thiol (*E*)-3- 甲基 -1- 丁烯 -1-硫醇
(*Z*)-2-methyl-1-buten-1-thiol (*Z*)-2- 甲基 -1- 丁烯 -1-硫醇
(*Z*)-3-methyl-1-buten-1-thiol (*Z*)-3- 甲基 -1- 丁烯 -1-硫醇
3-methyl-1-buten-3-yl-6-*O*-β-xylopyranosyl-β-D-glucopyranoside 3- 甲基 -1- 丁烯 -3- 基 -6-*O*-β- 吡喃木糖基 -β-D- 吡喃葡萄糖苷
1-methyl-1-cyclohexene 1- 甲基 -1- 环己烯
N-methyl-1-deoxynojirimycin *N*- 甲基 -1- 脱氧野尻霉素
3-methyl-1-ethyl benzene 3- 甲基 -1- 乙基苯酚
2-methyl-1-hept-6-one 2- 甲基 -1- 庚 -6- 酮
4-methyl-1-heptanol 4- 甲基 -1- 庚醇

M

2-methyl-1-heptene　2- 甲基 -1- 庚烯	5-methyl-2-(1-methyl ethyl) cyclohexanol　5- 甲基 -2-(1- 甲乙基) 环己醇
3-methyl-1-heptene　3- 甲基 -1- 庚烯	(*S*)-methyl-2-(2-hydroxy-3, 4-dimethyl-5-oxo-2, 5-dihydrofuran-2-yl) acetate　(*S*)- 甲基 -2-(2- 羟基 -3, 4- 二甲基 -5- 氧亚基 -2, 5- 二氢呋喃 -2- 基) 乙酸酯
5-methyl-1-hexanol　5- 甲基 -1- 己醇	*N*-methyl-2-(2-hydroxybutyl)-6-(2-hydroxypentyl piperidine)　*N*- 甲基 -2-(2- 羟丁基)-6-(2- 羟基戊基哌啶)
4-methyl-1*H*-imidazole-5-ethanol　4- 甲基 -1*H*- 咪唑 -5- 乙醇	*N*-methyl-2-(2-hydroxypropyl)-6-(2-hydroxybutyl)-Δ^3-piperideine　*N*- 甲基 -2-(2- 羟基丙基)-6-(2- 羟基丁基)-Δ^3- 哌替啶
2-methyl-1*H*-pyrrole　2- 甲基 -1*H*- 吡咯	*N*-methyl-2-(2-oxobutyl)-6-(2-hydroxybutyl)-Δ^3-piperideine　*N*- 甲基 -2-(2- 氧代丁基)-6-(2- 羟基丁基)-Δ^3- 哌替啶
2-(1-methyl-1-hydroxyethyl)-5-acetyl benzofuran　2-(1- 甲基 -1- 羟乙基)-5- 乙酰苯并呋喃	3-methyl-2-(2-pentenyl)-2-cyclopenten-1-one　3- 甲基 -2-(2- 戊烯基)-2- 环戊烯 -1- 酮
2-(1-methyl-1-hydroxyethyl)-5-acetyl-6-hydroxybenzofuran　2-(1- 甲基 -1- 羟乙基)-5- 乙酰基 -6- 羟基苯并呋喃	3-methyl-2-(2-pentenyl)-4-*O*-β-D-glucopyranosyl-Δ^2-cyclopenten-1-one　3- 甲基 -2-(2- 戊烯基)-4-*O*-β-D- 吡喃葡萄糖基 -Δ^2- 环戊烯 -1- 酮
(*R*)-4-methyl-1-isopropyl-3-cyclohexen-1-ol　(*R*)-4- 甲基 -1- 异丙基 -3- 环己烯 -1- 醇	3-methyl-2-(3, 7, 11-trimethyl dodecyl) furan　3- 甲基 -2-(3, 7, 11- 三甲基十二烷基) 呋喃
N-methyl-1-methyl corypalline　*N*- 甲基 -1- 甲基紫堇杷灵	5-methyl-2 (3*H*)-furanone　5- 甲基 -2 (3*H*)- 呋喃酮
4-methyl-1-methyl ethyl-3-cyclohexen-1-ol　4- 甲基 -1- 甲乙基 -3- 环己烯 -1- 醇	*trans*-2-methyl-2-(3-methyl oxiranyl)-1, 4-phenylene propanoic acid ester　反式 -2- 甲基 -2-(3- 甲基环氧乙基)-1, 4- 苯基丙酸酯
trans-10-methyl-1-methylene-7-isopropylidene decahydronaphthalene　反式 -10- 甲基 -1- 亚甲基 -7- 亚异丙基十氢萘	5-methyl-2-(6-methyl-5-hepten-2-yl) phenol　5- 甲基 -2-(6- 甲基 -5- 庚烯 -2- 基) 苯酚
6-methyl-1-octanol　6- 甲基 -1- 辛醇	1-methyl-2-(1-methyl ethyl) benzene　1- 甲基 -2-(1- 甲乙基) 苯 (1- 甲基 -4- 异丙基苯)
12-*O*-methyl-1-*O*-deacetyl nimbolinin B　12-*O*- 甲基 -1-*O*- 去乙酰印楝波力宁 B	1-methyl-2-(prop-1-enyl) disulfide　1- 甲基 -2-(丙 -1- 烯基) 二硫化物
12-*O*-methyl-1-*O*-tigloyl-1-*O*-deacetyl nimbolinin B　12-*O*- 甲基 -1-*O*- 惕各酰基 -1-*O*- 去乙酰印楝波力宁 B	7″-*O*-methyl-2, 3, 2″, 3″-tetrahydrohinokiflavone　7″-*O*- 甲基 -2, 3, 2″, 3″- 四氢扁柏双黄酮
4α, 15α (*Z*)-15-[(2-methyl-1-oxo-2-butenyl) oxy]kaur-16-en-18-oic acid methyl ester　4α, 15α (*Z*)-15-[(2- 甲基 -1- 氧亚基 -2- 丁烯基) 氧基] 贝壳杉 -16- 烯 -18- 酸甲酯	2-methyl-2, 3, 3a, 4, 5, 8, 9, 10, 11, 11a-decahydro-6, 10-bis (hydroxymethyl)-3-methylene-2-oxocyclodeca[*b*]furan-4-yl-2-propenoic acid ester　2- 甲基 -2, 3, 3a, 4, 5, 8, 9, 10, 11, 11a- 十氢 -6, 10- 二 (羟甲基)-3- 亚甲基 -2- 氧化环癸 [*b*] 呋喃 -4- 基 -2- 丙烯酸酯
7-methyl-1-oxo-octahydrocyclopenta[*c*]pyran-4-carboxylic acid　7- 甲基 -1- 氧亚基八氢环戊 [*c*] 吡喃 -4- 甲酸	*N*-methyl-2, 3, 6-trimethoxymorphinandien-7-one　*N*- 甲基 -2, 3, 6- 三甲氧基吗啡烷二烯 -7- 酮
2-methyl-1-oxopropoxy　2- 甲基 -1- 氧亚基丙氧基	*N*-methyl-2, 3:9, 10-bismethylenedioxy-7, 13a-secoberbine　*N*- 甲基 -2, 3:9, 10- 双甲叉二氧基 -7, 13a- 断 - 小檗烷
2-methyl-1-pentanol　2- 甲基 -1- 戊醇	1-methyl-2, 3-dihydro-1*H*-pentazole　1- 甲基 -2, 3- 二氢 -1*H*- 五唑
3-methyl-1-pentanol　3- 甲基 -1- 戊醇	5-methyl-2, 3-dihydro-1*H*-pyrrole　5- 甲基 -2, 3- 二氢 -1*H*- 吡咯
2-methyl-1-penten-3-ol　2- 甲基 -1- 戊烯 -3- 醇	
2-methyl-1-pentene　2- 甲基 -1- 戊烯	
methyl-1-piperidyl ketone　甲基 -1- 哌啶酮	
2-methyl-1-propen-1-thiol　2- 甲基 -1- 丙烯 -1- 硫醇	
3-methyl-1-propyl pentyl　3- 甲基 -1- 丙基戊基	
6-methyl-1-thio-2, 4-cyclohexadiene　6- 甲基 -1- 硫杂 -2, 4- 环己二烯	
5-methyl-2-(1-dimethyl ethyl)-2-hexenal　5- 甲基 -2-(1- 二甲乙基)-2- 己烯醛	
1-methyl-2 (1*H*)-octahydronaphthalenone　1- 甲基 - 八氢萘 -2 (1*H*)- 酮	

7-(3′-methyl-2′, 3′-epoxybutyloxy)-8-(3″-methyl-2″, 3″-epoxybutyl) coumarin 7-(3′- 甲基 -2′, 3′- 环氧丁氧基)-8-(3″- 甲基 -2″, 3″- 环氧丁基) 香豆素
7-(3′-methyl-2′, 3′-epoxybutyloxy)-8-(3″-methyl-2″-oxobutyl) coumarin 7-(3′- 甲基 -2′, 3′- 环氧丁氧基)-8-(3″- 甲基 -2″- 氧亚基丁基) 香豆素
2-methyl-2, 4-pentanediol 2- 甲基 -2, 4- 戊二醇
8-methyl-2, 4, 6, 9, 11-pentathiadodecane 8- 甲基 -2, 4, 6, 9, 11- 五硫杂十二烷
1-methyl-2, 4-di (prop-1-en-2-yl)-1-vinyl cyclohexane 1- 甲基 -2, 4- 二 (丙 -1- 烯 -2- 基)-1- 乙烯基环己烷
6-methyl-2, 4-dihydroxyphenyl-4-*O*-methyl-β-D-glucopyranoside 6- 甲基 -2, 4- 二羟苯基 -4-*O*- 甲基 -β-D- 吡喃葡萄糖苷
1-methyl-2, 4-dimethoxy-3-hydroxyanthraquinone 1- 甲基 -2, 4- 二甲氧基 -3- 羟基蒽醌
3-methyl-2, 4-hexadiene 3- 甲基 -2, 4- 己二烯
3′-(2-methyl-2, 4-hexadienoyl) sordarin 3′-(2- 甲基 -2, 4- 己二烯酰) 粪壳菌素
6-methyl-2, 5-dihydroxymethyl-γ-pyranone Ⅲ 6- 甲基 -2, 5- 二羟甲基 -γ- 吡喃酮 Ⅲ
N-methyl-2, 6-bis (2-hydroxybutyl)-Δ^3-piperideine *N*-甲基 -2, 6- 二 (2- 羟基丁基)-Δ^3- 哌替啶
N-methyl-2, 6-bis (2-hydroxy-pentyl) piperidine hydrochloride *N*- 甲基 -2, 6- 双 (2- 羟基 - 戊基) 哌啶氢氯化物
4-methyl-2, 6-dihydroxybenzaldehyde 4- 甲 基 -2, 6- 二羟基苯甲醛
4-methyl-2, 6-ditertbutyl phenol 4- 甲基 -2, 6- 二叔丁基苯酚
6α-methyl-2, 6β-dihydroxymethyl bicyclo[3.1.1]hept-2-en-2β-*O*-glucoside 6α- 甲基 -2, 6β- 二羟甲基双环 [3.1.1] 庚 -2- 烯 -2β-*O*- 葡萄糖苷
6α-methyl-2, 6β-dihydroxymethyl bicyclo[3.1.1]hept-2-ene 6α- 甲基 -2, 6β- 二羟甲基双环 [3.1.1] 庚 -2- 烯
2-(8-methyl-2, 8, 9-trihydroxy-2-hydroxymethyl bicyclo [5.3.0]dec-7-yl) isopropanol glucoside 2-(8- 甲基 -2, 8, 9- 三羟基 -2- 羟甲基双环 [5.3.0] 癸 -7- 基) 异丙醇葡萄糖苷
2-(8-methyl-2, 8-dihydroxy-9-oxo-2-hydroxymethyl bicyclo [5.3.0]dec-7-yl) isopropanol glucoside 2-(8- 甲基 -2, 8- 二羟基 -9- 氧亚基 -2- 羟甲基双环 [5.3.0] 癸 -7- 基) 异丙醇葡萄糖苷
1-methyl-2-[(4*Z*, 7*Z*)-4, 7-tridecadienyl]-4 (1*H*)-quinolone 1- 甲基 -2-[(4*Z*, 7*Z*)-4, 7- 十三碳二烯基]-4 (1*H*)- 喹诺酮
1-methyl-2-[(6*Z*, 9*Z*)-6, 9-pentadecadienyl]-4 (1*H*)-quinolone 1- 甲基 -2-[(6*Z*, 9*Z*)-6, 9- 十五碳二烯基]-4 (1*H*)- 喹诺酮
1-methyl-2-[(*Z*)-10-pentadecenyl]-4 (1*H*)-quinolone 1-甲基 -2-[(*Z*)-10- 十五烯基]-4 (1*H*)- 喹诺酮
1-methyl-2-[(*Z*)-5-undecenyl]-4 (1*H*)-quinolone 1- 甲基 -2-[(*Z*)-5- 十一烯基]-4 (1*H*)- 喹诺酮
1-methyl-2-[(*Z*)-6-pentadecenyl]-4 (1*H*)-quinolone 1-甲基 -2-[(*Z*)-6- 十五烯基]-4 (1*H*)- 喹诺酮
1-methyl-2-[(*Z*)-6-undecenyl]-4 (1*H*)-quinolone 1- 甲基 -2-[(*Z*)-6- 十一烯基]-4 (1*H*)- 喹诺酮
1-methyl-2-[(*Z*)-7-tridecenyl]-4 (1*H*)-quinoione 1- 甲基 -2-[(*Z*)-7- 十三烯基]-4 (1*H*)- 喹诺酮
1-methyl-2-[(*Z*)-9-pentadecenyl]-4 (1*H*)-quinolone 1-甲基 -2-[(*Z*)-9- 十五烯基]-4 (1*H*)- 喹诺酮
24-methyl-22-dehydrolathosterol 24- 甲基 -22- 脱氢羊毛索甾醇 (24- 甲基 -22- 脱氢胆甾 -7- 烯醇)
3-methyl-22β, 23-dihydroxy-6-oxotingenol 3- 甲基 -22β, 23- 二羟基 -6- 氧亚基卫矛酚
4α-methyl-24-ethyl cholest-7, 24-dienol 4α- 甲 基 -24- 乙基胆甾 -7, 24- 二烯醇
(24*R*)-4α-methyl-24-ethyl cholest-7, 25-dien-3β-ol acetate (24*R*)-4α- 甲基 -24- 乙基胆甾 -7, 25- 二烯 -3β- 醇乙酸酯
(24*R*)-14α-methyl-24-ethyl-5α-cholest-9 (11)-en-3β-ol (24*R*)-14α- 甲基 -24- 乙基 -5α- 胆甾 -9 (11)- 烯 -3β- 醇
14-methyl-24-methylene dihydromangiferodiol 14- 甲基 -24- 亚甲基二氢杧果二醇
14-methyl-24-methylene dihydromangiferonic acid 14-甲基 -24- 亚甲基二氢杧果酮酸
4α-methyl-24-methylenecholest-7-en-3β, 4β-diol 4α-甲基 -24- 亚甲基胆甾 -7- 烯 -3β, 4β- 二醇
(20*S*)-4α-methyl-24-methylenecholest-7-en-3β-ol (20*S*)-4α- 甲基 -24- 亚甲基胆甾 -7- 烯 -3β- 醇
4α-methyl-24-methylenecholest-8, 14-dien-3β, 4β-diol 4α- 甲基 -24- 亚甲基胆甾 -8, 14- 二烯 -3β, 4β- 二醇
4α-methyl-24-methylenecholest-8-en-3β, 4β-diol 4α-甲基 -24- 亚甲基胆甾 -8- 烯 -3β, 4β- 二醇
14α-methyl-24α-ethyl-5α-cholest-9 (11)-en-3β-ol 14α-甲基 -24α- 乙基 -5α- 胆甾 -9 (11)- 烯 -3β- 醇
14α-methyl-24β-ethyl-5α-cholest-9 (11), 25-dien-3β-ol 14α- 甲基 -24β- 乙基 -5α- 胆甾 -9 (11), 25- 二烯 -3β- 醇
4α-methyl-24ξ-ethyl-5α-cholest-7-en-3β, 22ξ-diol 4α-甲基 -24ξ- 乙基 -5α- 胆甾 -7- 烯 -3β, 22ξ- 二醇
4 甲基胆甾 -3β, 22ξ- 二醇

M

24-methyl-25 (27)-dehydrocycloartanol 24- 甲基 -25 (27)- 脱氢环木菠萝烷醇
(24*S*)-24-methyl-25-dehydrocholesterol (24*S*)-24- 甲基 -25- 脱氢胆甾醇
(24*S*)-24-methyl-25-dehydropollinastanol (24*S*)-24- 甲基 -25- 脱氢花粉烷甾醇
21α-methyl-25-ethyl melianodiol 21α- 甲基 -25- 乙基苦楝二醇
22-*O*-methyl-26-*O*-β-D-glucopyranosyl-(25*R*)-5β-furostan-1β, 2β, 3β, 4β, 5β, 22ζ, 26-heptahydroxy-5-*O*-β-D-galactopyranoside 22-*O*- 甲基 -26-*O*-β-D- 吡喃葡萄糖基 -(25*R*)-5β- 呋甾 -1β, 2β, 3β, 4β, 5β, 22ζ, 26- 七羟基 -5-*O*-β-D- 吡喃半乳糖苷
1-L-1-*O*-methyl-2-acetyl-3-*p*-coumaryl myoinositol 1-L-1-*O*- 甲基 -2- 乙酰基 -3- 对香豆酰肌肉肌醇
N-methyl-2-aminoethyl phosphate *N*- 甲基 -2- 氨基乙基磷酸酯
3-methyl-2-butanol 3- 甲基 -2- 丁醇
3-methyl-2-butanone 3- 甲基 -2- 丁酮
2-methyl-2-butene 2- 甲基 -2- 丁烯
(+)-(*Z*)-2-methyl-2-butenoate (+)-(*Z*)-2- 甲基 -2- 丁烯酸酯
(*E*)-2-methyl-2-butenoic acid (tiglic acid, α-methyl crotonic acid) (*E*)-2- 甲基丁 -2- 烯酸 (巴豆酸、惕各酸、顺芷酸、α- 甲基巴豆油酸)
3-methyl-2-butenoic acid pentadecyl ester 3- 甲基 -2- 丁烯酸十五醇酯
2-methyl-2-butenoic acid-3-[4-(acetoxy)-3, 5-dimethoxyphenyl]-2-propenyl ester 2- 甲基 -2- 丁烯酸 -3-(4- 乙酰氧基 -3, 5- 二甲氧苯基)-2- 丙烯酯
2-methyl-2-butenoic acid-3-[4-(acetoxy)-3-methoxyphenyl]-2-propenyl ester 2- 甲基 -2- 丁烯酸 -3-[4-(乙酰氧基)-3- 甲氧苯基]-2- 丙烯酯
3-*O*-(3-methyl-2-butenoyl)-8-methoxy-9-hydroxythymol 3-*O*-(3- 甲基 -2- 丁烯酰基)-8- 甲氧基 -9- 羟基麝香草酚
2-methyl-2-butenyl aldehyde 2- 甲基 -2- 丁烯醛
6-(3-methyl-2-butenyl)-1, 5-dihydroxyxanthone 6-(3- 甲基 -2- 丁烯基)-1, 5- 二羟基屾酮
1-(3′-methyl-2′-butenyl)-2-hydroxy-3-formyl carbazole 1-(3′- 甲基 -2′- 丁烯基)-2- 羟基 -3- 甲酰咔唑
2-(3-methyl-2-butenyl)-2-phenyl-1, 3-dioxolane 2-(3- 甲基 -2- 丁烯基)-2- 苯基 -1, 3- 二氧戊烷
3′-(3-methyl-2-butenyl)-4′-*O*-β-D-glucopyranosyl-4, 2′-dihydroxychalcone 3′-(3- 甲基 -2- 丁烯基)-4′-*O*-β-D- 吡喃葡萄糖基 -4, 2′- 二羟基查耳酮
6-(3-methyl-2-butenyl)-7-methoxycoumarin 6-(3- 甲基 -2- 丁烯基)-7- 甲氧基香豆素
3-(3-methyl-2-butenyl)-acetophenone-4-*O*-β-D-glucopyranoside 3-(3- 甲基 -2- 丁烯基) 乙酰苯 -4-*O*-β-D- 吡喃葡萄糖苷
8-(3-methyl-2-butenyl) herniarin (osthole, osthol) 8-(3- 甲基 -2- 丁烯基) 治疝草素 (欧芹酚甲醚、蛇床子素、甲氧基欧芹酚、欧前胡醚、王草素)
(*E*)-3-(3′-methyl-2′-butenylidene)-2-indolinone (*E*)-3-(3′- 甲基 -2′- 亚丁烯基)-2- 吲哚酮
N-3-methyl-2-butenylurea *N*-3- 甲基 -2- 丁烯基脲
3-methyl-2-butenyl-β-D-apiofuranosyl-(1 → 6)-β-D-glucopyranoside 3- 甲基 -2- 丁烯基 -β-D- 呋喃芹糖基 -(1 → 6)-β-D- 吡喃葡萄糖苷
1-methyl-2-carboxaldehydepyrrole 1- 甲基 -2- 甲酰基吡咯
5-methyl-2′-demethyl leachianones A, B 5- 甲基 -2′- 去甲利奇槐酮 A、B
5-methyl-2′-deoxyuridine 5- 甲基 -2′- 脱氧尿苷
5-*O*-methyl-2-deprenyl rheediaxanthones A, B 5-*O*- 甲基 -2- 去异戊烯基瑞地亚木屾酮 A、B
(*Z*)-2-methyl-2-docosane (*Z*)-2- 甲基 -2- 二十二烷
1-methyl-2-dodecyl-4-(1*H*)-quinolone 1- 甲基 -2- 十二基 -4 (1*H*)- 喹诺酮
(−)-(5*Z*)-6-methyl-2-ethenyl-5-hepten-1, 2, 7-triol (−)-(5*Z*)-6- 甲基 -2- 乙烯基 -5- 庚烯 -1, 2, 7- 三醇
(+)-(5*Z*)-6-methyl-2-ethenyl-5-hepten-1, 2, 7-triol (+)-(5*Z*)-6- 甲基 -2- 乙烯基 -5- 庚烯 -1, 2, 7- 三醇
L-methyl-2-ethyl benzene L- 甲基 -2- 乙基苯
5-methyl-2-furancaboxaldehyde 5- 甲基 -2- 呋喃醛
1-(4-methyl-2-furanyl)-2-(5-methyl-5-ethenyl-2-tetrahydrofuranyl) prop-1-one 1-(4- 甲基 -2- 呋喃基)-2-(5- 甲基 -5- 乙烯基 -2- 四氢呋喃基) 丙 -1- 酮
5-methyl-2-furfural (5-methyl-2-furaldehyde) 5- 甲基 -2- 糠醛 (5- 甲基 -2- 呋喃甲醛)
5-methyl-2-furfuryl furan 5- 甲基 -2- 糠基呋喃
6-methyl-2-heptanone 6- 甲基 -2- 庚酮
N-methyl-2-heptyl-4-quinolinone (schinifoline) *N*- 甲基 -2- 庚基 -4- 喹啉酮 (青花椒碱)
N-methyl-2-heptyl-4-quinolone *N*- 甲基 -2- 庚基 -4- 喹诺酮
2-methyl-2-hydroxy-5-methyloxybenzene[*d*]hydrofuran-3-one 2- 甲基 -2- 羟基 -5- 甲氧基苯并 [*d*] 氢化呋喃 -3- 酮
1-methyl-2-nonyl-4 (1*H*)-quinolone 1- 甲基 -2- 壬基 -4 (1*H*)- 喹诺酮

1-methyl-2-pentadecyl-4 (1*H*)-quinolone　1- 甲 基 -2- 十五基 -4 (1*H*)- 喹诺酮

3-methyl-2-pentanone　3- 甲基 -2- 戊酮

4-methyl-2-pentanone　4- 甲基 -2- 戊酮

2-methyl-2-pentenal　2- 甲基 -2- 戊烯醛

2-methyl-2-phenyl pentadecane　2- 甲基 -2- 苯基十五烷

5-methyl-2-phenyl-2-hexenal　5- 甲 基 -2- 戊 基 -2- 己烯醛

5-methyl-2-phenyl-2-pentenal　5- 甲 基 -2- 苯 基 -2- 戊烯醛

methyl-2-propenyl disulfide　甲基 -2- 丙烯基二硫醚

3-(1-methyl-2-propenyl)-1, 5-cyclooctadiene　3-(1- 甲基 -2- 丙烯基)-1, 5- 环辛二烯

6-methyl-2-pyridine carboxyic acid　6- 甲基 -2- 甲酸吡啶

1-methyl-2-tetradecyl-4 (1*H*)-quinolone　1- 甲 基 -2- 十四基 -4 (1*H*)- 喹诺酮

1-methyl-2-undecyl-4 (1*H*)-quinolone　1- 甲基 -2- 十一基 -4 (1*H*)- 喹诺酮

2-methyl-2-vinyl-3-isopropenyl-5-isopropylidenecyclohexanol　榄香三烯醇 (2- 甲基 -2- 乙烯基 -3- 异丙基 -5- 异亚丙基环己醇)

6α-methyl-2α, 6β-dihydroxymethyl bicyclo[3.1.1]hept-2α-*O*-glucoside　6α- 甲基 -2α, 6β- 二羟甲基双环 [3.1.1] 庚 -2α-*O*- 葡萄糖苷

6α-methyl-2α, 6β-dihydroxymethyl bicyclo[3.1.1]heptane　6α- 甲基 -2α, 6β- 二羟甲基双环 [3.1.1] 庚烷

2α-methyl-2β-ethylene-3β-isopropyl cyclohex-1β, 3α-diol　2α- 甲基 -2β- 乙烯 -3β- 异丙基 - 环己 -1β, 3α- 二醇

N-methyl-2β-hydroxypropyl piperidine　*N*- 甲基 -2β- 羟丙基哌啶

2-methyl-3-(1′, 2′, 3′, 4′-tetrahydroxybutyl) pyrazine　2- 甲基 -3-(1′, 2′, 3′, 4′- 四羟基丁基) 吡嗪

2-methyl-3-(2′, 3′, 4′-trihydroxybutyl) pyrazine　2- 甲基 -3-(2′, 3′, 4′- 三羟基丁基) 吡嗪

[(2*R*)-2αβ (*Z*), 3β]-2-methyl-3-(3-methyl oxiranyl)-4-(2-methyl-1-oxopropoxyl) phenyl-2-butenoic acid ester　[(2*R*)-2αβ (*Z*), 3β]-2- 甲基 -3-(3- 甲基环氧乙基)-4-(2- 甲基 -1- 氧亚基丙氧基) 苯基 -2- 丁烯酸酯

2-methyl-3-(3-methylbut-2-enyl)-2-(4-methyl-pent-3-enyl)-oxetane　2- 甲基 -3-(3- 甲基丁 -2- 烯基)-2-(4- 甲基 -3- 戊烯基) 环氧丁烷

1-methyl-3-(1-methyl ethyl) benzene　1- 甲基 -3-(1- 甲乙基) 苯

1-methyl-3-(prop-1-enyl) trisulfide　1- 甲 基 -3-(丙 -1- 烯基) 三硫化物

17-*O*-methyl-3, 4, 5, 6-tetradehydrogeissoschizine　17-*O*- 甲基 -3, 4, 5, 6- 四脱氢缝籽木嗪

methyl-3, 4, 6-tri-*O*-galloyl-β-D-glucopyranoside　3, 4, 6- 三 -*O*- 没食子酰基 -β-D- 吡喃葡萄糖甲苷

N-methyl-3, 4, 7, 8-tetramethoxyhasuban-7-en-6-one　*N*- 甲基 -3, 4, 7, 8- 四甲氧基莲花 -7- 烯 -6- 酮

3′-*O*-methyl-3, 4-methylenedioxyellagic acid-4′-*O*-β-D-glucopyranoside　3′-*O*- 甲基 -3, 4- 亚甲二氧基鞣花酸 -4′-*O*-β-D- 吡喃葡萄糖苷

3′-*O*-methyl-3, 4-*O*, *O*-methylidyne ellagic acid　3′-*O*- 甲基 -3, 4-*O*, *O*- 次甲基鞣花酸

2-methyl-3, 5-dihydroxychromone　2- 甲基 -3, 5- 二羟基色原酮

(*E*)-6-methyl-3, 5-heptadien-2-one　(*E*)-6- 甲基 -3, 5- 庚二烯 -2- 酮

6-methyl-3, 5-heptadien-2-one　6- 甲基 -3, 5- 庚二烯 -2- 酮

2-methyl-3, 5-hydroxychromone　2- 甲基 -3, 5- 羟基色原酮

1-*O*-methyl-3, 5-*O*-dicaffeoyl quinic acid methyl ester　1-*O*- 甲基 -3, 5-*O*- 双咖啡酰基奎宁酸甲酯

methyl-3, 6-anhydro-2, 5-di-*O*-methyl-β-D-glucofuranoside　3, 6- 脱水 -2, 5- 二 -*O*- 甲基 -β-D- 呋喃葡萄糖甲苷

(*E*)-methyl-3-{4-[(*E*)-4-hydroxy-3-methylbut-2-enyloxy] phenyl}acrylate　(*E*)- 甲 基 -3-{4-[(*E*)-4- 羟 基 -3- 甲基丁 -2- 烯基氧基] 苯基 } 丙烯酸酯

24-methyl-31-nor-(*E*)-23-dehydrocycloartanol　24- 甲基 -31- 去甲 -(*E*)-23- 脱氢环木菠萝烷醇

24-methyl-31-norlanost-9 (11)-enol　24- 甲基 -31- 去甲羊毛甾 -9 (11)- 烯醇

2-methyl-3-(3-methylbut)-2-enyl-2-(4-methylpent)-3-enyl oxetane　2- 甲基 -3-(3- 甲基丁)-2- 烯基 -2-(4- 甲基戊)-3- 烯基环氧丁烷

1-methyl-3-aminomethyl indole　1- 甲基 -3- 氨基甲基吲哚

7aβ-methyl-3aβ, 4, 5, 6, 7, 7a-hexahydro-1β-indenyl methyl ketone　7aβ- 甲 基 -3aβ, 4, 5, 6, 7, 7a- 六 氢 -1β- 茚基甲酮

2-methyl-3-buten-1-ol　2- 甲基 -3- 丁烯 -1- 醇

3-methyl-3-buten-1-ol　3- 甲基 -3- 丁烯 -1- 醇

3-methyl-3-buten-1-ol acetate　3- 甲 基 -3- 丁 烯 -1- 醇乙酸酯

2-methyl-3-buten-2-hydroxy-β-D-apiofuranosyl-(1 → 6)-β-D-glucopyranoside 2- 甲基 -3- 丁烯 -2- 羟基 -β-D- 呋喃芹糖基 -(1 → 6)-β-D- 吡喃葡萄糖苷

2-methyl-3-buten-2-hydroxy-β-D-glucopyranoside 2- 甲基 -3- 丁烯 -2- 羟基 -β-D- 吡喃葡萄糖苷

2-methyl-3-buten-2-ol 2- 甲基 -3- 丁烯 -2- 醇

3-methyl-3-butenone 3- 甲基 -3- 丁烯酮

3-methyl-3-butenyl-β-D-apiofuranosyl-(1 → 6)-β-D-glucopyranoside 3- 甲基 -3- 丁烯基 -β-D- 呋喃芹糖基 -(1 → 6)-β-D- 吡喃葡萄糖苷

2-methyl-3-carbonyl dioxane-1-methoxy-4, 5, 6-trihydroxycyclohexane 2- 甲基 -3- 羰基二噁烷并 -1- 甲氧基 -4, 5, 6- 三羟基环己烷

(1*S*, 3*S*)-1-methyl-3-carboxy-6-hydroxy-8-methoxy-1, 2, 3, 4-tetrahydroisoquinoline (1*S*, 3*S*)-1- 甲基 -3- 羧基 -6- 羟基 -8- 甲氧基 -1, 2, 3, 4- 四氢异喹啉

4-methyl-3-cyclohexane-1-carboxaldehyde 4- 甲基 -3- 环己烯 -1- 甲醛

3-methyl-3-cyclohexen-1-one 3- 甲基 -3- 环己烯 -1- 酮

2-(4-methyl-3-cyclohexen-1-yl) prop-2-ol 2-(4- 甲基 -3- 环己烯 -1- 基) 丙 -2- 醇

3-methyl-3-decen-2-one 3- 甲基 -3- 癸烯 -2- 酮

1-methyl-3-ethyl adamantane 1- 甲基 -3- 乙基金刚烷

3-methyl-3-ethyl hexane 3- 甲基 -3- 乙基己烷

2-methyl-3-ethyl-1, 3-heptadiene 2- 甲基 -3- 乙基 -1, 3- 庚二烯

5-methyl-3-heptanol 5- 甲基 -3- 庚醇

4-methyl-3-heptanone 4- 甲基 -3- 庚酮

5-methyl-3-heptanone 5- 甲基 -3- 庚酮

6-methyl-3-heptanone 6- 甲基 -3- 庚酮

3-methyl-3-hexanol 3- 甲基 -3- 己醇

2-methyl-3-hydroxy-4-methoxyanthraquinone 2- 甲基 -3- 羟基 -4- 甲氧基蒽醌

2-methyl-3-hydroxyanthraquinone 2- 甲基 -3- 羟基蒽醌

2-methyl-3-hydroxymethyl-5-ethyl pyrazine 2- 甲基 -3- 羟甲基 -5- 乙基吡嗪

2-methyl-3-hydroxypyridine 2- 甲基 -3- 羟基吡啶

1-methyl-3-isopropoxycyclohexane 1- 甲基 -3- 异丙氧基环己烷

1-methyl-3-isopropyl benzene 1- 甲基 -3- 异丙苯

3-methyl-3-isopropyl benzene 3- 甲基 -3- 异丙基苯

methyl-3-isopropyl-1-cyclohexene 甲基 -3- 异丙基 -1- 环己烯

15-methyl-3-methoxy-(22*E*, 24*R*)-ergost-7, 22-diene 15- 甲基 -3- 甲氧基 -(22*E*, 24*R*)- 麦角甾 -7, 22- 二烯

1-methyl-3-methoxy-6, 8-dihydroxyanthraquinone-2-carboxylic acid 1- 甲基 -3- 甲氧基 -6, 8- 二羟基蒽醌 -2- 甲酸

1-methyl-3-methoxy-8-hydroxyanthraquinone-2-carboxylic acid 1- 甲基 -3- 甲氧基 -8- 羟基蒽醌 -2- 甲酸

2-methyl-3-methoxyanthraquinone 2- 甲基 -3- 甲氧基蒽醌

7-methyl-3-methylene-1, 6-octadiene 7- 甲基 -3- 亚甲基 -1, 6- 辛二烯

4-methyl-3-methylenepent-1, 2, 5-trihydroxy-*O*-β-D-glucopyranoside 4- 甲基 -3- 亚甲基戊 -1, 2, 5- 三羟基 -*O*-β-D- 吡喃葡萄糖苷

4-methyl-3-methylenepent-1, 2, 5-triol 4- 甲基 -3- 亚甲基戊 -1, 2, 5- 三醇

2-methyl-3-oxo-17-estranyl acetate 2- 甲基 -3- 氧亚基 -17- 雌二醇乙酸酯

N-(2-methyl-3-oxodecanoyl)-2-pyrroline *N*-(2- 甲基 -3- 氧亚基癸酰基)-2- 吡咯啉

2-methyl-3-pentanone 2- 甲基 -3- 戊酮

2-methyl-3-penten-1-ol 2- 甲基 -3- 戊烯 -1- 醇

4-methyl-3-penten-2-one 4- 甲基 -3- 戊烯 -2- 酮

4-methyl-3-phenyl coumarin 4- 甲基 -3- 苯基香豆素

1-methyl-3-phenyl dithioxane 1- 甲基 -3- 苯基二硫氧烷

1-methyl-3-phenyl triphosphane 1- 甲基 -3- 苯基丙磷烷

1-methyl-3-phenyl triselane 1- 甲基 -3- 苯基丙硒烷

1-methyl-3-propyl benzene 1- 甲基 -3- 丙基苯

1-methyl-3-propyl trisulfide 1- 甲基 -3- 丙基三硫化物

6-methyl-3-pyridinol 6- 甲基 -3- 吡啶醇

methyl-3β, (23*R*)-dihydroxy-29-norcycloart-24-en-28-oate 3-sulfate 3β, (23*R*)- 二羟基 -29- 去甲环阿屯 -24- 烯 -28- 酸甲酯 3- 磺酸盐

methyl-3β, (23*R*)-dihydroxycycloart-24-en-28-oate 3-sulfate 3β, (23*R*)- 二羟基环阿屯 -24- 烯 -28- 酸甲酯 3- 磺酸盐

22-*O*-methyl-3β, 22ξ, 26-trihydroxy-26-*O*-β-D-glucopyranosyl-(25*R*)-furost-5-ene 22-*O*- 甲基 -3β, 22ξ, 26- 三羟基 -26-*O*-β-D- 吡喃葡萄糖基 -(25*R*)- 呋甾 -5- 烯

methyl-3-β-carbolin-1-propionate (kumujanrine) 3-β- 咔啉 -1- 丙酸甲酯 (苦木碱壬)

2β-methyl-3β-hydroxy-6β-piperidine dodecanol 2β- 甲基 -3β- 羟基 -6β- 哌啶十二醇

4α-methyl-3β-hydroxyfriedelane 4α- 甲基 -3β- 羟基木栓烷

2-methyl-4-(1, 1-dimethyl ethyl) phenol 2- 甲基 -4-(1, 1- 二甲乙基) 苯酚
1-methyl-4-(1, 2, 2-trimethyl cyclopentyl) benzene 1- 甲基 -4-(1, 2, 2- 三甲基环戊基) 苯
2-methyl-4-(1-propionyl) phenyl-β-D-glucopyranoside 2- 甲基 -4-(1- 丙酰基) 苯基 -β-D- 吡喃葡萄糖苷
3-methyl-4-(3-oxobutyl)-benzoic acid 3- 甲基 -4-(3- 氧亚基丁基)- 苯甲酸
3-methyl-4-(3-oxobutyl) cyclohept-2, 4, 6-trien-1-one 3- 甲基 -4-(3- 氧亚基丁基) 环庚 -2, 4, 6- 三烯 -1- 酮
1-methyl-4-(4, 5-dihydroxyphenyl) hexahydropyridine 1- 甲基 -4-(4, 5- 二羟苯基) 六氢吡啶
1-methyl-4-(5-methyl-1-methylene-4-hexenyl) cyclohexene 1- 甲基 -4-(5- 甲基 -1- 亚甲基 -4- 己烯基) 环己烯
1-methyl-4-(6-methylhept-5-en-2-yl) benzene 1- 甲基 -4-(6- 甲基庚 -5- 烯 -2- 基) 苯
1-methyl-4-(1-methyl ethyl)-1, 4-cyclohexadiene 1- 甲基 -4-(1- 甲乙基)-1, 4- 环己二烯
1-methyl-4-(1-methyl ethyl) benzene 1- 甲基 -4- 甲乙基苯
1-methyl-4-(1-methyl ethyl) phenol 1- 甲基 -4-(1- 甲乙基) 苯酚
1-methyl-4-(1-methyl ethylidene) cyclohexanol 1- 甲基 -4-(1- 甲基亚乙基) 环己醇
1-methyl-4-(1-methyl ethylidene) cyclohexene 1- 甲基 -4-(1- 甲基亚乙基) 环己烯
1-methyl-4-(1-methyl vinyl) benzene 1- 甲基 -4-(1- 甲乙烯基) 苯
1-methyl-4-(1-methyl vinyl) cyclohexene 1- 甲基 -4-(1- 甲乙烯基) 环己烯
1-*O*-methyl-4, 5-dihydroniveusin A 1-*O*- 甲基 -4, 5- 二氢雪叶向日葵素 A
N-methyl-4, 5α-epoxy-7, 8-didehydro-morphinan-3, 6α-diol *N*- 甲基 -4, 5α- 环氧 -7, 8- 二脱氢吗啡烷 -3, 6α- 二醇
(2*R*, 3*R*, 4*S*, 6*S*)-3-methyl-4, 6-di (3-methyl-2-butenyl)-2-(2-methyl-1-propanoyl)-3-(4-methyl-3-pentenyl) cyclohexanone (2*R*, 3*R*, 4*S*, 6*S*)-3- 甲基 -4, 6- 二 (3- 甲基 -2- 丁烯基)-2-(2- 甲基 -1- 丙酰基)-3-(4- 甲基 -3- 戊烯基) 环己酮
6α-*O*-methyl-4, 6-dihydromonacolin L 6α-*O*- 甲基 -4, 6- 二氢莫那可林 L
methyl-4, 6-di-*O*-galloyl-β-D-glucopyranoside 4, 6- 二 -*O*- 没食子酰基甲基 -β-D- 吡喃葡萄糖苷

methyl-4, 6-*O*-benzyl iden-α-D-glucopyranoside 4, 6-*O*- 亚苄基 -α-D- 吡喃葡萄糖甲苷
2-methyl-4-[2′, 4′, 6′-trihydroxy-3′-(2-methyl propanoyl) phenyl]but-2-enyl acetate 2- 甲基 -4-[2′, 4′, 6′- 三羟基 -3′-(2- 甲基丙酰基) 苯基] 丁 -2- 烯乙酸酯
1-methyl-4-dioximethyl thio-bicyclo[2.2.2]octane 1- 甲基 -4- 过氧甲硫基双环 [2.2.2] 辛烷
9-*O*-methyl-4-hydroxyboeravinones A, B 9-*O*- 甲基 -4- 羟基黄细心酮 A、B
3′-methyl-4′-isobutyryl eriodictyol 3′- 甲基 -4′- 异丁酰基圣草酚
3-methyl-4-isopropyl phenol 3- 甲基 -4- 异丙基苯酚
(2*Z*)-2-methyl-4-methoxy-2-(1*E*)-1-propenyl phenyl-2-butenoic acid ester (2*Z*)-2- 甲基 -4- 甲氧基 -2-(1*E*)-1- 丙烯苯基 -2- 丁烯酸酯
(*E*)-2-methyl-4-methoxy-2-(1-propenyl) phenyl propanoic acid ester (*E*)-2- 甲基 -4- 甲氧基 -2-(1- 丙烯基) 苯基丙酸酯
1-methyl-4-methoxy-β-carboline 1- 甲基 -4- 甲氧基 -β- 咔啉
1-methyl-4-1-methyl ethyl-1, 4-cyclohexadiene 1- 甲基 -4-1- 甲乙基 -1, 4- 环己间二烯
1-methyl-4-methyl vinyl cyclohexene 1- 甲基 -4- 甲基乙烯基环己烯
7-methyl-4-methylene-1-(1-methyl ethyl)-1, 2, 3, 4, 4a, 5, 6, 8a-octahydronaphthalene 7- 甲基 -4- 亚甲基 -1-(1- 甲乙基)-1, 2, 3, 4, 4a, 5, 6, 8a- 八氢化萘
1-methyl-4-nitronaphthalene 1- 甲基 -4- 硝基萘
methyl-4-*O*-(3-*O*-methyl-6-deoxy-β-D-allopyranosyl)-β-D-cymaroside 4-*O*-(3-*O*- 甲基 -6- 脱氧 -β-D- 吡喃阿洛糖基)-β-D- 加拿大麻糖甲苷
(2*E*)-3-methyl-4-oxo-2-nonen-8-ol (2*E*)-3- 甲基 -4- 氧亚基 -2- 壬烯 -8- 醇
3-methyl-4-oxopentanoic acid 3- 甲基 -4- 氧亚基戊酸
16-methyl-4-sphingenine 16- 甲基 -4- 神经鞘氨醇
7-methyl-4-triacontanone 7- 甲基 -4- 三十酮
2-methyl-5-(1, 5-dimethyl-4-hexenyl)-1, 3-cyclohexadiene 2- 甲基 -5-(1, 5- 二甲基 -4- 己烯基)-1, 3- 环己二烯
2-methyl-5-(1-methyl ethyl)-bicyclo[3.1.0]hex-2-ene 2- 甲基 -5-(1- 甲乙基)- 双环 [3.1.0] 己 -2- 烯
2-methyl-5-(1-methyl ethyl) cyclohexanone 2- 甲基 -5-(1- 甲乙基) 环己酮
2-methyl-5-(1-methyl ethyl) phenol 2- 甲基 -5-(1- 甲乙基) 苯酚

M

3-methyl-5-(1-methyl ethyl)-phenol methyl carbamate 3- 甲基 -5-(1- 异丙基)- 苯酚氨基甲酸甲酯	2-methyl-5-[(8*Z*)-tridecenyl]resorcinol 2- 甲基 -5-[(8*Z*)- 十三烯基] 树脂苔黑酚
α-methyl-5-(1-methyl ethylene)-cyclohexanone α- 甲基 -5-(1- 甲基乙烯) 环己酮	2-methyl-5-[(*Z*)-heptadec-8-enyl]resorcinol 2- 甲基 -5-[(*Z*)- 十七碳 -8- 烯基] 树脂苔黑酚
2-methyl-5-(1-methyl vinyl)-cyclohex-1, 3-diene 2- 甲基 -5-(1- 甲基乙烯基)-1, 3- 环己二烯	2-methyl-5-[(*Z*)-nonadec-14-enyl]resorcinol 2- 甲基 -5-[(*Z*)- 十九碳 -14- 烯基] 树脂苔黑酚
2-methyl-5-(1-methyl vinyl) cyclohexanol acetate 2- 甲基 -5- 异丙烯基环己醇乙酸	(*Z*)-2-methyl-5-[14″-(1′, 3′-dihydroxyphenyl) tetradec-8″-enyl]resorcinol (*Z*)-2- 甲基 -5-[14″-(1′, 3′- 二羟苯基) 十四碳 -8″- 烯基] 间苯二酚
N-methyl-5-(3-pyridinyl)-2-pyrrolididone *N*- 甲基 -5-(3- 吡啶基)-2- 吡咯烷酮	2-methyl-5[2′-(5′, 8′-dihydroxy-1′, 4′-naphthoquinon)-yl]-5-hydroxypenten-2-oic acid-δ-lactone 2- 甲基 -5-[2′-(5′, 8′- 二羟基 -1′, 4′- 萘醌基)]-5- 羟基 -2- 戊烯羧酸 -δ- 内酯
5-methyl-5-(4, 8, 12-trimethyl tridecyl) dihydro-2 (3*H*)-furanone 5- 甲基 -5-(4, 8, 12- 三甲基十三烷基) 二氢 -2 (3*H*)- 呋喃酮	2-methyl-5-acetonyl-7-hydroxychromone 2- 甲基 -5- 丙氧亚基 -7- 羟基色原酮
5-methyl-5-(4, 8, 12-trimethyl tridecyl)-dihydrofuran-2-one 5- 甲基 -5-(4, 8, 12- 三甲基十三烷基)- 二氢呋喃 -2- 酮	2-methyl-5-acetyl furan 2- 甲基 -5- 乙酰基呋喃
1-methyl-5-(1-methyl vinyl) cyclohexene 1- 甲基 -5-(1- 甲乙烯基) 环己烯	4-methyl-5-amino-vinyl-6-hydroxy-2-*O*-3-pyridine carbonitrile 4- 甲基 -5- 氨基乙烯基 -6- 羟基 -2-*O*-3- 吡啶甲腈
21-*O*-methyl-5, 14-pregndien-3β, 14β, 17β, 21-tetrahydroxy-20-one 21-*O*- 甲基 -5, 14- 孕二烯 -3β, 14β, 17β, 21- 四羟基 -20- 酮	2-methyl-5-carboxymethyl-7-hydroxy-4-chromanone 2- 甲基 -5- 羧甲基 -7- 羟基 -4- 色烷酮
21-*O*-methyl-5, 14-pregndien-3β, 17β, 20, 21-tetraol 21-*O*- 甲基 -5, 14- 孕二烯 -3β, 17β, 20, 21- 四醇	2-methyl-5-carboxymethyl-7-hydroxychromone 2- 甲基 -5- 羧甲基 -7- 羟基色原酮
24-methyl-5, 7, 22-cholestatrienol 24- 甲基 -5, 7, 22-胆甾三烯醇	24-methyl-5-cholesten-3-ol 24- 甲基 -5- 胆甾烯 -3- 醇
(–)-(2*S*)-8-methyl-5, 7, 4′-trihydroxyflavanone-7-*O*-β-D-glucoside (–)-(2*S*)-8- 甲基 -5, 7, 4′- 三羟基黄烷酮 -7-*O*-β-D- 葡萄糖苷	12-methyl-5-dehydroacetyl horminone 12- 甲基 -5- 脱氢乙酰基浩米酮 (12- 甲基 -5- 脱氢乙酰基荷茗草醌)
2-methyl-5, 7-dihydroxychromone 2- 甲基 -5, 7- 二羟基色原酮	12-methyl-5-dehydrohorminone 12- 甲基 -5- 脱氢浩米酮 (12- 甲基 -5- 脱氢荷茗草醌)
2-methyl-5, 7-dihydroxychromone-7-*O*-β-D-glucopyranoside 2- 甲基 -5, 7- 二羟基色原酮 -7-*O*-β-D- 吡喃葡萄糖苷	5-methyl-5-ethyl decane 5- 甲基 -5- 乙基癸烷
2-methyl-5, 7-dihydroxychromone-7β-*O*-glucoside 2-甲基 -5, 7- 二羟基色原酮 -7β-*O*- 葡萄糖苷	2-methyl-5-ethyl furan 2- 甲基 -5- 乙基呋喃
2-methyl-5, 8-dihydroxynaphthoquinone (2-methyl naphthazarin) 2- 甲基 -5, 8- 二羟基萘醌 (2- 甲基萘茜)	6-methyl-5-hepten-2-ol 6- 甲基 -5- 庚烯 -2- 醇
2-methyl-5-[(14*Z*)-nonadecenyl]-1, 3-resorcinol 2- 甲基 -5-[(14*Z*)- 十九烯基]-1, 3- 间苯二酚	6-methyl-5-hepten-2-one 6- 甲基 -5- 庚烯 -2- 酮
(1*R*, 3*R*)-3-methyl-5-[(1*Z*)-prop-1-en-1-yl]cyclohexyl (3*E*)-5, 5-diiodopent-3-enoate (3*E*)-5, 5- 二碘戊 -3- 烯酸 (1*R*, 3*R*)-3- 甲基 -5-[(1*Z*)- 丙 -1- 烯 -1- 基] 环己烷酯	6-methyl-5-hepten-3-one 6- 甲基 -5- 庚烯 -3- 酮
2-methyl-5-[(3-methyl-2-buten-1-yl) oxy]-1, 4-naphthalenedione 2- 甲基 -5-[(3- 甲基 -2- 丁烯 -1- 基) 氧基]-1, 4- 萘二酮	2-methyl-5-hydroxy-1, 4-naphthoquinone (plumbagin, plumbagine) 2- 甲基 -5- 羟基 -1, 4- 萘醌 (白花丹素、蓝雪醌、白花丹醌、石苁蓉萘醌、矾松素)
2-methyl-5-[(8′*Z*)-heptadecenyl]resorcinol 2- 甲基 -5-[(8′*Z*)-十七烯基] 树脂苔黑酚	2-methyl-5-hydroxy-6-(2-butenyl-3-hydroxymethyl)-7-β-D-glucopyranosyloxy-4*H*-1-benzopyran-4-one 2- 甲基 -5- 羟基 -6-(2- 丁烯基 -3- 羟甲基)-7-β-D- 吡喃葡萄糖氧基 -4*H*-1- 苯并吡喃 -4- 酮
	2-methyl-5-hydroxy-7-*O*-ethyl caffeate chromome 2-甲基 -5- 羟基 -7-*O*- 咖啡酸乙酯色原酮
	2-methyl-5-hydroxychromone 2- 甲基 -5- 羟基色原酮
	N-methyl-5-hydroxyseverifoline *N*- 甲基 -5- 羟基东风橘碱

2-methyl-5-isopropyl cyclopentene carboxylic acid 2-甲基-5-异丙基环戊烯甲酸

4-methyl-5-isopropyl-1, 2-benzenediol 4-甲基-5-异丙基-1, 2-苯二酚

8-methyl-5-isopropyl-2-hydroxy-3-naphthalene carboxylic acid 8-甲基-5-异丙基-2-羟基-3-萘甲酸

8-methyl-5-isopropyl-2-naphathalenol 8-甲基-5-异丙基-2-萘酚

(*E*)-8-methyl-5-isopropyl-6, 8-nonadien-2-one (*E*)-8-甲基-5-异丙基-6, 8-壬二烯-2-酮

8-methyl-5-isopropyl-6, 8-nonadien-2-one 8-甲基-5-异丙基-6, 8-壬二烯-2-酮

3′-*O*-methyl-5′-methoxydiplacol 3′-*O*-甲基-5′-甲氧基沟酸浆醇

3′-*O*-methyl-5′-methoxydiplacone 3′-*O*-甲基-5′-甲氧基沟酸浆酮

N-methyl-5-methoxytryptamine *N*-甲基-5-甲氧色胺

1-methyl-5-methylene-8-(1-methyl ethyl)-[(*S*)-(*E*, *E*)]-1, 6-cyclodecadiene 1-甲基-5-亚甲基-8-(1-甲乙基)-[(*S*)-(*E*, *E*)]-1, 6-环癸二烯

4-methyl-5-nitrooctanedioic acid 4-甲基-5-硝基辛二酸

5-methyl-5-nonanol 5-甲基-5-壬醇

2-methyl-5-nonyl resorcinol 2-甲基-5-壬基酰树脂苔黑酚

2-methyl-5-nonyl-1, 3-resorcinol 2-甲基-5-壬基-1, 3-间苯二酚

3′-*O*-methyl-5′-*O*-hydroxydiplacone 3′-*O*-甲基-5′-*O*-羟基沟酸浆酮

3′-*O*-methyl-5′-*O*-methyl diplacone 3′-*O*-甲基-5′-*O*-甲基沟酸浆酮

3-methyl-5-pentyl-1, 2-dithiolane 3-甲基-5-戊基-1, 2-二硫环戊烷

21-*O*-methyl-5-pregnen-3β, 14β, 17β, 20, 21-pentaol 21-*O*-甲基-5-孕甾烯-3β, 14β, 17β, 20, 21-五醇

21-*O*-methyl-5-pregnen-3β, 14β, 17β, 21-tetrahydroxy-20-one 21-*O*-甲基-5-孕甾烯-3β, 14β, 17β, 21-四羟基-20-酮

21-*O*-methyl-5-pregnen-3β, 17β, 20, 21-tetraol 21-*O*-甲基-5-孕甾烯-3β, 14β, 17β, 21-四醇

2-methyl-5-propenyl pyrazine 2-甲基-5-丙烯基吡嗪

2-methyl-5-propyl nonane 2-甲基-5-丙基壬烷

3-methyl-5-propyl-1, 2-dithiolane 3-甲基-5-丙基-1, 2-二硫环戊烷

4-methyl-5-thiazole ethanol 4-甲基-5-噻唑乙醇

5′-*S*-methyl-5′-thioadenosine 5′-硫甲基-5′-硫代腺苷

methyl-5-thio-α-D-fructofuranoside 5-*S*-α-D-呋喃果糖甲苷

(24*S*)-24-methyl-5α-cholest-7, 16-dien-3β-ol (24*S*)-24-甲基-5α-胆甾-7, 16-二烯-3β-醇

(22*E*, 24*S*)-24-methyl-5α-cholest-7, 22-dien-3β, 5, 6β, 9-tetraol (22*E*, 24*S*)-24-甲基-5α-胆甾-7, 22-二烯-3β, 5, 6β, 9-四醇

(22*E*, 24*S*)-24-methyl-5α-cholest-7, 22-dien-3β, 5, 6β-triol (22*E*, 24*S*)-24-甲基-5α-胆甾-7, 22-二烯-3β, 5, 6β-三醇

(24*S*)-24-methyl-5α-cholest-7-en-3β-ol (24*S*)-24-甲基-5α-胆甾-7-烯-3β-醇

24ξ-methyl-5α-cholest-7-en-3β-ol (24ξ-methyl lathosterol) 24ξ-甲基-5α-胆甾-7-烯-3β-醇 (24ξ-甲基羊毛索甾醇)

24ξ-methyl-5α-cholest-7-ene 24ξ-甲基-5α-胆甾-7-烯

24α-methyl-5α-cholest-8 (14)-en-3β-ol 24α-甲基-5α-胆甾-8 (14)-烯-3β-醇

24β-methyl-5α-cholest-8 (14)-en-3β-ol 24β-甲基-5α-胆甾-8 (14)-烯-3β-醇

4α-methyl-5α-cholest-8 (14)-en-3β-ol 4α-甲基-5α-胆甾-8 (14)-烯-3β-醇

14-methyl-5α-cholest-9 (11)-en-3β-ol 14-甲基-5α-胆甾-9 (11)-烯-3β-醇

24α-methyl-5α-cholestan-3-one 24α-甲基-5α-胆甾烷-3-酮

14α-methyl-5α-ergost-9 (11), 24 (28)-dien-3β-ol 14α-甲基-5α-麦角甾-9 (11), 24 (28)-二烯-3β-醇

(24*R*)-14α-methyl-5α-ergost-9 (11)-en-3β-ol (24*R*)-14α-甲基-5α-麦角甾-9 (11)-烯-3β-醇

(24*S*)-14α-methyl-5α-ergost-9 (11)-en-3β-ol (24*S*)-14α-甲基-5α-麦角甾-9 (11)-烯-3β-醇

14α-methyl-5α-ergost-9 (11)-en-3β-ol 14α-甲基-5α-麦角甾-9 (11)-烯-3β-醇

24ξ-methyl-5α-lanost-25-one 24ξ-甲基-5α-羊毛脂-25-酮

2-methyl-5β-nonadec-14-enyl resorcinol 2-甲基-5β-十九碳-14-烯基树脂苔黑酚

3′-*O*-methyl-6-(1, 1-dimethyl allyl) eriodictyol 3′-*O*-甲基-6-(1, 1-二甲烯丙基)圣草酚

3-methyl-6-(1-methyl ethenyl)-(3*R*)-*trans*-cyclohexene 3-甲基-6-(1-甲基乙烯基)-(3*R*)-反式-环己烯

(3*R*, 6*R*)-4-methyl-6-(1-methyl ethyl)-3-phenyl methyl perhydro-1, 4-oxazine-2, 5-dione (3*R*, 6*R*)-4-甲基-6-(1-甲乙基)-3-苯基甲基全氢化-1, 4-噁嗪-2, 5-二酮

M

2-methyl-6-(4-methyl phenyl) hept-2-en-4-one　2- 甲基 -6-(4- 甲基苯基) 庚 -2- 烯 -4- 酮

4-methyl-6 (5*H*)-pteridinone　4- 甲基 -6 (5*H*)- 蝶啶酮

(2*R*, 3*R*, 4*R*, 6*R*)-2-methyl-6-(9-phenyl nonyl)-3, 4-piperidinediol　(2*R*, 3*R*, 4*R*, 6*R*)-2- 甲基 -6-(9- 苯壬基)-3, 4- 哌啶二醇

(2*R*, 3*R*, 4*S*, 6*S*)-2-methyl-6-(9-phenyl nonyl)-3, 4-piperidinediol　(2*R*, 3*R*, 4*S*, 6*S*)-2- 甲基 -6-(9- 苯壬基)-3, 4- 哌啶二醇

(2*S*, 3*R*, 6*R*)-2-methyl-6-(9-phenyl nonyl)-3-piperidinol　(2*S*, 3*R*, 6*R*)-2- 甲基 -6-(9- 苯壬基)-3- 哌啶醇

(2*S*, 3*S*, 6*S*)-2-methyl-6-(9-phenyl nonyl)-3-piperidinol　(2*S*, 3*S*, 6*S*)-2- 甲基 -6-(9- 苯壬基)-3- 哌啶醇

3-methyl-6, 7, 8-trihydropyrrolo[1, 2-a]pyrimidin-2-one　3- 甲基 -6, 7, 8- 三氢吡咯并 [1, 2-a] 嘧啶 -2- 酮

3α-methyl-6, 7-didehydro-3*aH*-indene　3*a*- 甲基 -6, 7- 二脱氢 -3*aH*- 茚

N-methyl-6, 7-dimethoxyisoquinolone　*N*- 甲基 -6, 7- 二甲氧基异喹诺酮

4-methyl-6-acetoxyhexanal　4- 甲基 -6- 乙酰氧基己醛

2-methyl-6-ethyl octane　2- 甲基 -6- 乙基辛烷

4-methyl-6-hepten-3-one　4- 甲基 -6- 庚烯 -3- 酮

6-methyl-6-hexen-2-one　6- 甲基 -6- 己烯 -2- 酮

2-methyl-6-hydroxyphenyl methacrylate　2- 甲基 -6- 羟基苯异丁烯酸酯

3-methyl-6-isobutyl-2, 5-piperazinedione　3- 甲基 -6- 异丁基 -2, 5- 二酮哌嗪

2-methyl-6-methoxy-1, 2, 3, 4-tetrahydro-β-carboline　2- 甲基 -6- 甲氧基 -1, 2, 3, 4- 四氢 -β- 咔巴啉

3-methyl-6-methoxy-1, 8-dihydroxyanthrachinon　3- 甲基 -6- 甲氧基 -1, 8- 二羟基蒽醌

3-methyl-6-methoxy-8-hydroxy-3, 4-dihydroisocoumarin　3- 甲基 -6- 甲氧基 -8- 羟基 -3, 4- 二氢异香豆素

N-methyl-6-methoxybenzoxazolinone　*N*- 甲基 -6- 甲氧基苯并噁唑啉酮

2-methyl-6-methyl benzaldehyde　2- 羟基 -6- 甲基苯甲醛

2-methyl-6-methylene-2, 7-octadienol　2- 甲基 -6- 亚甲基 -2, 7- 辛二烯醇

2-methyl-6-methylene-2, 7-octadienol acetate　2- 甲基 -6- 亚甲基 -2, 7- 辛二烯醇乙酸酯

8-methyl-6-nonenoic acid　8- 甲基 -6- 壬烯酸

methyl-6-*O*-digalloyl-β-D-glucopyranoside　6-*O*- 二没食子酰基 -β-D- 吡喃葡萄糖甲苷

methyl-6-*O*-galloyl-β-D-glucopyranoside　6-*O*- 没食子酰基 -β-D- 吡喃葡萄糖苷

methyl-6-*O*-galloyl-β-D-glucoside　6-*O*- 没食子酰基 -β-D- 葡萄糖苷

(*Z*)-methyl-6-oxo-(*Z*), 4-heptadienoic acid-*O*-β-D-gentiobioside　(*Z*)- 甲基 -6- 氧亚基 -(*Z*), 4- 庚二烯酸 -*O*-β-D- 龙胆二糖苷

2-methyl-6-oxo-2, 4-heptadienoic acid-*O*-β-D-gentiobiosyl ester　2- 甲基 -6- 氧亚基 -2, 4- 庚二烯酸 -*O*-β-D- 龙胆二糖酯

3-methyl-6-oxotingenol　3- 甲基 -6- 氧亚基卫矛酚

4-methyl-6-phenyl-2*H*-2-pyranone　4- 甲基 -6- 苯基 -2*H*-2- 吡喃酮

2-methyl-6-propyl dodecane　2- 甲基 -6- 丙基十二烷

3-methyl-6-sec-butyl-2, 5-piperazinedione　3- 甲基 -6- 仲丁基 -2, 5- 二酮哌嗪

7-methyl-6-tridecene　7- 甲基 -6- 十三烯

N-methyl-6β-(dec-1′, 3′, 5′-trienyl)-3β-methoxy-2β-methyl piperidine　*N*- 甲基 -6β-(癸 -1′, 3′, 5′- 三烯基)-3β- 甲氧基 -2β- 甲基哌啶

N-methyl-6β, 7β-epoxy-tropan-3-ol tropate　*N*- 甲基 -6β, 7β- 氧桥 - 托品 -3- 醇 托品酸酯

7-methyl-7, 12-dihydroxygeranyl geraniol　7- 甲基 -7, 12- 二羟基牻牛儿基牻牛儿醇

N-methyl-7, 8-dimethoxy-2, 3-methylenedioxy-hexahydrobenzophenanthridin-11β-ol　*N*- 甲基 -7, 8- 二甲氧基 -2, 3- 甲叉二氧基 - 六氢苯并菲啶 -11β- 醇

2-methyl-7, 9-undecadienoic acid heptyl ester　2- 甲基 -7, 9- 十一碳二烯酸庚酯

rel-(1*S*, 2*R*, 3*R*, 5*S*, 7*R*)-methyl-7-caffeoyloxymethyl-2-hydroxy-3-feruloyloxy-6, 8-dioxabicyclo[3.2.1]oct-5-carboxylate　相对 -(1S, 2*R*, 3*R*, 5*S*, 7*R*)- 甲基 -7- 咖啡酰氧甲基 -2- 羟基 -3- 阿魏酰氧基 -6, 8- 二氧杂二环 [3.2.1] 辛 -5- 甲酸酯

4-methyl-7-ethoxycoumarin　4- 甲基 -7- 乙氧基香豆素

rel-(1*S*, 2*R*, 3*R*, 5*S*, 7*R*)-methyl-7-feruloyloxymethyl-2-hydroxy-3-feruloyloxy-6, 8-dioxabicyclo[3.2.1]oct-5-carboxylate　相对 -(1*S*, 2*R*, 3*R*, 5*S*, 7*R*)- 甲基 -7- 阿魏酰氧甲基 -2- 羟基 -3- 阿魏酰氧基 -6, 8- 二氧杂二环 [3.2.1] 辛 -5- 甲酸酯

2-methyl-7-hydroxy-8-methoxyanthraquinone　2- 甲基 -7- 羟基 -8- 甲氧基蒽醌

8-*O*-methyl-7-hydroxyaloins A, B　(8-*O*- 甲基 -7- 羟基芦荟大黄素苷 (8-*O*- 甲基 -7- 羟基芦荟素) A、B

4-methyl-7-hydroxycoumarin (4-methyl umbelliferone) 4- 甲基 -7- 羟基香豆素 (4- 甲基伞形花内酯、4- 甲基伞形酮)
2-methyl-7-hydroxymethyl-1, 4-naphthoquinone 2- 甲基 -7- 羟甲基 -1, 4- 萘醌
1-methyl-7-isopropyl phenanthrene 1- 甲基 -7- 异丙基菲
5-methyl-7-methoxyisoflavone 5- 甲基 -7- 甲氧基异黄酮
4-methyl-7-methoxyphthalide 4- 甲基 -7- 甲氧基异苯并呋喃酮
8-*C*-methyl-7-*O*-prenyl pinocembrin 8-*C*- 甲基 -7-*O*- 异戊烯基瑞士五针松素
(3*E*, 5*E*, 7*E*)-6-methyl-8-(2, 6, 6-trimethyl-1-cyclohexen)-3, 5, 7-cyclooctatrien-2-one (3*E*, 5*E*, 7*E*)-6- 甲基 -8-(2, 6, 6- 三甲基 -1- 环己烯)-3, 5, 7- 环辛三烯 -2- 酮
N-methyl-8, 9-methylenedioxy-phenanthridinium malate *N*- 甲基 -8, 9- 亚甲二氧基菲啶苹果酸盐
N-methyl-8, 9-methylenedioxy-phenanthridinium methyl sulfate *N*- 甲基 -8, 9- 亚甲二氧基菲啶甲基磺酸盐
(*R*)-(–)-(*Z*)-14-methyl-8-hexadecen-1-ol (*R*)-(–)-(*Z*)-14- 甲基 -8- 十六烯 -1- 醇
(*R*)-(–)-14-methyl-8-hexadecynyl-1-ol (*R*)-(–)-14- 甲基 -8- 十六炔 -1- 醇
5-methyl-8-hydroxypsoralen 5- 甲基 -8- 羟基补骨脂素
1-*O*-methyl-8-methoxy-8, 8a-dihydrobractatin 1-*O*- 甲基 -8- 甲氧基 -8, 8a- 二氢大苞藤黄素
N-methyl-8β-methoxy-2, 3:10, 11-bis-methylenedioxy-rhoeadan *N*- 甲基 -8β- 甲氧基 -2, 3:10, 11- 双甲叉二氧基丽春花烷
24-methyl-9, 19-cyclolanost-24-en-3β-ol (cyclobranol) 24- 甲基 -9, 19- 环羊毛甾 -24- 烯 -3β- 醇 (环米糠醇)
1-methyl-9*H*-fluorene 1- 甲基 -9*H*- 芴
8-methyl-9′-oxopodopyrone 8- 甲基 -9′- 氧亚基足吡喃酮
14α-methyl-9β, 19-cyclo-5α-ergost-24 (28)-en-3β-ol 14α- 甲基 -9β, 19- 环 -5α- 麦角甾 -24 (28)- 烯 -3β- 醇
24β-methyl-9β, 19-cyclolanost-20-en-3β-ol (cyclotirucanenol) 24β- 甲基 -9β, 19- 环羊毛甾 -20- 烯 -3β- 醇 (环绿玉树烯醇)
N-methyl-As, As-diphenyl arsinimidic acid *N*- 甲基 -As, As- 二苯基氨亚基替次胂酸
(2*S*, 3*R*)-2-methylbut-1, 2, 3, 4-tetraol (2*S*, 3*R*)-2- 甲基丁 -1, 2, 3, 4- 四醇
(2*E*)-2-methylbut-1, 4-dihydroxy-1-*O*-β-D-glucopyranoside (2*E*)-2- 甲基丁 -1, 4- 二羟基 -1-*O*-β-D- 吡喃葡萄糖苷
2-methylbut-2-en-1-ol 2- 甲基丁 -2- 烯 -1- 醇
(*Z*)-2-methylbut-2-enoic acid (*Z*)-2- 甲基丁 -2- 烯酸
3-methylbut-2-enoyl-1-*O*-β-D-glucopyranosyl-β-D-apiofuranoside 3- 甲基丁基 -2- 烯酰 -1-*O*-β-D- 吡喃葡萄糖基 -β-D- 呋喃芹糖苷
3-methylbut-2-enyl 1-butanoate 1- 丁酸 -3- 甲基丁 -2- 烯基酯
3′-(3-methylbut-2-enyl)-3′, 4′, 7-trihydroxyflavane 3′-(3- 甲基丁 -2- 烯基)-3′, 4′, 7- 三羟基黄烷
2-methylbut-3-en-2-ol 2- 甲基丁 -3- 烯 -2- 醇
7-(3-methylbutyroxy) cleistanth-13, 15-dien-18-oic acid 7-(3- 甲基丁酰氧基) 闭花木 -13, 15- 二烯 -18- 酸
L-2-*O*-methyl-*chiro*-insitol L-2-*O*- 甲基手性肌醇
O-methyl-D-anhalonidine *O*- 甲基 -D- 无盐掌定
O-methyl-D-caryachine *O*- 甲基 -D- 卡牙呈
2-*C*-methyl-D-erythritol 2-*C*- 甲基 -D- 赤藓醇
2-*C*-methyl-D-erythritol-1-*O*-β-D-(6-*O*-4-hydroxybenzoyl) glucopyranoside 2-*C*- 甲基 -D- 赤藓醇 -1-*O*-β-D-(6-*O*-4- 羟基苯甲酰基) 吡喃葡萄糖苷
2-*C*-methyl-D-erythritol-1-*O*-β-D-(6-*O*-4-methoxybenzoyl) glucopyranoside 2-*C*- 甲基 -D- 赤藓醇 -1-*O*-β-D-(6-*O*-4- 甲氧基苯甲酰基) 吡喃葡萄糖苷
2-*C*-methyl-D-erythritol-1-*O*-β-D-fructofuranoside 2-*C*- 甲基 -D- 赤藓醇 -1-*O*-β-D- 呋喃果糖苷
2-*C*-methyl-D-erythritol-1-*O*-β-D-glucopyranoside 2-*C*- 甲基 -D- 赤藓醇 -1-*O*-β-D- 吡喃葡萄糖苷
2-*C*-methyl-D-erythritol-3-*O*-β-D-fructofuranoside 2-*C*- 甲基 -D- 赤藓醇 -3-*O*-β-D- 呋喃果糖苷
2-*C*-methyl-D-erythritol-3-*O*-β-D-glucopyranoside 2-*C*- 甲基 -D- 赤藓醇 -3-*O*-β-D- 吡喃葡萄糖苷
2-*C*-methyl-D-erythritol-4-*O*-β-D-fructofuranoside 2-*C*- 甲基 -D- 赤藓醇 -4-*O*-β-D- 呋喃果糖苷
2-*C*-methyl-D-erythritol-4-*O*-β-D-glucopyranoside 2-*C*- 甲基 -D- 赤藓醇 -4-*O*-β-D- 吡喃葡萄糖苷
6-*O*-methyl-D-galactose 6-*O*- 甲基 -D- 半乳糖
methyl-D-glucose D- 葡萄糖甲苷
β-methyl-D-glucoside β- 甲基 -D- 葡萄糖苷
4-*O*-methyl-D-glucuronic acid 4-*O*- 甲基 -D- 葡萄糖醛酸
(4-*O*-methyl-D-glucurono)-D-xylan (4-*O*- 甲基 -D- 葡萄糖醛酸基)-D- 木聚糖
methyl-di-α-L-rhamnoside α-L- 鼠李糖二甲苷
1-*O*-methyl-D-*myo*-inositol (bornesitol) 1-*O*- 甲基 -D- 肌 - 肌醇 (1-*O*- 甲基 -D- 肌肉肌醇、白坚皮醇、婆罗胶树醇)

M

8-methyldodec-7-enoic acid nonyl ester 8- 甲基十二碳 -7- 烯酸壬酯
methyl-D-xyloside 甲基木糖苷
3′-*O*-methyl-ellagic acid-4′-*O*-(4-*O*-galloyl-α-L-rhamnopyranoside) 3′-*O*- 甲基鞣花酸 -4′-*O*-(4-*O*- 没食子酰基 -α-L- 吡喃鼠李糖苷)
8, 9-methylendioxycrin-1-en-3α-ol 8, 9- 甲叉二氧基文殊兰 -1- 烯 -3α- 醇
24-methylene agnosterol 24- 亚甲基羊毛脂三烯醇
2, 2′-methylene bis (1, 1-dimethyl ethyl)-4-ethyl-phenol 2, 2′- 亚甲基双 -(1, 1- 二甲乙基)-4- 乙基苯酚
4, 4′-methylene bis (2-methoxyphenol) 4, 4′- 亚甲基双 (2- 甲氧基苯酚)
2, 2′-methylene bis (4-methyl-6-tertbutyl phenol) 2, 2′- 亚甲基双 (4- 甲基 -6- 叔丁基苯酚)
methylene bis (norflavaspidic acid) 亚甲基双去甲黄绵马酸
2, 2-methylene bisfuran 2, 2- 亚甲基双呋喃
24-methylene cholest-7-en-3β-ol 24- 亚甲基胆甾 -7- 烯 -3β- 醇
24-methylene cholesterol 24- 亚甲基胆甾醇 (24- 亚甲基胆固醇)
24-methylene cycloart-3β, 21-diol 24- 亚甲基环木菠萝 -3β, 21- 二醇
24-methylene cycloart-3β, 28-diol 24- 亚甲基环木菠萝 -3β, 28- 二醇
24-methylene cycloart-3β-ol 24- 亚甲基环木菠萝 -3β- 醇
24-methylene cycloartan-3β, 21-diol 24- 亚甲基环木菠萝烷 -3β, 21- 二醇
24-methylene cycloartanol 24- 亚甲基环木菠萝烷醇 (24- 亚甲基环木菠萝醇)
24-methylene cycloartanol acetate 24- 亚甲基环木菠萝烷醇乙酸酯
24-methylene cycloartanol ferulate 24- 亚甲基环木菠萝烷醇阿魏酸酯
24-methylene cycloartanol palmitate 24- 亚甲基环木菠萝烷醇棕榈酸酯
24-methylene cycloartanone 24- 亚甲基环木菠萝酮
24-methylene cycloartenol [(3β)-24-methylene-9, 19-cyclolanost-5-en-3-ol] 24- 亚甲基环木菠萝烯醇 [24- 亚甲基环阿庭烯醇、(3β)-24- 亚甲基 -9, 19- 环羊毛甾 -5- 烯 -3- 醇]
24-methylene cycloartenol acetate 24- 亚甲基环木菠萝烯醇乙酸酯
24-methylene cycloartenone 24- 亚甲基环木菠萝烯酮
24-methylene cycloeucalenol 24- 亚甲基环优卡里醇
2-methylene cycloheptanol 2- 亚甲基环庚醇
methylene cyclopentane 亚甲基环戊烷
2-methylene cyclopentanol 2- 亚甲基环戊醇
3, 4-*O*, *O*-methylene ellagic acid 3, 4-*O*, *O*- 亚甲基鞣花酸 (3, 4-*O*, *O*- 亚甲基并没食子酸)
2, 2′-methylene furan 2, 2′- 亚甲基呋喃
γ (4)-methylene glutamic acid γ (4)- 亚甲基谷氨酸
γ-methylene glutamic acid γ- 亚甲基谷氨酸
9, 10-(*Z*)-methylene hexadecanoic acid 9, 10-(*Z*)- 亚甲基十六酸
24-methylene lanost-8-en-3-one 24- 亚甲基羊毛甾 -8- 烯 -3- 酮
24-methylene lanost-8-en-3β-ol 24- 亚甲基羊毛甾 -8- 烯 -3β- 醇
24-methylene lophenol (24-methylene-4-methylcholest-7-enol) 24- 亚甲基鸡冠柱烯醇 (24- 亚甲基 -4- 甲基 -7- 胆甾烯醇)
24-methylene pollinastanol 24- 亚甲基花粉烷甾醇
24-methylene pollinastanone 24- 亚甲基花粉烷甾酮
L-methylene pyrrolizidine L- 甲叉吡咯双烷
24-methylene shidasterone 24- 亚甲基本州乌毛蕨甾酮
4-methylene-1-(1-methyl ethyl) cyclohexene 4- 亚甲基 -1-(1- 甲乙基) 环己烯
16-methylene-11, 15-diketo-20-hydroxy-7α, 14β-dihydroxykaurane 16- 亚甲基 -11, 15- 二甲酮基 -20- 羟基 -7α, 14β- 二羟基贝壳杉烷
1-methylene-1-hydrindene 1- 亚甲基 -1- 氢茚
4-methylene-1-isopropyl bicyclo[3.1.0]hex-3-acetate 4- 亚甲基 -1- 异丙基双环 [3.1.0] 己 -3- 乙酸酯
4-methylene-1-methyl-2-(2-methyl-1-propene)-1-vinyl cycloheptane 4- 亚甲基 -1- 甲基 -2-(2- 甲基 -1- 丙烯)-1- 乙烯基环庚烷
1-methylene-2, 4-dimethyl-6, 8-dihydroxy-5-methoxy-7-(1, 1-dimethyl hydroxymethyl)-1, 2, 3, 4, 9, 10, 10α-heptahydro-9-phenanthrone 1- 亚甲基 -2, 4- 二甲基 -6, 8- 二羟基 -5- 甲氧基 -7-(1, 1- 二甲基羟甲基)-1, 2, 3, 4, 9, 10, 10α- 六氢 -9- 菲酮
24-methylene-22, 23-dihydrolanosterol 24- 亚甲基 -22, 23- 二氢羊毛甾醇
24-methylene-24-dihydroparkeol 24- 亚甲基 -24- 二氢乳脂醇

24-methylene-25-methyl cholesterol 24- 亚甲基 -25- 甲基胆甾醇

(*R*)-1-methylene-3-(1-methyl ether) cyclohexane (*R*)-1- 亚甲基 -3-(1- 甲基醚) 环己烷

methylene-3, 3′-bilawsone 亚甲基 -3, 3′- 双指甲花醌

methylene-3, 3′-diplumbagin 亚甲基 -3, 3′- 双白花丹素

3, 4-*O*, *O*-methylene-3, 4′, 5′-methoxyellagic acid 3, 4-*O*, *O*- 亚甲基 -3′, 4′, 5′- 甲氧基鞣花酸

3, 4-*O*, *O*-methylene-3′, 4′-dimethoxy-5′-methyl ellagic acid 3, 4-*O*, *O*- 亚甲基 -3′, 4′- 二甲氧基 -5′- 甲基鞣花酸

3, 4-*O*-methylene-3′, 4′-di-*O*-methyl ellagic acid 3, 4-*O*- 亚甲基 -3′, 4′-*O*- 二甲基鞣花酸

3, 4-*O*, *O*-methylene-3, 4′-methoxyellagic acid 3, 4-*O*, *O*- 亚甲基 -3′, 4′- 甲氧基鞣花酸

3, 4-*O*, *O*-methylene-3′, 4′-*O*-dimethyl ellagic acid 3, 4-*O*, *O*- 亚甲基 -3′, 4′-*O*- 二甲基鞣花酸

3, 4-*O*, *O*-methylene-3, 4′-*O*-dimethyl-5′-hydroxyellagic acid 3, 4-*O*, *O*- 亚甲基 -3′, 4′-*O*- 二甲基 -5′- 羟基鞣花酸

3, 4-*O*, *O*-methylene-3, 4′-*O*-dimethyl-5′-methyl ellagic acid 3, 4-*O*, *O*- 亚甲基 -3′, 4′-*O*- 二甲基 -5′- 甲基鞣花酸

24-methylene-31-nor-5α-lanost-9 (11)-en-3β-ol 24- 亚甲基 -31- 去甲 -5α- 羊毛脂 -9 (11)- 烯 -3β- 醇

24-methylene-31-nor-9 (11)-lanostenol 24- 亚甲基 -31- 去甲 -9 (11)- 羊毛甾烯醇

3, 4-*O*, *O*-methylene-3′-ethoxy-4′-methoxyellagic acid 3, 4-*O*, *O*- 亚甲基 -3′- 乙氧基 -4′- 甲氧基鞣花酸

3, 4-*O*, *O*-methylene-3′-methoxy-4′-*O*-hydroxyellagic acid 3, 4-*O*, *O*- 亚甲基 -3′- 甲氧基 -4′-*O*- 羟基鞣花酸

3, 4-*O*, *O*-methylene-3′-*O*-methyl ellagic acid 3, 4-*O*, *O*- 亚甲基 -3′-*O*- 甲基鞣花酸

3, 4-*O*-methylene-3′-*O*-methyl ellagic acid 3, 4-*O*- 亚甲基 -3′-*O*- 甲基鞣花酸

24-methylene-4-methylcholest-7-enol (24-methylene lophenol) 24- 亚甲基 -4- 甲基 -7- 胆甾烯醇 (24- 亚甲基鸡冠柱烯醇)

2-methylene-5-(1-methyl vinyl)-8-methyl-bicyclo[5.3.0] decane 2- 亚甲基 -5-(1- 甲基乙烯基)-8- 甲基二环 [5.3.0] 癸烷

(1*R*, 3*R*, 5*S*)-2-methylene-5-(prop-1-en-2-yl) cyclohex-1, 3-diol (1*R*, 3*R*, 5*S*)-2- 亚甲基 -5-(丙 -1- 烯 -2- 基) 环己 -1, 3- 二醇

4-methylene-5-oxoanisomelic acid 4- 亚甲基 -5- 氧亚基广防风酸 (4- 亚甲基 -5- 氧亚基防风草酸)

4-methylene-5-oxovatodiolide 4- 亚甲基 -5- 氧亚基广防风二内酯

4-methylene-5α-hydroxyovatodiolide 4- 亚甲基 -5α- 羟基广防风二内酯

4-methylene-5β-hydroperoxyovatodiolide 4- 亚甲基 -5β- 氢化过氧广防风二内酯

4-methylene-5β-hydroxyovatodiolide 4- 亚甲基 -5β- 羟基广防风二内酯

3-methylene-6-(1-methyl ethyl) cyclohexene 3- 亚甲基 -6-(1- 甲乙基) 环己烯

7-methylene-6, 12-dihydroxygeranyl geraniol 7- 亚甲基 -6, 12- 二羟基牻牛儿基牻牛儿醇

2-methylene-6, 8, 8-trimethyl-tricyclo[5.2.2.0 (1, 6)] undec-3-ol 2- 亚甲基 -6, 8, 8- 三甲基 - 三环 [5.2.2.0 (1, 6)] 十一碳 -3- 醇

24-methylene-9, 19-cycloart-3β-ol acetate 24- 亚甲基 -9, 19- 环木菠萝 -3β- 醇乙酸酯

24-methylene-9, 19-cycloartanol 24- 亚甲基 -9, 19- 环木菠萝烷醇

(3β)-24-methylene-9, 19-cyclolanost-5-en-3-ol (24-methylene cycloartenol) (3β)-24- 亚甲基 -9, 19- 环木菠萝 -5- 烯 -3- 醇 (24- 亚甲基环木菠萝烯醇、24- 亚甲基环阿庭烯醇)

22-methylene-9, 19-cyclolanostan-3β-ol 22- 亚甲基 -9, 19- 环羊毛脂 -3β- 醇

24-methylene-9, 19-cyclolanostane 24- 亚甲基 -9, 19- 环羊毛脂烷

2, 2′-methylene-bis (6-*tert*-butyl-4-methyl phenol) 2, 2′- 亚甲基 - 二 (6- 叔丁基 -4- 甲基苯酚)

2, 2′-methylene-bis[6-(1, 1-dimethyl ethyl)]-4-methyl phenol 2, 2′- 亚甲基 - 二 [6-(1, 1- 二甲乙基)]-4- 甲基苯酚

methylene-bis-desaspidinol 亚甲基双去甲绵马酚

methylenebutanedioic acid (itaconic acid) 亚甲基丁二酸 (衣康酸、解乌头酸曲霉酸)

α-methylenebutanoyl shikonin α- 亚甲基丁酰紫草素

5α-2-methylenecholest-3-ol 5α-2- 亚甲基胆甾 -3- 醇

22, 23-methylenecholest-5, 7-dien-3β-ol 22, 23- 甲撑基胆甾 -5, 7- 二烯 -3β- 醇

24-methylenecycloart-3β, 22-diol 24- 亚甲基环木菠萝 -3β, 22- 二醇

23-methylenecycloartenol 23- 亚甲基环木菠萝烯醇

α-(methylenecyclopropyl) glycine α- 亚甲基环丙基甘氨酸

4, 4′-methylenedibenzoic acid 4, 4′- 甲叉基二苯甲酸

methylenedihydrotanshinone 亚甲基二氢丹参酮

(*E*)-1, 2-(methylenedioxy)-4-propenyl benzene (*E*)-1, 2- 亚甲二氧基 -4- 丙烯基苯

5-*O*-(*E*)-[(3, 4-methylenedioxy) cinnamoyl]quinic acid methyl ester 5-*O*-(*E*)-[(3, 4- 亚甲基二氧) 肉桂酰] 奎宁酸甲酯

4, 4′-(methylenedioxy) dibenzoic acid 4, 4′-(甲叉二氧基) 二苯甲酸

6, 7-methylenedioxy-1 (2*H*)-isoquinolinone 6, 7- 亚甲二氧基 -1 (2*H*)- 异喹啉酮

3, 4-methylenedioxy-10-hydroxyaristololactam 3, 4- 亚甲二氧基 -10- 羟基马兜铃内酰胺

3, 4-methylenedioxy-10-hydroxyaristololactam-*N*-β-D-glucoside 3, 4- 亚甲二氧基 -10- 羟基马兜铃内酰胺 -*N*-β-D- 葡萄糖苷

3, 4-methylenedioxy-12-methoxyaristololactam-*N*-β-D-glucoside 3, 4- 亚甲二氧基 -12- 甲氧基马兜铃内酰胺 -*N*-β-D- 葡萄糖苷

3, 4-methylenedioxy-2′, 4′-dimethoxychalcone 3, 4- 亚甲二氧基 -2′, 4′- 二甲氧基查耳酮

(+)-3, 4-methylenedioxy-2′-methoxy[2″, 3″:4′, 3′] furanodibenzoyl methane (+)-3, 4- 亚甲基二氧 -2′- 甲氧基 [2″, 3″:4′, 3′] 呋喃二苯甲酰甲烷

1, 2-methylenedioxy-3, 10, 11-trimethoxyaporphine 1, 2- 亚甲基二氧 -3, 10, 11- 三甲氧基阿朴菲

3′, 4′-methylenedioxy-3, 4, 5, 5′-tetramethoxy-7, 7′-epoxylignan 3′, 4′- 亚甲基二氧基 -3, 4, 5, 5′- 四甲氧基 -7, 7′- 环氧木脂素

rel-(7*R*, 8*R*, 7′*R*, 8′*R*)-3′, 4′-methylenedioxy-3, 4, 5, 5′-tetramethoxy-7, 7′-epoxylignan 相对 -(7*R*, 8*R*, 7′*R*, 8′*R*)-3′, 4′- 亚甲基二氧基 -3, 4, 5, 5′- 四甲氧基 -7, 7′- 环氧木脂素

3′, 4′-methylenedioxy-3, 4, 5-trimethoxy-7, 7′-epoxylignan 3′, 4′- 亚甲基二氧基 -3, 4, 5- 三甲氧基 -7, 7′- 环氧木脂素

(7*S*, 8*S*, 7′*R*, 8′*R*)-3′, 4′-methylenedioxy-3, 4-dimethoxy-7, 7′-epoxylignan (7*S*, 8*S*, 7′*R*, 8′*R*)-3′, 4′- 亚甲二氧基 -3, 4- 二甲氧基 -7, 7′- 环氧脂素

3, 4-methylenedioxy-3′-*O*-methyl ellagic acid 3, 4- 亚甲基二氧基 -3′-*O*- 甲基鞣花酸

1, 2-methylenedioxy-4-methoxy-5-allyl-3-phenyl-β-D-glucopyranoside 1, 2- 亚甲二氧基 -4- 甲氧基 -5- 烯丙基 -3- 苯基 -β-D- 吡喃葡萄糖苷

(2*S*)-3′, 4′-methylenedioxy-5, 7-dimethoxyflavane (2*S*)-3′, 4′- 亚甲双氧基 -5, 7- 二甲氧基黄烷

2-(3, 4-methylenedioxy-5-methoxyphenyl)-2, 3-dihydro-7-methoxy-3-methyl-5-[(1*E*)-propenyl]benzofuran 2-(3, 4- 亚甲二氧基 -5- 甲氧苯基)-2, 3- 二氢 -7- 甲氧基 -3- 甲基 -5-[(1*E*)- 丙烯基] 苯并呋喃

3′, 4′-methylenedioxy-7-hydroxy-6-isopentenyl flavone 3′, 4′- 亚甲二氧基 -7- 羟基 -6- 异戊烯基黄酮

3′, 4′-methylenedioxy-7-*O*-glucoside 3′, 4′- 亚甲二氧基 -7-*O*- 葡萄糖苷

2-[4-(3, 4-methylenedioxybenzene) butyl]-4-quinolone {2-[4-(3, 4-methylenedioxyphenyl) butyl]-4-quinolone} 2-[4-(3, 4- 亚甲二氧基苯) 丁基]-4- 喹诺酮 {2-[4-(3, 4- 亚甲二氧苯基) 丁基]-4- 喹诺酮 }

2-(3″, 4″-methylenedioxybenzyl)-3-(3′, 4′-dimethoxybenzyl) tyrolactone 2-(3″, 4″- 亚甲二氧基苄基)-3-(3′, 4′- 二甲氧基苄基) 丁内酯

3, 4-methylenedioxycinnamaldehyde 3, 4- 亚甲二氧基桂皮醛

3, 4-methylenedioxycinnamyl alcohol 3, 4- 亚甲二氧基肉桂醇

6, 7-methylenedioxycoumarin 6, 7- 亚甲二氧基香豆素

7, 8-methylenedioxycoumarin 7, 8- 亚甲二氧基香豆素

3, 4-methylenedioxy-3′, 4′-dimethoxylignan-9′, 9-olide 3, 4- 亚甲二氧基 -3′, 4′- 二甲氧木脂素 -9′, 9- 内酯

methylenedioxyflavonol 亚甲基双氧黄酮醇

9, 10-methylenedioxygalanthan-3 (12)-en-1α, 2β-diol 9, 10- 甲叉二氧基石蒜 -3 (12)- 烯 -1α, 2β- 二醇

(+)-8, 9-methylenedioxyhomolycorine *N*-oxide (+)-8, 9- 亚甲二氧基高石蒜碱 *N*- 氧化物

11, 12-methylenedioxykopsinaline N (4)-oxide 11, 12- 亚甲二氧基柯蒲木那林碱 N (4) 氧化物

3′, 4′-methylenedioxyorobol 3′, 4′- 亚甲二氧基香豌豆酚

3, 4-methylenedioxyphenol 3, 4- 亚甲基二氧苯酚

2-(3′, 4′-methylenedioxyphenyl ethyl) quinoline 2-(3′, 4′- 亚甲二氧苯乙基) 喹啉

1-(3, 4-methylenedioxyphenyl)-(1*E*)-tetradecene 1-(3, 4- 亚甲二氧苯基)-(1*E*)- 十四烯

N-[7-(3′, 4′-methylenedioxyphenyl)-(2*Z*, 4*Z*)-heptadienoyl] pyrrolidine *N*-[7-(3′, 4′- 亚甲二氧基苯)-(2*Z*, 4*Z*)- 庚二烯酰基吡咯烷]

N-[10-(13, 14-methylenedioxyphenyl)-(7*E*, 9*Z*)-pentadienoyl] pyrrolidine *N*-[10-(13, 14- 亚甲基双氧苯基)-(7*E*, 9*Z*)- 戊二烯酰基] 吡咯烷

1-(3, 4-methylenedioxyphenyl)-2-(4-allyl-2, 6-dimethoxyphenoxy) propan-1-ol 1-(3, 4- 亚甲二氧苯基)-2-(4- 烯丙基 -2, 6- 二甲氧基苯氧基) 丙 -1- 醇

1-(3, 4-methylenedioxyphenyl)-2-(4-allyl-2, 6-dimethoxyphenoxy) propan-1-ol acetate　1-(3, 4- 亚甲二氧苯基)-2-(4- 烯丙基 -2, 6- 二甲氧基苯氧基) 丙 -1- 醇乙酸酯

2-(3, 4-methylenedioxyphenyl)-3-methyl-5-(2-oxopropyl) benzofuran　2-(3, 4- 亚甲基双氧苯基)-3- 甲基 -5-(2- 氧丙基) 苯并呋喃

2-[4-(3, 4-methylenedioxyphenyl) butyl]-4-quinolone {2-[4-(3, 4-methylenedioxybenzene) butyl]-4-quinolone}　2-[4-(3, 4- 亚甲二氧苯基) 丁基]-4- 喹诺酮 {2-[4-(3, 4- 亚甲二氧基苯) 丁基]-4- 喹诺酮 }

2-(3, 4-methylenedioxyphenyl) prop-1, 3-diol　2-(3, 4- 亚甲二氧苯基) 丙 -1, 3- 二醇

4, 4′-methylenediphenol　4, 4′- 亚甲基二苯酚

4-methylene-DL-proline　4- 亚甲基 -DL- 脯氨酸

cis-3, 4-methylenedodecanoic acid　顺式 -3, 4- 亚甲基十二酸

cis-7, 8-methylenehexadecanoic acid　顺式 -7, 8- 亚甲基十六酸

(20*S*)-24-methylenelophenol　(20*S*)-24- 亚甲基鸡冠柱烯醇 [(20*S*)-24- 亚甲基 -4- 甲基 -7- 胆甾烯醇]

4-methylenemiltirone　4- 亚甲基丹参新酮

3-methylenepent-1, 2, 5-trihydroxy-*O*-β-D-glucopyranoside　3- 亚甲基戊 -1, 2, 5- 三羟基 -*O*-β-D- 吡喃葡萄糖苷

4-methyleneproline　4- 亚甲基脯氨酸

methylenetanshinquinone　亚甲基丹参醌

cis-5, 6-methylenetetradecanoic acid　顺式 -5, 6- 亚甲基十四酸

2-(3-methyl-epoxyethyl) methanol　2-(3- 甲基 - 环氧乙基) 甲醇

methyleudesmate　桉叶酸甲酯

6-*O*-methyleuparin (euparin methyl ether)　6-*O*- 甲基泽兰素

methyl euscaphate　野鸦椿酸甲酯

methylglyoxal　甲基乙二醛 (丙酮醛)

methylideneazinic acid　亚甲基氮酸

3-methylidenehexane　3- 亚甲基己烷

2-methylidenehexanol　2- 亚甲基己醇

3, 4-*O*, *O*-methylidyne ellagic acid　3, 4-*O*, *O*- 次甲基并没食子酸

3-methylindole (skatole, scatole)　3- 甲基吲哚 (粪臭素)

(*E*)-methyl-isoeugenol　(*E*)- 异丁香酚甲醚

methyllanbertianate　松脂酸甲酯

methyllanceaefolate　肉果草叶酸甲酯

2-*O*-methyl-L-*chiro*-inositol　2-*O*- 甲基 -L- 手性肌醇

(*S*)-methyl-L-cysteine　(*S*)- 甲基 -L- 半胱氨酸

(+)-(*S*)-methyl-L-cysteine sulfoxide　(+)-(*S*)- 甲基 -L- 半胱氨酸亚砜

(*S*)-methyl-L-cysteinsulfoxide　(*S*)- 甲基 -L- 半胱氨酸亚砜

2-methyl-L-erythritol-1-*O*-(6-*O*-*trans*-sinapoyl)-β-D-glucopyranoside　2- 甲基 -L- 赤藓醇 -1-*O*-(6-*O*- 反式 - 芥子酰基)-β-D- 吡喃葡萄糖苷

2-methyl-L-erythritol-4-*O*-(6-*O*-*trans*-sinapoyl)-β-D-glucopyranoside　2- 甲基 -L- 赤藓醇 -4-*O*-(6-*O*- 反式 - 芥子酰基)-β-D- 吡喃葡萄糖苷

6-methyl-L-heptene　6- 甲基 -L- 庚烯

1-methyl-L-histidine　1- 甲基 -L- 组氨酸

3-methyl-L-histidine　3- 甲基 -L- 组氨酸

L-methyl-L-propyl hydrazine　L- 甲丙基肼

2-methyl-2-mercaptan　2- 甲基 -2- 硫醇

5-*O*-methyl-*myo*-inositol (sequoyitol)　5-*O*- 甲基 - 肌 - 肌醇 (红杉醇)

N-methyl-*N*-[2-(*p*-anisyl) ethyl]cinnamamide　*N*- 甲基 -*N*-[2-(*p*- 茴香基) 乙基] 肉桂酰胺

α-methyl-*n*-butyryl shikonin　α- 甲基正丁酰紫草素

6-*O*-methyl-*N*-deacetyl ipecosidic acid　6-*O*- 甲基 -*N*- 去乙酰吐根苷酸

N-methyl-*N*-nitrosourea　*N*- 甲基 -*N*- 亚硝基脲

(−)-6′-methyl-*N*-norreticuline　(−)-6′- 甲基 -*N*- 去甲网叶番荔枝碱

(*E*)-3-methylnon-2-en-4-one　(*E*)-3- 甲基壬 -2- 烯 -4- 酮

methyl-*n*-pentyl ketone　甲基戊基酮

trans-8-methyl-*N*-vanillyl-6-nonenamide　反式 -8- 甲基 -*N*- 香草基 -6- 壬烯酰胺

6-methyloct-4-yl　6- 甲基辛 -4- 基

27-methyloctacos-1, 3-diol　27- 甲基二十八碳 -1, 3- 二醇

methyl sulfonyl methane　甲基磺酰甲烷

4-*O*-methyloxypaeoniflorin　4-*O*- 甲基氧芍药苷

methyl-*O*-α-L-cymaropyranosyl-(1→4)-β-D-digitoxopyranoside　*O*-α-L- 吡喃加拿大麻糖基 -(1 → 4)-β-D- 吡喃洋地黄毒糖甲苷

methyl-*O*-β-D-fructopyranoside　*O*-β-D- 吡喃果糖甲苷

methyl-*O*-β-D-glucopyranoside　甲基 -*O*-β-D- 吡喃葡萄糖苷 (*O*-β-D- 吡喃葡萄糖甲苷)

M

8-(*O*-methyl-*p*-coumaroyl) harpagide 8-(*O*- 甲基 - 对香豆酰基) 哈巴苷 [8-(*O*- 甲基 - 对香豆酰基) 钩果草吉苷]

(*E*)-2-(4-methylpent-1, 3-dienyl) anthraquinone (*E*)-2-(4- 甲基戊 -1, 3- 二烯) 蒽醌

2-methylpent-1-en-4-yn-3-ol 2- 甲基戊 -1- 烯 -4- 炔 -3- 醇

2-(4-methylpent-3-enyl) anthraquinone 2-(4- 甲基戊 -3- 烯基) 蒽醌

9β-(3-methyl-pentoyl-3-en) parthenolide 9β-(3- 甲基戊酰氧基 -3- 烯) 小白菊内酯

m-methyl-*p*-hydroxycinnamic acid 间甲基对羟基桂皮酸

N-methyl-*P*-phenyl phosphonamidothioic-*O*-acid *N*- 甲基 -*P*- 苯基 (胺基膦) 硫代膦 -*O*- 酸

N-methyl-*p*-tyramine hydrochloride *N*- 甲基对酪胺盐酸盐

(*R*)-1-(1-methyl-pyrrolidin-2-yl)-propan-2-one (*R*)-1-(1- 甲基吡咯烷 -2- 基)- 丙 -2- 酮

N-methyl-seco-pseudostrychnine (icajine) *N*- 甲基断伪番木鳖碱 (伊卡金、依卡晶)

1-(methylthio) hept-3-one 1-(甲硫基) 庚 -3- 酮

1-(methylthio) oct-3-one 1-(甲硫基) 辛 -3- 酮

7-methylthioheptane nitrile 7- 甲硫基庚腈

methyltin chloride dihydride (chloromethyl stannane, dihydridomethyltin chloride, chlorodihydridomethyltin) 氯甲基甲锡烷 (氯化甲基二氢化锡)

N-methyl-*trans*-feruloyl-4-methyl dopamine *N*- 甲基反式 - 阿魏酰基 -4- 甲基多巴胺

4-methylumbelliferyl-β-D-galactopyranoside 4- 甲基伞形基 -β-D- 吡喃半乳糖苷

4-methylumbelliferyl-β-D-glucopyranoside 4- 甲基伞形基 -β-D- 吡喃葡萄糖苷

4-methylumbelliferyl-β-D-xyloside 4- 甲基伞形基 -β-D- 木糖苷

6-methylumbrofine 6- 甲基草地乌头芬

2-methylundecan-6-yl benzene 2- 甲基十一烷 -6- 苯

10-methylundecanoic acid 10- 甲基十一酸

2′-*O*-methyluridine 2′-*O*- 甲基尿嘧啶核苷

methylursoxylate 熊果氧酸甲酯

α-methyl-α-(4-methyl-3-pentenyl) oxirane methanol α-甲基 -α-(4- 甲基 -3- 戊烯基) 环氧乙烷甲醇

methyl-α-D-arabinofuranoside α-D- 呋喃阿拉伯糖甲苷

1-*O*-methyl-α-D-cymaropyranoside 1-*O*- 甲 基 -α-D-吡喃磁麻糖苷

methyl-α-D-fructofuranoside α-D- 呋喃果糖甲苷

methyl-α-D-galactofuranoside α-D- 呋喃半乳糖甲苷

methyl-α-D-glucopyranoside α-D- 吡喃葡萄糖甲苷

(4-*O*-methyl-α-D-glucopyranuronic acid)-D-xylan (4-*O*- 甲基 -α-D- 吡喃葡萄糖醛酸)-D- 木聚糖

methyl-α-D-gulofuranoside α-D- 呋喃古洛糖甲苷

methyl-α-D-mannopyranoside α-D- 吡喃甘露糖甲苷

O-12′-methyl-α-ergokryptine *O*-12′- 甲基 -α- 麦角隐亭碱

O-12′-methyl-α-ergokryptinine *O*-12′- 甲基 -α- 麦角异隐亭碱

methyl-α-L-arabinofuranoside α-L- 呋喃阿拉伯糖甲苷

1-methyl-β-carboline (harmane, harman, locuturine, aribine, passiflorin) 1- 甲基 -β- 咔啉 (哈尔满碱、哈尔满、骆驼蓬满碱、牛角花碱)

methyl-β-D-fructofuranoside β-D- 呋喃果糖甲苷

methyl-β-D-glucopyranoside β-D- 吡喃葡萄糖甲苷

3-*O*-6′-*O*-methyl-β-D-glucuronopyranosyl gypsogenin 3-*O*-6′-*O*- 甲基 -β-D- 吡喃葡萄糖醛酸基棉根皂苷元

3-*O*-6′-*O*-methyl-β-D-glucuronopyranosyl quillaic acid 3-*O*-6′-*O*- 甲基 -β-D- 吡喃葡萄糖醛酸基皂树皮酸

3-*O*-(6-*O*-methyl-β-D-glucuronopyranosyl) asiatic acid methyl ester 3-*O*-(6-*O*- 甲基 -β-D- 吡喃葡萄糖醛酸基) 积雪草酸甲酯

3-*O*-(6-*O*-methyl-β-D-glucuronopyranosyl) asiatic acid-28-*O*-β-D-glucopyranoside 3-*O*-(6-*O*- 甲基 -β-D- 吡喃葡萄糖醛酸基) 积雪草酸 -28-*O*-β-D- 吡喃葡萄糖苷

3-*O*-6′-*O*-methyl-β-D-glucuronopyranosyl-28-*O*-methyl gypsogenin 3-*O*-6′-*O*- 甲基 -β-D- 吡喃葡萄糖醛酸基 -28-*O*- 甲基棉根皂苷元

methyl-β-D-xylopyranoside β-D- 吡喃木糖甲苷

methyl-β-L-arabinopyranoside β-L- 吡喃阿拉伯糖甲苷

N-methyl-β-phenethyl amine *N*- 甲基 -β- 苯乙胺

methyl-λ^6-sulfane 甲基 -λ^6- 硫烷

1-methyoxyficifolinol 1- 甲氧基菲西佛利醇

3-(4-methyoxyphenyl)-2-methyl-2-acrylic acid 3-(4- 甲氧苯基)-2- 甲基 -2- 丙烯酸

(*E*)-4-[(2-methypropyl) amino]-4-oxo-2-butenoic acid (*E*)-4-[(2- 甲丙基) 氨基]-4- 氧亚基 -2- 丁烯酸

methysergide 二甲麦角新碱

methysticin 醉椒苦素

1-(methythio)-1-propene 1- 甲硫基 -1- 丙烯

2-[(methythio) methyl]furan 糠基甲基硫醚 [2-(甲硫甲基) 呋喃]

mevalonic acid (hiochic acid) 甲瓦龙酸(甲羟戊酸)

DL-mevalonic acid lactone DL- 甲瓦龙酸内酯

mevaloside 甲瓦龙苷

mexicanins E ～ I 墨西哥堆心菊素(墨西菊宁)E ～ I

mexolide 小叶九里香双内酯

mexoticin 九里香素(迈九里香素、迈月橘素)

mexoticin [8-(2′, 3′-dihydroxy-3′-methylbut)-5, 7-dimethoxycoumarin] 迈月橘素 [8-(2′, 3′- 二羟基 -3′- 甲丁基)-5, 7- 二甲氧基香豆素]

mezcaline (mescaline) 黑斯卡灵(莫斯卡灵、中美仙人掌毒碱)

mezerein 欧瑞香素

mezzettiasides 1 ～ 9 蚁花苷 1 ～ 9

Mg-26-*O*-β-D-glucopyranosyl-22-methoxy-5β-furost-1β, 3β, 4β, 5β, 26-pentahydroxy-2β-yl-sulfate monohydroxide 26-*O*-β-D- 吡喃葡萄糖基 -22- 甲氧基 -5β- 呋甾 -1β, 3β, 4β, 5β, 26- 五羟基 -2β- 基 - 硫酸镁单羟化物

michelalbine (normicheline A) 白兰花碱(白兰碱、去甲含笑碱 A)

michelenolide 含笑烯内酯(乌心石环氧内酯)

michelia base 含笑属碱

micheline A (ushinsunin, ushinsunine) 含笑碱 A(黄心树宁碱)

micheliolide 乌心石内酯

michellamines A ～ F 米歇尔胺 A ～ F

michepressine 含笑素

micrandrols A, B 小雄戟酚 A、B

micranoic acids A, B 小花五味子酸 A、B

micranol 小花樟碱

micranthanone A 照山白酮 A

micranthine 小花质

micranthoside 麦克莱苷

microcin SF 608 微囊藻素 SF 608

microcolins A, B 微鞘藻素 A、B

microcyclamide 微囊环酰胺

microcystilide A 铜锈微囊藻肽 A

(*E*)-Dhb-microcystin-HtyR (*E*)-Dhb- 微胱氨酸 -HtyR

(*E*)-Dhb-microcystin-LR (*E*)-Dhb- 微胱氨酸 -LR

seco[D-asp3]microcystin-RR 开环 [D-asp3] 微胱氨酸 -RR

microdons A, B 小齿锥花素 A、B

microfalcatin-4′-isovalerate 大管素 -4′- 异缬草酸酯

microfolian 小叶似洋椿素

microfolione 小叶似洋椿酮

microginins 51-A, 91-C ～ E, 299-A ～ D, 478, SD 755 微囊藻宁 51-A、91-C ～ E、299-A ～ D、478、SD 755

microhelenins A ～ C 小堆心菊荷素 A ～ C

microlenin 小堆心菊素

microlepin 鳞盖蕨苷

micromarin F 小芸木香豆素 F

micromelin (micromelumin) 小芸木素(小芸木宁)

micromelosides A ～ D 小芸木苷 A ～ D

micromelumin (micromelin) 小芸木宁(小芸木素)

micromeric acid 姜味草酸

microminutin 小花小芸木亭(小芸木呋喃内酯)

microminutinin 小花小芸木宁

micropeptin 微囊藻肽

microphyllaquinone 小叶棘枝醌

microphyllone 小叶厚壳树醌

micropubescin 短毛小芸木素

microstegiol 小盖鼠尾草酚

microtubule-binding protein 微管结合蛋白

microviridins A ～ I 绿微囊藻素 A ～ I

mihemerocallin 小萱草根素

mikanin 薇甘菊黄素

mikanoidine 米甘草千里光碱

mikanolide 薇甘菊内酯

miliacin 黍素

militarine 四裂红门兰素

militarinones A ～ D 米利塔里酮 A ～ D

milk sugar (lactose, glucose-4-β-galactoside) 乳糖(葡萄糖 -4-β- 半乳糖苷)

millefin 千叶蓍内酯

millepachine 台湾鱼藤素

millesianins A ～ G 香花崖豆藤素 A ～ G

milletol 鸡血藤醇

millettiaosas A, B 美丽鸡血藤酮 A、B

millettiaspecosides A ～ D 美丽鸡血藤苷 A ～ D

millewanins F ～ H 崖豆藤素(台湾崖豆藤素)F ～ H

milliamines A ～ M 铁海棠碱 A ～ M

millingtonine 烟筒花碱

millinolol 崖豆藤酚醇

M

miltanthin (pronuciferine)　前荷叶碱 (前莲碱)
miltiodiol　丹参二酚 (丹参酮二酚)
miltionones Ⅰ, Ⅱ　丹参酚醌Ⅰ、Ⅱ
miltipolone　丹参环庚三烯酚酮 (丹参烯酚酮)
miltirone　丹参新酮
mimengosides A ～ K　密蒙花苷 (密蒙萜苷) A ～ K
mimopudine　含羞草定碱
mimoside　含羞草苷
mimosifolenone　含羞草田皂角酮
mimosifoliol　含羞草田皂角酚
L-mimosine　L- 含羞草碱
mimosine　含羞草碱
mimosine-*O*-β-D-glucoside　含羞草碱 -*O*-β-D- 葡萄糖苷
mimosols A ～ G　含羞云实醇 A ～ G
mimulones A ～ H　沟酸浆隆酮 A ～ H
2-minaline　2- 吡咯甲酸
minaxaesalodilide　喙荚云实双内酯
minaxin A　喙荚云实星 A
minecoside　米内苷
mingjinianuronides A, B　紫花八宝苷甲、乙
miniatine　君子兰阿亭碱 (君子兰双碱)
minimaosides A, B　石胡荽苷 A、B
minimiflorin　极小花矛果素
minimolides A ～ H　鹅不食内酯 A ～ H
minoriceine　小长春蔓因
minoricine　小长春蔓日辛
minorin (vincamine)　长春花胺 (长春蔓胺、长春胺)
minovincine　小长春蔓辛
minovincinine　小长春蔓辛宁
minovine　小长春蔓文
minpeimine　岷贝碱甲
minpeiminine　岷贝碱乙
minquartynoic acid　圭亚那下层树炔酸
mintglyoxal　薄荷二酮
minumicrolin　小花小芸木林素
(–)-minumicrolin　(–)- 小花小芸木林素
minumicrolin acetonide　小花小芸木林素丙酮化物
minumicrolin isovalerate　小花小芸木林素异缬草酸酯
minwanensin　闽皖八角素 (闽皖素)
miogadial　蘘荷二醛
mioganal　蘘荷萜醛
miogatrial　蘘荷三醛
mioporosidegenin　米欧波罗苷元
miquelianin (quercetin-3-*O*-β-D-glucuronide)　米魁氏白珠树素 (槲皮素 -3-*O*-β-D- 葡萄糖醛酸苷)
mirabijalones A, B　紫茉莉酮 A、B
mirabilin　惊愕仙客来苷
miraxanthins Ⅰ～Ⅴ　紫茉莉黄质 (紫茉莉花黄素) Ⅰ～Ⅴ
mirificin (puerarin apioside)　美佛辛 (葛根素芹菜糖苷)
mirificin-4′-*O*-glucoside　美佛辛 -4′-*O*- 葡萄糖苷
miroestrol　葛雌素
β-miroside　β- 弥洛松苷
miscandenin　微甘菊素
miscanthoside　芒花苷
miserotoxin　米赛毒素
misrametine　紫花疆罂粟亭
(–)-misramine　(–)- 紫花疆罂粟碱
(+)-misrhybridine [(+)-roehymine]　(+)- 紫花疆罂粟亥明
mistletoe lectin　槲寄生植物凝集素
mitobronitol　二溴甘露醇
mitogen　丝分裂素
mitolactol　二溴卫矛醇
mitoridine　催吐萝芙木定
mitraciliatine　帽柱木亭
mitragyna base　帽柱木属碱
mitragyna oxindole base　帽柱木羟吲哚碱
mitragynine (mitraphyllic acid methyl ester, 9-methoxycorynantheidine)　帽柱木碱 (帽柱木酸甲酯、9- 甲氧基柯楠碱)
mitragynol　帽柱木醇
mitrajavine　帽柱木文
mitraphyllic acid　帽柱木酸
mitraphyllic acid methyl ester (mitragynine, 9-methoxycorynantheidine)　帽柱木酸甲酯 (帽柱木碱、9- 甲氧基柯楠碱)
mitraphyllic acid-(16 → 1)-β-D-glucopyranoside ester　帽柱木酸 -(16 → 1)-β-D- 吡喃葡萄糖酯苷
mitraphylline　帽柱叶碱 (帽柱木菲碱、帽柱木非灵)
mitraphylline *N*-oxide　帽柱叶碱 *N*- 氧化物
mitraspecine　帽柱木辛
mitraversine　帽柱木蔚素

cis-miyabenol C　顺式 - 宫部苔草酚 (顺式 - 宫边苔草酚) C	moluccanic acid　石栗酸
miyabenol C　宫部苔草酚 (宫边苔草酚、还龄多酚) C	moluccanin　石栗素
miyaconine　宫部乌头原碱	molvizarin　莫维扎素
miyaconinone　宫部乌头宁酮	mombasol　蒙巴萨杜楝醇
miyaconitine　宫部乌头碱	momorcerebroside　苦瓜脑苷
miyaconitinone　宫部乌头碱酮	momorcharasides A, B　苦瓜子苷 A、B
miyaginin　美丽胡枝子宁	α (β)-momorcharin　α (β)- 苦瓜素
miyakamides A_1, A_2, B_1, B_2　宫古酰胺 A_1、A_2、B_1、B_2	α-momorcharin　α- 苦瓜素
miyoshianines A ～ C　东北石杉碱 A ～ C	β-momorcharin　β- 苦瓜素
mncodianin F　恩克典素 F	γ-momorcharin　γ- 苦瓜素
mniopetals A ～ F　花瓣藓醛 A ～ F	momorcochin S　木鳖糖蛋白 S
mocochinosides A, B　木鳖子三萜苷 A、B	momordenol　苦瓜烯醇
modiolide A　偏顶蛤内酯 A	momordic acid　木鳖子酸
moellendorffiline　走马芹内酯	momordica charantia inhibitor　苦瓜抑制剂
mogroester　罗汉果二醇苯甲酸酯	momordica charantia lectin　苦瓜凝集素
mogrol　罗汉果醇	momordica saponins Ⅰ, Ⅱ　苦瓜子皂苷Ⅰ、Ⅱ
mogrol-3, 24-di-*O*-β-glucopyranoside　罗汉果苦苷 A (罗汉果醇 -3, 24- 二 -*O*-β- 吡喃葡萄糖苷)	momordicacoside (momordicoside) G　苦瓜属苷 G
mogrosides Ⅰ～Ⅵ, Iva, Ia_1, IIA, IIA_2, II E, III E, $IIIA_1$, III A_2, IVe　罗汉果皂苷 (罗汉果苷) Ⅰ～Ⅵ、Iva、Ia_1、IIA、IIA_2、II E、III E、$IIIA_1$、III A_2、IVe	momordicilin　苦瓜灵
mohsenone　莫塞酮	momordicin　苦瓜辛
mokkolactone　二氢脱氢广木香内酯	momordicines Ⅰ～Ⅷ　苦瓜素Ⅰ～Ⅷ
moldavoside　香青蓝黄酮苷	momordicinin　苦瓜宁
molephantin　柔毛地胆亭	momordicolide　苦瓜内酯
molephantinin　白花地胆草宁素 (柔毛地胆宁)	momordicoside (momordicacoside) G　苦瓜属苷 G
molihuaosides A ～ E　茉莉花苷 A ～ E	momordicosides A ～ W, F_1, F_2　苦瓜属苷 A ～ W、F1、F2
mollebenzyl anols A, B　羊踯躅苯烷醇 A、B	momordin Ⅰ c 6′-methyl ester　木鳖子皂苷Ⅰ c 6′- 甲酯
mollfoliageins A ～ F　羊踯躅叶素 A ～ F	momordin Ⅱ e (hemsloside Ma_2)　木鳖子皂苷 Ⅱ e (雪胆苷 Ma_2)
molliclavine　软麦角碱	momordin-2′-*O*-β-D-glucopyranoside　苦瓜定 -2′-*O*-β-D- 吡喃葡萄糖苷
mollinedine　毛立尼碱	momordins Ⅰ～Ⅲ, Ⅰ a ～Ⅰ e, Ⅱ a ～Ⅱ e　木鳖子皂苷 (苦瓜定) Ⅰ～Ⅲ、Ⅰ a ～Ⅰ e、Ⅱ a ～Ⅱ e
mollisacasidin　莫里凯斯素	momordol　苦瓜醇
mollisides A, B　毛叶合欢苷 A、B	monachosorins A ～ C　烯子蕨素 A ～ C
mollislactone　绵毛马兜铃内酯	monacolin K (lovastatin)　莫那可林 K (洛伐他汀)
mollisorins A, B　毛叶向日葵素 A、B	monacolin K acid　莫那可林 K 酸
mollolide A　羊踯躅内酯 A	monacolin K, L, S hydroxyl acid methyl ester　莫那可林 K、L、S 羟酸甲酯
mollugin　大叶茜草素	monacolins J ～ X, V_1 ～ V_6　莫那可林 J ～ X、V_1 ～ V_6
mollugogenols A ～ D　粟米草精醇 A ～ D	monankarins A ～ D　安卡红曲素 A ～ D
mollupentin　粟米草素	monaphilones A ～ C　红曲菲林酮 A ～ C
moloscandonine　摩洛斯堪多灵碱	

monapilols A ～ D　红曲丙素醇 A ～ D

monapurfluores A, B　红曲蓝荧光素 A、B

monapurones A ～ C　红曲丙烯酮 A ～ C

monapurpureusins A, B　紫色红曲素 A、B

monapurpyridine A　紫色红曲吡啶 A

monardaein　朱唇花葵苷 (美国薄荷素)

monascin　红曲素

monascodilone　红曲二内酯

monascopyridines A ～ D　红曲吡啶 A ～ D

monascorubramine　红曲紫色拉素

monascorubrin　红曲红色素

monascupurpurin　紫红曲素

monascus red　红曲红素

monascusazaphilones A ～ C　红曲嗜氮酮 A ～ C

monascuspirolides A, B　红曲螺内酯 A、B

monascustin　红曲亭内酯

monasfluores A, B　红曲荧光素 A、B

monaspurpurone　紫红曲酮 (紫色红曲霉酮)

monbarbatain A　短瓣兰菲素 A

mongolenin　蒙古蒿素

mongolicumins A, B　蒙古蒲公英素 A、B

mongrhoside　蒙红景天苷

moniliferanone C　念珠囊褐藻酮 C

moniliformine　细茎石斛醇

moniline　细茎石斛碱

moniliquinone　细茎石斛醌

monnierasides Ⅰ～Ⅲ　假马齿苋拉苷 Ⅰ～Ⅲ

monnierisides A ～ G　蛇床色原酮苷 A ～ G

mono-(2-ethyl hexyl) phthalate　邻苯二甲酰单 -2- 乙酯

mono-(*E*)-8, 11, 12-trihydroxy-9-stearic acid glyceride　(*E*)-8, 11, 12- 三羟基 -9- 硬脂酸单甘油酯

mono-(*Z*)-12-octadecen-α-glyceride　(*Z*)-12- 十八烯 -α- 单甘油酯

mono-26-hydroxyhexacosanoic acid glyceride　26- 羟基二十六酸单甘油酯

mono-26-hydroxyhexacosanoic acid-3′-glyceride　26- 羟基二十六酸 -3′- 单甘油酯

mono-28-hydroxyoctacosanoic acid glyceride　28- 羟基二十八酸 -3′- 单甘油酯

mono-2-ethyl hexyl 1, 2-benzenedicarboxylate　1, 2- 苯二甲酸 - 单 -2- 乙基己基酯

mono-2-ethyl hexyl phthalate　邻苯二甲酸单 -2- 乙基己基酯

monoacetyl britannilactone　单乙酰基大花旋覆花内酯

monoacetyl glycoperine　单乙酰糖基大叶芸香任

monoacetyl lucaconine　单乙酰光乌头原碱

monoacetyl martynoside　单乙酰角胡麻苷

monoacetyl neriifolin (cerberin)　单乙酰黄花夹竹桃次苷乙 (单乙酰黄夹次苷乙、海杧果毒素)

monoacetyl songorine　单乙酰华北乌头碱

monoacetyl talatisamine　单乙酰塔拉乌头胺

monoammonium glycyrrhizinate (ammonium glycyrrhizinate)　甘草酸单铵盐 (甘草酸铵)

α, β-monoanhydrorhodexigenin　α, β- 脱水万年青配质

monobehenin　二十二酸 -1- 甘油酯

monobromoacetic acid　一溴代乙酸

β-monobromoacrylic acid　β- 一溴代丙烯酸

monobromomonoiodoacetic acid　一溴一碘代乙酸

monocaffeoyl tartaric acid　单咖啡酰酒石酸

monochloroacetic acid　一氯代乙酸

α-monochloroacrylic acid　α- 一氯代丙烯酸

β-monochloroacrylic acid　β- 一氯代丙烯酸

monochloromonobromoacetic acid　一氯一溴代乙酸

monochloromonoiodoacetic acid　一氯一碘代乙酸

monocillin Ⅱ glycoside　单西利Ⅱ糖苷

monocrotalin　单响尾蛇毒蛋白

monocrotaline (crotaline)　单猪屎豆碱 (野百合碱、农吉利甲素)

monocrotic acid　一野百合酸

monocrotophos　久效磷

monodecaffeoyl zebrinin　单去咖啡酰基吊竹梅素

5, 6-monoepoxy-β-carotene　5, 6- 单环氧 -β- 胡萝卜素

monoferuloyl-(*R*, *R*)-(+)-tartaric acid　单阿魏酰 -(*R*, *R*)-(+)- 酒石酸

monogalactosyl diacyglyceride　单半乳糖二酰甘油酯

monogalactosyl diglyceride　单半乳糖基甘油二酯 (单半乳糖基二脂酰甘油酯)

monogentiobiosyl crocetin　单龙胆二糖基藏花酸

monogynol B (fagarasterol, lupeol, β-viscol)　羽扇豆醇 (蛇麻脂醇、羽扇醇)

monoheneicosanoin　二十一酸单甘油酯

monoheptadecanoin　十七酸单甘油酯

monoiodoacetic acid　一碘代乙酸

α-monoiodoacrylic acid　α- 一碘代丙烯酸

β-monoiodoacrylic acid　β- 一碘代丙烯酸

monoiodo-tyrosine　一碘酪氨酸

monolaurin　月桂酸甘油酯

monolignol glucoside　单木质醇葡萄糖苷

monolinoleic acid-1-glyceride　亚油酸 -1- 单甘油酯

monolinoleic acid-2-glyceride　亚油酸 -2- 单甘油酯

2-monolinolein　2- 单亚油酸甘油酯

1-monolinolein　1- 单亚油酸甘油酯 (1- 单亚油精)

monolinolenin (glyceryl monolinolenate, glycerol monolinoleate)　亚麻酸甘油酯 (亚麻酸甘油酯)

monolinoleoyl glyceride　亚油酸甘油单酯

monolupine (anagyrine, rhombinin)　臭豆碱 (安那吉碱、安纳基林)

monomargine　边生单果碱

monomelittoside　美利妥单苷 (假蜜蜂花单苷、单假蜜蜂花苷)

monomethyl amentoflavone　单甲基穗花杉双黄酮 (穗花杉双黄酮单甲醚)

L-1-monomethyl citrate　L- 柠檬酸 -1- 甲酯

7″-monomethyl hinokiflavone (isocryptomerin)　7″- 单甲基扁柏双黄酮 (异柳杉双黄酮)

monomethyl kolavate　一甲基考拉酸酯

monomethyl lithospermate　紫草酸单甲酯

monomethyl phthalate　邻苯二甲酸单甲酯

monomethyl succinate　丁二酸单甲酯

monomethyl-*cis*-hinokiresinol　单甲基 - 顺式 - 扁柏树脂酚

meso-monomethyl-dihydroguaiaretic acid　内消旋 - 单甲基二氢愈创木酸

monomyristin　肉豆蔻酸甘油酯

monononadecanoin　十九酸单甘油酯

mononorvalerenone　单去甲缬草烯酮

1-monoolein　1- 单油酸甘油酯

monoolein　单油酸甘油酯

α-monoolein　α- 单油酸甘油酯

β-monoolein　β- 单油酸甘油酯

9-monooleoyl glyceride　9- 十八烯酸单甘油酯

mono-*O*-methyl amentoflavone　单 -*O*- 甲基穗花杉双黄酮

mono-*O*-methyl honokiol　单氧甲基和厚朴酚

L-(–)-α-monopalmitin　L-(–)-α- 单棕榈酸甘油酯

L-α-monopalmitin　L-α- 单棕榈酸甘油酯

(±)-1-monopalmitin　(±)-1- 单棕榈甘油酯

α-monopalmitin (glycerol 1-*O*-monohexadecanoate, glycerol monopalmitate, glycerol 1-monopalmitate, glycerol 1-hexadecanoate, 1-monopalmitin)　α- 棕榈酸单甘油酯 (1-*O*- 十六酸单甘油酯、单棕榈酸甘油酯、棕榈酸单甘油酯、棕榈酸 -1- 单甘油酯、十六酸 -1- 甘油酯、1- 棕榈酸单甘油酯)

1-monopalmitin (α-monopalmitin, glycerol 1-*O*-monohexadecanoate, glycerol monopalmitate, glycerol 1-monopalmitate, glycerol 1-hexadecanoate)　1- 棕榈酸单甘油酯 (α- 棕榈酸单甘油酯、1-*O*- 十六酸单甘油酯、单棕榈酸甘油酯、棕榈酸单甘油酯、棕榈酸 -1- 单甘油酯、十六酸 -1- 甘油酯)

mono-*p*-coumaroyl glyceride　单对香豆酰甘油酯

monopentadecanoin　十五酸单甘油酯

n-monopentadecanoin　正十五酸单甘油酯

monoperoxyhexanedioic acid　单过氧己二酸

monoperoxyterephthalic acid　对苯单过氧二甲酸

monordens C ～ E　单根菌内酯 C ～ E

monordicophenoide A　苦瓜酚苷 A

monorhein (rhein, rheic acid)　大黄酸

monoricinolein　单蓖麻酸酯

monostearin　单硬脂酸甘油酯

β-monostearin　β- 硬脂酸甘油酯

monoterpene glucoside　单萜葡萄糖苷

monoterpenyl magnolol　单萜烯木兰醇

monotesones A, B　莫诺特树酮 A、B

monotropein　水晶兰苷

monotropein methyl ester　水晶兰苷甲酯

monotropitin (monotropitoside, gaultherin)　松下兰苷 (白株树素、冬绿苷)

monotropitoside (gaultherin, monotropitin)　松下兰苷 (冬绿苷、白株树素)

monspessulanine　盂勃金雀花碱

montadial A　圆孢地花菌二醛 A

montanic acid (octacosanoic acid)　褐煤酸 (二十八酸、廿八酸)

montanin diacetate　斑籽宁素二乙酸酯

montanine　山网球花碱 (高山网球花碱、山小星蒜碱)

montanins A ～ D 斑籽宁素 (高山香科素) A ～ D
montanol 山菊醇
montanon 山地荚蒾酮
montanon 山地蒿酮
montanosides 1, 2 绣球藤苷 1、2
montbretins A, B 观音兰黄酮苷 (雄黄兰素) A、B
montbretol 蒙氏鼠尾草酚
monticamine 山地乌头胺
monticoline 山地乌头碱
(+)-mopanol (+)- 莫潘可乐豆酚
moracenins A ～ D 桑白皮素 A ～ D
moracetin 桑苷
morachalcone A 桑树查耳酮 A
moracins A ～ P 桑辛素 A ～ P
moradeine 矛瑞德因
moran A 桑糖苷元 (桑糖朊、桑白皮多糖) A
morcin M 莫辛素 M
morelensin 莫雷裂榄素
morellic acid 藤黄酸 B
morellin 藤黄宁 (桑藤黄素、桑藤黄醛)
morellin dimethyl acetal 桑藤黄素二甲基缩醛
morelloflavone 藤黄双黄酮
morelsin (desmethoxypodophyllotoxin) 去甲氧基鬼臼毒素
moretenol 莫顿湾无花果醇 (莫雷亭醇、矛瑞屯醇)
moretenone 莫雷亭酮 (莫顿湾无花果酮)
moretenyl margarate 莫顿无花果烯醇十七酸酯
moretenyl palmitate 莫顿无花果烯醇棕榈酸酯
morierinin 莫里尔树素
morin (3, 5, 7, 2′, 4′-pentahydroxyflavone) 桑色素 (3, 5, 7, 2′, 4′- 五羟基黄酮)
morin hydrate 水合桑色素
morin-3-*O*-glucoside 桑色素 -3-*O*- 葡萄糖苷
morin-3-*O*-xyloside 桑色素 -3-*O*- 木糖苷
morin-7-*O*-β-D-glucoside 桑色素 -7-*O*-β-D- 葡萄糖苷
morindaparvins A, B 百眼藤醌 A、B
morindin 橄树素苷
morindone 巴戟醌
moringin 辣木籽素
moringine 辣木碱
morinin L 蘼苓素 L
morinlongoside C 大花木巴戟苷 C
morinols A ～ L 刺参木脂醇 (刺续断醇) A ～ L
moritannic acid (kino-yellow, maclurin, laguncurin) 桑鞣酸 (桑橙素)
moroccolide A 摩洛哥内酯 A
morolic acid 摩拉豆酸 (黄莲木酸、模绕酸)
morolic acid acetate 摩拉豆酸乙酸酯
moronic acid (ambronic acid) 摩拉豆酮酸 (模绕酮酸、阿姆布酮酸)
morphia (morphium, morphine, morphina) 吗啡
morphina (morphium, morphia, morphine) 吗啡
morphinane 吗啡烷
morphine (morphium, morphia, morphina) 吗啡
morphine-3-methyl ether (methyl morphine, codicept, codeine) 吗啡 -3- 甲醚 (可待因、甲基吗啡)
morphium (morphine, morphia, morphina) 吗啡
morpholine 吗啉
7α-morroniside 7α- 莫罗忍冬苷 (7α- 莫诺苷)
7β-morroniside 7β- 莫罗忍冬苷 (7β- 莫诺苷)
morroniside 莫诺苷 (莫罗忍冬苷)
mortivinacin A 葡酒色被孢霉素 A
morusan 桑多糖
morusignins D ～ F 显桑素 D ～ F
morusin 桑皮素 (桑根皮素、桑根素、桑辛素)
morusin-4″-glucoside 桑皮素 -4″- 葡萄糖苷
morusinol 桑皮醇 (桑根皮醇、黄酮桑根皮醇)
moscatin 拖鞋状石斛素
moscatin (2, 5-dihydroxy-4-methoxyphenanthrene) 拖鞋状石斛素 (2, 5- 二羟基 -4- 甲氧基菲)
moscatine 矛卡亭
moschamindole (serotobenine) 香矢车菊吲哚 (红花羟色胺)
cis-moschamine 顺式 - 香矢车菊胺
moschamine 香矢车菊胺
moschatol 麝香阿魏醇
mosinone A 莫舍素酮 A
mosins A ～ C 莫舍素 A ～ C
mosloflavone 荠苧黄酮
moslolignans A, B 石荠宁木脂素 A、B
moslosooflavone 苏荠苧黄酮 (苏州荠苧黄酮)

mossambine (dipplorrhyncine) 矛萨宾	mucoxin 黏罗林新
motiol 莫替醇 (半齿萜醇)	mucrolide (sivasinolide) 锡瓦斯密菊蒿内酯
motrilin 毛曲番荔枝素	mucronatine (usaramine) 猪屎豆碱 (光萼猪屎豆碱、光萼野百合胺、光萼猪屎豆碱)
moupinamide (*N-trans*-feruloyl tyramine) 穆坪马兜铃酰胺 (*N*- 反式 - 阿魏酰基酪胺)	mucronatinine 次猪屎豆碱
moxartenolide 艾蒿内酯	mucronatone 红苗苓酮
moxartenone 艾蒿酮	mucronine A 尖叶枣宁 A
moxicoumone (fleboxil, moxile) 吗西香豆素 (双吗香豆素)	mucronulatol 微凸剑叶莎醇 (尖叶军刀豆酚、微尖头酚、微凸剑叶莎酚、短尖剑豆酚)
moxile (moxicoumone, fleboxil) 吗西香豆素 (双吗香豆素)	(–)-mucronulatol (–)- 尖叶军刀豆酚
mubenins A ～ C 七姐妹藤苷 A ～ C	(*R*)-mucronulatol (*R*)- 尖叶军刀豆酚
mubenoside A 那藤苷 A	mucronulatol-7-*O*-glucoside 尖叶军刀豆酚 -7-*O*- 葡萄糖苷
mubiesins A ～ E 木鳖子脂素 A ～ E	mucuadinine 油麻藤宁碱
mubironines A ～ C 木比隆碱 A ～ C	mucuadininine 油麻藤尼宁碱
mucic acid 黏酸	mucuna base 油麻藤属碱
mucic acid dimethyl ester 2-*O*-gallate 黏酸二甲酯 -2-*O*- 没食子酸酯	mucunagenins A, B 油麻藤苷元 A、B
mucic acid-1, 4-lactone methyl ester-2-*O*-gallate 黏酸 -1, 4- 内酯甲酯 -2-*O*- 没食子酸酯	mucunine 油麻藤碱
mucic acid-1, 4-lactone methyl ester-5-*O*-gallate 黏酸 -1, 4- 内酯甲酯 -5-*O*- 没食子酸酯	mudanosides A, B 牡丹苷 (牡丹酚苷) A、B
mucic acid-1, 4-lactone-2-*O*-gallate 黏酸 -1, 4- 内酯 -2-*O*- 没食子酸酯	mudanpinoic acid A 牡丹皮酸 A
mucic acid-1, 4-lactone-3, 5-di-*O*-gallate 黏酸 -1, 4- 内酯 -3, 5- 二 -*O*- 没食子酸酯	mudanpiosides A ～ H 牡丹皮苷 A ～ H
mucic acid-1, 4-lactone-5-*O*-gallate 黏酸 -1, 4- 内酯 -5-*O*- 没食子酸酯	mufangchin A (menisine) 木防己素甲 (门尼新碱)
mucic acid-1-methyl ester-2-*O*-gallate 黏酸 -1- 甲基酯 -2-*O*- 没食子酸酯	mufangchin B (menisidine) 木防己素乙 (门尼定)
mucic acid-2-*O*-gallate 黏酸 -2-*O*- 没食子酸酯	mugiline 鲻精蛋白
mucic acid-6-methyl ester-2-*O*-gallate 黏酸 -6- 甲基酯 -2-*O*- 没食子酸酯	mukagolactone 稀子蕨内酯
mucigen 黏蛋白原	mukeic acid (mukoeic acid) 调料九里香酸
mucin 黏蛋白 (黏液蛋白)	muketanin (2, 5-dihydroxy-3-methyl-6-undecyl-1, 4-benzoquinone) 调料九里香坦宁 (2, 5- 二羟基 -3- 甲基 -6- 十一基 -1, 4- 苯醌)
mucocin 黏液卷团素	mukoeic acid (mukeic acid) 调料九里香酸
mucodianins A ～ F 白花油麻藤素 A ～ F	mukoenines A, B 调料九里香碱 A、B
mucoinositol 黏质肌醇 (黏肌醇)	mukolidine 调料九里香里定碱
muconin 黏罗林宁	mukoline 调料九里香林碱
mucopolysaccharide 黏多糖	mukonal 调料九里香醛
mucoprotein 黏糖蛋白	mukonicine 调料九里香辛碱
mucous hemogglutinin 黏液血球凝集素	mukonidine 调料九里香定碱
	mukonine 调料九里香宁碱
	mukulol 穆库尔没药醇
	mukurosigenin 无患子皂苷元
	mukurozi saponins A ～ E 无患子皂苷 A ～ E

mukuroziosides Ⅰa, Ⅰb, Ⅱa, Ⅱb 无患子倍半萜苷Ⅰa、Ⅰb、Ⅱa、Ⅱb	
mulberranol 环桑色醇	
mulberrin 桑素	
mulberrochromene 桑色烯 (桑皮色烯素)	
mulberrofurans A～Z 桑呋喃 A～Z	
cis-mulberroside A 顺式 - 环桑皮苷 A	
mulberrosides A～F 桑皮苷 A～F	
mulin-11, 13-dien-20-oic acid 莫里木 -11, 13- 二烯 -20- 酸	
mulin-12, 14-dien-11-on-20-oic acid 莫里木 -12, 14- 二烯 -11- 酮 -20- 酸	
mulin-12-en-11, 14-dion-20-oic acid 莫里木 -12- 烯 -11, 14- 二酮 -20- 酸	
mulinolic acid 莫里木酸	
mulleinsaponins Ⅰ～Ⅶ 毛蕊花属苷Ⅰ～Ⅶ	
multibioactive substances mytilus edulio 贻贝多活素	
multicaulin 多茎鼠尾草素	
multicaulisin 鲁桑素	
multidione 珊瑚花二酮	
multifidol (2-methyl butyryl phloroglucinol) 珊瑚花酚 (2- 甲丁酰间苯三酚)	
multiflor-7-en-3β-acetate 7- 多花独尾草烯醇 -3β- 乙酸酯	
multiflor-7-ene 7- 多花独尾草烯	
multiflor-8-ene 8- 多花独尾草烯	
multiflor-9 (11)-ene 9 (11)- 多花独尾草烯	
multiflora-5, 7, 9 (11)-trien-3, 29-diol 3, 29-dibenzoate 多花白树 -5, 7, 9 (11)- 三烯 -3, 29- 二醇 3, 29- 二苯甲酸酯	
multiflora-7, 9 (11)-dien-3α, 29-diol 3, 29-dibenzoate 多花白树 -7, 9 (11)- 二烯 -3α, 29- 二醇 3, 29- 二苯甲酸酯	
multiflora-7, 9 (11)-dien-3α, 29-diol 3-benzoate 多花白树 -7, 9 (11)- 二烯 -3α, 29- 二醇 3- 苯甲酸酯	
multiflora-7, 9 (11)-dien-3α, 29-diol 3-*p*-hydroxybenzoate-29-benzoate 多花白树 -7, 9 (11)- 二烯 -3α, 29- 二醇 3- 对羟基苯甲酸 -29- 苯甲酸酯	
multiflorenol 多花白树烯醇 (多花独尾草烯醇、营实烯醇)	
multiflorine 多花羽扇豆碱	
multiflorins A, B 多花蔷薇苷 A、B	
multifloroside 多花茉莉苷	
multifloside A 粉团蔷薇甲苷	
multiforisins A～I 多孔麻孢素 A～I	
multigilins Ⅰ, Ⅱ 多白莱菊灵Ⅰ、Ⅱ	
multinoside A acetate 野蔷薇苷 A 乙酸酯	
multinosides A, B 野蔷薇苷 A、B	
multiorthoquinone 多茎鼠尾草邻醌	
multiplolides A, B 多枝炭角菌内酯 (多倍鹿角菌内酯) A、B	
multiradiatin 多白莱菊素	
multislactone 多穗金粟兰萜内酯	
multistalactones C～E 多穗金粟兰内酯 C～E	
multistalides A, B 多穗金粟兰酯 A、B	
multistatin 多白莱菊亭	
munchiwarin 假苜蓿素	
mundulinol 栓皮豆酚	
muningin 明宁京	
L-munitagine L- 蓟罂粟精	
munjistin (9, 19-dihydro-1, 3-dihydroxy-9, 10-dioxo-2-anthracene carboxylic acid) 茜草色素 (9, 19- 二氢 -1, 3- 二羟基 -9, 10- 二氧亚基 -2- 蒽甲酸)	
munroniamide 地黄连酰胺	
munronins A～F 地黄连素 A～F	
munronoids A～O 地黄连萜 A～O	
munronolide 地黄连内酯	
munronolide-21-*O*-β-D-glucopyranoside 地黄连内酯 -21-*O*-β-D- 吡喃葡萄糖苷	
munsericin 栓皮豆素	
mupinensisone 绿舒筋酮	
muraculatin 千里香拉亭	
muramine (cryptopalmatine) 黑水罂粟胺 (蓟罂粟胺、隐掌叶防己碱、隐品巴马亭)	
murasakimasarins Ⅰ～Ⅳ 雾岛紫甘薯树脂糖苷Ⅰ～Ⅳ	
murexide 紫脲酸胺	
murexine 螺碱 (骨螺碱)	
muricapentocin 刺果五羟基番荔枝素	
muricarpones A, B 疣果豆蔻酮 A、B	
muricatacin 番荔枝皂素	
muricatalicins Ⅰ～Ⅵ 刺果番荔枝素Ⅰ～Ⅵ	
muricatetrocins A, B 刺果番荔枝四素 A、B	
muricatins A, B 糙茎牵牛素 A、B	
muricatocins A～C 刺番荔枝辛 A～C	

muricine　刺果番荔枝碱	murraxonin　小叶九里香酸 (九里香宁)
muricinine　刺果番荔枝宁	murrayacarine　柯式九里香卡任碱
muricins A ～ I　刺果番荔枝新素 A ～ I	murrayacarpin A　九里香亚卡品 A
muricoreacin　刺果番荔枝新	murrayacine　月橘次碱
murihexocins A ～ C　刺果番荔枝六素 A ～ C	murrayacinine　九里香辛宁
16, 19-*cis*-murisolin　16, 19- 顺式 - 刺番荔枝素	murrayacoumarin C　九里香香豆素 C
murisolin A　泡泡林 A	murrayaculatine　千里香亭碱
cis-murisolinone　顺式 - 刺番荔枝酮	murrayafolines A, B　豆叶九里香碱 A、B
trans-murisolinone　反式 - 刺番荔枝酮	murrayagetin　调料九里香亭
muristerone A　牵牛甾酮 A	murrayakoeninol　调料九里香醇
murolene　木萝烯	murrayalines A ～ D　九里香林碱 A ～ D
murpanicin　九里香丙素 (千里香辛)	murrayamines A ～ C　九里香胺 A ～ C
murpaniculol　千里香醇	murrayanine　九里香碱 (月橘碱)
(*S*)-murpanidin　(*S*)- 九里香乙素	murrayanone　九里香阿酮
murpanidin　九里香乙素 (千里香定)	murrayaquinones A ～ E　九里香醌 A ～ E
(–)-murracarpin　(–)- 九里香卡品	murrayastine　豆叶九里香斯亭碱
(±)-murracarpin　(±)- 九里香卡品	murrayatin　水合橙皮内酯异戊酸酯
murracarpin　九里香卡品	murrayazoline　九里香咔唑碱
murradimerin A　九里香二聚素 A	murrayazolinine　九里香咔唑宁碱
murrafolines A ～ I　豆叶九里香林碱 A ～ I	murrayazolinol　九里香咔唑醇
murragatin　新九里香素	murrayenol　调料九里香烯醇
murralogin　九里香精	murrayin　九里香草苷
murralongin　长叶九里香素	murrayone　九里香酮
murralonginal　长叶九里香醛 (九里香醛)	murrmeranzin　九里香橙皮内酯
murramarins A, B　九里香马灵 A 、B	mururins A, B　莫罗里素 A、B
murranganon　长叶九里香内酯醇酮	musabalbisianes A ～ C　野蕉素 A ～ C
erythro-murrangatin　赤式 - 长叶九里香内酯二醇	musanolones C ～ F　香蕉菲酮 (香蕉酮) C ～ F
murrangatin　长叶九里香亭 (长叶九里香内酯二醇、九里香亭)	musaroside　蕉病菌素苷
threo-murrangatin　苏式 - 长叶九里香内酯二醇	muscaaurins Ⅰ, Ⅱ　蝇蕈黄素 Ⅰ、Ⅱ
murrangatin acetate　长叶九里香亭乙酸酯	muscanone [3-*O*-(1″, 8″, 14″-trimethyl hexadecyl) naringenin]　穆斯坎酮 [3-*O*-(1″, 8″, 14″- 三甲基十六烷基) 柚皮苷元]
murrangatin acetonide　长叶九里香亭丙酮化物	muscapurpurin　蝇蕈紫素
murrangatin isovalerate　长叶九里香亭异缬草酸酯	muscaridine　蕈毒定
murrangatin-2′-palmitate　长叶九里香亭 -2′- 棕榈酸酯	muscarin　白色毒蕈素
murranimbine　九里香尼宾碱	L-muscarine　L- 毒蕈碱
(*E*)-murraol　(*E*)- 九里香醇	muscarines Ⅰ, Ⅱ　毒蕈碱 Ⅰ、Ⅱ
(*Z*)-murraol　(*Z*)- 九里香醇	muscarosides A ～ N　葡萄风信子苷 A ～ N
murraol　九里香醇	muscazone　蕈毒腙
murrastifolines A ～ F　豆叶九里香替林碱 A ～ F	muscicolone　盔瓣耳叶苔酮
murraxocin　小叶九里香内酯 (九里香辛)	

muscle contraction-modulating neuropeptide 肌肉收缩调节神经肽	*ent*-τ-muurolol 对映 -τ- 欧洲赤松醇
musclide A_1 麝香 A_1	muurolol 欧洲赤松醇 (依兰油醇、依兰醇)
muscol 麝香醇	ι -muurolol ι - 欧洲赤松醇
muscone (muskone) 麝香酮	τ-muurolol τ- 欧洲赤松醇 (τ- 依兰油醇))
muscopyran 麝香吡喃	muxiangrines Ⅰ ~ Ⅲ 木香素 Ⅰ ~ Ⅲ
muscopyridine 麝香吡啶	muzanzagenin 穆扎什苷元
musellactone 地涌金莲内酯	muzigadial 木兹咖皮双醛
musennin 驱虫合欢树脂	mycophenolic acid 霉酚酸
musinisins A, B 地黄连新苷 A、B	mycose (trehalose) 海藻糖
musizin (dianellidin) 酸模素 (尼泊尔羊蹄素、山营兰定)	mycosinol 美可新醇炔
musizin-8-*O*-β-D-glucoside 酸模素 -8-*O*-β-D- 葡萄糖苷	mycotoxin F2 (zearalenone) 霉菌毒素 F2 (玉米赤霉酮、玉米赤霉烯酮)
musk lactone 麝香内酯	myelin 髓磷脂
muskone (muscone) 麝香酮	myketosine 麦妥素
mussaendosides A ~ W 玉叶金花苷 (玉叶金花三萜苷、玉叶金花皂苷) A ~ W	myobontiosides A ~ D 苦槛蓝萜苷 A ~ D
mussaenins A ~ C 玉叶金花素 (玉叶金花一萜苷) A ~ C	myoctonine 麦妥宁
mussaenoside 玉叶金花苷酸甲酯 (莫桑苷)	myogen (sarcoplasmic protein) 肌浆蛋白
mussaenosidic acid 玉叶金花苷酸 (驱虫金合欢苷酸)	myoglobins A, B 肌红蛋白 A、B
mussatiosides Ⅰ ~ Ⅲ 穆萨树苷 (木赛苷、明萨替苷) Ⅰ ~ Ⅲ	myoinhibiting peptide 肌抑制肽
mutabilein 南美羽扇豆素	myoinositol (inositol, *meso*-inositol, cyclohexanehexol) 肌肉肌醇 (肌醇、环己六醇、内消旋 - 肌醇、中肌醇)
mutatochrome (β-carotene oxide) 柠黄质 (β- 胡萝卜素氧化物)	myoinositol-1, 3, 4, 6-tetraangelate 肌肉肌醇 -1, 3, 4, 6- 四当归酸酯
mutatoxanthin 三色堇变位黄质	myopochlorin 苦槛蓝氯素
mutatoxanthin epimer 玉米黄质差向异构体	myoscorpine 美可品碱
mutiflinoside 蓬莱葛苷	myosin 肌球蛋白
mutisifurocoumarin 穆提菊呋喃香豆素	myosmine [3-(3, 4-didehydro-2*H*-pyrro-5-yl) pyridine] 米喔斯明 [3-(3, 4- 二脱氢 -5-2*H*- 吡咯基) 吡啶]
mutisiphenones A ~ D 帚菊木酚酮 A ~ D	myotropic peptide 肌营养肽
4-muurolen-3, 10-diol 4- 欧洲赤松烯 -3, 10- 二醇	myratnol 桃姚金娘烷醇
α-muurolene α- 欧洲赤松烯 (α- 依兰油烯、α- 木萝烯)	α-myrcene α- 月桂烯
β-muurolene β- 衣兰油烯	β-myrcene β- 月桂烯
γ-muurolene γ- 欧洲赤松烯 (γ- 依兰油烯、γ- 木罗烯)	myrcene (geraniolene) 月桂烯 (桂叶烯 、玉桂烯、香叶烯)
(–)-γ-muurolene (–)-γ- 欧洲赤松烯	myrcenol 月桂烯醇 (香叶烯醇)
muurolene 欧洲赤松烯 (依兰油烯、木罗烯)	myrciacitrins Ⅰ ~ Ⅴ 香叶柠檬素 Ⅰ ~ Ⅴ
τ-muurolene τ- 欧洲赤松烯	myrciaphenones A, B 月桂苯乙酮 (杨梅苯酮) A、B
(–)- ι -muurolol (–)- ι - 欧洲赤松醇	myriaboric acid 万花木酸
(*S*)-muurolol (*S*)- 欧洲赤松醇	myrianthic acid methyl ester 万花酸甲酯
α-muurolol α- 欧洲赤松醇	myrianthic acids A, B 万花酸 (千花木酸) A、B
	myrianthines A, B 万花木碱 A、B

myricadiol 杨梅萜二醇 (杨梅二醇)

(±)-myricanol (±)- 杨梅醇

myricanol 杨梅联苯环庚醇 (杨梅醇)

myricanol galloyl glucoside 杨梅联苯环庚醇没食子酰基葡萄糖苷

myricanol gentiobioside 杨梅联苯环庚醇龙胆二糖苷

myricanol glucoside 杨梅联苯环庚醇葡萄糖苷

myricanone 杨梅酮 (杨梅联苯环庚酮)

myricatin 杨梅树皮亭

myricatomentogenin 毛香杨梅苷元 (2- 羟基茸毛香杨梅酮)

myriceric acids A, B 蜡果杨梅酸 A、B

myricetin (cannabiscetin, 3, 5, 7, 3′, 4′, 5′-hexahydroxyflavone) 杨梅素 (杨梅树皮素、杨梅黄酮、杨梅黄素、3, 5, 7, 3′, 4′, 5′- 六羟基黄酮)

myricetin monomethyl ether 杨梅素甲醚 (杨梅树皮素甲醚)

myricetin rhamnoglucoside 杨梅素鼠李葡萄糖苷

myricetin-3-(3″, 4″-diacetyl rhamnoside) 杨梅素 -3-(3″, 4″- 二乙酰鼠李糖苷) [杨梅素 -3-(3″, 4″- 二乙酰鼠李糖苷)]

myricetin-3, 3′-di-α-L-rhamnopyranoside 杨梅素 -3, 3′- 二 -α-L- 吡喃鼠李糖苷

myricetin-3, 7, 3′-trimethyl ether 杨梅素 -3, 7, 3′- 三甲醚

myricetin-3, 7, 3′-trimethyl ether-5′-*O*-β-glucopyranoside 杨梅素 -3, 7, 3′- 三甲醚 -5′-*O*-β- 吡喃葡萄糖苷

myricetin-3-arabinosyl galactoside 杨梅素 -3- 阿拉伯糖基半乳糖苷

myricetin-3-diglucoside 杨梅素 -3- 二葡萄糖苷

myricetin-3-galactoside 杨梅素 -3- 半乳糖苷

myricetin-3-glucopyranoside 杨梅素 -3- 吡喃葡萄糖苷

myricetin-3-*O*-(2″, 6″-di-*O*-α-rhamnosyl)-β-glucoside 杨梅素 -3-*O*-(2″, 6″- 二 -*O*-α- 鼠李糖基)-β- 葡萄糖苷

myricetin-3-*O*-(2″-galloyl) rhamnoside 杨梅素 -3-*O*-(2″- 没食子酰基) 鼠李糖苷

myricetin-3-*O*-(2″-*O*-galloyl)-α-L-rhamnopyranoside 杨梅素 -3-*O*-(2″-*O*- 没食子酰基)-α-L- 吡喃鼠李糖苷

myricetin-3-*O*-(2″-*O*-galloyl)-α-rhamnopyranoside-7-methyl ether 杨梅素 -3-*O*-(2″-*O*- 没食子酰基)-α- 吡喃鼠李糖苷 -7- 甲醚

myricetin-3-*O*-(2″-*O*-galloyl)-β-D-glucopyranoside 杨梅素 -3-*O*-(2″-*O*- 没食子酰基)-β-D- 吡喃葡萄糖苷

myricetin-3-*O*-(3″-*O*-galloyl)-α-L-rhamnopyranoside 杨梅素 -3-*O*-(3″-*O*- 没食子酰基)-α-L- 吡喃鼠李糖苷

myricetin-3-*O*-(3″-*O*-galloyl)-α-rhamnopyranoside-7-methyl ether 杨梅素 -3-*O*-(3″-*O*- 没食子酰基)-α- 吡喃鼠李糖苷 -7- 甲醚

myricetin-3-*O*-(4″-acetyl)-α-fucoside 杨梅素 -3-*O*-(4″- 乙酰基)-α- 岩藻糖苷

myricetin-3-*O*-(6″-*O*-galloyl) glucoside 杨梅素 -3-*O*-(6″-*O*- 没食子酰基) 葡萄糖苷

myricetin-3-*O*-arabinoside 杨梅素 -3-*O*- 阿拉伯糖苷

myricetin-3-*O*-galactopyranoside 杨梅素 -3-*O*- 吡喃半乳糖苷

myricetin-3-*O*-L-rhamnoside 杨梅素 -3-*O*-L- 鼠李糖苷

myricetin-3-*O*-methyl ether (annulatin) 杨梅素 -3-*O*- 甲醚 (杨梅树皮素 -3-*O*- 甲醚、阿吉木素)

myricetin-3-*O*-neohesperidoside 杨梅素 -3-*O*- 新橙皮糖苷

myricetin-3-*O*-rhamnosyl glucoside 杨梅素 -3-*O*- 鼠李糖基葡萄糖苷

myricetin-3-*O*-rutinoside 杨梅素 -3-*O*- 芸香糖苷

myricetin-3-*O*-α-D-glucuronide 杨梅素 -3-*O*-α-D- 葡萄糖醛酸苷

myricetin-3-*O*-α-L-(3″-*O*-galloyl) rhamnopyranoside 杨梅素 -3-*O*-α-L-(3″-*O*- 没食子酰基) 吡喃鼠李糖苷

myricetin-3-*O*-α-L-arabinofuranoside 杨梅素 -3-*O*-α-L- 呋喃阿拉伯糖苷

myricetin-3-*O*-α-L-rhamnopyranoside 杨梅素 -3-*O*-α-L- 吡喃鼠李糖苷

myricetin-3-*O*-α-L-rhamnoside 杨梅素 -3-*O*-α-L- 鼠李糖苷

myricetin-3-*O*-α-rhamnoside (myricitrin) 杨梅素 -3-*O*-α- 鼠李糖苷 (杨梅苷、杨梅树皮苷)

myricetin-3-*O*-β-D-(6″-*O*-galloyl) galactopyranoside 杨梅素 -3-*O*-β-D-(6″-*O*- 没食子酰基) 吡喃半乳糖苷

myricetin-3-*O*-β-D-(6″-*O*-galloyl) glucopyranoside 杨梅素 -3-*O*-β-D-(6″-*O*- 没食子酰基) 吡喃葡萄糖苷

myricetin-3-*O*-β-D-galactopyranoside 杨梅素 -3-*O*-β-D- 吡喃半乳糖苷

myricetin-3-*O*-β-D-galactoside 杨梅素 -3-*O*-β-D- 半乳糖苷

myricetin-3-*O*-β-D-glucopyranoside 杨梅素 -3-*O*-β-D- 吡喃葡萄糖苷

myricetin-3′-*O*-β-D-glucoside 杨梅素 -3′-*O*-β-D- 葡萄糖苷

myricetin-3-*O*-β-D-glucoside 杨梅素 -3-*O*-β-D- 葡萄糖苷

myricetin-3-*O*-β-D-glucuronide　杨梅素 -3-*O*-β-D- 葡萄糖醛酸苷

myricetin-3′-*O*-β-D-xylopyranoside　杨梅素 -3′-*O*-β-D- 吡喃木糖苷

myricetin-3-*O*-β-L-glucoside　杨梅素 -3-*O*-β-L- 葡萄糖苷

myricetin-3-xyloside　杨梅素 -3- 木糖苷

myricetin-4′-methyl ether-3-*O*-α-rhamnoside　杨梅素 -4′- 甲醚 -3-*O*-α- 鼠李糖苷

myricetin-5-methyl ether-3-galactoside　杨梅素 -5- 甲醚 -3- 半乳糖苷

myricetin-7-*O*-glucoside　杨梅素 -7-*O*- 葡萄糖苷

myricetin-7-*O*-α-L-rhamnopyranosyl-(1 → 6)-β-D-glucopyranoside　杨梅素 -7-*O*-α-L- 吡喃鼠李糖基 -(1 → 6)-β-D- 吡喃葡萄糖苷

myricetin-7-*O*-β-D-glucopyranosyl-(1 → 6)-β-D-glucopyranoside　杨梅素 -7-*O*-β-D- 吡喃葡萄糖基 -(1 → 6)-β-D- 吡喃葡萄糖苷

myricetin-7-rhamnoside　杨梅素 -7- 鼠李糖苷

myricitrin (myricetin-3-*O*-α-rhamnoside)　杨梅苷 (杨梅树皮苷、杨梅素 -3-*O*-α- 鼠李糖苷)

myricolal　杨梅萜醇醛

myricomplanoside　沙苑子杨梅苷

myricoside　杨梅常山苷

myricyl acid (melissic acid, triacontanoic acid)　蜂花酸 (三十酸)

myricyl alcohol (melissyl alcohol, triacontanol, thea alcohol A)　蜂花醇 (茶醇 A、三十醇、三十烷醇)

myricyl cerotate　蜡酸蜂花酯

myricyl hypogaeate　落花生油酸蜂花酯

myricyl palmitate　棕榈酸蜂花酯

myrigalones B ～ H　香杨梅酮 B ～ H

myriocarpine　麦卡品

myriocin　多球壳菌素

myriophyllosides A ～ G　多叶棘豆苷 A ～ G

myriophyllosides Ⅰ～Ⅲ　多叶棘豆苷Ⅰ～Ⅲ

myriosides A ～ D　多叶棘豆皂苷 A ～ D

myrislignan　肉豆蔻木脂素

n-myristaldehyde (n-tetradecanal)　正肉豆蔻醛 (正十四醛)

myristaldehyde (tetradecanal)　肉豆蔻醛 (十四醛)

myristamide　肉豆蔻酰胺

myristargenols A, B　银肉豆蔻醇 A、B

n-myristic acid (*n*-tetradecanoic acid)　正肉豆蔻酸 (正十四酸)

myristic acid (tetradecanoic acid, tetradeconic acid)　肉豆蔻酸 (十四酸)

myristic aldehyde　肉豆蔻酸酐 (十四烷酸酐、十四酸酐)

myristicanols A, B　肉豆蔻衣脂醇 A、B

myristicic acid　肉豆蔻醚酸

myristicin　肉豆蔻醚 (肉豆蔻油醚)

myristoleic acid [(9*Z*)-tetradecenoic acid]　肉豆蔻烯酸 [(9*Z*)- 十四烯酸]

myristone (14-heptacosanone)　肉豆蔻酮 (14- 二十七酮)

3β-myristoxyurs-12-en-19, 28-olide　3β- 肉豆蔻酰氧基熊果 -12- 烯 -19, 28- 内酯

myristyl alcohol　肉豆蔻醇

myristyl palmitate　肉豆蔻醇棕榈酸酯

myrkolal　杨梅苦醛

myronic acid　黑芥子硫苷酸

myrosin　芥子酶

myrrhanols A, B　没药树醇 A、B

myrrhanone A acetate　没药树酮 A 乙酸酯

myrrhanones A, B　没药树酮 A、B

myrrhone　没药酮

myrrhterpenoid N　没药倍半萜素 N

myrseguinosides A ～ E　密花树苷 A ～ E

myrsellinol　塞林拟香桃木醇

myrsine saponin　铁仔皂苷

myrsinene　铁仔烯

myrsininones A, B　铁仔黄酮 A、B

myrsinionosides A ～ E　铁仔香堇苷 (密花树香堇苷) A ～ E

myrsinoic acids B ～ F　铁仔酸 B ～ F

myrsinone　铁仔酮 (铁仔醌)

myrsinosides A, B　铁仔苷 A、B

myrtanal　松金娘烷醇

(–)-*cis*-myrtanol　(–)- 顺式 - 桃金娘烷醇

cis-myrtanol　顺式 - 桃金娘烷醇

(–)-*trans*-myrtanol　(–)- 反式 - 桃金娘烷醇

myrtenal　桃金娘烯醛 (桃金娘醛)

myrtenic acid　桃金娘酸

(–)-myrtenol　(–)- 桃金娘烯醇

myrtenol 桃金娘烯醇
myrtenol-10-*O*-[β-D-apiofuranosyl-(1→6)-β-D-glucopyranoside] 桃金娘烯醇-10-*O*-[β-D-呋喃芹糖基-(1→6)-β-D-吡喃葡萄糖苷]
(–)-myrtenol-10-*O*-α-D-apiofuranosyl-(1 → 6)-β-D-glucopyranoside (–)-桃金娘烯醇-10-*O*-α-D-呋喃芹糖基-(1 → 6)-β-D-吡喃葡萄糖苷
(–)-myrtenol-10-*O*-β-D-glucopyranoside (–)-桃金娘烯醇-10-*O*-β-D-吡喃葡萄糖苷
myrtenol-10-*O*-β-D-glucopyranoside 桃金娘烯醇-10-*O*-β-D-吡喃葡萄糖苷
1-myrtenyl isovalerate 异戊酸-1-桃金娘酯
myrtenyl acetate 桃金娘酸乙酸酯
L-myrtenyl isovalerate 异戊酸桃金娘酯
myrtoidine 番樱桃马钱碱
myrtucommulone A 香桃木酮 A
mytiloxanthin 贻贝黄质
mytilusinhibitory peptide 贻贝抑制肽
myxostiol 具柄黏丝裸囊菌醇
myxostiolide 具柄黏丝裸囊菌内酯
myxoxanthophyll 蓝溪藻叶黄素
mzikonone 粗壮杜楝酮
N, *N*, 2, 2, 6, 6-hexamethyl piperidone chloride *N*, *N*, 2, 2, 6, 6-六甲基哌啶酮盐酸盐
N^1, N^4, N^{12}-tris (dihydrocaffeoyl) spermine N^1, N^4, N^{12}-三(二氢咖啡酰基)精胺
N^1, N^4, N^8-tris (dihydrocaffeoyl) spermidine N^1, N^4, N^8-三(二氢咖啡酰基)亚精胺
N^1, N^5, N^{10}, N^{14}-tetrakis[3-(4-hydroxyphenyl)-2-propenoyl]-1, 5, 10, 14-tetroazatetradecane N^1, N^5, N^{10}, N^{14}-四[3-(4-羟基苯)-2-丙烯酰基]-1, 5, 10, 14-四氮杂十四烷
N^1, N^8-bis (dihydrocaffeoyl) spermidine N^1, N^8-二(二氢咖啡酰基)亚精胺
N^{10}-aminobutyl homohexamine N^{10}-氨丁基均己胺
N^{10}-aminobutyl homopentamine N^{10}-氨丁基均戊胺
N^1-methoxygelsemine N^1-甲氧基钩吻碱
N^{20}-methyl holarrhimine N^{20}-甲基止泻木明
N^2-methyl pentane-1, 2, 5-triamine N^2-甲基戊烷-1, 2, 5-三胺
N^3-methyl holarrhimine N^3-甲基止泻木明
N^4-methyl thermospermine N^4-甲基热精胺
N^5, N^{10}-bis (aminobutyl) homopentamine N^5, N^{10}-双(氨丁基)均戊胺
N^5, N^{15}-bis (aminobutyl) homopentamine N^5, N^{15}-双(氨丁基)均戊胺
N^5-aminobutyl homohexamine N^5-氨丁基均己胺
N^5-aminobutyl homopentamine N^5-氨丁基均戊胺
N^5-aminobutyl homospermine N^5-氨丁基均精胺
N^5-glutamino N^5-谷氨酸基
N^6-(2-hydroxyethyl) adenosine [N^6-(2-羟乙基)腺苷
N^6-(4-hydroxybenzyl) adenosine N^6-(4-羟苄基)腺苷
N^6-(5-hydroxy-2-pyridyl methyl amino)-9-β-D-ribofuranosyl purine N^6-(5-羟基-2-吡啶甲胺基)-9-β-D-嘌呤
N^6-(Δ^2-isopentenyl)-adenine N^6-(Δ^2-异戊二烯基)腺嘌呤
N^6-[β-(acetyl carbamoyloxy) ethyl] adenosine N^6-[β-(乙酰基氨甲酰氧)乙基]腺苷
N^6-ethyl-N^1-methyl-3-[(methyl amino) methyl]hexane-1, 6-diamine N^6-乙基-N^1-甲基-3-[(甲基氨基)甲基]己烷-1, 6-二胺
N^6-isopentenyl adenosine N^6-异戊烯基腺苷
N^6-lysino N^6-赖氨酸基
N^9-formyl harman N^9-甲酰哈尔满(N^9-甲酰骆驼蓬满碱)
nafuredin 那富雷定
nagadine 小白撑定
nagarine 小白撑碱
nagilactones A ～ J 竹柏内酯 A ～ J
nagilactosides A, B 竹柏内酯苷 A、B
naginata ketone 长柄香薷酮
naginataketone 白苏酮
naginatene 白苏烯
α-naginatene α-白苏烯
β-naginatene β-白苏烯
nakienone A 那基烯酮 A
nakitriol 那基三醇
nalidixic acid 萘啶酮酸
N_a-methyl burnamine N_a-甲基-17-二氢鸭脚树叶醛碱
N_a-methyl epipachysamine D N_a-甲基表富贵草胺 D
N_a-methyl sarpagine N_a-甲基萨杷晋碱
(22*R*)-namogenin B (22*R*)-长花龙血树皂苷元 B
(25*S*)-namogenin B (25*S*)-长花龙血树皂苷元 B
namogenins A ～ C 长花龙血树皂苷元 A ～ C

namonins A ～ F　长花龙血树皂苷 (纳姆人参皂苷) A ～ F

nanbacine (bactacine, xibornol)　异龙脑二甲酚

nandazurine　南天青碱 (南天表碱)

nandigerine (hernangerine)　莲叶桐碱 (莲叶桐格碱、南地任)

nandinin　南天竹氰苷 (南天竹素)

nandinine [(+)-tetrahydroberberrubine]　南天竹碱 [(+)-四氢小檗红碱]

nandsterine　南天竹甾胺

nangustine　乌克兰狭叶水仙碱

nankakurine A　南卡古碱 A

nannocystin A　黏菌脂肽 A

nantenine (*O*-methyl domesticine, domestine)　南天宁碱 (*O*- 甲基南天竹种碱、南天竹种碱甲醚、南天竹宁、南天竹啡碱)

nantenosides A, B　南天竹苷 A、B

napelline (luciculine)　欧乌头碱 (光泽乌头灵)

napellonine (bullatine G, songorine, zongorine)　华北乌头碱 (一枝蒿庚素、宋果灵、准噶尔乌头碱)

2′-(naphth-2-yl)-1, 1′:4′, 1″-tercyclohexane　2′-(萘 -2-基)-1, 1′:4′, 1″- 三联环己烷

6-(naphth-2-yl) azulene　6-(萘 -2- 基) 薁

naphthacene　并四苯

naphthaldehde　萘醛

1 (2, 7)-naphthalena-5 (1, 4)-benzenacyclooctaphane-52-carboxylic acid　1 (2, 7)- 萘杂 -5 (1, 4)- 苯杂环八蕃 -52- 甲酸

naphthalene　萘

1-naphthalene acetic acid　1- 萘乙酸

β-naphthalene carboxaldehyde　β- 萘甲醛

2-naphthalene ethanol　2- 萘乙醇

naphthalene-1, 8-sultam　萘 -1, 8- 磺内酰胺

naphthalene-1, 8-sultine　萘 -1, 8- 亚磺内酯

naphthalene-1, 8-sultone　萘 -1, 8- 磺内酯

naphthalene-2 (1*H*)-imine　萘 -2 (1*H*)- 亚胺

naphthalene-2-ol　萘 -2- 醇

naphthalene-2-sulfonodiimidic acid　萘 -2- 二氨亚基替磺酸

(naphthalene-2-yl) phenyl diazene　(萘 -2- 基) 苯基乙氮烯

2-naphthalenecarboxylic acid　2- 萘甲酸

1, 5-naphthalenediol　1, 5- 萘二酚

1-naphthalenepropanol　1- 萘丙醇

6*b*, 12*b*-[1, 8]naphthalenoacenaphthyleno[1, 2-*a*]acenaphthylene　6*b*, 12*b*-[1, 8] 萘桥苊并 [1, 2-*a*] 苊

naphthalent　甲基萘

naphthazarin　5, 8- 二羟基萘醌

naphthisoxazol A　萘并异噁唑 A

naphtho[1, 2-*c*:7, 8-*c*′]difuran　萘并 [1, 2-*c*:7, 8-*c*′] 二呋喃

naphtho[1, 8-*cd*][1, 2]oxathiole-2, 2-dioxide　萘并 [1, 8-*cd*][1, 2] 氧硫杂环戊熳 -2, 2- 二氧化物

naphtho[1, 8-*cd*][1, 2]oxathiole-2-oxide　萘并 [1, 8-*cd*][1, 2] 氧硫杂环戊熳 -2- 氧化物

naphtho[1, 8-*de*] pyrimidine (perimidine)　萘并 [1, 8-*de*] 嘧啶 (白啶)

naphtho[2, 1, 8-*mna*]acridine　萘并 [2, 1, 8-*mna*] 吖啶

naphthoherniarin　萘并治疝草素

naphthoic acid　萘甲酸

2-naphthol　2- 萘酚

β-naphthol　β- 萘酚

naphthol AS/BI-*N*-acetyl-β-D-galactosaminide　萘酚 AS/BI-*N*- 乙酰 -β-D- 氨基半乳糖苷

naphthol AS/BI-*N*-acetyl-β-D-glucosaminide　萘酚 AS/BI-*N*- 乙酰 -β-D- 氨基葡萄糖苷

1-naphthol isopentenyl ether　1- 萘酚异戊烯醚

1-naphthol isopentyl ether　1- 萘酚异戊醚

1-naphthol-β-D-glucopyranoside　1- 萘酚 -β-D- 吡喃葡萄糖苷

naphthopyrone dimer　萘吡喃酮二聚物

1, 2-naphthoquinone　1, 2- 萘醌

1, 4-naphthoquinone　1, 4- 萘醌

naphthoquinones Ⅰ～Ⅵ　萘醌Ⅰ～Ⅵ

2-naphthoxyacetic acid　2- 萘氧基乙酸

2-naphthyl (5, 6, 7, 8-tetrahydro-2-naphthyl) amine　2-萘基 (5, 6, 7, 8- 四氢萘 -2- 基) 胺

2-naphthyl (5, 6, 7, 8-tetrahydro-2-naphthyl) azane　2-萘基 (5, 6, 7, 8- 四氢萘 -2- 基) 氮烷

α-naphthyl flavone　α- 萘黄酮

N-(1-naphthyl) ethylenediamine dihydrochloride　*N*-(1-萘基) 乙二胺二盐酸盐

2-naphthyl-β-D-glucopyranoside　2- 萘基 -β-D- 吡喃葡萄糖苷

1, 5-naphthyridine　1, 5- 二氮杂萘

1, 8-naphthyridine	1, 8- 二氮杂萘
naphthyridine	萘啶
1, 6-naphthyridine	1, 6- 二氮杂萘
1, 7-naphthyridine	1, 7- 二氮杂萘
2, 6-naphthyridine	2, 6- 二氮杂萘
2, 7-naphthyridine	2, 7- 二氮杂萘
napiferoside	芜菁还阳参苷 (还阳参酸苷)
napoleiferin	那坡雷硫苷
narceine	那碎因
narchinol A	甘松香醇 A
narciclasine (lycoricidinol)	水仙环素 (水仙克劳星、石蒜西定醇)
narciclasine-4-*O*-β-D-glucopyranoside	水仙环素 -4-*O*-β-D- 吡喃葡萄糖苷
narcicriptine	水仙瑞亭
narciprimine	水仙明
narcisline	水仙灵
narcissamine	水仙胺
narcissidine	水仙定
narcissiflorin	水仙银莲花苷
narcissiflorin methyl ester	水仙银莲花苷甲酯
narcissiflorine	银莲花苷
narcissiflorioide methyl ester	水仙花苷甲酯
narcissin (narcissoside, isorhamnetin-3-*O*-rutinoside)	水仙苷 (异鼠李素 -3-*O*- 芸香糖苷)
narcissoside (narcissin, isorhamnetin-3-*O*-rutinoside)	水仙苷 (异鼠李素 -3-*O*- 芸香糖苷)
narcissus base	水仙属碱
narcissus-T-glucomannan	水仙葡配甘露聚糖
narcosine (narcotine, noscapine, methoxyhydrastine, opianine)	那可丁 (那可汀、诺司卡品、甲氧基白毛茛碱、鸦片宁)
α-narcotine	α- 那可汀
β-narcotine	β- 那可汀
narcotine (narcosine, noscapine, methoxyhydrastine, opianine)	那可汀 (那可丁、诺司卡品、甲氧基白毛茛碱、鸦片宁)
narcotoline	罂粟壳碱
nardal	甘松烯醛
nardin	甘松定
nardoeudesmol A	甘松桉烯醇 A
nardofuran	甘松呋喃
nardoguaianones A～K	甘松愈创酮 (甘松愈创木酮) A～K
nardol	甘松薁醇
nardonoxide	甘松环氧化物
nardosinone	甘松新酮
nardosinonediol	甘松新酮二醇
nardostachin	甘松二酯
nardostachnol (9-aristolen-1α-ol)	甘松醇 (9- 马兜铃烯醇)
nardostachone	甘松酮
nardostachyl cyclohexanoate	甘松醇环己酸酯
nardostachyl decenoate	甘松醇癸烯酸酯
nardostachyl docosanoate	甘松醇二十二酸酯
nardostachyl heptanoate	甘松醇庚酸酯
nardostachyl pentanoate	甘松醇戊酸酯
nardostachysol	甘松酮醇
nareline	糖胶树碱
(2*R*)-naringenin	(2*R*)- 柚皮素
(2*S*)-naringenin	(2*S*)- 柚皮素
naringenin (naringetol)	柚皮素 (柚皮苷元、柑橘素)
naringenin chalcone	柚皮素查尔酮
naringenin triacetate	三乙酸柚皮素酯
naringenin trimethyl ether	柚皮素三甲醚
(–)-naringenin-4′, 7-dimethyl ether	(–)- 柚皮素 -4′, 7- 二甲醚
naringenin-4′, 7-dimethyl ether	柚皮素 -4′, 7- 二甲醚
naringenin-4′-galactoside	柚皮素 -4′- 半乳糖苷
naringenin-4′-glucosyl-7-neohesperidoside	柚皮素 -4′- 葡萄糖基 -7- 新橙皮糖苷
naringenin-4′-glucosyl-7-rutinoside	柚皮素 -4′- 葡萄糖基 -7- 芸香糖苷
naringenin-4′-methyl ether-7-*O*-α-L-arabinofuranosyl-(1 → 6)-β-D-glucopyranoside	柚皮素 -4′- 甲醚 -7-*O*-α-L- 呋喃阿拉伯糖基 -(1 → 6)-β-D- 吡喃葡萄糖苷
naringenin-4-*O*-glucoside	柚皮素 -4-*O*- 葡萄糖苷
naringenin-4′-*O*-β-D-xylopyranosyl-(1 → 4)-β-D-glucopyranoside	柚皮素 -4′-*O*-β-D- 吡喃木糖基 -(1 → 4)-β-D- 吡喃葡萄糖苷
naringenin-4′-β-D-glucoside (choerospondin)	柚皮素 -4′-β-D- 葡萄糖苷 (南酸枣苷)
naringenin-5, 7-diglucoside	柚皮素 -5, 7- 二葡萄糖苷

naringenin-5-glucoside　柚皮素 -5- 葡萄糖苷

naringenin-5-*O*-β-D-glucopyranoside　柚皮素 -5-*O*-β-D- 吡喃葡萄糖苷

(2*R*)-naringenin-6, 8-di-*C*-glucoside　(2*R*)- 柚皮素 -6, 8- 二 -*C*- 葡萄糖苷

(2*S*)-naringenin-6, 8-di-*C*-glucoside　(2*S*)- 柚皮素 -6, 8- 二 -*C*- 葡萄糖苷

(2*S*)-naringenin-6-*C*-β-D-glucopyranoside (hemipholin)　(2*S*)- 柚皮素 -6-*C*-β-D- 吡喃葡萄糖苷 (半蒎苷、半皮桉苷)

naringenin-6-*C*-β-D-glucoside　柚皮素 -6-*C*-β-*D*- 葡萄糖苷

naringenin-7-[α-rhamnosyl-(1 → 2)]-[α-rhamnoxyl-(1 → 6)]-β-glucoside　柚皮素 -7-[α- 鼠李糖基 -(1 → 2)]-[α- 鼠李糖基 -(1 → 6)]-β- 葡萄糖苷

naringenin-7-*O*-(2, 6-di-*O*-α-L-rhamnopyranosyl)-β-D-glucopyranoside　柚皮素 -7-*O*-(2, 6- 二 -*O*-α-L- 吡喃鼠李糖)-β-D- 吡喃葡萄糖苷

naringenin-7-*O*-(2-*O*-β-D-apiofuranosyl)-β-D-glucopyranoside　柚皮素 -7-*O*-(2-*O*-β-D- 呋喃芹糖基)-β-D- 吡喃葡萄糖苷

(2*R*)-naringenin-7-*O*-(3-*O*-α-L-rhamnopyranosyl-β-D-glucopyranoside)　(2*R*)- 柚皮素 -7-*O*-(3-*O*-α-L- 吡喃鼠李糖基 -β-D- 吡喃葡萄糖苷)

naringenin-7-*O*-(4-methyl)-glucosyl-(1 → 2)-rhamnoside (fumotonaringin)　柚皮素 -7-*O*-(4- 甲基)- 葡萄糖基 -(1 → 2)- 鼠李糖苷 (边缘鳞盖蕨柚皮苷)

naringenin-7-*O*-glucoside (prunin)　柚皮素 -7-*O*- 葡萄糖苷 (樱桃苷、洋李苷)

naringenin-7-*O*-rutinoside (narirutin)　柚皮素 -7-*O*- 芸香糖苷 (柚皮芸香苷、芸香柚皮苷)

naringenin-7-*O*-α-glucoside　柚皮素 -7-*O*-α- 葡萄糖苷

naringenin-7-*O*-α-L-rhamnopyranosyl-(1 → 4)-α-L-rhamnopyranoside　柚皮素 -7-*O*-α-L- 吡喃鼠李糖基 -(1 → 4)-α-L- 吡喃鼠李糖苷

naringenin-7-*O*-α-L-rhamnosyl-(1 → 4)-rhamnoside　柚皮素 -7-*O*-α-L- 鼠李糖基 -(1 → 4)- 鼠李糖苷

naringenin-7-*O*-β-D-(3″-*p*-coumaroyl) glucopyranoside　柚皮素 -7-*O*-β-D-(3″- 对香豆酰基) 吡喃葡萄糖苷

(2*S*)-naringenin-7-*O*-β-D-glucopyranoside　(2*S*)- 柚皮素 -7-*O*-β-D- 吡喃葡萄糖苷

naringenin-7-*O*-β-D-glucopyranoside　柚皮素 -7-*O*-β-D- 吡喃葡萄糖苷

naringenin-7-*O*-β-D-glucoside　柚皮素 -7-*O*-β-D- 葡萄糖苷

naringenin-7-*O*-β-D-glucuronide　柚皮素 -7-*O*-β-D- 葡萄糖醛酸苷

naringenin-7-*O*-β-D-glucuronopyranoside butyl ester　柚皮素 -7-*O*-β-D- 吡喃葡萄糖醛酸苷丁酯

naringenin-7-*O*-β-D-xylosyl-(1 → 6)-β-D-glucopyranoside　柚皮素 -7-*O*-β-D- 木糖基 -(1 → 6)-β-D- 吡喃葡萄糖苷

(2*R*)-naringenin-8-*C*-α-rhamnopyranosyl-(1 → 2)-β-glucopyranoside　(2*R*)- 柚皮素 -8-*C*-α- 吡喃鼠李糖基 -(1 → 2)-β- 吡喃葡萄糖苷

(2*S*)-naringenin-8-*C*-α-rhamnopyranosyl-(1 → 2)-β-glucopyranoside　(2*S*)- 柚皮素 -8-*C*-α- 吡喃鼠李糖基 -(1 → 2)-β- 吡喃葡萄糖苷

naringenin-8-*C*-β-D-glucoside　柚皮素 -8-*C*-β-*D*- 葡萄糖苷

naringetol (naringenin)　柚皮苷元 (柚皮素、柑橘素)

naringin (aurantiin)　柚皮苷 (柚苷、异橙皮苷)

naringin dihydrochalcone　柚皮苷二氢查尔酮

narirutin (naringenin-7-*O*-rutinoside)　柚皮芸香苷 (芸香柚皮苷、柚皮素 -7-*O*- 芸香糖苷)

narirutin-4′-*O*-glucoside　柚皮芸香苷 -4′-*O*- 葡萄糖苷

nartazine　杯冠水仙花碱

L-narwedine　L- 那危定

narwedine (galanthaminone)　那危定

narynenol　天山橐吾醇

nasimaluns A, B　纳西姆玉蕊素 A、B

cis-nasunin　顺式 - 茄色苷

nasunin　茄色苷

trans-nasunin　反式 - 茄色苷

nasutins B, C　白蚁亭 B、C

natalensine (3-epicrinamine, haemanthamine)　网球花胺 (3- 表文殊兰胺、赫门塔明碱)

natrine　那春

natsucitrines Ⅰ, Ⅱ　夏橙碱 Ⅰ、Ⅱ

natsudaidain　夏橙素 (柚皮黄素)

nauclechine　乌檀卡碱

nauclecoside　胆木碱庚

nauclecosidine　胆木碱辛

naucledal　乌檀醛

nauclederine　乌檀德碱

naucledine　乌檀定碱

naucleficine　乌檀费新碱 (乌檀辛碱)

nauclefidine　乌檀费定碱 (乌檀费丁碱)

nauclefiline 乌檀费林碱
nauclefincine 乌檀费辛碱
nauclefine 乌檀费碱
nauclefoline 乌檀福林碱
naucleidinal 乌檀艾定醛 (乌檀醛碱)
naucleonidine 乌檀欧尼定碱
naucleonine 乌檀欧宁碱
nauclequiniine 乌檀奎尼碱
naucletine 乌檀亭碱
nauclexine 乌檀星碱
naufoline 乌檀碱
naulafine 乌檀拉芬碱
naviculines A, B 船盔乌头林碱 A、B
naviculyl caffeate 小舟光萼苔基咖啡酸酯
navirines B, C 船盔乌头碱 B、C
nazlinin 大白刺宁
N_b-demethyl echitamine N_b- 去甲基鸡骨常山碱
N_b-dimethyl tryptamine N_b- 二甲基色胺
N_b-methyl gelsedilam N_b- 甲基钩吻迪奈碱
N_b-methyl scholaricine N_b- 甲基灯台树次碱
N_b-methyl tetrahydroharman N_b- 甲基四氢哈尔满
nebularine [9-(β-D-ribofuranosyl) purine] 水粉蕈素 [9-(β-D- 呋喃核糖基) 嘌呤]
necic acid 千里光次酸
necine 千里光次碱
(–)-nectandrin A (–)- 甘密树脂素 [(–)- 甘密脂素] A
nectandrins A, B 甘密树脂素 (甘密树素、甘密脂素、樟皮碱) A、B
nedinarin (pectolinarin, pectolinaroside) 里哪苷 (柳穿鱼叶苷、柳穿鱼苷、果胶柳穿鱼苷、大蓟苷)
neesiinoside B 内四苷 B
neferine 甲基莲心碱 (荷心碱)
negletein (7-*O*-methyl baicalein) 略水苏素 (黄芩素 -7- 甲醚)
negletein-6-*O*-β-D-glucopyranoside 略水苏素 -6-*O*-β-D- 吡喃葡萄糖苷
negsehisandrin G 滇藏五味子素 G
negundins A, B 黄荆素 A、B
negundoal 黄荆二萜醛
negundoins A ～ G 黄荆二萜素 A ～ G
(16*R*)-negundol (16*R*)- 黄荆二萜醇
(16*S*)-negundol (16*S*)- 黄荆二萜醇
negundol 黄荆二萜醇
negundonorins A, B 黄荆降三萜素 A、B
negundoside 黄荆环烯醚萜苷
negunfurol 黄荆呋喃醇
nelumbine 莲子碱
nelumols A ～ D 莲叶橐吾醇 A ～ D
nelumstemine 莲茎胺
nelunboside 荷叶苷
nematocyphol acetate 大狼毒醇乙酸酯
nemerosin 刺果峨参素
nemorensine 林荫千里光碱
nemorine 林生乌头碱
nemoroside Ⅰ 林生钓钟柳苷Ⅰ
nemotin 草居蕈素
nemotinic acid 草居蕈酸
cis-neoabienol 顺式 - 新冷杉烯醇
neoabietic acid 新松香酸
neoacolamone 新菖蒲酮
neoacutifolin 新锐叶花椒碱
neoadenostylone 新蟹甲草酮
neoagarobiose 新琼脂二糖
neoajmaline 新西萝芙木碱 (新萝芙木碱、新阿吗林)
neoajugapyrin A 新锥塔筋骨草素 A
neoalisol 新泽泻醇
neoalloocimene 新别罗勒烯
neoalsogenin B 棒槌瓜苷元 B
neoandrographiside 新穿心莲内酯苷 (新穿心莲苷)
neoandrographolide 新穿心莲内酯 (穿心莲丙素)
neoangustifolin 新狭叶香茶菜素
neoanisatin 新莽草素
neoannonin 新番荔枝宁
neoaplaminone 新海兔胺酮
neoaplaminone sulfate 新海兔胺酮硫酸盐
neoarctins A、B 新牛蒡素 A、B
neoaspidistrin 新蜘蛛抱蛋苷
neoastilbin 新落新妇苷
neoazedarachins A ～ D 新楝树素 A ～ D

neobaicalein (skullcapflavone Ⅱ, 5, 2′-dihydroxy-6, 7, 8, 6′-tetramethoxyflavone) 黄芩新素 (黄芩黄酮 Ⅱ、5, 2′- 二羟基 -6, 7, 8, 6′- 四甲氧基黄酮)
neobavachalcone 新补骨脂查耳酮
neobavaisoflavone 新补骨脂异黄酮
neobetanidin-5-*O*-β-glucoside 新甜菜素 -5-*O*-β- 葡萄糖苷
neobetanin 新甜菜苷
neobotogenin 新波托皂苷元
neobudofficide 密蒙花新苷
neobyakangelicol 新白当归醇 (新白当归脑、新比克白芷内酯)
neobyakangelicole 新白芷醚
neocaesalpins J ～ N 新云实素 J ～ N
neocalycopterone 新萼翅藤酮
neocalycopterone methyl ether 新萼翅藤酮甲醚
neocalyxins A, B 新草蔻素 A、B
neocapillene 新茵陈二炔
neocarlinoside 新刺苞菊苷 (新卡尔林碳苷)
neocarotene 新胡萝卜素
neocarthamin 新红花素
neocaucalol diacetate 新窃衣萜醇二乙酸酯
neocedranol 新雪松醇
neocembren 新西柏烯
neocembrene 五针松素
neocerotic acid (pentacosanoic acid) 新蜡酸 (二十五酸)
neocerotic acid-2′, 3′-dihydroxypropyl ester 新蜡酸 -2′, 3′- 二羟基丙酯
neochamaejasmins A, B 新狼毒素 A、B
neochanin (formononetin, biochanin B, 7-hydroxy-4′-methoxyisoflavone) 芒柄花黄素 (刺芒柄花素、芒柄花素、鹰嘴豆芽素 B)
neochebulagic acid 新诃子精 (新诃黎勒酸)
neochebulinic acid 新诃子尼酸
neochlorogenic acid (5-*O*-caffeoyl quinic acid) 新绿原酸 (5-*O*- 咖啡酰基奎宁酸)
neochlorogenin 新绿莲皂苷元
neochondocurarine 新谷树箭毒碱
(9′*Z*)-neochrome (9′*Z*)- 新有色质
neocimicigenosides A, B 新升麻醇苷 A、B
neocimiside 新升麻密苷
neociwujiaphenol 新刺五加苯酚
neoclausenamide 新黄皮内酰胺
neoclerodane-5, 10-en-19, 6β, 20, 12-diolide 新克罗登烷 -5, 10- 烯 -19, 6β, 20, 12- 二内酯
α-neoclovene α- 新丁香三环烯 (α- 新丁子香烯)
β-neoclovene β- 新丁香三环烯 (β- 新丁子香烯)
neocnidilide 新川芎内酯 (新蛇床内酯)
neocomplanoside 沙苑子新苷
neoconessine 新锥丝碱
neoconvalloside 新铃兰毒原苷
neocoramandaline 新克洛曼达林
neocorylin 新补骨脂宁 (新补骨脂林素)
neocoumarin (3-hydroxy-6-methoxy-5-sulfomethyl coumarin) 新香豆素 (3- 羟基 -6- 甲氧基 -5- 磺甲基香豆素)
neocretanin 新克列鞣质
neocrocins A ～ J 新西红花苷 A ～ J
neocrotocembranal 巴豆五针松醛
neocryptolepine 新白叶藤碱
neocryptomerin 新柳杉双黄酮
neocryptotanshinone Ⅱ 新隐丹参酮 Ⅱ
neocurcumenol 新莪术烯醇
neocurdione 新莪术二酮 (新姜黄二酮)
neocurzerene 杜鹃次烯
neocuscutosides A ～ C 新菟丝子苷 A ～ C
neocycasins A ～ G 新苏铁苷 A ～ G
neocyclomorusin 新环桑皮素 (新环桑根皮素)
neocynanversicoside 蔓生白薇新苷
neocynapanogenin C-3-*O*-β-D-oleandropyranoside 新白薇苷元 C-3-*O*-β-D- 吡喃欧洲夹竹桃糖苷
neocynapanogenin D-3-*O*-β-D-cymaropyranosyl-(1→4)-β-D-oleandropyranoside 新白薇苷元 D-3-*O*-β-D- 吡喃加拿大麻糖基 -(1 → 4)-β-D- 吡喃欧洲夹竹桃糖苷
neocynapanogenin D-3-*O*-β-D-oleandropyranoside 新白薇苷元 D-3-*O*-β-D- 吡喃欧洲夹竹桃糖苷
neocynapanogenin E-3-*O*-β-D-oleandropyranoside 新白薇苷元 E-3-*O*-β-D- 吡喃欧洲夹竹桃糖苷
neocynapanogenin F-3-*O*-β-D-oleandropyranoside 新白薇苷元 F-3-*O*-β-D- 吡喃欧洲夹竹桃糖苷
neocynapanogenin F-3-*O*-β-D-thevetopyranoside 新白薇苷元 F-3-*O*-β-D- 吡喃黄花夹竹桃糖苷

neocynapanogenin F-3-*O*-β-D-thevetoside 新白薇苷元 F-3-*O*-β-D- 黄花夹竹桃糖苷
neocynapanogenins A ～ F 新白薇苷元 (新徐长卿苷元) A ～ F
neocynapanoside A 新徐长卿苷 A
neocynaversicoside 白薇新苷
neodaphniphylline 新交让木碱
neodarutoside 豨莶新苷
(–)-neodichroine (–)- 新常山碱
neodictyolactone 新网地藻内酯
neodifengpin 新地枫皮素
neodigoxin 新地毒苷
neodihydrocarveol 新二氢香芹醇
(+)-neodihydrocarvy-β-D-glucoside (+)- 新二氢香芹酚基 -β-D- 葡萄糖苷
neodiosmin 新香叶木苷 (新地奥司明)
neodiospyrin 新柿醌 (新柿属素)
neodulcinol 新野甘草诺醇
neodymium 钕
neoechinulin A 新海胆灵 (新刺孢曲霉素) A
neoergosterol 新麦角甾醇
neoeriocitrin (eriodictyol-7-*O*-neohesperidoside) 新圣草次苷 (新北美圣叶苷、圣草酚 -7-*O*- 新橙皮糖苷)
neoevonine 新卫矛羰碱
neoevonymine 新卫矛碱
neofinaconitine 赣皖乌头新碱 (新赣皖乌头碱)
neoflavane 新黄烷
neofuranodiene 杜鹃烯
neogambogic acid 新藤黄酸
A′-(18β, 3α)-neogammacer-22 (29)-en-3β-ol A′-(18β, 3α)- 新四膜虫萜 -22 (29)- 烯 -3β- 醇
neogermbudine 新绿藜芦布定 (新计巴丁、新计布定碱、新计莫亭碱)
neogermidine (isogermidine) 新哥米定 (异哥米定)
neogermine 新白藜芦胺
neogermitrine 新计米特林 (新绿藜芦林碱)
neogitogenin 新芰脱皂苷元 (新吉托皂苷元)
neogitostin 新吉托司廷
neoglaucogenin 新芫花叶白前苷元
neoglaucosides A, B 新白前皂苷 (新芫花叶白前苷) A、B
neoglucobrassicin (neoglucobrassicine) 新芸苔苷 (新葡萄糖芸苔素、新葡萄糖芸苔辛)
neoglycyrol 新甘草酚
neogrifolin 新奇果菌素
neohancosides A ～ D 华北白前新苷 A ～ D
neoharringtonine 新三尖杉酯碱
neohecogenin 新海柯皂苷元
neohecogenin-3-*O*-β-D-glucopyranosyl-(1 → 4)-β-D-galactopyranoside 新海柯皂苷元 -3-*O*-β-D- 吡喃葡萄糖基 -(1 → 4)-β-D- 吡喃半乳糖苷
neoherculin (α-sanshool, echinaceine) 新棒状花椒酰胺 (α- 山椒素、新核枯灵)
neohesperidin 新橙皮苷
neohesperidin dihydrochalcone 新橙皮苷二氢查耳酮
neohesperidose 新橙皮糖
neohesperidose heptaacetate 七乙酸新橙皮糖酯
2-neohesperidosyloxy-6-hydroxybenzoic acid benzyl ester 2- 新橙皮糖基氧基 -6- 羟基苯甲酸苄酯
neohop-12-ene 新何帕 -12- 烯
neohop-13 (18)-en-3β-ol 新何帕 -13 (18)- 烯 -3β- 醇
neohop-13 (18)-en-3β-ol acetate 新何帕 -13 (18)- 烯 -3β- 醇乙酸酯
neohop-13 (18)-ene 新何帕 -13 (18)- 烯
neohopadiene 新何帕二烯
neohopene 新何帕烯
neohupehenolides A, B 新湖北旋覆花内酯 A、B
neohuperzinine 蛇足石杉新碱
neohyacinthoside 新太白米苷
neohydnocarpin 新次大风子素
neohydrangin 新绣球花苷
neohydroxylunine 新羟基月芸香宁
neoilexonol acetate 新冬青醇乙酸酯
neoilludins A, B 新亮落叶松蕈定 A、B
neointermedeol 新臭根子草醇
neoirietetraol 新伊里埃四醇
neoisoastilbin 新异落新妇苷
neoisodextropimaric acid 新异右旋海松酸
neoisoisopulegol 新异异胡薄荷醇
neoisoliquiritin 新异甘草苷
neoisomenthol 新异薄荷醇
neoisomenthyl acetate 新异薄荷醇乙酸酯

N

neoisopulegol 新异胡薄荷醇 (新异唇萼薄荷醇)
neoisorutin 新异芸香苷
neoisoshinanolone 新异柿萘醇酮
neoisostegane 新异五加前胡烷 (新异五加内酯素)
neojiangyouconitine 新江油乌头碱
neojusticin A (justicidin D) 新爵床脂素 A (爵床脂定 D)
neojusticin B (justicidin C) 新爵床脂素 B (爵床脂定 C)
seconeokadsuranic acid A 开环新南五味子酸 A
neokadsuranic acids A ～ C 新南五味子酸 A ～ C
neokadsuranin 新南五味子木脂宁
neokestose 新蔗果三糖 (新科斯糖)
neoketose 新酮糖
neokhriol A 新克里黄檀酚 (新卡里醇) A
neokuguaglucoside 新苦瓜糖苷
neokurarinol 新苦参醇
neolancerin (2-β-D-glucopyranosyl-1, 3, 7-trihydroxy-xanthone) 新玉山双蝴蝶灵 (2-β-D- 吡喃葡萄糖基 -1, 3, 7- 三羟基叫酮)
neoleurocristine 新长春新碱 (新留卡擦辛碱)
neoleurosidine 新长春西定 (新留绕西定碱)
neolicuraside [isoliquiritigenin-4-apiofuranosyl-(1 → 2)-glucopyranoside] 异甘草拉苷 [异甘草苷元 -4- 芹糖葡萄糖基 -(1 → 2)- 吡喃葡萄糖苷]
neolignan 新木脂体
neolignin 新木质素
neoligularidine 新橐吾定碱
neolinarin 新蒙花苷
neolinderalactone 新乌药内酯
neolinderane 新乌药环氧内酯
neoline 新欧乌林碱 (新乌宁碱、尼奥灵)
neolinine 新欧乌宁碱
neolinustatin 新亚麻双糖苦苷 (新亚麻氰苷)
neoliquiritin 新甘草苷
neolitacumones A ～ C 尖叶新木姜子酮 (尖叶新楼子酮) A ～ C
neolitamone A 尖叶新木姜子酮 A
neolitsea base 新木姜子属碱
neolitsine 新木姜子素
neolitsinine 新木姜子宁
neolupenyl acetate 新羽扇烯醇乙酸酯
neomacrostemonoside D 新薤白苷 D
neomajucin 新大八角素
neomangicols A, B 新芒果醇 A, B
neomangiferin 新杧果苷 (新芒果苷)
neomanogenin 新门诺皂苷元
neomatabiol 新马他比醇
neomatatabiol 新木天蓼醇
cis-neomatrine 顺式 - 新苦参碱
trans-neomatrine 反式 - 新苦参碱
DL-neomenthol DL- 新薄荷醇 (DL- 新薑醇)
(+)-neomenthol (+)- 新薄荷醇 [(+)- 新薑醇]
neomenthol 新薄荷醇
neomexogenin 新美克索皂苷元
neomillinol 新崖豆藤酚
neomorellin 新藤黄宁
neomotiol 新莫替醇 (新半齿萜醇、线叶杜鹃醇)
neomycin sulfate 硫酸新霉素
neonepetalactone 新假荆芥内酯
neonicotine (anabasine) 新烟碱 (假木贼碱、毒藜碱、八角枫碱)
neonirtetralin 新珠子草次素
neonootkatol 益智新醇
neonuezhenide 新女贞子苷
neoodorobioside G 新奥多诺二糖苷 G
neoolean-3 (5), 12-diene 新齐墩果 -3 (5), 12- 二烯
neooleuropein 新橄榄苦苷
(+)-(7*R*, 7″*R*, 8*S*, 8′*S*)-neoolivil (+)-(7*R*, 7″*R*, 8*S*, 8′*S*)-新橄榄树脂素
(+)-(7*R*, 7′*R*, 8*S*, 8′*S*)-neoolivil (+)-(7*R*, 7′*R*, 8*S*, 8′*S*)-新橄榄树脂素
(+)-neoolivil (+)- 新橄榄树脂素
(±)-neoolivil (±)- 新橄榄树脂素
(7*R*, 7′*S*, 8*R*, 8′*R*)-neoolivil (7*R*, 7′*S*, 8*R*, 8′*R*)- 新橄榄树脂素
(7*S*, 7′*R*, 8*S*, 8′*S*)-neoolivil (7*S*, 7′*R*, 8*S*, 8′*S*)- 新橄榄树脂素
(7*R*, 7′*R*, 8*S*, 8′*S*, 7″*S*, 8″*S*)-threo-neoolivil-4′-*O*-8-guaiacyl glycerol ether (7*R*, 7′*R*, 8*S*, 8′*S*, 7″*S*, 8″*S*)- 苏式 - 新橄榄树脂素 -4′-*O*-8- 愈创木基甘油醚
(7*R*, 7′*R*, 8*S*, 8′*S*)-(+)-neoolivil-4-*O*-β-D-glucopyranoside (7*R*, 7′*R*, 8*S*, 8′*S*)-(+)- 新环橄榄树脂素 -4-*O*-β-D- 吡喃葡萄糖苷
neoolivil-4-*O*-β-D-glucoside 新橄榄树脂素 -4-*O*-β-D-葡萄糖苷

(7*S*, 7′*S*, 8*S*, 8′*S*)-neoolivil-9′-*O*-β-D-glucoside　(7*S*, 7′*S*, 8*S*, 8′*S*)- 新橄榄树脂素 -9′-*O*-β-D- 葡萄糖苷

neoorthosiphols A, B　新鸡脚参醇 A、B

neooxygambirtannine　新氧棕儿茶单宁

neopelline　新佩灵

neopellitorines A, B　新墙草碱 (南欧回环菊素) A、B

neopentane　新戊烷

neopentanol (neopentyl alcohol)　新戊醇

neopentologenin　新五羟螺皂苷元

neopentologenin-5-*O*-β-D-glucopyranoside　新五羟螺皂苷元 -5-*O*-β-D- 吡喃葡萄糖苷

neopentrogenin　新螺甾烯五醇

neopentrogenin-5-*O*-β-D-glucopyranoside　新螺甾烯五醇 -5-*O*-β-D- 吡喃葡萄糖苷

neopentyl alcohol (neopentanol)　新戊醇

3-neopentyloxy-2-butanol　3- 新戊氧基 -2- 丁醇

neopetaene　新五烯

neopetasitenine　新蜂斗菜烯碱

neopetasol　新蜂斗菜醇

neopetasol angelate　新蜂斗菜醇当归酸酯

neopetasone　新哌它酮

neopeucedalactone　新前胡内酯

neophellamuretin　新黄柏亭 (新黄檗素)

neophytadiene　新植二烯

neopierisoids A, B　新马醉木萜 A、B

neopine　内欧品

neopine (β-codeine)　尼奥品 (内欧品、β- 可待因)

neoplatyphylline　新阔叶千里光碱

neoponcirin　新枸橘苷 (新枳属苷)

neoprazerigenin A　新巴拉次薯蓣皂苷元 A

neoprazerigenin A-3-*O*-β-lycotetraoside　新巴拉次薯蓣皂苷元 A-3-*O*-β- 石蒜四糖苷

neoprionitione　新红根草酮

neoprocurcumenol　新原莪术烯醇

neoprotocuridine　新原箭毒定

neoprotoveratrine (veratetrine, protoveratrine B)　新原藜芦碱 (原藜芦碱 B)

neoprzewaquinone A　甘西鼠尾新酮 A

neopsoralen　新补骨脂素

neopuerarins A, B　新葛根甲素、乙素

neorabdosin　新香茶菜素

neorehmannioside　新地黄苷

neoreserpiline　新利血平灵

neorhusflavanone　新野漆树黄烷酮

neorogioldiol B　新罗焦尔二醇 B

neoruscogenin [spirost-5, 25 (27)-dien-1β, 3β-diol]　新罗斯考皂苷元 [5, 25 (27)- 螺甾二烯 -1β, 3β- 二醇]

neoruscogenin-1-*O*-2-*O*-acetyl-α-L-rhamnopyranosyl-(1 → 2)-β-D-fucopyranoside　新罗斯考皂苷元 -1-*O*-2-*O*- 乙酰基 -α-L- 吡喃鼠李糖基 -(1 → 2)-β-D- 吡喃岩藻糖苷

neoruscogenin-1-*O*-3-*O*-acetyl-α-L-rhamnopyranosyl-(1 → 2)-β-D-fucopyranoside　新罗斯考皂苷元 -1-*O*-3-*O*- 乙酰基 -α-L- 吡喃鼠李糖基 -(1 → 2)-β-D- 吡喃岩藻糖苷

neoruscogenin-1-*O*-α-L-rhamnopyranosyl-(1 → 2)-[β-D-xylopyranosyl-(1 → 3)]-β-D-glucopyranoside　新罗斯考皂苷元 -1-*O*-α-L- 吡喃鼠李糖基 -(1 → 2)-[β-D- 吡喃木糖基 -(1 → 3)]-β-D- 吡喃葡萄糖苷

neoruscogenin-1-*O*-α-L-rhamnopyranosyl-(1 → 2)-α-L-arabinopyranoside　新罗斯考皂苷元 -1-*O*-α-L- 吡喃鼠李糖基 -(1 → 2)-α-L- 吡喃阿拉伯糖苷

neoruscogenin-1-*O*-α-L-rhamnopyranosyl-(1 → 2)-β-D-fucopyranoside　新罗斯考皂苷元 -1-*O*-α-L- 吡喃鼠李糖基 -(1 → 2)-β-D- 吡喃岩藻糖苷

neoruscogenin-1-*O*-α-L-rhamnopyranosyl-(1 → 3)-α-L-rhamnopyranosyl-(1 → 2)-β-D-fucopyranoside　新罗斯考皂苷元 -1-*O*-α-L- 吡喃鼠李糖基 -(1 → 3)-α-L- 吡喃鼠李糖基 -(1 → 2)-β-D- 吡喃岩藻糖苷

neoruscogenin-1-*O*-β-D-glucopyranosyl-(1 → 2)-[β-D-xylopyranosyl-(1 → 3)]-β-D-fucopyranoside　新罗斯考皂苷元 -1-*O*-β-D- 吡喃葡萄糖基 -(1 → 2)-[β-D- 吡喃木糖基 -(1 → 3)]-β-D- 吡喃岩藻糖苷

neoruscogenin-1-*O*-β-D-glucopyranosyl-(1 → 2)-[β-D-xylopyranosyl-(1 → 3)]-β-D-xylopyranoside　新罗斯考皂苷元 -1-*O*-β-D- 吡喃葡萄糖基 -(1 → 2)-[β-D- 吡喃木糖基 -(1 → 3)]-β-D- 吡喃木糖苷

neosabadine　新萨巴定

neosakuranin　新野樱苷

neosalvianen　新鼠尾草烯

neosappanone A　新苏木酮 A

neosarpagine　新蛇根精

neosarracine　新瓶草千里光碱

neoschaftoside (apigenin-6-*C*-β-D-glucopyranoside-8-*C*-β-L-arabinopyranoside)　新夏佛塔苷 (芹菜素 -6-*C*-β-D- 吡喃葡萄糖苷 -8-*C*-β-L- 吡喃阿拉伯糖苷、新斯卡夫碳苷、新夏佛塔雪轮苷)

neoschisandrin 新五味子素
neosenkirkine 新肾形千里光碱
neosesamin 新芝麻素 (新芝麻脂素、新芝麻明)
neosibiricosides A ～ D、PO-2、PO-3 新黄精皂苷 A ～ D、PO-2、PO-3
neosolaspigenin 新硬毛茄苷元 (新海南皂苷元)
neosolaspigenin-6-*O*-β-D-quinovopyranoside 新硬毛茄苷元 -6-*O*-β-D- 吡喃奎诺糖苷
neosophoramine 新槐胺碱 (新槐胺)
(25*S*)-neospirost-4-en-3-one (25*S*)- 新螺甾 -4- 烯 -3- 酮
neostemofoline 新百部叶碱
neostemonine 新百部碱
neostenine 新百部宁碱
neostephanine 新千金藤碱
neosurugatoxin 新骏河毒素
neotanshinlactone 新丹参内酯
neotanshinones A ～ D 新丹参酮甲～丁
neotenone 新劳塔豆酮
neothalfine 新唐松草芬碱
neothalibrine 新罗氏唐松草碱
neothalibrine-2′-α-*N*-oxide 新罗氏唐松草碱 -2′-α-*N*- 氧化物
neothiobinupharidine 新硫双萍蓬定
neotigogenin [(25*S*)-5α-spirost-3β-ol] 新替告皂苷元 [(25*S*)-5α- 螺甾 -3β- 醇]
neotigogenin-26-*O*-β-D-glucopyranoside 新替告皂苷元 -26-*O*-β-D- 吡喃葡萄糖苷
neotigogenin-3-*O*-D-glucopyranosyl-(1 → 4)-*O*-[α-L-rhamnopyranosyl-(1 → 6)-β-D-glucopyranoside 新替告皂苷元 -3-*O*-D- 吡喃葡萄糖基 -(1 → 4)-*O*-[α-L- 吡喃鼠李糖基 -(1 → 6)-β-D- 吡喃葡萄糖苷
neotigogenin-3-*O*-α-L-rhamnopyranosyl-(1 → 6)-β-D-glucopyranoside 新替告皂苷元 -3-*O*-α-L- 吡喃鼠李糖基 -(1 → 6)-β-D- 吡喃葡萄糖苷
neotigogenin-3-*O*-β-D-glucopyranoside 新替告皂苷元 -3-*O*-β-D- 吡喃葡萄糖苷
neotigogenin-3-*O*-β-D-glucopyranosyl-(1 → 2)-β-D-glucopyranosyl-(1 → 4)-β-D-galactopyranoside 新替告皂苷元 -3-*O*-β-D- 吡喃葡萄糖基 -(1 → 2)-β-D- 吡喃葡萄糖基 -(1 → 4)-β-D- 吡喃半乳糖苷
neotigogenin-3-*O*-β-D-glucopyranosyl-(1 → 4)-*O*-[α-L-rhamnopyranosyl-(1 → 6)]-β-D-glucopyranoside 新替告皂苷元 -3-*O*-β-D- 吡喃葡萄糖基 -(1 → 4)-*O*-[α-L- 吡喃鼠李糖基 -(1 → 6)]-β-D- 吡喃葡萄糖苷
neotigogenone 新替告皂苷酮
neotocopherol [(2*R*, 4′*R*, 8′*R*)-β-tocopherol] 新生育酚 [(2*R*, 4′*R*, 8′*R*)-β- 生育酚]
neotokorogenin 新托克皂苷元
neotokorogenin-1-*O*-α-L-arabinopyranoside 新托克皂苷元 -1-*O*-α-L- 吡喃阿拉伯糖苷
neotokoronin 新山萆薢皂苷
neotriangularine 新三角叶千里光碱
neotriptophenolide 雷酚新内酯
neotuberostemonine 新对叶百部碱
neotuberostemoninol 新对叶百部尼醇
neotuberostemonol 新对叶百部醇
neotussilagolactone 新款冬花内酯
neouralenol 新乌拉尔醇
neoverapatuline 新尖被藜芦碱 (藜芦帕土碱)
neoveratalines A, B 新藜芦他林 (新大理藜芦碱) A、B
neowilforine 雷公藤碱辛
all-*trans*-neoxanthin 全反式 - 新黄质
neoxanthin (folioxanthin) A 新黄质 A
neoyonogenin 新约诺皂苷元
neoyuzurimine 新长柄交让木定碱
neo-β-carotenes A ～ U 新 -β- 胡萝卜素 A ～ U
nepalin-3 尼泊尔常春藤素 -3
nepalolides A ～ D 尼泊尔内酯 A ～ D
(+)-nepapakistamine A (+)- 尼泊尔革质野扇花碱 A
nepasaikosaponin K 那帕柴胡皂苷 K
(4α*S*, 7*S*, 7α*R*)-nepetalactam (4α*S*, 7*S*, 7α*R*)- 假荆芥酰胺
cis-nepetalactone 顺式 - 假荆芥内酯
nepetalactone 假荆芥内酯
trans-nepetalactone 反式 - 假荆芥内酯
nepetalic acid 假荆芥酸
nepetalic anhydride 假荆芥酐
nepetariaside 假荆芥酸苷
nepetaside 假荆芥内酯苷
nepetidin 荆芥定
nepetin (eupafolin, 6-methoxyluteolin) 印度荆芥素 (泽兰叶黄素、泽兰黄酮 、尼泊尔黄酮素、6- 甲氧基木犀草素)
nepetin-7-glucoside (nepetrin, nepitrin, eupafolin-7-glucoside) 印度荆芥素 -7- 葡萄糖苷 (荆芥苷、假荆芥属苷、尼泊尔黄酮苷、泽兰黄酮 -7- 葡萄糖苷)

nepetin-7-*O*-glucoside	印度荆芥素 -7-*O*- 葡萄糖苷
nepetin-7-*O*-β-D-glucopyranoside	印度荆芥素 -7-*O*-β-D- 吡喃葡萄糖苷
nepetrin (nepitrin, eupafolin-7-glucoside, nepetin-7-glucoside)	荆芥苷 (假荆芥属苷、尼泊尔黄酮苷、泽兰叶黄素 -7- 葡萄糖苷、印度荆芥素 -7- 葡萄糖苷)
nepheliosides Ⅰ～Ⅴ	韶子苷 Ⅰ～Ⅴ
nepitrin (nepetrin, eupafolin-7-glucoside, nepetin-7-glucoside)	假荆芥属苷 (荆芥苷、尼泊尔黄酮苷、泽兰叶黄素 -7- 葡萄糖苷、印度荆芥素 -7- 葡萄糖苷)
nepodin	尼泊尔酸模定
neptin	猪笼草亭
neral (citral-b, β-citral)	橙花醛 (柠檬醛 -b、β- 柠檬醛)
nerbowdine	尼波定
nereistoxin	沙蚕毒素
neriagenin	夹竹桃苷元
Δ^{16}-neriagenin-β-D-neritrioside	Δ^{16}- 夹竹桃苷元 -β-D- 夹竹桃三糖苷
neriantin	欧夹竹桃苷甲
neribiose	夹竹桃二糖
neridienones A, B	欧夹二烯酮 (夹竹桃烯酮) A、B
neridiginoside	夹竹桃脱氧毛地黄糖苷
nerifline	蛇叶尼润灵
nerifol	夹竹桃烃二醇
nerifoliene	金刚纂烯
nerifoliol	金刚纂醇
nerifolione	金刚纂酮
neriifolene	金刚纂酮烯
neriifolin	黄花夹竹桃次苷乙
neriifoliol	夹竹桃叶条蕨醇
neriifolone C	夹竹桃叶黄牛木酮 C
neriifoside	黄花夹竹桃种苷
neriine (conessine, wrightine, roquessine)	抗痢夹竹桃碱 (锥丝碱、地麻素、康丝碱、倒吊笔碱)
nerine base	尼润属碱
nerinine	尼润 (尼润宁)
neriodin	夹竹桃啶碱
neriolin (folinerin, oleandrin)	欧洲夹竹桃苷
nerispine	尼润平
neritaloside	夹竹桃它罗苷
neritriose	夹竹桃三糖
nerium D (neriumogenin A-3-β-D-digitaloside)	夹竹桃属苷 D (夹竹桃欧苷元 A-3-β-D- 毛地黄糖苷)
neriumogenin A-3-β-D-digitaloside (nerium D)	夹竹桃欧苷元 A-3-β-D- 毛地黄糖苷 (夹竹桃属苷 D)
neriumogenins A, B	夹竹桃欧苷元 A、B
neriumogenin-β-neritrioside	夹竹桃欧苷元 -β- 夹竹桃三糖苷
neriumol	夹竹桃烃醇
neriumosides A_1, A_2, B_1, B_2, C_1	夹竹桃欧苷 A_1、A_2、B_1、B_2、C_1
nerizoside	夹竹桃佐苷
nerol	橙花醇
nerol oxide	橙花醚
nerol propionate	丙酸橙花醇酯
nerolidene	橙花烯
(*cis*+*trans*)-nerolidol	(顺式 + 反式)- 橙花叔醇
cis-nerolidol	顺式 - 橙花叔醇
α-nerolidol	α- 橙花叔醇
β-nerolidol	β- 橙花叔醇
(±)-*trans*-nerolidol	(±)- 反式 - 橙花叔醇
(+)-nerolidol (peruviol)	(+) 橙花叔醇 (橙花树醇、橙花油醇、苦橙油醇)
nerolidol-3-*O*-α-L-rhamnopyranosyl-(1 → 2)-β-D-glucopyranoside	橙花叔醇 -3-*O*-α-L- 吡喃鼠李糖基 -(1 → 2)-β-D- 吡喃葡萄糖苷
nerolidol-3-*O*-α-L-rhamnopyranosyl-(1 → 4)-α-L-rhamnopyranosyl-(1 → 2)-β-D-glucopyranoside	橙花叔醇 -3-*O*-α-L- 吡喃鼠李糖基 -(1 → 4)-α-L- 吡喃鼠李糖基 -(1 → 2)-β-D- 吡喃葡萄糖苷
nerolidol-3-*O*-α-L-rhamnopyranosyl-(1 → 4)-α-L-rhamnopyranosyl-(1 → 6)-β-D-glucopyranoside	橙花叔醇 -3-*O*-α-L- 吡喃鼠李糖基 -(1 → 4)-α-L- 吡喃鼠李糖基 -(1 → 6)-β-D- 吡喃葡萄糖苷
nerolidyl acetate	橙花叔醇乙酸酯
neronine	尼润酮宁
neroplomacrol	北美刺参醇
nerundine	波叶尼润碱
nervegrowth factor	神经生长因子
nervilifordins A ～ E	毛唇芋兰素 A ～ E
nervogenic acid	显脉羊耳蒜酸
nervonic acid	神经酸
nervosanin B	诺瓦三素 B

nervosin 显脉香茶菜素
nervosines Ⅰ～Ⅹ *N*-oxide 脉纹羊耳兰碱 (脉羊耳兰碱) Ⅰ～Ⅹ *N*- 氧化物
nervosins A ～ D 显脉香茶菜甲素～丁素
neryl acetate 橙花醇乙酸酯
neryl acetone 橙花酮
neryl isobutanoate 异丁酸橙花醇酯
neryl isovalerate 异戊酸橙花醇酯
neryl pentanoate 橙花醇戊酸酯
netzascutionin αA 内察盾状美登宁 αA
neuamycins A, B 纽霉素 A、B
neurine 神经碱
neurochormone 神经色原酮
neuropeptides P ～ Y 神经肽 P ～ Y
neurophoshatide 神经磷脂
neurotoxins A, B 神经毒素 A、B
nevadensin (lysionotin, lysioside) 石吊兰素 (内华达依瓦菊素、岩豆素、内华依菊素、吊石苣苔奥苷)
nevadensin-5-*O*-β-D-glucopyranoside 石吊兰素 -5-*O*-β-D- 吡喃葡萄糖苷
nevadensin-5-*O*-β-D-glucopyranosyl-(1 → 6)-β-D-glucopyranoside 石吊兰素 -5-*O*-β-D- 吡喃葡萄糖基 -(1 → 6)-β-D- 吡喃葡萄糖苷
nevadensin-5-*O*-β-D-glucoside 石吊兰素 -5-*O*-β-D- 葡萄糖苷
nevadensin-5-*O*-β-D-glucosyl-(l → 6)-β-D-glucoside 石吊兰素 -5-*O*-β-D- 葡萄糖基 -(l → 6)-β-D- 葡萄糖苷
nevadensin-7-*O*-[α-L-rhamnopyranosyl-(1 → 6)]-β-D-glucopyranoside 石吊兰素 -7-*O*-[α-L- 吡喃鼠李糖基 -(1 → 6)]-β-D- 吡喃葡萄糖苷
nevadensin-7-*O*-[α-L-rhamnosyl-(1 → 6)]-β-D-glucoside 石吊兰素 -7-*O*-[α-L- 鼠李糖基 -(1 → 6)]-β-D- 葡萄糖苷
nevadensin-7-*O*-β-D-glucopyranoside 石吊兰素 -7-*O*-β-D- 吡喃葡萄糖苷
nevadensin-7-*O*-β-D-glucoside 石吊兰素 -7-*O*-β-D- 葡萄糖苷
nevadensin-7-*O*-β-L-rhamnopyranosyl-(1 → 6)-β-D-glucopyranoside 石吊兰素 -7-*O*-β-L- 吡喃鼠李糖基 -(1 → 6)-β-D- 吡喃葡萄糖苷
nevadensin-7-sambubioside 石吊兰素 -7- 接骨木二糖苷
new cyclo-dipeptides Ⅰ, Ⅱ 新环二肽 Ⅰ、Ⅱ
new triterpennoid glycoside F 新长春皂苷 F
(+)-ngaione (+)- 甘薯黑疤酮

niacin (nicotinic acid) 烟酸 (尼古丁酸、尼克酸)
niazimicin 辣木米辛
niaziminins A, B 辣木米宁 A、B
niazinins A, B 辣木宁 A、B
nic-1-lactone 假酸浆烯酮内酯
nicandrenones Ⅰ, Ⅱ 假酸浆烯酮 Ⅰ、Ⅱ
nicandrins A, B 假酸浆素 (假酸浆苷苦素) A、B
nicaustrine 尼克澳洲红豆碱
niccolum 镍
nicofibrate (clofinil, clofenpyride) 祛脂烟酯
nicoloside 烟醇苷
nicotaxine 烟酸紫杉碱
nicoteine 烟草碱
nicotelline 烟草灵
nicotianamine 烟胺
nicotianine 烟草香素
nicotianosides A ～ G 烟草苷 A ～ G
nicotiflorin (kaempferol-3-*O*-rutinoside) 烟花苷 (山柰酚 -3-*O*- 芸香糖苷)
nicotinamide 烟酰胺 (尼克酰胺)
nicotine 烟碱 (尼古丁)
nicotinic acid (niacin) 烟酸 (尼古丁酸、尼克酸)
8-*O*-nicotinoyl barbatin A 8-*O*- 烟酰半枝莲亭素 A
6-*O*-nicotinoyl barbatins A ～ C 6-*O*- 烟酰半枝莲亭素 A ～ C
12-*O*-nicotinoyl isolineolone 12-*O*- 烟酰异厚果酮
nicotinoyl isolineolone 烟酰异厚果酮
nicotinoyl isoramanon (nicotinoyl isoramanone) 烟酰异热马酮
6-*O*-nicotinoyl scutebarbatine G 6-*O*- 烟酰半枝莲新碱 G
7-*O*-nicotinoyl scutebarbatine H 7-*O*- 烟酰半枝莲新碱 H
6-*O*-nicotinoyl-7-*O*-acetyl scutebarbatine G 6-*O*- 烟酰基 -7-*O*- 乙酰半枝莲新碱 G
1α-nicotinoyloxy-2α, 6β, 11-triacetoxy-9β-furoyloxy-4β-hydroxydihydro-β-agarofuran 1α- 烟酰氧基 -2α, 6β, 11- 三乙酰氧基 -9β- 糠酰氧基 -4β- 羟基二氢 -β- 沉香呋喃
1α-nicotinoyloxy-2α, 6β-diacetoxy-9β-benzoyloxy-11-acetoxy-4β-hydroxydihydro-β-agarofuran 1α- 烟酰氧基 -2α, 6β- 二乙酰氧基 -9β- 苯甲酰氧基 -11- 乙酰氧基 -4β- 羟基二氢 -β- 沉香呋喃

1α-nicotinoyloxy-2α, 6β-diacetoxy-9β-furoyloxy-11-(2-methyl) butyrytoxy-4β-hydroxydihydro-β-agarofuran 1α- 烟酰氧基 -2α, 6β- 二乙酰氧基 -9β- 糠酰氧基 -11-(2- 甲基) 丁酰氧基 -4β- 羟基二氢 -β- 沉香呋喃

1α-nicotinoyloxy-2α, 6β-diacetoxy-9β-furoyloxy-11-isobutyryloxy-4β-hydroxydihydro-β-agarofuran 1α-烟酰氧基 -2α, 6β- 二乙酰氧基 -9β- 糠酰氧基 -11- 异丁酰氧基 -4β- 羟基二氢 -β- 沉香呋喃

nicotinyl alcohol 烟醇

nicotyrine 烟碱烯

nidulalin A 侧巢泡波曲霉素 A

nierembergine 赛亚麻碱

nigaichigosides F_1, F_2 苦莓苷 F_1、F_2

nigakihemiacetals A ～ F 苦木半缩醛 A ～ F

nigakilactones A ～ P 苦木内酯 A ～ P

nigakinol 苦木萜醇

nigakinone 苦木酮碱 (苦木酮、苦木碱己)

nigeglanine 腺毛黑种草碱

nigellamines A_3 ～ A_5, C 栽培黑种草碱 A_3 ～ A_5、C

nigellic acid 黑种草酸

nigelline 黑种草灵

nigellon 黑种草酮

nigellosides A ～ D 黑种草苷 A ～ D

nigerloxin 黑脂氧合酶素

nigralanostenone 龙葵羊毛脂烯酮

nigramides A ～ S 黑胡椒酰胺 A ～ S

nigranoic acid 黑五味子酸

nigrescigenin-3-*O*-α-L-rhamnoside 黑花杠柳苷元 -3-*O*-α-L- 鼠李糖苷

nigrescigenin-3-*O*-β-D-gulomethyloside 黑花杠柳苷元 -3-*O*-β-D- 脱氧古洛糖苷

nigricanin 黑花鸢尾素

nigricanin-4′-*O*-β-D-glucoside 黑花鸢尾素 -4′-*O*-β-D-葡萄糖苷

nigrifactin 尼格发亭碱

nigrinadine 尼格里诺碱

nigriterpenes A ～ F 黑柄炭角菌萜 A ～ F

nigrolineaxanthones A ～ V 黑线条藤黄呫酮 (黑线藤黄呫酮) A ～ V

nigroxanthin 黑牛角椒黄质

nigrumin-5-ferulate 黑茶藨子腈 -5- 阿魏酸酯

nigrumin-5-*p*-coumarate 黑茶藨子腈 -5- 对香豆酸酯

nigrumnins Ⅰ, Ⅱ 龙葵素Ⅰ、Ⅱ

nigrumoside A 龙葵莫苷 A

nikoenoside 毛果槭苷

nilgirine 尼勒吉扔碱

(2*R*, 3*R*)-nilic acid (2*R*, 3*R*)- 牵牛子酸甲

nilic acid 裂叶牵牛子酸

nilocitin 尼罗河柽柳亭

niloticin 尼罗河杜楝素 (尼洛替星)

niloticin acetate 尼罗河杜楝素乙酸酯

nilotin 尼罗杜楝素

nimbic acid 印楝酸

nimbidiol 尼木二酚

nimbins (azadirachtins) D ～ I 印楝素 (印楝子素、印苦楝素、印苦楝子素) D ～ I

nimbiol 印楝酚

nimbocinol 印苦楝素醇

nimbolide 印楝内酯

nimbolidins A ～ F 印楝波力定 (印苦楝木苦定) A ～ F

nimbolinins A ～ D 印楝波灵素 (印楝波力宁) A ～ D

nimbolins A ～ E 印楝波灵 A ～ E

nimbrinin 印楝次素

nimonol 印楝诺醇

ninandrographolide 宁穿心莲内酯

ningpeisine 宁贝新

ningpeisinoside 宁贝新苷

ningpoensines A ～ C 玄参新碱 A ～ C

ningpogenins A, B 浙玄参苷元 (宁波玄参苷元) A、B

ningpogeniridoid 浙玄参醚萜

ningpogosides A, B 浙玄参苷 A、B

ningpopyrrosides A、B 玄参醚萜苷 A、B

ningposides A ～ D 玄参苷 (玄参种苷) A ～ D

nipagallin A (ethyl gallate, phyllemblin, gallic acid ethyl ester) 没食子酸乙酯

nipagin acid-4-*O*-neohesperidoside 尼泊金酸 -4-*O*- 新橙皮糖苷

nipecotic acid 六氢烟酸

nipponosides A ～ D 尼邦五加苷 A ～ D

niranthin 珠子草素

nirphyllin 霸贝莱素

nirtetralin　珠子草四氢萘 (珠子草次素)

nirurine　霸贝菜碱

niruriside　珠子草苷

nishindaside　黄荆醚萜苷 (黄荆达苷、蔓荆尼辛苷)

nishindine　牡荆定碱

nisin　乳链菌肽

nisoxetine　愈苯丙胺

(–)-nissolin　(–)- 尼森香豌豆紫檀酚 [(–)- 尼氏山黧豆素、(–)- 尼苏里山黧豆素]

nitensidines A ～ C　南美荚豆碱 A ～ C

(7*S*, 8*S*)-nitidanin　(7*S*, 8*S*)- 两面针宁

nitidanin　两面针宁

nitidine　两面针碱 (光花椒碱、光叶花椒碱)

nitidine chloride　氯化两面针碱

nitiol　光亮假龙胆醇

nitogenin [(25*R*)-spirost-5-en-3β-ol, diosgenin]　地奥配质 [(25*R*)- 螺甾 -5- 烯 -3β- 醇、薯蓣皂苷元、薯蓣皂苷配基]

nitrabirine　小果白刺灵碱 (白刺咪唑碱)

nitrabirine *N*-oxide　小果白刺灵碱 *N*- 氧化物

nitrain　白刺碱

nitramidine　白刺米定碱

nitramine　白刺喹啉胺

nitraramidine　小果白刺米定碱

nitraramine　白刺喹嗪胺

nitrariadine　小果白刺定碱

nitrarine　白刺灵碱

nitrate　硝酸盐

2, 2′, 2″-nitrilotriacetic acid　2, 2′, 2″- 氨爪基三乙酸

nitrilotriacetic acid　氨爪基三乙酸

nitrite　亚硝酸盐

1-nitro-2-methyl propane　1- 硝基 -2- 甲基丙烷

1-nitro-3-methyl butane　1- 硝基 -3- 甲基丁烷

1-nitroaknadinine　1- 硝基桐叶千金藤地宁碱

m-nitrobenzaldehyde　间硝基苯甲醛

4-nitrobenzenesulfonic acid-(4-bromomethyl-2-adamantyl) ester　4- 亚硝酸基苯磺酸 -(4- 溴甲基 -2- 金刚烷基) 酯

m-nitrobenzoic acid　间硝基苯甲酸

3α-*p*-nitrobenzoyl multiflora-7:9 (11)-dien-29-benzoate　3α- 对硝基苯甲酰多花白树 -7:9 (11)- 二烯 -29- 苯甲酸酯

nitrocadambine B　硝基团花碱

nitrocyclopentane　硝基环戊烷

2-nitro-diaminomethylidenhydrazone-benzaldehyde　2-硝基二氨基亚甲基腙苯甲醛

nitroethane　硝基乙烷

3-(2-nitroethyl)-1-methoxyindole　3-(2- 硝基)-1- 甲氧基吲哚

1-nitronaphthalene　1- 硝基萘

o-nitrophenol　邻硝基苯酚

p-nitrophenol　对硝基苯酚

1-nitrophenyl ethane　1- 硝基苯乙烷

3-(*o*-nitrophenyl)-1-(*m*-nitrophenyl) naphthalene　3-(邻硝基苯基)-1-(间硝基苯基) 萘

2-[*N*-(3-nitrophenyl) aminocarbonyl]benzoic acid　2-[*N*-(3- 硝基苯基) 氨基羰基] 苯甲酸

2-[*N*-(3-nitrophenyl) carbamido]benzoic acid　2-[*N*-(3-硝基苯基) 甲酰胺基] 苯甲酸

N-(3-nitrophenyl) phthalamic acid　*N*-(3- 硝基苯基) 邻苯甲酰胺甲酸

4-nitrophenyl-α-D-galactopyranoside　4- 硝基苯 -α-D-吡喃半乳糖苷

2-nitrophenyl-α-D-glucopyranoside　2- 硝基苯 -α-D- 吡喃葡萄糖苷

4-nitrophenyl-α-D-mannopyranoside　4- 硝基苯 -α-D-吡喃甘露糖苷

4-nitrophenyl-α-L-arabinopyranoside　4- 硝基苯 -α-L-吡喃阿拉伯糖苷

4-nitrophenyl-α-L-rhamnoside　4- 硝基苯 -α-L- 鼠李糖苷

2-nitrophenyl-β-D-galactopyranoside　2- 硝基苯 -β-D-吡喃半乳糖苷

3-nitrophenyl-β-D-galactopyranoside　3- 硝基苯 -β-D-吡喃半乳糖苷

4-nitrophenyl-β-D-galactopyranoside　4- 硝基苯 -β-D-吡喃半乳糖苷

3-nitrophenyl-β-D-glucopyranoside　3- 硝基苯 -β-D- 吡喃葡萄糖苷

4-nitrophenyl-β-D-glucopyranoside　4- 硝基苯 -β-D- 吡喃葡萄糖苷

4-nitrophenyl-β-D-xylopyranoside　4- 硝基苯 -β-D- 吡喃木糖苷

3-nitropropanoic acid　3- 硝基丙酸

nitropropanoyl glucopyranoside　硝基丙酰吡喃葡萄糖苷

6-*O*-(3-nitropropanoyl)-α-D-glucopyranose　6-*O*-(3- 硝基丙酰基)-α-D- 吡喃葡萄糖

6-*O*-(3-nitropropanoyl)-β-D-glucopyranose　6-*O*-(3- 硝基丙酰基)-β-D- 吡喃葡萄糖

niuxixinsterones A ～ C　牛膝新甾酮 A ～ C

nivalenol　雪梭霉醇

nivaline　雪花灵

niveain A　苎麻根甲素

niveusins A ～ C　雪叶向日葵素 (白色向日葵素) A ～ C

nivilidine　雅雪花碱

nobiletin (5, 6, 7, 8, 3″, 4″-hexamethoxyflavone)　川陈皮素 (5, 6, 7, 8, 3″, 4″- 六甲氧基黄酮、蜜橘黄素)

nobiletin-3-*O*-β-D-glucoside　川陈皮素 -3-*O*-β-D- 葡萄糖苷

nobilin　果香菊素

nobiline　金钗石斛酚 (金石斛碱)

nobilisine　垂笑君子兰碱

nobilisitine A (cliviasin, cliviasine)　垂笑君子兰亭 A (君子兰辛)

nobilisitines A, B　垂笑君子兰亭 A、B

nobilomethylene　亚甲基金钗石斛素

nobilone　金钗石斛酮

nobilonine　石斛酮碱

nobotanins A ～ H　巴西野牡丹素 (巴西野牡丹鞣质、诺波丹宁) A ～ H

(7′*S*, 8′*S*)-nocomtal　(7′*S*, 8′*S*)- 那可莫醛

nocturnoside A　夜香树苷 A

nodakenetin (nodakenitin, prangeferol)　紫花前胡内酯 (紫花前胡苷元、前胡亭、栓翅芹粉醇)

nodakenetin acetate　紫花前胡内酯乙酸酯

nodakenetin glucoside (nodakenin)　紫花前胡内酯葡萄糖苷 (紫花前胡苷、闹达可宁)

nodakenin (nodakenetin glucoside)　紫花前胡苷 (紫花前胡内酯葡萄糖苷、闹达可宁)

nodakenitin (nodakenetin, prangeferol)　前胡亭 (紫花前胡内酯、紫花前胡苷元、栓翅芹粉醇)

nodifloretin　过江藤素

nodifloridins A, B　过江藤定 A、B

nodolidate　节果决明醇乙酸酯

nodosin　诺多星 (香茶菜辛、节果决明素)

nodosinin　香茶菜辛宁

nodososide　节果决明苷

nologenin　罗洛皂苷元

nolonin　罗洛皂苷

nomilin　柠檬林素 (诺米林、闹米林)

nomilin glucoside　柠檬林素葡萄糖苷

nomilin-17-β-D-glucopyranoside　柠檬林素 -17-β-D- 吡喃葡萄糖苷

nomilinic acid　柠檬林酸 (闹米林酸)

nomilinic acid glucoside　柠檬林酸葡萄糖苷

nomilinic acid-17-β-D-glucopyranoside　柠檬林酸 -17-β-D- 吡喃葡萄糖苷

nomilinic acid-4-β-glucopyranoside　柠檬林酸 -4-β- 吡喃葡萄糖苷

nominine　闹米乌头碱

non-3-en-2-one　壬 -3- 烯 -2- 酮

nonaazane　壬氮烷

nonacene　并九苯

n-10-nonaconsanol　正 -10- 二十九醇

nonacos-10-ol　二十九碳 -10- 醇

nonacos-15-ol　二十九碳 -15- 醇

nonacos-6, 10-diol　二十九碳 -6, 10- 二醇

nonacos-6, 21-diol　二十九碳 -6, 21- 二醇

nonacos-6, 8-diol　二十九碳 -6, 8- 二醇

n-nonacosane　正二十九烷

nonacosane　二十九烷

(6*R*, 8*S*)-nonacosanediol　(6*R*, 8*S*)- 二十九碳二醇

(8*R*, 10*S*)-nonacosanediol　(8*R*, 10*S*)- 二十九碳二醇

6, 10-nonacosanediol　6, 10- 二十九碳二醇

6, 21-nonacosanediol　6, 21- 二十九碳二醇

6, 8-nonacosanediol　6, 8- 二十九碳二醇

n-nonacosanoic acid　正二十九酸

nonacosanoic acid　二十九酸

10-nonacosanol　10- 二十九醇

1-nonacosanol　1- 二十九醇

2-nonacosanol　2- 二十九醇

nonacosanol　二十九醇

29-nonacosanolide　29- 二十九内酯

10-nonacosanone　10- 二十九酮

2-nonacosanone　2- 二十九酮

nonacosanone　二十九酮

nonacosyl non-4-enoate　4- 壬烯酸二十九醇酯

5-[(*Z*)-nonadec-14-enyl]resorcinol　5-[(*Z*)- 十九碳 -14- 烯基] 树脂苔黑酚

cis-nonadec-4, 6-diol　顺式 - 十九碳 -4, 6- 二醇

N

(9*Z*, 12*Z*)-nonadecadienoic acid (9*Z*, 12*Z*)- 十九碳二烯酸

n-nonadecane 正十九烷

nonadecane 十九烷

n-nonadecanoic acid 正十九酸

nonadecanoic acid 十九酸

nonadecanoic acid-2, 3-dihydroxypropyl ester 十九酸 -2, 3- 二羟丙酯

1-nonadecanol 1- 十九醇

nonadecanol 十九醇

2-nonadecanone 2- 十九酮

n-nonadecanyl *n*-docos-11-enoate 正二十二碳 -11- 酸正十九醇酯

(4*Z*, 6*Z*, 9*Z*)-nonadecatriene (4*Z*, 6*Z*, 9*Z*)- 十九碳三烯

(*E*, *Z*)-1, 3, 12-nonadecatriene (*E*, *Z*)-1, 3, 12- 十九碳三烯

1, 3, 12-nonadecatriene 1, 3, 12- 十九碳三烯

9, 12, 15-nonadecatrienoic acid 9, 12, 15- 十九碳三烯酸

10-nonadecen-2-one 10- 十九烯 -2- 酮

n-nonadecene 正十九烯

(*Z*)-5-nonadecene (*Z*)-5- 十九烯

1-nonadecene 1- 十九烯

9-nonadecene 9- 十九烯

nonadecene 十九烯

(10*E*)-10-nonadecenoic acid (10*E*)-10- 十九烯酸

10-nonadecenoic acid 10- 十九烯酸

nonadecenoic acid 十九烯酸

3-(16′-nonadecenyl) phenol 3-(16′- 十九烯基) 酚

nonadecyl ferulate 阿魏酸十九醇酯

5-nonadecyl resorcinol-3-*O*-methyl ether 5- 十九烷基间苯二酚 -3-*O*- 甲醚

2-*n*-nonadecyl-5, 7-dihydroxy-6, 8-dimethyl chromone 2- 正十九烷基 -5, 7- 二羟基 -6, 8- 二甲基色原酮

6-nonadecynoic acid 6- 十九炔酸

(3*E*, 5*E*)-3, 5-nonadien-2-one (3*E*, 5*E*)-3, 5- 壬二烯 -2- 酮

3, 8-nonadien-2-one 3, 8- 壬二烯 -2- 酮

(2*E*, 5*E*)-2, 5-nonadien-4-one (2*E*, 5*E*)-2, 5- 壬二烯 -4- 酮

(2*E*, 6*Z*)-nonadienal (2*E*, 6*Z*)- 壬二烯醛

(2*Z*, 6*Z*)-nonadienal (2*Z*, 6*Z*)- 壬二烯醛

2, 4-nonadienal 2, 4- 壬二烯醛

nonadienal 壬二烯醛

2, 4-nonadienoic acid 2, 4- 壬二烯酸

nonadienol 壬二烯醇

2, 4-nonadithiol 2, 4- 壬二硫醇

nonahelicene 九螺旋烃

1β, 2β, 3β, 4β, 5β, 6β, 7α, 23ξ, 26-nonahydroxyfurost-20 (22), 25 (27)-dien-26-*O*-β-D-glucopyranoside 1β, 2β, 3β, 4β, 5β, 6β, 7α, 23ξ, 26- 九羟基呋甾 -20 (22), 25 (27)- 二烯 -26-*O*-β-D- 吡喃葡萄糖苷

γ-nonalactone γ- 壬内酯

δ-nonalactone δ- 壬内酯

n-nonaldehyde (*n*-nonanal) 正壬醛

nonaldehyde (nonanal, nonyl aldehyde, pelargonaldehyde) 壬醛 (天竺葵醛)

2, 6-nonamethylene pyridine 2, 6- 壬基亚甲基吡啶

n-nonanal (*n*-nonaldehyde) 正壬醛

nonanal (nonaldehyde, nonyl aldehyde, pelargonaldehyde) 壬醛 (天竺葵醛)

n-nonane 正壬烷

nonane 环壬烷

1, 9-nonanedioic acid (anchoic acid, azelaic acid, 1, 7-heptanedicarbonylic acid, lepargylic acid) 1, 9- 壬二酸 (壬二酸、杜鹃花酸、1, 7- 庚二甲酸)

2-nonanethiol 2- 壬硫醇

4-nonanethiol 4- 壬烷硫醇

10-nonaneyl heneicosane 10- 壬基二十一烷

nonanoic acid (pelargonic acid) 壬酸 (天竺葵酸)

1-nonanol 1- 壬醇

2-nonanol 2- 壬醇

5-nonanol 5- 壬醇

n-nonanol (*n*-nonyl alcohol) 正壬醇

nonanol (nonyl alcohol) 壬醇

2-nonanone 2- 壬酮

3-nonanone 3- 壬酮

5-nonanone 5- 壬酮

α-nonanone α- 壬酮

2-nonanyl acetate 2- 壬醇乙酸酯

nonaose 壬糖

nonaphane 九蕃

nonaphene 九芬

nonaspiro[$2.0.0.0.2^{6}.0.2^{9}.0^{5}.0.0.2^{13}.0.2^{16}.0^{12}.0^{4}.0.2^{19}.0^{3}$] heneicosane 九螺 [$2.0.0.0.2^{6}.0.2^{9}.0^{5}.0.0.2^{13}.0.2^{16}.0^{12}.0^{4}.0.2^{19}.0^{3}$] 二十一烷

20-nonatriacontanone 20- 三十九酮

2, 6-nondienal　2, 6- 壬二烯醛	nootkatene　努卡扁柏烯
2, 6-nondienol　2, 6- 壬二烯醇	nootkatin　香柏素
(*E*)-2-nonen-1-ol　(*E*)-2- 壬烯 -1- 醇	nootkatol　努特卡扁柏醇
(*Z*)-4-nonen-1-ol　(*Z*)-4- 壬烯 -1- 醇	nootkatone　圆柚酮 (香柏酮、诺卡酮、努特卡扁柏酮)
(*E*)-4-nonen-2-thiol　(*E*)-4- 壬烯 -2- 硫醇	nootketinol　努特卡醇
(*Z*)-4-nonen-2-thiol　(*Z*)-4- 壬烯 -2- 硫醇	nopalinic acid　努帕尔酸
1-nonen-3-ol　1- 壬烯 -3- 醇	nopinene [(–)-β-pinene, pseudopinene]　诺品烯 [(–)-β-蒎烯、伪蒎烯]
2 (10)-nonen-3-one　2 (10)- 蒎烯 -3- 酮	nopinone　诺蒎酮
(2*E*)-2-nonen-4-one　(2*E*)-2- 壬烯 -4- 酮	28-nor-(22*R*)-witha-2, 6, 23-trienolide　28- 去甲 -(22*R*)-醉茄 -2, 6, 23- 三烯内酯
1-nonen-4-one　1- 壬烯 -4- 酮	15-nor-10-hydroxyoplopan-4-oic acid　15- 去甲 -10- 羟基日本刺参萜 -4- 酸
(*E*)-2-nonen-4-thiol　(*E*)-2- 壬烯 -4- 硫醇	24-nor-11α-hydroxy-3-oxo-lup-20 (20)-en-28-oic acid　24- 去甲 -11α- 羟基 -3- 氧亚基羽扇豆 -20 (29)- 烯 -28- 酸
1-nonen-4-thiol　1- 壬烯 -4- 硫醇	24-nor-11α-hydroxy-3-oxo-lup-20 (29)-en-28-oic acid-28-*O*-α-L-rhamnopyranosyl-(1→4)-β-D-glucopyranosyl-(1→6)-β-D-glucopyranoside ester (acantrifoside B)　24-去甲 -11α- 羟基 -3- 氧亚基羽扇豆 -20 (29)- 烯 -28- 酸 -28-*O*-α-L- 吡喃鼠李糖基 -(1→4)-β-D- 吡喃葡萄糖基 -(1→6)-β-D- 吡喃葡萄糖酯苷 (白簕苷 B)
(*Z*, *E*)-2-nonen-4-yne　(*Z*, *E*)-2- 壬烯 -4- 炔	15-nor-14-oxolabd-8 (17), (12*E*)-dien-19-oic aicd　15-去甲 -14- 氧亚基半日花 -8 (17), (12*E*)- 二烯 -19- 酸
(*E*)-2-nonenal　(*E*)-2- 壬烯醛	16-nor-15-oxoabieta-8, 11, 13-trien-18-oic acid　16- 去甲 -15- 氧亚基松香 -8, 11, 13- 三烯 -18- 酸
(*Z*)-2-nonenal　(*Z*)-2- 壬烯醛	16-nor-15-oxoabieta-8, 11, 13-trien-18-ol　16- 去甲 -15-氧亚基松香 -8, 11, 13- 三烯 -18- 醇
2-nonenal　2- 壬烯醛	17-nor-15α-hydroxy-8, 11, 13-abietatetrien-18-oic acid　17- 去甲 -15α- 羟基 -8, 11, 13- 松香烷三烯 -18- 酸
nonenal　壬烯醛	17-nor-15β-hydroxy-8, 11, 13-abietatetrien-18-oic acid　17- 去甲 -15β- 羟基 -8, 11, 13- 松香烷三烯 -18- 酸
1-nonene　1- 壬烯	15-nor-16-hydroxy-14-oxolabd-8 (17)-enoic acid　15-去甲 -16- 羟基 -14- 氧亚基半日花 -8 (17)- 烯酸
2-nonene　2- 壬烯	28-nor-17α, 18β-olean-12-ene　28- 去甲 -17α, 18β- 齐墩果 -12- 烯
(2*E*)-2-nonenedioic acid　(2*E*)-2- 壬烯二酸	28-nor-17α-hopane　28- 去甲 -17α- 去甲何帕烷
2-nonenoic acid　2- 壬烯酸	28-nor-19β*H*, 20α*H*-urs-12, 17-dien-3-ol　28- 去甲 -19β*H*, 20α*H*- 熊果 -12, 17- 二烯 -3- 醇
6-nonenoic acid　6- 壬烯酸	30-nor-21β-hop-22-one　30- 去甲 -21β- 何帕 -22- 酮
(*E*)-6-nonenol　(*E*)-6- 壬烯醇	23-nor-22-hydroxy-6-oxo-tingenol　23- 去甲 -22- 羟基 -6- 氧亚基卫矛酚
6-nonenol　6- 壬烯醇	21-nor-3, 19-isopropyl idine-14-deoxy-*ent*-labda-8 (17), 13-dien-16, 15-olide　21- 去甲 -3, 19- 异次丙基 -14-脱氧 - 对映 - 半日花 -8 (17), 13- 二烯 -16, 15- 内酯
nonoyl vanillyl amide　壬酰香草胺	
nonsulfated clycosaminoclycan　非硫酸化葡萄糖胺聚糖	
n-nonyl acetate　乙酸正壬酯	
nonyl acetate　乙酸壬酯	
n-nonyl alcohol (*n*-nonanol)　正壬醇	
nonyl alcohol (nonanol)　壬醇	
nonyl aldehyde (nonaldehyde, nonanal, pelargonaldehyde)　壬醛 (天竺葵醛)	
p-nonyl benzyl alcohol　对壬基苯甲醇	
nonyl cyclopropane　壬基环丙烷	
nonyl ethyl ether　壬基乙基醚	
nonyl nonanoate　壬酸壬酯	
nonyl octadec-9-enoate　十八碳 -9- 烯酸壬酯	
nonyl phenol　壬基苯酚	
3-nonyn-2-ol　3- 壬炔 -2- 醇	
8-nonynoic acid　8- 壬炔酸	

15-nor-3-oxocedrane 15- 去甲 -3- 氧亚基柏木烷

24-nor-3α, 11α-dihydroxylup-20 (29)-en-28-oic acid 24- 去甲 -3α, 11α- 二羟基羽扇豆 -20 (29)- 烯 -28- 酸

30-nor-3β, 22α-dihydroxy-20-taraxastene 30- 去甲 -3β, 22α- 二羟基 -20- 蒲公英萜烯

30-nor-3β-hydroxy-20-taraxastene 30- 去甲 -3β- 羟基 -20- 蒲公英萜烯

3-nor-4-oxocepharanthine 3- 去甲 -4- 氧亚基金线吊乌龟碱

18-nor-4α, 15-dihydroxyabieta-8, 11, 13-trien-7-one 18- 去甲 -4α, 15- 二羟基松香 -8, 11, 13- 三烯 -7- 酮

19-nor-5*α*-pregnane 19- 去甲 -5*α*- 孕甾烷

24-nor-5ξ-13α, 17α-chola-14, 20, 22-trien-3β, 7α-diol-21, 23-epoxy-4, 4, 8-trimethyl-3-acetate 24- 去甲 -5ξ-13α, 17α- 胆烷 -14, 20, 22- 三烯 -3β, 7α- 二醇 -21, 23- 环氧 -4, 4, 8- 三甲基 -3- 乙酸酯

15-nor-8-hydroxy-(12*E*)-labd-en-14-al 15- 去甲 -8- 羟基 -(12*E*)- 半日花烯 -14- 醛

11-nor-8-hydroxy-9-drimanone 11- 去甲 -8- 羟基 -9- 辛辣木烷酮

26-nor-8-oxo-α-onocerin 26- 去甲 -8- 氧亚基 -α- 芒柄花萜醇

19-norabieta-4 (18), 8, 11, 13-tetraen-7-one 19- 去甲阿松香 -4 (18), 8, 11, 13- 四烯 -7- 酮

19-norabieta-7, 13-dien-4-ol 19- 去甲阿松香 -7, 13- 二烯 -4- 醇

19-norabieta-8, 11, 13-trien-4-hydroperoxide 19- 去甲阿松香 -8, 11, 13- 三烯 -4- 氢过氧化物

18-norabieta-8, 11, 13-trien-4-ol 18- 去甲阿松香 -8, 11, 13- 三烯 -4- 醇

19-norabieta-8, 11, 13-trien-4-ol 19- 去甲阿松香 -8, 11, 13- 三烯 -4- 醇

19-norabieta-8, 11, 13-trien-4-yl formate 19- 去甲阿松香 -8, 11, 13- 三烯 -4- 甲酸酯

18-norabieta-8, 11, 13-trien-4α, 7α, 15-triol 18- 去甲阿松香 -8, 11, 13- 三烯 -4α, 7α, 15- 三醇

noracanthopanin A 去甲五加宁 A

noracronycine 去甲降真香碱 (降山油柑碱)

norajmaline 去甲西萝芙木碱 (去甲萝芙木碱)

norallosedamine 去甲别景天胺

6, 7-seco-6-norangustilobine B (losbanine) 6, 7- 断 -6- 去甲基狭叶鸭脚树洛平碱 B (象皮木宁)

noranhydroicaritin 去甲脱水淫羊藿黄素

norannuic acid 去甲黄花蒿酸

norannuradhapurine 羟基木番荔枝碱

noraporphine 去甲阿朴啡

norarecoline (guvacoline) 去甲槟榔碱

norarecoline hydrochloride 盐酸去甲槟榔碱

norargemonine 去甲蓟罂粟碱

15-norargentone 15- 去甲灰白银胶菊酮

noraristolodione 去甲马兜铃二酮

norarjunolic acid 去甲阿江榄仁酸

DL-norarmepavine DL- 去甲杏黄罂粟碱

D-norarmepavine D- 去甲杏黄罂粟碱

L-norarmepavine L- 去甲杏黄罂粟碱

N-norarmepavine *N*- 去甲亚美罂粟碱

norarmepavine 去甲亚美罂粟碱

norartocarpetin (5, 7, 2′, 4′-tetrahydroxyflavone) 去甲波罗蜜亭 (5, 7, 2′, 4′- 四羟基黄酮)

7-noraryl-4′, 7-epoxy-8, 5′-neolignan glycoside 7- 去甲芳基 -4′, 7- 环氧 -8, 5′- 新木脂素糖苷

N-noratherosperminine *N*- 去甲芒籽宁

norathyriol (1, 3, 6, 7-tetrahydroxyxanthone) 去甲蹄盖蕨酚 (去甲蹄盖蕨屾酮、1, 3, 6, 7- 四羟基屾酮)

9-noratractylodin 9- 去甲苍术素

noratropine 去甲阿托品

norbellidifodin (1, 3, 5, 8-tetrahydroxyxanthone) 去甲二裂雏菊亭酮 (1, 3, 5, 8- 四羟基屾酮)

norbergenin 去甲岩白菜素

norbixin 去甲胭脂树素

(+)-norboidine (+)- 去甲诺玻亭

norboldine 去甲波尔定碱 (去甲波尔定)

norboldine (laurolitsine) 去甲波尔定 (木姜子碱)

endo-2-norbornanol-1, 3, 3-trimethyl acetate 1, 3, 3- 三甲基 - 内 -2- 去甲龙脑烷醇乙酸酯

norbrachycoumarin 去甲短枝菊香豆素

norbraylin 去甲布雷巨盘木素

norcaesalpinins A ～ F, MA ～ MD 去甲云实宁 A ～ F、MA ～ MD

norcamphor 去甲樟脑

norcanelilline 去甲亚马逊安尼樟碱

norcantharidin 去甲斑蝥素

norcapillene 去甲茵陈二炔

norcapsaicin 去甲辣椒素

norcarnegine 猪毛菜次碱 (猪毛菜副碱、鹿尾草次碱)

norcarpesterol	去甲黄果茄甾醇
norcastasterone	去甲栗甾酮
norcepharadione B	去甲头花千金藤二酮 B
(+)-2-norcepharanthine	(+)-2- 去甲金线吊乌龟碱
norchelerythrine	去甲白屈菜红碱
L-norchelidonine	L- 去甲白屈菜碱
(+)-norchelidonine	(+)- 去甲白屈菜碱
23-norcholanoic acid	23- 去甲胆甾酸
25-norcholest-5, 7, 22-trien-3β-ol	25- 去甲胆甾 -5, 7, 22- 三烯 -3β- 醇
norcimifugin	去甲升麻素 (去甲升麻精)
norcinamolaurine	去甲肉桂碱
(–)-(1*S*)-norcoclaurine	(–)-(1*S*)- 去甲乌药碱 [(–)-(1*S*)- 去甲衡州乌药碱]
norcoclaurine (demethyl coclaurine, higenamine)	去甲乌药碱 (去甲衡州乌药碱、和乌胺)
norconessine	去甲锥丝碱
norcorydine	去甲紫堇定
norcowanin	去甲云树宁 (去甲云南山竹子素)
norcycleanine	去甲轮环藤碱
29 (30)-norcycloart-24 (28)-en-3-one	29 (30)- 环木菠萝 -24 (28)- 烯 -3- 酮
28, 29-norcycloart-24 (31)-en-3-one	28, 29- 去甲环木菠萝 -24 (31)- 烯 -3- 酮
28-norcycloart-24 (31)-en-3-one	28- 去甲环木菠萝 -24 (31)- 烯 -3- 酮
30-norcycloartan-24 (28)-en-3-one	30- 去甲环木菠萝烷 -24 (28)- 烯 -3- 酮
29-norcycloartanol	29- 去甲环木菠萝烷醇
31-norcycloartanol	31- 去甲环木菠萝烷醇 (31- 去甲环木菠萝醇)
31-norcycloartanol acetate	31- 去甲环木菠萝烷醇乙酸酯
31-norcycloartanone	31- 去甲环木菠萝酮
31-norcycloartenol	31- 去甲环木菠萝烯醇
(24*S*)-31-norcyclolaudenol	(24*S*)-31- 去甲环鸦片烯醇
31-norcyclolaudenol	31- 去甲环鸦片甾烯醇
31-norcyclolaudenone	31- 去甲环鸦片烯酮
31-norcyclolaudenyl acetate	31- 去甲环鸦片甾烯醇乙酸酯
28-norcyclomusalenone	28- 去甲环大蕉烯酮
norcyperone	去甲基香附酮
nordalbergin	去甲黄檀素
nordamnacanthal	去甲虎刺醛 (去甲虎刺素)
19-nordehydroabieta-4 (8)-ene	19- 去甲脱氢松香 -4 (8)- 烯
18-nordehydroabieta-4α-ol	18- 去甲脱氢松香 -4α- 醇
nordentatin	去甲齿叶黄皮素
nordhagenine A	叠裂翠雀碱 A
(–)-nordicentrine	(–)- 去甲荷包牡丹碱
nordicentrine	去甲荷苞牡丹碱
nordictyotalide	去甲网地藻内酯
nordihydrocapsaicin	去甲二氢辣椒碱 (降二氢辣椒碱)
nordihydrocapsiate	去甲二氢辣椒素酯
nordihydroguaiaretic acid	去甲二氢愈创木酸 (去甲二氢愈创木脂酸)
nordihyolroguaiaretic acid	正二羟愈创酸
nordine	诺定碱
nordomesticine	去甲南天竹种碱
nordomoic acid	去甲软骨藻酸
nordracorhodin	去甲基血竭素
nordracorubin	去甲血竭红素
L-norecgonine	L- 去甲芽子碱
18-nor-*ent*-kaur-16-en-4β-ol	18- 去甲 - 对映 - 贝壳杉 -16- 烯 -4β- 醇
17-nor-*ent*-kaur-16-one	17- 去甲 - 对映 - 贝壳杉 -16- 酮
18-nor-*ent*-pimar-8 (14), 15-dien-4β-ol	18- 去甲 - 对映 - 海松 -8 (14), 15- 二烯 -4β- 醇
L-norephedrine	L- 去甲麻黄碱
norephedrine	去甲麻黄碱
norepinephrine	去甲肾上腺素
norerythrostachaldine	绿穗格木定碱
noreugenin	去甲丁香色原酮
noreugenin-7-*O*-β-D-glucoside	去甲丁香色原酮 -7-*O*-β-D- 葡萄糖苷
norevoxanthine	去甲椒吴茱萸亭
norfagarine	去甲花椒碱
24-norfern-4 (23), 9 (11)-diene	24- 去甲羊齿 -4 (23), 9 (11)- 二烯
norflavaspidic acid	去甲黄绵马酸
norfluorocurarine	去甲荧光箭毒碱
norgalanthamine	去甲加兰他明
norhardwickiic acid	去甲哈氏豆属酸

norharman 去甲哈尔满 (去甲骆驼蓬满碱)

norharmine 去甲基哈尔明碱

30-norhederagenin-3-*O*-α-L-arabinopyranoside 30- 去甲常春藤皂苷元 -3-*O*-α-L- 吡喃阿拉伯糖苷

30-norhederagenin-3-*O*-β-D-xylosyl-(1 → 2)-α-L-arabinopy-ranoside 30- 去甲常春藤皂苷元 -3-*O*-β-D- 木糖基 -(1 → 2)-α-L- 吡喃阿拉伯糖苷

30-norhederagenin-3-*O*-β-glucosyl-(1 → 3)-α-L-arabinopyranoside 30- 去甲常春藤皂苷元 -3-*O*-β-葡萄糖基 -(1 → 3)-α-L- 吡喃阿拉伯糖苷

norhelipyrone 去甲蜡菊吡喃酮

norhendosin (rabdosinate) 香茶菜酯 (毛叶酸酯)

29-norhopan-22-ol 29- 去甲何帕 -22- 醇

norhumantenine A 去甲胡蔓藤碱乙 A

norhyoscyamine (pseudohyoscyamine, solandrine) 去甲天仙子胺 (假莨菪碱、去甲莨菪碱)

noricariside 去甲淫羊藿异黄酮次苷

noricaritin 去甲淫羊藿黄素

norimelutein 去甲依美阿布塔草碱

seconoriridone A 开环降假鸢尾酮 A

6-noririsflorentin 5- 去甲洋鸢尾素

noririsflorentin 去甲南欧鸢尾素

norisoboldine 去甲异波尔定

norisocorydine (sanjoinine Ⅰ$_b$) 去甲异紫堇定 (去甲异紫堇定碱、酸枣仁碱 Ⅰ$_b$)

norisodomesticine 去甲异南天竹种碱

D-norisoephedrine D- 去甲异麻黄碱

28-norisoiguesterin-17-carbaldehyde 28- 去甲异伊格斯特素 -17- 醛

norisoprenoid 去甲异戊二烯

(+)-2-norisotetrandrine (+)-2- 去甲异汉防己碱

norisotuboflavine 去甲异管黄素

norizalpinin (galangin, 3, 5, 7-trihydroxyflavone) 高良姜黄素 (高良姜精、高良姜素、3, 5, 7- 三羟黄酮)

norjuzunal 去甲羟基虎刺醛

ent-17-norkaur-16-one 对映 -17- 去甲贝壳杉 -16- 酮

norketoagarofuran 去甲沉香呋喃酮

norkhellol 去甲阿米芹醇

norkurarinol 去甲苦参醇

(+)-norkurarinone (+)- 去甲苦参酮

norkurarinone 去甲苦参酮 (降苦参酮)

(12*E*)-17-norlabd-12-en-8-one-16, 15-olide (12*E*)-17- 去甲半日花 -12- 烯 -8- 酮 -16, 15- 内酯

15-norlabd-8 (17), (12*E*)-dien-13, 19-dienoic acid 15-去甲半日花 -8 (17), (12*E*)- 二烯 -13, 19- 二烯酸

3-norlabdane 3- 去甲半日花烷

19-norlanost-5, 24-dien-11-one 19- 去甲羊毛脂 -5, 24-二烯 -11- 酮

31-norlanost-8-enol 31- 去甲羊毛甾 -8- 烯醇

31-norlanost-9 (11)-enol 31- 去甲羊毛甾 -9 (11)- 烯醇

31-norlanosterol 31- 去甲羊毛甾醇 (31- 去甲羊毛脂醇)

norlanosterol 去甲羊毛甾醇

norlapachol 去甲拉帕醇

31-norlargerenol acetate 31- 去甲紫薇醇乙酸酯

norlatifoline 去甲阔叶碱

norlaudanosoline 去甲劳丹碱

norlaureline 去甲月桂碱

norlelobanidine 去甲半边莲碱

norlelobanidrine 去甲氢化山梗菜次碱

L-(+)-norleucine L-(+)- 正亮氨酸

norleucine (α-aminohexanoic acid) 去甲亮氨酸 (正亮氨酸、α- 氨基己酸)

norleucosceptroids A ～ C 去甲米团花萜 A ～ C

(–)-2′-norlimacine (–)-2′- 去甲丽麻藤碱

norlobelanidine 去甲山梗菜醇碱

norlobelanine (isolobelanine) 去甲山梗菜酮碱 (异山梗菜酮碱)

norloline 去甲黑麦草碱

28-norlup-20 (29)-en-3β, 17β-diol 28- 去甲羽扇豆 -20 (29)- 烯 -3β, 17β- 二醇

28-norlup-20 (29)-en-3β-hydroxy-17β-hydroperoxide 28- 去甲羽扇豆 -20 (29)- 烯 -3β- 羟基 -17β- 氢过氧化物

30-norlup-28-oic acid 30- 去甲羽扇豆酸

30-norlup-3β-hydroxy-20-one 30- 去甲羽扇豆 -3β- 羟基 -20- 酮

norlyngbyastatin 2 去甲鞘丝藻亭 2

normacusine B (vellosiminol, tombozine) 去甲马枯星碱 (去甲马枯辛) B

normacusine B *N*-oxide 去甲马枯辛 B *N*- 氧化物

normaytancyprine 去甲美登次碱

normelicopidine 去甲蜜茱萸定

normelicopine 去甲蜜茱萸碱

normelinonine B 去甲基梅林诺宁碱 B

normenisarine 去甲毛木防己碱

normesembrine 去甲日中花碱

normetanephrine 去甲变肾上腺素

14-normethyl budmunchiamine K 14- 去甲布木柴胺 K

5-normethyl budmunchiamine K 5- 去甲布木柴胺 K

9-normethyl budmunchiamine K 9- 去甲布木柴胺 K

normicheline A (michelalbine) 去甲含笑碱 A (白兰花碱、白兰碱)

normiltirone 去甲丹参新酮

normuscone 去甲麝香酮

N-nornantenine *N*- 去甲南天宁碱

norneronine 去甲尼润酮宁

DL-nornicotine DL- 去甲烟碱

D-nornicotine D- 去甲烟碱

L-nornicotine L- 去甲烟碱

nornicotine 去甲烟碱

nornicotine dipicrate 去甲烟碱苦味酸盐

N-nornitidine *N*- 去甲两面针碱

nornitidine 去甲两面针碱

L-*N*-nornuciferine L-*N*- 去甲荷叶碱 (L-*N*- 去甲莲碱)

N-nornuciferine *N*- 去甲荷叶碱 (*N*- 原荷叶碱)

O-nornuciferine *O*- 去甲荷叶碱

nornuciferine (sanjoinine I_a) 去甲荷叶碱 (原荷叶碱、降莲碱、酸枣仁碱)

30-noroleanolic acid-3-*O*-β-D-xylosyl-(1 → 2)-α-L-arabinopy-ranoside 30- 去甲齐墩果酸 -3-*O*-β-D- 木糖基 -(1 → 2)-α-L- 吡喃阿拉伯糖苷

28-noroleanonic acid 28- 去甲齐墩果酸

norophthalmic acid (γ-L-glutamyl-L-alanyl glycine) 去甲眼晶体酸 (γ-L- 谷氨酰 -L- 丙氨酰基甘氨酸)

nororixine 去甲和常山碱

2′-noroxyacanthine 2′- 去甲尖刺碱 (2′- 去甲欧洲小檗碱)

(+)-2′-noroxyacanthine (+)-2′- 去甲尖刺碱 ((+)-2′- 去甲欧洲小檗碱)

noroxyhydrastineine 去甲氧化北美黄连碱

noroxyhydrastinine 去甲氧化白毛茛分碱

noroxylin (baicalein) 黄芩苷元 (黄芩配质、黄芩黄素、黄芩素)

18-norpimar-8 (14), 15-dien-4-ol 18- 去甲海松 -8 (14), 15- 二烯 -4- 醇

3β-norpinan-2-one-3-*O*-β-D-apiofuranosyl-(1 → 6)-β-D-glucopyranoside 3β- 去甲蒎 -2- 酮 -3-*O*-β-D- 呋喃芹糖基 -(1 → 6)-β-D- 吡喃葡萄糖苷

norpinane 去甲蒎烷

norpinene 去甲蒎烯

norpluviine 去甲雨石蒜碱

norpredicentrine 去甲前荷苞牡丹碱

norpristan-2-one 去甲姥鲛 -2- 酮

19-norprogestrone 19- 去甲黄体酮

norprostephabyssine 去甲原阿比西尼亚千金藤碱

N-norprotosinomenine *N*- 去甲原青藤碱

D-norpseudoephedrine (D-cathine) D- 去甲伪麻黄碱 (D- 阿茶碱)

norpurpeline 去甲浦佩灵碱

norquadrangularic acid B 去甲四角风车子酸 B

12-norquassin 12- 去甲苦木素

norrauvomitine 去甲催吐萝芙木亭

(–)-norreframidine (–)- 去甲红花疆罂粟定

norrodiasine 去甲绿心碱

(+)-norroecarboline (+)- 去甲疆罂粟咔啉

(–)-norroehybridine (–)- 去甲紫花疆罂粟定

(–)-norrotundene (–)- 去甲香附烯

norrubrofusarin 去甲红镰霉素

norrubrofusarin triglucoside 去甲红镰霉素三葡萄糖苷

norrubrofusarin-6-*O*-β-D-(6′-*O*-acetyl) glucopyranoside 去甲红镰霉素 -6-*O*-β-D-(6′-*O*- 乙酰基) 吡喃葡萄糖苷

norrubrofusarin-6-β-D-glucoside 去甲红镰霉素 -6-β-D- 葡萄糖苷

norrufescine 去甲红毛阿布藤碱

norruffscine 去甲变红阿布塔草碱

norsalvioxide 去甲鼠尾草氧化物

norsampsones A ～ D 去甲元宝酮 A ～ D

norsanguinarine 去甲血根碱

norsanguinine 去甲铁血箭碱

norsantonin 去甲山道年

norscopine 去甲莨菪品

norscopolamine 去甲莨菪胺

norscopoline 去甲莨菪灵

norsecurinine 去甲一叶萩碱

N

norseredamine 去甲蛇根胺

norsetoclavine 去甲毛麦角碱

norseudoephedrine 去甲基假麻黄碱

norseychelanone 去甲西车酮

norsinoacutine 去甲尖清风藤碱

norsongorine 去甲华北乌头碱

norspermine 去甲精胺

norstaminolactone A 去甲雄蕊状鸡脚参内酯 (去甲肾茶内酯) A

norstaminols A ～ C 去甲雄蕊状鸡脚参醇 (去甲肾茶醇) A ～ C

norstaminone A 去甲雄蕊状鸡脚参酮 (去甲肾茶酮) A

norstephalagine 去甲丁克拉千金藤碱

norstictic acid 去甲斑点酸

norstrictic acid 去甲劲直假莲酸

norswertianin 去甲当药宁 (去甲当药屾酮)

norswertianolin 去甲当药醇苷

norsynephrine (octopamine) 去甲辛弗林 (章胺、章鱼胺、真蛸胺)

nortaepeenins A, B 去甲华南云实素 A、B

nortanshinone 去甲丹参酮

nortetraphyllicine 去甲四叶萝芙新碱

northalibroline 去甲亚欧唐松草碱

2-northalidasine 2- 去甲厚果唐松草次碱

northalifoline 去甲唐松福林碱

2′-northaliphylline 2′- 去甲唐松草菲灵

(+)-2′-northaliphylline (+)-2′- 去甲小叶唐松草碱

2-northalmine 2- 去甲唐松明碱

northalrugosidine 去甲皱唐松草定碱 (去甲皱叶唐松草定碱)

(+)-2-northalrugosine (+)-2- 去甲皱唐松草碱

(+)-15-northujops-4-en-3-one (+)-15- 去甲罗汉柏 -4- 烯 -3- 酮

nortignan 去甲木脂素

nortrachelogenin (wikstromol, pinopalustrin) 去甲络石苷元 (南荛酚、荛脂醇、亚洲络石脂内酯)

nortrachelogenin-5′-*C*-β-glucoside 去甲络石苷元 -5′-*C*-β- 葡萄糖苷

nortrachelogenin-8′-*O*-β-D-glucopyranoside 去甲络石苷元 -8′-*O*-β-D- 吡喃葡萄糖苷

nortrachelogenin-8′-*O*-β-glucoside 去甲络石苷元 -8′-*O*-β- 葡萄糖苷

(–)-nortracheloside (–)- 去甲络石苷

nortracheloside 去甲络石苷 (去甲络石糖苷)

nortricycloekasantalic acid 去甲三环类檀香萜酸

nortrilobolide 去甲木防己内酯

nortropane 去甲莨菪烷

nortropine 去甲托品

28-norurs-12-en-3β, 17β-diol 28- 去甲熊果 -12- 烯 -3β, 17β- 二醇

norushinsunine 去甲黄心树宁碱

norvaline 去甲缬氨酸

norviburtinal 降地中海荚蒾醛

norvisnagin 去甲齿阿米素

norwogonin 去甲汉黄芩素

norwogonin-7-*O*-β-D-glucuronide 去甲汉黄芩素 -7-*O*-β-D- 葡萄糖醛酸苷

norwogonin-7-*O*-β-D-glucuronopyranoside 去甲汉黄芩素 -7-*O*-β-D- 吡喃葡萄糖醛酸苷

norwogonin-8-*O*-glucuronide 去甲汉黄芩素 -8-*O*- 葡萄糖醛酸苷

norxanthantolides A ～ F 去甲苍耳子内酯 A ～ F

noryuziphine 去甲大枣碱

28-nor-β-amyrenone 28- 去甲 -β- 香树酯酮

nor-β-anhydroicariin 去甲 -β- 去水淫羊藿苷

nor-ψ-pseudoephedrine 去甲 -ψ- 伪麻黄碱

noscapine (narcotine, narcosine, methoxyhydrastine, opianine) 诺司卡品 (那可汀、那可丁、甲氧基白毛茛碱、鸦片宁)

noscomin 地木耳素

nostocyclamide 念珠藻环酰胺

nostocyclin 念珠藻环素

nostocyclyne A 念珠藻环炔 A

nostofungicidine 念珠藻杀霉碱

nostoginin BN 741 念珠藻素 BN 741

nostopeptins A, B, BN 920 念珠藻肽 A、B、BN 920

nothaphoebe base 赛楠属碱

nothapodytine A 臭味假紫龙树碱 A

nothoapiole 白苞芹脑

nothofagin 假费金

nothosmyrnol 紫茎芹醚 (白苞芹醚)

notoethers A ～ H 羌活醚 A ～ H

notoginsenic acid-β-sophoroside 三七酸 -β- 槐糖苷

20 (*R/S*)-notoginsenoside Ft_1 20 (*R/S*)- 田七皂苷 Ft_1	nudiposide (koaburaside) 裸柄吊钟花木糖苷 (裸柄吊钟花苷)
notoginsenoside R_1 田七皂苷 R_1	nudol 紫花美冠兰酚
notomycin (coumermycin) A_1 脊霉素 (香豆霉素) A_1	nuezhenelenoliciside 女贞子酯苷
notopanaxoside A 三七人参苷 A	nuezhengalaside 女贞苦苷
notopterol (5′-hydroxybergaptin) 羌活醇 (5′- 羟基香柑素)	nuezhenide 女贞子苷
notopterol-(18-*O*-20′)-notoptol 羌活醇 -(18-*O*-20′)- 异羌活醇	nuezhenidic acid 女贞酸
notoptol 羌活酚 (异羌活醇)	nuezhenoside 女贞果苷
notoptolide 羌活内酯 (羌活酚缩醛)	nukagenin 糠苷元
notoserolides A ～ E 光苞紫菊苷 (紫菊内酯) A ～ E	nukain 糠苷
novacine *N*- 甲基断伪马钱子碱	nulumboside 荷叶黄酮苷
novelrabdosin 显脉香茶菜辛	numismine 缎花明
noviose 新生糖	nummularine A 圆板枣碱 A
novobiocin (cathocin, cathomycin) 新生霉素 (卡卓霉素)	nuphamine 萍蓬胺 (萍蓬明)
nuatigenin 纽替皂苷元 (蒜芥茄皂苷元、奴阿皂苷元)	nupharidine 萍蓬草碱 (萍蓬草定碱、萍蓬定)
nuatigenin-26-*O*-β-D-glucopyranoside 纽替皂苷元 -26-*O*-β-D- 吡喃葡萄糖苷	nupharine 萍蓬碱
nubigenol 云雾酚	nupharins A, B 萍蓬草素 A、B
nuciferine (sanjoinine E) 荷叶碱 (酸枣仁碱 E)	nupharolutine 萍蓬醇碱 (欧亚萍蓬草碱)
nuciferol 坚果醇	nupharopumiline 小萍蓬草碱
nuciferoside 莲蕊苷	nupharpumilamines A ～ D 萍蓬草普米胺 A ～ D
nucleoic acid 核酸	nuphenine 萍蓬宁
nucleoprotein 核蛋白	nuphleine 黄萍蓬草碱
5′-nucleotidase 5′- 核苷酸梅	nuzhenals A ～ C 女贞醛 A ～ C
5-nucleotide 5- 核苷酸	(8*E*)-nuzhenide (8*E*)- 女贞子苷
nudaphantin 裸地胆草素	nyasicoside 尼亚小金梅草苷 (尼亚考苷、尼亚希木脂素苷)
nudaurine (amurinol Ⅰ) 黄金罂粟碱 (黑水罂粟菲酚碱Ⅰ)	(–)-nyasol (–)- 尼亚酚
nudecane 十一烷	(+)-nyasol (+)- 尼亚酚
nudibaccatumone 裸果胡椒酮	nyasol 尼亚酚
nudic acid 裸酸	(–)-(*R*)-nyasol (–)-(*R*)- 尼亚酚
nudicaucins A ～ C 裸茎耳草素 A ～ C	nyctalux 矢车菊云苷
nudicaulamine 裸茎翠雀胺	nyctanthic acid 夜花酸
nudicaulin 野罂粟素	(+)-nymphaedaline (+)- 睡莲叶桐达灵
nudicauline 野罂粟碱	nymphaeine 睡莲碱
nudicaulinol 冰岛罂粟醇	nymphaeols A ～ C 莲叶桐酚 A ～ C
nudicaulonol 野罂粟醇	nymphasterol 睡莲甾醇
nudiflorine 滑桃树碱	nymphayol 延药睡莲醇
nudiflosides A ～ D 裸花紫珠苷 A ～ D	(–)-nymphone (–)- 睡莲叶桐酮
	nyssoside 紫树苷 (蓝果树苷)

N

nystose (β-D-fructofuranosyl-(2 → 1)-β-D-fructofuranosyl-(2 → 1)-β-D-fructofuranosyl-α-D-glucopyranoside) 耐斯糖 (真菌四糖、β-D- 呋喃果糖基 -(2 → 1)-β-D- 呋喃果糖基 -(2 → 1)-β-D- 呋喃果糖基 -α-D- 吡喃葡萄糖苷)

obaberine (*O*-methyl oxyacanthine) 黄小檗碱 (*O*- 甲基尖刺碱)

obaculactone (evodin, limonin, dictamnolactone) 黄柏内酯 (吴茱萸内酯、柠檬苦素、白鲜皮内酯)

obacunoic acid (obacunonic acid) 奥巴叩酸 (黄柏酮酸)

obacunone 黄柏酮

obacunone-17-*O*-β-D-glucoside 黄柏酮 -17-*O*-β-D- 葡萄糖

obacunonic acid (obacunoic acid) 黄柏酮酸 (奥巴叩酸)

obamegine 黄小檗树碱

oblonganosides B ～ K 长圆冬青苷 B ～ K

oblongifoliagarcinines A ～ D 岭南山竹子碱 A ～ D

oblongifolins A ～ U 岭南山竹子素 A ～ U

oblongifolixanthone A 岭南山竹子新屾酮 A

oblongine 长圆小檗碱

oblongine chloride 氯化长圆小檗碱

oblongixanthones A ～ C 岭南山竹子屾酮 A ～ C

obovatachalcone 卵叶灰毛豆查耳酮

obovaten 倒卵叶鳄梨素

obovatifol 倒卵叶鳄梨酚

obovatin 倒卵灰毛豆素

obovatol 和厚朴新酚

obscuridine 暗石松定

obscurine 玉柏碱 (暗石松碱)

α-obscurine α- 玉柏碱 (α- 暗石松碱)

β-obscurine β- 玉柏碱 (β- 暗石松碱)

obscurinervidine 隐脉白坚木定

obscurinervine 隐脉白坚木碱

obscurinine 玉柏宁碱

obtucarbamate A 日本扁柏氨基甲酸酯 (扁柏氨基甲酸酯) A

(2*R*, 3*R*)-obtusafuran (2*R*, 3*R*)- 钝叶黄檀呋喃

obtusalin 钝鸡蛋花素 (钝叶鸡蛋花林素)

obtusatic acid (ramalic acid) 树花地衣酸 (拉马酸)

obtusifoldienol 钝叶决明二烯醇

obtusifolin 钝叶决明素 (美决明子素)

obtusifolin-2-methyl ether (2-methoxy-obtusifolin) 钝叶决明素 -2- 甲醚 (2- 甲氧基钝叶决明素)

obtusifolin-2-*O*-β-D-glucoside 钝叶决明素 -2-*O*-β-D- 葡萄糖苷

obtusifoliol 钝叶决明醇 (钝叶甾醇、钝叶脂醇)

obtusilactones A, B 三桠乌药内酯 A、B

obtusilic acid 三桠酸

obtusilobicinin 钝裂银莲花宁素

obtusilobin 钝裂银莲花素

obtusin 钝叶决明辛 (决明素)

obtusinfolin 钝叶镰刀菌素

obtuslfoliol 纯叶大戟甾醇

obtusol 钝凹顶藻醇

obtusoside 奥图索苷

obtustifoliol 钝叶利醇

obtustyrene 钝叶黄檀苏合香烯

obyanamide 鞘丝藻酰胺

ocacine 欧咖辛

occidelphine 西翠雀芬

occidentalins A, B (occidentalols Ⅰ, Ⅱ) 望江南醇 (金钟柏醇) Ⅰ、Ⅱ

occidentalols Ⅰ, Ⅱ (occidentalins A, B) 望江南醇 (金钟柏醇) Ⅰ、Ⅱ

occidentine 西翠雀亭

occidentoside 腰果苷

ocenol (oleyl alcohol) 油醇

ochnaflavone 金连木黄酮

ochnaflavone-4′-*O*-methyl ether 金连木黄酮 -4′-*O*- 甲醚

ochnaflavone-7″-*O*-β-D-glucopyranoside 金连木黄酮 -7″-*O*-β-D- 吡喃葡萄糖苷

ochnaflavone-7-*O*-β-D-glucopyranoside 金连木黄酮 -7-*O*-β-D- 吡喃葡萄糖苷

ocholignan A 奥乔科杯头树木脂素 A

ochotensimine 黄紫堇明碱

ochotensine 黄紫堇碱

ochraceolides A ～ E 赭黄栲古那内酯 A ～ E

ochratoxin A 赭曲霉素 A

ochrobirine 淡黄紫堇碱

ochrocarpinones A ～ C 黄果木酮 A ～ C

ochrocarpins A ～ G 黄果木素 A ～ G

ochrolifuanine A 利范玫瑰树碱 A

ochrolline 玫瑰树灵

ochropamine 玫瑰树胺

ochropidine 玫瑰树定

ochropine 玫瑰树品

ochrosandwine 玫瑰树文

ocimarin 罗勒香豆素

cis-ocimene 顺式 - 罗勒烯

β-*cis*-ocimene β- 顺式 - 罗勒烯

cis-β-ocimene 顺式 -β- 罗勒烯

(*E*)-ocimene (*E*)- 罗勒烯

(*E*)-β-ocimene (*E*)-β- 罗勒烯

(*Z*)-β-ocimene (*Z*)-β- 罗勒烯

ocimene 罗勒烯

α-ocimene α- 罗勒烯

β-ocimene β- 罗勒烯

trans-ocimene 反式 - 罗勒烯

β-*trans*-ocimene β- 反式 - 罗勒烯

trans-β-ocimene 反式 -β- 罗勒烯

ocimeneepoxide 罗勒烯环氧化物

ocimenol 罗勒醇

ocimenone 罗勒烯酮

ocimumosides A, B 罗勒脑苷 A、B

ocine 环辛四烯

ocodemerine 奥靠美任

(+)-ocoteine (+)- 奥寇梯木碱 [(+)- 绿心樟碱]

ocoteine (thalicmine) 奥寇梯木碱 (绿心樟碱、小唐松草碱、亚欧唐松草碱)

(20S, 24R)-ocotillol (20*S*, 24*R*)- 拟人参皂苷元

(20*R*)-ocotillol (20*R*)- 奥寇梯木醇 [(20*R*)- 福桂树醇、(20*R*)- 拟人参皂苷元]

ocotillol Ⅱ -3-*O*-palmitate 奥寇梯木醇 Ⅱ -3-*O*- 棕榈酸酯 (拟人参皂苷元 Ⅱ -3-*O*- 棕榈酸酯)

ocotillol monoacetate 奥寇梯木醇单乙酸酯

ocotillol-3-acetate 奥寇梯木醇 -3- 乙酸酯

ocotillols Ⅰ, Ⅱ 奥寇梯木醇 (福桂树醇、拟人参皂苷元) Ⅰ、Ⅱ

ocotillone 奥寇梯木酮 (福桂树酮)

ocotine 奥寇梯木亭

ocotosine 奥寇梯木素

oct-(4*Z*)-en-1-ol acetate 辛 -(4*Z*)- 烯 -1- 醇 - 乙酸酯

oct-(4*Z*)-en-1-ol butanoate 辛 -(4*Z*)- 烯 -1- 醇 - 丁酸酯

oct-(4*Z*)-en-1-ol pentanoate 辛 -(4*Z*)- 烯 -1- 醇 - 戊酸酯

oct-(4*Z*)-en-1-ol-3-methyl butanoate 辛 -(4*Z*)- 烯 -1- 醇 -3- 甲基丁酸酯

oct-(5*Z*)-en-1-ol acetate 辛 -(5*Z*)- 烯 -1- 醇 - 乙酸酯

oct-(5*Z*)-en-1-ol butanoate 辛 -(5*Z*)- 烯 -1- 醇 - 丁酸酯

oct-(5*Z*)-en-1-ol pentanoate 辛 -(5*Z*)- 烯 -1- 醇 - 戊酸酯

oct-(5*Z*)-en-1-ol-3-methyl butanoate 辛 -(5*Z*)- 烯 -1- 醇 -3- 甲基乙酸酯

(3*R*)-oct-1-en-3-hydroxy-*O*-α-L-arabinopyranosyl-(1‴ → 6″)-*O*-β-D-glucopyranosyl-(1″ → 2′)-*O*-β-D-glucopyranoside (3*R*)- 辛 -1- 烯 -3- 羟基 -*O*-α-L- 吡喃阿拉伯糖基 -(1‴ → 6″)-*O*-β-D- 吡喃葡萄糖基 -(1″ → 2′)-*O*-β-D- 吡喃葡萄糖苷

(3*R*)-oct-1-en-3-hydroxy-*O*-α-L-arabinopyranosyl-(1 → 6)-*O*-β-D-glucopyranoside (3*R*)- 辛 -1- 烯 -3- 羟基 -*O*-α-L- 吡喃阿拉伯糖基 -(1 → 6)-*O*-β-D- 吡喃葡萄糖苷

(3*R*)-oct-1-en-3-hydroxy-*O*-β-D-glucopyranoside (3*R*)- 辛 -1- 烯 -3- 羟基 -*O*-β-D- 吡喃葡萄糖苷

(3*R*)-oct-1-en-3-hydroxy-*O*-β-D-glucopyranosyl-(1″ → 2′)-*O*-β-D-glucopyranoside (3*R*)- 辛 -1- 烯 -3- 羟基 -*O*-β-D- 吡喃葡萄糖基 -(1″ → 2′)-*O*-β-D- 吡喃葡萄糖苷

(3*R*)-oct-1-en-3-ol (3*R*)- 辛 -1- 烯 -3- 醇

(*R*)-oct-1-en-3-yl-*O*-α-L-arabinopyranosyl-(1 → 6)-β-D-glucopyranoside (*R*)- 辛 -1- 烯 -3- 基 -*O*-α-L- 吡喃阿拉伯糖基 -(1 → 6)-β-D- 吡喃葡萄糖苷

1a, 2, 3, 5, 6, 7, 7a, 7b-oct-1*H*-cycloprop[*e*]azulene 1a, 2, 3, 5, 6, 7, 7a, 7b- 辛 -1*H*- 环丙 [*e*] 薁

1a, 2, 3, 5, 6, 7, 7a, 7b-oct-1*H*-cyclopropa[*a*]naphthalene 1a, 2, 3, 5, 6, 7, 7a, 7b- 辛 -1*H*- 环丙 [*a*] 萘

oct-2, 5-dione 辛 -2, 5- 二酮

(2*E*, 6*E*)-oct-2, 6-dien-4-ynoic acid (2*E*, 6*E*)-2, 6- 辛二烯 -4- 炔酸

(*E*)-oct-2-ene (*E*)- 辛 -2- 烯

(*E*)-oct-6-en-4-ynoic acid (*E*)- 辛 -6- 烯 -4- 炔酸

(2*R*, 6*R*)-oct-7-en-2, 6-diol (2*R*, 6*R*)- 辛 -7- 烯 -2, 6- 二醇

octabenzone 辛苯酮

octacene 并八苯

octachlorocamphene 八氯樟烯

octacos-10-en-1, 12-diol 二十八碳 -10- 烯 -1, 12- 二醇

octacos-1-ene 二十八碳 -1- 烯

n-octacosan-1-ol-22-one 正二十八 -1- 羟基 -22- 酮

n-octacosane 正二十八烷

octacosane 二十八烷

octacosanedioic acid 二十八碳二酸

(6*R*, 8*S*)-octacosanediol (6*R*, 8*S*)- 二十八碳二醇

(7*R*, 9*S*)-octacosanediol (7*R*, 9*S*)- 二十八碳二醇

octacosanoate 二十八酸酯

n-octacosanoic acid 正二十八酸

octacosanoic acid (montanic acid) 二十八酸 (廿八酸、褐煤酸)

n-octacosanol 正二十八醇

10-octacosanol 10- 二十八醇

14-octacosanol 14- 二十八醇

1-octacosanol 1- 二十八醇

octacosanol 二十八醇

1-octacosanol acetate 1- 二十八醇乙酸酯

1-octacosanoyl glyceride 1- 二十八酰基甘油酯

octacosanyl palmitate 二十八醇棕榈酸酯

octacosanyl triacontanoate 二十八醇三十酸酯

14-octacosene 14- 二十八烯

octacosyl 3, 5-dihydroxycinnamate 3, 5- 二羟基肉桂酸二十八酯

octacosyl caffeate 咖啡酸二十八醇酯

octacosyl ferulate (cluytyl ferulate) 阿魏酸二十八酯 (阿魏酸二十八醇酯)

octacosyl lignocerate 木蜡酸二十八酯

(9*Z*, 12*Z*, 15*Z*)-octadcatrien-1-ol (9*Z*, 12*Z*, 15*Z*)- 十八碳三烯 -1- 醇

octadec-(6*Z*)-enoic acid 十八碳 -(6*Z*)- 烯酸

octadec-1, 18-diol 十八碳 -1, 18- 二醇

octadec-1, 9-dien-4, 6-diyn-3, 8, 18-triol 十八碳 -1, 9- 二烯 -4, 6- 二炔 -3, 8, 18- 三醇

cis-octadec-12-en-7, 9-diynoic acid 顺式 - 十八碳 -12- 烯 -7, 9- 二炔酸

(13*E*)-octadec-13-en-11-ynoic acid (13*E*)- 十八碳 -13- 烯 -11- 炔酸

(2*E*)-octadec-2-en-4-yndioic acid (2*E*)- 十八碳 -2- 烯 -4- 炔二酸

octadec-8, 10, 12-triynoic acid 十八碳 -8, 10, 12- 三炔酸

octadec-9, 12-dienoic acid 十八碳 -9, 12- 二烯酸

(9*Z*, 12*Z*)-octadec-9, 12-dienoic acid methyl ester (9*Z*, 12*Z*)- 十八碳 -9, 12- 二烯酸甲酯

(*E*)-octadec-9-dienamide (*E*)- 十八碳 -9- 二烯酰胺

9, 17-octadecadien-12, 14-diyn-1, 11, 16-triol 1-acetate 9, 17- 十八碳二烯 -12, 14- 二炔 -1, 11, 16- 三醇 1- 乙酸酯

(9*Z*, 12*Z*)-octadecadien-1-ol (9*Z*, 12*Z*)- 十八碳二烯 -1- 醇

9, 12-octadecadien-1-ol 9, 12- 十八碳二烯 -1- 醇

(*Z*)-9, 17-octadecadienal (*Z*)-9, 17- 十八碳二烯醛

9, 12-octadecadienal 9, 12- 十八碳二烯醛

9, 17-octadecadienal 9, 17- 十八碳二烯醛

cis, *cis*-9, 12-octadecadienoic acid 顺式 , 顺式 -9, 12- 十八碳二烯酸

(8*Z*, 9*Z*)-octadecadienoic acid (8*Z*, 9*Z*)- 十八碳二烯酸

(9*Z*, 11*Z*)-octadecadienoic acid (9*Z*, 11*Z*)- 十八碳二烯酸

(9*Z*, 12*Z*)-octadecadienoic acid (9*Z*, 12*Z*)- 十八碳二烯酸

(9*Z*, 17*Z*)-octadecadienoic acid (9*Z*, 17*Z*)- 十八碳二烯酸

9, 12-octadecadienoic acid 9, 12- 十八碳二烯酸

(*Z*, *Z*)-9, 12-octadecadienoic acid (*Z*, *Z*)-9, 12- 十八碳二烯酸

10, 13-octadecadienoic acid 10, 13- 十八碳二烯酸

11, 14-octadecadienoic acid 11, 14- 十八碳二烯酸

5, 6-octadecadienoic acid 5, 6- 十八碳二烯酸

5, 9-octadecadienoic acid 5, 9- 十八碳二烯酸

7, 10-octadecadienoic acid 7, 10- 十八碳二烯酸

8, 11-octadecadienoic acid 8, 11- 十八碳二烯酸

8, 9-octadecadienoic acid 8, 9- 十八碳二烯酸

9, 11-octadecadienoic acid 9, 11- 十八碳二烯酸

octadecadienoic acid 十八碳二烯酸

9, 12-octadecadienoic acid (linoleic acid, linolic acid) 9, 12- 十八碳二烯酸 (亚油酸、亚麻油酸、亚麻仁油酸)

9, 12-octadecadienoic acid-2-chlorethyl amine 9, 12- 十八碳二烯酸 -2- 氯乙胺

(9*Z*, 12*Z*)-octadecadienol (9*Z*, 12*Z*)- 十八碳二烯醇

(9*Z*, 12*Z*)-octadecadienoyl chloride (9*Z*, 12*Z*)- 十八碳二烯酰氯

9, 12-octadecadienoyl ethyl ester 9, 12- 十八二烯酰乙酯

(9*Z*, 12*Z*)-octadecadienoyl methyl ester (9*Z*, 12*Z*)- 十八碳二烯酰甲酯

1-*O*-[(9*Z*, 12*Z*)-octadecadienoyl]-2-*O*-[(9*Z*, 12*Z*)-octadecadienoyl]glycerol 1-*O*-[(9*Z*, 12*Z*)- 十八碳二烯酰基]-2-*O*-[(9*Z*, 12*Z*)- 十八碳二烯酰基] 甘油

1-*O*-[(9*Z*, 12*Z*)-octadecadienoyl]-3-*O*-[(9*Z*)-octadecenoyl] glycerol 1-*O*-[(9*Z*, 12*Z*)- 十八碳二烯酰基]-3-*O*-[(9*Z*)- 十八烯酰基] 甘油

1-*O*-[(9*Z*, 12*Z*)-octadecadienoyl]-3-*O*-nonadecanoyl glycerol 1-*O*-[(9*Z*, 12*Z*)- 十八碳二烯酰基]-3-*O*- 十九酰基甘油

(2*S*)-1-*O*-[(9*Z*, 12*Z*)-octadecadienoyl]-3-*O*-β-D-galactopyranosyl glycerol (2*S*)-1-*O*-[(9*Z*, 12*Z*)- 十八碳二烯酰基]-3-*O*-β-D- 吡喃半乳糖基甘油

(2*S*)-1-*O*-[(9*Z*)-octadecadienoyl]-3-*O*-β-galactopyranosyl glycerol (2*S*)-1-*O*-[(9*Z*)- 十八碳二烯酰基]-3-*O*-β- 吡喃半乳糖基甘油

1-*O*-[(9*Z*, 12*Z*)-octadecadienoyl]glycerol 1-*O*-[(9*Z*, 12*Z*)- 十八碳二烯酰基] 甘油

octadecamethyl cyclononasiloxane 十八甲基环壬硅氧烷

octadecanal 十八醛

n-octadecane 正十八烷

octadecane 十八烷

octadecanedioic acid 十八碳二酸

erythro-2, 3-octadecanediol 赤式 -2, 3- 十八碳二醇

2, 3-octadecanediol 2, 3- 十八碳二醇

octadecanoic acid (stearic acid, *n*-octadecanoic acid) 十八酸 (硬脂酸)

n-1-octadecanol 正 -1- 十八醇

n-octadecanol 正十八醇

1-octadecanol 1- 十八醇

octadecanol (stearyl alcohol) 十八醇 (硬脂醇)

4-octadecanolide 4- 十八碳内酯

1-*O*-octadecanoyl glycerol 1-*O*- 十八酰基甘油

(2*S*, 3*S*, 4*R*, 8*Z*)-*N*-octadecanoyl-1-*O*-β-D-glucopyranosyl-4-hydroxy-8-sphingenine (2*S*, 3*S*, 4*R*, 8*Z*)-*N*- 十八碳酰基 -1-*O*-β-D- 吡喃葡萄糖基 -4- 羟基 -8- 神经鞘氨醇

1-*O*-octadecanoyl-2-*O*-[(9*Z*, 12*Z*)-octadecadienoyl]-3-*O*-[α-D-galactopyranosyl-(1 → 6)-*O*-β-D-galactopyranosyl] glycerol 1-*O*- 十八酰基 -2-*O*-[(9*Z*, 12*Z*)- 十八碳二烯酰基]-3-*O*-[α-D- 吡喃半乳糖基 -(1 → 6)-*O*-β-D- 吡喃半乳糖基] 甘油

18-(octadecanoyloxy) octadecenoic acid ethyl ester 18-(十八酰氧基) 十八烯酸乙酯

18-(octadecanoyloxy) octadecenoic acid methyl ester 18-(十八酰氧基) 十八烯酸甲酯

3-*O*-octadecanoyl-β-sitosterol 3-*O*- 十八碳酰基 -β- 谷甾醇

n-octadecanyl palmitate 棕榈酸正十八酯

octadecatetraenoic acid 十八碳四烯酸

1-octadecatetraenoyl glycerol 1- 十八碳四烯酰甘油

(*E*, *E*, *E*)-9, 12, 15-octadecatrien-1-ol (*E*, *E*, *E*)-9, 12, 15- 十八碳三烯 -1- 醇

9, 12, 15-octadecatrien-1-ol 9, 12, 15- 十八碳三烯 -1- 醇

9, 12, 12-octadecatrienal 9, 12, 12- 十八碳三烯醛

5, 9, 12-octadecatrienoic acid 5, 9, 12- 十八碳三烯酸

6, 9, 12-octadecatrienoic acid 6, 9, 12- 十八碳三烯酸

9, 12, 15-octadecatrienoic acid 9, 12, 15- 十八碳三烯酸

octadecatrienoic acid 十八碳三烯酸

(9*Z*, 12*Z*, 15*Z*)-octadecatrienoic acid (linolenic acid) (9*Z*, 12*Z*, 15*Z*)- 十八碳三烯酸 (亚麻酸)

(9*Z*, 12*Z*, 15*Z*)-octadecatrienoic acid ethyl ester (9*Z*, 12*Z*, 15*Z*)- 十八碳三烯酸乙酯

cis-6, *cis*-9, *trans*-11-octadecatrienoic acid methyl ester 顺式 -6, 顺式 -9, 反式 -11- 十八碳三烯酸甲酯

(9*Z*, 12*Z*, 15*Z*)-octadecatrienoic acid methyl ester (9*Z*, 12*Z*, 15*Z*)- 十八碳三烯酸甲酯

(9*Z*, 12*Z*, 15*Z*)-octadecatrienoic acid-2, 3-ol glyceride (9*Z*, 12*Z*, 15*Z*)- 十八碳三烯酸 -2, 3- 二醇甘油酯

(9*Z*, 12*Z*, 15*Z*)-octadecatrienoyl (9*Z*, 12*Z*, 15*Z*)- 十八碳三烯酰基

(9*E*, 11*Z*, 13*E*)-octadecatrienoyl glyceride (9*E*, 11*Z*, 13*E*)- 十八碳三烯酰基甘油酯

3-*O*-(9, 12, 15-octadecatrienoyl) glyceryl-β-D-galactopyranoside 3-*O*-(9, 12, 15- 十八碳三烯酰) 甘油基 -β-D- 吡喃半乳糖苷

1-*O*-[(9*Z*, 12*Z*, 15*Z*)-octadecatrienoyl]-2-*O*-hexadecanoyl glycerol 1-*O*-[(9*Z*, 12*Z*, 15*Z*)- 十八碳三烯酰基]-2-*O*- 十六碳酰甘油

1-*O*-[(9*Z*, 12*Z*, 15*Z*)-octadecatrienoyl]-2-*O*-hexadecanoyl-3-*O*-α-(6-sulfoquinovopyranosyl) glycerol 1-*O*-[(9*Z*, 12*Z*, 15*Z*)- 十八碳三烯酰基]-2-*O*- 十六碳酰基 -3-*O*-α-(6-磺酸基吡喃奎诺糖基) 甘油

1-*O*-[(9*Z*, 12*Z*, 15*Z*)-octadecatrienoyl]-3-*O*-β-D-galactopyranosyl glycerol 1-*O*-[(9*Z*, 12*Z*, 15*Z*)- 十八碳三烯酰基]-3-*O*-β-D- 吡喃半乳糖基甘油

(+)-(9*Z*), 17-octadecdien-12, 14-diyn-1, 11, 16-triol (+)-(9*Z*), 17- 十八碳二烯 -12, 14- 二炔 -1, 11, 16- 三醇

17-octadecen-14-yn-1-ol 17- 十八烯 -14- 炔 -1- 醇

(*Z*)-9-octadecen-18-olide (*Z*)-9- 十八烯 -18- 内酯

(9*Z*)-octadecen-1-ol (9*Z*)- 十八烯 -1- 醇

9-octadecen-1-ol 9- 十八烯 -l- 醇

trans-9-octadecen-1-ol 反式 -9- 十八烯 -1- 醇

(*Z*)-13-octadecenal (*Z*)-13- 十八烯醛

2-octadecenal　2- 十八烯醛
9-octadecenal　9- 十八烯醛
(9*Z*)-octadecenamide　(9*Z*)- 十八烯酰胺
9-octadecenamide　9- 十八烯酰胺
cis-13-octadecene　顺式 -13- 十八烯
(*E*)-5-octadecene　(*E*)-5- 十八烯
1-octadecene　1- 十八烯
5-octadecene　5- 十八烯
octadecene　十八烯
9-octadecenedioic acid　9- 十八烯碳二酸
cis-9, 10-octadecenoamide　顺式 -9, 10- 十八烯酰胺
1-(9-octadecenoate)-1-glycerol　1-[9- 十八烯酰]-1- 甘油
cis-11-octadecenoic acid　顺式 -11- 十八烯酸
cis-*15*-octadecenoic acid　顺式 -15- 十八烯酸
cis-9-octadecenoic acid　顺式 -9- 十八烯酸
cis-octadecenoic acid　顺式 - 十八烯
(*E*)-9-octadecenoic acid　(*E*)-9- 十八烯酸
(*Z*)-11-octadecenoic acid　(*Z*)-11- 十八烯酸
(*Z*)-6-octadecenoic acid　(*Z*)-6- 十八烯酸
10-octadecenoic acid　10- 十八烯酸
11-octadecenoic acid　11- 十八烯酸
12-octadecenoic acid　12- 十八烯酸
13-octadecenoic acid　13- 十八烯酸
14-octadecenoic acid　14- 十八烯酸
2-octadecenoic acid　2- 十八烯酸
7-octadecenoic acid　7- 十八烯酸
8-octadecenoic acid　8- 十八烯酸
9-octadecenoic acid　9- 十八烯酸
octadecenoic acid　十八烯酸
trans-9-octadecenoic acid　反式 -9- 十八烯酸
11-*trans*-octadecenoic acid　11- 反式 - 十八烯酸
(9*Z*)-octadecenoic acid (oleic acid)　(9*Z*)- 十八烯酸 (油酸)
6-octadecenoic acid [petroselic acid, petroselinic acid]　6- 十八烯酸 [(*Z*)- 芹子酸]
9-octadecenoic acid-2, 3-dihydroxypropyl ester　9- 十八烯酸 -2, 3- 二羟基丙酯
9-octadecenoic acid-2′, 3′-dihydroxypropyl ester　9- 十八烯酸 -2′, 3′- 二羟基丙酯
9-octadecenoic acid methyl ester (methyl 9-octadecenoate)　9- 十八烯酸甲酯

9-*cis*-octadecenol　9- 顺式 - 十八烯醇
2-octadecenol　2- 十八烯醇
(*Z*)-9-octadecenyl oleic acid ester　(*Z*)-9- 十八烯醇油酸酯
octadecyl (*E*)-caffeate　(*E*)- 咖啡酸十八醇酯
octadecyl (*E*)-*p*-coumarate　(*E*)- 对香豆酸十八醇酯 [(*E*)- 对香豆酸十八酯]
n-octadecyl caffeate　咖啡酸正十八醇酯
octadecyl caffeate　咖啡酸十八醇酯
octadecyl eicosanoate　二十酸十八酯
4-octadecyl morpholine　4- 十八烷基吗啉
octadecyl myristate　肉豆蔻酸十八酯
octadecyl palmitate　棕榈酸十八酯
(3*S*, 2*E*)-2-octadecylidene-3-hydroxy-4-methylene butanolide　(3*S*, 2*E*)-2- 亚十八烷基 -3- 羟基 -4- 亚甲基丁内酯
2-(octadecyloxy) ethanol　2- 十八烷基氧乙二醇
2-(octadecyloxy) ethyl hexadecanoate　棕榈酸 2-(十八烷氧基) 乙酯
1-octadecyne　1- 十八炔
9-octadecyne　9- 十八炔
9-octadecynoic acid　9- 十八炔酸
9-octadencenoic acid-2, 3-dihydroxypropyl ester　9- 硬脂酸 -2, 3- 二羟基丙酯
3, 5-octadien-2-one　3, 5- 辛二烯 -2- 酮
1, 6-octadien-3-ol　1, 6- 辛二烯 -3- 醇
2, 4-octadienal　2, 4- 辛二烯醛
(3*E*)-1, 3-octadiene　(3*E*)-1, 3- 辛二烯
12-*O*-(2*Z*, 4*E*)-octadienoyl-4-deoxyphorbol-13-acetate　12-*O*-(2*Z*, 4*E*)- 辛二烯酰基 -4- 脱氧佛波醇 -13- 乙酸酯
octahelicene　八螺旋烃
octahydro-1-(1-methoxy-2-methyl propyl)-3a-methyl-7-methylene-1*H*-inden-4-ol　八氢 -1-(1- 甲氧基 -2- 甲丙基)-3a- 甲基 -7- 亚甲基 -1*H*- 茚 -4- 醇
1a, 2, 3, 4, 4a, 5, 6, 7b-octahydro-1, 1, 4, 7-tetramethyl-1*H*-cycloprop[*e*]azulene　1a, 2, 3, 4, 4a, 5, 6, 7b- 八氢 -1, 1, 4, 7- 四甲基 -1*H*- 环丙 [*e*] 薁
2, 3, 4, 4a, 5, 6, 7, 8-octahydro-1, 1, 4a, 7-tetramethyl-*cis*-1*H*-benzocyclohepten-7-ol　2, 3, 4, 4a, 5, 6, 7, 8- 八氢 -1, 1, 4a, 7- 四甲基 - 顺式 -1*H*- 苯并 -7- 环庚烯醇
1, 1a, 4, 5, 6, 7, 7b, 8-octahydro-1, 1, 7, 7a-tetramethyl-2*H*-cyclopropa[*a*]naphtha-2-one　1, 1a, 4, 5, 6, 7, 7b, 8- 八氢 -1, 1, 7, 7a- 四甲基 -2*H*- 环丙基 [*a*] 萘 -2- 酮

1, 1α, 4, 5, 6, 7, 7α, 7β-octahydro-1, 1, 7, 7α-tetramethyl-2*H*-cyclopropa (α)-naphthalen-2-one 1, 1α, 4, 5, 6, 7, 7α, 7β- 八氢 -1, 1, 7, 7α- 四甲基 -2*H*- 环丙 (α)- 萘 -2- 酮

1, 1α, 2, 4, 6, 7α-octahydro-1, 1, 7, 7α-tetramethyl-5*H*-cyclopropa (α)-naphthalen-5-one 1, 1α, 2, 4, 6, 7, 7α-八氢 -1, 1, 7, 7α- 四甲基 -5*H*- 环丙 (α)- 萘 -5- 酮

[(1*S*)-(1α, 4α, 7α)]-1, 2, 3, 4, 5, 6, 7, 8-octahydro-1, 4-dimethyl-7-(1-methyl ethenyl) azulene [(1*S*)-(1α, 4α, 7α)]-1, 2, 3, 4, 5, 6, 7, 8- 八氢化 -1, 4- 二甲基 -7-(1- 甲基乙烯基) 薁

1, 2, 3, 4, 5, 6, 7, 8α-octahydro-1, 4-dimethyl-7-(1-methyl ethenyl) azulene 1, 2, 3, 4, 5, 6, 7, 8α- 八氢 -1, 4- 二甲基 -7-(1- 甲基乙烯基) 薁

1, 2, 3, 4, 5, 6, 7, 8-octahydro-1, 4-dimethyl-7-(1-methyl ethylidene) azulene 1, 2, 3, 4, 5, 6, 7, 8- 八氢 -1, 4-二甲基 -7-(1- 亚异丙基) 甘菊环烃

1, 2, 3, 3a, 4, 5, 6, 7-octahydro-1, 4-dimethyl-7-(1-methyl vinyl)-[1*R* (1α, 3aβ, 4α, 7β)]-azulene 1, 2, 3, 3a, 4, 5, 6, 7- 八氢 -1, 4- 二甲基 -7- 异丙烯基 -[1*R* (1α, 3aβ, 4α, 7β)]- 薁

1α, 2, 3, α, 4, 5, 6, 7-octahydro-1-cyclopropyl naphthalene 1α, 2, 3, 3α, 4, 5, 6, 7- 八氢 -1- 环丙基萘

octahydro-1-methyl-6-methylene-4-(1-methyl ethenyl)-2 (1*H*)-naphthalenone 八氢 -1- 甲基 -6- 亚甲基 -4-(1-甲基乙烯基)-2 (1*H*)- 萘酮

1, 2, 3, 5, 6, 8, 8a-octahydro-1-methyl-6-methylene-4-(1-methyl ethyl)-naphthalene 1, 2, 3, 5, 6, 8, 8a- 八氢 -1- 甲基 -6- 亚甲基 -4-(1- 甲乙基)- 萘

(3*R*, 5a*S*, 6*R*, 8a*S*, 9*R*, 12*S*, 12a*R*)-octahydro-3, 12-epoxy-3, 6, 9-trimethyl-12*H*-pyrano[4, 3-*j*]-1, 2-benzodioxepin-10 (3*H*)-one (3*R*, 5a*S*, 6*R*, 8a*S*, 9*R*, 12*S*, 12a*R*)- 八氢 -3, 12- 环氧 -3, 6, 9- 三甲基 -12*H*- 吡喃并 [4, 3-*j*]-1, 2- 苯并二氧 (杂) 环庚熳 -10 (3*H*)- 酮

3, 3a, 4, 4a, 7a, 8, 9, 9a-octahydro-3, 4a, 8-trimethyl-4-(2-methyl-1-oxopropyl) azuleno[6, 5-*b*]furan-2, 5-dione 3, 3a, 4, 4a, 7a, 8, 9, 9a- 八氢 -3, 4a, 8- 三甲基 -4-(2- 甲基 -1- 氧丙基) 甘菊环烃并 [6, 5-*b*] 呋喃 -2, 5- 二酮

(1*R*, 3a*R*, 4*R*, 7a*S*)-octahydro-3a-methyl-7-methylene-1-(2-methyl-1-propen-1-yl)-1*H*-inden-4-ol (1*R*, 3a*R*, 4*R*, 7a*S*)- 八氢 -3a- 甲基 -7- 亚甲基 -1-(2- 甲基 -1- 丙烯 -1- 基)-1*H*- 茚 -4- 醇

(1*R*)-(1α, 3*a*β, 4β, 7*a*α)]-octahydro-3*a*-methyl-7-methylene-1-(2-methyl-2-propenyl)-1*H*-inden-4-ol [(1*R*)-(1α, 3*a*β, 4β, 7*a*α)]- 八氢 -3*a*- 甲基 -7- 亚甲基 -1-(2- 甲基 -2- 丙烯基)-1*H*- 茚 -4- 醇

octahydro-4, 7-methano-1*H*-indene 4, 7- 亚甲基八氢茚

4b, 5, 6, 7, 8, 8a, 9, 10-octahydro-4b, 8, 8-trimethyl-2-(1-methyl ethyl)-4-phenanthrenol 4b, 5, 6, 7, 8, 8a, 9, 10- 八氢 -4b, 8, 8- 三甲基 -2-(1- 甲乙基)-4- 菲酚

octahydro-4-hydroxy-(3*R*)-methyl-7-methylene-(*R*)-(1-methyl ethyl)-1H-indene-1-methanol 八氢 -4- 羟基 -(3*R*)- 甲基 -7- 亚甲基 -(*R*)-(1- 甲乙基)-1*H*- 茚 -1- 甲醇

[(1S)-(1α, 3aβ, 4β, 7aα)]-octahydro-4-hydroxy-α, α, 3a-trimethyl-7-methylene-1H-indene-1-methanol [(1S)-(1α, 3aβ, 4β, 7aα)]- 八氢 -4- 羟基 -α, α, 3a- 三甲基 -7-亚甲基 -1H- 茚 -1- 甲醇

(1*R*, 3a*S*, 4*R*, 8a*S*)-1, 2, 3, 3a, 4, 5, 6, 8a-octahydro-4-methoxy-1, 4-dimethyl-7-(1-methyl ethyl)-1-azulenol (1*R*, 3a*S*, 4*R*, 8a*S*)-1, 2, 3, 3a, 4, 5, 6, 8a- 八氢 -4- 甲氧基 -1, 4- 二甲基 -7-(1- 甲乙基)-1- 薁醇

(1*S*, 3a*R*, 4*R*, 8a*S*)-1, 2, 3, 3a, 4, 5, 6, 8a-octahydro-4-methoxy-1, 4-dimethyl-7-(1-methyl ethyl)-1-azulenol (1*S*, 3a*R*, 4*R*, 8a*S*)-1, 2, 3, 3a, 4, 5, 6, 8a- 八氢 -4- 甲氧基 -1, 4- 二甲基 -7-(1- 甲乙基)-1- 薁醇

octahydro-4α, 5-dimethyl-3-(1-methyl ethyl) naphthalenone 4α, 5- 二甲基 -3- 异丙基八氢萘酮

1, 2, 4a, 5, 6, 7, 8, 8a-octahydro-5-(1-hydroxy-1-methyl ethyl)-3, 8-dimethyl-2-naphthalenyl ester 1, 2, 4a, 5, 6, 7, 8, 8a- 八氢 -5-(1- 羟基 -1- 甲乙基)-3, 8- 二甲基 -2- 萘酸酯

octahydro-5, 8-dihydroxy-5, 8a-dimethyl-3-(1-methyl ethylidene) 八氢 -5, 8- 二羟基 -5, 8a- 二甲基 -3-(1-甲基亚乙基)

1, 2, 3, 4, 4a, 5, 6, 8a-octahydro-7-methyl-4-methylene-1-(1-methylene) naphthalene 1, 2, 3, 4, 4a, 5, 6, 8a-八氢 -7- 甲基 -4- 亚甲基 -1-(1- 亚甲基) 萘

1, 2, 3, 4, 4a, 5, 6, 8a-octahydro-8-tetramethyl-2-naphthalene methanol 1, 2, 3, 4, 4a, 5, 6, 8a- 八氢 -8-四甲基 -2- 萘甲醇

octahydrocurcumin 八氢姜黄素

octahydroisoindole-1, 3-dione 八氢异吲哚 -1, 3- 二酮

octahydronaphthalene 八氢萘

γ-octalactone (4-octanolide) γ- 辛内酯 (4- 辛内酯、4-辛酸内酯)

2, 3, 4, 5, 2′, 4′, 5′, 6′-octamethoxychalcone 2, 3, 4, 5, 2′, 4′, 5′, 6′- 八甲氧基查耳酮

octamethoxyflavone 八甲氧基黄酮

3, 3′, 4′, 5, 5′, 6, 7, 8-octamethoxyflavone (exoticin) 月橘素 (爱克受梯新、九里香替辛、3, 3′, 4′, 5, 5′, 6, 7, 8- 八甲氧基黄酮)

n-octanal 正辛醛

O

octanal 辛醛
1-octanamine 1- 辛胺
n-octane 正辛烷
octane 辛烷
1, 8-octanedioic acid (1, 8-suberic acid) 1, 8- 辛二酸 (1, 8- 软木酸)
octanedioic acid (suberic acid) 辛二酸 (软木酸)
3, 6-octanedione 3, 6- 辛二酮
octanenitrile 辛腈
octanoate (caprylate, octylate) 辛酸酯
octanoic acid (octylic acid, caprylic acid) 辛酸 (羊脂酸)
n-octanol 正辛醇
1-octanol 1- 辛醇
3-octanol 3- 辛醇
octanol 辛醇
octanol ester of *cis*-4-*O*-methyl caffeic acid dimer 顺式 -4-*O*- 甲基咖啡酸二聚体辛醇酯
5-octanolide 5- 辛酸内酯
4-octanolide (γ-octalactone) 4- 辛内酯 (4- 辛酸内酯、γ- 辛内酯)
2-octanone 2- 辛酮
3-octanone 3- 辛酮
4-octanone 4- 辛酮
octanone 辛酮
octanorcucurbitacins A ～ D 八降葫芦素 A ～ D
n-octanoyl sucrose 正辛酰蔗糖
octaphene 八芬
octaphenylene 联八苯叉
octatetracontane 四十八烷
octatriacontane 三十八烷
2-octen-1-ol 2- 辛烯 -1- 醇
octen-1-ol acetate 辛烯 -1- 乙酸酯
(*Z*)-2-octen-2-ol (*Z*)-2- 辛烯 -2- 醇
octen-3-ol 辛烯 -3- 醇
1-octen-3-ol (matsutakeol, matsutake alcohol) 1- 辛烯 -3- 醇 (3- 羟基 -1- 辛烯、松蕈醇、松茸醇)
1-octen-3-ol acetate 1- 辛烯 -3- 醇乙酸酯
1-octen-3-one 1- 辛烯 -3- 酮
1-octen-3-α-L-rhamnopyranosyl-(1 → 6)-β-D-glucopyranoside 1- 辛烯 -3-α-L- 吡喃鼠李糖基 -(1 → 6)-β-D- 吡喃葡萄糖苷
octen-4, 5-dione 辛烯 -4, 5- 二酮
2-octen-4-ol 2- 辛烯 -4- 醇
7-octen-4-ol 7- 辛烯 -4- 醇
2-octen-4-one 2- 辛烯 -4- 酮
1-octen-5-ol 1- 辛烯 -5- 醇
(*E*)-2-octenal (*E*)-2- 辛烯醛
2-octenal 2- 辛烯醛
trans-2-octenal 反式 -2- 辛烯醛
1-octene 1- 辛烯
octene 辛烯
(*E*)-2-octenoic acid (*E*)-2- 辛烯酸
2-octenoic acid 2- 辛烯酸
2-octenol 2- 辛烯醇
octenol 辛烯醇
3-octenol (amyl vinyl carbinol) 3- 辛烯醇 (蘑菇醇)
1-octen-*O*-α-L-arabinopyranosyl-(1 → 6)-*O*-[β-D-glucopyranosyl-(1 → 2)]-β-D-glucopyranoside 1- 辛烯 -*O*-α-L- 吡喃阿拉伯糖基 -(1 → 6)-*O*-[β-D- 吡喃葡萄糖基 -(1 → 2)]-β-D- 吡喃葡萄糖苷
octocosoic acid-α-spinasterol ester 二十八酸 -α- 菠甾醇酯
L-octopamine L- 章胺 (L- 真蛸胺)
octopamine (norsynephrine) 章胺 (章鱼胺、真蛸胺、去甲辛弗林)
octopine 真鞘碱 (鳟鱼肉碱)
octopine dehydrogenase 真鞘碱脱氢酶 (鳟鱼肉碱脱氢酶)
octopinic acid 羟乙基鸟氨酸
octose 辛糖
octpamine 鱼胺
n-octyl acetate 乙酸正辛酯
2-octyl acetate 2- 辛乙酸酯
3-octyl acetate 3- 辛醇乙酸酯
octyl acetate 乙酸辛酯
octyl butanoate 丁酸辛酯
5-octyl cyclopenta-1, 3-dione 5- 辛基环戊 -1, 3- 二酮
octyl formate 甲酸辛酯
n-octyl gallate 正辛基没食子酸
9-octyl heptadecane 9- 辛基十七烷
9-octyl hexacosane 9- 辛基二十六烷
octyl hexanoate 己酸辛酯

octyl octadec-9-enoate　十八碳 -9- 烯酸辛酯

octyl-4, 5-dihydroxy-3-(non-4-enoyl) pyrrolidine-2-carboxylate　辛基 -4, 5- 二羟基 -3-(壬 -4- 烯酰氧基) 吡咯烷 -2- 甲酸酯

octylic acid (caprylic acid, octanoic acid)　辛酸 (羊脂酸)

octylursolate　熊果辛酯

4-octyne　4- 辛炔

odocarpusflavone A　穗罗汉松双黄酮 A

odonicin　毛叶香茶菜辛 (毛叶香茶菜丁素)

odontites base　疗齿草属碱

odontoside　齿叶草苷

odoracin　瑞香辛

odoratan　玉竹粘多糖

odoratanone A　米仔兰酮 A

odoratin　香二翅豆素 (芳香膜菊素、飞机草素、奥刀拉亭)

odoratin-7-*O*-β-D-glucopyranoside　香二翅豆素 -7-*O*-β-D- 吡喃葡萄糖苷

odoratisols A ～ E　芳香冉替醚酚 A ～ E

odoratissimin　香须素

odoratol　香豌豆二氢黄酮醇

odoratrin　瑞香春

(–)-odoricarpan　(–)- 降香卡朋

odoricarpin　降香紫檀素

odoriflavene　降香异黄烯 (降香黄烃)

odorin　臭葱素

odorine　米仔兰碱

(+)-odorinol　(+)- 米仔兰碱醇

odorinol　米仔兰醇碱

odorobiose　奥多诺二糖

odorobioside G　奥多诺二糖苷 G

odorosides A ～ K　奥多诺苷 A ～ K

odorotriose　奥多诺三糖

odorotrioside G　奥多诺三糖苷 G

oduline　香水仙灵

odyssic acid　奥台蕈酸

odyssin　奥台蕈素

oenanthoside A　水芹苷 A

oenin chloride (malvidin-3-β-glucoside chloride)　氯化蓝葡萄皮苷 (氯化锦葵色素 -3-β- 葡萄糖苷)

oenotheins A ～ C　月见草鞣质 (月见草素) A ～ C

oenotheralanosterols A, B　月见草羊毛脂醇 A、B

oenotheraphenoxylactone　月见草酚内酯

oenotheraphytyl lactone　月见草植醇内酯

17β-oestradiol (17β-estradiol)　17β- 雌二醇

oestriol　雌甾烷三醇

oestrone (estrone, estron, folliculin, theelin)　雌酮 (雌酚酮)

officinalic acid　苦白蹄酸

officinalin isobutanoate　药用前胡素异丁酯

officinalioside　琉璃苣木脂素苷

officinalisin {1-butyloxy-4, 5, 7-trihydroxy-6-hydroxymethyl-2-oxabicyclo[4.1.0]heptane}　巴戟天素 {1- 丁氧基 -4, 5, 7- 三羟基 -6- 羟甲基 -2- 氧杂双环 [4.1.0] 庚烷 }

officinalisinin　欧非呋甾苷

officinalisnin- Ⅱ　石刁柏苦素 - Ⅱ

(25*S*)-officinalisnin-I　(25*S*)- 石刁柏甾素 -I

ogarukaya ether A　橘草醚 A

1-*O*-β-D-gentiobiosyl-6-*O*-β-D-glucopyranosyl-D-mannitol　1-*O*-β-D- 龙胆二糖基 -6-*O*-β-D- 吡喃葡萄糖基 -D- 甘露醇

1-*O*-β-D-glucopyranosyl-(2*S*, 3*R*, 4*E*, 8*E*)-2-[(2-hydroxyhexadecanoyl) amido]-4, 8-octadecadien-1, 3-diol　1-*O*-β-D- 吡喃葡萄糖基 -(2*S*, 3*R*, 4*E*, 8*E*)-2-[(2- 羟基十六酰) 胺基]-4, 8- 十八碳二烯 -1, 3- 二醇

1-*O*-β-D-glucopyranosyl-(2*S*, 3*R*, 4*E*, 8*Z*)-2-[(2-hydroxyhexadecanoyl) amido]-4, 8-octadecadien-1, 3-diol　1-*O*-β-D- 吡喃葡萄糖基 -(2*S*, 3*R*, 4*E*, 8*Z*)-2-[(2- 羟基十六酰) 胺基]-4, 8- 十八碳二烯 -1, 3- 二醇

1-*O*-β-D-glucopyranosyl-(2*S*, 3*R*, 4*E*, 8*Z*)-2-[(2-hydroxyoctadecanoyl) amido]-4, 8-octadecadien-1, 3-diol　1-*O*-β-D- 吡喃葡萄糖基 -(2*S*, 3*R*, 4*E*, 8*Z*)-2-[(2- 羟基十八酰) 胺基]-4, 8- 十八碳二烯 -1, 3- 二醇

1-*O*-β-D-glucopyranosyl-(2*S*, 3*R*, 4*E*, 8*Z*)-2-[(2′R)-2-hydroxytetracosanoyl amino]-4, 8-octadecadien-1, 3-diol　1-*O*-β-D- 葡萄糖基 -(2*S*, 3*R*, 4*E*, 8*Z*)-2-[(2′*R*)-2- 羟基二十四酰氨基]-4, 8- 十八碳二烯 -1, 3- 二醇

1-*O*-β-D-glucopyranosyl-(2*S*, 3*R*, 4*E*, 8*Z*)-2-[(2*R*)-hydrooctadecanoyl amido]-4, 8-octadecadien-1, 3-diol　1-*O*-β-D- 吡喃葡萄糖基 -(2*S*, 3*R*, 4*E*, 8*Z*)-2-[(2*R*)- 氢化十八碳酰基胺基]-4, 8- 十八碳二烯 -1, 3- 二醇

1-*O*-β-D-glucopyranosyl-(2*S*, 3*R*, 4*E*, 8*Z*)-2-[(2*R*)-hydroxyeicosanoyl amido]-4, 8-octadecadien-1, 3-diol daucosterol　1-*O*-β-D- 吡喃葡萄糖基 -(2*S*, 3*R*, 4*E*, 8*Z*)-2-[(2*R*)- 羟基二十酰胺基]-4, 8- 十八碳二烯 -1, 3- 二醇胡萝卜苷

1-*O*-β-D-glucopyranosyl-(2*S*, 3*R*, 4*E*, 8*Z*)-2-*N*-(2′-hydroxy-palmitoyl) octadecasphinga-4, 8-dienine 1-*O*-β-D- 吡喃葡萄糖基 -(2*S*, 3*R*, 4*E*, 8*Z*)-2-*N*-(2′- 羟基棕榈酰基) 十八鞘氨 -4, 8- 二烯醇

1-*O*-β-D-glucopyranosyl-(2*S*, 3*R*, 4*E*, 8*Z*)-2-*N*-[(2′*R*)-hydroxyalkanoyl]octadecasphinga-4, 8-dienine 1-*O*-β-D- 吡喃葡萄糖基 -(2*S*, 3*R*, 4*E*, 8*Z*)-2-*N*-[(2′*R*)- 羟基烷酰基] 十八鞘氨 -4, 8- 二烯醇

1-*O*-β-D-glucopyranosyl-(2*S*, 3*R*, 4*E*, 8*Z*)-2-*N*-palmitoyl octadecasphinga-4, 8-dienine 1-*O*-β-D- 吡喃葡萄糖基 -(2*S*, 3*R*, 4*E*, 8*Z*)-2-*N*- 棕榈酰基十八鞘氨 -4, 8- 二烯醇

1-*O*-β-D-glucopyranosyl-(2*S*, 3*R*, 8*E*)-2-[(2′*R*)-2-hydroxy-palmitoyl amido]-8-ctadecen-1, 3-diol 1-*O*-β-D- 吡喃葡萄糖基 -(2*S*, 3*R*, 8*E*)-2-[(2′*R*)-2- 羟基棕榈酰胺基]-8- 十八烯 -1, 3- 二醇

1-*O*-β-D-glucopyranosyl-(2*S*, 3*S*, 4*R*, 5*E*, 9*Z*)-2-N-(2′-hydroxytetracosanoyl)-1, 3, 4-trihydroxy-5, 9-octadecadiene 1-*O*-β-D- 吡喃葡萄糖基 -(2*S*, 3*S*, 4*R*, 5*E*, 9*Z*)-2-*N*-(2′- 羟基二十四酰基)-1, 3, 4- 三羟基十八碳 -5, 9- 二烯

1-*O*-β-D-glucopyranosyl-(2*S*, 3*S*, 4*R*, 8*E*)-2-[(2′*R*)-2-hydroxybehenoyl amido]-8-octadecen-1, 3, 4-triol 1-*O*-β-D- 吡喃葡萄糖基 -(2*S*, 3*S*, 4*R*, 8*E*)-2-[(2′*R*)-2- 羟基二十二酰胺基]-8- 十八烯 -1, 3, 4- 三醇

1-*O*-β-D-glucopyranosyl-(2*S*, 3*S*, 4*R*, 8*E*)-2-[(2′*R*)-2′-hydroxydocosanoyl amido]-(8*E*)-heptadecen-1, 3, 4-triol 1-*O*-β-D- 吡喃葡萄糖基 -(2*S*, 3*S*, 4*R*, 8*E*)-2-[(2′*R*)-2′- 羟基二十二酰胺基]-(8E)- 十七烯 -1, 3, 4- 三醇

1-*O*-β-D-glucopyranosyl-(2*S*, 3*S*, 4*R*, 8*E*)-2-[(2′*R*)-2′-hydroxydocosanoyl amido]-8-octadecen-1, 3, 4-triol 1-*O*-β-D- 吡喃葡萄糖基 -(2*S*, 3*S*, 4*R*, 8*E*)-2-[(2′*R*)-2′- 羟基二十二酰胺基]-8- 十八烯 -1, 3, 4- 三醇

1-*O*-β-D-glucopyranosyl-(2*S*, 3*S*, 4*R*, 8*E*)-2-[(2′*R*)-2′-hydroxypalmitoyl amido]-8-octadecen-1, 3, 4-triol 1-*O*-β-D- 吡喃葡萄糖基 -(2*S*, 3*S*, 4*R*, 8*E*)-2-[(2′*R*)-2′- 羟基棕榈酰胺基]-8- 十八烯 -1, 3, 4- 三醇

1-*O*-β-D-glucopyranosyl-(2*S*, 3*S*, 4*R*, 8*E*)-2-[(2′*R*)-2′-hydroxypentadecanoyl amino]nonadec-8-en-1, 3, 4-triol 1-*O*-β-D- 吡喃葡萄糖基 -(2*S*, 3*S*, 4*R*, 8*E*)-2-[(2′*R*)-2′- 羟基十五碳酰胺基] 十九碳 -8- 烯 -1, 3, 4- 三醇

1-*O*-β-D-glucopyranosyl-(2*S*, 3*S*, 4*R*, 8*E*)-2-[(2′*R*)-2′-hydroxytetracosanoyl amido]-8-octadecen-1, 3, 4-triol 1-*O*-β-D- 吡喃葡萄糖基 -(2*S*, 3*S*, 4*R*, 8*E*)-2-[(2′*R*)-2′- 羟基二十四酰胺基]-8- 十八烯 -1, 3, 4- 三醇

1-*O*-β-D-glucopyranosyl-(2*S*, 3*S*, 4*R*, 8*E*)-2-[(2′*R*)-2′-hydroxytetracosanoyl]-8-octadecen-1, 3, 4-triol 1-*O*-β-D- 吡喃葡萄糖基 -(2*S*, 3*S*, 4*R*, 8*E*)-2-[(2′*R*)-2′- 羟基二十四酰基]-8- 十八烯 -1, 3, 4- 三醇

1-*O*-β-D-glucopyranosyl-(2*S*, 3*S*, 4*R*, 8*E*)-2-[(2′*R*)-2′-hydroxytricosanoyl amido]-8-octadecen-1, 3, 4-triol 1-*O*-β-D- 吡喃葡萄糖基 -(2*S*, 3*S*, 4*R*, 8*E*)-2-[(2′*R*)-2′- 羟基二十三酰胺基]-8- 十八烯 -1, 3, 4- 三醇

1-*O*-β-D-glucopyranosyl-(2*S*, 3*S*, 4*R*, 8*E*/*Z*)-2-[(2*R*)-2-hydroxydocosanoyl amido]-8-octadecen-1, 3, 4-triol 1-*O*-β-D- 吡喃葡萄糖基 -(2S, 3*S*, 4*R*, 8*E*/*Z*)-2-[(2*R*)-2- 羟基二十二酰胺基]-8- 十八烯 -1, 3, 4- 三醇

1-*O*-β-D-glucopyranosyl-(2*S*, 3*S*, 4*R*, 8*E*/*Z*)-2-[(2*R*)-2-hydroxypentacosanoyl amido]-8-octadecen-1, 3, 4-triol 1-*O*-β-D- 吡喃葡萄糖基 -(2S, 3*S*, 4*R*, 8*E*/*Z*)-2-[(2*R*)-2- 羟基二十五酰胺基]-8- 十八烯 -1, 3, 4- 三醇

1-*O*-β-D-glucopyranosyl-(2*S*, 3*S*, 4*R*, 8*E*/*Z*)-2-[(2*R*)-2-hydroxytetracosanoyl amido]-8-octadecen-1, 3, 4-triol 1-*O*-β-D- 吡喃葡萄糖基 -(2*S*, 3*S*, 4*R*, 8*E*/*Z*)-2-[(2*R*)-2- 羟基二十四酰胺基]-8- 十八烯 -1, 3, 4- 三醇

1-*O*-β-D-glucopyranosyl-(2*S*, 3*S*, 4*R*, 8*E*/*Z*)-2-[(2*R*)-2-hydroxytricosanoyl amido]-8-octadecen-1, 3, 4-triol 1-*O*-β-D- 吡喃葡萄糖基 -(2*S*, 3*S*, 4*R*, 8*E*/*Z*)-2-[(2*R*)-2- 羟基二十三酰胺基]-8- 十八烯 -1, 3, 4- 三醇

1-*O*-β-D-glucopyranosyl-(2*S*, 3*S*, 4*R*, 8*Z*)-2-[(2*R*)-2-hydroxydocosanoyl amido]-8-octadecen-1, 3, 4-triol 1-*O*-β-D- 吡喃葡萄糖基 -(2*S*, 3*S*, 4*R*, 8*Z*)-2-[(2*R*)-2- 羟基二十二酰胺基]-8- 十八烯 -1, 3, 4- 三醇

1-*O*-β-D-glucopyranosyl-(2*S*, 3*S*, 4*R*, 8*Z*)-2-[(2′*R*)-2′-hydroxydocosanoyl amido]-8-octadecen-1, 3, 4-triol 1-*O*-β-D- 吡喃葡萄糖基 -(2*S*, 3*S*, 4*R*, 8*Z*)-2-[(2′*R*)-2′- 羟基二十二酰胺基]-8- 十八烯 -1, 3, 4- 三醇

1-*O*-β-D-glucopyranosyl-(2*S*, 3*S*, 4*R*, 8*Z*)-2-[(2′*R*)-2′-hydroxypalmitoyl amido]-8-octadecen-1, 3, 4-triol 1-*O*-β-D- 吡喃葡萄糖基 -(2*S*, 3*S*, 4*R*, 8*Z*)-2-[(2′*R*)-2′- 羟基棕榈酰胺基]-8- 十八烯 -1, 3, 4- 三醇

1-*O*-β-D-glucopyranosyl-(2*S*, 3*S*, 4*R*, 8*Z*)-2-[(2*R*)-2-hydroxypentacosanoyl amido]-8-octadecen-1, 3, 4-triol 1-*O*-β-D- 吡喃葡萄糖基 -(2*S*, 3*S*, 4*R*, 8*Z*)-2-[(2*R*)-2- 羟基二十五酰胺基]-8- 十八烯 -1, 3, 4- 三醇

1-*O*-β-D-glucopyranosyl-(2*S*, 3*S*, 4*R*, 8*Z*)-2-[(2′*R*)-2′-hydroxytetracosanoyl amido]-8-octadecen-1, 3, 4-triol 1-*O*-β-D- 吡喃葡萄糖基 -(2*S*, 3*S*, 4*R*, 8*Z*)-2-[(2′*R*)-2′- 羟基二十四酰胺基]-8- 十八烯 -1, 3, 4- 三醇

1-*O*-β-D-glucopyranosyl-(2*S*, 3*S*, 4*R*, 8*Z*)-2-[(2′*R*)-2′-hydroxytricosanoyl amido]-8-octadecen-1, 3, 4-triol 1-*O*-β-D- 吡喃葡萄糖基 -(2*S*, 3*S*, 4*R*, 8*Z*)-2-[(2′*R*)-2′- 羟基二十三酰胺基]-8- 十八烯 -1, 3, 4- 三醇

1-*O*-β-D-glucopyranosyl-(2*S*, 3*S*, 4*R*, 8*Z*)-2-*N*-(2′-hydroxytetracosanoyl)-3, 4-dihydroxy-8-octadecene 1-*O*-β-D- 吡喃葡萄糖基 -(2*S*, 3*S*, 4*R*, 8*Z*)-2-*N*-(2′- 羟基二十四酰基)-3, 4- 二羟基 -8- 十八烯

1-O-β-D-glucopyranosyl-(2S, 4E, 8E, 2′R)-2-N-(2′-hydroxypentadeca-amido)-9-methyl-4, 8-sphingadienine 1-O-β-D- 吡喃葡萄糖基 -(2S, 4E, 8E, 2′R)-2-N-(2′- 羟基十六酰胺基)-9- 甲基 -4, 8- 神经鞘胺二烯素

1-O-β-D-glucopyranosyloxy-3-methylbut-2-en-1-ol 1-O-β-D- 吡喃葡萄糖氧基 -3- 甲基丁 -2- 烯 -1- 醇

ohchinal 日楝醛 (印楝醛)

ohchinin 日楝宁

ohchinin acetate 日楝宁乙酸酯 (日本楝苦素乙酸酯)

ohchininolide 日楝宁内酯

ohchinolal (salannal) 日楝醇醛 (奇诺醛)

ohchinolides A ～ C 日楝内酯 (奥奇诺内酯) A ～ C

ohioensins A ～ E 金发藓素 (北美金发藓素、俄亥俄金发藓素) A ～ E

oilgosaccharides A ～ C 球兰低聚糖 A ～ C

okanin (2′, 3′, 4′, 3, 4-pentahydroxychalcone) 圆盘豆素 (奥坎木素、奥卡宁、金鸡菊查耳酮、2′, 3′, 4′, 3, 4- 五羟基查耳酮)

okanin-3′, 4′-di-O-β-D-glucoside 圆盘豆素 -3′, 4′- 二 -O-β-D- 葡萄糖苷

okanin-3′-O-β-D-glucoside 圆盘豆素 -3′-O-β-D- 葡萄糖苷

okanin-4′-(6″-O-acetyl) glucoside 圆盘豆素 -4′-(6″-O-乙酰基) 葡萄糖苷

okanin-4′-[6″-(E)-p-cinnamoyl]-β-D-glucoside 圆盘豆素 -4′-[6″-(E)- 对桂皮酰基]-β-D- 葡萄糖苷

okanin-4-methoxy-3′-O-β-D-glucopyranoside 圆盘豆素 -4- 甲氧基 -3′-O-β-D- 吡喃葡萄糖苷

okanin-4-methyl ether-3′, 4′-di-O-β-(4″, 6″, 4‴, 6‴-tetraacetyl) glucopyranoside 圆盘豆素 -4- 甲醚 -3′, 4′- 二 -O-β-(4″, 6″, 4‴, 6‴- 四乙酰基) 吡喃葡萄糖苷

okanin-4-methyl ether-3′-O-β-D-glucopyranoside 圆盘豆素 -4- 甲醚 -3′-O-β-D- 吡喃葡萄糖苷

okanin-4-methyl ether-3-O-β-D-glucoside 圆盘豆素 -4- 甲醚 -3-O-β-D- 葡萄糖苷

okanin-4-methyl ether-3′-O-β-D-glucoside 圆盘豆素 -4- 甲醚 -3′-O-β-D- 葡萄糖苷

okanin-4-O-(2″-caffeoyl-6″-p-coumaroyl-β-D-glucopyranoside) 圆盘豆素 -4-O-(2″- 咖啡酰基 -6″- 对香豆酰基 -β-D- 吡喃葡萄糖苷)

okanin-4-O-(6″-O-acetyl-2″-O-caffeoyl-β-D-glucopyranoside) 圆盘豆素 -4-O-(6″-O- 乙酰基 -2″-O- 咖啡酰基 -β-D- 吡喃葡萄糖苷)

okanin-4′-O-(6″-O-acetyl-β-D-glucopyranoside) 圆盘豆素 -4′-O-(6″-O- 乙酰基 -β-D- 吡喃葡萄糖苷)

okanin-4′-O-(6″-O-p-coumaroyl-β-D-glucopyranoside) 圆盘豆素 -4′-O-(6″-O- 对香豆酰基 -β-D- 吡喃葡萄糖苷

okanin-4′-O-β-(6″-O-malonyl) glucopyranoside 圆盘豆素 -4′-O-β-(6″-O- 丙二酰基) 吡喃葡萄糖苷

okanin-4′-O-β-D-(2″, 4″, 6″-triacetyl) glucopyranoside 圆盘豆素 -4′-O-β-D-(2″, 4″, 6″- 三乙酰基) 吡喃葡萄糖苷

okanin-4′-O-β-D-(2″, 4″, 6″-triacetyl) glucoside 圆盘豆素 -4′-O-β-D-(2″, 4″, 6″- 三乙酰基) 葡萄糖苷

okanin-4′-O-β-D-(2″, 4″-diacetyl-6″-trans-p-coumaroyl) glucoside 圆盘豆素 -4′-O-β-D-(2″, 4″- 二乙酰基 -6″- 反式 - 对香豆酰基) 葡萄糖苷

okanin-4′-O-β-D-(3″, 4″, 6″-triacetyl) glucopyranoside 圆盘豆素 -4′-O-β-D-(3″, 4″, 6″- 三乙酰基) 吡喃葡萄糖苷

okanin-4′-O-β-D-(3″, 4″-diacetyl-6″-trans-p-coumaroyl) glucopyranoside 圆盘豆素 -4′-O-β-D-(3″, 4″- 二乙酰基 -6″- 反式 - 对香豆酰基) 吡喃葡萄糖苷

okanin-4′-O-β-D-(3″, 4″-diacetyl-6″-trans-p-coumaroyl) glucoside 圆盘豆素 -4′-O-β-D-(3″, 4″- 二乙酰基 -6″- 反式 - 对香豆酰基) 葡萄糖苷

okanin-4′-O-β-D-(4′, 6′-diacetyl) glucopyranoside 圆盘豆素 -4′-O-β-D-(4′, 6′- 二乙酰基) 吡喃葡萄糖苷

okanin-4′-O-β-D-(4″, 6″-diacetyl) glucopyranoside 圆盘豆素 -4′-O-β-D-(4″, 6″- 二乙酰基) 吡喃葡萄糖苷

okanin-4′-O-β-D-(4″-acetyl-6″-trans-p-coumaroyl) glucoside 圆盘豆素 -4′-O-β-D-(4″- 乙酰基 -6″- 反式 - 对香豆酰基) 葡萄糖苷

okanin-4′-O-β-D-(6′-O-acetyl-glucoside) 圆盘豆素 -4′-O-β-D-(6′-O- 乙酰葡萄糖苷)

okanin-4′-O-β-D-(6″-trans-p-coumaroyl) glucoside 圆盘豆素 -4′-O-β-D-(6″- 反式 - 对香豆酰基) 葡萄糖苷

okanin-4′-O-β-D-glucopyranoside 圆盘豆素 -4′-O-β-D-吡喃葡萄糖苷

okanin-4-O-β-D-glucopyranoside 圆盘豆素 -4-O-β-D-吡喃葡萄糖苷

okanin-4′-O-β-D-glucopyranosyl-(1 → 6)-β-D-glucopyranoside 圆盘豆素 -4′-O-β-D- 吡喃葡萄糖基 -(1→6)-β-D- 吡喃葡萄糖苷

okanin-4′-O-β-D-glucoside 圆盘豆素 -4′-O-β-D- 葡萄糖苷

okanin-5-O-β-D-glucoside 圆盘豆素 -5-O-β-D- 葡萄糖苷

okanin-7-*O*-β-D-glucoside 圆盘豆素 -7-*O*-β-D- 葡萄糖苷	olean-12-en-3β, 16β, 21β, 22α, 23, 28-hexol 齐墩果 -12- 烯 -3β, 16β, 21β, 22α, 23, 28- 六醇
okaramines A ～ C 豆渣胺 A ～ C	olean-12-en-3β, 16β, 23, 28-tetraol 齐墩果 -12- 烯 -3β, 16β, 23, 28- 四醇
okinalein 白头翁英	olean-12-en-3β, 16β, 23, 28-tetraol tetraacetate 齐墩果 -12- 烯 -3β, 16β, 23, 28- 四醇乙酸酯
okinalin 白头翁灵	olean-12-en-3β, 24-diol 齐墩果 -12- 烯 -3β, 24- 二醇
olaquindox 喹乙醇	olean-12-en-3β, 27-diol 齐墩果 -12- 烯 -3β, 27- 二醇
olaxoside 铁青树三萜苷	olean-12-en-3β, 28, 29-triol 齐墩果 -12- 烯 -3β, 28, 29- 三醇
oldhamianoside Ⅰ 霞草皂苷 Ⅰ	olean-12-en-3β, 28-diol 齐墩果 -12- 烯 -3β, 28- 二醇
oldhamine A 虎皮楠明胺 A	olean-12-en-3β, 28-diol 3β-palmitate 齐墩果 -12- 烯 -3β, 28- 二醇 3β- 棕榈酸酯
oldhamioside 虎皮楠苷	olean-12-en-3β, 7β, 15α, 28-tetraol 齐墩果 -12- 烯 -3β, 7β, 15α, 28- 四醇
oldhamiphylline A 虎皮楠林碱 A	olean-12-en-3β-hydroxy-28-oic acid-3β-D-glucopyranoside 齐墩果 -12- 烯 -3β- 羟基 -28- 酸 -3β-D- 吡喃葡萄糖苷
oleamide 油酸酰胺	olean-12-ene 齐墩果 -12- 烯
olean-11, 13 (18)-dien-23α, 28-diol 齐墩果 -11, 13 (18)- 二烯 -23α, 28- 二醇	3, 4-secoolean-13 (18)-en-12, 19-dione-3-oic acid 3, 4- 开环齐墩果 -13 (18)- 烯 -12, 19- 二酮 -3- 酸
olean-11, 13 (18)-dien-3β, 24-diol 齐墩果 -11, 13 (18)- 二烯 -3β, 24- 二醇	olean-13 (18)-en-3, 12, 19-trione 齐墩果 -13 (18)- 烯 -3, 12, 19- 三酮
olean-11, 13 (18)-dien-3β-ol 齐墩果 -11, 13 (18)- 二烯 -3β- 醇	olean-13 (18)-en-3-ol acetate 齐墩果 -13 (18)- 烯 -3- 醇乙酸酯
olean-11, 13 (18)-dien-3β-ol acetate 齐墩果 -11, 13 (18)- 二烯 -3β- 醇乙酸酯	3β, 28-olean-16-oxo-12-en-30-al 3β, 28- 齐墩果 -16- 氧亚基 -12- 烯 -30- 醛
olean-11, 13 (18)-diene 齐墩果 -11, 13 (18)- 二烯	olean-18-en-3-one 齐墩果 -18- 烯 -3- 酮
olean-12-en-23-oic acid 齐墩果 -12- 烯 -23- 酸	olean-18-ene 齐墩果 -18- 烯
olean-12-en-28-carboxy-3-ol palmitate 齐墩果 -12- 烯 -28- 羧基 -3- 醇棕榈酸酯	olean-3-one 齐墩果 -3- 酮
olean-12-en-28-oic acid 齐墩果 -12- 烯 -28- 酸	3, 4-secoolean-4 (23), 12-dien-3, 29-dioic acid 3, 4- 开环齐墩果 -4 (23), 12- 二烯 -3, 29- 二酸
olean-12-en-2α, 3β, 28-triol 齐墩果 -12- 烯 -2α, 3β, 28- 三醇	olean-9 (11), 12-dien-3β-ol 齐墩果 -9 (11), 12- 二烯 -3β- 醇
olean-12-en-2α, 3β-diol 齐墩果 -12- 烯 -2α, 3β- 二醇	18α-oleanane 18α- 齐墩果烷
3α-olean-12-en-3, 23-diol 3α- 齐墩果 -12- 烯 -3, 23- 二醇	oleanane 齐墩果烷
3, 4-secoolean-12-en-3, 28-dioic acid 3, 4- 开环齐墩果 -12- 烯 -3, 28- 二酸	oleanane acetate 齐墩果烷乙酸酯
olean-12-en-3, 28-diol 齐墩果 -12- 烯 -3, 28- 二醇	oleanderolide 欧夹竹桃内酯
olean-12-en-3-ol 齐墩果 -12- 烯 -3- 醇	5α-oleandrigenin 5α- 欧洲夹竹桃苷元
olean-12-en-3-one (β-amyrenone, β-amyrone) 齐墩果 -12- 烯 -3- 酮 (β- 白檀酮、β- 香树脂酮)	oleandrigenin 欧洲夹竹桃苷元
olean-12-en-3-oxo-22, 24-diol 齐墩果 -12- 烯 -3- 氧亚基 -22, 24- 二醇	oleandrigenin glucosyl glucoside 欧洲夹竹桃苷元葡萄糖基葡萄糖苷
olean-12-en-3α, 16β-diol 齐墩果 -12- 烯 -3α, 16β- 二醇	oleandrigenin-3-*O*-α-rhamnopyranoside 欧洲夹竹桃苷元 -3-*O*-α- 吡喃鼠李糖苷
olean-12-en-3β, 15α, 24-triol 齐墩果 -12- 烯 -3β, 15α, 24- 三醇	
olean-12-en-3β, 15α-diol 齐墩果 -12- 烯 -3β, 15α- 二醇	
olean-12-en-3β, 16α, 21β, 22α, 28-pentol 齐墩果 -12- 烯 -3β, 16α, 21β, 22α, 28- 五醇	

oleandrigenin-sarmentoside　欧洲夹竹桃苷元沙门苷

oleandrigenin-α-oleanbioside　欧洲夹竹桃苷元 -α- 齐墩果二糖苷

oleandrigenin-α-oleantrioside　欧洲夹竹桃苷元 -α- 齐墩果三糖苷

5α-oleandrigenin-β-D-digitaloside　5α- 欧洲夹竹桃苷元 -β-D- 毛地黄糖苷

oleandrigenin-β-D-glucopyranosyl-β-D-diginopyranoside　欧洲夹竹桃苷元 -β-D- 吡喃葡萄糖基 -β-D- 吡喃脱氧毛地黄糖苷

oleandrigenin-β-D-glucoside　欧洲夹竹桃苷元 -β-D- 葡萄糖苷

5α-oleandrigenin-β-D-glucosyl-(1 → 4)-β-D-diginoside　5α- 欧洲夹竹桃苷元 -β-D- 葡萄糖基 -(1 → 4)-β-D- 脱氧毛地黄糖苷

oleandrigenin-β-D-glucosyl-β-D-diginoside　欧洲夹竹桃苷元 -β-D- 葡萄糖基 -β-D- 脱氧毛地黄糖苷

oleandrigenin-β-D-glucosyl-β-D-digitaloside　欧洲夹竹桃苷元 -β-D- 葡萄糖基 -β-D- 毛地黄糖苷

oleandrigenin-β-D-glucosyl-β-D-sarmentoside　欧洲夹竹桃苷元 -β-D- 葡萄糖基 -β-D- 沙门苷

oleandrigenin-β-gentiobiosyl-(1 → 4)-β-D-digitaloside　欧洲夹竹桃苷元 -β- 龙胆二糖基 -(1 → 4)-β-D- 毛地黄糖苷

oleandrigenin-β-neribioside　欧洲夹竹桃苷元 -β- 夹竹桃二糖苷

oleandrigenin-β-odorotrioside　欧洲夹竹桃苷元 -β- 奥多诺三糖苷

oleandrin (folinerin, neriolin)　欧洲夹竹桃苷

oleandropyranose　吡喃欧洲夹竹桃糖

L-oleandrose　L- 欧洲夹竹桃糖

oleandrose　欧洲夹竹桃糖

13 (18)-oleanen-3-ol　13 (18)- 齐墩果烯 -3- 醇

oleanoglycotoxin A　齐墩果酸三糖苷毒素 A

oleanoglycotoxin B (lemmatoxin)　齐墩果酸三糖苷毒素 B (兰玛毒苷)

oleanol　齐墩果酚

(+)-oleanolic acid　(+)- 齐墩果酸

oleanolic acid (caryophyllin)　齐墩果酸 (土当归酸、香石竹素)

oleanolic acid acetate　齐墩果酸乙酸酯

oleanolic acid-(28-*O*-β-D-glucopyranoside)-3-*O*-β-D-glucopyranosyl-(1 → 3)-(α-L-arobinofuranosyl)-β-D-glucuronopyranoside (stipuleanoside R_2)　齐墩果酸 -(28-*O*-β-D- 吡喃葡萄糖苷)-3-*O*-β-D- 吡喃葡萄糖基 -(1 → 3)-(α-L- 呋喃阿拉伯糖基)-β-D- 吡喃葡萄糖醛酸苷 (屏边三七苷 R_2)

oleanolic acid-11, 13 (18)-dien-3-*O*-β-D-glucuronopyranoside　齐墩果酸 -11, 13 (18)- 二烯 -3-*O*-β-D- 葡萄糖醛酸苷

oleanolic acid-11, 13 (18)-dien-3-*O*-β-D-glucuronopyranoside methyl ester　齐墩果酸 -11, 13 (18)- 二烯 -3-*O*-β-D- 葡萄糖醛酸苷甲酯

oleanolic acid-12-en-3, 29-diol　齐墩果酸 -12- 烯 -3, 29- 二醇

oleanolic acid-28-*O*-α-L-rhamnopyranosyl-(1 → 2)-[β-D-xylopyranosyl-(1 → 6)]-β-D-glucopyranosyl ester　齐墩果酸 -28-*O*-α-L- 吡喃鼠李糖基 -(1 → 2)-[β-D- 吡喃木糖基 -(1 → 6)]-β-D- 吡喃葡萄糖酯

oleanolic acid-28-*O*-α-L-rhamnopyranosyl-(1 → 4)-β-D-glucopyranosyl-(1 → 6)-β-D-glucopyranoside　齐墩果酸 -28-*O*-α-L- 吡喃鼠李糖基 -(1 → 4)-β-D- 吡喃葡萄糖基 -(1 → 6)-β-D- 吡喃葡萄糖苷

oleanolic acid-28-*O*-β-D-glucopyranoside　齐墩果酸 -28-*O*-β-D- 吡喃葡萄糖苷

oleanolic acid-28-*O*-β-D-glucopyranoside-3-β-D-galactopyranosyl-(1 → 2)-β-D-glucopyranoside methyl ester　齐墩果酸 -28-*O*-β-D- 吡喃葡萄糖苷 -3-β-D- 吡喃半乳糖基 -(1 → 2)-β-D- 吡喃葡萄糖苷甲酯

oleanolic acid-28-*O*-β-D-glucopyranosyl ester　齐墩果酸 -28-*O*-β-*D*- 吡喃葡萄糖酯

oleanolic acid-28-*O*-β-D-glucopyranosyl-(1 → 6)-*O*-β-D-glucopyranoside　齐墩果酸 -28-*O*-β-D- 吡喃葡萄糖基 -(1 → 6)-*O*-β-D- 吡喃葡萄糖苷

oleanolic acid-28-*O*-β-D-glucuronopyranoside　齐墩果酸 -28-*O*-β-D- 吡喃葡萄糖醛酸苷

oleanolic acid-3-(galactosyl glucosyl) glucuronide　齐墩果酸 -3-(半乳糖基葡萄糖基) 葡萄糖醛酸苷

oleanolic acid-3-[β-D-galactopyranosyl-(1 → 2)]-[α-L-arabinofuranosyl-(1 → 4)]-β-L-glucuronopyranoside　齐墩果酸 -3-[β-D- 吡喃半乳糖基 -(1 → 2)]-[α-L- 呋喃阿拉伯糖基 -(1 → 4)]-β-L- 吡喃葡萄糖醛酸苷

oleanolic acid-3-galactosyl glucuronide　齐墩果酸 -3- 半乳糖基葡萄糖醛酸苷

oleanolic acid-3-glucoside　齐墩果酸 -3- 葡萄糖苷

oleanolic acid-3-glucoside-2, 8-diglucoside　齐墩果酸 -3- 葡萄糖苷 -2, 8- 二葡萄糖苷

oleanolic acid-3-*O*-[α-L-rhamnopyranosyl-(1 → 2)-*O*-β-D-glucopyranosyl-(1→4)-α-L-arabinopyranoside] 齐墩果酸 -3-*O*-[α-L- 吡喃鼠李糖基 -(1 → 2)-*O*-β-D- 吡喃葡萄糖基 -(1 → 4)-α-L- 吡喃阿拉伯糖苷]

oleanolic acid-3-*O*-[α-L-rhamnopyranosyl-(1 → 2)-α-L-arabinopyranoside] 齐墩果酸 -3-*O*-[α-L- 吡喃鼠李糖基 -(1 → 2)-α-L- 吡喃阿拉伯糖苷]

oleanolic acid-3-*O*-[β-D-(6′-methyl ester) glucuronopyranoside]-28-*O*-β-D-glucopyranoside 齐墩果酸 -3-*O*-[β-D-(6′- 甲酯) 吡喃葡萄糖醛酸苷]-28-*O*-β-D- 吡喃葡萄糖苷

oleanolic acid-3-*O*-[β-D-galactosyl-(1→4)-β-D-galactosyl-(1→3)]-β-D-glucuronoside 齐墩果酸 -3-*O*-[β-D- 半乳糖基 -(1 → 4)-β-D- 半乳糖基 -(1 → 3)]-β-D- 葡萄糖醛酸苷

oleanolic acid-3-*O*-[β-D-glucopyranosyl-(1 → 2)-β-D-glucopyranoside]-28-*O*-β-D-glucopyranoside 齐墩果酸 -3-*O*-[β-D- 吡喃葡萄糖基 -(1 → 2)-β-D- 吡喃葡萄糖苷]-28-*O*-β-D- 吡喃葡萄糖苷

oleanolic acid-3-*O*-[β-D-glucopyranosyl-(1 → 3)-*O*-α-L-rhamnopyranosyl]-(1→2)-α-L-arabinopyranoside 齐墩果酸 -3-*O*-[β-D- 吡喃葡萄糖基 -(1 → 3)-*O*-α-L- 吡喃鼠李糖基]-(1 → 2)-α-L- 吡喃阿拉伯糖苷

oleanolic acid-3-*O*-6′-*O*-methyl-β-D-glucuronopyranoside 齐墩果酸 -3-*O*-6′-*O*- 甲基 -β-D- 吡喃葡萄糖醛酸苷

oleanolic acid-3-*O*-glucuronide 齐墩果酸 -3-*O*- 葡萄糖醛酸苷

oleanolic acid-3-*O*-α-arabinofuranosyl-(1 → 4)-β-L-glucuronopyranoside 齐墩果酸 -3-*O*-α- 呋喃阿拉伯糖基 -(1 → 4)-β-L- 吡喃葡萄糖醛酸苷

oleanolic acid-3-*O*-α-L-arabinofuranosyl-(1 → 3)-α-L-rhamnopyranosyl-(1 → 2)-α-L-arabinopyranoside 齐墩果酸 -3-*O*-α-L- 吡喃阿拉伯糖基 -(1 → 3)-α-L- 吡喃鼠李糖基 -(1 → 2)-α-L- 吡喃阿拉伯糖苷

oleanolic acid-3-*O*-α-L-arabinopyranoside 齐墩果酸 -3-*O*-α-L- 吡喃阿拉伯糖苷

oleanolic acid-3-*O*-α-L-arabinopyranoside-28-*O*-β-D-glucopyranosyl-(1→6)-β-D-glucopyranoside 齐墩果酸 -3-*O*-α-L- 吡喃阿拉伯糖苷 -28-*O*-β-D- 吡喃葡萄糖基 -(1 → 6)-β-D- 吡喃葡萄糖苷

oleanolic acid-3-*O*-α-L-arabinopyranosyl-(1 → 2)-β-D-glucopyranoside 齐墩果酸 -3-*O*-α-L- 吡喃阿拉伯糖基 -(1 → 2)-β-D- 吡喃葡萄糖苷

oleanolic acid-3-*O*-α-L-arabinosyl-(1 → 4)-β-D-glucuronoside 齐墩果酸 -3-*O*-α-L- 阿拉伯糖基 -(1 → 4)-β-D- 葡萄糖醛酸苷

oleanolic acid-3-*O*-α-L-rhamnopyranosyl-(1→2)-*O*-α-L-arabinopyranoside 齐墩果酸 -3-*O*-α-L- 吡喃鼠李糖基 -(1 → 2)-*O*-α-L- 吡喃阿拉伯糖苷

oleanolic acid-3-*O*-α-L-rhamnopyranosyl-(1 → 2)-β-D-glucopyranosyl-(1 → 4)-α-L-arabinopyranoside 齐墩果酸 -3-*O*-α-L- 吡喃鼠李糖基 -(1 → 2)-β-D- 吡喃葡萄糖基 -(1 → 4)-α-L- 吡喃阿拉伯糖苷

oleanolic acid-3-*O*-α-L-rhamnopyranosyl-(1 → 4)-β-D-glucopyranosyl-(1 → 2)-α-L-arabinopyranoside 齐墩果酸 -3-*O*-α-L- 吡喃鼠李糖基 -(1 → 4)-β-D- 吡喃葡萄糖基 -(1 → 2)-α-L- 吡喃阿拉伯糖苷

oleanolic acid-3-*O*-α-L-rhamnopyranosyl-α-L-arabinopyranoside 齐墩果酸 -3-*O*-α-L- 吡喃鼠李糖基 -α-L- 吡喃阿拉伯糖苷

oleanolic acid-3-*O*-β-D-(6′-butyl) glucuronopyranoside 齐墩果酸 -3-*O*-β-D-(6′- 丁基) 吡喃葡萄糖醛酸苷

oleanolic acid-3-*O*-β-D-(6′-*O*-methyl) glucuronopyranoside 齐墩果酸 -3-*O*-β-D-(6′-*O*- 甲基) 吡喃葡萄糖醛酸苷

oleanolic acid-3-*O*-β-D-[galactosyl galactosyl-(1 → 4)]-glucoside 齐墩果酸 -3-*O*-β-D-[半乳糖基半乳糖基 -(1 → 4)]- 葡萄糖苷

oleanolic acid-3-*O*-β-D-[galactosyl-(1 → 4)]-glucoside 齐墩果酸 -3-*O*-β-D-[半乳糖基 -(1 → 4)]- 葡萄糖苷

oleanolic acid-3-*O*-β-D-[glucosyl-(1 → 3)]-[galactosyl-(1 → 4)]-glucoside 齐墩果酸 -3-*O*-β-D-[葡萄糖基 -(1 → 3)]-[半乳糖基 -(1 → 4)]- 葡萄糖苷

oleanolic acid-3-*O*-β-D-glucopyranoside 齐墩果酸 -3-*O*-β-D- 吡喃葡萄糖苷

oleanolic acid-3-*O*-β-D-glucopyranosyl-(1 → 2)-α-L-arabinopyranoside 齐墩果酸 -3-*O*-β-D- 吡喃葡萄糖基 -(1 → 2)-α-L- 吡喃阿拉伯糖苷

oleanolic acid-3-*O*-β-D-glucopyranosyl-(1 → 3)-α-L-arabinopyranoside 齐墩果酸 -3-*O*-β-D- 吡喃葡萄糖基 -(1 → 3)-α-L- 吡喃阿拉伯糖苷

oleanolic acid-3-*O*-β-D-glucopyranosyl-(1 → 3)-α-L-rhamnopyranosyl-(1 → 2)-α-L-arabinopyranoside 齐墩果酸 -3-*O*-β-D- 吡喃葡萄糖基 -(1 → 3)-α-L- 吡喃鼠李糖基 -(1 → 2)-α-L- 吡喃阿拉伯糖苷

oleanolic acid-3-*O*-β-D-glucopyranosyl-(1 → 4)-α-L-arabinopyranoside 齐墩果酸 -3-*O*-β-D- 吡喃葡萄糖基 -(1 → 4)-α-L- 吡喃阿拉伯糖苷

oleanolic acid-3-*O*-β-D-glucopyranosyl-(1 → 6)-β-D-glucopyranoside 齐墩果酸 -3-*O*-β-D- 吡喃葡萄糖基 -(1 → 6)-β-D- 吡喃葡萄糖苷

oleanolic acid-3-*O*-β-D-glucoside 齐墩果酸 -3-*O*-β-D- 葡萄糖苷

oleanolic acid-3-*O*-β-D-glucuronopyranoside　齐墩果酸 -3-*O*-β-D- 吡喃葡萄糖醛酸苷

oleanolic acid-3-*O*-β-D-glucuronopyranoside methyl ester　齐墩果酸 -3-*O*-β-D- 吡喃葡萄糖醛酸苷甲酯

oleanolic acid-3-*O*-β-D-glucuronopyranoside-6′-methyl ester　齐墩果酸 -3-*O*-β-D- 吡喃葡萄糖醛酸苷 -6′- 甲酯

oleanolic acid-3-*O*-β-D-methyl glucuronide　齐墩果酸 -3-*O*-β-D- 葡萄糖醛酸甲苷

oleanolic acid-3-*O*-β-D-ribopyranosyl-(1 → 3)-α-L-rhamnopyranosyl-(1 → 2)-β-D-xylopyranoside　齐墩果酸 -3-*O*-β-D- 吡喃核糖基 -(1 → 3)-α-L- 鼠李糖吡喃糖基 -(1 → 2)-β-D- 吡喃木糖苷

oleanolic acid-3-*O*-β-D-xylopyranoside　齐墩果酸 -3-*O*-β-D- 吡喃木糖苷

oleanolic acid-3-*O*-β-D-xylopyranosyl-(1 → 3)-α-L-rhamnopyranosyl-(1 → 2)-α-L-arabinopyranoside　齐墩果酸 -3-*O*-β-D- 吡喃木糖基 -(1 → 3)-α-L- 吡喃鼠李糖基 -(1 → 2)-α-L- 吡喃阿拉伯糖苷

oleanolic acid-3-*O*-β-D-xylopyranosyl-(1 → 3)-β-D-glucuronopyranoside　齐墩果酸 -3-*O*-β-D- 吡喃木糖基 -(1 → 3)-β-D- 吡喃葡萄糖醛酸苷

oleanolic acid-3-*O*-β-D-xylopyranosyl-(1 → 3)-β-D-glucuronopyranoside-6-methyl ester　齐墩果酸 -3-*O*-β-D- 吡喃木糖基 -(1 → 3)-β-D- 吡喃葡萄糖醛酸苷 -6- 甲酯

oleanolic acid-3-*O*-β-D-xylopyranosyl-(1 → 4)-β-D-glucopyranosyl-(1 → 6)-β-D-glucopyranoside　齐墩果酸 -3-*O*-β-D- 吡喃木糖基 -(1 → 4)-β-D- 吡喃葡萄糖基 -(1 → 6)-β-D- 吡喃葡萄糖苷

oleanolic acid-3-*O*-β-D-xylopyranosyl-(1 → 6)-β-D-glucopyranosyl-(1 → 6)-β-D-glucopyranoside　齐墩果酸 -3-*O*-β-D- 吡喃木糖基 -(1 → 6)-β-D- 吡喃葡萄糖基 -(1 → 6)-β-D- 吡喃葡萄糖苷

oleanolic acid-3-*O*-β-glucopyranoside　齐墩果酸 -3-*O*-β- 吡喃葡萄糖苷

oleanolic acid-3-β-D-galactopyranosyl-(1 → 2)-β-D-fucopyranoside　齐墩果酸 -3-β-D- 吡喃半乳糖基 -(1 → 2)-β-D- 吡喃岩藻糖苷

oleanolic acid-3-β-D-galactopyranosyl-(1 → 2)-β-L-glucuronopyranoside　齐墩果酸 -3-β-D- 吡喃半乳糖基 -(1 → 2)-β-L- 吡喃葡萄糖醛酸苷

oleanolic acid-3-β-D-glucopyranosyl-(1 → 2)-α-L-arabinopyranoside　齐墩果酸 -3-β-D- 吡喃葡萄糖基 -(1 → 2)-α-L- 吡喃阿拉伯糖苷

oleanolic acid-3-β-D-glucuronopyranoside-6-methyl ester　齐墩果酸 -3-β-D- 吡喃葡萄糖醛酸苷 -6- 甲酯

oleanolic acid-3-β-*O*-[(α-L-arabinopyranosyl)-(1 → 2)]-β-D-glucuronopyranoside-6′-methyl ester　齐墩果酸 -3-β-*O*-[α-L- 吡喃阿拉伯糖基 -(1 → 2)]-β-D- 吡喃葡萄糖醛酸苷 -6′- 甲酯

oleanolic acid-3β-*O*-acetate　齐墩果酸 -3β-*O*- 乙酸酯

oleanolic acid-α-L-rhamnopyranosyl-β-D-galactopyranoside　齐墩果酸 -α-L- 吡喃鼠李糖基 -β-D- 吡喃半乳糖苷

oleanolic acid-β-D-glucopyranosyl-(1 → 4)-β-D-glucopyranosyl-(1 → 4)-β-D-glucuronopyranoside　齐墩果酸 -β-D- 吡喃葡萄糖基 -(1 → 4)-β-D- 吡喃葡萄糖基 -(1 → 4)-β-D- 吡喃葡萄糖醛酸苷

oleanolic aldehyde　齐墩果醛

oleanolic aldehyde acetate　齐墩果醛乙酸酯

oleanolic ester　齐墩果烯酯

oleanonic acid　齐墩果酮酸

olean-α-L-mannopyranoside　齐墩果 -α-L- 吡喃甘露糖苷

olearin　榄叶菊素

oleic acid　油酸

oleic acid [(9*Z*)-octadecenoic acid]　油酸 [(9*Z*)- 十八烯酸]

oleic acid sodium salt　油酸钠盐

oleiferaols Ⅰ～Ⅳ　油茶根素 Ⅰ～Ⅳ

oleiferins C ～ H　产油肉豆蔻素 C ～ H

oleiferosides A ～ V　油茶苷 A ～ V

oleodaphnal　齐墩果瑞香醛

oleonuezhenide　女贞油苷

oleopolynuzhenide A　木犀榄女贞苷 A

oleoside　齐墩果苷 (木犀榄苷、木犀苷)

oleoside dimethyl ester　齐墩果苷二甲酯 (木犀苷二甲酯)

oleoside-11-methyl ester　齐墩果苷 -11- 甲酯

oleoside-7, 11-dimethyl ester　齐墩果苷 -7, 11- 二甲酯

oleoside-7-ethyl-11-methyl ester　齐墩果苷 -7- 乙基 -11- 甲酯

oleoside-7-tetrahydroxy-(5″)-ester-11-methyl ester　齐墩果苷 -7- 四羟基 -(5″)- 酯 -11- 甲酯

oleovitamin A　油维生素 A

oleoyl danshenxinkun A　油酰基丹参新醌 A

oleoyl linoleoyl olein　油酰基亚油酰甘油酯

oleoyl neocryptotanshinone　油酰基新隐丹参酮

2-oleoyl-1, 3-dipalmitin　2- 油酰基 -1, 3- 二棕榈酸甘油酯

oleraceins A ～ E　马齿苋酰胺 A ～ E

oleracins Ⅰ, Ⅱ　马齿苋素甲、乙

(–)-oleuropeic acid (–)- 橄榄苦苷酸

oleuropeic aldehyde-8-*O*-β-D-glucopyranoside 欧木樨榄醛 -8-*O*-β-D- 吡喃葡萄糖苷

oleuropein (oleuropeine) 橄榄苦苷 (橄榄苦素)

oleuropeinic acid 橄榄苦苷酸

oleuroside 橄榄柔苷

oleyl alcohol (ocenol) 油醇

oleyl dipalmityl glyceride 油酸二棕榈酸甘油酯

oleyl glucoside 油酸葡萄糖苷

oleyl palmityl stearyl glyceride 油酸棕榈酸硬脂酸甘油酯

olibanoresene 乳香树脂烃

olibanumols A ～ N 乳香醇 A ～ N

olibergin A 奥氏黄檀素 A

oliganthas A, B 少花风毛菊烷 A、B

oliganthaxanthones A, B 少花风毛菊屾酮 A、B

oliganthins A ～ G 单花山竹子素 A ～ G

oliganthone A 单花山竹子屾酮 A

oligofructan 寡果聚糖

oligosaccharides A, C_1, D_2, F_1, F_2 寡糖 A、C_1、D_2、F_1、F_2

oline 黑麦草碱

olitorin (corchorosol) A 长蒴黄麻素 (黄麻属醇苷)

olitorisides (corchorosides) A, B 长蒴黄麻苷 (黄麻属苷) A、B

olivacine 褐绿白坚木碱

olivanic acid 橄榄酸

oliveriflavone 5″, 7, 7″- 篦子三尖杉双黄酮

oliveroline 橄榄形暗罗醇碱

olivetol (3, 5-hydroxypentylbenzene) 油橄榄醇 (3, 5-羟基戊基苯、5- 戊基间苯二酚)

olivieroside 集花龙胆苷

(–)-olivil (–)- 橄榄树脂素 [(–)- 橄榄脂素、(–)- 橄榄素]

olivil 橄榄树脂素 (橄榄脂素、橄榄素)

trans-olivil 反式 - 橄榄树脂素

(–)-olivil-4″-*O*-β-D-glucopyranoside (–)- 橄榄脂素 -4″-*O*-β-D- 吡喃葡萄糖苷

(–)-olivil-4′, 4″-di-*O*-β-D-glucopyranoside (–)- 橄榄脂素 -4′, 4″- 二 -*O*-β-D- 吡喃葡萄糖苷

olivil-4′, 4″-di-*O*-β-D-glucopyranoside 橄榄树脂素 -4′, 4″- 二 -*O*-β-D- 吡喃葡萄糖苷

olivil-4″-*O*-β-D-glucopyranoside 橄榄树脂素 -4″-*O*-β-D- 吡喃葡萄糖苷

(–)-olivil-4′-*O*-β-D-glucopyranoside (–)- 橄榄脂素 -4′-*O*-β-D- 吡喃葡萄糖苷

olivil-4′-*O*-β-D-glucopyranoside 橄榄树脂素 -4′-*O*-β-D- 吡喃葡萄糖苷

olivil-9-*O*-β-glucopyranoside 橄榄树脂素 -9-*O*-β- 吡喃葡萄糖苷

omaine (demecolcine, colcemid, colchamine) 秋水仙胺

ombuin (ombuine) 商陆黄素 (树商陆素)

ombuin-3-*O*-neohesperidoside 商陆黄素 -3-*O*- 新橙皮糖苷

ombuin-3-*O*-β-D-galactopyranoside 商陆黄素 -3-*O*-β-D- 吡喃半乳糖苷

ombuin-3-*O*-β-D-glucopyranoside 商陆黄素 -3-*O*-β-D-吡喃葡萄糖苷

ombuin-3-*O*-β-D-glucoside 商陆黄素 -3-*O*-β-D- 葡萄糖苷

ombuin-3-*O*-β-D-rutinoside 商陆黄素 -3-*O*-β-D- 芸香糖苷

ombuoside 商陆种苷 (商陆苷)

omeieline 峨眉翠雀灵

omeienine 峨眉翠雀宁

ommine 虫眼色因

ommochrome protein 眼色素蛋白

omphalia agglutinin 雷丸凝集素

omphalia proteinase 雷丸蛋白酶

omphalin 雷丸素

omphalocarpin 脐果九里香卡品

omphalotins A ～ D 类脐菇素 A ～ D

oncosepalins A, B 隆萼当归素 A、B

oncostemonols A ～ H 钩雄蕊酚 A ～ H

4-one-6β-hydroxyolean-12-en-28-oic acid 4- 酮 -6β- 羟基齐墩果 -12- 烯 -28- 酸

3-one-6β-hydroxyolean-18-en-28-oic acid 3- 酮 -6β- 羟基齐墩果 -18- 烯 -28- 酸

2-one-8β-methacryloxy-10α-hydroxyguaia-3, 11 (13)-dien-6α, 12-olide 2- 酮 -8β- 异丁烯酰氧基 -10α- 羟基愈创木 -3, 11 (13)- 二烯 -6α, 12- 内酯

2-one-8β-methacryloxy-10β-hydroxyguaia-3, 11 (13)-dien-6α, 12-olide 2- 酮 -8β- 异丁烯酰氧基 -10β- 羟基愈创木 -3, 11 (13)- 二烯 -6α, 12- 内酯

2-one-8β-methacryloxyguaia-1 (10), 3, 11 (13)-trien-6α, 12-olide　2- 酮 -8β- 异丁烯酰氧基愈创木 -1 (10), 3, 11 (13)- 三烯 -6α, 12- 内酯
onetine　欧内亭
onikulactone　草苁蓉新内酯
onin chloride　氯化天竺葵色素苷
onine　环壬四烯
ononin A　洋葱素 A
onitin　金粉蕨素
onitin-15′-*O*-β-D-glucopyranoside　金粉蕨素 -15′-*O*-β-D- 吡喃葡萄糖苷
onitin-2′-*O*-β-D-alloside　金粉蕨素 -2′-*O*-β-D- 阿洛糖苷
onitin-2′-*O*-β-D-glucopyranoside　金粉蕨素 -2′-*O*-β-D-吡喃葡萄糖苷
onitin-2′-*O*-β-D-glucoside　金粉蕨素 -2′-*O*-β-D- 葡萄糖苷
onitinoside　金粉蕨苷
onitisin (4-hydroxypterosin A)　金粉蕨辛 (4- 羟基蕨素 A)
onitisin-2′-*O*-β-D-glucoside　金粉蕨辛 -2′-*O*-β-D- 葡萄糖苷
(*E*)-onjisaponin H　(*E*)- 远志欧皂苷 H
(*Z*)-onjisaponin H　(*Z*)- 远志欧皂苷 H
onjisaponins A ～ Z, Vg　远志欧皂苷 A ～ Z、Vg
onjixanthones Ⅰ～Ⅶ　欧及叫酮 Ⅰ～Ⅶ
onocera-7, 13-diene　芒柄花 -7, 13- 二烯
onocera-8, 14 (27)-diene　芒柄花 -8, 14 (27)- 二烯
α-onoceradiene　α- 芒柄花二烯
β-onoceradiene　β- 芒柄花二烯
onoceranoxide　芒柄花环氧化物
α-onocerin　α- 芒柄花萜醇 (α- 芒柄花萜、α- 芒柄花醇)
ononin　芒柄花苷
D-ononitol　D- 肌醇甲酯
ononitol　肌醇甲酯
onopordopicrin　刺蓟苦素 (蓟苦味酯)
onychin　金粉蕨宁
onychiols A ～ C　野鸡尾二萜醇 A ～ C
(–)-onysilin　(–)- 欧斯灵
oolonghomobisflavan A　乌龙双黄烷 A
oosporein　卵孢菌素
opercurin A　顶盖丝瓜素 A
ophidine　蛇肉碱

ophiobolin G　蛇孢腔菌素 G
ophiocarpine　蛇果黄堇碱 (蛇果紫堇碱)
ophiocarpine *N*-oxide　蛇果黄堇碱 *N*- 氧化物
ophiocoridin　大团囊虫草素
ophiofurospiside B　麦冬呋甾皂苷 B
ophiogenin　沿阶草皂苷元
ophiogenin-3-*O*-α-L-rhamnopyranosyl-(1 → 2)-β-D-glucopyranoside　麦冬苷元-3-*O*-α-L-吡喃鼠李糖基-(1 → 2)-β-D- 吡喃葡萄糖苷
ophiogenin-3-*O*-β-D-glucopyranoside　麦冬苷元 -3-*O*-β-D- 吡喃葡萄糖苷
ophioglonin　瓶尔小草素
ophioglonol　瓶尔小草醇
ophiojaponins A ～ E　沿阶草甾苷 A ～ E
ophiophagus hannah neurotoxins Ⅴ～Ⅹ　眼镜王蛇神经毒素 Ⅴ～Ⅹ
ophiopogenin-3-*O*-[α-L-rhamnopyranosyl-(1 → 2)]-β-D-xylopyranosyl-(1 → 4)-β-D-glucopyranoside　麦门冬皂苷元 -3-*O*-[α-L- 吡喃鼠李糖基 -(1 → 2)]-β-D- 吡喃木糖基 -(1 → 4)-β-D- 吡喃葡萄糖苷
ophiopogonanones A, B　麦冬黄烷酮 (麦冬二氢高异黄酮) A、B
(25*S*)-ophiopogonin D′　(25*S*)- 麦冬苷 D′
ophiopogonins A ～ T　麦冬苷 (沿阶草苷、麦门冬皂苷) A ～ T
ophiopogonol　沿阶草苷元醇
ophiopogonones A, B, C, E　麦冬黄酮 A、B、C、E
ophiopogonoside A　川麦冬苷 A
ophiopogons A, B　慈溪麦冬苷 A、B
ophiopogoside A　麦冬珀苟皂苷 A
ophiopojaponins A ～ C　麦冬皂苷 A ～ C
ophiorine A methyl ester　蛇根草碱 A 甲酯
ophiorine B methyl ester　蛇根草碱 B 甲酯
ophiorines A, B　蛇根草碱 A、B
ophioside　沿阶草黄酮苷
ophioside A　沿阶草倍半萜苷 A
ophthalmic acid　眼晶体酸
opianine (narcotine, noscapine, methoxyhydrastine, narcosine)　鸦片宁 (那可汀、诺司卡品、甲氧基白毛茛碱、那可丁)
oplodiol　日本刺参二醇
oplodiol-1-*O*-β-D-glucopyranoside　日本刺参二醇 -1-*O*-β-D- 吡喃葡萄糖苷

O

(–)-oplopan-4-one-10-α-*O*-β-D-glucoside (–)- 刺参 -4- 酮 -10-α-*O*-β-D- 葡萄糖苷	
oplopandiol 刺参二醇	
oplopandiol acetate 刺参二醇乙酸酯	
ent-oplopanone 对映 - 日本刺参萜酮	
oplopanone 日本刺参萜酮	
oploxynes A, B 刺参炔 A、B	
oppsit-4 (15)-en-1β, 11-diol 对凹顶藻 -4 (15)- 烯 -1β, 11- 二醇	
opulus iridoids Ⅰ～Ⅷ 折伤木环烯醚萜苷酯 Ⅰ～Ⅷ	
opuntiaester 仙人掌酯	
opuntione [(6*R*)-9, 10-dihydroxy-4-megastigmen-3-one) 仙人掌酮 [(6*R*)-9, 10- 二羟基 -4- 大柱香波龙烯 -3- 酮)	
opuntioside Ⅰ 仙人掌苷 Ⅰ	
orbicularin 圆形枸子素	
orbiculatinine 木防己亭碱 (毛木防己宁)	
orbiculatosides A, B 圆三角叶薯蓣苷 (圆果薯蓣皂苷) A、B	
orbiculins A～I 南蛇藤灵 A～I	
orcein 苔红素	
orchinol (7-hydroxy-2, 4-dimethoxy-9, 10-dihydrophenanthrene) 红门兰醇 (7- 羟基 -2, 4- 二甲氧基 -9, 10- 二氢菲、红门兰酚)	
orchiosides A～D 拟红门兰仙茅苷 A～D	
orcinol (3, 5-dihydroxytoluene) 苔黑酚 (地衣酚、地衣二醇、3, 5- 二羟基甲苯)	
β-orcinol carboxylic acid β- 苔黑酚羧酸	
orcinol gentiobioside 苔黑酚龙胆二糖苷	
orcinol glucopyranoside 苔黑酚吡喃葡萄糖苷	
orcinol glucosides A, B 苔黑酚葡萄糖苷 (地衣二醇葡萄糖苷) A、B	
orcinol-1-*O*-β-D-apiofuranosyl-(1 → 6)-β-D-glucopyranoside 苔黑酚 -1-*O*-β-D- 呋喃芹糖基 -(1 → 6)-β-D- 吡喃葡萄糖苷	
orcinol-3-*O*-β-D-glucopyranoside 苔黑酚 -3-*O*-β-D- 吡喃葡萄糖苷	
orcinosides A～J 仙茅酚苷 A～J	
oregonensin 奥地灵芝素	
orensine (DL-adenocarpine) DL- 腺荚豆碱	
oreocyclohexadienone 山地环己二烯酮	
oreodine 山罂粟定	
oreogenine 山罂粟碱	
oreoline 山罂粟灵	
oreophiline 橙色罂粟碱	
oreoselone 山芹前胡酮	
oreosolenoside 藏玄参苷	
oresbiuside 山地香茶菜苷	
oresbiusins A, B 山地香茶菜素 A、B	
oridonin 冬凌草素	
oriediterpenol 泽泻二萜醇	
oriediterpenoside 泽泻二萜苷	
orientalide 豨莶萜醛内酯	
orientalidine 东罂粟定	
orientaline 近东罂粟灵碱	
(–)-orientalinone (–)- 东方罂粟酮	
orientalinone 东方罂粟酮 (东罂粟酮)	
orientalins A, B 豨莶灵 (红蓼脂素) A、B	
orientalols A～H 泽泻萜醇 A～H	
orientalosides A～L 东方铁线莲皂苷 A～L	
orientanols B～F 东方刺桐酚 B～F	
orientin 荭草素 (红蓼素)	
orientin-2″-*O*-glucoside 荭草素 -2″-*O*- 葡萄糖苷	
orientin-2″-*O*-xyloside 荭草素 -2″-*O*- 木糖苷	
orientin-2″-*O*-glucopyranoside 荭草素 -2″-*O*- 吡喃葡萄糖苷	
orientin-2″-*O*-*p*-coumarate 荭草素 -2″-*O*- 对香豆酸酯	
orientin-2″-*O*-xyloside 荭草素 -2″-*O*- 木糖苷	
orientin-2-*O*-α-L-rhamnoside 荭草素 -2-*O*-α-L- 鼠李糖苷	
orientin-2″-*O*-β-D-glucopyranoside 荭草素 -2″-*O*-β-D- 吡喃葡萄糖苷	
orientin-6″-*O*-(*E*)-ferulyl-2″-*O*-xyloside 荭草素 -6″-*O*-(*E*)- 阿魏酰基 -2″-*O*- 木糖苷	
orientin-7-rhamnoside 荭草素 -7- 鼠李糖苷	
orientin-X″-*O*-(*E*)-ferulyl-2″-*O*-glucoside 荭草素 -X″-*O*-(*E*)- 阿魏酰基 -2″-*O*- 葡萄糖苷	
orientosides A, B 荭草苷 A、B	
origanines A～C 牛至宁 A～C	
origanols A, B 牛至酚 A、B	
origanoside 牛至酚苷	
oripavine 东罂粟碱	
orixalones A～D 臭常山隆酮 A～D	
orixidine 和常山定碱	

orixidinine　和常山环醇碱	orotic acid　乳清酸
orixine　和常山碱	orotinin　茅果豆素
orixinone　和常山酮	orotinin-5-methyl ether　茅果豆素 -5- 甲醚
orizabins Ⅰ～Ⅷ　药薯素 (球根牵牛酯素) Ⅰ～Ⅷ	oroxindin (wogonin-7-*O*-β-D-glucuronide)　木蝴蝶定 (汉黄芩素 -7-*O*-β-D- 葡萄糖醛酸苷)
ormocarpin　链夹木素	oroxins A, B　木蝴蝶苷 A、B
ormojanine　红豆树宁	oroxylin A-7-*O*-glucuronide acid methyl ester　木蝴蝶素 A-7-*O*- 葡萄糖醛酸苷甲酯
ormojine　红豆树晶	oroxylin A-7-*O*-β-D-glucopyranoside　木蝴蝶素 A-7-*O*-β-D- 吡喃葡萄糖苷
ormononetin　芒柄素	oroxylin A-7-*O*-β-D-glucuronic acid butyl ester　木蝴蝶素 A-7-*O*-β-D- 葡萄糖醛酸正丁酯
ormosajine　红豆树萨晶	oroxylins (oxyayanins) A, B　木蝴蝶素 (木蝴蝶灵、千层纸黄素、千层纸素) A、B
ormosamine　红豆树宁碱	oroxyloside　木蝴蝶洛苷
ormosanine　红豆裂碱	orsellinic acid　苔色酸 (苔藓酸)
ormosia base　红豆树属碱	orthoarisins A～I　猫须草素 A～I
ormosine　红豆树碱	orthodene　荠苧烯
ormosinine　红豆树西宁	orthosilignin　鸡脚参木脂素
ormosinol　红豆酚	orthosiphoic acids A～D　猫须草酸 A～D
ormosinoside　红豆苷	secoorthosiphols A～C　开环鸡脚参醇 A～C
ornithine　乌氨酸	orthosiphols A～Y　鸡脚参醇 A～Y
L-ornithine hydrochloride　L- 盐酸乌氨酸	orthosiphonol　鸡脚参诺醇
orobanchamine　列当胺	orthosiphonones A, B　鸡脚参酮 A、B
orobanchoside　列当苷	orthosphenic acid　直楔草酸
oroboidine (13-hydroxylupanine-2-pyrrole-carboxylate, calpurnine)　狭翼荚豆碱 (2- 吡咯甲酸 -13- 羟基羽扇烷宁酯)	oryzadine　稻定碱
orobol　香豌豆酚 (香豌豆苷元、山黧豆醇、奥洛波尔)	oryzalexins E, F　稻叶素 E、F
orobol-3′-methyl ether　香豌豆酚 -3′- 甲基醚	oryzamutaic acid A　稻突变酸 A
orobol-5-*O*-β-D-glucopyranoside　香豌豆酚 -5-*O*-β-D- 吡喃葡萄糖苷	oryzanol　谷维醇
orobol-7-*O*-β-D-glucopyranoside　香豌豆酚 -7-*O*-β-D- 吡喃葡萄糖苷	osajaxanthone　柘橙屾酮
orobol-7-*O*-β-D-glucoside　香豌豆酚 -7-*O*-β-D- 葡萄糖苷	osajin　香橙异黄酮
orobol-7-*O*-β-D-glucoside-6″-*O*-malonate　香豌豆酚 -7-*O*-β-D- 葡萄糖苷 -6″-*O*- 丙二酸酯	osayin　奥沙京
oroboside　香豌豆苷	osbeckic acid　金锦香酸
oroboside (3′, 4′-dihydroxy-5, 7-dihydroxyisoflavone-7-*O*-glucopyranoside)　香豌豆苷 (3′, 4′- 二羟基 -5, 7- 二羟基异黄酮 -7-*O*- 吡喃葡萄糖苷)	oscillamide Y　颤藻酰胺 Y
oroboside-3′-methyl ether　香豌豆苷 -3′- 甲醚	oscillapeptilides 97-A, B　颤藻肽内酯 97-A、B
oropheic acid　澄广花酸	oscillapeptins B～J　颤藻肽 B～J
oroselol　山芹醇 (欧罗塞醇、喔绕瑟洛醇)	oscillatorin　颤藻素
oroselone　欧山芹素 (山芹前胡烯酮)	osladin　欧亚水龙骨甜素
	osmanthusides A～H　银木犀苷 A～H
	osmaronin epoxide　拟樱桃素环氧化物

osmitrol (mannitol, mannite, manna sugar, cordycepic acid, diosmol, mannidex, osmosal, resectisol, manicol) 甘露醇 (甘露糖醇、虫草酸)

2-(osmocen-1-yl) ethanol 2-(二茂锇 -1- 基) 乙醇

osmosal (mannitol, mannite, manna sugar, cordycepic acid, diosmol, mannidex, manicol, resectisol, osmitrol) 甘露醇 (甘露糖醇、虫草酸)

osmundacetone 紫萁酮

osmundalactone 紫萁内酯

osmundalin 紫萁内酯苷 (紫萁苷)

ossein (bone collagen) 骨胶原

osseomucoid 骨类黏蛋白

ostenol 欧斯特醇

osthenol 欧前胡酚 (欧前胡素酚)

osthenol-7-*O*-β-D-gentiobioside 欧前胡酚 -7-*O*-β-D-龙胆二糖苷

osthenon 欧芹烯酮酚甲醚

osthenone 欧前胡烯酮

osthol [osthole, 8-(3-methyl-2-butenyl) herniarin] 蛇床子素 [欧芹酚 -7- 甲醚、8-(3- 甲基 -2- 丁烯基) 治疝草素、甲氧基欧芹酚、欧前胡醚、喔斯脑、奥斯素、王草素]

osthol hydrate 水合蛇床子素

ostodin 叶轮木素

ostopanic acid 叶轮木酸

ostreasterol 牡蛎甾醇

ostruthine (ostruthin) 欧前胡精 (王草质、欧前胡辛)

ostruthol 欧前胡醇 (奥斯竹素)

othosenine (tomentosine) 奥索千里光碱

otivarin 奥梯瓦素

otobain 奥托肉豆蔻脂素

otocamine 欧咖胺

otogirin 小连翘素 (奥托吉素、欧妥吉素)

otogirinins A ~ G 小连翘宁 A ~ G

otogirone 小连翘已酮 (奥托吉酮、欧妥吉酮)

otonecine 奥索千里光裂碱

otophyllosides A ~ G 青阳参苷 A ~ G

otosenine 奥氏千里光碱

otteliones A, B 水车前酮 (龙舌草酮) A、B

ouabain (G-strophanthin, acocantherin, gratibain, astrobain) 哇巴因 (G- 毒毛旋花子次苷、苦毒毛旋花子苷、苦羊角拗苷)

ourateacatechin 赛金莲木儿茶素

ouvrardiandines A, B 德钦乌头定 A、B

ouvrardianine 德钦乌头碱

ouvrardiantine 德钦乌头亭

ovafolinin B-9′-*O*-β-D-glucopyranoside 珍珠花素 B-9′-*O*-β-D- 吡喃葡萄糖苷

ovafolinins A ~ E 珍珠花素 A ~ E

ovalbumin 卵白蛋白

ovalene 卵苯

ovalichromenes A, B 卵叶崖豆藤色烯 A、B

ovaliflavanone A 卵叶崖豆藤黄烷酮 A

ovalifoliogenin 小果珍珠花苷元

ovalifoliolatin A 广椭圆小叶乳香树素 A

ovalifolioside 線木苷 (珍珠花苷)

ovalitenone 椭圆叶崖豆藤酮

ovarian asterosaponins 1 ~ 5 卵巢海盘车皂苷 1 ~ 5

ovatic acid 梓醚酸

ovatifolin 卵南美菊素 (卵叶柄花菊素、柄花菊素)

ovatine 卵叶加里亚碱

ovatodiolide 广防风二内酯 (防风草二内酯)

ovatol 梓醚醇

ovatolactone 梓树内酯

ovatolactone-7-*O*-(6′-*p*-hydroxybenzoyl)-β-D-glucopyranoside 梓树内酯 -7-*O*-(6′- 对羟基苯甲酰)-β-D-吡喃葡萄糖苷

ovatosides A ~ F 梓皮苷 A ~ F

ovigerine 莲叶桐任碱

(+)-ovihernangerine (+)- 卵莲叶桐碱

ovihernangerine 莲叶桐灵碱

(+)-oviisocorydine (+)- 卵异紫堇定

oviisocorydine 莲叶桐异可利定

ovoflavoprotein 卵黄素蛋白

ovoglycoprotein 卵糖蛋白

ovoideals A ~ G 米念芭素 A ~ G

ovomucin 卵黏蛋白

ovomucoid 卵类黏蛋白

ovotransferrin 卵传递蛋白

oxa 氧杂 (噁)

6-oxa-10-azaspiro[4.5]decane 6- 氧杂 -10- 氮杂螺 [4.5] 癸烷

7a-oxa-13-aza-7a-homo-18-nor-5α-androstane 7a- 氧杂 -13- 氮杂 -7a- 高 -18- 去甲 -5α- 雄甾烷

3, 8-oxa-13-hydroxylacta-6-en-5-oic acid γ-lactone 3, 8- 氧杂 -13- 羟基乳菇 -6- 烯 -5- 酸 γ- 内酯

6-oxa-2, 2′-spirobi[bicyclo[2.2.1]heptane] 6- 氧杂 -2, 2′- 螺二 [双环 [2.2.1] 庚烷]

2*H*-1-oxa-2-aza[12]annulene 2*H*-1- 氧杂 -2- 氮杂 [12] 轮烯

1-oxa-2-aza-cyclododec-3, 5, 7, 9, 11-pentene 1- 氧杂 -2- 氮杂环十二 -3, 5, 7, 9, 11- 五烯

1-oxa-2-aza-cyclododecine 1- 氧杂 -2- 氮杂环十二碳熳

2a-oxa-2-oxo-5α-hydroxy-3, 4-dinor-24-ethyl cholest-24 (28)-ene 2a- 氧杂 -2- 氧亚基 -5α- 羟基 -3, 4- 二去甲 -24- 乙基胆甾 -24 (28)- 烯

2-oxa-3, 3′-spirobi[bicyclo[3.3.1]nonane]-6′, 7-diene 2- 氧杂 -3, 3′- 螺二 [双环 [3.3.1] 壬烷]-6′, 7- 二烯

2-oxa-3-aza-bicyclo[2.2.1]heptane 2- 氧杂 -3- 氮杂双环 [2.2.1] 庚烷

1-oxa-4, 8, 11-triazacyclotetradec-3, 5, 7, 9, 11, 13-hexaene 1- 氧杂 -4, 8, 11- 三氮杂环十四碳 -3, 5, 7, 9, 11, 13- 六烯

1-oxa-4, 8, 11-triazacyclotetradecane 1- 氧杂 -4, 8, 11- 三氮杂环十四烷

2*H*-1-oxa-4, 8, 11-triazacyclotetradecine 2*H*-1- 氧杂 -4, 8, 11- 三氮杂环十四碳熳

2-oxa-4-azabicyclo[3.2.1]octane 2- 氧杂 -4- 氮杂二环 [3.2.1] 辛烷

11*H*-1-oxa-4-selena-11-aza[13]annulene 11*H*-1- 氧杂 -4- 硒杂 -11- 氮杂 [13] 轮烯

1-oxa-4-selena-11-azacyclotridec-2, 5, 7, 9, 12-pentene 1- 氧杂 -4- 硒杂 -11- 氮杂环十三碳 -2, 5, 7, 9, 12- 五烯

1-oxa-4-selena-11-azacyclotridecine 1- 氧杂 -4- 硒杂 -11- 氮杂环十三碳熳

2-oxa-4-thia-6-selena-1, 7 (1), 3, 5 (1, 3)-tetrabenzeneaheptphane 2- 氧杂 -4- 硫杂 -6- 硒杂 -1, 7 (1), 3, 5 (1, 3)- 四苯杂庚蕃

1-oxa-5, 9, 2-(ethane[1, 1, 2]triyl) cycloocta[1, 2, 3-*cd*] pentalene 1- 氧杂 -5, 9, 2-{ 乙 [1, 1, 2] 爪基 } 环辛熳并 [1, 2, 3-*cd*] 环戊熳

6-oxabicyclo[3.1.0]hex-2-one 6- 氧杂双环 [3.1.0] 己 -2- 酮

oxacyclohexandec-2-one 氧杂环十六 -2- 酮

1, 3, 5-oxadiazine 1, 3, 5- 噁二嗪

1, 2, 5-oxadiazole (furazan) 1, 2, 5- 噁二唑 (1, 2, 5- 氧二氮杂环戊熳、呋咱)

oxalacetate 草酰乙酸酯

oxalacetic acid (oxaloacetic acid) 草乙酸 (草酰乙酸)

oxalic acid 草酸

oxalic acid-2-ethyl di (hexyl ester) 乙二酸 -2- 乙基二己酯

oxalic acid-bis-*n*-buthyl ester 草酸丁二酯

oxaloacetic acid (oxalacetic acid) 草酰乙酸 (草乙酸)

β-*N*-oxalo-α, β-diaminopropionic acid β-*N*- 草酰基 -α, β- 二氨基丙酸

β-*N*-oxalylamino-L-alanine (dencichine) β-*N*- 草酰氨基 -L- 丙氨酸 (三七素、田七氨酸)

oxamic acid 草氨酸

oxanthrene {dibenzo[*b*, *e*][1, 4]dioxine} 二氧杂蒽 { 二苯并 [*b*, *e*][1, 4] 二氧杂环己熳 }

1-oxaspiro[4.5]decane 1- 氧杂螺 [4.5] 癸烷

6-oxaspiro[4.5]decane 6- 氧杂螺 [4.5] 癸烷

3-oxatricyclo[2.2.1.0$^{2, 6}$]heptane 3- 氧杂三环 [2.2.1.0$^{2, 6}$] 庚烷

oxazine 噁嗪

oxazirene 氧氮杂环丙烯 (氧氮杂环丙熳)

1 (3, 5)-1, 2-oxazola-5 (1, 4)-cyclohexanacyclooctaphane 1 (3, 5)-1, 2- 噁唑杂 -5 (1, 4)- 环己烷杂环八蕃

1, 3-oxazole 1, 3- 噁唑 (1, 3- 氧氮杂环戊熳)

1, 2-oxazole (isoxazole) 1, 2- 噁唑 (异噁唑)

oxazolidine 噁唑烷

oxazolidine-2-thione 2- 噁唑烷硫酮

oxazolidinethione 硫代噁唑烷酮

oxedrine 对羟福林

oxepinamide A 氧杂品酰胺 A

oxepine 氧杂庚 (熳) 环

oxidane (water) 氧烷 (水)

19-oxide sacetyl cinobufotalin 19- 氧去乙酰华蟾毒它灵

3α, 4α-oxidoagarofuran 3α, 4α- 环氧沉香呋喃

oxidoagarofuran 环氧沉香呋喃

16, 23-oxidoalisols A, B 16, 23- 环氧泽泻醇 A、B

4α, 5α-oxidoeudesm-11-en-3-one 4α, 5α- 环氧桉叶 -11- 烯 -3- 酮

oxidohimachalene 环氧喜马雪松烯

11α, 12α-oxidotaraxerol 11α, 12α- 环氧蒲公英赛醇

oxindole (1, 3-dihydro-2*H*-indol-2-one, 2-indolinone) 氧化吲哚 (1, 3- 二氢 -2*H*- 吲哚 -2- 酮、2- 吲哚酮)

oxiranyl methyl docosanoate 二十二烷酸环氧乙烷甲酯	16-oxo-11-anhydroalisol A-24-acetate 16- 氧亚基 -11- 脱水泽泻醇 A-24- 乙酸酯
oxirene 环氧乙烯	4-oxo-11-eudesmen-8, 12-olide 4- 氧亚基 -11- 桉烯 -8, 12- 内酯
12-oxo-(–)-hardwickiic acid 12- 氧亚基 -(–)- 哈氏豆属酸	(*Z*)-7-oxo-11-octadecenoic acid (*Z*)-7- 氧亚基 -11- 十八烯酸
(2′*R*)-1-*O*-[9-oxo-(12*Z*)-octadecanoyl]glycerol (2′*R*)-1-*O*-[9- 氧亚基 -(12*Z*)- 十八碳酰基] 甘油	2-oxo-12-hydroxyhinesol 2- 氧亚基 -12- 羟基茅术醇
(2′*S*)-1-*O*-[9-oxo-(12*Z*)-octadecanoyl]glycerol (2′*S*)-1-*O*-[9- 氧亚基 -(12*Z*)- 十八碳酰基] 甘油	(3*S*, 5*R*, 10*S*)-7-oxo-12-methoxyabieta-8, 11, 13-trien-3, 11, 14-triol (3*S*, 5*R*, 10*S*)-7- 氧亚基 -12- 甲氧基松香 -8, 11, 13- 三烯 -3, 11, 14- 三醇
3-oxo-(20*S*)-dammar-24-en-6α, 20, 26-trihydroxy-26-*O*-β-D-glucopyranoside 3- 氧亚基 -(20*S*)- 达玛 -24- 烯 -6α, 20, 26- 三羟基 -26-*O*-β-D- 吡喃葡萄糖苷	(24*Z*)-3-oxo-12α-acetoxylanost-8, 24-dien-26-oic acid (24*Z*)-3- 氧亚基 -12α- 乙酰氧基羊毛甾 -8, 24- 二烯 -26- 酸
5-[1′-oxo-(3′*R*)-hydroxybutyl]-5, 7-dimethoxy-2, 2-dimethyl-2*H*-1-benzopyran 5-[1′- 氧亚基 -(3′*R*)- 羟基丁基]-5, 7- 二甲氧基 -2, 2- 二甲基 -2*H*-1- 苯并吡喃	(24*Z*)-3-oxo-12α-hydroxylanost-8, 24-dien-26-oic acid (24*Z*)-3- 氧亚基 -12α- 羟基羊毛甾 -8, 24- 二烯 -26- 酸
6-[1′-oxo-(3′*R*)-hydroxybutyl]-5, 7-dimethoxy-2, 2-dimethyl-2*H*-1-benzopyran 6-[1′- 氧亚基 -(3′*R*)- 羟基丁基]-5, 7- 二甲氧基 -2, 2- 二甲基 -2*H*-1- 苯并吡喃	2-oxo-13α-urs-28, 12β-olide 2- 氧亚基 -13α- 熊果 -28, 12β- 内酯
6-[1′-oxo-(3′*R*)-methoxybutyl]-5, 7-dimethoxy-2, 2-dimethyl-2*H*-1-benzopyran 6-[1′- 氧亚基 -(3′*R*)- 甲氧基丁基]-5, 7- 二甲氧基 -2, 2- 二甲基 -2*H*-1- 苯并吡喃	7-oxo-13β-methoxyabiet-8 (14)-en-18-oic acid 7- 氧亚基 -13β- 甲氧基松香 -8 (14)- 烯 -18- 酸
19-oxo-(3β, 20*S*)-dihydroxydammar-24-ene 19- 氧亚基 -(3β, 20*S*)- 二羟基达玛 -24- 烯	15-oxo-14, 16*H*-strictic acid 15- 氧亚基 -14, 16*H*- 劲直假莲酸
19-oxo-(3β, 20*S*, 21)-trihydroxy-25-hydroperoxydammar-23-ene 19- 氧亚基 -(3β, 20*S*, 21)- 三羟基 -25- 氢过氧基达玛 -23- 烯	3-oxo-14-deoxy-11, 12-didehydroandrographolide 3- 氧亚基 -14- 脱氧 -11, 12- 二脱氢穿心莲内酯
19-oxo-(3β, 20*S*, 21, 24S)-tetrahydroxydammar-25-ene 19- 氧亚基 -(3β, 20*S*, 21, 24*S*)- 四羟基达玛 -25- 烯	3-oxo-14-deoxyandrographolide 3- 氧亚基 -14- 脱氧穿心莲内酯
19-oxo-(3β, 20ξ, 21)-trihydroxy-21, 23-epoxydammar-24-ene 19- 氧亚基 -(3β, 20ξ, 21)- 三羟基 -21, 23- 环氧达玛 -24- 烯	3-oxo-14-hydroxy-(6*E*, 12*E*)-tetradecadien-8, 10-diyn-1-*O*-β-D-glucopyranoside 3- 氧亚基 -14- 羟基 -(6*E*, 12*E*)- 十四碳二烯 -8, 10- 二炔 -1-*O*-β-D- 吡喃葡萄糖苷
13-oxo-(9*Z*, 11*E*)-octadecadienoic acid 13- 氧亚基 -(9*Z*, 11*E*)- 十八碳二烯酸	*ent*-2-oxo-15, 16, 19-tetrahydroxypimar-8 (14)-en-19-*O*-β-D-glucopyranoside 对映 -2- 氧亚基 -15, 16, 19- 四羟基海松 -8 (14)- 烯 -19-*O*-β-D- 吡喃葡萄糖苷
4-oxo-1, 2, 3, 4-tetrahydronaphthalene-1-carboxylic acid 4- 氧亚基 -1, 2, 3, 4- 四氢萘甲酸	2-oxo-15, 16, 19-trihydroxy-*ent*-pimar-8 (14)-ene 2- 氧亚基 -15, 16, 19- 三羟基 - 对映 - 海松 -8 (14)- 烯
9-oxo-10, 11-dehydroageraphorone 9- 氧亚基 -10, 11- 脱氢紫茎泽兰酮	*ent*-2-oxo-15, 16, 19-trihydroxypimar-8 (14)-ene 对映 -2- 氧亚基 -15, 16, 19- 三羟基海松 -8 (14)- 烯
(10*E*, 12*E*)-9-oxo-10, 12-octadecadienoic acid (10*E*, 12*E*)-9- 氧亚基 -10, 12- 十八碳二烯酸	*ent*-2-oxo-15, 16-dihydroxypimar-8 (14)-en-16-*O*-α-L-glucopyranoside 对映 -2- 氧亚基 -15, 16- 二羟基海松 -8 (14)- 烯 -16-*O*-α-L- 吡喃葡萄糖苷
9-oxo-10, 12-octadecadienoic acid 9- 氧亚基 -10, 12- 十八碳二烯酸	*ent*-2-oxo-15, 16-dihydroxypimar-8 (14)-en-16-*O*-β-D-glucopyranoside 对映 -2- 氧亚基 -15, 16- 二羟基海松 -8 (14)- 烯 -16-*O*-β-D- 吡喃葡萄糖苷
7-oxo-10α-cucurbitadienol 7- 氧亚基 -10α- 葫芦二烯醇	16-oxo-15, 16*H*-hardwickiic acid 16- 氧亚基 -15, 16*H*- 哈氏豆属酸
16-oxo-11-anhydroalisol A 16- 氧亚基 -11- 脱水泽泻醇 A	

2-oxo-15-hydroxyhinesol　2- 氧亚基 -15- 羟基茅术醇
8-oxo-15-norargentone　8- 氧亚基 -15- 去甲灰白银胶菊酮
7-oxo-16-devinyl-*ent*-pimar-8, 11, 13-trien-17-oic acid　7- 氧亚基 -16- 去乙烯基 - 对映 - 海松 -8, 11, 13- 三烯 -17- 酸
3-oxo-16-oxo-11-anhydroalisol A　3- 氧亚基 -16- 氧亚基 -11- 脱水泽泻醇 A
3-oxo-16α-hydroxyolean-12-en-28-oic acid　3- 氧亚基 -16α- 羟基齐墩果 -12- 烯 -28- 酸
3-oxo-19α, 23, 24-trihydroxyurs-12-en-28-oic acid　3- 氧亚基 -19α, 23, 24- 三羟基熊果 -12- 烯 -28- 酸
1-oxo-1λ^4-thiophene　1- 氧亚基 -1λ^4- 噻吩
22-oxo-20-hydroxyecdysone　22- 氧亚基 -20- 羟基蜕皮激素
22-oxo-20-taraxasten-3β-ol　22- 氧亚基 -20- 蒲公英烯 -3β- 醇
16-oxo-21-episerratenediol　16- 氧亚基 -21- 表千层塔烯二醇
16-oxo-21-episerratriol　16- 氧亚基 -21- 表千层塔烯三醇
3-oxo-22α-hydroxy-20-taraxasten-30-oic acid　3- 氧亚基 -22α- 羟基 -20- 蒲公英萜烯 -30- 酸
15-oxo-23, 24-dihydrocucurbitacin F　15- 氧亚基 -23, 24- 二氢葫芦素 F
3-oxo-24-methylene cycloartane　3- 氧亚基 -24- 亚甲基环木菠萝烷
(25*R*)-3-oxo-24-methylenecycloart-26-ol　(25*R*)-3- 氧亚基 -24- 亚甲基环木菠萝 -26- 醇
3-oxo-25-methyl hydroxy-22β-[(*Z*)-2′-butenoyloxy]-olean-12-en-28-oic acid　3- 氧亚基 -25- 羟甲基 -22β-[(*Z*)-2′- 丁烯酰氧基]- 齐墩果 -12- 烯 -28- 酸
25-oxo-27-normomordicoside L　25- 氧亚基 -27- 去甲苦瓜属苷 L
24-oxo-29-norcycloartanone　24- 氧亚基 -29- 降环木菠萝烷酮
4-oxo-2-octenal　4- 氧亚基 -2- 辛烯醛
ent-15-oxo-2α, 16, 19-trihydroxypimar-8 (14)-ene　对映 -15- 氧亚基 -2α, 16, 19- 三羟基海松 -8 (14)- 烯
12-oxo-2α, 3β, (20*S*)-trihydroxydammar-24-ene　12- 氧亚基 -2α, 3β, (20*S*)- 三羟基 -24- 达玛烯
1-oxo-2β-(3-butanone)-3α-methyl-6β-(2-propanoic acid) cyclohexane　1- 氧亚基 -2β-(3- 丁酮)-3α- 甲基 -6β-(2- 丙酸) 环已烷
1-oxo-2β-(3-butanone)-3α-methyl-6β-(2-propanol formyl ester) cyclohexane　1- 氧亚基 -2β-(3- 丁酮)-3α- 甲基 -6β-(2- 丙醇甲酸酯) 环已烷
ent-15-oxo-2β, 16, 19-trihydroxypimar-8 (14)-ene　对映 -15- 氧亚基 -2β, 16, 19- 三羟基海松 -8 (14)- 烯
2-[(2′*E*, 6′*E*)-5′-oxo-3′, 7′, 11′-trimethyl dodec-2′, 6′, 10′-trienyl]-6-methyl hydroquinone　2-[(2′*E*, 6′*E*)-5′- 氧亚基 -3′, 7′, 11′- 三甲基十二 -2′, 6′, 10′- 三烯基]-6- 甲基氢醌
8-[(2*E*)-6-oxo-3, 7-dimethyl oct-2-enyloxy]psoralen　8-[(2*E*)-6- 氧亚基 -3, 7- 二甲基 -2- 辛烯氧基] 补骨脂素
3-oxo-30-carbomethoxy-23-norolean-12-en-28-oic acid　3- 氧亚基 -30- 甲氧羰基 -23- 去甲齐墩果 -12- 烯 -28- 酸
28-oxo-30-norolean-12, 20 (29)-diene　28- 氧亚基 -30- 去甲齐墩果 -12, 20 (29)- 二烯
ent-2-oxo-3α, 15, 16-trihydroxypimar-8 (14)-en-3-*O*-α-L-glucopyranoside　对映 -2- 氧亚基 -3α, 15, 16- 三羟基海松 -8 (14)- 烯 -3-*O*-α-L- 吡喃葡萄糖苷
(24*Z*)-3α-oxo-3α-homo-27-hydroxy-7, 24-tirucalldien-3-one　(24*Z*)-3α- 氧亚基 -3α- 高 -27- 羟基 -7, 24- 甘遂二烯 -3- 酮
(20*S*, 23*S*)-19-oxo-3β, 20-dihydroxydammar-24-en-21-oic acid-21, 23-lactone　(20*S*, 23*S*)-19- 氧亚基 -3β, 20- 二羟基达玛 -24- 烯 -21- 酸 -21, 23- 内酯
(20*R*, 23*R*)-19-oxo-3β, 20-dihydroxydammar-24-en-21-oic acid-21, 23-lactone-3-*O*-[α-L-rhamnopyranosyl-(1 → 2)] [β-D-xylopyranosyl-(1 → 3)]-α-L-arabinopyranoside　(20*R*, 23*R*)-19- 氧亚基 -3β, 20- 二羟基达玛 -24- 烯 -21- 酸 -21, 23- 内酯 -3-*O*-[α-L- 吡喃鼠李糖基 -(1 → 2)] [β-D- 吡喃木糖基 -(1 → 3)]-α-L- 吡喃阿拉伯糖苷
12-oxo-3β, 20*S*, 21, 25-tetrahydroxydammar-23-ene　12- 氧亚基 -3β, 20*S*, 21, 25- 四羟基达玛 -23- 烯
22-oxo-3β, 24-dihydroxyolean-12-ene　22- 氧亚基 -3β, 24- 二羟基齐墩果 -12- 烯
7-oxo-3β-hydroxy-5, 20 (29)-dien-24-norlupane　7- 氧亚基 -3β- 羟基 -5, 20 (29)- 二烯 -24- 去甲羽扇烷
erythro-6-oxo-4′-(3-methoxy-4-hydroxyphenyl glycol-8″)-feruloyl ajugol　赤式 -6- 氧亚基 -4′-(3- 甲氧基 -4- 羟基苯乙二醇 -8″)- 阿魏酰筋骨草醇
threo-6-oxo-4′-(3-methoxy-4-hydroxyphenyl glycol-8″)-feruloyl ajugol　苏式 -6- 氧亚基 -4′-(3- 甲氧基 -4- 羟基苯乙二醇 -8″)- 阿魏酰筋骨草醇
3-oxo-4, 5-en-sitostenone　3- 氧亚基 -4, 5- 烯 - 谷甾酮

1-oxo-4′-demethoxy-3′, 4′-methylenedioxyrocaglaol 1-氧亚基-4′-去甲氧基-3′, 4′-亚甲基二氧代罗米仔兰醇

1-oxo-4-hydroxy-2 (3)-en-4-ethyl cyclohex-5, 8-olide 1-氧亚基-4-羟基-2 (3)-烯-4-乙基环己-5, 8-内酯

1-oxo-4α-acetoxyeudesm-2, 11 (13)-dien-12, 8β-olide 1-氧亚基-4α-乙酰氧基桉叶-2, 11 (13)-二烯-12, 8β-内酯

4-oxo-5 (6), 11-eudesmadien-8, 12-olide 4-氧亚基-5 (6), 11-桉烷二烯-8, 12-内酯

4-oxo-5-(*O*-β-D-glucopyranosyl) pentanoic acid 4-氧亚基-5-(*O*-β-D-吡喃葡萄糖基)戊酸

4-oxo-5-methoxy-2-amylene-5-lactone 4-氧亚基-5-甲氧基-2-戊烯-5-内酯

19-oxo-5*α*-cholest-24-oic acid 19-氧亚基-5α-胆甾-24-酸

2-oxo-6-deoxyneoanisatin 2-氧亚基-6-脱氧新日本莽草素

1-(1-oxo-7, 10-hexadecadienyl) pyrrolidine 1-(1-氧亚基-7, 10-十六碳二烯基)吡咯烷

4-oxo-7, 8-dihydro-β-ionol 4-氧亚基-7, 8-二氢-β-紫罗兰醇

8-oxo-7-oxabicyclo[4.2.0]oct-4, 5-dicarboxylic acid 8-氧亚基-7-氧杂双环[4.2.0]辛-4, 5-二甲酸

1-oxo-7α-hydroxysitosterol 1-氧亚基-7α-羟基谷甾醇

16-oxo-8 (17), (12E)-labd-dien-15-oic acid 16-氧亚基-8 (17), (12E)-半日花二烯-15-酸

7-oxo-8-sitosterol 7-氧亚基-8-谷甾醇

7-oxo-8β-D:C-friedoolean-9 (11)-en-3α, 29-diol 7-氧亚基-8β-D:C-异齐墩果-9 (11)-烯-3α, 29-二醇

(9*Z*, 11*E*)-13-oxo-9, 11-octadecadienoic acid (9*Z*, 11*E*)-13-氧亚基-9, 11-十八碳二烯酸

(*E*)-8-oxo-9-octadecenoic acid (*E*)-8-氧亚基-9-十八烯酸

oxoacetic acid (glyoxylic acid, formyl formic acid, glyoxalic acid, oxoethanoic acid) 氧亚基乙酸(乙醛酸、甲醛甲酸)

β-oxoacteoside β-氧亚基毛蕊花糖苷

oxoagarospirol 沉香螺醇醛

9-oxoageraphorone 9-氧亚基紫茎泽兰酮

10-oxoaglaxiflorin D 10-氧亚基疏花米仔兰素 D

22-oxoajugasterones A ～ C 22-氧亚基筋骨草甾酮 A ～ C

1-oxoaleuritolic acid 1-氧亚基石栗萜酸

16-oxoalisol A 16-氧亚基泽泻醇(16-氧代泽泻醇)A

oxoaphyllidine 氧代无叶毒藜碱

8-oxoargentone 8-氧亚基灰白银胶菊酮

12-oxoarundoin 12-氧亚基芦竹素

21-oxoaspidoalbine 21-氧亚基白坚木宾

oxoassoanine 氧代阿索水仙碱

4-oxoatractylenolide Ⅲ 4-氧亚基白术内酯 Ⅲ

7-oxobaicaline 7-氧亚基贝加尔灵(7-氧代贝加尔唐松草碱)

4-oxobedfordiaic acid 4-氧亚基百福酸

8-oxoberberine 8-氧亚基小檗碱

3-oxobetulinic acid 3-氧亚基白桦脂酸

oxobritannilactone 氧代大花旋覆花内酯

4-oxobutanoic aicd 4-氧亚基丁酸

N-(3-oxobutyl) cytisine *N*-(3-氧亚基丁基)金雀花碱

C-1-oxo-*C*-2-piriferine of aglaroxin A *C*-1-氧亚基-*C*-2-生梨米仔兰碱罗克斯米仔兰素 A

7-oxocampesterol 7-氧亚基菜油甾醇

oxocamphor (camphenal, apoxocamphor, apocamphoraldehyde) 樟脑醛

8-oxocanadine 8-氧亚基加拿大白毛茛碱

(–)-8-oxocanadine (–)-8-氧亚基加拿大白毛茛碱

11-oxocaulophyllogenin 11-氧亚基葳严仙皂苷元

(1*S*, 8*Z*, 10*S*, 12*E*, 14*R*)-5-oxocembr-4 (18), 8, 12, 16-tetraen-15, 14:19, 10-diolide (1*S*, 8*Z*, 10*S*, 12*E*, 14*R*)-5-氧亚基烟草-4 (18), 8, 12, 16-四烯-15, 14:19, 10-二内酯

19-oxocinobafagin 19-氧亚基华蟾蜍次素

19-oxocinobufagin 19-氧亚基华蟾毒精(19-氧代华蟾毒精)

19-oxocinobufotain 19-氧亚基华蟾蜍素

19-oxocinobufotalin 19-氧亚基华蟾毒它灵(19-氧代华蟾毒它灵)

8-oxocoptisine 8-氧亚基黄连碱

6-oxocorynoline 6-氧亚基紫堇醇灵碱

7-oxocrebanine 7-氧亚基头序千金藤宁(氧亚基克班宁)

oxocrebanine 氧代头序千金藤宁(氧代克列班宁)

1-oxocryptotanshinone 1-氧亚基隐丹参酮

11-oxocucurbit-5-en-3β, (24*R*), 25-triol 11-氧亚基葫芦-5-烯-3β, (24*R*), 25-三醇

15-oxocucurbitacin F 15-氧亚基葫芦素 F

4-oxocyclohex-1-carboxylic acid 4-氧亚基环己-1-甲酸

4-oxocyclohex-1-carboxylic acid semicarbazone 4- 氧亚基环己 -1- 甲酸缩氨基脲	oxofarnesyl acetate 氧代合欢乙酸酯
5-oxocystofuranoquinone 5- 氧亚基胱呋喃醌	18-oxoferruginol 18- 氧亚基铁锈醇 (18- 氧亚基锈色罗汉松酚、18- 氧亚基弥罗松酚)
3-oxo-D:C-friedoolean-7, 9 (11)-dien-29-oic acid 3- 氧亚基 -D:C- 无羁齐墩果 -7, 9 (11)- 二烯 -29- 酸	6-oxoferruginol 6- 氧亚基铁锈醇 (6- 氧亚基弥罗松酚、6- 氧亚基锈色罗汉松酚)
7-oxo-D:C-friedoolean-8-en-3β-ol 7- 氧亚基 -D:C- 异齐墩果 -8- 烯 -3β- 醇	oxoflaccidin 氧代林荫银莲素
3-oxo-dammar-20 (21), 24-diene 3- 氧亚基达玛 -20 (21), 24- 二烯	3-oxofriedel-28-oic acid 3- 氧亚基无羁萜 -28- 酸 (3-氧亚基木栓酮 -28- 酸)
7-oxodehydroabietane 7- 氧亚基脱氢松香烷	3-oxofriedel-29-oic acid 3- 氧亚基无羁萜 -29- 酸 (3-氧亚基木栓酮 -29- 酸)
7-oxodehydroabietic acid 7- 氧亚基脱氢松香酸	oxogambirtannine 氧代儿茶钩藤丹宁碱
16-oxodelavaine 16- 氧亚基地不容碱	7-oxoganoderic acid Z 7- 氧亚基灵芝酸 Z
6-oxodendroxine 6- 氧亚基石斛星	21-oxogelsemine 21- 氧亚基钩吻碱甲
16-oxodiepiserratenediol 16- 氧亚基二表千层塔烯二醇	19-oxogelsenicine (19-oxohumantenmine) 19- 氧亚基钩吻素己 (19- 氧亚基胡蔓藤碱甲)
7-oxodihydrokarounidiol 7- 氧亚基二氢栝楼二醇 (7-氧亚基二氢栝楼仁二醇)	8-oxogeraniol 8- 氧亚基香叶醇
7-oxodihydrokarounidiol-3-benzoate 7- 氧亚基二氢栝楼二醇 -3- 苯甲酸酯	oxoglaucine 氧海罂粟碱 (氧代海罂粟碱)
7-oxodioscin 7- 氧亚基薯蓣皂苷	α-oxoglutarate α- 氧亚基戊二酸盐
3-oxodiplophylline 3- 氧亚基白刚玉内酯	4-oxoglycyrrhetic acid 4- 氧亚基甘草次酸
(1*S*, 3*Z*, 8*R*, 10*R*, 11*S*)-6-oxo-dolabella-3, 12 (18)-dien-19, 10-olide (1*S*, 3*Z*, 8*R*, 10*R*, 11*S*)-6- 氧亚基海兔 -3, 12 (18)- 二烯 -19, 10- 内酯	16-oxohasubanonine 16- 氧亚基莲叶千金藤碱
(5*R*, 8*R*, 9*S*, 10*R*)-12-oxo-ent-3, 13 (16)-clerod-dien-15-oic acid (5*R*, 8*R*, 9*S*, 10*R*)-12- 氧亚基对映 -3, 13 (16)- 克罗二烯 -15- 酸	11-oxohederagenin 11- 氧亚基常春藤皂苷元
7-oxo-*ent*-pimar-8 (14), 15-dien-19-oic acid 7- 氧亚基 - 对映 - 海松 -8 (14), 15- 二烯 -19- 酸	11-oxoheneicosanyl cyclohexane 11- 氧亚基二十一烷基环己烷
7-oxo-*ent*-pimar-8 (9), 15-dien-19-oic acid 7- 氧亚基 - 对映 - 海松 -8 (9), 15- 二烯 -19- 酸	14-oxoheptacosanoic acid 14- 氧亚基二十七酸
8-oxoepiberberine 8- 氧亚基表小檗碱	(6*S*)-[5′-oxohepten-(1′*E*, 3′*E*)-dienyl]-5, 6-dihydro-2*H*-pyran-2-one (6*S*)-[5′- 氧亚基庚烯 -(1′*E*, 3′*E*)- 二烯基]-5, 6- 二氢 -2*H*- 吡喃 -2- 酮
oxoepistephamiersine 氧代表千金藤默星碱	(6*R*)-[5′-oxohepten-(1′*Z*, 3′*E*)-dienyl]-5, 6-dihydro-2*H*-pyran-2-one (6*R*)-[5′- 氧亚基庚烯 -(1′*Z*, 3′*E*)- 二烯基]-5, 6- 二氢 -2*H*- 吡喃 -2- 酮
3, 8-oxo-eremophila-6, 9-dien-12-oic acid 3, 8- 氧亚基雅槛蓝 -6, 9- 二烯 -12- 酸	oxohernandaline 氧代莲叶桐林碱
8-oxoerythrinine 8- 氧亚基刺桐叶碱	6-oxohernangerine 6- 氧亚基莲叶桐格碱
oxoethanoic acid (oxoacetic acid, formyl formic acid, glyoxalic acid, glyoxylic acid) 氧亚基乙酸 (乙醛酸、甲醛甲酸)	7-oxohernangerine 7- 氧亚基莲叶桐格碱
1-oxoeudesm-11 (13)-en-12, 8α-lactone 1- 氧代桉叶 -11 (13)- 烯 -12, 8α- 内酯	15-oxohexadecanoic acid 15- 氧亚基软脂酸
oxofangchirine 氧亚基防己碱	2-oxohexadecanoic acid 2- 氧亚基十六酸
9-oxofarnesol 9- 氧亚基金合欢醇	2-oxohexahydro-2*H*-benzooxete-5, 6-dicarboxylic acid 2- 氧亚基六氢 -2*H*- 苯并氧杂环丁熳 -5, 6- 二甲酸
9-oxofarnesyl acetate 9- 氧亚基金合欢醇乙酸酯	4-oxohexanoic acid 4- 氧亚基己酸
	5-oxohexanoic acid 5- 氧亚基己酸
	2-oxohinesol 2- 氧亚基茅术醇
	19-oxohumantenmine (19-oxogelsenicine) 19- 氧亚基胡蔓藤碱甲 (19- 氧亚基钩吻素己)

N-oxohuperzinine　*N*- 氧代蛇足石杉碱	(6*S*, 7*R*)-3-oxomegastigm-4, 8-dien-7-*O*-β-D-glucoside　(6*S*, 7*R*)-3- 氧亚基大柱香波龙 -4, 8- 二烯 -7-*O*-β-D-葡萄糖苷
16-oxohuperzinine　16- 氧亚基蛇石杉碱	(23*R*, 24*S*)-21-oxomelianodiol　(23*R*, 24*S*)-21- 氧亚基苦楝二醇
6-oxoiguesterol　6- 氧亚基伊圭甾醇	21-oxomeliantriol　21- 氧亚基苦楝三醇
oxoincensole　氧代乳香萜烯	1-oxomicrostegiol　1- 氧亚基小盖鼠尾草酚
3-oxoishwarane　3- 氧亚基马兜铃烷	1-oxomiltirone　1- 氧亚基次丹参酮
(–)-oxoisocorypalmine　(–)- 氧代异延胡索单酚碱	D-8-oxominovincine　D-8- 氧亚基小长春蔓辛
4-oxoisocystofuranoquinone　4- 氧亚基异胱呋喃醌	11-oxomogrosides Ⅲ～Ⅴ　11- 氧代罗汉果苷 Ⅲ～Ⅴ
5-oxoisocystofuranoquinone　5- 氧亚基异胱呋喃醌	7-oxomultiflor-8-en-3α, 29-diol-3, 29-dibenzoate　7- 氧亚基多花白树 -8- 烯 -3α, 29- 二醇 -3, 29- 二苯甲酸酯
6-oxoisomultiflorenol　6- 氧亚基异多花白树烯醇	7-oxomultiflor-8-en-3α, 29-diol-3-acetate-29-benzoate　7- 氧亚基多花白树 -8- 烯 -3α, 29- 二醇 -3- 乙酸酯 -29- 苯甲酸酯
7-oxoisomultiflorenol　7- 氧亚基异多花白树烯醇	13-oxomuramine　13- 氧亚基黑水罂粟胺 (13- 氧亚基蓟罂粟胺)
5-oxoisophthalic acid　5- 氧亚基异酞酸	*N*-oxo-*N*, *N*-dimethyl benzyl amine　*N*- 氧亚基 -*N*, *N*-二甲基苯甲胺
3-oxoisotaxodione　3- 氧亚基异落羽松二酮	oxonantenine　氧代南天竹非碱
8-oxojatrorrhizine　8- 氧亚基药根碱	2-oxoneomajucin　2- 氧亚基新大八角素
11-oxokansenonol　11- 氧亚基甘遂烯酮醇	9-oxonerolidol　9- 氧亚基橙花叔醇
ent-15-oxo-kaur-16-en-19-oic acid　对映 -15- 氧亚基贝壳杉 -16- 烯 -19- 酸	9-oxononanoic acid　9- 氧亚基壬酸
ent-12-oxokaur-9 (11), 16-en-19-oic acid　对映 -12- 氧亚基贝壳杉 -9 (11), 16- 烯 -19- 酸	3-oxonorurs-12-en-24-oic acid　3- 氧亚基去甲熊果 -12-烯 -24- 酸
21-oxokoumine　21- 氧亚基钩吻素子	15-oxooctacosanoic acid　15- 氧亚基二十八酸
6-oxolabd-7, 11, 14-trien-16-oic acid lactone　6- 氧亚基半日花 -7, 11, 14- 三烯 -16- 酸内酯	5-oxooctacosanolide　5- 氧亚基二十八内酯
(12*E*)-16-oxolabd-8 (17), 12-dien-15-oic acid methyl ester　(12*E*)-16- 氧亚基半日花 -8 (17), 12- 二烯 -15- 甲酯	9-oxooctadec-10, 12-dienoic acid　9- 氧亚基十八碳 -10, 12- 二烯酸
ent-12-oxolabd-8, 13 (16)-dien-15-oic acid　对映 -12-氧亚基半日花 -8, 13 (16)- 二烯 -15- 酸	13-oxooctadec-9, 11-dienoic acid glyceride　13- 氧亚基十八碳 -9, 11- 二烯酸甘油酯
3-oxolanost-7, 9 (11), 24 (31)-trien-21-oic acid　3- 氧亚基羊毛甾 -7, 9 (11), 24 (31)- 三烯 -21- 酸	9-oxooctadec-*cis*-12-enoic acid　9- 氧亚基十八碳顺式 -12- 烯酸
3-oxolanost-8, 24-dien-21-oic acid　3- 氧亚基羊毛甾 -8, 24- 二烯 -21- 酸	(*Z*)-2-(9-oxooctadecenyl) ethanol　(*Z*)-2-(9- 氧亚基十八烯基) 乙醇
(24*Z*)-3-oxolanost-8, 24-dien-26-oic acid　(24*Z*)-3- 氧亚基羊毛甾 -8, 24- 二烯 -26- 酸	4-oxooctanoic acid　4- 氧亚基辛酸
21-oxoleurosine　21- 氧亚基环氧长春碱	11-oxooleanolic acid　11- 氧亚基齐墩果酸
D-oxolupanine　D- 氧代羽扇烷宁 (D- 氧代羽扇豆烷宁)	3-oxooleanolic acid　3- 氧亚基齐墩果酸
17-oxolupanine　17- 氧亚基羽扇烷宁	21-oxo-*O*-methyl aspidoalbine　21- 氧亚基 -*O*- 甲基白坚木宾
30-oxolupeol　30- 氧亚基羽扇豆醇	oxo-*O*-methyl bulbocapnine　氧亚基 -*O*- 甲基空褐鳞碱
16-oxolyclanitin　16- 氧亚基石松五醇	
16-oxolycoclavanol　16- 氧亚基石松三醇 (16- 氧亚基伸筋草萜三醇)	
N-oxolycoflexine　*N*- 氧代石松佛利星碱	
N-oxolycoposerramine M　*N*- 氧代蛇足石松碱 M	

1-oxo-1-*O*-methyl-4, 5-dihydroniveusin A　1- 氧亚基 -1-*O*- 甲基 -4, 5- 二氢白色向日葵素 A

(17*Z*)-5-oxoophiobola-3, 7, 17, 19-tetraen-25-al　(17*Z*)-5- 氧亚基蛇孢腔菌 -3, 7, 17, 19- 四烯 -25- 醛

3-(2-oxooxan-3-yl) propanoic acid ethyl ester　3-(2- 氧亚基氧杂己环烷 -3- 基) 丙酸乙酯

8-oxopalmatine　8- 氧亚基巴马亭

3-oxopanaxydol　3- 氧亚基人参醇 (3- 氧亚基人参环氧炔醇)

4-oxopaulownin　4- 氧亚基毛泡桐脂素

4-oxopeganine　4- 氧亚基骆驼蓬碱

2-oxopentanedioic acid　2- 氧亚基戊二酸

4-oxopentanoic acid　4- 氧亚基戊酸

4-oxopinoresinol　4- 氧亚基松脂素

16-oxoplatycodigenin　16- 氧亚基桔梗皂苷元

16-oxoplatycodin D　16- 氧亚基桔梗皂苷 D

10′-oxopodopyrone　10′- 氧亚基足吡喃酮

9′-oxopodopyrone　9′- 氧亚基足吡喃酮

(+)-2-oxopomolic acid　(+)-2- 氧亚基坡模酸 [(+)-2- 氧亚基果渣酸、(+)-2- 氧亚基坡模醇酸]

2-oxopomolic acid　2- 氧亚基坡模酸 (2- 氧亚基坡模醇酸、2- 氧亚基果渣酸)

2-oxopomolic acid-β-D-glucopyranosyle ester　2- 氧亚基坡模酸 -β-D- 吡喃葡萄糖酯

6-oxopristimerol　6- 氧亚基扁蒴藤酚

5-oxoproline (pyroglutamic acid)　5- 氧亚基脯氨酸 (焦谷氨酸)

16-oxoprometaphanine　16- 氧亚基原间千金藤碱

3-oxopropanoic acid　3- 氧亚基丙酸

3-(2′-oxopropyl)-4, 4-dimethyl-1, 3, 4, 5, 6, 7-hexahydro-2-benzofuran　3-(2′- 氧丙基)-4, 4- 二甲基 -1, 3, 4, 5, 6, 7- 六氢 -2- 苯并呋喃

21-(2-oxopropyl)-koumine　21-(2- 氧丙基)- 钩吻素子

23-oxopseudoprotodioscin　23- 氧亚基伪原薯蓣皂苷

oxopurpureine　氧代紫香荔枝碱

5-oxopyrrolidine-2-carboxylic acid butyl ester　5- 氧亚基吡咯烷 -2- 甲酸丁酯

5-oxopyrrolidine-2-carboxylic acid methyl ester　5- 氧亚基吡咯烷 -2- 甲酸甲酯

3-oxoquinovic acid　3- 氧亚基鸡纳酸

7-oxoroyleanone　7- 氧亚基总状土木香醌

7-oxosandaracopimaric acid　7- 氧亚基隐海松酸

8-oxo-seco-ratiferolide-5α-*O*-(2-methyl butanoate)　8- 氧亚基开环拉提比达菊内酯 -5α-*O*-(2- 甲基丁酸酯)

9-oxo-seco-ratiferolide-5α-*O*-(2-methyl butanoate)　9- 氧亚基开环拉提比达菊内酯 -5α-*O*-(2- 甲基丁酸酯)

16-oxoserratenediol　16- 氧亚基千层塔烯二醇 (16- 氧亚基山芝烯二醇)

16-oxoserratriol　16- 氧亚基千层塔烯三醇

4-oxosesamin　4- 氧亚基芝麻素 (4- 氧亚基芝麻脂素)

7-oxositosterol　7- 氧亚基谷甾醇

7-oxositosteryl-3-*O*-β-D-glucopyranoside　7- 氧亚基谷甾醇 -3-*O*-β-D- 吡喃葡萄糖苷

7-oxosolasodine　7- 氧亚基澳洲茄胺

10-oxosparteine　10- 氧亚基鹰爪豆碱

17-oxosparteine (D-hydroxysparteine)　17- 氧亚基鹰爪豆碱 (D- 羟基鹰爪豆碱)

2-oxostenine　2- 氧亚基百部宁碱

oxostephamiersine　氧代千金藤默星碱

oxostephasunoline　氧代千金藤苏诺林碱

7-oxosterol　7- 氧亚基甾醇

7-oxostigmast-5-en-3β-ol　7- 氧亚基豆甾 -5- 烯 -3β- 醇

7-oxostigmasterol　7- 氧亚基豆甾醇

7-oxostigmasterol [(24*R*)-24-stigmast-3β-hydroxy-5, 22-dien-7-one]　7- 氧亚基豆甾醇 [(24*R*)-24- 豆甾 -3β- 羟基 -5, 22- 二烯 -7- 酮]

7-oxostigmasteryl-3-*O*-β-D-glucopyranoside　7- 氧亚基豆甾醇 -3-*O*-β-D- 吡喃葡萄糖苷

16-oxotaraxer-14-ene　16- 氧亚基蒲公英赛 -14- 烯

11-oxotestosterone　11- 氧亚基睾丸酮

(6*E*, 12*E*)-3-oxotetradec-6, 12-dien-8, 10-diyn-1-ol　(6*E*, 12*E*)-3- 氧亚基十四碳 -6, 12- 二烯 -8, 10- 二炔 -1- 醇

5-oxotetrahydro-3-furancarboxylic acid ethyl ester　5- 氧亚基四氢呋喃 -3- 甲酸乙酯

8-oxotetrahydropalmatine　8- 氧亚基四氢掌叶防己碱 (8- 氧亚基四氢巴马亭)

3-(2-oxotetrahydropyran-3-yl) propanoic acid ethyl ester　3-(2- 氧亚基四氢吡喃 -3- 基) 丙酸乙酯

(−)-8-oxotetrahydrothalifendine　(−)-8- 氧亚基四氢唐松草吩啶

6-oxotingenol　6- 氧亚基卫矛酚

(20*S*)-3-oxotirucalla-25-nor-7-en-24-oic acid　(20*S*)-3- 氧亚基甘遂 -25- 去甲 -7- 烯 -24- 酸

7-oxototarol　7- 氧亚基陶塔酚

O

7-oxotrachyloban-15, 19-diol 7- 氧亚基粗裂豆 -15, 19- 二醇

11-oxotriacontanoic acid 11- 氧亚基三十酸

14-oxotricosanoic acid 14- 氧亚基二十三酸

oxotuberostemonines Ⅰ, Ⅱ 氧代对叶百部碱 Ⅰ、Ⅱ

3-oxours-12-en-27, 28-dioic acid 3- 氧亚基熊果 -12- 烯 -27, 28- 二酸

3-oxours-12-en-28-oic acid 3- 氧亚基熊果 -12- 烯 -28- 酸

3-oxours-20-en-23, 28-dioic acid 3- 氧亚基熊果 -20- 烯 -23, 28- 二酸

oxoushinsunine 氧黄心树宁碱

11-oxouzarigenin-3-α-L-rhamnopyranoside 11- 氧亚基波叶刚毛果苷元 -3-α-L- 吡喃鼠李糖苷

22-oxovincaleukoblastine 22- 氧亚基长春花碱

oxovittatine 氧化条纹碱

oxoxylopine (lanuginosine) 酸花木碱 (毛叶含笑碱)

11-oxo-α-amyrin 11- 氧亚基 -α- 香树脂醇

11-oxo-α-amyrinpalmitate 11- 氧亚基 -α- 香树脂醇棕榈酸酯

9-oxo-α-chamigrene 9- 氧亚基 -α- 花柏烯

(6*R*, 9*R*)-3-oxo-α-ionol (6*R*, 9*R*)-3- 氧亚基 -α- 紫罗兰醇

(6*R*, 9*S*)-3-oxo-α-ionol (6*R*, 9*S*)-3- 氧亚基 -α- 紫罗兰醇

3-oxo-α-ionol 3- 氧亚基 -α- 紫罗兰醇

(6*R*, 9*R*)-3-oxo-α-ionol-9-*O*-β-D-glucopyranoside (6*R*, 9*R*)-3- 氧亚基 -α- 紫罗兰醇 -9-*O*-β-D- 吡喃葡萄糖苷

(6*S*, 9*R*)-3-oxo-α-ionol-9-*O*-β-D-glucopyranoside (6*S*, 9*R*)-3- 氧亚基 -α- 紫罗兰醇 -9-*O*-β-D- 吡喃葡萄糖苷

3-oxo-α-ionol-9-*O*-β-D-glucopyranoside 3- 氧亚基 -α- 香堇醇 -9-*O*-β-D- 吡喃葡萄糖苷

(6*R*, 9*R*)-3-oxo-α-ionol-β-D-apiofuranosyl-(1 → 6)-β-D-glucopyranoside (6*R*, 9*R*)-3- 氧亚基 -α- 紫罗兰醇 -β-D- 呋喃芹糖基 -(1 → 6)-β-D- 吡喃葡萄糖苷

3-oxo-α-ionone 3- 氧亚基 -α- 紫罗兰酮

(–)-3-oxo-α-ionyl-*O*-β-D-glucopyranoside (–)-3- 氧亚基 -α- 紫罗兰 -*O*-β-D- 吡喃葡萄糖苷

(+)-3-oxo-α-ionyl-*O*-β-D-glucopyranoside (+)-3- 氧亚基 -α- 紫罗兰 -*O*-β-D- 吡喃葡萄糖苷

4-oxo-α-lapachone 4- 氧亚基 -α- 风铃木醌

1, 10-oxo-α-myrcene hydroxide 1, 10- 氧亚基 -α- 月桂烯氢氧化物

oxo-α-ylangene 氧亚基 -α- 衣兰烯

11-oxo-β-amyrin 11- 氧亚基 -β- 香树脂醇

11-oxo-β-amyrinpalmitate 11- 氧亚基 -β- 香树脂醇棕榈酸酯

7-oxo-β-daucosterol 7- 氧亚基 -β- 胡萝卜苷

4-oxo-β-ionol 4- 氧亚基 -β- 紫罗兰醇

1, 10-oxo-β-myrcene hydroxide 1, 10- 氧亚基 -β- 月桂烯氢氧化物

7-oxo-β-sitosterol 7- 氧亚基 -β- 谷甾醇

4-[(oxo-λ^5-azanylidyne) methyl]benzoic acid methyl ester 4-[(氧亚基 -λ^5- 氮次基) 甲基] 苯甲酸甲酯

oxprenoate potassium 奥孕酸钾

oxyacanthine 尖刺碱 (欧洲小檗碱)

oxyacanthine hydrochloride 盐酸尖刺碱 (盐酸欧洲小檗碱)

oxyacanthine sulfate 硫酸尖刺碱 (硫酸欧洲小檗碱)

oxyalloimperatorin 氧化别欧前胡素

oxyasiaticoside 氧化积雪草苷

oxyavicine 氧化簕欓碱

oxyayanin B trimethyl ether (3, 3′, 4′, 5, 6, 7-hexamethoxyflavone) 千层纸素 B 三甲基醚 (3, 3′, 4′, 5, 6, 7- 六甲氧基黄酮)

oxyayanins (oroxylins) A, B 千层纸素 (木蝴蝶灵、千层纸黄素、木蝴蝶素) A、B

oxyberberine 氧化小檗碱

2, 2′-[oxybis (ethane-2, 1-diyloxy)]diacetic acid 2, 2′-[氧叉二 (乙 -2, 1- 叉基氧基)] 二乙酸

3, 3′, 3″, 3‴-[oxybis (ethylenenitrilo)]tetrapropanoic acid 3, 3′, 3″, 3‴-[氧叉二 (乙叉氨爪基)] 四丙酸

2, 2′-[oxybis (methylene)]-bisfuran (2, 2′-difurfuryl ether) 2, 2′-[氧亚基 (双亚甲基)]- 双呋喃 (2, 2′- 二糠基醚)

oxycandicine 氧化坎狄辛

oxycapnolactone 氧化烟叶芹内酯

oxychelerythrine 氧化白屈菜红碱

oxychelidonine 氧化白屈菜碱

oxychlordan (2, 3, 4, 5, 6, 6a, 7, 7-octachloro-1a, 1b, 5, 5a, 6, 6a-hexahydro-2, 5-methylene-2*H*-indeno[1, 2-*b*] oxirene) 2, 3, 4, 5, 6, 6a, 7, 7- 八氯 -1a, 1b, 5, 5a, 6, 6a- 六氢 -2, 5- 亚甲基 -2*H*- 茚并 [1, 2-*b*] 环氧乙烯

oxy-*cis*-hinokiresinol 氧化 - 顺式 - 扁柏树脂酚

3-oxycoronaridine 3- 氧冠狗牙花定碱

17-oxycorticosterone 17- 氧化皮质甾酮

oxycoumarine 芳羟香豆素

4, 7-oxycycloanisomelic acid 4, 7- 氧环广防风酸 (4, 7- 环氧防风草酸)

2, 2′-oxydiethanol　2, 2′- 氧二乙醇
oxydihydromorusin　氧化二氢桑根皮素
5, 5′-oxydimethylene-bis (2-furaldehyde)　5, 5′- 氧联二亚甲基 - 双 (2- 呋喃甲醛)
oxydimurrayafoline　氧化双豆叶九里香碱
oxyhemerythrin　氧化蚯蚓血红蛋白
oxyhemocyanin　氧化血蓝蛋白
oxyhydrastinine　氧化白毛茛分碱
13-oxyingenol　13- 氧巨大戟萜醇
13-oxyingenol-13-dodecanoate-20-hexanoate　13- 氧巨大戟萜醇 -13- 十二酸酯 -20- 己酸酯
oxyline　尖槐藤强心四糖苷
oxylipin　氧化脂素
oxymaistemonine　氧化狭叶百部碱
oxymarmesin-5′-*O*-β-D-glucopyranoside　氧化木橘辛素 -5′-*O*-β-D- 吡喃葡萄糖苷
(+)-oxymatrine　(+)- 氧化苦参碱
oxymatrine (ammothamnine)　氧化苦参碱
2, 19-oxymeliavosin　2, 19- 氧化沃肯楝素
3-oxymethyl-21, 22-epoxyvomicine　3- 氧甲基 -21, 22- 环氧番木鳖次碱
oxymyrioside　狐尾藻苷 (多叶棘豆黄酮苷)
oxynarcotine　氧化那可汀
oxyneurine (lycine, glycocoll betaine, betaine, glycine betaine)　氧化神经碱 (甜菜碱、甘氨酸甜菜碱、三甲铵乙内盐)
oxynitidine　氧化两面针碱 (光叶花椒酮碱)
oxynorchelerythrine　氧化去甲白屈菜红碱
oxypaeonidanin　氧化芍药单宁 (氧化欧牡丹苷)
oxypaeoniflorin　氧化芍药苷
oxypaeoniflorin sulfonate　氧化芍药苷磺酸酯
oxypalmatine　氧化掌叶防己碱 (氧化巴马亭)
oxypanamine　氧化巴拿马红豆胺
oxypeucedanin　氧化前胡素 (氧化前胡宁素)
oxypeucedanin ethanolate　氧化前胡素乙醚
oxypeucedanin hydrate (hydroxypeucedadin hydrate, prangol, aviprin)　水合氧化前胡素 (水合氧化前胡内酯)
oxypeucedanin hydrate acetate　水合氧基前胡素乙酸酯
oxypeucedanin hydrate acetonide　丙酮水合氧基前胡素
oxypeucedanin methanolate　氧化前胡素甲醚
oxyphyllenodiols A, B　益智烯二醇 A、B
oxyphyllenones A, B　益智烯酮 A、B
oxyphyllenonic acids A, B　益智烯酮酸 A、B
oxyphyllol A　益智仁醇 A
oxyphyllones A, B　益智酮 A、B
oxyprotostemonine　氧代原百部碱
oxypurine　氧化嘌呤
oxyrehmaionoside B　氧化地黄紫罗兰苷 B
trans-oxyresveratrol　反式 - 氧化白藜芦醇
oxyresveratrol (2, 4, 3′, 5′-tetrahydroxystilbene)　氧化白藜芦醇 (2, 4, 3′, 5′- 四羟基芪)
oxyresveratrol-2-*O*-β-D-glucopyranoside　氧化白藜芦醇 -2-*O*-β-D- 吡喃葡萄糖苷
oxyresveratrol-3-*O*-glucoside　氧化白藜芦醇 -3-*O*- 葡萄糖苷
oxyresveratrol-3′-*O*-β-D-glucopyranoside　氧化白藜芦醇 -3′-*O*-β-D- 吡喃葡萄糖苷
oxysanguinarine　氧化血根碱
oxysine　尖槐藤星苷
oxysolavetivone　氧化马铃薯香根草酮
(+)-oxysophocarpine　(+)- 氧化槐根碱
oxysophocarpine (*N*-oxysophocarpine)　氧化槐根碱 (氧化槐果碱、*N*- 氧基槐根碱、*N*- 氧基槐果碱)
N-oxysophocarpine (oxysophocarpine)　*N*- 氧基槐根碱 (氧化槐根碱、氧化槐果碱、*N*- 氧基槐果碱)
oxysophoridine　氧化槐定碱
17-oxysparteine　17- 氧化鹰爪豆碱
oxysparteine　氧化鹰爪豆碱
oxysporidinone　尖镰孢二酮
oxystelmine　5β- 羟基尖槐藤强心二糖苷
oxystelmoside　尖槐藤强心二糖苷
oxystemoenonine　氧化百部烯碱
oxystemokerrin　氧化克尔百部碱
oxystemokerrin *N*-oxide　氧化克尔百部碱 *N*- 氧化物
oxystemoninine　氧化百部新碱
oxystine　尖槐藤亭苷
oxyterihanine　氧化特日哈宁碱 (氧化两面针哈宁)
oxytocin　催产素
oxytorilolide　氧化窃衣内酯
oxytrofalcatins A ～ F　镰形棘豆素 A ～ F
oxytroflavosides A ～ G　棘豆黄苷 A ～ G

oxytrogenol-3-*O*-α-L-rhamnopyranosyl-(1 → 2)-β-D-glucopyranosyl-(1→4)-β-D-glucuronopyranoside 棘豆醇 -3-*O*-α-L- 鼠李吡喃糖基 -(1 → 2)-β-D- 吡喃葡萄糖基 -(1 → 4)-β-D- 吡喃葡萄糖醛酸苷	pachysamines A ～ H 粉蕊黄杨胺 (粉蕊黄杨胺碱、富贵草胺、富贵草胺碱) A ～ H
oxytropis base 棘豆属碱	pachysanaximine 矮陀陀酯碱 A
oxytropisoflavans A, B 棘豆黄烷 A、B	pachysandienols A, B 富贵草二烯醇 A、B
oxytroside {kaempferol-3-*O*-[β-L-rhamnopyranosyl-(1→6)-β-D-glucopyranoside]-7-*O*-α-L-rhamnopyranoside} 棘豆苷 { 山柰酚 -3-*O*-[β-L- 吡喃鼠李糖基 -(1 → 6)-β-D-吡喃葡萄糖苷]-7-*O*-α-L- 吡喃鼠李糖苷 }	pachysandiols A, B 粉蕊黄杨二醇 (板凳果二醇) A、B
N-oxytuberostemonine *N*- 氧基对叶百部碱	pachysandra base 富贵草属碱
oxyvaline 羟基缬氨酸	pachysandrines A ～ D 粉蕊黄杨碱 A ～ D
α-oxyvaline α- 氧化缬氨酸	pachysantermine A 粉蕊黄杨内酯碱 (富贵草特明) A
β-oxyvaline β- 氧代缬氨酸	pachysantriol 粉蕊黄杨三醇
(12, 13*E*)-ozic acid (12, 13*E*)- 奥济酸	pachysapogenins A, B 豆薯皂苷元 A、B
ozoroalide 奥佐木内酯	pachysaponins A, B 豆薯皂苷 A、B
pabularinone 牧草栓翅芹酮	pachysiphine 厚管碱
pabularins A ～ C 栓翅芹素 A ～ C	pachysonol 粉蕊黄杨酮醇
pabulenol 栓翅芹烯醇 (牧草栓翅芹烯醇)	pachysonone 粉蕊黄杨酮碱
pabulenone 栓翅芹烯酮	pachystamine 富贵草酰胺碱
pacharin 帕差素	pachystaudine 斯托厚柄花碱
pachyaximines A, B 矮陀陀胺碱 A、B	pachystermines A, B 粉蕊黄杨环氮碱 A、B
pachyaxiosides A, B 矮陀陀苷 A、B	pacidine 太平洋高翠雀定
pachybasin 帕奇巴星	pacifigorgiol 帕西飞哥醇
pachycarins A ～ E 厚果鸡血藤甲素～戊素 (厚果崖豆藤素 A ～ E)	(–)-pacifigorgiol (–)- 太平洋柳珊瑚醇
pachycarpidine 厚果槐定	paclitaxel (taxol) 紫杉醇 (紫杉酚)
pachycarpine (D-sparteine) 厚果槐碱 (D- 鹰爪豆碱)	pacovatinins A ～ C 帕科瓦亭素 A ～ C
pachygenin 厚果皮苷元	padiaxanthone 金丝梅新屾酮
pachyl actone 厚网藻内酯	padmakastein 二氢樱黄素
pachylobin 海南崖豆藤素	paecilopeptin 瓶梗青霉肽
pachyman 茯苓聚糖 (茯苓多糖)	paeciloquinones A ～ F 瓶梗青霉醌 A ～ F
pachymaran 茯苓次聚糖	paecilospirone 瓶梗青霉螺酮
pachymic acid 茯苓酸	paeciloxazine 瓶梗青霉噁嗪
pachymose 茯苓糖	paederia lactone 鸡屎藤内酯
pachypodol (quercetin-3, 3′, 7-trimethyl ether) 厚柄花酚 (粗柄花酚、藿香黄酮醇、槲皮素 -3, 3′, 7- 三甲基醚)	paederinin 鸡屎藤素
pachyrhizid 豆薯苷	paederol A 鸡矢藤丙素醇 A
pachyrrhizin 豆薯素 (沙葛内酯、豆薯内酯)	paederoside 鸡屎藤苷
pachyrrhizone 豆薯酮	paederoside-paederoside dimer 鸡屎藤苷鸡屎藤苷二聚体
	paederoside-paederosidic acid dimer 鸡屎藤苷鸡屎藤苷酸二聚体
	paederosidic acid 鸡屎藤苷酸 (鸡矢藤酸)
	paederosidic acid dimer 鸡屎藤苷酸二聚物
	paederosidic acid-paederosidic acid methyl ester dimer 鸡屎藤苷酸鸡屎藤苷酸甲酯二聚体

paederosidic acid-paederosidic acid dimer　鸡屎藤苷酸鸡屎藤苷酸二聚体

paederoxepanes A, B　鸡矢藤氧烷 A、B

paeobrin　块根芍药灵

paeonenoides A ～ C　川赤芍烯萜 A ～ C

paeonenolides A ～ H　川赤芍烯内酯 A ～ H

paeonianins A ～ E　芍药宁 A ～ E

paeonidangenin　欧牡丹苷元

paeonidanins A ～ E　芍药单宁 (欧牡丹苷) A ～ E

paeonidin (peonidin)　芍药素 (芍药花青素、甲基花青素、芍药花素)

paeoniflorgenone　芍药苷元

paeoniflorigenone　芍药吉酮 (芍药苷元酮)

paeoniflorin　芍药苷

paeoniflorin-4-ethyl ether　芍药苷 -4- 乙基醚

paeoniflorins A, B　芍药苷 A、B

paeoniflorone　芍药酮

paeonihybridin　块根芍药素

paeonilactones A ～ C　芍药内酯 A ～ C

paeonilide　紫牡丹内酯

paeoninol　芍药芪酚

paeonins A ～ D　芍药花苷 (牡丹花苷、多花芍药苷) A ～ D

paeonisides A, B　丹皮新苷 (丹皮酚苷) A、B

paeonisuffral　牡丹醛

paeonisuffrone-1-*O*-β-D-glucopyranoside　芍药酮 -1-*O*-β-D- 吡喃葡萄糖苷

paeonivayin　紫牡丹苷

paeonol　丹皮酚

paeonol (peonol, 2′-hydroxy-4′-methoxyacetophenone)　丹皮酚 (芍药醇、牡丹酚、2′- 羟基 -4′- 甲氧基苯乙酮)

paeonolide　丹皮酚原苷 (牡丹皮原苷)

paeonoside　丹皮苷

paeonovicianoside　芍药巢菜糖苷

paesuffrioside　牡丹吡咯苷

paeudosantonin　假山道年

paeudozygadenine　假棋盘花碱

paglucinol　金丝梅酚

pahybrine　杂交罂粟碱

paidomal (theophylline DL-lysinate)　赖氨酸茶碱 (茶碱 DL- 赖氨酸盐)

pakistanamine　帕奇斯坦碱

(+)-pakistanamine　(+)- 巴基斯坦小檗胺

pakistanamine　巴基斯坦小檗胺

pakistanine　巴基斯坦小檗碱

palatiferins A, B　山壳骨素 A、B

palatinose　派拉丁糖

palauamide　帕劳酰胺

palaudine　杷拉乌定碱

palbinone　芍药二酮

paleatin B　托苞地钱素 B

paliurines A, B　马甲子碱 A、B

(*E*)-pallasone A isomer　(*E*)- 马蔺子甲素异构体

pallasons A ～ C　马蔺子甲素～丙素

pallidiflorin　刺果甘草素

pallidiflosides A ～ D　伊贝母甾苷 A ～ D

pallidine　深山黄堇碱

pallidisetins A, B　苍毛金发藓素 A、B

pallidol　苍白粉藤醇 (苍白粉藤酚)

palmarin　掌叶防己内酯

palmatine (fibrauretin, berbericinine)　掌叶防己碱 (巴马亭、巴马汀、黄藤素、小檗辛宁)

palmatine chloride　氯化掌叶防己碱

palmatine hydrochloride　盐酸巴马汀

palmatine-*p*-hydroxybenzoate　掌叶防己碱对羟苯甲酸盐

palmatisine　巴马素

palmatrubine　巴马亭红碱

palmidins A ～ C　掌叶大黄二蒽酮 A ～ C

palmitaldehyde (hexadecanal)　棕榈醛 (十六醛)

palmitamide　棕榈酰胺

9-palmitic acid　9- 棕榈酸

palmitic acid (hexadecanoic acid, cetylic acid)　棕榈酸 (十六酸、软脂酸)

palmitic acid trimethyl silane ester　棕榈酸三甲基硅烷基酯

1-palmitic acid-3-linolenic acid glyceride　1- 棕榈酸 -3- 亚麻酸甘油酯

palmitic anhydride　棕榈酸酐

palmitic oleic glucoside　棕榈酸油酸葡萄糖苷

palmitodilinolein　甘油棕榈酸二亚油酸酯

palmitodiolein　二油酸一棕榈酸甘油酯

palmitoleic acid [(9*Z*)-hexadecenoic acid] 棕榈油酸 [棕榈烯酸、(9*Z*)- 十六烯酸]
palmitoleic linolenic glucoside 棕榈酸亚麻酸葡萄糖苷
palmitoleoleoyl oleyl palmityl glyceride 棕榈油酰油酸棕榈酰甘油酯
1-*O*-palmitoleoyl-3-*O*-(6′-sulfo-α-D-quinovopyranosyl)-*sn*-glycerol 1-*O*- 棕榈油酰基 -3-*O*-(6′- 硫代 -α-D- 脱氧吡喃葡萄糖)-*sn*- 甘油
palmitone 棕榈酮
palmitoyl arucadiol 棕榈酰银白鼠尾草二醇
palmitoyl carnitine 棕榈酰肉碱
palmitoyl oleoyl phosphatidyl choline 棕榈酰油酰磷脂酰胆碱
6′-*O*-palmitoyl sitosterol-3-*O*-β-D-glucoside 6′-*O*- 棕榈酰基谷甾醇 -3-*O*-β-D- 葡萄糖苷
(6′-*O*-palmitoyl) sitosteryl-3-*O*-β-D-glucoside (6′-*O*- 棕榈酰基) 谷甾醇 -3-*O*-β-D- 葡萄糖苷
3-*O*-(6′-*O*-palmitoyl)-β-D-glucopyranosyl spinasterol 3-*O*-(6′-*O*- 棕榈酰基)-β-D- 吡喃葡萄糖基菠菜甾醇
3-*O*-(6′-*O*-palmitoyl)-β-D-glucopyranosyl stigmasterol 3-*O*-(6′-*O*- 棕榈酰基)-β-D- 吡喃葡萄糖基豆甾醇
12-*O*-palmitoyl-13-*O*-acetyl-16-hydroxyphorbal 12-*O*- 棕榈酰基 -13-*O*- 乙酰基 -16- 羟基佛波醇
12-*O*-palmitoyl-16-hydroxyphorbol-13-acetate 12-*O*- 棕榈酰基 -16- 羟基佛波醇 -13- 乙酸酯
1-palmitoyl-2-linoleoyl phosphatidyl choline 1- 棕榈酰基 -2- 亚麻酰磷脂酰基胆碱
1-palmitoyl-2-linoleoyl-*sn*-glycerol-3-phosphocholine 1- 棕榈酰基 -2- 亚油酰基 -*sn*- 甘油 -3- 磷酰胆碱
(2*S*)-1-*O*-palmitoyl-2-*O*-linolenoyl-3-*O*-β-D-galactopyranosyl glycerol (2*S*)-1-*O*- 棕榈酰基 -2-*O*- 亚麻酰基 -3-*O*-β-D- 吡喃半乳糖基甘油
(2*S*)-1-*O*-palmitoyl-2-*O*-oleoyl-3-*O*-β-D-galactopyranosyl glycerol (2*S*)-1-*O*- 棕榈酰基 -2-*O*- 油酰基 -3-*O*-β-D- 吡喃半乳糖基甘油
1′-*O*-palmitoyl-3′-*O*-(6-*O*-α-D-galactopyranosyl-β-D-galactopyranosyl) glycerol 1′-*O*- 棕榈酰基 -3′-*O*-(6-*O*-α-D- 吡喃半乳糖基 -β-D- 吡喃半乳糖基) 甘油
1′-*O*-palmitoyl-3′-*O*-(6-sulfo-*O*-α-D-quinovopyranosyl) glycerol 1′-*O*- 棕榈酰基 -3′-*O*-(6- 磺酸基 -*O*-α-D- 吡喃奎诺糖基) 甘油
6′-*O*-palmitoyl-3-*O*-β-D-glucopyranosyl-β-sitosterol 6′-*O*- 棕榈酰基 -3-*O*-β- 吡喃葡萄糖基 -β- 谷甾醇
3-*O*-(6′-*O*-palmitoyl-β-D-glucopyranosyl) spinast-7, 22 (23)-diene 3-*O*-(6′-*O*- 棕榈酰基 -β-D- 吡喃葡萄糖基) 菠菜甾 -7, 22 (23)- 二烯
3-*O*-(6′-*O*-palmitoyl-β-D-glucosyl) spinast-7, 22 (23)-diene 3-*O*-(6′-*O*- 棕榈酰基 -β-D- 葡萄糖基) 菠菜甾 -7, 22 (23)- 二烯
3-*O*-(6′-*O*-palmitoyl-β-D-glucosyl) spinast-7, 22-diene 3-*O*-(6′-*O*- 棕榈酰基 -β-D- 葡萄糖基) 菠甾 -7, 22- 二烯
3-*O*-(6′-*O*-palmitoyl-β-D-glucosyl) stigmast-5, 25 (27)-diene 3-*O*-(6′-*O*- 棕榈酰基 -β-D- 葡萄糖基) 豆甾 -5, 25 (27)- 二烯
6′-*O*-palmitoyl-β-D-glucosyl-sitosterol 6′-*O*- 棕榈酰基 -β-D- 葡萄糖基谷甾醇
α-*O*-palmitoyl-β-*O*-[(9*Z*)-octadecenoyl]-α-*O*-palmitoyl glyceride α-*O*- 棕榈酰基 -β-*O*-[(9*Z*)- 十八烯酰基]-α-*O*- 十六酰基甘油酯
palmityl cholesterol galactoside 棕榈酰胆甾醇半乳糖苷
palmityl cholesterol mannoside 棕榈酰胆甾醇甘露糖苷
palmityl palmitoleostearin 棕榈酰棕榈油酰硬脂酰甘油酯
palmityl pterosins A ～ C 棕榈酰蕨素 A ～ C
palmityl-1-*O*-β-glucoside 棕榈酰基 -1-*O*-β- 葡萄糖苷
6′-palmityl-7-stigmasteryl-β-D-glucoside 6′- 棕榈酰基 -7- 豆甾醇 -β-D- 葡萄糖苷
6′-palmityl-α-spinasteryl-3-*O*-β-D-glucoside 6′- 棕榈酰基 -α- 菠甾醇 -3-*O*-β-D- 葡萄糖苷
6′-palmityl-α-spinasteryl-β-D-glucoside 6′- 棕榈酰基 -α- 菠菜甾醇 -β-D- 葡萄糖苷
6′-palmityl-β-daucosterin 6′- 棕榈酰基 -β- 胡萝卜苷
palodesangrens A ～ E 帕劳德桑瑞素 A ～ E
palosine 杷洛素
palstatin 帕尔斯泰汀
paludosic acid (4-*O*-demethyl merochloropheic acid) 沼泽树花酸 (4-*O*- 去甲基海绿石蕊酸)
paludosine 湿生金锦香碱
palustalol 帕鲁斯特醇
palustric acid (8, 13-abietadien-18-oic acid) 长叶松酸 (8, 13- 松香二烯 -18- 酸)
palustridine 犬问荆次碱
palustrin 沼生水苏素 (沼泽苷)
palustrine 犬问荆碱

palustrinoside 沼生水苏诺苷 (光叶水苏次苷)	pancoridine 帕米尔黄堇定碱
palustrol 杜香醇 (杜香特醇)	pancorine 帕米尔黄堇碱
palustrolide (4α-hydroxymethyl caltholide) 沼生驴蹄草内酯 (4α- 羟甲基驴蹄草内酯)	pancracine (hippagine) 滨生全能花星碱 (朱顶红精碱)
palustrosides Ⅰ～Ⅲ 喇叭茶苷 (柔毛山黧豆苷、毛山黧豆苷) Ⅰ～Ⅲ	pancratine (haemanthidine, hemanthidine) 网球花定
palytoxin analogs CA- Ⅰ , CA- Ⅱ 沙海葵毒素类似物 CA- Ⅰ、CA- Ⅱ	pancratinines A ～ D 全能花宁碱 A ～ D
panacene 人参倍半萜烯	pancratistatin 水鬼蕉碱 (全能花碱)
panaginsene 人参精烯	pancreatin 胰蛋白酶
panajaponin 竹节参素	panda base 攀打属碱
panalicin 帕拿里新	pandamine 攀打胺
panamin 巴拿甜叶菊素	pandaminine 攀打宁
panamine 潘那胺	pandanusin A 露兜树素 A
panaquinquecol 西洋参醇	paneolic acid 花褶伞酸
panasenoside (kaempferol-3-*O*-glucosyl-(1 → 2)-galactoside) 人参黄酮苷 (人参草黄苷、山柰酚 -3-*O*- 葡萄糖基 -(1 → 2)- 半乳糖苷)	paneolilludinic acid 隐杯花褶伞酸
panasinsanols A, B 人参萜醇 A、B	pangamic acid sodium salt 潘氨酸钠盐
α (β)-panasinsene α (β)- 人参烯	pangeline 潘当归素
α-panasinsene α- 人参烯	panial 九里香内酯烯醇醛
β-panasinsene β- 人参烯	panicolide 潘尼内酯
panax acid 人参酸	panicolin (skullcapflavone Ⅰ , 5, 2′-dihydroxy-7, 8-dimethoxyflavone) 榄核莲黄酮 (黄芩黄酮Ⅰ、5, 2′- 二羟基 -7, 8- 二甲氧基黄酮)
panaxacol 人参酮炔醇	paniculacin 千里香辛素
panaxadiol 人参二醇 (人参萜二醇)	panicual (7-methoxy-8-formyl coumarin) 九里香内酯醛 (千里香库醛、7- 甲氧基 -8- 甲酰基香豆素)
panaxadione 人参二酮	paniculatadiol 锥序南蛇藤二醇 (灯油藤二醇)
panaxagin 人参精	paniculatan 圆锥绣球多糖
panaxans A ～ U, GH-2 人参多糖 A ～ U、GH-2	paniculatin 千里香亭素
panaxatriol 人参三醇	paniculatine 圆锥亭
panaxatrione 人参三酮	paniculatonoids A, B 栾树酮 A、B
panaxene 人参二烯	paniculatumosides A ～ I 徐长卿莫苷 A ～ I
panaxoside A (sanchinoside C_1) 人参属苷 A (三七皂苷 C_1)	paniculide 榄核莲内酯
panaxydol 人参环氧炔醇	paniculidines A ～ C 九里香定碱 (千里香利定碱、圆锥定) A ～ C
panaxydol chlorohydrine 人参炔氯二醇	paniculin 九里香酸 (千里香林素)
panaxyne 人参醇炔	paniculogenin 潘尼枯苷元 (圆锥茄苷元)
panaxynol (falcarinol, carotatoxin) 人参炔醇 (镰叶芹醇、人参醇)	paniculol 千里香碱醇
panaxynol linoleate 人参炔醇亚油酸酯	paniculonol isovalerate 异九里香内酯酮醇异戊酸酯 (千里香酮醇异缬草酸酯)
pancibiflavonol 潘奇双黄酮醇	paniculosides Ⅱ～Ⅳ 圆锥花序甜叶菊苷 Ⅱ～Ⅳ
pancixanthone A 少花红厚壳屾酮 A	panicutine 圆锥乌头亭
	pannellin 潘内尔素
	pannellin-1-*O*-acetate 潘内尔素 -1-*O*- 乙酸酯

pannosane　毡毛状凹顶藻烷
pannosanol　毡毛状凹顶藻醇
panose　D- 人参三糖 (D- 潘糖)
panoses A ～ D　人参三糖 A ～ D
panoside　白楸苷
pantaacetyl-6″-cinnamoyl catalpol　五乙酰基 -6″- 桂皮酰基梓醇
pantherine (agarin, agarine)　蝇蕈素 (毒蕈醇、伞菌碱)
pantocrine　鹿茸精
pantothenic acid　泛酸
D-(+)-pantothenic acid sodium salt　D-(+)- 泛酸钠盐
D-pantothenyl alcohol　D- 泛酸
paolin Ⅱ　鲍灵 Ⅱ
papain (papayotin)　木瓜蛋白酶 (番木瓜酶)
papaver base　罂粟属碱
papaveraldine (xanthaline)　罂粟酮碱 (鸦片黄)
papaveramine　罂粟胺
papaveric acid　罂粟酸
papaverine　罂粟碱
papaverine hydrochloride　盐酸罂粟碱
papaveroline　去四甲罂粟碱
papaverrubines A ～ E　罂粟红碱 (罂粟茹宾) A ～ E
papayotin (papain)　番木瓜酶 (木瓜蛋白酶)
papiliochromes Ⅱ, $Ⅱ_a$, $Ⅱ_b$, $Ⅲ_a$, $Ⅲ_b$　蝶色素 Ⅱ、$Ⅱ_a$、$Ⅱ_b$、$Ⅲ_a$、$Ⅲ_b$
papilioerythrin　蝶刺桐碱
papilioerythrinone　蝶刺桐酮
paprazine (*N*-*p*-coumaroyl tyramine)　帕拉嗪 (*N*- 对香豆酰基酪胺)
papuaforins A ～ E　巴布金丝桃素 A ～ E
papuline (2-hydroxy-3-benzenepropanoic acid methyl ester)　巴布列酯 (2- 羟基 -3- 苯基丙酸甲酯)
papyramine　白水仙胺 (臭水仙碱)
papyrigenin　通脱木苷
papyriogenins A ～ J, A_1, A_2　通脱木皂苷元 (通脱木苷元) A ～ J、A_1、A_2
papyriosides L- Ⅱ a ～ L- Ⅱ d　通脱木皂苷 L- Ⅱ a ～ L- Ⅱ d
papyriosides LA ～ LH　通脱木皂苷 LA ～ LH
paraaspidin　副绵马素
parabenzlactone　假山胡椒内酯
paracetaldehyde (2, 4, 6-trimethyl-1, 3, 5-trioxane)　三聚乙醛 (2, 4, 6- 三甲基 -1, 3, 5- 三氧烷)
paracotoine　杷扣妥因
paradisins A ～ C　帕拉迪新 A ～ C
[12]-paradol　[12]- 副姜油酮
[6]-paradol　[6]- 姜酮酚
paradol　姜酮酚 (副姜油酮)
paradrymonoside　喜荫苣苔苷
paraffin　石蜡
paraisine　杷瑞素
parakmerin A　拟单性木兰素 A
paramecin　草履虫素
paramenispermine　促蝙蝠葛明
paramiltioic acid　拟丹参酸 (皖鄂丹参酸)
paramyosin　副肌球蛋白
paraquinins A ～ C　假楼斗菜宁 A ～ C
paraquinosides A, B　假楼斗菜苷 A、B
parasiloxanthin　鲶鱼黄质
parasitenone　寄生曲霉烯酮
parasorbic acid　花楸酸
parasorboside　花楸酸葡萄糖苷
parathion　对硫磷
paravallaridine　倒缨木定
paravallarine　假纽子花碱
paraxanthine　1, 7- 二甲基黄嘌呤
pareirine　软齿花根碱
pareirubrines A, B　美洲锡生藤碱 A、B
parguerol　帕尔瓜醇
parguerol-16-acetate　帕尔瓜醇 -16- 乙酸酯
parguerol-19-acetate　帕尔瓜醇 -19- 乙酸酯
parguerol-7, 16, 19-triacetate　帕尔瓜醇 -7, 16, 19- 三乙酸酯
parguerol-7, 16-diacetate　帕尔瓜醇 -7, 16- 二乙酸酯
parguerol-7-acetate　帕尔瓜醇 -7- 乙酸酯
paricine　杷日素
paridiformoside　重楼排草苷
parietin (physcion, emodin monomethyl ether, rheochrysidin)　蜈蚣苔素 (大黄素甲醚、朱砂莲乙素、非斯酮)
parigenin (sarsasapogenin)　知母皂苷元 (洋菝葜皂苷元、萨洒皂苷元)

parillin (sarsasaponin) 洋菝葜皂苷	parvifolin G 小叶香茶菜素 G
parinaric acid 帕灵锐酸	parvifolinoic acid 小叶丁素 (小叶香茶菜酸)
pariphyllin {diosgenin-3-*O*-α-L-rhamnopyranosyl-(1 → 2)-[α-L-arabinofuranosyl-(1 → 3)]-β-D-glucopyranoside} 蚤休皂苷 { 薯蓣皂苷元 -3-*O*-α-L- 吡喃鼠李糖基 -(1 → 2)-[α-L- 呋喃阿拉伯糖基 -(1 → 3)]-β-D- 吡喃葡萄糖苷 }	parvifoliol F 小花藤黄酚 F
paris saponin (chonglouoside) Ⅶ 重楼皂苷 (重楼苷) Ⅶ	parvifoliside 小叶林苷
paris saponin (polyphyllin) Ⅵ 重楼皂苷 (七叶一枝花皂苷) Ⅵ	parvifolixanthones A ～ C 小花藤黄呫酮 A ～ C
paris saponins Ⅰ～Ⅴ 重楼皂苷 Ⅰ～Ⅴ	parvigemonol 小芽新木姜子醇
parisaponins Ⅰ, Pb 滇重楼皂苷Ⅰ、Pb	parvilobaside A 裂叶铁线莲苷 A
parishins A ～ W 派立辛 (帕氏万带兰素、巴利森苷) A ～ W	parvine 帕瓦碱
parisin 帕里锡素	parvisoflavanone 小花杂花豆异黄烷酮
parispseudosides A ～ C 长药隔重楼苷 A ～ C	parvisoflavone A 小花异黄酮 A
paristerone 蚤休甾酮	parvispinosides A, B 细刺蒺藜皂苷 A、B
parkacine 帕卡辛	parvisporin 微孢葡霉素
parkamine 帕卡胺	parvistemins A ～ D 细花百部素 A ～ D
parkinsonins A, B 扁轴木素 A、B	parvistemonine 细花百部碱
parkintin 扁轴木亭	pashanone 帕夏查耳酮
parmatic acid (sekikaic acid) 石花酸	paspalicine 雀稗辛
parostemenine 粑特美宁	paspaline 雀稗灵
parquine 杷奎	passiflarine 鸡蛋果苷
parquisoside A 绿花夜香树甾苷 A	passifloricins A ～ C 西番莲素 A ～ C
parsley camphor (apiole, apioline, apiol) 欧芹脑 (芹菜脑、洋芹脑、石芹脑、石菜脑、洋芹醚)	passiflorin (harmane, locuturine, aribine, harman, 1-methyl-β-carboline) 哈尔满 (哈尔满碱、骆驼蓬满碱、牛角花碱、1- 甲基 -β- 咔啉)
parthenicin (parthenin) 银胶菊素	passiflorine 西番莲花碱
parthenin (parthenicin) 银胶菊素	pastuchosides A ～ D 帕图常春藤苷 A ～ D
parthenine 银胶菊宁	patagonic acid 巴塔哥尼亚酸
cis-parthenolid-9-one 顺式 - 银胶菊内酯 -9- 酮	patavine 帕多瓦芸香草素
parthenolide 小白菊内酯 (银胶菊内酯、欧苷菊)	(–)-patchoul-4-en-6-one (–)- 广藿香 -4- 烯 -6- 酮
parthenostilbenins A, B 地锦芪素 A、B	patchoulan-1, 12-diol 广藿香 -1, 12- 二醇
parvifagarine 小叶花椒碱	patchoulane 广藿香烷
parvifloracin 小花泡泡新	1-patchoulen-4α, 7α-diol 1- 广藿香烯 -4α, 7α- 二醇
parviflorene A 小花姜黄烯 A	patchoulene 广藿香烯 (绿叶烯)
parviflorin 小花泡泡素	α-patchoulene α- 广藿香烯
parviflorine 小花碱	β-patchoulene β- 广藿香烯 (β- 绿叶烯)
parviflorosides A, B 小花泡苷 (毛假杜鹃苷) A、B	γ-patchoulene γ- 广藿香烯 (γ- 绿叶烯)
parvifloside 小花盾叶薯蓣皂苷	patchoulenone 广藿香烯酮
parvifolactone A 茅莓根内酯 A	(–)-patchoulenone (–)- 广藿香烯酮
	patchoulenyl acetate 广藿香烯醇乙酸酯
	patchouli alcohol (patchoulol) 百秋李醇 (广藿香醇)
	patchoulipyridine 广藿香吡啶
	patchoulol (patchouli alcohol) 广藿香醇 (百秋李醇)

P

patchulane　广霍香烷
patensin　掌叶白头翁素
patentine　展毛黄草乌亭
patrinalloside　败酱阿洛糖苷
patrinene　败酱草烯
patrineolignans A, B　败酱新木脂素 A、B
patrinia glycosides A- Ⅰ, B- Ⅰ, B- Ⅱ　败酱糖苷 A- Ⅰ、B- Ⅰ、B- Ⅱ
patrinia saponin H_3　败酱属皂苷 H_3
patriniaflavanone A　败酱黄烷酮 (败酱二氢黄酮) A
patrinialactones A, B　白花败酱内酯 A、B
patrinioside　败酱烯苷
patrinolides A ～ D　败酱萜内酯 A ～ D
patrinosides A-1 ～ D-1, A ～ M　败酱皂苷 (败酱苷) A-1 ～ D-1、A ～ M
patrinovalerosidate　败酱醚萜酯
patrinovilosides A, B　攀倒甑皂苷 A、B
patriridosides A ～ I　败酱环烯醚萜苷 A ～ I
patrirupins A, B　岩败酱素 A、B
patriscabioins A ～ L　败酱醚萜素 (败酱二聚合醚萜素) A ～ L
patriscabratine　糙叶败酱碱
patriscabrins A ～ J　糙叶败酱素 (糙叶败酱醚萜素) A ～ J
3-patriscabrol　3- 黄花败酱醇
patriscabrol　黄花败酱醇 (糙叶败酱醇)
patriscabrosides Ⅰ～Ⅲ　糙叶败酱苷 Ⅰ～Ⅲ
patriscadoids Ⅰ, Ⅱ　黄花败酱醚萜 Ⅰ、Ⅱ
patrivilosides 1, 2　攀倒甑苷 1、2
patuletin　孔雀草素 (万寿菊素)
patuletin-3-glucosyl-(1 → 6)-[apiosyl-(1 → 2)]-glucoside　孔雀草素 -3- 葡萄糖基 -(1 → 6)-[芹糖基 -(1 → 2)]- 葡萄糖苷
patuletin-3-*O*-[2-*O*-(*E*)-feruloyl-β-D-glucopyranosyl-(1 → 6)-β-D-glucopyranoside]　孔雀草素 -3-*O*-[2-*O*-(*E*)- 阿魏酰基 -β-D- 吡喃葡萄糖基 -(1 → 6)-β-D- 吡喃葡萄糖苷]
patuletin-3-*O*-glucoside　孔雀草素 -3-*O*- 葡萄糖苷
patuletin-3-*O*-β-D-6″-(*p*-coumaroyl) glucoside　孔雀草素 -3-*O*-β-D-6″- 对香豆酰葡萄糖苷
patuletin-3-*O*-β-D-gentiobioside　孔雀草素 -3-*O*-β-D- 龙胆二糖苷
patuletin-3-*O*-β-D-glucopyranoside　孔雀草素 -3-*O*-β-D- 吡喃葡萄糖苷
patuletin-3-*O*-β-D-rutinoside　孔雀草素 -3-*O*-β-D- 芸香糖苷
patuletin-3-rhamnoglucoside　孔雀草素 -3- 鼠李糖基葡萄糖苷
patuletin-7-*O*-(6″-isobutyryl) glucoside　孔雀草素 -7-*O*-(6″- 异丁酰基) 葡萄糖苷
patuletin-7-*O*-(6″-isovaleryl) glucoside　孔雀草素 -7-*O*-(6″- 异戊酰基) 葡萄糖苷
patuletin-7-*O*-[6″-(2-methyl butyryl)]glucoside　孔雀草素 -7-*O*-[6″-(2- 甲基丁酰基)] 葡萄糖苷
patulin　绑曲霉素
patulitrin　孔雀草苷 (万寿菊苷)
patulone　金丝梅酮
patungensin　巴东过路黄素
paucatalinones A ～ C　毛泡桐灵酮 A ～ C
pauciaurone A　金丝李橙酮 A
paucicaline　少萼千里光碱
pauciflorines A, B　少花蕊木碱 A、B
pauciflorol E　少花青皮木酚 E
paucifloside　吊石苣苔苷
pauciisoflavone A　金丝李异黄酮 A
paucin　少梗白莱菊素
paucine　五壳豆碱
paucinervins A ～ G　金丝李素 A ～ G
paucinones A ～ D　金丝李酮素 A ～ D
paulitin　库曼豚草素
paullinic acid [(13*Z*)-eicosenoic acid, (13*Z*)-eicosaenoic acid, 13-eicosenoic acid]　瓜拿纳酸 [(13*Z*)- 二十碳烯酸]
(+)-paulownin　(+)- 毛泡桐脂素
paulownin　泡桐素 (毛泡桐脂素)
paulowniones A ～ G　泡桐酮 A ～ G
paulownioside　泡桐苷
pavanoline　杷诺灵
pawhuskins A ～ C　波哈斯卡素 A ～ C
paxanthone　金丝梅屾酮
paxanthonin　金丝梅屾酮宁
paxdaphnidines A, B　脉叶虎皮楠定碱 A、B
paxdaphnines A, B　脉叶虎皮楠碱 A、B

paxiphyllines A ～ E　脉叶虎皮楠林碱 A ～ E

paynatheine　佩楠台因

paytamine　杷它胺

paytine　杷它碱

Pd-saponins Ⅰ～Ⅴ　紫花前胡皂苷Ⅰ～Ⅴ

peach aldehyde　桃醛

peapolyphenols A ～ C　豌豆多酚 A ～ C

pectenine (carnegine)　海扇碱 (卡内精)

pectenolone　扇贝醇酮

pectic acid　果胶酸

pectic polysaccharide　果胶多糖

pectinesterase　果胶酯酶

pectiniosides A ～ G　海燕种苷 A ～ G

pectinolides A ～ C　栉山香内酯 A ～ C

pectolinarigenin　柳穿鱼黄素 (果胶柳穿鱼苷元、柳穿鱼素)

pectolinarigenin-7-*O*-α-L-rhamnopyranosyl-(1‴→2″)-*O*-β-D-glucuronopyranoside　柳穿鱼黄素 -7-*O*-α-L- 吡喃鼠李糖基 -(1‴ → 2″)-*O*-β-D- 吡喃葡萄糖醛酸苷

pectolinarigenin-7-*O*-β-D-glucopyranoside　柳穿鱼黄素 -7-*O*-β-D- 吡喃葡萄糖苷

pectolinarigenin-7-*O*-β-D-glucuronopyranoside　果胶柳穿鱼苷元 -7-*O*-β-D- 吡喃葡萄糖醛酸苷

pectolinarigenin-7-*O*-β-D-glucuronopyranoside methyl ester　果胶柳穿鱼苷元 -7-*O*-β-D- 吡喃葡萄糖醛酸苷甲酯

pectolinarin (pectolinaroside, nedinarin)　柳穿鱼叶苷 (柳穿鱼苷、果胶柳穿鱼苷、里哪苷、大蓟苷)

pectolinaroside (pectolinarin, nedinarin)　柳穿鱼叶苷 (柳穿鱼苷、果胶柳穿鱼苷、里哪苷、大蓟苷)

pedaliin (pedalin)　印度胡麻苷 (脂麻苷)

pedaliin-6″-acetate　印度胡麻苷 -6″- 乙酸酯

pedalin (pedaliin)　脂麻苷 (印度胡麻苷)

pedalitin　印度胡麻素 (胡麻素、胡麻黄素)

pedalitin permethyl ether (5, 6, 7, 3′, 4′-pentamethoxyflavone, sinensetin)　胡麻素盘甲基醚 (5, 6, 7, 3′, 4′- 五甲氧基黄酮、橙黄酮、甜橙黄酮、甜橙素)

pedalitin-6-*O*-diglucuronide　印度胡麻素 -6-*O*- 二葡萄糖醛酸苷

pedalitin-6-*O*-glucoside　印度胡麻素 -6-*O*- 葡萄糖苷

pedalitin-6-*O*-laminaribioside　印度胡麻素 -6-*O*- 昆布二糖苷

pedalitin-6-*O*-β-D-galactopyranoside　印度胡麻素 -6-*O*-β-D- 吡喃半乳糖苷

pedalitin-6-*O*-β-D-glucopyranoside　印度胡麻素 -6-*O*-β-D- 吡喃葡萄糖苷

pedatisectine B (adenine, 6-aminopurine)　掌叶半夏碱 B (腺嘌呤、6- 氨基嘌呤)

pedatisectines A ～ G　掌叶半夏碱 A ～ G

peddiea factors A_1, V_1　佩迪木因子 A_1、V_1

pedicellanin　花梗龙胆宁

pedicellin　花梗龙胆素 (柄苣醌甲醚)

pedicin　柄苣素

pedicinin　柄苣醌

pedicularine　马先蒿碱

pedicularioside A　马先蒿苷 A

pedicularis lactone　美观马先蒿内酯

pedicularislactone-1-*O*-β-D-glucoside　马先蒿内酯 -1-*O*-β-D- 葡萄糖苷

pedicurexoside　大王马先蒿苷

pedilanthocoumarins A, B　红雀珊瑚香豆素 A、B

pedilstatin　红雀珊瑚素

pedonin　平都素

pedunculagin　花梗鞣素 (赤芍素、夏栎鞣精)

pedunculatic acids A, B　杜虹花酸 A、B

pedunculoside　长梗冬青苷 (具柄冬青苷)

pedunxanthone C　大果藤黄屾酮 C

peepuloidine　菩提胡椒碱

pegaline　骆驼蓬酸

pegamine　骆驼蓬胺碱

peganetin　骆驼蓬苷

peganidine　骆驼蓬定碱 (鸭嘴花次碱)

D-peganine　D- 骆驼蓬碱

(±)-peganine　(±)- 骆驼蓬宁碱

peganine (vasicine)　骆驼蓬宁碱 (骆驼蓬碱、鸭嘴花碱、鸭嘴花种碱、番爵床碱)

(–)-peganine [(–)-vasicine]　(–)- 骆驼蓬碱 [(–)- 鸭嘴花碱]

peganol　骆驼蓬醇碱

peganone Ⅱ -1-*O*-β-D-glucopyranoside　骆驼蓬蒽醌Ⅱ -1-*O*-β-D- 吡喃葡萄糖苷

peganones Ⅰ, Ⅱ　骆驼蓬蒽醌Ⅰ、Ⅱ

peganum base　骆驼蓬属碱

peimidine　贝母丁碱

peimine　贝母素甲

peimine (verticine)　浙贝甲素 (浙贝母素、浙贝母碱、贝母碱、贝母素甲)

peiminine (verticinone)　贝母宁碱 (贝母素乙、浙贝乙素、浙贝素乙、脱氢浙贝母碱、去氢贝母碱、贝母碱酮)

peiminoside　浙贝母碱苷 (贝母宁苷)

peimiphine　贝母芬碱

peimisine　贝母辛 (贝母辛碱)

peimisine *N*-oxide　贝母辛 *N*- 氧化物

peimitidine　贝母替定

pekinenal　京大戟醛

pekinenins A ～ G　京大戟素 A ～ G

pelamitoxins A, B　长吻海蛇毒 A、B

pelargonaldehyde (nonaldehyde, nonyl aldehyde, nonanal) 天竺葵醛 (壬醛)

pelargonic acid (nonanoic acid)　天竺葵酸 (壬酸)

pelargonidin　花葵素 (蹄纹天竺素、天竺葵素)

pelargonidin chloride　氯化花葵素

pelargonidin-3, 5-*O*-diglucopyranoside　花葵素 -3, 5-*O*- 二吡喃葡萄糖苷

pelargonidin-3, 5-*O*-diglucoside　花葵素 -3, 5-*O*- 二葡萄糖苷

pelargonidin-3-caffeoyl glucoside-5-dimalonyl glucoside 花葵素 -3- 咖啡酰基葡萄糖苷 -5- 二丙二酰基葡萄糖苷

pelargonidin-3-caffeoyl rutinoside-5-glucoside　花葵素 -3- 咖啡酰基芸香糖苷 -5- 葡萄糖苷

pelargonidin-3-galactoside　花葵素 -3- 半乳糖苷

pelargonidin-3-gentiotrioside　花葵素 -3- 龙胆三糖苷

pelargonidin-3-*O*-(6′-malonyl)-β-D-glucopyranoside 花葵素 -3-*O*-(6′- 丙二酰基)-β-D- 吡喃葡萄糖苷

pelargonidin-3-*O*-(6″-*O*-α-rhamnopyranosyl-β-glucopyranoside)　花葵素 -3-*O*-(6″-*O*-α- 吡喃鼠李糖基 -β- 吡喃葡萄糖苷)

pelargonidin-3-*O*-[6″-*O*-(2‴-*O*-acetyl-α-rhamnopyranosyl)-β-glucopyranoside]　花葵素 -3-*O*-[6″-*O*-(2‴-*O*- 乙酰基 -α- 吡喃鼠李糖基)-β- 吡喃葡萄糖苷]

pelargonidin-3-*O*-glucopyranoside　花葵素 -3-*O*- 吡喃葡萄糖苷

pelargonidin-3-*O*-glucoside　花葵素 -3-*O*- 葡萄糖苷

pelargonidin-3-*O*-rutinoside　花葵素 -3-*O*- 芸香糖苷

pelargonidin-3-*O*-rutinoside-5-*O*-glucoside　花葵素 -3-*O*- 芸香糖苷 -5-*O*- 葡萄糖苷

pelargonidin-3-*O*-β-D-galactopyranoside　花葵素 -3-*O*-β-D- 吡喃半乳糖苷

pelargonidin-3-*p*-coumaroyl glucoside-5-dimalonyl glucoside　花葵素 -3- 对香豆酰基葡萄糖苷 -5- 二丙二酰基葡萄糖苷

pelargonidin-3-*p*-coumaroyl rutinoside-5-glucoside　花葵素 -3- 对香豆酰基芸香糖苷 -5- 葡萄糖苷

pelargonidin-3-rutinosyl-5-glucoside　花葵素 -3- 芸香糖基 -5- 葡萄糖苷

pelargonidin-3-sophoroside　花葵素 -3- 槐糖苷

pelargonidin-3-sophoroside-5-glucoside　花葵素 -3- 槐糖苷 -5- 葡萄糖苷

pelargonidin-3-xylosyl glucoside　花葵素 -3- 木糖基葡萄糖苷

pelargonin　花葵素苷

pelargonin chloride　氯化花葵素苷

pelirine　佩立任碱

pelletierine (punicine, granatenine)　石榴皮碱 (石榴碱)

pelletierine tannate　鞣酸石榴碱

pellitorine　墙草碱 (火热回环菊碱)

trans-pellitorine　反式 - 火热回环菊碱

pellotine　佩洛碱

pelotine　佩落亭

α (β)-peltatin　α (β)- 盾叶鬼臼素

α-peltatin　α- 盾叶鬼臼素 (α- 足叶草脂素)

β-peltatin　β- 盾叶鬼臼素 (β- 足叶草脂素)

β-peltatin A methyl ether　β- 盾叶鬼臼素 A 甲醚

α-peltatin glucoside　α- 盾叶鬼臼素葡萄糖苷

β-peltatin glucoside　β- 盾叶鬼臼素葡萄糖苷

peltatols A ～ C　盾状大胡椒酚 A ～ C

peltatone A　茅膏菜酮 A

peltatoside　哌尔塔苷

β-peltoboykinolic acid　β- 涧边草酸

peltoboykinolic acid (hydroxyolean-12-en-27-oic acid) 涧边草酸 (羟基齐墩果 -12- 烯 -27- 酸)

peltogynane　盾木烷

peltogynol　盾木素

penangin　绿籽山小橘素

penarcine　佩水仙碱

penduletin (5, 4′-dihydroxy-3, 6, 7-trimethoxyflavone) 垂叶黄素 (5, 4′- 二羟基 -3, 6, 7- 三甲氧基黄酮)

penduliflaworosin　垂花巴豆沃罗素

pendulin 硬叶吊兰素 (垂叶布氏菊苷、纹瓣兰菲)

penduline 雪乌碱

pendulone 垂序崖豆醌 (垂崖豆藤异黄烷醌)

pengshenines A, B 彭州乌头碱 A、B

peniamidienone 青霉胺联烯酮

penianthic acid methyl ester 尾花酸甲酯

penicillium roqueforti toxin 青霉毒素

penienone 青霉烯酮

penihydrone 青霉氢酮

secopenitrem B 开环青霉碱 B

penniclavine 狼尾草麦角碱

pennogenin 偏诺皂苷元 (喷诺皂苷元)

pennogenin rhamnosyl chacotrioside 偏诺皂苷元鼠李糖基查考茄三糖苷

pennogenin tetraglycoside 偏诺皂苷元四糖苷

pennogenin-3-*O*-[2′-*O*-acetyl-α-L-rhamnopyranosyl-(1→2)]-β-D-xylopyranosyl-(1→3)-β-D-glucopyranoside 偏诺皂苷元 -3-*O*-[2′-*O*- 乙酰基 -α-L- 吡喃鼠李糖基 -(1 → 2)]-β-D- 吡喃木糖基 -(1 → 3)-β-D- 吡喃葡萄糖苷

pennogenin-3-*O*-[α-L-rhamnopyranosyl-(1 → 2)]-[β-D-xylopyranosyl-(1→4)]-β-D-glucopyranoside 偏诺皂苷元 -3-*O*-[α-L- 吡喃鼠李糖基 -(1 → 2)]-[β-D- 吡喃木糖基 -(1 → 4)]-β-D- 吡喃葡萄糖苷

pennogenin-3-*O*-α-L-arabinofuranosyl-(1 → 4)-β-D-glucopyranoside 偏诺皂苷元 -3-*O*-α-L- 呋喃阿拉伯糖基 -(1 → 4)-β-D- 吡喃葡萄糖苷

pennogenin-3-*O*-α-L-rhamnopyranosyl-(1 → 2)-[α-L-arabinofuranosyl-(1→4)]-β-D-glucopyranoside 偏诺皂苷元 -3-*O*-α-L- 吡喃鼠李糖基 -(1 → 2)-[α-L- 呋喃阿拉伯糖基 -(1 → 4)]-β-D- 吡喃葡萄糖苷

pennogenin-3-*O*-α-L-rhamnopyranosyl-(1 → 2)-β-D-glucopyranoside 偏诺皂苷元 -3-*O*-α-L- 吡喃鼠李糖基 -(1 → 2)-β-D- 吡喃葡萄糖苷

pennogenin-3-*O*-α-L-rhamnopyranosyl-(1 → 2)-β-D-xylopyranosyl-(1 → 4)-β-D-glucopyranoside 偏诺皂苷元 -3-*O*-α-L- 吡喃鼠李糖基 -(1 → 2)-β-D- 吡喃木糖基 -(1 → 4)-β-D- 吡喃葡萄糖苷

pennogenin-3-*O*-α-L-rhamnopyranosyl-(1 → 4)-[α-L-rhamnopyranosyl-(1→2)]-*O*-β-D-glucopyranoside 偏诺皂苷元 -3-*O*-α-L- 吡喃鼠李糖基 -(1 → 4)-[*O*-α-L-吡喃鼠李糖基 -(1 → 2)]-*O*-β-D- 吡喃葡萄糖苷

pennogenin-3-*O*-β-D-chacotrioside 偏诺皂苷元 -3-*O*-β-D- 马铃薯三糖苷

pennogenin-hexaacetyl-3-*O*-α-L-rhamnopyranosyl-(1→2)-β-D-glucopyranoside 偏诺皂苷元六乙酰基-3-*O*-α-L- 吡喃鼠李糖基 -(1 → 2)-β-D- 吡喃葡萄糖苷

pennsylvanine 宾夕法尼亚碱

penochalasins A ～ H 青霉疏花素 A ～ H

penostatins A ～ I 青霉坦素 A ～ I

penstemonoside 钓钟柳诺苷

pent-1, 3, 5-tricarboxylic acid 戊 -1, 3, 5- 三甲酸

5-(pent-1, 3-diynyl)-2-(3, 4-dihydroxybut-1-ynyl) thiophene 5-(戊 -1, 3- 二炔基)-2-(3, 4- 二羟基丁 -1- 炔基) 噻吩

2-(pent-1, 3-diynyl)-5-(3, 4-dihydroxybut-1-ynyl) thiophene 2-(戊 -1, 3- 二炔基)-5-(3, 4- 二羟基丁 -1- 炔基) 噻吩

2-(pent-1, 3-diynyl)-5-(4-hydroxybut-1-ynyl) thiophene 2-(戊 -1, 3- 二炔基)-5-(4- 羟基丁 -1- 炔基) 噻吩

pent-1-en-4-yne 戊 -1- 烯 -4- 炔

(*S*a)-pent-2, 3-diene (*S*a)- 戊 -2, 3- 二烯

pent-2, 3-dione 2-oxime 戊 -2, 3- 二酮 -2- 肟

pent-2, 4-dithione 戊 -2, 4- 二硫酮

pent-2, 5-sultone 戊 -2, 5- 磺内酯

pent-2-en-4-ynyl 戊 -2- 烯 -4- 炔基

D-*threo*-pent-2-ulose (D-xylulose) D- 苏戊 -2- 酮糖 (D-木酮糖)

pent-2-yne 戊 -2- 炔

pent-3-en-1-yne 戊 -3- 烯 -1- 炔

pent-3-one oxime 戊 -3- 酮肟

pent-3-one-4, 4-diphenyl semicarbazone 戊 -3- 酮 -4, 4-二苯基缩氨基脲

pent-3-ylidenehydroxylamine 戊 -3- 亚基羟胺

7β, 9α, 10β, 13α, 20-pentaacetoxy-2α-benzoyloxy-4α, 5α-dihydroxytax-11-ene 7β, 9α, 10β, 13α, 20- 五乙酰氧基 -2α- 苯甲酰氧基 -4α, 5α- 二羟基紫杉烷 -11- 烯

1β, 2β, 6α, 8α, 12-pentaacetoxy-9α-benzoyloxy-4α-hydroxy-β-dihydroagarofuran 1β, 2β, 6α, 8α, 12- 五乙酰氧基 -9α- 苯甲酰氧基 -4α- 羟基 -β- 二氢沉香呋喃

1α, 2α, 6α, 8α, 13-pentaacetoxy-9α-benzoyloxy-4β-dihydroxy-β-dihydroagarofuan 1α, 2α, 6α, 8α, 13- 五乙酰氧基 -9α- 苯甲酰氧基 -4β- 二羟基 -β- 二氢沉香呋喃

1α, 2α, 6β, 8β, 13-pentaacetoxy-9β-benzoyloxy-4β-hydroxy-β-dihydroagarofuran 1α, 2α, 6β, 8β, 13- 五乙酰氧基 -9β- 苯甲酰氧基 -4β- 羟基 -β- 二氢沉香呋喃

P

1α, 2α, 6β, 8α, 12-pentaacetoxy-9β-furoyloxy-4β-hydroxy-β-dihydroagarofuran　1α, 2α, 6β, 8α, 12- 五乙酰氧基 -9β- 呋喃甲酰氧基 -4β- 羟基 -β- 二氢沉香呋喃
pentaalbaspidin　五环白绵马素
pentaaz-2-ene　戊氮 -2- 烯
3, 15 (1, 4), 6 (1, 4, 2, 5), 9 (1, 2, 5, 4), 12 (1, 5, 2, 4)-pentabenzenatrispiro[5.2.2.6^{12}, 3^9, 2^6]triocosaphane　3, 15 (1, 4), 6 (1, 4, 2, 5), 9 (1, 2, 5, 4), 12 (1, 5, 2, 4)- 五苯杂三螺 [5.2.2.6^{12}, 3^9, 2^6] 二十三蕃
pentacene　并五苯
pentacontane　五十烷
n-pentacos-13′-enyl oleate　正二十五碳 -13′- 烯醇油酸酯
pentacos-1-ene　二十五 -1- 烯
pentacosane　二十五烷
(6*R*, 8*S*)-pentacosanediol　(6*R*, 8*S*)- 二十五碳二醇
n-pentacosanoic acid　正二十五酸
pentacosanoic acid (neocerotic acid)　二十五酸 (新蜡酸)
1-pentacosanol　1- 二十五醇
2-pentacosanol　2- 二十五醇
pentacosanol　二十五醇
cis-9-pentacosene　顺式 -9- 廿五烯
(*Z*)-12-pentacosene　(*Z*)-12- 二十五烯
pentacosyl caffeate　咖啡酸二十五醇酯
pentacosyl ferulate　阿魏酸二十五醇酯
2-*n*-pentacosyl-5, 7-dihydroxy-6, 8-dimethyl chromone　2- 正二十五烷基 -5, 7- 二羟基 -6, 8- 二甲基色原酮
pentacyclic triterpene　五环三萜烯
pentacyclo[13.7.4.$3^{3,8}$.$0^{18,20}$.$1^{13,28}$]triacontane　五环 [13.7.4.$3^{3,8}$.$0^{18,20}$.$1^{13,28}$] 三十烷
pentacyclo[3.3.0.$0^{2,4}$.$0^{3,7}$.$0^{6,8}$]octane　五环 [3.3.0.$0^{2,4}$.$0^{3,7}$.$0^{6,8}$] 辛烷
pentacyclo[4.4.0.$0^{2,4}$.$0^{3,7}$.$0^{8,10}$]decane　五环 [4.4.0.$0^{2,4}$.$0^{3,7}$.$0^{8,10}$] 癸烷
trans-pentadec-10-en-6, 8-diynoic acid　反式 - 十五碳 -10- 烯 -6, 8- 二炔酸
3-(pentadec-10-enyl) catechol　3-(十五 -10- 烯基) 儿茶酚
4-(pentadec-10-enyl) catechol　4-(十五碳 -10- 烯基) 儿茶酚
pentadec-6, 8, 10-triynoic acid　十五碳 -6, 8, 10- 三炔酸
5-[(8*Z*)-pentadec-8-en-1-yl]resorcinol　5-[(8*Z*)- 十五碳 -8- 烯 -1- 基] 树脂苔黑酚
6-(pentadec-8-enyl)-2, 4-dihydroxybenzoic acid　6-(8- 十五烯基)-2, 4- 二羟基苯甲酸
6, 9-pentadecadien-1-ol　6, 9- 十五碳二烯 -1- 醇
(4*E*, 3*E*)-pentadecadien-8-propenyl-9, 11-diyn-1, 7-dihydroxy-7-*O*-β-D-glucopyranoside　(4*E*, 3*E*)- 十五碳二烯 -8- 丙烯基 -9, 11- 二炔基 -1, 7- 二羟基 -7-*O*-β-D-吡喃葡萄糖苷
(2*E*, 4*Z*)-pentadecadienal　(2*E*, 4*Z*)- 十五碳二烯醛
7, 10-pentadecadiynoic acid　7, 10- 十五碳二炔酸
pentadecan-15-olide　十五 -15- 内酯
pentadecan-1-ol　十五 -1- 醇
pentadecanal　十五醛
pentadecane　十五烷
1, 15-pentadecanediol　1, 15- 十五碳二醇
n-pentadecanoic acid　正十五酸
pentadecanoic acid (pentadecylic acid)　十五酸
1-pentadecanol　1- 十五醇
pentadecanol　十五醇
2-pentadecanone　2- 十五酮 (2- 十五烷酮)
n-pentadecanyl 9-octadecenoate　9- 十八烯酸正十五醇酯
n-pentadecanyl linoleate　正十五醇亚麻子油酸酯
(6*Z*, 9*Z*, 12*Z*)-pentadecatrien-2-one　(6*Z*, 9*Z*, 12*Z*)- 十五碳三烯 -2- 酮
3-[(8′*Z*, 11′*E*, 13′*Z*)-pentadecatrienyl]catechol　3-[(8′*Z*, 11′*E*, 13′*Z*)- 十五三烯基] 儿茶酚
3-(10*E*)-10-pentadecen-1-phenol　3-(10*E*)-10- 十五烯 -1- 苯酚
n-pentadecene　正十五烯
1-pentadecene　1- 十五烯
pentadecene　十五烯
14-pentadecenic acid　14- 十五烯酸
3-(10′*Z*)-pentadecenyl phenol　3-(10′*Z*)- 十五烯基苯酚
6-pentadecenyl salicylic acid　6- 十五烯基水杨酸
5-[(8*Z*)-pentadecenyl]resorcinol　5-[(8*Z*)- 十五烯基] 树脂苔黑酚
5-[(8′*Z*)-pentadecenyl]resorcinol　5-[(8′*Z*)- 十五烯基] 树脂苔黑酚
5-[(8′*Z*)-pentadecenyl]resorcinol monoacetate　5-[(8′*Z*)- 十五烯基] 树脂苔黑酚单乙酸酯
5-pentadecyl benzene-1, 3-diol (5-pentadecyl resorcinol)　5- 十五烷基间苯二酚 (5- 十五烷基树脂苔黑酚)
pentadecyl pelargonate　壬酸十五醇酯

5-pentadecyl resorcinol (5-pentadecyl benzene-1, 3-diol) 5- 十五烷基树脂苔黑酚 (5- 十五烷基间苯二酚)

6-pentadecyl salicylic acid 6- 十五基水杨酸

6-pentadecyl salicylic acid (anacardic acid, rhusinic acid) 6- 十五烷基水杨酸 (腰果酸、漆树酸)

5-pentadecyl-1, 3-benzenediol 5- 十五烷基 -1, 3- 间苯二酚

2-*n*-pentadecyl-5, 7-dihydroxy-6, 8-dimethyl chromone 2- 正十五烷基 -5, 7- 二羟基 -6, 8- 二甲基色原酮

2-pentadecyl-6-methoxy-3-[2′-methyl-5′-(9′, 10′-pentadecenyl)-4′, 6′-resorcinol]-1, 4-benzoquinone 2- 十五烷基 -6- 甲氧基 -3-[2′- 甲基 -5′-(9′, 10′- 十五烯基)-4′, 6′- 间苯二酚]-1, 4- 苯醌

pentadecylic acid (pentadecanoic acid) 十五酸

(*Z*, *Z*)-4, 4′-(1, 4-pentadien-1, 5-diyl) diphenol (*Z*, *Z*)-4, 4′-(1, 4- 戊二烯 -1, 5- 二基) 二苯酚

pentadiene oxide 氧化戊二烯

2, 4-pentadienoic acid 2, 4- 戊二烯酸

pentaerythritol 季戊四醇

pentagalloyl glucose (1, 2, 3, 4, 6-pentagalloyl-D-glucose) 五没食子酰基葡萄糖 (1, 2, 3, 4, 6- 五没食子酰基 -D- 葡萄糖)

1, 2, 3, 4, 6-pentagalloyl-D-glucose (pentagalloyl glucose) 1, 2, 3, 4, 6- 五没食子酰基 -D- 葡萄糖 (五没食子酰基葡萄糖)

cis-(–)-2, 4a, 5, 6, 9a-pentahydro-3, 5, 5, 9-tetramethyl (1*H*) benzocycloheptene 顺式 -(–)-2, 4a, 5, 6, 9a- 五氢 -3, 5, 5, 9- 四甲基 (1*H*) 苯并环庚烯

(+)-3, 3′, 5′, 5, 7-pentahydroflavanone (+)-3, 3′, 5′, 5, 7-五氢黄烷酮

2β, 14β, 15α, 16α, 17-pentahydroxy-(–)-kaurane 2β, 14β, 15α, 16α, 17- 五羟基 -(–)- 贝壳杉烷

1α, 3β, 5α, 6β, 27-pentahydroxy-(20*R*, 22*R*)-witha-7, 24-dienolide-3-*O*-β-D-glucopyranoside 1α, 3β, 5α, 6β, 27- 五羟基 -(20*R*, 22*R*)- 醉茄 -7, 24- 二烯内酯 -3-*O*-β-D- 吡喃葡萄糖苷

3β, 5α, 6β, 8β, 14α-pentahydroxy-(22*E*, 24*R*)-ergost-22-en-7-one 3β, 5α, 6β, 8β, 14α- 五羟基 -(22*E*, 24*R*)- 麦角甾 -22- 烯 -7- 酮

1β, 2β, 3β, 4β, 5β-pentahydroxy-(25*R*)-5β-spirost-1-*O*-β-D-xylopyranoside 1β, 2β, 3β, 4β, 5β- 五羟基 -(25*R*)-5β- 螺甾 -1-*O*-β-D- 吡喃木糖苷

3, 5, 7, 3′, 5′-pentahydroxy-(2*R*, 3*R*)-flavanone-3-*O*-α-L-rhamnopyranoside 3, 5, 7, 3′, 5′- 五羟基 -(2*R*, 3*R*)-二氢黄酮 -3-*O*-α-L- 吡喃鼠李糖苷

(20*S*)-20, 21, 23, 25-pentahydroxy-1, 3-epoxy-21, 24-cyclodammar-5-ene (20*S*)-20, 21, 3, 25- 五羟基 -1, 3-环氧 -21, 24- 环达玛 -5- 烯

2β, 16α, 20, 23, 26-pentahydroxy-10α-cucurbit-5, (24*E*)-dien-3, 11-dione 2β, 16α, 20, 23, 26- 五羟基 -10α-葫芦 -5, (24*E*)- 二烯 -3, 11- 二酮

(1*R*, 2*R*, 3*R*, 6*R*, 7*R*)-1, 2, 3, 6, 7-pentahydroxy-1-acetoxy-bisabol-10 (11)-ene (1*R*, 2*R*, 3*R*, 6*R*, 7*R*)-1, 2, 3, 6, 7-五羟基 -1- 乙酰氧基红没药 -10 (11)- 烯

2, 5, 7, 3′, 4′-pentahydroxy-3, 4-flavandione 2, 5, 7, 3′, 4′- 五羟基 -3, 4- 黄烷二酮

3, 4′, 5, 5′, 7-pentahydroxy-3′-methoxy-6-(3-methyl-2-butenyl) flavanone 3, 4′, 5, 5′, 7- 五羟基 -3′- 甲氧基 -6-(3- 甲基 -2- 丁烯基) 黄烷酮

(7*R*, 8*S*)-4, 7, 9, 3′, 9′-pentahydroxy-3-methoxy-8-4′-oxyneolignan-3′-*O*-β-D-glucopyranoside (7*R*, 8*S*)-4, 7, 9, 3′, 9′- 五羟基 -3- 甲氧基 -8-4′- 氧代新木脂素 -3′-*O*-β-D- 吡喃葡萄糖苷

(7*S*, 8*R*)-4, 7, 9, 3′, 9′-pentahydroxy-3-methoxy-8-4′-oxyneolignan-3′-*O*-β-D-glucopyranoside (7*S*, 8*R*)-4, 7, 9, 3′, 9′- 五羟基 -3- 甲氧基 -8-4′- 氧基新木脂素 -3′-*O*-β-D- 吡喃葡萄糖苷

5, 6, 7, 3′, 4′-pentahydroxy-3-methoxyflavone 5, 6, 7, 3′, 4′- 五羟基 -3- 甲氧基黄酮

2, 7, 2′, 7′, 2″-pentahydroxy-4, 4′, 4″, 7″-tetramethoxy-1, 8, 1′, 1″-tetraphenanthrene 2, 7, 2′, 7′, 2″- 五羟基 -4, 4′, 4″, 7″- 四甲氧基 -1, 8, 1′, 1″- 四菲

5, 7, 5″, 7″, 4‴-pentahydroxy-4′-methoxy-(3′-8″)-biflavone 5, 7, 5″, 7″, 4‴- 五羟基 -4′- 甲氧基 -(3′-8″)- 双黄酮

2β, 3β, 14α, 22*R*, 25-pentahydroxy-5β-cholest-7-en-6-one 2β, 3β, 14α, 22*R*, 25- 五羟基 -5β- 胆甾 -7- 烯 -6- 酮

3, 3′, 4′, 5, 7-pentahydroxy-6-[6-hydroxy-3, 7-dimethyl-(2*E*), 7-octadienyl]flavanone 3, 3′, 4′, 5, 7- 五羟基 -6-[6- 羟基 -3, 7- 二甲基 -(2*E*), 7- 辛二烯基] 黄烷酮

3, 3′, 4′, 5, 7-pentahydroxy-6-[7-hydroxy-3, 7-dimethyl-(2*E*)-octenyl]flavanone 3, 3′, 4′, 5, 7- 五羟基 -6-[7-羟基 -3, 7- 二甲基 -(2*E*)- 辛烯基] 黄烷酮

3, 4, 2′, 4′, 5′-pentahydroxy-6′-methoxy-2-methyl chalcone 3, 4, 2′, 4′, 5′- 五羟基 -6′- 甲氧基 -2- 甲基查耳酮

1, 2, 3, 4, 7-pentahydroxy-6-nitrobicyclo[3.3.0]octane 1, 2, 3, 4, 7- 五羟基 -6- 氮杂双环 [3.3.0] 辛烷

(5β)-2β, 3β, 14, 20, (22*R*)-pentahydroxy-6-oxostigmast-7, 24-dien-26-oic acid-δ-lactone (5β)-2β, 3β, 14, 20, (22*R*)- 五羟基 -6- 氧亚基豆甾 -7, 24- 二烯 -26- 酸 -δ-内酯

3, 5, 8, 3′, 4′-pentahydroxy-7-methoxyflavone 3, 5, 8, 3′, 4′- 五羟基 -7- 甲氧基黄酮

3, 5, 8, 3′, 4′-pentahydroxy-7-methoxyflavone-3-*O*-β-D-glucopyranoside 3, 5, 8, 3′, 4′- 五羟基 -7- 甲氧基黄酮 -3-*O*-β-D- 吡喃葡萄糖苷

2, 3, 16, 20, 25-pentahydroxy-9-methyl-19-norlanost-5-en-22-one 2, 3, 16, 20, 25- 五羟基 -9- 甲基 -19- 去甲羊毛甾 -5- 烯 -22- 酮

1, 2, 3, 5, 6-pentahydroxyanthraquinone 1, 2, 3, 5, 6- 五羟基蒽醌

4, 6, 3′, 4′, 5′-pentahydroxyaurone 4, 6, 3′, 4′, 5′- 五羟基噢哢

(1*R*, 2*R*, 3*R*, 6*R*, 7*R*)-1, 2, 3, 6, 7-pentahydroxy-bisabol-10 (11)-ene (1*R*, 2*R*, 3*R*, 6*R*, 7*R*)-1, 2, 3, 6, 7- 五羟基红没药 -10 (11)- 烯

pentahydroxybufostane 五羟基蟾蜍烷

2′, 3′, 4′, 5′, 6′-pentahydroxychalcone 2′, 3′, 4′, 5′, 6′- 五羟基查耳酮

2′, 4′, 6, 3, 4-pentahydroxychalcone 2′, 4′, 6, 3, 4- 五羟查耳酮

2′, 4′, 6′, 3, 4-pentahydroxychalcone 2′, 4′, 6′, 3, 4- 五羟查耳酮

3, 4, 5, 2′, 4′-pentahydroxychalcone 3, 4, 5, 2′, 4′- 五羟基查耳酮

pentahydroxychalcone 五羟基查耳酮

2′, 3′, 4′, 3′, 4-pentahydroxychalcone (okanin) 2′, 3′, 4′, 3′, 4- 五羟基查耳酮 (圆盘豆素、奥坎木素、奥卡宁、金鸡菊查耳酮)

2′, 3, 3′, 4, 4′-pentahydroxychalcone-3′, 4′-β-D-biglucopyranoside 2′, 3, 3′, 4, 4′- 五羟基查耳酮 -3′, 4′-β-D- 二吡喃葡萄糖苷

2′, 3, 3′, 4, 4′-pentahydroxychalcone-3′-β-D-glucopyranoside 2′, 3, 3′, 4, 4′- 五羟基查耳酮 -3′-β-D- 吡喃葡萄糖苷

2′, 3, 3′, 4, 4′-pentahydroxychalcone-4′-β-D-glucopyranoside 2′, 3, 3′, 4, 4′- 五羟基查耳酮 -4′-β-D- 吡喃葡萄糖苷

2′, 3, 3′, 4, 4′-pentahydroxychalcone-4′-β-D-glucopyranoside-6″-acetate 2′, 3, 3′, 4, 4′- 五羟基查耳酮 -4′-β-D- 吡喃葡萄糖苷 -6″- 乙酯

2′, 3, 3′, 4, 4′-pentahydroxychalcone-4′-β-D-glucopyranosyl-(1 → 6)-glucopyranoside 2′, 3, 3′, 4, 4′- 五羟基查耳酮 -4′-β-D- 吡喃葡萄糖基 -(1 → 6)- 吡喃葡萄糖苷

(20*R*, 22*R*)-2β, 3β, 20, 22, 26-pentahydroxycholest-7, 12-dien-6-one (20*R*, 22*R*)-2β, 3β, 20, 22, 26- 五羟基胆甾 -7, 12- 二烯 -6- 酮

2β, 3β, 20β, 22α, 25-pentahydroxycholest-8, 14-dien-6-one 2β, 3β, 20β, 22α, 25- 五羟基 -8, 14- 二烯胆甾 -6- 酮

3β, 6α, 12β, (20*S*), 25-pentahydroxydammar-23 (24)-ene 3β, 6α, 12β, (20*S*), 25- 五羟基达玛 -23 (24)- 烯

(20*S*, 24*S*)-2α, 3β, 12β-pentahydroxydammar-25-en-20-*O*-β-D-glucopyranoside (20*S*, 24*S*)-2α, 3β, 12β- 五羟基达玛 -25- 烯 -20-*O*-β-D- 吡喃葡萄糖苷

3, 4, 8, 9, 10-pentahydroxydibenzo[*b*, *d*] pyran-6-one 3, 4, 8, 9, 10- 五羟基二苯并 [*b*, *d*] 吡喃 -6- 酮

(α*R*)-α, 3, 4, 2′, 4′-pentahydroxydihydrochalcone (α*R*)-α, 3, 4, 2′, 4′- 五羟基二氢查耳酮

α, 2′, 3, 4, 4′-pentahydroxydihydrochalcone α, 2′, 3, 4, 4′- 五羟基二氢查耳酮

3, 3′, 5, 5′, 7-pentahydroxydihydroflavonol 3, 3′, 5, 5′, 7- 五羟基二氢黄酮醇

3, 5, 7, 3′, 5′-pentahydroxydihydroflavonol 3, 5, 7, 3′, 5′- 五羟基二氢黄酮醇

2β, 14β, 15α, 16α, 17-pentahydroxy-*ent*-kaurane 2β, 14β, 15α, 16α, 17- 五羟基 - 对映 - 贝壳杉烷

3, 3′, 4′, 5, 7-pentahydroxyflavan-(4 → 8)-3, 3′, 4′, 5, 7-pentahydroxyflavan 3, 3′, 4′, 5, 7- 五羟基黄烷 -(4 → 8)-3, 3′, 4′, 5, 7- 五羟基黄烷

(2*R*, 3*R*)-3, 5, 7, 3′, 5′-pentahydroxyflavane (2*R*, 3*R*)-3, 5, 7, 3′, 5′- 五羟基黄烷

(2*S*, 3*S*)-3, 3′, 4′, 7, 8-pentahydroxyflavane (2*S*, 3*S*)-3, 3′, 4′, 7, 8- 五羟基黄烷

3, 3′, 5, 5′, 7-pentahydroxyflavane 3, 3′, 5, 5′, 7- 五羟基黄烷

3, 5, 7, 3′, 4′-pentahydroxyflavane 3, 5, 7, 3′, 4′- 五羟基黄烷

(2*R*, 3*R*)-2′, 3, 5, 6′, 7-pentahydroxyflavanone (2*R*, 3*R*)-2′, 3, 5, 6′, 7- 五羟基黄烷酮

(2*R*, 3*R*)-3, 3′, 5, 5′, 7-pentahydroxyflavanone (2*R*, 3*R*)-3, 3′, 5, 5′, 7- 五羟基黄烷酮

2′, 3, 5, 6′, 7-pentahydroxyflavanone 2′, 3, 5, 6′, 7- 五羟基黄烷酮

3, 3′, 5′, 5, 7-pentahydroxyflavanone 3, 3′, 5′, 5, 7- 五羟基黄烷酮

3, 5, 7, 2′, 6′-pentahydroxyflavanone 3, 5, 7, 2′, 6′- 五羟基黄烷酮

5, 7, 3′, 4′, 5′-pentahydroxyflavanone 5, 7, 3′, 4′, 5′- 五羟基黄烷酮

5, 6, 7, 3′, 4′-pentahydroxyflavanone-7-*O*-β-D-glucuronide 5, 6, 7, 3′, 4′- 五羟基黄烷酮 -7-*O*-β-D- 葡萄糖醛酸苷

5, 7, 8, 3′, 4′-pentahydroxyflavanone-7-*O*-β-D-glucuronide 5, 7, 8, 3′, 4′- 五羟基黄烷酮 -7-*O*-β-D- 葡萄糖醛酸苷

(2*R*, 3*R*)-3, 5, 6, 7, 4′-pentahydroxyflavanonol (2*R*, 3*R*)-3, 5, 6, 7, 4′- 五羟基黄烷酮醇

(2*R*, 3*S*)-5, 7, 3′, 4′, 5′-pentahydroxyflavanonol (2*R*, 3*S*)-5, 7, 3′, 4′, 5′- 五羟基二氢黄酮醇

3, 5, 7, 2′, 6′-pentahydroxyflavanonol 3, 5, 7, 2′, 6′- 五羟基黄烷酮醇

2′, 3, 4′, 6, 8-pentahydroxyflavone 2′, 3, 4′, 6, 8- 五羟基黄酮

3, 3′, 4′, 5, 6-pentahydroxyflavone 3, 3′, 4′, 5, 6- 五羟基黄酮

3′, 4′, 5, 5′, 7-pentahydroxyflavone 3′, 4′, 5, 5′, 7- 五羟基黄酮

3′, 4′, 5′, 5, 7-pentahydroxyflavone 3′, 4′, 5′, 5, 7- 五羟基黄酮

3, 5, 7, 3′, 4′-pentahydroxyflavone 3, 5, 7, 3′, 4′- 五羟基黄酮

3, 5, 7, 3′, 5′-pentahydroxyflavone 3, 5, 7, 3′, 5′- 五羟基黄酮

3, 5, 8, 3′, 4′-pentahydroxyflavone 3, 5, 8, 3′, 4′- 五羟基黄酮

3′, 4′, 5, 7, 8-pentahydroxyflavone (hypoletin) 3′, 4′, 5, 7, 8- 五羟基黄酮 (次衣草素)

5, 7, 3′, 4′, 5′-pentahydroxyflavone (tricetin) 5, 7, 3′, 4′, 5′- 五羟基黄酮 (小麦亭)

3, 5, 7, 2′, 6′-pentahydroxyflavone (viscidulin Ⅰ) 3, 5, 7, 2′, 6′- 五羟基黄酮 (粘毛黄芩素Ⅰ)

2′, 3, 5, 6′, 7-pentahydroxyflavone-2′-*O*-β-D-glucopyranoside 2′, 3, 5, 6′, 7- 五羟基黄酮 -2′-*O*-β-D- 吡喃葡萄糖苷

3, 3′4′, 5, 7-pentahydroxyflavone-3-L-rhamnoside 3, 3′4′, 5, 7- 五羟基酮 -3-L- 鼠李糖苷

3, 5, 7, 3′, 4′-pentahydroxyflavone-3-rutinoside 3, 5, 7, 3′, 4′- 五羟基黄酮 -3- 芸香糖苷

3′, 4′, 5, 6, 7-pentahydroxyflavone-7-*O*-β-D-glucopyranosyl-(1″→2′)-β-D-glucoside 3′, 4′, 5, 6, 7- 五羟基黄酮 -7-*O*-β-D- 吡喃葡萄糖基 -(1″→2′)-β-D- 葡萄糖苷

3, 5, 7, 3′, 4′-pentahydroxyflavone-7-rhamnoside 3, 5, 7, 3′, 4′- 五羟基黄酮 -7- 鼠李糖苷

3, 5, 7, 2′, 6′-pentahydroxyflavonol 3, 5, 7, 2′, 6′- 五羟基黄酮醇

3, 5, 7, 3′, 4′-pentahydroxyflavonol 3, 5, 7, 3′, 4′- 五羟基黄酮醇

3, 6, 7, 3′, 4′-pentahydroxyflavonol 3, 6, 7, 3′, 4′- 五羟基黄酮醇

3, 7, 8, 3′, 4′-pentahydroxyflavonol 3, 7, 8, 3′, 4′- 五羟基黄酮醇

3, 5, 7, 3′, 4′-pentahydroxyflavonol-3-*O*-arabinoside 3, 5, 7, 3′, 4′- 五羟黄酮醇 -3-*O*- 阿拉伯糖苷

3, 5, 7, 3′, 4′-pentahydroxyflavonol-3-*O*-galactoside 3, 5, 7, 3′, 4′- 五羟黄酮醇 -3-*O*- 半乳糖苷

3, 5, 7, 3′, 4′-pentahydroxyflavonol-3-*O*-glucoside 3, 5, 7, 3′, 4′- 五羟黄酮醇 -3-*O*- 葡萄糖苷

3, 5, 7, 3′, 4′-pentahydroxyflavonol-3-*O*-rhamnoside 3, 5, 7, 3′, 4′- 五羟黄酮醇 -3-*O*- 鼠李糖苷

3, 5, 7, 3′, 4′-pentahydroxyflavonol-3-*O*-rutinoside 3, 5, 7, 3′, 4′- 五羟黄酮醇 -3-*O*- 芸香糖苷

3, 5, 7, 3′, 4′-pentahydroxyflavonol-3-*O*-xyloside 3, 5, 7, 3′, 4′- 五羟黄酮醇 -3-*O*- 木糖苷

3, 5, 7, 3′, 4′-pentahydroxyflavylium (cyanidol, cyanidin) 3, 5, 7, 3′, 4′- 五羟基花色镁 (矢车菊素、矢车菊酚)

1α, 2α, 3α, 4α, 10α-pentahydroxyguaia-11 (13)-en-12, 6α-olide 1α, 2α, 3α, 4α, 10α- 五羟基愈创木 -11 (13)- 烯 -12, 6α- 内酯

5, 7, 2′, 3′, 4′-pentahydroxyisoflavone 5, 7, 2′, 3′, 4′- 五羟基异黄酮

2α, 14α, 15β, 16S, 17-pentahydroxykaurane 2α, 14α, 15β, 16S, 17- 五羟基贝壳杉烷

3β, 16α, 23, 28, 30-pentahydroxyolean-11, 13 (18)-dien-3-*O*-β-D-fucopyranoside 3β, 16α, 23, 28, 30- 五羟基齐墩果 -11, 13 (18)- 二烯 -3-*O*-β-D- 吡喃岩藻糖苷

3β, 16β, 22α, 23, 28-pentahydroxyolean-12-en-21β-(2*E*)-2-methylbut-2-enoate 3β, 16β, 22α, 23, 28- 五羟基齐墩果 -12- 烯 -21β-(2*E*)-2- 甲基丁 -2- 烯酸酯

3β, 16β, 22α, 23, 28-pentahydroxyolean-12-en-21β-(2*S*)-2-methyl butanoate 3β, 16β, 22α, 23, 28- 五羟基齐墩果 -12- 烯 -21β-(2*S*)-2- 甲基丁酸酯

2α, 3α, 16α, 19α, 24-pentahydroxyolean-12-en-28-oic acid-*O*-β-D-glucopyranoside 2α, 3α, 16α, 19α, 24- 五羟基齐墩果 -12- 烯 -28- 酸 -*O*-β-D- 吡喃葡萄糖苷

3α, 16α, 21α, 22α, 28-pentahydroxyolean-12-en-28-*O*-β-D-xylopyranoside 3α, 16α, 21α, 22α, 28- 五羟基齐墩果 -12- 烯 -28-*O*-β-D- 吡喃木糖苷

3β, 16α, 21β, 22α, 28-pentahydroxyolean-12-en-28-*O*-β-D-xylopyranoside 3β, 16α, 21β, 22α, 28- 五羟基 -12- 齐墩果烯 -28-*O*-β-D- 吡喃木糖苷

16β, 21β, 22α, 23, 28-pentahydroxyolean-12-en-3-one 16β, 21β, 22α, 23, 28- 五羟基齐墩果 -12- 烯 -3- 酮

3β, 16β, 21α, 23, 28-pentahydroxyolean-12-ene 3β, 16β, 21α, 23, 28- 五羟基齐墩果 -12- 烯
3β, 16β, 21β, 23, 28-pentahydroxyolean-12-ene 3β, 16β, 21β, 23, 28- 五羟基齐墩果 -12- 烯
1β, 2β, 3β, 4β, 5β-pentahydroxyspirost-25 (27)-ene 1β, 2β, 3β, 4β, 5β- 五羟基螺甾 -25 (27)- 烯
(+)-4β, 9α, 12β, 13α, 20-pentahydroxytiglia-1, 6-dien-3-one (+)-4β, 9α, 12β, 13α, 20- 五羟基巴豆 -1, 6- 二烯 -3- 酮
2α, 3α, 11α, 21α, 23-pentahydroxyurs-12-en-28-oic acid 2α, 3α, 11α, 21α, 23- 五羟基熊果 -12- 烯 -28- 酸
2α, 3α, 19α, 23, 24-pentahydroxyurs-12-en-28-oic acid 2α, 3α, 19α, 23, 24- 五羟基熊果 -12- 烯 -28- 酸
1β, 2α, 3β, 19α, 23-pentahydroxyurs-12-en-28-oic acid-*O*-β-D-xylopyranoside 1β, 2α, 3β, 19α, 23- 五羟基熊果 -12- 烯 -28- 酸 -*O*-β-D- 吡喃木糖苷
pentaimidic acid 氨亚基替戊酸 (戊氨亚基替酸)
pentaldehydeoxime 戊醛肟
pentalene 并戊轮 (并环戊熳、并环戊二烯)
pentalupine 五羽扇豆碱
penta-m-digalloyl-β-D-glucoside 五间双没食子酰基 -β-D- 葡萄糖苷
pentameric epigallocatechin 五聚表没食子儿茶素
2, 3, 4, 5, 7-pentamethoxy-1-*O*-gentiobiosyloxyxanthone 2, 3, 4, 5, 7- 五甲氧基 -1-*O*- 龙胆二糖氧基屾酮
5, 6, 7, 8, 5′-pentamethoxy-3′, 4′-methylenedioxyflavone 5, 6, 7, 8, 5′- 五甲氧基 -3′, 4′- 亚甲二氧基黄酮
5, 6, 7, 8, 3′-pentamethoxy-4′-hydroxyflavone 5, 6, 7, 8, 3′- 五甲氧基 -4′- 羟基黄酮
3, 6, 8, 3′, 4′-pentamethoxy-5, 7-dihydroxyflavone 3, 6, 8, 3′, 4′- 五甲氧基 -5, 7- 二羟基黄酮
3, 6, 7, 3′, 4′-pentamethoxy-5-*O*-glucopyranosyl-(4 → 1) rhamnoside 3, 6, 7, 3′, 4′- 五甲氧基 -5-*O*- 吡喃葡萄糖基 -(4 → 1) 鼠李糖苷
2, 4, 6, 3′, 5′-pentamethoxybenzophenone 2, 4, 6, 3′, 5′- 五甲氧基二苯甲酮
(2*S*)-7, 8, 3′, 4′, 5′-pentamethoxyflavane (2*S*)-7, 8, 3′, 4′, 5′- 五甲氧基黄烷
5, 6, 7, 3′, 4′-pentamethoxyflavanone 5, 6, 7, 3′, 4′- 五甲氧基黄烷酮
3, 3′, 4′, 5, 7-pentamethoxyflavone 3, 3′, 4′, 5, 7- 五甲氧基黄酮
3′, 4′, 5, 5′, 7-pentamethoxyflavone 3′, 4′, 5, 5′, 7- 五甲氧基黄酮
3′, 4′, 5′, 5, 7-pentamethoxyflavone 3′, 4′, 5′, 5, 7- 五甲氧基黄酮
3′, 4′, 5, 6, 7-pentamethoxyflavone 3′, 4′, 5, 6, 7- 五甲氧基黄酮
3, 4′, 5, 7, 8-pentamethoxyflavone 3, 4′, 5, 7, 8- 五甲氧基黄酮
3, 5, 7, 3′, 4′-pentamethoxyflavone 3, 5, 7, 3′, 4′- 五甲氧基黄酮
5, 7, 2′, 4′, 6′-pentamethoxyflavone 5, 7, 2′, 4′, 6′- 五甲氧基黄酮
5, 7, 3′, 4′, 5′-pentamethoxyflavone 5, 7, 3′, 4′, 5′- 五甲氧基黄酮
5, 7, 8, 3′, 4′-pentamethoxyflavone 5, 7, 8, 3′, 4′- 五甲氧基黄酮
pentamethoxyflavone 五甲氧基黄酮
5, 6, 7, 3′, 4′-pentamethoxyflavone (sinensetin, pedalitin permethyl ether) 5, 6, 7, 3′, 4′- 五甲氧基黄酮 (甜橙素、甜橙黄酮、胡麻素盘甲基醚)
5, 6, 7, 8, 4′-pentamethoxyflavone (tangeretin, tangeritin, ponkanetin) 5, 6, 7, 8, 4′- 五甲氧基黄酮 (橘皮素、福橘素、橘红素、红橘素、柑橘黄酮)
5, 6, 7, 8, 4′-pentamethoxyflavonol 5, 6, 7, 8, 4′- 五甲氧基黄酮醇
1, 2, 3, 6, 7-pentamethoxyxanthone 1, 2, 3, 6, 7- 五甲氧基屾酮
(4*Z*, 6*E*)-4, 7, 12, 15, 15-pentamethyl bicyclo[9.3.1] pentadec-4, 6-dien-12-ol (4*Z*, 6*E*)-4, 7, 12, 15, 15- 五甲基二环 [9.3.1] 十五碳 -4, 6- 二烯 -12- 醇
4, 8, 12, 15, 15-pentamethyl bicyclo[9.3.1]pentadeca-3, 7-dien-12-ol 4, 8, 12, 15, 15- 五甲基双环 [9.3.1] 十五碳 -3, 7- 二烯 -12- 醇
1, 2, 3, 4, 5-pentamethyl cyclopentanone 1, 2, 3, 4, 5- 五甲基环戊酮
2, 6, 10, 14, 18-pentamethyl eicosane 2, 6, 10, 14, 18- 五甲基二十烷
3, 3′, 4, 4′, 5′-*O*-pentamethyl ellagic acid 3, 3′, 4, 4′, 5′-*O*- 五甲基鞣花酸
cis-2, 6, 10, 14, 18-pentamethyl-2, 6, 10, 14, 18-eicosapentaenoic acid 顺式 -2, 6, 10, 14, 18- 五甲基 -2, 6, 10, 14, 18- 二十碳五烯酸
pentamethyl-λ^5-arsane (pentamethyl arsorane) 五甲基 -λ^5- 砷烷
pentamethyl-λ^5-stibane (pentamethyl stiborane) 五甲基 -λ^5- 锑烷
(1-^{14}C) pentan (^{3}H) oic acid (1-^{14}C) 戊 (^{3}H) 酸

pentan-2-yl 3-methyl butanoate 戊烷 -2- 基 -3- 甲基丁酸酯

pentan-2-yl butanoate 戊烷 -2- 基丁酸酯

pentan-2-yl pentanoate 戊烷 -2- 基戊酸酯

1-(pentan-2-yl)-4-(pentan-3-yl) benzene 1-(戊 -2- 基)-4-(戊 -3- 基) 苯

11-pentan-3-yl heneicosane 11- 戊烷 -3- 基二十一烷

1-(pentan-3-ylidene)-4, 4-diphenyl semicarbazide 1-(戊 -3- 亚基)-4, 4- 二苯基氨基脲

pentanal (valeric aldehyde) 戊醛

pentanal diethyl dithioacetal [1, 1-bis (ethylthio) pentane] 戊醛二乙硫缩醛 (1, 1- 双乙硫基戊烷)

pentanaphth-2-yl antimony 戊萘 -2- 基锑

pentanaphth-2-yl stiborane 戊萘 -2- 基锑烷

pentanaphth-2-yl-λ^5-stiborane 戊萘 -2- 基 -λ^5- 锑烷

pentane 戊烷

1, 5-pentanediamine (1, 5-amylene diamine, cadaverine) 1, 5- 戊二胺 (尸胺)

pentanedinitrile 戊二腈

pentanedioic acid (glutaric acid) 戊二酸

pentanedioic acid dibutyl ester 戊二酸二丁酯

1, 5-pentanediol 1, 5- 戊二醇

pentanediol 戊二醇

pentanedithial 戊二硫醛

pentanehydrazide (pentanohydrazide) 戊酰肼

pentanenitrile 戊腈

pentanethioic acid 戊硫代 -*S*- 酸 (硫代戊 -*S*- 酸)

pentanohydrazide (pentanehydrazide) 戊酰肼

pentanoic acid (valeric acid) 戊酸 (缬草酸)

(*R*)-(–)-2-pentanol (*R*)-(–)-2- 戊醇

1-pentanol 1- 戊醇

2-pentanol 2- 戊醇

3-pentanol 3- 戊醇

pentanol (amyl alcohol) 戊醇

2-pentanone 2- 戊酮

2-pentanoyl benzoic acid methyl ester 2- 戊酰基苯甲酸甲酯

3, 5, 10, 14, 15-penta-*O*-acetyl-8-*O*-benzoyl cyclomyrsinol 3, 5, 10, 14, 15- 五 -*O*- 乙酰基 -8-*O*- 苯甲酰环铁仔酚

3, 6, 9, 12, 15-pentaoxa-18-thiatriacontan-1-ol 3, 6, 9, 12, 15- 五氧杂 -18- 硫杂三十 -1- 醇

$3^4, 3^7, 3^{13}, 3^{16}$, 7-pentaoxa-$3^1, 3^{10}$-diaza-3 (1, 10)-cyclooctadecana-1, 5 (1, 3)-dicyclohexana-cyclooctaphane $3^4, 3^7, 3^{13}, 3^{16}$, 7- 五氧杂 -$3^1, 3^{10}$- 二氮杂 -3 (1, 10)- 环十八烷杂 -1, 5 (1, 3)- 二环己烷杂环八蕃

pentapeptideamide 五肽酰胺

pentaphene 五芬

pentaphenyl-λ^5-phosphane 五苯基 -λ^5- 磷烷

pentaphosphane 戊磷烷

pentaprismane 戊棱烷

1^1H-1, 2, 4, 6, 8 (2, 5)-pentapyrrolacyclononaphane-2^5 (3), 4^5 (5), 6^5 (7), 8^5 (9)-tetraene 1^1H-1, 2, 4, 6, 8 (2, 5)- 五吡咯杂环九蕃 -2^5 (3), 4^5 (5), 6^5 (7), 8^5 (9)- 四烯

3β, 16β, 22α, 23, 28-pentasacetoxyolean-12-en-21β-(2*S*)-2-methyl butanoate 3β, 16β, 22α, 23, 28- 五乙酰氧基齐墩果 -12- 烯 -21β-(2*S*)-2- 甲基丁酸酯

pentasilane 戊硅烷

pentaspiro[$2.0.2^4.1.1.2^{10}.0.2^{13}.1^8.2^3$]octadecane 五螺 [$2.0.2^4.1.1.2^{10}.0.2^{13}.1^8.2^3$] 十八烷

pentaspiro[$2.0.2^4.1.1.2^{10}.0.2^{13}.2^8.1^3$]octadecane 五螺 [$2.0.2^4.1.1.2^{10}.0.2^{13}.2^8.1^3$] 十八烷

pentatetracontanoic acid 四十五酸

pentathiepane 蘑菇香精

pentathionic acid 戊硫代酸

(2*R*, 3*R*)-3, 5, 7, 2′, 6′-pentathydroxyflavanone (2*R*, 3*R*)-3, 5, 7, 2′, 6′- 五羟基黄烷酮

pentatriaconta-1, 7-dien-12-ol 三十五碳 -1, 7- 二烯 -12- 醇

n-pentatriacontane 正三十五烷

pentatriacontane 三十五烷

(6*R*, 8*S*)-pentatriacontanediol (6*R*, 8*S*)- 三十五碳二醇

(8*R*, 10*S*)-pentatriacontanediol (8*R*, 10*S*)- 三十五碳二醇

1-pentatriacontanol 1- 三十五醇

pentatriacontanol 三十五醇

18-pentatriacontanone 18- 三十五酮

4-penten-1-acetate 4- 戊烯 -1- 乙酸酯

(*Z*)-2-penten-1-ol (*Z*)-2- 戊烯 -1- 醇

2-penten-1-ol 2- 戊烯 -1- 醇

4-penten-1-yl isothiocyanate 4- 戊烯 -1- 基异硫氰酸酯

1-penten-2, 2, 6-trimethyl cyclohexane 1- 戊烯 -2, 2, 6- 三甲环己烷

(*E*)-3-penten-2-one (*E*)-3- 戊烯 -2- 酮

1-penten-3-ol 1- 戊烯 -3- 醇

P

1-penten-3-one　1- 戊烯 -3- 酮
2-pentenal　2- 戊烯醛
4-pentenal　4- 戊烯醛
4-pentenamide　4- 戊烯酰胺
2, 4-pentendienitrile　2, 4- 戊二烯腈
trans-2-pentene aldehyde　反式 -2- 戊烯醛
pentenocins A, B　戊烯钩状木霉素 A, B
4-pentenonitrile　4- 戊烯腈
4-pentenyl isothiocyanate　异硫氰酸 -4- 戊烯酯
2-(2-pentenyl)-3-methyl-4-hydroxy-2-cyclopenten-1-one　2-(2- 戊烯基)-3- 甲基 -4- 羟基 -2- 环戊烯 -1- 酮
pentifylline　己可可碱
pentitol　戊糖醇
1, 2, 3, 4, 6-pent-*O*-galloyl arbutin　1, 2, 3, 4, 6- 五 -*O*- 没食子酰基熊果酚苷
1, 2, 3, 4, 6-pent-*O*-galloyl-β-D-glucopyranoside　1, 2, 3, 4, 6- 五 -*O*- 没食子酰基 -β-D- 吡喃葡萄糖苷
1, 2, 3, 4, 6-pent-*O*-galloyl-β-D-glucoside　1, 2, 3, 4, 6- 五 -*O*- 没食子酰基 -β-D- 葡萄糖苷
pentologenin　戊羟螺皂苷元
$\Delta^{25(27)}$-pentologenin [$\Delta^{25(27)}$-neopentologenin, 1β, 2β, 3β, 4β, 5β-pentahydroxyspirost-25 (27)-ene]　$\Delta^{25(27)}$- 五羟螺皂苷元 [$\Delta^{25(27)}$- 新五羟螺皂苷元、1β, 2β, 3β, 4β, 5β- 五羟基螺甾 -25 (27)- 烯]
pentologenin-5-*O*-β-D-glucopyranoside　戊羟螺皂苷元 -5-*O*-β-D- 吡喃葡萄糖苷
pentosan　戊聚糖
pentose　戊糖
pentoxifylline　己酮可可碱
2-[(7*S*, 13*S*)-2, 5, 8, 11, 14-pentoxo-3, 6, 9, 12, 15-pentaaza-1 (1, 3)-benzenacyclohexadecaphan-7-yl]acetic acid　2-[(7*S*, 13*S*)-2, 5, 8, 11, 14- 五氧亚基 -3, 6, 9, 12, 15- 五氮杂 -1 (1, 3)- 苯杂环十六蕃 -7- 基] 乙酸
$\Delta^{25(27)}$-pentrogenin　$\Delta^{25(27)}$- 螺甾烯五醇
D-*erythro*-2-pentulose (D-ribulose)　D- 赤戊 -2- 酮糖 (D- 核酮糖)
D-*erythro*-2-pentulosonic acid　D- 赤戊 -2- 酮糖酸
pentyl　戊基
pentyl benzene　戊苯
pentyl carbonochloridate　氯碳酸戊酯
pentyl cyclopropane　戊基环丙烷
2-*n*-pentyl furan　2- 正戊基呋喃
2-pentyl furan　2- 戊基呋喃
n-pentyl glucosinolate　正戊基芥子油苷
pentyl isothiocyanate　戊基异硫氰酸酯
2-*n*-pentyl quinoline (2-*n*-amyl quinoline)　2- 正戊基喹啉
5-pentyl-1, 3-benzenediol　5- 戊基 -1, 3- 苯二酚
2-*n*-pentyl-4-methoxyquinoline　2- 正戊基 -4- 甲氧基喹啉碱
6-pentyl-5, 6-dihydro-2*H*-pyran-2-one　6- 戊基 -5, 6- 二氢化吡喃 -2- 酮
pentylenetetrazol　戊四唑
6-(pentyloxy)-2, 5, 8, 11, 14-pentaoxahexadecane　6-(戊氧基)-2, 5, 8, 11, 14- 五氧杂十六烷
penupogenin　喷奴皂苷元 (本波苷元)
peonanin　芍药色素
peonidin (paeonidin)　芍药花素 (芍药花青素、甲基花青素、芍药素)
peonidin chloride　氯化芍药素
peonidin monoglucoside　芍药素单葡萄糖苷
peonidin-3-(6′-malonyl) glucoside　芍药素 -3-(6′- 丙二酰基) 葡萄糖苷
peonidin-3, 5-diglucoside　芍药素 -3, 5- 二葡萄糖苷
peonidin-3-caffeoyl rutinoside-5-glucoside　芍药素 -3- 咖啡酰基芸香糖苷 -5- 葡萄糖苷
peonidin-3-caffeoyl sophoroside-5-glucoside　芍药素 -3- 咖啡酰基槐糖苷 -5- 葡萄糖苷
peonidin-3-glucosyl caffeoyl glucoside-5-glucoside　芍药素 -3- 葡萄糖基咖啡酰基葡萄糖苷 -5- 葡萄糖苷
peonidin-3-*O*-(4″-*O*-sinapoyl) gentiobioside　芍药素 -3-*O*-(4″-*O*- 芥子酰基) 龙胆二糖苷
peonidin-3-*O*-(6″-*O*-malonyl-β-glucopyranoside)　芍药素 -3-*O*-(6″-*O*- 丙二酰基 -β- 吡喃葡萄糖苷)
peonidin-3-*O*-(6″-*O*-malonyl-β-glucopyranoside)-5-*O*-β-glucopyranoside　芍药素 -3-*O*-(6″-*O*- 丙二酰基 -β- 吡喃葡萄糖苷)-5-*O*-β- 吡喃葡萄糖苷
peonidin-3-*O*-[2-*O*-(6-*O*-(*trans*-caffeoyl)-β-D-glucopyranosyl)-β-D-glucopyranoside　芍药素 -3-*O*-[2-*O*-(6-*O*- 反式 - 咖啡酰基 -β-D- 吡喃葡萄糖基)-β-D- 吡喃葡萄糖苷]
peonidin-3-*O*-[6-*O*-(*trans*-3-*O*-(β-D-glucopyranosyl) caffeoyl)-β-D-glucopyranoside]　芍药素 -3-*O*-[6-*O*-(反式 -3-*O*-(β-D- 吡喃葡萄糖基) 咖啡酰基)-β-D- 吡喃葡萄糖苷]
peonidin-3-*O*-feruloyl rutinoside-5-*O*-glucoside　芍药素 -3-*O*- 阿魏酰基芸香糖苷 -5-*O*- 葡萄糖苷

peonidin-3-*O*-glucoside 芍药素 -3-*O*- 葡萄糖苷	perfoliatumin A 杠板归黄苷 A
peonidin-3-*O*-glucoside chloride 氯化芍药素 -3-*O*- 葡萄糖苷	perforalactone A 牛筋果内酯 A
peonidin-3-*O*-*p*-coumaroyl rutinoside-5-*O*-glucoside 芍药素 -3-*O*- 对香豆酰基芸香糖苷 -5-*O*- 葡萄糖苷	perforaphenonoside A 贯叶连翘苯酚苷 A
peonidin-3-*O*-rutinoside-5-*O*-glucoside 芍药素 -3-*O*- 芸香糖苷 -5-*O*- 葡萄糖苷	perforaquassins A ～ C 牛筋果苦木素 A ～ C
peonidin-3-*O*-sambubioside 芍药素 -3-*O*- 桑布双糖苷	perforatic acid 牛筋果酸
peonidin-3-*O*-xylosyl rhamnoside 芍药素 -3-*O*- 木糖基鼠李糖苷	perforatin A (methyl allopteroxylin) 牛筋果色原酮甲 (甲基别牛筋果酮)
peonidin-3-propionyl rutinoside-5-glucoside 芍药素 -3- 丙酰基芸香糖苷 -5- 葡萄糖苷	perforatinolone 牛筋果醇酮
peonol (paeonol, 2′-hydroxy-4′-methoxyacetophenone) 芍药酚 (丹皮醇、牡丹酚、2′- 羟基 -4′- 甲氧基苯乙酮)	perforatins A ～ G 牛筋果色原酮甲～庚
peperitene 辣薄荷烯	perforine 大叶芸香碱 (佩佛任)
peperomins A ～ F 草胡椒素 (石蝉草素) A ～ F	performic acid 过甲酸
peperotetraphin 豆瓣绿素	pergrinumcin A 刺齿枝子花辛 A
peperovulcanones A, B 火山岩草胡椒酮 A、B	pergularin 夜来香素 (萝藦素)
peplusol 南欧大戟醇	pergularin-3-*O*-β-D-cymaropyranoside 夜来香素 -3-*O*-β-D- 吡喃加拿大麻糖苷
pepper acid A 胡椒油酸 A	pergularin-3-*O*-β-D-cymaropyranosyl-(1 → 4)-β-D-oleandropyranoside 夜来香素 -3-*O*-β-D- 吡喃加拿大麻糖基 -(1 → 4)-β-D- 吡喃欧洲夹竹桃糖苷
peppermint camphor (menthacamphor, DL-menthol) 薄荷脑 (DL- 薄荷醇)	pergularin-3-*O*-β-D-oleandropyranoside 夜来香素 -3-*O*-β-D- 吡喃欧洲夹竹桃糖苷
pepsin stabilizing factor 蛋白酶稳定因子	pergumidiene 长胡椒酰胺二烯
peptide 肽	perhydro-1, 2-cyclopentanophenanthrene 1, 2- 环戊烷全氢化菲
pepuline 佩浦灵	periandradulcins A ～ C 甜周围假雄蕊素 A ～ C
peracetic acid 过乙酸	pericalline 派利卡灵碱
perakenine 霹雳萝芙碱	pericalline (tabernoschizine) 山辣椒裂碱
perakine 布拉钦碱 (霹雳萝芙木碱)	periconicins A, B 黑葱花霉素 A、B
peraksine 霹雳萝芙辛碱	pericosines A, B 黑团孢素 A、B
perbenzoic acid 过苯甲酸	pericyclivine 佩西立文
perchloryl benzene 高氯酰苯	periforgenin A 杠柳强心甾佛宁素 A
perconval (convallatoxol) 铃兰醇苷 (铃兰毒醇苷、铃兰毒醇)	periformyline 佩埋灵
pereflorin B 多花佩雷菊素 B	periforoside Ⅰ 滇杠柳苷 (杠柳强心甾苷) Ⅰ
peregrinine 佩瑞日宁	periglaucines A ～ D 细圆藤碱 A ～ D
peregrinol 外来欧夏至草醇	periguloside 杠柳古洛糖苷
peregrinumins A ～ C 刺齿枝子花素 A ～ C	perilla alcohol (perillyl alcohol) 紫苏醇 (紫苏子醇)
pereitrine 佩瑞春	perilla ketone 紫苏酮
perennisaponins A ～ F 雏菊皂苷 A ～ F	perillal (perillaldehyde) 紫苏醛
perennisosides Ⅰ～Ⅶ 雏菊苷 Ⅰ～Ⅶ	D-perillaldehyde D- 紫苏醛
perfamine 大叶芸香胺	perillaldehyde (perillal) 紫苏醛
	perillanin 紫苏红色素
	perillanolides A, B 紫苏内酯 A、B

perillascens 野生紫苏素

perillaside 紫苏拉苷

perillene 紫苏烯

(–)-perillic acid (–)- 紫苏酸

(*S*)-(–)-perillic acid (*S*)-(–)- 紫苏酸

perillic acid 紫苏酸

perillic anhydride 紫苏酐

perillosides A ～ E 紫苏苷 A ～ E

perilloxin 紫苏素 (紫苏氧杂辛)

(–)-perillyl alcohol (–)- 紫苏子醇

perillyl alcohol (perilla alcohol) 紫苏醇 (紫苏子醇)

perillyl aldehyde 紫苏烯醛

perillyl-β-D-glucopyranoside 紫苏醇 -β-D- 吡喃葡萄糖苷

perimidine {naphtho[1, 8-*de*] pyrimidine} 白啶 { 萘并 [1, 8-*de*] 嘧啶 }

perimivine 派利米文碱

periostracel 壳皮质

peripalloside 杠柳阿洛糖苷

periperoxides A ～ E 杠柳甾过氧化物 A ～ E

periplanones A, B 美洲蜚蠊酮 A、B

periplobiose 杠柳二糖

periplocae oligosaccharides C_1, D_2, F_1, F_2 北五加皮寡糖 C_1、D_2、F_1、F_2

periplocin (periplocoside) 杠柳苷 (杠柳毒苷、萝藦毒苷、北五加皮苷)

periplocogenin 杠柳毒苷元

periplocoside (periplocin) 北五加皮苷 (杠柳苷、杠柳毒苷、萝藦毒苷)

periplocosides A ～ G, M, N 北五加皮苷 (杠柳苷) A ～ G、M、N

periplocymarin 杠柳次苷 (杠柳加拿大麻苷)

periplogenin 杠柳苷元

periplogenin-3-*O*-(4-*O*-β-D-glucopyranosyl-β-D-digitalopyranoside) 杠柳苷元 -3-*O*-(4-*O*-β-D- 吡喃葡萄糖基 -β-D- 吡喃洋地黄糖苷)

periplogenin-3-*O*-D-glucopyranosyl-(1 → 4)-D-cymaropyranoside 杠柳苷元 -3-*O*-D- 吡喃葡萄糖基 -(1 → 4)-D- 吡喃加拿大麻糖苷

periplogenin-3-*O*-α-L-rhamnopyranoside 杠柳苷元 -3-*O*-α-L- 吡喃鼠李糖苷

periplogenin-6-deoxy-β-D-guloside 杠柳苷元 -6- 脱氧 -β-D- 古洛糖苷

periplorhamnoside (periplogenin-3-*O*-α-L-rhamnoside) 杠柳鼠李糖苷 (杠柳苷元 -3-*O*-α-L- 鼠李糖苷)

perisaccharides A ～ C 杠柳次寡糖 A ～ C

periseosides A ～ E 杠柳散苷 A ～ E

perisepiumosides A ～ I 杠柳孕苷 A ～ I

perisesaccharides A ～ E 杠柳寡糖 A ～ E

peristrophamide 红丝线酰胺

peristrophine 红丝线素

peritassine A 哌瑞塔司 A

perividine 佩维定

perivincine 周长春辛

perivine 派利文碱

perlatolic acid 珠光酸

perlolidine 佩洛立定

perloline 佩洛灵

perlolyrine {tribulusterine, 1-(5-hydroxymethyl-2-furyl)-9*H*-pyrido[3, 4-*b*]indole} 佩洛立灵 { 川芎哚、刺蒺藜碱、1-(5- 羟甲基 -2- 呋喃基)-9*H*- 吡啶并 [3, 4-*b*] 吲哚 }

perobine 佩绕宾

perosine 佩绕素 (派绕生)

perosine sulfate 硫酸派绕生

peroxiatractylenolide Ⅲ 过氧苍术内酯 Ⅲ

peroxidases A, B 过氧物酶 A、B

peroxisomicine A_3 过氧物酶素 A_3

α-peroxyachifolid α- 过氧千叶蓍酯

peroxyauraptenol 过氧酸橙内酯烯醇 (过氧酸橙素烯醇)

10, 12-peroxycalamenene 10, 12- 过氧脱氢白菖蒲烯

peroxycarboxylic acid 过氧甲酸

peroxycostunolide 过氧木香烯内酯

peroxydase 过氧化酶

4, 4′-peroxydibenzoic acid 4, 4′- 过氧叉二苯甲酸

peroxyergosterol 过氧麦角甾醇

peroxyeupahakonins A, B 过氧泽兰薁宁 A、B

1-peroxyferolide 1- 氧非柔里定

peroxyhexanoic acid 过氧己酸

peroxyhypocrellin 过氧竹红菌素

β-peroxyisoachifolide β- 过氧异千叶蓍酯

peroxymonascuspyrone 过氧红曲吡喃酮

5α, 8α-peroxymultiflora-6, 9 (11)-dien-3α, 29-dibenzoate 5α, 8α- 过氧多花白树 -6, 9 (11)- 二烯 -3α, 29- 二苯甲酸酯

peroxymurraol 过氧九里香醇	pescaprosides A ～ E 马鞍藤脂酸苷 A ～ E
peroxyparthenolide 过氧化银胶菊内酯 (过氧小白菊内酯)	peshawarine 小花角茴香碱
peroxypropionic acid 过氧丙酸	pessoine 佩索因碱
peroxysampsones A, B 过氧化元宝酮 A、B	pestalasins A ～ E 拟盘多毛孢素 A ～ E
peroxysimulenoline 过氧化野花椒醇碱	pestalone 盘多毛孢酮
peroxytamarin 过氧羽叶芸香灵	pestalotiopsin A 类盘多毛孢素 A
perrotetins D ～ F 宁扁萼苔素 D ～ F	pestalotiopsoid A 拟盘多毛孢碱 A
perrottetins A ～ F 光萼苔种素 (直瓣扁萼苔素) A ～ F	pestalotiopsones A ～ F 拟盘多毛孢酮 A ～ F
perseals C ～ F 鳄梨醛 C ～ F	petafolias A, B 裂叶荆芥萜 A、B
perseanol 鳄梨醇	petaline 佩它灵
perseitol 鳄梨糖醇	petalopurpurenol 紫色瓣蕊豆酚
persenones A, B 鳄梨酮 A、B	petalostemumol 瓣蕊豆酚
perseulose 鳄梨酮糖 (半乳庚酮糖)	petanin 碧冬茄宁
persicanidine A 桃贝母碱 A	petasalbin 白蜂斗菜素
persicanidine B-3-*O*-β-D-glucoside 桃贝母碱 B-3-*O*-β-D- 葡萄糖苷	petasalbin methyl ether 白蜂斗菜素甲醚
persicarin 水蓼素 (蓼黄素)	petasiformin A 台湾蜂斗菜素 A
persicarin-7-methyl ether 水蓼素 -7- 甲醚	(*S*)-petasin (*S*)- 蜂斗菜素
persicaside 桃碱苷	petasin 蜂斗菜酯 (蜂斗菜素)
persicogenin 桃皮素	petasinine 蜂斗菜碱
persicogenin-3′-glucoside 桃皮素 -3′- 葡萄糖苷	petasinoside 蜂斗菜碱苷
persicogenin-5-β-D-glucopyranoside 桃皮素 -5-β-D- 吡喃葡萄糖苷	petasiphenol 蜂斗菜酚
persiconin (persicoside) 桃苷	petasiphenone 蜂斗菜酚酮
persicoside (persiconin) 桃苷	petasitenine 蜂斗菜烯碱
perulactone B 灯笼草内酯 B	petasitin 蜂斗菜亭 (蜂斗菜醇酯)
perusitin 黄花夹竹桃次苷丁	petasitolone 蜂斗菜醇酮
peruvianine 秘鲁矛毒藤碱	petasol 蜂斗醇
peruvianosides A, B 秘鲁绵枣儿苷 A、B	petatrichols A, B 毛裂蜂斗菜醇 A、B
peruvianoxide 灯笼果甾酮	peterokaurane P_1-2-*O*-β-D-glucoside 蕨贝壳杉烷 P_1-2-*O*-β-D- 葡萄糖苷
peruviol [(+)-nerolidol] 橙花油醇 (苦橙油醇、橙花叔醇、橙花树醇)	petilidine 展瓣贝母定
peruvoside (encordin, cannogenin α-L-thevetoside) 黄花夹竹桃次苷甲 (黄夹次苷甲、坎纳苷元 α-L- 黄花夹竹桃糖苷)	petilinine-3-β-D-glucoside 平贝碱苷
peruvoside-2′-monoacetate 黄花夹竹桃次苷甲 -2′- 单乙酸酯	petisidine 贝母西定碱
pervilleines A ～ F 极柔毛古柯碱 A ～ F	petomine 佩陶明
perylene 苝	petriellin A 彼得壳素 A
	trans-petroselaidic acid 反式 - 欧芹酸
	petroselic acid [petroselinic acid, (*Z*)-6-octadecenoic-acid] 洋芫荽子酸 [岩芹酸、(*Z*)- 芹子酸、(*Z*)-6-十八烯酸]
	petroselidinic acid 异岩芹酸

trans-petroselinic acid　反式 - 洋芫荽子酸
petroselinic acid [petroselic acid, (*Z*)-6-octadecenoic-acid]　岩芹酸 [洋芫荽子酸、(*Z*)- 芹子酸、(*Z*)-6- 十八烯酸]
petroside　欧芹苷
petuniasterone R　碧冬茄甾酮 R
petunidin　矮牵牛素 (矮牵牛花素、碧冬茄素)
petunidin glycoside　矮牵牛素糖苷
petunidin-3-(6′-malonyl) glucoside　矮牵牛素 -3-(6′- 丙二酰基) 葡萄糖苷
petunidin-3-(*p*-coumaroyl)-rhamnosyl glucoside-5-glucoside　矮牵牛素 -3- 对香豆酰基鼠李葡萄糖苷 -5- 葡萄糖苷
petunidin-3, 5-diglucoside　矮牵牛素 -3, 5- 二葡萄糖苷
petunidin-3, 7-di-*O*-(β-D-glucopyranoside)　矮牵牛素 -3, 7- 二 -*O*-(β-D- 吡喃葡萄糖苷)
petunidin-3-arabinoside　矮牵牛素 -3- 阿拉伯糖苷
petunidin-3-caffeoyl rutinoside-5-glucoside　矮牵牛素 -3- 咖啡酰基芸香糖苷 -5- 葡萄糖苷
petunidin-3-glucoside　矮牵牛素 -3- 葡萄糖苷
petunidin-3-*O*-(4-*p*-*trans*-coumaroyl-α-L-rhamnopyranosyl)-(1 → 6)-*O*-β-D-glucopyranoside　矮牵牛素 -3-*O*-(4- 对 - 反式 - 香豆酰基 -α-L- 吡喃鼠李糖基)-(1 → 6)-*O*-β-D- 吡喃葡萄糖苷
petunidin-3-*O*-(6′-malonyl)-β-D-glucopyranoside　矮牵牛素 -3-*O*-(6′- 丙二酰基)-β-D- 吡喃葡萄糖苷
petunidin-3-*O*-feruloyl-rutinoside-5-*O*-glucoside　矮牵牛素 -3-*O*- 阿魏酰基芸香糖苷 -5-*O*- 葡萄糖苷
petunidin-3-*O*-glucopyranoside　矮牵牛素 -3-*O*- 吡喃葡萄糖苷
petunidin-3-*O*-*p*-coumaroyl rutinoside-5-*O*-glucoside　矮牵牛素 -3-*O*- 对香豆酰基芸香糖苷 -5-*O*- 葡萄糖苷
petunidin-3-*O*-*p*-coumaroyl rutinoside-7-*O*-glucoside　矮牵牛素 -3-*O*- 对香豆酰基芸香糖苷 -7-*O*- 葡萄糖苷
petunidin-3-*O*-rhamnoside-5-*O*-glucoside　矮牵牛素 -3-*O*- 鼠李糖苷 -5-*O*- 葡萄糖苷
petunidin-3-*O*-rutinoside-5-*O*-glucoside　矮牵牛素 -3-*O*- 芸香糖苷 -5-*O*- 葡萄糖苷
petunidin-nonacylated-3-rhamnosyl glucoside-5-glucoside　矮牵牛素非乙酰化 -3- 鼠李糖基葡萄糖苷 -5- 葡萄糖苷
petunin F　碧冬茄苷 F
petuniosides L ～ N　碧冬茄甾苷 L ～ N
peucedanin (peucedanine)　前胡素 (前胡宁素、前胡内酯)
peucedanocoumarins Ⅰ～Ⅲ　白花前胡香豆素Ⅰ～Ⅲ
peucedanol　白花前胡醇 (前胡醇)
peucedanol-2′-*O*-β-D-apiofuranosyl-(1 → 6)-β-D-glucopyranoside　白花前胡醇 -2′-*O*-β-D- 呋喃芹糖基 -(1 → 6)-β-D- 吡喃葡萄糖苷
(*S*)-peucedanol-3′-*O*-β-D-apiofuranosyl-(1 → 6)-β-D-glucopyranoside　(*S*)- 白花前胡醇 -3′-*O*-β-D- 呋喃芹糖基 -(1 → 6)-β-D- 吡喃葡萄糖苷
(*R*)-peucedanol-3′-*O*-β-D-glucopyranoside　(*R*)- 白花前胡醇 -3′-*O*-β-D- 吡喃葡萄糖苷
(*S*)-peucedanol-3′-*O*-β-D-glucopyranoside　(*S*)- 白花前胡醇 -3′-*O*-β-D- 吡喃葡萄糖苷
peucedanol-7-*O*-β-D-apiofuranosyl-(1→6)-β-D-glucopyranoside　白花前胡醇 -7-*O*-β-D- 呋喃芹糖基 -(1 → 6)-β-D- 吡喃葡萄糖苷
(*R*)-peucedanol-7-*O*-β-D-glucopyranoside　(*R*)- 白花前胡醇 -7-*O*-β-D- 吡喃葡萄糖苷
(*S*)-peucedanol-7-*O*-β-D-glucopyranoside　(*S*)- 白花前胡醇 -7-*O*-β-D- 吡喃葡萄糖苷
peucedanone　白花前胡酮 (前胡酮)
peucedanosides A, B　白花前胡豆苷 A、B
peucenidin　白花前胡定 (前胡啶素)
peucenin　前胡宁
peucenin-7-methyl ether　前胡宁 -7- 甲醚
peucenol (peumorisin)　准噶尔前胡酚
peuformosin　美丽前胡素
(+)-peuformosin　(+)- 台湾前胡素
peujaponiside　滨海前胡苷
peujaponisin　滨海前胡素 (防葵素)
peujaponisinols A, B　滨海前胡醇 A、B
peumorisin (peucenol)　准噶尔前胡酚
peuruthenicin　俄罗斯前胡素
peyonine　佩欧宁
peyotine　佩欧亭
pfaffic acid　巴西人参素酸
pfaffoside A　巴西人参苷 A
phacadinanes A ～ D　姜黄二环素 A ～ D
phaeantharine　亮花木任
phaeanthine　亮花木碱
phaeocaulisins A ～ M　蓬莪术辛素 A ～ M
phaeocauone　蓬莪术卡酮
phaeoheptanoxide　蓬莪术庚氧化物
phaeomelanin　浅黑素

phagermadiol　法加麦二醇

phalloidin　毒伞素

phalloidine　鬼笔碱

phangininoxy A　苏木萜宁氧化物 A

phanginins A ～ S　苏木萜宁 A ～ S

(–)-phanostenine　(–)- 法诺斯蒂宁

phanostenine　法诺斯蒂宁

phantomolin　柔毛地胆素 (白花地胆草林素)

pharbilignans A ～ D　牵牛木脂素 A ～ D

pharbinilic acid　牵牛子新酸

pharbitic acids A ～ D　牵牛子酸 A ～ D

pharbitin　牵牛子苷

pharbitosides A, B　伐比托苷 A、B

pharbosides A ～ G　牵牛子苷 A ～ G

pharicunins N ～ R　川藏香茶菜苦素 N ～ R

pharienside　帕里苷

phasalvione　法萨尔韦酮

phaseic acid　红花菜豆酸 (菜豆酸)

phaselic acid　菜豆酚酸

phaseolin　菜豆素

phaseolin polypeptide　菜豆素蛋白多肽

(–)-phaseollidin　(–)- 菜豆啶素

phaseollidin　菜豆素定 (菜豆定、菜豆啶素)

phaseollin　菜豆林素

phaseollinisoflavan　菜豆素异黄烷

phaseoloidin (homogentisic acid-2-*O*-β-D-glucopyranoside)　榼藤子苷 (尿黑酸 -2-*O*-β-D- 吡喃葡萄糖苷)

phaseolosides A ～ E　菜豆皂苷 A ～ E

phaseolunatin (linamarin)　菜豆苷 (亚麻苦苷)

phaseoluside A　菜豆甾苷 A

phaseolutone　菜豆异黄酮 A

phasin　菜豆凝血素

phebalosin　脱水长叶九里香内酯 (费巴芸香素)

phegopolin　水龙骨卵果蕨素 (结合卵果蕨苷)

pheliozine　费立嗪

phelipaeside　列当属苷

pheliposide　黄肉苁蓉苷

phellamuretin　二氢黄柏素

phellamurin　黄檗灵素 (黄柏苷)

phellandral　水芹醛

(*R*)-(–)-α-phellandrene　(*R*)-(–)-α- 水芹烯

phellandrene　水芹烯 (水茴香萜、菲兰烯)

α-phellandrene　α- 水芹烯 (α- 水茴香萜、α- 菲兰烯)

β-phellandrene　β- 水芹烯 (β- 水茴香萜、β- 菲兰烯)

phellandrone　水芹酮

phellatin　黄檗亭素 (脱氢异黄柏苷)

phellavin　黄檗文素 (异黄柏苷)

phellinsin A　木层孔菌素 A

phellochin　黄檗钦素 (黄柏呈)

phellochinin A　黄檗钦宁 A

phellodendric acid A　黄檗酸 A

phellodendrine　黄檗碱 (黄柏碱)

phellodendrine hydrochloride　盐酸黄檗碱 (盐酸黄柏碱)

phellodendroside　黄檗苷 (黄柏环合苷)

phellodenols A ～ H　黄檗醇 A ～ H

(2*R*)-phellodensin F　(2*R*)- 黄檗辛素 F

phellodensins D ～ G　黄檗辛素 D ～ G

phellogine　黄檗精

phellolactone　黄檗酚内酯

phellopterin　珊瑚菜素 (珊瑚菜内酯)

phelloside　脱氢黄柏双糖苷

phellozide　黄檗叶苷 (黄柏兹德)

phenalene　菲烯 (苊)

1*H*-phenalene-4-carboxylic acid　1*H*- 苊 -4- 甲酸

2-(phenanthren-2-yl) anthracene　2-(菲 -2- 基) 蒽

phenanthrene　菲

phenanthrene-1, 10:9, 8-dicarbolactone　菲 -1, 10:9, 8- 二碳内酯

phenanthrene-2, 4, 9-triol　菲 -2, 4, 9- 三醇

phenanthrene-3, 4-dione　菲 -3, 4- 二酮

phenanthridine {benzo[*c*]quinoline}　菲啶 { 苯并 [*c*] 喹啉 }

phenanthro[1, 10*bc*:9, 8-*b'c'*]difuran-1, 9-dione　菲并 [1, 10-*bc*:9, 8-*b'c'*] 二呋喃 -1, 9- 二酮

2-phenanthrol　2- 菲酚

1, 10-phenanthroline　1, 10- 菲咯啉

1, 8-phenanthroline　1, 8- 菲咯啉

1, 9-phenanthroline　1, 9- 菲咯啉

2, 7-phenanthroline　2, 7- 菲咯啉

2, 8-phenanthroline　2, 8- 菲咯啉

2, 9-phenanthroline　2, 9- 菲咯啉

3, 7-phenanthroline　3, 7- 菲咯啉
3, 8-phenanthroline　3, 8- 菲咯啉
4, 7-phenanthroline　4, 7- 菲咯啉
phenanthroline (1, 7-phenanthroline)　菲咯啉 (1, 7- 菲咯啉、1, 7- 二氮杂菲)
1, 7-phenanthroline (phenanthroline)　1, 7- 二氮杂菲 (1, 7- 菲咯啉、菲咯啉)
phenarsazine　氮砷杂蒽 (二苯并砷嗪、吩砷嗪)
phenethyl　苯乙基
phenethyl alcohol (β-hydroxyethyl benzene)　苯乙基醇 (β- 羟乙基苯)
phenethyl amine　苯乙胺
β-phenethyl amine　β- 苯乙胺
phenethyl caffeate (caffeic acid phenethyl ester)　咖啡酸苯乙酯
phenethyl ferulate　阿魏酸苯乙酯
phenethyl glucoside　苯乙基葡萄糖苷
phenethyl isothiocyanate　1- 异硫氰酸苯乙酯
phenethyl methyl ether　苯乙基甲醚
2-phenethyl pentanoate　戊酸苯乙酯
phenethyl pyrrole-2-carboxylate　苯乙基吡咯 -2- 甲酸酯
phenethyl rutinoside　苯乙基芸香糖苷
N-β-phenethyl-3-(3, 4-dimethoxyphenyl) propenamide　*N*-β- 苯乙基 -3-(3, 4- 二甲氧苯基) 丙烯酰胺
N-β-phenethyl-3-(3, 4-methylenedioxyphenyl) propenamide　*N*-β- 苯乙基 -3-(3, 4- 亚甲二氧苯基) 丙烯酰胺
(*E*)-*N*-phenethyl-3, 4-(methylenedioxy) acrylamide　(*E*)-*N*- 苯乙基 -3, 4-(亚甲二氧基) 丙烯酰胺
phenethyl-6′-*O*-galloyl-β-D-glucopyranoside　苯乙基 -6′-*O*- 没食子酰基 -β-D- 吡喃葡萄糖苷
phenethyl-*O*-rutinoside　苯乙基 -*O*- 芸香糖苷
phenethyl-*O*-α-L-arabinopyranosyl-(1→6)-β-D-glucopyranoside　苯乙基 -*O*-α-L- 吡喃阿拉伯糖基 -(1→6)-β-D- 吡喃葡萄糖苷
phenethyl-*O*-α-L-rhamnopyranosyl-(1→6)-β-D-glucopyranoside　苯乙基 -*O*-α-L- 吡喃鼠李糖基 -(1→6)-β-D- 吡喃葡萄糖苷
phenethyl-*O*-β-D-glucopyranoside　苯乙基 -*O*-β-D- 吡喃葡萄糖苷
phenochalasins A, B　苯松弛素 A、B
phenol (phenylic acid, hydroxybenzene)　苯酚 (石炭酸、羟基苯)
phenolic diglucoside　苯酚二葡萄糖苷
phenolic primeveroside　苯酚樱草糖苷
phenolphthalein　酚酞
phenomercazine　氮汞杂蒽二苯并汞嗪 (吩汞嗪)
phenophosphazine　氮磷杂蒽 (二苯并磷嗪、吩磷嗪、啡磷)
phenopyrrozin　苯吡咯素
10*H*-phenoselenazine　10*H*- 硒氮杂蒽 (10*H*- 吩硒嗪)
phenoselenazine　硒氮杂蒽 (吩硒嗪)
phenotellurazine　碲氮杂蒽 (二苯并碲嗪、吩碲嗪)
10*H*-phenotellurazine (dibenzotellurazine)　10*H*- 碲氮杂蒽 (二苯并碲嗪、吩碲嗪)
phenothiarsine　硫砷杂蒽
10*H*-phenothiazine　10*H*- 硫氮杂蒽
phenothiazine　硫氮杂蒽 { 二苯并 [*b*, *e*] 噻嗪、吩噻嗪 }
10*H*-phenoxaphosphine　10*H*- 氧磷杂蒽
phenoxaphosphinine　氧磷杂蒽
10*H*-phenoxarsine　10*H*- 氧砷杂蒽
phenoxarsine (phenoxarsinine)　氧砷杂蒽 (吩噁砒)
phenoxaselenine　氧硒杂蒽
10*H*-phenoxastibinine　10*H*- 氧锑杂蒽
phenoxastibinine　氧锑杂蒽
phenoxatellurine　氧碲杂蒽
phenoxathiine　氧硫杂蒽 (吩噁噻)
phenoxazin-3-one　吩嗪 -3- 酮
phenoxazine　氧氮杂蒽 (吩噁嗪)
10*H*-phenoxazine {dibenzo[*b*, *e*]xazine}　10*H*- 氧氮杂蒽 { 二苯并 [*b*, *e*] 噁嗪 }
1-phenoxy-2, 3-propanediol　1- 苯氧基 -2, 3- 丙二醇
phenoxymethyl benzene　苯氧甲基苯
phentolamine　芬妥胺
phenyethyl cinnamate　桂皮酸苯乙酯
phenyl 7-quinolyl selenone　苯基 (喹林 -7- 基) 硒砜
trans-(1*S*, 2*S*)-3-phenyl acenaphthene-1, 2-diol　反式 -(1*S*, 2*S*)-3- 苯基 - 萘已环 -1, 2- 二醇
2-phenyl acetaldehyde　2- 苯乙醛
phenyl acetaldehyde　苯乙醛
N-phenyl acetamide　*N*- 苯基乙酰胺
phenyl acetate　苯乙酸酯
phenyl acetic acid (benzeneacetic acid)　苯乙酸

phenyl acetone (phenyl propanone)　苯丙酮 (苯基丙酮)
3-phenyl acetoxy-6, 7-epoxytropane　3- 苯乙酰氧基 -6, 7- 环氧托品烷
3-phenyl acetoxy-6-hydroxytropane　3- 苯乙酰氧基 -6- 羟基托品烷
3-phenyl acetoxytropane　3- 苯乙酰氧基托品烷
3α-phenyl acetoxytropane　3α- 苯乙酰氧基托品烷
3β-phenyl acetoxytropane　3β- 苯乙酰氧基托品烷
phenyl acetyl pterosins A ～ C　苯乙酰蕨素 A ～ C
3-phenyl acrolein　3- 苯丙烯醛
DL-phenyl alanine　DL- 苯丙氨酸
D-phenyl alanine　D- 苯丙氨酸
L-(–)-phenyl alanine　L-(–)- 苯丙氨酸
phenyl alanine　苯丙氨酸
L-phenyl alanine (3-phenyl-L-alanine)　L- 苯丙氨酸 (3- 苯基 -L- 丙氨酸)
phenyl alanine ammonialyase　苯丙氨酸解氨酶
L-phenyl alaninosecologanin　L- 苯基丙氨基开环马钱素
L-phenyl alanyl-L-serine anhydride　L- 苯丙氨酰 -L- 丝氨酸酐
4-[(phenyl amino) carbonyl]propanoic acid　4-[(苯胺基) 羰基] 丙酸
2-*N*-phenyl aminonaphthalene　2-*N*- 苯氨萘
N-phenyl aniline　*N*- 苯基苯胺
phenyl arsonic acid　苯基胂酸
phenyl azide　苯基叠氮
N-phenyl benzene phthalimide　*N*- 苯基苯二甲酰亚胺
4-phenyl bicyclo[2.2.2]oct-1-ol　4- 苯基双环 [2.2.2]-1- 辛醇
4-phenyl butan-2-one　4- 苯基丁 -2- 酮
phenyl butanone glucoside [4-(*p*-hydroxyphenyl) butanone-*O*-glucoside]　苯丁酮葡萄糖苷 [4-(*p*- 羟苯基) 丁酮 -*O*- 葡萄糖苷]
phenyl carbamate　氨基甲酸苯酯
4-(phenyl carbamoyl) propanoic acid　4-(苯基甲酰基) 丙酸
α-phenyl cinnamic acid　α- 苯基桂皮酸
α-phenyl cinnamic acid nitrile　α- 苯基桂皮腈
phenyl crotonaldehyde　苯基巴豆油醛
2-(2-phenyl cyclohexyloxy) ethanol　2-(2- 苯基环己氧基) 乙醇
phenyl diazenol　苯乙氮烯醇
4-(phenyl diazenyl) benzenesulfonic acid　4-(苯基乙氮烯基) 苯磺酸
phenyl dihydroxydihydroisocoumarin　苯基二羟基二氢异香豆素
2-phenyl dodecane　2- 苯基十二烷
4-phenyl dodecane　4- 苯基十二烷
5-phenyl dodecane　5- 苯基十二烷
6-phenyl dodecane　6- 苯基十二烷
N-phenyl ethan-1-iminium bromide　溴化 -*N*- 苯基乙烷亚铵
1-phenyl ethanol (1-phenyl ethyl alcohol)　1- 苯乙醇
2-phenyl ethanol (2-phenyl ethyl alcohol)　2- 苯乙醇
phenyl ethanol (phenyl ethyl alcohol)　苯乙醇
phenyl ethanol-8-*O*-α-L-rhamnopyranosyl-(1 → 6)-β-D-glucopyranoside　苯乙醇 -8-*O*-α-L- 吡喃鼠李糖基 -(1 → 6)-β-D- 吡喃葡萄糖苷
phenyl ethanol-8-*O*-β-D-glucopyranoside　苯乙醇 -8-*O*-β-D- 吡喃葡萄糖苷
phenyl ethanol-*O*-β-D-glucopyranosyl-(1 → 2)-*O*-β-D-glucopyranoside　苯乙醇 -*O*-β-D- 吡喃葡萄糖基 -(1 → 2)-*O*-β-D- 吡喃葡萄糖苷
phenyl ethanol-*O*-β-D-glucopyranosyl-(2 → 1)-*O*-β-D-glucopyranoside　苯乙醇 -*O*-β-D- 吡喃葡萄糖基 -(2 → 1)-*O*-β-D- 吡喃葡萄糖苷
phenyl ethanol-β-D-gentiobioside　苯乙醇 -β-D- 龙胆二糖苷
phenyl ethanol-β-vicianoside　苯乙醇 -β- 巢菜糖苷
phenyl ethanone (acetophenone)　苯乙酮 (乙酰苯)
β-phenyl ethoxy-β-D-glucopyranoside　β- 苯基乙氧基 -β-D- 吡喃葡萄糖苷
phenyl ethyl acetate　乙酸苯乙酯
2-phenyl ethyl alcohol　2- 苯基乙醇
p-phenyl ethyl alcohol　对苯乙醇
1-phenyl ethyl alcohol (1-phenyl ethanol)　1- 苯乙醇
2-phenyl ethyl alcohol (2-phenyl ethanol)　2- 苯乙醇
phenyl ethyl alcohol (phenyl ethanol)　苯乙醇
β-phenyl ethyl amine　β- 氨基乙苯 (β- 苯基乙胺)
phenyl ethyl benzoate　苯甲酸苯乙酯
phenyl ethyl formate　甲酸苯乙酯
2-phenyl ethyl glucosinolate　2- 苯乙基芥子油苷
β-phenyl ethyl isobutanoate　异丁酸 -β- 苯乙酯
β-phenyl ethyl isothiocyanate　异硫氰酸 -β- 苯乙酯

P

2-phenyl ethyl isovalerate　2- 苯乙基异缬草酸酯

2-phenyl ethyl methyl ether　2- 苯乙基甲酯

2-phenyl ethyl rutinoside　2- 苯乙基芸香糖苷

1-phenyl ethyl valerate　戊酸 -1- 苯乙酯

(5*R*, 6*R*, 7*S*, 8*R*)-2-(2-phenyl ethyl)-(5′*E*, 6a, 7*E*, 8′*E*)-tetrahydroxy-5, 6, 7, 8-tetrahydrochromone　(5*R*, 6*R*, 7*S*, 8*R*)-2-(2- 苯乙基)-(5′*E*, 6a, 7*E*, 8′*E*)- 四羟基 -5, 6, 7, 8- 四氢色原酮

(5*S*, 6*R*, 7*R*, 8*S*)-2-(2-phenyl ethyl)-5, 6, 7-trihydroxy-5, 6, 7, 8-tetrahydro-8-[2-(2-phenyl ethyl)-7-hydroxychromonyl-6-oxy]chromone (AH12)　(5*S*, 6*S*, 7*R*, 8*S*)-2-(2- 苯乙基)-5, 6, 7- 三羟基 -5, 6, 7, 8- 四氢 -8-[2-(2- 苯乙基)-7- 羟基 - 色酰 -6- 氧] 色原酮

(5*S*, 6*R*, 7*R*, 8*S*)-2-(2-phenyl ethyl)-5, 6, 7-trihydroxy-5, 6, 7, 8-tetrahydro-8-[2-(2-phenyl ethyl) chromonyl-6-oxy]chromone (AH13)　(5*S*, 6*R*, 7*R*, 8*S*)-2-(2- 苯乙基)-5, 6, 7- 三羟基 -5, 6, 7, 8- 四氢 -8-[2-(2- 苯乙基) 色酰 -6- 氧] 色原酮

(5*S*, 6*S*, 7*R*, 8*S*)-2-(2-phenyl ethyl)-6, 7, 8-trihydroxy-5, 6, 7, 8-tetrahydro-5-[2-(2-phenyl ethyl)-7-hydroxychromonyl-6-oxy]chromone (AH15)　(5*S*, 6*S*, 7*R*, 8*S*)-2-(2- 苯乙基)-6, 7, 8- 三羟基 -5, 6, 7, 8- 四氢 -5-[2-(2- 苯乙基)-7- 羟基 - 色酰 -6- 氧] 色原酮

(5*S*, 6*S*, 7*S*, 8*R*)-2-(2-phenyl ethyl)-6, 7, 8-trihydroxy-5, 6, 7, 8-tetrahydro-5-[2-(2-phenyl ethyl) chromonyl-6-oxy] chromone (AH14)　(5*S*, 6*S*, 7*S*, 8*R*)-2-(2- 苯乙基)-6, 7, 8- 三羟基 -5, 6, 7, 8- 四氢 -5-[2-(2- 苯乙基) 色酰 -6- 氧] 色原酮

2-(2-phenyl ethyl) chromone　2-(2- 苯乙基) 色原酮

phenyl ethyl-2-β-D-glucoside　苯乙基 -2-β-D- 葡萄糖苷

2-phenyl ethyl-3-*O*-α-L-rhamnopyranosyl-β-D-glucopyranoside　2- 苯乙基 -3-*O*-α-L- 吡喃鼠李糖基 -β-D- 吡喃葡萄糖苷

2-phenyl ethyl-D-rutinoside　2- 苯乙基 -D- 芸香糖苷

2-phenyl ethyl-*O*-α-L-arabinopyranosyl-(1 → 6)-*O*-β-D-glucopyranoside　2- 苯乙基 -*O*-α-L- 吡喃阿拉伯糖基 -(1 → 6)-*O*-β-D- 吡喃葡萄糖苷

2-phenyl ethyl-*O*-β-D-glucopyranoside　2- 苯乙基 -*O*-β-D- 吡喃葡萄糖苷

2-phenyl ethyl-*O*-β-D-xylopyranosyl-(1 → 6)-β-D-glucopyranoside　2- 苯乙基 -*O*-β-D- 吡喃木糖基 -(1 → 6)-β-D- 吡喃葡萄糖苷

phenyl ethyl-α-isovalerate　异戊酸 -α- 苯乙酯

2-phenyl ethyl-β-D-glucopyranoside　2- 苯乙基 -β-D- 吡喃葡萄糖苷

2-phenyl ethyl-β-primeveroside　2- 苯乙基 -β- 樱草糖苷

2-phenyl ethyl-β-rutinoside　2- 苯乙基 -β- 芸香糖苷

5-(2-phenyl ethynyl)-2-thiophene methanol　5-(2- 苯乙炔基)-2- 噻吩甲醇

5-(2-phenyl ethynyl)-2-β-glucosyl methyl thiophene　5-(2- 苯乙炔基)-2-β- 葡萄糖甲基噻吩

7-phenyl heptanol　7- 苯基庚醇

phenyl heptatriyne　苯基庚三炔

phenyl hexadiene　苯基己二烯

1-phenyl hexane　1- 苯基己烷

3-phenyl hexane　3- 苯基己烷

phenyl hydrotriselenide　苯基氢三硒化物

N-phenyl hydroxyamine　*N*- 苯基羟胺

α-phenyl indol　α- 苯基吲哚

phenyl isocyanide　苯异氰化物

phenyl isothiocyanate　异硫氰酸苯酯

phenyl itaconic acid　苯基亚甲基丁二酸

D-β-phenyl lactic acid　D-β- 苯基乳酸

L-phenyl lactic acid　L- 苯基乳酸

3-phenyl lactic acid　3- 苯基乳酸

phenyl mercury acetate　乙酸苯基汞

phenyl methanol (benzenemethanol, benzyl alcohol)　苯甲醇 (苄醇)

phenyl methyl 2-hydroxybenzoate　2- 羟基苯甲酸苯甲酯

phenyl methyl caffeate　咖啡酸苯甲酯

phenyl methyl ether (anisole, methoxybenzene)　苯甲醚 (茴香醚、茴芹醚、甲氧基苯)

N-phenyl morpholine　*N*- 苯基吗啉

2-phenyl naphthalene　2- 苯基萘

phenyl nitrene　苯基氮宾

6-phenyl nonanoic acid　6- 苯基壬酸

D-8-phenyl norlobelol Ⅰ　D-8- 苯基降山梗醇醇 Ⅰ

1-8-phenyl obelol Ⅰ　1-8- 苯基山梗醇 Ⅰ

1-phenyl pent-2, 3-dione　1- 苯基戊 -2, 3- 二酮

phenyl pentadienal　苯基戊二烯醛

α-phenyl phenol　α- 苯基苯酚

p-phenyl phosphonamidic acid　对苯基氨基替膦酸

phenyl phosphonic acid　苯基膦酸

phenyl phosphonic dichloride (phenyl phosphonyl dichloride)　苯膦酰二氯

phenyl phosphonochloridic acid　苯基氯替膦酸

p-phenyl phosphonohydrazidic acid　对苯基肼基替膦酸

N-phenyl phthalimide　*N*- 苯基邻苯二甲酰亚胺	*threo*-1-phenyl-(4′-hydroxy-3′-methoxy)-2-phenyl-(4″-hydroxy-3″-methoxy)-1, 3-propanediol　苏式 -1- 苯基 -(4′- 羟基 -3′- 甲氧基)-2- 苯基 -(4″- 羟基 -3″- 甲氧基)-1, 3- 丙二醇
phenyl prop-1, 2, 3-triol　苯丙 -1, 2, 3- 三醇	1-phenyl-1, 3, 5-heptatriyne　1- 苯基 -1, 3, 5- 庚三炔
anti-1-phenyl prop-1, 2-dihydroxy-2-*O*-β-D-glucopyranoside　*anti*-1- 苯丙 -1, 2- 二羟基 -2-*O*-β-D- 吡喃葡萄糖苷	1-phenyl-1, 3-butanedione　1- 苯基 -1, 3- 二丁酮
anti-1-phenyl prop-1, 2-diol　*anti*-1- 苯丙 -1, 2- 二醇	1-phenyl-1, 3-diyn-5-en-7-ol acetate　1- 苯基 -1, 3- 二炔 -5- 烯 -7- 醇乙酸酯
3-phenyl propanal　3- 苯基丙醛	5-phenyl-1, 3-pentadiyne　5- 苯基 -1, 3- 戊二炔
phenyl propanal (phenyl propyl aldehyde)　苯丙醛	4-phenyl-1-butene　4- 苯基 -1- 丁烯
phenyl propanoid　苯丙素	*N*-phenyl-1-naphthyl amine　*N*- 苯基 -1- 萘胺
phenyl propanol　苯丙醇	2-phenyl-2, 3-dihydro-1*H*-isoindole-1, 3-dione　2- 苯基 -2, 3- 二氢 -1*H*- 异吲哚 -1, 3- 二酮
phenyl propanone (phenyl acetone)　苯丙酮 (苯基丙酮)	1-phenyl-2, 4-hexadiyn-1-ol　1- 苯基 -2, 4- 己二炔 -1- 醇
(*E*)-phenyl propene-3-methoxyphenyl-[6″-*O*-galloyl]-4-*O*-β-D-glucopyranoside　(*E*)- 苯丙烯 -3- 甲氧苯基 -[6″-*O*- 没食子酰基]-4-*O*-β-D- 吡喃葡萄糖苷	2-phenyl-2, 6, 3′, 4′-tetrahydroxycoumaran-3-one　2- 苯基 -2, 6, 3′, 4′- 四羟基香豆 -3- 酮
β-phenyl propionic acid　β- 苯丙酸	2-phenyl-2-butenal　2- 苯基 -2- 丁烯醛
phenyl propionic acid (benzene propanoic acid, benzene propionic acid)　苯丙酸	1-phenyl-2-cyclopentaethylidene hexaamine-1-ol　1- 苯基 -2- 环五亚乙基六胺 -1- 醇
β-phenyl propionitrile (benzenepropanenitrile)　苯丙腈	2-*C*-phenyl-2-deoxy-α-D-glucopyranose　2-*C*- 苯基 -2- 脱氧 -α-D- 吡喃葡萄糖
3-(2′-phenyl propionyloxy) tropane　3-(2′- 苯丙酰氧基) 托品烷	7-phenyl-2-hepten-4, 6-diyn-1-ol　7- 苯基 -2- 庚烯 -4, 6- 二炔 -1- 醇
phenyl propyl acetate　乙酸苯丙酯	7-phenyl-2-hepten-4, 6-diyn-1-ol acetate　7- 苯基 -2- 庚烯 -4, 6- 二炔 -1- 醇乙酸酯
phenyl propyl aldehyde (phenyl propanal)　苯丙醛	7-phenyl-2-hepten-4, 6-diynal　7- 苯基 -2- 庚烯 -4, 6- 二炔醛
phenyl propyl cinnamate　桂皮酸苯丙酯 (肉桂酸苯丙酯、桂皮酸苯丙醇酯)	*N*-phenyl-2-naphthyl amine　*N*- 苯基 -2- 萘胺
3-phenyl propyl-β-D-glucopyranoside　3- 苯基丙基 -β-D- 吡喃葡萄糖苷	phenyl-2-propanone　苯基 -2- 丙酮
phenyl pyropenes A ～ C　苯基吡喃萜 A ～ C	3-phenyl-2-propenal　3- 苯基 -2- 丙烯醛
phenyl pyruvic acid　苯丙酮酸	(*E*)-3-phenyl-2-propenoic acid　(*E*)-3- 苯基 -2- 丙烯酸
2-phenyl quinoline　2- 苯基喹啉	(*E*)-4-phenyl-3-buten-2-one　(*E*)-4- 苯基 -3- 丁烯 -2- 酮
7-(phenyl selenonyl) quinoline　7-(苯基硒酰基) 喹啉	2-phenyl-4, 4-dimethyl decane　2- 苯基 -4, 4- 二甲基癸烷
N-phenyl succinamic acid　*N*- 苯基琥珀酰胺酸	2-phenyl-5-(1′-propynyl) thiophene　2- 苯基 -5-(1′- 丙炔基) 噻吩
4-(phenyl sulfanyl) piperidine　4-[苯 (基) 硫基] 哌啶	(3*S*)-6-(3-phenyl-5-acetoxy-6-methoxybenzo[*b*]furan-2-yl-methyl) vestitol triacetate　(3*S*)-6-(3- 苯基 -5- 乙酰氧基 -6- 甲氧基苯并 [*b*] 呋喃 -2- 基甲基) 驴食草酚三乙酸酯
2-phenyl tetradecane　2- 苯基十四烷	phenyl-6-*O*-β-D-xylopyranosyl-*O*-β-D-glucopyranoside　苯基 -6-*O*-β-D- 吡喃木糖基 -*O*-β-D- 吡喃葡萄糖苷
3-phenyl tetradecane　3- 苯基十四烷	1-(2-phenylcarbonyloxyacetyl) benzene　1-(2- 苯酰氧乙酰基) 苯
5-phenyl thiazole　5- 苯基噻唑	*O*-phenylene　*O*- 苯叉基
4-phenyl tridecane　4- 苯基十三烷	
13-phenyl tridecanoic acid　13- 苯基十三酸	
phenyl triselane　苯基三硒烷	
6-phenyl undecane　6- 苯基十一烷	
erythro-1-phenyl-(4′-hydroxy-3′-methoxy)-2-phenyl-(4″-hydroxy-3″-methoxy)-1, 3-propanediol　赤式 -1- 苯 -(4′- 羟基 -3′- 甲氧基)-2- 苯 (4″- 羟基 -3″- 甲氧基)-1, 3- 丙二醇	

P

1, 4-phenylenebis (oxomethyl) 1, 4- 苯叉基二 (氧亚基甲基)	N-phenyl-β-naphthaleneamine N- 苯基 -β- 萘胺
1, 4-phenylenebis (oxo-λ^4-sulfanyl) 1, 4- 苯叉基二 (氧亚基 -λ^4- 硫烷基)	phenyl-β-naphthyl amine 苯基 -β- 萘胺
p-phenylenediamine (1, 4-phenylenediamine) 对苯叉基二胺 (苯 -1, 4- 叉基二胺)	pheophorbide-a methyl ester 脱镁叶绿酸 -a 甲酯
1, 4-phenylenediamine (p-phenylenediamine) 苯 -1, 4- 叉基二胺 (对苯叉基二胺)	pheophorbide-b methyl ester 脱镁叶绿酸 -b 甲酯
phenylephrine (m-synephrine) 去氧肾上腺素 (间辛弗林、西内碱、脱氧肾上腺素)	pheophorbides a, b 脱镁叶绿酸 a、b
L-phenylephrine hydrochloride 盐酸去氧肾上腺素	pheophytins a, b 脱镁叶绿素 a、b
β-phenylethyl acetate β- 苯乙醇乙酸酯	philadelphicalactones A ～ D 费城酸浆内酯 (毛酸浆内酯) A ～ D
β-phenylethyl caffeate β- 苯乙醇咖啡酸酯	(+)-phillygenin (+)- 欧女贞苷元
1-(2-phenylethyl)-1, 2-ethanediol 1-(2- 苯乙基)-1, 2-乙二醇	(–)-phillygenin (–)- 欧女贞苷元
1-phenylhept-1, 3, 5-triyne 1- 苯基庚 -1, 3, 5- 三炔	phillygenin (forsythigenol) 欧女贞苷元 (连翘脂素、连翘素)
1-phenylhept-1, 3-diyn-5-ene 1- 苯基庚 -1, 3- 二炔 -5- 烯	phillygenin-4-O-(6″-O-acetyl)-β-D-glucopyranoside 欧女贞苷元 -4-O-(6″-O- 乙酰基)-β-D- 吡喃葡萄糖苷
7-phenylhept-2, 4, 6-triyn-1-ol acetate 7- 苯基庚 -2, 4, 6- 三炔 -1- 醇乙酸酯	phillygenol 欧女贞苷元酚
7-phenylhept-2, 4, 6-triyn-2-ol 7- 苯基庚 -2, 4, 6- 三炔 -2- 醇	phillyraeoidin A 菲利桂栎素 A
7-phenylhept-4, 6-diyn-1, 2-diol 7- 苯基庚 -4, 6- 二炔 -1, 2- 二醇	phillyrin (philyroside) 欧女贞苷
7-phenylhept-4, 6-diyn-2-en-1-ol acetate 7- 苯基庚 -4, 6- 二炔 -2- 烯 -1- 醇乙酸酯	philonotisflavone 珠藓黄酮
7-phenylhept-4, 6-diyn-2-ol 7- 苯基庚 -4, 6- 二炔 -2- 醇	philoxeroic acid 空心苋酸
phenylic acid (phenol, hydroxybenzene) 石炭酸 (苯酚、羟基苯)	philoxeroidesides A ～ D 喜旱莲子草皂苷 A ～ D
3-phenyl-L-alanine (L-phenyl alanine) 3- 苯基 -L- 丙氨酸 (L- 苯丙氨酸)	philyroside (phillyrin) 欧女贞苷
2-(phenyl-ONN-azoxy)-1-naphthoic acid 2-(苯基 -ONN-氧 (化) 偶氮基)-1- 萘甲酸	phlebicine 乳突杆菌碱
phenyl-O-β-xylopyranosyl-(1 → 6)-O-β-glucopyranoside 苯基 -O-β- 吡喃木糖基 -(1 → 6)-O-β- 吡喃葡萄糖苷	phlegmadine A 马尾杉环碱 A
4-phenylundecane 4- 苯基十一烷	phlegmanols A ～ F 马尾杉醇 A ～ F
2-C-phenyl-α-D-glucopyranose 2-C- 苯基 -α-D- 吡喃葡萄糖	phlegmaric acid 马尾杉酸
β-phenyl-β-alanine β- 苯基 -β- 丙氨酸	phlegmariurines A ～ N 马尾杉任碱 A ～ N
phenyl-β-D-galactopyranoside 苯基 -β-D- 吡喃半乳糖苷	phlinoside A 狭叶糙苏苷 A
1-C-phenyl-β-D-glucopyranose 1-C- 苯基 -β-D- 吡喃葡萄糖	phlobaphene 赭红
phenyl-β-D-glucopyranoside 苯基 -β-D- 吡喃葡萄糖苷	phlobatannin 鞣红鞣质
phenyl-β-D-glucoside 苯基 -β-D- 葡萄糖苷	phloidicarpin 胀果芹素
	phlomiol 糙苏醇
	phlomisethanoside 大花糙苏苷
	phlomisoic acid 糙苏酸
	phlomisone 糙苏酮
	phlomisosides Ⅰ, Ⅱ 假秦艽苷 Ⅰ、Ⅱ
	phlomistetraol B 糙苏四醇 B
	phlomisumbrosides A, B 糙苏醇苷 A、B
	phlomuroside 金黄糙苏苷
	phloracetophenone-4, 6-dimethyl ether 花椒油素
	phloraspidinol 根皮绵马酚

phloraspin 根皮绵马素

phloretic acid (*p*-hydroxyphenyl propionic acid) 根皮酸 (对羟基苯丙酸)

phloretin 根皮素

phloretin-2′-*O*-glucoside 根皮素 -2′-*O*- 葡萄糖苷

phloretin-2′-*O*-xyloglucoside 根皮素 -2′-*O*- 木糖葡萄糖苷

phloretin-3′, 5′-di-*C*-glucoside 根皮素 -3′, 5′- 二 -*C*- 葡萄糖苷

phloretin-3′, 5′-di-*C*-β-D-glucopyranoside 根皮素 -3′, 5′- 二 -*C*-β-D- 吡喃葡萄糖苷

phloretin-4′-*O*-glucoside 根皮素 -4′-*O*- 葡萄糖苷

phloridzin (phlorizin, phloridzoside) 梨根苷 (根皮苷)

phloridzoside (phloridzin, phlorizin) 根皮苷 (梨根苷)

phlorigidosides A ～ C 坚硬糙苏苷 A ～ C

phlorin (phloroglucinol-1-*O*-β-D-glucoside) 幽门素 (间苯三酚 -1-*O*-β-D- 葡萄糖苷)

phlorizin (phloridzin, phloridzoside) 根皮苷 (梨根苷)

2-*O*-phloro-6, 6′-bieckol 2-*O*- 间苯三酚基 -6, 6′- 双昆布酚 (2-*O*- 间苯三酚基 -6, 6′- 双鹅掌菜酚)

phloroacetophenone dimethyl ether 乙酰间苯三酚二甲醚

2-*O*-phlorodieckol 2-*O*- 间苯三酚基双鹅掌菜酚

2-*O*-phloroeckol 2-*O*- 间苯三酚基鹅掌菜酚

2-phloroeckol 2- 间苯三酚基双昆布酚 (2- 间苯三酚基鹅掌菜酚)

phlorofucoeckol A 间苯三酚岩藻鹅掌菜酚 A

phloroglucin (phloroglucinol, 1, 3, 5-benzenetriol) 根皮酚 (间苯三酚、1, 3, 5- 苯三酚)

phloroglucinol (phloroglucin, 1, 3, 5-benzenetriol) 间苯三酚 (根皮酚、1, 3, 5- 苯三酚)

phloroglucinol aldehyde 间苯三酚醛

phloroglucinol aldehyde trimethyl ether 间苯三酚醛三甲醚

phloroglucinol carboxylic acid 间苯三酚甲酸

phloroglucinol carboxylic acid methyl ester 间苯三酚甲酸甲酯

phloroglucinol dimethyl ether 间苯三酚二甲醚

phloroglucinol monomethyl ether 间苯三酚单甲醚

phloroglucinol-1-*O*-β-D-glucopyranoside 间苯三酚 -1-*O*-β-D- 吡喃葡萄糖苷

phloroglucinol-1-*O*-β-D-glucoside (phlorin) 间苯三酚 -1-*O*-β-D- 葡萄糖苷 (幽门素)

phloroglucinoyl 3, 4-dihydroxybenzoate 3, 4- 二羟基苯甲酸根皮酚酯

3-phloroglucinoyl-2, 3-epoxyflavanone 3- 间苯三酚基 -2, 3- 环氧黄烷酮

phloropyron 根皮吡喃酮

phlorotannins 974-A、974-B 间苯酚单宁 974-A、974-B

phloyosides Ⅰ～Ⅲ 螃蟹甲苷 (糙苏苷) Ⅰ～Ⅲ

α-phocaecholic acid α- 海豹胆酸

phocantol 细叶石仙桃醇

phocantone 细叶石仙桃酮

phocantosides A, B 细叶石仙桃二萜苷 A、B

phochinenins A ～ L 石仙桃宁素 (石仙桃乃宁) A ～ L

phoebe base 楠木属碱

phoenicoxanthin 绿蝇黄质

phoenistatin 芬尼枝顶孢霉素

phoiptelane triterpenoid 马尾树烷型三萜

phoiptelic acid 马尾树酸

pholidonone 石仙桃醌

pholidotanin 云南石仙桃素

pholidotols A ～ D 石仙桃酚 A ～ D

phomacins A ～ C 茎点霉碱 A ～ C

phomactins A ～ G, B_1, B_2 茎点克霉素 A ～ G、B_1、B_2

phomadecalins A ～ D 茎点霉萘烷 A ～ D

phomarin 茎点霉素 (薰点霉蒽醌)

phomarin-6-methyl ether 茎点霉素 -6- 甲醚

phomazarine 基点碱

phomodiol 拟茎点霉二醇

phomol 拟茎点霉酚

phomopsichalasin 拟茎点霉松弛素

phomopsidin 拟茎点霉素

phomoxanthones A, B 拟茎点霉呫酮 A、B

phorbol 巴豆醇

phorbol diester 巴豆醇二酯

phorbol myristate acetate 巴豆醇肉豆蔻酰乙酯

phorbol triesters 巴豆醇三酯

phorbol-12-(2-methyl) butanoate 巴豆醇 -12-(2- 甲基) 丁酸乙酯

phorbol-12-acetate-13-caprate 巴豆醇 -12- 乙酸酯 -13- 癸酸酯

phorbol-12-acetate-13-laurate 巴豆醇 -12- 乙酸酯 -13- 月桂酸酯

phorbol-12-benzoate-13-benzoate 巴豆醇 -12- 苯甲酸酯 -13- 苯甲酸酯

phorbol-12-butanoate-13-laurate 巴豆醇 -12- 丁酸酯 -13- 月桂酸酯

phorbol-12-caprate-13-acetate 巴豆醇 -12- 癸酸酯 -13- 乙酸酯

phorbol-12-isobutanoate 巴豆醇 -12- 异丁酸酯

phorbol-12-laurate-13-acetate 巴豆醇 -12- 月桂酸酯 -13- 乙酸酯

phorbol-12-myristate-13-acetate 巴豆醇 -12- 肉豆蔻酸酯 -13- 乙酸酯

phorbol-12-palmitate-13-acetate 巴豆醇 -12- 棕榈酸酯 -13- 乙酸酯

phorbol-12-tetradecanoate 巴豆醇 -12- 十四酸酯

phorbol-12-tiglate-13-butanoate 巴豆醇 -12- 巴豆酸酯 -13- 丁酸酯

phorbol-12-tiglate-13-caprylenate 巴豆醇 -12- 巴豆酸酯 -13- 辛烯酸酯

phorbol-12-tiglate-13-decanoate 巴豆醇 -12- 巴豆酸酯 -13- 癸酸酯

phorbol-12-tiglate-13-laurate 巴豆醇 -12- 巴豆酸酯 -13- 月桂酸酯

phorbol-12-tigliate 巴豆醇 -12- 巴豆酸酯

phorbol-12-α-benzoate-13-benzoate 巴豆醇 -12-α- 苯甲酸酯 -13- 苯甲酸酯

phorbol-12-α-methyl butanoate-13-caprate 巴豆醇 -12-α- 甲基丁酸酯 -13- 癸酸酯

phorbol-12-α-methyl butanoate-13-caprylenate 巴豆醇 -12-α- 甲基丁酸酯 -13- 辛烯酸酯

phorbol-12-α-methyl butanoate-13-laurate 巴豆醇 -12-α- 甲基丁酸酯 -13- 月桂酸酯

phorbol-13-acetate 巴豆醇 -13- 乙酸酯

phorbol-13-decanoate 巴豆醇 -13- 癸酸酯

phorbol-13-decanoate 12-tiglate 巴豆醇 -13- 癸酸酯 -12- 巴豆酸酯

phorbol-13-dodecanoate 巴豆醇 -13- 十二酸酯

phorbol-4-methoxy-12-myristate-13-acetate 巴豆醇 -4- 甲氧基 -12- 肉豆蔻酸酯 -13- 乙酸酯

phospha 磷杂

phosphane 磷烷

λ^5-phosphane (phosphorane) λ^5- 磷烷 (正膦)

phosphanthrene 二磷杂蒽

phosphanthridine 磷杂菲

phosphapentacosanammonium 磷杂二十五烷基铵

phosphatide 磷脂质

phosphatidic acid 磷脂酸

2-phosphatidic acid 2- 磷脂酸

3-*sn*-phosphatidic acid 3-*sn*- 磷脂酸

phosphatidyl choline (lecithin) 磷脂酰胆碱 (卵磷脂)

phosphatidyl choline plasmalogen 胆碱缩醛磷脂

phosphatidyl ethanolamine 磷脂酰乙醇胺

phosphatidyl glycerol 磷脂酰甘油

phosphatidyl inositol 磷脂酰肌醇

phosphatidyl lycorine 磷脂酰石蒜碱

phosphatidyl serine 磷脂酰丝氨酸

phosphatidyl serine plasmalogen 磷脂酰丝氨酸缩醛磷脂

phosphindole 磷杂茚

phosphindolizine 磷吲哚嗪

phosphine 磷化氢 (膦)

phosphinic acid 次膦酸

phosphinimidic acid 氨亚基替次膦酸

phosphinin-2 (1*H*)-one 磷杂环己熳 -2 (1*H*)- 酮 [膦咛 -2 (1*H*)- 酮]

phosphinine 磷杂环己熳 (磷杂苯、膦咛)

5λ^5-phosphinino[2, 1-*d*]phosphinolizine 5λ^5- 磷杂苯并 [2, 1-*d*] 磷喹嗪

phosphinnoline 磷杂萘

phosphinodithioic acid 二硫代次膦酸

phosphinolizine 磷喹嗪

phosphinothioic-*O*-acid 硫代次膦 -*O*- 酸

phosphinothioic-*S*-acid 硫代次膦 -*S*- 酸

3′-phospho-5′-adenylyl sulfate 3′- 磷酸根 -5′- 腺苷酰硫酸根

phosphocreatine 磷肌酸

phosphocreatine (creatine phosphoric acid, creatine phosphate) 磷酸肌酸

phosphoenolpyruvate 磷酸烯醇丙酮酸酯

phosphoenolpyruvate caboxylase 磷酸烯醇丙酮酸羧化酶

phosphoesterase 磷脂单酯酶

phosphogly coproteins 磷糖蛋白

phospho-L-arginine 磷酸 -L- 精氨酸

phospholipase 磷脂酶

phospholipin 磷脂

3′-*O*-phosphonato-5′-adenylyl sulfate　3′-*O*- 磷酰基 -5′- 腺苷酰硫酸盐
phosphonic acid　膦酸
phosphonimidothioic *O*, *S*-acid　氨亚基替硫代膦 -*O*, *S*- 酸
phosphono　膦羧基 (膦酰基)
phosphonoacetic acid　膦酸基乙酸
phosphonodithioic *S*, *S*′-acid　二硫代膦 -*S*, *S*′- 酸
phosphonothioic *O*, *S*-acid　硫代膦 -*O*, *S*- 酸
phosphonothioic *O*, *O*′-acid　硫代膦 -*O*, *O*′- 酸
phosphonotrithioic acid　三硫代膦酸
phosphoprotein　磷蛋白
phosphorane (λ^5-phosphane)　正膦 (λ^5- 磷烷)
phosphoric acid　磷酸
phosphorus pentoxide　五氧化二磷
phosphoryl choline　磷酸胆碱
phosphoryl ethanolamine　磷酸乙醇胺
phosphoserine　磷酸丝氨酸
phosphotaurocyamine　硫酸胍基牛磺酸
phosphotungstic acid　磷钨酸
phosvitin　卵黄高磷蛋白
α-photosantalol A　α- 光檀香醇 A
phoyunnanins A ～ D　云南石仙桃菲素 A ～ D
phragmalin　内雄楝林素
phragmalin monoacetate　内雄楝林素单乙酰物
phragmalin-3, 30-diisobutanoate　内雄楝林素 -3, 30- 二异丁酸酯
phragmalin-30-acetate-3-(2-methyl-propanoate)　内雄楝林素 -30- 乙酸酯 -3-(2- 甲基丙酸酯)
phrymarins Ⅰ, Ⅱ　透骨草素Ⅰ、Ⅱ
phrymarol　透骨草洛醇
phrymarolins Ⅰ, Ⅱ　透骨草脂素Ⅰ、Ⅱ
phthalaldehydic acid　邻苯甲醛甲酸 (邻甲酰基苯甲酸)
phthalamic acid　苯甲酰氨甲酸
phthalan　二氢异苯并呋喃
phthalate　邻苯二甲酸酯
phthalazine　酞嗪
m-phthalic acid (isophthalic acid)　间苯二甲酸 (异酞酸)
o-phthalic acid (phthalic acid, 1, 2-phthalic acid, 1, 2-benzenedicarboxylic acid)　邻苯二甲酸 (1, 2- 苯二甲酸、1, 2- 二甲酸苯、酞酸)
phthalic acid ester　酞酸酯
phthalic anhydride　邻苯二甲酸酐
phthalide　苯酞 (酞内酯)
phtheirospermoside　松蒿苷
phycobiliprotein　藻胆蛋白
phycocyanin　藻青素
phycocyanobilin　藻蓝素
(*R*)-phycoerythrin　(*R*)- 藻红素
phycoerythrobilin　藻红胆素
phycomysterol A　须霉甾醇 A
phygrine　酸浆双古豆碱
phyllaemblic acid (amlaic acid)　余甘子根酸
phyllaemblicins A ～ D　余甘子素 A ～ D
phyllalbine　油柑宾
phyllamyricoside A　番樱桃叶下珠苷 A
phyllanemblinins A ～ F　余甘子鞣酸素 A ～ F
phyllanflexoids A ～ C　落萼叶下珠萜 A ～ C
phyllanthin　叶下珠脂素
phyllanthoids A, B　叶下珠萜 A、B
phyllanthol　叶下珠醇
phyllanthostatin A　叶下珠斯泰汀 A
phyllanthunin　叶下珠宁
phyllanthurinolactone　叶下珠内酯
phyllanthusiin D (acetonyl geraniin A)　叶下珠素 D (丙酮基牻牛儿素)
phyllanthusiin E methyl ester　叶下珠鞣素 E 甲酯
phyllanthusiins A ～ U　叶下珠鞣素 (叶下珠鞣质、叶下珠素) A ～ U
phyllanthusmins A ～ C　叶下珠明素 A ～ C
phyllanthusols A, B　叶下珠酚 A、B
phyllantidine　叶下珠替定 (油柑替定)
phyllantine　油柑亭
phyllemblin (nipagallin A, ethyl gallate, gallic acid ethyl ester)　没食子酸乙酯
phyllemtannin　余甘子鞣质
phyllester　叶下珠酯
phyllnirurin　霸贝菜素乙酸酯
(+)-phyllodulcin　(+)- 叶甜素
phyllodulcin　叶甜素
phyllostachysins A ～ E　叶穗香茶菜素 A ～ E
(20*S*)-phyllostacin A　(20*S*)- 叶穗香茶菜辛 A
phyllostacins A ～ I　叶穗香茶菜辛 A ～ I

phyllostadimer A　刚竹二聚物 A

phyltetralin　珠子草新素 (叶下珠新素)

phyperunolides A ～ F　灯笼果内酯 A ～ F

physacoztolides A, B　考茨酸浆内酯 A、B

physagulides A ～ P　睡茄苦蘵内酯 A ～ P

physagulins A ～ O　苦蘵素 A ～ O

physalactone　酸浆环氧内酯 (酸浆萨内酯)

physalein　酸浆素

physalien (zeaxanthin dipalmitate)　酸浆果红素 (玉米黄质二棕榈酸酯)

physalin　酸浆苦味素 (酸浆苦素)

physalin F (5β, 6β-epoxyphysalin B)　酸浆苦味素 F (酸浆苦素 F、5β, 6β- 环氧酸浆苦素 B)

physalindicanol A　印度小酸浆醇 A

physalins A ～ Z　酸浆苦素 (酸浆苦味素) A ～ Z

physaliside A　酸浆苷 A

physalolactone B-3-*O*-β-D-glucopyranoside　酸浆内酯 B-3-*O*-β-D- 吡喃葡萄糖苷

physalolactones A ～ C　酸浆内酯 A ～ C

physangulatins A ～ N　苦蘵睡茄甾素 A ～ N

physangulides A, B　炮仔草内酯 A、B

physangulidines A ～ C　苦蘵利定 A ～ C

physanguloside A　炮仔草苷 A

physanolides　苦蘵内酯 (酸浆诺内酯)

physanols A, B　酸浆甾醇 (酸浆醇) A、B

physanosides A, B　酸浆诺苷 A、B

physapruin A　灯笼果素 A

physapubescins A ～ D　毛酸浆素 A ～ D

physcion (parietin, emodin monomethyl ether, rheochrysidin)　大黄素甲醚 (蜈蚣苔素、朱砂莲乙素、非斯酮)

physcion anthrone　大黄素甲醚蒽酮

physcion diglucoside　大黄素甲醚双葡萄糖苷

physcion-10, 10′-bianthrone　大黄素甲醚 -10, 10′- 二蒽酮

physcion-1-glucosyl rhamnoside　大黄素甲醚 -1- 葡萄糖基鼠李糖苷

physcion-1-*O*-β-D-glucoside　大黄素甲醚 -1-*O*-β-D- 葡萄糖苷

physcion-1-β-D-glucopyranoside　大黄素甲醚 -1-β-D- 吡喃葡萄糖苷

physcion-8-glucoside　大黄素甲醚 -8- 葡萄糖苷

physcion-8-*O*-rhamnosyl-(1 → 2)-glucoside　大黄素甲醚 -8-*O*- 鼠李糖基 -(1 → 2)- 葡萄糖苷

physcion-8-*O*-β-D-gentiobioside　大黄素甲醚 -8-*O*-β-D- 龙胆二糖苷

physcion-8-*O*-β-D-glucoside　大黄素甲醚 -8-*O*-β-D- 葡萄糖苷

physcion-9-anthrone　大黄素甲醚 -9- 蒽酮

physcion-L-glucoside　大黄素甲醚 -L- 葡萄糖苷

physcionmonoglucoside　大黄素甲醚单葡萄糖苷

physetenic acid　抹香鲸酸

physocalycoside　囊状萼糙苏苷

physodalic acid　袋衣甾酸

physodalin (physodic acid)　囊梅衣酚 (囊果酸)

physodic acid (physodalin)　囊果酸 (囊梅衣酚)

physoperuvine　灯笼草碱

physostigmine (physostol, eserine)　毒扁豆碱

physostol (physostigmine, eserine)　毒扁豆碱

physovenine　囊毒碱

physoxanthin　酸浆黄质

(+)-(2*E*, 7*R*, 11*R*)-phyt-2-en-1-ol　(+)-(2*E*, 7*R*, 11*R*)- 植物 -2- 烯 -1- 醇

1, 3-phytadiene　1, 3- 植二烯

phytadiene　植二烯

phytal　植醛

phytane　植烷

phytanic acid　植烷酸

phytelephantine　象牙椰子亭

phyten-1, 2-diol　植物烯 -1, 2- 二醇

phytenal　植物烯醛

phytic acid　植酸 (肌醇六磷酸)

phytin　植酸钙镁

phytoagglutinin　植物凝集素

phytoalexin　植物抗毒素

phytocassanes A ～ E　植物卡山烷 (植物卡生) A ～ E

phytochrome　植物光敏色素

phytodolor　菲托道洛

phytoene　八氢番茄烃 (八氢番茄红素)

phytoestrogen　植物雌激素

phytofluene　六氢番茄烃 (六氢番茄红素、植物荧光烯)

phytohemagglutinin　植物血凝素 (植物血球凝集素)

(7*R*, 11*R*)-phytol　(7*R*, 11*R*)- 植醇

(*E*)-phytol (*E*)- 植醇
trans-phytol 反式 - 植醇
phytol (3, 7, 11, 15-tetramethyl-2-hexadecen-1-ol) 植醇 (植物醇、叶绿醇、3, 7, 11, 15- 四甲基 -2- 十六烯 -1- 醇)
(*E*)-phytol-(5*Z*, 8*Z*, 11*Z*, 14*Z*, 17*Z*)-eicosapentaenoate (*E*)- 植醇 -(5*Z*, 8*Z*, 11*Z*, 14*Z*, 17*Z*)- 二十碳五烯酸酯
phytolacca cerebroside 商陆脑苷
phytolacca saponins A ～ G 美商陆皂苷 A ～ G
phytolaccagenic acid 商陆原酸 (美商陆苷元酸)
phytolaccagenin 美商陆皂苷元 (美商陆苷元)
phytolaccanin (betanin) 甜菜紫宁 (甜菜苷)
phytolaccanine 商陆卡素
phytolaccasterol 商路甾醇
phytolaccatoxin 美商陆毒素 (商陆毒素)
phytolaccine 商路辛
phytolaccosides A ～ G 商陆皂苷 A ～ G
phytomitogen 植物致丝裂素
phyton 植物蛋白胨
phytone 植酮
phytosphingosine 植物鞘氨醇
phytosterol A glucoside 植物甾醇 A 葡萄糖苷
phytosterols (phytosterins) A, B 植物甾醇 A、B
phytosteryl ester 植物甾醇酯
phytosteryl glucoside 植物甾醇葡萄糖苷
phytosteryl-(6′-palmitoyl)-β-D-glucopyranoside 植物甾醇基 -(6′- 棕榈酰基)-β-D- 吡喃葡萄糖苷
phytosteryl-β-D-fructofuranoside 植物甾醇基 -β-D- 呋喃果糖苷
phytosteryl-β-D-glucoside 植物甾醇基 -β-D- 葡萄糖苷
phytoxanthin 植物黄质
5-(1-phytoxyethyl)-2-hydroxy-7-methoxy-1, 8-dimethyl-9, 10-dihydrophenanthrene 5-(1- 植物醇基氧乙基)-2- 羟基 -7- 甲氧基 -1, 8- 二甲基 -9, 10- 二氢菲
phytyl acetate 植醇乙酸酯
phytyl-1-hexanoate 己酸植醇酯
pibecarb 新戊酸苯酰甲酯
picacic acid 鹊鬼伞酸
picafibrate 祛脂烟胺
piceanonols A, B 云杉诺酚 A、B
(*E*)-piceatannol (*E*)- 云杉鞣酚

piceatannol (3, 3′, 4, 5′-tetrahydroxystilbene, astringenin) 云杉鞣酚 (3, 5, 3′, 4′- 四羟基芪、3, 3′, 4, 5′- 四羟基二苯乙烯、白皮杉醇、云杉芪酚)
piceatannol-3-*O*-β-D-(6″-*O*-galloyl) glucopyranoside 云杉鞣酚 -3-*O*-β-D-(6″-*O*- 没食子酰基) 吡喃葡萄糖苷
piceatannol-3′-*O*-β-D-glucopyranoside 云杉鞣酚 -3′-*O*-β-D- 吡喃葡萄糖苷
piceatannol-3-*O*-β-D-glucopyranoside 云杉鞣酚 -3-*O*-β-D- 吡喃葡萄糖苷
piceatannol-3′-*O*-β-D-xylopyranoside 云杉鞣酚 -3′-*O*-β-D- 吡喃木糖苷
piceatannol-4′-*O*-(6″-*O*-galloyl)-β-D-glucopyranoside 云杉鞣酚 -4′-*O*-(6″-*O*- 没食子酰基)-β-D- 吡喃葡萄糖苷
piceatannol-4′-*O*-β-D-glucopyranoside 云杉鞣酚 -4′-*O*-β-D- 吡喃葡萄糖苷
trans-piceid 反式 - 云杉新苷
piceid (polydatin, resveratrol-3-*O*-glucoside, polygonin) 云杉新苷 (虎杖苷、白藜芦醇 -3-*O*- 葡萄糖苷)
piceid-(1 → 6)-β-D-glucopyranoside 云杉新苷 -(1 → 6)-β-D- 吡喃葡萄糖苷
piceid-2′-galloyl-6′-sulfate 云杉新苷 -2′- 没食子酰基 -6′- 硫酸盐
piceid-2″-*O*-coumarate 云杉新苷 -2″-*O*- 香豆酸酯
piceid-2″-*O*-gallate 云杉新苷 -2″-*O*- 没食子酸酯
piceid-2′-*O*-α-D-glucopyranoside 云杉新苷 -2′-*O*-α-D- 吡喃葡萄糖苷
piceid-6′-*O*-α-D-glucopyranoside 云杉新苷 -6′-*O*-α-D- 吡喃葡萄糖苷
L-picein L- 云杉苷
picein 云杉苷 (云杉素)
picene 苉
piceol 云杉醇
picfeltarraegenins Ⅰ～Ⅵ 苦玄参苷元 Ⅰ～Ⅵ
picfeltarraenins Ⅰ～Ⅹ, $Ⅰ_A$, $Ⅰ_B$ 苦玄参苷 Ⅰ～Ⅹ、$Ⅰ_A$、$Ⅰ_B$
picfeltarraenone 苦玄参酮
picfeosides A ～ C 苦玄参奥苷 A ～ C
pichierenyl acetate 毛连菜萜烯醇乙酸酯
α-picoline α- 匹扣灵
picraconitine (isaconitine, benzaconine) 苦乌头碱 (苯乌头原碱)
picralinal 鸭脚树叶醛碱

picraline	匹克拉林碱
picramniosides A ～ F	美洲苦木苷 A ～ F
picraphylline	匹克拉菲灵碱
picraqualides A ～ E	苦树萜内脂 A ～ E
picraquassiosides A ～ D	苦树苷 A ～ D
picrasidines A ～ Y	苦木西碱 A ～ Y
picrasin	苦树素
picrasinols A, B	苦树醇 A、B
picrasinosides A ～ H	苦树素苷 A ～ H
picrasmalignan A	苦木脂素 A
picrasmin	异苦木素
picric acid	苦味酸
picrinine	鸭脚树叶碱
picrisides A ～ C	毛连菜苷 A ～ C
picrocrocin	藏红花苦素 (苦番红花素、苦藏花素)
picrocrocinic acid	苦藏红花酸
picrodendrins A ～ Q	苦皮树素 A ～ Q
picrogentiosides A ～ D, Ⅰ, Ⅱ	胡黄连龙胆苷 A ～ D、Ⅰ、Ⅱ
picrolichenic acid	苦地衣酸
picrolide A	顶羽菊倍半萜内酯 A
picropodophyllin	鬼臼苦素
picropodophyllone	鬼臼苦酮 (鬼臼苦素酮)
picropodophyllotoxin	苦鬼臼毒素
picropodophyllotoxin acetate	苦鬼臼毒素乙酯
L-picropodophyllotoxin-4-*O*-β-D-glucopyranoside	L-苦鬼臼毒素 -4-*O*-β-D- 吡喃葡萄糖苷
L-picropodophyllotoxin-4-*O*-β-D-glucopyranosyl-(1→6)-β-D-glucopyranoside	L- 苦鬼臼毒素 -4-*O*-β-D- 吡喃葡萄糖基 -(1 → 6)-β-D- 吡喃葡萄糖苷
picropodophyllotoxin-4-*O*-β-D-glucoside	苦鬼臼毒素 -4-*O*-β-D- 葡萄糖苷
picroretin	绿色藤苦苷
picrorhiza acid	胡黄连酸
picrorhizosides A ～ C	库洛胡黄连苷 A ～ C
picrosalvin (carnosol)	鼠尾草苦内酯 (肉质鼠尾草酚)
picrosecosides A, B	胡黄连裂苷 A、B
picrosides Ⅰ ～ Ⅳ	胡黄连苦苷 Ⅰ ～ Ⅳ
picrotic acid	印防己苦酸
picrotin	印防己素
picrotoxic acid	印防己酸
picrotoxin (cocculin)	木防己苦毒素 (印防己毒)
picrotoxinin	木防己苦毒宁
pictosides A, B	刺楸苷 A、B
pidolic acid (2-pyrrolidone-5-carboxylic acid)	氧脯氨酸 (2- 吡咯烷酮 -5- 甲酸)
pieprotium	氕
pierisformosides A ～ I	美丽马醉木苷 A ～ I
pierisformosins A ～ L	美丽马醉木素 A ～ L
pierisketolide A	美丽马醉木内酯 A
pierisoids A, B	马醉木萜 A、B
secopieristoxins A, B	开环马醉木毒素 A、B
pierosides A, B	马醉木洛苷 A、B
pierotins A, B	马醉木亭 A、B
pikuroside	库洛胡黄连苷
pilijanine	三白石松宁
pilloin-6-*C*-β-D-glucopyranoside	皮洛瑞香素 -6-*C*-β-D- 吡喃葡萄糖苷
pilloin-6-*C*-β-D-glucoside	皮洛瑞香素 -6-*C*-β-D- 葡萄糖苷
pilocarpidine	毛果芸香定
pilocarpine	毛果芸香碱
pilocarpine hydrochloride	盐酸毛果芸香碱
pilocarpine nitrate	硝酸毛果芸香碱
piloceredine	毛仙影掌定
pilocereine	毛仙影掌碱
pilokeanine	匹奇宁
pilosanols A ～ N	龙芽草酚 A ～ N
pilosanones A, B	毛马齿苋萜酮 A、B
piloselloidal	毛大丁草醛
piloselloidone	毛大丁草酮
piloside A	羊角菜苷 A
pilosidine	毛仙茅定
pilosine	毛果芸香素
pilzatropine	匹札托品
pimar-15 (16)-β-en-8β, 11α, 20-trihydroxy-7-*O*-β-D-glucopyranoside	海松 -15 (16)-β- 烯 -8β, 11α, 20- 三羟基 -7-*O*-β-D- 吡喃葡萄糖苷
ent-pimar-15-en-3α, 8α-diol	对映 - 海松 -15- 烯 -3α, 8α- 二醇
ent-pimar-15-en-8α, 19-diol	对映 - 海松 -15- 烯 -8α, 19- 二醇

pimar-8 (14), 15-dien-14-ol 海松 -8 (14), 15- 二烯 -14- 醇

ent-pimar-8 (14), 15-dien-18-oic acid 对映 - 海松 -8 (14), 15- 二烯 -18- 酸

pimar-8 (14), 15-dien-18-oic acid 海松 -8 (14), 15- 二烯 -18- 酸

ent-pimar-8 (14), 15-dien-19-oic acid 对映 - 海松 -8 (14), 15- 二烯 -19- 酸

pimar-8 (14), 15-dien-19-oic acid 海松 -8 (14), 15- 二烯 -19- 酸

L-pimar-8-(14), 15-dien-19-oic acid L- 海松 -8-(14), 15- 二烯 -19- 酸

ent-pimar-8 (14), 15-dien-19-ol 对映 - 海松 -8 (14), 15- 二烯 -19- 醇

L-pimar-8-(14), 15-dien-19-ol L- 海松 -8-(14), 15- 二烯 -19- 醇

(–)-pimar-9 (11), 15-dien-19-oic acid (–)- 海松 -9 (11), 15- 二烯 -19- 酸

pimaradiene 海松二烯

pimaral 海松醛

ent-pimarane 对映 - 海松烷

pimarane 海松烷

L-pimaric acid L- 海松酸

pimaric acid 海松酸

pimelea factor P_2 匹米立因子 P_2

pimelic acid (heptanedioic acid) 庚二酸

pimentic acid 甘椒酸

pimpinellin (pimpinelline) 茴芹素 (茴芹香豆素、茴芹内酯)

(1*S*, 5*R*)-pin-2-en-10-ol (1*S*, 5*R*)- 蒎 -2- 烯 -10- 醇

pinacene 红松烯

pinacol 片呐醇

2α-pinan-3-one-2-*O*-β-glucopyranoside 2α- 蒎烷 -3- 酮 -2-*O*-β- 吡喃葡萄糖苷

5α-pinan-3-one-5-*O*-β-glucopyranoside 5α- 蒎烷 -3- 酮 -5-*O*-β- 吡喃葡萄糖苷

(1*R*)-(+)-*cis*-pinane (1*R*)-(+)- 顺式 - 蒎烷

(1*S*)-(–)-*cis*-pinane (1*S*)-(–)- 顺式 - 蒎烷

(1*R*)-(+)-*trans*-pinane (1*R*)-(+)- 反式 - 蒎烷

(1*S*)-(–)-*trans*-pinane (1*S*)-(–)- 反式 - 蒎烷

pinane 蒎烷

(1*S*, 2*S*, 3*R*)-2, 3-pinanediol (1*S*, 2*S*, 3*R*)-2, 3- 蒎烷二醇

pinanediol 蒎烷二醇

pinastric acid 黄花岛衣酸

pine camphor 松脑

pinellic acid 半夏酸

pinellin 半夏总蛋白

pinelloside 半夏苷

(1*S*, 5*S*)-(–)-β-pinen (1*S*, 5*S*)-(–)-β- 蒎烯

2-pinen-10-ol 2- 蒎烯 -10- 醇

(*Z*)-(1*S*, 5*R*)-β-pinen-10-yl-β-vicianoside (*Z*)-(1*S*, 5*R*)-β- 蒎烯 -10- 基 -β- 巢菜糖苷

β-pinen-10-yl-β-vicianoside β-10- 蒎烯基 -β- 巢菜糖苷

2-pinen-4-one 2- 蒎烯 -4- 酮

cis-α-pinene 顺式 -α- 蒎烯

DL-α-pinene DL-α- 蒎烯

(–)-pinene (–)- 蒎烯

(+)-α-pinene (+)-α- 蒎烯

(1*R*)-α-pinene (1*R*)-α- 蒎烯

(1*S*)-(–)-α-pinene (1*S*)-(–)-α- 蒎烯

(1*S*)-(–)-β-pinene (1*S*)-(–)-β- 蒎烯

pinene 蒎烯

(1*R*)-(+)-α-pinene (1*R*)-(+)-α- 蒎烯

(1*S*)-α-pinene (1*S*)-α- 蒎烯

α-pinene α- 蒎烯

β-pinene β- 蒎烯

(–)-β-pinene (nopinene, pseudopinene) (–)-β- 蒎烯 (诺品烯、伪蒎烯)

α-pinene-7β-*O*-β-D-2, 6-diacetyl glucopyranoside α- 蒎烯 -7β-*O*-β-D-2, 6- 二乙酰基吡喃葡萄糖苷

α-pinene-7β-*O*-β-D-2-acetyl glucopyranoside α- 蒎烯 -7β-*O*-β-D-2- 乙酰基吡喃葡萄糖苷

α-pineneoxide α- 蒎烯氧化物

pinetoxanthone 松林胡桐𠮿酮

pinfaenoic acid 红毛悬钩子酸

pinfaenoic acid-28-*O*-β-D-glucopyranoside 红毛悬钩子酸 -28-*O*-β-D- 吡喃葡萄糖苷

pingbeidinoside 平贝定苷

pingbeimines A ～ C 平贝碱甲～丙 (平贝碱 A ～ C)

pingbeinine 平贝宁

pingbeininoside 平贝丁苷

pingbeinone 平贝酮

pingpeimine A 平贝碱甲

P

(1*R*, 4*R*, 8*S*, 9*S*)-pinguisa-5, 10-diene (1*R*, 4*R*, 8*S*, 9*S*)- 绿苔 -5, 10- 二烯

(–)-α-pinguisine (–)-α- 绿苔烯

pinguisone 龙牙草酮素

pinic acid 蒎酸

pinicolic acid 松苓酸

pinidine 松里汀

pinifolic acid [(+)-labd-8 (20)-en-15, 18-dioic acid] (+)-半日花 -8 (20)- 烯 -15, 18- 二酸

pinite 蒎立醇

D-pinitol D- 松醇

(+)-pinitol (+)- 松醇

pinitol [sennite, sennitol, 3-*O*-methyl-(+)-*chiro*-inositol] 松醇 [3-*O*- 甲基 -(+) 手性肌醇]

pinnatanine 欧省沽油碱

pinnatifidanins BV, BVI 山楂脂素 BV、BVI

pinnatifidanoid A 山楂萜 A

pinnatifidas A ～ D 山楂达素 A ～ D

pinnatifidin 山楂定 (山楂苷、羽状堆心菊素、羽状半裂素)

pinnatifin Ⅰ 山楂素

pinnatin 水黄皮根素

pinnatoxin 江瑶毒素

pinobanksin 短叶松素 (短叶松黄烷酮)

pinobanksin-3-*O*-acetate 短叶松素 -3-*O*- 乙酸酯

pinobatol 松欧伯醇

L-pinocamphone L- 蒎莰酮

pinocamphone 松樟酮 (松莰酮、蒎莰酮、松蒎酮)

L-pinocarveol L- 松香芹醇

pinocarveol 松香芹醇

(–)-*trans*-pinocarveol (–)- 反式 - 松香芹醇

trans-pinocarveol 反式 - 松香芹醇

(–)-*trans*-pinocarveol acetate (–)- 反式 - 松香芹乙酸酯

pinocarveol-β-D-glucopyranoside 松香芹醇 -β-D- 吡喃葡萄糖苷

pinocarvone 松香芹酮 (松油酮)

(2*S*)-pinocembrin (2*S*)- 乔松素 [(2S)- 瑞士五针松素]

pinocembrin 乔松素 (松属素、生松素、欧洲五松素、生松黄烷酮、瑞士五针松素)

(*S*)-pinocembrin (*S*)- 瑞士五针松素

pinocembrin chalcone 乔松素查耳酮

pinocembrin-7-methyl ether 乔松素 -7- 甲醚

pinocembrin-7-*O*-(3″-*O*-galloyl-4″, 6″-hexahydroxydiphenoyl)-β-D-glucoside 乔松素 -7-*O*-(3″-*O*- 没食子酰基 -4″, 6″- 六羟基联苯二甲酰基)-β-D- 葡萄糖苷

(2*S*)-pinocembrin-7-*O*-(6″-*O*-α-L-arabinosyl-β-D-glucopyranoside) (2*S*)- 乔松素 -7-*O*-(6″-*O*-α-L- 阿拉伯糖基 -β-D- 吡喃葡萄糖苷)

(2*S*)-pinocembrin-7-*O*-(6-*O*-α-L-rhamnopyranosyl-β-D-glucopyranoside) (2*S*)- 乔松素 -7-*O*-(6-*O*-α-L- 吡喃鼠李糖基 -β-D- 吡喃葡萄糖苷

pinocembrin-7-*O*-[(2″, 6″-di-*O*-α-L-rhamnopyranosyl)-β-D-glucopyranoside] 乔松素 -7-*O*-[(2″, 6″- 二 -*O*-α-L- 鼠李糖基)-β-D- 葡萄糖苷]

pinocembrin-7-*O*-[(6″-*O*-β-D-glucopyranosyl)-β-D-glucopyranoside 乔松素 -7-*O*-[(6″-*O*-β-D- 吡喃葡萄糖基)-β-D- 吡喃葡萄糖苷]

pinocembrin-7-*O*-[3″-*O*-galloyl-4″, 6″-(*S*)-hexahydroxydiphenoyl]-β-D-glucoside 乔松素 -7-*O*-[3″-*O*- 没食子酰基 -4″, 6″-(*S*)- 六羟基联苯二酰基]-β-D- 葡萄糖苷

pinocembrin-7-*O*-[4″, 6″-(*S*)-hexahydroxydiphenoyl]-β-D-glucoside 乔松素 -7-*O*-[4″, 6″-(*S*)- 六羟基联苯二酰基]-β-D- 葡萄糖苷

(2*S*)-pinocembrin-7-*O*-[cinnamosyl-(1 → 5)-β-D-apiosyl-(1 → 2)]-β-D-glucoside (2*S*)- 乔松素 -7-*O*-[肉桂酰基 -(1 → 5)-β-D- 芹糖基 -(1 → 2)]-β-D- 葡萄糖苷

(2*S*)-pinocembrin-7-*O*-[β-D-apiosyl-(1 → 2)]-β-D-glucoside (2*S*)- 乔松素 -7-*O*-[β-D- 芹糖基 -(1 → 2)]-β-D- 葡萄糖苷

pinocembrin-7-*O*-glucoside 乔松素 -7-*O*- 葡萄糖苷

pinocembrin-7-*O*-rutinoside 乔松素 -3-*O*- 芸香糖苷

pinocembrin-7-*O*-α-arabinopyranosyl-(1 → 2)-β-glucopyranoside 乔松素 -7-*O*-α- 吡喃阿拉伯糖基 -(1 → 2)-β- 吡喃葡萄糖苷

pinocembrin-7-*O*-β-D-apiosyl-(1 → 2)-β-D-glucoside 乔松素 -7-*O*-β-D- 芹糖基 -(1 → 2)-β-D- 葡萄糖苷

pinocembrin-7-*O*-β-D-apiosyl-(1 → 5)-β-D-apiosyl-(1 → 2)-β-D-glucoside 乔松素 -7-*O*-β-D- 芹糖基 -(1 → 5)-β-D- 芹糖基 -(1 → 2)-β-D- 葡萄糖苷

pinocembrin-7-*O*-β-D-glucopyranoside 乔松素 -7-*O*-β-D- 吡喃葡萄糖苷

pinocembrin-7-*O*-β-D-glucuronide 乔松素 -7-*O*-β-D-葡萄糖醛酸苷

pinocembroside 松属素苷

β-pinone　β- 蒎酮
pinopalustrin (nortrachelogenin, wikstromol)　亚洲络石脂内酯 (去甲络石苷元、南荛酚、荛脂醇)
D-pinoresinol　D- 松脂素
(–)-pinoresinol　(–)- 松脂素 [(–)- 松脂醇、(–)- 松脂酚]
(+)-pinoresinol　(+)- 松脂素 [(+)- 松脂醇、(+)- 松脂酚、(+)- 松树脂醇]
(±)-pinoresinol　(±)- 松脂素
pinoresinol　松脂素 (松脂酚 、松脂醇)
pinoresinol diglucoside　松脂素二葡萄糖苷 (松脂醇二葡萄糖苷)
pinoresinol dimethyl ether　松脂素二甲醚
(*R*)-pinoresinol glucoside　(*R*)- 松树素葡萄糖苷 [(*R*)- 松脂酚葡萄糖苷]
(+)-pinoresinol monomethyl ether　(+)- 松脂素单甲醚
pinoresinol monomethyl ether　松脂素单甲醚
(+)-pinoresinol monomethyl ether-β-D-glucoside　(+)- 松脂素单甲醚 -β-D- 葡萄糖苷
(+)-pinoresinol-3, 3-dimethyl allyl ether　(+)- 松脂素 -3, 3- 二甲烯丙基醚
(+)-pinoresinol-3-hydroxy-4-methyl-4-pentenyl ether　(+)- 松脂素 -3- 羟基 -4- 甲基 -4- 戊烯基醚
pinoresinol-4″-*O*-β-D-glucopyranoside　松脂素 -4″-*O*-β-D- 吡喃葡萄糖苷
(–)-pinoresinol-4, 4′-di-*O*-β-D-glucopyranoside　(–)- 松脂素 -4, 4′- 二 -*O*-β-D- 吡喃葡萄糖苷
pinoresinol-4, 4′-di-*O*-β-D-glucopyranoside　松脂素 -4, 4′- 二 -*O*-β-D- 吡喃葡萄糖苷
(+)-pinoresinol-4, 4′-*O*-bis-β-D-glucopyranoside　(+)- 松脂素 -4, 4′-*O*- 二 -β-D- 吡喃葡萄糖苷
pinoresinol-4-*O*-rutinoside　松脂素 -4-*O*- 芸香糖苷
pinoresinol-4-*O*-β-D-apiosyl-(1 → 2)-β-D-glucopyranoside　松脂素 -4-*O*-β-D- 芹糖基 -(1 → 2)-β-D- 吡喃葡萄糖苷
(+)-pinoresinol-4″-*O*-β-D-glucopyranoside　(+)- 松脂素 -4″-*O*-β-D- 吡喃葡萄糖苷
(±)-pinoresinol-4′-*O*-β-D-glucopyranoside　(±)- 松脂素 -4′-*O*-β-D- 吡喃葡萄糖苷
(+)-pinoresinol-4-*O*-β-D-glucopyranoside　(+)- 松脂素 -4-*O*-β-D- 吡喃葡萄糖苷
pinoresinol-4-*O*-β-D-glucopyranoside　松脂素 -4-*O*-β-D- 吡喃葡萄糖苷
(+)-pinoresinol-4′-*O*-β-D-glucoside　(+)- 松脂素 -4′-*O*-β-D- 葡萄糖苷
pinoresinol-4′-*O*-β-D-glucoside　松脂素 -4′-*O*-β-D- 葡萄糖苷
(–)-pinoresinol-4-*O*-β-D-glucoside　(–)- 松脂素 -4-*O*-β-D- 葡萄糖苷
(+)-pinoresinol-4-*O*-β-D-glucoside　(+)- 松脂素 -4-*O*-β-D- 葡萄糖苷
pinoresinol-4-*O*-β-D-glucoside　松脂素 -4-*O*-β-D- 葡萄糖苷
(+)-pinoresinol-4′-*O*-β-D-glucopyranoside　(+)- 松脂素 -4′-*O*-β-D- 吡喃葡萄糖苷
(–)-pinoresinol-di-3, 3-dimethyl allyl ether　(–)- 松脂素 - 二 -3, 3- 二甲烯丙基醚
(+)-pinoresinol-di-3, 3-dimethyl allyl ether　(+)- 松脂素 - 二 -3, 3- 二甲烯丙基醚
pinoresinol-di-3, 3-dimethyl allyl ether　松脂素 - 二 -3, 3- 二甲烯丙基醚
(+)-pinoresinol-di-*O*-β-D-glucopyranoside　(+)- 松脂素 - 二 -*O*-β-D- 吡喃葡萄糖苷
pinoresinol-di-*O*-β-D-glucopyranoside　松脂素 - 二 -*O*-β-D- 吡喃葡萄糖苷
(+)-pinoresinol-di-*O*-β-D-glucoside　(+)- 松脂素 - 二 -*O*-β-D- 葡萄糖苷
(+)-pinoresinol-*O*-β-D-glucopyranosyl-(1 → 6)-β-D-glucopyranoside　(+)- 松脂素 -*O*-β-D- 吡喃葡萄糖基 -(1 → 6)-β-D- 吡喃葡萄糖苷
pinostilbene　松芪
(–)-pinostrobin　(–)- 北美乔松素
(2*S*)-pinostrobin　(2*S*)- 北美乔松黄烷酮
pinostrobin　球松素 (北美乔松素、北美乔松黄烷酮、乔松酮)
pinostrobinchalcone　球松素查耳酮
cis-pinosylvin　顺式 - 赤松素
pinosylvin　赤松素 (欧洲赤松素、银松素)
trans-pinosylvin　反式 - 赤松素
cis-pinosylvin dimethyl ether　顺式 - 赤松素二甲酯
pinosylvin methyl ether　赤松素甲醚
trans-pinosylvin monomethyl ether　反式 - 赤松素单甲醚
trans-pinosylvin oxide dimethyl ether　反式 - 赤松素氧代二甲醚
(*E*)-pinosylvin-3-*O*-β-D-glucopyranoside　(*E*)- 欧洲赤松素 -3-*O*-β-D- 吡喃葡萄糖苷
pinosylvin-3-*O*-β-D-glucopyranoside　赤松素 -3-*O*-β-D- 吡喃葡萄糖苷

P

pinselin 青霉抗菌素
pinusenediol 松皮烯二醇
pinusolide 红松内酯 (松内酯)
pinusolidic acid 红松酸
pipataline 胡椒塔灵
pipbinine 胡椒比宁碱
L-2-pipecolic acid L-2- 哌啶酸
pipecolic acid 哌啶酸 (哌可酸)
D-α-pipecoline D-α- 哌可啉
pipecoline 哌可啉
pipemidic acid 吡哌酸
piperadione 胡椒二酮 (荜茇二酮)
piperaduncins A ～ C 钩状胡椒素 A ～ C
piperalol 辣乳菇醛醇
piperamide 胡椒酰胺
piperamide C 5:1 (2*E*) 胡椒酰胺 C 5:1 (2*E*)
piperamide C 7:1 (6*E*) 胡椒酰胺 C 7:1 (6*E*)
piperamide C 7:2 (2*E*, 6*E*) 胡椒酰胺 C 7:2 (2*E*, 6*E*)
piperamide C 9:2 (2*E*, 8*E*) 胡椒酰胺 C 9:2 (2*E*, 8*E*)
piperamide C 9:3 (2*E*, 4*E*, 8*E*) 胡椒酰胺 C 9:3 (2*E*, 4*E*, 8*E*)
piperanine 胡椒新碱 (二氢胡椒碱)
piperazine (hexahydropyrazine) 哌嗪 (1, 4- 二氮杂环己烷、六氢吡嗪)
pipercallosidine 硬皮胡椒定
pipercallosine 硬皮胡椒碱
piperchabamides A ～ H 爪哇长果胡椒胺 A ～ H
pipercide (retrofractamide B) 胡椒杀虫碱 (假荜茇酰胺 B)
pipercitine 胡椒西亭 (胡椒西亭碱)
pipercycliamide 胡椒环酰胺
pipercyclobutanamides A, B 胡椒环丁酰胺 A、B
piperdardine 瘤突胡椒定
piperdial 辣乳菇二醛
piperenols A, B 胡椒环己烯醇 A、B
piperettine 胡椒亭 (胡椒亭碱)
piperic acid (piperonylic acid) 胡椒酸
pipericine 胡椒利辛
piperidic acid (γ-aminobutanoic acid) γ- 氨基丁酸
piperidine 哌啶
piperidine-1-carbodithioic acid 哌啶 -1- 二硫代甲酸
piperine (piperoyl piperidine) 胡椒碱
piperitene 胡椒烯
p-piperitenol 对薄荷烯醇
piperitenone 辣薄荷烯酮 (胡椒烯酮)
piperitenone oxide (piperitenoxide) 辣薄荷烯酮氧化物
cis-piperitol 顺式 - 辣薄荷醇
(+)-piperitol (+)- 辣薄荷醇
piperitol 辣薄荷醇
trans-piperitol 反式 - 辣薄荷醇
piperitol-γ, γ-dimethyl allyl ether 辣薄荷醇 -γ, γ- 二甲烯丙基醚
piperitone (3-carvomenthenone) 胡椒酮 (辣薄荷酮、洋薄荷酮)
piperitone oxide 辣薄荷酮氧化物
piperityl honokiol 辣薄荷基和厚朴酚
piperityl magnolol 邻羟基辣薄荷基厚朴酚
piperkadsins A ～ C 风藤新素 A ～ C
piperlongimines A, B 荜茇吉明碱 A、B
piperlongine 荜茇精
piperlongumamides A ～ C 荜茇酰胺 A ～ C
piperlongumine (piplartine) 荜茇明碱 (荜拨亭)
piperlonguminine 荜茇明宁碱 (荜茇宁酰胺)
pipernonaline 荜茇纳灵 (荜茇壬二烯哌啶)
piperoctadecalidine 荜茇十八碳三烯哌啶
piperoctane 愈创哌啶
piperoic acid 胡椒酚酸
piperolactam C7:1 (6*E*) 胡椒内酰胺 C7:1 (6*E*)
piperolactam C7:2 (2*E*, 6*E*) 胡椒内酰胺 C7:2 (2*E*, 6*E*)
piperolactam C9:1 (8*E*) 胡椒内酰胺 C9:1 (8*E*)
piperolactam C9:2 (2*E*, 8*E*) 胡椒内酰胺 C9:2 (2*E*, 8*E*)
piperolactam C9:3 (2*E*, 4*E*, 8*E*) 胡椒内酰胺 C9:3 (2*E*, 4*E*, 8*E*)
piperolactam-C5:1 (2*E*) 胡椒内酰胺 -C5:1 (2*E*)
piperolactams A ～ S 胡椒内酰胺 A ～ S
piperoleins A, B 胡椒油碱 A、B
piperonal (heliotropine) 胡椒醛 (向日葵素、天芥菜精)
piperonyl acrolein 3, 4- 亚甲二氧基苄基丙烯醛
cis-piperonyl alcohol 顺式 - 胡椒醇
(+)-piperonyl alcohol (+)- 胡椒醇

piperonyl aldehyde　花椒醛
piperonyl butoxide　胡椒基丁醚
piperonylic acid (piperic acid)　胡椒酸
(±)-piperoside　(±)- 胡椒苷
piperoside　假荜茇苷
piperovatine　卵形胡椒碱
piperoyl piperidine (piperine)　胡椒碱
pipersintenamide　辛泰南胡椒酰胺
pipertipine　胡椒替平 (胡椒替平碱)
piperulins A ～ C　毛蒟脂素 (毛蒟素) A ～ C
piperumbellactam A　伞花胡椒碱 A
piperundecalidine　荜茇十一碳三烯哌啶
piperwalliol A　石南藤醇 A
piperwalliosides A ～ D　石南藤苷 A ～ D
piperylin　次胡椒酰胺
piperyline　胡椒林碱
pipgulzarine　胡椒古尔扎碱
pipilyasine　胡椒雅辛碱
pipkirine　胡椒卡灵碱
piplartine (piperlongumine)　荜拨亭 (荜茇明碱)
pipnoohine　胡椒诺因碱
pipoxide　胡椒环氧化物
pipsaeedine　胡椒萨伊定碱
piptamine　黄花木胺 (剥管菌胺)
piptanthine　黄花木碱
piptocarphin D　垂果菊素 D
pipyahyine　胡椒海因碱
pipyaqubine　胡椒曲宾碱
pipzorine　胡椒佐碱
pipzubedine　胡椒祖贝定碱
pirfenidone　哌非尼酮
piriferine　生梨米仔兰碱
pirolatin (pyrolatin)　鹿蹄草亭
pisatin　豌豆素
piscarinines A, B　鱼肝油青霉碱 A、B
piscatorin　渔夫叶下珠素
piscidic acid　毒鱼豆酸 (羟苄基酒石酸)
p-piscidic acid　对羟苄基酒石酸
piscidic acid monoethyl ester　毒鱼豆酸单乙酯
piscidinol A　毒鱼割舌树醇 (匹西狄醇) A
piscigenin　毒鱼豆苷元
piscisoflavones A, B　毒鱼豆异黄酮 A、B
pisiferal　日本花柏醛
pisiferic acid　日本花柏酸
pisiferol　日本花柏醇
pisoninols Ⅰ, Ⅱ　伞形花腺果藤酚 Ⅰ、Ⅱ
pisosterol　豆包菌甾醇
pistafolins A, B　清香木素 A、B
pisumflavonosides Ⅰ, Ⅱ　豌豆黄酮苷 Ⅰ、Ⅱ
pisumionoside　豌豆醇苷 (豌豆香堇苷)
pithecelloside　猴耳环苷
pithecolobine　猴耳环碱
pithedulosides A ～ K　牛蹄豆苷 A ～ K
pithelucosides A ～ C　亮叶猴耳环苷 A ～ C
pitipeptolides A, B　皮蒂肽内酯 A、B
pittobrevigenin　短萼海桐皂苷元
pittogosides A, B　光叶海桐苷 A、B
pittosporanosides A_1 ～ A_6, B_1 ～ B_3　海桐花苷 (海桐烷苷) A_1 ～ A_6、B_1 ～ B_3
pittosporatobirasides A, B　海桐花新苷 (海桐苷) A、B
pittosporumxanthins A_1 ～ A_4, B_1, B_2, C_1, C_2　海桐花黄质 A_1 ～ A_4、B_1、B_2、C_1、C_2
pittoviridoside　绿花海桐苷
pivalic acid　新戊酸
pivalizid　新戊醇异烟肼
(–)-placodiolic acid　(–)- 普雷寇二酮酸
plagiochin A　多刺羽苔素 A
plagiogyrin A　瘤足蕨素 A
plamitamide　杷它酰胺
planchols A ～ D　猕猴桃酚 (中华猕猴桃酚) A ～ D
planchonelline　山榄灵
L-planinin　L- 竹叶椒脂素
planinin　竹叶椒脂素
planispines A, B　竹叶椒根脂素 A、B
planktopeptins BL 1061, BL 1125, BL 843　漂毛藻肽素 BL 1061、BL 1125、BL 843
plantacyanin (cusacyanin)　黄瓜蓝素
plantaginin　车前苷
plantaglucide　车前果胶

plantagoamidinic acid B　车前草酰胺酸 B
plantagoguanidinic acid　车前胍酸 (车前草胍氨酸)
plantagomucilages A, Ⅰ$_a$, Ⅱ　车前粘多糖 A、Ⅰ$_a$、Ⅱ
plantagoside A　车前子苷 A
plantainosides A ～ F　车前草苷 A ～ F
plantamajoside　大车前苷
plantanones A, B　玉簪酮 A、B
plantareloside　车前醚苷
plantarenaloside　对叶车前苷
plantasan　车前聚糖
plantasioside　车前酚苷
plantenolic acid　车前子酸 (车前烯醇酸)
planteose　车前糖
plasiaticines A ～ I　车前碱 A ～ I
plasiatine　车前酚碱
plasmalogen　缩醛磷脂类
plastocyanin　质体蓝素
plastoquinone　质体醌 (叶绿醌)
platanic acid　悬铃木酸
platanic acid-28-*O*-β-D-glucopyranosyl ester　悬铃木酸 -28-*O*-β-D- 吡喃葡萄糖酯
platanin　悬铃木宁
platanionosides A ～ J　瓜木香堇苷 A ～ J
platanoside　悬铃木苷
plataplatanoside　瓜木酚苷
platelet activating factor　血小板活化因子
plathymenin　黄苏木素
platycarpanetin　翅荚香槐亭 (香槐种异黄酮)
platycarpanetin diglucoside　翅荚香槐亭二葡萄糖苷
platycaryanin A　化香树宁 A
platycerine　老鼠芳碱
platycodigenin　桔梗皂苷元
platycodigenin-3-*O*-β-D-glucopyranoside (3-*O*-β-D-glucopyranosyl platycodigenin)　桔梗皂苷元 -3-*O*-β-D- 吡喃葡萄糖苷
platycodin A (2″-acetyl platycodin D)　桔梗皂苷 A (2″-*O*- 乙酰基桔梗皂苷 D)
platycodin C (3″-acetyl platycodin D)　桔梗皂苷 C (3″-*O*- 乙酰桔梗皂苷 D)
platycodins A ～ L, D_2, D_3　桔梗皂苷 A ～ L、D_2、D_3
platycodonoside　桔梗聚糖
platycodosides C ～ E, G_1　桔梗苷 C ～ E、G_1
platycogenic acids A ～ C　桔梗酸 A ～ C
platyconic acid A lactone　桔梗苷酸 A 内酯
platyconic acids A ～ E　桔梗苷酸 A ～ E
platyconin　桔梗色素
platycosides A ～ L, G_1 ～ G_3, M-1 ～ M-3　桔梗糖苷 A ～ L、G_1 ～ G_3 、M-1 ～ M-3
(+)-platydesmine　(+)- 普拉得斯碱
platydesmine　阔带明
platydiol　柏子仁双醇 (侧柏二醇)
platynecic acid　阔叶千里光次酸
platyphylline　阔叶千里光碱 (狗舌草碱)
platyphylline *N*-oxide　阔叶千里光碱 *N*- 氧化物
platyphylline tartrate　阔叶千里光碱重酒石酸盐
platyphylloside　白桦酮苷
platypterophthalide　阔翼蜡菊苯酞
plaunols A ～ E　近琴巴豆醇 A ～ E
plebeiafuran　荔枝草呋喃
plebeiolides A ～ C　荔枝草内酯 A ～ C
plecostonol　细锥香茶菜酮醇
plectocomine-12-methyl-5-*O*-β-D-glucopyranoside *N*-oxide　类钩叶藤胺 -12- 甲基 -5-*O*-β-D- 吡喃葡萄糖苷 *N*- 氧化物
plectrornatins A ～ C　装饰华丽香茶菜素 A ～ C
pleiadene　昴苯
pleiocarpamine　多果树胺
pleiocarpaminol　多果树醇
pleiocarpine　多果树碱
pleionesins A ～ C　云南独蒜兰菲素 A ～ C
pleionin A　一叶兰素 A
pleionol　一叶兰酚
pleionosides A ～ K　独蒜兰苷 A ～ K
plelea base　榆桔属碱
plemocil　莱蓟素
pleniradin　多白莱菊定
plenolin (dihydrohelenalin)　多梗白菜菊素 (多梗贝氏菊素、二氢堆心菊灵)
pleurofranosides Ⅰ ～Ⅳ　松潘棱子芹苷Ⅰ～Ⅳ
pleuromutilin (drosophilin B)　截短侧耳素 (多摺菌素、脆柄菇素 B)
pleurosine　坡绕辛 (坡留绕素)

pleurospermine	侧籽厚壳桂碱
(+)-plicamine	(+)- 土耳其雪花莲碱
(–)-secoplicamine	(–)- 开环土耳其雪花莲碱
plicatic acid	大侧柏脂酸
plicatols A, B	折叠石斛酚 A、B
plocamadiene A	海头红二烯 A
plocigenin	普罗星苷元
plocin	普罗星苷
plocinine	普罗星宁苷
plucheols A, B	阔苞菊醇 A、B
plucheosides A ～ E, D_1 ～ D_3	阔苞菊苷 A ～ E、D_1 ～ D_3
pluchoic acid	阔苞菊酸
plukenetiones A ～ C	普鲁肯酮 (普氏猪胶树酮) A ～ C
plumba	铅杂
plumbagic acid	白花丹酸
plumbagic acid-3′-*O*-β-glucopyranoside	白花丹酸 -3′-*O*-β- 吡喃葡萄糖苷
plumbagin (plumbagine, 2-methyl-5-hydroxy-1, 4-naphthoquinone)	白花丹素 (蓝雪醌、白花丹醌、石苁蓉萘醌、矶松素、2- 甲基 -5- 羟基 -1, 4- 萘醌)
plumbagines A ～ G	白花丹素 A ～ G
plumbagol	石苁蓉醇
plumbagosides A ～ D	白花丹胺苷 A ～ D
plumbane	铅烷
plumbanediyl bis (methylene) plumbane	甲铅烷叉基二 (甲叉基) 甲铅烷
plumbaside A	白花丹苷 A
plumbocatechin A	白花丹儿茶素 A
plumericin	鸡蛋花素
1α-plumieride	1α- 鸡蛋花苷
plumieride	鸡蛋花苷
pluviatide	河溪花椒脂素
pluviatilol	雨花椒醇 (雨花椒酚、雨石蒜木脂素)
pluviatolide	雨花椒内酯
pluviine	雨石蒜碱
pochonins A ～ F	双异孢菌素 A ～ F
podecdysones A ～ C	水龙骨蜕皮甾酮 (金钱松脱皮素) A ～ C
podioda-7, 17, 21-triene	水龙骨 -7, 17, 21- 三烯
podoandin	智利罗汉松素
podocarioside A	长柄山蚂蝗苷 A
podocarnone	长柄山蚂蝗酮
podocarpa-6, 8, 11, 13-tetraen-12-hydroxy-13-isopropyl acetate	罗汉松 -6, 8, 11, 13- 四烯 -12- 羟基 -13- 异丙基乙酸酯
8 (14)-podocarpen-13-one-18-oic acid	8 (14)- 波的卡本 -13- 酮 -18- 酸
podocarpins Ⅰ, Ⅱ	柄果脂素 Ⅰ、Ⅱ
α-podocarprene	α- 罗汉松烯
podocarpumide	柄果花椒酰胺
podocarpusflavones A, B	竹柏双黄酮 (罗汉松双黄酮) A、B
podolactones A, B	百日青内酯 A、B
podolides A ～ E	罗汉松内酯 A ～ E
podopetaline	足瓣豆碱
podophyllic acid (podophyllinic acid)	鬼臼酸
podophyllin (podophyllum resin)	鬼臼酯 (鬼臼树脂)
podophyllinic acid (podophyllic acid)	鬼臼酸
podophyllinic acid lactone	鬼臼素
podophyllomeronic acid	鬼臼茶酸
(–)-podophyllotoxin	(–)- 鬼臼毒素
podophyllotoxin	鬼臼毒素 (鬼臼脂素)
podophyllotoxin glucoside	鬼臼毒素苷
podophyllotoxin-1-ethyl ether	鬼臼毒素 -1- 乙醚
podophyllotoxin-4-*O*-β-D-glucoside	鬼臼毒素 -4-*O*-β-*D*- 葡萄糖苷
podophyllotoxone	鬼臼毒酮 (鬼臼脂毒酮)
podophyllum resin (podophyllin)	鬼臼树脂 (鬼臼酯)
podorhizol	西藏鬼臼脂醇
podorhizol-β-D-glucoside	西藏鬼臼脂醇 -β-D- 葡萄糖苷
podospicatin	罗汉松黄素
podototarin	双联陶塔酚
podoverines A ～ F	八角莲素 A ～ F
poetamine	红口水仙胺
poetaminine	红口水仙宁
poetaricine	红口水仙辛
poeticine	红口水仙碱
pogonatherumol	金丝草酚
pogosterol	波戈甾醇

pogostol 广藿香薁醇
pogostone 广藿香酮
pohlianins A ～ C 波利麻疯树宁 A ～ C
poine 草甸菌素
poinsettifolin A 品红叶琉桑素 A
pokeberrygenin 商陆浆果苷元
pokeweed antifungal proteins R_1, R_2 美商陆根抗真菌蛋白 R_1、R_2
pokeweed antiviral protein 美商陆根抗病毒蛋白
polacandrin 白花臭矢菜素
polane 钋烷
polaramycins A, B 波拉霉素 A、B
polemoniogenin 花葱熊果皂苷元
polemoniumgenin A 花葱属皂苷元 A
polhovolide 波尔号内酯
polianthosides A ～ G 晚香玉苷 A ～ G
polisteskinin 黄蜂激肽
politoside 婆婆纳托苷
poliumoside 金石蚕苷 (灰香科科苷)
pollenins A, B 茶花粉黄酮苷 A、B
pollenitin (3, 5, 8, 4″-tetrahydroxy-7-methoxyflavone) 茶花粉黄酮 (3, 5, 8, 4″- 四羟基 -7- 甲氧基黄酮)
pollinastanol 花粉烷甾醇
polpunonic acid (maytenonic acid) 美登木酸
polustrin 黄白火绒草苷
polyacene 多并苯
polyacetylene 聚乙炔
polyacetylene ginsenoside-Ro 聚乙炔人参苷 -Ro
polyacetylenes PQ-1 ～ 6 聚乙炔 PQ-1 ～ 6
polyadenine 多腺茄碱
polyalene 并轮
polyalthialdoic acid 暗罗醛酸
polyanthinin 波利安替宁
polyaphene 多芬
polyarvin 小花远志素
polybotrin 多序岩黄芪素
polycarbophil 聚丙烯酸树脂
polycaudoside A 尾叶远志苷 A
polycavernosides A, A_2, A_3, B, B_2 多穴藻苷 A、A_2、A_3、B、B_2
polycladin (chrysosplenetin, chrysosplenol B, quercetagetin-3, 6, 7, 3′-tetramethyl ether) 猫眼草黄素 (金腰素 、金腰酚、猫眼草醇 B、猫眼草酚 B、槲皮万寿菊素 -3, 6, 7, 3′- 四甲醚)
polycycloiridals A ～ J 多环假鸢尾醛 (多环化假鸢尾醛) A ～ J
polydactin B 多型短指软珊瑚亭 B
polydatin (piceid, resveratrol-3-*O*-glucoside, polygonin) 虎杖苷 (云杉新苷 、白藜芦醇 -3-*O*- 葡萄糖苷)
polydimdip carbonate 聚碳酸二甲基二对苯酚甲烷酯
polyenes chamomillol esters Ⅰ, Ⅱ 多烯母菊醇醚 Ⅰ 、Ⅱ
polyenes D ～ F 多烯 D ～ F
polyenoic acid 多烯酸
polyethylene (polythene) 聚乙烯
polyethylene glycol (macrogol) 聚乙二醇
polyethylene glycol *p*-isooctyl phenyl ether 聚乙二醇对异辛苯醚
polyethylene glycolmonostearate 聚乙二醇单硬脂酸酯
polyflavanostilbenes A, B 虎杖二苯乙烯苷 A、B
polyfoliolides A, B 大叶南洋参苷 A、B
polyfurosides PO_6 ～ PO_9, Poc, Pod 黄精呋甾醇苷 PO_6 ～ PO_9、Poc、Pod
polygalacerebroside 远志脑苷脂
polygalacic acid (virgaureagenin G) 远志酸 (毛果一枝黄花皂苷元 G)
polygalacic acid-3-*O*-β-D-glucopyranoside (bernardioside A) 远志酸 -3-*O*-β-D- 吡喃葡萄糖苷 (伯氏雏菊苷 A)
polygalacins D, D-2, ⅩⅠ 远志皂苷 D 、D-2、ⅩⅠ
polygalacturonic acid 聚半乳糖醛酸
polygalasaponins Ⅰ ～ LIII 瓜子金皂苷 Ⅰ ～ LIII
polygalasaponins A ～ H 瓜子金皂苷 A ～ H (瓜子金皂苷甲～辛)
polygalatenosides B, E 远志诺苷 B ～ E
polygalaxanthones Ⅰ ～ Ⅶ 远志呫酮 Ⅰ ～ Ⅶ
polygalic acid 远志里酸
polygalitol 远志醇
polygalolides A, B 远志内酯 A、B
polyglycolic acid 聚乙醇酸
polygoacetophenoside (2, 3, 4, 6-tetrahydroxyacetophenone-3-*O*-β-D-glucopyranoside) 夜交藤乙酰苯苷 (2, 3, 4, 6- 四羟基乙酰苯 -3-*O*- 葡萄糖苷)
polygodial (tadeonal) 水蓼二醛 (蓼二醛)

polygodial acetal 水蓼二醛乙缩醛
polygodosides A ～ H 玉竹甾苷 A ～ H
polygodosin A 玉竹甾苷元 A
polygonal 水蓼醇醛
polygonapholine A 黄精林碱 A
polygonatin 黄精素
polygonatines A, B 黄精碱 A、B
polygonatones A ～ H 黄精黄酮 A ～ H
polygonatosides A ～ D 黄精苷 A ～ D
polygonatum fructans A ～ C 玉竹果聚糖 A ～ C
polygonatum odoratum polysaccharide YZ-2 玉竹多糖 YZ-2
polygonatumosides A ～ G 玉竹属甾苷 A ～ G
polygonic acid 水蓼醛酸 (蓼酸)
polygonimitins A ～ C 何首乌甲素、乙素、丙素
polygonolide 水蓼内酯 (蓼内酯)
polygonone 水蓼酮
polygonosides A, B, 1 ～ 7 黄精诺苷 (东北黄精甾苷) A、B、1 ～ 7
polygonumnolides C_1 ～ C_4, D, E 何首乌内酯 C_1 ～ C_4、D、E
polygosicerabrosides A ～ C 黄精神经鞘苷 A ～ C
polygosioligosaccharides A ～ C 黄精寡聚糖 A ～ C
polygosipolysaccharides A ～ C 黄精多聚糖 A ～ C
polyhelicene 多螺旋烃
polyhongkongenosides A, B 香港远志苷 A、B
polyhongkongenoxanthones A, B 香港远志屾酮 A、B
polyhongkonggaline 香港远志碱
polyhydroxy dibenzo-*p*-dioxine 多羟基二苯对二喔星
polyhydroxylated cholestanes Ⅰ, Ⅱ 多羟基化胆甾烷 Ⅰ、Ⅱ
polyhydroxyxanthophyll 多羟基叶黄素
polymorchromones A, B 紫金砂色原酮 A、B
polyoctapentene 八聚异戊二烯类化合物
polyoxyxanthophyll 多氧叶黄素
polyozellin 朝鲜蘑菇素
polypetaloside A 多瓣驴蹄草苷 A
polyphenol acid 多酚酸
polyphenol oxidase 多酚氧化酶
Polyphyllin (paris saponin) Ⅵ 七叶一枝花皂苷 (重楼皂苷) Ⅵ
polyphyllin A (diosgenin-3-*O*-β-D-glucopyranoside) 七叶一枝花皂苷 A (薯蓣皂苷元 -3-*O*-β-D- 吡喃葡萄糖苷)
polyphyllins A ～ H 七叶一枝花皂苷 A ～ H
polyphyllosides Ⅲ, Ⅳ 滇重楼苷 Ⅲ、Ⅳ
(13*E*, 17*E*)-polypoda-7, 13, 17, 21-tetraen-3β-ol (13*E*, 17*E*)- 水龙骨 -7, 13, 17, 21- 四烯 -3β- 醇
α-polypodatetraene α- 水龙骨萜四烯
polypodine A (β-ecdysone, 20-hydroxyecdysone, ecdysterone) 水龙骨素 A (β- 蜕皮激素、β- 蜕皮素、20- 羟基蜕皮激素、蜕皮甾酮)
polypodine B-20, 22-acetonide 水龙骨素 B-20, 22- 缩丙酮
polypodines A ～ C 水龙骨素 (水龙骨甾酮、多足蕨素) A ～ C
(13*E*, 17*E*, 21*E*)-polypodo-13, 17, 21-trien-3, 18-diol (13*E*, 17*E*, 21*E*)- 水龙骨 -13, 17, 21- 三烯 -3, 18- 二酚
polypodoside A 多足蕨苷 A
polyporenic acids A ～ C 猪苓酸 (多孔菌酸) A ～ C
polyporoids A ～ C 多孔菌甾酮 A ～ C
polyporusterones A ～ G, Ⅰ, Ⅱ 猪苓酮 A ～ G、Ⅰ、Ⅱ
polyprenol 聚异戊烯醇
ω-*trans*-2-*cis*-*n*-*cis*-α-polyprenols (betulaprenol type) ω- 反式 -2- 顺式 -*n*- 顺式 -α- 聚异戊烯醇 (桦木型)
polypropylene (polypropene) 聚丙烯
polysaccharide (polysaccharose) 多糖 (多聚糖)
polysaccharose (polysaccharide) 多糖 (多聚糖)
polysacchartibe peptide 云芝糖肽
polyschistines A ～ D 多裂乌头碱 A ～ D
polysciasaponin P_5 唐松草南洋参苷 P_5
polyspirostanol Poa 黄精螺甾醇 Poa
polyspirostanoside PO_1 ～ PO_5, poa ～ poc 黄精螺甾醇苷 PO_1 ～ PO_5、poa ～ poc
polystachoside 蓼属苷 (多穗蓼苷)
polystanins A ～ E 山楝萜宁 A ～ E
polystichins (aspidins) AB, BB 绵马素 (三叉蕨素) AB、BB
polystichocitrin 耳蕨柠檬素
polysyphorin 樟叶素
polythene (polyethylene) 聚乙烯
polyuronic acid 聚糖醛酸

P

polyvinyl alcohol　聚乙烯醇
poly-β-hydroxybutanoic acid　聚 -β- 羟基丁酸
pomiferin　柘橙素 (橙桑黄酮)
pomiferin-4′-*O*-methyl ether　柘橙素 -4′-*O*- 甲醚
pomolic acid (19α-hydroxyursolic acid)　坡模酸 (果渣酸、坡模醇酸、19α- 羟基熊果酸、19α- 羟基乌苏酸)
pomolic acid acetate　坡模酸乙酸酯 (果渣酸乙酸酯、坡模醇酸乙酸酯)
pomolic acid-28-*O*-β-D-glucopyranoside　坡模酸 -28-*O*-β-D- 吡喃葡萄糖苷 (果渣酸 -28-*O*-β-D- 吡喃葡萄糖苷)
pomolic acid-28-*O*-β-D-glucopyranosyl ester　坡模酸 -28-*O*-β-D- 吡喃葡萄糖酯
pomolic acid-3β-*O*-α-L-2-acetoxyarabinopyranoside-28-*O*-β-D-glucopyranoside　坡模酸 -3β-*O*-α-L-2- 乙酰氧基吡喃阿拉伯糖苷 -28-*O*-β-D- 吡喃葡萄糖苷
pomonic acid　坡模酮酸 (果渣酮酸)
pompeygenin [(25*S*)-5α-spirost-1β, 3α, 25-triol]　泼姆皂苷元 [(25*S*)-5α- 螺甾 -1β, 3α, 25- 三醇]
ponalactone A　波那拉酮 A
ponasterol A　尖叶土杉甾醇 A
ponasterone A　尖叶土杉甾酮 (坡那甾酮、台湾罗汉松甾酮) A
ponasteroside A　尖叶土杉甾酮苷 (坡那甾苷) A
poncimarin　狗牙花素
poncirin (isosakuranetin-7-*O*-neohesperidoside)　枸橘苷 (枳属苷、异樱花素 -7-*O*- 新橙皮糖苷)
poncitrin　枸橼内酯
pondaplin　蓬达普林
ponfolin　枸橘福林
pongabiflavone　水黄皮双黄酮
pongachin　水黄皮钦素
pongachromene　水黄皮色烯
pongacoumestan　水黄皮香豆雌烷
pongaglabol　光水黄皮酚
pongaglabol methyl ether　光水黄皮酚甲醚
pongaglabrone　光水黄皮酮
pongamiabiaurone　水黄皮橙酮
pongamol　水黄皮二酮 (水黄皮籽素、水黄皮醇)
pongamones A ～ E　水黄皮酮 A ～ E
pongamosides A ～ D　水黄皮苷 A ～ D
ponganones Ⅰ～Ⅺ　水黄皮诺酮Ⅰ～Ⅺ

pongapin　水黄皮黄素 (水黄皮品素)
pongapinnols A ～ D　水黄皮酚 A ～ D
pongapinones A, B　水黄皮黄素酮 (水黄皮品酮) A、B
pongarotene　水黄皮鱼藤烯
ponicidin (rubescensine B)　冬凌草乙素
ponkanetin (5, 6, 7, 8, 4′-pentamethoxyflavone, tangeretin, tangeritin)　福橘素 (5, 6, 7, 8, 4′- 五甲氧基黄酮 (橘皮素、福橘素、橘红素、红橘素、柑橘黄酮)
ponnalide　开环红厚壳内酯
pontaconitine　本都乌头碱
pontevedrine　黄海罂粟灵碱
ponticaepoxide　本都山蒿环氧化物
populin　白杨苷
populnin　桐棉苷 (杨属苷)
poriacosones A, B　茯苓羊毛脂酮 A、B
poricoic acids A ～ H　茯苓新酸 A ～ H
poriferast-3β, 6α-diol　多孔甾 -3β, 6α- 二醇
poriferast-5, 25-dien-3β, 4β-diol　多孔甾 -5, 25- 二烯 -3β, 4β- 二醇
poriferast-5-en-3β, 4β-diol　多孔甾 -5- 烯 -3β, 4β- 二醇
poriferast-5-en-3β, 7α-diol　多孔甾 -5- 烯 -3β, 7α- 二醇
poriferasterol　多孔甾醇
porphobilin　卟吩胆色素
porphyran　紫菜聚糖
porphyrin　卟啉
porphyrine　紫菜碱
porphyrosine　紫菜素
porphyroxine　紫鸦片碱
porric acids A ～ C　韭葱酸 A ～ C
2, 3-secoporrigenin　2, 3- 开环韭葱皂苷元
porrigenins A ～ C　韭葱皂苷元 A ～ C
portulacerebroside A　马齿苋脑苷 A
portulal　马齿苋醛
portulaxanthin　马齿苋花黄素
portulene　大花马齿苋烯
portulenol　大花马齿苋醇
portulenone　大花马齿苋酮
portulic acid　马齿苋酸
portulic lactone　马齿苋内酯
portulol　马齿苋醇

postalbumin 后清蛋白
poststerone 后甾酮 (坡斯特甾酮)
postsynaptic toxin 突触后神经毒素
potamogetonin 眼子菜素
potamogetonol 眼子菜醇
potamogetonyde 眼子菜醛
potanidines A, B 黑翠碱甲、乙
potanine 黑翠宁碱
potanisines A ～ G 黑水翠雀辛 A ～ G
potassium aeschynomate 合萌酸钾
potassium aspartate 天冬氨酸钾
potassium bitartrate 酒石酸氢钾
potassium borate 硼酸钾
potassium chloride 氯化钾
potassium citrate 柠檬酸钾
potassium dihydrogen phosphate 磷酸二氢钾
potassium guaiacolsulfonate 愈创木酚磺酸钾
potassium heptanoate 庚酸钾
potassium hydrogen heptanedioate 庚二酸氢钾
potassium hydrogen methyl phosphonate 甲基膦酸氢钾
potassium hydroxide 氢氧化钾
potassium isolespedezate 异截叶铁扫帚酸钾
potassium lespedezate 截叶铁扫帚酸钾
potassium magnesium aspartate 天冬氨酸钾镁
potassium malate 苹果酸钾
potassium manganate 锰酸钾
potassium myronate (sinigrin) 黑芥子硫苷酸钾 (芥子苷、芥子酸钾、黑芥子苷)
potassium nitrate 硝酸钾
potassium oxalate 草酸钾
potassium pentanedithioate 二硫代戊酸钾
potassium pyroborate 焦硼酸钾
potassium quisqualate 使君子氨酸钾
potassium rosmarinate 迷迭香酸钾盐
potassium salvianolate D 丹酚酸丁钾盐
potassium sodium succinate 丁二酸钾钠
potassium sorbate 山梨酸钾
potassium sulfate 硫酸钾
potassium tartrate 酒石酸钾
potassium-5-ethyl hydrogen citrate 柠檬酸氢钾 -5- 乙酯
potengriffioside A 翻白叶苷 A
potentiator 强化因子
potentillanin 粘委陵菜素
potentillanosides A ～ G 蕨麻萜苷 A ～ G
potentillin 蛇含鞣质 (委陵菜素)
powellamine 坡危胺
powellidine 坡危定
powelline 鲍威氏文殊兰碱
poweramine 坡危瑞胺
powerchrine 坡克任
poweridine 坡日定
powerine 坡危任
poylphenol oxidase 多元酚氧化酶
PR toxin PR 毒素 (娄底青霉菌毒素)
praderin 大果山胡椒素
praecansones A, B 早期灰毛豆酮 A、B
praecoxin A 旌节花素 A
praerosides Ⅰ～Ⅶ 白花前胡苷 Ⅰ～Ⅶ
praeruptorin Ⅰ b [(3″R)-angeloyloxy-4″-keto-3″, 4″-dihydroseselin] 白花前胡素 Ⅰ b [(3″R)- 当归酰氧基 -4″- 甲酮基 -3″, 4″- 二氢邪蒿素]
praeruptorins Ⅰ～Ⅲ 白花前胡素 Ⅰ～Ⅲ
(±)-praeruptorins A, B (±)- 白花前胡甲素、乙素
(+)-praeruptorins A ～ E (+)- 白花前胡素 A ～ E
praeruptorins A ～ F 白花前胡素 A ～ F (白花前胡甲素～己素)
pranferin 野栓翅芹素 (阿魏栓翅芹素)
prangeferol (nodakenetin, nodakenitin) 栓翅芹粉醇 (紫花前胡内酯、前胡亭、紫花前胡苷元)
prangenidine 栓翅芹香豆素
prangenin (heraclenin) 栓翅芹内酯 (独活内酯、白芷属素、独活素)
prangenin hydrate 栓翅芹内酯水合物
prangol (oxypeucedanin hydrate, hydroxypeucedadin hydrate, aviprin) 水合氧化前胡素 (水合氧化前胡内酯)
(+)-prangolarine (+)- 氧前胡宁素
prangosine 坡冉高素
pratensein 红车轴草素 (红车轴草异黄酮)
pratensein-7-*O*-β-D-glucopyranoside 红车轴草素 -7-*O*-β-D- 吡喃葡萄糖苷

pratensein-7-*O*-β-D-glucopyranoside-6″-*O*-malonate 红车轴草素 -7-*O*-β-D- 吡喃葡萄糖苷 -6″-*O*- 丙二酸酯

pratensein-7-*O*-β-D-glucoside 红车轴草素 -7-*O*-β-D- 葡萄糖苷

pratensein-7-*O*-β-D-glucoside-6″-*O*-malonate 红车轴草素 -7-*O*-β-D- 葡萄糖苷 -6″-*O*- 丙二酸酯

pratensol A 鸡豆黄素 A

pratioside A 康定玉竹苷 A

pratol 红车轴草黄酮 (车轴草醇)

pratoletin 红车轴草素亭

pratorimine 草原文殊兰胺

pratorinine 草原文殊兰宁碱

pratosine 草原文殊兰星碱

prattol 康藏荆芥醇

prazerigenin A 巴拉次薯蓣皂苷元 A

prazerigenin A-3-*O*-α-L-rhamnopyranosyl-(1 → 2)-β-D-glucopyranoside 巴拉次薯蓣皂苷元 A-3-*O*-α-L- 吡喃鼠李糖基 -(1 → 2)-β-D- 吡喃葡萄糖苷

prazerigenin A-3-*O*-β-D-glucopyranoside 巴拉次薯蓣皂苷元 A-3-*O*-β-D- 吡喃葡萄糖苷

preablumin 前清蛋白

preaustinoids A, B 前奥斯汀萜 A、B

prebalamide 前印度黄皮胺

prebetanin 前甜菜紫宁

precarthamin 前红花苷

precasine 相思豆新碱

precatorine 相思豆碱 (相思子林碱)

precatorins Ⅰ～Ⅲ 相思子任Ⅰ～Ⅲ

precocene Ⅰ (7-methoxy-2, 2-dimethyl chromene) 早熟素Ⅰ (7- 甲氧基 -2, 2- 二甲基色烯)

precocene Ⅱ (ageratochromene, 6, 7-dimethoxy-2, 2-dimethyl chromene) 早熟素Ⅱ (胜红蓟色烯、6, 7- 二甲氧基 -2, 2- 二甲基色烯)

precol 相思豆醇

precolpuchol 前美丽穴丝芥醇

precondylcarpine 前康狄卡品

precyasterol 前杯苋甾醇

precyasterone 前杯苋甾酮

predicentrine 原荷包牡丹碱

pregeijerene 前盖介烯 (二甲基环癸三烯)

pregeijerene B [(*E*, *E*, *E*)-1, 7-dimethyl-1, 4, 7-cyclodecatriene] 前盖介烯 B [(*E*, *E*, *E*)-1, 7- 二甲基 -1, 4, 7- 环癸三烯]

17, (20*S*)-*trans*-5β-pregn-16-en-1β, 3β-dihydroxy-20-one-1-*O*-α-L-rhamnopyranosyl-(1→2)-β-D-fucopyranoside-3-*O*-α-L-rhamnopyranoside 17, (20*S*)- 反式 -5β- 孕甾 -16- 烯 -1β, 3β- 二羟基 -20- 酮 -1-*O*-α-L- 吡喃鼠李糖基 -(1 → 2)-β-D- 吡喃岩藻糖苷 -3-*O*-α-L- 吡喃鼠李糖苷

17, (20*S*)-*trans*-5β-pregn-16-en-1β, 3β-dihydroxy-20-one-1-*O*-β-D-xylopyranosyl-(1→2)-α-L-rhamnopyranoside-3-*O*-α-L-rhamnopyranoside 17, (20*S*)- 反式 -5β- 孕甾 -16- 烯 -1β, 3β- 二羟基 -20- 酮 -1-*O*-β-D- 吡喃木糖基 -(1 → 2)-α-L- 吡喃鼠李糖苷 -3-*O*-α-L- 吡喃鼠李糖苷

5β-pregn-16-en-1β, 3β-diol-20-one 5β- 孕甾 -16- 烯 -1β, 3β- 二醇 -20- 酮

5α-pregn-16-en-3β-hydroxy-20-one lycotetraoside 5α- 孕甾 -16- 烯 -3β- 羟基 -20- 酮石蒜四糖苷

5α-pregn-3β, 20β-diol 5α- 孕甾 -3β, 20β- 二醇

pregn-4-en-3, 16-dione 孕甾 -4- 烯 -3, 16- 二酮

(17β)-pregn-4-en-3, 20-dione (17β)- 孕甾 -4- 烯 -3, 20- 二酮

pregn-4-en-3, 20-dione 孕甾 -4- 烯 -3, 20- 二酮

pregn-5 (10)-en-3β, 17α, 20β-triol 孕甾 -5 (10)- 烯 -3β, 17α, 20β- 三醇

pregn-5, 16-dien-3β-hydroxy-20-one 孕甾 -5, 16- 二烯 -3β- 羟基 -20- 酮

17, (20*S*)-*trans*-pregn-5, 16-dien-3β-hydroxy-20-one 17, (20*S*)- 反式 - 孕甾 -5, 16- 二烯 -3β- 羟基 -20- 酮

pregn-5, 16-dien-3β-hydroxy-20-one-3-*O*-α-L-rhamnopyranosyl-(1 → 2)-[α-L-rhamnopyranosyl-(1 → 4)]-β-D-glucopyranoside 孕甾 -5, 16- 二烯 -3β- 羟基 -20- 酮 -3-*O*-α-L- 吡喃鼠李糖基 -(1 → 2)-[α-L- 吡喃鼠李糖基 -(1 → 4)]-β-D- 吡喃葡萄糖苷

pregn-5, 16-dien-3β-hydroxy-20-one-3-*O*-β-chacotrioside 孕甾 -5, 16- 二烯 -3β- 羟基 -20- 酮 -3-*O*-β- 查考茄三糖苷

pregn-5, 16-dien-3β-ol 孕甾 -5, 16- 二烯 -3β- 醇

pregn-5, 16-en-20-one 孕甾 -5, 16- 烯 -20- 酮

pregn-5-en-20-one 孕甾 -5- 烯 -20- 酮

pregn-5-en-3-hydroxy-20-carboxylic acid 孕甾 -5- 烯 -3- 羟基 -20- 甲酸

pregn-5-en-3β, (20*S*)-dihydroxy-20-[*O*-β-D-glucopyranosyl-(1 → 6)-β-D-glucopyranoside] 孕甾 -5- 烯 -3β, (20*S*)- 二羟基 -20-[*O*-β-D- 吡喃葡萄糖基 -(1 → 6)-β-D- 吡喃葡萄糖苷]

pregn-5-en-3β, (20*S*)-dihydroxy-3-*O*-bis-β-D-glucopyranosyl-(1 → 2, 1 → 6)-β-D-glucopyranoside 孕甾 -5- 烯 -3β, (20*S*)- 二羟基 -3-*O*- 二 -β-D- 吡喃葡萄糖基 -(1 → 2, 1 → 6)-β-D- 吡喃葡萄糖苷

pregn-5-en-3β, (20*S*)-dihydroxy-3-*O*-β-D-glucopyranoside-20-*O*-β-D-glucopyranoside　孕甾 -5- 烯 -3β, (20*S*)- 二羟基 -3-*O*-β-D- 吡喃葡萄糖苷 -20-*O*-β-D- 吡喃葡萄糖苷

pregn-5-en-3β, 17α, (20*S*)-triol　孕甾 -5- 烯 -3β, 17α, (20*S*)- 三醇

pregn-5-en-3β, 20-diol　孕甾 -5- 烯 -3β, 20- 二醇

pregn-5-en-3β, 20α-dihydroxy-20-*O*-β-D-glucopyranosyl-(1→6)-β-D-glucopyranosyl-(1→2)-β-D-digitalopyranoside　孕甾 -5- 烯 -3β, 20α- 二羟基 -20-*O*-β-D- 吡喃葡萄糖基 -(1→6)-β-D- 吡喃葡萄糖基 -(1→2)-β-D- 吡喃洋地黄毒糖苷

pregn-5-en-3β-hydroxy-20-one-3-*O*-bis-β-D-glucopyranosyl-(1→2, 1→6)-β-D-glucopyranoside　孕甾 -5- 烯 -3β- 羟基 -20- 酮 -3-*O*- 二 -β-D- 吡喃葡萄糖基 -(1→2, 1→6)-β-D- 吡喃葡萄糖苷

pregn-7-en-2β, 3α, 15α, 20-tetraol　孕甾 -7- 烯 -2β, 3α, 15α, 20- 四醇

pregnadienolone-3-*O*-β-chacotrioside　孕甾二烯醇酮 -3-*O*-β- 马铃薯三糖苷

pregnadienolone-3-*O*-β-gracillimatrioside　孕甾二烯醇酮 -3-*O*-β- 纤细薯蓣三糖苷

16*a*-homo-5*α*-pregnane　16*a*- 高 -5*α*- 孕甾烷

4a-*homo*-5α-pregnane　4a- 高 -5α- 孕甾烷

5*α*-pregnane　5*α*- 孕甾烷

5, 16-pregndienolone　5, 16- 孕二烯醇酮

4-pregnen-20, 21-dihydroxy-3, 11-dione　4- 孕烯 -20, 21- 二羟基 -3, 11- 二酮

5-pregnen-3β, (20*R*)-dihydroxy-3-monoacetate　5- 孕甾烯 -3β, (20*R*)- 二羟基 -3- 单乙酸酯

5-pregnen-3β, (20*R*)-diol-3-*O*-monoacetate　5- 孕甾烯 -3β, (20*R*)- 二醇 -3-*O*- 单乙酸酯

5-pregnen-3β, (20*S*)-dihydroxy-20-*O*-β-D-glucopyranoside-3-*O*-β-D-glucopyranoside　5- 孕甾烯 -3β, (20*S*)- 二羟基 -20-*O*-β-D- 吡喃葡萄糖苷 -3-*O*-β-D- 吡喃葡萄糖苷

5-pregnen-3β, (20*S*)-dihydroxy-20-*O*-β-D-glucopyranosyl-(1→6)-β-D-glucopyranoside　5- 孕甾烯 -3β, (20*S*)- 二羟基 -20-*O*-β-D- 吡喃葡萄糖基 -(1→6)-β-D- 吡喃葡萄糖苷

5-pregnen-3β, (20*S*)-diol　5- 孕甾烯 -3β, (20*S*)- 二醇

5-pregnen-3β, 16α, (20*S*)-triol　5- 孕甾烯 -3β, 16α, (20*S*)- 三醇

5-pregnen-3β, 20β-dihydroxyglucoside　5- 孕甾烯 -3β, 20β- 二羟基葡萄糖苷

pregnene derivative　娠烯衍生物

pregnenolone　孕烯醇酮 (孕甾烯酮、妊娠烯醇酮、孕甾烯醇酮)

Δ^{10}-5α-pregnenolone　Δ^{10}-5α- 妊娠烯醇酮 (Δ^{10}-5α- 孕烯醇酮)

5α-pregnenolone-bis-*O*-β-D-glucosyl-(1→2, 1→6)-β-D-glucoside　5α- 孕甾烯酮 - 二 -*O*-β-D- 葡萄糖基 -(1→2, 1→6)-β-D- 葡萄糖苷

pregnenolone-bis-*O*-β-D-glucosyl-(1→2, 1→6)-β-D-gentiobioside　孕甾烯酮 - 二 -*O*-β-D- 葡萄糖基 -(1→2, 1→6)-β-D- 龙胆二糖苷

pregnenolone-bis-*O*-β-D-glucosyl-(1→2, 1→6)-β-D-glucoside　孕甾烯酮 - 二 -*O*-β-D- 葡萄糖基 -(1→2, 1→6)-β-D- 葡萄糖苷

pregnenolone-β-D-apiosyl-(1→6)-β-D-glucoside　孕甾烯酮 -β-D- 芹糖基 -(1→6)-β-D- 葡萄糖苷

4-pregnen-triol-3, 11-dione　4- 孕烯三醇 -3, 11- 二酮

pregomisin　前北五味子素 (前戈米辛)

prehispanolone　前西班牙巴洛草醇酮 (前西班牙夏罗草酮)

prehnitol　连四甲苯

prehumulone　前律草酮

preisocalamendiol　前异菖蒲烯二醇 (原异菖蒲二醇、前异水菖蒲二醇)

prelacinan-7-ol　前太阳菊醇

preleoheterin　前益母草灵素 (前益母草二萜)

preleosibirin　前细叶益母草素

prelimary glucoside　初级苷

prelunularic acid　前半月苔酸

premarrubiin　原夏至草苦素

premavacurine　前玛瓦箭毒素

premnacorymbosides A, B　伞序臭黄荆苷 A、B

premnine　腐婢碱

premuscimol　前蕈毒醇

premyrsinol-3-propanoate-5-benzoate-7, 13, 17-triacetate　前铁仔酚 -3- 丙酸酯 -5- 苯甲酸酯 -7, 13, 17- 三乙酸酯

prenantheside A　盘果菊苷 A

prenigroxanthin　前黑牛角椒黄质

prenyl acetate　异戊乙酸酯

3′-prenyl apigenin　3′- 异戊烯基芹菜素

6-prenyl apigenin　6- 异戊烯芹菜素

prenyl benzoquinone　异戊烯基苯醌

prenyl caffeate　咖啡酸异戊烯酯

prenyl citpressine 异戊烯扁平橘碱	
8-prenyl daidzein 8- 异戊烯基大豆苷元	
8-*C*-prenyl dihydroisorhamnetin 8-*C*- 异戊烯基二氢异鼠李素	
4-prenyl dihydropinosylvin 4- 异戊烯二氢赤松素	
8-prenyl galangin 8- 异戊烯基高良姜素	
5′-prenyl homoeriodictyol 5′- 异戊烯基高圣草酚	
6-prenyl isocaviunin 6- 异戊烯基异卡维宁	
8-prenyl kaempferol 8- 异戊烯基山柰酚	
8-prenyl kaempferol-4′-methoxy-3-[xylosyl-(1 → 4) rhamnoside]-7-glucoside 8- 异戊烯基山柰酚 -4′- 甲氧基 -3-[木糖基 -(1 → 4)- 鼠李糖苷]-7- 葡萄糖苷	
5′-prenyl licodione 5′- 异戊烯基甘草二酮	
(*R*)-8-prenyl mucronulatol (*R*)-8- 异戊烯基微凸剑叶莎酚	
8-prenyl naringenin 8- 异戊烯基柚皮素	
6-prenyl naringenin (6-isopentenyl naringenin) 6- 异戊烯基柚皮素	
6-prenyl orobol 6- 异戊烯香豌豆酚	
7-*O*-prenyl pinocembrin 7-*O*- 异戊烯基瑞士五针松素	
8-prenyl quercetin 8- 异戊烯基槲皮素	
4-prenyl resveratrol 4- 异戊烯藜芦酚	
3′-prenyl rubranine 3′- 异戊烯基玫瑰木宁	
8-prenyl wighteone 8- 异戊烯基怀特大豆酮	
6-prenyl-3′-*O*-methyl eriodyctiol 6- 异戊烯基 -3′-*O*- 甲基依代克醇	
3′-prenyl-4′-methoxyisoflavone-7-O′-β-D-(2″-*O*-*p*-coumaroyl) glucopyranoside 3′- 异戊烯基 -4′- 甲氧基异黄酮 -7-O′-β-D-(2″-*O*- 对香豆酰基) 吡喃葡萄糖苷	
6-*C*-prenyl-5, 7, 2′, 4′-tetrahydroxyflavanonol 6-*C*- 异戊烯基 -5, 7, 2′, 4′- 四羟基二氢黄酮醇	
8-*C*-prenyl-5, 7, 2′, 4′-tetrahydroxyflavanonol 8-*C*- 异戊烯基 -5, 7, 2′, 4′- 四羟基二氢黄酮醇	
(2*R*, 3*R*)-8-prenyl-5, 7, 4′-trihydroxy-2′-methoxyflavanone (2*R*, 3*R*)-8- 异戊烯基 -7, 2′, 4′- 三羟基 -5- 甲氧基黄烷酮	
6-prenyl-5-hydroxy-7, 3′, 4′-trimethoxy isoflavone 6- 异戊烯基 -5- 羟基 -7, 3′, 4′- 三甲氧基异黄酮	
(2*R*, 3*R*)-8-prenyl-7, 4′-dihydroxy-5-methoxyflavanone (2*R*, 3*R*)-8- 异戊烯基 -7, 4′- 二羟基 -5- 甲氧基黄烷酮	
6-*C*-prenyl-8-*C*-methyl pinocembrin 6-*C*- 异戊烯基 -8-*C*- 甲基瑞士五针松素	
7-prenyloxycoumarin 7- 异戊烯氧基香豆素	
4″-prenyloxyresveratrol 4- 异戊烯氧基藜芦酚	
7-prenylumbelliferon 7- 异戊间二烯伞形酮	
(+)-preocoteine (+)- 前奥寇梯木碱 [(+)- 前绿心樟碱]	
preocoteine 前绿心樟碱 (前奥靠梯木碱、前奥寇梯木碱)	
preocoteine *N*-oxide 前绿心樟碱 *N*- 氧化物	
preparguerene 前帕尔瓜烯	
prephenol 前酚	
preracemosols A, B 前总状花羊蹄甲酚 A、B	
prerotundifuran 前蔓荆呋喃	
preschisanartanin 前五味子萜素	
preschisanthrin 前五味子素	
presenegenin 细叶远志皂苷元	
presengulone 前槐叶决明醌	
preskimmianine 前茵芋碱	
pretazettine (isotazettine) 前多花水仙碱 (异多花水仙碱、漳州水仙碱)	
pretenellin B 前护素 B	
preussomerins A ～ L 光黑壳素 A ～ L	
prevetexilactone 原蔓荆内酯	
prevezols A ～ D 普雷韦扎醇 A ～ D	
previtexilactone 原牡荆内酯 (前牡荆内酯)	
(–)-prezizaan-7-ol (–)- 前深冬 -7- 醇	
primacrosaponin 硕萼报春皂苷	
primetin 樱草亭	
primeverin 樱草苷	
primeverose 樱草糖	
primeveroside 樱草糖苷	
β-primeveroside β- 樱草糖苷	
D-primeverosyl genkwanine D- 樱草糖基芫花素	
7-*O*-primeverosyl luteolin 7-*O*- 樱草糖基木犀草素	
1-*O*-primeverosyl-2, 3, 4, 5-tetramethoxyxanthone 1-*O*- 樱草糖基 -2, 3, 4, 5- 四甲氧基屾酮	
1-*O*-primeverosyl-2, 3, 5, 7-tetramethoxyxanthone (haleniaside) 1-*O*- 樱草糖基 -2, 3, 5, 7- 四甲基屾酮 (花锚苷)	
1-*O*-primeverosyl-2, 3, 5-trimethoxyxanthone (demethoxyhaleniaside) 1-*O*- 樱草糖基 -2, 3, 5- 三甲氧基屾酮 (去甲氧基花锚苷)	
1-*O*-primeverosyl-3, 8-dihydroxy-5-methoxyxanthone 1-*O*- 樱草糖基 -3, 8- 二羟基 -5- 甲氧基屾酮	

primflasine (primflasin) 寒地报春黄苷
primin 樱草醌 (樱草素)
primulagenin A 报春花皂苷元 A
primulanin A 报春宁素 A
primulasaponin 高报春皂苷
primulaverin 樱草根碱
prineoparaquinone 红根草新对醌
prinsepiol (8, 8′-dihydroxypinoresinol) 青刺尖木脂醇 (8, 8′- 二羟基松脂素、扁核木醇)
prinsepiol-4-*O*-β-D-glucopyranoside 青刺尖木脂醇 -4-*O*-β-D- 吡喃葡萄糖苷
prioketolactone 红根草酮内酯
prioline 红根草林碱
prionanthoside 锯齿春黄菊苷
prionidipenes A ～ E 红根草二萜烯 A ～ E
prionitin 红根草亭 (红根草种素)
prionitisides A, B 红根草苷 A、B
prionoids A ～ F 红根草萜 A ～ F
prismane 三棱烷
pristane 姥鲛烷 (朴日斯烷、鲨肝油烷)
pristimerin 扁蒴藤素
pristimerol 扁蒴藤酚
priverosaponin B 黄花九轮草皂苷 B
priverosaponin B-22-acetate 黄花九轮草皂苷 B-22- 乙酸酯
2-(*n*-pro-1-ynyl)-5-(5, 6-dihydroxyhexa-1, 3-diynyl) thiophene 2-(正丙 -1- 炔基)-5-(5, 6- 二羟基己 -1, 3- 二炔基) 噻吩
proacaciberin 金合欢腈苷
proacacipetalin 前金合欢苷
proampelosides Bf_1, Bf_2 大头蒜皂苷 Bf_1、Bf_2
proanthocyanidins A_1, A_2, B_1 ～ B_7, Ⅰ～Ⅳ 原花色素 (原花青素) A_1、A_2、B_1 ～ B_7、Ⅰ～Ⅳ
proanthocyanin 紫花前胡素苷
proazulene 原薁
procaine hydrochloride 盐酸普鲁卡因
proceragenin 白花牛角瓜苷元
proceranone 高大苦油楝酮
proceraosides A ～ D 黄豆树苷 (黄豆树皂苷) A ～ D
procerin 非洲桧素 (原蜡素)
procesterol 白花牛角瓜甾醇
proctolins MⅠ, MⅡ 普洛克托林 (亲肌神经介质肽) MⅠ、MⅡ
proctorione C 普罗豆瓣绿酮 C
procumbenosides A ～ M 爵床苷 A ～ M
procumbide 平卧钩果草别苷
procumbiene 爵床烯
procumbine 平展角茴香碱
procumboside A 平卧钩果草苷 A
procumphthalide A 爵床萘内酯 A
procurcumadiol 原姜黄奥二醇
procurcumenol 原莪术烯醇
procurcumol 原莪术醇
procuticle 原角皮
procyanidin B_1-3-*O*-gallate 原矢车菊素 B_1-3-*O*- 没食子酸酯
procyanidin B_1-6-*C*-β-D-glucopyranoside 原矢车菊素 B_1-6-*C*-β-D- 吡喃葡萄糖苷
procyanidin B_1-8-*C*-β-D-glucopyranoside 原矢车菊素 B_1-8-*C*-β-D- 吡喃葡萄糖苷
procyanidin B_2-3, 3′-di-*O*-gallate (3, 3′-digalloyl procyanidin) 原矢车菊素 B_2-3, 3′- 二 -*O*- 没食子酸酯 (3, 3′- 二没食子酰基原矢车菊素)
procyanidin B_2-3′-*O*-gallate 原矢车菊素 B_2-3′-*O*- 没食子酸酯
procyanidin B_2-3″-*O*-β-D-allopyranoside 原矢车菊素 B_2-3″-*O*-β-D- 吡喃阿洛糖苷
procyanidin B_3-3-*O*-gallate 原矢车菊素 B_3-3-*O*- 没食子酸酯
procyanidin B_3-7-*O*-β-D-glucopyranoside 原矢车菊素 B_3-7-*O*-β-D- 吡喃葡萄糖苷
procyanidin B_4-3′-*O*-gallate 原矢车菊素 B_4-3′-*O*- 没食子酸酯
procyanidin B_5-3, 3′-di-*O*-gallate 原矢车菊素 B_5-3, 3′- 二 -*O*- 没食子酸酯
procyanidin B_5-3′-*O*-gallate 原矢车菊素 B_5-3′-*O*- 没食子酸酯
procyanidin B_7-3-*O*-gallate 原矢车菊素 B_7-3-*O*- 没食子酸酯
procyanidin C_1-3, 3′, 3″-tri-*O*-gallate 原矢车菊素 C_1-3, 3′, 3″- 三 -*O*- 没食子酸酯
procyanidin C_1-3′, 3″-di-*O*-gallate 原矢车菊素 C_1-3′, 3″- 二 -*O*- 没食子酸酯
procyanidins A, A_1, A_2, B_1 ～ B_7, C_1, C_2 原矢车菊素 (原矢车菊苷元、前花素) A、A_1、A_2、B_1 ～ B_7、C_1、C_2

P

procyanidol oligomers　原矢车菊酚低聚物
prodelphinidins B_2, B_3, C_2　原飞燕草素 B_2、B_3、C_2
prodigiosin　灵菌红素
prodiosgenin Ⅲ　普洛薯蓣皂苷元 Ⅲ
profluorocurine　前荧光箭毒素
progallin A　原没食子素 A
progesterone (progestrone, progesti)　黄体酮 (孕酮、孕甾酮、助孕素)
progestin (progesterone, progestrone)　助孕素 (黄体酮、孕酮、孕甾酮)
progestrone (progesterone, progestin)　黄体酮 (孕酮、孕甾酮、助孕素)
proglobeflowery acid　原金莲酸
progoitrin [glucorapiferen, (2*R*)-2-hydroxy-3-butenyl glucosinolate]　前告依春 [原告伊春苷、(2*R*)-2- 羟基 -3- 丁烯基芥子油苷、葡萄糖芜菁素、前致甲状腺肿素]
prohuratoxin　原赭雷毒素
proisocalamendiol　原异水菖蒲二醇 (原异菖蒲烯二醇)
prokinawan　冲绳蜂胶酮
prolactin (luteotropic hormone, lactogen)　催乳激素 (催乳素)
prolamin　醇溶谷蛋白
proliferins A ～ D　土瓜狼毒灵 (多育镰孢素) A ～ D
DL-proline　DL- 脯氨酸
L-proline　L- 脯氨酸
proline　脯氨酸
proline 5-oxo-methyl ester　5- 氧亚基脯氨酸甲酯
prolithospermic acid　原紫草酸
prolycopene　前番茄红素 (原番茄烯)
L-prolyl-L-alanine anhydride　L- 脯氨酰 -L- 丙氨酸酐
L-prolyl-L-proline　L- 脯氨酰 -L- 脯氨酸
L-prolyl-L-proline anhydride {bispyrrolo[1, 2-*a*:1′, 2′-d]-hexahydropyrazine-2, 5-dione}　L- 脯氨酰 -L- 脯氨酸酐 { 双吡咯并 [1, 2-*a*:1′, 2′-*d*] 六氢吡嗪 -2, 5- 二酮 }
L-prolyl-L-valine　L- 脯氨酰 -L- 缬氨酸
L-prolyl-L-valine anhydride {3-isopropyl-pyrrolo[1, 2-*a*] piperazine-2, 5-dione}　L- 脯氨酰 -L- 缬氨酸酐 {3- 异丙基吡咯并 [1, 2-*a*]2, 5- 二酮哌嗪 }
promalabaricones A ～ C　前孟买肉豆蔻酮 A ～ C
prometaphanine　原间千金藤碱

pronaphthalide A　新爵床萘内酯 A
pronuciferine (miltanthin)　前莲碱 (前荷叶碱)
6, 7-(prop[1]en[1]yl [3]ylidene) benzo[*a*]cyclohepta[*e*] [8]annulene　6, 7-(丙 [1] 烯 [1] 基 [3] 亚基) 苯并 [*a*] 庚环并 [*e*][8] 轮烯
(2*S*)-prop-1, 2, 3-triol-2-acetate-1-hexadecanoate-3-[(9*Z*)-octadec-9-enoate]　(2*S*)- 丙 -1, 2, 3- 三醇 -2- 乙酸酯 -1- 十六酸酯 -3-[(9*Z*)- 十八碳 -9- 烯酸酯]
prop-1, 2, 3-triyl tri (octadecanoate)　丙 -1, 2, 3- 三醇三 (十八酸酯)
(2*S*)-prop-1, 2-dihydroxy-1-*O*-(6-*O*-caffeoyl)-β-D-glucopyranoside　(2*S*)- 丙 -1, 2- 二羟基 -1-*O*-(6-*O*- 咖啡酰基)-β-D- 吡喃葡萄糖苷
(2*S*)-prop-1, 2-dihydroxy-1-*O*-β-D-glucopyranoside　(2*S*)- 丙 -1, 2- 二羟基 -1-*O*-β-D- 吡喃葡萄糖苷
2-prop-1-inyl-5′-(2-hydroxy-3-chloropropyl) dithiophene　2- 丙基 -1- 炔基 -5′-(2- 羟基 -3- 氯化丙基) 二噻吩
2-(prop-1-ynyl)-5-(5, 6-dihydroxy-1, 3-hexadiynyl) thiophene　2-(丙 -1- 炔基)-5-(5, 6- 二羟基 -1, 3- 己二炔基) 噻吩
2-(prop-1-ynyl)-5-(6-acetoxy-5-hydroxy-1, 3-hexadiynyl) thiophene　2-(丙 -1- 炔基)-5-(6- 乙酰氧基 -5- 羟基 -1, 3- 己二炔基) 噻吩
propan-2-one　丙 -2- 酮
1-(propan-2-ylidene)-2, 4-dimethyl semicarbazide　1-(丙 -2- 亚基)-2, 4- 二甲基氨基脲
4-(propan-2-ylidenehydrazinylidene) cyclohex-2, 5-dien-1-carboxylic acid　4-(丙 -2- 亚基肼亚基) 环己 -2, 5- 二烯 -1- 甲酸
4-(propan-2-ylidenehydrazono) cyclohex-2, 5-dien-1-carboxylic acid　4-(丙 -2- 亚基腙基) 环己 -2, 5- 二烯 -1- 甲酸
propanal (propionaldehyde)　丙醛
propanal cyclic 1, 2-ethanediyl acetal (2-ethyl-1, 3-dioxolane)　丙醛环 -1, 2- 乙叉基缩醛 (2- 乙基 -1, 3- 二氧杂戊环烷)
propanal diethyl acetal (1, 1-diethoxypropane, propionaldehyde diethyl acetal)　丙醛二乙基缩醛 (1, 1- 二乙氧基丙烷)
propanal dimethyl acetal　丙醛二甲基缩醛
propanal ethyl dithiohemiacetal　丙醛乙基二硫半缩醛
propanal hydrazone　丙醛腙
propanal oxime　丙醛肟

propanal-*O*-ethyl monothiohemiacetal 丙醛 -*O*- 乙基单硫半缩醛	*p*-propenyl anisole (anise camphor, anethole) 对丙烯基茴香醚 (大茴香脑、茴香脑)
propanal-*O*-ethyl oxime 丙醛 -*O*- 乙基肟	2-propenyl benzene 2- 丙烯基苯
propanal-*S*-ethyl-*O*-methyl monothioacetal 丙醛 -*S*- 乙基 -*O*- 甲基单硫缩醛	1-propenyl cyclohexane 1- 丙烯基环己烷
propane 丙烷	2-propenyl disulfide (2-allyl disulfide) 2- 丙烯基二硫化物 (2- 烯丙基二硫化物)
propane-1, 3-diyl dicyanide 丙 -1, 3- 叉基二氰化物	2-propenyl glucosinolate 2- 丙烯基芥子油苷
propane-1-thiol 丙硫醇	4-propenyl guaiacol (isoeugenol) 4- 丙烯愈创木酚 (异丁香酚、异丁香油酚)
propane-2-thiol 异丙硫醇	2-propenyl hexanoate 己酸 2- 丙烯酯
propanedioic acid (malonic acid) 丙二酸	propenyl methyl thiosulfinate 甲基硫代亚磺酸丙烯酯
1, 2-propanediol 1, 2- 丙二醇	4-propenyl phenol 4- 丙烯基苯酚
propanediol 丙二醇	(*E*)-1-propenyl thiosulfinic acid methyl ester (*E*)-1- 丙烯基硫代亚磺酸甲酯
5′-propanediolmatairesinoside 5′- 丙烷二醇穗罗汉松树脂酚苷	*trans*-4-propenyl veratrole (isoeugenol methyl ether, methyl isoeugenol) 反式 -4- 丙烯基藜芦醚 (甲基异丁香酚、异丁香酚甲醚)
propanethial *S*-oxide 丙硫醛 *S*- 氧化物	5-(2-propenyl)-1, 3-benzodioxole 5-(2- 丙烯基)-1, 3- 苯并二氧杂环戊烯
propanetriol-α-L-arabinofuranosyl-(1 → 4)-β-D-glucopyranoside 丙三醇 -α-L- 呋喃阿拉伯糖基 -(1 → 4)-β-D- 吡喃葡萄糖苷	5-(2-propenyl)-7-methoxy-2-(3, 4-methylenedioxyphenyl) benzofuran 5-(2- 丙烯基)-7- 甲氧基 -2-(3, 4- 亚甲基二氧苯基) 苯并呋喃
propano 丙桥	2-(2-*O*-propenyl) acetaldehyde 2-(2-*O*- 丙烯基) 乙醛
1*H*-1, 3-propanocyclobuta[*a*]indene 1*H*-1, 3- 丙桥环丁熳并 [*a*] 茚	(*S*)-(1-propenyl)-L-cysteine *S*-oxide (*S*)-(1- 丙烯基)-L-半胱氨酸 *S*- 氧化物
1, 1′-propanoferrocene 1, 1′- 丙桥二茂铁	(+)-(*S*)-(*trans*-1-propenyl)-L-cysteine sulfoxide (+)-(*S*)-(反式 -1- 丙烯基)-L- 半胱氨酸亚砜
propanoic acid (propionic acid) 丙酸	2-(2-propenyl) phenol 2-(2- 丙烯基) 苯酚
n-propanol 正丙醇	(*S*)-propenyl-L-cysteine (*S*)- 丙烯基 -L- 半胱氨酸
propanol (propyl alcohol) 丙醇	T-propenyl-T-D-4-ammonium mannose T- 丙烯基 -T-D-4- 铵基甘露糖
propanone (acetone) 丙酮	β-propiolactone β- 丙内酯
propapyriogenins A_1, A_2 原通脱木皂苷元 (前通脱木苷元) A_1、A_2	propiolic acid 丙炔酸
propeimine 贝母醇	*n*-propionaldehyde 正丙醛
2-propen-1-sulfinothioic acid *S*-1-propenyl ester 2- 丙烯 -1- 亚磺酸基硫代酸 *S*-1- 丙烯酯	propionaldehyde (propanal) 丙醛
propenamide (acrylamide, acrylic amide) 丙烯酰胺	propionaldehyde diethyl acetal (1, 1-diethoxypropane, propanal diethyl acetal) 丙醛二乙基缩醛 (1, 1- 二乙氧基丙烷)
propene (propylene) 丙烯	propionic acid (propanoic acid) 丙酸
propenoic acid (acrylic acid) 丙烯酸	propionic acid hydrazide 丙酸酰肼
(2*E*)-2-propenoic acid-3 (3, 4-dihydroxyphenyl) decosyl ester (2*E*)-2- 丙烯酸 -3 (3, 4- 二羟苯基) 二十二酯	propionic thioacetic anhydride 丙酸乙硫代酸酸酐
2-propenoic acid-3-(4′-hydroxyphenyl)-(4″-carboxyl)-phenyl ester 2- 丙烯酸 -3 (4′- 羟苯基)-(4″- 羧基苯基) 酯	propionic thioacetic thioanhydride 丙酸乙硫代酸硫代酸酐
4-propenoxycoumarin 4- 丙烯氧基香豆素	
1-propenyl allyl thiosulfinate 烯丙基硫代亚磺酸 -1- 丙烯酯	

propionyl choline　丙酰基胆碱	
8β-propionyl inusoniolide　8β- 丙酰基旋覆花索尼内酯	
propionyl oxokadsurane　丙酰基氧代南五味子烷	
propionyl shikonin　丙酰基紫草素	
8α-propionyloxydehydrocostuslactone　8α- 丙酰氧基脱氢木香内酯	
(*Z*)-6-*O*-(6″-propionyl-β-D-glucopyranosyl)-6, 7, 3′, 4′-tetrahydroxyaurone　(*Z*)-6-*O*-(6″- 丙酰基 -β-D- 吡喃葡萄糖基)-6, 7, 3′, 4′- 四羟基橙酮	
propolis　蜂巢蜡胶	
propolone A　古巴蜂胶酮 A	
16-propoxystrychnine　16- 丙氧基番木鳖碱	
propyl 1-methyl pentanoate　1- 甲基戊酸丙酯	
propyl 2-methyl butanoate　2- 甲基丁酸丙酯	
propyl 2-methyl propionate　2- 甲基丙酸丙酯	
propyl 4-hydroxybenzoate　4- 羟基苯甲酸丙酯	
n-propyl 9, 12-octadecadienoate　9, 12- 十八碳二烯酸正丙基酯	
n-propyl acetate　正丙醇乙酸酯	
propyl acetate　乙酸丙酯	
propyl alcohol (propanol)　丙醇	
n-propyl allyl disulfide　正丙基烯丙基二硫化物	
propyl allyl disulfide　丙基烯丙基二硫化物	
propyl amine　丙胺	
n-propyl benzene　*n*- 丙基苯	
1-propyl benzene　1- 丙基苯	
p-propyl benzoic acid　对丙基苯甲酸	
propyl butanoate　丁酸丙酯	
propyl chloroformate　绿甲酸丙酯	
n-propyl cinnamate　桂皮酸正丙酯	
propyl cyclohexane　丙基环己烷	
2-propyl cyclopentanone　2- 丙基环戊酮	
propyl cyclopetane　丙基环戊烷	
S-*n*-propyl cysteine sulphoxide　*S*- 正丙基半胱氨酸亚砜	
2-propyl furan　2- 丙基呋喃	
propyl gallate　没食子酸丙酯	
propyl hexanoate　己酸丙酯	
propyl isopropyl disulfide　丙基异丙基二硫化物	
propyl isothiocyanate　异硫氰酸丙酯	
n-propyl methyl trisulfide　正丙基甲基三硫化物	

propyl nitrite　亚硝酸丙酯	
propyl octanoate　辛酸丙酯	
propyl phenyl acetate　苯乙酸丙酯	
propyl propenyl trisulfide　丙基丙烯基三硫化物	
2-*n*-propyl quinoline　2- 正丙基喹啉	
propyl stearate　硬脂酸丙酯	
9-(propyl sulfanyl)-2, 5, 8, 11-tetraoxatridecane　9-(丙硫基)-2, 5, 8, 11- 四氧杂十三烷	
2-*N*-propyl-1, 3-dioxolane　2-*N*- 丙基 -1, 3- 二氧戊环	
4-propyl-1, 6-heptadien-4-ol　4- 丙基 -1, 6- 庚二烯 -4- 醇	
8-propyl-10-ethyl lobelionol　8- 丙基 -10- 乙基半边莲碱酮醇	
2-propyl-1-decanol　2- 丙基 -1- 癸醇	
α-propyl-2-furanacetaldehyde　α- 丙基 -2- 呋喃乙醛	
2-propyl-2-heptenal　2- 丙基 -2- 庚烯醛	
propyl-3-(2, 4, 5-trimethoxy) benzyloxypent-2, 4-dione　丙基 -3-(2, 4, 5- 三甲氧基) 苄氧基戊 -2, 4- 二酮	
24-propyl-3β-hydroxycholest-5-ene　24- 丙基 -3β- 羟基胆甾 -5- 烯	
propyl-4-hydroxybutyl phthalate　丙基 -4- 羟丁基邻苯二甲酸二酯	
propylene (propene)　丙烯	
propylene glycol　丙烯二醇	
propylene isothiocyanate　异硫氰酸丙烯酯	
7-propylidenebicyclo[4.1.0]heptane　7- 亚丙烷基二环 [4.1.0] 庚烷	
(*S*)-propyl-L-cysteine　(*S*)- 丙基 -L- 半胱氨酸	
prosaikogenins A ～ G　原柴胡皂苷元 (前柴胡皂苷元) A ～ G	
prosapogenins A ～ C, CP3　原皂苷元 (威灵仙二糖皂苷) A ～ C、CP3	
prosapognins 1-12　普洛萨泼素 1-12	
proscillaridin A (talusin, caradrin, coratol, urgilan)　原海葱苷 A (海葱次苷甲、海葱原苷 A)	
prosopine　牧豆树品	
prosopinine　牧豆树宁	
prostaglandins A_1, B_1, PGE1, PGE2, PGF1α, PGF1β　前列腺素 A_1、B_1、PGE1、PGE2、PGF1α、PGF1β	
prostalidin A　卧爵床脂定 A	
prostephabyssine　原千金藤拜星碱 (原阿比西尼亚千金藤碱)	
prostephanaberrine　原千金藤那布任碱	

prostisol	蛋白质合成促进因子
prostratin (12-deoxyphorbol-13-acetate)	平卧稻花素 (12- 脱氧巴豆醇 -13- 乙酸酯)
prostratins (euprostins) A ～ C	平卧稻花素 (匍匐大戟素) A ～ C
prostratol	平卧槐酚
prostratosides D ～ J	多荚草皂苷 D ～ J
protamine	鱼精蛋白
proteacin	山龙眼苦素
protease	蛋白酶
protease inhibitor	蛋白酶抑制剂
protein	蛋白质
proteinaceous toxin	蛋白毒素
proteoglycan	蛋白多糖
proteolytic enzyme	解蛋白酶
protoaescigenin	原七叶树苷元
protoanemonin	原白头翁素 (原白头翁脑、原白翁素)
protoanemonin hydrate glucoside	水合原白头翁素葡萄糖苷
protoapigenone	原芹菜素
protoaspidistrin	原蜘蛛抱蛋苷
protoberberine	原小檗碱
protobioside	原比奥皂苷
protocapsaicine	原辣椒碱
protocatechu tannin	原儿茶鞣质
protocatechuate	原儿茶酸酯
protocatechuic acid (3, 4-dihydroxybenzoic acid)	原儿茶酸 (3, 4- 二羟基苯甲酸)
protocatechuic acid glucosides Ⅰ，Ⅱ	原儿茶酸葡萄糖苷 Ⅰ、Ⅱ
protocatechuic acid-1-*O*-β-D-xylopyranoside (uralenneoside)	原儿茶酸 -1-*O*-β-D- 吡喃木糖苷 (乌拉尔新苷)
protocatechuic acid-3-glucoside	原儿茶酸 -3- 葡萄糖苷
protocatechuic acid-3-*O*-(6-*O*-hydroxybenzoyl)-β-D-glucopyranoside	原儿茶酸 -3-*O*-(6-*O*- 羟基苯甲酰基)-β-D- 吡喃葡萄糖苷
protocatechuic acid-3-*O*-β-D-xylopyranoside	原儿茶酸 -3-*O*-β-D- 吡喃木糖苷
protocatechuic acid-4-*O*-(6′-*O*-protocatechuoyl)-β-D-pyranoglucoside	原儿茶酸 -4-*O*-(6′-*O*- 原儿茶酰基)-β-D- 吡喃葡萄糖苷
protocatechuic acid-4-*O*-β-D-glucopyranoside	原儿茶酸 -4-*O*-β-D- 吡喃葡萄糖苷
protocatechuic aldehyde (3, 4-dihydroxybenzaldehyde)	原儿茶醛 (3, 4- 二羟基苯甲醛葡萄糖苷)
protocatechuoyl calleryanin	原儿茶酰鹿梨苷
6-*O*-protocatechuoyl-D-glucopyranose	6-*O*- 原儿茶酰基 -D- 吡喃葡萄糖
protochondocurarine	原谷树箭毒碱
protocrocin	原藏红花素
protocuridine	原箭毒定
protodeltonin	原三角叶薯蓣皂苷宁
protodesgalactotigonin	原去半乳糖替告皂苷
protodioscin	原薯蓣皂苷
protoemetine	原吐根碱
protoemetinol	原吐根醇
protoeruboside B	原紫蒜甾醇苷 B
protogenkwanin-4′-glucoside	原芫花素 -4′- 葡萄糖苷
protogracillins Ⅰ，Ⅱ	原纤细薯蓣皂苷 (原纤细皂苷) Ⅰ、Ⅱ
protohypericin	原金丝桃素
protohypoglaucine A	原粉背薯蓣苷 (原粉背皂苷、原粉背薯蓣皂苷) A
protoisoeruboside B	原异大蒜呋甾皂苷 (原异紫蒜苷) B
protoletin	三甲豆黄素
protolichesterinic acid	原地衣硬酸
protolignin	原木质宁
protolimonoid	原柠檬苦素类似物
protolyofoligenic acid	原珍珠花精酸
protoneodioscin (trigonelloside)	原新薯蓣皂素 (原新薯蓣皂苷)
protoneogracillin	原新纤细薯蓣皂苷
protoneoyonogenin	原新扬诺皂苷元
(20*R*)-protopanaxadiol	(20*R*)- 原人参二醇
(20*S*)-protopanaxadiol	(20*S*)- 原人参二醇
protopanaxadiol	原人参二醇 (原人参萜二醇)
protopanaxatriol	原人参三醇
protopectin	原果胶
protopine (fumarine, macleyine, corydinine)	原阿片碱 (原鸦片碱、前鸦片碱、普鲁托品、富马碱、紫堇宁、蓝堇碱)
protopine alkaloid	原阿片碱型生物碱
protopine hydrochloride	盐酸原阿片碱
protopine *N*-oxide	原阿片碱 *N*- 氧化物
protoplumericin A	原鸡蛋花素 A

protoporphyrin 原卟啉
protoprimulagenin A 原报春花皂苷元 A
protoprodiosgenin Ⅱ 原普洛薯蓣皂苷元 (普洛原薯蓣皂苷元) Ⅱ
protopseudohypericin 原伪金丝桃素
(+)-protoquercitol (+)- 原槲皮醇
(±)-protosappanin B (±)- 原苏木素 B
protosappanins A ～ C, E_1, E_2 原苏木素 A ～ C、E_1、E_2
protosinomenine 原青藤碱
protostemodiol 原百部二醇
protostemonamide 原百部酰胺
protostemonine 原百部碱
protostemotinine 原百部次碱
protostephanine 原千金藤碱
protosterol B 原甾醇 B
protostrychnine 原番木鳖碱
prototimosaponin A- Ⅲ (timosaponin B- Ⅱ) 原知母皂苷 A- Ⅲ (知母皂苷 B- Ⅱ)
prototribestin 原蒺藜亭
protoveratin 原藜芦素
protoveratridine 原藜芦定
protoveratrine A 原藜芦碱 A
protoveratrine B (neoprotoveratrine, veratetrine) 原藜芦碱 B (新原藜芦碱)
protoverine (6α-hydroxygermine) 原藜芦因 (6α- 羟基胚芽碱)
protoyonogenin 原扬诺皂苷元
protozingiberenins A, B 原盾叶薯蓣宁皂苷 A、B
provincialin 佛州蛇鞭菊素
provismine (cardine, carduben, visnadin, vibeline, visnamine) 齿阿米定 (阿米芹定、氢吡豆素、阿密茴定)
provitamins A, D_2, D_4 前维生素 A、D_2、D_4
pro-γ-carotene 前 -γ- 胡萝卜素
prulaurasin 月桂樱苷
prunase 樱叶酶
(*R*)-prunasin (*R*)- 野樱苷
prunasin [(*R*)-2-*O*-β-D-glucopyranosyloxyphenyl acetonitrile] 野樱苷 [野樱皮苷、杏仁腈苷、扁桃腈苷、野黑樱苷、(*R*)- 苯乙腈 -2-*O*-β-D- 吡喃葡萄糖苷]
prunellin 夏枯草多糖
prunelloside A 夏枯草新苷 A
prunetin 樱黄素 (李属异黄酮)
prunetin-4′-*O*-β-D-glucopyranoside 樱黄素 -4′-*O*-β-D-吡喃葡萄糖苷
prunetin-4′-*O*-β-D-glucoside-6″-*O*-acetate 樱黄素 -4′-*O*-β-D- 葡萄糖苷 -6″-*O*- 乙酸酯
prunetin-4′-*O*-β-D-glucoside-6″-*O*-malonate 樱黄素 -4′-*O*-β-D- 葡萄糖苷 -6″-*O*- 丙二酸酯
prunetin-8-*C*-glucoside 樱黄素 -8-*C*- 葡萄糖苷
prunetol (genistein, sophoricol, genisteol, 5, 7, 4′-trihydroxyisoflavone) 染料木素 (染料木因、染料木黄酮、金雀异黄素、5, 7, 4′- 三羟基异黄酮)
pruniflorones A ～ U 红芽木酮 A ～ U
prunifIorosides A, B 红芽木苷 A、B
prunin (naringenin-7-*O*-glucoside) 樱桃苷 (洋李苷、柚皮素 -7-*O*- 葡萄糖苷)
prunin-6″-*p*-coumarate 樱桃苷 -6″- 对香豆酸酯
prunioside A 李叶绣线菊苷 A
prunitrin 樱黄苷
prunol (ursolic acid, β-ursolic acid, urson, malol) 熊果酸 (乌苏酸、乌索酸、β- 熊果酸)
prunoses Ⅰ～Ⅲ 梅酰糖 (李糖苷) Ⅰ～Ⅲ
prunusides A, B 郁李仁苷 A、B
prunustosanan AI 毛樱桃脂素 AI
prupaside 稠李苷
prurienine 痒藜豆碱
prurieninine 痒藜豆宁
prussic acid (hydrocyanic acid, hydrogen cyanide) 氢氰酸 (氰化氢)
pruvuloside A 夏枯草苷 A
przewalidine chloride 氯化长柄唐松草里定
przewaline 长柄唐松草灵
przewalskenic acid A 紫丹参呋烯酸 A
przewalskine 长柄唐松草因
przewalskinic acid 甘西鼠尾草酸甲
przewalskinine 长柄唐松草宁
przewalskinone 紫丹参蒽醌
przewalskins A～G, Y-1 紫丹参萜醚 (甘西鼠尾草素) A ～ G、Y-1
przewalskone 甘西鼠尾草酮
przewalstidine 长柄唐松草定
przewalstidinine 长柄唐松草定宁
przewalstine 长柄唐松草亭

przewalstinine　长柄唐松草亭宁

przewanoic acids A, B　紫丹参萜酸 (甘西鼠尾草萜酸) A、B

przewaquinones A ～ F　紫丹参素甲～己 (紫丹参醌、甘西鼠尾酮) A ～ F

psammosilenins A、B　金铁锁环肽 A、B

psathyrotin (salvigenin)　鼠尾草素 (鼠尾草苷元、三裂鼠尾草素、裂鼠尾草素)

pseudaconine　伪乌头宁

pseudaconitine　伪乌头碱

pseudanes Ⅶ, Ⅸ　铜绿假单胞菌碱 Ⅶ、Ⅸ

pseudoaconine　假乌头原碱

pseudoaconitine　假乌头碱

pseudoakuammicine　假阿枯米辛 (假阿枯米辛碱)

pseudoakuammigine N_b-oxide　伪阿枯米京碱 N_b- 氧化物

pseudoanisatin　伪莽草毒素 (伪日本莽草素)

pseudoaspidin　伪绵马素

pseudobaptigenin　伪野靛素 (野靛黄素、赝靛黄素、伪赝靛苷元)

pseudobaptigenin diglucosides　伪野靛素二葡萄糖苷

pseudobaptigenin glucoside　伪野靛素葡萄糖苷

pseudobaptigenin-7-*O*-β-D-glucoside-6″-*O*-acetate　伪野靛素 -7-*O*-β-D- 葡萄糖苷 -6″-*O*- 乙酸酯

pseudobaptigenin-7-*O*-β-D-glucoside-6″-*O*-malonate　伪野靛素 -7-*O*-β-D- 葡萄糖苷 -6″-*O*- 丙二酸酯

pseudobaptigenin-7-*O*-β-D-xylosyl-(1→6)-β-D-glucopyranoside　伪野靛素 -7-*O*-β-D- 木糖基 -(1 → 6)-β-D- 吡喃葡萄糖苷

pseudobrucine　伪马钱子碱

pseudobufarenogin　伪异沙蟾毒精

pseudocalanolide C　伪绵毛胡桐内酯 C

pseudocarpaine　伪番木瓜碱

pseudocaudostroside　假异考多苷

pseudoceramide　假脑酰胺

pseudochelerythrine (sanguinarine)　假白屈菜季铵碱 (假白屈菜红碱、血根碱)

pseudocholinesterase　假胆碱酯酶

pseudocinchonine (dihydrocinchonine, cinchotine, hydrocinchonine, cinchonifine)　假辛可宁 (二氢金鸡宁、金鸡亭、氢化辛可宁、二氢金鸡纳宁)

pseudocolumbamine　伪非洲防己碱

pseudoconhydrine (5-hydroxy-2-propyl piperidine, ψ-conhydrine)　伪毒参羟碱 (假羟基毒芹碱、5- 羟基 -2- 丙基哌啶)

pseudocumene　伪枯烯 (偏三甲苯)

pseudocyanidol rhamnoside　伪花色素鼠李糖苷

pseudodestruxins A, B　假腐败菌素 A、B

(+)-pseudoephedrine (isoephedrine)　(+)- 伪麻黄碱 [(+)- 假麻黄碱、异麻黄碱)

pseudoephedrine hydrochloride　盐酸伪麻黄碱

pseudofluorocurine　假荧光箭毒素

pseudoginsenoside RP1 methyl ester　假人参皂苷 RP_1 甲酯

pseudoginsenoside RT_1 butyl ester　假人参皂苷 RT_1 丁酯

pseudoginsenoside RT1 methyl ester　假人参皂苷 RT_1 甲酯

(24*S*)-pseudoginsenosides F_{11}, RT_4　(24*S*)- 假人参皂苷 [(24*S*)- 拟人参皂苷] F_{11}、RT_4

pseudoginsenosides F_8, F_{11}, Rh_2, RS_1, RT_1, RT_4, RT_5　假人参皂苷 F_8、F_{11}、Rh_2、RS_1、RT_1、RT_4、RT_5

pseudohecogenin　假海柯皂苷元

pseudohyoscyamine (norhyoscyamine, solandrine)　假莨菪碱 (去甲莨菪碱、去甲天仙子胺)

pseudohypericin　伪金丝桃素 (假金丝桃双蒽醌)

(*E*, *Z*)-pseudoionone　(*E*, *Z*)- 伪紫罗兰酮

pseudoirroratin A　假被露珠香茶菜素 A

pseudoivalin　假依瓦菊素

pseudojaborine　假巴西胡椒碱

pseudojervine　伪芥芬胺

pseudojolkinolides A, B　拟南大戟内酯 A、B

pseudojujubogenin　伪酸枣苷元

pseudokobusine　假考布素

pseudokopsinine　假蕊木宁

pseudolaric acid A-*O*-β-D-glucopyranoside　土荆皮酸 A-*O*-β-D- 吡喃葡萄糖苷 (土荆皮甲酸苷)

pseudolaric acid B-*O*-β-D-glucopyranoside　土荆皮酸 B-*O*-β-D- 吡喃葡萄糖苷 (土荆皮乙酸苷)

pseudolaric acid C_2 (demethyl pseudolaric acid B)　土荆皮丙二酸 (土荆皮酸 C_2、去甲基土荆皮酸 B)

pseudolaric acids A ～ H, A_2, B_2, B_3　土荆皮酸 A ～ H (土荆皮甲酸～辛酸)、土荆皮酸 A_2、B_2、B_3

pseudolarifuroic acid　金钱松呋喃酸

pseudolario acid　土槿戊酸

pseudolarolides A ～ I　土荆皮内酯 (金钱松内酯) A ～ I
pseudolaroside A　土荆皮苷 A
pseudolycorine　伪石蒜碱
pseudomajucin　伪大八角素
pseudomorphine　伪吗啡
pseudoneolinderane　伪新乌药醚内酯 (伪新乌药环氧内酯)
pseudopalmatine methyl nitrate　硝酸甲基假巴马汀碱
pseudopelletierine (granatan-3-one)　伪石榴皮碱 (假石榴皮碱、石榴皮 -3- 酮)
pseudopelletierine hydrochloride　盐酸假石榴碱
pseudopilocarpine　假毛果芸香碱
pseudopinene [(–)-β-pinene, nopinene]　伪蒎烯 [(–)-β-蒎烯、诺品烯]
pseudoprotodioscin　伪原薯蓣皂苷
pseudoprotogracillin　伪原纤细薯蓣皂苷 (伪原纤细皂苷)
pseudoprotopine　伪原阿片碱 (伪普鲁托品)
pseudoprototimosaponin A- Ⅲ　伪原知母皂苷 A- Ⅲ
pseudopurpurin　伪紫茜素 (假紫红素)
pseudoranoside　伪郎诺苷
pseudoreserpine　假利血平
pseudoreserpine 16, 17-stereoisomer　假利血平 16, 17-立体异构体
pseudorubijervine　伪红藜芦碱
pseudosantonin　伪山道年
pseudoselagine　伪卷柏石松碱 (伪卷柏状石松碱)
(–)-pseudosemiglabrin　(–)- 伪半秃灰毛豆素
(+)-pseudosemiglabrin　(+)- 伪半秃灰毛豆素
pseudosemiglabrin　假半脱毛灰叶素 (伪半秃灰叶双呋并黄素)
pseudostellarinoside A　太子参皂苷 A
pseudostellarins A ～ H　太子参环五肽 (假繁缕素) A ～ H
pseudostrychnine　伪番木鳖碱
pseudotaraxasterol　伪蒲公英甾醇
pseudotaraxasteryl acetate　伪蒲公英萜醇乙酸酯
pseudotaraxasteryl benzoate　伪蒲公英萜醇苯甲酸酯
pseudothiobinupharidine　假硫双萍蓬定
pseudotropine　伪托品碱
pseudovincaleukoblastine　伪长春碱
pseudovincaleukoblastinediol　假长春碱二醇
pseudowithanine　假睡茄碱
pseudoyohimbine　假育亨宾
pseudo-γ-schisandrin　伪 -γ- 五味子素
pseurata B acetal　川藏香茶菜萜素 B 乙缩醛
pseurata B acetonide　川藏香茶菜萜素 B 丙酮化物
pseuratas A ～ I　川藏香茶菜萜素 (川藏香茶菜素) A ～ I
D-psicose (D-ribo-hex-2-ulose)　D- 阿洛酮糖 (D- 核己 -2- 酮糖)
psidials A ～ C　番石榴西二醛 A ～ C
psidiolic acid　番石榴酸
psiguadials A ～ D　番石榴二醛 A ～ D
psiguanins A ～ D　番石榴宁 (番石榴萜) A ～ D
psilocauline　裸茎番杏碱
psilocin (psilocine)　裸头草辛
psilocine (psilocin)　裸头草辛
psilocybine (indocybin)　裸头草碱
psilostachyins A ～ C　裸穗豚草素 A ～ C
psilotic acid　松叶蕨酸
psilotin　松叶蕨苷
psoracorylifols A ～ E　补骨脂酚醇 A ～ E
psoralen (ficusin)　补骨脂素 (补骨脂内酯、补骨脂香豆素)
psoralenol　补骨脂醇 (补骨脂异黄酮醇)
psoralenoside　补骨脂苷
psoralidin　补骨脂定
psoralidin-2′, 3′-oxide　补骨脂定 -2′, 3′- 环氧化物
psoralidin-2″, 3″-oxide　补骨脂定 -2″, 3″- 环氧化物
psoromic acid　茶痂衣酸 (厚鳞茶渍酸)
psorospermin　普梭草素
psorothamnones A, B　灯心戴尔豆酮 A、B
psychorubrin　九节素
psychotramides A ～ G　蔓九节神经鞘氨 (九节酰胺) A ～ G
psychotridine　九节定 (比川九节木定碱、九节木碱)
psychotrine　九节碱 (吐根酚亚碱、吐根微碱)
psyllic acid　叶虱酸
psyllostearyl alcohol　叶虱硬脂醇

ptaerochromenol (pterochromenol) 嚏木色烯醇 (波特色酚)	pterocarpol 紫檀醇
ptaerochromenol methyl ether 波特色酚甲醚	pterocarptriol 紫檀三醇
ptaquiloside 蕨根苷 (欧蕨伊鲁苷)	pterocaryanin C 枫杨宁素 C
ptelatosides A ～ C 欧蕨苷 A ～ C	pterochromenol (ptaerochromenol) 波特色酚 (嚏木色烯醇)
pteleatine 榆橘亭碱	pterodolide 翼齿六棱菊内酯
pteleatinium chloride 榆橘亭季铵碱盐酸盐	pterodondiol 臭灵丹二醇
ptelecortine 榆橘皮碱	pterodonoic acid 翼齿六棱菊酮酸
ptelecultinium chloride 榆橘组培季铵碱盐酸盐	pterodontic acid 翼齿六棱菊酸
pteledimericine 榆橘二聚辛碱	pterodontosides A ～ H 翼齿六棱菊苷 A ～ H
pteledimeridine 榆橘二聚定碱	pterodontriol B 臭灵丹三醇 B
pteledimerine 榆橘二聚灵碱	pteroglycol 波特二醇
ptelefoliarine 榆橘灵	pteroic acid 蝶酸
ptelefolidine 榆橘定碱	pterokauranes P_1 ～ P_4 蕨贝壳杉烷 P_1 ～ P_4
ptelefolidine methyl ether 榆橘定碱甲醚	pterolactam 蕨内酰胺
ptelefolidone 榆橘利酮	pteropodic acid 翅柄钩藤酸
ptelefolidonium 榆橘都季铵碱	pteropodin (pteropodine, uncarine C, uncarin C) 翅柄钩藤碱 (翅果定碱、恩卡林碱 C)
ptelefoline 榆橘林碱	pteropodine *N*-oxide 翅柄钩藤碱 *N*- 氧化物
ptelefoline methyl ether 榆橘林碱甲醚	pterosides A ～ Z 蕨苷 A ～ Z
ptelefolinol 榆橘醇	(2*R*, 3*S*)-pterosin C (2*R*, 3*S*)- 蕨素 C
ptelefolone 榆橘酮	(2*R*, 3*S*)-pterosin C-14-*O*-β-D-glucopyranoside (2*R*, 3*S*)-蕨素 C-14-*O*-β-D- 吡喃葡萄糖苷
ptelefolonium 榆橘季铵碱	pterosin C-3-*O*-β-D-glucoside 蕨素 C-3-*O*-β-D- 葡萄糖苷
ptelefolonium chloride 榆橘季铵碱盐酸盐	pterosin H (hypolepin A) 蕨素 H (姬蕨素 A)
ptelefructin 榆橘果亭	pterosin I (hypolepin C) 蕨素 I (姬蕨素 C)
pteleifolols A ～ E 三桠苦酚 A ～ E	(2*R*, 3*R*)-pterosin L-2′-*O*-β-D-glucoside (2*R*, 3*R*)- 蕨素 L-2′-*O*-β-D- 葡萄糖苷
pteleifolosins A ～ D 三桠苦素 A ～ D	pterosin P-14-*O*-β-D-glucopyranoside 蕨素 P-14-*O*-β-D- 吡喃葡萄糖苷
pteleifosides A ～ G 三桠苦苷 A ～ G	pterosin S-3-*O*-β-D-glucoside 蕨素 S-3-*O*-β-D- 葡萄糖苷
pteleine 榆桔碱	pterosin Z (hypolepin B) 蕨素 E (姬蕨素 B)
pteleoellagic acid 榆橘鞣花酸	pterosins A ～ Z 蕨素 A ～ Z
pteleoellagic acid derivative 榆橘鞣花酸衍生物	(2*S*, 3*S*)-pterosins Q ～ S (2*S*, 3*S*)- 蕨素 Q ～ S
pteleprenine 榆橘异戊烯碱	pterosterone 蕨甾酮
pteridanoside 凤尾蕨苷	pterosterone-3-*O*-β-D-glucopyranoside 蕨甾酮 -3-*O*-β-D- 吡喃葡萄糖苷
pteridine 蝶啶	pterostilbene (resveratrol-3, 5-dimethyl ether) 紫檀芪 (白藜芦醇 -3, 5- 二甲基醚)
pterigospermin 辣木素	pteroyl glutamic acid 蝶酰谷氨酸
pterin 蝶呤	
pterin pigment 蝶呤色素	
pterocarinin B 枫杨宁素	
pterocarpin (pterocarpine) 紫檀素	
1-pterocarpine 1- 紫檀素	
pterocarpine (pterocarpin) 紫檀素	

pterulinic acid	龙须菌酸
pterulone	龙须菌酮
pteryxin	北美芹素 (波翅芹素)
(+)-pteryxin	(+)- 波翅芹素
ptiloepoxide	刺羽菊过氧化物
puberaconitidine	牛扁替定碱
puberaconitine	牛扁亭碱
puberanidine	牛扁定碱
puberosides A ～ E	算盘子萜苷 A ～ E
puberulin	软毛青霉素 (柔毛布枯素)
puberulines A ～ F	牛扁灵碱 A ～ F
puberullumine	毛蒟明碱
puberumines A ～ D	牛扁明碱 A ～ D
pubescenic acid	毛冬青种酸
pubescine	短毛长春蔓碱
pubesenolide	毛酸浆新内酯
pubesides A ～ E	腺梗豨莶苷 A ～ E
pubetalin (pubetallin)	东方豨莶塔灵 (腺梗豨莶塔灵)
pubinernoid A	毛脉五味子醇 A
puchiin	荸荠素
puddumin A	高盆樱桃素 A
puerariafuran	葛根呋喃
puerarin (daidzein-8-*C*-glucoside)	葛根素 (葛根黄素、黄豆苷元 -8-*C*- 葡萄糖苷)
puerarin apioside (mirificin)	葛根素芹菜糖苷 (美佛辛)
puerarin-4′-*O*-glucoside	葛根素 -4′-*O*- 葡萄糖苷
puerarin-6″-*O*-xyloside	葛根素 -6″-*O*- 木糖苷
puerarin-7-xyloside	葛根素 -7- 木糖苷
puerarinxyloside	葛根素木糖苷
puerarol	葛根酚 (葛香豆雌酚)
puerols A, B	野葛醇 A、B
puerosides A ～ D	葛根苷 A ～ D
pukateine	浦卡台因
pukeensine	普乌生
pulchellamines A ～ G	美花风毛菊胺 A ～ G
pulchellidine	美丽天人菊碱
pulchellin-2α-*O*-tiglate	天人菊素 -2α-*O*- 巴豆酸酯
pulchelline	美灵碱
pulchellins A ～ C, P Ⅰ～ P Ⅳ	天人菊素 (美丽天人菊内酯、美丽相思子素) A ～ C、P Ⅰ～ P Ⅳ

pulchelloside Ⅰ	美丽马鞭草苷 Ⅰ
pulcherralpin	金凤花品素
pulcherrimins A ～ F	金凤花素 (金凤花明素) A ～ F
pulcherrol	一品红醇
pulchinenosides A ～ D	白头翁萜苷 A ～ D
pulegol	长叶薄荷醇 (胡薄荷醇、唇萼薄荷醇、蒲勒醇)
L-pulegone	L- 胡薄荷酮
(+)-pulegone	(+)- 香薄荷酮 [(+)- 胡薄荷酮、(+)- 长叶薄荷酮]
(*R*)-(+)-pulegone	(*R*)-(+)- 长叶薄荷酮
(*S*)-(−)-pulegone	(*S*)-(−)- 长叶薄荷酮
pulegone	长叶薄荷酮 (香薄荷酮、胡薄荷酮、唇萼薄荷酮)
(+)-(*R*)-pulegone	(+)-(*R*)- 唇萼薄荷酮
pulidysenterin	止痢蚤草素
pullulan	普罗兰糖
pulsatilla camphor (anemonin, anemonine)	白头翁脑 (白头翁素)
pulsatilla saponins A, B, D	白头翁皂苷 A、B、D
pulsatillic acid	白头翁酸
pulsatillosides D, E, H	白头翁洛苷 D、E、H
pulsatoside C	白头翁苷 C
pulsatosides A ～ D	白头翁苷 A ～ D
pulveravens A, B	黄粉末牛肝菌烯 A、B
pulverochromenol	扑瑞色醇
pulverulentoside I	被粉毛蕊花苷 I
pulvinatabiflavone	垫状卷柏双黄酮
pumilaside A (ananosmoside A)	薜荔苷 (中泰南五味子苷) A
pumiloside	短小蛇根草苷
pummeline	葡萄柚碱
punarnavine	黄细心碱
punarnavoside	普那那苷
pungenin	松针苷
pungiolides A ～ E	辛辣苍耳内酯 (辛辣内酯) A ～ E
punicacorteins A ～ D	石榴皮素 (石榴皮新鞣质) A ～ D
punicaflavanol	石榴黄烷酮醇
punicafolin	石榴叶素 (石榴叶鞣质)
punicalagin	石榴鞣精 (安石榴苷)

α-punicalagin　α- 石榴鞣精

β-punicalagin　β- 石榴鞣精

punicalin　石榴皮鞣质 (安石榴林、石榴皮鞣素)

punicanolic acid　石榴萜酸

punicaone　石榴萜酮

punicatannins A ～ C　石榴鞣宁 A ～ C

punicic acid (trichosanic acid)　石榴酸 (栝楼酸)

punicine (pelletierine, granatenine)　石榴皮碱 (石榴碱)

punigluconin [2, 5-di-*O*-galloyl-4, 6-*O*-(*S*)-hexahydroxydiphenyl-D-gluconic acid]　石榴皮葡萄糖酸鞣质 (石榴皮葡萄糖酸、2, 5- 二 -*O*- 没食子酰基 -4, 6-*O*-(*S*)- 六羟基联苯二酰基 -D- 葡萄糖酸)

punigratane　安石榴碱

punikathine　红紫网球花碱

puqiedine　蒲贝素 A

puqiedinone (zhebeirine)　浙贝丙素 (浙贝林)

puqietinone　薄贝酮碱

purapuridine (solancarpidine, solasodine)　茄定碱 (澳洲茄胺、澳洲茄次碱、茄解啶)

purapurine　茄解碱

5*H*-purin-6-amine　5*H*- 嘌呤 -6- 胺

purine　嘌呤

purine alkaloid　嘌呤生物碱

purine base　嘌呤碱

purlanosides A, B　紫毛花洋地黄苷 A、B

puromycin aminonucleoside　嘌呤霉素氨基核苷

puromycin dihydrochloride　二盐酸嘌呤霉素

purpeline　浦佩灵碱

purpnigenin　紫花洋地黄宁苷元 (帕尔普苷元)

purpnin　紫花洋地黄孕烯酮苷 (紫花洋地黄宁苷)

purprogenin　帕尔普诺苷元

purpronin　紫花洋地黄孕烯二酮苷 (紫花洋地黄普宁苷)

purpuracenin　紫番荔枝亭

purpurea glycosides A ～ C　紫花强心苷 (紫花洋地黄苷) A ～ C

purpureacins 1, 2　紫番荔枝素 1、2

purpureagitoside　紫花吉托苷 (毛地黄芰脱苷)

purpureamethide　灰叶甲醚

purpureasides A ～ E　紫花洋地黄叶苷 (紫地黄苷) A ～ E

purpurediolin　紫番荔枝地奥林

purpurenin　紫番荔枝宁

purpurenone　灰叶苯并吡喃酮

purpureusone　紫红曲烯酮

(+)-purpurin　(+)- 灰毛豆灵 [(+)- 灰叶因]

purpurin　紫红素 (紫茜素、灰毛豆灵、灰叶因)

purpurin-1-methyl ether　紫红素 -1- 甲醚

purpuritenins A, B　灰毛豆宁素 (灰毛苯并呋喃酮) A、B

purpurogallin　红棓酚

purpuroxanthin (xanthopurpurin, purpuroxanthine, xanthopurpurine, 1, 3-dihydroxyanthraquinone)　黄紫茜素 (异茜草素、紫茜蒽醌、1, 3- 二羟基蒽醌)

pusilatins A ～ C　壶苞苔素 A ～ C

pusiline　浦西灵

pusilline [spartalupine, (–)-β-isosparteine]　异鹰爪豆碱 [(–)-β- 异鹰爪豆碱]

pusillinine　浦林宁

pustulan　石耳多糖

putranjivain A　核果木素 A

putranoside A　普曲诺苷 A

putrescine　腐胺 (腐肉胺)

putric acid　非洲核果木酸

putterines A, B　皮特利科美登木碱 A、B

puwainaphycins A ～ F　普瓦伊那藻素 A ～ F

pycnamine　密花藤胺

pycnanthine　密花藤质

pycnanthuquinones A, B　密花醌 A、B

pycnosanguin　血红栓菌素

pycocyanin　藻青蛋白

pygenic acids A, B　脓毒酸 A、B

pygmacocin　千解草素

pygmacone　千解草萜酮

pygmaeocine E　千解草蒽三酮 E

pygmaeoherin　千解草香豆素

pygmaercins A ～ C　千解草素 A ～ C

pyishiauosides Ⅰb, Ⅱb, Ⅲa, Ⅳa, Ⅳb　皮哨子苷 Ⅰb、Ⅱb、Ⅲa、Ⅳa、Ⅳb

pyracanthoside　火棘山楂苷

pyracrenic acid　圆齿火棘酸

pyrafortunosides A ～ C　火棘苷 A ～ C

pyragonicin 吡喃哥纳香素
2*H*-pyran 2*H*- 吡喃
4*H*-pyran 4*H*- 吡喃
pyran 吡喃
2*H*-pyran-2-one 2*H*- 吡喃 -2- 酮
4*H*-pyran-4-one 4*H*- 吡喃 -4- 酮
pyran-4-one 吡喃 -4- 酮
2*H*-pyran-6-carboxylic acid 2*H*- 吡喃 -6- 甲酸
pyranicin 吡喃素
pyrano[2′, 3′:4, 5]cyclohepta[1, 2-*g*]quinoline 吡喃并 [2′, 3′:4, 5] 环庚熳并 [1, 2-*g*] 喹啉
pyrano[7, 28-*b*]hyperforin 吡喃酮 [7, 28-*b*] 贯叶金丝桃素
pyranofoline 小花山小橘吡喃碱
5, 6-pyranoglycozoline 5, 6- 吡喃山小橘灵
pyranoid isoflavone 吡喃异黄酮
pyranokunthones A, B 吡喃乌干达羽叶楸酮 A、B
1-(2′-γ-pyranone)-6-caffeoyl-α-D-glucopyranoside 1-(2′-γ- 吡喃酮)-6- 咖啡酰基 -α-D- 吡喃葡萄糖苷
pyranthrene 锥苯
pyrayafolines A ～ E 豆叶九里香吡喃碱 (吡喃满山香福林、吡喃豆叶九里香碱) A ～ E
pyrayaquinones A ～ C 豆叶九里香吡喃醌 A ～ C
pyrazin-2-yl (3-pyridyl) ether 哌嗪 -2- 基 (吡啶 -3- 基) 醚
4-pyrazin-2-yl-but-3-en-1, 2-diol 4- 吡嗪 -2- 基 - 丁 -3- 烯 -1, 2- 二醇
pyrazine 吡嗪
pyrazine diazohydroxide 吡嗪重氮基氢氧化物
pyrazino[2, 1, 6-*cd*:3, 4, 5-*c′d′*]dipyrrolizine 比嗪并 [2, 1, 6-*cd*:3, 4, 5-*c′d′*] 二吡咯嗪
6*H*-pyrazino[2, 3-*b*]carbazole 6*H*- 吡嗪并 [2, 3-*b*] 咔唑
pyrazino[*g*]quinoxaline 吡嗪并 [*g*] 喹喔啉
pyrazole 吡唑
pyrazolidine 吡唑烷
1-pyrazoline 1- 吡唑啉
2-pyrazoline 2- 吡唑啉
3-pyrazoline 3- 吡唑啉
pyrene 芘 (嵌二萘)
pyrenocins A, B 棘壳孢菌素 (刺壳孢菌素) A、B
pyrenolines A, B 圆核腔菌碱 A、B
pyrethrins Ⅰ, Ⅱ 除虫菊素 Ⅰ、Ⅱ
pyrethrolone 除虫菊醇酮
pyrethrone 除虫菊酮
pyrethrosin (chrysanthin) 除虫菊新
pyretol 除虫菊醇
pyridazine 哒嗪
17 (5, 2)-pyridina-5 (4, 2)-furana-13 (4, 2)-thiophenabicyclo[8.5.3]octadecaphane 17 (5, 2)- 吡啶杂 -5 (4, 2)- 呋喃杂 -13 (4, 2) 噻吩杂双环 [8.5.3] 十八蕃
6^2*H*-1 (2, 5)-pyridina-6 (2, 5)-pyranacyclodecaphane 6^2*H*-1 (2, 5)- 吡啶杂 -6 (2, 5)- 吡喃杂环十蕃
pyridine 吡啶
3-pyridine carboxylic acid 3- 吡啶羧酸
3, 5-pyridine dicarboxamide 3, 5- 吡啶二甲酰胺
pyridine *N*-oxide 吡啶 *N*- 氧化物
pyridine nucleotide 吡啶核苷酸
pyridine paeoniflorin 吡啶芍药苷
pyridine-1-oxide 吡啶 -1- 氧化物
pyridine-2 (1*H*)-one 吡啶 -2 (1*H*)- 酮
pyridine-2, 5-dicarboxylic acid 吡啶 -2, 5- 二甲酸
pyridine-3-yl-methanol 吡啶 -3- 基 - 甲醇
2-pyridinecarbonitrile 2- 氰基吡啶
pyrido[1″, 2″:1′, 2′]imidazo[4′, 5′:5, 6]pyrazino[2, 3-*b*]phenazine 吡啶并 [1″, 2″:1′, 2′] 咪唑并 [4′, 5′:5, 6] 吡嗪并 [2, 3-*b*] 吩嗪
5*H*-pyrido[2, 3-*d*][1, 2]oxazine 5*H*- 吡啶并 [2, 3-*d*][1, 2] 噁嗪
9*H*-pyrido[3, 4-*b*]indole (9*H*-β-carboline) 9*H*- 吡啶并 [3, 4-*b*] 吲哚 (9*H*-β- 咔啉)
pyrido[3, 4-*b*]indole (β-carboline) 吡啶并 [3, 4-*b*] 吲哚 (β- 咔啉、β- 咔巴啉)
pyridofolidine 梨叶白坚木定
pyridovericin 吡哆白僵菌素 (吡啶并百部碱)
pyridovericin-*N*-*O*-(4-*O*-methyl-β-D-glucopyranoside) 吡哆白僵菌素 -*N*-*O*-(4-*O*- 甲基 -β-D- 吡喃葡萄糖苷)
pyridoxine 吡哆素
pyridoxine aspartate 天冬氨酸吡哆醇
4-(4-pyridyl) benzamide 4-(吡啶 -4- 基) 苯甲酰胺
5-pyridyl-3-amino-3, 5-azacyclohexanedione 5- 吡啶基 -3- 氨基 -3, 5- 氮杂环己二烯酮
2-pyridyloxy 2- 吡啶氧基
2-(3-pyridyloxy) pyrazine 2-(3- 吡啶基氧基) 吡嗪
pyrifoline 梨叶白坚木碱

pyrimidin-2 (1*H*)-one 嘧啶 -2 (1*H*)- 酮

1 (4)-pyrimidina-3, 6 (5, 2), 9 (3)-tripyridinanonaphane 1 (4)- 嘧啶杂 -3, 6 (5, 2), 9 (3)- 三吡啶杂九蕃

pyrimidine 嘧啶

pyrimidine-2, 4-(1*H*, 3*H*) dione 嘧啶 -2, 4-(1*H*, 3*H*) 二酮

2, 4-pyrimidinedione 2, 4- 嘧啶二酮

pyrimidinone 嘧啶米仔兰酮

pyripyropenes A ～ R 吡啶吡喃萜 A ～ R

pyroangolensolide 焦安哥拉紫檀内酯

pyrocallianthasides A, B 美花鹿蹄草苷 A、B

pyrocatechin (pyrocatechol, catechol, 1, 2-dihydroxybenzene) 焦儿茶酚 (儿茶酚、1, 2- 二羟基苯、邻苯二酚)

pyrocatechol (catechol, pyrocatechin, 1, 2-dihydroxybenzene) 焦儿茶酚 (儿茶酚、1, 2- 二羟基苯、邻苯二酚)

pyrocatechol tannin 焦儿茶酚鞣质

pyrocatechol-1-*O*-β-D-xylopyranosyl-(1 → 6)-β-D-glucopyranoside 焦儿茶酚 -1-*O*-β-D- 吡喃木糖基 -(1 → 6)-β-D- 吡喃葡萄糖苷

pyrocatechol-*O*-β-D-glucopyranoside 焦儿茶酚 -*O*-β-D- 吡喃葡萄糖苷

o-pyrocatechuic acid 邻焦儿茶酸

pyrocincholic acid 焦金鸡纳酸

pyrocincholic acid-3-*O*-α-L-rhamnopyranosyl-28-[β-D-glucopyranosyl-(1 → 6)-*O*-β-D-glucopyranosyl]ester 焦金鸡纳酸 -3-*O*-α-L- 吡喃鼠李糖基 -28-[β-D- 吡喃葡萄糖基 -(1 → 6)-*O*-β-D- 吡喃葡萄糖基] 酯

pyrocincholic acid-3β-*O*-α-L-rhamnopyranosyl-(28 → 1)-β-D-glucopyranosyl ester 焦金鸡纳酸 -3β-*O*-α-L- 吡喃鼠李糖基 -(28 → 1)-β-D- 吡喃葡萄糖酯

pyroclavine 焦麦角碱

pyrocurzerenone 焦蓬莪术烯酮 (焦莪术呋喃烯酮)

pyrogallic acid (1, 2, 3-trihydroxybenzene) 焦没食子酸 (邻苯三酚)

pyrogallol 焦棓酸 (焦性没食子酚)

pyrogallol tannin 焦性没食子鞣质

pyroglutamate 焦谷氨酸盐

L-pyroglutamic acid L- 焦谷氨酸

pyroglutamic acid (5-oxoproline) 焦谷氨酸 (5- 氧亚基脯氨酸)

pyroglutamic acid *N*-fructoside 焦谷氨酸 *N*- 果糖苷

pyroglutamyl glucosamine 焦谷氨酰氨基葡萄糖

pyrolasides A, B 鹿蹄草苷 A、B

pyrolatin (pirolatin) 鹿蹄草亭

pyroligneous acid (pyroligneous vinegar) 焦木酸

pyroligneous vinegar (pyroligneous acid) 焦木酸

pyrolin (methyl quinol, toluhydroquinone, 2, 5-dihydroxytoluene) 鹿蹄草素 (甲基醌醇、甲苯氢醌、2, 5- 二羟基甲苯)

pyrolones A, B 鹿蹄草酮 A、B

pyromeconic acid 焦迈康酸

pyromucic acid 焦黏酸

α-pyrone α- 吡喃酮

pyropheophorbide A 嗜焦素 (鲍光过敏素) A

pyropseudoaconitine 焦假乌头碱

pyroracemic acid (pyruvic acid) 丙酮酸

pyroside 洋梨苷

pyrousnic acid 焦松萝酸

pyrovellerolactone 焦绒白乳菇内酯

1*H*-pyrrol-2, 5-dicarboxylic acid 1*H*- 吡咯 -2, 5- 二甲酸

pyrrol-2-aldehyde 吡咯 -2- 醛

pyrrole 吡咯

3*H*-pyrrole 3*H*- 吡咯

pyrrolezanthine 吡咯花椒碱

pyrrolezanthine-6-methyl ether 吡咯花椒碱 -6- 甲醚

pyrrolidin-2, 5-dione 吡咯烷 -2, 5- 二酮

pyrrolidin-2-carboxylic acid 吡咯烷 -2- 甲酸

pyrrolidin-2-one (2-pyrrolidone) 吡咯烷 -2- 酮 (2- 吡咯烷酮)

pyrrolidine 吡咯烷 (四氢吡咯)

pyrrolidine carboxylic acid 吡咯烷甲酸

L-pyrrolidine-2, 5-dicarboxylic acid L- 吡咯烷 -2, 5- 二酸

2, 5-pyrrolidinedione 2, 5- 吡咯啉二酮

1-(2′-pyrrolidinethion-3′-yl)-1, 2, 3, 4-tetrahydro-β-carbolin-3-carboxylic acid 1-(2′- 吡咯烷亚硫 -3′- 基)-1, 2, 3, 4- 四氢 -β- 咔巴啉 -3- 甲酸

pyrrolidinone 吡咯烷酮

8-(2-pyrrolidinone-5)-(–)-epicatechin 8-(2- 吡咯烷酮 -5)-(–)- 表儿茶素

8-(2″-pyrrolidinone-5″-yl) quercetin 8-(2″- 吡咯烷酮 -5″- 基) 槲皮素

4-pyrrolidinopyridine 4- 吡咯烷吡啶

2-pyrrolidone (pyrrolidin-2-one) 2- 吡咯烷酮 (吡咯烷 -2- 酮)

2-pyrrolidone-5-carboxylic acid (pidolic acid) 2- 吡咯烷酮 -5- 甲酸 (氧脯氨酸)

P

1-pyrroline　1- 吡咯啉

pyrrolizidine alkaloid　吡咯里西啶 (吡咯双烷) 生物碱

1*H*-pyrrolizine　1*H*- 吡咯嗪

6*H*-pyrrolo[3, 2, 1-*de*]acridine　6*H*- 吡咯并 [3, 2, 1-*de*] 吖啶

O-2-pyrrolyl carbonyl virgiline　*O*-2- 吡咯碳基灌豆碱

pyrrolysine　吡咯赖氨酸

pyrrosides A, B　石韦苷 A、B

α-pyrryl methyl ketone　α- 吡咯基甲酮

pyrryl-α-methyl ketone　吡咯基 -α- 甲基酮

α-pyrufuran　α- 洋梨呋喃

pyruvic acid (pyroracemic acid)　丙酮酸

pyruvic acid sodium salt　丙酮酸钠盐

pythonic acid　蟒胆酸

qianhucoumarins A ～ J　前胡香豆素 A ～ J

qingdainone　青黛酮

qinghao acid (artemisic acid, artemisinic acid, arteannuic acid)　青蒿酸

qinghaosus Ⅰ ～ Ⅶ (artemisinins A ～ G, arteannuins A ～ G)　青蒿素 (黄花蒿素) A ～ G [青蒿素 (黄花蒿素) Ⅰ ～ Ⅶ]

qinghaosus A ～ C (qinghaosus Ⅰ ～ Ⅴ)　青蒿甲素～戊素

qingjueines Ⅰ , Ⅱ　青蕨素 Ⅰ 、Ⅱ

qingyangshengenin　青阳参苷元

quachamacine　夸马辛

quadrangolide　四棱角泽兰内酯

quadrangularic acids A ～ M　四角风车子酸 A ～ M

quadrangularin A　四方白粉藤素 A

quadrangularols A, B　四角风车子醇 A、B

quadranosides Ⅰ ～ Ⅷ　四角风车子苷 (扩卷苷、扇苷) Ⅰ ～ Ⅷ

quadrigemines A, B　四联胺 A、B

4, 5, 4′, 5′-quadrihydroxy-1, 2-diphenyl ether　4, 5, 4′, 5′- 四羟基 -1, 2- 双苯醚

5, 7, 3′, 4′-quadrihydroxydihydroflavone-3-rhamnoside　5, 7, 3′, 4′- 四羟基二氢黄酮 -3- 鼠李糖苷

quadrone　况得内酯

quassic acid　苦木酸

quassidines A ～ H　苦树西定碱 A ～ H

quassin　苦木素

quassinoid　苦木苦味素

1, 2′:8′, 1″:7″, 2‴-quaternaphthalene　1, 2′:8′, 1″:7″, 2‴- 四联萘

quaternin　夸特宁碱

2, 2′:6′, 2″:6″, 2‴-quaterpyridine　2, 2′:6′, 2″:6″, 2‴- 四联吡啶

quebrachacidine　白雀西定

(16*R*, 20*S*)-quebrachamin-22-oic acid methyl ester　(16*R*, 20*S*)- 白雀胺 -22- 酸甲酯

D-quebrachamine　D- 白雀胺

L-quebrachamine (kamassine)　L- 白雀胺

quebrachidine　白雀定

quebrachine (aphrodine, corynine, yohimbine, hydroergotocin)　育亨宾

L-quebrachitol　L- 橡醇 (L- 橡胶木醇、L- 白雀木醇)

(–)-quebrachitol　(–)- 白雀木醇 [(–)- 橡醇、(–)- 橡胶木醇]

2-*O*-quebrachitol　2-*O*- 橡醇

quebrachitol (2-*O*-methyl *chiro*-inositol)　白雀木醇 (橡醇、橡胶木醇、2-*O*- 甲基手性肌醇)

quercetagetin (6-hydroxyquercetin)　槲皮万寿菊素 (六羟黄酮、栎草亭、藤菊黄素、6- 羟基槲皮素)

quercetagetin-3, 4′-dimethyl ether　槲皮万寿菊素 -3, 4′- 二甲醚

quercetagetin-3, 6, 3′-trimethyl ether　槲皮万寿菊素 -3, 6, 3′- 三甲醚

quercetagetin-3, 6, 3′-trimethyl ether-6-*O*-β-glucoside　槲皮万寿菊素 -3, 6, 3′- 三甲醚 -6-*O*-β- 葡萄糖苷

quercetagetin-3, 6, 3′-trimethyl ether-7-*O*-β-glucoside　槲皮万寿菊素 -3, 6, 3′- 三甲醚 -7-*O*-β- 葡萄糖苷

quercetagetin-3, 7, 3′, 4′-tetramethyl ether　槲皮万寿菊素 -3, 7, 3′, 4′- 四甲醚

quercetagetin-3-galactoside　槲皮万寿菊素 -3- 半乳糖苷

quercetagetin-6, 7, 3′, 4′-tetramethyl ether　槲皮万寿菊素 -6, 7, 3′, 4′- 四甲醚

quercetagetin-6, 7, 4′-trimethyl ether　槲皮万寿菊素 -6, 7, 4′- 三甲基醚

quercetagetin-7-*O*-glucoside (quercetagitrin)　槲皮万寿菊素 -7-*O*- 葡萄糖苷 (槲皮万寿菊苷)

quercetagitrin (quercetagetin-7-*O*-glucoside)　槲皮万寿菊苷 (槲皮万寿菊素 -7-*O*- 葡萄糖苷)

quercetin (meletin, sophoretin, quercetol)　槲皮素 (栎精、槲皮黄素、槲皮黄苷)

quercetin galactoside 槲皮素半乳糖苷

quercetin glucorhamnoside (quercetin-3-*O*-rutinoside, rutoside, vitamin P, rutin, violaquercitrin) 槲皮素葡萄糖鼠李糖苷 (槲皮素 -3-*O*- 芸香糖苷、芸香苷、紫皮苷、维生素 P、紫槲皮苷、芦丁)

quercetin glucoside 槲皮素葡萄糖苷

quercetin rhamnogalactoside 槲皮素鼠李半乳糖苷

quercetin rhamnoside 槲皮素鼠李糖苷

quercetin trioside 槲皮素丙糖苷

quercetin-2, 6-dirhamnopyranosyl galactopyranoside 槲皮素 -2, 6- 二吡喃鼠李糖基吡喃半乳糖苷

quercetin-2^{G}-rhamnosyl rutinoside 槲皮素 -2^{G}- 鼠李糖基芸香糖苷

quercetin-3-(2, 6-dirhamnopyranosyl galactopyranoside) 槲皮素 -3-(2, 6- 二吡喃鼠李糖基吡喃半乳糖苷)

quercetin-3-(4″-*O*-acetyl)-*O*-α-L-rhamnopyranoside-7-*O*-α-L-rhamnopyranoside 槲皮素 -3-(4″-*O*- 乙酰基)-*O*-α-L- 吡喃鼠李糖苷 -7-*O*-α-L- 吡喃鼠李糖苷

quercetin-3-(β-D-glucopyranosyl-6β-L-rhamnopyranoside-4-β-D-glucopyranoside) 槲皮素 -3-(β-D- 吡喃葡萄糖基 -6β-L- 吡喃鼠李糖基苷 -4-β-D- 吡喃葡萄糖苷)

quercetin-3, 3′, 4′-trisulphate 槲皮素 -3, 3′, 4′- 三磺酸盐

quercetin-3, 3′-dimethoxy-7-*O*-rhamnosyl glucopyranoside 槲皮素 -3, 3′- 二甲氧基 -7-*O*- 鼠李糖基吡喃葡萄糖苷

quercetin-3, 3′-dimethoxy-7-*O*-α-L-rhamnopyranosyl-(1 → 6)-β-D-glucopyranoside 槲皮素 -3, 3′- 二甲氧基 -7-*O*-α-L- 吡喃鼠李糖基 -(1 → 6)-β-D- 吡喃葡萄糖苷

quercetin-3, 3′-dimethoxy-7-*O*-β-D-glucopyranoside 槲皮素 -3, 3′- 二甲氧基 -7-*O*-β-D- 吡喃葡萄糖苷

quercetin-3, 3′-dimethyl ether 槲皮素 -3, 3′- 二甲醚

quercetin-3, 3′-dimethyl ether-4′-*O*-β-D-glucoside 槲皮素 -3, 3′- 二甲醚 -4′-*O*-β-D- 葡萄糖苷

quercetin-3, 3′-di-α-L-rhamnopyranoside 槲皮素 -3, 3′- 二 -α-L- 吡喃鼠李糖苷

quercetin-3, 3′-*O*-diglucoside 槲皮素 -3, 3′-*O*- 二葡萄糖苷

quercetin-3′, 4′, 7-trimethyl ether 槲皮素 -3′, 4′, 7- 三甲基醚

quercetin-3′, 4′, 7-trimethyl ether-3-sulfate 槲皮素 -3′, 4′, 7- 三甲基醚 -3- 硫酸盐

quercetin-3, 4′-diglucoside 槲皮素 -3, 4′- 二葡萄糖苷

quercetin-3, 4′-dimethoxy-7-*O*-rutinoside 槲皮素 -3, 4′- 二甲氧基 -7-*O*- 芸香糖苷

quercetin-3, 4′-dimethyl ether 槲皮素 -3, 4′- 二甲醚

quercetin-3′, 4′-dimethyl ether 槲皮素 -3′, 4′- 二甲醚

quercetin-3, 4′-dimethyl ether-7-*O*-glucoside 槲皮素 -3, 4′- 二甲基醚 -7-*O*- 葡萄糖苷

quercetin-3, 4′-dimethyl ether-7-*O*-α-L-arabinofuranosyl-(1 → 6)-β-D-glucopyranoside 槲皮素 -3, 4′- 二甲醚 -7-*O*-α-L- 呋喃阿拉伯糖基 -(1 → 6)-β-D- 吡喃葡萄糖苷

quercetin-3, 4′-di-*O*-β-D-glucoside 槲皮素 -3, 4′- 二 -*O*-β-D- 葡萄糖苷

quercetin-3′, 4′-disulphate 槲皮素 -3′, 4′- 二磺酸盐

quercetin-3, 5, 7, 3′, 4′-pentamethyl ether 槲皮素 -3, 5, 7, 3′, 4′- 五甲醚

quercetin-3, 7, 3′, 4′-tetramethyl ether 槲皮素 -3, 7, 3′, 4′- 四甲醚

quercetin-3, 7, 3′-trimethyl ether 槲皮素 -3, 7, 3′- 三甲醚

quercetin-3, 7, 4′-*O*-β-triglucopyranoside 槲皮素 -3, 7, 4′-*O*-β- 三吡喃葡萄糖苷

quercetin-3, 7, 4′-trimethyl ether 槲皮素 -3, 7, 4′- 三甲醚

quercetin-3, 7-diglucuronide 槲皮素 -3, 7- 二葡萄糖醛酸苷

quercetin-3, 7-di-*O*-α-L-rhamnopyranoside 槲皮素 -3, 7- 二 -*O*-α-L- 吡喃鼠李糖苷

quercetin-3, 7-di-*O*-β-D-glucopyranoside 槲皮素 -3, 7- 二 -*O*-β-D- 吡喃葡萄糖苷

quercetin-3, 7-di-*O*-β-D-glucoside 槲皮素 -3, 7- 二 -*O*-β-D- 葡萄糖苷

quercetin-3, 7-*O*-diglucoside 槲皮素 -3, 7-*O*- 二葡萄糖苷

quercetin-3, 7-rutinodigalactoside 槲皮素 -3, 7- 芸香糖二半乳糖苷

quercetin-3, 7-α-L-dirhamnoside 槲皮素 -3, 7-α-L- 二鼠李糖苷

quercetin-3-[O-α-L-rhamnopyranosyl-(1 → 2)-*O*-[β-D-glucopyranosyl-(1 → 6)]-β-D-galactopyranoside 槲皮素 -3-[O-α-L- 吡喃鼠李糖基 -(1 → 2)-*O*-[β-D- 吡喃葡萄糖基 -(1 → 6)]-β-D- 吡喃半乳糖苷

quercetin-3-[O-α-L-rhamnopyranosyl-(1 → 2)-β-D-galactopyranoside 槲皮素 -3-[O-α-L- 吡喃鼠李糖基 -(1 → 2)-β-D- 吡喃半乳糖苷

quercetin-3-arabinoside 槲皮素 -3- 阿拉伯糖苷

quercetin-3-arabinoside-7-glucoside 槲皮素 -3- 阿拉伯糖苷 -7- 葡萄糖苷

quercetin-3-D-glucosyl-L-rhamnoside 槲皮素 -3-D- 葡萄糖基 -L- 鼠李糖苷

quercetin-3-diarabinoside 槲皮素 -3- 二阿拉伯糖苷

quercetin-3-digalactoside 槲皮素 -3- 双半乳糖苷

quercetin-3-diglucosyl-7-glucoside 槲皮素 -3- 双葡萄糖苷 -7- 葡萄糖苷

quercetin-3-dirhamnoside 槲皮素 -3- 二鼠李糖苷

quercetin-3-galactodirhamnoside 槲皮素 -3- 半乳糖二鼠李糖苷

quercetin-3-galactorhamnoside 槲皮素 -3- 半乳糖鼠李糖苷

quercetin-3-galactoside 槲皮素 -3- 半乳糖苷

quercetin-3-galactosyl xyloside 槲皮素 -3- 半乳糖基木糖苷

quercetin-3-gentiobioside 槲皮素 -3- 龙胆二糖苷

quercetin-3-gentiobioside-7-glucoside 槲皮素 -3- 龙胆二糖苷 -7- 葡萄糖苷

quercetin-3-gentiotrioside 槲皮素 -3- 龙胆三糖苷

quercetin-3-glucobioside 槲皮素 -3- 双葡萄糖苷

quercetin-3-glucoglucuronide 槲皮素 -3- 葡萄糖基葡萄糖醛酸苷

quercetin-3-glucoside 槲皮素 -3- 葡萄糖苷

quercetin-3-glucoside sulfate 槲皮素 -3- 葡萄糖苷硫酸酯

quercetin-3-glucosyl-(1‴→4″)-rhamnoside-7-rhamnosyl-(1⁗→6‴)-glucoside 槲皮素 -3- 葡萄糖基 -(1‴→4″)- 鼠李糖苷 -7- 鼠李糖基 -(1⁗→6‴)- 葡萄糖苷

quercetin-3-glucosyl-(1→4)-xylosyl-(1→4)-rhamnoside 槲皮素 -3- 葡萄糖基 -(1→4)- 木糖基 -(1→4)- 鼠李糖苷

quercetin-3-glucuronide 槲皮素 -3- 葡萄葡萄糖醛酸苷

quercetin-3-L-arabinoside (foeniculin) 槲皮素 -3-L- 阿拉伯糖苷 (茴香苷)

quercetin-3-L-arabinosyl-D-glucoside 槲皮素 -3-L- 阿拉伯糖基 -D- 葡萄糖苷

quercetin-3′-methoxy-3-*O*-β-D-galactoside 槲皮素 -3′- 甲氧基 -3-*O*-β-D- 半乳糖苷

quercetin-3′-methoxy-3-*O*-β-D-rutinoside 槲皮素 -3′- 甲氧基 -3-*O*-β-D- 芸香糖苷

quercetin-3′-methyl ether 槲皮素 -3′- 甲醚

quercetin-3′-methyl ether (isorhamnetol, isorhamnetin) 槲皮素 -3′- 甲醚 (异鼠李黄素、异鼠李素)

quercetin-3-methyl-7-methyl ether-4′-sulfate 槲皮素 -3- 甲基 -7- 甲基醚 -4′- 硫酸盐

quercetin-3-mono-L-rhamnoside 槲皮素 -3- 单 -L- 鼠李糖苷

quercetin-3-neohesperidoside 槲皮素 -3- 新橙皮糖苷

quercetin-3-*O*-(2″, 3″-di-*O*-galloyl)-β-D-glucopyranoside 槲皮素 -3-*O*-(2″, 3″- 二 -*O*- 没食子酰基)-β-D- 吡喃葡萄糖苷

quercetin-3-*O*-(2″, 6″-digalloyl)-β-D-glucoside 槲皮素 -3-*O*-(2″, 6″- 二没食子酰基)-β-D- 葡萄糖苷

quercetin-3-*O*-(2, 6-di-*O*-α-L-rhamnopyranosyl)-β-D-galactopyranoside 槲皮素 -3-*O*-(2, 6- 二 -*O*-α-L- 吡喃鼠李糖基)-β-D- 吡喃半乳糖苷

quercetin-3-*O*-(2, 6-di-*O*-β-D-glucopyranosyl)-β-D-glucopyranoside 槲皮素 -3-*O*-(2, 6- 二 -*O*-β-D- 吡喃葡萄糖基)-β-D- 吡喃葡萄糖苷

quercetin-3-*O*-(2, 6-dirhamnosyl glucoside) 槲皮素 -3-*O*-(2, 6- 二鼠李糖基葡萄糖苷)

quercetin-3-*O*-(2, 6-di-α-L-rhamnopyranosyl)-β-D-galactopyranoside 槲皮素 -3-*O*-(2, 6-α-L- 二吡喃鼠李糖基)-β-D- 吡喃半乳糖苷

quercetin-3-*O*-(2″, 6″-α-L-dirhamnopyranosyl)-β-D-glucoside 槲皮素 -3-*O*-(2″, 6″-α-L- 二吡喃鼠李糖基)-β-D- 葡萄糖苷

quercetin-3-*O*-(2″-galloyl) rhamnoside 槲皮素 -3-*O*-(2″- 没食子酰基) 鼠李糖苷

quercetin-3-*O*-(2″-galloyl) rutinoside 槲皮素 -3-*O*-(2″- 没食子酰基) 芸香糖苷

quercetin-3-*O*-(2″-galloyl)-β-D-galactopyranoside 槲皮素 -3-*O*-(2″- 没食子酰基)-β-D- 吡喃半乳糖苷

quercetin-3-*O*-(2″-galloyl)-β-D-glucoside 槲皮素 -3-*O*-(2″- 没食子酰基)-β-D- 葡萄糖苷

quercetin-3-*O*-(2^G-α-L-rhamnosyl) rutinoside 槲皮素 -3-*O*-(2^G-α-L- 鼠李糖基) 芸香糖苷

quercetin-3-*O*-(2^G-α-rhamnosyl)-β-D-glucosyl-(1→6)-β-D-galactoside 槲皮素 -3-*O*-(2^G-α- 鼠李糖基)-β-D- 葡萄糖基 -(1→6)-β-D- 半乳糖苷

quercetin-3-*O*-(2^G-β-D-xylopyranosyl rutinoside) 槲皮素 -3-*O*-(2^G-β-D- 吡喃木糖芸香糖苷)

quercetin-3-*O*-(2″-*O*-galloyl) rutinoside 槲皮素 -3-*O*-(2″-*O*- 没食子酰基) 芸香糖苷

quercetin-3-*O*-(2″-*O*-galloyl)-α-L-rhamnopyranoside 槲皮素 -3-*O*-(2″-*O*- 没食子酰基)-α-L- 吡喃鼠李糖苷

quercetin-3-*O*-(2-*O*-galloyl)-α-L-rhamnoside 槲皮素 -3-*O*-(2-*O*- 没食子酰基)-α-L- 鼠李糖苷

quercetin-3-*O*-(2″-*O*-galloyl)-β-D-glucopyranoside 槲皮素 -3-*O*-(2″-*O*- 没食子酰基)-β-D- 吡喃葡萄糖苷

quercetin-3-*O*-(2″-*O*-glucopyranosyl)-β-D-glucopyranoside 槲皮素 -3-*O*-(2″-*O*- 吡喃葡萄糖基)-β-D- 吡喃葡萄糖苷

quercetin-3-*O*-(2″-*O*-*p*-hydroxycoumaroyl)-β-D-glucopyranoside 槲皮素-3-*O*-(2″-*O*-对羟基香豆酰基)-β-D-吡喃葡萄糖苷

quercetin-3-*O*-(2″-*O*-α-L-rhamnopyranoside)-6″-*O*-α-D-rhamnopyranosyl-β-D-glucopyranoside 槲皮素-3-*O*-(2″-*O*-α-L-吡喃鼠李糖苷)-6″-*O*-α-D-吡喃鼠李糖基-β-D-吡喃葡萄糖苷

quercetin-3-*O*-(2-*O*-α-L-rhamnopyranosyl)-β-D-galactopyranoside 槲皮素-3-*O*-(2-*O*-α-L-吡喃鼠李糖基)-β-D-吡喃半乳糖苷

quercetin-3-*O*-(2″-*O*-α-L-rhamnopyranosyl)-β-D-glucuronopyranoside 槲皮素-3-*O*-(2″-*O*-α-L-吡喃鼠李糖基)-β-D-吡喃葡萄糖醛酸苷

quercetin-3-*O*-(2″-*O*-α-rhamnosyl-6″-*O*-malonyl)-β-D-glucoside 槲皮素-3-*O*-(2″-*O*-α-鼠李糖基-6″-*O*-丙二酰基)-β-D-葡萄糖苷

quercetin-3-*O*-(2″-*O*-β-D-glucopyranosyl)-α-L-arabinofuranoside 槲皮素-3-*O*-(2″-*O*-β-D-吡喃葡萄糖基)-α-L-呋喃阿拉伯糖苷

quercetin-3-*O*-(2″-*O*-β-D-glucopyranosyl)-α-L-rhamnopyranoside 槲皮素-3-*O*-(2″-*O*-β-D-吡喃葡萄糖基)-α-L-吡喃鼠李糖苷

quercetin-3-*O*-(2-*O*-β-D-glucopyranosyl)-β-D-glucopyranoside 槲皮素-3-*O*-(2-*O*-β-D-吡喃葡萄糖基)-β-D-吡喃葡萄糖苷

quercetin-3-*O*-(2″-*O*-β-D-glucopyranosyl)-β-D-xylopyranoside 槲皮素-3-*O*-(2″-*O*-β-D-吡喃葡萄糖基)-β-D-吡喃木糖苷

quercetin-3-*O*-(2″-β-D-glucopyranosyl)-α-L-rhamnoside 槲皮素-3-*O*-(2″-β-D-吡喃葡萄糖基)-α-L-鼠李糖苷

quercetin-3-*O*-(2″-β-D-glucopyranosyl)-β-D-galactopyranoside 槲皮素-3-*O*-(2″-β-D-吡喃葡萄糖基)-β-D-吡喃半乳糖苷

quercetin-3-*O*-(3″-*O*-2‴-methyl-2‴-hydroxyethyl)-α-L-rhamnopyranoside 槲皮素-3-*O*-(3″-*O*-2‴-甲基-2‴-羟乙基)-α-L-吡喃鼠李糖苷

quercetin-3-*O*-(3″-*O*-2‴-methyl-2‴-hydroxyethyl)-β-D-xyloside 槲皮素-3-*O*-(3″-*O*-2‴-甲基-2‴-羟乙基)-β-D-木糖苷

quercetin-3-*O*-(4″-methoxy)-α-L-rahmnopyranoside 槲皮素-3-*O*-(4″-甲氧基)-α-L-吡喃鼠李糖苷

quercetin-3-*O*-(6″-caffeoyl)-β-D-galactopyranoside 槲皮素-3-*O*-(6″-咖啡酰基)-β-D-吡喃半乳糖苷

quercetin-3-*O*-(6″-*O*-acetyl)-β-D-galactopyranoside 槲皮素-3-*O*-(6″-*O*-乙酰基)-β-D-吡喃半乳糖苷

quercetin-3-*O*-(6″-*O*-acetyl)-β-D-glucopyranoside 槲皮素-3-*O*-(6″-*O*-乙酰基)-β-D-吡喃葡萄糖苷

quercetin-3-*O*-(6″-*O*-malonyl)-β-D-glucoside 槲皮素-3-*O*-(6″-*O*-丙二酰基)-β-D-葡萄糖苷

quercetin-3-*O*-(6″-*O*-*trans*-*p*-coumaroyl)-β-D-glucopyranoside 槲皮素-3-*O*-(6″-*O*-反式-对香豆酰基)-β-D-吡喃葡萄糖苷

quercetin-3-*O*-(6″-acetyl-β-D-galactopyranoside)-7-*O*-α-L-rhamnopyranoside 槲皮素-3-*O*-(6″-乙酰基-β-D-吡喃半乳糖苷)-7-*O*-α-L-吡喃鼠李糖苷

quercetin-3-*O*-(6″-crotonyl)-β-D-glucoside 槲皮素-3-*O*-(6″-巴豆油酰基)-β-D-葡萄糖苷

quercetin-3-*O*-(6″-feruloyl) galactopyranoside 槲皮素-3-*O*-β-(6″-阿魏酰基)吡喃半乳糖苷

quercetin-3-*O*-(6″-galloyl)-β-D-galactopyranoside 槲皮素-3-*O*-(6″-没食子酰基)-β-D-吡喃半乳糖苷

quercetin-3-*O*-(6″-galloyl)-β-D-glucopyranoside 槲皮素-3-*O*-(6″-没食子酰基)-β-D-吡喃葡萄糖苷

quercetin-3-*O*-(6″-galloyl)-β-D-glucoside 槲皮素-3-*O*-(6″-没食子酰基)-β-D-葡萄糖苷

quercetin-3-*O*-(6″-malonyl)-D-galactoside 槲皮素-3-*O*-(6″-丙二酰基)-D-半乳糖苷

quercetin-3-*O*-(6′-n-butyl) glucuronide 槲皮素-3-*O*-(6′-正丁基)葡萄糖醛酸苷

quercetin-3-*O*-(6″-*O*-acetyl)-β-D-glucopyranoside 槲皮素-3-*O*-(6″-*O*-乙酰基)-β-D-吡喃葡萄糖苷

quercetin-3-*O*-(6″-*O*-crotonyl)-β-D-glucopyranoside 槲皮素-3-*O*-(6″-*O*-巴豆酰基)-β-D-吡喃葡萄糖苷

quercetin-3-*O*-(6″-*O*-galloyl) glucoside 槲皮素-3-*O*-(6″-*O*-没食子酰基)葡萄糖苷

quercetin-3-*O*-(6″-*O*-galloyl)-β-D-galactopyranoside 槲皮素-3-*O*-(6″-*O*-没食子酰基)-β-D-吡喃半乳糖苷

quercetin-3-*O*-(6″-*O*-malonyl)-β-D-galactoside 槲皮素-3-*O*-(6″-*O*-丙二酰基)-β-D-半乳糖苷

quercetin-3-*O*-(6″-*O*-*trans*-coumaroyl)-β-D-glucoside 槲皮素-3-*O*-(6″-*O*-反式-香豆酰基)-β-D-葡萄糖苷

quercetin-3-*O*-(6-*O*-rhamnosyl) galactoside 槲皮素-3-*O*-(6-*O*-鼠李糖基)半乳糖苷

quercetin-3-*O*-[2″-*O*-β-D-glucopyranosyl]-β-D-glucopyranoside 槲皮素-3-*O*-[2″-*O*-β-D-吡喃葡萄糖基]-β-D-吡喃葡萄糖苷

quercetin-3-*O*-[2″-*O*-(3, 4, 5-trihydroxybenzoyl)]glucoside 槲皮素-3-*O*-[2″-*O*-(3, 4, 5-三羟基苯甲基酰基]葡萄糖苷

quercetin-3-*O*-[2-*O*-*trans*-caffeoyl-α-L-rhamnopyranosyl-(1→6)-β-D-glucopyranoside] 槲皮素 -3-*O*-[2-*O*- 反式 - 咖啡酰基 -α-L- 吡喃鼠李糖基 -(1→6)-β-D- 吡喃葡萄糖苷]
quercetin-3-*O*-[2-*O*-*trans*-caffeoyl-β-L-rhamnopyranosyl-(1→6)-β-D-glucopyranoside] 槲皮素 -3-*O*-[2-*O*- 反式 - 咖啡酰基 -β-L- 吡喃鼠李糖基 -(1→6)-β-D- 吡喃葡萄糖苷]
quercetin-3-*O*-[2-*O*-β-D-glucopyranosyl]-β-D-galactopyranoside 槲皮素 -3-*O*-[2-*O*-β-D- 吡喃葡萄糖基]-β-D- 吡喃半乳糖苷
quercetin-3-*O*-[6″-*O*-(*E*)-caffeoyl]-β-D-glucopyranoside 槲皮素 -3-*O*-[6″-*O*-(*E*)- 咖啡酰基]-β-D- 吡喃葡萄糖苷
quercetin-3-*O*-[rhamnosyl-(1→6)-4″-lactoyl glucoside]-4′-*O*-glucoside 槲皮素 -3-*O*-[鼠李糖基 -(1→6)-4″- 丙醇酰基葡萄糖苷]-4′-*O*- 葡萄糖苷
quercetin-3-*O*-[α-L-rhamnopyranosyl-(1→4)-α-L-rhamnopyranosyl-(1→6)-β-D-glucopyranoside] 槲皮素 -3-*O*-[α-L- 吡喃鼠李糖基 -(1→4)-α-L- 吡喃鼠李糖基 -(1→6)-β-D- 吡喃葡萄糖苷]
quercetin-3-*O*-[α-L-rhamnosyl-(1→2)-β-D-glucopyranoside]-5-*O*-β-D-glucopyranoside 槲皮素 -3-*O*-[α-L- 鼠李糖基 -(1→2)-β-D- 吡喃葡萄糖苷]-5-*O*-β-D- 吡喃葡萄糖苷
quercetin-3-*O*-[α-L-rhamnosyl-(1→3) or (1→4)]-β-D-glucoside 槲皮素 -3-*O*-[α-L- 鼠李糖基 -(1→3) 或 (1→4)]-β-D- 葡萄糖苷
quercetin-3-*O*-[α-L-rhamnosyl-(1→6)]-β-D-galactoside 槲皮素 -3-*O*-[α-L- 鼠李糖基 -(1→6)]-β-D- 半乳糖苷
quercetin-3-*O*-{[6-*O*-(*E*)-sinapoyl]-β-D-glucopyranosyl}-(1→2)-β-D-glucopyranoside 槲皮素 -3-*O*-{[6-*O*-(*E*)- 芥子酸基]-β-D- 吡喃葡萄糖基 }-(1→2)-β-D- 吡喃葡萄糖苷
quercetin-3-*O*-{2″-*O*-[(*E*)-6-*O*-feruloyl]-β-D-glucopyranosyl}-β-D-galactopyranoside 槲皮素 -3-*O*-{2″-*O*-[(*E*)-6-*O*- 阿魏酰基]-β-D- 吡喃葡萄糖基 }-β-D- 吡喃半乳糖苷
quercetin-3-*O*-{2-*O*-[6-*O*-(*E*)-feruloyl]-β-D-glucopyranoside}-β-D-galactopyranoside 槲皮素 -3-*O*-{2-*O*-[6-*O*-(*E*)- 阿魏酰基]-β-D- 吡喃葡萄糖基 }-β-D- 吡喃半乳糖苷
quercetin-3-*O*-{2″-*O*-[6-*O*-(*E*)-feruloyl]-β-D-glucopyranosyl}-β-D-glucopyranoside 槲皮素 -3-*O*-{2″-*O*-[6-*O*-(*E*)- 阿魏酰基]-β-D- 吡喃葡萄糖基 }-β-D- 吡喃葡萄糖苷
quercetin-3-*O*-{2-*O*-[6-*O*-(*E*)-feruloyl]-β-D-glucopyranosyl}-β-D-glucopyranoside 槲皮素 -3-*O*-{2-*O*-[6-*O*-(*E*)- 阿魏酰基]-β-D- 吡喃葡萄糖基 }-β-D- 吡喃葡萄糖苷
quercetin-3-*O*-{2-*O*-[6-*O*-(*E*)-sinapoyl]-β-D-glucopyranosyl}-β-D-glucopyranoside 槲皮素 -3-*O*-{2-*O*-[6-*O*-(*E*)- 芥子酰基]-β-D- 吡喃葡萄糖基 }-β-D- 吡喃葡萄糖苷
quercetin-3-*O*-2-acetyl-α-L-arabinofuranoside 槲皮素 -3-*O*-2- 乙酰基 -α-L- 呋喃阿拉伯糖苷
quercetin-3-*O*-6″-caffeoyl-β-D-galactopyranoside 槲皮素 -3-*O*-6″- 咖啡酰基 -β-D- 吡喃半乳糖苷
quercetin-3-*O*-6″-(3-hydroxy-3-methyl glutaroyl)-β-D-glucopyranoside 槲皮素 -3-*O*-6″-(3- 羟基 -3- 甲基戊二酰基)-β-D- 吡喃葡萄糖苷
quercetin-3-*O*-6″-(3-hydroxy-3-methyl glutaroyl)-β-D-glucoside 槲皮素 -3-*O*-6″-(3- 羟基 -3- 甲基戊二酰基)-β-D- 葡萄糖苷
quercetin-3-*O*-6″-*trans*-coumaroyl-β-D-glucoside 槲皮素 -3-*O*-6″- 反式 - 香豆酰基 -β-D- 葡萄糖苷
quercetin-3-*O*-arabinoside 槲皮素 -3-*O*- 阿拉伯糖苷
quercetin-3-*O*-arabinosyl galactoside 槲皮素 -3-*O*- 阿拉伯糖基半乳糖苷
quercetin-3-*O*-D-(2″-galloyl)-β-D-glucoside 槲皮素 -3-*O*-D-(2″- 没食子酰基)-β-D- 葡萄糖苷
quercetin-3-*O*-D-(6″-coumaroyl) glucoside 槲皮素 -3-*O*-D-(6″- 香豆酰基) 葡萄糖苷
quercetin-3-*O*-diglucopyranoside 槲皮素 -3-*O*- 二吡喃葡萄糖苷
quercetin-3-*O*-diglucoside 槲皮素 -3-*O*- 二葡萄糖苷
quercetin-3-*O*-galactopyranoside 槲皮素 -3-*O*- 吡喃半乳糖苷
quercetin-3-*O*-galactoside (hyperin, hyperoside) 槲皮素 -3-*O*- 半乳糖苷 (金丝桃苷、紫花杜鹃素丁、海棠苷、海棠因)
quercetin-3-*O*-galactosyl-(1→6)-glucoside 槲皮素 -3-*O*- 半乳糖基 -(1→6)- 葡萄糖苷
quercetin-3-*O*-galactosyl-(6→1)-rhamnoside-7-*O*-glucoside 槲皮素 -3-*O*- 半乳糖基 -(6→1)- 鼠李糖苷 -7-*O*- 葡萄糖苷
quercetin-3-*O*-gentiobioside 槲皮素 -3-*O*- 龙胆二糖苷
quercetin-3-*O*-glucopyranoside-7-*O*-rhamnoside 槲皮素 -3-*O*- 吡喃葡萄糖苷 -7-*O*- 鼠李糖苷
quercetin-3-*O*-glucoside (isoquercitroside, isoquercitrin) 槲皮素 -3-*O*- 葡萄糖苷 (异槲皮苷)
quercetin-3-*O*-glucoside-3′-*O*-diglucoside 槲皮素 -3-*O*- 葡萄糖苷 -3′-*O*- 二葡萄糖苷
quercetin-3-*O*-glucosyl galactoside 槲皮素 -3-*O*- 葡萄糖基半乳糖苷
quercetin-3-*O*-glucosyl rhamnosyl glucoside 槲皮素 -3-*O*- 葡萄糖基鼠李糖基葡萄糖苷
quercetin-3-*O*-L-arabinofuranoside 槲皮素 -3-*O*-L- 呋喃阿拉伯糖苷

quercetin-3-*O*-L-arabinoside 槲皮素 -3-*O*-L- 阿拉伯糖苷

quercetin-3-*O*-L-rhamnopyranoside 槲皮素 -3-*O*-L- 吡喃鼠李糖苷

quercetin-3-*O*-L-rhamnoside 槲皮素 -3-*O*-L- 鼠李糖苷

quercetin-3-*O*-L-rhamnoside (quercitrin, quercitroside, quercimelin) 槲皮素 -3-*O*-L- 鼠李糖苷 (槲皮苷、栎素、橡皮苷、紫花杜鹃素丙)

quercetin-3-*O*-malonyl-β-D-glucoside 槲皮素 -3-*O*- 丙二酰基 -β-D- 葡萄糖苷

quercetin-3′-*O*-methyl ether 槲皮素 -3′-*O*- 甲醚

quercetin-3-*O*-methyl ether 槲皮素 -3-*O*- 甲醚

quercetin-3-*O*-methyl-7-*O*-β-D-glucoside 槲皮素 -3-*O*-甲基 -7-*O*-β-D- 葡萄糖苷

quercetin-3-*O*-monoglycoside 槲皮素 -3-*O*- 单糖苷

quercetin-3-*O*-neohesperidoside 槲皮素 -3-*O*- 新橙皮糖苷

quercetin-3-*O*-rhamnoglucoside 槲皮素 -3-*O*- 鼠李葡萄糖苷

quercetin-3-*O*-rhamnoglucoside-7-*O*-rhamnoside 槲皮素 -3-*O*- 鼠李葡萄糖苷 -7-*O*- 鼠李糖苷

quercetin-3-*O*-rhamnoside-7-*O*-arabinoside 槲皮素 -3-*O*- 鼠李糖苷 -7-*O*- 阿拉伯糖苷

quercetin-3-*O*-rhamnoside-7-*O*-glucoside 槲皮素 -3-*O*-鼠李糖苷 -7-*O*- 葡萄糖苷

quercetin-3-*O*-rhamnoside-7-*O*-glucuronide 槲皮素 -3-*O*- 鼠李糖苷 -7-*O*- 葡萄糖醛酸苷

quercetin-3-*O*-rhamnoside-7-*O*-rhamnoside 槲皮素 -3-*O*- 鼠李糖苷 -7-*O*- 鼠李糖苷

quercetin-3-*O*-rhamnosyl arabinoside-7-*O*-rhamnoside 槲皮素 -3-*O*- 鼠李糖基阿拉伯糖苷 -7-*O*- 鼠李糖苷

quercetin-3-*O*-rhamnosyl galactoside-7-*O*-rhamnoside 槲皮素 -3-*O*- 鼠李糖基半乳糖苷 -7-*O*- 鼠李糖苷

quercetin-3-*O*-rhamnosyl-(1 → 6)-galactoside 槲皮素 -3-*O*- 鼠李糖基 -(1 → 6)- 半乳糖苷

quercetin-3-*O*-robinobioside 槲皮素 -3-*O*- 刺槐双糖苷

quercetin-3-*O*-robinoside 槲皮素 -3-*O*- 刺槐糖苷

quercetin-3-*O*-rutinoside (rutin, rutoside, vitamin P, quercetin glucorhamnoside, violaquercitrin) 槲皮素 -3-*O*- 芸香糖苷 (芦丁、芸香苷、紫皮苷、维生素 P、紫槲皮苷、槲皮素葡萄糖鼠李糖苷)

quercetin-3-*O*-rutinoside-7-*O*-glucoside 槲皮素 -3-*O*-芸香糖苷 -7-*O*- 葡萄糖苷

quercetin-3-*O*-rutinoside-7-*O*-xylosyl glucoside 槲皮素 -3-*O*- 芸香糖苷 -7-*O*- 木糖基葡萄糖苷

quercetin-3-*O*-rutinosyl-(1 → 2)-*O*-rhamnoside 槲皮素 -3-*O*- 芸香糖基 -(1 → 2)-*O*- 鼠李糖苷

quercetin-3-*O*-sambubioside 槲皮素 -3-*O*- 桑布双糖苷

quercetin-3-*O*-scambubioside 槲皮素 -3-*O*- 接骨双苷

quercetin-3-*O*-scillabioside 槲皮素 -3-*O*- 绵枣儿波苷

quercetin-3-*O*-sophoroside (baimaside) 槲皮素 -3-*O*-槐糖苷 (白麻苷)

quercetin-3-*O*-sophoroside-7-*O*-glucoside 槲皮素 -3-*O*-槐糖苷 -7-*O*- 葡萄糖苷

quercetin-3-*O*-sophoroside-7-*O*-glucuronide 槲皮素 -3-*O*- 槐糖苷 -7-*O*- 葡萄糖醛酸苷

quercetin-3-*O*-vicianoside 槲皮素 -3-*O*- 巢菜糖苷

quercetin-3-*O*-xyloside 槲皮素 -3-*O*- 木糖苷

quercetin-3-*O*-α-(6‴-*p*-coumaroyl) glucosyl-β-1, 4-rhamnoside 槲皮素 -3-*O*-α-(6‴- 对香豆酰基) 葡萄糖基 -β-1, 4- 鼠李糖苷

quercetin-3-*O*-α-arabinoside 槲皮素 -3-*O*-α- 阿拉伯糖苷

quercetin-3-*O*-α-D-arabinofuranoside 槲皮素 -3-*O*-α-D- 呋喃阿拉伯糖苷

quercetin-3-*O*-α-D-glucopyranoside 槲皮素 -3-*O*-α-D-吡喃葡萄糖苷

quercetin-3-*O*-α-D-glucuronide 槲皮素 -3-*O*-α-D- 葡萄糖醛酸苷

quercetin-3-*O*-α-D-rhamnopyranoside 槲皮素 -3-*O*-α-D- 吡喃鼠李糖苷

quercetin-3-*O*-α-L-(2, 4-di-*O*-acetyl) rhamnopyranoside-7-*O*-α-L-rhamnopyranoside 槲皮素 -3-*O*-α-L-(2, 4- 二 -*O*- 乙酰基) 吡喃鼠李糖苷 -7-*O*-α-L- 吡喃鼠李糖苷

quercetin-3-*O*-α-L-arabinofuranoside 槲皮素 -3-*O*-α-L- 呋喃阿拉伯糖苷

quercetin-3-*O*-α-L-arabinopyranoside 槲皮素 -3-*O*-α-L- 吡喃阿拉伯糖苷

quercetin-3-*O*-α-L-arabinopyranoside-2″-gallate 槲皮素 -3-*O*-α-L- 吡喃阿拉伯糖苷 -2″- 没食子酸酯

quercetin-3-*O*-α-L-arabinopyranosyl-(1 → 2)-β-D-glucopyranoside 槲皮素 -3-*O*-α-L- 吡喃阿拉伯糖基 -(1 → 2)-β-D- 吡喃葡萄糖苷

quercetin-3-*O*-α-L-arabinopyranosyl-(1 → 6)-[2″-*O*-(*E*)-*p*-coumaroyl]-β-D-galactopyranoside 槲皮素 -3-*O*-α-L- 吡喃阿拉伯糖基 -(1 → 6)-[2″-*O*-(*E*)- 对香豆酰基]-β-D- 吡喃半乳糖苷

quercetin-3-*O*-α-L-arabinopyranosyl-(1 → 6)-[2″-*O*-(*E*)-*p*-coumaroyl]-β-D-glucopyranoside 槲皮素 -3-*O*-α-L- 吡喃阿拉伯糖基 -(1 → 6)-[2″-*O*-(*E*)- 对香豆酰基]-β-D- 吡喃葡萄糖苷

quercetin-3-*O*-α-L-arabinopyranosyl-(1 → 6)-β-D-glucopyranoside 槲皮素 -3-*O*-α-L- 吡喃阿拉伯糖基 -(1 → 6)-β-D- 吡喃葡萄糖苷
quercetin-3-*O*-α-L-arabinoside 槲皮素 -3-*O*-α-L- 阿拉伯糖苷
quercetin-3-*O*-α-L-galactoside 槲皮素 -3-*O*-α-L- 半乳糖苷
quercetin-3-*O*-α-L-rhamnopyranoside 槲皮素 -3-*O*-α-L- 吡喃鼠李糖苷
quercetin-3-*O*-α-L-rhamnopyranoside-2″-(6‴-*p*-coumaroyl)-β-D-glucoside 槲皮素 -3-*O*-α-L- 吡喃鼠李糖苷 -2″-(6‴-对香豆酰基)-β-D- 葡萄糖苷
quercetin-3-*O*-α-L-rhamnopyranoside-7-*O*-α-D-glucopyranoside 槲皮素 -3-*O*-α-L- 吡喃鼠李糖苷 -7-*O*-α-D-吡喃葡萄糖苷
quercetin-3-*O*-α-L-rhamnopyranoside-7-*O*-α-D-glucoside 槲皮素 -3-*O*-α-L- 吡喃鼠李糖苷 -7-*O*-α-D- 葡萄糖苷
quercetin-3-*O*-α-L-rhamnopyranoside-7-*O*-α-L-rhamnopyranoside 槲皮素 -3-*O*-α-L- 吡喃鼠李糖苷 -7-*O*-α-L-吡喃鼠李糖苷
quercetin-3-*O*-α-L-rhamnopyranoside-7-*O*-β-D-glucopyranoside 槲皮素 -3-*O*-α-L- 吡喃鼠李糖苷 -7-*O*-β-D-吡喃葡萄糖苷
quercetin-3-*O*-α-L-rhamnopyranosyl-(1 → 2)-[α-L-rhamnopyranosyl-(1 → 6)]-β-D-galactopyranoside 槲皮素 -3-*O*-α-L- 吡喃鼠李糖基 -(1 → 2)-[α-L- 吡喃鼠李糖基 -(1 → 6)]-β-D- 吡喃半乳糖苷
quercetin-3-*O*-α-L-rhamnopyranosyl-(1 → 2)-[α-L-rhamnopyranosyl-(1 → 6)]-β-D-glucopyranoside 槲皮素 -3-*O*-α-L- 吡喃鼠李糖基 -(1 → 2)-[α-L- 吡喃鼠李糖基 -(1 → 6)]-β-D- 吡喃葡萄糖苷
quercetin-3-*O*-α-L-rhamnopyranosyl-(1 → 2)-α-L-rhamnopyranosyl-(1 → 6)-β-D-galactopyranoside 槲皮素 -3-*O*-α-L- 吡喃鼠李糖基 -(1 → 2)-α-L- 吡喃鼠李糖基 -(1 → 6)-β-D- 吡喃半乳糖苷
quercetin-3-*O*-α-L-rhamnopyranosyl-(1 → 2)-β-D-galactopyranoside 槲皮素 -3-*O*-α-L- 吡喃鼠李糖基 -(1 → 2)-β-D- 吡喃半乳糖苷
quercetin-3-*O*-α-L-rhamnopyranosyl-(1 → 6)-*O*-β-D-glucopyranoside 槲皮素 -3-*O*-α-L- 吡喃鼠李糖基 -(1 → 6)-*O*-β-D- 吡喃葡萄糖苷
quercetin-3-*O*-α-L-rhamnopyranosyl-(1 → 6)-β-D-galactopyranoside 槲皮素 -3-*O*-α-L- 吡喃鼠李糖基 -(1 → 6)-β-D- 吡喃半乳糖苷
quercetin-3-*O*-α-L-rhamnopyranosyl-(1 → 6)-β-D-glucopyranoside-7-*O*-β-D-glucopyranoside 槲皮素 -3-*O*-α-L-吡喃鼠李糖基 -(1 → 6)-β-D- 吡喃葡萄糖苷 -7-*O*-β-D- 吡喃葡萄糖苷
quercetin-3′-*O*-α-L-rhamnoside 槲皮素 -3′-*O*-α-L- 鼠李糖苷
quercetin-3-*O*-α-L-rhamnoside 槲皮素 -3-*O*-α-L- 鼠李糖苷
quercetin-3-*O*-α-L-rhamnoside-7-*O*-α-L-rhamnosyl-(1 → 2)-β-D-glucoside 槲皮素 -3-*O*-α-L- 鼠李糖苷 -7-*O*-α-L-鼠李糖基 -(1 → 2)-β-D- 葡萄糖苷
quercetin-3-*O*-α-L-rhamnoside-7-*O*-β-D-glucoside 槲皮素 -3-*O*-α-L- 鼠李糖苷 -7-*O*-β-D- 葡萄糖苷
quercetin-3-*O*-α-L-rhamnosyl-(1 → 2)-β-D-galactoside-7-*O*-α-L-rhamnoside 槲皮素 -3-*O*-α-L- 鼠李糖基 -(1 → 2)-β-D- 半乳糖苷 -7-*O*-α-L- 鼠李糖苷
quercetin-3-*O*-α-L-rhamnosyl-(1 → 2)-β-D-glucoside 槲皮素 -3-*O*-α-L- 鼠李糖基 -(1 → 2)-β-D- 葡萄糖苷
quercetin-3-*O*-α-L-rhamnosyl-(1 → 6)-β-D-galactopyranoside 槲皮素 -3-*O*-α-L- 鼠李糖基 -(1 → 6)-β-D- 吡喃半乳糖苷
quercetin-3-*O*-α-L-rhamnosyl-(1 → 6)-β-D-galactoside 槲皮素 -3-*O*-α-L- 鼠李糖基 -(1 → 6)-β-D- 半乳糖苷
quercetin-3-*O*-α-rhamnopyranosyl-α-L-arabinopyranoside 槲皮素 -3-*O*-α- 吡喃鼠李糖基 -α-L- 吡喃阿拉伯糖苷
quercetin-3-*O*-α-rhamnosyl-(1 → 2)-β-galactoside 槲皮素 -3-*O*-α- 鼠李糖基 -(1 → 2)-β- 半乳糖苷
quercetin-3-*O*-α-rhamnosyl-β-D-glucoside 槲皮素 -3-*O*-α- 鼠李糖基 -β-D- 葡萄糖苷
quercetin-3-*O*-α-riboside 槲皮素 -3-*O*-α- 核糖苷
quercetin-3-*O*-β-(2″, 6″-*O*-digalloyl)-β-D-galactopyranoside 槲皮素 -3-*O*-β-(2″, 6″-*O*- 二没食子酰基)-β-D- 吡喃半乳糖苷
quercetin-3-*O*-β-(2″-acetyl) galactopyranoside-7-*O*-α-L-arabinopyranoside 槲皮素 -3-*O*-β-(2″- 乙酰基) 吡喃半乳糖苷 -7-*O*-α-L- 吡喃阿拉伯糖苷
quercetin-3-*O*-β-(2″-*O*-acetyl-β-D-glucuronide) 槲皮素 -3-*O*-β-(2″-*O*- 乙酰基 -β-D- 葡萄糖醛酸苷)
quercetin-3-*O*-β-(3″-*O*-acetyl-β-D-glucuronide) 槲皮素 -3-*O*-β-(3″-*O*- 乙酰基 -β-D- 葡萄糖醛酸苷)
quercetin-3-*O*-β-[6″-(*E*)-*p*-coumaroyl glucopyranoside]-7-*O*-β-glucopyranoside 槲皮素 -3-*O*-β-[6″-(*E*)- 对香豆酰基吡喃葡萄糖苷]-7-*O*-β- 吡喃葡萄糖苷
quercetin-3-*O*-β-arabinopyranoside 槲皮素 -3-*O*-β- 吡喃阿拉伯糖苷
quercetin-3-*O*-β-D-(2″-acetyl galactoside) 槲皮素 -3-*O*-β-D-(2″- 乙酰基半乳糖苷)
quercetin-3-*O*-β-D-(6″-*n*-butyl glucuronopyranoside) 槲皮素 -3-*O*-β-D-(6″- 正丁基吡喃葡萄糖醛酸苷)
quercetin-3-*O*-β-D-(6″-acetyl glucoside) 槲皮素 -3-*O*-β-D-(6″- 乙酰基葡萄糖苷)

quercetin-3-*O*-β-D-(6″-caffeoyl galactoside) 槲皮素 -3-*O*-β-D-(6″- 咖啡酰基半乳糖苷)	quercetin-3-*O*-β-D-galactoside 槲皮素 -3-*O*-β-D- 半乳糖苷
quercetin-3-*O*-β-D-(6″-galloyl) glucopyranoside 槲皮素 -3-*O*-β-D-(6″- 没食子酰基) 吡喃葡萄糖苷	quercetin-3-*O*-β-D-galactoside-7-*O*-β-D-glucopyranoside 槲皮素 -3-*O*-β-D- 半乳糖苷 -7-*O*-β-D- 吡喃葡萄糖苷
quercetin-3-*O*-β-D-(6″-galloyl)-β-D-galactopyranoside 槲皮素 -3-*O*-β-D-(6″- 没食子酰基)-β-D- 吡喃半乳糖苷	quercetin-3-*O*-β-D-galactoside-7-*O*-β-D-glucoside 槲皮素 -3-*O*-β-D- 半乳糖苷 -7-*O*-β-D- 葡萄糖苷
quercetin-3-*O*-β-D-(6″-*p*-coumaroyl) galactoside 槲皮素 -3-*O*-β-D-(6″- 对香豆酰基) 半乳糖苷	quercetin-3-*O*-β-D-galactosyl-(2 → 1)-β-D-apiofuranoside 槲皮素 -3-*O*-β-D- 半乳糖基 -(2 → 1)-β-D- 呋喃芹糖苷
quercetin-3-*O*-β-D-{2-*O*-[6-*O*-(*E*)-sinapoyl]-β-D-glucopyranosyl}-β-D-glucopyranoside 槲皮素 -3-*O*-β-D-{2-*O*-[6-*O*-(*E*)- 芥子酰基]-β-D- 吡喃葡萄糖基 }-β-D- 吡喃葡萄糖苷	quercetin-3-*O*-β-D-gentiobioside 槲皮素 -3-*O*-β-D- 龙胆二糖苷
quercetin-3-*O*-β-D-6″-acetyl allopyranoside 槲皮素 -3-*O*-β-D-6″- 乙酰基吡喃阿洛糖苷	quercetin-3′-*O*-β-D-glucopyranoside 槲皮素 -3′-*O*-β-D- 吡喃葡萄糖苷
quercetin-3-*O*-β-D-6″-acetyl glucopyranoside 槲皮素 -3-*O*-β-D-6″- 乙酰基吡喃葡萄糖苷	quercetin-3-*O*-β-D-glucopyranoside 槲皮素 -3-*O*-β-D- 吡喃葡萄糖苷
quercetin-3-*O*-β-D-6″-caffeoyl galactoside 槲皮素 -3-*O*-β-D-6″- 咖啡酰基半乳糖苷	quercetin-3-*O*-β-D-glucopyranoside-4′-*O*-α-L-rhamnopyranoside 槲皮素 -3-*O*-β-D- 吡喃葡萄糖苷 -4′-*O*-α-L- 吡喃鼠李糖苷
quercetin-3-*O*-β-D-apiofuanosyl-(1 → 2)-*O*-[α-L-rhamnopyranosyl-(1→6)]-β-D-glucopyranoside 槲皮素 -3-*O*-β-D- 呋喃芹糖基 -(1 → 2)-*O*-[α-L- 吡喃鼠李糖基 -(1 → 6)]-β-D- 吡喃葡萄糖苷	quercetin-3-*O*-β-D-glucopyranoside-6″-acetate 槲皮素 -3-*O*-β-D- 吡喃葡萄糖苷 -6″- 乙酸酯
quercetin-3-*O*-β-D-apiofuranosyl-(1 → 2)-β-D-glucopyranoside-7-*O*-α-L-rhamnopyranoside 槲皮素 -3-*O*-β-D- 呋喃芹糖基 -(1 → 2)-β-D- 吡喃葡萄糖苷 -7-*O*-α-L- 吡喃鼠李糖苷	quercetin-3-*O*-β-D-glucopyranoside-7-*O*-α-L-rhamnopyranoside 槲皮素 -3-*O*-β-D- 吡喃葡萄糖苷 -7-*O*-α-L- 吡喃鼠李糖苷
quercetin-3-*O*-β-D-apiofuranosyl-(2 → 1)-β-D-galactoside 槲皮素 -3-*O*-β-D- 呋喃芹糖基 -(2 → 1)-β-D- 半乳糖苷	quercetin-3-*O*-β-D-glucopyranoside-7-*O*-β-D-gentiobioside 槲皮素 -3-*O*-β-D- 吡喃葡萄糖苷 -7-*O*-β-D- 龙胆二糖苷
quercetin-3-*O*-β-D-arabinofuranoside 槲皮素 -3-*O*-β-D- 呋喃阿拉伯糖苷	quercetin-3-*O*-β-D-glucopyranosyl-(1 → 2)-*O*-β-D-galactopyranoside 槲皮素 -3-*O*-β-D- 吡喃葡萄糖基 -(1 → 2)-*O*-β-D- 吡喃半乳糖苷
quercetin-3-*O*-β-D-arabinopyranoside 槲皮素 -3-*O*-β-D- 吡喃阿拉伯糖苷	quercetin-3-*O*-β-D-glucopyranosyl-(1 → 2)-α-L-arabinopyranoside 槲皮素 -3-*O*-β-D- 吡喃葡萄糖基 -(1 → 2)-α-L- 吡喃阿拉伯糖苷
quercetin-3-*O*-β-D-galactopyranoside 槲皮素 -3-*O*-β-D- 吡喃半乳糖苷	quercetin-3-*O*-β-D-glucopyranosyl-(1 → 2)-α-L-rhamnopyranoside 槲皮素 -3-*O*-β-D- 吡喃葡萄糖基 -(1 → 2)-α-L- 吡喃鼠李糖苷
quercetin-3-*O*-β-D-galactopyranoside-7-*O*-β-D-glucopyranoside 槲皮素 -3-*O*-β-D- 吡喃半乳糖苷 -7-*O*-β-D- 吡喃葡萄糖苷	quercetin-3-*O*-β-D-glucopyranosyl-(1→2)-β-D-glucopyranoside 槲皮素 -3-*O*-β-D- 吡喃葡萄糖基 -(1 → 2)-β-D- 吡喃葡萄糖苷
quercetin-3-*O*-β-D-galactopyranosyl-(1 → 2)-β-D-glucopyranoside 槲皮素 -3-*O*-β-D- 吡喃半乳糖基 -(1 → 2)-β-D- 吡喃葡萄糖苷	quercetin-3-*O*-β-D-glucopyranosyl-(1 → 4)-α-L-rhamnopyranoside 槲皮素 -3-*O*-β-D- 吡喃葡萄糖基 -(1 → 4)-α-L- 吡喃鼠李糖苷
quercetin-3-*O*-β-D-galactopyranosyl-(2 → 1)-*O*-β-D-glucopyranoside 槲皮素 -3-*O*-β-D- 吡喃半乳糖基 -(2 → 1)-*O*-β-D- 吡喃葡萄糖苷	quercetin-3-*O*-β-D-glucopyranosyl-(1 → 6)-*O*-α-L-rhamnoside 槲皮素 -3-*O*-β-D- 吡喃葡萄糖基 -(1 → 6)-*O*-α-L- 鼠李糖苷
quercetin-3-*O*-β-D-galactopyranosyl-(6 → 1)-α-L-rhamnoside 槲皮素 -3-*O*-β-D- 吡喃半乳糖基 -(6→1)-α-L- 鼠李糖苷	quercetin-3-*O*-β-D-glucopyranosyl-(1 → 6)-β-D-galactopyranoside 槲皮素 -3-*O*-β-D- 吡喃葡萄糖基 -(1 → 6)-β-D- 吡喃半乳糖苷

quercetin-3-*O*-β-D-glucopyranosyl-(2→1)-*O*-β-D-glucopyranoside 槲皮素 -3-*O*-β-D- 吡喃葡萄糖基 -(2→1)-*O*-β-D- 吡喃葡萄糖苷	quercetin-3-*O*-β-D-glucuronopyranoside ethyl ester 槲皮素 -3-*O*-β-D- 吡喃葡萄糖醛酸苷乙酯
quercetin-3-*O*-β-D-glucopyranosyl-(4→1)-α-L-rhamnopyranoside 槲皮素 -3-*O*-β-D- 吡喃葡萄糖基 -(4→1)-α-L- 吡喃鼠李糖苷	quercetin-3-*O*-β-D-neohesperidoside 槲皮素 -3-*O*-β-D- 新橙皮糖苷
quercetin-3-*O*-β-D-glucopyranosyl-(6→1)-α-L-rhamnoside 槲皮素 -3-*O*-β-D- 吡喃葡萄糖基 -(6→1)-α-L- 鼠李糖苷	quercetin-3-*O*-β-D-rhamnopyranoside 槲皮素 -3-*O*-β-D- 吡喃鼠李糖苷
quercetin-3-*O*-β-D-glucopyranosyl-α-L-rhamnopyranoside 槲皮素 -3-*O*-β-D- 吡喃葡萄糖基 -α-L- 吡喃鼠李糖苷	quercetin-3-*O*-β-D-rhamnopyranosyl-(1→2)-*O*-α-L-galactopyranoside 槲皮素 -3-*O*-β-D- 吡喃鼠李糖基 -(1→2)-*O*-α-L- 吡喃半乳糖苷
quercetin-3-*O*-β-D-glucopyranosyl-β-D-glucopyranoside 槲皮素 -3-*O*-β-D- 吡喃葡萄糖基 -β-D- 吡喃葡萄糖苷	quercetin-3-*O*-β-D-rhamnoside 槲皮素 -3-*O*-β-D- 鼠李糖苷
quercetin-3-*O*-β-D-glucopyranosyl-β-D-xylopyranoside 槲皮素 -3-*O*-β-D- 吡喃葡萄糖基 -β-D- 吡喃木糖苷	quercetin-3-*O*-β-D-robinobioside 槲皮素 -3-*O*-β-D- 刺槐双糖苷
quercetin-3′-*O*-β-D-glucoside 槲皮素 -3′-*O*-β-D- 葡萄糖苷	quercetin-3-*O*-β-D-rutinoside 槲皮素 -3-*O*-β-D- 芸香糖苷
quercetin-3-*O*-β-D-glucoside 槲皮素 -3-*O*-β-D- 葡萄糖苷	quercetin-3-*O*-β-D-rutinoside-7-*O*-β-D-glucuronide 槲皮素 -3-*O*-β-D- 芸香糖苷 -7-*O*-β-D- 葡萄糖醛酸苷
quercetin-3-*O*-β-D-glucoside-2″-gallate 槲皮素 -3-*O*-β-D- 葡萄糖苷 -2″- 没食子酸酯	quercetin-3-*O*-β-D-sophoroside 槲皮素 -3-*O*-β-D- 槐糖苷
quercetin-3-*O*-β-D-glucoside-7-*O*-α-L-rhamnoside 槲皮素 -3-*O*-β-D- 葡萄糖苷 -7-*O*-α-L- 鼠李糖苷	quercetin-3-*O*-β-D-xylopyranoside 槲皮素 -3-*O*-β-D- 吡喃木糖苷
quercetin-3-*O*-β-D-glucoside-7-*O*-β-D-gentiobioside 槲皮素 -3-*O*-β-D- 葡萄糖苷 -7-*O*-β-D- 龙胆二糖苷	quercetin-3-*O*-β-D-xylopyranosyl-(1→2)-*O*-β-D-galactopyranoside 槲皮素 -3-*O*-β-D- 吡喃木糖基 -(1→2)-*O*-β-D- 吡喃半乳糖苷
quercetin-3-*O*-β-D-glucoside-7-*O*-β-D-glucuronide 槲皮素 -3-*O*-β-D- 葡萄糖苷 -7-*O*-β-D- 葡萄糖醛酸苷	quercetin-3-*O*-β-D-xylopyranosyl-(1→2)-*O*-β-D-glucopyranoside 槲皮素 -3-*O*-β-D- 吡喃木糖基 -(1→2)-*O*-β-D- 吡喃葡萄糖苷
quercetin-3-*O*-β-D-glucosyl-(1→2)-β-D-glucoside 槲皮素 -3-*O*-β-D- 葡萄糖基 -(1→2)-β-D- 葡萄糖苷	quercetin-3-*O*-β-D-xyloside 槲皮素 -3-*O*-β-D- 木糖苷
quercetin-3-*O*-β-D-glucosyl-(1→4)-*O*-α-L-rhamnoside 槲皮素 -3-*O*-β-D- 葡萄糖基 -(1→4)-*O*-α-L- 鼠李糖苷	quercetin-3-*O*-β-D-xylosyl-(1→2)-β-D-glucoside 槲皮素 -3-*O*-β-D- 木糖基 -(1→2)-β-D- 葡萄糖苷
quercetin-3-*O*-β-D-glucosyl-(2→1)-β-D-glucoside 槲皮素 -3-*O*-β-D- 葡萄糖基 -(2→1)-β-D- 葡萄糖苷	quercetin-3-*O*-β-D-xylosyl-(1→4)-α-L-rhamnoside 槲皮素 -3-*O*-β-D- 木糖基 -(1→4)-α-L- 鼠李糖苷
quercetin-3-*O*-β-D-glucosyl-(6→1)-α-L-rhamnoside 槲皮素 -3-*O*-β-D- 葡萄糖基 -(6→1)-α-L- 鼠李糖苷	quercetin-3-*O*-β-galactoside 槲皮素 -3-*O*-β- 半乳糖苷
quercetin-3-*O*-β-D-glucosyl-7-*O*-β-D-gentiobioside 槲皮素 -3-*O*-β-D- 葡萄糖基 -7-*O*-β-D- 龙胆双糖苷	quercetin-3-*O*-β-gentiobioside 槲皮素 -3-*O*-β- 龙胆二糖苷
quercetin-3-*O*-β-D-glucuronate sodium 槲皮素 -3-*O*-β-D- 葡萄糖醛酸钠盐	quercetin-3-*O*-β-gentiobioside-7-*O*-β-D-glucuronide 槲皮素 -3-*O*-β-D- 龙胆二糖苷 -7-*O*-β-D- 葡萄糖醛酸苷
quercetin-3-*O*-β-D-glucuronide (miquelianin) 槲皮素 -3-*O*-β-D- 葡萄糖醛酸苷 (米魁氏白珠树素)	quercetin-3-*O*-β-glucoside-7-*O*-β-glucuronide 槲皮素 -3-*O*-β- 葡萄糖苷 -7-*O*-β- 葡萄糖醛酸苷
quercetin-3-*O*-β-D-glucuronide-6″-methyl ester 槲皮素 -3-*O*-β-D- 葡萄糖醛酸苷 -6″- 甲酯	quercetin-3-*O*-β-L-rhamnopyranoside 槲皮素 -3-*O*-β-L- 吡喃鼠李糖苷
quercetin-3-*O*-β-D-glucuronide-6′-methyl ester 槲皮素 -3-*O*-β-D- 葡萄糖醛酸苷 -6′- 甲酯	quercetin-3-*O*-β-L-rhamnopyranosyl-(1→6)-β-D-glucopyranoside 槲皮素 -3-*O*-β-L- 吡喃鼠李糖基 -(1→6)-β-D- 吡喃葡萄糖苷
quercetin-3-*O*-β-D-glucuronopyranoside 槲皮素 -3-*O*-β-D- 吡喃葡萄糖醛酸苷	quercetin-3-*O*-β-L-rhamnopyranosyl-2″-acetate 槲皮素 -3-*O*-β-L- 吡喃鼠李糖苷 -2″- 乙酸酯

quercetin-3-*O*-β-robinobioside 槲皮素 -3-*O*-β- 刺槐双糖苷

quercetin-3-*O*-β-rutinoside 槲皮素 -3-*O*-β- 芸香糖苷

quercetin-3-rhamnodiglucoside 槲皮素 -3- 鼠李糖二葡萄糖苷

quercetin-3-rhamnogalactoside 槲皮素 -3- 鼠李糖半乳糖苷

quercetin-3-rhamnogentiobioside 槲皮素 -3- 鼠李糖龙胆二糖苷

quercetin-3-rhamnoglucoside 槲皮素 -3- 鼠李糖葡萄糖苷

quercetin-3-rhamnopyranoside-2″-gallate 槲皮素 -3- 吡喃鼠李糖苷 -2″- 没食子酸酯

quercetin-3-rhamnoside 槲皮素 -3- 鼠李糖苷

quercetin-3-rhamnoside-7-glucoside 槲皮素 -3- 鼠李糖苷 -7- 葡萄糖苷

quercetin-3-rhamnosyl-(1 → 3)-galactoside 槲皮素 -3- 鼠李糖基 -(1 → 3)- 半乳糖苷

quercetin-3-rhamnosyl-(1 → 6)-galactoside 槲皮素 -3- 鼠李糖基 -(1 → 6)- 半乳糖苷

quercetin-3′-robinobioside 槲皮素 -3′- 刺槐双糖苷

quercetin-3-robinobioside-7-glucoside 槲皮素 -3- 刺槐二糖苷 -7- 葡萄糖苷

quercetin-3-robinobioside-7-rhamnoside 槲皮素 -3- 刺槐双糖苷 -7- 鼠李糖苷

quercetin-3-rutinoside 槲皮素 -3- 芸香糖苷

quercetin-3-rutinoside-7-galactoside 槲皮素 -3- 芸香糖苷 -7- 半乳糖苷

quercetin-3-rutinoside-7-glucoside 槲皮素 -3- 芸香糖苷 -7- 葡萄糖苷

quercetin-3-rutinoside-7-rhamnoside 槲皮素 -3- 芸香糖苷 -7- 鼠李糖苷

quercetin-3-sambubioside 槲皮素 -3- 桑布双糖苷

quercetin-3-sulphate 槲皮素 -3- 磺酸酯

quercetin-3-xyloside (reynoutrin) 槲皮素 -3- 木糖苷 (虎杖素、瑞诺苷)

quercetin-3-xyloside-7-glucoside 槲皮素 -3- 木糖苷 -7- 葡萄糖苷

quercetin-3-α-D-xyloside-7-β-D-glucoside 槲皮素 -3-α-D- 木糖苷 -7-β-D- 葡萄糖苷

quercetin-3-α-L-arabofuranoside (avicularoside, avicularin) 槲皮素 -3-α-L- 阿拉伯糖苷 (广寄生苷、萹蓄苷)

quercetin-3-α-L-rhamnofuranoside 槲皮素 -3-α-L- 呋喃鼠李糖苷

quercetin-3-α-L-rhamnopyranosyl-(1 → 6)-*O*-β-D-galactopyranoside 槲皮素 -3-α-L- 吡喃鼠李糖基 -(1 → 6)-*O*-β-D- 吡喃半乳糖苷

quercetin-3-α-L-rhamnoside 槲皮素 -3-α-L- 鼠李糖苷

quercetin-3-α-L-rhamnoside-7-β-D-glucoside 槲皮素 -3-α-L- 鼠李糖苷 -7-β-D- 葡萄糖苷

quercetin-3-β-D-galactopyranosyl-6″-gallate 槲皮素 -3-β-D- 吡喃半乳糖基 -6″- 没食子酸酯

quercetin-3-β-D-glucopyranoside-4′-*O*-α-D-glucopyranoside 槲皮素 -3-β-D- 吡喃葡萄糖苷 -4′-*O*-α-D- 吡喃葡萄糖苷

quercetin-3-β-D-glucopyranosyl-(1 → 4)-α-L-rhamnopyranoside 槲皮素 -3-β-D- 吡喃葡萄糖基 -(1 → 4)-α-L- 吡喃鼠李糖苷

quercetin-3-β-D-glucopyranosyl-(1 → 6)-*O*-β-D-glucopyranosyl-(1 → 4)-α-L-rhamnopyranoside 槲皮素 -3-β-D- 吡喃葡萄糖基 -(1 → 6)-*O*-β-D- 吡喃葡萄糖基 -(1 → 4)-α-L- 吡喃鼠李糖苷

quercetin-3-β-D-glucopyranosyl-(6 → 1)-α-L-rhamnopyranoside-7-α-L-rhamnopyranoside 槲皮素 -3-β-D- 吡喃葡萄糖基 -(6 → 1)-α-L- 吡喃鼠李糖苷 -7-α-L- 吡喃鼠李糖苷

quercetin-3-β-D-glucoside 槲皮素 -3-β-D- 葡萄糖苷

quercetin-3-β-D-glucoside-6-α-L-rhamnoside 槲皮素 -3-β-D- 葡萄糖苷 -6-α-L- 鼠李糖苷

quercetin-3-β-D-glucoside-7-α-L-rhamnoside 槲皮素 -3-β-D- 葡萄糖苷 -7-α-L- 鼠李糖苷

quercetin-3-β-D-glucosyl-(1 → 6)-β-D-galactoside 槲皮素 -3-β-D- 葡萄糖基 -(1 → 6)-β-D- 半乳糖苷

quercetin-3-β-D-glucuronide methyl ester 槲皮素 -3-β-D- 葡萄糖醛酸苷甲酯

quercetin-3-β-D-xylopyranoside 槲皮素 -3-β-D- 吡喃木糖苷

quercetin-3-β-vicianoside 槲皮素 -3-β- 巢菜糖苷

quercetin-4′-gallate-3-*O*-α-L-arabinoside 槲皮素 -4′- 没食子酸酯 -3-*O*-α-L- 阿拉伯糖苷

quercetin-4-mono-D-glucoside (spiraeoside) 槲皮素 -4- 单 -D- 葡萄糖苷 (绣线菊苷)

quercetin-4-*O*-glucopyranoside-3-*O*-rhamnpyranoside 槲皮素 -4-*O*- 吡喃葡萄糖苷 -3-*O*- 吡喃鼠李糖苷

quercetin-4′-*O*-glucoside 槲皮素 -4′-*O*- 葡萄糖苷

quercetin-4′-*O*-α-L-rhamnosyl-(1 → 6)-*O*-β-D-glucoside 槲皮素 -4′-*O*-α-L- 鼠李糖基 -(1 → 6)-*O*-β-D- 葡萄糖苷

quercetin-4′-*O*-β-D-galactoside 槲皮素 -4′-*O*-β-D- 半乳糖苷

quercetin-4′-*O*-β-D-glucopyranoside 槲皮素 -4′-*O*-β-D-吡喃葡萄糖苷
quercetin-4′-*O*-β-D-glucopyranoside-6″-gallate 槲皮素 -4′-*O*-β-D- 吡喃葡萄糖苷 -6″- 没食子酸酯
quercetin-4′-*O*-β-D-glucoside 槲皮素 -4′-*O*-β-D- 葡萄糖苷
quercetin-4′-β-D-glucoside 槲皮素 -4′-β-D- 葡萄糖苷
quercetin-5, 3-di-D-galactoside 槲皮素 -5, 3- 二 -D- 半乳糖苷
quercetin-5, 4′-di-*O*-β-D-glucopyranoside 槲皮素 -5, 4′- 二 -*O*-β-D- 吡喃葡萄糖苷
quercetin-5, 7, 4′-tri-*O*-β-D-glucopyranoside 槲皮素 -5, 7, 4′- 三 -*O*-β-D- 吡喃葡萄糖苷
quercetin-5-glucoside 槲皮素 -5- 葡萄糖苷
quercetin-5-methyl ether 槲皮素 -5- 甲醚
quercetin-5-*O*-β-D-glucopyranoside 槲皮素 -5-*O*-β-D-吡喃葡萄糖苷
quercetin-5-*O*-β-D-glucoside 槲皮素 -5-*O*-β-D- 葡萄糖苷
quercetin-6-*C*-glucoside 槲皮素 -6-*C*- 葡萄糖苷
quercetin-6″-coumaroyl-3-*O*-D-galactoside 槲皮素 -6″-香豆酰基 -3-*O*-D- 半乳糖苷
quercetin-7, 3′, 4′-trimethyl ether 槲皮素 -7, 3′4′- 三甲醚
quercetin-7, 4′-diglucoside 槲皮素 -7, 4′- 二葡萄糖苷
quercetin-7, 4′-dimethyl ether-5-*O*-β-D-glucopyranoside 槲皮素 -7, 4′- 二甲醚 -5-*O*-β-D- 吡喃葡萄糖苷
quercetin-7, 4′-disulphate 槲皮素 -7, 4′- 二磺酸盐
quercetin-7-glucoside 槲皮素 -7- 葡萄糖苷
quercetin-7-glucoside-3-glucogalactoside 槲皮素 -7- 葡萄糖苷 -3- 葡萄糖半乳糖苷
quercetin-7-glucoside-3-rhamnogalactoside 槲皮素 -7-葡萄糖苷 -3- 鼠李糖半乳糖苷
quercetin-7-glucoside-3-rhamnoglucoside 槲皮素 -7- 葡萄糖苷 -3- 鼠李糖葡萄糖苷
quercetin-7-glucoside-3-sophoroside 槲皮素 -7- 葡萄糖苷 -3- 槐糖苷
quercetin-7-glucuronoglucoside 槲皮素 -7- 葡萄糖醛酸葡萄糖苷
quercetin-7-methyl ether (rhamnetin) 槲皮素 -7- 甲醚 (鼠李素)
quercetin-7-methyl ether-3, 3′-disulfate 槲皮素 -7- 甲醚 -3, 3′- 双硫酸盐
quercetin-7-*O*-(6″-*O*-acetyl)-β-D-glucopyranoside 槲皮素 -7-*O*-(6″-*O*- 乙酰基)-β-D- 吡喃葡萄糖苷
quercetin-7-*O*-galactoside 槲皮素 -7-*O*- 半乳糖苷
quercetin-7-*O*-neohesperidoside 槲皮素 -7-*O*- 新橙皮糖苷
quercetin-7-*O*-rhamnoglucuronide 槲皮素 -7-*O*- 鼠李糖基葡萄糖醛酸苷
quercetin-7-*O*-α-D-glucopyranoside 槲皮素 -7-*O*-α-D-吡喃葡萄糖苷
quercetin-7-*O*-α-L-rhamnopyranoside 槲皮素 -7-*O*-α-L- 吡喃鼠李糖苷
quercetin-7-*O*-α-L-rhamnopyranoside-3-*O*-α-L-rhamnopyranosyl-(1 → 2)-β-D-glucopyranoside 槲皮素 -7-*O*-α-L- 吡喃鼠李糖苷 -3-*O*-α-L- 吡喃鼠李糖基 -(1 → 2)-β-D- 吡喃葡萄糖苷
quercetin-7-*O*-α-L-rhamnoside 槲皮素 -7-*O*-α-L- 鼠李糖苷
quercetin-7-*O*-β-D-[6″-*O*-(trans-feruloyl)]glucopyranoside 槲皮素 -7-*O*-β-D-[6″-*O*-(反式 - 阿魏酰)]吡喃葡萄糖苷
quercetin-7-*O*-β-D-gentiobioside 槲皮素 -7-*O*-β-D- 龙胆二糖苷
quercetin-7-*O*-β-D-glucopyranoside 槲皮素 -7-*O*-β-D-吡喃葡萄糖苷
quercetin-7-*O*-β-D-glucopyranosyl-(1→6)-β-D-glucopyranoside 槲皮素 -7-*O*-β-D- 吡喃葡萄糖基 -(1 → 6)-β-D- 吡喃葡萄糖苷
quercetin-7-*O*-β-D-glucoside 槲皮素 -7-*O*-β-D- 葡萄糖苷
quercetin-7-*O*-β-D-rhamnoside 槲皮素 -7-*O*-β-D- 鼠李糖苷
quercetin-7-rutinoside 槲皮素 -7- 芸香糖苷
3-(quercetin-8-yl)-2, 3-epoxyflavanone 3-(槲皮素 -8-基)-2, 3- 环氧黄烷酮
quercetin-*O*-hexoside 槲皮素 -*O*- 己糖苷
quercetin-*O*-β-D-galactopyranoside 槲皮素 -*O*-β-D- 吡喃半乳糖苷
quercetin-*O*-β-D-glucopyranoside 槲皮素 -*O*-β-D- 吡喃葡萄糖苷
quercetol (meletin, sophoretin, quercetin) 槲皮黄素 (栎精、槲皮黄苷、槲皮素)
quercilicoside A 槲树苷
quercimelin (quercitroside, quercitrin, quercetin-3-*O*-L-rhamnoside) 槲皮苷 (栎素、橡皮苷、紫花杜鹃素丙、槲皮素 -3-*O*-L- 鼠李糖苷)
quercimeritroside 槲皮黄酮苷
quercimetrin 槲皮曼苷

D-quercitol　D- 槲皮醇

quercitol (1, 2, 3, 4, 5-cyclohexanepentol)　槲皮醇 (栎醇、1, 2, 3, 4, 5- 环己五醇)

quercitol-3-dirhamnoglucoside　槲皮醇 -3- 二鼠李糖葡萄糖苷

quercitol-3-monoglucoside　槲皮醇 -3- 单葡萄糖苷

quercitol-3-rhamnoglucoside　槲皮醇 -3- 鼠李糖葡萄糖苷

quercitrin (quercitroside, quercimelin, quercetin-3-*O*-L-rhamnoside)　槲皮苷 (栎素、橡皮苷、紫花杜鹃素丙、槲皮素 -3-*O*-L- 鼠李糖苷)

quercitrin-2″-gallate　槲皮苷 -2″- 没食子酸酯

quercitrin-3′-glucoside　槲皮苷 -3′- 葡萄糖苷

quercitrin-3-*O*-glucuronide　槲皮苷 -3-*O*- 葡萄糖醛酸苷

quercitrin-3-*O*-rhamnoside　槲皮苷 -3-*O*- 鼠李糖苷

quercitrin-3-*O*-α-L-arabinoside　槲皮苷 -3-*O*-α-L- 阿拉伯糖苷

quercitrin-7′-glucoside　槲皮苷 -7′- 葡萄糖苷

quercitrin-β-D-glucoside　槲皮苷 -β-D- 葡萄糖苷

quercitroside (quercitrin, quercimelin, quercetin-3-*O*-L-rhamnoside)　槲皮苷 (栎素、橡皮苷、紫花杜鹃素丙、槲皮素 -3-*O*-L- 鼠李糖苷)

querciturone (quercetin-3-glucuronide)　槲葡醛酸苷 (槲皮素 -3- 葡萄糖醛酸苷)

queretaroic acid　栎焦油酸

questin (1, 6-dihydroxy-8-methoxy-3-methyl anthraquinone-9, 10-dione)　大黄素 -8- 甲醚 (1, 6- 二羟基 -8- 甲氧基 -3- 甲基蒽醌 -9, 10- 二酮)

questinol　奎斯特醇

quillaic acid　皂树酸 (皂皮酸)

quillaic acid-3-*O*-D-galactopyranosyl-(1 → 2)-[α-L-rhamnopyranosyl-(1 → 3)]-β-D-glucuronopyranoside　皂皮酸 -3-*O*-D- 吡喃半乳糖基 -(1 → 2)-[α-L- 吡喃鼠李糖基 -(1 → 3)]-β-D- 吡喃葡萄糖醛酸苷

quillaic acid-3-*O*-β-D-glucoside　皂树酸 -3-*O*-β-D- 葡萄糖苷

quillobodine　奎洛定

quillobordonine　奎洛刀宁

quinaldine　奎那啶

quinamine　奎胺

quinaphthol　奎萘酚

quinatic acid　木通种酸 (木通酸)

quinatosides A ～ D　木通萜苷 A ～ D

quinazoline (5, 6-benzopyrimidine)　喹唑啉 (5, 6- 苯并嘧啶)

2, 4 (1*H*, 3*H*)-quinazolinedione　2, 4 (1*H*, 3*H*)- 喹唑二酮

4 (3*H*)-quinazolone　4 (3*H*)- 喹唑酮

4-quinazolone　4- 喹唑酮

quinazolone　喹唑酮

quindoline　喹叨啉

quindolinone　喹叨啉酮

quineensine　奎宁素

quinguenosides Ⅲ～Ⅴ, F_1, L_{17}, R_1, R_2　西洋参皂苷 Ⅲ～Ⅴ、F_1、L_{17}、R_1、R_2

quinhydrone　醌合氢醌

D-(–)-quinic acid　D-(–)- 奎宁酸

(–)-quinic acid　(–)- 奎宁酸

quinic acid　奎宁酸 (奎尼酸)

quinic acid-4-*O*-coumarate　奎宁酸 -4-*O*- 香豆酯

quinicine (quinotoxine)　奎尼辛

quinidine　奎尼丁 (奎尼定、奎宁丁)

quinidine sulfate　硫酸奎尼丁

quinine　奎宁

quinine dihydrobromide　二氢溴酸奎宁

quinine hydrochloride　盐酸奎宁

quinine sulfate　硫酸奎宁

quininic acid　奎宁尼酸

quininone　奎尼酮

quinol　醌醇

quinol glucoside　醌醇葡萄糖苷

quinolactacins A ～ C, A_1, A_2　奎诺内酰胺素 A ～ C、A_1、A_2

quinolin (quinoline)　喹啉 (喹诺林)

quinolin-1 (2*H*)-carboxylic acid　喹啉 -1 (2*H*)- 甲酸

quinolin-2 (1*H*)-one　喹啉 -2 (1*H*)- 酮

quinolin-4-amine　喹啉 -4- 胺

quinolin-8-ol　喹啉 -8- 酚 (8- 羟基喹啉)

quinoline (quinolin)　喹啉 (喹诺林)

2, 4-quinolinediyl　喹啉 -2, 4- 叉基

4 (1*H*)-quinolinone　4 (1*H*)- 喹诺酮

quinolizidine alkaloid　喹喏里西啶碱

4*H*-quinolizine　4*H*- 喹嗪

4-quinolyl amine　4- 喹啉基胺

Q

4-quinolyl azane　4- 喹啉基氮烷

quinotoxine (quinicine)　奎尼辛

quinovic acid　鸡纳酸 (喹诺酸)

quinovic acid-(28 → 1)-*O*-β-D-glucopyranoside ester　鸡纳酸 -(28 → 1)-*O*-β-D- 吡喃葡萄糖酯苷

quinovic acid-3-*O*-(2′, 3′-*O*-isopropylidene)-α-L-rhamnopyranoside　鸡纳酸 -3-*O*-(2′, 3′-*O*- 异丙亚基)-α-L- 吡喃鼠李糖苷

quinovic acid-3-*O*-(3′, 4′-*O*-isopropylidene)-β-D-fucopyranoside　鸡纳酸 -3-*O*-(3′, 4′-*O*- 异丙亚基)-β-D- 吡喃岩藻糖苷

quinovic acid-3-*O*-β-D-glucopyranoside　鸡纳酸 -3-*O*-β-D- 吡喃葡萄糖苷

quinovic acid-3-*O*-β-D-glucopyranoside-28-*O*-β-L-glucopyranosyl ester　鸡纳酸 -3-*O*-β-D- 吡喃葡萄糖苷 -28-*O*-β-L- 吡喃葡萄糖酯

quinovic acid-3-*O*-β-D-glucopyranoside-28-*O*-β-L-rhamnopyranosyl ester　鸡纳酸 -3-*O*-β-D- 吡喃葡萄糖苷 -28-*O*-β-L- 吡喃鼠李糖酯

quinovic acid-3-*O*-β-D-glucopyranosyl-(1 → 2)-β-D-glucopyranosyl-(28→1)-β-D-glucopyranosyl ester　鸡纳酸 -3-*O*-β-D- 吡喃葡萄糖基 -(1 → 2)-β-D- 吡喃葡萄糖基 -(28 → 1)-β-D- 吡喃葡萄糖酯

quinovic acid-3-*O*-β-D-glucopyranosyl-(1 → 4)-α-L-rhamnopyranosyl-(28 → 1)-β-D-glucopyranosyl ester　鸡纳酸 -3-*O*-β-D- 吡喃葡萄糖基 -(1 → 4)-α-L- 吡喃鼠李糖基 -(28 → 1)-β-D- 吡喃葡萄糖酯

quinovic acid-3-*O*-β-D-glucopyranosyl-(1 → 4)-β-D-fucopyranoside　鸡纳酸 -3-*O*-β-D- 吡喃葡萄糖基 -(1 → 4)-β-D- 吡喃岩藻糖苷

quinovic acid-3-*O*-β-D-glucopyranosyl-(1 → 4)-β-D-fucopyranoside-(28→1)-β-D-glucopyranosyl ester　鸡纳酸 -3-*O*-β-D- 吡喃葡萄糖基 -(1 → 4)-β-D- 吡喃岩藻糖苷 -(28 → 1)-β-D- 吡喃葡萄糖酯

quinovic acid-3-*O*-β-D-glucopyranosyl-(28 → 1)-β-D-glucopyranosyl ester　鸡纳酸 -3-*O*-β-D- 吡喃葡萄糖基 -(28 → 1)-β-D- 吡喃葡萄糖酯

quinovic acid-3-β-D-glucopyranosyl-(1 → 3)-rhamnopyranoside　鸡纳酸 -3-β-D- 吡喃葡萄糖基 -(1 → 3)- 吡喃鼠李糖苷

quinovic acid-3-β-D-glucopyranosyl-(28→1)-β-D-glucopyranoside　鸡纳酸 -3-β-D- 吡喃葡萄糖基 -(28 → 1)-β-D- 吡喃葡萄糖苷

quinovic acid-3β-*O*-α-L-rhamnopyranoside　鸡纳酸 -3β-*O*-α-L- 吡喃鼠李糖苷

quinovic acid-3β-*O*-α-rhamnopyranosyl-(28 → 1)-β-D-glucopyranosyl ester　鸡纳酸 -3β-*O*-α- 吡喃鼠李糖基 -(28 → 1)-β-D- 吡喃葡萄糖酯

quinovic acid-3β-*O*-β-D-fucopyranoside　鸡纳酸 -3β-*O*-β-D- 吡喃岩藻糖苷

quinovic acid-3β-*O*-β-D-fucopyranosyl-(28 → 1)-β-D-glucopyranosyl ester　鸡纳酸 -3β-*O*-β-D- 吡喃岩藻糖基 -(28 → 1)-β-D- 吡喃葡萄糖酯

quinovic acid-3β-*O*-β-D-glucopyranosyl-(1 → 2)-β-D-glucopyranoside　鸡纳酸 -3β-*O*-β-D- 吡喃葡萄糖基 -(1 → 2)-β-D- 吡喃葡萄糖苷

quinovic acid-3β-*O*-β-D-quinovopyranoside　鸡纳酸 -3β-*O*-β-D- 吡喃奎诺糖苷

3β-*O*-β-D-quinovopyranosyl quinovic acid-28-*O*-β-D-glucopyranosyl ester　3β-*O*-β-D- 吡喃奎诺糖基鸡纳酸 -28-*O*-β-D- 吡喃葡萄糖酯

3-*O*-[β-quinovopyranosyl-(1 → 6)-β-glucopyranosyl-(1 → 6)-β-glucopyranosyl]chlorogenin　3-*O*-[β- 吡喃奎诺糖基 -(1 → 6)-β- 吡喃葡萄糖基 -(1 → 6)-β- 吡喃葡萄糖基] 绿皂苷元

6α-*O*-β-D-quinovopyranosyl-(25*R*)-5α-spirost-3β-ol　6α-*O*-β-D- 吡喃奎诺糖基 -(25*R*)-5α- 螺甾 -3β- 醇

quinovose (isorhamnose)　奎诺糖 (异鼠李糖、金鸡纳糖)

quinoxaline {benzo[b]pyrazine}　喹喔啉 { 喹噁啉、苯并 [*b*] 吡嗪 }

quinquangulin　五棱决明素

quinquefolans A ～ C　西洋参叶聚糖 A ～ C

quinquefolosides La ～ Lc　西洋参叶皂苷 La ～ Lc

quinqueloside　五裂益母草苷

quinquenin L_1　西洋参脂素 L_1

quintozene　五氯硝基苯

quinuclidine　奎宁啶

quirandinen　奎冉定

quisqualic acid　使君子氨酸

quracols A, B　秋拉考醇 A、B

quresimins A, B　曲瑞思明 A、B

rabdocoestins A ～ D　细锥香茶菜萜 (细锥香茶菜素) A ～ D

rabdoepigibberellolide　香茶菜表赤霉素内酯

rabdoforrestin A　紫萼香茶菜甲素

rabdoinflexins A, B　内折香茶菜萜素 A、B

rabdoketones A, B　香茶菜酮 A、B

rabdokunmin　昆明香茶菜素

rabdolasional　毛果延命草醛

rabdolongin A　长管香茶菜新素 A

rabdoloxins A, B　弯锥香茶菜素 A、B

rabdonervosins A ～ C　细锥香茶菜素甲～丙 (显脉香茶菜新素 A ～ C)

rabdophyllin G (rabdosin C)　大叶香茶菜庚素 (香茶菜素 C)

rabdophyllin H　大叶香茶菜辛素

rabdoserrins A ～ D　溪黄草甲素～丁素 (溪黄草素 A ～ D)

rabdosia acid A　香茶菜稚酸 A

rabdosiacoside A　香茶菜考苷 A

rabdosianin B　香茶菜宁 B

rabdosianones Ⅰ, Ⅱ　香茶菜醚酮Ⅰ、Ⅱ

rabdosichuanins A ～ D　四川香茶菜甲素～丁素

rabdosides 1, 2　香茶菜苷 1, 2

rabdosiin　香茶菜脂素

rabdosin B (exidonin)　香茶菜素 B (鄂西香茶菜宁)

rabdosin C (rabdophyllin G)　香茶菜素 C (大叶香茶菜庚素)

rabdosinate (norhendosin)　毛叶酸酯 (香茶菜酯)

rabdosinatol　毛叶香茶菜醇

rabdosins A ～ K　香茶菜素 A ～ K

rabdoternins A ～ H　牛尾草宁 (牛尾草素) A ～ H

rabdoumbrosanin　阴生香茶菜宁

rabyuennanes A ～ C　狮子草素 (不育红素) A ～ C

racanisodamine　消旋山莨菪碱

racemate of 5-hydroxy-7, 8-dimethoxy-6-methyl-3-(3′, 4′-dihydroxybenzyl) chroman-4-one　5- 羟基 -7, 8- 二甲氧基 -6- 甲基 -3-(3′, 4′- 二羟苄基) 色满 -4- 酮外消旋体

racemosalactone A　总状土木香内酯 A

racemosidines A ～ C　轮环藤定碱 A ～ C

racemosin　总状花酒饼簕素

racemosinines A ～ C　轮环藤辛宁 A ～ C

racemosol A　玉蕊醇 (总状花羊蹄甲酚、总状铁力木醇) A

racesyringaresinol　消旋丁香树脂酚

raddeamine　雷德贝母胺

raddeanin B (eleutheroside Ⅰ)　竹节香附素 B (刺五加苷Ⅰ)

(±)-raddeanine　(±)- 多被银莲花碱

raddeanine　小黄紫堇碱 (多被银莲花碱)

raddeanins A ～ F, R_2　竹节香附素 A ～ F、R_o

(±)-raddeanone　(±)- 多被银莲花酮

raddeanosides Ra, Rb, R_1 ～ R_{23}　多被银莲花皂苷 (红背银莲花皂苷、多被银莲花苷) Ra、Rb、R_1 ～ R_{23}

radermasinin　菜豆树萜内酯 (菜豆树宁)

radiatin　辐白莱菊素

radiatine　拉蒂碱

radiatinol　少辐前胡醇

radiatinoside　少辐前胡醇苷

radicamines A, B　半边莲胺 (雷迪克胺、辐桔胺) A、B

radicol　根状白鲜醇

radiosumin　辐射织线藻素

radulifolins A, B　梳齿叶千里光素 A、B

(7′*R*, 8*R*, 8′*R*)-rafanotrachelogenin-4-*O*-β-D-glucopyranoside　(7′*R*, 8*R*, 8′*R*)- 萝卜络石苷元 -4-*O*-β-D- 吡喃葡萄糖苷

(7′*S*, 8*R*, 8′*R*)-rafanotrachelogenin-4-*O*-β-D-glucopyranoside　(7′*S*, 8*R*, 8′*R*)- 萝卜络石苷元 -4-*O*-β-D- 吡喃葡萄糖苷

D-(+)-raffinose　D-(+)- 棉子糖

raffinose　棉籽糖 (棉子糖)

D-(+)-raffinose pentahydrate　D-(+)- 棉籽糖五水合物

D-(+)-raffinose pentahydrate　D-(+)- 五水棉子糖

D-(–)-raffinose undecaacetate　D-(–)- 十一酸乙酯棉子糖

rakanmakilactone Ⅰ　拉肯梅基内酯Ⅰ

ramalic acid (obtusatic acid)　拉马酸 (树花地衣酸)

ramalinolic acid　树花酚酸

ramalinoric acid　拉马灵脑酸

ramanone　热马酮 (来门酮)

ramentaceone (7-methyl juglone)　称杆树醌 (7- 甲基胡桃叶醌、7- 甲基胡桃醌、7- 甲基胡桃酮)

ranachrome 4 (isoxanthopterin)　蛙色素 4 (异黄蝶呤)

ranachromes 1 ～ 5　蛙色素 1 ～ 5

ranaconine　毛莨叶乌头原碱

ranaconitine　毛茛叶乌头碱 (冉乌头碱)

ranakinin　蛙激肽

ranatensin R　蛙肽 R

rancinamycin Ⅳ　原儿茶醛Ⅳ

randainal (2, 2′-dihydroxy-5-allyl biphenyl-5′-propenal)　台湾檫木醛 (2, 2′- 二羟基 -5- 烯丙基联苯 -5′- 丙烯醛)

randaiol　厚朴三酚

randialic acids A, B 山黄皮酸 A、B
randianin 山石榴苷
rankinidine 兰金断肠草碱 (兰金氏断肠草碱)
25 (27)-ranmogenins A ～ C 25 (27)- 螺甾烯四醇 A ～ C
ranmogenins A ～ D 螺甾四醇 (兰茂苷元、兰莫皂苷元) A ～ D
ranol 蛙醇
ranunchinesin A 茴茴蒜素 A
ranunculin 毛茛苷
ranunculinin 毛茛宁
rapanone 密花树醌 (酸藤子醌、酸金牛醌、拉帕酮)
raphanin (sulforaphene) 莱菔素 (莱菔子素、萝卜硫素、萝卜素)
raphanusides b ～ d 莱菔苷 b ～ d
rapin 芸苔素
rapisterone 鹿草甾酮
rapulasides A, B 鹤庆独活苷
rapultririn A 鹤庆独活三聚素 A
rasfonin 碎裂黄丝曲霉素
rashomonic acids A ～ D 荨麻叶龙头草酸 A ～ D
raspberry ketone (frambinone) 树莓酮 (覆盆子酮)
raspberry ketone glucoside 覆盆子酮葡萄糖苷
ratanhiaphenols Ⅰ～Ⅲ 拉坦尼根酚 Ⅰ～Ⅲ
ratibinolide Ⅱ 拉提比达菊内酯 Ⅱ
raubasine (δ-yohimbine, ajmalicine) 阿吗碱 (δ- 育亨宾、四氢蛇根碱、阿马里新)
raubasinine (rescinnamine, reserpinine, apoterin) 利血胺 (利血敏、利血平宁、瑞幸那胺、利辛胺)
raucaffricine 萝卜辛
raucaffridine 萝卜定
raucaffriline 萝卜灵
raugalline (rauwolfine, ajmaline) 萝加灵碱 (西萝芙木碱、阿义马林、阿吗灵、萝芙木碱、萝芙碱)
raugustine 萝古斯亭
rauhimbine (corynanthine) 柯楠醇碱 (柯楠次碱)
raujemidine 萝杰米定
raumitorine 11- 去甲氧基萝芙宁碱
raunamine 萝纳胺
raunescine 萝莱碱 (萝尼生、萝赖碱)
rauniticine 直长春花碱
raunitincine (ervine) 萝替辛 (直立长春花碱)
raupine (sarpagine) 蛇根精 (萨杷晋碱)
rauvanine 萝芙宁碱
rauvomitine 催吐萝芙木亭
rauvonine 萝芙宁
rauvoxine 萝芙木星
rauvoxinine 萝芙木苷宁
rauwolfia A 萝芙木甲素
rauwolfine (ajmaline, raugalline) 萝芙木碱 (萝加灵碱、萝芙碱、西萝芙木碱、阿义马林、阿吗灵)
rauwolfinine 萝芙碱宁
rauwolscine hydrochloride 萝芙素
ravenic acid 雷文酸
realgar 雄黄
rebaudioside F acid 瑞宝甜菊苷 F 酸
rebaudiosides A ～ N 甜叶菊苷 (瑞宝甜菊苷、莱苞迪苷) A ～ N
recedensic acid 隐居红厚壳酸
recibufogenin 酯蟾毒配基
recibufogenin (resibufogenin, bufogenin) 脂蟾毒配基 (蟾毒配基、蟾蜍毒苷元、残余蟾蜍配基)
recurvosides A ～ E 下弯诺林苷 A ～ E
red pigment of cerasus humilis 欧李红色素
rediocides A ～ F 雷德三宝木素 A ～ F
28-reduced-17-α-lupane 28- 降 -17-α- 羽扇豆烷
reducing sugar 还原糖
reevesianines A, B 茵芋宁碱 A、B
(–)-refractamine (–)- 红花疆罂粟明
refractamine 红花疆罂粟明
refractidine 拆裂白坚木定
refractine 拆裂白坚木碱
reframidine 红花疆罂粟定 (斑点亚洲罂粟米定碱)
(–)-reframidine (–)- 红花疆罂粟定
reframine 红花疆罂粟碱
(–)-reframoline (–)- 红花疆罂粟莫灵
reframoline 红花疆罂粟莫灵
regalosides A ～ H 岷江百合苷 A ～ H
regelide 黑蔓内酯
regelidine 黑蔓定碱
regelinol 黑蔓醇酯
regelinoliols A, B 黑蔓二醇酯 A、B

regelins A, C, D　黑蔓酮酯 A、C、D
regeols A ～ C　里格酚 A ～ C
regholarrhenine　重止泻木宁碱
regholarrhenines A ～ F　重止泻木宁碱 A ～ F
regianin (juglone)　黑栗素 (胡桃醌、胡桃叶醌、胡桃酮)
reginins A, B　大花紫薇宁 A、B
regiolone　胡桃种萘醌
rehderianin Ⅰ　甘肃黄芩素 Ⅰ
rehmachingiiosides A ～ E　天目地黄苷 A ～ E
rehmaglutins A ～ D　地黄素 A ～ D
rehmaglutosides B ～ L　地黄新苷 B ～ L
rehmaionosides A ～ C　地黄紫罗兰苷 (地黄香堇苷) A ～ C
rehmalignans A, B　地黄新木脂素 A、B
rehmamegastigmane　地黄大柱香波龙烷
rehmanalkaloids A ～ C　地黄碱 A ～ C
rehmannans SA, SB, FS- Ⅰ, FS- Ⅱ　地黄多糖 SA、SB、FS- Ⅰ、FS- Ⅱ
rehmannidine　地黄定
rehmannin　地黄宁
rehmanniosides A ～ D　地黄苷 A ～ D
rehmanones A ～ C　地黄酮 A ～ C
rehmapicrogenin A　地黄苦苷元 A
rehmapicrogenin monomethyl eater　地黄苦苷元单甲酯
rehmapicroside　地黄苦苷
reineckiagenin　吉祥草皂苷元
reinioses A ～ J　瑞尼远志糖 (柿叶草糖) A ～ J
reiniosides A ～ F　瑞尼远志苷 A ～ F
relaxin　松弛肽
remangiflavanones A, B　雷曼树黄烷酮 A、B
remangilones A ～ C　雷曼树酮 A ～ C
remirol　海莎草酚
remrefine　红花疆罂粟芬碱 (瑞木分)
renardine (senkirkine)　肾形千里光碱 (克氏千里光碱)
renchangianins A, B　仁昌南五味子甲素、乙素
rengyol　连翘环己醇 (连翘醇)
(+)-rengyolone　(+)- 连翘环乙酮
rengyolone　连翘环己醇酮 (连翘环己酮)
rengyosides A ～ E　连翘环己醇苷 A ～ C
rengyoxide　连翘环己醇氧化物
rengyquaol　连翘己四醇
renifolin　肾叶鹿蹄草苷
reniformin A (henryin)　肾形香茶菜甲素 (红茴香素)
reniformins A ～ C　肾形香茶菜甲素～丙素
renoxidine　利血平 -4- 氧化物
renoxydine (reserpoxidine)　冉昔定
reomeroline　红花疆罂粟洛灵
repandine　瑞潘定
repandinin A　波叶血桐宁 A
repandinine　瑞潘定宁
repandiol　卷缘齿菌二醇
repandulasin　石岩枫拉素
repanduline　瑞潘杜灵
repandusin　石岩枫素
repandusinic acids A, B　石岩枫酸 (杠香藤酸) A、B
repandusinin　石岩枫鞣质
repanduthylin　石岩枫林素
repdiolide　匍匐矢车菊二醇内酯
repenoside　假连翘种苷
repin　顶羽菊素 (瑞品内酯)
reptoside　匍匐筋骨草苷 (雷朴妥苷)
resacetophenone　树脂苯乙酮
rescidine　瑞西定
rescinnamidine　利血米定碱
rescinnamine (reserpinine, raubasinine, apoterin)　利血胺 (利血敏、利血平宁、瑞辛那胺、利辛胺)
rescinnaminol　利血米醇
resectisol (mannitol, mannite, manna sugar, cordycepic acid, diosmol, mannidex, osmosal, manicol, osmitrol)　甘露醇 (甘露糖醇、虫草酸)
reserpiline (elliptamine)　利血平灵 (利血比林)
reserpine (crystoserpine, eskaserp)　利血平
reserpinic acid hydrochloride　盐酸利血平酸
reserpinine (rescinnamine, raubasinine, apoterin)　利血胺 (利血敏、利血平宁、瑞辛那胺、利辛胺)
reserpoxidine (renoxydine)　冉昔定
resibufagin　脂蟾蜍毒素
resibufogenin (recibufogenin, bufogenin)　残余蟾蜍配基 (脂蟾毒配基、蟾毒配基、蟾蜍毒苷元)

R

resibufogenin-3-hydrogen suberate	脂蟾毒配基 -3- 氢辛二酸酯
resibufogin	脂蟾毒精
resin (colophony)	树脂 (松脂)
resin benzoin	安息香树胶
resiniferatoxin	树胶脂毒素
resiniferonol	树脂大戟醇
resiniferotoxin	树脂大戟毒素
resinol	香树脂二醇
resinone	羟基羽扇烯酮
resinosides A, B	树脂桉苷 A、B
resorcin	间苯二醇
resorcinol (*m*-benzenediol)	树脂台黑酚 (间苯二酚、雷琐酚)
resorcinol monoacetate	树脂苔黑酚单乙酸酯 (间苯二酚单乙酸酯)
m-resorcylic acid	间雷琐酸 (间树脂苔黑酸)
α-resorcylic acid	α- 雷琐酸 (α- 树脂苔黑酸)
β-resorcylic acid	β- 雷琐酸 (β- 树脂苔黑酸 、β- 二羟基苯甲酸)
γ-resorcylic acid (2, 6-dihydroxybenzoic acid)	γ- 雷琐酸 (2, 6- 二羟基苯甲酸)
α-resorcylic acid-3-*O*-β-D-glucopyranoside	α- 雷琐酸 -3-*O*-β-D- 吡喃葡萄糖苷
cis-resveratrol	顺式 - 白藜芦醇
trans-resveratrol	反式 - 白藜芦醇
resveratrol (3, 5, 4′-trihydroxystilbene)	白藜芦醇 (藜芦酚、3, 5, 4′- 三羟基芪)
resveratrol-(*E*)-dehydrodimer-11-*O*-β-D-glucopyranoside	白藜芦醇 -(*E*)- 脱氢二聚物 -11-*O*-β-D- 吡喃葡萄糖苷
resveratrol-3-*O*-glucoside (piceid, polydatin, polygonin)	白藜芦醇 -3-*O*- 葡萄糖苷 (云杉新苷、虎杖苷)
resveratrol-3-*O*-β-D-glucopyranoside	白藜芦醇 -3-*O*-β-D- 吡喃葡萄糖苷
trans-resveratrol-3-*O*-β-D-glucopyranoside	反式 - 白藜芦醇 -3-*O*-β-D- 吡喃葡萄糖苷
resveratrol-3-*O*-β-D-glucopyranosyl-(1 → 3)-β-D-glucopyranoside	白藜芦醇 -3-*O*-β-D- 吡喃葡萄糖基 -(1 → 3)-β-D- 吡喃葡萄糖苷
resveratrol-4′-*O*-(6″-*O*-galloyl)-β-D-glucopyranoside	白藜芦醇 -4′-*O*-(6″-*O*- 没食子酰基)-β-D- 吡喃葡萄糖苷
resveratrol-4′-*O*-β-D-glucopyranoside	白藜芦醇 -4′-*O*-β-D- 吡喃葡萄糖苷
resveratroloside	白藜芦醇苷
retamine	瑞它胺
retene	惹烯
reticulatacin	网叶番荔枝辛 (网脉番荔枝辛)
reticulatal	柑橘酚醛
reticulatine	网叶番荔枝亭碱
reticulin	网硬蛋白
(+)-reticuline	(+)- 网叶番荔枝碱 [(+)- 网状番荔枝碱、(+)- 瑞枯灵、(+)- 牛心果碱]
retinene	视黄醛
retinoic acid	维甲酸
13-*cis*-retinoic acid (roaccutane, isotretinoin)	13- 顺式 - 维甲酸 (异维甲酸)
retinol	视黄醇
retinol (vitamin A alcohol)	视黄醇 (维生素 A 醇)
retinol acetate (vitamin A acetate)	视黄醇乙酸酯 (维生素 A 乙酸酯)
retinyl palmitate	视黄醇棕榈酸酯
β, ε-6′, 7-retrocarotene	β, ε-6′, 7- 逆胡萝卜素
retrofractamide B (pipercide)	假荜茇酰胺 B (胡椒杀虫碱)
retrofractamides A ～ D	假荜茇酰胺 A ～ D
retrohoustine	逆熊耳草碱
retroisosenine	逆异千里光碱
retronecanol	倒千里光裂醇
retronecic acid	倒千里光裂酸
retronecine	倒千里光裂碱
retronecine *N*-oxide (2*S*)-hydroxy-(2*S*)-[(1*S*)-hydroxyethyl]-4-methyl pentanoyl ester	倒千里光裂碱 *N*- 氧化物 (2*S*)- 羟基 -(2*S*)-[(1*S*)- 羟乙基]-4- 甲基戊酰基酯
retronecine *N*-oxide (isatinecine)	倒千里光裂碱 *N*- 氧化物 (菘蓝千里光裂碱)
retrorsine (β-longilobine)	倒千里光碱 (β- 长荚千里光碱)
retro-α-ionone	倒 -α- 紫罗兰酮
retuline	网脉马前钱碱
retusamine	吊裙草胺 (凹猪屎豆胺)
retusin (5-hydroxy-3, 3′, 4′, 7-tetramethoxyflavone)	巴拿马黄檀异黄酮 (雷杜辛、微凹黄檀素、5- 羟基 -3, 3′, 4′, 7- 四甲氧基黄酮)
retusin-7, 8-di-*O*-β-D-glucopyranoside	巴拿马黄檀异黄酮 -7, 8- 二 -*O*-β-D- 吡喃葡萄糖苷
retusin-8-methyl ether	巴拿马黄檀异黄酮 -8- 甲基乙酯

retusine 岩牡丹素 (凹岩牡丹素)
revandchinones 1 ～ 4 雷万德醌 1 ～ 4
reynosin 瑞诺木烯内酯 (瑞诺木素、瑞诺素)
reynoutrin (quercetin-3-xyloside) 瑞诺苷 (虎杖素、槲皮素 -3- 木糖苷)
rhabarberone (aloe-emodin) 芦荟泻素 (芦荟大黄素)
rhacophorochrome 树蛙色素
rhamnacine (rhamnazin, 3′-methyl rhamnetin) 鼠李秦素 (3′- 甲基鼠李素)
rhamnan sulfate 硫酸鼠李聚糖
rhamnazin (rhamnacine, 3′-methyl rhamnetin) 鼠李秦素 (3′- 甲基鼠李素)
rhamnazin-3-*O*-β-D-[6″-(3-hydroxy-3-methyl glutaroyl)]-*O*-β-D-glucoside 鼠李秦素 -3-*O*-β-D-[6″-(3- 羟基 -3- 甲基戊二酰)]-*O*-β-D- 葡萄糖苷
rhamnazin-3-*O*-β-D-apiosyl-(1 → 2)-[6″-(3-hydroxy-3-methyl glutaroyl)]-*O*-β-D-glucoside 鼠李秦素 -3-*O*-β-D- 芹糖基 -(1 → 2)-[6″-(3- 羟基 -3- 甲基戊二酰)]-*O*-β-D- 葡萄糖苷
rhamnazin-3-*O*-β-D-glucopyranoside 鼠李秦素 -3-*O*-β-D- 吡喃葡萄糖苷
rhamnazin-3-*O*-β-D-glucoside 鼠李秦素 -3-*O*-β-D- 葡萄糖苷
rhamnazin-3-rutinoside 鼠李秦素 -3- 芸香糖苷
rhamnegin (xanthorhamnin, xanthorhamnoside) 鼠李精 (黄鼠李苷)
rhamnetin (quercetin-7-methyl ether) 鼠李素 (槲皮素 -7- 甲醚)
rhamnetin-3-galactoside 鼠李素 -3- 半乳糖苷
rhamnetin-3-*O*-rhamnoside 鼠李素 -3-*O*- 鼠李糖苷
rhamnetin-3-*O*-rhamnosyl-(1 → 4)-rhamnopyranoside 鼠李素 -3-*O*- 鼠李糖基 -(1 → 4)- 吡喃鼠李糖苷
rhamnetin-3-*O*-sophoroside 鼠李素 -3-*O*- 槐糖苷
rhamnetin-3-*O*-α-L-rhamnopyranosyl-(1 → 2)-*O*-α-L-rhamnopyranosyl-(1 → 6)-β-D-galactopyranoside 鼠李素 -3-*O*-α-L- 吡喃鼠李糖基 -(1 → 2)-*O*-α-L- 吡喃鼠李糖基 -(1 → 6)-β-D- 吡喃半乳糖苷
rhamnetin-3-*O*-β-D-galactopyranoside 鼠李素 -3-*O*-β-D- 吡喃半乳糖苷
rhamnetin-3-*O*-β-D-glucopyranoside 鼠李素 -3-*O*-β-D- 吡喃葡萄糖苷
rhamnetin-3-*O*-β-D-glucosyl rhamnoside 鼠李素 -3-*O*-β-D- 葡萄糖基鼠李糖苷

rhamnetin-3-*O*-β-D-neohesperidoside 鼠李素 -3-*O*-β-D- 新橙皮糖苷
rhamnins A, B 鼠李宁 A、B
L-rhamnitol L- 鼠李糖醇
rhamnocitrin (3, 5, 4′-trihydroxy-7-methoxyflavone) 鼠李柠檬素 (3, 5, 4′- 三羟基 -7- 甲氧基黄酮)
rhamnocitrin-3, 4′-diglucopyranoside 鼠李柠檬素 -3, 4′- 二吡喃葡萄糖苷
rhamnocitrin-3, 4′-diglucoside 鼠李柠檬素 -3, 4′- 二葡萄糖苷
rhamnocitrin-3-*O*-rhamnoside 鼠李柠檬素 -3-*O*- 鼠李糖苷
rhamnocitrin-3-*O*-rutinoside 鼠李柠檬素 -3-*O*- 芸香糖苷
rhamnocitrin-3-*O*-β-D-apioside-4′-glucoside 鼠李柠檬素 -3-*O*-β-D- 芹糖苷 -4′- 葡萄糖苷
rhamnocitrin-3-*O*-β-D-apiosyl-(1 → 5)-β-D-apioside-4′-*O*-β-D-glucoside 鼠李柠檬素 -3-*O*-β-D- 芹糖基 -(1 → 5)-β-D- 芹糖苷 -4′-*O*-β-D- 葡萄糖苷
rhamnocitrin-3-*O*-β-D-galactopyranoside 鼠李柠檬素 -3-*O*-β-D- 吡喃半乳糖苷
rhamnogalacturonan 鼠李半乳糖醛酸聚糖
α-rhamnoisorobin (kaempferol-7-*O*-α-L-rhamnoside) α- 鼠李异洋槐素 (山柰酚 -7-*O*-α-L- 鼠李糖苷)
rhamnonic acid-γ-lactone 鼠里酮酸 -γ- 内酯
rhamnopyranose 吡喃鼠李糖
L-rhamnopyranose (6-deoxy-L-mannopyranose) L- 吡喃鼠李糖 (6- 脱氧 -L- 吡喃甘露糖)
6-*O*-α-L-rhamnopyranosyl aucubin 6-*O*-α-L- 鼠李糖基桃叶珊瑚苷
7-*O*-α-L-rhamnopyranosyl kaempferol-3-*O*-α-L-rhamnoside 7-*O*-α-L- 吡喃鼠李糖基山柰酚 -3-*O*-α-L- 鼠李糖苷
7-*O*-α-L-rhamnopyranosyl kaempferol-3-*O*-β-D-glucopyranoside 7-*O*-α-L- 吡喃鼠李糖基山柰酚 -3-*O*-β-D- 吡喃葡萄糖苷
7-*O*-α-L-rhamnopyranosyl kaempferol-3-*O*-β-D-glucopyranosyl-(1 → 2)-β-D-glucoside 7-*O*-α-L- 吡喃鼠李糖基山柰酚 -3-*O*-β-D- 吡喃葡萄糖基 -(1 → 2)-β-D- 葡萄糖苷
7-*O*-α-L-rhamnopyranosyl kaempferol-3-*O*-β-D-glucoside 7-*O*-α-L- 吡喃鼠李糖基山柰酚 -3-*O*-β-D- 葡萄糖苷
3-*O*-α-L-rhamnopyranosyl kaempferol-7-*O*-α-L-rhamnopyranoside 3-*O*-α-L- 吡喃鼠李糖基山柰酚 -7-*O*-α-L- 吡喃鼠李糖苷

R

3-*O*-α-L-rhamnopyranosyl kaempferol-7-*O*-β-D-glucopyranoside 3-*O*-α-L- 吡喃鼠李糖基山柰酚 -7-*O*-β-D- 吡喃葡萄糖苷
3-*O*-α-rhamnopyranosyl-(1 → 2)-α-arabinopyranosyl mesembryanthemoidigenic acid 3-*O*-α- 吡喃鼠李糖基 -(1 → 2)-α- 吡喃阿拉伯糖基日中花仙人棒精酸
3-*O*-[α-L-rhamnopyranosyl-(1 → 2)-β-D-galactopyranosyl-(1 → 2)-β-D-glucuronopyranosyl]soyasapogenol E 3-*O*-[α-L- 吡喃鼠李糖基 -(1 → 2)-β-D- 吡喃半乳糖基 -(1 → 2)-β-D- 吡喃葡萄糖醛酸基] 大豆皂醇 E
3-*O*-[α-L-rhamnopyranosyl-(1 → 2)-β-D-glucopyranosyl-(1 → 4)-β-D-glucuronopyranosyl]soyasapogenol B 3-*O*-[α-L- 吡喃鼠李糖基 -(1 → 2)-β-D- 吡喃葡萄糖基 -(1 → 4)-β-D- 吡喃葡萄糖醛酸基] 大豆皂醇 B
7-*O*-[α-L-rhamnopyranosyl-(1 → 2)-β-D-xylopyranosyl]-1, 8-dihydroxy-3-methoxyxanthone 7-*O*-[α-L- 吡喃鼠李糖基 -(1 → 2)-β-D- 吡喃木糖基]-1, 8- 二羟基 -3- 甲氧基呫酮
3-*O*-α-L-rhamnopyranosyl-(1 → 2)-β-D-xylopyranosyl-12β, 30-dihydroxyolean-28, 13β-olide 3-*O*-α-L- 吡喃鼠李糖基 -(1 → 2)-β-D- 吡喃木糖基 -12β, 30- 二羟基 -28, 13β- 齐墩果内酯
3-*O*-[α-L-rhamnopyranosyl-(1 → 3)-(β-D-glucuronopyranosyl)]oleanolic acid 3-*O*-[α-L-吡喃鼠李糖基-(1→3)-(β-D- 吡喃葡萄糖醛酸基) 齐墩果酸
3-*O*-α-L-rhamnopyranosyl-(1 → 3)-6′-*O*-methyl-β-D-glucuronopyranosyl gypsogenin 3-*O*-α-L- 吡喃鼠李糖基 -(1 → 3)-6′-*O*- 甲基 -β-D- 吡喃葡萄糖醛酸基棉根皂苷元
3-*O*-[α-L-rhamnopyranosyl-(1 → 3)-β-D-glucopyranosyl-(1 → 6)-β-D-glucuronopyranosyl]soyasapogenol B 3-*O*-[α-L- 吡喃鼠李糖基 -(1 → 3)-β-D- 吡喃葡萄糖基 -(1 → 6)-β-D- 吡喃葡萄糖醛酸基] 大豆皂醇 B
3-*O*-[α-L-rhamnopyranosyl-(1 → 3)-β-D-glucuronopyranosyl]-28-*O*-β-D-glucopyranosyl oleanolic acid 3-*O*-[α-L- 吡喃鼠李糖基 -(1 → 3)-β-D- 吡喃葡萄糖醛酸基] 齐墩果酸 -28-*O*-β-D- 吡喃葡萄糖苷
3-*O*-[α-L-rhamnopyranosyl-(1 → 3)-β-D-glucuronopyranosyl]-3β-hydroxyolean-12-en-28-oic acid 3-*O*-[α-L- 吡喃鼠李糖基 -(1 → 3)-β-D- 吡喃葡萄糖醛酸基]-3β- 羟基 -12- 齐墩果烯 -28- 酸
3-*O*-[*O*-α-L-rhamnopyranosyl-(1 → 3)-β-D-glucuronopyranosyl]gypsogenin 3-*O*-[*O*-α-L-吡喃鼠李糖基-(1→3)-β-D- 吡喃葡萄糖醛酸基] 丝石竹皂苷元
3-*O*-[α-L-rhamnopyranosyl-(1 → 4)-β-D-glucopyranosyl]-26-*O*-(β-D-glucopyranosyl)-(25*R*)-furost-5, 20-dien-3β, 26-diol 3-*O*-[α-L- 吡喃鼠李糖基 -(1 → 4)-β-D- 吡喃葡萄糖基]-26-*O*-(β-D- 吡喃葡萄糖基)-(25*R*)- 呋甾 -5, 20- 二烯 -3β, 26- 二醇
3-*O*-[α-L-rhamnopyranosyl-(1 → 4)-β-D-glucopyranosyl]-26-*O*-[β-D-glucopyranosyl]-(25*S*)-5β-spirost-3β-ol 3-*O*-[α-L- 吡喃鼠李糖基 -(1 → 4)-β-D- 吡喃葡萄糖基]-26-*O*-(β-D- 吡喃葡萄糖基)-(25*S*)-5β- 螺甾 -3β- 醇
α-L-rhamnopyranosyl-(1 → 5)-β-D-xylofuranosyl-(1 → 3)-α-amyrin α-L- 吡喃鼠李糖基 -(1 → 5)-β-D- 呋喃木糖基 -(1 → 3)-α- 香树脂醇
3-*O*-α-L-rhamnopyranosyl-(1 → 6)-β-D-glucopyranosyl-7-*O*-β-D-glucopyranosyl kaempferol 3-*O*-α-L- 吡喃鼠李糖基 -(1 → 6)-β-D- 吡喃葡萄糖基 -7-*O*-β-D- 吡喃葡萄糖基山柰酚
3-*O*-[α-L-rhamnopyranosyl-(1 → 2)-β-D-glucopyranosyl-(1 → 2)-β-D-glucopyranosyl]medicagenate 3-*O*-[α-L- 吡喃鼠李糖基 -(1 → 2)-β-D- 吡喃葡萄糖基 -(1 → 2)-β-D- 吡喃葡萄糖基] 苜蓿酸酯
9′-(α-rhamnopyranosyl)-3, 5′-dimethoxy-3′:7, 4′:8-diepoxyneolignan-4, 9-diol 9′-(α- 吡喃鼠李糖基)-3, 5′- 二甲氧基 -3′:7, 4′:8- 二环氧新木脂素 -4, 9- 二醇
6-*trans*-(2″-*O*-α-rhamnopyranosyl) ethenyl-5, 7, 3′, 4′-tetrahydroxyflavone 6- 反式 -(2″-*O*-α- 吡喃鼠李糖基) 乙烯基 -5, 7, 3′, 4′- 四羟基黄酮
(22*S*)-16β-[(α-L-rhamnopyranosyl) oxy]-3β, 22-dihydroxycholest-5-en-1β-yl-α-L-rhamnopyranoside (22*S*)-16β-[(α-L- 吡喃鼠李糖基) 氧基]-3β, 22- 二羟基胆甾 -5- 烯 -1β- 基 -α-L- 吡喃鼠李糖苷
6-*O*-(4″-*O*-α-L-rhamnopyranosyl) vanilloyl ajugol 6-*O*-(4″-*O*-α-L- 吡喃鼠李糖基) 香草酰基筋骨草醇
6′-*O*-α-L-rhamnopyranosyl-4-epimicrolepin 6′-*O*-α-L- 吡喃鼠李糖基 -4- 表鳞盖蕨苷
2″-α-rhamnopyranosyl-7-*O*-methyl vitexin 2″-α- 吡喃鼠李糖基 -7-*O*- 甲基牡荆素
L-rhamnopyranosyl-D-glucopyranosyl mollugogenol A L- 鼠李糖基 -D- 吡喃葡萄糖基粟米草精醇 A
2″-*O*-L-rhamnopyranosylicariside Ⅰ 2″-*O*-L- 吡喃鼠李糖淫羊藿次苷 Ⅰ
2″-*O*-rhamnopyransoyl isoorientin 2″-*O*- 吡喃鼠李糖基异荭草素
2″-*O*-α-L-rhamnopyransoyl trifoliside 2″-*O*-α-L- 吡喃鼠李糖基车轴草苷
rhamnosan 鼠李聚糖
D-rhamnose D- 鼠李糖
L-(+)-rhamnose L-(+)- 鼠李糖
L-rhamnose L- 鼠李糖
rhamnose 鼠李糖
α-L-rhamnose α-L- 鼠李糖
rhamnose (6-deoxy-DL-mannose) 鼠李糖 (6- 脱氧 -DL- 甘露糖)

rhamnose monohydrate 单水合鼠李糖

2″-*O*-rhamnosyl homoorientin (2″-*O*-rhamnosyl isoorientin) 2″-*O*- 鼠李糖基高荭草素 (2″-*O*- 鼠李糖基异荭草素)

2″-*O*-rhamnosyl icarisides Ⅰ, Ⅱ 2″-*O*- 鼠李糖淫羊藿次苷 Ⅰ、Ⅱ

2″-*O*-rhamnosyl ikarisoside A 2″-*O*- 鼠李糖意卡瑞苷 A

2″-*O*-rhamnosyl isoorientin (2″-*O*-rhamnosyl homoorientin) 2″-*O*- 鼠李糖基异荭草素 (2″-*O*- 鼠李糖基高荭草素)

2″-*O*-rhamnosyl orientin 2″-*O*- 鼠李糖基荭草素

2″-*O*-rhamnosyl swertisin 2″-*O*- 鼠李糖基当药黄素

2″-*O*-rhamnosyl vitexin 2″-*O*- 鼠李糖基牡荆素

rhamnosyl vitexin 鼠李糖基牡荆素

15-*O*-[α-L-rhamnosyl-(1 → 2)-β-D-glucosyl]grandiflorolic acid 15-*O*-[α-L- 鼠李糖基 -(1 → 2)-β-D- 葡萄糖基] 山牵牛酸

2″-*O*-α-L-rhamnosyl-4′-*O*-methyl isovitexin 2″-*O*-α-L- 鼠李糖基 -4′-*O*- 甲基异牡荆素

2″-*O*-α-L-rhamnosyl-6-*C*-fucosyl luteolin 2″-*O*-α-L- 鼠李糖基 -6-*C*- 岩藻糖基木犀草素

2″-*O*-α-L-rhamnosyl-6-*C*-fucosyl-3′-methoxyluteolin 2″-*O*-α-L- 鼠李糖基 -6-*C*- 岩藻糖基 -3′- 甲氧基木犀草素

2″-*O*-α-L-rhamnosyl-6-*C*-quinovosyl luteolin 2″-*O*-α-L- 鼠李糖基 -6-*C*- 奎诺糖基木犀草素

8-*O*-α-L-rhamnosyl-β-sorigenin 8-*O*-α-L- 鼠李糖基 -β- 苏里苷元

rhamnoveracintine 鼠李糖基藜芦辛亭

rhamnoxanthin 泻鼠李皮苷 A

rhaphidecurperoxin 爬树龙过氧素 (下延崖角藤过氧化素)

rhaphidecursinols A, B 爬树龙醇 (下延崖角藤酚) A、B

rhaponticin (rhapontin) 食用大黄苷 (土大黄苷)

rhaponticin-2″-*O*-gallate 食用大黄苷 -2″-*O*- 没食子酸酯

rhaponticin-2″-*O*-*p*-coumarate 食用大黄苷 -2″-*O*- 对香豆酸酯

rhaponticin-6″-*O*-gallate 食用大黄苷 -6″-*O*- 没食子酸酯

rhaponticol 漏芦醇

rhaponticosides A ～ H 土大黄氧苷 A ～ H

rhapontigenin 食用大黄苷元 (土大黄苷元、丹叶大黄素)

cis-rhapontigenin (*cis*-3, 3′, 5-trihydroxy-4′-methoxystilbene) 顺式 - 食用大黄苷元 (顺式 -3, 3′, 5- 三羟基 -4′- 二甲氧基芪)

cis-rhapontigenin-3-*O*-β-D-(2″-*O*-galloyl) glucopyranoside 顺式 - 食用大黄苷元 -3-*O*-β-D-(2″-*O*- 没食子酰基) 吡喃葡萄糖苷

cis-rhapontigenin-3-*O*-β-D-(6″-*O*-galloyl) glucopyranoside 顺式 - 食用大黄苷元 -3-*O*-β-D-(6″-*O*- 没食子酰基) 吡喃葡萄糖苷

rhapontigenin-3′-*O*-β-D-glucopyranoside 食用大黄苷元 -3′-*O*-β-D- 吡喃葡萄糖苷

cis-rhapontigenin-3-*O*-β-D-glucopyranoside 顺式 - 食用大黄苷元 -3-*O*-β-D- 吡喃葡萄糖苷

rhapontin (rhaponticin) 土大黄苷 (食用大黄苷)

rhapontisterones A, B 漏芦甾酮 A、B

rhatannin 雅黄鞣质

rhazimanine 拉兹马宁碱

rhazimine 瑞兹亚碱

rhazimol 叶劲直瑞兹亚醇

rhazine (akuammidine) 热嗪碱 (热嗪、阿枯米定碱、阿枯米定)

rheadine (rhoeadine) 丽春花定 (丽春花碱、丽春花定碱)

rheediachromenoxanthone 瑞地亚木色烯屾酮

rheediaxanthone A 瑞地亚木屾酮 A

rheic acid (monorhein, rhein) 大黄酸

rheidins A ～ C 大黄二蒽酮 A ～ C

rhein (monorhein, rheic acid) 大黄酸

rhein diglucoside 大黄酸双葡萄糖苷

rhein-8-*O*-glucoside 大黄酸 -8-*O*- 葡萄糖苷

rhein-8-*O*-β-D-(6′-oxalyl)-glucopyranoside 大黄酸 -8-*O*-β-D-(6′- 乙二酰基) 吡喃葡萄糖苷

rhein-8-*O*-β-D-glucopyranoside 大黄酸 -8-*O*-β-D- 吡喃葡萄糖苷

rhein-9-anthrone 大黄酸 -9- 蒽酮

rheinosides A ～ D 大黄酸苷 A ～ D

rheochrysidin (parietin, emodin monomethyl ether, physcion) 大黄素甲醚 (蜈蚣苔素、朱砂莲乙素、非斯酮)

rheomin 大黄明

rhetsine 雷特素

rhetsinine 瑞特花椒宁碱 (雷特西宁)

rheum emodin (archin, emodin, frangula emodin, frangulic acid) 大黄素 (朱砂莲甲素、欧鼠李酸)

rheumin 波叶素

rhexifoline 赫新夫林碱

rhimanthin (aucubin, aucuboside) 珊瑚木苷 (桃叶珊瑚苷、桃叶珊瑚苷)

rhinacanthins A ～ Q 白鹤灵芝醌 A ～ Q

rhizoctonic acid 丝核菌酸

rhizolotine 百脉根瘤碱

rhizophorine 红树碱

rhizophorins A ～ E 红树素 A ～ E

rhodalidin 红景天里定

rhodalin (rodalin) 喜冷红景天林素

rhodanine 乙内酰硫脲

rhodeasapogenin 万年青皂苷元

rhodeasapogenin-1-*O*-α-L-rhamnopyranosyl-(1→2)-β-D-xylopyranoside 万年青皂苷元 -1-*O*-α-L- 吡喃鼠李糖基 -(1 → 2)-β-D- 吡喃木糖苷

rhodeasapogenin-3-*O*-β-D-glucopyranoside 万年青皂苷元 -3-*O*-β-D- 吡喃葡萄糖苷

rhodeasapogenin-3-*O*-β-D-glucopyranosyl-(1 → 4)-β-D-glucopyranoside 万年青皂苷元 -3-*O*-β-D- 吡喃葡萄糖基 -(1 → 4)-β-D- 吡喃葡萄糖苷

rhodenin 万年青宁

rhodenthoside A 红花龙胆种苷 A

rhodeol 万年青糖醇

rhodeose 万年青糖

rhodexins A ～ D 万年青苷 A ～ D

rhodexoside 万年青新苷

D-rhodic acid D- 红藻酸

rhodinol (α-citronellol) 罗丁醇 (α- 香茅醇)

rhodiocyanosides A ～ D 红景天氰苷 A ～ D

rhodiolatuntoside 德钦红景天苷

rhodiolgidin 红景天吉定

rhodiolgin 红景天吉素

rhodiolin 红景天林素

rhodioloside (salidroside, rhodosin) 红景天苷 (毛柳苷、柳得洛苷、沙立苷、红景天素)

rhodionidin 红景天尼定

rhodionin (herbacetin-7-*O*-α-L-rhamnopyranoside) 红景天宁 (草质素 -7-*O*-α-L- 吡喃鼠李糖苷)

rhodiooctanoside 红景天辛苷

rhodiosin 草质素苷

rhodisin (3, 3′-di-*O*-galloyl prodelphinidin B2) 红景天鞣素 B2 (3, 3′- 二 -*O*- 没食子酰基原飞燕草素 B2)

rhododaurichromanic acids A, B 腺果杜鹃花色满酸 (兴安杜鹃色烷酸) A、B

rhododendrin 杜鹃花苷

(+)-rhododendrol (+)- 杜鹃醇

rhododendrol 杜鹃醇

rhododendrone A 杜鹃酮 A

rhododendronside 杜鹃酮苷

rhodojaponin Ⅱ 日本杜鹃素 Ⅱ

rhodojaponin Ⅲ -6-acetate 日本杜鹃素 Ⅲ -6- 乙酸酯

rhodojaponins Ⅰ～Ⅶ 日本杜鹃素 (日本羊踯躅素、闹羊花毒素) Ⅰ～Ⅶ

(+)-rhodolatouchol (+)- 鹿角杜鹃醇

rhodolatouside 鹿角杜鹃苷

rhodomentone A 罗丹酮 A

rhodomicranols A ～ F 照山白醇 A ～ F

rhodomollacetals A ～ C 羊踯躅缩醛 A ～ C

rhodomollanol A 羊踯躅醇 A

rhodomolleins Ⅰ～ⅩLⅢ 羊踯躅素 Ⅰ～ⅩLⅢ

rhodomolleins F, G 羊踯躅素 F、G

rhodomollins A ～ I 羊踯躅林素 A ～ I

secorhodomollolides A ～ H 开环羊踯躅内酯 A ～ H

secorhodomollone 开环羊踯躅酮

1β-rhodomoside B 1β- 羊踯躅苷 B

rhodomosides A, B 羊踯躅苷 A、B

rhodomyrtials A, B 桃金娘萜 A、B

rhodomyrtone 罗丹明酮

rhodomyrtosones A ～ I 罗丹松酮 (桃金娘松酮) A ～ I

ψ-rhodomyrtoxin ψ- 桃金娘毒素

rhodomyrtusials A ～ C 桃金娘萜酚 A ～ C

rhodopsin 视紫红质

rhodosin (rhodioloside, salidroside) 红景天素 (红景天苷、柳得洛苷、沙立苷、毛柳苷)

rhodotoxin (andromedotoxin, acetyl andromedol, grayanotoxin Ⅰ) 杜鹃毒素 (梫木毒素、乙酰梫木醇毒、木藜芦毒素 Ⅰ)

rhodoxanthin 杜鹃花黄质 (紫杉紫素)

rhoeadine (rheadine) 丽春花定碱 (丽春花碱、丽春花定)

rhoeagenine 丽春花宁碱

rhoearubine 丽春花王红碱

rhoifolin (rhoifoloside, apigenin-7-*O*-β-D-neohesperidoside) 漆叶苷 (野漆树苷、芹菜素 -7-*O*-β-D- 新橙皮糖苷)

rhoifolin-4′-*O*-glucoside 野漆树苷 -4′-*O*- 葡萄糖苷

rhoifolines A, B 漆叶花椒碱 A、B

rhoifoloside (rhoifolin, apigenin-7-*O*-β-D-neohesperidoside) 野漆树苷 (漆叶苷、芹菜素 -7-*O*-β-D- 新橙皮糖苷)

rhombenone 菱叶常春藤酮

(–)-rhombifoline (–)- 菱叶野决明碱 [(–)- 菱叶黄花碱]

rhombinin (monolupine, anagyrine) 臭豆碱 (安那吉碱、安纳基林)

rhomotoxin 八里麻毒素

rhopeptin A 暖地大叶藓肽 A

rhuschalcones Ⅰ～Ⅵ 盐肤木查耳酮 Ⅰ～Ⅵ

rhuscholide A 盐肤木内酯 A

rhuschrone A 盐肤木查耳酮 A

rhusdiflavone A 盐肤木双黄酮 A

rhusflavanone 野漆树黄烷酮

rhusflavone 野漆树双黄酮

rhusinic acid (6-pentadecyl salicylic acid, anacardic acid) 漆树酸 (6- 十五烷基水杨酸、腰果酸)

rhusone 盐肤木酮

rhusonoside A 木蜡树香堇苷 A

rhusopolyphenols A～I 漆多酚 A～I

rhynchociline 和钩藤灵

rhynchophine (6′-feruloyl vincoside lactam) 钩藤芬碱 (6′- 阿魏酰基长春花苷内酰胺)

rhynchophyllic acid 钩藤碱酸

rhynchophyllic acid methyl ester (rhynchophylline) 钩藤碱酸甲酯 (钩藤碱、尖叶钩藤碱)

rhynchophylline (rhynchophyllic acid methyl ester) 钩藤碱 (尖叶钩藤碱、钩藤碱酸甲酯)

(4*S*)-rhynchophylline *N*-oxide (4*S*)- 钩藤碱 *N*- 氧化物

rhynchophylline *N*-oxide 钩藤碱 *N*- 氧化物

rhynchophylliioniums A～D 钩藤萜碱 A～D

rhynchosia base 鹿藿属碱

rhynchosperins A～C 秋分草素 A～C

rhynchospermosides A, B 秋分草苷 A、B

rhynchotechol 毛线柱苣苔蒽醌

ribalinidine 日把里尼定 (里德巴福木定)

(–)-ribalinine (–)- 里德巴福木宁

(±)-ribalinine (±)- 里德巴福木宁

(+)-(*S*)-ψ-ribalinine (+)-(*S*)-ψ- 里德巴福木宁

(*R*)-(+)-ribalinine (*R*)-(+)- 里德巴福木宁

ribalinine (7-dehydroxyribalinidin) 里德巴福木宁 (7- 去羟基日巴里尼定)

ribalinium 瑞巴林季铵碱 (里德巴福木季铵碱)

ribalinium perchlorate 里德巴福木季铵碱高氯酸盐

ribaliprenylene 里德巴福木异戊烯

ribenol 加那利毒马草烯醇

ribenone 尖萼水苏烯酮

ribitol 核糖醇

1-ribityl-2, 3-diketo-1, 2, 3, 4-tetrahydro-6, 7-dimethyl quinoxaline 1- 核糖醇基 -2, 3- 二甲酮基 -1, 2, 3, 4- 四氢 -6, 7- 二甲基喹噁啉

L-ribo-D-mannononose L- 核 -D- 甘露壬糖

riboflavin (vitamin B_2) 核黄素 (维生素 B_2、乳黄素)

riboflavin laurate 核黄素月桂酸酯

ribofuranose 呋喃核糖

4-(α-D-ribofuranosyl thio) benzoic acid (4-carboxyphenyl 1-thio-α-D-ribofuranoside) 4-(α-D- 呋喃核糖基硫) 苯甲酸 (4- 羟苯基 1- 硫 -α-D- 呋喃核糖苷)

1-(β-D-ribofuranosyl)-1*H*-1, 2, 4-triazone 1-(β-D- 呋喃核糖基)-1*H*-1, 2, 4- 三嗪酮

8-(β-D-ribofuranosyl) adenine 8-(β-D- 呋喃核糖基) 腺嘌呤

9-(β-D-ribofuranosyl) purine (nebularine) 9-(β-D- 呋喃核糖基) 嘌呤 (水粉蕈素)

5-(β-D-ribofuranosyl) uracil 5-(β-D- 呋喃核糖基) 尿嘧啶

D-ribo-hex-2-ulose (D-psicose) D- 核己 -2- 酮糖 (D- 阿洛酮糖)

D-ribono-1, 4-lactone D- 核糖 -1, 4- 内酯

L-ribono-1, 4-lactone L- 核糖 -1, 4- 内酯

ribonucleic acid 核糖核酸

β-D-ribopyranose β-D- 吡喃核糖

D-ribose D- 核糖

ribose 核糖

ribose-5-phosphate 5- 磷酸核糖

riboside 车轴草佛苷

ribosome inactivating protein 苦瓜核糖体失活蛋白

9-ribosyl zeatin 9- 核糖基玉蜀黍嘌呤

ribulose (adonose, araboketose, arabinulose) 核酮糖

R

D-ribulose (D-*erythro*-2-pentulose)　D- 核酮糖 (D- 赤戊 -2- 酮糖)
riccardins A ～ C　片叶苔素 A ～ C
richenone　里奇怪木烯酮
ricinic acid (ricinoleic acid)　蓖麻酸 (蓖麻油酸)
ricinine　蓖麻碱
ricinoleic acid (ricinic acid)　蓖麻油酸 (蓖麻酸)
ricinolein　甘油三蓖麻油酸酯
ricins D ～ T　蓖麻毒蛋白 D ～ T
ricintriglyceride　蓖麻三甘油酯
riddeline (riddelline)　瑞德灵 (瑞氏千里光碱)
riddelline (riddeline)　瑞氏千里光碱 (瑞德灵)
ridentin　日登内酯 (瑞德亭)
rigidol　坚挺凹顶藻酚
rigidusol　硬单冠毛菊醇
riligustilide　川芎二酞
rinderine　凌德草碱 (翅果草碱)
rindoside　林朵苷
rioclarin　里奥克拉素
riparosides A, B　牛尾菜苷 A、B
rishitin　日什亭醇
ritigalin　毛里求斯山小橘素
rivularin　半枝莲种素
rivularine　溪岸千里光碱
rivularinin　草玉梅皂苷
rivularinin　草玉梅宁
rivulobirins A ～ E　心叶棱子芹双香豆素 (心叶棱子芹二聚素) A ～ E
roaccutane (isotretinoin, 13-*cis*-retinoic acid)　异维甲酸
robecine　绕贝辛
robinetin　洋槐黄素 (刺槐乙素、刺槐亭)
robinetinidin chloride　氯化刺槐定
robinetinidol-(4α → 8)-catechin-(6 → 4α)-catechin　双洋槐 -(4α → 8)- 儿茶素 -(6 → 4α)- 儿茶素
robinin　洋槐苷
robinlin　刺槐林素
robinobiose　刺槐双糖 (刺槐二糖、洋槐二糖)
robinose　刺槐糖
robinoside E　刺槐糖苷 E
robipseudin A　刺槐定 A
robitussin (guaiphenesin, guaifenesin)　愈甘醚 (愈创木酚甘油醚)
robrin　刺槐波亭
robtein　刺槐因
roburic acid　栎瘿酸
robustadials A, B　大叶桉二醛 (桉二醛) A、B
robustaflavone　南方贝壳杉双黄酮 (罗波斯塔黄酮、昆士兰贝壳杉黄酮)
robustaflavone-4′-dimethyl ether　南方贝壳杉双黄酮 -4″- 二甲醚
robustaflavone-4′-methyl ether　南方贝壳杉双黄酮 -4′- 甲醚
robustaflavone-7″-methyl ether　南方贝壳杉双黄酮 -7″- 甲醚
robustanic acid　大叶桉酸
robustaols A, B　大叶桉酚 A、B
robustaquinone D　粗壮金鸡纳醌 D
robustasides A ～ G　大叶桉苷 A ～ G
robustine　大叶桉亭 (绕布亭、粗芸香碱)
robustinine　绕替宁
rocaglamide　罗米仔兰酰胺 (洛克米兰酰胺)
rocaglaol　罗米仔兰醇 (洛克米兰醇)
rocaglaol rhamnoside　罗米仔兰醇鼠李糖苷
rocagloic acid　罗米仔兰酸
rockiiol C　紫斑牡丹酚 C
rockogenin　洛柯皂苷元
rocymosins A, B　小果蔷薇苷 A、B
rodalin (rhodalin)　喜冷红景天林素
rodgersinol　鬼灯檠醇
rodiasine (6′-*O*-methyl phlebicine)　绿心碱 (6′-*O*- 乳突杆菌碱)
rodiolinozide　条叶红景天苷
rodopsin　视紫红
(+)-roebramine　(+)- 紫花疆罂拉明
(–)-roecarboline　(–)- 疆罂粟咔啉
(+)-roefractine　(+)-*N*- 三甲基乌药碱
roeharmine　疆罂粟哈尔明
(–)-roehybramine　(–)- 紫花疆罂粟胺
(–)-roehybramine-β-*N*-oxide　(–)- 紫花疆罂粟胺 -β-*N*- 氧化物
(–)-roehybridine　(–)- 紫花疆罂粟定

(–)-roehybridine-α-*N*-oxide (–)-紫花疆罂粟定-α-*N*-氧化物
(–)-roehybrine (–)-紫花疆罂粟灵
(+)-roehymine [(+)-misrhybridine] (+)-紫花疆罂粟亥明
(–)-roemebramine (–)-紫花疆罂粟明
(+)-roemecarine (+)-疆罂粟卡任
(–)-α-roemehybrine (–)-α-紫花疆罂粟任
roemeramine 红花疆罂粟胺
(–)-roemerialinone (–)-疆罂粟酮
roemeridine 绕默定
(–)-roemeridine (–)-疆罂粟定
roemerine 斑点亚洲罂粟碱(莲碱、疆罂粟碱、绕默碱)
L-roemerine L-斑点亚洲罂粟碱(L-疆罂粟碱、L-绕默碱)
(–)-roemerine (–)-疆罂粟碱
(*R*)-roemerine (*R*)-疆罂粟碱
(*R*)-roemerolin [(*R*)-roemeroline, *N*-methyl anolobine] (*R*)-裂叶罂粟碱(*N*-甲基番荔枝叶碱)
roemeronine 红花疆罂粟宁
roeperanone 鲁佩拉金丝桃酮
rofficerone 迷迭香酮
rogosin F 蔷薇素F
rohitukas 1 ～ 15 山楝三萜 1 ～ 15
rohitukin 山楝素
rollicosin 卷团宁
rollidecins C, D 卷团素C、D
rollimembrin 膜质卷团素
rollinacin 罗林纳素
rolliniastatin Ⅰ 罗林素Ⅰ
rollinone 罗林酮
rollitacin 罗林丹素
D-romneine D-绕内因
romucosines A ～ H 黏团碱(野生番荔枝碱)A ～ H
roquessine (neriine, wrightine, conessine) 地麻素(抗痢夹竹桃碱、锥丝碱、康丝碱、倒吊笔碱)
roridins L, M 杆孢霉素L、M
rorifamide 蔊菜酰胺
rorifone 蔊菜素(蔊菜砜)
roripanoside 蔊菜苷
rosa-1 (10), 15-dien-2α, 3β-diol 玫瑰-1 (10), 15-二烯-2α, 3β-二醇
rosacea acids A, B 紫色素A、B
rosacorenol 玫瑰螺烯醇
rosacorenone 玫瑰螺烯酮
rosalaenoside A (2α, 3α, 19α, 23-tetrahydroxyurs-12-en-28-β-D-glucopyranoside) 金樱子皂苷A (2α, 3α, 19α, 23-四羟基熊果-12-烯-28-β-D-吡喃葡萄糖苷)
rosalaevins A, B 金樱子脂素A、B
rosamine 柔萨米碱
rosamultic acid 野蔷薇酸
rosamultin 野蔷薇木苷
rosarin 玫瑰红景天林素(洛塞琳)
rosaste-4-en-3β-*O*-acetate 扶桑甾-4-烯-3β-*O*-乙酸酯
β-rosasterol β-扶桑甾醇
β-rosasterol palmitate β-扶桑甾醇棕榈酸酯
rosavidin (rosavin) 玫瑰红景天维素(玫瑰红景天苷、络塞维)
rosavin (rosavidin) 玫瑰红景天苷(玫瑰红景天维素、络塞维)
rose bengal 玫瑰红
roseadine 露西定
rosellisin aldehyde 粉红菌寄生素醛
rosenonolactone 玫瑰菌素
roseocardin 粉红聚端孢霉素
roseolic acid 玫瑰利酸
roseonine 蔷薇素
roseose 长寿花糖
(6*R*, 9*S*)-roseoside (6*R*, 9*S*)-长寿花糖苷
(6*S*, 7*E*, 9*R*)-roseoside (6*S*, 7*E*, 9*R*)-长寿花糖苷
(6*S*, 9*R*)-roseoside (6*S*, 9*R*)-长寿花糖苷
(6*S*, 9*S*)-roseoside (6*S*, 9*S*)-长寿花糖苷
roseoside 长寿花糖苷
roseoxide 玫瑰醚
roshenins A ～ E 软条七蔷薇素(软条七蔷薇鞣素)A ～ E
rosicine 长春辛碱
rosifoliol 空心泡醇
rosin 松香(松树脂)
rosin 玫瑰红景天素
rosiridin 玫瑰红景天定

rosiridol 玫瑰红景天醇

rosiridosides A ～ C 玫瑰红景天醇苷 A ～ C

rosmadial 迷迭香二醛

rosmanol 迷迭香酚

rosmaquinone 迷迭香醌

rosmaricine 迷迭香碱 (迷迭香辛)

rosmarinecine 迷迭香裂碱

rosmarinic acid 迷迭香酸 (迷迭香素、迷迭酸)

rosmarinic acid monomethyl ester 迷迭香酸单甲酯

rosmarinic acid-3-*O*-glucoside 迷迭香酸 -3-*O*- 葡萄糖苷

rosmarinic acid-3-*O*-β-D-glucopyranoside 迷迭香酸 -3-*O*-β-D- 吡喃葡萄糖苷

rosmarinic acid-4-*O*-β-D-glucopyranoside 迷迭香酸 -4-*O*-β-D- 吡喃葡萄糖苷

rosmarinine 迷迭香宁碱

rosmarinus base 迷迭香属碱

rosmariquinone 迷迭香瑞醌

rosonolactone 玫红内酯

rossicasides A ～ D 草苁蓉苯丙烯醇苷 A ～ D

rossicasins A, B 草苁蓉素 A、B

rossoliside 圆叶茅膏菜苷

rostellulin A 爵床林素 A

rosthorin A 瘿花香茶菜甲素 (瘿花香茶菜灵 A)

rosthornins A ～ D 瘿花甲素～丁素 (乙酰瘿花香茶菜甲素～丁素、瘿花香茶菜宁 A ～ D)

rostratamine 喙牛奶菜碱 (罗索他明)

rot-2′-enonic acid 鱼藤 -2′- 烯酸

rotenalone (rotenolone) 鱼藤醇酮

rotenoid 拟鱼藤酮 (类血藤酮)

rotenol 鱼藤醇

rotenolone (rotenalone) 鱼藤醇酮

rotenone 鱼藤酮

rothindin 罗思氏菌素 (落地豆素)

rottlerin (mallotoxin) 粗糠柴毒碱 (粗糠柴苦素、粗糠柴毒素、卡马拉素)

rotundanonic acid 铁冬青皂酸

rotundarpenosides A, B 铁冬青萜苷 A、B

rotundene 香附烯

rotundic acid 铁冬青酸 (救必应酸)

rotundic acid-28-*O*-α-D-glucopyranosyl-(1 → 6)-β-D-glucopyranoside 铁冬青酸 -28-*O*-α-D- 吡喃葡萄糖基 -(1 → 6)-β-D- 吡喃葡萄糖苷

rotundic acid-3, 23-acetonide 铁冬青酸 -3, 23- 缩丙酮

rotundic acid-3, 23-isopropylidene 铁冬青酸 -3, 23- 异丙叉酮缩醇

rotundifolin A 圆叶节节菜素 A

rotundifoline 圆叶帽柱木碱

rotundifoliosides A ～ J 圆叶柴胡苷 A ～ J

rotundifolone 圆叶薄荷酮

rotundifuran 蔓荆呋喃

rotundines A ～ C 香附子碱 (颅通定、罗通定)A ～ C

rotundinosides A ～ D 铁冬青苷 A ～ D

rotundioic acid 救必应皂酸

rotundone 莎草薁酮

rotundusides A ～ H 香附子醚萜苷 A ～ H

α-rotunol α- 莎草醇

β-rotunol β- 莎草醇

rouhuoside 柔藿苷

rouremin 红叶藤素

rourinoside 红叶藤苷

rovidine 绕维定 (绕维定碱)

roxbins A, B 刺梨素 A、B

roxburghines A ～ E 儿茶钩藤碱 A ～ E

roxburgholone 罗氏核果木酮

roxburic acid (2β, 3α, 7β, 19α-tetrahydroxyurs-12-en-28-carboxylic acid) 刺梨酸 (2β, 3α, 7β, 19α- 四羟基 -12- 熊果烯 -28- 甲酸)

royal jelly acid 王浆酸 (蜂王酸)

royleanone 总状土木香醌 (罗氏旋覆花酮、罗尔旋覆花醌、罗列酮)

royleanonic acid 木香醌酸 (罗氏旋覆花酮酸)

royline (delsine, lycoctonine) 牛扁次碱 (狼毒乌头碱)

ruageanins A, B 鲁阿楝宁 A、B

rubanthrones A ～ C 卢班丝酮 A ～ C

rubecensin M 碎米桠素 M

rubemamin 红花椒曼素

ruberythric acid 茜根酸

ruberythric acid (1, 2-dihydroxyanthraquinone-2-*O*-β-D-xylosyl-(1 → 6)-β-D-glucoside) 茜草酸 (1, 2- 二羟基蒽醌 -2-*O*-β-D- 木糖基 -(1 → 6)-β-D- 葡萄糖苷)

rubesanolides A ～ E 冬凌草内酯 A ～ E

rubescensin (rubescensine) A 冬凌草甲素

rubescensine B (ponicidin) 冬凌草乙素

rubescensins C ～ H 冬凌草丙～辛素

rubia akanes RA-Ⅰ～RA-ⅩⅥ 环己肽 RA-Ⅰ～RA-ⅩⅥ
rubiadin (1, 3-dihydroxy-2-methyl anthraquinone) 甲基异茜草素 (茜草定、1, 3- 二羟基 -2- 甲基蒽醌)
rubiadin glucoside 甲基异茜草素葡萄糖苷
rubiadin primeveroside 甲基异茜草素樱草糖苷
rubiadin-1-methyl ether 甲基异茜草素 -1- 甲醚
rubianols A～G 茜草醇 A～G
rubianthraquinone 茜草蒽醌
rubiarbonols A～G 茜草乔木醇 (茜草阿波醇) A～G
rubiarbonones A, C 茜草乔木酮 A、C
rubiatriol 茜草萜三醇
rubiayannone A 云南茜草酮 A
rubicene 荭
rubichrome 玉红色素
rubicoumaric acid 茜草香豆酸
rubifolic acid 茜草萜酸
rubijervine 红芥藜芦胺 (红藜芦碱、玉红芥芬胺)
rubilactone 茜草内酯
rubimaillin 大叶茜草素
rubinaphthin A 茜草萘苷 A
rubioncolins A, B 钩毛茜草素 (钩毛茜草聚萘醌) A、B
Rubipodanone A 柄花茜草酮 A
rubiprasins A, B 黑果茜草萜 A、B
rubisco 柔必斯苦
rubiverine 红藜芦因
rubixanthin 玉红黄质 (锈红蔷薇黄质)
rubluanins A～D 鲁山冬凌草宁 A～D
rubraine 玫瑰木酮
rubralin D 红鹧鸪花灵 D
rubratoxin 红霉毒素
rubraxanthone 红山竹子屾酮 (红屾酮)
rubricauloside 云前胡苷
rubrifloside A 鲁布利弗洛苷 A
rubrine 茹布碱
rubrinol 红鸡蛋花醇
rubrisandrin A 红果五味子素
rubrobramide 红褐色葡萄枝霉酰胺
rubrocristin 红鸡冠素
rubrofusarin 红链霉素 (红镰玫素)
rubrofusarin gentiobioside 红镰玫素龙胆二糖苷
rubrofusarin triglucoside 红镰霉素三葡萄糖苷
rubrofusarin-6-*O*-β-D-apiofuranosyl-(1 → 6)-*O*-β-D-glucopyranoside 红镰玫素 -6-*O*-β-D- 呋喃芹糖基 -(1 → 6)-*O*-β-D- 吡喃葡萄糖苷
rubrofusarin-6-*O*-β-D-gentiobioside 红镰玫素 -6-*O*-β-D- 龙胆二糖苷
rubropunctamine 红曲紫色素
rubropunctatin 红斑红曲素
rubrosterone 红苋甾酮 (暗红牛膝甾醇)
rubschisandrin 红花五味子素
rubschisantherin 红花五味子酯
rubuphenol 悬钩子苯酚
rubupungenosides A, B 针刺悬钩子苷 A、B
rubusides A, B 栽秧泡苷 A、B
rubusosides J～P 悬钩子苷 (甜叶悬钩子苷、甜茶苷) J～P
rudbeckianone 金光菊酮
rudbeckiolide 金光菊内酯
rudicoumarin C 粗梅南香豆素 C
rufescidride 红毛破布木脂素
rugosals A～D 玫瑰萜醛 A～D
rugosic acids A～D 玫瑰酸 A～D
rugosinin 皱叶香茶菜宁
rugosinone 皱唐松草酮碱 (皱叶唐松草酮碱)
rugosins A～G 玫瑰鞣质 (玫瑰鞣素、皱褶菌素) A～G
ruine 路因碱
ruixianglangdusus A, B 瑞香狼毒素 A、B
rulodine 茹洛定
rumarin 羊蹄根苷
rumic acid 酸模酸
rumphiol E 波叶青牛胆萜醇 E
rupesins A～E 岩败酱环烯醚萜素 A～E
rupestonic acid 一枝蒿酮酸
rupestric acid 一枝蒿酸
rupicolin A acetate 岩生三裂蒿内酯 A 乙酸酯
rupicolin B acetate 岩生三裂蒿内酯 B 乙酸酯
rupicoline 岩生山马茶碱
rupicolins A, B 岩生三裂蒿内酯 (岩生三裂蒿素、岩栖蒿素、罗匹考林) A、B

ruscodibenzofuran　罗斯考二苯并呋喃

(25*R*)-ruscogenin　(25*R*)- 罗斯考皂苷元

(25*S*)-ruscogenin　(25*S*)- 罗斯考皂苷元

25 (*R*, *S*)-ruscogenin　25 (*R*, *S*)- 罗斯考皂苷元

ruscogenin [(25*R*)-spirost-5-en-1β, 3β-diol]　罗斯考皂苷元 [鲁斯可皂苷元、假叶树皂苷元、(25*R*)-5- 螺甾烯 -1β, 3β- 二醇]

(25*S*)-ruscogenin [(25*S*)-spirost-5-en-1β, 3β-diol]　(25*S*)- 罗斯考皂苷元 [(25*S*)- 螺甾 -5- 烯 -1β, 3β- 二醇]

ruscogenin-1-*O*-[2-*O*-acetyl-α-L-rhamnopyranosyl-(1→2)]-β-D-xylopyranosyl-(1→3)-β-D-fucopyranoside　罗斯考皂苷元 -1-*O*-[2-*O*- 乙酰基 -α-L- 吡喃鼠李糖基 -(1→2)]-β-D- 吡喃木糖基 -(1→3)-β-D- 吡喃岩藻糖苷

25 (*R*, *S*)-ruscogenin-1-*O*-[3-*O*-acetyl-α-L-rhamnopyranosyl-(1 → 2)]-β-D-fucopyranoside　25 (*R*, *S*)- 罗斯考皂苷元 -1-*O*-[3-*O*- 乙酰基 -α-L- 吡喃鼠李糖基 -(1→2)]-β-D- 吡喃岩藻糖苷

ruscogenin-1-*O*-[α-L-arabinopyranosyl-(1 → 2)]-β-D-glucopyranoside　罗斯考皂苷元 -1-*O*-[α-L- 吡喃阿拉伯糖基 -(1→2)]-β-D- 吡喃葡萄糖苷

(25*S*)-ruscogenin-1-*O*-[α-L-rhamnopyranosyl-(1→2)]-[β-D-xylopyranosyl-(1→2)]-β-D-fucopyranoside　(25*S*)- 罗斯考皂苷元 -1-*O*-[α-L- 吡喃鼠李糖基 -(1→2)]-[β-D- 吡喃木糖基 -(1→2)]-β-D- 吡喃岩藻糖苷

(25*R*)-ruscogenin-1-*O*-[α-L-rhamnopyranosyl-(1 → 2)]-[β-D-xylopyranosyl-(1 → 3)]-β-D-fucopyranoside　(25*R*)- 罗斯考皂苷元 -1-*O*-[α-L- 吡喃鼠李糖基 -(1→2)]-[β-D- 吡喃木糖基 -(1→3)]-β-D- 吡喃岩藻糖苷

(25*S*)-ruscogenin-1-*O*-[α-L-rhamnopyranosyl-(1→2)]-[β-D-xylopyranosyl-(1→3)]-β-D-fucopyranoside　(25*S*)- 罗斯考皂苷元 -1-*O*-[α-L- 吡喃鼠李糖基 -(1→2)]-[β-D- 吡喃木糖基 -(1→3)]-β-D- 吡喃岩藻糖苷

ruscogenin-1-*O*-[α-L-rhamnopyranosyl-(1 → 2)]-β-D-xylopyranosyl-(1→3)-β-D-fucopyranoside　罗斯考皂苷元 -1-*O*-[α-L- 吡喃鼠李糖基 -(1→2)]-β-D- 吡喃木糖基 -(1→3)-β-D- 吡喃岩藻糖苷

25 (*R*, *S*)-ruscogenin-1-*O*-[β-D-glucopyranosyl-(1→2)]-[β-D-xylopyranosyl-(1→3)]-β-D-fucopyranoside　25 (*R*, *S*)- 罗斯考皂苷元 -1-*O*-[β-D- 吡喃葡萄糖基 -(1→2)]-[β-D- 吡喃木糖基 -(1→3)]-β-D- 吡喃岩藻糖苷

ruscogenin-1-*O*-sulfate　假叶树皂苷元 -1-*O*- 硫酸酯

ruscogenin-1-*O*-sulfate　罗斯考皂苷元 -1-*O*- 硫酸酯

(25*S*)-ruscogenin-1-*O*-α-L-rhamnopyranosyl-(1 → 2)-[β-D-xylopyranosyl-(1→3)]-β-D-fucopyranoside　(25*S*)- 罗斯考皂苷元 -1-*O*-α-L- 吡喃鼠李糖基 -(1→2)-[β-D- 吡喃木糖基 -(1→3)]-β-D- 吡喃岩藻糖苷

(25*R*)-ruscogenin-1-*O*-α-L-rhamnopyranosyl-(1 → 2)-[β-D-xylopyranosyl-(1 → 3)]-β-D-glucopyranoside　(25*R*)- 罗斯考皂苷元 -1-*O*-α-L- 吡喃鼠李糖基 -(1→2)-[β-D- 吡喃木糖基 -(1→3)]-β-D- 吡喃葡萄糖苷

(25*S*)-ruscogenin-1-*O*-α-L-rhamnopyranosyl-(1 → 2)-[β-D-xylopyranosyl-(1 → 3)]-β-D-glucopyranoside　(25*S*)- 罗斯考皂苷元 -1-*O*-α-L- 吡喃鼠李糖基 -(1→2)-[β-D- 吡喃木糖基 -(1→3)]-β-D- 吡喃葡萄糖苷

ruscogenin-1-*O*-α-L-rhamnopyranosyl-(1→2)-4-*O*-sulfo-α-L-arabinopyranoside　罗斯考皂苷元 -1-*O*-α-L- 吡喃鼠李糖基 -(1→2)-4-*O*- 硫酸酯基 -α-L- 吡喃阿拉伯糖苷

ruscogenin-1-*O*-α-L-rhamnopyranosyl-(1→2)-4-*O*-sulfo-β-D-fucopyranoside　罗斯考皂苷元 -1-*O*-α-L- 吡喃鼠李糖基 -(1→2)-4-*O*- 硫酸酯基 -β-D- 吡喃岩藻糖苷

ruscogenin-1-*O*-α-L-rhamnopyranosyl-(1 → 2)-β-D-6-acetyl glucopyranoside　罗斯考皂苷元 -1-*O*-α-L- 吡喃鼠李糖基 -(1→2)-β-D-6- 乙酰吡喃葡萄糖苷

25 (*R*, *S*)-ruscogenin-1-*O*-α-L-rhamnopyranosyl-(1→2)-β-D-fucopyranoside　25 (*R*, *S*)- 罗斯考皂苷元 -1-*O*-α-L- 吡喃鼠李糖基 -(1→2)-β-D- 吡喃岩藻糖苷

ruscogenin-1-*O*-α-L-rhamnopyranosyl-(1 → 2)-β-D-fucopyranoside　罗斯考皂苷元 -1-*O*-α-L- 吡喃鼠李糖基 -(1→2)-β-D- 吡喃岩藻糖苷

(25*S*)-ruscogenin-1-*O*-α-L-rhamnopyranosyl-(1 → 2)-β-D-xylopyranoside　(25*S*)- 罗斯考皂苷元 -1-*O*-α-L- 吡喃鼠李糖基 -(1→2)-β-D- 吡喃木糖苷

25 (*R*, *S*)-ruscogenin-1-*O*-β-D-fucopyranoside　25 (*R*, *S*)- 罗斯考皂苷元 -1-*O*-β-D- 吡喃岩藻糖苷

ruscogenin-1-*O*-β-D-fucopyranoside　罗斯考皂苷元 -1-*O*-β-D- 吡喃岩藻糖苷

(25*S*)-ruscogenin-1-*O*-β-D-fucopyranoside-3-*O*-α-L-rhamnopyranoside　(25*S*)- 罗斯考皂苷元 -1-*O*-β-D- 吡喃岩藻糖苷 -3-*O*-α-L- 吡喃鼠李糖苷

(25*S*)-ruscogenin-1-*O*-β-D-fucopyranosyl-3-*O*-α-L-rhamnopyranoside　(25*S*)- 罗斯考皂苷元 -1-*O*-β-D- 吡喃岩藻糖基 -3-*O*-α-L- 吡喃鼠李糖苷

(25*R*)-ruscogenin-1-*O*-β-D-glucopyranosyl-(1 → 2)-[α-L-arabinofuranosyl-(1 → 3)]-β-D-fucopyranoside　(25*R*)- 罗斯考皂苷元 -1-*O*-β-D- 吡喃葡萄糖基 -(1→2)-[α-L- 呋喃阿拉伯糖基 -(1→3)]-β-D- 吡喃岩藻糖苷

(25*S*)-ruscogenin-1-*O*-β-D-glucopyranosyl-(1→2)-[α-L-arabinofuranosyl-(1→3)]-β-D-fucopyranoside　(25*S*)- 罗斯考皂苷元 -1-*O*-β-D- 吡喃葡萄糖基 -(1→2)-[α-L- 呋喃阿拉伯糖基 -(1→3)]-β-D- 吡喃岩藻糖苷

(25*R*)-ruscogenin-1-*O*-β-D-glucopyranosyl-(1→2)-[β-D-xylopyranosyl-(1 → 3)]-β-D-fucopyranoside (25*R*)-罗斯考皂苷元 -1-*O*-β-D- 吡喃葡萄糖基 -(1 → 2)-[β-D- 吡喃木糖基 -(1 → 3)]-β-D- 吡喃岩藻糖苷

(25*S*)-ruscogenin-1-*O*-β-D-glucopyranosyl-(1→2)-[β-D-xylopyranosyl-(1→3)]-β-D-fucopyranoside (25*S*)- 罗斯考皂苷元 -1-*O*-β-D- 吡喃葡萄糖基 -(1 → 2)-[β-D-吡喃木糖基 -(1 → 3)]-β-D- 吡喃岩藻糖苷

25 (*R*, *S*)-ruscogenin-1-*O*-β-D-glucopyranosyl-(1→2)-[β-D-xylopyranosyl-(1→3)]-β-D-fucopyranoside 25 (*R*, *S*)- 罗斯考皂苷元 -1-*O*-β-D- 吡喃葡萄糖基 -(1 → 2)-[β-D- 吡喃木糖基 -(1 → 3)]-β-D- 吡喃岩藻糖苷

(25*R*)-ruscogenin-1-*O*-β-D-glucopyranosyl-(1→2)-[β-D-xylopyranosyl-(1 → 3)]-β-D-glucopyranoside (25*R*)-罗斯考皂苷元 -1-*O*-β-D- 吡喃葡萄糖基 -(1 → 2)-[β-D- 吡喃木糖基 -(1 → 3)]-β-D- 吡喃葡萄糖苷

(25*S*)-ruscogenin-1-*O*-β-D-glucopyranosyl-(1→2)-[β-D-xylopyranosyl-(1 → 3)]-β-D-glucopyranoside (25*S*)-罗斯考皂苷元 -1-*O*-β-D- 吡喃葡萄糖基 -(1 → 2)-[β-D- 吡喃木糖基 -(1 → 3)]-β-D- 吡喃葡萄糖苷

(25*R*)-ruscogenin-1-*O*-β-D-glucopyranosyl-(1→2)-[β-D-xylopyranosyl-(1 → 3)]-β-D-xylopyranoside (25*R*)-罗斯考皂苷元 -1-*O*-β-D- 吡喃葡萄糖基 -(1 → 2)-[β-D- 吡喃木糖基 -(1 → 3)]-β-D- 吡喃木糖苷

(25*S*)-ruscogenin-1-*O*-β-D-glucopyranosyl-(1→2)-[β-D-xylopyranosyl-(1→3)]-β-D-xylopyranoside (25*S*)- 罗斯考皂苷元 -1-*O*-β-D- 吡喃葡萄糖基 -(1 → 2)-[β-D-吡喃木糖基 -(1 → 3)]-β-D- 吡喃木糖苷

(25*S*)-ruscogenin-1-*O*-β-D-xylopyranoside-3-*O*-α-L-rhamnopyranoside (25*S*)- 罗斯考皂苷元 -1-*O*-β-D-吡喃木糖苷 -3-*O*-α-L- 吡喃鼠李糖苷

(25*S*)-ruscogenin-1-*O*-β-D-xylopyranosyl-(1 → 2)-[β-D-xylopyranosyl-(1→3)]-β-D-fucopyranoside (25*S*)- 罗斯考皂苷元 -1-*O*-β-D- 吡喃木糖基 -(1 → 2)-[β-D- 吡喃木糖基 -(1 → 3)]-β-D- 吡喃岩藻糖苷

ruscogenin-1-sulfate-3-*O*-α-L-rhamnopyranoside 罗斯考皂苷元 -1- 硫酸酯 -3-*O*-α-L- 吡喃鼠李糖苷

(25*S*)-ruscogenin-3-*O*-α-L-rhamnopyranoside (25*S*)- 罗斯考皂苷元 -3-*O*-α-L- 吡喃鼠李糖苷

ruscogenin-3-*O*-α-L-rhamnopyranoside 罗斯考皂苷元 -3-*O*-α-L- 吡喃鼠李糖苷

ruscogenin-3-*O*-β-D-glucopyranosyl-(1 → 3)-α-L-rhamnopyranoside 罗斯考皂苷元 -3-*O*-β-D- 吡喃葡萄糖基 -(1 → 3)-α-L- 吡喃鼠李糖苷

ruscopeine (acanthoine) 脱氢飞廉碱 (刺飞廉因)

ruscopine 飞廉碱

ruscoside 罗斯考皂苷

russelianoside A 炮仗竹苷 A

russuphelins A ～ D 红菇酚素 A ～ D

russuphelol 红菇酚

rutacridone 芸香吖啶酮

rutacridone epoxide 芸香吖啶酮环氧化物

rutacultin 芸香枯亭

rutaecarpine (rutecarpine) 吴茱萸次碱 (如忒卡品、去甲基吴萸碱)

rutaevine 吴茱萸苦素

rutaevine acetate 吴茱萸苦素乙酸酯

rutalinidine 芸香里尼定

rutalinium 芸香季铵碱 (芸香里尼季铵离子)

rutamarin (chalepin acetate) 芸香苦素 (芸香马扔、芸香呋喃香豆醇乙酸酯、缝瓣芸香品乙酸酯)

rutamarin alcohol 芸香马扔醇

rutarensin 缕状芸香苷酯

rutaretin 芸香亭 (芸香霉素)

rutarin (campesenin) 芸香素 (芸香呋喃香豆醇葡萄糖苷、芸香扔)

rutecarpine (rutaecarpine) 吴茱萸次碱 (去甲基吴萸碱、如忒卡品)

rutin (quercetin-3-*O*-rutinoside, rutoside, vitamin P, quercetin glucorhamnoside, violaquercitrin) 芦丁 (槲皮素 -3-*O*- 芸香糖苷、芸香苷、紫皮苷、维生素 P、紫槲皮苷、槲皮素葡萄糖鼠李糖苷)

rutin hydrate 芸香叶苷

rutinose 芸香糖 (芸香二糖)

rutinose heptaacetate 七乙酸芸香糖酯

p-β-rutinosyloxystyrene 对 -β- 芸香糖氧基苏合香烯

rutoside (quercetin-3-*O*-rutinoside, rutin, vitamin P, quercetin glucorhamnoside, violaquercitrin) 芸香苷 (槲皮素 -3-*O*-芸香糖苷、芦丁、紫皮苷、维生素 P、紫槲皮苷、槲皮素葡萄糖鼠李糖苷)

rutundanonic acid 铁冬青尼酸

ruvoside (theveneriine) 黄夹次苷丙 (黄花夹竹桃次苷丙)

ruwenine 鲁文千里光碱 (茹危宁)

ruzorine 茹早任

ryanodine 瑞诺定碱 (瑞安木碱)

ryobunins A ～ C 髭脉桤叶树宁 A ～ C

ryobunoside 髭脉桤叶树脂苷

ryobusaponins A ～ G 髭脉桤叶树皂苷 A ～ G

R

sabadine 萨巴定

sabatine 萨巴亭

sabialactone 香桧内酯

sabianine A 清风藤碱甲

sabina ketone 香桧酮

sabinaketone 桧酮

sabinane 桧烷

sabine 萨宾

cis-sabinene 顺式 - 香桧烯

(+)-sabinene (+)- 香桧烯

sabinene 桧烯 (香桧烯、桧萜)

cis-sabinene hydrate 顺式 - 水合桧烯

sabinene hydrate 水合桧烯 (水化桧烯、水化香桧烯)

sabinic acid 桧酸

sabinol 桧醇 (香桧醇)

sabinyl acetate 桧醇乙酸酯

saccatols D ~ K 囊袋皮消醇 D ~ K

saccatoside [6-*O*-α-L-(2″-*O*-*trans*-*p*-coumaroyl) rhamnopyranosyl catalpol] 囊状毛蕊花苷 [6-*O*-α-L-(2″-*O*- 反式 - 对香豆酰基) 吡喃鼠李糖基梓醇]

saccharifying enzyme 糖化酶

saccharin sodium 糖精钠

saccharobiose (sucrose, cane sugar, beet sugar, saccharose, β-D-fructofuranosyl-α-D-glucopyranoside) 蔗糖 (β-D- 呋喃果糖基 -α-D- 吡喃葡萄糖苷)

saccharopine 酵母氨酸

D-(+)-saccharose D-(+)- 蔗糖

saccharose (sucrose, cane sugar, beet sugar, saccharobiose, β-D-fructofuranosyl-α-D-glucopyranoside) 蔗糖 (β-D- 呋喃果糖基 -α-D- 吡喃葡萄糖苷)

α-saccharostenone α- 甘蔗甾烯酮

saccharumosides A ~ C 糖枫苷 (糖槭酚苷) A ~ C

saccopetrins A, B 囊瓣木素 A、B

sacculatal 囊绒苔醛

sachaconitine 黄草乌碱宁 (萨柯乌头碱)

sachalinin 库页岛北芷内酯

sachalinol A 库页红景天醇 A

sachaliside 龙江柳苷 (库叶红景天苷)

sachaloside Ⅶ 高山红景天苷 Ⅶ

sacranosides A, B 全瓣红景天苷 (圣地红景天新苷) A、B

sacric acids A, B 白莲蒿酸 A、B

sacriflavones A, B 白莲蒿黄酮 A、B

safficinolide 鼠尾草内酯 (撒尔维亚内酯)

safflomins A ~ C 红花明苷 A ~ C

saffloquinosides A ~ D 红花醌苷 A ~ D

safflor yellows A, B 红花黄色素 A、B

saffloroside 红花杜鹃黄苷

safflospermidines A, B 红花亚精胺 A、B

safghanosides A ~ H 阿富汗丁香苷 A ~ H

safranal 藏红花醛

safranal glucoside 藏红花醛葡萄糖苷

safrole (shikimol, allyl catechol methylene ether) 黄樟脑 (黄樟素、黄樟醚、黄樟油素、烯丙基儿茶酚亚甲醚)

safynol 红花炔二醇

sagecoumarin 鼠尾草香豆素

sageone 鼠尾草萜酮 (撒尔维亚酮)

sagerinic acid 鼠尾草尼酸 (沙利酸)

sagitone 青牛胆萜酮

sagittariol 慈菇醇

sagittariosides a, b 野慈姑苷 a、b

sagittasines A ~ C 箭叶藿苷 (箭叶淫羊藿素) A ~ C

sagittatayunnanosides A ~ D 云南青牛胆苷 A ~ D

sagittatins A, B 箭叶亭苷 A、B

sagittatosides A ~ C 箭叶苷 (箭藿苷) A ~ C

sagittins A ~ G 箭叶素 A ~ G

saharanolides A, B 撒哈拉内酯 A、B

saikochromone A 柴胡色原酮 A

saikochromonic acid 柴胡色原酮酸

saikochromoside A 柴胡色原酮苷 A

saikogenin F-3-*O*-β-D-fucopyranoside 柴胡皂苷元 F-3-*O*-*β*-D- 吡喃岩藻糖苷

saikogenins A ~ Q 柴胡皂苷元 A ~ Q

saikoisoflavonoside A 柴胡异黄酮苷 A

saikolignanoside A 柴胡木脂素苷

saikosaponin B2-2″-*O*-β-D-glucopyranoside 柴胡皂苷 B2-2″-*O*-β-D- 吡喃葡萄糖苷

saikosaponin B2-2″-*O*-β-D-xylopyranoside 柴胡皂苷 B2-2″-*O*-β-D- 吡喃木糖苷

saikosaponin I 柴胡皂苷 I

saikosaponins A ~ D 柴胡皂苷 A ~ D

saikosaponins a ～ z, b_1 ～ b_4, d_3, q-1, s_1, v_1, v_2, y-1, y-2 柴胡皂苷 a ～ z、b_1 ～ b_4、d_3、q-1、s1、v_1、v_2、y-1、y-2

sainfuran 驴食豆呋喃 (驴食草素)

saishinone 少辛酮

sajabalal acetate 魁蒿醛乙酸酯

sakuragenin 樱花苷元

sakuranetin 樱花素 (樱花亭)

sakuranin 樱花苷 (野樱黄苷)

sakuraresinol 樱花树脂醇

sakurasosaponin 樱花皂苷 (翠蓝草皂苷)

salafibrate 祛脂柳丙酯

salamandra base 蝾螈属碱

salannal (ohchinolal) 奇诺醛 (日楝醇醛)

salannin 沙兰素 (印楝沙兰林)

salaspermic acid 萨拉子酸 (大子五层龙酸)

salaspermic acid-3-ethyl ether 萨拉子酸 -3- 乙醚

salazinic acid 藻纹苔酸

salcolins A, B 猪毛菜素 A、B

saletpangponosides A ～ C 刺血红苷 A ～ C

salfranine 萨冉宁

salfredins A_3 ～ A_7, B_{11}, C_1 ～ C_3 白蛋巢菌素 A_3 ～ A_7、B_{11}、C_1 ～ C_3

salicarin 柳叶木兰碱 (千屈菜苷)

salicifoline 柳叶木兰素 (柳叶柴胡素、柳叶山梗碱)

(–)-salicifoliol (–)- 柳叶柴胡酚

salicifoliol 柳叶柴胡酚 (灌木柴胡脂素)

salicifoneoliganol 柳叶绣线菊新木脂醇

D-(–)-salicin D-(–)- 水杨苷

salicin (salicoside) 水杨苷 (柳醇、山杨苷)

salicin 2-benzoate 水杨苷 -2- 苯甲酸酯

salicin-2′-*O*-β-D-glucopyranoside 水杨苷 -2′-*O*-β-D- 吡喃葡萄糖苷

salicin-2′-*O*-β-D-glucopyranosyl-6′-*O*-β-D-xylopyranoside 水杨苷 -2′-*O*-β-D- 吡喃葡萄糖基 -6′-*O*-β-D- 吡喃木糖苷

salicin-6′-*O*-β-D-apiofuranoside 水杨苷 -6′-*O*-β-D- 呋喃芹糖苷

salicinolide 10- 水杨内酯

salicornine 海蓬子碱

salicortin 水杨皮质苷 (柳皮苷)

salicoside (salicin) 山杨苷 (柳醇、水杨苷)

salicyl aldehyde (*o*-hydroxybenzaldehyde) 水杨醛 (邻羟基苯甲醛)

salicyl aldehyde tetraglucosidic geranilane 水杨醛四葡萄糖基香叶烷

salicyl amine 水杨胺

salicyl paeoniflorin 水杨芍药苷

p-salicylic acid 对水杨酸

salicylic acid (2-hydroxybenzoic acid) 水杨酸 (2- 羟基苯甲酸)

salicylic acid ethyl ester 水杨酸乙酯

salicylic acid-*O*-hexosides Ⅰ, Ⅱ 水杨酸 -*O*- 己糖苷Ⅰ、Ⅱ

salicylic acid-β-D-glucoside 水杨酸 -β-D- 葡萄糖苷

salicylic alcohol 水杨醇

N-salicylidene salicylamine *N*- 亚水杨基水杨胺

salicymide 水杨酰胺

salidroside (rhodioloside, rhodosin) 毛柳苷 (红景天苷、柳得洛苷、沙立苷、红景天素)

saligcinnamide 柳叶野扇花肉桂酰胺

saligine 柳叶野扇花碱

salignamine 柳叶野扇花胺

salignarines A ～ F 柳叶野扇花素 A ～ F

salignenamides A ～ F 柳叶野扇花酰胺 A ～ F

(*E*)-salignone (*E*)- 柳叶野扇花酮

(*Z*)-salignone (*Z*)- 柳叶野扇花酮

saliherbine 海蓬子宾

salipurpol 紫柳酚

salipurposide 杞柳苷

salirepin 柳匍匐次苷 (匍匐柳素)

salireposide 柳匍匐苷

salmoxanthin 鲑属黄质

salograviolide A 萨洛格拉维亚内酯 A

saloilenone 二萜萘嵌苯酮

salonines A ～ C 萨龙碱 A ～ C

salonitenolide 萨龙提内酯素

salpichrolide A 美洲茄内酯 A

salplebeones A ～ G 荔枝草萜酮 A ～ G

salpleflavone 荔枝草黄酮

salprionin 红根草新素

salsasides A ～ F 盐生肉苁蓉苷 A ～ F

L-salsolidine L- 猪毛菜定 (L- 猪毛菜定碱)

salsolidine 猪毛菜定 (猪毛菜定碱、鹿尾草定)
salsolidine hydrochloride 盐酸猪毛菜定 (盐酸猪毛菜定碱)
salsoline A 猪毛菜碱 (鹿尾草碱、萨苏林) A
salsolinol (demethyl salsoline) 猪毛菜酚 (去甲猪毛菜碱)
salsolinol hydrobromide 氢溴酸去甲猪毛菜碱
salsoloside C 猪毛菜苷 C
saluenin 怒茶素 (怒江山茶素)
saluenolide A 怒江千里光内酯 A
(–)-salutaridine (–)- 多花罂粟碱 [(–)- 沙罗泰里啶]
(+)-salutaridine (+)- 多花罂粟碱 [(+)- 沙罗泰里啶]
salutaridine *N*-oxide 多花罂粟碱 *N*- 氧化物
salvadoraside 刺茉莉苷
salviachinensines A ～ F 华鼠尾草素 A ～ F
salviaclerodan A 鼠尾草赪酮烷 A
salviacoccin 朱唇二内酯 (朱唇素)
salviadienols A, B 鼠尾草二烯醇 A、B
salviadione 鼠尾草二酮
trans-salviaflaside 反式 - 异迷迭香酸葡萄糖苷
salviaflaside 黄花鼠尾草苷 (迷迭香酸葡萄糖苷)
salviaflaside methyl ester 黄花鼠尾草苷甲酯
salvialosides A ～ E 鼠尾草洛苷 A ～ E
salviamiltamide 丹参酰胺
salviamines A ～ F 鼠尾草胺 A ～ F
salviamone 丹参莫酮
salvianan 鼠尾草烷
salvianen 鼠尾草烯
salvianic acid A [danshensu, D-(+)-β-(3, 4-dihydroxyphenyl) lactic acid] 丹参酸 A [丹参素、D-(+)-β-(3, 4- 二羟苯基) 乳酸]
salvianic acids A, B 丹参酸甲、乙
salvianin 鼠尾草宁 (鼠尾草苷)
salvianolic acid 丹酚酸 (丹参酚酸)
salvianolic acid D lactone 丹酚酸 D 内酯
cis-salvianolic acid J 顺式 - 丹酚酸 J
salvianolic acids A ～ F 丹酚酸 A ～ F
salvianols A, B 华鼠尾草醇 A、B
salvianonol 鼠尾草酮酚
salviaplebeiaside 荔枝草苷
(±)-salviaprione (±)- 黄埔鼠尾草酮
salviatane B 鼠尾草酚烷 B
salvicanaraldehyde 鼠尾草卡纳醛
salvicine 沙尔威辛
salvidorol 道尔鼠尾草醇
salvigenin (psathyrotin) 鼠尾草苷元 (鼠尾草素、三裂鼠尾草素、裂鼠尾草素)
salviifosides A ～ C 土坛树苷 A ～ C
salvilenone 鼠尾草呋萘嵌苯酮 (鼠尾草烯酮、鼠尾酮)
salvinolactone 丹参酚内酯
salvinolone 丹参酚酮
salvinone 鼠尾草酮
salvinorin 鼠尾草诺灵
salviol 鼠尾草酚
salviolone 鼠尾草酚酮
salvipimarone 鼠尾草海松酮
salvipisone 埃塞俄比亚鼠尾草酮
salviplenoids A ～ F 荔枝草倍半萜素 A ～ F
salviprzol A 鼠尾草普兹醇 A
salvirecognine 真鼠尾草宁
salviskinone A 甘西鼠尾草醌 A
salvisplendins A ～ D 一串红素 A ～ D
salvistamineol 雄蕊鼠尾草醇
salvitrijudin A 鼠尾草三元环素 A
salvonitin 红根草素
salyunnanins A ～ F 云南鼠尾草素 A ～ F
salzmanin 萨尔兹曼番荔枝素
salzmannianosides A, B 萨尔茨曼塞战藤苷 A、B
salzmanolin 沙氏番荔枝醇素
samaderines A ～ Z 萨马素 A ～ Z
samandaridine 蝾螈定
samandarine 西斑螈毒素
samandarone 蝾螈酮
samarcandin acetate 萨玛坎亭乙酸酯
samarkandin acetate 撒马尔罕阿魏素乙酸酯
samatine 山马蹄碱
sambacin 茉莉辛素苷
sambacolignoside 茉莉木脂体苷 (茉莉花脂苷)
sambacosides A ～ F 茉莉环萜苷 A ～ F
sambawsides A ～ F 茉莉苷 A ～ F

sambicyanin 接骨木花色素苷

sambubiose 接骨木二糖 (桑布双糖)

sambucin (antirrhinin, cyanidin-3-*O*-rutinoside) 接骨木苷 (花青素 -3-*O*- 芸香糖苷)

sambucine 接骨木辛

sambuculin A 接骨木灵 A

sambucunols A, B 接骨木醇 A、B

sambunigrin 黑接骨木素 (西洋接骨木苷、苯乙腈葡萄糖苷)

samendenone 蝾螈烯酮

(+)-samidin (+)- 沙米丁 [(+)- 萨米定、(+)- 萨阿米芹定]

samidin 沙米丁 (萨米定、萨阿米芹定)

(+)-samine (+)- 芝麻半素

(+)-saminol (+)- 芝麻半素酚

samioside 萨米亚糙苏苷

sammangaoside A 苦郎树苷 A

samogenin-3-*O*-β-D-glucopyranosyl-(1 → 2)-β-D-galactopyranoside 萨莫兰皂苷元 -3-*O*-β-D- 吡喃葡萄糖基 -(1 → 2)-β-D- 吡喃半乳糖苷

sampangine 依兰碱

sampsines A, B 元宝草素 A、B

sampsonione A 元宝草酮 A

sampsonols A ～ F 元宝草醇 A ～ F

sanangoside 萨南木苷

sanchian A 三七多糖 A

sanchinoside C_1 (panaxoside A) 三七皂苷 C_1 (人参属苷 A)

sanchinoside E_1 (gypenoside Ⅲ) 三七皂苷 E_1 (绞股蓝皂苷 Ⅲ)

sanchinosides A ～ T, Fa ～ Fe, Fp_2, Ft_1 ～ Ft_3, T_1 ～ T_5, FZ, R_1 ～ R_9, LX, LY, Rw_1, Rw_2, SFt_1 ～ SFt_4, Spt_1 三七皂苷 A ～ T、Fa ～ Fe、Fp_2、Ft_1 ～ Ft_3、T_1 ～ T_5、FZ、R_1 ～ R_9、LX、LY、Rw_1、Rw_2、SFt_1 ～ SFt_4、Spt_1

(20*S*)-sanchirhinosides A1 ～ A6 (20*S*)- 三七根苷 A1 ～ A6

sanchirhinosides B, D 三七根苷 B、D

sandaracopimaradien-1α, 2α-diol 山达海松二烯 -1α, 2α- 二醇

8 (14), 15-sandaracopimaradien-7α, 18-diol 8 (14), 15- 山达海松二烯 -7α, 18- 二醇

sandaracopimaradiene 山达海松二烯

sandaracopimaric acid (isodextropimaric acid, cryptopimaric acid) 山达海松酸 (隐海松酸、柏脂海松酸、异右旋海松酸)

sandaracopimarinol 山达海松醇

sandoricin 山道楝素

sandorinic acids A, B 山道楝酸 A、B

sandosaponins A, B 山达皂苷 A、B

sandracopimaric acid 山答腊松脂酸

sandwicensin 桑威刺桐素

sandwicensine 散得萝芙碱

sandwicensis 山德威斯

sandwicine (17-epiajmaline) 山德维辛碱 (17- 表西萝芙木碱、17- 表萝芙木碱)

sandwicolidine 山德维考里定

sandwicoline 山德维考灵

sanggenols A ～ Q 桑根酮醇 (桑根醇) A ～ Q

sanggenones A ～ W 桑根酮 (珊瑚酚酮) A ～ W

sangoline 散高灵

sanguidimerine 血根双碱

sanguidiosides A ～ D 地榆二聚苷 A ～ D

sanguiin H-2 ethyl ester 地榆素 H-2 乙酯

sanguiins H-1 ～ H-11 地榆素 (地榆鞣质) H-1 ～ H-11

sanguilutine 血根黄碱

sanguinarine (pseudochelerythrine) 血根碱 (假白屈菜季铵碱、假白屈菜红碱)

sanguinarine chloride 氯化血根碱

sanguinarine citrate 枸橼酸血根碱

sanguinarine nitrate 硝酸血根碱

sanguine 石蒜红碱

sanguinine (*O*-demethyl galanthamine) 铁血箭碱 (*O*- 去甲基加兰他敏)

sanguirubine 血根红碱

sanguisorbic acid dilactone 地榆酸二内酯

sanguisorbigenin 地榆皂苷元

sanguisorbins A ～ E 地榆皂苷 A ～ E

saniculamins A, B 薄片变豆菜黄素 A、B

saniculamoids A_1, A ～ D 薄片变豆菜萜 (薄片变豆菜萜素) A_1、A ～ D

sanigerone 绵毛鼠尾草酮

sanitanins A ～ D　萨尼丹宁 A ～ D	santalol　檀香醇 (檀香萜醇、檀香脑)
sanjidins A, B　独蒜兰木脂素 A、B	α-santalol　α- 檀香醇
sanjoinenine　酸枣仁环肽	β-santalol　β- 檀香醇 (β- 檀香脑、β- 檀香萜醇)
sanjoinine A (frangufoline)　酸枣仁碱 A (欧鼠李叶碱)	santalone　檀香酮
sanjoinine K (D-coclaurine)　酸枣仁碱 K (D- 乌药碱、D- 衡州乌药碱)	santamarin (santamarine, balchranin)　裂叶苣荬菜内酯 (珊塔玛内酯素、短舌匹菊素)
sanjoinine Ⅰa (nornuciferine)　酸枣仁碱 (去甲荷叶碱、原荷叶碱、降莲碱)	santanolide　山道内酯
sanjoinine Ⅰb (norisocorydine)　酸枣仁碱Ⅰb (去甲异紫堇定碱、去甲异紫堇定)	santene　檀烯 (檀萜烯)
sanjoinines A ～ G, G_1, G_2　酸枣仁碱 A ～ G、G_1、G_2	α-santene　α- 檀萜烯
sankhpuspine　散浦平	santenone　檀香二环酮
sanleng acid　三棱酸	santenone alcohol　檀香二环醇
sanlengdiphenyl acetylene　三棱二苯乙炔	DL-santiaguine　DL- 山地谷碱
sanlengdiphenyl lactone　三棱双苯内酯	D-santiaguine　D- 山地谷碱
sansalvamide　圣萨尔瓦多酰胺	L-santiaguine　L- 山地谷碱
sansevierigenin [spirost-5, 25 (27)-dien-1β, 3β, (23S)-triol]　虎尾兰皂苷元 [螺甾 -5, 25 (27)- 二烯 -1β, 3β, (23S)- 三醇]	santin　伞亭 (圣丁素)
sansevistatin 2　对生虎尾兰甾素 2	santin (5, 7-dihydroxy-3, 4′, 6-trimethoxyflavone)　伞亭 (圣丁素、5, 7- 二羟基 -3, 4′, 6- 三甲氧基黄酮)
sanshoamide　山椒酰胺	santol　檀紫素
sanshool　山椒素 (山椒醇)	santolindiacetylene　草棉二乙炔
γ-sanshool　γ- 山椒素	santolinylol　薰衣草棉醇
α-sanshool (neoherculin, echinaceine)　α- 山椒素 (新棒状花椒酰胺、新核枯灵)	α-santonin　α- 山道年 (α- 山道酸酐、蛔蒿素)
sanshotoxin　山椒毒	β-santonin　β- 山道年
sansoakamine　假黄皮卡明碱	santoninic acid　山道年酸
santaflavone　圣麻著黄酮	sapanins E_1 ～ E_8　灌丛冬青皂苷 E_1 ～ E_8
santal　檀黄素	sapelins A, B　柱果内雄楝素 (萨皮林) A、B
santal aldehyde　紫檀萜醛	sapimukosides A ～ D　无患子苷 A ～ D
(10*E*)-*α*-santal-10-en-12-al　(10*E*)-α- 檀香 -10- 烯 -12- 醛	sapindoside A (kizuta saponin K_6)　无患子属皂苷 A (凯特塔皂苷 K_6)
(–)-(10*Z*)-β-santal-3 (15), 10-dien-12-ol　(–)-(10*Z*)-β- 檀香 -3 (15), 10- 二烯 -12- 醇	sapindosides A ～ X, Y_1, Y_2　无患子属皂苷 A ～ X、Y_1、Y_2
α-santalal　α- 檀香萜醛	sapinine　乌桕碱
β-santalal　β- 檀香萜醛	sapiol　乌桕醇
(+)-(*E*)-α-santalal　(+)-(*E*)-α- 檀香醛	sapodivarin　防风灵
santalane　檀香烷	saponaceol A　皂味口蘑醇 A
santalene　檀香烯 (檀香萜烯)	saponaceolides A ～ F　皂腻内酯 A ～ F
α-santalene　α- 檀香萜烯 (α- 檀香萜烯)	saponaretin (homovitexin, isovitexin, apigenin-6-*C*-glucoside)　肥皂草素 (皂草黄素、异牡荆苷、异杜荆素、异牡荆黄素、高杜荆碱、芹菜素 -6-*C*- 葡萄糖苷)
β-santalene　β- 檀香烯 (β- 檀香萜烯)	saponaretin-6″-*O*-galactoside　肥皂草素 -6″-*O*- 半乳糖苷
santalic acid　檀香萜酸	saponarin　肥皂草苷 (皂草苷、皂草黄苷)

saponarin-4′-*O*-glucoside　肥皂草苷 -4′-*O*- 葡萄糖苷	sarcostin　肉珊瑚苷元
saposhnikovans A ～ C　防风酸性多糖 A ～ C	sarcostin-3-*O*-β-D-cymaropyranoside　肉珊瑚苷元 -3-*O*-β-D- 吡喃加拿大麻糖苷
β-sapotalene　β- 山榄烯	sarcostin-3-*O*-β-D-cymaropyranosyl-(1 → 4)-β-D-cymaropyranoside　肉珊瑚苷元 -3-*O*-β-D- 吡喃加拿大麻糖基 -(1 → 4)-β-D- 吡喃加拿大麻糖苷
sapotoxin　皂毒苷	sarcostin-3-*O*-β-D-oleandropyranosyl-(1 → 4)-β-D-cymaropyranoside　肉珊瑚苷元 -3-*O*-β-D- 吡喃欧洲夹竹桃糖基 -(1 → 4)-β-D- 吡喃加拿大麻糖苷
sappanchalcone　苏木查耳酮	sarcostin-3-*O*-β-D-oleandropyranosyl-(1 → 4)-β-D-oleandropyranosyl-(1→4)-β-D-cymaropyranoside　肉珊瑚苷元 -3-*O*-β-D- 吡喃欧洲夹竹桃糖基 -(1 → 4)-β-D- 吡喃夹竹桃糖基 -(1 → 4)-β-D- 吡喃加拿大麻糖苷
sappanin　苏木素	sarcostins Ⅰ～Ⅳ　肉珊瑚苷元 Ⅰ～Ⅳ
sappanol　苏木酚 (苏木醇)	sarcovagenine C　海南野扇花宁 C
sappanone A　苏木酮 A	sarcovagines A ～ D　海南野扇花碱 A ～ D
sappanone B [3-(3′, 4′-dihydroxybenzyl)-3, 7-dihydroxy-chroman-4-one]　苏木酮 B [3-(3′, 4′- 二羟苄基)-3, 7- 二羟基 -4- 色原烷酮]	sargachromenol　马尾藻色烯酚
sapriolactone　红根草内酯	sarganin　马尾藻素
saprionide　红根草酸酐	sargasals Ⅰ, Ⅱ　马尾藻醛 Ⅰ、Ⅱ
sapriorthoquinone　红根草邻醌	sargassan　马尾藻多糖
sapriparaquinone　红根草对醌	sargencuneside　红藤苷
saprirearine　红根草灵	sargentodoside D　大血藤木脂素苷 D
saprosmosides A ～ F　染木树苷 A ～ F	sargentol　大血藤醇
sapxanthone　麦蓝菜𠮿酮	sarhamnoloside　西非羊角拗鼠李糖苷
sarachine　萨拉茄碱	saricandin　镰孢假丝霉素
saracodine　野扇花定	saringosterol　马尾藻甾醇 (大褐马尾藻甾醇)
saracosine　野扇花碱	sarisan (asaricin)　细辛醚
sarasinosides A_1 ～ A_3, B_1 ～ B_3, C_1 ～ C_3　萨拉西诺苷 A_1 ～ A_3、B_1 ～ B_3、C_1 ～ C_3	sarmenosides Ⅴ～Ⅶ　垂盆草黄酮苷 Ⅴ～Ⅶ
sarcabosides A, B　草珊瑚宝苷 A、B	sarmentamides A ～ C　假蒟酰胺 A ～ C
sarcaglabdiol A　草珊瑚二醇 A	sarmentine　假蒟亭碱
sarcaglabetone A　草珊瑚酮 A	sarmentogenin　沙门苷元
sarcaglabosides A ～ J　草珊瑚苷 (肿节风苷、草珊瑚内酯) A ～ J	sarmentogenin-3-*O*-6′-deoxy-β-D-allosyl-α-L-rhamnoside　沙门苷元 -3-*O*-6′- 脱氧 -β-D- 阿洛糖基 -α-L- 鼠李糖苷
sarcandracoumarin　草珊瑚香豆素	sarmentogenin-3-*O*-6′-deoxy-β-D-guloside　沙门苷元 -3-*O*-6′- 脱氧 -β-D- 古洛苷
sarcandrones A ～ D　草珊瑚琼酮 A ～ D	sarmentogenin-3-*O*-D-digitaloside　沙门苷元 -3-*O*-D- 毛地黄糖苷
sarcanolides A, B　草珊瑚醇内酯 A、B	sarmentogenin-3-*O*-D-glucosyl-D-digitaloside　沙门苷元 -3-*O*-D- 葡萄糖基 -D- 毛地黄糖苷
sarcococca base　野扇花属碱	sarmentogenin-3-*O*-D-glucosyl-L-diginoside　沙门苷元 -3-*O*-D- 葡萄糖基 -L- 脱氧毛地黄糖苷
sarcodinine (irehdiamine Ⅰ, kurchessine)　撒扣啶宁碱 (克杞星、苦尔新宁碱)	sarmentogenin-3-*O*-D-glucosyl-L-oleandroside　沙门苷元 -3-*O*-D- 葡萄糖基 -L- 欧洲夹竹桃糖苷
sarcodonins α, γ　白孢肉齿菌素 α 、γ	
sarcolactic acid (L-lactic acid, α-hydroxypropanoic acid, 2-hydroxypropanoic acid)　肌乳酸 (L- 乳酸、α- 羟基丙酸、2- 羟基丙酸)	
sarcomeginal　极大叶肉蜜茱萸醛	
sarcoplasmic protein (myogen)　肌浆蛋白	
sarcosine　肌氨酸	

sarmentogenin-3-*O*-α-rhamnoside 万年青苷甲	
sarmentogenin-α-L-rhamnoside 沙门苷元 -α-L- 鼠李糖苷	
sarmentoic acid 垂盆草酸	
sarmentolin 垂盆草素	
sarmentologenin-3-*O*-6-deoxy-L-taloside (sarmentoloside) 沙门洛苷元 -3-*O*-6- 脱氧 -L- 塔洛糖苷 (沙门洛苷、西非羊角拗苷)	
sarmentologenin-3-*O*-6′-deoxy-β-D-alloside 沙门洛苷元 -3-*O*-6′- 脱氧 -β-D- 阿洛糖苷	
sarmentologenin-3-*O*-6′-deoxy-β-D-guloside 沙门洛苷元 -3-*O*-6′- 脱氧 -β-D- 古洛糖苷	
sarmentologenin-3-*O*-L-rhamnoside 沙门洛苷元 -3-*O*-L- 鼠李糖苷	
sarmentoloside (sarmentologenin-3-*O*-6-deoxy-L-taloside) 沙门洛苷 (西非羊角拗苷、沙门洛苷元 -3-*O*-6- 脱氧 -L- 塔洛糖苷)	
sarmentols A ～ G 垂盆草醇 (垂盆醇) A ～ G	
sarmentomicine 假蒟米辛	
D-sarmentose D- 沙门糖	
sarmentose 沙门糖	
sarmentosides A ～ E 沙门苷 A ～ E	
sarmentosigenin A-3β-*O*-α-L-rhamnoside 沙门西苷元 A-3β-*O*-α-L- 鼠李糖苷	
sarmentosigenin-3-*O*-6′-deoxy-β-D-alloside 沙门西苷元 -3-*O*-6′- 脱氧 -β-D- 阿洛糖苷	
sarmentosigenin-3-*O*-6′-deoxy-β-D-guloside 沙门西苷元 -3-*O*-6′- 脱氧 -β-D- 古洛糖苷	
sarmentosigenin-3-*O*-α-L-rhamnoside 沙门西苷元 -3-*O*-α-L- 鼠李糖苷	
sarmentosin 垂盆草苷	
sarmentosin epoxide 垂盆草苷环氧化物	
sarmentosine 假蒟碱	
sarmentosumins A ～ D 假蒟素 A ～ D	
sarmentosumols A ～ F 假蒟酚 A ～ F	
sarmutogenin 沙木苷元	
sarmutogenin-3-*O*-D-digitaloside 沙木苷元 -3-*O*-D- 毛地黄糖苷	
sarmutogenin-3-*O*-D-glucosyl-L-diginoside 沙木苷元 -3-*O*-D- 葡萄糖基 -L- 脱氧毛地黄糖苷	
sarmutogenin-3-*O*-D-glucosyl-L-oleandroside 沙木苷元 -3-*O*-D- 葡萄糖基 -L- 欧洲夹竹桃糖苷	
sarmutoside 沙木苷	
saroaspidins A ～ C 帚三叉蕨素 (田基黄绵马素) A ～ C	
sarolactone 地耳草内酯	
saropeptate 地耳草酯	
saropyrone 地耳草吡酮	
sarothamnine 帚木碱	
sarothamnoside 金雀花属苷	
sarothralens A ～ D 田基黄棱素 A ～ D	
sarothralin 田基黄灵素 (沙诺赛林)	
sarothralin G 田基黄灵素 G	
sarothranol 田基黄酚	
sarpagine (raupine) 蛇根精 (萨杷晋碱)	
sarracenin 瓶子草素	
sarracine 瓶草千里光碱 (瓶千里光碱)	
sarracinic acid 瓶草酸	
sarsaparilloside 原洋菝葜皂苷	
sarsapogenone 菝葜皂苷元酮	
sarsasapogenin (parigenin) 洋菝葜皂苷元 (知母皂苷元、萨洒皂苷元)	
sarsasapogenin-3-*O*-4-rhamnosyl sophoroside 洋菝葜皂苷元 -3-*O*-4- 鼠李槐糖苷	
sarsasapogenone 萨洒皂苷元酮	
sarusubine A 南紫薇宾碱 A	
sasanguasaponin 油茶皂苷	
sasanquin 茶梅素	
sasanquol 茶梅醇	
(–)-sativan (–)- 紫苜蓿烷	
sativan 紫苜蓿烷 (紫苜蓿异黄烷)	
sativanone 紫苜蓿烷酮	
(3*R*)-sativanone (3*R*)- 紫苜蓿烷酮	
sativen 洒惕烯	
sativene 麦根腐烯 (小麦长蠕孢烯、苜蓿烯)	
sativene epoxide 麦根腐烯环氧化物	
cis-sativenediol 顺式 - 表根腐烯二醇	
sativin 蒜头素	
sativol 苜蓿二酚	
sativosides B_1, C, R_1, R_2 大蒜苷 B_1、C、R_1、R_2	
satratoxin H-12′-acetate 葡萄穗霉毒素 H-12′- 乙酸酯	
satratoxin H-13′-acetate 葡萄穗霉毒素 H-13′- 乙酸酯	
(–)-saucerneol (–)- 三白草醇	

(7″R, 8″S)-saucerneol (7″R, 8″S)- 三白草醇
(–)-(7″R, 8″R)-saucerneol J (–)-(7″R, 8″R)- 三白草醇 J
(–)-saucerneol methyl ether (–)- 三白草醇甲醚
saucerneols A ～ K 三白草醇 (美洲三白草醇) A ～ K
saucernetin 三白脂素 (三白草脂素、三白草亭)
(+)-saucernetin (+)- 三白脂素 [(+)- 三白草亭]
saucernetin diol 三白草亭二醇
(+)-saucernetindiol (+)- 萨吾瑟亭二醇
sauchinone 三白脂酮 (三白草酮)
sauchinone A 三白脂酮 A (三白草酮 A)
saundersiosides A ～ H 桑德斯苷 A ～ H
saupirin 风毛菊内酯素
saurin 美花风毛菊内酯
saurine 风毛菊素
sauriols A, B 三白草酚 A、B
sauristolactam 三白草马兜铃内酰胺
saurolactam 三白草内酰胺
sauroposide 守宫木苷
sauroxine 三白石松星
saurucinols A ～ K 三白草新醇 A ～ K
saurufuran A 三白草呋喃 A
saurufurins A ～ D 三白草呋灵 A ～ D
saurulignans A ～ E 三白草木脂素 A ～ E
saurunarin 三白草纳灵
saururine 三白石松碱
(+)-saururinone (+)- 三白草灵酮
saururins A, B 三白草素 A、B
saurusine B 三白脂 B
sausinlactones A ～ C 雪莲花内酯 A ～ C
saussurea flavone glycosides A_1 ～ A_5 雪莲黄酮苷 A_1 ～ A_5
saussurea lactone 风毛菊内酯 (云木香内酯)
saussurea lactone-10-*O*-β-D-glucopyranoside 风毛菊内酯 -10-*O*-β-D- 吡喃葡萄糖苷
saussurea polysaccharide 雪莲多糖
saussureal 木香萜醛
saussureamines A ～ C 云木香胺 A ～ C
saussureanines A ～ E 木香萜胺 A ～ E
saussurenoside 风毛菊诺苷
saussureosides A, B 风毛菊苷 A、B
saussurine 风毛菊碱
sauvissimoside R_1 甜茶皂苷 R_1
savasides A ～ E 绵毛鹿茸草苷 A ～ E
savatisides A ～ E 沙氏鹿茸草苷 A ～ E
savinin (hibalactone) 洒维宁 (盾叶扁柏内酯、海波赖酮)
sawamilletin (crusgallin) 稗草素
saxalin 石当归素 (高山芹素)
saxalin acetate 石当归素乙酸酯
saxatilic acid 石地衣酸
saxdorphin (suksdorfin) 苏氏狭缝芹素 (苏克斯多芬、北美前胡素)
saxicolaline A 石生黄堇碱 A
saxifragifolins A ～ D 喉咙草素 A ～ D
saxifragin 虎耳草苷
saxitoxin 石房蛤毒素 (甲藻毒素、哈蚌毒素)
scabequinone 粗糙莎草醌
scaberoside B_6 methyl ester 东风菜苷 B_6 甲酯
scaberosides A_1 ～ A_4, B_1 ～ B_9, Ha ～ Hi 东风菜苷 A_1 ～ A_4、B_1 ～ B_9、Ha ～ Hi
scabertopin 地胆草种内酯
scabiosaponins A ～ K 蓝盆花皂苷 A ～ K
scabiosides A ～ G 黄花败酱皂苷 A ～ G
scabranol 龙胆草醇
scabrasterone 粗糙牡荆甾酮
scabrine 糙赛菊芋碱
scabrogenin 卯花苷元
α-scabrogenin α- 卯花苷元
β-scabrogenin β- 卯花苷元
scabrol A 糙叶败酱酚 A
scabronines B ～ E 粗糙肉齿菌素 B ～ E
scabroside 卯花苷
scabrosidol 卯花醇
scaconine 花亭乌头宁
scaconitine 花葶乌头碱
scambubioside 接骨双苷
scammonins Ⅰ, Ⅱ 打碗花素 Ⅰ、Ⅱ
scanbrans G3 ～ G5 卯花烷 G_3 ～ G_5

scandenolide	攀援假泽兰内酯(藤薇甘菊内酯)
scandenone (warangalone)	攀登鱼藤酮(攀登鱼藤异黄酮)
scandine	攀援山橙碱
scandine N_b-oxide	攀援山橙碱 N_b- 氧化物
scandoside	鸡屎藤次苷
scandoside methyl ester (feretoside)	鸡屎藤次苷甲酯
scapiformolactones A ~ I	地埂鼠尾草内酯 A ~ I
scarlet 808	808 猩红
scatole (skatole, 3-methylindole)	粪臭素 (3- 甲基吲哚)
sceleratine	辣千里光碱
schaftoside (apigenin-6-*C*-β-D-glucopyranoside-8-*C*-α-L-arabinopyranoside)	夏佛塔苷(夏佛托苷、旱麦草碳苷、斯卡夫碳苷、夏佛塔雪轮苷、芹菜素 -6-*C*-β-D- 吡喃葡萄糖苷 -8-*C*-α-L- 吡喃阿拉伯糖苷)
scheffarbosides A ~ D	鹅掌藤苷 A ~ D
schefflerins A ~ G	鹅掌藤素 A ~ G
schefflesides A ~ H	鹅掌柴萜苷 A ~ H
scheffoleosides A ~ F	鹅掌柴油酸苷 A ~ F
schekwangsienin	广西鹅掌柴素
schekwangsiensides A ~ G	广西鹅掌柴苷 A ~ G
schelhammera alkaloids A, B	谢汉墨属碱 A、B
schelhammeridine	谢汗莫次碱
schelhammerin	谢汗莫碱
schensianol A	陕西卫矛醇 A
schiarisanrin D	阿里山五味子素 D
(25S)-schidigera saponin D5	(25S)- 莫哈夫丝兰皂苷 D5
schidigera saponins A_1, A_2, C_1, F_2	莫哈夫丝兰皂苷(丝兰皂苷)A_1、A_2、C_1、F_2
schidigeragenin A	莫哈韦丝兰皂苷元 A
schiffnerones A, B	肯氏樫木酮(爪哇酮)A、B
schimawalins A, B	西南木荷素 A、B
schimperinone	3β, 28- 二羟基 -16- 氧亚基 -12- 齐墩果烯
schindilactone A	五味子达二内酯 A
schinicoumarin	青花椒香豆素
schinifoline (*N*-methyl-2-heptyl-4-quinolinone)	青花椒碱 (*N*- 甲基 -2- 庚基 -4- 喹啉酮)
schinifolisatin A	青花椒萨亭 A
schinilenols Ⅰ, Ⅱ	青椒烯醇Ⅰ、Ⅱ
schininallylol	青花椒烯丙醇
schinindiol	青椒二醇
schintrilactones A ~ D	五味子三内酯 A ~ D
schirubrisin B	五味子红素
schisanbilactone A	五味子巴二内酯 A
schisanchinin A	五味子苷 A
schisandlignans A ~ D	五味子木酚甲素~丁素
schisandrin (schizandrin, schisandrol A)	五味子素(五味子醇甲、五味子醇 A)
γ-schisandrin (schisandrin B)	γ- 五味子素 (γ- 五味子乙素、五味子素 B)
schisandrin A (wuweizisu A, schizandrin A, deoxyschizandrin, deoxyschisandrin)	五味子甲素(五味子素 A、脱氧五味子素)
schisandrin B (γ-schisandrin)	五味子素 B (γ- 五味子乙素、γ- 五味子素)
schisandrins (wuweizisus, schizandrins) A ~ C	五味子甲素~丙素(五味子素 A ~ C)
schisandrol A (schizandrin, schisandrin)	五味子醇甲(五味子醇 A、五味子素)
schisandrols (wuweizichuns) A, B	五味子醇甲、乙(五味子醇 A、B)
schisandrone	五味子酮(华中五味子酮)
schisandronic acid (schizandronic acid, ganwuweizic acid)	五味子酸(甘五味子酸)
schisandronol	五味子酮醇
schisandronol-8, 13β-oxide	五味子酮醇 -8, 13β- 氧化物
schisanhenol	五味子酚(翼梗五味子酚)
schisanhenol acetate	五味子酚乙酸酯
schisanhenol B	五味子酚乙
schisanhenric acid	翼梗五味子酸
schisanhenrin	翼梗五味子酯(翼梗五味子精)
schisanlactones A ~ F	五味子内酯 A ~ F
schisanlignaol D	五脂醇 D
schisanlignones A ~ E	五脂酮 A ~ E
schisantherins (wuweizi esters) A ~ E	五味子酯甲~戊(华中五味子酯 A ~ E)
schisantherins J ~ O	五味子酯 J ~ O
schisanwilsonins A ~ H	鹤庆五味子甲素~辛素
schismoside	裂果草苷
schiviridin A	绿叶五味子素 A
schiwallin	红木荷皂苷

schizandrin (schisandrin, schisandrol A) 五味子素 (五味子醇甲、五味子醇 A)	scillaren A 海葱苷甲
schizandrin A (wuweizisu A, schisandrin A, deoxyschizandrin, deoxyschisandrin) 五味子甲素 (五味子素 A、脱氧五味子素)	scillarenin 海葱苷元
schizandrins (schisandrins, wuweizisus) A ~ C 五味子甲素~丙素 (五味子素 A ~ C)	scillasaponins A ~ G 海葱皂苷 A ~ G
schizandriside 黑色五味子单体苷	scillascillin 绵枣儿素
schizandronic acid (schisandronic acid, ganwuweizic acid) 五味子酸 (甘五味子酸)	scillascillosides D-1, D-2, E-1 ~ E-5, G-1 绵枣儿糖苷 D-1、D-2、E-1 ~ E-5、G-1
schizanrins A ~ E 五味子灵 A ~ E	scillatriose 海葱三糖
schizoflavins Ⅰ, Ⅱ 裂褶菌黄素Ⅰ、Ⅱ	scilliglaucoside 绿海葱苷
schizolaenones A ~ C 猬草烯酮 A ~ C	scilliglaucosidin-3-one 绿海葱苷元 -3- 酮
schizonepetosides A ~ E 裂叶荆芥苷 A ~ E	scilliphaeosidin-3-*O*-β-D-glucopyranosyl-(1 → 2)-L-rhamnopyranoside 绵枣儿菜豆苷元 -3-*O*-β-D- 吡喃葡萄糖基 -(1 → 2)-L- 吡喃鼠李糖苷
schizonodiol 裂叶荆芥二醇 (荆芥二醇)	scilliroside 红海葱苷
schizonol 裂叶荆芥醇 (裂叶荆芥一醇、荆芥醇)	scillitol 海蒽醇
schizopeptin 791 裂须藻肽 791	(±)-(*E*)-scirpusin A (±)-(*E*)- 荆三棱素 A
schizostatin 裂褶菌制素 (裂褶菌素)	scirpusins A, B 荆三棱素 A、B
schizotenuin A 裂叶荆芥素 (荆芥素) A	sclareapinone 南欧派酮
schizotrin A 裂须藻素 A	sclarene 欧丹参烯
schkuhrins Ⅰ, Ⅱ 史库菊素Ⅰ、Ⅱ	sclareol 香紫苏醇 (欧丹参醇、硬尾醇)
schleicheols 1, 2 柄果木醇 1、2	(3a*R*)-(+)-sclareolide (3a*R*)-(+)- 欧丹参内酯
schleicherastatins 1 ~ 7 柄果木斯泰汀 1 ~ 7	sclareolide 香紫苏内酯 (欧丹参内酯)
schnabepeptide 四棱草肽	scleramide 菌核曲霉酰胺
schobericine 大白刺辛	sclerocarpic acid 硬果沟瓣酸
schoberidine 大白刺定	(–)-sclerodin (–)- 枯梢菌素 [(–)- 核盘菌亭]
schoberine 大白刺碱	sclerosporin 果生核盘菌素
schoenopolides A ~ C 水葱内酯 A ~ C	scolymoside (luteolin-7-*O*-rutinoside) 洋蓟糖苷 (菜蓟莫苷、木犀草素 -7-*O*- 芸香糖苷)
scholaricine 灯台树次碱	scopadiol 野甘草属二醇
schomburgbiphenyl 斯氏木荚藤黄双苯素	scopadiol decanoate 野甘草属二醇癸酸酯
schothenol glucoside 肖顿醇葡萄糖苷	scopadulcic acids A ~ C 野甘草西酸 (野甘草甜酸) A ~ C
schottenol 肖特醇	scopadulciol 野甘草西醇
schottenol (24α/*R*-stigmast-7-enol) 24α/*R*- 豆甾 -7- 烯醇	scopadulin 野甘草素 (野甘草林素、野甘草都林)
schweinfurthins A, B 施魏因富特血桐素 A、B	scopaline 鹤乌碱
sciadonic acid (5, 11, 14-eicosatrienoic acid) 金松酸 (5, 11, 14- 二十碳三烯酸)	scopanolal 野甘草拉醛
sciadopitysin 金松双黄酮	scoparal 滨蒿醛
scillabiose 绵枣儿二糖	scoparic acids A ~ D 野甘草属酸 A ~ D
scillanolide 海葱甾	scoparin (scoparoside) 金雀花素 (扫帚黄素、金雀花苷)
scillanosides L-1, L-2 绵枣儿苷 L-1、L-2	scoparin-2″-*O*-glucoside 金雀花素 -2″-*O*- 葡萄糖苷
scillarabiose 海葱二糖	scoparin-2″-*O*-xyloside 金雀花素 -2″-*O*- 木糖苷
	scoparinol 野甘草属醇

scoparone (aesculetin dimethyl ether, 6, 7-dimethoxycoumarin) 滨蒿内酯 (七叶树内酯二甲醚、二甲基七叶苷元、七叶亭二甲醚、6, 7- 二甲氧基香豆素、蒿属香豆精、马栗树皮素二甲醚)

scoparoside (scoparin) 金雀花苷 (扫帚黄素、金雀花素)

scopine 莨菪品碱 (莨菪品、东莨菪品碱、莨菪内酯)

α-scopodonnine α- 东莨菪宁碱

β-scopodonnine β- 东莨菪宁碱

scopodrimol A 东莨菪辛辣木醚 A

scopofarnol 东莨菪金合欢醚

scopolamine (hyoscine) 东莨菪碱 (莨菪胺、天仙子碱)

L-scopolamine (L-hyoscine) L- 莨菪胺 (L- 东莨菪碱)

scopolamine butylbromide (butylscopolammonium bromide) zwl127 丁溴酸东莨菪碱 (丁溴酸东莨菪碱)

scopolamine hydrobromide (hyoscine hydrobromide) 氢溴酸莨菪胺 (氢溴酸东莨菪碱)

scopoletin (scopoletol, 6-methoxyumbelliferone, 7-hydroxy-6-methoxycoumarin, gelseminic acid, escopoletin) 东莨菪内酯 (东莨菪素、东莨菪亭、6- 甲氧基伞形酮、7- 羟基 -6- 甲氧基香豆素、钩吻酸)

scopoletin methyl ether 东莨菪内酯甲醚

scopoletin-7-*O*-α-L-rhamnopyranosyl-(1 → 6)-β-D-glucopyranoside 东莨菪内酯 -7-*O*-α-L- 吡喃鼠李糖基 -(1 → 6)-β-D- 吡喃葡萄糖苷

scopoletin-7-*O*-β-D-apiofuranosyl-(1 → 6)-β-D-glucopyranoside 东莨菪内酯 -7-*O*-β-D- 呋喃芹糖基 -(1 → 6)-β-D- 吡喃葡萄糖苷

scopoletin-7-*O*-β-D-galactopyranoside 东莨菪内酯 -7-*O*-β-D- 吡喃半乳糖苷

scopoletin-7-*O*-β-D-glucopyranoside 东莨菪内酯 -7-*O*-β-D- 吡喃葡萄糖苷

scopoletin-7-*O*-β-D-xylopyranosyl-(1 → 6)-β-D-glucopyranoside 东莨菪内酯 -7-*O*-β-D- 吡喃木糖基 -(1 → 6)-β-D- 吡喃葡萄糖苷

scopoletin-β-D-glucopyranoside 东莨菪内酯 -β-D- 吡喃葡萄糖苷

scopoletol (scopoletin, escopoletin, 6-methoxyumbelliferone, 7-hydroxy-6-methoxycoumarin, gelseminic acid) 东莨菪素 (东莨菪内酯、东莨菪亭、6- 甲氧基伞形酮、7- 羟基 -6- 甲氧基香豆素、钩吻酸)

scopolin (scopoloside) 东莨菪苷

scopoline 异东莨菪醇 (莨菪林、莨菪灵、东莨菪林碱)

scopoloside (scopolin) 东莨菪苷

scoposides A ～ E 扫帚聚首花苷 A ～ E

scordinines (scordinins) A_1 ～ A_3, B_1 ～ B_3 葫蒜素 A_1 ～ A_3、B_1 ～ B_3

scordinins (scordinines) A_1 ～ A_3, B_1 ～ B_3 葫蒜素 A_1 ～ A_3、B_1 ～ B_3

scormin 葫蒜肽

scorodioside 蒜头玄参苷 (香蜂花叶玄参苷)

scorodose 大蒜糖

scortechinones A, B 斯科尔泰基尼藤黄酮 A、B

scorzocreticoside Ⅰ 克里特鸦葱苷 Ⅰ

scorzoneric acid 鸭葱酸

scorzonerin 鸭葱素

scorzonerosides A ～ C 红柴胡苷 A ～ C

scorzoside 鸦葱苷

scotanamide 山莨菪酰胺

(–)-scoulerine (–)- 斯氏紫堇碱

DL-scoulerine (aurotensine) 斯氏紫堇碱 (金黄紫堇碱)

β-scoulerine methohydroxide β- 斯氏紫堇碱甲羟化物

scrocaffesides A ～ C 胡黄连咖啡酸苷 A ～ C

scrodentoids A ～ E 齿叶玄参萜 A ～ E

scrodentoside A 齿叶玄参苷 A

scrokoelzisides A, B 科兹玄参苷 A、B

scroneosides A, B 胡黄连新苷 A、B

scrophenoside C-7-ethyl ether 胡黄连酚苷 C-7- 乙醚

scrophenosides A ～ F 胡黄连酚苷 A ～ F

scrophularianines A ～ C 玄参宁碱 (玄参碱) A ～ C

scrophularianoids A, B 玄参萜 A、B

scrophularin 玄参素

scrophularioside 玄参奥苷

scrophulninoside A 玄参萜苷 A

scrophulosides A ～ D 胡黄连洛苷 (玄参洛苷) A ～ D

scrophuside 玄参夫苷

scropoliosides A ～ D 玄参利苷 (玄参波利苷、土可玄参苷) A ～ D

scroside D 藏黄连苷 D

scrosides A ～ I 胡黄连醇苷 A ～ I

scrovalentinoside 玄参瓦伦丁苷

scubatines A ～ F 半枝莲萜素 A ～ F

sculezonones A, B 斯库勒佐酮 A、B

sculponeatas A, B 黄花香茶菜甲素、乙素

sculponeatins A ～ J 黄花香茶菜素 A ～ J

sculponiside	黄花香茶菜苷
scupoletia	胡萝卜苷木糖东莨菪素
scupolin Ⅰ	多齿黄芩素Ⅰ
scutalbin A	白黄芩素 A
scutaltisin	高黄芩辛
scuteamoenin	滇黄芩新素
scuteamoenoside	滇黄芩新苷
scutebaicalin	黄芩林素
scutebarbatines A ～ Z	半枝莲新碱 A ～ Z
scutebatas A ～ Z, A_1 ～ C_1	半枝莲萜 A ～ Z、A_1 ～ C_1
scutecolumnin C	哥伦黄芩素 C
scutegalerins A, B	盔状黄芩灵 A、B
scutegalin A	盔状黄芩素 A
scutehenanines A ～ H	河南半枝莲碱 A ～ H
scutelinquanines A ～ D	临泉半枝莲碱 A ～ D
scutellarein (6-hydroxyapigenin)	高山黄芩素 (野黄芩素、高黄芩素、6- 羟基芹菜素)
scutellarein rhamnoside (sorbarin)	高山黄芩素鼠李糖苷 (珍珠梅素、珍珠梅属苷)
scutellarein tetramethyl ether	高山黄芩素四甲醚
scutellarein-5-galactoside	高山黄芩素 -5- 半乳糖苷
scutellarein-6-methyl ether (hispidulin, dinatin)	高山黄芩素 -6- 甲醚 (高车前素、高车前苷元、粗毛豚草素、地纳亭、洋地黄次黄酮、毛花毛地黄亭)
scutellarein-6-*O*-[2-*O*-feruloyl-β-D-glucuronopyranosyl-(1→2)-*O*-β-D-glucuronopyranoside]	高山黄芩素 -6-*O*-[2-*O*- 阿魏酰基 -β-D- 吡喃葡萄糖醛酸基 -(1 → 2)-*O*-β-D- 吡喃葡萄糖醛酸苷
scutellarein-7-*O*-diglucuronide	高山黄芩素 -7-*O*- 二葡萄糖醛酸苷
scutellarein-7-*O*-glucuronide (scutellarin)	高山黄芩素 -7-*O*- 葡萄糖醛酸苷 (高山黄芩苷、野黄芩苷、高黄芩苷、灯盏花乙素)
scutellarein-7-*O*-α-L-rhamnopyranoside	高山黄芩素 -7-*O*-α-L- 吡喃鼠李糖苷
scutellarein-7-*O*-β-D-glucopyranoside	高山黄芩素 -7-*O*-β-D- 吡喃葡萄糖苷
scutellarein-7-*O*-β-D-glucoside	高山黄芩素 -7-*O*-β-D- 葡萄糖苷
scutellarein-7-*O*-β-D-glucuronide methyl ester	高山黄芩素 -7-*O*-β-D- 葡萄糖醛酸苷甲酯
scutellarein-7-*O*-β-glucuronamide	高山黄芩素 -7-*O*-β- 葡萄糖醛酰胺
scutellarein-7-rutinoside	高山黄芩素 -7- 芸香糖苷
scutellaric acid	半枝莲酸
scutellarin (scutellarein-7-*O*-glucuronide)	高山黄芩苷 (野黄芩苷、高黄芩苷、灯盏花乙素、高山黄芩素 -7-*O*- 葡萄糖醛酸苷)
scutellarin methyl ester	高山黄芩苷甲酯
scutellariosides A ～ F	韩信草苷 A ～ F
scutellin A	黄芩萜素 A
scutellones A ～ I	黄芩内酯 (黄芩酮、半枝莲二萜) A ～ I
scutequinone	五彩苏醌
scuterivulactones A ～ D	半枝莲内酯 A ～ D
scutevulin	半枝莲素
scutianine C	斯枯替宁 C
scutolides A ～ L	半枝莲酯 A ～ L
scycheuene	车烯
scyllitol (scylloinositol, cocositol)	鲨肌醇 (青蟹肌醇)
scylloinositol (scyllitol, cocositol)	鲨肌醇 (青蟹肌醇)
scymnol sulfate	鲨胆甾醇硫酸酯
(+)-scytalone	(+)- 小柱孢酮
scytalone	柱霉酮
sebacic acid (decanedioic acid)	癸二酸
sebiferic acid	乌桕酸
sebiferine	潺槁木姜子灵
sebiferone	乌桕脂酮
seboehausine	石椒草碱
secaclavine (chanoclavine)	裸麦角碱
secalonic acids A ～ D	黑麦酮酸 A ～ D
meso-secoisolariciresinol	内消旋 - 开环异落叶松脂素
secretin	胰泌素
secu′amamine A	奄美一叶萩胺 A
securigran Ⅰ	蝉翼藤兰素Ⅰ
securinegine	一叶萩精
securinine	一叶萩碱 (叶底珠碱)
securinitine	一叶萩亭
securinol C picrate	一叶萩醇 C 苦味酸盐
securinols A ～ C	一叶萩醇 (一叶萩碱醇) A ～ C
securiosides A, B	蝉翼藤苷 A、B
securiphenones A, B	蝉翼藤酚酮 A、B
securisteroside	蝉翼藤甾苷

securiterpenoside 蝉翼藤萜苷 (蝉翼藤萜酸苷)

securitinine (methoxyallosecurinine) 一叶萩宁碱 (甲氧基别一叶萩碱)

securixansides B, C 蝉翼藤屾酮苷 B、C

DL-sedamine DL- 景天胺

sedacins A, B 景天三七素 A、B

L-sedamine L- 景天胺

sedamine 景天胺

sedanenolide (senkyunolide A, 3-*n*-butyl-4, 5-dihydrophthalide) 芹菜烯内酯 (洋川芎内酯 A、3- 正丁基 -4, 5- 二氢苯酞)

sedanolide 芹菜内酯 (瑟丹内酯)

sedanonic acid 瑟丹酮酸 (瑟丹酸)

sedanonic acid lactone 瑟丹酮酸内酯

L-sedinine L- 景天宁

sedinine (sedinin) 景天宁

sedinone 景天酮

α-sedoheptitol α- 多汁乳菇醇

sedoheptulode anhydride 塞德普洛酸酐

sedoheptulosan 景天庚酮聚糖

sedoheptulose 景天庚酮糖 (景天庚糖)

sedridin 景天定

sedumosides A ～ D, A_1 ～ A_3, E_1 ～ E_3, F_1, F_2 垂盆草萜 (垂盆草香波龙苷) A ～ G、A_1 ～ A_3、E_1 ～ E_3、F_1、F_2

segetalins A ～ H 王不留行素 (王不留行环肽) A ～ H

segetosides A ～ F 王不留行苷 A ～ F

seguiniilactones A ～ C 藤状火把花内酯 A ～ C

seguinoside K-4-methyl ether 密花树酚苷 K-4- 甲醚

seguinosides A ～ K 密花树酚苷 (赛昆铁仔苷) A ～ K

sekikaic acid (parmatic acid) 石花酸

sekisanine 瑟奇萨宁

sekisanoline 瑟奇萨宁林碱

sekishone (2, 4, 5-trimethoxyallyl benzene, γ-asarone) 石菖醚 (2, 4, 5- 三甲氧基烯丙基苯、γ- 细辛脑)

selacholeic acid [(15*Z*)-tetracosenoic acid] 鲨鱼酸 [(15*Z*)-二十四烯酸]

selachyl alcohol 鲨油醇

selagin 小杉兰素 (卷柏石松素)

selagine (huperzine A) 卷柏石松碱 (石杉碱 A、亮石松碱、卷柏状石松碱)

selaginellins A ～ M 卷柏素 A ～ M

selaginose 卷柏糖

selane 硒烷

4-selanyl benzoic acid 4- 硒代苯甲酸

4-(selanyl carbonyl) benzoic acid 4-(氢硒基羰基) 苯甲酸

selena 硒杂

selenanthrene 二硒杂蒽

selenite 亚硒酸盐

selenium 硒

selenobenzoic acid 苯硒代甲酸

selenocyanate 硒氰酸酯 (硒氰酸盐)

L-selenocystathionine L- 丙氨酸丁氨酸硒醚

selenocysteine 硒代半胱氨酸

4-(selenoformyl) benzoic acid 4-(硒代甲酰基) 苯甲酸

4-(selenoformyl) cyclohex-1-carboxylic acid 4-(硒代甲酰基) 环己 -1- 甲酸

4-[(*OSe*-selenohydroperoxy) methyl]benzoic acid 4-[(*OSe*- 硒代过羟基) 甲基] 苯甲酸

selenophene 硒吩

3-selenopropanoic acid 3- 硒酸基丙酸

selenoxanthene 硒杂蒽

4-(3-selenoxobutyl) benzoic acid 4-(3- 硒亚基丁基) 苯甲酸

selerotin 巩膜质

selina-11-en-4-α-ol 蛇床 -11- 烯 -4-α- 醇

(–)-selina-3, 11-dien-14-al (–)- 蛇床 -3, 11- 二烯 -14- 醛

(–)-selina-3, 11-dien-14-oic acid methyl ester (–)- 蛇床 -3, 11- 二烯 -14- 酸甲酯

(+)-selina-3, 11-dien-9-ol (+)- 蛇床 -3, 11- 二烯 -9- 醇

selina-3, 11-dien-9-ol 蛇床 -3, 11- 二烯 -9- 醇

(–)-selina-3, 11-dien-9-one (–)- 蛇床 -3, 11- 二烯 -9- 酮

selina-3, 11-dien-9-one 蛇床 -3, 11- 二烯 -9- 酮

selina-3, 7 (11)-dien-8-one 蛇床 -3, 7 (11)- 二烯 -8- 酮

selina-3, 7 (11)-diene 蛇床 -3, 7 (11)- 二烯

selina-4 (14), 7 (11)-dien-8-one 蛇床 -4 (14), 7 (11)- 二烯 -8- 酮

selina-4 (15), 7 (11)-diene 蛇床 -4 (15), 7 (11)- 二烯

(+)-selina-4, 11-dien-14-al (+)- 蛇床 -4, 11- 二烯 -14- 醛

(+)-selina-4, 11-dien-14-oic acid methyl ester (+)- 蛇床 -4, 11- 二烯 -14- 酸甲酯

selina-6-en-4-ol 蛇床 -6- 烯 -4- 醇
selinadiene 蛇床二烯
3, 7 (11)-selina-diene 3, 7 (11)- 芹子二烯
selinane 蛇床烷
selinatriene 蛇床三烯
7 (11)-selinen-4-ol 7 (11)- 芹子烯 -4- 醇
selinene 芹子烯 (蛇床烯)
α-selinene α- 芹子烯 (α- 蛇床烯)
β-selinene β- 芹子烯 (β- 蛇床烯)
γ-selinene γ- 芹子烯 (γ- 蛇床烯)
δ-selinene δ- 芹子烯 (δ- 蛇床烯)
η-selinene η- 芹子烯 (η- 蛇床烯)
α-selinenol α- 蛇床烯醇
β-selinenol β- 蛇床醇
selinidin 丝立尼亭
selligueain A 脩蕨素 A
Se-methyl selenomethionine 硒甲基硒代蛋氨酸
Se-methyl-L-selenocysteine 硒甲基 -L- 硒基半胱氨酸
semialactone 半翅盐肤木内酯
semialaetic acid 半翅盐肤木酸
semialatic acid 盐肤木酸
semialkaline protease 蜂蜜曲霉蛋白酶
(*Z*)-semiaquilegin (*Z*)- 天葵素
(*E*)-semiaquilegin A (*E*)- 天葵子素 A
semiaquilegine A 天葵碱 A
semiaquilegoside A 天葵萜苷 A
semiaquilinoside 天葵苷
semicarbazide 氨基脲
4-semicarbazonocyclohex-1-carboxylic acid 4- 脲氨亚基环己 -1- 甲酸
semiglabrin 半秃灰毛豆素 (半秃灰叶双呋并黄素)
(–)-semiglabrin (–)- 半秃灰毛豆素
semiglabrinol 半秃灰毛豆醇
semiglabrinone 半秃灰毛豆酮
semilicoisoflavones A, B 半甘草异黄酮 A、B
3, 25-semimoronic acid 3, 25- 半模绕酮酸
semimyrtucommulone 半香桃木酮
seminose (carubinose, D-mannose, mannose) 甘露糖 (卡如宾糖、D- 甘露糖)
semiplenamides A ～ G 半丰满鞘丝藻酰胺 A ～ G
semitortosides A, B 半扭旋马先蒿苷 A、B
(–)-semivioxanthin-9-*O*-β-D-glucopyranoside (–)- 半堇菜黄质 -9-*O*-β-D- 吡喃葡萄糖苷
(*R*)-semixanthomegnin (*R*)- 半吅玫色癣菌素 [(*R*)- 半玫色毛癣菌素]
semi-α-carotenone 半 -α- 胡萝卜酮
semperflorine 常花萝芙碱
sempervine (sempervirine) 钩吻碱丙 (常绿钩吻碱)
sempervirine nitrate 常绿钩吻碱硝酸盐
sempervirine (sempervine) 常绿钩吻碱 (钩吻碱丙)
sempervirinoxide 氧化常绿钩吻碱
secosemperviroic acid 开环常绿钩吻酸
senaetnine 艾纳山千里光碱
senburiside Ⅰ 日本獐牙菜醚酚苷 Ⅰ
senbusines A, B 森布星 A、B
senbyakangelicol 森白当归脑
sendanin 单乙酰川楝素
sendanolactone 楝萜内酯
sendanone acetate 楝酮乙酸酯
sendaverine 散达任
seneciannabine 麻叶千里光碱
senecifolidine 千里光叶定
senecifoline 千里光叶碱
senecinic acid 千里光双酸
senecio alkaloid 千里光生物碱
senecio amide 千里光酰胺
senecioic acid tropine ester 千里光酸托品酯
trans-seneciolactone 反式 - 千里光内酯
senecionine (aureine, 12-hydroxysenecionane-11, 16-dione) 千里光碱 (千里碱、美狗舌草碱、千里光宁、千里光宁碱、12- 羟基 - 千里光烷 -11, 16- 二酮)
senecionine *N*-oxide 千里光碱 *N*- 氧化物
7-senecioxycleistanth-13, 15-dien-18-oic acid 7- 千里光酰氧基闭花木 -13, 15- 二烯 -18- 酸
22β-*O*-senecioyl oleanolic acid 22β-*O*- 千里光酰基齐墩果酸
6-*O*-senecioyl plenolin 6-*O*- 千里光酰多梗贝氏菊素 (6-*O*- 千里光酰二氢堆心菊灵)
12-senecioyl-(2*E*, 8*S*, 10*E*)-atractylentriol 12- 千里光酰基 -(2*E*, 8*S*, 10*E*)- 白术三醇

12-senecioyl-(2*E*, 8*Z*, 10*E*)-atractylentriol 12-千里光酰基-(2*E*, 8*Z*, 10*E*)-白术三醇	senkyunolide A (sedanenolide, 3-*n*-butyl-4, 5-dihydrophthalide) 洋川芎内酯 A(芹菜烯内酯、3-正丁基-4, 5-二氢苯酞)
(3′*R*, 4′*R*)-3′-senecioyl-4′-angeloyl-3′, 4′-dihydroseselin (3′*R*, 4′*R*)-3′-千里光酰基-4′-当归酰基-3′, 4′-二氢邪蒿素	senkyunolide H (*cis*-dihydroxyligustilide) 洋川芎内酯 H(顺式-二羟基藁本内酯)
7-senecioyl-9-sarracinoyl retronecine 7-千里光酰-9-瓶草酰倒千里光裂碱	senkyunolide I (*trans*-dihydroxyligustilide) 洋川芎内酯 I(反式-二羟基藁本内酯)
senecioylcholine 千里酰胆碱	senkyunolides A～Q 洋川芎内酯 A～Q
6α-senecioyloxychaparrin 6α-氧合异戊烯酰卡斯苦木素(6α-氧合异戊烯酰卡帕林)	senkyunone 洋川芎醌
4-senecioyloxymethyl-6, 7-dimethoxycoumarin 4-氧合异戊烯酰甲基-6, 7-二甲氧香豆素	sennidin (sennidine B) 番泻苷元(番泻叶苷)B
7β-senecioyloxyoplopa-3 (14) *Z*, 8 (10)-dien-2-one 7β-千里光酰氧基日本刺参萜-3 (14) *Z*, 8 (10)-二烯-2-酮	sennidin A_1 (sennidine A) 番泻苷元 A_1(番泻叶苷 A)
5α-senecioyloxysilphinen-3-one 5α-千里光酰氧代松香草宁-3-酮	sennidine A (sennidin A_1) 番泻叶苷 A(番泻苷元 A_1)
12-senecioyloxytetradec-(2*E*, 8*E*, 10*E*)-trien-4, 6-diyn-1-ol 12-千里酰氧基十四碳-(2*E*, 8*E*, 10*E*)-三烯-4, 6-二炔-1-醇	sennidin C 番泻苷元 C
seneciphyllic acid 千里光菲林酸	sennite (pinitol, sennitol, 3-*O*-methyl-(+)-*chiro*-inositol] 松醇 [3-*O*-甲基-(+)手性肌醇]
(*E*)-seneciphylline (*E*)-千里光菲灵碱	sennitol [pinitol, sennite, 3-*O*-methyl-(+)-*chiro*-inositol] 松醇 [3-*O*-甲基-(+)手性肌醇]
seneciphylline (jacodine) 千里光菲灵碱(菊三七碱乙、千里光非宁、千里光菲林碱)	sennosides A～E 番泻苷 A～E
(*E*)-seneciphylline Ⅳ (*E*)-千里光菲灵碱 Ⅳ	sepaconitine 北方乌头亭
seneciphylline *N*-oxide 千里光菲灵碱 *N*-氧化物	sepciogynine 美艳帽竹木碱
seneciphyllinine 菊三七碱甲	sepedonin 黄瘤孢素
seneciphyllinine *N*-oxide 菊三七碱甲 *N*-氧化物	sepeerine 瑟佩任
senecivernine 春千里光碱	sepesteonol 色培特醇
Senecoiyl plenolin 千里光酰二氢堆心菊灵	sepiapterin 墨蝶呤
senecrassidiol 肉叶千里光二醇	septatisine 北方乌头辛
senegalene 塞内加尔番荔枝素	septemlosides Ⅰ～Ⅲ 刺楸洛苷Ⅰ～Ⅲ
senegalensein 塞内加尔刺桐瑟辛	septemoside A 刺楸萜苷 A
seneganolide A 塞内加尔非洲楝内酯 A	septentriocine 北方乌头钦碱
(*E*)-senegasaponin A (*E*)-美远志皂苷 A	septentriodine 北方乌头定碱
senegenins (tenuigenins) A, B 远志皂苷元 A、B	septentrionaline 北乌头碱
senegins Ⅰ, Ⅱ 远志苷Ⅰ、Ⅱ	septentrionine 北方乌头碱
senegoses A～O 远志糖(美远志糖)A～O	septicine 腐榕碱
senepodines A～E 塞内波碱 A～E	sequoiaflavone 北美红杉黄酮(红杉黄酮)
sengosterone 森告甾酮	sequoiatones A～F 北美红杉酮 A～F
sengulone 槐叶决明醌	sequoyitol (5-*O*-methyl-*myo*-inositol) 红杉醇 (5-*O*-甲基-肌-肌醇)
senkirkine (renardine) 肾形千里光碱(克氏千里光碱)	seragakinone A 塞拉加基醌 A
(*E*)-senkyunolide (*E*)-洋川芎内酯	seredamine 蛇根胺
	seredine 蛇根定碱(蛇根定)
	sergeolide 假咖啡苦皮树内酯
	sericeol 舟山新木姜子醇

sericic acid　色日克酸 (绢毛榄仁酸)

sericin　丝胶蛋白 (丝蛋白)

sericoside　绢毛榄仁苷

DL-serine　DL- 丝氨酸

D-serine　D- 丝氨酸

L-serine　L- 丝氨酸

serine　丝氨酸

serine phosphate　丝氨酸磷酸酯

serine phosphoglyceride　丝氨酸磷酸甘油酯

serine-*O*-galactoside　丝氨酸 -*O*- 半乳糖苷

serjanic acid　塞战藤酸

serotobenine (moschamindole)　红花羟色胺 (香矢车菊吲哚)

serotonin (5-hydroxytryptamine)　血清素 (5- 羟色胺、5- 羟基色胺)

serotonin-creatinine sulfate　血清素 - 肌酸酐硫酸酯

serpendione　蛇状枪刀药二酮

serpentidine　蛇根替定

serpentine　蛇根碱

serpentinic acid　蛇根酸

serpentinine　蛇根亭碱 (蛇根亭宁)

serpyllin　西穿心莲黄素

serralabdanes A ～ E　及已半日花烷 A ～ E

serralactones A ～ D　及已内酯 A ～ D

serrat-14-en-3β, 21β-diol　千层塔 -14- 烯 -3β, 21β- 二醇

serrat-14-ene　千层塔 -14- 烯

serratagenic acid　三对节萜酸

serratanidine　千层塔它尼定碱

serratanine　千层塔它宁碱

serratene　千层塔烯

serratenediol　千层塔烯二醇 (千层塔萜烯二醇、山芝烯二醇)

serratenediol-21-acetate　千层塔烯二醇 -21- 乙酸酯

serratenediol-3-acetate　千层塔烯二醇 -3- 乙酸酯

serratezomines A, B　锯齿石松碱 A、B

serratidine　锯齿石松替定

serratine　千层塔碱

serratinidine　千层塔尼定碱

serratinine　千层塔宁碱

serration-7-*O*-[β-D-glucopyranosyl-(1 → 4)-*O*-β-D-galactopyranoside]　指裂西番莲素 -7-*O*-[β-D- 吡喃葡萄糖基 -(1 → 4)-*O*-β-D- 吡喃半乳糖苷]

serratol [(–)-(1*S*, 3*E*, 7*E*, 11*E*)-cembr-3, 7, 11-trien-1-ol]　齿叶乳香萜醇 [(–)-(1*S*, 3*E*, 7*E*, 11*E*)- 烟草 -3, 7, 11- 三烯 -1- 醇]

serratriol　千层塔烯三醇

serratumin A　蛇足石杉明碱 A

serratustones A, B　及已酮 A、B

serrins A ～ K　溪黄草萜 A ～ K

serrulatins A ～ E　细齿大戟素 A ～ E

serum albumin　血清白蛋白

sesame lectin　芝麻凝集素

(–)-sesamin　(–)- 芝麻素

(+)-sesamin　(+)- 芝麻素 [(+)- 芝麻脂素、(+)- 芝麻明]

sesamin　芝麻素 (芝麻脂素、芝麻明)

(+)-sesaminol　(+)- 芝麻素酚

(+)-sesaminol-2-*O*-β-D-glucopyranoside　(+)- 芝麻素酚 -2-*O*-β-D- 吡喃葡萄糖苷

(+)-sesaminol-2′-*O*-β-D-glucopyranosyl-(1 → 2)-*O*-β-D-glucopyranoside　(+)- 芝麻素酚 -2′-*O*-β-D- 吡喃葡萄糖基 -(1 → 2)-*O*-β-D- 吡喃葡萄糖苷

sesaminone　芝麻素酮

sesamol　芝麻酚

(–)-sesamolactol　(–)- 芝麻酚乳糖醇

(+)-sesamolin　(+)- 芝麻林素

sesamolin　芝麻林素

(+)-sesamolinol　(+)- 芝麻林素酚

sesamolinol　芝麻林素酚

(+)-sesamolinol-4′-*O*-β-D-glucopyranoside　(+)- 芝麻林素酚 -4′-*O*-β-D- 吡喃葡萄糖苷

sesamose　芝麻糖

sesamoside　芝麻糖苷 (胡麻属苷)

sesartemin　艾脂麻素 (蒿脂麻木质体)

sesbanimides A ～ C　田菁酰亚胺 A ～ C

selidiol　邪蒿二醇

seselin (seseline, amyrolin)　邪蒿素 (邪蒿内酯、邪蒿灵)

seselinal　西风芹醛

sesibiricin　亚洲岩风素 (西伯利亚西风芹素)

sesquicarene 倍半菖烯	sexangularetin (herbacetin-8-methyl ether) 六角景天素 (六棱景天素、蜀葵苷元 -8- 甲醚)
sesquichrythenals A, B 野菊醛甲、乙	sexangulic acid 海莲酸
sesquicineole 倍半桉叶油素	seychellane 西车烷
sesquicitronellene 倍半香茅萜烯	seychellene 西车烯 (塞瑟尔烯、赛车烯)
sesquilignans AL-D, AL-F 倍半木质素 AL-D、AL-F	shakuchirin 赤地利苷
sesquimarocanol A 马尾松脂素 A	shamimin 木棉黄酮苷
sesquimarocanol A pentaacetate 倍半摩洛哥冷杉醇 A 五乙酸酯	shancidin 独蒜兰西定 (山慈姑定、山慈姑亭)
sesquimarocanol B hexaacetate 倍半摩洛哥冷杉醇 B 六乙酸酯	shancignol 独蒜兰醇
sesquiphellandrene 倍半水芹烯	shanciguol 山慈菇醇
β-sesquiphellandrene β- 倍半水芹烯 (β- 倍半菲兰烯)	shancigusins A ～ D 山慈菇素 A ～ D
cis-β-sesquiphellandrol 顺式 -β- 倍半水芹醇	shancilin 独蒜兰灵 (山慈姑灵)
sesquipinsapols A, B 倍半西班牙冷杉醇 A、B	shanciols A ～ H 独蒜兰西醇 A ～ H
sesquisabinene 倍半香桧烯	shankpushpin 山科皮素
sesquiterpene alcohol 倍半萜烯醇	shanyenoside A 山楂叶苷 A
sesquiterpene ketolactone 倍半萜酮内酯	shanzhiside 山栀苷
sesquiterpene lactones Ⅰ, Ⅱ 倍半萜内酯Ⅰ、Ⅱ	shanzhiside methyl ester 山栀苷甲酯
sesquiterpenefurans Ⅰ, Ⅱ 倍半萜呋喃Ⅰ、Ⅱ	shashenosides Ⅰ～Ⅲ 沙参苷Ⅰ～Ⅲ
sesquoiaflavone 长叶世界爷双黄酮	shatavarin Ⅳ 总序天冬皂素Ⅳ
sessiliflorins A, B 野百合素 A、B	shearinines A ～ C 希尔正青霉碱 A ～ C
sessilifolan 山梗菜聚糖	shecaocerenoside A 舌草喏苷 A
sessilifoliamide A ～ J 直立百部叶酰胺 A ～ J	shecaoiridoidsides A ～ C 舌草环烯醚萜苷 A ～ C
sessilifolines A, B 直立百部根碱 A、B	sheganone 射干酮
sessilifols A ～ Q 四川金粟兰醇 A ～ Q	shegansus A ～ C 射干素 A ～ C
sessiline 无梗五加碱	shellac 虫胶
sessilistemonamines A ～ D 直立百部胺 A ～ D	shelloic acid 虫胶酸
sessilistemonine 直立百部碱	shengmanol xyloside 升麻新醇木糖苷
sessiloside 短梗五加苷	shephagenins A, B 水牛果素 A、B
setarin 粟素	shibuol 柿漆酚
α-setarin α- 粟素	shidasterone [22*R*, 25-epoxy-2β, 3β, 14, 20-tetrahydroxy-(5β)-cholest-7-en-6-one] 本州乌毛蕨甾酮 [22*R*, 25-环氧 -2β, 3β, 14, 20- 四羟基 -(5β)- 胆甾 -7- 烯 -6- 酮]
β-setarin β- 粟素	shihhu A 石虎甲素
setchuenol A 龙须草醇 A	(*R*)-shihulimonin A (*R*)- 石虎柠檬素 A
setoclavine 瑟妥棒麦角碱	(*S*)-shihulimonin A (*S*)- 石虎柠檬素 A
sevcorine 瑟扣任	shihulimonin A 石虎柠檬素 A
severibuxine 东风橘新碱	shihunidin 石斛宁定碱
severibuxine acetate 东风橘新碱乙酸酯	shihunidine 石斛宁定
severifoline 东风橘碱	shihunine 石斛宁碱 (石斛宁)
severina base 蠔刺属碱	shijiacaolactone A 石椒草内酯 A
sewarine 瑟瓦任	

shikimic acid	莽草酸
shikimol (allyl catechol methylene ether, safrole)	黄樟素 (烯丙基儿茶酚亚甲醚、黄樟醚、黄樟脑、黄樟油素)
shikodomedin	希柯多米定
shikodonin	中施香茶菜萜宁
shikokianal acetate	四国香茶菜醛乙酸酯 (希柯勘醛乙酸酯)
shikokianidin	四国香茶菜定
shikokianin	四国香茶菜素 (希柯勘宁)
shikokiaside A	希柯勘苷 A
shikokiol A	四国蓟醇 A
shikometabolins A ～ F	紫草代谢素 A ～ F
shikonin (shikonine)	紫草素 (紫根素、紫草宁、莽草宁)
shikonin palmitate	紫草素棕榈酸酯
shikonofurans A ～ J	紫草呋喃 (紫草呋喃萜) A ～ J
shimobashiraside C	香简草苷 C
shimoburo base Ⅱ (dehydrodelcosine)	西母碱 Ⅱ (脱氢翠雀胺)
shinanolone	柿萘醇酮 (信浓柿酮、信浓山柿酮)
shinjudilactone	臭椿双内酯
shinjuglucoside B	臭椿葡萄糖苷 B
shinjulactones A ～ O	臭椿内酯 A ～ O
shion-22 (30)-en-3, 21-dione	紫菀 -22 (30)- 烯 -3, 21- 二酮
shion-22-methoxy-20 (21)-en-3-one	紫菀 -22- 甲氧基 -20 (21)- 烯 -3- 酮
shion-22-methoxy-20 (21)-en-3β-ol	紫菀 -22- 甲氧基 -20 (21)- 烯 -3β- 醇
shion-3, 21-diene	紫菀 -3, 21- 二烯
shionone	紫菀酮
shionosides A ～ C	紫菀苷 (紫菀醇苷) A ～ C
shiraiachromes A ～ C	竹黄色素 A ～ C
shiriya base	支利井碱
shiromodiol diacetate	双乙酰石如醇
shisonin	紫苏宁
shizuka acoradienol	银线草螺二烯醇
shizuka furanol	银线草呋喃醇
shizukaacoradienol	银线草菖蒲二烯醇
shizukanolide A	银线草内酯 A
shizukaols A ～ Q	银线草醇 A ～ Q
shizukolidol	解线草内酯醇
[10]-shogaol	[10]- 生姜酚
[6]-shogaol	[6]- 生姜酚 {[6]- 姜辣烯酮、[6]- 姜烯酚 }
[8]-shogaol	[8]- 姜辣烯酮 {[8]- 姜烯酚 }
[9]-shogaol	[9]- 生姜酚
shogaol	姜烯酚 (生姜酚、姜辣烯酮)
shomasides A ～ F	升麻酚苷 A ～ F
shoreic acid	娑罗双酸
shushe acids A ～ D	树舌酸 A ～ D
shushene A	树舌素 A
(3*R*, 4*R*)-shushene B	(3*R*, 4*R*)- 树舌素 B
(3*S*, 4*S*)-shushene B	(3*S*, 4*S*)- 树舌素 B
shuterin	宿苞豆素
shuterol	宿苞豆酚
shuterones A, B	宿苞豆酮 A、B
shyobunone	水菖蒲酮
sialic acid	唾液酸
sialoglycolipid	唾液酸糖脂
sialoglycopeptide	唾液酰糖肽
sialoglycoprotein	唾液酸糖蛋白
siamenol	暹罗九里香酚
siamenoside I	赛门苷 I
siamine	铁刀木明碱
siaminines A ～ C	铁刀木宁碱 A ～ C
siaresinolic acid	泰国树脂酸 (暹罗树脂酸)
siaresinolic acid-28-*O*-β-D-glucopyranosyl ester	泰国树脂酸 -28-*O*-β-D- 吡喃葡萄糖酯
siaresinolic acid-28-*O*-β-D-glucosyl ester	泰国树脂酸 -28-*O*-β-D- 葡萄糖酯
sibiraic acid	鲜卑花酸
sibiricaphenone	西伯利亚苯乙酮苷
sibiricasaponins A ～ E	西伯利亚远志皂苷 A ～ E
sibiricaxanthones A, B	西伯利亚屾酮 (西伯利亚远志呫吨酮) A、B
sibiricine	西伯利亚延胡索碱 (北紫堇碱)
(+)-sibiricinone B	(+)- 细叶益母草新酮 B
sibiricinones A ～ E	细叶益母草新酮 A ～ E
sibiricol	西伯利亚邪蒿内酯酚 (西伯利亚酯醇)
sibiricoses A_1 ～ A_6	西伯利亚远志糖 (西伯利亚蓼糖) A_1 ～ A_6
sibiricosides A ～ E	西伯利亚蓼苷 (黄精皂苷) A ～ E

(–)-sibiricumin A　(–)- 苍耳脂素 A	sigmine　西格明
(+)-sibiricumin A　(+)- 苍耳脂素 A	sigmoidin B-4′-methyl ether　反曲刺桐素 B-4′- 甲醚 (爱斯形刺桐素 B-4′- 甲醚)
sibiricumthionol　苍耳噻吩醇	(–)-sigmoidin E　(–)- 反曲刺桐素 E
sibirigenin　细叶白前苷元	sigmoidins A, B　反曲刺桐素 (乙状刺桐素、爱斯形刺桐素) A、B
sibirine　小果白刺碱 (小果白刺任碱)	sikkimenoids A ～ F　黄苞大戟萜 A ～ F
sibiriolides A, B　苍耳内酯 (苍耳倍半内酯) A、B	sikkimotoxin　锡金鬼臼毒素
cis-sibirioside A　顺式 - 斩龙剑苷 A	sila　硅杂
sibirioside A　斩龙剑苷 A	3-sila-3, 6′-spirobi[bicycle[3.2.1]octane]　3- 硅杂 -3, 6′- 螺二 [双环 [3.2.1] 辛烷]
sibiriquinones A, B　草本威灵仙醌 (斩龙剑醌) A、B	silabenzene　硅杂苯
sibirolides A, B　苍耳子萜内酯 A、B	silacyclohexane　硅杂环己烷
sibirosides A ～ C　西伯利亚败酱烯苷 A ～ C	silacyclopentane　硅杂环戊烷
sibiscolactone　鲜卑花内酯	*cis*-silandrin　顺式 - 水飞木质灵
sibiskoside　鲜卑花苷	(–)-silandrin　(–)- 水飞蓟兰君
sibyllenone　西比莱氏酮	silandrin　水飞蓟兰君 (水飞蓟林、水飞木质灵)
sickenbergine　西勃精	silane　硅烷
sickingine　斯氏木碱	silanthrene　二硅杂蒽
siderin　毒马草素	silicic acid　硅酸
sideritiflavone　西达瑞梯黄酮	silicicolin (anthricin, deoxypodophyllotoxin)　南方红桧脂素 (脱氧鬼臼脂素、脱氧鬼臼毒素、峨参辛、峨参内酯)
sideritoflavone　毒马草黄酮	silicon dioxide　二氧化硅
sideroxylin　铁木桉素	silicone　硅酮
sideroxylonals A ～ C　铁榄醛 (铁木桉醛) A ～ C	silicristins (silychristins) A, B　水飞蓟亭 (次水飞蓟素) A、B
sieboldianines A ～ C　钩腺大戟宁素 A ～ C	silk fibroin (fibroin)　纤维蛋白 (丝心蛋白、丝纤蛋白)
sieboldianosides A, B　异株五加苷 A、B	silphiosides A ～ E　松香草苷 (罗盘草苷) A ～ E
sieboldiins A, B　华东菝葜皂苷 (华东菝葜素) A、B	silphiperfol-6-ene　串叶松香草醇 -6- 烯
sieboldine A　鳞叶马尾杉碱 A	silvasenecine　林千里光辛
sieboldogenin　华东菝葜皂苷元	silver acetate　乙酸银
sieboldogenin-3-*O*-α-L-arabinopyranosyl-(1 → 6)-β-D-glucopyranoside　华东菝葜皂苷元 -3-*O*-α-L- 吡喃阿拉伯糖基 -(1 → 6)-β-D- 吡喃葡萄糖苷	silvestrol　森林生米仔兰醇
siebolside B　西氏杨苷 B	silyamandin　水飞蓟定
siegenolides A, B　毛梗豨莶内酯 A、B	silybins (silymarins) A, B　水飞蓟素 (水飞蓟宾、西利马林、水飞蓟马林) A、B
siegesbeckic acid　腺梗豨莶酸	silybonol　水飞蓟醇
siegesbeckiol　腺梗豨莶醇	silychristins (silicristins) A, B　次水飞蓟素 (水飞蓟亭) A、B
siegesbeckioside　腺梗豨莶草苷	silydianin (3-hydroxysilymonin)　水飞蓟宁 (3- 羟基水飞蓟莫林)
siegesesteric acids Ⅰ , Ⅱ　豨莶酯酸Ⅰ、Ⅱ	
siegeskaurolic acid　豨莶贝壳杉酸	
siegesmethyletheric acid　豨莶醚酸 (豨莶甲醚酸)	
sieversin　白蒿素	
sieversinin　白蒿宁	
sigesbeckialide A　豨莶内酯 A	

silymarins (silybins) A, B 水飞蓟马林 (水飞蓟素、水飞蓟宾、西利马林) A、B	sinapic aldehyde [sinapaldehyde, (2*E*)-3-(4-hydroxy-3, 5-dimethoxyphenyl)-2-propenal] 芥子醛 [(2*E*)-3-(4- 羟基 -3, 5- 二甲氧苯基)-2- 丙烯醛]
silymins A, B 水飞木宁 (水飞蓟明) A、B	sinapine 芥子碱
silymonin 水飞蓟莫林	sinapine bisulfate 芥子碱硫酸氢盐
simalikahemiacetal A 新苦木素	sinapine thiocyanate 芥子碱硫氰酸盐
simalikalactones A ～ D 苦木利卡内酯 A ～ D	sinapinic acid (sinapic acid) 白芥子酸 (芥子酸)
simfibrate (diclofibrate) 祛脂丙二酯 (祛脂丙酯)	sinapoyl apigenin-β-D-galactosyl-6-*C*-arabinoside 芥子酰基芹菜素 -β-D- 半乳糖基 -6-*C*- 阿拉伯糖苷
simiarenol 西米杜鹃醇 (猴头杜鹃烯醇)	sinapoyl betanidin-5-*O*-β-glucuronosyl glucoside 芥子酰基甜菜素 -5-*O*-β- 葡萄糖醛酸基葡萄糖苷
simiarenone 西米杜鹃酮	6′-*O*-sinapoyl esculin 6′-*O*- 芥子酰七叶苷
simlansamide 野花椒酰胺	6′-*O*-*trans*-sinapoyl gardoside 6′-*O*- 反式 - 芥子酰栀子新苷
simonins Ⅱ～Ⅳ 番薯树脂素 Ⅱ～Ⅳ	6″-*O*-*trans*-*p*-sinapoyl genipingentiobioside 6″-*O*- 反式 - 对芥子酰京尼平龙胆二糖苷
simonsinol 野八角醇	6″-*O*-*trans*-sinapoyl genipingentiobioside 6″-*O*- 反式 - 芥子酰基京尼平龙胆二糖苷
simpleximacrin 单枝稻花素	6′-*O*-sinapoyl geniposide 6′-*O*- 芥子酰京尼平苷
simplexoside 单爵床苷 (单爵床脂苷)	10-*O*-*trans*-sinapoyl geniposide 10-*O*- 反式 - 芥子酰京尼平苷
simplidin 桐木素	10-(6-*O*-*trans*-sinapoyl glucopyranosyl) gardendiol 10-(6-*O*- 反式 - 芥子酰葡萄糖基) 栀子二醇
simplocosin 山矾素	11-(6-*O*-*trans*-sinapoyl glucopyranosyl) gardendiol 11-(6-*O*- 反式 - 芥子酰葡萄糖基) 栀子二醇
(–)-simulanol (–)- 野花椒醇	sinapoyl glucoside 芥子酰基葡萄糖苷
simulanoquinoline 野花椒喹啉	sinapoyl gomphrenin Ⅰ 芥子酰千日红苷 Ⅰ
simulansine 野花椒碱	6‴-*O*-sinapoyl incanoside D 6‴-*O*- 芥子酰兰香草苷 D
simulenoline 野花椒醇碱	6′-*O*-sinapoyl jasminoside 6′-*O*- 芥子酰栀素馨苷
sinaconitines A, B 高乌头亭 A、B	6′-*O*-*trans*-sinapoyl jasminosides A ～ L 6′-*O*- 反式 - 芥子酰素馨苷 A ～ L
sinactine (tetrahydroepiberberine) 青风藤亭 (四氢表小檗碱)	*N*-*trans*-sinapoyl octopamine *N*- 反式 - 芥子酰基章胺 (*N*- 反式 - 芥子酰基去甲辛弗林)
sinaine 新那因	6-*O*-(*E*)-sinapoyl poligalitol 6-*O*-(*E*)- 芥子酰基西伯利亚远志醇
sinaiticin 西奈毛蕊花素	6‴-sinapoyl saponarin 6‴- 芥子酰皂草黄素
sinalbin 白芥子苷	6-*O*-sinapoyl scandoside methyl ester 6-*O*- 芥子酰鸡屎藤次苷甲酯
(*E*)-sinapaldehyde (*E*)- 芥子醛	6‴-sinapoyl spinosin 6‴- 芥子酰斯皮诺素
sinapaldehyde [sinapic aldehyde, (2*E*)-3-(4-hydroxy-3, 5-dimethoxyphenyl)-2-propenal] 芥子醛 [(2*E*)-3-(4- 羟基 -3, 5- 二甲氧苯基)-2- 丙烯醛]	sinapoyl spinosin 芥子酰斯皮诺素
sinapaldehyde glucoside 芥子醛葡萄糖苷	*N*-*cis*-sinapoyl tyramine *N*- 顺式 - 芥子酰酪胺
sinapaldehyde-4-*O*-β-D-glucopyranoside 芥子醛 -4-*O*-β-D- 吡喃葡萄糖苷	*N*-*trans*-sinapoyl tyramine *N*- 反式 - 芥子酰基酪胺
(7*E*)-sinapate-4-*O*-β-D-glucopyranoside (7*E*)- 芥子酸酯 -4-*O*-β-D- 吡喃葡萄糖苷	
trans-sinapic acid 反式 - 芥子酸	
sinapic acid (sinapinic acid) 芥子酸 (白芥子酸)	
sinapic acid ethyl este 芥子酸乙酯	
sinapic acid glucoside 芥子酸葡萄糖苷	
trans-sinapic acid glucoside 反式 - 芥子酸葡萄糖苷	

β-D-(3-*O*-sinapoyl) fructofuranosyl-α-D-(6-*O*-sinapoyl) glucopyranoside　β-D-(3-*O*- 芥子酰基) 呋喃果糖基 -α-D-(6-*O*- 芥子酰基) 吡喃葡萄糖苷
sinapoyl-4-*O*-β-D-glucopyranoside　芥子酰基 -4-*O*-β-D- 吡喃葡萄糖苷
1′-*O*-sinapoyl-6′-*O*-galloyl-β-D-glucopyranoside　1′-*O*- 芥子酰基 -6′-*O*- 没食子酰基 -β-D- 吡喃葡萄糖苷
sinapoyl-9-sucrosecoside　芥子酰基 -9- 蔗糖苷
3α-*trans*-sinapoyloxyjhanol-18-*O*-β-D-glucopyranoside　3α- 反式 - 芥子酰氧基泽兰醇 -18-*O*-β-D- 吡喃葡萄糖苷
6-*O*-(*E*)-sinapoyl-α-D-glucopyranoside　6-*O*-(*E*)- 芥子酰 -α-D- 吡喃葡萄糖苷
1-*O*-sinapoyl-β-D-glucopyranoside　1-*O*- 芥子酰基 -β-D- 吡喃葡萄糖苷
6-*O*-(*E*)-sinapoyl-β-D-glucopyranoside　6-*O*-(*E*)- 芥子酰 -β-D- 吡喃葡萄糖苷
trans-*p*-sinapoyl-β-D-glucopyranoside　反式 - 对芥子酰基 -β-D- 吡喃葡萄糖苷
(*E*)-sinapoyl-β-*O*-glucopyranoside　(*E*)- 芥子酰 -β-*O*- 吡喃葡萄糖苷
sinapyglucoside　芥子酸苷
sinapyl alcohol　芥子醇
sinapyl alcohol 9-*O*-(*E*)-*p*-coumaroyl-4-*O*-β-D-glucopyranoside　芥子醇 -9-*O*-(*E*)- 对香豆酰基 -4-*O*-β-D- 吡喃葡萄糖苷
sinapyl alcohol-1, 3-diglucopyranoside　芥子醇 -1, 3- 二吡喃葡萄糖苷
sinapyl alcohol-1, 3′-di-*O*-β-D-glucopyranoside　芥子醇 -1, 3′- 二 -*O*-β-D- 吡喃葡萄糖苷
sinapyl aldehyde　银槭醛
sinapyl glucoside　芥子醇葡萄糖苷
sinapyl-9-*O*-[β-D-apiofuranosyl-(1 → 6)]-*O*-β-D-glucopyranoside　芥子 -9-*O*-[β-D- 呋喃芹糖 -(1 → 6)]-*O*-β-D- 吡喃葡萄糖苷
sinaspirolide　当归螺内酯
sincamidine　森卡定
sincoetsins A, B　华细锥香茶菜素 A、B
sindacon　醋柳黄酮
sinendetin　斯尼德素
sinenofuranal　白木香呋喃醛 (呋喃白木香醛)
sinenofuranol　白木香呋喃醇 (呋喃白木香醇)
sinenoside Ⅰ　小蜡苷Ⅰ
α-sinensal　α- 甜橙醛
β-sinensal　β- 甜橙醛
sinensetin (5, 6, 7, 3′, 4′-pentamethoxyflavone, pedalitin permethyl ether)　甜橙素 (5, 6, 7, 3′, 4′- 五甲氧基黄酮、橙黄酮、甜橙黄酮、胡麻素盘甲基醚)
(–)-sinensilactam A　(–)- 赤芝酰胺 A
(+)-sinensilactam A　(+)- 赤芝酰胺 A
sinensin (aromadendrin-7-*O*-β-D-glucopyranoside)　报春黄苷 (藏报春素、藏报春苷、香橙素 -7-*O*-β-D- 吡喃葡萄糖苷)
sinensines A ～ E　紫芝碱 A ～ E
sinensoic acid　紫芝酸
sinensols A ～ F　绶草酚 A ～ F
sinetirucallol　绶草甘遂醇
singueanol Ⅰ　东非决明醇 (东非山扁豆醇) Ⅰ
sinicuichine　西枯呈
sinigrin (potassium myronate)　黑芥子苷 (芥子苷、芥子酸钾、黑芥子硫苷酸钾)
sinine　新宁碱 (西宁)
sinkianone　新疆阿魏酮
sinoacutine A　尖清风藤碱 A
(–)-sinococuline　(–)- 风龙木防己灵 [(–)- 中国木防己碱]
sinocrassosides A_1 ～ A_{12}, B_1 ～ B_5, C_1, D_1, D_2　石莲苷 A_1 ～ A_{12}、B_1 ～ B_5、C_1、D_1、D_2
sinodielides A ～ H　滇芹内酯 A ～ H
sinodiosgenin　华薯蓣皂苷元
sinoflavonoids A, B　桃儿七黄酮 A、B
sinogenin　西诺苷元
sinomacutines A ～ E　风龙碱 A ～ E
sinomendine　青风藤定碱
sinomenine (cucoline, kukoline)　青藤碱 (华月碱)
sinomenine A (tetrandrine, fanchinine)　青藤碱 A (汉防己碱、汉防己甲素、特船君、倒地拱素)
sinomenine hydrochloride　盐酸青藤碱
sinomenium base　防己属碱
sinomontanines A ～ E　高乌宁碱甲～戊
sinomontanitine　高乌头尼亭
sinoracutine　风龙环碱 (风龙亭碱)
sinoside　辛诺苷 (西诺苷)
sinostemonine　华百部碱
sinostroside　西诺异苷 (异西诺苷)

sinpeimine A　新贝素甲

sintenin　新藤素

sintenpyridone　辛泰南胡椒吡啶酮

sinugibberodiol　驼峰短指软珊瑚二醇

siol acetate　泽芹醇乙酸酯

sipeimine (kashmirine, imperialine)　西贝母碱 (西贝素)

sipeimine-3β-D-glucoside (imperialine-3β-D-glucoside)　西贝母碱 -3β-D- 葡萄糖苷 (西贝素 -3β-D- 葡萄糖苷)

siphonaxanthin　管藻黄质

siphonein　管藻素

siphonoids A ～ C　阴行草环烯醚萜 A ～ C

siphonols A ～ E　鸡脚参新醇 A ～ E

siphonostegiol　阴行草醇

siraitic acids A ～ E　罗汉果酸甲～戊

sirolimus　雷帕霉素 (西罗莫司)

sirutekkone　西茹特二萜酮

sisalagenin　剑麻皂苷元

sisalagenone　脱氢剑麻皂苷元

sisalanins A ～ G　剑麻皂苷 A ～ G

sissosterol　印度黄檀甾醇

sissotorin　印度黄檀苷

sissotrin　降紫香苷

sisymbrifolin　拟刺茄素

sitakisogenin　斯塔克素

sitakisosides Ⅰ～ⅩⅧ　冲绳黑鳗藤苷 Ⅰ～ⅩⅧ

sitofibrate (atherol, longerol)　祛脂豆甾酯

sitogenin　西托皂苷元

sitoindosides Ⅰ～Ⅸ　大蕉苷 (豆甾印度苷) Ⅰ～Ⅸ

sitost-4-en-3-ol　谷甾 -4- 烯 -3- 醇

sitost-5, 23-dien-3β-ol　谷甾 -5, 23- 二烯 -3β- 醇

sitost-5-en-3, 7-diol　谷甾 -5- 烯 -3, 7- 二醇

sitost-5-en-3-ol　谷甾 -5- 烯 -3- 醇

sitost-5-en-3β-ol acetate　谷甾 -5- 烯 -3β- 醇乙酸酯

3, 5-sitostadien-7-one　3, 5- 谷甾二烯 -7- 酮

sitostane　谷甾烷

sitostanol　谷甾烷醇

4-sitosten-3-one　4- 谷甾烯 -3- 酮

β-sitostenone　β- 谷甾烯酮

7α-sitosterol　7α- 谷甾醇

α1-sitosterol　α1- 谷甾醇

α-sitosterol　α- 谷甾醇

γ-sitosterol　γ- 谷甾醇

δ-sitosterol　δ- 谷甾醇

sitosterol (β-sitosterol)　谷甾醇 (β- 谷甾醇)

Δ^4-β-sitosterone　Δ^4-β- 谷甾酮

4-β-sitosterone　4-β- 谷甾酮

β-sitosterone　β- 谷甾酮

β-sitosterone-1, 22-diene　β- 谷甾酮 -1, 22- 二烯

β-sitosteryl acetate　β- 谷甾醇乙酸酯

β-sitosteryl arachidonate　β- 谷甾醇花生四烯酸酯

sitosteryl caproate　谷甾醇己酸酯

sitosteryl caprylate　谷甾醇辛酸酯

sitosteryl *cis-p*-coumarate　顺式 - 对香豆酸谷甾醇酯

β-sitosteryl ferulate　β- 谷甾醇阿魏酸酯

β-sitosteryl glucopyranoside　β- 谷甾醇吡喃葡萄糖苷

β-sitosteryl glucoside　β- 谷甾醇葡萄糖苷

β-sitosteryl glucoside-6′-octadecanoate　β- 谷甾醇葡萄糖苷 -6′- 硬脂酸酯

β-sitosteryl heptadecanoate　β- 谷甾醇十七酸酯

sitosteryl linoleate　谷甾醇亚油酸酯

β-sitosteryl linoleate　β- 谷甾醇亚油酸酯

sitosteryl oleate　谷甾醇油酸酯

β-sitosteryl oleate　β- 谷甾醇油酸酯

β-sitosteryl palmitate　β- 谷甾醇棕榈酸酯

sitosteryl propionate　谷甾醇丙酸酯

β-sitosteryl stearate　β- 谷甾醇硬脂酸酯

sitosteryl *trans-p*-coumarate　反式 - 对香豆酸谷甾醇酯

sitosteryl-(6′-hentriacontanoyl)-β-D-galactopyranoside　谷甾醇基 -(6′- 三十一碳酰基)-β-D- 吡喃半乳糖苷

β-sitosteryl-3-(6-linoleoyl) glucopyranoside　β- 谷甾醇 -3-(6- 亚油酰基) 吡喃葡萄糖苷

β-sitosteryl-3-(6-palmitoleoyl) glucopyranoside　β- 谷甾醇 -3-(6- 棕榈油酰基) 吡喃葡萄糖苷

β-sitosteryl-3-(6-palmitoyl) glucopyranoside　β- 谷甾醇 -3-(6- 棕榈酰基) 吡喃葡萄糖苷

β-sitosteryl-3-(6-stearoyl) glucopyranoside　β- 谷甾醇 -3-(6- 硬脂酰基) 吡喃葡萄糖苷

sitosteryl-3-*O*-(2′, 4′-*O*-diacetyl-6′-stearyl)-β-D-glucopyranoside　谷甾醇 -3-*O*-(2′, 4′-*O*- 二乙酰基 -6′- 硬脂酰基)-β-D- 吡喃葡萄糖苷

sitosteryl-3-*O*-(2′-*O*-stearyl)-β-D-xylopyranoside　谷甾醇 -3-*O*-(2′-*O*- 硬脂酰基)-β-D- 吡喃木糖苷

S

sitosteryl-3-*O*-(4′-*O*-stearyl)-β-D-xylopyranoside 谷甾醇 -3-*O*-(4′-*O*- 硬脂酰基)-β-D- 吡喃木糖苷

β-sitosteryl-3-*O*-(6′-linolenoyl)-β-D-glucopyranoside β- 谷甾醇 -3-*O*-(6′- 亚麻烯基)-β-D- 吡喃葡萄糖苷

sitosteryl-3-*O*-(6′-palmitoyl)-β-D-glucoside 谷甾醇 -3-*O*-(6′- 棕榈酰基)-β-D- 葡萄糖苷

sitosteryl-3-*O*-[2′, 4′-*O*-diacetyl-6′-*O*-stearyl]-β-D-glucopyranoside 谷甾醇 -3-*O*-[2′, 4′- 二乙酰基 -6′-*O*- 十八酰基]-β-D- 吡喃葡萄糖苷

sitosteryl-3-*O*-[2′-*O*-stearyl]-β-D-xylopyranoside 谷甾醇 -3-*O*-[2′-*O*- 十八醇基]-β-D- 吡喃木糖苷

sitosteryl-3-*O*-[4′-*O*-stearyl]-β-D-xylopyranoside 谷甾醇 -3-*O*-[4′-*O*- 十八醇基]-β-D- 吡喃木糖苷

β-sitosteryl-3-*O*-[6′-*O*-oleoyl]-β-D-glucopyranoside β- 谷甾醇 -3-*O*-[6′-*O*- 油酰基]-β-D- 吡喃葡萄糖苷

sitosteryl-3-*O*-6″-linoleoyl-β-D-glucopyranoside 谷甾醇 -3-*O*-6″- 亚油基 -β-D- 吡喃葡萄糖苷

sitosteryl-3-*O*-6-linoleoyl-β-D-glucopyranoside 谷甾醇 -3-*O*-6- 亚油酰基 -β-D- 吡喃葡萄糖苷

β-sitosteryl-3-*O*-6-palmitoyl glucopyranoside β- 谷甾醇 -3-*O*-6- 棕榈酰葡萄糖苷

β-sitosteryl-3-*O*-glucopyranoside-6′-eicosanoate β- 谷甾醇 -3-*O*- 吡喃葡萄糖苷 -6′- 二十酸酯

sitosteryl-3-*O*-steroyl-β-D-glucopyranoside 谷甾醇 -3-*O*- 硬脂酰基 -β-D- 吡喃葡萄糖苷

β-sitosteryl-3-*O*-α-L-(6′-*O*-hexadecanoyl) glucoside β- 谷甾醇 -3-*O*-α-L-(6′-*O*- 十六酰基) 葡萄糖苷

β-sitosteryl-3-*O*-β-D-(6′-hexadecanoyl) glucopyranoside β- 谷甾醇 -3-*O*-β-D-(6′- 十六酰基) 吡喃葡萄糖苷

β-sitosteryl-3-*O*-β-D-(6-*O*-oleyl) glucopyranoside β- 谷甾醇 -3-*O*-β-D-(6-*O*- 油酰基) 吡喃葡萄糖苷

sitosteryl-3-*O*-β-D-glucopyranoside 谷甾醇 -3-*O*-β-D- 吡喃葡萄糖苷

β-sitosteryl-3-*O*-β-D-glucopyranoside (eleutheroside A, strumaroside, daucosterin, daucosterol, sitogluside, coriandrinol) β- 谷甾醇 -3-*O*-β-D- 吡喃葡萄糖苷 (刺五加苷 A、苍耳苷、胡萝卜苷、芫荽甾醇苷)

β-sitosteryl-3-*O*-β-D-glucopyranoside-6′-pentadecanoate β- 谷甾醇 -3-*O*-β-D- 吡喃葡萄糖苷 -6′- 十五酸酯

6′-(β-sitosteryl-3-*O*-β-D-glucopyranosyl) hexadecanoate 6′-(β- 谷甾醇 -3-*O*-β-D- 吡喃葡萄糖基) 十六酸酯

sitosteryl-3-*O*-β-D-glucoside 谷甾醇 -3-*O*-β-D- 葡萄糖苷

β-sitosteryl-3-*O*-β-D-glucoside β- 谷甾醇 -3-*O*-β-D- 葡萄糖苷

β-sitosteryl-3-*O*-β-D-glucoside-6′-*O*-eicosanoate β- 谷甾醇 -3-*O*-β-D- 葡萄糖苷 -6′-*O*- 二十酸酯

β-sitosteryl-3-*O*-β-D-xylopyranoside β- 谷甾醇 -3-*O*-β-D- 吡喃木糖苷

β-sitosteryl-3β-D-glucuronopyranoside β- 谷甾醇 -3β-D- 吡喃葡萄糖醛酸苷

β-sitosteryl-3β-glucopyranoside β- 谷甾醇 -3β- 吡喃葡萄糖苷

β-sitosteryl-3β-glucopyranoside-6′-*O*-palmitate β- 谷甾醇 -3β- 吡喃葡萄糖苷 -6′-*O*- 棕榈酸酯

sitosteryl-3β-glucoside-6′-*O*-palmitate 谷甾醇 -3β- 葡萄糖苷 -6′-*O*- 棕榈酸酯

β-sitosteryl-3β-*O*-β-D-(6′-*O*-eicosanoyl) glucopyranoside β- 谷甾醇 -3β-*O*-β-D-(6′-*O*- 二十酰基) 吡喃葡萄糖苷

sitosteryl-6-acyl-β-D-glucoside 谷甾醇 -6- 酰基 -β-D- 葡萄糖苷

β-sitosteryl-α-glucoside β- 谷甾醇 -α- 葡萄糖苷

sitosteryl-β-D-galactoside 谷甾醇 -β-D- 半乳糖苷

β-sitosteryl-β-D-glucopyranoside β- 谷甾醇 -β-D- 吡喃葡萄糖苷

sitosteryl-β-D-glucoside 谷甾醇 -β-D- 葡萄糖苷

β-sitosteryl-β-D-glucoside-6′-palmitate β- 谷甾醇 -β-D- 葡萄糖苷 -6′- 棕榈酸酯

sitsirikine 西特斯日钦碱 (西日京)

3β-sitsirikine N^4-oxide 3β- 西特斯日钦碱 N^4- 氧化物

sivasinolide (mucrolide) 锡瓦斯密菊蒿内酯

siwanines A ～ E 冀北翠雀碱 A ～ E

skatole (scatole, 3-methylindole) 粪臭素 (3- 甲基吲哚)

skimmetin (umbelliferone, hydrangin, dichrin A, umbelliferon, 7-hydroxycoumarin) 伞形酮 (伞形花内酯、八仙花苷、绣球花苷、常山素 A、伞花内酯、7- 羟基香豆素)

skimmia base 茵芋属碱

skimmial 茵芋醛

skimmianine (β-fagarine, chloroxylonine, 7, 8-dimethoxydictamnine) 茵芋碱 (β- 花椒碱、缎木碱、7, 8- 二甲氧基白鲜碱)

skimmianone 茵芋酮

skimmiarepins A ～ C 茵芋品素 A ～ C

(+)-skimmidiol (+)- 茵芋酚醇

skimmilaureol 月桂茵芋醇

skimmin (umbelliferone-D-glucoside) 茵芋苷 (伞形花内酯 -D- 葡萄糖苷)

skimmiol (alnulin, taraxerol, tiliadin) 茵芋醇 (蒲公英赛醇 、蒲公英萜醇、桤木林素)

skullcapflavone Ⅰ (panicolin, 5, 2′-dihydroxy-7, 8-dimethoxyflavone) 黄芩黄酮Ⅰ (榄核莲黄酮、5, 2′- 二羟基 -7, 8- 二甲氧基黄酮)

skullcapflavone Ⅰ -2′-glucoside 黄芩黄酮Ⅰ -2′- 葡萄糖苷

skullcapflavone Ⅰ -2′-methyl ether 黄芩黄酮Ⅰ -2′- 甲醚

skullcapflavone Ⅱ (neobaicalein, 5, 2′-dihydroxy-6, 7, 8, 6′-tetramethoxyflavone) 黄芩黄酮 Ⅱ (黄芩新素、5, 2′- 二羟基 -6, 7, 8, 6′- 四甲氧基黄酮)

skullcapflavone I-2′-methoxyl ether 黄芩黄酮 I-2′- 甲氧基醚

(*R*)-(–)-skyrin-6-*O*-β-D-xylopyranoside (*R*)-(–)- 醌茜素 -6-*O*-β-D- 吡喃木糖苷

(*R*)-skyrin-6-*O*-β-D-xylopyranoside (*R*)- 醌茜素 -6-*O*-β-D- 吡喃木糖苷

β-skytanthine β- 多花藤碱 (β- 斯克坦宁碱)

δ-skytanthine δ- 多花藤碱

slaframine 斯来拉明碱

smeathxanthone A 史氏藤黄𠮿酮 A

smiglabranol [1, 4-bis (4-hydroxy-3, 5-dimethoxyphenyl)-2, 3-bis (hydroxymethyl)-1, 4-butanediol] 光叶菝葜脂醇 [1, 4- 二 (4- 羟基 -3, 5- 二甲氧苯基)-2, 3- 二 (羟甲基)-1, 4- 丁二醇]

smiglabrin 赤土茯苓苷

smiglabrol 光叶菝葜查耳酮

smiglactones A, B 光叶菝葜内酯 A、B

smiglanin 光叶菝葜苷

smiglasides A ～ E 牛尾菜苷 A ～ E

smiglastilbene 光叶菝葜芪

smilachromanone 光叶菝葜色原酮

smilacinosides A ～ D 鹿药苷 A ～ D

smilagenin (isosarsasapogenin) 菝葜皂苷元 (异洋菝葜皂苷元)

smilagenin acetate 菝葜皂苷元乙酸酯 (乙酰知母皂苷元、知母皂苷元乙酸酯)

smilagenin-3-*O*-[β-D-glucopyranosyl-(1 → 2)]-β-D-galactopyranoside 菝葜皂苷元 -3-*O*-[β-D- 吡喃葡萄糖基 -(1 → 2)]-β-D- 吡喃半乳糖苷

smilagenin-3-*O*-[β-D-glucopyranosyl-(1 → 2)]-β-D-mannopyranoside 菝葜皂苷元 -3-*O*-[β-D- 吡喃葡萄糖基 -(1 → 2)]-β-D- 吡喃甘露糖苷

smilagenone 异菝葜皂苷元酮

smilanipin A 长叶牛尾菜苷 A

smilasides A ～ F 菝葜苯丙素苷 A ～ F

smilaxchinosides A ～ D 菝葜皂苷 A ～ D

smilaxins A ～ D 菝葜素 A ～ D

smilgnin A 菝葜木脂素 A

smilones A, B 菝葜𠮿酮 A、B

smilscobinosides C ～ F 短梗菝葜苷 C ～ F

smiranicin 斯米尔木素

smirnovinine 没药豆宁 (没药豆碱)

smithosides A, B 甘川紫菀苷 A、B

smitilbin 茯苓替宾

smyrindiol 没药芹二醇

smyrindioloside 没药芹二醇苷

soaleuritolic acid-3-*p*-hydroxycinnamate 油桐醇酸 -3- 对羟基肉桂酸

sobrerol 水合蒎醇

(+)-*trans*-sobrerol (+)- 反式 - 水合蒎醇

sodium 钠

sodium 1-[4-(β-D-glucopyranosyloxy) benzyl] (*S*)-(–)-2-isopropyl malate 1-[4-(β-D- 吡喃葡萄糖氧基) 苄基] (*S*)-(–)-2- 异丙基苹果酸钠

sodium 1β, 2β, 3β, 5β-tetrahydroxy-(25*R*)-5β-spirost-4β-yl-sulfate 1β, 2β, 3β, 5β- 四羟基 -(25*R*)-5β- 螺甾 -4β- 硫酸钠

sodium 1β, 3β, 5β-trihydroxy-(25*R*)-5β-spirost-4β-yl sulfate 1β, 3β, 5β- 三羟基 -(25*R*)-5β- 螺甾 -4β- 硫酸钠

sodium acetate 乙酸钠

sodium aescinate 七叶皂苷钠

sodium aristofolin A 瓜叶马兜铃素 A 钠盐

sodium artesunate 青蒿酯钠

sodium benzenesulfinate 苯亚磺酸钠

sodium benzoate 苯甲酸钠 (安息香酸钠)

sodium borate 硼酸钠

sodium camphorsulfonate 樟磺酸钠

sodium carboxymethyl cellulose (carmellose sodium) 羧甲纤维素钠

sodium chloride 氯化钠

sodium danshensu [sodium D-(+)-β-(3, 4-dihydroxyphenyl) lactate] 丹参素钠 [D-(+)-β-(3, 4- 二羟苯基) 乳酸钠]

sodium demethyl cantharidate 去甲斑蝥酸钠

sodium ethanethiolate 乙硫醇钠

S

sodium ethyl succinate 琥珀酸钠乙酯
sodium ethyl sulfide 乙(基)硫(化)钠
sodium ferulate 阿魏酸钠
sodium gynocardate (sodium hydnocarpate, alepol) 次大风子酸钠
sodium hydnocarpate (sodium gynocardate, alepol) 次大风子酸钠
sodium hydrogen 2-(carboxylatomethyl) benzoate 2-(羧酸根离子基甲基)苯甲酸氢钠
sodium hydrogen 3-[3-(carboxylatomethyl) naphth-2-yl] propanoate 3-[3-(羧酸根离子基甲基)萘-2-基]丙酸氢钠
sodium iodohippurate 碘马尿酸纳
sodium lactate 乳酸钠
sodium lithospermate B 紫草酸 B 钠盐
sodium lyapolate 聚乙烯磺酸钠
sodium methoxide 甲氧化钠
sodium oxalacetate 草酰乙酸钠
sodium phenyl diazenesulfonate 苯乙氮烯磺酸钠
sodium phenyl diazenolate 苯乙氮烯醇钠
sodium phosphate 磷酸钠
sodium polyacrylate 聚丙烯酸钠
sodium polyethanol sulfonate 聚乙醇磺酸钠
sodium psylliate 车前子油酸钠
sodium *p*-toluenesulfonate 对甲苯磺酸钠
sodium pyroborate 焦硼酸钠
sodium ricinate (sodium ricinoleate) 蓖麻酸钠(蓖麻油酸钠)
sodium ricinoleate (sodium ricinate) 蓖麻油酸钠(蓖麻酸钠)
sodium rosmarinate 迷迭香酸钠盐
sodium salt of 22α-hydroxyongispinogenin-3-*O*-β-D-glucuronopyranosyl-28-*O*-α-L-rhamnopyranoside 22α-羟基长刺皂苷苷元-3-*O*-β-D-葡萄糖醛酸吡喃糖基-28-*O*-α-L-吡喃鼠李糖苷钠盐
sodium salt of alternoside Ⅱ 匙羹藤苷Ⅱ钠盐
sodium scutellarin 灯盏花乙素钠
sodium sorbate 山梨酸钠
sodium sulfate 硫酸钠
sodium sulfate crystal 芒硝
sodium taurocholate 牛磺胆酸钠
sodium tauropythocholate 牛磺蟒胆酸钠
sodium tauro-α-trihydroxycoprostanate 牛磺-α-三羟基粪甾烷酸钠
sodium tetraborate 四硼酸钠
sodium theobromine acetate 可可碱乙酸钠
sodoponin 细叶香茶菜甲素(毛叶香茶菜宁)
sojagol 大豆酚内酯
solabiose 茄二糖
solacapine 珊瑚樱品碱
solacaproine 茄己酰碱
solacasine 珊瑚樱根碱(珊瑚樱新碱)
solacauline 五梗茄碱
soladulacamarine 前甜苦碱
soladulcamaridine 茄甜苦定
soladulcidine 欧白英定(蜀羊泉碱)
soladulcidine-3-*O*-β-lycotetraoside 欧白英定-3-*O*-β-石蒜四糖苷
β-soladulcine β-欧白英辛
α-soladulcine α-欧白英辛
γ-soladulcine γ-欧白英辛
soladulcines A, B 欧白英辛(蜀羊泉胺)A、B
solafloridine 密花茄碱
solafuranone 茄呋喃酮
solajiangxins A ～ I 江西白英素 A ～ I
solakhasianin 刺天茄碱(喀西茄宁)
solakhasoside 苦天茄苷
solalyratines A, B 白英碱 A、B
solalyratins A, B 白英素 A、B
α-solamargine α-边茄碱(α-澳洲茄边碱、α-茄边碱)
β1-solamargine β1-边茄碱(β1-澳洲茄边碱)
β-solamargine β-边茄碱(β-澳洲茄边碱)
γ-solamargine γ-边茄碱(γ-澳洲茄边碱、γ-茄边碱)
solamargine 茄边碱(边茄碱、澳洲茄边碱)
β2-solamargine β2-边茄碱(β2-澳洲茄边碱)
solamarine 苦茄碱(欧白英碱)
α-solamarine α-苦茄碱(α-欧白英碱)
β-solamarine β-苦茄碱(β-欧白英碱)
γ-1-solamarine γ-1-苦茄碱
γ-2-solamarine γ-2-苦茄碱
δ-solamarine δ-苦茄碱
solamidine 茄咪啶

solamin　索拉明	solanocastrine　珊瑚豆灵碱
solanacarpine　黄果茄碱	solanogantine　大茄碱
solanapyrones A ～ F　索拉纳吡喃酮 A ～ F	solanoquinone　茄萘醌
solanascone　茄环丁萘酮	solanosides A, B　茄苷 A、B
solanaviol　澳洲茄醇 (澳洲茄醇胺)	solanthrene (solanidiene)　茄二烯
solanaviol-3-*O*-β-solatrioside　澳洲茄醇 -3-*O*-β- 茄三糖苷	solanum base　茄属碱
solancarpidine (purapuridine, solasodine)　茄定碱 (澳洲茄胺、澳洲茄次碱、茄解啶)	solapalmitenine　茄软脂烯碱
solandrine (pseudohyocsyamine, norhyoscyamine)　去甲莨菪碱 (假莨菪碱、去甲天仙子胺)	solapalmitine　茄软脂碱
solandulcidine　蜀羊泉次碱	solaplumbine　灰叶烟草碱
solanerianones A, B　假烟叶树酮 A、B	solaplumbinine　灰叶烟草宁碱
solanesol　茄呢醇 (茄烯醇)	solaradinine　茄根宁 (茄狄宁)
solangustidine　狭叶茄定	solaradixine　茄根碱 (茄狄星)
solangustine　狭叶茄碱	solashabanine　茄莎巴宁
5α-solanid-3β, 16-diol　5α- 茄甾 -3β, 16- 二醇	1, 4-solasodadien-3-one　1, 4- 澳洲茄胺二烯 -3- 酮
(25ξ)-solanid-3β, 23β-diol　(25ξ)- 茄甾 -3β, 23β- 二醇	solasodamine　茄解胺
(25ξ)-solanid-5-en-3β, 23β-diol　(25ξ)-5- 茄甾烯 -3β, 23β-二醇	3, 5-solasodiene　3, 5- 澳洲茄二烯
(22*R*, 25*S*)-solanid-5-en-3β, 5α, 6β-triol　(22*R*, 25*S*)- 茄甾 -5- 烯 -3β, 5α, 6β- 三醇	solasodine (solancarpidine, purapuridine)　澳洲茄胺 (澳洲茄次碱、茄定碱 、茄解啶)
solanidiene (solanthrene)　茄二烯	solasodine-3-*O*-α-L-rhamnopyranosyl-(1 → 2)-*O*-[β-D-glucopyranosyl-(1 → 4)]-β-D-glucopyranoside　澳洲茄胺 -3-*O*-α-L- 吡喃鼠李糖基 -(1 → 2)-*O*-[β-D- 吡喃葡萄糖基 -(1 → 4)]-β-D- 吡喃葡萄糖苷
solanidine (solatubine)　茄啶 (茄次碱、龙葵胺)	solasodine-3-*O*-β-D-glucopyranoside　澳洲茄胺 -3-*O*-β-D- 吡喃葡萄糖苷
solanidine-3-*O*-α-L-rhamnopyranosyl-(1 → 2)-[β-D-glucopyranosyl-(1 → 4)]-β-D-glucopyranoside　茄啶 -3-*O*-α-L- 吡喃鼠李糖基 -(1 → 2)-[β-D- 吡喃葡萄糖基 -(1 → 4)]-β-D- 吡喃葡萄糖苷	solasodoside A　嗖都茄苷 A
solanidine-3-*O*-α-L-rhamnopyranosyl-(1 → 2)-β-D-glucopyranoside　茄啶 -3-*O*-α-L- 吡喃鼠李糖基 -(1 → 2)-β-D- 吡喃葡萄糖苷	solasonine　澳洲茄碱 (羟基茄碱)
solanidine-3-*O*-α-L-rhamnopyranosyl-(1 → 2)-β-D-glucopyranoside ($β_1$-chaconine)　茄啶 -3-*O*-α-L- 吡喃鼠李糖基 -(1 → 2)-β-D- 吡喃葡萄糖苷 ($β_1$- 卡茄碱、$β_1$- 查茄碱)	β-solasonine　β- 澳洲茄碱
solanidine-3β-ol　茄定 -3β- 醇	solaspigenin (hainangenin)　硬毛茄苷元 (海南皂苷元)
solanigrosides A ～ X, Y_1 ～ Y_9　龙葵苷 A ～ X、Y_1 ～ Y_9	solaspiralidine　旋花茄定
solanine　茄碱 (龙葵碱)	solasurine　黄果茄灵碱 (刺茄碱)
α-solanine　α- 茄碱 (α- 龙葵碱)	solatene (β-carotene)　β- 胡萝卜素
ε-solanine　ε- 茄碱 (ε- 龙葵碱)	solatriose　茄三糖
solanocapsidine　珊瑚樱定碱 (茄卡西定)	solatubine (solanidine)　茄次碱 (茄啶、龙葵胺)
solanocapsine　珊瑚樱碱 (毛叶冬珊瑚碱、辣茄碱)	solauricidine　耳茄定
solanocarpone　黄果茄酮	solauricine　耳茄碱
	solaverbascine　野烟叶碱 (野烟叶辛)
	solaverines Ⅰ～Ⅲ　野烟叶苷 (野烟叶灵) Ⅰ～Ⅲ
	solaverols A, B　野烟叶醇 A、B
	(–)-solavetivone　(–)- 马铃薯香根草酮
	solavetivone (katahdinone)　马铃薯螺二烯酮 (螺岩兰草酮、马铃薯霉酮、马铃薯香根草酮)

S

solaviaside B　长春茄甾苷 B	sophocarpine　槐根碱 (槐果碱、白刺花碱)
solavilline　毛茄碱	sophocarpine *N*-oxide　槐根碱 *N*- 氧化物
solaxanine　黄果茄宁碱	sophochrysine　金黄槐碱
solayamocidosides A ～ F　茄亚莫皂苷 A ～ F	sophoflavescenol　地槐酚 (苦参诺醇、槐黄醇)
solenanthus base　长筒琉璃草属碱	sophoflavones A, B　槐酮 A、B
solidagenone　一枝黄花精酮	sophojaponicin　槐紫檀苷 (槐树素)
solidagonic acid　一枝黄花酸	sophora base　槐属碱
solidagonone　一枝黄花酮	sophoraarpan　岭南槐紫檀烷
solimocurarine　扫离箭毒碱	sophorabioside　槐属双苷
solsodomine A　索多米茄碱 A	sophoracarpans A, B　岭南槐紫檀烷 A、B
somalin　索马里箭毒素 (索马林)	sophoracoumestan A　槐属香豆雌烷 A
somniferanolide　催眠睡茄拉诺内酯	sophoradin　柔枝槐素 (广豆根酮、山豆根查耳酮、槐定)
somniferawithanolide　催眠睡茄诺内酯	sophoradiol　槐花二醇
somniferícin　催眠睡茄辛	sophoradiol-22-*O*-acetate　槐花二醇 -22-*O*- 乙酸酯
somniferine　睡茄任	sophoradione　苦参二酮
somniwithanolide　催眠睡茄萨诺内酯	sophoraflavanone G (vexibinol)　槐属黄烷酮 G (苦甘草醇)
somocystinamide A　索莫胱氨酸酰胺 A	sophoraflavanones A ～ J　槐属黄烷酮 (砂生槐黄烷酮、槐黄烷酮) A ～ J
sonchifolignan B　苣叶木脂素 B	sophoraflavones A, B　广豆根黄酮苷 (槐黄酮) A、B
sonchifolin　苦苣菜叶素	sophoraflavonoloside　槐属黄酮苷
sonchifolinin B　抱茎苦荬菜宁素 B	sophoraflavosides Ⅰ～Ⅳ　苦参皂苷Ⅰ～Ⅳ
sonchoside　苦苣菜黄酮苷	sophoraisoflavanone A ～ D　槐异黄烷酮 A ～ D
sonchuionosides A ～ C　苦苣菜丁烯酮苷 (苦苣菜香堇酮苷) A ～ C	sophoraisoflavone A　砂生槐异黄酮 A
sonchusides A ～ I　苦苣菜苷 A ～ I	(–)-sophoramine　(–)- 槐胺碱
sonderianial　桑德巴豆醛	(+)-sophoramine　(+)- 槐胺碱
songarosaponins A ～ F　准噶尔毛蕊花皂苷 A ～ F	sophoramine　槐胺碱 (槐胺)
songarosides A, B, A′, B′　准噶尔铁线莲苷 A、B、A′、B′	sophoranochromene　槐诺色烯 (山豆根酮色烯)
songbeinine　松贝甲素	sophoranodichromanes A ～ C　槐诺色烷 A ～ C
songbeisine　松贝辛	L-sophoranol　L- 槐花醇
songoramine　准噶尔乌头胺	(+)-sophoranol　(+)- 槐花醇
songorine (zongorine, bullatine G, napellonine)　宋果灵 (准噶尔乌头碱、一枝蒿庚素、华北乌头碱)	sophoranol (5-hydroxymatrine)　槐花醇 (5- 羟基苦参碱)
songoroside A　准噶尔蓝盆花苷 A	(+)-sophoranol *N*-oxide　(+)- 槐花醇 *N*- 氧化物
sonminine　狭叶白鲜宁碱	sophoranol *N*-oxide　槐花醇 *N*- 氧化物
sonpeimine　松贝素甲	sophoranone　广豆根素 (山豆根酮)
sonunins Ⅰ, Ⅱ　藤金合欢苏奴宁Ⅰ、Ⅱ	sophoraside A　槐根苷 A
sootepensins A, B　黄花皂帽花素 A、B	sophorastilbene A　槐芪 A
sopheranin　槐叶决明宁	sophoretin (meletin, quercetin, quercetol)　槲皮黄苷 (栎精、槲皮素、槲皮黄素)
(–)-sophocarpine　(–)- 槐果碱	

sophoricol (prunetol, genistein, genisteol, 5, 7, 4′-trihydroxyisoflavone) 金雀异黄素 (染料木因、染料木黄酮、染料木素、5, 7, 4′- 三羟基异黄酮)

sophoricoside (genistein-4′-*O*-β-glucoside) 槐角苷 (槐属苷、槐苷、槐可苷、染料木素 -4′-*O*-β- 葡萄糖苷)

(–)-sophoridine (–)- 槐定碱

sophoridine 槐定碱

sophoridine *N*-oxide 槐定碱 *N*- 氧化物

sophoridiol 槐二醇

sophorine (baptitoxine, cytisine, ulexine) 金雀花碱 (金雀儿碱、野靛碱、金链花碱)

sophorins A ～ C 槐花米甲素～丙素

sophorol 槐酚

sophoronol 绒毛槐醇

sophorophenolone 槐酚酮 (槐角酚酮)

sophorose 槐糖

β-sophorose β- 槐糖

α-sophorose (2-*O*-β-D-glucopyranosyl-α-D-glucopyranose) α- 槐糖 (2-*O*-β-D- 吡喃葡萄糖基 -α-D- 吡喃葡萄糖)

sophorose butanolside 槐糖正丁醇苷

trans-2-sophorose hexenolside 反式 -2- 槐糖己烯醇苷

cis-3-sophorosehexenolside 顺式 -3- 槐糖己烯醇苷

sophoroside 槐糖苷

5-*O*-β-sophorostyl betanidin 叶子花二糖苷碱

3β-sophorosyl-20-β-rutinosyl proto-2α-hydroxypanaxadiolsaponin 3β- 槐糖基 -20-β- 芸香糖基原 -2α- 羟基人参二醇皂苷

3-*O*-β-sophorosyl-7-*O*-β-D-(2-*O*-feruloyl) glucosyl kaempferol 3-*O*-β- 槐糖基 -7-*O*-β-D-(2-*O*- 阿魏酰基) 葡萄糖基山柰酚

m-sopropyl benzene 间异丙基苯

sorbarin (scutellarein rhamnoside) 珍珠梅素 (珍珠梅属苷、高山黄芩素鼠李糖苷)

sorbic acid (2, 4-hexadienoic acid) 山梨酸 (己二烯酸)

sorbifolin 珍珠梅种苷 (珍珠梅苷)

sorbifolin-6-*O*-β-glucopyranoside 珍珠梅种苷 -6-*O*-β- 吡喃葡萄糖苷

sorbikortals Ⅰ, Ⅱ 木瓜醛 Ⅰ、Ⅱ

sorbilande (sorbitol, sorbite, sorbol) 山梨糖醇 (山梨醇)

sorbinose (sorbose, sorbin) 山梨糖

sorbite (sorbilande, sorbitol, sorbol) 山梨醇 (山梨糖醇)

D-sorbitol D- 山梨糖醇 (D- 山梨醇)

sorbitol (sorbilande, sorbite, sorbol) 山梨醇 (山梨糖醇)

sorbol (sorbilande, sorbite, sorbitol) 山梨醇 (山梨糖醇)

L-(–)-sorbose L-(–)- 山梨糖

D-sorbose (D-xylo-2-hexulose) D- 山梨糖 (D- 木 -2- 己酮糖)

sorbose (sorbinose, sorbin) 山梨糖

sordarial 大孢粪壳醛

sorghumol 高粱醇

sorghumol-3-*O*-(*E*)-*p*-coumarate 高粱醇 -3-*O*-(*E*)- 对羟基香豆素

sorghumol-3-*O*-(*Z*)-*p*-coumarate 高粱醇 -3-*O*-(*Z*)- 对羟基香豆素

sorgoleone 高粱酮

sorigenin 苏里苷元

sorinin 苏里苷

sorokinianin 索罗离蠕孢霉素

sororianolides A ～ C 对叶大戟内酯 A ～ C

sorrentanone 索伦多酮

sotetsuflavone 苏铁双黄酮

soulameanone 苏苦木酮

soularubinone 寿拉宾酮

soulattrolide 索氏胡桐内酯

soulidine 川甘翠雀定

soulidiol 缘毛紫菀二醇

soulidioside 缘毛紫菀苷

soulines A ～ F 川甘翠雀碱 A ～ F

soy isoflavone 大豆异黄酮

soyabean lecithin 大豆卵磷脂

soyabean lectin 大豆植物凝集素

soyacerebrosides Ⅰ, Ⅱ 大豆脑苷 Ⅰ、Ⅱ

soyasapogenol B-3-*O*-β-D-glucuronopyranoside 大豆皂苷 B-3-*O*-β-D- 吡喃葡萄糖醛酸苷

soyasapogenol B-3-*O*-β-glucoside A 大豆皂醇 B-3-*O*-β- 葡萄糖苷 A

soyasapogenol *E* (3, 22, 24-trihydroxyolean-12-ene) 大豆皂醇 *E* (12- 齐墩果烯 -3, 22, 24- 三醇)

soyasapogenol *E*-3-*O*-α-L-rhamnopyranosyl-(1→2)-β-D-glucopyranosyl-(1→4)-β-D-glucuronopyranoside 大豆皂醇 *E*-3-*O*-α-L- 吡喃鼠李糖基 -(1→2)-β-D- 吡喃葡萄糖基 -(1→4)-β-D- 吡喃葡萄糖醛酸苷

soyasapogenols A ～ F 大豆皂醇 (大豆黄醇) A ～ F

soyasaponin Ⅰ methyl ester　大豆皂苷Ⅰ甲酯
soyasaponin Ⅱ methyl ester　大豆皂苷Ⅱ甲酯
soyasaponin Ⅲ methyl ester　大豆皂苷Ⅲ甲酯
soyasaponin Be methyl ester　大豆皂苷 Be 甲酯
soyasaponins A_1 ～ A_6, Aa ～ Ac, B, Ba ～ Be, Ⅰ ～Ⅵ　大豆皂苷 A_1 ～ A_6、Aa ～ Ac、B、Ba ～ Be、Ⅰ～Ⅵ
spadon　解痉酮
spallidamine　黄堇胺
sparassol　重菇醇 (煤地衣酸甲酯)
sparganiaside A　黑三棱苷 A
sparsiflorine　散花巴豆碱
spartalupine [pusilline,(–)-β-isosparteine]　异鹰爪豆碱 [(–)-β- 异鹰爪豆碱]
D-sparteine (pachycarpine)　D- 鹰爪豆碱 (厚果槐碱)
sparteine sulfate　硫酸鹰爪豆碱
sparticarpin　鹰爪豆素
spartitrioside　鹰爪豆三糖苷
spasmolytol　解痉醚
spatheliabischromene　斯帕塞里亚色烯 (司帕吡喃酮)
spatheosides A ～ C　火焰树萜苷 A ～ C
spathodic acid-28-*O*-β-D-glucopyranoside　火焰树酸 -28-*O*-β-D- 吡喃葡萄糖苷
spathodol　火焰树醇
spathoside　火焰树苷
D-spathulenol　D- 匙叶桉油烯醇
ent-spathulenol　对映 - 桉油烯醇
(–)-spathulenol　(–)- 匙叶桉油烯醇 [(–)- 斯巴醇、(–)- 斯杷土烯]
β-spathulenol　β- 匙叶桉油烯醇
spatol　褐舌藻醇
specicoside　黄金树苷
speciociliatine　斯佩西亭
speciofoline　美艳帽竹叶碱
specionin　黄金树宁
speciophyline　美艳帽竹非灵
speciophylline (uncarine D)　丽叶碱 (恩卡林碱 D)
speciosaperoxide　皱皮木瓜过氧化物
speciosine　美艳秋水仙碱
specnuezhenide　特女贞苷
specnuzhenise　特女贞裂萜糖苷
spectabiline　美丽猪屎豆碱
spectabilis *N*-oxide　美丽猪屎豆碱 *N*- 氧化物
spectamines A, B　绮丽决明胺 A、B
spegatrine　斯配加春
spegazzinidine　斯佩加尼定
spegazzinine　斯佩加宁
speradine A　溜曲霉碱 A
speranberculatine A　地构叶倍吡啶碱 A
speranculatines A ～ C　地构叶双吡啶碱 A ～ C
speranskatines A, B　地构叶吡啶碱 A、B
speranskilatine A　地构叶吡咯吡啶碱 A
speranskoside　地构苷
sperm agglutinatinin　精液凝集素
spermastrychinine　裸籽马钱子碱
spermatheridine (liriodenine)　芒籽香日定 (鹅掌楸碱)
spermidine　亚精胺
spermine　精胺
sphaelactone A　含笑内酯 A
sphaeranthanolide　戴星草内酯苷
sphaeranthine　戴星草碱
sphaerobioside　圆荚草双糖苷
sphaerocarpine (D-ammodendrine, isoammodendrine)　沙槐碱 (异沙树碱、异沙豆树碱、D- 沙树碱)
sphaerophorin　球粉衣华
sphaerophysine　圆美草碱
sphaeropsidins A ～ D　球壳孢素 A ～ D
sphaeropsidone　球壳孢酮
sphaerosins S_1 ～ S_3　苦马豆洛辛 S_1 ～ S_3
sphalleroside A　迷果芹苷 A
sphenanlignan　华中五脂素
sphendilactone　华中五内酯素
sphenone A　双花乌韭醌 A
spherocarpine (ammodendrine)　沙槐碱 (沙豆树碱、沙树碱)
spherosinin　苦马豆宁 (苦马豆辛宁)
(4*E*)-sphing-4-ene　(4*E*)- 鞘氨醇 -4- 烯
(4*Z*)-sphing-4-ene　(4*Z*)- 鞘氨醇 -4- 烯
(3*S*)-sphinganine　(3*S*)- 鞘氨醇烷
sphinganine　鞘氨醇烷

4-sphingenine 4- 神经鞘氨醇	5α-spinasterol 5α- 菠菜甾醇
sphingogsine 斯高素	spinasterol 菠菜甾醇 (菠甾醇)
sphingol 鞘醇	β-spinasterol β- 菠菜甾醇
sphingolipid 鞘脂 (鞘类磷脂)	γ-spinasterol γ- 菠菜甾醇
sphingomyelin 神经鞘磷脂 (鞘磷脂)	Δ^7-spinasterol Δ^7- 菠菜甾醇
sphingosine 鞘氨醇	α-spinasterol (α-spinasterin, bessisterol, stigmast-7, 22-dien-3β-ol) α- 菠菜甾醇 (α- 菠甾醇、7, 22- 豆甾二烯 -3β- 醇)
sphingosine sulfate 鞘氨醇硫酸脂	spinasterol-3-*O*-β-D-glucopyranoside 菠菜甾醇 -3-*O*-β-D- 吡喃葡萄糖苷
6-sphondin 6- 牛防风素	spinasterone 菠菜甾酮 (菠甾酮)
sphondin (6-methoxyangelicin) 牛防风素 (6- 甲氧基当归素)	α-spinasterone α- 菠甾酮
spicachlorantins A ～ J 金粟兰素 A ～ J	α-spinasteryl acetate α- 菠菜甾醇乙酸酯
spicatanoic acid 姜花酸	α-spinasteryl caproate α- 菠菜甾醇己酸酯 (α- 菠甾醇己酸酯)
spicatanol 姜花醇	α-spinasteryl gentiobioside α- 菠菜甾醇龙胆二糖苷
spicatanol methyl ether 姜花醇甲醚	α-spinasteryl glucoside α- 菠菜甾醇葡萄糖苷
spicataside 福树苷	α-spinasteryl octacosanoate α- 菠菜甾醇二十八酸酯
spicataxine 穗状红豆杉碱 (穗状紫杉碱)	α-spinasteryl palmitate α- 菠菜甾醇棕榈酸酯
spicatin 蛇鞭菊种素 (穗状内雄楝素)	α-spinasteryl-3-*O*-β-D-(6′-linoleoyl) glucopyranoside α- 菠菜甾醇 -3-*O*-β-D-(6′- 亚油酰基) 吡喃葡萄糖苷
spicatines A, B 穗状红豆杉亭 (亚东乌头亭) A、B	α-spinasteryl-3-*O*-β-D-(6′-palmitoyl) glucopyranoside α- 菠菜甾醇 -3-*O*-β-D-(6′- 棕榈酰基) 吡喃葡萄糖苷
spicatolignans A, B 留兰香木脂素 A、B	α-spinasteryl-3-*O*-β-D-glucopyranoside α- 菠菜甾醇 -3-*O*-β-D- 吡喃葡萄糖苷
spicatoside A prosapogenins Ⅰ～Ⅲ 土麦冬皂苷 A 原皂苷元 Ⅰ～Ⅲ	α-spinasteryl-3-*O*-β-D-glucopyranoside-6′-*O*-palmitate α- 菠菜甾醇 -3-*O*-β-D- 吡喃葡萄糖苷 -6′-*O*- 棕榈酸酯
spicatosides A, B 土麦冬皂苷 (留兰香苷) A、B	α-spinasteryl-3-*O*-β-D-glucoside α- 菠菜甾醇 -3-*O*-β-D- 葡萄糖苷
spicnacene 菠菜烯	α-spinasteryl-β-D-glucopyranosyl-(1 → 4)-β-D-glucopyranoside α- 菠菜甾醇 -β-D- 吡喃葡萄糖基 -(1 → 4)-β-D- 吡喃葡萄糖苷
spicosides A ～ F 穗花婆婆纳苷 A ～ F	α-spinasteryl-β-D-glucopyronosyl-(1 → 2)-β-D-glucopyranosyl-(1 → 2)-β-D-glucopyranoside α- 菠菜甾醇 -β-D- 吡喃葡萄糖基 -(1 → 2)-β-D- 吡喃葡萄糖基 -(1 → 2)-β-D- 吡喃葡萄糖苷
spiganthine 驱虫草碱	spinatin 菠菜亭素
spilanthine 金纽扣质	spinencin 刺番荔枝精宁
spilanthol (affinine) 金纽扣醇 (千日菊醇)	spinescin 刺状小号花素
spinacetin 菠叶素	spinochrome 海胆棘色素
spinacetin-3-gentiobioside 菠叶素 -3- 龙胆二糖苷	spinosides A ～ C 刺山柑苷 (多刺迪氏木苷、司盘苷) A ～ C
spinacetin-3-*O*-β-D-(2″feruloyl glucopyranosyl)-(1 → 6)-β-D-glucopyranoside 菠叶素 -3-*O*-β-D-(2″ 阿魏酰基吡喃葡萄糖基)-(1 → 6)-β-D- 吡喃葡萄糖苷	
spinacetin-3-*O*-β-D-glucopyranosyl-(1 → 6)-[β-D-apiofuranosyl-(1 → 2)]-β-D-glucopyranoside 菠叶素 -3-*O*-β-D- 吡喃葡萄糖基 -(1 → 6)-[β-D- 呋喃芹糖基 -(1 → 2)]-β-D- 吡喃葡萄糖苷	
spinacine 刺针碱	
spinasaponins A, B 菠菜皂苷 A、B	
α-spinasterin (α-spinasterol, bessisterol, stigmast-7, 22-dien-3β-ol) α- 菠甾醇 (α- 菠菜甾醇、7, 22- 豆甾二烯 -3β- 醇)	

S

spinosin (swertisin-2″-*O*-β-D-glucopyranoside) 斯皮诺素 (当药素 -2″-*O*-β-D- 吡喃葡萄糖苷、酸枣素)

spionosides A, B 野西瓜苷 A、B

spiradines A ～ G 绣线菊碱 (绣线菊定) A ～ G

spiraeoside (quercetin-4-mono-D-glucoside) 绣线菊苷 (槲皮素 -4- 单 -D- 葡萄糖苷)

spirafines Ⅱ～Ⅵ, Ⅲ A, Ⅴ A, Ⅵ A, D 绣线菊吩 Ⅱ～Ⅵ、Ⅲ A、Ⅴ A、Ⅵ A、D

spirafolide 螺刺菊内酯

spirajine 绣线菊因

spiramines A ～ Z 绣线菊胺 (急尖绣线菊胺) A ～ Z

spiraminol 绣线菊醇 (绣线菊二萜醇)

spiramongolin 蒙绣菊素

spiranthesol 盘龙参二聚菲酚

spiranthols A ～ C 盘龙参酚 A ～ C

spiranthoquinone 盘龙参醌

spiraqine 光叶绣线菊碱

spirarin 珍珠绣线菊酯素

spirasineols A, B 盘龙参新酚 A、B

spirasines Ⅰ～ⅩⅤ 绣线菊新碱 Ⅰ～ⅩⅤ

spiredine D 绣线菊定碱 D

spireine 绣线菊因碱

spirioiridotectals A ～ F 螺旋假鸢尾醛 A ～ F

spiro[4.4]non-2, 7-diene 螺 [4.4] 壬 -2, 7- 二烯

spiro[4.4]non-2-one 螺 [4.4] 壬 -2- 酮

spiro[4.5]dec-1, 6-diene 螺 [4.5] 癸 -1, 6- 二烯

spiro[4.5]dec-1, 9-dien-6-one 螺 [4.5] 癸 -1, 9- 二烯 -6- 酮

spiro[4.5]dec-1, 9-diene 螺 [4.5] 癸 -1, 9- 二烯

spiro[4.5]decane 螺 [4.5] 癸烷

spiro[5.5]undec-1-ene 螺 [5.5] 十一 -1- 烯

spiro[5.5]undec-3-one 螺 [5.5] 十一 -3- 酮

spiro[5.7]tridecaphane 螺 [5.7] 十三蕃

spiro[bicyclo[2.2.1]hept-5-en-2, 1′-[2, 12]dioxacyclododec[6]ene] 螺 [二环 [2.2.1] 庚 -5- 烯 -2, 1′-[2, 12] 二氧杂环十二 [6] 烯]

spiro[cyclopentae-1, 1′-indene] 螺 [环戊烷 -1, 1′- 茚]

spiro[fluorene-9, 2′-[3]thiabicyclo[2.2.2]oct[5]ene] 螺 [芴 -9, 2′-[3] 硫杂双环 [2.2.2] 辛 [5] 烯]

spiro[furan-3 (2H), 1′ (2′H)-naphthalene]-5′-carboxylic acid 螺 [呋喃 -3 (2H), 1′ (2′H)- 萘]-5′- 甲酸

1′*H*-spiro[imidazolidine-4, 2′-quinoxaline] 1′*H*- 螺 [咪唑 -4, 2′- 喹喔啉]

spiro[piperidine-4, 9′-xanthene] 螺 [哌啶 -4, 9′- 氧杂蒽]

3*H*-spiro{1-benzofuran-2, 1′-cyclohex[2]ene} 3*H*- 螺 {1- 苯并呋喃 -2, 1′- 环己 [2] 烯 }

spiroapplanatumines A ～ Q 树舌灵芝素 A ～ Q

spirobenzofuran 螺苯并呋喃

1′*H*, 2*H*-1, 2′-spirobi (azulene) 1′*H*, 2*H*-1, 2′- 螺二薁

1, 1′-spirobi (indene) 1, 1′- 螺二茚

1*H*, 1′*H*-2, 2′-spirobi (naphthalen)-1-one 1*H*, 1′*H*-2, 2′- 螺二萘 -1- 酮

1*H*, 1′*H*-2, 2′-spirobi (naphthalene) 1*H*, 1′*H*-2, 2′- 螺二萘

2′*H*, 3*H*-2, 3′-spirobi[[1]benzothiophene] 2′*H*, 3*H*-2, 3′- 螺二 [[1] 苯并噻吩]

2, 2′-spirobi[bicyclo[2.2.1]hept]-5-ene 2, 2′- 螺二 [双环 [2.2.1] 庚]-5- 烯

2, 2′-spirobi[bicyclo[2.2.2]oct]-5′, 7-dien-6-one 2, 2′- 螺二 [双环 [2.2.2] 辛]-5′, 7- 二烯 -6- 酮

3, 3′-spirobi[bicyclo[3.3.1]nonane]-6, 6′-diene 3, 3′- 螺二 [双环 [3.3.1] 壬烷]-6, 6′- 二烯

3, 3′-spirobi[indole] 3, 3′- 螺二 [吲哚]

4*H*-2, 4′-spirobi[[1.3]dioxolo[4, 5-c]pyran] 4*H*-2, 4′- 螺二 [[1.3] 二氧杂环戊熳并 [4, 5-*c*] 吡喃]

7, 7′-spirobi[bicyclo[4.1.0]heptane] 7, 7′- 螺二 [双环 [4.1.0] 庚烷]

2, 4′-spirobichromene 2, 4′- 螺二色烯

spirobiflavonoid 芫花螺旋双黄酮

spirobroussonins A, B 螺楮树宁 A、B

spirocaesalmin 螺旋南蛇勒素

spirocaracolitones A ～ F 螺卡拉科裂果酮 A ～ F

spirochin 凤尾辣木素

spirocyclane 葡萄螺环烷

spirodihydrobenzofuranlactams Ⅰ～Ⅵ 螺二氢苯并呋喃内酰胺 Ⅰ～Ⅵ

spiroenolether 螺烯醇醚

spiroethuliacoumarin 螺环都丽菊香豆素

spirofulvin (griseofulvin, grifulvin) 灰黄霉素

spiroidesin 螺旋鱼腥藻素

spiroiridal 螺鸢尾醛

spirojatomol 螺甘松醇

spiroketalenoetherpolyne 螺缩酮烯醚多炔

trans-spiroketalenol ether polyyne　反式 - 螺缩醛烯醇醚多炔

cis-spiro-ketalenolether polyyne　顺式 - 螺内酯醇醚多炔

spirolaxine　螺稀疏侧孢霉素

spirolingzhines A ～ D　螺环灵芝素 A ～ D

spiromines A ～ D　绣线菊明碱 A ～ D

spironolactone　螺甾内酯

(+)-spiropachysine　(+)- 螺粉蕊黄杨碱

spiropachysine-20-one　螺粉蕊黄杨碱 -20- 酮

spiropachysines A, B　螺粉蕊黄杨碱 (螺旋富贵草碱) A、B

spirosendan　螺川楝

spirosl-3-*O*-α-L-rhamnopyrannosyl-(1 → 4)-*O*-β-D-galactopyranoside　螺旋甾碱 -3-*O*-α-L- 吡喃鼠李糖基 -(1 → 4)-*O*-β-D- 吡喃半乳糖苷

(22*R*, 25*R*)-spirosol-5-en-3*β*-ol　(22*R*, 25*R*)- 螺甾醇 -5-烯 -3β- 醇

(1β, 3β, 5β, 25*S*)-spirost-1, 3-dihydroxy-1-[α-L-rhamnopyranosyl-(1 → 2)-β-D-xylopyranoside]　(1β, 3β, 5β, 25*S*)- 螺甾 -1, 3- 二羟基 -1-[α-L- 吡喃鼠李糖基 -(1 → 2)-β-D- 吡喃木糖苷]

(25*S*)-spirost-1, 4-dien-3-one　(25*S*)- 螺甾 -1, 4- 二烯 -3- 酮

(25*R*)-5α-spirost-12-one　(25*R*)-5α- 螺甾 -12- 酮

(25*S*)-5α-spirost-12-one-3β-hydroxy-3-*O*-β-D-glucopyranosyl-(1 → 4)-β-D-galactopyranoside　(25*S*)-5α- 螺甾 -12- 酮 -3β- 羟基 -3-*O*-β-D- 吡喃葡萄糖基 -(1 → 4)-β-D- 吡喃半乳糖苷

(25*R*, *S*)-5α-spirost-12-one-3β-ol　(25*R*, *S*)-5α- 螺甾 -12-酮 -3β- 醇

(25*R*)-5β-spirost-1β, 2β, 3β, 4β, 5β, 6β-hexaol　(25*R*)-5β-螺甾 -1β, 2β, 3β, 4β, 5β, 6β- 六醇

(25*R*)-5β-spirost-1β, 2β, 3β, 4β, 5β-pentahydroxy-1-*O*-β-D-xylopyranoside　(25*R*)-5β- 螺甾 -1β, 2β, 3β, 4β, 5β-五羟基 -1-*O*-β-D- 吡喃木糖苷

(25*S*)-5β-spirost-1β, 2β, 3β, 4β, 5β-pentahydroxy-5-*O*-β-D-glucopyranoside　(25*S*)-5β- 螺甾 -1β, 2β, 3β, 4β, 5β- 五羟基 -5-*O*-β-D- 吡喃葡萄糖苷

(25*S*)-5α-spirost-1β, 3α, 25-triol (pompeygenin)　(25*S*)-5α- 螺甾 -1β, 3α, 25- 三醇 (泼姆皂苷元)

(25*R*, *S*)-spirost-1β, 3α, 5β-trihydroxy-3-*O*-β-D-glucopyranoside　(25*R*, *S*)- 螺甾 -1β, 3α, 5β- 三羟基 -3-*O*-β-D- 吡喃葡萄糖苷

(25*R*, *S*)-spirost-1β, 3α, 5β-triol　(25*R*, *S*)- 螺甾 -1β, 3α, 5β- 三醇

(25*R*)-5α-spirost-1β, 3α-ol (cannigenin)　(25*R*)-5α- 螺甾 -1β, 3α- 醇 (勘尼皂苷元)

(25*S*)-5β-spirost-1β, 3β, 14β-trihydroxy-1-*O*-α-L-rhamnopyranosyl-(1 → 2)-β-D-xylopyranoside　(25*S*)-5β- 螺甾 -1β, 3β, 14β- 三羟基 -1-*O*-α-L- 吡喃鼠李糖基 -(1 → 2)-β-D- 吡喃木糖苷

(25*R*)-spirost-1β, 3β, 5β-trihydroxy-3-*O*-β-D-glucopyranoside　(25*R*)- 螺甾 -1β, 3β, 5β- 三羟基 -3-*O*-β-D-吡喃葡萄糖苷

(25*S*)-spirost-1β, 3β, 5β-trihydroxy-3-*O*-β-D-glucopyranoside　(25*S*)- 螺甾 -1β, 3β, 5β- 三羟基 -3-*O*-β-D-吡喃葡萄糖苷

(25*R*, *S*)-spirost-1β, 3β, 5β-trihydroxy-3-*O*-β-D-glucopyranosyl-(1 → 4)-β-D-glucopyranoside　(25*R*, *S*)- 螺甾 -1β, 3β, 5β- 三羟基 -3-*O*-β-D- 吡喃葡萄糖基 -(1 → 4)-β-D- 吡喃葡萄糖苷

(25*R*)-5β-spirost-1β, 3β-dihydroxy-1-*O*-α-L-rhamnopyranosyl-(1 → 2)-β-D-xylopyranoside-3-*O*-α-L-rhamnopyranoside　(25*R*)-5β- 螺甾 -1β, 3β- 二羟基 -1-*O*-α-L- 吡喃鼠李糖基 -(1 → 2)-β-D- 吡喃木糖苷 -3-*O*-α-L- 吡喃鼠李糖苷

(25*S*)-5β-spirost-1β, 3β-dihydroxy-1-*O*-α-L-rhamnopyranosyl-(1 → 2)-β-D-xylopyranoside-3-*O*-α-L-rhamnopyranoside　(25*S*)-5β- 螺甾 -1β, 3β- 二羟基 -1-*O*-α-L- 吡喃鼠李糖基 -(1 → 2)-β-D- 吡喃木糖苷 -3-*O*-α-L- 吡喃鼠李糖苷

(25*R*)-5β-spirost-1β, 3β-dihydroxy-1-*O*-α-L-rhamnopyranosyl-(1 → 2)-β-D-xylopyranoside-3-*O*-β-D-glucopyranoside　(25*R*)-5β- 螺甾 -1β, 3β- 二羟基 -1-*O*-α-L- 吡喃鼠李糖基 -(1 → 2)-β-D- 吡喃木糖苷 -3-*O*-β-D- 吡喃葡萄糖苷

(25*R*)-5β-spirost-1β, 3β-dihydroxy-3-*O*-β-D-fructofuranosyl-(2 → 6)-β-D-glucopyranoside　(25*R*)-5β- 螺甾 -1β, 3β- 二羟基 -3-*O*-β-D- 呋喃果糖基 -(2 → 6)-β-D- 吡喃葡萄糖苷

(25*R*)-5β-spirost-1β, 3β-dihydroxy-3-*O*-β-D-glucopyranosyl-(1 → 6)-β-D-glucopyranoside　(25*R*)-5β- 螺甾 -1β, 3β- 二羟基 -3-*O*-β-D- 吡喃葡萄糖基 -(1 → 6)-β-D- 吡喃葡萄糖苷

(25*R*)-5α-spirost-1β, 3β-diol (brisbagenin)　(25*R*)-5α-螺甾 -1β, 3β- 二醇 (波锐斯巴皂苷元、布里斯苷元)

(23*S*, 25*S*)-5α-spirost-24-one-3β, 23-dihydroxy-3-*O*-[α-L-rhamnopyranosyl-(1 → 2)-*O*-β-D-glucopyranosyl-(1 → 4)]-β-D-galactopyranoside　(23*S*, 25*S*)-5α- 螺甾 -24- 酮 -3β, 23- 二羟基 -3-*O*-[α-L- 吡喃鼠李糖基 -(1 → 2)-*O*-β-D-吡喃葡萄糖基 -(1 → 4)]-β-D- 吡喃半乳糖苷

spirost-25 (27)-en-1, 2, 3, 4, 5, 6, 7-heptol　螺甾 -25 (27)-烯 -1, 2, 3, 4, 5, 6, 7- 七醇

spirost-25 (27)-en-1β, 2β, 3β, 4β, 5β, 6β, 7α-heptol 螺甾 -25 (27)- 烯 -1β, 2β, 3β, 4β, 5β, 6β, 7α- 七醇

(20*S*, 22*R*)-spirost-25 (27)-en-1β, 2β, 3β, 4β, 5β, 7α-hexahydroxy-6-one (20*S*, 22*R*)- 螺甾 -25 (27)- 烯 -1β, 2β, 3β, 4β, 5β, 7α- 六羟基 -6- 酮

spirost-25 (27)-en-1β, 2β, 3β, 4β, 5β, 7α-hexahydroxy-6-one 螺甾 -25 (27)- 烯 -1β, 2β, 3β, 4β, 5β, 7α- 六羟基 -6- 酮

spirost-25 (27)-en-1β, 2β, 3β, 4β, 5β, 7α-hexahydroxy-6-one-4-*O*-β-D-xylopyranoside 螺甾 -25 (27)- 烯 -1β, 2β, 3β, 4β, 5β, 7α- 六羟基 -6- 酮 -4-*O*-β-D- 吡喃木糖苷

(20*S*, 22*R*)-spirost-25 (27)-en-1β, 2β, 3β, 4β, 5β-pentahydroxy-5-*O*-β-D-glucopyranoside (20*S*, 22*R*)- 螺甾 -25 (27)- 烯 -1β, 2β, 3β, 4β, 5β- 五羟基 -5-*O*-β-D- 吡喃葡萄糖苷

spirost-25 (27)-en-1β, 2β, 3β, 4β, 5β-penthydroxy-2-*O*-α-L-arabinopyranoside 螺甾 -25 (27)- 烯 -1β, 2β, 3β, 4β, 5β- 五羟基 -2-*O*-α-L- 吡喃阿拉伯糖苷

spirost-25 (27)-en-1β, 2β, 3β, 4β, 5β-penthydroxy-2-*O*-β-D-xylopyranoside 螺甾 -25 (27)- 烯 -1β, 2β, 3β, 4β, 5β- 五羟基 -2-*O*-β-D- 吡喃木糖苷

spirost-25 (27)-en-1β, 2β, 3β, 5β-tetrahydroxy-5-*O*-β-D-glucopyranoside 螺甾 -25 (27)- 烯 -1β, 2β, 3β, 5β- 四羟基 -5-*O*-β-D- 吡喃葡萄糖苷

spirost-25 (27)-en-1β, 3α, 4β, 5β, 6β-pentol 螺甾 -25 (27)- 烯 -1β, 3α, 4β, 5β, 6β- 五醇

spirost-25 (27)-en-1β, 3α, 5β-triol 螺甾 -25 (27)- 烯 -1β, 3α, 5β- 三醇

(24*S*)-spirost-25 (27)-en-1β, 3β, 4β, 5β, 6β, 24β-hexahydroxy-24-*O*-β-D-glucopyranoside (24*S*)- 螺甾 -25 (27)- 烯 -1β, 3β, 4β, 5β, 6β, 24β- 六羟基 -24-*O*-β-D- 吡喃葡萄糖苷

(20*S*, 22*R*)-spirost-25 (27)-en-1β, 3β, 4β, 5β-tetrahydroxy-5-*O*-β-D-glucopyranoside (20*S*, 22*R*)- 螺甾 -25 (27)- 烯 -1β, 3β, 4β, 5β- 四羟基 -5-*O*-β-D- 吡喃葡萄糖苷

(20*S*, 22*R*)-spirost-25 (27)-en-1β, 3β, 5β-trihydroxy-1-*O*-β-D-xyloside (20*S*, 22*R*)- 螺甾 -25 (27)- 烯 -1β, 3β, 5β- 三羟基 -1-*O*-β-D- 木糖苷

spirost-25 (27)-en-1β, 3β, 5β-trihydroxy-3-*O*-β-D-glucopyranoside 螺甾 -25 (27)- 烯 -1β, 3β, 5β- 三羟基 -3-*O*-β-D- 吡喃葡萄糖苷

spirost-25 (27)-en-1β, 3β, 5β-trihydroxy-3-*O*-β-D-glucopyranosyl-(1 → 4)-β-D-glucopyranoside 螺甾 -25 (27)- 烯 -1β, 3β, 5β- 三羟基 -3-*O*-β-D- 吡喃葡萄糖基 -(1 → 4)-β-D- 吡喃葡萄糖苷

(20*S*, 22*R*)-spirost-25 (27)-en-1β, 3β, 5β-trihydroxy-5-*O*-β-D-glucopyranoside (20*S*, 22*R*)- 螺甾 -25 (27)- 烯 -1β, 3β, 5β- 三羟基 -5-*O*-β-D- 吡喃葡萄糖苷

spirost-25 (27)-en-1β, 3β, 5β-trihydroxy-5-*O*-β-D-glucopyranoside 螺甾 -25 (27)- 烯 -1β, 3β, 5β- 三羟基 -5-*O*-β-D- 吡喃葡萄糖苷

5β-spirost-25 (27)-en-1β, 3β-dihydroxy-1-*O*-α-L-rhamnopyranosyl-(1→2)-β-D-xylopyranoside-3-*O*-α-L-rhamnopyranoside 5β- 螺甾 -25 (27)- 烯 -1β, 3β- 二羟基 -1-*O*-α-L- 吡喃鼠李糖基 -(1 → 2)-β-D- 吡喃木糖苷 -3-*O*-α-L- 吡喃鼠李糖苷

5β-spirost-25 (27)-en-1β, 3β-dihydroxy-1-*O*-α-L-rhamnopyranosyl-(1→2)-β-D-xylopyranoside-3-*O*-β-D-glucopyranoside 5β- 螺甾 -25 (27)- 烯 -1β, 3β- 二羟基 -1-*O*-α-L- 吡喃鼠李糖基 -(1 → 2)-β-D- 吡喃木糖苷 -3-*O*-β-D- 吡喃葡萄糖苷

5β-spirost-25 (27)-en-1β, 3β-dihydroxy-3-*O*-β-D-glucopyranosyl-(1→4)-β-D-glucopyranoside 5β- 螺甾 -25 (27)- 烯 -1β, 3β- 二羟基 -3-*O*-β-D- 吡喃葡萄糖基 -(1 → 4)-β-D- 吡喃葡萄糖苷

5α-spirost-25 (27)-en-2α, 3β-dihydroxy-3-*O*-β-D-glucopyranosyl-(1 → 2)-*O*-β-D-glucopyranosyl-(1 → 4)-β-D-galactopyranoside} 5α- 螺甾 -25 (27)- 烯 -2α, 3β- 二羟基 -3-*O*-β-D- 吡喃葡萄糖基 -(1 → 2)-*O*-β-D- 吡喃葡萄糖基 -(1 → 4)-β-D- 吡喃半乳糖苷

5β-spirost-25 (27)-en-3β-hydroxy-3-*O*-β-D-glucopyranosyl-(1→4)-β-D-glucopyranoside 5β- 螺甾 -25 (27)- 烯 -3β- 羟基 -3-*O*-β-D- 吡喃葡萄糖基 -(1 → 4)-β-D- 吡喃葡萄糖苷

25D, 5β-spirost-2-ene 25D, 5β- 螺甾 -2- 烯

5β-spirost-2α, 3β, 5, 24-tetrahydroxy-3-*O*-α-L-rhamnopyranosyl-(1→2)-*O*-[α-L-rhamnopyranosyl-(1→4)]-β-D-glucopyranoside 5β- 螺甾 -2α, 3β, 5, 24- 四羟基 -3-*O*-α-L- 吡喃鼠李糖基 -(1 → 2)-*O*-[α-L- 吡喃鼠李糖基 -(1 → 4)]-β-D- 吡喃葡萄糖苷

(25*R*, *S*)-5α-spirost-2α, 3β-dihydroxy-3-*O*-β-D-glucopyranosyl-(1 → 2)-*O*-β-D-glucopyranosyl-(1 → 4)-β-D-galactopyranoside (25*R*, *S*)-5α- 螺甾 -2α, 3β- 二羟基 -3-*O*-β-D- 吡喃葡萄糖基 -(1 → 2)-*O*-β-D- 吡喃葡萄糖基 -(1 → 4)-β-D- 吡喃半乳糖苷

(25*R*, *S*)-5α-spirost-2α, 3β-diol (25*R*, *S*)-5α- 螺甾 -2α, 3β- 二醇

(24S, 25S)-5β-spirost-2β, 3β, 24-trihydroxy-3-*O*-α-L-rhamnopyranosyl-(1 → 2)-*O*-[α-L-rhamnopyranosyl-(1 → 4)]-β-D-glucopyranoside (24*S*, 25*S*)-5β- 螺甾 -2β, 3β, 24- 三羟基 -3-*O*-α-L- 吡喃鼠李糖基 -(1 → 2)-*O*-[α-L- 吡喃鼠李糖基 -(1 → 4)]-β-D- 吡喃葡萄糖苷

25D-spirost-3, 5-diene 25D- 螺甾 -3, 5- 二烯

25α, 25β-spirost-3, 5-diene 25α, 25β- 螺甾 -3, 5- 二烯

25D-spirost-3, 5-dione 25D- 螺甾 -3, 5- 二酮

(25*R*)-5α-spirost-3-*O*-[*O*-(4-*O*-acetyl-α-L-arabinopyranosyl)-(1 → 6)-β-D-glucopyranoside] (25*R*)-5α- 螺甾 -3-*O*-[*O*-(4-*O*- 乙酰基 -α-L- 吡喃阿拉伯糖基)-(1 → 6)-β-D- 吡喃葡萄糖苷]

(25*R*)-5α-spirost-3α-ol (3-epitigogenin) (25*R*)-5α- 螺甾 -3α- 醇 (3- 表替告皂苷元)

(25*R*)-5β-spirost-3β, 12β-dihydroxy-3-*O*-β-D-glucopyranosyl-(1 → 2)-β-D-galactopyranoside (25*R*)-5β- 螺甾 -3β, 12β- 二羟基 -3-*O*-β-D- 吡喃葡萄糖基 -(1 → 2)-β-D- 吡喃半乳糖苷

(5β, 25*S*)-spirost-3β, 15α, 23α-trihydroxy-3-*O*-D-glucopyranosyl-(1 → 2)-β-D-galactopyranoside (5β, 25*S*)- 螺甾 -3β, 15α, 23α- 三羟基 -3-*O*-D- 吡喃葡萄糖基 -(1 → 2)-β-D- 吡喃半乳糖苷

(25*R*)-spirost-3β, 17α, 27-triol (25*R*)- 螺甾 -3β, 17α, 27- 三醇

(23*S*, 24*R*, 25*S*)-5α-spirost-3β, 23, 24-trihydroxy-3-*O*-[α-L-rhamnopyranosyl-(1 → 2)-β-D-glucopyranosyl-(1 → 4)]-β-D-galactopyranoside (23*S*, 24*R*, 25*S*)-5α- 螺甾 -3β, 23, 24- 三羟基 -3-*O*-[α-L- 吡喃鼠李糖基 -(1 → 2)-β-D- 吡喃葡萄糖基]-(1 → 4)-β-D- 吡喃半乳糖苷

(5β, 25*S*)-spirost-3β, 23α-dihydroxy-3-*O*-D-glucopyranosyl-(1 → 2)-β-D-galactopyranoside (5β, 25*S*)- 螺甾 -3β, 23α- 二羟基 -3-*O*-D- 吡喃葡萄糖基 -(1 → 2)-β-D- 吡喃半乳糖苷

(24*S*, 25*S*)-5α-spirost-3β, 24-dihydroxy-3-*O*-[α-L-rhamnopyranosyl-(1 → 2)-*O*-β-D-glucopyranosyl-(1 → 4)]-β-D-galactopyranoside (24*S*, 25*S*)-5α- 螺甾 -3β, 24- 二羟基 -3-*O*-[α-L- 吡喃鼠李糖基 -(1 → 2)-*O*-β-D- 吡喃葡萄糖基 -(1 → 4)]-β-D- 吡喃半乳糖苷

(25*R*)-5α-spirost-3β, 6α, 23α-trihydroxy-6-*O*-β-D-glucopyranoside (25*R*)-5α- 螺甾 -3β, 6α, 23α- 三羟基 -6-*O*-β-D- 吡喃葡萄糖苷

(25*S*)-5β-spirost-3β, 6α-dihydroxy-3-*O*-α-L-rhamnopyranosyl-(1 → 4)-β-D-glucopyranoside (25*S*)-5β- 螺甾 -3β, 6α- 二羟基 -3-*O*-α-L- 吡喃鼠李糖基 -(1 → 4)-β-D- 吡喃葡萄糖苷

(25*R*)-5α-spirost-3β, 6β-diol (25*R*)-5α- 螺甾 -3β, 6β- 二醇

(25*S*)-5α-spirost-3β-hydroxy-3-[*O*-β-D-glucopyranosyl-(1 → 2)-*O*-β-D-glucopyranosyl-(1 → 4)]-β-D-galactopyranoside (25*S*)-5α- 螺甾 -3β- 羟基 -3-[*O*-β-D- 吡喃葡萄糖基 -(1 → 2)-*O*-β-D- 吡喃葡萄糖基 -(1 → 4)]-β-D- 吡喃半乳糖苷

(25*S*)-5β-spirost-3β-hydroxy-3-*O*-α-D-rhamnopyranosyl-(1 → 2)-[α-D-rhamnopyranosyl-(1 → 4)]-β-D-glucopyranoside (25*S*)-5β- 螺甾 -3β- 羟基 -3-*O*-α-L- 吡喃鼠李糖基 -(1 → 2)-[α-D- 吡喃鼠李糖基 -(1 → 4)]-β-D- 吡喃葡萄糖苷

(25*S*)-5β-spirost-3β-hydroxy-3-*O*-α-L-rhamnopyranoside (25*S*)-5β- 螺甾 -3β- 羟基 -3-*O*-α-L- 吡喃鼠李糖苷

(25*R*)-5β-spirost-3β-hydroxy-3-*O*-β-D-glucopyranoside (25*R*)-5β- 螺甾 -3β- 羟基 -3-*O*-β-D- 吡喃葡萄糖苷

(25*S*)-5β-spirost-3β-hydroxy-3-*O*-β-D-glucopyranoside (25*S*)-5β- 螺甾 -3β- 羟基 -3-*O*-β-D- 吡喃葡萄糖苷

(25*S*)-5β-spirost-3β-hydroxy-3-*O*-β-D-glucopyranosyl-(1 → 2)-[β-D-xylopyranosyl-(1 → 4)]-β-D-glucopyranoside (25*S*)-5β- 螺甾 -3β- 羟基 -3-*O*-β-D- 吡喃葡萄糖基 -(1 → 2)-[β-D- 吡喃木糖基 -(1 → 4)]-β-D- 吡喃葡萄糖苷

(20R, 25S)-5β-spirost-3β-hydroxy-3-*O*-β-D-glucopyranosyl-(1 → 2)-β-D-galactopyranoside (20R, 25S)-5β- 螺甾 -3β- 羟基 -3-*O*-β-D- 吡喃葡萄糖基 -(1 → 2)-β-D- 吡喃半乳糖苷

(25*S*)-5β-spirost-3β-hydroxy-3-*O*-β-D-glucopyranosyl-(1 → 2)-β-D-glucopyranoside (25*S*)-5β- 螺甾 -3β- 羟基 -3-*O*-β-D- 吡喃葡萄糖基 -(1 → 2)-β-D- 吡喃葡萄糖苷

(25*R*)-5β-spirost-3β-hydroxy-3-*O*-β-D-glucopyranosyl-(1 → 4)-β-D-glucopyranoside (25*R*)-5β- 螺甾 -3β- 羟基 -3-*O*-β-D- 吡喃葡萄糖基 -(1 → 4)-β-D- 吡喃葡萄糖苷

(25*S*)-5β-spirost-3β-hydroxy-3-*O*-β-D-glucopyranosyl-(1 → 4)-β-D-glucopyranoside (25*S*)-5β- 螺甾 -3β- 羟基 -3-*O*-β-D- 吡喃葡萄糖基 -(1 → 4)-β-D- 吡喃葡萄糖苷

(25*R*)-5α-spirost-3β-hydroxy-3-*O*-β-D-glucopyranosyl-(1 → 2)-β-D-glucopyranosyl-(1 → 4)-β-D-galactopyranoside (25*R*)-5α- 螺甾 -3β- 羟基 -3-*O*-β-D- 吡喃葡萄糖基 -(1 → 2)-β-D- 吡喃葡萄糖基 -(1 → 4)-β-D- 吡喃半乳糖苷

(25*R*)-spirost-3β-hydroxy-6-one-3-*O*-[α-L-arabinopyranosyl-(1 → 6)]-β-D-glucopyranoside (25*R*)- 螺甾 -3β- 羟基 -6- 酮 -3-*O*-[α-L- 吡喃阿拉伯糖基 -(1 → 6)]-β-D- 吡喃葡萄糖苷

(22*S*, 25*S*)-5α-spirost-3β-ol (22*S*, 25*S*)-5α- 螺甾 -3β- 醇

(25*R*)-5α-spirost-3β-ol (25*R*)-5α- 螺甾 -3β- 醇

(25*R*, *S*)-5α-spirost-3β-ol (25*R*, *S*)-5α- 螺甾 -3β- 醇

(25*R*)-5α-spirost-3β-*O*-α-L-rhamnopyranosyl-(1 → 2)-β-D-glucopyranoside (25*R*)-5α- 螺甾 -3β-*O*-α-L- 吡喃鼠李糖基 -(1 → 2)-β-D- 吡喃葡萄糖苷

(25*R*)-5α-spirost-3β-*O*-β-D-glucopyranosyl-(1 → 3)-[β-D-glucopyranosyl-(1 → 2)]-β-D-galactopyranoside (25*R*)-5α- 螺甾 -3β-*O*-β-D- 吡喃葡萄糖基 -(1 → 3)-[β-D- 吡喃葡萄糖基 -(1 → 2)]-β-D- 吡喃半乳糖苷

(25*R*)-5α-spirost-3β-*O*-β-D-glucopyranosyl-(1 → 3)-β-D-galactopyranoside (25*R*)-5α- 螺甾 -3β-*O*-β-D- 吡喃葡萄糖基 -(1 → 3)-β-D- 吡喃半乳糖苷

(25*R*)-spirost-4-en-3, 12-dione (25*R*)- 螺甾 -4- 烯 -3, 12- 二酮

(25*S*)-spirost-5 (6), 14 (15)-dien-3β-ol (25*S*)- 螺甾 -5 (6), 14 (15)- 二烯 -3β- 醇

(25*S*)-spirost-5 (6)-en-3β, 14α-diol (25*S*)- 螺甾 -5 (6)- 烯 -3β, 14α- 二醇

(25*R*)-spirost-5 (6)-en-3β-hydroxy-3-*O*-β-D-glucopyranosyl-(1 → 4)-[α-L-rhmanopyranosyl-(1 → 2)]-β-D-galactopyranoside (25*R*)- 螺甾 -5 (6)- 烯 -3β- 羟基 -3-*O*-β-D- 吡喃葡萄糖基 -(1 → 4)-[α-L- 吡喃鼠李糖基 -(1 → 2)]-β-D- 吡喃半乳糖苷

(25*S*)-spirost-5 (6)-en-3β-ol (25*S*)- 螺甾 -5 (6)- 烯 -3β- 醇

(25*R*)-spirost-5, 14-dien-3β-hydroxy-*O*-α-L-rhamnopyranosyl-(1 → 2)-β-D-xylopyranosyl-(1 → 4)-β-D-glucopyranoside (25*R*)- 螺甾 -5, 14- 二烯 -3β- 羟基 -*O*-α-L- 吡喃鼠李糖基 -(1 → 2)-β-D- 吡喃木糖基 -(1 → 4)-β-D- 吡喃葡萄糖苷

spirost-5, 25 (27)-dien-1β, 3β, (23*S*)-triol (sansevierigenin) 螺甾 -5, 25 (27)- 二烯 -1β, 3β, (23*S*)- 三醇 (虎尾兰皂苷元)

spirost-5, 25 (27)-dien-1β, 3β-diol (neoruscogenin) 5, 25 (27)- 螺甾二烯 -1β, 3β- 二醇 (新罗斯考皂苷元)

(25*R*)-spirost-5, 8 (14)-dien-3β-hydroxy-3-*O*-α-L-rhamnopyranosyl-(1 → 2)-[β-D-xylopyranosyl-(1 → 4)]-β-D-glucopyranoside (25*R*)- 螺甾 -5, 8 (14)- 二烯 -3β- 羟基 -3-*O*-α-L- 吡喃鼠李糖基 -(1 → 2)-[β-D- 吡喃木糖基 -(1 → 4)]-β-D- 吡喃葡萄糖苷

spirost-5-en 螺甾 -5- 烯

(25*R*)-spirost-5-en-12-one (25*R*)- 螺甾 -5- 烯 -12- 酮

(25*S*, *R*)-spirost-5-en-12-one-3β-ol (25*S*, *R*)- 螺甾 -5- 烯 -12- 酮 -3β- 醇

(25*R*)-spirost-5-en-1β, 3β-diol (ruscogenin) (25*R*)- 螺甾 -5- 烯 -1β, 3β- 二醇 (罗斯考皂苷元、假叶树皂苷元)

(25*S*)-spirost-5-en-1β, 3β-diol [(25*S*)-ruscogenin] (25*S*)- 螺甾 -5- 烯 -1β, 3β- 二醇 [(25*S*)- 罗斯考皂苷元]

(2α, 3β, 12β, 25*R*)-spirost-5-en-2, 3, 12-triol (2α, 3β, 12β, 25*R*)- 鲁斯可皂苷元 -5- 烯 -2, 3, 12- 三醇

(25*R*)-spirost-5-en-23 (or24)-dichloromethyl-1β, 3β-diol (abamagenin) (25*R*)- 螺甾 -5- 烯 -23 (或 24)- 二氯甲基 -1β, 3β- 二醇 (阿巴马皂苷元)

(25*S*)-spirost-5-en-23β, 14α-diol (25*S*)- 螺甾 -5- 烯 -23β, 14α- 二醇

(25*S*)-spirost-5-en-2α, 3β-dihydroxy-3-*O*-α-L-rhamnopyranosyl-(1 → 4)-[α-L-rhamnopyranosyl-(1 → 2)]-β-D-glucopyranoside (25*S*)- 螺甾 -5- 烯 -2α, 3β- 二羟基 -3-*O*-α-L- 吡喃鼠李糖基 -(1 → 4)-[α-L- 吡喃鼠李糖基 -(1 → 2)]-β-D- 吡喃葡萄糖苷

(3β, 7β, 12β, 25*R*)-spirost-5-en-3, 7, 12-trihydroxy-3-*O*-α-L-rhamnopyranosyl-(1 → 2)-*O*-[α-L-rhamnopyranosyl-(1 → 4)]-*O*-β-D-glucopyranoside (3β, 7β, 12β, 25*R*)- 鲁斯可皂苷元 -5- 烯 -3, 7, 12- 三羟基 -3-*O*-α-L- 吡喃鼠李糖基 -(1 → 2)-*O*-[α-L- 吡喃鼠李糖基 -(1 → 4)]-*O*-β-D- 吡喃葡萄糖苷

spirost-5-en-3β, 12β-diol 螺甾 -5- 烯 -3β, 12β- 二醇

(25*R*)-spirost-5-en-3β, 14α, 17α-trihydroxy-3-*O*-α-L-rhamnopyranosyl-(1 → 2)-β-D-glucopyranoside (25*R*)- 螺甾 -5- 烯 -3β, 14α, 17α- 三羟基 -3-*O*-α-L- 吡喃鼠李糖基 -(1 → 2)-β-D- 吡喃葡萄糖糖苷

(25*R*)-spirost-5-en-3β, 14α-dihydroxy-3-*O*-α-L-rhamnopyranosyl-(1 → 2)-β-D-glucopyranoside (25*R*)- 螺甾 -5- 烯 -3β, 14α- 二羟基 -3-*O*-α-L- 吡喃鼠李糖基 -(1 → 2)-β-D- 吡喃葡萄糖苷

(25*R*)-spirost-5-en-3β, 14α-dihydroxy-3-*O*-β-L-rhamnopyranosyl-(1 → 2)-[β-D-xylopyranosyl-(1 → 4)]-β-D-glucopyranoside (25*R*)- 螺甾 -5- 烯 -3β, 14α- 二羟基 -3-*O*-β-L- 吡喃鼠李糖基 -(1 → 2)-[β-D- 吡喃木糖基 -(1 → 4)]-β-D- 吡喃葡萄糖苷

(25*R*)-spirost-5-en-3β, 14α-diol (25*R*)- 螺甾 -5- 烯 -3β, 14α- 二醇

(25*R*, *S*)-spirost-5-en-3β, 14α-diol (25*R*, *S*)- 螺甾 -5- 烯 -3β, 14α- 二醇

(25*S*)-spirost-5-en-3β, 14α-diol (25*S*)- 螺甾 -5- 烯 -3β, 14α- 二醇

(25*S*)-spirost-5-en-3β, 17α, 27-trihydroxy-3-*O*-[α-L-arabinopyranosyl-(1 → 6)]-β-D-glucopyranoside (25*S*)- 螺甾 -5- 烯 -3β, 17α, 27- 三羟基 -3-*O*-[α-L- 吡喃阿拉伯糖基 -(1 → 6)]-β-D- 吡喃葡萄糖苷

(25*R*)-spirost-5-en-3β, 17α, 27-triol (25*R*)- 螺甾 -5- 烯 -3β, 17α, 27- 三醇

(25*S*)-spirost-5-en-3β, 17α, 27-triol (25*S*)- 螺甾 -5- 烯 -3β, 17α, 27- 三醇

(25*R*)-spirost-5-en-3β, 17α-dihydroxy-3-*O*-α-L-rhamnopyranosyl-(1 → 2)-[β-D-xylopyranosyl-(1 → 4)]-β-D-glucopyranoside (25*R*)- 螺甾 -5- 烯 -3β, 17α- 二羟基 -3-*O*-α-L- 吡喃鼠李糖基 -(1 → 2)-[β-D- 吡喃木糖基 -(1 → 4)]-β-D- 吡喃葡萄糖苷
(25*S*)-spirost-5-en-3β, 21-dihydroxy-3-*O*-α-L-rhamnopyranosyl-(1 → 2)-[α-L-rhamnopyranosyl-(1 → 4)]-β-D-glucopyranoside (25*S*)- 螺甾 -5- 烯 -3β, 21- 二羟基 -3-*O*-α-L- 吡喃鼠李糖基 -(1 → 2)-[α-L- 吡喃鼠李糖基 -(1 → 4)]-β-D- 吡喃葡萄糖苷
(25*S*)-spirost-5-en-3β, 27-dihydroxy-30-[α-L-rhamnopyranosyl-(1 → 2)-β-D-glucopyranosyl-(1 → 3)]-β-D-glucopyranoside (25*S*)- 螺甾 -5- 烯 -3β, 27- 二羟基 -30-[α-L- 吡喃鼠李糖基 -(1 → 2)-β-D- 吡喃葡萄糖基 -(1 → 3)]-β-D- 吡喃葡萄糖苷
(25*S*)-spirost-5-en-3β, 27-dihydroxy-3-*O*-[α-L-arabinopyranosyl-(1 → 6)]-β-D-glucopyranoside (25*S*)- 螺甾 -5- 烯 -3β, 27- 二羟基 -3-*O*-[α-L- 吡喃阿拉伯糖基 -(1 → 6)]-β-D- 吡喃葡萄糖苷
(25*S*)-spirost-5-en-3β-hydroxy-3-*O*-α-L-rhamnopyranosyl-(1 → 2)-[α-L-rhamnopyranosyl-(1 → 4)]-β-D-glucopyranoside (25*S*)- 螺甾 -5- 烯 -3β- 羟基 -3-*O*-α-L- 吡喃鼠李糖基 -(1 → 2)-[α-L- 吡喃鼠李糖基 -(1 → 4)]-β-D- 吡喃葡萄糖苷
(25*S*)-spirost-5-en-3β-hydroxy-3-*O*-β-D-glucopyranosyl-(1→2)-β-D-glucopyranosyl-(1→4)-β-D-galactopyranoside (25*S*)- 螺甾 -5- 烯 -3β- 羟基 -3-*O*-β-D- 吡喃葡萄糖基 -(1 → 2)-β-D- 吡喃葡萄糖基 -(1 → 4)-β-D- 吡喃半乳糖苷
(25*S*)-spirost-5-en-3β-hydroxy-3-*O*-β-D-glucopyranosyl-(1 → 4)-β-D-galactopyranoside (25*S*)- 螺甾 -5- 烯 -3β- 羟基 -3-*O*-β-D- 吡喃葡萄糖基 -(1 → 4)-β-D- 吡喃半乳糖苷
(25*S*)-spirost-5-en-3β-hydroxy-β-D-galactopyranoside (25*S*)- 螺甾 -5- 烯 -3β- 羟基 -β-D- 吡喃半乳糖苷
(25*S*)-spirost-5-en-3β-ol (25*S*)- 螺甾 -5- 烯 -3β- 醇
(25*R*)-spirost-5-en-3β-ol (diosgenin, nitogenin) (25*R*)- 螺甾 -5- 烯 -3β- 醇 (薯蓣皂苷元、地奥配质、薯蓣皂苷配基)
(25*S*)-spirost-5-en-3β-ol (yamogenin) (25*S*)-5- 螺甾烯 -3β- 醇 (雅姆皂苷元、亚莫皂苷元)
(25*R*)-spirost-5-ene (25*R*)- 螺甾 -5- 烯
(25*R*, *S*)-spirost-5-ene (25*R*, *S*)- 螺甾 -5- 烯
spirostadiene 螺甾二烯
(25*R*)-5α-spirostane (25*R*)-5α- 螺甾烷
spirostane 螺甾烷 (螺旋甾烷、螺旋甾碱烷)
spirostanglycoside 螺甾烷苷

spirostanol 螺甾烷醇
spirostanol saponin 螺甾烷醇皂苷
spirosupinanonediol 螺旋斑地锦酮二醇
spirotenuipesines A, B 螺日本棒束孢素 A、B
spirotriscoumarins A, B 飞龙掌血螺香素 A、B
spirotryprostatins A, B 螺曲普鲁斯太汀 A、B
spiruchostatins A, B 螺甾单孢太汀 A、B
splendidine 光亮阿布藤碱
splendidins A ～ C 一串红定 A ～ C
splendoline 辉马钱灵
splendoside 美花福桂树苷
splenolides A ～ C 一串红内酯 A ～ C
spongesterol 海绵甾醇
spongin 海绵硬蛋白
sponginin 海绵异硬蛋白
spongiosides A, B 绵萆薢苷 (绵萆薢皂苷) A、B
spongipregnolosides A ～ D 绵萆薢孕甾醇苷 A ～ D
sporamins A, B 番薯蛋白素 A、B
sporidesmin 斯孢菌素
sporine 斯坡任
sporiolides A, B 枝孢内酯 A、B
sporonin 石松子素
sporormielloside 荚孢腔菌苷
sporovexin A 骚扰荚孢腔菌素 A
sprengerinins A ～ C 斯普本皂苷 A ～ C
sprintillamine 春采胺
sprintilline 春采灵
spruceanol 斯波肉西醇 (斯氏库努大戟醇)
squalamine 角鲨胺
squalane 角鲨烷
all-*trans*-squalene 全反式 - 角鲨烯
squalene 角鲨烯 (鲨烯)
trans-squalene 反式 - 角鲨烯
squalidine (integerrimine) 全缘碱 (全缘千里光碱、峨眉千里光 A 碱)
squamatic acid 鳞片酸
squamigerine 紫花石蒜碱
squamigine 鹿葱精
squamocin-28-one 多鳞番荔枝辛 -28- 酮
squamocins O_1, O_2 多鳞番荔枝辛 O_1、O_2

squamolone 多鳞番荔枝酮
squamone 番荔枝酮
squamosamide 番荔枝酰胺
squamostatin C (bullatanocin) 多鳞番荔枝斯坦定 C (泡状番荔枝素)
12, 15-*cis*-squamostatin D 12, 15- 顺式 - 番荔枝亭 D
squamostatins A ～ D 多鳞番荔枝斯坦定 (番荔枝亭、番荔枝塔亭) A ～ D
squamotacin 番荔枝塔辛 (番荔枝太辛)
squarrofuric acid 展枝唐松草酸
squarrogenin 展枝唐松草苷元
squarrosanin A 粗糙白千层鞣宁 A
squarrosides A_1, A_2, B_1, B_2 展枝唐松草苷 (刺叶石竹苷) A_1、A_2、B_1、B_2
squasapogenol 圆果甘草皂醇
squoside A 展枝唐松草萜苷 A
ssioriside 斯氏李木糖苷 (短梗稠李苷、日本稠李苷)
stachenol 螺穗戟醇
stachenone 螺穗戟酮
stachlic acid A 旌节花酸 A
stachyanthusides A, B 马蹄参苷 A、B
stachybocins A ～ C 葡萄穗霉素 A ～ C
L-stachydrine L- 水苏碱
stachydrine (cadabine) 水苏碱
stachydrine hydrochloride 盐酸水苏碱
stachyflin 葡萄穗霉灵
stachyose 水苏糖
stachysoside B (lavandulifolioside) 水苏苷 B (薰衣草叶水苏苷、薰衣草叶苷)
stachysosides A ～ D 水苏苷 A ～ D
stachyspinoside 多刺水苏苷
stachysterones A ～ D 旌节花甾酮 A ～ D
stachyurin 旌节花素
stageobester A 地蚕酯 A
stageoboside A 地蚕苷 A
stahlianthusone 姜三七醌
staminolactones A, B 雄蕊状鸡脚参内酯 (肾茶内酯) A、B
staminols A ～ D 雄蕊状鸡脚参醇 (肾茶醇) A ～ D
standishinal 日本香柏醛
stanna 锡杂
stannane 锡烷
stansioside 直立黄仲花苷
staphidine 斯塔维翠雀花碱
staphisagroine 斯塔飞燕草因
staphisine 斯塔飞燕草碱
staphylin 省沽油素
staphylionosides A ～ K 省沽油香堇苷 A ～ K
staplabin 葡霉纤溶酶素
starch 淀粉
starch maize 玉米淀粉
starch phosphorylases P-1, P-2 淀粉磷酸化酶 P-1、P-2
starch potatoe 马铃薯淀粉
starch rice 大米淀粉
starch slouble 溶性淀粉
starch wheat 小麦淀粉
staunosides A ～ C 野木瓜属苷 A ～ C
stauntogenin E-3-*O*-β-D-thevetopyranoside 柳叶白前苷元 E-3-*O*-β-D- 吡喃黄夹糖苷
stauntogenin-3-*O*-α-oleandropyranosyl-(1 → 4)-β-digitoxopyranosyl-(1 → 4)-β-oleandropyranoside 柳叶白前苷元 -3-*O*-α- 吡喃欧洲夹竹桃糖基 -(1 → 4)-β- 吡喃洋地黄毒糖基 -(1 → 4)-β- 吡喃欧洲夹竹桃糖苷
stauntonine 柳叶白前素
stauntophenosides A ～ C 野木瓜酚苷 A ～ C
stauntosaponins A, B 柳叶白前皂苷 A、B
stauntosides A ～ W, C_1 ～ C_3, D_1 ～ D_3, V_1 ～ V_3, I_1, I_2, UA, UA_1, UA_2 柳叶白前苷 (野木瓜托苷、柳叶白前托甾苷) A ～ W、C_1 ～ C_3、D_1 ～ D_3、V_1 ～ V_3、I_1、I_2、UA、UA_1、UA_2
stavarosides A ～ K 杂色豹皮花苷 A ～ K
stearamide 硬脂酰胺
stearic acid (octadecanoic acid, *n*-octadecanoic acid) 硬脂酸 (十八酸)
stearic acid propanetriol ester 硬脂酸丙三醇酯
stearic acid-4-[(*n*-pentoxy)-phenethyl]ester 硬脂酸 -4-[(*n*- 戊氧基)- 苯乙基] 酯
stearin 三硬脂酸甘油酯
stearodiolein 二油酸一硬脂酸甘油酯
stearodiricinolein 硬脂酸二蓖麻油酸甘油酯
stearolactone 硬脂酸内酯
stearolic acid 硬脂炔酸

stearoptene	硬脂萜
stearoyl velutinal	硬脂酰基绒毛乳菇素
6′-*O*-stearoyl-β-D-glucosyl sitosterol	6′-*O*- 硬脂酰 -β-D- 葡萄糖基谷甾醇
stearyl alcohol (octadecanol)	硬脂醇 (十八醇)
stearyl dipalmitoyl glyceride	二棕榈酰硬脂酰甘油酯
stearyl ferulate	阿魏酸硬脂醇酯
6′-stearyl-α-spinasteryl-3-*O*-β-D-glucoside	6′- 硬脂酰 -α- 菠甾醇 -3-*O*-β-D- 葡萄糖苷
3-*O*-(6′-*O*-stearyl-β-D-glucosyl) stigmast-5, 25 (27)-diene	3-*O*-(6′-*O*- 硬脂酰基 -β-D- 葡萄糖基) 豆甾 -5, 25 (27)-二烯
stebisimine	千金藤比斯碱 (千金藤双亚胺)
steganacin	五加前胡脂素
steganagin	五加前胡素
steganoates A, B	五加前胡酯 A、B
steganone	五加前胡酮
stellacyanin	漆树蓝蛋白
stelladerol	繁缕德酚
stellaria cyclopeptide Ⅰ	银柴胡环肽 Ⅰ
stellarinpin A	醉鱼皂苷 A
stellasterol	星鱼甾醇
stelleramacrins A, B	瑞香狼毒任 A、B
stemanthrenes A ～ E	百部菲 A ～ E
stemmadenine	花冠木碱
stemmosides A ～ K	狭冠花苷 A ～ K
stemocochinin	蔓生百部赤碱
stemocurtisinol	柯蒂斯百部醇
stemodiol	百部二醇
1, 9a-secostemoenonine	1, 9a- 开环百部烯碱
stemoenonine	百部烯碱
stemofoline	百部叶碱 (蔓生百部叶碱)
stemofurans A ～ K	百部呋喃 A ～ K
stemokerrin	克尔百部碱
stemona-amines A, B	百部胺 A、B
stemonacetal	百部缩醛
stemonal	百部醛
stemonalactams M ～ S	百部内酰胺 M ～ S
stemonamide	百部酰胺
stemonamine	蔓生百部碱 (蔓生百部酰胺、蔓生百部胺)
stemonatuberones A ～ C	对叶百部柔酮 A ～ C
stemonatuberonol A	对叶百部柔醇 A
stemonatuberosine A	对叶百部辛碱 A
stemonidine	百部定碱
stemonine	百部碱
stemoninines A, B	百部新碱 A、B
stemoninoamide	百部新酰胺碱
stemoninone	百部宁酮
stemonones A, B	百部聚酮 A、B
stemophenanthrenes A ～ C	百部酚菲 A ～ C
stemosessifoine	直立百部因碱
stemospironine	百部螺碱
stemotinine	滇百部碱
stemphyperylenol	匍柄霉苝醇
stemucronatosides D ～ G	黑鳗藤苷 D ～ G
stenines A, B	百部宁碱 A、B
stenocarpin	狭果前胡素
stenocarpin isobutanoate	狭果前胡素异丁酸酯
stenocephalain	窄头橐吾因
stenocephalins A ～ D	窄头橐吾素 (橐吾素) A ～ D
stenopalustrosides A, B	光叶藤蕨苷 A、B
stenophllines A ～ D	狭叶藜芦碱甲～丁
stenophyllanin A	狭叶栎鞣质 A
stenophyllin H_1	狭叶栎鞣素 H_1
stenophylline B-3-*O*-β-D-glucopyranoside	狭叶藜芦碱 B-3-*O*-β-D- 吡喃葡萄糖苷
stenophyllines A ～ D	狭叶藜芦碱 A ～ D
(+)-stenophyllol B	(+)- 狭叶槐酚 B
stenophyllols A, B	狭叶槐酚 A、B
stenopterin A	狭翅缬草醚萜素 A
stephabenine	千金藤本碱
stephabine	千金藤宾碱
stephaboline	千金藤波林碱
stephabyssine	阿比西尼亚千金藤碱 (千金藤拜星碱)
stephadiamine	千金藤二胺
stephadione	千金藤定 (千金藤二酮、防己醌碱)
stephaflavones A, B	千金藤黄酮 A、B
stephalonganines A ～ C	粪箕笃宁碱 A ～ C
stephalonines A ～ K	粪箕笃洛宁碱 A ～ K
stephamiersine	千金藤默星碱

S

stephania base　千金藤属碱	5, 7-sterol　5, 7- 甾二烯醇
stephanine　千金藤碱	stesakine　台湾千金藤碱 (佐佐木千金藤碱)
stephanoline　千金藤诺灵	stesakine-9-*O*-β-D-glucopyranoside　台湾千金藤碱 -9-*O*-β-D- 吡喃葡萄糖苷
stephanoside K　舌瓣花甾苷 K	stevastelins A, B, B_3, C_3　斯特瓦斯特素 A、B、B_3、C_3
stephanthrine　防己菲碱 (防己斯任碱)	stevenin　羟基黄檀内酯
stephaoxocanidine　千金藤氧杂环辛定	steviol　甜菊醇
stephaoxocanine　千金藤氧杂环辛宁	steviolbioside　甜菊双糖苷
stepharanine　千金藤宁碱 (千金藤宁)	stevioside　甜菊苷 (蛇菊苷、甜叶菊苷、卡哈苡苷)
D-stepharine　D- 千金藤任	stiba　锑杂
stepharine　千金藤灵 (光千金藤碱、千金藤任)	λ^5-stibane (stiborane)　λ^5- 锑烷 (锑烷)
stepharotine　千金藤绕亭	stibine (stibane)　锑烷
stephasubine　千金藤松宾碱	stiborane (λ^5-stibane)　锑烷 (λ^5- 锑烷)
stephasunoline　千金藤苏醇灵 (千金藤松诺灵、千金藤苏诺林碱)	stichlorosides A_1, A_2, B_1, B_2, C_1, C_2　绿刺参苷 A_1、A_2、B_1、B_2、C_1、C_2
stephenolidine　千金藤醇定	stichoposides A ～ F　刺参苷 A ～ F
stephibaberine　千金藤小檗碱	stichostains A ～ P　刺参素 A ～ P
L-stepholidine　L- 千金藤定碱 (L- 千金藤立定)	stictic acid　斑点酸
stepholidine　千金藤定碱 (光千金藤定碱、千金藤立定)	stiff ester terpene　硬酯萜
stepholine　千金藤福灵 (黄皮树碱)	stigmalactam　瓜馥木内酰胺
stephuline　千金藤富林碱	(22*E*, 24*S*)-stigmast-1, 4, 22-trien-3-one　(22*E*, 24*S*)- 豆甾 -1, 4, 22- 三烯 -3- 酮
stepinonine　千金藤酮碱 (千金藤诺宁)	(24*R*)-stigmast-1, 4-dien-3-one　(24*R*)- 豆甾 -1, 4- 二烯 -3- 酮
steponine　异千金藤碱	(20*R*, 22*E*, 24*R*)-stigmast-22, 25-dien-3, 6-dione　(20*R*, 22*E*, 24*R*)- 豆甾 -22, 25- 二烯 -3, 6- 二酮
steporphine　千金藤朴啡碱	(20*R*, 22*E*, 24*R*)-stigmast-22, 25-dien-3β, 6β, 9α-triol　(20*R*, 22*E*, 24*R*)- 豆甾 -22, 25- 二烯 -3β, 6β, 9α- 三醇
steppogenin　草大戟素	stigmast-22-en-3, 6, 9-triol　豆甾 -22- 烯 -3, 6, 9- 三醇
steppogenin-4′-*O*-β-D-glucoside　草大戟素 -4′-*O*-β-D- 葡萄糖苷	stigmast-22-en-3, 6-dione　豆甾 -22- 烯 -3, 6- 二酮
sterculic acid　梧桐脂酸 (苹婆酸)	(5α, 22*E*, 24ξ)-stigmast-22-en-3-one　(5α, 22*E*, 24ξ)- 豆甾 -22- 烯 -3- 酮
sterculin　胖大海素	(5β, 22*E*, 24ξ)-stigmast-22-en-3-one　(5β, 22*E*, 24ξ)- 豆甾 -22- 烯 -3- 酮
sterculin A　胖大海素 A	5α-stigmast-22-en-3-one　5α- 豆甾 -22- 烯 -3- 酮
(+)-sterculin A　(+)- 胖大海素 A	stigmast-22-en-3-one　豆甾 -22- 烯 -3- 酮
sterculinic acid　胖大海酸	stigmast-25-en-3β, 5α, 6β-triol　豆甾 -25- 烯 -3β, 5α, 6β- 三醇
stercurensin　刺苹婆素	stigmast-3, 5, 22-triene　豆甾 -3, 5, 22- 三烯
sterebins A ～ H　甜叶菊素 A ～ H	stigmast-3, 5-dien-3-one　豆甾 -3, 5- 二烯 -3- 酮
sterekunthals A, B　乌干达羽叶楸醛 (羽叶楸醌醛) A、B	stigmast-3, 5-dien-7-one　豆甾 -3, 5- 二烯 -7- 酮
stereochenol A　龟花栩叶楸醌 A	
sterequinones A ～ I　羽叶楸醌 A ～ I	
sternbergine　黄石蒜碱	
sternbin (7-*O*-methyl eriodictyol)　黄石蒜素 (7-*O*- 甲基圣草酚)	
sternine　斯特宁	

(24*R*)-stigmast-3, 5-dien-7-one (24*R*)-豆甾-3, 5-二烯-7-酮

stigmast-3, 6-diol 豆甾-3, 6-二醇

(24*R*)-5α-stigmast-3, 6-dione (24*R*)-5α-豆甾-3, 6-二酮

5α-stigmast-3, 6-dione 5α-豆甾-3, 6-二酮

stigmast-3, 6-dione 豆甾-3, 6-二酮

stigmast-3, 7-diol 豆甾-3, 7-二醇

5α-stigmast-3, 7-dione 5α-豆甾-3, 7-二酮

stigmast-3, 7-dione 豆甾-3, 7-二酮

5α-stigmast-3-one 5α-豆甾-3-酮

stigmast-3-one 豆甾烷-3-酮

stigmast-3-*O*-β-D-glucopyranoside-6-hexadecanoate 豆甾-3-*O*-β-D-吡喃葡萄糖苷-6-棕榈酸酯

stigmast-3α, 5α-dihydroxy-3-*O*-β-D-glucopyranoside 豆甾-3α, 5α-二羟基-3-*O*-β-D-吡喃葡萄糖苷

(24*R*)-stigmast-3β, 5α, 6β-trihydroxy-25-en-3-*O*-β-glucopyranoside (24*R*)-豆甾-3β, 5α, 6β-三羟基-25-烯-3-*O*-β-吡喃葡萄糖苷

stigmast-3β, 5α, 6β-triol 豆甾-3β, 5α, 6β-三醇

(24*R*)-stigmast-3β, 6α, 6β-trihydroxy-3-*O*-β-D-glucopyranoside (24*R*)-豆甾-3β, 6α, 6β-三羟基-3-*O*-β-D-吡喃葡萄糖苷

5α-stigmast-3β, 6α-diol 5α-豆甾-3β, 6α-二醇

stigmast-3β, 6α-diol 豆甾-3β, 6α-二醇

stigmast-3β, 6β-diol 豆甾-3β, 6β-二醇

(24*R*)-24-stigmast-3β-hydroxy-5, 22-dien-7-one (7-oxostigmasterol,) (24*R*)-24-豆甾-3β-羟基-5, 22-二烯-7-酮 (7-氧亚基豆甾醇)

(24*R*)-24-stigmast-3β-hydroxy-5-en-7-one (7-oxo-β-sitosterol) (24*R*)-24-豆甾-3β-羟基-5-烯-7-酮

(22*E*, 24*R*)-stigmast-4, 22, 25-trien-3-one (22*E*, 24*R*)-豆甾-4, 22, 25-三烯-3-酮

(24*R*)-24-stigmast-4, 22-dien-3-one (24*R*)-24-豆甾-4, 22-二烯-3-酮

stigmast-4, 22-dien-3-one 豆甾-4, 22-二烯-3-酮

stigmast-4, 22-dien-6β-ol-3-one 豆甾-4, 22-二烯-6β-醇-3-酮

stigmast-4, 24 (28)-dien-3, 6-dione 豆甾-4, 24 (28)-二烯-3, 6-二酮

stigmast-4, 24 (28)-dien-3-one 豆甾-4, 24 (28)-二烯-3-酮

stigmast-4, 25-dien-3β, 6β-diol 豆甾-4, 25-二烯-3β, 6β-二醇

stigmast-4, 6, 8 (14), 22-tetraen-3-one 豆甾-4, 6, 8 (14), 22-四烯-3-酮

stigmast-4-en-1, 3-dione 豆甾-4-烯-1, 3-二酮

stigmast-4-en-3, 6-dione 豆甾-4-烯-3, 6-二酮

α-stigmast-4-en-3, 6-dione α-豆甾-4-烯-3, 6-二酮

(24*R*)-stigmast-4-en-3-one (24*R*)-豆甾-4-烯-3-酮

(24*S*)-stigmast-4-en-3-one (24*S*)-豆甾-4-烯-3-酮

stigmast-4-en-3-one 豆甾-4-烯-3-酮

(24*R*)-24-stigmast-4-en-3-one (3-oxo-4-en-sitosterone) (24*R*)-24-豆甾-4-烯-3-酮

stigmast-4-en-3α, 6β-diol 豆甾-4-烯-3α, 6β-二醇

stigmast-4-en-3β, 6α-diol 豆甾-4-烯-3β, 6α-二醇

stigmast-4-en-3β-ol 豆甾-4-烯-3β-醇

stigmast-4-en-6α-ol-3-one 豆甾-4-烯-6α-醇-3-酮

stigmast-4-en-6β-hydroxy-3-one 豆甾-4-烯-6β-羟基-3-酮

stigmast-5, 11 (12)-dien-3β-ol 豆甾-5, 11 (12)-二烯-3β-醇

stigmast-5, 17 (20)-dien-3β-ol 豆甾-5, 17 (20)-二烯-3β-醇

(20*R*, 22*E*, 24*R*)-stigmast-5, 22, 25-trien-3β, 7β-diol (20*R*, 22*E*, 24*R*)-豆甾-5, 22, 25-三烯-3β, 7β-二醇

stigmast-5, 22, 25-trien-3β-ol 豆甾-5, 22, 25-三烯-3β-醇

stigmast-5, 22, 25-trien-7-one-3β-ol 豆甾-5, 22, 25-三烯-7-酮-3β-醇

stigmast-5, 22-dien-3-ol 豆甾-5, 22-二烯-3-醇

stigmast-5, 22-dien-3-ol acetate 豆甾-5, 22-二烯-3-醇乙酸酯

stigmast-5, 22-dien-3-one 豆甾-5, 22-二烯-3-酮

stigmast-5, 22-dien-3-*O*-α-D-glucopyranoside 豆甾-5, 22-二烯-3-*O*-α-D-吡喃葡萄糖苷

stigmast-5, 22-dien-3-*O*-β-D-glucopyranoside 豆甾-5, 22-二烯-3-*O*-β-D-吡喃葡萄糖苷

stigmast-5, 22-dien-3-*O*-β-D-glucopyranoside-6′-hexadecanoate 豆甾-5, 22-二烯-3-*O*-β-D-葡萄糖苷-6′-棕榈酸酯

stigmast-5, 22-dien-3β, 7α-diol 豆甾-5, 22-二烯-3β, 7α-二醇

stigmast-5, 22-dien-3β, 7β-diol 豆甾-5, 22-二烯-3β, 7β-二醇

stigmast-5, 22-dien-3β-ol 豆甾-5, 22-二烯-3β-醇

S

stigmast-5, 22-dien-3β-ol acetate 豆甾 -5, 22- 二烯 -3β- 醇乙酸酯	stigmast-5-en-3β-ol-7-one 豆甾 -5- 烯 -3β- 醇 -7- 酮
stigmast-5, 22-dien-3β-ol-7-one 豆甾 -5, 22- 二烯 -3β- 醇 -7- 酮	stigmast-5-en-6-*O*-[(9*Z*, 12*Z*)-octadecadienoyl]-3β-*O*-β-D-glucopyranoside 豆甾 -5- 烯 -6-*O*-[(9*Z*, 12*Z*)-十八碳二烯酰]-3β-*O*-β-D- 吡喃葡萄糖苷
stigmast-5, 23-dien-3β-ol 豆甾 -5, 23- 二烯 -3β- 醇	stigmast-5-en-7-one 豆甾 -5- 烯 -7- 酮
(3β)-stigmast-5, 24 (28)-dien-3-ol (3β)- 豆甾 -5, 24 (28)- 二烯 -3- 醇	stigmast-7, 22-dien-3-*O*-β-D-glucoside 豆甾 -7, 22- 二烯 -3-*O*-β-D- 葡萄糖苷
stigmast-5, 24 (28)-dien-3β-ol 豆甾 -5, 24 (28)- 二烯 -3β- 醇	(24*R*)-stigmast-7, (22*E*)-dien-3α-ol (24*R*)- 豆甾 -7, (22*E*)-二烯 -3α- 醇
stigmast-5, 24 (28)-dien-3β-*O*-α-L-rhamnoside 豆甾 -5, 24 (28)- 二烯 -3β-*O*-α-L- 鼠李糖苷	(24*R*)-stigmast-7, (22*E*)-dien-3β-ol (24*R*)- 豆甾 -7, (22*E*)-二烯 -3β- 醇
stigmast-5, 24 (28) *E*-dien-3β-ol 豆甾 -5, 24 (28) *E*- 二烯 -3β- 醇	3β, 5α, 22*E*, 24ζ-stigmast-7, 22, 25-trien-3-ol 3β, 5α, 22*E*, 24ζ- 豆甾 -7, 22, 25- 三烯 -3- 醇
stigmast-5, 24 (28) *Z*-dienol (isofucosterol) 豆甾 -5, 24 (28) Z- 二烯醇 (异岩藻甾醇)	stigmast-7, 22, 25-trien-3-ol 豆甾 -7, 22, 25- 三烯 -3- 醇
stigmast-5, 25-dien-3β-ol 豆甾 -5, 25- 二烯 -3β- 醇	stigmast-7, 22, 25-trienol 豆甾 -7, 22, 25- 三烯醇
(24*R*)-stigmast-5, 28-dien-3β, 24-diol (24*R*)- 豆甾 -5, 28-二烯 -3β, 24- 二醇	stigmast-7, 22-dien-3-hydroxy-3β-*O*-β-D-glucopyranoside 豆甾 -7, 22- 二烯 -3- 羟基 -3β-*O*-β-D- 吡喃葡萄糖苷
(24*S*)-stigmast-5, 28-dien-3β, 24-diol (24*S*)- 豆甾 -5, 28-二烯 -3β, 24- 二醇	(22*E*, 20*S*, 24*S*)-stigmast-7, 22-dien-3-one (22*E*, 20*S*, 24*S*)- 豆甾 -7, 22- 二烯 -3- 酮
stigmast-5, 9 (11) dien-3β-ol 豆甾 -5, 9 (11) 二烯 -3β- 醇	stigmast-7, 22-dien-3-one 豆甾 -7, 22- 二烯 -3- 酮
24ζ-stigmast-5, *trans*-22-dien-3β-ol 24ζ- 豆甾 -5, 反式 -22- 二烯 -3β- 醇	α-stigmast-7, 22-dien-3-one α- 豆甾 -7, 22- 二烯 -3- 酮
stigmast-5-en-3-ol 豆甾 -5- 烯 -3- 醇	stigmast-7, 22-dien-3β, 4β-diol 豆甾 -7, 22- 二烯 -3β, 4β- 二醇
stigmast-5-en-3-ol-7-one 豆甾 -5- 烯 -3- 醇 -7- 酮	stigmast-7, 22-dien-3β, 5α, 6α-triol 豆甾 -7, 22- 二烯 -3β, 5α, 6α- 三醇
(3β)-stigmast-5-en-3-palmitate (3β)- 豆甾 -5- 烯 -3- 棕榈酸酯	(*E*)-5α-stigmast-7, 22-dien-3β-ol (*E*)-5α- 豆甾 -7, 22- 二烯 -3β- 醇
(22*S*, 24*R*)-stigmast-5-en-3α, 7α, 22-triol (22*S*, 24*R*)-豆甾 -5- 烯 -3α, 7α, 22- 三醇	5α, 24ζ-stigmast-7, 22-dien-3β-ol 5α, 24ζ- 豆甾 -7, 22-二烯 -3β- 醇
(3*S*, 22*R*, 24*R*)-stigmast-5-en-3β, 22α-diol (3*S*, 22*R*, 24*R*)- 豆甾 -5- 烯 -3β, 22α- 二醇	5α-stigmast-7, 22-dien-3β-ol 5α- 豆甾 -7, 22- 二烯 -3β- 醇
stigmast-5-en-3β, 4β-diol 豆甾 -5- 烯 -3β, 4β- 二醇	stigmast-7, 22-dien-3β-ol 豆甾 -7, 22- 二烯 -3β- 醇
stigmast-5-en-3β, 7α, 22α-triol 豆甾 -5- 烯 -3β, 7α, 22α-三醇	stigmast-7, 22-dien-3β-ol (α-spinasterin, bessisterol, α-spinasterol) 7, 22- 豆甾二烯 -3β- 醇 (α- 菠甾醇、α- 菠菜甾醇)
stigmast-5-en-3β, 7α-diol 豆甾 -5- 烯 -3β, 7α- 二醇	stigmast-7, 22-dien-3β-*O*-β-D-glucopyranoside (vittadinoside) 豆甾 -7, 22- 二烯 -3β-*O*-β-D- 吡喃葡萄糖苷 (书带蕨顶苷)
stigmast-5-en-3β, 7β-diol 豆甾 -5- 烯 -3β, 7β- 二醇	(24*S*)-stigmast-7, 22*E*, 25-trien-3-one (24*S*)- 豆甾 -7, 22*E*, 25- 三烯 -3- 酮
stigmast-5-en-3β-hydroxy-3-*O*-β-D-(2′-*n*-triacontanoyl) glucopyranoside 豆甾 -5- 烯 -3β- 羟基 -3-*O*-β-D-(2′-正三十酰基) 吡喃葡萄糖苷	(5α)-stigmast-7, 24 (28)-dien-3β-ol (5α)- 豆甾 -7, 24 (28)-二烯 -3β- 醇
stigmast-5-en-3β-hydroxy-3β-*O*-D-glucopyranosyl-(1 → 4)-β-*O*-D-glucopyranoside 豆甾 -5- 烯 -3β- 羟基 -3β-*O*-D- 吡喃葡萄糖基 -(1 → 4)-β-*O*-D- 吡喃葡萄糖苷	5α-stigmast-7, 24 (28)-dien-3β-ol 5α- 豆甾 -7, 24 (28)-二烯 -3β- 醇
stigmast-5-en-3β-ol 豆甾 -5- 烯 -3β- 醇	

stigmast-7, 24 (28) *Z*-dienol (avenasterol) 豆甾 -7, 24 (28) *Z*- 二烯醇 (燕麦甾醇、燕麦甾烯醇)

3β, 5α, 24ζ-stigmast-7, 25-dien-3-ol 3β, 5α, 24ζ- 豆甾 -7, 25- 二烯 -3- 醇

stigmast-7, 25-dien-3-ol 豆甾 -7, 25- 二烯 -3- 醇

(5α)-stigmast-7, 9 (11), 24 (28)-trien-3β-ol (5α)- 豆甾 -7, 9 (11), 24 (28)- 三烯 -3β- 醇

(24*R*)-5α-stigmast-7-en-22-yn-3β-ol (24*R*)-5α- 豆甾 -7- 烯 -22- 炔 -3β- 醇

stigmast-7-en-3, 6-diol 豆甾 -7- 烯 -3, 6- 二醇

stigmast-7-en-3-one 豆甾 -7- 烯 -3- 酮

stigmast-7-en-3-*O*-β-D-glucopyranoside 豆甾 -7- 烯 -3-*O*-β-*D*- 吡喃葡萄糖苷

stigmast-7-en-3β-hydroxy-3-*O*-β-D-glucopyranoside 豆甾 -7- 烯 -3β- 羟基 -3-*O*-β-D- 吡喃葡萄糖苷

5α-stigmast-7-en-3β-ol 5α- 豆甾 -7- 烯 -3β- 醇

stigmast-7-en-3β-ol 豆甾 -7- 烯 -3β- 醇

stigmast-7-enol 豆甾 -7- 烯醇

24α/*R*-stigmast-7-enol (schottenol) 24α/*R*- 豆甾 -7- 烯醇

stigmast-7-enol glucoside 豆甾 -7- 烯醇葡萄糖苷

stigmast-7-one 豆甾 -7- 酮

stigmast-9-(11)-en-3-ol 豆甾 -9-(11)- 烯 -3- 醇

5α-stigmast-9 (11)-en-3β-ol 5α- 豆甾 -9 (11)- 烯 -3β- 醇

5, 25-stigmastadien-3-ol 5, 25- 豆甾二烯 -3- 醇

7, 22-stigmastadien-3-ol 7, 22- 豆甾二烯 -3- 醇

7, 24-stigmastadien-3-ol 7, 24- 豆甾二烯 -3- 醇

5, 25-stigmastadien-3β-hydroxy-β-D-glucoside 5, 25- 豆甾二烯 -3β- 羟基 -β-D- 葡萄糖苷

7, 25-stigmastadien-3β-ol 7, 25- 豆甾二烯 -3β- 醇

(5*E*)-23-stigmastadienol (5*E*)-23- 豆甾二烯醇

5, 23-stigmastadienol 5, 23- 豆甾二烯醇

5, 25-stigmastadienol 5, 25- 豆甾二烯醇

7, 22-stigmastadienol 7, 22- 豆甾二烯醇

7, 24 (28)-stigmastadienol 7, 24 (28)- 豆甾二烯醇

7, 24-stigmastadienol 7, 24- 豆甾二烯醇

3β-*O*-5, 25-stigmastadien-β-D-glucopyranoside 3β-*O*-5, 25- 豆甾二烯 -β-D- 吡喃葡萄糖苷

stigmastane 豆甾烷

stigmastanol 豆甾烷醇

stigmastanol glucoside 豆甾烷醇葡萄糖苷

7, 16, 25 (26)-stigmastatrienol 7, 16, 25 (26)- 豆甾三烯醇

7, 22, 25-stigmastatrienol 7, 22, 25- 豆甾三烯醇

stigmastatrienol 豆甾三烯醇

7, 22, 25-stigmastatrienol glucoside 7, 22, 25- 豆甾三烯醇葡萄糖苷

5-stigmasten-3-o1 5- 豆甾烯 -3- 醇

7-stigmasten-3-one 7- 豆甾烯 -3- 酮

4-stigmasten-3-one 4- 豆甾烯 -3- 酮

5-stigmasten-3-one 5- 豆甾烯 -3- 酮

5, 22-stigmasten-3β-ol 5, 22- 豆甾二烯 -3β- 醇

7-stigmasten-3β-ol 7- 豆甾烯 -3β- 醇

22-stigmastenol 22- 豆甾烯醇

5, 22-stigmastenol 5, 22- 豆甾二烯醇

stigmastenol 豆甾烯醇

7-stigmastenol-3-*O*-β-D-glucopyranoside 7- 豆甾烯醇 -3-*O*-β-D- 吡喃葡萄糖苷

7-stigmastenol-3-*O*-β-D-glucoside 7- 豆甾烯醇 -3-*O*-β-D- 葡萄糖苷

3β-stigmastenol-D-glucoside 3β- 豆甾烯醇 -D- 葡萄糖苷

7-stigmastenol-β-D-glucoside 7- 豆甾烯醇 -β-D- 葡萄糖苷

Δ^7-stigmastenone (7-stigmastenone) Δ^7- 豆甾烯酮 (7- 豆甾烯酮)

22-stigmasterol 22- 豆甾烯醇

stigmasterol 豆甾醇

β-stigmasterol β- 豆甾醇

Δ^7-stigmasterol (7-dehydrostigmasterol, corbisterol) Δ^7- 豆甾醇 (7- 脱氢豆甾醇、蚬甾醇)

$\Delta^{5,22}$-stigmasterol-3-*O*-β-D-glucopyranoside $\Delta^{5,22}$- 豆甾醇 -3-*O*-β-D- 吡喃葡萄糖苷

stigmasterone 豆甾酮

stigmasteryl acetate 豆甾醇乙酸酯

stigmasteryl arachidate 豆甾醇花生酸酯

stigmasteryl ferulate 豆甾醇阿魏酸酯

stigmasteryl glucoside 豆甾醇葡萄糖苷

stigmasteryl laurate 豆甾醇月桂酸酯

stigmasteryl myristate 豆甾醇肉豆蔻酸酯

stigmasteryl palmitate 豆甾醇棕榈酸酯

stigmasteryl stearate 硬脂酸豆甾醇酯

stigmasteryl-3-(6-linoleoyl) glucopyranoside　豆甾醇-3-(6-亚油酰基)吡喃葡萄糖苷	stipuleanoside R_1 {tarasaponin Ⅰ, oleanolic acid-3-*O*-β-D-glucopyranosyl-(1→3)-[α-L-arobinofuranosyl-(1→4)-β-D-glucuronopyranoside]}　屏边三七苷 R_1 {龙牙楤木皂苷Ⅰ、齐墩果酸-3-*O*-β-D-吡喃葡萄糖基-(1→3)-[α-L-呋喃阿拉伯糖基-(1→4)-β-D-吡喃葡萄糖醛酸苷]}
stigmasteryl-3-(6-oleoyl) glucopyranoside　豆甾醇-3-(6-油酰基)吡喃葡萄糖苷	stipuleanoside R_2 [oleanolic acid-(28-*O*-β-D-glucopyranoside)-3-*O*-β-D-glucopyranosyl-(1→3)-(α-L-arobinofuranosyl)-β-D-glucuronopyranoside]　屏边三七苷 R_2 [齐墩果酸-(28-*O*-β-D-吡喃葡萄糖苷)-3-*O*-β-D-吡喃葡萄糖基-(1→3)-(α-L-呋喃阿拉伯糖基)-β-D-吡喃葡萄糖醛酸苷]
stigmasteryl-3-(6-palmitoyl) glucopyranoside　豆甾醇-3-(6-棕榈酰基)吡喃葡萄糖苷	stipuleanoside R_2 methyl ester　屏边三七苷 R_2 甲酯
stigmasteryl-3-(6-stearoyl) glucopyranoside　豆甾醇-3-(6-硬脂酰基)吡喃葡萄糖苷	stipuol　屏边三七醇
stigmasteryl-3, 6-diol　豆甾醇-3, 6-二醇	stiumaroside　苍耳苷
7-stigmasteryl-3-*O*-β-D-(6′-linoleoyl) glucopyranoside　7-豆甾醇-3-*O*-β-D-(6′-亚油酰基)吡喃葡萄糖苷	stiumasterol　苍耳甾醇
7-stigmasteryl-3-*O*-β-D-(6′-palmitoyl) glucopyranoside　7-豆甾醇-3-*O*-β-D-(6′-棕榈酰基)吡喃葡萄糖苷	stizolamine　黎豆胺
stigmasteryl-3-*O*-β-D-glucopyranoside　豆甾醇-3-*O*-β-D-吡喃葡萄糖苷	stizolin　斯提作菊素
β-stigmasteryl-3-*O*-β-D-glucopyranoside　β-豆甾醇-3-*O*-β-D-吡喃葡萄糖苷	stizolophine　百金菊碱
stigmasteryl-3-*O*-β-D-glucoside　豆甾醇-3-*O*-β-D-葡萄糖苷	stizophyllin　刺叶素
stigmasteryl-3β-arachidate　3β-花生酸豆甾醇酯	storesinol　苏合香树脂醇
stigmasteryl-4-en-3, 6-dione　豆甾醇-4-烯-3, 6-二酮	stramonins A, B　曼陀罗宁 A、B
stigmasteryl-5-en-3-*O*-(6-linolyl)-β-D-glucosamine　豆甾醇-5-烯-3-*O*-(6-亚麻酰基)-β-D-葡萄糖胺	strangulatosides A ～ C　蕴苞麻花头苷 A ～ C
stigmasteryl-7-glucuronide　豆甾醇-7-葡萄糖醛酸苷	strangusins A, B　蕴苞麻花头素 A、B
7, 22, 25-stigmstatrien-3-ol　7, 22, 25-豆甾三烯-3-醇	striatals A, B　隆纹菌醛 A、B
stilbene　芪(二苯乙烯)	striatic acid　隆纹菌酸
trans-stilbene　反式-1, 2-二苯乙烯	striatins A ～ C　隆纹菌素 A ～ C
stilbene dimers A ～ D　二苯乙烯二聚苷 A ～ D	strictagenin [(20*S*, 22*S*, 25*S*)-5α-furost-22, 25-epoxy-1β, 3α, 26-triol]　剑叶铁树皂苷元 [(20*S*, 22*S*, 25*S*)-5α-呋甾-22, 25-环氧-1β, 3α, 26-三醇]
stilbene-2, 4, 3′, 5′-tetraol　二苯乙烯-2, 4, 3′, 5′-四醇	strictamine (vincamidine)　劲直胺(直立拉齐木胺、长春蔓脒)
stilbenoid　芪类(二苯乙烯类)	strictanol　劲直瑞兹亚醇
stilbenol　斯耙土烯醇	strictic acid　劲直假莲酸
stilbericoside　石南密穗草苷	strictinin　小木麻黄素(小木麻黄宁)
stilboestrol　己烯雌酚	strictosamide (isovincoside lactam)　直立拉齐木酰胺(斯垂特萨果碱、异长春花苷内酰胺)
stilbostemins A ～ R　芪百部素(百部芪烷、二苯乙烷酚) A ～ R	strictosidine (isovincoside)　直夹竹桃定(直立拉齐木西定、异长春花苷)
stillingine　草乌桕精	strictosidinic acid　直夹竹桃胺酸
stillopsidin　斯提波斯菊酮	strigol　独脚金醇
stillopsin　斯氏金鸡菊苷(斯提波斯菊苷)	strigosine　糙天芥菜碱
stilpnotomentolide-8-*O*-tiglate　闪毛菊内酯-8-*O*-巴豆酸酯(斯梯诺妥曼内酯-8-*O*-巴豆酸酯)	
stipudiol　屏边三七二醇	

strobilanthes A　板蓝根香豆素 A

strobilanthin　马蓝苷 (红泽兰苷)

strobilanthosides A ～ C　板蓝碱 A ～ C

strobilurins M ～ P　球果伞菌素 M ～ P

(–)-strobopinin　(–)- 球松吡宁

strobopinin　北美乔松宁素 (球松吡宁)

strobopinin-7-*O*-β-D-xylopyranosyl-(1→3)-β-D-xylopyranoside　北美乔松宁素 -7-*O*-β-D- 吡喃木糖基 -(1→3)-β-D- 吡喃木糖苷

strogin 1　叉柱花素 1

D-strombine　D- 斯托宾

strontium salicylate　水杨酸锶

strophalloside　毒毛旋花子阿洛糖苷

strophanthidin　毒毛旋花子苷元

strophanthidin-3-*O*-6′-deoxy-β-D-allosyl-α-L-arabinoside　毒毛旋花子苷元 -3-*O*-6′- 脱氧 -β-D- 阿洛糖基 -α-L- 阿拉伯糖苷

strophanthidin-3-*O*-6′-deoxy-β-D-allosyl-α-L-rhamnoside　毒毛旋花子苷元 -3-*O*-6′- 脱氧 -β-D- 阿洛糖基 -α-L- 鼠李糖苷

strophanthidin-3-*O*-α-L-rhamnosyl-2′-β-D-glucoside　毒毛旋花子苷元 -3-*O*-α-L- 鼠李糖基 -2′-β-D- 葡萄糖苷

strophanthidin-α-L-rhamnoside (convallatoxin, convallaton)　毒毛旋花子苷元 -α-L- 鼠李糖苷 (铃兰毒苷)

strophanthidin-β-D-digitaloside　毒毛旋花子苷元 -β-D- 毛地黄糖苷

strophanthidin-β-D-glucosyl-(1 → 4)-β-D-digitaloside　毒毛旋花子苷元 -β-D- 葡萄糖基 -(1→4)-β-D- 毛地黄糖苷

strophanthidol　羊角拗醇

strophanthins D- Ⅰ , D- Ⅱ , D- Ⅲ　毒毛旋花子次苷 D- Ⅰ、D- Ⅱ、D- Ⅲ

K-strophanthin-α (cymarin)　K- 毒毛旋花子次苷 -α (加拿大麻苷、罗布麻苷、磁麻灵、磁麻苷)

strophanthoside K　毒毛旋花子苷 K

strophanthus acid　毒毛旋花子酸

strophantojavoside　毒毛旋花子糖苷

strophathiline A　羊角拗灵甲

stroside A　紫薇木脂素苷 A

strospeside　美丽毒毛旋花子苷 (洋地黄次苷)

strumaroside (eleutheroside A, β-sitosteryl-3-*O*-β-D-glucopyranoside, daucosterin, daucosterol, sitogluside, coriandrinol)　苍耳苷 (刺五加苷 A、β- 谷甾醇 -3-*O*-β-D- 吡喃葡萄糖苷、胡萝卜苷、芫荽甾醇苷)

struxie　土屈新碱

struxine　番木鳖腐碱

strychnicine　番木鳖辛

strychnine　番木鳖碱 (士的宁)

strychnine *N*-oxide　番木鳖碱 *N*- 氧化物

strychninic acid　士的宁酸

strychnistenolide C　乌药呐烯内酯 C

strychnobrasiline　巴西马钱碱

strychnocarpine　胡颓子果马钱碱

strychnogucines A ～ C　伊卡亚马钱碱 A ～ C

strychnohexamine　马钱己胺

strychnolactone　吕宋果内酯

strychnolethaline　番木鳖杂灵

strychnopentamine　马钱子五胺

strychnos base　马钱子属碱

strychnospermine　番木鳖明

strychnosplendine　番木鳖定

stryspinoside　刺马钱子苷

sturine β　鲟精蛋白 β

stylophorine (chelidonine)　白屈菜碱

DL-stylopine　DL- 刺罂粟碱

stylopine (tetrahydrocoptisine)　金罂粟碱 (刺罂粟碱、四氢黄连碱)

α-stylopine methohydroxide　α- 金罂粟碱甲羟化物

β-stylopine methohydroxide　β- 金罂粟碱甲羟化物

(–)-stylopine-α-methohydroxide　(–)- 金罂粟碱 -α- 甲羟化物

(–)-stylopine-β-methohydroxide　(–)- 金罂粟碱 -β- 甲羟化物

stylosin　宿柱白蜡苷

stypandrol　斯替帕二酚

stypolactone　棕叶藻内酯

stypoldione　棕叶藻二酮

stypoquinonic acid　棕叶藻醌酸

S

styptysat (capsaicine、capsaicin) 辣椒素 (辣椒碱)
styracin (cinnamyl cinnamate) 苏合香素 (桂皮酸桂皮醇酯)
styracin epoxide 环氧苏合香素
styraxin 安息香脂素
styraxjaponoside B 安息香皂苷 B
styraxlignolides A ～ E 安息香木脂素内酯 (安息香木内酯) A ～ E
styrene 苯乙烯 (苏合香烯)
styrene glycol 苯乙二醇
styryl 苯乙烯基
suadimins A ～ C 山橙二聚碱 A ～ C
suaveolic acid 山香酸
suaveoline 香鹰爪花碱
suaveolol 山香醇
suavissimosides F_1, R_1 悬钩子皂苷 (山香醇酸糖苷) F_1、R_1
subalatin 方茎金丝桃素
subaphyllin 近无叶猪毛菜碱
subaplylline 微叶猪毛菜碱
subcosines Ⅰ, Ⅱ 南紫薇辛碱 Ⅰ、Ⅱ
subdigitatone 牛尾蒿酮
subelliptenones A ～ H 菲岛福木烯酮 (近椭圆藤黄酮) A ～ H
suberectin 密花豆素
(*E*)-suberenol (*E*)- 花椒醇 [(*E*)- 栓质花椒醇]
suberenon 苏北任酮
1, 8-suberic acid (1, 8-octanedioic acid) 1, 8- 软木酸 (1, 8- 辛二酸)
suberic acid (octanedioic acid) 软木酸 (辛二酸)
suberogorgin 柳珊瑚酸
suberosenols A, B 侧扁软柳珊瑚烯醇 A、B
suberosenone 侧扁软柳珊瑚烯酮
suberosin 软木花椒素 (栓质花椒素)
suberosols A, B 侧扁软柳珊瑚醇 (暗罗醇) A、B
subincanadines E, F 近灰白白坚木碱 E、F
subprogenins A ～ D 山豆根皂苷元 (越南槐苷元) A ～ D
subprosides Ⅰ～Ⅶ 山豆根皂苷 (越南槐苷) Ⅰ～Ⅶ
subsessiline (grandifoline, amataine) 阿美特宁碱
subspinosin 短刺虎刺素
substolfuran 佛光草呋喃
substolides A ～ G 佛光草吉马内酯 A ～ G
substolin 佛光草素
substololide 佛光草内酯
subtenolin 枯草醇素
subtoxin A (12-acetyloxyhuratoxin) 苏巴毒素 A (12-乙酰氧基赫雷毒素)
subtrifloralactones A ～ K 近三花德普茄内酯 A ～ K
subulacine *N*-oxide 钻形天芥菜碱 *N*- 氧化物
subulin 香豆蔻素
succedanaflavanone 木蜡树双黄烷酮
succedaneaflavanone 野漆黄烷酮
succedanin 木蜡树素
succinaldehydic acid 琥珀醛酸
succinamic acid 琥珀酰胺酸
succinanilic acid 琥珀酰苯胺酸
1, 4-succinic acid 1, 4- 丁二酸
succinic acid (amber acid, butanedioic acid) 琥珀酸 (丁二酸)
succinic acid dimethyl ester 琥珀酸二甲酯
succinic acid monobutyl ester 琥珀酸单丁酯
succinic acid monomethyl ester 琥珀酸单甲酯
succinic anhydride 丁二酸酐
succinimide 琥珀酰亚胺 (丁二酰亚胺)
succinoabietinolic acid 琥珀松香醇酸
succinoabietol 琥珀松香醇
succinonitrile 琥珀腈
succinoresinol 琥珀树脂醇
succinosilvinic acid 琥珀银松酸
10-*O*-succinoyl geniposide 10-*O*- 丁二酰京尼平苷
19-*O*-succinyl agatholic acid 19-*O*- 琥珀酰贝壳杉醇酸
succirubine 金鸡纳树碱 (红金鸡勒碱、红金鸡纳碱、苏西宾)
succoxyabietic acid 琥珀氧松香酸
suchilactone 苏齐内酯
D-sucrose D- 蔗糖
sucrose (cane sugar, beet sugar, saccharose, saccharobiose, β-D-fructofuranosyl-α-D-glucopyranoside) 蔗糖 (β-D-呋喃果糖基 -α-D- 吡喃葡萄糖苷)
sucrose galactoside 蔗糖半乳糖苷
sucrose linoleate 亚油酸蔗糖苷

sucrosyl ferulic acid ester　阿魏酸蔗糖酯	sulfamerazine　磺胺甲嘧啶
sucutinirane E　亮叶鲍迪豆烷 E	sulfamethizole　磺胺甲二唑
sudachiflavone　苏达齐黄酮	sulfane　硫烷
sudachiin A　苏打其因 A	λ^4-sulfane　λ^4- 硫烷
sudachitin　苏打基亭 (苏打其亭、酢橘亭)	λ^6-sulfane　λ^6- 硫烷
sudachitin-7-glucoside　苏打基亭 -7- 葡萄糖苷	3, 3′-sulfanediyl dipropanoic acid　3, 3′- 硫 (叉基) 二丙酸
sudans Ⅰ～Ⅳ　苏丹 Ⅰ～Ⅳ	sulfanilamidomethane sulfonic acid　磺胺甲磺酸
suffrupaeonidanins A ～ F　牡丹萜苷 A ～ F	sulfanilic acid　对氨基苯磺酸
suffrupaeoniflorins A, B　牡丹芍药苷 A、B	λ^4-sulfano　λ^4- 硫桥
suffruticodine　叶底珠定	4-(sulfanyl carbonyl) pyridine-2-carboxylic acid　4-(巯基羰基) 吡啶 -2- 甲酸
suffruticonine　叶底珠宁	2-sulfanyl phenol　2- 巯基苯酚
suffruticosides A ～ E　没食子酰氧化芍药苷 (牡丹新苷) A ～ E	4-sulfanylidenepentan-2-one　4- 硫亚基戊 -2- 酮
trans-suffruticosol D　反式 - 牡丹芪酚 D	3-(sulfanyloxy) propanenitrile　3-(巯基氧基) 丙腈
suffruticosols A ～ C　牡丹醇 (牡丹芪酚) A ～ C	sulfapatrinosides Ⅰ, Ⅱ　硫酰败酱皂苷 (硫酸败酱苷) Ⅰ、Ⅱ
cis-suffruticosols A ～ D　顺式 - 牡丹芪酚 A ～ D	sulfated glycosaminoglycan　硫酸化糖胺聚糖
suffruyabioside A (6′′′′-*O*-*p*-hydroxybenzoyl-6′′′-*O*-β-D-glucopyranosyl paeoniflorin)　牡丹二糖苷 A (6′′′′-*O*- 对羟基苯甲酰基 -6′′′-*O*-β-D- 吡喃葡萄糖基芍药苷)	sulfated polysaccharide　硫酸多糖
suffruyabioside B (6′′′′-*O*-benzoyl-6′′′-*O*-β-D-glucopyranosyl paeoniflorin)　牡丹二糖苷 B (6′′′′-*O*- 苯甲酰基 -6′′′-*O*-β-D- 吡喃葡萄糖基芍药苷)	sulfated proteoclycan　硫酸蛋白多糖
sugebiol　香附子烯二醇	sulfatidate　脑硫脂
sugeonyl acetate　香附子烯 -2- 酮 -8- 醇乙酸酯	sulfatide　硫脂
sugeroside　苏氏冬青苷 (苏基洛苷)	sulfinic acid　亚磺酸
sugetriol　香附子烯 -2, 5, 8- 三醇	sulfinimidic acid　氨亚基替亚磺酸
sugetriol triacetate　香附子烯 -2, 5, 8- 三醇三乙酸酯	sulfinohydrazonic acid　腙基替亚磺酸
sugikurojin B　日本柳杉黑色心材素 B	sulfinohydroximic acid　羟氨亚基替亚磺酸
sugikurojinols A, B　日本柳杉醇 A、B	4, 4′-sulfinyl bis (methylene) diphenol　4, 4′- 亚硫酰基二 (亚甲基) 二苯酚
sugiol　柳杉酚	sulfoacetic acid　磺酸基乙酸
sugoroside　苏戈岩苷	4-sulfobenzoic acid　4- 磺酸基苯甲酸
suillin　牛肝菌素	13-sulfodihydroreynosin　13- 硫酸基二氢瑞诺素
suillusin　点柄黏盖牛肝素	sulfoglucobrassicin　磺酸基芸苔葡萄糖硫苷
suimiyain A　碎米桠甲素	sulfoglycolipid 1　磺酸基糖脂 1
suisenine　水仙宁	sulfomucin　硫代黏蛋白
(–)-sukhodianine　(–)- 圆叶千金藤宁	sulfomucopolysaccharide　硫代黏多糖
(–)-sukhodianine-β-*N*-oxide　(–)- 圆叶千金藤宁 -β-*N*- 氧化物	sulfonimidic acid　氨亚基替磺酸
sukiramine　臭常山胺	sulfonodiimidic acid　二氨亚基替磺酸
suksdorfin (saxdorphin)　苏克斯多芬 (苏氏狭缝芹素、北美前胡素)	sulfonohydrazonic acid　腙基替磺酸
	sulfonohydroximic acid　羟氨亚基替磺酸
	sulfonoquinovosyl dipalmitoyl glyceride　磺酸化奎诺糖基二棕榈酰基甘油酯

S

sulfoorientalols A ～ D　磺酰泽泻醇 (泽泻磺醇) A ～ D	suregadolide A　白树内酯 A
sulfopatrinosides Ⅰ, Ⅱ　硫酸败酱皂苷Ⅰ、Ⅱ	surgatoxin　骏河毒素
sulfoquinovosyl diacyl glycerol　磺酸基奎诺糖基二脂酰基甘油	surinamensin　维鲁拉脂素
6-sulfoquinovosyl diglyceride　6- 磺酸基奎诺糖基甘油二酯	surinones A ～ C　苏豆瓣绿酮 A ～ C
sulforaphane (sulforaphan)　莱菔硫烷	suspenoidsides A ～ E　连翘萜苷 A ～ E
sulforaphene (raphanin)　萝卜硫素 (莱菔子素、莱菔素、萝卜素)	suspenolic acid　连翘酸
1-*O*-sulforuscogenin　1-*O*- 硫酸酯基罗斯考皂苷元	suspensanosides A ～ C　连翘酚萜苷 A ～ C
5-sulfosalicylic acid　5- 磺酸基水杨酸	(*R*)-suspensaside　(*R*)- 连翘种苷
sulfur dioxide　二氧化硫	(*S*)-suspensaside　(*S*)- 连翘种苷
sulfurein　硫黄菊苷 (黄秋英苷)	suspensaside methyl ether　连翘种苷甲酯
sulfurenic acid (sulphurenic acid)　硫色多孔菌酸	suspensasides A, B　连翘种苷 A、B
sulfuretin (sulphurtin)　硫黄菊素 (黄秋英素)	suspensine A　连翘碱 A
sulfuretin glucoside　硫磺菊素葡萄糖苷	suspensolide　悬垂荚蒾内酯
sulfuretin-6-*O*-β-D-glucoside　硫黄菊素 -6-*O*-β-D- 葡萄糖苷	sutchuenensine　四川轮环藤辛碱
sulfuric acid　硫酸	sutchuenmedins A, B　四川淫羊藿定 A、B
trans-sulfurous acid allyl ester-3-allyl sulfanyl allyl ester　反式 - 亚硫酸烯丙酯 -3- 烯丙基硫烷基烯丙酯	sutchuenoside A　川藿苷 A
3-*O*-(2-*O*-sulfuryl-β-D-glucopyranosyl) echinocystic acid　3-*O*-(2-*O*- 硫酰基 -β-D- 吡喃葡萄糖基) 刺囊酸	sutherlandin　萨氏金合欢素
p-sulphooxycinnamic acid　对磺酸桂皮酸	sutherlandin-5-*trans*-*p*-coumarate　萨氏金合欢素 -5- 反式 - 对香豆酸酯
sulphurenic acid (sulfurenic acid)　硫色多孔菌酸	sventenic acid　斯文泰尼毒马草酸
sulphurtin (sulfuretin)　黄秋英素 (硫黄菊素)	swainsonine　豆叶苦马豆碱 (苦马豆碱、苦马豆素)
sulpinines A ～ C　硫色曲霉碱 A ～ C	swartziadioside　斯沃茨豆二苷
sultam　磺内酰胺	swartziatrioside　斯沃茨豆三苷
sultone　磺内酯	sweitenine　桃花心木苦素
sumadains A ～ C　草豆蔻素 A ～ C	swerchirin (5-*O*-methyl bellidifolin, 3, 5-dimethoxy-1, 8-dihydroxyxanthone)　当药斋瑞呫酮 (5-*O*- 甲基雏菊叶龙胆酮、3, 5- 二甲氧基 -1, 8- 二羟基 -9*H*- 呫酮)
sumaresinolic acid　苏门树脂酸	swericinctoside　獐牙菜皂苷
sumatrol　异灰毛豆酚 (苏门答腊酚)	swermirin　青叶胆内酯
sumogaside　朝鲜五加贝壳杉苷	sweroside　獐牙菜苷 (当药苷)
sundiversifolide　向日葵肿柄菊内酯	swertenol　獐牙菜烯醇
sungpanconitine　松潘乌头碱	swertenyl acetate　獐牙菜三萜烯醇乙酸酯
supinenolone C (3β-hydroxyfern-8-en-7, 11-dione)　平卧地锦酮 C (3β- 羟基羊齿 -8- 烯 -7, 11- 二酮)	swertia base　獐牙菜属碱
supineolone　斑地锦烯醇酮	swertiajaponin (leucanthoside)　日当药黄素 (日本獐牙菜素)
supinidine　仰卧天芥菜定	swertiajaponin-4′-*O*-diglucopyranoside　日当药黄素 -4′-*O*- 二吡喃葡萄糖苷
supinine　仰卧天芥菜碱 (仰卧天芥菜宁)	swertiajaposide A　日本当药苷 A
surangins A ～ C　苏仑素 (长叶曼密苹果精) A ～ C	swertiamacroside　大籽獐牙菜苷
	swertiamarin (swertiamaroside)　獐牙菜苦素 (獐牙菜苦苷、当药苦苷)

swertiamaroside (swertiamarin) 獐牙菜苦苷 (獐牙菜苦素、当药苦苷)

swertianin 当药宁 (当药屾酮)

swertianolin (bellidifolin-8-*O*-glucoside) 当药醇苷 (獐牙菜酚苷、獐牙菜屾酮苷、雏菊叶龙胆酮 -8-*O*- 葡萄糖苷)

swertiapunimarin 紫药苦苷

swertiaside 川西獐牙菜苷

swertifrancheside 抱茎獐牙菜苷

swertinin 异甲基獐牙菜屾酮

swertipunicoside 紫红獐牙菜苷 (紫药双屾酮苷)

swertipuniside 紫药苷

swertisin (6-*C*-β-glucosegenkwanin) 当药素 (当药黄素、獐牙菜素、当药黄酮、6-*C*-β- 葡萄糖芫花素)

swertisin-2″-*O*-β-D-glucopyranoside (spinosin) 当药素 -2″-*O*-β-D- 吡喃葡萄糖苷 (斯皮诺素、酸枣素)

swertisincarbonate 当药素碳酸酯

swietemahonins A ～ G 桃花心木素 A ～ G

swietemahonolide 桃花正木内酯

swietenialides A ～ E 心木内酯 A ～ E

swietenol 东印度缎木内酯醇

swietenolide 桃花心木内酯

swinhoeic acid 木莓酸

(*S*)-(+)-sydonic acid (*S*)-(+)- 赛氏曲霉酸

sylvamide 长柄胡椒酰胺

sylvatesmin 长柄胡椒脂素

12, 15-*cis*-sylvaticin 12, 15- 顺式 - 野生罗林素

sylvaticin 野生罗林素

sylvatine 长柄胡椒碱

sylvestrene 枞油烯

sylvestrin 峨参素 (峨参脂素)

sylvestrosides Ⅰ～Ⅲ 林生续断苷Ⅰ～Ⅲ

sylvic acid (abietic acid) 枞酸 (松香酸)

sylviside 林地鼠曲草苷

sylvone 长柄胡椒酮

symhomospermidine 对称高精眯

symmetrical monomethyl citrate 柠檬酸对称甲酯

symphoxanthone 合蕊木屾酮

symphyoketone 鸭毛藻酮

symphytine [7-tigloyl-9-(–)-viridifloryl retronecine] 西门肺草碱 [7- 惕各酰 -9-(–)- 绿花白千层醇基倒千里光裂碱]

symplocomoside 山矾孔苷

symplocosigenin-3-*O*-β-D-glucopyranoside 山矾脂素葡萄糖苷

symplososide 山矾苏苷

symplostatins 1 ～ 3 束藻素 1 ～ 3

symploveroside 山矾韦尔苷

symponoside 山矾奥诺苷

synaptolepis factor K_1 萨那套莱斯因子 K_1

syncarpamide 聚合心皮酰胺

syneilesine 兔儿伞碱

L-synephrine L- 西内碱

p-synephrine 对辛弗林

synephrine 辛弗林

m-synephrine (phenylephrine) 间辛弗林 (西内碱、去氧肾上腺素、脱氧肾上腺素)

synephrine acetate 辛弗林乙酸盐

synephrine hydrochloride 辛弗林盐酸盐

syphilobine 驱梅山梗宾

syriacusins A ～ C 木槿素 A ～ C

syringafghanoside 阿富汗丁香苷

syringaldehyde 丁香醛

syringalide A-3′-*O*-α-L-rhamnopyranoside 丁香酯苷 A-3′-*O*-α-L- 吡喃鼠李糖苷

(+)-syringarenol (+)- 丁香树脂

D-syringaresinol D- 丁香树脂酚

(–)-DL-syringaresinol (–)-DL- 丁香树脂酚

(–)-syringaresinol (–)- 丁香树脂酚 [(–)- 丁香树脂醇]

(+)-syringaresinol (+)- 丁香树脂酚 [(+)- 丁香脂素、(+)- 丁香树脂醇]

syringaresinol 丁香树脂酚 (丁香脂素、紫丁香树脂酚、丁香树脂素)

syringaresinol diglucoside 丁香树脂酚二葡萄糖苷

syringaresinol dimethyl ether 丁香树脂酚二甲醚

syringaresinol-4, 4′-bis-*O*-β-D-apiofuranosyl-(1 → 2)-β-D-glucopyranoside 丁香树脂酚 -4, 4′- 二 -*O*-β-D- 呋喃芹糖基 -(1 → 2)-β-D- 吡喃葡萄糖苷

syringaresinol-4, 4′-bis-*O*-β-D-glucopyranoside 丁香树脂酚 -4, 4′- 二 -*O*-β-D- 吡喃葡萄糖苷

syringaresinol-4, 4′-bis-*O*-β-D-glucoside 丁香树脂酚 -4, 4′- 二 -*O*-β-D- 葡萄糖苷

(–)-syringaresinol-4, 4′-di-*O*-β-D-glucopyranoside (–)-丁香树脂酚 -4, 4′- 二 -*O*-β-D- 吡喃葡萄糖苷

(+)-syringaresinol-4, 4′-*O*-bis-β-D-glucopymnoside (+)- 丁香树脂酚 -4, 4′-*O*- 二 -β-D- 吡喃葡萄糖苷

(–)-(7*R*, 7′*R*, 7″*S*, 8*S*, 8′*S*, 8″*S*)-syringaresinol-4-*O*-8″-guaiacyl glycerol (–)-(7*R*, 7′*R*, 7″*S*, 8*S*, 8′*S*, 8″*S*)- 丁香树脂酚 -4-*O*-8″- 愈创木基甘油

(–)-syringaresinol-4-*O*-β-D-apiofuranosyl-(1 → 2)-β-D-glucopyranoside (–)- 丁香树脂酚 -4-*O*-β-D- 呋喃芹糖基 -(1 → 2)-β-D- 吡喃葡萄糖苷

syringaresinol-4-*O*-β-D-apiofuranosyl-(1 → 2)-β-D-glucopyranoside 丁香树脂酚 -4-*O*-β-D- 呋喃芹糖基 -(1 → 2)-β-D- 吡喃葡萄糖苷

(–)-syringaresinol-4-*O*-β-D-apiofuranosyl-(1 → 2)-β-D-glucopyranoside-4′-*O*-β-D-glucopyranoside (–)- 丁香树脂酚 -4-*O*-β-D- 呋喃芹糖基 -(1 → 2)-β-D- 吡喃葡萄糖苷 -4′-*O*-β-D- 吡喃葡萄糖苷

syringaresinol-4-*O*-β-D-apiofuranosyl-(1 → 2)-β-D-glucopyranoside-4′-*O*-β-D-glucopyranoside 丁香树脂酚 -4-*O*-β-D- 呋喃芹糖基 -(1 → 2)-β-D- 吡喃葡萄糖苷 -4′-*O*-β-D- 吡喃葡萄糖苷

syringaresinol-4′-*O*-β-D-glucopyranoside 丁香树脂酚 -4′-*O*-β-D- 吡喃葡萄糖苷

(–)-syringaresinol-4-*O*-β-D-glucopyranoside (–)- 丁香树脂酚 -4-*O*-β-D- 吡喃葡萄糖苷

(+)-syringaresinol-4-*O*-β-D-glucopyranoside (+)- 丁香树脂酚 -4-*O*-β-D- 吡喃葡萄糖苷

syringaresinol-4-*O*-β-D-glucopyranoside 丁香树脂酚 -4-*O*-β-D- 吡喃葡萄糖苷

(+)-syringaresinol-4-*O*-β-D-glucopyranosyl-(1 → 6)-β-D-glucopyranoside (+)- 丁香树脂酚 -4-*O*-β-D- 吡喃葡萄糖基 -(1 → 6)-β-D- 吡喃葡萄糖苷

syringaresinol-4′-*O*-β-D-glucoside 丁香树脂酚 -4′-*O*-β-D- 葡萄糖苷

syringaresinol-4-*O*-β-D-glucoside 丁香树脂酚 -4-*O*-β-D- 葡萄糖苷

(+)-syringaresinol-4′-*O*-β-D-monoglucoside (+)- 丁香树脂酚 -4′-*O*-β-D- 单葡萄糖苷

syringaresinol-4′-*O*-β-D-monoglucoside 丁香树脂酚 -4′-*O*-β-D- 单葡萄糖苷

(+)-syringaresinol-4′-*O*-β-D-glucopyranoside (+)- 丁香树脂酚 -4′-*O*-β-D- 吡喃葡萄糖苷

(+)-syringaresinol-di-*O*-β-D-glucopyranoside (+)- 丁香树脂酚 - 二 -*O*-β-D- 吡喃葡萄糖苷

syringaresinol-di-*O*-β-D-glucopyranoside 丁香树脂酚 - 二 -*O*-β-D- 吡喃葡萄糖苷

syringaresinol-*O*-β-D-glucoside 丁香树脂酚 -*O*-β-D- 葡萄糖苷

syringaresinol-β-D-glucoside 丁香树脂酚 -β-D- 葡萄糖苷

syringenin-4′-*O*-β-D-apiosyl-(1 → 2)-glucoside 丁香苷元 -4′-*O*-β-D- 芹糖基 -(1 → 2)- 葡萄糖苷

syringenin-*O*-β-D-apiofuranosyl-(1 → 2)-β-D-glucopyranoside 丁香苷元 -*O*-β-D- 呋喃芹糖基 -(1 → 2)-β-D- 吡喃葡萄糖苷

syringetin 丁香亭 (丁香黄素)

syringetin-3-*O*-bioside 丁香亭 -3-*O*- 双糖苷

syringetin-3-*O*-galactoside 丁香亭 -3-*O*- 半乳糖苷

syringetin-3-*O*-robinobioside 丁香亭 -3-*O*- 刺槐双糖苷

syringetin-3-*O*-rutinoside 丁香亭 -3-*O*- 芸香糖苷

syringetin-3-*O*-α-L-arabinofuranoside 丁香亭 -3-*O*-α-L- 呋喃阿拉伯糖苷

syringetin-3-*O*-α-rhamnopyranosyl-(1 → 5)-α-arabinofuranoside 丁香亭 -3-*O*-α- 吡喃鼠李糖基 -(1 → 5)-α- 呋喃阿拉伯糖苷

syringetin-3-*O*-β-D-galactopyranoside 丁香亭 -3-*O*-β-D- 吡喃半乳糖苷

syringetin-3-*O*-β-D-glucoside 丁香亭 -3-*O*-β-D- 葡萄糖苷

syringetin-3-rhamnoside 丁香亭 -3- 鼠李糖苷

syringic acid 丁香酸 (紫丁香酸)

syringic acid acetate (4-acetoxy-3, 5-dimethoxybenzoic acid) 丁香酸乙酸酯 (4- 乙酰氧基 -3, 5- 二甲氧基苯甲酸)

syringic acid glucoside (glucosyringic acid) 丁香酸葡萄糖苷 (葡萄糖丁香酸)

syringic acid methyl ester-4-*O*-β-D-apiofuranosyl-(1 → 2)-β-D-glucopyranoside 丁香酸甲酯 -4-*O*-β-D- 呋喃芹糖基 -(1 → 2)-β-D- 吡喃葡萄糖苷

syringic acid-4-*O*-α-L-rhamnopyranoside 丁香酸 -4-*O*-α-L- 吡喃鼠李糖苷

syringic acid-4-*O*-α-L-rhamnoside 丁香酸 -4-*O*-α-L- 鼠李糖苷

syringic acid-4-*O*-β-D-glucopyranoside 丁香酸 -4-*O*-β-D- 吡喃葡萄糖苷

2/5-syringic-4/3-feruloyl glucaric acid 2/5- 丁香 -4/3- 阿魏酰葡糖二酸

cis-syringin 顺式 - 紫丁香苷

syringin (syringoside, eleutheroside B) 丁香苷 (紫丁香苷、丁香酚苷、刺五加苷 B)

syringin methyl ether 丁香苷甲醚

syringin-4-*O*-β-glucoside 丁香苷 -4-*O*-β- 葡萄糖苷

syringinoside　丁香诺苷
syringol glucoside　紫丁香醇葡萄糖苷
syringone　丁香酮
syringopicrogenins A ～ F　丁香苦素 A ～ F
syringopicrosides B, C　丁香苦苷 B、C
syringoside (syringin, eleutheroside B)　紫丁香苷 (丁香苷、丁香酚苷、刺五加苷 B)
6-*O*-syringoyl ajugol　6-*O*- 丁香酰筋骨草醇
syringoyl glycerol-8-*O*-β-D-glucopyranoside　丁香甘油 -8-*O*-β-D- 吡喃葡萄糖苷
syringoyl glycerol-9-*O*-β-D-glucopyranoside　丁香甘油 -9-*O*-β-D- 吡喃葡萄糖苷
11-*O*-syringyl bergenin　11-*O*- 丁香酰基岩白菜素
erythro-1-*C*-syringyl glycerol　赤式 -1-*C*- 丁香酚基丙三醇
erythro-syringyl glycerol　赤式 - 丁香酚基甘油
(7*S*, 8*R*)-syringyl glycerol　(7*S*, 8*R*)- 丁香酚基丙三醇
syringyl glycerol　丁香酚基丙三醇
threo-syringyl glycerol　苏式 - 丁香酚基甘油
erythro-syringyl glycerol-8-*O*-4′-coniferyl alcohol ether　赤式 - 丁香酚基甘油 -8-*O*-4′- 松柏醇醚
(+)-(7*S*, 8*S*)-syringyl glycerol-8-*O*-β-D-glucopyranoside　(+)-(7*S*, 8*S*)- 丁香酚基丙三醇 -8-*O*-β-D- 吡喃葡萄糖苷
syringyl glycerol-β-syringaresinol ether-4″, 4‴-di-*O*-β-D-glucopyranoside　丁香酚基丙三醇 -β- 丁香树脂酚醚 -4″, 4‴- 二 -*O*-β-D- 吡喃葡萄糖苷
6-*O*-syringyl-8-*O*-acetyl shanzhiside methyl ester　6-*O*- 丁香酰基 -8-*O*- 乙酰基山栀苷甲酯
syrosingopine　昔洛舍平
sythobiflavones A, B　连翘双黄酮 A、B
syzygiol　蒲桃醇
T-2 toxin (fusariotoxin T-2)　T-2 毒素 (三隔镰孢毒素 T-2)
tababiphenyl G　烟草双苯素 G
tabebuialdehydes A ～ C　钟花树醛 A ～ C
tabebuin　钟花树素
tabernaemontana base　山辣椒属碱
tabernaemontanine (20-epidregamine)　山辣椒碱 (20- 表德雷状康树碱)
tabernamine　山马茶明碱
tabernanthine (13-methoxyibogamine)　马山茶碱 (13- 甲氧基伊波加木胺)
tabernoschizine (pericalline)　山辣椒裂碱
(19*Z*)-taberpsychine　(19*Z*)- 九节木叶山马茶碱
taberpsychine　狗牙花色奇碱
tabersonine　柳叶水甘草碱 (他波宁、水甘草碱、它波水甘草宁)
tabulalides A ～ O　麻楝内酯 A ～ O
tabulalins A ～ J　麻楝林素 A ～ J
tabularins A ～ R　麻楝灵 A ～ R
tabularisins A ～ P　麻楝辛 A ～ P
tacacosides A_1, A_2, B_1 ～ B_3, C　塔卡柯苷 A_1、A_2、B_1 ～ B_3 、C
tacamine　塔卡明碱
taccalonolides A ～ M　箭根薯酮内酯 A ～ M
taccaoside　箭根薯苷
taccasterosides A ～ C　箭根薯甾苷 A ～ C
taceridine　它日定
tachardiacerinic acid　紫胶虫酸
tachardiacerol　紫胶虫醇
tachioside (3-methoxy-4-hydroxyphenyl-1-*O*-β-D-glucopyranoside)　它乔糖苷 (3- 甲氧基 -4- 羟苯基 -1-*O*-β-D- 吡喃葡萄糖苷)
tachioside-2′-*O*-4″-*O*-methyl gallate　它乔糖苷 -2′-*O*-4″-*O*- 甲基没食子酸酯 (异直蒴苔苷 -2′-*O*-4″-*O*- 甲基没食子酸酯)
tachyplesins Ⅰ, Ⅱ　鲎肽Ⅰ、Ⅱ
tacleine　柚木芸香碱
tadehaginosides A ～ J　葫芦茶苷 A ～ J
tadehaginosin　葫芦茶素
tadeonal (polygodial)　蓼二醛 (水蓼二醛)
tadzhaconine　塔吉乌头碱
taepeenins A ～ L　华南云实素 A ～ L
tagalsins A ～ U　角果木辛 A ～ U
D-tagatose (D-lyxo-hex-2-ulose)　D- 塔格糖 (D- 来苏 - 己 -2- 酮糖)
tagetiin　万寿菊属苷
tagetone　万寿菊酮
tagitinin C methyl butanoate　万寿肿柄菊素 C 甲基丁酸酯
tagitinins A ～ F　万寿肿柄菊素 (肿柄菊内酯) A ～ F
taibaienosides Ⅰ～Ⅷ　太白楤木皂苷Ⅰ～Ⅷ
taibairubescensins A, B　太白碎米桠素 A、B

T

taiguic acid (tecomin, lapachol, greenhartin) 拉帕醇 (特可明、黄钟花醌、风铃木醇、拉杷酚)
taipaienine Ⅰ 宁贝素
taipeinines A ～ C 太白乌头碱 A ～ C
taiwacins A, B 台湾苦瓜辛 A、B
taiwanhomoflavones A, B 台湾高黄酮 A、B
taiwaniaquinols A ～ D 台湾杉醌醇 A ～ D
taiwaniaquinones A ～ F 台湾杉醌 A ～ F
taiwanin E methyl ether 台湾杉素 E 甲醚
taiwanins C ～ E 台湾杉素 (台湾脂素) C ～ E
taiwanosides A ～ E 薄叶牛皮消苷 A ～ E
taiwanschirins A ～ C 台湾五味子素 A ～ C
takanechromones A ～ C 高根色原酮 A ～ C
takaonine 高尾乌头宁
takaosamine 高尾乌头明
takatonine 高唐碱 (东亚唐松草宁)
talaroconvolutins B, C 旋转黄丝曲霉素 B、C
talatisamine 塔拉胺 (塔拉地萨敏、塔拉萨敏、塔拉乌头胺)
talatisidine 它拉乌头定
talatisine 它拉乌头素
talatizidine 塔拉定 (塔拉萨定)
talaumine 达老玉兰明
taliscanine 它坎宁
talisman Si 塔泽泻多糖 Si
talomethylose 塔罗假糖
D-talose D- 塔洛糖
L-(–)-talose L-(–)- 塔罗糖
talose 塔罗糖 (塔洛糖)
talusin (proscillaridin A, caradrin, coratol, urgilan) 海葱次苷甲 (原海葱苷 A、海葱原苷 A)
tamanolides A ～ P 红厚壳塔玛内酯 A ～ P
tamarin 羽叶芸香灵
tamariscina ester A 卷柏酯 A
tamariscol 串珠耳叶苔萜醇
tamarixetin 柽柳素 (柽柳黄素)
tamarixetin-3, 7-bisglucoside 柽柳素 -3, 7- 双葡萄糖苷
tamarixetin-3-glucoside-7-sulphate 柽柳素 -3- 葡萄糖苷 -7- 硫酸酯
tamarixetin-3-*O*-neohesperidoside 柽柳素 -3-*O*- 新橙皮糖苷
tamarixetin-3-*O*-robinobioside 柽柳素 -3-*O*- 洋槐二糖苷
tamarixetin-3-*O*-rutinoside 柽柳素 -3-*O*- 芸香糖苷
tamarixetin-3-*O*-α-L-rhamnoside 柽柳素 -3-*O*-α-L- 鼠李糖苷
tamarixetin-3-*O*-β-D-galactopyranoside 柽柳素 -3-*O*-β-D- 吡喃半乳糖苷
tamarixetin-3-*O*-β-D-glucoside 柽柳素 -3-*O*-β-D- 葡萄糖苷
tamarixetin-5-*O*-β-D-glucoside 柽柳素 -5-*O*-β-D- 葡萄糖苷
tamarixetin-7-*O*-β-D-glucoside 柽柳素 -7-*O*-β-D- 葡萄糖苷
tamarixin 柽柳苷
tamarixinol 柽柳酚
tamarixol 柽柳醇
tamarixone 柽柳酮
tamaulipin A 密花豚草内酯 (塔木里苹) A
tamaulipin B acetate 密花豚草内酯 B 乙酸酯
tambulin 刺花椒素
tambulol 刺花椒醇
tamirin 多叶菊蒿素 (菊蒿米林)
tamynine 千里香宁碱
tanabalin 香艾菊素
tanacelone 艾菊酮
tanacetamides A, B 艾菊蒿酰胺 A、B
tanacetene 艾菊萜
tanachin (1-epitatridin B, 1β-hydroxy-1-desoxotamirin) 千叶菊蒿素 (1- 表三齿蒿素 B、1β- 羟基 -1- 去氧多叶菊蒿素)
tanaconitine 甘青乌头碱
tanaparthin 小白菊素
tanaparthin-α-peroxide 小白菊素 -α- 过氧化物
tanaparthin-β-peroxide 小白菊素 -β- 过氧化物
secotanapartholides A, B 开环短舌匹菊内酯 A、B
tanaphillin isomer 长叶艾菊内酯异构体
tanapraetenolide 先前菊蒿烯内酯
tanargyrolide 银叶菊蒿内酯
tanariflavanones A ～ D 塔纳血桐黄烷酮 A ～ D
tanarifuranonol 塔纳血桐呋喃醇
tanarinin 塔纳血桐宁
tanciloide 纤毛内酯

tanegool 探戈脂醇 (塔尼果酚)

tanegoside A 日本络石苷 (琉球络石苷) A

tanetin 艾菊亭

tangeretin (5, 6, 7, 8, 4′-pentamethoxyflavone, tangeritin, ponkanetin) 橘皮素 (5, 6, 7, 8, 4′- 五甲氧基黄酮、福橘素、橘红素、红橘素、柑橘黄酮)

tangeritin (5, 6, 7, 8, 4′-pentamethoxyflavone, tangeretin, ponkanetin) 橘皮素 (5, 6, 7, 8, 4′- 五甲氧基黄酮、福橘素、橘红素、红橘素、柑橘黄酮)

tangirine 甘青乌头灵

tangshenosides Ⅰ～Ⅴ 党参苷Ⅰ～Ⅴ

tanguticacine 唐古特瑞香甲素

tanguticosides A, B 甘青铁线莲苷 A、B

tangutimine 甘青乌头明

tangutisines A, B 甘青乌头辛 A、B

tangutorine 甘青白刺灵碱

tanikolide 塔尼克内酯

tannase 鞣酸酶

tannate 鞣酸盐

tannic acid (tannin) 鞣酸 (丹宁酸、鞣质、单宁酸)

tannin (tannic acid) 鞣质 (丹宁酸、鞣酸、单宁酸)

tanshialdehyde 丹参醛

tanshindiols A～C 丹参二醇 A～C

tanshinlactone 丹参内酯

tanshinonal 丹参酮醛

tanshinone $Ⅱ_A$ anhydride 丹参酮 $Ⅱ_A$ 酐

tanshinone IIA sulfonic sodium 丹参酮 II_A 磺酸钠

tanshinones A～C, Ⅰ～Ⅵ, $Ⅱ_A$, $Ⅱ_B$ 丹参酮 A～C、Ⅰ～Ⅵ、$Ⅱ_A$、$Ⅱ_B$

tanshinonic acid 丹参醌酸

tanwusine 唐乌碱 (甘乌辛)

taraffinisoside A 肖笼鸡苷 A

taraktophyllin 异叶大风子腈苷

tarasaponin Ⅰ {stipuleanoside R_1, oleanolic acid-3-*O*-β-D-glucopyranosyl-(1→3)-[α-L-arobinofuranosyl-(1→4)-β-D-glucuronopyranoside]} 龙牙楤木皂苷Ⅰ{ 屏边三七苷 R_1、齐墩果酸 -3-*O*-β-D- 吡喃葡萄糖基 -(1→3)-[α-L- 呋喃阿拉伯糖基 -(1→4)-β-D- 吡喃葡萄糖醛酸苷 }

tarasaponin Ⅲ methyl ester 龙牙楤木皂苷Ⅲ甲酯

tarasaponins Ⅰ～Ⅶ 龙牙楤木皂苷Ⅰ～Ⅶ

tarasina 蒲公英苦素

taraxacin 蒲公英素

taraxacines A, B 蒲公英碱 A、B

taraxafolide 蒲公英酮内酯

taraxafolin 蒲公英酚素

(+)-taraxafolin B (+)- 蒲公英酚素 B

taraxanthin 蒲公英黄素 (蒲公英黄质)

taraxast-20 (30)-en-3β, 16β, 21α-triol 蒲公英甾 -20 (30)- 烯 -3β, 16β, 21α- 三醇

taraxast-20-en-3β, 30-diol 蒲公英甾 -20- 烯 -3β, 30- 二醇

20-taraxasten-3, 22-dione 20- 蒲公英烯 -3, 22- 二酮

20-taraxasten-3α, 28-diol 20- 蒲公英烯 -3α, 28- 二醇

20 (30)-taraxasten-3β, 21α-diol 20 (30)- 蒲公英烯 -3β, 21α- 二酚

20-taraxasten-3β, 22β-diol 20- 蒲公英烯 -3β, 22β- 二酚

20-taraxasten-3β-ol 20- 蒲公英烯 -3β- 醇

4-taraxastene 4- 蒲公英甾烯

taraxastene 蒲公英甾烯

taraxaster-14-en-1α, 3β-diol 蒲公英甾 -14- 烯 -1α, 3β- 二醇

taraxaster-14-ene 蒲公英甾 -14- 烯

taraxaster-20-en-3β, 16α-diol-3-acetate 蒲公英甾 -20- 烯 -3β, 16α- 二醇 -3- 乙酸酯

taraxaster-9, 12, 17-trien-3β, 23-diol 蒲公英甾 -9, 12, 17- 三烯 -3β, 23- 二醇

4-taraxasterol 4- 蒲公英甾醇

taraxasterol 蒲公英甾醇

β-taraxasterol β- 蒲公英甾醇

φ-taraxasterol φ- 蒲公英甾醇

ψ-taraxasterol ψ- 蒲公英甾醇

taraxasterone 蒲公英甾酮

taraxasteryl acetate 蒲公英甾醇乙酸酯

φ-taraxasteryl acetate φ- 蒲公英甾醇乙酸酯

taraxasteryl laurate 蒲公英甾醇月桂酸酯

taraxasteryl palmitate 蒲公英甾醇棕榈酸酯

taraxatnin 蒲公英黄色素

15-taraxer-14-ene 14- 蒲公英赛烯

14α-taraxer-3-one 14α- 蒲公英萜 -3- 酮

taraxeric acid 蒲公英赛酸

φ-taraxerol φ- 蒲公英赛醇

taraxerol (alnulin, skimmiol, tiliadin) 蒲公英赛醇 (蒲公英萜醇、桤木林素、茵芋醇)

taraxerone 蒲公英赛酮 (蒲公英萜酮)

taraxeryl acetate 蒲公英赛醇乙酸酯

taraxinic acid 蒲公英酸

taraxinic acid-1′-*O*-β-D-glucopyranoside 蒲公英酸 -1′-*O*-β-D- 吡喃葡萄糖苷

taraxinic acid-β-D-glucoside 蒲公英酸 -β-D- 葡萄糖苷

taraxinic acid-β-glucopyranosyl ester 蒲公英酸 -β- 吡喃葡萄糖酯

taraxol 蒲公英醇

tardioxopiperazines A, B 迟氧合哌嗪 A、B

tardolyts (aristolochic acids) A ～ D, Ⅰ～Ⅳ, Ⅲ a, Ⅶ a 马兜铃酸 A ～ D、Ⅰ～Ⅳ、Ⅲ a、Ⅶ a

tarennine 乌口树碱

tarennone 假桂乌口树酮

tariric acid 塔里酸

tarodione 紫杉双醌

D-(–)-tartaric acid D-(–)- 酒石酸

DL-tartaric acid DL- 酒石酸

D-tartaric acid D- 酒石酸

L-(+)-tartaric acid L-(+)- 酒石酸

tartaric acid (2, 3-dihydroxybutanedioic acid) 酒石酸 (2, 3- 二羟基丁二酸)

tarumal 伞花牡荆醛

tashironin A 东亚八角素 A

tasiamide 海洋酰胺

tasipeptins A, B 束藻肽 A、B

tatanans A ～ C 石菖蒲烷 (石菖蒲木烷) A ～ C

tatanone 石菖蒲螺烯酮

tataramides A, B 石菖蒲酰胺 A、B

tataricins A、B 紫菀辛素 A、B

tatarinans A ～ T 石菖蒲脂素 A ～ T

tatarine C-4′-*O*-β-D-glucopyranoside 菖蒲碱 C-4′-*O*-β-D- 吡喃葡萄糖苷

tatarines A ～ E 菖蒲碱 A ～ E

tatarinine A 石菖蒲宁碱 A

tatarinoids A ～ H 类石菖蒲素 A ～ H

tatarinolactone 石菖蒲内酯

tatarinone 石菖蒲酮

(–)-tatarinowins A ～ F (–)- 石菖蒲素 A ～ F

(+)-tatarinowins A ～ I (+)- 石菖蒲素 A ～ I

tatarinowins A ～ N 石菖蒲素 A ～ N

tatarol 石菖蒲醇

tataryl-12-β-D-glucoside 石菖蒲醇 -12-β-D- 葡萄糖苷

4, 4′, 8, 9-tatrahydroxy-3, 3′-dimethyoxy-7, 9′-monoepoxylignin 4, 4′, 8, 9- 四羟基 -3, 3′- 二甲氧基 -7, 9′- 单环氧木脂素

tatramethyl ammonium 四甲铵

tatridin A (deacetyl tulirinol) 三齿蒿素 A (三齿蒿定 A、塔揣定 A 、去乙酰北美鹅掌楸醇)

tatridin B 三齿蒿素 (三齿蒿定、塔揣定) B

tatsidine 康定翠雀定

tatsienenseines A ～ C 康定翠雀因 A ～ C

tatsiensine 康定翠雀碱

tatsinine 康定翠雀宁

tatsitine 康定翠雀任

tauremisin (vulgarin, judaicin, tauremizin) 牛蒿素 (犹地亚蒿素)

tauremizin (vulgarin, judaicin, tauremisin) 牛蒿素 (犹地亚蒿素)

taurin 牛蒿灵

taurine 牛磺酸

taurochenodeoxycholic acid 牛磺鹅脱氧胆酸

taurocholate 牛磺胆酸盐

taurocholic acid 牛磺胆酸 (牛胆酸)

taurocholic acid sodium salt 牛磺胆酸钠盐

taurodeoxycholic acid 牛磺脱氧胆酸

taurohyodeoxycholic acid| 牛磺猪去氧胆酸

taurolidine 甲双二嗪

tauropythonic acid 牛磺蟒胆酸

taurosides A ～ E, G_3, H_1, H_2 克里米亚常春藤苷 (陶里卡常春藤苷) A ～ E、G_3、H_1、H_2

tauroursodeoxycholic acid 牛磺熊脱氧胆酸

taxa chitrienes A, B 中国紫杉三烯甲素、乙素

taxa-4 (20), 11-dien-2α, 5α, 10β-triacetoxy-14β, 2-methybutanoate 紫杉 -4 (20), 11- 二烯 -2α, 5α, 10β- 三乙酰氧基 -14β, 2- 甲基丁酸酯

taxacin 东北红豆杉素

taxacustin 东北红豆杉萜

taxacustone 东北紫杉酮

taxagifine Ⅲ　紫杉吉酚 (欧紫杉吉吩) Ⅲ

taxamairins A ～ K　美丽红豆杉素 A ～ K

taxamedin A　曼地亚红豆杉素 A

taxanes 1 ～ 5　紫杉烷 1 ～ 5

taxawallins A ～ H　喜马拉雅红豆杉素 A ～ H

taxayunnansin A　云南红豆杉酯甲

taxayuntins A ～ J　紫杉云亭 A ～ J

taxchinins A ～ M　红豆杉宁 A ～ M

taxcuspine X　东北红豆杉平 X

taxezopidines A ～ L　东北红豆杉半缩酮 A ～ L

taxicatin　红豆杉苷

taxicin Ⅱ　大西辛 Ⅱ

(2*R*, 3*R*)-(+)-taxifolin　(2*R*, 3*R*)-(+)- 紫杉叶素

(2*S*, 3*S*)-(–)-taxifolin　(2*S*, 3*S*)-(–)- 紫杉叶素

taxifolin (distylin, taxifoliol, dihydroquercetin)　花旗松素 (黄杉素、紫杉叶素、二氢槲皮素)

taxifolin dihexoside　紫杉叶素二己糖苷

taxifolin rhamnoside　紫杉叶素鼠李糖苷

(2*R*, 3*R*)-(+)-taxifolin-3′-glucoside　(2*R*, 3*R*)-(+)- 紫杉叶素 -3′- 葡萄糖苷

taxifolin-3-*O*-acetate　紫杉叶素 -3-*O*- 乙酸酯

taxifolin-3′-*O*-β-D-glucopyranoside　紫杉叶素 -3′-*O*-β-D- 吡喃葡萄糖苷

(2*R*, 3*R*)-taxifolin-3-*O*-β-D-glucopyranoside　(2*R*, 3*R*)-紫杉叶素 -3-*O*-β-D- 吡喃葡萄糖苷

(2*S*, 3*S*)-(–)-taxifolin-3-*O*-β-D-glucopyranoside　(2*S*, 3*S*)-(–)- 紫杉叶素 -3-*O*-β-D- 吡喃葡萄糖苷

(2*S*, 3*S*)-taxifolin-3-*O*-β-D-glucoside　(2*S*, 3*S*)- 紫杉叶素 -3-*O*-β-D- 葡萄糖苷

taxifolin-3-*O*-β-D-glucoside　紫杉叶素 -3-*O*-β-D- 葡萄糖苷

taxifolin-3-*O*-β-D-xylopyranoside　紫杉叶素 -3-*O*-β-D-吡喃木糖苷

taxifolin-4′-*O*-β-glucopyranoiside　紫杉叶素 -4′-*O*-β-吡喃葡萄糖苷

(2*R*, 3*R*)-taxifolin-7-*O*-β-D-glucopyranoside　(2*R*, 3*R*)-紫杉叶素 -7-*O*-β-D- 吡喃葡萄糖苷

taxifoliol (distylin, taxifolin, dihydroquercetin)　紫杉叶素 (黄杉素、花旗松素、二氢槲皮素)

taxines AⅠ, AⅡ, BⅠ, BⅡ, C　紫杉碱 AⅠ、AⅡ、BⅠ、BⅡ、C

taxinines (taxinins) A ～ M, NN-3, NN-4　紫杉素 (紫杉宁、红豆杉素) A ～ M, NN-3, NN-4

taxiphyllin　红豆杉叶素 (红豆杉氰苷)

taxisterone (22-deoxyecdysterone)　紫杉甾酮 (22- 脱氧蜕皮甾酮)

taxodascen C　池杉素 C

taxodine　三尖杉定

taxodione　落羽松二酮

taxodisones A ～ B　落羽杉萜烯 A ～ B

taxodone　落羽松酮

taxol (paclitaxel)　紫杉醇 (紫杉酚)

taxol B (cephalomannine)　紫杉醇 B (三尖杉宁碱)

taxol-*C*-7-xylose　紫杉醇 -*C*-7- 木糖

taxoline　紫杉次碱

taxoquinone　落羽杉醌

taxuchins A, B　红豆杉奎宁 A、B

taxumains A, B　南方红豆杉素 A、B

taxumairols A ～ V　南方红豆杉醇 A ～ V

taxumairone A　南方红豆杉酮 A

taxusin　紫杉新素

taxuspinananes A ～ K　纳纳紫杉烷 A ～ K

taxuspines A ～ Z　紫杉斯品 (紫杉平) A ～ Z

taxuyuannanine　云南红豆杉素

taxuyunnanines A ～ J　云南紫杉宁 A ～ J

tayunin　塔尤宁

tazettine　多花水仙碱 (水仙花碱)

tazopsine　泰咗新碱 (塔唑辛)

teadenols A ～ C　茶烯酚 A ～ C

teasperin　茶曲霉素

teasperol　茶曲霉酚

teasterone　茶甾酮

tecoma base　黄钟花属碱

tecomanine (tecomine)　黄钟花碱 (黄钟花宁、太可马宁)

tecomin (lapachol, taiguic acid, greenhartin)　特可明 (拉帕醇、黄钟花醌、风铃木醇、拉杷酚)

tecomine (tecomanine)　太可马宁 (黄钟花碱、黄钟花宁)

tecomoside　黄钟花苷

tecostanine　直黄钟花碱 (直立黄钟花宁)

tecostidine　黄钟花定

tectochrysin (5-hydroxy-7-methoxyflavone)　杨芽素 (杨芽黄素、柚木柯因、5- 羟基 -7- 甲氧基白杨素)

tectograndinol 柚木萜二醇	tellimoside 拟唢呐草苷
tectograndone 柚木萘醌	telluranthrene 二碲杂蒽
tectoionol A 柚木香堇醇 A	tellurochromene 碲色烯
tectol 柚木酚 (柚木属醇)	tellurophene 碲吩
tectoquinones A, B 柚木醌 (乌楠醌) A、B	telluroxanthene 碲杂蒽
tectoridin 鸢尾苷 (射干苷、鸢尾黄酮苷)	telocinobufagin 远华蟾毒精 (远华蟾蜍毒精、远华蟾蜍精)
tectorigenin 鸢尾苷元 (鸢尾黄素)	teloidine 特洛碱
tectorigenin-4′-glucosyl-(1 → 6)-glucoside 鸢尾苷元 -4′- 葡萄糖基 -(1 → 6)- 葡萄糖苷	telosmosides A_8 ～ A_{18} 夜来香苷 A_8 ～ A_{18}
tectorigenin-7-*O*-xylosyl glucoside 鸢尾黄素 -7-*O*- 木糖基葡萄糖苷	tematin A 猫爪草素 A
tectorigenin-7-*O*-β-D-deoxyallopyranoside 鸢尾苷元 -7-*O*-β-D- 脱氧吡喃阿洛糖苷	tematusine A 猫爪草碱 A
tectorigenin-7-*O*-β-D-fucopyranoside 鸢尾苷元 -7-*O*-β-D- 吡喃岩藻糖苷	(+)-tembamide (+)- 坦伯酰胺
tectorigenin-7-*O*-β-D-glucopyranosyl-(1 → 3)-*O*-β-D-glucopyranoside 鸢尾苷元 -7-*O*-β-D- 吡喃葡萄糖基 -(1 → 3)-*O*-β-D- 吡喃葡萄糖苷	D-tembetarine D- 崖椒他灵 (D- 特它碱)
tectorigenin-7-*O*-β-D-glucosyl-(1 → 6)-glucoside 鸢尾苷元 -7-*O*-β-D- 葡萄糖基 -(1 → 6)- 葡萄糖苷	(+)-tembetarine (+)- 崖椒他灵
tectorigenin-7-*O*-β-D-quinovopyranoside 鸢尾苷元 -7-*O*-β-D- 吡喃奎诺糖苷	tembetarine (*N*-methyl reticuline) 崖椒他灵 (特它碱、*N*- 甲基网叶番荔枝碱)
tectorigenin-7-*O*-β-glucoside-4′-*O*-β-glucoside 鸢尾苷元 -7-*O*-β- 葡萄糖苷 -4′-*O*-β- 葡萄糖苷	temulentine 毒麦碱
tectoroside 屋根草内酯苷	temuline 毒麦灵
tectoruside 鸢尾酮苷	tenacigenins A ～ C 通关藤苷元 A ～ C
teferin 细裂阿魏素	tenacissigenin 通关素
teinemine 大花藜芦胺 (特因明)	tenacissosides A ～ H, X 通关藤苷 A ～ H、X
teixidol 欧洲红豆杉醇	tenasogenin 通关苷元
telazoline 泰拉唑林	tenaxin Ⅱ (5, 7, 2′-trihydroxy-6-methoxyflavone) 韧黄芩素 Ⅱ (5, 7, 2′- 三羟基 -6- 甲氧基黄酮)
telekin 特勒内酯 (特勒菊素)	tenaxins Ⅰ, Ⅱ 韧黄芩素 Ⅰ、Ⅱ
telephenones A ～ D 小花远志酮 A ～ D	tendigenin 细叶皂苷元
telephioidin 小花远志定	tenellic acids A ～ D 娇嫩树孢子酸 A ～ D
telephioses A ～ G 小花远志糖 A ～ G	tenellin 软白僵菌素
telfairine 海头红素	teniposide 鬼臼噻吩苷
telitoxine 矛毒藤碱	tensilon (edrophone) 藤喜龙
telitoxinone 特立土新酮	(–)-tenuamine (–)- 光叶马鞍树碱
tellane 碲烷	tenuazonic acid 细交链孢菌酮酸
tellimagrandin Ⅰ 新唢纳草素 (新唢纳草鞣素、拟唢呐草素、特利马素) Ⅰ	tenuecyclamides A ～ D 细海绵状念珠藻环酰胺 A ～ D
tellimagrandin Ⅱ (cornustannin 2) 新唢纳草素 Ⅱ (新唢纳草鞣素 Ⅱ、拟唢呐草素 Ⅱ、特利马素 Ⅱ、山茱萸鞣质 2、丁香鞣质)	tenuicausin 薄叶山橙碱
	tenuidine 远志碱 (细叶远志定碱)
	tenuifolin 细叶远志皂苷 (细叶远志素)
	tenuifoliol-3-*O*-[β-D-glucopyranosyl-(1 → 4)]-β-D-glucopyranoside 远志醇 -3-*O*-[β-D- 吡喃葡萄糖基 -(1 → 4)]-β-D- 吡喃葡萄糖苷
	tenuifolioses A ～ Q 苦味远志糖 (远志寡糖) A ～ Q
	tenuifoliosides A ～ C 细叶远志利奥苷 A ～ C

tenuifolisides A ～ D 苦味远志苷 (细叶远志利苷、远志糖苷、远志蔗糖酯) A ～ D	tergallagin 榄仁树鞣精
tenuigenins (senegenins) A, B 远志皂苷元 A、B	terihanine 两面针哈宁 (特日哈宁碱)
tenuipegenin 细柄薯蓣皂苷元	termicalcicolanone A 钙生榄仁树酮 A
tenuiphylline 细蕊木叶碱	termilignan 诃子木脂素 (榄仁树木脂素)
tenuipine 细柄瑞香楠碱	terminaline 粉蕊黄杨醇碱
tenuisides A ～ F 细叶远志苷 A ～ F	terminamines A ～ S 顶花板凳孕甾碱 A ～ S
tenuisines A, B 细蕊木碱 A、B	terminoic acid 诃子诺酸 (榄仁萜酸)
tenulin 细直堆心菊素	terminolic acid 诃子醇酸 (榄仁树酸、终油酸)
TEPA (tetraethylene pentamine) 替哌 (四乙烯五胺)	terminoside A 榄仁树苷 A
tephroglabrin 半秃灰叶呋黄素	termitomycesphins A ～ D 白蚁伞酚 A ～ D
tephrone 灰叶酮	ternateolide 小毛莨内酯
tephropurpulin A 灰毛豆林素 A	ternatins A_2, B_2, D_1, D_2 蝶豆素 (蝶豆亭、蜜茱萸亭、阴地蕨素) A_2、B_2、D_1、D_2
(+)-tephrorins A, B (+)- 灰毛豆任 A、B	ternatosides A, B 莸猫爪草苷 A、B
tephrosides A, B 狗舌草苷 A、B	terniflorin 圆锥铁线莲苷
(±)-tephrosin (±)- 灰叶素	ternifolin 细叶香茶菜乙素
(+)-tephrosin (+)- 灰毛豆素	ternstroemic acid 厚皮香酸
tephrosin (hydroxydeguelin) 灰叶素 (灰毛豆素、灰叶草素、羟基鱼藤素)	teroxirone 环氧三嗪酮
(–)-13α-tephrosin [(–)-13α-hydroxydeguelin] (–)-13α-灰叶素 [(–)-13α- 羟基鱼藤素]	terpene alcohol 萜醇
tepurindiol 灰叶二醇	terpene aldehyde 萜醛
3, 4-teracryl shikonin 3, 4- 二甲基戊烯酰紫草素	1, 8-terpenediol (terpin, dipenteneglycol, 1, 8-*p*-menthanediol) 1, 8- 萜烯二醇 (萜二醇、双戊二醇、1, 8-*p*- 松油二醇)
teracryl shikonin 2, 3- 二甲基戊烯酰紫草素	terpenoid glycoside 萜烯苷
tercatain 榄仁树鞣质	terpenolic acid 高芸香酸
terchebin 原诃子酸 (诃子宾、诃子鞣素)	α-terpenyl butanoate 丁酸 α- 松油醇酯
terchebulin 诃子鞣质	α-terpenyl propionate 丙酸 α- 松油醇酯
1, 1′:3′, 1″-tercyclobutane 1, 1′:3′, 1″- 三联环丁烷	terpeptin 土曲霉肽
terephthalate dimethyl ester 对苯二甲酸二甲酯	o-terphenyl (1, 1′:2′, 1″-terphenyl) 邻三联苯 (1, 1′:2′, 1″- 三联苯)
terephthaldehyde 对苯二醛	*p*-terphenyl (1, 1′:4′, 1″-terphenyl) 对三联苯 (1, 1′:4′, 1″- 三联苯)
1, 4-terephthalic acid 1, 4- 对苯二甲酸	1, 1′:2′, 1″-terphenyl (*o*-terphenyl) 1, 1′:2′, 1″- 三联苯 (邻三联苯)
terephthalic acid 对苯二甲酸	1, 1′:4′, 1″-terphenyl (*p*-terphenyl) 1, 1′:4′, 1″- 三联苯 (对三联苯)
terephthalic acid bis (2-ethyl hexyl) ester 对酞酸二 (2-乙基己基) 酯	terpin (1, 8-terpenediol, dipenteneglycol, 1, 8-*p*-menthanediol) 萜二醇 (1, 8- 萜烯二醇、双戊二醇、1, 8-*p*- 松油二醇)
terephthaloyl dichloride 对苯二甲酰二氯化物	terpin hydrate 水化松油醇
teresantalaldehyde 檀油醛	(–)-terpinen-4-ol (–)- 萜品 -4- 醇
teresantalic acid 檀油酸	(*R*)-terpinen-4-ol (*R*)-4- 萜品醇
teresantalol 檀油醇	
tereticornates A, B 细叶桉萜酯 A、B	
terflavins A, B 诃子黄素 (榄仁黄素) A、B	

1-terpinen-4-ol 1- 松油烯 -4- 醇	terpinolene 萜品油烯 (异松香烯、异松油烯)
1-terpinen-5-ol 1- 松油烯 -5- 醇	γ-terpinolene γ- 萜品油烯
terpinene 松油烯 (萜品烯)	4-terpinyl acetate 4- 松油醇乙酸酯
α-terpinene α- 松油烯 (α- 萜品烯)	terpinyl acetate 松油醇乙酸酯
β-terpinene β- 松油烯	α-terpinyl acetate α- 松油醇乙酸酯
γ-terpinene γ- 松油烯 (γ- 萜品烯)	β-terpinyl acetate β- 松油醇乙酸酯
δ-terpinene δ- 松油烯	α-terpinyl isovalerate α- 异戊酸松油酯
τ-terpinene τ- 松油烯	α-terpinyl propionate α- 丙酸松油酯
4-terpinenol 4- 松油烯醇 (4- 萜品烯醇)	(*R*)-α-terpinyl-β-D-glucopyranoside (*R*)-α- 松油 -β-D- 吡喃葡萄糖苷
terpinenol 松油烯醇	terprenin 三普瑞白曲霉素
4-terpinenyl acetate 4- 松油烯醇乙酸酯	terracinolides A ～ K 泰拉奇纳大戟内酯 A ～ K
cis-α-terpineol 顺式 -α- 松油醇	terresoxazine 蒺藜噁嗪
cis-β-terpineol 顺式 -β- 松油醇	*cis*-terrestriamide 顺式 - 蒺藜酰胺
D-α-terpineol D-α- 松油醇	terrestriamide 蒺藜酰胺
(–)-α-terpineol (–)-α- 松油醇	terrestribisamide 蒺藜双酰胺
(+)-α-terpineol (+)-α- 松油醇 [(+)-α- 萜品醇]	terrestrinins A ～ U 蒺藜宁 A ～ U
1, 6-terpineol 1, 6- 松油醇	terrestrinone A_2 蒺藜酮 A_2
1-terpineol 1- 松油醇	terrestrolumbrilysin 蚯蚓毒素
1α-terpineol 1α- 松油醇	terrestroneoside A (terrestroside B) 蒺藜新苷 A (蒺藜甾苷 B)
4-terpineol 4- 松油醇 (4- 萜品醇)	terrestroside B (terrestroneoside A) 蒺藜甾苷 B (蒺藜新苷 A)
terpineol 松油醇 (萜品醇)	(25*R*)-terrestrosin Ⅰ (25*R*)- 蒺藜辛 Ⅰ
β-terpineol β- 松油醇 (β- 萜品醇)	(25*S*)-terrestrosin Ⅰ (25*S*)- 蒺藜辛 Ⅰ
γ-terpineol γ- 松油醇 (γ- 萜品醇)	terrestrosins A ～ K 蒺藜辛 (蒺藜素) A ～ K
δ-terpineol δ- 松油醇	terreulactones A ～ D 土曲霉内酯 A ～ D
τ-terpineol τ- 松油醇	tertbutanol 特丁醇
trans-β-terpineol 反式 -β- 松油醇	1-tertbutyl anisole 1- 叔丁基茴香醚
terpineol propionate 丙酸松油酯	tertbutyl benzene 叔丁基苯
(4ξ)-α-terpineol-8-*O*-[α-L-arabinopyranosyl-(1→6)-β-D-glucopyranoside] (4ξ)-α- 松油醇 -8-*O*-[α-L- 吡喃阿拉伯糖基 -(1 → 6)-β-D- 吡喃葡萄糖苷]	tertbutyl phthalate 邻苯二甲酸叔丁酯
(4*R*)-α-terpineol-8-*O*-β-D-(6-*O*-galloyl) glucopyranoside (4*R*)-α- 松油醇 -8-*O*-β-D-(6-*O*- 没食子酰基) 吡喃葡萄糖苷	tertbutyl urea 叔丁基脲
(4*S*)-α-terpineol-8-*O*-β-D-(6-*O*-galloyl) glucopyranoside (4*S*)-α- 松油醇 -8-*O*-β-D-(6-*O*- 没食子酰基) 吡喃葡萄糖苷	4-tertbutyl-1, 2-benzenediol 4- 叔丁基 -1, 2- 苯二酚
α-terpineol-8-β-D-glucopyranoside α- 松油醇 -8-β-D- 吡喃葡萄糖苷	6-tertbutyl-3, 4 (2*H*)-1 (2*H*)-naphthalone 6- 叔丁基 -3, 4 (2*H*)-1 (2*H*)- 萘酮
D-α-terpineol-β-D-glucopyranoside-3, 4-diangelicate D-α- 松油醇 -β-D- 吡喃葡萄糖苷 -3, 4- 二当归酸酯	2-(tertbutylimino)-3-methyl-3-(nitroxy) butanoic acid 2-(叔丁基氨亚基)-3- 甲基 -3-(硝基氧基) 丁酸
α-terpineyl acetate α- 松油醇乙酸酯	6-tertbutyl-*m*-cresol 6- 叔丁基间苯甲酚
	α-terthienyl (α-terthiophene) α- 三联噻吩 (α- 三噻吩、α- 三聚噻吩)
	α-terthienyl methanol α- 三联噻吩基甲醇

α-terthienyl methyl acetate	乙酸 -(α- 三联噻吩基) 甲酯
2, 2′:5′, 2″-terthiophene	2, 2′:5′, 2″- 三联噻吩
α-terthiophene (α-terthienyl)	α- 三噻吩 (α- 三联噻吩)
2, 2′: 5″, 2″-terthiophene-5-carboxylic acid	2, 2′: 5″, 2″-三噻吩 -5- 甲酸
2, 2′:5′, 2″-terthiophene-5-carboxylic acid	2, 2′:5′, 2″-三联噻吩 -5- 甲酸
tertrahydrocortisone	四氢皮质酮
7, 8, 3′, 4′-tertrahydroxyflavanone	7, 8, 3′, 4′- 四羟基二氢黄酮
tessaric acid	特萨菊酸
testosterone	睾丸甾酮
trans-testosterone	反式睾酮
tetillapyrone	普通蓟吡喃酮
2, 4, 3′, 4′-tetra (3-methyl butanoyl) sucrose	2, 4, 3′, 4′-四 (3- 甲基丁酰基) 蔗糖
2, 4, 3′, 6′-tetra (3-methyl butanoyl) sucrose	2, 4, 3′, 6′-四 (3- 甲基丁酰基) 蔗糖
1′, 3′, 4′, 6′-tetra-(3-methyl butanoyl) sucrose	1′, 3′, 4′, 6′- 四 -(3- 甲丁酰基) 蔗糖
2, 1′, 3′, 6′-tetra-(3-methyl butanoyl) sucrose	2, 1′, 3′, 6′- 四 -(3- 甲基丁酰基) 蔗糖
2, 6, 3′, 4′-tetra-(3-methyl butanoyl) sucrose	2, 6, 3′, 4′-四 -(3- 甲丁酰基) 蔗糖
2, 6, 3′, 6′-tetra-(3-methyl butanoyl) sucrose	2, 6, 3′, 6′-四 -(3- 甲丁酰基) 蔗糖
2, 3, 4, 6-tetra (3-nitropropanoyl)-α-D-glucopyranose	2, 3, 4, 6- 四 (3- 硝基丙酰基)-α-D- 吡喃葡萄糖
1, 3, 4, 5-tetra-(*p*-hydroxyphenyl acetyl) quinic acid	1, 3, 4, 5- 四 -(对羟基苯乙酰基) 奎宁酸
5α, 6β, 7β, 8α-tetraacetoxy-2-[2-(4′-methoxyphenyl) ethyl]-5, 6, 7, 8-tetrahydro-chromone	5α, 6β, 7β, 8α-四乙酰氧基 -2-[2-(4′- 甲氧苯基) 乙基]-5, 6, 7, 8- 四氢色原酮
1α, 2α, 6β, 12-tetraacetoxy-8α, 9β-difuroyloxy-4β-hydroxy-β-dihydroagarofuran	1α, 2α, 6β, 12- 四乙酰氧基 -8α, 9β- 二呋喃甲酰氧基 -4β- 羟基 -β- 二氢沉香呋喃
1β, 2β, 5α, 11-tetraacetoxy-8α-benzoyl-4α-hydroxy-7β-nicotinoyl dihydroagarofuran	1β, 2β, 5α, 11- 四乙酰氧基 -8α- 苯甲酰基 -4α- 羟基 -7β- 烟碱酰基二氢沉香呋喃
1α, 2α, 6β, 13-tetraacetoxy-8α-isobutyryloxy-9β-furoyloxy-4β-hydroxy-β-dihydroagarofuan	1α, 2α, 6β, 13- 四乙酰氧基 -8α- 异丁酰氧基 -9β- 糠酰氧基 -4β- 羟基 -β- 二氢沉香呋喃
1, 6, 8, 12-tetraacetoxy-9-benzoyloxy-β-dihydroagarofuran	1, 6, 8, 12- 四乙酰氧基 -9- 苯甲酰氧基 -β- 二氢沉香呋喃
1α, 6β, 8α, 13-tetraacetoxy-9α-benzoyloxy-2α-hydroxy-β-dihydroagarofuran	1α, 6β, 8α, 13- 四乙酰氧基 -9α-苯甲酰氧基 -2α- 羟基 -β- 二氢沉香呋喃
1α, 6β, 8β, 15-tetraacetoxy-9α-benzoyloxy-4β-hydroxy-β-dihydroagarofuran	1α, 6β, 8β, 15- 四乙酰氧基 -9α-苯甲酰氧基 -4β- 羟基 -β- 二氢沉香呋喃
1β, 2β, 6α, 12-tetraacetoxy-9α-benzoyloxy-β-dihydroagarofuran	1β, 2β, 6α, 12- 四乙酰氧基 -9α- 苯甲酰氧基 -β- 二氢沉香呋喃
1β, 2β, 6α, 12α-tetraacetoxy-9α-benzoyloxy-β-dihydroagarofuran	1β, 2β, 6α, 12α- 四乙酰氧基 -9α- 苯甲酰氧基 -β- 二氢沉香呋喃
1β, 2β, 6α, 8β-tetraacetoxy-9β-benzoyloxy-12-isobutanoyloxy-4α-hydroxy-β-dihydroagarofuran	1β, 2β, 6α, 8β- 四乙酰氧基 -9β- 苯甲酰氧基 -12- 异丁酰氧基 -4α- 羟基 -β- 二氢沉香呋喃
1β, 2β, 8α, 12-tetraacetoxy-9β-benzoyloxy-β-dihydroagarofuran	1β, 2β, 8α, 12- 四乙酰氧基 -9β- 苯甲酰氧基 -β- 二氢沉香呋喃
tetraacetyl brazilin	四乙酰基巴西灵
tetraalbaspidin	四环白绵马素
tetraarsazane	四砷氮烷
1β, 2β, 8β, 9β-tetrabenzoyloxy-6α-acetoxy-β-dihydroagarofuran	1β, 2β, 8β, 9β- 四苯甲酰氧基 -6α- 乙酰氧基 -β- 二氢沉香呋喃
1, 1, 3, 3-tetrabutoxy-2-propanone	1, 1, 3, 3- 四丁氧基 -2- 丙酮
1, 3, 4, 5-tetracaffeoyl quinic acid	1, 3, 4, 5- 四咖啡酰奎宁酸
2, 3, 4, 5-tetracaffeoyl-D-glucaric acid	2, 3, 4, 5- 四咖啡酰 -D- 葡糖二酸
tetracentronsides A, B	水青树苷 A、B
6-(1′, 2′, 5′, 6′-tetracetoxy-3-heptenyl)-5, 6-dihydro-2*H*-pyran-2-one	6-(1′, 2′, 5′, 6′- 四乙酰氧 -3- 庚烯基)-5, 6- 二氢 -2*H*- 吡喃 -2- 酮
tetracetyl polygalitol	远志醇四乙酸酯
tetrachlorine hexane	四氯己烷
3, 3′, 4, 4′-tetrachlorobiphenyl	3, 3′, 4, 4′- 四氯联苯
tetrachyrin	四分菊素
cis-*n*-tetracont-15-enoic acid	顺式 - 正四十碳 -15- 烯酸
n-tetracontan-7-one	正四十 -7- 酮
tetracontane	四十烷

tetracontanyl palmitate 四十醇棕榈酸酯

tetracos-20-en-1, 18-diol 二十四碳 -20- 烯 -1, 18- 二醇

tetracosadienoic acid 二十四碳二烯酸

N-tetracosanamido-Δ^{4}-5 (*E*), Δ^{11}-1 (2*Z*)-sphingosine *N*-二十四碳酰胺基 -Δ^{4}-(5*E*), Δ^{11}-1 (2*Z*)- 鞘氨醇

n-tetracosane 正二十四烷

tetracosane 二十四烷

1, 24-tetracosanediol diferulate 1, 24- 二十四碳二醇二阿魏酸酯

tetracosanoic acid (lignoceric acid) 二十四酸 (木蜡酸)

n-tetracosanol 正二十四醇

1-tetracosanol 1- 二十四醇

tetracosanol (lignoceryl alcohol) 二十四醇 (木蜡醇)

tetracosanoyl-*p*-hydroxyphenethyl amine 二十四酰基对羟基苯乙胺

tetracosanoyl-*p*-hydroxyphenethyl amine (violyedoenamide) 二十四酰基对羟基苯乙胺 (地丁酰胺)

tetracosanyl acetate 二十四醇乙酸酯

tetracosanyl hexadec-9-enoate 十六碳 -9- 烯酸二十四酯

n-tetracosanyl octadec-9-enoate 正二十四醇十八碳 -9- 烯酸酯

tetracosapentaenoic acid 二十四碳五烯酸

(11*Z*, 14*Z*, 18*Z*)-tetracosatrienoic acid (11*Z*, 14*Z*, 18*Z*)-二十四碳三烯酸

(15*Z*)-tetracosenoic acid (selacholeic acid) (15*Z*)- 二十四烯酸 (鲨鱼酸)

tetracosyl caffeate 咖啡酸二十四醇酯

tetracosyl ferulate 阿魏酸二十四醇酯

tetracyclo$[15.2.2.2^{4,7}.1^{10,14}]$tetracosane 四环 $[15.2.2.2^{4,7}.1^{10,14}]$二十四烷

tetracyclo$[4.4.2.2^{2,5}.2^{7,10}]$hexadecane 四环 $[4.4.2.2^{2,5}.2^{7,10}]$十六烷

tetracyclo$[5.3.2.1^{2,4}.0^{3,6}]$tridecane 四环 $[5.3.2.1^{2,4}.0^{3,6}]$十三烷

tetracyclo$[5.4.2.2^{2,6}.1^{8,11}]$hexadecane 四环 $[5.4.2.2^{2,6}.1^{8,11}]$十六烷

tetracyclo$[5.5.2.2^{2,6}.1^{8,12}]$heptadecane 四环 $[5.5.2.2^{2,6}.1^{8,12}]$十七烷

tetracyclo$[8.6.6.5^{2,9}.1^{23,26}]$octacosane 四环 $[8.6.6.5^{2,9}.1^{23,26}]$二十八烷

tetradec-(4*E*, 12*E*)-dien-8, 10-diyn-1, 6, 7-trihydroxy-6-*O*-β-D-glucoside 十四碳 -(4*E*, 12*E*)- 二烯 -8, 10- 二炔 -1, 6, 7- 三羟基 -6-*O*-β-D- 葡萄糖苷

tetradec-(4*E*, 12*E*)-dien-8, 10-diyn-1, 6, 7-triol 十四碳 -(4*E*, 12*E*)- 二烯 -8, 10- 二炔 -1, 6, 7- 三醇

(+)-(6*R*, 7*R*, 12*E*)-tetradec-12-en-10-yn-1, 6, 7-triol (+)-(6*R*, 7*R*, 12*E*)- 十四碳 -12- 烯 -10- 炔 -1, 6, 7- 三醇

tetradec-2, 12-dien-4, 6, 8, 10-tetrayne 十四碳 -2, 12-二烯 -4, 6, 8, 10- 四炔

(–)-(8*R*, 9*R*, 2*E*, 6*E*, 10*E*)-tetradec-2, 6, 10-trien-4-yn-8, 14-dihydroxy-9-β-D-glucopyranoside (–)-(8*R*, 9*R*, 2*E*, 6*E*, 10*E*)- 十四碳 -2, 6, 10- 三烯 -4- 炔 -8, 14- 二羟基 -9-β-D- 吡喃葡萄糖苷

(2*E*, 8*E*, 12*R*)-tetradec-2, 8-dien-4, 6-diyn-1, 12, 14-trihydroxy-1-*O*-β-D-glucopyranoside (2*E*, 8*E*, 12*R*)-十四碳 -2, 8- 二烯 -4, 6- 二炔 -1, 12, 14- 三羟基 -1-*O*-β-D- 吡喃葡萄糖苷

(*E*)-tetradec-3-ene (*E*)- 十四碳 -3- 烯

(6*R*, 7*R*)-tetradec-4, 12-dien-8, 10-diyn-1, 6, 7-trihydroxy-6-O-β-D-glucopyranoside (6*R*, 7*R*)- 十四碳 -4, 12- 二烯 -8, 10- 二炔 -1, 6, 7- 三羟基 -6-O-β-D- 吡喃葡萄糖苷

(6*R*, 7*R*)-tetradec-4, 12-dien-8, 10-diyn-1, 6, 7-triol (6*R*, 7*R*)- 十四碳 -4, 12- 二烯 -8, 10- 二炔 -1, 6, 7- 三醇

(4*E*, 6*E*, 12*E*)-tetradec-4, 6, 12-trien-8, 10-diyn-1, 3, 14-triol (4*E*, 6*E*, 12*E*)- 十四碳 -4, 6, 12- 三烯 -8, 10- 二炔 -1, 3, 14- 三醇

(4*E*, 6*E*, 12*E*)-tetradec-4, 6, 12-trien-8, 10-diyn-13, 14-diol (4*E*, 6*E*, 12*E*)- 十四碳 -4, 6, 12- 三烯 -8, 10- 二炔 -13, 14- 二醇

(4*E*, 6*E*)-tetradec-4, 6-dien-8, 10, 12-triyn-1, 3-dihydroxy-3-*O*-β-D-glucopyranoside (4*E*, 6*E*)- 十四碳 -4, 6- 二烯 -8, 10, 12- 三炔 -1, 3- 二羟基 -3-*O*-β-D- 吡喃葡萄糖苷

(6*R*, 7*R*, 4*E*, 8*E*, 12*E*)-tetradec-4, 8, 12-trien-10-yn-1, 6, 7-triol (6*R*, 7*R*, 4*E*, 8*E*, 12*E*)- 十四碳 -4, 8, 12- 三烯 -10- 炔 -1, 6, 7- 三醇

trans, *trans*-tetradec-6, 12-dien-8, 10-diyn-1, 5, 14-triol 反式 , 反式 - 十四碳二烯 -8, 10- 二炔 -1, 5, 14- 三醇

tetradec-8, 10, 12-triyn-6-en-3-one 十四碳 -8, 10, 12-三炔 -6- 烯 -3- 酮

(9*E*, 12*Z*)-9, 12-tetradecadien-1-ol (9*E*, 12*Z*)-9, 12-十四碳二烯 -1- 醇

(2*E*, 8*E*)-(12*R*)-tetradecadien-4, 6-diyn-1, 12, 14-triol (2*E*, 8*E*)-(12*R*)- 十四碳二烯 -4, 6- 二炔 -1, 12, 14- 三醇

4, 6-tetradecadien-8, 10, 12-triyn-1, 3-diol 4, 6- 十四碳二烯 -8, 10, 12- 三炔 -1, 3- 二醇

(4*E*, 6*E*)-4, 6-tetradecadien-8, 10, 12-triyn-1, 3-diol diacetate (4*E*, 6*E*)-4, 6- 十四碳二烯 -8, 10, 12- 三炔 -1, 3- 二醇二乙酸酯

(6*E*, 12*E*)-tetradecadien-8, 10-diyn-1, 3-diol (6*E*, 12*E*)-十四碳二烯 -8, 10- 二炔 -1, 3- 二醇

(6*E*, 12*Z*)-tetradecadien-8, 10-diyn-1, 3-diol (6*E*, 12*Z*)-十四碳二烯 -8, 10- 二炔 -1, 3- 二醇

(6*Z*, 12*Z*)-tetradecadien-8, 10-diyn-1, 3-diol (6*Z*, 12*Z*)-十四碳二烯 -8, 10- 二炔 -1, 3- 二醇

(6*E*, 12*E*)-tetradecadien-8, 10-diyn-1, 3-diol diacetate (6*E*, 12*E*)- 十四碳二烯 -8, 10- 二炔 -1, 3- 二醇二乙酸酯

2, 4-tetradecadien-8, 10-diynoic acid isobutylamide 2, 4- 十四碳二烯 -8, 10- 二炔酸异丁酰胺

(4*E*, 6*Z*)-4, 6-tetradecadien-8, 12-diyn-1, 3-diol diacetate (4*E*, 6*Z*)-4, 6- 十四碳二烯 -8, 12- 二炔 -1, 3- 二醇二乙酸酯

1, 13-tetradecadiene 1, 13- 十四碳二烯

5, 8-tetradecadienoic acid 5, 8- 十四碳二烯酸

tetradecadienoic acid 十四碳二烯酸

all *trans*-2, 4, 6, 8, 10, 12-tetradecahexen-1, 14-dial 全反式 -2, 4, 6, 8, 10, 12- 十四碳六烯 -1, 14- 二醛

cis-tetradecahydroacridine 顺式 - 十四氢吖啶

tetradecamethyl cycloheptasiloxane 十四甲基环庚硅氧烷

tetradecanal (myristaldehyde) 十四醛 (肉豆蔻醛)

n-tetradecanal (*n*-myristaldehyde) 正十四醛 (正肉豆蔻醛)

1-tetradecanamine 1- 十四胺

n-tetradecane 正十四烷

tetradecane 十四烷

tetradecanoic acid (myristic acid, tetradeconic acid) 十四酸 (肉豆蔻酸)

n-tetradecanoic acid (*n*-myristic acid) 正十四酸 (正肉豆蔻酸)

n-tetradecanol 正十四醇

1-tetradecanol 1- 十四醇

2-tetradecanol 2- 十四醇

tetradecanol 十四醇

1-tetradecanol acetate 1- 十四醇乙酸酯

12-tetradecanoyl phorbol-13-acetate 12- 十四酰基佛波醇 -13- 乙酸酯

3-*O*-tetradecanoyl-16-*O*-acetyl isoiridogermanal 3-*O*-十四酰基 -16-*O*- 乙酰异德国鸢尾道醛

1-*O*-tetradecanoyl-3-*O*-(6′-sulfo-α-D-deoxyglucopyranosyl) glycerol 1-*O*- 十四酰基 -3-*O*-(6′- 硫代 -α-D- 脱氧吡喃葡萄糖基) 甘油

n-tetradecanyl *n*-octadec-9, 12-dienoate 正十八碳 -9, 12- 二烯酸正十四醇酯

2, 4, 6, 8, 10-tetradecapentaenyl ingenol 2, 4, 6, 8, 10-十四碳五烯基殷金醇

(4*E*, 6*E*, 12*E*)-tetradecatrien-8, 10-dien-1, 3-diol diacetate (4*E*, 6*E*, 12*E*)- 十四碳三烯 -8, 10- 二烯 -1, 3- 二醇二乙酸酯

4, 6, 12-tetradecatrien-8, 10-diyn-1, 3-diol 4, 6, 12-十四碳三烯 -8, 10- 二炔 -1, 3- 二醇

(4*E*, 6*E*, 12*E*)-4, 6, 12-tetradecatrien-8, 10-diyn-1, 3-diol diacetate (4*E*, 6*E*, 12*E*)-4, 6, 12- 十四碳三烯 -8, 10-二炔 -1, 3- 二醇二乙酸酯

(4*E*, 6*Z*, 12*E*)-4, 6, 12-tetradecatrien-8, 10-diyn-1, 3-diol diacetate (4*E*, 6*Z*, 12*E*)-4, 6, 12- 十四碳三烯 -8, 10-二炔 -1, 3- 二醇二乙酸酯

(4*E*, 6*E*, 12*E*)-tetradecatrien-8, 10-diyn-1-ol (4*E*, 6*E*, 12*E*)- 十四碳三烯 -8, 10- 二炔 -1- 醇

tetradecatrienoie acid 十四碳三烯酸

(*E*)-2-tetradecen-1-ol (*E*)-2- 十四烯 -1- 醇

trans-2-tetradecen-1-ol 反式 -2- 十四烯 -1- 醇

13-tetradecen-1-ol acetate 13- 十四烯 -1- 醇乙酸酯

(*Z*)-9-tetradecen-1-ol acetate [(9*Z*)-tetradecen-1-ol acetate] (*Z*)-9- 十四烯 -1- 醇乙酸酯

9-tetradecenal 9- 十四烯醛

trans-2-tetradecenal 反式 -2- 十四烯醛

(*E*)-3-tetradecene (*E*)-3- 十四烯

1-tetradecene 1- 十四烯

2-tetradecene 2- 十四烯

7-tetradecene 7- 十四烯

tetradecene 十四烯

cis-7-tetradecene aldehyde 顺式 -7- 十四烯醛

cis-11-tetradecenoic acid 顺式 -11- 十四烯酸

cis-4-tetradecenoic acid 顺式 -4- 十四烯酸

4-tetradecenoic acid 4- 十四烯酸

8-tetradecenoic acid 8- 十四烯酸

tetradecenoic acid 十四烯酸

(9*Z*)-tetradecenoic acid (myristoleic acid) (9*Z*)- 十四烯酸 (肉豆蔻烯酸)

tetradeconic acid (myristic acid, tetradecanoic acid) 十四酸 (肉豆蔻酸)

tetradecyl 11-methyl tridecanoate 11- 甲基十三酸十四酯

tetradecyl 13-methyl pentadecanoate 13- 甲基十五酸十四酯

T

tetradecyl acetate　乙酸十四酯

tetradecyl palmitate　棕榈酸十四酯

5-tetradecyl-1, 3-benzenediol　5- 十四烷基 -1, 3- 间苯二酚

14, 15, 16, 17-tetradehydro veratraman-3β, 23β-diol　14, 15, 16, 17- 四脱氢藜芦 -3β, 23β- 二醇

17, 4′, 5′, 6′-tetradehydro-3α-cinchophylline　17, 4′, 5′, 6′- 四脱氢 -3α- 莱氏金鸡勒碱

7, 8, 12, 14-tetradehydro-5α, 6, 12, 13α-tetrahydro-3β, 13, 23β-trihydroxyveratraman-6-one　7, 8, 12, 14- 四脱氢 -5α, 6, 12, 13α- 四氢 -3β, 13, 23β- 三羟基藜芦烷 -6- 酮

7, 8, 12, 14-tetradehydro-5α, 6, 12, 13α-tetrahydro-3β, 23β-dihydroxyveratraman-6-one　7, 8, 12, 14- 四脱氢 -5α, 6, 12, 13α- 四氢 -3β, 23β- 二羟基藜芦烷 -6- 酮

1, 8, 9, 10-tetradehydroaristolan-2-one　1, 8, 9, 10- 四脱氢马兜铃烷 -2- 酮

1, 2, 9, 10-tetradehydroaristolane　1, 2, 9, 10- 四脱氢马兜铃烷

tetradehydroaristolane　四脱氢马兜铃烷

tetradehydroaristolane-2-one　四脱氢马兜铃烷 -2- 酮

tetradehydroaristollane　四脱氢土木香烷

1 (12), 22 (23)-tetradehydrocabralealactone　1 (12), 22 (23)- 去四氢拟西洋杉内酯

tetradehydrocheilanthifoline (groenlandicine)　四脱氢华紫堇碱 (格陵兰黄连碱、格兰地新、四去氢碎叶紫堇碱)

tetradehydroscoulerine　四氢斯氏紫堇碱

22, 23, 24, 25-tetradehydrosimplexin　22, 23, 24, 25- 四脱氢单枝稻花素

tetradymol　光四室菊醇

tetraethyl pyrophosphate　焦磷酸四乙酯

tetraflavaspidic acid　四环黄绵马酸

tetrafluorourea　四氟脲

tetragalactosyl diglycerides　四半乳糖基二甘油酯

2, 3, 4, 6-tetragalloyl-D-glucose　2, 3, 4, 6- 四没食子酰基 -D- 葡萄糖

1, 2, 3, 4-tetragalloyl-α-D-glucose　1, 2, 3, 4- 四没食子酰基 -α-D- 葡萄糖

tetragonin　番杏素

tetraguanide　缩四胍

1, 2, 3, 4-tetrahydro-1, 3, 4-trioxo-β-carboline　1, 2, 3, 4- 四氢 -1, 3, 4- 三氧亚基 -β- 咔啉

1, 2, 3, 4-tetrahydro-1, 4, 6, 8-tetrahydroxyxanthone　1, 2, 3, 4- 四氢 -1, 4, 6, 8- 四羟基𠮿酮

1, 4, 5, 8-tetrahydro-1, 4:5, 8-dimethanoanthracene　1, 4, 5, 8- 四氢 -1, 4:5, 8- 二甲桥蒽

tetrahydro-1, 4-bis (4-hydroxy-3, 5-dimethoxyphenyl) furo[3, 4-*c*]furan　四氢 -1, 4- 双 (4- 羟基 -3, 5- 二甲氧苯基) 呋喃并 [3, 4-*c*] 呋喃

1, 2, 3, 4-tetrahydro-1, 4-ethenoanthracene　1, 2, 3, 4- 四氢 -1, 4- 乙烯桥蒽

2, 3, 4, 9-tetrahydro-1*H*-pyrido[3, 4-*b*]indole-3-carboxylic acid　2, 3, 4, 9- 四氢 -1*H*- 吡啶并 [3, 4-*b*] 吲哚 -3- 甲酸

2, 3, 4, 6-tetrahydro-1*H*-β-carbolin-3-carboxylic acid　2, 3, 4, 6- 四氢 -1*H*-β- 咔啉 -3- 甲酸

1, 2, 5, 6-tetrahydro-1-methyl-2-oxo-4-pyridine acetic acid　1, 2, 5, 6- 四氢 -1- 甲基 -2- 氧亚基 -4- 吡啶乙酸

1, 2, 3, 4-tetrahydro-1-methyl-β-carbolin-3-carboxylic acid　1, 2, 3, 4- 四氢 -1- 甲基 -β- 咔啉 -3- 甲酸

1, 2, 3, 4-tetrahydro-1-oxo-β-carboline　1, 2, 3, 4- 四氢 -1- 氧亚基 -β- 咔啉

5, 6, 7, 8-tetrahydro-2, 4-dimethyl quinoline　5, 6, 7, 8- 四氢 -2, 4- 二甲基喹啉

3, 4, 5, 6-tetrahydro-2*H*-phosphepine　3, 4, 5, 6- 四氢 -2*H*- 磷杂庚环

1, 2 (3)-tetrahydro-3, 3′-biplumbagin　1, 2 (3)- 四氢 -3, 3′- 双白花丹素

1, 2, 3, 4-tetrahydro-3, 7-dihydroxy-1-(4-hydroxy-3-methoxyphenyl)-6-methoxy-2, 3-naphthalene dimethanol　1, 2, 3, 4- 四氢 -3, 7- 二羟基 -1-(4- 羟基 -3- 甲氧苯基)-6- 甲氧基 -2, 3- 萘二甲醇

1, 2, 3, 4-tetrahydro-3-carboxyharmane　1, 2, 3, 4- 四氢 -3- 羧基哈尔满碱 (1, 2, 3, 4- 四氢 -3- 羧基哈尔满)

(5*S*)-*cis*-2, 3, 6, 11-tetrahydro-3-oxo-1*H*-indolizino[8, 7-*b*]indole-5, 11b (5*H*)-dicarboxylic acid　(5*S*)- 顺式 -2, 3, 6, 11- 四氢 -3- 氧亚基 -1*H*- 氮茚并 [8, 7-*b*] 吲哚 -5, 11b (5*H*)- 二甲酸

(5*S*)-*trans*-2, 3, 6, 11-tetrahydro-3-oxo-1*H*-indolizino[8, 7-*b*]indole-5, 11b (5*H*)-dicarboxylic acid　(5*S*)- 反式 -2, 3, 6, 11- 四氢 -3- 氧亚基 -1*H*- 氮茚并 [8, 7-*b*] 吲哚 -5, 11-b (5*H*)- 二甲酸

1, 2, 5, 6-tetrahydro-3-pyridine carboxylic acid (guvacine, 1, 2, 5, 6-tetrahydronicotinic acid, demethylarecaidine, demethyl arecaine)　1, 2, 5, 6- 四氢 -3- 吡啶甲酸 (去甲槟榔次碱、1, 2, 5, 6- 四氢烟酸)

5, 6, 7, 7a-tetrahydro-4, 4, 7a-trimethyl-2 (4*H*) benzofuranone　5, 6, 7, 7a- 四氢 -4, 4, 7a- 三甲基 -2 (4*H*) 苯并呋喃酮

5, 6, 7, 7-tetrahydro-4, 4, 7-trimethyl-2 (4*H*) benzofuranone 5, 6, 7, 7- 四氢 -4, 4, 7- 三甲基 -2 (4*H*) 苯唑呋喃酮

(*R*)-5, 6, 7, 7α-tetrahydro-4, 4, 7α-trimethyl-2 (4*H*)-coumaranone (*R*)-5, 6, 7, 7α- 四氢 -4, 4, 7α- 三甲基 -2 (4*H*)- 苯并呋喃酮

3a, 4, 7, 7a-tetrahydro-4, 7-methano-1*H*-indene 3a, 4, 7, 7a- 四氢 -4, 7- 亚甲基 -1*H*- 茚

1, 2, 18, 19-tetrahydro-4-demethyl-3, 17-epoxy-7, 20 (2*H*, 19*H*)-cyclovobasan 1, 2, 18, 19- 四氢 -4- 去甲 -3, 17- 环氧 -7, 20 (2*H*, 19*H*)- 环奥巴生烷

(–)-4-[(2*S*, 4*R*, 6*S*)-tetrahydro-4-hydroxy-6-pentyl-2*H*-pyran-2-yl]benzene-1, 2-diol (–)-4-[(2*S*, 4*R*, 6*S*)- 四氢 -4- 羟基 -6- 戊基 -2*H*- 吡喃 -2- 基] 苯 -1, 2- 二酚

5, 6, 7, 8-tetrahydro-4-methyl quinoline 5, 6, 7, 8- 四氢 -4- 甲基喹啉

1′, 2′, 3′, 4′-tetrahydro-5′-deoxypinnatanine 1′, 2′, 3′, 4′- 四氢 -5′- 脱氧欧省沽油碱

1, 2, 3, 9-tetrahydro-5-methoxypyrrolo[2, 1-*b*]quinazolin-3-ol 1, 2, 3, 9- 四氢 -5- 甲氧基吡咯并 [2, 1-*b*] 喹唑啉 -3- 醇

tetrahydroactinidiolide 四氢猕猴桃内酯

tetrahydroalstonine [(3α)-3, 4, 5, 6-tetrahydroalstonine] 四氢鸭脚木碱 [(3α)-3, 4, 5, 6- 四氢鸭脚木碱]

(2*S*, 2″*S*)-tetrahydroamentoflavone (2*S*, 2″*S*)- 四氢穗花杉双黄酮

tetrahydroamentoflavone 四氢穗花杉双黄酮 (四氢阿曼托黄酮)

(2*S*, 2″*S*)-2, 3, 2″, 3″-tetrahydroamentoflavone-4′-methyl ether (2*S*, 2″*S*)-2, 3, 2″, 3″- 四氢穗花杉双黄酮 -4′- 甲醚

tetrahydroaplotaxene 四氢单紫杉烯

2, 3, 4, 5-tetrahydroazocine 2, 3, 4, 5- 四氢吖辛因

tetrahydroberberine (canadine, xanthopuccine) 四氢小檗碱 (加拿大白毛茛碱、氢化小檗碱、白毛茛定、坎那定)

(+)-tetrahydroberberrubine (nandinine) (+)- 四氢小檗红碱 (南天竹碱)

tetrahydrobiopterin 四氢生物蝶呤

α-tetrahydrobisabolen-2, 5, 6-triol α- 四氢没药烯 -2, 5, 6- 三醇

tetrahydrobungeanool [(2*E*, 4*E*)-2′-hydroxy-*N*-isobutyl-2, 4-tetradecadienamide] 四氢花椒酰胺醇 [(2*E*, 4*E*)-2′- 羟基 -*N*- 异丁基 -2, 4- 十四碳二烯酰胺]

tetrahydrocannabinol 四氢大麻酚

Δ[1]-tetrahydrocannabinol Δ[1]- 四氢大麻酚

Δ[8]-tetrahydrocannabinol Δ[8]- 四氢大麻醇

Δ[9]-tetrahydrocannabinol Δ[9]- 四氢大麻醇

9-tetrahydrocannabinolcarboxylic acid (1-tetrahydrocannabinolic acid A) 9- 四氢大麻酚甲酸 (1- 四氢大麻酚酸 A)

Δ[2]-tetrahydrocannabinolic acid Δ[2]- 四氢大麻酸

tetrahydrocannabinolic acid A 四氢大麻酚酸 A

1-tetrahydrocannabinolic acid A (9-tetrahydrocannabinolcarboxylic acid) 1- 四氢大麻酚酸 A (9- 四氢大麻酚甲酸)

Δ[1]-tetrahydrocannabinolic acid B Δ[1]- 四氢大麻酚酸 B

tetrahydrocannabitriol cannabidiol carboxylic acid ester 四氢大麻三酚大麻二酚甲酸酯

tetrahydrocannabivarin 四氢次大麻酚

tetrahydrocannabivarinic acid 四氢次大麻酚酸

2′, 3, 4, 4′-tetrahydrochalcone 2′, 3, 4, 4′- 四氢查耳酮

tetrahydrocolumbamine (isocorypalmine) 四氢非洲防己碱 (异紫堇杷明碱、四氢非洲防己胺)

tetrahydrocopalol 四氢古巴醇

DL-tetrahydrocoptisine DL- 四氢黄连碱

(–)-tetrahydrocoptisine (–)- 四氢黄连碱

1-tetrahydrocoptisine 1- 四氢黄连碱

tetrahydrocoptisine (stylopine) 四氢黄连碱 (金罂粟碱、刺罂粟碱)

tetrahydrocorticosterone 四氢皮质甾酮

tetrahydrocorysamine 四氢刻叶紫堇明碱 (四氢紫堇萨明、紫堇新碱)

tetrahydrocurcumin 四氢姜黄素

tetrahydrocyperaquinone 四氢莎草醌

tetrahydroepiberberine (sinactine) 四氢表小檗碱 (青风藤亭)

tetrahydroerysodine 四氢刺桐定碱 (四氢刺桐定)

tetrahydrofolic acid 四氢叶酸

tetrahydrofuran 四氢呋喃

tetrahydrofuran-2, 5-dione 四氢呋喃 -2, 5- 二酮

tetrahydrofuran-2-one 四氢呋喃 -2- 酮

tetrahydrofurfuryl acetate 四氢糠醇乙酸酯

tetrahydrogeranyl acetone 四氢香叶基丙酮

tetrahydroharman (eleagnine) 四氢哈尔满 (胡颓子碱)

tetrahydroharmine (leptaflorine) 四氢哈尔明碱 (细茜花碱)

tetrahydroharmol 四氢哈尔醇

tetrahydrohelenalin 四氢堆心菊灵

tetrahydroisoelatericin 四氢异喷瓜苦素

tetrahydroisoxazole 四氢异噁唑

tetrahydrojacaranone 四氢蓝花楹酮

D-tetrahydrojatrorrhizine D- 四氢药根碱

tetrahydrojatrorrhizine 四氢药根碱

tetrahydrolinalool 四氢芳樟醇 (四氢里哪醇)

tetrahydrolinalyol acetate 四氢里哪醇乙酸酯

tetrahydromagnolol 四氢厚朴酚 (四氢木兰醇)

tetrahydromaturinone 四氢多裂蟹甲草林酮

1, 2, 3, 4-tetrahydronaphth-1-yl hydroperoxide 1, 2, 3, 4- 四氢萘 -1- 基氢过氧化物

N-(5, 6, 7, 8-tetrahydronaphthalen-2-yl) naphthalen-2-amine *N*-(5, 6, 7, 8- 四氢萘 -2- 基) 萘 -2- 胺

1, 2, 3, 4-tetrahydronaphthalene 1, 2, 3, 4- 四氢萘

1, 2, 3, 4-tetrahydronaphthalene-1-one 1, 2, 3, 4- 四氢萘 -1- 酮

1, 2, 3, 4-tetrahydronaphthalene-1-peroxol 1, 2, 3, 4- 四氢萘 -1- 过氧醇

tetrahydroneosophoramine 四氢新槐胺碱

1, 2, 5, 6-tetrahydronicotinic acid (guvacine, 1, 2, 5, 6-tetrahydro-3-pyridine carboxylic acid, demethylarecaidine, demethyl arecaine) 1, 2, 5, 6- 四氢烟酸 (去甲槟榔次碱、1, 2, 5, 6- 四氢 -3- 吡啶甲酸)

1, 2, 3, 4-tetrahydro-oxo-β-carboline 1, 2, 3, 4- 四氢氧亚基 -β- 咔啉

D-tetrahydropalmatine D- 四氢掌叶防己碱 (D- 四氢巴马亭、D- 四氢巴马汀)

L-tetrahydropalmatine L- 四氢掌叶防己碱 (L- 四氢巴马亭)

(+)-tetrahydropalmatine (+)- 四氢掌叶防己碱 [(+)- 四氢巴马亭]

(*S*)-tetrahydropalmatine (*S*)- 四氢掌叶防己碱 [(*S*)- 四氢巴马亭]

(–)-tetrahydropalmatine [caseanine,(–)-corydalis B, hyndarine] (–)- 四氢掌叶防己碱 [(–)- 四氢巴马亭、(–)- 延胡索乙素]

(3*S*, 4*R*, 5*S*, 8*R*, 10*R*)-tetrahydroperezinone (3*S*, 4*R*, 5*S*, 8*R*, 10*R*)- 四氢佩雷斯菊酮

tetrahydropiperic acid 四氢胡椒酸

tetrahydropiperine 四氢胡椒碱

tetrahydroprotoberberine 四氢原小檗碱

9-(tetrahydropyran-2-yl)-non-*trans*, *trans*-2, 8-dien-4, 6-diyn-1-ol 9-(四氢吡喃 -2- 基)- 壬 - 反式 -, 反式 -2, 8- 二烯 -4, 6- 二炔 -1- 醇

9-(2-tetrahydropyranyloxy) nonanal 9-(2- 四氢吡喃氧基) 壬醛

tetrahydropyrrol-2-one 四氢吡咯 -2- 酮

(–)-1, 2, 3, 4-tetrahydroroeharmine (–)-1, 2, 3, 4- 四氢疆罂粟哈尔明

tetrahydrosecamine 四氢赛卡明

tetrahydroshobakunine 四氢小檗宁

(–)-tetrahydrostephabine (–)- 四氢千金藤宾

tetrahydroswertianolin 四氢当药醇苷

1, 2, 5, 6-tetrahydrotanshinone Ⅰ 1, 2, 5, 6- 四氢丹参酮 Ⅰ

1, 2, 15, 16-tetrahydrotanshiquinone 1, 2, 15, 16- 四氢丹参醌

tetrahydrothiophene 四氢噻吩

17α-tetrahydrousambarensine 17α- 四氢东非马钱次碱

17β-tetrahydrousambarensine 17β- 四氢东非马钱次碱

2β, 15α, 16α, 17-tetrahydroxy-(–)-kaurane 2β, 15α, 16α, 17- 四羟基 -(–)- 贝壳杉烷

3β, 12β, 23*S*, 25-tetrahydroxy-(20*S*, 24*S*)-epoxydammar-3-*O*-[β-D-xylopyranosyl-(1 → 2)]-β-D-glucopyranoside 3β, 12β, 23*S*, 25- 四羟基 -(20*S*, 24*S*)- 环氧达玛 -3-*O*-[β-D- 吡喃木糖基 -(1 → 2)]-β-D- 吡喃葡萄糖苷

1β, 2β, 3β, 5β-tetrahydroxy-(25*R*)-5β-spirost-4β-yl sulfate 1β, 2β, 3β, 5β- 四羟基 -(25*R*)-5β- 螺甾 -4β- 基硫酸酯

(1*R*, 3*S*, 20*R*, 21*S*, 23*S*, 24*S*)-20, 21, 23, 25-tetrahydroxy-1, 3-epoxy-21, 24-cyclodammar-5 (10)-ene (1*R*, 3*S*, 20*R*, 21*S*, 23*S*, 24*S*)-20, 21, 23, 25- 四羟基 -1, 3- 环氧 -21, 24- 环达玛 -5 (10)- 烯

3β, 7β, 20, 23ξ-tetrahydroxy-11, 15-dioxolanost-8-en-26-oic acid 3β, 7β, 20, 23ξ- 四羟基 -11, 15- 二氧亚基羊毛脂 -8- 烯 -26- 酸

ent-1α, 7α, 14β, 20-tetrahydroxy-11, 16-kaurdien-15-one 对映 -1α, 7α, 14β, 20- 四羟基 -11, 16- 贝壳杉二烯 -15- 酮

3β, 16β, 23, 28-tetrahydroxy-11α-butoxyolean-12-ene 3β, 16β, 23, 28- 四羟基 -11α- 丁氧基齐墩果 -12- 烯

3β, 16β, 23, 28-tetrahydroxy-11α-methoxyolean-12-en-3-*O*-β-D-fucopyranoside 3β, 16β, 23, 28- 四羟基 -11α- 甲氧基齐墩果 -12- 烯 -3-*O*-β-D- 吡喃岩藻糖苷

(20*R*, 21*S*, 23*S*, 24*S*)-3β, 20, 21, 23-tetrahydroxy-19-oxo-21, 24-cyclodammar-25-en-3-*O*-[α-L-rhamnopyranosyl-(1 → 2)]-[β-D-xylopyranoside-(1 → 3)]-α-L-arabinopyranoside (20*R*, 21*S*, 23*S*, 24*S*)-3β, 20, 21, 23-四羟基-19-氧亚基-21, 24-环达玛-25-烯-3-*O*-[α-L-吡喃鼠李糖基-(1 → 2)]-[β-D-吡喃木糖苷-(1 → 3)]-α-L-吡喃阿拉伯糖苷

(20*R*)-3β, 20, 21ξ, 23ξ-tetrahydroxy-19-oxo-21, 24ξ-cyclodammar-25-ene (20*R*)-3β, 20, 21ξ, 23ξ-四羟基-19-氧亚基-21, 24ξ-环氧达玛-25-烯

(20*S*)-3β, 20, 21ξ, 25-tetrahydroxy-19-oxo-21, 24ξ-cyclodammarane (20*S*)-3β, 20, 21ξ, 25-四羟基-19-氧亚基-21, 24ξ-环氧达玛烷

(20*S*, 22*R*)-4β, 5β, 6α, 27-tetrahydroxy-1-oxowitha-2, 24-dienolide (20*S*, 22*R*)-4β, 5β, 6α, 27-四羟基-1-氧亚基睡茄-2, 24-二烯内酯

5α, 6β, 21, 27-tetrahydroxy-1-oxo-witha-2, 24-dienolide 5α, 6β, 21, 27-四羟基-1-氧亚基醉茄-2, 24-二烯内酯

(2*R*, 3*S*, 10*S*)-7, 8, 9, 13-tetrahydroxy-2-(3, 4-dihydroxyphenyl)-2, 3-*trans*-3, 4-*cis*-2, 3, 10-trihydrobenzopyrano[3, 4-*c*]-2-benzopyran-1-one (2*R*, 3*S*, 10*S*)-7, 8, 9, 13-四羟基-2-(3, 4-二羟苯基)-2, 3-反式-3, 4-顺式-2, 3, 10-三氢苯并吡喃[3, 4-*c*]-2-苯并吡喃-1-酮

4, 4′, 7, 7′-tetrahydroxy-2, 2′-dimethoxy-1, 1′-biphenanthrene 4, 4′, 7, 7′-四羟基-2, 2′-二甲氧基-1, 1′-双菲

4, 4′, 7, 7′-tetrahydroxy-2, 2′-dimethoxy-9, 9′, 10, 10′-tetrahydro-1, 1′-biphenanthrene 4, 4′, 7, 7′-四羟基-2, 2′-二甲氧基-9, 9′, 10, 10′-四氢-1, 1′-双菲

1, 3, 6, 8-tetrahydroxy-2, 7-dimethoxyxanthone 1, 3, 6, 8-四羟基-2, 7-二甲氧基𠮿酮

5α, 6β, 7β, 8α-tetrahydroxy-2-[2-(2′-hydroxyphenyl) ethyl]-5, 6, 7, 8-tetrahydrochromone 5α, 6β, 7β, 8α-四羟基-2-[2-(2′-羟苯乙基)]-5, 6, 7, 8-四氢色原酮

5α, 6β, 7β, 8α-tetrahydroxy-2-[2-(2′-methoxyphenyl) ethyl]-5, 6, 7, 8-tetrahydrochromone 5α, 6β, 7β, 8α-四羟基-2-[2-(2′-甲氧苯乙基)]-5, 6, 7, 8-四氢色原酮

5α, 6β, 7β, 8α-tetrahydroxy-2-[2-(4′-methoxyphenyl) ethyl]-5, 6, 7, 8-tetrahydrochromone 5α, 6β, 7β, 8α-四羟基-2-[2-(4′-甲氧苯乙基)]-5, 6, 7, 8-四氢色原酮

3β, 12β, (23*S*, 24*R*)-tetrahydroxy-20*S*, 25-epoxydammar-3-*O*-[β-D-glucopyranosyl-(1→2)]-β-D-xylopyranoside 3β, 12β, (23*S*, 24*R*)-四羟基-20*S*, 25-环氧达玛-3-*O*-[β-D-吡喃葡萄糖基-(1 → 2)]-β-D-吡喃木糖苷

3β, 12β, (23*S*, 24*R*)-tetrahydroxy-20S, 25-epoxydammar-3-*O*-[β-D-xylopyranosyl-(1→2)]-β-D-glucopyranoside 3β, 12β, (23*S*, 24*R*)-四羟基-20*S*, 25-环氧达玛-3-*O*-[β-D-吡喃木糖基-(1 → 2)]-β-D-吡喃葡萄糖苷

3β, 12β, (23*S*, 24*R*)-tetrahydroxy (20*S*), 25-epoxydammarane 3β, 12β, (23*S*, 24*R*)-四羟基-(20*S*), 25-环氧达玛烷

(20*R*, 21*S*, 23*S*, 24*S*)-3β, 20, 21, 23-tetrahydroxy-21, 24-cyclodammar-25 (26)-ene (20*R*, 21*S*, 23*S*, 24*S*)-3β, 20, 21, 23-四羟基-21, 24-环达玛-25 (26)-烯

(20*R*, 21*S*, 23*S*, 24*S*)-3β, 20, 21, 23-tetrahydroxy-21, 24-cyclodammar-25-en-3-*O*-β-D-glucopyranoside (20*R*, 21*S*, 23*S*, 24*S*)-3β, 20, 21, 23-四羟基-21, 24-环达玛-25-烯-3-*O*-β-D-吡喃葡萄糖苷

(20*R*)-3β, 20, 21ξ, 23ξ-tetrahydroxy-21, 24ξ-cyclodammar-25-ene (20*R*)-3β, 20, 21ξ, 23ξ-四羟基-21, 24ξ-环氧达玛-25-烯

(20*S*)-3β, 20, 21ξ, 25-tetrahydroxy-21, 24ξ-cyclodammarane (20*S*)-3β, 20, 21ξ, 25-四羟基-21, 24ξ-环氧达玛烷

2β, 3β, 19α, 24-tetrahydroxy-23-norurs-12-en-28-oic acid 2β, 3β, 19α, 24-四羟基-23-去甲熊果-12-烯-28-酸

5α, 6β, 8α, 12α-tetrahydroxy-28-norisotoonafolin 5α, 6β, 8α, 12α-四羟基-28-去甲异香椿叶素

3α, 16β, 23, 24-tetrahydroxy-28-norurs-12, 17, 19, 21-tetraene 3α, 16β, 23, 24-四羟基-28-去甲熊果-12, 17, 19, 21-四烯

1, 3, 5, 6-tetrahydroxy-2-ethoxymethyl anthraquinone 1, 3, 5, 6-四羟基-2-乙氧甲基蒽醌

6, 8, 3′, 4′-tetrahydroxy-2′-methoxy-6′-(1, 1-dimethyl allyl) isoflavone 6, 8, 3′, 4′-四羟基-2′-甲氧基-6′-(1, 1-二甲烯丙基)异黄酮

6, 8, 3′, 4′-tetrahydroxy-2′-methoxy-7-methyl isoflavanone 6, 8, 3′, 4′-四羟基-2′-甲氧基-7-甲基异黄烷酮

3, 5, 7, 4′-tetrahydroxy-2′-methoxyflavone 3, 5, 7, 4′-四羟基-2′-甲氧基黄酮

1, 3, 6, 8-tetrahydroxy-2-methoxyxanthone 1, 3, 6, 8-四羟基-2-甲氧基𠮿酮

(2*S*, 3*R*)-1, 2, 3, 4-tetrahydroxy-2-methyl butane (2*S*, 3*R*)-1, 2, 3, 4-四羟基-2-甲基丁烷

1, 3, 6, 8-tetrahydroxy-2-methyl-7-vinyl anthraquinone 1, 3, 6, 8-四羟基-2-甲基-7-乙烯基蒽醌

(7*R*, 7′*R*, 7″*R*, 8*S*, 8′*S*, 8″*S*)-4, 4″, 7″, 9″-tetrahydroxy-3, 3′, 3″, 5, 5′, 5″-hexamethoxy-7, 9′;7′, 9;4′, 8″-oxy-8, 8′-sesquineolignan (7*R*, 7′*R*, 7″*R*, 8*S*, 8′*S*, 8″*S*)-4, 4″, 7″, 9″-四羟基-3, 3′, 3″, 5, 5′, 5″-六甲氧基-7, 9′;7′, 9;4′, 8″-氧基-8, 8′-倍半新木脂素

(7*R*, 7′*R*, 7″*S*, 8*S*, 8′*S*, 8″*S*)-4, 4″, 7″, 9″-tetrahydroxy-3, 3′, 3″, 5, 5′, 5″-hexamethoxy-7, 9′;7′, 9′;4′, 8″-oxy-8, 8′-sesquineolignan (7*R*, 7′*R*, 7″*S*, 8*S*, 8′*S*, 8″*S*)-4, 4″, 7″, 9″-四羟基-3, 3′, 3″, 5, 5′, 5″-六甲氧基-7, 9′;7′, 9′;4′, 8″-氧基-8, 8′-倍半新木脂素

(7*R*, 7′*R*, 8*S*, 8′*S*)-4, 4″, 7″, 9″-tetrahydroxy-3′, 3″, 5, 5′, 5″-pentamethoxy-7, 9′7′, 9′:4, 8″-oxy-8, 8′-sesquineolignan (7*R*, 7′*R*, 8*S*, 8′*S*)-4, 4″, 7″, 9″- 四羟基 -3′, 3″, 5, 5′, 5″- 五甲氧基 -7, 9′7′, 9′:4, 8″- 氧基 -8, 8′- 倍半新木脂素

4′, 5, 6, 7-tetrahydroxy-3, 3′, 5′-trimethoxyflavone 4′, 5, 6, 7- 四羟基 -3, 3′, 5′- 三甲氧基黄酮

(7*R*, 8*S*, 7′*R*, 8′*S*)-4, 9, 4′, 9′-tetrahydroxy-3, 3′-dimethoxy-7, 7′-epoxylignan-9-*O*-β-D-glucopyranoside (7*R*, 8*S*, 7′*R*, 8′*S*)-4, 9, 4′, 9′- 四羟基 -3, 3′- 二甲氧基 -7, 7′- 环氧木脂素 -9-*O*-β-D- 吡喃葡萄糖苷

(7*R*, 8*S*, 7′*S*, 8′*R*)-4, 9, 4′, 7′-tetrahydroxy-3, 3′-dimethoxy-7, 9′-epoxylignan-4′-*O*-β-D-glucopyranoside (7*R*, 8*S*, 7′*S*, 8′*R*)-4, 9, 4′, 7′- 四羟基 -3, 3′- 二甲氧基 -7, 9′- 环氧木脂素 -4′-*O*-β-D- 吡喃葡萄糖苷

(7*S*, 8*R*, 7′*R*, 8′*S*)-4, 9, 4′, 7′-tetrahydroxy-3, 3′-dimethoxy-7, 9′-epoxylignan-4′-*O*-β-D-glucopyranoside (7*S*, 8*R*, 7′*R*, 8′*S*)-4, 9, 4′, 7′- 四羟基 -3, 3′- 二甲氧基 -7, 9′- 环氧木脂素 -4′-*O*-β-D- 吡喃葡萄糖苷

(7*S*, 8*R*, 7′*S*, 8′*S*)-4, 9, 4′, 7′-tetrahydroxy-3, 3′-dimethoxy-7, 9′-epoxylignan-4′-*O*-β-D-glucopyranoside (7*S*, 8*R*, 7′*S*, 8′*S*)-4, 9, 4′, 7′- 四羟基 -3, 3′- 二甲氧基 -7, 9′- 环氧木脂素 -4′-*O*-β-D- 吡喃葡萄糖苷

(7*R*, 8*S*, 7′*S*, 8′*R*)-4, 9, 4′, 7′-tetrahydroxy-3, 3′-dimethoxy-7, 9′-epoxylignan-4-*O*-β-D-glucopyranoside (7*R*, 8*S*, 7′*S*, 8′*R*)-4, 9, 4′, 7′- 四羟基 -3, 3′- 二甲氧基 -7, 9′- 环氧木脂素 -4-*O*-β-D- 吡喃葡萄糖苷

(7*S*, 8*R*, 7′*R*, 8′*S*)-4, 9, 4′, 7′-tetrahydroxy-3, 3′-dimethoxy-7, 9′-epoxylignan-4-*O*-β-D-glucopyranoside (7*S*, 8*R*, 7′*R*, 8′*S*)-4, 9, 4′, 7′- 四羟基 -3, 3′- 二甲氧基 -7, 9′- 环氧木脂素 -4-*O*-β-D- 吡喃葡萄糖苷

(7*S*, 8*R*, 7′*S*, 8′*S*)-4, 9, 4′, 7′-tetrahydroxy-3, 3′-dimethoxy-7, 9′-epoxylignan-4-*O*-β-D-glucopyranoside (7*S*, 8*R*, 7′*S*, 8′*S*)-4, 9, 4′, 7′- 四羟基 -3, 3′- 二甲氧基 -7, 9′- 环氧木脂素 -4-*O*-β-D- 吡喃葡萄糖苷

(8*R*, 7′*S*)-4, 9, 7′, 9′-tetrahydroxy-3, 3′-dimethoxy-7-oxo-(8→4′)-oxyneolignan-4-*O*-β-D-glucopyranoside (8*R*, 7′*S*)-4, 9, 7′, 9′- 四羟基 -3, 3′- 二甲氧基 -7- 氧亚基 -(8 → 4′)- 氧代新木脂素 -4-*O*-β-D- 吡喃葡萄糖苷

(8*S*, 7′*S*)-4, 9, 7′, 9′-tetrahydroxy-3, 3′-dimethoxy-7-oxo-8-4′-oxyneolignan-4-*O*-β-D-glucopyranoside (8*S*, 7′*S*)-4, 9, 7′, 9′- 四羟基 -3, 3′- 二甲氧基 -7- 氧亚基 -8-4′- 氧代新木脂素 -4-*O*-β-D- 吡喃葡萄糖苷

(8*S*)-4, 4′, 9, 9′-tetrahydroxy-3, 3′-dimethoxy-8, 5′-neolignan (8*S*)-4, 4′, 9, 9′- 四羟基 -3, 3′- 二甲氧基 -8, 5′- 新木脂素

(7*R*, 8*S*)-4, 7, 9, 9′-tetrahydroxy-3, 3′-dimethoxy-8-4′-oxyneolignan-7-*O*-β-D-glucopyranoside (7*R*, 8*S*)-4, 7, 9, 9′- 四羟基 -3, 3′- 二甲氧基 -8-4′- 氧代新木脂素 -7-*O*-β-D- 吡喃葡萄糖苷

(7*R*, 8*R*)-4, 7, 9, 9′-tetrahydroxy-3, 3′-dimethoxy-8–4′-oxyneolignan-7-*O*-β-D-glucopyranoside (7*R*, 8*R*)-4, 7, 9, 9′- 四羟基 -3, 3′- 二甲氧基 -8–4′- 氧代新木脂素 -7-*O*-β-D- 吡喃葡萄糖苷

(7*S*, 8*R*)-*erythro*-4, 7, 9, 9′-tetrahydroxy-3, 3′-dimethoxy-8-*O*-4′-neolignan (7*S*, 8*R*)- 赤式 -4, 7, 9, 9′- 四羟基 -3, 3′- 二甲氧基 -8-*O*-4′- 新木脂素

(7*R*, 8*S*)-4, 7, 9, 9′-tetrahydroxy-3, 3′-dimethoxy-8-*O*-4′-neolignan (7*R*, 8*S*)-4, 7, 9, 9′- 四羟基 -3, 3′- 二甲氧基 -8-*O*-4′- 新木脂素

(7*S*, 8*R*)-4, 7, 9, 9′-tetrahydroxy-3, 3′-dimethoxy-8-*O*-4′-neolignan (7*S*, 8*R*)-4, 7, 9, 9′- 四羟基 -3, 3′- 二甲氧基 -8-*O*-4′- 新木脂素

(7*R*, 8*S*, 8′*R*)-4, 9, 4′, 8′-tetrahydroxy-3, 3′-dimethyoxy-7, 9′-monoepoxylignan (7*R*, 8*S*, 8′*R*)-4, 9, 4′, 8′- 四羟基 -3, 3′- 二甲氧基 -7, 9′- 单环氧木脂素

5, 7, 8, 3′-tetrahydroxy-3, 4′-dimethoxyflavone 5, 7, 8, 3′- 四羟基 -3, 4′- 二甲氧基黄酮

(7*R*, 8*R*)-*threo*-4, 7, 9, 9′-tetrahydroxy-3, 5, 2′-trimethoxy-8-*O*-4′-neolignan (7*R*, 8*R*)- 苏式 -4, 7, 9, 9′- 四羟基 -3, 5, 2′- 三甲氧基 -8-*O*-4′- 新木脂素

(–)-(7*R*, 8*R*)-*threo*-4, 7, 9, 9′-tetrahydroxy-3, 5, 2′-trimethoxy-8-*O*-4′-neolignan-7-*O*-β-D-glucopyranoside (–)-(7*R*, 8*R*)-苏式 -4, 7, 9, 9′- 四羟基 -3, 5, 2′- 三甲氧基 -8-*O*-4′- 新木脂素 -7-*O*-β-D- 吡喃葡萄糖苷

(7*R*, 7′*R*, 8*S*, 8′*S*)-4, 4″, 7″, 9″-tetrahydroxy-3′, 5, 5′, 5″-tetramethoxy-7, 9′, 7′, 9′, 4, 8″-oxy-8, 8′-sesquineolignan (7*R*, 7′*R*, 8*S*, 8′*S*)-4, 4″, 7″, 9″- 四羟基 -3′, 5, 5′, 5″- 四甲氧基 -7, 9′, 7′, 9′, 4, 8″- 氧基 -8, 8′- 倍半新木脂素

1, 3, 4, 5-tetrahydroxy-3, 5-bis (3, 4-dihydroxycinnamate) cyclohexane carboxylic acid 1, 3, 4, 5- 四羟基 -3, 5- 二 (3, 4- 二羟基桂皮酸酯) 环己烷甲酸

3, 5, 6, 4′-tetrahydroxy-3′, 5′-dimethoxyflavone 3, 5, 6, 4′- 四羟基 -3′, 5′- 二甲氧基黄酮

3′, 4′, 5, 7-tetrahydroxy-3, 6-dimethoxyflavone 3′, 4′, 5, 7- 四羟基 -3, 6- 二甲氧基黄酮

5, 7, 3′, 4′-tetrahydroxy-3, 6-dimethoxyflavone (axillarin, methoxypatuletin) 5, 7, 3′, 4′- 四羟基 -3, 6- 二甲氧基黄酮 (腋生依瓦菊林素、甲氧基万寿菊素)

5, 6, 3′, 4′-tetrahydroxy-3, 7-dimethoxyflavone 5, 6, 3′, 4′- 四羟基 -3, 7- 二甲氧基黄酮

2′, 4′, 4, 2″-tetrahydroxy-3′-[3″-methylbut-3″-enyl] chalcone 2′, 4′, 4, 2′- 四羟基 -3′-[3″- 甲基丁 -3″- 烯基] 查耳酮

5, 7, 2′, 4′-tetrahydroxy-3-geranyl flavone 5, 7, 2′, 4′- 四羟基 -3- 牻牛儿基黄酮

(7*R*, 8*S*)-4, 3′, 9, 9′-tetrahydroxy-3-methoxy-7, 8-dihydrobenzofuran-1′-propyl neolignan (7*R*, 8*S*)-4, 3′, 9, 9′-四羟基 -3- 甲氧基 -7, 8- 二氢苯并呋喃 -1′- 丙基新木脂素

(7*S*, 8*R*)-3′, 4, 9, 9′-tetrahydroxy-3-methoxy-7, 8-dihydrobenzofuran-1′-propyl neolignan (7*S*, 8*R*)-3′, 4, 9, 9′-四羟基 -3- 甲氧基 -7, 8- 二氢苯并呋喃 -1′- 丙基新木脂素

(7*R*, 8*R*)-*threo*-4, 7, 9, 9′-tetrahydroxy-3-methoxy-8-*O*-4′-neolignan-3′-*O*-β-D-glucopyranoside (7*R*, 8*R*)- 苏式 -4, 7, 9, 9′- 四羟基 -3- 甲氧基 -8-*O*-4′- 新木脂素 -3′-*O*-β-D- 吡喃葡萄糖苷

2′, 4′, 6′, 4-tetrahydroxy-3-methoxybenzophenone-3′, 5′-*C*-β-D-diglucoside 2′, 4′, 6′, 4- 四羟基 -3- 甲氧基二苯甲酮 -3′, 5′-*C*-β-D- 二葡萄糖苷

2, 5, 2′, 3′-tetrahydroxy-3-methoxybibenzyl 2, 5, 2′, 3′- 四羟基 -3- 甲氧基双苄

2, 5, 2′, 5′-tetrahydroxy-3-methoxybibenzyl 2, 5, 2′, 5′- 四羟基 -3- 甲氧基双苄

5, 7, 2′, 4′-tetrahydroxy-3-methoxyflavanone 5, 7, 2′, 4′- 四羟基 -3- 甲氧基黄烷酮

5, 7, 3′, 4′-tetrahydroxy-3-methoxyflavone 5, 7, 3′, 4′- 四羟基 -3- 甲氧基黄酮

3, 5, 7, 4′-tetrahydroxy-3′-methoxyflavone-3-*O*-β-D-glucopyranosyl-(1→3)-*O*-β-D-xylopyranoside-7-*O*-α-L-rhamnopyranoside 3, 5, 7, 4′- 四羟基 -3′- 甲氧基黄酮 -3-*O*-β-D- 吡喃葡萄糖基 -(1 → 3)-*O*-β-D- 吡喃木糖苷 -7-*O*-α-L- 吡喃鼠李糖苷

5, 7, 3′, 4′-tetrahydroxy-3-methoxyflavone-5-*O*-α-L-rhamnopyranoside-7-*O*-β-D-glucopyranosyl-(1→3)-*O*-β-D-xylopyranoside 5, 7, 3′, 4′- 四羟基 -3- 甲氧基黄酮 -5-*O*-α-L- 吡喃鼠李糖苷 -7-*O*-β-D- 吡喃葡萄糖基 -(1 → 3)-*O*-β-D- 吡喃木糖苷

3′, 4′, 5, 7-tetrahydroxy-3-methoxyflavone-7-glucoside (transilin) 3′, 4′, 5, 7- 四羟基 -3- 甲氧基黄酮 -7- 葡萄糖苷 (外伊犁蒿苷)

3, 2′, 4′, 6′-tetrahydroxy-4, 3′-dimethoxychalcone 3, 2′, 4′, 6′- 四羟基 -4, 3′- 二甲氧基查耳酮

3, 3′, 4′, 6′-tetrahydroxy-4, 3′-dimethoxychalcone 3, 3′, 4′, 6′- 四羟基 -4, 3′- 二甲氧基查耳酮

1, 3, 5, 6-tetrahydroxy-4, 7, 8-tri (3-methyl-2-butenyl) xanthone 1, 3, 5, 6- 四羟基 -4, 7, 8- 三 (3- 甲基 -2- 丁烯基) 呫酮

(2*S*)-5, 7, 2′, 6′-tetrahydroxy-4′-lavandulylated flavanone (2*S*)-5, 7, 2′, 6′- 四羟基 -4′- 薰衣草黄烷酮

3′, 5, 5′, 7-tetrahydroxy-4′-methoxyflavone 3′, 5, 5′, 7- 四羟基 -4′- 甲氧基黄酮

5, 7, 8, 3′-tetrahydroxy-4′-methoxyflavone 5, 7, 8, 3′- 四羟基 -4′- 甲氧基黄酮

5, 6, 7, 3′-tetrahydroxy-4′-methoxyisoflavone 5, 6, 7, 3′- 四羟基 -4′- 甲氧基异黄酮

1, 3, 5, 6-tetrahydroxy-4-phenyl xanthone 1, 3, 5, 6- 四羟基 -4- 苯基呫酮

1, 3, 5, 6-tetrahydroxy-4-prenyl xanthone 1, 3, 5, 6- 四羟基 -4- 异戊烯呫酮

3, 4, 3′, 4′-tetrahydroxy-5, 5′-diisopropyl-2, 2′-dimethyl biphenyl 3, 4, 3′, 4′- 四羟基 -5, 5′- 二异丙基 -2, 2′- 二甲基联苯

6, 6′, 7, 7′-tetrahydroxy-5, 8′-biscoumarin 6, 6′, 7, 7′- 四羟基 -5, 8′- 双香豆素

5, 7, 3′, 5′-tetrahydroxy-6, 4′-dimethoxyflavone 5, 7, 3′, 5′- 四羟基 -6, 4′- 二甲氧基黄酮

5, 7, 2′, 4′-tetrahydroxy-6, 3′-di (3, 3-dimethyl allyl)-isoflavone-5-*O*-α-L-rhamnopyranosyl-(1 → 4)-α-L-rhamnopyranoside 5, 7, 2′, 4′- 四羟基 -6, 3′- 二 (3, 3- 二甲烯丙基)- 异黄酮 -5-*O*-α-L- 吡喃鼠李糖基 -(1 → 4)-α-L- 吡喃鼠李糖苷

3, 5, 7, 8-tetrahydroxy-6, 3′-dimethoxyflavone 3, 5, 7, 8- 四羟基 -6, 3′- 二甲氧基黄酮

5, 7, 2′, 4′-tetrahydroxy-6, 5′-dimethoxyflavone 5, 7, 2′, 4′- 四羟基 -6, 5′- 二甲氧基黄酮

3, 5, 3′, 4′-tetrahydroxy-6, 7-dimethoxyflavone (eupatolitin, 4′-demethyl eupatin) 3, 5, 3′, 4′- 四羟基 -6, 7- 二甲氧基黄酮 (泽兰利亭、4′- 去甲泽兰黄醇素)

(2*S*)-5, 7, 2′, 6′-tetrahydroxy-6, 8-di (γ, γ-dimethyl allyl) flavanone (2*S*)-5, 7, 2′, 6′- 四羟基 -6, 8- 二 (γ, γ- 二甲烯丙基) 黄烷酮

5, 7, 3, 4-tetrahydroxy-6, 8-dimethoxyflavone 5, 7, 3, 4- 四羟基 -6, 8- 二甲氧基黄酮

5, 7, 3′, 4′-tetrahydroxy-6, 8-dimethoxyflavone 5, 7, 3′, 4′- 四羟基 -6, 8- 二甲氧基黄酮

5, 7, 3′, 4′-tetrahydroxy-6, 8-diprenyl isoflavone 5, 7, 3′, 4′- 四羟基 -6, 8- 二异戊烯基异黄酮

4′, 5, 5′, 7-tetrahydroxy-6-[6-hydroxy-3, 7-dimethyl-(2*E*), 7-octadienyl]-3′-methoxyflavanone 4′, 5, 5′, 7- 四羟基 -6-[6- 羟基 -3, 7- 二甲基 -(2*E*), 7- 辛二烯基]-3′- 甲氧基黄烷酮

3′, 4′, 5, 7-tetrahydroxy-6-[6-hydroxy-3, 7-dimethyl-(2*E*), 7-octadienyl]flavanone 3′, 4′, 5, 7- 四羟基 -6-[6- 羟基 -3, 7- 二甲基 -(2*E*), 7- 辛二烯基] 黄烷酮

3′, 4′, 5, 7-tetrahydroxy-6-[7-hydroxy-3, 7-dimethyl-(2*E*)-octenyl]flavanone 3′, 4′, 5, 7- 四羟基 -6-[7- 羟基 -3, 7- 二甲基 -(2*E*)- 辛烯基] 黄烷酮

T

5, 7, 3′, 4′-tetrahydroxy-6-*C*-[α-L-rhamnopyranosyl-(1→2)]-β-D-glucopyranosyl flavone 5, 7, 3′, 4′- 四羟基 -6-*C*-[α-L- 吡喃鼠李糖基 -(1 → 2)]-β-D- 吡喃葡萄糖基黄酮
5, 7, 3′, 4′-tetrahydroxy-6-*C*-β-L-arabinosyl flavonoside 5, 7, 3′, 4′- 四羟基 -6-*C*-β-L- 阿拉伯糖基黄酮苷
(2*S*)-5, 7, 2′, 6′-tetrahydroxy-6-lavandulylated flavanone (2*S*)-5, 7, 2′, 6′- 四羟基 -6- 薰衣草黄烷酮
2, 2′, 4′, 6-tetrahydroxy-6′-methoxychalcone 2, 2′, 4′, 6- 四羟基 -6′- 甲氧基查耳酮
2, 6, 2′, 4′-tetrahydroxy-6′-methoxychalcone 2, 6, 2′, 4′- 四羟基 -6′- 甲氧基查耳酮
5, 7, 3′, 4′-tetrahydroxy-6-methoxyflavone 5, 7, 3′, 4′- 四羟基 -6- 甲氧基黄酮
5, 7, 3′, 5′-tetrahydroxy-6-methyl flavanone 5, 7, 3′, 5′- 四羟基 -6- 甲基黄烷酮
2′, 4′, 5, 7-tetrahydroxy-6-methyl homoisoflavanone 2′, 4′, 5, 7- 四羟基 -6- 甲基高异黄烷酮
1, 4, 7, 8-tetrahydroxy-6-nitrobicyclo[3.3.0]octane 1, 4, 7, 8- 四羟基 -6- 氮杂双环 [3.3.0] 辛烷
2′, 4′, 5, 7-tetrahydroxy-6-prenyl dihydroflavone 2′, 4′, 5, 7- 四羟基 -6- 异戊烯基二氢黄酮
1α, 3β, 5α, 27-tetrahydroxy-6α, 7α-epoxy-witha-24-enolide-3-*O*-β-D-glucopyranoside 1α, 3β, 5α, 27- 四羟基 -6α, 7α- 环氧醉茄 -24- 烯内酯 -3-*O*-β-D- 吡喃葡萄糖苷
1, 4, 5, 6-tetrahydroxy-7, 8-di (3-methylbut-2-enyl) xanthone 1, 4, 5, 6- 四羟基 -7, 8- 二 (3- 甲基丁 -2- 烯基) 屾酮
1, 2, 5, 6-tetrahydroxy-7-geranyl xanthone 1, 2, 5, 6- 四羟基 -7- 香叶基屾酮
3, 3′, 4′, 5-tetrahydroxy-7-methoxyflavone 3, 3′, 4′, 5- 四羟基 -7- 甲氧基黄酮
3′, 3, 4′, 5-tetrahydroxy-7-methoxyflavone 3′, 3, 4′, 5- 四羟基 -7- 甲氧基黄酮
3, 6, 3′, 4′-tetrahydroxy-7-methoxyflavone 3, 6, 3′, 4′- 四羟基 -7- 甲氧基黄酮
5, 6, 3′, 4′-tetrahydroxy-7-methoxyflavone 5, 6, 3′, 4′- 四羟基 -7- 甲氧基黄酮
3, 5, 8, 4″-tetrahydroxy-7-methoxyflavone (pollenitin) 3, 5, 8, 4″- 四羟基 -7- 甲氧基黄酮 (茶花粉黄酮)
3, 5, 3′, 4′-tetrahydroxy-7-methoxyflavone-3-*O*-(2″-rhamnosyl glucoside) 3, 5, 3′, 4′- 四羟基 -7- 甲氧基黄酮 -3-*O*-(2″- 鼠李糖葡萄糖苷)
3, 5, 3′, 4′-tetrahydroxy-7-methoxyflavone-3′-*O*-α-L-xylopyranosyl-(1→3)-*O*-α-L-arabinopyranosyl-(1→4)-*O*-β-D-galactopyranoside 3, 5, 3′, 4′- 四羟基 -7- 甲氧基黄酮 -3′-*O*-α-L- 吡喃木糖基 -(1 → 3)-*O*-α-L- 吡喃阿拉伯糖基 -(1 → 4)-*O*-β-D- 吡喃半乳糖苷
5, 6, 3′, 4′-tetrahydroxy-7-methoxyflavonol-3-*O*-disaccharide 5, 6, 3′, 4′- 四羟基 -7- 甲氧基黄酮醇 -3-*O*- 二聚糖
1α, 6β, 7β, 14β-tetrahydroxy-7α, 20-epoxy-*ent*-kaur-16-en-15-one 1α, 6β, 7β, 14β- 四羟基 -7α, 20- 环氧 - 对映 - 贝壳杉 -16- 烯 -15- 酮
5, 7, 2′, 4′-tetrahydroxy-8-(1, 1-dimethyl prop-2-enyl) isoflavone 5, 7, 2′, 4′- 四羟基 -8-(1, 1- 二甲基 -2- 丙烯基) 异黄酮
1, 3, 6, 7-tetrahydroxy-8-(3-methylbut-2-enyl) xanthone 1, 3, 6, 7- 四羟基 -8-(3- 甲基 - 丁 -2- 烯基) 屾酮
3, 5, 7, 3′-tetrahydroxy-8, 4′-dimethoxy-6-(3-methylbut-2-enyl) flavone 3, 5, 7, 3′- 四羟基 -8, 4′- 二甲氧基 -6-(3- 甲基丁 -2- 烯基) 黄酮
5, 7, 2′, 5′-tetrahydroxy-8, 6′-dimethoxyflavone (viscidulin Ⅲ) 5, 7, 2′, 5′- 四羟基 -8, 6′- 二甲氧基黄酮 (粘毛黄芩素 Ⅲ)
5, 7, 3′, 4′-tetrahydroxy-8-*C*-β-D-glucopyranosyl flavone 5, 7, 3′, 4′- 四羟基 -8-*C*-β-D- 吡喃葡萄糖基黄酮
5, 7, 3′, 4′-tetrahydroxy-8-*C*-β-D-glucopyranosyl flavonoside 5, 7, 3′, 4′- 四羟基 -8-*C*-β-D- 吡喃葡萄糖基黄酮苷
3, 5, 7, 4-tetrahydroxy-8-isopentenyl flavonoid-3-*O*-α-L-rhamnopyranoside 3, 5, 7, 4′- 四羟基 -8- 异戊烯基黄酮 -3-*O*-α-L- 吡喃鼠李糖苷
1, 3, 5, 7-tetrahydroxy-8-isoprenyl xanthone 1, 3, 5, 7- 四羟基 -8- 异戊二烯基屾酮
5, 7, 3′, 4′-tetrahydroxy-8-methoxy-6-*C*-β-D-glucopyranosyl flavone 5, 7, 3′, 4′- 四羟基 -8- 甲氧基 -6-*C*-β-D- 吡喃葡萄糖基黄酮
3, 5, 7, 4′-tetrahydroxy-8-methoxyflavone 3, 5, 7, 4′- 四羟基 -8- 甲氧基黄酮
5, 7, 2′, 6′-tetrahydroxy-8-methoxyflavone-2′-*O*-β-D-(2-*O*-caffeoyl) glucopyranoside 5, 7, 2′, 6′- 四羟基 -8- 甲氧基黄酮 -2′-*O*-β-D-(2-*O*- 咖啡酰基) 吡喃葡萄糖苷
5, 7, 3′, 4′-tetrahydroxy-8-methoxyflavonol-3-*O*-β-D-galactoside 5, 7, 3′, 4′- 四羟基 -8- 甲氧基黄酮醇 -3-*O*-β-D- 半乳糖苷
3′, 4′, 5, 7-tetrahydroxy-8-methoxyisoflavone 3′, 4′, 5, 7- 四羟基 -8- 甲氧基异黄酮
5, 6, 7, 4′-tetrahydroxy-8-methoxyisoflavone 5, 6, 7, 4′- 四羟基 -8- 甲氧基异黄酮

1, 3, 5, 6-tetrahydroxy-8-methyl xanthone 1, 3, 5, 6- 四羟基 -8- 甲基呫酮

2′, 4′, 5, 7-tetrahydroxy-8-methyl-6-methoxyhomoisoflavanone 2′, 4′, 5, 7- 四羟基 -8- 甲基 -6- 甲氧基高异黄烷酮

1, 3, 6, 7-tetrahydroxy-8-prenyl xanthone 1, 3, 6, 7- 四羟基 -8- 异戊烯基呫酮

2, 4, 6, 7-tetrahydroxy-9, 10-dihydrophenanthrene 2, 4, 6, 7- 四羟基 -9, 10- 二氢菲

2, 3, 4, 6-tetrahydroxyacetophenone-3-*O*-β-D-glucopyranoside (polygoacetophenoside) 2, 3, 4, 6- 四羟基乙酰苯 -3-*O*- 葡萄糖苷 (夜交藤乙酰苯苷)

1, 2, 3, 6-tetrahydroxyanthraquinone 1, 2, 3, 6- 四羟基蒽醌

(*Z*)-6, 7, 3′, 4′-tetrahydroxyaurone (*Z*)-6, 7, 3′, 4′- 四羟基橙酮

4, 6, 3′, 4′-tetrahydroxyaurone (aureusidin) 4, 6, 3′, 4′- 四羟基噢哢 (金鱼草素、噢哢斯定)

6, 7, 3′, 4′-tetrahydroxyaurone (maritimetin) 6, 7, 3′, 4′- 四羟基噢哢 (6, 7, 3′, 4′- 四羟基橙酮、海金鸡菊苷、海生菊苷、金鸡菊噢哢、海金鸡菊亭)

2, 4, 4′, 6-tetrahydroxybenzophenone 2, 4, 4′, 6- 四羟基二苯甲酮

2, 4, 3′, 5′-tetrahydroxybibenzyl 2, 4, 3′, 5′- 四羟基双苄

3, 3′, 4, 4′-tetrahydroxybiphenyl 3, 3′, 4, 4′- 四羟基联苯

3, 4, 3′, 4′-tetrahydroxybiphenyl 3, 4, 3′, 4′- 四羟基联苯

2, 3′, 4, 4′-tetrahydroxychalcone 2, 3′, 4, 4′- 四羟基查耳酮

2′, 3, 4′, 4-tetrahydroxychalcone 2′, 3, 4′, 4- 四羟基查耳酮

2, 4, 2′, 4′-tetrahydroxychalcone 2, 4, 2′, 4′- 四羟基查耳酮

3, 4, 2′, 4′-tetrahydroxychalcone 3, 4, 2′, 4′- 四羟基查耳酮

2, ′4′, 6, 4-tetrahydroxychalcone (chalconaringenin) 2, ′4′, 6, 4- 四羟基查耳酮 (柑橘查耳酮)

α, 3, 2′, 4′-tetrahydroxychalcone-2′-*O*-β-D-glucopyranoside α, 3, 2′, 4′- 四羟基查耳酮 -2′-*O*-β-D- 吡喃葡萄糖苷

2′, 4′, 3, 4-tetrahydroxychalcone (butein) 2′, 4′, 3, 4- 四羟基查耳酮 (紫铆酮、紫铆因、紫铆查耳酮、紫铆花素)

(22*R*)-3β, 16β, 22, 26-tetrahydroxycholest-5-en-3-*O*-α-L-rhamnopyranosyl-(1 → 2)-β-D-glucuronopyranoside (22*R*)-3β, 16β, 22, 26- 四羟基胆甾 -5- 烯 -3-*O*-α-L- 吡喃鼠李糖基 -(1 → 2)-β-D- 吡喃葡萄糖醛酸苷

2, 3, 22, 23-tetrahydroxycholest-6-one (brassinone) 2, 3, 22, 23- 四羟基胆甾 -6- 酮 (芸苔属酮)

1, 3, 8, 9-tetrahydroxycoumestane 1, 3, 8, 9- 四羟基香豆雌烷

(23*E*)-3β, 7β, 15β, 25-tetrahydroxycucurbit-5, 23-dien-19-al (23*E*)-3β, 7β, 15β, 25- 四羟基葫芦 -5, 23- 二烯 -19- 醛

3β, 7β, 22, 23-tetrahydroxycucurbita-5, 24-dien-19-al 3β, 7β, 22, 23- 四羟基葫芦 -5, 24- 二烯 -19- 醛

3β, 7β, 23, 24-tetrahydroxycucurbita-5, 25-dien-19-al 3β, 7β, 23, 24- 四羟基葫芦 -5, 25- 二烯 -19- 醛

(24*S*)-3β, 11α, 16β, 24-tetrahydroxycycloartane (24*S*)-3β, 11α, 16β, 24- 四羟基环木菠萝烷

(24*S*), 3β, 11α, 16β, 24-tetrahydroxycycloartenol-3-*O*-α-L-rhamnopyranosyl-(1 → 2)-β-D-glucopyranoside (24*S*), 3β, 11α, 16β, 24- 四羟基环木菠萝烯醇 -3-*O*-α-L- 吡喃鼠李糖基 -(1 → 2)-β-D- 吡喃葡萄糖苷

(24*S*), 3β, 11α, 16β, 24-tetrahydroxycycloartenol-3-*O*-β-D-glucopyranosyl-(1 → 2)-β-D-glucopyranoside (24*S*), 3β, 11α, 16β, 24- 四羟基环木菠萝烯醇 -3-*O*-β-D- 吡喃葡萄糖基 -(1 → 2)-β-D- 吡喃葡萄糖苷

3β, 20*S*, 21, 25-tetrahydroxydammar-23-ene 3β, 20*S*, 21, 25- 四羟基达玛 -23- 烯

3β, 12β, 20*S*, 21-tetrahydroxydammar-24-ene 3β, 12β, 20*S*, 21- 四羟基达玛 -24- 烯

3β, 19, 20*S*, 21-tetrahydroxydammar-24-ene 3β, 19, 20*S*, 21- 四羟基 -24- 达玛烯

2′, 4, 4′, α-tetrahydroxydihydrochalcone 2′, 4, 4′, α- 四羟基二氢查耳酮

α, 2′, 4, 4′-tetrahydroxydihydrochalcone α, 2′, 4, 4′- 四羟基二氢查耳酮

6, 7, 3′, 4′-tetrahydroxydihydroflavone 6, 7, 3′, 4′- 四羟基二氢黄酮

5, 7, 3′, 5′-tetrahydroxydihydroflavone-3-rhamnoside 5, 7, 3′, 5′- 四羟基二氢黄酮 -3- 鼠李糖苷

5, 7, 2′, 6′-tetrahydroxydihydroflavonol 5, 7, 2′, 6′- 四羟基二氢黄酮醇

7β, 11β, 14β, 20-tetrahydroxy-*ent*-kaur-16-en-6, 15-dione 7β, 11β, 14β, 20- 四羟基 - 对映 -16- 贝壳杉烯 -6, 15- 二酮

2β, 15α, 16β, 17-tetrahydroxy-*ent*-kaurane 2β, 15α, 16β, 17- 四羟基 - 对映 - 贝壳杉烷

(13*R*, 14*R*)-3, 13, 14, 19-tetrahydroxy-*ent*-labd-8 (17), 11-dien-16, 15-olide (13*R*, 14*R*)-3, 13, 14, 19- 四羟基 - 对映 - 半日花 -8 (17), 11- 二烯 -16, 15- 内酯

T

5, 7, 3′, 4′-tetrahydroxyflavan-3-ol　5, 7, 3′, 4′- 四羟基黄烷 -3- 醇

(2*S*)-5, 7, 3′, 4′-tetrahydroxyflavan-5-*O*-β-D-glucopyranoside　(2*S*)-5, 7, 3′, 4′- 四羟基黄烷 -5-*O*-β-D- 吡喃葡萄糖苷

3, 3′, 4′, 7-tetrahydroxyflavane　3, 3′, 4′, 7- 四羟基黄烷

3′, 4′, 5, 7-tetrahydroxyflavanol　3′, 4′, 5, 7- 四羟基黄烷醇

(2*R*, 3*R*)-2′, 3, 5, 7-tetrahydroxyflavanone　(2*R*, 3*R*)-2′, 3, 5, 7- 四羟基黄烷酮

(2*R*, 3*R*)-3, 5, 7, 4′-tetrahydroxyflavanone　(2*R*, 3*R*)-3, 5, 7, 4′- 四羟基黄烷酮

(2*S*)-2′, 5, 6′, 7-tetrahydroxyflavanone　(2*S*)-2′, 5, 6′, 7- 四羟基黄烷酮

(2*S*)-3′, 5, 5′, 7-tetrahydroxyflavanone　(2*S*)-3′, 5, 5′, 7- 四羟基黄烷酮

(2*S*)-5, 7, 2′, 5′-tetrahydroxyflavanone　(2*S*)-5, 7, 2′, 5′- 四羟基黄烷酮

(2*S*)-5, 7, 2′, 6′-tetrahydroxyflavanone　(2*S*)-5, 7, 2′, 6′- 四羟基黄烷酮

2′, 6′, 5, 7-tetrahydroxyflavanone　2′, 6′, 5, 7- 四羟基黄烷酮

3′, 4′, 5, 7-tetrahydroxyflavanone　3′, 4′, 5, 7- 四羟基黄烷酮

3′, 4′, 7-tetrahydroxyflavanone　3′, 4′, 7- 四羟基二氢黄酮

3′, 5, 5′, 7-tetrahydroxyflavanone　3′, 5, 5′, 7- 四羟基黄烷酮

3, 7, 3′, 4″-tetrahydroxyflavanone　3, 7, 3′, 4″- 四羟基黄烷酮

5, 7, 3′, 4′-tetrahydroxyflavanone　5, 7, 3′, 4′- 四羟基黄烷酮

5, 7, 3′, 5′-tetrahydroxyflavanone　5, 7, 3′, 5′- 四羟基黄烷酮

5, 8, 3′, 5′-tetrahydroxyflavanone　5, 8, 3′, 5′- 四羟基黄烷酮

3′, 5′, 5, 7-tetrahydroxyflavanone　3′, 5′, 5, 7- 四羟基二氢黄酮

(2*S*)-4′, 5, 6, 7-tetrahydroxyflavanone-6-*O*-β-D-glucopyranoside　(2*S*)-4′, 5, 6, 7- 四羟基二氢黄酮 -6-*O*-β-D- 吡喃葡萄糖苷

(2*S*)-5, 7, 3′, 5′-tetrahydroxyflavanone-7-*O*-β-D-allopyranoside　(2*S*)-5, 7, 3′, 5′- 四羟基黄烷酮 -7-*O*-β-D- 吡喃阿洛糖苷

5, 7, 3′, 5′-tetrahydroxyflavanone-7-*O*-β-D-glucopyranoside　5, 7, 3′, 5′- 四羟基黄烷酮 -7-*O*-β-D- 吡喃葡萄糖苷

(2*S*)-5, 7, 3′, 5′-tetrahydroxyflavanone-7-*O*-β-D-glucopyranosie　(2*S*)-5, 7, 3′, 5′- 四羟基黄烷酮 -7-*O*-β-D- 吡喃葡萄糖苷

5, 7, 3′, 5′-tetrahydroxyflavanone-7-*O*-β-D-neohesperidoside　5, 7, 3′, 5′- 四羟基黄烷酮 -7-*O*-β-D- 新橙皮糖苷

7, 8, 3′, 4′-tetrahydroxyflavanonol　7, 8, 3′, 4′- 四羟基二氢黄酮醇

tetrahydroxyflavanonol　四羟基黄烷酮醇

5, 7, 3′, 5′-tetrahydroxyflavanonol-3-*O*-β-D-glucoside　5, 7, 3′, 5′- 四羟基黄烷酮醇 -3-*O*-β-D- 葡萄糖苷

(2*R*)-7, 8, 3′, 4′-tetrahydroxyflavone　(2*R*)-7, 8, 3′, 4′- 四羟基黄酮

(2*S*)-7, 8, 3′, 4′-tetrahydroxyflavone　(2*S*)-7, 8, 3′, 4′- 四羟基黄酮

2′, 3′, 5, 7-tetrahydroxyflavone　2′, 3′, 5, 7- 四羟基黄酮

2′, 5′, 5, 7-tetrahydroxyflavone　2′, 5′, 5, 7- 四羟基黄酮

3, 4′, 5, 7-tetrahydroxyflavone　3, 4′, 5, 7- 四羟基黄酮

3′, 4′, 5, 7-tetrahydroxyflavone　3′, 4′, 5, 7- 四羟基黄酮

3′, 4, 7, 8-tetrahydroxyflavone　3′, 4, 7, 8- 四羟基黄酮

3, 7, 3′, 4′-tetrahydroxyflavone　3, 7, 3′, 4′- 四羟基黄酮

5, 7, 2′, 3′-tetrahydroxyflavone　5, 7, 2′, 3′- 四羟基黄酮

5, 7, 2′, 5′-tetrahydroxyflavone　5, 7, 2′, 5′- 四羟基黄酮

5, 7, 2′, 6′-tetrahydroxyflavone　5, 7, 2′, 6′- 四羟基黄酮

5, 7, 3′, 4′-tetrahydroxyflavone　5, 7, 3′, 4′- 四羟基黄酮

5, 7, 3′, 5′-tetrahydroxyflavone　5, 7, 3′, 5′- 四羟基黄酮

6, 7, 3′, 4′-tetrahydroxyflavone　7, 8, 3′, 4′- 四羟基黄酮

5, 7, 8, 4′-tetrahydroxyflavone (8-hydroxyapigenin, isoscutellarein)　5, 7, 8, 4′- 四羟基黄酮 (异高山黄芩素、异高黄芩素、8- 羟基芹菜素)

5, 7, 2′, 4′-tetrahydroxyflavone (norartocarpetin)　5, 7, 2′, 4′- 四羟基黄酮 (去甲波罗蜜亭)

3, 5, 7, 4′-tetrahydroxyflavone (trifolitin, kaempferol)　3, 5, 7, 4′- 四羟基黄酮 (山柰黄素、山柰黄酮醇、蓼山柰酚、山柰酚、堪非醇)

3, 4′, 5, 7-tetrahydroxyflavone-3-L-rhamnoside　3, 4′, 5, 7- 四羟基黄酮 -3-L- 鼠李糖苷

5, 7, 3′, 4′-tetrahydroxyflavone-3′-*O*-D-glucoside　5, 7, 3′, 4′- 四羟基黄酮 -3′-*O*-D- 葡萄糖苷

5, 7, 3′, 4′-tetrahydroxyflavone-3-*O*-β-D-galactopyranoside　5, 7, 3′, 4′- 四羟基黄酮 -3-*O*-β-D- 吡喃半乳糖苷

5, 7, 3′, 4′-tetrahydroxyflavone-3-*O*-β-D-glucoside　5, 7, 3′, 4′- 四羟基黄酮 -3-*O*-β-D- 葡萄糖苷

3, 5, 7, 4′-tetrahydroxyflavone-3-rhamnoglucoside 3, 5, 7, 4′- 四羟基黄酮 -3- 鼠李葡萄糖苷

5, 6, 7, 4′-tetrahydroxyflavone-6-*O*-β-D-arabinopyranosyl-7-*O*-α-L-rhamnopyranoside 5, 6, 7, 4′- 四羟基黄酮 -6-*O*-β-D- 吡喃阿拉伯糖基 -7-*O*-α-L- 吡喃鼠李糖苷

3, 5, 7, 4′-tetrahydroxyflavone-7-*O*-(6″-acetyl) glucoside 3, 5, 7, 4′- 四羟基黄酮 -7-*O*-(6″- 乙酰基) 葡萄糖苷

3, 5, 7, 4′-tetrahydroxyflavone-7-*O*-glucoside 3, 5, 7, 4′- 四羟基黄酮 -7-*O*- 葡萄糖苷

5, 7, 3′, 4′-tetrahydroxyflavone-7-*O*-β-D-glucoside 5, 7, 3′, 4′- 四羟基黄酮 -7-*O*-β-D- 葡萄糖苷

5, 7, 3′, 4′-tetrahydroxyflavone-8-*C*-β-D-glucoside 5, 7, 3′, 4′- 四羟基黄酮 -8-*C*-β-D- 葡萄糖苷

5, 7, 3′, 4′-tetrahydroxyflavonol 5, 7, 3′, 4′- 四羟基黄酮醇

5, 6, 7, 4′-tetrahydroxyflavonol-3-*O*-rutinoside 5, 6, 7, 4′- 四羟基黄酮醇 -3-*O*- 芸香糖苷

5, 7, 3′, 5′-tetrahydroxyflavonol-3-*O*-β-D-glucopyranoside 5, 7, 3′, 5′- 四羟基黄酮醇 -3-*O*-β-D- 吡喃葡萄糖苷

5, 7, 3′, 4′-tetrahydroxyflavylium 木犀花青素 (5, 7, 3′, 4′- 四羟基花色鎓)

3′, 4′, 5, 7-tetrahydroxyflavylium chloride (luteolinidin) 3′, 4′, 5, 7- 四羟基花色鎓 (木犀草啶)

2, 3, 4, 5-tetrahydroxyhexyl-6-*O*-*trans*-caffeoyl-β-D-glucopyranoside 2, 3, 4, 5- 四羟己基 -6-*O*- 反式 - 咖啡酰基 -β-D- 吡喃葡萄糖苷

3β, 4β, 5β, 20-tetrahydroxyingena-1, 6-dien-9-one 3β, 4β, 5β, 20- 四羟基巨大戟 -1, 6- 二烯 -9- 酮

2′, 4′, 5, 7-tetrahydroxyisoflavone 2′, 4′, 5, 7- 四羟基异黄酮

5, 7, 2′, 4′-tetrahydroxyisoflavone 5, 7, 2′, 4′- 四羟基异黄酮

5, 6, 7, 4′-tetrahydroxyisoflavone-6, 7-di-*O*-β-D-glucopyranoside 5, 6, 7, 4′- 四羟基异黄酮 -6, 7- 二 -*O*-β-D- 吡喃葡萄糖苷

tetrahydroxyisoflavone-*O*-hexoside 四羟基异黄酮 -*O*- 己糖苷

2, 5, 7, 4′-tetrahydroxyisoflavonol 2, 5, 7, 4′- 四羟基异黄酮醇

(4α, 6β, 7β)-6, 7, 16, 17-tetrahydroxykaur-18-oic acid (4α, 6β, 7β)-6, 7, 16, 17- 四羟基贝壳杉 -18- 酸

(4β, 6β, 7β, 16α)-6, 7, 16, 17-tetrahydroxykaur-18-oic acid (4β, 6β, 7β, 16α)-6, 7, 16, 17- 四羟基贝壳杉 -18- 酸

(4α, 6β, 7β, 16α)-6, 7, 16, 17-tetrahydroxy-kaur-18-oic acid (4α, 6β, 7β, 16α)-6, 7, 16, 17- 四羟基贝壳杉 -18- 酸

(4α, 6β, 7β)-6, 7, 16, 17-tetrahydroxykaur-18-oic acid methyl ester (4α, 6β, 7β)-6, 7, 16, 17- 四羟基贝壳杉 -18- 酸甲酯

(4β, 6β, 7β, 16α)-6, 7, 16, 17-tetrahydroxykaur-18-oic acid methyl ester (4β, 6β, 7β, 16α)-6, 7, 16, 17- 四羟基贝壳杉 -18- 酸甲酯

(4α, 6α, 7β, 16α)-6, 7, 16, 17-tetrahydroxykaur-18-oic acid-γ-lactone (4α, 6α, 7β, 16α)-6, 7, 16, 17- 四羟基贝壳杉 -18- 酸 -γ- 内酯

(4β, 6β, 7β, 16α)-6, 7, 16, 17-tetrahydroxykaur-18-oic acid-γ-lactone (4β, 6β, 7β, 16α)-6, 7, 16, 17- 四羟基贝壳杉 -18- 酸 -γ- 内酯

2, 3, 6, 8-tetrahydroxy-l-methyl xanthone 2, 3, 6, 8- 四羟基 -1- 甲基叫酮

3, 4, 6, 8-tetrahydroxy-l-methyl xanthone 3, 4, 6, 8- 四羟基 -1- 甲基叫酮

3β, 16β, 23, 28-tetrahydroxylup-20 (29)-ene 3β, 16β, 23, 28- 四羟基羽扇豆 -20 (29)- 烯

tetrahydroxymethoxychalcone 四羟基甲氧基查耳酮

tetrahydroxynorbufostane 四羟基降蟾蜍烷

3β, 16α, 23, 28-tetrahydroxyolean-11, 13 (18)-dien-30-oic acid 3β, 16α, 23, 28- 四羟基齐墩果 -11, 13 (18)- 二烯 -30- 酸

16α, 23, 28, 30-tetrahydroxyolean-11, 13 (18)-dien-3β-yl-β-D-glucopyranosyl-(1 → 3)-β-D-fucopyranoside 16α, 23, 28, 30- 四羟基齐墩果 -11, 13 (18)- 二烯 -3β- 基 -β-D- 吡喃葡萄糖基 -(1 → 3)-β-D- 吡喃岩藻糖苷

1β, 2α, 3α, 24-tetrahydroxyolean-12-en-28-oic acid 1β, 2α, 3α, 24- 四羟基齐墩果 -12- 烯 -28- 酸

2α, 3α, 19α, 23-tetrahydroxyolean-12-en-28-oic acid 2α, 3α, 19α, 23- 四羟基齐墩果 -12- 烯 -28- 酸

2α, 3α, 19α, 24-tetrahydroxyolean-12-en-28-oic acid 2α, 3α, 19α, 24- 四羟基齐墩果 -12- 烯 -28- 酸

2α, 3α, 19α, 24-tetrahydroxyolean-12-en-28-oic acid-*O*-β-D-glucopyranoside 2α, 3α, 19α, 24- 四羟基齐墩果 -12- 烯 -28- 酸 -*O*-β-D- 吡喃葡萄糖苷

2β, 3β, 6β, 16α-tetrahydroxyolean-12-en-28-oic acid-*O*-β-D-glucopyranoside 2β, 3β, 6β, 16α- 四羟基齐墩果 -12- 烯 -28- 酸 -*O*-β-D- 吡喃葡萄糖苷

2α, 3α, 19α, 24-tetrahydroxyolean-12-en-28-oic acid-*O*-β-D-glucopyranosyl ester 2α, 3α, 19α, 24- 四羟基齐墩果 -12- 烯 -28- 酸 -*O*-β-D- 吡喃葡萄糖酯

2α, 21β, 22α, 28-tetrahydroxyolean-12-en-28-*O*-β-D-xylopyranoside 2α, 21β, 22α, 28- 四羟基齐墩果 -12- 烯 -28-*O*-β-D- 吡喃木糖苷

3α, 21α, 22α, 28-tetrahydroxyolean-12-en-28-*O*-β-D-xylopyranoside 3α, 21α, 22α, 28- 四羟基齐墩果 -12- 烯 -28-*O*-β-D- 吡喃木糖苷

3α, 21β, 22α, 28-tetrahydroxyolean-12-en-28-*O*-β-D-xylopyranoside 3α, 21β, 22α, 28- 四羟基齐墩果 -12- 烯 -28-*O*-β-D- 吡喃木糖苷

3β, 16β, 22β, 28-tetrahydroxyolean-12-en-30-oic acid 3β, 16β, 22β, 28- 四羟基齐墩果 -12- 烯 -30- 酸

3β, 22α, 24, 29-tetrahydroxyolean-12-en-3-*O*-[β-D-arabinosyl-(1 → 3)]-β-D-arabinopyranoside 3β, 22α, 24, 29- 四羟基齐墩果 -12- 烯 -3-*O*-[β-D- 阿拉伯糖基 -(1 → 3)]-β-D- 吡喃阿拉伯糖苷

16β, 21β, 23, 28-tetrahydroxyolean-12-en-3-one 16β, 21β, 23, 28- 四羟基齐墩果 -12- 烯 -3- 酮

11α, 16β, 23, 28-tetrahydroxyolean-12-en-3β-yl-[β-D-glucopyranosyl-(1→2)]-[β-D-glucopyranosyl-(1→3)]-β-D-fucopyranoside 11α, 16β, 23, 28- 四羟基齐墩果 -12- 烯 -3β- 基 -[β-D- 吡喃葡萄糖基 -(1 → 2)]-[β-D- 吡喃葡萄糖基 -(1 → 3)]-β-D- 吡喃岩藻糖苷

3α, 21β, 22α, 28-tetrahydroxyolean-12-ene 3α, 21β, 22α, 28- 四羟基齐墩果 -12- 烯

3β, 16β, 21β, 23-tetrahydroxyolean-12-ene 3β, 16β, 21β, 23- 四羟基齐墩果 -12- 烯

3β, 16β, 21β, 28-tetrahydroxyolean-12-ene 3β, 16β, 21β, 28- 四羟基齐墩果 -12- 烯

3β, 16β, 22α, 28-tetrahydroxyolean-12-ene 3β, 16β, 22α, 28- 四羟基齐墩果 -12- 烯

3β, 16β, 23, 28-tetrahydroxyolean-13 (18)-ene 3β, 16β, 23, 28- 四羟基齐墩果 -13 (18)- 烯

16β, 21β, 23, 28-tetrahydroxyolean-9 (11), 12 (13)-dien-3-yl-[β-D-glucopyranosyl-(1→2)]-[β-D-glucopyranosyl-(1 → 3)]-β-D-fucopyranoside 16β, 21β, 23, 28- 四羟基齐墩果 -9 (11), 12 (13)- 二烯 -3- 基 -[β-D- 吡喃葡萄糖基 -(1 → 2)]-[β-D- 吡喃葡萄糖基 -(1 → 3)]-β-D- 吡喃岩藻糖苷

2α, 3α, 19α, 23-tetrahydroxyoleanolic acid-28-*O*-β-D-glucopyranoside 2α, 3α, 19α, 23- 四羟基齐墩果酸 -28-*O*-β-D- 吡喃葡萄糖苷

2, 4, 5, 6-tetrahydroxyphenanthrene 2, 4, 5, 6- 四羟基菲

ent-2α, 15, 16, 19-tetrahydroxypimar-8 (14)-en-19-*O*-α-L-glucopyranoside 对映 -2α, 15, 16, 19- 四羟基海松 -8 (14)- 烯 -19-*O*-α-L- 吡喃葡萄糖苷

ent-2β, 15, 16, 19-tetrahydroxypimar-8 (14)-en-19-*O*-β-glucopyranoside 对映 -2β, 15, 16, 19- 四羟基海松 -8 (14)- 烯 -19-*O*-β-D- 吡喃葡萄糖苷

ent-(2*R*), 15, 16, 19-tetrahydroxypimar-8 (14)-ene 对映 -(2*R*), 15, 16, 19- 四羟基海松 -8 (14)- 烯

(1*S*, 2*S*, 3*R*, 4*R*, 5*R*)-1, 2, 3, 4-tetrahydroxy-*p*-menthane (1*S*, 2*S*, 3*R*, 4*R*, 5*R*)-1, 2, 3, 4- 四羟基对薄荷烷

(1*S*, 2*S*, 3*S*, 4*R*, 6*R*)-1, 2, 3, 6-tetrahydroxy-*p*-menthane (1*S*, 2*S*, 3*S*, 4*R*, 6*R*)-1, 2, 3, 6- 四羟基对薄荷烷

(1*R*, 2*S*, 3*S*, 4*S*)-1, 2, 3, 4-tetrahydroxy-*p*-menthene (1*R*, 2*S*, 3*S*, 4*S*)-1, 2, 3, 4- 四羟基对薄荷烯

8, 12β, 14β, 17α-tetrahydroxypregn-5-en-20-one 8, 12β, 14β, 17α- 四羟基孕甾 -5- 烯 -20- 酮

3β, 5β, 6α, 16β-tetrahydroxypregnan 3β, 5β, 6α, 16β- 四羟基孕甾

11β, 23*S*, 24*R*, 25-tetrahydroxyprotostan-3-one 11β, 23*S*, 24*R*, 25- 四羟基原萜 -3- 酮

2, 3′, 4, 5′-tetrahydroxystilbene 2, 3′, 4, 5′- 四羟基芪

3, 4, 3′, 5′-tetrahydroxystilbene 3, 4, 3′, 5′- 四羟基二苯乙烯

3, 5, 2′, 4′-tetrahydroxystilbene 3, 5, 2′, 4′- 四羟基芪

2, 4, 3′, 5′-tetrahydroxystilbene (oxyresveratrol) 2, 4, 3′, 5′- 四羟基芪 (氧化白藜芦醇)

3, 3′, 4, 5′-tetrahydroxystilbene (piceatannol, astringenin) 3, 3′, 4, 5′- 四羟基芪 (3, 3′, 4, 5′- 四羟基二苯乙烯、云杉鞣酚、云杉芪酚、白皮杉醇)

2, 3, 5, 4′-tetrahydroxystilbene-2, 3-*O*-β-D-glucoside 2, 3, 5, 4′- 四羟基芪 -2, 3-*O*-β-D- 葡萄糖苷

2, 3, 5, 4′-tetrahydroxystilbene-2-*O*-(6″-*O*-acetyl)-β-D-glucopyranoside 2, 3, 5, 4′- 四羟基二苯乙烯 -2-*O*-(6″-*O*- 乙酰基)-β-D- 吡喃葡萄糖苷

2, 3, 5, 4′-tetrahydroxystilbene-2-*O*-(6″-*O*-α-D-glucopyranosyl)-β-D-glucopyranoside 2, 3, 5, 4′- 四羟基二苯乙烯 -2-*O*-(6″-*O*-α-D- 吡喃葡萄糖基)-β-D- 吡喃葡萄糖苷

(*E*)-2, 3, 5, 4′-tetrahydroxystilbene-2-*O*-β-D-(3″-galloyl) glucoside (*E*)-2, 3, 5, 4′- 四羟基二苯乙烯 -2-*O*-β-D-(3″- 没食子酰基) 葡萄糖苷

(*E*)-2, 3, 5, 4′-tetrahydroxystilbene-2-*O*-β-D-glucopyranoside (*E*)-2, 3, 5, 4′- 四羟基二苯乙烯 -2-*O*-β-D- 吡喃葡萄糖苷

2, 3, 5, 4′-tetrahydroxystilbene-2-*O*-β-D-glucopyranoside 2, 3, 5, 4′- 四羟基芪 -2-*O*-β-D- 吡喃葡萄糖苷

2, 3, 5, 4′-tetrahydroxystilbene-2-*O*-β-D-glucopyranoside-2″-*O*-monogalloyl ester 2, 3, 5, 4′- 四羟基芪 -2-*O*-β-D- 吡喃葡萄糖苷 -2″-*O*- 单没食子酰酯

2, 3, 5, 4′-tetrahydroxystilbene-2-*O*-β-D-glucopyranoside-3″-*O*-monogalloyl ester　2, 3, 5, 4′- 四羟基芪 -2-*O*-β-D- 吡喃葡萄糖苷 -3″-*O*- 单没食子酰酯

(*E*)-2, 3, 5, 4′-tetrahydroxystilbene-2-*O*-β-D-glucoside　(*E*)-2, 3, 5, 4′- 四羟基二苯乙烯 -2-*O*-β-D- 葡萄糖苷

(*Z*)-2, 3, 5, 4′-tetrahydroxystilbene-2-*O*-β-D-glucoside　(*Z*)-2, 3, 5, 4′- 四羟基二苯乙烯 -2-*O*-β-D- 葡萄糖苷

2, 3, 5, 4′-tetrahydroxystilbene-2-*O*-β-D-glucoside　2, 3, 5, 4′- 四羟基二苯乙烯 -2-*O*-β-D- 葡萄糖苷

2, 4, 6, 4′-tetrahydroxystilbene-2-*O*-β-D-glucoside　2, 4, 6, 4′- 四羟基二苯乙烯 -2-*O*-β-D- 葡萄糖苷

3, 4, 3′, 5-tetrahydroxystilbene-3-glucoside　3, 4, 3′, 5′- 四羟基芪 -3- 葡萄糖苷

(*E*)-2, 3, 5, 4′-tetrahydroxystilbene-3-*O*-β-D-glucopyranoside　(*E*)-2, 3, 5, 4′- 四羟基二苯乙烯 -3-*O*-β-D- 吡喃葡萄糖苷

tetrahydroxytaxadiene　四羟基紫杉二烯

2, 3, 5, 4′-tetrahydroxy-*trans*-stilbene-2-*O*-(2″-*O*-*p*-hydroxybenzoyl)-β-D-glucoside　2, 3, 5, 4′- 四羟基反式 - 二苯乙烯 -2-*O*-(2″-*O*- 对羟基苯甲酰基)-β-D- 葡萄糖苷

2, 3, 5, 4′-tetrahydroxy-*trans*-stilbene-2-*O*-β-D-glucopyranoside　2, 3, 5, 4′- 四羟基反式 - 二苯乙烯 -2-*O*-β-D- 吡喃葡萄糖苷

1β, 2α, 3α, 24-tetrahydroxyurs-12, 20 (30)-dien-28-oic acid　1β, 2α, 3α, 24- 四羟基熊果 -12, 20 (30)- 二烯 -28- 酸

2α, 3α, 19α, 23-tetrahydroxyurs-12, 20 (30)-dien-28-oic acid　2α, 3α, 19α, 23- 四羟基熊果 -12, 20 (30)- 二烯 -28- 酸

2α, 3α, 19α, 23-tetrahydroxyurs-12-en-24, 28-dioic acid　2α, 3α, 19α, 23- 四羟基熊果 -12- 烯 -24, 28- 二酸

2β, 3α, 7β, 19α-tetrahydroxyurs-12-en-28-carboxylic acid (roxburic acid)　2β, 3α, 7β, 19α- 四羟基 -12- 熊果烯 -28- 甲酸 (刺梨酸)

1β, 2α, 3β, 19α-tetrahydroxyurs-12-en-28-oate-3-*O*-β-D-xylopyranoside　1β, 2α, 3β, 19α- 四羟基熊果 -12- 烯 -28- 酸酯 -3-*O*-β-D- 吡喃木糖苷

1β, 2β, 3β, 19α-tetrahydroxyurs-12-en-28-oate-3-*O*-β-D-xylopyranoside　1β, 2β, 3β, 19α- 四羟基熊果 -12- 烯 -28- 酸酯 -3-*O*-β-D- 吡喃木糖苷

1α, 2α, 3β, 19α-tetrahydroxyurs-12-en-28-oic acid　1α, 2α, 3β, 19α- 四羟基熊果 -12- 烯 -28- 酸

1β, 2α, 3β, 19α-tetrahydroxyurs-12-en-28-oic acid　1β, 2α, 3β, 19α- 四羟基熊果 -12- 烯 -28- 酸

1β, 2β, 3β, 19α-tetrahydroxyurs-12-en-28-oic acid　1β, 2β, 3β, 19α- 四羟基熊果 -12- 烯 -28- 酸

2, 3, 16, 23-tetrahydroxyurs-12-en-28-oic acid　2, 3, 16, 23- 四羟基熊果 -12- 烯 -28- 酸

2α, 3α, 11α, 19α-tetrahydroxyurs-12-en-28-oic acid　2α, 3α, 11α, 19α- 四羟基熊果 -12- 烯 -28- 酸

2α, 3α, 19α, 24-tetrahydroxyurs-12-en-28-oic acid　2α, 3α, 19α, 24- 四羟基熊果 -12- 烯 -28- 酸

2β, 3β, 23, 24-tetrahydroxyurs-12-en-28-oic acid　2β, 3β, 23, 24- 四羟基熊果 -12- 烯 -28- 酸

3α, 19α, 23, 24-tetrahydroxyurs-12-en-28-oic acid　3α, 19α, 23, 24- 四羟基熊果 -12- 烯 -28- 酸

3β, 6β, 19α, 24-tetrahydroxyurs-12-en-28-oic acid　3β, 6β, 19α, 24- 四羟基熊果 -12- 烯 -28- 酸

1β, 2α, 3α, 24-tetrahydroxyurs-12-en-28-oic acid (pygenic acid C)　1β, 2α, 3α, 24- 四羟基熊果 -12- 烯 -28- 酸

2α, 3α, 19α, 24-tetrahydroxyurs-12-en-28-oic acid-*O*-β-D-glucopyranoside　2α, 3α, 19α, 24- 四羟基熊果 -12- 烯 -28- 酸 -*O*-β-D- 吡喃葡萄糖苷

2α, 3α, 19, 24-tetrahydroxyurs-12-en-28-oic acid-*O*-β-D-glucosyl ester　2α, 3α, 19, 24- 四羟基熊果 -12- 烯 -28- 酸 -*O*-β-D- 葡萄糖酯

1α, 3β, 19α, 23-tetrahydroxyurs-12-en-28-oic acid-*O*-β-D-xylopyranoside　1α, 3β, 19α, 23- 四羟基熊果 -12- 烯 -28- 酸 -*O*-β-D- 吡喃木糖苷

2α, 3α, 19α, 23-tetrahydroxyurs-12-en-28-*O*-β-D-glucoside　2α, 3α, 19α, 23- 四羟基熊果 -12- 烯 -28-*O*-β-D- 葡萄糖苷

2α, 3α, 19α, 23-tetrahydroxyurs-12-en-28-β-D-glucopyranoside (rosalaenoside A)　2α, 3α, 19α, 23- 四羟基熊果 -12- 烯 -28-β-D- 吡喃葡萄糖苷 (金樱子皂苷 A)

1β, 2α, 3β, 19α-tetrahydroxyurs-28-*O*-[β-D-glucopyranosyl-(1→2)]-β-D-galactopyranoside　1β, 2α, 3β, 19α- 四羟基熊果 -28-*O*-[β-D- 吡喃葡萄糖基 -(1 → 2)]-β-D- 吡喃半乳糖苷

2α, 3α, 19, 24-tetrahydroxyursolic acid-28-*O*-β-D-glucopyranoside　2α, 3α, 19, 24- 四羟基熊果酸 -28-*O*-β-D- 吡喃葡萄糖苷

2α, 3α, 19α, 23-tetrahydroxyursolic acid-28-*O*-β-D-glucopyranoside　2α, 3α, 19α, 23- 四羟基熊果酸 -28-*O*-β-D- 吡喃葡萄糖苷

1, 2, 6, 8-tetrahydroxyxanthone　1, 2, 6, 8- 四羟基屾酮

1, 3, 5, 6-tetrahydroxyxanthone　1, 3, 5, 6- 四羟基屾酮

1, 3, 7, 8-tetrahydroxyxanthone　1, 3, 7, 8- 四羟基屾酮

1, 4, 5, 6-tetrahydroxyxanthone　1, 4, 5, 6- 四羟基屾酮

2, 3, 6, 7-tetrahydroxyxanthone　2, 3, 6, 7- 四羟基屾酮

3, 4, 5, 6-tetrahydroxyxanthone　3, 4, 5, 6- 四羟基叫酮

3, 4, 6, 7-tetrahydroxyxanthone　3, 4, 6, 7- 四羟基叫酮

1, 3, 6, 7-tetrahydroxyxanthone (norathyriol)　1, 3, 6, 7- 四羟基叫酮 (去甲蹄盖蕨酚、去甲蹄盖蕨叫酮)

1, 3, 5, 8-tetrahydroxyxanthone (norbellidifodin)　1, 3, 5, 8- 四羟基叫酮 (去甲二裂雏菊亭酮)

1, 3, 7, 8-tetrahydroxyxanthone-1-*O*-β-D-glucopyranoside　1, 3, 7, 8- 四羟基叫酮 -1-*O*-β-D- 吡喃葡萄糖苷

1, 3, 6, 7-tetrahydroxyxanthone-6-*O*-β-D-glucoside (tripteroside)　1, 3, 6, 7- 四羟基叫酮 -6-*O*-β-D- 葡萄糖苷 (双蝴蝶苷)

1, 3, 7, 8-tetrahydroxyxanthone-8-*O*-β-D-glucopyranoside　1, 3, 7, 8- 四羟基叫酮 -8-*O*-β-D- 吡喃葡萄糖苷

1, 3, 5, 6-tetrahydroxyxanthonin　1, 3, 5, 6- 四羟基叫酮素

1, 3, 6, 7-tetrahydroxyxanthonin　1, 3, 6, 7- 四羟基叫酮素

3, 4, 3′, 4′-tetrahydroxy-δ-truxinate　3, 4, 3′, 4′- 四羟基 -δ- 秘鲁古柯尼酸酯

4β, 15, 11α, 13-tetrahydrozaluzanin C　4β, 15, 11α, 13- 四氢中美菊素 C

(3*S*)-1, 2, 3, 4-tetrahydro-β-carbolin-3-carboxylic acid　(3*S*)-1, 2, 3, 4- 四氢 -β- 咔啉 -3- 甲酸

1, 2, 3, 4-tetrahydro-β-carbolin-3-carboxylic acid　1, 2, 3, 4- 四氢 -β- 咔啉 -3- 甲酸

tetrahydro-β-carboline　四氢 -β- 咔啉

tetrahymanol　四膜虫萜醇

3, 5, 3′, 5′-tetraiodothyronine (thyroxin)　3, 5, 3′, 5′- 四碘甲腺氨酸 (甲状腺素)

tetralin　四氢化萘

(4*R*)-1-tetralone　(4*R*)-1- 四氢萘酮

(4*S*)-1-tetralone　(4*S*)-1- 四氢萘酮

tetrameric gallic acid　四聚没食子酸

tetrameric gallocatechin　四聚没食子儿茶素

4, 4′, 8, 8′-tetramethoxy-(1, 1′-biphenanthrene)-2, 2′, 7, 7′-tetraol　4, 4′, 8, 8′- 四甲氧基 -(1, 1′- 二菲)-2, 2′, 7, 7′- 四醇

3, 3′, 5, 5′-tetramethoxy-(1, 1′-biphenyl)-4, 4′-diol　3, 3′, 5, 5′- 四甲氧基 -(1, 1′- 联苯)-4, 4′- 二醇

2, 3, 4, 7-tetramethoxy-1-*O*-gentiobiosyloxyxanthone　2, 3, 4, 7- 四甲氧基 -1-*O*- 龙胆二糖氧基叫酮

2, 3, 4, 5-tetramethoxy-1-*O*-primeverosyloxyxanthone　2, 3, 4, 5- 四甲氧基 -1-*O*- 樱草糖氧基叫酮

5, 6, 7, 5′-tetramethoxy-3′, 4′-methylenedioxyflavone　5, 6, 7, 5′- 四甲氧基 -3′, 4′- 亚甲二氧基黄酮

2, 6, 2′, 6′-tetramethoxy-4, 4′-bis (1, 2-*cis*-2, 3-epoxy-1-hydroxypropyl) biphenyl　2, 6, 2′, 6′- 四甲氧基 -4, 4′- 双 (1, 2- 顺式 -2, 3- 环氧 -1- 羟基丙基) 双苄

2, 6, 2′, 6′-tetramethoxy-4, 4′-bis (1, 2-*trans*-2, 3-epoxy-1-hydroxypropyl) biphenyl　2, 6, 2′, 6′- 四甲氧基 -4, 4′- 双 (1, 2- 反式 -2, 3- 环氧 -1- 羟基丙基) 双苄

2, 6, 2′, 6′-tetramethoxy-4, 4′-bis (2, 3-epoxy-1-hydroxypropyl) biphenyl　2, 6, 2′, 6′- 四甲氧基 -4, 4′- 双 (2, 3- 环氧基 -1- 羟基丙基) 联苯

3, 3′, 5, 8-tetramethoxy-4′, 5′, 6, 7-bis (methylenedioxy) flavone　3, 3′, 5, 8- 四甲氧基 -4′, 5′, 6, 7- 双亚甲二氧基黄酮

3, 3′, 5, 5′-tetramethoxy-7, 9′:7′, 9-diepoxylignan-4, 4′-di-*O*-β-D-glucopyranoside　3, 3′, 5, 5′- 四甲氧基 -7, 9′:7′, 9- 二环氧木脂素 -4, 4′- 二 -*O*-β-D- 吡喃葡萄糖苷

6, 6′, 7, 7′-tetramethoxy-8, 8′-biscoumarin　6, 6′, 7, 7′- 四甲氧基 -8, 8′- 双香豆素

1, 2, 5, 6-tetramethoxyanthraquinone　1, 2, 5, 6- 四甲氧基蒽醌

tetramethoxybenzene　四甲氧基苯

(13a*S*)-2, 3, 9, 10-tetramethoxyberbine　(13a*S*)-2, 3, 9, 10- 四甲氧基小檗烷

2′, 4′, 6′, 4-tetramethoxychalcone　2′, 4′, 6′, 4- 四甲氧基查耳酮

4, 2′, 4′, 6′-tetramethoxychalcone　4, 2′, 4′, 6′- 四甲氧基查耳酮

5, 6, 7, 8-tetramethoxycoumarin　5, 6, 7, 8- 四甲氧基香豆素

6′, 7′, 10, 11-tetramethoxyemetan　6′, 7′, 10, 11- 四甲氧基吐根烷

tetramethoxyfisetin　四甲氧基非瑟素

5, 6, 7, 4′-tetramethoxyflavanone　5, 6, 7, 4′- 四甲氧基黄烷酮

5, 7, 3′, 4′-tetramethoxyflavanone　5, 7, 3′, 4′- 四甲氧基黄烷酮

(2*R*, 3*R*)-5, 7, 3′, 4′-tetramethoxyflavanonol　(2*R*, 3*R*)-5, 7, 3′, 4′- 四甲氧基黄烷酮醇

3, 3′, 4, 7-tetramethoxyflavone　3, 3′, 4, 7- 四甲氧基黄酮

3, 4′, 5, 7-tetramethoxyflavone　3, 4′, 5, 7- 四甲氧基黄酮

3′, 4′, 5, 7-tetramethoxyflavone　3′, 4′, 5, 7- 四甲氧基黄酮

3′, 4′, 7, 8-tetramethoxyflavone　3′, 4′, 7, 8- 四甲氧基黄酮

3, 5, 7, 4′-tetramethoxyflavone 3, 5, 7, 4′- 四甲氧基黄酮

4′, 5, 7, 8-tetramethoxyflavone 4′, 5, 7, 8- 四甲氧基黄酮

5, 6, 7, 4′-tetramethoxyflavone 5, 6, 7, 4′- 四甲氧基黄酮

5, 6, 7, 8-tetramethoxyflavone 5, 6, 7, 8- 四甲氧基黄酮

5, 7, 3′, 4′-tetramethoxyflavone 5, 7, 3′, 4′- 四甲氧基黄酮

5, 7, 8, 2′-tetramethoxyflavone 5, 7, 8, 2′- 四甲氧基黄酮

5, 7, 8, 4′-tetramethoxyflavone 5, 7, 8, 4′- 四甲氧基黄酮

7, 8, 2′, 5′-tetramethoxyflavone-5-*O*-β-D-glucopyranoside 7, 8, 2′, 5′- 四甲氧基黄酮 -5-*O*-β-D- 吡喃葡萄糖苷

3′, 4′, 5′, 6-tetramethoxyflavone-7-*O*-β-D-glucopyranosyl-(1 → 3)-β-D-glucopyranoside 3′, 4′, 5′, 6- 四甲氧基黄酮 -7-*O*-β-D- 吡喃葡萄糖基 -(1 → 3)-β-D- 吡喃葡萄糖苷

7, 2′, 4′, 5′-tetramethoxyisoflavone 7, 2′, 4′, 5′- 四甲氧基异黄酮

2, 3, 4, 5-tetramethoxyphenanthrene 2, 3, 4, 5- 四甲氧基菲

2, 3, 4, 7-tetramethoxyphenanthrene 2, 3, 4, 7- 四甲氧基菲

2, 3, 9, 12-tetramethoxyprotoberberine 2, 3, 9, 12- 四甲氧基原小檗碱

3, 3′, 5, 5′-tetramethoxystilbene 3, 3′, 5, 5′- 四甲氧基芪

3, 3′, 5, 5′-tetramethoxy-*trans*-stilbene 3, 3′, 5, 5′- 四甲氧基反式二苯乙烯

1, 2, 3, 7-tetramethoxyxanthone 1, 2, 3, 7- 四甲氧基屾酮

2, 3, 4, 7-tetramethoxyxanthone 2, 3, 4, 7- 四甲基屾酮

2, 3, 4, 7-tetramethoxyxanthone-1-*O*-β-D-xylopyranosyl-(1 → 6)-β-D-glucopyranoside 2, 3, 4, 7- 四甲氧基屾酮 -1-*O*-β-D- 吡喃木糖基 -(1 → 6)-β-D- 吡喃葡萄糖苷

1, 2, 3, 4-tetramethyl benzene 1, 2, 3, 4- 四甲基苯

1, 2, 4, 5-tetramethyl benzene 1, 2, 4, 5- 四甲基苯

2, 2, 3, 5-tetramethyl benzopyran-4-one 2, 2, 3, 5- 四甲基苯并吡喃 -4- 酮

2, 2, 6, 7-tetramethyl bicyclo[4.3.0]non-1 (9), 4, 7-triene 2, 2, 6, 7- 四甲基二环 [4.3.0] 壬 -1 (9), 4, 7- 三烯

tetramethyl curcumin 四甲基姜黄素

1, 1, 2, 3-tetramethyl cyclobutane 1, 1, 2, 3- 四甲基环丁烷

tetramethyl cyclodecadienmethanol (hedycaryol) 四甲基环癸二烯甲醇 (甜核树醇、澳桑醇)

1, 1, 3, 3-tetramethyl cyclopentane 1, 1, 3, 3- 四甲基环戊烷

3, 3, 5, 5-tetramethyl cyclopentene 3, 3, 5, 5- 四甲基环戊烯

2D, 4D, 6D, 8D-tetramethyl decanoic acid 2D, 4D, 6D, 8D- 四甲基癸酸

tetramethyl decanoic acid 四甲基癸酸

tetramethyl diaminobutane 四甲基丁二胺

3, 3′, 4, 4′-tetramethyl ellagic acid 3, 3′, 4, 4′- 四甲基并没食子酸

4, 8, 12, 16-tetramethyl heptadecan-4-olide 4, 8, 12, 16- 四甲基十七烷 -4- 内酯

2, 6, 10, 14-tetramethyl heptadecane 2, 6, 10, 14- 四甲基十七烷

2, 6, 10, 15-tetramethyl heptadecane 2, 6, 10, 15- 四甲基十七烷

(*E*, *E*, *E*)-3, 7, 11, 15-tetramethyl hexadec-1, 3, 6, 10, 14-pentene (*E*, *E*, *E*)-3, 7, 11, 15- 四甲基十六碳 -1, 3, 6, 10, 14- 五烯

3, 7, 11, 15-tetramethyl hexadec-1, 3, 6, 10, 14-pentene 3, 7, 11, 15- 四甲基十六碳 -1, 3, 6, 10, 14- 五烯

3, 7, 11, 15-tetramethyl hexadec-1, 6, 10, 14-tetraen-3-ol 3, 7, 11, 15- 四甲基十六碳 -1, 6, 10, 14- 四烯 -3- 醇

2, 5, 10, 14-tetramethyl hexadecane 2, 5, 10, 14- 四甲基十六烷

2, 6, 10, 14-tetramethyl hexadecane 2, 6, 10, 14- 四甲基十六烷

2, 6, 11, 15-tetramethyl hexadecane 2, 6, 11, 15- 四甲基十六烷

tetramethyl hexadecenol 四甲基十六烯醇

N, *N*, *N*′, *N*′-tetramethyl holarrhimine *N*, *N*, *N*′, *N*′- 四甲基止泻木明

tetramethyl holarrhimine 四甲基止泻木明

tetramethyl magnolamine 四甲基木兰胺

2, 6, 11, 14-tetramethyl nonadecane 2, 6, 11, 14- 四甲基十九烷

2, 6, 10, 14-tetramethyl pentadecane 2, 6, 10, 14- 四甲基十五烷

2, 3, 4, 6-tetramethyl phenol 2, 3, 4, 6- 四甲基苯酚

tetramethyl prazine 四甲基吡嗪

tetramethyl putrescine 四甲基腐肉胺

2, 3, 5, 6-tetramethyl pyrazine 2, 3, 5, 6- 四甲基吡嗪

2, 3, 5, 6-tetramethyl pyrazine (chuanxiongzine, ligustrazine) 四甲基吡嗪 (川芎嗪)

tetramethyl salvianolic acid A 四甲基丹酚酸 A

tetramethyl scutellarein 四甲基高山黄芩素 (四甲基高黄芩素)

T

N, N, N′, N′-tetramethyl succinamide　N, N, N′, N′- 四甲基琥珀酰胺

2, 2, 6, 9-tetramethyl tricyclo (5.2.2.03, 7) undec-9-ol　2, 2, 6, 9- 四甲基三环 (5.2.2.03, 7) 十一 -9- 醇

2, 2, 7, 7-tetramethyl tricyclo[6.2.1.0 (1, 6)]undec-4-en-3-one　2, 2, 7, 7- 四甲基三环 [6.2.1.0 (1, 6)] 十一碳 -4- 烯 -3- 酮

tetramethyl trioxypurine　四甲基三氧代嘌呤

tetramethyl undecanoic acid　四甲基十一酸

1, 5, 9, 9-tetramethyl-(1Z, 4Z, 7Z)-cycloundecatriene　1, 5, 9, 9- 四甲基 -(1Z, 4Z, 7Z)- 环十一碳三烯

1, 5, 9, 9-tetramethyl-(Z, Z, Z)-1, 4, 7-cycloundecatriene　1, 5, 9, 9- 四甲基 -(Z, Z, Z)-1, 4, 7- 环十一碳三烯

3, 7, 11, 15-tetramethyl-1, (6E, 10E), 14-hexadecatetraen-3-ol　3, 7, 11, 15- 四甲基 -1, (6E, 10E), 14- 十六碳四烯 -3- 醇

1, 5, 5, 8-tetramethyl-12-oxabicyclo[9.1.0]dodoec-3, 7-diene　1, 5, 5, 8- 四甲基 -12- 氧杂二环 [9.1.0] 十二碳 -3, 7- 二烯

1, 5, 5, 8-tetramethyl-12-oxobicyclo[9.1.0]pentadec-3, 7-diene　1, 5, 5, 8- 四甲基 -12- 氧亚基双环 [9.1.0] 十五碳 -3, 7- 二烯

1, 1, 4, 7-tetramethyl-1a, 2, 3, 4, 4a, 5, 6, 7b-octahydro-1H-cycloprop[e]azulene　1, 1, 4, 7- 四甲基 -1a, 2, 3, 4, 4a, 5, 6, 7b- 八氢 -1H- 环丙 [e] 薁

1, 1, 7, 7a-tetramethyl-1a, 2, 4, 5, 6, 7, 7a, 7b-octahydro-1H-cycloprop[a]-naphthalene　1, 1, 7, 7a- 四甲基 -1a, 2, 4, 5, 6, 7, 7a, 7b- 八氢 -1H- 环丙 [a] 萘

(2E, 5E)-3, 4, 5, 6-tetramethyl-2, 5-octadiene　(2E, 5E)-3, 4, 5, 6- 四甲基 -2, 5- 辛二烯

3, 7, 11, 15-tetramethyl-2-en-hexadecanol　3, 7, 11, 15- 四甲基 -2- 烯 - 十六醇

(E)-3, 7, 11, 15-tetramethyl-2-hexadecen-1-ol　(E)-3, 7, 11, 15- 四甲基 -2- 十六烯 -1- 醇

3, 7, 11, 15-tetramethyl-2-hexadecen-1-ol (phytol)　3, 7, 11, 15- 四甲基 -2- 十六烯 -1- 醇 (植醇、植物醇、叶绿醇)

2, 2, 5, 7-tetramethyl-4-hydroxy-6-(2-hydroxyethyl) indanone　2, 2, 5, 7- 四甲基 -4- 羟基 -6-(2- 羟乙基) 茚满酮

1, 1, 5, 5-tetramethyl-4-methylene-2, 3, 4, 6, 7, 10-hexahydronaphthalene　1, 1, 5, 5- 四甲基 -4- 亚甲基 -2, 3, 4, 6, 7, 10- 六氢萘

2, 2, 6, 6-tetramethyl-4-piperidone　2, 2, 6, 6- 四甲基哌啶酮

3, 3′, 4, 4′-O-tetramethyl-5′-methoxyellagic acid　3, 3′, 4, 4′-O- 四甲基 -5′- 甲氧基鞣花酸 (3, 3′, 4, 4′-O- 四甲基 -5′- 甲氧基并没食子酸)

1, 2, 3, 4-tetramethyl-5-methylene-1, 3-cyclopentadiene　1, 2, 3, 4- 四甲基 -5- 亚甲基 -1, 3- 环戊二烯

tetramethyl-N, N-bis (2, 6-dimethyl phenyl) cyclobutane-1, 3-diimine　四甲基 -N, N- 双 (2, 6- 二甲苯基) 环丁烷 -1, 3- 二亚胺

tetramethyl-O-isoscutellarein　四甲基 -O- 异高山黄芩素

tetramethyl-O-scutellarein　四甲基 -O- 高山黄芩素

(–)-2D, 4D, 6D, 8D-tetramethylundecanoic acid　(–)-2D, 4D, 6D, 8D- 四甲基十一酸

2D, 4D, 6D, 8D-tetramethylundecanoic acid　2D, 4D, 6D, 8D- 四甲基十一酸

1, 3, 7, 9-tetramethyluric acid (theacrine)　1, 3, 7, 9- 四甲基尿酸 (茶可灵碱)

(2R, 4R, 6R, 8R)-2, 4, 6, 8-tetramethyundecanoic acid　(2R, 4R, 6R, 8R)-2, 4, 6, 8- 四甲基十一酸

(S, S)-(+)-tetrandrine　(S, S)-(+)- 汉防己碱 [(S, S)-(+)- 汉防己甲素、(S, S)-(+)- 特船君、(S, S)-(+)- 倒地拱素]

tetrandrine (sinomenine A, fanchinine)　汉防己碱 (汉防己甲素、特船君、倒地拱素、青藤碱 A)

tetrandrine-2′-N-α-oxide　汉防己碱 -2′-N-α- 氧化物

tetrandrine-2′-N-β-oxide　汉防己碱 -2′-N-β- 氧化物

tetrandrinemono-N-2′-oxide　汉防己碱单 -N-2′- 氧化物

tetraneurins A ～ E　四神经内酯素 (四脉银胶菊素) A ～ E

24, 25, 26, 27-tetranorapotirucalla-apoeupha-1α, 6α, 12α-triacetoxy-3α, 7α-dihydroxy-28-aldehyde-14, 20, 22-trien-21, 23-epoxy　24, 25, 26, 27- 四去甲阿朴绿玉树阿朴甘遂 -1α, 6α, 12α- 三乙酰氧基 -3α, 7α- 二羟基 -28- 醛 -14, 20, 22- 三烯 -21, 23- 环氧

24, 25, 26, 27-tetranorapotirucalla-apoeupha-1α-tigloyloxy-3α, 7α-dihydroxy-12α-acetoxy-14, 20, 22-trien-21, 23-epoxy-6, 28-epoxy　24, 25, 26, 27- 四去甲阿朴绿玉树阿朴甘遂 -1α- 惕各酰氧基 -3α, 7α- 二羟基 -12α- 乙酰氧基 -14, 20, 22- 三烯 -21, 23- 环氧 -6, 28- 环氧

13, 14, 15, 16-tetranorlabd-8 (17)-en-11-al　13, 14, 15, 16- 四去甲半日花 -8 (17)- 烯 -11- 醛

13, 14, 15, 16-tetranorlabd-8-en-12-al　13, 14, 15, 16- 四去甲半日花 -8- 烯 -12- 醛

7, 4′, 7″, 4″-tetra-O-methyl amentoflavone　7, 4′, 7″, 4″- 四 -O- 甲基穗花杉双黄酮

2, 3, 4, 6-tetra-O-(3-nitropropanoyl)-α-D-glucopyranose　2, 3, 4, 6- 四 -O-(3- 硝基丙酰基)-α-D- 吡喃葡萄糖

2′, 3′, 4′, 6′-tetra-*O*-acetyl henryoside　2′, 3′, 4′, 6′- 四 -*O*- 乙酰巴东荚蒾苷	3, 3′, 6, 7-tetra-*O*-methyl quercetagetin　3, 3′, 6, 7- 四 -*O*- 甲基槲皮万寿菊素
1, 4, 5, 6-tetra-*O*-acetyl-2, 3-di-*O*-methyl-D-galactitol　1, 4, 5, 6- 四 -*O*- 乙酰基 -2, 3- 二 -*O*- 甲基 -D- 半乳糖醇	3′, 4′, 5, 7-tetra-*O*-methyl quercetin-3-*O*-α-L-rhamnopyranosyl-(1 → 6)-*O*-β-D-glucopyranoside　3′, 4′, 5, 7- 四 -*O*- 甲基槲皮素 -3-*O*-α-L- 吡喃鼠李糖基 -(1 → 6)-*O*-β-D- 吡喃葡萄糖苷
3, 5, 15, 17-tetra-*O*-acetyl-7-*O*-benzoyl cheiradone　3, 5, 15, 17- 四 -*O*- 乙酰基 -7-*O*- 苯甲酰桂竹香烷	2, 3, 4, 6-tetra-*O*-methyl-D-glucitol　2, 3, 4, 6- 四 -*O*- 甲基 -D- 葡萄糖醇
3, 5, 13, 17-tetra-*O*-acetyl-7-*O*-benzoyl-15-hydroxymyrsinol　3, 5, 13, 17- 四 -*O*- 乙酰基 -7-*O*- 苯甲酰基 -15- 羟基铁仔醇	13, 15, 28, 29-tetraoxa-14-silapentaspiro[5.0.5^7.1.1.5^{16}.0.5^{22}.1^{14}.1^6]nonacosane　13, 15, 28, 29- 四 氧 杂 -14- 硅杂五螺 [5.0.5^7.1.1.5^{16}.0.5^{22}.1^{14}.1^6] 二十九烷
3, 5, 15, 17-tetra-*O*-acetyl-7-*O*-butanoyl-13-hydroxymyrsinol　3, 5, 15, 17- 四 -*O*- 乙酰基 -7-*O*- 丁酰基 -13- 羟基铁仔醇	1, 4, 8, 11-tetraoxacyclotetradecane　1, 4, 8, 11- 四氧杂环十四烷
1, 3, 4, 6-tetra-*O*-acetyl-α-D-glucopyranose　1, 3, 4, 6- 四 -*O*- 乙酰基 -α-D- 吡喃葡萄糖	(5*R*, 6*R*)-1, 6, 9, 13-tetraoxadispiro[4.2.4.2]tetradec-2, 10-dione　(5*R*, 6*R*)-1, 6, 9, 13- 四氧杂双螺 [4.2.4.2] 十四碳 -2, 10- 二酮
tetra-*O*-acetyl-α-D-mannopyranosyl bromide　四 -*O*- 乙酰基 -1- 溴 -α-D- 吡喃甘露糖 (四 -*O*- 乙酰基 -α-D- 溴代吡喃甘露糖)	5, 6, 16, 17-tetraoxahexaspiro[2.0.2.0.2^8.2.2^{13}.0^7.2^4.0.2^{18}.2^3]docosane　5, 6, 16, 17- 四氧杂六螺 [2.0.2.0.2^8.2.2^{13}.0^7.2^4.0.2^{18}.2^3] 二十二烷
1, 2, 3, 4-tetra-*O*-acetyl-β-D-glucopyranose　1, 2, 3, 4- 四 -*O*- 乙酰基 -β-D- 吡喃葡萄糖	1, 3, 5, 7-tetraoxaoctane　1, 3, 5, 7- 四氧杂环辛烷
2, 3, 4, 6-tetra-*O*-benzyl-D-glucopyranose　2, 3, 4, 6- 四 -*O*- 苄基 -D- 吡喃葡萄糖	1, 3, 5, 7, 2, 4, 6, 8-tetraoxatetragermoctane　1, 3, 5, 7, 2, 4, 6, 8- 四氧四锗环辛烷
2, 3, 4, 6-tetra-*O*-galloyl arbutin　2, 3, 4, 6- 四 -*O*- 没食子酰基熊果酚苷	2, 4, 7, 10-tetraoxaundecane　2, 4, 7, 10- 四氧杂十一烷
1, 3, 4, 5-tetra-*O*-galloyl quinic acid　1, 3, 4, 5- 四 -*O*- 没食子酰基奎宁酸	2, 4, 8, 10-tetraoxaundecane　2, 4, 8, 10- 四氧杂十一烷
2, 3, 4, 6-tetra-*O*-galloyl-D-glucopyranoside　2, 3, 4, 6- 四 -*O*- 没食子酰基 -D- 吡喃葡萄糖苷	1, 3, 6, 8-tetraoxo-1, 2, 3, 6, 7, 8-hexahydropyrene-2-carboxylic acid　1, 3, 6, 8- 四氧亚基 -1, 2, 3, 6, 7, 8- 六氢芘 -2- 甲酸
1, 2, 3, 6-tetra-*O*-galloyl-β-D-glucopyranoside　1, 2, 3, 6- 四 -*O*- 没食子酰基 -β-D- 吡喃葡萄糖苷	tetraoxycitricolic acid　四氧代柠檬胆酸
1, 2, 4, 6-tetra-*O*-galloyl-β-D-glucopyranoside　1, 2, 4, 6- 四 -*O*- 没食子酰基 -β-D- 吡喃葡萄糖苷	tetrapanosides A, B　通草甾苷 A、B
1, 2, 3, 6-tetra-*O*-galloyl-β-D-glucose　1, 2, 3, 6- 四 -*O*- 没食子酰基 -β-D- 葡萄糖	tetrapentacontane　五十四烷
1, 3, 4, 6-tetra-*O*-galloyl-β-D-glucose　1, 3, 4, 6- 四 -*O*- 没食子酰基 -β-D- 葡萄糖	tetraphene　四芬
1, 2, 3, 6-tetra-*O*-galloyl-β-D-glucoside　1, 2, 3, 6- 四 -*O*- 没食子酰基 -β-D- 葡萄糖苷	1, 2, 3, 4-tetraphenyl cyclotrisilazane　1, 2, 3, 4- 四苯基环三硅氮烷
1, 2, 4, 6-tetra-*O*-galloyl-β-D-glucoside　1, 2, 4, 6- 四 -*O*- 没食子酰基 -β-D- 葡萄糖苷	tetraphenyl diphosphane　四苯基乙磷烷
tetraol　四醇	1, 1, 6, 6-tetraphenyl hexaaza-2, 4-diene　1, 1, 6, 6- 四苯基己氮 -2, 4- 二烯
7, 4′, 7″, 4‴-tetra-*O*-methyl amentoflavone　7, 4′, 7″, 4‴- 四 -*O*- 甲基穗花杉双黄酮	tetraphenyl plumbane　四苯基铅烷
3, 3′, 4, 4′-tetra-*O*-methyl flavellagic acid　3, 3′, 4, 4′- 四 -*O*- 甲基弗拉维拉酸	tetraphyllicine　四叶萝芙新碱 (四叶萝芙辛)
	tetraphyllin B-4-sulfate　新西兰鸡蛋果氰苷 B-4- 硫酸酯
	tetraphylline　四叶萝芙灵
	tetraphyllins A, B　新西兰鸡蛋果氰苷 A、B
	tetrapterol Ⅰ　四翅槐醇 Ⅰ

T

tetrarin 大黄四聚素

tetrasialosyl gangliotetraosyl ceramide 四唾液酰基神经节四糖神经酰胺

tetrasiloxane 四硅氧烷

tetraspiro[5.1.5^{8}.1.5^{15}.1.5^{22}.1^{6}]dodecasiloxane 四螺[5.1.5^{8}.1.5^{15}.1.5^{22}.1^{6}]十二硅氧烷

tetrastannoxane 四锡氧烷

3, 3′, 5, 5′-tetratertbutyl-2, 2′-dihydroxydiphenyl 3, 3′, 5, 5′- 四叔丁基 -2, 2′- 二羟基联苯

tetratetracontane 四十四烷

2, 4, 5, 7-tetrathiaoctane 2-oxide 2, 4, 5, 7- 四硫代辛烷 2- 氧化物

2, 3, 5, 7-tetrathiaoctane 3, 3-dioxide 2, 3, 5, 7- 四硫代辛烷 3, 3- 二氧化物

2, 4, 5, 7-tetrathiaoctane 4, 4-dioxide 2, 4, 5, 7- 四硫代辛烷 4, 4- 二氧化物

n-tetratriacont-20, 23-dienoic acid 正三十四碳 -20, 23- 二烯酸

tetratriacontanamine 三十四烷胺

tetratriacontane 三十四烷

(6*R*, 8*S*)-tetratriacontanediol (6*R*, 8*S*)- 三十四碳二醇

(7*R*, 9*S*)-tetratriacontanediol (7*R*, 9*S*)- 三十四碳二醇

n-tetratriacontanoic acid 正三十四酸

tetratriacontanoic acid (gheddic acid) 三十四酸 (三十四烷酸)

n-tetratriacontanol 正三十四醇

tetratriacontanol 三十四醇

tetratriacontanyl behenate 山萮酸三十四酯

tetratriacontanyl nonadecanoate 十九酸三十四酯

tetratriacontanyl tetratriacontanoate 三十四酸三十四醇酯

tetratriacontyl hexadecanoate 十六酸三十四酯

tetrauret 缩四脲

tetrenolin 四烯醇素

tetrin 四烯菌素

tetrodonic acid 河豚酸 (河鲀酸)

tetrodopentose 河鲀戊糖

tetrodotoxin 河豚毒素

3′, 4′, 5, 7-tetrohydroxydihydroflavone 3′, 4′, 5, 7- 四羟基二氢黄酮

tetuin 特土苷

teucdiols A, B 香科萜二醇 A、B

teucjaponins A, B 穗花香科素 A、B

teucladiol 白茎香科二醇

teuclatriol 白茎香料三醇

teucrins A ~ E, H_2, H_4 香科科灵 (石蚕苷) A ~ E、H_2、H_4

teucrol 香科科酚

teucroside 香科科苷

teucroxide 香科科醚

teuctosin 绒毛香料素

teucvidin 山藿香定 (血见愁素)

teucvin 山藿香素 (血见愁芬)

teucvisins A ~ E 血见愁辛 A ~ E

teuflin 黄花香科科素 (黄花石蚕素)

teugin 脆叶香科科素

teuhircoside 赫卡尼亚香科科苷

teulamifins A, B 野芝麻叶香科科素 A、B

teupernins A ~ D 庐山香科素 A ~ D

teuponin 穗花香科科宁 (穗花石蚕素)

teuquadrins A, B 铁轴草素 A、B

teurilene 天卖烯

teuscordinone 林石蚕酮

teuscorodal 林石蚕醛

teuscorodonine 林石蚕素

teuspinin 多刺石蚕素 (棘刺香科科素)

teuvincenones A ~ H 拓闻烯酮 (石蚕文森酮) A ~ H

teuvislactones A ~ C 血见愁内酯 A ~ C

teuvisone 血见愁酮

teuvissides A ~ H 血见愁苷 A ~ H

texasin-7-*O*-β-D-glucoside-6″-*O*-malonate 蓝花赝靛素 -7-*O*-β-D- 葡萄糖苷 -6″-*O*- 丙二酸酯

thaicanine 泰加碱

(–)-thaicanine (–)- 泰连蕊藤碱

thalactamine 亚欧唐松草胺

thalbaicaine 贝加尔唐松灵碱

thalbaicalidine 贝加尔唐松草定碱

thalcimidine (thalsimidine) 箭头唐松草定碱

thalcultrimine 高原唐松草碱

thalfetidine (thalfoetidine) 香唐松草碱

thalfine (thalphine) 唐松草芬碱 (唐松品碱)

thalfinine (thalphinine) 唐松草飞宁 (唐松品宁碱)

thalfoetidine (thalfetidine)　香唐松草碱

thaliadanine　唐松草达宁

thaliadine　唐松草定碱 (小唐松草醛碱、亚欧唐松草定)

thaliatraplexine　狭序唐松草辛

thaliatraplextine　狭序唐松草亭

thaliatrine　狭序唐松草灵

(+)-thalibealine　(+)- 唐松草比灵

thalibrine　罗氏唐松草碱

thalibrunine　白蓬草茹宁

thalibulamine　唐松草布拉明碱

thalicarpine　厚果唐松草碱 (唐松草卡品碱、唐松草卡品)

thalicberine　唐松草檗碱 (唐松别林碱、白蓬草贝碱、马尾黄连碱)

thalicismidine　白蓬西米定

thalicmidine (*O*-methyl isoboldine, thaliporphine)　亚欧唐松草米定 (白蓬草定、*O*- 甲基异波尔定碱、唐松草坡芬碱、小唐松草定碱)

thalicmidine *N*-oxide　亚欧唐松草米定 *N*- 氧化物

thalicmine (ocoteine)　小唐松草碱 (亚欧唐松草碱、绿心樟碱、奥寇梯木碱)

thalicminine　小唐松草宁碱 (亚欧唐松草米宁)

thalicopirine　白蓬草任

thalicosides A_1 ～ A_3, B ～ F, G_1, G_2, H_1　唐松草皂苷 A_1 ～ A_3、B ～ F、G_1、G_2、H_1

thalicpureine　唐松紫番荔枝碱

thalicrine　唐松草任碱

thalicsessine　无根唐松草碱

thalicsiline　唐松西林

thalicsimidine　箭头唐松草米定碱

thalicsimine (hernandezine)　白蓬草辛敏碱 (鹤氏唐松草碱、海兰地嗪)

thalicsine　唐松草辛

thalicthuberine　东亚唐松草碱

thalictiin (apigenin-7-galactopyranoside)　唐松草素 (唐松草黄酮苷、芹菜素 -7- 吡喃半乳糖苷)

thalictine　唐松草亭碱

thalictoside　唐松草苷

thalictric acid　唐松草酸

thalictricavine　白蓬草卡文

thalictricine　黄唐松草碱

thalictricoside　东方唐松草苷

thalictrifoline　岩黄连碱 (石生黄堇林碱、白蓬草叶碱、唐松叶碱)

thalictrine (escholine, magnoflorine)　木兰花碱 (木兰碱、玉兰碱、荷花玉兰碱)

thalictrinine　白蓬草宁

thalictrisine　唐松草星碱

thalictrogamine　杂性唐松草碱

thalictrum base　白蓬草属碱

thalidasine　厚果唐松草次碱

thalidasine-2-α-*N*-oxide　厚果唐松草次碱 -2-α-*N*- 氧化物

thalidastine　芬氏唐松草亭碱

thalidezine　芬氏唐松草碱 (塔里的嗪)

thalidicine　箭头唐松草辛碱

thalidimerine　白蓬草美任

thalifabatine　大叶唐松草亭 (大叶唐松草巴亭碱)

thalifaberidine　大叶唐松草定

thalifaberine　大叶唐松草碱

(+)-thalifaberine　(+)- 大叶唐松草碱

thalifabine　大叶唐松草宾碱 (大叶唐松草宾)

thalifaboramine　大叶唐松草胺 (大叶唐松草拉明碱)

thalifaboranine　大叶唐松草拉宁碱

thalifalandine　大叶唐松草兰定碱 (大叶唐松草兰定)

thalifaramine　大叶唐松草明碱

(+)-thalifaramine　(+)- 大叶唐松草明碱

thalifarapine　大叶唐松草拉品碱 (大叶唐松草品)

thalifarazine　大叶唐松草嗪碱 (高原唐松草嗪)

(+)-thalifarazine　(+)- 高原唐松草嗪

thalifaretine　大叶唐松草亭碱 (高原唐松草亭)

(+)-thalifaretine　(+)- 高原唐松草亭

thalifaricine　大叶唐松草尼星碱 (高原唐松草辛)

(+)-thalifaricine　(+)- 高原唐松草辛

thalifaroline　大叶唐松草灵碱 (高原唐松草林碱)

(+)-thalifaroline　(+)- 高原唐松草林碱

thalifaronine　高原唐松草宁碱

(+)-thalifaronine　(+)- 高原唐松草宁碱

thalifasine　大叶唐松草星碱 (大叶唐松新碱)

thalifaurine　台湾唐松草碱

thalifendine　芬氏唐松草定碱

thalifendlerine	白蓬草分任
thalifinine	唐松草飞宁碱
thalifoline	唐松福林碱 (唐松草林碱)
thalifortine	华东唐松草碱
thaliglucine	皱叶唐松草钦碱
thaliglucinone	皱叶唐松草钦酮 (绿唐松草酮)
thaligosidine	皱叶唐松草西定
thaligosine (thalisopine)	皱叶唐松草辛碱 (唐松草舒平碱、唐松草舒平、紫堇叶唐松草品)
thaligosine-2-α-*N*-oxide	皱叶唐松草辛碱 -2-α-*N*- 氧化物
(–)-thaligosine-2-α-*N*-oxide	(–)- 皱叶唐松草辛碱 -2-α-*N*- 氧化物
thaligosinine	皱叶唐松草西宁
thalihazine	哈氏唐松草嗪
thalihazine *N*-oxide	哈氏唐松草嗪 *N*- 氧化物
thaliksamine	唐松草胺
thalilutine	外卷唐松草亭碱
(–)-thalimonine	(–)- 箭头唐松草莫宁 [(–)- 唐松草蒙碱]
thalimonine *N*-oxide A	箭头唐松草莫宁 *N*- 氧化物 A
(+)-thaliphylline	(+)- 小叶唐松草碱
thaliphylline	唐松草菲灵 (小叶唐松草碱)
thaliphylline-2′-β-*N*-oxide	唐松草菲灵 -2′-β-*N*- 氧化物
(+)-thaliphylline-2′-β-*N*-oxide	(+)- 小叶唐松草碱 -2′-β-*N*- 氧化物
thalipine	杂性唐松草品碱
thaliporphine (*O*-methyl isoboldine, thalicmidine)	唐松草坡芬碱 (白蓬草定、*O*- 甲基异波尔定碱、小唐松草定碱、亚欧唐松草米定)
thalirabine	唐松草拉宾
thaliracebine	唐松草西宾 (小唐松草西宾碱)
thalirevoline	外卷唐松草林
thalirevolutine	外卷唐松草碱
thalirugidine	皱叶唐松草吉定
thalisamine	唐松草洒明碱 (箭头唐松草胺)
thalisapavine	唐松柏文碱
thalisopidine	紫堇叶唐松草定
(–)-thalisopine	(–)- 紫堇叶唐松草品
thalisopine (thaligosine)	紫堇叶唐松草品 (皱叶唐松草辛碱 、唐松草舒平碱、唐松草舒平)
thalisopinine	紫堇叶唐松草品宁
thalistine	唐松草斯亭
thalistyline chloride	甲基唐松草碱氯化物
thalivarmine	亚欧唐松草瓦明碱
thaliximine	马尾莲碱
thalixine	唐松星碱
thalla	铊杂
thallane	铊烷
thalmelatidine	秋唐松草替定碱
thalmelatine	唐松草拉亭 (高唐松草碱、白蓬草拉亭)
thalmethine	亚欧唐松草美辛 (白蓬草质、沙尔美生)
thalmetine	亚欧唐松草亭
thalmiculatimine	高原唐松草替明碱
thalmiculimine	高原唐松草明碱 (高原唐松草明)
thalmiculine	高原唐松草灵碱
thalmidine (*O*-methyl thalicberine)	小白蓬草定 (*O*- 甲基唐松草檗碱、*O*- 甲基唐松别林碱、*O*- 甲基白蓬草贝碱、*O*- 甲基马尾黄连碱)
thalmine	唐松明碱
thalmineline	唐松明灵碱 (亚欧唐松草林碱)
thalmirabine	唐松草米拉宾碱 (塔尔米拉宾、亚欧唐松草拉宾碱)
thalpetaline	瓣蕊唐松草灵
thalphenine	唐松草芬宁
thalphine (thalfine)	唐松品碱 (唐松草芬碱)
thalphinine (thalfinine)	唐松品宁碱 (唐松草飞宁)
thalpindione	高山唐松草二酮碱 (高山唐松草二酮)
thalprzewalskiinone	长柄唐松草酮
thalrugosamine	皱叶唐松草明
thalrugosaminine	皱唐松草宁碱 (皱唐松草宁、皱叶唐松草米宁)
(–)-thalrugosaminine	(–)- 皱叶唐松草米宁
thalrugosaminine-2-α-*N*-oxide	皱唐松草宁碱 -2-α-*N*- 氧化物
(–)-thalrugosaminine-2-α-*N*-oxide	(–)- 皱叶唐松草米宁 -2-α-*N*- 氧化物
thalrugosidine	皱唐松草定碱 (皱叶唐松草定碱、皱唐松草定)
(–)-thalrugosidine	(–)- 皱唐松草定碱 [(–)- 皱叶唐松草定碱]
thalrugosine	皱唐松草碱 (白蓬皱褶碱、皱叶唐松草碱)
(+)-thalrugosine	(+)- 皱叶唐松草碱

thalrugosinone 皱唐松草醛酮碱 (皱叶唐松草醛碱)
(–)-thalrugosinone (–)- 皱叶唐松草醛碱
thalsimidine (thalcimidine) 箭头唐松草定碱
thalsimine 箭头唐松草碱
thalsivasine 小唐松草瓦星碱 (亚欧唐松草瓦星碱)
(+)-thalsivasine (+)- 亚欧唐松草瓦星碱
thamnolic acid 雪茶酸 (地茶酸)
thamnosin 灌丛芸香素
thamnosmonin 蒙大拿灌丛芸香素
thankunic acid 积雪草尼酸 (参枯尼酸)
thankuniside 积雪草尼苷 (参枯尼苷)
thannilignan 毗黎勒木脂素
thapsigargicin 毒胡萝卜素
thapsigargin 毒胡萝卜精 (毒胡萝卜内酯素)
thaspine 塔斯品碱
theacrine (1, 3, 7, 9-tetramethyluric acid) 茶可灵碱 (1, 3, 7, 9- 四甲基尿酸)
theaflavin (theaflavine) 茶黄素
theaflavin-3, 3′-digallate 茶黄素 -3, 3′- 双没食子酸酯
theaflavin-3′-gallate 茶黄素 -3′- 没食子酸酯
theaflavin-3-gallate 茶黄素 -3- 没食子酸酯
theafolisaponin Ⅰ 茶叶皂苷 Ⅰ
L-theanine L- 茶氨酸
theanine 茶氨酸
theasapogenin D 茶皂苷元 D
theasapogenol B (barringtogenol C) 茶皂醇 B (玉蕊皂醇 C、玉蕊皂苷元 C)
theasapogenols A ～ D 茶皂醇 A ～ D
theasaponins A_1 ～ A_3, E_2, F_1 ～ F_3 茶皂苷 (茶叶茶素) A_1 ～ A_3、E_2、F_1 ～ F_3
theasinensin A 茶多酚 A
(*E*)-theaspirane (*E*)- 茶螺烷
theaspirane 茶螺烷 (茶香螺烷)
theaspirone 茶螺酮
thebaine 蒂巴因
theelin (oestrone, estron, folliculin, estrone) 雌酮 (雌酚酮)
thelephantins A ～ C 革菌安亭 A ～ C
thelephorin A 莲座革菌素 A
thellungianate 羊红膻酯
thellungianin C (*erythro*-5-*n*-pentyl-4-hydroxytetrahydrofuran-2-one) 羊红膻素 C (赤 -5- 正戊基 -4- 羟基四氢呋喃 -2- 酮)
thellungianin *D* (*threo*-5-*n*-pentyl-4-hydroxytetrahydrofuran-2-one) 羊红膻素 D (苏 -5- 正戊基 -4- 羟基四氢呋喃 -2- 酮)
thellungianins A ～ G 羊红膻素 A ～ G
thellungianol 羊红膻醇
thelothurin 梅花参皂苷
theobromine 可可碱 (可可豆碱)
theodrenaline 去甲肾素茶碱
theograndins Ⅰ, Ⅱ 大花可可树苷 Ⅰ、Ⅱ
theophylline 茶碱
theophylline DL-lysinate (paidomal) 茶碱 DL- 赖氨酸盐 (赖氨酸茶碱)
theophylline magnesium (magnephylline) 镁茶碱
theophylline-9-glucoside 茶碱 -9- 葡萄糖苷
7-theophyllineacetic acid (acefylline) 7- 茶碱乙酸 (茶碱乙酸、乙酰茶碱)
theraphins A ～ D 泰拉菲素 (塞拉芬) A ～ D
thermalic acids A, B 狭叶瓶尔小草酸 A、B
thermopsamine 黄华胺
thermopsidine 野决明定
D-thermopsine D- 野决明碱
L-thermopsine L- 野决明碱
thermopsine 黄华碱 (野决明碱)
thermopsis base 野决明属碱
thermospermine 热精胺
thesine 百蕊草素
thesinicine 百蕊草辛
thesinine 百蕊草宁碱
thesioideoside 地梢瓜苷
thespesone 桐棉对酮
thespone 桐棉邻酮
thevebiose 黄花夹竹桃二糖
thevebioside 黄花夹竹桃二糖苷
thevefolin 黄花夹竹桃次苷戊
thevelene 黄花夹桃烯
theveneriine (ruvoside) 黄夹次苷丙 (黄花夹竹桃次苷丙)
theveside 黄夹子苦苷 (黄花夹竹桃臭蚁苷甲)

thevetiaflavon 黄花夹竹桃黄酮

thevetins A, B 黄夹苷 (黄花夹竹桃苷) A、B

thevetiogenin 黄花夹竹桃新苷元

thevetiogenin-β-gentiobiosyl-(1 → 4)-α-L-3-*O*-acofrioside (thevetioside H) 黄花夹竹桃新苷元 -β- 龙胆二糖基 -(1 → 4)-α-L-3-*O*- 甲基鼠李糖苷 (黄花夹竹桃新苷 H)

thevetioside H [thevetiogenin-β-gentiobiosyl-(1→4)-α-L-3-*O*-acofrioside] 黄花夹竹桃新苷 H [黄花夹竹桃新苷元 -β- 龙胆二糖基 -(1 → 4)-α-L-3-*O*- 甲基鼠李糖苷]

thevetioside I 黄花夹竹桃新苷 I

thevetiosides A ～ G 黄花夹竹桃新苷 A ～ G

thevetose 黄花夹竹桃糖

theviridoside 黄夹苦苷 (黄花夹竹桃臭蚁苷乙)

thia 硫杂 (噻)

1-thia-4-aza-2, 6-disilacyclohexane 1- 硫杂 -4- 氮杂 -2, 6- 二硅杂环己烷

1-thia-4-azacyclohept-2, 4, 6-triene 1- 硫杂 -4- 氮杂环庚 -2, 4, 6- 三烯

2-thia-6-phospha-1, 4 (1, 3)-dicyclohexanacyclohexaphane 2- 硫杂 -6- 磷杂 -1, 4 (1, 3)- 二环己烷杂环六蕃

thiabendazole 噻苯咪唑

3-thiabicyclo[3.3.1]non-1 (9), 5, 7-triene 3- 硫杂二环 [3.3.1] 壬 -1 (9), 5, 7- 三烯

thiacremonone 硫枝顶孢霉酮

6*H*-1, 2, 5-thiadiazine 6*H*-1, 2, 5- 噻二嗪

thiamine (vitamin B_1) 硫胺素 (维生素 B_1)

thiamine hydrochloride (vitamin B_1 hydrochloride) 盐酸硫胺 (盐酸维生素 B_1)

thianaphthene 苯并噻吩

thianthrene 二硫杂蒽

thianthrene-5, 5-dioxide 二硫杂蒽 -5, 5- 二氧化物

thiarubrin A 硫环红素 A

thiarubrines A, B 硫炔红素 A、B

3λ^6-thiaspiro[$2.4^3.5^3$]dodecane 3λ^6- 硫杂螺 [$2.4^3.5^3$] 十二烷

1, 4-thiazepinehept-2, 4, 6-triene 1, 4- 硫杂氮杂环庚 -2, 4, 6- 三烯

1, 2-thiazinane-1, 1-dioxide 1, 2- 硫氮杂己环烷 -1, 1- 二氧化物

1, 2-thiazine 1, 2- 硫氮杂己熳环

1$\lambda^{4,3}$-thiazine 1$\lambda^{4,3}$- 硫氮杂己熳环 (1$\lambda^{4,3}$- 噻嗪)

thiazine 噻嗪 (硫氮杂己熳环)

1, 4-thiazine-3-carboxylic acid *S*-oxide 1, 4- 噻嗪 -3- 甲酸 *S*- 氧化物

[1, 4]thiazino[3, 2-*b*][1, 4]oxazine [1, 4] 噻嗪并 [3, 2-*b*] [1, 4] 噁嗪

thiazole 噻亭

1, 3-thiazole 1, 3- 噻唑 (噻唑、1, 3- 硫氮杂环戊熳)

1, 2-thiazole (isothiazole) 1, 2- 噻唑 (1, 2- 硫氮杂环戊熳、异噻唑)

2-thiazoline 2- 噻唑啉

thielavins A ～ P 梭孢壳素 A ～ P

thieno[3, 2-*b*]furan 噻吩并 [3, 2-*b*] 呋喃

2$\lambda^4\delta^2$, 5$\lambda^4\delta^2$-thieno[3, 4-*c*]thiophene 2$\lambda^4\delta^2$, 5$\lambda^4\delta^2$- 噻吩并 [3, 4-*c*] 噻吩

thienyl alanine 噻吩丙氨酸

1-(2-thienyl)-2-pentanethiol 1-(2- 噻吩基)-2- 戊烷硫醇

trans-5-(2-thienyl)-2-penten-4-yn-1-oic acid methyl ester 反式 -5-(2- 噻吩基)-2- 戊烯 -4- 炔 -1- 酸甲酯

3-(2-thienyl) propargyl aldehyde 3-(2- 噻吩基) 炔丙醛

thiersinines A, B 蒂氏青霉碱 A、B

thioacetic acid 硫代乙酸 (硫代乙酸)

thioacetic anhydride 硫代乙酸酐

thioacetic *O*-acid 乙硫代 -*O*- 酸 (硫代乙 -*O*- 酸)

thioacetic *S*-acid 乙硫代 -*S*- 酸 (硫代乙 -*S*- 酸)

thioacetic thiopropionic anhydride 乙硫代酸丙硫代酸酸酐

thioacetic thiopropionic thioanhydride 乙硫代酸丙硫代酸硫代酸酐

thioacetone 硫代丙酮

thioacetyl (thiopropionyl) sulfane 乙硫代酰基 (丙硫代酰基) 硫烷

thiobenzoic anhydride 苯硫代甲酸酐

thiobinupharidine 硫双萍蓬草碱 (硫双萍蓬定、硫双萍蓬草定碱)

3-(thiocarboxy) propanoic acid 3-(硫代羧基) 丙酸

thiochromene 硫色烯

thiocinnamic acid 硫代肉桂酸

thiocolchicoside 硫秋水仙苷

α-thioctic acid (α-lipoic acid) α- 硫辛酸

thiocyanate 硫氰酸酯 (硫氰酸盐)

1-thiocyano-2-hydroxy-3-butene 1- 硫氰酸 -2- 羟基 -3- 丁烯

4-(thioformyl) benzoic acid 4-(硫代甲酰基) 苯甲酸

thioglucose disulfide 硫葡萄糖二硫化物	thladioside H_1 赤瓟苷 H_1
1-β-D-thioglucose sodium salt 1-β-D- 硫葡萄糖钠盐	thmolsufonic acid 麝酚磺酸
thioglycerin (thioglycerol) 二羟丙硫醇 (硫代甘油)	tholloside 索朗羊角拗苷
thioglycerol (thioglycerin) 硫代甘油 (二羟丙硫醇)	thonningianins A, B 通宁草素 (莲花菰素) A、B
thiohistidinebetaine (ergothioneine) 麦角硫因	thoreliamides A ～ C 银钩花酰胺 (野长蒲里胺) A ～ C
3-(*SO*-thiohydroperoxy) propanenitrile 3-(*SO*- 硫代过羟基) 丙腈	thouvenols A, B 图维诺原漆酚 A、B
thioic *S*-acid 硫代硫酸	D-threitol D- 苏糖醇
thioketone 丙硫酮	threonic acid 苏糖酸
thiol 硫醇	DL-threonine DL- 苏氨酸
thiol oxidase 巯基氧化酶	L-threonine L- 苏氨酸 (羟丁氨酸)
thiomalic acid 硫代苹果酸	threonine 苏氨酸
thiophene 噻吩	threono-1, 4-lactone 苏糖酸 -1, 4- 内酯
thiophene-1-oxide 噻吩 -1- 氧化物	D-threose D- 苏阿糖
thiophosgene 硫光气	(1*R*, 5*R*)-thuj-4 (10)-ene (1*R*, 5*R*)- 苎 -4 (10)- 烯
thiopropionic anhydride 丙硫代酸酐	2, 4 (10)-thujadiene 2, 4 (10)- 侧柏二烯
thiopyran 噻喃	4-thujanol 4- 侧柏醇
2*H*-thiopyran 2*H*- 噻喃	*trans*-4-thujanol 反式 -4- 侧柏醇
thiosorbitol 硫代山梨糖醇	thujanol (thujyl alcohol) 侧柏醇
thiosulfinate 硫代亚磺酸盐	α (β)-thujaplicin α (β)- 欧侧柏酚
thiosulfinic *O*-acid 硫代亚磺 -*O*- 酸	α-thujaplicin α- 欧侧柏酚
thiosulfinic *S*-acid 硫代亚磺 -*S*- 酸	β-thujaplicin β- 欧侧柏酚
thiosulfonic *O*-acid 硫代磺 -*O*- 酸	γ-thujaplicin γ- 欧侧柏酚
thiosulfonic *S*-acid 硫代磺 -*S*- 酸	3-thujen-2-one (umbellulone) 3- 侧柏烯 -2- 酮 (伞形萜酮、伞形花酮、伞桂酮)
thiosulfonimidic *O*-acid 硫代氨亚基替磺 -*O*- 酸	2-thujene 2- 侧柏烯
thiosulfonimidic *S*-acid 硫代氨亚基替磺 -*S*- 酸	thujene 侧柏烯 (崖柏烯、苧烯)
thioxanthenone 噻吨	α-thujene α- 侧柏烯 (α- 苧烯、α- 崖柏烯)
5-thioxo-2, 4, 6-trithiahept-2, 2-dioxide 5- 硫代 -2, 4, 6- 三硫杂庚 -2, 2- 二氧化物	β-thujene β- 侧柏烯
3-thioxobutanoic acid 3- 硫亚基丁酸	thujic acid 红柏酸
4-thioxocyclohex-1-carboselenaldehyde 4- 硫亚基环己 -1- 甲硒醛	D-α-thujone D-α- 侧柏酮 (D-α- 崖柏酮)
4-thioxopentan-2-one 4- 硫酮基戊 -2- 酮	1-thujone 1- 侧柏酮
1-thio-β-D-glucopyranosyl (1 → 1)-1-thio-α-D-glucopyranoside 1- 硫代 -β-D- 吡喃葡萄糖基 -(1 → 1)-1- 硫代 -α-D- 吡喃葡萄糖苷	thujone 侧柏酮 (崖柏酮、苧酮)
1-thio-β-D-glucopyranosyl-1-[(*R*)-3-hydroxy-2-ethyl-*N*-hydroxysulfonyloxy]propanimidate 1- 硫代 -β-D- 吡喃葡萄糖基 -1-[(*R*)-3- 羟基 -2- 乙基 -*N*- 羟基磺酰氧基] 丙酰胺酯	α-(–)-thujone α-(–)- 侧柏酮 [α-(–)- 崖柏酮、α-(–)- 苧酮]
thiuram disulfide 四硫代氨基甲过酸酐	α-thujone α- 侧柏酮 (α- 崖柏酮、α- 苧酮)
thiuram monosulfide 三硫代氨基甲酸酐	β-thujone β- 侧柏酮
	trans-thujone 反式 - 侧柏酮
	thujopsadiene 罗汉柏二烯 (斧柏二烯)
	thujopsan-7β-ol 罗汉柏 -7β- 醇
	thujopsane 斧柏烷
	3-thujopsanone 3- 罗汉柏酮

T

thujopsen-12-ol　罗汉柏烯 -12- 醇
(–)-thujopsene　(–)- 罗汉柏烯
thujopsene　罗汉柏烯
thujopsenone　罗汉柏烯酮
α-thujyl alcohol　α- 侧柏醇
thujyl alcohol (thujanol)　侧柏醇
thunalbene　笋兰烯
thunaloside　翼叶山牵牛洛苷
thunberginols A ～ F　甘茶酚 A ～ F
thunbergioside　山牵牛苷
thwaitesixanthone　锡兰红厚壳呲酮
thymidin　胸腺嘧啶脱氧核苷
thymidine　胸苷 (胸腺嘧啶核苷)
5′-thymidylic acid　5′- 胸苷酸
thymin　胸腺激素 (胸腺素)
thymine　胸腺嘧啶 (胸嘧啶)
thymine-2-desoxyriboside　胸腺嘧啶 -2- 脱氧核苷
thymofolinoates A, B　千根草酯 A、B
thymohydroquinone (thymoquinol)　麝香草氢醌 (百里氢醌)
thymohydroquinone dimethyl ether　麝香草氢醌二甲醚
thymohydroquinone-3-*O*-β-6′-acetyl glucoside　麝香草氢醌 -3-*O*-β-6′- 乙酰基葡萄糖苷
thymohydroquinone-6-*O*-β-6′-acetyl glucoside　麝香草氢醌 -6-*O*-β-6′- 乙酰基葡萄糖苷
thymol (3-*p*-cymenol, 6-isoproppyl-*m*-cresol)　麝香草酚 (百里酚、百里香酚、麝香草脑、3- 对伞花酚、6- 异丙基间甲酚)
thymol acetate (thymyl acetate, acetyl thymol)　乙酸麝香草酚酯
thymol blue (thymol sulfonephthalein)　麝酚蓝
thymol methyl ether　麝香草酚甲醚
thymol sulfonephthalein (thymol blue)　麝酚蓝
thymol-3-*O*-(2-methyl propionate)　麝香草酚 -3-*O*-(2- 甲基丙酸酯)
thymol-3-*O*-tiglate　麝香草酚 -3-*O*- 巴豆酸酯
thymol-3-*O*-β-D-glucopyranoside　麝香草酚 -3-*O*-β-D- 吡喃葡萄糖苷
thymol-3-*O*-β-glucoside　麝香草酚 -3-*O*-β- 葡萄糖苷
thymonin　麝香草素 (百里香宁)
thymoquinol (thymohydroquinone)　百里氢醌 (麝香草氢醌)
thymoquinol dimethyl ether　百里氢醌二甲基醚
thymoquinol-2, 5-di-*O*-β-D-glucopyranoside　百里氢醌 -2, 5- 二 -*O*-β-D- 吡喃葡萄糖苷
thymoquinol-2-*O*-β-D-glucopyranoside　百里氢醌 -2-*O*-β-D- 吡喃葡萄糖苷
thymoquinol-5-*O*-β-D-glucopyranoside　百里氢醌 -5-*O*-β-D- 吡喃葡萄糖苷
thymoquinone　百里香醌
thymusin　百里香辛 (百里香新)
thymyl acetate　百里香酚乙酸酯
thymyl acetate (thymol acetate, acetyl thymol)　乙酸麝香草酚酯
thymyl amine　麝香草胺
thymyl butanoate　丁酸百里香酚酯
thymyl isovalerate　异戊酸百里香酚酯
thymyl tiglate　巴豆酸百里香酚酯
thyroglobulin　甲状腺球蛋白
thyronine　甲状腺原氨酸
thyrotropin　促甲状腺激素
thyroxin (3, 5, 3′, 5′-tetraiodothyronine)　甲状腺素 (3, 5, 3′, 5′- 四碘甲腺氨酸)
thyrsiferol　聚伞凹顶藻醇
thyrsiferyl-23-acetate　聚伞凹顶藻醇 -23- 乙酸酯
thyrsiflorin C　聚伞圆锥花序花素 C
tiadenolclofibrate (tiafibrate)　祛脂癸硫酯
tiafibrate (tiadenolclofibrate)　祛脂癸硫酯
tianmushanol　天目金粟兰醇
tianshanine　天山翠雀宁碱
tianshanisine　天山翠雀辛碱
tianshic acid　天师酸
tibeticanol　毛刺锦鸡儿醇
tibeticoside A　肉果草苷 A
tiemulilumine　天目藜芦碱
tiemulilumine　天目藜芦宁碱
tiglaldehyde　巴豆醛
tiglic acid [(*E*)-2-methyl-2-butenoic acid, α-methyl crotonic acid]　巴豆酸 [惕各酸、顺芷酸、(*E*)-2- 甲基丁 -2- 烯酸、α- 甲基巴豆油酸]
tigloidine (3β-tigloyloxytropane, tigloyl pseudotropine)　惕各酰莨菪碱 (3β- 惕各酰氧基托品烷、惕各酰伪托品碱)
tigloiline　巴豆酸伪莨菪醇酯

3-tigloyl azadirachtol　3- 惕各酰印度楝醇

21-tigloyl barringtogenols A ～ C　21- 惕各酰玉蕊皂醇 A ～ C

N-tigloyl buxahyrcanine　*N*- 惕各酰希尔卡尼亚黄杨碱

8′-tigloyl chrysanolide D　8′- 惕各酰除虫菊内酯 D

8-tigloyl chrysanolides A ～ F　8- 惕各酰除虫菊内酯 A ～ F

tigloyl cumambrins A, B　惕各酰豚草素 A、B

tigloyl cyclovirobuxine F　惕各酰环维黄杨碱 F (惕各酰环维黄杨碱 F)

8-tigloyl desacetyl zomontanin　8- 惕各酰基脱乙酰基早蒙它宁

β-tigloyl echinatine　β- 惕各酰刺凌德草碱

tigloyl gomisins H ～ P　惕各酰北五味子素 (惕各酰戈米辛) H ～ P

21-*O*-tigloyl gymnemagenin　21-*O*- 惕各酰基匙羹藤苷元

6-*O*-tigloyl helenalin　6-*O*- 惕各酰基堆心菊灵

8-*O*-tigloyl ingenol　8-*O*- 惕各酰巨大戟醇

(±)-*cis*-4-tigloyl khellactone　(±)- 顺式 -4- 惕各酰阿米芹内酯

(+)-*trans*-4′-tigloyl khellactone　(+)- 反式 -4′- 惕各酰阿米芹内酯

tigloyl meteloidine　惕各酰陀罗碱 (惕各酰陀罗碱)

12-*O*-tigloyl phorbol-13-(2-methyl) butanoate　12-*O*- 惕各酰基佛波醇 -13-(2- 甲基) 丁酸酯

12-*O*-tigloyl phorbol-13-acetate　12-*O*- 惕各酰基佛波醇 -13- 乙酸酯

12-*O*-tigloyl phorbol-13-decanoate　12-*O*- 惕各酰基佛波醇 -13- 癸酸酯

12-*O*-tigloyl phorbol-13-isobutanoate　12-*O*- 惕各酰基佛波醇 -13- 异丁酸酯

13-*O*-tigloyl phorbol-20-[(9*Z*, 12*Z*)-octadecadienoate]　13-*O*- 惕各酰巴豆醇 -20-[(9*Z*, 12*Z*)- 十八碳二烯酸酯]

12-*O*-tigloyl phorbol-4-deoxy-4β-phorbol-13-acetate　12-*O*- 惕各酰佛波醇 -4- 脱氧 -4β- 佛波醇 -13- 乙酸酯

12-*O*-tigloyl phorbol-4-deoxy-4β-phorbol-13-hexadecanoate　12-*O*- 惕各酰佛波醇 -4- 脱氧 -4β- 佛波醇 -13- 十六酸酯

tigloyl pseudotropine (3β-tigloyloxytropane, tigloidine)　惕各酰伪托品碱 (3β- 惕各酰氧基托品烷、惕各酰莨菪碱)

tigloyl seneganolide A　惕各酰非洲楝内酯 A

tigloyl shikonin　惕各酰紫草素

β-tigloyl supinine　β- 惕各酰仰卧天芥菜碱

12β-*O*-tigloyl tomentogenin　12β-*O*- 惕各酰牛奶藤苷元

β-tigloyl trachelantyamine　β- 惕各酰颈花胺

tigloyl tropeine　惕各酰托品因 (惕各酰托品因)

11α-*O*-tigloyl-12β-*O*-acetyl tenacigenin　11α-*O*- 惕各酰基 -12β-*O*- 乙酰通光藤苷元

12β-1-*O*-tigloyl-1-*O*-deacetyl nimbolinin B　12β-1-*O*- 当归酰基 -1-*O*- 去乙酰基印楝波力宁 B

12α-1-*O*-tigloyl-1-*O*-deacetyl nimbolinins A, B　12α-1-*O*- 惕各酰基 -1-*O*- 去乙酰基印楝波力宁 A、B

1-*O*-tigloyl-1-*O*-debenzoyl ohchinal　1-*O*- 惕各酰基 -1-*O*- 去苯甲酰日楝醛

21-*O*-tigloyl-22-*O*-acetyl protoaescigenin　21-*O*- 惕各酰基 -22-*O*- 乙酰基原七叶树皂苷元

1-tigloyl-3, 20-diacetyl-11-methoxymeliacarpinin　1- 惕各酰基 -3, 20- 二乙酰 -11- 甲氧基楝果宁 (1- 惕各酰基 -3, 20- 二乙酰基 -11- 甲氧基楝卡品宁)

(3α, 6α, 8α)-8-tigloyl-3, 4-epoxyguai-1 (10)-en-12, 6-lactone　(3α, 6α, 8α)-8- 惕各酰基 -3, 4- 环氧愈创木 -1 (10)- 烯 -12, 6- 内酯

1-tigloyl-3-acetyl-11-methoxymeliacarpinin　1- 惕各酰基 -3- 乙酰 -11- 甲氧基楝果宁

12-*O*-tigloyl-4α-deoxyphorbol-13-(2-methyl) butanoate　12-*O*- 惕各酰基 -4α- 脱氧佛波醇 -13-(2- 甲基) 丁酸酯

12-*O*-tigloyl-4α-deoxyphorbol-13-acetate　12-*O*- 惕各酰基 -4α- 脱氧佛波醇 -13- 乙酸酯

12-*O*-tigloyl-4α-deoxyphorbol-13-isobutanoate　12-*O*- 惕各酰基 -4α- 脱氧佛波醇 -13- 异丁酸酯

12-*O*-tigloyl-7-oxo-5-en-phorbol-13-(2-methyl) butanoate　12-*O*- 巴豆酯基 -7- 氧亚基 -5- 烯基佛波醇 -13-(2- 甲基) 丁酸酯

8β-tigloyloxy-14-oxo-11β, 13-dihydroacanthospermolide　8β- 惕各酰氧基 -14- 氧亚基 -11β, 13- 二氢刺苞菊内酯

3α-tigloyloxy-17-hydroxy-*ent*-kaur-15-en-19-oic acid　3α- 惕各酰氧基 -17- 羟基 - 对映 - 贝壳杉 -15- 烯 -19- 酸

3α-tigloyloxy-2, 3-dihydroeuparin　3α- 惕各酰氧基 -2, 3- 二氢泽兰素

1α-tigloyloxy-3α-acetoxy-7α-hydroxy-12α-ethoxynimbolinin　1α- 惕各酰氧基 -3α- 乙酰氧基 -7α- 羟基 -12α- 乙氧基印楝波力宁

1α-tigloyloxy-3α-acetoxy-7α-hydroxy-12β-ethoxynimbolinin　1α- 惕各酰氧基 -3α- 乙酰氧基 -7α- 羟基 -12β- 乙氧基印楝波灵素

3-tigloyloxy-6-(2′-methyl butyryloxy) tropane　3- 惕各酰氧 -6-(2′- 甲基丁酰氧基) 托品烷

3α-tigloyloxy-6, 7-dihydroxytropane 3α- 惕各酰氧基 -6, 7- 二羟基托品烷	(–)-6β-tigloyloxytropane-3α-ol (–)-6β- 惕各酰氧基托品 -3α- 醇
3-tigloyloxy-6, 7-epoxytropane 3- 惕各酰氧 -6, 7- 环氧托品烷	tigogenin [(25*R*)-5α-spirost-3β-ol] 替告皂苷元 [(25*R*)-5α- 螺甾 -3β- 醇]
3-tigloyloxy-6-acetoxytropane 3- 惕各酰氧 -6- 乙酰氧托品烷	tigogenin tetraoside 替告皂苷元四糖苷
3-tigloyloxy-6-hydroxytropane 3- 惕各酰氧 -6- 羟基托品烷	tigogenin-3-*O*-β-D-glucopyranoside 替告皂苷元 -3-*O*-β-D- 吡喃葡萄糖苷
3-tigloyloxy-6-isobutyryloxy-7-hydroxytropane 3- 惕各酰氧 -6- 异丁酰氧 -7- 羟基托品烷	tigogenin-3-*O*-β-D-glucopyranosyl-(1→2)-β-D-glucopyranosyl-(1→4)-β-D-galactopyranoside 替告皂苷元 -3-*O*-β-D- 吡喃葡萄糖基 -(1→2)-β-D- 吡喃葡萄糖基 -(1→4)-β-D- 吡喃半乳糖苷
3-tigloyloxy-6-isobutyryloxytropane 3- 惕各酰氧 -6- 异丁酰氧托品烷	tigogenin-3-*O*-β-D-glucopyranosyl-(1 → 4)-β-D-galactopyranoside 替告皂苷元 -3-*O*-β-D- 吡喃葡萄糖基 -(1 → 4)-β-D- 吡喃半乳糖苷
3α-tigloyloxy-6-isovaleroyloxy-7-hydroxytropane 3α- 惕各酰氧基 -6- 异戊酰氧基 -7- 羟基托品烷	tigogenin-3-*O*-β-D-lucotrioside 替告皂苷元 -3-*O*-β-D- 卢科三糖苷
3β-tigloyloxy-6-isovaleroyloxy-7-hydroxytropane 3β- 惕各酰氧基 -6- 异戊酰氧基 -7- 羟基托品烷	tigogenin-3-*O*-β-D-xylopyranosyl-β-lycotetraoside 替告皂苷元 -3-*O*-β-D- 吡喃木糖基 -β- 石蒜四糖苷
3-tigloyloxy-6-methyl butyryloxytropane 3- 惕各酰氧 -6- 甲基丁酰氧托品烷	tigogenone 替告皂苷元酮
3-tigloyloxy-6-propionyloxy-7-hydroxytropane 3- 惕各酰氧 -6- 丙酰氧 -7- 羟基托品烷	tigonin 替告皂苷
3-tigloyloxy-6-propionyloxytropane 3- 惕各酰氧 -6- 丙酰氧托品烷	tilactase 半乳糖苷酶
3α-tigloyloxy-9β-hydroxy-*ent*-kaur-16-en-19-oic acid 3α- 惕各酰氧基 -9β- 羟基 - 对映 - 贝壳杉 -16- 烯 -19- 酸	tiliacorine 椴藤碱
6α-tigloyloxychaparrin 6α- 惕各酰氧基卡斯苦木素 (6α- 惕各酰氧基查帕苦树素)	tiliadin (alnulin, skimmiol, taraxerol) 蒲公英赛醇 (桤木林素、茵芋醇、蒲公英萜醇)
6α-tigloyloxychaparrinone 6α- 惕各酰氧基卡斯苦木酮	tiliamuroside A 紫椴木脂苷 A
3α-tigloyloxy-*ent*-kaur-16-enic acid 3α- 惕各酰氧基 - 对映 - 贝壳杉 -16- 烯酸	tiliandrine 椴藤君
6β-tigloyloxyglechomafuran 6β- 惕各酰基氧化欧亚活血丹呋喃	tilianin (tilianine) 椴树素 (椴素、田蓟苷、日本椴苷)
8α-tigloyloxyhirsutinolide-13-*O*-acetate 8α- 惕各酰氧基硬毛钩藤内酯 -13-*O*- 乙酸酯	tilianin-7-*O*-β-D-glucopyranoside 椴树素 -7-*O*-β-D- 吡喃葡萄糖苷
5α-tigloyloxysilphinen-3-one 5α- 惕各酰氧代松香草宁 -3- 酮	tiliarine 椴藤任
6β-tigloyloxytrop-3α, 7β-diol 6β- 惕各酰氧基托品 -3α, 7β- 二醇	*cis*-tiliroside 顺式 - 银椴苷
(–)-3α-tigloyloxytropan-6β-ol (–)-3α- 惕各酰氧基托品 -6β- 醇	tiliroside 椴树苷 (银椴苷、茸毛椴苷、椴苷)
3α-tigloyloxytropane 3α- 惕各酰氧基托品烷	*trans*-tiliroside 反式 - 银椴苷
3β-tigloyloxytropane (tigloidine, tigloyl pseudotropine) 3β- 惕各酰氧基托品烷 (惕各酰莨菪碱、惕各酰伪托品碱)	tiliroside-7-*O*-β-D-glucoside 银椴苷 -7-*O*-β-D- 葡萄糖苷
	timbonine 替包宁
	timobiose 知母双糖
	timopregnanes A, B 知母孕甾烷 A、B
	timosaponin A_2 [markogenin-3-*O*-β-D-glucopyranosyl-(1 → 2)-β-D-galactopyranoside B] 知母皂苷 A_2 [马尔考皂苷元 -3-*O*-β-D- 吡喃葡萄糖基 -(1 → 2)-β-D- 吡喃半乳糖苷 B]
	(25*S*)-timosaponin B Ⅱ (25*S*)- 知母皂苷 B Ⅱ

timosaponin B- Ⅱ (prototimosaponin A- Ⅲ)	知母皂苷 B- Ⅱ (原知母皂苷 A- Ⅲ)
timosaponins A ～ Y	知母皂苷 A ～ Y
timosaponins A- Ⅰ ～ A- Ⅳ, B- Ⅰ ～ B- Ⅵ, B Ⅱ -a ～ B Ⅱ -d, B Ⅲ -b, B Ⅲ -c	知母皂苷 A- Ⅰ ～ A- Ⅳ、B- Ⅰ ～ B- Ⅵ、B Ⅱ -a ～ B Ⅱ -d、B Ⅲ -b、B Ⅲ -c
timuramides A ～ D	竹叶花椒新酰胺 A ～ D
tinctoralactone	蓝叶藤内酯酮
tinctorine	亭柯利碱
tinctormine	染匠红明
tingenone	卫矛酮 (着色酮、染用卫矛酮)
tinnevellin glucoside	狭叶番泻林素葡萄糖苷
tinocrispol A	波叶青牛胆醇 A
tinocrisposide	波叶青牛胆苷
tinophylloloside	菲律宾大叶藤苷
tinosagittones A, B	青牛胆酮 A、B
tinoscorside A	波叶青牛胆苷 A
tinoside	金果榄苷
tinosinen (cordifolioside A)	中华青牛胆烯 (堇叶苷 A)
tinosinesides A, B	中华青牛胆苷 A、B
tinospinosides A ～ E	青牛胆苷 A ～ E
tinospins C ～ E	青牛胆素 C ～ E
tinosporin	青牛胆苦素
tinosposides A, B	青牛胆木脂苷 A、B
tintinnadiol	铃小菇二醇
tinyatoxin	惕压酚毒素 (亭牙毒素、波氏大戟毒素、巨大戟烯醇三乙酸酯波氏大戟毒素)
tiplaxtinin	替普拉替尼
tirotundin ethyl ether	园叶肿柄菊内酯乙酸酯
tirucalicine	绿玉树辛
tirucall-5 (6), 7, 24 (25)-trien-3-dion-21, 16-olide	甘遂 -5 (6), 7, 24 (25)- 三烯 -3- 二酮 -21, 16- 内酯
tirucall-7, 21-diene	甘遂 -7, 21- 二烯
tirucall-7, 24-dien-3β-ol	甘遂 -7, 24- 二烯 -3β- 醇
tirucall-7, 24-dien-3β-ol acetate	甘遂 -7, 24- 二烯 -3β- 醇乙酸酯
tirucall-7, 24-dienol	甘遂 -7, 24- 二烯醇
tirucall-7, 24-dienol acetate	甘遂 -7, 24- 二烯醇乙酸酯
tirucall-7, 25 (26)-dien-3, 24-dione-21, 16-olide	甘遂 -7, 25 (26)- 二烯 -3, 24- 二酮 -21, 16- 内酯
tirucall-7-en-3, 24-dione	甘遂 -7- 烯 -3, 24- 二酮
tirucall-8, 21-diene	甘遂 -8, 21- 二烯
(24*Z*)-7, 24-tirucalladien-3β, 27-diol	(24*Z*)-7, 24- 甘遂二烯 -3β, 27- 二醇
tirucalladienol	甘遂二烯醇
tirucallins A, B	绿玉树素 A、B
tirucallol	绿玉树醇
Δ^7-tirucallol	Δ^7- 绿玉树醇
tirucallone	绿玉树酮
tithifolinepoxyangelate	替替佛灵环氧当归酸酯
tithofolinolide	肿柄菊叶内酯 (异叶月肿柄菊苷)
tithoniamide B	肿柄菊酰胺 B
tithonin	圆叶肿柄菊宁素
tithoniquinone A	肿柄菊蒽醌 A
tithymalin	泽漆马灵
tityustoxin Ⅲ	蝎毒素 Ⅲ
tjipanazoles A_1, A_2, D	芝帕纳唑 A_1、A_2、D
T-murol	T- 木罗醇
T-muurolol	T- 欧洲赤松醇 (T- 依兰油醇)
toad poison	蟾蜍毒
tobiraxanthins A_1 ～ A_3, B ～ D	海桐黄质 A_1 ～ A_3、B ～ D
tochibanans A, B	竹节参多糖 A、B
DL-α-tocopherol	DL-α- 生育酚
(2*R*, 4′*R*, 8′*R*)-α-tocopherol	(2*R*, 4′*R*, 8′*R*)-α- 生育酚
(*RRR*)-α-tocopherol	(*RRR*)-α- 生育酚
tocopherol	生育酚
α-tocopherol	α- 生育酚
β-tocopherol	β- 生育酚
γ-tocopherol	γ- 生育酚
δ-tocopherol	δ- 生育酚
(2*R*, 4′*R*, 8′*R*)-β-tocopherol (neotocopherol)	(2*R*, 4′*R*, 8′*R*)-β- 生育酚 (新生育酚)
α-tocopherol acetate (α-tocopheryl acetate)	α-生育酚乙酸酯
tocopherol quinone (tocopheryl quinone)	生育酚对苯醌 (生育醌、托可醌)
α-tocopherol quinone (α-tocopheryl quinone)	α-生育酚对苯醌 (α- 生育醌 , α- 托可醌)
α-tocopheryl acetate (α-tocopherol acetate)	α-生育酚乙酸酯
tocopheryl quinone (tocopherol quinone)	生育醌 (生育酚对苯醌、托可醌)

T

α-tocopheryl quinone (α-tocopherol quinone)　α- 生育醌 (α- 生育酚对苯醌 , α- 托可醌)
tocosine (tyrosamine, tyramine, uteramine, *p*-hydroxyphenethyl amine)　酪胺 (对羟基苯乙胺)
(–)-α-tocospirone　(–)-α- 生育螺环酮
α-tocospiros A ～ C　α- 生育螺环 (α- 环孢菌酮) A ～ C
toddacoumalone　飞龙掌血香豆喹啉酮
toddacoumaquinone　飞龙掌血香豆醌
toddaculin　飞龙掌血素
toddaculine　飞龙掌血灵
toddalenol　飞龙掌血内酯烯醇 (飞龙掌血烯醇)
toddalenone　飞龙掌血内酯烯酮 (飞龙掌血烯酮)
toddaliamide　飞龙掌血酰胺
toddalidimerine　飞龙掌血默碱 (飞龙掌血二聚碱)
toddaline (chelerythrine)　白屈菜赤碱 (白屈菜红碱)
toddalinine　飞龙次碱
toddalins A ～ D　飞龙掌血香豆素 A ～ D
toddalolactone　飞龙掌血内酯 (毛两面针素、陶达洛内酯)
toddalosin　飞龙掌血新双香豆素 (飞龙掌血洛辛、飞龙掌血新香豆精)
(±)-toddanin　(±)- 飞龙掌血宁
toddanin　飞龙掌血宁
(±)-toddanol　(±)- 飞龙掌血内酯醇 [(±)- 飞龙掌血醇]
toddanol　飞龙掌血内酯醇 (飞龙掌血醇)
(+)-toddanol　(+)- 飞龙掌血内酯醇 [(+)- 飞龙掌血醇]
toddanone　飞龙掌血内酯酮 (飞龙掌血酮)
toddaquinoline　飞龙掌血喹啉
toddasiatin　飞龙掌血香豆亭
toddasin　飞龙掌血双香豆精 (飞龙掌血辛)
tohogeninol　千层塔四醇
tohogenol　千层塔三醇
tokinelin　扣匹灵
tokinolides A, B　东当归内酯 A、B
tokorogenin　山萆薢皂苷元 (托克皂苷元)
tokorogenin-L-*O*-β-D-glucopyranoside　托克皂苷元 -L-*O*-β-D- 吡喃葡萄糖苷
tokoronin　山萆薢皂苷
toluene (methyl benzene)　甲苯
p-toluenesulfonate　对甲苯磺酸根
toluhydroquinone (methyl quinol, pyrolin, 2, 5-dihydroxytoluene)　甲苯氢醌 (甲基氢醌、鹿蹄草素、2, 5- 二羟基甲苯)
toluidine　对甲苯胺
o-tolunitrile　邻甲基苯腈
p-tolyl methyl carbinol diferuloyl methane　对甲苯基甲基甲醇二阿魏酰基甲烷
tolyporphins A ～ K　结节单歧藻碱 A ～ K
4-tomatiden-3-one　4- 番茄烯胺 -3- 酮
tomatidenol　番茄烯胺 (番茄定烯醇)
tomatidine　番茄胺 (番茄定)
tomatidine hydrochloride　盐酸番茄定
tomatillidine　番前立定
α-tomatine (lycopersicin, licopersicin)　番茄碱 (番茄素)
tomatoside　番茄苷 (蕃茄碱糖苷)
tombozine (vellosiminol, normacusine B)　去甲马枯星碱 (去甲马枯辛) B
tomenin　毛樱桃苷 (毛樱桃宁)
tomenphantins A, B　白花地胆草素 A、B
tomenphantopins A, B　白花地胆草内酯 (白花地胆草平) A、B
tomenside D　毛樱桃叶苷 D
tomentidin　牛奶藤定
tomentins A ～ J　假防己亭 A ～ J
tomentocurine　绵谷树箭毒素
tomentodiones A ～ M　桃金娘二酮 A ～ M
tomentodiplacol　毛泡桐沟酸浆醇
tomentodiplacones A ～ N　毛泡桐沟酸浆酮 A ～ N
tomentogenin　茸毛牛奶藤苷元
tomentogenin-3-*O*-β-thevetopyranosyl-(1 → 4)-β-oleandropyranoside　茸毛牛奶藤苷元 -3-*O*-β- 吡喃黄花夹竹桃糖基 -(1 → 4)-β- 吡喃欧洲夹竹桃糖苷
tomentoids A, B　桃金娘苷 A、B
tomentolides A, B　毛红厚壳内酯 A、B
tomentomimulol　毛泡桐沟酸浆隆醇
tomentomine　牛奶藤胺
tomentone　吡喃毛泡桐酮
tomentosanols A ～ E　绒毛槐酚 A ～ E
tomentosic acid　绒毛诃子酸
tomentosides Ⅰ , Ⅱ　大火草苷Ⅰ、Ⅱ
tomentosides A ～ C　大火草苷 A ～ C

tomentosin 山稔甲素 (绒毛银胶菊素、牛奶藤素)	
tomentosine (othosenine) 奥索千里光碱	
tomentosolic acid 绒毛三萜酸	
tomentosones A ～ C 桃金娘酮 (白藓酮) A ～ C	
tomoeones A ～ H 托马酮 A ～ H	
tonghaosu 茼蒿素	
tongolinine 川西翠雀宁碱	
tonka bean camphor (coumarin, *cis*-*O*-coumarinic acid lactone, 1, 2-benzopyrone) 零陵香豆樟脑 (香豆精、香豆素、顺式 -*O*- 苦马酸内酯、1, 2- 苯并哌喃酮)	
tonkinelin 番荔枝内酯	
tonkinensisol 越南槐酚	
tonkinesins A ～ C 东京紫玉盘素 A ～ C	
tonkinins A ～ C 扣匹素 A ～ C	
tonkinochromanes A ～ L 越南槐色满 A ～ L	
toonacilianin D 思茅红椿素 D	
toonaciliatine A 红椿亭 A	
toonaciliatones A ～ F 红椿利酮 (红椿酮) A ～ F	
toonacilin 红椿林素 (缘毛椿素、缅甸椿素)	
toonafolin 香椿叶素	
toonapubesins A ～ D 毛红椿素 A ～ D	
toonasinemines A ～ K 香椿楝酮素 A ～ K	
toonasinenines A ～ J 香椿苦素 A ～ J	
toonins A ～ C 香椿素 A ～ C	
toosendanic acids A, B 川楝酸 A、B	
toosendanin (chuanliansu) 川楝素	
toosendanone A 川楝达酮 A	
toosendanoside 川楝子苷	
toosendansins A ～ D 川楝子苦素 A ～ D	
toosendansterols A, B 川楝子甾醇 A、B	
topazolin 黄宝石羽扇豆素 (黄羽扇豆素)	
torachryson 决明松	
torachrysone 决明萘乙酮 (决明酮、决明柯酮)	
torachrysone apioglucoside 决明萘乙酮芹糖葡萄糖苷	
torachrysone gentiobioside 决明萘乙酮龙胆二糖苷	
torachrysone tetraglucoside 决明萘乙酮四葡萄糖苷	
torachrysone-8-*O*-β-D-(6′-*O*-oxalyl) glucoside 决明萘乙酮 -8-*O*-β-D-(6′-*O*- 草酰基) 葡萄糖苷	
torachrysone-8-*O*-β-D-glucopyranoside 决明萘乙酮 -8-*O*-β-D- 吡喃葡萄糖苷	
torachrysone-8-*O*-β-D-glucoside 决明萘乙酮 -8-*O*-β-D- 葡萄糖苷	
toralactone 决明种内酯 (决明内酯)	
toralactone-9-*O*-β-D-gentiobioside 决明内酯 -9-*O*-β-D- 龙胆二糖苷	
toralactone-9-*O*-β-D-glucopyranoside 决明内酯 -9-*O*-β-D- 吡喃葡萄糖苷	
toralactone-9-β-gentiobioside (cassiaside C) 决明种内酯 -9-β- 龙胆二糖苷 (决明子苷 C)	
torenosides A, B 蝴蝶草苷 A、B	
torilene 窃衣烯	
torilin 窃衣素	
torilol 窃衣醇	
torilolide 窃衣内酯	
torilolone 窃衣醇酮	
torilolone-11-*O*-β-D-glucopyranoside 窃衣醇酮 -11-*O*-β-D- 吡喃葡萄糖苷	
tormentic acid (2α, 19α-dihydroxyurolic acid, 2α-hydroxypomolic acid) 委陵菜酸 (2α, 19α- 二羟基熊果酸、2α- 羟基坡模醇酸)	
tormentic acid-28-*O*-α-L-rhamnopyranosyl-(1 → 2)-β-D-glucopyranosyl ester 委陵菜酸 -28-*O*-α-L- 吡喃鼠李糖基 -(1 → 2)-β-D- 吡喃葡萄糖酯	
tormentic acid-28-*O*-glucoside 委陵菜酸 -28-*O*- 葡萄糖苷	
tormentic acid-6-methoxy-β-D-glucopyranosyl ester 委陵菜酸 -6- 甲氧基 -β-D- 吡喃葡萄糖酯	
tormentic acid-β-D-glucopyranosyl ester 委陵菜酸 -β-D-吡喃葡萄糖酯	
tormentoside 委陵菜皂苷	
torosachrysone 珠节决明蒽酮	
torosachrysone-8-*O*-6″-malonyl-β-D-gentiobioside 珠节决明蒽酮 -8-*O*-6″- 丙二酸单酰基 -β-D- 龙胆二糖苷	
torosaflavone B-3′-*O*-glucoside 珠节决明黄酮 B-3′-*O*-葡萄糖苷	
torosaflavones A ～ D 珠节决明黄酮 A ～ D	
torosanin-9, 10-quinone 珠节决明素 -9, 10- 醌	
torosaols Ⅰ～Ⅲ 珠节决明酚 Ⅰ～Ⅲ	
torososides A, B 珠节决明苷 A、B	
torreyaflavone 香榧黄酮	
torreyaflavonolosides Ⅰ, Ⅱ 托亚埃 Ⅰ、Ⅱ	
torreyaflavonoside 香榧黄酮苷	
torreyagrandate 香榧酯	

torreyol　香榧醇 (榧烯醇、榧叶醇、香榧烯醇)	trachelanthamidine　颈花脒
torricellate　鞘柄木酯	(+)-trachelanthamidine (laburnine)　(+)- 颈花脒 (毒豆碱)
torricelline　鞘柄木碱	trachelanthamidine benzoate　苯甲酸颈花脒
torrilliolide　鞘柄木内酯	trachelanthamidine tiglate　巴豆酸颈花脒 (惕各酸颈花脒)
tortifoline　扭叶贝母碱	trachelanthamine　颈花胺
tortifolisine　扭叶贝母辛	trachelanthine　颈花碱
tortoside B (5, 5′-dimethoxylariciresinol-4′-*O*-β-D-glucopyranoside)　扭旋马先蒿苷 B (5, 5′- 二甲氧基落叶松脂素 -4′-*O*-β-D- 吡喃葡萄糖苷)	9-(+)-trachelanthyl heliotridine　9-(+)- 颈花基天芥菜定
tortosides A ～ F　扭旋马先蒿苷 A ～ F	trachelinoside　络石内酯苷
tortuoside　扭茎西风芹苷	(–)-trachelogenin　(–)- 络石苷元
torulene　圆酵母烯素	trachelogenin　络石苷元 (络石配质)
torvanol A　水茄醇 A	trachelogenin amide　络石酰胺
torvogenin　水茄皂苷元	trachelogenin-4′-*O*-β-gentiobioside　络石苷元 -4′-*O*-β-龙胆二糖苷
torvonins A, B　水茄皂苷 (水茄宁) A、B	trachelosiaside　亚洲络石苷
torvoside H　水茄苷 H	tracheloside (2-hydroxyarctiin)　络石苷 (络石糖苷、2- 羟基牛蒡子苷)
torvumoside　水茄莫苷	β-trachelosides Ⅱ A, Ⅱ B　β- 络石苷 Ⅱ A、Ⅱ B
tosyl　对甲苯磺酰基	trachelosperogenins A, B　络石皂苷元 A、B
totara-8, 11, 13-trien-13-ol　桃柘 -8, 11, 13- 三烯 -13- 醇	trachelosperosides B-1, D-1, E-1, F　络石皂苷 (络石三萜苷) B-1、D-1、E-1、F
totaradiol　陶塔二酚	*ent*-trachyloban-19-al　对映 - 粗裂豆 -19- 醛
cis-totarol　顺式 - 桃柘酚	trachyloban-19-oic acid　粗糙裂片酸
totarol　桃柘酚 (桃塔酚、陶塔酚、新西兰罗汉松酚)	*ent*-trachyloban-19-oic acid　对映 - 粗裂豆 -19- 酸
totarolone　桃柁酮	*ent*-trachyloban-19-oic acid thujanol ester　对映 - 粗裂豆 -19- 酸侧柏醇酯
tournefolic acids A, B　砂引草酸 A、B	*ent*-trachyloban-3β-ol　对映 - 粗裂豆 -3β- 醇
tourneforcidine　紫丹定	*ent*-trachylobanoic acid　对映 - 粗裂豆酸
tourneforcine　紫丹碱	trachylobanoic acid　粗裂豆酸
tournipherone　湿地蒿酮	trachyone　粗胡椒碱
tovophyllins A, B　大叶托沃木素 A、B	tragacanth　西黄蓍胶
tovopyrifolins A ～ C　梨叶托沃木素 A ～ C	tragacanth mucilage　西黄蓍胶浆
toxicariosides A ～ O　箭毒木苷 A ～ O	traginone　耳屏茴芹酮
α-toxicarol　α- 毒灰酚	tragopogonic acid　婆罗门参酸
β-toxicarol　β- 毒灰酚	tragopogonosides A ～ I　婆罗门参苷 A ～ I
toxicarolisoflavone　毒灰酚异黄酮 (灰毛豆黄素)	tragopogonsaponins A ～ R　婆罗门参皂苷 A ～ R
toxicodenanes A ～ E　漆烷 A ～ E	tragoponol　婆罗门参醇
toxiferine Ⅰ　毒马钱碱 Ⅰ	tramesaguin　朱红栓菌素
toxifren　黄三叉蕨酸	trametenolic acid (3-hydropinicolic acid)　栓菌醇酸 (3-氢化松苓酸)
toxol　套索酮醇	5-trametenolic acid (5-hydropinicolic acid)　5- 氢化松苓酸
toxylangelate　土西酮酯	
toxyloxanthones A ～ C　橙桑呫酮 (土西洛呫酮) A ～ C	

tranexamic acid　凝血酸

transconitines A ～ E　直缘乌头碱 A ～ E

transferase　转移酶

transferrins A ～ E　铁传递蛋白 A ～ E

transglutaminase　转谷氨酰酶

transilin (3′, 4′, 5, 7-tetrahydroxy-3-methoxyflavone-7-glucoside)　外伊犁蒿苷 (3′, 4′, 5, 7- 四羟基 -3- 甲氧基黄酮 -7- 葡萄糖苷)

transsyl vanosides A, B　特山头刺草苷 A、B

transtorine　全斯托碱

trapain　菱鞣素

trapanins A, B　菱鞣宁 A、B

traparin　菱鞣质

trapezifolixanthone　梯叶红厚壳呫酮

traumatic acid　愈伤酸

traxillagenin　紫花络石苷元

traxillaside　紫花络石苷

treflan　氟乐灵

treflorine　滑桃树灵

trehalase　海藻糖酶

trehalose (mycose)　海藻糖

α, α-trehalose (α-D-glucopyranosyl-α-D-glucopyranoside)　α, α- 海藻糖 (α-D- 吡喃葡萄糖基 -α-D- 吡喃葡萄糖苷)

α, β-trehalose　α, β- 海藻糖

β, β-trehalose　β, β- 海藻糖

trematol　山黄麻萜醇

tremetone　泽兰素酮 (白蛇根草酮、丙呋甲酮)

tremidine　山黄麻定

tremine　山黄麻碱

tremulacin　颤杨苷 (特里杨苷)

2″-tremuloidin　2″- 苯甲酰水杨苷

tremuloidin　苯甲酰水杨苷

trenudine　滑桃树定

trewianin　滑桃树阿宁

trewiasine　滑桃树新 (滑桃树辛)

trewinin　滑桃树宁

2, 3′, 6′-tri-(3-methyl butanoyl)-1′-(2-methyl butanoyl) sucrose　2, 3′, 6′- 三 -(3- 甲基丁酰基)-1′-(2- 甲基丁酰基) 蔗糖

1, 3, 4-tri-(*p*-hydroxyphenyl acetyl) quinic acid　1, 3, 4- 三 -(对羟基苯乙酰基) 奎宁酸

3, 4, 5-tri-(*p*-hydroxyphenyl acetyl) quinic acid methyl ester　3, 4, 5- 三 -(对羟基苯乙酰基) 奎宁酸甲酯

triacanthine　三刺皂荚碱 (三刺碱)

triacetin　乙酸甘油

triacetonamide　三丙酮胺

(2*R*, 3*S*, 4*R*, 5*R*, 9*S*, 11*S*, 15*R*)-3, 5, 15-triacetoxy-14-oxolathyra-6 (17), (12*E*)-diene　(2*R*, 3*S*, 4*R*, 5*R*, 9*S*, 11*S*, 15*R*)-3, 5, 15- 三乙酰氧基 -14- 氧亚基假白榄基 -6 (17), (11*E*)- 二烯

6β, 8β, 15-triacetoxy-1α, 9α-dibenzoyloxy-4β-hydroxy-β-dihydroagarofuran　6β, 8β, 15- 三乙酰氧基 -1α, 9α- 二苯甲酰氧基 -4β- 羟基 -β- 二氢沉香呋喃

6α, 9β, 12-triacetoxy-1β, 8β-dibenzoyloxy-2β-hexanoyloxy-β-dihydroagarofuran　6α, 9β, 12- 三乙酰氧基 -1β, 8β- 二苯甲酰氧基 -2β- 己酰氧基 -β- 二氢沉香呋喃

2β, 6α, 12-triacetoxy-1β, 9α-di (β-furancarbonyloxy)-4α-hydroxy-β-dihydroagarofuran　2β, 6α, 12- 三乙酰氧基 -1β, 9α- 二 (β- 呋喃羰氧基)-4α- 羟基 -β- 二氢沉香呋喃

2β, 6α, 12-triacetoxy-1β, 9α-dibenzoyloxy-4α-hydroxy-β-dihydroagarofuran　2β, 6α, 12- 三乙酰氧基 -1β, 9α- 二苯甲酰氧基 -4α- 羟基 -β- 二氢沉香呋喃

2β, 6α, 12-triacetoxy-1β-benzoyloxy-9α-(β-furancarbonyloxy)-4α-hydroxy-β-dihydroagarofuran　2β, 6α, 12- 三乙酰氧基 -1β- 苯甲酰氧基 -9α-(β- 呋喃羧氧基)-4α- 羟基 -β- 二氢沉香呋喃

7β, 9α, 10β-triacetoxy-2α, 5α, 13α-trihydroxy-4 (20), 11-taxdiene　7β, 9α, 10β- 三乙酰氧基 -2α, 5α, 13α- 三羟基 -4 (20), 11- 紫杉二烯

(2*R*, 3*S*, 4*R*, 5*R*, 8*R*, 13*S*, 15*R*)-5, 8, 15-triacetoxy-3-benzoyloxy-9, 14-dioxojatropha-6 (17), (11*E*)-diene　(2*R*, 3*S*, 4*R*, 5*R*, 8*R*, 13*S*, 15*R*)-5, 8, 15- 三乙酰氧基 -3- 苯甲酰氧基 -9, 14- 双氧亚基假白榄基 -6 (17), (11*E*)- 二烯

1β, 2β, 15-triacetoxy-4α, 6α-dihydroxy-8α-isobutanoyloxy-9β-benzoyloxy-β-dihydroagrofuran　1β, 2β, 15- 三乙酰氧基 -4α, 6α- 二羟基 -8α- 异丁酰氧基 -9β- 苯甲酰氧基 -β- 二氢沉香呋喃

2α, 7β, 10β-triacetoxy-5α, 13α-dihydroxy-2 (3 → 20)-*abeo*-tax-4 (20), 11-dien-9-one　2α, 7β, 10β- 三乙酰氧基 -5α, 13α- 二羟基 -2 (3 → 20) 迁紫杉 -4 (20), 11- 二烯 -9- 酮

(3*E*, 7*E*)-2α, 10β, 13α-triacetoxy-5α, 20-dihydroxy-3, 8-secotax-3, 7, 11-trien-9-one　(3*E*, 7*E*)-2α, 10β, 13α- 三乙酰氧基 -5α, 20- 二羟基 -3, 8- 开环紫杉 -3, 7, 11- 三烯 -9- 酮

9α, 10β, 13α-triacetoxy-5α-cinnamoyoxytax-4 (20), 11-diene 9α, 10β, 13α- 三乙酰氧基 -5α- 肉桂酰氧基紫杉 -4 (20), 11- 二烯
2α, 9α, 10β-triacetoxy-5α-hydroxytax-4 (20), 11-dien-13-one 2α, 9α, 10β- 三乙酰氧基 -5α- 羟基紫杉 -4 (20), 11- 二烯 -13- 酮
1β, 5α, 11-triacetoxy-7β-benzoyl-4α-hydroxy-8β-nicotinoyl dihydroagarofuran 1β, 5α, 11- 三乙酰基 -7β- 苯甲酰基 -4α- 羟基 -8β- 烟碱酰二氢沉香呋喃
1β, 2β, 9α-triacetoxy-8α-(2-hydroxy-isobutyryloxy)-15-benzoyloxy-4α-dihydroxy-β-dihydroagarofuran 1β, 2β, 9α- 三乙酰氧基 -8α-(2- 羟基异丁酰氧基)-15- 苯甲酰氧基 -4α- 二羟基 -β- 二氢沉香呋喃
1β, 2β, 9α-triacetoxy-8α-(2-hydroxy-isobutyryoxy)-15-benzoyloxy-4α-hydroxy-β-dihydroagarofuran 1β, 2β, 9α- 三乙酰氧基 -8α-(2- 羟基异丁酰氧基)-15- 苯甲酰氧基 -4α- 羟基 -β- 二氢沉香呋喃
1α, 2α, 6β-triacetoxy-8α-(β-furancarbonyloxy)-9β-benzoyloxy-13-isobutanoyloxy-4β-hydroxy-β-dihydroagarofuran 1α, 2α, 6β- 三乙酰氧基 -8α-(β- 呋喃羰基氧基)-9β- 苯甲酰氧基 -13- 异丁酰氧基 -4β- 羟基 -β- 二氢沉香呋喃
1α, 2α, 6β-triacetoxy-8α, 13-diisobutanoyloxy-9β-benzoyloxy-4β-hydroxy-β-dihydroagarofuran 1α, 2α, 6β- 三乙酰氧基 -8α, 13- 二异丁酰氧基 -9β- 苯甲酰氧基 -4β- 羟基 -β- 二氢沉香呋喃
1α, 2α, 6β-triacetoxy-8α, 9β-difurancarbonyloxy-13-isobutanoyloxy-4β-hydroxy-β-dihydroagarofuran 1α, 2α, 6β- 三乙酰氧基 -8α, 9β- 二呋喃羰基氧基 -13- 异丁酰氧基 -4β- 羟基 -β- 二氢沉香呋喃
1α, 2α, 12-triacetoxy-8α, 9β-difuroyloxy-4β, 6β-dihydroxy-β-dihydroagarofuran 1α, 2α, 12- 三乙酰氧基 -8α, 9β- 二呋喃甲酰氧 -4β, 6β- 二羟基 -β- 二氢沉香呋喃 (1α, 2α, 13- 三乙酰氧基 -8α, 9β- 二糠酰氧基 -4β, 6β- 二羟基 -β- 二氢沉香呋喃)
1α, 2α, 6β-triacetoxy-8α-isobutanoyloxy-9β-benzoyloxy-13-(α-methyl) butanoyloxy-4β-hydroxy-β-dihydroagarofuran 1α, 2α, 6β- 三乙酰氧基 -8α- 异丁酰氧基 -9β- 苯甲酰氧基 -13-(α- 甲基) 丁酰氧基 -4β- 羟基 -β- 二氢沉香呋喃
1α, 2α, 6β-triacetoxy-8α-isobutanoyloxy-9β-benzoyloxy-13-isovaleryloxy-4β-hydroxy-β-dihydroagarofuran 1α, 2α, 6β- 三乙酰氧基 -8α- 异丁酰氧基 -9β- 苯甲酰氧基 -13- 异戊酰氧基 -4β- 羟基 -β- 二氢沉香呋喃
1α, 2α, 6β-triacetoxy-8α-isobutanoyloxy-9β-furancarbonyloxy-13-isovaleryloxy-4β-hydroxy-β-dihydroagarofuran 1α, 2α, 6β- 三乙酰氧基 -8α- 异丁酰氧基 -9β- 呋喃甲酰氧基 -13- 异戊酰氧基 -4β- 羟基 -β- 二氢沉香呋喃
1β, 2β, 6α-triacetoxy-8β, 12-di-(α-methyl) butanoyl-9α-benzoyloxy-4α-hydroxy-β-dihydroagarofuran 1β, 2β, 6α- 三乙酰氧基 -8β, 12- 二 -(α- 甲基) 丁酰基 -9α- 苯甲酰氧基 -4α- 羟基 -β- 二氢沉香呋喃
1α, 2α, 13-triacetoxy-8β-isobutanoyloxy-9α-benzoyloxy-4β, 6β-dihydroxy-β-dihydroagarofuran 1α, 2α, 13- 三乙酰氧基 -8β- 异丁酰氧基 -9α- 苯甲酰氧基 -4β, 6β- 二羟基 -β- 二氢沉香呋喃
1α, 2α, 6β-triacetoxy-8β-isobutanoyloxy-9β-(β-furancarbonyloxy)-13-(α-methyl) butanoyloxy-4β-hydroxy-β-dihydroagarofuran 1α, 2α, 6β- 三乙酰氧基 -8β- 异丁酰氧基 -9β-(β- 呋喃羰基氧基)-13-(α- 甲基) 丁酰氧基 -4β- 羟基 -β- 二氢沉香呋喃
1α, 2α, 6β-triacetoxy-8β-isobutanoyloxy-9β-furancarbonyloxy-13-(α-methyl) butanoyloxy-4β-hydroxy-β-dihydroagarofuran 1α, 2α, 6β- 三乙酰氧基 -8β- 异丁酰氧基 -9β- 呋喃羰基氧基 -13-(α- 甲基) 丁酰氧基 -4β- 羟基 -β- 二氢沉香呋喃
1, 8, 12-triacetoxy-9-furancarboxy-β-dihydroagarofuran 1, 8, 12- 三乙酰氧基 -9- 呋喃羧基 -β- 二氢沉香呋喃
2α, 7β, 13α-triacetoxy-9-keto-2-(3 → 20) *abeo*-taxane 2α, 7β, 13α- 三乙酰氧基 -9- 甲酮基 -2-(3 → 20) 迁紫杉烷
1α, 2α, 8β-triacetoxy-9α-benzoyloxy-12-isobutyryloxy-4β, 6β-dihydroxy-β-dihydroagarofuran 1α, 2α, 8β- 三乙酰氧基 -9α- 苯甲酰氧基 -12- 异丁酰氧基 -4β, 6β- 二羟基 -β- 二氢沉香呋喃
1β, 2β, 6α-triacetoxy-9α-cinnamoyloxy-β-dihydroagarofuran 1β, 2β, 6α- 三乙酰氧基 -9α- 肉桂酰氧基 -β- 二氢沉香呋喃
1β, 2β, 8α-triacetoxy-9β-benzoyloxy-β-15-nicotinoyloxy-β-dihydroagarofuran 1β, 2β, 8α- 三乙酰氧基 -9β- 苯甲酰氧基 -β-15- 烟酰氧基 -β- 二氢沉香呋喃
1β, 6α, 8α-triacetoxy-9β-benzoyloxy-β-dihydroagarofuran 1β, 6α, 8α- 三乙酰氧基 -9β- 苯甲酰氧基 -β- 二氢沉香呋喃
1α, 2α, 8β-triacetoxy-9β-cinnamoyloxy-β-dihydroagarofuran 1α, 2α, 8β- 三乙酰氧基 -9β- 肉桂酰氧基 -β- 二氢沉香呋喃
8, 9, 10-triacetoxyheptadec-1-en-11, 13-diyne 8, 9, 10- 三乙酰氧基 -1- 十七烯 -11, 13- 二炔
1α, 6β, 7α-triacetyl coleonol B 1α, 6β, 7α- 三乙酰鞘蕊花诺醇 B
triacetyl glycoperine 三乙酰基大叶芸香任
triacetyl hispidulin 三乙酰基粗毛豚草素
3, 8, 12-*O*-triacetyl ingenol-7-benzoate 3, 8, 12-*O*- 三乙酰巨大戟醇 -7- 苯甲酸酯

7, 10, 2′-triacetyl patrinoside 7, 10, 2′- 三乙酰败酱苷
triacetyl resveratrol 三乙酰白藜芦醇
7, 10, 2′-triacetyl suspensolide F 7, 10, 2′- 三乙酰悬垂荚蒾内酯
5, 10, 13-triacetyl-10-debenzoyl brevifoliol 5, 10, 13-三乙酰基 -10- 去苯甲酰短叶老鹳草素醇
5, 17, 20-triacetyl-3-*O*-[(*Z*)-2-methyl-2-butenoyl]-17-hydroxyingenol 5, 17, 20- 三乙酰基 -3-*O*-[(*Z*)-2- 甲基 -2- 丁烯酰基]-17- 羟基巨大戟烯醇
triacetyl-5-decinnamoyl taxicin Ⅰ 三乙酰基 -5- 脱桂皮酰基大西辛Ⅰ
3, 5, 17-*O*-triacetyl-7-*O*-benzoyl-15-hydroxycheiradone 3, 5, 17-*O*- 三乙酰基 -7-*O*- 苯甲酰基 -15- 羟基桂竹香烷
(*Z*)-6-*O*-(3″, 4″, 6″-triacetyl-β-D-glucopyranosyl)-6, 7, 3′, 4′-tetrahydroxyaurone (*Z*)-6-*O*-(3″, 4″, 6″- 三乙酰基 -β-D- 吡喃葡萄糖基)-6, 7, 3′, 4′- 四羟基橙酮
n-triacont-11-enoic acid 正三十碳 -11- 烯酸
triacontanal 三十醛
triacontane (melissane) 三十烷 (蜂花烷)
triacontanedioic acid 三十碳二酸
(6*R*, 8*S*)-triacontanediol (6*R*, 8*S*)- 三十碳二醇
(7*R*, 9*S*)-triacontanediol (7*R*, 9*S*)- 三十碳二醇
1, 30-triacontanediol 1, 30- 三十碳二醇
triacontanoic acid (melissic acid, myricyl acid) 三十酸 (蜂花酸)
15-triacontanol 15- 三十醇
16-triacontanol 16- 三十醇
1-triacontanol 1- 三十醇
triacontanol (melissyl alcohol, myricyl alcohol, thea alcohol A) 三十醇 (三十烷醇、茶醇 A、蜂花醇)
n-triacontanol acetate 正三十醇乙酸酯
1-triacontanol cerotate 1- 三十醇蜡酸酯
triacontanyl acetate 三十醇乙酸酯
triacontanyl behenate 山萮酸三十醇酯
triacontanyl docosanoate 二十二酸三十醇酯
triacontyl alcohol 三乙酰醇
trans-triacontyl-4-hydroxycinnamate 反式 - 三十基 -4-羟基桂皮酸酯
triacyl glyceride 三酰基甘油酯
2, 4, 6-triamino-1, 3, 5-triazine 三聚氰胺
triandrin 三蕊柳素
triangularine 三角叶千里光碱
trianthemine 三花番杏碱
trianthenol 假海齿醇
2, 7, 9-triazaphenanthrene 2, 7, 9- 三氮杂菲
1, 2, 4-triazine 1, 2, 4- 三嗪
triazine 三嗪
(1′*R*, 2′*R*, 3′*S*, 4′*R*)-1, 2, 4-triazole nucleoside (1′*R*, 2′*R*, 3′*S*, 4′*R*)-1, 2, 4- 三唑核苷
tribiaotanic ester 牛筋条酯
tribol 蒺藜醇
tribufurosides A ～ J 蒺藜呋甾苷 A ～ J
tribulosides A, B 蒺藜皂苷 (刺蒺藜苷、蒺藜苷) A、B
tribulosins A ～ E 刺蒺藜素 A ～ E
tribulusamides A ～ D 刺蒺藜酰胺 A ～ D
tribulusimide C 蒺藜酰亚胺 C
tribulusterin 刺蒺藜斯特灵
tribulusterine {perlolyrine, 1-(5-hydroxymethyl-2-furyl)-9*H*-pyrido[3, 4-*b*]indole} 刺蒺藜碱 { 佩洛立灵、川芎哚、1-(5- 羟甲基 -2- 呋喃基)-9*H*- 吡啶并 [3, 4-*b*] 吲哚 }
tributyl germane 三丁基锗烷
1, 3, 5-tributyl hexahydro-1, 3, 5-triazine 1, 3, 5- 三丁基六氢 -1, 3, 5- 三嗪
tributyl hydridogermanium 三丁基氢化锗
tributyltin 三丁基锡
tributyltin oxide 三丁基锡氧化物
1, 3, 5-tricaffeoyl quinic acid 1, 3, 5- 三咖啡酰奎宁酸
3, 4, 5-tricaffeoyl quinic acid 3, 4, 5- 三咖啡酰奎宁酸
1, 3, 5-*O*-tricaffeoyl-4-*O*-succinyl quinic acid 1, 3, 5-*O*-三咖啡酰基 -4-*O*- 琥珀酰奎宁酸
tricaprin 三癸精
tricaproin 三己精
tricaprylin 三辛精
tricarbonyl{1-[2-(diphenyl phosphanyl)-η6-phenyl]-*N*, *N*-dimethyl ethanamine}chronium 三羰基 {1-[2-(二苯基膦基)-η6- 苯基]-*N*, *N*- 二甲基乙胺 } 铬
tricetiflavan 小麦黄烷
tricetin (5, 7, 3′, 4′, 5′-pentahydroxyflavone) 小麦亭 (5, 7, 3′, 4′, 5′- 五羟基黄酮)
tricetin-3′, 5′-dimethyl ether 小麦亭 -3′, 5′- 二甲醚
tricetin-3′-glucoside 小麦亭 -3′- 葡萄糖苷

tricetin-3-methoxy-4-*O*-β-D-glucoside 小麦亭 -3- 甲氧基 -4-*O*-β-D- 葡萄糖苷	
tricetin-3′-methyl ether 小麦亭 -3′- 甲醚	
tricetin-3-*O*-D-arabinopyranoside 小麦亭 -3-*O*-D- 吡喃阿拉伯糖苷	
tricetin-3′-*O*-D-glucopyranoside 小麦亭 -3′-*O*-D- 吡喃葡萄糖苷	
5, 7, 3′, 4′, 5′-tricetin-7-diglucoside 5, 7, 3′, 4′, 5′- 五羟基黄酮 -7- 二葡萄糖苷	
tricetin-7-*O*-diglucopyranoside 小麦亭 -7-*O*- 二吡喃葡萄糖苷	
tricetin-7-*O*-β-D-glucopyranoside 小麦亭 -7-*O*-β-D-吡喃葡萄糖苷	
trichagmalins A ～ F 鹧鸪花内雄楝林素 A ～ F	
trichiconnarins A ～ L 鹧鸪花灵 A ～ L	
trichilinin 鹧鸪花宁	
trichilins A ～ L 鹧鸪花素 (垂齐林) A ～ L	
2, 5, 8-trichloro-1, 4-dimethyl naphthalene 2, 5, 8- 三氯 -1, 4- 二甲基萘	
2, 4, 6-trichloro-3-hydroxy-5-methoxytoluene 2, 4, 6-三氯 -3- 羟基 -5- 甲氧基甲苯	
2, 4, 6-trichloro-3-hydroxybibenzyl 2, 4, 6- 三氯 -3- 羟基联苄	
2, 4, 6-trichloro-3-methyl-5-methoxyphenol-1-*O*-β-D-glucopyranosyl-(1 → 6)-β-D-glucopyranoside 2, 4, 6-三氯 -3- 甲基 -5- 甲氧基苯酚 -1-*O*-β-D- 吡喃葡萄糖基 -(1 → 6)-β-D- 吡喃葡萄糖苷	
1, 1, 1-trichloro-5, 5, 5-trimethyl pentasilane 1, 1, 1- 三氯 -5, 5, 5- 三甲基戊硅烷	
3, 6, 8-trichloro-5, 7, 3′, 4′-tetrahydroxyflavone 3, 6, 8-三氯 -5, 7, 3′, 4′- 四羟基黄酮	
2, 2, 2-trichloroacetaldehyde ethyl hemiacetal 2, 2, 2-三氯乙醛乙基半缩醛	
2, 2, 2-trichloroacetic acid hexadecyl ester 2, 2, 2- 三氯乙酸十六烷基酯	
1-*r*, 2-*t*, 4-*c*-trichlorocyclopentane 1-*r*, 2-*t*, 4-*c*- 三氯环戊烷	
(*R*)-1, *trans*-2, *cis*-4-trichlorocyclopentane (*R*)-1, 反式 -2, 顺式 -4- 三氯环戊烷	
trichloromethane (chloroform) 三氯甲烷 (氯仿)	
8-trichloromethyl-7, 8-dihydrocoptisine 8- 三氯甲基 -7, 8- 二氢黄连碱	
2, 2′, 2″-trichloronitrilotriacetic acid 2, 2′, 2″- 三氯氨爪基三乙酸	
trichobenzolignan 栝楼苯并木脂素	
trichocarpidine 乌头定	
trichocarpin 毛果杨苷	
trichocarpines A, B 毛果甘青乌头碱 (毛果甘青碱) A、B	
trichocarpinines A ～ C 毛果甘青乌头宁 A ～ C	
trichocereine 仙掌碱	
trichocerine 仙影掌碱	
trichodelphinine 毛翠雀花碱	
trichodenones A ～ C 木霉酮 A ～ C	
trichodermamides A, B 木霉酰胺 A、B	
trichodermin 木霉素	
trichodesmine 毛束草碱	
trichodonin 毛果香茶菜宁	
trichoflectin 毛盘菌素	
trichokaurin 毛果香茶菜贝壳杉素	
trichokirin 栝楼子糖蛋白	
trichokurin 三叶香茶菜醛	
tricholein 毛穗胡椒因	
tricholomalides A ～ C 口蘑内酯 A ～ C	
tricholomenyns A, B 口蘑炔 A、B	
tricholomic acid (*erythro*-tricholomic acid) 口蘑氨酸 (口蘑酸、赤口蘑氨酸)	
trichorabdal F acetate 毛果香茶菜醛 F 乙酸酯	
trichorabdal G acetate 毛果香茶菜醛 G 乙酸酯	
trichorabdals A ～ H 毛果香茶菜醛 A ～ H	
trichorabdonin 雀巢冬凌草宁	
trichoranin 毛果香茶菜素 (毛果香茶菜拉宁)	
(–)-trichosanatine (–)- 栝楼酯碱	
trichosanatine 栝楼素 (栝楼酯碱)	
trichosanhemiketals A, B 栝楼半缩酮 A、B	
trichosanic acid (punicic acid) 栝楼酸 (石榴酸)	
1-trichosanoyl-2, 3-dilinoleoyl glyceride 1- 栝楼酰基 -2, 3- 二亚油酰甘油酯	
1-trichosanoyl-2-linoleoyl-3-palmitoyl glyceride 1- 栝楼酰基 -2- 亚油酰 -3- 棕榈酸甘油酯	
trichosans A ～ E 栝楼根多糖 A ～ E	
trichosanthin 天花粉蛋白	
β-trichosanthin β- 天花粉蛋白	
trichosanthosides A, B 毛花球花苷 A、B	

trichosanthrip　栝楼蛋白

trichostachine　毛穗胡椒碱

trichotetrol　大苞栝楼醇

trichothecin　单端孢菌素

trichothecinol A　单端孢醇 A

trichotomine　臭梧桐碱

trichotomins A, B　海州常山明素 A、B

trichotomone　海州常山酮

trichotomoside　海州常山醇苷

trichotomsides A, B　海州常山托苷 A、B

tricin (4′, 5, 7-trihydroxy-3′, 5′-dimethoxyflavone)　苜蓿素 (小麦黄素、麦黄酮、4′, 5, 7- 三羟基 -3′, 5′- 二甲氧基黄酮)

tricin-5, 7-di-*O*-glucoside　苜蓿素 -5, 7- 二 -*O*- 葡萄糖苷

tricin-5-*O*-β-D-glucoside　苜蓿素 -5-*O*-β-D- 葡萄糖苷

tricin-7-diglucuronide　苜蓿素 -7- 二葡萄糖醛酸苷

tricin-7-glucuronide　苜蓿素 -7- 葡萄糖醛酸苷

tricin-7-*O*-[2′-*O*-feruloyl-β-D-glucuronopyranosyl-(1 → 2)-*O*-β-D-glucuronopyranoside]　苜蓿素 -7-*O*-[2′-*O*- 阿魏酰基 -β-D- 吡喃葡萄糖醛酸基 -(1 → 2)-*O*-β-D- 吡喃葡萄糖醛酸苷]

tricin-7-*O*-[2-*O*-sinapoyl-β-D-glucuronopyranosyl-(1 → 2)-*O*-β-D-glucuronopyranoside]　苜蓿素 -7-*O*-[2-*O*- 芥子酰基 -β-D- 吡喃葡萄糖醛酸基 -(1 → 2)-*O*-β-D- 吡喃葡萄糖醛酸苷]

tricin-7-*O*-neohesperidoside　苜蓿素 -7-*O*- 新橙皮糖苷

tricin-7-*O*-β-(6″-methoxycinnamoyl) glucoside　苜蓿素 -7-*O*-β-(6″- 甲氧基桂皮酰基) 葡萄糖苷

tricin-7-*O*-β-D-glucopyranoside　苜蓿素 -7-*O*-β-D- 吡喃葡萄糖苷

tricin-7-*O*-β-D-glucoside　苜蓿素 -7-*O*-β-D- 葡萄糖苷

tricin-7-*O*-β-D-glucuronide　苜蓿素 -7-*O*-β-D- 葡萄糖醛酸苷

tricin-7-rutinoside　苜蓿素 -7- 芸香糖苷

tricin-7-triglucuronide　苜蓿素 -7- 三葡萄糖醛酸苷

tricliseine　三茅香因

triclisine　三茅香碱

tricolorin A　三色牵牛素 A

tricornine (18-*O*-acetyl lycoctonine)　三距矮翠雀花碱 (18-*O*- 乙酰狼毒乌头碱)

tricornoses A ～ L　密花远志糖 A ～ L

tricos-1-ene　二十三 -1- 烯

tricosan-12-one　二十三 -12- 酮

n-tricosane　正二十三烷

tricosane　二十三烷

n-tricosanoic acid　正二十三酸

1-tricosanoic acid　1- 二十三酸

tricosanoic acid　二十三酸

12-tricosanol　12- 二十三醇

7-tricosanol　7- 二十三醇

tricosanol　二十三醇

(*Z*)-9-tricosene　(*Z*)-9- 二十三烯

11-tricosene　11- 二十三烯

(*Z*)-14-tricosenyl formate　(*Z*)-14- 二十三烯基甲酸酯

tricosyl caffeate　咖啡酸二十三醇酯

tricosyl ferulate　阿魏酸二十三醇酯

tricosyl *trans*-ferulate　反式 - 阿魏酸二十三醇酯

2-*n*-tricosyl-5, 7-dihydroxy-6, 8-dimethyl chromone　2- 正二十三烷基 -5, 7- 二羟基 -6, 8- 二甲基色原酮

tricrozarins A, B　雄黄兰茜素 (雄黄兰醌、鸢尾兰醌) A、B

tricuspidatin　三尖栝楼素

tricuspidatol A　地锦酚 A

tricyclene　三环烯

tricyclo[2.2.1.0^{2,6}]heptane　三环 [2.2.1.0^{2,6}] 庚烷

tricyclo[3.2.1.0^{2,4}]octane　三环 [3.2.1.0^{2,4}] 辛烷

1*N*-tricyclo[3.3.1.1^{2,4}]pentasilazane　1*N*- 三环 [3.3.1.1^{2,4}] 五硅氮烷

1*Si*-tricyclo[3.3.1.1^{2,4}]pentasilazane　1*Si*- 三环 [3.3.1.1^{2,4}] 五硅氮烷

tricyclo[3.3.1.1^{3,7}]tetrasilathiane　三环 [3.3.1.1^{3,7}] 四硅硫烷

tricyclo[4, 1, 1, 0^{2,5}]octane　三环 [4, 1, 1, 0^{2,5}] 辛烷

tricyclo[4.2.2.2^{2,5}]dodecane　三环 [4.2.2.2^{2,5}] 十二烷

tricyclo[4.3.1.1^{2,5}]undecane　三环 [4.3.1.1^{2,5}] 十一烷

tricyclo[4.3.2.1^{3,8}]dodecane　三环 [4.3.2.1^{3,8}] 十二烷

tricyclo[4.4.1.1^{1,5}]dodecane　三环 [4.4.1.1^{1,5}] 十二烷

tricyclo[4.4.1.1^{3,9}]dodecane　三环 [4.4.1.1^{3,9}] 十二烷

tricyclo[5.5.1.0^{3,11}]tridecane　三环 [5.5.1.0^{3,11}] 十三烷

tricyclo[5.5.1.0^{5,9}]tridecane　三环 [5.5.1.0^{5,9}] 十三烷

tricyclo[9.3.3.1]octadecane　三环 [9.3.3.1] 十八烷

tricyclo[9.3.3.1^{1,11}]octadecane　三环 [9.3.3.1^{1,11}] 十八烷

tricyclodehydroisohumulone　三环脱氢异构忽布香苦酮

tricycloekasantalic acid　三环类檀香萜酸
tricyclohumuladiol　三环蛇麻二醇
tricycloillicinone　三环八角酮
tricyclovetivane　三环岩兰烷
tricyclovetivene　三环岩兰烯 (三环印须芒烯、三环岸兰烯)
tridacnin　砗磲凝集素
2′β, 7β, 9α-trideacetyl austrospicatine　2′β, 7β, 9α- 三去乙酰澳大利亚穗状红豆杉碱
2′β, 13α, 14β-trideacetyl austrotaxine　2′β, 13α, 14β- 三去乙酰澳洲红豆杉碱
7, 9, 10-trideacetyl-*abeo*-baccatin Ⅵ　7, 9, 10- 三去乙酰基迁浆果赤霉素 Ⅵ
tridec-(11*E*)-en-3, 5, 7, 9-tetrayn-1, 2-dihydroxy-2-*O*-β-D-glucoside　十三碳 -(11*E*)- 烯 -3, 5, 7, 9- 四炔 -1, 2- 二羟基 -2-*O*-β-D- 葡萄糖苷
tridec-(3*E*, 11*E*)-dien-5, 7, 9-triyn-1, 2, 13-trihydroxy-2-*O*-β-D-glucoside　十三碳 -(3*E*, 11*E*)- 二烯 -5, 7, 9- 三炔 -1, 2, 13- 三羟基 -2-*O*-β-D- 葡萄糖苷
tridec-1, 11-dien-3, 5, 7, 9-tetrayne　十三碳 -1, 11- 二烯 -3, 5, 7, 9- 四炔
tridec-1, 3, 5-trien-7, 9, 11-triyne　十三碳 -1, 3, 5- 三烯 -7, 9, 11- 三炔
(5*E*)-tridec-1, 5-dien-7, 9, 11-triyn-3, 4-dihydroxy-4-*O*-β-D-glucopyranoside　(5*E*)- 十三碳 -1, 5- 二烯 -7, 9, 11- 三炔 -3, 4- 二羟基 -4-*O*-β-D- 吡喃葡萄糖苷
(*E*)-tridec-1, 5-dien-7, 9, 11-triyn-3, 4-diol-4-*O*-β-D-glucopyranoside　(*E*)- 十三碳 -1, 5- 二烯 -7, 9, 11- 三炔 -3, 4- 二醇 -4-*O*-β-D- 吡喃葡萄糖苷
tridec-11-en-3, 5, 7, 9-tetrayne　11- 十三烯 -3, 5, 7, 9- 四炔
tridec-1-en-3, 5, 7, 9, 11-pentayne　十三碳 -1- 烯 -3, 5, 7, 9, 11- 五炔
tridec-2, 12-dien-4, 6, 8, 10-tetrayn-1-ol　十三碳 -2, 12- 二烯 -4, 6, 8, 10- 四炔 -1- 醇
tridec-3, 11-dien-5, 7, 9-triyn-1, 2-diol　十三碳 -3, 11- 二烯 -5, 7, 9- 三炔 -1, 2- 二醇
tridec-3, 5, 7, 9-tetrayn-11-en-1, 2, 13-trihydroxy-1-glucoside　十三碳 -3, 5, 7, 9- 四炔 -11- 烯 -1, 2, 13- 三羟基 -1- 葡萄糖苷
tridec-5-en-7, 9, 11-triyn-3-ol　十三碳 -5- 烯 -7, 9, 11- 三炔 -3- 醇
(*Z*)-1, 11-tridecadien-3, 5, 7, 9-tetradyne　(*Z*)-1, 11- 十三碳二烯 -3, 5, 7, 9- 四炔
(11*E*)-1, 11-tridecadien-3, 5, 7, 9-tetrayne　(11*E*)-1, 11- 十三碳二烯 -3, 5, 7, 9- 四炔
1, 11-tridecadien-3, 5, 7, 9-tetrayne　1, 11- 三癸二烯 -3, 5, 7, 9- 四炔
1, 3-tridecadien-5, 7, 9, 11-tetrayne　1, 3- 十三碳二烯 -5, 7, 9, 11- 四炔
trans, *trans*-3, 11-tridecadien-5, 7, 9-triyn-1, 2-diol　反式 , 反式 -3, 11- 十三碳二烯 -5, 7, 9- 三炔 -1, 2- 二醇
(5*E*)-1, 5-tridecadien-7, 9-diyn-3, 4, 12-triol　(5*E*)-1, 5- 十三碳二烯 -7, 9- 二炔 -3, 4, 12- 三醇
(6*E*, 12*E*)-tridecadien-8, 10-diyn-1, 14-dihydroxy-3-*O*-β-D-glucopyranoside　(6*E*, 12*E*)- 十三碳二烯 -8, 10- 二炔 -1, 14- 二羟基 -3-*O*-β-D- 吡喃葡萄糖苷
tridecanal　十三醛
n-tridecane　正十三烷
tridecane　十三烷
tridecane salicylate　水杨酸十三酯
tridecanoic acid　十三酸
n-tridecanol　正十三醇
1-tridecanol (1-tridecyl alcohol)　1- 十三醇
tridecanonchelerythrine　十三酮白屈菜红碱
2-tridecanone　2- 十三酮
7-tridecanone　7- 十三酮
(2*S*, 3*R*, 5*R*, 9*E*)-2-*N*-(tridecanoyl) nonacosasphinga-9-ene　(2*S*, 3*R*, 5*R*, 9*E*)-2-*N*-(十三酰基) 二十九烷基鞘氨 -9- 烯
n-tridecanyl *n*-octadec-9, 12-dienoate　正十八碳 -9, 12- 二烯酸正十三醇酯
tridecanyl α-hydroxytriacont-6-enoate　α- 羟基三十碳 -6- 烯酸十三酯
tridecapentaynene　十三碳五炔烯
tridecapentyn-1-ene　十三烷五炔 -1- 烯
tridecastannane　十三锡烷
1, 3, 5, 11-tridecatetraen-7, 9-diyne　1, 3, 5, 11- 十三碳四烯 -7, 9- 二炔
(3*E*, 11*E*)-1, 3, 11-tridecatrien-5, 7, 9-triyne　(3*E*, 11*E*)-1, 3, 11- 十三碳三烯 -5, 7, 9- 三炔
1, 3, 11-tridecatrien-5, 7, 9-triyne　1, 3, 11- 十三碳三烯 -5, 7, 9- 三炔
1, 3, 5-tridecatrien-7, 9, 11-triyne　1, 3, 5- 十三碳三烯 -7, 9, 11- 三炔
erythro-(1, 3*Z*, 11*E*)-tridecatrien-7, 9-dien-5, 6-diynyl diacetate　赤式 -(1, 3*Z*, 11*E*)- 十三碳三烯 -7, 9- 二烯 -5, 6- 二炔二乙酸酯

(3*E*, 5*E*, 11*E*)-tridecatrien-7, 9-diyn-1, 2, 13-trihydroxy-2-*O*-β-D-glucopyranoside (3*E*, 5*E*, 11*E*)- 十三碳三烯 -7, 9- 二炔 -1, 2, 13- 三羟基 -2-*O*-β-D- 吡喃葡萄糖苷

(3*E*, 5*E*, 11*E*)-tridecatrien-7, 9-diyn-1, 2-diol diacetate (3*E*, 5*E*, 11*E*)- 十三碳三烯 -7, 9- 二炔 -1, 2- 二醇二乙酸酯

(3*E*, 5*Z*, 11*E*)-tridecatrien-7, 9-diyn-1, 2-diol diacetate (3*E*, 5*Z*, 11*E*)- 十三碳三烯 -7, 9- 二炔 -1, 2- 二醇二乙酸酯

(3*Z*, 5*E*, 11*E*)-tridecatrien-7, 9-diyn-1, 2-diol diacetate (3*Z*, 5*E*, 11*E*)- 十三碳三烯 -7, 9- 二炔 -1, 2- 二醇二乙酸酯

(3*Z*, 5*E*, 11*E*)-tridecatrien-7, 9-diyn-1-*O*-(*E*)-ferulate (3*Z*, 5*E*, 11*E*)- 十三碳三烯 -7, 9- 二炔 -1-*O*-(*E*)- 阿魏酸酯

threo-(1, 5*E*, 11*E*)-tridecatrien-7, 9-diyn-3, 4-diacetate 苏式 -(1, 5*E*, 11*E*)- 十三碳三烯 -7, 9- 二炔 -3, 4- 二乙酸酯

1, 5, 11-tridecatrien-7, 9-diyn-3, 4-diol diacetate 1, 5, 11- 十三碳三烯 -7, 9- 二炔 -3, 4- 二醇二乙酸酯

erythro-(1, 5*E*, 11*E*)-tridecatrien-7, 9-diyn-3, 4-diyl acetate 赤式 -(1, 5*E*, 11*E*)- 十三碳三烯 -7, 9- 二炔 -3, 4- 二乙酸酯

1, 3, 11-tridecatrien-7, 9-diyn-5, 6-diol diacetate 1, 3, 11- 十三碳三烯 -7, 9- 二炔 -5, 6- 二乙酯

erythro-(3*Z*, 11*E*)-tridecatrien-7, 9-diyn-5, 6-diyl diacetate 赤式 -(3*Z*, 11*E*)- 十三碳三烯 -7, 9- 二炔 -5, 6- 二乙酸酯

1, 4, 7-tridecatriene 1, 4, 7- 十三碳三烯

2-tridecen-1-ol 2- 十三烯 -1- 醇

1-tridecen-3, 5, 7, 9, 11-pentayne 1- 十三烯 -3, 5, 7, 9, 11- 五炔

trans-3-tridecen-5, 7, 9, 11-tetrayn-1, 2-diol 反式 -3- 十三烯 -5, 7, 9, 11- 四炔 -1, 2- 二醇

(3*E*)-3-tridecen-5, 7, 9, 11-tetrayn-1, 2-epoxide (3*E*)-3- 十三烯 -5, 7, 9, 11- 四炔 -1, 2- 环氧化合物

trans-2-tridecenal 反式 -2- 十三烯醛

(2*E*)-2-tridecenal [(*E*)-2-tridecenal] (2*E*)-2- 十三烯醛 [(*E*)-2- 十三烯醛]

(*E*)-2-tridecenal [(2*E*)-2-tridecenal] (*E*)-2- 十三烯醛 [(2*E*)-2- 十三烯醛]

2-tridecenal 2- 十三烯醛

1-tridecene 1- 十三烯

4-tridecene 4- 十三烯

tridecene 十三烯

1-tridecyl alcohol (1-tridecanol) 1- 十三醇

n-tridecyl aldehyde 正十三醛

5-tridecyl benzene-1, 3-diol (5-tridecyl resorcinol) 5- 十三烷基间苯二酚 (5- 十三烷基树脂苔黑酚)

5-tridecyl resorcinol (5-tridecyl benzene-1, 3-diol) 5- 十三烷基树脂苔黑酚 (5- 十三烷基间苯二酚)

5-tridecyl-1, 3-benzenediol 5- 十三烷基 -1, 3- 苯二醇

6-tridecyl-2, 4-dihydroxybenzoic acid 6- 十三烷基 -2, 4- 二羟基苯甲酸

4-tridecyl-3, 5-dioxyacetyl-1-phenyl methyl ether 4- 十三烷基 -3, 5- 二氧乙酰基 -1- 苯甲醚

2-tridecyl-4-(1*H*)-quinolone 2- 十三烷基 -4-(1*H*)- 喹诺酮

2-*n*-tridecyl-5, 7-dihydroxy-6, 8-dimethyl chromone 2- 正十三烷基 -5, 7- 二羟基 -6, 8- 二甲基色原酮

5-tridecyl-6-*O*-acetyl-3-hydroxy-1-anisole (5-tridecyl-6-oxyacetyl-3-hydroxy-1-phenyl methyl ether) 5- 十三烷基 -6-*O*- 乙酰基 -3- 羟基 -1- 茴香醚 (5- 十三烷基 -6- 氧乙酰基 -3- 羟基 -1- 苯甲醚)

1, 3, 4-tridehydrofangchinolium hydroxide 1, 3, 4- 三脱氢防己诺林碱水合物

tridesaspidin 三环低绵马素

trielaidoyl glyceride 三反油酸甘油酯

(*E*)-1, 6, 11-trien-4, 5, 9-trithiadodec-9, 9-dioxide (*E*)-1, 6, 11- 三烯 -4, 5, 9- 三硫杂十二碳 -9, 9- 二氧化物

(*E*)-1, 7, 11-trien-4, 5, 9-trithiadodec-9, 9-dioxide (*E*)-1, 7, 11- 三烯 -4, 5, 9- 三硫杂十二碳 -9, 9- 二氧化物

(9*E*, 11*Z*, 13*E*)-trien-8, 15-dione octadecanoic acid (9*E*, 11*Z*, 13*E*)- 三烯 -8, 15- 二酮十八酸

(14*S*, 16*S*, 20*R*)-14, 16:14, 20:15, 20-triepoxy-14, 15-secopregn-5-en-3-ol (14*S*, 16*S*, 20*R*)-14, 16:14, 20:15, 20- 三环氧 -14, 15- 开环孕甾 -5- 烯 -3- 醇

(3β, 8β, 9α, 16α, 17α)-14, 16β:15, 20α:18, 20β-triepoxy-16β:17α-dihydroxy-14-oxo-13, 14:14, 15-disecopregn-5, 13 (18)-dien-3-α-D-oleandropyranosyl-(1 → 4)-α-D-digitoxopyranosyl-(1→4)-α-L-cymaropyranoside (3β, 8β, 9α, 16α, 17α)-14, 16β:15, 20α:18, 20β- 三环氧 -16β:17α- 二羟基 -14- 氧亚基 -13, 14:14, 15- 二开环孕甾 -5, 13 (18)- 二烯 -3- 基 -α-D- 吡喃欧洲夹竹桃糖基 -(1 → 4)-α-D- 吡喃洋地黄毒糖基 -(1 → 4)-α-L- 吡喃磁麻糖苷

2, 2, 2-triethoxyethanol 2, 2, 2- 三乙氧基乙醇

triethyl 4, 5-didehydrochebulate 4, 5- 脱氢诃子裂酸三乙酯

triethyl aluminium 三乙基铝

T

triethyl amine 三乙基胺

triethyl azane 三乙基氮烷

triethyl bismuthane 三乙基铋烷

triethyl chebulate 诃子次酸三乙酯

triethyl citrate 柠檬酸三乙酯

1-(2, 4, 5-triethyl phenyl) ethanone 1-(2, 4, 5- 三乙基苯基) 乙酮

triethyl phosphate 磷酸三乙酯

triethylene glycol 三甘醇

trieupachinin A 三聚华宁泽兰素 A

trifloroside 三花龙胆苷

N-(2-trifluoromethyl)-3-pyridamidoxime *N*-(2- 三氟甲基苯)-3- 吡啶甲酰胺肟

trifolian 车轴草紫檀素

trifolin (kaempferol-3-*O*-galactoside) 三叶豆苷 (山柰酚 -3-*O*- 半乳糖苷)

trifolin-2″-*O*-gallate 三叶豆苷 -2″-*O*- 没食子酸

trifoliolasines A ～ F 三小叶翠雀碱 A ～ F

trifoliones A ～ D 三叶慈菇酮 A ～ D

(–)-trifolirhizin (–)- 车轴草根苷

(6a*R*, 11a*R*)-trifolirhizin (6a*R*, 11a*R*)- 车轴草根苷 [(6a*R*, 11a*R*)- 红车轴草根苷]

trifolirhizin (maackiain-3-*O*-β-D-glucoside) 红车轴草根苷 (高丽槐素 -3-*O*-β-D- 葡萄糖苷、三叶豆紫檀苷、三叶豆根苷、车轴草根苷)

trifolirhizin-6′-monoacetate 三叶豆紫檀苷 -6′- 单乙酸酯

trifolirhizin-6″-*O*-malonate 三叶豆紫檀苷丙二酸单酯

trifoliside 车轴草苷

trifolitin (kaempferol, 3, 5, 7, 4′-tetrahydroxyflavone) 山柰酚 (山柰黄素、山柰黄酮醇、蓼山柰酚、堪非醇、3, 5, 7, 4′- 四羟基黄酮)

trifoside-6″-*O*-malonate 三叶木通苷 -6″-*O*- 丙二酸酯

trifosides A ～ C 三叶木通苷 A ～ C

(7*Z*)-trifostigmanosides Ⅰ, Ⅱ (7*Z*)- 红车轴草大柱香波龙苷 Ⅰ、Ⅱ

trifuhalol A octaacetate 鹿角菜醇 A 八乙酸酯

trifurcatol A_2 (bilobol, cardol monoene) 三叉哈克木酚 (银杏酚、银杏二酚)

trigalactosyl diglyceride 三半乳糖基甘油二酯

trigallic acid 三没食子酸

3-*O*-trigalloyl-1, 2, 4, 6-tetra-*O*-galloyl-β-D-glucose 3-*O*- 三没食子酰基 -1, 2, 4, 6- 四 -*O*- 没食子酰基 -β-D- 葡萄糖

1, 3, 6-trigalloyl-β-D-glucose 1, 3, 6- 三没食子酰基 -β-D- 葡萄糖

trigentisic acid 三龙胆酸

trigermaselenane 三锗硒烷

(+)-trigilletine [(+)-efirine, cocsuline] (+)- 垂木防己碱

triglochinic acid 水麦冬酸

triglochinin 水麦冬苷 (海韭菜宁苷)

triglyceride 甘油三酯

triglycerol pentadecanoate 十五酸三甘油酯

trigoflavidone A 黄花三宝木酮 A

trigofoenosides A ～ D 葫芦巴甾苷 A ～ D

trigolutes A ～ D 黄花三宝木碱 A ～ D

trigolutesins A, B 黄花三宝木素 A、B

trigonelline (caffearine, gynesine, *N*-methyl nicotinic acid betaine) 胡芦巴碱 (*N*- 甲基烟酸甜菜碱盐)

trigonelline hydrochloride 盐酸胡芦巴碱

trigonelloside (protoneodioscin) 原新薯蓣皂苷 (原新薯蓣皂素)

trigoneosides Ⅰa, Ⅰb, Ⅳa, Ⅷ 胡芦巴皂苷 Ⅰa、Ⅰb、Ⅳa、Ⅷ

trigonopols A, B 翅梗石斛醇 A、B

trigowiin A 长序三宝木素 A

trigoxazonane 胡芦巴噁唑烷

triguanide 缩三胍

1, 3, 4-trihydrophenol 1, 3, 4- 三羟基苯酚

2β, 6β, 15α-trihydroxy-(–)-kaur-16-ene 2β, 6β, 15α- 三羟基 -(–)- 贝壳杉 -16- 烯

2β, 6β, 16α-trihydroxy-(–)-kaurane 2β, 6β, 16α- 三羟基 -(–)- 贝壳杉烷

9, 12, 13-trihydroxy-(10*E*)-octadecenoic acid 9, 12, 13- 三羟基 -(10*E*)- 十八烯酸

(9*S*, 12*S*, 13*S*)-9, 12, 13-trihydroxy-(10*E*)-octadecenoic acid methyl ester (9*S*, 12*S*, 13*S*)-9, 12, 13- 三羟基 -(10*E*)- 十八烯酸甲酯

9, 12, 13-trihydroxy-(10*Z*)-octadecenoic acid 9, 12, 13- 三羟基 -(10*Z*)- 十八烯酸

10, 13, 14-trihydroxy-(11*Z*)-octadecenoic acid 10, 13, 14- 三羟基 -(11*Z*)- 十八烯酸

3β, 5α, 9α-trihydroxy-(22*E*, 24*R*)-ergost-7, 22-dien-6-one 3β, 5α, 9α- 三羟基 -(22*E*, 24*R*)- 麦角甾 -7, 22- 二烯 -6- 酮

1α, 3β, 27-trihydroxy-(22*R*)-witha-5, 24-dienolide-3, 27-*O*-β-D-diglucopyranoside 1α, 3β, 27- 三羟基 -(22*R*)- 醉茄 -5, 24- 二烯内酯 -3, 27-*O*-β-D- 二吡喃葡萄糖苷

3β, 23, 26-trihydroxy-(23*R*, 25*R*)-5α-furost-20 (22)-en-6-one-26-*O*-β-D-glucopyranoside 3β, 23, 26- 三羟基 -(23*R*, 25*R*)-5α- 呋甾 -20 (22)- 烯 -6- 酮 -26-*O*-β-D- 吡喃葡萄糖苷

3β, 22ξ, 26-trihydroxy-(25*R*)-5α-furost-6-one 3β, 22ξ, 26- 三羟基 -(25*R*)-5α- 呋甾 -6- 酮

3β, 23, 26-trihydroxy-(25*R*)-furost-5, 20 (22)-diene 3β, 23, 26- 三羟基 -(25*R*)- 呋甾 -5, 20 (22)- 二烯

1, 2, 13-trihydroxy-(3*E*, 11*E*)-tridecadien-5, 7, 9-triyne 1, 2, 13- 三羟基 -(3*E*, 11*E*)- 十三碳二烯 -5, 7, 9- 三炔

1, 2, 13-trihydroxy-(3*E*, 11*E*)-tridecadien-6, 8, 10-triyne 1, 2, 13- 三羟基 -(3*E*, 11*E*)- 十三碳二烯 -6, 8, 10- 三炔

1, 2, 13-trihydroxy-(5*E*, 11*E*)-tridecadien-7, 9-diyne 1, 2, 13- 三羟基 -(5*E*, 11*E*)- 十三碳二烯 -7, 9- 二炔

1α, 2α, 4β-trihydroxy-1, 2, 3, 4-tetrahydronaphthalene 1α, 2α, 4β- 三羟基 -1, 2, 3, 4- 四氢萘

2, 4, 6-trihydroxy-1, 3-dimethoxyanthraquinone 2, 4, 6- 三羟基 -1, 3- 二甲氧基蒽醌

(1*R*, 3*S*, 20*R*, 21*S*, 23*S*, 24*S*)-20, 21, 23-trihydroxy-1, 3-epoxy-21, 24-cyclodammar-5 (10), 25-diene (1*R*, 3*S*, 20*R*, 21*S*, 23*S*, 24*S*)-20, 21, 23- 三羟基 -1, 3- 环氧 -21, 24- 环达玛 -5 (10), 25- 二烯

(1*R*, 3*S*, 20*S*)-20, 21, 25-trihydroxy-1, 3-epoxydammar-5 (10)-en-21-*O*-β-D-glucopyranoside (1*R*, 3*S*, 20*S*)-20, 21, 25- 三羟基 -1, 3- 环氧达玛 -5 (10)- 烯 -21-*O*-β-D- 吡喃葡萄糖苷

(20*S*)-20, 21, 25-trihydroxy-1, 3-epoxydammar-5-ene (20*S*)-20, 21, 25- 三羟基 -1, 3- 环氧达玛 -5- 烯

2, 3, 5-trihydroxy-1, 7-bis (3-methoxy-4-hydroxyphenyl) heptane 2, 3, 5- 三羟基 -1, 7- 二 (3- 甲氧基 -4- 羟苯基) 庚烷

9, 12, 13-trihydroxy-10, 15-octadecadienoic acid 9, 12, 13- 三羟基 -10, 15- 十八碳二烯酸

9, 12, 13-trihydroxy-10, 15-octadecadienoic acid methyl ester 9, 12, 13- 三羟基 -10, 15- 十八碳二烯酸甲酯

(*Z*)-7, 8, 9-trihydroxy-10-hexadecenoic acid (*Z*)-7, 8, 9- 三羟基 -10- 十六烯酸

9, 12, 13-trihydroxy-10-octadecenoic acid 9, 12, 13- 三羟基 -10- 十八烯酸

9, 12, 13-trihydroxy-10-octadecenoic acid methyl ester 9, 12, 13- 三羟基 -10- 十八烯酸甲酯

(3*S*, 4*R*, 5*S*, 7*R*)-3, 4, 11-trihydroxy-11, 12-dihydronootkatone-11-*O*-β-D-glucopyranoside (3*S*, 4*R*, 5*S*, 7*R*)-3, 4, 11- 三羟基 -11, 12- 二氢圆柚酮 -11-*O*-β-D- 吡喃葡萄糖苷

3β, 23, 28-trihydroxy-11, 13 (18)-dien-16-one-3-*O*-β-D-glucopyranosyl-(1 → 3)-β-D-fucopyranoside 3β, 23, 28- 三羟基 -11, 13 (18)- 二烯 -16- 酮 -3-*O*-β-D- 吡喃葡萄糖基 -(1 → 3)-β-D- 吡喃岩藻糖苷

3β, 7β, 15α-trihydroxy-11, 23-dioxo-5α-lanost-8-en-26-oic acid 3β, 7β, 15α- 三羟基 -11, 23- 二氧亚基 -5α- 羊毛脂 -8- 烯 -26- 酸

9, 10, 13-trihydroxy-11-octadecenoic acid 9, 10, 13- 三羟基 -11- 十八烯酸

(5β)-3β, 12β, 14β-trihydroxy-11-oxocard-20 (22)-enolide (5β)-3β, 12β, 14β- 三羟基 -11- 氧亚基强心甾 -20 (22)- 烯内酯

2α, 3α, 19α-trihydroxy-11-oxours-12-en-28-oic acid 2α, 3α, 19α- 三羟基 -11- 氧亚基熊果 -12- 烯 -28- 酸

Δ^5-3β, 8β, 14β-trihydroxy-11α, 12β-*O*-dibenzoyl pregnane Δ^5-3β, 8β, 14β- 三羟基 -11α, 12β-*O*- 二苯甲酰基孕甾烷

Δ^5-3β, 8β, 14β-trihydroxy-11α, 12β-*O*-ditigloyl pregnane Δ5-3β, 8β, 14β- 三羟基 -11α, 12β-*O*- 二惕各酰基孕甾烷

16α, 23, 28-trihydroxy-11α-methoxyolean-12-en-3β-yl-[β-D-glucopyranosyl-(1→2)]-[β-D-glucopyranosyl-(1 → 3)]-β-D-fucopyranoside 16α, 23, 28- 三羟基 -11α- 甲氧基齐墩果 -12- 烯 -3β- 基 -[β-D- 吡喃葡萄糖基 -(1 → 2)]-[β-D- 吡喃葡萄糖基 -(1 → 3)]-β-D- 吡喃岩藻糖苷

3β, 16β, 28-trihydroxy-11α-methoxyolean-12-en-*O*-β-D-fucopyranoside 3β, 16β, 28- 三羟基 -11α- 甲氧基齐墩果 -12- 烯 -*O*-β-D- 吡喃岩藻糖苷

(12*R*, 13*S*)-2*α*, 3*α*, 24-trihydroxy-12, 13-cyclotaraxer-14-en-28-oic acid (12*R*, 13*S*)-2α, 3α, 24- 三羟基 -12, 13- 环蒲公英 -14- 烯 -28- 酸

(*Z*)-9, 10, 11-trihydroxy-12-octadecenoic acid (*Z*)-9, 10, 11- 三羟基 -12- 十八烯酸

3β, 16α, 28-trihydroxy-12-oleanene 3β, 16α, 28- 三羟基 -12- 齐墩果烯

3, 16, 21-trihydroxy-12-ursene 3, 16, 21- 三羟基 -12- 熊果烯

(3*S*, 5*S*, 6*S*, 8*R*, 9*R*, 10*S*)-3, 6, 9-trihydroxy-13 (14)-labden-16, 15-olide-3-*O*-β-D-glucopyranoside (3*S*, 5*S*, 6*S*, 8*R*, 9*R*, 10*S*)-3, 6, 9- 三羟基 -13 (14)- 半日花烯 -16, 15- 内酯 -3-*O*-β-D- 吡喃葡萄糖苷

3, 12, 19-trihydroxy-13, 14, 15, 16-tetranor-*ent*-labd-8 (17)-ene　3, 12, 19- 三羟基 -13, 14, 15, 16- 四去甲 - 对映 - 半日花 -8 (17)- 烯

(13*S*, 14*R*)-2α, 3α, 24-trihydroxy-13, 14-cycloolean-11-en-28-oic acid　(13*S*, 14*R*)-2α, 3α, 24- 三羟基 -13, 14- 环齐墩果 -11- 烯 -28- 酸

3β, 16α, 28α-trihydroxy-13β, 28-epoxyolean-30-al　3β, 16α, 28α- 三羟基 -13β, 28- 环氧齐墩果 -30- 醛

1α, 14β, 19-trihydroxy-16 (17)-en-*ent*-kaur-15-one-20, 7-lactone　1α, 14β, 19- 三羟基 -16 (17)- 烯 - 对映 - 贝壳杉 -15- 酮 -20, 7- 内酯

1β, 3β, 26-trihydroxy-16, 22-dioxocholest-1-*O*-α-L-rhamnopyranosyl-(1→2)-β-D-xylopyranosyl-3-*O*-α-L-rhamnopyranoside　1β, 3β, 26- 三羟基 -16, 22- 二氧亚基胆甾 -1-*O*-α-L- 吡喃鼠李糖基 -(1 → 2)-β-D- 吡喃木糖基 -3-*O*-α-L- 吡喃鼠李糖苷

(22*S*, 23*R*, 24*S*)-20β, 23α, 25α-trihydroxy-16, 22-epoxy-4, 6, 8 (14)-trienergost-3-one　(22*S*, 23*R*, 24*S*)-20β, 23α, 25α- 三羟基 -16, 22- 环氧 -4, 6, 8 (14)- 三烯麦角甾 -3- 酮

3β, 14β, 20-trihydroxy-18-oic (18 → 20) lactone pregnen-5　3β, 14β, 20- 三羟基 -18- 酸 (18 → 20) 内酯孕烯 -5

(20*S*)-3β, 20ξ, 21ξ-trihydroxy-19-oxo-21, 23-epoxy-dammar-24-ene　(20*S*)-3β, 20ξ, 21ξ- 三羟基 -19- 氧亚基 -21, 23- 环氧达玛 -24- 烯

5, 8, 9-trihydroxy-1*H*-naphtho[2, 1, 8-*mna*]xanthen-1-one　5, 8, 9- 三羟基 -1*H*- 萘并 [2, 1, 8-*mna*] 呫烯 -1- 酮

2, 6, 8-trihydroxy-1-methoxyxanthone　2, 6, 8- 三羟基 -1- 甲氧基呫酮

3, 6, 7-trihydroxy-1-methoxyxanthone　3, 6, 7- 三羟基 -1- 甲氧基呫酮

4β, 7β, (20*R*)-trihydroxy-1-oxowitha-2, 5-dien-22, 26-olide　4β, 7β, (20*R*)- 三羟基 -1- 氧亚基睡茄 -2, 5- 二烯 -22, 26- 内酯

5α, 6β, 21-trihydroxy-1-oxowitha-24-enolide　5α, 6β, 21- 三羟基 -1- 氧亚基醉茄 -24- 烯内酯

(2*S*)-5, 2′, 6′-trihydroxy-2″, 2″-dimethyl pyrano[5″, 6″:6, 7] flavanone　(2*S*)-5, 2′, 6′- 三羟基 -2″, 2″- 二甲基吡喃并 [5″, 6″:6, 7] 二氢黄酮

5, 3′, 4-trihydroxy-2″, 2″-dimethyl pyrano[5″, 6″:7, 8] isoflavone　5, 3′, 4- 三羟基 -2″, 2″- 二甲基吡喃并 [5″, 6″:7, 8] 异黄酮

1, 6, 7-trihydroxy-2, 3-dimethoxyxanthone　1, 6, 7- 三羟基 -2, 3- 二甲氧基呫酮

1, 3, 6-trihydroxy-2, 5, 7-trimethoxyxanthone　1, 3, 6- 三羟基 -2, 5, 7- 三甲氧基呫酮

(*E*)-4-(1′-*r*, 2′-*t*, 4′-*c*-trihydroxy-2′, 6′, 6′-trimethyl cyclohexyl) but-3-en-2-one　(*E*)-4-(1′-*r*, 2′-*t*, 4′-*c*- 三羟基 -2′, 6′, 6′- 三甲基环己基) 丁 -3- 烯 -2- 酮

1, 3, 6-trihydroxy-2, 7-dimethoxyxanthone　1, 3, 6- 三羟基 -2, 7- 二甲氧基呫酮

1, 3, 5-trihydroxy-2, 8-bis (3-methylbut-2-enyl)-10-methyl-9-acridone　1, 3, 5- 三羟基 -2, 8- 双 (3- 甲基丁 -2- 烯基)-10- 甲基 -9- 吖啶酮

(2*S*, 3*S*, 4*R*, 9*E*)-1, 3, 4-trihydroxy-2-[(2′*R*)-2′-hydroxy-tetracosanoyl amino]-9-octadecene　(2*S*, 3*S*, 4*R*, 9*E*)-1, 3, 4- 三羟基 -2-[(2′*R*)-2′- 羟基二十四碳酰氨基]-9- 十八烯

(20*S*)-3β, 20ξ, 21ξ-trihydroxy-21, 23-epoxydammar-24-ene　(20*S*)-3β, 20ξ, 21ξ- 三羟基 -21, 23- 环氧达玛 -24- 烯

3β, 20ξ, 21-trihydroxy-21, 23-epoxydammar-24-ene　3β, 20ξ, 21- 三羟基 -21, 23- 环氧达玛 -24- 烯

3β, 14β, 17α-trihydroxy-21-methoxypregn-5-en-20-one　3β, 14β, 17α- 三羟基 -21- 甲氧基孕甾 -5- 烯 -20- 酮

3β, 14β, 17α-trihydroxy-21-methoxypregn-5-en-20-one-3-[*O*-β-oleandropyranosyl-(1→4)-*O*-β-cymaropyranosyl-(1→4)-β-cymaropyranoside]　3β, 14β, 17α- 三羟基 -21- 甲氧基孕甾 -5- 烯 -20- 酮 -3-[*O*-β- 吡喃欧洲夹竹桃糖基 -(1 → 4)-*O*-β- 吡喃加拿大麻糖基 -(1 → 4)-β- 吡喃加拿大麻糖苷]

3β, 6β, 19α-trihydroxy-23-methoxycarbonylurs-12-en-28-oic acid　3β, 6β, 19α- 三羟基 -23- 甲酯基熊果 -12- 烯 -28- 酸

3β, 6β, 19α-trihydroxy-23-oxours-12-en-oic acid　3β, 6β, 19α- 三羟基 -23- 氧亚基熊果 -12- 烯酸

2, 3, 22β-trihydroxy-24, 29-dinor-1, 3, 5 (10), 7-friedeltetraen-6, 21-dione-23-al　2, 3, 22β- 三羟基 -24, 29- 二去甲 -1, 3, 5 (10), 7- 木栓四烯 -6, 21- 二酮 -23- 醛

2, 3, 22β-trihydroxy-24, 29-dinor-25 (9 → 8)-1, 3, 5 (10), 7-friedeltetraen-21-one-23-al　2, 3, 22β- 三羟基 -24, 29- 二去甲 -25 (9 → 8)-1, 3, 5 (10), 7- 木栓四烯 -21- 酮 -23- 醛

(22*R*, 23*R*, 24*S*)-3α, 22, 23-trihydroxy-24-methyl-5α-cholest-6-one　(22*R*, 23*R*, 24*S*)-3α, 22, 23- 三羟基 -24- 甲基 -5α- 胆甾 -6- 酮

3β, 12, (20*S*)-trihydroxy-25-hydroperoxydammar-23-ene　3β, 12, (20*S*)- 三羟基 -25- 氢过氧基达玛 -23- 烯

3β, 20*S*, 21-trihydroxy-25-methoxydammar-23-ene　3β, 20*S*, 21- 三羟基 -25- 甲氧基达玛 -23- 烯

5α, 6β, 8α-trihydroxy-28-norisotoonafolin　5α, 6β, 8α-三羟基 -28- 去甲异香椿叶素

2α, 3α, 19α-trihydroxy-28-norurs-12-ene　2α, 3α, 19α-三羟基 -28- 去甲熊果 -12- 烯

(1*E*, 4α, 5β, 6α)-4, 5, 6-trihydroxy-2-cyclohexen-1-ylideneacetonitrile　(1*E*, 4α, 5β, 6α)-4, 5, 6- 三羟基 -2- 环己烯 -1- 亚基乙腈

1, 3, 5-trihydroxy-2-ethoxymethyl-6-methoxy-9, 10-anthraquinone　1, 3, 5- 三羟基 -2- 乙氧甲基 -6- 甲氧基 -9, 10- 蒽醌

1, 3, 5-trihydroxy-2-ethoxymethyl-6-methoxy-l-anthraquinone　1, 3, 5- 三羟基 -2- 乙氧甲基 -6- 甲氧基 -l- 蒽醌

1, 3, 6-trihydroxy-2-ethoxymethyl-9, 10-anthraquinone　1, 3, 6- 三羟基 -2- 乙氧甲基 -9, 10- 蒽醌

1, 3, 5-trihydroxy-2-formyl-6-methoxy-9, 10-anthraquinone　1, 3, 5- 三羟基 -2- 甲酰基 -6- 甲氧基 -9, 10- 蒽醌

1, 3, 6-trihydroxy-2-formyl-9, 10-anthraquinone　1, 3, 6- 三羟基 -2- 甲酰基 -9, 10- 蒽醌

1, 3, 5-trihydroxy-2-hexadecanoyl amino-(6*E*, 9*E*)-heptacosadien-1-*O*-glucopyranoside　1, 3, 5- 三羟基 -2- 十六烷基氨基 -(6*E*, 9*E*)- 二十七碳二烯 -1-*O*- 吡喃葡萄糖苷

1, 3, 5-trihydroxy-2-hexadecanoyl amino-(6*E*, 9*E*)-heptacosadiene　1, 3, 5- 三羟基 -2- 十六烷基氨基 -(6*E*, 9*E*)- 二十七碳二烯

3, 5, 6-trihydroxy-2-hydroxymethyl anthraquinone　3, 5, 6- 三羟基 -2- 羟甲基蒽醌

1, 3, 5-trihydroxy-2-hydroxymethyl-6-methoxy-9, 10-anthraquinone-3-hydroxy-2-hydroxymethyl acetonide　1, 3, 5- 三羟基 -2- 羟甲基 -6- 甲氧基 -9, 10- 蒽醌 -3- 羟基 -2- 羟甲基丙酮化物

1, 3, 6-trihydroxy-2-hydroxymethyl-9, 10-anthraquinone-3-hydroxy-2-hydroxymethyl acetonide　1, 3, 6- 三羟基 -2- 羟甲基 -9, 10- 蒽醌 -3- 羟基 -2- 羟甲基丙酮化物

5, 7, 4′-trihydroxy-2′-methoxy-3′-prenyl isoflavone　5, 7, 4′- 三羟基 -2′- 甲氧基 -3′- 异戊烯基异黄酮

1, 4, 7-trihydroxy-2-methoxy-6-methyl anthracene-9, 10-dione　1, 4, 7- 三羟基 -2- 甲氧基 -6- 甲基蒽 -9, 10- 二酮

3, 3′, 5-trihydroxy-2′-methoxybibenzyl　3, 3′, 5- 三羟基 -2′- 甲氧基联苄

4, 4′, 6′-trihydroxy-2′-methoxychalcone　4, 4′, 6′- 三羟基 -2′- 甲氧基查耳酮

5, 7, 4′-trihydroxy-2′-methoxyisoflavone　5, 7, 4′- 三羟基 -2′- 甲氧基异黄酮

1, 3, 6-trihydroxy-2-methoxymethyl-9, 10-anthraquinone　1, 3, 6- 三羟基 -2- 甲氧甲基 -9, 10- 蒽醌

1, 3, 6-trihydroxy-2-methyl anthraquinone　1, 3, 6- 三羟基 -2- 甲基蒽醌

1, 4, 5-trihydroxy-2-methyl anthraquinone　1, 4, 5- 三羟基 -2- 甲基蒽醌

1, 3, 6-trihydroxy-2-methyl anthraquinone-3-*O*-(6′-*O*-acetyl)-β-D-glucoside　1, 3, 6- 三羟基 -2- 甲基蒽醌 -3-*O*-(6′-*O*- 乙酰基)-β-D- 葡萄糖苷

1, 3, 6-trihydroxy-2-methyl anthraquinone-3-*O*-α-rhamnosyl-(1 → 2)-β-D-glucoside　1, 3, 6- 三羟基 -2- 甲基蒽醌 -3-*O*-α- 鼠李糖基 -(1 → 2)-β-D- 葡萄糖苷

1, 3, 6-trihydroxy-2-methyl-9, 10-anthraquinone　1, 3, 6- 三羟基 -2- 甲基 -9, 10- 蒽醌

1, 3, 6-trihydroxy-2-methyl-9, 10-anthraquinone-3-*O*-(6′-*O*-acetyl)-β-D-glucoside　1, 3, 6- 三羟基 -2- 甲基 -9, 10- 蒽醌 -3-*O*-(6′-*O*- 乙酰基)-β-D- 葡萄糖苷

15, 16, 18-trihydroxy-2-oxo-*ent*-pimar-8 (14)-ene　15, 16, 18- 三羟基 -2- 氧亚基 - 对映 - 海松 -8 (14)- 烯

ent-15, 16, 18-trihydroxy-2-oxopimar-8 (14)-ene　对映 -15, 16, 18- 三羟基 -2- 氧亚基海松 -8 (14)- 烯

5, 7, 4′-trihydroxy-2-styryl chromone　5, 7, 4′- 三羟基 -2- 苯乙烯色原酮

(2*S*, 3″*S*)-5, 2′, 6′-trihydroxy-3″-γ, γ-dimethyl allyl-2″, 2″-dimethyl-3″, 4″-dihydropyrano[5″, 6″:6, 7] flavanone　(2*S*, 3″*S*)-5, 2′, 6′- 三羟基 -3″-γ, γ- 二甲烯丙基 -2″, 2″- 二甲基 -3″, 4″- 二氢吡喃酮 [5″, 6″:6, 7] 黄烷酮

5, 7, 4′-trihydroxy-3′ (3-hydroxymethyl butyl)-3, 6-dimethoxyflavone　5, 7, 4′- 三羟基 -3′ (3- 羟甲丁基)-3, 6- 二甲氧基黄酮

1, 4, 5-trihydroxy-3-(3-methylbut-2-enyl)-9*H*-xanthone-9-one　1, 4, 5- 三羟基 -3-(3- 甲基丁 -2- 烯基)-9*H*- 呫酮 -9- 酮

2, 4, 6-trihydroxy-3-(3-phenyl propionyl) benzaldehyde　2, 4, 6- 三羟基 -3-(3- 苯丙酰基) 苯甲醛

3, 7, 4′-trihydroxy-3′-(4-hydroxy-3-methyl butyl)-5, 6-dimethoxyflavone　3, 7, 4′- 三羟基 -3′-(4- 羟基 -3- 甲丁基)-5, 6- 二甲氧基黄酮

3, 4, 7-trihydroxy-3-(4′-hydroxybenzyl) chroman　3, 4, 7- 三羟基 -3-(4′- 羟苄基) 色原烷

7β, 20, 23ξ-trihydroxy-3, 11, 15-trioxolanost-8-en-26-oic acid　7β, 20, 23ξ- 三羟基 -3, 11, 15- 三氧亚基羊毛脂 -8- 烯 -26- 酸

7, 9, 9′-trihydroxy-3, 3′, 5′-trimethoxy-8-*O*-4′-neolignan-4-*O*-β-D-glucopyranoside　7, 9, 9′- 三羟基 -3, 3′, 5′- 三甲氧基 -8-*O*-4′- 新木脂素 -4-*O*-β-D- 吡喃葡萄糖苷

(7′*S*, 8*R*, 8′*S*)-4, 4′, 9-trihydroxy-3, 3′, 5-trimethoxy-9′-*O*-β-D-xylopyranosyl-2, 7′-cyclolignan (7′*S*, 8*R*, 8′*S*)-4, 4′, 9- 三羟基 -3, 3′, 5- 三甲氧基 -9′-*O*-β-D- 吡喃木糖基 -2, 7′- 环木脂素	(7*S*, 8*R*)-7, 9, 9′-trihydroxy-3, 3′-dimethoxy-8-*O*-4′-neolignan-4-*O*-β-D-glucopyranoside (7*S*, 8*R*)-7, 9, 9′- 三羟基 -3, 3′- 二甲氧基 -8-*O*-4′- 新木脂素 -4-*O*-β-D- 吡喃葡萄糖苷
4, 9, 9′-trihydroxy-3, 3′-dimethoxy-8-*O*-4′-neolignan-7-*O*-β-D-glucopyranoside 4, 9, 9′- 三羟基 -3, 3′- 二甲氧基 -8-*O*-4′- 新木脂素 -7-*O*-β-D- 吡喃葡萄糖苷	(7*S*, 8*S*)-7, 9, 9′-trihydroxy-3, 3′-dimethoxy-8-*O*-4′-neolignan-4-*O*-β-D-glucopyranoside (7*S*, 8*S*)-7, 9, 9′- 三羟基 -3, 3′- 二甲氧基 -8-*O*-4′- 新木脂素 -4-*O*-β-D- 吡喃葡萄糖苷
(7*R*, 8*S*)-4, 9, 9′-trihydroxy-3, 3′-dimethoxy-7, 8-dihydrobenzofuran-1′-propyl neolignan (7*R*, 8*S*)-4, 9, 9′- 三羟基 -3, 3′- 二甲氧基 -7, 8- 二氢苯并呋喃 -1′- 丙基新木脂素	(7*R*, 8*S*)-*erythro*-7, 9, 9′-trihydroxy-3, 3′-dimethoxy-8-*O*-4′-neolignan-4-*O*-β-D-glucoside (7*R*, 8*S*)- 赤式 -7, 9, 9′- 三羟基 -3, 3′- 二甲氧基 -8-*O*-4′- 新木脂素 -4-*O*-β-D- 葡萄糖苷
(7*S*, 8*R*)-4, 9, 9′-trihydroxy-3, 3′-dimethoxy-7, 8-dihydrobenzofuran-1′-propyl neolignan (7*S*, 8*R*)-4, 9, 9′- 三羟基 -3, 3′- 二甲氧基 -7, 8- 二氢苯并呋喃 -1′- 丙基新木脂素	(7*S*, 8*S*)-erythro-4, 9, 9′-trihydroxy-3, 3′-dimethoxy-8-*O*-4′-neolignan-7-*O*-β-D-glucopyranoside (7*S*, 8*S*)- 赤式 -4, 9, 9′- 三羟基 -3, 3′- 二甲氧基 -8-*O*-4′- 新木脂素 -7-*O*-β-D- 吡喃葡萄糖苷
(7*S*, 8*R*)-4, 9, 9′-trihydroxy-3′, 3′-dimethoxy-7, 8-dihydrobenzofuran-1′-propyl neolignan (7*S*, 8*R*)-4, 9, 9′- 三羟基 -3′, 3′- 二甲氧基 -7, 8- 二氢苯并呋喃 -1′- 丙基新木脂素	(7*S*, 8*S*)-*threo*-4, 9, 9′-trihydroxy-3, 3′-dimethoxy-8-*O*-4′-neolignan-7-*O*-β-D-glucopyranoside (7*S*, 8*S*)- 苏式 -4, 9, 9′- 三羟基 -3, 3′- 二甲氧基 -8-*O*-4′- 新木脂素 -7-*O*-β-D- 吡喃葡萄糖苷
(8*R*)-4, 9, 9′-trihydroxy-3, 3′-dimethoxy-7-oxo-8-*O*-4′-neolignan-4-*O*-β-D-glucopyranoside (8*R*)-4, 9, 9′- 三羟基 -3, 3′- 二甲氧基 -7- 氧亚基 -8-*O*-4′- 新木脂素 -4-*O*-β-D- 吡喃葡萄糖苷	(7*R*, 8*S*, 8′*R*)-4, 7, 4′-trihydroxy-3, 3′-dimethoxy-9-oxodibenzyl butyrolactonelignan-4-*O*-β-D-glucopyranoside (7*R*, 8*S*, 8′*R*)-4, 7, 4′- 三羟基 -3, 3′- 二甲氧基 -9- 氧亚基双苄丁内酯基木脂素 -4-*O*-β-D- 吡喃葡萄糖苷
7, 8-*erythro*-4, 9, 9′-trihydroxy-3, 3′-dimethoxy-8-*O*-4′-neolignan 7, 8- 赤式 -4, 9, 9′- 三羟基 -3, 3′- 二甲氧基 -8-*O*-4′- 新木脂素	(8*R*, 7′*R*, 8′*R*)-4, 4′, 7′-trihydroxy-3, 3′-dimethoxy-9-oxodibenzyl butyrolactonelignan-4-*O*-β-D-glucopyranoside (8*R*, 7′*R*, 8′*R*)-4, 4′, 7′- 三羟基 -3, 3′- 二甲氧基 -9- 氧亚基双苄丁内酯木脂素 -4-*O*-β-D- 吡喃葡萄糖苷
(7*R*, 8*R*)-*threo*-4, 7, 9-trihydroxy-3, 3′-dimethoxy-8-*O*-4′-neolignan (7*R*, 8*R*)- 苏式 -4, 7, 9- 三羟基 -3, 3′- 二甲氧基 -8-*O*-4′- 新木脂素	(8*R*, 7′*S*, 8′*R*)-4, 4′, 7′-trihydroxy-3, 3′-dimethoxy-9-oxodibenzyl butyrolactonelignan-4-*O*-β-D-glucopyranoside (8*R*, 7′*S*, 8′*R*)-4, 4′, 7′- 三羟基 -3, 3′- 二甲氧基 -9- 氧亚基双苄丁内酯木脂素 -4-*O*-β-D- 吡喃葡萄糖苷
7, 8-*threo*-4, 9, 9′-trihydroxy-3, 3′-dimethoxy-8-*O*-4′-neolignan 7, 8- 苏式 -4, 9, 9′- 三羟基 -3, 3′- 二甲氧基 -8-*O*-4′- 新木脂素	(+)-4, 4′, 8-trihydroxy-3, 3′-dimethoxybisepoxylignan [(+)-8-hydroxypinoresinol] (+)-4, 4′, 8- 三羟基 -3, 3′- 二甲氧基双环氧木脂素 [(+)-8- 羟基松脂素]
(7*S*, 8*R*)-*erythro*-7, 9, 9′-trihydroxy-3, 3′-dimethoxy-8-*O*-4′-neolignan-4-*O*-β-D-glucopyranoside (7*S*, 8*R*)- 赤式 -7, 9, 9′- 三羟基 -3, 3′- 二甲氧基 -8-*O*-4′- 新木脂素 -4-*O*-β-D- 吡喃葡萄糖苷	3, 5, 7-trihydroxy-3′, 4′, 5′-trimethoxyflavone 3, 5, 7- 三羟基 -3′, 4′, 5′- 三甲氧基黄酮
(7*R*, 8*R*)-*threo*-7, 9, 9′-trihydroxy-3, 3′-dimethoxy-8-*O*-4′-neolignan-4-*O*-β-D-glucopyranoside (7*R*, 8*R*)- 苏式 -7, 9, 9′- 三羟基 -3, 3′- 二甲氧基 -8-*O*-4′- 新木脂素 -4-*O*-β-D- 吡喃葡萄糖苷	5, 5′, 7-trihydroxy-3, 4′, 6-trimethoxyflavone 5, 5′, 7- 三羟基 -3, 4′, 6- 三甲氧基黄酮
(7*R*, 8*R*)-7, 9, 9′-trihydroxy-3, 3′-dimethoxy-8-*O*-4′-neolignan-4-*O*-β-D-glucopyranoside (7*R*, 8*R*)-7, 9, 9′- 三羟基 -3, 3′- 二甲氧基 -8-*O*-4′- 新木脂素 -4-*O*-β-D- 吡喃葡萄糖苷	3, 5, 6-trihydroxy-3′, 4′, 7-trimethoxyflavone 3, 5, 6- 三羟基 -3′, 4′, 7- 三甲氧基黄酮
(7*R*, 8*S*)-7, 9, 9′-trihydroxy-3, 3′-dimethoxy-8-*O*-4′-neolignan-4-*O*-β-D-glucopyranoside (7*R*, 8*S*)-7, 9, 9′- 三羟基 -3, 3′- 二甲氧基 -8-*O*-4′- 新木脂素 -4-*O*-β-D- 吡喃葡萄糖苷	2, 5, 6-trihydroxy-3, 4-dimethoxy-9, 10-dihydrophenanthrene 2, 5, 6- 三羟基 -3, 4- 二甲氧基 -9, 10- 二氢菲
	3, 5, 7-trihydroxy-3′, 4′-dimethoxyflavanone 3, 5, 7- 三羟基 -3′, 4′- 二甲氧基黄烷酮

3′, 5, 7-trihydroxy-3, 4′-dimethoxyflavone 3′, 5, 7- 三羟基 -3, 4′- 二甲氧基黄酮

1, 5, 8-trihydroxy-3, 4-dimethoxyxanthone 1, 5, 8- 三羟基 -3, 4- 二甲氧基呫酮

3, 5, 7-trihydroxy-3′, 4′-isopropyl dioxyflavone 3, 5, 7- 三羟基 -3′, 4′- 异丙基二氧黄酮

(7*S*, 8*R*, 7′*S*)-9, 7′, 9′-trihydroxy-3, 4-methylenedioxy-3′-methoxyneolignan (7*S*, 8*R*, 7′*S*)-9, 7′, 9′- 三羟基 -3, 4- 亚甲二氧基 -3′- 甲氧基新木脂素

(23*E*, 12*R*, 20*S*)-12, 20, 25-trihydroxy-3, 4-secodammar-4 (28), 23-dien-3-oic acid 赤杨萜烯酸 F [(23*E*, 12*R*, 20*S*)-12, 20, 25- 三羟基 -3, 4- 开环达玛 -4 (28), 23- 二烯 -3- 酸]

(23*E*, 20*S*)-20, 25, 26-trihydroxy-3, 4-secodammar-4 (28), 23-dien-3-oic acid 赤杨萜烯酸 E [(23*E*, 20*S*)-20, 25, 26- 三羟基 -3, 4- 开环达玛 -4 (28), 23- 二烯 -3- 酸]

4, 23, 30-trihydroxy-3, 4-seco-olean-9, 12-dien-3-oic acid 4, 23, 30- 三羟基 -3, 4- 开环齐墩果 -9, 12- 二烯 -3- 酸

5, 7, 4′-trihydroxy-3′, 5′, 8-tri (3-methylbut-2-enyl) isoflavone 5, 7, 4′- 三羟基 -3′, 5′, 8- 三 (3- 甲基丁 -2- 烯基) 异黄酮

5, 7, 4-trihydroxy-3′, 5′-dimethoxyflavone 5, 7, 4- 三羟基 -3′, 5′- 二甲氧基黄酮

3, 5, 7-trihydroxy-3′, 5′-dimethoxyflavone 3, 5, 7- 三羟基 -3′, 5′- 二甲氧基黄酮

5, 7, 4′-trihydroxy-3′, 5′-dimethoxyflavone 5, 7, 4′- 三羟基 -3′, 5′- 二甲氧基黄酮

3, 4′, 7-trihydroxy-3′, 5-dimethoxyflavone 3, 4′, 7- 三羟基 -3′, 5- 二甲氧基黄酮

4′, 5, 7-trihydroxy-3′, 5′-dimethoxyflavone (tricin) 4′, 5, 7- 三羟基 -3′, 5′- 二甲氧基黄酮 (苜蓿素、小麦黄素、麦黄酮)

5, 7, 4′-trihydroxy-3, 6, 3′-trimethoxyflavone-7-*O*-(2″-rhamnosyl glucoside) 5, 7, 4′- 三羟基 -3, 6, 3′- 三甲氧基黄酮 -7-*O*-(2″- 鼠李糖葡萄糖苷)

5, 7, 3′-trihydroxy-3, 6, 4′-trimethoxyflavone 5, 7, 3′- 三羟基 -3, 6, 4′- 三甲氧基黄酮

5, 3′, 4′-trihydroxy-3, 6, 7-trimethoxyflavone 5, 3′, 4′- 三羟基 -3, 6, 7- 三甲氧基黄酮

5, 7, 2′-trihydroxy-3, 6, 8, 4′, 5′-pentamethoxyflavone 5, 7, 2′- 三羟基 -3, 6, 8, 4′, 5′- 五甲氧基黄酮

5, 7, 4′-trihydroxy-3, 6-dimethoxyflavone 5, 7, 4′- 三羟基 -3, 6- 二甲氧基黄酮

4′, 5, 7-trihydroxy-3′, 6-dimethoxyflavone-7-*O*-β-D-glucoside 4′, 5, 7- 三羟基 -3′, 6- 二甲氧基黄酮 -7-*O*-β-D- 葡萄糖苷

5, 7, 4-trihydroxy-3, 6-dimethoxyflavonone 5, 7, 4- 三羟基 -3, 6- 二甲氧基黄烷酮

5, 2′, 5′-trihydroxy-3, 7, 4′-trimethoxyflavone 5, 2′, 5′- 三羟基 -3, 7, 4′- 三甲氧基黄酮

5, 2′, 4′-trihydroxy-3, 7, 8, 5′-tetramethoxyflavone 5, 2′, 4′- 三羟基 -3, 7, 8, 5′- 四甲氧基黄酮

3′, 4′, 5-trihydroxy-3, 7-dimethoxyflavone 3′, 4′, 5- 三羟基 -3, 7- 二甲氧基黄酮

5, 3′, 4′-trihydroxy-3, 7-dimethoxyflavone 5, 3′, 4′- 三羟基 -3, 7- 二甲氧基黄酮

5, 6, 4-trihydroxy-3, 7-dimethoxyflavone 5, 6, 4- 三羟基 -3, 7- 二甲氧基黄酮

6, 7, 9α-trihydroxy-3, 8, 11α-trimethyl cyclohexo[*d*, *e*] coumarin 6, 7, 9α- 三羟基 -3, 8, 11α- 三甲基环己 [*d*, *e*] 香豆素

2, 6, 2′-trihydroxy-3-acetyl-4′-(2″, 6″-dihydroxy-3″-acetyl) phenyl-6′-methyl benzophenone (cynabunone B) 2, 6, 2′- 三羟基 -3- 乙酰基 -4′-(2″, 6″- 二羟基 -3″- 乙酰基) 苯基 -6′- 甲基二苯酮 (白首乌乙素)

5, 7, 4′-trihydroxy-3′-isoprenyl-3-methoxyflavone 5, 7, 4′- 三羟基 -3′- 异戊二烯 -3- 甲氧基黄酮

6, 7, 4′-trihydroxy-3′-methoxy-2, 3-cycloligna-1, 4-dien-2α, 3α-olide 6, 7, 4′- 三羟基 -3′- 甲氧基 -2, 3- 环木脂素 -1, 4- 二烯 -2α, 3α- 内酯

5, 3′, 4′-trihydroxy-3-methoxy-6, 7-methylenedioxy-flavone-4′-glucuronide 5, 3′, 4′- 三羟基 -3- 甲氧基 -6, 7- 亚甲二氧基黄酮 -4′- 葡萄糖醛酸苷

5, 7, 4′-trihydroxy-3′-methoxy-6, 8-diprenyl isoflavone 5, 7, 4′- 三羟基 -3′- 甲氧基 -6, 8- 二异戊烯基异黄酮

(7*R*, 8*S*)-4, 9, 3′-trihydroxy-3-methoxy-7, 8-dihydro-benzofuran-1′-propionaldehyde neolignan (7*R*, 8*S*)-4, 9, 3′- 三羟基 -3- 甲氧基 -7, 8- 二氢苯并呋喃 -1′- 丙醛基新木脂素

(7*S*, 8*R*)-4, 9, 9′-trihydroxy-3′-methoxy-7, 8-dihydrobenzo-furan-1′-propyl neolignan-3-*O*-β-D-glucopyranoside (7*S*, 8*R*)-4, 9, 9′- 三羟基 -3′- 甲氧基 -7, 8- 二氢苯并呋喃 -1′- 丙基新木脂素 -3′-*O*-β-D- 吡喃葡萄糖苷

(7*R*, 8*S*)-4, 9, 9′-trihydroxy-3-methoxy-7, 8-dihydrobenzo-furan-1′-propyl neolignan-3′-*O*-β-D-glucopyranoside (7*R*, 8*S*)-4, 9, 9′- 三羟基 -3- 甲氧基 -7, 8- 二氢苯并呋喃 -1′- 丙基新木脂素 -3′-*O*-β-D- 吡喃葡萄糖苷

(7*R*, 8*S*)-9, 3′, 9′-trihydroxy-3-methoxy-7, 8-dihydrobenzo-furan-1′-propyl neolignan-4-*O*-β-D-glucopyranoside (7*R*, 8*S*)-9, 3′, 9′- 三羟基 -3- 甲氧基 -7, 8- 二氢苯并呋喃 -1′- 丙基新木脂素 -4-*O*-β-D- 吡喃葡萄糖苷

1, 6, 7-trihydroxy-3-methoxyanthraquinone 1, 6, 7- 三羟基 -3- 甲氧基蒽醌

6, 7, 4′-trihydroxy-3′-methoxyaurone 6, 7, 4′- 三羟基 -3′- 甲氧基橙酮

(±)-5, 7, 4′-trihydroxy-3′-methoxyflavanone (±)-5, 7, 4′- 三羟基 -3′- 甲氧基黄烷酮

3, 5, 7-trihydroxy-3′-methoxyflavanone-7-(2-*O*-α-rhamnosyl-β-glucoside) 3, 5, 7- 三羟基 -3′- 甲氧基黄烷酮 -7-(2-*O*-α- 鼠李糖基 -β- 葡萄糖苷)

3, 4′, 7-trihydroxy-3′-methoxyflavone 3, 4′, 7- 三羟基 -3′- 甲氧基黄酮

4′, 5, 7-trihydroxy-3′-methoxyflavone 4′, 5, 7- 三羟基 -3′- 甲氧基黄酮

5, 7, 4′-trihydroxy-3′-methoxyflavone 5, 7, 4′- 三羟基 -3′- 甲氧基黄酮

5, 7, 4′-trihydroxy-3-methoxyflavone 5, 7, 4′- 三羟基 -3- 甲氧基黄酮

1, 2, 7-trihydroxy-3-methoxyxanthone 1, 2, 7- 三羟基 -3- 甲氧基呫酮

1, 3, 8-trihydroxy-3-methoxyxanthone 1, 3, 8- 三羟基 -3- 甲氧基呫酮

1, 7, 8-trihydroxy-3-methoxyxanthone 1, 7, 8- 三羟基 -3- 甲氧基呫酮

1, 5, 8-trihydroxy-3-methoxyxanthone (bellidifolin, bellidifolium) 1, 5, 8- 三羟基 -3- 甲氧基呫酮 (雏菊叶龙胆素、雏菊叶龙胆酮)

10-(1′, 2′, 3′-trihydroxy-3′-methyl butanyl) spatheliachromene 10-(1′, 2′, 3′- 三羟基 -3′- 甲基丁醇基) 斯巴里色烯

2, 3, 4-trihydroxy-3-methyl butyl-3-[3-hydroxy-4-(2, 3, 4-trihydroxy-2-methyl butoxy)-phenyl]-2-propenoate 2, 3, 4- 三羟基 -3- 甲基丁基 -3-[3- 羟基 -4-(2, 3, 4- 三羟基 -2- 甲基丁氧基)- 苯基]-2- 丙烯酯

1, 4, 8-trihydroxy-3-naphthalenecarboxylic acid-1-*O*-β-D-glucopyranoside methyl ester 1, 4, 8- 三羟基 -3- 萘甲酸 -1-*O*-β-D- 吡喃葡萄糖苷甲酯

(7α, 24, 25)-trihydroxy-3-oxo-apotirucalla-14, 20 (22)-dien-21, 23-olide (7α, 24, 25)- 三羟基 -3- 氧亚基阿朴绿玉树 -14, 20 (22)- 二烯 -21, 23- 内酯

6β, 8β, 10β-trihydroxy-3-oxoeremophilenolide 6β, 8β, 10β- 三羟基 -3- 氧亚基荒漠木烯内酯

2α, 7β, 20α-trihydroxy-3β, 21-dimethoxy-5-pregnene 2α, 7β, 20α- 三羟基 -3β, 21- 二甲氧基 -5- 孕烯

(7α, 21*S*, 25)-trihydroxy-3β-acetoxy-(21*S*, 23*R*)-epoxy-9 (11)-en-dammarane (7α, 21*S*, 25)- 三羟基 -3β- 乙酰氧基 -(21*S*, 23*R*)- 环氧 -9 (11)- 烯达玛烷

2, 7, 2′-trihydroxy-4, 4′, 7′-trimethoxy-1, 1′-biphenanthrene 2, 7, 2′- 三羟基 -4, 4′, 7′- 三甲氧基 -1, 1′- 双菲

2′, 5, 7-trihydroxy-4′, 5′-(2, 2-dimethyl chromone)-8-(3-hydroxy-3-methyl butyl) flavanone 2′, 5, 7- 三羟基 -4′, 5′-(2, 2- 二甲基色原酮)-8-(3- 羟甲基丁基) 黄烷酮

1, 3, 8-trihydroxy-4, 5-dimethoxyxanthone 1, 3, 8- 三羟基 -4, 5- 二甲氧呫酮

3, 5, 3′-trihydroxy-4′, 7-dimethoxydihydroflavone 3, 5, 3′- 三羟基 -4′, 7- 二甲氧基二氢黄酮

3, 5, 6-trihydroxy-4′, 7-dimethoxyflavone 3, 5, 6- 三羟基 -4′, 7- 二甲氧基黄酮

3, 5, 8-trihydroxy-4′, 7-dimethoxyflavone 3, 5, 8- 三羟基 -4′, 7- 二甲氧基黄酮

1, 3, 6-trihydroxy-4, 7-dimethoxyxanthone 1, 3, 6- 三羟基 -4, 7- 二甲氧基呫酮

(6*S*, 7*E*, 9*S*)-6, 9, 10-trihydroxy-4, 7-megastigmadien-3-one (6*S*, 7*E*, 9*S*)-6, 9, 10- 三羟基 -4, 7- 大柱香波龙二烯 -3- 酮

(6*S*, 7*E*, 9*S*)-6, 9, 10-trihydroxy-4, 7-megastigmadien-3-one-9-*O*-β-D-glucopyranoside (6*S*, 7*E*, 9*S*)-6, 9, 10- 三羟基 -4, 7- 大柱香波龙二烯 -3- 酮 -9-*O*-β-D- 吡喃葡萄糖苷

1, 3, 5-trihydroxy-4-geranyl xanthone 1, 3, 5- 三羟基 -4- 香叶基呫酮

3′, 4, 5′-trihydroxy-4′-geraryl stilbene 3′, 4, 5′- 三羟基 -4′- 香草叶基二苯乙烯

1, 3, 5-trihydroxy-4-isopentenyl xanthone 1, 3, 5- 三羟基 -4- 异戊烯基呫酮

2′, 4, 6′-trihydroxy-4′-methoxy-3′-methyl chalcone 2′, 4, 6′- 三羟基 -4′- 甲氧基 -3′- 甲基查耳酮

(3*R*, 4*R*)-2′, 3′, 7-trihydroxy-4′-methoxy-4-[(3*R*)-2′, 7-dihydroxy-4′-methoxyisoflavan-5′-yl]isoflavane (3*R*, 4*R*)-2′, 3′, 7- 三羟基 -4′- 甲氧基 -4-[(3*R*)-2′, 7- 二羟基 -4′- 甲氧基异黄烷 -5′- 基] 异黄烷

5, 2′, 3′-trihydroxy-4′-methoxy-6, 7-methylenedioxy-flavonol-3-*O*-β-glucuronide 5, 2′, 3′- 三羟基 -4′- 甲氧基 -6, 7- 亚甲二氧基黄酮醇 -3-*O*-β- 葡萄糖醛酸苷

2′, 5, 7-trihydroxy-4′-methoxy-6, 8-dimethyl homoiso-flavanone 2′, 5, 7- 三羟基 -4′- 甲氧基 -6, 8- 二甲基高异二氢黄酮

3, 5, 3′-trihydroxy-4′-methoxy-7-isopentenyloxyflavone 3, 5, 3′- 三羟基 -4′- 甲氧基 -7- 异戊烯氧基黄酮

2′, 5, 7-trihydroxy-4′-methoxy-8-methyl homoisoflavanone 2′, 5, 7- 三羟基 -4′- 甲氧基 -8- 甲基高异二氢黄酮

3, 5, 7-trihydroxy-4′-methoxy-8-prenyl flavone-3-*O*-α-L-rhamnopyranosyl-(1 → 2)-α-0L-rhamnopyranoside 3, 5, 7- 三羟基 -4′- 甲氧基 -8- 异戊烯基黄酮 -3-*O*-α-L- 吡喃鼠李糖基 -(1 → 2)-α-L- 吡喃鼠李糖苷

2, 4′, 6-trihydroxy-4-methoxybenzophenone 2, 4′, 6- 三羟基 -4- 甲氧基二苯甲酮

2, 6, 4′-trihydroxy-4-methoxybenzophenone 2, 6, 4′- 三羟基 -4- 甲氧基二苯甲酮

3, 2′, 4′-trihydroxy-4-methoxychalcone 3, 2′, 4′- 三羟基 -4- 甲氧基查耳酮

3, 3′, 4′-trihydroxy-4-methoxydibenzyl ether 3, 3′, 4′- 三羟基 -4- 甲氧基双苄醚

2′, 4′, α-trihydroxy-4-methoxydihydrochalcone 2′, 4′, α- 三羟基 -4- 甲氧基二氢查耳酮

3, 5, 7-trihydroxy-4′-methoxydihydroflavonol 3, 5, 7- 三羟基 -4′- 甲氧基二氢黄酮醇

3′, 5′, 7-trihydroxy-4′-methoxyflavanone 3′, 5′, 7- 三羟基 -4′- 甲氧基黄烷酮

5, 6, 7-trihydroxy-4′-methoxyflavanone 5, 6, 7- 三羟基 -4′- 甲氧基黄烷酮

3′, 5, 7-trihydroxy-4′-methoxyflavone 3′, 5, 7- 三羟基 -4′- 甲氧基黄酮

5, 7, 3′-trihydroxy-4′-methoxyflavone 5, 7, 3′- 三羟基 -4′- 甲氧基黄酮

5, 7, 8-trihydroxy-4′-methoxyflavone 5, 7, 8- 三羟基 -4′- 甲氧基黄酮

3′, 5, 7-trihydroxy-4′-methoxyflavone-3-*O*-α-L-rhamnopyranosyl-(1 → 6)-β-D-glucopyranoside 3′, 5, 7- 三羟基 -4′- 甲氧基黄酮 -3-*O*-α-L- 吡喃鼠李糖基 -(1 → 6)-β-D- 吡喃葡萄糖苷

5, 7, 3′-trihydroxy-4′-methoxyflavonol 5, 7, 3′- 三羟基 -4′- 甲氧基黄酮醇

5, 7, 3′-trihydroxy-4′-methoxyflavonol-3-*O*-rutinoside 5, 7, 3′- 三羟基 -4′- 甲氧基黄酮醇 -3-*O*- 芸香糖苷

2′, 5, 7-trihydroxy-4′-methoxyhomoisoflavanone 2′, 5, 7- 三羟基 -4′- 甲氧基高异二氢黄酮

4, 7, 2′-trihydroxy-4′-methoxyisoflavane 4, 7, 2′- 三羟基 -4′- 甲氧基异黄烷

7, 2′, 3′-trihydroxy-4′-methoxyisoflavane 7, 2′, 3′- 三羟基 -4′- 甲氧基异黄烷

(3*R*)-2′, 3′, 7-trihydroxy-4′-methoxyisoflavanone (3*R*)-2′, 3′, 7- 三羟基 -4′- 甲氧基异黄烷酮

2′, 3′, 7-trihydroxy-4′-methoxyisoflavanone 2′, 3′, 7- 三羟基 -4′- 甲氧基异黄烷酮

3′, 5, 7-trihydroxy-4′-methoxyisoflavone-3′-*O*-β-glucopyranoside 3′, 5, 7- 三羟基 -4′- 甲氧基异黄酮 -3′-*O*-β-吡喃葡萄糖苷

2, 5, 7-trihydroxy-4′-methoxyisoflavonol 2, 5, 7- 三羟基 -4′- 甲氧基异黄酮醇

cis-3, 3′, 5-trihydroxy-4′-methoxystilbene (*cis*-rhapontigenin) 顺式 -3, 3′, 5- 三羟基 -4′- 二甲氧基芪 (顺式 - 食用大黄苷元)

1, 3, 5-trihydroxy-4-methoxyxanthone 1, 3, 5- 三羟基 -4- 甲氧基𠮿酮

1, 3, 7-trihydroxy-4-methoxyxanthone 1, 3, 7- 三羟基 -4- 甲氧基𠮿酮

3, 5, 2′-trihydroxy-4-methyl bibenzyl 3, 5, 2′- 三羟基 -4- 甲基联苄

7, 3′, 5′-trihydroxy-5, 6, 4′-trimethoxyflavone 7, 3′, 5′- 三羟基 -5, 6, 4′- 三甲氧基黄酮

(3*S*, 4*S*, 5*R*, 6*R*)-3, 4, 6-trihydroxy-5, 6-dihydro-β-ionol (3*S*, 4*S*, 5*R*, 6*R*)-3, 4, 6- 三羟基 -5, 6- 二氢 -β- 紫罗兰醇

1, 2, 8-trihydroxy-5, 6-dimethoxyxanthone 1, 2, 8- 三羟基 -5, 6- 二甲氧基𠮿酮

3′, 4′, 8-trihydroxy-5, 7-dimethoxy-4-phenyl coumarin 3′, 4′, 8- 三羟基 -5, 7- 二甲氧基 -4- 苯基香豆素

6, 12, 15-trihydroxy-5, 8, 11, 13-abietatetraen-7-one 6, 12, 15- 三羟基 -5, 8, 11, 13- 冷杉四烯 -7- 酮

12, 15-trihydroxy-5, 8, 11, 13-abieten-7-one 12, 15- 三羟基 -5, 8, 11, 13- 松香烯 -7- 酮

1, 3, 4-trihydroxy-5-[3-(3-hydroxyphenyl)-1-oxo-2-propenyloxy]-[1α, 3α, 4α, 5β (*E*)]cyclohexane carboxylic acid 1, 3, 4- 三羟基 -5-[3-(3- 羟苯基)-1- 氧亚基 -2-丙烯氧基]-[1α, 3α, 4α, 5β (*E*)] 环己烷甲酸

1, 3, 6-trihydroxy-5-ethoxymethyl anthraquinone 1, 3, 6- 三羟基 -5- 乙氧甲基蒽醌

1, 2, 6-trihydroxy-5-methoxy-7-(3-methylbut-2-enyl) xanthone 1, 2, 6- 三羟基 -5- 甲氧基 -7-(3- 甲基丁 -2- 烯基) 𠮿酮

(2*R*, 3*R*)-3, 7, 4′-trihydroxy-5-methoxy-8-prenyl flavanone (2*R*, 3*R*)-3, 7, 4′- 三羟基 -5- 甲氧基 -8- 异戊烯基二氢黄酮

1, 4, 7-trihydroxy-5-methoxy-9*H*-fluoren-9-one 1, 4, 7- 三羟基 -5- 甲氧基 -9*H*- 芴 -9- 酮

2, 4, 7-trihydroxy-5-methoxy-9*H*-fluoren-9-one 2, 4, 7- 三羟基 -5- 甲氧基 -9*H*- 芴 -9- 酮

2, 3, 4-trihydroxy-5-methoxybenzoic acid 2, 3, 4- 三羟基 -5- 甲氧基苯甲酸

7, 2′, 6′-trihydroxy-5-methoxychalcone 7, 2′, 6′- 三羟基 -5- 甲氧基查耳酮

(2*R*, 3*R*)-3, 7, 3′-trihydroxy-5′-methoxyflavane-5-*O*-β-glucopyranoside (2*R*, 3*R*)-3, 7, 3′- 三羟基 -5′- 甲氧基二氢黄烷 -5-*O*-β-D- 吡喃葡萄糖苷

5, 8, 2′-trihydroxy-5′-methoxyflavanone 5, 8, 2′- 三羟基 -5′- 甲氧基黄烷酮

(2*S*)-2′, 6′, 7-trihydroxy-5-methoxyflavanone (2*S*)-2′, 6′, 7- 三羟基 -5- 甲氧基黄烷酮

(2*S*)-7, 2′, 6′-trihydroxy-5-methoxyflavanone (2*S*)-7, 2′, 6′- 三羟基 -5- 甲氧基黄烷酮

7, 2′, 6′-trihydroxy-5-methoxyflavanone 7, 2′, 6′- 三羟基 -5- 甲氧基黄烷酮

1, 3, 8-trihydroxy-5-methoxyxanthone 1, 3, 8- 三羟基 -5- 甲氧基呫酮

2α, 10β, 14β-trihydroxy-5α-acetoxytaxa-4 (20), 11-diene 2α, 10β, 14β- 三羟基 -5α- 乙酰氧基紫杉 -4 (20), 11- 二烯

2β, 3α, 9α-trihydroxy-5α-ergost-7, 22-diene 2β, 3α, 9α- 三羟基 -5α- 麦角甾 -7, 22- 二烯

2α, 3α, 16β-trihydroxy-5α-pregn-(20*R*)-methacrylate 2α, 3α, 16β- 三羟基 -5α- 孕甾 -(20*R*)- 甲基丙烯酸酯

(2α, 3α, 20*R*)-trihydroxy-5α-pregn-16β-methacrylate (2α, 3α, 20*R*)- 三羟基 -5α- 孕甾 -16β- 甲基丙烯酸酯

(25*R*)-2α, 3β, 12β-trihydroxy-5α-spirost-3-*O*-α-L-rhamnopyranosyl-(1 → 2)-β-D-galactopyranoside (25*R*)-2α, 3β, 12β- 三羟基 -5α- 螺甾 -3-*O*-α-L- 吡喃鼠李糖基 -(1 → 2)-β-D- 吡喃半乳糖苷

(25*R*)-3α, 7α, 12α-trihydroxy-5β-cholest-26-oic acid (25*R*)-3α, 7α, 12α- 三羟基 -5β- 胆甾 -26- 酸

1β, 2β, 3α-trihydroxy-5β-pregn-16-en-20-one 1β, 2β, 3α- 三羟基 -5β- 孕甾 -16- 烯 -20- 酮

2β, 3α, 4β-trihydroxy-5β-pregn-16-en-20-one 2β, 3α, 4β- 三羟基 -5β- 孕甾 -16- 烯 -20- 酮

2β, 3α, 4β-trihydroxy-5β-pregn-16-en-20-one-2-acetate 2β, 3α, 4β- 三羟基 -5β- 孕甾 -16- 烯 -20- 酮 -2- 乙酸酯

5, 7, 4′-trihydroxy-6-(3, 3-dimethyl allyl oxiranyl methyl) isoflavone 5, 7, 4′- 三羟基 -6-(3, 3- 二甲烯丙基环氧乙烷甲基) 异黄酮

7, 3′, 4′-trihydroxy-6-(4″, 6″-acetoxy-β-D-glucopyranosyl) aurone 7, 3′, 4′- 三羟基 -6-(4″, 6″- 乙酰氧基 -β-D- 吡喃葡萄糖基) 橙酮

5, 7, 3′-trihydroxy-6-(*C*-β-D-glucopyranosyl)-4′-*O*-β-glucopyranosyl flavone 5, 7, 3′- 三羟基 -6-(*C*-β-D- 吡喃葡萄糖基)-4′-*O*-β- 吡喃葡萄糖基黄酮

5, 7, 4′-trihydroxy-6 (or 8)-(3-methylbut-2-enyl) flavanone diglucoside 5, 7, 4′- 三羟基 -6 (或 8)-(3- 甲基 -2- 丁烯基) 黄烷酮二葡萄糖苷

5, 4′, 5′-trihydroxy-6, 2′-dimethoxyflavone 5, 4′, 5′- 三羟基 -6, 2′- 二甲氧基黄酮

5, 7, 4′-trihydroxy-6, 3′, 5′-trimethoxyflavone 5, 7, 4′- 三羟基 -6, 3′, 5′- 三甲氧基黄酮

5, 7, 4′-trihydroxy-6, 3′-dimethoxyisoflavone 5, 7, 4′- 三羟基 -6, 3′- 二甲氧基异黄酮

5, 7, 4′-trihydroxy-6, 3′-diprenyl isoflavone 5, 7, 4′- 三羟基 -6, 3′- 二异戊烯基异黄酮

5, 7, 3′-trihydroxy-6, 4′, 5′-trimethoxyflavone 5, 7, 3′- 三羟基 -6, 4′, 5′- 三甲氧基黄酮

5, 7, 3′-trihydroxy-6, 4′, 5′-trimethoxyisoflavone 5, 7, 3′- 三羟基 -6, 4′, 5′- 三甲氧基异黄酮

1, 3, 5-trihydroxy-6, 6′-dimethyl pyrano-(2′, 3′:6, 7)-4-(1, 1-dimethyl prop-2-enyl) xanthone 1, 3, 5- 三羟基 -6, 6′- 二甲基吡喃 -(2′, 3′:6, 7)-4-(1, 1- 二甲基丙 -2- 烯基) 呫酮

3, 5, 4′-trihydroxy-6, 7, 3′-trimethoxyflavone 3, 5, 4′- 三羟基 -6, 7, 3′- 三甲氧基黄酮

3, 5, 3′-trihydroxy-6, 7, 4′-trimethoxyflavone 3, 5, 3′- 三羟基 -6, 7, 4′- 三甲氧基黄酮

5, 2′, 4′-trihydroxy-6, 7, 5′-trimethoxyflavone 5, 2′, 4′- 三羟基 -6, 7, 5′- 三甲氧基黄酮

3, 5, 3′-trihydroxy-6, 7, 8, 4′-tetramethoxyflavone 3, 5, 3′- 三羟基 -6, 7, 8, 4′- 四甲氧基黄酮

5, 2′, 5′-trihydroxy-6, 7, 8-trimethoxyflavone 5, 2′, 5′- 三羟基 -6, 7, 8- 三甲氧基黄酮

5, 2′, 6′-trihydroxy-6, 7, 8-trimethoxyflavone-2′-glucopyranoside 5, 2′, 6′- 三羟基 -6, 7, 8- 三甲氧基黄酮 -2′- 吡喃葡萄糖苷

1, 2, 8-trihydroxy-6, 7-dimethoxyanthraquinone 1, 2, 8- 三羟基 -6, 7- 二甲氧基蒽醌

2′, 5, 8-trihydroxy-6, 7-dimethoxyflavone 2′, 5, 8- 三羟基 -6, 7- 二甲氧基黄酮

3′, 4′, 5′-trihydroxy-6, 7-dimethoxyflavone 3′, 4′, 5′- 三羟基 -6, 7- 二甲氧基黄酮

5, 8, 2′-trihydroxy-6, 7-dimethoxyflavone 5, 8, 2′- 三羟基 -6, 7- 二甲氧基黄酮

5, 8, 4′-trihydroxy-6, 7-dimethoxyflavone 5, 8, 4′- 三羟基 -6, 7- 二甲氧基黄酮

5, 2′, 6′-trihydroxy-6, 7-dimethoxyflavone-2′-*O*-β-D-glucopyranoside 5, 2′, 6′- 三羟基 -6, 7- 二甲氧基黄酮 -2′-*O*-β-D- 吡喃葡萄糖苷

3, 5, 4′-trihydroxy-6, 7-methylenedioxyflavone-3-*O*-β-D-glucopyranoside 3, 5, 4′- 三羟基 -6, 7- 亚甲二氧基黄酮 -3-*O*-β-D- 吡喃葡萄糖苷

5, 7, 4′-trihydroxy-6, 8, 3′-trimethoxyflavone 5, 7, 4′- 三羟基 -6, 8, 3′- 三甲氧基黄酮

5, 7, 3′-trihydroxy-6, 8, 4′-trimethoxyflavone 5, 7, 3′- 三羟基 -6, 8, 4′- 三甲氧基黄酮

5, 7, 3′-trihydroxy-6, 8, 4′-trimethoxyflavone-5-(6″-acetyl glucoside) 5, 7, 3′- 三羟基 -6, 8, 4′- 三甲氧基黄酮 -5-(6″- 乙酰基葡萄糖苷)

7, 2′, 4′-trihydroxy-6, 8-bis (3-methyl-2-butenyl) flavanone 7, 2′, 4′- 三羟基 -6, 8- 双 (3- 甲基 -2- 丁烯基) 黄烷酮

5, 7, 4′-trihydroxy-6, 8-di (3, 3-dimethyl allyl) isoflavone 5, 7, 4′- 三羟基 -6, 8- 二 (3, 3- 二甲烯丙基) 异黄酮

4′, 5, 7-trihydroxy-6, 8-dimethyl homoisoflavanone 4′, 5, 7- 三羟基 -6, 8- 二甲基高异黄烷酮

5, 7-trihydroxy-6, 8-dimethyl-3-(2′-hydroxy-3′, 4′-methylenedioxybenzyl) chromone 5, 7- 三羟基 -6, 8- 二甲基 -3-(2′- 羟基 -3′, 4′- 亚甲二氧基苄基) 色原酮

2, 5, 7-trihydroxy-6, 8-dimethyl-3-(3′, 4′-methylenedioxybenzyl) chroman-4-one 2, 5, 7- 三羟基 -6, 8- 二甲基 -3-(3′, 4′- 亚甲二氧基苄基) 色满 -4- 酮

5, 7, 2′-trihydroxy-6, 8-dimethyl-3-(3′, 4′-methylenedioxybenzyl) chromone 5, 7, 2′- 三羟基 -6, 8- 二甲基 -3-(3′, 4′- 亚甲二氧基苄基) 色原酮

(3*S*)-3, 5, 7-trihydroxy-6, 8-dimethyl-3-(4′-hydroxybenzyl) chroman-4-one (3*S*)-3, 5, 7- 三羟基 -6, 8- 二甲基 -3-(4′- 羟苄基) 色烷 -4- 酮

2, 5, 7-trihydroxy-6, 8-dimethyl-3-(4′-methoxybenzyl) chroman-4-one 2, 5, 7- 三羟基 -6, 8- 二甲基 -3-(4′- 甲氧基苄基) 色满 -4- 酮

5, 7, 4′-trihydroxy-6, 8-diprenyl isoflavone 5, 7, 4′- 三羟基 -6, 8- 二异戊烯基异黄酮

cis-3, 4, 5-trihydroxy-6-acetyl-7-methoxy-2, 2-dimethyl chroman 顺式 -3, 4, 5- 三羟基 -6- 乙酰基 -7- 甲氧基 -2, 2- 二甲基色原烷

trans-3, 4, 5-trihydroxy-6-acetyl-7-methoxy-2, 2-dimethyl chromane 反式 -3, 4, 5- 三羟基 -6- 乙酰基 -7- 甲氧基 -2, 2- 二甲基色烷

5, 7, 4′-trihydroxy-6-*C*-[α-L-rhamnopyranosyl-(1→2)]-β-D-glucopyranosyl flavone 5, 7, 4′- 三羟基 -6-*C*-[α-L- 吡喃鼠李糖基 -(1 → 2)]-β-D- 吡喃葡萄糖黄酮

5, 7, 4′-trihydroxy-6-*C*-arabinoside-8-*C*-glucoside flavone 5, 7, 4′- 三羟基 -6-*C*- 阿拉伯糖苷 -8-*C*- 葡萄糖苷黄酮

5, 7, 4′-trihydroxy-6-*C*-glucoside-8-*C*-arabinoside flavone 5, 7, 4′- 三羟基 -6-*C*- 葡萄糖苷 -8-*C*- 阿拉伯糖苷黄酮

5, 7, 4′-trihydroxy-6-*C*-β-D-glucopyranosyl flavonoside 5, 7, 4′- 三羟基 -6-*C*-β-D- 吡喃葡萄糖基黄酮苷

1, 3, 5-trihydroxy-6-methoxy-2-methoxymethyl anthraquinone 1, 3, 5- 三羟基 -6- 甲氧基 -2- 甲氧甲基蒽醌

2, 3, 4-trihydroxy-6-methoxyacetopenone-3-β-D-glucopyranoside 2, 3, 4- 三羟基 -6- 甲氧基苯乙酮 -3-β-D- 吡喃葡萄糖苷

4, 2′, 4′-trihydroxy-6′-methoxychalcone 4, 2′, 4′- 三羟基 -6′- 甲氧基查耳酮

4, 2′, 4′-trihydroxy-6′-methoxychalcone-4′-β-D-glucoside 4, 2′, 4′- 三羟基 -6′- 甲氧基查耳酮 -4′-β-D- 葡萄糖苷

5, 7, 4′-trihydroxy-6-methoxydihydroflavone-7-*O*-β-D-glucopyranoside 5, 7, 4′- 三羟基 -6- 甲氧基二氢黄酮 -7-*O*-β-D- 吡喃葡萄糖苷

4′, 5, 7-trihydroxy-6-methoxyflavanone 4′, 5, 7- 三羟基 -6- 甲氧基黄烷酮

5, 7, 4′-trihydroxy-6-methoxyflavanone 5, 7, 4′- 三羟基 -6- 甲氧基黄烷酮

(2*S*)-5, 7, 4′-trihydroxy-6-methoxyflavanone-7-*O*-β-D-glucopyranoside (2*S*)-5, 7, 4′- 三羟基 -6- 甲氧基黄烷酮 -7-*O*-β-D- 吡喃葡萄糖苷

2′, 5, 7-trihydroxy-6′-methoxyflavone 2′, 5, 7- 三羟基 -6′- 甲氧基黄酮

4′, 5, 7-trihydroxy-6-methoxyflavone 4′, 5, 7- 三羟基 -6- 甲氧基黄酮

5, 7, 4′-trihydroxy-6-methoxyflavone 5, 7, 4′- 三羟基 -6- 甲氧基黄酮

5, 7, 2′-trihydroxy-6-methoxyflavone (tenaxin Ⅱ) 5, 7, 2′- 三羟基 -6- 甲氧基黄酮 (韧黄芩素 Ⅱ)

5, 7, 4′-trihydroxy-6-methoxyflavone-3-*O*-β-D-rutinoside 5, 7, 4′- 三羟基 -6- 甲氧基黄酮 -3-*O*-β-D- 芸香糖苷

5, 7, 4′-trihydroxy-6-methoxyflavone-7-*O*-α-L-rhamnopyranosyl-(1 → 2)-β-D-glucopyranoside 5, 7, 4′- 三羟基 -6- 甲氧基黄酮 -7-*O*-α-L- 吡喃鼠李糖基 -(1 → 2)-β-D- 吡喃葡萄糖苷

5, 7, 4′-trihydroxy-6-methoxyflavone-7-*O*-β-D-glucopyranoside 5, 7, 4′- 三羟基 -6- 甲氧基黄酮 -7-*O*-β-D- 吡喃葡萄糖苷

4′, 5, 7-trihydroxy-6-methoxyisoflavone 4′, 5, 7- 三羟基 -6- 甲氧基异黄酮

5, 7, 4′-trihydroxy-6-methoxyisoflavone 5, 7, 4′- 三羟基 -6- 甲氧基异黄酮

5, 7, 2′-trihydroxy-6-methoxyisoflavone-7-*O*-β-D-glucoside-6″-*O*-malonate 5, 7, 2′- 三羟基 -6- 甲氧基异黄酮 -7-*O*-β-D- 葡萄糖苷 -6″-*O*- 丙二酸酯

4′, 5, 7-trihydroxy-6-methyl homoisoflavanone 4′, 5, 7- 三羟基 -6- 甲基高异黄烷酮

5, 7, 2′-trihydroxy-6-methyl-3-(3′, 4′-methylenedioxybenzyl) chromone 5, 7, 2′- 三羟基 -6- 甲基 -3-(3′, 4′- 亚甲二氧基苄基) 色原酮

(3*S*)-3, 5, 7-trihydroxy-6-methyl-3-(4′-methoxybenzyl) chroman-4-one (3*S*)-3, 5, 7- 三羟基 -6- 甲基 -3-(4′- 甲氧基苄基) 色烷 -4- 酮

4′, 5, 7-trihydroxy-6-methyl-8-methoxyhomoisoflavanone 4′, 5, 7- 三羟基 -6- 甲基 -8- 甲氧基高异黄烷酮

3β, 19α, 23-trihydroxy-6-oxoolean-12-en-28-oic acid 3β, 19α, 23- 三羟基 -6- 氧亚基齐墩果 -12- 烯 -28- 酸

7′, 3′, 4′-trihydroxy-6-*O*-β-D-glucosyl aurone 7′, 3′, 4′- 三羟基 -6-*O*-β-D- 葡萄糖橙酮

5, 7, 4′-trihydroxy-6-prenyl isoflavanone 5, 7, 4′- 三羟基 -6- 异戊烯基异黄烷酮

5, 7, 4′-trihydroxy-6-prenyl isoflavone (wighteone) 5, 7, 4′- 三羟基 -6- 异戊烯基异黄酮 (怀特大豆酮)

5α, 12α, 27-trihydroxy-6α, 7α-epoxy-(20*R*, 22*R*)-1-oxowitha-2, 24-dienolide-27-*O*-β-D-glucopyranoside 5α, 12α, 27- 三羟基 -6α, 7α- 环氧 -(20*R*, 22*R*)-1- 氧亚基醉茄 -2, 24- 二烯内酯 -27-*O*-β-D- 吡喃葡萄糖苷

5α, 12α, 27-trihydroxy-6α, 7α-epoxy-1-oxowitha-2, 24-dienolide 5α, 12α, 27- 三羟基 -6α, 7α- 环氧 -1- 氧亚基醉茄 -2, 24- 二烯内酯

5α, 12β, 27-trihydroxy-6α, 7α-epoxy-1-oxowitha-2, 24-dienolide 5α, 12β, 27- 三羟基 -6α, 7α- 环氧 -1- 氧亚基醉茄 -2, 24- 二烯内酯

3, 5, 4′-trihydroxy-7, 3′-dimethoxyflavanone-5-*O*-α-L-rhamnopyranoside 3, 5, 4′- 三羟基 -7, 3′- 二甲氧基二氢黄酮 -5-*O*-α-L- 吡喃鼠李糖苷

5, 6, 4′-trihydroxy-7, 3′-dimethoxyflavone 5, 6, 4′- 三羟基 -7, 3′- 二甲氧基黄酮

5, 8, 4′-trihydroxy-7, 3′-dimethoxyflavone 5, 8, 4′- 三羟基 -7, 3′- 二甲氧基黄酮

5, 6, 4′-trihydroxy-7, 3′-dimethoxyflavonol-3-*O*-disaccharide 5, 6, 4′- 三羟基 -7, 3′- 二甲氧基黄酮醇 -3-*O*- 二糖

5, 6, 4′-trihydroxy-7, 3′-dimethoxyflavonol-3-*O*-β-glucuronide 5, 6, 4′- 三羟基 -7, 3′- 二甲氧基黄酮醇 -3-*O*-β- 葡萄糖醛酸苷

6, 8, 4′-trihydroxy-7, 3′-dimethoxyisoflavone 6, 8, 4′- 三羟基 -7, 3′- 二甲氧基异黄酮

3, 5, 3′-trihydroxy-7, 4′-dimethoxyflavone 3, 5, 3′- 三羟基 -7, 4′- 二甲氧基黄酮

5, 6, 3′-trihydroxy-7, 4′-dimethoxyflavone 5, 6, 3′- 三羟基 -7, 4′- 二甲氧基黄酮

3, 5, 3-trihydroxy-7, 4′-dimethoxyflavone-3-*O*-β-D-galactopyranoside 3, 5, 3′- 三羟基 -7, 4′- 二甲氧基黄酮 -3-*O*-β-D- 吡喃半乳糖苷

5, 6, 3′-trihydroxy-7, 4′-dimethoxyflavonol-3-*O*-β-glucuronide 5, 6, 3′- 三羟基 -7, 4′- 二甲氧基黄酮醇 -3-*O*-β- 葡萄糖醛酸苷

5, 6, 4′-trihydroxy-7, 8, 3′-trimethoxyflavone 5, 6, 4′- 三羟基 -7, 8, 3′- 三甲氧基黄酮

5, 6, 3′-trihydroxy-7, 8, 4′-trimethoxyflavone 5, 6, 3′- 三羟基 -7, 8, 4′- 三甲氧基黄酮

3, 4, 3′-trihydroxy-7′, 8′-didehydro-β-carotene 3, 4, 3′- 三羟基 -7′, 8′- 二脱氢 -β- 胡萝卜素

(2*S*)-5, 2′, 5′-trihydroxy-7, 8-dimethoxyflavanone (2*S*)-5, 2′, 5′- 三羟基 -7, 8- 二甲氧基黄烷酮

5, 2′, 6′-trihydroxy-7, 8-dimethoxyflavanone 5, 2′, 6′- 三羟基 -7, 8- 二甲氧基黄烷酮

2′, 5, 6′-trihydroxy-7, 8-dimethoxyflavone 2′, 5, 6′- 三羟基 -7, 8- 二甲氧基黄酮

2′, 5, 6-trihydroxy-7, 8-dimethoxyflavone 2′, 5, 6- 三羟基 -7, 8- 二甲氧基黄酮

3, 5, 4′-trihydroxy-7, 8-dimethoxyflavone 3, 5, 4′- 三羟基 -7, 8- 二甲氧基黄酮

4′, 5, 6-trihydroxy-7, 8-dimethoxyflavone 4′, 5, 6- 三羟基 -7, 8- 二甲氧基黄酮

5, 2′, 5′-trihydroxy-7, 8-dimethoxyflavone 5, 2′, 5′- 三羟基 -7, 8- 二甲氧基黄酮

5, 6, 4′-trihydroxy-7, 8-dimethoxyflavone 5, 6, 4′- 三羟基 -7, 8- 二甲氧基黄酮

5, 2′, 6′-trihydroxy-7, 8-dimethoxyflavone (viscidulin Ⅱ) 5, 2′, 6′- 三羟基 -7, 8- 二甲氧基黄酮 (粘毛黄芩素Ⅱ)

5, 2′, 6′-trihydroxy-7, 8-dimethoxyflavone-2′-*O*-β-D-glucopyranoside 5, 2′, 6′- 三羟基 -7, 8- 二甲氧基黄酮 -2′-*O*-β-D- 吡喃葡萄糖苷

1, 3, 6-trihydroxy-7, 8-dimethoxyxanthone 1, 3, 6- 三羟基 -7, 8- 二甲氧基屾酮

(7*R*, 8*S*, 8′*R*)-4, 4′, 9-trihydroxy-7, 9′-epoxy-8, 8′-lignan (7*R*, 8*S*, 8′*R*)-4, 4′, 9- 三羟基 -7, 9′- 环氧 -8, 8′- 木脂素

3, 4′, 5-trihydroxy-7-[(*E*)-3, 7-dimethyloct-2, 6-dienyloxy] flavanone 3, 4′, 5- 三羟基 -7-[(*E*)-3, 7- 二甲基辛 -2, 6- 二烯基氧] 黄烷酮

1β, 3α, 5β-trihydroxy-7-isopropenyl germacren-4 (15), 10 (14)-diene 1β, 3α, 5β- 三羟基 -7- 异丙烯基吉马烯 -4 (15), 10 (14)- 二烯

1β, 3β, 5α-trihydroxy-7-isopropenyl germacren-4 (15), 10 (14)-diene 1β, 3β, 5α- 三羟基 -7- 异丙烯基 - 吉马烯 -4 (15), 10 (14)- 二烯

1β, 3β, 5β-trihydroxy-7-isopropenyl germacren-4 (15), 10 (14)-diene 1β, 3β, 5β- 三羟基 -7- 异丙烯基 - 吉马烯 -4 (15), 10 (14)- 二烯

1, 3, 6-trihydroxy-7-methoxy-2, 5-bis (3-methyl-2-butenyl) xanthone 1, 3, 6- 三羟基 -7- 甲氧基 -2, 5- 双 (3- 甲基 -2- 丁烯基) 呫酮

1, 3, 6-trihydroxy-7-methoxy-8-geranyl xanthone 1, 3, 6- 三羟基 -7- 甲氧基 -8- 牻牛儿基呫酮

3, 4′, 5-trihydroxy-7-methoxy-8-isopentenyl flavone 3, 4′, 5- 三羟基 -7- 甲氧基 -8- 异戊烯基黄酮

1, 4, 5-trihydroxy-7-methoxy-9*H*-fluoren-9-one 1, 4, 5- 三羟基 -7- 甲氧基 -9*H*- 芴 -9- 酮

5, 3′, 5′-trihydroxy-7-methoxy-dihydroflavone (blumeatin) 5, 3′, 5′- 三羟基 -7- 甲氧基二氢黄酮 (艾纳香素)

8, 3′, 4′-trihydroxy-7-methoxyflavanone 8, 3′, 4′- 三羟基 -7- 甲氧基二氢黄酮

2′, 5, 8-trihydroxy-7-methoxyflavone 2′, 5, 8- 三羟基 -7- 甲氧基黄酮

3, 4′, 5-trihydroxy-7-methoxyflavone 3, 4′, 5- 三羟基 -7- 甲氧基黄酮

4′, 5, 6-trihydroxy-7-methoxyflavone 4′, 5, 6- 三羟基 -7- 甲氧基黄酮

5, 8, 2′-trihydroxy-7-methoxyflavone 5, 8, 2′- 三羟基 -7- 甲氧基黄酮

3, 5, 4′-trihydroxy-7-methoxyflavone (rhamnocitrin) 3, 5, 4′- 三羟基 -7- 甲氧基黄酮 (鼠李柠檬素)

5, 2′, 6′-trihydroxy-7-methoxyflavone-2′-*O*-β-D-glucopyranoside 5, 2′, 6′- 三羟基 -7- 甲氧基黄酮 -2′-*O*-β-D- 吡喃葡萄糖苷

3, 7, 4′-trihydroxy-7-methoxyflavone-5-*O*-β-D-xylopyranosyl-(1→4)-*O*-β-D-glucopyranosyl-(1→4)-*O*-α-L-rhamnopyranoside 3, 7, 4′- 三羟基 -7- 甲氧基黄酮 -5-*O*-β-D- 吡喃木糖基 -(1→4)-*O*-β-D- 吡喃葡萄糖基 -(1→4)-*O*-α-L- 吡喃鼠李糖苷

2′, 4′, 5-trihydroxy-7-methoxyisoflavone 2′, 4′, 5- 三羟基 -7- 甲氧基异黄酮

4′, 5, 8-trihydroxy-7-methoxyisoflavone 5, 8, 4′- 三羟基 -7- 甲氧基异黄酮

1, 3, 6-trihydroxy-7-methoxyxanthone 1, 3, 6- 三羟基 -7- 甲氧基呫酮

1, 3, 5-trihydroxy-7-methyl anthraquinone 1, 3, 5- 三羟基 -7- 甲基蒽醌

(2*S*)-2, 6, 7-trihydroxy-7-methyl-3-methyleneoctyl-β-D-glucopyranoside (2*S*)-2, 6, 7- 三羟基 -7- 甲基 -3- 亚甲基辛基 -β-D- 吡喃葡萄糖苷

11, 12, (16*S*)-trihydroxy-7-oxo-17 (15→16), 18 (4→3)-di-*abeo*-abieta-3, 8, 11, 13-tetraen-18-oic acid 11, 12, (16*S*)- 三羟基 -7- 氧亚基 -17 (15→16), 18 (4→3)- 二迁 - 松香 -3, 8, 11, 13- 四烯 -18- 酸

15, 16, 17-trihydroxy-7-oxopimar-8 (9)-ene 15, 16, 17- 三羟基 -7- 氧亚基海松 -8 (9)- 烯

3β, 9β, 25-trihydroxy-7β-methoxy-19-norcucurbita-5, (23*E*)-diene 3β, 9β, 25- 三羟基 -7β- 甲氧基 -19- 去甲 -5, (23*E*)- 葫芦二烯

3, 15, 19-trihydroxy-8 (17), 13-*ent*-labd-dien-16-oic acid 3, 15, 19- 三羟基 -8 (17), 13- 对映 - 半日花烷二烯 -16- 酸

5, 2′, 4′-trihydroxy-8-(3, 3-dimethyl allyl)-2″, 2″-dimethyl pyrano[5, 6:6, 7]isoflavone 5, 2′, 4′- 三羟基 -8-(3, 3- 二甲烯丙基)-2″, 2″- 二甲基吡喃 [5, 6:6, 7] 异黄酮

3, 7, 9-trihydroxy-8, 11, 13-*ent*-labdtrien-15, 16-olide 3, 7, 9- 三羟基 -8, 11, 13- 对映 - 半日花三烯 -15, 16- 内酯

1β, 13, 14-trihydroxy-8, 11, 13-podocarpatrien-2, 7-dione 1β, 13, 14- 三羟基 -8, 11, 13- 罗汉松三烯 -2, 7- 二酮

1β, 13, 14-trihydroxy-8, 11, 13-podocarpatrien-7-one 1β, 13, 14- 三羟基 -8, 11, 13- 罗汉松三烯 -7- 酮

3, 5, 4′-trihydroxy-8, 3′-dimethoxy-7-(3-methylbut-2-enyloxy) flavone 3, 5, 4′- 三羟基 -8, 3′- 二甲氧基 -7-(3- 甲基丁 -2- 烯氧基) 黄酮

3, 5, 4′-trihydroxy-8, 3′-dimethoxy-7-prenyloxyflavone 3, 5, 4′- 三羟基 -8, 3′- 二甲氧基 -7- 异戊烯氧基黄酮

5, 7, 4′-trihydroxy-8, 3′-dimethoxyflavone-3-*O*-6″-(3-hydroxy-3-methyl glutaroyl)-β-D-glucopyranoside 5, 7, 4′- 三羟基 -8, 3′- 二甲氧基黄酮 -3-*O*-6″-(3- 羟基 -3- 甲基戊二酰基)-β-D- 吡喃葡萄糖苷

5, 7, 4′-trihydroxy-8, 3′-diprenyl flavanone 5, 7, 4′- 三羟基 -8, 3′- 二异戊烯基二氢黄酮

5, 7, 3′-trihydroxy-8, 4′, 5′-trimethoxyflavone 5, 7, 3′- 三羟基 -8, 4′, 5′- 三甲氧基黄酮

3, 5, 3′-trihydroxy-8, 4′-dimethoxy-7-(3-methylbut-2-enyloxy) flavone 3, 5, 3′- 三羟基 -8, 4′- 二甲氧基 -7-(3- 甲基丁 -2- 烯氧基) 黄酮

3, 5, 3′-trihydroxy-8, 4′-dimethoxy-7-isopentenyloxyflavone 3, 5, 3′- 三羟基 -8, 4′- 二甲氧基 -7- 异戊烯氧基黄酮

5, 7, 2′-trihydroxy-8, 6′-dimethoxyflavone 5, 7, 2′- 三羟基 -8, 6′- 二甲氧基黄酮

5, 7, 4′-trihydroxy-8-C-*p*-hydroxybenzyl flavone 5, 7, 4′- 三羟基 -8-*C*- 对羟苄基黄酮

1, 3, 5-trihydroxy-8-isoprenyl xanthone 1, 3, 5- 三羟基 -8- 异戊二烯基呫酮

1 (10) *E*, (4*Z*), 6α, 8β, 9α-6, 9, 15-trihydroxy-8-methacryloxy-14-oxogermacr-1 (10), 4, 11 (13)-trien-12, 6-lactone 1 (10) *E*, (4*Z*), 6α, 8β, 9α-6, 9, 15- 三羟基 -8- 异丁烯酰氧基 -14- 氧亚基大牻牛儿 -1 (10), 4, 11 (13)- 三烯 -12, 6- 内酯

3, 5, 7-trihydroxy-8-methoxy-4′-(3-methylbut-2-enyloxy) flavone 3, 5, 7- 三羟基 -8- 甲氧基 -4′-(3- 甲基丁 -2- 烯基氧) 黄酮

(±)-4′, 5, 7-trihydroxy-8-methoxyflavanone (±)-4′, 5, 7- 三羟基 -8- 甲氧基黄烷酮

5, 7, 2′-trihydroxy-8-methoxyflavanone 5, 7, 2′- 三羟基 -8- 甲氧基黄烷酮

5, 7, 4′-trihydroxy-8-methoxyflavanone 5, 7, 4′- 三羟基 -8- 甲氧基黄烷酮

5, 6, 7-trihydroxy-8-methoxyflavone 5, 6, 7- 三羟基 -8- 甲氧基黄酮

5, 7, 4′-trihydroxy-8-methoxyflavone 5, 7, 4′- 三羟基 -8- 甲氧基黄酮

1, 3, 7-trihydroxy-8-methoxyxanthone 1, 3, 7- 三羟基 -8- 甲氧基屾酮

5, 7, 4′-trihydroxy-8-methyl flavanone 5, 7, 4′- 三羟基 -8- 甲基二氢黄酮

1, 3, 6-trihydroxy-8-methyl xanthone 1, 3, 6- 三羟基 -8- 甲基屾酮

5, 7, 2′-trihydroxy-8-methyl-3-(3′, 4′-methylenedioxybenzyl) chromone 5, 7, 2′- 三羟基 -8- 甲基 -3-(3′, 4′- 亚甲二氧苄基) 色原酮

(3*R*)-2′, 5, 7-trihydroxy-8-methyl-4′-methoxyhomoisoflavanone (3*R*)-2′, 5, 7- 三羟基 -8- 甲基 -4′- 甲氧基高异黄烷酮

6, 7, 10-trihydroxy-8-octadecenoic acid 6, 7, 10- 三羟基 -8- 十八烯酸

5, 7, 4′-trihydroxy-8-*p*-hydroxybenzyl dihydroflavonol 5, 7, 4′- 三羟基 -8- 对羟基苯甲基二氢黄酮醇

3α, 4α, 10β-trihydroxy-8α-acetoxy-11β*H*-guai-1-en-12, 6α-olide 3α, 4α, 10β- 三羟基 -8α- 乙酰氧基 -11β*H*- 愈创木 -1- 烯 -12, 6α- 内酯

3α, 4α, 10β-trihydroxy-8α-acetoxyguai-1, 11 (13)-dien-6α, 12-olide 3α, 4α, 10β- 三羟基 -8α- 乙酰氧基愈创木 -1, 11 (13)- 二烯 -6α, 12- 内酯

5α, 6β, 7β-trihydroxy-8α-methoxy-2-(2-phenyl ethyl) chromone 5α, 6β, 7β- 三羟基 -8α- 甲氧基 -2-(2- 苯乙基) 色原酮

4β, 6, 15-trihydroxy-8β-isobutyryloxy-14-oxoguaia-9, 11 (13)-dien-12-oic acid 12, 6-lactone 4β, 6, 15- 三羟基 -8β- 异丁酰氧基 -14- 氧亚基愈创木 -9, 11 (13)- 二烯 -12- 酸 -12, 6- 内酯

(4β, 10*E*)-6α, 14, 15-trihydroxy-8β-isobutyryloxygermacr-10, 11 (13)-dien-12-oic acid-12, 6-lactone (4β, 10*E*)-6α, 14, 15- 三羟基 -8β- 异丁酰氧基大牻牛儿 -10, 11 (13)- 二烯 -12- 酸 -12, 6- 内酯

(4β, 10*E*)-6α, 14, 15-trihydroxy-8β-senecioyloxygermacr-1 (10), 11 (13)-dien-12-oic acid-12, 6-lactone (4β, 10*E*)-6α, 14, 15- 三羟基 -8β- 千里光酰氧基大牻牛儿 -1 (10), 11 (13)- 二烯 -12- 酸 -12, 6- 内酯

1 (10) *E*, (4*Z*)-6α, 9α, 15-trihydroxy-8β-tigloyloxy-14-oxogermacr-1 (10), 4, 11 (13)-trien-12-oic acid-12, 6-lactone 1 (10) *E*, (4*Z*)-6α, 9α, 15- 三羟基 -8β- 惕各酰氧基 -14- 氧亚基大牻牛儿 -1 (10), 4, 11 (13)- 三烯 -12- 酸 -12, 6- 内酯

(4β, 10*E*)-6α, 14, 15-trihydroxy-8β-tigloyloxygermacr-1 (10), 11 (13)-dien-12-oic acid-12, 6-lactone (4β, 10E)-6α, 14, 15- 三羟基 -8β- 惕各酰氧基大牻牛儿 -1 (10), 11 (13)- 二烯 -12- 酸 -12, 6- 内酯

2, 4, 7-trihydroxy-9, 10-dihydrophenanthrene 2, 4, 7- 三羟基 -9, 10- 二氢菲

(*Z*)-(11*R*, 12*S*, 13*S*)-trihydroxy-9-octadecenoate (*Z*)-(11*R*, 12*S*, 13*S*)- 三羟基 -9- 十八烯酸酯

(*E*)-8, 11, 12-trihydroxy-9-octadecenoic acid (*E*)-8, 11, 12- 三羟基 -9- 十八烯酸

1 (10) *E*, (4*Z*)-6α, 8β, 15-trihydroxy-9α-methacryloxy-14-oxogermacr-1 (10), 4, 11 (13)-trien-12-oic acid-12, 6-lactone 1 (10) *E*, (4*Z*)-6α, 8β, 15- 三羟基 -9α- 异丁烯酰氧基 -14- 氧亚基大牻牛儿 -1 (10), 4, 11 (13)- 三烯 -12- 酸 -12, 6- 内酯

7α, 12α, 13β-trihydroxyabiet-8 (14)-en-18-oic acid 7α, 12α, 13β- 三羟基松香 -8 (14)- 烯 -18- 酸

7α, 13β, 15-trihydroxyabiet-8 (14)-en-18-oic acid 7α, 13β, 15- 三羟基松香 -8 (14)- 烯 -18- 酸

2, 4, 6-trihydroxyacetophenone-2, 4-di-*O*-β-D-glucopyranoside 2, 4, 6- 三羟基苯乙酮 -2, 4- 二 -*O*-β-D- 吡喃葡萄糖苷

2, 4, 6-trihydroxyacetophenone-2-*O*-glucopyranoside 2, 4, 6- 三羟基苯乙酮 -2-*O*- 吡喃葡萄糖苷

2, 4, 6-trihydroxyacetophenone-3, 5-di-*C*-D-glucopyranoside 2, 4, 6- 三羟基苯乙酮 -3, 5- 二 -*C*-D- 吡喃葡萄糖苷

2, 4, 6-trihydroxyacetophenone-3, 5-di-*C*-β-D-glucoside 2, 4, 6- 三羟基苯乙酮 -3, 5- 二 -*C*-β-D- 葡萄糖苷

3, 4, 5-trihydroxyallyl benzene-3-*O*-β-D-glucopyranoside-4-*O*-β-D-glucopyranoside 3, 4, 5- 三羟基烯丙基苯 -3-*O*-β-D- 吡喃葡萄糖苷 -4-*O*-β-D- 吡喃葡萄糖苷

1, 2, 3-trihydroxyanthraquinone 1, 2, 3- 三羟基蒽醌

(*Z*)-4, 6′4-trihydroxyaurone (*Z*)-4, 6′4- 三羟基噢哢

3′, 4′, 6-trihydroxyaurone 3′, 4′, 6- 三羟基橙酮

4, 4′, 6-trihydroxyaurone 4, 4′, 6- 三羟基橙酮

4, 6, 4′-trihydroxyaurone 4, 6, 4′- 三羟基噢哢

2, 3, 4-trihydroxybenzaldehyde 2, 3, 4- 三羟基苯甲醛

2, 4, 6-trihydroxybenzaldehyde 2, 4, 6- 三羟基苯甲醛

1, 2, 4-trihydroxybenzene 1, 2, 4- 三羟基苯

1, 3, 5-trihydroxybenzene 1, 3, 5- 三羟基苯

1, 2, 3-trihydroxybenzene (benzene-1, 2, 3-triol) 1, 2, 3- 三羟基苯 (苯 -1, 2, 3- 三酚)

1, 2, 3-trihydroxybenzene (pyrogallic acid) 邻苯三酚 (焦没食子酸)

2, 3, 4-trihydroxybenzenepropanoic acid 2, 3, 4- 三羟苯基丙酸

2, 3, 4-trihydroxybenzoic acid 2, 3, 4- 三羟基苯甲酸

2, 4, 6-trihydroxybenzoic acid 2, 4, 6- 三羟基苯甲酸

3, 4, 5-trihydroxybenzoic acid 3, 4, 5- 三羟基苯甲酸

2″-*O*-(3, 4, 5-trihydroxybenzoyl) quercitrin 2″-*O*-(3, 4, 5- 三羟基苯甲基酰基) 槲皮苷

3, 5, 3′-trihydroxybibenzyl 3, 5, 3′- 三羟基联苄

3′, 5′, 3″-trihydroxybibenzyl 3′, 5′, 3″- 三羟基联苄

3, 5, 4′-trihydroxybibenzyl 3, 5, 4′- 三羟基联苄

4, 2′, 3′-trihydroxybibenzyl 4, 2′, 3′- 三羟基联苄

2, 4, 3′-trihydroxybiphenyl ethane 2, 4, 3′- 三羟基二苯乙烷

trihydroxybisnorsterocholanic acid 三羟基联降甾胆烷酸

trihydroxybufosterocholanic acid 三羟基蟾蜍甾族胆烷酸

trihydroxybufosterocholenic acid 三羟基蟾蜍甾族胆烯酸

2, 3, 4-trihydroxybutyl pentadec-3-enoate 2, 3, 4- 三羟基丁基十五碳 -3- 烯酸酯

2, 3, 4-trihydroxybutyl-6-*O*-*trans*-caffeoyl-β-glucopyranoside 2, 3, 4- 三羟丁基 -6-*O*- 反式 - 咖啡酰基 -β- 吡喃葡萄糖苷

2, 2′, 4-trihydroxychalcone 2, 2′, 4- 三羟基查耳酮

2, 4, 4′-trihydroxychalcone 2, 4, 4′- 三羟基查耳酮

2′, 4, 4′-trihydroxychalcone 2′, 4, 4′- 三羟基查耳酮

2′, 4′, 6′-trihydroxychalcone 2′, 4′, 6′- 三羟基查耳酮

3′, 4′, 6-trihydroxychalcone 3′, 4′, 6- 三羟基查耳酮

3α, 7α, 12α-trihydroxycholan-24-oic acid 3α, 7α, 12α- 三羟基胆 -24- 酸

(25*R*) 3β, 16α, 26-trihydroxycholest-5-en-22-one (25*R*)-3β, 16α, 26- 三羟基胆甾 -5- 烯 -22- 酮

3, 5, 7-trihydroxychromen-3-*O*-α-L-rhamnopyranoside 3, 5, 7- 三羟基色烯 -3-*O*-α-L- 吡喃鼠李糖苷

3, 5, 7-trihydroxychromene 3, 5, 7- 三羟基色烯

cis-2, 4, 5-trihydroxycinnamic acid 顺式 -2, 4, 5- 三羟基肉桂酸

2β, 6β, 9β-trihydroxyclovane 2β, 6β, 9β- 三羟基丁香三环烷

(25*R*)-3α, 7α, 12α-trihydroxycoprostan-26-oic acid (25*R*)-3α, 7α, 12α- 三羟基粪甾 -26- 酸

α-trihydroxycoprostanic acid α- 三羟基粪甾烷酸

trihydroxycoprostanoic acid 三羟基粪甾烷酸

Δ^{23}-3α, 7α, 12α-trihydroxycoprostenic acid Δ^{23}-3α, 7α, 12α- 三羟基粪甾烷酸

(23*E*)-3β, 7β, 25-trihydroxycucurbit-5, 23-dien-19-al (23*E*)-3β, 7β, 25- 三羟基 -5, 23- 葫芦二烯 -19- 醛

(23*S*)-3β, 7β, 23-trihydroxycucurbit-5, 24-dien-19-al-7-*O*-β-D-glucopyranoside (23*S*)-3β, 7β, 23- 三羟基葫芦 -5, 24- 二烯 -19- 醛 -7-*O*-β-D- 吡喃葡萄糖苷

(23*R*, 24*S*, 25)-trihydroxycucurbit-5-en-3-*O*-[β-glucopyranosyl-(1 → 6)-*O*-β-glucopyranoside]-25-*O*-β-glucopyranoside (23*R*, 24*S*, 25)- 三羟基葫芦 -5- 烯 -3-*O*-[β- 吡喃葡萄糖基 -(1 → 6)-*O*-β- 吡喃葡萄糖苷]-25-*O*-β- 吡喃葡萄糖苷

3β, 7β, 25-trihydroxycucurbita-5, (23*E*)-dien-19-al 3β, 7β, 25- 三羟基葫芦 -5, (23*E*)- 二烯 -19- 醛

3β, 7β, 25-trihydroxycucurbita-5, 23-dien-19-al-3-*O*-β-D-glucopyranoside 3β, 7β, 25- 三羟基葫芦 -5, 23- 二烯 -19- 醛 -3-*O*-β-D- 吡喃葡萄糖苷

3β, 7β, 23-trihydroxycucurbita-5, 24-dien-7-*O*-β-D-glucopyranoside 3β, 7β, 23- 三羟基葫芦 -5, 24- 二烯 -7-*O*-β-D- 吡喃葡萄糖苷

3β, 11α, 16β-trihydroxycycloart-24-one 3β, 11α, 16β- 三羟基环木菠萝 -24- 酮

3β, 12β, 23β-trihydroxydammar-20-en-3-*O*-β-D-glucopyranoside 3β, 12β, 23β- 三羟基达玛 -20- 烯 -3-*O*-β-D- 吡喃葡萄糖苷

(3β, 12β, 20*S*)-trihydroxydammar-24-en-20-*O*-[α-L-rhamnopyranosyl-(1 → 2)]-β-D-glucopyranoside (3β, 12β, 20*S*)- 三羟基达玛 -24- 烯 -20-*O*-[α-L- 吡喃鼠李糖基 -(1 → 2)]-β-D- 吡喃葡萄糖苷

(3β, 12β, 20*S*)-trihydroxydammar-24-en-20-*O*-[α-rhamnopyranosyl-(1 → 2)]-[α-rhamnopyranosyl-(1 → 3)]-β-D-glucopyranoside (3β, 12β, 20*S*)- 三羟基达玛 -24- 烯 -20-*O*-[α- 吡喃鼠李糖基 -(1 → 2)]-[α- 吡喃鼠李糖基 -(1 → 3)]-β-D- 吡喃葡萄糖苷

(3β, 12β, 20*S*)-trihydroxydammar-24-en-20-*O*-[α-rhamnopyranosyl-(1 → 2)]-β-D-glucopyranoside (3β, 12β, 20*S*)- 三羟基达玛 -24- 烯 -20-*O*-[α- 吡喃鼠李糖基 -(1 → 2)]-β-D- 吡喃葡萄糖苷

3β, 20*S*, 29-trihydroxydammar-24-en-21-oic acid　3β, 20*S*, 29- 三羟基达玛 -24- 烯 -21- 酸

(20*S*) 3β, 20, 23ξ-trihydroxydammar-24-en-21-oic acid-21, 23-lactone-3-*O*-[β-D-glucopyranosyl-(1 → 2)-α-L-arabinopyranoside]-20-*O*-β-D-rhamnopyranoside　(20*S*)-3β, 20, 23ξ- 三羟基达玛 -24- 烯 -21- 酸 -21, 23- 内酯 -3-*O*-[β-D- 吡喃葡萄糖基 -(1 → 2)-α-L- 吡喃阿拉伯糖苷]-20-*O*-β-D- 吡喃鼠李糖苷

(3β, 12β, 20*S*)-trihydroxydammar-24-en-3-*O*-β-glucopyranoside-20-*O*-[α-rhamnopyranosyl-(1 → 2)]-β-D-glucopyranoside　(3β, 12β, 20*S*)- 三羟基达玛 -24- 烯 -3-*O*-β- 吡喃葡萄糖苷 -20-*O*-[α- 吡喃鼠李糖基 -(1 → 2)]-β-D- 吡喃葡萄糖苷

(3β, 12β, 20*S*)-trihydroxydammar-24-ene　(3β, 12β, 20*S*)- 三羟基达玛 -24- 烯

3β, 19, (20S)-trihydroxydammar-24-ene　3β, 19, (20*S*)- 三羟基 -24- 达玛烯

3β, 20*S*, 21-trihydroxydammar-24-ene　3β, 20*S*, 21- 三羟基达玛 -24- 烯

20, 24, 25-trihydroxydammar-3-one　20, 24, 25- 三羟基达玛 -3- 酮

(20*R*)-24, 25-trihydroxydammar-3-one (ailanthterpenone)　(20*R*)-24, 25- 三羟基达玛 -3- 酮 (臭椿萜酮)

trihydroxydiacetoxytaxadiene　三羟基二乙酰氧基紫杉二烯

2′, 4′, 6′-trihydroxydihydrochalcone　2′, 4′, 6′- 三羟基二氢查耳酮

5, 7, 4′-trihydroxydihydroflavonol　5, 7, 4′- 三羟基二氢黄酮醇

5, 7, 4′-trihydroxydihydroisoflavone　5, 7, 4′- 三羟基二氢异黄酮

2β, 6β, 15α-trihydroxy-*ent*-kaur-16-en-2-*O*-β-D-glucoside　2β, 6β, 15α- 三羟基 - 对映 -16- 贝壳杉烯 -2-*O*-β-D- 葡萄糖苷

2β, 6β, 15α-trihydroxy-*ent*-kaur-16-ene　2β, 6β, 15α- 三羟基 - 对映 -16- 贝壳杉烯

16β, 17, 18-trihydroxy-*ent*-kaur-19-oic acid　16β, 17, 18- 三羟基 - 对映 - 贝壳杉 -19- 酸

2β, 6β, 16α-trihydroxy-*ent*-kaur-2-*O*-β-D-glucoside　2β, 6β, 16α- 三羟基 - 对映 - 贝壳杉 -2-*O*-β-D- 葡萄糖苷

2β, 16α, 19-trihydroxy-*ent*-kaurane　2β, 16α, 19- 三羟基 - 对映 - 贝壳杉烷

2β, 6β, 16α-trihydroxy-*ent*-kaurane　2β, 6β, 16α- 三羟基 - 对映 - 贝壳杉烷

3, 7, 19-trihydroxy-*ent*-labda-8, 11, 13-trien-15, 16-olide　3, 7, 19- 三羟基 - 对映 - 半日花 -8, 11; 13- 三烯 -15, 16- 内酯

2β, 15, 16-trihydroxy-*ent*-pimar-8 (14)-ene　2β, 15, 16- 三羟基 - 对映 -8 (14)- 海松烯

3β, 5α, 6β-trihydroxyergost-7, 22-diene (cerevisterol)　3β, 5α, 6β- 三羟基麦角甾 -7, 22- 二烯 (啤酒甾醇、酒酵母甾醇、塞勒维甾醇)

3β, 5α, 9α-trihydroxyergost-7-22-dien-6-one　3β, 5α, 9α- 三羟基麦角甾 -7, 22- 二烯 -6- 酮

1β, 4α, 6α-trihydroxyeudesm-11-en-8α, 12-olide　1β, 4α, 6α- 三羟基桉叶 -11- 烯 -8α, 12- 内酯

(1β, 6α)-1, 6, 14-trihydroxyeudesm-3-en-12-oic acid-γ-lactone　(1β, 6α)-1, 6, 14- 三羟基桉叶 -3- 烯 -12- 酸 -γ- 内酯

1α, 4α, 6β-trihydroxyeudesmane　1α, 4α, 6β- 三羟基桉叶烷

(2*S*)-6, 7, 4′-trihydroxyflavan　(2*S*)-6, 7, 4′- 三羟基黄烷

(2*S*)-3′, 4′, 7′-trihydroxyflavan-(4α → 8)-catechin　(2*S*)-3′, 4′, 7′- 三羟基黄烷 -(4α → 8)- 儿茶素

(–)-(2*S*, 3*S*, 4*R*)-2, 3-*cis*-3, 4-*trans*-4′, 5, 7-trihydroxyflavan-3, 4-diol　(–)-(2*S*, 3*S*, 4*R*)-2, 3- 顺式 -3, 4- 反式 -4′, 5, 7- 三羟基黄烷 -3, 4- 二醇

5, 7, 4′-trihydroxyflavan-3, 4-diol　5, 7, 4′- 三羟基黄烷 -3, 4- 二醇

(2*S*)-5, 7, 4′-trihydroxyflavan-5-*O*-β-D-xyloside　(2*S*)-5, 7, 4′- 三羟基黄烷 -5-*O*-β-D- 木糖苷

5, 7, 4′-trihydroxyflavane clycoside　5, 7, 4′- 三羟基黄烷苷

(±)-7, 3′, 4′-trihydroxyflavanone　(±)-7, 3′, 4′- 三羟基黄烷酮

(2*R*, 3*R*)-3, 5, 7-trihydroxyflavanone　(2*R*, 3*R*)-3, 5, 7- 三羟基黄烷酮

(2*S*)-4, 5, 7-trihydroxyflavanone　(2*S*)-4′, 5, 7- 三羟基黄烷酮

(2*S*)-5, 7, 8-trihydroxyflavanone　(2*S*)-5, 7, 8- 三羟基黄烷酮

7, 3′, 4′-trihydroxyflavanone　7, 3′, 4′- 三羟基黄烷酮

5, 7, 2′-trihydroxyflavanone　5, 7, 2′- 三羟基黄烷酮

5, 7, 4′-trihydroxyflavanone　5, 7, 4′- 三羟基二氢黄酮 (5, 7, 4′- 三羟基黄烷酮)

5, 8, 4′-trihydroxyflavanone　5, 8, 4′- 三羟基黄烷酮

6, 7, 4′-trihydroxyflavanone　6, 7, 4′- 三羟基黄烷酮

7, 3′, 5′-trihydroxyflavanone　7, 3′, 5′- 三羟基黄烷酮

7, 8, 4′-trihydroxyflavanone　7, 8, 4′- 三羟基黄烷酮

3, 4′, 7-trihydroxyflavanone (garbanzol)　3, 4′, 7- 三羟基黄烷酮 (鹰嘴黄酮)

5, 7, 3′-trihydroxyflavanone-4′-*O*-β-D-glucopyranoside　5, 7, 3′- 三羟基黄烷酮 -4′-*O*-β-D- 吡喃葡萄糖苷

5, 3′, 4′-trihydroxyflavanone-7-*O*-glucuronide　5, 3′, 4′- 三羟基二氢黄酮 -7-*O*- 葡萄糖醛酸苷

5, 3′, 4′-trihydroxyflavanone-7-*O*-α-L-rhamnopyranoside　5, 3′, 4′- 三羟基黄烷酮 -7-*O*-α-L- 鼠李吡喃糖苷

trihydroxyflavanone-*O*-deoxyhexosyl-*O*-hexoside　三羟基黄烷酮 -*O*- 脱氧己糖基 -*O*- 己糖苷

3, 4′, 7-trihydroxyflavanonol　3, 4′, 7- 三羟基二氢黄酮醇

(+)-5, 7, 4′-trihydroxyflavon-3-ol　(+)-5, 7, 4′- 三羟基黄烷 -3- 醇

2′, 3, 4′-trihydroxyflavone　2′, 3, 4′- 三羟基黄酮

2′, 5, 7-trihydroxyflavone　2′, 5, 7- 三羟基黄酮

3, 4′, 7-trihydroxyflavone　3, 4′, 7- 三羟基黄酮

3′, 4′, 7-trihydroxyflavone　3′, 4′, 7- 三羟基黄酮

3, 7, 4′-trihydroxyflavone　3, 7, 4′- 三羟基黄酮

4′, 5, 7-trihydroxyflavone　4′, 5, 7- 三羟基黄酮

5, 7, 2′-trihydroxyflavone　5, 7, 2′- 三羟基黄酮

5, 7, 8-trihydroxyflavone　5, 7, 8- 三羟基黄酮

6, 7, 4′-trihydroxyflavone　6, 7, 4′- 三羟基黄酮

7, 3′, 4′-trihydroxyflavone　7, 3′, 4′- 三羟基黄酮

5, 7, 4′-trihydroxyflavone (apigenin)　5, 7, 4′- 三羟基黄酮 (芹菜素)

3, 5, 7-trihydroxyflavone (norizalpinin, galangin)　3, 5, 7- 三羟黄酮 (高良姜精、高良姜黄素、高良姜素)

5, 7, 4′-trihydroxyflavone-3-ol　5, 7, 4′- 三羟基黄酮 -3- 醇

5, 7, 4′-trihydroxyflavone-3′-*O*-β-D-glucoside　5, 7, 4′- 三羟基黄酮 -3′-*O*-β-D- 葡萄糖苷

3′, 5, 7-trihydroxyflavone-4′-*O*-β-D-glucoside　3′, 5, 7- 三羟基黄酮 -4′-*O*-β-D- 葡萄糖苷

6, 7, 4′-trihydroxyflavone-5-*O*-β-D-glucopyranoside　6, 7, 4′- 三羟基黄酮 -5-*O*-β-D- 吡喃葡萄糖苷

8, 3′, 4′-trihydroxyflavone-7-*O*-(6″-*O*-*p*-coumaroyl)-β-D-glucopyranoside　8, 3′, 4′- 三羟基黄酮 -7-*O*-(6″-*O*- 对香豆酰基)-β-D- 吡喃葡萄糖苷

3′, 4′, 5-trihydroxyflavone-7-*O*-glucoside　3′, 4′, 5- 三羟基黄酮 -7-*O*- 葡萄糖苷

5, 6, 4′-trihydroxyflavone-7-*O*-α-L-2, 3-di-*O*-acetyl rhamnopyranosyl-(1 → 6)-β-D-glucopyranoside　5, 6, 4′- 三羟基黄酮 -7-*O*-α-L-2, 3- 二 -*O*- 乙酰吡喃鼠李糖基 -(1 → 6)-β-D- 吡喃葡萄糖苷

5, 6, 4′-trihydroxyflavone-7-*O*-β-D-galactonic acid　5, 6, 4′- 三羟基黄酮 -7-*O*-β-D- 半乳糖酸

5, 8, 4′-trihydroxyflavone-7-*O*-β-D-glucopyranoside　5, 8, 4′- 三羟基黄酮 -7-*O*-β-D- 吡喃葡萄糖苷

8, 3′, 4′-trihydroxyflavone-7-*O*-β-D-glucopyranoside　8, 3′, 4′- 三羟基黄酮 -7-*O*-β-D- 吡喃葡萄糖苷

8, 3′, 4′-trihydroxyflavone-7-*O*-β-D-glucoside　8, 3′, 4′- 三羟基黄酮 -7-*O*-β-D- 葡萄糖苷

4′, 5, 6-trihydroxyflavone-7-*O*-β-D-glucuronopyranoside methyl ester　4′, 5, 6- 三羟基黄酮 -7-*O*-β-D- 吡喃葡萄糖醛酸苷甲酯

5, 7, 8-trihydroxyflavone-8-*O*-β-D-glucuronopyranoside　5, 7, 8- 三羟基黄酮 -8-*O*-β-D- 吡喃葡萄糖醛酸苷

5, 7, 4-trihydroxyflavonol　5, 7, 4′- 三羟基黄酮醇

5, 7, 4′-trihydroxyflavylium (apigeninidin)　5, 7, 4′- 三羟基花色锌 (芹素花青定)

(5α, 25*R*)-3*β*, 22*α*, 26-trihydroxyfurost-12-one　(5α, 25*R*)-3β, 22α, 26- 三羟基呋甾 -12- 酮

3β, 20α, 26-trihydroxyfurost-5, 22-diene　3β, 20α, 26- 三羟基呋甾 -5, 22- 二烯

(22ξ, 25*R*)-3β, 22, 26-trihydroxyfurost-5-ene　(22ξ, 25*R*)-3β, 22, 26- 三羟基呋甾 -5- 烯

11-*O*-(3′, 4′, 5′-trihydroxygalloyl) bergenin　11-*O*-(3′, 4′, 5′- 三羟基没食子酰基) 岩白菜素

(1*S*, 4*S*, 5*S*, 7*R*, 10*S*)-10, 11, 14-trihydroxyguai-3-one-11-*O*-β-D-glucopyranoside　(1*S*, 4*S*, 5*S*, 7*R*, 10*S*)-10, 11, 14- 三羟基愈创 -3- 酮 -11-*O*-β-D- 吡喃葡萄糖苷

(1*R*, 7*R*, 8*S*, 10*R*)-7, 8, 11-trihydroxyguai-4-en-3-one-8-*O*-β-D-glucopyranoside　(1*R*, 7*R*, 8*S*, 10*R*)-7, 8, 11- 三羟基愈创 -4- 烯 -3- 酮 -8-*O*-β-D- 吡喃葡萄糖苷

(1*R*, 4*R*, 5*R*, 7*R*, 10*S*)-10, 11, 15-trihydroxyguaia-11-*O*-β-D-glucopyranoside　(1*R*, 4*R*, 5*R*, 7*R*, 10*S*)-10, 11, 15- 三羟基愈创木 -11-*O*-β-D- 吡喃葡萄糖苷

1, 2, 4-trihydroxyheptadec-16-ene　1, 2, 4- 三羟基十七碳 -16- 烯

1, 2, 4-trihydroxyheptadec-16-yne　1, 2, 4- 三羟基十七碳 -16- 炔

4′, 5, 7-trihydroxyhomoisoflavanone　4′, 5, 7- 三羟基高异二氢黄酮

T

2, 3, 4′-trihydroxyhomoisoflavone-7-*O*-β-D-glucopyranoside 2, 3, 4′- 三羟基高异黄酮 -7-*O*-β-D- 吡喃葡萄糖苷

2′, 4′, 7-trihydroxyisoflavone 2′, 4′, 7- 三羟基异黄酮

3′, 4′, 7-trihydroxyisoflavone 3′, 4′, 7- 三羟基异黄酮

6, 7, 4′-trihydroxyisoflavone 6, 7, 4′- 三羟基异黄酮

7, 2′, 4′-trihydroxyisoflavone 7, 2′, 4′- 三羟基异黄酮

5, 7, 4′-trihydroxyisoflavone (genistein, prunetol, sophoricol, genisteol) 5, 7, 4′- 三羟基异黄酮 (染料木素 , 染料木因、染料木黄酮、金雀异黄素)

7, 2′, 4′-trihydroxyisoflavone-4′-*O*-β-D-glucopyranoside 7, 2′, 4′- 三羟基异黄酮 -4′-*O*-β-D- 吡喃葡萄糖苷

5, 7, 4′-trihydroxyisoflavone-7-*O*-β-D-glucopyranoside 5, 7, 4′- 三羟基异黄酮 -7-*O*-β-D- 吡喃葡萄糖苷

trihydroxyisosterocholenic acid 三羟基异甾胆烯酸

2, 3, 4-trihydroxyisovaleric acid 2, 3, 4- 三羟基异缬草酸

ent-16β, 17, 18-trihydroxykaur-19-oic acid 对映 -16β, 17, 18- 三羟基贝壳杉 -19- 酸

ent-3*S*, 16*S*, 17-trihydroxykaur-2-one 对映 -3*S*, 16*S*, 17- 三羟基贝壳杉 -2- 酮

2α, 7, 8β-trihydroxykessane 2α, 7, 8β- 三羟基宽叶缬草烷

3α, 16α, 26-trihydroxylanosta-7, 9 (11), 24-trien-21-oic acid 3α, 16α, 26- 三羟基羊毛脂 -7, 9 (11), 24- 三烯 -21- 酸

3, 6, 8-trihydroxy-l-methyl xanthone 3, 6, 8- 三羟基 -1- 甲基呫酮

3α, 11α, 23-trihydroxylup-20 (29)-en-28-oic acid 3α, 11α, 23- 三羟基羽扇豆 -20 (29)- 烯 -28- 酸

3β, 16β, 29-trihydroxylup-20 (30)-ene 3β, 16β, 29- 三羟基羽扇豆 -20 (30)- 烯

7α, 8α, 13-trihydroxy-marasm-5-oic acid-γ lactone 7α, 8α, 13- 三羟基小皮伞 -5- 酸 -γ- 内酯 (7α, 8α, 13- 三羟基马瑞斯姆 -5- 酸 γ- 内酯)

9α, 10α, 13-trihydroxymarasm-7 (8)-en-5-oic acid γ-lactone 9α, 10α, 13- 三羟基小皮伞 -7 (8)- 烯 -5- 酸 -γ- 内酯 (9α, 10α, 13- 三羟基马瑞斯姆 -7 (8)- 烯 -5- 酸 -γ- 内酯)

5, 10α, 13-trihydroxymarasm-7 (8)-ene 5, 10α, 13- 三羟基小皮伞 -7 (8)- 烯 [5, 10α, 13- 三羟基马瑞斯姆 -7 (8)- 烯]

(6*S*, 7*E*)-6, 9, 10-trihydroxymegastigm-4, 7-dien-3-one (6*S*, 7*E*)-6, 9, 10- 三羟基大柱香波龙 -4, 7- 二烯 -3- 酮

(3*S*, 4*R*, 9*R*)-3, 4, 6-trihydroxymegastigm-5-ene (3*S*, 4*R*, 9*R*)-3, 4, 6- 三羟基大柱香波龙 -5- 烯

3α, 7β, 29-trihydroxymultiflor-8-en-3, 29-diyl dibenzoate 3α, 7β, 29- 三羟基多花白树 -8- 烯 -3, 29- 二苯甲酸酯

1, 2, 4-trihydroxynaphthalene-1, 4-di-β-D-glucopyranoside (lawsoniaside) 1, 2, 4- 三羟基萘 -1, 4- 二 -β-D- 吡喃葡萄糖苷 (散沫花苷)

1, 2, 4-trihydroxynaphthalene-4-glucoside 1, 2, 4- 三羟基萘 -4- 葡萄糖苷

1, 2, 4-trihydroxynonadecane 1, 2, 4- 三羟基十九烷

(4α)-3β, 6β, 23-trihydroxy-*O*-6-α-L-rhamnopyranosyl-(1 → 4)-*O*-β-D-glucopyranosyl-(1 → 6)-β-D-glucopyranosyl-urs-12-en-28-oic acid (4α)-(3β, 6β, 23)- 三羟基 -*O*-6-α-L- 吡喃鼠李糖基 -(1 → 4)-*O*-β-D- 吡喃葡萄糖基 -(1 → 6)-β-D- 吡喃葡萄糖基熊果 -12- 烯 -28- 酸

(9*S*, 12*S*, 13*S*)-9, 12, 13-trihydroxyoctadec-(10*E*, 15*Z*)-dienoic acid methyl ester (9*S*, 12*S*, 13*S*)-9, 12, 13- 三羟基 -(10*E*, 15*Z*)- 十八碳二烯酸甲酯

(10*E*, 15*Z*)-9, 12, 13-trihydroxyoctadec-10, 15-dienoic acid (10*E*, 15*Z*)-9, 12, 13- 三羟基十八碳 -10, 15- 二烯酸

9, 12, 13-trihydroxyoctadec-10, 15-dienoic acid 9, 12, 13- 三羟基十八 -10, 15- 二烯酸

(9*S*, 10*R*, 11*E*, 13*R*)-9, 10, 13-trihydroxyoctadec-11-enoic acid (9*S*, 10*R*, 11*E*, 13*R*)-9, 10, 13- 三羟基十八碳 -11- 烯酸

(9*S*, 10*R*, 11*E*, 13*R*)-9, 10, 13-trihydroxyoctadec-11-enoic acid methyl ester (9*S*, 10*R*, 11*E*, 13*R*)-9, 10, 13- 三羟基十八碳 -11- 烯酸甲酯

(8*R*, 9*R*, 10*S*, 6*Z*)-trihydroxyoctadec-6-enoic acid (8*R*, 9*R*, 10*S*, 6*Z*)- 三羟基十八碳 -6- 烯酸

(9*R*, 10*S*, 7*E*)-6, 9, 10-trihydroxyoctadec-7-enoic acid (9*R*, 10*S*, 7*E*)-6, 9, 10- 三羟基 -7- 十八烯酸

(*Z*)-8, 11, 12-trihydroxyoctadec-9-enoic acid (*Z*)-8, 11, 12- 三羟基 -9- 十八烯酸

(4β)-2α, 3α, 23-trihydroxyolean-11, 13 (18)-dien-28-oic acid (4β)-2α, 3α, 23- 三羟基齐墩果 -11, 13 (18)- 二烯 -28- 酸

3, 23, 28-trihydroxyolean-11, 13 (18)-diene 3, 23, 28- 三羟基齐墩果 -11, 13 (18)- 二烯

2β, 3β, 19α-trihydroxyolean-12-en-13, 28-dioic acid 2β, 3β, 19α- 三羟基齐墩果 -12- 烯 -13, 28- 二酸

3β, 15α, 23-trihydroxyolean-12-en-16-one 3β, 15α, 23- 三羟基齐墩果 -12- 烯 -16- 酮

2β, 3β, 16α-trihydroxyolean-12-en-23, 28-dioic acid 2β, 3β, 16α- 三羟基齐墩果 -12- 烯 -23, 28- 二酸

1α, 3β, 23-trihydroxyolean-12-en-28-oic acid 1α, 3β, 23- 三羟基齐墩果 -12- 烯 -28- 酸

2α, 3α, 19α-trihydroxyolean-12-en-28-oic acid 2α, 3α, 19α- 三羟基齐墩果 -12- 烯 -28- 酸

2β, 3β, 23-trihydroxyolean-12-en-28-oic acid 2β, 3β, 23- 三羟基齐墩果 -12- 烯 -28- 酸

2β, 3β, 23α-trihydroxyolean-12-en-28-oic acid 2β, 3β, 23α- 三羟基齐墩果 -12- 烯 -28- 酸

3, 16, 21-trihydroxyolean-12-en-28-oic acid 3, 16, 21- 三羟基齐墩果 -12- 烯 -28- 酸

3β, 6β, 19α-trihydroxyolean-12-en-28-oic acid 3β, 6β, 19α- 三羟基齐墩果 -12- 烯 -28- 酸

3β, 6β, 23-trihydroxyolean-12-en-28-oic acid 3β, 6β, 23- 三羟基齐墩果 -12- 烯 -28- 酸

2α, 3α, 19α-trihydroxyolean-12-en-28-oic acid-*O*-β-D-glucopyranoside 2α, 3α, 19α- 三羟基齐墩果 -12- 烯 -28- 酸 -*O*-β-D- 吡喃葡萄糖苷

(3β, 16α, 20α)-3, 16, 28-trihydroxyolean-12-en-29-oic acid-3-*O*-β-D-glucopyranosyl-(1→2)-*O*-[β-D-glucopyranosyl-(1 → 4)]-α-L-arabinopyranoside (3β, 16α, 20α)-3, 16, 28- 三羟基齐墩果 -12- 烯 -29- 酸 -3-*O*-β-D- 吡喃葡萄糖基 -(1 → 2)-*O*-[β-D- 吡喃葡萄糖基 -(1 → 4)]-α-L- 吡喃阿拉伯糖苷

16β, 23, 28-trihydroxyolean-12-en-3-one 16β, 23, 28- 三羟基齐墩果 -12- 烯 -3- 酮

16α, 23, 28-trihydroxyolean-12-en-3-*O*-α-L-arabinopyranoside 16α, 23, 28- 三羟基齐墩果 -12- 烯 -3-*O*-α-L- 吡喃阿拉伯糖苷

3β, 16β, 29-trihydroxyolean-12-en-3-*O*-β-D-glucopyranoside 3β, 16β, 29- 三羟基齐墩果 -12- 烯 -3-*O*-β-D- 吡喃葡萄糖苷

3β, 16β, 22α-trihydroxyolean-12-ene 3β, 16β, 22α- 三羟基齐墩果 -12- 烯

3β, 16β, 28-trihydroxyolean-12-ene 3β, 16β, 28- 三羟基齐墩果 -12- 烯

3β, 22β, 24-trihydroxyolean-12-ene 3β, 22β, 24- 三羟基齐墩果 -12- 烯

3β, 23, 28-trihydroxyolean-12-ene 3β, 23, 28- 三羟基齐墩果 -12- 烯

3, 22, 24-trihydroxyolean-12-ene (soyasapogenol E) 12- 齐墩果烯 -3, 22, 24- 三醇 (大豆皂醇 E)

16β, 23, 28-trihydroxyolean-9 (11), 12 (13)-diene 16β, 23, 28- 三羟基齐墩果 -9 (11), 12 (13)- 二烯

16β, 23, 28-trihydroxyolean-9 (11), 12 (13)-dien-3-yl-[β-D-glucopyranosyl-(1→2)]-[β-D-glucopyranosyl-(1→3)]-β-D-fucopyranoside 16β, 23, 28- 三羟基齐墩果 -9(11), 12 (13)- 二烯 -3- 基 -[β-D- 吡喃葡萄糖基 -(1 → 2)]-[β-D- 吡喃葡萄糖基 -(1 → 3)]-β-D- 吡喃岩藻糖苷

(2*S*, 4*S*, 7*S*, 11*S*)-(8*E*, 12*Z*)-2, 4, 10-trihydroxy-pellialactone (2*S*, 4*S*, 7*S*, 11*S*)-(8*E*, 12*Z*)-2, 4, 10- 三羟基溪苔酮

(2*S*, 3*S*, 4*S*)-trihydroxypentanoic acid (2*S*, 3*S*, 4*S*)- 三羟基戊酸

3, 4, 6-trihydroxyphenanthrene-3-*O*-β-D-glucopyranoside 3, 4, 6- 三羟基菲 -3-*O*-β-D- 吡喃葡萄糖苷

1, 2, 3-trihydroxyphenol 1, 2, 3- 三羟基苯酚

trihydroxyphenyl glyoxylate 三羟苯酚乙醛酸酯

2-*O*-(2, 4, 6-trihydroxyphenyl)-6, 6′-bieckol 2-*O*-(2, 4, 6- 三羟基苯)-6, 6′- 双昆布酚 [2-*O*-(2, 4, 6- 三羟基苯)-6, 6′- 双鹅掌菜酚]

(2*E*)-3-(2, 3, 4-trihydroxyphenyl) prop-2-enoic acid ethyl ester (2*E*)-3-(2, 3, 4- 三羟苯基) 丙 -2- 烯酸乙酯

ent-3α, 15, 16-trihydroxypimar-3, 15-bis (β-D-glucopyranoside) 对映 -3α, 15, 16- 三羟基海松 -3, 15- 双 (β-D- 吡喃葡萄糖苷)

ent-3α, 15, 16-trihydroxypimar-8 (14)-en-15, 16-acetonide 对映 -3α, 15, 16- 三羟基海松 -8 (14)- 烯 -15, 16- 缩丙酮

ent-(15*R*), 16, 19-trihydroxypimar-8 (14)-en-19-*O*-β-D-glucopyranoside 对映 -(15*R*), 16, 19- 三羟基海松 -8 (14)- 烯 -19-*O*-β-D- 吡喃葡萄糖苷

15, 16, 17-trihydroxypimar-8 (9)-ene 15, 16, 17- 三羟基海松 -8 (9)- 烯

meso-trihydroxypiperidine 内消旋 - 三羟基哌啶

3α, 4β, 5α-trihydroxypiperidine 3α, 4β, 5α- 三羟基哌啶

3β, 4β, 5α-trihydroxypiperidine 3β, 4β, 5α- 三羟基哌啶

(1*R*, 2*R*, 4*R*)-trihydroxy-*p*-menth-3-ene (1*R*, 2*R*, 4*R*)- 三羟基对薄荷 -3- 烯

(1*R*, 2*R*, 4*R*)-trihydroxy-*p*-menthane (1*R*, 2*R*, 4*R*)- 三羟基对薄荷烷

(20*S*)-3β, 16β, 20-trihydroxypregn-5-en-20-carboxylic acid-(22, 16)-lactone-3-*O*-α-L-rhamnopyranosyl-(1 → 2)-[α-L-rhamnopyranosyl-(1 → 4)]-β-D-glucopyranoside (20*S*)-3β, 16β, 20- 三羟基孕甾 -5- 烯 -20- 甲酸 -(22, 16)- 内酯 -3-*O*-α-L- 吡喃鼠李糖基 -(1 → 2)-[α-L- 吡喃鼠李糖基 -(1 → 4)]-β-D- 吡喃葡萄糖苷

12β, 14β, 17α-trihydroxypregn-5-en-20-one 12*β*, 14*β*, 17*α*- 三羟基孕甾 -5- 烯 -20- 酮

T

8, 14β, 17α-trihydroxypregn-5-en-20-one　8, 14β, 17α-三羟基孕甾 -5- 烯 -20- 酮

trihydroxypropyl pterisin　三羟基丙基蝶日素

(2α, 3β, 5α, 25*S*)-2, 3, 27-trihydroxyspirost-3-*O*-α-L-rhamnopyranosyl-(1 → 2)-*O*-[α-L-rhamnopyranosyl-(1 → 4)]-β-D-glucopyranoside　(2α, 3β, 5α, 25*S*)-2, 3, 27- 三羟基螺甾 -3-*O*-α-L- 吡喃鼠李糖基 -(1 → 2)-*O*-[α-L- 吡喃鼠李糖基 -(1 → 4)]-β-D- 吡喃葡萄糖苷

trihydroxysterocholanic acid lactone　三羟基甾族胆烷酸内酯

3, 5, 4′-trihydroxystilbene (resveratrol)　3, 5, 4′- 三羟基芪 (白藜芦醇、藜芦酚)

3, 5, 4′-trihydroxystilbene-4′-(6″-galloyl)-glucoside　3, 5, 4′- 三羟基芪 -4′-(6″- 没食子酰基) 葡萄糖苷

3, 5, 4′-trihydroxystilbene-4′-*O*-β-D-(2″-*O*-galloyl) glucopyranoside　3, 5, 4′- 三羟基芪 -4′-*O*-β-D-(2″-*O*- 没食子酰基) 吡喃葡萄糖苷

3, 5, 4′-trihydroxystilbene-4′-*O*-β-D-glucopyranoside　3, 5, 4′- 三羟基芪 -4′-*O*-β-D- 吡喃葡萄糖苷

3, 5, 4′-trihydroxystilene-4′-glucoside　3, 5, 4′- 三羟基芪 -4′- 葡萄糖苷

3β, 16β, 20β-trihydroxytaraxast-3-*O*-palmitoxyl ester　3β, 16β, 20β- 三羟基蒲公英甾 -3-*O*- 棕榈酰酯

7, 8, 9-trihydroxythymol　7, 8, 9- 三羟基麝香草酚

8, 9, 10-trihydroxythymol　8, 9, 10- 三羟基麝香草酚

2α, 3α, 19α-trihydroxyurs-12, 20 (30)-dien-28-oic acid　2α, 3α, 19α- 三羟基熊果 -12, 20 (30)- 二烯 -28- 酸

2β, 3α, 24-trihydroxyurs-12-en-28-oic acid　2β, 3α, 24-三羟基熊果 -12- 烯 -28- 酸

2β, 3β, 19α-trihydroxyurs-12-en-28-oic acid　2β, 3β, 19α- 三羟基熊果 -12- 烯 -28- 酸

2β, 3β, 23-trihydroxyurs-12-en-28-oic acid　2β, 3β, 23-三羟基熊果 -12- 烯 -28- 酸

3, 6, 19-trihydroxyurs-12-en-28-oic acid　3, 6, 19- 三羟基熊果 -12- 烯 -28- 酸

3β, 19α, 23-trihydroxyurs-12-en-28-oic acid　3β, 19α, 23- 三羟基熊果 -12- 烯 -28- 酸

3β, 19α, 24-trihydroxyurs-12-en-28-oic acid　3β, 19α, 24- 三羟基熊果 -12- 烯 -28- 酸

3β, 6β, 23-trihydroxyurs-12-en-28-oic acid　3β, 6β, 23-三羟基熊果 -12- 烯 -28- 酸

2α, 3α, 19α-trihydroxyurs-12-en-28-oic acid (euscaphic acid)　2α, 3α, 19α- 三羟基熊果 -12- 烯 -28- 酸 (野鸦椿酸、蔷薇酸)

3β, 6β, 19α-trihydroxyurs-12-en-28-oic acid (uncaric acid)　3β, 6β, 19α- 三羟基熊果 -12- 烯 -28- 酸 (钩藤利酸)

2α, 3α, 19α-trihydroxyurs-12-en-28-oic acid-*O*-β-D-glucopyranoside　2α, 3α, 19α- 三羟基熊果 -12- 烯 -28- 酸 -*O*-β-D- 吡喃葡萄糖苷

2α, 3α, 19α-trihydroxyurs-12-en-28-oic acid-*O*-β-D-glucopyranosyl-(1 → 2)-β-D-glucopyranoside　2α, 3α, 19α- 三羟基熊果 -12- 烯 -28- 酸 -*O*-β-D- 吡喃葡萄糖基 -(1 → 2)-β-D- 吡喃葡萄糖苷

2α, 3α, 19α-trihydroxyurs-12-en-28-*O*-β-D-glucopyranoside　2α, 3α, 19α- 三羟基熊果 -12- 烯 -28-*O*-β-D- 吡喃葡萄糖苷

1β, 3β, 11α-trihydroxyurs-12-ene　1β, 3β, 11α- 三羟基熊果 -12- 烯

3β, 6β, 19α-trihydroxyurs-23-al-12-en-28-oic acid　3β, 6β, 19α- 三羟基熊果 -23- 醛 -12- 烯 -28- 酸

3β, 6β, 19α-trihydroxyurs-23-oxo-12-en-28-oic acid　3β, 6β, 19α- 三羟基熊果 -23- 氧亚基 -12- 烯 -28- 酸

1β, 2α, 19α-trihydroxyurs-3-oxo-12-en-28-oic acid　1β, 2α, 19α- 三羟基熊果 -3- 氧亚基 -12- 烯 -28- 酸

1, 2, 5-trihydroxyxanthone　1, 2, 5- 三羟基屾酮

1, 3, 5-trihydroxyxanthone　1, 3, 5- 三羟基屾酮

1, 3, 7-trihydroxyxanthone　1, 3, 7- 三羟基屾酮

1, 4, 5-trihydroxyxanthone　1, 4, 5- 三羟基屾酮

1, 5, 6-trihydroxyxanthone　1, 5, 6- 三羟基屾酮

1, 3, 7-trihydroxyxanthone-2-*C*-β-D-glucopyranoside　1, 3, 7- 三羟基屾酮 -2-*C*-β-D- 吡喃葡萄糖苷

1, 3, 5-trihydroxyxanthone-8-*O*-β-D-glucopyranoside　1, 3, 5- 三羟基屾酮 -8-*O*-β-D- 吡葡萄糖苷

1β, 2β, 9α-trihydroxy-β-dihydroagarofuran　1β, 2β, 9α-三羟基 -β- 二氢沉香呋喃

trihydroxy-β-ionone　三羟基 -β- 紫罗兰酮

(3*S*, 5*R*, 6*R*, 7*E*, 9*R*)-3, 5, 6-trihydroxy-β-ionyl-3-*O*-β-D-glucopyranoside　(3*S*, 5*R*, 6*R*, 7*E*, 9*R*)-3, 5, 6- 三羟基 -β- 紫罗兰基 -3-*O*-β-D- 吡喃葡萄糖苷

(11*R*)-2, 11, 12-trihydroxy-β-selinene　(11*R*)-2, 11, 12-三羟基 -β- 芹子烯

2, 11, 13-trihydroxy-β-selinene　2, 11, 13- 三羟基 -β-芹子烯 (2, 11, 13- 三羟基 -β- 蛇床烯)

(1*R*, 2*R*, 4*R*)-trihydroxy-*p*-menthane　(1*R*, 2*R*, 4*R*)- 三羟基对薄荷烷

2α, 3α, 19α-trihyhydroxy-olean-12-en-28-*O*-β-D-glucopyranoside　2α, 3α, 19α- 三羟基齐墩果 -12- 烯 -28-*O*-β-D- 吡喃葡萄糖苷

3, 3′, 5′-triiodothyronine　3, 3′, 5′- 三碘甲腺氨酸

3, 5, 3′-triiodothyronine　3, 5, 3′- 三碘甲腺氨酸

triiodothyronine　三碘甲腺氨酸

triisopentyl glyceride　三异戊酸甘油酯

1, 3, 5-triisopropyl benzene　1, 3, 5- 三异丙基苯

trijuganones A ～ C　三叶鼠尾酮 A ～ C

trijugaoside A　三叶鼠尾草苷 A

trijugins A ～ I　老虎楝素 (三叶鼠尾草素) A ～ I

trikamsterosides A ～ E　白花延龄草甾苷 A ～ E

trilaurin　甘油三月桂酸酯

trilead tetroxide (lead tetroxide)　四氧化三铅

trilepisiumic acid　鳞桑酸

triligustilide　波特藁本聚肽

trilinolein　亚油酸甘油三酯

trilinolenin　甘油三亚麻酸酯

trillarin　延龄草林 (延龄草二葡萄糖苷)

trillenogenin　延龄草烯苷元

trillenosides A ～ C　延龄草烯苷 (白花延龄草烯醇苷) A ～ C

trillin (diosgenin glucoside)　延龄草苷 (地索苷)

trilloside B　白花延龄草苷 B

trilobacin　泡泡树素

2, 4-*cis*-trilobacinone　2, 4- 顺式 - 泡泡树素酮

trilobalicin　泡泡里素

trilobamine (daphnoline)　木防己胺 (瑞香醇灵)

trilobatin　对根皮苷 (三叶苷)

trilobine　木防己碱 (三叶木防己碱、三裂木防己碱、三叶素)

trilobolide　三叶拉色芹内酯 (三叶内酯、木防己内酯)

trilupine　白羽扇豆碱

(*S*, *R*)-(*E*)-3, 4, 5-trimethoxy-{1-[2-methoxy-4-(1-propenyl) phenoxy]ethyl}benzenemethanol　(*S*, *R*)-(*E*)-3, 4, 5- 三甲氧基 -{1-[2- 甲氧基 -4-(1- 丙烯基) 苯氧基] 乙基 } 苯甲醇

3, 6, 7-trimethoxy-14-hydroxy-phenanthroindolizidine　3, 6, 7- 三甲氧基 -14- 羟基菲并吲哚啶

3, 7, 8-trimethoxy-1-hydroxyxanthone　3, 7, 8- 三甲氧基 -1- 羟基屾酮

2, 3, 5-trimethoxy-1-*O*-gentiobiosyloxyxanthone　2, 3, 5- 三甲氧基 -1-*O*- 龙胆二糖氧基屾酮

2, 3, 7-trimethoxy-1-*O*-gentiobiosyloxyxanthone　2, 3, 7- 三甲氧基 -1-*O*- 龙胆二糖氧基屾酮

2, 3, 5-trimethoxy-1-*O*-primeverosyloxyxanthone　2, 3, 5- 三甲氧基 -1-*O*- 樱草糖氧基屾酮

2, 4, 6-trimethoxy-1-*O*-β-D-glucopyranoside　2, 4, 6- 三甲氧基 -1-*O*-β-D- 吡喃葡萄糖苷

2, 4, 5-trimethoxy-1-propenyl benzene　2, 4, 5- 三甲氧基 -1- 丙烯基苯

6, 7, 8-trimethoxy-2, 3-methylendioxybenzophenantridine　6, 7, 8- 三甲氧基 -2, 3- 亚甲氧基二氧苯并菲次碱

2, 4, 5-trimethoxy-2′-butoxy-1, 2-phenyl propanediol　2, 4, 5- 三甲氧基 -2′- 丁氧基 -1, 2- 苯丙二醇

4, 7, 9-trimethoxy-2-dibenzofurancarboxylic acid methyl ester　4, 7, 9- 三甲氧基 -2- 二苯并呋喃羧酸甲酯

3-(4, 7, 9-trimethoxy-2-dibenzofuranyl) propanoic acid methyl ester　3-(4, 7, 9- 三甲氧基 -2- 二苯并呋喃基) 丙酸甲酯

1, 3, 4-trimethoxy-2-hydroxyanthraquinone　1, 3, 4- 三甲氧基 -2- 羟基蒽醌

4, 5, 8-trimethoxy-2-*O*-β-D-glucopyranosyl-(1→2)-*O*-β-D-galactopyranoside　4, 5, 8- 三甲氧基 -2-*O*-β-D- 吡喃葡萄糖基 -(1 → 2)-*O*-β-D- 吡喃半乳糖苷

5, 7, 3′-trimethoxy-3, 4′-dihydroxyflavone　5, 7, 3′- 三甲氧基 -3, 4′- 二羟基黄酮

5, 7, 3′-trimethoxy-3, 4′-dihydroxyflavone-3-*O*-β-D-glucopyranoside　5, 7, 3′- 三甲氧基 -3, 4′- 二羟基黄酮 -3-*O*-β-D- 吡喃葡萄糖苷

5, 7, 5′-trimethoxy-3′, 4′-methylenedioxyflavone　5, 7, 5′- 三甲氧基 -3′, 4′- 亚甲二氧基黄酮

3′, 4′, 7-trimethoxy-3, 5-dihydroxyflavone　3′, 4′, 7- 三甲氧基 -3, 5- 二羟基黄酮

5, 6, 8-trimethoxy-3-methyl-1-naphthol　5, 6, 8- 三甲氧基 -3- 甲基 -1- 萘醇

3, 3′, 7-trimethoxy-4′, 5-dihydroxyflavone　3, 3′, 7- 三甲氧基 -4′, 5- 二羟黄酮

rel-(7*R*, 8*S*)-3, 3′, 5-trimethoxy-4′, 7-epoxy-8, 5′-neolignan-4, 9, 9′-trihydroxy-9-β-D-glucopyranoside　相对 -(7*R*, 8*S*)-3, 3′, 5- 三甲氧基 -4′, 7- 环氧 -8, 5′- 新木脂素 -4, 9, 9′- 三羟基 -9-β-D- 吡喃葡萄糖苷

3, 5, 4′-trimethoxy-4-hydroxybibenzene　3, 5, 4′- 三甲氧基 -4- 羟基联苯

6, 7, 2′-trimethoxy-4′-hydroxyisoflavone　6, 7, 2′- 三甲氧基 -4′- 羟基异黄酮

6, 7, 8-trimethoxy-5, 2-dihydroxyflavone　6, 7, 8- 三甲氧基 -5, 2- 二羟基黄酮

3, 7, 3′-trimethoxy-5, 4′, 5′-trihydroxyflavone　3, 7, 3′- 三甲氧基 -5, 4′, 5′- 三羟基黄酮

3, 7, 3′-trimethoxy-5, 4′-dihydroxyflavone 3, 7, 3′- 三甲氧基 -5, 4′- 二羟基黄酮

1, 2, 4-trimethoxy-5-[(*E*)-3′-methoxyfuranyl]benzene 1, 2, 4- 三甲氧基 -5-[(*E*)-3′- 甲氧基呋喃基] 苯

1, 2, 4-trimethoxy-5-[(*E*)-3′-methyl oxiranyl]benzene 1, 2, 4- 三甲氧基 -5-[(*E*)-3′- 甲基环氧乙基] 苯

2, 3, 4-trimethoxy-5-hydroxyphenanthrene 2, 3, 4- 三甲氧基 -5- 羟基菲

(+)-(2, 3, 4-trimethoxy-5-hydroxyphenyl)-2, 3-dihydro-7-hydroxy-4*H*-1-benzopyran (+)-(2, 3, 4- 三甲氧基 -5- 羟苯基)-2, 3- 二羟基 -7- 羟基 -4*H*-1- 苯并吡喃

1, 2, 3-trimethoxy-5-methyl benzene 1, 2, 3- 三甲氧基 -5- 甲基苯

3, 4, 5-trimethoxy-6″, 6″-dimethyl pyran[2″, 3″:3′, 4′] stilbene 3, 4, 5- 三甲氧基 -6″, 6″- 二甲基吡喃 [2″, 3″:3′, 4′] 芪

3, 5, 8-trimethoxy-6, 7:3′, 4′-dimethylenedioxyflavone 3, 5, 8- 三甲氧基 -6, 7:3′, 4′- 二亚甲基二氧基黄酮

1, 2, 8-trimethoxy-6-hydroxyxanthone 1, 2, 8- 三甲氧基 -6- 羟基叫酮

3, 3′, 4′-trimethoxy-7, 8-furanoflavone 3, 3′, 4′- 三甲氧基 -7, 8- 呋喃并黄酮

erythro-(7*R*, 8*S*)-(−)-(3, 4, 5-trimethoxy-7-hydroxy-1′-allyl-3′, 5′-dimethoxy)-8-*O*-4′-neolignan 赤式 -(7*R*, 8*S*)-(−)-3, 4, 5- 三甲氧基 -7- 羟基 -1′- 烯丙基 -3′, 5′- 二甲氧基 -8-*O*-4′- 新木脂素

(3*S*)-2′, 4′, 5′-trimethoxy-7-hydroxyisoflavanone (3*S*)-2′, 4′, 5′- 三甲氧基 -7- 羟基异黄烷酮

1, 2, 6-trimethoxy-8-hydroxyxanthone 1, 2, 6- 三甲氧基 -8- 羟基叫酮

1, 3, 5-trimethoxy-8-hydroxyxanthone 1, 3, 5- 三甲氧基 -8- 羟基叫酮

3, 7, 8-trimethoxy-8-hydroxyxanthone 3, 7, 8- 三甲氧基 -8- 羟基叫酮

2, 4, 7-trimethoxy-9, 10-dihydrophenanthrene 2, 4, 7- 三甲氧基 -9, 10- 二氢菲

2, 5, 7-trimethoxy-9, 10-dihydrophenanthrene-1, 4-dione 2, 5, 7- 三甲氧基 -9, 10- 二氢菲 -1, 4- 二酮

3, 4, 5-trimethoxyacetophenone 3, 4, 5- 三甲氧基苯乙酮

1α, 14α, 16β-trimethoxyaconitane-8β, 9β-diol 1α, 14α, 16β- 三甲氧基乌头 -8β, 9β- 二醇

2, 4, 5-trimethoxyallyl benzene (γ-asarone, sekishone) 2, 4, 5- 三甲氧基烯丙基苯 (γ- 细辛脑、石菖醚)

2, 5, 7-trimethoxyanthracene-1, 4-dione 2, 5, 7- 三甲氧基蒽 -1, 4- 二酮

1, 4, 10-trimethoxyanthracene-2-carbaldehyde 1, 4, 10- 三甲氧基蒽 -2- 甲醛

2, 4, 5-trimethoxybenzaldehyde (asaronaldehyde, gazarin, asarylaldehyde) 2, 4, 5- 三甲氧基苯甲醛 (细辛醛)

1, 2, 3-trimethoxybenzene 1, 2, 3- 三甲氧基苯

1, 2, 4-trimethoxybenzene 1, 2, 4- 三甲氧基苯

1, 3, 5-trimethoxybenzene 1, 3, 5- 三甲氧基苯

2, 4, 5-trimethoxybenzoic acid 2, 4, 5- 三甲氧基苯甲酸

3, 4, 5-trimethoxybenzoic acid (eudesmic acid) 3, 4, 5- 三甲氧基苯甲酸 (桉脂酸)

2, 3, 6-trimethoxybenzoic acid-2-methoxyphenyl methyl ester 2, 3, 6- 三甲氧基苯甲酸 -2- 甲氧苯基甲酯

3, 4, 5-trimethoxybenzyl alcohol 3, 4, 5- 三甲氧基苯甲醇

2-(3″, 4α, 5″-trimethoxybenzyl)-3-(3′, 4′-methylenedioxybenzyl) butyrolactone 2-(3″, 4α, 5″- 三甲氧基苄基)-3-(3′, 4′- 亚甲二氧基苄基) 丁内酯

2-(3″, 4″, 5″-trimethoxybenzyl)-3-(3′, 4′-methylenedioxybenzyl) butyrolactone 2-(3″, 4″, 5″- 三甲氧基苄基)-3-(3′, 4′- 亚甲二氧基苄基) 丁内酯

3, 3′, 5-trimethoxybibenzyl 3, 3′, 5- 三甲氧基联苄

trimethoxybibenzyl 三甲氧基联苄

2, 3, 4-trimethoxycinnamic acid 2, 3, 4- 三甲氧基桂皮酸

2, 4, 5-trimethoxycinnamic acid 2, 4, 5- 三甲氧基桂皮酸

3, 4, 5-trimethoxycinnamic acid 3, 4, 5- 三甲氧基桂皮酸 (3, 4, 5- 三甲氧基肉桂酸)

(8*Z*)-*N*-(12, 13, 14-trimethoxycinnamoyl)-Δ^3-pyridine-2-one (8*Z*)-*N*-(12, 13, 14- 三甲氧基肉桂酰)-Δ^3- 吡啶 -2- 酮

trans-3, 4, 5-trimethoxycinnamyl alcohol 反式 -3, 4, 5- 三甲氧基桂皮醇

3′, 4′, 5′-trimethoxycinnamyl alcohol 3′, 4′, 5′- 三甲氧基肉桂醇

5, 6, 7-trimethoxycoumarin 5, 6, 7- 三甲氧基香豆素

5, 7, 8-trimethoxycoumarin 5, 7, 8- 三甲氧基香豆素

6, 7, 8-trimethoxycoumarin 6, 7, 8- 三甲氧基香豆素

3, 4, 5-trimethoxydihydrocinnamic acid 3, 4, 5- 三甲氧基二氢桂皮酸

(2*S*)-5, 7, 8-trimethoxydihydroflavone (2*S*)-5, 7, 8- 三甲氧基二氢黄酮

(2*R*, 3*R*)-(+)-4′, 5, 7-trimethoxydihydroflavonol (2*R*, 3*R*)-(+)-4′, 5, 7- 三甲氧基二氢黄酮醇

3, 3′, 4-3, 3′, 4-trimethoxyellagic acid 3, 3′, 4- 三甲氧基鞣花酸

(2*S*)-7, 3′, 4′-trimethoxyflavanone (2*S*)-7, 3′, 4′- 三甲氧基黄烷酮

3′, 4′, 5′-trimethoxyflavanone 3′, 4′, 5′- 三甲氧基黄烷酮

3′, 4′, 7-trimethoxyflavone 3′, 4′, 7- 三甲氧基黄酮

5, 3′, 4′-trimethoxyflavone 5, 3′, 4′- 三甲氧基黄酮

5, 6, 7-trimethoxyflavone 5, 6, 7- 三甲氧基黄酮

5, 7, 2′-trimethoxyflavone 5, 7, 2′- 三甲氧基黄酮

5, 7, 4′-trimethoxyflavone 5, 7, 4′- 三甲氧基黄酮

5, 7, 4′-trimethoxyflavone-3-ol 5, 7, 4′- 三甲氧基黄酮 -3- 醇

5, 7, 4′-trimethoxyflavone-7-*O*-glucorhamnoside 5, 7, 4′- 三甲氧基黄酮 -7-*O*- 葡萄糖鼠李糖苷

5, 7, 4′-trimethoxyflavone-7-*O*-glucoxyloside 5, 7, 4′- 三甲氧基黄酮 -7-*O*- 葡萄糖木糖苷

3″, 4″, 5″-trimethoxyfuranoflavone 3″, 4″, 5″- 三甲氧基呋喃黄酮

trimethoxygramine 三甲氧基芦竹碱

3′, 4′, 7-trimethoxyluteolin 3′, 4′, 7- 三甲氧基木犀草素

3, 4, 5-trimethoxy-*O*-β-D-glucopyranoside 3, 4, 5- 三甲氧基 -*O*-β-D- 吡喃葡萄糖苷

2, 4, 7-trimethoxyphenanthrene 2, 4, 7- 三甲氧基菲

3, 6, 7-trimethoxyphenanthroindolizidine 3, 6, 7- 三甲氧基菲并吲哚啶

3, 4, 5-trimethoxyphenol (antiarol) 3, 4, 5- 三甲氧基苯酚 (见血封喉酚)

3, 4, 5-trimethoxyphenol-1-[6-*O*-α-L-rhamnosyl-(1 → 6)-β-D-glucoside] 3, 4, 5- 三甲氧基苯酚 -1-[6-*O*-α-L- 鼠李糖基 -(1 → 6)-β-D- 葡萄糖苷]

2, 4, 6-trimethoxyphenol-1-*O*-β-D-(6′-*O*-galloyl) glucopyranoside 2, 4, 6- 三甲氧基苯酚 -1-*O*-β-D-(6′-*O*- 没食子酰基) 吡喃葡萄糖苷

2, 4, 6-trimethoxyphenol-1-*O*-β-D-glucopyranoside 2, 4, 6- 三甲氧基苯酚 -1-*O*-β-D- 吡喃葡萄糖苷

3, 4, 5-trimethoxyphenol-β-D-apiofuranosyl-(1→6)-β-D-glucopyranoside 3, 4, 5- 三甲氧基酚 -β-D- 呋喃芹糖基 -(1 → 6)-β-D- 吡喃葡萄糖苷

1-[3-(3, 4, 5-trimethoxyphenoxy)-1-propenyl]-3-methoxyphene-4-*O*-β-D-glucopyranoside 1-[3-(3, 4, 5- 三甲氧基苯氧基)-1- 丙烯基]-3- 甲氧苯基 -4-*O*-β-D- 吡喃葡萄糖苷

3, 4, 5-trimethoxyphenyl acrylaldehyde 3, 4, 5- 三甲氧基苯丙烯醛

1-(2, 4, 5)-trimethoxyphenyl propane-1, 2-dione 1-(2, 4, 5)- 三甲氧苯基丙烷 -1, 2- 二酮

3, 4, 5-trimethoxyphenyl-(6′-*O*-galloyl)-*O*-β-D-glucopyranoside 3, 4, 5- 三甲氧苯基 -(6′-*O*- 没食子酰基)-*O*-β-D- 吡喃葡萄糖苷

1-(2, 4, 5-trimethoxyphenyl)-1-methoxyprop-2-ol 1-(2, 4, 5- 三甲氧苯基)-1- 甲氧基丙 -2- 醇

1-(3, 4, 5-trimethoxyphenyl)-1′*S*, 2′-ethanediol 1-(3, 4, 5- 三甲氧苯基)-1′*S*, 2′- 乙二醇

erythro-1-(3, 4, 5-trimethoxyphenyl)-2-(4-allyl-2, 6-dimethoxyphenoxy) propan-1, 3-diol 赤式 -1-(3, 4, 5- 三甲氧苯基)-2-(4- 烯丙基 -2, 6- 二甲氧基苯氧基) 丙 -1, 3- 二醇

erythro-1-(3, 4, 5-trimethoxyphenyl)-2-(4-allyl-2, 6-dimethoxyphenoxy) propan-1-ol 赤式 -1-(3, 4, 5- 三甲氧苯基)-2-(4- 烯丙基 -2, 6- 二甲氧基苯氧基) 丙 -1- 醇

1-(3, 4, 5-trimethoxyphenyl)-2-(4-allyl-2, 6-dimethoxyphenoxy) propan-1-ol 1-(3, 4, 5- 三甲氧苯基)-2-(4- 烯丙基 -2, 6- 二甲氧基苯氧基) 丙 -1- 醇

1-(3, 4, 5-trimethoxyphenyl)-2-(4-allyl-2, 6-dimethoxyphenoxy) propane 1-(3, 4, 5- 三甲氧苯基)-2-(4- 烯丙基 -2, 6- 二甲氧基苯氧基) 丙烷

3-(3, 4, 5-trimethoxyphenyl)-2-(*E*)-propen-1-ol 3-(3, 4, 5- 三甲氧苯基)-2-(*E*)- 丙烯 -1- 醇

(+)-(2, 3, 4-trimethoxyphenyl)-2, 3-dihydro-7-hydroxy-4*H*-1-benzopyran (+)-(2, 3, 4- 三甲氧苯基)-2, 3- 二羟基 -7- 羟基 -4*H*-1- 苯并吡喃

3-(2, 4, 5-trimethoxyphenyl)-2-propenal 3-(2, 4, 5- 三甲氧苯基)-2- 丙烯醛

(±)-*trans*-3-(2, 4, 5-trimethoxyphenyl)-4-[(*E*)-2, 4, 5-trimethoxystyryl]-cyclohexene (±)- 反式 -3-(2, 4, 5- 三甲氧苯基)-4-[(*E*)-2, 4, 5- 三甲氧基苯乙烯基]- 环己烯

(1*R*, 2*S*, 5*R*, 6*S*)-2-(3, 4, 5-trimethoxyphenyl)-6-(4-hydroxy-3-methoxyphenyl)-3, 7-dioxabicyclo[3.3.0]octane (1*R*, 2*S*, 5*R*, 6*S*)-2-(3, 4, 5- 三甲氧苯基)-6-(4- 羟基 -3- 甲氧苯基)-3, 7- 二氧杂双环 [3.3.0] 辛烷

(*Z*)-3-(2, 4, 5-trimethoxyphenyl) acrylaldehyde (*Z*)-3-(2, 4, 5- 三甲氧苯基) 丙烯醛

(*E*)-3-(2′, 3′, 4′-trimethoxyphenyl) acrylic acid (*E*)-3-(2′, 3′, 4′- 三甲氧苯基) 丙烯酸

1-(2, 4, 5-trimethoxyphenyl) ethanone 1-(2, 4, 5- 三甲氧苯基) 乙酮

1-(2, 4, 5-trimethoxyphenyl) prop-1, 2-dione 1-(2, 4, 5- 三甲氧苯基) 丙 -1, 2- 二酮

T

1-(2, 4, 5-trimethoxyphenyl) prop-1-one　1-(2, 4, 5- 三甲氧苯基) 丙 -1- 酮

1-(2, 4, 5-trimethoxyphenyl) prop-2-one　1-(2, 4, 5- 三甲氧苯基) 丙 -2- 酮

3, 4, 5-trimethoxyphenyl-1-*O*-[β-D-apiofuranosyl-(1 → 6)]-β-D-glucopyranoside　3, 4, 5- 三甲氧苯基 -1-*O*-[β-D- 呋喃芹糖基 -(1 → 6)]-β-D- 吡喃葡萄糖苷

3, 4, 5-trimethoxyphenyl-1-*O*-β-D-apiofuranosyl-(1″→6′)-β-D-glucopyranoside　3, 4, 5- 三甲氧苯基 -1-*O*-β-D- 呋喃芹糖基 -(1″ → 6′)-β-D- 吡喃葡萄糖苷

3, 4, 5-trimethoxyphenyl-1-*O*-β-D-glucopyranoside　3, 4, 5- 三甲氧苯基 -1-*O*-β-D- 吡喃葡萄糖苷

3, 4, 5-trimethoxyphenyl-6-*O*-syringoyl-β-D-glucopyranoside　3, 4, 5- 三甲氧苯基 -6-*O*- 丁香酰基 -β-D- 吡喃葡萄糖苷

3, 4, 5-trimethoxyphenyl-β-D-glucoside　3, 4, 5- 三甲氧苯基 -β-D- 葡萄糖苷

2, 4, 6-trimethoxyphynol-1-*O*-β-D-apiofuranosyl-(1 → 6)-β-D-glucopyranoside　2, 4, 6- 三甲氧基苯酚 -1-*O*-β-D- 呋喃芹糖基 -(1 → 6)-β-D- 吡喃葡萄糖苷

2, 4, 5-trimethoxypropenyl benzene　2, 4, 5- 三甲氧基丙烯基苯

(6a*R*, 11a*R*)-6a, 3, 9-trimethoxypterocarpan　(6a*R*, 11a*R*)-6a, 3, 9- 三甲氧基紫檀碱

3′, 4′, 7-trimethoxyquercetin　3′, 4′, 7- 三甲氧基槲皮素

3, 5, 3′-trimethoxyquercetin　3, 5, 3′- 三甲氧基槲皮素

3, 7, 3′-trimethoxyquercetin　3, 7, 3′- 三甲氧基槲皮素

3, 7, 4′-trimethoxyquercetin　3, 7, 4′- 三甲氧基槲皮素

3-trimethoxyquercetin　3- 甲氧基槲皮素

5, 7, 3′-trimethoxyquercetin　5, 7, 3′- 三甲氧基槲皮素

7, 3′, 4′-trimethoxyquercetin　7, 3′, 4′- 三甲氧基槲皮素

5, 7, 3′-trimethoxyquercetin-3-*O*-β-D-glucopyranoside　5, 7, 3′- 三甲氧基槲皮素 -3-*O*-β-D- 吡喃葡萄糖苷

3, 6, 4′-trimethoxyquercetin-7-*O*-β-D-glucopyranoside　3, 6, 4′- 三甲氧基槲皮素 -7-*O*-β-D- 吡喃葡萄糖苷

trimethoxysalicyl aldehyde (antiarolaldehyde)　三甲氧基水杨醛 (见血封喉醛)

10, 11, 13-trimethoxystearic acid　10, 11, 13- 三甲氧基硬脂酸

9, 10, 12-trimethoxystearic acid　9, 10, 12- 三甲氧基硬脂酸

2, 4, 5-trimethoxystyrene　2, 4, 5- 三甲氧基苏合香烯

3, 5, 4′-trimethoxystyrene (3, 5, 4′-trimethoxy-*trans*-stilbene)　3, 5, 4′- 三甲氧基苏合香烯 (3, 5, 4′- 三甲氧基反芪)

2, 3, 5-trimethoxytoluene　2, 3, 5- 三甲氧基甲苯

3, 4, 5-trimethoxytoluene　3, 4, 5- 三甲氧基甲苯

trimethoxywogonin-6-*C*-glucopyranoside-5-*O*-rhamnopyranoside　三甲氧基汉黄芩素 -6-*C*- 吡喃葡萄糖苷 -5-*O*- 吡喃鼠李糖苷

2, 3, 5-trimethoxyxanthone-1-*O*-glucoside　2, 3, 5- 三甲氧基呫酮 -1-*O*- 葡萄糖苷

2, 3, 7-trimethoxyxanthone-1-*O*-glucoside　2, 3, 7- 三甲氧基呫酮 -1-*O*- 葡萄糖苷

trimethyl acetyl delcosine　三甲基乙酰基硬飞燕草次碱

α, β, β-trimethyl acryl shikonin　α, β, β- 三甲基丙烯酰基紫草素

trimethyl amine　三甲胺

trimethyl amine hydrochloride　盐酸三甲胺

trimethyl amine oxide　三甲胺氧化物

trimethyl aminoxide　氧化三甲胺

2, 3, 6-trimethyl anisole　2, 3, 6- 三甲基茴香醚

trimethyl azane oxide　三甲基氮烷氧化物

32, 33, 34-trimethyl bacteriohop-16-en-3-*O*-β-D-glucopyranoside　32, 33, 34- 三甲基菌何帕 -16- 烯 -3-*O*-β-D- 吡喃葡萄糖苷

2, 3, 6-trimethyl benzaldehyde　2, 3, 6- 三甲基苯甲醛

2, 4, 6-trimethyl benzaldehyde　2, 4, 6- 三甲基苯甲醛

1, 2, 3-trimethyl benzene　1, 2, 3- 三甲基苯

1, 7, 7-trimethyl bicyclo[2.2.1]-2-heptanol (isoborneol)　1, 7, 7- 三甲基双环 [2.2.1]-2- 庚醇 (异龙脑)

2, 6, 6-trimethyl bicyclo[2.2.1]hept-2-en-4-ol-acetic acid　2, 6, 6- 三甲基双环 [2.2.1] 庚 -2- 烯 -4- 醇 - 乙酸

1, 7, 7-trimethyl bicyclo[2.2.1]hept-2-ene　1, 7, 7- 三甲基二环 [2.2.1] 庚 -2- 烯 {1, 7, 7- 三甲基二环 [2.2.1]-2- 庚烯 }

1, 7, 7-trimethyl bicyclo[2.2.1]hept-2-ol　1, 7, 7- 三甲基二环 [2.2.1] 庚 -2- 醇

2, 3, 3-trimethyl bicyclo[2.2.1]hept-2-ol　2, 3, 3- 三甲基双环 [2.2.1] 庚 -2- 醇

1, 7, 7-trimethyl bicyclo[2.2.1]hept-2-ol acetate　1, 7, 7- 三甲基二环 [2.2.1] 庚 -2- 醇乙酸酯

1, 3, 3-trimethyl bicyclo[2.2.1]hept-2-one　1, 3, 3- 三甲基双环 [2.2.1] 庚 -2- 酮

1, 7, 7-trimethyl bicyclo[2.2.1]hept-2-one　1, 7, 7- 三甲基双环 [2.2.1] 庚 -2- 酮

4, 7, 7-trimethyl bicyclo[2.2.1]hept-2-one　4, 7, 7- 三甲基双环 [2.2.1] 庚 -2- 酮

3, 6, 6-trimethyl bicyclo[3.1.1]-2-heptanol　3, 6, 6- 三甲基双环 [3.1.1]-2- 庚醇

3, 6, 6-trimethyl bicyclo[3.1.1]hept-2-ene (3, 6, 6-trimethyl-2-norpinene)　茅萼烯 {3, 6, 6- 三甲基二环 [3.1.1] 庚 -2- 烯、3, 6, 6- 三甲基 -2- 去甲蒎烯 }

2, 6, 6-trimethyl bicyclo[3.1.1]hept-3-one　2, 6, 6- 三甲基双环 [3.1.1] 庚 -3- 酮

2, 6, 6-trimethyl bicyclo[3.1.1]heptane　2, 6, 6- 三甲基二环 [3.1.1] 庚烷

3, 7, 7-trimethyl bicyclo[4.1.0]hept-2-ene　3, 7, 7- 三甲基双环 [4.1.0] 庚 -2- 烯

1, 7, 7-trimethyl bicyclohept-2-one　1, 7, 7- 三甲基二环庚 -2- 酮

trimethyl bismuthane　三甲基铋烷

trimethyl borate　硼酸三甲酯

4α, 24, 24-trimethyl cholest-5α-7, 25-dien-3β-ol　4α, 24, 24- 三甲基胆甾 -5α-7, 25- 二烯 -3β- 醇

4α, 14α, 24-trimethyl cholest-8-24-dienol　4α, 14α, 24- 三甲基胆甾 -8, 24- 二烯醇

trimethyl citrate　柠檬酸三甲酯

trimethyl citryl-β-D-galactopyranoside　三甲基柠檬酰基 -β-D- 吡喃半乳糖苷

trimethyl colchicinic acid　三甲秋水仙酸

trimethyl conkurchine　三甲基康丝枯碱

3, 4, 7-trimethyl coumarin　3, 4, 7- 三甲基香豆素

1, 3, 3-trimethyl cyclohex-1-en-4-carboxaldehyde　1, 3, 3- 三甲基环己烷 -1- 烯 -4- 甲醛

(1*R*)-3, 5, 5-trimethyl cyclohex-3-en-hydroxy-*O*-β-D-glucopyranoside　(1*R*)-3, 5, 5- 三甲基环己 -3- 烯 - 羟基 -*O*-β-D- 吡喃葡萄糖苷

1, 2, 3-trimethyl cyclohexane　1, 2, 3- 三甲基环己烷

1, 3, 5-trimethyl cyclohexane　1, 3, 5- 三甲基环己烷

2, 2, 6-trimethyl cyclohexanone　2, 2, 6- 三甲基环己酮

2, 6, 6-trimethyl cyclohexanone　2, 6, 6- 三甲基环己酮

trimethyl cyclohexenol　三甲基环己烯醇

4-(2, 6, 6-trimethyl cyclohexyl)-3-methyl butan-2-ol　4-(2, 6, 6- 三甲基环己基)-3- 甲基 -2- 丁醇

1-*cis*-2-*trans*-4-trimethyl cyclopentane　1- 顺式 -2- 反式 -4- 三甲基环戊烷

1, 1, 3-trimethyl cyclopentane　1, 1, 3- 三甲基环戊烷

1, 2, 3-trimethyl cyclopentane　1, 2, 3- 三甲基环戊烷

1, 2, 4-trimethyl cyclopentane　1, 2, 4- 三甲环戊烷

2, 2, 4-trimethyl cyclotrisilathiane　2, 2, 4- 三甲基环三硅硫烷

2, 3, 5-trimethyl decane　2, 3, 5- 三甲基癸烷

2, 3, 7-trimethyl decane　2, 3, 7- 三甲基癸烷

2, 4, 6-trimethyl decane　2, 4, 6- 三甲基癸烷

2, 5, 6-trimethyl decane　2, 5, 6- 三甲基癸烷

trimethyl dehydrochebulate　脱氢诃子次酸三甲酯

1, 1, 1-trimethyl diazan-1-ium-2-sulfonate　1, 1, 1- 三甲基二氮烷 -1- 正离子 -2- 磺酸根离子

(1*S*)-2, 6, 6-trimethyl dicyclic[3.1.1]-2-heptene　(1*S*)-2, 6, 6- 三甲基二环 [3.1.1]-2- 庚烯

2, 6, 6-trimethyl dicyclo[3.1.0]-2-heptene　2, 6, 6- 三甲基二环 [3.1.0]-2- 庚烯

3, 7, 11-trimethyl dodec-1, 7, 10-trien-3-ol-9-one　3, 7, 11- 三甲基十二碳 -1, 7, 10- 三烯 -3- 醇 -9- 酮

1, 2, 6, 11-trimethyl dodecane　1, 2, 6, 11- 三甲基十二烷

2, 6, 10-trimethyl dodecane　2, 6, 10- 三甲基十二烷

2, 6, 11-trimethyl dodecane　2, 6, 11- 三甲基十二烷

2, 7, 10-trimethyl dodecane　2, 7, 10- 三甲基十二烷

3, 7, 11-trimethyl dodecanol　3, 7, 11- 三甲基十二醇

N, *N*, *N*-trimethyl dopamine hydrochloride (coryneine chloride)　*N*, *N*, *N*- 三甲基多巴胺盐酸盐 (棍掌碱氯化物、氯化甲基多巴胺)

3, 3′, 4′-*O*-trimethyl ellagic acid　3, 3′, 4′-*O*- 三甲基鞣花酸

3, 3′, 4-*O*-trimethyl ellagic acid　3, 3′, 4-*O*- 三甲基鞣花酸

3, 4, 3′-*O*-trimethyl ellagic acid　3, 4, 3′- 三 -*O*- 甲基并没食子酸

4, 5, 4′-trimethyl ellagic acid　4, 5, 4′- 三甲基鞣花酸 (4, 5, 4′- 三甲基并没食子酸)

3, 3′, 4-*O*-trimethyl ellagic acid 4′-sulfate potassium salt　3, 3′, 4-*O*- 三甲基鞣花酸 4′- 硫酸酯钾盐

3, 3′, 4-trimethyl ellagic acid-4′-*O*-β-D-glucopyranoside　3, 3′, 4- 三甲基鞣花酸 -4′-*O*-β-D- 吡喃葡萄糖苷

3, 3′, 4-trimethyl ellagic acid-4-*O*-β-D-glucopyranoside　3, 3′, 4- 三甲基鞣花酸 -4-*O*-β-D- 吡喃葡萄糖苷

trans-α, α, 5-trimethyl ethenyl tetrahydro-2-furanmethanol　反式 -α, α, 5- 三甲基 - 乙烯基四氢呋喃 -2- 甲醇

1, 7, 7-trimethyl formyl bicyclo[2.2.1]hept-2-ol　1, 7, 7- 三甲基甲酸桥二环 [2.2.1] 庚 -2- 醇

trimethyl galloyl glucose　三甲基没食子酰基葡萄糖

trimethyl glycine hydrochloride (acidol, acinorm, betaine hydrochloride)　三甲基甘氨酸盐酸盐 (盐酸甜菜碱)

2, 5, 5-trimethyl heptadiene　2, 5, 5- 三甲基庚二烯

3, 3, 5-trimethyl heptane　3, 3, 5- 三甲基庚烷

3, 4, 5-trimethyl heptane　3, 4, 5- 三甲基庚烷

2, 2, 3-trimethyl hexane　2, 2, 3- 三甲基己烷

2, 3, 4-trimethyl hexane　2, 3, 4- 三甲基己烷

1, 1, 1-trimethyl hydrazin-1-ium-2-sulfonate　1, 1, 1- 三甲基肼 -1- 正离子 -2- 磺酸根离子

2D, 4D, 6D-trimethyl nonanoic acid　2D, 4D, 6D- 三甲基壬酸

3, 6, 6-trimethyl norpinan-2-one　3, 6, 6- 三甲基去甲蒎 -2- 酮

2, 3, 3-trimethyl octane　2, 3, 3- 三甲基辛烷

2, 4, 6-trimethyl octane　2, 4, 6- 三甲基辛烷

2, 5, 6-trimethyl octane　2, 5, 6- 三甲基辛烷

2, 4, 7-trimethyl octane　2, 4, 7- 三甲基辛烷

2D, 4D, 6D-trimethyl octanoic acid　2D, 4D, 6D- 三甲基辛酸

2, 6, 10-trimethyl pentadecane　2, 6, 10- 三甲基十五烷

1-(2, 4, 6-trimethyl phenyl) but-1, 3-diene　1-(2, 4, 6- 三甲基苯基) 丁 -1, 3- 二烯

(*E*)-1-(2, 3, 6-trimethyl phenyl) but-2-en-1-one　(*E*)-1-(2, 3, 6- 三甲基苯基) 丁 -2- 烯 -1- 酮

trimethyl phosphate　磷酸三甲酯

N, *N*′, *N*′-trimethyl propionohydrazide　*N*, *N*′, *N*′- 三甲基丙酰肼

1′, 2′, 2′-trimethyl propionohydrazide　1′, 2′, 2′- 三甲基丙酰肼

2, 3, 5-trimethyl pyrazine　2, 3, 5- 三甲基吡嗪

3, 6, 7-trimethyl quercetagetin　3, 6, 7- 三甲基槲皮万寿菊素 (3, 6, 7- 三甲基栎草亭)

3, 7, 4′-*O*-trimethyl quercetin　3, 7, 4′-*O*- 三甲基槲皮素

7, 3′, 4′-trimethyl quercetin　7, 3′, 4′- 三甲基槲皮素

2-(trimethyl silyloxy)-1-[(trimethyl silyl-oxy) methyl] ethyl ester　2-(三甲基硅氧基)-1-[(三乙基硅氧基) 甲基] 乙酯

2-(trimethyl silyloxy) phenol　4-(三甲基硅氧基) 苯酚

N, *O*, *O*-trimethyl sparsiflorine　*N*, *O*, *O*- 三甲基散花巴豆碱

trimethyl sterol　三甲基甾醇

trimethyl sterol ferulate　三甲基甾醇阿魏酸酯

1, 4, 4-trimethyl tetraaz-2-en-1-carbaldehyde　1, 4, 4- 三甲基丁氮 -2- 烯 -1- 甲醛

3, 5, 24-trimethyl tetracontane　3, 5, 24- 三甲基四十烷

2, 6, 10-trimethyl tetradecane　2, 6, 10- 三甲基十四烷

2, 3, 4-trimethyl triacontane　2, 3, 4- 三甲基三十烷

1, 3, 3-trimethyl tricyclo[2.2.1.0^{2,6}]heptane　1, 3, 3- 三甲基三环 [2.2.1.0^{2,6}] 庚烷

1, 7, 7-trimethyl tricyclo[2.2.1.0^{2,6}]heptane　1, 7, 7- 三甲基三环 [2.2.1.0^{2,6}] 庚烷

1, 3, 3-trimethyl tricycloheptene　1, 3, 3- 三甲基三环庚烯

1, 1, 1-trimethyl trisilazane　1, 1, 1- 三甲基三硅氮烷

N, *N*, *N*-trimethyl tryptophan　*N*, *N*, *N*- 三甲基色氨酸

trimethyl tryptophan　三甲基色氨酸

(+)-(*S*)-*N*, *N*, *N*-trimethyl tryptophane betabine　(+)-(*S*)-*N*, *N*, *N*- 三甲基色氨酸内铵盐

1, 3, 7-trimethyl xanthine　1, 3, 7- 三甲基黄嘌呤

3, 7, 7-trimethyl-(1*S*)-bicyclo[4.1.0]hept-3-ene　3, 7, 7- 三甲基 -(1*S*)- 双环 [4.1.0] 庚 -3- 烯

trimethyl (3-methylbutoxy) silane　三甲基 (3- 甲基丁氧基) 硅烷

2, 2, 6-trimethyl-1-(3-methyl-1, 3-butadienyl)-5-methylene-7-oxabicyclo[4.1.0]heptane　2, 2, 6- 三甲基 -1-(3- 甲基 -1, 3- 丁二烯基)-5- 亚甲基 -7- 氧杂三环 [4, 1, 0] 庚烷

1, 1, 6-trimethyl-1, 2, 3, 4-tetrahydronaphthalene　1, 1, 6- 三甲基 -1, 2, 3, 4- 四氢萘

1, 1, 6-trimethyl-1, 2-dihydronaphthalene　1, 1, 6- 三甲基 -1, 2- 二氢萘

2, 4, 6-trimethyl-1, 3, 5-trioxane (paracetaldehyde)　2, 4, 6- 三甲基 -1, 3, 5- 三氧烷 (三聚乙醛)

3, 7, 11-trimethyl-1, 3, 6, 10-dodecatetraene　3, 7, 11- 三甲基 -1, 3, 6, 10- 十二碳四烯

2, 5, 5-trimethyl-1, 3, 6-heptatriene　2, 5, 5- 三甲基 -1, 3, 6- 庚三烯

1-(2, 6, 6-trimethyl-1, 3-cyclohexadien-1-yl)-2-butylen-1-one　1-(2, 6, 6- 三甲基 -1, 3- 环己二烯 -1- 基)-2- 丁烯 -1- 酮

2, 4, 5-trimethyl-1, 3-dioxolane　2, 4, 5- 三甲基 -1, 3- 二氧戊环

2, 6, 6-trimethyl-1, 4-cyclohexadien-1-carboxaldehyde　2, 6, 6- 三甲基 -1, 4- 环己二烯 -1- 醛

2, 2, 6-trimethyl-1, 4-cyclohexadione　2, 2, 6- 三甲基 -1, 4- 环己二酮

(*Z*)-2, 6, 10-trimethyl-1, 5, 9-undecatriene　(*Z*)-2, 6, 10- 三甲基 -1, 5, 9- 十一碳三烯

3, 3, 6-trimethyl-1, 5-heptadien-4-ol　3, 3, 6- 三甲基 -1, 5- 庚二烯 -4- 醇

3, 3, 6-trimethyl-1, 5-heptadien-4-one　3, 3, 6- 三甲基 -1, 5- 庚二烯 -4- 酮

3, 3, 6-trimethyl-1, 5-heptadiene 3, 3, 6- 三甲基 -1, 5- 庚二烯

3, 7, 11-trimethyl-1, 6, 10-dodecatrien-1-ol 3, 7, 11- 三甲基 -1, 6, 10- 十二碳三烯 -1- 醇

cis-3, 7, 11-trimethyl-1, 6, 10-dodecatrien-3-ol 顺式 -3, 7, 11- 三甲基 -1, 6, 10- 十二碳三烯 -3- 醇

3, 7, 11-trimethyl-1, 6, 10-dodecatrien-3-ol 3, 7, 11- 三甲基 -1, 6, 10- 十二碳三烯 -3- 醇

(*Z*)-3, 7, 11-trimethyl-1, 6-dodecadien-3, 10, 11-triol (*Z*)-3, 7, 11- 三甲基 -1, 6- 十二碳二烯 -3, 10, 11- 三醇

2, 6, 6-trimethyl-10-methylene-1-oxaspiro[4.5]-8-decene 2, 6, 6- 三甲基 -10- 亚甲基 -1- 氧杂螺 [4.5]-8- 癸烯

(1*E*, 4*E*, 8*E*)-4, 8, 14-trimethyl-11-(1-methyl ethyl)-14-methoxycyclotetradec-1, 4, 8-triene (1*E*, 4*E*, 8*E*)-4, 8, 14- 三甲基 -11-(1- 甲乙基)-14- 甲氧基环十四碳 -1, 4, 8- 三烯

1, 5, 9-trimethyl-12-(1-methyl ethyl)-4, 8, 13-cyclotetradecatrien-1, 3-diol 1, 5, 9- 三甲基 -12-(1- 甲乙基)-4, 8, 13- 环十四碳三烯 -1, 3- 二醇

3, 7, 11-trimethyl-14-(1-methyl ethyl)-1, 3, 6, 10-cyclotetradecatetraene 3, 7, 11- 三甲基 -14-(1- 甲乙基)-1, 3, 6, 10- 环十四碳四烯

2, 2, 3-trimethyl-1-acetaldehyde-3-cyclopentene 2, 2, 3- 三甲基 -1- 乙醛 -3- 环戊烯

2, 3, 3-trimethyl-1-butene 2, 3, 3- 三甲基 -1- 丁烯

4-(2, 6, 6-trimethyl-1-cyclohexen)-3-buten-1-one 4-(2, 6, 6- 三甲基 -1- 环己烯)-3- 丁烯 -1- 酮

(*E*)-4-(2, 6, 6-trimethyl-1-cyclohexen)-3-buten-2-one (*E*)-4-(2, 6, 6- 三甲基 -1- 环己烯)-3- 丁烯 -2- 酮

2, 6, 6-trimethyl-1-cyclohexen-1-acetaldehyde 2, 6, 6- 三甲基 -1- 环己烯 -1- 乙醛

3, 7, 11-trimethyl-1-dodecanol 3, 7, 11- 三甲基 -1- 十二醇

(*E*)-trimethyl-1-hydroxy-3-[3-(4-hydroxy-3-methoxyphenyl) acryloyloxy]pent-1, 3, 5-tricarboxylate (*E*)- 三甲基 -1- 羟基 -3-[3-(4- 羟基 -3- 甲氧苯基) 丙烯酰氧基] 戊 -1, 3, 5- 三羧酸酯

4b, 8, 8-trimethyl-2-(1-methyl ethyl)-4b, 5, 6, 7, 8, 8a, 9, 10-octahydro-10-hydroxy-1, 4-phenanthrenedione 4b, 8, 8- 三甲基 -2-(1- 甲乙基)-4b, 5, 6, 7, 8, 8a, 9, 10- 八氢 -10- 羟基 -1, 4- 菲二酮

1, 3, 3-trimethyl-2-(3-methyl-2-methylene-3-butenylidene) cyclohexanol 1, 3, 3- 三甲基 -2-(3- 甲基 -2- 亚甲基 -3- 亚丁烯基) 环己醇

3, 7, 11-trimethyl-2, 10-dodecadien-1-ol 3, 7, 11- 三甲基 -2, 10- 十二烯 -1- 醇

2, 6, 6-trimethyl-2, 4-cycloheptadien-1-one (eucarvone) 2, 6, 6- 三甲基 -2, 4- 环庚二烯 -1- 酮 (优葛缕酮、优香芹酮)

3, 7, 11-trimethyl-2, 6, 10-dodecatrien-1-ol 3, 7, 11- 三甲基 -2, 6, 10- 十二碳三烯 -1- 醇

(2*E*, 6*E*, 10*E*)-3, 7, 11-trimethyl-2, 6, 10-dodecatrienedioic acid dimethyl ester (2*E*, 6*E*, 10*E*)-3, 7, 11- 三甲基 -2, 6, 10- 十二碳三烯二酸二甲酯

3, 7, 11-trimethyl-2, 6, 10-dodecatrienoic acid 3, 7, 11- 三甲基 -2, 6, 10- 十二碳三烯酸

3, 7, 11-trimethyl-2, 6, 10-trienlauryl alcohol 3, 7, 11- 三甲基 -2, 6, 10- 三烯月桂醇

(2*E*, 6*E*)-2, 6, 10-trimethyl-2, 6, 11-dodecatrien-1, 10-dihydroxy-1-*O*-β-D-glucopyranoside (2*E*, 6*E*)-2, 6, 10- 三甲基 -2, 6, 11- 十二碳三烯 -1, 10- 二羟基 -1-*O*-β-D- 吡喃葡萄糖苷

2, 6, 10-trimethyl-2, 6, 9, 11-dodecatetraenal 2, 6, 10- 三甲基 -2, 6, 9, 11- 十二碳四烯醛

1, 4, 6-trimethyl-2-azafluorenone 1, 4, 6- 三甲基 -2- 阿杂弗洛烯酮

2, 6, 6-trimethyl-2-cyclohexen-1, 4-dione 2, 6, 6- 三甲基 -2- 环己烯 -1, 4- 二酮

trans-4-(2, 6, 6-trimethyl-2-cyclohexen-1-yl)-3-buten-2-one 反式 -4-(2, 6, 6- 三甲基 -2- 环己烯 -1- 基)-3- 丁烯 -2- 酮

1, 1, 5-trimethyl-2-formylcyclohex-2, 5-dien-4-one 1, 1, 5- 三甲基 -2- 甲酰基 -2, 5- 环己二烯 -4- 酮

3, 4, 4-trimethyl-2-hexene 3, 4, 4- 三甲基 -2- 己烯

2, 6, 6-trimethyl-2-hydroxycyclohexanone 2, 6, 6- 三甲基 -2- 羟基环己酮

2, 6, 6-trimethyl-2-hydroxycyclohexylidene)-γ-lactone acetate 2, 6, 6- 三甲基 -2- 羟基环己亚基 -γ- 内酯乙酸酯

3, 6, 6-trimethyl-2-norpinene {3, 6, 6-trimethyl bicyclo [3.1.1]hept-2-ene} 3, 6, 6- 三甲基 -2- 去甲蒎烯 { 荠葶烯、3, 6, 6- 三甲基二环 [3.1.1] 庚 -2- 烯 }

1, 3, 3-trimethyl-2-oxabicyclo[2.2.2]oct-6-acetate 1, 3, 3- 三甲基 -2- 氧杂二环 [2.2.2] 辛 -6- 乙酸酯

1, 3, 3-trimethyl-2-oxabicyclo[2.2.2]octane 1, 3, 3- 三甲基 -2- 氧杂二环 [2.2.2] 辛烷

6, 10, 14-trimethyl-2-pentadecanone 6, 10, 14- 三甲基 -2- 十五酮

6, 10, 14-trimethyl-2-pentadecene 6, 10, 14- 三甲基 -2- 十五烯

2, 4, 4-trimethyl-2-pentene 2, 4, 4- 三甲基 -2- 戊烯

trimethyl-2-propenyl silane 三甲基 -2- 丙烯基硅烷

1, 1, 2-trimethyl-2-propionyl diazane 1, 1, 2- 三甲基 -2- 丙酰基乙氮烷

2, 6, 6-trimethyl-2-vinyl tetrahydropyran 2, 6, 6- 三甲基 -2- 乙烯基四氢吡喃

2, 6, 6-trimethyl-2-vinyl-5-hydroxytetrahydropyran 2, 6, 6- 三甲基 -2- 乙烯基 -5- 羟基四氢吡喃

rel-(3*S*, 6*R*, 7*S*, 10*S*)-2, 6, 10-trimethyl-3, 6:7, 10-diepoxy-2-dodecen-11-ol 相对 -(3*S*, 6*R*, 7*S*, 10*S*)-2, 6, 10- 三甲基 -3, 6:7, 10- 二环氧基 -2- 十二烯 -11- 醇

(3*S*, 5*E*)-3, 11-trimethyl-3, 6:7, 10-methylenedodec-1, 5, 10-trien-3-ol (3*S*, 5*E*)-3, 11- 三甲基 -3, 6:7, 10- 亚甲基十二碳 -1, 5, 10- 三烯 -3- 醇

(3*S*, 6*R*, 7*R*)-3, 7, 11-trimethyl-3, 6-epoxy-1, 10-dodecadien-7-ol (3*S*, 6*R*, 7*R*)-3, 7, 11- 三甲基 -3, 6- 环氧基 -1, 10- 十二碳二烯 -7- 醇

(3*S*, 6*S*, 7*R*)-3, 7, 11-trimethyl-3, 6-epoxy-1, 10-dodecadien-7-ol (3*S*, 6*S*, 7*R*)-3, 7, 11- 三甲基 -3, 6- 环氧基 -1, 10- 十二碳二烯 -7- 醇

rel-(3*S*, 6*R*, 7*S*, 9*E*)-3, 7, 11-trimethyl-3, 6-epoxy-1, 9, 11-dodecatrien-7-ol 相对 -(3*S*, 6*R*, 7*S*, 9*E*)-3, 7, 11- 三甲基 -3, 6- 环氧基 -1, 9, 11- 十二碳三烯 -7- 醇

rel-(3*S*, 6*R*, 7*S*)-3, 7, 11-trimethyl-3, 6-epoxy-1-dodecen-7, 11-diol 相对 -(3*S*, 6*R*, 7*S*)-3, 7, 11- 三甲基 -3, 6- 环氧基 -1- 十二烯 -7, 11- 二醇

(*Z*, *E*)-4, 8, 12-trimethyl-3, 7, 11-tridecatrienoic acid (*Z*, *E*)-4, 8, 12- 三甲基 -3, 7, 11- 十三碳三烯酸

4, 4, 14α-trimethyl-3, 7-dioxo-5α-cholest-8-en-24-oic acid 4, 4, 14α- 三甲基 -3, 7- 二氧亚基 -5α- 胆甾 -8- 烯 -24- 酸

rel-(3*R*, 6*R*, 7*S*)-3, 7, 11-trimethyl-3, 7-epoxy-1, 10-dodecadien-6-ol 相对 -(3*R*, 6*R*, 7*S*)-3, 7, 11- 三甲基 -3, 7- 环氧基 -1, 10- 十二碳二烯 -6- 醇

3, 6, 9-trimethyl-3a, 7, 9a, 9b-tetrahydro-3*H*, 4*H*-naphtho[1, 2*b*]furan-2, 5-dione 3, 6, 9- 三甲基 -3a, 7, 9a, 9b- 四氢 -3*H*, 4*H*- 萘并 [1, 2*b*] 呋喃 -2, 5- 二酮

4′, 7′, 7′-trimethyl-3′-benzyloxyspiro[1, 3-dioxolane-2, 2′-bicyclo[2.2.1]heptane] 4′, 7′, 7′- 三甲基 -3′- 苄氧基螺 [1, 3- 二氧戊环 -2, 2′- 双环 [2.2.1] 庚烷]

2, 2, 3-trimethyl-3-cyclohexen-1-acetaldehyde 2, 2, 3- 三甲基 -3- 环己烯 -1- 乙醛

1, 3, 4-trimethyl-3-cyclohexen-1-al 1, 3, 4- 三甲基 -3- 环己烯 -1- 醛

α, α, 4-trimethyl-3-cyclohexen-1-methanol α, α, 4- 三甲基 -3- 环己烯 -1- 甲醇

3, 5, 5-trimethyl-3-cyclohexen-1-one 3, 5, 5- 三甲基 -3- 环己烯 -1- 酮

(3*R*, 6*E*, 10*S*)-2, 6, 10-trimethyl-3-hydroxydodec-6, 11-dien-2, 10-diol (3*R*, 6*E*, 10*S*)-2, 6, 10- 三甲基 -3- 羟基十二碳 -6, 11- 二烯 -2, 10- 二醇

1, 1, 2-trimethyl-3-methylenecyclopropane 1, 1, 2- 三甲基 -3- 亚甲基环丙烷

7, 11, 15-trimethyl-3-methylidenehexadec-1, 2-diol 7, 11, 15- 三甲基 -3- 亚甲基十六碳 -1, 2- 二醇

1, 8, 8-trimethyl-3-oxabicyclo[3.2.1]oct-2, 4-dione 1, 8, 8- 三甲基 -3- 氧杂双环 [3.2.1] 辛 -2, 4- 二酮

3, 5, 5-trimethyl-4-(2′-β-D-glucopyranosyloxy) ethyl cyclohex-2-en-l-one 3, 5, 5- 三甲基 -4-(2′-β-D- 吡喃葡萄糖氧基) 乙基环己 -2- 烯 -l- 酮

1, 9, 9-trimethyl-4, 7-dimethano-2, 3, 5, 6, 7, 8-hexahydroazulene 1, 9, 9- 三甲基 -4, 7- 二亚桥 -2, 3, 5, 6, 7-8- 六氢薁

2, 6, 6-trimethyl-4-hydroxy-1-cyclohexen-1-carboxaldehyde 2, 6, 6- 三甲基 -4- 羟基 -1- 环己烯 -1- 醛

2, 6, 6-trimethyl-4-oxo-2-cyclohexen-1-acetic acid 2, 6, 6- 三甲基 -4- 氧亚基 -2- 环己烯 -1- 乙酸

2, 6, 6-trimethyl-4-oxo-2-cyclohexen-1-acetic acid methyl ester 2, 6, 6- 三甲基 -4- 氧亚基 -2- 环己烯 -1- 乙酸甲酯

4, 4, 7α-trimethyl-5, 6, 7, 7α-tetrahydrobenzofuran-2-one 4, 4, 7α- 三甲基 -5, 6, 7, 7α- 四氢苯并呋喃 -2- 酮

(5*E*, 9*E*)-6, 10, 14-trimethyl-5, 9, 13-pentadecatrien-2-one (5*E*, 9*E*)-6, 10, 14- 三甲基 -5, 9, 13- 十五碳三烯 -2- 酮

6, 10, 14-trimethyl-5, 9, 13-pentadecatrien-2-one 6, 10, 14- 三甲基 -5, 9, 13- 十五碳三烯 -2- 酮

2, 2, 6-trimethyl-5-cyclohexenone 2, 2, 6- 三甲基 -5- 环己烯酮

1, 8, 8-trimethyl-5-methylene cycloundec-1, 6-diene 1, 8, 8- 三甲基 -5- 亚甲基环十一碳 -1, 6- 二烯

2, 3, 4-trimethyl-5-phenyl oxazolidine 2, 3, 4- 三甲基 -5- 苯基噁唑烷

1, 1, 5-trimethyl-6-(3-hydroxy) cyclohexen-5-yl-1-β-D-pyranoglucoside 1, 1, 5- 三甲基 -6-(3- 羟基) 环己烯 -5- 基 -1-β-D- 吡喃葡萄糖苷

3, 8, 8-trimethyl-6-methylene-octahydro-1*H*-3a, 7-methanoazulen-5-ol 3, 8, 8- 三甲基 -6- 亚甲基八氢 -1*H*-3a, 7- 亚甲基薁 -5- 醇

2, 2, 6-trimethyl-6-vinyl tetrahydropyran 2, 2, 6- 三甲基 -6- 乙烯基四氢吡喃

2, 6, 10-trimethyl-7-(3-methyl butyl)-dodecane 2, 6, 10- 三甲基 -7-(3- 甲基丁基)- 十二烷

(–)-(1*S*, 2*R*, 6*R*, 7*R*)-1, 2, 6-trimethyl-8-hydroxymethyl tricyclic [5.3.1.02.6]undec-8-en-10-one-β-D-apiofuranosyl-(1″→6′)-β-D-glucopyranoside (–)-(1*S*, 2*R*, 6*R*, 7*R*)-1, 2, 6- 三甲基 -8- 羟甲基三环 [5.3.1.02.6] 十一碳 -8- 烯 -10- 酮 -β-D- 呋喃芹糖基 -(1″ → 6′)-β-D- 吡喃葡萄糖苷

2, 5, 5-trimethyl-8-methylene-2, 4a, 5, 6, 7, 8, 9, 9a-octahydro-1*H*-benzocycloheptene 2, 5, 5- 三甲基 -8- 亚甲基 -2, 4a, 5, 6, 7, 8, 9, 9a- 八氢 -1*H*- 苯并环庚烯

4, 11, 11-trimethyl-8-methylenebicyclo[7.2.0]undec-4-ene 4, 11, 11- 三甲基 -8- 亚甲基双环 [7.2.0] 十一 -4- 烯

1, 1, 4-trimethylcyclohept-2, 4-dien-6-one 1, 1, 4- 三甲基环庚 -2, 4- 二烯 -6- 酮

4-(2′, 3′, 6′-trimethylphenyl)-3-buten-2-one 4-(2′, 3′, 6′- 三甲苯基)-3- 丁烯 -2- 酮

3, 7, 17-trimethyl-*trans*-2, *cis*-6, 10-dodectrienol 3, 7, 17- 三甲基十二碳 - 反式 -2, 顺式 -6, 10- 三烯醇

O-(2), 1, 9-trimethyluric acid (liberine) *O*-(2), 1, 9- 三甲基尿酸 (大果咖啡碱)

trimyristin 三肉豆蔻酸甘油酯 (三肉豆蔻精)

trinervuloside A 三脉菝葜苷 A

tri-*n*-octyl aluminium 三正辛基铝

25, 26, 27-trinorcucurbit-5-en-3, 7, 23-trione 25, 26, 27- 三去甲葫芦 -5- 烯 -3, 7, 23- 三酮

11, 12, 13-trinorguai-6-en-4β, 10β-diol 11, 12, 13- 三去甲愈创木 -6- 烯 -4β, 10β- 二醇

2′, 3′, 5′-tri-*O*-acetyl adenosine 2′, 3′, 5′- 三 -*O*- 乙酰基腺苷

2′, 3′, 6′-tri-*O*-acetyl henryoside 2′, 3′, 6′- 三 -*O*- 乙酰巴东荚蒾苷

3, 15, 28-tri-*O*-acetyl isoracemosol A 3, 15, 28- 三 -*O*- 乙酰异玉蕊醇 A

3, 7, 4′-tri-*O*-acetyl kaempferol 3, 7, 4′- 三 -*O*- 乙酰基山柰酚

3, 4, 6-tri-*O*-acetyl-1, 2-anhydro-α-D-glucopyranose 3, 4, 6- 三 -*O*- 乙酰基 -1, 2- 脱水 -α-D- 吡喃葡萄糖

1, 3, 5-tri-*O*-acetyl-2, 4-di-*O*-methyl-D-xylitol 1, 3, 5- 三 -*O*- 乙酰基 -2, 4- 二 -*O*- 甲基 -D- 木糖醇

1, 2, 5-tri-*O*-acetyl-3, 4-di-*O*-methyl-D-xylitol 1, 2, 5- 三 -*O*- 乙酰基 -3, 4- 二 -*O*- 甲基 -D- 木糖醇

3, 7, 12-tri-*O*-acetyl-8-isovaleryl ingenol 3, 7, 12- 三 -*O*- 乙酰基 -8- 异戊酰巨大戟醇

3, 4, 6-tri-*O*-acetyl-α-D-glucopyranose-(*R*)-1, 2-methyl orthoacetate {3, 4, 6-tri-*O*-acetyl-[(*R*)-1, 2-*O*-(1-methoxyethylidene)]-α-D-glucopyranose} 3, 4, 6- 三 -*O*- 乙酰基 -α-D- 吡喃葡萄糖 -(*R*)-1, 2- 甲基原乙酸酯 {3, 4, 6- 三 -*O*- 乙酰基 -[(*R*)-1, 2-*O*-(1- 甲氧基亚乙基)]-α-D- 吡喃葡萄糖 }

1-*O*-[2″, 3″, 4″-tri-*O*-acetyl-α-L-rhamnopyranosyl-(1 → 2)-α-L-arabinopyranosyl]epitrillenogenin 1-*O*-[2″, 3″, 4″- 三 -*O*- 乙酰基 -α-L- 吡喃鼠李糖基 -(1 → 2)-α-L- 吡喃阿拉伯糖基] 表白花延龄草烯醇苷元

1-*O*-[2″, 3″, 4″-tri-*O*-acetyl-α-L-rhamnopyranosyl-(1 → 2)-α-L-arabinopyranosyl]epitrillenogenin-24-*O*-acetate 1-*O*-[2″, 3″, 4″- 三 -*O*- 乙酰基 -α-L- 吡喃鼠李糖基 -(1 → 2)-α-L- 吡喃阿拉伯糖基] 表白花延龄草烯醇苷元 -24-*O*- 乙酸酯

1, 3, 5-tri-*O*-caffeoyl quinic acid 1, 3, 5- 三 -*O*- 咖啡酰基奎宁酸

3, 4, 5-tri-*O*-caffeoyl quinic acid 3, 4, 5- 三 -*O*- 咖啡酰奎宁酸

3, 4, 5-tri-*O*-caffeoyl quinic acid methyl ester 3, 4, 5- 三 -*O*- 咖啡酰奎宁酸甲酯

9, 12, 15-trioctadecatrienoin 9, 12, 15- 十八碳三烯酸甘油三酯

trioctylamine 三辛胺

2, 4, 6-tri-*O*-galloyl arbutin 2, 4, 6- 三 -*O*- 没食子酰基熊果酚苷

3, 4, 6-tri-*O*-galloyl-3-*O*-β-D-glucopyranoside 3, 4, 6- 三 -*O*- 没食子酰基 -3-*O*-β-D- 吡喃葡萄糖苷

2, 4, 6-tri-*O*-galloyl-D-glucopyranoside 2, 4, 6- 三 -*O*- 没食子酰基 -D- 吡喃葡萄糖苷

2, 4, 6-tri-*O*-galloyl-D-glucose 2, 4, 6- 三 -*O*- 没食子酰基 -D- 葡萄糖

2′, 3, 5-tri-*O*-galloyl-D-hamamelofuranose 2′, 3, 5- 三 -*O*- 没食子酰基 -D- 呋喃金缕梅糖

1, 2, 4-tri-*O*-galloyl-α-D-glucose 1, 2, 4- 三 -*O*- 没食子酰基 -α-D- 葡萄糖

1, 2, 6-tri-*O*-galloyl-α-D-glucoside 1, 2, 6- 三 -*O*- 没食子酰基 -α-D- 葡萄糖苷

1, 2, 3-tri-*O*-galloyl-β-D-glucopyranose 1, 2, 3- 三 -*O*- 没食子酰基 -β-D- 吡喃葡萄糖

1, 2, 4-tri-*O*-galloyl-β-D-glucopyranoside 1, 2, 4- 三 -*O*- 没食子酰基 -β-D- 吡喃葡萄糖苷

1, 2, 6-tri-*O*-galloyl-β-D-glucopyranoside 1, 2, 6- 三 -*O*- 没食子酰基 -β-D- 吡喃葡萄糖苷

1, 4, 6-tri-*O*-galloyl-β-D-glucopyranoside 1, 4, 6- 三 -*O*- 没食子酰基 -β-D- 吡喃葡萄糖苷

1, 2, 3-tri-*O*-galloyl-β-D-glucose 1, 2, 3- 三 -*O*- 没食子酰基 -β-D- 葡萄糖

1, 3, 6-tri-*O*-galloyl-β-D-glucose 1, 3, 6- 三 -*O*- 没食子酰基 -β-D- 葡萄糖

1, 4, 6-tri-*O*-galloyl-β-D-glucoside 1, 4, 6- 三 -*O*- 没食子酰基 -β-D- 葡萄糖苷

3, 4, 6-tri-*O*-galloyl-β-D-glucoside 3, 4, 6- 三 -*O*- 没食子酰基 -β-D- 葡萄糖苷

1, 3, 4-tri-*O*-galloyl-β-glucopyranose 1, 3, 4- 三 -*O*- 没食子酰基 -β- 吡喃葡萄糖

1, 2, 3-tri-*O*-hexanoyl-α-glucopyranose 1, 2, 3- 三 -*O*- 己酰基 -α- 吡喃葡萄糖

triohimas A ～ C 穿心莛子藨醚萜 A ～ C

triolein 三油酸甘油酯 (三油精)

tri-*O*-methyl amentoflavone 三 -*O*- 甲基穗花杉双黄酮

3, 3′, 4′-tri-*O*-methyl ellagic acid 3, 3′, 4′- 三 -*O*- 甲基鞣花酸 (3, 3′, 4′- 三 -*O*- 甲基并没食子酸)

3, 3′, 4-tri-*O*-methyl ellagic acid 3, 3′, 4- 三 -*O*- 甲基鞣花酸 (3, 3′, 4- 三 -*O*- 甲基并没食子酸)

3, 4, 4′-tri-*O*-methyl ellagic acid 3, 4, 4′- 三 -*O*- 甲基并没食子酸

tri-*O*-methyl ellagic acid 三甲氧基鞣花酸 (三甲氧基并没食子酸)

3, 3′, 4′-tri-*O*-methyl ellagic acid-4-*O*-β-D-glucopyranoside 3, 3′, 4′- 三 -*O*- 甲基鞣花酸 -4-*O*-β-D- 吡喃葡萄糖苷

3, 7, 4′-tri-*O*-methyl kaempferol 3, 7, 4′- 三 -*O*- 甲基山柰酚

7, 3′, 4′-tri-*O*-methyl luteolin (luteolin-7, 3′, 4′-trimethyl ether) 7, 3′, 4′- 三 -*O*- 甲基木犀草素 (木犀草素 -7, 3′, 4′- 三甲醚)

tri-*O*-methyl norbergenin 三 -*O*- 甲基去甲岩白菜素

3, 6, 7-tri-*O*-methyl quercetagetin 3, 6, 7- 三 -*O*- 甲基槲皮万寿菊素

7, 3, 3′-tri-*O*-methyl quercetin 7, 3, 3′- 三 -*O*- 甲基槲皮素

7, 3′, 5′-tri-*O*-methyl tricetin 7, 3′, 5′- 三 -*O*- 甲基小麦亭

5, 7, 3′-tri-*O*-methyl-(–)-epicatechin 5, 7, 3′- 三 -*O*- 甲基 -(–) 表儿茶素

2, 3, 4-tri-*O*-methyl-D-glucitol 2, 3, 4- 三 -*O*- 甲基 -D- 葡萄糖醇

2, 3, 6-tri-*O*-methyl-D-glucitol 2, 3, 6- 三 -*O*- 甲基 -D- 葡萄糖醇

2, 4, 6-tri-*O*-methyl-D-glucitol 2, 4, 6- 三 -*O*- 甲基 -D- 葡萄糖醇

tri-*O*-octadecanoyl glycerol 三 -*O*- 十八酰基甘油

3, 4, 5-tri-*O*-*p*-hydroxyphenyl acetyl quinic acid methyl ester 3, 4, 5- 三 -*O*- 对羟苯基乙酰基奎宁酸甲酯

4, 5, 6-tri-*O*-*p*-hydroxyphenyl acetyl-*chiro*-inositol 4, 5, 6- 三 -*O*- 对羟苯基乙酰手性肌醇

triostein 廷子藨碱

3, 6, 8-trioxabicyclo[3.2.2]nonane 3, 6, 8- 三氧杂二环 [3.2.2] 壬烷

3, 7, 11-trioxo-5α-lanosta-8, (24*E*)-dien-26-oic acid 3, 7, 11- 三氧亚基 -5α- 羊毛脂 -8, (24*E*)- 二烯 -26- 酸

trioxysalen 三氧补骨脂素

tripalmitin 三棕榈酸甘油酯 (三棕榈精)

tripalmitolein 棕榈烯酸甘油三酯

tripchlorolide 雷公藤氯内酯醇

N^1, N^5-(*Z*)-N^{10}-(*E*)-tri-*p*-coumaroyl spermidine N^1, N^5-(*Z*)-N^{10}-(*E*)- 三对香豆酰基亚精胺

N^1, N^5, N^{10}-(*E*)-tri-*p*-coumaroyl spermidine N^1, N^5, N^{10}-(*E*)- 三对香豆酰亚精胺

N^1, N^5, N^{10}-(*Z*)-tri-*p*-coumaroyl spermidine N^1, N^5, N^{10}-(*Z*)- 三对香豆酰亚精胺

tripdiolide 雷公藤内酯二醇 (雷公藤羟内酯、雷公藤乙素)

tripdiotolnide 雷公藤内酯二醇酮

tripelargonin 三天竺葵色素苷

(*Z*)-*n*-tripentacont-43-en-22-one (*Z*)- 正五十三碳 -43- 烯 -22- 酮

tripentacontan-27-one 五十三 -27- 酮

triphenyltin 三苯锡

triphenyl-λ^5-phosphane 三苯基 -λ^5- 磷烷

triphosphaza-1, 3-diene 三磷氮 -1, 3- 二烯

1, 3, 5-triphosphinine 1, 3, 5- 三磷杂环已熳

triphosphonoglycosphingolipid 三膦酰葡萄糖 (神经) 鞘脂类

triphyllins A ～ C 三羽新月蕨苷 A ～ C

triplosides A ～ C 大花双参皂苷 A ～ C

triplostoside A 大花双参苷 A

tripterfordins A, B 山海棠二萜内酯 A、B

14, 15-tripterifordin 14, 15- 雷公藤福定

tripterifordin 雷公藤福定

tripterifordine 雷贝壳杉烷内酯

tripterigine 雷公藤精

tripterine (celastrol) 雷公藤红素 (南蛇藤素、南蛇藤醇)

tripterlides A ～ F　雷公藤萜内酯 A ～ F	triptotetraolide　雷公藤内酯四醇
tripterolide　雷公藤丙素	triptotins A ～ H　雷公藤亭 A ～ H
tripteroside (1, 3, 6, 7-tetrahydroxyxanthone-6-*O*-β-D-glucoside)　双蝴蝶苷 (1, 3, 6, 7- 四羟基呫酮 -6-*O*-β-D- 葡萄糖苷)	triptotriterpenic acid A (3β, 22α-dihydroxy-olean-12-en-29-oic acid)　雷公藤三萜酸 A (3β, 22α- 二羟基齐墩果 -12- 烯 -29- 酸)
tripterospermumcins A ～ E　双蝴蝶环烯醚萜素 (双蝴蝶素) A ～ E	triptotriterpenic acid B (3β, 22β-dihydroxy-olean-12-en-29-oic acid)　雷公藤三萜酸 B (3β, 22β- 二羟基齐墩果 -12- 烯 -29- 酸)
tripterregelines A ～ C　黑蔓碱 A ～ C	triptotriterpenic acid C　雷公藤三萜酸 C
tripterygiol　雷公藤脂醇	triptriolide　雷公藤内酯三醇
triptexanthosides A ～ E　日本双蝴蝶酮苷 A ～ E	1 (4, 2), 4 (5, 2), 7 (2, 6)-tripyridinacyclononaphane　1 (4, 2), 4 (5, 2), 7 (2, 6)- 三吡啶杂环九蕃
triptinins A, B　雷公藤宁 A、B	(*R*)-triquetrumone D　(*R*)- 葫芦茶酮 D
triptobenzenes A ～ Q　雷公藤苯 (雷酚萜酸) A ～ Q	triquetrumones A ～ C　葫芦茶酮 A ～ C
triptodihydroxyacid methyl ether　雷二羟酸甲酯	triricinolein　三蓖麻油酸甘油酯 (三蓖麻酸酯)
triptoditerpenic acid　雷公藤二萜酸	tris (methylcarbamyl) amine　三 (甲氨甲酰基) 胺
triptofordinines A_1, A_2　雷公藤弗定宁 A_1、A_2	3′, 4′, 6′-tris-(3-methyl butanoyl)-1′-(2-methyl butanoyl) sucrose　3′, 4′, 6′- 三 -(3- 甲基丁酰基)-1′-(2- 甲基丁酰基) 蔗糖
triptofordins A ～ F, B_1, B_2, C_2, D_1, D_2, F_1 ～ F_4　雷公藤弗定 A ～ F、B_1、B_2、C_2、D_1、D_2、F_1 ～ F_4	1β, 6α, 13-tris (acetoxy)-9β-(cinnamoyloxy)-4α-hydroxy-β-dihydroagarofuran　1β, 6α, 13- 三 (乙酰氧基)-9β-(肉桂酰氧基)-4α- 羟基 -β- 二氢沉香呋喃
triptogelin G_1　黑蔓素 G_1	tris (chlorophenyl) methanol　三 (氯苯基) 甲醇
triptohairic acid　雷公藤海日酸	tris (cyclohexanecarbonyl) amine　三 (环己烷甲酰) 胺
triptohypols D ～ F　紫金藤醇 D ～ F	tris (cyclohexanecarbonyl) azane　三 (环己烷羰基) 氮烷
triptolide　雷公藤甲素 (雷公藤内酯醇)	1, 1, 1-tris (hydroxymethyl) ethane　1, 1, 1- 三 (羟甲基) 乙烷
triptolidenol (15-hydroxytriptolide)　雷醇内酯 (15- 羟基雷公藤内酯醇)	tris (η3-allyl) chromium　三 (η3- 烯丙基) 铬
triptonide　雷公藤内酯酮 (雷公藤羰内酯、雷公藤酮)	trisaspidin　三环绵马素
triptonines A, B　雷公藤灵 A、B	trisaspidinol　三环绵马酚
triptonodiol　雷萜二酚	trischlorophenyl methanol　三氯苯甲醇
triptonoditerpenic acid　雷酚二萜酸	trisdeaspidin BBB　三环低绵马素 BBB
triptonolide　雷酚酮内酯	trisdeaspidinol　三环去甲绵马酚
triptonoterpene (14-hydroxy-abieta-8, 11, 13-trien-3-one)　雷酚萜 (14- 羟基松香 -8, 11, 13- 三烯 -3- 酮)	trisflavaspidic acid　三环黄绵马酸
triptonoterpene methyl ether (11-hydroxy-14-methoxy-abieta-8, 11, 13-trien-3-one)　雷酚萜甲醚 (11- 羟基 -14- 甲氧基松香 -8, 11, 13- 三烯 -3- 酮)	trisialosylgangliotetraosyl ceramide　三唾液酰基神经节四糖神经酰胺
triptonoterpenol　雷酚萜醇	trismethyl carbamyl amine　三甲氨甲酰基胺
triptophenolide　雷酚内酯	trisnorcycloartanol acetate　三去甲环木菠萝烷醇乙酸酯
triptophenolide methyl ether　雷酚内酯甲醚	17α*H*-trisnorhop-21-one　17α*H*- 三去甲何帕 -21- 酮
triptoquine　雷公藤奎因	14, 15, 16-trisnorlabd-8 (17)-en-13, 19-dioic acid　14, 15, 16- 三去甲半日花 -8 (17)- 烯 -13, 19- 二酸
triptoquinones A ～ H　雷藤二萜醌 (雷公藤醌) A ～ H	tris-*p*-aspidin　三环对绵马素
(+)-triptoquinonide　(+)- 雷醌内酯酮	
triptoquinonoic acid A　雷公藤醌酸 A	
triptoterpenoid lactone A　雷公藤三萜内酯 A	

trisphaeridine (trispheridine)　三球定 (三球波斯石蒜定)

trisphaerine　三球碱

trispheridine (trisphaeridine)　三球波斯石蒜定 (三球定)

trispherine　三球波斯石蒜碱

trispherine (hippeastrine)　三球波斯石蒜碱 (君子兰宁碱、朱顶红碱、小星蒜碱)

trispiro[1, 3, 5-trithiane-2, 2′:4, 2″:6, 2‴-tri[bicyclo[2.2.1]heptane]]　三螺 [1, 3, 5- 三硫杂环己烷 -2, 2′:4, 2″:6, 2‴- 三 [双环 [2.2.1] 庚烷]]

trispiro[1-oxaspiro[2.3]hexane-2, 3′:4, 3″:5, 3‴-tris[tetracyclo[3.2.0.02, 7.04, 6]heptane]]　三螺 [1- 氧杂螺 [2.3] 己烷 -2, 3′:4, 3″:5, 3‴- 三 [四环 [3.2.0.$0^{2,7}$.$0^{4,6}$] 庚烷]]

trispiro[2.0.2^4.1.2^8.1^3]undecane　三螺 [2.0.2^4.1.2^8.1^3] 十一烷

trispiro[2.2.2.2^9.2^6.2^3]pentadecane　三螺 [2.2.2.2^9.2^6.2^3] 十五烷

trispiro[2.2.2.2^9.2^6.3^3]hexadecane　三螺 [2.2.2.2^9.2^6.3^3] 十六烷

trispiro[2.2.2.2^9.3^6.2^3]hexadecane　三螺 [2.2.2.2^9.3^6.2^3] 十六烷

trispiro[2.2.2^6.2.2^{11}.2^3]pentadecane　三螺 [2.2.2^6.2.2^{11}.2^3] 十五烷

2″*H*, 4″*H*-trispiro[cyclohex-1, 1′-cyclopent-3′, 3″-cyclopenta[*b*]pyran-6″, 1‴-cyclohexane]　2″*H*, 4″*H*- 三螺 [环己 -1, 1′- 环戊 -3′, 3″- 环戊熳并 [*b*] 吡喃 -6″, 1‴- 环己烷]

trispiro[cyclopentane-1, 1′-cyclohexane-3′, 2″-imidazole-5′, 1‴-indene]　三螺 [环戊烷 -1, 1′- 环己烷 -3′, 2″- 咪唑 -5′, 1‴- 茚]

1′λ^4-trispiro[cyclopentane-1, 5′-[1, 4]dithiane-2′, 2″-indane-1′, 1‴-thiophene]　1′λ^4- 三螺 [环戊烷 -1, 5′-[1, 4] 二噻烷 -2′, 2″- 茚烷 -1′, 1‴- 噻吩]

trispiro[adamantane-2, 3′-[1, 2, 4, 5, 7, 8]hexoxonane-6′, 1″:9′, 1‴-bis (cyclohexane)]　三螺 [金刚烷 -2, 3′-[1, 2, 4, 5, 7, 8] 六氧杂环壬烷 -6′, 1″:9′, 1‴- 双 (环己烷)]

trispiro[bis (cyclohexane)-1, 4′:1″, 6′-furo[3, 4-*d*][1, 3]oxathiole-2′, 14‴-[7]oxadispiro[5.1.5.2]pentadecane]　三螺 [双 (环己烷)-1, 4′:1″, 6′- 呋喃并 [3, 4-*d*][1, 3] 氧硫杂环戊熳 -2′, 14‴-[7] 氧杂二螺 [5.1.5.2] 十五烷]

tristin　球茎石豆兰素

2λ^6-trisulfane　2λ^6- 丙硫烷

trisulfanedisulfonic acid　丙硫烷二磺酸

trisulfide　三硫化物

5, 7, 3′-triterhydroxy-6, 4′-dimethoxyflavone　5, 7, 3′- 三羟基 -6, 4′- 二甲氧基黄酮

triterpenetriol　三萜烯三醇

triterpenic acid　三萜酸

triterpenoidal glycoside　三萜苷

2, 4, 6-tritertbutyl phenol　2, 4, 6- 三叔丁基苯酚

tritetracontane　四十三烷

2, 3, 5-trithiahexane 3, 3-dioxide　2, 3, 5- 三硫己烷 3, 3- 二氧化物

trithiocarbonic acid　三硫代碳酸

2-(trithiosulfo) benzene-1-sulfonothioic *S*-acid　2-(三硫代磺酸基) 苯 -1- 硫代磺 -*S*- 酸

trithiosulfonic acid　三硫代磺酸

1, 3, 6-trithydroxyxanthone　1, 3, 6- 三羟基𠮿酮

tritide　氚化物

triton　氚核

tritopine (laudanidine, laudanine)　劳丹尼定 (鸦片尼定碱、半日花酚碱、劳丹宁)

3, 4, 5-tri-*trans*-caffeoyl quinic acid　3, 4, 5- 三 - 反式 - 咖啡酰奎宁酸

tritriacont-16, 18-dione　三十三碳 -16, 18- 二酮

n-tritriacont-16-one　16- 正三十三酮

n-tritriacontan-16, 18-dione　16, 18- 正三十三烷二酮

n-tritriacontan-16-one　正三十三 -16- 酮

n-tritriacontane　正三十三烷

tritriacontane　三十三烷

(6*R*, 8*S*)-tritriacontanediol　(6*R*, 8*S*)- 三十三碳二醇

(8*R*, 10*S*)-tritriacontanediol　(8*R*, 10*S*)- 三十三碳二醇

tritriacontanoic acid　三十三酸

n-tritriacontanol　正三十三醇

1-tritriacontanol　1- 三十三醇

6-tritriacontanol　6- 三十三醇

tritriacontanol　三十三醇

2-tritriacontanone　2- 三十三酮

3-tritriacontanone　3- 三十三酮

tritriacontanone　三十三酮

2-tritriacontyl-5-hydroxy-7-methoxychromone　2- 三十三烷基 -5- 羟基 -7- 甲氧基色满酮

triumbelletin　刺蒴麻百莱素

triuret　缩三脲

triuvaretin　三紫玉盘亭

trivinyl stibane　三乙烯基锑烷
trochol (betulinol, betulin)　桦木醇 (白桦脂醇、桦木脑、白桦醇)
trojanosides A ～ H　特洛伊苷 A ～ H
trollisine　金莲花碱
trollisins Ⅰ, Ⅱ　金莲花新苷
trolliusol A　金莲花色酚 A
trollixanthin　金莲花黄质
tromalyt (benzyl mustard oil, benzyl isothiocyanate)　异硫氰酸苄酯 (苄基芥子油)
tromexan　新双香豆素
tropacocaine　卓柯卡因
tropaeolin　旱金莲素
tropaeolin thio-glucoside　旱金莲素硫代葡萄糖苷
tropane-3α, 6β-diol　托品烷 -3α, 6β- 二醇
tropanol　托烷醇
tropeine　托品因
tropeolin (benzyl thiocyanate)　金莲橙 (硫氰酸苄酯)
DL-tropic acid　DL- 托品酸
tropic acid　托品酸
tropine　托品碱
tropinone　托品酮 (莨菪酮)
tropolone　环庚三烯酚酮 (卓酚酮)
tropomyosin　原肌球蛋白
tropone　卓酮
3-tropoyloxy-6, 7-epoxynortropane　3- 托品酰氧 -6, 7- 环氧去甲托品烷
3-tropoyloxy-6, 7-epoxytropane　3- 托品酰氧 -6, 7- 环氧托品烷
3-tropoyloxy-6-acetoxytropane　3- 托品酰氧 -6- 乙酰氧基托品烷
3-tropoyloxy-6-isobutyryloxytropane　3- 托品酰氧 -6- 异丁酰氧基托品烷
3-tropoyloxy-6-tigloyloxytropane　2- 托品酰氧 -6- 惕各酰氧基托品烷
3α-tropoyloxy-6β-isovaleroyloxytropane　3α- 托品酰氧基 -6β- 异戊酰氧基托品烷
3β-tropoyloxy-6β-isovaleroyloxytropane　3β- 托品酰氧基 -6β- 异戊酰氧基托品烷
3-tropoyloxytropane　3- 托品酰氧托品烷
troxerutin　曲克芦丁
trufflesphingolipids A ～ D　印度块菌鞘脂 A ～ D
truxillic acid　古柯间二酸
β-truxilline　β- 绰苷古柯碱
α-truxilline (cocamine)　α- 绰苷古柯碱 (椰油胺)
truxinic acid　古柯邻二酸
trypargine　非洲蛙毒素
tryprostatin B　曲普鲁斯太汀 B
tryptamine　色胺
tryptamine hydrochloride　盐酸色胺
tryptanthrin (tryptanthrine, couroupitine A)　色胺酮
tryptanthrine (tryptanthrin, couroupitine A)　色胺酮
DL-tryptophan　DL- 色氨酸
D-tryptophan　D- 色氨酸
L-tryptophan　L- 色氨酸
(–)-tryptophan　(–)- 色氨酸
(*S*)-tryptophan (tryptophan, tryptophane)　(*S*)- 色氨酸 (色氨酸)
tryptophan [tryptophane, (*S*)-tryptophan]　色氨酸 [(*S*)-色氨酸]
tryptophan-*N*-glucoside　色氨酸 -*N*- 葡萄糖苷
tryptophol acetate　色氨醇乙酸酯
tryptophyl　色氨酰基
tryptorubin A　刺革链霉肽 A
tsaokoaryl one　草果芳酮
tsoongianolides A, B　钟氏千里光内酯 A、B
tsudzuic acid　白达木酸
tsugaric acids A, B　松杉灵芝酸 A、B
tsugariosides A ～ C　铁杉灵芝苷 A ～ C
tsugicolines A ～ M　铁杉生木齿菌素 A ～ M
tubaic acid　毛鱼藤酸
β-tubaic acid　β- 毛鱼藤酸
tubeimosides Ⅰ ～ Ⅴ　土贝母苷甲～戊 (土贝母糖苷Ⅰ ～ Ⅴ)
tuberceramide　韭菜神经酰胺
tuberculatin　瘤状芸香草素
(*R*)-tuberolactone　(*R*)- 晚香玉种内酯
tuberonic acid　阳芋酸
tuberonic acid glucopyranoside　阳芋酸吡喃葡萄糖苷
tuberonic acid glucopyranoside methyl ester　阳芋酸吡喃葡萄糖苷甲酯

tuberonic acid glucoside　马铃薯酮酸葡萄糖苷	tubotaiwine *N*-oxide　土波台文碱 *N*- 氧化物
tuberonic acid-*O*-β-D-glucopyranoside　马铃薯酮酸 -*O*-β-D- 吡喃葡萄糖苷	tuboxenine　管赛宁
tuberonic acid-*O*-β-D-glucopyranoside methyl ester　马铃薯酮酸 -*O*-β-D- 吡喃葡萄糖苷甲酯	tubulosides A ～ E　管花肉苁蓉苷 (管花苷) A ～ E
tuberonic acid-β-D-glucoside　马铃薯酮酸 -β-D- 葡萄糖苷	tubulosine　土布洛素 (土布洛生)
tuberonoids A, B　韭菜阿魏酸酯素 A、B	(+)-tuduranine　(+)- 风龙宁碱
tuberosides A ～ U　韭子苷 A ～ U	tuduranine　土藤碱 (风龙宁碱)
tuberosin　块茎葛素	tufulingoside　土茯苓苷
tuberosines A ～ C　韭子碱 (韭甾素) A ～ C	tuguaconitine　土谷乌头碱
tuberosinine D　韭菜素宁 D	tulipalins A, B　郁金香灵 (山慈菇内酯) A、B
tuberosinone　朱砂莲酮 (朱砂莲素)	tulipanidin-3-rhamnoglucoside　郁金香花青素 -3- 鼠李糖葡萄糖苷
tuberosinone-*N*-β-D-glucoside　朱砂莲酮 -*N*-β-D- 葡萄糖苷	tulipanin　郁金香宁 (山慈菇花苷)
tuberostemoamide　对叶百部酰胺	tulipine　郁金香品
tuberostemoenone　对叶百部烯酮	tulipinolide　郁金香内酯
tuberostemol　对叶百部醇	tuliposides A ～ C　山慈菇苷 (郁金香苷) A ～ C
tuberostemoline　对叶百部林碱	tulirinol　北美鹅掌楸醇
tuberostemonine　对叶百部碱 (块茎百部碱)	tullidinols B_1, B_2　图利迪纳酚 B_1、B_2
tuberostemonine trifluoroacetate　对叶百部碱三氟乙酸盐	tumacones A, B　茄果甾酮 A、B
tuberostemoninols A, B　对叶百部尼醇 A、B	tumacoside A　图马科苷 A
tuberostemonol　对叶百部醇碱	tumaquenone　图马曲酮
tuberostemonone　对叶百部酮 (对叶百部酮碱)	β-tumerone　β- 姜黄酮
tuberostemonoxirine　对叶百部锡林碱	tumulosic acid (16α-hydroxytumulosic acid)　土莫酸 (16α- 羟基齿孔酸)
tuberostemospiroline　百部螺环林碱	tunaxanthin　胡萝卜二醇
tuberostemospironine　对叶百部螺碱	tupichigenins A ～ F　开口箭苷元 A ～ F
tubersomine　块茎水甘草明	tupichilignan A　开口箭木脂素 A
tubifolidine　管叶定	tupichinins A ～ D　开口箭赤苷 A ～ D
tubifoline　管叶素	tupichinols A ～ F　开口箭酚 (开口箭醇) A ～ F
tubingensins A, B　塔宾曲霉素 A、B	tupichiside A　开口箭黄苷 A
tubispacine　土杷辛	tupiloside H　开口箭洛苷 H
tuboanosides A, B　龙珠诺苷 A、B	tupipregnenolone　开口箭孕烯醇酮
tubocaposides A, B　龙珠苷 A、B	tupisgenin　开口箭皂苷元
tubocapsanolides A ～ H　龙珠内酯 A ～ H	tupistrin　开口箭素
(+)-tubocurarine　(+)- 筒箭毒碱	tupistrosides B ～ I　开口箭甾苷 B ～ I
tubocurarine chloride　氯化筒箭毒碱 (氯化管箭毒碱)	turanose　松二糖 (土冉糖)
tuboflavine　管黄素	turbinatine　陀螺寒鼻木素
tubotaivine　管台文	turboglaucobilin　甲酯型蝾螺胆蓝素
tubotaiwine　土波台文碱	turgeniifolins A ～ C　长前胡甲素～丙素
	turgorin　苯甲酸酚苷硫酸酯
	turicine　土日辛

turkesterone 土克甾酮 (突厥斯坦筋骨草甾酮)	typhasterol 香蒲甾醇
turkish gallotannin 土耳其没食子鞣质	typhic acid 香蒲酸
(–)-turkiyenine (–)- 土耳其耶宁	typhonium giganteum lectin 白附子凝集素
turmeric yellow (curcumin, diferuloyl methane) 姜黄素 (姜黄色素、酸性黄、阿魏酰基甲烷)	tyramine (tyrosamine, tocosine, uteramine, *p*-hydroxyphenethyl amine) 酪胺 (对羟基苯乙胺)
(*S*)-(+)-turmerone (*S*)-(+)- 姜黄酮	tyramine hydrochloride 酪胺盐酸盐
turmerone 姜黄酮	tyrian purple 泰尔红紫
α-turmerone α- 姜黄酮	tyriverdins A, B 秦尔维尔定 A、B
turmeronols A, B 姜黄酮醇 A、B	tyrolobibenzyls B ～ F 季罗洛联苄 B ～ F
turpenionosides A, B 山香圆香堇苷 A、B	tyrosamine (tyramine, tocosine, uteramine, *p*-hydroxyphenethyl amine) 酪胺 (对羟基苯乙胺)
1, 8-turpentine camphor 1, 8- 松节油脑 (1, 8- 松脂脑)	tyrosinase 酪氨酸酶
turraflorins A ～ E 多花杜楝素 A ～ E	DL-tyrosine DL- 酪氨酸
turraparvins A ～ D 小叶杜楝素 A ～ D	D-tyrosine D- 酪氨酸
tussfarfarins A, B 款冬花素 A、B	L-tyrosine L- 酪氨酸
tussilagin 款冬素	tyrosine 酪氨酸
tussilagine 款冬花碱	L-tyrosine betaine (maokonine) L- 酪氨酸甜菜碱 (麻根素)
tussilagolactone 款冬花内酯	L-tyrosine methyl ester hydrochloride L- 盐酸酪氨酸甲酯
tussilagone 款冬酮 (款冬花酮)	tyrosol (*p*-hydroxyphenyl ethyl alcohol) 酪醇 (对羟基苯乙醇)
tutin 马桑素 (杜廷、吐丁内酯、羟基马桑毒素)	tyrosol-8-*O*-β-D-glucopyranoside 酪醇 -8-*O*-β-D- 吡喃葡萄糖苷
β-tutin β- 马桑素	tyrosyl acetate 酪氨酰乙酸酯
tween 聚山梨酯	L-tyrosyl-L-alanine anhydride L- 酪氨酰 -L- 丙氨酸酐
D-tylocrebrine D- 娃儿藤任	L-tyrosyl-L-leucine anhydride [L-*cis*-3-(*p*-hydroxybenzyl)-6-isobutyl-2, 5-piperazinedione] L- 酪氨酰 -L- 亮氨酸酐 [L- 顺式 -3-(对羟苄基)-6- 异丁基 -2, 5- 二酮哌嗪]
L-tylocrebrine L- 娃儿藤任	L-tyrosyl-L-valine anhydride [L-*cis*-3-(*p*-hydroxybenzyl)-6-isopropyl-2, 5-piperazinedione] L- 酪氨酰 -L- 缬氨酸酐 [L- 顺式 -3-(对羟苄基)-6- 异丙基 -2, 5- 二酮哌嗪]
tylocrebrine 密花娃儿藤碱	ubiquinones 8 ～ 10 泛醌 8 ～ 10
tylohirsutinidine 硬毛娃儿藤定碱	udosaponins A ～ F 土当归皂苷 A ～ F
tylohirsutinine 硬毛娃儿藤宁碱	ugandensidial (cinnamodial) 新那莫二醛
tyloindicines A ～ I 印度娃儿藤碱 A ～ I	ugaxanthone 尤加合蕊木屾酮
tylolupen-3β-acetate 娃儿藤醇 -3β- 乙酸酯	ugonins A ～ L 入地蜈蚣素 A ～ L
tylolupenlols A, B 人参娃儿藤萜烯醇 A、B	uhdosides A, B 花白蜡树苷 A、B
tylopeptins A, B 粉孢牛肝菌肽 A、B	uleine 乌勒因
tylophora alkaloid 娃儿藤生物碱	ulex base 荆豆属碱
tylophorine 娃儿藤碱	ulexine (baptitoxine, sophorine, cytisine) 金雀花碱 (金雀儿碱、野靛碱、金链花碱)
tylophorinidine 娃儿藤新碱 (娃儿藤定碱)	
tylophorinine 娃儿藤宁碱	
tymusin 台马素	
(25*S*)-typaspidoside A (25*S*)- 卵叶蜘蛛抱蛋苷 A	
typaspidoside A 卵叶蜘蛛抱蛋苷 A	
typhaneoside 香蒲新苷	
typhaphthalide 香蒲苯酞	
typharin 香蒲素	

ulexones A, B 荆豆酮 A、B
uliginosins A, B 湿生金丝桃素 A、B
ulmicins A ～ E 榆素 A ～ E
ulmoprenol 杜仲烯醇 (杜仲丙烯醇)
ulmoside 杜仲苷
ulmudiol 榆双醇
ulmuestone 榆树酮
ulongamides A ～ E 乌隆酰胺 A ～ E
ulongapeptin 乌隆肽素
(+)-ulopterol (+)- 卷翅栓翅芹醇
ulopterol 卷翅栓翅芹醇 (无劳帕替醇)
umbellatin α 伞形美登木素 (伞花碱) α
umbellic acid 伞形酸
umbelliferon (umbelliferone, hydrangin, dichrin A, skimmetin, 7-hydroxycoumarin) 伞花内酯 (伞形花内酯、八仙花苷、绣球花苷、常山素 A、伞形酮、7- 羟基香豆素)
umbelliferone-6-carboxylic acid 伞形酮 -6- 甲酸
umbelliferone-7-*O*-α-L-rhamnopyranosyl-(1 → 4)-β-D-glucopyranoside 伞形花内酯 -7-*O*-α-L- 吡喃鼠李糖基 -(1 → 4)-β-D- 吡喃葡萄糖苷
umbelliferone-7-*O*-β-D-glucoside 伞形花内酯 -7-*O*-β-D- 葡萄糖苷
umbelliferone-7-*O*-β-D-glucopyranoside 伞形花内酯 -7-*O*-β-D- 吡喃葡萄糖苷
umbelliferose 伞形糖
umbelliprenin 伞形花内酯金合欢醚 (伞形戊烯内酯)
umbellulone (3-thujen-2-one) 伞形萜酮 (伞形花酮、伞桂酮、3- 侧柏烯 -2- 酮)
umbilicaric acid 石耳酸
umbilicaxanthosides A, B 石耳咄酮苷 A、B
umbrophine 草地乌头芬碱
umbroside 耐阴香菜素苷 (糙苏洛苷)
umbrosine 草地乌头碱
umbrosins A, B 耐阴香茶菜素 (阴生香茶菜素) A、B
umckalin (5-methoxyscopoletin) 乌咔啉 (5- 甲氧基东莨菪内酯)
umtatin 喷嚏木素 (嚏木亭)
umuhengerin 乌摩亨哥素
uncargenins A ～ D 钩藤苷元 A ～ D
uncariarhyine A 钩藤海因素 A

uncaric acid (3β, 6β, 19α-trihydroxyurs-12-en-28-oic acid) 钩藤利酸 (3β, 6β, 19α- 三羟基熊果 -12- 烯 -28- 酸)
(±)-uncarilins A, B (±)- 钩藤灵 A、B
uncarin C (uncarine C, pteropodine, pteropodin) 恩卡林碱 C (翅果定碱、翅柄钩藤碱)
uncarine D (speciophylline) 恩卡林碱 D (丽叶碱)
uncarine E (7-isopteropodine, isopoteropodin) 恩卡林碱 E (异翅果定碱、7- 异翅柄钩藤碱、异坡绕定)
uncarinic acids A ～ J 钩藤酸 A ～ J
uncariols A ～ D 钩藤酮醇 A ～ D
uncinanones A ～ C 钩毛山蚂蟥酮 A ～ C
uncinatabiflavones A ～ D 翠云草双黄酮 A ～ D
uncinatone 勾大青酮
uncinine 钩状碱
uncinosides A, B 翠云草苷 A、B
undaria pinnatifida glycoprotein (UPGP) 裙带菜糖蛋白
undaria pinnatifida polysaccharide-2 (UPP-2) 裙带菜多糖 -2
undaria pinnatifida sulfated polysaccharide (SPUP) 裙带菜硫酸化多糖
undec-(2*E*)-en-8, 10-diynoic acid isobutylamide 十一碳 -(2*E*)- 烯 -8, 10- 二炔酸异丁基酰胺
undec-(2*E*, 7*Z*, 9*E*)-trienoic acid isobutylamide 十一碳 -(2*E*, 7*Z*, 9*E*)- 三烯酸异丁基酰胺
(2*Z*, 4*S*, 8*R*, 9*E*)-undec-2, 9-dien-4, 8-diol (2*Z*, 4*S*, 8*R*, 9*E*)- 十一碳 -2, 9- 二烯 -4, 8- 二醇
undec-2-ol 十一碳 -2- 醇
undec-2-yl benzene 十一碳 -2- 苯
undec-5-benzene 十一碳 -5- 苯
2, 4-undecadien-8, 10-diynoic acid isobutylamide 2, 4- 十一碳二烯 -8, 10- 二炔酸异丁酰胺
1, 4-undecadiene 1, 4- 十一碳二烯
12-*O*-undecadienoyl phorbol-13-acetate 12-*O*- 十一碳二烯酰基佛波醇 -13- 乙酸酯
2, 3-undecadione 2, 3- 十一碳二酮
γ-undecalactone γ- 十一酸内酯
δ-undecalactone δ- 十一酸内酯
trans-2-(+)-undecanal 反式 -2-(+)- 十一醛
undecanal (undecanyl aldehyde) 十一醛
undecanedioic acid 十一碳二酸
undecanoic acid (undecylic acid, hendecanoic acid) 十一酸

n-undecanol 正十一醇
trans-2-(+)-undecanol 反式 -2-(+)- 十一醇
1-undecanol 1- 十一醇
2-undecanol 2- 十一醇
undecanol (undecyl alcohol) 十一醇 (十一烷醇)
5-undecanone 5- 十一酮
2-undecanone (methyl n-nonyl ketone) 2- 十一酮 (甲基正壬基甲酮、甲基正壬酮)
2-undecanyl acetate 2- 十一醇乙酸酯
undecanyl aldehyde (undecanal) 十一醛
undecaprenol 十一聚异戊烯醇
trans-2-undecen-1-ol 反式 -2- 十一烯 -1- 醇
1-undecen-3-ol 1- 十一烯 -3- 醇
1-undecenal 1- 十一烯醛
2-undecenal 2- 十一烯醛
1-undecene 1- 十一烯
undecene 十一烯
10-undecen-l-ol 10- 十一烯 -l- 醇
10-undecenoic acid 10- 十一烯酸
undecenoic acid (undecylenic acid) 十一烯酸
undecenyl phenanthrene 十一烯基菲
n-undecyl acetate 正十一醇乙酸酯
undecyl alcohol (undecanol) 十一醇 (十一烷醇)
undecyl decanoate 癸酸十一醇酯
undecyl sulfonyl acetic acid 十一基磺酰乙酸
2-undecylenic acid 2- 十一烯酸
undecylenic acid (undecenoic acid) 十一烯酸
1-undecylenyl-3, 4-methylenedioxybenzene 1- 十一烯 -3, 4- 亚甲二氧基苯 (十一碳 -1- 烯 -3, 4- 甲撑二氧苯)
undecylic acid (undecanoic acid, hendecanoic acid) 十一酸
undecylic aldehyde-2, 2, 8, 8-tetramethyl-4, 6-diene 2, 2, 8, 8- 四甲基十一醛 -4, 6- 二烯
10-undecyn-1-ol 10- 十一炔 -1- 醇
1-undecyne 1- 十一炔
undecyne 十一炔
undulatine 波叶碱
undulatone 波状酮 (波叶苦樗酮)
undulatosides A, B 小黄钟花苷 (沙漠柚木苷) A、B
undunerine 波叶因
unedoside 草莓树苷
ungeremine 波斯石蒜明 (恩其明)
ungeridine 不老蒜定
ungerine 不老蒜碱
unguisins A, B 爪甲泡波曲霉素 A、B
unicinatone 钩毛桐酮
uniflorines A, B 红仔果碱 A、B
unonopsine 假奥普番荔枝碱
unranin 海滨柳穿鱼素
unranosides A ～ C 海滨柳穿鱼苷 A ～ C
upunaphenol A 乌普纳木酚 A
uracil 尿嘧啶
uralene 乌拉尔素
uralenic acid (18β-glycyrrhetic acid) 乌热酸 (18β- 甘草次酸)
uralenin 乌拉尔宁
uralenneoside (protocatechuic acid-1-*O*-β-D-xylopyranoside) 乌拉尔新苷 (原儿茶酸 -1-*O*-β-D- 吡喃木糖苷)
uralenol 乌拉尔醇
uralenol-3-methyl ether 乌拉尔醇 -3- 甲醚
uralsaponin A ethyl-*n*-buthyl ester 乌拉尔甘草皂苷 A 乙基正丁基酯
uralsaponin A methyl-*n*-buthyl ester 乌拉尔甘草皂苷 A 甲基正丁酯
uralsaponins A ～ C 乌拉尔甘草皂苷 A ～ C
uranoeremophilane 呋喃佛术烷
uraphine 白蓝翠雀芬碱
urariasinoside A 中华狸尾豆苷 A
urate 尿酸盐
urceoline 壶蒜碱
urea 尿素 (脲)
urenoside A 地桃花苷 A
urgilan (talusin, caradrin, coratol, proscillaridin A) 海葱次苷甲 (原海葱苷 A、海葱原苷 A)
uric acid 尿酸
uricase 尿酸酶
uridine 尿苷 (尿核苷、尿嘧啶苷、尿嘧啶核苷)
uridine diphosphate 尿苷二磷酸
uridine diphosphate glucose 尿苷二磷酸葡萄糖
uridine-5′-(tetrahydrogen triphosphate) 尿苷 -5′-(三磷酸四氢酯)
uridine-5′-monophosphate 尿苷 -5′- 单磷酸

5′-uridylic acid　5′- 尿苷酸

urinaligran　叶下珠大脂素

urinariaflavone　叶下珠黄酮

urinatetralin　叶下珠四氢萘

urjinolic acid　乌基诺酸

urminine　朱红壶蒜碱

urobilin　尿胆素

urocanic acid　尿刊酸

urocanyl choline　尿刊酰胆碱

urochrome　尿色素

(7*S*, 8*R*)-urolignoside　(7*S*, 8*R*)- 川素馨木脂苷 [(7*S*, 8*R*)- 乌若脂苷]

urolignoside　川素馨木脂苷 (乌若脂苷)

urolithin A (3, 8-dihydroxy-6*H*-dibenzo[*b*, *d*]pyran-6-one)　尿石素 A (3, 8- 二羟基 -6*H*- 二苯并 [*b*, *d*] 吡喃 -6- 酮)

urolithins A ～ C　尿石素 A ～ C

uroporphyrin　尿卟啉

uroterpenol-β-D-glucoside　尿萜烯醇 -β-D- 葡萄糖苷

urs-12-en-11-one-3-ol octocosanoate　熊果 -12- 烯 -11- 酮 -3- 醇二十八酸酯

urs-12-en-28-ol　熊果 -12- 烯 -28- 醇

urs-12-en-2α, 3β, 28-triol　熊果 -12- 烯 -2α, 3β, 28- 三醇

urs-12-en-2α, 3β-diol　熊果 -12- 烯 -2α, 3β- 二醇

3α-urs-12-en-3, 23-diol　3α- 熊果 -12- 烯 -3, 23- 二醇

3, 4-seco-urs-12-en-3-oic acid (dihydroroburic acid)　3, 4- 断熊果 -12- 烯 -3- 酸 (二氢栎瘿酸)

18α*H*-urs-12-en-3-*O*-β-D-glucopyranoside　18α*H*- 熊果 -12- 烯 -3-*O*-β-D- 吡喃葡萄糖苷

urs-12-en-3α, 16β-diol　熊果 -12- 烯 -3α, 16β- 二醇

urs-12-en-3β, 16β-diol　熊果 -12- 烯 -3β, 16β- 二醇

urs-12-en-3β, 28-diol　熊果 -12- 烯 -3β, 28- 二醇

urs-12-en-3β, 28-diol-3-acetate　熊果 -12- 烯 -3β, 28- 二醇 -3- 乙酸酯

urs-12-en-3β, 28-diol-3β-palmitate　熊果 -12- 烯 -3β, 28- 二醇 -3β- 棕榈酸酯

urs-12-en-3β-ol　熊果 -12- 烯 -3β- 醇

urs-12-en-3-β-ol acetate　熊果 -12- 烯 -3-β- 醇乙酸酯

urs-12-en-3β-ol heptadecanoate　熊果 -12- 烯 -3β- 醇十七酸酯

urs-12-en-3β-ol-28-oic acid　熊果 -12- 烯 -3β- 醇 -28- 酸

urs-12-en-3β-ol-28-oic acid-3β-D-glucopyranoside-4′-octadecanoate　熊果 -12- 烯 -3β- 醇 -28- 酸 -3β-D- 吡喃葡萄糖苷 -4′- 硬脂酸盐

urs-12-en-3β-ol-29-oic acid　熊果 -12- 烯 -3β- 醇 -29- 酸

18α, 19α-urs-20 (30)-en-3β-ol　18α, 19α- 熊果 -20 (30)- 烯 -3β- 醇

18α, 19α-urs-20-en-3β, 16β-diol　18α, 19α- 熊果 -20- 烯 -3β, 16β- 二醇

urs-3β, 5α-diol　熊果 -3β, 5α- 二醇

urs-9 (11), 12-dien-3β-ol　熊果 -9 (11), 12- 二烯 -3β- 醇

ursane　熊果烷

ursangilic acid　熊果吉力酸

12-ursen-3, 28-diol　12- 熊果烯 -3, 28- 二醇

12-ursen-3-ol　12- 熊果烯 -3- 醇

12-ursen-3-*O*-β-D-glucoside　12- 熊果烯 -3-*O*-β-D- 葡萄糖苷

ursendiol　乌苏烯二醇

ursentriol　乌苏烯三醇

ursethoxy acid　熊果烯氧酸

ursin (arbutoside, arbutin, uvasol, hydroquinone glucose)　熊果酚苷 (熊果苷、氢醌葡萄糖)

ursiniolide A　熊菊定素 A

ursodeoxycholic acid (ursodiol)　熊去氧胆酸 (乌索脱氧胆酸)

ursodiol (ursodeoxycholic acid)　熊去氧胆酸 (乌索脱氧胆酸)

ursolic acid (β-ursolic acid, urson, prunol, malol)　熊果酸 (乌苏酸、乌索酸、β- 熊果酸)

ursolic acid acetate　熊果酸乙酸酯

ursolic acid lactone　熊果酸内酯

ursolic acid lactone acetate　熊果酸内酯乙酸酯

ursolic acid stearoyl glucoside　熊果酸硬脂酰基葡萄糖苷

ursolic acid-3-*O*-behenate　熊果酸 -3-*O*- 山嵛酸酯

ursolic acid-3-*O*-α-L-arabinopyranoside　熊果酸 -3-*O*-α-L- 吡喃阿拉伯糖苷

12-ursolic acid-3-*O*-β-D-glucoside　12- 熊果酸 -3-*O*-β-D- 葡萄糖苷

ursolic acid-D-glucoside　熊果酸 -D- 葡萄糖苷

ursolic aldehyde　熊果醛

ursomyricerone　熊果杨梅酮

urson (ursolic acid, β-ursolic acid, prunol, malol) 熊果酸 (乌苏酸、乌索酸、β- 熊果酸)
ursonic acid (3-ketoursolic acid) 熊果尼酸 (3- 熊果酮酸)
ursoxy acid 熊果氧酸
urushi acid A 泽漆酸 A
urushiol 漆酚 (粗漆酚、漆醇)
usambarensine 东非马钱次碱
usambarine 东非马钱碱
usaramine (mucronatine) 光萼猪屎豆碱 (猪屎豆碱、光萼野百合胺、光萼猪屎豆碱)
usaramoensine 光萼野百合碱
uscharidin 牛角瓜素
uscharitin 乌斯卡定
useanol 长松萝酚
usenamines A ～ F 长松萝烯碱 A ～ F
ushinsunin (ushinsunine, micheline A) 黄心树宁碱 (含笑碱 A)
usitatissimin A 亚麻明 A
usnarin 黑茶渍素
usneoidols E ～ Z 似松萝囊链藻酚 E ～ Z
usneoidones E ～ Z 似松萝囊链藻酮 E ～ Z
usnetic acid 松萝剔酸
(+)-usnic acid (+)- 地衣酸
usnic acid 松萝酸
(+)-usnic acid sodium salt (+)- 地衣酸钠盐
usone 松萝酮
ussuriedine 乌苏里贝母定 (乌苏里啶)
ussuriedinone 乌苏里贝母定酮 (乌苏里啶酮)
ussuriendine 平贝七环碱
ussuriendinone 平贝七环酮碱
ussurienine 平贝七环碱甲醚 (乌苏里贝母碱)
ussurienone 平贝七环酮碱甲醚 (乌苏里酮)
ussurienoside Ⅰ 雀斑党参苷 Ⅰ
ussurierine 乌苏里宁
ustilaginine 黑粉宁
ustilaginoidins A ～ F 黑粉菌素 (黑曲定) A ～ F
ustilagotoxine 黑粉毒
ustilic acid A 二羟棕榈酸
ustiloxin 绿黑菌素
utendin 去羟基肉珊瑚苷元
utendin-3-*O*-β-D-cymaropyranoside 去羟基肉珊瑚苷元 -3-*O*-β-D- 吡喃加拿大麻糖苷
uteramine (tyramine, tyrosamine, tocosine, *p*-hydroxyphenethyl amine) 酪胺 (对羟基苯乙胺)
utilamide 香果花椒酰胺
utililactone 青刺果酮
utonans A ～ D 姜黄多糖 A ～ D
uttronins A, B 龙葵螺苷 (龙葵宁) A、B
uttrosides A, B 龙葵皂苷 A、B
uvangoletin 安哥拉紫玉盘素
uvaol 熊果醇 (乌发醇)
uvaol acetate 熊果醇乙酸酯
uvaol-3-*O*-palmitate 熊果醇 -3-*O*- 棕榈酸酯
uvaretin 紫玉盘亭
uvaribonianin 光叶紫玉盘脂素
uvaribonin 光叶紫玉盘素
uvaribonols D ～ G 光叶紫玉盘醇 D ～ G
uvaribonone 光叶紫玉盘酮
uvaricin 紫玉盘素
uvarigrandin A 大花紫玉盘醇 A
uvarigrin 大花紫玉盘素
uvarinol 紫玉盘酚
uvasol (arbutoside, ursin, arbutin, hydroquinone glucose) 熊果苷 (熊果酚苷、氢醌葡萄糖)
uveoside 乌韦奥苷
uzarigenin 乌沙苷元 (波叶刚毛果苷元、乌它苷元)
uzarigenin-3-*O*-β-D-digitaloside 乌沙苷元 -3-*O*-β-D- 毛地黄糖苷
uzarigenin-β-D-digitaloside 乌沙苷元 -β-D- 毛地黄糖苷
uzarigenin-β-D-gentiobiosyl-(1 → 4)-α-L-thevetoside 乌沙苷元 -β-D- 龙胆二糖基 -(1 → 4)-α-L- 黄花夹竹桃糖苷
uzarigenin-β-D-gentiobiosyl-(1 → 4)-β-D-diginoside 乌沙苷元 -β-D- 龙胆二糖基 -(1 → 4)-β-D- 脱氧毛地黄糖苷
uzarigenin-β-D-gentiobiosyl-α-L-rhamnoside 乌沙苷元 -β-D- 龙胆二糖基 -α-L- 鼠李糖苷
uzarigenin-β-D-glucosyl-(1 → 4)-β-D-digitaloside 乌沙苷元 -β-D- 葡萄糖基 -(1 → 4)-β-D- 毛地黄糖苷
uzarigenin-β-D-glucosyl-α-L-thevetoside 乌沙苷元 -β-D- 葡萄糖基 -α-L- 黄花夹竹桃糖苷
V1 iridoid V1 环烯醚萜

V3 iridoid　V3 环烯醚萜
vaccaric acid　王不留行酸
vaccarins A ～ F　王不留行黄酮苷 A ～ F
vaccaroid A　王不留行属萜苷 A
vaccarosides A ～ D　王不留行次苷 (王不留行次皂苷) A ～ D
vaccarotetraoside　王不留行四糖苷
vaccaxanthone　王不留行屾酮
vaccenic acid　法生油酸
cis-15-vaccenic acid methyl ester　顺式 -15- 法生油酸甲酯
cis-vaccenoic acid　顺式 - 法生油酸
vaccihein A　阿什越橘素 A
vaccinoside　越橘苷 (乌饭树苷)
vaccinperoxypyran　越橘过氧吡喃
vacciuligins A, B　笃斯越橘素 A、B
vachanic acid　文昌酸
vacsegosides A ～ D　王不留行皂苷 A ～ D
(–)-vaganine D　(–)- 革质野扇花碱 D
vaginadine　聚叶花葶乌头定
vaginaline　聚叶花葶乌头灵
vaginatin　鞘亮蛇床素
vaginatine　聚叶花葶乌头碱
vaginidin　鞘蛇床素 (鞘亮蛇床定)
vakagnavine　瓦那文 (瓦卡定)
vakatisine　瓦卡素
vakatisinine　瓦卡西宁
vakerin (bergenit, bergenin, arolisic acid B, cuscutin) 岩白菜宁 (岩白菜内酯、岩白菜素、矮茶素、鬼灯檠素、虎耳草素)
valafolone　酸模叶蓼异戊酰氧查耳酮
valdiviolide　11- 羟基密叶辛木素
valechlorine　氯化缬草三酯 (氯化缬草素)
valen-1 (10)-en-8, 11-diol　缬草烯 -1 (10)- 烯 -8, 11- 二醇
(+)-valencene　(+)- 巴伦西亚橘烯
valencene　朱栾萜烯 (瓦伦烯、巴伦西亚橘烯、朱栾倍半萜)
valencic acid　瓦伦西亚桔酸
valeneomerins A ～ D　宽叶缬草素 A ～ D
valepotriate (valtrate, valtratum)　缬草三酯 (缬草素)
valeranone (jatamansone)　缬草萜酮 (缬草酮)
valerenal　缬草萜烯醛
valerenic acid　缬草萜烯酸 (缬草烯酸)
valerenolic acid　缬草萜烯醇酸
valerenone　缬草萜烯酮 (缬草烯酮)
valerenyl acetate　缬草萜烯醇乙酸酯
valerenyl hexanoate　缬草萜烯醇己酸酯
valerenyl isovalerate　缬草萜烯醇异戊酸酯
valerenyl valerate　缬草萜烯醇戊酸酯
valeriadimers A ～ C　缬草倍半萜二聚体 A ～ C
valeriamine　缬草胺
valerianae alkaloids A, B　缬草生物碱 A、B
valerianaoids A ～ C　缬草倍半萜烷 A ～ C
valeriandoids A ～ C　缬香环烯醚酯 A ～ C
valerianine　缬草碱 (缬草根碱)
valerianol　缬草醇 (缬草萜烯醇)
valeric acid (pentanoic acid)　缬草酸 (戊酸)
valeric acid ethyl ester　缬草酸乙酯
valeric aldehyde (pentanal)　戊醛
valerilactones A, B　蜘蛛香内酯 A、B
valerine　缬草林碱
valeriotetrate A　缬草环烯醚萜四酯 A
valeriotriates A, B　缬草环烯醚萜三酯 A、B
valeriridoid P　缬草环烯醚萜 P
valeroidine　瓦勒洛定
ε-valerolactam　ε- 戊内酰胺
γ-valerolactone　γ- 戊内酯
n-valerophenone-*o*-carboxylic acid　邻羧基苯正戊酮
valerosidatum　缬草苦苷
DL-valine　DL- 缬氨酸
L-valine　L- 缬氨酸
valine　缬氨酸
L-valine-L-valine anhydride　L- 缬氨酸 -L- 缬氨酸酐
L-valinol　L- 缬氨醇
valinol　缬氨酸醇 (缬氨醇)
valivine　17- 羟基布加贝母啶
vallapine　银叶树平
vallarotoxin　铃兰若毒苷
vallesamine　瓦来萨明碱

vallesamine N_b-oxide　瓦来萨明碱 N_b- 氧化物

vallesiachotamine　二岐河谷木胺 (瓦来西亚朝它胺、二岐洼蕾碱)

vallesine　瓦勒素

vallopurfine　瓦洛浦芬

vallotidine　瓦洛定

vallotine　瓦洛亭

valoneic acid dilactone　瓦尔酮酸二内酯

valonic acid　槲斗酸

valproate pivoxil　新丙戊酯

valtrate (valepotriate, valtratum)　缬草三酯 (缬草素)

valtratum (valepotriate, valtrate)　缬草三酯 (缬草素)

valtropine　瓦托品

L-valyl-L-alanine anhydride (3-isopropyl-6-methyl-2, 5-piperazinedione)　L- 缬氨酰 -L- 丙氨酸酐 (3- 异丙基 -6- 甲基 -2, 5- 哌嗪二酮)

L-valyl-L-leucine anhydride (3-isopropyl-6-isobutyl-2, 5-piperazinedione)　L- 缬氨酰 -L- 亮氨酸酐 (3- 异丙基 -6- 异丁基 -2, 5- 哌嗪二酮)

L-valyl-L-tyrosine　L- 缬氨酰 -L- 酪氨酸

L-valyl-L-valine　L- 缬氨酰 -L- 缬氨酸

vamonolide　苦瓦莫内酯 (睡茄曼陀罗诺内酯)

vandateroside Ⅱ　棒叶万代兰苷 Ⅱ

vanguerin　叶花茜木素

vanguerolic acid　叶花茜木酸

vanicosides A ～ F　法尼亚蓼苷 (凡尼克苷) A ～ F

vanillic acid (4-hydroxy-3-methoxybenzoic acid)　香草酸 (香荚兰酸、4- 羟基 -3- 甲氧基苯甲酸、对羟基间甲氧基苯甲酸)

vanillic acid hexoside　香草酸己糖苷

vanillic acid-1-*O*-[β-D-apiofuranosyl-(1 → 6)-β-D-glucopyranoside] ester　香草酸 -1-*O*-[β-D- 呋喃芹糖基 -(1 → 6)-β-D- 吡喃葡萄糖苷] 酯

vanillic acid-1-*O*-β-D-glucopyranosyl ester　香草酸 -1-*O*-β-D- 吡喃葡萄糖酯

vanillic acid-4-*O*-neohesperidoside　香草酸 -4-*O*- 新橙皮糖苷

vanillic acid-4-*O*-β-D-(6-*O*-benzoyl) glucopyranoside　香草酸 -4-*O*-β-D-(6-*O*- 苯甲酰基) 吡喃葡萄糖苷

vanillic acid-4-*O*-β-D-(6′-*O*-*trans*-sinapoyl) glucopyranoside　香草酸 -4-*O*-β-D-(6′-*O*- 反式 - 芥子酰基) 吡喃葡萄糖苷

vanillic acid-4-*O*-β-D-(6-*O*-vanilloyl glucopyranoside)　香草酸 -4-*O*-β-D-(6-*O*- 香草酰基)- 吡喃葡萄糖苷

vanillic acid-4-*O*-β-D-[2-*O*-(*E*)-*p*-coumaroyl]glucopyranoside　香草酸 -4-*O*-β-D-[2-*O*-(*E*)- 对香豆酰基] 吡喃葡萄糖苷

vanillic acid-4-*O*-β-D-glucopyranoside　香草酸 -4-*O*-β-D- 吡喃葡萄糖苷

vanillic acid-4-*O*-β-D-glucopyranosyl-(1 → 3)-α-L-rhamnopyranoside　香草酸 -4-*O*-β-D- 吡喃葡萄糖基 -(1 → 3)-α-L- 吡喃鼠李糖苷

vanillic acid-4-*O*-β-D-glucoside　香草酸 -4-*O*-β-D- 葡萄糖苷

vanillic alcohol (vanillyl alcohol)　香草醇 (香荚兰醇)

vanillic aldehyde (vanillum, vanillin)　香草醛 (香兰素、香荚兰醛、香荚兰素、香兰醛)

2-vanillin　2- 香草醛

vanillin (vanillum, vanillic aldehyde)　香草醛 (香兰素、香荚兰醛、香荚兰素、香兰醛)

vanillin acetate　香草醛乙酸酯

vanillin hexosides Ⅰ～Ⅲ　香草醛己糖苷 Ⅰ～Ⅲ

vanillin lactoside　香草醛乳糖苷

vanilloloside　香荚兰醇苷

vanillosmin (eremanthin)　香草斯明 (巴西菊内酯)

6-*O*-vanilloyl ajugol　6-*O*- 香草酰基筋骨草醇

10-*O*-vanilloyl aucubin　10-*O*- 香兰酰桃叶珊瑚素 (10-*O*- 香草酰桃叶珊瑚苷)

11-*O*-vanilloyl bergenin　11-*O*- 香草酰基岩白菜素

vanilloyl calleryanin　香草酰基鹿梨苷

6-vanilloyl catalpol　6- 香草酰基梓醇

vanilloyl catalpol　香草酰梓醇

O-vanilloyl cyclovirobuxine D　*O*- 香草酰环维黄杨星 D

6″-*O*-vanilloyl iridin　6″-*O*- 香草酰野鸢尾苷

6′-*O*-vanilloyl isotachioside　6′-*O*- 香草酰异它乔糖苷 (6′-*O*- 香草酰直蒴苔苷)

vanilloyl rhamnopyranoside　香草酰吡喃鼠李糖苷

6′-*O*-vanilloyl tachioside　6′-*O*- 香草酰它乔糖苷 (6′-*O*- 香草酰异直蒴苔苷)

vanilloyl veracevine　香草酰基藜芦瑟文

vanilloyl zygadenine　香草酰基棋盘花

vanilloyl-1-*O*-β-D-glucoside acetate　香草酰基 -1-*O*-β-D- 葡萄糖苷乙酸酯

1-*O*-vanilloyl-6-(3″, 5″-di-*O*-methyl galloyl)-β-D-glucoside　1-*O*- 香草酰基 -6-(3″, 5″- 二 -*O*- 甲基没食子酰基)-β-D- 葡萄糖苷

10-*O*-vanilloyltheviridoside　10-*O*- 香草酰黄夹苦苷

1-*O*-vanilloyl-β-D-glucoside　1-*O*- 香草酰基 -β-D- 葡萄糖苷

vanillum (vanillin, vanillic aldehyde)　香荚兰醛 (香兰素、香草醛、香荚兰素、香兰醛)

vanillyl acetone　香兰基丙酮

vanillyl alcohol (vanillic alcohol)　香荚兰醇 (香草醇)

vanillyl alcohol-4-*O*-β-D-glucopyranoside　香荚兰醇 -4-*O*-β-D- 吡喃葡萄糖苷

N-vanillyl decanamide　*N*- 香草基癸酰胺

6′-*O*-vanillyl esculin　6′-*O*- 香草基秦皮甲素

N-vanillyl heptanamide　*N*- 香草基庚酰胺

vanillyl mandelic acid　香草扁桃酸

N-vanillyl octanamide　*N*- 香草基辛酰胺

6-*O*-vanillyloxypaeoniflorin　6-*O*- 香草基氧代芍药苷

(+)-vanuatine　(+)- 瓦努阿图莲叶桐碱

varanic acid　四羟基胆甾烷酸

vargasidine　瓦西定

vargasine　瓦加素

(6a*R*, 11a*R*)-variabilin　(6a*R*, 11a*R*)- 易变黄檀素

(+)-variabilin [(+)-homopisatin]　(+)- 易变黄檀素 [(+)- 高豌豆素]

variecolorquinone A　两型曲霉醌 A

varitriol　变色泡波曲霉三醇

varixanthone　变色泡波曲霉叫酮

varv peptides A ～ E　天花病毒肽 A ～ E

vasakin　脱氢鸭嘴花碱

vasconine　矢车菊水仙宁碱

vasicine (peganine)　鸭嘴花碱 (鸭嘴花种碱、番爵床碱、骆驼蓬宁碱、骆驼蓬碱)

(–)-vasicine [(–)-peganine]　(–)- 鸭嘴花碱 [(–)- 骆驼蓬碱]

vasicinine　鸭嘴花宁

vasicinol (6-hydroxypeganine)　鸭嘴花酚碱 (鸭嘴花醇碱、6- 羟基鸭嘴花碱)

vasicinone　鸭嘴花碱酮 (鸭嘴花酮碱、鸭嘴花种酮、鸭嘴花酮)

vasicol　鸭嘴花醇

vasicoline　鸭嘴花考林碱 (鸭嘴花灵)

vasicolinone　鸭嘴花考林酮碱

vasinfectins A, B　侵管新赤壳素 A、B

vasoactive intestinal peptide　血管活性肠肽

vasopressin　后叶加压素

vatamine　瓦塔胺

vatdiospyroidol　类柿树青梅酚

(+)-vateamine　(+)- 埃法特莲叶桐胺

(+)-vateamine-2′-β-*N*-oxide　(+)- 埃法特莲叶桐胺 -2′-β-*N*- 氧化物

vateriaphenol A　白达玛脂树酚 A

vatiamides A ～ F　瓦蒂酰胺 A ～ F

vaticanols A ～ J　青梅酚 A ～ J

vaticaphenol A　青梅苯酚 A

vaticinone　灰青梅酮

vavain　瓦瓦素

vavain-3′-*O*-β-glucoside　瓦瓦素 -3′-*O*-β- 葡萄糖苷

2α, 19α-dihydroxy-3-oxoolean-12-en-28-oic acid-*O*-β-D-glucopyranoside　2α, 19α- 二羟基 -3- 氧亚基齐墩果 -12- 烯 -28- 酸 -*O*-β-D- 吡喃葡萄糖苷

2α, 19α-dihydroxy-3-oxours-12-en-28-oic acid　2α, 19α- 二羟基 -3- 氧亚基熊果 -12- 烯 -28- 酸

2α, 19α-dihydroxyursolic acid　2α, 19α- 二羟基熊果酸

veatchine　危特呈

vegetable luteol (lutein, luteine, xanthophyll)　蔬菜黄示醇 (叶黄素、芦台因)

veinartan　香豆茶碱

vellein　危勒联因 (威勒花素)

velleral　绒白乳菇醛

vellerdiol　绒白乳菇二醇

vellerol　绒白乳菇醇

vellerolactone　绒白乳菇内酯

vellosimine　维洛斯明碱 (魏氏波瑞木胺、危西明)

vellosiminol (normacusine B, tombozine)　去甲马枯星碱 (去甲马枯辛) B

vellosine　危洛素

vellosisimine　维西明

velucryptine　锈毛厚壳桂碱

velutabularins A ～ J　毛麻楝灵 A ～ J

velutin　毡毛美洲茶素

velutinamine　绒毛哥纳香碱

velutinosides A, Ⅰ ～ Ⅲ　绒毛欧夏至草苷 A, Ⅰ ～ Ⅲ

venalstonidine　文鸭脚木定

venalstonine　文鸭脚木宁

veneen　白矢车菊素

veneficine　文飞辛

venenatine　印度鸭脚树亭 (文那亭)	veraminine　藜芦宁
veneniferin　乙酰黄花夹竹桃次苷 B	veramitaline　藜芦密他林 (大理藜芦次碱)
venezenin　芳香木瓣树宁	(–)-veranigrine　(–)- 藜芦尼碱
venice turpentine　威尼斯松节油	veranisatins A, B　八角茴香素 A、B
venoterpine　喜树次碱 (毒鸡骨常山萜碱)	verapatuline　尖被藜芦碱
venoterpine glucoside　喜树次碱葡萄糖苷	verareine　藜芦仞
venoxidine　文昔定	verarine　藜芦任
ventilagolin　翼核果素	verasine　藜卢素
ventilagoxanthobinoside　翼核屾酮二糖苷	veratetrine (neoprotoveratrine, protoveratrine B)　新原藜芦碱 (原藜芦碱 B)
ventilagoxanthonoside　翼核屾酮苷	veratralbine　藜芦尔宾
ventilones A, B　翼核果酮 A、B	veratraldehyde (veratric aldehyde)　藜芦醛
ventiloquinones A ～ I　翼核果醌 A ～ I	veratramide　藜芦酰胺
ventriculin　胃液素 (胃激素)	veratramine　藜芦甾二烯胺
venulol　细脉翠雀醇碱	veratramine *N*-oxide　藜芦甾二烯胺 *N*- 氧化物
venustatriol　美丽凹顶藻三醇	veratramine-3-acetate　藜芦甾二烯胺 -3- 乙酸酯
veprisinium　尾瑞辛季铵碱	22*S*, 25*S*, 5α-veratramine-7 (8), 12 (14)-dien-3β, 13β, 23β-trihydroxy-6-one　22*S*, 25*S*, 5α- 藜芦甾二烯胺 -7 (8), 12 (14)- 二烯 -3β, 13β, 23β- 三羟基 -6- 酮
veracevine　藜芦瑟文	veratric acid　藜芦酸
veracintine　藜芦辛亭	veratric aldehyde (veratraldehyde)　藜芦醛
veragenine　藜芦精宁	veratridine　藜芦定
(+)-veraguensin　(+)- 外拉樟桂脂素	veratrilogenin　金不换苷元
veraguensin　贝拉瓜斯绿心樟素 (外拉樟桂脂素、蔚瑞昆森)	veratrilosides C, D　金不换苷 C、D
veralbidine　藜芦白定	veratrin　嚏根草碱
veralinine　藜芦林宁	veratrine　藜芦碱
veralkamine　藜芦卡明	veratrine hydrochloride　藜芦碱盐酸盐
veralobine　藜芦宾	veratrine nitrate　藜芦碱硝酸盐
veralodine　新疆藜芦定	veratrine sulfate　藜芦碱硫酸盐
veralomidine　藜芦米定	veratrobasine　藜芦巴素
veralomine　新疆藜芦胺	veratrole　藜芦醚
veralosidine　藜芦西定	veratrosine　藜芦碱苷 (藜芦托素)
veralosine　藜芦洛辛	6-*O*-veratroyl catalpol　6-*O*- 藜芦酰梓醇
veralosinine　藜芦西宁	15-veratroyl germine　15- 藜芦酰白藜芦胺
veralozidine　藜芦兹定	15-*O*-veratroyl germine　15-*O*- 藜芦酰白藜芦胺
veralozine　藜芦洛嗪	*C*-veratroyl glycol　*C*- 藜芦酚甘油
veramarine　藜芦马林碱 (藜芦玛碱)	18-veratroyl karacoline　18- 藜芦酰多根乌头碱
veramarine-3-yl formate　藜芦马林碱 -3- 甲酸酯	14-*O*-veratroyl neoline　14-*O*- 藜芦酰新欧乌林碱
veramiline　藜芦米宁	α-veratroyl pseudaconine　α- 藜芦酰假乌头原碱
veramiline-3-*O*-β-D-glucopyranoside　藜芦米宁 -3-*O*-β-D- 吡喃葡萄糖苷	veratroyl zygadenine　藜芦酰基棋盘花碱
veramine　藜芦明 (藜芦胺)	

V

veratrum alkamines A ～ D　藜芦碱胺 A ～ D	
veratryl alcohol　藜芦醇	
6-*O*-veratryl catalpol ester　6-*O*- 藜芦基梓醇酯	
veratrylidenehydrazide　亚藜芦酰肼	
verazine　藜芦嗪 (藜芦辛、藜芦生碱)	
verazinine　藜芦嗪宁	
verbalactone　毛蕊花内酯	
verballocine　毛蕊花洛辛	
verballoscenine　紫毛蕊花别碱	
verbascenine　紫毛蕊花碱	
verbascine　毛蕊花碱	
verbascosaponin A　毛蕊花皂苷 A	
verbascose　毛蕊花糖	
verbascoside (acteoside, kusaginin)　毛蕊花糖苷 (毛蕊花苷、洋丁香酚苷、类叶升麻苷)	
verbascotetraose　毛蕊花四糖	
verbasine　毛蕊花素	
verbasoside　脱咖啡酰基毛蕊糖苷	
verbaspinoside　棘刺毛蕊花苷	
verbathasin A　毛蕊花辛 A	
verbenachalcone　马鞭草查耳酮	
verbenalin (cornin, verbenaloside)　马鞭草灵 (山茱萸素　麽木苷、山茱萸苷、马鞭草苷)	
verbenalol　马鞭草醇	
verbenaloside (cornin, verbenalin)　马鞭草苷 (山茱萸素　麽木苷、山茱萸苷、马鞭草灵)	
verbenaside A　马鞭草倍半萜苷 A	
(*S*)-*cis*-verbenol　(*S*)- 顺式 - 马鞭草烯醇	
cis-verbenol　顺式 - 马鞭烯醇	
D-verbenol　D- 马鞭草烯醇	
trans-verbenol　反式 - 马鞭烯醇	
(–)-verbenol　(–)- 马鞭草烯醇	
verbenol　马鞭草烯醇 (马鞭烯醇)	
cis-verbenone　顺式 - 马鞭草烯酮	
(–)-verbenone　(–)- 马鞭草烯酮	
verbenone (pin-2-en-4-one)　马鞭草烯酮 (马鞭草酮、马鞭烯酮)	
verbenosides A, B　马鞭草裂苷 A、B	
verbenyl acetate　马鞭草烯醇乙酸酯	
verbeofflin Ⅰ　马鞭草萜苷 Ⅰ	
verdazulene　绿薁素	
verdine　兴安藜芦定 (藜芦维定)	
verdinine　新疆藜芦宁	
verdoskyrin　绿醌茜素	
verecundin　委内松苷	
vergatic acid (virgatic acid)　帚状鼠尾草酸	
verimol K (benzyl 2, 6-dihydroxybenzoate)　八角醇酯 K (2, 6- 二羟基苯甲酸苯甲酯)	
verine　藜芦因	
verlotorin　过氧南艾蒿烯内酯	
vermeerin　尾尔米内酯素	
vermicularin　雪茶素	
vermicularone　蠕虫形蓍酮	
vermiculone　蠕虫形蓍次酮	
(–)-verminoside　(–)- 婆婆纳诺苷	
verminoside　婆婆纳诺苷 (药用水蔓青苷)	
vernadigin　春福寿草苷	
vernine (guanosine)　鸟苷 (鸟嘌呤核苷)	
vernocinolide A　夜香牛内酯 A	
vernocinolide-8-*O*-(4-hydroxymethacrylate)　夜香牛内酯 -8-*O*-(4- 羟基异丁烯酸酯)	
vernodalin　斑鸠菊大苦素	
vernodanol　斑鸠菊醇	
vernoflexin　曲折斑鸠菊内酯素	
vernoflexuoside　曲折斑鸠菊苷	
vernoguinoside　几内亚斑鸠菊苷	
vernoguinosterol　几内亚斑鸠菊醇	
vernolepin　斑鸠菊苦素	
vernolic acid　斑鸠菊酸	
vernolides A, B　斑鸠菊内酯 A、B	
vernomenin　斑鸠菊门苦素	
vernomygadin　斑鸠菊米苦素	
vernonioside D　斑鸠菊苷 D	
vernosterol (stigmast-(14), 15, 24 (28)-trienol)　斑鸠菊甾醇 [豆甾 -8, 14, 24 (24′)- 三烯醇]	
vernovan　斑鸠菊黄烷苷	
verodoxin　渥洛多苷	
veronamine　危让胺	
veronicafolin　婆婆纳叶布式菊素	
veronicastroside　腹水草苷	

veronicoside 婆婆纳苷
verpectosides A ～ C 篦齿状婆婆纳苷 A ～ C
verproside (3′-hydroxycatalposide) 婆婆纳普苷 (3′- 羟基梓果苷)
verrol-4-acetate 疣孢醇 -4- 乙酸酯
verrucarins A ～ M 有疣毒菌素 (瘤黑黏座孢霉素) A ～ M
(+)-verrucosin (+)- 渥路可脂素
verrucosin 渥路可脂素
verruculotoxin 小疣青霉毒素
versibirioside 草本威灵仙苷
versicolactones A ～ D 新马兜铃内酯 (银袋内酯、变色马兜铃内酯) A ～ D
versiconol 杂色曲霉醇
vertaline 尉它灵
vertiaflavone 黄花夹竹桃黄酮素
verticillatine 萝芙木亭碱 (维替新拉亭、蔚西拉亭)
verticillatol 萝芙木醇
verticillatoside 轮叶马先蒿苷
verticilline 黄花贝母碱 (蔚西灵)
verticillins D ～ F 轮枝孢菌素 D ～ F
verticilloside 野葵苷
verticindione 浙贝双酮
verticine (peimine) 浙贝母碱 (浙贝母素、浙贝甲素、贝母碱、贝母素甲)
verticine *N*-oxide 浙贝母碱 *N*- 氧化物
verticinone (peiminine) 贝母碱酮 (脱氢浙贝母碱、去氢贝母碱、贝母素乙、浙贝乙素)
verticinone *N*-oxide 脱氢浙贝母碱 *N*- 氧化物
verticiol 金松脑 (金松醇)
vertine 敌克冬种碱
verussustilbene 乌苏里藜芦二苯乙烯
vescalagin 栎木鞣花素 (3β- 表栗木脂素、板栗鞣精)
vespertilin 蝙蝠茄素 (魏斯泼蒂灵)
vespulakinin 胡蜂激肽
(+)-vesticarpan (+)- 绒叶军刀豆紫檀烷
vesticarpan 驴食草果酚
(6a*R*, 11a*R*)-vesticarpan (6a*R*, 11a*R*)- 绒叶军刀豆紫檀烷
vestitenone 驴食草烯酮
(±)-vestitol (±)- 绒叶军刀豆酚
(3*R*)-vestitol (3*R*)- 驴食草酚 [(3*R*)- 绒叶军刀豆酚、(3*R*)- 维斯体素]
(3*S*)-vestitol (3*S*)- 驴食草酚 [(3*S*)- 绒叶军刀豆酚、(3*S*)- 维斯体素]
vestitol 驴食草酚 (瑞斯蒂酚、绒叶军刀豆酚、包被剑豆酚、维斯体素)
(–)-vestitol (–)- 绒叶军刀豆酚
vestitone 瑞斯蒂酮
vetivane 岩兰烷
vetivazulene 岩兰薁
vetivene 岩兰烯 (印须芒烯、岸兰烯、维惕烯)
β-vetivone β- 岩兰草酮
α-vetivone (isonootkatone) α- 岩兰草酮 (异香柏酮、异圆柚酮)
vexibidin (leachianone A) 苦甘草定 (苦豆子定、利奇槐酮 A)
vexibinol (sophoraflavanone G) 苦甘草醇 (槐属黄烷酮 G)
vibeline (cardine, carduben, provismine, visnadin, visnamine) 氢吡豆素 (阿米芹定、齿阿米定、阿密茴定)
vibruresinol 荚蒾脂酚
vibsanins A ～ V 荚蒾宁 A ～ V
vibsanol A 荚蒾散醇 A
viburfordosides A ～ I 南方荚蒾木脂苷 A ～ I
viburgenin 荚蒾精宁
viburnalloside 桦叶荚蒾苷
viburnenone B_1 methyl ester 荚蒾烯酮 B_1 甲酯
viburnenone B_2 methyl ester 荚蒾烯酮 B_2 甲酯
viburnine 荚蒾宁碱
viburnitol 荚醇
viburnols A ～ K 荚蒾醇 A ～ K
viburnudienone B_1 methyl ester 荚蒾二烯酮 B_1 甲酯
viburnudienones H_1, H_2 荚蒾二烯酮 H_1、H_2
viburtinosides Ⅳ, Ⅴ 地中海荚蒾苷 Ⅳ、Ⅴ
vicenin-2 (apigenin-6, 8-di-*C*-β-D-glucoside) 新西兰牡荆苷 -2 (维采宁 -2、芹菜素 -6, 8- 二 -*C*-β-D- 葡萄糖苷)
vicenins Ⅰ～Ⅲ 新西兰牡荆苷 (葫芦巴苷、维采宁) Ⅰ～Ⅲ
vicianin 野豌豆宁

vicianose 巢菜糖 (荚豆二糖)
vicilin 豌豆球蛋白
vicine 巢菜碱苷 (野豌豆碱、蚕豆苷)
vicodiol-2-*O*-β-D-glucopyranoside 维科菊二醇 -2-*O*-β-D- 吡喃葡萄糖苷
vicolides A ～ D 苇谷草内酯 A ～ D
vidalols A, B 旋叶藻酚 A、B
vidolicine 文朵雷辛碱
vieillardiixanthones A, B 维氏藤黄屾酮 A、B
vignacyanidin 豇豆矢车菊素
vignafuran 豇豆呋喃
vignaticol 豇豆醇
vignatin 凯文酮
viguiestenin 尾九斯宁
vilangin 维兰素
villastonine 毛鸭脚木碱
villiramulins A, B 柔毛小枝胡椒素 A、B
villocarines A ～ E 毛钩藤碱 A ～ E
villosides A, B 白花败酱苷 (毛叶腹水草苷) A、B
villosinol 白花败酱酚
villosins A ～ C 柔毛叉开香科科素 (白花败酱黄素) A ～ C
villosol 白花败酱醇 (长毛灰毛豆酚)
villosolside 白花败酱醇苷
villosterol 毛杜楝甾醇
vilmoraconitine 黄草乌亭碱
vilmoridine 黄草乌定碱
vilmorinines A ～ F 刺臭椿宁 A ～ F
vilmorrianine C (foresaconitine) 黄草乌碱 C (黄草乌碱丙、丽江乌头碱)
vilmorrianines A ～ D 黄草乌碱 A ～ D
vilmorrianone 黄草乌酮碱 (黄乌酮)
viminadiones A, B 柳枝状红千层二酮 A、B
vinaginsenosides R_1 ～ R_{18} 越南人参皂苷 R_1 ～ R_{18}
vina-ginsenosides R_3, R_4, R_8 越南参皂苷 R_3、R_4、R_8
vinaline 牧豆树素 (文那灵)
vinamidine 文那米定碱 (长春米定)
vinaphamine 文那胺
vinaspine 文那品
vinblastine (vincaleukoblastine, vincaleucoblastine) 长春碱 (文拉亭、长春花碱)
vinblastine N'_b-oxide 长春碱 N'_b- 氧化物
vinblastine sulfate 硫酸长春碱
vinburnine 长春象牙宁
vinca base 长春茎属碱
vincadiffine 长春蔓芬 (蔓长春异碱)
D-vincadifformine D- 长春蔓佛明
vincadifformine 长春蔓佛明 (异型蔓长春花胺、异型长春碱)
vincadine 长春蔓定
vincadioline 羟基长春碱
vincaherbine 长春蔓宾
vincaherbinine 长春蔓必宁
vincaine 阿吗里新
vincaleucoblastine (vincaleukoblastine, vinblastine) 长春花碱 (长春碱、文拉亭)
vincaleukoblastine (vinblastine, vincaleucoblastine) 长春花碱 (长春碱、文拉亭)
(4′α)-vincaleukoblastine (vinrosidine, leurosidine) (4′α)-长春花碱 (异长春碱、长春西定、留绕西定碱)
vincaline 长春蔓灵
vincamajine 长春蔓晶
vincamajoreine 长春蔓碱 (蔓长春雷碱)
vincamajoridine (akuammine) 长春利啶 (阿枯明)
vincamedine 长春蔓美定
vincamicine 长春米辛碱 (长春米辛)
vincamidine (strictamine) 长春蔓脒 (劲直胺、直立拉齐木胺)
Δ^{14}-vincamine Δ^{14}- 长春蔓胺
vincamine (minorin) 长春蔓胺 (长春胺、长春花胺)
vincaminine 长春蔓米宁
vincaminoreine 长春蔓诺切
vincaminoridine 长春蔓诺定
vincaminorine 小蔓长春诺林碱 (长春蔓米诺任)
vincamirine 长春蔓米任
vincanidine 长春蔓尼定
vincanine 长春蔓宁 (蔓长春宁)
vincanol 长春醇
vincanorine 长春蔓诺任
vincanovine 长春蔓诺文
vincantril 长春曲尔
vincapusine 长春普辛碱

vincaridine　长春蔓日定

vincarine　长春林碱

vincarodine　长春蔓绕定

vincarosine　长春蔓绕素

vincarubine　长春罗宾

vincathicine　长春蔓替辛 (长春西碱)

vincetoxicoside (glaucoside) B　田基黄苷 (白前苷 B、芫花叶白前苷 B)

vincetoxicum base A　合掌消属碱 A

Δ^{14}-vincine　Δ^{14}- 小蔓长春花碱

vincinine　长春西宁

vincolidine　长春尼定碱 (长春立定)

vincoline　长春考灵 (文考灵碱)

vincoridine　长春日定

vincorine　长春任

vincorodine　维卡罗定碱

vincosamide (vincoside lactam)　小蔓长春花酰胺 (长春花苷内酰胺、喜果苷)

vincoside　长春花苷

vincoside lactam (vincosamide)　长春花苷内酰胺 (小蔓长春花酰胺、喜果苷)

vincovalinine　文可林宁

vincristine (leurocristine)　长春新碱 (醛基长春碱、新长春碱、留卡擦辛碱)

vincristine sulfate　硫酸长春新碱

vincubine　文可宾碱

vindeburnol　长春象牙碱

vindesine　西艾克 (长春碱酰胺、长春地辛)

vindogentianine　长春艮替阿宁

vindolicine　长春尼辛 (长春立辛)

vindolidine (vindorosine)　长春刀立定 (文朵尼定碱)

vindoline　长春多灵 (文多灵、长春刀灵)

(19*R*)-vindolinine　(19*R*)- 长春里宁

(19*S*)-vindolinine　(19*S*)- 长春里宁

vindolinine　长春里宁 (长春立宁、文朵尼宁碱、长春尼宁、长春花朵宁)

vindolinine *N*-oxide　长春里宁 *N*- 氧化物

vindolinine-2HCl　长春里宁二盐酸盐

vindorosine (vindolidine)　文朵尼定碱 (长春刀立定)

vinepidine　长春匹定

vineridine (isocaboxine A)　长春内日定 (异卡博西碱 A)

vinerine　长春内任

vinervine　长春文碱

vinetine　刺檗碱

vinformide　长春酰氧

vinglycinate　长春甘脂

vingramine　长春芦竹碱 (长春禾草碱)

vinhaticoic acid　黄苏木酸

7α, 8α-*cis*-ε-viniferin　7α, 8α- 顺式 -ε- 葡萄双芪

cis-ε-viniferin　顺式 -ε- 葡萄双芪

trans-ε-viniferin　反式 -ε- 葡萄双芪

(–)-ε-viniferin　(–)-ε- 葡萄双芪

(+)-viniferin　(+)- 葡萄双芪

(+)-α-viniferin　(+)-α- 葡萄双芪

(+)-ε-viniferin　(+)-ε- 葡萄双芪

(*E*)-viniferin　(*E*)- 葡萄双芪

α-viniferin　α- 葡萄双芪

γ-2-viniferin　γ-2- 葡萄双芪

δ-viniferin　δ- 葡萄双芪

ε-viniferin　ε- 葡萄双芪

vinine　长春宁

vinleurosine (leurosine)　长春罗新 (环氧长春碱、洛诺生)

vinorelbine　去甲长春花碱 (长春瑞滨)

vinorelbine tartrate　酒石酸长春瑞滨

vinorine　维诺任碱 (文诺林)

vinosidine　长春诺定 (文洛西定碱)

vinpocetine (cavinton)　长春西汀

vinpoline　长春泊林

vinrosidine [leurosidine, (4′α)-vincaleukoblastine]　长春西定 [留绕西定碱 、异长春碱、 (4′α)- 长春碱]

vinrosidine sulfate　硫酸异长春碱 (异长春碱硫酸盐、长春西定硫酸盐)

vinsedicine　长春瑟辛

vinsedine　长春瑟定

vintenate　长春替酯

vintriptol　长春曲醇

vinyl acetate (acetic ether, ethyl acetate)　乙酸乙酯

2-(vinyl butadiynyl)-5-(propynyl) thiophene　2-(乙烯基丁二炔基)-5- 丙炔基噻吩

vinyl butanoate　丁酸乙烯酯

vinyl caffeate 咖啡酸乙烯酯

4-vinyl dimethoxyphenol (4-vinyl syringol) 4- 乙烯基二甲氧基苯酚 (4- 乙烯基紫丁香醇)

vinyl dimethyl benzene 乙烯基二甲苯

4-vinyl guaiacol 4- 乙烯基愈创木酚

vinyl guaiacol 乙烯基愈疮木酚

vinyl palmitate 棕榈酸乙烯酯

p-vinyl phenol (4-vinyl phenol) 对乙烯基苯酚 (4- 乙烯基苯酚)

vinyl sodium 乙烯基钠

4-vinyl syringol (4-vinyl dimethoxyphenol) 4- 乙烯基紫丁香醇 (4- 乙烯基二甲氧基苯酚)

6-vinyl tetrahydro-2, 2, 6-trimethyl-2H-pyran-3-ol 6-乙烯基四氢 -2, 2, 6- 三甲基 -2H- 吡喃 -3- 醇

5-vinyl tetrahydro-α, α, 5-trimethyl-2-furanmethanol 5-乙烯基四氢 -α, α, 5- 三甲基 -2- 呋喃甲醇

cis-5-vinyl tetrahydro-α, α-5-trimethyl-2-furanmethanol 顺式 -α, α-5- 三甲基 -5- 乙烯基 -2- 四氢呋喃甲醇

4-vinyl-1, 2, 3-trithio-5-cyclohexene 4- 乙烯基 -1, 2, 3- 三硫 -5- 环己烯

3-vinyl-1, 2-dithiocyclohex-4-ene 3- 乙烯基 -1, 2- 二硫环己 -4- 烯

3-vinyl-1, 2-dithiocyclohex-5-ene 3- 乙烯基 -1, 2- 二硫环己 -5- 烯

4-vinyl-1, 2-dithio-4-cyclohexene 4- 乙烯基 -1, 2- 硫杂 -4- 环己烯

1-vinyl-1-methyl-2, 4-di (1-methyl vinyl) cyclohexane 1- 乙烯基 -1- 甲基 -2, 4- 二 (1- 甲基乙烯基) 环己烷

1-vinyl-1-methyl-2-cyclohexane 1- 乙烯基 -1- 甲基 -2- 环己烷

4-vinyl-2-methoxyphenol 4- 乙烯基 -2- 甲氧基苯酚

L-5-vinyl-2-thiooxazolidone L-5- 乙烯基 -2- 硫噑唑烷酮

5-vinyl-2-thiooxazolidone 5- 乙烯基 -2- 硫噑唑烷酮

6-vinyl-3, 6-dimethyl-5-isopropyl-4, 5, 6, 7-tetrahydrobenzofuran 6- 乙烯基 -3, 6- 二甲基 -5- 异丙基 -4, 5, 6, 7- 四氢苯并呋喃

1-vinyl-4, 8-dimethoxy-β-carboline 1- 乙烯基 -4, 8- 二甲氧基 -β- 咔啉

1-vinyl-4, 9-dimethoxy-β-carboline 1- 乙烯基 -4, 9- 二甲氧基 -β- 咔啉

2-vinyl-4*H*-1, 2-dithiin 2- 乙烯基 -4*H*-1, 2- 二硫杂苯

2-vinyl-4*H*-1, 3-dithiin 2- 乙烯基 -4*H*-1, 3- 二硫杂苯

2-vinyl-4*H*-1, 3-dithiin-3-oxide 2- 乙烯基 -4*H*-1, 3- 二硫杂苯 -3- 氧化物

1-vinyl-4-methoxy-β-carboline 1- 乙烯基 -4- 甲氧基 -β- 咔啉

2-(5-vinyl-5-methyl-2-tetrahydrofuranyl)-6-methyl-5-hepten-3-one 2-(5- 乙烯基 -5- 甲基 -2- 四氢呋喃)-6- 甲基 -5- 庚烯基 -3- 酮

4-vinyl-6*H*-1, 2-dithiin-2-oxide 4- 乙烯基 -6*H*-1, 2- 二硫杂苯 -2- 氧化物

6-vinyl-6-methyl-1-(1-methyl ethyl)-3-cyclohexene 6-乙烯基 -6- 甲基 -1-(1- 甲乙基)-3- 环己烯

6-vinyl-7-methoxy-2, 2-dimethyl chromene 6- 乙烯基 -7- 甲氧基 -2, 2- 二甲基色烯

4-vinyl-l, 2, 3-trithia-5-cyclohexene 4- 乙烯基 -1, 2, 3-三硫杂 -5- 环己烯

vinyphenyl ether 苯乙烯醚

vinzolidine 长春利定

violaics A, B 七星莲萜 A、B

violalide 七星莲萜内酯

violanin 堇菜花苷

(3*R*)-violanone (3*R*)- 堇紫黄檀酮

violanone 堇紫黄檀酮

violanthin 三色堇黄酮苷

violapterin 堇蝶呤

violaquercitrin (quercetin-3-*O*-rutinoside, rutoside, vitamin P, quercetin glucorhamnoside, rutin) 紫槲皮苷 (槲皮素 -3-*O*- 芸香糖苷、芸香苷、紫皮苷、维生素 P、芦丁、槲皮素葡萄糖鼠李糖苷)

(9*Z*)-violaxanthin (9*Z*)- 堇黄质

violaxanthin 堇黄质 (蝴蝶梅黄素、堇黄素)

violeoxanthin 三色堇黄质

violutin (violutoside) 堇菜苷

violutoside (violutin) 堇菜苷

violyedoenamide (tetracosanoyl-*p*-hydroxyphenethyl amine) 地丁酰胺 (二十四酰基对羟基苯乙胺)

viopudial 折伤木二醛

virenols A ～ E 纽子果酚 A ～ E

virensic acid 绿树发酸

virescenine 绿翠雀宁碱 (变绿卵孢碱)

virescenols A, B 绿卵孢霉醇 A、B

virescenosides A ～ Q 变绿卵孢苷 A ～ Q

virganin 黄珠子草宁

virgatic acid (vergatic acid) 帚状鼠尾草酸
virgatusin 黄珠子草素
virgatyne 黄珠子草炔
virgaureagenin G (polygalacic acid) 毛果一枝黄花皂苷元 (远志酸)
virgaureasaponin Ⅰ (bellissaponin BS_2) 毛果一枝黄花皂苷 Ⅰ (一枝黄花皂苷 BS_2)
virgaureasaponins A ～ E 毛果一枝黄花皂苷 A ～ E
virgaureoside A 毛果一枝黄花酚苷 A
virgauride 黄帚橐吾内酯
virgaurins A ～ C 黄帚橐吾素 A ～ C
virgaurols A ～ D 黄帚橐吾醇 A ～ D
virgauronin 黄帚橐吾宁
virgilidine 灌豆定
virgiline 灌豆碱 (维吉利碱)
viridicatine 纯绿青霉亭
viridiflorene 绿花烯 (对白千层烯)
viridifloric acid 绿花倒提壶酸
viridiflorine 绿花倒提壶碱
viridiflorol 绿花白千层醇 (绿花醇、白千层醇)
9-viridifloryl retronecine (lycopsamine) 9- 绿花白千层醇基倒千里光裂碱 (立可沙明碱、立可沙明)
viridinatine 白千层刺凌德草碱
viridine 绿毛菌烃
viridoside 浅绿红景天苷
viroallosecurinine (2-allovirosecurinine) 毒别一叶萩碱 (别白饭树瑞宁、2- 别维一叶萩碱)
virolin 维罗蔻木素 (苏里南肉豆蔻素)
(±)-virolongin (±)- 长豆蔻素
virols A ～ C 毒芹洛醇 A ～ C
virosaines A, B 白饭树因碱 A、B
virosecurinine 毒一叶萩碱 (白饭树瑞宁)
virosine 长春素 (白饭树洛辛)
viroxocin 彩苞鼠尾草素
visammin (khellin, kelamin) 凯林 (凯刺素、 呋喃并色原酮)
visamminol 阿米芹诺醇 (维斯阿米醇、齿阿米醇、阿密茴醇)
(+)-visamminol (+)- 阿米芹诺醇 [(+) 维斯阿米醇、(+)- 齿阿米醇、(+)- 阿密茴醇]
(2′*S*)-visamminol-4′-*O*-β-D-apiofuranosyl-(1→6)-*O*-β-D-glucopyranoside (2′*S*)- 阿米芹诺醇 -4′-*O*-β-D- 呋喃芹糖基 -(1 → 6)-*O*-β-D- 吡喃葡萄糖苷
visamminol-4′-*O*-β-D-glucopyranoside 阿米芹诺醇 -4′-*O*-β-D- 吡喃葡萄糖苷
viscidulin Ⅰ (3, 5, 7, 2′, 6′-pentahydroxyflavone) 黏毛黄芩素 Ⅰ (3, 5, 7, 2′, 6′- 五羟基黄酮)
viscidulin Ⅱ (5, 2′, 6′-trihydroxy-7, 8-dimethoxyflavone) 黏毛黄芩素 Ⅱ (5, 2′, 6′- 三羟基 -7, 8- 二甲氧基黄酮)
viscidulin Ⅲ (5, 7, 2′, 5′-tetrahydroxy-8, 6′-dimethoxyflavone) 黏毛黄芩素 Ⅲ (5, 7, 2′, 5′- 四羟基 -8, 6′- 二甲氧基黄酮)
viscidulin Ⅲ -2′-*O*-β-D-glucopyranoside 黏毛黄芩素 Ⅲ -2′-*O*-β-D- 吡喃葡萄糖苷
viscidulins A, B 黏毛黄芩素 A、B
β-viscol (fagarasterol, monogynol B, lupeol) 羽扇豆醇 (蛇麻脂醇、羽扇醇)
visconolide 黏酸浆诺内酯
viscosalactones A, B 黏酸浆内酯 A、B
viscotoxin A_3 槲寄生毒素 (槲寄生毒肽) A_3
viscumamide 槲寄生酰胺
viscumin 槲寄生明
viscumneosides Ⅰ ～ Ⅶ 槲寄生新苷 Ⅰ ～ Ⅶ
viscutins 1 ～ 3 桑寄生苷 1 ～ 3
vismiaguianones A ～ E 圭亚那维斯米亚酮 A ～ E
vismiaphenones A ～ G 维斯米亚苯乙酮 A ～ G
vismiaquinones A ～ C 维斯木醌 A ～ C
vismiones A ～ E 普梭草酮 (维斯木酮、维斯米亚酮) A ～ E
visnacorin 阿密茴素
(–)-visnadin (–)- 氢吡豆素
visnadin (cardine, carduben, provismine, vibeline, visnamine) 阿密茴定 (氢吡豆素、阿米芹定、齿阿米定)
visnagin 阿米芹素 (齿阿米素)
visnamine (cardine, carduben, provismine, vibeline, visnadin) 阿密茴定 (氢吡豆素、阿米芹定、齿阿米定)
vitalbosides A, B 葡萄叶铁线莲苷 (白藤铁线莲苷) A、B

vitamin A alcohol (retinol) 维生素 A 醇 (视黄醇)
vitamin A acetate (retinol acetate) 维生素 A 乙酸酯 (视黄醇乙酸酯)
vitamin B_1 (thiamine) 维生素 B_1 (硫胺素)
vitamin B_1 hydrochloride (thiamine hydrochloride) 盐酸维生素 B_1 (盐酸硫胺)
vitamin B_2 (riboflavin) 维生素 B_2(核黄素、乳黄素)
vitamin C (L-ascorbic acid) 维生素 C (抗坏血酸)
vitamin E 维生素 E
vitamin H (biotin, coenzyme R) 维生素 H (生物素、辅酶 R)
vitamin P (rutoside, quercetin-3-*O*-rutinoside, rutin, quercetin glucorhamnoside, violaquercitrin) 维生素 P (芦丁、槲皮素 -3-*O*- 芸香糖苷、芸香苷、紫皮苷、紫槲皮苷、槲皮素葡萄糖鼠李糖苷)
vitamin U (L-methionine methylsulfonium chloride) 维生素 U (L- 蛋氨酸甲基锍氯化物)
vitamins A ～ F, K, A_1, A_2, B_1 ～ B_3, B_5 ～ B_7, B_9, B_{12}, D_2 ～ D_4, Eα ～ Eδ, K_1 ～ K_3, pp 维生素 A ～ F、K、A_1、A_2、B_1 ～ B_3、B_5 ～ B_7、B_9、B_{12}、D_2 ～ D_4、Eα ～ Eδ、K_1 ～ K_3、pp
vitastramonolide 维他曼陀罗内酯
viteagnuside A 穗花牡荆奴苷 A
viteagnusins A ～ I 穗花牡荆素 (穗花牡荆萜素) A ～ I
vitecannasides A, B 牡荆果苷 A、B
vitedoamines A, B 黄荆子胺 A、B
vitedoins A, B 黄荆种素 A、B
vitegnoside 黄荆诺苷
vitelignin A 黄荆木脂素 A
vitellin 卵黄磷蛋白
viteosin A 蔓荆二萜素 A
vitepyrroloids A ～ D 蔓荆吡咯 A ～ D
viterotulins A, B 单叶蔓荆果素 A、B
vitetrifolins A ～ I 蔓荆素 (蔓荆萜素) A ～ I
vitexcarpin (casticin, vitexicarpin) 紫花牡荆素 (蔓荆子黄素、牡荆子黄酮)
vitexdoins A ～ I 黄荆子素 A ～ I
vitexfolins A, B 单叶蔓荆素 A、B
vitexicarpin (vitexcarpin, casticin) 紫花牡荆素 (蔓荆子黄素、牡荆子黄酮)
vitexifolins A ～ F 单叶蔓荆二萜 A ～ F
vitexilactones A ～ C 单叶蔓荆内酯 (牡荆内酯) A ～ C
vitexin 牡荆素 (牡荆黄素、牡荆苷)
vitexin B-1 [6-hydroxy-4-(4-hydroxy-3-methoxyphenyl)-3-hydroxymethyl-7-methoxy-3, 4-dihydro-2-naphthalene carboxaldehyde] 牡荆素 B-1 [6- 羟基 -4-(4- 羟基 -3- 甲氧苯基)-3- 羟甲基 -7- 甲氧基 -3, 4- 二氢 -2- 萘甲醛]
vitexin caffeate 牡荆素咖啡酸酯
vitexin glucopyranoside 牡荆素吡喃葡萄糖苷
vitexin rhamnoside 牡荆素鼠李糖苷
vitexin xyloside 牡荆素木糖苷
vitexin-2″-*O*-glucoside 牡荆素 -2″-*O*- 葡萄糖苷
vitexin-2″-*O*-xyloside polyacylated 牡荆素 -2″-*O*- 木糖苷多乙酰化物
vitexin-2″-*O*-glucopyranoside 牡荆素 -2″-*O*- 吡喃葡萄糖苷
vitexin-2″-*O*-*p*-coumarate 牡荆素 -2″-*O*- 对香豆酸酯
vitexin-2″-*O*-xyloside 牡荆素 -2″-*O*- 木糖苷
vitexin-2″-*O*-β-D-glucopyranoside 牡荆素 -2″-*O*-β-D-吡喃葡萄糖苷
vitexin-2″-*O*-β-xyloside 牡荆素 -2″-*O*-β- 木糖苷
vitexin-4″-*O*-glucoside 牡荆素 -4″-*O*- 葡萄糖苷
vitexin-4′-*O*-rhamnoside 牡荆素 -4′-*O*- 鼠李糖苷
vitexin-7-glucoside 牡荆素 -7- 葡萄糖苷
vitexin-7-*O*-β-D-glucopyranoside 牡荆素 -7-*O*-β-D- 吡喃葡萄糖苷
vitexlactam A 牡荆内酰胺 A
vitexlignan 牡荆木脂素
vitexoid 蔓荆单萜素
vitexoside 黄荆新黄苷
vitextrifloxides A ～ I 蔓荆醇烯 (三花蔓荆萜氧化物) A ～ I
vitextrifolins A ～ G 三花蔓荆新素 A ～ G
viticosterone E 牡荆甾酮 E
(+)-vitisifuran A (+)- 葡萄呋喃 A
(+)-*cis*-vitisin A (+)- 顺式 - 葡萄素 A
cis-vitisin A 顺式 - 葡萄素 A
vitisinols A ～ C 葡萄醇 (葡萄芪酚) A ～ C
vitisins A ～ C 葡萄素 A ～ C
(+)-vitisins A ～ D (+)- 葡萄素 A ～ D

vitispirane {2, 10, 10-trimethyl-6-methylene-1-oxaspiro [4.5]-7-ene}	葡萄螺烷 {2, 10, 10- 三甲基 -6- 亚甲基 -1- 氧杂螺 [4.5]-7- 烯 }
vitricin	蔓荆子碱
vitrifol A	单叶蔓荆脂醇 A
vitrofolals A ～ F	单叶蔓荆醛 A ～ F
vittacarboline	花朱顶红咔啉
vittadinoside (stigmast-7, 22-dien-3β-*O*-β-D-glucopyranoside)	书带蕨顶苷 (豆甾 -7, 22- 二烯 -3β-*O*-β-D- 吡喃葡萄糖苷)
vittariflavone	书带蕨黄酮
vittatine	条纹碱
vladimuliecins A, B	木里木香辛 A、B
vladinol F-9-*O*-β-D-xylopyranoside	川木香醇 F-9-*O*-β-D- 吡喃木糖苷
vladinols A ～ F	川木香醇 A ～ F
voacafricine	老刺木辛
voacafrine	老刺木任
voacaline	老刺木灵
voacamidine	老刺木脒
voacamine	老刺木胺 (沃坎胺)
voacangine	老刺木碱 (伏康京碱、老刺木精)
voacangine-7-hydroxyindolenine	老刺木碱 -7- 羟基假吲哚
voachalotine	沃坎亭
voacristine	非洲伏康树碱
voacristinehydroxy-indolenine	非洲伏康树羟基伪吲哚碱
voacryptine	老刺木隐亭
voaluteine	沃台因
voaphylline	沃非灵
vobasine	伏康碱
vobtusine	老刺木素
vogeletin	灰叶豆黄素
vogelin C	沃格刺桐素 C
vogeloside	沃格闭花苷 (沃格花闭木苷、西非灰毛豆苷、断马钱子苷半缩醛内酯)
voleiferaol	油茶根素
D-volemitol	D- 庚七醇
volemitol	多汁乳菇醇
voleneol	鳞鹧鸪花醇
(*E*)-volkendousin	(*E*)- 伏氏楝杜素
(*Z*)-volkendousin	(*Z*)- 伏氏楝杜素
volkenin	环戊烯醇腈苷
volkensiflavone	倭氏藤黄双黄酮
volkensin	沃氏藤黄辛 (伏氏楝素)
volkensinin	伏氏楝宁
volubilosides A ～ C	南山藤种苷 A ～ C
volvalerelactones A, B	宽叶缬草内酯 A、B
volvalerenals A ～ G	宽叶缬草醛 A ～ G
volvalerenic acids A ～ D	宽叶缬草酸 A ～ D
volvalerine A	缬草聚素 A
volvaltrates A, B	伏尔缬草三酯 A、B
volvotoxin	苞脚菇毒素
vomalidine	吐萝定 (12- 甲氧基萝芙木定碱)
vomicine	番木鳖次碱
vomifoline	吐叶素
(+)-vomifoliol	(+)- 催吐萝芙木醇 [(+)- 催吐萝芙叶醇、(+)- 吐叶醇]
(6*R*, 9*R*)-vomifoliol	(6*R*, 9*R*)- 催吐萝芙木醇 [(6*R*, 9*R*)- 催吐萝芙叶醇、(6*R*, 9*R*)- 吐叶醇]
(6*S*, 9*R*)-vomifoliol	(6*S*, 9*R*)- 催吐萝芙木醇 [(6*S*, 9*R*)- 吐叶醇]
vomifoliol (blumenol A)	催吐萝芙木醇 (吐叶醇、催吐萝芙叶醇、布卢竹柏醇 A、布卢门醇 A)
vomifoliol-1-*O*-β-D-xylopyranoside-6-*O*-β-D-glucopyranoside	催吐萝芙木醇 -1-*O*-β-D- 吡喃木糖苷 -6-*O*-β-D- 吡喃葡萄糖苷
vomifoliol-9-*O*-β-D-glucopyranoside	催吐萝芙木醇 -9-*O*-β-D- 吡喃葡萄糖苷
vomifoliol-9-*O*-β-D-xylopyranosyl-(1 → 6)-*O*-β-D-glucopyranoside	催吐萝芙木醇 -9-*O*-β-D- 吡喃木糖基 -(1 → 6)-*O*-β-D- 吡喃葡萄糖苷
vomilenine	催吐萝芙木勒宁
vomitoxin	红梭霉毒素
(5α)-vouacapa-8 (14), 9 (11)-diene	(5α)- 柯桠树 -8 (14), 9 (11)- 二烯
(5α, 6β, 8β)-vouacapan-6-ol	(5α, 6β, 8β)- 柯桠树 -6- 醇
(5α, 8β)-vouacapane	(5α, 8β)- 柯桠树烷
vouacapen-5α-ol	柯桠树烯 -5α- 醇
(+)-vouacapenic acid	(+)- 柯桠树酸

vulgarin (tauremisin, judaicin, tauremizin)　牛蒿素 (犹地亚蒿素)
vulgaris lactone　北艾内酯
vulgarisin A　夏枯草素 A
vulgarol　欧夏至草洛醇
vulgarole　北艾醇
vulgarones A, B　北艾酮 (菊蒿酮) A、B
vulgarons A, B　茼蒿倍半萜醇 A、B
vulgarsaponins A, B　夏枯草皂苷 (北艾醇皂苷) A、B
vulgasides Ⅰ, Ⅱ　夏枯草五环苷Ⅰ、Ⅱ
vulgaxanthins Ⅰ, Ⅱ　仙人掌黄素 (仙人掌黄质) Ⅰ、Ⅱ
vulpic acid　多缩苔藓酸
vulpinic acid　狐衣酸
vulracine　乌瑞辛
W3-polyunsaturated fatty acid　聚 W3 不饱和脂肪酸
wahlenbergioside　蓝花参酚苷 (一一七脂苷)
wahlenoside A methyl ester　蓝花参诺苷 A 甲酯
wahlenosides A ～ D　蓝花参诺苷 A ～ D
wallichiisides A ～ G　绵参苷 A ～ G
wallichilide　川芎萘呋内酯
wallichinin (wallichinine)　南藤素
wallichoside　凤尾蕨茚酮 (瓦利希毒苷)
wallicoside　断节参苷
wallifoliol　西藏红豆杉醇
walsurol　割舌醇
wampetin (dehydroindicolactone)　黄皮亭 (黄皮呋喃香豆素、脱氢印黄皮内酯)
wanpeinine A　皖贝宁 A
waols A, B　蛙醇 A、B
warangalone (scandenone)　攀登鱼藤异黄酮 (攀登鱼藤酮)
waraterpol　瓦拉特酚
warburganal　瓦尔布干醛 (八氢三甲基萘醇二醛)
warifteine　斯目锡生藤碱
wasalexins A, B　山嵛菜植保素 A、B
watsonianones A ～ C　沃森碘酮 (沃森尼康) A ～ C
watteroses A ～ J　长毛籽远志糖 A ～ J
wattersiixanthones A, B　长毛籽远志屾酮 A、B
wattigenin A　弯蕊开口箭苷元 A
wattisines A, B　西南轮环藤碱 A、B
wattosides A ～ I　弯蕊开口箭苷 (弯蕊苷) A ～ I
wax　蜡
webbiaxanthin　裂叶忍冬黄素
wedelolactone　蟛蜞菊内酯
wedelosin　蟛蜞菊素
wednenol　蟛蜞菊萜醇
weisiensins A ～ C　维西香茶菜甲素～丙素
wenchuanensin　汶川柴胡素
wenjine　温郁金萜醇
wenyujinins A ～ R　温郁金素 A ～ R
wenyujinlactone A　温郁金内酯 A
wenyujinoside　温郁金苷
wheat protein　麦蛋白
widdrene　羽毛柏烯
widdrol　韦得醇 (南非柏醇)
cis-widdrol α-epoxide　顺式 - 韦得醇 -α- 环氧化物
trans-widdrol α-epoxide　反式 - 韦得醇 -α- 环氧化物
widdrol-α-epoxide　韦得醇 -α- 环氧化物
wiforsinsines A, B　雷公藤丝碱 A、B
wighteone (5, 7, 4′-trihydroxy-6-prenyl isoflavone)　怀特大豆酮 (5, 7, 4′- 三羟基 -6- 异戊烯基异黄酮)
wightianin　遍地金素
wightin　魏穿心莲黄素 (维特穿心莲素)
wikstaiwanones A, B　荛花弯酮 A、B
wikstroelides A ～ J　荛花酯 A ～ J
wikstroemin　南荛苷 (荛花素、南荛素)
wikstroemioidin B　荛花香茶菜素 B
wikstroemol　荛花烯醇
(+)-wikstromol　(+)- 尧花醇
wikstromol (nortrachelogenin, pinopalustrin)　南荛酚 (去甲络石苷元、荛脂醇、亚洲络石脂内酯)
wild mushroom glycoside　野菰苷
wilfolide A　隔山消内酯 A
wilforcidine　雷公藤希碱
wilfordconine　雷公藤康碱
wilfordic acids A ～ F　雷公藤酸 A ～ F
wilfordine　雷公藤碱 (雷公藤定、雷公藤定碱)
wilfordinines A ～ E　雷公藤倍碱 A ～ E
wilfordiols A, B　雷公藤醇 A、B
wilfordlongine　雷公藤榕碱

wilfordsine	雷公藤明碱
wilfordsuine	雷公藤植碱
wilforgine	雷公藤晋碱（雷公藤碱乙）
wilforibiose	隔山消二糖
wilforic acid A	雷公藤酸 A
wilforidine	雷公藤碱戊
wilforine	雷公藤次碱
wilforjing	雷公藤精碱
wilforlides A, B	雷公藤内酯甲、乙（雷公藤内酯A、B）
wilformine (euonine)	雷公藤碱己（异卫矛碱）
wilfornines A ～ H	雷公藤宁碱 A ～ H
wilforols A ～ E	雷公藤酚 A ～ E
wilforonide	雷公藤素
wilforsinines A ～ H	雷公藤辛碱 A ～ H
wilfortrine	雷公藤春碱（雷公藤碱丁、雷公藤特碱、雷公藤春）
wilforzine	雷公藤碱庚
wilfosides A, C1N ～ C3N, C1G ～ C3G, D1N, F1N, G, G1G, K1N, M1N, W1N, W3N	隔山消苷 A、C1N ～ C3N、C1G ～ C3G, D1N、F1N、G、G1G、K1N、M1N、W1N、W3N
williamsoside D	接骨木醚萜苷 D
wilsonic acid	天师栗酸
wilsonine	台湾三尖杉碱
wilsonirine	威氏巴豆任
wilsonirline	维尼碱
wilsonol A-1	川桂降倍半萜 A-1
winkleriline	温泉翠雀碱
wistariasapogenol A	紫藤皂醇 A
wistariasaponin D	紫藤皂苷 D
wistarin	紫藤苷
withafastuosins A ～ F	睡茄重瓣曼陀罗素（茄重瓣曼陀罗素）A ～ F
withaferin A	醉茄素 A
withagulatin A	魏察苦蘵素 A
withalactone	睡茄新内酯
secowithametelin	开环魏察白曼陀罗素（开环睡茄白曼陀罗素）
1, 10-secowithametelin B	1, 10- 开环睡茄白曼陀罗素 B
withametelinols A, B	睡茄白曼陀罗素醇 A、B
withametelinone	睡茄白曼陀罗素酮
withametelins A ～ Q	睡茄白曼陀罗素（魏察白曼陀罗素）A ～ Q
withaminimin	睡茄小酸浆素（魏察小酸浆素）
withanamides A ～ I	睡茄酰胺 A ～ I
withangulatins A ～ I	睡茄苦蘵素（魏查苦蘵素）A ～ I
withanicandrin	睡茄假酸浆素（魏察假酸浆酮）
withanine	睡茄碱
withanolides A ～ T	睡茄内酯（醉茄内酯）A ～ T
withanone	睡茄酮
withanosides Ⅰ～Ⅵ	睡茄苷 Ⅰ～Ⅵ
withaoxylactone	睡茄氧内酯
withaperuvins A ～ H	睡茄灯笼草素 A ～ H
withaphysacarpin	睡茄酸浆果素（睡茄粘果酸浆素）
withaphysalins A ～ Z	魏察酸浆苦素 A ～ Z
withaphysanolide	睡茄酸浆诺内酯
witharifeen	睡茄瑞芬
withasomilide	催眠睡茄米内酯
withasomniferanolide	催眠睡茄内酯
withasomnilide	催眠睡茄尼内酯
withasomnine	催眠睡茄宁
withastramonolide	睡茄曼陀罗内酯（魏察曼陀罗内酯）
withatatulins A ～ E	睡茄曼陀罗素 A ～ E
withauanine	睡茄宁
wogonin	汉黄芩素
wogonin-5-β-D-glucopyranoside	汉黄芩素 -5-β-D- 吡喃葡萄糖苷
wogonin-5-β-D-glucoside	汉黄芩素 -5-β-D- 葡萄糖苷
wogonin-7-*O*-D-glucopyranoside	汉黄芩素 -7-*O*-D- 吡喃葡萄糖苷
wogonin-7-*O*-glucoside	汉黄芩素 -7-*O*- 葡萄糖苷
wogonin-7-*O*-glucuronide	汉黄芩素 -7-*O*- 葡萄糖醛酸苷
wogonin-7-*O*-glucuronide methyl ester	汉黄芩素 -7-*O*- 葡萄糖醛酸苷甲酯
wogonin-7-*O*-β-D-glucuronide (oroxindin)	汉黄芩素 -7-*O*-β-D- 葡萄糖醛酸苷（木蝴蝶定）
wogonin-7-*O*-β-D-glucuronide butyl ester	汉黄芩素 -7-*O*-β-D- 葡萄糖醛酸苷正丁酯
wogonin-7-*O*-β-D-glucuronide ethyl ester	汉黄芩素 -7-*O*-β-D- 葡萄糖醛酸苷乙酯

wogonoside　汉黄芩苷

wogonoside methyl ester　汉黄芩苷甲酯

wood sugar (D-xylose)　D- 木糖

woodfordins (woodfruticosins) A ～ I　虾子花鞣质 (虾子花素) A ～ I

woodfruticosins (woodfordins) A ～ I　虾子花素 (虾子花鞣质) A ～ I

woodorien　狗脊蕨素 (东方狗脊蕨素)

woodwardic acid　狗脊蕨酸

(–)-woorenoside Ⅺ　(–)- 日本黄连苷 Ⅺ

woorenosides Ⅰ～Ⅺ　黄连苷 (乌伦苷) Ⅰ～Ⅺ

worenine　黄连宁

wrightiadione　倒吊笔二酮 (胭木二酮)

wrightial　倒吊笔醛

wrightial acetate　倒吊笔醛乙酸酯

wrightiamines A, B　倒吊笔胺 A、B

wrightine (neriine, conessine, roquessine)　倒吊笔碱 (抗痢夹竹桃碱、锥丝碱、地麻素、康丝碱)

wubangzisides A ～ C　乌棒子苷 A ～ C

wuchuyine　吴茱萸因碱 (吴茱因)

wuchuyuamides Ⅰ, Ⅱ　吴茱萸新酰胺 Ⅰ、Ⅱ

wujiapiosides A ～ C　五加皮苷 A ～ C

wulignans A_1, A_2　五脂素 A_1、A_2

wulingzhic acid　五灵脂酸 (五灵脂二萜酸)

wurdin　多花芍药素

wushanepimedoside A　巫山淫羊藿苷 A

wushanicariin　巫山淫羊藿黄酮苷

wushankaempferol　巫山山柰酚

wutaiensal　屏东花椒醛

wuweizi esters (schisantherins) A ～ E　五味子酯甲～戊 (华中五味子酯 A ～ E)

wuweizichuns (schisandrols) A, B　五味子醇 A、B (五味子醇甲、乙)

wuweizidilactone B　五味子二内酯 B

wuweizisu A (schisandrin A, schizandrin A, deoxyschizandrin, deoxyschisandrin)　五味子素 A (五味子甲素、脱氧五味子素)

(*R*)-wuweizisu C　(*R*)- 五味子丙素

wuweizisus (schisandrins, schizandrins) A ～ C　五味子甲素～丙素 (五味子素 A ～ C)

wuzhuyurutines A, B　吴茱萸如亭碱 A、B

wyerone　蚕豆炔呋喃酮

wyerone acid　蚕豆炔呋喃酮酸

xambioona　毛蔓豆黄酮

xanalteric acids Ⅰ, Ⅱ　黄链格孢酸 Ⅰ、Ⅱ

xanthalin　黄盔芹林素

xanthaline (papaveraldine)　鸦片黄 (罂粟酮碱)

xanthalongin　长叶山金草内酯

xanthane　苍耳烷

xanthanol　苍耳醇

xanthanthusin H　黄鞘蕊花素 H

xanthatin (deacetyl xanthinin)　苍耳亭 (去乙酰苍耳素)

9*H*-xanthene　9*H*- 呫烯

xanthene {dibenzo[*b*, *e*]pyran}　呫吨 { 氧杂蒽、呫烯、二苯并 [*b*, *e*] 吡喃 }

xantherine　黄色灵

xanthevodine　椒吴茱萸定

xanthiazinone　苍耳内酰硫氮二酮

xanthiazone　苍耳硫氮二酮

xanthiazone-*O*-β-D-glucoside (xanthiside)　苍耳硫氮二酮 -*O*-β-D- 葡萄糖苷 (苍耳硫氮二酮苷、噻嗪二酮苷)

(–)-xanthienopyran　(–)- 苍耳烯吡喃

(+)-xanthienopyran　(+)- 苍耳烯吡喃

xanthienopyran　苍耳烯吡喃

xanthine　黄嘌呤

xanthine-3′-(trihydrogen phosphate)　黄嘌呤 -3′-(二磷酸三氢酯)

xanthinin　苍耳素 (黄质宁)

xanthinosin　苍耳皂素

xanthiside (xanthiazone-*O*-β-D-glucoside)　苍耳硫氮二酮苷 (噻嗪二酮苷、苍耳硫氮二酮 -*O*-β-D- 葡萄糖苷)

xanthiumnolics A ～ E　苍耳醇脂素 A ～ E

xanthnon　苍耳农

xanthoangelol E　黄当归酚 E

xanthoarnol　秦椒豆醇

xanthoarnol-3′-*O*-β-D-glucopyranoside　秦椒豆醇 -3′-*O*-β-D- 吡喃葡萄糖苷

xanthocerasic acid　文冠果酸

xanthocerin　文冠木素

xanthochymol　火叶藤黄醇 (黄糜酚)

xanthochymones A ～ C　大叶藤黄酮 A ～ C

xanthochymuside　香港倒捻子苷 (大叶藤黄苷)

xanthocurine　黄箭毒素
xanthoepocin　黄环氧素
xanthofagarine　黄花椒碱
xanthogalin　黄盔芹素 (黄芹加林)
xanthogalol　黄盔芹醇 (黄芹加醇)
xanthohumol　黄腐醇 (黄腐酚)
xanthohypericoside　呫酮金丝桃苷
xanthomicrol (5, 4′-dihydroxy-6, 7, 8-trimethoxyflavone)　呫苏米黄素 (黄姜味草醇、5, 4′- 二羟基 -6, 7, 8- 三甲氧基黄酮)
xanthommatin　眼黄素 (眼黄质、虫眼黄素)
xanthone　呫酮 (呫吨酮)
xanthopappins A ～ C　红缨菊素 A ～ C
xanthoperol　黄桧醇
xanthophyll (lutein, luteine, vegetable luteol)　叶黄素 (芦台因、蔬菜黄示醇)
xanthophyll diester　叶黄素双酯
xanthophyll monoester　叶黄素单酯
xanthoplanine　竹叶椒碱
xanthopterin　黄蝶呤
xanthopuccine (tetrahydroberberine, canadine)　坎那定 (四氢小檗碱、白毛茛定、氢化小檗碱、加拿大白毛茛碱)
xanthopurpurin (purpuroxanthin, purpuroxanthine, xanthopurpurine, 1, 3-dihydroxyanthraquinone)　异茜草素 (黄紫茜素、紫茜蒽醌、1, 3- 二羟基蒽醌)
xanthopurpurin-3-*O*-β-D-glucoside　黄紫茜素 -3-*O*-β-D- 葡萄糖苷
xanthorhamnin (rhamnegin, xanthorhamnoside)　黄鼠李苷 (鼠李精)
xanthorhamnoside (rhamnegin, xanthorhamnin)　黄鼠李苷 (鼠李精)
xanthorin　石黄衣素 (呫吨灵)
xanthorrhizol　黄根醇
xanthosine　黄嘌呤核苷 (黄苷)
xanthostrumarin　苍耳子苷
xanthotoxin (methoxsalen, 8-methoxypsoralen, ammoidin)　花椒毒素 (黄原毒、氧化补骨脂素、8- 甲氧补骨脂素、花椒毒内酯)
xanthotoxol　花椒毒酚 (黄毒酚)
xanthotoxol-8-*O*-β-D-galactopyranoside　花椒毒酚 -8-*O*-β-D- 吡喃半乳糖苷
xanthotoxol-8-*O*-β-D-glucopyranoside　花椒毒酚 -8-*O*-β-D- 吡喃葡萄糖苷
xanthotoxol-8-*O*-β-D-glucopyranoside　花椒毒酚 -8-*O*-β-D- 吡喃葡萄糖苷
xanthotoxol-8-β-D-glucoside　花椒毒酚 -8-β-D- 葡萄糖苷
xanthoviridicatins E, F　黄纯绿青霉素 E、F
cis, *trans*-xanthoxin　顺式 , 反式 - 黄氧素
xanthoxoline　椒吴茱萸灵
xanthoxyletin　美花椒内酯 (甲氧基花椒内酯、花椒亭)
xanthoxylin　花椒素 (黄木灵)
(–)-xanthoxylol　(–)- 花椒酚
(+)-xanthoxylol　(+)- 花椒酚
xanthoxylol　花椒酚
xanthumin　苍耳明
xanthydrol　吨氢醇
xanthyletin　花椒内酯 (美洲花椒素、花椒树皮素甲)
3′-xanthylic acid　3′- 黄苷酸
xantifibrate　祛脂丙茶碱
xenognosins A, B　豌豆查耳酮 (黄芪胶素) A、B
xerantholide　灰毛菊内酯
xeroboside　克洛伯苷
xeroferin　克洛法素
xerophilusins XⅣ, XⅦ　旱生香茶菜素 XⅣ、XⅦ
xerophilusins A ～ N　旱生香茶菜素 A ～ N
xestodecalactone B　多孔癸内酯 B
xibornol (bactacine, nanbacine)　异龙脑二甲酚
xierane　茱萸烷
xilingsaponins A, B　西陵皂苷 A、B
ximenynic acid　白檀子油酸
xindongnins A, B　信阳冬凌草甲素、乙素 (信阳冬凌草素 A、B)
xiongterpene　川芎三萜
xuedanglycosides A ～ C　中华雪胆苷 A ～ C
xuelianlactone　雪莲内酯
xuxuarines Aα ～ Dα　序序阿素 Aα ～ Dα
2, 3-xybakuehiol　2, 3- 环氧补骨脂酚
xylan　木聚糖
xylanigripones A ～ C　黑柄炭角菌酮 A ～ C
xylapyrrosides A ～ D　黑柄炭角菌吡咯苷 A ～ D

xylaria nigripes polysaccharides W-1、W-2 低分支葡聚糖黑柄炭角菌多糖 XNW-1、XNW-2

xylarichalasin A 炭角查腊素 A

o-xylene 邻二甲苯

m-xylene 间二甲苯

p-xylene 对二甲苯

xylene 二甲苯

xylenol 二甲苯酚 (二甲基苯酚)

xylitol 木糖醇

D-xylo-2-hexulose (D-sorbose) D- 木 -2- 己酮糖 (D-山梨糖)

D-xylo-5-hexulofuranosonic acid 呋喃木糖酮酸 (D-木 -5- 呋喃己酮糖酸)

xylobiose 木二糖

xylocarpin 木果楝素

secoxyloganic acid 断氧化马钱子苷酸

secoxyloganin 开环氧化马钱素 (断氧代马钱子苷)

xyloglucan 木葡聚糖

xyloglucosyl delphinidin 木糖葡萄糖基飞燕草素

xylogranatinine 木果楝宁碱

m-xylohydroquinone 间二甲基氢醌

xyloidone 木质酮

xyloketal A 鹿角缩酮 A

xylomatenin 香木瓣树素

xylomaticin 香木瓣树新

xylonic acid 木质酸

xylopiacin 木瓣树新素

xylopianin 木瓣树内酯

xylopic acid 木瓣树酸

xylopien 木瓣树素

xylopine 木番荔枝碱

(–)-xylopine [*O*-methylanolobine] (–)- 木番荔枝碱 (甲氧番荔枝叶碱)

DL-xylopinine DL- 木瓣树宁

D-xylopinine D- 木瓣树宁

xylopinine 木瓣树宁

L-xylopinine L- 木瓣树宁

xylopyranose 吡喃木糖

6″-xylopyranosyl genistein glucoside 6″- 吡喃木糖基染料木素葡萄糖苷

6′-*O*-β-D-xylopyranosyl salicin 6′-*O*-β-D- 吡喃木糖基水杨苷

9-β-xylopyranosyl-(+)-isolariciresinol 9-β- 吡喃木糖基 -(+)- 异落叶松脂素

3-*O*-[β-D-xylopyranosyl-(1 → 2)-6′-*O*-butyl-β-D-glucuronopyranosyl]oleanolic acid-28-*O*-β-D-glucopyranosyl ester 3-*O*-[β-D- 吡喃木糖基 -(1 → 2)-6′-*O*-丁基 -β-D- 吡喃葡萄糖醛酸基] 齐墩果酸 -28-*O*-β-D-吡喃葡萄糖酯

3-*O*-β-D-xylopyranosyl-(1 → 2)-*O*-β-D-glucuronopyranosyl-29-hydroxyoleanolic acid-28-*O*-β-D-glucopyranoside 3-*O*-β-D- 吡喃木糖基 -(1 → 2)-*O*-β-D- 吡喃葡萄糖醛酸基 -29- 羟基齐墩果酸 -28-*O*-β-D- 吡喃葡萄糖苷

3β-*O*-[β-D-xylopyranosyl-(1 → 2)-β-D-glucopyranosyl-(1→4)-α-L-arabinopyranosyl]cyclamiretin A 3β-*O*-[β-D-吡喃木糖基 -(1 → 2)-β-D- 吡喃葡萄糖基 -(1 → 4)-α-L- 吡喃阿拉伯糖基] 仙客来亭 A

3-*O*-β-D-xylopyranosyl-(1 → 2)-β-D-glucopyranosyl-12β, 30-dihydroxyolean-28, 13β-olide 3-*O*-β-D- 吡喃木糖基 -(1 → 2)-β-D- 吡喃葡萄糖基 -12β, 30- 二羟基 -28, 13β- 齐墩果内酯

(20*S*)-6-*O*-[β-D-xylopyranosyl-(1 → 2)-β-D-xylopyranosyl]dammar-24-en-3β, 6α, 12β, 20-tetraol (20*S*)-6-*O*-[β-D- 吡喃木糖基 -(1 → 2)-β-D- 吡喃木糖基] 达玛 -24- 烯 -3β, 6α, 12β, 20- 四醇

3β-*O*-β-D-xylopyranosyl-(1 → 3)-α-L-rhamnopyranosyl cincholic acid-28-*O*-β-D-glucopyranosyl ester 3β-*O*-β-D- 吡喃木糖基 -(1 → 3)-α-L- 吡喃鼠李糖基金鸡纳酸 -28-*O*-β-D- 吡喃葡萄糖酯

3β-*O*-β-D-xylopyranosyl-(1 → 3)-α-L-rhamnopyranosyl quinovic acid 3β-*O*-β-D- 吡喃木糖基 -(1 → 3)-α-L-吡喃鼠李糖基鸡纳酸

3β-*O*-β-D-xylopyranosyl-(1 → 3)-α-L-rhamnopyranosyl quinovic acid-28-*O*-β-D-glucopyranosyl ester 3β-*O*-β-D- 吡喃木糖基 -(1 → 3)-α-L- 吡喃鼠李糖基鸡纳酸 -28-*O*-β-D- 吡喃葡萄糖酯

3-*O*-β-D-xylopyranosyl-(1 → 3)-α-L-rhamnopyranosyl-(1→2)-β-D-xylopyranosyl-12β, 30-dihydroxyolean-28, 13β-olide 3-*O*-β-D- 吡喃木糖基 -(1 → 3)-α-L- 吡喃鼠李糖基 -(1 → 2)-β-D- 吡喃木糖基 -12β, 30- 二羟基 -28, 13β- 齐墩果内酯

3-*O*-[β-D-xylopyranosyl-(1 → 3)-β-D-glucuronopyranosyl]oleanolic acid-28-*O*-β-D-glucopyranoside 3-*O*-[β-D- 吡喃木糖基 -(1 → 3)-β-D- 吡喃葡萄糖醛酸基] 齐墩果酸 -28-*O*-β-D- 吡喃葡萄糖苷

6α-*O*-β-D-xylopyranosyl-(1 → 3)-β-D-quinovopyranosyl-(25*R*)-5α-spirost-3β-ol　6α-*O*-β-D- 吡喃木糖基 -(1 → 3)-β-D- 吡喃奎诺糖基 -(25*R*)-5α- 螺甾 -3β- 醇

β-D-xylopyranosyl-(1 → 3)-β-D-xylopyranosyl-(1 → 4)-α-L-rhamnopyranosyl-(1 → 2)-β-D-xylopyranosyl gypsogenin ester　β-D- 吡喃木糖基 -(1 → 3)-β-D- 吡喃木糖基 -(1 → 4)-α-L- 吡喃鼠李糖基 -(1 → 2)-β-D- 吡喃木糖基丝石竹苷元酯

28-*O*-[β-D-xylopyranosyl-(1 → 4)-α-L-rhamnopyranosyl-(1 → 2)-α-L-arabinopyranosyl]-3-*O*-β-D-glucopyranosyl medicagenate　28-*O*-[β-D- 吡喃木糖基 -(1 → 4)-α-L- 吡喃鼠李糖基 -(1 → 2)-α-L- 吡喃阿拉伯糖基]-3-*O*-β-D- 吡喃葡萄糖苜蓿酸酯苷

28-*O*-[β-D-xylopyranosyl-(1 → 4)-α-L-rhamnopyranosyl-(1 → 2)-α-L-arabinopyranosyl]medicagenate　28-*O*-[β-D- 吡喃木糖基 -(1 → 4)-α-L- 吡喃鼠李糖基 -(1 → 2)-α-L- 吡喃阿拉伯糖基] 苜蓿酸酯苷

1-*O*-[β-D-xylopyranosyl-(1 → 4)-β-D-glucopyranosyl]-3, 8-dihydroxy-4, 5-dimethoxyxanthone　1-*O*-[β-D- 吡喃木糖基 -(1 → 4)-β-D- 吡喃葡萄糖基]-3, 8- 二羟基 -4, 5- 二甲氧基叫酮

8-*O*-[β-D-xylopyranosyl-(1 → 6)-β-D-glucopyranosyl]-1-hydroxy-2, 3, 4, 5-tetramethoxyxanthone　8-*O*-[β-D- 吡喃木糖基 -(1 → 6)-β-D- 吡喃葡萄糖基]-1- 羟基 -2, 3, 4, 5- 四甲氧基叫酮

8-*O*-[β-D-xylopyranosyl-(1 → 6)-β-D-glucopyranosyl]-1-hydroxy-3, 4, 5-trimethoxyxanthone　8-*O*-[β-D- 吡喃木糖基 -(1 → 6)-β-D- 吡喃葡萄糖基]-1- 羟基 -3, 4, 5- 三甲氧基叫酮

1-*O*-[β-D-xylopyranosyl-(1 → 6)-β-D-glucopyranosyl]-3, 8-dihydroxy-4, 5-dimethoxyxanthone　1-*O*-[β-D- 吡喃木糖基 -(1 → 6)-β-D- 吡喃葡萄糖基]-3, 8- 二羟基 -4, 5- 二甲氧基叫酮

1-*O*-[β-D-xylopyranosyl-(1 → 6)-β-D-glucopyranosyl]-8-hydroxy-2, 3, 4, 5-tetramethoxyxanthone　1-*O*-[β-D- 吡喃木糖基 -(1 → 6)-β-D- 吡喃葡萄糖基]-8- 羟基 -2, 3, 4, 5- 四甲氧基叫酮

1-*O*-[β-D-xylopyranosyl-(1 → 6)-β-D-glucopyranosyl]-8-hydroxy-3, 4, 5-trimethoxyxanthone　1-*O*-[β-D- 吡喃木糖基 -(1 → 6)-β-D- 吡喃葡萄糖基]-8- 羟基 -3, 4, 5- 三甲氧基叫酮

6α-*O*-β-D-xylopyranosyl-(25*R*)-5α-spirost-3β-ol　6α-*O*-β-D- 吡喃木糖基 -(25*R*)-5α- 螺甾 -3β- 醇

7-*O*-β-D-xylopyranosyl-1, 8-dihydroxy-3-methoxyxanthone　7-*O*-β-D- 吡喃木糖基 -1, 8- 二羟基 -3- 甲氧基叫酮

2-*O*-β-D-xylopyranosyl-3β, 19α, 24-trihydroxyoleanolic acid-28-*O*-β-D-glucopyranosyl ester　2-*O*-β-D- 吡喃木糖基 -3β, 19α, 24- 三羟基齐墩果酸 -28-*O*-β-D- 吡喃葡萄糖酯

O-β-D-xylopyranosyl-L-serine　*O*-β-D- 吡喃木糖基 -L-丝氨酸

(α*R*)-3′-*O*-β-D-xylopyranosyl-α, 3, 4, 2′, 4′-pentahydroxy-dihydrochalcone　(α*R*)-3′-*O*-β-D- 吡喃木糖基 -α, 3, 4, 2′, 4′- 五羟基二氢查耳酮

D-(+)-xylose　D-(+)- 木糖

DL-xylose　DL- 木糖

L-(–)-xylose　L-(–)- 木糖

xylose　木糖

D-xylose (wood sugar)　D- 木糖

xylosic acid　木糖酸

xyloside　木糖苷

7-xyloside puerarin　7- 木糖葛根素

xylosmacin　柞木辛

xylosmoside　柞木苷

6″-*O*-xylosyl glycitin　6″-*O*- 木糖基黄豆黄苷

7β-xylosyl taxol　7β- 木糖基紫杉醇

6″-*O*-xylosyl tectoridin　6″-*O*- 木糖基鸢尾苷

O-D-xylosyl vitexin　*O*-D- 木糖基牡荆素

xylosyl vitexin　木糖基牡荆素

7-(β-xylosyl)-10-deacetyl taxols C, D　7-(β- 木糖基)-10-去乙酰基紫杉酚 C、D

7-(β-xylosyl) cephalomannine　7-(β- 木糖基) 三尖杉宁碱

7-(β-xylosyl) taxol C　7-(β- 木糖基) 紫杉酚 C

7-xylosyl-10-deacetyl baccatin Ⅲ　7- 木糖基 -10- 去乙酰基浆果赤霉素 Ⅲ

7-xylosyl-10-deacetyl taxol A　7- 木糖基 -10- 去乙酰基紫杉醇 A

7β-xylosyl-10-deacetyl taxol D　7β- 木糖基 -10- 去乙酰基紫杉醇 D

xylotenin (chalepensin)　芸香香豆素 (缎木素、绒状芸香内酯)

xylotetraose　木四糖

xylotriose　木三糖

6-*O*-β-xyloxylaucubin　6-*O*-β- 木糖基桃叶珊瑚苷

xylulose　木酮糖
D-xylulose (D-threo-pent-2-ulose)　D- 木酮糖 (D- 苏戊 -2- 酮糖)
3, 4-xylylic acid (3, 4-dimethyl benzoic acid)　3, 4- 木糖酸 (3, 4- 二甲基苯甲酸)
xylylic acid nitrile　3, 4- 二甲基苄腈
xysmalogenin　昔斯马洛苷元
yacinthin　风信子醛苷
yadanzigan (bruceine E-2-β-D-glucopyranoside)　鸦胆子葡苷 (鸦胆子苦素 E-2-β-D- 吡喃葡萄糖苷)
yadanziolide (bruceolide)　鸦胆子内酯
yadanziolides A ～ W　鸦胆子内酯 A ～ W
yadanziosides A ～ P　鸦胆子苷 (鸦胆子奥苷) A ～ P
yakuchinones A, B　益智仁酮 A、B
yamataimine　雅塔蟹甲草碱
yamogenin [(25*S*)-spirost-5-en-3β-ol]　雅姆皂苷元 [亚莫皂苷元、(25*S*)-5- 螺甾烯 -3β- 醇]
yamogenin acetate　雅姆皂苷元乙酸酯
yamogenin palmitate　雅姆皂苷元棕榈酸酯
yamogenin-3-*O*-neohesperidoside　雅姆皂苷元 -3-*O*-新橙皮糖苷
yamogenin-3-*O*-α-L-rhamnopyranosyl-(1 → 2)-[β-D-xylopyranosyl-(1 → 3)]-β-D-glucopyranoside　雅姆皂苷元 -3-*O*-α-L- 吡喃鼠李糖基 -(1 → 2)-[β-D- 吡喃木糖基 (1 → 3)]-β-D- 吡喃葡萄糖苷
yamogenin-3-*O*-α-L-rhamnopyranosyl-(1 → 4)-[α-L-rhamnopyranosyl-(1 → 2)]-β-D-glucopyranoside　雅姆皂苷元 -3-*O*-α-L- 吡喃鼠李糖基 -(1 → 4)-[α-L- 吡喃鼠李糖基 -(1 → 2)]-β-D- 吡喃葡萄糖苷
yamogenin-3-*O*-α-L-rhamnopyranosyl-(1 → 4)-β-D-glucopyranoside　雅姆皂苷元 -3-*O*-α-L- 吡喃鼠李糖基 -(1 → 4)-β-D- 吡喃葡萄糖苷
yamogenin-3-*O*-β-chacotrioside　雅姆皂苷元 -3-*O*-β-马铃薯三糖苷
yamogenin-3-*O*-β-D-glucopyranosyl-(1 → 2)-β-D-glucopyranosyl-(1 → 4)-β-D-galactopyranoside　雅姆皂苷元 -3-*O*-β-D- 吡喃葡萄糖基 -(1 → 2)-β-D- 吡喃葡萄糖基 -(1 → 4)-β-D- 吡喃半乳糖苷
yamogenin-3-*O*-β-D-glucopyranosyl-(1 → 3)-[α-L-rhamnopyranosyl-(1 → 2)]-β-D-glucopyranoside　雅姆皂苷元 -3-*O*-β-D- 吡喃葡萄糖基 -(1 → 3)-[α-L- 吡喃鼠李糖基 (1 → 2)]-β-D- 吡喃葡萄糖苷
yamogenin-3-*O*-β-D-glucoside　雅姆皂苷元 -3-*O*-β-D-葡萄糖苷
(–)-yangambin　(–)- 扬甘比胡椒素
yangambin (irioresinol B dimethyl ether)　扬甘比胡椒素 (鹅掌楸树脂酚 B 二甲醚)
(+)-yangambin (lirioresinol B dimethyl ether)　(+)- 扬甘比胡椒素 (鹅掌楸树脂酚 B 二甲醚)
yangjinhualine A　洋金花灵 A
yangonin　卡瓦胡椒内酯 (洋蒿宁、央戈宁、麻醉椒素)
yantianmasus A ～ C　岩天麻素 A ～ C
yanucamides A, B　亚努卡酰胺 A、B
yanuthones A ～ E　亚努萨酮 A ～ E
yaoundamines A, B　雅温得胺 A、B
yarumic acid　米酸
yatanine　鸭胆宁
yatanoside (bruceoside)　鸭胆子苷 (鸦胆子苦苷)
yatansin　鸭胆子苦醇
(–)-yatein　(–)- 亚泰香松素
yatein　亚太因
yejuhua lactone (handelin)　野菊花内酯
yemenines A ～ C　也门文殊兰碱 A ～ C
yemensine　也门文殊兰素
yemuoside Ⅰ　野木瓜苷 Ⅰ
yendolipin　延多利平
yenhusomidine　延胡索米定碱
yenhusomine　延胡索明碱
yesanchinosides A ～ H, R_1, R_3　野三七皂苷 A ～ H、R_1、R_3
yiamolosides A, B　亚帽苷 A、B
yibeinosides A ～ C　伊贝碱苷 A ～ C
yibeissine　伊贝辛
yimunol A　益母草醇 A
yimunoside A　益母草酚苷 A
yingzhaosus A ～ D　鹰爪素 A ～ D
yinxiancaol　银线草新醇
yinxiancaosides A ～ C　银线草苷 A ～ C
yixingensin　喙果黄素
yixinosides A, B　喙果皂苷 A、B
yiyeliangwenoside　异叶梁王茶苷
ylangene　衣兰烯 (依兰烯)
α-ylangene　α- 衣兰烯 (α- 依兰烯)
γ-ylangene　γ- 衣兰烯 (γ- 依兰烯)

ylangol　依兰醇
yohambinine (5β-methyl pseudoyohimbimbane)　育亨碱 (5β- 甲基伪育亨烷)
yohimbic acid　育亨酸
yohimbimbane　育亨烷
α-yohimbine　α- 育亨宾
β-yohimbine　β- 育亨宾
δ-yohimbine (ajmalicine, raubasine)　δ- 育亨宾 (阿吗碱、四氢蛇根碱、阿马里新)
yohimbine (aphrodine, corynine, quebrachine, hydroergotocin)　育亨宾
yohimbine hydrochloride　盐酸育亨宾
yohimbol methochloride　甲氯化育亨醇
yokonoside　约康苷
yomogi alcohol A　艾醇 A
yomogin　魁蒿内酯
yonogenin　扬诺皂苷元 (约诺皂苷元)
yononin　扬诺皂苷 (约诺皂苷)
yopaaosides A ～ C　泰国巴戟苷 A ～ C
youngia japonicol A　黄鹌菜醇 A
youngiajaponicosides A ～ D　黄鹌菜醇苷 A ～ D
youngiasides A, B　齿裂黄鹌菜苷 A、B
ypaoamide　伊保酰胺
ypsilactosides A, B　丫蕊花内酯苷 A、B
ypsilandrosides A ～ R　丫蕊花苷 A ～ R
yuanamide　山延胡索胺
yuanhuacin　芫花酯甲
yuanhuacine　芫花萜
yuanhuadin (yuanhuadine)　芫花酯乙
yuanhuafin　芫花酯丙
yuanhuagine　芫花酯庚
yuanhuajine　芫花酯己
yuanhuanin　芫花叶苷
yuanhuapin　芫花酯戊
yuanhuatin (yuanhuatine)　芫花酯丁
yuanhunine　延胡宁
yucalexins B_9, P_{12}　木薯应激素 B_9、P_{12}
yuccagenin　丝兰苷元
yuehchukene　月橘烯碱
yuehgesins A ～ C　月橘辛 A ～ C
yuenkanin　芫根苷
yuexiandajisus A ～ F　月腺大戟素 A ～ F
yukovanol　异柠檬酚
yunaconitine (guayewuanine B)　滇乌碱 (滇乌头碱、紫草乌乙素、瓜叶乌头乙素)
yunantaxusin A　云南紫杉新素 A
yunganogenin J　云南甘草苷元 J
yunganosides A_1 ～ D_1, E_2, F_2　云甘苷 A_1 ～ D_1、E_2、F_2
yunnadelphinine　云南翠雀宁
yunnancoronarins A ～ E　滇姜花素 A ～ E
yunnaneic acids A ～ H　云南鼠尾草酸 A ～ H
yunnanenseines A ～ C　云南翠雀碱 A ～ C
yunnanensin A　云南拟单性木兰素 A
yunnannin A　云南鼠尾草宁 A
yunnanterpenes A ～ G　云南升麻萜 A ～ G
yunnanxamine　云南红豆杉胺
yunnanxane　云南红豆杉甲素 (云南红豆杉烷)
yunnanxol　云南红豆杉醇
yunngnins A, B　永宁独活素 A、B
yunngnosides A, B　永宁独活苷 A、B
yuzhizioside　薞知子皂苷
yuzirine　枣任碱
yuzuric acid　交让木酸
yuzurimic acid B　交让木胺酸 B
yuzurimine (macrodaphnidine) A　长柄交让木定碱 A
yuzurine　交让木任
zaluzanins C, D　中美菊素 C、D
zangyinchenin　芷茵陈屾酮 (芷茵陈呫吨酮)
zanhasaponins A ～ C　桑哈皂苷 A ～ C
zanhate acid　赞哈木酸
zanoxyline　尖叶花椒林碱
zansiumloside A　野花椒苷 A
zanthobisquinolone　花椒双喹诺酮
zanthobungeanine　花椒根碱 (花椒朋碱)
zanthocadinanines A, B　花椒杜松碱 A、B
zanthodioline　羟基花椒碱 (花椒二醇林碱)
zanthodione　花椒二酮
zanthoionic acid　花椒酸
zanthoionosides A ～ E　花椒叶苷 A ～ E
zantholide　竹叶椒苷

zanthomuurolanine 花椒欧洲赤松碱
zanthonin 竹叶椒木脂素
zanthonitrile 花椒腈
zanthopyranone 花椒吡喃酮
zanthosimuline 野花椒林碱
zanthoxyline 漆叶花椒碱
zanthoxylosides A, B 花椒苷 A、B
zanthoxylumamides A ～ D 两面针酰胺 A ～ D
zanthoxylumines A ～ C 野花椒明碱 A ～ C
zanthoxylumins A, B 野花椒素 A、B
zanthoxyphylline 尖叶花椒碱
zanthpodocarpin A 柄果花椒素 A
zapoterin 香肉果萜素
zapotidine 扎坡替定
zapotin 香肉果素
zapotinin 香肉果替宁
zarzissine 海绵凤尾碱
zascanol epoxide 扎坎醇环氧化物
zatarosides A, B 扎塔里苷 A、B
β-zeacarotene β- 玉蜀黍胡萝卜素
zearalenone (mycotoxin F_2) 玉米赤霉酮 (玉米赤霉烯酮、霉菌毒素 F_2)
zeatin 玉蜀黍嘌呤 (玉米素)
zeatin-*O*-β-D-glucopyranoside 玉蜀黍嘌呤 -*O*-β-D- 吡喃葡萄糖苷
all-*trans*-zeaxanthin 全反式 - 玉米黄质
13′-*cis*-zeaxanthin 13′- 顺式 - 玉米黄质
13-*cis*-zeaxanthin 13- 顺式 - 玉米黄质
15′-*cis*-zeaxanthin 15′- 顺式 - 玉米黄质
15-*cis*-zeaxanthin 15- 顺式 - 玉米黄质
9′-*cis*-zeaxanthin 9′- 顺式 - 玉米黄质
9-*cis*-zeaxanthin 9- 顺式 - 玉米黄质
(13*Z*)-zeaxanthin (13*Z*)- 玉米黄素
(3*R*, 3″*R*)-zeaxanthin (3*R*, 3″*R*)- 玉蜀黍黄质
zeaxanthin [(3*R*, 3′*R*)-β, β-carotene-3, 3′-diol, (3*R*, 3′*R*)-3, 3-dihydroxy-β-carotene] 玉米黄质 [玉米黄素、玉蜀黍黄质、(3*R*, 3′*R*)-β, β- 胡萝卜素 -3, 3′- 二醇、(3*R*, 3′*R*)-3, 3- 二羟基 -β- 胡萝卜素]
zeaxanthin dimyristate 玉米黄质二肉豆蔻酸酯
zeaxanthin dipalmitate (physalien) 玉米黄质二棕榈酸酯 (酸浆果红素)

zeaxanthin laurate myristate 玉米黄质月桂酸酯肉豆蔻酸酯
zeaxanthin laurate palmitate 玉米黄质月桂酸酯棕榈酸酯
zeaxanthin monopalmitate 玉米黄质单棕榈酸酯
zeaxanthin myristate 玉米黄质肉豆蔻酸酯
zeaxanthin myristate palmitate 玉米黄质肉豆蔻酸酯棕榈酸酯
zeaxanthin palmitate 玉米黄质棕榈酸酯
apo-10′-zeaxanthinal 离 -10′- 玉米黄质醛
apo-11-zeaxanthinal 离 -11- 玉米黄质醛
apo-12′-zeaxanthinal 离 -12′- 玉米黄质醛
apo-14′-zeaxanthinal 离 -14′- 玉米黄质醛
apo-15-zeaxanthinal 离 -15- 玉米黄质醛
apo-8′-zeaxanthinal 离 -8′- 玉米黄质醛
apo-13-zeaxanthinone 离 -13- 玉米黄质酮
zebrinin 吊竹梅素
zederone 莪术呋喃醚酮 (蓬莪术环氧酮)
zederone epoxide 蓬莪术环氧酮环氧化物 (蓬莪术环氧化物)
(+)-zedoalactone A (+)- 莪术内酯 A
(1*R*, 4*R*, 5*S*, 10*S*)-zedoalactone B (1*R*, 4*R*, 5*S*, 10*S*)- 莪术内酯 B
zedoalactones A ～ H 莪术内酯 A ～ H
zedoarofuran 莪术呋喃 (莪术奠呋喃)
zedoarolides A, B 蓬莪术内酯 A、B
zedoarondiol 莪术奠酮二醇 (蓬莪二醇)
zedoarone 莪术奥酮 (蓬莪术酮)
zein 玉米醇溶蛋白
zeinoxanthin 玉米麸黄质
zeorin (6, 22-hopandiol) 泽屋萜 (6, 22- 何帕二醇)
zephyranamides A ～ D 葱莲酰胺 A ～ D
zephyranthine 葱莲碱
zeranol 玉米赤霉醇
zeravschanidine 责先定
zeravschanine 则先宁
zerumbone 球姜酮 (花姜酮)
zerumins A, B 艳山姜素 A、B
zexbrevins A, B 栽西文素 A、B
zeylanicine 南亚新木姜环氧内酯
zeylanidine 南亚新木姜二环氧内酯
zeylanine 南亚新木姜内酯

zeylanone　白花丹酮

zeylenol　锡兰紫玉盘环己烯醇（山椒子烯醇）

zeylenone　山椒子烯酮（锡兰紫玉盘环己烯酮）

zeylinone　锡兰白雪花酮

zhankuic acids A ～ C　展库酸 A ～ C

zhebeinine　浙贝宁

zhebeininoside　浙贝宁苷

zhebeinone　浙贝酮

zhebeiresinol　浙贝素

zhebeirine (puqiedinone)　浙贝林（浙贝丙素）

zhimusaponins A ～ D　知母甾皂苷 A ～ D

ziebeimine　紫鄂贝碱

zierin　吉莉苷

zieron　吉莉酮

zierone　茱萸酮

ziganein　席氏毛地黄素

ziguglucosides (ziyuglycosides) Ⅰ，Ⅱ　地榆苷（地榆糖苷）Ⅰ、Ⅱ

zijinlongine　紫堇龙碱

zinc　锌

zinc laurate　月桂酸锌

zinc manganate　锰酸锌

zinc polyanemine　暗罗素

zinc tannate　鞣酸新

zine oxide　氧化锌

zingerene　姜油烯

zingerone　姜油酮（生姜酮）

zingiberene　姜烯

α-zingiberene　α- 姜烯

zingiberenins A ～ H　盾叶薯蓣宁皂苷 A ～ H

zingiberenosides A, B　盾叶薯蓣甾苷 A、B

zingiberensis new saponin　盾叶薯蓣新皂苷（盾叶新苷）

zingiberol　姜醇

zingiberolide　生姜内酯

zingiberoside C methyl ester　姜苷 C 甲酯

zingiberosides A ～ C　姜苷 A ～ C

zingiberosides A_1 ～ A_3　盾叶薯蓣皂苷 A_1 ～ A_3

zingibertriol　盾叶三醇

zingibroside R_1　姜状三七苷 R_1

zingibroside R_1 dimethyl ester　姜状三七苷 R_1 二甲酯

zivulgarin　酸枣黄素

ziyuglycosides (ziguglucosides) Ⅰ，Ⅱ　地榆苷（地榆糖苷）Ⅰ、Ⅱ

(+)-ziza-6 (13)-ene　(+)- 深冬 -6 (13)- 烯

zizhines A ～ O　紫芝素 A ～ O

ziziphin　大枣苷（枣素）

ziziphine　大枣碱

ziziphorins A, B　新塔花素 A、B

zizybeosides Ⅰ，Ⅱ　无刺枣苄苷Ⅰ、Ⅱ

zizyberanalic acid　大枣酸（大枣烯酸）

zizyotin　枣奥亭

zizyphine A　枣碱 A

zizyphinine　枣宁

zizyphus arabinan　无刺枣阿聚糖

zizyphus pectin　大枣果胶

zizyphus saponins Ⅰ～Ⅲ　大枣皂苷Ⅰ～Ⅲ

zizyphusine　酸李碱

zizyvosides Ⅰ，Ⅱ　无刺枣催吐醇苷（枣催吐萝芙木醇苷）Ⅰ、Ⅱ

znthobungeanine　花椒明碱

zoapatanol　佐阿帕塔诺醇（苏帕塔醇）

zonarene　带状网翼藻烯

zonarol　带状网翼甾醇

zongorine (songorine, bullatine G, napellonine)　准噶尔乌头碱（宋果灵、一枝蒿庚素、华北乌头碱）

zooanemonine　动物银莲花碱

zopfiellamides A, B　楚普非拉酰胺 A、B

zosimin　佐氏芹素

zosterin　大叶藻素

zumsin　祖姆素

zuonin B　祖奥红楠素 B

zygacine　棋盘花辛碱

zygadenilic acid δ-lactone-16-angelate　棋盘花酸 -δ- 内酯 -16- 当归酸酯

zygadenine　棋盘花碱

zygofabagine　霸王精

zygofabosides A, B　驼蹄瓣波苷 A、B

zygophyllosides A ～ E　豆叶霸王苷 A ～ E

zygophylosides A ～ R　驼蹄瓣苷 A ～ R

zymosan　酵母多糖

zymosterol　酵母甾醇